中药名考证与规范

下　卷

主编　朱建平　王永炎　梁菊生

中医古籍出版社

257 虎杖

Huzhang

Rhizoma Polygoni Cuspidati

1 定名依据

1.1 正名

1.1.1 汉文名：虎杖（为蓼科植物虎杖 Polygonum cuspidatum Sieb. et Zucc. 的干燥根茎和根）。

1.1.2 英文名：giant knotweed rhizome.

1.2 依据

1.2.1 定名的文献依据

(1)《雷公炮炙论》卷中："虎杖 凡使，勿用天蓝并斑柚根，其二味根形、味相似，用之有误。凡采得后，细锉，却，用上虎杖叶裛一夜，出，晒干用。"[1]

(2)《本草图经》卷九："虎杖，一名苦杖。旧不载所出州郡，今处处有之。"[2]

(3)《证类本草》卷第十三.："虎杖根 微温，主通利月水，破留血症结……药性论云：虎杖，使。一名大虫杖也。味甘，平，无毒。"[3]

(4)《本草纲目》第十六卷："虎杖 （《别录》中品）【释名】苦杖《拾遗》、大虫杖《药性》、斑杖《日华》、酸杖。时珍曰：杖言其茎，虎言其斑也。"[4]

(5)《本草述钩元》卷九："虎杖 杖言其茎。虎言其斑也。一名苦杖。又名杜牛膝。茎似荭蓼。叶圆似杏。枝黄似柳。花似菊。色似桃。所在有之。三月生苗。七月开花。至九月方已。乃结实。"[5]

(6)《中华人民共和国药典》："虎杖 Rhizoma polygoni cuspidati 本品为蓼科植物虎杖 Polygonum cuspidatum Sieb. et Zucc. 的干燥根茎和根。春、秋二季采挖，除去须根，洗净，趁鲜切短段或厚片，晒干。"[6]

(7)《中国医学百科全书·中医学》："虎杖 始载于《名医别录》。又名活血龙、大叶蛇总管、花斑竹。为蓼科植物虎杖 Polygonum cuspidatum Sieb. et Zucc. 的根茎。春、秋两季采挖，除去须根、尾梢，洗净后切段或切片，粗者可纵剖成3~4片，晒干。"[7]

(8)《中医大辞典·中药分册》："虎杖 出《名医别录》。又名苦杖、斑杖、酸桶笋、斑根、酸汤杆、紫金龙、活血龙、阴阳莲、大叶蛇总管、九龙根。为蓼科植物虎杖 Polygonum cuspidatum Sieb. et Zucc. 的根茎。"[8]

(9)《中药大辞典》："虎杖《别录》 【异名】蒤《尔雅》，大虫杖《药性论》，苦杖《本草拾遗》……【原植物】虎杖 Polygonum cuspidatum Sieb. et Zucc."[9]

(10)《中国中医药学主题词表》："虎杖 POLYGONUM CUSPIDATUM 属蓼科；属祛风湿药和活血祛瘀药 D大叶蛇总管。"[10]

(11)《普通高等教育中医药类规划教材·中药学》："虎杖《别录》 为蓼科多年生草本植物虎杖 Polygonum cuspidatum Sieb. et Zucc. 的根茎和根，茎叶亦可入药。我国大部分地区均产。主产于江苏、江西、山东、四川等地。”[11]

(12)《中华本草》：“虎杖《雷公炮炙论》 【异名】蒤《尔雅》，大虫杖《药性论》……【来源】为蓼科植物虎杖的根茎及根。【原植物】虎杖 Polygonum cuspidatum Sieb. et Zucc. [P. reynoutria Makino; Reynoutria japonica Houtt.]”[12]

1.2.2 定名选择的理由

(1) 虎杖 Rhizoma Polygoni Cuspidati，系蓼科植物虎杖 Polygonum cuspidatum Sieb. et Zucc. 的干燥根茎和根。“虎杖”之名始见于南北朝·雷敩《雷公炮炙论》，其后的本草著作如宋·苏颂《本草图经》、《证类本草》、明·李时珍《本草纲目》、清·杨时泰《本草述钩元》等在载录本品时均以“虎杖”作为本药正名，并一直沿用至今。

(3) 我国最新出版的《中华人民共和国药典》，以及辞书类著作《中医大辞典·中药分册》、《中药大辞典》、《中国医学百科全书·中医学》等均以“虎杖”作为本药正名。已经广泛应用于中医药学文献的标引和检索的《中国中医药学主题词表》也以“虎杖”作为本药的正式主题词。现代中药著作《中华本草》亦以“虎杖”为本药正名。说明“虎杖”作为本药正名已成为共识。

1.3 与正名等效的名词：无。

2 源流考释

虎杖（蓼科植物虎杖 Polygonum cuspidatum Sieb. et Zucc. 的干燥根茎和根）以“虎杖根”作为正名始载于魏晋《名医别录》。如该书云：“虎杖根 微温。主通利月水，破留血癥结。”[13] 此后的本草著作如南北朝·陶弘景《本草经集注》[14]，唐·苏敬《新修本草》[15]，宋·唐慎微《证类本草》[3]，明·刘文泰《本草品汇精要》[16] 等沿用《名医别录》，均以“虎杖根”为本药为正名。

“虎杖”之名始见于南北朝·雷敩《雷公炮炙论》卷中：“虎杖 凡使，勿用天蓝并斑柚根，其二味根形、味相似，用之有误。凡采得后，细锉，却，用上虎杖叶裛一夜，出，晒干用。”[1] 此后的本草著作如唐《药性论》、宋·日华子《日华子诸家本草》[3]、苏颂《本草图经》[2]、《证类本草》[3]、寇宗奭《本草衍义》[17]，明·李时珍《本草纲目》[4]，清·杨时泰《本草述钩元》[5] 等均以“虎杖”为正名记载本药。并记载有本药别名“大虫杖”《药性论》，“苦杖”《本草拾遗》，“酸杖”、“斑杖”《日华子本草》[3]。如《证类本草》卷第十三.：“今按陈藏器本草云：虎杖主风在骨节间，及血瘀，煮汁作酒服之。叶捣敷蛇咬。一名苦杖……药性论云：虎杖，使。一名大虫杖也。味甘，平，无毒。主治大热烦躁，止渴利小便，压一切热毒，暑月和甘草煎，色如琥珀可爱，堪看，尝之甘美……日华子云：治产后恶血不下，心腹胀满，排脓，主疮疖痈毒，妇人血运，扑损瘀血，破风毒结气。又名酸杖，又名斑杖。”[3]

此外，古代著作中记载的本品异名有尚有“蒤”《尔雅》，“苦杖根”、“杜牛膝”《本事方》，“酸桶笋”《救荒本草》，“斑庄根”《滇南本草》，“酸杆”、“斑根”、“黄药子”《植物名实图考》，“酸通”、“雄黄连”《天宝本草》等。如《十三经注疏——尔雅注疏》卷八：“蒤，虎杖，郭注：似红草而粗可以染赤。”[19] 宋·许叔微《普济本事方》卷第十妇人诸疾：“治妇人诸般淋 苦杖根俗呼为杜牛膝。”[20]《植物名实图考》卷二十曰：“黄药子，开宝本草始著录……《救荒本草》酸桶笋即此。”[21] 明·兰茂《滇南本草》第二卷："斑庄根，味苦、微涩，性微寒。"[22] 清·吴其濬《植物名实图考》卷二十："黄药子，开宝本草始著录。沈括以为即尔雅：大苦。前此未有言及者。其根色黄，入染家用，味亦不甚苦，叶味酸，救荒本草酸桶笋即此。湖南谓之酸桿，其茎如蓼有斑；江西或谓之斑根。"[21] 《天宝本草新编》："酸通：［歌词］酸通一名雄黄连，脾胃湿热蠕气连，能疗周身筋骨痛，手足拘挛皆可痊。"[25]

现代有关著作均沿用前代大多本草记载以"虎杖"作为本品正名，如我国最新出版的《中华人民共和国药典》[6]、《普通高等教育中医药类规划教材·中药学》[11]，以及辞书类著作《中医大辞典·中药分册》[8]、《中药大辞典》[9]、《中国医学百科全书·中医学》[7]，已经广泛应用于中医药学文献的标引和检索的《中国中医药学主题词表》[10]，现代中药著作《中药志》[26]、《全国中草药汇编》[27]、《全国中药炮制规范》[28]、《中国药材学》[29]、《中华本草》[12]等。同时尚记载有"花斑竹"、"酸筒杆"、"酸汤梗"、"川筋龙"、"斑庄"、"斑杖根"、"大叶蛇总管"、"黄地榆"《全国中草药汇编》[27]，"鸟不踏"、"酸榴根"、"土地榆"、"蛇总管"、"大活血"、"血藤"、"紫金龙"、"酸汤秆"、"地黄榆"、"号筒草"、"斑龙紫"、"野黄连"、"活血丹"、"红贯脚"、"阴阳莲"、"活血龙"、"猴竹根"、"金锁王"、"九龙根"、"山茄子"、"斑草"、"搬倒甑"《中药大辞典》[9]，"酸汤杆"《中医大辞典·中药分册》[8]，"花斑竹根"、"土大黄"、"酸筒管"、"水黄芩"、"攀倒甑"、"血三七"、"土黄连"《中国药材学》[29]，"九股牛"、"大接骨"、"老君丹"《中华本草》[12]等各地的俗称。还记载有本品原植物"虎杖"的异名"酸汤杆"、"阴阳莲"、"大叶蛇总管"、"花斑竹"、"山大黄"、"斑杖"《中药志》[26]等。

3　附录

3.1　又称：无。

3.2　俗称：蛇总管（岭南），大活血、血藤、紫金龙（南京），酸汤秆、地黄榆、号筒草（贵州），斑龙紫、野黄连（江苏），红贯脚（陆川），阴阳莲（贵州、南宁），活血龙、猴竹根、金锁王（浙江），大叶蛇总管（广东），九龙根，山茄子、斑草、搬倒甑（陕西），花斑竹根，活血丹（江苏、江西），土大黄、酸汤杆、黄地榆（贵州），酸筒管、水黄芩（江西），攀倒甑（陕西），血三七（福建），土黄连（广西），九股牛、大接骨、老君丹（云南），花斑竹，酸筒杆，酸汤梗，川筋龙，斑庄，斑杖根，鸟不踏，酸榴根，土地榆。

3.3　曾称：蒤《尔雅》，大虫杖《药性论》，苦杖《本草拾遗》，酸杖、斑杖《日华子本草》，苦杖根、杜牛膝《普济本事方》，酸桶笋《救荒本草》，斑庄根《滇南本草》，酸杆、斑根、黄药子《植物名实图考》，酸通、雄黄连《天宝本草》。

3.4　原植物名称：虎杖，酸汤杆（河南、湖北、湖南、陕西、甘肃、四川、贵州、云南），阴阳莲（广东、广西），大叶蛇总管（湖北、广东、广西），花斑竹（河南、湖南、广东、广西、四川），山大黄（河南、江苏、浙江、江西、广东、广西），斑杖（湖北、云南）。

4　文献通考

《十三经注疏——尔雅注疏》卷八："蒤，虎杖，郭注：似红草而粗可以染赤。"[19]

《名医别录》卷第三："虎杖根　微温。主通利月水，破留血癥结。"[13]

《雷公炮炙论》卷中："虎杖　凡使，勿用天蓝并斑柚根，其二味根形、味相似，用之有误。凡采得后，细锉，却，用上虎杖叶裛一夜，出，晒干用。"[1]

《本草经集注·草木下品》："虎杖根　微温。主通利月水，破留血症结。田野甚多此，状如大马蓼，茎斑而叶圆。极主暴瘕，酒渍根服之也。"[14]

《新修本草》卷第十一："虎杖根　微温。主通利月水，破留血症结。田野甚多此，状如大马蓼，茎斑而叶圆。极主暴瘕，酒渍根服之也。"[15]

《本草品汇精要》卷之十九："虎杖根　无毒　植生　虎杖根主通利月水破留血症结（名医所录）【名】苦杖　大虫杖　酸杖"[16]

《本草图经》卷第九："虎杖，一名苦杖。旧不载所出州郡，今处处有之。"[2]

《证类本草》卷第十三："虎杖根　微温，主通利月水，破留血症结……今按陈藏器本草云：虎杖主风在骨节间，及血瘀，煮汁作酒服之。叶捣敷蛇咬。一名苦杖。茎上有赤点者是……尔雅云：蒤，虎杖……药性论云：虎杖，使。一名大虫杖也。味甘，平，无毒。主治大热烦躁，止渴利小便，压一切热毒，暑月和甘草煎，色如琥珀可爱，堪看，尝之甘美。瓶置井中，令冷彻如冰，白瓷器及银器中盛，似茶啜之。时人呼为冷饮子，又且尊于茗。能破女子经候不通，捣以酒浸常服。有孕人勿服，破血。日华子云：治产后恶血不下，心腹胀满，排脓，主疮疖痈毒，妇人血运，扑损瘀血，破风毒结气。又名酸杖，又名斑杖。"[3]

《本草衍义》卷十二："虎杖　根微苦，经不言味，此草药也。"[17]

《普济本事方》卷第十："治妇人诸般淋　苦杖根俗呼为杜牛膝，多取净洗，碎之，以一合用水五盏，煎一盏，去滓，用麝香乳香少许，研调下。"[20]

《滇南本草》第二卷："斑庄根，味苦、微涩，性微寒。攻诸肿毒，止咽喉疼痛，利小便，走经络。治筋骨疼，痰火痿软，手足麻木战摇，五淋白浊，痔漏疮痈，妇人赤白带下。"[22]

《本草纲目》第十六卷："虎杖　（《别录》中品）【释名】苦杖《拾遗》、大虫杖《药性》、斑杖《日华》、酸杖。时珍曰：杖言其茎，虎言其斑也。或云一名杜牛膝者，非也。一种斑杖似蒻头者，与此同名异物。"[4]

《本草述钩元》卷九："虎杖　杖言其茎。虎言其斑也。一名苦杖。又名杜牛膝。茎似荭蓼。叶圆似杏。枝黄似柳。花似菊。色似桃。所在有之。三月生苗。七月开花。至九月方已。乃结实。"[5]

《植物名实图考》卷二十："黄药子，开宝本草始著录。沈括以为即尔雅：大苦。前此未有言及者。其根色黄，入染家用，味亦不甚苦，叶味酸，救荒本草酸桶笋即此。湖南谓之酸桿，其茎如蓼有斑；江西或谓之斑根。"[21]

《天宝本草新编》："酸通：［歌词］酸通一名雄黄连，脾胃湿热螬气连，能疗周身筋骨痛，手足拘挛皆可痊。［基原考订］酸通为蓼科植物虎杖 Polygonum cuspidatum Sieb. Et Zucc. 的根茎。【别名】虎杖、雄黄连、花斑竹、酸筒杆、酸汤梗、川筋龙、斑庄、斑杖根、大叶蛇总管、黄地榆。"[25]

《中药志》："虎杖　本品为常用草药。原植物为蓼科植物虎杖的根茎及根……【原植物】虎杖　别名：酸汤杆（河南、湖北、湖南、陕西、甘肃、四川、贵州、云南），阴阳莲（广东、广西），大叶蛇总管（湖北、广东、广西），花斑竹（河南、湖南、广东、广西、四川），山大黄（河南、江苏、浙江、江西、广东、广西），斑杖（湖北、云南）。Polygonum cusidatum S. et Z.（P. reynoutria Mak.；Reynoutria japonica Houtt.）——蓼科 Polygonaceae"[26]

《全国中草药汇编》："虎杖　别名：花斑竹、酸筒杆、酸汤梗、川筋龙、斑庄、斑杖根，大叶蛇总管，黄地榆。来源：为蓼科蓼属植物虎杖 Polygonum cuspidatum Sieb. et Zucc.，以根、根状茎或茎、叶入药。"[27]

《中药大辞典》："虎杖《别录》　【异名】蒤《尔雅》，大虫杖《药性论》，苦杖《本草拾遗》，酸杖、斑杖《日华子本草》，酸桶笋《救荒本草》，斑庄根《滇南本草》，鸟不踏《医林纂要》，酸杆、斑根《植物名实图考》，酸榴根、土地榆《分类草药性》，酸通、雄黄连《天宝本草》，蛇总管《岭南采药录》，大活血、血藤、紫金龙《南京民间草药》，酸汤秆、地黄榆、号筒草《贵州民间方药集》，斑龙紫、野黄连《中医药实验研究》，活血丹《江苏植药志》，红贯脚《陆川本草》，阴阳莲《南宁市药物志》，活血龙、猴竹根、金锁王《浙江民间草药》，大叶蛇总管《广东中草药》，九龙根（苏医《中草药手册》），山茄子、斑草、搬倒甑《陕西中草药》。【基原】为蓼科植物虎杖的根茎。【原植物】虎杖 Polygonum cuspidatum Sieb. et Zucc."[9]

《中医大辞典·中药分册》："虎杖　出《名医别录》。又名苦杖、斑杖、酸桶笋、斑根、酸汤杆、紫金龙、活血龙、阴阳莲、大叶蛇总管、九龙根。为蓼科植物虎杖 Polygonum cuspidatum Sieb. et Zucc. 的根茎。"[8]

《中国医学百科全书·中医学》："虎杖　始载于《名医别录》。又名活血龙、大叶蛇总管、花斑竹。为蓼科植物虎杖 Polygonum cuspidatum Sieb. et Zucc. 的根茎。春、秋两季采挖，除去须根、尾梢，洗净后切段或切片，粗者可纵剖成3～4片，晒干。"[7]

《全国中药炮制规范》："虎杖　［处方用名］虎杖。【来源】本品为蓼科植物虎杖 Polygonum cuspidatum Sieb. et Zucc. 的干燥根茎和根。野生或栽培。主产于华东、西南等地。春、秋二季采挖，除去须根，洗净，趁鲜切短段或厚片，干燥。药材以粗壮、色紫棕或黄棕、坚实、断面色鲜黄者为佳。"[28]

《中国药材学》："虎杖　【别名】斑根，斑杖，紫金龙，活血龙，大叶蛇总管，川筋龙，花斑竹根，活血丹（江苏、江西），阴阳莲、土大黄、酸汤杆、黄地榆（贵州），酸筒管、水黄芩（江西），攀倒甑（陕西），血三七（福建），土黄连（广西）。【来源】本品为蓼科植物虎杖 Polygonum cuspidatum Sieb. et Zucc. 的根茎和根。"[29]

《中国中医药学主题词表》："虎杖 POLYGONUM CUSPIDATUM　属蓼科；属祛风湿药和活血祛瘀药　D大叶蛇总管。"[10]

《普通高等教育中医药类规划教材·中药学》："虎杖《别录》　为蓼科多年生草本植物虎杖 Polygonum cuspidatum Sieb. et Zucc. 的根茎和根，茎叶亦可入药。我国大部分地区均产。主产于江苏、江西、山东、四川等地。春秋二季采挖，除去须根，洗净，趁新鲜切片，晒干。生用或鲜用。"[11]

《中华本草》："虎杖《雷公炮炙论》　【异名】蒤《尔雅》，大虫杖《药性论》，苦杖《本草拾遗》，酸杖、斑杖《日华子》，苦杖根、杜牛膝《本事方》，酸桶笋《救荒本草》，斑庄根《滇南本草》，酸杆、斑根、黄药子《植物名实图考》，土地榆《分类草药性》，酸通、雄黄连《天宝本草》，蛇总管《岭南采药录》，大活血、紫金龙《南京民间草药》，酸汤杆、黄地榆、号筒草《贵州民间方药集》，斑龙紫《中医药实验研究》，红贯脚《陆川本草》，阴阳莲《南宁市药物志》，活血龙、猴竹根、金锁王《浙江民间草药》，大叶蛇总管《广东中草药》，九龙根（苏医《中草药手册》），山茄子、斑草、搬倒甑《陕西中草药》，九股牛、大接骨《云南中草药名录》，老君丹《云南思茅中草药选》……【来源】为蓼科植物虎杖的根茎及根。【原植物】虎杖 Polygonum cuspidatum Sieb. et Zucc.［P. reynoutria Makino; Reynoutria japonica Houtt.］”[12]

《中华人民共和国药典》：“虎杖 Rhizoma polygoni cuspidati　本品为蓼科植物虎杖 Polygonum cuspidatum Sieb. et Zucc. 的干燥根茎和根。春、秋二季采挖，除去须根，洗净，趁鲜切短段或厚片，晒干。”[6]

5　参考文献

1　南北朝·雷敩. 雷公炮炙论. 上海：上海中医学院出版社，1986，78

2　宋·苏颂. 本草图经. 合肥：安徽科学技术出版社，1994，284

3　宋·唐慎微. 证类本草. 北京：人民卫生出版社，1957，333

4　明·李时珍. 本草纲目. 北京：人民卫生出版社，1982，1098

5　清·杨时泰. 本草述钩元. 上海：科技卫生出版社，1958，270

6　国家药典委员会编. 中华人民共和国药典. 一部. 北京：化学工业出版社，2000，167

7　《中医学》编辑委员会. 中国医学百科全书·中医学. 上海：上海科学技术出版社，1997，1157

8　《中医大辞典》编辑委员会编. 中医大辞典·中药分册. 北京：人民卫生出版社，1982，213

9　江苏新医学院编. 中药大辞典. 上海：上海科学技术出版社，1977，1329

10　吴兰成主编. 中国中医药学主题词表. 北京：中医古籍出版社，1996，157

11　雷载权主编. 普通高等教育中医药类规划教材·中药学. 1995，上海：上海科学技术出版社，1995，147

12　国家中医药管理局《中华本草》编委会. 中华本草. 第二册. 上海：上海科学技术出版社，1999，653

13　魏晋·名医别录. 北京：人民卫生出版社，1986，229

14　南北朝·陶弘景. 本草经集注. 北京：人民卫生出版社，1994，336

15　唐·苏敬等撰. 新修本草. 合肥：安徽科学技术出版社，1981，279

16　明·刘文泰. 本草品汇精要. 北京：人民卫生出版社，1982，526

17　宋·寇宗奭. 本草衍义. 上海：商务印书馆，1937，68

19　汉初学者辑，晋·郭璞注. 十三经注疏·尔雅注疏. 上海：上海古籍出版社，1993，134

20　宋·许叔微. 普济本事方. 上海：上海科技出版社，1959，144

21　清·吴其浚. 植物名实图考. 上册. 北京：中华书局，1963，294

22　明·兰茂. 滇南本草. 第二卷. 昆明：云南人民出版社，1977，70

26　中国医学科学院药物研究所等编. 中药志. 第一册. 北京：人民卫生出版社，1993，441

27　《全国中草药汇编》编写组编. 全国中草药汇编. 上册. 北京：人民卫生出版社，1996，520

28　中华人民共和国卫生部药政管理局编. 全国中药炮制规范. 北京：人民卫生出版社，1988，68

29　徐国钧等主编. 中国药材学. 北京：中国医药科技出版社，1996，513

258 昆布

Kunbu

①Thallus Laminariae ②Thallus Eckloniae

1 定名依据

1.1 正名

1.1.1 汉文名：昆布（为海带科植物海带 Laminaria japonica Aresch. 或翅藻科植物昆布 Ecklonia kurome Okam. 的干燥叶状体）。

1.1.2 英文名：kelp or tangle.

1.2 依据

1.2.1 定名的文献依据

(1)《名医别录》卷之二："昆布 味咸，寒，无毒。主治十二种水肿，瘿瘤聚结气，瘘疮。生东海。"[1]

(2)《本草经集注·草木中品》："昆布 味咸，寒，无毒。主治十二种水肿，瘿瘤聚结气，瘘疮。生东海。"[2]

(3)《本草纲目》第十九卷："昆布（《别录》中品）【释名】纶布。时珍曰：按《吴普本草》，纶布一名昆布，则《尔雅》所谓纶似纶，东海有之者，即昆布也。"[3]

(4)《本草择要纲目·寒性药品》："昆布 【气味】咸寒滑无毒。【主治】十二种水肿。瘿瘤聚结。去面肿。疗恶疮鼠瘘。但昆布下气。久服瘦人。"[4]

(5)《中华人民共和国药典》："昆布 Thallus laminariae Thallus eckloniae 本品为海带科植物海带 Laminaria japonica Aresch. 或翅藻科植物昆布 Ecklonia kurome Okam. 的干燥叶状体。夏、秋二季采捞，晒干。"[5]

(6)《中国医学百科全书·中医学》："昆布 始载于《吴普本草》。又名纶布、海昆布。为海带科植物海带 Laminaria japonica Aresch. 或翅藻科植物鹅掌菜 Ecklonia kurome Okam. 等的叶状体。主产于中国山东、辽宁、浙江等省。"[6]

(7)《普通高等教育中医药类规划教材·中药学》："昆布《别录》 为海带科植物海带 Laminaria japonica Aresch. 或翅藻科植物昆布 Ecklonia kurome Okam. 的叶状体。主产于山东、辽宁、浙江等地。夏、秋两季采捞，除去杂质，漂净，切宽丝，晒干。"[7]

(8)《中医大辞典·中药分册》："昆布 出《吴普本草》。又名纶布、海昆布。为海带科植物海带 Laminaria japonica Aresch. 或翅藻科植物鹅掌菜 Ecklonia kurome okam. 等的叶状体。"[8]

(9)《中药大辞典》："昆布《吴普本草》 【异名】纶布《吴普本草》，海昆布《山东中药》。【基原】为海带科植物海带、或翅藻科植物昆布、裙带菜的叶状体。【原植物】①海带 Laminaria japonica Aresch. ②昆布 Ecklonia kurome Okam.，又名：面其菜、黑昆布、鹅掌菜。③裙带菜（姚可成《食物本草》Undaria pinnatifida（Harv.）Sur."[9]

(10)《中国中医药学主题词表》"昆布 THALLUS LAMINARIAE 为大叶藻科及昆布科植

物或昆布、裙带菜的叶状体；属昆布科和大叶藻科；属软坚药和祛湿利水药。"[10]

(11)《中华本草》："昆布《吴普本草》 【异名】纶布《吴普本草》，海昆布《辽宁药材》……【来源】为海带科（在昆布科）植物昆布及翅藻科植物黑昆布、裙带菜的叶状体。【原植物】①昆布 Laminaria japonica Aresch. ［L. ochotensis Miyabe］……②黑昆布 Ecklonia kurome Okam. ……③裙带菜 Undaria pinnatifida（Harv.）Sur. ……"[11]

1.2.2 定名选择的理由

(1) 昆布①Thallus Laminariae ②Thallus Eckloniae，为海带科植物海带 Laminaria japonica Aresch. 或翅藻科植物昆布 Ecklonia kurome Okam. 的干燥叶状体。"昆布"作为本药正名始见于魏晋《名医别录》。此后的本草著作如南北朝·陶弘景《本草经集注》、宋·唐慎微《证类本草》、明·李时珍《本草纲目》、清·蒋居祉《本草择要纲目》即以"昆布"为正名记载本药。

(2) 我国最新出版的《中华人民共和国药典》、《普通高等教育中医药类规划教材·中药学》以及辞书类著作《中医大辞典·中药分册》、《中药大辞典》、《中国医学百科全书·中医学》等均以"昆布"作为本药正名。已经广泛应用于中医药学文献的标引和检索的《中国中医药学主题词表》也以"昆布"作为本药的正式主题词。现代本草著作如《中华本草》亦以"昆布"作为本药的正名，并记载了本药的异名和俗称。说明"昆布"作为本药正名已成为共识。

1.3 与正名等效的名词：无。

2 源流考释

昆布（海带科植物海带 Laminaria japonica Aresch. 或翅藻科植物昆布 Ecklonia kurome Okam. 的干燥叶状体）始载于三国·吴普《吴普本草》，该书以"纶布"为正名，"昆布"为其异名记载。如《吴普本草·草木类》："纶布，一名昆布。酸、咸，寒，无毒。消瘰疬。"[12]

"昆布"作为本药正名始见于魏晋《名医别录》，如《名医别录》卷之二："昆布 味咸，寒，无毒。主治十二种水肿，瘿瘤聚结气，瘘疮。生东海。"[1] 此后，诸家本草即以"昆布"为正名载录了本药。如梁·陶弘景《本草经集注》[2]、唐·苏敬《新修本草》[13]，宋·唐慎微《证类本草》[14]、明·刘文泰《本草品汇精要》[15]、陈嘉谟《本草蒙筌》[16]、李时珍《本草纲目》[3]、李中梓《本草征要》[17]、卢之颐《本草乘雅半偈》[18]、清·蒋居祉《本草择要纲目》[4]、张璐《本经逢原》[19]、耿世珍《本草纲目别名录》[20]、杨时泰《本草述钩元》[21]、张秉成《本草便读》[22]等。同时尚载录有本品异名"马尾海藻"《本草经集注》[14]，"海菜"《本草蒙筌》[16]。如《证类本草》卷第九："昆布 味咸，寒，无毒。主十二种水肿，瘿瘤聚结气，瘘疮。生东海……陶云出新罗，黄黑色，叶柔细。陶解昆布，乃是马尾海藻也"，[14]《本草蒙筌》卷之三："海藻 海带、昆布……昆布亦系海菜，治与海藻同功。散结溃坚，并着奇效。"[16]

宋·苏颂《本草图经》以"昆布"为正名组方，同时尚载录有本品异名"高丽昆布"。如《本草图经·草部·中品之下》卷第七："海藻……《广济》疗气膀胱急妨宜下气昆布臛法：高丽昆布一斤，白米泔浸一宿，洗去咸味，以水一斗，煮令向熟，擘长三寸，阔四五分，仍取葱白一握，二寸切断，擘之，更煮，令昆布极烂，仍下盐、酢、豉、糁调和，一依臛法，不得令咸酸，以生姜、橘皮、椒末等调和，宜食粱米、粳米饭。”[23]

现代有关著作均沿用前代大多本草记载以“昆布”作为本品正名，如《中华人民共和国药典》[5]、《普通高等教育中医药类规划教材·中药学》[7]、《中医大辞典·中药分册》[8]、《中药大辞典》[9]、《中国医学百科全书·中医学》[6]、《中国中医药学主题词表》[10]、《中药志》[24]、《中药材手册》[25]、《全国中草药汇编》[26]、《全国中药炮制规范》[27]、《中国药材学》[28]、《中华本草》[11]等。同时尚记载有各地的俗称“海昆布”《中药大辞典》[9]，“江白菜”、“海带菜”《中国药材学》[28]。还记载有本品原植物“昆布”的异名“海带”《中药志》[24]，“面其菜”、“黑昆布”、“鹅掌菜”《中药大辞典》[9]，“海带菜”、“海白菜”《中华本草》[11]；原植物“黑昆布”的异名“鹅掌菜”《中药志》[24]，“掌叶昆布”、“黑菜”、“昆布菜”、“面其菜”、“吐血菜”、“五掌菜”、“木履菜”《中华本草》[11]等。

3　附录

3.1　又称：无。

3.2　俗称：海昆布（辽宁），江白菜，海带菜。

3.3　曾称：纶布《吴普本草》，马尾海藻《本草经集注》，高丽昆布《广济方》，海菜《本草蒙筌》。

3.4　原植物俗称、曾称：海带，面其菜，海白菜（昆布）。鹅掌菜，掌叶昆布，黑菜，昆布菜、吐血菜（浙江），五掌菜、木履菜（福建）（黑昆布）。裙带、海芥菜（浙江），裙带菜。”

3.5　原植物名称：昆布，海带，面其菜，黑昆布，鹅掌菜，海带菜（南海），海白菜（旅大）；黑昆布，鹅掌菜，掌叶昆布，黑菜，昆布菜、面其菜、吐血菜（浙江），五掌菜、木履菜（福建）。

4　文献通考

《吴普本草·草木类》：“纶布《纲目》卷十九　一名昆布。酸、咸，寒，无毒。消瘰疬。”[12]

《名医别录》卷之二：“昆布　味咸，寒，无毒。主治十二种水肿，瘿瘤聚结气，瘘疮。生东海。”[1]

《本草经集注·草木中品》：“昆布　味咸，寒，无毒。主治十二种水肿，瘿瘤聚结气，瘘疮。生东海（《大观》卷九，《政和》二二二页）”[2]

《新修本草》卷第九：“昆布　味咸，寒，无毒。主十二种水肿，瘿瘤聚结气，瘘疮。生东海。”[13]

《本草图经》下卷第七：“海藻，生东海池泽，今出登、莱诸州海中……《广济》疗气膀胱急妨宜下气昆布臛法：高丽昆布一斤，白米泔浸一宿，洗去咸味，以水一斗，煮令向熟，擘长三寸，阔四五分，仍取葱白一握，二寸切断，擘之，更煮，令昆布极烂，仍下盐、酢、豉、糁调和，一依臛法，不得令咸酸，以生姜、橘皮、椒末等调和，宜食粱米、粳米饭。”[23]

《证类本草》卷第九：“昆布　味咸，寒，无毒。主十二种水肿，瘿瘤聚结气，瘘疮。

生东海……陶云出新罗，黄黑色，叶柔细。陶解昆布，乃是马尾海藻也。”[14]

《本草品汇精要》卷之十一：“昆布　无毒附紫菜。”[15]

《本草蒙筌》卷之三：“海藻　海带、昆布……昆布亦系海菜，治与海藻同功。散结溃坚，并着奇效。”[16]

《本草纲目》第十九卷：“昆布（《别录》中品）　【释名】纶布。时珍曰：按《吴普本草》，纶布一名昆布，则《尔雅》所谓纶似纶，东海有之者，即昆布也。”[3]

《本草征要》第二卷：“昆布　味咸，性寒，无毒。入肾经。洗净。顽痰结气，积聚瘿瘤。”[17]

《本草乘雅半偈·第九帙》：“昆布（别录下品）顺流而生，能使十二水顺流而去。【气味】咸寒滑，无毒。”[18]

《本草择要纲目·寒性药品》：“昆布　【气味】咸寒滑无毒。【主治】十二种水肿。瘿瘤聚结。去面肿。疗恶疮鼠瘘。但昆布下气。久服瘦人。”[4]

《本经逢原》卷二：“昆布　咸寒滑，小毒。”[19]

《本草纲目别名录·本草纲目释名草部（上）》：“草部（上）……昆布（纶布）”[20]

《本草述钩元》卷十二：“昆布　一名纶（音关）布。生登莱者。搓如绳索之状。出闽浙者。大叶似菜。（濒湖）。气味咸酸寒滑。下气。治十二种水肿。瘿瘤结聚气（瘿结如石者非此不除）。疗瘘疮。及阴㿉肿。利水道。去面肿。久服瘦人。”[21]

《本草便读·草部·水草类》：“昆布　功用相同海藻。治疗亦本咸寒。（昆布生海中。其叶如布。性味主治与海藻相同。故每相兼而用。”[22]

《中药志》：“昆布　本品为少常用中药。商品主要为昆布褐藻昆布（海带）的藻体，少数为翅藻科褐藻黑昆布（鹅掌菜）的藻体。【原植物】①昆布　别名：海带。Laminaria japonica Aresch.（L. ochotensis Miyabe）——昆布科 Laminariaceae②黑昆布　别名：鹅掌菜。Ecklonia kurome Okam.　——翅藻科 Alariaceae”[24]

《中药材手册》：“昆布［纲目列入草部水草类］　目前各地所用昆布主要有海带科植物海带）Laminaria japonica Aresch. 或翅藻科植物昆布 Ecklonia kurome Okam. 及裙带菜 Undaria pinnatifida（Harv.）Suring 三种褐藻的干燥叶状体。均野生于水质肥沃的海区干潮浅下的岩礁上，其中海带除有野生外也可人工养殖。”[25]

《全国中草药汇编》：“昆布　来源：为褐藻类昆布科昆布属植物昆布（海带）Laminaria japonica Aresch.、翅藻科鹅掌菜属植物黑昆布（鹅掌菜）Ecklonia kurome Okam. 和裙带菜属植物裙带菜 Undaria pinnatifida（Harv.）Suring 的叶状体。”[26]

《中药大辞典》：“昆布《吴普本草》　【异名】纶布《吴普本草》，海昆布《山东中药》。【基原】为海带科植物海带、或翅藻科植物昆布、裙带菜的叶状体。【原植物】①海带 Laminaria japonica Aresch. ②昆布 Ecklonia kurome Okam.，又名：面其菜、黑昆布、鹅掌菜。③裙带菜（姚可成《食物本草》Undaria pinnatifida（Harv.）Sur.”[9]

《中医大辞典·中药分册》：“昆布　出《吴普本草》。又名纶布、海昆布。为海带科植物海带 Laminaria japonica Aresch. 或翅藻科植物鹅掌菜 Ecklonia kurome okam. 等的叶状体。”[8]

《中国医学百科全书·中医学》：“昆布　始载于《吴普本草》。又名纶布、海昆布。为海带科植物海带 Laminaria japonica Aresch. 或翅藻科植物鹅掌菜 Ecklonia kurome Okam.

等的叶状体。主产于中国山东、辽宁、浙江等省。”[6]

《全国中药炮制规范》：“昆布　［处方用名］昆布。【来源】本品为海带科植物海带 Laminaria japonica Aresch. 或翅藻科植物昆布 Ecklonia kurome Okam. 的干燥叶状体。野生或养殖，主产于辽宁、山东、福建等地。夏、秋二季采捞，干燥，药材以色黑褐、体厚者为佳。”[27]

《中国药材学》：“昆布　【别名】江白菜，海带菜。【来源】本品为海带科植物海带 Laminaria japonica Aresch. 的叶状体。”[28]

《中国中医药学主题词表》：“昆布 THALLUS LAMINARIAE　为大叶藻科及昆布科植物或昆布、裙带菜的叶状体；属昆布科和大叶藻科；属软坚药和祛湿利水药。”[10]

《普通高等教育中医药类规划教材·中药学》：“昆布《别录》　为海带科植物海带 Laminaria japonica Aresch. 或翅藻科植物昆布 Ecklonia kurome Okam. 的叶状体。主产于山东、辽宁、浙江等地。夏、秋两季采捞，除去杂质，漂净，切宽丝，晒干。”[7]

《中华本草》：“昆布《吴普本草》　【异名】纶布《吴普本草》，海昆布《辽宁药材》……【来源】为海带科（在昆布科）植物昆布及翅藻科植物黑昆布、裙带菜的叶状体。【原植物】①昆布 Laminaria japonica Aresch.［L. ochotensis Miyabe］又名：海带《植物名实图考》，海带菜《南海海洋药用生物》，海白菜（旅大）。②黑昆布 Ecklonia kurome Okam. 又名：掌叶昆布《中药大辞典》，鹅掌菜、黑菜《中药材品种论述》，昆布菜、面其菜、吐血菜（浙江），五掌菜、木履菜（福建）。③裙带菜 Undaria pinnatifida (Harv.) Sur. 又名裙带、海芥菜（浙江）。”[11]

《中华人民共和国药典》：“昆布 Thallus laminariae Thallus eckloniae　本品为海带科植物海带 Laminaria japonica Aresch. 或翅藻科植物昆布 Ecklonia kurome Okam. 的干燥叶状体。夏、秋二季采捞，晒干。”[5]

5　参考文献

1　魏晋·名医别录. 北京：人民卫生出版社，1986，157

2　南北朝·陶弘景. 本草经集注. 北京：人民卫生出版社，1994，319

3　明·李时珍. 本草纲目. 北京：人民卫生出版社，1982，1376

4　清·蒋居祉. 本草择要纲目. 见：珍本医书集成. 本草类. 上海：上海科学技术出版社，1985，36

5　国家药典委员会编. 中华人民共和国药典. 一部. 北京：化学工业出版社，2000，168

6　《中医学》编辑委员会. 中国医学百科全书·中医学. 上海：上海科学技术出版社，1997，1193

7　雷载权主编. 普通高等教育中医药类规划教材·中药学. 上海：上海科学技术出版社，1995，235

8　《中医大辞典》编辑委员会编. 中医大辞典·中药分册. 北京：人民卫生出版社，1982，215

9　江苏新医学院编. 中药大辞典. 上海：上海科学技术出版社，1977，1351

10　吴兰成主编. 中国中医药学主题词表. 北京：中医古籍出版社，1996，214

11　国家中医药管理局《中华本草》编委会. 中华本草. 第一册. 上海：上海科学技术出版社，1999，454

12　三国·吴普. 吴普本草. 北京：人民卫生出版社，1987，42

13　唐·苏敬等撰. 新修本草. 合肥：安徽科学技术出版社，1981，240

14　宋·唐慎微. 证类本草. 北京：人民卫生出版社，1957，222

15　明·刘文泰. 本草品汇精要. 北京：人民卫生出版社，1982，332

16　明·陈嘉谟．本草蒙筌．北京：人民卫生出版社，1988，174
17　明·李中梓．本草征要．见：李中梓医学全书．北京：中国中医药出版社，1999，130
18　明·卢之颐．本草乘雅半偈．北京：人民卫生出版社，1986，516
19　清·张璐．本经逢原．上海：上海科学技术出版社，1959，118
20　清·耿世珍．本草纲目别名录．北京：中医古籍出版社，1982，136
21　清·杨时泰．本草述钩元．上海：科技卫生出版社，1958，357
22　清·张秉成．本草便读．上海：上海卫生出版社，1957，45
23　宋·苏颂．本草图经．合肥：安徽科学技术出版社，1994，213
24　中国医学科学院药物研究所等编．中药志．第五册．北京：人民卫生出版社，1993，792
25　中华人民共和国卫生部药政管理局主编．中药材手册．北京：人民卫生出版社，1998，771
26　《全国中草药汇编》编写组编．全国中草药汇编．上册．北京：人民卫生出版社，1996，534
27　中华人民共和国卫生部药政管理局编．全国中药炮制规范．北京：人民卫生出版社，1988，412
28　徐国钧等主编．中国药材学．北京：中国医药科技出版社，1996，1694

259　明党参
Mingdangshen
Radix Changii

1　定名依据

1.1　正名

1.1.1　汉文名：明党参（为伞形科植物明党参 Changium smyrnioides Wolff 的干燥根）。

1.1.2　英文名：medicinal changium root.

1.2　依据

1.2.1　定名的文献依据

(1)《中华人民共和国药典》："明党参 Radix changii　本品为伞形科植物明党参 Changium smyrnioides Wolff 的干燥根。4～5 月采挖，除去须根，洗净，置沸水中煮至无白心，取出，刮去外皮，漂洗，干燥。"[1]

(2)《中药志》："明党参　本品为常用中药。商品为伞形植物明党参的根……【原植物】明党参　别名：山花（江苏），山萝卜、明党、明参（安徽）。Changium smyrnioides Wolff——伞形科 Umbelliferae"[2]

(3)《中药材手册》："明党参［纲目拾遗名土人参，列入草部上］　本品为伞形科植物明党参 Changium smyrnioides Wolff 的干燥根。原植物系多年生草本。野生或栽培，喜生于山坡或山地土壤肥沃处。"[3]

(4)《全国中草药汇编》："明党参　别名：明沙参、粉沙参、山花。来源：为伞形科明党参属植物明党参 Changium smyrnioides Wolff 的根。"[4]

(5)《中医大辞典·中药分册》："明党参　见《饮片新修》。又名土人参、粉沙参、红党参、明沙参、山萝卜。为伞形科植物明党参 Changium smyrnioides Wolff 的根。"[5]

(6)《全国中药炮制规范》："明党参　［处方用名］明党参。本品为伞形科植物明党参

Changium smyrnioides Wolff 的干燥根。野生或栽培。主产于安徽、浙江、江苏、四川等地。春季采挖，除去须根，洗净，置沸水中煮至无白心，取出，刮去外皮，漂洗，干燥。药材以条匀、体重、质硬脆、色黄白、断面角质样者为佳。”[6]

(7)《中国药材学》：“明党参　【别名】三花根，山花根、山萝卜（江苏），明参（四川）。【来源】本品为伞形科植物明党参 Changium smyrnioides Wolff 的根。”[7]

(8)《中国中医药学主题词表》：“明党参 CHANGIUM SMYRNIOIDES　属伞形科；属化痰药（中药）和补阴药。”[8]

(9)《中华本草》：“明党参《饮片新参》　【异名】土人参、百丈光、天瓠《证治准绳》，粉沙参、红党参《本草从新》，金鸡爪《本草求原》，山萝卜《浙江中药手册》，明沙参《中药志》……【来源】为伞形科植物明党参的根。【原植物】明党参 Changium smyrnioides Wolff”[9]

1.2.2　定名选择的理由

明党参 Radix changii，系伞形科植物明党参 Changium smyrnioides Wolff 的干燥根。“明党参”之名古代文献未见记载，我国最新出版的《中华人民共和国药典》以及辞书类著作《中医大辞典·中药分册》等均以“明党参”作为本品正名。已经广泛应用于中医药学文献的标引和检索的《中国中医药学主题词表》也以“明党参”作为本品的正式主题词。现代本草著作如《中药志》、《全国中草药汇编》、《中华本草》、《中国药材学》、《中药材手册》、《全国中药炮制规范》等虽记载了不少本品各地的俗称，但也无一例外以“明党参”作为本品的正名。说明“明党参”作为本品正名已成为共识。

1.3　与正名等效的名词：无。

2　源流考释

明党参（伞形科植物明党参 Changium smyrnioides Wolff 的干燥根）原称“土人参”，始见于《证治准绳》卷二：“消瘴解毒，解毒消瘴散……百丈光（即天瓠，又名土人参）苦花子……肿势甚，加水金凤、水苦荞。手足拘挛，加钓钩藤根、梭婆子根。发热，加吉面消、毛蕨根。”[10]其后的本草著作清·吴仪洛《本草从新》[11]、赵学敏《本草纲目拾遗》[12]等即以“土人参”为正名记载本品。

古代著作中记载的本品异名有“土人参”、“百丈光”、“天瓠”《证治准绳》[10]，“粉沙参”、“红党参”《本草从新》[11]，“金鸡爪”《本草求原》[13]等。如《证治准绳》卷二：“消瘴解毒，解毒消瘴散，……次服此药。百丈光（即天瓠，又名土人参）　苦花子……手足拘挛，加钓钩藤根、梭婆子根。发热，加吉面消、毛蕨根。”[10]《本草从新》卷一：“土人参，补肺气、通下行……俗名粉沙参（红党参、即将此参去皮净、煮极熟、阴干而成者、味淡无用）。”[11]《本草求原》卷之三：“土人参，即金鸡爪、粉沙参。甘，平，微寒，蒸极透，则寒去。”[13]

“明党参”之名古代文献未见记载，现代有关著作均记载以“明党参”作为本品正名，如《中华人民共和国药典》[1]、《中医大辞典·中药分册》[5]、《中国中医药学主题词表》[8]、《中药志》[2]、《中药材手册》[3]、《全国中草药汇编》[4]、《全国中药炮制规范》[6]、《中国药材学》[7]、《中华本草》[9]等。同时尚记载有“山萝卜”、“明党”、“山花”、“明参”《中药材手册》[3]，“明沙参”《全国中草药汇编》[4]，“三花根”、“山花根”

《中国药材学》[7]等各地的俗称。还记载有本品原植物“明党参”的异名“山花”、“山萝卜”、“明党”、“明参”《中药志》[2]等。

3 附录

3.1 又称：粉沙参（药材商品名）。

3.2 俗称：山萝卜（江苏、浙江）、山花根（江苏）、明参（四川）、明党、山花、明沙参、三花根。

3.3 曾称：土人参、百丈光、天瓠《证治准绳》，粉沙参、红党参《本草从新》，金鸡爪《本草求原》。

3.4 原植物名称：明党参，山花（江苏），山萝卜、明党、明参（安徽）

4 文献通考

《证治准绳》卷二：“消瘴解毒，解毒消瘴散，治疔疮、瘴气发热者。柴胡 黄芩 黄柏 栀子 木通 赤芍药 当归 防风 连翘 大黄 甘草 青木香 紫金皮 鸡屎子 诈死子 青玉乂 嫩柏根 苦花子 上薄荷、生地黄，煎服。劫瘴消毒散，治瘴气肿痛发热者，及因剥割瘴死牛马猪羊而中其毒者，或因食瘴死之肉而中其毒者，先服加减通圣散，通利大便，次服此药。百丈光（即天瓠，又名土人参） 苦花子 金脑香（即社茶根，梗叶俱可用） 大小青 紫金藤 生蓝叶 水圹根 乌苞根 嫩柏根 青玉乂 山乌豆 鸡屎子 晚祥西 狸咬柴 土木香 臭木待（根），上薄荷煎服。肿势甚，加水金凤、水苦荠。手足拘挛，加钓钩藤根、梭婆子根。发热，加吉面消、毛蕨根。”[10]

《本草从新》卷一：“土人参，补肺气、通下行。甘微寒（蒸之极透、则寒性去）。气香味淡。性善下降。能伸肺经治节。使清肃下行。补气生津。治咳嗽喘逆。痰壅火升。久疟淋沥。难产经闭。泻痢由于肺热。反胃噎膈由于燥涩。凡有升无降之证。每见奇效（其参一直下行、入土最深）。脾虚下陷。滑精梦遗。俱禁用。以其下行而滑窍也。孕妇亦忌。出江浙。俗名粉沙参（红党参、即将此参去皮净、煮极熟、阴干而成者、味淡无用）。”[11]

《本草纲目拾遗》卷三：“土人参，各地皆产，钱塘西湖南山尤多，春二三月发苗如蒿艾，而叶细小，本长二三寸，作石绿色，映日有光，土人俟夏月采其根以入药，俗名粉沙参，红党即将此参去皮净煮极熟阴干而成。味淡无用。准绳：劫瘴消毒散用之，呼为百丈光。”[12]

《本草求原》卷之三：“土人参，即金鸡爪、粉沙参。甘，平，微寒，蒸极透，则寒去。”[13]

《中药志》：“明党参 本品为常用中药。商品为伞形植物明党参的根……【原植物】明党参 别名：山花（江苏），山萝卜、明党、明参（安徽）。Changium smyrnioides Wolff——伞形科 Umbelliferae”[2]

《中药材手册》：“明党参［纲目拾遗名土人参，列入草部上］ 本品为伞形科植物明党参 Changium smyrnioides Wolff 的干燥根。原植物系多年生草本。野生或栽培，喜生于山坡或山地土壤肥沃处。江苏、浙江省个别地区有将明党参挖出后不经汤煮，直接刮去外皮，晒干入药者，商品称为‘粉沙参’。四川省个别地区有以川明参的根称川明党（明沙参）入药者，与明党参植物来源及药材性状不同，为其地区习惯用药。【别名】山萝卜（江苏、浙江）、明党、山花、明参。”[3]

《全国中草药汇编》：“明党参　别名：明沙参、粉沙参、山花。来源：为伞形科明党参属植物明党参 Changium smyrnioides Wolff 的根。”[4]

《中医大辞典·中药分册》：“明党参　见《饮片新修》。又名土人参、粉沙参、红党参、明沙参、山萝卜。为伞形科植物明党参 Changium smyrnioides Wolff 的根。”[5]

《全国中药炮制规范》：“明党参　［处方用名］明党参。本品为伞形科植物明党参 Changium smyrnioides Wolff 的干燥根。野生或栽培。主产于安徽、浙江、江苏、四川等地。春季采挖，除去须根，洗净，置沸水中煮至无白心，取出，刮去外皮，漂洗，干燥。药材以条匀、体重、质硬脆、色黄白、断面角质样者为佳。”[6]

《中国药材学》：“明党参　【别名】三花根，山花根、山萝卜（江苏），明参（四川）。【来源】本品为伞形科植物明党参 Changium smyrnioides Wolff 的根。”[7]

《中国中医药学主题词表》：“明党参 CHANGIUM SMYRNIOIDES　属伞形科；属化痰药（中药）和补阴药。”[8]

《中华本草》：“明党参《饮片新参》　【异名】土人参、百丈光、天瓠《证治准绳》，粉沙参、红党参《本草从新》，金鸡爪《本草求原》，山萝卜《浙江中药手册》，明沙参《中药志》……【来源】为伞形科植物明党参的根。【原植物】明党参 Changium smyrnioides Wolff”[9]

《中华人民共和国药典》：“明党参 Radix changii　本品为伞形科植物明党参 Changium smyrnioides Wolff 的干燥根。4～5 月采挖，除去须根，洗净，置沸水中煮至无白心，取出，刮去外皮，漂洗，干燥。”[1]

5　参考文献

1　国家药典委员会编．中华人民共和国药典．一部．北京：化学工业出版社，2000，169

2　中国医学科学院药物研究所等编．中药志．第一册．北京：人民卫生出版社，1993，464

3　中华人民共和国卫生部药政管理局主编．中药材手册．北京：人民卫生出版社，1998，142

4　《全国中草药汇编》编写组编．全国中草药汇编．上册．北京：人民卫生出版社，1996，533

5　《中医大辞典》编辑委员会编．中医大辞典·中药分册．北京：人民卫生出版社，1982，214

6　中华人民共和国卫生部药政管理局编．全国中药炮制规范．北京：人民卫生出版社，1988，69

7　徐国钧等主编．中国药材学．北京：中国医药科技出版社，1996，344

8　吴兰成主编．中国中医药学主题词表．北京：中医古籍出版社，1996，253

9　国家中医药管理局《中华本草》编委会．中华本草．第五册．上海：上海科学技术出版社，1999，924

10　明·王肯堂．证治准绳．清光绪十八年壬辰（1892）图书集成印书局铅印本

11　清·吴仪洛．本草从新．北京：中医古籍出版社，2001，4

12　清·赵学敏．本草纲目拾遗．北京：人民卫生出版社，1983，68

13　清·赵其光．本草求原．见：岭南本草古籍三种．北京：中国医药科技出版社，1999，198

260　败酱草
Baijiangcao
Herba Patriniae

1　定名依据

1.1　正名

1.1.1　汉文名：败酱草（败酱科植物白花败酱 Patrinia villosa Juss.、黄花败酱 Patrinia scabiosaefolia Fisch. 或其近缘植物的带根全草）。

1.1.2　英文名：patrina glass.

1.2　依据

1.2.1　定名的文献依据

(1)《卫生易简方》卷十一："产后及杂证，治产后发渴……治产后腹中如锥刺痛，用败酱草五两，水四升，酒二升，煮取二升，每服七合，食前，日三服，大验。"[1]

(2)《本经逢原》卷二："败酱草，一名苦菜，又名鹿肠，根作败酱气，故名。苦平，无毒。"[2]

(3)《中药材手册》："败酱草［纲目名败酱，列入草部隰草类］　本品为正品败酱草应为败酱科植物黄花败酱 Patrinia scabiosafolia Fisch 或白花败酱 Patrinia villosa Juss. 的干燥全草。"[3]

(4)《全国中草药汇编》："败酱草　别名：黄花败酱、龙芽败酱、黄花龙芽。来源：为败酱科败酱属植物黄花龙芽 Patrinia scabiosaefolia Fisch. ex Link；白花败酱 P. villosa (Thunb.) Juss.，以根状茎和根或全草入药。"[4]

(5)《中医大辞典·中药分册》："败酱草　出《神农本草经》。又名泽败、鹿酱、苦菜、苦猪菜、野苦菜。为败酱科植物黄花龙芽 Patrinia scabiosaefolia Fisch. 或白花败酱 P. villosa Juss. 等的根或全草。"[5]

(6)《中国医学百科全书·中医学》："败酱草　始载于《神农本草经》。原名败酱，又名鹿肠、苦菜。为败酱科植物黄花龙芽 Patrinia scabiosaefolia Fisch. 或白花败酱 P. villosa Juss. 等的根茎及根或全草。夏、秋两季采收，挖取全草，除净泥沙，晒干。"[6]

(7)《全国中药炮制规范》："败酱草　［处方用名］败酱草。【来源】本品为败酱科植物黄花败酱 Patrinia scabiosaefolia Fisch. 或白花败酱 Patrinia villosa Juss. 的干燥全草。均系野生。主产于长江流域各省。夏季花开前采收，除去泥沙，干燥。药材以干燥、叶多而色绿、气浓者为佳。"[7]

(8)《中国药材学》："败酱草　【别名】①黄花龙牙：黄花败酱，黄花草，野黄花，山白菜，野芹，山芝麻（山东）；②白花败酱：胭脂麻，攀倒甑。【来源】本品为败酱科植物黄花龙芽 Patrinia scabiosaefolia Fisch. 或白花败酱 P. villosa (Thumb.) Juss. 带根的全草。"[8]

(9)《中国中医药学主题词表》："败酱草 PATRINIA SCABIOSAEFOLIA　属败酱科和清热

解毒药。”[9]

(10)《普通高等教育中医药类规划教材·中药学》：“败酱草《本经》，为败酱科多年生草本植物黄花败酱 Patrinia scabiosaefolia Fisch ex Link.、白花败酱 P. villosa Juss. 的带根全草。产于长江流域中下游各省。秋季采收，洗净，阴干，切段，生用。”[10]

1.2.2 定名选择的理由

(1) 败酱草 Herba Patriniae，败酱科植物白花败酱 Patrinia villosa Juss.、黄花败酱 Patrinia scabiosaefolia Fisch. 或其近缘植物的带根全草。“败酱草”之名始见于明·胡濙《卫生易简方》，“败酱草”作为本品正名始见于清·张璐《本经逢原》。

(2) 我国最新出版的《普通高等教育中医药类规划教材·中药学》以及辞书类著作《中医大辞典·中药分册》、《中国医学百科全书·中医学》等均以“败酱草”作为本品正名。已经广泛应用于中医药学文献的标引和检索的《中国中医药学主题词表》也以“败酱草”作为本品的正式主题词。现代本草著作如《全国中草药汇编》、《中国药材学》、《中药材手册》、《全国中药炮制规范》等虽记载了不少本品各地的俗称，但也无一例外以“败酱草”作为本品的正名。说明“败酱草”作为本品正名已成为共识。

1.3 与正名等效的名词：无。

2 源流考释

败酱草（败酱科植物白花败酱 Patrinia villosa Juss.、黄花败酱 Patrinia scabiosaefolia Fisch. 或其近缘植物的带根全草）原称“败酱”，始见于汉·《神农本草经》，如汉·《神农本草经》卷二：“败酱，味苦，平。主暴热火创、赤气，疥瘙，疸痔，马鞍热气。一名鹿肠。生川谷。”[11] 其后的本草著作即以“败酱”为正名记载本品，如三国·吴普《吴普本草》[12]、魏晋《名医别录》[13]、南北朝·雷敩《雷公炮炙论》[14]、陶弘景《本草经集注》[15]，唐·苏敬《新修本草》[16]、孙思邈《千金翼方》[17]、宋·苏颂《本草图经》[18]、唐慎微《证类本草》[19]、元·王好古《汤液本草》[20]，明·刘文泰《本草品汇精要》[21]、陈嘉谟《本草蒙筌》[22]、李时珍《本草纲目》[23]、卢之颐《本草乘雅半偈》[24]、清·张志聪《本草崇原》[25]、蒋居祉《本草择要纲目》[26]、汪昂《本草易读》[27]、吴仪洛《本草从新》[28]、严西亭《得配本草》[29]、姚澜《本草分经》[30]、吴其浚《植物名实图考》[31]、叶志诜《神农本草经赞》[32]、陈其瑞《本草撮要》[33]、张秉成《本草便读》[34]等。

“败酱草”之名始见于明·胡濙《卫生易简方》卷十一：“产后及杂证，治产后发渴……治产后腹中如锥刺痛 用败酱草五两，水四升，酒二升，煮取二升，每服七合，食前，日三服，大验。”[1] “败酱草”作为本草正名始见于清·张璐《本经逢原》卷二：“败酱草，一名苦菜，又名鹿肠，根作败酱气，故名。苦平，无毒。”[2]。

古代著作中记载的本品异名有“败酱”、“鹿肠”《神农本草经》[11]，“鹿首”、“马草”、“泽败”《名医别录》[13]，“鹿酱”《药性论》[19]，“酸益”《日华子》[19]，“苦菜”、“苦蘵”《本草纲目》[23]、“野苦菜”《植物名实图考》[31]。如《神农本草经》卷二：“败酱，味苦，平。主暴热火创、赤气，疥瘙，疸痔，马鞍热气。一名鹿肠。生川谷。”[11]《名医别录》卷二：“败酱，味咸，微寒，无毒。主除痈肿，浮肿，结热，风痹，不足，产后疾痛。一名鹿首，一名马草，一名泽败。生江夏。八月采根，曝干。”[13]《证类本草》引《药性论》曰："鹿酱，臣，败酱是也。味辛、苦，微寒。治毒风𤸷痹，主破多年凝血，能化脓为水及产后诸病，止腹痛，余疹烦渴。"[19]《证类本草》引《日华子》曰："味酸……又名酸益。七八十月采。"[19]《本草纲目》卷十六："败酱……南人采嫩者，曝蒸作菜食，味微苦而有陈酱气，故又名苦菜，与苦荬、龙葵同名。亦名苦𦬊，与酸浆同名，苗形则不同也。"[23]《植物名实图考》卷十一："败酱，本经中品。李时珍以为即苦菜，今江西所谓野苦菜也。"[31]。

现代有关著作多沿用《本经逢原》的记载以"败酱草"作为本品正名，如《普通高等教育中医药类规划教材·中药学》[10]、《中医大辞典·中药分册》[5]、《中国医学百科全书·中医学》[6]、《中国中医药学主题词表》[9]、《中药材手册》[3]、《全国中草药汇编》[4]、《全国中药炮制规范》[7]、《中国药材学》[8]等；但也有以"败酱"为正名记载本品，如《中药大辞典》[35]、《中华本草》[36]等。同时尚记载有"黄花败酱"、"龙芽败酱"、"黄花龙芽"《全国中草药汇编》[4]，"苦猪菜"、"苦斋公"、"豆豉草"、"豆渣草"、"白苦爹"、"苦苴"《中药大辞典》[35]，"黄花龙牙"、"黄花草"、"野黄花"、"山白菜"、"野芹"、"山芝麻"、"白花败酱"、"胭脂麻"、"攀倒甑"《中国药材学》[8]"观音菜"、"苦叶菜"、"萌菜"、"女郎花"《中华本草》[36]等各地的俗称。还记载有本品原植物"白花败酱"的异名"胭脂麻"《中药大辞典》[35]，"攀倒甑"《中华本草》[36]；原植物"黄花败酱"的异名"黄花龙牙"、"野黄花"、"野芹"、"山白菜"、"黄花草"、"鸡肠子草"《中药大辞典》[35]，"黄花龙芽"《中华本草》[36]。

3 附录

3.1 又称：无。

3.2 俗称：苦斋公（四川），豆豉草、豆渣草（重庆），观音菜、白苦爹、苦苴（闽东），苦叶菜、萌菜（浙江），苦猪菜（江西），山芝麻（山东），黄花龙牙，黄花败酱，黄花草，野黄花，山白菜，野芹，白花败酱，胭脂麻，攀倒甑，龙芽败酱，黄花龙芽，女郎花。

3.3 曾称：败酱、鹿肠《神农本草经》，鹿首、马草、泽败《名医别录》，鹿酱《药性论》，酸益《日华子》，苦菜、苦𦬊《本草纲目》，野苦菜《植物名实图考》。

3.4 原植物名称：白花败酱，胭脂麻，攀倒甑；黄花败酱，黄花龙牙，野黄花，野芹，山白菜，黄花草，鸡肠子草，黄花龙芽。

4 文献通考

《神农本草经》卷二："败酱，味苦，平。主暴热火创、赤气，疥瘙，疽痔，马鞍热气。一名鹿肠。生川谷。"[11]

《吴普本草·草木类》："败酱，《纲目》卷十六，其根似桔梗。"[12]

《名医别录》卷二："败酱，味咸，微寒，无毒。主除痈肿，浮肿，结热，风痹，不足，产后疾痛。一名鹿首，一名马草，一名泽败。生江夏。八月采根，曝干。"[13]

《雷公炮炙论》卷中："败酱，雷公云：凡使，收得后，便粗杵。入甘草叶相拌对蒸，从巳至未，出，焙干，去甘草叶，取用。"[14]

《本草经集注·草木中品》："败酱，味苦、咸，平、微寒，无毒。主治暴热，火疮赤气，疥瘙，疽痔，马鞍热气。除痈肿，浮肿，结热，风痹，不足，产后腹痛。一名鹿肠，一名鹿首，一名马草，一名泽败。生江夏川谷。八月采根，曝干。”[15]

《新修本草》卷八：“败酱，味苦、咸，平、微寒，无毒。主暴热火疮赤气，疥瘙，疽痔，马鞍热气。除痈肿，浮肿，结热，风痹，不足，产后疾痛。一名鹿肠，一名鹿首，一名马草，一名泽败。生江夏川谷。八月采根，曝干。”[16]

《千金翼方》卷二：“败酱，味苦咸，平，无毒。主曝热火疮，赤气，疥瘙疽痔，马鞍热气。除痈肿，浮肿，结热，风痹不足，产后腹痛。一名鹿肠，一名鹿首，一名马草，一名泽败。生江夏川谷，八月采根，曝干。”[17]

《本草图经》卷六：“败酱，生江夏川谷，今江东亦有之，多生岗岭间。叶似水莨及薇衔，丛生；花黄，根紫色，似柴胡，作陈败豆酱气，故以为名。八月采根，曝干用。张仲景治腹痈，腹有脓者，薏苡仁附子败酱汤。”[18]

《证类本草》卷八：“败酱，味苦、咸，平、微寒，无毒。主暴热火疮赤气，疥瘙，疽痔，马鞍热气，除痈肿，浮肿，结热，风痹不足，产后疾痛。一名鹿肠，一名鹿首，一名马草，一名泽败。生江夏川谷。八月采根，曝干。陶隐居云：出近道，叶似豨莶，根形似茈胡，气如败豆酱，故以为名。唐本注云：此药不出近道，多生岗岭间。叶似水莨及薇衔，丛生，花黄根紫，作陈酱色，其叶殊不似豨莶也。臣禹锡等谨按药性论云：鹿酱，臣，败酱是也。味辛、苦，微寒。治毒风瘴痹，主破多年凝血，能化脓为水及产后诸病，止腹痛，余疹烦渴。日华子云：味酸。治赤眼障膜，胬肉，聤耳，血气心腹痛，破症结，产前后诸疾，催生落胞，血晕，排脓，补瘘，鼻洪，吐血，赤白带下，疮痍疥癣，丹毒。又名酸益。七八十月采。”[19]

《汤液本草》卷四：“败酱，气微寒平，味苦、咸。无毒。入足少阴经，手厥阴经。”[20]

《卫生易简方》卷十一：“产后及杂证，治产后发渴……治产后腹中如锥刺痛　用败酱草五两，水四升，酒二升，煮取二升，每服七合，食前，日三服，大验。”[1]

《本草品汇精要》卷十：“败酱，无毒，丛生。败酱（出《神农本经》），主暴热，火疮赤气，疥瘙疽痔，马鞍热气（以上朱字《神农本经》）。除痈肿，浮肿，结气，风痹不足，产后疾痛（以上黑字《名医》所录）。【名】鹿肠　鹿首　马草　泽败　鹿酱　酸益。”[21]

《本草蒙筌》卷二：“败酱，味苦、咸，气平，微寒。无毒。俗呼苦蘵菜，多生深谷中。入剂用之，夏初收采。因似败豆酱气，故以败酱为名。入足少阴肾经，及手厥阴包络。”[22]

《本草纲目》卷十六：“败酱，《本经·中品》。【释名】苦菜《纲目》、苦蘵《纲目》、泽败《别录》、鹿肠《本经》、鹿首《别录》、马草《别录》。弘景曰：根作陈败豆酱气，故以为名。时珍曰：南人采嫩者，曝蒸作菜食，味微苦而有陈酱气，故又名苦菜，与苦荬、龙葵同名。亦名苦蘵，与酸浆同名，苗形则不同也。”[23]

《本草乘雅半偈》第十一帙：“败酱《本经·中品》。【气味】苦平，无毒。【主治】暴热，火疮赤气，疥瘙疽痔，马鞍热气。【核】曰：败酱，一名苦菜。又名苦蘵，苦蘵同酸酱名，酸酱叶则高大也。”[24]

《本草崇原》卷中：“败酱，气味苦平，无毒。主治暴热火疮赤气，疥瘙，疽痔，马鞍热气。”[25]

《本草择要纲目·平性药品》：“败酱（一名苦菜。根苗同）。【气味】苦平无毒。”[26]

《本草易读》卷四：“败酱百十一，俗名苦菜子。辛，苦，微寒，无毒。入足厥阴肝。调产后之恶露，解带下之赤白，止吐衄之血逆，却心腹之瘀痛。兼排痈脓，最破瘀血。”[27]

《本经逢原》卷二：“败酱草，一名苦菜，又名鹿肠，根作败酱气，故名。苦平，无毒。”[2]

《本草从新》卷三：“败酱，通、破血解毒。苦平。解毒排脓。治痈肿。破凝血。疗产后诸病（时珍曰：败酱乃手足阳明、厥阴药也、善排脓破血、故仲景治痈、及古方妇人科、产后腰痛腹痛等证多用之、后人不知用、盖未遇识者尔）。一名苦菜。用根苗。”[28]

《得配本草》卷三：“败酱，即苦菜。苦，平。入足厥阴，兼入足阳明经。破血排脓。去疽痔，除痈肿。配米仁、附子，下腹痈。”[29]

《本草分经·原例》：“败酱，即苦菜，苦咸微寒，入心包肾，主暴热火疮疥痔，除痈肿结热风痹，为治肠痈之上药。”[30]

《植物名实图考》卷十一：“败酱，本经中品。李时珍以为即苦菜，今江西所谓野苦菜也。”[31]

《神农本草经赞》卷二：“败酱，味苦平。主暴热火创，赤气疥搔，疽痔，马鞍热气。一名鹿肠，生川谷。”[32]

《本草撮要》卷一：“【败酱】，味苦。入手足阳明厥阴经。功专破血排脓。得四物治恶露不止。得当归、川芎、桂心治产后腰痛。一名苦菜。”[33]

《本草便读·草部》：“败酱，排脓消肿。肠痈藉辛苦之功。达胃行肝。瘀热仗咸寒之力（败酱辛苦咸微寒。一名苦菜。叶如芥。其色青紫。能入血分。散血中瘀留结热。入手足阳明厥阴。金匮用之治肠痈。亦取其排脓破血之意）。”[34]

《中药材手册》：“败酱草［纲目名败酱，列入草部隰草类］　本品为正品败酱草应为败酱科植物黄花败酱 Patrinia scabiosafolia Fisch 或白花败酱 Patrinia villosa Juss. 的干燥全草。原植物系多年生草本，栽培与野生均有，喜稍湿润环境，耐严寒，以砂质土壤生长较好，多生于山坡、林缘、草地或沟谷灌丛半湿草地。此外，个别地区有以同属植物岩败酱或狭叶败酱作败酱草入药。江、浙等地习用苏败酱，华北、西北等地多使用北败酱，这些与败酱科败酱草的植物来源及性状均不同，为其地区习惯用药。【别名】龙芽败酱、苦斋。”[3]

《全国中草药汇编》：“败酱草　别名：黄花败酱、龙芽败酱、黄花龙芽。来源：为败酱科败酱属植物黄花龙芽 Patrinia scabiosaefolia Fisch. ex Link；白花败酱 P. villosa (Thunb.) Juss.，以根状茎和根或全草入药。”[4]

《中药大辞典》：“败酱《本经》　【异名】鹿肠《本经》，鹿首、马草、泽败《别录》，鹿酱《药性论》，酸益《日华子本草》，苦菜、苦蘵《纲目》，野苦菜《植物名实图考》，苦猪菜《江西中药》，苦斋公《四川中药志》，豆豉草、豆渣草《重庆草药》，白苦爹、苦苴《闽东本草》。【基原】为败酱科植物白花败酱、黄花败酱或其近缘植物的带根全草。【原植物】①白花败酱 Patrinia villosa Juss.，又名：胭脂麻。②黄花败酱 Patrinia scabiosafolia Fisch.，又名：黄花龙牙、野黄花、野芹、山白菜、黄花草、鸡肠子草。”[35]

《中医大辞典·中药分册》："败酱草　出《神农本草经》。又名泽败、鹿酱、苦菜、苦猪菜、野苦菜。为败酱科植物黄花龙芽 Patrinia scabiosaefolia Fisch. 或白花败酱 P. villosa Juss. 等的根或全草。"[5]

《中国医学百科全书·中医学》："败酱草　始载于《神农本草经》。原名败酱，又名鹿肠、苦菜。为败酱科植物黄花龙芽 Patrinia scabiosaefolia Fisch. 或白花败酱 P. villosa Juss. 等的根茎及根或全草。夏、秋两季采收，挖取全草，除净泥沙，晒干。"[6]

《全国中药炮制规范》："败酱草　［处方用名］败酱草。【来源】本品为败酱科植物黄花败酱 Patrinia scabiosaefolia Fisch. 或白花败酱 Patrinia villosa Juss. 的干燥全草。均系野生。主产于长江流域各省。夏季花开前采收，除去泥沙，干燥。药材以干燥、叶多而色绿、气浓者为佳。"[7]

《中国药材学》："败酱草　【别名】①黄花龙牙：黄花败酱，黄花草，野黄花，山白菜，野芹，山芝麻（山东）；②白花败酱：胭脂麻，攀倒甑。【来源】本品为败酱科植物黄花龙芽 Patrinia scabiosaefolia Fisch. 或白花败酱 P. villosa（Thumb.）Juss. 带根的全草。"[8]

《中国中医药学主题词表》："败酱草 PATRINIA SCABIOSAEFOLIA　属败酱科和清热解毒药。"[9]

《普通高等教育中医药类规划教材·中药学》："败酱草《本经》　为败酱科多年生草本植物黄花败酱 Patrinia scabiosaefolia Fisch ex Link.、白花败酱 P. villosa Juss. 的带根全草。产于长江流域中下游各省。秋季采收，洗净，阴干，切段，生用。"[10]

《中华本草》："败酱《本经》　【异名】鹿肠《本经》，鹿首、马草、泽败《别录》，鹿酱《药性论》，酸益《日华子》，败酱草《卫生易简方》，苦菜、苦蒩《纲目》，野苦菜《植物名实图考》，苦斋公《四川中药志》，豆豉草、豆渣草《重庆草药》，观音菜、白苦爹、苦苴《闽东本草》，苦叶菜、萌菜《浙江药用植物志》，女郎花《新华本草纲要》……【来源】为败酱科植物黄花败酱和白花败酱的全草。【原植物】①黄花败酱 Patrinia scabiosaefolia Fisch. ex Trev. 又名：黄花龙芽《植物名实图考》，黄花草、野黄花（南药《中草药学》。②白花败酱 Patrinia villosa（Thunb.）Juss.　［Valeriana villosa Thunb.］又名：攀倒甑《本草图经》，胭脂麻《中药大辞典》。"[36]

5　参考文献

1　明·胡滢. 卫生易简方. 北京：人民卫生出版社，1984，309

2　清·张璐. 本经逢原. 上海：上海科学技术出版社，1959，81

3　中华人民共和国卫生部药政管理局主编. 中药材手册. 北京：人民卫生出版社，1998，439

4　《全国中草药汇编》编写组编. 全国中草药汇编. 上册. 北京：人民卫生出版社，1996，538

5　《中医大辞典》编辑委员会编. 中医大辞典·中药分册. 北京：人民卫生出版社，1982，214

6　《中医学》编辑委员会. 中国医学百科全书·中医学. 上海：上海科学技术出版社，1997，1005

7　中华人民共和国卫生部药政管理局编. 全国中药炮制规范. 北京：人民卫生出版社，1988，225

8　徐国钧等主编. 中国药材学. 北京：中国医药科技出版社，1996，1602

9　吴兰成主编. 中国中医药学主题词表. 北京：中医古籍出版社，1996，13

10　雷载权主编. 普通高等教育中医药类规划教材·中药学. 上海：上海科学技术出版社，1995，76

11　汉·神农本草经. 清顾观光重辑本. 北京：人民卫生出版社，1955，60

12 三国·吴普. 吴普本草. 北京：人民卫生出版社，1987，39
13 魏晋·名医别录. 北京：人民卫生出版社，1986，137
14 南北朝·雷敩. 雷公炮炙论. 上海：上海中医学院出版社，1986，64
15 南北朝·陶弘景. 本草经集注. 北京：人民卫生出版社，1994，293
16 唐·苏敬等撰. 新修本草. 合肥：安徽科学技术出版社，1981，218
17 唐·孙思邈. 千金翼方. 北京：人民卫生出版社，1955，26
18 宋·苏颂. 本草图经. 合肥：安徽科学技术出版社，1994，178
19 宋·唐慎微. 证类本草. 北京：人民卫生出版社，1957，210
20 元·王好古. 汤液本草. 见：景印文渊阁四库全书（745）. 北京：中医古籍出版社，1986，966
21 明·刘文泰. 本草品汇精要. 北京：人民卫生出版社，1982，313
22 明·陈嘉谟. 本草蒙筌. 北京：人民卫生出版社，1988，122
23 明·李时珍. 本草纲目. 北京：人民卫生出版社，1982，1052
24 明·卢之颐. 本草乘雅半偈. 北京：人民卫生出版社，1986，648
25 清·张志聪. 本草崇原. 北京：中国中医药出版社，1992，83
26 清·蒋居祉. 本草择要纲目. 见：珍本医书集成. 本草类. 上海：上海科学技术出版社，1985，128
27 清·汪昂. 本草易读. 北京：人民卫生出版社，1987，191
28 清·吴仪洛. 本草从新. 北京：中医古籍出版社，2001，65
29 清·严西亭. 得配本草. 上海：上海卫生出版社，1957，23
30 清·姚澜. 本草分经. 上海：上海科学技术出版社，1989，114
31 清·吴其濬. 植物名实图考. 北京：中华书局，1963，274
32 清·叶志诜. 神农本草经赞. 见：珍本医书集成. 本草类. 上海：上海科学技术出版社，1985，79
33 清·陈其瑞. 本草撮要. 见：珍本医书集成. 本草类. 上海：上海科学技术出版社，1985，30
34 清·张秉成. 本草便读. 上海：上海卫生出版社，1957，27
35 江苏新医学院编. 中药大辞典. 上海：上海科学技术出版社，1977，1340
36 国家中医药管理局《中华本草》编委会. 中华本草. 第七册. 上海：上海科学技术出版社，1999，570

261 罗布麻叶

Luobumaye

Foliun apocyni veneti

1 定名依据

1.1 正名

1.1.1 汉文名：罗布麻叶（夹竹桃科植物罗布麻 Apocynum venetum L. 的干燥叶）。

1.1.2 英文名：dogbane leaf.

1.2 依据

1.2.1 定名的文献依据

(1)《中华人民共和国药典》："罗布麻叶 Folium apocyni veneti　本品为夹竹桃科植物罗布麻 Apocynum venetum L. 的干燥叶。夏季采收，除去杂质干燥。"[1]

(2)《普通高等教育中医药类规划教材·中药学》："罗布麻叶《救荒本草》　为夹竹桃科多年生草本植物罗布麻 Apocynum venetum L. 的叶或根。主产于我国东北、西北、华北等地。叶在夏季开花前采摘，晒干或阴干，亦有蒸炒揉制后用者；全草在夏季割取，除去杂质，干燥，切段用。"[2]

(3)《中国药材学》："罗布麻叶　【别名】茶叶花。【来源】本品为夹竹桃科植物红麻 Apocynum venetum L. 的叶。"[3]

(4)《中国中医药学主题词表》："罗布麻叶 FOLIUM APOCYNI VENETI　为夹竹桃科植物罗布麻的干燥叶；属清热燥湿药　C 罗布麻。"[4]

1.2.2　定名选择的理由

罗布麻叶 Folium apocyni veneti，系夹竹桃科植物罗布麻 Apocynum venetum L. 的干燥叶。"罗布麻叶"作为本品正名古代文献未见记载，现代文献中我国最新出版的《中华人民共和国药典》、《普通高等教育中医药类规划教材·中药学》等均以"罗布麻叶"作为本品正名。已经广泛应用于中医药学文献的标引和检索的《中国中医药学主题词表》也以"罗布麻叶"作为本品的正式主题词。现代本草著作如《中国药材学》等也以"罗布麻叶"作为本品的正名。《普通高等教育中医药类规划教材·中药学》影响甚大，普及面广，以"罗布麻叶"作为本品正名便于达到共识。

1.3　与正名等效的名词：无。

2　源流考释

罗布麻叶（夹竹桃科植物罗布麻 Apocynum venetum L. 的干燥叶）始载于《救荒本草》，该书以"泽漆"为正名，以"漆茎"为异名，如明·朱橚《救荒本草》曰："泽漆，一名漆茎……谓：'苗高二三尺，科叉生。茎紫赤色，叶似柳叶，微细短。开黄紫花，状似杏花而瓣颇长。生时摘叶有白汁出……采嫩叶蒸过，晒干，做茶吃亦可。"[5]"罗布麻叶"作为本品正名始见于现代本草，如《中华人民共和国药典》："罗布麻叶 Folium apocyni veneti　本品为夹竹桃科植物罗布麻 Apocynum venetum L. 的干燥叶。夏季采收，除去杂质干燥。"[1]其他现代著作如《普通高等教育中医药类规划教材·中药学》[2]、《中国中医药学主题词表》[4]、《中国药材学》[3]等也以"罗布麻叶"为正名记载本品；有的则在"罗布麻"下介绍本品，如《中药大辞典》[6]、《中医大辞典·中药分册》[7]、《中国医学百科全书·中医学》[8]、《全国中草药汇编》[9]、《中华本草》[10]等。同时尚记载"茶叶花"《中国药材学》[3]等各地的俗成。还记载有本品原植物"罗布麻"的异名"红麻"、"野麻"、"茶叶花"《中药大辞典》[6]，"泽漆"、"漆茎"《中华本草》[10]等。

3　附录

3.1　又称：无。

3.2　俗称：茶叶花。

3.3　曾称：无。

3.4　原植物名称：罗布麻，红麻，野麻，茶叶花，泽漆，漆茎。

4　文献通考

《救荒本草》："泽漆，一名漆茎……谓：苗高二三尺，科叉生。茎紫赤色，叶似柳叶，微细短。开黄紫花，状似杏花而瓣颇长。生时摘叶有白汁出……采嫩叶蒸过，晒干，做茶吃亦可。”[5]

《全国中草药汇编》：“罗布麻　别名：红麻、茶叶花、红柳子、野麻、羊肚拉角、泽漆麻。来源：为夹竹桃科茶叶花属植物罗布麻 Apocynum venetum L.，以叶或全草入药。”[9]

《中药大辞典》：“罗布麻《陕西中草药》　【异名】吉吉麻《江苏植药志》，泽漆麻、红花草、野茶《陕西中草药》，罗布欢的尔（维名）。【基原】为夹竹桃科植物罗布麻的全草。【原植物】罗布麻 Apocynum venetum L.，又名：红麻、野麻、茶叶花。”[6]

《中医大辞典·中药分册》：“罗布麻　见《陕西中草药》。又名吉吉麻、泽漆麻、野茶、野麻、红麻、茶叶花。为夹竹桃科植物罗布麻 Apocynum venetum L. 的全草或叶。”[7]

《中国医学百科全书·中医学》：“罗布麻　始载于《救荒本草》。原名泽漆，又名泽漆麻、野茶、吉吉麻。为夹竹桃科植物罗布麻 Apocynum venetum L. 的叶或全草。分布于中国西北及山西、河南、河北、江苏、山东、辽宁及内蒙古等省、区。”[8]

《中国药材学》：“罗布麻叶　【别名】茶叶花。【来源】本品为夹竹桃科植物红麻 Apocynum venetum L. 的叶。”[3]

《中国中医药学主题词表》：“罗布麻叶 FOLIUM APOCYNI VENETI　为夹竹桃科植物罗布麻的干燥叶；属清热燥湿药　C 罗布麻。”[4]

《普通高等教育中医药类规划教材·中药学》：“罗布麻叶《救荒本草》　为夹竹桃科多年生草本植物罗布麻 Apocynum venetum L. 的叶或根。主产于我国东北、西北、华北等地。叶在夏季开花前采摘，晒干或阴干，亦有蒸炒揉制后用者；全草在夏季割取，除去杂质，干燥，切段用。”[2]

《中华本草》：“罗布麻《陕西中草药》　【异名】吉吉麻《江苏省植物药材志》，羊肚拉角《陕西草药》，红花草、野茶、泽漆麻《陕西中草药》，茶叶花、红麻《内蒙古中草药》，披针叶茶叶花、小花野麻《甘肃中草药手册》，野茶叶、草本夹竹桃、小花罗布麻《沙漠地区药用植物》，红柳子《全国中草药汇编》，泽漆棵、盐柳（山东），野柳树（江苏、安徽）……【来源】为夹竹桃科植物罗布麻的叶。【原植物】罗布麻 Apocynum venetum L.［Trachomitum venetum（L.）Woodson；Apocynum lancifolicum Russan.］又名：泽漆、漆茎《救荒本草》。”[10]

《中华人民共和国药典》：“罗布麻叶 Folium apocyni veneti　本品为夹竹桃科植物罗布麻 Apocynum venetum L. 的干燥叶。夏季采收，除去杂质干燥。”[1]

5　参考文献

1　国家药典委员会编. 中华人民共和国药典. 一部. 北京：化学工业出版社，2000，170

2　雷载权主编. 普通高等教育中医药类规划教材·中药学. 上海：上海科学技术出版社，1995，261

3　徐国钧等主编. 中国药材学. 北京：中国医药科技出版社，1996，913

4　吴兰成主编. 中国中医药学主题词表. 北京：中医古籍出版社，1996，237

5　明·朱棣. 救荒本草. 上海：中华书局，1997

6　江苏新医学院编. 中药大辞典. 上海：上海科学技术出版社，1977，1355

7 《中医大辞典》编辑委员会编. 中医大辞典·中药分册. 北京：人民卫生出版社，1982，216
8 《中医学》编辑委员会. 中国医学百科全书·中医学. 上海：上海科学技术出版社，1997，1202
9 《全国中草药汇编》编写组编. 全国中草药汇编. 上册. 北京：人民卫生出版社，1996，535
10 国家中医药管理局《中华本草》编委会. 中华本草. 第六册. 上海：上海科学技术出版社，1999，276

262 罗汉果
Luohanguo
Fructus Momordicae

1 定名依据

1.1 正名

1.1.1 汉文名：罗汉果（葫芦科植物罗汉果 Momordica grosvenori Swingle 的干燥果实）。

1.1.2 英文名：grosvenor momordica fruit.

1.2 依据

1.2.1 定名的文献依据

(1)《中华人民共和国药典》："罗汉果 Fructus momordicae 本品为葫芦科植物罗汉果 Momordica grosvenori Swingle 的干燥果实。秋季果实由嫩绿变深绿色时采收，晾数天后，低温干燥。"[1]

(2)《中药大辞典》："罗汉果《岭南采药录》 【异名】拉汗果、假苦瓜《广西药植名录》。【基原】为葫芦科植物罗汉果的果实。【原植物】罗汉果 Momordica grosvenori Swingle."[2]

(3)《中医大辞典·中药分册》："罗汉果 见萧步丹《岭南采药录》。又名拉汗果、假苦瓜。为葫芦科植物罗汉果 Momordica grosvenori Swingle 的果实。"[3]

(4)《中国医学百科全书·中医学》："罗汉果 始载于《岭南采药录》。为葫芦科植物罗汉果 Momordica grosvenori Swingle 的果实。秋季果实成熟时采收，烘干。"[4]

(5)《中国中医药学主题词表》："罗汉果 MOMORDICA GROSVENORI 属葫芦科；属清热泻火药和润下药。"[5]

(6)《中药志》[6]、《全国中草药汇编》[7]、《中国药材学》[8]、《中华本草》[9]等现代中药著作多以"罗汉果"作为本品正名（参见"文献通考"）。

1.2.2 定名选择的理由

罗汉果 Fructus momordicae，系葫芦科植物罗汉果 Momordica grosvenori Swingle 的干燥果实。本品古代文献未见记载，现代文献中我国最新出版的《中华人民共和国药典》以及辞书类著作《中医大辞典·中药分册》、《中国医学百科全书·中医学》等均以"罗汉果"作为本品正名。已经广泛应用于中医药学文献的标引和检索的《中国中医药学主题词表》也以"罗汉果"作为本品的正式主题词。现代本草著作如《中药志》、《全国中草药汇编》、《中华本草》、《中国药材学》、《中药材手册》、《全国中药炮制规范》等虽记载了不少本品各地的俗称，但也无一例外以“罗汉果”作为本品的正名。说明“罗汉果”作为本品正名已成为共识。

1.3　与正名等效的名词：无。

2　源流考释

罗汉果（葫芦科植物罗汉果 Momordica grosvenori Swingle 的干燥果实）古代文献未见记载，现代有关著作均以“罗汉果”作为本品正名，如《中华人民共和国药典》：“罗汉果 Fructus momordicae　本品为葫芦科植物罗汉果 Momordica grosvenori Swingle 的干燥果实。秋季果实由嫩绿变深绿色时采收，晾数天后，低温干燥。”[1]《中药大辞典》：“罗汉果《岭南采药录》　【异名】拉汗果、假苦瓜《广西药植名录》。【基原】为葫芦科植物罗汉果的果实。【原植物】罗汉果 Momordica grosvenori Swingle.”[2]等，其他现代著作如《中医大辞典·中药分册》[3]、《中国医学百科全书·中医学》[4]、《中国中医药学主题词表》[5]、《中药志》[6]、《全国中草药汇编》[7]、《中国药材学》[8]、《中华本草》[9]等也均以“罗汉果”为正名记载本品。同时尚记载有“拉汗果”、“假苦瓜”《中药大辞典》[2]，“光果木鳖”《中国药材学》[8]，“金不换”、“罗汉表”、“裸龟巴”《中华本草》[9]等各地的俗称。

3　附录

3.1　又称：无。

3.2　俗称：拉汗果、假苦瓜、金不换、罗汉表、裸龟巴（广西），光果木鳖。

3.3　曾称：无。

3.4　原植物名称：罗汉果。

4　文献通考

《中药志》：“罗汉果　本品为我国华南地区常用草药。商品为葫芦科植物罗汉果的果实……【原植物】罗汉果 Siraitia grosvenorii（Swingle）C. Jeffrey ex Lu et Z. Y. Zhang [Momordica grosvenori Swingle; Thladiantha grosvenorii（Swingle）C. Jeffrey]——葫芦科 Cucurbitaceae”[6]

《全国中草药汇编》：“罗汉果　来源：为葫芦科植物罗汉果 Siraitia grosvenorii（Swingle）C. Jeffrey [Momordica grosvenori Swingle; Thladiantha grosvenorii（Swingle）C. Jeffrey] 的果实。”[7]

《中药大辞典》：“罗汉果《岭南采药录》　【异名】拉汗果、假苦瓜《广西药植名录》。【基原】为葫芦科植物罗汉果的果实。【原植物】罗汉果 Momordica grosvenori Swingle.”[2]

《中医大辞典·中药分册》：“罗汉果　见萧步丹《岭南采药录》。又名拉汗果、假苦瓜。为葫芦科植物罗汉果 Momordica grosvenori Swingle 的果实。”[3]

《中国医学百科全书·中医学》：“罗汉果　始载于《岭南采药录》。为葫芦科植物罗汉果 Momordica grosvenori Swingle 的果实。秋季果实成熟时采收，烘干。”[4]

《中国药材学》：“罗汉果　【别名】光果木鳖。【来源】本品为葫芦科植物罗汉果 Siraitia grosvenorii（Swingle）C. Jeffrey ex Lu et Z. Y. Zhang［Momordica grosvenori Swingle; Thladiantha grosvenorii（Swingle）C. Jeffrey］的果实。”[8]

《中国中医药学主题词表》：“罗汉果 MOMORDICA GROSVENORI 属葫芦科；属清热泻火药和润下药。”[5]

《中华本草》：“罗汉果《岭南采药录》 【异名】拉汉果、假苦瓜《广西药用植物名录》，光果木鳖《中国高等植物图鉴》，金不换、罗汉表、裸龟巴（广西）。【来源】为葫芦科植物罗汉果的果实。【原植物】罗汉果 Siraitia grosvenorii（Swingle）C. Jeffrey ex Lu et Z. Y. Zhang［Momordica grosvenori Swingle］”[9]

《中华人民共和国药典》：“罗汉果 Fructus momordicae 本品为葫芦科植物罗汉果 Momordica grosvenori Swingle 的干燥果实。秋季果实由嫩绿变深绿色时采收，晾数天后，低温干燥。”[1]

5 参考文献

1 国家药典委员会编. 中华人民共和国药典. 一部. 北京：化学工业出版社，2000，170
2 江苏新医学院编. 中药大辞典. 上海：上海科学技术出版社，1977，1361
3 《中医大辞典》编辑委员会编. 中医大辞典·中药分册. 北京：人民卫生出版社，1982，216
4 《中医学》编辑委员会. 中国医学百科全书·中医学. 上海：上海科学技术出版社，1997，1183
5 吴兰成主编. 中国中医药学主题词表. 北京：中医古籍出版社，1996，237
6 中国医学科学院药物研究所等编. 中药志. 第三册. 北京：人民卫生出版社，1993，455
7 《全国中草药汇编》编写组编. 全国中草药汇编. 下册. 北京：人民卫生出版社，1996，375
8 徐国钧等主编. 中国药材学. 北京：中国医药科技出版社，1996，1173
9 国家中医药管理局《中华本草》编委会. 中华本草. 第五册. 上海：上海科学技术出版社，1999，567

263 制川乌
Zhichuanwu
Radix Aconiti Preparata

1 定名依据

1.1 正名

1.1.1 汉文名：制川乌（毛茛科植物乌头 Aconitum carmichaeli Debx. 的干燥母根的炮制加工品）。

1.1.2 英文名：prepared common monkshood mother root.

1.2 依据

1.2.1 定名的文献依据

《验方新编》卷十一：“五服方：玄参、枳壳、白芷各二两，赤芍、银花各一两，火麻仁、蒺藜、大枫子各一斤，独活二钱，制川乌一个，北防风十两，以上共研细末。蕲蛇十二两（去头尾，用热酒浸二三日，秋冬浸五六日，浸松后去骨蒸熟，焙干、研末）和前药蜜为丸。每日早午晚三次，各服四钱，茶送下。”[1]

《本草害利·脾部药队》：“制附子……制川乌，性稍缓于附子。生川乌，毒紧功烈。制天雄，辛热入肺肾二经，除寒湿痿躄，强阳壮筋骨。生用则发散，熟用则峻补，生用须如阴制之法，去皮脐入药。”[2]

《中华人民共和国药典》：“制川乌 zhichuanwu Radix Aconiti preparata. 本品为川乌的炮制加工品。【制法】取净川乌，大小个分开，用水浸泡至内无干心，取出，加水煮沸4~6小时（或蒸6~8小时）至取大个及实心者切开内无白心，口尝微有麻舌感时，取出，晾至六成干，切片，干燥。”[3]

1.2.2　定名选择的理由

(1) 制川乌 Radix Aconiti preparata，系毛茛科植物乌头 Aconitum carmichaeli Debx. 的干燥母根的炮制加工品。“制川乌”之名始载于清·鲍相璈《验方新编》治“大麻疯”病的方剂中，其后凌奂在《本草害利·脾部药队》中也有“制川乌，性稍缓于附子”的记载。

(2)《中华人民共和国药典》自第1985年版将“制川乌”作为本品正名单列后，历版《药典》均收载有本品，并以“制川乌”作为本品正名。

1.3　与正名等效的名词：无。

2　源流考释

制川乌（毛茛科植物乌头 Aconitum carmichaeli Debx. 的干燥母根的炮制加工品）始载于清·鲍相璈《验方新编》卷十一：“大麻疯……五服方：玄参、枳壳、白芷各二两，赤芍、银花各一两，火麻仁、蒺藜、大枫子各一斤，独活二钱，制川乌一个，北防风十两，以上共研细末。蕲蛇十二两（去头尾，用热酒浸二三日，秋冬浸五六日，浸松后去骨蒸熟，焙干、研末）和前药蜜为丸。每日早午晚三次，各服四钱，茶送下。”[1] 其后凌奂《本草害利·脾部药队》在“制附子”条下也有“制川乌，性稍缓于附子”的记载[2]。

现代有关本草著作多将“制川乌”作为“川乌”的一种炮制品种予以介绍，如《全国中草药汇编》在“乌头”条下曰：“［炮制］制川乌：将原药材拣净，放缸内或其他容器内，用凉水浸漂，每日换水2次，漂至口尝稍有麻辣味时取出……用甘草、黑豆煎汤，加入漂过的川乌，煮透，至内无白心时取出，去掉药渣，晒至半干，闷润后切片、晒干即可。”[4]《中药大辞典》在“川乌头”条下云：“川乌头（侯宁极《药谱》）……【炮制】生川乌：拣去杂质，洗净灰屑，晒干。制川乌：取净川乌，用凉水浸漂，每日换水2~3次，漂至口尝仅稍留麻辣感时取出，同甘草、黑豆加水共煎煮，内无白心为度，除去甘草、黑豆，晒晾，闷润后切片，晒干。”[5]《中华本草》在“川乌头”条下也予以沿载[6]。另《全国中药炮制规范》则把“制川乌”作为“川乌”的一个处方用名：“川乌：［处方用名］生川乌、制川乌。【来源】本品为毛茛科植物乌头 Aconitum carmichaeli Debx. 的干燥母根或子根。”[7]

但《中华人民共和国药典》自第1985年版始将“制川乌”作为本品正名单列：“制川乌 zhichuanwu　Radix Aconiti preparata　本品为川乌的炮制加工品。【制法】取净川乌，大小个分开，用水浸泡至内无干心，取出，加水煮沸4~6小时（或蒸6~8小时）至取大个及实心者切开内无白心，口尝微有麻舌感时，取出，晾至六成干，切片，干燥。”[3]

此后，历版《药典》均收载有本品，并以“制川乌”作为本品正名。

3 附录

3.1 又称：无。

3.2 俗称：无。

3.3 曾称：无。

3.4 原植物名称：乌头。

4 文献通考

《验方新编》卷十一：“大麻疯……五服方：玄参、枳壳、白芷各二两，赤芍、银花各一两，火麻仁、蒺藜、大枫子各一斤，独活二钱，制川乌一个，北防风十两，以上共研细末。蕲蛇十二两（去头尾，用热酒浸二三日，秋冬浸五六日，浸松后去骨蒸熟，焙干、研末）和前药蜜为丸。每日早午晚三次，各服四钱，茶送下。”[1]

《本草害利·脾部药队》：“制附子……制川乌，性稍缓于附子。生川乌，毒紧功烈。制天雄，辛热入肺肾二经，除寒湿痿躄，强阳壮筋骨。生用则发散，熟用则峻补，生用须如阴制之法，去皮脐入药。”[2]

《全国中草药汇编》：“乌头（川乌、草乌） 别名：五毒根。来源：为野生的毛茛科乌头属植物乌头 Aconitum carmichaeli Debx. 或北乌头 A. kusnezoffii Reichb. 等的块根（母根）……炮制：制川乌 将原药材拣净，放缸内或其他容器内，用凉水浸漂，每日换水 2 次，漂至口尝稍有麻辣味时取出；在浸漂的过程里如发现有裂口破烂时可加些白矾；另外用甘草、黑豆煎汤，加入漂过的川乌，煮透，至内无白心时取出，去掉药渣，晒至半干，闷润后切片、晒干即可（每 100 斤用甘草 5 斤、黑豆 10 斤）。”[4]

《中药大辞典》：“川乌头（侯宁极《药谱》） 【异名】川乌《金匮要略》。【基原】为毛茛科植物乌头（栽培品）的块根。【原植物】乌头《本经》Aconitum carmichaeli Debx. ……【炮制】生川乌：拣去杂质，洗净灰屑，晒干。制川乌：取净川乌，用凉水浸漂，每日换水 2 ~3 次，漂至口尝仅稍留麻辣感时取出，同甘草、黑豆加水共煎煮，内无白心为度，除去甘草、黑豆，晒晾，闷润后切片，晒干（每川乌 100 斤，用甘草 5 斤，黑豆 10 斤）。”[5]

《全国中药炮制规范》：“川乌 ［处方用名］生川乌、制川乌。【来源】本品为毛茛科植物乌头 Aconitum carmichaeli Debx. 的干燥母根或子根。均为栽培。主产于四川、陕西。”[7]

《中华本草》：“川乌头（侯宁极《药谱》）……［炮制］……制川乌 煨、煮或蒸制：现行，取川乌头，大小个分开，用水浸泡至内无干心，取出，置锅内，加水煮沸 4 ~6h 或置蒸笼内蒸 6 ~8h，至取大个及实心者切开内无白心，口尝有麻舌感时，取出，晾至六成干，切厚片，干燥。”[6]

《中华人民共和国药典》：“制川乌 zhichuanwu Radix Aconiti preparata. 本品为川乌的炮制加工品。【制法】取净川乌，大小个分开，用水浸泡至内无干心，取出，加水煮沸 4 ~6 小时（或蒸 6 ~8 小时）至取大个及实心者切开内无白心，口尝微有麻舌感时，取出，晾至六成干，切片，干燥。”[3]

5 参考文献

1 清·鲍相璈. 验方新编. 上海：锦章书局，1955

2 清·凌奂. 本草害利. 北京：中医古籍出版社，1982，66

3 国家药典委员会编. 中华人民共和国药典. 一部. 北京：化学工业出版社，1985，85

4 《全国中草药汇编》编写组编. 全国中草药汇编. 上册. 北京：人民卫生出版社，1996，211

5 江苏新医学院编. 中药大辞典. 上海：上海科学技术出版社，1977，230

6 国家中医药管理局《中华本草》编委会. 中华本草. 第三册. 上海：上海科学技术出版社，1999，103

7 中华人民共和国卫生部药政管理局编. 全国中药炮制规范. 北京：人民卫生出版社，1988，77

264 制何首乌

Zhiheshouwu

Radix Polygoni Multiflori Preparata

1 定名依据

1.1 正名

1.1.1 汉文名：制何首乌（为蓼科植物何首乌 Polygonum multiflorum Thunb. 的干燥块根的炮制加工品）。

1.1.2 英文名：prepared fleeceflower root.

1.2 依据

1.2.1 定名的文献依据

(1)《普济方》卷二百二十七："虚劳（附论），虚劳者。五劳、六极、七伤是也……经进地仙丹（和剂方）……人参 黄芪（各一两半） 附子（炮） 苁蓉（酒浸焙各四两） 白术（一两） 川椒（去目皮合口者微炒出汗四两） 川乌（炮） 白茯苓 甘草（各一两） 菟丝子（酒浸） 覆盆子 天南星（汤洗姜汁制焙） 防风（去芦） 白附子 制何首乌 牛膝（去梢酒浸一宿各四两） 狗脊（去毛） 赤小豆 骨碎补（去毛） 乌药 羌活（各二两） 木鳖子（三两） 萆薢（二两） 地龙（二两）上为细末。煮酒面糊为丸。如梧桐子大。每服三十丸。加至四十丸。空心温酒吞下。"[1]

(2)《中华人民共和国药典》："制何首乌 Radix polygoni multiflori preparata 本品为何首乌的炮制加工品。"[2]

1.2.2 定名选择的理由

(1) 制何首乌 Radix polygoni multiflori preparata，系蓼科植物何首乌 Polygonum multiflorum Thunb. 的干燥块根的炮制加工品。"制何首乌"之名始见于明·朱橚《普济方》。

(2) 制何首乌作为本品正名古代文献未见记载，现代文献中我国最新出版的《中华人民共和国药典》则以"制何首乌"作为本品正名。

1.3 与正名等效的名词：无。

2 源流考释

制何首乌（蓼科植物何首乌 Polygonum multiflorum Thunb. 的干燥块根的炮制加工品）始载于明·朱橚《普济方》卷二百二十七："虚劳（附论），虚劳者。五劳、六极、七伤是也……经进地仙丹（和剂方）……人参　黄芪（各一两半）　附子（炮）　苁蓉（酒浸焙各四两）　白术（一两）　川椒（去目皮合口者微炒出汗四两）　川乌（炮）　白茯苓　甘草（各一两）　菟丝子（酒浸）　覆盆子　天南星（汤洗姜汁制焙）　防风（去芦）　白附子　制何首乌　牛膝（去梢酒浸一宿各四两）　狗脊（去毛）　赤小豆　骨碎补（去毛）　乌药　羌活（各二两）　木鳖子（三两）　萆薢（二两）　地龙（二两）上为细末。煮酒面糊为丸。如梧桐子大。每服三十丸。加至四十丸。空心温酒吞下。"[1]

现代有关著作多在"何首乌"项下介绍，如《中药志》[3]、《全国中草药汇编》[4]、《中药大辞典》[5]、《中医大辞典·中药分册》[6]、《中国医学百科全书·中医学》[7]、《全国中药炮制规范》[8]、《中国药材学》[9]、《普通高等教育中医药类规划教材·中药学》[10]、《中华本草》[11]；但《中华人民共和国药典》[2]则以"制何首乌"为正名："制何首乌 Radix polygoni multiflori preparata　本品为何首乌的炮制加工品。"

3 附录

3.1　又称：无。
3.2　俗称：无。
3.3　曾称：无。
3.4　原植物名称：见"何首乌"条。

4 文献通考

《普济方》卷二百二十七："虚劳（附论），虚劳者。五劳、六极、七伤是也……经进地仙丹（和剂方），治男子五劳七伤。肾气虚惫。精神耗减。行步艰辛。饮食无味。眼昏耳焦。面色黧黑。皮肤枯燥。女人血海虚冷。月经不调，脏寒少子。下部秽恶。又治诸痔瘘疮。肠风泻血。诸风诸气。及虚弱易感寒暑。并皆疗之。人参　黄芪（各一两半）　附子（炮）　苁蓉（酒浸焙各四两）　白术（一两）　川椒（去目皮合口者微炒出汗四两）　川乌（炮）　白茯苓　甘草（各一两）　菟丝子（酒浸）　覆盆子　天南星（汤洗姜汁制焙）　防风（去芦）　白附子　制何首乌　牛膝（去梢酒浸一宿各四两）　狗脊（去毛）　赤小豆　骨碎补（去毛）　乌药　羌活（各二两）　木鳖子（三两）　萆薢（二两）　地龙（二两）上为细末。煮酒面糊为丸。如梧桐子大。每服三十丸。加至四十丸。空心温酒吞下。"[1]

《中药志》："何首乌　本品为常用中药。商品为蓼科植物何首乌的块根……【原植物】何首乌　别名：首乌、田猪头（甘肃），红内消（贵州），铁称陀（湖南、陕西）。Polygonum multiflorum Thunb. ——蓼科 Polygonaceae……［采制］生首乌：春秋二季均可采挖，但以立秋后采挖者为佳。将挖得的块根洗净，切去两端，大形的块根，可对半剖开或切成块片后干燥。制首乌：取首乌片或块，照药典附录中的炖法用黑豆汁拌匀，置于非铁质的容器内，炖至汁液吸尽并显棕红色。”[3]

《全国中草药汇编》：“何首乌　别名：首乌、赤首乌、铁秤陀、红内消。来源：为蓼科蓼属植物何首乌 Polygonum multiflorum Thunb. 的块根，其藤茎称夜交藤……炮制：制首乌　将何首乌块放在盆内，用煎好的黑豆汁与黄酒，搅拌均匀，放罐内或其他容器内封严，坐水锅内加热，蒸至将酒汁吸尽，取出晒干（每 100 斤用黑豆 10 斤、黄酒 25 斤）。”[4]

《中药大辞典》：“何首乌《日华子本草》　【异名】地精《何首乌录》，赤敛《理伤续断秘方》，首乌《经验方》，陈知白《开宝本草》，红内消《外科精要》，马肝石《纲目》，黄花乌根、小独根《云南中草药选》。【基原】为蓼科植物何首乌的块根。【原植物】何首乌 Polygonum multiflorum Thunb.，又名：野苗、交茎、交藤、夜合、桃柳藤《何首乌录》，赤葛、九真藤《斗门方》，芮草、蛇草《汉英韵府》，伸头草、多花蓼、紫乌藤……［炮制］生首乌：拣去杂质，洗净，用水泡至八成透，捞出，润至内外湿度均匀，切片或切成方块，晒干。制首乌：取何首乌块倒入盆内，用黑豆汁与黄酒拦匀，置罐内或适宜容器内，密闭，坐水锅中，隔水炖至汁液吸尽，取出，晒干（每何首乌块 100 斤，用黑豆 10 斤，黄酒 25 斤。黑豆汁制法：取黑豆 10 斤，加水煮约 4 小时，熬汁约 15 斤，豆渣再加水煮约 3 小时，熬汁约 10 斤，两次共熬汁约 25 斤）。”[5]

《中医大辞典·中药分册》：“何首乌　出《日华子诸家本草》。又名首乌、地精、红内消、赤首乌、小独根。为蓼科植物何首乌 Polygonum multiflorum Thunb. 的块根……制首乌：补肝益肾，养血涩精。治血虚，头晕，耳鸣，失眠，须发早白，腰膝软弱，肢体麻木，关节酸痛，梦遗滑精，崩漏带下，久痢，高血脂症，慢性肝炎，皮肤瘙痒。”[6]

《中国医学百科全书·中医学》：“何首乌　始载于《开宝本草》。又名首乌。为蓼科植物何首乌 Polygonum multiflorum Thunb. 的块根。秋、冬两季采挖，洗去泥土，削去头尾，大者可对剖成两半或切成块状，晒干或微火烘干，习称“生首乌”。鲜块根洗净后，削去头尾，放在铜锅内，加些黑大豆同煮，一般煮 3 小时，内部发黄褐色或黑色，取出，晒干，习称“制首乌”。古代对何首乌有赤、白之分。赤者即为本品，白首乌为萝科植物（见白首乌条）。”[7]

《全国中药炮制规范》：“何首乌　［处方用名］何首乌、制首乌。【来源】本品为蓼科植物何首乌 Polygonum multiflorum Thunb. 的干燥块根。多系野生。全国各地均产。秋、冬二季叶枯萎时采挖，削去两端，洗净，个大的切成块，干燥。药材以体重、质坚、粉性足者为佳。［炮制方法］何首乌　取原药材，除去杂质，洗净，稍浸，润透，切厚片或块，干燥。制首乌　取净何首乌片或块，用黑豆汁拌匀。置非铁质的适宜容器内，密闭，隔水加热或用蒸汽加热，炖至汁液被吸尽；或用黑豆汁拌匀，闷透后，置蒸笼或木甑内，蒸至棕褐色时，取出，干燥。”[8]

《中国药材学》：“何首乌　【别名】首乌，赤首乌，马肝石，红内消（贵州）。【来源】本品为蓼科植物何首乌 Polygonum multiflorum Thunb. 的块根……［切制炮制］①何首乌　将原药除去杂质，洗净，浸 10h（或一夜），捞起，中途淋水，润透，切成 2 ~ 4mm 厚片或 10 ~ 12mm 方块，干燥。②制首乌　取何首乌片或方块，用黑豆汁拌匀吸尽，置非铁质容器内，密闭，隔水加热或用蒸汽炖至内外均显棕褐色，取出干燥。如用蒸笼或木甑蒸制时流入锅内的余汁，应在晒至半干时拌入，吸尽，干燥。每 100kg 何首乌片或块，用黑豆10kg，加水适量，煮得黑豆汁约25kg。”[9]

《普通高等教育中医药类规划教材·中药学》：“吴茱萸《本经》　为芸香科落叶灌木或小乔木植物吴茱萸 Euodia rutaecarpa（Juss.）Benth.、石虎 E. rutaecarpa（Juss.）Benth. var. officinalis（Dode）Huang 或疏毛吴茱萸 E. rutaecarpa（Juss.）Benth. var. bodinieri（Dode）Huang 的接近成熟果实。主产于贵州、广西、湖南、浙江、四川等地。8～11月果实尚未开裂时采收。晒干或低温烘干。生用或制用。”[10]

《中华本草》：“何首乌《日华子》　【异名】首乌、地精《何首乌传》，赤敛《理伤续断方》，陈知白《开宝本草》，红内消《外科精要》，马肝石、疮帚、山奴、山哥、山伯、山翁、山精《纲目》，夜交藤根《药材学》，黄花污根、血娃娃、小独根《云南药用植物名录》，田猪头、铁称陀《中药志》，赤首乌、山首乌、药首乌、何相公《中药材品种论述》……【来源】为蓼科植物何首乌的块根。【原植物】何首乌 Polygonum multiflorum Thunb. 又名：野苗、交茎、交藤、夜合、桃柳藤《何首乌传》，赤葛、九真藤《斗门方》，芮草、蛇草《汉英韵府》，金香草《新本草纲目》，多花蓼《中国北部植物图志》。……［炮制］……制何首乌（1）黑豆制　《理伤续断方》：‘黑豆……一同蒸熟。’《苏沈良方》：‘水浸一日，切，厚半寸，黑豆水拌匀令湿，何首乌重重相间，蒸豆烂，去豆，阴干。’《奇效良方》：‘水三碗，黑豆半碗，煮熟去豆。’”[11]

《中华人民共和国药典》：“制何首乌 Radix polygoni multiflori preparata　本品为何首乌的炮制加工品。”[2]

5　参考文献

1　明·朱橚. 普济方. 北京：人民卫生出版社，1959，3547

2　国家药典委员会编. 中华人民共和国药典. 一部. 北京：化学工业出版社，2000，140

3　中国医学科学院药物研究所等编. 中药志. 第一册. 北京：人民卫生出版社，1993，487

4　《全国中草药汇编》编写组编. 全国中草药汇编. 上册. 北京：人民卫生出版社，1996，469

5　江苏新医学院编. 中药大辞典. 上海：上海科学技术出版社，1977，1135

6　《中医大辞典》编辑委员会编. 中医大辞典·中药分册. 北京：人民卫生出版社，1982，181

7　《中医学》编辑委员会. 中国医学百科全书·中医学. 上海：上海科学技术出版社，1997，1233

8　中华人民共和国卫生部药政管理局编. 全国中药炮制规范. 北京：人民卫生出版社，1988，62

9　徐国钧等主编. 中国药材学. 北京：中国医药科技出版社，1996，128

10　雷载权主编. 普通高等教育中医药类规划教材·中药学. 1995，上海：上海科学技术出版社，1995，303

11　国家中医药管理局《中华本草》编委会. 中华本草. 第二册. 上海：上海科学技术出版社，1999，674

265　制草乌

Zhicaowu

Radix AconiTi Kusnezoffii Preparata

1　定名依据

1.1　正名

1.1.1　汉文名：制草乌（为毛茛科植物北乌头 Aconitum kusnezoffii Reichb. 的干燥块根的炮制加工品）。

1.1.2　英文名：prepared kusnezoff monkshood root.

1.2　依据

1.2.1　定名的文献依据

(1)《中华人民共和国药典》："制草乌 Radix aconiti kusnezoffii preparata　本品为草乌的炮制加工品。"[1]

1.2.2　定名选择的理由

制草乌 Radix aconiti kusnezoffii preparata，系毛茛科植物北乌头 Aconitum kusnezoffii Reichb. 的干燥块根的炮制加工品。"制草乌"作为本品正名古代文献未见记载，现代文献中我国最新出版的《中华人民共和国药典》则以"制草乌"作为本品的正名。

1.3　与正名等效的名词：无。

2　源流考释

制草乌（毛茛科植物北乌头 Aconitum kusnezoffii Reichb. 的干燥块根的炮制加工品）古代文献未见记载，现代本草《中药大辞典》[2]、《中医大辞典·中药分册》[3]、《中药志》[4]、《全国中草药汇编》[5]、《全国中药炮制规范》[6]、《中国药材学》[7]、《中华本草》[8]等均在"草乌"或"草乌头"项下介绍，如《全国中药炮制规范》："草乌　[处方用名] 草乌、制草乌。【来源】本品为毛茛科植物北乌头 Aconitum kusnezoffii Reichb. 或乌头 Aconitum carmichaeli Debx. 的干燥块根。均系野生。全国大部分地区均产。秋季茎叶枯萎时采挖。除去残茎、须根及泥沙，干燥。药材以个大，肥壮、质坚实，断面色灰白者为佳。[炮制方法] 生草乌　取原药材，除去杂质及残茎。洗净，捞出，干燥。制草乌　取净草乌，大小个分开，用水浸至内无干心，取出，蒸 6 ~ 8 小时或煮 4 ~ 6 小时，至取大个及实心者切开，内无白心、口尝微有麻舌感时，取出。晾至六成干再闷润后切薄片，干燥。"[6]。而《中华人民共和国药典》则以"制草乌"为正名："制草乌 Radix aconiti kusnezoffii preparata　本品为草乌的炮制加工品。"[1]

3　附录

3.1　又称：无。

3.2　俗称：无。

3.3 曾称：无。

3.4 原植物名称：见“草乌”条。

4 文献通考

《中药志》：“草乌　本品为常用中药。目前市场上所用的草乌均为野生品，我国北部地区主要取自毛茛科植物北乌头，南部地区则主要取自乌头的块根……【原植物】①北乌头　别名：草乌、五毒根（辽宁）。蓝　花（黑龙江、吉林、辽宁）。Aconitum kusnezoffii Reichb. ［A. kusnezoffii var. gibbiferum（Reichb.）Rgl.，A. manshuricum Nak.，A. wulingense Nak.］——毛茛科 Ranumculaceae. ②乌头 Aconitum carmichaeli Debx. ——毛茛科 Ranumculaceae……［采制］秋季茎叶枯萎时采挖，除去须根及泥沙，干燥，即为生草乌。因剧毒一般外用。制草乌：1. 将生草乌大、小个分开或主侧根分开，用凉水或饱和生石灰水浸泡至润透，无干心为止。取出，用水加热煮沸4～6小时后，拣大个及实心者切干，见内无白心，口尝无麻或微有麻舌感为度。取出，晾至六成干或闷润后切片，晒干或烘干。”[4]

《全国中草药汇编》：“乌头（川乌、草乌）　别名：五毒根。来源：为野生的毛茛科乌头属植物乌头 Aconitum carmichaeli Debx. 或北乌头 A. kusnezoffii Reichb. 等的块根（母根）。……炮制　①制川乌　将原药材拣净，放缸内或其他容器内，用凉水浸漂，每日换水2次，漂至口尝稍有麻辣味时取出；在浸漂的过程里如发现有裂口破烂时可加些白矾；另外用甘草、黑豆煎汤，加入漂过的川乌，煮透，至内无白心时取出，去掉药渣，晒至半干，闷润后切片、晒干即可（每100斤用甘草5斤、黑豆10斤）。②制草乌　方法同上。有些地区加甘草、鲜姜等辅料与草乌同蒸；有些地区分别用豆腐、甘草、金银花、鲜姜或皂角等辅料与草乌同煮。”[5]

《中药大辞典》：“草乌头（侯宁极《药谱》）　【异名】堇《庄子》，芨《尔雅》，乌头、乌喙、奚毒《本经》，鸡毒《淮南子》，茛、千秋、毒公、果负、耿子、帝秋《吴普本草》，独白草《续汉书》，土附子《日华子本草》，草乌《圣济总录》，竹节乌头、金鸦《纲目》，断肠草《新疆药材》。【基原】为毛茛科植物乌头（野生种）、北乌头或其他多种同属植物的块根。【原植物】①乌头 Aconitum carmichaeli Debx.，详“川乌头”条。②北乌头 Aconitum kusnezoffii Reichb.，又名：五毒根、小叶芦、鞑靼花、蓝乌拉花、蓝花草、百步草……［炮制］制草乌：取净草乌，用凉水浸漂，每日换水2～3次，至口尝仅稍留麻辣感时取出，同甘草、黑豆加水共煮，以草乌熟透、内无白心为度，然后除去甘草及黑豆，晒至六成干，闷润后切片，晒干（每草乌100斤，用甘草5斤，黑豆10斤）。”[2]

《中医大辞典·中药分册》：“草乌头　出唐·侯宁极《药谱》。又名草乌。为毛茛科植物乌头 Aconitum kusnezoffii Reichb. 或华乌头 A. chinense Paxt. 等的块根……治风寒湿痹，中风瘫痪，破伤风，偏正头痛，脘腹冷痛，痃癖气块。煎服：用制草乌1.5～6克，煎煮须一小时以上。”[3]

《全国中药炮制规范》：“草乌　［处方用名］草乌、制草乌。【来源】本品为毛茛科植物北乌头 Aconitum kusnezoffii Reichb. 或乌头 Aconitum carmichaeli Debx. 的干燥块根。均系野生。全国大部分地区均产。秋季茎叶枯萎时采挖。除去残茎、须根及泥沙，干燥。

药材以个大，肥壮、质坚实，断面色灰白者为佳。[炮制方法] 生草乌　取原药材，除去杂质及残茎。洗净，捞出，干燥。制草乌　取净草乌，大小个分开，用水浸至内无干心，取出，蒸6～8小时或煮4～6小时，至取大个及实心者切开，内无白心、口尝微有麻舌感时，取出。晾至六成干再闷润后切薄片，干燥。"[6]

《中国药材学》："草乌　【别名】①北乌头：鸭头、药羊蒿（河北），鸡头草、蓝草拉花、百步草、五毒花根（东北）。②乌头：吓唬打、小脚乌（江苏）、羊角七（湖北）。【来源】本品为毛茛科植物北乌头 Aconitum kusnezoffii Reichb. 或乌头 A. carmichaeli Debx. 等的块根…… [切制炮制] ①生草乌　除去杂质，洗净，干燥。②制草乌　取净草乌，大小分开，用水浸泡至内无干心，取出，加水煮沸至取大个切开内无白心，口尝微有麻舌感时，取出，晾至六成干后切薄片，干燥。有报道，改用热压法 [7 磅吋^2（110. 5℃）约6h]，即可缩短炮制时间，又能降低毒性以及减少生物碱的损失。"[7]

《中华本草》："草乌头（侯宁极《药谱》）　【异名】堇《庄子》，芨《尔雅》，乌头、乌喙、奚毒、即子《本经》，鸡毒《淮南子》，毒公、耿子《吴普本草》，土附子《日华子》，草乌《圣济总录》，竹节乌头、金鸦《纲目》，五毒根、耗子头《中药材手册》……【来源】为毛茛科植物乌头（野生种）、北乌头等的块根。【原植物】①乌头（野生品）Aconitum carmichaeli Debx. 植物形态特征及分布地区，见'川乌头'条。②北乌头 Aconitum kusnezoffii Reichb. 又名：鸡头草（东北），小叶芦、勒革拉花（山西）……[炮制] ……制草乌　炮制、煮或蒸制　《局方》：'炮去皮脐。'现行，取生草乌，大小个分开，用水浸泡至内无干心，取出，加水煮沸4～6h或蒸6～8h，至取大个及实心者切开内无白心，口尝微有麻舌感时，取出，晾至六成干，切薄片，干燥。"[8]

《中华人民共和国药典》："制草乌 Radix aconiti kusnezoffii preparata　本品为草乌的炮制加工品。"[1]

5　参考文献

1　国家药典委员会编. 中华人民共和国药典. 一部. 北京：化学工业出版社，2000，190
2　江苏新医学院编. 中药大辞典. 上海：上海科学技术出版社，1977，1578
3　《中医大辞典》编辑委员会编. 中医大辞典·中药分册. 北京：人民卫生出版社，1982，251
4　中国医学科学院药物研究所等编. 中药志. 第一册. 北京：人民卫生出版社，1993，128
5　《全国中草药汇编》编写组编. 全国中草药汇编. 上册. 北京：人民卫生出版社，1996，211
6　中华人民共和国卫生部药政管理局编. 全国中药炮制规范. 北京：人民卫生出版社，1988，77
7　徐国钧等主编. 中国药材学. 北京：中国医药科技出版社，1996，168
8　国家中医药管理局《中华本草》编委会. 中华本草. 第三册. 上海：上海科学技术出版社，1999，116

266　知母
Zhimu
Rhizoma Anemarrhenae

1　定名依据

1.1　正名

1.1.1　汉文名：知母（百合科植物知母 Anemarrhena asphodeloides Bge. 的干燥根茎）。

1.1.2　英文名：common anemarrhena rhizome.

1.2　依据

1.2.1　定名的文献依据

(1)《神农本草经》卷二："知母，味苦，寒。主消渴热中，除邪气，肢体浮肿，下水，补不足，益气。一名蚳母，一名连母，一名野蓼，一名地参，一名水参，一名水浚，一名货母，一名蝭母。生川谷。"[1]

(2)《本草经集注·草木中品》："知母，味苦，寒，无毒。主治消渴，热中，除邪气，肢体浮肿，下水，补不足，益气。治伤寒久疟烦热，胁下邪气，膈中恶，及风汗内疸。多服令人泄。[2]

(3)《新修本草》卷八："知母，味苦，寒，无毒。主消渴热中，除邪气，肢体浮肿，下水，补不足，益气。疗伤寒久疟烦热，胁下邪气，膈中恶，及风汗内疸。多服令人泄。一名蚳母……"[3]

(4)《证类本草》卷八："知母，味苦，寒，无毒。主消渴热中，除邪气，肢体浮肿，下水，补不足，益气，疗伤寒，久疟，烦热，胁下邪气，膈中恶及风汗、内疸。多服令人泄。一名蚳（音歧）母，一名连母，一名野蓼，一名地参，一名水参，一名水浚，一名货母，一名蝭（音匙，又音提）母，一名女雷，一名女理，一名儿草，一名鹿列，一名韭逢，一名儿踵草，一名东根，一名水须，一名沉燔。"[4]

(5)《本草纲目》卷十二："知母，《本经·中品》。【释名】蚳母《本经》音迟。《说文》作芪)、连母《本经》、蝭母（音匙，又音提，或作墓)、货母《本经》、地参《本经》……"[5]

(6)《本草从新》卷一："知母，泻火补水、润燥滑肠。辛苦寒滑。泻肾家有余之火（膀胱邪热、服此亦清)。因而上清肺金。(兼泻胃热。) 入二经气分（黄柏入肾经血分、故二药每相须而行)。润肾滋阴。消痰定嗽。止渴除烦。"[6]

(7)《中华人民共和国药典》："知母 Rhizoma anemarrhenae　本品为百合科植物知母 Anemarrhena asphodeloides Bge. 的干燥根茎。春、季二季采挖，除去须根及泥沙，晒干，习称'毛知母'；或除去外皮，晒干。"[7]

(8)《普通高等教育中医药类规划教材·中药学》："知母《本经》　为百合科多年生草本植物知母 Anemarrhena asphodeloides Bge. 的根茎。主产于河北、山西及东北等地。春、秋季均可采挖，除去茎苗和须根晒干为毛知母，剥去外皮晒干者为知母肉。"[8]

(9)《中药大辞典》："知母《本经》　【异名】蚳母、连母、野蓼、地参、水参、水浚……【基原】为百合科植物知母的根茎。【原植物】知母 Anemarrhena asphodeloides Bge.，又名：荨、莸藩《尔雅》，大芦水、兔子油草、蒜瓣子草、羊胡子草、马马草。"[9]

(10)《中医大辞典·中药分册》："知母　出《神农本草经》。又名地参、羊胡子根、穿地龙。为百合科植物知母 Anemarrhena asphodeloides Bge. 的根茎。"[10]

(11)《中国医学百科全书·中医学》："知母　始载于《神农本草经》。又名地参、羊胡子根。为百合科植物知母 Anemarrhena asphodeloides Bge. 的根茎。春、秋两季采挖。剪去地上部分及须根，晒干，习称'毛知母'；除去外皮，晒干，习称'知母肉'。"[11]

(12)《中国中医药学主题词表》："知母 ANEMARRHENA ASPHODELOIDES　属百合科和清热泻火药。"[12]

(13)《中药志》[13]、《中药材手册》[14]、《全国中草药汇编》[15]、《全国中药炮制规范》[16]、《中国药材学》[17]、《中华本草》[18]等现代中药著作多以"知母"作为本品正名（参见"文献通考"）。

1.2.2　定名选择的理由

(1) 知母 Rhizoma anemarrhenae，系百合科植物知母 Anemarrhena asphodeloides Bge. 的干燥根茎。"知母"之名始见于汉《神农本草经》，并作为本品正名记载。其后的历代重要本草著作如南北朝·陶弘景《本草经集注》、唐·苏敬《新修本草》、宋·唐慎微《证类本草》、明·李时珍《本草纲目》、清·吴仪洛《本草从新》等在载录本品时均以"知母"作为正名，并一直沿用至今。

(2) 我国最新出版的《中华人民共和国药典》、《普通高等教育中医药类规划教材·中药学》以及辞书类著作《中医大辞典·中药分册》、《中药大辞典》、《中国医学百科全书·中医学》等均以"知母"作为本品正名。已经广泛应用于中医药学文献的标引和检索的《中国中医药学主题词表》也以"知母"作为本品的正式主题词。现代本草著作如《中药志》、《全国中草药汇编》、《中华本草》、《中国药材学》、《中药材手册》、《全国中药炮制规范》等虽记载了不少本品各地的俗称，但也无一例外以"知母"作为本品的正名。说明"知母"作为本品正名已成为共识。

1.3　与正名等效的名词：无。

2　源流考释

知母（百合科植物知母 Anemarrhena asphodeloides Bge. 的干燥根茎）始载于汉《神农本草经》，称为"知母"，如汉《神农本草经》卷一："知母，味苦，寒。主消渴热中，除邪气，肢体浮肿，下水，补不足，益气。一名蚳母，一名连母，一名野蓼，一名地参，一名水参，一名水浚，一名货母，一名蝭母。生川谷。"[1] 其后本草著作即以"知母"为正名记载本品，如三国·吴普《吴普本草》[19]、魏晋《名医别录》[20]、南北朝·雷敩《雷公炮炙论》[21]、陶弘景《本草经集注》[2]、唐·苏敬《新修本草》[3]、孙思邈《千金翼方》[22]、宋·苏颂《本草图经》[23]、唐慎微《证类本草》[4]、宋·佚名《增广太平和剂图经本草药性总论》[24]、金·李杲《珍珠囊补遗药性赋》[25]、元·王好古《汤液本草》[26]、明·刘文泰《本草品汇精要》[27]、李时珍《本草纲目》[5]、杜文燮《药鉴》[28]、缪希雍《炮炙大法》[29]、李中梓《雷公炮制药性解》[30]、李中梓《本草征要》[31]、卢之颐《本草乘雅半偈》[32]、清·稻宣义《炮炙全书》[33]、汪昂《本草易读》[34]、汪昂《本草备要》[35]、张璐《本经逢原》[36]、叶桂《本草经解》[37]、吴仪洛《本草从新》[6]、张志聪《本草崇原》[38]、严西亭《得配本草》[39]、陈其瑞《本草撮要》[40]、张秉成《本草便读》[41]等。

古代著作中记载的本品异名有"蕁"、"莸藩"《尔雅》，"蚳母"、"连母"、"野蓼"、"地参"、"水参"、"水浚"、"货母"、"蝭母"《本经》，"芜藩"、"芪母"《说文》，"提母"《吴普本草》，"东根"《广雅》，"女雷"、"女理"、"儿草"、"鹿列"、"韭逢"、"儿踵草"、"水须"、"莸藩"《别录》，"荨"、"昌支"《本草经集注》等。如《尔雅》："蕁，莸藩。郭璞云：生山上。叶如韭，一曰提母。"[42]《神农本草经》卷二："知母，味苦，寒。主消渴热中，除邪气，肢体浮肿，下水，补不足，益气。一名蚳母，一名连母，一名野蓼，一名地参，一名水参，一名水浚，一名货母，一名蝭母。生川谷。"[1]《说文解字》："荨，芜藩也。……芪，芪母也。"[43]《吴普本草》草木类："知母，一名提母。神农、桐君：无毒。补不足，益气。"[19]《广雅》："芪母、儿踵，东根也。"[44]《名医别录》卷二："知母，无毒。主治伤寒久疟烦热，胁下邪气，膈中恶，及风汗内疸。多服令人泄。一名女雷，一名女理，一名儿草，一名鹿列，一名韭逢，一名儿踵草，一名东根，一名水须，一名沈燔，一名蕁。生河内。二月、八月采根，曝干。"[20]《本草经集注》："知母，味苦，寒，无毒。……一名蚳母，一名连母，一名野蓼，一名地参，一名水参，一名水浚，一名货母，一名蝭母，一名女雷，一名女理，一名儿草，一名鹿列，一名韭逢，一名儿踵草，一名东根，一名水须，一名沈燔。一名蕁，一名昌支。生河内川谷。二月、八月采根，曝干。"[2]。

现代有关著作均沿用《神农本草经》的记载以"知母"作为本品正名，如《中华人民共和国药典》[7]、《普通高等教育中医药类规划教材·中药学》[8]、《中药大辞典》[9]、《中医大辞典·中药分册》[10]、《中国医学百科全书·中医学》[11]、《中国中医药学主题词表》[12]、《中药志》[13]、《中药材手册》[14]、《全国中草药汇编》[15]、《全国中药炮制规范》[16]、《中国药材学》[17]、《中华本草》[18]等。同时尚记载有"蒜瓣子草"、"羊胡子根"《中药材手册》[14]，"蝭母"、"穿地龙"《中药大辞典》[9]，"连母"《中国药材学》[17]，"兔子油草"、"山韭菜"、"虾草"、"马马草"、"淮知母"《中华本草》[18]等各地的俗称。还记载有本品原植物"知母"的异名"羊胡子根"、"蒜辫子草"《中药志》[13]，"荨"、"莸藩"、"大芦水"、"兔子油草"、"蒜瓣子草"、"羊胡子草"、"马马草"《中药大辞典》[9]等。

3 附录

3.1 又称：盐知母（饮片规格名），毛知母、知母肉（药材商品名）。

3.2 俗称：蒜瓣子草（河北、辽宁）、羊胡子根（河北），连母（江西），兔子油草、山韭菜（辽宁），穿地龙、虾草（山东），马马草（山西），淮知母（四川），莸母。

3.3 曾称：蕁、莸藩《尔雅》，蚳母、连母、野蓼、地参、水参、水浚、货母、蝭母《本经》，芪母、芜藩《说文》，提母《吴普本草》，东根《广雅》，女雷、女理、儿草、鹿列、韭逢、儿踵草、水须、沈燔《别录》，荨、昌支《本草经集注》。

3.4 原植物名称：知母，羊胡子根（河北），蒜辫子草（辽宁），荨、莸藩，大芦水，兔子油草，蒜瓣子草，羊胡子草，马马草。

4 文献通考

《尔雅》：“荨，莸藩。郭璞云：生山上。叶如韭，一曰提母。”[42]

《说文解字》：“荨，莸藩也。……芪，芪母也。”[43]

《神农本草经》卷二：“知母，味苦，寒。主消渴热中，除邪气，肢体浮肿，下水，补不足，益气。一名蚔母，一名连母，一名野蓼，一名地参，一名水参，一名水浚，一名货母，一名蝭母。生川谷。”[1]

《广雅》：“芪母、儿踵，东根也。”[44]

《吴普本草·草木类》：“知母，一名提母。神农、桐君：无毒。补不足、益气。”[19]

《名医别录》卷二：“知母，无毒。主治伤寒久疟烦热，胁下邪气，膈中恶，及风汗内疸。多服令人泄。一名女雷，一名女理，一名儿草，一名鹿列，一名韭逢，一名儿踵草，一名东根，一名水须，一名沈燔，一名荨。生河内。二月、八月采根，曝干。”[20]

《雷公炮炙论》卷中：“知母，雷公云：凡使，先于槐砧上细锉，焙干，木臼杵捣。勿令犯铁器。”[21]

《本草经集注·草木中品》：“知母，味苦，寒，无毒。主治消渴，热中，除邪气，肢体浮肿，下水，补不足，益气。治伤寒久疟烦热，胁下邪气，膈中恶，及风汗内疸。多服令人泄。一名蚔母，一名连母，一名野蓼，一名地参，一名水参，一名水浚，一名货母，一名蝭母，一名女雷，一名女理，一名儿草，一名鹿列，一名韭逢，一名儿踵草，一名东根，一名水须，一名沈燔。一名荨，一名昌支。生河内川谷。二月、八月采根，曝干。”[2]

《新修本草》卷八：“知母，味苦，寒，无毒。主消渴热中，除邪气，肢体浮肿，下水，补不足，益气。疗伤寒久疟烦热，胁下邪气，膈中恶，及风汗内疸。多服令人泄。一名蚔母，一名连母，一名野蓼，一名地参，一名水参，一名水浚，一名货母，一名蝭母，一名女雷，一名女理，一名儿草，一名鹿列，一名韭逢，一名儿踵草，一名东根，一名水须，一名沈燔，一名荨，一名昌支。生河内川谷。二月、八月采根，曝干。”[3]

《千金翼方》卷二：“知母，味苦，寒，无毒。主消渴热中，除邪气，肢体浮肿，下水，补不足，益气，疗伤寒久疟，烦热，胁下邪气，膈中恶，及风汗内疸，多服令人泻。一名蚔母，一名连母，一名野蓼，一名地参，一名水参，一名水浚，一名货母，一名蝭母，一名女雷，一名女理，一名儿草，一名鹿列，一名韭逢，一名儿踵草，一名东根，一名水须，一名沈燔，一名荨。生河内川谷，二月八月采根，曝干。”[22]

《本草图经》卷六：“知母，生河内川谷，今濒河诸郡及解州、滁州亦有之。根黄色，似菖蒲而柔润；叶至难死，掘出随生，须燥乃止；四月开青花如韭花；八月结实。二月、八月采根，暴干用。《尔雅》谓之荨（徒南切），又谓之莸（直林切）藩是也。《肘后方》用此一物，治溪毒大胜。其法连根叶捣作散服之，亦可投水捣绞汁，饮一二升。夏月出行，多取此屑自随。欲入水，先取少许投水上流，便无畏。兼辟射工。亦可和水作汤浴之，甚佳。”[23]

《证类本草》卷八：“知母，味苦，寒，无毒。主消渴热中，除邪气，肢体浮肿，下水，补不足，益气，疗伤寒，久疟，烦热，胁下邪气，膈中恶及风汗、内疸。多服令人泄。一名蚳（音歧）母，一名连母，一名野蓼，一名地参，一名水参，一名水浚，一名货母，一名蝭（音匙，又音提）母，一名女雷，一名女理，一名儿草，一名鹿列，一名韭逢，一名儿踵草，一名东根，一名水须，一名沉燔，一名荨（杜含切），臣禹锡等谨按唐本一名昌支。生河内川谷。二月、八月采根，曝干。陶隐居云：今出彭城。形似菖蒲而柔润，叶至难死。掘出随生，须枯燥乃止。甚疗熟结，亦主疟热烦也。臣禹锡等谨按尔雅云：荨，莸藩。释曰：知母也，一名荨，一名莸藩……《尔雅》谓之荨（徙南切），又谓之荨（直林切）藩是也。《肘后方》用此一物治溪毒大胜。其法：连根、叶捣作散服之。亦可投水捣绞汁，饮一二升。夏月出行，多取此屑自随。欲入水，先取少许投水上流，便无畏。兼辟射工，亦可和水作汤浴之，甚佳。”[4]

《增广太平和剂图经本草药性总论·草部中品之上》：“知母，味苦，寒，无毒。主消渴热中，除邪气肢体浮肿，下水，补不足，益气，疗伤寒久疟烦热，胁下邪气。《药性论》云：君。治心烦躁闷，骨热劳往来，产后蓐劳，肾气劳，憎寒虚损，患人虚而口干加用之。日华子云：治热痨、传尸疰病，通小肠，消痰止嗽，润心肺，补虚乏，安心止惊悸。”[24]

《珍珠囊补遗药性赋》卷二：“知母，君。勿犯铁器行经上颈酒炒用。知母，味苦性寒无毒。沉也，阴中之阴也。其用有四：泻无根之肾火；疗有汗之骨蒸；止虚劳之阳盛：滋化源之阴生。”[25]

《汤液本草》卷四：“知母，气寒，味大辛。苦寒，味厚，阴也，降也。苦，阴中微阳。无毒。入足阳明经，手太阴、肾经本药。《象》云：泻足阳明经火热，补益肾水膀胱之寒。去皮用。《心》云：泻肾中火，苦寒，凉心去热。《珍》云：凉肾，肾经本药，上颈行经，皆须用酒炒。”[26]

《本草品汇精要》卷十：“知母，无毒，丛生。知母（出《神农本经》），主消渴热中，除邪气，肢体浮肿，下水，补不足，益气（以上朱字《神农本经》）。疗伤寒，久疟，烦热，胁下邪气，膈中恶及风汗内疸，多服令人泄（以上黑字《名医》所录）。【名】蚳（音岐）母　连母　野蓼　地参　水参　儿踵草　水浚　货母　女雷　女理　蝭（音匙）母　儿草　鹿列　韭逢　东根　水须　沈燔　昌支　荨（徙含切）”[27]

《本草纲目》卷十二：“知母，《本经·中品》。【释名】蚳母《本经》音迟。《说文》作芪)、连母《本经》、蝭母（蝭音匙，又音提，或作墓）、货母《本经》、地参《本经》、水参（又名水须、水浚）、荨《尔雅》，音覃）、莸藩（音沉烦）、苦心《别录》、儿草《别录》，又名儿踵草、女雷、女理、鹿列、韭逢、东根、野蓼、昌支）时珍曰：宿根之旁，初生子根，状如蚳虻之状，故谓之蚳母，讹为知母、蝭母也。余多未详。【集解】《别录》曰：知母，生河内川谷。二月、八月采根，曝干。”[5]

《药鉴》卷二：“知母，气寒，味苦，气味俱厚，阳中阴也。主滋阴降火，或肾虚火动，而消渴烦渴者，皆当用之。补肾水，泻无根火邪。消浮肿，为利水佐使。初痢脐下痛者能却，久疟烦热甚者堪除。又治骨蒸劳热，及虚火干肺而咳嗽者。或肺中停痰而咳嗽者。此足少阴本药，而又入足阳明手太阴也。若肾气虚脱，无火症而尺脉微弱者，不宜用之。引下盐炒，引上酒浸。忌铁。”[28]

《炮炙大法·草部》：“知母，（皮黄肉白者良于槐砧上细锉焙干木臼杵捣一法去毛蜜炙勿令犯铁器　得黄柏及酒良　伏硼砂盐）。”[29]

《雷公炮制药性解》卷二："知母，味苦，性寒无毒，入肾经。泻无根之肾火，疗有汗之骨蒸，止虚劳之阳胜，滋化源之阴生。勿犯铁器，犯之损肾，烧去毛，盐酒炒用。按：知母入肾，为生水之剂，水盛则火熄。所谓壮水之主，以制阳光也。口渴干咳眼花目眩，便赤腰痛，褥劳，烦躁不眠，此皆阳盛阴衰之证，服之皆愈。若肺家寒嗽，及肾气虚脱无火者，禁用。"[30]

《本草征要》卷一："知母，味苦，性寒，无毒。入肺、肾二经。忌铁器。肥白者佳。去毛，盐酒炒透。清肺热而消痰捐咳，泻肾火而利水滑肠。肢体肿浮为上剂，伤寒烦热号神良。补寒水于不充，益五脏之阴气。"[31]

《本草乘雅半偈》第六帙："知母，《本经·中品》。【气味】苦寒，无毒。【主治】主消渴热中，除邪气，肢体浮肿，下水，补不足，益气……原夫金为水母，知母者，如子知有母也。别名蝭母、蚳母者，依母彰名也。儿草、儿踵、昌支者，繇母命名也。水浚、水参、水须者，离母立名也。"[32]

《炮炙全书》卷一："知母，辛、苦，寒，拣肥润里白者，竹刀去毛切，勿令犯铁器，引经上行，用酒浸焙，下行盐水润焙，得黄柏酒良，伏盐、硼砂。"[33]

《本草易读》卷三："知母第七，酒炙上行，盐炙下润。忌铁。味苦，气寒。入手太阴肺，足太阳膀胱。泻无根之肾火，疗有汗之骨蒸，止虚劳之热嗽，治久疟之寒热。止渴润燥，清金泄肺。败脾胃，泄大肠。大便不实者忌之。"[34]

《本草备要·草部》："知母，泻火补水，润燥滑肠。辛苦寒滑。上清肺金而泻火（泻胃热、膀胱邪热、肾命相火），下润肾燥而滋阴，入二经气分（黄柏入二经血分，故二药必相须而行）。消痰定嗽，止渴安胎（莫非清火之用）。"[35]

《本经逢原》卷一："知母，苦平寒，无毒。肥白者良。盐、酒炒用。《本经》主消渴热中除邪气，肢体浮肿下水，补不足益气。"[36]

《本草经解》卷一："【知母】，气寒。味苦。无毒。主消渴热中。除邪气。肢体浮肿。下水。补不足。益气。（去毛盐水炒）知母气寒。禀天冬寒之水气。入足少阴肾经。味苦无毒。得地南方之火味。入手少阴心经。"[37]

《本草从新》卷一："知母，泻火补水、润燥滑肠。辛苦寒滑。泻肾家有余之火（膀胱邪热、服此亦清）。因而上清肺金（兼泻胃热）。入二经气分（黄柏入肾经血分、故二药每相须而行）。润肾滋阴。消痰定嗽。止渴除烦（火入于肺则烦、泻肾家有余之火、是其本功、至于清金诸效、良由相火不炎、自当驯至也）。安胎（能去胎前之热）。治伤寒烦热。蓐劳骨蒸（退有汗之骨蒸）。利二便。消浮肿。"[6]

《本草崇原》卷中："知母，气味苦寒，无毒。主治消渴热中，除邪气，肢体浮肿，下水，补不足，益气（知母《本经》名连母，又名蚳母，又名地参，又名水参。出频河、怀卫、彰德、解州、滁州、彭城诸处。形似菖蒲而柔润，其根皮黄，肉白，而外毛，以肥大质润者为佳）。"[38]

《得配本草》卷二："知母，得黄柏及酒良。伏硼砂、盐。辛，苦，寒。入足少阴、手太阴经气分。泻肾火，除骨蒸，退邪热，滋化源。疗初痢腰痛，治久疟酷热，消痰定嗽，止渴除烦。"[39]

《本草撮要》卷一："【知母】，味苦。入手太阴足阳明经。功专治消渴烦热。得麦冬清肺止渴。得地黄滋肾润燥。得人参治妊娠子烦。蓐劳骨蒸。久疟下痢。然苦寒伤胃滑肠。多服令人泻。得酒良。上行酒浸。下行盐水拌。忌铁。”[40]

《本草便读·草部》：“知母，退肾脏有余之阳。能壮水清金。甘苦微辛质厚滑。清阳明独胜之热。治风消燥咳。沉阴且降气纯寒（知母味苦。微带辛甘。气寒质润。气味俱厚。沉也阴也。故能入足少阴肾经。清有余之相火。以其色白味甘。故又能清肺火。除胃热。然阴寒润滑之品。过用则有妨脾胃耳。按知母须肺胃肾三经火盛阴亏之证。或热中消渴者。乃可用之。不可但知滋阴之功。而忘其损阳之害也）。”[41]

《中药志》：“知母　本品为常用中药。商品有毛知母和知母肉（光知母）两种，均为百合科植物知母的根茎……【原植物】知母　别名：羊胡子根（河北），蒜辫子草（辽宁）。Anemarrhena asphodeloides Bge.　——百合科 Liliaceae”[13]

《中药材手册》：“知母［纲目列入草部山草类］　本品为百合科植物知母 Anemarrhena asphodeloides Bge. 的干燥根茎。原植物系多年生草本，栽培与野生均有。商品中因加工方法不同，有毛知母及知母肉（光知母）之分。【别名】蒜瓣子草（河北、辽宁）、羊胡子根（河北）。”[14]

《全国中草药汇编》：“知母　别名蒜辫子草、羊胡子根、地参。来源：为百合科知母属植物知母 Anemarrhena asphodeloides Bunge 的根状茎。”[15]

《中药大辞典》：“知母《本经》　【异名】蚳母、连母、野蓼、地参、水参、水浚、货母、蝭母《本经》，芪母《广雅》，提母《范子计然》，蝭母《玉篇》，女雷、女理、儿草、鹿列、韭逢、儿踵草、东根、水须、苦心《别录》，昌支《唐本草》，穿地龙《山东中药》。【基原】为百合科植物知母的根茎。【原植物】知母 Anemarrhena asphodeloides Bge.，又名：蕁、莸藩《尔雅》，大芦水、兔子油草、蒜瓣子草、羊胡子草、马马草。”[9]

《中医大辞典·中药分册》：“知母　出《神农本草经》。又名地参、羊胡子根、穿地龙。为百合科植物知母 Anemarrhena asphodeloides Bge. 的根茎。”[10]

《中国医学百科全书·中医学》：“知母　始载于《神农本草经》。又名地参、羊胡子根。为百合科植物知母 Anemarrhena asphodeloides Bge. 的根茎。春、秋两季采挖。剪去地上部分及须根，晒干，习称‘毛知母’；除去外皮，晒干，习称‘知母肉’。”[11]

《全国中药炮制规范》：“知母　［处方用名］知母、盐知母。【来源】本品为百合科植物知母 Anemarrhena asphodeloides Bge. 的干燥根茎。均系野生。主产于河北、山西等地。春、秋二季采挖，除去须根及泥沙，晒干，习称‘毛知母’。药材以条粗、质硬、断面色黄白者为佳。”[16]

《中国药材学》：“知母　【别名】蒜辫子草（河北），连母（江西）。【来源】本品为百合科植物知母 Anemarrhena asphodeloides Bunge 的根茎。”[17]

《中国中医药学主题词表》：“知母 ANEMARRHENA ASPHODELOIDES　属百合科和清热泻火药。”[12]

《普通高等教育中医药类规划教材·中药学》：“知母《本经》　为百合科多年生草本植物知母 Anemarrhena asphodeloides Bge. 的根茎。主产于河北、山西及东北等地。春、秋季均可采挖，除去茎苗和须根晒干为毛知母，剥去外皮晒干者为知母肉。切片入药，生用或盐水炒用。”[8]

《中华本草》：“知母《本经》　【异名】蕁、莸藩《尔雅》，蚳母、连母、野蓼、地参、水参、水浚、货母、蝭母《本经》，芪母《说文》，提母（《尔雅》郭璞注），蝭母

《玉篇》，女雷、女理、鹿列、韭逢、儿草、东根、苦心、儿草、水须《别录》，昌支《新修本草》，蒜辫子草、兔子油草、山韭菜（辽宁），羊胡子根（河北），穿地龙、虾草（山东），马马草（山西），淮知母（四川）……【来源】为百合科植物知母的根茎。【原植物】知母 Anemarrhena asphodeloides Bge. 又名：大芦水《中药大辞典》。"[18]

《中华人民共和国药典》："知母 Rhizoma anemarrhenae 本品为百合科植物知母 Anemarrhena asphodeloides Bge. 的干燥根茎。春、季二季采挖，除去须根及泥沙，晒干，习称'毛知母'；或除去外皮，晒干。"[7]

5 参考文献

1 汉·神农本草经. 清顾观光重辑本. 北京：人民卫生出版社，1955，58

2 南北朝·陶弘景. 本草经集注. 北京：人民卫生出版社，1994，272

3 唐·苏敬等撰. 新修本草. 合肥：安徽科学技术出版社，1981，209

4 宋·唐慎微. 证类本草. 北京：人民卫生出版社，1957，205

5 明·李时珍. 本草纲目. 北京：人民卫生出版社，1982，725

6 清·吴仪洛. 本草从新. 北京：中医古籍出版社，2001，22

7 国家药典委员会编. 中华人民共和国药典. 一部. 北京：化学工业出版社，2000，171

8 雷载权主编. 普通高等教育中医药类规划教材·中药学. 上海：上海科学技术出版社，1995，52

9 江苏新医学院编. 中药大辞典. 上海：上海科学技术出版社，1977，1366

10 《中医大辞典》编辑委员会编. 中医大辞典·中药分册. 北京：人民卫生出版社，1982，217

11 《中医学》编辑委员会. 中国医学百科全书·中医学. 上海：上海科学技术出版社，1997，983

12 吴兰成主编. 中国中医药学主题词表. 北京：中医古籍出版社，1996，575

13 中国医学科学院药物研究所等编. 中药志. 第一册. 北京：人民卫生出版社，1993，474

14 中华人民共和国卫生部药政管理局主编. 中药材手册. 北京：人民卫生出版社，1998，144

15 《全国中草药汇编》编写组编. 全国中草药汇编. 上册. 北京：人民卫生出版社，1996，559

16 中华人民共和国卫生部药政管理局编. 全国中药炮制规范. 北京：人民卫生出版社，1988，69

17 徐国钧等主编. 中国药材学. 北京：中国医药科技出版社，1996，614

18 国家中医药管理局《中华本草》编委会. 中华本草. 第八册. 上海：上海科学技术出版社，1999，56

19 三国·吴普. 吴普本草. 北京：人民卫生出版社，1987，35

20 魏晋·名医别录. 北京：人民卫生出版社，1986，122

21 南北朝·雷敩. 雷公炮炙论. 上海：上海中医学院出版社，1986，60

22 唐·孙思邈. 千金翼方. 北京：人民卫生出版社，1955，25

23 宋·苏颂. 本草图经. 合肥：安徽科学技术出版社，1994，163

24 宋·佚名. 增广太平和剂图经本草药性总论. 见：增广太平惠民和剂局方. 海口：海南出版社，2002，426

25 金·李杲. 珍珠囊补遗药性赋. 见：中国医学大成（二）. 长沙：岳麓书社，1990，135

26 元·王好古. 汤液本草. 见：景印文渊阁四库全书（745）. 北京：中医古籍出版社，1986，952

27 明·刘文泰. 本草品汇精要. 北京：人民卫生出版社，1982，306

28 明·杜文燮. 药鉴. 北京：中国中医药出版社，1993，62

29 明·缪希雍. 炮炙大法. 明末庄继先校刻本

30 明·李中梓. 雷公炮制药性解. 见：中国医学大成（二）. 长沙：岳麓书社，1990，135

31 明·李中梓. 本草征要. 见：李中梓医学全书. 北京：中国中医药出版社，1999，118

32 明·卢之颐. 本草乘雅半偈. 北京：人民卫生出版社，1986，327
33 ［日］稻宣义. 炮炙全书. 北京：中医古籍出版社，1981，34
34 清·汪昂. 本草易读. 北京：人民卫生出版社，1987，122
35 清·汪昂. 本草备要. 北京：中国中医药出版社，1998，79
36 清·张璐. 本经逢原. 上海：上海科学技术出版社，1959，34
37 清·叶桂. 本草经解. 上海：上海科学技术出版社，1958，20
38 清·张志聪. 本草崇原. 北京：中国中医药出版社，1992，73
39 清·严西亭. 得配本草. 上海：上海卫生出版社，1957，8
40 清·陈其瑞. 本草撮要. 见：珍本医书集成. 本草类. 上海：上海科学技术出版社，1985，16
41 清·张秉成. 本草便读. 上海：上海卫生出版社，1957，5
42 汉初学者辑，晋·郭璞注. 十三经注疏·尔雅注疏. 上海：上海古籍出版社，1993
43 东汉·许慎. 说文解字. 北京：中华书局出版社，1963，18
44 三国魏·张揖撰，清·王念孙疏. 广雅疏证. 北京：中华书局，1994

267 委陵菜

Weilingcai

Herba Potentillae Chinensis

1 定名依据

1.1 正名

1.1.1 汉文名：委陵菜（蔷薇科植物委陵菜 Potentilla chinensis Ser. 的干燥全草）。

1.1.2 英文名：chinese cinquefoil.

1.2 依据

1.2.1 定名的文献依据

(1)《救荒本草》："委陵菜，一名翻白菜。生田野中。苗初塌地生，后分茎叉，茎节稠密，上有白毛，叶仿佛类柏叶而极阔大，边如锯齿形，面青背白，又似鸡腿儿叶而却窄，又类鹿蕨叶亦窄。茎叶梢间开五瓣黄花，其叶味苦，微辣。"[1]

(2)《中华人民共和国药典》："委陵菜 Herba potentillae chinensis 本品为蔷薇科植物委陵菜 Potentilla chinensis Ser. 的干燥全草。春季未抽茎时采挖，除去泥沙，晒干。"[2]

(3)《中药大辞典》："委陵菜《救荒本草》 【异名】翻白菜《救荒本草》，根头菜、野鸠旁花《植物名汇》，黄州白头翁《中国药植志》，龙牙草《南京民间药草》，天青地白、小毛药、虎爪菜《贵州民间方药集》，蛤蟆草《东北药植志》，老鸦翎、老鸦爪《山东中药》，地区草（呼和浩特市《医药卫生》(3)：42，1972）。"[3]

(4)《中医大辞典·中药分册》："委陵菜 出《救荒本草》。又名痢疾草、蛤蟆草、鸡爪草、翻白草。为蔷薇科植物委陵菜 Potentilla chinensis Ser. 的根或全草。"[4]

(5)《中国医学百科全书·中医学》："委陵菜 始载于《救荒本草》。又名翻白菜、天青地白、痢疾草。为蔷薇科植物委陵菜 Potentilla chinensis Ser. 的根或全草。分布于中国大部分地区。"[5]

(6)《中国中医药学主题词表》:“委陵菜 POTENTILLA CHINENSIS　属蔷薇科;属清热解毒药和清热凉血药　D 蛤蟆草。”[6]

(7)《中药志》[7]、《全国中草药汇编》[8]、《中国药材学》[9]、《中华本草》[10]等现代中药著作多以“委陵菜”作为本品正名(参见“文献通考”)。

1.2.2　定名选择的理由

委陵菜 Herba potentillae chinensis,系蔷薇科植物委陵菜 Potentilla chinensis Ser. 的干燥全草。“委陵菜”之名始见于明·朱橚《救荒本草》,并作为本品正名记载。我国最新出版的《中华人民共和国药典》以及辞书类著作《中医大辞典·中药分册》、《中药大辞典》、《中国医学百科全书·中医学》等均以“委陵菜”作为本品正名。已经广泛应用于中医药学文献的标引和检索的《中国中医药学主题词表》也以“委陵菜”作为本品的正式主题词。现代本草著作如《中药志》、《全国中草药汇编》、《中华本草》、《中国药材学》等虽记载了不少本品各地的俗称,但也无一例外以“委陵菜”作为本品的正名。说明“委陵菜”作为本品正名已成为共识。

1.3　与正名等效的名词:无。

2　源流考释

委陵菜(蔷薇科植物委陵菜 Potentilla chinensis Ser. 的干燥全草)　始载于明·朱橚《救荒本草》,以“委陵菜”为正名,“翻白菜”为异名。如《救荒本草》:“委陵菜,一名翻白菜。生田野中。苗初塌地生,后分茎叉,茎节稠密,上有白毛,叶仿佛类柏叶而极阔大,边如锯齿形,面青背白,又似鸡腿儿叶而却窄,又类鹿蕨叶亦窄。茎叶梢间开五瓣黄花,其叶味苦,微辣。”[1]

现代有关著作均沿用《救荒本草》的记载以“委陵菜”作为本品正名,如《中华人民共和国药典》[2]、《中药大辞典》[3]、《中医大辞典·中药分册》[4]、《中国医学百科全书·中医学》[5]、《中国中医药学主题词表》[6]、《中药志》[7]、《全国中草药汇编》[8]、《中国药材学》[9]、《中华本草》[10]等。同时尚记载有“毛鸡腿子”、“野鸡膀子”、“蛤蟆草”、“山萝卜”、“翻白草”、“白头翁”《全国中草药汇编》[8],“根头菜”、“野鸠旁花”、“黄州白头翁”、“龙牙草”、“天青地白”、“小毛药”、“虎爪菜”、“蛤蟆草”、“老鸦翎”、“老鸦爪”、“地区草”《中药大辞典》[3],“鸡爪草”、“痢疾草”《中医大辞典》[4],“天青地白”《中国医学百科全书·中医学》[5],“下路鸡”《中国药材学》[9],“黄州白头翁”《中华本草》[10]等各地的俗称。还记载有本品原植物“委陵菜”的异名“白头翁”、“翻白草”、“痢疾草”、“蛤蟆草”、“天青地白”、“小毛药”、“虎爪菜”、“下路鸡”、“鸡爪草”、“毛鸹爪”《中药志》[7],“毛鸡腿子”、“一白草”、“生血丹”、“扑地虎”、“五虎噙血”、“鸡腿儿”、“翻白叶”、“鸡骨爪”、“龙芽菜”、“蛤蟆菜”、“土人参”、“山萝卜”、“米鸡腿”、“下路鸡”、“白玉草”、“鸡爪七”、“铁称托”、“山梅子”、“细翻白叶”《中华本草》[10]等。

3　附录

3.1　又称:无。

3.2　俗称:翻白草(山东)、白头翁(湖北),龙牙草(南京),天青地白、小毛药、虎爪菜（贵州），蛤蟆草（东北），老鸦翎、老鸦爪（山东），地区草（呼和浩特），下路鸡（广东），鸡爪草（江苏），毛鸡腿子，野鸡膀子，蛤蟆草，山萝卜，根头菜，野鸠旁花，黄州白头翁，痢疾草，天青地白，黄州白头翁。

3.3　曾称：翻白菜《救荒本草》。

3.4　原植物名称：委陵菜，白头翁、翻白草、痢疾草、蛤蟆草（东北），天青地白、小毛药、虎爪菜（贵州），下路鸡（广东），鸡爪草（江苏），毛鸪爪（山东），毛鸡腿子（河南），一白草、生血丹、扑地虎、五虎噙血（陕西），鸡腿儿（甘肃），翻白叶（江苏、四川），鸡骨爪（安徽），龙芽菜、蛤蟆菜（江西），土人参、山萝卜（福建），米鸡腿（湖北），下路鸡（湖南），白玉草（四川），鸡爪七（贵州），铁称托、山梅子、细翻白叶（云南）。

4　文献通考

《救荒本草》：“委陵菜，一名翻白菜。生田野中。苗初塌地生，后分茎叉，茎节稠密，上有白毛，叶仿佛类柏叶而极阔大，边如锯齿形，面青背白，又似鸡腿儿叶而却窄，又类鹿蕨叶亦窄。茎叶梢间开五瓣黄花，其叶味苦，微辣。”[1]

《中药志》：“委陵菜　本品为少常用中药。商品为蔷薇科植物委陵菜的干燥全草……【原植物】委陵菜　别名：白头翁、翻白草、痢疾草、蛤蟆草（东北），天青地白、小毛药、虎爪菜（贵州），下路鸡（广东），鸡爪草（江苏），毛鸪爪（山东）。Potentilla chinensis Ser.　——蔷薇科 Rosaceae”[7]

《全国中草药汇编》：“委陵菜　别名：毛鸡腿子、野鸡膀子、蛤蟆草、山萝卜、翻白草（山东）、白头翁（湖北）。来源：为蔷薇科委陵菜属植物委陵菜 Potentilla chinensis Ser.，以全草入药。”[8]

《中药大辞典》：“委陵菜《救荒本草》　【异名】翻白菜《救荒本草》，根头菜、野鸠旁花《植物名汇》，黄州白头翁《中国药植志》，龙牙草《南京民间药草》，天青地白、小毛药、虎爪菜《贵州民间方药集》，蛤蟆草《东北药植志》，老鸦翎、老鸦爪《山东中药》，地区草（呼和浩特市《医药卫生》（3）：42，1972）。”[3]

《中医大辞典·中药分册》：“委陵菜　出《救荒本草》。又名痢疾草、蛤蟆草、鸡爪草、翻白草。为蔷薇科植物委陵菜 Potentilla chinensis Ser.　的根或全草。”[4]

《中国医学百科全书·中医学》：“委陵菜　始载于《救荒本草》。又名翻白菜、天青地白、痢疾草。为蔷薇科植物委陵菜 Potentilla chinensis Ser.　的根或全草。分布于中国大部分地区。”[5]

《中国药材学》：“委陵菜　【别名】白头翁，翻白草，痢疾草，蛤蟆草，天青地白，下路鸡（广东），鸡爪草（江苏），老鸪爪（山东）。【来源】本品为蔷薇科植物委陵菜 Potentilla chinensis Ser.　的全草。”[9]

《中国中医药学主题词表》：“委陵菜 POTENTILLA CHINENSIS　属蔷薇科；属清热解毒药和清热凉血药　D 蛤蟆草。”[6]

《中华本草》：“委陵菜《救荒本草》　【异名】翻白草、白头翁、黄州白头翁《本草推陈续编》，翻白菜、根头菜、野鸠旁花《中国药用植物志》，天青地白、小毛药、虎爪菜《贵州民间方药集》，老雅翎、老鸦爪《山东中药》，地区草（内蒙古呼和浩特《医药卫生》1972，(3)：42)，野鸡膀子、痢疾草《长白山植物药志》……【来源】为蔷薇科植物委陵菜的带根全草。【原植物】委陵菜 Potentilla chinensis Ser. 又名：毛鸡腿子（河南），一白草、生血丹、扑地虎、五虎噙血（陕西），鸡腿儿（甘肃），翻白叶（江苏、四川），鸡骨爪（安徽），龙芽菜、蛤蟆菜（江西），土人参、山萝卜（福建），米鸡腿（湖北），下路鸡（湖南），白玉草（四川），鸡爪七（贵州），铁称托、山梅子、细翻白叶（云南)。”[10]

《中华人民共和国药典》：“委陵菜 Herba potentillae chinensis 本品为蔷薇科植物委陵菜 Potentilla chinensis Ser. 的干燥全草。春季未抽茎时采挖，除去泥沙，晒干。”[2]

5 参考文献

1 明·朱橚. 救荒本草. 第一卷. 上海：中华书局，1959，112

2 国家药典委员会编. 中华人民共和国药典. 一部. 北京：化学工业出版社，2000，172

3 江苏新医学院编. 中药大辞典. 上海：上海科学技术出版社，1977，1369

4 《中医大辞典》编辑委员会编. 中医大辞典·中药分册. 北京：人民卫生出版社，1982，217

5 《中医学》编辑委员会. 中国医学百科全书·中医学. 上海：上海科学技术出版社，1997，1008

6 吴兰成主编. 中国中医药学主题词表. 北京：中医古籍出版社，1996，396

7 中国医学科学院药物研究所等编. 中药志. 第四册. 北京：人民卫生出版社，1993，465

8 《全国中草药汇编》编写组编. 全国中草药汇编. 上册. 北京：人民卫生出版社，1996，561

9 徐国钧等主编. 中国药材学. 北京：中国医药科技出版社，1996，1434

10 国家中医药管理局《中华本草》编委会. 中华本草. 第四册. 上海：上海科学技术出版社，1999，175

268 垂盆草

Chuipencao

Herba Sedi

1 定名依据

1.1 正名

1.1.1 汉文名：垂盆草（景天科植物垂盆草 Sedum sarmentosum Bunge 的新鲜或干燥全草)。

1.1.2 英文名：stringy stonecrop herb.

1.2 依据

1.2.1 定名的文献依据

(1)《中华人民共和国药典》：“垂盆草 Herba sedi 本品为景天科植物垂盆草 Sedum sarmentosum Bunge 的新鲜或干燥全草。夏、季二季采收，除去杂质，鲜用或干燥。”[1]

(2)《普通高等教育中医药类规划教材·中药学》：“垂盆草《纲目拾遗》 为景天科多年生肉质草本植物垂盆草 Sedum sarmentosum Bunge 的全草。全国各地均产。夏、秋季采集。切段，晒干。生用，或鲜用。”[2]

(3)《中医大辞典·中药分册》："垂盆草　见《四川中药志》。又名石指甲、狗牙半支、瓜子草、三叶佛甲草。为景天科植物垂盆草 Sedum sarmentosum Bge. 的全草。"[3]

(4)《中国医学百科全书·中医学》："垂盆草　始载于《本草纲目拾遗》。原名狗牙半支，又名瓜子草、狗牙草、石指甲、地蜈蚣草。为景天科植物垂盆草 Sedum sarmentosum Bge. 的全草。夏、秋季采收全草，洗净，晒干或烘干。"[4]

(5)《中国中医药学主题词表》："垂盆草 SEDUM SARMENTOSUM　属景天科和清热解毒药　D 石指甲。"[5]

(6)《中药志》[6]、《中国药材学》[7]、《中华本草》[8]等现代中药著作多以"垂盆草"作为本品正名（参见"文献通考"）。

1.2.2　定名选择的理由

垂盆草 Herba sedi，系景天科植物垂盆草 Sedum sarmentosum Bunge 的新鲜或干燥全草。"垂盆草"作为本品正名古代文献未见记载，现代文献中我国最新出版的《中华人民共和国药典》、《普通高等教育中医药类规划教材·中药学》以及辞书类著作《中医大辞典·中药分册》、《中国医学百科全书·中医学》等均以"垂盆草"作为本品正名。已经广泛应用于中医药学文献的标引和检索的《中国中医药学主题词表》也以"垂盆草"作为本品的正式主题词。现代本草著作如《中药志》、《中华本草》、《中国药材学》等虽记载了不少本品各地的俗称，但也无一例外以"垂盆草"作为本品的正名。说明"垂盆草"作为本品正名已成为共识。

1.3　与正名等效的名词：无。

2　源流考释

垂盆草（景天科植物垂盆草 Sedum sarmentosum Bunge 的新鲜或干燥全草）与始载于宋·王介《履巉岩本草》的"山护花"和始载于《百草镜》的"鼠牙半支"近似，如清·赵学敏《本草纲目拾遗》引《百草镜》云："鼠牙半支二月发苗，茎白，其叶三瓣一聚，层积蔓生，花后即枯，四月开花黄色，如瓦松。性寒，消痈肿，治湿郁水肿。治诸毒及汤烙伤疔痈等症，虫蛇螫咬。"[9]其后的本草著作有的以"鼠牙半支"为正名，如清·赵学敏《本草纲目拾遗》[9]；有的以"瓜子草"为正名，如《分类草药性》[10]等。

古代著作中记载的本品异名尚有"半枝莲"《药镜》，"佛指甲"、"狼牙草"《分类草药性》等。如《本草纲目拾遗》卷五曰："鼠牙半支，生高山石壁上，立夏后发苗，叶细如米粒，蔓延络石，其根嵌石罅内，白如鼠牙……蒋仪药镜拾遗赋：半枝莲解蛇伤之仙草。"[9]《分类草药性》上卷曰："瓜子草，一名佛指甲，又名狼牙草，性凉，消肿退火治犬伤。"[10]。

"垂盆草"作为本品正名，古代文献未见记载，但现代大多文献如《中华人民共和国药典》[1]、《普通高等教育中医药类规划教材·中药学》[2]、《中医大辞典·中药分册》[3]、《中国医学百科全书·中医学》[4]、《中国中医药学主题词表》[5]、《中药志》[6]、《中国药材学》[7]、《中华本草》[8]等均以"垂盆草"作为本品正名。同时尚记载有"石指甲"、"狗牙半支"、"三叶佛甲草"《中医大辞典》[3]，"狗牙草"、"地蜈蚣草"《中国医学百科全书·中医学》[4]，"狗牙齿"、"半枝莲"《中国药材学》[7]，"白蜈蚣"、"太阳花"、"枉开口"、"狗牙瓣"《中华本草》[8]等各地的俗称。还记载有本品原植物"垂盆草"的异名

“狗牙齿”、“半枝莲”《中药志》[6]，“匍行景天”、“卧茎景天”、“火连草”、“豆瓣子菜”、“金钱挂”、“水马齿苋”、“野马齿苋”、“瓜子莲”、“土三七”、“三七仔”、“鸡舌草”、“石头菜”、“爬景天”《中华本草》[8]等。

3 附录

3.1 又称：无。

3.2 俗称：三叶佛甲草（浙江、江苏），半枝莲（江苏、上海），地蜈蚣草（江苏），白蜈蚣（浙江），地蜈蚣草、太阳花、枉开口、石指甲、狗牙瓣（四川），狗牙半支，狗牙草，狗牙齿。

3.3 曾称：山护花《履巉岩本草》，鼠牙半支《百草镜》，半枝莲《药镜》，狼牙草、佛指甲、瓜子草《分类草药性》。

3.4 原植物名称：垂盆草、狗牙齿、半枝莲（江苏、浙江），匍行景天、卧茎景天（东北），火连草、豆瓣子菜、金钱挂、水马齿苋、野马齿苋、瓜子莲、土三七、三七仔、鸡舌草（广西），石头菜（秦岭），爬景天（北京）。

4 文献通考

《本草纲目拾遗》卷五：“鼠牙半支，生高山石壁上，立夏后发苗，叶细如米粒，蔓延络石，其根嵌石罅内，白如鼠牙。百草镜载各种半支，有七十二种，此为第一。百草镜：鼠牙半支二月发苗，茎白，其叶三瓣一聚，层积蔓生，花后即枯，四月开花黄色，如瓦松。性寒，消痈肿，治湿郁水肿。治诸毒及汤烙伤疔痈等症，虫蛇螫咬。蒋仪药镜拾遗赋：半枝莲解蛇伤之仙草。半枝莲饮：百草镜云：治一切大毒，如发背对口冬瓜骑马等痈，初起者消，已成者溃，出脓亦少，鼠牙半支一两，捣汁，陈酒和服，渣敷苗头，取汗而愈。章南闻试效。”[9]

《分类草药性》上卷：“瓜子草，一名佛指甲，又名狼牙草，性凉，消肿退火治犬伤。”[10]

《中药志》：“垂盆草　本品为浙江地区常用民间草药，为景天科植物垂盆草的全草。【原植物】垂盆草　别名：狗牙齿、半枝莲（江苏、浙江）。Sedum sarmentosum Bunge——景天科 Crassulaceae”[6]

《中医大辞典·中药分册》：“垂盆草　见《四川中药志》。又名石指甲、狗牙半支、瓜子草、三叶佛甲草。为景天科植物垂盆草 Sedum sarmentosum Bge. 的全草。”[3]

《中国医学百科全书·中医学》：“垂盆草　始载于《本草纲目拾遗》。原名狗牙半支，又名瓜子草、狗牙草、石指甲、地蜈蚣草。为景天科植物垂盆草 Sedum sarmentosum Bge. 的全草。夏、秋季采收全草，洗净，晒干或烘干。”[4]

《中国药材学》：“垂盆草　【别名】石指甲、狗牙齿、半枝莲（江苏、上海），三叶佛甲草、地蜈蚣草（江苏）。【来源】本品为景天科植物垂盆草 Sedum sarmentosum Bunge 的全草。”[7]

《中国中医药学主题词表》：“垂盆草 SEDUM SARMENTOSUM　属景天科和清热解毒药　D 石指甲。”[5]

《普通高等教育中医药类规划教材·中药学》：“垂盆草《纲目拾遗》　为景天科多年

生肉质草本植物垂盆草 Sedum sarmentosum Bunge 的全草。全国各地均产。夏、秋季采集。切段，晒干。生用，或鲜用。"[2]

《中华本草》："垂盆草《安徽中草药》 【异名】山护花《履巉岩本草》，鼠牙半支《百草镜》，半枝莲《药镜》，狗牙草、佛指甲、瓜子草《分类草药性》，三叶佛甲草、白蜈蚣《浙江药用植物志》，地蜈蚣草、太阳花、枉开口、石指甲、狗牙瓣《四川中药志》……【来源】为景天科植物垂盆草的全草。【原植物】垂盆草 Sedum sarmentosum Bunge ［S. sheareri S. Moore］ 又名：匍行景天《经济植物手册》，卧茎景天《东北植物检索表》，火连草、豆瓣子菜、金钱挂、水马齿苋、野马齿苋《改订植物名汇》，瓜子莲、土三七、三七仔、鸡舌草《广西药用植物名录》，石头菜《秦岭植物志》，爬景天《北京植物志》。"[8]

《中华人民共和国药典》："垂盆草 Herba sedi 本品为景天科植物垂盆草 Sedum sarmentosum Bunge 的新鲜或干燥全草。夏、季二季采收，除去杂质，鲜用或干燥。"[1]

5 参考文献

1 国家药典委员会编．中华人民共和国药典．一部．北京：化学工业出版社，2000，172

2 雷载权主编．普通高等教育中医药类规划教材·中药学．上海：上海科学技术出版社，1995，149

3 《中医大辞典》编辑委员会编．中医大辞典·中药分册．北京：人民卫生出版社，1982，350

4 《中医学》编辑委员会．中国医学百科全书·中医学．上海：上海科学技术出版社，1997，1084

5 吴兰成主编．中国中医药学主题词表．北京：中医古籍出版社，1996，52

6 中国医学科学院药物研究所等编．中药志．第四册．北京：人民卫生出版社，1993，469

7 徐国钧等主编．中国药材学．北京：中国医药科技出版社，1996，1426

8 国家中医药管理局《中华本草》编委会．中华本草．第三册．上海：上海科学技术出版社，1999，775

9 清·赵学敏．本草纲目拾遗．北京：人民卫生出版社，1983，148

10 清·佚名．分类草药性．民国二十八年新刻本

269 使君子

Shijunzi

Fructus Quisqualis

1 定名依据

1.1 正名

1.1.1 汉文名：使君子（使君子科植物使君子 Quisqualis indica L. 的干燥成熟果实）。

1.1.2 英文名：rangooncreeper fruit.

1.2 依据

1.2.1 定名的文献依据

(1)《证类本草》卷九："使君子，味甘，温，无毒。主小儿五疳，小便白浊，杀虫，疗泻痢。生交、广等州。形如栀子，棱瓣深而两头尖，亦似诃梨勒而轻。俗传始因潘州郭使

君，疗小儿多是独用此物，后来医家因号为使君子也（今附）。”[1]

(2)《本草衍义》卷十：“使君子，紫黑色，四棱高，瓣深。今经中谓之棱瓣深，似令人难解。秋末冬初，人将入鼎、澧。其仁味如椰子肉。经不言用仁，为复用皮。今按文味甘即是用肉，然难得仁，盖绝小。今医家或兼用壳。”[2]

(3)《增广太平和剂图经本草药性总论·草部中品之下》：“使君子，味甘，温，无毒。主小儿五疳，小便白浊，杀虫，疗泻痢。”[3]

(4)《本草蒙筌》卷四：“使君子，味甘，气温。无毒。交趾多生，岭南亦有。新采香润，陈久干枯。用须慢火微煨，去壳便可嚼食。或和诸药，凭作散丸。去白浊，除五疳，杀蛔虫，止泻痢。因郭使君原用以治小儿，后人竟名之曰使君子也。”[4]

(5)《本草纲目》卷十八：“使君子，(宋《开宝》)。【释名】留求子。志曰：俗传潘州郭使君疗小儿多是独用此物，后医家因号为使君子也。时珍曰：按嵇含《南方草木状》谓之留求子，疗婴孺之疾。”[5]

(6)《本草从新》卷五：“使君子，杀虫消积。甘温。杀虫消积。治五疳便浊，泻痢疮癣，为小儿诸病要药。”[6]

(7)《中华人民共和国药典》：“使君子 Fructus quisqualis　本品为使君子科植物使君子 Quisqualis indica L. 的干燥成熟果实。秋季果皮变紫黑色时采收，除去杂质，干燥。”[7]

(8)《普通高等教育中医药类规划教材·中药学》：“使君子《开宝本草》　为使君子科落叶藤本状灌木植物使君子 Quisqualis indica L. 的干燥成熟果实，主产于四川、广东、广西、云南等地。9~10月果皮变紫黑时采收，晒干。去壳，取种仁生用或炒香用。”[8]

(9)《中药大辞典》：“使君子《开宝本草》　【异名】留求子《南方草木状》，史君子(侯宁极《药谱》)，五棱子《药材资料汇编》，索子果《南宁市药物志》，冬君子、病疳子《中药材手册》……【来源】为使君子科植物使君子的成熟果实。【原植物】使君子 Quisqualis indica L.”[9]

(10)《中医大辞典·中药分册》：“使君子　出《开宝重定本草》。又名留求子、五棱子、索子果、冬均子。为使君子科植物使君子 Quisqualis indica L. 的果实。”[10]

(11)《中国医学百科全书·中医学》：“使君子　始载于侯宁极《药谱》。原作史君子，又名留求子。为使君子科植物使君子 Quisqualis indica L. 的果实。秋季果皮由绿转紫黑色时采收，晒干或用微火烘干。”[11]

(12)《中国中医药学主题词表》：“使君子 QUISQUALIS INDICA　属使君子科和驱虫药(中药)。”[12]

(13)《中药志》[13]、《中药材手册》[14]、《全国中药炮制规范》[15]、《中国药材学》[16]、《中华本草》[17]等现代中药著作多以“使君子”作为本品正名（参见“文献通考”）。

1.2.2　定名选择的理由

(1) 使君子 Fructus quisqualis，系使君子科植物使君子 Quisqualis indica L. 的干燥成熟果实。“使君子”之名始见于宋·刘翰《开宝本草》，并作为本品正名记载。其后的历代重要本草著作如宋·唐慎微《证类本草》、宋·寇宗奭《本草衍义》、佚名《增广太平和剂图经本草药性总论》、明·陈嘉谟《本草蒙筌》、李时珍《本草纲目》、清·吴仪洛《本草从新》等在载录本品时均以“使君子”作为正名，并一直沿用至今。

(2) 我国最新出版的《中华人民共和国药典》、《普通高等教育中医药类规划教材·中药学》以及辞书类著作《中医大辞典·中药分册》、《中药大辞典》、《中国医学百科全书·中医学》等均以“使君子”作为本品正名。已经广泛应用于中医药学文献的标引和检索的《中国中医药学主题词表》也以“使君子”作为本品的正式主题词。现代本草著作如《中药志》、《中华本草》、《中国药材学》、《中药材手册》、《全国中药炮制规范》等虽记载了不少本品各地的俗称，但也无一例外以“使君子”作为本品的正名。说明“使君子”作为本品正名已成为共识。

1.3 与正名等效的名词：无。

2 源流考释

使君子（使君子科植物使君子 Quisqualis indica L. 的干燥成熟果实）原称“留求子”，始载于4~5世纪《南方草木状》卷上：“留求子 形如栀子，棱瓣深而两头尖，似诃梨勒而轻，及半黄已熟，中有肉白色，甘如枣，核大，治婴孺之疾。南海、交趾俱有之。”[18]

“使君子”之名始见于宋·刘翰《开宝本草》，并作为本品正名，如宋·唐慎微《证类本草》引《开宝本草》曰：“使君子，味甘，温，无毒。主小儿五疳，小便白浊，杀虫，疗泻痢。生交、广等州。形如栀子，棱瓣深而两头尖，亦似诃梨勒而轻。俗传始因潘州郭使君，疗小儿多是独用此物，后来医家因号为使君子也。”[1] 其后的本草著作即以“使君子”为正名，如宋·苏颂《本草图经》[19]、唐慎微《证类本草》[1]、寇宗奭《本草衍义》[2]、佚名《增广太平和剂图经本草药性总论》[3]、明·刘文泰《本草品汇精要》[20]、陈嘉谟《本草蒙筌》[4]、李时珍《本草纲目》[5]、缪希雍《炮炙大法》[21]、李中梓《雷公炮制药性解》[22]、李中梓《本草征要》[23]、卢之颐《本草乘雅半偈》[24]、清·陈士铎《本草新编》[25]、日本稻宣义《炮炙全书》[26]、汪昂《本草易读》[27]、汪昂《本草备要》[28]、张璐《本经逢原》[29]、叶桂《本草经解》[30]、吴仪洛《本草从新》[6]、沈金鳌《要药分剂》[31]、黄宫绣《本草求真》[32]、姚澜《本草分经》[33]、杨时泰《本草述钩元》[34]、蒋居祉《本草择要纲目》[35]、严西亭《得配本草》[36]、凌奂《本草害利》[37]、陈其瑞《本草撮要》[38]、张秉成《本草便读》[39]等。

古代著作中记载的本品异名尚有“史君子”《药谱》等。如唐·侯宁极《药谱》曰：“风陵御史君子。”[40]

现代有关著作均沿用宋·刘翰《开宝本草》的记载以“使君子”作为本品正名，如《中华人民共和国药典》[7]、《普通高等教育中医药类规划教材·中药学》[8]、《中药大辞典》[9]、《中医大辞典·中药分册》[10]、《中国医学百科全书·中医学》[11]、《中国中医药学主题词表》[12]、《中药志》[13]、《中药材手册》[14]、《全国中药炮制规范》[15]、《中国药材学》[16]、《中华本草》[17]等。同时尚记载有“君子”、“君子仁”、“留球子”、“索子果”、“冬君子”、“病疳子”《中药材手册》[14]，“五棱子”、“索子果”《中药大辞典》[9]，“冬均子”《中医大辞典》[10]，“史君子”《中国医学百科全书·中医学》[11]，“壳君子”、“水君木叶”《中国药材学》[16]，“山羊屎”《中华本草》[17]等各地的俗称。还记载有本品原植物“使君子”的异名“留球子”、“索子果”《中药志》[13]等。

3 附录

3.1 又称：炒使君子仁（饮片规格名），使君子仁（药材商品名）。

3.2　俗称：君子、君子仁、留球子、索子果（广西），冬君子（广东），病疳子（福建），索子果（南宁），水君木叶（广西），山羊屎（台湾），五棱子、冬均子、史君子、壳君子。

3.3　曾称：留求子《南方草木状》，史君子《药谱》。

3.4　原植物名称：使君子、留球子、索子果（广西）。

4　文献通考

《南方草木状》卷上："留求子 形如栀子，棱瓣深而两头尖，似诃梨勒而轻，及半黄已熟，中有肉白色，甘如枣，核大，治婴孺之疾。南海、交趾俱有之。"[18]

《药谱》："风陵御使史君子"。唐·侯宁极《药谱》抄本[40]

《本草图经》卷七："使君子，生交、广等州，今岭南州郡皆有之，生山野中及水岸。其叶青，如两指头，长二寸；其茎作藤如手指；三月生，花淡红色，久乃深红，有五瓣；七八月结子如拇指，长一寸许，大类栀子，而有五棱；其壳青黑色，内有仁白色。七月采实。"[19]

《证类本草》卷九："使君子，味甘，温，无毒。主小儿五疳，小便白浊，杀虫，疗泻痢。生交、广等州。形如栀子，棱瓣深而两头尖，亦似诃梨勒而轻。俗传始因潘州郭使君，疗小儿多是独用此物，后来医家因号为使君子也（今附）。"[1]

《本草衍义》卷十："使君子，紫黑色，四棱高，瓣深。今经中谓之棱瓣深，似令人难解。秋末冬初，人将入鼎、澧。其仁味如椰子肉。经不言用仁，为复用皮。今按文味甘即是用肉，然难得仁，盖绝小。今医家或兼用壳。"[2]

《增广太平和剂图经本草药性总论·草部中品之下》："使君子，味甘，温，无毒。主小儿五疳，小便白浊，杀虫，疗泻痢。"[3]

《本草品汇精要》卷十二："使君子，无毒，蔓生。使君子，主小儿五疳，小便白浊。杀虫，疗泻痢（《名医》所录）。"[20]

《本草蒙筌》卷四："使君子，味甘，气温。无毒。交趾多生，岭南亦有。新采香润，陈久干枯。用须慢火微煨，去壳便可嚼食。或和诸药，凭作散丸。去白浊，除五疳，杀蛔虫，止泻痢。因郭使君原用以治小儿，后人竟名之曰使君子也。"[4]

《本草纲目》卷十八："使君子，（宋《开宝》）。【释名】留求子。志曰：俗传潘州郭使君疗小儿多是独用此物，后医家因号为使君子也。时珍曰：按嵇含《南方草木状》谓之留求子，疗婴孺之疾。则自魏、晋已用，但名异耳。【集解】志曰：生交、广等州。形如栀子，棱瓣深而两头尖，似诃黎勒而轻……【主治】小儿五疳，小便白浊，杀虫，疗泻痢《开宝》。健脾胃，除虚热，治小儿百病疮癣（时珍）……【附方】新六。小儿脾疳：使君子、芦荟等分，为末。米饮每服一钱《儒门事亲》。小儿痞块腹大，肌瘦面黄，渐成疳疾：使君子仁三钱，木鳖子仁五钱，为末，水丸龙眼大。每以一丸，用鸡子一个破顶，入药在内，饭上蒸熟，空心食之（杨起《简便单方》）。小儿蛔痛，口流涎沫：使君子仁为末，米饮五更调服一钱《全幼心鉴》。"[5]

《炮炙大法·草部》："使君子，（慢煨香热用或云七生七煨食亦良忌饮热茶犯之即泻）。"[21]

《雷公炮制药性解》卷四："使君子，味甘，性温无毒，入脾胃二经。治小儿五疳，利小便，止白浊，除泻痢，杀诸虫，连壳用。按：使君子甘温，宜主脾胃，然多食令人发呃，伤胃故也。”[22]

《本草征要》卷二：“使君子，味甘，性温，无毒。入脾、胃二经。杀诸虫，治疳积。杀虫药皆苦，使君子独甘，空服食数枚，次日虫皆死而出矣。忌饮热茶，犯之即泻。”[23]

《本草乘雅半偈·第十帙》：“使君子，（宋《开宝》）。【气味】甘温，无毒。”[24]

《本草新编》卷四：“使君子，味甘，气温，无毒。入脾、胃、大肠。去白浊，除五疳，杀蛔虫，止泻痢。用之以治小儿伤食生虫者实妙，以其不耗气也。然而大人用，未尝不佳。但宜用鲜，而不宜用陈，用熟而不宜用生。入药之时，宜现煨熟，去壳口嚼咽下，以汤药送之，始能奏功也。”[25]

《炮炙全书》卷二：“使君子，甘，温。去壳取白仁用，油黑不堪。李中立曰：去壳取仁，然仁绝难得，今医家或兼用壳。”[26]

《本草易读》卷五：“使君子百六十，甘，温，无毒。治小儿百病，五疳悉疗；解小便白浊，泻痢亦医。最杀诸虫，兼益脾胃。原出海南、交趾。今闽之邵武，蜀之眉州，少栽莳之。其藤如葛，绕树而上。叶青如五加叶。五月花开，一簇一二十葩，红色轻盈如海棠。其实长寸许，五瓣合成有棱。”[27]

《本草备要·草部》：“使君子，补脾，杀虫，消积。甘温。健脾胃，除虚热，杀脏虫。”[28]

《本经逢原》卷二：“使君子，甘温，无毒。微煨去壳。发明，凡杀虫药都是苦辛，惟使君子甘而杀虫，不伤脾胃，大人小儿有虫病者，每月上旬清晨空腹食数枚或为散，肥汤服之，次日虫从大便出。忌饮热茶，犯之即泻。”[29]

《本草经解》卷二：“【使君子】，气温。味甘。无毒。主小儿五疳。小便白浊。杀虫疗泻痢。使君子气温。禀天春和之木气。”[30]

《本草从新》卷五：“使君子，杀虫消积。甘温。杀虫消积。治五疳便浊，泻痢疮癣，为小儿诸病要药（经疏曰：五疳便浊、泻痢腹虫、皆由脾胃虚弱、因而乳停食滞、湿热瘀塞而成、脾胃健则积滞消、湿热散、水道利、而前证尽除矣、时珍曰：凡杀虫之药、多是苦辛、独使君子、榧子、甘而杀虫、每月上旬、虫头向上、中旬虫头横、下旬虫头向下、道藏云：初一至初五、虫头向上、凡有虫病者、每月上旬、空心食数枚、虫皆死而出矣。按地黄、胡麻、皆甘而能杀虫）。”[6]

《要药分剂》卷四：“使君子，味甘。性温。无毒。【主治】主健脾胃。除虚热。杀脏虫。小儿五疳。小便白浊。疗泻痢。疮癣（开宝）。”[31]

《本草求真》卷三：“使君子，（蔓草）温脾燥胃杀虫除积。使君子（专入脾胃）。味甘气温。功专补脾杀虫除积。凡人症患五疳便浊。泻痢腹虫。皆脾胃虚弱。因而乳停食滞。湿热瘀塞而成。”[32]

《本草分经·原例》：“使君子，甘温，杀虫治小儿疳积，多食伤脾食，后饮热茶作泻。”[33]

《本草述钩元》卷十一：“使君子，出岭南闽（邵武）蜀。（眉州）其藤如葛。绕树而上。四五月开红花。五瓣。七八月结子。如拇指大。类栀子而有五棱。壳内白仁如榧。七月采之。久则油黑不堪用。”[34]

《本草择要纲目·温性药品》：“使君子，【气味】甘温无毒。【主治】小儿五疳小便白浊。杀虫。疗泻痢。健脾胃。除虚热。诸药杀虫者。多是辛苦。唯使君子榧子甘而杀虫。俗谓杀虫殆尽无消食。孰知树有蠹。屋有蚁。国有盗。福耶祸耶（服之忌饮热茶。）”[35]

《得配本草》卷四：“使君子，甘，温。入足太阴、阳明经。除食热，疗疳虫。健脾胃，止泄痢。治白浊，利小便。配芦荟，治脾疳。”[36]

《本草害利·脾部药队》：“使君子，【害】无虫积者勿食，凡小儿泄泻，是暑气所伤者，禁与肉果、诃子等涩热药同用。服使君子后，亦忌食热物热茶，犯之即作泄泻。”[37]

《本草撮要》卷一：“【使君子】，味甘。入足太阴厥阴经。功专杀虫。疗五疳。得芦荟治小儿疳热忌饮热茶。”[38]

《本草便读·草部》：“使君子，入脾胃。用则治虫治疳。味甘温。服则或生或熟（使君子味甘。性温。气香。质润。虽为杀虫之药。而益脾胃。敛虚热。凡小儿一切虫疳等证皆可用之。服时忌饮热茶。犯之即泻）。”[39]

《中药志》：“使君子　本品为常用中药。商品为使君子科植物使君子的果实。用时取种子，也有以种子出售，称君子仁。……【原植物】使君子　【别名】留球子、索子果（广西）。Quisqualis indica L.　——使君子科 Combretaceae”[13]

《中药材手册》：“使君子［纲目列入草部蔓草类］　本品为使君子科植物使君子 Quisqualis indica L. 的干燥成熟果实。原植物系常绿攀援状藤木，多为栽培。入药多用种子，但一般习惯在使用前种子多留在果壳内。【别名】君子、君子仁、留球子、索子果（广西），冬君子（广东），病疳子（福建）。”[14]

《中药大辞典》：“使君子《开宝本草》　【异名】留求子《南方草木状》，史君子（侯宁极《药谱》），五棱子《药材资料汇编》，索子果《南宁市药物志》，冬君子、病疳子《中药材手册》……【来源】为使君子科植物使君子的成熟果实。【原植物】使君子 Quisqualis indica L.”[9]

《中医大辞典·中药分册》：“使君子　出《开宝重定本草》。又名留求子、五棱子、索子果、冬均子。为使君子科植物使君子 Quisqualis indica L. 的果实。”[10]

《中国医学百科全书·中医学》：“使君子　始载于侯宁极《药谱》。原作史君子，又名留求子。为使君子科植物使君子 Quisqualis indica L. 的果实。秋季果皮由绿转紫黑色时采收，晒干或用微火烘干。”[11]

《全国中药炮制规范》：“使君子　［处方用名］使君子、使君子仁、炒使君子仁。【来源】本品为使君子科植物使君子 Quisqualis indica L. 的干燥成熟果实。多系栽培。主产于四川、广东、广西等地。秋末种子成熟、果皮变紫黑色时采摘，干燥。药材以个大、表面紫黑色、具光泽、仁饱满、色黄白者为佳。”[15]

《中国药材学》：“使君子　【别名】壳君子，病疳子，留球子，水君木叶（广西）。【来源】本品为使君子科植物使君子 Quisqualis indica L. 的果实，用时取种子。”[16]

《中国中医药学主题词表》：“使君子 QUISQUALIS INDICA　属使君子科和驱虫药（中药）。”[12]

《普通高等教育中医药类规划教材·中药学》：“使君子《开宝本草》　为使君子科落叶藤本状灌木植物使君子 Quisqualis indica L. 的干燥成熟果实，主产于四川、广东、广西、云南等地。9～10 月果皮变紫黑时采收，晒干。去壳，取种仁生用或炒香用。”[8]

《中华本草》："使君子《开宝本草》　【异名】留求子《南方草木状》，史君子（侯宁极《药谱》），五棱子《药材资料汇编》，索子果《南宁市药物志》，山羊屎《台湾药用植物志》，君子、君子仁（广西），冬君子（广东），病疳子（福建）……【来源】为使君子科植物使君子的成熟果实。【原植物】使君子 Quisqualis indica L."[17]

《中华人民共和国药典》："使君子 Fructus quisqualis　本品为使君子科植物使君子 Quisqualis indica L. 的干燥成熟果实。秋季果皮变紫黑色时采收，除去杂质，干燥。"[7]

5　参考文献

1　宋·唐慎微. 证类本草. 北京：人民卫生出版社，1957，239

2　宋·寇宗奭. 本草衍义. 上海：商务印书馆，1937，61

3　宋·佚名. 增广太平和剂图经本草药性总论. 见：增广太平惠民和剂局方. 海口：海南出版社，2002，441

4　明·陈嘉谟. 本草蒙筌. 北京：人民卫生出版社，1988，267

5　明·李时珍. 本草纲目. 北京：人民卫生出版社，1982，1247

6　清·吴仪洛. 本草从新. 北京：中医古籍出版社，2001，96

7　国家药典委员会编. 中华人民共和国药典. 一部. 北京：化学工业出版社，2000，173

8　雷载权主编. 普通高等教育中医药类规划教材·中药学. 上海：上海科学技术出版社，1995，176

9　江苏新医学院编. 中药大辞典. 上海：上海科学技术出版社，1977，1372

10　《中医大辞典》编辑委员会编. 中医大辞典·中药分册. 北京：人民卫生出版社，1982，218

11　《中医学》编辑委员会. 中国医学百科全书·中医学. 上海：上海科学技术出版社，1997，1279

12　吴兰成主编. 中国中医药学主题词表. 北京：中医古籍出版社，1996，350

13　中国医学科学院药物研究所等编. 中药志. 第三册. 北京：人民卫生出版社，1993，458

14　中华人民共和国卫生部药政管理局主编. 中药材手册. 北京：人民卫生出版社，1998，329

15　中华人民共和国卫生部药政管理局编. 全国中药炮制规范. 北京：人民卫生出版社，1988，164

16　徐国钧等主编. 中国药材学. 北京：中国医药科技出版社，1996，1118

17　国家中医药管理局《中华本草》编委会. 中华本草. 第五册. 上海：上海科学技术出版社，1999，615

18　宋人托名晋·嵇含. 南方草木状. 见：岭南本草古籍三种. 北京：中国医药科技出版社，1999，6

19　宋·苏颂. 本草图经. 合肥：安徽科学技术出版社，1994，239

20　明·刘文泰. 本草品汇精要. 北京：人民卫生出版社，1982，362

21　明·缪希雍. 炮炙大法. 明末庄继先校刻本

22　明·李中梓. 雷公炮制药性解. 见：中国医学大成（二）. 长沙：岳麓书社，1990，149

23　明·李中梓. 本草征要. 见：李中梓医学全书. 北京：中国中医药出版社，1999，130

24　明·卢之颐. 本草乘雅半偈. 北京：人民卫生出版社，1986，604

25　清·陈士铎. 本草新编. 北京：中国中医药出版社，1996，216

26　［日］稻宣义. 炮炙全书. 北京：中医古籍出版社，1981，74

27　清·汪昂. 本草易读. 北京：人民卫生出版社，1987，33

28　清·汪昂. 本草备要. 北京：中国中医药出版社，1998，105

29　清·张璐. 本经逢原. 上海：上海科学技术出版社，1959，105

30　清·叶桂. 本草经解. 上海：上海科学技术出版社，1958，62

31　清·沈金鳌. 要药分剂. 上海：上海科学技术出版社，1959，101

32　清·黄宫绣. 本草求真. 上海：上海科学技术出版社，1959，108

33 清·姚澜. 本草分经. 上海：上海科学技术出版社，1957，176
34 清·杨时泰. 本草述钩元. 上海：科技卫生出版社，1958，317
35 清·蒋居祉. 本草择要纲目. 见：珍本医书集成. 本草类. 上海：上海科学技术出版社，1985，85
36 清·严西亭. 得配本草. 上海：上海卫生出版社，1957，3
37 清·凌奂. 本草害利. 北京：中医古籍出版社，1982，60
38 清·陈其瑞. 本草撮要. 见：珍本医书集成. 本草类. 上海：上海科学技术出版社，1985，23
39 清·张秉成. 本草便读. 上海：上海卫生出版社，1957，33
40 唐·侯宁极. 药谱. 抄本

270 侧柏叶
Cebaiye
Cacumen Platycladi

1 定名依据

1.1 正名

1.1.1 汉文名：侧柏叶［柏科植物侧柏 Platycladus orientalis（L.）Franco 的干燥枝梢及叶］。

1.1.2 英文名：chinese arborvitae twig and leaf.

1.2 依据

1.2.1 定名的文献依据

(1)《证类本草》卷十二："柏实，味甘，平，无毒……药性论云：柏子仁，君，恶菊花，畏羊蹄草，味甘，辛。能治腰肾中冷，膀胱冷，脓宿水，兴阳道，益寿，去头风，治百邪鬼魅，主小儿惊痫。又云侧柏叶，君，与酒相宜，止尿血。味苦、辛，性涩。能治冷风，历节疼痛。"[1]

(2)《汤液本草》卷五："侧柏叶，气微温，味苦。无毒。《本草》云：主吐血、衄血及痢血，崩中赤白，轻身益气，令人耐寒暑。《药性论》云：侧柏叶苦辛，性涩，治冷风历节疼痛，止尿血，与酒相宜。"[2]

(3)《药鉴》卷二："侧柏叶，气微寒，味微苦。主吐血、衄血、痢血、崩血、尿血。久服轻身益气，令人能耐寒暑，更治冷风历节疼痛，此补阴之要药也。其性善守。凡采，必须择月建方向采之，为其得月令之气也。"[3]

(4)《本草征要》卷一："侧柏叶，味苦，性微寒，无毒。入肝经。牡蛎为使。忌同柏子仁。止吐衄来红，定崩淋下血。历节风疼可愈，周身湿痹能安。微寒补阴，故应止血，其治风湿者，益脾之力也。"[4]

(5)《本草从新》卷七："侧柏叶，凉血、清血分湿热。味苦微寒。性涩而燥（西向得燥金之气）。最清血分湿热。止吐衄崩淋。肠风尿血。血痢。一切血证。去风湿诸痹。历节风痛。"[5]

(6)《本草便读·木部》："侧柏叶，凉血消瘀。能入肺通肝。芳香且燥。宣风胜湿。可除崩止痢。甘苦而寒。治脏毒之难痊。医肠风而易愈（侧柏叶万木皆向阳。而柏独西指。

盖禀西方之气而有贞德者也。入药惟取叶扁而侧生者良。)”[6]

(7)《中华人民共和国药典》:“侧柏叶 Cacumen platycladi 本品为柏科植物侧柏 Platycladus orientalis (L.) Franco 的干燥枝梢及叶。多在夏、秋二季采收,阴干。”[7]

(8)《普通高等教育中医药类规划教材·中药学》:“侧柏叶《别录》 为柏科常绿乔木植物侧柏 Platycladus orientalis (L.) Franco 的嫩枝叶。全国各地均产。全年可采。阴干,切段。生用或炒炭用。”[8]

(9)《中药大辞典》:“侧柏叶《药性论》 【异名】柏叶《金匮要略》,丛柏叶《闽东本草》。【基原】为柏科植物侧柏的嫩枝与叶。”[9]

(10)《中医大辞典·中药分册》:“侧柏叶 出《药性论》。又名柏叶、丛柏叶。为柏科植物侧柏 Platycladus orientalis (L.) Endl. 的嫩枝和叶。”[10]

(11)《中国医学百科全书·中医学》:“侧柏叶 始载于《名医别录》。原名柏叶。为柏科植物侧柏 Platycladus orientalis (L.) Franco 的嫩枝与叶。夏、秋两季采收,剪取小枝,阴干。”[11]

(12)《中国中医药学主题词表》:“侧柏叶 CACUMEN PLATYCLADI 为柏科植物侧柏的干燥枝梢及叶;属清热凉血药和止血药(中药) C 侧柏。”[12]

(13)《中药志》[13]、《中药材手册》[14]、《全国中药炮制规范》[15]、《中国药材学》[16]、《中华本草》[17]等现代中药著作多以“侧柏叶”作为本品正名(参见“文献通考”)。

1.2.2 定名选择的理由

(1)侧柏叶 Cacumen platycladi,系柏科植物侧柏 Platycladus orientalis (L.) Franco 的干燥枝梢及叶。“侧柏叶”之名始见于唐《药性论》,“侧柏叶”作为本品正名始见于元·王好古《汤液本草》,其后的本草著作多沿载,如明·杜文燮《药鉴》、李中梓《本草征要》、清·吴仪洛《本草从新》、张秉成《本草便读》等。

(2)我国最新出版的《中华人民共和国药典》、《普通高等教育中医药类规划教材·中药学》以及辞书类著作《中医大辞典·中药分册》、《中药大辞典》、《中国医学百科全书·中医学》等均以“侧柏叶”作为本品正名。已经广泛应用于中医药学文献的标引和检索的《中国中医药学主题词表》也以“侧柏叶”作为本品的正式主题词。现代本草著作如《中药志》、《中华本草》、《中国药材学》、《中药材手册》、《全国中药炮制规范》等虽记载了不少本品各地的俗称,但也无一例外以“侧柏叶”作为本品的正名。说明“侧柏叶”作为本品正名已成为共识。

1.3 与正名等效的名词:无。

2 源流考释

侧柏叶[柏科植物侧柏 Platycladus orientalis (L.) Franco 的干燥枝梢及叶]原称“柏叶”,始载于汉《金匮要略》,如《金匮要略浅注》卷七:“惊悸吐衄下血胸满瘀血病脉证第十六,寸口脉动而弱(为惊悸之主脉也。惊自外至。气乱则脉动)。动即为惊……柏叶汤方,柏叶 干姜(各三两) 艾(三把),上三味。水五升。取马通汁一升合煮。取一升。分温再服。千金加阿胶三两亦佳。”[18]宋·唐慎微《证类本草》则在“柏实”项下介绍本品[1]。

“侧柏叶”之名始见于唐初《药性论》,如宋·唐慎微《证类本草》引《药性论》

云："柏子仁，君，恶菊花，畏羊蹄草，味甘，辛。能治腰肾中冷，膀胱冷，脓宿水，兴阳道，益寿，去头风，治百邪鬼魅，主小儿惊痫。又云侧柏叶，君，与酒相宜，止尿血。味苦、辛，性涩。能治冷风，历节疼痛。"[1] "侧柏叶"作为本草正名始见于元·王好古《汤液本草》："侧柏叶，气微温，味苦。无毒。《本草》云：主吐血、衄血及痢血，崩中赤白，轻身益气，令人耐寒暑。《药性论》云：侧柏叶苦辛，性涩，治冷风历节疼痛，止尿血，与酒相宜。"[2]其后的本草著作多沿载，如明·杜文燮《药鉴》[3]、李中梓《本草征要》[4]、清·吴仪洛《本草从新》[5]、张秉成《本草便读》[6]，日本稻宣义《炮炙全书》[22]等。但也有在"柏实"项下介绍的，如明·陈嘉谟《本草蒙筌》[19]，清·陈士铎《本草新编》[20]；也有在"柏"项下介绍的，如明·李时珍《本草纲目》[21]；还有以"柏叶"为正名的，如明·卢之颐《本草乘雅半偈》[32]。

古代著作中记载的本品异名尚有"扁柏叶"，如明·卢之颐《本草乘雅半偈·第十帙》："柏叶，（李时珍）。【气味】苦，微温无毒。【主治】煮汁，洗漆疮。【核】曰：侧柏，侧生扁柏叶也。生成见柏实条核。"[32]。

现代有关著作均沿用元·王好古《汤液本草》的记载以"侧柏叶"作为本品正名，如《中华人民共和国药典》[7]、《普通高等教育中医药类规划教材·中药学》[8]、《中药大辞典》[9]、《中医大辞典·中药分册》[10]、《中国医学百科全书·中医学》[11]、《中国中医药学主题词表》[12]、《中药志》[13]、《中药材手册》[14]、《全国中药炮制规范》[15]、《中国药材学》[16]、《中华本草》[17]等。同时尚记载有"扁柏"、"喜柏"《中药材手册》[14]，"丛柏叶"《中药大辞典》[9]，"香柏"、"片柏"、"片松"《中国药材学》[16]等各地的俗称。还记载有本品原植物"侧柏"的异名"扁柏"、"柏树"、"香柏"、"扁松"、"片松"《中药志》[13]，"柏"、"崖柏"、"黄心柏"、"云片柏"、"松蟠"、"喜柏"《中药大辞典》[9]，"黄柏"《中华本草》[17]等。

3 附录

3.1 又称：侧柏叶炭（饮片规格名）。

3.2 俗称：扁柏、喜柏（广东），丛柏叶（闽东），片松（东北），香柏，片柏。

3.3 曾称：柏叶《金匮要略》，扁柏叶《本草乘雅半偈》。

3.4 原植物名称：侧柏，扁柏、柏树（通称），香柏（河北），扁松（江苏扬州），片松（辽宁），柏、崖柏、黄心柏、云片柏、松蟠、喜柏、黄柏（华北）。

4 文献通考

《金匮要略方论》卷七："惊悸吐衄下血胸满瘀血病脉证第十六，寸口脉动而弱（为惊悸之主脉也。惊自外至。气乱则脉动）。动即为惊……柏叶汤方，柏叶　干姜（各三两）　艾（三把），上三味。水五升。取马通汁一升合煮。取一升。分温再服。千金加阿胶三两亦佳。"[18]

《证类本草》卷十二："柏实，味甘，平，无毒……又云侧柏叶，君，与酒相宜，止尿血。味苦、辛，性涩。能治冷风，历节疼痛。日华子云：柏子仁，治风，润皮肤，此是侧柏子，入药，微炒用。又云柏叶灸罯冻疮，烧取汁涂头，黑润鬓发。又云柏白皮无毒。"[1]

《汤液本草》卷五："侧柏叶，气微温，味苦。无毒。《本草》云：主吐血、衄血及痢血，崩中赤白，轻身益气，令人耐寒暑。《药性论》云：侧柏叶苦辛，性涩，治冷风历节疼痛，止尿血，与酒相宜。"[2]

《滇南本草》卷一："侧柏叶，俗名扁柏，味辛、微酸苦，性寒。捣汁治吐血、鼻衄血、呕血、小便尿血、妇人暴崩下血，并皆治之。"[24]

《本草蒙筌》卷四："柏实，味甘、辛，气平。无毒……侧柏叶苦涩，翠扁者采收。务向月令建方（春采东，夏采南，秋冬仿此）。才得节候生气。即止吐衄崩痢，重生发鬓须眉。为燥湿仙丹，系补阴要药。若合黄连煎服，小儿虫痢立痊。"[19]

《本草纲目》卷三十四："柏，《本经·上品》……柏叶，【修治】敩曰：凡用挼去两畔并心枝丫，用糯泔浸七日，以酒拌蒸一伏时。每一斤，用黄精自然汁十二两浸焙（又浸又焙），待汁干用之。"[21]

《药鉴》卷二："侧柏叶，气微寒，味微苦。主吐血衄血痢血崩血尿血。久服轻身益气，令人能耐寒暑，更治冷风历节疼痛，此补阴之要药也。其性善守。凡采，必须择月建方向采之，为其得月令之气也。但性多燥，须用蜜水浸之，饭上蒸熟，阴干，服之大益脾土，以滋其肺也。冻疮。汁乌髭发（别录）。"[3]

《本草征要》卷一："侧柏叶，味苦，性微寒，无毒。入肝经。牡蛎为使。忌同柏子仁。止吐衄来红，定崩淋下血。历节风疼可愈，周身湿痹能安。微寒补阴，故应止血，其治风湿者，益脾之力也。柏有数种，惟根上发枝数茎，蒙茸茂密，名千头柏，又名佛手柏，是真侧柏也。"[4]

《本草乘雅半偈·第十一帙》："柏叶，（李时珍）。【气味】苦，微温无毒。【主治】煮汁，洗漆疮。【核】曰：侧柏，侧生扁柏叶也。生成见柏实条核。【参】曰：木谐白者柏，向西承制，以全木德，肝脏体用备矣。叶侧曰孙，曰络，曰经，曰脉，克肖乎形。盖肝藏血，失所藏，血吐不止。守所藏，何吐之有。时珍广之洗疗漆疮，金形人，肤受其眚，名曰横漆克承制，又何横之有。"[22]

《本草崇原》卷上："侧柏叶（附），气味苦，微温，无毒。主治吐血、衄血、痢血、崩中赤白，轻身益气，令人耐寒暑，去湿痹，生肌（《别录》附）。凡草木耐岁寒，冬不落叶者，阴中有阳也，冬令主太阳寒水，而水府属太阳，水脏属少阴，柏叶禀寒水之气，而太阳为标，禀少阴之气而君火为本，故气味苦，微温。"[23]

《本草择要纲目·寒性药品》："侧柏叶，（凡用挼去两畔并心枝丫。用糯泔浸七日。以酒拌蒸一伏时。每一斤用黄精自然汁十二两浸焙。又浸又焙。待汁干用之。此服食治法也。常用或生或炒。各从本方。）"[24]

《本草新编》卷四："柏实（柏叶），柏子仁，甘、辛，气平，无毒。入心、肝、肾、膀胱四经……柏叶苦涩，只能敛肺，遏吐血、衄血，亦生须发。但非补阳要药，不可与柏子仁同类而并称也。或疑柏子仁益心而不益肾，以其必去油而用之也，油去则性燥，心喜燥而肾恶燥，非明验耶？噫！以此论药，失之凿矣。"[20]

《炮炙全书》卷三："侧柏叶，苦、涩寒。柏有数种，入药惟取叶扁而侧生者，故曰侧柏，或生或炒，各从本方，瓜子、牡蛎桂为使，畏菊花、羊蹄、诸石及面曲，伏砒硝。"[25]

《本草易读》卷六："侧柏叶二百七十三，或生或炒。苦，辛，涩，平，无毒。吐血衄血，痢血溺血，赤白崩中，风冷历节。敷汤火而止痛，解蛊痢而杀虫；灭瘢痕而生肌，润鬓发而黑头。”[26]

《本草备要·木部》：“侧柏叶，补阴，凉血。苦涩微寒（《本草》微温）。养阴滋肺而燥土最清血分，为补阴要药。止吐衄崩淋，肠风尿（血）痢（血），一切血证，去冷风湿痹，历节风痛（肢节大痛，昼静夜剧，名白虎历节风。亦风寒湿所致）。涂汤火伤（捣烂水调涂），生肌杀虫，炙罨冻疮，汁乌髭发。”[27]

《本草从新》卷七：“侧柏叶，凉血、清血分湿热。味苦微寒。性涩而燥（西向得燥金之气）。最清血分湿热。止吐衄崩淋。肠风尿血。血痢。一切血证。去风湿诸痹。历节风痛（肢节大痛、昼静夜剧、名白虎历节风、亦风寒湿所致）。涂汤火伤（捣烂、水调涂）。生肌杀虫。炙罨冻疮。汁、乌须发。丹溪以为补阴要药。[5]

《要药分剂》卷四：“侧柏叶，味苦涩。性微寒。无毒。感秋令。得金气之全而生。可升可降。阴也。肉桂、牡蛎为使。恶菊花。宜酒。”[28]

《本草求真》卷五：“侧柏叶，（香木）凉血止血。侧柏叶（专入肺肝）。苦涩微寒。书言养阴滋肺燥土。然禀受西金。坚劲不凋（魏子才六书精蕴云。万木皆向阳。而柏独西指。故字从白。白者西方也。陆佃埤雅云。柏之指西。犹针之指南也。柏有数种。入药惟取叶扁而侧生者。故曰侧柏）。”[29]

《本草分经·原例》：“侧柏叶，苦寒燥涩，最清血分湿热，治一切血症、风湿、诸痹、历节风痛。柏皮治火灼烂疮，长毛发。”[30]

《本草撮要》卷二：“【侧柏叶】，味苦涩微寒。入手足太阴阳明经。功专养阴滋肺燥土。治吐衄崩淋。肠风尿血血痢。冷风湿痹。或炒或生用。桂、牡蛎为使。恶菊花。宜酒。”[31]

《本草便读·木部》：“侧柏叶，凉血消瘀。能入肺通肝。芳香且燥。宣风胜湿。可除崩止痢。甘苦而寒。治脏毒之难痊。医肠风而易愈（侧柏叶万木皆向阳。而柏独西指。盖禀西方之气而有贞德者也。入药惟取叶扁而侧生者良。甘苦而寒。芳香而燥。入肝肺大肠血分。凉血燥湿。是其本功。故凡一切吐血衄血血痢血崩肠风脏毒等证。血中有湿热瘀结者。皆可用之。金能制木。治风辟邪。又其余事耳）。”[6]

《中药志》：“侧柏叶　本品为少常用中药。商品为柏科植物侧柏的干燥带叶枝梢……【原植物】侧柏　别名：扁柏、柏树（通称），香柏（河北），扁松（江苏扬州），片松（辽宁）。Platycladus orientalis（L.）Franco［Biota orientalis（L.）Endl.；Thuja orientalis L.］——柏科 Cupressaceae”[13]

《中药材手册》：“侧柏叶［纲目列入木部香木类柏项下］　本品为柏科植物侧柏 Platycladus orientalis（L.）Encl. 的干燥嫩枝梢及叶。【原植物】系常绿小乔木或灌木，野生与栽培均有。同科植物柏木的外形与本品极相似，应注意鉴别。【别名】扁柏、喜柏（广东）、柏叶（山东、湖南）。”[14]

《中药大辞典》：“侧柏叶《药性论》　【异名】柏叶《金匮要略》，丛柏叶《闽东本草》。【基原】为柏科植物侧柏的嫩枝与叶。【原植物】侧柏《药性论》Biota orientalis（L.）Endl.，又名：柏《诗经》，扁柏《滇南本草》，崖柏、香柏、黄心柏、扁松、云片柏、松蟠、片松、喜柏。”[9]

《中医大辞典·中药分册》：“侧柏叶　出《药性论》。又名柏叶、丛柏叶。为柏科植物侧柏 Platycladus orientalis（L.）Endl. 的嫩枝和叶。”[10]

《中国医学百科全书·中医学》：“侧柏叶　始载于《名医别录》。原名柏叶。为柏科植物侧柏 Platycladus orientalis（L.）Franco 的嫩枝与叶。夏、秋两季采收，剪取小枝，阴干。”[11]

《全国中药炮制规范》：“侧柏叶　［处方用名］侧柏叶、侧柏叶炭。【来源】本品为柏科植物侧柏 Platycladus orientalis（L.）Encl. 的干燥嫩枝与叶。栽培或野生。全国大部分地区多有生产。夏、秋二季均可采收，剪下小枝，晾干。药材以叶嫩、色青绿、无碎末者为佳。”[15]

《中国药材学》：“侧柏叶　【别名】扁柏，香柏，片柏，片松（东北），柏叶（山东、湖南），喜柏（广东）。【来源】本品为柏科植物侧柏 Platycladus orientalis（L.）Franco［Biota orientalis（L.）Endl.］的嫩枝和叶。”[16]

《中国中医药学主题词表》：“侧柏叶 CACUMEN PLATYCLADI　为柏科植物侧柏的干燥枝梢及叶；属清热凉血药和止血药（中药）　C 侧柏。”[12]

《普通高等教育中医药类规划教材·中药学》：“侧柏叶《别录》　为柏科常绿乔木植物侧柏 Platycladus orientalis（L.）Franco 的嫩枝叶。全国各地均产。全年可采。阴干，切段。生用或炒炭用。”[8]

《中华本草》：“侧柏叶《药性论》　【异名】柏叶《金匮要略》，扁柏叶《草医草药简便验方汇编》、丛柏叶《闽东本草》……【来源】为柏科植物侧柏的枝梢及叶。【原植物】侧柏 Platycladus orientalis（L.）Franco［Thuja orientalis L.；Biota orientalis（L.）Endl.］又名：扁柏《滇南本草》，香柏（河北），黄柏（华北）。”[17]

《中华人民共和国药典》：“侧柏叶 Cacumen platycladi　本品为柏科植物侧柏 Platycladus orientalis（L.）Franco 的干燥枝梢及叶。多在夏、秋二季采收，阴干。”[7]

5　参考文献

1　宋·唐慎微. 证类本草. 北京：人民卫生出版社，1957，295
2　元·王好古. 汤液本草. 见：景印文渊阁四库全书（745）. 北京：中医古籍出版社，1986，975
3　明·杜文燮. 药鉴. 北京：中国中医药出版社，1993，65
4　明·李中梓. 本草征要. 见：李中梓医学全书. 北京：中国中医药出版社，1999，135
5　清·吴仪洛. 本草从新. 北京：中医古籍出版社，2001，102
6　清·张秉成. 本草便读. 上海：上海卫生出版社，1957，63
7　国家药典委员会编. 中华人民共和国药典. 一部. 北京：化学工业出版社，2000，173
8　雷载权主编. 普通高等教育中医药类规划教材·中药学. 上海：上海科学技术出版社，1995，185
9　江苏新医学院编. 中药大辞典. 上海：上海科学技术出版社，1977，1375
10　《中医大辞典》编辑委员会编. 中医大辞典·中药分册. 北京：人民卫生出版社，1982，218
11　《中医学》编辑委员会. 中国医学百科全书·中医学. 上海：上海科学技术出版社，1997，1125
12　吴兰成主编. 中国中医药学主题词表. 北京：中医古籍出版社，1996，37
13　中国医学科学院药物研究所等编. 中药志. 第五册. 北京：人民卫生出版社，1993，659
14　中华人民共和国卫生部药政管理局主编. 中药材手册. 北京：人民卫生出版社，1998，590
15　中华人民共和国卫生部药政管理局编. 全国中药炮制规范. 北京：人民卫生出版社，1988，252
16　徐国钧等主编. 中国药材学. 北京：中国医药科技出版社，1996，700

17 国家中医药管理局《中华本草》编委会．中华本草．第二册．上海：上海科学技术出版社，1999，321
18 东汉·张仲景．金匮要略方论．北京：人民卫生出版社，1956，43
19 明·陈嘉谟．本草蒙筌．北京：人民卫生出版社，1988，223
20 清·陈士铎．本草新编．北京：中国中医药出版社，1996，198
21 明·卢之颐．本草乘雅半偈．北京：人民卫生出版社，1986，704
22 清·张志聪．本草崇原．北京：中国中医药出版社，1992，33
23 清·蒋居祉．本草择要纲目．见：珍本医书集成．本草类．上海：上海科学技术出版社，1985，33
24 ［日］稻宣义．炮炙全书．北京：中医古籍出版社，1981，104
25 清·汪昂．本草易读．北京：人民卫生出版社，1987，285
26 清·汪昂．本草备要．北京：中国中医药出版社，1998，131
28 清·沈金鳌．要药分剂．上海：上海科学技术出版社，1959，102
29 清·黄宫绣．本草求真．上海：上海科学技术出版社，1959，231
30 清·姚澜．本草分经．上海：上海科学技术出版社，1989，182
31 清·陈其瑞．本草撮要．见：珍本医书集成．本草类．上海：上海科学技术出版社，1985，31

271 佩兰
Peilan
Herba Eupatorii

1 定名依据

1.1 正名

1.1.1 汉文名：佩兰（菊科植物佩兰 Eupatorium fortunei Turcz. 的干燥地上部分）。

1.1.2 英文名：fortune eupatorium herb.

1.2 依据

1.2.1 定名的文献依据

(1)《本草撮要》卷一：“【佩兰】，味辛。入阳明太阴经。功专消渴。散结滞。清肺消痰。为妇科要药。产后水肿血虚浮肿。防己等分为末。每服二钱。醋酒下神效。防己为使。”[1]

(2)《中华人民共和国药典》：“佩兰 Herba eupatorii　本品为菊科植物佩兰 Eupatorium fortunei Turcz. 的干燥地上部分。夏、秋二季分两次采割，除去杂质，晒干。”[2]

(3)《普通高等教育中医药类规划教材·中药学》：“佩兰《本经》　为菊科多年生草本植物佩兰（兰草）Eupatorium fortunei Turcz. 的地上部分。主产于江苏、河北、山东等地。夏、秋二季分两次采割。切段鲜用或晒干生用。”[3]

(4)《中药大辞典》：“佩兰《本草再新》　【异名】蕑《诗经》，兰草、水香《本经》，都梁香（李当之《药录》），大泽兰《雷公炮炙论》，燕尾香、香水兰《开宝本草》，孩儿菊、千金草《续古今老》，省头草《唐瑶经验方》，女兰、香草《纲目》，醒头草《得配本草》，石瓣、针尾风《广东中药》【基原】为菊科植物兰草的茎叶。【原植物】兰草 Eupatorium fortunei Turcz."[4]

(5)《中医大辞典·中药分册》："佩兰　出清·叶小峰《本草再新》。又名省头草、香草。为菊科植物兰草 Eupatorium fortunei Turcz. 的茎叶。"[5]

(6)《中国医学百科全书·中医学》："佩兰　始载于《神农本草经》。原名兰草，又名省头草、水香、香草。为菊科植物佩兰 Eupatorium fortunei Turcz. 的茎叶。夏季茎叶茂盛尚未开花前采收地上部分，晒干或阴干。"[6]

(7)《中国中医药学主题词表》："佩兰 EUPATORIUM FORTUNEI　属菊科和芳香化湿药。"[7]

(8)《中药志》[8]、《中药材手册》[9]、《全国中草药汇编》[10]、《全国中药炮制规范》[11]、《中国药材学》[12]、《中华本草》[13]等现代中药著作多以"佩兰"作为本品正名（参见"文献通考"）。

1.2.2　定名选择的理由

佩兰 Herba eupatorii，系菊科植物佩兰 Eupatorium fortunei Turcz. 的干燥地上部分。"佩兰"作为本草正名始见于清·陈其瑞《本草撮要》，现代本草多沿用之，如我国最新出版的《中华人民共和国药典》、《普通高等教育中医药类规划教材·中药学》以及辞书类著作《中医大辞典·中药分册》、《中药大辞典》、《中国医学百科全书·中医学》等均以"佩兰"作为本品正名。已经广泛应用于中医药学文献的标引和检索的《中国中医药学主题词表》也以"佩兰"作为本品的正式主题词。现代本草著作如《中药志》、《全国中草药汇编》、《中华本草》、《中国药材学》、《中药材手册》、《全国中药炮制规范》等虽记载了不少本品各地的俗称，但也无一例外以"佩兰"作为本品的正名。说明"佩兰"作为本品正名已成为共识。

1.3　与正名等效的名词：无。

2　源流考释

佩兰（菊科植物佩兰 Eupatorium fortunei Turcz. 的干燥地上部分）原称"兰草"，始载于汉《神农本草经》卷一："兰草，味辛，平。主利水道，杀蛊毒，辟不祥。久服，益气、轻身、不老、通神明。一名水香。生池泽。"[14]其后的本草著作多沿之，如三国·吴普《吴普本草》[15]、南北朝·陶弘景《本草经集注》[16]、唐·苏敬《新修本草》[17]、孙思邈《千金翼方》[18]、宋·唐慎微《证类本草》[19]、寇宗奭《本草衍义》[20]、明·刘文泰《本草品汇精要》[21]、李时珍《本草纲目》[22]、卢之颐《本草乘雅半偈》[23]、清·张璐《本经逢原》[24]、吴仪洛《本草从新》[25]、严西亭《得配本草》[26]、沈金鳌《要药分剂》[27]。但有的则把本品与"泽兰"合并介绍，如清·吴仪洛《本草从新》[28]。

古代著作中记载的本品异名尚有"蕑"《诗经》[29]，"水香"《神农本草经》[14]，"兰"《毛诗正义》[29]，"都梁香"（李当之《药录》[19]，"大泽兰"《雷公炮炙论》[31]，"煎泽草"《本草经集注》[18]，"兰泽"《新修本草》[18]，"燕尾香"、"香水兰"《开宝本草》[18]，"孩儿菊"、"千金草"《续古今老》[18]，"省头草"《唐瑶经验方》[18]，"女兰"、"香草"《本草纲目》[18]，"醒头草"《本草乘雅半偈》[18]等。

清·叶桂《本草再新》以"佩兰叶"作为本品正名，如《本草再新》卷一："佩兰叶，味苦辛，性微凉，无毒，入心肝肺三经。开心益智，燥肺疏肝，理气化痰。"[33]

“佩兰”作为本草正名始见于清·陈其瑞《本草撮要》：“【佩兰】，味辛。入阳明、太阴经。功专消渴。散结滞。清肺消痰。为妇科要药。产后水肿血虚浮肿。防己等分为末。每服二钱。醋酒下神效。防己为使。”现代本草多沿用之，如我国最新出版的《中华人民共和国药典》[2]、《普通高等教育中医药类规划教材·中药学》[3]、《中药大辞典》[4]、《中医大辞典·中药分册》[5]、《中国医学百科全书·中医学》[6]、《中国中医药学主题词表》[7]、《中药志》[8]、《中药材手册》[9]、《全国中草药汇编》[10]、《全国中药炮制规范》[11]、《中国药材学》[12]、《中华本草》[13]等。同时尚记载有“石瓣”、“针尾凤”《中药大辞典》[4]，“鸡骨香”、“水泽兰”、“山泽兰”《中国药材学》[12]等各地的俗称。还记载有本品原植物“佩兰”的异名“兰草”《中药大辞典》[4]等。

3 附录

3.1 又称：无。

3.2 俗称：石瓣、针尾凤、山泽兰（广东），水泽兰（广西），鸡骨香。

3.3 曾称：蕑《诗经》，兰草、水香《神农本草经》，兰《毛诗正义》，都梁香（李当之《药录》），大泽兰《雷公炮炙论》，煎泽草《本草经集注》，兰泽《新修本草》，燕尾香、香水兰《开宝本草》，孩儿菊、千金草《续古今老》，省头草《唐瑶经验方》，女兰、香草《本草纲目》[18]，醒头草《本草乘雅半偈》。

3.4 原植物名称：佩兰，兰草。

4 文献通考

《毛诗正义》：“方秉蕑分。《传》云：蕑，兰也。陆玑云：蕑，即兰，香草也，其茎、叶似药草泽兰。”[29]

《神农本草经》卷一：“兰草，味辛，平。主利水道，杀蛊毒，辟不祥。久服，益气、轻身、不老、通神明。一名水香。生池泽。”[14]

《吴普本草》卷一：“兰草，无毒。除胸中痰癖。生大吴。四月、五月采。《本经》原文：兰草，味辛，平。主利水道，杀蛊毒，辟不祥。久服，益气轻身不老，通神明。一名水香。生池泽。”[15]

《雷公炮炙论》卷上：“大泽兰，雷公云：凡使，须要识别雄、雌，其形不同。大泽兰形叶皆圆，根青黄，能生血、调气、养荣合；小泽兰迥别，采得后，看，叶上斑，根须尖，此药能破血，通久积。凡修事大泽兰，须细锉之，用绢袋盛，悬于屋南畔角上，令干用。”[30]

《本草经集注·草木上品》：“兰草，味辛，平，无毒。主利水道，杀蛊毒，辟不祥。除胸中痰癖。久服益气，轻身。不老，通神明。一名水香。生大吴池泽，四月、五月采。方药世人并不复识用。大吴即应是吴国尔，太伯所居，故呼大吴。今东间有煎泽草名兰香，亦或是此也，生湿地。李云：是今人所种，似都梁香草。”[16]

《新修本草》卷七：“兰草，味辛，平，无毒。主利水道，杀蛊毒，辟不祥。除胸中痰癖。久服益气，轻身，不老，通神明。一名水香。生大吴池泽，四月、五月采。方药俗人并不复识用。大吴即应是吴国尔，太伯所居，故呼大吴。今东间有煎泽草名兰香，亦或是此也，生湿地。李云：是今人所种，似都梁香草。【谨案】此是兰泽香草也。八月花白，人间多种之，以饰庭池；溪水涧傍，往往亦有。陶云不识，又言煎泽草，或称李云都梁香近之，终非的识也。”[17]

《千金翼方》卷二：“兰草，味辛，平，无毒。主利水道，杀蛊毒，辟不祥，除胸中痰癖。久服益气，轻身不老，通神明。一名水香，生大吴池泽，四月五月采。”[18]

《证类本草》卷七：“兰草，味辛，平，无毒。主利水道，杀蛊毒，辟不祥，除胸中痰癖。久服益气，轻身，不老，通神明。一名水香。生大吴池泽。四月、五月采。陶隐居云：方药、俗人并不复识用。大吴，即应是吴国尔，太伯所居，故呼大吴。今东间有煎泽草，名兰香。亦或是此也，生湿地。李云：是今人所种，似都梁香草。唐本注云：此是兰泽香草也。八月花白，人间多种之以饰庭池，溪水涧旁往往亦有。陶云不识，又言煎泽草，或称李云都梁香近之，终非的识也。今按别本注云：叶似马兰，故名兰草，俗呼为燕尾香。时人皆煮水以浴，疗风。故又名香水兰。陶云煎泽草，唐注云兰泽香，并非也。臣禹锡等谨按蜀本图经云：叶似泽兰，尖长有歧，花红白色而香，生下湿地。陈藏器云：兰草与泽兰，二物同名。陶公竟不能知，苏亦强有分别。按兰草本功外，主恶气，香泽可作膏涂发。生泽畔，叶光润，阴小紫，五月、六月采阴干，妇人和油泽头，故云兰泽。李云都梁是也。”[19]

《本草衍义》卷八：“兰草，诸家之说异同，是曾未的识，故无定论。叶不香，惟花香。今江陵、鼎、澧州山谷之间颇有，山外平田即无。多生阴地，生于幽谷，益可验矣。叶如麦门冬而阔且韧，长及一二尺，四时常青，花黄，中间叶上有细紫点。有春芳者，为春兰，色深；秋芳者为秋兰，色淡。秋兰稍难得，二兰移植小槛中，置座上，花开时满室尽香，与他花香又别。唐白乐天有种兰不种艾之诗，正为此兰矣。今未见用者。《本经》苏注：‘八月花白。’此即泽兰也。”[20]

《本草品汇精要》卷九：“兰草，无毒，丛生。兰草（出《神农本经》），主利水道，杀蛊毒辟不祥，久服益气，轻身不老，通神明（以上朱字《神农本经》）。除胸中痰癖（以上黑字《名医》所录）。【名】水香　燕尾香　香水兰。”[21]

《本草纲目》卷十四：“兰草，《本经·上品》。【释名】蕑（音闲）、水香《本经》、香水兰《开宝》、女兰《纲目》、香草《纲目》、燕尾香《开宝》、大泽兰《炮炙论》、煎泽草（弘景）、兰泽草《唐本》、省头草《纲目》、都梁香（李当之）、孩儿菊《纲目》、千金草。志曰：叶似马兰，故名兰草。其叶有歧，俗呼燕尾香。时人煮水以浴，疗风，故又名香水兰。藏器曰：兰草生泽畔，妇人和油泽头，故云兰泽。盛弘之《荆州记》云：都梁有山，下有水清浅，其中生兰草，因名都梁香。时珍曰：都梁即今之武冈州也，又临淮盱眙县亦有都梁山，产此香。兰乃香草，能辟不祥。陆玑《诗疏》言：郑俗，三月男女秉蕑于水际，以自祓除。盖兰以阑之，蕑以闲之，其义一也。《淮南子》云：男子种兰，美而不芳。则兰须女子种之，女兰之名，或因乎此。其叶似菊，女子、小儿喜佩之，则女兰、孩菊之名，又或以此也。《唐瑶经验方》言：江南人家种之，夏月采置发中，令头不䄂，故名省头草。其说正合煎泽之义。古人兰蕙皆称香草，如零陵香草、都梁香草。后人省之，通呼为香草尔。近世但知兰花，不知兰草。惟虚谷方回考订，极言古之兰草即今之千金草，俗名孩儿菊者，其说可据。详下正误。【集解】《别录》曰：兰草生太吴池泽，四月、五月采。弘景曰：方药俗人并不识用。太吴应是吴国太伯所居，故呼太吴。今东间有煎泽草，名兰香，或是此也。李当之云：是今人所种都梁香草也。泽兰亦名都梁香。恭曰：兰即兰泽香草也。圆茎紫萼，八月花白。俗名兰香，煮以洗浴。生溪涧水旁，人间亦多种之，以饰庭池。陶所引煎泽草、都梁香者是也，而不能的识。"[22]

《本草乘雅半偈·第三帙》："兰草，《本经·上品》。【气味】辛平，无毒。【主治】主利水道，杀蛊毒，辟不祥。久服益气，轻身，不老，通神明。【核】曰：兰草，香草也。别名都梁香、千金草，即孩儿菊、醒头草也。礼记佩帨兰茝。楚辞纫秋兰以为佩。"[23]

《本经逢原》卷二："兰香，辛温，无毒。菜部移此。濒湖《纲目》芳草部有兰草，菜部有兰香，名曰罗勒，种类不同，因考正之。按：兰有三种：一种曰兰草，其气浓浊，即今之有头草也。一种曰兰香，植之庭砌，二十步内即闻香，俗名香草，以子能去目翳，故又名翳子草。一种名罗勒，茎叶较兰香稍粗大，形虽极类，而气荤浊，以嫩时可食，仅入菜部，不堪入药。"[24]

《本草从新》卷二："泽兰，通、行血、消水。苦泄热，甘和血，辛散郁，香舒脾。微温行血……泽兰走血分。消水肿。涂痈毒。破瘀除症。为妇人要药。兰草走气分。利水道。除痰癖。杀蛊辟恶。为消渴良药（经曰：数食肥甘、传为消渴、治之以兰、除陈气也）。亦名大泽兰（与泽兰俱生下隰之地故也）。俗呼省头草、夏月采置发中、则发不腻、兰泽草、香草。（浸油涂发、去垢香泽、故名兰泽、又名香草。）以为山兰误矣。"[25]

《得配本草》卷二："兰草，一名省头草，一名孩儿菊，亦名香草。辛，平。入手足太阴、足阳明经气分。除陈气（肥甘积滞不化之气）。止消渴，利水道，消痰癖，疗胆疸，辟恶气，散痈肿，调月经，解中牛马蛊毒。兰草、泽兰，一类二种，俱生水旁下湿处。紫茎、素枝、赤节、绿叶，叶对节生，有细齿，但以茎圆节长，叶光有歧者为兰草。茎微方，节短，叶有毛者为泽兰。嫩时并可采而佩之。"[26]

《本草纲目拾遗》卷七："千金花，此即千金草花。千金草即本经兰草，今所呼孩儿菊、省头草是也。二月宿根再发，紫茎素枝，赤节绿叶，对节生，光泽有歧，嫩时可挼可佩，八、九月渐老，枝头成穗，作花红白状，似鸡苏，久之花瓣转白，绒裂如球，球中有子一粒，绒著子上，色黑味苦，臭香气裂，即千金花也。濒湖纲目仅载其叶之用。"[31]

《要药分剂》卷一："兰草，即省头草。一名都梁香。味辛。性平。无毒。禀天地清芬之气以生。可升可降。阴中阳也。防己为使。"[27]

《本草再新》卷一："佩兰叶，味苦辛，性微凉，无毒，入心肝肺三经。开心益智，燥肺疏肝，理气化痰。"[33]

《本草撮要》卷一："【佩兰】，味辛。入阳明太阴经。功专消渴。散结滞。清肺消痰。为妇科要药。产后水肿血虚浮肿。防己等分为末。每服二钱。醋酒下神效。防己为使。"[1]

《中药志》："佩兰　本品为较常用中药。全国大部分地区所用的药材佩兰为菊科植物兰及单叶佩兰的全草。商品中以佩兰为主。个别地区有将同属的华泽兰、林泽兰等植物的全草作佩兰使用……【原植物】①佩兰 Eupatorium fortunei Turcz.（E. stoechadosmum Hance；E. chinens L. var. tripartitum Miq.；E. caespitosum Miq.）——菊科 Compositae ②单叶佩兰　别名：红泽兰（云南）。Eupatorium japonicum Thunb.［E. japonicum Thunb. var. simplicifolium（Makino）Nakai；Turcz. var. simplicifolium（Makino）Nakai；E. chinense L. var. simplicifolium Kitam.］——菊科 Compositae"[8]

《中药材手册》："佩兰［纲目名香草，列入草部芳草类］　本品为菊科植物佩兰 Eupatorium fortunei Turcz. 的干燥地上部分。原植物系多年生草本，栽培与野生均有，对气候、土壤适应性较强，多生于路边灌丛、溪边及湿洼地带。尚有同属植物泽兰在大部地区亦作佩兰药用。而这两种植物的茎嘎又在广东、广西、四川等地作药材泽兰使用（详见泽兰项下）。此外，华泽兰和林泽兰在个别地区亦作佩兰药用，江苏和山东部分地区则以唇形科植物罗勒的全草作佩兰药用。均为地区习惯用药。【别名】佩兰叶、兰草、省头草。"[9]

《全国中草药汇编》："佩兰　别名　兰草、泽兰、圆梗泽兰、省头草。来源　为菊科泽兰熟植物佩兰 Eupatorium fortunei Turcz. 的全草。"[10]

《中药大辞典》："佩兰《本草再新》　【异名】蕳《诗经》，兰草、水香《本经》，都梁香（李当之《药录》），大泽兰《雷公炮炙论》，燕尾香、香水兰《开宝本草》，孩儿菊、千金草《续古今老》，省头草《唐瑶经验方》，女兰、香草《纲目》，醒头草《得配本草》，石瓣、针尾凤《广东中药》【基原】为菊科植物兰草的茎叶。【原植物】兰草 Eupatorium fortunei Turcz."[4]

《中医大辞典·中药分册》："佩兰　出清·叶小峰《本草再新》。又名省头草、香草。为菊科植物兰草 Eupatorium fortunei Turcz. 的茎叶。"[5]

《中国医学百科全书·中医学》："佩兰　始载于《神农本草经》。原名兰草，又名省头草、水香、香草。为菊科植物佩兰 Eupatorium fortunei Turcz. 的茎叶。夏季茎叶茂盛尚未开花前采收地上部分，晒干或阴干。"[6]

《全国中药炮制规范》："佩兰　［处方用名］佩兰。【来源】本品为菊科植物佩兰 Eupatorium fortunei Turcz. 的干燥地上部分。栽培或野生。主产于江苏、浙江、河北、山东等地。夏、秋二季分两次采割，除去杂质，干燥。药材以叶多、色绿、茎少、质嫩、香气浓者为佳。"[11]

《中国药材学》："佩兰　【别名】大泽兰，省头草，水香，香草，鸡骨香，水泽兰（广西），山泽兰（广东）。【来源】本品为菊科植物佩兰 Eupatorium fortunei Turcz. 的地上部分。"[12]

《中国中医药学主题词表》："佩兰 EUPATORIUM FORTUNEI　属菊科和芳香化湿药。"[7]

《普通高等教育中医药类规划教材·中药学》："佩兰《本经》　为菊科多年生草本植物佩兰（兰草）Eupatorium fortunei Turcz. 的地上部分。主产于江苏、河北、山东等地。夏、秋二季分两次采割。切段鲜用或晒干生用。"[3]

《中华本草》："佩兰《本草再新》　【异名】蕳《诗经》，兰《易·系辞上》，兰草、水香《本经》，都梁香（李当之《药录》，大泽兰《雷公炮炙论》，兰泽《本草拾遗》，燕尾香、香水兰《开宝本草》，孩儿菊、千金草《续古今老》，省头草《唐瑶经验方》，女兰、香草《纲目》，醒头草《得配本草》，石瓣、针尾凤《广东中药》……【来源】为菊科植物佩兰的地上部分。【原植物】佩兰 Eupatorium fortunei Turcz. ［Eupatorium chinense L. var. tripartitum Miq.；E. japonicum Thunb. var. fortunei（Turcz.）Pamp.］"[13]

《中华人民共和国药典》："佩兰 Herba eupatorii　本品为菊科植物佩兰 Eupatorium fortunei Turcz. 的干燥地上部分。夏、秋二季分两次采割，除去杂质，晒干。"[2]

5 参考文献

1 清·陈其瑞．本草撮要．见：珍本医书集成．本草类．上海：上海科学技术出版社，1985，11
2 国家药典委员会编．中华人民共和国药典．一部．北京：化学工业出版社，2000，174
3 雷载权主编．普通高等教育中医药类规划教材·中药学．上海：上海科学技术出版社，1995，126
4 江苏新医学院编．中药大辞典．上海：上海科学技术出版社，1977，1377
5 《中医大辞典》编辑委员会编．中医大辞典·中药分册．北京：人民卫生出版社，1982，218
6 《中医学》编辑委员会．中国医学百科全书·中医学．上海：上海科学技术出版社，1997，1095
7 吴兰成主编．中国中医药学主题词表．北京：中医古籍出版社，1996，271
8 中国医学科学院药物研究所等编．中药志．第四册．北京：人民卫生出版社，1993，80
9 中华人民共和国卫生部药政管理局主编．中药材手册．北京：人民卫生出版社，1998，442
10 《全国中草药汇编》编写组编．全国中草药汇编．上册．北京：人民卫生出版社，1996，565
11 中华人民共和国卫生部药政管理局编．全国中药炮制规范．北京：人民卫生出版社，1988，226
12 徐国钧等主编．中国药材学．北京：中国医药科技出版社，1996，1644
13 国家中医药管理局《中华本草》编委会．中华本草．第七册．上海：上海科学技术出版社，1999，834
14 汉·神农本草经．清顾观光重辑本．北京：人民卫生出版社，1955，39
15 宋·唐慎微．证类本草．北京：人民卫生出版社，1957，186
16 南北朝·陶弘景．本草经集注．北京：人民卫生出版社，1994，246
17 唐·苏敬等撰．新修本草．合肥：安徽科学技术出版社，1981，188
18 唐·孙思邈．千金翼方．北京：人民卫生出版社，1955，23
19 宋·唐慎微．证类本草．北京：人民卫生出版社，1957，186，186
20 宋·寇宗奭．本草衍义．上海：商务印书馆，1937，51
21 明·刘文泰．本草品汇精要．北京：人民卫生出版社，1982，281
22 明·李时珍．本草纲目．北京：人民卫生出版社，1982，903
23 明·卢之颐．本草乘雅半偈．北京：人民卫生出版社，1986，169
24 清·张璐．本经逢原．上海：上海科学技术出版社，1959，62
26 清·严西亭．得配本草．上海：上海卫生出版社，1957，50
27 清·沈金鳌．要药分剂．上海：上海科学技术出版社，1959，18
28 清·吴仪洛．本草从新．北京：中医古籍出版社，2001，31
29 汉·毛亨传，唐·孔颖达正义．十三经注疏·毛诗正义．上海：上海古籍出版社，1993
30 南北朝·雷敩．雷公炮炙论．上海：上海中医学院出版社，1986，26
31 清·赵学敏．本草纲目拾遗．北京：人民卫生出版社，1983，267
32 清·叶桂．本草再新．上海：上海群学出版社，1958

272　金果榄
Jinguolan
Radix Tinosporae

1　定名依据

1.1　正名

1.1.1　汉文名：金果榄［为防己科植物青牛胆 Tinospora sagittata（Oliv.）Gagnep. 或金果榄 Tinospora capillipes Gagnep. 的干燥块根］。

1.1.2　英文名：tinospora root.

1.2　依据

1.2.1　定名的文献依据

(1)《本草纲目拾遗》卷四："金果榄　出广中。百草镜云：出广西，性寒，皮有疙瘩，味苦色黄。陈廷庆云：内肉白者良。但有二种，一种味甚苦，一种味微苦，入药以味苦者良。性凉解毒。百草镜云：凡肿毒初起，好醋磨傅，露出患头，初起者消，已成者溃，咽喉一切症，煎服一二钱即效。"[1]

(2)《中华人民共和国药典》："金果榄 Radix tinosporae　本品为防己科植物青牛胆 Tinospora sagittata（Oliv.）Gagnep. 或金果榄 Tinospora capillipes Gagnep. 的干燥块根。秋、冬二季采挖，除去须根，洗净，晒干。"[2]

(3)《中国医学百科全书·中医学》："金果榄　始载于《药性考》。原名金桔榄，又名金苦榄、金榄、九牛胆、地苦胆。为防己科植物青牛胆 Tinospora sagittata（Oliv.）Gagnep. 或金果榄 T. capillipes Gagnep. 的块根。秋、冬两季采挖，除去残茎及须根，洗净，晒干或烘干。"[3]

(4)《中医大辞典·中药分册》："金果榄　出《本草纲目拾遗》。又名金桔榄、地苦胆、金牛胆、金钱吊葫芦、九牛子。为防己科植物金果榄 Tinospora capillipes Gagnep. 或青牛胆 T. sagittata（Oliv.）Gagnep. 的块根。"[4]

(5)《中药大辞典》："金果榄《纲目拾遗》　【异名】金枯榄《药性考》，金苦榄《柑园小识》……【基原】为防己科植物金果榄或青牛胆的块根。【原植物】①金果 Tinospora capillipes Gagnep.，又名：圆角金果榄、圆叶金果榄。②青牛胆 Tinospora sagittata　Gagnep."[5]

(6)《中国中医药学主题词表》："金果榄 TINOSPORA CAPILLIPES　属防己科和清热解毒药　D 纤梗青牛胆。"[6]

(7)《中药材手册》："金果榄［纲目拾遗列入草部］　本品为防己科植物青牛胆 Tinospora sagittata（Oliv.）Gagnep. 或金果榄 Tinospora capillipes Gagnep. 的干燥块根。原植物系多年生缠绕藤本，均为野生，喜生于山谷、溪边或疏林下。"[7]

(8)《全国中药炮制规范》："金果榄　［处方用名］金果榄。【来源】本品为防己科植物青牛胆 Tinospora sagittata（Oliv.）Gagnep. 或金果榄 Tinospora capillipes Gagnep. 的干燥

块根。均系野生。主产于广西、湖南等地。”[8]

(9)《中华本草》:“金果榄《百草镜》　【异名】金桔榄《药性考》,金苦榄《柑园小识》,地胆、天鹅蛋《公类草药性》……【来源】为防己科植物金果榄的块根。【原植物】青牛胆 Tinospora sagittata(Oliv.) Gagnep. [Limaria sagittata Oliv.]”[9]

1.2.2　定名选择的理由

(1) 金果榄 Radix tinosporae,为防己科植物青牛胆 Tinospora sagittata(Oliv.) Gagnep. 或金果榄 Tinospora capillipes Gagnep. 的干燥块根,始载于清·赵学楷《百草镜》,此后的本草著作如清·赵学敏《本草纲目拾遗》以“金果榄”为正名记载本药。

(2) 我国最新出版的《中华人民共和国药典》以及辞书类著作《中医大辞典·中药分册》、《中药大辞典》、《中国医学百科全书·中医学》等均以“金果榄”作为本药正名。已经广泛应用于中医药学文献的标引和检索的《中国中医药学主题词表》也以“金果榄”作为本药的正式主题词。现代本草著作如《中药材手册》、《全国中药炮制规范》、《中华本草》等虽记载了不少本品各地的俗称,但也无一例外以“金果榄”作为本品的正名。说明“金果榄”作为本品正名已成为共识。

1.3　与正名等效的名词:无。

2　源流考释

金果榄[防己科植物青牛胆 Tinospora sagittata(Oliv.) Gagnep. 或金果榄 Tinospora capillipes Gagnep. 的干燥块根]始载于清·赵学楷《百草镜》,如《本草纲目拾遗》卷四引该书云:“金果榄　出广西,性寒,皮有疙瘩,味苦色黄……凡肿毒初起,好醋磨傅,露出患头,初起者消,已成者溃,咽喉一切症,煎服一二钱即效。如喉中疼烂,用三钱为末,加冰片一分吹之。”[1]此后的本草著作如清·赵学敏《本草纲目拾遗》[1]以“金果榄”为正名记载本药。

《药性考》记载有本药别名“金桔榄”,如清·赵学敏《本草纲目拾遗》引用该书云:“金桔榄产广西,生于藤根,坚实而重大者良。藤亦可用,味苦,性大寒,解毒,咽喉急痹,口烂目痛耳胀,热嗽岚瘴吐衄,俱可磨服。疽痈发背,焮赤疔瘯,蛇蝎虫伤,俱可磨涂。”[1]

《柑园小识》记载有本药别名“金苦榄”,如清·赵学敏《本草纲目拾遗》引用该书云:“金苦榄种出交趾,近产于广西苍梧藤邑。蔓生土中,结实如橄榄,皮似白术,剖之色微黄。味苦,土人每凿山穿石,或深丈许取之。”[1]

现代有关著作均沿用前代大多本草记载以“金果榄”作为本品正名,如《中华人民共和国药典》[2]、《中医大辞典·中药分册》[4]、《中药大辞典》[5]、《中国医学百科全书·中医学》[3]、《中国中医药学主题词表》[6]、《中药材手册》[7]、《全国中药炮制规范》[8]、《中华本草》[9]、《中药志》[10]、《全国中草药汇编》[11]、《中国药材学》[12]等。同时尚记载有各地的俗称“青牛胆”、“地苦胆”《中药材手册》[7],“山慈菇”、“金牛胆”、“金狮藤”、“九牛胆”、“九莲子”、“金钱吊葫芦”《全国中草药汇编》[11],“天鹅蛋”、“铜秤锤”、“金银袋”、“金榄”、“地蚕”、“破石珠”、“山茨菇”、“九牛子”、“黄金古”、“九龙胆”、“雪里开”《中药大辞典》[5],“金桔榄”《中医大辞典·中药分册》[4],“青鱼胆”《中国药材学》[12],“地胆”、“天鹅蛋”、“金狗胆”、“苦地胆”、“破岩珠”《中华本草》[9]等。还记载有本品原植物“金果榄”的异名“山慈姑”、“金牛胆”、“金苦榄”、“地胆”《中药志》[10]，“金果”、“圆角金果榄”、“圆叶金果榄”《中药大辞典》[5]；原植物“青牛胆”的异名“金桔榄”《中药志》[10]等。

此外，《中药志》[10]、《中药材手册》[7]等尚指出：原植物系多年生缠绕藤本，均为野生，喜生于山谷、溪边或疏林下，其藤茎横卧地上，叶戟形似慈姑，故湖南、广西、四川、贵州等地有称其为山慈姑，但二者实为不同的药物，不应与山慈姑混用，应予区别。

3 附录

3.1 又称：无。

3.2 俗称：青牛胆、地蚕、破石珠、破岩珠、九牛胆（湖南、广西），山慈菇（广东、广西），铜秤锤、金银袋、黄金古、九龙胆、金狗胆、苦地胆（广西），金榄（陆川），地苦胆（四川），金牛胆（广州），山茨菇、九牛子、雪里开（江西），金线吊葫芦（云南），青鱼胆（湖北），金狮藤，九牛胆，九莲子，天鹅蛋，金楛榄，地胆，天鹅蛋。

3.3 曾称：金枯榄《药性考》，金苦榄《柑园小识》。

3.4 原植物名称：金果榄，山慈姑（贵州，广西），金牛胆、金苦榄（广西）；地胆（四川，贵州），金果，圆角金果榄，圆叶金果榄；青牛胆，金枯榄。

4 文献通考

《本草纲目拾遗》卷四：“金果榄　出广中。百草镜云：出广西，性寒，皮有疙瘩，味苦色黄。陈廷庆云：内肉白者良。但有二种，一种味甚苦，一种味微苦，入药以味苦者良。性凉解毒。百草镜云：凡肿毒初起，好醋磨傅，露出患头，初起者消，已成者溃，咽喉一切症，煎服一二钱即效。如喉中疼烂，用三钱为末，加冰片一分吹之。药性考：金楛榄产广西，生于藤根，坚实而重大者良。藤亦可用，味苦，性大寒，解毒，咽喉急痹，口烂目痛耳胀，热嗽岚瘴吐衄，俱可磨服。疽痈发背，焮赤疔瘯，蛇蝎虫伤，俱可磨涂。柑园小识：金苦榄种出交趾，近产于广西苍梧藤邑。蔓生土中，结实如橄榄，皮似白术，剖之色微黄。味苦，土人每凿山穿石，或深丈许取之。先君尝觅得二十枚，愈数百人。而疔喉等症，有起死回生之功，当广传之，以补本草之缺。性寒味苦，能祛内外结热，遍身恶毒，消瘴疠，双单蛾及齿痛，切薄片含之，极神效。磨涂疔疮肿毒，立消（柑园小识）。”[1]

《中药志》：“金果榄　本品为少常用中药。据“本草纲目拾遗”记载，本品初载于“百草镜”。目前市场上金果榄常与山慈姑混称，实则二者为不同的药物，应予区别。【原植物】①金果榄　别名：山慈姑（贵州，广西）；金牛胆、金苦榄（广西）；地胆（四川，贵州）Tinospora capillipes Gagnep. ——防己科②青牛胆别名：金枯榄 Tinospora sagittata Gagnep.（Limacia sagittata Oliv）——防己科 Menispermaceae”[10]

《中药材手册》：“金果榄［纲目拾遗列入草部］　本品为防己科植物青牛胆 Tinospora sagittata（Oliv.）Gagnep. 或金果榄 Tinospora capillipes Gagnep. 的干燥块根。原植物系多年生缠绕藤本，均为野生，喜生于山谷、溪边或疏林下，其藤茎横卧地上，叶戟形似慈姑，故湖南、广西、四川、贵州等地有称其为山慈姑，但二者实为不同的药物，不应与山慈姑混用（详见山慈姑项下）。【别名】青牛胆（湖南）、地苦胆。”[7]

《全国中草药汇编》："金果榄　别名　山慈菇（广东、广西）、金牛胆、地苦胆、金狮藤、九牛胆、九莲子、青牛胆、金钱吊葫芦。来源　为防己科青牛胆属植物金果榄 Tinospora capillipes Gagnep. 及青牛胆 T. sagittata（Oliv.）Gagnep. 的块根。"[11]

《中药大辞典》："金果榄《纲目拾遗》　【异名】金桔榄《药性考》，金苦榄《柑园小识》，地苦胆、天鹅蛋《分类草药性》，九牛胆、铜秤锤、金银袋《广西野生资源植物》，金榄《陆川本草》，地苦胆《四川中药志》，地蚕、破石珠《湖南药物志》，金牛胆（广州部队《常用中草药手册》），山茨菇、九牛子《江西草药》，黄金古《广西中草药》，九龙胆《南方主要有毒植物》，雪里开《江西草药》。【基原】为防己科植物金果榄或青牛胆的块根。【原植物】①金果 Tinospora capillipes Gagnep.，又名：圆角金果榄、圆叶金果榄。②青牛胆 Tinospora sagittata Gagnep."[5]

《中医大辞典·中药分册》："金果榄　出《本草纲目拾遗》。又名金楉榄、地苦胆、金牛胆、金钱吊葫芦、九牛子。为防己科植物金果榄 Tinospora capillipes Gagnep. 或青牛胆 T. sagittata（Oliv.）Gagnep. 的块根。"[4]

《中国医学百科全书·中医学》："金果榄　始载于《药性考》。原名金楉榄，又名金苦榄、金榄、九牛胆、地苦胆。为防己科植物青牛胆 Tinospora sagittata（Oliv.）Gagnep. 或金果榄 T. capillipes Gagnep. 的块根。秋、冬两季采挖，除去残茎及须根，洗净，晒干或烘干。"[3]

《全国中药炮制规范》："金果榄　［处方用名］金果榄。【来源】本品为防己科植物青牛胆 Tinospora sagittata（Oliv.）Gagnep. 或金果榄 Tinospora capillipes Gagnep. 的干燥块根。均系野生。主产于广西、湖南等地。秋、冬二季采挖，除去须根，洗净，干燥。药材以个大、体重、质坚实者为佳。"[8]

《中国药材学》："金果榄　【别名】地苦胆、山慈姑、九牛胆、青鱼胆、金牛胆。【来源】本品为防己科植物青牛胆 Tinospora sagittata（Oliv.）Gagnep. 的块根。"[12]

《中国中医药学主题词表》："金果榄 TINOSPORA CAPILLIPES　属防已科和清热解毒药　D 纤梗青牛胆。"[6]

《中华本草》："金果榄《百草镜》　【异名】金桔榄《药性考》，金苦榄《柑园小识》，地胆、天鹅蛋《分类草药性》，铜秤锤、金银袋《广西野生资源植物》，金榄《陆川本草》，山慈姑、九龙胆、金狗胆《广西植物名录》，黄金古《广西中草药》，金牛胆《恩施中草药手册》，金线吊葫芦《云南中草药选》，地苦胆《四川常用中草药》，九牛子（江西《草药手册》），青牛胆、苦地胆《广西本草选编》，金狮藤、九莲子《全国中草药汇编》，地蚕、破石珠、破岩珠、九牛胆《湖南药物志》，雪里开（江西），青鱼胆（湖北）……【来源】为防已科植物金果榄的块根。【原植物】青牛胆 Tinospora sagittata（Oliv.）Gagnep. ［Limaria sagittata Oliv.］"[9]

《中华人民共和国药典》："金果榄 Radix tinosporae　本品为防已科植物青牛胆 Tinospora sagittata（Oliv.）Gagnep. 或金果榄 Tinospora capillipes Gagnep. 的干燥块根。秋、冬二季采挖，除去须根，洗净，晒干。"[2]

5　参考文献

1　清·赵学敏. 本草纲目拾遗. 北京：人民卫生出版社，1983，114

2 国家药典委员会编．中华人民共和国药典．一部．北京：化学工业出版社，2000，174
3 《中医学》编辑委员会．中国医学百科全书·中医学．上海：上海科学技术出版社，1997，1012
4 《中医大辞典》编辑委员会编．中医大辞典·中药分册．北京：人民卫生出版社，1982，221
5 江苏新医学院编．中药大辞典．上海：上海科学技术出版社，1977，1393
6 吴兰成主编．中国中医药学主题词表．北京：中医古籍出版社，1996，188
7 中华人民共和国卫生部药政管理局主编．中药材手册．北京：人民卫生出版社，1998，145
8 中华人民共和国卫生部药政管理局编．全国中药炮制规范．北京：人民卫生出版社，1988，70
9 国家中医药管理局《中华本草》编委会．中华本草．第三册．上海：上海科学技术出版社，1999，392
10 中国医学科学院药物研究所等编．中药志．第一册．北京：人民卫生出版社，1959，440
11 《全国中草药汇编》编写组编．全国中草药汇编．上册．北京：人民卫生出版社，1996，548
12 徐国钧等主编．中国药材学．北京：中国医药科技出版社，1996，212

273 金沸草
Jinfeicao
Herba Inulae

1 定名依据

1.1 正名

1.1.1 汉文名：金沸草（为菊科植物条叶旋覆花 Inula linariifolia Turcz. 或旋覆花 Inula japonica Thunb. 的干燥地上部分）。

1.1.2 英文名：inula herb.

1.2 依据

1.2.1 定名的文献依据

(1)《神农本草经》卷三："旋覆花 味咸，温。主结气、胁下满、惊悸，除水，去五脏间寒热，补中下气。一名金沸草，一名盛椹。生川谷。"[1]

(2)《本草蒙筌》卷之三："旋覆花 味咸、甘，气温。无毒。一云冷利。有小毒。丛生深谷中，又名金沸草。颜色深黄如菊，人又呼金钱花。"[2]

(3)《本草纲目》第十五卷："旋复花《本经·下品》【释名】金沸草《本经》、金钱花《纲目》、滴滴金《纲目》、盗庚《尔雅》、夏菊《纲目》、戴椹《别录》。"[3]

(4)《本草易读》卷四："旋覆花八十四 去蕊并壳皮及蒂子，蒸之。入汤绢包用。即金沸草，俗名野荞花。甘，寒，微温，无毒。入手太阴肺、足阳明胃经。下气行水，消痰软坚。解大腹之肿，去头面之风。除噫气而止呕逆，利大肠而通血脉。"[4]

(5)《中华人民共和国药典》："金沸草 Herba inulae 本品为菊科植物条叶旋覆花 Inula linariifolia Turcz. 或旋覆花 Inula japonica Thunb. 的干燥地上部分。夏、秋二季采割，晒干。"[5]

(6)《中国医学百科全书·中医学》："金沸草 始载于《神农本草经》。又名白芷胡、旋覆梗、黄花草、黄柴胡、毛柴胡。为菊科植物旋覆花 Inula japonica Thunb. 或欧亚旋覆花

I. Britanica L. 的茎叶。中国大部分地区有产。”[6]

(7)《普通高等教育中医药类规划教材·中药学》:“金沸草　为旋覆花的地上部分。”[7]

(8)《中医大辞典·中药分册》:“金沸草　出《神农本草经》。又名旋复梗。为菊科植物旋覆花 Inula japonica Thunb. 的全草。”[8]

(9)《中药大辞典》:“金沸草《本经》　【异名】金佛草、白芷胡……【基原】为菊科植物旋覆花 Inula britanica L. var. chinessis (Rupr.) Reg、线叶旋覆花 I. linariifolia Turcz.、大花旋覆花 I. britannica L. 等的茎叶。【原植物】①旋覆花 Inula britanica L. var. chinessis (Rupr.) Reg,又名:驴儿草、百叶草。②线叶旋覆花 Inula linariifolia Turcz. ③大花旋覆花 I. britannica L.,又名:毛旋覆花。”[9]

(10)《中国中医药学主题词表》:“金沸草 HERBA INULAE　为菊科植物条叶旋覆花或旋覆花的干燥地上部分;属化痰药(中药)　C 旋覆花。”[10]

(11)《中华本草》:“金沸草《本经》　【异名】金佛草、白芷胡……【来源】为菊科植物旋覆花、欧亚旋覆花和线叶旋覆花。【原植物】①旋覆花 Inula japonica Thunb. [I. Britanica L. var. japonica (Thunb.) Franch. et Sav.; I. Britanica L. var. chinessis Regel]……②欧亚旋覆花 I. britannica L. ……3. 线叶旋覆花 Inula linariifolia Turcz.”[11]

1.2.2　定名选择的理由

(1)金沸草 Herba inulae,为菊科植物条叶旋覆花 Inula linariifolia Turcz. 或旋覆花 Inula japonica Thunb. 的干燥地上部分。“金沸草”其名始见于汉·《神农本草经》,该书以“旋覆花”为正名,以“金沸草”为异名记载。此后的本草著作如明·陈嘉谟《本草蒙筌》、李时珍《本草纲目》,清·汪昂《本草易读》等均沿用《神农本草经》记载本药。

(2)我国最新出版的《中华人民共和国药典》、《普通高等教育中医药类规划教材·中药学》以及辞书类著作《中医大辞典·中药分册》、《中药大辞典》、《中国医学百科全书·中医学》等均以“金沸草”作为本药正名。已经广泛应用于中医药学文献的标引和检索的《中国中医药学主题词表》也以“金沸草”作为本药的正式主题词。现代本草著作如《中华本草》等也无一例外以“金沸草”作为本品的正名。说明“金沸草”作为本品正名已成为共识。

1.3　与正名等效的名词:无。

2　源流考释

金沸草(菊科植物条叶旋覆花 Inula linariifolia Turcz. 或旋覆花 Inula japonica Thunb. 的干燥地上部分)始载于汉《神农本草经》,该书以“旋复花”为正名,以“金沸草”、“盛椹”为异名。如《神农本草经》卷三:“旋复花　味咸,温。主结气、胁下满、惊悸,除水,去五脏间寒热,补中下气。一名金沸草,一名盛椹。生川谷。”[1]此后,诸家本草即沿用《神农本草经》记载本药。如南北朝·陶弘景《本草经集注》[12]、唐·苏敬《新修本草》[13],宋·唐慎微《证类本草》[14]、明·刘文泰《本草品汇精要》[15]、陈嘉谟《本草蒙筌》[2]、李时珍《本草纲目》[3]、李中梓《本草征要》[16]、清·汪昂《本草备要》[17]等。同时尚记载有异名“金钱花”《本草蒙筌》[2],“滴滴金”、“夏菊”《本草纲目》[3]。如《本草蒙筌》卷之三:“旋覆花　味咸、甘,气温。无毒。一云冷利。有小毒。从生深谷中,又名金沸草。颜色深黄如菊,人又呼金钱花”[2]。《本草纲目·草部》第十五卷．草之四："旋复花《本经·下品》【释名】金沸草《本经》、金钱花《纲目》、滴滴金《纲目》、盗庚《尔雅》、夏菊《纲目》、戴椹《别录》"[3]。

清·汪昂《本草易读》始以"金沸草"作为本药正名组方，同时尚记载有本药的异名"野菸花"、"沸草"。如《本草易读》卷四："旋覆花八十四　去蕊并壳皮及蒂子，蒸之。入汤绢包用。即金沸草，俗名野菸花。甘，寒，微温，无毒。入手太阴肺、足阳明胃经。下气行水，消痰软坚。解大腹之肿，去头面之风。除噫气而止呕逆，利大肠而通血脉。所在水泽边有之。叶似柳，茎凹。六月开花如菊，而小如铜钱，深黄色。中风壅滞，蜜丸服。（验方第一。）金沸草汤　沸草（二两）　葱白（十四枚）　新绛（少许）　治妇人半产漏下。（诸方第一。）　旋覆代赭汤　旋覆（三两）　代赭石（一两）　甘草（三两）　参（二两）　姜　枣　治心下之痞硬，噫气不除。（第二。）"[4]

汉《尔雅》记载有本药的异名"盗庚"，如《尔雅》云："蕧，盗庚。郭璞云：旋复似菊"[18]

魏晋《名医别录》记载有本药的异名"旋覆花"、"戴椹"，如《名医别录》："一名戴椹。生平泽。五月采花，晒干，二十日成。"[19]

我国最新出版的《中华人民共和国药典》[5]、《普通高等教育中医药类规划教材·中药学》[7]以及辞书类著作《中医大辞典·中药分册》[8]、《中药大辞典》[9]、《中国医学百科全书·中医学》[6]等均以"金沸草"作为本药正名。已经广泛应用于中医药学文献的标引和检索的《中国中医药学主题词表》[10]也以"金沸草"作为本药的正式主题词。现代中药著作《中药志》[21]、《中药材手册》[22]、《全国中药炮制规范》[23]、《中华本草》[11]也以"金沸草"为正名载录本药。同时尚记载有各地的俗称"伏花"、"小黄花"《中药材手册》[22]，"旋覆梗"、"黄花草"、"毛柴胡"、"黄柴胡"《中药大辞典》[9]，"旋复梗"《中医大辞典·中药分册》[8]等。还记载有本品原植物"线叶旋覆花"的异名"窄叶旋覆花"《中药志》[21]，"线叶旋覆花"《中药大辞典》[9]；原植物"旋覆花"的异名"驴儿草"、"百叶草"《中药大辞典》[9]，"毛耳朵"《中华本草》[11]等。

3　附录

3.1　又称：无。

3.2　俗称：伏花、小黄花（吉林、河北），旋覆梗、黄花草（苏州），毛柴胡、黄柴胡（重庆），旋复梗。

3.3　曾称：蕧、盗庚《尔雅》，旋复花、盛椹《神农本草经》，旋覆花、戴椹《名医别录》，金钱花《本草蒙筌》，滴滴金、夏菊《本草纲目》，金佛草、白芷胡《分类草药性》，野菸花、沸草《本草易读》。

3.4　原植物名称：线叶旋覆花，窄叶旋覆花（江苏），线叶旋覆花；旋覆花，驴儿草，百叶草，毛耳朵。

4　文献通考

《神农本草经》卷三："旋复花　味咸，温。主结气、胁下满、惊悸，除水，去五脏间寒热，补中下气。一名金沸草，一名盛椹。生川谷。"[1]

《尔雅》云："蕧，盗庚。郭璞云：旋复似菊"[18]

《名医别录》："旋覆花　味甘，微温，冷利，有小毒。消胸上痰结唾如胶漆，心胁痰水，膀胱留饮，风气湿痹，皮间死肉，目中眵䁾，利大肠，通血脉，益色泽。一名戴椹。根，主风湿，生平泽。五月采花，晒干，廿日成。"[19]

《本草经集注·草木下品》："旋复花　味咸、甘，温、微温，冷利，有小毒。主治结气，胁下满，惊悸，除水，去五脏间寒热，补中下气。消胸上痰结，唾如胶漆，心胁痰水，膀胱留饮，风气湿痹，皮间死肉，目中眵䁾，利大肠，通血脉，益色泽。一名金沸草，一名盛椹，一名戴椹。其根：主风湿。生平泽川谷。五月采花，日干，二十日成。出近道下湿地，似菊花而大。又别有旋葍根，乃出河南来，北国亦有，形似川芎，唯合旋葍膏用之，余无正所入也，非此旋复花根也。（敦煌卷子本《新修》卷十，《大观》卷十，《政和》二五一页）"[12]

《新修本草》卷第十："旋复花　味咸、甘，温、微温、冷利，有小毒。主结气胁下满，惊悸，除水，去五脏间寒热，补中下气。消胸上痰结，唾如胶漆，心胁淡水，膀胱留饮，风气湿痹，皮间死肉，目中眵䁾，利大肠，通血脉，益色泽。一名金沸草，一名盛椹，一名戴椹。"[13]

《证类本草·卷第十》："旋覆花　味咸、甘，温、微冷利，有小毒。主结气胁下满，惊悸，除水，去五脏间寒热，补中下气，消胸上痰结，唾如胶漆，心胁痰水，膀胱留饮，风气湿痹，皮间死肉，目中眵（音嗤）䁾（音蔑），利大肠，通血脉，益色泽。一名戴椹，一名金沸草，一名盛椹……尔雅云：蕧，盗庚。注：旋复似菊，疏：蕧，一名盗庚也。萧炳云：旋（平声）复用花，葍（音福）旋（徐愿反）用根。"[14]

《本草品汇精要》卷之十三："旋覆花　有小毒　植生　旋复花（出《神农本经》），主结气胁下满，惊悸，除水，去五脏间寒热，补中下气（以上朱字《神农本经》）。消胸上痰结，唾如胶漆，心胁痰水，膀胱留饮，风气湿痹，皮间死肉，目中眵（音嗤）䁾（音蔑），利大肠通血脉，益色泽。根主风湿（以上黑字《名医》所录）。【名】戴椹　金沸草　盛椹　盗庚"[15]

《本草蒙筌》卷之三："旋覆花　味咸、甘，气温。无毒。一云冷利。有小毒。丛生深谷中，又名金沸草。颜色深黄如菊，人又呼金钱花。"[2]

《本草纲目》第十五卷："旋覆花《本经·下品》【释名】金沸草《本经》、金钱花《纲目》、滴滴金《纲目》、盗庚《尔雅》、夏菊《纲目》、戴椹《别录》。"[3]

《本草征要》第三卷："旋覆花　一名金沸草。味咸、甘，性微温，无毒。入肺、大肠二经。去蒂，焙。"[16]

《本草易读》卷四："旋覆花八十四　去蕊并壳皮及蒂子，蒸之。入汤绢包用。即金沸草，俗名野苿花。甘，寒，微温，无毒。入手太阴肺、足阳明胃经。下气行水，消痰软坚。解大腹之肿，去头面之风。除噫气而止呕逆，利大肠而通血脉。所在水泽边有之。叶似柳，茎凹。六月开花如菊，而小如铜钱，深黄色。中风壅滞，蜜丸服。（验方第一。）金沸草汤　沸草（二两）　葱白（十四枚）　新绛（少许）　治妇人半产漏下。（诸方第一。）　旋覆代赭汤　旋覆（三两）　代赭石（一两）　甘草（三两）　参（二两）　姜　枣　治心下之痞硬，噫气不除。（第二。）"[4]

《本草备要·草部》："旋复花　一名金沸草　泻、下气，消痰　咸能软坚，苦辛能下气行水，温能通血脉。入肺、大肠经。"[17]

《中药志》："金佛草　本品为较常用中药，商品为菊科植物旋覆花、欧亚旋覆花或线叶旋覆花的干燥地上部分。……【原植物】①旋覆花 Inula japonica Thunb. ——菊科 Compositae②欧亚旋覆花 Inula britannica L. ——菊科 Compositae③线叶旋覆花　别名：窄叶旋覆花（江苏）Inula linariifolia Turcz. ——菊科 Compositae"[21]

《中药材手册》："旋覆花［纲目列入草部隰草类］　本品为菊科植物条叶旋覆花 Inula japonica Thunb. 或欧亚旋覆花 Inula britannica L. 的干燥头状花序。原植物系多年生草本，均为野生。多生于山坡路旁、湿润草地、河岸和田埂。有的地区尚用其全草，称金沸草。少数地区有时尚使用条叶旋覆花的头状花序，药材称小朵旋覆花。两广地区习用同科植物山黄菊的头状花序，均为地区习惯用药。【别名】金沸花、金钱花（山东、河北）、伏花、小黄花（吉林、河北）。"[22]

《中药大辞典》："金沸草《本经》　【异名】金佛草、白芷胡《分类草药性》，旋覆梗、黄花草《苏州本产药材》，毛柴胡、黄柴胡《重庆草药》。【基原】为菊科植物旋覆花 Inula britanica L. var. chinessis（Rupr.）Reg、线叶旋覆花 I. linariifolia Turcz.、大花旋覆花 I. britannica L. 等的茎叶。【原植物】①旋覆花 Inula britanica L. var. chinessis（Rupr.）Reg，又名：驴儿草、百叶草。②线叶旋覆花 Inula linariifolia Turcz. ③大花旋覆花 I. britannica L.，又名：毛旋覆花。"[9]

《中医大辞典·中药分册》："金沸草　出《神农本草经》。又名旋复梗。为菊科植物旋覆花 Inula japonica Thunb. 的全草。"[8]

《中国医学百科全书·中医学》："金沸草　始载于《神农本草经》。又名白芷胡、旋覆梗、黄花草、黄柴胡、毛柴胡。为菊科植物旋覆花 Inula japonica Thunb. 或欧亚旋覆花 I. Britanica L. 的茎叶。中国大部分地区有产。"[6]

《全国中药炮制规范》："金沸草　［处方用名］金沸草。【来源】本品为菊科植物旋覆花 Inula japonica Thunb. 条叶旋覆花 Inula linariifolia Turcz. 的干燥地上部分。均系野生。全国大部分地区多有生产。主产于江苏、四川等地。夏、秋二季采割，干燥。药材以色绿褐、叶多、带花者为佳。"[23]

《中国中医药学主题词表》："金沸草 HERBA INULAE　为菊科植物条叶旋覆花或旋覆花的干燥地上部分；属化痰药（中药）　C 旋覆花。"[10]

《普通高等教育中医药类规划教材·中药学》："金沸草　为旋覆花的地上部分。"[7]

《中华本草》："金沸草《本经》　【异名】金佛草、白芷胡《分类草药性》，旋覆梗、黄花草《苏州本产药材》，毛柴胡、黄柴胡《重庆草药》。【来源】为菊科植物旋覆花、欧亚旋覆花和线叶旋覆花。【原植物】①旋覆花 Inula japonica Thunb. ［I. Britanica L. var. japonica（Thunb.）Franch. et Sav.；I. Britanica L. var. chinessis Regel］　又名：毛耳朵《尔雅义疏》，驴儿草、百叶草《中药大辞典》。②欧亚旋覆花 I. britannica L. 又名：大花旋覆花《中药志》，毛旋覆花《中药大辞典》。③线叶旋覆花 Inula linariifolia Turcz."[11]

《中华人民共和国药典》："金沸草 Herba inulae　本品为菊科植物条叶旋覆花 Inula linariifolia Turcz. 或旋覆花 Inula japonica Thunb. 的干燥地上部分。夏、秋二季采割，晒干。"[5]

5 参考文献

1 汉·神农本草经. 清顾观光重辑本. 北京：人民卫生出版社，1955，83
2 明·陈嘉谟. 本草蒙筌. 北京：人民卫生出版社，1988，158
3 明·李时珍. 本草纲目. 北京：人民卫生出版社，1982，961
4 清·汪昂. 本草易读. 北京：人民卫生出版社，1987，176
5 国家药典委员会编. 中华人民共和国药典. 一部. 北京：化学工业出版社，2000，175
6 《中医学》编辑委员会. 中国医学百科全书·中医学. 上海：上海科学技术出版社，1997，1189
7 雷载权主编. 普通高等教育中医药类规划教材·中药学. 上海：上海科学技术出版社，1995，228
8 《中医大辞典》编辑委员会编. 中医大辞典·中药分册. 北京：人民卫生出版社，1982，222
9 江苏新医学院编. 中药大辞典. 上海：上海科学技术出版社，1977，1395
10 吴兰成主编. 中国中医药学主题词表. 北京：中医古籍出版社，1996，187
11 国家中医药管理局《中华本草》编委会. 中华本草. 第七册. 上海：上海科学技术出版社，1999，875
12 南北朝·陶弘景. 本草经集注. 北京：人民卫生出版社，1994，333
13 唐·苏敬等撰. 新修本草. 合肥：安徽科学技术出版社，1981，252
14 宋·唐慎微. 证类本草. 北京：人民卫生出版社，1957，251
15 明·刘文泰. 本草品汇精要. 北京：人民卫生出版社，1982，382
16 明·李中梓. 本草征要. 见：李中梓医学全书. 北京：中国中医药出版社，1999，128
17 清·汪昂. 本草备要. 北京：中国中医药出版社，1998，24
18 汉初学者辑，晋·郭璞注. 十三经注疏·尔雅注疏. 上海：上海古籍出版社
19 魏晋·名医别录. 北京：人民卫生出版社，1986，227
20 清·佚名. 分类草药性. 民国二十八年新刻本
21 中国医学科学院药物研究所等编. 中药志. 第四册. 北京：人民卫生出版社，1993，477
22 中华人民共和国卫生部药政管理局主编. 中药材手册. 北京：人民卫生出版社，1998，528
23 中华人民共和国卫生部药政管理局编. 全国中药炮制规范. 北京：人民卫生出版社，1988，227

274 金荞麦
Jinqiaomai
Rhizoma Fagopyri Dibotryis

1 定名依据

1.1 正名

1.1.1 汉文名：金荞麦［为蓼科植物金荞麦 Fagopyrum dibotrys（D. Don）Hara 的干燥根茎］。

1.1.2 英文名：golden buckwheat rhizome.

1.2 依据

1.2.1 定名的文献依据

(1)《植物名实图考》卷二十二："赤地利　赤地利，唐本草始著录。李时珍以为即本草

拾遗之五毒草。江西、湖南通呼为天荞麦，亦曰金荞麦……为治跌打要药，窃贼多蓄之，故俚医呼贼骨头。”[2]

(2)《中华人民共和国药典》：“金荞麦 Rhizoma fagopyri dibotryis　本品为蓼科植物金荞麦 Fagopyrum dibotrys（D. Don）Hara 的干燥根茎。冬季采挖，除去茎及须根，洗净，晒干。”[1]

(3)《中国医学百科全书·中医学》：“金荞麦　始载于《李氏草秘》，原名天荞麦。又名野荞麦、天荞麦根、金锁银开。为蓼科植物金荞麦 Fagopyrum cymosum（Trev.）Meisn. 的块根。中国南方大部分地区均产。”[3]

(4)《中国中医药学主题词表》：“金荞麦 FAGOPYRUM CYMOSUM　属蓼科；属清热解毒药和祛风湿药　D 野荞麦。”[4]

(5)《普通高等教育中医药类规划教材·中药学》：“金荞麦《新修本草》　为蓼科多年生草本植物野荞麦（天荞麦）Fagopyrum cymosum（Trev.）Meissn. 的根及块根。产于陕西、江苏、江西、浙江等地。秋季采挖，洗净、晒干。切成段或小块用。”[5]

(6)《中医大辞典·中药分册》：“金荞麦　出《植物名实图考》。又名开金锁、金锁银开、天荞麦、荞麦三七。为蓼科植物金荞麦 Fagopyrum cymosum（Trev.）Meisn. 的根茎及块根。”[6]

(7)《中药志》：“金荞麦　本品系南方地区常用草药。近年来因其治疗肺脓疡效果良好，已载入中国药典……【原植物】野荞麦　别名：金锁银开（江西、江苏、浙江），荞麦三七（河南、广东），铁掌头（江西），苦荞头（江西）。Fagopyrum cymosum（Trev.）Meisn.（Polygonum cymosum Trve.）——蓼科 Polygonaceae”[7]

(8)《中国药材学》：“金荞麦　【别名】赤地利，金锁银开，荞麦三七（广东），铁掌头（江西）。【来源】本品为蓼科植物野荞麦 Fagopyrum cymosum（Trev.）Meisn.（Polygonum cymosum Trev.）的根茎。”[8]

(9)《中华本草》：“金荞麦《植物名实图考》　【异名】赤地利《新修本草》……【来源】为蓼科植物金荞麦的根茎。【原植物】金荞麦 Fagopyrum dibotrys（D. Don）Hara [Fagopyrum cymosum（Trev.）Meisn.] 又名：五毒草、五蕺、蛇罔《本草拾遗》，天荞麦《李氏草秘》，野荞麦《南京地区常用中草药》，万年荞《云南药用植物名录》，苦荞麦《广西药用植物名录》。”[9]

1.2.2　定名选择的理由

(1) 金荞麦 Rhizoma fagopyri dibotryis，为蓼科植物金荞麦 Fagopyrum dibotrys（D. Don）Hara 的干燥根茎。“金荞麦”之名始见于清·吴其濬《植物名实图考》。

(2)“金荞麦”作为本品正名古代文献未见记载，现代文献中我国最新出版的《中华人民共和国药典》、《普通高等教育中医药类规划教材·中药学》以及辞书类著作《中国医学百科全书·中医学》等均以“金荞麦”作为本药正名。已经广泛应用于中医药学文献的标引和检索的《中国中医药学主题词表》也以“金荞麦”作为本药的正式主题词。现代中药著作《中药志》[15]、《中国药材学》[17]、《中华本草》[19]也以“金荞麦”为正名载录本药。说明“金荞麦”作为本品正名已成为共识。

1.3　与正名等效的名词：无。

2 源流考释

金荞麦［蓼科植物金荞麦 Fagopyrum dibotrys（D. Don）Hara 的干燥根茎］之名始载于清·吴其浚《植物名实图考》，该书以“赤地利”为正名，同时又记载了“天荞麦”、“金荞麦”、“贼骨头”、“透骨消”等异名，如《植物名实图考》卷二十二：“赤地利，唐本草始著录。李时珍以为即本草拾遗之五毒草。江西、湖南通呼为天荞麦，亦曰金荞麦……为治跌打要药，窃贼多蓄之，故俚医呼贼骨头。”[2]《植物名实图考》卷二十一“透骨消产南安，形状俱同赤地利，唯赤茎为异。俚医以治损伤、活血、止痛、通关节，盖一种也”[2]

“赤地利”始见于唐·苏敬《新修本草》卷第十一：“赤地利，味苦，平，无毒。主赤白冷热诸痢、断血、破血、带下赤白，生肌肉。所在山谷有之。”[10]此后，诸家本草即以“赤地利”为正名，如《本草图经》[11]、《证类本草》[12]、《本草品汇精要》[13]、《本草纲目》[14]、《本草纲目别名录》[15]等，并载录了本药“山荞麦”《本草图经》、“赤薜荔”《本草纲目》等多种异名。如《本草图经》下卷第九：“赤地利，旧不载所出州土，云所在山谷有之，今惟出华山。春夏生苗，作蔓绕草木上，茎赤；叶青，似荞麦叶；七月开白花，亦如荞麦；根若菝葜，皮黑，肉黄赤；八月内采根，晒干用。亦名山荞麦。”[11]《本草纲目》第十八卷.：“赤地利《唐本草》……【释名】赤薜荔《纲目》……”[14]

唐·陈藏器《本草拾遗》记载有本品原植物的异名“五毒草”、“五蕺”、“蛇罔”等。如《证类本草》卷第十一：“五毒草　味酸，平，无毒。根主痈疽，恶疮毒肿，赤白游疹，虫蚕蛇犬咬，并醋摩敷疮上，亦捣茎、叶敷之。恐毒入腹，亦煮服之。生江东平地。花、叶如荞麦，根紧硬似狗脊。一名五蕺，一名蛇罔。又别有蚕罔草，如苎麻与蕺同名也（新补　见陈藏器）。”[12]

《李氏草秘》载录了本药异名“金锁银开”、“天荞麦”，如《本草纲目拾遗》卷七：“金锁银开……李氏草秘：天荞麦亦名金锁银开，形若荞麦，治乳痈风毒，入诸散毒药内，取根二分，生姜一分，水煎服，愈。治败血久病不痊，又洗痔血，皆佳。”[17]

清·吴仪洛《本草从新》以“开金锁”为正名记载本药。如《本草从新》卷一：“开金锁　宣、祛风湿。苦平。祛风湿。治手足不遂。筋骨疼痛。与苍术当归同用。甚效。产江浙。苗高三四尺。叶如萆薢。根如何首乌而无棱。肉白色而无纹。略似菝葜而无刺。”[16]

“金荞麦”作为本品正名古代文献未见记载，现代文献中我国最新出版的《中华人民共和国药典》[1]、《普通高等教育中医药类规划教材·中药学》[5]以及辞书类著作《中医大辞典·中药分册》[6]、《中国医学百科全书·中医学》[3]等均以“金荞麦”作为本药正名。已经广泛应用于中医药学文献的标引和检索的《中国中医药学主题词表》[4]也以“金荞麦”作为本药的正式主题词。现代中药著作《中药志》[7]、《中国药材学》[8]、《中华本草》[9]也以“金荞麦”为正名载录本药。同时尚记载了本药各地的俗称“荞麦三七”《中医大辞典·中药分册》[6]，“野荞麦”、“天荞麦根”《中国医学百科全书·中医学》[3]，“铁掌头”《中国药材学》[8]，“苦荞头”、“铁石子”、“野荞子”、“蓝荞头”，“野荞麦根”，“苦荞麦根”，“荞当归”《中华本草》[9]等。还记载有本品原植物“金荞麦”的异名“野荞麦”、“金锁银开”、“荞麦三七”、“铁掌头”、“苦荞头”《中药志》[7]，“五毒草”、

“五蕺”、“蛇罔”、“天荞麦”、“万年荞”、“苦荞麦”《中华本草》[9]等。

另外，古医籍中亦称“羊蹄”之子为“金荞麦”，如宋·唐慎微《证类本草》[21]、明·李时珍《本草纲目》[22]等，与本药不同，应注意与本药鉴别。

3　附录

3.1　又称：无。

3.2　俗称：荞麦三七（广东、浙江），铁掌头（江西），野荞麦根、苦荞麦根（上海），荞当归（陕西），野荞麦，天荞麦根，苦荞头，铁石子，野荞子，蓝荞头。

3.3　曾称：赤地利《新修本草》，山荞麦《本草图经》，赤薜荔《本草纲目》，金锁银开、天荞麦《李氏草秘》，开金锁《本草从新》，贼骨头、透骨消《植物名实图考》。

3.4　原植物名称：五毒草、五蕺、蛇罔《本草拾遗》，金荞麦，野荞麦，金锁银开（江西、江苏、浙江），荞麦三七（河南、广东），铁掌头（江西），苦荞头（江西），五毒草，五蕺，蛇罔，天荞麦，野荞麦（南京），万年荞（云南），苦荞麦（广西）。

4　文献通考

《新修本草》下卷第十一：“赤地利，味苦，平，无毒。主赤白冷热诸痢、断血、破血、带下赤白，生肌肉。所在山谷有之。”[10]

《本草图经》下卷第九：“赤地利，旧不载所出州土，云所在山谷有之，今惟出华山。春夏生苗，作蔓绕草木上，茎赤；叶青，似荞麦叶；七月开白花，亦如荞麦；根若菝葜，皮黑，肉黄赤；八月内采根，晒干用。亦名山荞麦。”[11]

《证类本草》卷第十一：“赤地利　味苦，平，无毒。主赤白冷热诸痢，断血破血，带下赤白，生肌肉。所在山谷有之。”[12]

《证类本草》卷第十一：“五毒草　味酸，平，无毒。根主痈疽，恶疮毒肿，赤白游疹，虫蚕蛇犬咬，并醋摩敷疮上，亦捣茎、叶敷之。恐毒入腹，亦煮服之。生江东平地。花、叶如荞麦，根紧硬似狗脊。一名五蕺，一名蛇罔。又别有蚕罔草，如苎麻与蕺同名也。（新补　见陈藏器）。”[12]

《证类本草》卷第十一：“羊蹄　味苦，寒，无毒……子谓之金荞麦，烧炼家用以制铅汞。”[12]

《本草品汇精要》卷之十四：“赤地利　无毒　丛生　赤地利，主赤白冷热诸痢，断血破血，带下赤白，生肌肉（《名医》所录）。【名】山荞麦。”[13]

《本草品汇精要》卷之十四：“灯心草……【合治】灯心浸油钓小虫蚁入耳挑不出者五毒草（无毒植生）五毒草根主痈疽恶疮毒肿赤白游疹虫蚕蛇犬咬并醋摩敷亦捣茎叶敷之恐毒入腹亦煮服之（名医所录）【名】五蕺（俎及切）蛇罔【苗】〔图经曰〕花叶如荞麦根紧硬似狗脊又别有蚕罔草如苎麻与蕺同名也【地】〔图经曰〕生江东平地【时】〔生〕春生苗〔采〕夏秋取【收】日干【用】根茎叶【色】绿【味】酸【性】平收【气】气之薄者阳中之阴【臭】腥【主】痈肿虫毒【制】醋摩或捣碎用”[13]

《本草纲目》第十八卷.：“赤地利　《唐本草》……【释名】赤薜荔《纲目》、五毒草《拾遗》、五蕺《拾遗》、蛇罔《拾遗》、山荞麦《图经》。”[14]

《本草纲目》第十九卷：“羊蹄　《本经·下品》【释名】蓄《别录》、秃菜（弘景）、败毒菜《纲目》、牛舌菜（同）、羊蹄大黄《庚辛玉册》、鬼目《本经》、东方宿（同）、连虫陆（同）、水黄芹（俗），子名金荞麦……实【气味】苦，涩，平，无毒。【主治】赤白杂痢（恭）。妇人血气（时珍）。”[14]

《本草纲目别名录》本草纲目释名. 草部（上）：“……赤地利（赤薜荔　五蕺　山荞麦　五毒草　蛇罔）。”[15]

《本草从新》卷一：“开金锁　宣、祛风湿。苦平。祛风湿。治手足不遂。筋骨疼痛。与苍术当归同用。甚效。产江浙。苗高三四尺。叶如萆薢。根如何首乌而无棱。肉白色而无纹。略似菝葜而无刺。”[16]

《本草纲目拾遗》卷七：“金锁银开　百草镜云：俗名铁边箕，处处山野有之，叶似天门冬叶，又似土茯苓叶，但差狭小耳，藤生，或缘石砌树上竹林内亦有之，非海金沙也；其根黑色，两旁有细刺如边箕样，故名，入药用根。敏按：今俗所用治一切喉症。金锁银开乃天荞麦之根，形如累丸，粘结成块。产山上者，皮黄；污泥中者，皮黑，与百草镜所言各别，或名同而物异耶。李氏草秘：天荞麦亦名金锁银开，形若荞麦，治乳痈风毒，入诸散毒药内，取根二分，生姜一分，水煎服，愈。治败血久病不痊，又洗痔血，皆佳。李氏草秘又云：小青草藤上蔓，有倒摘刺，细如稻芒，开粉红花，生兰子，叶似荞麦，又名野荞麦，煎齑）洗痔漏之圣药。治白浊用根，捣汁冲酒服。喉中风火：孙玉庭云：其根专治喉闭，故得此名。喉风喉毒，用醋磨嗽喉，涎痰去而喉闭自开矣。痰核瘰疬，不拘何等疬＃结核初起者。梁湖陈府秘方：用金锁银开（须鲜者），将来捣汁冲酒服；其茎、叶用白水煮烂，和米粉作饼饵食之，不过二三服立消。若破烂者，以梁上乌龙尾揉去粗屑，纳疮中，外贴膏药，亦服根汁，吃饼饵五、六次，自结痂而愈。洗痔漏，治蛇伤木蛇毒，捣汁和酒服（草秘）。汪连仕采药书：金须钭，俗呼金锁银开，其苗青柔而坚性不断，今名象毛，力能软坚化痞，合米醋捣汁盥口，能开锁缠喉风，虽枯根亦可透锁喉。”[17]

《植物名实图考》卷二十二：“赤地利，唐本草始著录。李时珍以为即本草拾遗之五毒草。江西、湖南通呼为天荞麦，亦曰金荞麦……为治跌打要药，窃贼多蓄之，故俚医呼贼骨头。”[2]

《植物名实图考》卷二十一“透骨消产南安，形状俱同赤地利，唯赤茎为异。俚医以治损伤、活血、止痛、通关节，蓋一种也。”[23]

《中药志》：“金荞麦　本品系南方地区常用草药。近年来因其治疗肺脓疡效果良好，已载入中国药典。原植物为蓼科的野荞麦，以根茎入药……【原植物】野荞麦　别名：金锁银开（江西、江苏、浙江），荞麦三七（河南、广东），铁掌头（江西），苦荞头（江西）。Fagopyrum cymosum（Trev.）Meisn.（Polygonum cymosum Trve.）——蓼科 Polygonaceae”[7]

《中医大辞典·中药分册》：“金荞麦　出《植物名实图考》。又名开金锁、金锁银开、天荞麦、荞麦三七。为蓼科植物金荞麦 Fagopyrum cymosum（Trev.）Meisn. 的根茎及块根。”[6]

《中国医学百科全书·中医学》：“金荞麦　始载于《李氏草秘》，原名天荞麦。又名野荞麦、天荞麦根、金锁银开。为蓼科植物金荞麦 Fagopyrum cymosum（Trev.）Meisn. 的块根。中国南方大部分地区均产。”[3]

《中国药材学》："金荞麦　【别名】赤地利，金锁银开，荞麦三七（广东），铁掌头（江西）。【来源】本品为蓼科植物野荞麦 Fagopyrum cymosum（Trev.）Meisn.（Polygonum cymosum Trev.）的根茎。"[8]

《中国中医药学主题词表》："金荞麦 FAGOPYRUM CYMOSUM　属蓼科；属清热解毒药和祛风湿药　D 野荞麦。"[4]

《普通高等教育中医药类规划教材·中药学》："金荞麦《新修本草》　为蓼科多年生草本植物野荞麦（天荞麦）Fagopyrum cymosum（Trev.）Meissn. 的根及块根。产于陕西、江苏、江西、浙江等地。秋季采挖，洗净、晒干。切成段或小块用。"[5]

《中华本草》："金荞麦《植物名实图考》　【异名】赤地利《新修本草》，赤薜荔《纲目》，金锁银开、天荞麦根《李氏草秘》，开金锁《本草从新》，贼骨头、透骨消《植物名实图考》，苦荞头、铁石子《天宝本草》，野荞子《分类草药性》，蓝荞头《民间常用草药汇编》，荞麦三七《浙江民间常用草药》，野荞麦根、苦荞麦根《上海常用中草药手册》，荞当归《陕西中草药》，铁拳头（江西）……【来源】为蓼科植物金荞麦的根茎。【原植物】金荞麦 Fagopyrum dibotrys（D. Don）Hara [Fagopyrum cymosum（Trev.）Meisn.] 又名：五毒草、五蕺、蛇罔《本草拾遗》，天荞麦《李氏草秘》，野荞麦《南京地区常用中草药》，万年荞《云南药用植物名录》，苦荞麦《广西药用植物名录》。"[9]

《中华人民共和国药典》："金荞麦 Rhizoma fagopyri dibotryis　本品为蓼科植物金荞麦 Fagopyrum dibotrys（D. Don）Hara 的干燥根茎。冬季采挖，除去茎及须根，洗净，晒干。"[1]

5　参考文献

1　国家药典委员会编．中华人民共和国药典．一部．北京：化学工业出版社，2000，175
2　清·吴其浚．植物名实图考．下册．北京：中华书局，1963，558
3　《中医学》编辑委员会．中国医学百科全书·中医学．上海：上海科学技术出版社，1997，1004
4　吴兰成主编．中国中医药学主题词表．北京：中医古籍出版社，1996，189
5　雷载权主编．普通高等教育中医药类规划教材·中药学．上海：上海科学技术出版社，1995，75
6　《中医大辞典》编辑委员会编．中医大辞典·中药分册．北京：人民卫生出版社，1982，222
7　中国医学科学院药物研究所等编．中药志．第一册．北京：人民卫生出版社，1993，468
8　徐国钧等主编．中国药材学．北京：中国医药科技出版社，1996，509
9　国家中医药管理局《中华本草》编委会．中华本草．第二册．上海：上海科学技术出版社，1999，629
10　唐·苏敬等撰．新修本草．合肥：安徽科学技术出版社，1981，285
12　宋·唐慎微．证类本草．北京：人民卫生出版社，1957，278
13　明·刘文泰．本草品汇精要．北京：人民卫生出版社，1982，424
14　明·李时珍．本草纲目．北京：人民卫生出版社，1982，1324
15　清·耿世珍．本草纲目别名录．北京：中医古籍出版社，1982，133
16　清·吴仪洛．本草从新．北京：中医古籍出版社，2001，26
17　清·赵学敏．本草纲目拾遗．北京：人民卫生出版社，1983，237
21　宋·唐慎微．证类本草．北京：人民卫生出版社，1957，267
22　明·李时珍．本草纲目．北京：人民卫生出版社，1982，1353
23　清·吴其浚．植物名实图考．下册．北京：中华书局，1963，558

275　金钱白花蛇
Jinqianbaihuashe
Bungarus Parvus

1　定名依据

1.1　正名

1.1.1　汉文名：金钱白花蛇（为眼镜蛇科动物银环蛇 Bungarus multicinctus Blyth 的幼蛇干燥体）。

1.1.2　英文名：coin - like white - banded snake.

1.2　依据

1.2.1　定名的文献依据

(1)《饮片新参》下册："金钱白花蛇，色花白，身长细，盘如钱大，治麻风瘫痪疥癞。"[1]

(2)《中华人民共和国药典》："金钱白花蛇 Bungarus parvus　本品为眼镜蛇科动物银环蛇 Bungarus multicinctus Blyth 的幼蛇干燥体。夏、秋二季捕捉，剖开蛇腹，除去内脏，擦净血迹，用乙醇浸泡处理后，盘成圆形，用竹签固定，干燥。"[2]

(3)《中国医学百科全书·中医学》："金钱白花蛇　始载于《饮片新参》。又名小白花蛇。为眼镜蛇科动物银环蛇 Bungarus multicinctus multicinctus Blyth 幼蛇去除内脏的全体。"[3]

(4)《中医大辞典·中药分册》："金钱白花蛇　见《饮片新参》。又名金钱蛇、金钱蕲蛇、小白花蛇、寸白蛇、银蛇。为眼镜蛇科动物银环蛇 Bungarus multicinctus Blyth 幼蛇去除内脏的干燥体。[4]

(5)《中国中医药学主题词表》："金钱白花蛇 BUNGARUS PARVUS　属眼镜蛇科；属动物药和祛风湿药。"[5]

(6)《普通高等教育中医药类规划教材·中药学》："金钱白花蛇　系眼镜蛇科银环蛇 Bungarus multicinctus Blyth 的幼蛇。"[6]

(7)《中药材手册》："金钱白花蛇　本品为眼镜蛇科动物银环蛇 Bungarus multicinctus multicinctus Blyth 的幼蛇去内脏的干燥体。"[7]

(8)《全国中草药汇编》："金钱白花蛇　别名：小白花蛇、金钱蛇。来源：为眼镜蛇科动物银环蛇 Bungarus multicinctus Blyth 的幼蛇除去内脏后干燥的全体。"[8]

(9)《中国药材学》："金钱白花蛇　【别名】断肌甲，毛巾蛇，百节蛇，寸白蛇。【来源】本品为爬行纲有鳞目眼镜蛇科动物银环蛇 Bungarus multicinctus multicinctus Blyth 的幼蛇除去内脏后的全体。"[9]

(10)《中华本草》："金钱白花蛇《饮片新参》　【异名】金钱蛇、小白花蛇《中药材手册》。【来源】为眼镜蛇科动物银环蛇幼蛇或成蛇除去内脏的全体。［原动物］银环蛇 Bungarus multicinctus Blyth。"[10]

1.2.2　定名选择的理由

金钱白花蛇 Bungarus parvus 为眼镜蛇科动物银环蛇 Bungarus multicinctus Blyth 的幼蛇干燥体。“金钱白花蛇”作为本品正名始载于民国·王一仁《饮片新参》，现代文献中我国最新出版的《中华人民共和国药典》、《普通高等教育中医药类规划教材·中药学》以及辞书类著作《中医大辞典·中药分册》、《中国医学百科全书·中医学》等均以“金钱白花蛇”作为本药正名。已经广泛应用于中医药学文献的标引和检索的《中国中医药学主题词表》也以“金钱白花蛇”作为本药的正式主题词。现代中药著作《中药材手册》、《全国中草药汇编》、《中国药材学》、《中华本草》也以“金钱白花蛇”为正名载录本药。说明“金钱白花蛇”作为本品正名已成为共识。

1.3　与正名等效的名词：无。

2　源流考释

金钱白花蛇（眼镜蛇科动物银环蛇 Bungarus multicinctus Blyth 的幼蛇干燥体）始载于民国·王一仁《饮片新参》下册：“金钱白花蛇，色花白，身长细，盘如钱大，治麻风瘫痪疥癞。”[1]现代文献中我国最新出版的《中华人民共和国药典》[2]、《普通高等教育中医药类规划教材·中药学》[6]以及辞书类著作《中医大辞典·中药分册》[4]、《中国医学百科全书·中医学》[3]等均以“金钱白花蛇”作为本药正名。同时还记载有各地的俗称“金钱蕲蛇”、“寸白蛇”、“银蛇”《中医大辞典·中药分册》[4]。

已经广泛应用于中医药学文献的标引和检索的《中国中医药学主题词表》[5]也以“金钱白花蛇”作为本药的正式主题词。

现代中药著作《中药材手册》[7]、《全国中草药汇编》[8]、《中国药材学》[9]、《中华本草》[10]也以“金钱白花蛇”为正名载录本药。同时还记载有各地的俗称“小白花蛇”《中药材手册》[7]，“金钱蛇”《全国中草药汇编》[8]，“断肌甲”、“毛巾蛇”、“百节蛇”《中国药材学》[9]等。

《中药大辞典》[11]以“白花蛇”为本药正名。

另外，现代中药著作还记载有本品原动物“银环蛇”的异名“银报应”、“寸白蛇”、“多条金甲带”、“白节蛇”、“手巾蛇”、“断肌甲”《中药大辞典》[11]，“过基甲”、“银包铁”、“银蛇”、“银角带”、“四十八节”《中华本草》[10]等。

3　附录

3.1　又称：无。

3.2　俗称：小白花蛇，金钱蛇，金钱蕲蛇，寸白蛇，银蛇，断肌甲，毛巾蛇，百节蛇。

3.3　曾称：无。

3.4　原植物名称：银环蛇，银报应，寸白蛇（广西），多条金甲带，白节蛇，手巾蛇，断肌甲，过基甲，银包铁，银蛇，银角带，四十八节。

4　文献通考

《饮片新参》下册：“金钱白花蛇，色花白，身长细，盘如钱大，治麻风瘫痪疥癞。”[1]

《中药材手册》："金钱白花蛇　本品为眼镜蛇科动物银环蛇 Bungarus multicinctus Blyth 的幼蛇去内脏的干燥体。该蛇多野生于稀疏树林或小草丛的低矮山坡，栖息于平原及丘陵地带多水处，夜间行动；近年来在浙江、福建等地已有人工饲养。此外，广西等个别地区习以游蛇科百花锦蛇的幼蛇作金钱白花蛇，为其地区习惯用药。目前市场上冒充金钱白花蛇出售的伪品较多，应注意鉴别。【别名】小白花蛇。"[7]

《全国中草药汇编》："金钱白花蛇　别名：小白花蛇、金钱蛇。来源：为眼镜蛇科动物银环蛇 Bungarus multicinctus Blyth 的幼蛇除去内脏后干燥的全体。"[8]

《中药大辞典》："白花蛇《开宝本草》【基原】为蝮蛇科动物五步蛇或眼镜蛇科动物银环蛇幼蛇等去除内脏的全体。【原动物】……②银环蛇 Bungarus multicinctus Blyth，又名银报应、寸白蛇、多条金甲带、白节蛇、手巾蛇、断肌甲。"[11]

《中医大辞典·中药分册》："金钱白花蛇　见《饮片新参》。又名金钱蛇、金钱蕲蛇、小白花蛇、寸白蛇、银蛇。为眼镜蛇科动物银环蛇 Bungarus multicinctus Blyth 幼蛇去除内脏的干燥体。"[4]

《中国医学百科全书·中医学》："金钱白花蛇　始载于《饮片新参》。又名小白花蛇。为眼镜蛇科动物银环蛇 Bungarus multicinctus multicinctus Blyth 幼蛇去除内脏的全体。夏、秋两季捕捉幼蛇，剖腹除去内脏，擦净，放入60% ~70%乙醇中浸泡1~2日，取出晾干，以头为中心盘成圆盘状，尾含于口中，用竹签横穿固定，晒干或炭火烘干。"[3]

《中国药材学》："金钱白花蛇　【别名】断肌甲，毛巾蛇，百节蛇，寸白蛇。【来源】本品为爬行纲有鳞目眼镜蛇科动物银环蛇 Bungarus multicinctus multicinctus Blyth 的幼蛇除去内脏后的全体。"[9]

《中国中医药学主题词表》："金钱白花蛇 BUNGARUS PARVUS　属眼镜蛇科；属动物药和祛风湿药。"[5]

《普通高等教育中医药类规划教材·中药学》："金钱白花蛇　系眼镜蛇科银环蛇 Bungarus multicinctus Blyth 的幼蛇。"[6]

《中华本草》："金钱白花蛇《饮片新参》　【异名】金钱蛇、小白花蛇《中药材手册》。【来源】为眼镜蛇科动物银环蛇幼蛇或成蛇除去内脏的全体。［原动物］银环蛇 Bungarus multicinctus Blyth　又名：过基甲、银报应、银包铁、银蛇、银角带、手巾蛇、寸白蛇《广西药用动物》，四十八节《中国动物药志》。"[10]

《中华人民共和国药典》："金钱白花蛇 Bungarus parvus　本品为眼镜蛇科动物银环蛇 Bungarus multicinctus Blyth 的幼蛇干燥体。夏、秋二季捕捉，剖开蛇腹，除去内脏，擦净血迹，用乙醇浸泡处理后，盘成圆形，用竹签固定，干燥。"[2]

5　参考文献

1　民国·王一仁．饮片新参．上海：千顷堂书局，1936，255

2　国家药典委员会编．中华人民共和国药典．一部．北京：化学工业出版社，2000，176

3　《中医学》编辑委员会．中国医学百科全书·中医学．上海：上海科学技术出版社，1997，1059

4　《中医大辞典》编辑委员会编．中医大辞典·中药分册．北京：人民卫生出版社，1982，223

5　吴兰成主编．中国中医药学主题词表．北京：中医古籍出版社，1996，189

6　雷载权主编．普通高等教育中医药类规划教材·中药学．上海：上海科学技术出版社，1995，112

7　中华人民共和国卫生部药政管理局主编．中药材手册．北京：人民卫生出版社，1998，661
8　《全国中草药汇编》编写组编．全国中草药汇编．下册．北京：人民卫生出版社，1996，395
9　徐国钧等主编．中国药材学．北京：中国医药科技出版社，1996，183
10　国家中医药管理局《中华本草》编委会．中华本草．第九册．上海：上海科学技术出版社，1999，420
11　江苏新医学院编．中药大辞典．上海：上海科学技术出版社，1977，713

276　金钱草
Jinqiancao
Herba Lysimachiae

1　定名依据

1.1　正名

1.1.1　汉文名：金钱草（为报春花科植物过路黄 Lysimachia christinae Hance 的干燥全草）。

1.1.2　英文名：christina loosestrife.

1.2　依据

1.2.1　定名的文献依据

(1)《中华人民共和国药典》："金钱草 Herba lysimachiae　本品为报春花科植物过路黄 Lysimachia christinae Hance 的干燥全草。夏、秋二季采收，除去杂质，晒干。"[1]

(2)《中国医学百科全书·中医学》："金钱草　始载于《百草镜》。原名神仙对座草，又名大金钱草、过路黄、铜钱草。为报春花科植物过路黄 Lysimachia christinae Hance 的全草。主产于中国四川等省。"[2]

(3)《普通高等教育中医药类规划教材·中药学》："金钱草《纲目拾遗》　为报春花科多年生草本植物过路黄（神仙对坐草）Lysimachia christinae Hance 的全草。习称大金前钱草。江南各省均有分布。夏秋二季采收。晒干切段生用。"[3]

(4)《中国中医药学主题词表》："金钱草 LYSIMACHIA CHRISTINAE　属报春花科和祛湿利水药　D 过路黄。"[4]

(5)《中药志》："金钱草　本品为常用中药。商品以报春花科植物过路黄的全草……【原植物】过路黄　别名：大金钱草、铜钱草、一串钱（四川），四川大金钱草（北京、广州），对坐草、神仙对坐草、延地蜈蚣、蜈蚣草、临时救（浙江、江西），路边黄（湖北），遍地黄、金花菜（湖南），寸骨七（陕西）。Lysimachia christinae Hance——报春花科 Primulaceae"[5]

(6)《全国中草药汇编》："金钱草　别名　大金钱草、对座草、路边黄、遍地黄、铜钱草、一串钱、寸骨七。来源　为报春花科排草属植物过路黄 Lysimachia christinae Hance，以全草入药。"[6]

(7)《全国中药炮制规范》："金钱草　［处方用名］金钱草。【来源】本品为报春花科植物过路黄 Lysimachia christinae Hance 的干燥全草。均系野生。主产于四川、江苏、广西、浙江、湖南等地。夏、秋二季采收，除去杂质，干燥。药材以叶大，须根少者为佳。”[7]

(8)《中国药材学》：“金钱草　【别名】对座草，大叶金钱草，路边黄，四川大金钱草，延地蜈蚣。【来源】本品为报春花科植物过路黄 Lysimachia christinae Hance 的全草。”[8]

(9)《中华本草》：“金钱草《四川中药志》　【异名】神仙对坐草《百草镜》，地蜈蚣（王安卿《采药志》……【来源】为报春花科植物过路黄的全草。【原植物】过路黄 Lysimachia christinae Hance”[9]

1.2.2　定名选择的理由

金钱草 Herba lysimachiae，为报春花科植物过路黄 Lysimachia christinae Hance 的干燥全草。“金钱草”作为本品正名古代文献未见记载，现代文献中我国最新出版的《中华人民共和国药典》、《普通高等教育中医药类规划教材·中药学》以及辞书类著作《中医大辞典·中药分册》、《中国医学百科全书·中医学》等均以“金钱草”作为本药正名。已经广泛应用于中医药学文献的标引和检索的《中国中医药学主题词表》也以“金钱草”作为本药的正式主题词。现代中药著作《中药志》、《全国中草药汇编》、《中国药材学》、《中华本草》也以“金钱草”为正名载录本药。说明“金钱草”作为本品正名已成为共识。

1.3　与正名等效的名词：无。

2　源流考释

金钱草（报春花科植物过路黄 Lysimachia christinae Hance 的干燥全草）始载于《百草镜》，名“神仙对坐草”，如《本草纲目拾遗》卷五：“神仙对坐草……百草镜云：此草清明时发苗，高尺许，生山隈阴处，叶似鹅肠草，对节，立夏时开小花，三月采，过时无。”[10]

《王安采药方》载录有本品异名“地蜈蚣”，如《本草纲目拾遗》卷五：“神仙对坐草……王安采药方：一名地蜈蚣。”[10]

清·赵学敏《本草纲目拾遗》载录有本品异名“蜈蚣草”，如《本草纲目拾遗》卷五云：“神仙对坐草　一名蜈蚣草。山中道旁皆有之，蔓生，两叶相对，青圆似佛耳草，夏开小黄花，每节间有二朵，故名。”[10]

清·吴其浚《植物名实图考》以“过路黄”为正名记载本药，如《植物名实图考》卷十三：“过路黄……二过路黄，江西坡塍多有之。铺地拖蔓，叶如豆叶，对生附茎。叶间春开五尖瓣黄花，绿跗尖长，与叶并茁。”[11]

“金钱草”作为本品正名古代文献未见记载，现代文献中我国最新出版的《中华人民共和国药典》[1]、《普通高等教育中医药类规划教材·中药学》[3]以及辞书类著作《中国医学百科全书·中医学》[2]等均以“金钱草”作为本药正名。同时记载了本品的俗称“大金钱草”《中国医学百科全书·中医学》[2]。已经广泛应用于中医药学文献的标引和检索的《中国中医药学主题词表》[4]也以“金钱草”作为本药的正式主题词。

现代中药著作《中药志》[5]、《全国中草药汇编》[6]、《全国中药炮制规范》[7]、《中国药材学》[8]、《中华本草》[9]也以“金钱草”为正名载录本药。同时记载了本药各地的俗称“大金钱草”、“对座草”、“路边黄”、“遍地黄”、“铜钱草”、“一串钱”、“寸骨七”

《全国中草药汇编》[6]，“大叶金钱草”、“延地蜈蚣”《中国药材学》[8]，“黄花过路草”、“龙鳞片”、“真金草”、“走游草”、“铺地莲”《中华本草》[9]等。

《中医大辞典·中药分册》[12]、《中药大辞典》[13]均以“大金钱草”为本药正名，并记载了本药各地的俗称“野花生”、“仙人对坐草”、“四川大金钱草”、“小茄”、“对坐草”、“临时救”、“黄疸草”、“一面锣”、“金钱肺筋草”、“藤藤侧耳根”、“白侧耳根”、“铜钱花”、“水侧耳根”、“大连钱草”、“遍地黄”《中药大辞典》[13]等。

现代本草还记载有本品原植物“过路黄”的异名“大金钱草”、“铜钱草”、“一串钱”、“四川大金钱草”、“对坐草”、“神仙对坐草”、“延地蜈蚣”、“蜈蚣草”、“临时救”、“路边黄”、“遍地黄”、“金花菜”、“寸骨七”《中药志》[5]等。

此外，《中医大辞典·中药分册》[14]、《中药大辞典》[15]中的“金钱草”，与本药不同，应注意与本药鉴别。

3 附录

3.1 又称：无。

3.2 俗称：仙人对坐草（岭南），对坐草（江苏），临时救（浙江），一面锣、金钱肺筋草、藤藤侧耳根、白侧耳根、铜钱花、水侧耳根（重庆），遍地黄（湖南），大金钱草（四川），黄花过路草、龙鳞片（福建），真金草（云南），走游草（贵州），铺地莲（湖南），对座草，路边黄，铜钱草，一串钱，寸骨七，野花生，四川大金钱草，小茄，黄疸草，大连钱草，大叶金钱草，延地蜈蚣。

3.3 曾称：神仙对坐草《百草镜》，地蜈蚣《王安采药方》，蜈蚣草《本草纲目拾遗》，过路黄《植物名实图考》。

3.4 原植物名称：过路黄，大金钱草、铜钱草、一串钱（四川），四川大金钱草（北京、广州），对坐草、神仙对坐草、延地蜈蚣、蜈蚣草、临时救（浙江、江西），路边黄（湖北），遍地黄、金花菜（湖南）、寸骨七（陕西）。

4 文献通考

《本草纲目拾遗》卷五：“神仙对坐草　一名蜈蚣草。山中道旁皆有之，蔓生，两叶相对，青圆似佛耳草，夏开小黄花，每节间有二朵，故名。按：外科全生云：此草梗叶长青，经冬不衰，殊不知春生秋死，不衰之说谬矣。百草镜云：此草清明时发苗，高尺许，生山隰阴处，叶似鹅肠草，对节，立夏时开小花，三月采，过时无。王安采药方：一名地蜈蚣。”[10]

《植物名实图考》卷十三：“过路黄　一过路黄，处处有之，生阴湿墙砌下。拖蔓铺地，细茎，叶似薄荷，大如指顶，二叶对生。花生叶际，淡红，亦似薄荷而小，逐节开放，历夏逾秋。蔓长几二尺余，与石香葇爵床相杂，殊无气味。二过路黄，江西坡塍多有之。铺地拖蔓，叶如豆叶，对生附茎。叶间春开五尖瓣黄花，绿跗尖长，与叶并茁。”[11]

《中药志》：“金钱草　本品为常用中药。商品以报春花科植物过路黄的全草……【原植物】过路黄　别名：大金钱草、铜钱草、一串钱（四川），四川大金钱草（北京、广州），对坐草、神仙对坐草、延地蜈蚣、蜈蚣草、临时救（浙江、江西），路边黄（湖北），遍地黄、金花菜（湖南）、寸骨七（陕西）。Lysimachia christinae Hance——报春花科 Primulaceae”[5]

《全国中草药汇编》：“金钱草　别名　大金钱草、对座草、路边黄、遍地黄、铜钱草、一串钱、寸骨七。来源　为报春花科排草属植物过路黄 Lysimachia christinae Hance，以全草入药。……附注①同属植物聚花过路黄 Lysimachia　在四川绵阳地区作金钱草用。……②金钱草异物同名品甚多，四川的金钱草又名大金钱草，即本品。小金钱草为旋花科马蹄金属植物马蹄金 Dichondra repens Forst.，江苏和上海市一带的金钱草，为唇形科连线草属植物连线草（活血丹）Glechoma longituba（Nakai）Kupr.，广东、广西的金钱草为豆科山蚂蟥属植物广金钱草 Desmodium styracifolium（Osbeck）Merr.，江西的金钱草为伞形科天胡荽属植物天胡荽 Hydrocotyle sibthorpioides Lam. 或其变种破铜钱 Hydrocotyle sibthorpioides Lam. Var. batrachium（Hance）Hand. －Mazz.，此外，有的地区尚有以伞形科积雪属植物积雪草 Cenyella asiatica（L.）Urban 的全草为金钱草者。”[6]

《中药大辞典》：“金钱草《纲目拾遗》　【异名】遍地香《祝穆试效方》，地钱儿《救荒野谱》，钹儿草《救生苦海》，连钱草《质问本草》，铜钱草《慈航活人书》，白耳草、乳香藤、九里香、半池莲、千年冷、遍地金钱《纲目拾遗》，金钱艾《本草求原》，马蹄草、透骨消《植物名实图考》，透骨风、过墙风、巡骨风《分类草药性》，蛮子草《天宝本草》，胡薄荷《现代实用中药》，穿墙草《经效实验单方》，团经药、风草《贵州民间方药集》，肺风草、金钱薄荷、十八缺草《福建民间草药》，江苏金钱草［《中药通报》5（1）：27，1959］，透骨草、一串钱《民间常用草药汇编》，四方雷公根、钱凿草、钱凿王《陆川本草》，大叶金钱草、野薄荷《江西民间草药》，马蹄筋骨草、破铜钱《四川中药志》。【原植物】活血丹《植物名实图考》Glechoma longituba（Nakai）Kupr”[15]

《中药大辞典》：“大金钱草《重庆草药》　【异名】神仙对坐草《百草镜》，地蜈蚣（王安卿《采药志》，蜈蚣草《纲目拾遗》，过路黄《植物名实图考》，铜钱草《草木便方》，野花生《植物名汇》，仙人对坐草《岭南采药录》，四川大金钱草、小茄《中药通报》5（1）：26，1959），对坐草《江苏省植物药材志》，一串钱《民间常用草药汇编》，临时救《浙江民间草药》，黄疸草《本草推陈》，一面锣、金钱肺筋草、藤藤侧耳根、白侧耳根、铜钱花、水侧耳根《重庆草药》，大连钱草《中国药用植物图鉴》，遍地黄《湖南药物志》。【基原】为报春花科植物过路黄的全草或带根全草。【原植物】过路黄 Lysimachia christinae Hance”[13]

《中医大辞典·中药分册》：“金钱草①见《贵州民间草药》。又名毛蓼、山蓼、野蓼、一串红、人字草。为蓼科植物金钱草 Antenoron filiforme（Thunb.）Roberty et Vautier 或短毛金钱草 A. heofiliforme（Nakai）Hara 的全草。②见《新本草纲目》。为松萝之别名，详该条。”[14]

《中医大辞典·中药分册》：“大金钱草《重庆草药》。又名金钱草、地蜈蚣、四川大金钱草、铜钱草、对座草、一串钱、黄疸草。为报春花科植物过路黄 Lysimachia christinae Hance 的全草。”[12]

《中国医学百科全书·中医学》：“金钱草　始载于《百草镜》。原名神仙对座草，又名大金钱草、过路黄、铜钱草。为报春花科植物过路黄 Lysimachia christinae Hance 的全草。主产于中国四川等省。”[2]

《全国中药炮制规范》：“金钱草　［处方用名］金钱草。【来源】本品为报春花科植物过路黄 Lysimachia christinae Hance 的干燥全草。均系野生。主产于四川、江苏、广西、浙江、湖南等地。夏、秋二季采收，除去杂质，干燥。药材以叶大，须根少者为佳。”[7]

《中国药材学》：“金钱草 【别名】对座草，大叶金钱草，路边黄，四川大金钱草，延地蜈蚣。【来源】本品为报春花科植物过路黄 Lysimachia christinae Hance 的全草。”[8]

《中国中医药学主题词表》：“金钱草 LYSIMACHIA CHRISTINAE 属报春花科和祛湿利水药 D 过路黄。”[4]

《普通高等教育中医药类规划教材·中药学》：“金钱草《纲目拾遗》 为报春花科多年生草本植物过路黄（神仙对坐草）Lysimachia christinae Hance 的全草。习称大金钱草。江南各省均有分布。夏秋二季采收。晒干切段生用。”[3]

《中华本草》：“金钱草《四川中药志》 【异名】神仙对坐草《百草镜》，地蜈蚣（王安卿《采药志》，蜈蚣草《纲目拾遗》，铜钱草《草木便方》，野花生《植物名汇》，仙人对坐草《岭南采药录》，四川大金钱草《中药通报》1959，5（1）：26，大金钱草《四川中药志》，对坐草《江苏省植物药材志》，一串钱《民间常用草药汇编》，临时救《浙江民间草药》，黄疸草《本草推陈》，一面锣、金钱肺筋草、藤藤侧耳根、白侧耳根、铜钱花、水侧耳根《重庆草药》，大连钱草《中国药用植物图鉴》，遍地黄《湖南药物志》，黄花过路草、龙鳞片《福建药物志》，真金草（云南），走游草（贵州），铺地莲（湖南）……【来源】为报春花科植物过路黄的全草。【原植物】过路黄 Lysimachia christinae Hance”[9]

《中华人民共和国药典》：“金钱草 Herba lysimachiae 本品为报春花科植物过路黄 Lysimachia christinae Hance 的干燥全草。夏、秋二季采收，除去杂质，晒干。”[1]

5 参考文献

1 国家药典委员会编. 中华人民共和国药典. 一部. 北京：化学工业出版社，2000，176

2 《中医学》编辑委员会. 中国医学百科全书·中医学. 上海：上海科学技术出版社，1997，1075

3 雷载权主编. 普通高等教育中医药类规划教材·中药学. 上海：上海科学技术出版社，1995，147

4 吴兰成主编. 中国中医药学主题词表. 北京：中医古籍出版社，1996，189

5 中国医学科学院药物研究所等编. 中药志. 第四册. 北京：人民卫生出版社，1993，107

6 《全国中草药汇编》编写组编. 全国中草药汇编. 上册. 北京：人民卫生出版社，1996，551

7 中华人民共和国卫生部药政管理局编. 全国中药炮制规范. 北京：人民卫生出版社，1988，227

8 徐国钧等主编. 中国药材学. 北京：中国医药科技出版社，1996，1498

9 国家中医药管理局《中华本草》编委会. 中华本草. 第六册. 上海：上海科学技术出版社，1999，93

10 清·赵学敏. 本草纲目拾遗. 北京：人民卫生出版社，1963，86

11 清·吴其浚. 植物名实图考. 上册. 北京：中华书局，1963，334

12 《中医大辞典》编辑委员会编. 中医大辞典·中药分册. 北京：人民卫生出版社，1982，25

13 江苏新医学院编. 中药大辞典. 上海：上海科学技术出版社，1977，150

14 《中医大辞典》编辑委员会编. 中医大辞典·中药分册. 北京：人民卫生出版社，1982，222

15 江苏新医学院编. 中药大辞典. 上海：上海科学技术出版社，1977，1399

277　金银花

Jinyinhua

Flos Lonicerae

1　定名依据

1.1　正名

1.1.1　汉文名：金银花（为忍冬科植物忍冬 Lonicera japonica Thunb.、红腺忍冬 Lonicera hypoglauca Miq.、山银花 Lonicera confusa DC. 或毛花柱忍冬 Lonicera dasystyla Rehd. 的干燥花蕾或带初开的花）。

1.1.2　英文名：honeysuckle flower.

1.2　依据

1.2.1　定名的文献依据

(1)《苏沈良方》卷九："治痈疮疡久不合……治痈疽，忍冬嫩苗一握，叶尖圆茎生，茎叶皆有毛，生田野篱落，处处有之，两叶对生。春夏新叶梢尖，而色嫩绿柔薄，秋冬即坚厚，色深而圆，得霜则叶卷而色紫，经冬不凋。四月开花，极芬，香闻数步，初开色白，数日则变黄。每黄白相间，故一名金银花。"[1]

(2)《滇南本草》第一卷："金银花，味苦，性寒。清热，解诸疮，痈疽发背、无名肿毒、丹瘤、瘰疬。藤，能宽中下气、消痰、祛风热、清咽喉热痛。——务本卷三"[2]

(3)《本草征要》第一卷："金银花　味甘，性平，无毒。入脾经。清热除瘟，消痈解毒。净咽喉，治龈舌。风温温毒，火丹疮疖。可宽膨胀，能疗痢血……藤名忍冬。"[3]

(4)《本草易读》卷五："金银花百五十六　忍冬。俗名净花，叶名毛花。辛，甘，微苦，无毒。退热解毒，养血止渴，疗风除湿，补虚祛胀。治热毒血痢肠澼，疗肿毒痈疽疥癣。在处有之。附树延蔓，茎微紫色，对节生叶。"[4]

(5)《中华人民共和国药典》："金银花 Flos lonicerae　本品为忍冬科植物忍冬 Lonicera japonica Thunb.、红腺忍冬 Lonicera hypoglauca Miq.、山银花 Lonicera confusa DC. 或毛花柱忍冬 Lonicera dasystyla Rehd. 的干燥花蕾或带初开的花。"[5]

(6)《中国医学百科全书·中医学》："金银花　始载于《新修本草》。原名忍冬花，又名银花、二宝花。为忍冬科植物忍冬 Lonicera japonica Thunb.、红腺忍冬 L. hypoglauca Miq.、山银花 L. confusa DC. 等的花蕾。"[6]

(7)《中医大辞典·中药分册》："金银花　出《履巉岩本草》。又名忍冬花、银花、双花、金花、二花、二宝花。为忍冬科植物忍冬 Lonicera japonica Thunb. 或红腺忍冬 L. hypoglauca Miq.、山银花 L. confusa DC. 等的花蕾。"[7]

(8)《中药大辞典》："金银花　【异名】忍冬花《唐本草》……【基原】为忍冬科植物忍冬 Lonicera japonica Thunb. 的花蕾。【原植物】忍冬《别录》Lonicera japonica Thunb."[8]

(9)《中国中医药学主题词表》："金银花 FLOS LONICERAE　为忍冬科植物忍冬的花；属

清热解毒药 C忍冬。"[9]

(10)《普通高等教育中医药类规划教材·中药学》:"金银花《新修本草》 为忍冬科多年生半常绿缠绕性木质藤本植物忍冬 Lonicera japonica Thunb. 的花蕾。我国南北各地均有分布。"[10]

(11)《中华本草》:"金银花《履巉岩本草》 【异名】忍冬花《新修本草》……【原植物】①忍冬 Lonicera japonica Thunb. 又名:密银花(河南),东银花(山东),小山花(广西全州)。②华南忍冬 Lonicera confusa (Sweet) DC. [Nintooa confusa Sweet; Lonicera multiflora Champ.]"[11]

1.2.2 定名选择的理由

(1)金银花 Flos lonicerae,为忍冬科植物忍冬 Lonicera japonica Thunb.、红腺忍冬 Lonicera hypoglauca Miq.、山银花 Lonicera confusa DC. 或毛花柱忍冬 Lonicera dasystyla Rehd. 的干燥花蕾或带初开的花。"金银花"之名始见于宋·苏轼沈括《苏沈良方》,其后题名明·兰茂所著的《滇南本草》,明·李中梓《本草征要》,清·汪昂《本草易读》等在载录本品时均以"金银花"作为正名,并一直沿用至今。

(2)我国最新出版的《中华人民共和国药典》、《普通高等教育中医药类规划教材·中药学》以及辞书类著作《中医大辞典·中药分册》、《中药大辞典》、《中国医学百科全书·中医学》等均以"金银花"作为本药正名。已经广泛应用于中医药学文献的标引和检索的《中国中医药学主题词表》也以"金银花"作为本药的正式主题词。现代本草著作如《中华本草》亦以"金银花"作为本品的正名。说明"金银花"作为本品正名已成为共识。

1.3 与正名等效的名词:无。

2 源流考释

金银花(忍冬科植物忍冬 Lonicera japonica Thunb.、红腺忍冬 Lonicera hypoglauca Miq.、山银花 Lonicera confusa DC. 或毛花柱忍冬 Lonicera dasystyla Rehd. 的干燥花蕾或带初开的花)之名始见于宋·苏轼沈括《苏沈良方》卷九:"治痈疮疡久不合……治痈疽,忍冬嫩苗一握,叶尖圆茎生,茎叶皆有毛,生田野篱落,处处有之,两叶对生。春夏新叶梢尖,而色嫩绿柔薄,秋冬即坚厚,色深而圆,得霜则叶卷而色紫,经冬不凋。四月开花,极芬,香闻数步,初开色白,数日则变黄。每黄白相间,故一名金银花。花开曳蕊数茎如丝,故一名老翁须,一名金钗股。"[1]其后明清的本草著作多以"金银花"作为本药正名,如题名明·兰茂所著的《滇南本草》[2],明李中梓《本草征要》[3]、清代汪昂《本草易读》[4]、汪昂《本草备要》[12]、吴仪洛《本草从新》[13]、黄宫绣《本草求真》[14]、陈其瑞《本草撮要》[15]、张秉成《本草便读》[16]等。

本品的原植物"忍冬"在古代本草著作中始载于魏晋《名医别录》:"忍冬 味甘,温,无毒。主治寒热、身肿,久服轻身,长年,益寿。十二月采,阴干。"[17]其后的本草著作如南北朝·陶弘景《本草经集注》[18]、唐·苏敬等撰《新修本草》[19]、宋·唐慎微《证类本草》[20],明代刘文泰《本草品汇精要》[17]、陈嘉谟《本草蒙筌》[21]、李时珍《本草纲目》[22]、卢之颐《本草乘雅半偈》[23]、清·蒋居祉《本草择要纲目》[24]、吴其浚《植物名实图考》[25]等均予以沿载。同时尚载录有本品异名"鹭鸶花"《植物名实图考》。

如《植物名实图考》卷二十二："忍冬，别录上品。俗呼金银花，亦曰鹭鸶花，又名左缠藤。"[25]

明·吴正伦《养生类要》以"忍冬花"为正名应用记载，如《养生类要·后集·冬月诸症治例》："忍冬花酒（即金银花也）　治一切痈疽发背疔疮乳痈便毒喉闭乳蛾等症不问已溃未溃用金银花连茎叶捣烂取汁半钟和热酒半钟热服……。"[26]

清·赵学敏《本草纲目拾遗》以"忍冬藤花"为正名应用记载，如《本草纲目拾遗》卷一："各种药露……金银露：乃忍冬藤花蒸取，鲜花蒸者香，干花者少逊，气芬郁而甘，能开胃宽中、解毒消火、暑月以之代茶，饲小儿无疮毒，尤能散暑。"[27]

清·刘奎《松峰说疫》以"银花"为正名应用组方。如《松峰说疫》卷之一："……松峰曰：冬时亦有热疫，余子秉锦，于深冬时，忽患四肢走注疼痛，余以治周痹之法治之不应，遂自用银花、草节、羌、防、荆芥、薄荷、桑枝，黄芩、栀子、生地，凉散败毒之品加减出入，服三四十帖始愈"[28]清·吴鞠通《瘟病条辩》沿用《松峰说疫》，以"银花"为正名应用组方[29]。

现代有关著作均以"金银花"作为本品正名，如《中华人民共和国药典》[5]、《中国医学百科全书·中医学》[6]、《中医大辞典·中药分册》[7]、《中药大辞典》[8]、《中国中医药学主题词表》[9]、《普通高等教育中医药类规划教材·中药学》[10]、《中药志》[30]、《中药材手册》[31]、《全国中草药汇编》[32]、《全国中药炮制规范》[33]、《中国药材学》[34]、《中华本草》[11]等。同时尚记载有本品各地的俗称"双花"、"二花"、"二宝花"《中药材手册》[31]，"苏花"、"金花"、"金藤花"、"双苞花"《中药大辞典》[8]等。还记载有本品原植物"．忍冬"的异名"金银花"、"二花"、"二苞花"《中药志》[30]，"密银花"、"东银花"、"小山花"《中华本草》[11]；原植物"菰腺忍冬"的异名"红腺忍冬"《中药志》[30]，"腺叶忍冬"、"盾腺忍冬"、"大银花"、"大金银花"、"大叶金银花"、"山银花"《中华本草》[11]；原植物"华南忍冬"的异名"山银花"、"土银花"《中药志》[30]，"左缠藤"、"上忍冬"、"大金银花"、"山金银花"《中华本草》[11]等。

3　附录

3.1　又称：金银花炭（饮片规格名），东银花、济银花、密银花、南银花（药材商品名）。

3.2　俗称：金花（江苏），金藤花（河北），双苞花（浙江），二花（陕西），二宝花（江苏），双花，苏花。

3.3　曾称：忍冬花《养生类要》，鹭鸶花《植物名实图考》，银花《松峰说疫》，忍冬藤花《本草纲目拾遗》。

3.4　原植物名称：忍冬，金银花，二花，二苞花，密银花（河南），东银花（山东），小山花（广西全州），菰腺忍冬、红腺忍冬、腺叶忍冬、盾腺忍冬（浙江），大银花（湖南），大金银花（广西），大叶金银花（江西），山银花（广东），华南忍冬、山银花、土银花、左缠藤（岭南），上忍冬（广西、广州），大金银花、山金银花（广西）。

4　文献通考

《名医别录》："忍冬　味甘，温，无毒。主治寒热、身肿，久服轻身，长年，益寿。

十二月采，阴干。”[17]

《本草经集注》卷三：“忍冬味甘，温，无毒。主治寒热身重。久服轻身，长年益寿。十二月采，阴干。今处处皆有，似藤生，凌冬不凋，故名忍冬。”[18]

《新修本草》卷第七：“忍冬　味甘，温，无毒。主寒热身肿。久服轻身，长年益寿。十二月采，阴干。今处处皆有，似藤生，凌冬不凋，故名忍冬。”[19]

《苏沈良方》卷九：“治痈疮疡久不合　仆尝读《本草》，露蜂房、蛇蜕反，乱发，各烧灰，每味取一钱匕，酒调服，治疮久不合神验，仆屡试之。烧灰略存性，治痈疽，忍冬嫩苗一握，叶尖圆茎生，茎叶皆有毛，生田野篱落，处处有之，两叶对生。春夏新叶梢尖，而色嫩绿柔薄，秋冬即坚厚，色深而圆，得霜则叶卷而色紫，经冬不凋。四月开花，极芬，香闻数步，初开色白，数日则变黄。每黄白相间，故一名金银花。花开曳蕊数茎如丝，故一名老翁须，一名金钗股。冬间叶圆厚，似薜荔枝，一名大薜荔，可移根庭槛间，以备急。花气可爱，似茉莉、瑞香、甘草。”[1]

《滇南本草》第一卷：“金银花，味苦，性寒。清热，解诸疮，痈疽发背、无名肿毒、丹瘤、瘰疬。藤，能宽中下气、消痰、祛风热、清咽喉热痛。——务本卷三”[2]

《证类本草》卷七：“忍冬　味甘，温，无毒。主寒热身肿。久服轻身，长年益寿。十二月采，阴干。”[20]

《本草品汇精要》卷之九：“忍冬　无毒　蔓生　忍冬主寒热身肿久服轻身长年益寿（名医所录）【名】左缠藤　金银花　鹭鸶藤　老翁须　金钗股。”[17]

《养生类要·后集·冬月诸症治例》：“忍冬花酒（即金银花也）　治一切痈疽、发背、疔疮、乳痈、便毒、喉闭乳蛾等症，不问已溃未溃，用金银花连茎叶捣烂，取汁半钟和热酒半钟热服，甚者不过三五服即愈；如无鲜者用干的一二两，水一钟煎半钟，冲上热酒半钟和服。此二方，其药易得，其功甚大，山乡僻邑无医之处，尤宜知此法，以备不虞。”[27]

《本草蒙筌》卷之一：“忍冬　味甘，气温。无毒。多生田坂畛圳，或产园圃墙垣。凌冬不凋，名由此得。蔓延树上，藤多左缠。故又名左缠藤。茎梗方小微紫，叶如薜荔而青。四月开花，香甚扑鼻。初开色白，经久变黄。因又名金银花，又名鹭鸶藤，又名金钗股，又名老翁须。”[21]

《本草纲目》第十八卷：“忍冬　（《别录》上品）　【释名】金银藤《纲目》、鸳鸯藤《纲目》、鹭鸶藤《纲目》、老翁须《纲目》、左缠藤《纲目》、金钗股《纲目》、通灵草《土宿》、蜜桶藤。弘景曰：处处有之。藤生，凌冬不凋，故名忍冬。时珍曰：其花长瓣垂须，黄白相半，而藤左缠，故有金银、鸳鸯以下诸名。金钗股，贵其功也。土宿真君云：蜜桶藤，阴草也。取汁能伏硫制汞，故有通灵之称。”[22]

《本草征要》第一卷：“金银花　味甘，性平，无毒。入脾经。清热除瘟，消痈解毒。净咽喉，治龈舌。风温温毒，火丹疮疖。可宽膨胀，能疗痢血……藤名忍冬……。”[3]

《本草乘雅半偈·第八帙》：“忍冬　（《别录》上品）　【气味】甘温，无毒。【主治】主寒热身肿。久服轻身，长年益寿……花名金银花、金钗股、老翁须；藤名鸳鸯、鹭鸶、左缠、蜜桶；统名忍冬、通灵草。功相并，形相肖，色相同也。夏采花，秋采叶，冬采藤。”[23]

《本草纲目择要·温性药品》：“忍冬　（即金银花。）【气味】甘温无毒。【主治】止气下澼热毒血痢水泄。一切风湿气。及诸肿毒痈疽疥癣杨梅。茎叶及花功用皆同。”[24]

《本草易读》卷五：“金银花百五十六　忍冬。俗名净花，叶名毛花。辛，甘，微苦，无毒。退热解毒，养血止渴，疗风除湿，补虚祛胀。治热毒血痢肠癖，疗肿毒痈疽疥癣。在处有之。附树延蔓，茎微紫色，对节生叶。叶似薜荔而青，有涩毛。三四月花开长寸许，一蒂两花二瓣，一大一小，俱色白，经二三日则色黄。新旧相参，黄白相映，故呼金银花。四月采花，藤叶不拘时采。”[4]

《本草备要·草部》：“金银花　泻热，解毒　甘寒入肺。散热解毒（清热即是解毒），补虚（凡物甘者皆补）疗风，养血止渴。治痈疽疥癣，杨梅恶疮，肠澼血痢，五种尸疰。经冬不凋，名忍冬（又名左缠藤）。花叶同功，花香尤佳，酿酒代茶。”[12]

《本草从新》卷五“金银花除热解毒。甘平。除热解毒。补虚。”[13]

《本草纲目拾遗》卷一：“各种药露……金银露：乃忍冬藤花蒸取，鲜花蒸者香，干花者少逊，气芬郁而味甘，能开胃宽中、解毒消火、暑月以之代茶，饲小儿无疮毒，尤能散暑。”[27]

《本草求真》卷六：“金银花　（蔓草）清肺热解痈毒　金银花（专入肺）。经冬不凋。故又名忍冬。味甘性寒。无毒。”[14]

《松峰说疫》（清刘奎字文甫号松峰 1790 编）．卷之一．述古：“……松峰曰：冬时亦有热疫，余子秉锦，于深冬时，忽患四肢走注疼痛，余以治周痹之法治之不应，遂自用银花、草节、羌、防、荆芥、薄荷、桑枝，黄芩、栀子、生地，凉散败毒之品加减出入，服三四十帖始愈。后闻其时患此症者甚多，始知此亦疫症也。”[28]

《瘟病条辩·上焦篇》卷一.：“……若黄连甘草，纯然里药，暑病初起，且不必用，恐引邪深入，故易以连翘、银花，取其辛凉达肺经之表，纯从外走，不必走中也。……新加香薷饮方（辛温复辛凉法）　香薷（二钱）　银花（三钱）　鲜扁豆花（三钱）　厚朴（二钱）　连翘（二钱）　水五杯，煮取二杯。先服一杯，得汗止后服；不汗再服；服尽不汗，再作服。”[29]

《本草撮要》卷一：“【金银花】味甘。入手太阴足厥阴经。功专散热解毒。”[15]

《本草便读·草部·蔓草部类》：“金银花　其气芳香入脾。其味甘寒解毒。通经入络。取用其藤。治疖消痈。还当使蕊。或传尸腹胀。”[16]

《植物名实图考》卷二十二：“忍冬，别录上品。俗呼金银花，亦曰鹭鸶花，又名左缠藤。”[25]

《中药志》：“金银花　本品为常用中药。商品主要为忍冬植物忍冬、菰腺忍冬、净花菰腺忍冬、华南忍冬及黄褐毛忍冬的花蕾及初开的花……【原植物】①忍冬　别名：金银花、二花、二苞花。Lonicera japonica Thunb. ——忍冬科 Caprifoliaceae②菰腺忍冬　别名：红腺忍冬。Lonicera hypoglauca Miq. ——忍冬科 Caprifoliaceae③华南忍冬　别名：山银花、土银花 Lonicera confusa（Sweet）DC. ——忍冬科 Caprifoliaceae④黄褐毛忍冬　别名：银花。Lonicera fulvotomentosa Hsu et S. C. Cheng——忍冬科 Caprifoliaceae”[30]

《中药材手册》：“金银花［纲目列入草部蔓草类忍冬项下］　本品为忍冬科植物忍冬 Lonicera japonica Thunb. 的干燥花蕾或带初开的花。原植物系多年生半常绿缠绕灌木，栽培与野生均有。商品中产于山东者习称‘东银花’或‘济银花’，产量大；产于河南密县者习称‘密银花’或‘南银花’，质量较好。二者性状、质量无大差别，均可入药。另外，产于湖南、广东、广西、云南等省区的山银花除在当地使用外，近年来也已稍往各地。【别名】银花、双花、二花、二宝花。”[31]

《全国中草药汇编》：“金银花　别名：银花、双花、二花、二宝花。来源：为忍冬科忍冬属植物忍冬 Lonicera japonica Thunb.、红腺忍冬 Lonicera hypoglauca Miq.、山银花 Lonicera confusa DC. 或毛花柱忍冬 Lonicera dasystyla Rehd. 的花蕾。”[32]

《中药大辞典》：“金银花《履巉岩本草》　【异名】忍冬花《唐本草》，银花《温病条辨》，鹭鸶花《植物名实图考》，苏花《药材资料汇编》，金花《江苏植药志》，金藤花《河北药材》，双苞花《浙江民间草药》，二花《陕西中药志》，二宝花《江苏验方草药选编》。【基原】为忍冬科植物忍冬 Lonicera japonica Thunb. 的花蕾。【原植物】忍冬《别录》Lonicera japonica Thunb.”[8]

《中医大辞典·中药分册》：“金银花　出《履巉岩本草》。又名忍冬花、银花、双花、金花、二花、二宝花。为忍冬科植物忍冬 Lonicera japonica Thunb. 或红腺忍冬 L. hypoglauca Miq.、山银花 L. confusa DC. 等的花蕾。”[7]

《中国医学百科全书·中医学》：“金银花　始载于《新修本草》。原名忍冬花，又名银花、二宝花。为忍冬科植物忍冬 Lonicera japonica Thunb.、红腺忍冬 L. hypoglauca Miq.、山银花 L. confusa DC. 等的花蕾。夏初花未开放前采收，在通风处阴干或烘干；亦可用硫黄熏后干燥。”[6]

《全国中药炮制规范》：“金银花　［处方用名］金银花、金银花炭。【来源】本品为忍冬科植物忍冬 Lonicera japonica Thunb.、红腺忍冬 Lonicera hypoglauca Miq.、山银花 Lonicera confusa DC. 或毛花柱忍冬 Lonicera dasystyla Rehd. 的干燥花蕾或初开的花。栽培或野生。全国大部分地区多有生产。主产于河南、山东等地。夏初花开放前采收，干燥。药材以花蕾多、色黄白、气清香者为佳。”[33]

《中国药材学》：“金银花　【别名】银花、双花，二宝花。【来源】本品为忍冬科植物忍冬 Lonicera japonica Thunb.、红腺忍冬 L. hypoglauca Miq. 或华南忍冬 L. confusa DC. 的干燥花蕾。”[34]

《中国中医药学主题词表》：“金银花 FLOS LONICERAE　为忍冬科植物忍冬的花；属清热解毒药　C 忍冬。”[9]

《普通高等教育中医药类规划教材·中药学》：“金银花《新修本草》　为忍冬科多年生半常绿缠绕性木质藤本植物忍冬 Lonicera japonica Thunb. 的花蕾。我国南北各地均有分布。夏初当花含苞未放时采摘，阴干。生用，炒用或制成露剂使用。”[10]

《中华本草》：“金银花《履巉岩本草》　【异名】忍冬花《新修本草》，鹭鸶花《曲洧旧闻》，银花《温病条辨》，双花《中药材手册》，二花《陕西中药志》，金藤花《河北药材》，双苞花《浙江民间草药》，金花《江苏省植物药材志》，二宝花《江苏验方草药选编》……【来源】为忍冬科植物忍冬、华南忍冬、菰腺忍冬、黄褐毛忍冬的花蕾。【原植物】①忍冬 Lonicera japonica Thunb. 又名：密银花（河南），东银花（山东），小山花（广西全州）。②华南忍冬 Lonicera confusa（Sweet）DC. ［Nintooa confusa Sweet；Lonicera multiflora Champ.］　又名：土银花、左缠藤《岭南草药志》，山银花《拉汉种子植物名称》，上忍冬（广西、广州），大金银花、山金银花（广西）。③菰腺忍冬 Lonicera hypoglauca Miq. 又名：腺叶忍冬《全国中草药汇编》，红腺忍冬《中国高等植物图鉴》，盾腺忍冬《浙江药用植物志》，大银花（湖南），大金银花（广西），大叶金银花（江西），山银花（广东）。④黄褐毛忍冬 Lonicera fulvotomentosa Hsu et S. C. Cheng”[11]

《中华人民共和国药典》：“金银花 Flos lonicerae　本品为忍冬科植物忍冬 Lonicera japonica Thunb.、红腺忍冬 Lonicera hypoglauca Miq.、山银花 Lonicera confusa DC. 或毛花柱忍冬 Lonicera dasystyla Rehd. 的干燥花蕾或带初开的花。夏初花开放前采收，干燥。”[5]

5　参考文献

1　宋·苏轼等. 苏沈良方. 见：景印文渊阁四库全书（738）. 北京：中医古籍出版社，1986，266

2　明·兰茂. 滇南本草. 第一卷. 昆明：云南人民出版社，1977，379

3　明·李中梓. 本草征要. 见：李中梓医学全书. 北京：中国中医药出版社，1999，120

4　清·汪昂. 本草易读. 北京：人民卫生出版社，1987，220

5　国家药典委员会编. 中华人民共和国药典. 一部. 北京：化学工业出版社，2000，177

6　《中医学》编辑委员会. 中国医学百科全书·中医学. 上海：上海科学技术出版社，1997，996

7　《中医大辞典》编辑委员会编. 中医大辞典·中药分册. 北京：人民卫生出版社，1982，224

8　江苏新医学院编. 中药大辞典. 上海：上海科学技术出版社，1977，1403

9　吴兰成主编. 中国中医药学主题词表. 北京：中医古籍出版社，1996，190

10　雷载权主编. 普通高等教育中医药类规划教材·中药学. 上海：上海科学技术出版社，1995，67

11　国家中医药管理局《中华本草》编委会. 中华本草. 第七册. 上海：上海科学技术出版社，1999，529

12　清·汪昂. 本草备要. 北京：中国中医药出版社，1998，113

13　清·吴仪洛. 本草从新. 北京：中医古籍出版社，2001，90

14　清·黄宫绣. 本草求真. 上海：上海科学技术出版社，1959，260

15　清·陈其瑞. 本草撮要. 见：珍本医书集成. 本草类. 上海：上海科学技术出版社，1985，25

16　清·张秉成. 本草便读. 上海：上海卫生出版社，1957，30

17　明·刘文泰. 本草品汇精要. 北京：人民卫生出版社，1982，282

18　南北朝·陶弘景. 本草经集注. 北京：人民卫生出版社，1994，238

19　唐·苏敬等撰. 新修本草. 合肥：安徽科学技术出版社，1981，178

20　宋·唐慎微. 证类本草. 北京：人民卫生出版社，1957，186

21　明·陈嘉谟. 本草蒙筌. 北京：人民卫生出版社，1988，72

22　明·李时珍. 本草纲目. 北京：人民卫生出版社，1982，1334

23　明·卢之颐. 本草乘雅半偈. 北京：人民卫生出版社，1986，444

24　清·蒋居祉. 本草择要纲目. 见：珍本医书集成. 本草类. 上海：上海科学技术出版社，1985，85

25　清·吴其浚. 植物名实图考. 下册. 北京：中华书局，1963，547

26　明·吴正伦. 养生类要. 明万历十六年戊子（1588）新安吴氏木石山房刻本

27　清·赵学敏. 本草纲目拾遗. 北京：人民卫生出版社，1983，9

28　清·刘奎（松峰）. 松峰说疫. 清刻本

29　清·吴瑭. 瘟病条辨. 1912 年上海鑫记书庄铅印本

30　中国医学科学院药物研究所等编. 中药志. 第五册. 北京：人民卫生出版社，1993，257

31　中华人民共和国卫生部药政管理局主编. 中药材手册. 北京：人民卫生出版社，1998，516

32　《全国中草药汇编》编写组编. 全国中草药汇编. 上册. 北京：人民卫生出版社，1996，553

33　中华人民共和国卫生部药政管理局编. 全国中药炮制规范. 北京：人民卫生出版社，1988，266

34　徐国钧等主编. 中国药材学. 北京：中国医药科技出版社，1996，874

278　金樱子
Jinyingzi
Fructus Rosae Laevigatae

1　定名依据

1.1　正名

1.1.1　汉文名：金樱子（为蔷薇科植物金樱子 Rosa laevigata Michx. 干燥成熟果实）。

1.1.2　英文名：cherokee rose fruit.

1.2　依据

1.2.1　定名的文献依据

(1)《雷公炮炙论》上卷："金樱子　雷公云：林檎向里子，名金樱子，与此同名而已。医方中亦用林檎子者。"[1]

(2)《证类本草》卷第十二："金樱子　味酸、涩，平、温，无毒。疗脾泄下痢，止小便利，涩精气。久服令人耐寒，轻身。方术多用。云是今之刺梨子。形似榅桲而小，色黄有刺，花白。在处有之。"[2]

(3)《本草纲目》第三十六卷："金樱子　《蜀本草》【释名】刺梨子《开宝》、山石榴《纲目》、山鸡头子。时珍曰：金樱当作金罂，谓其子形如黄罂也。石榴、鸡头皆象形。"[3]

(4)《本草新编》卷之五（羽集）："金樱子，味甘，微涩，气平、温，无毒。入肾与膀胱之经。涩精滑，止梦遗遗尿，杀寸白虫。"[4]

(5)《中华人民共和国药典》："金樱子 Fructus rosae laevigatae　本品为蔷薇科植物金樱子 Rosa laevigata Michx. 的干燥成熟果实。10～11 月果实成熟变红时采收，干燥，除去毛刺。"[5]

(6)《中国医学百科全书·中医学》："金樱子　始载于《雷公炮炙论》。又名现梨子、山石榴、山鸡头子。为蔷薇科植物金樱子 Rosa laevigata Michx. 的果实。10～11 月果熟变红时采摘，干燥，除去毛刺。"[6]

(7)《中医大辞典·中药分册》："金樱子　出《雷公炮炙论》。又名刺榆子、山石榴、野石榴、糖罐、山鸡头子、糖刺果、刺头。为蔷薇科植物金樱子 Rosa laevigata Michx. 的果实。"[7]

(8)《中药大辞典》："金樱子《雷公炮炙论》　【异名】刺榆子《蜀本草》，刺梨子《开宝本草》……【基原】为蔷薇科植物金樱子的果实。【原植物】金樱子 Rosa laevigata Michx.，又名：白玉带、下山虎、刺藤棘、刺郎子树、螳螂子。"[8]

(9)《普通高等教育中医药类规划教材·中药学》："金樱子《雷公炮炙论》　为蔷薇科常绿攀灌植物金樱子 Rosa laevigata Michx. 的成熟果实。主产于广东、四川、云南、湖北、贵州等地。9～10 月采收。纵切两瓣，除去毛刺及晒干用。"[9]

(10)《中国中医药学主题词表》："金樱子 ROSA LAEVIGATA　属蔷薇科和固涩药（中

药）。"[10]

(11)《中华本草》："金樱子《纲目》　【异名】刺榆子《蜀本草》，刺梨子《开宝本草》，金罂子《梦溪笔谈》，山石榴《奇效良方》……【来源】为蔷薇科植物金樱子的果实。【原植物】金樱子 Rosa laevigata Michx."[11]

1.2.2　定名选择的理由

(1) 金樱子 Fructus rosae laevigatae，为蔷薇科植物金樱子 Rosa laevigata Michx. 的干燥成熟果实。"金樱子"始载于南北朝·雷敩《雷公炮炙论》，此后的本草著作如宋·唐慎微《证类本草》，明·李时珍《本草纲目》，清·陈士铎《本草新编》均以"金樱子"为本药正名。

(2) 我国最新出版的《中华人民共和国药典》，以及辞书类著作《中医大辞典·中药分册》、《中药大辞典》、《中国医学百科全书·中医学》等均以"金樱子"作为本药正名。已经广泛应用于中医药学文献的标引和检索的《中国中医药学主题词表》也以"金樱子"作为本药的正式主题词。现代中药著作《中华本草》亦以"金樱子"为本药正名。说明"金樱子"作为本品正名已成为共识。

1.3　与正名等效的名词：无。

2　源流考释

金樱子（蔷薇科植物金樱子 Rosa laevigata Michx. 的干燥成熟果实）始载于南北朝·雷敩《雷公炮炙论》，该书以"金樱子"作为本药正名，并记载有本药异名"林檎向里子"、"林檎子"。如《雷公炮炙论》上卷云："金樱子　雷公云：林檎向里子，名金樱子，与此同名而已。医方中亦用林檎子者。"[1]此后的本草著作均以"金樱子"为本药正名应用或组方，如宋·苏颂《本草图经》[12]、唐慎微《证类本草》[2]、明·朱橚《普济方》[13]、董宿《奇效良方》[14]、兰茂《滇南本草》[15]、刘文泰《本草品汇精要》[16]、陈嘉谟《本草蒙筌》[17]、李时珍《本草纲目》[3]、李中梓《本草征要》[18]、卢之颐《本草乘雅半偈》[19]，清·陈士铎《本草新编》[4]、沈金鳌《要药分剂》[20]等。并记载有本药别名"山石榴"《普济方》，"山鸡头子"《本草纲目》。如《普济方》卷二百一十九："诸虚门·补虚养血……金樱丸　补血。金樱子（一名山石榴　干了以新草鞋于筛内搽刺令净捶碎去子切焙）　缩砂（一半）　上蜜丸。空心酒或盐汤下五十丸"[13]《本草纲目》第三十六卷："金樱子　《蜀本草》【释名】刺梨子《开宝》、山石榴《纲目》、山鸡头子"[3]。

后蜀·韩保昇《蜀本草》记载有本品异名"刺榆子"，如宋·唐慎微《证类本草》卷第十二："金樱子……臣禹锡等谨按蜀本云：术多用，言是今之刺榆子，形如榅桲而小。今医家用之甚验。"[2]

宋·刘翰《开宝本草》[23]记载有本品异名"刺梨子"，如《本草纲目》第三十六卷："金樱子　《蜀本草》【释名】刺梨子《开宝》……"[3]。

宋·沈括《梦溪笔谈》记载有本品异名"金罂子"，如《梦溪笔谈校证（下）》："金罂子止遗泄，取其温且涩也……明李时珍本草纲目卷三十六：时珍曰：[金樱] 当作 [金罂]，谓其形如黄罂也。"[21]

《生草药性备要》记载有本品异名"大金樱"、"糖莺子"、"脱骨丹"，如《生草药性备要》上卷："金樱蔃　味甜，性温。正蔃旺血，理痰火，洗疳疔、痔疮圣药。其籽熬膏，添精益肾，又能涩精、止咳。老年跌伤，用大金樱。又名糖莺子，又名脱骨丹。”[22]

清·吴其濬《植物名实图考长编》记载有本品异名“棠球”、“糖罐”、“刺梨”，如《植物名实图考长编》卷二十二：“……今饶州志亦载有棠球，字或作糖，询之土人，乃金樱子之俗呼耳。以其刺如球，而味微甘，故名。又曰：糖罐，亦肖其实之形也……按此则金樱，正是今刺梨，金樱当作金罂，与石榴、鸡头，皆以形象立名。”[24]

我国最新出版的《中华人民共和国药典》[5]，以及辞书类著作《中医大辞典·中药分册》[7]、《中药大辞典》[8]、《中国医学百科全书·中医学》[6]等均以“金樱子”作为本药正名。已经广泛应用于中医药学文献的标引和检索的《中国中医药学主题词表》[10]也以“金樱子”作为本药的正式主题词。现代中药著作《中药志》[25]、《中药材手册》[26]、《全国中草药汇编》[27]、《全国中药炮制规范》[28]、《中国药材学》[29]、《中华本草》[11]等均以“金樱子”作为本药正名。同时尚记载有本药各地的俗称“糖罐子”《中药材手册》[25]，“刺头”、“倒挂金钩”、“黄茶瓶”《全国中草药汇编》[26]，“糖果”、“黄刺果”、“蜂糖罐”、“槟榔果”、“金茶瓶”、“野石榴”、“糖橘子”、“藤勾子”、“螳螂果”、“糖刺要”、“灯笼果”《中药大辞典》[8]，“糖刺果”《中医大辞典·中药分册》[7]，“现梨子”《中国医学百科全书·中医学》[6]，“糖钵”、“弹棉槌”《中国药材学》[28]，“刺兰棵子”、“刺橄榄”《中华本草》[11]等。还记载有本品原植物“金樱子”的异名“糖罐子”、“刺梨”《中药志》[24]，“白玉带”、“下山虎”、“刺藤棘”、“刺郎子树”、“螳螂子树”、“三叶藭”《中药大辞典》[8]等。

3 附录

3.1 又称：蜜金樱子（饮片规格名），金樱子肉（药材商品名）。

3.2 俗称：蜂糖罐、槟榔果（贵州），金茶瓶（浙江），野石榴、糖橘子（江苏），黄茶瓶、藤勾子、螳螂果、糖刺要（广西），糖钵（浙江），弹棉槌（福建），刺兰棵子、刺橄榄、糖罐子，刺头，倒挂金钩，糖果，黄刺果，灯笼果，糖刺果，现梨子。

3.3 曾称：刺榆子《蜀本草》，林檎向里子、林檎子《雷公炮炙论》，刺梨子《开宝本草》，山石榴《普济方》，山鸡头子《本草纲目》，金罂子《梦溪笔谈》，大金樱、糖莺子、脱骨丹《生草药性备要》，棠球、糖罐、刺梨《植物名实图考长编》。

3.4 原植物名称：金樱子，糖罐子（浙江），刺梨（福建），白玉带，下山虎，刺藤棘，刺郎子树，螳螂子树，三叶藭。

4 文献通考

《雷公炮炙论》上卷：“金樱子　雷公云：林檎向里子，名金樱子，与此同名而已。医方中亦用林檎子者。”[1]

《本草图经》卷第九：“金樱子，旧不载所出州土，云在处有之，今南中州郡多有，而以江西、剑南、岭外者为胜。丛生郊野中，大类蔷薇，有刺；四月开白花；夏秋结实，亦有刺，黄赤色，形似小石榴。十一月、十二月采。江南、蜀中人熬作煎，酒服，云补治有殊效。宜州所供，云本草谓之营实。其注称白花者善，即此也。”[12]

《梦溪笔谈校证（下）》：“金罂子止遗泄，取其温且涩也。按金樱子（Rosa laevigata Michx. 蔷薇科）茎甚长，有刺……明李时珍本草纲目卷三十六：时珍曰：［金樱］当作

[金罂]，谓其形如黄罂也。"[21]

《证类本草》卷第十二："金樱子　味酸、涩，平、温，无毒。疗脾泄下痢，止小便利，涩精气。久服令人耐寒，轻身。方术多用。云是今之刺梨子。形似榅桲而小，色黄有刺，花白。在处有之。臣禹锡等谨按蜀本云：术多用，言是今之刺榆子，形如榅桲而小。今医家用之甚验。"[2]

《普济方》卷二百一十九："诸虚门．补虚养……金樱丸　补血。金樱子（一名山石榴　干了以新草鞋于筛内搽刺令净捶碎去子切焙）　缩砂（一半）　上蜜丸。空心酒或盐汤下五十丸。"[13]

《奇效良方》卷二十一："金樱丸　补血益精。金樱子（名石榴，干了以草鞋筛内擦刺令净，捶破去子，切焙，四两）　缩砂（二两）　上为细末，炼蜜和丸，如梧桐子大，每服五十丸，空心用温酒或盐汤送下。"[14]

《滇南本草》第二卷："金樱子，味酸、涩性微温。入脾肾二经。主治日久下痢，血崩带下，涩精遗泄，用时去子、毛，净用壳。"[15]

《本草品汇精要》卷之十七："金樱子　无毒　丛生　金樱子主脾泄下痢止小便利涩精气久服令人耐寒轻身（名医所录）"[16]

《本草蒙筌》卷之七："金樱子　味甘、微涩，气平、温。无毒。丛生篱落山野，似小石榴稍长。芒刺遍身，霜后红熟。采收去净刺核，任凭煎液为丸。涩精滑自流，梦中精泄；止小便数去，睡后尿遗。杀寸白虫，塞休息痢。捣烂绞汁，用有两股。熬稠糖入酒鲜黄，调铁粉染须润黑。"[17]

《本草纲目》第三十六卷："金樱子　《蜀本草》【释名】刺梨子《开宝》、山石榴《纲目》、山鸡头子。时珍曰：金樱当作金罂，谓其子形如黄罂也。石榴、鸡头皆象形。"[3]

《本草征要》第三卷："金樱子　味酸、涩，性平，无毒。入脾、肾二经。"[18]

《本草乘雅半偈·第十帙》："金樱子　（蜀本草）【气味】酸涩平，无毒。【主治】主脾泄下痢，止小便利，涩精气。久服令人耐寒轻身。"[19]

《本草新编》卷之五（羽集）："金樱子，味甘，微涩，气平、温，无毒。入肾与膀胱之经。涩精滑，止梦遗遗尿，杀寸白虫。"[4]

《生草药性备要》上卷："金樱蔃 味甜，性温。正蔃旺血，理痰火，洗痟疔、痔疮圣药。其籽熬膏，添精益肾，又能涩精、止咳。老年跌伤，用大金樱。又名糖莺子，又名脱骨丹。"[22]

《要药分剂》卷九："金樱子　味酸。性平。无毒。"[20]

《植物名实图考长编》卷二十二："……今饶州志亦载有棠球，字或作糖，询之土人，乃金樱子之俗呼耳。以其刺如球，而味微甘，故名。又曰：糖罐，亦肖其实之形也……按此则金樱，正是今刺梨，金樱当作金罂，与石榴、鸡头，皆以形象立名。"[23]

《中药志》："金樱子　本品为较常用中药。商品为蔷薇科植物金樱子的蔷薇果……【原植物】金樱子　别名：糖罐子（浙江），刺梨（福建）。Rosa laevigata Michx. ——蔷薇科 Rosaceae"[25]

《中药材手册》："金樱子［纲目列入木部灌木类］　本品为蔷薇科植物金樱子 Rosa laevigata Michx. 的干燥成熟果实。原植物系常绿攀援灌木，均为野生。商品分为金樱子和金樱子肉两种。【别名】糖罐子。”[26]

《全国中草药汇编》：“金樱子　别名：糖罐子、刺头、倒挂金钩、黄茶瓶。来源：为蔷薇科蔷薇属植物金樱子 Rosa laevigata Michx.，以果实、叶和根入药。”[27]

《中药大辞典》：“金樱子《雷公炮炙论》　【异名】刺榆子《蜀本草》，刺梨子《开宝本草》，金罂子《梦溪笔谈》，山石榴《奇效良方》，山鸡头子《纲目》，糖莺子《生草药性备要》，棠球、糖罐《植物名实图老长编》，糖果《分类草药性》，黄刺果《中药形性经验鉴别法》，蜂糖罐、槟榔果《贵州民间方药集》，金茶瓶《浙江中药手册》，野石榴、糖橘子《江苏植物药志》，黄茶瓶、藤勾子、螳螂果、糖刺要《广西中药志》，灯笼果《药材学》。【基原】为蔷薇科植物金樱子的果实。【原植物】金樱子 Rosa laevigata Michx.，又名：白玉带、下山虎、刺藤棘、刺郎子树、螳螂子树。”[8]

《中医大辞典·中药分册》：“金樱子　出《雷公炮炙论》。又名刺榆子、山石榴、野石榴、糖罐、山鸡头子、糖刺果、刺头。为蔷薇科植物金樱子 Rosa laevigata Michx. 的果实。”[7]

《中国医学百科全书·中医学》：“金樱子　始载子《雷公炮炙论》。又名现梨子、山石榴、山鸡头子。为蔷薇科植物金樱子 Rosa laevigata Michx. 的果实。10～11 月果熟变红时采摘，干燥，除去毛刺。”[6]

《全国中药炮制规范》：“金樱子　［处方用名］金樱子（金樱子肉）、蜜金樱子。【来源】本品为蔷薇科植物金樱子 Rosa laevigata Michx. 的干燥成熟果实。均系野生。主产于广东、湖南、浙江、江西等地。秋末果实成熟变红时采摘，干燥，除去毛刺。药材以个大、色红黄者为佳。”[28]

《中国药材学》：“金樱子　【别名】糖罐子，野石榴，糖钵（浙江），刺梨、弹棉槌（福建）。【来源】本品为蔷薇科植物金樱子 Rosa laevigata Michx. 的果实（蔷薇果）。”[29]

《中国中医药学主题词表》：“金樱子 ROSA LAEVIGATA　属蔷薇科和固涩药（中药）。”[10]

《普通高等教育中医药类规划教材·中药学》：“金樱子《雷公炮制论》　为蔷薇科常绿攀灌植物金樱子 Rosa laevigata Michx. 的成熟果实。主产于广东、四川、云南、湖北、贵州等地。9～10 月采收。纵切两瓣，除去毛刺及晒干用。”[9]

《中华本草》：“金樱子《纲目》　【异名】刺榆子《蜀本草》，刺梨子《开宝本草》，金罂子《梦溪笔谈》，山石榴《奇效良方》，山鸡头子《纲目》，糖莺子《生草药性备要》，糖罐《植物名实图考长编》，糖果《分类草药性》，刺兰棵子《植物名汇》，灯笼果《药材学》，蜂糖罐、槟榔果《贵州民间方药集》，金茶瓶《浙江中药手册》，糖橘子《江苏植物药志》，黄茶瓶、藤勾子、螳螂果、糖刺要《广西中药志》，刺橄榄《新华本草纲要》……【来源】为蔷薇科植物金樱子的果实。【原植物】金樱子 Rosa laevigata Michx.”[11]

《中华人民共和国药典》：“金樱子 Fructus rosae laevigatae　本品为蔷薇科植物金樱子 Rosa laevigata Michx. 的干燥成熟果实。10～11 月果实成熟变红时采收，干燥，除去毛刺。”[5]

5　参考文献

1　南北朝·雷斅. 雷公炮炙论. 上海：上海中医学院出版社，1986，37

2　宋·唐慎微. 证类本草. 北京：人民卫生出版社，1957，310
3　明·李时珍. 本草纲目. 北京：人民卫生出版社，1982，2096
4　清·陈士铎. 本草新编. 北京：中国中医药出版社，1996，252
5　国家药典委员会编. 中华人民共和国药典. 一部. 北京：化学工业出版社，2000，178
6　《中医学》编辑委员会. 中国医学百科全书·中医学. 上海：上海科学技术出版社，1997，1277
7　《中医大辞典》编辑委员会编. 中医大辞典·中药分册. 北京：人民卫生出版社，1982，225
8　江苏新医学院编. 中药大辞典. 上海：上海科学技术出版社，1977，1406
9　雷载权主编. 普通高等教育中医药类规划教材·中药学. 上海：上海科学技术出版社，1995，325
10　吴兰成主编. 中国中医药学主题词表. 北京：中医古籍出版社，1996，190
11　国家中医药管理局《中华本草》编委会. 中华本草. 第四册. 上海：上海科学技术出版社，1999，223
12　宋·苏颂. 本草图经. 合肥：安徽科学技术出版社，1994，316
13　明·朱橚. 普济方. 北京：人民卫生出版社，1959，3353
14　明·董宿. 奇效良方. 北京：商务印书馆，1959，398
15　明·兰茂. 滇南本草. 第二卷. 昆明：云南人民出版社，1977，191
16　明·刘文泰. 本草品汇精要. 北京：人民卫生出版社，1982，490
17　明·陈嘉谟. 本草蒙筌. 北京：人民卫生出版社，1988，323
18　明·李中梓. 本草征要. 见：李中梓医学全书. 北京：中国中医药出版社，1999，138
19　明·卢之颐. 本草乘雅半偈. 北京：人民卫生出版社，1986，576
20　清·沈金鳌. 要药分剂. 上海：上海科学技术出版社，1959，219
21　宋·沈括著. 胡道静校注. 梦溪笔谈校证（下）. 北京：中华书局. 1959，833
23　清·吴其浚. 植物名实图考长编. 第四册. 北京：中华书局，1963，1201
25　中国医学科学院药物研究所等编. 中药志. 第三册. 北京：人民卫生出版社，1993，460
26　中华人民共和国卫生部药政管理局主编. 中药材手册. 北京：人民卫生出版社，1998，330
27　《全国中草药汇编》编写组编. 全国中草药汇编. 上册. 北京：人民卫生出版社，1996，557
28　中华人民共和国卫生部药政管理局编. 全国中药炮制规范. 北京：人民卫生出版社，1988，165
29　徐国钧等主编. 中国药材学. 北京：中国医药科技出版社，1996，1058

279　金礞石

Jinmengshi

Lapis micae aureus

1　定名依据

1.1　正名

1.1.1　汉文名：金礞石（变质岩类蛭石片岩或水黑云母片岩）。

1.1.2　英文名：mica – schist.

1.2　依据

1.2.1　定名的文献依据

(1)《中华人民共和国药典》："金礞石 Lapis micae aureus　本品为变质岩类蛭石片岩或水

黑云母片岩。采挖后，除去杂石及泥沙。”[1]

(2)《中医大辞典·中药分册》：“金礞石　见《药物出产辨》。为礞石药材之一种，详该条。”[2]

(3)《中国中医药学主题词表》：“金礞石 LAPIS MICAE AUREUS　属矿物药；属化痰药（中药）和平肝熄风药。”[3]

(4)《中药材手册》：“金礞石　本品于古代本草未有记载。其来源系变质岩类岩石云母片岩的风化物（蛭石片岩或水黑云母片岩）。”[4]

(5)《中国药材学》：“金礞石　【别名】礞石。【来源】本品为变质岩类岩石蛭石片岩或水黑云母片岩。”[5]

(6)《中华本草》：“金礞石《中药志》　【异名】烂石、酥酥石《中药志》……【来源】为变质岩类云母片岩的风化物蛭石片岩或水黑云母片岩。[原矿物] ①蛭石片岩 Vermiculite Schist②水黑云母片岩 Hydrobiotite Schist”[6]

1.2.2　定名选择的理由

金礞石 Lapis micae aureus，为变质岩类蛭石片岩或水黑云母片岩。“金礞石”作为本品正名古代文献未见记载，现代文献中我国最新出版的《中华人民共和国药典》以及辞书类著作《中医大辞典·中药分册》均以“金礞石”作为本药正名。已经广泛应用于中医药学文献的标引和检索的《中国中医药学主题词表》也以“金礞石”作为本药的正式主题词。现代本草著作如《中药材手册》、《中国药材学》、《中华本草》等也无一例外以“金礞石”作为本药的正名。说明“金礞石”作为本药正名已成为共识。

1.3　与正名等效的名词：无。

2　源流考释

金礞石（变质岩类蛭石片岩或水黑云母片岩）古代文献未见记载。现代本草大多以“金礞石”作为本品正名，如《中华人民共和国药典》：“金礞石 Lapis micae aureus　本品为变质岩类蛭石片岩或水黑云母片岩。采挖后，除去杂石及泥沙。”[1]，其他现代本草著作如《中医大辞典·中药分册》[2]、《中国中医药学主题词表》[3]、《中药材手册》[4]、《中国药材学》[5]、《中华本草》[6]等也以“金礞石”为正名记载本品；但有的则以“礞石”为本品正名，将青礞石与本品合并介绍，如《中药志》[7]、《中国医学百科全书·中医学》[8]、《全国中草药汇编》[9]、《全国中药炮制规范》[10]等。同时尚记载有“烂石”、“酥酥石”《中药志》[7]、“礞石”《中国药材学》[5]等各地的俗称。

须予说明，因本品与青礞石功效基本相似，故以前认为在古代文献中所载的“礞石”包括本品与“青礞石”两种，但现经考证认为古代文献所载的礞石均指“青礞石”。

3　附录

3.1　又称：煅金礞石。

3.2　俗称：烂石（江苏），酥酥石（山东），礞石。

3.3　曾称：无

4　文献通考

《中药志》：“礞石 Mengshi　本品为少常用中药，始载于《嘉祐本草》，现市售品以颜色不同分为青礞石与金礞石两种，以青礞石应用较广。［原矿石］①绿泥石片岩 Cnlorite - schist　是一种很普通的变质岩，主要由绿泥石（含铁、镁、铝的硅酸岩、云母片状矿物）组成，呈绿色以至暗红色，因为有片状构造，所以称为绿泥石片岩。②云母片岩 M - schist　云母片岩的特征是具有极显著的片理构造。云母属矿物是云母片岩石的主要成分，最常见的是白云母片岩，此外还含有一些其特矿物，如石英、长石等……［药材］本品为块状的云母片岩。名称①青礞石②金礞石　别名：烂石（江苏），酥酥石（山东）。”[7]

《中药材手册》：“金礞石　本品于古代本草未有记载。其来源系变质岩类岩石云母片岩的风化物（蛭石片岩或水黑云母片岩）。”[4]

《全国中草药汇编》：“礞石　别名：烂石。来源：药材以颜色不同分为青礞石与金礞石两种，以青礞石应用较广。青礞石为一种绿泥石片；金礞石为一种云母片岩。”[9]

《中医大辞典·中药分册》：“金礞石　见《药物出产辨》。为礞石药材之一种，详该条。”[2]

《中国医学百科全书·中医学》：“礞石　始载于《嘉祐本草》。为绿泥石片岩或云母片岩的石块或碎粒。前者药材称青礞石，产于中国湖南、湖北、四川、江苏、浙江等省；后者药材称金礞石，产于河南、河北等省。”[8]

《全国中药炮制规范》：“礞石　［处方用名］礞石、青礞石、煅青礞石、金礞石、煅金礞石。【来源】本品为变质岩类岩石，黑云母片岩或绿泥石化云母碳酸盐片岩 Lapis chloriti（青礞石）及去母片岩的风化物 Lapis micae aureus（金礞石）。青礞石主产于湖南、湖北等地。金礞石主产于河南、河北等地。全年均可采，采挖后，除去杂石及泥沙。青礞石以色青、块整齐、断面有星点者为佳；金礞石以块整，色金黄者为佳。”[10]

《中国药材学》：“金礞石　【别名】礞石。【来源】本品为变质岩类岩石蛭石片岩或水黑云母片岩。”[5]

《中国中医药学主题词表》：“金礞石 LAPIS MICAE AUREUS　属矿物药；属化痰药（中药）和平肝熄风药。”[3]

《中华本草》：“金礞石《中药志》　【异名】烂石、酥酥石《中药志》……【来源】为变质岩类云母片岩的风化物蛭石片岩或水黑云母片岩。［原矿物］①蛭石片岩 Vermiculite Schist②水黑云母片岩 Hydrobiotite Schist”[6]

《中华人民共和国药典》：“金礞石 Lapis micae aureus　本品为变质岩类蛭石片岩或水黑云母片岩。采挖后，除去杂石及泥沙。”[1]

5　参考文献

1　国家药典委员会编．中华人民共和国药典．一部．北京：化学工业出版社，2000，179

2　《中医大辞典》编辑委员会编．中医大辞典·中药分册．北京：人民卫生出版社，1982，226

3　吴兰成主编．中国中医药学主题词表．北京：中医古籍出版社，1996，189

4　中华人民共和国卫生部药政管理局主编．中药材手册．北京：人民卫生出版社，1998，741

5　徐国钧等主编．中国药材学．北京：中国医药科技出版社，1996，1900

6　国家中医药管理局《中华本草》编委会．中华本草．第一册．上海：上海科学技术出版社，1999，295

7　中国医学科学院药物研究所等编．中药志．第四册．北京：人民卫生出版社，1961，298

8　《中医学》编辑委员会．中国医学百科全书·中医学．上海：上海科学技术出版社，1997，1181

9 《全国中草药汇编》编写组编. 全国中草药汇编. 下册. 北京：人民卫生出版社，1996，694
10 中华人民共和国卫生部药政管理局编. 全国中药炮制规范. 北京：人民卫生出版社，1988，406

280 乳香
Ruxiang
Olibanum

1 定名依据

1.1 正名

1.1.1 汉文名：乳香［橄榄科植物乳香树 Boswellia carterii Birdw.、鲍达乳香树 Boswellia bhaw－dajiana Birdw.、野乳香树 Boswellia neglecta M. Moore 等皮部渗出的油胶树脂］。

1.1.2 英文名：frankincense frankincense.

1.2 依据

1.2.1 定名的文献依据

(1)《证类本草》卷十二："乳香，微温。疗风水毒肿，去恶气，疗风瘾疹痒毒（注：系大黑字）。日华子云：味辛，热，微毒。下气，益精，补腰膝，治肾气，止霍乱，冲恶中邪气，心腹痛，疰气。"[1]

(2)《本草品汇精要》卷十七："乳香　日华子云微毒　植生　乳香主风水毒肿去恶气疗风瘾疹痒毒（名医所录）"[2]

(3)《本草蒙筌》卷四："乳香，味辛、苦，气温。阳也。无毒。亦出波斯国土，赤松木脂所成。垂滴成珠，缀木未落者，名珠香；滴下如乳，熔榻地面者，名榻香。"[3]

(4)《本草备要·木部》："乳香，一名熏陆香。宣，活血，伸筋。香窜入心，苦温补肾，辛温通十二经。能去风伸筋（筋不伸者，敷药加用），活血调气，托里护心（香彻疮孔，能使毒气外出，不致内攻），生肌止痛。"[4]

(5)《本草从新》卷七："乳香，一名熏陆香。宣、活血舒筋。苦温。辛香善窜。入心。通行十二经。能去风伸筋（筋不伸者、敷药加用）。调气活血。托里护心（香彻疮孔、能使毒气外出、不致内攻）。生肌止痛。"[5]

(6)《本草便读·木部》："乳香，和营定痛。活络舒筋。香窜入心。辛温兼苦（乳香出诸番波斯等国。树脂也。辛苦性温。其香润之质。能入心脾营分。和营舒筋。活血定痛。内用外用。其理一也）。"[6]

(7)《普通高等教育中医药类规划教材·中药学》："乳香《别录》　为橄榄科小乔木卡氏乳香树 Boswellia carterii Birdw 及其同属植物皮部渗出的树脂。主产于非洲索马里、埃塞俄比亚等地。春夏季均可采收。"[7]

(8)《中药大辞典》："乳香《别录》　【异名】熏陆香《别录》，马尾香、乳头香《海药本草》，塌香《梦溪笔谈》，西香《本草衍义》，天泽香、摩勒香、多伽罗香、浴香《纲目》。【基原】为橄榄科植物卡氏乳香树的胶树脂。【原植物】卡氏乳香树 Boswellia carterii Birdw."[8]

(9)《中医大辞典·中药分册》："乳香　出《名医别录》。又名熏陆香、乳头香、天泽香、浴香。为橄榄科植物卡氏乳香树 Boswellia carterii Birdw. 及其同属数种植物的油胶树脂。"[9]

(10)《中国医学百科全书·中医学》："乳香　始载于《名医别录》。又名熏陆香、乳头香、滴乳香。为橄榄科植物卡氏乳香树 Boswellia carterii Birdw. 及其同属植物的树干切伤后渗出的油胶树脂。春、夏两季将树干由下而上顺序切伤，并开小沟，使树脂渗出，流入沟中，数日后凝成硬块，即可采集。"[10]

(11)《中国中医药学主题词表》："乳香 OLIBANUM　为橄榄科植物卡氏乳香树的胶树脂；属活血祛瘀药、止血药（中药）和止痛药（中药）。"[11]

(12)《中药志》[12]、《中药材手册》[13]、《全国中草药汇编》[14]、《全国中药炮制规范》[15]、《中国药材学》[16]、《中华本草》[17]等现代中药著作多以"乳香"作为本品正名（参见"文献通考"）。

1.2.2　定名选择的理由 Olibanum

(1) 乳香 Olibanum，橄榄科植物乳香树 Boswellia carterii Birdw.、鲍达乳香树 Boswellia bhaw－dajiana Birdw.、野乳香树 Boswellia neglecta M. Moore 等皮部渗出的油胶树脂。"乳香"之名始见于魏晋《名医别录》，"乳香"作为本品正名始见于宋·唐慎微《证类本草》，其后的本草著作如明·刘文泰《本草品汇精要》、陈嘉谟《本草蒙筌》、清·汪昂《本草备要》、吴仪洛《本草从新》、张秉成《本草便读》等在载录本品时即以"乳香"作为正名，并一直沿用至今。

(2) 我国最新出版的《普通高等教育中医药类规划教材·中药学》以及辞书类著作《中医大辞典·中药分册》、《中药大辞典》、《中国医学百科全书·中医学》等均以"乳香"作为本品正名。已经广泛应用于中医药学文献的标引和检索的《中国中医药学主题词表》也以"乳香"作为本品的正式主题词。现代本草著作如《中药志》、《全国中草药汇编》、《中华本草》、《中国药材学》、《中药材手册》、《全国中药炮制规范》等虽记载了不少本品各地的俗称，但也无一例外以"乳香"作为本品的正名。说明"乳香"作为本品正名已成为共识。

1.3　与正名等效的名词：无。

2　源流考释

乳香（橄榄科植物乳香树 Boswellia carterii Birdw.、鲍达乳香树 Boswellia bhaw dajiana Birdw.、野乳香树 Boswellia neglecta M. Moore 等皮部渗出的油胶树脂）始载于魏晋《名医别录》[1]，如《证类本草》（目录中注：该条原附沉香条下）引《名医别录》曰："乳香，微温。疗风水毒肿，去恶气，疗风瘾疹痒毒。"[1]其后的本草著作有的称本品为"乳头香"，如唐·李珣《海药本草》[18]；有的在"沉香"条下介绍本品，如宋·苏颂《本草图经》[19]；有的把本品与"薰陆"作为同一药物介绍，如《梦溪笔谈校证》[20]等。

"乳香"作为本品正名单列始见于宋·唐慎微《证类本草》卷十二："乳香，微温。疗风水毒肿，去恶气，疗风瘾疹痒毒。日华子云：味辛，热，微毒。下气，益精，补腰膝，治肾气，止霍乱，冲恶中邪气，心腹痛，疰气。煎膏止痛长肉，入丸散微炒杀毒，得不粘。"[1]其后的本草著作大多以"乳香"为正名，如元·王好古《汤液本草》[21]、明·

刘文泰《本草品汇精要》[2]、陈嘉谟《本草蒙筌》[3]、缪希雍《炮炙大法》[22]、李中梓《雷公炮制药性解》[23]、李中梓《本草征要》[24]、清·蒋居祉《本草择要纲目》[25]、陈士铎《本草新编》[26]、日本稻宣义《炮炙全书》[27]、汪昂《本草易读》[28]、汪昂《本草备要》[4]、吴仪洛《本草从新》[5]、严西亭《得配本草》[29]、沈金鳌《要药分剂》[30]、黄宫绣《本草求真》[31]、姚澜《本草分经》[32]、杨时泰《本草述钩元》[33]、凌奂《本草害利》[34]、陈其瑞《本草撮要》[35]、张秉成《本草便读》[6]等；但有的仍把本品与"薰陆(薰陆香)"作为同一药物介绍，如宋·寇宗奭《本草衍义》[36]、明·李时珍《本草纲目》[37]等。

古代著作中记载的本品异名尚有"西香"《本草衍义》[36]、"马思答吉"《饮膳正要》[38]，"珠香"《本草蒙筌》[3]、"杜噜香"、"马尾香"、"天泽香"、"摩勒香"、"多伽罗香"、"浴香"《本草纲目》[37]等。如宋·寇宗奭《本草衍义》卷十三："薰陆香，木叶类棠梨。南印度界阿吒厘国出，今谓之西香。南番者更佳，此即今人谓之乳香，为其垂滴如乳。熔塌在地者，谓之塌香。皆一也。"[36]元·忽思慧《饮膳正要》卷三："马思答吉，味苦香，无毒。去邪恶气，温中利膈，顺气止痛，生津解渴，令人口香（生回回地面，云是极香种类)。"[38]。明·陈嘉谟《本草蒙筌》卷四："乳香，味辛、苦，气温。阳也。无毒。亦出波斯国土，赤松木脂所成。垂滴成珠，缀木未落者，名珠香；滴下如乳，熔塌地面者，名塌香。"[3]明·李时珍《本草纲目》卷三十四："薰陆香，(乳香)(《别录》上品)。【释名】马尾香《海药》、天泽香《内典》、摩勒香《纲目》、多伽罗香。宗奭曰：薰陆即乳香，为其垂滴如乳头也。熔塌在地者为塌香，皆一也。时珍曰：佛书谓之天泽香，言其润泽也。又谓之多伽罗香，又曰杜噜香。…………道书乳香、檀香谓之浴香，不可烧祀上真。……【主治】薰陆：主风水毒肿，去恶气伏尸，瘾疹痒毒。乳香同功《别录》。乳香：治耳聋，中风口噤不语，妇人血气，止大肠泄澼，疗诸疮，令内消，能发酒，理风冷（藏器)。"[37]

现代有关著作均沿用《证类本草》的记载以"乳香"作为本品正名，如《普通高等教育中医药类规划教材·中药学》[7]、《中药大辞典》[8]、《中医大辞典·中药分册》[9]、《中国医学百科全书·中医学》[10]、《中国中医药学主题词表》[11]、《中药志》[12]、《中药材手册》[13]、《全国中草药汇编》[14]、《全国中药炮制规范》[15]、《中国药材学》[16]、《中华本草》[17]等。同时尚记载有"滴乳香"《全国中草药汇编》[14]等各地的俗称。还记载有本品原植物"卡氏乳香树"的异名"乳香树乳香树"《中华本草》[17]；原植物"鲍达乳香树"的异名"药胶香树"《中华本草》[17]；或原植物名称"野乳香树"《中药志》[12]等。

须予说明的是，人民卫生出版社 1986 年版《名医所录》记载有"沉香"[39]条，但未见"乳香"之名。而据《证类本草》、《本草纲目》等书记载，"乳香"之名出自《名医所录》，当可信。

3 附录

3.1 又称：醋乳香、炒乳香（饮片规格名)。

3.2 俗称：滴乳香。

3.3 曾称：乳头香《海药本草》，塌香、薰陆《梦溪笔谈》，西香、薰陆香《本草衍义》，马思答吉《饮膳正要》，珠香《本草蒙筌》，天泽香、摩勒香、杜噜香、多伽罗香、马尾香、浴香《本草纲目》。

3.4　原植物名称：卞氏乳香树，乳香树；鲍达乳香树，药胶香树；野乳香树。

4　文献通考

《名医别录》卷一："沉香，薰陆香、鸡舌香、藿香、詹糖香、枫香并微温。悉治风水毒肿，去恶气。薰陆、詹糖去伏尸。鸡舌藿香治霍乱、心痛。枫香治风瘾疹痒毒。"[39]

《海药本草》卷三："乳头香，谨按《广志》云：生南海，是波斯松树脂也，紫赤如樱桃者为上。仙方多用辟谷，兼疗耳聋，中风口噤不语，善治妇人血气。能发粉酒。红透明者为上。"[18]

《本草图经》卷十："乳香，文具沉香条下。"[19]

《梦溪笔谈校证》："薰陆即乳香也，本名［薰陆］，以其滴下如乳头者，谓之［乳头香］；鎔塌在地上者，谓之［塌香］，如臘茶之有［滴乳］、［白乳］之品。"[20]

《证类本草》卷十二："乳香，微温。疗风水毒肿，去恶气，疗风瘾疹痒毒（注：系大黑字）。日华子云：味辛，热，微毒。下气，益精，补腰膝，治肾气，止霍乱，冲恶中邪气，心腹痛，疰气。煎膏止痛长肉，入丸散微炒杀毒，得不粘。陈藏器云：盖薰陆之类也。其性温。疗耳聋，中风口噤，妇人血气，能发酒，理风冷，止大肠泄澼，疗诸疮令内消。"[1]

《本草衍义》卷十三："薰陆香，木叶类棠梨。南印度界阿吒厘国出，今谓之西香。南番者更佳，此即今人谓之乳香，为其垂滴如乳。熔塌在地者，谓之塌香。皆一也。"[36]

《汤液本草》卷五："乳香，苦，阳。《珍》云：定诸经之痛。"[21]

《饮膳正要》卷三："马思答吉，味苦香，无毒。去邪恶气，温中利膈，顺气止痛，生津解渴，令人口香（生回回地面，云是极香种类）。"[38]

《本草品汇精要》卷十七："乳香　日华子云微毒　植生　乳香主风水毒肿，去恶气，疗风瘾疹痒毒（《名医》所录）。"[2]

《本草蒙筌》卷四："乳香，味辛、苦，气温。阳也。无毒。亦出波斯国土，赤松木脂所成。垂滴成珠，缀木未落者，名珠香；滴下如乳，熔榻地面者，名榻香。"[3]

《本草纲目》卷三十四："薰陆香，（乳香）（《别录》上品）。【释名】马尾香《海药》、天泽香《内典》、摩勒香《纲目》、多伽罗香。宗奭曰：薰陆即乳香，为其垂滴如乳头也。熔塌在地者为塌香，皆一也。时珍曰：佛书谓之天泽香，言其润泽也。又谓之多伽罗香，又曰杜噜香。李珣言薰陆是树皮，乳是树脂。陈藏器言乳是薰陆之类。寇宗奭言是一物。陈承言薰陆是总名，乳是薰陆之乳头也。今考《香谱》言乳有十余品，则乳乃熏陆中似乳头之一品尔。陈承之说为近理。二物原附沉香下，宋《嘉祐本草》分出二条，今据诸说，合并为一……道书乳香、檀香谓之浴香，不可烧祀上真……【主治】薰陆：主风水毒肿，去恶气伏尸，瘾疹痒毒。乳香同功《别录》。乳香：治耳聋，中风口噤不语，妇人血气，止大肠泄澼，疗诸疮，令内消，能发酒，理风冷（藏器）。"[37]

《炮炙大法·木部》："乳香，（圆小光明者良。一方以灯心同研，或以糯米数粒同研，或以人畜甲二三片同研，或以乳钵坐热水中乳之。云皆易细总不如研细和人乳略蒸再研匀晒干研如飞尘为妙药将沉下一二沸即起勿多煮）。"[22]

《雷公炮制药性解》卷五："乳香，味辛苦，性温无毒，入十二经。主祛邪下气，补肾益精，治霍乱，催产难，定心腹急疼，疗瘾疹风痒，诸般恶疮，风水肿毒，中风聋噤，亦入敷膏，止痛生肌。瓦上微炒出油，灯草同研用。”[23]

《本草征要》卷二：“乳香，味辛，性温，无毒。入心经。若土烘去油，同灯心研之，则细。定诸经之痛，解诸疮之毒。活血舒筋，和中治痢。香口辟臭，频用噙之。风虫牙痛，含而嚼之。”[24]

《本草择要纲目·热性药品》：“乳香，【气味】微温无毒。纯阳入手少阴心经。”[25]

《本草新编》卷四：“乳香，味辛、苦，气温，阳也，无毒。入脾、肺、心、肝、肾五脏。疗诸般恶疮及风水肿毒，定诸经卒痛并心腹急疼。亦入散膏，止痛长肉。更催生产。且理风邪，内外科皆可用。大约内治止痛，实为圣药，研末调服尤神。”[26]

《炮炙全书》卷三：“乳香，辛、苦，微温。圆大如乳头，色白，入丸药以少酒研如泥，以水飞过，晒干用，或言以灯草同研，或以乳钵坐热水中研之，或以箬叶上炙之研，皆易细。按乳香一名薰陆香，今药肆中又别有名为薰陆香者，非是。”[27]

《本草易读》卷七：“乳香二百八十四，煅去油用，或生用。同灯草研之，则易细矣。薰陆香。”[28]

《本草备要·木部》：“乳香，一名熏陆香。宣，活血，伸筋。香窜入心，苦温补肾，辛温通十二经。能去风伸筋（筋不伸者，敷药加用），活血调气，托里护心（香彻疮孔，能使毒气外出，不致内攻），生肌止痛。”[4]

《本草从新》卷七：“乳香，一名熏陆香。宣、活血舒筋。苦温。辛香善窜。入心。通行十二经。能去风伸筋。（筋不伸者、敷药加用。）调气活血。托里护心（香彻疮孔、能使毒气外出、不致内攻）。生肌止痛。治心腹诸痛。口噤耳聋。痈疽疮肿。产难折伤（皆取其活血止痛）。亦治癫狂。”[5]

《得配本草》卷七：“乳香，辛、苦、温。入手少阴经气分。去风伸筋，活血除痛，并疗痘后余毒，并治跌打损伤。得胆矾，烧研，敷甲疽努肉。得鹿血、真茶，治心腹气痛。配绿豆、朱砂，研调水服，托里护心。”[29]

《要药分剂》卷二：“乳香，一名薰陆香。味苦辛。性微温。无毒。得天三之气而兼地二之化以生。可升可降。阳也。”[30]

《本草求真》卷五：“乳香，（香木）入心行气活血止痛。乳香（专入心。兼入脾胃肾）。即书所云薰陆香者是也。香窜性温不润。诸书曷言于血有补。讵知血因气逆。则血凝而不通。以致心腹绞痛。毒因气滞。则血聚而不散。以致痛楚异常。乳香香窜入心。既能使血宣通而筋不伸。”[31]

《本草分经·原例》：“乳香，苦温，辛香善窜，入心，通行十二经，调气活血，去风舒筋，托里护心，香彻疮孔，能使毒气外出，消肿止痛生肌。”[32]

《本草述钩元》卷二十二：“乳香，西出天竺者色黄白。南出波斯等国者色紫赤。其树类松。以斤斫树。脂溢于外。结而成香。聚而成块。薰陆是总名。乳是薰陆之乳头。透明者滴孔。（新出未离沙石者）次为乳塌。”[33]

《本草害利·心部药队》：“乳香，一名薰陆香。【害】辛香善窜，疮疽已溃勿服，及诸疮脓多勿敷。”[34]

《本草撮要》卷二：“【乳香】，味苦辛。入足厥阴经。功专活血伸筋。得枳壳令胎滑易产。得辰砂一两。枣仁、乳香各五钱。酒下治颠狂。”[35]

《本草便读·木部》："乳香，和营定痛。活络舒筋。香窜入心。辛温兼苦（乳香出诸番波斯等国。树脂也。辛苦性温。其香润之质。能入心脾营分。和营舒筋。活血定痛。内用外用。其理一也）。"[6]

《中药志》："乳香　本品为常用中药。商品为橄榄科植物卡氏乳香树及同属数种植物皮部渗出的油胶树脂。……【原植物】①卡氏乳香树 Boswellia carterii Birdw.（B. sacra Fluek.）——橄榄科 Burseraceae②鲍达乳香树 Boswellia bhaw - dajiana Birdw. ——橄榄科 Burseraceae③野乳香树 Boswellia neglecta M. Moore——橄榄科 Burseraceae"[12]第五册 767

《中药材手册》："乳香［纲目名薰陆香乳香，列入木部香木类］　本品为橄榄科植物卡氏乳香树 Boswellia carterii Birdw. 及鲍达乳香树 Boswellia bhaw - dajiana Birdw. 的树干伤口渗出的树脂。原植物系小乔木。均为进口。进口乳香通常分为索马里乳香和埃塞俄比亚乳香，每种又分为乳香珠与原乳香。"[13]622

《全国中草药汇编》："乳香　别名：滴乳香。来源：为橄榄科乳香树属植物乳香树 Boswellia carterii Birdw.［B. sacra Fluek.］药胶香树 B. bhawdajiana Birdw. 及野乳香树 B. neglecta M. Moore 等，以其树干皮部伤口处渗出的油胶树脂入药。"[14]下册 387

《中药大辞典》："乳香《别录》　【异名】熏陆香《别录》，马尾香、乳头香《海药本草》，塌香《梦溪笔谈》，西香《本草衍义》，天泽香、摩勒香、多伽罗香、浴香《纲目》。【基原】为橄榄科植物卡氏乳香树的胶树脂。【原植物】卡氏乳香树 Boswellia carterii Birdw."[8]

《中医大辞典·中药分册》："乳香　出《名医别录》。又名熏陆香、乳头香、天泽香、浴香。为橄榄科植物卡氏乳香树 Boswellia carterii Birdw. 及其同属数种植物的油胶树脂。"[9]

《中国医学百科全书·中医学》："乳香　始载于《名医别录》。又名熏陆香、乳头香、滴乳香。为橄榄科植物卡氏乳香树 Boswellia carterii Birdw. 及其同属植物的树干切伤后渗出的油胶树脂。春、夏两季将树干由下而上顺序切伤，并开小沟，使树脂渗出，流入沟中，数日后凝成硬块，即可采集。"[10]

《全国中药炮制规范》："乳香　［处方用名］乳香、醋乳香、炒乳香。【来源】本品为橄榄科卡氏乳香 Boswellia carterii Birdw. 或鲍达乳香树 Boswellia bhaw dajiana Birdw. 及野乳香树 Boswellia neglecta M. Moore. 皮部渗出的干燥胶树脂。主产于利比亚、苏丹、土耳其、索马里、埃塞俄比亚等地。春、夏二季均可采收。采收时将树干的皮部由下向上顺序切伤，使树脂从伤口渗出，数天后凝成块状，即可采收。药材以淡黄色颗粒状、半透明、无砂石、树皮等杂质、粉末粘手、气芳香者为佳。"[15]

《中国药材学》："乳香　【来源】本品为橄榄科植物卡氏乳香树 Boswellia carterii Birdw. 及其同属植物皮部渗出的油胶树脂。"[16]

《中国中医药学主题词表》："乳香 OLIBANUM　为橄榄科植物卡氏乳香树的胶树脂；属活血祛瘀药、止血药（中药）和止痛药（中药）。"[11]

《普通高等教育中医药类规划教材·中药学》："乳香《别录》　为橄榄科小乔木卡氏乳香树 Boswellia carterii Birdw 及其同属植物皮部渗出的树脂。主产于非洲索马里、埃塞俄比亚等地。春夏季均可采收。将树干的皮部由下向上顺序切伤，使树脂渗出数天后凝成固体，即可采取。入药多炒用。"[7]

《中华本草》："乳香《别录》　【异名】乳头香《海药本草》，塌香《梦溪笔谈》，马思答吉《饮膳正要》，天泽香、摩勒香、杜噜香、多伽罗香、浴香《纲目》……【来源】为橄榄科植物乳香树、鲍达乳香树、野乳香树等皮部渗出的油胶树脂。【原植物】①乳香树 Boswellia carterii Birdw. ②鲍达乳香树 Boswellia bhaw - dajiana Birdw. 又名：药胶香树《全国中草药汇编》。"[17]

5　参考文献

1　宋·唐慎微. 证类本草. 北京：人民卫生出版社，1957，309
2　明·刘文泰. 本草品汇精要. 北京：人民卫生出版社，1982，485
3　明·陈嘉谟. 本草蒙筌. 北京：人民卫生出版社，1988，260
4　清·汪昂. 本草备要. 北京：中国中医药出版社，1998，163
5　清·吴仪洛. 本草从新. 北京：中医古籍出版社，2001，108
6　清·张秉成. 本草便读. 上海：上海卫生出版社，1957，65
7　雷载权主编. 普通高等教育中医药类规划教材·中药学. 上海：上海科学技术出版社，1995，202
8　江苏新医学院编. 中药大辞典. 上海：上海科学技术出版社，1977，1379
9　《中医大辞典》编辑委员会编. 中医大辞典·中药分册. 北京：人民卫生出版社，1982，209
10　《中医学》编辑委员会. 中国医学百科全书·中医学. 上海：上海科学技术出版社，1997，1145
11　吴兰成主编. 中国中医药学主题词表. 北京：中医古籍出版社，1996，313
12　中国医学科学院药物研究所等编. 中药志. 第五册. 北京：人民卫生出版社，1993，767
13　中华人民共和国卫生部药政管理局主编. 中药材手册. 北京：人民卫生出版社，1998，622
14　《全国中草药汇编》编写组编. 全国中草药汇编. 下册. 北京：人民卫生出版社，1996，380
15　中华人民共和国卫生部药政管理局编. 全国中药炮制规范. 北京：人民卫生出版社，1988，318
16　徐国钧等主编. 中国药材学. 北京：中国医药科技出版社，1996，1718
17　国家中医药管理局《中华本草》编委会. 中华本草. 第五册. 上海：上海科学技术出版社，1999，17
18　唐·李珣. 海药本草. 北京：人民卫生出版社，1997，41
19　宋·苏颂. 本草图经. 合肥：安徽科学技术出版社，1994，345
20　沈括著，胡道静校注. 梦溪笔谈校证（下）. 北京：中华书局. 1959，870
21　元·王好古. 汤液本草. 见：景印文渊阁四库全书（745）. 北京：中医古籍出版社，1986，980
22　明·缪希雍. 炮炙大法. 明末庄继先校刻本
23　明·李中梓. 雷公炮制药性解. 见：中国医学大成（二）. 长沙：岳麓书社，1990. 153
24　明·李中梓. 本草征要. 见：李中梓医学全书. 北京：中国中医药出版社，1999，138
25　清·蒋居祉. 本草择要纲目. 见：珍本医书集成. 本草类. 上海：上海科学技术出版社，1985，51
26　清·陈士铎. 本草新编. 北京：中国中医药出版社，1996，228
27　［日］稻宣义. 炮炙全书. 北京：中医古籍出版社，1981，107
28　清·汪昂. 本草易读. 北京：人民卫生出版社，1987，290
29　清·严西亭. 得配本草. 上海：上海卫生出版社，1957，6
30　清·沈金鳌. 要药分剂. 上海：上海科学技术出版社，1959，31
31　清·黄宫绣. 本草求真. 上海：上海科学技术出版社，1959，221
32　清·姚澜. 本草分经. 上海：上海科学技术出版社，1989，59
33　清·杨时泰. 本草述钩元. 上海：科技卫生出版社，1958，474
34　清·凌奂. 本草害利. 北京：中医古籍出版社，1982，14

35　清·陈其瑞．本草撮要．见：珍本医书集成．本草类．上海：上海科学技术出版社，1985，42
36　宋·寇宗奭．本草衍义．上海：商务印书馆，1957，76
37　明·李时珍．本草纲目．北京：人民卫生出版社，1982，1954
38　元·忽思慧．饮膳正要．北京：北京市中国书店，1985，13
39　魏晋·名医别录．北京：人民卫生出版社，1986，64

281　肿节风
Zhongjiefeng
Herba sarcandrae

1　定名依据

1.1　正名

1.1.1　汉文名：肿节风［金粟兰科植物草珊瑚 Sarcandra glabra（Thunb.）Makai 的干燥全株］。

1.1.2　英文名：sarcandra［twig and leaf］.

1.2　依据

1.2.1　定名的文献依据

(1)《中华人民共和国药典》："肿节风 Herba sarcandrae　本品为金粟兰科植物草珊瑚 Sarcandra glabra（Thunb.）Makai 的干燥全株。夏、秋二季采收，除去杂质，晒干。"[1]

(2)《中药志》："肿节风　本品为我国南方及西南诸省常用民间草药，商品为金粟兰植物草珊瑚的干燥本草……【原植物】草珊瑚　别名：接骨金粟兰、肿节风、九节风（江西），九节茶（浙江），九节兰（湖南），节骨茶（广西）。Sarcandra glabra（Thunb.）Makai［Choranthus glaber（Thunb.）Makino］——金粟兰科 Chloranthaceae"[2]

(3)《全国中草药汇编》："肿节风　别名：接骨金粟兰、九节茶、九节风、竹节茶、接骨莲。来源：为金粟兰科草珊瑚属植物草珊瑚 Sarcandra glabra（Thunb.）Makai［Choranthus glaber（Thunb.）Makino］，以全株入药。"[3]

(4)《中医大辞典·中药分册》："肿节风　见《江西草药》。为九节茶之别名，详该条。"[4]

(5)《中国医学百科全书·中医学》："肿节风　始载于《生草药性备要》。原名九节茶，又名接骨木、九节风、接骨金粟兰、九节兰。为金粟兰科植物草珊瑚 Sarcandra glabra（Thunb.）Nakai 的枝叶。原植物分布于中国长江以南各省、区。"[5]

(6)《中国药材学》："肿节风　【别名】九节茶，九节风，接骨莲（广东）。【来源】本品为金粟兰科植物草珊瑚 Sarcandra glabra（Thunb.）Makai［Choranthus glaber（Thunb.）Makino］的全株。"[6]

(7)《中华本草》："肿节风《中华人民共和国药典》　【异名】观音茶《生草药性备要》，接骨木《植物名实图考》，九节风《分类草药性》，驳节茶《岭南采药录》，鸭脚节……【来源】为金粟兰科植物草珊瑚的全株或根。【原植物】草珊瑚 Sarcandra glabra

(Thunb.) Makai [Choranthus glaber (Thunb.) Makino]”[7]

1.2.2 定名选择的理由

肿节风 Herba sarcandrae，系金粟兰科植物草珊瑚 Sarcandra glabra (Thunb.) Makai 的干燥全株。“肿节风”作为本品正名古代文献未见记载，现代文献中我国最新出版的《中华人民共和国药典》以及辞书类著作《中医大辞典·中药分册》、《中国医学百科全书·中医学》等均以“肿节风”作为本品正名。现代本草著作如《中药志》、《全国中草药汇编》、《中华本草》、《中国药材学》等虽记载了不少本品各地的俗称，但也无一例外以“肿节风”作为本品的正名。说明“肿节风”作为本品正名已成为共识。

1.3 与正名等效的名词：无。

2 源流考释

肿节风[金粟兰科植物草珊瑚 Sarcandra glabra (Thunb.) Makai 的干燥全株]原称“观音茶”，始见于《生草药性备要》上卷：“观音茶 味劫，性平。煲水饮，退热。其种甚少。叶、梗，似鸡爪兰；子，檬红色。一名九节茶。”[8]其后的本草著作有的以“接骨木”为正名记载本品，如《植物名实图考》卷三十八：“接骨木，江西广信有之。绿茎圆节，颇似牛膝。叶生节间，长几二寸，圆齿稀纹，末有尖。以有接骨之效，故名。”[9]；有的以“九节风”为正名记载本品，如《分类草药性》上卷? 风类：“九节风，一名铁脚大仙，大热有毒，治一切跌打损伤、风湿麻木、筋骨疼痛，洗一切风毒。”[10]以上本草还记载有本品异名“九节茶”、“铁脚大仙”等。

“肿节风”作为本品名称古代文献未见记载，现代有关著作大多以“肿节风”作为本品正名，如《中华人民共和国药典》[1]、《中医大辞典·中药分册》[4]、《中国医学百科全书·中医学》[5]、《中药志》[2]、《全国中草药汇编》[3]、《中国药材学》[6]、《中华本草》[7]等。同时尚记载有“接骨金粟兰”、“竹节茶”、“接骨莲”《全国中草药汇编》[3]，“九节兰”《中国医学百科全书·中医学》[5]，“驳节茶”、“鸭脚节”、“山牛膝”、“珍珠兰”、“九节草”、“野靛”、“学士茶”、“接骨丹”、“接骨草”、“铜脚灵仙”、“节骨茶”、“竹节茶”《中华本草》[7]等各地的俗称。还记载有本品原植物“草珊瑚”的异名“接骨金粟兰”、“肿节风”、“九节风”、“九节茶”、“九节兰”、“节骨茶”《中药志》[2]等。

3 附录

3.1 又称：无。

3.2 俗称：驳节茶（岭南），鸭脚节、山牛膝、学士茶、接骨丹、接骨草、接骨金粟兰（福建），珍珠兰、九节草（云南），野靛（浙江），铜脚灵仙（四川），接骨莲（广东），九节兰，节骨茶，竹节茶，竹节茶。

3.3 曾称：观音茶、九节茶《生草药性备要》，接骨木《植物名实图考》，九节风、铁脚大仙《分类草药性》。

3.4 原植物名称：草珊瑚，接骨金粟兰、肿节风、九节风（江西），九节茶（浙江），九节兰（湖南），节骨茶（广西）。

4 文献通考

《生草药性备要》上卷：“观音茶 味劫，性平。煲水饮，退热。其种甚少。叶、梗，似鸡爪兰；子，檬红色。一名九节茶。”[8]

《植物名实图考》卷三十八：“接骨木，江西广信有之。绿茎圆节，颇似牛膝。叶生节间，长几二寸，圆齿稀纹，末有尖。以有接骨之效，故名。”[9]

《分类草药性》上卷：“九节风，一名铁脚大仙，大热有毒，治一切跌打损伤、风湿麻木、筋骨疼痛，洗一切风毒。”[10]

《中药志》：“肿节风　本品为我国南方及西南诸省常用民间草药，商品为金粟兰植物草珊瑚的干燥本草……【原植物】草珊瑚　别名：接骨金粟兰、肿节风、九节风（江西），九节茶（浙江），九节兰（湖南），节骨茶（广西）。Sarcandra glabra（Thunb.）Makai［Choranthus glaber（Thunb.）Makino］——金粟兰科 Chloranthaceae”[2]

《全国中草药汇编》：“肿节风　别名：接骨金粟兰、九节茶、九节风、竹节茶、接骨莲。来源：为金粟兰科草珊瑚属植物草珊瑚 Sarcandra glabra（Thunb.）Makai［Choranthus glaber（Thunb.）Makino］，以全株入药。”[3]

《中医大辞典·中药分册》：“肿节风　见《江西草药》。为九节茶之别名，详该条。”[4]

《中国医学百科全书·中医学》：“肿节风　始载于《生草药性备要》。原名九节茶，又名接骨木、九节风、接骨金粟兰、九节兰。为金粟兰科植物草珊瑚 Sarcandra glabra（Thunb.）Nakai 的枝叶。原植物分布于中国长江以南各省、区。”[5]

《中国药材学》：“肿节风　【别名】九节茶，九节风，接骨莲（广东）。【来源】本品为金粟兰科植物草珊瑚 Sarcandra glabra（Thunb.）Makai［Choranthus glaber（Thunb.）Makino］的全株。”[6]

《中华本草》：“肿节风《中华人民共和国药典》　【异名】观音茶《生草药性备要》，接骨木《植物名实图考》，九节风《分类草药性》，驳节茶《岭南采药录》，鸭脚节、山牛膝《福建中草药》，珍珠兰、九节草《云南种子植物名录》，野靛、九节茶《浙江药用植物志》，学士茶、接骨丹、接骨草、接骨金粟兰《福建药物志》，铜脚灵仙《四川中药志》，九节兰、节骨茶《中药志》，接骨莲，竹节茶《中国植物志》……【来源】为金粟兰科植物草珊瑚的全株或根。【原植物】草珊瑚 Sarcandra glabra（Thunb.）Makai［Choranthus glaber（hunb.）Makino］”[7]

《中华人民共和国药典》：“肿节风 Herba sarcandrae　本品为金粟兰科植物草珊瑚 Sarcandra glabra（Thunb.）Makai 的干燥全株。夏、秋二季采收，除去杂质，晒干。”[1]

5　参考文献

1　国家药典委员会编．中华人民共和国药典．一部．北京：化学工业出版社，2000，179

2　中国医学科学院药物研究所等编．中药志．第四册．北京：人民卫生出版社，1993，499

3　《全国中草药汇编》编写组编．全国中草药汇编．上册．北京：人民卫生出版社，1996，562

4　《中医大辞典》编辑委员会编．中医大辞典·中药分册．北京：人民卫生出版社，1982，228

5　《中医学》编辑委员会．中国医学百科全书·中医学．上海：上海科学技术出版社，1997，1024

6　徐国钧等主编．中国药材学．北京：中国医药科技出版社，1996，1351

7　国家中医药管理局《中华本草》编委会．中华本草．第三册．上海：上海科学技术出版社，1999，456

8　清·何克谏．生草药性备要．见：岭南本草古籍三种．北京：中国医药科技出版社，1999，39

9　清·吴其濬. 植物名实图考. 北京：中华书局，1963，889
10　清·佚名. 分类草药性. 民国二十八年新刻本

282　鱼腥草
Yuxingcao
Herba Houttuyniae

1　定名依据

1.1　正名

1.1.1　汉文名：鱼腥草（为三白草科植物蕺菜 Houttuynia cordata Thunb. 的干燥地上部分）。

1.2　依据

1.2.1　定名的文献依据

(1)《履巉岩本草》："鱼腥草……性冷，无毒。大治中暑伏热闷乱，不省人事。"[1]

(2)《严氏济生方》卷八："枯矾散　治五痔痒多痛少，或脓或胀，或漏血不止。白矾（枯，半钱）　脑子（一字，别研）　上二味为末，先用鱼腥草煎汤，放温洗痔，次用药少许掺患处。"[2]

(3)《滇南本草》卷一："鱼腥草，味苦、辛，性寒平。治肺痈咳嗽成痨带脓血者，痰有腥臭。亦治大肠热毒，疗痔疮，五痔皆痊。（附方）治肺痈吐脓、吐血。鱼腥草、天花粉、侧柏叶等份煎汤服之即愈。（又方）治痔疮，不论内外。鱼腥草，煎汤点水酒服，连进三服。其渣薰洗患处，有脓者溃，无脓者自消。——务本卷二"[3]

(4)《中华人民共和国药典》："鱼腥草 Herba houttuyniae　本品为三白草科植物蕺菜 Houttuynia cordata Thunb. 的干燥地上部分。夏季茎叶茂盛花穗多时采割，除去杂质，晒干。"[4]

(5)《中药大辞典》："鱼腥草《履巉岩本草》　【异名】芩草《吴越春秋》，蕺《别录》，葅菜《唐本草》，蕺菜（孟诜），紫背鱼腥草《履巉岩本草》，紫蕺《救急易方》，葅子《纲目》，臭猪巢《医林纂要》，侧耳根《遵义府志》，猪鼻孔《开宝本草》，九节莲《岭南采药录》，重药、鸡蝨草《现代实用中药》，狗贴耳《广州植物志》，肺形草《贵州民间方药集》，鱼鳞直珠草、猪姆耳《福建民间草药》，秋打尾《浙江中药手册》，狗子耳、臭草、野花麦《江西民间草药》，臭菜《中药志》，热草（《滇南本草》整理本），臭质草《浙江民间草药》，臭腥草《泉州本草》，臭牡丹、臭灵丹、辣子草、奶头草《湖南药物志》，草摄、红桔朝、臭蕺《闽东本草》。【基原】为三白草科植物蕺菜的带根全草。【原植物】蕺菜 Houttuynia cordata Thunb."[5]

(6)《中医大辞典·中药分册》："鱼腥草　出《履巉岩本草》。又名臭菜、侧耳根、紫蕺、肺形草、猪姆耳、臭质草。为三白草科植物蕺菜 Houttuynia cordata Thunb. 的全草。"[6]

(7)《中国医学百科全书·中医学》："鱼腥草　始载于《名医别录》。原名蕺，又名臭菜。为三白草科植物蕺菜 Houttuynia cordata Thunb. 的全草。夏、秋两季割取地上部分或连同根茎采挖，除净泥砂，晒干或鲜用。”[7]

(8)《中国中医药学主题词表》：“鱼腥草 HOUTTUYNIA CORDATA　属三百草科；属清热解毒药和祛湿利水药　D 蕺菜”[8]

(9)《普通高等教育中医药类规划教材·中药学》：“鱼腥草《别录》　为三白草科多年生草本植物蕺菜 Houttuynia cordata Thunb.　的全草。分布于长江流域以南各省。夏秋间采集，洗净、晒干，生用。”[9]

(10)《中药志》[10]、《全国中草药汇编》[11]、《全国中药炮制规范》[12]、《中国药材学》[13]、《中华本草》[14]等现代中药著作多以“鱼腥草”作为本品正名。

1.2.2　定名选择的理由

(1) 鱼腥草 Herba houttuyniae，系三白草科植物蕺菜 Houttuynia cordata Thunb.　的干燥地上部分。“鱼腥草”之名始见于宋·王介《履巉岩本草》，宋·严用和《严氏济生方》以“鱼腥草”为正名组方，题名明·兰茂所著的《滇南本草》也以“鱼腥草”作为本品正名。

(2) 我国最新出版的《中华人民共和国药典》、《普通高等教育中医药类规划教材·中药学》以及辞书类著作《中医大辞典·中药分册》、《中药大辞典》、《中国医学百科全书·中医学》等均以“鱼腥草”作为本品正名。已经广泛应用于中医药学文献的标引和检索的《中国中医药学主题词表》也以“鱼腥草”作为本品的正式主题词。现代本草著作如《中药志》、《全国中草药汇编》、《全国中药炮制规范》、《中国药材学》、《中华本草》等虽记载了不少本品各地的俗称，但也无一例外以“鱼腥草”作为本品的正名。说明“鱼腥草”作为本品正名已成为共识。

1.3　与正名等效的名词：无。

2　源流考释

鱼腥草（三白草科植物蕺菜 Houttuynia cordata Thunb.　的干燥地上部分）始载于南北朝《吴越春秋》，称为“岑草”[14]其后的本草著作有的以“蕺”为正名，如魏晋《名医别录》，唐·苏敬《新修本草》[16]；有的以“蕺菜”为正名，如唐·孟诜《食疗本草》[17]。

“鱼腥草”之名始见于宋·王介《履巉岩本草》：“鱼腥草……性冷，无毒。大治中暑伏热闷乱，不省人事。”[1]宋·严用和《严氏济生方》以“鱼腥草”为正名组方：“枯矾散　治五痔痒多痛少，或脓或胀，或漏血不止。白矾（枯，半钱）　脑子（一字，别研）　上二味为末，先用鱼腥草煎汤，放温洗痔，次用药少许掺患处。”[2]题名明·兰茂所著的《滇南本草》也以“鱼腥草”作为本品正名：“鱼腥草，味苦、辛，性寒平。治肺痈咳嗽成痨带脓血者，痰有腥臭。”[3]其后的本草著作有的以“蕺”为正名，如明·李时珍《本草纲目》[18]、清·杨时泰《本草述钩元》[19]；有的以“蕺菜”为正名，如明·缪希雍《炮炙大法》[20]；有的以“蕺草”为正名，如清·张璐《本经逢原》[21]。

古代著作中记载的本品异名尚有“菹菜”《唐本草》[16]，“紫蕺”《救急易方》，“菹子”《本草纲目》[18]等。如《新修本草》卷十八：“蕺，味辛，微温。主蠼螋溺疮，多食令人气喘。俗传言食蕺不利人脚，恐由闭气故也。今小儿食之，便觉脚痛。【谨案】此物，叶似荞麦，肥地亦能蔓生，茎紫赤色，多生湿地、山谷阴处。山南江左人，好生食之，关中谓之菹菜也。”[16]《本草纲目》曰：“菹菜（恭）、鱼腥草。时珍曰：蕺字，段公路《北户录》作蕊，音戢。秦人谓之菹子……断截疟疾：紫蕺一握。捣烂绢包，周身摩擦，得睡有汗即愈。临发前一时作之。《救急易方》"[18]

现代有关著作均以"鱼腥草"作为本品正名。如《中华人民共和国药典》[4]、《中药大辞典》[5]、《中医大辞典·中药分册》[6]、《中国医学百科全书·中医学》[7]、《中国中医药学主题词表》[8]、《普通高等教育中医药类规划教材·中药学》[9]、《中药志》[10]、《全国中草药汇编》[11]、《全国中药炮制规范》[12]、《中国药材学》[13]、《中华本草》[14]等。同时尚记载有"侧耳根"、"猪鼻孔"、"臭草"、"鱼鳞草"《全国中草药汇编》[11]，"菹菜"、"紫背鱼腥草"、"臭猪巢"、"九节莲"、"重药"、"鸡蝨草"、"狗贴耳"、"肺形草"、"鱼鳞直珠草"、"猪姆耳"、"秋打尾"、"狗子耳"、"野花麦"、"臭菜"、"热草"、"臭质草"、"臭腥草"、"臭牡丹"、"臭灵丹"、"辣子草"、"奶头草"、"草摄"、"红桔朝"、"臭蕺"《中药大辞典》[5]，"臭根草"、"猪母耳"《中国药材学》[13]，"折耳根"《中华本草》[14]等各地的俗称。还记载有本品原植物"蕺菜"的异名"臭灵丹"、"臭荞麦"、"鸡儿根"、"蕺儿根"、"侧耳根"、"猪鼻孔"、"狗腥草（根）"、"狗耳菜"、"臭菜"、"壁虱菜"《中药志》[10]，"狗贴耳"《中华本草》[14]等。

3　附录

3.1　又称：无。

3.2　俗称：狗贴耳（广州），鱼鳞直珠草、猪姆耳、猪母耳（福建），秋打尾、臭质草、臭根草（浙江），狗子耳、臭草、野花麦（江西），臭腥草（泉州），臭牡丹、辣子草、奶头草（湖南），草摄、红桔朝、臭蕺（闽东），臭灵丹（湖南、广东），折耳根、肺形草（贵州），重药，鸡蝨草，臭菜，热草，侧耳根，猪鼻孔，鱼鳞草，菹菜，紫背鱼腥草，臭猪巢，九节莲。

3.3　曾称：芩草《吴越春秋》，蕺《名医别录》，葅菜《新修本草》，蕺菜《食疗本草》，紫蕺《救急易方》，菹子《本草纲目》，蕺草《本经逢原》。

3.4　原植物名称：蕺菜，臭灵丹、臭荞麦（浙江），鸡儿根（湖南），蕺儿根（陕西），侧耳根（湖北、四川、云南、贵州），猪鼻孔（四川），狗腥草（根）（甘肃、陕西），狗耳菜、臭菜（广东、广西、江西、福建），壁虱菜（云南），狗贴耳（广州）。

4　文献通考

《名医别录》卷三："蕺　味辛，微温。主治蠷螋溺疮，多食令人气喘。"[15]

《新修本草》卷十八："蕺，味辛，微温。主蠼螋溺疮，多食令人气喘。俗传言食蕺不利人脚，恐由闭气故也。今小儿食之，便觉脚痛。【谨案】此物，叶似荞麦，肥地亦能蔓生，茎紫赤色，多生湿地、山谷阴处。山南江左人，好生食之，关中谓之葅菜也。"[16]

《食疗本草》卷下："蕺菜（鱼腥草）〈温〉，小儿食之，便觉脚痛，三岁不行。久食之，发虚弱，损阳气，消精髓，不可食。"[17]

《履巉岩本草》："鱼腥草……性冷，无毒。大治中暑伏热闷乱，不省人事。"[1]

《严氏济生方》卷八："枯矾散　治五痔痒多痛少，或脓或胀，或漏血不止。白矾（枯，半钱）　脑子（一字，别研）　上二味为末，先用鱼腥草煎汤，放温洗痔，次用药少许掺患处。"[2]

《滇南本草》卷一："鱼腥草，味苦、辛，性寒平。治肺痈咳嗽成痨带脓血者，痰有腥臭。亦治大肠热毒，疔痔疮，五痔皆痊。（附方）治肺痈吐脓、吐血。鱼腥草、天花粉、侧柏叶等份煎汤服之即愈。（又方）治痔疮，不论内外。鱼腥草，煎汤点水酒服，连进三服。其渣薰洗患处，有脓者溃，无脓者自消。——务本卷二"[3]

《本草纲目》卷二十七："蕺，（音戢。《别录》下品）。【释名】菹菜（恭）、鱼腥草。时珍曰：蕺字，段公路《北户录》作蕊，音戢。秦人谓之菹子。菹、蕺音相近也。其叶腥气，故俗呼为鱼腥草。【集解】恭曰：蕺菜生湿地山谷阴处，亦能蔓生。叶似荞麦而肥，茎紫赤色。山南、江左人好生食之。关中谓之菹菜。保升曰：茎、叶俱紫，赤英，有臭气。时珍曰：案：赵叔文《医方》云：鱼腥草即紫蕺。叶似荇，其状三角，一边红，一边青。可以养猪。又有五蕺（即五毒草），花、叶相似，但根似狗脊。见草部。叶，【气味】辛，微温，有小毒。《别录》曰：多食，令人气喘。弘景曰：俗传食蕺不利人脚，恐由闭气故也。今小儿食之，便觉脚痛。诜曰：小儿食之，三岁不行。久食，发虚弱，损阳气，消精髓。思邈曰：素有脚气人食之，一世不愈。【主治】蠼螋尿疮《别录》。淡竹筒内煨熟，捣敷恶疮、白秃（大明）。散热毒痈肿，疮痔脱肛，断痞疾，解硇毒（时珍）。【附方】旧一，新七。背疮热肿：蕺菜捣汁涂之，留孔以泄热毒，冷即易之。《经验方》。痔疮肿痛：鱼腥草一握，煎汤熏洗，仍以草挹痔即愈。一方：洗后以枯矾入片脑少许，敷之。《救急方》。疔疮作痛：鱼腥草捣烂敷之。痛一二时，不可去草，痛后一二日即愈。徽人所传方也。（陆氏《积德堂方》）小儿脱肛：鱼腥草擂如泥，先以朴硝水洗过，用芭蕉叶托住药坐之，自入也。《永类方》虫牙作痛：鱼腥草、花椒、菜子油等分，捣匀，入泥少许，和作小丸如豆大。随牙左右塞耳内，两边轮换，不可一齐用，恐闭耳气。塞一日夜，取看有细虫为效。《简便方》断截疟疾：紫蕺一握。捣烂绢包，周身摩擦，得睡有汗即愈。临发前一时作之。《救急易方》恶蛇虫伤：鱼腥草、皱面草、槐树叶、草决明，一处杵烂，敷之甚效。"[18]

《炮炙大法·菜部》："蕺菜，（治肺痈。俗名鱼腥草。生阴处）。"[20]

《本经逢原》卷三："蕺草，一名鱼腥草。辛微温，小毒。发明，鱼腥草方药罕用。近世仅以煎汤薰涤痔疮，及敷恶疮白秃。又治咽喉乳鹅，捣取自然汁灌吐顽痰殊效。《别录》主蠼螋尿疮，又云多食气喘，患脚气人勿食。《千金》言，素有脚气人食之一生不愈。时珍云，散热毒痈肿，脱肛断痞疾，解卤毒。"[21]

《本草述钩元》卷九："蕺，一名鱼腥草。生下湿地。其叶似荇而腥气。其状三角。一边红。一边青。叶，味辛。气微温。有小毒。阴中之阳。入手太阴经。治痰热壅肺。发而为痈。时吐脓血。又为痔疮必须之药。肺主气。此味辛温能散。故治痰热壅肺。"[19]

《中药志》："鱼腥草，本品为民间草药。商品为三白草科植物蕺菜的地上部分……【原植物】蕺菜　别名：臭灵丹、臭荞麦（浙江），鸡儿根（湖南），蕺儿根（陕西），侧耳根（湖北、四川、云南、贵州），猪鼻孔（四川），狗腥草（根）（甘肃、陕西），狗耳菜、臭菜（广东、广西、江西、福建），壁虱菜（云南）。"[10]

《全国中草药汇编》："鱼腥草　别名：侧耳根，猪鼻孔、臭草、鱼鳞草。来源：为三白草科蕺菜属植物蕺菜 Houttuynia cordata Thunb. 的全草。"[11]

《中药大辞典》："鱼腥草《履巉岩本草》　【异名】芩草《吴越春秋》，蕺《别录》，葅菜《唐本草》，蕺菜（孟诜），紫背鱼腥草《履巉岩本草》，紫蕺《救急易方》，菹子

《纲目》，臭猪巢《医林纂要》，侧耳根《遵义府志》，猪鼻孔《开宝本草》，九节莲《岭南采药录》，重药、鸡蝨草《现代实用中药》，狗贴耳《广州植物志》，肺形草《贵州民间方药集》，鱼鳞直珠草、猪姆耳《福建民间草药》，秋打尾《浙江中药手册》，狗子耳、臭草、野花麦《江西民间草药》，臭菜《中药志》，热草（《滇南本草》整理本），臭质草《浙江民间草药》，臭腥草《泉州本草》，臭牡丹、臭灵丹、辣子草、奶头草《湖南药物志》，草摄、红桔朝、臭蕺《闽东本草》。【基原】为三白草科植物蕺菜的带根全草。【原植物】蕺菜 Houttuynia cordata Thunb."[5]

《中医大辞典·中药分册》："鱼腥草　出《履巉岩本草》。又名臭菜、侧耳根、紫蕺、肺形草、猪姆耳、臭质草。为三白草科植物蕺菜 Houttuynia cordata Thunb. 的全草。"[6]

《中国医学百科全书·中医学》："鱼腥草　始载于《名医别录》。原名蕺，又名臭菜。为三白草科植物蕺菜 Houttuynia cordata Thunb. 的全草。夏、秋两季割取地上部分或连同根茎采挖，除净泥砂，晒干或鲜用。"[7]

《全国中药炮制规范》："鱼腥草　［处方用名］鱼腥草。【来源】本品为三白草科植物蕺菜 Houttuynia cordata Thunb. 的干燥地上部分。均系野生。主产于江苏、浙江、湖北等地。夏、秋二季茎叶茂盛时采收，割取地上部分，除去杂质，干燥。药材以叶多、淡红褐色、有花穗、鱼腥气浓者为佳。"[12]

《中国药材学·下册》："鱼腥草　【别名】臭菜，侧耳根，猪鼻孔，臭根草（浙江），猪母耳（福建），臭灵丹（广东）。【来源】本品为三白草科植物蕺菜 Houttuynia cordata Thunb. 的全草。"[13]

《中国中医药学主题词表》："鱼腥草 HOUTTUYNIA CORDATA　属三百草科；属清热解毒药和祛湿利水药　蕺菜"[8]

《普通高等教育中医药类规划教材·中药学》："鱼腥草《别录》　为三白草科多年生草本植物蕺菜 Houttuynia cordata Thunb. 的全草。分布于长江流域以南各省。夏秋间采集，洗净、晒干，生用。"[9]

《中华本草》："鱼腥草《履巉岩本草》　【异名】芩草《吴越春秋》，蕺《别录》，葅菜《新修本草》，紫背鱼腥草《履巉岩本草》，紫蕺《救急易方》，葅子《纲目》，臭猪巢《医林纂要·药性》，侧耳根《遵义府志》，猪鼻孔《开宝本草》，九节莲《岭南采药录》，折耳根、肺形草《贵州民间方药集》，臭腥草《泉州本草》……【来源】为三白草科植物蕺菜的带根全草。【原植物】蕺菜 Houttuynia cordata Thunb. 又名：狗贴耳《广州植物志》。"[14]

《中华人民共和国药典》："鱼腥草 Herba houttuyniae　本品为三白草科植物蕺菜 Houttuynia cordata Thunb. 的干燥地上部分。夏季茎叶茂盛花穗多时采割，除去杂质，晒干。"[4]

5　参考文献

1　宋·王介. 履巉岩本草. 明抄彩绘本

2　宋·严用和. 严氏济生方. 见：景印文渊阁四库全书（743）. 北京：中医古籍出版社，1986，521

3　明·兰茂. 滇南本草. 第一卷. 昆明：云南人民出版社，1977，372

4　国家药典委员会. 中华人民共和国药典. 北京：化学工业出版社，2000，180

5　江苏新医学院．中药大辞典．上海：上海科学技术出版社，1986，1439
6　《中医大辞典》编辑委员会．中医大辞典·中药分册．北京：人民卫生出版社，1982，228
7　《中医学》编辑委员会．中国医学百科全书·中医学．上海：上海科学技术出版社，1997，1004
8　吴兰成．中国中医药学主题词表．北京：中医古籍出版社，1996，Ⅱ-549
9　雷载权．普通高等教育中医药类规划教材·中药学．上海：上海科学技术出版社，1995，74
10　中国医学科学院药物研究所．中药志·第四册．北京：人民卫生出版社，1993，504
11　《全国中草药汇编》编写组．全国中草药汇编．上册．北京：人民卫生出版社，1996，566
12　中华人民共和国卫生部药政管理局．全国中药炮制规范．北京：人民卫生出版社，1988，228
13　徐国钧等主编．中国药材学．北京：中国医药科技出版社，1996，1346
14　国家中医药管理局《中华本草》编委会．中华本草·第三册．上海：上海科学技术出版社，1999，415
15　魏晋·名医别录．北京：人民卫生出版社，1986，311
16　唐·苏敬等．新修本草．合肥：安徽科学技术出版社，1981，477
17　唐·孟诜．食疗本草．北京：人民卫生出版社，1984，154
18　明·李时珍．本草纲目．北京：人民卫生出版社，1982，1667
19　清·杨时泰．本草述钩元．上海：科技卫生出版社，1958，264
20　明·缪希雍．炮炙大法．明末庄继先校刻本
21　清·张璐．本经逢原．上海：上海科学技术出版社，1959，137

283　狗脊

Gouji

Rhizoma Cibotii

1　定名依据

1.1　正名

1.1.1　汉文名：狗脊［为蚌壳蕨科植物金毛狗脊 Cibotium barometz（L.）J. Sm. 的干燥根茎］。

1.1.2　英文名：cibot rhizome.

1.2　依据

1.2.1　定名的文献依据

(1)《神农本草经》卷二："狗脊　味苦，平。主腰背，强关机，缓急，周痹寒湿，膝痛。颇利老人。一名百枝。生川谷。"[1]

(2)《吴普本草·草木类》："狗脊　《御览》卷九百九十　一名狗青，一名萆薢，一名赤节，一名强膂。"[2]

(3)《本草经集注·草木中品》："狗脊　味苦、甘，平，微温，无毒。主治腰背强，关机缓急，周痹寒湿，膝痛，颇利老人。"[3]

(4)《新修本草》卷第八："狗脊　味苦、甘，微温，无毒。主腰背强，关机缓急，周痹寒湿，膝痛，颇利老人。疗失溺不节，男子脚弱腰痛，风邪淋露，少气，目暗，坚脊，利

俯仰，女子伤中，关节重。”[4]

(5)《证类本草》卷第八：“狗脊　味苦、甘，平，微温，无毒。主腰背强，关机缓急，周痹寒湿膝痛，颇利老人，疗失溺不节，男子脚弱腰痛，风邪淋露，少气，目暗，坚脊利俯仰，女子伤中，关节重。”[5]

(6)《本草纲目》第十二卷：“狗脊　《本经·中品》【释名】强膂《别录》、扶筋《别录》、百枝《本经》、狗青《吴普》。”[6]

(7)《本草备要·草部》：“狗脊　平补肝肾”[7]

(8)《中华人民共和国药典》：“狗脊 Rhizoma cibotii　本品为蚌壳蕨科植物金毛狗脊 Cibotium barometz（L.）J. Sm. 的干燥根茎。秋、冬二季采挖，除去泥沙，干燥；或去硬根、叶柄及金黄色绒毛，切厚片，干燥，为‘生狗脊片’；蒸后，晒至六七成干，切厚片，干燥，为‘熟狗脊片’。”[8]

(9)《中国医学百科全书·中医学》：“狗脊　始载于《神农本草经》。又名强膂、扶筋、金狗脊。为蚌壳蕨科植物金毛狗脊 Cibotium barometz（L.）J. Sm. 的根茎。”[9]

(10)《中医大辞典·中药分册》：“狗脊　出《神农本草经》。又名金毛狗、金狗脊。为蚌壳蕨科植物金毛狗脊 Cibotium barometz（L.）J. Sm. 的根茎。”[10]

(11)《中药大辞典》：“狗脊《本经》　【异名】百枝《本经》，狗青、强膂《吴普本草》，扶盖、扶筋《别录》，苟脊《本草经集注》。【基原】为蚌壳蕨科植物金毛狗的根茎。【原植物】金毛狗《分类草药性》Cibotium barometz（L.）J. Sm.，又名：金毛狮子、三百青、猴毛头、狗仔毛、鲸口蕨、毛狗儿、金丝毛、金毛猴。”[11]

(12)《普通高等教育中医药类规划教材·中药学》：“狗脊《本经》　为蚌壳蕨科多年生草本植物金毛狗脊 Cibotium barometz（L.）J. Sm. 的根状茎。产于云南、广西、浙江、福建等地。秋季采挖。蒸后切片晒干或砂烫用。”[12]

(13)《中国中医药学主题词表》[13]、《中药志》[14]、《中药材手册》[15]、《全国中药炮制规范》[16]、《中国药材学》[17]、《中华本草》[18]等现代中药著作多以“狗脊”作为本品正名（参见“文献通考”）。

1.2.2　定名选择的理由

(1) 狗脊 Rhizoma cibotii I，为蚌壳蕨科植物金毛狗脊 Cibotium barometz（L.）J. Sm. 的干燥根茎。“狗脊”之名始见于汉《神农本草经》，并作为本药正名记录。其后的本草著作如三国·吴普《吴普本草》，南北朝·陶弘景《本草经集注》，唐·苏敬等撰《新修本草》，明·李时珍《本草纲目》，清·陈士铎《本草新编》等在载录或应用本药时均以“狗脊”作为正名，并一直沿用至今。

(2) 我国最新出版的《中华人民共和国药典》、《普通高等教育中医药类规划教材·中药学》以及辞书类著作《中医大辞典·中药分册》、《中药大辞典》、《中国医学百科全书·中医学》等均以“狗脊”作为本药正名。已经广泛应用于中医药学文献的标引和检索的《中国中医药学主题词表》也以“狗脊”作为本药的正式主题词。现代本草著作如《中药志》、《中华本草》、《中国药材学》、《中药材手册》、《全国中药炮制规范》等虽记载了不少本品各地的俗称，但也无一例外以“狗脊”作为本品的正名。说明“狗脊”作为本品正名已成为共识。

1.3　与正名等效的名词：无。

2 源流考释

狗脊［蚌壳蕨科植物金毛狗脊 Cibotium barometz（L.）J. Sm. 的干燥根茎］始载于汉《神农本草经》，并作为本药正名记录，同时尚记录了本药的异名“百枝”。如《神农本草经》卷二：“狗脊　味苦，平。主腰背，强关机，缓急，周痹寒湿，膝痛。颇利老人。一名百枝。生川谷。”[1]此后，有关本草书即以“狗脊”作为本药正名载录应用或组方。如三国·吴普《吴普本草》[2]、魏晋《名医别录》[19]、南北朝·陶弘景《本草经集注》[3]、唐·苏敬《新修本草》[4]、宋·苏颂《本草图经》[20]、唐慎微《证类本草》[5]、明·刘文泰《本草汇品精要》[21]、陈嘉谟《本草蒙筌》[22]、李时珍《本草纲目》[6]、李中梓《本草征要》[23]、卢之颐《本草乘雅半偈》[24]、清·汪昂《本草易读》[25]、汪昂《本草备要》[7]等。同时尚记录了本药的异名“狗青”、“萆薢”、“赤节”、“强膂”《吴普本草》，“扶盖”、“扶筋”《名医别录》。如《吴普本草·草木类》：“狗脊　《御览》卷九百九十　一名狗青，一名萆薢，一名赤节，一名强膂。”[2]《名医别录》卷第二：“狗脊　味甘，微温，无毒。主治失溺不节，男子脚弱腰痛，风邪，淋露，少气，目暗，坚脊，利俯仰，女子伤中，关节重。一名强膂，一名扶盖，一名扶筋。”[4]

宋·王衮《博济方》始以本品异名“金毛狗脊”组方，如《博济方》卷一：“草还丹　治风顺气，调利三焦，明耳目，益真元，肚筋骨，驻颜容，保生延寿。仙茅　川羌活　防风（去头）　金毛狗脊（去毛）　紫花白术　茯苓（去皮，各一两）　干姜　九节石菖蒲　白丑（各一两半）　葳灵仙（二钱）　何首乌　苍术（各一两）上十二味，各要新好者，洗择净焙干，并生用，细杵为末，以白生砂蜜和为剂，再入臼，杵三千下，炼熟丸如桐子大。”[26]此后宋·赵佶《圣济总录》[27]、明·朱橚《普济方》[28]皆以“金毛狗脊”组方。

清·赵学敏《本草纲目拾遗》以“金狗脊”为正名记载本品。如《本草纲目拾遗》卷四：“金狗脊　职方典：出粤南宁府，即蕨。根形如狗脊，毛如狗毛，有黄黑之别。止诸疮血出，治顽痹，黑色者杀虫更效。”[29]

三国魏·张揖《广雅》记载有本品异名“菝葜”。如《广雅》：“菝葜，狗脊也。”[30]

现代有关著作大多沿用清代本草记载以“狗脊”作为本药正名，如《中华人民共和国药典》[8]、《中国医学百科全书·中医分册》[9]、《中医大辞典．中药分册》[10]、《中药大辞典》[11]、《普通高等教育中医药类规划教材．中药学》[12]、《中国中医药学主题词表》[13]、《中药志》[14]、《中药材手册》[15]、《全国中药炮制规范》[16]、《中国药材学》[17]、《中华本草》[18]等；而《全国中草药汇编》[31]则以“金毛狗脊”为正名记载本品。同时尚记载有“金毛狗”、“猴毛头”《中药材手册》[15]，“金毛狮子”、“黄狗头”《全国中草药汇编》[31]，“苟脊”《中药大辞典》[11]，“毛狗儿”、“金丝毛”、“金扶筋”、“金猫咪”、“老猴毛”《中华本草》[18]等本品各地的俗称。还记载有本品原植物“狗脊”的异名“金毛狗脊”、“金毛狗”、“金毛狮子”、“猴毛头”、“狗丝毛”《中药志》[14]，“三百青”、“狗仔毛”、“鲸口蕨”、“毛狗儿”、“金丝毛”、“金毛猴”《中药大辞典》[11]，“毛犬”《中华本草》[18]。

3 附录

3.1　又称：制狗脊、蒸狗脊、酒狗脊（饮片规格名）。

3.2　俗称：毛狗儿、金丝毛（湖南），金毛狮子（浙江），黄狗头（广西），金扶筋、金猫咪、老猴毛（福建），金毛狗，猴毛头，苟脊。
3.3　曾称：百枝《神农本草经》，菝葜《广雅》，狗青、萆薢、赤节、强膂《吴普本草》，扶盖、扶筋《名医别录》，金毛狗脊《博济方》，金狗脊《纲目拾遗》。
3.4　原植物名称：狗脊，金毛狗脊、金毛狗、金毛狮子（浙江），猴毛头（福建），狗丝毛、三百青、狗仔毛、鲸口蕨、毛狗儿、金丝毛、金毛猴、毛犬（湖北）。

4　文献通考

《神农本草经》卷二："狗脊　味苦，平。主腰背，强关机，缓急，周痹寒湿，膝痛。颇利老人。一名百枝。生川谷。"[1]

《广雅》："菝葜，狗脊也。"[30]

《吴普本草·草木类》："狗脊　《御览》卷九百九十　一名狗青，一名萆薢，一名赤节，一名强膂。"[2]

《名医别录》卷第二："狗脊　味甘，微温，无毒。主治失溺不节，男子脚弱腰痛，风邪，淋露，少气，目暗，坚脊，利俯仰，女子伤中，关节重。一名强膂，一名扶盖，一名扶筋。生常山。二月、八月采根，曝干（萆薢为之使，恶败酱）。"[19]

《本草经集注·草木中品》："狗脊　味苦、甘，平，微温，无毒。主治腰背强，关机缓急，周痹寒湿，膝痛，颇利老人。治失溺不节，男子脚弱腰痛，风邪淋露，少气，目暗，坚脊，利俯仰，女子伤中，关节重。一名百枝，一名强膂，一名扶盖，一名扶筋。生常山川谷。二月、八月采根，曝干（萆薢为之使，恶败酱）。今山野处处有，与菝葜相似而小异。其茎叶小肥，其节疏，其茎大直，上有刺，叶圆有赤脉。根凹凸茏苁如羊角细强者是）。《大观》卷八，《政和》二〇七页）"[3]

《新修本草》卷第八："狗脊　味苦、甘，微温，无毒。主腰背强，关机缓急，周痹寒湿，膝痛，颇利老人。疗失溺不节，男子脚弱腰痛，风邪淋露，少气，目暗，坚脊，利俯仰，女子伤中，关节重。一名百枝，一名强膂，一名扶盖，一名扶筋。生常山川谷。二月、八月采根，曝干。"[4]

《博济方》卷一："草还丹　治风顺气，调利三焦，明耳目，益真元，肚筋骨，驻颜容，保生延寿。仙茅　川羌活　防风（去头）　金毛狗脊（去毛）　紫花白术　茯苓（去皮，各一两）　干姜　九节石菖蒲　白丑（各一两半）　葳灵仙（二钱）　何首乌　苍术（各一两）上十二味，各要新好者，洗择净焙干，并生用，细杵为末，以白生砂蜜和为剂，再入臼，杵三千下，炼熟丸如桐子大。每服十五丸，至二十丸，冷水下，不嚼，妇人月候不通，红花酒下，半月见效。"[26]

《本草图经》上卷第六："狗脊，生常山川谷，今太行山、淄、温、眉州亦有。根黑色，长三四寸，两指许大；苗尖细碎青色，高一尺以来，无花；其茎叶似贯众而细；其根长而多歧，似狗脊骨，故以名之。其肉青绿。春秋采根，曝干用。今方亦用金毛者。"[20]

《证类本草》卷第八："狗脊　味苦、甘，平，微温，无毒。主腰背强，关机缓急，周痹寒湿膝痛，颇利老人，疗失溺不节，男子脚弱腰痛，风邪淋露，少气，目暗，坚脊利俯仰，女子伤中，关节重。一名百枝，一名强膂，主名扶盖，一名扶筋。生常山川谷，二月、八月采根，曝干（萆薢为之使，恶败酱）。"[5]

《圣济总录》卷第七："海桐皮丸方　治瘫痪风。手足不遂。或时麻木。口眼㖞斜。头昏脑闷。海桐皮丸方　海桐皮（锉二两）　白芥子（研半两）　乳香（研半两）　芸苔子（研）　地龙（炒）　甜瓜子（各一两）　牡蛎（生三两）　枫香脂（研一两）金毛狗脊（去毛二两）　威灵仙（去土一两半）　蔓荆实（一两）　苍术（炒一两半）　草乌头（生去皮尖一两）　木鳖子（去壳一两半）　没药（研半两）　续断（一两）　自然铜（煅醋淬七遍）　乌药（各二两半）　上一十八味。除研外。捣罗为末。和匀醋煮面糊。和丸如绿豆大。每服二十丸。木瓜温酒下。空心食前服。"[27]

《普济方》卷二十九："无敌丸，治肾虚骨痛。苍术（酒浸一两半）、虎胫骨（酥炙一两半）、川乌头（半两炮）、萆薢、杜仲（姜炙）、干木瓜（各一两）、防风（去芦）、天麻、牛膝（酒浸）、乳香、没药（各半两）、金毛狗脊（四两去毛），上为细末，醋糊为丸如梧桐子大，每服三十丸，空心温酒或盐汤下，干物压之，久服最妙。"[28]

《本草品汇精要》卷之十："狗脊，无毒。植生。狗脊（出《神农本经》），主腰背强，关机缓急，周痹寒湿，膝痛，颇利老人（以上朱字《神农本经》）。疗失溺不节，男子脚弱，腰痛，风邪淋露，少气，目暗，坚脊，利俯仰，女子伤中，关节重（以上黑字《名医》所录）。[名] 百枝、强膂、扶盖、扶筋、狗青、赤节。"[21]

《本草蒙筌》卷二："狗脊，味苦、甘，气平，微温。无毒。深谷多生，在处俱有。根采类金毛狗脊，故假为名；酒蒸须从巳至申，才咀入剂。恶败酱，使萆薢。治腰背强疼，关机缓急。理脚膝软弱，筋骨损伤，女子伤中欠调，老人失溺不节，周痹寒湿，并可医痓。"[22]

《本草纲目》第十二卷："狗脊《本经·中品》。【释名】强膂《别录》、扶筋《别录》、百枝《本经》、狗青《吴普》。"[6]

《本草征要》第二卷："形体用药及专科用药，四肢百骸养筋骨利……狗脊　味苦，性平，无毒。入肝、肾二经，萆薢为使。锉，焙。"[23]

《本草乘雅半偈》第五帙："狗脊《本经·中品》。[气味] 苦平，无毒。[主治] 主腰背强，关机缓急，周痹，寒湿膝痛，颇利老人。"[24]

《本草易读》卷三："狗脊，去净花，酒浸焙用。萆薢为使，恶败酱。熬膏良。苦，平，甘，温，无毒。强腰脚，壮筋骨，除风虚，利关节。病后足肿，煎洗最宜，老辈腰俯，膏服良效。疗周痹而治膝痛，止失溺而补肾虚。生常山川谷，二八月采。今太行、淄、温、眉州亦有之。有二种，有黑色如狗脊骨者，有金黄毛如狗形者。与菝葜、萆薢相似。其苗叶恰似贯众。"[25]

《本草备要·草部》："狗脊，平补肝肾"[7]

《本草纲目拾遗》卷四："金狗脊，职方典：出粤南宁府，即蕨。根形如狗脊，毛如狗毛，有黄黑之别。止诸疮血出，治顽痹，黑色者杀虫更效。"[29]

《中药志》："狗脊，本品为较常用中药，商品名主要为蚌壳蕨科植物金毛狗脊的根茎。【原植物】狗脊　别名：金毛狗脊、金毛狗、金毛狮子（浙江），猴毛头（福建），狗丝毛。Cibotium barometz（L.）J. Sm.（Polypodium barometz L.）——蚌壳蕨科 Dicksoniaceae."[14]

《中药材手册》："狗脊（《纲目》列入草部山药类）　本品为蚌壳蕨科植物金毛狗脊 Cibotium barometz（L.）J. SM. 的干燥根茎。原植物系多年生大型蕨类植物，喜生于林荫下及沟溪边的酸性土上，均为野生。因其生有金黄色绒毛，故称‘金毛狗脊’。商品中因加工方法不同，有生狗脊、熟狗脊之分。另外，河南、陕西、山西等省尚自产自销一类狗脊，与本品不同，应注意鉴别。【别名】金毛狗脊、金毛狗、猴毛头（福建）。”[15]

《全国中草药汇编》：“金毛狗脊　别名：金毛狗、狗脊、金狗脊、金毛狮子、猴毛头、黄狗头。来源：为蚌壳蕨科金毛狗属植物金毛狗脊 Cibotium barometz（L.）J. Smith 以根状茎和茸毛入药。”[31]

《中药大辞典》“狗脊《本经》　【异名】百枝《本经》，狗青、强膂《吴普本草》，扶盖、扶筋《别录》，苟脊《本草经集注》。【基原】为蚌壳蕨科植物金毛狗的根茎。【原植物】金毛狗《分类草药性》Cibotium barometz（L.）J. Sm.，又名：金毛狮子、三面青、猴毛头、狗仔毛、鲸口蕨、毛狗儿、金丝毛、金毛猴。”[11]

《中医大辞典·中药分册》：“狗脊　出《神农本草经》。又名金毛狗、金狗脊。为蚌壳蕨科植物金毛狗脊 Cibotium barometz（L.）J. Sm. 的根茎。”[10]

《中国医学百科全书·中医学》：“狗脊　始载于《神农本草经》。又名强膂、扶筋、金狗脊。为蚌壳蕨科植物金毛狗脊 Cibotium barometz（L.）J. Sm. 的根茎。全年可采收，以秋末冬初采收者为佳，挖取根茎，除净泥砂、须根、叶柄及金黄色柔毛，切片，晒干。或蒸后晒至六七成干时。再切片、晒干。”[9]

《全国中药炮制规范》：“狗脊　［处方用名］狗脊、制狗脊、蒸狗脊、酒狗脊。【来源】本品为蚌壳蕨科植物金毛狗脊 Cibotium barometz（L.）J. Sm. 的干燥根茎。均系野生，主产于四川、浙江、福建、江西、广东、广西等地。秋、冬二季采挖，除去泥沙，干燥；或去硬根、叶柄及金黄色绒毛，切片，干燥，为‘熟狗脊片’。药材原个以体肥大、金黄色、坚实、无空心者为佳；狗脊片以厚薄均匀、坚实、无毛、无空心者为佳。”[16]

《中国药材学》：“狗脊　【别名】金毛狗，黄狗头，金毛狮子，猴毛头。【来源】本品为蚌壳蕨科植物金毛狗脊 Cibotium barometz（L.）J. Sm. 的根茎。”[17]

《中国中医药学主题词表》：“狗脊 CIBOTIUM BAROMETZ　属蚌壳蕨科；属补肾药、补阳药和祛风湿药　D 金毛狗脊”[13]

《普通高等教育中医药类规划教材·中药学》：“狗脊《本经》　为蚌壳蕨科多年生草本植物金毛狗脊 Cibotium barometz（L.）J. Sm. 的根状茎。产于云南、广西、浙江、福建等地。秋季采挖。蒸后切片晒干或砂烫用。”[12]

《中华本草》：“狗脊《本经》　【异名】百枝《本经》，狗青、强膂《吴普本草》，扶盖、扶筋《别录》，苟脊《本草经集注》，金毛狗脊《普济方》，金狗脊《纲目拾遗》，毛狗儿、金丝毛《湖南药物志》，金毛狮子《浙江药用植物志》，黄狗头《广西药用植物名录》，金扶筋、金猫咪、老猴毛《福建药物志》……【来源】为蚌壳蕨科植物金毛狗的根茎。【原植物】金毛狗脊 Cibotium barometz（L.）J. Smith［Polypodium barometz L.］又名：毛犬（湖北）。”[18]

《中华人民共和国药典》：“狗脊 Rhizoma cibotii　本品为蚌壳蕨科植物金毛狗脊 Cibotium barometz（L.）J. Sm. 的干燥根茎。秋、冬二季采挖，除去泥沙，干燥；或去硬根、叶柄及金黄色绒毛，切厚片，干燥，为‘生狗脊片’；蒸后，晒至六七成干，切厚片，干燥，为‘熟狗脊片’。”[8]

5　参考文献

1　汉·神农本草经. 附考异. 日本森立之重辑本. 新一版. 上海：科技卫生出版社，1959，65
2　三国·吴普. 吴普本草. 北京：人民卫生出版社，1987，37
3　南北朝·陶弘景. 本草经集注. 北京：人民卫生出版社，1994，289
4　唐·苏敬等撰. 新修本草. 合肥：安徽科学技术出版社，1981，215
5　宋·唐慎微. 证类本草. 北京：人民卫生出版社，1957，207
6　明·李时珍. 本草纲目. 北京：人民卫生出版社，1982，743
7　清·汪昂. 本草备要. 北京：中国中医药出版社，1998，17
8　国家药典委员会编. 中华人民共和国药典. 一部. 北京：化学工业出版社，2000，179
9　《中医学》编辑委员会. 中国医学百科全书·中医学. 上海：上海科学技术出版社，1997，1250
10　《中医大辞典》编辑委员会编. 中医大辞典·中药分册. 北京：人民卫生出版社，1982，227
11　江苏新医学院编. 中药大辞典. 上海：上海科学技术出版社，1977，1420
12　雷载权主编. 普通高等教育中医药类规划教材·中药学. 上海：上海科学技术出版社，1995，124
13　吴兰成主编. 中国中医药学主题词表. 北京：中医古籍出版社，1996，128
14　中国医学科学院药物研究所等编. 中药志. 第二册. 北京：人民卫生出版社，1993，436
15　中华人民共和国卫生部药政管理局主编. 中药材手册. 北京：人民卫生出版社，1998，147
16　中华人民共和国卫生部药政管理局编. 全国中药炮制规范. 北京：人民卫生出版社，1988，71
17　徐国钧等主编. 中国药材学. 北京：中国医药科技出版社，1996，492
18　国家中医药管理局《中华本草》编委会. 中华本草. 第二册. 上海：上海科学技术出版社，1999，101
19　魏晋·名医别录. 北京：人民卫生出版社，1986，134
20　宋·苏颂. 本草图经. 合肥：安徽科学技术出版社，1994，171
21　明·刘文泰. 本草品汇精要. 北京：人民卫生出版社，1982，310
22　明·陈嘉谟. 本草蒙筌. 北京：人民卫生出版社，1988，127
23　明·李中梓. 本草征要. 见：李中梓医学全书. 北京：中国中医药出版社，1999，132
24　明·卢之颐. 本草乘雅半偈. 北京：人民卫生出版社，1986，274
25　清·汪昂. 本草易读. 北京：人民卫生出版社，1987，127
26　宋·王衮. 博济方. 见：历代中医珍本集成（九）. 上海：上海科学技术出版社，1990，8
27　宋·赵佶. 圣济总录. 北京：人民卫生出版社，1962，251
28　明·朱棣. 普济方. 第一册. 北京：人民卫生出版社，1959，760
29　清·赵学敏. 本草纲目拾遗. 北京：人民卫生出版社，1983，106
30　三国魏·张揖撰，清·王念孙疏. 广雅疏证. 北京：中华书局
31　《全国中草药汇编》编写组编. 全国中草药汇编. 上册. 北京：人民卫生出版社，1996，543

284 ［京］大戟

Jingdaji

Radix Euphorbiae Pekinensis

1 定名依据

1.1 正名

1.1.1 汉文名：［京］大戟（为大戟科植物大戟 Euphorbia pekinensis Rupr. 的干燥根）。

1.1.2 英文名：peking euphorbia root.

1.2 依据

1.2.1 定名的文献依据

(1)《神农本草经》卷三："大戟 主蛊毒、十二水，肿满急痛，积聚，中风，皮肤疼痛，吐逆。一名印钜"[1]

(2)《中华人民共和国药典》："京大戟 Radix euphorbiae pekinensis. 本品为大戟科植物大戟 Euphorbia pekinensis Rupr. 的干燥根。秋、冬二季采挖。洗净，晒干。"[2]

(3)《全国中药炮制规范》："大戟（京大戟） ［处方用名］大戟、醋大戟。【来源】本品为大戟科植物大戟 Euphorbia pekinensis Rupr. 的干燥根。野生或栽培。主产于江苏等地。"[3]

(4)《中国中医药学主题词表》："大戟 EUPHORBIA PEKINENSIS 属大戟科和逐水药 C 京大戟 D 荆大戟 D 龙虎草"[4]

(5)《中国医学百科全书·中医学》："大戟 始载于《神农本草经》。又名京大戟、红芽大戟、龙虎草、九头狮子草。为大戟科植物京大戟 Euphorbia pekinensis Rupr. 的根。春季在幼苗未出土前，秋季在苗枯萎时采挖根部，除去地上茎叶及须根、芦头，洗净，晒干。"[5]

(6)《中华本草》："大戟《本经》 【异名】邛钜《尔雅》，红芽大戟《小儿药证直诀》，紫大戟《三因方》，下马仙《纲目》，京大戟《江苏南部种子植物手册》……【来源】为大戟科植物大戟的根。【原植物】大戟 Euphorbia pekinensis Rupr. 又名：乳浆草《植物名实图考》，龙虎草、九头狮子草、将军草、膨胀草、黄花大戟、黄牙大戟、千层塔、搜山虎、穿山虎《中药大辞典》。"[6]

1.2.2 定名选择的理由

(1)［京］大戟 Radix euphorbiae pekinensis，为大戟科植物大戟 Euphorbia pekinensis Rupr. 的干燥根。本药始见于《神农本草经》，并以"大戟"为正名，现代中药学著作多予以沿载，如《全国中药炮制规范》、《中华本草》、《中国医学百科全书·中医学》等。

(2)"京大戟"之名古代本草未见记载，《中国中医药学主题词表》以"大戟"作为本药的正式主题词，以"京大戟"作为参照项（引至概念相关的主题词），《中华人民共和国药典》把"京大戟"作为本品正名记录。但现代中药著作鲜有沿用。

(3) 茜草科植物红大戟与本药名称易混，故在正名"大戟"前加"［京］"给予注释。

1.3　与正名等效的名词：无。

2　源流考释

［京］大戟（大戟科植物大戟 Euphorbia pekinensis Rupr. 的根），始载于汉代的《神农本草经》[1]，以“大戟”作为正名列于卷三·下经，同时尚载录有本药的别名“印钜”：“大戟　主蛊毒、十二水，肿满急痛，积聚，中风，皮肤疼痛，吐逆。一名印钜”[1]。“印钜”始载于《尔雅》：“荞，印钜。郭璞云：今本草大戟也。”[7]此后，南北朝的陶弘景在《本草经集注》中云：“大戟　味苦、甘，寒，大寒，有小毒……颈腋痈肿，头痛，发汗，利大小肠”。[8]

宋、元时期的大部分本草学著作均以“大戟”作为正名来收录、论述、运用。如苏颂的《本草图经》云：“大戟　泽漆根也。生常山，今近道多有之。春生红芽，渐长作丛，高一尺以来；叶似初生杨柳小团；三月、四月开黄紫花”，并附有四种“大戟”图，还引李绛《兵部手集方》云：“疗水病无问年月深浅，虽复脉恶亦主之。大戟、当归、橘皮各一大两，切，以水二大升，煮取七合，顿服。利水二三斗，勿怪。至重，不过再服，便瘥。禁毒食一年。水下后，更服，永不作。此方出张尚客”[9]。元代王好古在《汤液本草》中曰：“大戟　气大寒，味苦、甘，阴中微阳。有小毒……《液》云：与甘遂同为泄水之药，湿胜者苦燥除之。”[10]

明清时期的本草学著作也多以“大戟”为正名，并首载本药异名“下马仙”。如《纲目》曰：“大戟　《本经·下品》【释名】邛巨《尔雅》、下马仙《纲目》。时珍曰：其根辛苦，戟人咽喉，故名。今俚人呼为下马仙，言利人甚速也……大戟生平泽甚多。直茎高二三尺，中空，折之有白浆。叶长狭如柳叶而不团，其梢叶密攒而上。”[11]在这一时期的医药著作中，尚记载有本药的别名“红芽大戟”《小儿药证直诀》[12]，“紫大戟”《三因方》[13]等。《本经逢原》还记录有“入药惟用正根，误服傍株令人冷泻，枣煮则不损脾，乘软去骨用”[14]。同时，这个时期还有“大戟”产地不同、功效不同的论述，如《本草崇原》大戟条中记载：“杭州紫大戟为上，江南土大戟次之，北方绵大戟根皮柔韧于如绵而色白，甚峻利能伤人。大戟生于西北，茎有白汁，味苦气寒，皮浸水中，其色青绿，乃禀金水木相生之气化。水能生木，则木气运行，故主治蛊毒。”[15]

古代方书也多以“大戟”作为正名运用于临床遣方用药，如《备急千金要方》卷八“大戟洗汤”记载有：“治中风发热方。大戟、苦参（等分），上二味为末，以药半升，白酢浆一斗煮三沸，适寒温洗之，从上下寒乃止立瘥。小儿三指撮浆水四升煮洗之。”[16]

现代有关医学著作和工具类著作多沿用“大戟”作为本药品的正名，如《全国中药炮制规范》[3]、《中药材手册》[17]、《中国中医药学主题词表》[4]、《中药大辞典》[18]、《中医大辞典·中药分册》[19]、《中国医学百科全书·中医学》[5]、《中华本草》[6]等。同时尚记载有“龙虎草”、“膨胀草”、“天平一枝香”《中医大辞典·中药分册》[19]，“九头狮子草”《中国医学百科全书·中医学》[5]，“邛钜”《中华本草》[6]等各地的俗称。还记载有本品原植物“大戟”的异名“荞”、“邛巨”、“龙虎草”、“九头狮子草”、“京大戟”、“将军草”、“膨胀草”、“天平一枝香”、“迫水龙”、“大猫儿眼”、“黄花大戟”“黄牙大戟”、“千层塔”、“搜山虎”、“穿山虎”、“一盘棋”《中药大辞典》[18]，“乳浆草”《中华本草》[6]。

由于茜草科植物红大戟 Knoxia valerianoides Thorel，又名“红牙大戟”，系晚近发现的一个药村品种，其“红牙大戟”之命名与大戟科的大戟异名“红芽大戟”发音相同，因而过去二者常混用，故为了有利于药物的鉴别应用，《中华人民共和国药典》[2]把“京大戟”作为本品正名记录。但现代中药著作并未沿用。

再者，在多种医药著作中有“卬钜”、“卭巨”、“邛钜”的记载或引述，并都认为该名出自《尔雅》[7]，只是写法有异，这可能是转载时笔误，我们认为还应以最早的《尔雅》[7]原记录为准。

3 附录

3.1 又称：醋大戟（饮片规格名）。

3.2 俗称：龙虎草，膨胀草，天平一枝香，九头狮子草，邛钜。

3.3 曾称：大戟《神农本草经》，卬钜《尔雅》，红芽大戟《小儿药证直诀》，紫大戟《三因方》，下马先《本草纲目》。

3.4 原植物名称：大戟，荞，邛巨，龙虎草，九头狮子草，京大戟，将军草，膨胀草，天平一枝香，追水龙，大猫儿眼，黄花大戟，黄牙大戟，千层塔，搜山虎，穿山虎，一盘棋，乳浆草。

4 文献通考

《尔雅注疏》卷八·释草：“荞，邛钜。郭注：今本草大戟也。”[7]

《神农本草经》卷四：“大戟　味苦，寒。主蛊毒、十二水，肿满急痛，积聚，中风，皮肤疼痛，吐逆。一名卬钜”。[1]

《本草经集注》：“大戟　味苦、甘，寒，大寒，有小毒。主治蛊毒，十二水，腹满急痛，积聚，中风，皮肤疼痛，吐逆。颈腋痈肿，头痛，发汗，利大小肠。一名邛钜。生常山。十二月采根，阴干。反甘草，近道处处有，至猥贱也。”[8]

《新修本草》：“大戟　味苦、甘，寒，大寒，有小毒。主治蛊毒，十二水，腹满急痛，积聚，中风，皮肤疼痛，吐逆。颈腋痈肿，头痛，发汗，利大小肠。一名邛钜。生常山。十二月采根，阴干。反甘草，近道处处有，至猥贱也。”[20]

《本草图经》卷第八：“大戟，泽漆根也。生常山，今近道多有之。春生红芽，渐长作丛，高一尺以来；叶似初生杨柳小团；三月、四月开黄紫花；团圆似杏花，又似芜荑；根似细苦参，皮黄黑，肉黄白色；秋冬采根，阴干。淮甸出者茎圆，高三四尺，花黄，叶至心亦如百合苗。江南生者叶似芍药。医家用治隐疹风及风毒脚肿，并煮水热淋，日再三，便愈。李绛《兵部手集方》：疗水病无问年月深浅，虽复脉恶亦主之。大戟、当归、橘皮各一大两，切，以水二大升，煮取七合，顿服。利水二三斗，勿怪。至重，不过再服，便瘥。禁毒食一年。水下后，更服，永不作。此方出张尚客。”[9]

《证类本草》卷十：“大戟　味苦、甘，寒、大寒，有小毒。陶隐居云：近道处处皆有。至猥贱也。臣禹锡等谨按唐本云：畏菖蒲、芦草、鼠尿。蜀本图经云：苗似甘遂高大，叶有白汁，花黄。根似细苦参，皮黄黑，肉黄白。五月采苗，二月、八月采根用。尔雅云：荞，邛钜。注云：今本草大戟也。药性论云：大戟，使。反芫花、海藻，毒用菖蒲解之。”[21]

《小儿药证直诀》卷下：“百祥丸（一名南阳丸），治疮疹倒压黑陷。用红芽大戟，不以多少，阴干，浆水软去骨，日中曝干，复内汁中煮，汁尽焙干为末，水丸如粟米大。每服一二十丸，研赤脂麻汤下，吐利止，无时。”[12]

《三因极一病证方论》卷十三：“控涎丹，凡人忽患胸背、手脚、颈项、腰胯隐痛不可忍，连筋骨牵引钓痛，坐卧不宁，时时走易不定……甘遂（去心） 紫大戟（去皮） 白芥子（真者，各等分）上为末，煮糊丸，如梧子大，晒干。食后临卧淡姜汤或熟水下五七丸至十丸；如疾猛气实，加丸数不妨，其效如神。”[13]

《汤液本草》卷中：“大戟 气大寒，味苦、甘，阴中微阳。有小毒。《液》云：与甘遂同为泄水之药，湿胜者苦燥除之。反甘草。与芫花、黄药子等分，水糊为丸，桐子大，每服十丸，伤风、伤寒，葱白汤下；伤食，陈皮汤下。”[10]

《本草品汇精要》卷之十三：“大戟 有小毒，丛生。大戟【名】邛钜。【苗】〔图经曰〕春生红芽，渐长作丛，高尺许，叶似初生杨柳而小团，三四月开黄紫花，团圆似杏花，又似芜荑，根似细苦参，皮黄黑，肉黄白色；淮甸出者，茎圆高三四尺，花黄叶至心，亦如百合苗；江南生者，叶似芍药，此品乃泽漆根也。【地】〔图经曰〕生常山及淮甸、江南皆有之（道地），滁州、河中府信州、并州。【时】（生）春生苗（采），二月、八月、十二月取根，【收】阴干，【用】根。【质】类苦参而粗大，【色】皮黄肉白。【味】苦甘，【性】大寒泄，【气】气薄味厚，阴中微阳，【臭】焦，【主】；利水道，去积聚，【助】小豆为之使。【反】甘草，畏菖蒲、芦草、鼠屎，恶山药。【制】（雷公云）凡采得于槐砧上细锉，与细锉海芋叶拌蒸，从巳至申，去芋叶晒干用。【治】（疗）〔图经曰〕治瘾疹风及风毒脚肿，并煮水，热淋之日再三便愈。”[22]

《本草蒙筌》卷之三：“大戟 味辛、甘，气大寒。阴中微阳。有小毒。种甚猥贱，处处有生。春发红芽，日渐丛长。凡资入药，惟采正根。傍附误煎，冷泻难禁。恶薯蓣，使赤豆。反甘草、海藻、芫花，畏菖蒲、芦根、鼠屎。每与甘遂，同利小便。消水肿腹满急疼，除中风皮肤燥痛。驱蛊毒，破症坚。通月信堕胎，散颈疬逐瘀。苗名泽漆。”[23]

《本草纲目》第十七卷：“大戟 《本经·下品》【释名】卬巨《尔雅》、下马仙《纲目》。时珍曰：其根辛苦，戟人咽喉，故名。今俚人呼为下马仙，言利人甚速也。郭璞注《尔雅》云：荞，卬巨，即大戟也。【集解】《别录》曰：大戟生常山。十二月采根，阴干。保升曰：苗似甘遂而高大，叶有白汁，花黄。根似细苦参，皮黄黑，肉黄白。五月采苗，二月、八月采根用。颂曰：近道多有之。春生红芽，渐长作丛，高一尺以来。叶似初生杨柳小团。三月、四月开黄紫根，阴干。淮甸出者茎圆，高三四尺，花黄，叶至心亦如百合苗。江南生者叶似芍药。时珍曰：大戟生平泽甚多。直茎高二三尺，中空，折之有白浆。叶长狭如柳叶而不团，其梢叶密攒而上。杭州紫大戟为上，江南土大戟次之。北方绵大戟色白，其根皮柔韧如绵，甚峻利，能伤人。弱者服之，或至吐血，不可不知。”[11]

《本经逢原》卷二：“大戟 苦辛大寒，有毒，反甘草。入药惟用正根，误服傍株令人冷泻，枣煮则不损脾，乘软去骨用。发明：大戟性禀阴毒，峻利首推，苦寒下走肾阴，辛散上泻肺气，兼横行经脉，故《本经》专治蛊毒十二水，腹满急痛等证，皆浊阴填塞所致，然惟暴胀为宜。”[14]

《植物名实图考》：“大戟 《本经·下品》。《尔雅》：荞，邛钜。《注》：今药草大戟也。《救荒本草》承旧说，以泽漆为大戟。”[24]

《本草崇原》卷下："大戟　大戟始出常山，今近道皆有之，多生平泽，春生红芽，渐长丛高，茎直中空，叶长狭如柳，折之有白汁，三四月开黄紫花，根皮有紫色，有黄白色，浸于水中，水色青绿。杭州紫大戟为上，江南土大戟次之，北方绵大戟根皮柔韧于如绵而色白，甚峻利能伤人。大戟生于西北，茎有白汁，味苦气寒，皮浸水中，其色青绿，乃禀金水木相生之气化。水能生木，则木气运行，故主治蛊毒。"[15]

《本草述钩元·毒草部·大戟》卷十："大戟　近道平泽多有。惟杭产色紫而柔者为上品。江南土大戟次之。春生红芽。丛高尺许。茎直中空。折之有白浆。叶狭长似柳。稍头攒密而上。味苦辛。气寒。有毒。阴中微阳。泻肺损真气。得枣即不损脾。赤小豆为之使。恶薯蓣。反甘草。"[25]

《备急千金要方》卷八："大戟洗汤　治中风发热方。大戟　苦参（等分）　上二味为末，以药半升，白酢浆一斗煮三沸，适寒温洗之，从上下寒乃止立瘥。小儿三指撮浆水四升煮洗之。"[16]

《中药材手册》："大戟（纲目列入草部毒草类）　商品大戟分红芽大戟与草大戟。红芽大戟原植物系茜草科多年生草本植物，产于广西、广东、和云南一带，习惯认为质量最佳。草大戟原植物豆科多年生草本植物，产于江苏等地。二者均以其根同等入药。此外，江苏南京、山西等地所产之'草大戟'俗称'龙虎草'，系大戟植物大戟的根，产地虽广，商品习用较少。云南、湖南所用之棉大戟系瑞香科植物的根。"[17]

《中药大辞典》："大戟《本经》　【异名】下马仙《纲目》。【基原】为大戟科植物大戟或茜科植物红芽大戟的根。【原植物】①大戟 Euphorbia pekinensis Rupr.　又名：荞《尔雅》，邛巨《本经》，龙虎草、九头狮子草、京大戟、将军草、膨胀草、天平一枝香、迫水龙、大猫儿眼、黄花大戟、黄牙大戟、千层塔、搜山虎、穿山虎、一盘棋。②红大戟为植物红牙大戟的干燥根。又名：红毛大戟、红牙戟、南大戟。刺枣。"[18]

《中医大辞典·中药分册》："大戟　出《神农本草经》。又名下马仙、龙虎草、膨胀草、天平一枝香。为大戟科植物京大戟 Euphorbia pekinensis Rupr.　的根。主产江苏。"[19]

《中国医学百科全书·中医学》："大戟　始载于《神农本草经》。又名京大戟、红芽大戟、龙虎草、九头狮子草。为大戟科植物京大戟 Euphorbia pekinensis Rupr.　的根。春季在幼苗未出土前，秋季在苗枯萎时采挖根部，除去地上茎叶及须根、芦头，洗净，晒干。"[5]

《全国中药炮制规范》："大戟（京大戟）　［处方用名］大戟、醋大戟。【来源】本品为大戟科植物大戟 Euphorbia pekinensis Rupr.　的干燥根。野生或栽培。主产于江苏等地"。[3]

《中国中医药学主题词表》："大戟 EUPHORBIA PEKINENSIS　属大戟科和逐水药 C 京大戟　D 荆大戟　D 龙虎草"[4]

《中华本草》："大戟《本经》　【异名】邛钜《尔雅》，红芽大戟《小儿药证直诀》，紫大戟《三因方》，下马仙《纲目》，京大戟《江苏南部种子植物手册》……【来源】为大戟科植物大戟的根。【原植物】大戟 Euphorbia pekinensis Rupr.　又名：乳浆草《植物名实图考》，龙虎草、九头狮子草、将军草、膨胀草、黄花大戟、黄牙大戟、千层塔、搜山虎、穿山虎《中药大辞典》。"[6]

《中华人民共和国药典》："京大戟 Radix euphorbiae pekinensis 。本品为大戟科植物大戟 Euphorbia pekinensis Rupr. 的干燥根。秋、冬二季采挖。洗净，晒干。”[2]

5　参考文献

1　汉·神农本草经. 清顾观光重辑本. 北京：人民卫生出版社，1955，85

2　国家药典委员会编. 中华人民共和国药典. 一部. 北京：化学工业出版社，2000，181

3　中华人民共和国卫生部药政管理局编. 全国中药炮制规范. 北京：人民卫生出版社，1988，8

4　吴兰成主编. 中国中医药学主题词表. 北京：中医古籍出版社，1996，62

5　《中医学》编辑委员会. 中国医学百科全书·中医学. 上海：上海科学技术出版社，1997，1211

6　国家中医药管理局《中华本草》编委会. 中华本草. 第四册. 上海：上海科学技术出版社，1999，806

7　汉初学者辑，晋·郭璞注. 十三经注疏·尔雅注疏. 上海：上海古籍出版社，1993，141

8　南北朝·陶弘景. 本草经集注. 北京：人民卫生出版社，1994，331

9　宋·苏颂. 本草图经. 合肥：安徽科学技术出版社，1994，252

10　元·王好古. 汤液本草. 见：景印文渊阁四库全书（745）. 北京：中医古籍出版社，1986，959

11　明·李时珍. 本草纲目. 北京：人民卫生出版社，1982，1131

12　宋·钱乙. 小儿药证直诀. 上海：上海千倾堂书局石印本

13　宋·陈言. 三因极一病证方论. 见：景印文渊阁四库全书（743）. 北京：中医古籍出版社，1986，336

14　清·张璐. 本经逢原. 上海：上海科学技术出版社，1959，90

15　清·张志聪. 本草崇原. 北京：中国中医药出版社，1992，117

16　唐·孙思邈.《备急千金要方》. 北京：人民卫生出版社，1955，158

17　中华人民共和国卫生部药政管理局主编. 中药材手册. 北京：人民卫生出版社，1998，21

18　江苏新医学院编. 中药大辞典. 上海：上海科学技术出版社，1977，108

19　《中医大辞典》编辑委员会编. 中医大辞典·中药分册. 北京：人民卫生出版社，1982，27

20　唐·苏敬等撰. 新修本草. 合肥：安徽科学技术出版社，1981，251

21　宋·唐慎微. 证类本草. 见：景印文渊阁四库全书（740）. 北京：中医古籍出版社，1986，497

22　明·刘文泰. 本草品汇精要. 北京：人民卫生出版社，1982，389

23　明·陈嘉谟. 本草蒙筌. 北京：人民卫生出版社，1988，194

24　清·吴其浚. 植物名实图考. 北京：中华书局，1963，597

25　清·杨时泰. 本草述钩元. 上海：科技卫生出版社，1958，286

285　夜明砂

Yemingsha
Feaces Vespetilio

1　定名依据

1.1　正名

1.1.1　汉文名：夜明砂（蝙蝠科动物蝙蝠 Vespertilio superans Thomas 等多种蝙蝠的干燥粪便）。

1.1.2　英文名：bat's droppings.

1.2　依据

1.2.1　定名的文献依据

(1)《证类本草》卷十九："伏翼，味咸，平，无毒。主目瞑（音冥）痒痛，疗淋利水道，明目，夜视有精光。久服令人喜乐，媚好无忧。一名蝙蝠……日华子云：蝙蝠，久服解愁。粪名夜明砂，炒服治瘰疬。"[1]

(2)《本草乘雅半偈·第七帙》："夜明砂，《本经·下品》。【气味】咸平，无毒。【主治】主目瞑痒痛，明目，夜视有精光。久服令人喜乐媚好无忧。"[2]

(3)《本草备要·禽兽部》："夜明砂，一名天鼠矢。泻，散血，明目。辛寒。肝经血分药。活血消积，治目盲障翳（加石决明猪肝煎，名决明夜灵散，治鸡盲眼）疟魃（音奇，小儿鬼）惊疳（蝙蝠及矢，并治惊、疳、疟、痫、厥阴之病），血气腹痛。"[3]

(4)《本草从新》卷十六："夜明砂，一名天鼠矢。泻、散血明目。辛寒。肝经血分药。活血消积。治目盲障翳（加石决明猪肝煎、名决明夜灵散、治鸡盲眼）。疟魃（音奇，小儿鬼）。惊疳。"[4]

(5)《本草分经·原例》："夜明砂，辛寒，肝经血分药，活血攻血，消积明目。"[5]

(6)《本草撮要》卷八："【夜明砂】，味辛寒。入手足厥阴经血分。功专散血明目。得石决明猪肝治鸡盲。淘净焙。恶白薇白蔹。小儿 C 病。以红纱袋盛夜明砂佩之。魃音奇小儿鬼也。一名天鼠矢。"[6]

(7)《中药大辞典》："夜明砂《日华子本草》　【异名】天鼠屎、鼠法、石肝《本经》，黑砂星《纲目》，檐老鼠屎《江西中药》。【基原】为蝙蝠科动物蝙蝠 Vespertilio superans Thomas 等多种蝙蝠的干燥粪便。原动物详'蝙蝠'条。"[7]

(8)《中医大辞典·中药分册》："夜明砂　出《日华子诸家本草》。又名蝙蝠屎、天鼠屎。为蝙蝠科动物蝙蝠 Vespertilio superans Thomas 或大耳蝠 Plecotus auritus L. 等的干燥粪便。"[8]

(9)《中国医学百科全书·中医学》："夜明砂　始载于《神农本草经》。原名天鼠屎。为蝙蝠科动物蝙蝠 Vespertilio superans Thomas 等的粪便。主产于中国浙江、江西、广西、河南、甘肃、辽宁等省、区。"[9]

(10)《中药志》："夜明砂　本品为少常用中药，原名天鼠屎，'神农本草经'列为中品，'日华本草'称夜明砂。生药为蝙蝠类动物的干燥粪便。【原植物】①蝙蝠　别名：天鼠、掛鼠、天蝠。Vespertilio superans Thomas——脊椎动物门 Vertebrata，哺乳纲 Mammalia，翼手目 Chiroptera，蝙蝠科 Vespertilionidae②菊头蝠 Rhinolophus ferrum - equinum Schreber——菊头蝠科 Rhinolophidae"[10]

(11)《中药材手册》："夜明砂［纲目名天鼠屎，列入禽部原禽类伏翼项下］　本品为蝙蝠科动物蝙蝠 Vespertilio superans Thomas 等多种蝙蝠的干燥粪便。该动物喜栖于深山岩石洞中或屋檐、塔顶阴暗处。【别名】蝙蝠粪、檐老鼠屎。"[11]

(12)《全国中草药汇编》："夜明砂　别名：蝙蝠屎、天鼠屎、檐老鼠屎。来源：为蝙蝠科动物蝙蝠 Vespertilio superans Thomas、大耳蝠 Plecotus auritus L. 或菊头蝠科动物菊头蝠 Rhinolophus ferrum - equinum Schreber 的干燥粪便。"[12]

(13)《全国中药炮制规范》[13]、《中国药材学》[14]、《中华本草》[15]等现代中药著作多以

“夜明砂”作为本品正名（参见“文献通考”）。

1.2.2　定名选择的理由

（1）夜明砂 feaces vespetilio，系蝙蝠科动物蝙蝠 Vespertilio superans Thomas 等多种蝙蝠的干燥粪便。“夜明砂”之名始见于《日华子》，“夜明砂”作为本品正名始见于明·卢之颐《本草乘雅半偈》，其后的本草著作如清·汪昂《本草备要》、吴仪洛《本草从新》、姚澜《本草分经》、陈其瑞《本草撮要》等在载录本品时即以“夜明砂”作为正名，并一直沿用至今。

（2）我国最新出版的辞书类著作《中医大辞典·中药分册》、《中药大辞典》、《中国医学百科全书·中医学》等均以“夜明砂”作为本品正名。现代本草著作如《中药志》、《全国中草药汇编》、《中华本草》、《中国药材学》、《中药材手册》、《全国中药炮制规范》等虽记载了不少本品各地的俗称，但也无一例外以“夜明砂”作为本品的正名。说明“夜明砂”作为本品正名已成为共识。

1.3　与正名等效的名词：无。

2　源流考释

夜明砂（蝙蝠科动物蝙蝠 Vespertilio superans Thomas 等多种蝙蝠的干燥粪便）原称“天鼠屎”，始载于汉《神农本草经》卷二：“天鼠屎，味辛，寒。主面痈肿，皮肤洗洗时痛，肠中血气，破寒热积聚，除惊悸。一名鼠沄，一名石肝。生山谷。”[16] 其后的本草著作大多即以“天鼠屎”为本品正名，如魏晋《名医别录》[17]、陶弘景《本草经集注》[18]、唐·苏敬《新修本草》[19]、孙思邈《千金翼方》[20]，宋·唐慎微《证类本草》[21]、明·刘文泰《本草品汇精要》[22]、缪希雍《炮炙大法》[23] 等；有的则在本品原动物“伏翼”条下介绍本品，如宋·唐慎微《证类本草》[1]、明·李时珍《本草纲目》[24] 等。

“夜明砂”之名始见于《日华子》，如《证类本草》引《日华子》曰：“蝙蝠，久服解愁。粪名夜明砂，炒服治瘰疬。”[1]“夜明砂”作为本草正名始见于明·卢之颐《本草乘雅半偈·第七帙》：“夜明砂，《本经·下品》。【气味】咸平，无毒。【主治】主目瞑痒痛，明目，夜视有精光。久服令人喜乐媚好无忧。”[2] 其后的大多本草著作即以“夜明砂”作为本品正名，如日本稻宣义《炮炙全书》[26]、清·汪昂《本草备要》[3]、吴仪洛《本草从新》[4]、沈金鳌《要药分剂》[27]、姚澜《本草分经》[5]、杨时泰《本草述钩元》[28]、陈其瑞《本草撮要》[6]、张秉成《本草便读》[29] 等；有的以“天鼠屎”为正名，如清·张志聪《本草崇原》[30]、叶志诜《神农本草经赞》[31] 等；但也有少数本草在本品原动物“伏翼”条下介绍本品，如清·陈士铎《本草新编》[32] 等。

古代著作中记载的本品异名有“天鼠屎”、“鼠法”、“石肝”《神农本草经》[16]，“鼠沽”《本草经集注》[18]，“夜明沙”《本草品汇精要》[22]，“黑砂星”《本草纲目》[24]，“天鼠矢”《本草备要》[3] 等。如《神农本草经》卷二：“天鼠屎，味辛，寒。主面痈肿，皮肤洗洗时痛，肠中血气，破寒热积聚，除惊悸。一名鼠法，一名石肝。生山谷。”[16]《本草经集注·虫兽三品》：“天鼠屎，味辛，寒，有毒。主治面痈肿，皮肤说说，时痛，腹中血气，破寒热积聚，除惊悸，去面黑皯。一名鼠沽，一名石肝。生合浦山谷。十月、十二月取（恶白蔹、白薇）。”[18]《本草品汇精要》卷二十七：“天鼠屎，无毒。天鼠屎〔出神农本经〕……【名】石肝　夜明沙　鼠法”[22]《本草纲目》卷四十八：“伏翼《本经·中品》……【释名】鼠法《本经》、石肝（同上）、夜明砂《日华》、黑砂星。”[24]《本草备要》禽兽部：“夜明砂，一名天鼠矢。泻，散血，明目。辛寒。肝经血分药……。”[3]

现代有关著作均以“夜明砂”作为本品正名，如《中药大辞典》[7]、《中医大辞典·中药分册》[8]、《中国医学百科全书·中医学》[9]、《中药志》[10]、《中药材手册》[11]、《全国中草药汇编》[12]、《全国中药炮制规范》[13]、《中国药材学》[14]、《中华本草》[15]等。同时尚记载有“蝙蝠粪”、“檐老鼠屎”《中药材手册》[11]，“蝙蝠屎”《全国中草药汇编》[12]等各地的俗称。原动物“蝙蝠”的异名参见“蝙蝠”条

3 附录

3.1 又称：无。
3.2 俗称：檐老鼠屎（江西），蝙蝠粪，蝙蝠屎。
3.3 曾称：天鼠屎、鼠法、石肝《神农本草经》，鼠沽《本草经集注》，夜明沙《本草品汇精要》，黑砂星《本草纲目》，天鼠矢《本草备要》。
3.4 原动物名称：参见“蝙蝠”条。

4 文献通考

《神农本草经》卷二：“天鼠屎，味辛，寒。主面痈肿，皮肤洗洗时痛，肠中血气，破寒热积聚，除惊悸。一名鼠沄，一名石肝。生山谷。”[16]

《名医别录》卷三：“天鼠屎，有毒。去面黑皯。十月、十二月取（恶白蔹，白薇）。”[17]

《本草经集注·虫兽三品》：“天鼠屎，味辛，寒，有毒。主治面痈肿，皮肤说说，时痛，腹中血气，破寒热积聚，除惊悸，去面黑皯。一名鼠沽，一名石肝。生合浦山谷。十月、十二月取（恶白蔹、白薇）。”[18]

《新修本草》卷十六：“天鼠屎，味辛，寒，有毒。主面痈肿，皮肤说说，时痛，腹中益气，破寒热积聚，除惊悸，去面黑皯。一名鼠沽，一名石肝。生令浦山谷。十月、十二月取。”[19]

《千金翼方》卷四：“天鼠屎，味辛，寒，无毒。主面痈肿，皮肤洗洗时痛，腹中血气，破寒热积聚，除惊悸，去面黑皯。一名鼠法，一名石肝。生合浦山谷，十月十二月取。”[20]

《证类本草》卷十九：“伏翼，味咸，平，无毒。主目瞑（音冥）痒痛，疗淋利水道，明目，夜视有精光。久服令人喜乐，媚好无忧。一名蝙蝠……日华子云：蝙蝠，久服解愁。粪名夜明砂，炒服治瘰疬。”[1]

《证类本草》卷十九：“天鼠屎，味辛，寒，无毒。主面痈肿，皮肤洗洗时痛，腹中血气，破寒热积聚，除惊悸，去面黑皯。一名鼠法，一名石肝。生合浦山谷。十月、十二月取（恶白蔹、白薇）。陶隐居云：方：家不复用，俗不识也。唐本注云：李氏本草云，即伏翼屎也。伏翼条中不用屎，是此明矣。《方：言》名仙鼠，伏翼条已论也。今注一名夜明砂。简要济众治五疟方：夜明砂，捣为散，每服一大钱，用冷茶调下，立瘥。家传验方：一岁至两岁小儿无辜。夜明砂熬，捣为散，任意拌饭并吃食与吃。三岁号干无

辜。”[21]

《本草品汇精要》卷二十七：“天鼠屎，无毒。天鼠屎（出《神农本经》）主面痈肿，皮肤洗洗时痛，腹中血气，破寒热积聚，除惊悸（以上朱字《神农本经》）。去面黑皯（以上黑字《名医》所录）。【名】石肝　夜明沙　鼠法。”[22]

《本草纲目》卷四十八：“伏翼，《本经·中品》【校正】时珍曰：《本经·中品》有伏翼条，又有天鼠屎，今依《李当之本草》合而为一。【释名】蝙蝠（音编福）、天鼠《本经》、仙鼠《唐本》、飞鼠《宋本》、夜燕……天鼠屎《本经》。【释名】鼠法《本经》、石肝（同上）、夜明砂《日华》、黑砂星。弘景曰：方家不用，俗不识也。李当之曰：即伏翼屎也，《方言》名天鼠尔。【修治】时珍曰：凡采得，以水淘去灰土恶气，取细砂晒干焙用。其砂乃蚊蚋眼也。”[24]

《炮炙大法·禽部》：“天鼠屎（即伏翼粪。方言名天鼠尔，一名夜明砂。凡采得，以水淘去灰土恶气，取细砂晒干焙用。其砂乃蚊蚋眼也。恶白蔹、白薇）。”[23]

《本草乘雅半偈·第七帙》：“夜明砂，《本经·下品》。【气味】咸平，无毒。【主治】主目瞑痒痛，明目，夜视有精光。久服令人喜乐媚好无忧。”[2]

《本草崇原》卷下：“天鼠屎，气味辛寒，无毒，主治面痈肿，皮肤洗洗时痛，腹中血气，破寒热积聚，除惊悸（天鼠《本经》）名伏翼，列于上品，即蝙蝠也。天鼠屎《日华本草》名夜明砂。天鼠罕用，夜明砂常用，故录之。天鼠冬蛰夏出，昼伏夜飞，多处深山崖穴中及人家旧屋内，食蚊蚋乳石精汁。李时珍曰：凡采得以水淘去灰土恶气，取细砂晒干焙用，其砂即蚊蚋眼也）。”[30]

《本草新编》卷五：“伏翼（夜明砂），伏翼，即蝙幅也，白者第一，红者次之，灰色者不可用。逐五淋，利水道，明双目，拨翳膜。久服延年无忧，令人喜乐媚好。用血点眼，夜视有光。夜明砂，即蝙蝠粪，炒酒服下，可下死胎。蝙蝠得白者，入之补气血之药，可延年至百岁之外，无如不可得也。我识之于书者，实闻之岐天师之秘传也。”[32]

《炮炙全书》卷四：“夜明砂，即蝙蝠屎，辛，寒。以水淘去灰土、恶气，取细沙晒干，焙用。恶白蔹、白薇。”[26]

《本草备要·禽兽部》：“夜明砂，一名天鼠矢。泻，散血，明目。辛寒。肝经血分药。活血消积，治目盲障翳（加石决明猪肝煎，名决明夜灵散，治鸡盲眼），疟魃（音奇，小儿鬼）惊疳（蝙蝠及矢，并治惊、疳、疟、痫、厥阴之病），血气腹痛《经疏》曰：辛能散内外滞气，寒能除血热气壅，明目之外，余皆可略。”[3]

《本草从新》卷十六：“夜明砂，一名天鼠矢。泻、散血明目。辛寒。肝经血分药。活血消积。治目盲障翳（加石决明猪肝煎、名决明夜灵散、治鸡盲眼）。疟魃（音奇、小儿鬼）。惊疳。”[4]

《要药分剂》卷七：“夜明砂，味辛。性寒。无毒。【主治】主面痈肿。皮肤洗洗时痛。腹中血气。破寒热积聚。除惊悸。（本经）烧灰。酒服方寸匕。下死胎。（苏恭）治疳有效。（寇氏）主明目。治目盲障翳。除疟（纲目）。”[27]

《本草分经·原例》：“夜明砂，辛寒，肝经血分药，活血攻血，消积明目。”[5]

《本草述钩元》卷三十：“夜明砂，（即天鼠矢）气味辛寒（恶白蔹、白薇）。主治腹中血气。破寒热积聚。治目盲障翳。明目（屎中淘出细砂。皆所食蚊蚋未化眼也），除惊悸。治疳有效。炒服治瘰疬。”[28]

《神农本草经赞》卷二："天鼠屎，味辛寒。主面痈肿。皮肤洗洗时痛。肠中血气。破寒热积聚。除惊悸。一名鼠沄。一名石肝。生山谷。鼠证飞仙。宵游昼掩。蚊蚋睛收。星砂肝敛。幽洞培堆。空阶疏点。天厕星沉。效灵夕焰。"[31]

《本草撮要》卷八："【夜明砂】，味辛寒。入手足厥阴经血分。功专散血明目。得石决明猪肝治鸡盲。淘净焙。恶白薇白蔹。小儿魃病。以红纱袋盛夜明砂佩之。魃音奇小儿鬼也。一名天鼠矢。"[6]

《本草便读·禽部》："夜明砂，感阴气之精。其目夜明善治瞖。禀咸寒之性。其砂辛苦可行瘀。能理儿疳。堪摩腹积（夜明砂即蝙蝠屎。蝙蝠俗所谓偷油老鼠也。其鼠善食蚊而睛不化。故屎皆蚊眼也。蚊为食血之物。故能入肝破血。此鼠昼伏夜飞。其目夜明。故能治雀目退翳膜。辛苦咸寒之性。无非入肝以破血消滞为用耳）。"[29]

《中药志》："夜明砂　本品为少常用中药，原名天鼠屎，（神农本草经）列为中品，'日华本草'称夜明砂。生药为蝙蝠类动物的干燥粪便。【原植物】①蝙蝠　别名：天鼠、挂　鼠、天蝠。Vespertilio superans Thomas——脊椎动物门 Vertebrata，哺乳纲 Mammalia，翼手目 Chiroptera，蝙蝠科 Vespertilionidae ②菊头蝠 Rhinolophus ferrum - equinum Schreber——菊头蝠科 Rhinolophidae"[10]

《中药材手册》："夜明砂［纲目名天鼠屎，列入禽部原禽类伏翼项下］　本品为蝙蝠科动物蝙蝠 Vespertilio superans Thomas 等多种蝙蝠的干燥粪便。该动物喜栖于深山岩石洞中或屋檐、塔顶阴暗处。【别名】蝙蝠粪、檐老鼠屎。"[11]

《全国中草药汇编》："夜明砂　别名：蝙蝠屎、天鼠屎、檐老鼠屎。来源：为蝙蝠科动物蝙蝠 Vespertilio superans Thomas、大耳蝠 Plecotus auritus L. 或菊头蝠科动物菊头蝠 Rhinolophus ferrum - equinum Schreber 的干燥粪便。"[12]

《中药大辞典》："夜明砂《日华子本草》　【异名】天鼠屎、鼠法、石肝《本经》，黑砂星《纲目》，檐老鼠屎《江西中药》。【基原】为蝙蝠科动物蝙蝠 Vespertilio superans Thomas 等多种蝙蝠的干燥粪便。原动物详'蝙蝠'条。"[7]

《中医大辞典·中药分册》："夜明砂　出《日华子诸家本草》。又名蝙蝠屎、天鼠屎。为蝙蝠科动物蝙蝠 Vespertilio superans Thomas 或大耳蝠 Plecotus auritus L. 等的干燥粪便。"[8]

《中国医学百科全书·中医学》："夜明砂　始载于《神农本草经》。原名天鼠屎。为蝙蝠科动物蝙蝠 Vespertilio superans Thomas 等的粪便。主产于中国浙江、江西、广西、河南、甘肃、辽宁等省、区。"[9]

《全国中药炮制规范》："夜明砂　［处方用名］夜明砂。【来源】本品为蝙蝠科动物东方蝙蝠 Vespertilio superans Thomas 等多种蝙蝠的干燥粪便。均系野生。全国大部分地区均产。主产于浙江、江西、江苏、广西、河南、甘肃、辽宁等地。全年均可采收，以夏季为宜。从山洞中铲取后拣去杂质，除去泥土，干燥。药材以质干、无砂土、色棕褐、质坚、嚼之无砂感。有小亮点者为佳。"[13]

《中国药材学》："夜明砂　【别名】蝙蝠粪。【来源】本品为蝙蝠科纲翼手目科动物东方蝙蝠 Vespertilio superans Thomas 等的粪便。"[14]

《中华本草》："夜明砂《日华子》　【异名】天鼠屎、鼠法、石肝《本经》，黑砂星《纲目》，檐老鼠屎《江西中药》……【来源】为蝙蝠科动物蝙蝠 Vespertilio superans

Thomas、大管蝙蝠 Murina leucogaster Milne - Edwards、普通伏翼 Pipstrellus abramus Temminck、大耳蝠 Plecotus auritus Linnaeus、华南大棕蝠 Eptesicus andersoni（Dobson）、蹄蝠科动物大马蹄蝠 Hipposideros armiger Hodgson 及或菊头蝠科动物马铁菊头蝠 Rhinolophus ferrumequinum Schreber 等的粪便。[原动物] 参见‘蝙蝠’条。”[15]

5 参考文献

1 宋·唐慎微. 证类本草. 北京：人民卫生出版社，1957，402

2 明·卢之颐. 本草乘雅半偈. 北京：人民卫生出版社，1986，402

3 清·汪昂. 本草备要. 北京：中国中医药出版社，1998，243

4 清·吴仪洛. 本草从新. 北京：中医古籍出版社，2001，221

5 清·姚澜. 本草分经. 上海：上海科学技术出版社，1989，125

6 清·陈其瑞. 本草撮要. 见：珍本医书集成. 本草类. 上海：上海科学技术出版社，1985，83

7 江苏新医学院编. 中药大辞典. 上海：上海科学技术出版社，1977，1446

8 《中医大辞典》编辑委员会编. 中医大辞典·中药分册. 北京：人民卫生出版社，1982，230

9 《中医学》编辑委员会. 中国医学百科全书·中医学. 上海：上海科学技术出版社，1997，988

10 中国医学科学院药物研究所等编. 中药志. 第四册. 北京：人民卫生出版社，1961，60

11 中华人民共和国卫生部药政管理局主编. 中药材手册. 北京：人民卫生出版社，1998，655

12 《全国中草药汇编》编写组编. 全国中草药汇编. 上册. 北京：人民卫生出版社，1996，482

13 中华人民共和国卫生部药政管理局编. 全国中药炮制规范. 北京：人民卫生出版社，1988，341

14 徐国钧等主编. 中国药材学. 北京：中国医药科技出版社，1996，1840

15 国家中医药管理局《中华本草》编委会. 中华本草. 第九册. 上海：上海科学技术出版社，1999，525

16 汉·神农本草经. 清顾观光重辑本. 北京：人民卫生出版社，1955，95

17 魏晋·名医别录. 北京：人民卫生出版社，1986，297

18 南北朝·陶弘景. 本草经集注. 北京：人民卫生出版社，1994，453

19 唐·苏敬等撰. 新修本草. 合肥： 安徽科学技术出版社，1981，421

20 唐·孙思邈. 千金翼方. 北京：人民卫生出版社，1955，47

21 宋·唐慎微. 证类本草. 北京：人民卫生出版社，1957，402

22 明·刘文泰. 本草品汇精要. 北京：人民卫生出版社，1982，657

23 明·缪希雍. 炮炙大法. 明末庄继先校刻本

24 明·李时珍. 本草纲目. 北京：人民卫生出版社，1982，2635

26 ［日］稻宣义. 炮炙全书. 北京：中医古籍出版社，1981，140

27 清·沈金鳌. 要药分剂. 上海：上海科学技术出版社，1959，176

28 清·杨时泰. 本草述钩元. 上海：科技卫生出版社，1958，619

29 清·张秉成. 本草便读. 上海：上海卫生出版社，1957，104

30 清·张志聪. 本草崇原. 北京：中国中医药出版社，1992，133

31 清·叶志诜. 神农本草经赞. 见：珍本医书集成. 本草类. 上海：上海科学技术出版社，1985，102

32 清·陈士铎. 本草新编. 北京：中国中医药出版社，1996，288

286 炉甘石

Luganshi

Galamina

1 定名依据

1.1 正名

1.1.1 汉文名：炉甘石［为碳酸盐类矿物方解石族菱锌矿，主要含碳酸锌（$ZnCO_3$）］。

1.1.2 英文名：calamine.

1.2 依据

1.2.1 定名的文献依据

(1)《本草品汇精要》卷二："炉甘石，无毒，土生。炉甘石主风热赤眼或痒或痛渐生翳膜及治下部生疮津唾调敷（今补）。"[1]

(2)《本草纲目》卷九："炉甘石，《纲目》。【释名】炉先生。土宿真君曰：此物点化为神药绝妙，九天三清俱尊之曰炉先生，非小药也。时珍曰：炉火所重，其味甘，故名。"[2]

(3)《本草征要》卷四："炉甘石，味甘，性温。煅。水飞。散风热而肿消，祛痰气而翳退。金银之气所结，为眼科要药。"[3]

(4)《炮炙全书·卷四》："炉甘石，甘，温。其块大小不一，状类滑石、松赤石脂，亦粘舌，色白者为上，凡用以炭火煅红、童子小便淬七次，水洗净，研粉水飞过，晒用。"[4]

(5)《本草备要》："炉甘石，燥温，治目疾，甘温。阳明胃经药。受金、银之气，金胜木，燥胜湿，故止血消肿，收湿除烂，退赤去翳，为目疾要药。产金银坑中，金银之苗也。状如羊脂，松似石脂，能点赤铜为黄（今之黄铜，皆其所点也）。"[5]

(6)《本草从新》卷十三："炉甘石，燥湿、治目疾。甘温。阳明胃经药。受金银之气。金胜木。燥胜湿。故止血消肿。收湿祛痰。除烂退赤去翳。为目疾要药（炉甘石、海螵蛸、硼砂各一两。为细末，以点诸目病、甚妙、入朱砂五钱、则性不粘也）。"[6]

(7)《中华人民共和国药典》："炉甘石 Galamina　本品为碳酸盐类矿物方解石族菱锌矿，主含碳酸锌（$ZnCO_3$）。采挖后，洗净，晒干，除去杂石。"[7]

(8)《普通高等教育中医药类规划教材·中药学》："炉甘石《外丹本草》　为碳酸盐类矿物菱锌矿石，主含碳酸锌（$ZnCO_3$）。主产于广西、四川、云南、湖南等地。采挖后去泥土、杂石。制用，称为'制炉甘石'，有火煅、醋淬及火煅后用三黄汤（黄连、黄柏、大黄）淬等制法。晒干研末，水飞后用。"[8]

(9)《中药大辞典》："炉甘石《外丹本草》　【异名】甘石《品汇精要》，卢甘石《医学入门》，羊肝石《现代实用中药》，浮水甘石《中药志》。【基原】为碳酸盐类矿物菱锌矿的矿石。［原矿物］菱锌矿《石雅》Smithsonite"[9]

(10)《中医大辞典·中药分册》："炉甘石　出《外丹本草》。又名甘石、羊甘石。为菱锌矿的矿石。"[10]

(11)《中国医学百科全书·中医学》:“炉甘石　始载于《绍兴本草》。又名甘名，浮水甘石。为碳酸盐类矿物菱锌矿矿石。产于广西、四川、湖南等省、区。”[11]

(12)《中国中医药学主题词表》:“炉甘石 CALAMINE　属矿物药和外用药。”[12]

(13)《中药材手册》[13]、《全国中草药汇编》[14]、《全国中药炮制规范》[15]、《中国药材学》[16]、《中华本草》[17]等现代中药著作多以“炉甘石”作为本品正名。

1.2.2　定名选择的理由

(1) 炉甘石 Galamina，为碳酸盐类矿物方解石族菱锌矿，主含碳酸锌（$ZnCO_3$）。“炉甘石”之名始见于明·刘文泰《本草品汇精要》，并作为本品正名，其后的本草著作如明·李时珍《本草纲目》、缪希雍《炮炙大法》，日本稻宣义《炮炙全书》，清·汪昂《本草备要》、张璐《本经逢原》、吴仪洛《本草从新》、陈其瑞《本草撮要》等在载录本品时即以“炉甘石”作为正名，并一直沿用至今。

(2) 我国最新出版的《中华人民共和国药典》、《普通高等教育中医药类规划教材·中药学》[8]以及辞书类著作《中医大辞典·中药分册》、《中药大辞典》、《中国医学百科全书·中医学》等均以“炉甘石”作为本品正名。已经广泛应用于中医药学文献的标引和检索的《中国中医药学主题词表》也以“炉甘石”作为本品的正式主题词。现代本草著作如《中药材手册》、《全国中草药汇编》、《全国中药炮制规范》、《中国药材学》、《中华本草》等虽记载了不少本品各地的俗称，但也无一例外以“炉甘石”作为本品的正名。说明“炉甘石”作为本品正名已成为共识。

1.3　与正名等效的名词：无。

2　源流考释

炉甘石［碳酸盐类矿物方解石族菱锌矿，主要含碳酸锌（$ZnCO_3$）］始载于明《本草品汇精要》，称为“炉甘石”，同时尚记载本品异名“甘石”，如明《本草品汇精要》:“炉甘石”，无毒，土生。炉甘石，主风热赤眼，或痒，或痛，渐生翳膜及治下部生疮，津唾调敷（今补）……【合治】制过甘石四两，合腻粉硇砂、白矾、黄连各半两，铜青一两半，白丁香、乳香、铅白霜、胆矾各一字，另研令极细，每用少许点，治新久病眼昏涩难开，翳膜遮睛，或成胬肉，冷泪及暴发赤眼肿痛。”[1]其后的本草著作多以此为正名，如明·李时珍《本草纲目》[2]、缪希雍《炮炙大法》[18]、李中梓《本草征要》[3]、日本稻宣义《炮炙全书》[4]、清·汪昂《本草易读》[19]、汪昂《本草备要》[5]、张璐《本经逢原》[20]、吴仪洛《本草从新》[6]、沈金鳌《要药分剂》[21]、陈其瑞《本草撮要》[22]等。但也有不以“炉甘石”为正名者，如明·李挺《医学入门》以“卢甘石”称之，曰:“卢甘石，《本草》不载，《局方》治眼以之为君。轻白如羊脑，不夹石者佳。用砂罐一盛一盖，于炭火中煅令通赤，以童便或黄连水淬之，再煅再淬九次，细研水飞过用”[23]。

现代有关著作均沿用《本草品汇精要》的记载以“炉甘石”作为本品正名，如《中华人民共和国药典》[7]、《普通高等教育中医药类规划教材·中药学》[8]、《中药大辞典》[9]、《中医大辞典·中药分册》[10]、《中国医学百科全书·中医学》[11]、《中国中医药学主题词表》[12]、《中药材手册》[13]、《全国中草药汇编》[14]、《全国中药炮制规范》[15]、《中国药材学》[16]、《中华本草》[17]等。同时尚记载有“浮水甘石”《中药材手册》[13]，“卢甘石”、“羊肝石”《中药大辞典》[9]，“羊甘石”《中医大辞典·中药分册》[10]，“芦甘石”、“炉眼石”、“干石”《中华本草》[17]等各地的俗称。

3 附录

3.1 又称：煅炉甘石、制炉甘石（饮片规格名）。

3.2 俗称：浮水甘石，卢甘石，羊肝石，羊甘石，芦甘石，炉眼石，干石。

3.3 曾称：甘石《本草品汇精要》。

3.4 原矿物名称：菱锌矿、水锌矿。

4 文献通考

《医学入门》卷二：“治疮门，古庵云：疮属热属毒，故治疮多清热解毒药，亦因气逆血滞，又宜行气活血药。其内服药已见前五门下，此多赘其外敷药而已，又有各门载不尽者，亦附于此……卢甘石，《本草》不载，《局方》治眼以之为君。轻白如羊脑，不夹石者佳。用砂罐一盛一盖，于炭火中煅令通赤，以童便或黄连水淬之，再煅再淬九次，细研水飞过用。”[23]

《本草品汇精要》卷二：“炉甘石，无毒，土生。炉甘石，主风热赤眼，或痒，或痛，渐生翳膜，及治下部生疮，津唾调敷（今补）……【合治】制过甘石四两,. 合腻粉硇砂、白矾、黄连各半两，铜青一两半，白丁香、乳香、铅白霜、胆矾各一字，另研令极细，每用少许点，治新久病眼昏涩难开，翳膜遮睛，或成胬肉，冷泪，及暴发赤眼肿痛。”[1]

《本草纲目》卷九：“炉甘石，《纲目》。【释名】炉先生。土宿真君曰：此物点化为神药绝妙，九天三清俱尊之曰炉先生，非小药也。时珍曰：炉火所重，其味甘，故名。”[2]

《炮炙大法·石部》：“炉甘石，（以炭火煅红童便淬七次水洗净研粉水飞过晒用）。”[18]

《本草征要》卷四：“炉甘石，味甘，性温。煅。水飞。散风热而肿消，祛痰气而翳退。金银之气所结，为眼科要药。”[3]

《炮炙全书》卷四：“炉甘石，甘，温。其块大小不一，状类滑石、松赤石脂，亦粘舌，色白者为上，凡用以炭火煅红、童子小便淬七次，水洗净，研粉水飞过，晒用。”[4]

《本草易读》卷八：“炉甘石四百三十七，煅红，童便或烧酒淬七次，研粉水飞。甘，温，无毒。阳明经药也。明目去翳，退赤收湿，除烂止血，消肿生肌。同冰片点目一切诸疾。”[19]

《本草备要》：“炉甘石，燥温，治目疾，甘温。阳明胃经药。受金、银之气，金胜木，燥胜湿，故止血消肿，收湿除烂，退赤去翳，为目疾要药。产金银坑中，金银之苗也。状如羊脂，松似石脂，能点赤铜为黄（今之黄铜，皆其所点也）。”[5]

《本经逢原》卷一：“炉甘石，甘温，无毒。发明，炉甘石得金银之气而成，专入阳明经而燥湿热，目病为要药。时珍常用炉甘石煅飞、海螵蛸、硼砂等分，为细末，点诸目疾皆妙。”[20]

《本草从新》卷十三：“炉甘石，燥湿、治目疾。甘温。阳明胃经药。受金银之气。金胜木。燥胜湿。故止血消肿。收湿祛痰。除烂退赤去翳。为目疾要药（炉甘石、海螵蛸、硼砂各一两、为细末、以点诸目病、甚妙、入朱砂五钱、则性不粘也）。”[6]

《要药分剂》卷十："炉甘石，味甘。性温。无毒。受金银之气结成。【主治】主止血。消肿毒。生肌。明目去翳退赤。收湿除烂。同冰片点。治目中一切诸病。（纲目）【归经】入胃经。为明目之品（眼科要药　金胜木燥胜湿）。"[21]

《本草撮要》卷六："炉甘石，味甘温。入足阳明经。功专止血消肿。收湿祛痰。治烂腿。去赤翳。得海螵蛸硼砂各一两。朱砂五钱。研极细末。点目神效。以之煅醋淬七次。与儿茶为末。麻油调敷下疳阴疮。今之黄铜皆炉甘石所点。"[22]

《中药材手册》："炉甘石［纲目列入金石部石类］　本品为碳酸盐类矿物菱锌矿及水锌矿。产于铅锌矿的氧化带。因其质轻能浮于水，故有浮水甘石之称。如外用于目疾，需经火煅水飞后始可供药用。【别名】甘石、浮水甘石。"[13]

《全国中草药汇编·上册》："炉甘石　别名：甘石、浮水甘石。来源：为一种主含碳酸锌的天然产的菱锌矿石。"[14]

《中药大辞典·上册》："炉甘石《外丹本草》　【异名】甘石《品汇精要》，卢甘石《医学入门》，羊肝石《现代实用中药》，浮水甘石《中药志》。【基原】为碳酸盐类矿物菱锌矿的矿石。［原矿物］菱锌矿《石雅》Smithsonite"[9]

《中医大辞典·中药分册》："炉甘石　出《外丹本草》。又名甘石、羊甘石。为菱锌矿的矿石。"[10]

《中国医学百科全书·中医学》："炉甘石　始载于《绍兴本草》。又名甘名，浮水甘石。为碳酸盐类矿物菱锌矿矿石。产于广西、四川、湖南等省、区。"[11]

《全国中药炮制规范》："炉甘石　［处方用名］炉甘石、煅炉甘石、制炉甘石。【来源】本品为三方晶系矿物菱锌矿 Smithsonitum. 主含碳酸锌。主产于广西、四川、湖南等地。采挖后，洗净、晒干，除去杂石。药材以体轻、质松、色白者为佳。"[15]

《中国药材学》："炉甘石　【别名】甘石，浮水甘石。【来源】本品为碳酸盐类矿物方解石族菱锌矿或水锌矿。"[16]

《中国中医药学主题词表》："炉甘石 CALAMINE　属矿物药和外用药"[12]

《普通高等教育中医药类规划教材·中药学》："炉甘石《外丹本草》　为碳酸盐类矿物菱锌矿石，主含碳酸锌（$ZnCO_3$）。主产于广西、四川、云南、湖南等地。采挖后去泥土、杂石。制用，称为'制炉甘石'，有火煅、醋淬及火煅后用三黄汤（黄连、黄柏、大黄）淬等制法。晒干研末，水飞后用。"[8]

《中华本草》："炉甘石《品汇精要》　【异名】甘石《品汇精要》，卢甘石《医学入门·本草》，芦甘石《审视瑶函》，羊肝石《现代实用中药》，浮水甘石《中药志》，炉眼石《矿物药与丹药》，干石《疮疡外用本草》……【来源】为碳酸盐类方解石－文石族矿物菱锌矿或碳酸盐类矿物水锌矿。［原矿物］①菱锌矿 Smithsonite②水锌矿 Hydrozincite"[17]

《中华人民共和国药典》："炉甘石 Galamina　本品为碳酸盐类矿物方解石族菱锌矿，主含碳酸锌（$ZnCO_3$）。采挖后，洗净，晒干，除去杂石。"[7]

5　参考文献

1　明·刘文泰. 本草品汇精要. 北京：人民卫生出版社，1982，134

2　明·李时珍. 本草纲目. 北京：人民卫生出版社，1982，558

3 明·李中梓. 本草征要. 见：李中梓医学全书. 北京：中国中医药出版社，1999，149
4 ［日］稻宣义. 炮炙全书. 北京：中医古籍出版社，1981，157
5 清·汪昂. 本草备要. 北京：中国中医药出版社，1998，226
6 清·吴仪洛. 本草从新. 北京：中医古籍出版社，2001，192
7 国家药典委员会. 中华人民共和国药典. 一部. 北京：化学工业出版社，2000，182
8 雷载权. 普通高等教育中医药类规划教材·中药学. 上海：上海科学技术出版社，1995，339
9 江苏新医学院. 中药大辞典. 上海：上海科学技术出版社，1977，1450
10 《中医大辞典》编辑委员会. 中医大辞典·中药分册. 北京：人民卫生出版社，1982，231
11 《中医学》编辑委员会. 中国医学百科全书·中医学. 上海：上海科学技术出版社，1997，1298
12 吴兰成. 中国中医药学主题词表. 北京：中医古籍出版社，1996，Ⅱ-234
13 中华人民共和国卫生部药政管理局. 中药材手册. 北京：人民卫生出版社，1998，727
14 《全国中草药汇编》编写组. 全国中草药汇编. 上册. 北京：人民卫生出版社，1996，486
15 中华人民共和国卫生部药政管理局. 全国中药炮制规范. 北京：人民卫生出版社，1988，389
16 徐国钧等主编. 中国药材学. 北京：中国医药科技出版社，1996，1924
17 国家中医药管理局《中华本草》编委会. 中华本草. 第一册. 上海：上海科学技术出版社，1999，501
18 明·缪希雍. 炮炙大法. 明末庄继先校刻本
19 清·汪昂. 本草易读. 北京：人民卫生出版社，1987，367
20 清·张璐. 本经逢原. 上海：上海科学技术出版社，1959，15
21 清·沈金鳌. 要药分剂. 上海：上海科学技术出版社，1959，247
22 清·陈其瑞. 本草撮要. 见：珍本医书集成. 本草类. 上海：上海科学技术出版社，1985，76
23 明·李挺. 医学入门. 天津：天津科学技术出版社，1999，463

287 卷柏

Jianbo

Herba Selaginellae

1 定名依据

1.1 正名

1.1.1 汉文名：卷柏［为卷柏科植物卷柏 Selaginella tamariscina（Beauv.）Spring 或垫状卷柏 Selaginella pulvinata（Hook. et Grev.）Maxim. 的干燥全草］。

1.1.2 英文名：spikemoss.

1.2 依据

1.2.1 定名的文献依据

(1)《神农本草经》卷一："卷柏，味辛，温。生山谷。主五脏邪气，女子阴中寒热痛，癥瘕、血闭、绝子。久服，轻身、和颜色。一名万岁。生山谷石间。"[1]

(2)《本草经集注·草木上品》："卷柏，味辛、甘，温、平、微寒，无毒。主治五脏邪气，女子阴中寒热痛，癥瘕，血闭，绝子。止咳逆，治脱肛，散淋结，头中风眩，痿蹶，强阴益精。"[2]

(3)《新修本草》卷六："卷柏，味辛、甘，温、平、微寒，无毒。主五脏邪气，女子阴中寒热痛，癥瘕、血闭、绝子。止咳逆，疗脱肛，散淋结，头中风眩，痿蹶，强阴益精。久服轻身和颜色，令人好容体。一名万岁，一名豹足，一名求股，一名交时。生常山山谷石间。五月、七月采，阴干。"[3]

(4)《本草品汇精要》卷八："卷柏，无毒，丛生。卷柏（出神农本经）主五脏邪气女人阴中寒热痛癥瘕血闭无子久服轻身和颜色（以上朱字神农本经）止咳逆，治脱肛，散淋结头中风眩痿蹶强阴益精（名医所录）【名】万岁、豹足、求股交时。"[4]

(5)《本草纲目》卷二十一："卷柏，《本经·上品》。【释名】万岁《本经》、长生不死草《纲目》、豹足《吴普》、求股《别录》、交时《别录》。时珍曰：卷柏、豹足，象形也。万岁、长生，言其耐久也。"[5]

(6)《本草从新》卷六："卷柏，生用破血、炙用止血。生用、辛平，破血通经。治癥瘕淋结。炙用、辛温止血。治肠风脱肛。生石上。卷挛如鸡足。俗名万年松。盐水煮半日。井水煮半日。焙。"[6]

(7)《中华人民共和国药典》："卷柏 Herba selaginellae　本品为卷柏科植物卷柏 Selaginella tamariscina（Beauv.）Spring 或垫状卷柏 Selaginella pulvinata（Hook. et Grev.）Maxim. 的干燥全草。全年均可采收，除去须根及泥沙，晒干。"[7]

(8)《中药大辞典》："卷柏《本经》　【异名】豹足、求股、神投时《吴普本草》，交时《别录》……【基原】为卷柏科植物卷柏的全草。【原植物】卷柏 Selaginella tamariscina (Beauv.) Spring."[8]

(9)《中医大辞典·中药分册》："卷柏　出《神农本草经》。又名长生草、九死还魂草、万年松、回阳草、佛手草、老虎爪。为卷柏科植物卷柏 Selaginella tamariscina（Beauv.）Spring 的全草。"[9]

(10)《中国中医药学主题词表》："卷柏 SELAGINELLA TAMARISCINA　属卷柏科；属止血药（中药）和活血祛瘀药。"[10]

(11)《中药志》[11]、《中药材手册》[12]、《全国中草药汇编》[13]、《中国医学百科全书·中医学》[14]、《全国中药炮制规范》[15]、《中国药材学》[16]、《中华本草》[17]等现代中药著作多以"卷柏"作为本品正名。

1.2.2　定名选择的理由

(1) 卷柏 Herba selaginellae，系卷柏科植物卷柏 Selaginella tamariscina（Beauv.）Spring 或垫状卷柏 Selaginella pulvinata（Hook. et Grev.）Maxim. 的干燥全草。"卷柏"之名始见于汉《神农本草经》，并作为本品正名，其后的本草著作如南北朝·陶弘景《本草经集注》、唐·苏敬等撰《新修本草》、宋·苏颂《本草图经》、明·李时珍《本草纲目》、清·汪昂《本草备要》、吴仪洛《本草从新》、杨时泰《本草述钩元》等在载录本品时即以"卷柏"作为正名，并一直沿用至今。

(2) 我国最新出版的《中华人民共和国药典》以及辞书类著作《中医大辞典·中药分册》、《中药大辞典》、《中国医学百科全书·中医学》等均以"卷柏"作为本品正名。已经广泛应用于中医药学文献的标引和检索的《中国中医药学主题词表》也以"卷柏"作为本品的正式主题词。现代本草著作如《中药志》、《全国中草药汇编》、《中华本草》、《中国药材学》、《中药材手册》、《全国中药炮制规范》等虽记载了不少本品各地的俗称，但也无一例外以“卷柏”作为本品的正名。说明“卷柏”作为本品正名已成为共识。

1.3 与正名等效的名词：无。

2 源流考释

卷柏［卷柏科植物卷柏 Selaginella tamariscina（Beauv.）Spring 或垫状卷柏 Selaginella pulvinata（Hook. et Grev.）Maxim. 的干燥全草］始载于汉《神农本草经》，以“卷柏”为正名，如汉《神农本草经》卷一：“卷柏，味辛，温。生山谷。主五脏邪气，女子阴中寒热痛，癥瘕、血闭、绝子。久服，轻身、和颜色。”[1] 其后本草著作即以“卷柏”为正名记载本品，如魏晋《名医别录》[21]、南北朝·陶弘景《本草经集注》[2]、唐·苏敬《新修本草》[3]、宋·苏颂《本草图经》[18]、明·刘文泰《本草品汇精要》[4]、李时珍《本草纲目》[5]、明·卢之颐《本草乘雅半偈》[33]、清·汪昂《本草易读》[34]、汪昂《本草备要》[19]、张璐《本经逢原》[22]、吴仪洛《本草从新》[6]、黄宫绣《本草求真》[23]、姚澜《本草分经》[24]、杨时泰《本草述钩元》[20]、清·叶志诜《神农本草经赞》[35]、蒋居祉《本草择要纲目》[36]、陈其瑞《本草撮要》[37]、严西亭《得配本草》[25]；有的以“石莲花”为正名，如明·兰茂《滇南本草》[27]；有的以“还魂草”为正名，如《分类草药性》[32]。古代方书也多以卷柏为正名记载本品，如唐·孙思邈《千金翼方》[31]、宋·佚名《增广太平和剂图经本草药性总论》[32]。

古代著作中记载的本品异名尚有“万岁”《神农本草经》[1]，“豹足”、“求股”、“神投时”《吴普本草》[26]，“交时”《名医别录》[21]，“石莲花”、“回阳草”《滇南本草》[27]，“长生不死草”《本草纲目》[5]，“万年松”《本草原始》[28]，“长生草”《花镜》[29]，“缵龙草”、“还魂草”《分类草药性》[30]等。如《神农本草经》曰：“卷柏，味辛，温。生山谷。主五脏邪气，女子阴中寒热痛，癥瘕、血闭、绝子。久服，轻身、和颜色。一名万岁。生山谷石间。”[1]《吴普本草》曰：“卷柏，《御览》卷九百八十九，一名豹足，一名求股，一名万岁，一名神投时。”[26]《名医别录》曰：“卷柏，味甘，平，微寒，无毒。止咳逆，治脱肛，散淋结，头中风眩，痿蹶，强阴，益精。久服令人好容体。一名豹足，一名求股，一名交时。生常山。”[21]《滇南本草》曰：“石莲花，一名卷柏，一名回阳草。味苦，性寒。通月经，破瘀血，破癥瘕，消血块，难产催生效。烧酒为使。”[27]《本草纲目》曰：“卷柏，《本经·上品》。【释名】万岁《本经》、长生不死草《纲目》、豹足《吴普》、求股《别录》、交时《别录》。”[5]《本草原始》卷二：“卷柏生常山山谷形仅寸余，茎叶青黄仿佛扁柏卷东如拳，故名卷柏。一名豹足，俗呼万年松。”[29]《花镜》曰：“长生草，一名豹足，一名万年松，究竟即卷柏也，产乍常山之阴，今出近道。其宿根紫黑色而多须。”[30]《分类草药性》曰：“还魂草，一名缵龙草，又名卷柏，治跌打损伤，行气，炒黑止吐血。”[30]。

现代有关著作均沿用《神农本草经》[1]的记载以“卷柏”作为本品正名，如《中华人民共和国药典》[7]、《中药大辞典》[8]、《中医大辞典·中药分册》[9]、《中国医学百科全书·中医学》[14]、《中国中医药学主题词表》[10]、《中药志》[11]、《中药材手册》[12]、《全国中草药汇编》[13]、《全国中药炮制规范》[15]、《中国药材学》[16]、《中华本草》[17]等。同时尚记载有“还阳草”《中药材手册》[12]，“一把抓”、“老虎爪”《全国中草药汇编》[13]，“石花”、“九死还魂草”、“见水还阳草”、“佛手草”、“万年青”、“山拳柏”、“打不死”、

"铁拳头"、"岩松"《中药大辞典》[8]，"见水还阳"、"回生草"《中国药材学》[16]，"大还魂草"、"含生草"、"地面草"《中华本草》[17]等各地的俗称。还记载有本品原植物"卷柏"的异名"九死还魂草"、"见水还阳草"、"回生草"、"拳头草"、"千年柏"、"地柏枝"、"地侧柏"《中药志》[11]；原植物"垫状卷"的异名"神仙一把抓"《中华本草》[17]等。

3 附录

3.1 又称：卷柏炭（处方用名）。

3.2 俗称：还阳草（山东、吉林、湖北、江苏），见水还阳草（浙江），佛手草、万年青（东北），老虎爪（河北），山拳柏、打不死（南宁），岩松（福建），见水还阳（浙江），回生草（福建、湖北、广西），铁拳头（福建、江苏、浙江），一把抓（文山），大还魂草、含生草、地面草（福建），石花，九死还魂草。

3.3 曾称：万岁《本经》，豹足、求股、神投时《吴普本草》，交时《别录》，石莲花、回阳草《滇南本草》，长生不死草《本草纲目》，万年松《本草原始》，长生草《花镜》，缵龙草、还魂草《分类草药性》。

3.4 原植物名称：卷柏，九死还魂草、见水还阳草、回生草、拳头草（浙江、福建），千年柏（江西），地柏枝（四川），地侧柏（湖南）；垫状卷柏，神仙一把抓（云南）。

4 文献通考

《神农本草经》卷一："卷柏，味辛，温。生山谷。主五脏邪气，女子阴中寒热痛，癥瘕、血闭、绝子。久服，轻身、和颜色。一名万岁。生山谷石间。" 1]

《吴普本草》："卷柏，《御览》卷九百八十九，一名豹足，一名求股，一名万岁，一名神投时。神农：辛，平。桐君、雷公：甘。生山谷。"[26]

《名医别录》卷一："卷柏，味甘，平，微寒，无毒。止咳逆，治脱肛，散淋结，头中风眩，痿蹶，强阴，益精。久服令人好容体。一名豹足，一名求股，一名交时。生常山。五月、七月采，阴干。《本经·原文》：卷柏，味辛，温。主五脏邪气，女子阴中寒热痛，癥瘕血闭绝子。久服轻身和颜色。一名万岁。生山谷石间。"[21]

《本草经集注》："卷柏，味辛、甘，温、平、微寒，无毒。主治五脏邪气，女子阴中寒热痛，癥瘕，血闭，绝子。止咳逆，治脱肛，散淋结，头中风眩，痿蹶，强阴益精。久服轻身，和颜色，令人好容体。一名万岁，一名豹足，一名求股，一名交时。生常山山谷石间。五月、七月采，阴干。"[2]

《新修本草》卷六："卷柏，味辛、甘，温、平、微寒，无毒。主五脏邪气，女子阴中寒热痛，癥瘕、血闭、绝子。止咳逆，疗脱肛，散淋结，头中风眩，痿蹶，强阴益精。久服轻身和颜色，令人好容体。一名万岁，一名豹足，一名求股，一名交时。生常山山谷石间。五月、七月采，阴干。"[3]

《千金翼方》卷二："卷柏，味辛甘，温，平，微寒，无毒。主五脏邪气，女子阴中寒热痛，癥瘕，血闭，绝子。止咳逆，治脱肛，散淋结，头中风眩，痿蹶，强阴益精。久服轻身，和颜色，令人好容体。一名万岁，一名豹足，一名求股，一名交时。生常山山谷石间，五月七月采，阴干。久服轻身和颜色。"[31]

《本草图经》卷四："卷柏，生常山山谷间，今关、陕、沂、兖诸州亦有之。宿根紫色多须。春生苗，似柏叶而细碎，拳挛如鸡足，青黄色，高三五寸。无花、子。多生石上。五月、七月采，阴干。去下近石有沙土处用之。"[18]

《增广太平和剂图经本草药性总论·草部上品》："卷柏，味辛甘，温、平、微寒，无毒。主五脏邪气，女子阴中寒热痛，癥瘕，血闭，绝子。止咳逆，治脱肛，散淋结，头中风眩，痿蹶，强阴益精。《药性论》云：君。能治月经不通，尸疰鬼疰，腹痛，去百邪鬼魅。日华子云：镇心，治邪啼泣，除面皯，头风，暖水脏。生用破血，炙用止血。"[32]

《滇南本草》卷一："石莲花，一名卷柏，一名回阳草。味苦，性寒。通月经，破瘀血，破癥瘕，消血块，难产催生效。烧酒为使。石莲花，一名不死草。生石崖上，似侧柏叶形。气味辛平。主治五脏邪气、女子阴中寒热痛、癥瘕、血闭、结子。久服轻身和颜色。生用破血、炙用止血。石莲生，又名侧柏叶、又名鸣鹿衔，味辛、苦，性微温。主治筋骨痰火疼痛，面寒疼痛，腹痛，妇人血虚劳热，消浮肿。"[27]

《本草品汇精要》卷八："卷柏，无毒，丛生。卷柏（出《神农本经》），主五脏邪气，女人阴中寒热痛，癥瘕、血闭。无子久服轻身和颜色（以上朱字《神农本经》）。止咳逆。治脱肛，散淋结，头中风眩，痿蹶，强阴益精（《名医》所录）。【名】万岁 豹足 求股交时"[4]

《本草纲目》卷二十一："卷柏，《本经·上品》。【释名】万岁《本经》、长生不死草《纲目》、豹足《吴普》、求股《别录》、交时《别录》。时珍曰：卷柏、豹足，象形也。万岁、长生，言其耐久也。"[5]

《本草原始》卷二："卷柏生常山山谷形仅寸余，茎叶青黄仿佛扁柏卷东如拳，故名卷柏。一名豹足，俗呼万年松。"[29]

《本草乘雅半偈》三卷："卷柏，《本经·上品》。春秋二分，阴阳离也……【参】曰：叶形似柏，屈曲拳挛，因名卷柏。一名豹足、求股，亦取象形。一名万岁、长生不死草，言根栖岩石，能耐岁寒。一名交时，言春分始发，时值阴离于阳，能与阳相交合。"[33]

《花镜》："长生草，一名豹足，一名万年松，究竟即卷柏也，产乍常山之阴，今出近道。其宿根紫黑色而多须。"[30]

《本草易读》卷五："卷柏百八十五，先以盐水煮，次以井水煮，焙干之。辛，平，无毒。生用破血通经，治癥瘕淋结。炙用止血，治肠风脱泻。"[34]

《本草备要》："卷柏，生用破血，炙用止血。生用辛平，破血通经，治癥瘕淋结。炙用辛温，止血，治肠风脱肛。生石上，拳挛如鸡足，俗呼万年松。凡使盐水煮半日，井水煮半日，焙用。"[19]

《本经逢原》卷二："卷柏，辛平，无毒。桐君雷公云：甘寒，无毒。盐水煮半日，再以井水煮半日。生用破血，炙用止血。《本经》主五脏邪气，女子阴中寒热痛，癥瘕血闭绝子，久服轻身和颜色。发明，卷柏，足厥阴经血分药也。详《本经》诸治一皆女子经癸之病，总厥阴与冲脉之患也。《千金》大泽兰丸、紫石英、天门冬等丸皆用之。《经疏》言妊妇禁用，以其能寒子脏中血气也。"[22]

《本草从新》卷六："卷柏，生用破血、炙用止血。生用、辛平，破血通经。治癥瘕淋结。炙用、辛温止血。治肠风脱肛。生石上。卷挛如鸡足。俗名万年松。盐水煮半日。

井水煮半日。焙。”[6]

《本草求真·上编》:“卷柏,(苔)生凉血炒止血。卷柏(专入肝)。原属草部。并非侧柏。生于石上。形如拳卷。故以卷名。即俗所谓万年松者是也。”[23]

《本草分经》:“卷柏,生用辛平,破血治淋结,炙用辛温,止血治肠风。”[24]

《本草述钩元》卷十三:“卷柏,一名豹足。一名求股。一名万岁。一名长生不死草。出常山山谷。关陕沂兖亦有之。丛生石上。春分宿根再发。高三五寸。细叶似侧柏。屈藏如鸡足。根紫赤多须。六七月采取。阴干。”[20]

《神农本草经赞》卷一:“卷柏,味辛温。生山谷。主五脏邪气。女子阴中寒热痛。癥瘕血闭。绝子。久服轻身。和颜色。一名万岁。生山谷石间。含春时发。莳植无稽。白石凿凿。芳草萋萋。斑窥豹隐。拳屈鸡栖。长生万岁。名与柏齐……晋书传。管中窥豹。时见一斑。吴普曰。一名豹足。”[35]

《本草择要纲目》:“生卷柏,(一名长生不死草。凡用以盐水煮半日。再以井水煮半日。晒干焙用)。【气味】辛平无毒。【主治】五脏邪气。”[36]

《得配本草》卷四:“卷柏,辛,平。除五脏邪气,治阴中作痛。收脱肛,暖水脏,疗风眩,消癥瘕。配地榆,治下血。”[25]

《本草撮要》卷一:“【卷柏】,味辛平。入足厥阴经。功专破血通经。治癥瘕淋结。炙用辛温止血。治肠风脱肛。俗名万年松。盐水煮半日。井水煮半日焙用。”[37]

《分类草药性》上卷:“还魂草,一名缵龙草,又名卷柏,治跌打损伤,行气,炒黑止吐血。”[30]

《中药志》:“卷柏　本品为较常用中药。商品为卷柏科植物卷柏的干燥全草……【原植物】卷柏　别名:九死还魂草、见水还阳草、回生草、拳头草(浙江、福建),千年柏(江西),地柏枝(四川),地侧柏(湖南)。Selaginella tamariscina(Beauv.)Spring——卷柏科 Selaginellaceae”[11]

《中药材手册》:“卷柏［纲目列入草部苔类］　本品为卷柏科植物卷柏 Selaginella tamariscina(Beauv.)Spring 的干燥全草。原植物系多年生常绿草本,均为野生。多生于山林岩石之地。【别名】还阳草(山东、吉林、湖北、江苏)。”[12]

《全国中草药汇编·上册》:“卷柏　别名:一把抓、老虎爪、长生草、万年松。来源:为卷柏科卷柏属植物卷柏 Selaginella tamariscina(Beauv.)Spring 或垫状卷柏 S. pulvinata(Hook. et Grev.)Maxim.,以全草入药。”[13]

《中药大辞典·上册》:“卷柏《本经》　【异名】豹足、求股、神投时《吴普本草》,交时《别录》,石莲花、回阳草《滇南本草》,不死草《滇南本草图说》,长生不死草《纲目》,万年松《本草原始》,长生草《花镜》,石花《盛京通志》,还魂草《分类草药性》,九死还魂草《现代实用中药》,见水还阳草《浙江中药手册》,佛手草、万年青《东北药用植物志》,老虎爪《河北药材》,山拳柏、打不死《南宁市药物志》,铁拳头、岩松《闽东本草》。【基原】为卷柏科植物卷柏的全草。【原植物】卷柏 Selaginella tamariscina(Beauv.)Spring”[8]

《中医大辞典·中药分册》:“卷柏　出《神农本草经》。又名长生草、九死还魂草、万年松、回阳草、佛手草、老虎爪。为卷柏科植物卷柏 Selaginella tamariscina(Beauv.)Spring 的全草。”[9]

《中国医学百科全书·中医学》："卷柏　始载于《神农本草经》。又名石莲花、回阳草、九死还魂草。为卷柏科植物卷柏 Selaginella tamariscina（Beauv.）Spring 或垫状卷柏 S. pulvinata（Hook. et Grev.）Maxim. 的全草。中国大部分地区均产。"[14]

《全国中药炮制规范》："卷柏　［处方用名］卷柏、卷柏炭。【来源】本品为卷柏科植物卷柏 Selaginella tamariscina（Beauv.）Spring 的干燥全草，均系野生。主产于山东、辽宁、河北等地。全年均可采收，除去须根及泥沙，干燥。药材以色绿、叶多、完整不碎者为佳。"[15]

《中国药材学·下册》："卷柏　【别名】九死还魂草、还阳草、万年松、万年青、见水还阳（浙江），拳头草（福建），回生草（湖北、广西），铁拳头（江苏、浙江）。【来源】本品为卷柏科植物卷柏 Selaginella tamariscina（Beauv.）Spring 的全草。"[16]

《中国中医药学主题词表》："卷柏 SELAGINELLA TAMARISCINA　属卷柏科；属止血药（中药）和活血祛瘀药"[10]

《中华本草》："卷柏《本经》　【异名】万岁《本经》，豹足、求股、神投时《吴普本草》，交时《别录》，石莲花、回阳草《滇南本草》，不死草《滇南本草图说》，长生不死草《纲目》，万年松《本草原始》，长生草《花镜》，石花《盛京通志》，还魂草《分类草药性》，九死还魂草《现代实用中药》，见水还阳草《浙江中药手册》，佛手草、万年青《东北药用植物志》，老虎爪《河北药材》，山拳柏、打不死《南宁市药物志》，铁拳头、岩松《闽东本草》，一把抓《文山中草药》，拳头草《福建中草药》，大还魂草、回生草、含生草、地面草《福建药物志》。……【来源】为卷柏科植物卷柏及垫状卷柏的全草。【原植物】①卷柏 Selaginella tamariscina（Beauv.）Spring［Stachygynandrum tamariscinum Beauv.］②垫状卷柏 Selaginella pulvinata（Hook. et Grev.）Maxim.［Lycopodium pulvinatum（Hook. et Grev.）Maxim.］又名：神仙一把抓（云南）。"[17]

《中华人民共和国药典》："卷柏 Herba selaginellae　本品为卷柏科植物卷柏 Selaginella tamariscina（Beauv.）Spring 或垫状卷柏 Selaginella pulvinata（Hook. et Grev.）Maxim. 的干燥全草。全年均可采收，除去须根及泥沙，晒干。"[7]

5　参考文献

1　汉·神农本草经．清顾观光重辑本．北京：人民卫生出版社，1955，35
2　南北朝·陶弘景．本草经集注．北京：人民卫生出版社，1994，214
3　唐·苏敬等撰．新修本草．合肥：安徽科学技术出版社，1981，164
4　明·刘文泰．本草品汇精要．北京：人民卫生出版社，1982，260
5　明·李时珍．本草纲目．北京：人民卫生出版社，1982，1412
6　清·吴仪洛．本草从新．北京：中医古籍出版社，2001，101
7　国家药典委员会．中华人民共和国药典．一部．北京：化学工业出版社，2000，183
8　江苏新医学院．中药大辞典．上海：上海科学技术出版社，1977，1472
9　《中医大辞典》编辑委员会．中医大辞典·中药分册．北京：人民卫生出版社，1982，235
10　吴兰成．中国中医药学主题词表．北京：中医古籍出版社，1996，Ⅱ-203
11　中国医学科学院药物研究所等．中药志．第四册．北京：人民卫生出版社，1993，516
12　中华人民共和国卫生部药政管理局．中药材手册．北京：人民卫生出版社，1998，436
13　《全国中草药汇编》编写组．全国中草药汇编．上册．北京：人民卫生出版社，1996，485

14 《中医学》编辑委员会. 中国医学百科全书·中医学. 上海：上海科学技术出版社，1997，1132
15 中华人民共和国卫生部药政管理局. 全国中药炮制规范. 北京：人民卫生出版社，1988，229
16 徐国钧等主编. 中国药材学. 北京：中国医药科技出版社，1996，1328
17 国家中医药管理局《中华本草》编委会. 中华本草. 第二册. 上海：上海科学技术出版社，1999，52
18 宋·苏颂. 本草图经. 合肥：安徽科学技术出版社，1994，96
19 清·汪昂. 本草备要. 北京：中国中医药出版社，1998，68
20 清·杨时泰. 本草述钩元. 上海：科技卫生出版社，1958，362
21 魏晋·名医别录. 北京：人民卫生出版社，1986，34
22 清·张璐. 本经逢原. 上海：上海科学技术出版社，1959，120
23 清·黄宫绣. 本草求真. 上海：上海科学技术出版社，1959，229
24 清·姚澜. 本草分经. 上海：上海科学技术出版社，1989，162
25 清·严西亭. 得配本草. 上海：上海卫生出版社，1957，24
26 三国·吴普. 吴普本草. 北京：人民卫生出版社，1987，22
27 明·兰茂. 滇南本草. 第一卷. 昆明：云南人民出版社，1977，1
28 明·李中立. 本草原始. 清四美堂刻本
29 清·陈扶摇. 花镜. 清康熙戊辰金阊文业堂梓行
30 民国·佚名. 分类草药性. 民国二十八年新刻本
31 唐·孙思邈. 千金翼方. 北京：人民卫生出版社，1955
32 宋·佚名. 增广太平和剂图经本草药性总论. 见：增广太平惠民和剂局方. 海口：海南出版社，2002，414
33 明·卢之颐. 本草乘雅半偈. 北京：人民卫生出版社，1986，186
34 清·汪昂. 本草易读. 北京：人民卫生出版社，1987，234
35 清·叶志诜. 神农本草经赞. 见：珍本医书集成. 本草类. 上海：上海科学技术出版社，1985，22
36 清·蒋居祉. 本草择要纲目. 见：珍本医书集成. 本草类. 上海：上海科学技术出版社，1985，59
37 清·陈其瑞. 本草撮要. 见：珍本医书集成. 本草类. 上海：上海科学技术出版社，1985，13

288 法半夏

Fabanxia
Rhizoma Pinelliae Preparatum

1 定名依据

1.1 正名

1.1.1 汉文名：法半夏［为天南星科植物半夏 *Pinellia ternata*（Thunb.）Breit. 的干燥块茎用甘草石灰液浸泡后干燥而成的炮制加工品］。

1.1.2 英文名：prepared pinellia tuber.

1.2 依据

1.2.1 定名的文献依据

(1)《神农本草经》卷一："半夏　味辛，平。主伤寒寒热，心下坚，下气，喉咽肿痛，头眩胸胀，咳逆肠鸣，止汗。一名地文，一名水玉，生川谷。”[1]

(2)《中药大辞典》：“半夏《本经》……【原植物】半夏 Pinellia ternata (Thunb.) Breit.，又名：三叶半夏……［炮制］生半夏：拣去杂质，筛去灰屑。法半夏：取净半夏，用凉水浸漂，避免日晒，根据其产地质量及其颗粒大小，斟酌调整浸泡日数。”[2]

(3)《全国中药炮制规范》：“半夏 ［处方用名］生半夏、清半夏、姜半夏、法半夏、半夏曲、麸炒半夏曲。【来源】本品为天南星科植物半夏 Pinellia ternata (Thunb.) Breit. 的干燥块茎。均系野生。主产于四川、湖北、安徽、江苏等地。夏、秋二季均可采挖，洗净，除去外皮及须根，干燥。药材以个大、皮净、色白、质坚实、粉性足者为佳。”[3]

(4)《全国中草药汇编》：“半夏 别名：三叶半夏、三叶老、三步跳、麻玉果、燕子尾。来源：为天南星科半夏属植物半夏 Pinellia ternata (Thunb.) Breit. ［P. tuberifera Ten.］的块茎。……法半夏 净原药材拣净，如上述清半夏浸漂方法漂至口尝微有麻辣味时捞出，另用甘草煎汤，浸泡石灰块，再加适量水，去掉石灰渣，再净浸漂好的半夏放在甘草石灰汤内浸泡，每隔 1 ~ 2 天翻动一次以使均匀，待浸透，至半夏中心已显黄色时捞出，阴干即可。”[4]

(5)《中国医学百科全书·中医学》：“半夏 始载于《神农本草经》。又名三步跳、地茨菇、野芋头、麻芋果。为天南星科植物半夏 Pinellia ternata (Thunb.) Breit. 的块茎。夏、秋两季均可采挖，秋季采者粉性充足，外皮薄。采得后洗净泥土，除去外皮及须根，晒干或烘干，药材称‘生半夏’。因生品有毒，用前多经炮制，药材称‘制半夏’，有法半夏、姜半夏等。”[5]

(6)《中华本草》：“半夏《本经》……【来源】为天南星科植物半夏的块茎。【原植物】半夏 Pinellia ternata (Thunb.) Breit. ［Arum ternatum Thunb.］又名：三叶半夏《全国中草药汇编》……法半夏 现行，石灰甘草制取净半夏，大小分开，用水浸泡至内无干心，去水，加入甘草石灰液（取甘草加适量水煎 2 次，合并煎液，倒入加适量水制成的石灰液中）浸泡，每日搅拌 1 ~ 2 次，并保持 pH12 以上，至口尝微有麻舌感，切面黄色均匀为度，取出，洗净，阴干或烘干。”[6]

(7)《中华人民共和国药典》：“法半夏 Rhizoma pinelliae preparatum 本品为半夏 Pinellia ternata (Thunb.) Breit. 的干燥块茎的炮制加工品。［制法］取净半夏，大小分开，用水浸泡至内无干心，取出；另取甘草适量，加水煎煮二次，合并煎液，倒入用适量水制成的石灰液中，搅匀，加入上述已浸透的半夏，浸泡，每日搅拌 1 ~ 2 次，并保持浸液 pH 值 12 以上，至剖面色均匀，口尝微有麻舌感时，取出，洗净，阴干或烘干，即得。”[7]

1.2.2 定名选择的理由

法半夏 Rhizoma pinelliae preparatum，系天南星科植物半夏 Pinellia ternata (Thunb.) Breit. 的干燥块茎用甘草石灰液浸泡后干燥而成的炮制加工品。“半夏”始载于汉《神农本草经》，列为上品。“法半夏”系半夏的药材品种之一，我国最新出版的《中华人民共和国药典》以“法半夏”作为本品正名。现代本草著作如《中药大辞典》、《全国中药炮制规范》、《全国中草药汇编》、《中国医学百科全书·中医学》、《中华本草》等均把“法半夏”归入“半夏”项下介绍。

1.3 与正名等效的名词：无。

2 源流考释

法半夏［天南星科植物半夏 Pinellia ternata（Thunb.）Breit. 的干燥块茎用甘草石灰液浸泡后干燥而成的炮制加工品］，“半夏”始载于汉《神农本草经》卷一：“半夏 味辛，平。主伤寒寒热，心下坚，下气，喉咽肿痛，头眩胸胀，咳逆肠鸣，止汗。一名地文，一名水玉。生川谷。”[1]

“法半夏”系半夏的药材品种之一，我国最新出版的《中华人民共和国药典》以“法半夏”作为本品正名，如《中华人民共和国药典》：“法半夏 Rhizoma pinelliae preparatum 本品为半夏 Pinellia ternata（Thunb.）Breit. 的干燥块茎的炮制加工品。［制法］取净半夏，大小分开，用水浸泡至内无干心，取出；另取甘草适量，加水煎煮二次，合并煎液，倒入用适量水制成的石灰液中，搅匀，加入上述已浸透的半夏，浸泡，每日搅拌 1 ~2 次，并保持浸液 pH 值 12 以上，至剖面色均匀，口尝微有麻舌感时，取出，洗净，阴干或烘干，即得。”[7] 现代本草著作《中药大辞典》[2]、《全国中药炮制规范》[3]、《全国中草药汇编》[4]、《中国医学百科全书·中医学》[5]、《中华本草》[6] 等均把“法半夏”归入“半夏”项下介绍，如《中药大辞典》：“半夏《本经》……【原植物】半夏 Pinellia ternata（Thunb.）Breit.，又名：三叶半夏。……［炮制］生半夏：拣去杂质，筛去灰屑。法半夏：取净半夏，用凉水浸漂，避免日晒，根据其产地质量及其颗粒大小，斟酌调整浸泡日数。”[2] 原植物“半夏”的异名参见“半夏”条。

3 附录

3.1 又称：无。

3.2 俗称：无。

3.3 曾称：无。

3.4 原植物名称：参见“半夏”条。

4 文献通考

《神农本草经》卷一：“半夏 味辛，平。主伤寒寒热，心下坚，下气，喉咽肿痛，头眩胸胀，咳逆肠鸣，止汗。一名地文，一名水玉。生川谷。”[1]

《中药大辞典》：“半夏《本经》……【原植物】半夏 Pinellia ternata（Thunb.）Breit.，又名：三叶半夏……［炮制］生半夏：拣去杂质，筛去灰屑。法半夏：取净半夏，用凉水浸漂，避免日晒，根据其产地质量及其颗粒大小，斟酌调整浸泡日数。”[2]

《全国中药炮制规范》：“半夏 ［处方用名］生半夏、清半夏、姜半夏、法半夏、半夏曲、麸炒半夏曲。【来源】本品为天南星科植物半夏 Pinellia ternata（Thunb.）Breit. 的干燥块茎。均系野生。主产于四川、湖北、安徽、江苏等地。夏、秋二季均可采挖，洗净，除去外皮及须根，干燥。药材以个大、皮净、色白、质坚实、粉性足者为佳。”[3]

《全国中草药汇编》：“半夏 别名：三叶半夏、三叶老、三步跳、麻玉果、燕子尾。来源：为天南星科半夏属植物半夏 Pinellia ternata（Thunb.）Breit. ［P. tuberifera Ten.］的块茎。……法半夏 净原药材拣净，如上述清半夏浸漂方法漂至口尝微有麻辣味时捞出，另用甘草煎汤，浸泡石灰块，再加适量水，去掉石灰渣，再净浸漂好的半夏放在甘草石灰汤内浸泡，每隔1~2天翻动一次以使均匀，待浸透，至半夏中心已显黄色时捞出，阴干即可。”[4]

《中国医学百科全书·中医学》：“半夏　始载于《神农本草经》。又名三步跳、地茨菇、野芋头、麻芋果。为天南星科植物半夏 Pinellia ternata（Thunb.）Breit. 的块茎。夏、秋两季均可采挖，秋季采者粉性充足，外皮薄。采得后洗净泥土，除去外皮及须根，晒干或烘干，药材称‘生半夏’。因生品有毒，用前多经炮制，药材称‘制半夏’，有法半夏、姜半夏等。”[5]

《中华本草》：“半夏《本经》……【来源】为天南星科植物半夏的块茎。【原植物】半夏 Pinellia ternata（Thunb.）Breit. [Arum ternatum Thunb.] 又名：三叶半夏《全国中草药汇编》……法半夏　现行，石灰甘草制取净半夏，大小分开，用水浸泡至内无干心，去水，加入甘草石灰液（取甘草加适量水煎2次，合并煎液，倒入加适量水制成的石灰液中）浸泡，每日搅拌1~2次，并保持pH12以上，至口尝微有麻舌感，切面黄色均匀为度，取出，洗净，阴干或烘干。”[6]

《中华人民共和国药典》：“法半夏 Rhizoma pinelliae preparatum　本品为半夏 Pinellia ternata（Thunb.）Breit. 的干燥块茎的炮制加工品。[制法] 取净半夏，大小分开，用水浸泡至内无干心，取出；另取甘草适量，加水煎煮二次，合并煎液，倒入用适量水制成的石灰液中，搅匀，加入上述已浸透的半夏，浸泡，每日搅拌1~2次，并保持浸液pH值12以上，至剖面色均匀，口尝微有麻舌感时，取出，洗净，阴干或烘干，即得。”[7]

5　参考文献

1　汉·神农本草经. 清顾观光重辑本. 北京：人民卫生出版社，1955，81

2　江苏新医学院编. 中药大辞典. 上海：上海科学技术出版社，1977，775

3　中华人民共和国卫生部药政管理局编. 全国中药炮制规范. 北京：人民卫生出版社，1988，43

4　《全国中草药汇编》编写组编. 全国中草药汇编. 上册. 北京：人民卫生出版社，1996，233

5　《中医学》编辑委员会. 中国医学百科全书·中医学. 上海：上海科学技术出版社，1997，1186

6　国家中医药管理局《中华本草》编委会. 中华本草. 第八册. 上海：上海科学技术出版社，1999，513

7　国家药典委员会编. 中华人民共和国药典. 一部. 北京：化学工业出版社，2000，89

289　泽兰
Zelan
Herba Lycopi

1　定名依据

1.1　正名

1.1.1　汉文名：泽兰（为唇形植物毛叶地瓜儿苗 Lycopus lucidus Turcz. var. hirtus Regel 的干燥地上部分）。

1.1.2　英文名：hirsute shiny bugleweed herb.

1.2 依据

1.2.1 定名的文献依据

(1)《神农本草经》卷二："泽兰，味苦，微温。主乳妇内衄（《御览》作衄血），中风余疾，大腹水肿，身面四肢浮肿，骨节中水，金创、痈肿、创脓。一名虎兰，一名龙枣。生大泽傍。"[1]

(2)《本草经集注·草木上品》："泽兰，味苦、甘，微温，无毒。主治乳妇内衄，中风余疾，大腹水肿，身、面、四肢浮肿，骨节中水，金疮，痈肿疮脓。"[2]

(3)《新修本草》卷九："泽兰，味苦、甘，微温，无毒。主乳妇内衄，中风余疾，大腹水肿，身面四肢浮肿，骨节中水，金疮痈肿疮脓。产后金疮内塞。一名虎兰，一名龙枣，一名虎蒲。生汝南诸大泽旁，三月三日采，阴干。防已为之使。"[3]

(4)《证类本草》卷九："泽兰，味苦、甘，微温，无毒。主乳妇内衄，中风余疾，大腹水肿，身面四肢浮肿，骨节中水，金疮，痈肿疮脓，产后金疮内塞。一名虎兰，一名龙枣，一名虎蒲。生汝南诸大泽旁。"[4]

(5)《本草纲目》卷十四："泽兰，《本经·中品》。【校正】并入《嘉祐》地笋。【释名】水香《吴普》、都梁香（弘景）、虎兰《本经》、虎蒲《别录》、龙枣《本经》、孩儿菊《纲目》、风药《纲目》，根名地笋《嘉祐》。"[5]

(6)《本草从新》卷二："泽兰，通、行血、消水。苦泄热，甘和血，辛散郁，香舒脾。微温行血……俗呼省头草、夏月采置发中、则发不腻、兰泽草、香草（浸油涂发、去垢香泽、故名兰泽、又名香草）。以为山兰误矣。"[6]

(7)《中华人民共和国药典》："泽兰 Herba lycopi　本品为唇形植物毛叶地瓜儿苗 Lycopus lucidus Turcz.　var.　hirtus Regel 的干燥地上部分。夏、秋季茎叶茂盛时采割，晒干。"[7]

(8)《普通高等教育中医药类规划教材·中药学》："泽兰《本经》　为唇形科多年生草本植物毛叶地瓜儿苗 Lycopus lucidus Turcz.　var.　hirtus Regel 的地上部分。全国大部分地区均产，主产于黑龙江、辽宁、浙江、湖北等地。"[8]

(9)《中药大辞典》："泽兰《本经》　【异名】虎兰、龙枣《本经》，虎蒲《别录》……【基原】为唇形科植物瓜儿苗的茎叶。　【原植物】地瓜儿苗 Lycopus lucidus Turcz."[9]

(10)《中医大辞典·中药分册》："泽兰　出《神农本草经》。又名红梗草、甘露秧、虎兰、小泽兰、奶孩儿。为唇形植物地瓜儿苗 Lycopus lucidus Turcz.　或毛叶地瓜儿苗 L. lucidus Turcz.　var.　hirtus Reg.　的茎叶。"[10]

(11)《中国医学百科全书·中医学》："泽兰　始载于《神农本草经》。又名虎兰、龙枣、虎蒲、红梗草、甘露秧。为唇形植物地瓜儿苗 Lycopus lucidus Turcz.　或毛叶地瓜儿苗 L. lucidus Turcz.　var.　hirtus Reg.　的茎叶。"[11]

(12)《中国中医药学主题词表》："泽兰 LYCOPUS LUCIDUS　属唇形科和活血祛瘀药　D 地瓜儿苗"[12]

(13)《中药志》[13]、《中药材手册》[14]、《全国中草药汇编》[15]、《全国中药炮制规范》[16]、《中国药材学》[17]、《中华本草》[18]等现代中药著作多以"泽兰"作为本品正名（参见"文献通考"）。

1.2.2 定名选择的理由

(1) 泽兰 Herba lycopi，系为唇形植物毛叶地瓜儿苗 Lycopus lucidus Turcz. var. hirtus Regel 的干燥地上部分。泽兰之名始见于汉《神农本草经》，并作为本品正名记载。其后的历代重要本草著作如南北朝·陶弘景《本草经集注》，唐·苏敬《新修本草》，宋·唐慎微《证类本草》，明·李时珍《本草纲目》，清·汪昂《本草备要》、吴仪洛《本草从新》[6]等在载录本品时即以“泽兰”作为正名，并一直沿用至今。

(2) 我国最新出版的《中华人民共和国药典》、《普通高等教育中医药类规划教材·中药学》以及辞书类著作《中医大辞典·中药分册》、《中药大辞典》、《中国医学百科全书·中医学》等均以“泽兰”作为本药正名。已经广泛应用于中医药学文献的标引和检索的《中国中医药学主题词表》也以“泽兰”作为本药的正式主题词。古代本草文献如《神农本草经》、《吴普本草》、《名医别录》、《滇南本草》、《本草纲目》、《本草从新》、《本草纲目拾遗》、《本草求真》等及现代本草著作如《中药志》、《中药材手册》、《全国中草药汇编》、《全国中药炮制规范》、《中国药材学》、《中华本草》等虽记载了不少本品各地的俗称，但大多以“泽兰”作为本品的正名表明“泽兰”作为本品正名已成为共识。

1.3　与正名等效的名词：无。

2　源流考释

泽兰（唇形植物毛叶地瓜儿苗 Lycopus lucidus Turcz. var. hirtus Regel 的干燥地上部分）始载于汉《神农本草经》，称为“泽兰”，如汉·《神农本草经》卷二：“泽兰，味苦，微温。主乳妇内衄《御览》作衄血)，中风余疾，大腹水肿，身面四肢浮肿，骨节中水，金创、痈肿、创脓。一名虎兰，一名龙枣。生大泽傍。”[1]其后的本草著作即以“泽兰”为正名载本品，如三国·吴普《吴普本草》[20]、魏晋·《名医别录》[21]、南北朝·雷斅《雷公炮炙论》[27]、唐·苏敬等《新修本草》[3]、宋·苏颂《本草图经》[24]、唐慎微《证类本草》[4]、明·兰茂《滇南本草》[22]、刘文泰《本草品汇精要》[25]、李时珍《本草纲目》[5]、清·汪昂《本草备要》[19]、沈金鳌《要药分剂》[26]、黄宫绣《本草求真》[23]等；清·赵学敏《本草纲目拾遗》则以“奶酣草”[28]为正名记载本品，如《本草纲目拾遗》卷五曰：“奶酣草，俗名奶孩儿。处处人家种之，叶尖大如指甲，有枝梗。”[28]

古代著作中记载的本品异名尚有“虎兰”、“龙枣”《神农本草经》[1]，“水香”《吴普本草》[20]，“虎蒲”《名医别录》[21]，“大泽兰”、“小泽兰”《雷公炮炙论》[27]，“红梗草”《滇南本草》[22]，“风药”、“孩儿菊”《本草纲目》[5]，“奶酣草”、“奶孩儿”《本草纲目拾遗》[28]等。如《神农本草经》曰：“泽兰，味苦，微温。主乳妇内衄《御览》作衄血)，中风余疾，大腹水肿，身面四肢浮肿，骨节中水，金创、痈肿、创脓。一名虎兰，一名龙枣。生大泽傍。”[1]《吴普本草》曰：“泽兰，《御览》卷九百九十，一名水香。神农、黄帝、岐伯、桐君：酸，无毒。”[20]《名医别录》曰：“泽兰，味甘，无毒。主治产后金疮内塞。一名虎蒲。生汝南诸大泽傍。三月三日采阴干。”[21]《雷公炮炙论》卷中：“泽兰，凡使，须要别识雄雌，其形不同。大泽兰形叶皆圆，根青黄，能生血调气，与荣合、小泽兰迥别，采得后，看叶上斑，根须尖，此药能破血，通久积。凡修事大小泽兰，须细锉之。用绢袋盛，悬于屋南畔角上，令干用。”[27]《滇南本草》曰：“泽兰，一名红梗草。味苦、辛，性微温。入肝、肾二经。行血，破瘀，治腹痛。并攻痈疽疮毒、排脓，跌打损伤，一切瘀血；且用以通经。”[22]《本草纲目》曰：“泽兰，《本经·中品》。【校正】并入《嘉祐》地笋。【释名】水香《吴普》、都梁香（弘景）、虎兰《本经》、虎蒲《别录》、龙枣《本经》、孩儿菊《纲目》、风药《纲目》，根名地笋《嘉祐》。"[5]《本草纲目拾遗》曰："奶酣草，俗名奶孩儿。处处人家种之，叶尖大如指甲，有枝梗。"[28]

现代有关著作均沿用《神农本草经》[1]的记载以"泽兰"作为本品正名，如《中华人民共和国药典》[7]、《中药大辞典》[9]、《中医大辞典·中药分册》[10]、《中国医学百科全书·中医学》[11]、《中国中医药学主题词表》[12]、《中药志》[13]、《中药材手册》[14]、《全国中草药汇编》[15]、《全国中药炮制规范》[16]、《中国药材学》[17]、《中华本草》[18]等。同时尚记载有"地笋"、"毛叶地笋"、"地瓜儿苗"、"甘露秧"《中药材手册》[14]，"甘露子"、"方梗泽兰"《全国中草药汇编》[15]，"蛇王草"、"蛇王菊"、"捕斗蛇草"、"接古草"、"地环秧"、"地溜秧"、"草泽兰"《中药大辞典》[9]，"地藕秸子"、"旱藕"、"竹节草"、"地环"《中国药材学》[17]，"方梗草"、"麻泽兰"、"矮地瓜儿苗"、"野麻花"《中华本草》[18]等各地的俗称。还记载有本品原植物"毛叶地笋"的异名"地瓜儿苗"、"毛叶地瓜儿苗"、"矮地瓜儿苗"、"地环"、"地喇叭"、"地石蚕"、"地罗子"、"地牛七"、"山螺丝"、"竹节草"、"水香"、"野生地"、"假油麻"、"蛇王草"、"观音笋"、"麻泽兰"、"地笋子"、"银条菜"《中药志》[13]，"硬毛地瓜儿苗"《中华本草》[18]等。

3 附录

3.1 又称：无。

3.2 俗称：蛇王菊、捕斗蛇草（岭南），地环秧、地溜秧（河北），草泽兰（陕西），蛇王草（广东、岭南），竹节草（上海），地环（东北），方梗草（江苏），麻泽兰（贵州），矮地瓜儿苗（吉林），野麻花（内蒙古），地笋，毛叶地笋，地瓜儿苗，甘露秧，甘露子，方梗泽兰，接古草，地藕秸子，旱藕。

3.3 曾称：虎兰、龙枣《神农本草经》，虎蒲《名医别录》，大泽兰、小泽兰《雷公炮炙论》，都梁香《新修本草》，红梗草《滇南本草》，风药、孩儿菊《本草纲目》，奶酣草、奶孩儿《本草纲目拾遗》。

3.4 原植物名称：毛叶地笋、地瓜儿苗（河北），毛叶地瓜儿苗（通称），矮地瓜儿苗（吉林），地环、地喇叭（河北），地石蚕（陕西），地罗子（山西），地牛七、山螺丝（湖北），竹节草、水香（江苏），野生地（福建），假油麻、蛇王草（广东），观音笋（江西），麻泽兰（贵州），地笋子（四川），银条菜（湖南），硬毛地瓜儿苗。

4 文献通考

《神农本草经》卷二："泽兰，味苦，微温。主乳妇内衄《御览》作衄血），中风余疾，大腹水肿，身面四肢浮肿，骨节中水，金创、痈肿、创脓。一名虎兰，一名龙枣。生大泽傍。"[1]

《吴普本草》："泽兰，《御览》卷九百九十，一名水香。神农、黄帝、岐伯、桐君：酸，无毒。李氏：温。生下地水旁。叶如兰，二月生苗，赤节，四叶相值枝节间。三月三日采。"[20]

《名医别录》卷三："泽兰，味甘，无毒。主治产后金疮内塞。一名虎蒲。生汝南诸大泽傍。三月三日采阴干（防己为之使）。《本经》原文：泽兰，味苦，微温。主乳妇内衄，中风余疾，大腹水肿，身面四肢浮肿，骨节中水，金疮，痈肿疮脓。一名虎兰，一名龙枣。生大泽傍。长肌肉。”[21]

《雷公炮炙论》卷中：“泽兰，凡使，须要别识雄雌，其形不同。大泽兰形叶皆圆，根青黄，能生血调气，与荣合、小泽兰迥别，采得后，看叶上斑，根须尖，此药能破血，通久积。凡修事大小泽兰，须细锉之。用绢袋盛，悬于屋南畔角上，令干用。”[27]

《本草经集注》：“泽兰，味苦、甘，微温，无毒。主治乳妇内衄，中风余疾，大腹水肿，身、面、四肢浮肿，骨节中水，金疮，痈肿疮脓。产后金疮内塞。一名虎兰，一名龙枣，一名虎蒲。生汝南诸大泽傍，三月三日采，阴干。”[2]

《新修本草》卷九：“泽兰，味苦、甘，微温，无毒。主乳妇内衄，中风余疾，大腹水肿，身面四肢浮肿，骨节中水，金疮痈肿疮脓。产后金疮内塞。一名虎兰，一名龙枣，一名虎蒲。生汝南诸大泽旁，三月三日采，阴干。防己为之使。今处处有，多生下湿地。叶微香，可煎油，或生泽旁，故名泽兰，亦名都梁香，可作浴汤……【谨案】泽兰，茎方，节紫色，叶似兰草而不香，今京下用之者，是。陶云都梁香，乃兰草尔，俗名兰香，煮以洗浴，亦生泽畔，人家种之，花白，紫萼茎圆，殊非泽兰也。陶注兰草，复云名都梁香，并不深识也。”[3]

《本草图经》卷七：“泽兰，生汝南诸大泽旁，今荆、徐、随、寿、蜀、梧州、河中府皆有之。根紫黑色，如粟根；二月生苗，高二三尺；茎秆青紫色，作四棱；叶生相对，如薄荷，微香；七月开花，带紫白色，萼通紫色，亦似薄荷花……陈藏器以为《楚辞》所喻恶草即是也，北人呼为紫菊，以其花似菊也。又有一种山兰，生山侧，似刘寄奴，叶无桠，不对生，花心微黄赤，亦能破血，皆可用。”[24]

《证类本草》卷九：“泽兰，味苦、甘，微温，无毒。主乳妇内衄，中风余疾，大腹水肿，身面四肢浮肿，骨节中水，金疮，痈肿疮脓，产后金疮内塞。一名虎兰，一名龙枣，一名虎蒲。生汝南诸大泽旁。三月三日采，阴干（防己为之使）。陶隐居云：今处处有，多生下湿地。叶微香，可煎油。或生泽旁，故名泽兰，亦名都梁香，可作浴汤……陶云都梁香，乃兰草尔。俗名兰香，煮以洗浴，亦生泽畔，人家种之，花白紫萼，茎圆，殊非泽兰也。陶注兰草，复云名都梁香，并不深识也。臣禹锡等谨按吴氏云：泽兰一名水香。”[4]

《滇南本草》卷二：“泽兰，一名红梗草。味苦、辛，性微温。入肝、肾二经。行血，破瘀，治腹痛。并攻痈疽疮毒、排脓，跌打损伤，一切瘀血；且用以通经。——从本卷中。泽兰，一名红秆草。生有水处，绿叶红秆，高二三尺许，软枝。感土泽之气，故味苦、甘而入血分，兼得春气，故微温。无毒。主治身面、四肢湿气肿，破瘀血，去癥瘕，散头风，行血。”[22]

《本草品汇精要》卷十一：“泽兰，无毒，植生。泽兰（出《神农本经》），主乳妇内衄，中风余疾，大腹水肿，身面、四肢浮肿，骨节中水，金疮，痈肿疮脓（以上朱字《神农本经》）。产后金疮内塞（以上黑字《名医》所录）。【名】虎兰　龙枣　虎蒲　水香。”[33]

《本草纲目》卷十四：“泽兰，《本经·中品》。【校正】并入《嘉祐》地笋。【释名】水香《吴普》、都梁香（弘景）、虎兰《本经》、虎蒲《别录》、龙枣《本经》、孩儿菊《纲目》、风药《纲目》，根名地笋《嘉祐》。弘景曰：生于泽旁，故名泽兰，亦名都梁香。

时珍曰：此草亦可为香泽，不独指其生泽旁也。齐安人呼为风药，《吴普本草》一名水香，陶氏云亦名都梁，今俗通呼为孩儿菊，则其与兰草为一物二种，尤可证矣。其根可食，故曰地笋。”[5]

《本草备要》：“泽兰，通，行血，消水。苦泄热，甘和血，辛散郁，香舒脾。入足太阴、厥阴（脾、肝）。通九窍，利关节，养血气，长肌肉，破宿血，调月经，消癥瘕，散水肿（防己为使）。”[19]

《本草从新》卷二：“泽兰，通、行血、消水。苦泄热，甘和血，辛散郁，香舒脾。微温行血……俗呼省头草、夏月采置发中、则发不腻、兰泽草、香草（浸油涂发、去垢香泽、故名兰泽、又名香草）。以为山兰误矣。”[6]

《本草纲目拾遗》卷五：“奶酣草，俗名奶孩儿。处处人家种之，叶尖大如指甲，有枝梗。”[28]

《要药分剂》卷三：“泽兰，味苦甘。性微温。无毒。感土泽之气。兼得春气以生。降也。阴中阳也。防己为使。【主治】主金疮。痈肿疮脓。（本经）产后腹痛。频产血气衰冷。成劳羸瘦。妇人血沥腰痛。（甄权）胎前产后百病。通九窍。利关节。养血气。破宿血。消癥瘕。通小肠。长肌肉。消扑损瘀血。治鼻血吐血。头风目痛。女人劳瘦。丈夫面黄。（大明）”[26]

《本草求真》：“泽兰，（芳草）兰草入气利水除痰。泽兰入肝脾行水和血。泽兰（专入肝脾）。苦甘而辛。即今妇人采置发中除垢者是也。玩书所论泽兰。与本经兰草同为一类。其生泽旁。紫茎素枝。赤节绿叶。对节生有细齿。但兰草则茎圆节长。叶光有岐。泽兰则茎微节方。短叶有毛之为异耳。二物并于嫩时皆可刈佩。以其花叶皆香。置于发中。能以辟垢省头。故虽呼为香草。俗则呼为孩儿菊。”[23]

《中药志》：“泽兰　本品为较常用中药。商品主要为唇形科植物地笋和毛叶地笋的干燥地上部分。部分地区用菊科佩兰属多种植物的地上部分……【原植物】①地笋　别名：地瓜儿苗（通称），提娄（河北），地参（云南）。Lycopus lucidus Turcz. ——唇形科 Labiatae②毛叶地笋　别名：地瓜儿苗《植物名实图考》，河北），毛叶地瓜儿苗（通称），矮地瓜儿苗（吉林），地环、地喇叭（河北），地石蚕（陕西），地罗子（山西），地牛七、山螺丝（湖北），竹节草、水香（江苏），野生地（福建），假油麻、蛇王草（广东），观音笋（江西），麻泽兰（贵州），地笋子（四川），银条菜（湖南）。Lycopus lucidus Turcz. var. hirtus Regel——唇形科 Labiatae”[13]

《中药材手册》：“泽兰［纲目列入草部芳草类］　本品为唇形科植物毛叶地瓜儿苗 Lycopus lucidus Turcz. var. hirtus Regel 的干燥地上部分。原植物系多年生草本，野生与栽培均有，多生于沼泽、水边等地。此外，广东、广西等地则以菊科植物佩兰及佩兰同属植物泽兰、异叶泽兰作泽兰用，此与药材佩兰相混，是个别地区的习惯用药。【别名】地笋、毛叶地笋、地瓜儿苗、甘露秧。”[14]

《全国中草药汇编》：“泽兰　别名：地瓜儿苗、地笋、甘露子、方梗泽兰。来源：为唇形科地笋属植物地笋（地瓜儿苗）Lycopus lucidus Turcz. 和毛叶地笋（毛叶地瓜儿苗）Lycopus lucidus Turcz. var. hirtus Regel，以全草入药。”[15]

《中药大辞典》：“泽兰《本经》　【异名】虎兰、龙枣《本经》，虎蒲《别录》，小泽兰《雷公炮炙论》，地瓜儿苗《救荒本草》，红梗草《滇南本草》，风药《纲目》，奶孩儿《纲目拾遗》，蛇王草、蛇王菊、捕斗蛇草《岭南采药录》，接古草《植物名汇》，地环秧、地溜秧《河北药材》，甘露秧《中药材手册》，草泽兰《陕西中药志》。【基原】为唇形科植物瓜儿苗的茎叶。【原植物】地瓜儿苗 Lycopus lucidus Turcz.”[9]

《中医大辞典·中药分册》：“泽兰　出《神农本草经》。又名红梗草、甘露秧、虎兰、小泽兰、奶孩儿。为唇形植物地瓜儿苗 Lycopus lucidus Turcz. 或毛叶地瓜儿苗 L. lucidus Turcz. var. hirtus Reg. 的茎叶。”[10]

《中国医学百科全书·中医学》：“泽兰　始载于《神农本草经》。又名虎兰、龙枣、虎蒲、红梗草、甘露秧。为唇形植物地瓜儿苗 Lycopus lucidus Turcz. 或毛叶地瓜儿苗 L. lucidus Turcz. var. hirtus Reg. 的茎叶。夏秋间茎叶生长茂盛时割取地上部分，除净泥土杂质，晒干。”[11]

《全国中药炮制规范》：“泽兰　［处方用名］泽兰。【来源】本品为唇形植物毛叶地瓜儿苗 Lycopus lucidus Turcz. var. hirtus Regel 的干燥地上部分。栽培或野生。全国大部分地区均有生产。夏、秋间茎叶茂盛时采割，干燥。药材以叶多、色绿、质嫩者为佳。”[16]

《中国药材学》：“泽兰　【别名】地笋，地瓜儿苗，地藕秸子，旱藕，蛇王草（广东），竹节草（上海），地环（东北），地溜秧（河北）。【来源】本品为唇形植物毛叶地瓜儿苗 Lycopus lucidus Turcz. var. hirtus Regel 或地笋 L. lucidus Turcz. 的地上部分。”[17]

《中国中医药学主题词表》：“泽兰 LYCOPUS LUCIDUS　属唇形科和活血祛瘀药　D 地瓜儿苗”[12]

《普通高等教育中医药类规划教材·中药学》：“泽兰《本经》　为唇形科多年生草本植物毛叶地瓜儿苗 Lycopus lucidus Turcz. var. hirtus Regel 的地上部分。全国大部分地区均产，主产于黑龙江、辽宁、浙江、湖北等地。夏季茎叶生长茂盛时割取，晒干。切碎生用。”[8]

《中华本草》：“泽兰《本经》　【异名】虎兰、龙枣《本经》，水香《吴普本草》，小泽兰《雷公炮炙论》，虎蒲《别录》，地瓜儿苗《救荒本草》，红梗草《滇南本草》，风药《纲目》，奶孩儿《纲目拾遗》，蛇王草、蛇王菊、捕斗蛇草《岭南采药录》，接古草《植物名汇》，地环秧、地溜秧《河北药材》，甘露秧《中药材手册》，草泽兰《陕西中药志》，方梗草（江苏），麻泽兰（贵州），矮地瓜儿苗（吉林），野麻花（内蒙古）……【来源】为唇形植物地笋及毛叶地笋的地上部分。【原植物】①地笋 Lycopus lucidus Turcz. ②毛叶地笋 Lycopus lucidus Turcz. var. hirtus Regel　又名：硬毛地瓜儿苗《中国高等植物图鉴》。”[18]

《中华人民共和国药典》：“泽兰 Herba lycopi　本品为唇形植物毛叶地瓜儿苗 Lycopus lucidus Turcz. var. hirtus Regel 的干燥地上部分。夏、秋季茎叶茂盛时采割，晒干。”[7]

5　参考文献

1　汉·神农本草经．清顾观光重辑本．北京：人民卫生出版社，1955，9

2　南北朝·陶弘景．本草经集注．北京：人民卫生出版社，1994，361

3　唐·苏敬等撰．新修本草．合肥：安徽科学技术出版社，1981，229

4 宋·唐慎微. 证类本草. 北京：人民卫生出版社，1957，222
5 明·李时珍. 本草纲目. 北京：人民卫生出版社，1982，906
6 清·吴仪洛. 本草从新. 北京：中医古籍出版社，2001，31
7 国家药典委员会编. 中华人民共和国药典. 一部. 北京：化学工业出版社，2000，183
8 雷载权. 普通高等教育中医药类规划教材·中药学. 上海：上海科学技术出版社，1995，208
9 江苏新医学院编. 中药大辞典. 上海：上海科学技术出版社，1977，1460
10 《中医大辞典》编辑委员会编. 中医大辞典·中药分册. 北京：人民卫生出版社，1982，233
11 《中医学》编辑委员会. 中国医学百科全书·中医学. 上海：上海科学技术出版社，1997，1153
12 吴兰成. 中国中医药学主题词表. 北京：中医古籍出版社，1996，562
13 中国医学科学院药物研究所等编. 中药志. 第四册. 北京：人民卫生出版社，1993，93
14 中华人民共和国卫生部药政管理局主编. 中药材手册. 北京：人民卫生出版社，1998，434
15 《全国中草药汇编》编写组编. 全国中草药汇编. 上册. 北京：人民卫生出版社，1996，478
16 中华人民共和国卫生部药政管理局编. 全国中药炮制规范. 北京：人民卫生出版社，1988，229
17 徐国钧等主编. 中国药材学. 北京：中国医药科技出版社，1996，1533
18 国家中医药管理局《中华本草》编委会. 中华本草. 第七册. 上海：上海科学技术出版社，1999，73
19 清·汪昂. 本草备要. 北京：中国中医药出版社，1998，60
20 三国·吴普. 吴普本草. 北京：人民卫生出版社，1987，41
21 魏晋·名医别录. 北京：人民卫生出版社，1986，248
22 明·兰茂. 滇南本草. 第二卷. 昆明：云南人民出版社，1959，303
23 清·黄宫绣. 本草求真. 上海：上海科学技术出版社，1959，217
24 宋·苏颂. 本草图经. 合肥：安徽科学技术出版社，1994，196
25 明·刘文泰. 本草品汇精要. 北京：人民卫生出版社，1982，331
26 清·沈金鳌. 要药分剂. 上海：上海科学技术出版社，1959，63
27 南北朝·雷敩. 雷公炮炙论. 上海：上海中医学院出版社，1986，26
28 清·赵学敏. 本草纲目拾遗. 北京：人民卫生出版社，1983，143

290 泽泻

Zexie

Rhizoma Alismatis

1 定名依据

1.1 正名

1.1.1 汉文名：泽泻［为泽泻科植物泽泻 Alisma orientalis（Sam.）Juzep. 的干燥块茎］。

1.1.2 英文名：oriental waterplantain rhizome.

1.2 依据

1.2.1 定名的文献依据

(1)《神农本草经》卷一："泽泻，味甘，寒。主风寒湿痹，乳难。消水，养五脏，益气力，肥健。久服，耳目聪明，不饥、延年、轻身，面生光，能行水上。一名水泻，一名芒芋，一名鹄泻。生池泽。”[1]

(2)《本草经集注·草木上品》：“泽泻，味甘、咸，寒，无毒。主治风寒湿痹，乳难，消水，养五脏，益气力，肥健。”[2]

(3)《新修本草》卷六：“泽泻，味甘、咸，寒，无毒。主风寒湿痹，乳难，消水，养五脏，益气力，肥健。补虚损五劳，除五脏痞满，起阴气，止泄精、消渴、淋沥，逐膀胱三焦停水。”[3]

(4)《证类本草》卷六：“泽泻，味甘、咸，寒，无毒。主风寒湿痹，乳难，消水，养五脏，益气力，肥健，补虚损五劳，除五脏痞满，起阴气，止泄精、消渴、淋沥，逐膀胱三焦停水。久服耳目聪明，不饥，延年，轻身，面生光，能行水上。扁鹊云：多服病人眼。一名水泻，一名及泻，一名芒芋，一名鹄泻。生汝南池泽。”[4]

(5)《本草纲目》卷十九：“泽泻《本经·上品》。【释名】水泻《本经》、鹄泻《本经》、及泻《别录》、蕍（音俞）、芒芋《本经》、禹孙。时珍曰：去水曰泻，如泽水之泻也。禹能治水，故曰禹孙。余未详。”[5]

(6)《本草从新》卷六：“泽泻，通、利水、泻膀胱火、去湿热。甘咸微寒。入膀胱。利小便（热在气分而口渴者）。泻肾经之火邪。功颛利湿行水。治消渴痰饮。呕吐泻痢。肿胀水痞。脚气疝痛。淋沥阴汗。”[6]

(7)《中华人民共和国药典》：“泽泻 Rhizoma alismatis　本品为泽泻科植物泽泻 Alisma orientalis（Sam.）Juzep. 的干燥块茎。冬季茎叶开始枯萎时采挖，洗净，干燥，除去须根及粗皮。”[7]

(8)《普通高等教育中医药类规划教材·中药学》：“泽泻《本经》　为泽泻科多年生沼泽植物泽泻 Alisma orientalis（Sam.）Juzep. 的块茎。主产于福建、四川、江西等地。”[8]

(9)《中药大辞典》：“泽泻《本经》　【异名】水泻、芒芋、鹄泻《本经》，泽芝《典术》，及泻《别录》，天鹅蛋、天秃《药材资料汇编》。【基原】为泽泻科植物泽泻的块茎。【原植物】泽泻 Alisma plantago－aquatica L. var. orientale Samuels.。”[9]

(10)《中医大辞典·中药分册》：“泽泻　出《神农本草经》。又名水泻、及泻、芒芋、天秃。为泽泻科植物泽泻 Alisma plantago－aquatica L. var. orientale Samuels. 的块茎。[10]

(11)《中国医学百科全书·中医学》：“泽泻　始载于《神农本草经》。又名水泻。为泽泻科植物泽泻 Alisma orientalis（Sam.）juzep. 的块茎。冬季12月至次年1月叶枯萎后采挖，除去茎叶、须根，削去外皮，洗净，烘干或阴干。亦可趁新鲜时切片晒干。”[11]

(12)《中国中医药学主题词表》：“泽泻 ALISMA ORIENTALE　属泽泻科和祛湿利水药”[12]

(13)《中药志》[13]、《中药材手册》[14]、《全国中草药汇编》[15]、《全国中药炮制规范》[16]、《中国药材学》[17]、《中华本草》[18]等现代中药著作多以“泽泻”作为本品正名（参见“文献通考”）。

1.2.2　定名选择的理由

(1) 泽泻 Rhizoma alismatis，系泽泻科植物泽泻 Alisma orientalis（Sam.）Juzep. 的干燥块茎。泽泻之名始见于汉《神农本草经》，并作为本品正名记载。其后的历代重要本草著作如南北朝·陶弘景《本草经集注》，唐·苏敬《新修本草》，宋·唐慎微《证类本草》，明·李时珍《本草纲目》，清·汪昂《本草备要》、吴仪洛《本草从新》等在载录本品时即以“泽泻”作为正名，并一直沿用至今。

（2）我国最新出版的《中华人民共和国药典》、《普通高等教育中医药类规划教材·中药学》以及辞书类著作《中药大辞典》、《中医大辞典·中药分册》、《中国医学百科全书·中医学》等均以“泽泻”作为本品正名。已经广泛应用于中医药学文献的标引和检索的《中国中医药学主题词表》也以“泽泻”作为本品的正式主题词。《本经》、《名医别录》及《本草纲目》等古代本草文献和现代本草著作如《中药志》、《中药材手册》、《全国中草药汇编》、《全国中药炮制规范》、《中国药材学》、《中华本草》等虽记载了不少本品的别名、俗称，但也无一例外以“泽泻”作为本品的正名。说明“泽泻”作为本品正名已成为共识。

1.3　与正名等效的名词：无。

2　源流考释

泽泻［泽泻科植物泽泻 Alisma orientalis（Sam.）Juzep. 的干燥块茎］始载于汉《神农本草经》，称为“泽泻”。如汉《神农本草经》卷一：“泽泻，味甘，寒。主风寒湿痹，乳难。消水，养五脏，益气力，肥健。久服，耳目聪明，不饥、延年、轻身，面生光，能行水上。一名水泻，一名芒芋，一名鹄泻。生池泽。”[1] 其后本草著作即以“泽泻”为正名记载本品，如魏晋《名医别录》[19]、南北朝·雷敩《雷公炮炙论》[20]、陶弘景《本草经集注》[2]，唐·苏敬《新修本草》[3]、孙思邈《千金翼方》[21]、宋·苏颂《本草图经》[22]、唐慎微《证类本草》[4]、元·王好古《汤液本草》[23]、明·李时珍《本草纲目》[5]、清·汪昂《本草备要》[26]、吴仪洛《本草从新》[6]、张志聪《本草崇原》[27]、沈金鳌《要药分剂》[28]、黄宫绣《本草求真》[29]等。

古代著作中记载的本品异名尚有“水泻”、“芒芋”、“鹄泻”《神农本草经》[1]，“泽芝”《典术》，“及泻”《名医别录》[19]，“禹孙”《本草纲目》[5]等。如《神农本草经》曰：“泽泻，味甘，寒。主风寒湿痹，乳难。消水，养五脏，益气力，肥健。久服，耳目聪明，不饥、延年、轻身，面生光，能行水上。一名水泻，一名芒芋，一名鹄泻。生池泽。”[1]《典术》曰：“泽泻久服，令人身轻，日行五百里，走水上。一名泽芝。”《名医别录》曰：“泽泻，味咸，无毒。主补虚损、五劳，除五脏痞满，起阴气，止泄精、消渴、淋沥，逐膀胱三焦停水。扁鹊云：‘多服病人眼。’一名及泻。生汝南。五月、六月、八月采根，阴干。”[19]《本草纲目》曰：“泽泻，《本经·上品》。【释名】水泻《本经》、鹄泻《本经》、及泻《别录》、蕍（音俞）、芒芋《本经》、禹孙。时珍曰：去水曰泻，如泽水之泻也。”[5]

现代有关著作均沿用《神农本草经》的记载以“泽泻”作为本品正名，如《中华人民共和国药典》[7]、《普通高等教育中医药类规划教材·中药学》[8]、《中药大辞典》[9]、《中医大辞典·中药分册》[10]、《中国医学百科全书·中医学》[11]、《中国中医药学主题词表》[12]、《中药志》[13]、《中药材手册》[14]、《全国中草药汇编》[15]、《全国中药炮制规范》[16]、《中国药材学》[17]、《中华本草》[18]等。同时尚记载有“建泄”、“宅夕”、“水白菜”《中药材手册》[14]，“水泽”、“如意花”、“车苦菜”、“天鹅蛋”、“天秃”、“一枝花”《全国中草药汇编》[15]等各地的俗称。还记载有本品原植物“泽泻”的异名“水泽”、“如意菜”、“水白菜”《中药志》[13]，“蕒”、“牛唇”、“水菜”、“耳泽”《中药大辞典》[9]等。

3 附录

3.1 又称：无。

3.2 俗称：建泄、宅夕（四川）、水白菜（云南），水泽，如意花，车苦菜，天鹅蛋，天秃，一枝花。

3.3 曾称：水泻、芒芋、鹄泻《神农本草经》，泽芝《典术》，及泻《名医别录》，禹孙《本草纲目》。

3.4 原植物名称：泽泻，水泽、如意菜（陕西、甘肃），水白菜（云南），蕢，牛唇，水菜，耳泽。

4 文献通考

《神农本草经》卷一："泽泻，味甘，寒。主风寒湿痹，乳难。消水，养五脏，益气力，肥健。久服，耳目聪明，不饥、延年、轻身，面生光，能行水上。一名水泻，一名芒芋，一名鹄泻。生池泽。"[1]

《名医别录·卷上》："泽泻，味咸，无毒。主补虚损、五劳，除五脏痞满，起阴气，止泄精、消渴、淋沥，逐膀胱三焦停水。扁鹊云：'多服病人眼。'一名及泻。生汝南。五月、六月、八月采根，阴干（畏海蛤、文蛤）。"[19]

《雷公炮炙论》上卷："泽泻，雷公云：凡使，不计多少，细锉，酒浸一宿，漉出，曝干，任用也。"[20]

《本草经集注》："泽泻，味甘、咸，寒，无毒。主治风寒湿痹，乳难，消水，养五脏，益气力，肥健。补虚损五劳，除五脏痞满，起阴气，止泄精、消渴、淋沥，逐膀胱三焦停水。久服耳目聪明，不饥，延年，轻身，面生光，能行水上。扁鹊云：多服病人眼。一名水泻，一名及泻，一名芒芋，一名鹄泻。生汝南池泽。"[2]

《新修本草》卷六："泽泻，味甘、咸，寒，无毒。主风寒湿痹，乳难，消水，养五脏，益气力，肥健。补虚损五劳，除五脏痞满，起阴气，止泄精、消渴、淋沥，逐膀胱三焦停水。久服耳目聪明，不饥，延年，轻身，面生光，能行水上。扁鹊云：多服病人眼。一名水泻，一名及泻，一名芒芋，一名鹄泻。生汝南池泽。"[3]

《千金翼方》卷二："泽泻，味甘咸，寒，无毒。主风寒湿痹，乳难，消水，养五脏，益气力，肥健，补虚损五劳，除五脏痞满，起阴气，止泻精，消渴，淋沥，逐膀胱三焦停水。久服耳目聪明，不饥，延年，轻身，面生光，能行水上。扁鹊云：多服病人眼。一名水泻，一名及泻，一名芒芋，一名鹄泻。生汝南池泽，五月六月八月采根，阴干。"[23]

《本草图经》卷四："泽泻，生汝南池泽，今山东、河陕、江淮亦有之，以汉中者为佳。春生苗，多在浅水中。叶似牛舌草，独茎而长；秋时开白花，作丛，似谷精草。五月、六月、八月采根，阴干。今人秋末采，曝干用。此物极易朽蠹，常须密藏之。汉中出者，形大而长，尾间有两岐最佳。《尔雅》谓之蕍（羊朱切），一名蕮（与舄同，私夕切）。"[24]

《证类本草》卷六："泽泻，味甘、咸，寒，无毒。主风寒湿痹，乳难，消水，养五脏，益气力，肥健，补虚损五劳，除五脏痞满，起阴气，止泄精、消渴、淋沥，逐膀胱三焦停水。久服耳目聪明，不饥，延年，轻身，面生光，能行水上。扁鹊云：多服病人眼。

一名水泻，一名及泻，一名芒芋，一名鹄泻。生汝南池泽。”[4]

《汤液本草》卷四：“泽泻，气平，味甘。甘、咸、寒，味厚，阴也，降也，阴中微阳。入足太阳经、少阴经。《象》云：除湿之圣药。治小便淋沥，去阴间汗。无此疾，服之令人目盲。”[23]

《本草品汇精要》卷八：“泽泻，无毒，丛生。泽泻（出《神农本经》），主风寒湿痹，乳难。消水，养五脏，益气力，肥健。久服，耳目聪明，不饥，延年轻身，面生光，能行水上（以上朱字《神农本经》）。补虚损五劳，除五脏痞满，起阴气，止泄精、消渴、淋沥，逐膀胱三焦停水。扁鹊云：多服病人眼。叶主大风，乳汁不出，产难，强阴气，久服轻身。实主风痹，消渴，益肾气，强阴补不足，除邪湿，久服面生光，令人无子（以上黑字《名医》所录）。【名】水泻　及泻　芒芋　鹄泻　藚”[24]

《本草蒙筌》卷二：“泽泻，味甘、酸，气寒。气味俱厚，沉而降，阴也，阴中微阳。无毒。淮北虽生，不可入药。汉中所出，方可拯疴。盖因形大而长，尾有两歧为异耳。但易蛀朽，须密收藏。制宗雷公，酒浸曝用。”[25]

《本草纲目》卷十九：“泽泻，《本经·上品》。【释名】水泻《本经》、鹄泻《本经》、及泻《别录》、藚（音俞）、芒芋《本经》、禹孙。时珍曰：去水曰泻，如泽水之泻也。禹能治水，故曰禹孙。余未详。《典术》云：泽泻久服，令人身轻，日行五百里，走水上。一名泽芝。陶、苏皆以为信然。愚窃疑之。泽泻行水泻肾，久服且不可，又安有此神功耶？其谬可知。”[5]

《本草备要》：“泽泻，通，利水，泻膀胱火。甘淡微咸。入膀胱，利小便，泻肾经之火邪，功专利湿行水。治消渴痰饮，呕吐泻痢，肿胀水痞，脚气疝痛，淋沥阴汗（阴间有汗），尿血泄精（既利水而又止泄精，何也？此乃湿热为病。不为虚滑者言也，虚滑则当用补涩之药），湿热之病。”[26]

《本草从新》卷六：“泽泻，通、利水、泻膀胱火、去湿热。甘咸微寒。入膀胱。利小便。（热在气分而口渴者。）泻肾经之火邪。功颛利湿行水。治消渴痰饮。呕吐泻痢。肿胀水痞。脚气疝痛。淋沥阴汗。”[6]

《本草崇原·本经上品》卷上：“泽泻，气味甘寒，无毒。主风寒湿痹，乳难，养五脏，益气力，肥健，消水。久服耳目聪明，不饥延年，轻身，面生光，能行水上（泽泻《本经》名水泻，主泻水上行故名。始出汝南池泽，今近道皆有，唯汉中者为佳。生浅水中，独茎直上，根圆如芋，有毛）。”[27]

《要药分剂》卷三：“泽泻，味甘咸。性寒。无毒。禀地之燥气。天之冬气以生。降也。阴也。一云。阴中微阳也。”[28]

《本草求真·上篇》：“泽泻，肾经火邪。功专利水除湿。故五苓散用此以除湿热（张仲景治伤寒。有大小泽泻汤五苓散辈。皆用泽泻行利停水为最要药。又治水蓄烦渴小便不利。或吐或泻。五苓散主之。方用泽泻。故知长于行水）。”[29]

《中药志》：“泽泻　本品为常用中药。商品为泽泻科植物泽泻的块茎。……【原植物】泽泻　别名：水泽、如意菜（陕西、甘肃），水白菜（云南）。Alisma orientalis (Sam.) Juzep.（A. plantago－aquatica L. var. orientale Sam.）——泽泻科 Alismataceae”[13]

《中药材手册》：“泽泻［纲目列入草部水草类］　本品为泽泻科植物泽泻 Alisma orientalis（Sam.）Juzep. 的干燥块茎。原植物系多年生草本，喜生于水泽中，均为栽培。商品中以福建、四川两省产者最有名，故有建泽泻与川泽泻之称，习惯认为建泽泻质量较好。【别名】建泄、宅夕（四川）、水白菜（云南）。”[14]

《全国中草药汇编》：“泽泻　别名：水泽、如意花、车苦菜、天鹅蛋、天秃、一枝花。来源：为泽泻科泽泻属植物泽泻 Alisma orientalis（Sam.）Juz. ［A. plantago－aquatica L. var. orientale Sam.］，以块茎入药。”[15]

《中药大辞典》：“泽泻《本经》　【异名】水泻、芒芋、鹄泻《本经》，泽芝《典术》，及泻《别录》，天鹅蛋、天秃《药材资料汇编》。【基原】为泽泻科植物泽泻的块茎。【原植物】泽泻 Alisma plantago－aquatica L. var. orientale Samuels.，又名：藚《诗经》，牛唇《尔雅》，水菜《救荒本草》，水泽、耳泽。”[9]

《中医大辞典·中药分册》：“泽泻　出《神农本草经》。又名水泻、及泻、芒芋、天秃。为泽泻科植物泽泻 Alisma plantago－aquatica L. var. orientale Samuels. 的块茎。”[10]

《中国医学百科全书·中医学》：“泽泻　始载于《神农本草经》。又名水泻。为泽泻科植物泽泻 Alisma orientalis（Sam.）juzep. 的块茎。冬季 12 月至次年 1 月叶枯萎后采挖，除去茎叶、须根，削去外皮，洗净，烘干或阴干。亦可趁新鲜时切片晒干。”[11]

《全国中药炮制规范》：“泽泻　［处方用名］泽泻、盐泽泻、麸炒泽泻。【来源】本品为泽泻科植物泽泻 Alisma orientalis（Sam.）Juzep. 的干燥块茎。均系栽培。主产于福建、四川、江苏等地。冬季茎叶开始枯萎时采挖，洗净、干燥，除去须根及粗皮。药材以个大、质坚、色黄白、粉性足者为佳。”[16]

《中国药材学》：“泽泻　【别名】水泽，如意菜，水白菜。【来源】本品为泽泻科植物泽泻 Alisma orientalis（Sam.）Juzep. （A. plantago－aquatica L. var. orientale Sam.）的块茎。”[17]

《中国中医药学主题词表》：“泽泻 ALISMA ORIENTALE　属泽泻科和祛湿利水药”[12]

《普通高等教育中医药类规划教材·中药学》：“泽泻《本经》　为泽泻科多年生沼泽植物泽泻 Alisma orientalis（Sam.）Juzep. 的块茎。主产于福建、四川、江西等地。冬季茎叶开始枯萎时采挖，洗净，用微火烘干，撞去须根及粗皮，以水润透切片，晒干。麸炒或盐水炒用。本品又名建泽泻。”[8]

《中华本草》：“泽泻《本经》　【异名】水泻、芒芋、鹄泻《本经》，泽芝《典术》，及泻《别录》，禹孙《纲目》，天鹅蛋、天秃《药材资料汇编》……【来源】为泽泻科植物泽泻的块茎。【原植物】泽泻 Alisma orientalis（Sam.）Juz. ［A. plantago－aquatica L. var. orientale Sam.］　又名：藚《诗经》，牛唇《尔雅》，水菜《救荒本草》，水泽、耳泽《中药大辞典》，如意菜（陕西）。”[18]

《中华人民共和国药典》：“泽泻 Rhizoma alismatis　本品为泽泻科植物泽泻 Alisma orientalis（Sam.）Juzep. 的干燥块茎。冬季茎叶开始枯萎时采挖，洗净，干燥，除去须根及粗皮。”[7]

5　参考文献

1　汉·神农本草经. 清顾观光重辑本. 北京：人民卫生出版社，1955，31

2　南北朝·陶弘景. 本草经集注. 北京：人民卫生出版社，1994，202

3 唐·苏敬等撰. 新修本草. 合肥：安徽科学技术出版社，1981，157
4 宋·唐慎微. 证类本草. 北京：人民卫生出版社，1957，162
5 明·李时珍. 本草纲目. 北京：人民卫生出版社，1982，1349
6 清·吴仪洛. 本草从新. 北京：中医古籍出版社，2001，97
7 国家药典委员会编. 中华人民共和国药典. 一部. 北京：化学工业出版社，2000，184
8 雷载权. 普通高等教育中医药类规划教材·中药学. 上海：上海科学技术出版社，1995，134
9 江苏新医学院编. 中药大辞典. 上海：上海科学技术出版社，1977，1461
10 《中医大辞典》编辑委员会编. 中医大辞典·中药分册. 北京：人民卫生出版社，1982，233
11 《中医学》编辑委员会. 中国医学百科全书·中医学. 上海：上海科学技术出版社，1997，1070
12 吴兰成主编. 中国中医药学主题词表. 北京：中医古籍出版社，1996，Ⅱ-563
13 中国医学科学院药物研究所等编. 中药志. 第一册. 北京：人民卫生出版社，1993，449
14 中华人民共和国卫生部药政管理局主编. 中药材手册. 北京：人民卫生出版社，1998，134
15 《全国中草药汇编》编写组编. 全国中草药汇编. 上册. 北京：人民卫生出版社，1996，579
16 中华人民共和国卫生部药政管理局编. 全国中药炮制规范. 北京：人民卫生出版社，1988，72
17 徐国钧等主编. 中国药材学. 北京：中国医药科技出版社，1996，581
18 国家中医药管理局《中华本草》编委会. 中华本草. 第八册. 上海：上海科学技术出版社，1999，3
19 魏晋·名医别录. 北京：人民卫生出版社，1986，25
20 南北朝·雷敩. 雷公炮炙论. 上海：上海中医学院出版社，1986，18
21 唐·孙思邈. 千金翼方. 北京：人民卫生出版社，1955，20
22 宋·苏颂. 本草图经. 合肥：安徽科学技术出版社，1994，85
23 元·王好古. 汤液本草. 见：景印文渊阁四库全书（745）. 北京：中医古籍出版社，1986，960
24 明·刘文泰. 本草品汇精要. 北京：人民卫生出版社，1982，251
25 明·陈嘉谟. 本草蒙筌. 北京：人民卫生出版社，1988，116
26 清·汪昂. 本草备要. 北京：中国中医药出版社，1998，90
27 清·张志聪. 本草崇原. 北京：中国中医药出版社，1992，21
28 清·沈金鳌. 要药分剂. 上海：上海科学技术出版社，1959，64
29 清·黄宫绣. 本草求真. 上海：上海科学技术出版社，1959，147

291 降香
Jiangxiang
Lignum Dalbergiae Odoriferae

1 定名依据

1.1 正名

1.1.1 汉文名：降香（为豆科植物降香檀 Dalbergia odorifera T. Chen 树干和根的干燥心材）。

1.1.2 英文名：rosewood.

1.2 依据

1.2.1 定名的文献依据

(1)《本草分经·原例》："降香，辛温，辟恶止血，疗金刃伤。"[1]
(2)《本草撮要》卷二："【降香】，味辛温。入手太阴经。功专疗折伤金疮。止血定痛。得牛膝、生地、治吐瘀血。为末敷金疮结痂无瘢。怒气伤肝。用代郁金神效。一名紫藤香。"[2]
(3)《本草便读·木部》："降香，性味与檀木相同。形色较前香为异。入肝破血。堪除瘀滞之稽留。辟恶搜邪。可解时行之疫疠（降香性味出产与檀香相同。但色紫为异。能入心肝血分。行瘀滞。疗折伤。外敷内服。均有专效。至于辟邪解疫。与檀香一理耳）。"[3]
(4)《中华人民共和国药典》："降香 Lignum dalbergiae odoriferae　本品为豆科植物降香檀 Dalbergia odorifera T. Chen 树干和根的干燥心材。全年均可采收，除去边材，阴干。"[4]
(5)《普通高等教育中医药类规划教材·中药学》："降香《海药本草》　为豆科常绿小乔木植物降香檀 Dalbergia odorifera T. Chen 树干和根的心材。主产于广东、广西、云南等地。全年可采，除去边材，劈成小块，阴干。生用。"[5]
(6)《中医大辞典·中药分册》："降香　出《本草纲目》。又名降真香、紫藤香。为豆科植物降香檀 Dalbergia odorifera T. Chen 的根部心材。"[6]
(7)《中国医学百科全书·中医学》："降香　始载于《海药本草》。原名降真香，又名紫降香。为豆科植物降香檀 Dalbergia odorifera T. Chen 的心材。主产于中国海南省。"[7]
(8)《中国中医药学主题词表》："降香 DALBERGIA ODORIFERA　属豆科；属理气药和活血祛瘀药　D 降香檀　D 降真香"[8]
(9)《中药志》[9]、《全国中草药汇编》[10]、《全国中药炮制规范》[11]、《中国药材学》[12]、《中华本草》[13]等现代中药著作多以"降香"作为本品正名。

1.2.2　定名选择的理由

(1) 降香 Lignum dalbergiae odoriferae，为豆科植物降香檀 Dalbergia odorifera T. Chen 树干和根的干燥心材。"降香"作为本品正名始见于清·姚澜《本草分经》。其后的本草著作如清·陈其瑞《本草撮要》，清·张秉成《本草便读》等在载录本品时即以"降香"作为正名，并一直沿用至今。
(2) 我国最新出版的《中华人民共和国药典》、《普通高等教育中医药类规划教材·中药学》以及辞书类著作《中医大辞典·中药分册》、《中国医学百科全书·中医学》等，均以"降香"作为本品正名。已经广泛应用于中医药学文献的标引和检索的《中国中医药学主题词表》也以"降香"作为本品的正式主题词。现代本草著作如《中药志》、《全国中草药汇编》、《中华本草》、《中国药材学》、《全国中药炮制规范》等虽记载了不少本品各地的俗称，但也无一例外以"降香"作为本品的正名。说明"降香"作为本品正名已成为共识。

1.3　与正名等效的名词：无。

2　源流考释

降香（豆科植物降香檀 Dalbergia odorifera T. Chen 树干和根的干燥心材）。"降香"之名始载于明·李时珍《本草纲目》，该书以"降真香"为正名，以"降香"为异名记载本品。如《本草纲目·卷三十四》："降真香《证类》。【释名】紫藤香《纲目》、鸡骨香。珣曰：《仙传》：拌和诸香，烧烟直上，感引鹤降。醮星辰，烧此香为第一，度箓功力极验。降真之名以此。时珍曰：俗呼舶上来者为番降，亦名鸡骨，与沉香同名……朱辅《溪蛮丛笑》云；鸡骨香即降香，本出海南。今溪峒僻处所出者，似是而非，劲瘦不甚香。”[14]“降香”作为本草正名始见于清·姚澜《本草分经·原例》：“降香，辛温，辟恶止血，疗金刃伤。”[1]其后本草著作即以“降香”为正名记载本品，如清·陈其瑞《本草撮要》[2]、张秉成《本草便读》[3]等。

“降真香”始见于宋·唐慎微《证类本草》，如宋·唐慎微《证类本草》卷十二：“降真香，出黔南。伴和诸杂香，烧烟直上天，召鹤得盘旋于上。海药云：徐表《南州记》云：生南海山。又云生大秦国。味温，平，无毒。主天行时气，宅舍怪异，并烧悉验。又按《仙传》云：烧之，或引鹤降。醮星辰，烧此香甚为第一，度箓烧之，功力极验。小儿带之，能辟邪恶之气也。”[15]其后的本草著作论及本品者甚少。《卫济宝书·下卷》在“槐白皮汤”项下介绍本品曰：“槐白皮汤：槐白皮一两，桑白皮、紫藤香（降真香）、防风各半两。右咀，水三升，煎至一升半，代猪蹄汤洗。”[16]

古代著作中记载的本品异名尚有“降真”《真腊风土记》[17]等。如《真腊风土记出产·降真》·卷十九：“山多异木，无木处乃犀，象屯聚养育之地。珍禽奇兽，不计其数。细色有翠毛，象牙，犀角，黄蠟，粗色有降真，草蔻，画黄，紫梗，大风子油……降生从林中，番人颇费砍斫之劳，盖此乃树之心耳。其外白，木可厚八九寸，小者亦不下四五寸。”[17]

现代有关著作多沿用《本草分经》的记载以“降香”作为本品正名。如《中华人民共和国药典》[4]、《普通高等教育中医药类规划教材·中药学》[5]、《中医大辞典·中药分册》[6]、《中国医学百科全书·中医学》[7]、《中国中医药学主题词表》[8]、《中药志》[9]、《全国中草药汇编》[10]、《全国中药炮制规范》[11]、《中华本草》[13]等；而《中国药材学》[12]则以“绛香”为正名记载本品。同时尚记载有“花梨母”《全国中草药汇编》[10]，“紫降香”《中国医学百科全书·中医学》[7]，“茶檀”《中华本草》[13]等各地的俗称。还记载有本品原植物“降香”的异名“花梨母”、“降香檀”《中药志》[9]等。

3 附录

3.1 又称：无。

3.2 俗称：花梨母（海南），紫降香，绛香。

3.3 曾称：降真香《证类本草》，紫藤香《卫济宝书》，降真《真腊风土记》。

3.4 原植物名称：降香，花梨母、降香檀（海南）。

4 文献通考

《证类本草》卷十二：“降真香，出黔南。伴和诸杂香，烧烟直上天，召鹤得盘旋于上。海药云：徐表《南州记》云：生南海山。又云生大秦国。味温，平，无毒。主天行时气，宅舍怪异，并烧悉验。又按《仙传》云：烧之，或引鹤降。醮星辰，烧此香甚为第一，度箓烧之，功力极验。小儿带之，能辟邪恶之气也。”[15]

《卫济宝书·下卷》：“槐白皮汤：槐白皮一两，桑白皮、紫藤香（降真香）、防风各半两。右咀，水三升，煎至一升半，代猪蹄汤洗。”[16]

《真腊风土记·出产·降真》卷十九：“山多异木，无木处乃犀，象屯聚养育之地。

珍禽奇兽，不计其数。细色有翠毛，象牙，犀角，黄蜡，粗色有降真，草蔻，画黄，紫梗，大风子油……降生从林中，番人颇费砍斫之劳，盖此乃树之心耳。其外白，木可厚八九寸，小者亦不下四五寸。”[17]

《本草纲目》卷三十四：“降真香《证类》。【释名】紫藤香《纲目》、鸡骨香。珣曰：《仙传》：拌和诸香，烧烟直上，感引鹤降。醮星辰，烧此香为第一，度箓功力极验。降真之名以此。时珍曰：俗呼舶上来者为番降，亦名鸡骨，与沉香同名……朱辅《溪蛮丛笑》云；鸡骨香即降香，本出海南。今溪峒僻处所出者，似是而非，劲瘦不甚香。”[14]

《本草分经·原例》：“降香，辛温，辟恶止血，疗金刃伤。”[1]

《本草撮要》卷二：“【降香】，味辛温。入手太阴经。功专疗折伤金疮。止血定痛。得牛膝、生地、治吐瘀血。为末敷金疮结痂无瘢。怒气伤肝。用代郁金神效。一名紫藤香。”[2]

《本草便读·木部》：“降香，性味与檀木相同。形色较前香为异。入肝破血。堪除瘀滞之稽留。辟恶搜邪。可解时行之疫疠（降香性味出产与檀香相同。但色紫为异。能入心肝血分。行瘀滞。疗折伤。外敷内服。均有专效。至于辟邪解疫。与檀香一理耳）。”[3]

《中药志》：“降香　本品为少常用中药。商品为豆科植物降香檀的干燥心材……【原植物】降香　别名：花梨母（海南)、降香檀《海南植物志》Dalbergia odorifera T. Chen——豆科 Leguminosae”[9]

《全国中草药汇编》：“降香　别名：花梨母（海南)。来源：为豆科植物黄檀属降香檀 Dalbergia odorifera T. Chen 树干和根部心材。”[10]

《中医大辞典·中药分册》：“降香　出《本草纲目》。又名降真香、紫藤香。为豆科植物降香檀 Dalbergia odorifera T. Chen 的根部心材。”[6]

《中国医学百科全书·中医学》：“降香　始载于《海药本草》。原名降真香，又名紫降香。为豆科植物降香檀 Dalbergia odorifera T. Chen 的心材。主产于中国海南省。”[7]

《全国中药炮制规范》：“降香　［处方用名］降香。【来源】本品为豆科植物降香檀 Dalbergia odorifera T. Chen 树干和根的干燥心材。均系野生。主产于广东、广西、云南等地。全年均可采收，除去粗皮及边材，阴干。药材以色紫红、质坚实、富油性、香气浓者为佳。”[11]

《中国药材学》：“绛香　【别名】降真香，紫降香，降香，花梨母。【来源】本品为豆科植物降香檀 Dalbergia odorifera T. Chen 树干和根的心材。”[12]

《中国中医药学主题词表》：“降香 DALBERGIA ODORIFERA　属豆科；属理气药和活血祛瘀药　D 降香檀　D 降真香”[8]

《普通高等教育中医药类规划教材·中药学》：“降香《海药本草》　为豆科常绿小乔木植物降香檀 Dalbergia odorifera T. Chen 树干和根的心材。主产于广东、广西、云南等地。全年可采，除去边材，劈成小块，阴干。生用。”[5]

《中华本草》：“降香《纲目》　【异名】降真香《证类本草》，紫藤香《卫济宝书》，降真《真腊风土记》，花梨母《海南植物志》……【来源】为豆科植物降香檀、印度黄檀的树干或根部心材。【原植物】①降香檀 Dalbergia odorifera T. Chen②印度黄檀 Dalbergia sissoo Roxb. 又名：茶檀《台湾药用植物志》。”[13]

《中华人民共和国药典》：“降香 Lignum dalbergiae odoriferae　本品为豆科植物降香檀

Dalbergia odorifera T. Chen 树干和根的干燥心材。全年均可采收，除去边材，阴干。”[4]

5 参考文献

1 清·姚澜. 本草分经. 上海：上海科学技术出版社，1989，163
2 清·陈其瑞. 本草撮要. 见：珍本医书集成. 本草类. 上海：上海科学技术出版社，1985，41
3 清·张秉成. 本草便读. 上海：上海卫生出版社，1957，64
4 国家药典委员会. 中华人民共和国药典·一部. 北京：化学工业出版社，2000，184
5 雷载权. 普通高等教育中医药类规划教材·中药学. 上海：上海科学技术出版社，1995，191
6 《中医大辞典》编辑委员会. 中医大辞典·中药分册. 北京：人民卫生出版社，1982，236
7 《中医学》编辑委员会. 中国医学百科全书·中医学. 上海：上海科学技术出版社，1997，1116
8 吴兰成. 中国中医药学主题词表. 北京：中医古籍出版社，1996，180
9 中国医学科学院药物研究所. 中药志. 第五册. 北京：人民卫生出版社，1993，652
10 《全国中草药汇编》编写组. 全国中草药汇编. 下册. 北京：人民卫生出版社，1996，442
11 中华人民共和国卫生部药政管理局. 全国中药炮制规范. 北京：人民卫生出版社，1988，304
12 徐国钧等主编. 中国药材学. 北京：中国医药科技出版社，1996，850
13 国家中医药管理局《中华本草》编委会. 中华本草. 第四册. 上海：上海科学技术出版社，1999，436
14 明·李时珍. 本草纲目. 北京：人民卫生出版社，1982，1945
15 宋·唐慎微. 证类本草. 北京：人民卫生出版社，1957，310
16 宋·东轩居士. 卫济宝书. 见：《景印文渊阁四库全书？子部？四十七？医家类》第九册，北京：中医古籍出版社，1986，826
17 元·周达观原著《真腊风土记》. 夏鼐校注，见中外交通史籍丛刊？真腊风土记校注，中华书局，2000

292 细辛
Xixin
Herba Asari

1 定名依据

1.1 正名

1.1.1 汉文名：细辛［为马兜铃科植物北细辛 Asarum heterotropoides Fr. Schmidt var. mandshuricum（Maxim.）Kitag.、汉城细辛 Asarum sieboldii Miq. Var. seoulense Nakai 或华细辛 Asarum sieboldii Miq. 的干燥全草］。

1.1.2 英文名：manchurian wildginger.

1.2 依据

1.2.1 定名的文献依据

(1)《神农本草经》卷一：“细辛，味辛，温。主咳逆，头痛脑动，百节拘挛，风湿。痹痛、死肌。久服，明目、利九窍，轻身、长年。一名小辛。生山谷。”[1]

(2)《本草经集注》：“细辛，味辛，温，无毒。主治咳逆，头痛，脑动，百节拘挛，风湿痹痛，死肌。温中，下气，破痰，利水道，开胸中，除喉痹，齆鼻，风痫、癫疾，下乳结，汗不出，血不行，安五脏，益肝胆，通精气。”[2]

(3)《新修本草》卷六：“细辛，味辛，温，无毒。主咳逆，头痛，脑动，百节拘挛，风湿痹痛，死肌。温中，下气，破痰，利水道，开胸中，除喉痹，齆鼻，风痫、癫疾，下乳结，汗不出，血不行，安五脏，益肝胆，通精气。久服明目，利九窍，轻身长年。”[3]

(4)《证类本草》卷六：“细辛，味辛，温，无毒。主咳逆，头痛脑动，百节拘挛，风湿痹痛，死肌，温中下气，破痰，利水道，开胸中，除喉痹，齆（音瓮）鼻，风痫，癫疾，下乳结，汗不出，血不行，安五脏，益肝胆，通精气。久服明目，利九窍，轻身长年。一名小辛。”[4]

(5)《本草纲目》卷十三：“细辛，《本经·上品》。【释名】小辛《本经》、少辛。颂曰：华州真细辛，根细而味极辛，故名之曰细辛。时珍曰：小辛、少辛，皆此义也。按《山海经》云，浮戏之山多少辛。”[5]

(6)《本草从新》卷一：“细辛，宣、散风寒、温行水气、润肾燥。辛温。散风寒。故诸风痹痛。咳嗽上气。头痛脊强者宜之（专治少阴之头痛）。辛散浮热。故口疮喉痹（少阴火）。鼻渊齿䘌者宜之。”[6]

(7)《中华人民共和国药典》：“细辛 Herba asari　本品为马兜铃科植物北细辛 Asarum heterotropoides Fr. Schmidt var. mandshuricum (Maxim.) Kitag.、汉城细辛 Asarum sieboldii Miq. Var. seoulense Nakai 或华细辛 Asarum sieboldii Miq. 的干燥全草。”[7]

(8)《普通高等教育中医药类规划教材·中药学》：“细辛《本经》　为马兜铃科多年生草本植物北细辛 Asarum heterotropoides Fr. Schmidt var. mandshuricum (Maxim.) Kitag.、汉城细辛 Asarum sieboldii Miq. Var. seoulense Nakai 或华细辛 Asarum sieboldii Miq. 的全草。”[8]

(9)《中药大辞典》：“细辛《本经》　【异名】小辛《本经》……【基原】为马兜铃科植物辽细辛或华细辛的带根全草。【原植物】①辽细辛《本草原始》Asarum heterotropoides F. Schm. var. mandshuricum (Maxim.) Kitag.，又名：万病草、细参、烟袋锅花、东北细辛。②华细辛 Asarum sieboldii Miq.。”[9]

(10)《中医大辞典·中药分册》：“细辛　出《神农本草经》。又名小辛、少辛、独叶草、金盆草、北细辛。为马兜铃科植物辽细辛 Asarum heterotropoides F. Schm. var. mandshuricum (Maxim.) Kitag. 或华细辛 A. sieboldii Miq. 的全草。”[10]

(11)《中国医学百科全书·中医学》：“细辛　始载于《神农本草经》。又名少辛、独叶草。为马兜铃科植物北细辛 Asarum heterotropoides Fr. Schmidt var. mandshuricum (Maxim.) Kitag. 及华细辛 A. sieboldii Miq. 等的全草。6～7 月间采挖全草，除去泥土，置于通风处阴干。”[11]

(12)《中国中医药学主题词表》：“细辛 ASARUM HETEROTROPOIDES　属马兜铃科；属辛温解表药和止痛药（中药）　D 北细辛”[12]

(13)《中药志》[13]、《中药材手册》[14]、《全国中草药汇编》[15]、《全国中药炮制规范》[16]、《中国药材学》[17]、《中华本草》[18]等现代中药著作多以“细辛”作为本品正名。

1.2.2　定名选择的理由

(1) 细辛 Herba asari，为马兜铃科植物北细辛 Asarum heterotropoides Fr. Schmidt var.

mandshuricum (Maxim.) Kitag.、汉城细辛 Asarum sieboldii Miq. Var. seoulense Nakai 或华细辛 Asarum sieboldii Miq. 的干燥全草。“细辛”之名始见于汉《神农本草经》，并作为本品正名。其后的本草著作，如唐·苏敬《新修本草》，宋·唐慎微《证类本草》、明·李时珍《本草纲目》、清·吴仪洛《本草从新》等在载录本品时即以“细辛”作为正名，并一直沿用至今。

(2) 我国最新出版的《中华人民共和国药典》、《普通高等教育中医药类规划教材·中药学》以及辞书类著作《中医大辞典·中药分册》、《中药大辞典》、《中国医学百科全书·中医学》等均以“细辛”作为本品正名。已经广泛应用于中医药学文献的标引和检索的《中国中医药学主题词表》也以“细辛”作为本品的正式主题词。现代本草著作如《中药志》、《全国中草药汇编》、《中华本草》、《中国药材学》、《中药材手册》、《全国中药炮制规范》等虽记载了不少本品各地的俗称，但也无一例外以“细辛”作为本品的正名。说明“细辛”作为本品正名已成为共识。

1.3 与正名等效的名词：无。

2 源流考释

细辛［马兜铃科植物北细辛 Asarum heterotropoides Fr. Schmidt var. mandshuricum (Maxim.) Kitag.、汉城细辛 Asarum sieboldii Miq. Var. seoulense Nakai 或华细辛 Asarum sieboldii Miq. 的干燥全草］始载于汉《神农本草经》，称为“细辛”。如《神农本草经》卷一：“细辛，味辛，温。主咳逆，头痛脑动，百节拘挛，风湿。痹痛、死肌。久服，明目、利九窍，轻身、长年。一名小辛。生山谷。”[1] 其后本草著作即以“细辛”为正名记载本品，如三国·吴普《吴普本草》[19]、魏晋·《名医别录》[20]、南北朝·雷敩《雷公炮炙论》[21]、陶弘景《本草经集注》[2]、唐·苏敬《新修本草》[3]、孙思邈《千金翼方》[22]、宋·苏颂《本草图经》[23]、唐慎微《证类本草》[4]、元·王好古《汤液本草》[24]等。

古代著作中记载的本品异名有“少辛”《山海经》，“小辛”《神农本草经》[1]，“细草”《吴普本草》[19]，“细条”《广雅》[55]等。如《本草纲目》引《山海经》云：“浮戏之山多少辛”[5]。《神农本草经》曰：“细辛，味辛，温。主咳逆，头痛脑动，百节拘挛，风湿。痹痛、死肌。久服，明目、利九窍，轻身、长年。一名小辛。生山谷。”[1]《吴普本草》曰：“细辛，《御览》卷九百八十九，一名小辛，一名细草。神农、黄帝、雷公、桐君：辛，小温。岐伯：无毒。李氏：小寒。如葵，叶赤色，一根一叶相连。二月、八月采根。”[19]《广雅》曰：“细条、少辛，细辛也。”[25]

现代有关著作均沿用《神农本草经》的记载以“细辛”作为本品正名，如《中华人民共和国药典》[7]、《普通高等教育中医药类规划教材·中药学》[8]、《中药大辞典》[9]、《中医大辞典·中药分册》[10]、《中国医学百科全书·中医学》[11]、《中国中医药学主题词表》[12]、《中药志》[13]、《中药材手册》[14]、《全国中草药汇编》[15]、《全国中药炮制规范》[16]、《中国药材学》[17]、《中华本草》[18]等。同时尚记载有“细身”、“独叶草”、“金盘草”、“大药”《中药材手册》[14]，“山人参”《中药大辞典》[9]，“北细辛”《中医大辞典·中药分册》[10]，“辽细辛”、“烟袋锅花”、“细参”、“华细辛”、“盆草细辛”、“白细辛”、“马蹄香”《中国药材学》[17]，“绿须姜”、“万病草”、“卧龙丹”、“铃铛花”、“四两麻”、“玉香丝”《中华本草》[18]等各地的俗称。还记载有本品原植物“辽细辛”的异名“烟袋锅花”、“北细辛”《中药志》[13]，“万病草”、“细参”、“东北细辛”《中药大辞典》[9]；原植物“细辛”的异名“华细辛”、“盆草细辛”、“白细辛”、“金盆草”《中药志》[13]，“西细辛”《中药大辞典》[9]；或原植物名称“汉城细辛”《中药志》[13]等。

3 附录

3.1 又称：无。

3.2 俗称：细身（东北），独叶草（河南），金盘草（湖北），大药（山东），山人参（江苏），盆草细辛（四川），白细辛（陕西），马蹄香（湖北），卧龙丹（安徽），铃铛花（青岛），四两麻（湖北），北细辛，辽细辛，烟袋锅花，细参，华细辛，绿须姜，万病草，玉香丝。

3.3 曾称：少辛《山海经》，小辛《神农本草经》，细草《吴普本草》，细条《广雅》。

3.4 原植物名称：辽细辛，烟袋锅花（辽宁），北细辛（通称），万病草，细参、东北细辛、细辛、华细辛（陕西），盆草细辛（四川），白细辛（陕西），金盆草（湖北），西细辛；汉城细辛。

4 文献通考

《神农本草经》卷一：“细辛，味辛，温。主咳逆，头痛脑动，百节拘挛，风湿。痹痛、死肌。久服，明目、利九窍，轻身、长年。一名小辛。生山谷。”[1]

《吴普本草》：“细辛，《御览》卷九百八十九，一名小辛，一名细草。神农、黄帝、雷公、桐君：辛，小温。岐伯：无毒。李氏：小寒。如葵，叶赤色，一根一叶相连。二月、八月采根。”[19]

《广雅疏证》卷十：“细絛、少辛、细辛也。《管子·地员篇》云其山之浅群药安生，小辛大蒙，小辛节少辛中山经云浮戏之山东有蛇谷，上多少辛郭注云少辛细辛也。”[55]

《名医别录》：“细辛，无毒。主温中，下气，破痰利水道，开胸中，除喉痹，齆鼻风痫，癫疾，下乳结，汗不出，血不行，安五脏，益肝胆，通精气。生华阴。二月、八月采根，阴干（曾青、桑根白皮为之使，反藜芦、恶狼毒、山茱萸、黄芪，畏滑石、硝石）。”[20]

《雷公炮炙论》卷一：“细辛，雷公云：凡使，一一拣去双叶，服之害人。须去头、土，了，用瓜水浸一宿，至明漉出，曝干用之。”[21]

《本草经集注》：“细辛，味辛，温，无毒。主治咳逆，头痛，脑动，百节拘挛，风湿痹痛，死肌。温中，下气，破痰，利水道，开胸中，除喉痹，齆鼻，风痫、癫疾，下乳结，汗不出，血不行，安五脏，益肝胆，通精气。久服明目，利九窍，轻身，长年。一名小辛。”[2]

《新修本草》卷六：“细辛，味辛，温，无毒。主咳逆，头痛，脑动，百节拘挛，风湿痹痛，死肌。温中，下气，破痰，利水道，开胸中，除喉痹，齆鼻，风痫、癫疾，下乳结，汗不出，血不行，安五脏，益肝胆，通精气。久服明目，利九窍，轻身长年。一名小辛。生华阴山谷。”[3]

《千金翼方》卷二：“细辛，无毒。主温中，下气，破痰，利水道，开胸中，除喉痹，齆鼻风痫，癫疾，下乳结，汗不出，血不行，安五脏，益肝胆，通精气。生华阴。二月、八月采根，阴干。"[22]

《本草图经》卷四："细辛，生华山山谷，今处处有之，然它处所出者，不及华州者真。其根细，而其味极辛，故名之曰细辛。二月、八月采根，阴干用。今人多以杜蘅当之……江淮俗呼为马蹄香，以人多误用，故此详述之。"[23]

《证类本草》卷六："细辛，味辛，温，无毒。主咳逆，头痛脑动，百节拘挛，风湿痹痛，死肌，温中下气，破痰，利水道，开胸中，除喉痹，齆（音瓮）鼻，风痫，癫疾，下乳结，汗不出，血不行，安五脏，益肝胆，通精气。久服明目，利九窍，轻身长年。一名小辛。"[4]

《本草衍义》卷七："细辛，用根，今惟华州者佳，柔韧，极细直，深紫色，味极辛，嚼之习习如椒。治头面风痛，不可阙也。叶如葵叶，赤黑，非此，则杜蘅也。杜蘅叶形如马蹄下，故俗云马蹄香。盖根似白前，又似细辛。襄、汉间一种细辛，极细而直，色黄白，乃是鬼督邮，不可用。"[26]

《增广太平和剂图经本草药性总论》："细辛，味辛，温，无毒。主咳逆，头痛脑动，百节拘挛，风湿痹痛，死肌。温中下气，破痰，利水道，开胸中，除喉痹，齆鼻，风痫，癫疾，下乳结，汗不出，血不行，安五脏，益肝胆，通精气，久服明目，利九窍。"[27]

《珍珠囊补遗药性赋》卷二："细辛，臣。恶狼毒山茱萸黄芪畏硝石滑石反藜芦。细辛，味辛性温无毒。升也，阳也。其用有二：止少阴合病之首痛；散三阳数变之风邪。"[28]

《汤液本草》卷三："细辛，气温，味大辛，纯阳。性温，气厚于味，阳也。无毒。少阴经药，手少阴引经之药。《象》云：治少阴头痛如神，当少用之。独活为使，为主用。去头芦并叶。华州者佳。"[24]

《滇南本草》卷三："细辛，白花者可用，紫花者不入药。味苦、辛，性温。阴中之阳也。祛风明目，止头风疼，疗牙齿疼，攻痈疽毒疮。"[29]

《本草品汇精要》卷八："细辛，无毒，丛生。细辛（出《神农本经》），主咳逆，头痛，脑动，百节拘挛，风湿痹痛，死肌。久服，明目，利九窍，轻身长年（以上朱字《神农本经》）。温中下气，破痰利水道，开胸中，除喉痹、齆（音瓮）鼻，风痫癫疾，下乳结，汗不出，血不行，安五脏，益肝胆，通精气（以上黑字《名医》所录）。【名】小辛细草。"[30]

《本草蒙筌》卷二："细辛，味大辛，气温。气厚于味，升也，阳也。无毒。山泽多产，华阴（县名，属陕西。）独良。叶类马蹄，茎如麦蒿。其根甚细，其味甚辛。药中惟采根煎，故因名曰细辛也。"[31]

《本草纲目》卷十三："细辛，《本经·上品》。【释名】小辛《本经》、少辛。颂曰：华州真细辛，根细而味极辛，故名之曰细辛。时珍曰：小辛、少辛，皆此义也。按《山海经》云，浮戏之山多少辛。《管子》云，五沃之土，群药生少辛，是矣……杜衡黄白色，拳曲而脆，干则作团，又谓之马蹄。"[5]

《药鉴》卷二："细辛，气温味辛，气厚味薄，无毒，浮而升，阳中阴也。止诸阳头疼，风痹痛，开胸中滞，益肝胆明目，利九窍，眼泪、齿痛，凡头面诸风，不可缺也。"[32]

《炮炙大法·草部》："细辛，（拣去双叶服之害人洗净去泥沙　曾青草根为之使　忌生菜狸肉　恶黄芪狼毒山茱萸　畏滑石硝石）"[33]

《雷公炮制药性解》卷二："细辛，味辛，温无毒，入心肝胆脾四经。止少阴合病之齿痛，散三阳数变之风邪，主肢节拘挛，风寒湿痹，温中气，散死肌，破结气，消痰嗽，止目泪，疗牙疼，治口臭，利水道，除喉痹，通血闭。独活、曾青、枣根为使，恶狼毒、山茱萸、黄芪，畏硝石、滑石，反藜芦，忌生菜、狸肉，华阴者良。"[34]

《本草征要》卷一："细辛，味辛，性温，无毒。入心、小肠二经。恶黄芪、山茱萸。畏滑石。反藜芦。风寒湿痹，头痛鼻塞。下气破痰，头面游风。百节拘挛，齿痛目泪。"[35]

《本草乘雅半偈》卷三："细辛，《本经·上品》。观此生成，尽情显出，少阳火用之象。【气味】辛温，无毒。【主治】主咳逆上气，头痛脑动，百节拘挛，风湿痹痛死肌。久服明目，利九窍，轻身长年。"[36]

《本草新编》卷三："细辛，味大辛，气温，升也，阳也，无毒。入手足少阴。止头痛如神，治诸风湿痹，尤益肝、胆之经。肾得之而温。利窍清痰，止迎风泪眼，疗妇人血闭，祛在里之寒邪。口臭齿肿，含漱亦良。但只可少用，而不可多用，亦只可共用，而不能独用。多用则气耗而病增，独用则气尽而命丧。可不慎欤。"[37]

《炮炙全书》卷一："细辛，大辛，温。曾青、枣根为使，恶黄芪、狼毒、山茱萸、忌生菜、狸肉，畏硝石、滑石，反藜芦。细辛根细，味极辛，有紫白二色，南部地方多有之。药肆中往往以马蹄香充之，非是也。又有杜蘅与马蹄香相类，俱根粗而少辛味。本草注混二物为一。盖繇不识杜蘅也，杜蘅其气如莼芜北地有之。"[38]

《本草易读》卷三："细辛四十三，去头子、双叶，水浸干用。恶黄芪、狼毒、山茱萸，忌生菜、狸肉，畏硝石、滑石，反藜芦。"[39]

《本草备要》："细辛，宣散风湿，补肝润肾。辛温散风邪，故诸风痹痛、咳嗽上气、头痛脊强者宜之（专治少阴头痛，独活为使）。辛散浮热，故口疮喉痹（少阴火）、鼻渊齿盅者（虫蚀脓烂）宜之。"[40]

《本经逢原》卷一："细辛，辛温，无毒。产华阴及辽东者良。反藜芦。《本经》主咳逆头痛，百节拘挛，风湿痹痛，死肌，明目，利九窍。发明，细辛辛温，上升入手足厥阴、少阴血分，治督脉为病，脊强而厥。"[41]

《本草经解》卷一："【细辛】，气温。味辛。无毒。主咳逆上气。头痛脑动。百节拘挛。风湿痹痛。死肌。久服明目。利九窍。轻身长年。细辛气温。禀天春升之木气。入足厥阴肝经。味辛无毒。得地西方之金味。入手太阴肺经。"[42]

《神农本草经百种录·上品》："细辛，味辛温。主咳逆，散肺经之风。头痛脑动，散头风。百节拘挛，风湿痹痛，死肌。散筋骨肌肉之风。久服，明目，利九窍，散诸窍之风。轻身长年。风气除，则身健而寿矣。"[43]

《本草从新》卷一："细辛，宣、散风寒、温行水气、润肾燥。辛温。散风寒。故诸风痹痛。咳嗽上气。头痛脊强者宜之（专治少阴之头痛）。辛散浮热。故口疮喉痹（少阴火）。鼻渊齿䘌者宜之。"[6]

《本草纲目拾遗》卷三："竹叶细辛，即獐耳草，香胜细辛。治脱力虚黄。（汪氏方）"[44]

《本草崇原》卷上："细辛，气味辛温，无毒。主咳逆上气，头痛脑动，百节拘挛，风湿痹痛，死肌。久服明目，利九窍，轻身长年（细辛始出华阴山谷，今处处有之。一茎直上，端生一叶，其茎极细，其味极辛，其叶如葵，其色赤黑。辽冀产者，名北细辛，可以入药。南方产者，名杜衡，其茎稍粗，辛味稍减，一茎有五七叶，俗名马蹄香，不堪入药）。"[45]

《要药分剂》卷一："细辛，味辛。性温。无毒。禀天地阳升之气以生。升也。阳中阳也。枣根为使。恶黄芪、山萸、狼毒。忌生菜。畏硝石、滑石。反藜芦。"[46]

《本草求真·上编》："细辛，（山草）宜散肾经风寒。细辛（专入肾。兼入肝胆）。味辛而厚。气温而烈。为足少阴肾温经主药。凡风寒邪入至阴而见本经头痛。"[47]

《神农本草经读》卷一："细辛，气味辛、温，无毒。主咳逆上气，头痛脑动，百节拘挛，风湿痹痛，死肌。久服明目，利九窍，轻身长年。"[48]

《本草分经·原例》："细辛，辛温性烈，肾经本药，心经引经药，散风寒浮热，温经发汗，能行水气以润肾燥，专治少阴经头痛，北产者良。"[49]

《本草述钩元》卷七："细辛，出华山。根细而直。色紫而柔。味极辛。嚼之习习如椒而更甚于椒。其根曲者。其色黄白或黑者。其味虽辛而不甚。或兼微苦。或单苦。或甘者。皆非细辛。杜衡鬼督邮徐长卿白薇白前五种。根皆粗肥多曲。反于细辛之细直。气温。味大辛。气厚于味。阳也。升也。"[50]

《神农本草经赞》卷一："细辛，味辛温。主咳逆头痛脑动。百节拘挛。风湿痹痛死肌。久服明目。利九窍。轻身延年。一名小辛。生山谷。华阴五沃。小辛少辛。纤根独立双叶非伦。椒聊含馥。葵影交新。杜衡貌似。划伪核真。名医曰。生华阴山谷。管子。五沃之土。群药生少辛。马融赋。蹉纤根。李当之曰。细辛一根一叶相连。雷敩论。双叶者。服之害人。晋书传。非卿伦也。梦溪笔谈。嚼之习习如椒。寇宗爽曰。叶如葵。赤黑色。骆宾王序。披玉叶以交新。苏颂曰。今人多以杜衡为之。"[51]

《本草择要纲目·温性药品》："细辛，【气味】辛温无毒。轻清上浮而升。阴中阳也。入足厥阴少阴血分。为手少阴引经之药（入煎剂不可过一钱。多则令人气闷）。"[52]

《得配本草》卷二："细辛，曾青、枣根为之使。畏滑石、硝石。恶黄芪、狼毒、山茱萸。反藜芦。忌生菜、狸肉。辛、苦、温。入足少阴、厥阴经血分。温经发散。治风寒风湿，头痛脊强，咳逆上气，水停心下，痰结惊痫，喉痹咽闭，口疮齿䘌，目泪倒睫，耳聋鼻齆，腰足痹痛，拘挛湿痒，奔豚瘕疝，乳结便涩。得黄蜡为丸，绵裹塞耳聋。"[53]

《本草害利·肝部药队》："细辛，【害】其性升燥发散，凡病内热及火升炎上，上盛下虚，气虚有汗，血虚头痛，阴虚咳嗽，法皆禁用……【修治】二八月采根纯阳，切去头子，以瓜水浸一宿，曝用。北产华阴者，细而香最佳。南产者，名土细辛，稍大而不香，又名马辛。热、阴虚、血虚头痛者，禁用。"[54]

《本草撮要》卷一："【细辛】，味苦辛。入足少阴厥阴经。功专宣达甲胆。得黄连治口疮齿-。得决明、鲤鱼胆、青羊肝疗目疾疼痛。恶黄芪、山茱。畏硝石、滑石。反藜芦。"[55]

《本草便读·草部》："细辛，性味辛温。能发少阴之汗。轻扬香烈。可宣肺部之邪。散心下之水停。蠲除呕咳。解肾经之热郁。从治咽疮。性属纯阳。用宜审慎。"[56]

《中药志》："细辛　本品为常用中药。商品为马兜铃科植物辽细辛及华细辛和汉城细辛的全草……【原植物】①辽细辛　别名：烟袋锅花（辽宁），北细辛（通称）。Asarum heterotropoides Fr. Schmidt var. mandshuricum（Maxim.）Kitag. ——马兜铃科 Aristolochiaceae②细辛　别名：华细辛（陕西），盆草细辛（四川），白细辛（陕西），金盆草（湖北）。Asarum sieboldii Miq. ——马兜铃科 Aristolochiaceae③汉城细辛 Asarum sieboldii Miq. f. seoulense（Nakai）C. Y. Cheng et C. S. Yang（A. sieboldii Miq. var. seoulense Nakai）——马兜铃科 Aristolochiaceae"[13]

《中药材手册》："细辛［纲目列入草部山草类］　本品为马兜铃科植物北细辛 Asarum heterotropoides Fr. Schmidt var. mandshuricum（Maxim.）Kitag.、汉城细辛 Asarum sieboldii Miq. Var. f. seoulense（Nakai）C. Y. Cheng et C. S. Yang 或华细辛 Asarum sieboldii Miq. 的干燥全草。原植物均系多年生草本，野生于山林或阴湿地带。前二者习称'辽细辛'，以辽宁产者气味浓厚，品质最佳。另外，四川尚习用南坪细辛，再者细辛属多种植物在我国南方当土细辛用的，均应注意鉴别。陕西、浙江等省曾发现某些地区将金粟兰科金粟兰属数种植物与细辛混用，金粟兰属植物一般有毒，应特别注意。【别名】细身（东北）、独叶草（河南）、金盘草（湖北）、大药（山东）。"[14]

《全国中草药汇编》："细辛　来源：为马兜铃科细辛属植物辽细辛 Asarum heterotropoides Fr. Schmidt var. mandshuricum（Maxim.）Kitag.、细辛 A. sieboldii Miq. 及汉城细辛 A. sieboldii Miq. Var. seoulense（Nakai）C. Y. Cheng et C. S. Yang 的带根全草。"[15]

《中药大辞典》："细辛《本经》　【异名】小辛《本经》，细草《吴普本草》，少辛《纲目》，独叶草、金盆草《中药材手册》，山人参（江苏）。【基原】为马兜铃科植物辽细辛或华细辛的带根全草。【原植物】①辽细辛《本草原始》Asarum heterotropoides F. Schm. var. mandshuricum（Maxim.）Kitag.，又名：万病草、细参、烟袋锅花、东北细辛。②华细辛 Asarum sieboldii Miq.，又名：西细辛《本草原始》，白细辛。"[9]

《中医大辞典·中药分册》："细辛　出《神农本草经》。又名小辛、少辛、独叶草、金盆草、北细辛。为马兜铃科植物辽细辛 Asarum heterotropoides F. Schm. var. mandshuricum（Maxim.）Kitag. 或华细辛 A. sieboldii Miq. 的全草。"[10]

《中国医学百科全书·中医学》："细辛　始载于《神农本草经》。又名少辛、独叶草。为马兜铃科植物北细辛 Asarum heterotropoides Fr. Schmidt var. mandshuricum（Maxim.）Kitag. 及华细辛 A. sieboldii Miq. 等的全草。6~7月间采挖全草，除去泥土，置于通风处阴干。"[11]

《全国中药炮制规范》："细辛　［处方用名］细辛。【来源】本品为马兜铃科植物北细辛 Asarum heterotropoides Fr. Schmidt var. mandshuricum（Maxim.）Kitag.、汉城细辛 Asarum sieboldii Miq. Var. seoulense Nakai 或华细辛 Asarum sieboldii Miq. 的干燥全草。均系野生。主产于辽宁、吉林、黑龙江、山东、浙江等地。夏、秋季连根采挖，除净泥沙，置阴凉通风处晾干。药材以根多、色灰黄、叶色绿、香气浓者为佳。"[16]

《中国药材学》："细辛　【别名】①北细辛：辽细辛，烟袋锅花，细参。②华细辛：盆草细辛（四川），大药（山东），白细辛（陕西），马蹄香（湖北）。【来源】本品为马兜铃科植物北细辛 Asarum heterotropoides Fr. Schmidt var. mandshuricum（Maxim.）Kitag.、华细辛 A. sieboldii Miq. 或汉城细辛 A. sieboldii Miq. var. seoulense Nakai 的全

草。”[17]

《中国中医药学主题词表》：“细辛 ASARUM HETEROTROPOIDES　属马兜铃科；属辛温解表药和止痛药（中药）　D 北细辛”[12]

《普通高等教育中医药类规划教材·中药学》：“细辛《本经》　为马兜铃科多年生草本植物北细辛 Asarum heterotropoides Fr. Schmidt var. mandshuricum（Maxim.）Kitag.、汉城细辛 Asarum sieboldii Miq. Var. seoulense Nakai 或华细辛 Asarum sieboldii Miq. 的全草。前两种习称‘辽细辛’，主产于辽宁、吉林、黑龙江；后一种主产于陕西等地。夏秋采收，阴干生用。”[8]

《中华本草》：“细辛《本经》　【异名】少辛《山海经》，小辛《本经》，细草《吴普本草》，细条《广雅》，绿须姜（侯宁极《药谱》），独叶草、金盆草《中药材手册》，万病草《中国药用植物图鉴》，卧龙丹《安徽中草药》，铃铛花《青岛中草药手册》，四两麻《湖北中草药志》，玉香丝《中药别名手册》……【来源】为马兜铃科植物辽细辛、细辛及汉城细辛的带根全草。【原植物】①Asarum heterotropoides Fr. Schmidt var. mandshuricum（Maxim.）Kitag. 又名：北细辛《中华人民共和国药典》，东北细辛、烟袋锅花《中药大辞典》。②细辛 Asarum sieboldii Miq. 又名：华细辛《中药志》。③汉城细辛 Asarum sieboldii Miq. f. seoulense（Nakai）C. Y. Cheng et C. S. Yang”[18]

《中华人民共和国药典》：“细辛 Herba asari　本品为马兜铃科植物北细辛 Asarum heterotropoides Fr. Schmidt var. mandshuricum（Maxim.）Kitag.、汉城细辛 Asarum sieboldii Miq. Var. seoulense Nakai 或华细辛 Asarum sieboldii Miq. 的干燥全草。前二种习称‘辽细辛’。夏季果熟期或初秋采挖，除去泥沙，阴干。”[7]

5　参考文献

1　汉·神农本草经. 清顾观光重辑本. 北京：人民卫生出版社，1955，32

2　南北朝·陶弘景. 本草经集注. 北京：人民卫生出版社，1994，220

3　唐·苏敬等撰. 新修本草. 合肥：安徽科学技术出版社，1981，164

4　宋·唐慎微. 证类本草. 北京：人民卫生出版社，1957，164

5　明·李时珍. 本草纲目. 北京：人民卫生出版社，1982，16

6　清·吴仪洛. 本草从新. 北京：中医古籍出版社，2001，15

7　国家药典委员会. 中华人民共和国药典·一部. 北京：化学工业出版社，2000，185

8　雷载权. 普通高等教育中医药类规划教材·中药学. 上海：上海科学技术出版社，1995，35

9　江苏新医学院. 中药大辞典. 上海：上海科学技术出版社，1977，1477

10　《中医大辞典》编辑委员会. 中医大辞典·中药分册. 北京：人民卫生出版社，1982，236

11　《中医学》编辑委员会. 中国医学百科全书·中医学. 上海：上海科学技术出版社，1997，965

12　吴兰成. 中国中医药学主题词表. 北京：中医古籍出版社，1996，Ⅱ-418

13　中国医学科学院药物研究所等. 中药志. 第四册. 北京：人民卫生出版社，1993，115

14　中华人民共和国卫生部药政管理局主编. 中药材手册. 北京：人民卫生出版社，1998，444

15　《全国中草药汇编》编写组. 全国中草药汇编. 上册. 北京：人民卫生出版社，1996，575

16　中华人民共和国卫生部药政管理局. 全国中药炮制规范. 北京：人民卫生出版社，1988，230

17　徐国钧等主编. 中国药材学. 北京：中国医药科技出版社，1996，1364

18　国家中医药管理局《中华本草》编委会. 中华本草. 第三册. 上海：上海科学技术出版社，1999，495

19　三国・吴普．吴普本草．北京：人民卫生出版社，1987，19
20　魏晋・名医别录．北京：人民卫生出版社，1986，8
21　南北朝・雷敩．雷公炮炙论．上海：上海中医学院出版社，1986，19
22　唐・孙思邈．千金翼方．北京：人民卫生出版社，1955，21
23　宋・苏颂．本草图经．合肥：安徽科学技术出版社，1994，97
24　元・王好古．汤液本草．见：景印文渊阁四库全书（745）．北京：中医古籍出版社，1986，936
25　三国・张揖，清・王念孙疏．广雅疏证．北京：中华书局
26　宋・寇宗奭．本草衍义．上海：商务印书馆，1937，46
27　宋・佚名．增广太平和剂图经本草药性总论．见：增广太平惠民和剂局方．海口：海南出版社，2002，412
28　金・李杲．珍珠囊补遗药性赋．见：中国医学大成（二）．长沙：岳麓书社，1990，138
29　明・兰茂．滇南本草．第三卷．昆明：云南人民出版社，1977，85
30　明・刘文泰．本草品汇精要．北京：人民卫生出版社，1982，253
31　明・陈嘉谟．本草蒙筌．北京：人民卫生出版社，1988，103
32　明・杜文燮．药鉴．北京：中国中医药出版社，1993，32
33　明・缪希雍．炮炙大法．明末庄继先校刻本
34　明・李中梓．雷公炮制药性解．见：中国医学大成（二）．长沙：岳麓书社，1990，138
35　明・李中梓．本草征要．见：李中梓医学全书．北京：中国中医药出版社，1999，121
36　明・卢之颐．本草乘雅半偈．北京：人民卫生出版社，1986，164
37　清・陈士铎．本草新编．北京：中国中医药出版社，1996，125
38　［日］稻宣义．炮炙全书．北京：中医古籍出版社，1981，45
39　清・汪昂．本草易读．北京：人民卫生出版社，1987，148
40　清・汪昂．本草备要．北京：中国中医药出版社，1998，39
41　清・张璐．本经逢原．上海：上海科学技术出版社，1959，50
42　清・叶桂．本草经解．上海：上海科学技术出版社，1958，23
43　清・徐大椿．神农本草经百种录．见：景印文渊阁四库全书（785）．北京：中医古籍出版社，1986，566
44　清・赵学敏．本草纲目拾遗．北京：人民卫生出版社，1983，91
45　清・张志聪．本草崇原．北京：中国中医药出版社，1992，23
46　清・沈金鳌．要药分剂．上海：上海科学技术出版社，1959，9
47　清・黄宫绣．本草求真．上海：上海科学技术出版社，1959，72
48　清・陈念祖．神农本草经读．北京：人民卫生出版，1959，6
49　清・姚澜．本草分经．上海：上海科学技术出版社，1989，149
50　清・杨时泰．本草述钩元．上海：科技卫生出版社，1958，146
51　清・叶志诜．神农本草经赞．见：珍本医书集成．本草类．上海：上海科学技术出版社，1985，17
52　清・蒋居祉．本草择要纲目．见：珍本医书集成．本草类．上海：上海科学技术出版社，1985，73
53　清・严西亭．得配本草．上海：上海卫生出版社，1957，32
54　清・凌奂．本草害利．北京：中医古籍出版社，1982，50
55　清・陈其瑞．本草撮要．见：珍本医书集成．本草类．上海：上海科学技术出版社，1985，7
56　清・张秉成．本草便读．上海：上海卫生出版社，1957，8

293 珍珠

Zhenzhu

Margarita

1 定名依据

1.1 正名

1.1.1 汉文名：珍珠［为珍珠贝科动物马氏珍珠贝 Pteria martensii（Dunker）、蚌科动物三角帆蚌 Hyriopsis cumingii（Lea）或褶纹冠蚌 Cristaria plicata（Leach）等双壳类动物受刺激形成的珍珠］。

1.1.2 英文名：pearl.

1.2 依据

1.2.1 定名的文献依据

(1)《本草纲目》卷四十六："真珠，（宋《开宝》）。【释名】珍珠《开宝》、蚌珠《南方志》、蠙珠《禹贡》。【集解】李珣曰：真珠出南海，石决明产也。蜀中西路女瓜出者是蚌蛤产，光白甚好，不及舶上者采耀。欲穿须得金刚钻也。"[1]

(2)《雷公炮制药性解》卷六："珍珠，味无考，性寒无毒，入心经。主手足皮肤逆胪，镇心润颜，止渴坠痰，点目去膜，塞耳除聋，催生下死胎，又主小儿惊热风癫。须未经钻眼者，研细筛过，再研二万下方用。"[2]

(3)《本草求真·上编》："珍珠，（蚌蛤）除心肝热邪及脾肾湿热。珍珠（专入心肝。兼入脾胃）。即蚌所生之珠也。珠禀太阴精气而成。故中秋无月。则蚌即无珠也。此药冯楚瞻辨论最详。谓其功用多入阴经。其色光明。其体坚硬。大小无定。"[3]

(4)《本草便读·鳞介部》："珍珠，得太阴精气以生。清热益阴专解毒。具甘淡咸寒之性。镇心定悸可疗狂。治惊痫之痰迷。入肝明目。生肌肉而翳退。泽面涂容。"[4]

(5)《中华人民共和国药典》："珍珠 Margarita　本品为珍珠贝科动物马氏珍珠贝 Pteria martensii（Dunker）、蚌科动物三角帆蚌 Hyriopsis cumingii（Lea）或褶纹冠蚌 Cristaria plicata（Leach）等双壳类动物受刺激形成的珍珠。自动物体内取出，洗净，干燥。"[5]

(6)《中药大辞典》："珍珠《本经逢原》　【异名】真朱《本草经集注》，真珠《雷公炮炙论》，蚌珠《南方志》，珠子《儒门事亲》，濂珠《增订伪药条辨》。【基原】为珍珠贝科动物珍珠贝、马氏珍珠贝或蚌科动物三角帆蚌、褶纹冠蚌、背角无齿蚌等贝类动物珍珠囊中形成的无核珍珠。［原动物］①珍珠贝 Pteria martensii（L.），又名：珍珠贝。②马氏珍珠贝 Pinctada margaritifera（Dunker）……"[6]

(7)《中医大辞典·中药分册》："珍珠　出《开宝重定本草》。又名真珠、濂珠。为真珠贝科动物合浦珠母贝 Pteria martensii（Dunker）、真珠贝 P. margaritifera（L.）或蚌科动物褶纹冠蚌 Cristaria plicata（Leach）等贝壳中受刺激后而产生的颗粒状珍珠。"[7]

(8)《中国医学百科全书·中医学》："始载于《雷公炮炙论》。又名蚌珠、真珠。为珍珠贝科动物合浦珠母贝 Pteria martensii（Dunker）及蚌科动物三角帆蚌 Hyriopsis cumingii

(Lea)、褶纹冠蚌 Cristaria plicata（Leach）等的外套膜受刺激后不断分泌珍珠质而形成的粒状体。天然珍珠全年可采；人工培植者接种后2～3年，在秋末冬初或春季取珠，洗净、擦干、打光即成。”[8]

(9)《中国中医药学主题词表》：“珍珠 MARGARITA　为珍珠贝科动物珍珠贝、马氏珍珠贝或蚌科动物等贝类动物形成的无核珍珠；属动物药、安神药和平肝熄风药。”[9]

(10)《中药材手册》[10]、《全国中草药汇编》[11]、《全国中药炮制规范》[12]、《中国药材学》[13]、《中华本草》[14]等现代中药著作多以“珍珠”作为本品正名。

1.2.2　定名选择的理由

(1) 珍珠 Margarita，为珍珠贝科动物马氏珍珠贝 Pteria martensii（Dunker)、蚌科动物三角帆蚌 Hyriopsis cumingii（Lea）或褶纹冠蚌 Cristaria plicata（Leach）等双壳类动物受刺激形成的珍珠。“珍珠”之名始见于明·李时珍《本草纲目》，“珍珠”并作为本品正名始见于明·李中梓《雷公炮制药性解》，其后的本草著作如清·黄宫绣《本草求真》、张秉成《本草便读》等在载录本品时即以“珍珠”作为正名，并一直沿用至今。

(2) 我国最新出版的《中华人民共和国药典》[7]以及辞书类著作《中医大辞典·中药分册》[9]、《中药大辞典》[8]、《中国医学百科全书·中医学》[10]等均以“珍珠”作为本品正名。已经广泛应用于中医药学文献的标引和检索的《中国中医药学主题词表》也以“珍珠”作为本品的正式主题词[11]。现代本草著作如《全国中草药汇编》[13]、《中华本草》[16]、《中国药材学》[15]、《中药材手册》[12]、《全国中药炮制规范》[14]等虽记载了不少本品各地的俗称，但也无一例外以“珍珠”作为本品的正名。说明“珍珠”作为本品正名已成为共识。

1.3　与正名等效的名词：无。

2　源流考释

珍珠［珍珠贝科动物马氏珍珠贝 Pteria martensii（Dunker)、蚌科动物三角帆蚌 Hyriopsis cumingii（Lea）或褶纹冠蚌 Cristaria plicata（Leach）等双壳类动物受刺激形成的珍珠］原称“真珠”，始见于南北朝·雷敩《雷公炮炙论》卷上：“真珠，雷公云：凡使，须取新净者，以绢袋盛之；然后用地榆、五花皮、五方草三味各四两，细锉，又以牡蛎约重四五斤已来，先置于平底铛中，以物四向搘令稳，然后着真珠于上，方下锉了三件药，笼之，以浆水煮三日夜，勿令火歇；日满出之，用甘草汤淘之令净后，于臼中捣令细，以绢罗重重筛过，却，更研二万下了用。”[17]其后如唐·李珣《海药本草》[18]，宋·苏颂《本草图经》[19]、唐慎微《证类本草》[1]、寇宗爽《本草衍义》[20]，明·刘文泰《本草品汇精要》[21]、陈嘉谟《本草蒙筌》[2]、李时珍《本草纲目》[22]等本草著作均沿用《雷公炮炙论》以“真珠”为正名记载本品。

关于“珍珠”之名的出处，《本草纲目》注出自《开宝本草》，但经核实《证类本草》诸书，《开宝本草》所载当为“真珠”，故其名实始载于《本草纲目》，如该书卷四十六曰：“真珠，(宋《开宝》)。【释名】珍珠《开宝》、蚌珠《南方志》、蠙珠《禹贡》。【集解】李珣曰：真珠出南海，石决明产也。蜀中西路女瓜出者是蚌蛤产，光白甚好，不及舶上者采耀。欲穿须得金刚钻也。”“珍珠”作为本品正名始载于《雷公炮制药性解》卷六：“珍珠，味无考，性寒无毒，入心经。主手足皮肤逆胪，镇心润颜，止渴坠痰，点目去膜，塞耳除聋，催生下死胎，又主小儿惊热风癫。须未经钻眼者，研细筛过，再研二万下方用。”[3] 其后有的即以“珍珠”为正名记载本品，如清·黄宫绣《本草求真》[5]、张秉成《本草便读》[6]等；有的仍以“真珠”为正名记载本品，如明·李中梓《本草征要》[4]、卢之颐《本草乘雅半偈》[23]、清·陈士铎《本草新编》[24]、汪昂《本草易读》[25]、汪昂《本草备要》[26]等；而清·张璐《本经逢原》[26]则沿用《本草纲目》[24]记载，标题用“真珠”，正文中称为“珍珠”。

古代著作中记载的本品异名尚有“蚌珠”《南方志》[22]，“蠙珠”《禹贡》[22]，“真珠子”《日华子》[27]，“珠子”《儒门事亲》[28]，“濂珠”《增订伪药条辨》[29]等。如《本草纲目》卷四十六：“真珠，（宋《开宝》）。【释名】珍珠《开宝》、蚌珠《南方志》、蠙珠《禹贡》。”[22]《证类本草》引《日华子》曰：“真珠子，安心，明目，驻颜色也。”[29]《儒门事亲》曰：“发斑药，珠子（七个），研碎，用新水调匀服之。”[28]《增订伪药条辨》曰：“［炳章按］，范成大蟲鱼志云。珍珠出合不及。海中有珠池。蜑户投水採蚌取之……土人採小蚌肉作脯食。亦往往得细珠如梁粟（即今之濂珠也）。”[29]。

现代有关著作均沿用《雷公炮制药性解》的记载以“珍珠”作为本品正名，如《中华人民共和国药典》[7]、《中药大辞典》[8]、《中医大辞典·中药分册》[9]、《中国医学百科全书·中医学》[10]、《中国中医药学主题词表》[11]、《中药材手册》[12]、《全国中草药汇编》[13]、《全国中药炮制规范》[14]、《中国药材学》[15]、《中华本草》[16]等。同时尚记载有“明月”、“米珠”、“湖珠”《中药材手册》[12]，“真朱”《中药大辞典》[8]，“药珠”《中华本草》[16]等各地的俗称。还记载有本品原动物“三角帆蚌”的异名“大燕蛤蜊”《中药大辞典》[8]；原动物“褶纹冠蚌”的异名“湖蚌”、“燕蛤蜊”、“大江贝”、“水壳”《中药大辞典》[8]；原动物“背角无齿蚌”的异名“河蛤蜊”、“蛤蜊”、“河蚌”《中药大辞典》[8]；原动物“合浦珠母贝”的异名“马氏珍珠贝”、“珍珠贝”《中华本草》[16]等。

3 附录

3.1 又称：珍珠、珍珠粉（处方用名）。

3.2 俗称：明月，米珠，湖珠，真朱，药珠。

3.3 曾称：真珠《雷公炮炙论》，蚌珠《南方志》，蠙珠《禹贡》，真珠子《日华子》，珠子《儒门事亲》，濂珠《增订伪药条辨》。

3.4 原植物名称：三角帆蚌，大燕蛤蜊；褶纹冠蚌，湖蚌，燕蛤蜊，大江贝，水壳；背角无齿蚌，河蛤蜊，蛤蜊，河蚌；合浦珠母贝，马氏珍珠贝，珍珠贝。

4 文献通考

《雷公炮炙论》卷上：“真珠，雷公云：凡使，须取新净者，以绢袋盛之；然后用地榆、五花皮、五方草三味各四两，细锉了，又以牡蛎约重四五斤已来于平底铛中，以物四向揞令稳，然后着真珠于上，方下锉了三件药，笼之，以浆水煮三日夜，勿令火歇；日满出之，用甘草汤淘之令净后，于臼中捣令细，以绢罗重重筛过，却，更研二万下了用。”[17]

《海药本草》卷五：“真珠，谨按《正经》云：生南海，石决明产出也。主明目，除面，止泄。合知母，疗烦热消渴。以左缠根治儿子麸豆疮入眼。蜀中西路女瓜亦出真珠，是蚌蛤产，光白甚好，不及舶上彩耀。欲穿，须得金刚钻也。为药，须久研如粉面，方堪服饵。研之不细，伤人脏腑。”[18]

《本草图经》卷十四：“真珠，《本经》不载所出州土，今出廉州，北海亦有之，生于珠牡（俗谓珠母）。珠牡，蚌类也。按《岭表录异》：廉州边海中有州岛，岛上有大池，谓之珠池。每岁刺史亲监珠户，入池采老蚌，割取珠以充贡。”[19]

《证类本草》卷二十：“真珠，寒，无毒。主手足皮肤逆胪，镇心。绵裹塞耳，主聋。敷面令人润泽好颜色。粉点目中，主肤翳障膜。（今附）臣禹锡等谨按药性论云：真珠，君。治眼中翳障白膜，七宝散用磨翳障，亦能坠痰。日华子云：真珠子，安心，明目，驻颜色也。图经曰：真珠，《本经》不载所出州土，今出廉州，北海亦有之。生珠牡（俗谓之珠母）。珠牡，蚌类也。按《岭表录异》：廉州边海中有洲岛，岛上有大池，谓之珠池。”[1]

《本草衍义》卷十七：“真珠，小儿惊热药中多用。河北塘、泺中亦有。围及寸者，色多微红。珠母与廉州珠母不相类，但清水急流处，其色光白，水浊及不流处，其色暗。”[20]

《儒门事亲》卷十五：“发斑药，珠子（七个），研碎，用新水调匀服之。”[28]

《本草品汇精要·卷二十九》：“真珠，无毒。真珠，主手足皮肤逆胪，镇心，绵裹塞耳主聋，敷面令人润泽好颜色。粉点目中，主肤翳障膜（《名医》所录）。【名】真珠子。”[21]

《本草蒙筌》卷十一：“真珠，真珠牡。石决明，气寒。无毒。老蚌生者（蚌即珠母，惟老者生多，小者少有）。出廉州海岛大池（属广东，海中有州岛，岛上有池谓之珠池。人疑其底与海通，池水乃淡，此不可测也）。刺史掌之，督珠户岁采充贡。圆大寸围为上，光莹不暗极优。得此售人，价值难估。”[2]

《本草纲目》卷四十六：“真珠，（宋《开宝》）。【释名】珍珠《开宝》、蚌珠《南方志》、蠙珠《禹贡》。【集解】李珣曰：真珠出南海，石决明产也。蜀中西路女瓜出者是蚌蛤产，光白甚好，不及舶上者采耀。欲穿须得金刚钻也。颂曰：今出廉州，北海亦有之。生于珠牡亦曰珠母，蚌类也……《格古论》云：南番珠色白圆耀者为上，广西者次之。北海珠色微青者为上，粉白、油黄者下也。西番马价珠为上，色青如翠，其老色、夹石粉青、有油烟者下也。凡蚌闻雷则瘯瘦。其孕珠如怀孕，故谓之珠胎。中秋无月，则蚌无胎。《左思赋》云：蚌蛤珠胎，与月亏全，是矣。陆佃云：蚌蛤无阴阳牝牡，须雀蛤化成，故能生珠，专一于阴精也。龙珠在颔，蛇珠在口，鱼珠在眼，鲛珠在皮，鳖珠在足，蚌珠在腹。皆不及蚌珠也。”[22]

《雷公炮制药性解》卷六：“珍珠，味无考，性寒无毒，入心经。主手足皮肤逆胪，镇心润颜，止渴坠痰，点目去膜，塞耳除聋，催生下死胎，又主小儿惊热风癫。须未经钻眼者，研细筛过，再研二万下方用。”[3]

《本草征要》卷四：“真珠，味咸，性寒，无毒。入肝经。绢包，入豆腐中，煮一炷香，研极细。外用收口生肌，点睛退翳。绵裹塞耳治聋，涂面驻颜润泽。内服止渴除蒸，安魂定悸。禀太阴之精气而结，宜其主用多入阴经。珠体最坚，研如飞面，方用，不细损人脏腑。”[4]

《本草乘雅半偈·第八帙》：“真珠，（别录上品）。【气味】甘温，无毒。【主治】主镇心，安魂魄，去肤翳障膜，涂面，令人润泽好颜色，涂手足，去皮肤逆胪，绵裹塞耳主聋。【核】曰：禹贡淮夷蠙珠，后世乃出南北海、川蜀西路、女瓜、河北溏泺，江南湖泖间，亦时有之。岭表录异云：广州边海中有洲岛，岛上有大池，池水淡洁，谓之珠池。"[27]

《本草新编》卷五："真珠，气寒，无毒。镇心神，润颜色。点目去膜，塞耳治聋，治小儿惊痫，尤堪止渴，亦能坠痰。然内治绝少，存之以为外治之需。真珠，生肌最良，疮毒中必用之药。然内毒未净，遽用真珠以生肌，转难收口。"[24]

《本草易读》卷八："真珠三百八十六，取未经钻缀者，乳浸三日，研极细用，不细则能伤人脏腑矣。咸，甘，寒，无毒。镇心安魂，坠痰拔毒，收口生肌，明目去翳。治惊热疔疮，下死胎胞衣，止遗精白浊，解烦热消渴。"[25]

《本草备要》："真珠，泻热，定惊。甘咸性寒。感月而胎（语云：上巳有风梨有蠹，中秋无月蚌无胎），水精所孕。水能制火，入心、肝二经。镇心安魂（肝藏魂。昂按：虽云泻热，亦借其宝气也。大抵宝物多能镇心安魂，如金箔、琥珀、真珠之类。龙齿安魂，亦假其神气也），坠痰拔毒，收口生肌。"[31]

《本经逢原》卷四："真珠，咸甘寒无毒。发明，珍珠入手足厥阴二经，故能安魂定神，明目退翳。解痘疔毒及痘疮入眼，治耳暴聋，出水研细末吹之，待其干脱自愈。煅灰入长肉药，及汤火伤敷之最妙。然不可著水，著水则反烂肉。"[26]

《本草求真·上编》："珍珠，（蚌蛤）除心肝热邪及脾肾湿热。珍珠（专入心肝。兼入脾胃）。即蚌所生之珠也。珠禀太阴精气而成。故中秋无月。则蚌即无珠也。此药冯楚瞻辨论最详。谓其功用多入阴经。其色光明。其体坚硬。大小无定。"[5]

《本草便读·鳞介部》："珍珠，得太阴精气以生。清热益阴专解毒。具甘淡咸寒之性。镇心定悸可疗狂。治惊痫之痰迷。入肝明目。生肌肉而翳退。泽面涂容。"[6]

《增订伪药条辨》："［炳章按］，范成大蠡鱼志云。珍珠出合不及。海中有珠池。蜑户投水採蚌取之……土人採小蚌肉作脯食。亦往往得细珠如梁粟（即今之廉珠也）。"[29]

《中药材手册》："珍珠［纲目名真珠，列入介部蚌蛤类］　本品为珍珠贝科动物马氏珍珠贝 Pteria martensii（Dunker）或蚌科动物三角帆蚌 Hyriopsis cumingii（Lea）、褶纹冠蚌 Cristaria plicata（Leach）等双壳类动物的贝壳中外套膜受刺激形成的珍珠。根据生长环境和饲养条件又分为海水珍珠、淡水珍珠、人工珍珠、天然珍珠，习惯认为天然海水珍珠最佳。过去商品中又有进口的老港珍珠及新港珍珠，近年来我国养珠事业发展较快，不但能满足市场需求，而且还出口，几乎不再进口。另外，市场上曾出现过假珍珠，多为以珍珠蚌壳或矿石打碎加铅磨光后制成，须注意鉴别。【别名】蚌珠、蠙珠、真珠、明月、濂珠、米珠、湖珠。"[10]

《全国中草药汇编》："珍珠　来源：为珍珠贝科动物马氏珍珠贝 Pteria（pinctada）martensii（Dunker）、珠贝母 P.（pinctada）margaritifera（L.）或蚌科动物褶纹冠蚌 Cristaria plicata Leach 的贝壳中受刺激而产生的颗粒状珍珠。"[11]

《中药大辞典》："珍珠《本经逢原》　【异名】真朱《本草经集注》，真珠《雷公炮炙论》，蚌珠《南方志》，珠子《儒门事亲》，濂珠《增订伪药条辨》。【基原】为珍珠贝科动物珍珠贝、马氏珍珠贝或蚌科动物三角帆蚌、褶纹冠蚌、背角无齿蚌等贝类动物珍珠囊中形成的无核珍珠。［原动物］①珍珠贝 Pteria martensii（L.），又名：珍珠贝。②马氏珍珠贝 Pinctada margaritifera（Dunker）③三角帆蚌 Hyriopsis cumingii（Lea），又名：大燕蛤蜊。④褶纹冠蚌 Cristaria plicata（Leach），又名：湖蚌、燕蛤蜊、大江贝、水壳。⑤背角无齿蚌 Anodenta wioodiana（Lea）　又名：河蛤蜊、蛤蜊、河蚌。”[6]

《中医大辞典·中药分册》：“珍珠　出《开宝重定本草》。又名真珠、濂珠。为真珠贝科动物合浦珠母贝 Pteria martensii（Dunker）、真珠贝 P. margaritifera（L.）或蚌科动物褶纹冠蚌 Cristaria plicata（Leach）等贝壳中受刺激后而产生的颗粒状珍珠。”[7]

《中国医学百科全书·中医学》：“始载于《雷公炮炙论》。又名蚌珠、真珠。为珍珠贝科动物合浦珠母贝 Pteria martensii（Dunker）及蚌科动物三角帆蚌 Hyriopsis cumingii（Lea）、褶纹冠蚌 Cristaria plicata（Leach）等的外套膜受刺激后不断分泌珍珠质而形成的粒状体。天然珍珠全年可采；人工培植者接种后 2～3 年，在秋末冬初或春季取珠，洗净、擦干、打光即成。”[8]

《全国中药炮制规范》：“珍珠　［处方用名］珍珠、珍珠粉。【来源】本品为珍珠贝科动物，马氏珍珠贝 Pteria martensii（Dunker）、蚌科动物三角帆蚌 Hyriopsis cumingii（Lea）、褶纹冠蚌 Cristaria plicata（Leach）或背角无齿蚌 Anodenta wioodiana（Lea）等双壳类动物受刺激形成的珍珠。养殖或野生。主产于广东、台湾、黑龙江、安徽等地。全年均可采收，捞起珠蚌，剖取珍珠，洗净，干燥。药材以纯净、质坚、有彩光者为佳。”[12]

《中国药材学》：“珍珠　【别名】真珠，濂珠。【来源】本品为软体动物瓣鳃纲异柱目珍珠贝科动物马氏珍珠贝 Pteria martensii（Dunker）或真瓣鳃目蚌科褶纹冠蚌 Cristaria plicata（Leach）、三角帆蚌 Hyriopsis cumingii（Lea）等双壳类外套膜受刺激而产生的珍珠。”[13]

《中国中医药学主题词表》：“珍珠 MARGARITA　为珍珠贝科动物珍珠贝、马氏珍珠贝或蚌科动物等贝类动物形成的无核珍珠；属动物药、安神药和平肝熄风药。”[9]

《中华本草》：“珍珠《本经逢原》　【异名】真珠《雷公炮炙论》，蚌珠《南方志》，真珠子《绍兴本草》，药珠《宝庆本草折衷》，珠子《儒门事亲》，濂珠《增订伪药条辨》……【来源】为珍珠贝科动物合浦珠母贝、珠母贝、大珠母贝、长耳珠母贝或蚌科动物三角帆蚌、褶纹冠蚌、背角无齿蚌等贝壳中外套膜受刺激形成的珍珠。［原动物］①合浦珠母贝 Pteria martensii（Dunker）［Pteria martensii（Dunker）］　又名：马氏珍珠贝、珍珠贝。②珠母贝 Pinctada margaritifera（Linnaeus）　又名：珍珠贝。③大珠母贝 Pinctada maxima（Jameson）　又名：白蝶贝，珍珠贝。④长耳珠母贝 Pinctada chemnitzi（Philippi）　又名：解氏珠母贝。⑤三角帆蚌 Hyriopsis cumingii（Lea）　又名：大燕蛤蜊。⑥褶纹冠蚌 Cristaria plicata（Leach）　又名：湖蚌、燕蛤蜊、大江贝、水壳。⑦背角无齿蚌 Anodenta wioodiana（Lea）　又名：河蛤蜊、蛤蜊、河蚌。”[16]

《中华人民共和国药典》：“珍珠 Margarita　本品为珍珠贝科动物马氏珍珠贝 Pteria martensii（Dunker）、蚌科动物三角帆蚌 Hyriopsis cumingii（Lea）或褶纹冠蚌 Cristaria plicata（Leach）等双壳类动物受刺激形成的珍珠。自动物体内取出，洗净，干燥。”[7]

5　参考文献

1　宋·唐慎微．证类本草．北京：人民卫生出版社，1957，414

2　明·陈嘉谟．本草蒙筌．北京：人民卫生出版社，1988，428

3 明·李中梓. 雷公炮制药性解. 见：中国医学大成（二）. 长沙：岳麓书社，1990，162
4 明·李中梓. 本草征要. 见：李中梓医学全书. 北京：中国中医药出版社，1999，155
5 清·黄宫绣. 本草求真. 上海：上海科学技术出版社，1959，186
6 清·张秉成. 本草便读. 上海：上海卫生出版社，1957，111
7 国家药典委员会编. 中华人民共和国药典·一部. 北京：化学工业出版社，2000，185
8 江苏新医学院编. 中药大辞典. 上海：上海科学技术出版社，1977，1493
9 《中医大辞典》编辑委员会编. 中医大辞典·中药分册. 北京：人民卫生出版社，1982，238
10 《中医学》编辑委员会. 中国医学百科全书·中医学. 上海：上海科学技术出版社，1997，1261
11 吴兰成. 中国中医药学主题词表. 北京：中医古籍出版社，1996，Ⅱ-570
12 中华人民共和国卫生部药政管理局主编. 中药材手册. 北京：人民卫生出版社，1998，664
13 《全国中草药汇编》编写组编. 全国中草药汇编. 上册. 北京：人民卫生出版社，1996，589
14 中华人民共和国卫生部药政管理局编. 全国中药炮制规范. 北京：人民卫生出版社，1988，343
15 徐国钧等主编. 中国药材学. 北京：中国医药科技出版社，1996，1770
16 国家中医药管理局《中华本草》编委会. 中华本草. 第九册. 上海：上海科学技术出版社，1999，69
17 南北朝·雷敩. 雷公炮炙论. 上海：上海中医学院出版社，1986，44
18 唐·李珣. 海药本草. 北京：人民卫生出版社，1997，85
19 宋·苏颂. 本草图经. 合肥：安徽科学技术出版社，1994，473
20 宋·寇宗爽. 本草衍义. 上海：商务印书馆，1937，107
21 明·刘文泰. 本草品汇精要. 北京：人民卫生出版社，1982，684
22 明·李时珍. 本草纲目. 北京：人民卫生出版社，1982，2527
23 明·卢之颐. 本草乘雅半偈. 北京：人民卫生出版社，1986，461
24 清·陈士铎. 本草新编. 北京：中国中医药出版社，1996，301
25 清·汪昂. 本草易读. 北京：人民卫生出版社，1987，338
26 清·张璐. 本经逢原. 上海：上海科学技术出版社，1959，226
28 金·张从正. 儒门事亲. 郑州：河南科学技术出版社，1986
29 清·郑奋扬. 增订伪药条辨. 上海：科技卫生出版社，1959
31 清·汪昂. 本草备要. 北京：中国中医药出版社，1998，269

294 珍珠母

Zhenzhumu

Concha Margaritifera

1 定名依据

1.1 正名

1.1.1 汉文名：珍珠母［为蚌科动物三角帆蚌 Hyriopsis cumingii（Lea）、褶纹冠蚌 Cristaria plicata（Leach）或珍珠贝科动物马氏珍珠贝 Pteria martensii（Dunker）的贝壳］。

1.1.2 英文名：nacre.

1.2 依据

1.2.1 定名的文献依据

(1)《饮片新参》下册："珍珠母。形色：介属色白，内外光洁，有五彩，多层片结成。性味：咸平凉微腥。功能：平肝潜阳，安神魂……"[1]

(2)《中华人民共和国药典》："珍珠母 Concha margaritifera　本品为蚌科动物三角帆蚌 Hyriopsis cumingii（Lea）、褶纹冠蚌 Cristaria plicata（Leach）或珍珠贝科动物马氏珍珠贝 Pteria martensii（Dunker）的贝壳。去肉，洗净，干燥。"[2]

(3)《普通高等教育中医药类规划教材·中药学》："珍珠母《本草图经》　为蚌科动物三角帆蚌 Hyriopsis cumingii（Lea）和褶纹冠蚌 Cristaria plicata（Leach）的蚌壳或珍珠贝科动物珍珠贝 Pteria margaritifera（L.）、马氏珍珠贝 Pteria martensii（Dunker）等贝类动物贝壳的珍珠层。"[3]

(4)《中药大辞典》："珍珠母《饮片新参》　【异名】珠牡、珠母《本草图经》，明珠母《中药志》。【基原】为珍珠贝 Pteria martensii（L.）、马氏珍珠贝 Pinctada margaritifera（Dunker）或蚌科动物几种河蚌贝壳的珍珠层。[原动物] ①珍珠贝 Pteria martensii（L.），又名：珍珠贝。②马氏珍珠贝 Pinctada margaritifera（Dunker）③三角帆蚌 Hyriopsis cumingii（Lea），又名：大燕蛤蜊。④褶纹冠蚌 Cristaria plicata（Leach），又名：湖蚌、燕蛤蜊、大江贝、水壳。⑤背角无齿蚌 Anodenta wioodiana（Lea）　又名：河蛤蜊、蛤蜊、河蚌。"[4]

(5)《中医大辞典·中药分册》："珍珠母　见《饮片新参》。又名真珠母。为蚌科动物褶纹冠蚌 Cristaria plicata Leach 或三角帆蚌 Hyriopsis cumingii Lea、谢线裂脊蚌 Schistodesmus lampreyanus Baird et Adams 等贝壳的珍珠层。"[5]

(6)《中国医学百科全书·中医学》："珍珠母　始载于《本草图经》。又名珠母、珠牡、明珠母。为蚌科动物褶纹冠蚌 Cristaria plicata（Leach）、三角帆蚌 Hyriopsis cumingii（Lea）、谢线裂脊蚌 Schis todesmus lampreyanus（Baird et Adams）等贝壳的珍珠层。全年可采或用制钮扣剩下的贝壳，加碱水煮，然后放清水中浸洗，刮去外层黑皮，煅烧至松脆。"[6]

(7)《中国中医药学主题词表》："珍珠母 CONCHA MARGARITIFERA USTA　为珍珠贝科动物珠贝、马科珍珠贝或蚌科动物贝壳的珍珠层；属动物药、安神药和平肝熄风药。"[7]

(8)《中药材手册》[8]、《全国中草药汇编》[9]、《全国中药炮制规范》[10]、《中国药材学》[11]、《中华本草》[12]等现代中药著作多以"珍珠母"作为本品正名。

1.2.2　定名选择的理由

(1) 珍珠母 Concha margaritifera，为蚌科动物三角帆蚌 Hyriopsis cumingii（Lea）、褶纹冠蚌 Cristaria plicata（Leach）或珍珠贝科动物马氏珍珠贝 Pteria martensii（Dunker）的贝壳。"珍珠母"作为本品正名始见于 1936 年版《饮片新参》[1]。

(2) 我国最新出版的《中华人民共和国药典》[2]、《普通高等教育中医药类规划教材·中药学》[3]以及辞书类著作《中医大辞典·中药分册》[5]、《中药大辞典》[4]、《中国医学百科全书·中医学》[6]等均以"珍珠母"作为本品正名。已经广泛应用于中医药学文献的标引和检索的《中国中医药学主题词表》[7]也以"珍珠母"作为本品的正式主题词。现代本草著作如《全国中草药汇编》[9]、《中华本草》[12]、《中国药材学》[11]、《中药材手册》[8]、《全国中药炮制规范》[10]等虽记载了不少本品各地的俗称，但也无一例外以"珍珠母"作为本品的正名。说明"珍珠母"作为本品正名已成为共识。

1.3 与正名等效的名词：无。

2 源流考释

珍珠母［蚌科动物三角帆蚌 Hyriopsis cumingii（Lea）、褶纹冠蚌 Cristaria plicata（Leach）或珍珠贝科动物马氏珍珠贝 Pteria martensii（Dunker）的贝壳］始载于宋·苏颂《本草图经》，称为“珠牡”，又名“珠母”。如《本草图经》卷十四：“真珠，《本经》不载所出州土，今出廉州，北海亦有之，生于珠牡（俗谓珠母）。珠牡，蚌类也。按《岭表录异》：廉州边海中有州岛，岛上有大池，谓之珠池。每岁刺史亲监珠户，入池采老蚌，割取珠以充贡。池虽在海上，而人疑其底与海通，池水乃淡，此不可测也。”[14] 其后的本草著作大多即在“真珠”项下介绍本品，如宋·寇宗奭《本草衍义》[16]、明·刘文泰《本草品汇精要》[17]、陈嘉谟《本草蒙筌》[19]、李时珍《本草纲目》[18]。

古代著作中记载的本品异名尚有“珠牡”、“珠母”《本草图经》[14] 等。如《本草图经》曰：“真珠，《本经》不载所出州土，今出廉州，北海亦有之，生于珠牡（俗谓珠母）。珠牡，蚌类也。按《岭表录异》：廉州边海中有州岛，岛上有大池，谓之珠池。每岁刺史亲监珠户，入池采老蚌，割取珠以充贡。池虽在海上，而人疑其底与海通，池水乃淡，此不可测也。”[14]

“珍珠母”作为本品正名始见于1936年版《饮片新参》下册：“珍珠母。形色：介属色白，内外光洁，有五彩，多层片结成。性味：咸平凉微腥。功能：平肝潜阳，安神魂……”[1]。其后本草著作即以“珍珠母”为正名记载本品，如《中药材手册》[8]、《中华人民共和国药典》[2]、《普通高等教育中医药类规划教材·中药学》[3]、《中药大辞典》[4]、《中医大辞典·中药分册》[5]、《中国医学百科全书·中医学》[6]、《中国中医药学主题词表》[7]、《中药材手册》[8]、《全国中草药汇编》[9]、《全国中药炮制规范》[10]、《中国药材学》[11]、《中华本草》[12] 等。同时尚记载有“真珠母”、“明珠母”、“大蚌壳”《中药材手册》[8] 等各地的俗称。还记载有本品原动物“三角帆蚌”的异名“大燕蛤蜊”《中药大辞典》[4]；原动物“褶纹冠蚌”的异名“湖蚌”、“燕蛤蜊”、“大江贝”、“水壳”《中药大辞典》[4]；原动物“马氏珍珠贝”的异名“合浦珠母贝”、“珍珠贝”《中华本草》[12] 等。

3 附录

3.1 又称：煅珍珠母（处方用名）。

3.2 俗称：真珠母，明珠母，大蚌壳。

3.3 曾称：珠牡、珠母《本草图经》。

3.4 原植物名称：三角帆蚌，大燕蛤蜊，褶纹冠蚌，湖蚌，燕蛤蜊，大江贝，水壳，马氏珍珠贝，合浦珠母贝，珍珠贝。

4 文献通考

《本草图经》卷十四：“真珠，《本经》不载所出州土，今出廉州，北海亦有之，生于珠牡（俗谓珠母）。珠牡，蚌类也。按《岭表录异》：廉州边海中有州岛，岛上有大池，谓之珠池。每岁刺史亲监珠户，入池采老蚌，割取珠以充贡。池虽在海上，而人疑其底与海通，池水乃淡，此不可测也。”[14]

《本草衍义》卷十七："真珠，小儿惊热药中多用。河北塘、泺中亦有。围及寸者，色多微红。珠母与廉州珠母不相类，但清水急流处，其色光白，水浊及不流处，其色暗。"[16]

《本草品汇精要》卷二十九："真珠，无毒。真珠，主手足皮肤逆胪，镇心。绵裹塞耳，主聋。敷面，令人润泽好颜色。粉点目中，主肤翳障膜（《名医》所录）。【名】真珠子。"[17]

《本草蒙筌》卷十一："真珠，气寒。无毒。老蚌生者（蚌即珠母，惟老者生多，小者少有）。出廉州海岛大池（属广东，海中有州岛，岛上有池谓之珠池。人疑其底与海通，池水乃淡，此不可测也）。刺史掌之，督珠户岁采充贡。圆大寸围为上，光莹不暗极优。得此售人，价值难估。"[19]

《本草纲目》卷四十六："真珠，（宋《开宝》）。【释名】珍珠《开宝》、蚌珠《南方志》、蠙珠《禹贡》……宗奭曰：河北溏泺中，亦有围及寸者，色多微红，珠母与廉州者不相类。但清水急流处，其色光白；浊水及不流处，其色暗也……《冀越集》云：禹贡言'淮夷蠙珠'，后世乃出岭南。今南珠色红，西洋珠色白，北海珠色微青，各随方色也……又《南越志》云：珠有九品：以五分至一寸八、九分者为大品，有光彩。一边小平似覆釜者，名璫珠。次则走珠、滑珠等品也。《格古论》云：南番珠色白圆耀者为上，广西者次之。北海珠色微青者为上，粉白、油黄者下也。西番马价珠为上，色青如翠，其老色、夹石粉青、有油烟者下也。凡蚌闻雷则痝瘦。其孕珠如怀孕，故谓之珠胎。中秋无月，则蚌无胎。"[18]

《饮片新参·下册》："珍珠母。形色：介属色白，内外光洁，有五彩，多层片结成。性味：咸平凉微腥。功能：平肝潜阳，安神魂……"[1]

《中药材手册》："珍珠母　本品为蚌科动物三角帆蚌 Hyriopsis cumingii（Lea）、褶纹冠蚌 Cristaria plicata（Leach）的蚌壳或珍珠贝科动物马氏珍珠贝 Pteria martensii（Dunker）的贝壳经煅烧而成。另外，商品中有部分手工业残余物作珍珠母用。【别名】真珠母、明珠母、大蚌壳。"[8]

《全国中草药汇编》："珍珠母　别名：真珠母、明珠母。来源：为蚌科数种产珍珠的淡水蚌类，如三角帆蚌 Hyriopsis cumingii Lea、射线裂脊蚌 Schistodesmus lampreyanus Baird et Adams、背壳无齿蚌 Anadonta woodiana Lea 或褶纹冠蚌 Cristaria plicata Leach 等的贝壳。药材多为制作钮扣剩下的残料。"[9]

《中药大辞典》："珍珠母《饮片新参》　【异名】珠牡、珠母《本草图经》，明珠母《中药志》。【基原】为珍珠贝 Pteria martensii（L.）、马氏珍珠贝 Pinctada margaritifera（Dunker）或蚌科动物几种河蚌贝壳的珍珠层。［原动物］①珍珠贝 Pteria martensii（L.），又名：珍珠贝。②马氏珍珠贝 Pinctada margaritifera（Dunker）③三角帆蚌 Hyriopsis cumingii（Lea），又名：大燕蛤蜊。④褶纹冠蚌 Cristaria plicata（Leach），又名：湖蚌、燕蛤蜊、大江贝、水壳。⑤背角无齿蚌 Anodenta wioodiana（Lea）　又名：河蛤蜊、蛤蜊、河蚌。"[4]

《中医大辞典·中药分册》："珍珠母　见《饮片新参》。又名真珠母。为蚌科动物褶纹冠蚌 Cristaria plicata Leach 或三角帆蚌 Hyriopsis cumingii Lea、谢线裂脊蚌 Schistodesmus lampreyanus Baird et Adams 等贝壳的珍珠层。"[5]

《中国医学百科全书·中医学》："珍珠母　始载于，本草图经》。又名珠母、珠牡、明珠母。为蚌科动物褶纹冠蚌 Cristaria plicata（Leach）、三角帆蚌 Hyriopsis cumingii（Lea）、谢线裂脊蚌 Schis todesmus lampreyanus（Baird et Adams）等贝壳的珍珠层。全年可采或用制钮扣剩下的贝壳，加碱水煮，然后放清水中浸洗，刮去外层黑皮，煅烧至松脆。"[6]

《全国中药炮制规范》："珍珠母　［处方用名］珍珠母、煅珍珠母。【来源】本品为蚌科动物三角帆蚌 Hyriopsis cumingii（Lea）、褶纹冠蚌 Cristaria plicata（Leach）的蚌壳或珍珠贝科动物马氏珍珠贝 Pteria martensii（Dunker）的贝壳。养殖或野生。主产于江苏、浙江、湖北、安徽、广东、广西等地。全年均可采收。用碱水煮过，漂净，干燥。药材以片大、色白、酥松而不碎、有'珠光'者为佳。"[10]

《中国药材学》："珍珠母　【别名】明珠母，真珠母。【来源】本品为软体动物瓣鳃纲真瓣鳃目蚌科动物三角帆蚌 Hyriopsis cumingii（Lea）、褶纹冠蚌 Cristaria plicata（Leach）等的蚌壳或异柱目珍珠贝科动物马氏珍珠贝 Pteria martensii（Dunker）等除去角质层的贝壳。"[11]

《中国中医药学主题词表》："珍珠母 CONCHA MARGARITIFERA USTA　为珍珠贝科动物珠贝、马科珍珠贝或蚌科动物贝壳的珍珠层；属动物药、安神药和平肝熄风药。"[7]

《普通高等教育中医药类规划教材·中药学》："珍珠母《本草图经》　为蚌科动物三角帆蚌 Hyriopsis cumingii（Lea）和褶纹冠蚌 Cristaria plicata（Leach）的蚌壳或珍珠贝科动物珍珠贝 Pteria margaritifera（L.）、马氏珍珠贝 Pteria martensii（Dunker）等贝类动物贝壳的珍珠层。三角帆蚌和褶纹冠蚌在全国各地的江河湖沼中均产，珍珠贝和马氏珍珠贝主产于海南岛、广东、广西沿海。全年均可采收。去肉后将贝壳用碱水煮过，漂净，刮去外层黑皮，晒干。生用或煅用。用时打碎。"[3]

《中华本草》："珍珠母《饮片新参》　【异名】珠牡、珠母《本草图经》，真珠母《宝庆本草折衷》，明珠母《中药志》。【来源】为蚌科动物褶纹冠蚌 Cristaria plicata（Leach）、三角帆蚌 Hyriopsis cumingii（Lea）或珍珠贝科动物合浦珠母贝 Pteria martensii（Ounker）的贝壳。［原动物］①合浦珠母贝 Pteria martensii（Dunker）［Pteria martensii（Dunker）］　又名：马氏珍珠贝、珍珠贝。②珠母贝 Pinctada margaritifera（Linnaeus）　又名：珍珠贝。③大珠母贝 Pinctada maxima（Jameson）　又名：白蝶贝，珍珠贝。④长耳珠母贝 Pinctada chemnitzi（Philippi）　又名：解氏珠母贝。⑤三角帆蚌 Hyriopsis cumingii（Lea）　又名：大燕蛤蜊。⑥褶纹冠蚌 Cristaria plicata（Leach）　又名：湖蚌、燕蛤蜊、大江贝、水壳。⑦背角无齿蚌 Anodenta wioodiana（Lea）　又名：河蛤蜊、蛤蜊、河蚌。"[12]

《中华人民共和国药典》："珍珠母 Concha margaritifera　本品为蚌科动物三角帆蚌 Hyriopsis cumingii（Lea）、褶纹冠蚌 Cristaria plicata（Leach）或珍珠贝科动物马氏珍珠贝 Pteria martensii（Dunker）的贝壳。去肉，洗净，干燥。"[2]

5　参考文献

1　民国·王一仁. 饮片新参. 上海：千顷堂书局，1936
2　国家药典委员会. 中华人民共和国药典. 一部. 北京：化学工业出版社，2000，186

3 雷载权．普通高等教育中医药类规划教材·中药学．上海：上海科学技术出版社，1995，257
4 江苏新医学院．中药大辞典．上海：上海科学技术出版社，1977，1495
5 《中医大辞典》编辑委员会．中医大辞典·中药分册．北京：人民卫生出版社，1982，238
6 《中医学》编辑委员会．中国医学百科全书·中医学．上海：上海科学技术出版社，1997，1195
7 吴兰成．中国中医药学主题词表．北京：中医古籍出版社，1996，Ⅱ-570
8 中华人民共和国卫生部药政管理局．中药材手册．北京：人民卫生出版社，1998，665
9 《全国中草药汇编》编写组．全国中草药汇编．上册．北京：人民卫生出版社，1996，616
10 中华人民共和国卫生部药政管理局．全国中药炮制规范．北京：人民卫生出版社，1988，344
11 徐国钧等主编．中国药材学．北京：中国医药科技出版社，1996，1768
12 国家中医药管理局《中华本草》编委会．中华本草．第九册．上海：上海科学技术出版社，1999，72
13 清·张璐．本经逢原．上海：上海科学技术出版社，1959，226
14 宋·苏颂．本草图经．合肥：安徽科学技术出版社，1994，473
15 宋·唐慎微．证类本草．北京：人民卫生出版社，1957，414
16 宋·寇宗奭．本草衍义．上海：商务印书馆，1937，107
17 明·刘文泰．本草品汇精要．北京：人民卫生出版社，1982，684
18 明·李时珍．本草纲目．北京：人民卫生出版社，1982，2527
19 明·陈嘉谟．本草蒙筌．北京：人民卫生出版社，1988，428

295 荆芥
jingjie
Herba Schizonepetae

1 定名依据

1.1 正名

1.1.1 汉文名：荆芥（唇形科植物荆芥 Schizonepeta tenuifolia Briq. 的干燥地上部分）。

1.1.2 英文名：fineleaf schizonepeta herb.

1.2 依据

1.2.1 定名的文献依据

(1)《证类本草》卷二十八："假苏，味辛，温，无毒……臣禹锡等谨按蜀本注引吴氏本草云：名荆芥，叶似落藜而细，蜀中生啖之。"[1]

(2)《增广太平和剂图经本草药性总论》："荆芥，味辛，温，无毒。主寒热，鼠瘘，瘰疬生疮，破结聚气，下瘀血，除湿痹。陈士良云：主血劳，风气壅满，背脊疼痛，虚汗，理丈夫脚气，筋骨烦疼及阴阳毒，伤寒头痛，头旋眼眩，手足筋急。穗：治产后血晕。一名：假苏。日华子云：利五脏，消食，下气，醒酒。煎茶治头风，出汗。豉汁煎治暴伤寒病者勿用。"[2]

(3)《汤液本草》卷六："荆芥穗，气温，味辛、苦。"[3]

(4)《本草品汇精要》卷三十九："荆芥，无毒 植生。荆芥，主寒热鼠瘘，瘰疬生疮，破结聚气，下瘀血，除湿痹（《神农本经》）。【名】鼠蓂　姜芥　假苏【苗】。”[4]

(5)《本草蒙筌》卷二：“荆芥，味辛、苦，气温。气味俱薄，浮而升，阳也。无毒。山谷生，在处有。作苏香气，又名假苏。夏末采收，阴干待用。须取花实成穗，能清头目上行。发表能解利诸邪，通血脉传送五脏。下瘀血除湿痹，破结聚散疮痍。”[5]

(6)《本草备要》：“荆芥，一名假苏。轻，宣，发表，祛风，理血。辛苦而温，芳香而散。入肝经气分，兼行血分。其性升浮能发汗（又云：止冷汗、虚汗），散风湿，清头目，利咽喉。治伤寒头痛，中风口噤，身强项直，口面㖞斜，目中黑花。”[6]

(7)《备急千金要方》卷十二：“芫花、桔梗、紫菀、大戟、乌头、附子、天雄、白术、荛花、狼毒、五加皮、莽草、王不留行、瓜蒌根、栾荆、踯躅、麻黄、白芷、荆芥、茵芋各十分……右六十四味，并不治不择不炙不熬，但振去尘土，捣以粗罗下之，即与人服无所忌。”[7]

(8)《太平圣惠方》卷九：“治伤寒二日候诸方，夫伤寒二日……宜服荆芥散方。荆芥（一两）　附子（一两炮裂去皮脐）　前胡（一两）　麻黄（二两去根节）　甘草（半两炙微赤锉）　白术（一两）　人参（一两去芦头）　陈橘皮（一两汤浸去白瓤焙），上件药。捣筛为散。每服四钱。”[8]

(9)《三因极一病证方论》卷十六：“荆芥汤，治风热肺壅，咽喉肿痛，语声不出，喉中如有物哽，咽之则痛甚。荆芥穗（半两）　桔梗（二两）　甘草（一两）上为锉散。每服四钱，水一盏，姜三片，煎六分，去滓温服。”[9]

(10)《中华人民共和国药典》：“荆芥 Herba schizonepetae　本品为唇形科植物荆芥 Schizonepeta tenuifolia Briq. 的干燥地上部分。夏、秋二季花开到顶、穗绿时采割，除去杂质，晒干。”[10]

(11)《普通高等教育中医药类规划教材·中药学》：“荆芥《本经》　为唇形科一年生草本植物荆芥 Schizonepeta tenuifolia Briq. 的地上部分。主产于江苏、浙江及江西等地。多系人工栽培。秋季采收，阴干切段。生用、炒黄或炒炭。”[11]

(12)《中药大辞典》：“荆芥《吴普本草》　【异名】假苏、鼠蓂《本经》，鼠实、姜芥《吴普本草》，稳齿菜《滇南本草》，四棱杆蒿《中药志》。【基原】为唇形科植物荆芥的全草。【原植物】荆芥 Schizonepeta tenuifolia（Benth.）Briq.”[12]

(13)《中医大辞典·中药分册》：“荆芥　出《吴普本草》。又名假苏、稳齿菜、四棱杆蒿。为唇形科植物荆芥 Schizonepeta tenuifolia（Benth.）Briq. 的全草。”[13]

(14)《中国医学百科全书·中医学》：“荆芥　始载于《神农本草经》。原名假苏，又名鼠实、姜芥、稳齿菜。为唇形科植物荆芥 Schizonepeta tenuifolia（Benth.）Briq. 带花穗的地上部分。秋季花开到顶，穗绿时采收，割取地上部分，晒干，称全荆芥；采收花穗晒干，称荆芥穗。”[14]

(15)《中国中医药学主题词表》：“荆芥 SCHIZONEPETA TENUIFOLIA　属唇形科；属辛温解表药和祛风药　D 裂叶荆芥。”[15]

(16)《中药志》[16]、《中药材手册》[17]、《全国中草药汇编》[18]、《全国中药炮制规范》[19]、《中国药材学》[20]、《中华本草》[21]等现代中药著作多以“荆芥”作为本品正名（参见“文献通考”）。

1.2.2　定名选择的理由

(1) 荆芥 Herba Schizonepetae，系唇形科植物 Schizonepeta tenuifolia Briq. 的地上部分。“荆芥”之名始见于三国·吴普《吴普本草》，“荆芥”作为本品正名始见于宋·佚名《增广太平和剂图经本草药性总论》，其后的本草著作大多即以“荆芥”为正名载录本药，如元·王好古《汤液本草》，明·刘文泰《本草品汇精要》、陈嘉谟《本草蒙筌》，清·汪昂《本草备要》等。

(2) 古代方书唐·孙思邈《备急千金要方》始即以“荆芥”作为正名组方，宋以后更有许多以“荆芥”命名的方剂，如宋·王怀隐《太平圣惠方》“荆芥散”、陈言《三因极一病证方论》“荆芥汤”等。

(3) 我国最新出版的《中华人民共和国药典》、《普通高等教育中医药类规划教材·中药学》以及辞书类著作《中医大辞典·中药分册》、《中药大辞典》、《中国医学百科全书·中医学》等均以“细辛”作为本品正名。已经广泛应用于中医药学文献的标引和检索的《中国中医药学主题词表》也以“细辛”作为本品的正式主题词。现代本草著作如《中药志》、《全国中草药汇编》、《中华本草》、《中国药材学》、《中药材手册》、《全国中药炮制规范》等虽记载了不少本品各地的俗称，但也无一例外以“荆芥”作为本品的正名。说明“荆芥”作为本品正名已成为共识。

1.3 与正名等效的名词：无。

2 源流考释

荆芥（唇形科植物 Schizonepeta tenuifolia Briq. 的地上部分）原名“假苏”，又名“鼠蓂”，始载于汉《神农本草经》：“假苏，味辛温，主寒热、鼠瘘、瘰疬、生疮，破结聚气，下瘀血，除湿痹。一名鼠蓂”[22]。其后的本草著作大多即以“假苏”为正名记载本品，如三国·吴普《吴普本草》[23]、魏晋《名医别录》[24]、南北朝·陶弘景《本草经集注》[25]、唐·苏敬《新修本草》[26]、宋·苏颂《本草图经》[27]、唐慎微《证类本草》[1]、寇宗奭《本草衍义》[28]。

“荆芥”之名始见于汉末吴普《吴普本草》[23]，该书沿用《神农本草经》记载以“假苏”为正名，同时又记载了“鼠实”、“姜芥”、“荆芥”三种异名。如《吴普本草·菜类》：“假苏，《要术》卷三，一名鼠蓂《大观》《证类》《纲目》无此文，《御览》（各校本作“一名鼠实”），一名姜芥也。叶似落藜而细。蜀中生啖之。”[23] 又，《证类本草》在“假苏”条下引《吴普本草》云：“名荆芥，叶似落藜而细，蜀中生啖之。”[1] 须予指出的是，《吴普本草》所载的本药异名“鼠实”，其后的古代本草（如唐·苏敬等撰《新修本草本草》[26]，宋·唐慎微《证类本草》[1]等）在述及本药异名时鲜有载录，而多载有《神农本草经》[22]中首载的本药异名“鼠蓂”，故“鼠实”疑为《吴普本草》对“鼠蓂”的误载（1987 年人民卫生出版社出版的辑校本《吴普本草》已径改为“鼠蓂”[23]）。

此后诸家本草多沿用吴普之说，以“荆芥”作为“假苏”的异名，如唐·苏敬《新修本草》[26]，宋·唐慎微《证类本草》[1]。但唐·陈士良《食性本草》则认为“荆芥”、“假苏”不同，如《证类本草》引《食性本草》曰：“荆芥主血劳……假苏又别。按假苏叶锐圆，多野生，以香气似苏，故呼为苏。”[1] 宋·苏颂《本草图经》据此也认为荆芥、假苏应是二物：“医官陈巽处，江左人，谓假苏荆芥实两物……恭（指苏恭）以本经一名姜芥，姜、荆声近，便为荆芥，非也。”[27] 明·李时珍则认为陈士良、苏颂系臆测之词，而吴普之言当可信。他说："普乃东汉末人，去别录时未远，其言当不谬，故唐人苏恭祖其说。而陈士良、苏颂复启为两物之疑，亦臆说尔。"[29]

"荆芥"作为正名的方书始见于唐·孙思邈《备急千金要方》，该书在卷十二"芫花散"中首次将"荆芥"作为正名组方："芫花、桔梗、紫菀、大戟、乌头、附子、天雄、白术、荛花、狼毒、五加皮、莽草、王不留行、瓜蒌根、栾荆、踯躅、麻黄、白芷、荆芥、茵芋各十分……右六十四味，并不治不择不炙不熬，但振去尘土，捣以粗罗下之，即与人服无所忌。"[7]此后不仅有许多医书以"荆芥"为正名组方，而且有不少方书以"荆芥"命名方剂，如宋·王怀隐《太平圣惠方》[8]的"荆芥散"（荆芥、附子、前胡等），宋·陈言《三因极一病证方论》[9]的"荆芥汤"（荆芥、桔梗、甘草）等。

本草著作唐·孟诜《食疗本草》中只有"荆芥"而无"假苏"，后人"据文中药名立条"，将"荆芥"列为本药正名："荆芥（假苏），〈温〉。（一）辟邪气，除劳，传送五脏不足气，助脾胃。多食薰人五脏神。通利血脉，发汗，动渴疾……（四）荆芥，一名菥蓂。"[30]

"荆芥"作为本药正名的本草著作始见于宋·佚名《增广太平和剂图经本草药性总论》："荆芥，味辛，温，无毒。主寒热，鼠瘘，瘰疬生疮，破结聚气，下瘀血，除湿痹。陈士良云：主血劳，风气壅满，背脊疼痛，虚汗，理丈夫脚气，筋骨烦疼及阴阳毒，伤寒头痛，头旋眼眩，手足筋急。穗：治产后血晕。一名假苏。"[2]此后，大多本草即以"荆芥"为正名载录本药。如金·李杲《珍珠囊补遗药性赋》[31]、元·王好古《汤液本草》[3]，明·兰茂《滇南本草》[32]、刘文泰《本草品汇精要》[4]、陈嘉漠《本草蒙筌》[5]、杜文燮《药鉴》[33]、李中梓《雷公炮制药性解》[34]、《本草征要》[35]、清·张志聪《本草崇原》[36]、蒋居祉《本草择要纲目》[37]、陈士铎《本草新编》[38]、汪昂《本草易读》[39]、汪昂《本草备要》[6]、张璐《本经逢原》[40]、叶桂《本草经解》[41]、吴仪洛《本草从新》[42]、严西亭《得配本草》[43]、沈金鳌《要药分剂》[44]、黄宫绣《本草求真》[45]、陈念祖《神农本草经读》[46]、姚澜《本草分经》[47]、杨时泰《本草述钩元》[48]、陈其瑞《本草撮要》[49]、张秉成《本草便读》[50]、周岩《本草思辨录》[51]及日本稻宣义《炮炙全书》[52]。

明、清时期本草载录本药亦有沿用"假苏"为正名者，如明·李时珍《本草纲目》[29]、《本草乘雅半偈》[53]等。而明·兰茂《滇南本草》既记载有"荆芥"，又记载有"假苏"，同时尚首次记载了本药异名"稳齿菜"，如该书第三卷曰："假苏，一名荆芥，南方呼为姜芥。花似扫帚，夏末采之……勐笼地区作菜食，令不染瘟疫。兼之，男妇老幼从不落齿，皆呼为稳齿菜。"[54]

古代著作记载的本品异名尚有"胡荆芥"、"新罗荆芥"、"石荆芥"，如宋·苏颂《本草图经》曰："又有胡荆芥，俗呼新罗荆芥、石荆芥，体性相近，入药亦同"[27]。明·李时珍《本草纲目》[29]亦予以沿载。

现代有关著作均以"荆芥"作为本品正名，如《中华人民共和国药典》[10]、《普通高等教育中医药类规划教材·中药学》[11]、《中药大辞典》[12]、《中医大辞典·中药分册》[13]、《中国医学百科全书·中医学》[14]、《中国中医药学主题词表》[15]、《中药志》[16]、《中药材手册》[17]、《全国中草药汇编》[18]、《全国中药炮制规范》[19]、《中国药材学》[20]、《中华本草》[21]等。同时尚记载有"线芥"、"四棱杆蒿"《中药志》[16]，"香荆芥"《全国中草药汇编》[18]，“小茴香”《中华本草》[21]等各地的俗称。还记载有本品原植物“荆芥”的异名“线芥”、“四棱杆高”《中药志》[16]，“裂叶荆芥”、“香荆芥”、“小茴香”《中华本草》[21]等。

3 附录

3.1 又称：炒荆芥、荆芥炭、芥穗炭、荆芥穗炭、黑荆芥、醋荆芥、蜜荆芥（饮片规格名），全荆芥、荆芥穗（药材商品名）。

3.2 俗称：线芥（江西、湖南），四棱杆蒿（河北），香荆芥（河北），小茴香（四川）。

3.3 曾称：假苏、鼠蓂《神农本草经》，鼠实、姜芥《吴普本草》，胡荆芥、新罗荆芥、石荆芥《本草图经》，稳齿菜《滇南本草》。

3.4 原植物名称：荆芥，线芥（江西、湖南），四棱杆高（北方各省），裂叶荆芥，香荆芥（河北），小茴香（四川）。

4 文献通考

《神农本草经》卷二：“假苏，味辛，温。主寒热鼠瘘，瘰疬生创，破结聚气，下瘀血，除湿痹。一名鼠蓂。生川泽（旧在菜部，今移）。”[22]

《吴普本草·菜类》：“假苏，《要术》卷三，一名鼠蓂《大观》《证类》《纲目》无此文，《御览》（各校本作“一名鼠实”），一名姜芥也。叶似落藜而细。蜀中生啖之。”[23]

《名医别录》卷二：“假苏，无毒。一名姜芥。生汉中。”[24]

《本草经集注》：“假苏，味辛，温，无毒。主治寒热，鼠瘘，瘰疬，生疮，结聚气破散之，下瘀血，除湿痹。一名鼠蓂，一名姜芥。生汉中川泽。方药亦不复用。”[25]

《新修本草》卷十八：“假苏，味辛，温，无毒。主寒热鼠瘘，瘰疬生疮，结聚气破散之，下瘀血，除湿痹。一名鼠蓂，一名姜芥。生汉中川泽。方药亦不复用。【谨案】此药，即菜中荆芥是也，姜、荆声讹矣。先居草部中，今人食之，录在菜部也。”[26]

《备急千金要方》卷十二：“芫花、桔梗、紫菀、大戟、乌头、附子、天雄、白术、荛花、狼毒、五加皮、莽草、王不留行、瓜蒌根、栾荆、踯躅、麻黄、白芷、荆芥、茵芋各十分……右六十四味，并不治不择不炙不熬，但振去尘土，捣以粗罗下之，即与人服无所忌。”[7]

《食疗本草》：“荆芥（假苏）〈温〉（据文中药名立条。原引文列于“假苏”下）。(一）辟邪气，除劳，传送五脏不足气，助脾胃。多食薰人五脏神。通利血脉，发汗，动渴疾。〔嘉·证〕（二）又，杵为末，醋和封风毒肿上。〔证〕（三）患丁肿，荆芥一把，水五升，煮取二升，冷，分二服。〔证〕（四）荆芥一名菥蓂。〔遗〕”[30]

《太平圣惠方》卷九：“治伤寒二日候诸方，夫伤寒二日……治伤寒二日。头项强。四肢烦疼。宜服荆芥散方。荆芥（一两）　附子（一两炮裂去皮脐）　前胡（一两）　麻黄（二两去根节）　甘草（半两炙微赤锉）　白术（一两）　人参（一两去芦头）　陈橘皮（一两汤浸去白瓤焙），上件药。捣筛为散。每服四钱。以水一中盏。入生姜半分。枣三枚。煎至六分。去滓。不计时候稍热服。以衣覆出汗。”[8]

《本草图经》卷十七：“假苏，荆芥也。生汉中川泽，今处处有之。叶似落藜而细，初生香辛可啖，人取作生菜。古方稀用。近世医家治头风，虚劳，疮疥，妇人血风等为要药。并取花实成穗者，曝干入药，亦多单用，效甚速。又以一物治产后血晕，筑心眼倒，风缩欲死者。取干荆芥穗，捣筛，每用末二钱匕，童子小便一酒盏，调热服，立效。口噤者，挑齿，闭者灌鼻中，皆效。近世名医用之，无不如神云。医官陈巽处，江左人谓假苏、荆芥实两物。"[27]

《证类本草》卷二十八："假苏，味辛，温，无毒。主寒热鼠瘘，瘰疬生疮，破结聚气，下瘀血，除湿痹。一名鼠蓂，一名姜芥。生汉中川泽。陶隐居云：方：药亦不复用。唐本注云：此药即菜中荆芥是也，姜、荆声讹耳。先居草部中，今人食之，录在菜部也。今按：陈藏器本草云：荆芥，去邪，除劳渴，出汗，除冷风，煮汁服之。捣和醋，敷疔肿。臣禹锡等谨按蜀本注引吴氏本草云：名荆芥，叶似落藜而细，蜀中生啖之。药性论云：荆芥，可单用。治恶风贼风，口面㖞邪，遍身𤸷痹，心虚忘事，益力添精，主辟邪毒气，除劳。久食动渴疾，治疔肿。取一握，切，以水五升，煮取二升，冷，分二服。主通利血脉，传送五脏不足气，能发汗，除冷风。又捣末和醋封毒肿。孟诜云：荆芥，多食熏人五脏神。陈士良云：荆芥，主血劳，风气壅满，背脊疼痛，虚汗，理丈夫脚气，筋骨烦疼及阴阳毒，伤寒头痛，头旋目眩，手足筋急。本草呼为假苏，假苏又别。按假苏叶锐圆，多野生，以香气似苏，故呼为苏。日华子云：荆芥，利五脏，消食下气，醒酒。作菜生、熟食。并煎茶，治头风并出汗。豉汁煎，治暴伤寒。"[1]

《本草衍义》卷十九："假苏，荆芥也，只用穗。治产后血晕，及中风目带上、四肢强直。为末，二三钱，童子小便一小盏，调，下咽，良久即活，甚有验。"[28]

《增广太平和剂图经本草药性总论》："荆芥，味辛，温，无毒。主寒热，鼠瘘，瘰疬生疮，破结聚气，下瘀血，除湿痹。陈士良云：主血劳，风气壅满，背脊疼痛，虚汗，理丈夫脚气，筋骨烦疼及阴阳毒，伤寒头痛，头旋眼眩，手足筋急。穗：治产后血晕。一名：假苏。日华子云：利五脏，消食，下气，醒酒。煎茶治头风，出汗。豉汁煎治暴伤寒病。者勿用。"[2]

《珍珠囊补遗药性赋》卷一："荆芥穗，清头目、便血，疏风散疮之用。"卷四："血风血晕问荆芥假苏。"并注曰："假苏，即荆芥。味辛、苦，无毒。下气，除劳，兼治头痛。"[31]

《三因极一病证方论》卷十六："荆芥汤，治风热肺壅，咽喉肿痛，语声不出，喉中如有物哽，咽之则痛甚。荆芥穗（半两）　桔梗（二两）　甘草（一两），上为锉散。每服四钱，水一盏，姜三片，煎六分，去滓温服。"[9]

《汤液本草》卷六："荆芥，穗，气温，味辛、苦。"[3]

《滇南本草》卷二："荆芥，穗，味辛、苦，性微温。上清头目诸风，止头痛，明目。解肺肝咽喉热痛，消肿，除诸毒，发散疮痈。治便血，止女子暴崩，消风热，通肺气鼻窍塞闭。（附方）　治寒邪伏于肺腑，头目眩疼，鼻流清涕，目珠胀疼，羞明怕日。荆芥穗（一钱）白菊花（一钱五分）　川芎（一钱）　栀仁（二钱炒）　引用灯芯草煎服。（又荆芥汤）　治咽喉红肿，乳蛾疼痛，饮食不下，发热，口吐痰涎，头痛。昔一人得伤寒症，头疼发热，咽喉肿痛，饮食不下。口吐痰涎，舌苔黄厚，用解表发散之药不效，至十五六日，得此方痊愈。"[32]

《滇南本草》卷三："假苏，一名荆芥，南方呼为姜芥。花似扫帚，夏末采之。然滇南之荆芥与别省不同，惟南荆芥功效不同。味辛，性温。无毒。"[54]

《本草品汇精要》卷三十九："荆芥，无毒　植生。荆芥，主寒热，鼠瘘，瘰疬生疮。破结聚气，下瘀血，除湿痹（《神农本经》）。【名】鼠蓂　姜芥　假苏。【苗】〔图经曰〕荆芥，即假苏也。叶似落藜而细，初生香辛可啖，人取作生菜食之，江左人以其香气似苏故名假苏。又有胡荆芥，俗呼为新罗荆芥、石荆芥，体性相近，入药亦同。"[4]

《本草蒙筌》卷二："荆芥，味辛、苦，气温。气味俱薄，浮而升，阳也。无毒。山谷生，在处有。作苏香气，又名假苏。夏末采收，阴干待用。须取花实成穗，能清头目上行。发表能解利诸邪，通血脉传送五脏。下瘀血除湿痹，破结聚散疮痍。"[5]

《本草纲目》卷十四："假苏，《本经·中品》。【校正】自菜部移入此。【释名】姜芥《别录》、荆芥《吴普》、鼠蓂《本经》。弘景曰：假苏方药不复用。恭曰：此即菜中荆芥也，姜芥声讹尔。先居草部，今录入菜部。士良曰：荆芥本草呼为假苏。假苏又别是一物。叶锐圆，多野生，以香气似苏，故呼为苏。颂曰：医官陈巽言：江左人谓假苏、荆芥实两物。苏恭以本草一名姜芥，荆姜声讹，谓为荆芥，非矣。"[29]

《药鉴》卷二："荆芥，气温，味辛苦，气味俱薄，升也，阳也。能凉血疏风，上清头目。辟邪毒，宣五脏，除劳渴，通血脉，除湿痹，破结气，行瘀血，解肌表，诸疮疡风热皆用之。与羌活同用，能除血湿。与蝉蜕同用，能散风邪。与红花同用，能行恶血。"[33]

《雷公炮制药性解》卷四："荆芥，味辛苦，性微温无毒，入肺肝二经。主结气瘀血，酒伤食滞，能发汗，去皮毛诸风，凉血热，疗痛痒诸疮，其治产晕如神，陈久者良。"[34]

《本草征要》卷一："荆芥，味辛、性温、无毒。入肝经，反驴肉、无鳞鱼、河豚、蟹、黄颡鱼。散风邪：清巅顶。利咽喉，透麻疹。化瘀血，消瘰疬。理疮疡，破聚结。"[35]

《本草乘雅半偈·第四帙》："假苏，《本经·中品》。界域相连，依真傍假呼卢，应六性相近也。【气味】辛温，无毒。"[53]

《本草崇原》卷中："荆芥，气味辛温，无毒。主治寒热鼠瘘，瘰疬生疮，破结聚气，下瘀血，除湿疸。"[36]

《本草择要纲目·寒性药品》："荆芥，【气味】辛温无毒。浮而升。阳也。入足厥阴经气分。"[37]

《本草新编》卷三："荆芥，味辛、苦，气温，浮而升，阳也，无毒。能引血归经，清头目之火，通血脉，逐邪气，化瘀血，除湿痹，破结聚，散疮痍。"[38]

《炮炙全书》卷二："荆芥，辛、苦、温，去枝茎生用，治下焦血炒黑用与河豚、黄颡鱼、驴肉相反，若同日食之多致丧命，不可不痛戒也。"[52]

《本草易读》卷四："荆芥茎穗七十三，炒用。反驴肉、无鳞鱼。陈久者良。一名假苏。"[39]

《本草备要》："荆芥，一名假苏。轻，宣，发表，祛风，理血。辛苦而温，芳香而散。入肝经气分，兼行血分。其性升浮能发汗（又云：止冷汗、虚汗），散风湿，清头日，利咽喉。治伤寒头痛，中风口噤，身强项直，口面㖞斜，目中黑花。"[6]

《本经逢原》卷二："荆芥，又名假苏。辛微温，无毒。产后止血，童便制黑用。凡食河豚及一切无鳞鱼与驴肉俱忌之；食黄颡鱼后服之，令人吐血，惟地浆可解。与蟹同食动风。"[40]

《本草经解》卷四："【荆芥】，气温。味辛。无毒。主寒热鼠瘘瘰疬生疮。破积聚气。下瘀血。除湿疸。荆芥气温。禀天春升之木气。入足少阳胆经、足厥阴肝经。味辛无毒。"[41]

《本草从新》卷二："荆芥，一名假苏。轻宣发表、祛风理血。辛苦而温。芳香而散。入肝经气分。兼行血分。其性升浮。能发汗。散风湿。利咽喉。清头目。治伤寒头痛。中风口噤。身强项直。口面㖞斜。目中黑花。其气温散。能助脾消食。"[42]

《得配本草》卷二："荆芥，即假苏。一名姜芥。反鱼、蟹、河豚、驴肉。辛、苦、温。入足厥阴经气分，兼入血分。散瘀破结，通利血脉。"[43]

《要药分剂》卷一："荆芥，味辛。性温。无毒。得春气而生。升也。阳也。反驴肉、无鳞鱼。"[44]

《本草求真·上编》："荆芥，（芳草）散肝　肌肤气分风邪仍兼血分疏泄。荆芥（专入肝）。辛苦而温。芳香而散。气味轻扬。故能入肝经气分。驱散风邪。凡风在于皮里膜外。而见肌肤灼热。头目昏眩。咽喉不利。身背疼痛者。用此治无不效。"[45]

《神农本草经读》卷三："荆芥，气味辛、温，无毒。主寒热，鼠瘘瘰疬，生疮，破结聚气，下淤血，除湿疸。【参】荆芥气温，禀木气而入肝胆。味辛无毒，得金味而入肺。"[46]

《本草分经·原例》："荆芥，辛苦温，芳香升浮，入肝经气分兼行血分，发汗散风湿，通利血脉，助脾消食，能散血中之风，清热散瘀，破结解毒，为风病血病疮家要药，风在皮里膜外者宜之。"[47]

《本草述钩元》卷八："荆芥，茎穗味辛微苦。气温。性微凉。气味俱薄。浮而升也。肝经气分药。能搜肝气。主恶风贼风。口面㖞斜。手足筋急。或遍身㾬痹。通血脉。除湿痹。散结聚气。转送五脏不足气。又主血劳。风气壅满。"[48]

《本草撮要》卷一："【荆芥】，味辛。入足厥阴经。功专治产后血晕。得石膏治风热头痛。得甘草洗烂疬。头旋目晕。荆芥穗微炒三钱。酒煎服神效。若用酒洗元参一钱。荆芥穗一钱。泡汤常饮亦可。治血炒黑用。反鱼蟹河豚驴肉。"[49]

《本草便读·草部》："荆芥，邪风袭于血分者。可散可疏。浮热客于上部者。能清能利。芳香之气。用穗则更可上升。经产所需。炒黑又宜于营分。力可达肝而及肺。味则辛苦以微温。"[50]

《本草思辨录》卷二："荆芥，考古治头项风强，一切偏风中风口噤，及吐血衄血下血，多重任荆芥，是其所司，总不离血中之风。能于血中散风，即系于血中行气，海藏故谓之肝经气药。但肝经之气，不能不涉及少阳，本经所主鼠瘘瘰疬即少阳病也。"[51]

《中药志》："荆芥　本品为常用中药。商品主要为栽培品，系唇形科植物荆芥的地上部分或全草。……【原植物】荆芥　别名：线芥（江西、湖南），四棱杆蒿（河北）。Schizonepeta tenuifolia（Benth.）Briq.［Nepeta tenuifolia Benth.］——唇形科 Labiatae"[16]

《中药材手册》："荆芥［纲目名假苏，列入草部芳草类］　本品为唇形科植物荆芥 Schizonepeta tenuifolia Briq. 的干燥地上部分。其干燥花穗即药材荆芥穗。原植物系一年生草本，野生与栽培均有。北方地区大多为野生，南方地区均为栽培。【别名】线芥、四棱杆蒿。"[17]

《全国中草药汇编》："荆芥　别名：香荆芥、线芥、四棱杆蒿、假苏。来源：为唇形科荆芥属植物荆芥 Schizonepeta tenuifolia Briq. 的全草和花（果）穗（荆芥穗）。”[18]

《中药大辞典》：“荆芥《吴普本草》　【异名】假苏、鼠蓂《本经》，鼠实、姜芥《吴普本草》，稳齿菜《滇南本草》，四棱杆蒿《中药志》。【基原】为唇形科植物荆芥的全草。【原植物】荆芥 Schizonepeta tenuifolia（Benth.）Briq.”[12]

《中医大辞典·中药分册》：“荆芥　出《吴普本草》。又名假苏、稳齿菜、四棱杆蒿。为唇形科植物荆芥 Schizonepeta tenuifolia（Benth.）Briq. 的全草。”[13]

《中国医学百科全书·中医学》：“荆芥　始载于《神农本草经》。原名假苏，又名鼠实、姜芥、稳齿菜。为唇形科植物荆芥 Schizonepeta tenuifolia（Benth.）Briq. 带花穗的地上部分。秋季花开到顶，穗绿时采收，割取地上部分，晒干，称全荆芥；采收花穗晒干，称荆芥穗。”[14]

《全国中药炮制规范》：“荆芥　［处方用名］荆芥、炒荆芥、荆芥炭、荆芥穗、荆芥穗炭。【来源】本品为唇形科植物荆芥 Schizonepeta tenuifolia Briq. 的干燥地上部分或花穗。栽培或野生。主产于江苏、浙江、江西、河北、湖南等地。夏、秋二季花开到顶。穗绿色时采割，除去杂质，干燥。药材以色淡黄绿、穗长而密、香气浓者为佳。”[19]

《中国药材学》：“荆芥　【别名】假苏、线芥（江西、湖南），四棱杆蒿、香荆芥（湖北）。【来源】本品为唇形科植物裂叶荆芥 Schizonepeta tenuifolia（Benth.）Briq. 的地上部分。”[20]

《中国中医药学主题词表》：“荆芥 SCHIZONEPETA TENUIFOLIA　属唇形科；属辛温解表药和祛风药　D 裂叶荆芥”[15]

《普通高等教育中医药类规划教材·中药学》：“荆芥《本经》　为唇形科一年生草本植物荆芥 Schizonepeta tenuifolia Briq. 的地上部分。主产于江苏、浙江及江西等地。多系人工栽培。秋季采收，阴干切段。生用、炒黄或炒炭。”[11]

《中华本草》：“荆芥《吴普本草》　【异名】假苏、鼠蓂《本经》，姜芥《别录》……【来源】为唇形科植物裂叶荆芥和多裂叶荆芥的茎叶和花穗。【原植物】①裂叶荆芥 Schizonepeta tenuifolia（Benth.）Briq.　［Nepeta tenuifolia Benth.］　又名：香荆芥（河北），四棱杆蒿（北方各省），小茴香（四川）。②多裂叶荆芥 Schizonepeta multifida（L.）Briq.［Nepeta multifida L.］　又名：裂叶荆芥《中药志》。”[21]

《中华人民共和国药典》：“荆芥 Herba schizonepetae　本品为唇形科植物荆芥 Schizonepeta tenuifolia Briq. 的干燥地上部分。夏、秋二季花开到顶、穗绿时采割，除去杂质，晒干。”[10]

5　参考文献

1　宋·唐慎微．证类本草．北京：人民卫生出版社，1957，513

2　宋·佚名．增广太平和剂图经本草药性总论．见：增广太平惠民和剂局方．海口：海南出版社，2002，515

3　元·王好古．汤液本草．见：景印文渊阁四库全书（745）．北京：中医古籍出版社，1986，914

4　明·刘文泰．本草品汇精要．北京：人民卫生出版社，1982，873

5　明·陈嘉谟．本草蒙筌．北京：人民卫生出版社，1988，102

6　清·汪昂．本草备要．北京：中国中医药出版社，1998，43

7　唐·孙思邈．备急千金要方．北京：人民卫生出版社，1955，224

8 宋·王怀隐. 太平圣惠方. 北京：人民卫生出版社，1958，242
9 宋·陈言. 三因极一病证方论. 北京：人民卫生出版社，1957
10 国家药典委员会编. 中华人民共和国药典. 一部. 北京：化学工业出版社，2000，186
11 雷载权主编. 普通高等教育中医药类规划教材·中药学. 上海：上海科学技术出版社，1995，32
12 江苏新医学院编. 中药大辞典. 上海：上海科学技术出版社，1977，1553
13 《中医大辞典》编辑委员会编. 中医大辞典·中药分册. 北京：人民卫生出版社，1982，247
14 《中医学》编辑委员会. 中国医学百科全书·中医学. 上海：上海科学技术出版社，1997，966
15 吴兰成主编. 中国中医药学主题词表. 北京：中医古籍出版社，1996，197
16 中国医学科学院药物研究所等编. 中药志. 第四册. 北京：人民卫生出版社，1993，520
17 中华人民共和国卫生部药政管理局主编. 中药材手册. 北京：人民卫生出版社，1998，450
18 《全国中草药汇编》编写组编. 全国中草药汇编. 上册. 北京：人民卫生出版社，1996，628
19 中华人民共和国卫生部药政管理局编. 全国中药炮制规范. 北京：人民卫生出版社，1988，231
20 徐国钧等主编. 中国药材学. 北京：中国医药科技出版社，1996，1550
21 国家中医药管理局《中华本草》编委会. 中华本草. 第七册. 上海：上海科学技术出版社，1999，194
22 汉·神农本草经. 清顾观光重辑本. 北京：人民卫生出版社，1955，71
23 三国·吴普. 吴普本草. 北京：人民卫生出版社，1987，80
24 魏晋·名医别录. 北京：人民卫生出版社，1986，156
25 南北朝·陶弘景. 本草经集注. 北京：人民卫生出版社，1994，317
26 唐·苏敬等撰. 新修本草. 合肥：安徽科学技术出版社，1981，470
27 宋·苏颂. 本草图经. 合肥：安徽科学技术出版社，1994，581
28 宋·寇宗奭. 本草衍义. 上海：商务印书馆，1937，130
29 明·李时珍. 本草纲目. 北京：人民卫生出版社，1982，913
30 唐·孟诜. 食疗本草. 北京：人民卫生出版社，1984，145
31 金·李杲. 珍珠囊补遗药性赋. 见：中国医学大成（二）. 长沙：岳麓书社，1990，96
32 明·兰茂. 滇南本草. 第二卷. 昆明：云南人民出版社，1977，381
33 明·杜文燮. 药鉴. 北京：中国中医药出版社，1993，43
34 明·李中梓. 雷公炮制药性解. 见：中国医学大成（二）. 长沙：岳麓书社，1990，148
35 明·李中梓. 本草征要. 见：李中梓医学全书. 北京：中国中医药出版社，1999，121
36 清·张志聪. 本草崇原. 北京：中国中医药出版社，1992，70
37 清·蒋居祉. 本草择要纲目. 见：珍本医书集成. 本草类. 上海：上海科学技术出版社，1985，24
38 清·陈士铎. 本草新编. 北京：中国中医药出版社，1996，123
39 清·汪昂. 本草易读. 北京：人民卫生出版社，1987，169
40 清·张璐. 本经逢原. 上海：上海科学技术出版社，1959，64
41 清·叶桂. 本草经解. 上海：上海科学技术出版社，1958，107
42 清·吴仪洛. 本草从新. 北京：中医古籍出版社，2001，42
43 清·严西亭. 得配本草. 上海：上海卫生出版社，1957，54
44 清·沈金鳌. 要药分剂. 上海：上海科学技术出版社，1959，18
45 清·黄宫绣. 本草求真. 上海：上海科学技术出版社，1959，80
46 清·陈念祖. 神农本草经读. 北京：人民卫生出版，1959，30
47 清·姚澜. 本草分经. 上海：上海科学技术出版社，1989，126
48 清·杨时泰. 本草述钩元. 上海：科技卫生出版社，1958，198
49 清·陈其瑞. 本草撮要. 见：珍本医书集成. 本草类. 上海：上海科学技术出版社，1985，8

50 清·张秉成. 本草便读. 上海：上海卫生出版社，1957，37
51 清·周岩. 本草思辨录. 北京：人民卫生出版，1960，51
52 ［日］稻宣义. 炮炙全书. 北京：中医古籍出版社，1981，93
53 明·卢之颐. 本草乘雅半偈. 北京：人民卫生出版社，1986，205
54 明·兰茂. 滇南本草. 昆明：云南人民出版社，1959

296 茜草
Qiancao
Radix Rubiae

1 定名依据

1.1 正名

1.1.1 汉文名：茜草（为茜草科植物茜草 Rubia cordifolia L. 的干燥根及根茎）。

1.1.2 英文名：india madder root.

1.2 依据

1.2.1 定名的文献依据

(1)《本草经集注》卷一："茜根，味苦，寒，无毒。主治寒湿风痹，黄疸，补中……此则今染绛茜草也。东间诸处乃有而少，不如西多。今世道经方不甚服用。此当以其为治少而丰贱故也。[1]

(2)《滇南本草》卷三："茜草，味苦，性寒。止吐血，行血，破瘀血，走经络，止筋骨疼痛。"[2]

(3)《本草纲目》卷十八："茜草，《本经·上品》。【校正】并入有名未用《别录》苗根。【释名】蒨（音茜）、茅蒐（音搜）、茹藘（音如间）、地血《别录》、染绯草《蜀本》、血见愁《土宿》、风车草《土宿》、过山龙《补遗》、牛蔓。"[3]

(4)《本草新编》卷三："茜草，味苦，气寒，阴中微阳，无毒。入胃、脾二经。止下血崩漏，始跌折损伤，散瘀血。女子经滞不行，妇人产后血晕，体黄成疸，皆能治之。但只行血而不补血，宜同补气之药以行血，不宜同补血之药以散气。至于各书言其能补虚热，且治劳伤后，虚语耳，吾未见其功也。"[4]

(5)《本草备要》："茜草，通，行血。色赤入营，气温行滞，味酸走肝，而咸走血《本经》苦寒)，入厥阴（心包、肝）血分。能行血止血（能行故能止。消瘀通经，又能止吐崩尿血)，消瘀通经（酒煎一两，通经甚效)。"[5]

(6)《本草从新》卷五："茜草，通、行血。色赤入营。气温行滞。味酸走肝。而咸走血（本经苦寒)。入厥阴血分（心包、肝)。能行血止血（能行故能止、消瘀通经、又能止吐崩尿血)。消瘀通经……一名茹芦。一名血见愁。根可染绛。忌铁。"[6]

(7)《中华人民共和国药典》："茜草 Radix rubiae　本品为茜草科植物茜草 Rubia cordifolia L. 的干燥根及根茎。春、秋二季采挖，除去泥沙，干燥。"[7]

(8)《普通高等教育中医药类规划教材·中药学》："茜草《本经》　为茜草科多年生草

本植物茜草 Rubia cordifolia L. 的根及根茎。主产于安徽、江苏、山东、河南、陕西等地。春、秋二季采挖，除去茎叶、洗净，晒干，生用或炒用。"[8]

(9)《中药大辞典》："茜草（《本草》·原作茜根） 【异名】血见愁《土宿本草》，过山龙《格致余论》，地苏木、活血丹《纲目拾遗》……【原植物】茜草《本经》Rubia cordifolia L.。"[9]

(10)《中医大辞典·中药分册》："茜草 出《神农本草经》。又名茹藘、活血丹、血见愁、活血草。为茜草科植物茜草 Rubia cordifolia L. 的根及根茎。"[10]

(11)《中国医学百科全书·中医学》："茜草 始载于《神农本草经》。原名茜根，又名血见愁。为茜草科植物茜草 Rubia cordifolia L. 的根及根茎。春、秋两季采挖，除去茎叶与泥砂，晒干或烘干。"[11]

(12)《中国中医药学主题词表》："茜草 RUBIA CORDIFOLIA 属茜草科、活血祛瘀药和止血药（中药）"[12]

(13)《中药志》[13]、《中药材手册》[14]、《全国中草药汇编》[15]、《全国中药炮制规范》[16]、《中国药材学》[17]、《中华本草》[18]等现代中药著作多以"茜草"作为本品正名。

1.2.2 定名选择的理由

(1) 茜草 Radix rubiae，为茜草科植物茜草 Rubia cordifolia L. 的干燥根及根茎。"茜草"之名始见于南北朝·陶弘景《本草经集注》，"茜草"作为本品正名始见于明·兰茂《滇南本草》，其后的本草著作，如明·李时珍《本草纲目》，清·陈士铎《本草新编》、汪昂《本草备要》、吴仪洛《本草从新》等在载录本品时即以"茜草"作为正名，并一直沿用至今。

(2) 我国最新出版的《中华人民共和国药典》、《普通高等教育中医药类规划教材·中药学》以及辞书类著作《中医大辞典·中药分册》、《中药大辞典》、《中国医学百科全书·中医学》等均以"茜草"作为本品正名。已经广泛应用于中医药学文献的标引和检索的《中国中医药学主题词表》也以"茜草"作为本品的正式主题词。现代本草著作如《中药志》、《中药材手册》、《全国中草药汇编》、《全国中药炮制规范》、《中国药材学》、《中华本草》等虽记载了不少本品各地的俗称，但也无一例外以"茜草"作为本品的正名。说明"茜草"作为本品正名已成为共识。

1.3 与正名等效的名词：无。

2 源流考释

茜草（茜草科植物茜草 Rubia cordifolia L. 的干燥根及根茎）始载于《五十二病方》[19]，称为"茹卢本"，如汉《五十二病方》："干骚（瘙）方：以雄黄二两，水银两少半，头脂一升，……，取茹卢（芦）本，以酒渍之，后日一夜，而以【涂（塗）】之，已（四一二）。"[19]《神农本草经》称之为"茜根"；如汉《神农本草经》卷一曰："茜根，味苦，寒。主寒湿，风痹，黄疸，补中。生川谷。"[20]

"茜草"之名始见于南北朝·陶弘景《本草经集注》卷一："茜根，味苦，寒，无毒。主治寒湿风痹，黄疸，补中。止血，内崩，下血，膀胱不足，踒跌，蛊毒。久服益精气，轻身。可以染绛。一名地血，一名茹藘，一名茅搜，一名倩。生乔山川谷。二月、三月采根，曝干（畏鼠姑）。此则今染绛茜草也。东间诸处乃有而少，不如西多。今世道经方不甚服用。此当以其为治少而丰贱故也。”[1] “茜草”作为本草正名始见于明·兰茂《滇南本草》：“茜草，味苦，性寒。止吐血，行血，破瘀血，走经络，止筋骨疼痛。”[2]其后本草著作即以“茜草”为正名记载本品，如明·陈嘉谟《本草蒙筌》[21]、李时珍《本草纲目》[3]，清·陈士铎《本草新编》[4]、汪昂《本草备要》[5]、沈金鳌《要药分剂》[22]、张璐《本经逢原》[23]、黄宫绣《本草求真》[24]、姚澜《本草分经》[25]、吴其浚《植物名实图考》[26]、严西亭《得配本草》[27]、陈其瑞《本草撮要》[28]、张秉成《本草便读》[29]，明·杜文燮《药鉴》[30]等；有的以“茜根”为正名，如元·王好古《汤液本草》[31]，明·刘文泰《本草品汇精要》[32]；有的以“茜草根”为正名，如明·卢之颐《本草乘雅半偈》[33]、清·张志聪《本草崇原》[34]、杨时泰《本草述钩元》[35]；有的以“土茜草”为正名，如清·赵学敏《本草纲目拾遗》[36]。

古代著作中记载的本品异名尚有“茹藘”《诗经》[37]，“芦茹”《素问》[38]，“蒐”《说文》[3]，“地血”、“茹藘”、“茅搜”、“茜”《名医别录》[39]，“茅蒐”、“蒨草”、“地血”、“牛蔓”（陆机《诗疏》[37,40]，“蒨”《新修本草》[41]，“风车草”、“风车草”、“四补草”、“西天王草”、“四岳近阳草”、“铁塔草”、“风车儿草”《土宿真君本草》[3]，“过山龙”《本草衍义补遗》[3]，“地苏木”、“八仙草”、“活血丹”《本草纲目拾遗》[36]等。如《证类本草》引《诗经》云：“茹藘在坂者是。”[37]《神农本草经读》卷二：“茜草，气味苦、寒，无毒……又《素问》以芦茹一两，乌鲗鱼骨四两，丸以雀卵，饮以鲍鱼汁，治气竭肝伤、脱血、血枯，妇人血枯经闭，丈夫阴痿精伤，名曰四乌鲗骨一芦茹丸。芦茹即茜草也，亦取其入少阴以生血，补中宫以统血。”[38]《本草纲目》引《说文》曰：“蒐乃人血所化，则草鬼为蒐，以此也。”[3]《名医别录》曰：“可以染绛。一名地血，一名茹藘，一名茅搜，一名茜。生乔山。二月、三月采根，阴干。”[39]《本草图经》引陆机《草木疏》云：“茹藘，茅蒐，蒨草也。齐人谓之茜，徐州人谓之牛蔓。”[40]《证类本草》在“茜根”条下曰：“疏引陆机云：一名地血，齐人谓之茜。徐州人谓之牛蔓。”[37]《新修本草》卷七：“茜根，味苦，寒，无毒……一名地血，一名茹藘，一名茅搜，一名蒨。”[41]《本草纲目》卷十八：“茜草，《本经·上品》。【校正】并入有名未用《别录》苗根。【释名】蒨（音茜）、茅蒐（音搜）、茹藘（音如间）、地血《别录》、染绯草《蜀本》、血见愁《土宿》、风车草《土宿》、过山龙《补遗》、牛蔓……《土宿真君本草》云：四补草，其根茜草也。一名西天王草，一名四岳近阳草，一名铁塔草、风车儿草。”[3]清·赵学敏《本草纲目拾遗》卷三：“土茜草，一名地苏木。过山龙。风车草。此南方所产茜草也。叶四五辨成一丛，攒茎节而生，方梗柔蔓，皮糙涩棘人指，独茎直上一二尺，乃有分歧处。叶如箭镞，风吹能环转如车轮，故名。又名八仙草，以其叶相对攒簇，枝叶间生也，其根黄赤色，不可染，又名活血丹。”[36]

现代有关著作均沿用《滇南本草》的记载以“茜草”作为本品正名，如《中华人民共和国药典》[7]、《普通高等教育中医药类规划教材·中药学》[8]、《中药大辞典》[9]、《中医大辞典·中药分册》[10]、《中国医学百科全书·中医学》[11]、《中国中医药学主题词表》[12]、《中药志》[13]、《中药材手册》[14]、《全国中草药汇编》[15]、《全国中药炮制规范》[16]、《中国药材学》[17]、《中华本草》[18]等。同时尚记载有“小活血”、“小红根”、“红茜草”、“锯子草”、“拉拉藤”、“活血草”、“娃娃拳头”、“涩涩草”、“捻捻草”《中药材手册》[14]，“锯锯藤”、“拉拉秧”、“四轮车”、“挂拉豆”、“红线草”、“小血藤”

《全国中草药汇编》[15]，“红龙须根”、“沙茜秧根”、“五爪龙”、“满江红”、“九龙根”、“红棵子根”、“小孩拳”、“娃娃拳”、“拉拉秧子根”、“小活血龙”、“土丹参”、“四方红根子”、“红茜根”《中药大辞典》[9]，“四轮草”、“拉拉蔓”、“过山藤”、“红根草”、“锯锯草”《中国药材学》[17]，“入骨丹”、“红内消”《中华本草》[18]等各地的俗称。还记载有本品原植物“茜草”的异名“小活血”、“红丝线”、“血见愁”、“四轮草”、“锯子草”、“拉拉藤”、“小血”、“风车草”、“地苏木”、“入骨丹”、“穿骨草”、“涩拉秧”、“娘娘全”、“红内消”《中药志》[13]，“茹藘”、“茅蒐”、“蒨草”、“地血”、“牛蔓”、“红蓝”、“染绯草”、“西天王草”、“四岳近阳草”、“铁塔草”、“蒨藤”、“五叶藤”、“土茜苗”、“八仙草”、“金钱草”、“红茜”、“穿骨草”、“红髻巾”、“麦珠子”、“铁血藤”、“活血草”、“挂拉豆”、“山龙草”、“拈拈草”、“涩涩草”、“破血草”、“大仙藤”、“血茜草”、“草本入骨丹”、“红根藤”、“鸭蛋藤”、“染蛋草”、“红根草”、“红根草”、“拉拉藤”、“牛入参”、“锯锯草”、“粘蔓草”、“大锯锯藤”、“破血丹”、“小女儿红”《中药大辞典》[9]，“卢茹”、“四敛梗”、“舒筋草”、“小血藤”《中华本草》[18]等。

3　附录

3.1　又称：茜草炭（饮片规格名）。

3.2　俗称：娃娃拳头（山西），涩涩草、捻捻草（陕西），锯锯藤、四轮车、挂拉豆、红线草、小血藤、红龙须根（贵州），沙茜秧根（河南），五爪龙、满江红、九龙根（江苏），红棵子根、小孩拳、娃娃拳、拉拉秧子根（山东），小活血龙（浙江），土丹参、四方红根子（闽东），红茜根（江苏），拉拉秧、过山藤（西藏），红根草（福建），锯锯草（陕西），小活血，小红根，红茜草，锯子草，拉拉藤，活血草，四轮草，拉拉蔓，入骨丹，红内消。

3.3　曾称：茹蘆《诗经》，茹卢本《五十二病方》，芦茹《素问》，蒐《说文》，茜根《神农本草经》，地血、茹藘、茅搜、茜《名医别录》，茅蒐、蒨草、地血、牛蔓（陆机《诗疏》），蒨《新修本草》，风车草、风车草、四补草、西天王草、四岳近阳草、铁塔草、风车儿草《土宿真君本草》，过山龙《本草衍义补遗》，地苏木、八仙草、活血丹《本草纲目拾遗》。

3.4　原植物名称：茜草，小活血（陕西、湖南、江西、浙江、广东、福建），红丝线（陕西、江西、两广、福建），血见愁（内蒙、江西、福建、浙江、湖南、广西），四轮草（湖南、甘肃、江苏、两广），锯子草（陕西、江西、湖南），拉拉藤（东北、西北、江苏），小血（江西、广东），风车草（江西、湖南、广东），地苏木（安徽、云南），入骨丹（福建），穿骨草（福建），涩拉秧（河南），娘娘全（东北），红内消（江西），茹藘，茅蒐，蒨草，地血，牛蔓，红蓝，染绯草，西天王草，四岳近阳草，铁塔草，风车草，蒨藤，五叶藤，土茜苗，八仙草，金钱草，红茜，穿骨草，红髻巾，麦珠子，铁血藤，活血草，挂拉豆，山龙草，拈拈草，涩涩草，破血草，大仙藤，血茜草，草本入骨丹，红根藤，鸭蛋藤，染蛋草，红根草，拉拉藤，牛入参，锯锯草，粘蔓草，大锯锯藤，破血丹，小女儿红，卢茹，四敛梗，舒筋草，小血藤。

4　文献通考

《五十二病方》：“干骚（瘙）方：以雄黄二两，水银两少半，头脂一升，……。取茹卢（芦）本，鳖之，以酒渍之，后日一夜，而以【涂（塗）】之，已（四一二）。”[19]

《神农本草经》卷一：“茜根，味苦，寒。主寒湿，风痹，黄疸，补中。生川谷。”[20]

《名医别录》：“可以染绛。一名地血，一名茹藘，一名茅搜，一名茜。生乔山。二月、三月采根，阴干。”[39]

《本草经集注》：“茜根，味苦，寒，无毒。主治寒湿风痹，黄疸，补中。止血，内崩，下血，膀胱不足，踒跌，蛊毒。久服益精气，轻身。可以染绛。一名地血，一名茹藘，一名茅搜，一名倩。生乔山川谷。二月、三月采根，曝干（畏鼠姑）。此则今染绛茜草也。东间诸处乃有而少，不如西多。今世道经方不甚服用。此当以其为治少而丰贱故也。”[1]

《新修本草》卷七：“茜根，味苦，寒，无毒。主寒湿风痹，黄疸，补中。止血，内崩，下血，膀胱不足，踒跌，蛊毒。久服益精气轻身。可以染绛。一名地血，一名茹藘，一名茅搜，一名蒨。生乔山川谷。二月、三月采根，曝干。畏鼠姑。此则今染绛茜草也。东间诸处乃有而少，不如西多。今俗道经方不甚服用。此当以其为疗少而丰贱故也。《诗》云：茹藘在坂者是。”[41]

《本草图经》卷五：“茜根，一作蒨，生乔山川谷，今近处皆有之，染绯草也。许慎《说文解字》以为人血所生，叶似枣叶而头尖下阔，三、五对生节间，其苗蔓延草木上，根紫色。陆机《草木疏》云：茹藘，茅蒐，蒨草也。齐人谓之茜，徐州人谓之牛蔓。二月、三月采根，曝干。今圃人或作畦种莳。故《货殖传》云：卮茜千石，亦比千乘之家。言地利之厚也。医家用治蛊毒尤胜。《周礼》庶氏掌除蛊毒，以嘉草攻之。干宝以嘉草为蘘荷。陈藏器以为蘘荷与茜，主蛊之最也。”[40]

《证类本草》卷七：“茜根，味苦，寒。无毒。主寒湿风痹，黄疸，补中，止血，内崩，下血，膀胱不足，踒跌，蛊毒。久服益精气，轻身。可以染绛。一名地血，一名茹蘆，一名茅搜，一名茜。生乔山川谷。二月、三月采根，曝干（畏鼠姑）。陶隐居云：此则今染绛茜草也。东间诸处乃有而少，不如西多。今俗道、经方不甚服用。此当以其为疗少而丰贱故也。《诗》云茹蘆在坂者是。臣禹锡等谨按蜀本图经云：染绯草，叶似枣叶，头尖下阔，茎叶俱涩，四五叶对生节间，蔓延草木上，根紫赤色。今所在有，八月采根。尔雅云：茹蘆，茅搜。疏引陆机云：一名地血，齐人谓之茜。徐州人谓之牛蔓。药性论云：茜根，味甘。主治六极伤心肺，吐血，泻血用之。陈藏器云：茜根，主蛊，煮汁服之。今之染绯者，字亦作茜……图经曰：茜根，一作茜。生乔山山谷，今近处皆有之。染绯草也。许慎《说文解字》以为人血所生，叶似枣叶而头尖下阔，三、五对生节间，其苗蔓延草木上，根紫色。陆机《草木疏》云：茹蘆，茅搜，茜草也。齐人谓之茜，徐州人谓之牛蔓。”[37]

《汤液本草》卷四：“茜根，味苦，阴中微阳。《珍》云：去诸死血。《药性论》云：主治六极伤心肺，吐血、泻血。《日华子》云：止鼻洪，月经不止。”[31]

《滇南本草》卷三：“茜草，味苦，性寒。止吐血，行血，破瘀血，走经络，止筋骨疼痛。”[2]

《本草品汇精要》卷九：“茜根，无毒，蔓生。茜根（出《神农本经》），主寒湿，风痹，黄疸。补中（以上朱字《神农本经》）。止血，内崩，下血，膀胱不足，踒跌，蛊毒。久服，益精气，轻身，可以染绛（以上黑字《名医》所录）。【名】地血　茹藘　茅搜

牛蔓　茜。”[32]

《本草蒙筌》卷三：“茜草，茜根。味苦，气寒。阴中微阳。无毒。多产郊原，一名地血。苗牵长蔓延草上，根紫色收采春初。煎汁可染绛红，入药勿犯铜铁。”[21]

《本草纲目》卷十八：“茜草，《本经·上品》。【校正】并入有名未用《别录》苗根。【释名】蒨（音茜）、茅蒐（音搜）、茹藘（音如间）、地血《别录》、染绯草《蜀本》、血见愁《土宿》、风车草《土宿》、过山龙《补遗》、牛蔓。时珍曰：按：陆佃云：许氏《说文》言蒐乃人血所化，则草鬼为蒐，以此也。陶隐居《本草》言东方有而少，不如西方多，则西草为茜，又以此也。陆玑云：齐人谓之茜，徐人谓之牛蔓……《土宿真君本草》云：四补草，其根茜草也。一名西天王草，一名四岳近阳草，一名铁塔草、风车儿草。藏器曰：有名未用，苗根，即茜根也。茜、苗二字相似，传写之误尔。宜并之。”[3]

《本草乘雅半偈》第五帙：“茜草根，《本经·中品》……【參】曰：茜即蒨，《毛诗》所谓茹芦，蜀本所谓染绯草也。肝主色，茜色胜，当入肝；心主赤，茜色赤，当入心。具春升夏出之机，故主补中。俾通寒湿风痹，及色变于色，而致疸黄也。周官庶氏，掌除蛊毒，以嘉草攻之，蘘荷之与茜也……一名地血，一名茅搜。能入阴分，止内崩吐衄。一名风车草，一名过山龙。先人云：风龙肝属，血乃所藏，西金青木，为用是臧。”[33]

《本草新编》卷三：“茜草，味苦，气寒，阴中微阳，无毒。入胃、脾二经。止下血崩漏，始跌折损伤，散瘀血。女子经滞不行，妇人产后血晕，体黄成疸，皆能治之。但只行血而不补血，宜同补气之药以行血，不宜同补血之药以散气。至于各书言其能补虚热，且治劳伤后，虚语耳，吾未见其功也。”[4]

《本草备要》：“茜草，通，行血。色赤入营，气温行滞，味酸走肝，而咸走血《本经》苦寒），入厥阴（心包、肝）血分。能行血止血（能行故能止。消瘀通经，又能止吐崩尿血），消瘀通经（酒煎一两，通经甚效）。”[5]

《本经逢原》卷二：“茜草，《素问》名芦茹，又名茹藘，俗名血见愁。苦辛微温，无毒。《本经》主寒湿风痹，黄瘅，补中。发明，茜根色赤而性温，味苦而带辛，色赤入营，性温行滞，味辛入肝，手足厥阴血分药也。”[23]

《本草从新》卷五：“茜草，通、行血。色赤入营。气温行滞。味酸走肝。而咸走血（本经苦寒）。入厥阴血分（心包、肝）。能行血止血（能行故能止、消瘀通经、又能止吐崩尿血）。消瘀通经……一名茹芦。一名血见愁。根可染绛。忌铁。”[6]

《本草纲目拾遗》卷三：“土茜草，一名地苏木。过山龙。风车草。此南方所产茜草也。叶四五瓣成一丛，攒茎节而生，方梗柔蔓，皮糙涩棘人指，独茎直上一二尺，乃有分歧处。叶如箭镞，风吹能环转如车轮，故名。又名八仙草，以其叶相对攒簇，枝叶间生也，其根黄赤色，不可染，又名活血丹。”[36]

《本草崇原》卷中：“茜草根，气味苦寒，无毒。主治寒湿风痹、黄疸、补中。《别录》云：治蛊毒，久服益精气，轻身（茜草《诗》名茹藘，《别录》名地血，一名染绯草，又名过山龙，一名西天王草，又名风车草。始出乔山山谷及山阴谷中，东间诸处虽有而少，不如西间之多，故字从西。十二月生苗，蔓延数尺，方茎中空有筋，外有细刺，数寸一节，每节五叶，七八月开花，结实如小椒，中有细黑子，其根赤色。《周礼》庶氏掌除蛊毒，以嘉草攻之，嘉草者，襄荷与茜也。主蛊为最，故《别录》用治蛊毒）。”[34]

《要药分剂》卷一："茜草，别名血见愁。味酸咸。性寒。无毒。禀土水之气。兼得天令少阳之气以生。可升可降。阴中阴也。"[22]

《本草求真·上编》："茜草，（蔓草）入心包肝行血。茜根可染　茜草（专入心包肝）。味酸咸寒。色赤。功用略有似于紫草。但紫草则止入肝凉血。使血自为通活。此则能入肝与心包。使血必为走泄也。故凡经闭风痹黄疸。"[24]

《神农本草经读》卷二："茜草，气味苦、寒，无毒。主寒湿风痹，黄疸，补中。陈修园曰：气味苦寒者，得少阴之气化也。风寒湿三气合而为痹，而此能入足少阴，俾上下交通而旋转，则痹自愈矣。上下交通则中土自和，斯有补中之效矣。中土和则湿热之气自化，而黄疸愈矣。又《素问》以芦茹一两，乌鲗鱼骨四两，丸以雀卵，饮以鲍鱼汁，治气竭肝伤、脱血、血枯，妇人血枯经闭，丈夫阴痿精伤，名曰四乌鲗骨一芦茹丸。芦茹即茜草也，亦取其入少阴以生血，补中宫以统血。"[38]

《本草分经·原例》："茜草，酸咸温，入心包肝，行血通滞，无瘀者慎用。"[25]

《本草述钩元》卷十一："茜草根，味甘。微酸微咸。气温。阴中之阴。入手足厥阴血分。及手足少阴经。主寒湿风痹。黄疸。通经脉。补中。疗热中伤。治六极伤心肺。吐血泻血。止鼻洪尿血。并扑损瘀血。"[35]

《植物名实图考》卷二十二："茜草，本经上品……救荒本草：土茜苗，叶可煠食，子红熟可食。湖南谓之锯子草。"[26]

《得配本草》卷四："茜草，畏鼠姑。制雄黄。苦，凉。入足厥阴经血分。行血通经。除霉毒，疗乳痈。配黑豆、炙甘草，煮，治血渴。配石榴皮，治脱肛。佐乌梅、生地，治鼻衄不止。佐阿胶、侧柏，疗妇人败血。"[27]

《本草撮要》卷一："【茜草】，味苦。入手足厥阴经。功专通经脉。疗霉毒。得生地乌髭发。得阿胶、侧柏疗妇人败血。无瘀滞者忌投。一名茹藘。一名血见愁。"[28]

《本草便读·草部》："茜草，质禀咸温。入肝破血。味兼辛苦。行滞通经（茜草。辛苦咸温。色赤性燥。入心肝血分。长于破血行血。本经称其治黄瘅。别录言其治蛊毒。无不皆因瘀血而成。故又一名血见愁。即此义也）。"[29]

《药鉴》卷二："茜草，气寒，味苦，无毒，阴中微阳也。疗中多蛊毒，治跌扑损伤。吐下血如烂肝，凝积血成瘀块。虚热崩漏不止，劳伤吐衄时来。室女经滞不行，妇人产后血晕，治之皆愈。"[30]

《中药志》："茜草　本品为常用中药。商品产要为茜草科植物茜草的根……【原植物】茜草　别名：小活血（陕西、湖南、江西、浙江、广东、福建），红丝线（陕西、江西、两广、福建），血见愁（内蒙、江西、福建、浙江、湖南、广西），四轮草（湖南、甘肃、江苏、两广），锯子草（陕西、江西、湖南），拉拉藤（东北、西北、江苏），小血（江西、广东），风车草（江西、湖南、广东），地苏木（安徽、云南），入骨丹（福建），穿骨草（福建），涩拉秧（河南），娘娘全（东北），红内消（江西）。Rubia cordifolia L.（R. akane Nakai）——茜草科 Rubiaceae."[13]

《中药材手册》："茜草［纲目列入草部蔓草类］　本品为茜草科植物茜草 Rubia cordifolia L. 的干燥根及根茎。原植物系多年生攀援草本，均为野生。四川省部分地区尚以茜草的藤茎入药，称'川茜草'。此外，江苏部分地区曾将茜草科植物蓬子菜的根误作茜草入药。应注意鉴别。【别名】小活血、血见愁、小红根、红茜草、锯子草、拉拉藤、活血草、娃娃拳头（山西）、涩涩草、捻捻草（陕西）。”[14]

《全国中草药汇编》：“茜草　别名：锯锯藤、拉拉秧、活血草、红茜草、四轮车、挂拉豆、红线草、小血藤、血见愁。来源：为茜草科茜草属植物茜草 Rubia cordifolia L. [Rubia akane Nakai] 的根。”[15]

《中药大辞典》：“茜草（《本草》·原作茜根）　【异名】血见愁《土宿本草》，过山龙《格致余论》，地苏木、活血丹《纲目拾遗》，红龙须根《贵州民间方药集》，沙茜秧根《河南中药手册》，五爪龙、满江红、九龙根《江苏省植物药材志》，红棵子根、小孩拳、娃娃拳、拉拉秧子根《山东中药》，小活血龙《浙江民间草药》，土丹参、四方红根子《闽东本草》，红茜根《江苏省药材志》。【基原】为茜草科植物茜草的根及根茎。【原植物】茜草《本经》Rubia cordifolia L.，又名：茹藘《诗经》，茅蒐《毛诗传》，蒨草、地血、牛蔓（陆玑《诗疏》，红蓝《史记》徐广注），染绯草《蜀本草》，西天王草、四岳近阳草、铁塔草、风车草《土宿本草》，蒨藤、五叶藤《履巉岩本草》，土茜苗《救荒本草》，八仙草《纲目拾遗》，金钱草、红丝线、锯子草《植物名实图考》，红茜、四轮草、穿骨草、红髻巾、麦珠子、铁血藤、活血草、挂拉豆、山龙草、拈拈草、涩涩草、破血草、大仙藤、血茜草、草本入骨丹、红根藤、鸭蛋藤、染蛋草、红内消、红根草、拉拉藤、牛入参、锯锯草、粘蔓草、大锯锯藤、破血丹、小女儿红。”[9]

《中医大辞典·中药分册》：“茜草　出《神农本草经》。又名茹藘、活血丹、血见愁、活血草。为茜草科植物茜草 Rubia cordifolia L. 的根及根茎。”[10]

《中国医学百科全书·中医学》：“茜草　始载于《神农本草经》。原名茜根，又名血见愁。为茜草科植物茜草 Rubia cordifolia L. 的根及根茎。春、秋两季采挖，除去茎叶与泥砂，晒干或烘干。”[11]

《全国中药炮制规范》：“茜草　[处方用名] 茜草、茜草炭。【来源】本品为茜草科植物茜草 Rubia cordifolia L. 的干燥根及根茎。野生或栽培。全国各地区均产。主产于陕西、河北、河南、山东等地。春、秋二季采挖，除去茎苗，去净泥土及细须根、干燥。药材以条粗长，外皮色红棕、断面黄红者为佳。”[16]

《中国药材学》：“茜草　【别名】四轮草，拉拉蔓，小活血，拉拉秧、过山藤（西藏），红根草（福建），锯锯草（陕西）。【来源】本品为茜草科植物茜草 Rubia cordifolia L. 的根及根茎。”[17]

《中国中医药学主题词表》：“茜草 RUBIA CORDIFOLIA　属茜草科、活血祛瘀药和止血药（中药）。”[12]

《普通高等教育中医药类规划教材·中药学》：“茜草《本经》　为茜草科多年生草本植物茜草 Rubia cordifolia L. 的根及根茎。主产于安徽、江苏、山东、河南、陕西等地。春、秋二季采挖，除去茎叶、洗净，晒干，生用或炒用。”[8]

《中华本草》：“茜草《本草经集注》　【异名】茹藘《诗经》，茹卢本《五十二病方》，茅蒐《毛诗传》，藘茹《黄帝内经》，蒐《说文》，茜根《本经》，蒨草、地血、牛蔓（陆玑《诗疏》，芦茹《刘涓子鬼遗方》，血见愁《土宿本草》，过山龙《格致余论》，地苏木、活血丹《纲目拾遗》，红龙须根《贵州民间方药集》，沙茜秧根《河南中药手册》，五爪龙、满江红、九龙根《江苏省植物药材志》，红棵子根、拉拉秧子根《山东中药》，小活血龙《浙江民间草药》，土丹参、四方红根子《闽东本草》，红茜根《江苏省药材志》，入骨丹、红内消《中药志》……【来源】为茜草科植物茜草的根。【原植物】Rubia cordifolia L. ［Rubia akane Nakai］ 又名：芦茹《五十二病方》，染绯草《蜀本草》，西天王草、四岳近阳草、铁塔草、风车草《土宿本草》，五叶藤《履巉岩本草》，土茜苗《救荒本草》，八仙草《纲目拾遗》，锯子草《植物名实图考》，四轮草、穿骨草、山龙草、拈拈草、涩涩草、草本入骨丹、红根藤、红根草、锯锯草、粘蔓草、破血丹、小女儿红《中药大辞典》，涩拉秧《中药志》，四敛梗、舒筋草、小血藤《中药材品种论述》。”[18]

《中华人民共和国药典》：“茜草 Radix rubiae 本品为茜草科植物茜草 Rubia cordifolia L. 的干燥根及根茎。春、秋二季采挖，除去泥沙，干燥。”[7]

5 参考文献

1 南北朝·陶弘景. 本草经集注. 北京：人民卫生出版社，1994，242
2 明·兰茂. 滇南本草. 第三卷. 昆明：云南人民出版社，1977，180
3 明·李时珍. 本草纲目. 北京：人民卫生出版社，1982，1310
4 清·陈士铎. 本草新编. 北京：中国中医药出版社，1996，169
5 清·汪昂. 本草备要. 北京：中国中医药出版社，1998，64
6 清·吴仪洛. 本草从新. 北京：中医古籍出版社，2001，94
7 国家药典委员会编. 中华人民共和国药典. 一部. 北京：化学工业出版社，2000，187
8 雷载权主编. 普通高等教育中医药类规划教材·中药学. 1995，上海：上海科学技术出版社，1995，189
9 江苏新医学院编. 中药大辞典. 上海：上海科学技术出版社，1977，1567
10 《中医大辞典》编辑委员会编. 中医大辞典·中药分册. 北京：人民卫生出版社，1982，250
11 《中医学》编辑委员会. 中国医学百科全书·中医学. 上海：上海科学技术出版社，1997，1131
12 吴兰成. 中国中医药学主题词表. 北京：中医古籍出版社，1996，291
13 中国医学科学院药物研究所. 中药志. 第二册. 北京：人民卫生出版社，1993，149
14 中华人民共和国卫生部药政管理局. 中药材手册. 北京：人民卫生出版社，1998，155
15 《全国中草药汇编》编写组. 全国中草药汇编. 上册. 北京：人民卫生出版社，1996，619
16 中华人民共和国卫生部药政管理局. 全国中药炮制规范. 北京：人民卫生出版社，1988，76
17 徐国钧等主编. 中国药材学. 北京：中国医药科技出版社，1996，417
18 国家中医药管理局《中华本草》编委会. 中华本草. 第六册. 上海：上海科学技术出版社，1999，470
19 汉·五十二病方. 北京：文物出版社，1979，120－121
20 汉·神农本草经. 清顾观光重辑本. 北京：人民卫生出版社，1955，60
21 明·陈嘉谟. 本草蒙筌. 北京：人民卫生出版社，1988，154
22 清·沈金鳌. 要药分剂. 上海：上海科学技术出版社，1959，25
23 清·张璐. 本经逢原. 上海：上海科学技术出版社，1959，113
24 清·黄宫绣. 本草求真. 上海：上海科学技术出版社，1959，263
25 清·姚澜. 本草分经. 上海：上海科学技术出版社，1989，114
26 清·吴其浚. 植物名实图考. 北京：中华书局，1963，534
27 清·严西亭. 得配本草. 上海：上海卫生出版社，1957，13
28 清·陈其瑞. 本草撮要. 见：珍本医书集成. 本草类. 上海：上海科学技术出版社，1985，12
29 清·张秉成. 本草便读. 上海：上海卫生出版社，1957，34

30 明·杜文燮. 药鉴. 北京：中国中医药出版社，1993，67
31 元·王好古. 汤液本草. 见：景印文渊阁四库全书（745）. 北京：中医古籍出版社，1986，968
32 明·刘文泰. 本草品汇精要. 北京：人民卫生出版社，1982，279
33 明·卢之颐. 本草乘雅半偈. 北京：人民卫生出版社，1986，269
34 清·张志聪. 本草崇原. 北京：中国中医药出版社，1992，65
35 清·杨时泰. 本草述钩元. 上海：科技卫生出版社，1958，337
36 清·赵学敏. 本草纲目拾遗. 北京：人民卫生出版社，1983，82
37 宋·唐慎微. 证类本草. 北京：人民卫生出版社，1957，184
38 清·陈念祖. 神农本草经读. 北京：人民卫生出版，1959，15
39 魏晋·名医别录. 北京：人民卫生出版社，1986，53
40 宋·苏颂. 本草图经. 合肥：安徽科学技术出版社，1994，146
41 唐·苏敬等撰. 新修本草. 合肥：安徽科学技术出版社，1981，196

297 荜茇
Bibo
Fructus Piperis Longi

1 定名依据

1.1 正名

1.1.1 汉文名：荜茇（为胡椒科植物荜茇 Piper longum L. 的干燥近成熟或成熟果穗）。

1.1.2 英文名：long pepper.

1.2 依据

1.2.1 定名的文献依据

(1)《雷公炮炙论》中卷："荜茇，雷公云：凡使，先去挺，用头醋浸一宿，焙干，以刀刮去皮粟子令净方用，免伤人肺，令人上气。"[1]

(2)《海药本草》卷二："荜茇，谨按徐表《南州记》，本出南海，长一指，赤褐色为上。复有荜拨，短小黑，味不堪。舶上者味辛，温。又主老冷心痛，水泻，虚痢，呕逆，醋心，产后泄痢，与阿魏和合良。"[2]

(3)《本草图经》卷七："荜茇，出波斯国，今岭南有之。多生竹林内。正月发苗，作丛，高三四尺；其茎如箸；叶青圆，阔二三寸如桑，面光而厚。三月开花，白色在表；七月结子如小指大，长二寸以来，青黑色，类椹子。"[3]

(4)《证类本草》卷九："荜茇，味辛，大温，无毒。主温中下气，补腰脚，杀腥气，消食，除胃冷，阴疝痃癖。其根名荜茇没，主五劳七伤，阴汗核肿。生波斯国。此药丛生，茎、叶似蒟酱，子紧细，味辛烈于蒟酱（今附）。"[4]

(5)《本草纲目》卷十四："荜茇，（宋《开宝》）。【释名】荜拨。时珍曰：荜拨当作荜茇，出《南方草木状》，番语也。陈藏器《本草》作毕勃，《扶南传》作逼拨，《大明会典》作毕茇。又段成式《酉阳杂俎》云：摩伽陀国呼为荜拨梨，拂林国呼为阿梨诃陀。"[5]

(6)《本草从新》卷二："荜茇，一作拨。燥除胃冷、散浮热。辛热。除胃冷。祛痰消食下气。治水泻气痢，虚冷肠鸣（亦入大肠经、呕吐酸水）。冷痰恶心。痃癖阴疝。辛散阳明之浮热。治头痛（偏头风者、口含温水、随左右、以末吹一字入鼻、效）。牙痛。"[6]
(7)《中华人民共和国药典》："荜茇 Fructus piperis longi　本品为胡椒科植物荜茇 Piper longum L. 的干燥近成熟或成熟果穗。果穗由绿变黑时采收，除去杂质，晒干。"[7]
(8)《普通高等教育中医药类规划教材·中药学》："荜茇《新修本草》　为胡椒科藤本植物荜茇 Piper longum L. 的近成熟或成熟果穗。产于海南、云南、广东等地。9~10月间果穗由绿变黑时采收，晒干。生用。"[8]
(9)《中药大辞典》："荜茇《开宝本草》　【异名】荜茇《唐本草》，荜拨梨、阿梨诃陀《酉阳杂俎》，椹圣（侯宁极《药谱》），蛤蒌《赤雅》，鼠尾《中药志》。【来源】为胡椒科植物荜茇的未成熟果穗。【原植物】荜茇 Piper longum L."[9]
(10)《中国医学百科全书·中医学》："荜茇　始载于《新修本草》。为胡椒科植物荜茇 Piper longum L. 近成熟的果穗。当其由黄变黑时采摘，晒干。"[10]
(11)《中国中医药学主题词表》："荜茇 PIPER LONGUM　属胡椒科和祛寒药"[11]
(12)《中药志》[12]、《中药材手册》[13]、《全国中草药汇编》[14]、《全国中药炮制规范》[15]、《中国药材学》[16]、《中华本草》[17]等现代中药著作多以"荜茇"作为本品正名。

1.2.2　定名选择的理由

(1) 荜茇 Fructus piperis longi，为胡椒科植物荜茇 Piper longum L. 的干燥近成熟或成熟果穗。本品始载于南北朝·雷敩《雷公炮炙论》，称为"荜茇"，其后的本草著作如唐·李珣《海药本草》，宋·唐慎微《证类本草》，明·李时珍《本草纲目》，清·吴仪洛《本草从新》等在载录本品时即以"荜茇"作为正名，并一直沿用至今。
(2) 我国最新出版的《中华人民共和国药典》、《普通高等教育中医药类规划教材·中药学》以及辞书类著作《中药大辞典》、《中国医学百科全书·中医学》等均以"荜茇"作为本品正名。已经广泛应用于中医药学文献的标引和检索的《中国中医药学主题词表》也以"荜茇"作为本品的正式主题词。现代本草著作如《中药志》、《中药材手册》、《全国中草药汇编》、《全国中药炮制规范》、《中国药材学》、《中华本草》等虽记载了不少本品各地的俗称，但也无一例外以"荜茇"作为本品的正名。说明"荜茇"作为本品正名已成为共识。

1.3　与正名等效的名词：无。

2　源流考释

荜茇（胡椒科植物荜茇 Piper longum L. 的干燥近成熟或成熟果穗）始载于南北朝·雷敩《雷公炮炙论》，称为"荜茇"。如《雷公炮炙论》中卷："荜茇，凡使，先去挺，用头醋浸一宿，焙干，以刀刮去皮粟子令净方用，免伤人肺，令人上气。"[1]其后的本草著作均以"荜茇"为正名载录本品，如唐·段成式《酉阳杂俎》[18]、唐·李珣《海药本草》[2]、宋·苏颂《本草图经》[3]、唐慎微《证类本草》[4]、寇宗爽《本草衍义》[19]、佚名《增广太平和剂图经本草药性总论》[20]，明·刘文泰《本草品汇精要》[21]、李时珍《本草纲目》[5]、李中梓《本草征要》[22]、李中梓《雷公炮制药性解》[23]、卢之颐《本草乘雅半偈》[24]、日本稻宣义《炮炙全书》[25]、清·蒋居祉《本草择要纲目》[26]、汪昂

《本草易读》[27]、汪昂《本草备要》[28]、张璐《本经逢原》[29]、严西亭《得配本草》[30]、吴仪洛《本草从新》[6]、黄宫绣《本草求真》[31]、姚澜《本草分经》[32]、杨时泰《本草述钩元》[33]、陈其瑞《本草撮要》[34]等

古代著作中记载的本品异名尚有"毕勃"《本草拾遗》[5]，"荜拨梨"、"阿梨诃"《酉阳杂俎》[18]，"椹圣"、"荜拔"《药谱》[35]，"逼拨"《扶南传》[5]，"毕茇"《大明会典》[5]等。如明·李时珍《本草纲目》卷十四："荜茇（宋《开宝》)。【释名】荜拨。时珍曰：荜拨当作荜茇，出《南方草木状》，番语也。陈藏器《本草》作毕勃，《扶南传》作逼拨，《大明会典》作毕茇。"[5]《酉阳杂俎》曰："荜茇，出摩伽陁国，呼为荜拨梨；拂林国呼为阿梨诃。"[18]《药谱》："椹圣、荜拔"[35]

现代有关著作多沿用《雷公炮炙论》的记载以"荜茇"作为本品正名，如《中华人民共和国药典》[7]、《普通高等教育中医药类规划教材·中药学》[8]、《中药大辞典》[9]、《中国医学百科全书·中医学》[10]、《中国中医药学主题词表》[11]、《中药志》[12]、《中药材手册》[13]、《全国中草药汇编》[14]、《全国中药炮制规范》[15]、《中国药材学》[16]、《中华本草》[17]等；而《全国中草药汇编》则以"荜拨"为正名。同时尚记载有异名"鼠尾"《全国中草药汇编》[14]，"蛤蒌"《中药大辞典》[9]。还记载有本品原植物"荜茇"的异名"鼠尾"《中药志》[12]等。

3 附录

3.1 又称：无。

3.2 俗称：鼠尾，蛤蒌。

3.3 曾称：毕勃《本草拾遗》，荜拨梨、阿梨诃《酉阳杂俎》，椹圣、荜拔《药谱》，逼拨《扶南传》，毕茇《大明会典》。

3.4 原植物名称：荜茇，鼠尾。

4 文献通考

《雷公炮炙论》："荜茇，雷公云：凡使，先去挺，用头醋浸一宿，焙干，以刀刮去皮粟子令净方用，免伤人肺，令人上气。"[1]

《药谱》："椹圣，荜拔"[35]

《酉阳杂俎》卷十八："荜茇，出摩伽陁国，呼为荜拨梨；拂林国呼为阿梨诃。"[18]

《海药本草》卷二："荜茇，谨按徐表《南州记》，本出南海，长一指，赤褐色为上。复有荜拨，短小黑，味不堪。舶上者味辛，温。又主老冷心痛，水泻，虚痢，呕逆，醋心，产后泄痢，与阿魏和合良。亦滋食味。得诃子、人参、桂心、干姜，治脏腑虚冷，肠鸣泄痢神效。"[2]

《本草图经》卷七："荜茇，出波斯国，今岭南有之。多生竹林内。正月发苗，作丛，高三四尺；其茎如箸；叶青圆，阔二三寸如桑，面光而厚。三月开花，白色在表；七月结子如小指大，长二寸以来，青黑色，类椹子。九月收采，灰杀，曝干。南人爱其辛香，或取叶生茹之。黄牛乳煎其子，治气痢，神良。"[3]

《证类本草》卷九："荜茇，味辛，大温，无毒。主温中下气，补腰脚，杀腥气，消食，除胃冷，阴疝痃癖。其根名荜茇没，主五劳七伤，阴汗核肿。生波斯国。此药丛生，

茎、叶似蒟酱，子紧细，味辛烈于蒟酱。（今附）”[4]

《本草衍义》卷十：衍义曰：“荜茇，走肠胃中冷气、呕吐、心腹满痛。多服走泄真气，令人肠虚下重。”[19]

《增广太平和剂图经本草药性总论》：“荜茇，味辛，大温，无毒。主温中下气，补腰脚，杀腥气，消食，除胃冷，阴疝，痃癖。其根名荜茇没，主五劳七伤，阴汗，核肿。日华子云：治霍乱，冷气，心痛，血气。陈脏器云：荜茇没味辛，温，无毒。主冷气呕逆，心腹胀满，食不消，寒疝，核肿，妇人内冷无子，治腰肾冷，除血气。”[20]

《本草品汇精要》卷十一：“荜茇，无毒附根，丛生。荜茇，主温中下气，补腰脚，杀腥气，消食；除胃冷、阴疝、痃癖。根名荜茇没，主五劳七伤，阴汗，核肿（《名医所录）。”[21]

《本草纲目》卷十四：“荜茇，（宋《开宝》）。【释名】荜拨。时珍曰：荜拨当作荜茇，出《南方草木状》，番语也。陈藏器《本草》作毕勃，《扶南传》作逼拨，《大明会典》作毕茇。又段成式《酉阳杂俎》云：摩伽陀国呼为荜拨梨，拂林国呼为阿梨诃陀。”[5]

《雷公炮制药性解》卷四：“荜茇，味辛，性大温无毒，入肺脾胃膀胱四经。主温中下气，消食开痰，治阴疝，止霍乱，除泻痢日久，疗心腹冷痛。醋浸一宿，刮去皮粟子令净，方用。按：荜茇辛走肺家，温宜脾胃，膀胱肺绾，故咸入之。”[23]

《本草征要》卷三：“荜茇，味辛，性热，无毒。入肺、脾二经。去挺，醋浸一宿，焙干，刮去皮，粟子令净。温脾除呕逆，定泻理心疼。鼻渊牙痛，俱作外用。”[22]

《本草乘雅半偈·第十帙》：“荜茇，（宋《开宝》），【气味】辛大温，无毒。【主治】主温中，下气，补腰脚，杀腥气，消食，除胃冷，阴疝癖。【核】曰：荜茇，番语也。陈藏器本草作毕勃；扶南传作逼拨；大明会与作毕茇；摩伽陀国作荜拨梨；拂菻国作阿梨诃陀；近世作荜拨。不知荜茇名矣。原出波斯国，今岭南特有之。”[24]

《炮炙全书》卷一：“荜茇，辛，热，去梃用头，以醋浸一宿，焙干，刮去皮、粟子，令净，免伤肺，令人上气。”[25]

《本草择要纲目·热性药品》：“荜茇，（凡使去挺用头。以醋浸一宿。焙干。以刀刮去皮栗子令净乃用。免伤人肺。令人上气）。【气味】辛大温无毒。阳也。浮也。入手足阳明经。然辛热耗散。能动脾肺之火。多用令人目昏。”[26]

《本草易读》卷四：“荜茇六十一，去挺用头，醋浸焙用。辛，大温，无毒，性浮。入手足阳明经。温中下气，消食除冷。解虚冷之肠鸣，退逆冷之口酸，止风虫之牙痛，驱冷痰之恶心。水泻虚之疾，头痛鼻渊之疴。定霍乱而暖阴疝，补腰脚而杀腥气。多用令人上气。”[27]

《本草备要》：“荜茇，茇、一作拨。燥，除胃冷，散浮热，辛热除胃冷，温中下气，消食祛痰。治水泻气痢（牛乳点服），虚冷肠鸣（亦入大肠经），冷痰恶心，呕吐酸水，痃癖阴疝。辛散阳明之浮热，治头痛（偏头痛者，口含温水，随左右以末吹一字入鼻效）、牙痛（寒痛宜干姜、荜茇、细辛，热痛宜石膏、牙硝，风痛宜皂角、僵蚕、蜂房、二乌，虫痛宜石灰、雄黄），鼻渊。”[28]

《本经逢原》卷二：“荜茇，辛大温，无毒。醋浸刮去皮子，免伤肺上气。发明，荜茇辛热浮散，为头痛、鼻渊要药。取其能入阳明经，散浮热也。性能温中下气，治霍乱水泻，心腹满者宜之。”[29]

《本草从新》卷二：“荜茇，一作拨。燥除胃冷、散浮热。辛热。除胃冷。祛痰消食下气。治水泻气痢，虚冷肠鸣（亦入大肠经、呕吐酸水）。冷痰恶心。痃癖阴疝。辛散阳明之浮热。治头痛（偏头风者、口含温水、随左右、以末吹一字入鼻、效）。牙痛。”[6]

《得配本草》卷二：“荜茇，一名荜拨。辛，热。入手足阳明经气分，温中下气。散风寒，疗头痛。治水泻肠鸣呕逆，醋心牙痛，鼻渊、痃癖、阴疝。得诃子、人参、肉桂、干姜，治虚冷肠鸣神效。配胡椒，化蜡丸麻子大，治风虫牙痛。”[30]

《本草求真·上编》：“荜茇，（芳草）散胸腹寒逆。荜茇（专入胃。兼入脾膀胱）。气味辛热。凡一切风寒内积。逆于胸膈而见恶心呕吐（阳明胃府）；见于下部而见肠鸣冷痢水泻（太阳膀胱经）；发于头面而见齿牙头痛鼻渊（阳明胃经）。停于肚腹而见中满痞塞疼痛。”[31]

《本草分经·原例》：“荜茇，辛热，除胃冷，祛痰散阳明浮热，亦入大肠经，治泻痢，散气动火。”[32]

《本草述钩元》卷八：“荜茇，生波斯国。今岭南特有之。七月结子。如小指大。形长二寸以来。青黑色。气味正如胡椒。九月收采。子味辛气热。阳也。浮也。入手足阳明经。主治温中下气。除胃冷及霍乱冷气。水泻虚利。呕逆醋心。产后泻痢。与阿魏和合良。（诸本草）能入阳明经散浮热。治偏头痛。鼻渊牙痛。”[33]

《本草撮要》卷一：“【荜茇】，味辛热。入手足阳明经。功专除胃冷。温中下气。消食祛痰。得牛乳点服。治水泻气痢。得干姜、细辛治牙因寒痛。鼻流青涕。以末吹之甚效。令净。乃用。”[34]

《中药志》：“荜茇　本品为较常用中药。商品为胡椒科植物荜茇的干燥果穗……【原植物】荜茇　别名：鼠尾。Piper longum L. —胡椒科 Piperaceae”[12]

《中药材手册》：“荜茇［纲目名芘茇，列入草部芳草类］　本品为胡椒科植物荜茇 Piper longum L. 的干燥未成熟或成熟果穗。原植物系多年生攀援藤木，野生于热带地区竹林内。以往多用进口货，现国内野生、栽培均有，产品质量亦佳。”[13]

《全国中草药汇编》：“荜拨　别名：鼠尾。来源：为胡椒科胡椒属植物荜拨 Piper longum L. 的未成熟果穗。”[14]

《中药大辞典》：“荜茇《开宝本草》　【异名】荜茇《唐本草》，荜拨梨、阿梨诃陀《酉阳杂俎》，椹圣（侯宁极《药谱》），蛤蒌《赤雅》，鼠尾《中药志》。【来源】为胡椒科植物荜茇的未成熟果穗。【原植物】荜茇 Piper longum L.”[9]

《中国医学百科全书·中医学》：“荜茇　始载于《新修本草》。为胡椒科植物荜茇 Piper longum L. 近成熟的果穗。当其由黄变黑时采摘，晒干。”[10]

《全国中药炮制规范》：“荜茇　［处方用名］荜茇。【来源】本品为胡椒科植物荜茇 Piper longum L. 的干燥未成熟果穗。栽培或野生。主产于云南、广东等地。九月果穗由绿变黑时采收，除去杂质，干燥。药材以肥大、饱满、坚实、色黑褐、气味浓者为佳。”[15]

《中国药材学》：“荜茇　【别名】鼠尾，荜拨，逼拨。【来源】本品为胡椒科植物荜茇 Piper longum L. 的未成熟果穗。”[16]

《中国中医药学主题词表》：“荜茇 PIPER LONGUM　属胡椒科和祛寒药”。[11]

《普通高等教育中医药类规划教材·中药学》："荜茇《新修本草》 为胡椒科藤本植物荜茇 Piper longum L. 的近成熟或成熟果穗。产于海南、云南、广东等地。9~10月间果穗由绿变黑时采收，晒干。生用。"[8]

《中华本草》："荜茇《雷公炮炙论》 【异名】毕勃《本草拾遗》，荜拨梨、阿梨诃陀《酉阳杂俎》，椹圣（侯宁极《药谱》），蛤蒌《赤雅》，鼠尾《中药志》……【来源】为胡椒科植物荜茇的果穗。【原植物】荜茇 Piper longum L. 。"[17]

《中华人民共和国药典》："荜茇 Fructus piperis longi 本品为胡椒科植物荜茇 Piper longum L. 的干燥近成熟或成熟果穗。果穗由绿变黑时采收，除去杂质，晒干。"[7]

5 参考文献

1 南北朝·雷敩. 雷公炮炙论. 上海：上海中医学院出版社，1986，70

2 唐·李珣. 海药本草. 北京：人民卫生出版社，1997，24

3 宋·苏颂. 本草图经. 合肥：安徽科学技术出版社，1994，236

4 宋·唐慎微. 证类本草. 北京：人民卫生出版社，1957，228

5 明·李时珍. 本草纲目. 北京：人民卫生出版社，1982，872

6 清·吴仪洛. 本草从新. 北京：中医古籍出版社，2001，39

7 国家药典委员会编. 中华人民共和国药典. 一部. 北京：化学工业出版社，2000，188

8 雷载权主编. 普通高等教育中医药类规划教材·中药学. 上海：上海科学技术出版社，1995，156

9 江苏新医学院编. 中药大辞典. 上海：上海科学技术出版社，1977，1571

10 《中医学》编辑委员会. 中国医学百科全书·中医学. 上海：上海科学技术出版社，1997，1103

11 吴兰成主编. 中国中医药学主题词表. 北京：中医古籍出版社，1996，22

12 中国医学科学院药物研究所. 中药志. 第三册. 北京：人民卫生出版社，1993，508

13 中华人民共和国卫生部药政管理局. 中药材手册. 北京：人民卫生出版社，1998，1013

14 《全国中草药汇编》编写组. 全国中草药汇编. 下册. 北京：人民卫生出版社，1996，431

15 中华人民共和国卫生部药政管理局编. 全国中药炮制规范. 北京：人民卫生出版社，1988，172

16 徐国钧等主编. 中国药材学. 北京：中国医药科技出版社，1996，1013

17 国家中医药管理局《中华本草》编委会. 中华本草. 第三册. 上海：上海科学技术出版社，1999，434

18 唐·段成式《酉阳杂俎》. 上海：上海商务印书馆，1994，101

19 宋·寇宗奭. 本草衍义. 上海：商务印书馆，1937，61

20 宋·佚名. 增广太平和剂图经本草药性总论. 见：增广太平惠民和剂局方. 海口：海南出版社，2002，436

21 明·刘文泰. 本草品汇精要. 北京：人民卫生出版社，1982，338

22 明·李中梓. 本草征要. 见：李中梓医学全书. 北京：中国中医药出版社，1999，131

23 明·李中梓. 雷公炮制药性解. 见：中国医学大成（二）. 长沙：岳麓书社，1990，147

24 明·卢之颐. 本草乘雅半偈. 北京：人民卫生出版社，1986，607

25 ［日］稻宣义. 炮炙全书. 北京：中医古籍出版社，1981，49

26 清·蒋居祉. 本草择要纲目. 见：珍本医书集成. 本草类. 上海：上海科学技术出版社，1985，52

27 清·汪昂. 本草易读. 北京：人民卫生出版社，1987，162

28 清·汪昂. 本草备要. 北京：中国中医药出版社，1998，112

29 清·张璐. 本经逢原. 上海：上海科学技术出版社，1959，58

30 清·严西亭. 得配本草. 上海：上海卫生出版社，1957，44

31　清·黄宫绣. 本草求真. 上海：上海科学技术出版社，1959，111
32　清·姚澜. 本草分经. 上海：上海科学技术出版社，1989，107
33　清·杨时泰. 本草述钩元. 上海：科技卫生出版社，1958，106
34　清·陈其瑞. 本草撮要. 见：珍本医书集成. 本草类. 上海：上海科学技术出版社，1985，25
35　唐·侯宁极. 药谱. 抄本. 11

298　荜澄茄
Bichengqie
Fructus Litseae

1　定名依据

1.1　正名

1.1.1　汉文名：荜澄茄［为樟科植物山鸡椒 Litsea cubeba（Lour.）Pers. 的干燥成熟果实］。

1.1.2　英文名：mountain spicy fruit.

1.2　依据

1.2.1　定名的文献依据

(1)《雷公炮炙论》卷中："荜澄茄　雷公云：凡使，采得后，去柄及皱皮了，用酒浸蒸，从巳至酉，出，细杵，任用也。"[1]

(2)《海药本草》卷二："荜澄茄，谨按《广志》云：生诸海，嫩胡椒也。青时就树采摘造之，有柄粗而蒂圆是也。其味辛、苦，微温，无毒。主心腹卒痛，霍乱吐泻，痰癖冷气。古方偏用染发，不用治病也。"[2]

(3)《证类本草》卷九："荜澄茄，味辛，温，无毒。主下气消食，皮肤风，心腹间气胀，令人能食，疗鬼气。能染发及香身。生佛誓国。似梧桐子及蔓荆子微大，亦名毗陵茄子。(今附）臣禹锡等谨按日华子云：治一切气并霍乱泻，肚腹痛，肾气膀胱冷。"[3]

(4)《汤液本草》卷三："荜澄茄，气温，味辛。无毒。《本草》云：主下气消食，皮肤风，心腹间气胀，令人能食。"[4]

(5)《本草品汇精要》卷十二："荜澄茄，无毒，植生。荜澄茄主下气消食皮肤风心腹间气胀令人能食疗鬼气能染发及香身（名医所录）【名】毗陵　茄子。"[5]

(6)《本经逢原》卷三："荜澄茄，辛温无毒。发明，时珍曰，荜澄茄海南诸番皆有之，与胡椒一类两种，正如大腹之与槟榔耳。珣日向阴生者为澄茄，向阳生者为胡椒。主治与胡椒相类，而热性稍逊。治反胃吐出黑汁，诸药不效，用此一味为丸，姜汤服之。痘疮入目，为末以少许吹鼻中三五次效。"[6]

(7)《中华人民共和国药典》："荜澄茄 Fructus litseae　本品为樟科植物山鸡椒 Litsea cubeba（Lour.）Pers. 的干燥成熟果实。秋季果实成熟时采收，除去杂质，晒干。"[7]

(8)《普通高等教育中医药类规划教材·中药学》："荜澄茄《开宝本草》　为樟科落叶乔或灌木植物山鸡椒（山苍树 Litsea cubeba（Lour.）Pers. 的成熟果实。主产于广西、广东、四川、湖南、湖北等地。秋季果实成熟时采收，晒干。生用。”[8]

(9)《中药大辞典》：“荜澄茄《开宝本草》　【异名】澄茄（徐表《南州记》，毗陵茄子《开宝本草》，毕澄茄《纲目》，毕茄《本草求真》。【基原】为胡椒科植物荜澄茄或樟科植物山鸡椒的果实。　【原植物】①荜澄茄 Piper cubeba L. ②山鸡椒 Litsea cubeba (Lour.) Pers.。”[9]

(10)《中医大辞典·中药分册》：“荜澄茄　出《开宝重定本草》。为胡椒科植物荜澄茄 Piper cubeba L. 或樟科植物山鸡椒 Litsea cubeba (Lour.) Pers. 的果实。”[10]

(11)《中国医学百科全书·中医学》：“荜澄茄　始载于《开宝本草》。又名澄茄。为胡椒科植物荜澄茄 Piper cubeba L. 或樟科植物山鸡椒 Litsea cubeba (Lour.) Pers. 的果实。秋季果实成熟时采收，除去杂质，晒干。”[11]

(12)《中国中医药学主题词表》：“荜澄茄 LITSEA CUBEBA　属樟科和祛寒药　D 山苍子
　D 山鸡椒”[12]

(13)《中药材手册》[13]、《全国中药炮制规范》[14]、《中华本草》[15]等现代中药著作多以“荜澄茄”作为本品正名。

1.2.2　定名选择的理由

(1) 荜澄茄 Fructus litseae，为樟科植物山鸡椒 Litsea cubeba (Lour.) Pers. 的干燥成熟果实。本品始载于南北朝·雷敩《雷公炮炙论》，称为“荜澄茄”，其后的本草著作如唐·李珣《海药本草》，宋·唐慎微《证类本草》，明·刘文泰《本草品汇精要》，清·张璐《本经逢原》等在载录本品时即以“荜澄茄”作为正名，并一直沿用至今。

(2) 我国最新出版的《中华人民共和国药典》、《普通高等教育中医药类规划教材·中药学》以及辞书类著作《中医大辞典·中药分册》、《中药大辞典》、《中国医学百科全书·中医学》等均以“荜澄茄”作为本品正名。已经广泛应用于中医药学文献的标引和检索的《中国中医药学主题词表》也以“荜澄茄”作为本品的正式主题词。现代本草著作如《中华本草》、《中药材手册》、《全国中药炮制规范》等虽记载了不少本品各地的俗称，但也无一例外以“荜澄茄”作为本品的正名。说明“荜澄茄”作为本品正名已成为共识。

1.3　与正名等效的名词：无。

2　源流考释

荜澄茄［樟科植物山鸡椒 Litsea cubeba (Lour.) Pers. 的干燥成熟果实］始载于南北朝·雷敩《雷公炮炙论》，称为“荜澄茄”，如《雷公炮炙论》卷中：“荜澄茄　雷公云：凡使，采得后，去柄及皱皮了，用酒浸蒸，从巳至酉，出，细杵，任用也。”[1]其后的本草著作多以“荜澄茄”为正名载录本品，如唐·李珣《海药本草》[2]、宋·苏颂《本草图经》[16]、唐慎微《证类本草》[3]、元·王好古《汤液本草》[4]、忽思慧《饮膳正要》[17]、明·刘文泰《本草品汇精要》[5]、日本稻宣义《炮炙全书》[18]、清·蒋居祉《本草择要纲目》[19]、张璐《本经逢原》[6]、沈金鳌《要药分剂》[20]、杨时泰《本草述钩元》[21]等；有的则以“毕澄茄”为正名记载本品，如明·李时珍《本草纲目》[22]。

古代著作中记载的本品异名尚有“澄茄”《南州记》[23]，“毗陵茄子”《开宝本草》[3]，“毕茄”《本草求真》[24]，如《证类本草》引《南州记》曰：“生南海诸国。去胃口气虚冷，宿食不消，霍乱气逆，心腹卒痛，冷气上冲。和气，不宜多服，损肺。一云向阴者澄茄，向阳者胡椒也。"[23]《证类本草》卷九："荜澄茄，味辛，温，无毒。主下气消食，皮肤风，心腹间气胀，令人能食，疗鬼气。能染发及香身。生佛誓国。似梧桐子及蔓荆子微大，亦名毗陵茄子（今附）。"[3]清·黄宫绣《本草求真》曰："胡椒，（味）温胃除寒逐水。胡椒（专入胃）。辛热纯阳。比之蜀椒。其热更甚。凡因火衰寒入。痰食内滞。肠滑冷痢。及阴毒腹痛。胃寒吐水。牙齿浮热作痛者（同盐火煅擦齿良）。治皆有效。以其寒气既除而病自可愈也。但此止有除寒散邪之力。非同附桂终有补火益元之妙。况走气动火。阴热气薄。最其所忌。毕茄向阴所生。性逊胡椒。主治略同。"[24]

现代有关著作多沿用《海药本草》的记载以"荜澄茄"作为本品正名，如《中华人民共和国药典》[7]、《普通高等教育中医药类规划教材·中药学》[8]、《中药大辞典》[9]、《中医大辞典·中药分册》[10]、《中国医学百科全书·中医学》[11]、《中国中医药学主题词表》[12]、《中药材手册》[13]、《全国中药炮制规范》[14]、《中华本草》[15]等；唯有《中药志》[25]以"澄茄子"为正名。同时尚记载有"澄茄子"、"山苍子"、"木姜子"《中药材手册》[13]，"香叶"、"山番椒"、"野胡椒"、"香柴子"、"香粉树"、"粉果木"、"过山香"、"土澄茄"、"满山香"、"木香子"、"土木筑子皮"《中药大辞典》[9]等各地的俗称。还记载有本品原植物"山鸡椒"的异名，"山苍树"、"山姜"、"木姜"《中药志》[25]，"香叶"、"山番椒"、"山姜子"、"野胡椒"、"香柴子"、"香粉树"、"粉果木"、"过山香"、"土澄茄"、"满山香"、"木香子"、"木筑子皮"《中药大辞典》[9]等。

3 附录

3.1 又称：无。

3.2 俗称：澄茄子，山苍子，木姜子。

3.3 曾称：澄茄（徐表《南州记》），毗陵茄子《开宝本草》，毕澄茄《本草纲目》，毕茄《本草求真》。

3.4 原植物名称：山鸡椒，山苍树，山姜，木姜，香叶，山番椒，山姜子，野胡椒，香柴子，香粉树，粉果木，过山香，土澄茄，满山香，木香子，木筑子皮。

4 文献通考

《雷公炮炙论》卷中："荜澄茄　雷公云：凡使，采得后，去柄及皱皮了，用酒浸蒸，从巳至酉，出，细杵，任用也。"[1]

《海药本草》卷二："荜澄茄，谨按《广志》云：生诸海，嫩胡椒也。青时就树采摘造之，有柄粗而蒂圆是也。其味辛、苦，微温，无毒。主心腹卒痛，霍乱吐泻，痰癖冷气。古方偏用染发，不用治病也。"[2]

《本草图经》卷七："荜澄茄，生佛誓国，今广州亦有之。春夏生叶，青滑可爱；结实似梧桐子及蔓荆子，微大。八月、九月采之。今医方脾胃药中多用。又治伤寒咳癔，日夜不定者。其方以荜澄茄三分，高良姜三分，二物捣罗为散，每服二钱，水六分，煎十余沸，入少许醋，搅匀，和滓，如茶热呷。"[16]

《证类本草》卷九："荜澄茄，味辛，温，无毒。主下气消食，皮肤风，心腹间气胀，令人能食，疗鬼气。能染发及香身。生佛誓国。似梧桐子及蔓荆子微大，亦名毗陵茄子。（今附）……臣禹锡等谨按日华子云：治一切气并霍乱泻，肚腹痛，肾气膀胱冷。"[3]

《证类本草》卷十四："胡椒，味辛，大温，无毒。主下气温中去痰，除脏腑中风冷。生西戎。形如鼠李子，调食用之，味甚辛辣（唐本先附）。臣禹锡等谨按日华子云：调五脏，止霍乱，心腹冷痛，壮肾气，及主冷痢，杀一切鱼、肉、鳖、草毒。海药：云谨按徐表《南州记》：生南海诸国。去胃口气虚冷，宿食不消，霍乱气逆，心腹卒痛，冷气上冲。和气，不宜多服，损肺。一云向阴者澄茄，向阳者胡椒也。"[23]

《汤液本草》卷三："荜澄茄，气温，味辛。无毒。《本草》云：主下气消食，皮肤风，心腹间气胀，令人能食。"[4]

《饮膳正要》卷三："荜澄茄，味辛，温，无毒。消食下气，去心腹胀，令人能食。"[17]

《本草品汇精要》卷十二："荜澄茄，无毒，植生。荜澄茄，主下气消食，皮肤风，心腹间气胀，令人能食，疗鬼气。能染发及香身。（《名医》所录）【名】毗陵 茄子。"[5]

《本草纲目》卷三十二："毕澄茄，（宋《开宝》）。【校正】自草部移入此。【释名】毗陵茄子。时珍曰：皆番语也。【集解】藏器曰：毕澄茄生佛誓国。状似梧桐子及蔓荆子而微大。珣曰：胡椒生南海诸国。向阴者为澄茄，向阳者为胡椒。按：顾微《广州志》云：澄茄生诸海国，乃嫩胡椒也。青时就树采摘，柄粗而蒂圆。"[22]

《炮炙全书》卷二："荜澄茄，去柄及皱皮，蒸，杵细，晒干。"[18]

《本草择要纲目·热性药品》："荜澄茄，（生南海诸国。向阴者为澄茄。向阳者为胡椒。凡采得去柄及皱皮子用。酒浸蒸之从巳至酉。杵细晒干。入药用。）"[19]

《本经逢原》卷三："荜澄茄，辛温无毒。发明，时珍曰，荜澄茄海南诸番皆有之，与胡椒一类两种，正如大腹之与槟榔耳。珣日向阴生者为澄茄，向阳生者为胡椒。主治与胡椒相类，而热性稍逊。治反胃吐出黑汁，诸药不效，用此一味为丸，姜汤服之。痘疮入目，为末以少许吹鼻中三五次效。"[6]

《要药分剂》卷十："荜澄茄，味辛。性温。无毒。向阳者为胡椒。向阴者为荜澄茄。【主治】主下气消食。去皮肤风。心腹间气胀。令人能食。疗鬼气（藏器）。治一切冷气痰癖。并霍乱吐泻肚腹痛。肾气膀胱冷（大明）。暖脾胃。止呕吐哕逆（时珍）。"[20]

《本草求真》卷三："胡椒，（味）温胃除寒逐水。胡椒（专入胃）。辛热纯阳。比之蜀椒。其热更甚。凡因火衰寒入。痰食内滞。肠滑冷痢。及阴毒腹痛。胃寒吐水。牙齿浮热作痛者（同盐火煅擦齿良）。治皆有效。以其寒气既除而病自可愈也。但此止有除寒散邪之力。非同附桂终有补火益元之妙。况走气动火。阴热气薄。最其所忌。毕茄向阴所生。性逊胡椒。主治略同。"[24]

《本草述钩元》卷十九："荜澄茄，与胡椒一类二种。海南诸番皆有之。蔓生。春开白花。夏结黑实。似梧子微大。柄粗而蒂圆。又一说。向阳者胡椒。向阴者为澄茄。气味辛苦。微温。下气消食。"[21]

《中药志》："澄茄子 本品为少常用中药。商品为樟科植物山鸡椒的果实……【原植物】山鸡椒 别名：山苍树、山姜、木姜。Litsea cubeba（Lour.）Pers. ——樟科 Lauraceae"[25]

《中药材手册》："荜澄茄 中药荜澄茄原是胡椒科植物荜澄茄 Piper cubeba L. 的成熟果实，但此种国内不产，系进口药材，《本草纲目》列入果部味果类的荜澄茄即为此种。

近代商品药材荜澄茄实为樟科植物山鸡椒 Litsea cubeba（Lour.）Pers. 的成熟果实，其外形、气味与进口荜澄茄相似，早已广泛作荜澄茄使用，其原植物系落叶灌木或小乔木，多为野生。【别名】澄茄子、山苍子、木姜子。"[13]

《中药大辞典》："荜澄茄《开宝本草》　【异名】澄茄（徐表《南州记》，毗陵茄子《开宝本草》，毕澄茄《纲目》，毕茄《本草求真》。【基原】为胡椒科植物荜澄茄或樟科植物山鸡椒的果实。【原植物】①荜澄茄 Piper cubeba L. ②山鸡椒 Litsea cubeba（Lour.）Pers.，又名：山苍树、香叶、山番椒、山姜子、野胡椒、香柴子、香粉树、粉果木、过山香、土澄茄、满山香、木香子、木筑子皮。"[9]

《中医大辞典·中药分册》："荜澄茄　出《开宝重定本草》。为胡椒科植物荜澄茄 Piper cubeba L. 或樟科植物山鸡椒 Litsea cubeba（Lour.）Pers. 的果实。"[10]

《中国医学百科全书·中医学》："荜澄茄　始载于《开宝本草》。又名澄茄。为胡椒科植物荜澄茄 Piper cubeba L. 或樟科植物山鸡椒 Litsea cubeba（Lour.）Pers. 的果实。秋季果实成熟时采收，除去杂质，晒干。"[11]

《全国中药炮制规范》："荜澄茄　［处方用名］荜澄茄。【来源】本品为胡椒科植物 Piper cubeba L. 或樟科植物山鸡椒 Litsea cubeba（Lour.）Pers. 的干燥成熟果实。均系野生。荜澄茄主产于印度尼西亚、马来西亚等；山鸡椒主产于广西、浙江、江苏、安徽等地。秋季果实成熟时采收，除去杂质，干燥。药材以粒大、油性足、香气浓者为佳。"[14]

《中国中医药学主题词表》："荜澄茄 LITSEA CUBEBA　属樟科和祛寒药　D 山苍子　D 山鸡椒"[12]

《普通高等教育中医药类规划教材·中药学》："荜澄茄《开宝本草》　为樟科落叶乔或灌木植物山鸡椒（山苍树 Litsea cubeba（Lour.）Pers. 的成熟果实。主产于广西、广东、四川、湖南、湖北等地。秋季果实成熟时采收，晒干。生用。"[8]

《中华本草》："荜澄茄《雷公炮炙论》　【异名】澄茄《南州记》，毗陵茄子《开宝本草》，毕茄《本草求真》……【来源】为胡椒科植物荜澄茄的果实。【原植物】荜澄茄 Piper cubeba L."[15]

《中华人民共和国药典》："荜澄茄 Fructus litseae　本品为樟科植物山鸡椒 Litsea cubeba（Lour.）Pers. 的干燥成熟果实。秋季果实成熟时采收，除去杂质，晒干。"[7]

5　参考文献

1　南北朝·雷斅. 雷公炮炙论. 上海：上海中医学院出版社，1986，70
2　唐·李珣. 海药本草. 北京：人民卫生出版社，1997，24
3　宋·唐慎微. 证类本草. 北京：人民卫生出版社，1957，235
4　元·王好古. 汤液本草. 见：景印文渊阁四库全书（745）. 北京：中医古籍出版社，1986，941
5　明·刘文泰. 本草品汇精要. 北京：人民卫生出版社，1982，353
6　清·张璐. 本经逢原. 上海：上海科学技术出版社，1959，159
7　国家药典委员会编. 中华人民共和国药典. 一部. 北京：化学工业出版社，2000，189
8　雷载权主编. 普通高等教育中医药类规划教材·中药学. 上海：上海科学技术出版社，1995，156
9　江苏新医学院编. 中药大辞典. 上海：上海科学技术出版社，1977，1572
10　《中医大辞典》编辑委员会. 中医大辞典·中药分册. 北京：人民卫生出版社，1982，251
11　《中医学》编辑委员会. 中国医学百科全书·中医学. 上海：上海科学技术出版社，1997，1102

12 吴兰成. 中国中医药学主题词表. 北京：中医古籍出版社，1996，22
13 中华人民共和国卫生部药政管理局. 中药材手册. 北京：人民卫生出版社，1998，347
14 中华人民共和国卫生部药政管理局. 全国中药炮制规范. 北京：人民卫生出版社，1988，172
15 国家中医药管理局《中华本草》编委会. 中华本草. 第三册. 上海：上海科学技术出版社，1999，429
16 宋·苏颂. 本草图经. 合肥：安徽科学技术出版社，1994，237
17 元·忽思慧. 饮膳正要. 北京：北京市中国书店，1985，316
18 ［日］稻宣义. 炮炙全书. 北京：中医古籍出版社，1981，100
19 清·蒋居祉. 本草择要纲目. 见：珍本医书集成. 本草类. 上海：上海科学技术出版社，1985，52
20 清·沈金鳌. 要药分剂. 上海：上海科学技术出版社，1959，245
21 清·杨时泰. 本草述钩元. 上海：科技卫生出版社，1958，106
22 明·李时珍. 本草纲目. 北京：人民卫生出版社，1982，1860
23 宋·唐慎微. 证类本草. 北京：人民卫生出版社，1957，235
24 清·黄宫绣. 本草求真. 上海：上海科学技术出版社，1959，111
25 中国医学科学院药物研究所. 中药志. 第三册. 北京：人民卫生出版社，1993，692

299 草乌
Caowu
Radix Aconiti Kusnezoffii

1 定名依据

1.1 正名

1.1.1 汉文名：草乌（为毛茛科植物北乌头 Aconitum kusnezoffii Reichb. 的干燥块根）。

1.1.2 英文名：kusnezoff monkshood root.

1.2 依据

1.2.1 定名的文献依据

(1)《太平惠民和剂局方》卷六：“三神丸　治清浊不分，泄泻注下，或赤或白，脐腹疠痛，里急后重，并宜服之。草乌（三枚，各去皮、尖，一生、一炮、一烧作灰用），上为细末；醋糊丸，如萝卜子大。大人五、七丸，小儿三丸。水泻，倒流水下。赤痢，甘草汤下。白痢，干姜汤下。”[1]

(2)《中华人民共和国药典》：“草乌 Radix aconiti kusnezoffii　本品为毛茛科植物北乌头 Aconitum kusnezoffii Reichb. 的干燥块根。秋季茎叶枯萎时采挖，除去须根及泥沙，干燥。”[2]

(3)《普通高等教育中医药类规划教材·中药学》：“草乌　为毛茛科多年生野生植物北乌头 Aconitum kusnezoffii Reichb. 的块根。”[3]

(4)《中药志》：“草乌　本品为常用中药。目前市场上所用的草乌均为野生品，我国北部地区主要取自毛茛科植物北乌头，南部地区则主要取自乌头的块根……【原植物】①北乌头　别名：草乌、五毒根（辽宁）。蓝靰鞡花（黑龙江、吉林、辽宁）。Aconitum kusnezoffii Reichb. ［A. kusnezoffii var. gibbiferum（Reichb.）Rgl.，A. manshuricum Nak.，A. wulingense Nak.］——毛茛科 Ranumculaceae. ②乌头 Aconitum carmichaeli Debx. ——毛茛科 Ranumculaceae"[4]

(5)《中医大辞典·中药分册》："草乌　见《圣济总录》。为草乌头之处方名，详该条。"[5]

(6)《全国中药炮制规范》："草乌　［处方用名］草乌、制草乌。【来源】本品为毛茛科植物北乌头 Aconitum kusnezoffii Reichb. 或乌头 Aconitum carmichaeli Debx. 的干燥块根。均系野生。全国大部分地区均产。"[6]

(7)《中国药材学》："草乌　【别名】①北乌头：鸭头、药羊蒿（河北），鸡头草、蓝草拉花、百步草、五毒花根（东北）。②乌头：吓唬打、小脚乌（江苏）、羊角七（湖北）。【来源】本品为毛茛科植物北乌头 Aconitum kusnezoffii Reichb. 或乌头 A. carmichaeli Debx. 等的块根。"[7]

(8)《中国中医药学主题词表》："草乌 RADIX ACONITI KUSNEZOFFII　为毛茛科植物北乌头的干燥块根；属祛寒药　FC 乌头"[8]

1.2.2　定名选择的理由

(1) 草乌 Radix aconiti kusnezoffii，系毛茛科植物北乌头 Aconitum kusnezoffii Reichb. 的干燥块根。"草乌"之名始见于宋《太平惠民和剂局方》，其后的方书多以"草乌"作为本药正名组方。

(2)"乌头"乃"草乌"与"川乌"的统称，用"草乌"作为本药正名既便于与"川乌"区别，又能更准确地表达本药的产地、来源等特征。故用"草乌"而不用"乌头"。

(3)"草乌"乃"草乌头"的简称，二者可以达到同样的表述效果，但用"草乌"符合名词术语越来越精练的发展趋势，同时也符合临床中的书写习惯。

(4)"草乌"作为本草正名始载于我国最新出版的《中华人民共和国药典》[2]、《普通高等教育中医药类规划教材·中药学》[3]以及辞书类著作《中医大辞典·中药分册》[5]等均以"草乌"作为本药正名。已经广泛应用于中医药学文献的标引和检索的《中国中医药学主题词表》[8]也以"草乌"作为本药的正式主题词。现代本草著作如《中国药材学》[7]、《全国中药炮制规范》[6]等也以"草乌"作为本药的正名。说明"草乌"作为本药正名已成为共识。

1.3　与正名等效的名词：草乌头。

2　源流考释

草乌（毛茛科植物北乌头 Aconitum kusnezoffii Reichb. 的干燥块根）与"川乌"原统称为"乌头"，如《神农本草经》卷三："乌头，味辛，温。主中内、恶风洗洗，出汗，除寒湿痹，咳逆上气，破积聚、寒热。其汁，煎之，名射罔，杀禽兽。一名奚毒，一名即子，一名乌喙。生山谷。"[9]其后的本草著作也多沿用《神农本草经》以"草乌"与"川乌"并称为"乌头"，如三国·吴普《吴普本草》[10]、南北朝·陶弘景《本草经集注》[11]、唐·苏敬《新修本草》[12]、宋·唐慎微《证类本草》[13]、寇宗奭《本草衍义》[14]、元·王好古《汤液本草》[15]、明·刘文泰《本草品汇精要》[16]、李时珍《本草纲目》[17]；有的把本品单列以"草乌头"为正名，如日本稻宣义《炮炙全书》[18]，清·

沈金鳌《要药分剂》[19]、清·汪昂《本草易读》[20]、《本草备要》[21]、徐大椿《药性切用》[22]等。

古代著作中记载的本品异名有“堇”《国语》[27]，“芨”《尔雅》[28]，“鸡毒”《淮南子》[29]，“乌头”、“奚毒”、“即子”、“乌喙”《神农本草经》[9]，“茛”、“千秋”、“毒公”、“果负”、“耿子”、“帝秋”《吴普本草》[10]，“土附子”《日华子》[17]，“独白草”《本草拾遗》[17]，“草乌头”、“金鸦”、“鸳鸯菊”、“竹节乌头”、“淮乌头”、“两头尖”《本草纲目》[17]等。如《国语集解》：“骊姬置堇于肉。韦昭云：堇，乌头也。”[9]《尔雅》：“芨，堇草。郭璞云：即乌头也，江东呼为堇。”[9]《淮南子·主术训》：“莫凶于鸡毒，高诱云：鸡毒，乌头也。按：鸡毒，即奚毒；即子，即萴子、侧子也。”[9]《神农本草经》卷三：“乌头，味辛，温……一名奚毒，一名即子，一名乌喙。生山谷。”[9]《吴普本草·草木类》：“乌头，《御览》卷九百九十，一名茛，一名千秋，一名毒公，一名果负，一名耿子。”[10]《本草纲目》卷十七：“乌头《本经·下品》【校正】并入《拾遗》独白草。【释名】乌喙《本经》，即两头尖)、草乌头《纲目》、土附子《日华》、奚毒《本经》、耿子《吴普》。毒公《吴普》。又名帝秋)、金鸦《纲目》，苗名茛（音艮）、芨（音及）、堇（音近）、独白草《拾遗》、鸳鸯菊《纲目》，汁煎名射罔……时珍曰：此即乌头之野生于他处者，俗谓之草乌头，亦曰竹节乌头，出江北者曰淮乌头，《日华子》所谓土附子者是也。乌喙，即偶生两歧者，今俗呼为两头尖，因形而名，其实乃一物也。”[18]

“草乌”之名始见于《太平惠民和剂局方》卷六：“三神丸　治清浊不分，泄泻注下，或赤或白，脐腹㽲痛，里急后重，并宜服之。草乌（三枚，各去皮、尖，一生、一炮、一烧作灰用）　上为细末，醋糊丸，如萝卜子大。大人五七丸，小儿三丸。水泻，倒流水下。赤痢，甘草汤下。白痢，干姜汤下。”[1]，其后的方书多以“草乌”作为本药正名组方。“草乌”作为本草正名始自现代本草著作，如《中华人民共和国药典》[2]、《普通高等教育中医药类规划教材·中药学》[3]、《中医大辞典·中药分册》[5]、《中国中医药学主题词表》[8]、《中药志》[4]、《全国中药炮制规范》[6]、《中国药材学》[7]等；但也有以“乌头”作为本品正名者，如《全国中草药汇编》[23]；还有的以“草乌头”为正名，如《中药大辞典》[24]、《中国医学百科全书·中医学》[25]、《中华本草》[26]。同时尚记载有“五毒根”《全国中草药汇编》[23]，“断肠草”《中药大辞典》[24]，“北乌头”、“鸭头”、“药羊蒿”、“鸡头草”、“蓝靰草拉花”、“百步草”、“五毒花根”、“吓唬打”、“小脚乌”、“羊角七”《中国药材学》[7]，“耗子头”《中华本草》[26]等各地的俗称。还记载有本品原植物“北乌头”的异名“草乌”、“五毒根”、“蓝靰鞡花”《中药志》[4]，“小叶芦”、“靰鞡花”、“蓝乌拉花”、“蓝花草”、“百步草”《中药大辞典》[24]，“鸡头草”、“勒革拉花”《中华本草》[26]等。

3　附录

3.1　又称：制草乌（饮片规格名）。

3.2　俗称：断肠草（新疆），北乌头、鸭头、药羊蒿（河北），鸡头草、蓝靰草拉花、百步草、五毒花根（东北），吓唬打、小脚乌（江苏），羊角七（湖北），五毒根，耗子头。

3.3　曾称：堇《国语》，芨《尔雅》，乌头、乌喙、奚毒、即子《神农本草经》，鸡毒

《淮南子》，莨、千秋、毒公、果负、耿子、帝秋《吴普本草》，土附子《日华子》，独白草《本草拾遗》，草乌头、金鸦、鸳鸯菊、竹节乌头、淮乌头、两头尖《本草纲目》。

3.4　原植物名称：北乌头，草乌、五毒根（辽宁），蓝靰鞡花（黑龙江、吉林、辽宁），靰鞡花，蓝乌拉花，蓝花草，百步草，鸡头草（东北），小叶芦、勒革拉花（山西）。

4　文献通考

《国语集解》："骊姬置堇于肉。韦昭云：堇，乌头也。"[27]

《尔雅》："芨，堇草。郭璞云：即乌头也，江东呼为堇。"[28]

《淮南子·主术训》："莫凶于鸡毒，高诱云：鸡毒，乌头也。按：鸡毒，即奚毒；即子，即莿子、侧子也。"[29]

《神农本草经》卷三："乌头，味辛，温。主中内、恶风洗洗，出汗，除寒湿痹，咳逆上气，破积聚、寒热。其汁，煎之，名射罔，杀禽兽。一名奚毒，一名即子，一名乌喙。生山谷。"[9]

《吴普本草·草木类》："乌头，《御览》卷九百九十，一名莨，一名千秋，一名毒公，一名果负，一名耿子。神农、雷公、桐君、黄帝：甘，有毒。正月始生，叶厚，茎方中空，叶四面相当，与蒿相似。乌喙，神农、雷公、桐君、黄帝：有毒。"[10]

《本草经集注·草木下品》："乌头，味辛、甘，温、大热，有大毒。主治中风，恶风洗洗，出汗，除寒湿痹，咳逆上气，破积聚，寒热。消胸上痰冷，食不下，心腹冷疾，脐间痛，肩胛痛不可俯仰，目中痛不可力视，又堕胎。其汁：煎之名射罔，杀禽兽。射罔，味苦，有大毒。治尸疰症坚，及头中风，痹痛。一名奚毒，一名即子，一名乌喙。"[11]

《新修本草》卷十："乌头，味辛、甘、温、大热，有大毒。主中风，恶风，洗洗出汗，除寒湿痹，咳逆上气，破积聚寒热。消胸上痰冷，食不下，心腹冷疾，脐间痛，肩胛痛不可俯仰，目中痛不可力视。又堕胎。其汁煎之名射罔，杀禽兽。射罔，味苦，有大毒。疗尸疰症坚，及头中风痹痛。一名奚毒，一名即子，一名乌喙。乌喙，味辛，微温，有大毒。主风湿，丈夫肾湿，阴囊痒，寒热历节，掣引腰痛，不能步行，痈肿脓结。又堕胎。生朗陵川谷。正月、二月采，阴干。长三寸以上为天雄。"[12]

《证类本草》卷十："乌头，味辛、甘，温、大热，有大毒。主中风恶风，洗洗出汗，除寒湿痹，咳逆上气，破积聚寒热，消胸上痰冷，食不下，心腹冷疾，脐间痛，肩胛痛，不可俯仰，目中痛，不可久视。又堕胎。其汁煎之，名射罔，杀禽兽。射罔　味苦，有大毒。疗尸疰症坚，及头中风痹痛。一名奚毒，一名即子，一名乌喙……臣禹锡等谨按吴氏云：乌头一名莨，一名千秋，一名毒公，一名果负，一名耿子。神农、雷公、桐君、黄帝：甘，有毒。正月始生，叶厚，茎方中空，叶四四相当，与蒿相似。又云乌喙，神农、雷公、桐君、黄帝：有毒。十月采。形如乌头，有两歧，相合如乌之喙，名曰马喙也。所畏、恶、使，尽与乌头同。尔雅云：芨，董草。注：即乌头也，江东呼为堇（音靳）。"[13]

《太平惠民和剂局方》卷六："三神丸　治清浊不分，泄泻注下，或赤或白，脐腹疞痛，里急后重，并宜服之。草乌（三枚，各去皮、尖，一生、一炮、一烧作灰用）　上为细末，醋糊丸，如萝卜子大。大人五、七丸，小儿三丸。水泻，倒流水下。赤痢，甘草汤下。白痢，干姜汤下。"[1]

《本草衍义》卷十一："乌头、乌喙、天雄、附子、侧子，凡五等，皆一物也，只以大小、长短、似像而名之。后世补虚寒，则须用附子，仍取其端平而圆、大及半两以上者。其力全不僭。风家即多用天雄，亦取其大者。以其尖角多热性，不肯就下，故取敷散也。此用乌头、附子之大略如此。余三等，则量其材而用之。其炮制之法，经方已著。"[14]

《汤液本草》卷三："乌头，气热，味大辛，辛、甘，大热。有大毒。行诸经。《象》云：治风痹血痹，半身不遂，行经药也。慢火炮拆，去皮用。《本草》云：主中风恶风，洗洗出汗，除寒湿痹，咳逆上气，破积聚寒热，消胸上痰冷，食不下，心腹冷疾，脐间痛，肩胛痛，不可俯仰，目中痛，不可久视，堕胎。其汁煎之，名射罔，杀禽兽。"[15]

《本草品汇精要》卷十三："乌头，有大毒，植生。乌头（出《神农本经》），主中风恶风，洗洗出汗，除寒湿痹，咳逆上气，破积聚寒热。其汁煎之，名射罔，杀禽兽（以上朱字《神农本经》）。乌头，消胸上痰，冷食不下，心腹冷疾，脐间痛，肩胛痛，不可俯仰，目中痛，不可久视，又堕胎。射罔，味苦有大毒，疗尸疰症坚及头中风，痹痛。乌喙（音讳），味辛微温有大毒，主风湿，丈夫肾湿阴囊痒，寒热历节掣引腰痛不能行步，痈肿脓结，又堕胎（以上黑字《名医》所录）。【名】芨堇草　千秋　毒公　莨　果负　耿子　奚毒。"[16]

《本草纲目》卷十七："乌头《本经·下品》【校正】并入《拾遗》独白草。【释名】乌喙《本经》，即两头尖）、草乌头《纲目》、土附子《日华》、奚毒《本经》、耿子《吴普》。毒公《吴普》。又名帝秋）、金鸦《纲目》，苗名莨（音艮）、芨（音及）、堇（音近）、独白草《拾遗》、鸳鸯菊《纲目》，汁煎名射罔。普曰：乌头，形如乌之头也。有两歧相合如乌之喙者，名曰乌喙。喙即乌之口也。恭曰：乌喙，即乌头异名也。此有三歧者，然两歧者少。若乌头两歧名乌喙，则天雄、附子之两歧者，复何以名之？时珍曰：此即乌头之野生于他处者，俗谓之草乌头，亦曰竹节乌头，出江北者曰淮乌头，《日华子》所谓土附子者是也。乌喙，即偶生两歧者，今俗呼为两头尖，因形而名，其实乃一物也。"[17]

《炮炙全书》卷二："草乌头，辛，热，有大毒。形如乌头，即野生者。无酿造之法，外黑内白，皱而枯燥，或生用，或炮用，或以黑大豆同煮熟去其毒用。"[18]

《要药分剂》卷十："草乌头，叶辛。性热。有毒。远志为使……【前论】吴机曰。草乌气锋锐。宜其通经络。利关节。寻蹊达径。而自抵病所。时珍曰。草乌乃至毒之药。非若川乌附子。"[19]

《本草易读》卷五："草乌头百三十八，黑豆同煮用……出江左山南等处。今处处有之。其根苗花实并与川乌相似，但此系野生，又无酿造之法，其根外黑内白，皱而枯燥为异尔。所附生亦有天雄、乌喙。遍身生疮，阴囊、两脚尤甚，草一两，盐水浸一宿，炒末。猪腰子一具，煨熟，竹刀切捣，醋合丸绿豆大，每三十丸。（验方第一。）"[20]

《本草备要·草部》："草乌头，大燥，开顽痰。辛苦大热。搜风胜湿，开顽痰。治顽疮，以毒攻毒，颇胜川乌。然至毒，无所酿制，不可轻投。野生，状类川乌，亦名乌喙。"[21]

《药性切用》卷之二上："草乌头，辛苦大热，力能开顽痹以化痰，搜风毒以胜湿。非生姜汁炒透，令人麻闷，仍须以生姜汁解之。虚人不可轻用。乌啄：两岐相合，性味不纯，不堪服食，远之可也。"[22]

《中药志》："草乌　本品为常用中药。目前市场上所用的草乌均为野生品，我国北部地区主要取自毛茛科植物北乌头，南部地区则主要取自乌头的块根……【原植物】①北乌头　别名：草乌、五毒根（辽宁）。蓝靰la花（黑龙江、吉林、辽宁）。Aconitum kusnezoffii Reichb.（A. kusnezoffii var. gibbiferum（Reichb.）Rgl.，A. manshuricum Nak.，A. wulingense Nak.）——毛茛科 Ranumculaceae. ②乌头 Aconitum carmichaeli Debx. ——毛茛科 Ranumculaceae"[4]

《全国中草药汇编》："乌头　别名：五毒根。来源：为野生的毛茛科乌头属植物乌头 Aconitum carmichaeli Debx. 或北乌头 A. kusnezoffii Reichb. 等的块根（母根）。四川栽培的乌头称川乌，野生的和其他地区产的均称草乌，现时商品'川乌'则母根、子根均有之；陕西汉中地区在加工附子时，将剩余的小侧根作川乌使用。"[23]

《中药大辞典》："草乌头（侯宁极《药谱》）　【异名】堇《庄子》，芨《尔雅》，乌头、乌喙、奚毒《本经》，鸡毒《淮南子》，茛、千秋、毒公、果负、耿子、帝秋《吴普本草》，独白草《续汉书》，土附子《日华子本草》，草乌《圣济总录》，竹节乌头、金鸦《纲目》，断肠草《新疆药材》。【基原】为毛茛科植物乌头（野生种）、北乌头或其他多种同属植物的块根。【原植物】①乌头 Aconitum carmichaeli Debx.，详"川乌头"条。②北乌头 Aconitum kusnezoffii Reichb.，又名：五毒根、小叶芦、靰鞡花、蓝乌拉花、蓝花草、百步草。"[24]

《中医大辞典·中药分册》："草乌　见《圣济总录》。为草乌头之处方名，详该条。"[5]

《中国医学百科全书·中医学》："草乌头　始载于《神农本草经》，原名乌头。又名草乌。为毛茛科植物北乌头 Aconitum kusnezoffii Reichb. 等的块根。秋季采挖，除去残茎及泥土，晒干或烘干。"[25]

《全国中药炮制规范》："草乌　［处方用名］草乌、制草乌。【来源】本品为毛茛科植物北乌头 Aconitum kusnezoffii Reichb. 或乌头 Aconitum carmichaeli Debx. 的干燥块根。均系野生。全国大部分地区均产。秋季茎叶枯萎时采挖。除去残茎、须根及泥沙，干燥。药材以个大，肥壮、质坚实，断面色灰白者为佳。"[6]

《中国药材学》："草乌　【别名】①北乌头：鸭头、药羊蒿（河北），鸡头草、蓝草拉花、百步草、五毒花根（东北）。②乌头：吓唬打、小脚乌（江苏）、羊角七（湖北）。【来源】本品为毛茛科植物北乌头 Aconitum kusnezoffii Reichb. 或乌头 A. carmichaeli Debx. 等的块根。"[7]

《中国中医药学主题词表》："草乌 RADIX ACONITI KUSNEZOFFII　为毛茛科植物北乌头的干燥块根；属祛寒药　FC 乌头"[8]

《普通高等教育中医药类规划教材·中药学》："草乌　为毛茛科多年生野生植物北乌头 Aconitum kusnezoffii Reichb. 的块根。"[3]

《中华本草》："草乌头（侯宁极《药谱》）　【异名】堇《庄子》，芨《尔雅》，乌头、乌喙、奚毒、即子《本经》，鸡毒《淮南子》，毒公、耿子《吴普本草》，土附子《日华子》，草乌《圣济总录》，竹节乌头、金鸦《纲目》，五毒根、耗子头《中药材手册》……【来源】为毛茛科植物乌头（野生种）、北乌头等的块根。【原植物】①乌头

（野生品）Aconitum carmichaeli Debx. 植物形态特征及分布地区，见‘川乌头’条。②北乌头 Aconitum kusnezoffii Reichb. 又名：鸡头草（东北），小叶芦、勒革拉花（山西）。”[26]

《中华人民共和国药典》：“草乌 Radix aconiti kusnezoffii 本品为毛茛科植物北乌头 Aconitum kusnezoffii Reichb. 的干燥块根。秋季茎叶枯萎时采挖，除去须根及泥沙，干燥。”[2]

5 参考文献

1 宋·太平惠民和剂局. 太平惠民和剂局方. 北京：人民卫生出版社，1985，241

2 国家药典委员会编. 中华人民共和国药典. 一部. 北京：化学工业出版社，2000，189

3 雷载权主编. 普通高等教育中医药类规划教材·中药学. 上海：上海科学技术出版社，1995，111

4 中国医学科学院药物研究所等编. 中药志. 第一册. 北京：人民卫生出版社，1993，128

5 《中医大辞典》编辑委员会编. 中医大辞典·中药分册. 北京：人民卫生出版社，1982，251

6 中华人民共和国卫生部药政管理局编. 全国中药炮制规范. 北京：人民卫生出版社，1988，77

7 徐国钧等主编. 中国药材学. 北京：中国医药科技出版社，1996，168

8 吴兰成主编. 中国中医药学主题词表. 北京：中医古籍出版社，1996，37

9 汉·神农本草经. 清顾观光重辑本. 北京：人民卫生出版社，1955，80

10 三国·吴普. 吴普本草. 北京：人民卫生出版社，1987，46

11 南北朝·陶弘景. 本草经集注. 北京：人民卫生出版社，1994，242

12 唐·苏敬等撰. 新修本草. 合肥：安徽科学技术出版社，1981，256

13 宋·唐慎微. 证类本草. 北京：人民卫生出版社，1957，243

14 宋·寇宗奭. 本草衍义. 上海：商务印书馆，1937，64

15 元·王好古. 汤液本草. 见：景印文渊阁四库全书（745）. 北京：中医古籍出版社，1986，941

16 明·刘文泰. 本草品汇精要. 北京：人民卫生出版社，1982，372

17 明·李时珍. 本草纲目. 北京：人民卫生出版社，1982，1177

18 ［日］稻宣义. 炮炙全书. 北京：中医古籍出版社，1981，71

19 清·沈金鳌. 要药分剂. 上海：上海科学技术出版社，1959，237

20 清·汪昂. 本草易读. 北京：人民卫生出版社，1987，211

21 清·汪昂. 本草备要. 北京：中国中医药出版社，1998，99

22 清·徐大椿. 药性切用. 见：徐灵胎医书三十二种. 上海锦文堂石印本

23 《全国中草药汇编》编写组编. 全国中草药汇编. 上册. 北京：人民卫生出版社，1996，211

24 江苏新医学院编. 中药大辞典. 上海：上海科学技术出版社，1977，1577

25 《中医学》编辑委员会. 中国医学百科全书·中医学. 上海：上海科学技术出版社，1997，1099

26 国家中医药管理局《中华本草》编委会. 中华本草. 第三册. 上海：上海科学技术出版社，1999，101

27 徐元诰. 国语集解. 上海：上海中华书局，1930

28 汉初学者辑，晋·郭璞注. 十三经注疏·尔雅注疏. 上海：上海古籍出版社，1993

29 汉初·刘安. 淮南子（直解）. 上海：复旦大学出版社，2002

300　草豆蔻
Caodoukou
Semen Alpiniae Katsumadai

1　定名依据

1.1　正名

1.1.1　汉文名：草豆蔻（为姜科植物草豆蔻 Alpiniae katsumadai Hayata 的干燥近成熟种子）。

1.1.2　英文名：katsumada galangal seed.

1.2　依据

1.2.1　定名的文献依据

(1)《雷公炮炙论》卷上："草豆蔻，雷公云：凡使，须去蒂并向里子后，取皮，用茱萸同于鏊上缓炒，待茱萸微黄黑，即去茱萸，取草豆蔻皮及子，杵用之。"[1]

(2)《珍珠囊补遗药性赋》卷二："草豆蔻，面包煨熟用。草豆蔻，味辛性温无毒。浮也，阳也。其用有二：去脾胃积滞之寒邪；止心腹新旧之疼痛。"[2]

(3)《本草蒙筌》卷二："草豆蔻，味辛，气温。阳也。无毒。交趾（国名）多生，岭南亦有。苗类杜若梗，根似高良姜。花作穗，嫩叶卷之而生，叶渐舒，花渐出，如芙蓉淡红；实结苞，至秋成壳而熟，秋方老，壳方黄，似龙眼微锐。外皮有棱（如栀子棱）。无鳞甲；中子连缀（赤似白豆蔻多粒）。甚辛香。"[3]

(4)《本草征要》卷三："草豆蔻，味辛，性温，无毒。入肺、脾、胃三经。去膜，微炒。散寒止心腹之痛，下气驱逆满之疴，开胃而理霍乱吐泻，攻坚而破噎膈癥瘕。辛能破滞，香能达脾，温能散寒。草豆蔻辛燥，犯血忌，阴不足者远之。"[4]

(5)《本草备要·草部》："草豆蔻，一名草果。燥湿祛痰，除痰截疟　辛热香散。暖胃健脾，破气开郁，燥湿祛寒，除痰化食。"[5]

(6)《本草从新》卷二："草豆蔻，闽产名草蔻。燥湿祛寒。辛温香散。暖胃健脾。燥湿祛寒。"[6]

(7)《中华人民共和国药典》："草豆蔻 Semen alpiniae katsumadai　本品为姜科植物草豆蔻 Alpiniae katsumadai Hayata 的干燥近成熟种子。夏、秋二季采收，晒至九成干，或用水略烫，晒至半干，除去果皮，取出种子团，晒干。"[7]

(8)《普通高等教育中医药类规划教材·中药学》："草豆蔻《别录》　为姜科多年生草本植物草豆蔻 Alpiniae katsumadai Hayata 的近成熟种子。主产于广西、广东等地。夏、秋二季采收。"[8]

(9)《中药大辞典》："草豆蔻《雷公炮炙论》　【异名】豆蔻《别录》，漏蔻《南方异物志》……【基原】为姜科植物草豆蔻的种子团。【原植物】草豆蔻 Alpiniae katsumadai Hayata"[9]

(10)《中医大辞典·中药分册》："草豆蔻　出《雷公炮炙论》。又名草蔻、草蔻仁。为姜科植物草豆蔻 Alpiniae katsumadai Hayata 的种子团。”[10]

(11)《中国医学百科全书·中医学》:“草豆蔻　始载于《雷公炮炙论》。又名草蔻、草蔻仁。为姜科植物草豆蔻 Alpiniae katsumadai Hayata 的种子团。产于中国广西、广东等省、区。”[11]

(12)《中国中医药学主题词表》:“草豆蔻 ALPINIA KATSUMADAI　属姜科;属理气药和祛寒药”[12]

(13)《中药志》[13]、《中药材手册》[14]、《全国中草药汇编》[15]、《全国中药炮制规范》[16]、《中国药材学》[17]、《中华本草》[18]等现代中药著作多以“草豆蔻”作为本品正名(参见“文献通考”)。

1.2.2　定名选择的理由

(1) 草豆蔻 Semen alpiniae katsumadai,系姜科植物草豆蔻 Alpiniae katsumadai Hayata 的干燥近成熟种子。“草豆蔻”之名始见于南北朝·雷敩《雷公炮炙论》,“草豆蔻”作为本品正名始见于金·李杲《珍珠囊补遗药性赋》,其后的本草著作如明·陈嘉谟《本草蒙筌》、李中梓《本草征要》、清·陈士铎《本草新编》、汪昂《本草备要》、吴仪洛《本草从新》等在载录本品时即以“草豆蔻”作为正名,并一直沿用至今。

(2) 我国最新出版的《中华人民共和国药典》、《普通高等教育中医药类规划教材·中药学》以及辞书类著作《中医大辞典·中药分册》、《中药大辞典》、《中国医学百科全书·中医学》等均以“草豆蔻”作为本品正名。已经广泛应用于中医药学文献的标引和检索的《中国中医药学主题词表》也以“草豆蔻”作为本品的正式主题词。现代本草著作如《中药志》、《全国中草药汇编》、《中华本草》、《中国药材学》、《中药材手册》、《全国中药炮制规范》等虽记载了不少本品各地的俗称,但也无一例外以“草豆蔻”作为本品的正名。说明“草豆蔻”作为本品正名已成为共识。

1.3　与正名等效的名词:无。

2　源流考释

草豆蔻(姜科植物草豆蔻 Alpiniae katsumadai Hayata 的干燥近成熟种子)始载于魏晋《名医别录》[19],称为“豆蔻”,如魏晋《名医别录》卷一:“豆蔻,味辛,温,无毒。主温中,心腹痛,呕吐,去口臭气。生南海。”[19]

“草豆蔻”之名始见于南北朝·雷敩《雷公炮炙论》卷上:“草豆蔻,雷公云:凡使,须去蒂并向里子后,取皮,用茱萸同于鏉上缓炒,待茱萸微黄黑,即去茱萸,取草豆蔻皮及子,杵用之。”[1]“草豆蔻”作为本草正名始见于金·李杲《珍珠囊药性赋》卷二:“草豆蔻,面包煨熟用。草豆蔻,味辛性温无毒。浮也,阳也。其用有二:去脾胃积滞之寒邪;止心腹新旧之疼痛。”[2]。其后的本草著作大多以“草豆蔻”为正名,如元·王好古《汤液本草》[20]、明·陈嘉谟《本草蒙筌》[3]、李中梓《雷公炮制药性解》[1]、李中梓《本草征要》[4],清·蒋居祉《本草择要纲目》[21]、陈士铎《本草新编》[22]、日本稻宣义《炮炙全书》[23]、汪昂《本草易读》[24]、汪昂《本草备要》[5]、张璐《本经逢原》[25]、吴仪洛《本草从新》[6]、严西亭《得配本草》[26]、沈金鳌《要药分剂》[27]、黄宫绣《本草求真》[28]、姚澜《本草分经》[29]、杨时泰《本草述钩元》[30]、凌奂《本草害利》[31]、陈其瑞《本草撮要》[32]、张秉成《本草便读》[33]等;明·兰茂《滇南本草》[34]则以“草豆蔻”为正名组方；但也有以“豆蔻”作为本品正名者，如宋·苏颂《本草图经》[35]、唐慎微《证类本草》[36]、寇宗奭《本草衍义》[37]，明·刘文泰《本草品汇精要》[38]、李时珍《本草纲目》[39]、卢之颐《本草乘雅半偈》[40]等。

古代著作中记载的本品异名尚有“漏蔻”《南方异物志》[39]，“草果”《通志》[39]，“草蔻”《本草纲目》[39]等。如《本草纲目》卷十四：“豆蔻，（《别录》上品）【校正】自果部移入此。【释名】草豆蔻《开宝》、漏蔻《异物志》、草果（郑樵《通志》）……广人取生草蔻入梅汁，盐渍令红，曝干荐酒，名红盐草果。其初结小者，名鹦哥舌。元朝《饮膳》，皆以草果为上供。”[39]

现代有关著作均沿用《本草图经》的记载以“草豆蔻”作为本品正名，如《中华人民共和国药典》[7]、《普通高等教育中医药类规划教材·中药学》[8]、《中药大辞典》[9]、《中医大辞典·中药分册》[10]、《中国医学百科全书·中医学》[11]、《中国中医药学主题词表》[12]、《中药志》[13]、《中药材手册》[14]、《全国中草药汇编》[15]、《全国中药炮制规范》[16]、《中国药材学》[17]、《中华本草》[18]等。同时尚记载有“草蔻仁”、“假麻树子”、“偶子”《全国中草药汇编》[15]“大草蔻”、“飞雷子”、“弯子”《中药大辞典》[9]，“草扣仁”、《中国药材学》[17]等各地的俗称。还记载有本品原植物“草豆蔻”的异名“草蔻《中药志》[13]等。

3　附录

3.1　又称：无。

3.2　俗称：草蔻仁，假麻树子，偶子，大草蔻，飞雷子，弯子，草扣仁。

3.3　曾称：豆蔻《名医别录》，漏蔻《南方异物志》，草果《通志》，草蔻《本草从新》。

3.4　原植物名称：草豆蔻，草蔻。

4　文献通考

《名医别录》卷一：“豆蔻，味辛，温，无毒。主温中，心腹痛，呕吐，去口臭气。生南海。”[19]

《雷公炮炙论》卷上：“草豆蔻，雷公云：凡使，须去蒂并向里子后，取皮，用茱萸同于锹上缓炒，待茱萸微黄黑，即去茱萸，取草豆蔻皮及子，杵用之。”[1]

《本草图经》卷第十六：“豆蔻，即草豆蔻也。生南海，今岭南皆有之。苗似芦，叶似山姜、杜若辈，根似高良姜。”[35]

《证类本草》卷二十三：“豆蔻，味辛，温，无毒。主温中，心腹痛，呕吐，去口臭气。生南海……今注：此草豆蔻也，下气止霍乱。”[36]

《本草衍义》卷十八：“豆蔻，草豆蔻也，气味极辛，微香。此是对肉豆蔻而名之。若作果，则味不和。不知前人之意，编入果部有何意义？性温而调散冷气，力甚速。花性热，淹置京师，然味不甚美，微苦。必为能消酒毒，故为果。”[37]

《珍珠囊补遗药性赋》卷二：“草豆蔻，面包煨熟用。草豆蔻，味辛性温无毒。浮也，阳也。其用有二：去脾胃积滞之寒邪；止心腹新旧之疼痛。”[2]

《汤液本草》卷三：“草豆蔻，气热，味大辛，阳也。辛温。无毒。入足太阴经、阳明经。《象》云：治风寒客邪在胃口之上，善去脾胃客寒，心与胃痛。面包煨熟，去面用。《珍》云：益脾胃，去寒。《本草》云：主温中，心腹痛，呕吐，去口臭气，下气，胀满短气，消酒进食，止霍乱，治一切冷气，调中补胃健脾，亦能消食。”[20]

《滇南本草》卷二：“（附心积方），姜味草（三钱）　石菖蒲（一钱）　甘草（一钱）　厚朴（一钱）　草豆蔻（二钱）　共为末，每服（一钱），滚水点酒服，为丸亦可。肝积曰肥气，在左胁下，或方或圆，大如茶杯，或成硬块，上至胸，下至腰胁，令人乍寒乍热如疟状疼痛，口吐酸水，腰背把住，酸困难以屈伸自汗，手足冷。”[34]

《本草品汇精要》卷三十二：“豆蔻，无毒附花山姜花，植生。豆蔻主温中心腹痛呕吐去口臭气（名医所录）【名】草豆蔻”[38]

《本草蒙筌》卷二：“草豆蔻，味辛，气温。阳也。无毒。交趾（国名）多生，岭南亦有。苗类杜若梗，根似高良姜。花作穗，嫩叶卷之而生，叶渐舒，花渐出，如芙蓉淡红；实结苞，至秋成壳而熟，秋方老，壳方黄，似龙眼微锐。外皮有棱（如栀子棱）。无鳞甲；中子连缀（赤似白豆蔻多粒）。甚辛香。”[3]

《本草纲目》卷十四：“豆蔻，(《别录》上品)【校正】自果部移入此。【释名】草豆蔻《开宝》、漏蔻《异物志》、草果（郑樵《通志》。宗爽曰：豆蔻，草豆蔻也。此是对肉豆蔻而名。若作果，则味不和。前人编入果部，不知有何义意？花性热，淹至京师，味微苦不甚美，干则色淡紫。为能消酒毒，故为果尔。时珍曰：按扬雄《方言》云：凡物盛多曰蔻。豆蔻之名，或取此义。豆象形也。《南方异物志》作漏蔻，盖南人字无正音也。今虽不专为果，犹入茶食料用，尚有草果之称焉。《金光明经》三十二品香药，谓之苏乞迷罗（细）……时珍曰：草豆蔻、草果虽是一物，然微有不同。今建宁所产豆蔻，大如龙眼而形微长，其皮黄白薄而棱峭，其仁大如缩砂仁而辛香气和。滇广所产草果，长大如诃子，其皮黑厚而棱密，其子粗而辛臭，正如斑蝥之气。彼人皆用芼茶及作食料，恒用之物。广人取生草蔻入梅汁，盐渍令红，曝干荐酒，名红盐草果。其初结小者，名鹦哥舌。元朝《饮膳》，皆以草果为上供。南人复用一种火杨梅伪充草豆蔻，其形圆而粗，气味辛猛而不和，人亦多用之，或云即山姜实也，不可不辨。”[39]

《雷公炮制药性解》卷三：“草豆蔻，味辛，性热无毒，入脾胃二经。主风寒客邪在胃。其余与白者同功，而性尤燥急，不及白蔻有清高之气。按：草豆蔻辛温发散，故入脾胃而主风寒。多食大损脾胃，《衍义》谓其虚弱不食者宜此，恐非，胃火者大忌。”[27]

《本草征要》卷三：“草豆蔻，味辛，性温，无毒。入肺、脾、胃三经。去膜，微炒。散寒止心腹之痛，下气驱逆满之疴，开胃而理霍乱吐泻，攻坚而破噎膈癥瘕。辛能破滞，香能达脾，温能散寒。草豆蔻辛燥，犯血忌，阴不足者远之。”[4]

《本草乘雅半偈·第八帙》：“豆蔻，别录上品……根似高良姜，二月开花作穗，房缀茎下，嫩叶卷之，初出似芙蓉，微红色，穗头色深，其叶渐开，花渐出，色渐淡矣。亦有黄白二色者，实似龙眼而锐，皮色黄白，表无鳞甲，壳薄有棱峭，仁粒似缩砂蔤而稍壮，气味辛涩温，宣摄中气，温中，益上焦，受纳水谷，治心腹痛，呕吐，去臭气，宣五谷五果五菜味，为养为助为益者，豆蔻也。开宝名草豆蔻，草物志名漏蔻，金光明经名苏乞迷罗细，郑樵通志名草果。虽非果类，用充茶食，故有草果之称。[40]

《本草择要纲目·热性药品》：“草豆蔻，【气味】辛温涩无毒。纯阳而浮。入足太阴阳明经。【主治】风寒客邪。散滞气。利膈上痰。若身受寒邪。口食寒物。胃寒作痛。用之如鼓应桴。若热郁者。则不可用。恐其积温成热。”[21]

《本草新编》卷三：“白豆蔻，味辛，气大温，阳也，无毒。入手太阴肺经。别有清高之气，非草豆蔻之可比也。散胸中冷滞之气，益心包之元阳，温脾胃，止呕吐翻胃，消积食目翳。但此物尤难识，铺家多以草豆蔻充之，所以用多不效。总之，必须白者为佳，正不必问真假也。”[22]

《炮炙全书》卷一：“草豆蔻，涩辛，热，面裹煨去皮用。”[23]

《本草易读》卷四：“草豆蔻五十七，面包煨去皮用。辛，温，无毒，性浮。入足太阴、阳明。下气开郁，燥湿驱寒，消食醒酒，化痰攻积。解霍乱而止泻痢，辟瘴疠而退寒疟。除口气之臭，杀鱼肉之毒。”[24]

《本草备要·草部》：“草豆蔻，一名草果。燥湿袪痰，除痰截疟　辛热香散。暖胃健脾，破气开郁，燥湿袪寒，除痰化食。”[5]

《本经逢原》卷二：“草豆蔻，辛涩温，无毒。面裹煨熟，去面用。发明，草豆蔻性温，入脾胃二经。东垣曰：风寒客邪在胃口之上，当心疼痛者宜之。”[25]

《本草从新》卷二：“草豆蔻，闽产名草蔻。燥湿袪寒。辛温香散。暖胃健脾。燥湿袪寒。治寒客胃痛，霍乱泻痢，噎膈反胃。痞满吐酸。解口臭、酒毒、鱼肉毒（故食料用之）。辛燥犯血忌。阴不足者远之。形如龙眼而微长。皮黄白、薄而棱峭。仁如砂仁。辛香气和。去膜微炒。香口去臭。同细辛末含之。故阴虚血燥者忌之。”[6]

《要药分剂》卷十：“草豆蔻，味辛。性温。无毒。得地二之火气而有金。兼感夏末秋初之令而生。升也。阳也。制丹砂。”[27]

《本草求真》卷三：“草豆蔻，（芳草）逐胃口上风寒止当心疼痛。草豆蔻（专入脾胃）。辛热香散。功与肉蔻相似。但此辛热。燥湿除寒。性兼有涩。不似肉蔻涩性居多。能止大肠滑脱不休也。”[28]

《本草分经·原例》：“草豆蔻，辛温香散，暖胃健脾，袪寒燥湿，辛燥犯血忌。”[29]

《本草述钩元》卷八：“草豆蔻，与草果实有不同。产闽之建宁者。形似龙眼而微长微锐。其皮黄白而薄。有峭棱如栀子。无鳞甲。中子连缀。大如缩砂。其气辛香芳烈而和者是。若产于滇广气猛而浊者。即呼草果。”[30]

《得配本草》卷二：“草豆蔻，一名草果。味辛、微香，性温。阳也、浮也。入足太阴、阳明经。达膜原，破郁结，除寒燥湿，消积化痰。治瘴疠寒疟，杀诸鱼肉毒。同知母，治寒热瘴疟。”[26]

《本草害利·脾部药队》：“草豆蔻，【害】辛燥犯血，阴不足者远之。凡疟不由瘴气，心胃痛由于火而不由于寒，泄泻暴注口渴，而由于暑气湿热，法咸忌之。”[31]

《本草撮要》卷一：“草豆蔻，味辛。入足太阴阳明经。功专散滞气。消鬲上痰。得热附子治寒疟。得乌梅治久疟不止。含之去口臭。有内热者宜忌。一名草蔻。”[32]

《本草便读·草部》：“草豆蔻，性味较白蔻为猛。芳香则中土偏宜。暖胃温中。疗心腹之寒痛。宣胸利膈。治呕吐之乖违。又能燥湿强脾。可变胃辟除陈腐。兼解郁痰肉毒。故和羹服食馨香。（草豆蔻产闽省。形如龙眼。皮淡黄而薄。仁如砂仁。其气馨香而和。略带甘味。其性热。专入脾胃。故功用与白蔻相仿。而治上治中不同。然总属辛香燥烈之品。阴不足者远之。）”[33]

《中药志》：“草豆蔻　本品为较常用中药。商品为姜科植物草蔻和云南草蔻的干燥种子团……【原植物】①草豆蔻　别名：草蔻。Alpinia katsumadai Hay. ——姜科 Zingiberaceae②云南草蔻　别名滇草蔻 Alpinia blepharocalyx K. Schum. ——姜科 Zingiberaceae”[13]

《中药材手册》：“草豆蔻［纲目列入草部芳草类豆蔻项下］　本品为姜科植物草豆蔻 Alpiniae katsumadai Hayata 的干燥近成熟种子团。原植物系多年生丛生草木。野生与栽培均有。商品中另有一种云南草豆蔻，与草豆蔻的种子团略有不同，但均可同等入药。【别名】草蔻。”[14]

《全国中草药汇编》：“草豆蔻　别名：草蔻、草蔻仁、假麻树子、偶子。来源：为姜科山姜属植物豆蔻 Alpiniae katsumadai Hayata 的种子团。”[15]

《中药大辞典》：“草豆蔻《雷公炮炙论》　【异名】豆蔻《别录》，漏蔻《南方异物志》，草果《通志》，草蔻《本草从新》，大草蔻《药材资料汇编》，偶子《中药志》，草蔻仁、飞雷子、弯子《广东中药》。【基原】为姜科植物草豆蔻的种子团。【原植物】草豆蔻 Alpiniae katsumadai Hayata”[9]

《中医大辞典·中药分册》：“草豆蔻　出《雷公炮炙论》。又名草蔻、草蔻仁。为姜科植物草豆蔻 Alpiniae katsumadai Hayata 的种子团。”[10]

《中国医学百科全书·中医学》：“草豆蔻　始载于《雷公炮炙论》。又名草蔻、草蔻仁。为姜科植物草豆蔻 Alpiniae katsumadai Hayata 的种子团。产于中国广西、广东等省、区。”[11]

《全国中药炮制规范》：“草豆蔻　［处方用名］草豆蔻。【来源】本品为姜科植物草豆蔻 Alpiniae katsumadai Hayata 的干燥近成熟种子。均系野生。主产于广西、广东等地。夏、秋二季采收略变黄的果实，晒至九成干，或用沸水略烫，晒至半干，除去果皮，取出种子团，干燥。药材以个大、饱满、气味浓者为佳。”[16]

《中国药材学》：“草豆蔻　【别名】草蔻，草扣仁，偶子（海南）。【来源】本品为姜科植物草豆蔻 Alpiniae katsumadai Hayata 或云南草蔻 A. blepharocalyx K. Schum. 的近成熟种子。”[17]

《中国中医药学主题词表》：“草豆蔻 ALPINIA KATSUMADAI　属姜科；属理气药和祛寒药。”[12]

《普通高等教育中医药类规划教材·中药学》：“草豆蔻《别录》　为姜科多年生草本植物草豆蔻 Alpiniae katsumadai Hayata 的近成熟种子。主产于广西、广东等地。夏、秋二季采收。晒干，或用沸水略烫，晒至半干，除去果皮，取其种子团晒干，捣碎生用。”[8]

《中华本草》：“草豆蔻《雷公炮炙论》　【异名】豆蔻《别录》，漏蔻《南方异物志》，草果《通志》，豆蔻子《广济方》，草蔻《本草从新》，大草蔻《药材资料汇编》，偶子《中药志》，草蔻仁、飞雷子、弯子《广东中药》……【来源】为姜科植物草豆蔻的种子团。【原植物】草豆蔻 Alpiniae katsumadai Hayata［Languas katsumadai（Hayata）Merr.］”[18]

《中华人民共和国药典》：“草豆蔻 Semen alpiniae katsumadai　本品为姜科植物草豆蔻 Alpiniae katsumadai Hayata 的干燥近成熟种子。夏、秋二季采收，晒至九成干，或用水略烫，晒至半干，除去果皮，取出种子团，晒干。”[7]

5　参考文献

1　南北朝·雷敩. 雷公炮炙论. 上海：上海中医学院出版社，1986，46

2 金·李杲．珍珠囊补遗药性赋．见：中国医学大成（二）．长沙：岳麓书社，1990，110
3 明·陈嘉谟．本草蒙筌．北京：人民卫生出版社，1988，96
4 明·李中梓．本草征要．见：李中梓医学全书．北京：中国中医药出版社，1999，124
5 清·汪昂．本草备要．北京：中国中医药出版社，1998，107
6 清·吴仪洛．本草从新．北京：中医古籍出版社，2001，37
7 国家药典委员会编．中华人民共和国药典．一部．北京：化学工业出版社，2000，191
8 雷载权主编．普通高等教育中医药类规划教材·中药学．上海：上海科学技术出版社，1995，130
9 江苏新医学院编．中药大辞典．上海：上海科学技术出版社，1977，1582
10 《中医大辞典》编辑委员会编．中医大辞典·中药分册．北京：人民卫生出版社，1982，252
11 《中医学》编辑委员会．中国医学百科全书·中医学．上海：上海科学技术出版社，1997，1096
12 吴兰成主编．中国中医药学主题词表．北京：中医古籍出版社，1996，36
13 中国医学科学院药物研究所等编．中药志．第三册．北京：人民卫生出版社，1993，15
14 中华人民共和国卫生部药政管理局主编．中药材手册．北京：人民卫生出版社，1998，344
15 《全国中草药汇编》编写组编．全国中草药汇编．上册．北京：人民卫生出版社，1996，625
16 中华人民共和国卫生部药政管理局编．全国中药炮制规范．北京：人民卫生出版社，1988，173
17 徐国钧等主编．中国药材学．北京：中国医药科技出版社，1996，1319
18 国家中医药管理局《中华本草》编委会．中华本草．第八册．上海：上海科学技术出版社，1999，596
19 魏晋·名医别录．北京：人民卫生出版社，1986，87
20 元·王好古．汤液本草．见：景印文渊阁四库全书（745）．北京：中医古籍出版社，1986，942
21 清·蒋居祉．本草择要纲目．见：珍本医书集成．本草类．上海：上海科学技术出版社，1985，45
22 清·陈士铎．本草新编．北京：中国中医药出版社，1996，119
23 ［日］稻宣义．炮炙全书．北京：中医古籍出版社，1981，49
24 清·汪昂．本草易读．北京：人民卫生出版社，1987，160
25 清·张璐．本经逢原．上海：上海科学技术出版社，1959，57
26 清·严西亭．得配本草．上海：上海卫生出版社，1957，42
27 清·沈金鳌．要药分剂．上海：上海科学技术出版社，1959，231
28 清·黄宫绣．本草求真．上海：上海科学技术出版社，1959，108
29 清·姚澜．本草分经．上海：上海科学技术出版社，1989，90
30 清·杨时泰．本草述钩元．上海：科技卫生出版社，1958，179
31 清·凌奂．本草害利．北京：中医古籍出版社，1982，70
32 清·陈其瑞．本草撮要．见：珍本医书集成．本草类．上海：上海科学技术出版社，1985，24
33 清·张秉成．本草便读．上海：上海卫生出版社，1957，40
34 明·兰茂．滇南本草．第二卷．昆明：云南人民出版社，1977，363
35 宋·苏颂．本草图经．合肥：安徽科学技术出版社，1994，529
36 宋·唐慎微．证类本草．北京：人民卫生出版社，1957，460
37 宋·寇宗奭．本草衍义．上海：商务印书馆，1937，119
38 明·刘文泰．本草品汇精要．北京：人民卫生出版社，1982，767
39 明·李时珍．本草纲目．北京：人民卫生出版社，1982，865
40 明·卢之颐．本草乘雅半偈．北京：人民卫生出版社，1986，442

301 草果

Caoguo

Fructus Tsaoko

1 定名依据

1.1 正名

1.1.1 汉文名：草果（姜科植物草果 Amomum tsao - ko Crevost et Lemaire 的干燥成熟果实）。

1.1.2 英文名：caoguo.

1.2 依据

1.2.1 定名的文献依据

1.2.1.1 《宝庆本草折衷》："草果……或云生广西州郡。实熟时采，暴干。"[1]

1.2.1.2 《饮膳正要》卷三："草果，味辛，温，无毒。治心腹痛，止呕，补胃，下气，消酒毒。"[2]

1.2.1.3 《本草蒙筌》卷二："草果，无毒。草果，温脾胃，止呕吐，霍乱，恶心，消宿食，导滞，逐邪，除胀满，却心腹中冷痛（今补）。【地】谨按：草果，生广南及海南。【苗】草果，形如橄榄，其皮薄，其色紫，其仁如缩砂仁，而大又云南出者名云南草果，其形差小耳。"[3]

1.2.1.4 《本草征要》卷一："草果，味辛，性温。入胃经。破瘴疠之疟，消痰食之愆。气猛而浊，故前人以仲由未见孔子时气象比之。疟不由于岚瘴，气不实，邪不盛者并忌。"[4]

1.2.1.5 《本草从新》卷二："草果，滇广所产、名草果。除痰截疟，辛热破气。除痰，消食化积（疟积），治瘴疠寒疟。（佐常山、能截疟、或与知母同用、取其一阴一阳、治寒热瘴疟、盖草果治太阴独胜之寒、知母治阳明独胜之火）。"[5]

1.2.1.6 《本草便读·草部》："草果，治太阴独胜之寒。辛温入胃。破瘴疠疟邪之积。刚猛宣中。质燥气雄。味多浊恶。利痰解郁。性却瞑眩。"[6]

1.2.1.7 《中华人民共和国药典》："草果 Fructus tsaoko　本品为姜科植物草果 Amomum tsao - ko Crevost et Lemaire 的干燥成熟果实。秋季果实成熟时采收，除去杂质，晒干或低温干燥。"[7]

1.2.1.8 《普通高等教育中医药类规划教材·中药学》："草果《饮膳正要》为姜科多年生草本植物草果 Amomum tsao - ko Crevost et Lemaire 的成熟果实。主产于云南、广西、贵州等地。秋季果实成熟时采收，除去杂质，晒干或低温干燥。将原药炒至焦黄色并微鼓起，捣碎取仁用；或将净草果仁姜汁微炒用。"[8]

1.2.1.9 《中药大辞典》："草果《品汇精要》【异名】草果仁《传信适用方》，草果子《小儿卫生总微论方》。【基原】为姜科植物草果的果实。【原植物】草果 Amomum tsao - ko Crevost et Lemaire."[9]

1.2.1.10　《中医大辞典·中药分册》："草果　出《本草品汇精要》。又名草果仁。为姜科植物草果 Amomum tsao－ko Crevost et Lemaire 的果实。"[10]

1.2.1.11　《中国医学百科全书·中医学》："草果　始载于《本草品汇精要》。又名草果仁、草果子。为姜科植物草果 Amomum tsao－ko Crevost et Lemaire 的果实，用时取种子。产于中国云南、广西、贵州等省、区。"[11]

1.2.1.12　《中国中医药学主题词表》："草果 Amomum tsao－ko　属姜科；属祛寒药和消导药。"[12]

1.2.1.13　《中药志》[13]、《中药材手册》[14]、《全国中草药汇编》[15]、《全国中药炮制规范》[16]、《中国药材学》[17]、《中华本草》[18] 等现代中药著作多以"草果"作为本品正名（参见"文献通考"）。

1.2.2　定名选择的理由

1.2.2.1　草果 Fructus tsaoko，系姜科植物草果 Amomum tsao－ko Crevost et Lemaire 的干燥成熟果实。"草果"之名始见于宋·陈衍《宝庆本草折衷》，"草果"作为本品正名始见于元·忽思慧《饮膳正要》，其后的本草著作如明·陈嘉谟《本草蒙筌》、李中梓《本草征要》，清·吴仪洛《本草从新》、张秉成《本草便读》等在载录本品时即以"草果"作为正名，并一直沿用至今。

1.2.2.2　我国最新出版的《中华人民共和国药典》、《普通高等教育中医药类规划教材·中药学》以及辞书类著作《中医大辞典·中药分册》、《中药大辞典》、《中国医学百科全书·中医学》等均以"草果"作为本品正名。已经广泛应用于中医药学文献的标引和检索的《中国中医药学主题词表》也以"草果"作为本品的正式主题词。现代本草著作如《中药志》、《全国中草药汇编》、《中华本草》、《中国药材学》、《中药材手册》、《全国中药炮制规范》等虽记载了不少本品各地的俗称，但也无一例外以"草果"作为本品的正名。说明"草果"作为本品正名已成为共识。

1.3　与正名等效的名词：无。

2　源流考释

草果（姜科植物草果 Amomum tsao－ko Crevost et Lemaire 的干燥成熟果实）始载于宋·陈师文等《太平惠民和剂局方》[19]，称为"草果仁"。如宋·陈师文等《太平惠民和剂局方》卷三："草果饮，治脾寒疟疾。紫苏叶，草果仁，川芎，白芷，高良姜（炒），青橘皮（去白，炒），甘草（炒），上等分为末。每服二大钱，水一盏，煎至七分，去滓热服。二滓并煎，当发日连进三服，无不效验。"[19]

"草果"之名始见于宋·陈衍《宝庆本草折衷》："草果……或云生广西州郡。实熟时采，暴干。"[1]"草果"作为本草正名始见于元·忽思慧《饮膳正要》卷三："草果，味辛，温，无毒。治心腹痛，止呕，补胃，下气，消酒毒。"[2]。其后的本草著作大多以"草果"为正名。如明·刘文泰《本草品汇精要》[20]、陈嘉谟《本草蒙筌》[3]、杜文燮《药鉴》[21]、李中梓《雷公炮制药性解》[22]、李中梓《本草征要》[4]，日本稻宣义《炮炙全书》[23]，清·张璐《本经逢原》[24]、吴仪洛《本草从新》[5]、黄宫绣《本草求真》[25]、姚澜《本草分经》[26]、凌奂《本草害利》[27]、张秉成《本草便读》[6]；但清·陈其瑞《本草撮要》[28] 以"草果仁"为正名。如《本草撮要》卷一："草果仁，味辛酸，入足太阴经，功专散寒湿郁滞。得知母治瘴疟，得乌梅截疟，得木瓜、曲柏疗中虚。恶谷面，裹煨用。忌铁。一名草果。”[28]。

古代著作中记载的本品异名有“草果仁”《太平惠民和剂局方》[19]，“草果子”《小儿卫生总微论方》[29]，“豆蔻”《本经逢原》[24]等。如宋·陈师文等《太平惠民和剂局方》卷三：“草果饮，治脾寒疟疾。紫苏叶，草果仁，川芎，白芷，高良姜（炒），青橘皮（去白，炒），甘草（炒），上等分为末。”[19]《小儿卫生总微论方》卷十六：“疟病论，疟病者。……至秋又寒湿乘之……草果子汤，治脾寒发疟。草果子三个。甘草五寸。大枣七个。”[29]清·张璐《本经逢原》卷二：“草果，亦名豆蔻。辛温涩，无毒。……与知母同用，治瘴疟寒热，取其一阴一阳，无偏胜之害。”[24]

现代有关著作均沿用《饮膳正要》的记载以“草果”作为本品正名。如《中华人民共和国药典》[7]、《普通高等教育中医药类规划教材·中药学》[8]、《中药大辞典》[9]、《中医大辞典·中药分册》[10]、《中国医学百科全书·中医学》[11]、《中国中医药学主题词表》[12]、《中药志》[13]、《中药材手册》[14]、《全国中草药汇编》[15]、《全国中药炮制规范》[16]、《中国药材学》[17]、《中华本草》[18]等。同时尚记载有“老蔻”《中华本草》[18]等各地的俗称。还记载有本品原植物“红草果”的异名“老扣”《中药志》[13]；原植物“草果”的异名“红草果”、“广西草果”、“桂西草果”《中华本草》[18]等。

3 附录

3.1 又称：姜草果仁（饮片规格名）。

3.2 俗称：老蔻（广西）。

3.3 曾称：草果仁《太平惠民和剂局方》，草果子《小儿卫生总微论方》，豆蔻《本经逢原》。

3.4 原植物名称：红草果，老扣（广西），草果，红草果，广西草果（广西），桂西草果.

4 文献通考

《太平惠民和剂局方》卷三：“草果饮，治脾寒疟疾。紫苏叶，草果仁，川芎，白芷，高良姜（炒），青橘皮（去白，炒），甘草（炒），上等分为末。每服二大钱，水一盏，煎至七分，去滓热服。二滓并煎，当发日连进三服，无不效验。”[19]

《小儿卫生总微论方》卷十六：“疟病论，疟病者。由夏伤于暑，客于肤里，致肌腠虚隙，至秋又寒湿乘之……草果子汤，治脾寒发疟。草果子三个，甘草五寸，大枣七个，并锉，。分三服。水一盏，煎至半盏，放温服，更量大小加减。”[29]

《宝庆本草折衷》：“草果……或云生广西州郡。实熟时采，暴干。”[1]

《饮膳正要》卷三：“草果，味辛，温，无毒。治心腹痛，止呕，补胃，下气，消酒毒。”[2]

《本草品汇精要》卷七：“草果，无毒。草果，温脾胃，止呕吐，霍乱，恶心，消宿食，导滞，逐邪，除胀满，却心腹中冷痛（今补）。【地】谨按：草果，生广南及海南。【苗】草果，形如橄榄，其皮薄，其色紫，其仁如缩砂仁，而大又云南出者名云南草果，其形差小耳。”[20]

《本草蒙筌》卷二：“草果，无毒。草果，温脾胃，止呕吐，霍乱，恶心，消宿食，导滞，逐邪，除胀满，却心腹中冷痛（今补）。【地】谨按：草果，生广南及海南。【苗】草果，形如橄榄，其皮薄，其色紫，其仁如缩砂仁，而大又云南出者名云南草果，其形差小耳。”[3]

《药鉴》卷二：“草果，气温，味辛，升也阳也。辟山岚瘴气，止霍乱恶心。辛则散宿食，立除膨胀。温则去邪气，且却冷疼。同缩砂能温中焦，佐常山能截疫疟。大都中病即已，不可多服，盖此剂大耗元气，而老弱虚羸之人，尤宜戒之。”[21]

《雷公炮制药性解》卷三：“草果，味辛，性温无毒，入脾胃二经。主疟疾胸腹结滞，呕吐胃经风邪。按：草果辛温发散，与草蔻同功，故经络亦同，多食亦损脾胃，虚弱及胃火者亦忌之。”[22]

《本草征要》卷一：“草果，味辛，性温。入胃经。破瘴疠之疟，消痰食之愆。气猛而浊，故前人以仲由未见孔子时气象比之。疟不由于岚瘴，气不实，邪不盛者并忌。”[4]

《炮炙全书》卷一：“草果，大辛，热。本草载与草豆蔻同条，不分主治，然虽为一物，治微有不同，长大如诃子，皮黑厚而棱密，子粗而辛臭。草豆蔻大如龙眼而形微长，皮黄白薄而棱峭，其仁大如缩砂而辛香气和也。”[23]

《本经逢原》卷二：“草果，亦名豆蔻。辛温涩，无毒。去壳，生用。发明，草果与草豆蔻总是一类，其草果治病，取其辛热浮散，能入太阴、阳明，除寒燥湿，开郁化食，利膈上痰，解面食鱼肉诸毒。与知母同用，治瘴疟寒热，取其一阴一阳，无偏胜之害。”[24]

《本草从新》卷二：“草果，滇广所产、名草果。除痰截疟。辛热破气。除痰。消食化积。（疟积。）治瘴疠寒疟。（佐常山、能截疟、或与知母同用、取其一阴一阳、治寒热瘴疟、盖草果治太阴独胜之寒、知母治阳明独胜之火。）”[5]

《本草求真》卷三：“草果（芳草），温胃逐寒，治瘴疠寒疟。草果（专入胃）与草豆蔻诸书皆载气味相同，功效无别，服之皆能温胃逐寒。然此气味浮散（出自汉广），凡冒巅雾不正瘴疟。”[25]

《本草分经·原例》：“草果，辛热，破气除痰，消食化积，制太阴独胜之寒，佐常山截疟，煨熟用仁。”[26]

《本草害利·脾部药队》：“草果，【害】辛热破气，若疟不由于岚瘴，气不实、邪不盛者，并忌。市医不审病源，用以截痰疟，则成气虚膨胀者，比比矣。”[27]

《本草撮要》卷一：“草果仁，味辛酸。入足太阴经。功专散寒湿郁滞。得知母治瘴疟，得乌梅截疟，得木瓜、曲柏疗中虚。恶谷面，裹煨用。忌铁。一名草果。”[28]

《本草便读·草部》：“草果，治太阴独胜之寒。辛温入胃，破瘴疠疟邪之积。刚猛宣中，质燥气雄，味多浊恶，利痰解郁。性却瞑眩。（草果，滇广所产。形如诃子，皮黑厚，其仁粗大。其气辛烈而臭，其性热。其所入所用虽与草豆蔻相仿，而刚猛恶浊之气不同。故能破瘴疠之气，发脾胃之寒，截疟除痰，用为劫药。然虚人服之，每易作吐耳。）”[6]

《中药志》：“草果　本品为少常用中药。商品为姜科植物草果和红草果成熟干燥的果实。……【原植物】1. 草果 Amomum tsao－ko Crevost et Lemaire——姜科 Zingiberaceae. 2. 红草果　别名：老扣（广西）Amomum hongtsaoko C. F. Liang et D. Fang——姜科 Zingiberaceae."[13]

《中药材手册》:"草果(《纲目》列入草部芳草类豆蔻项下) 本品为姜科植物草果 Amomum tsao－ko Crevost et Lemaire 的干燥成熟果实。原植物系多年生丛生草本，多为栽培。【别名】草果仁。"[14]

《全国中草药汇编》:"草果 来源：为姜科豆蔻属植物草果 Amomum tsao－ko Crevost et Lemaire 的果实。"[15]

《中药大辞典》:"草果《品汇精要》【异名】草果仁《传信适用方》，草果子《小儿卫生总微论方》。【基原】为姜科植物草果的果实。【原植物】草果 Amomum tsao－ko Crevost et Lemaire."[9]

《中医大辞典·中药分册》:"草果 出《本草品汇精要》。又名草果仁。为姜科植物草果 Amomum tsao－ko Crevost et Lemaire 的果实。"[10]

《中国医学百科全书·中医学》:"草果 始载于《本草品汇精要》。又名草果仁、草果子。为姜科植物草果 Amomum tsao－ko Crevost et Lemaire 的果实，用时取种子。产于中国云南、广西、贵州等省、区。"[11]

《全国中药炮制规范》:"草果［处方用名］草果仁、姜草果仁。【来源】本品为姜科植物草果 Amomum tsao－ko Crevost et Lemaire 的干燥成熟果实。野生或栽培。主产于广西、云南、贵州等地。秋季果实成熟时采收，除去杂质，晒干或低温干燥。药材以个大、饱满、色红棕、气味浓者为佳。"[16]

《中国药材学》:"草果 【来源】本品为姜科植物草果 Amomum tsao－ko Crevost et Lemaire 的果实。"[17]

《中国中医药学主题词表》:"草果 Amomum tsao－ko 属姜科；属祛寒药和消导药。"[12]

《普通高等教育中医药类规划教材·中药学》:"草果《饮膳正要》为姜科多年生草本植物草果 Amomum tsao－ko Crevost et Lemaire 的成熟果实。主产于云南、广西、贵州等地。秋季果实成熟时采收，除去杂质，晒干或低温干燥。将原药炒至焦黄色并微鼓起，捣碎取仁用；或将净草果仁姜汁微炒用。"[8]

《中华本草》:"草果《宝庆本草折衷》【异名】草果仁《局方》，草果子《小儿卫生总微论方》，老蔻《广西药用植物名录》……【来源】为姜科植物草果的果实。【原植物】草果 Amomum tsao－ko Crevost et Lemaire［A. hongtsaoko C. F. Liang et D. Fang; A. guixiense D. Fang］ 又名：红草果《中国植物志》，广西草果《广西药用植物名录》，桂西草果《中草药》。"[18]

《中华人民共和国药典》:"草果 Fructus tsaoko 本品为姜科植物草果 Amomum tsao－ko Crevost et Lemaire 的干燥成熟果实。秋季果实成熟时采收，除去杂质，晒干或低温干燥。"[7]

5 参考文献

1 宋·陈衍. 宝庆本草折衷. 元刻本

2 元·忽思慧. 饮膳正要. 北京：中国书店，1985

3 明·陈嘉谟. 本草蒙筌. 北京：人民卫生出版社，1988，94

4 明·李中梓. 本草征要. 见：李中梓医学全书. 北京：中国中医药出版社，1999，124
5 清·吴仪洛. 本草从新. 北京：中医古籍出版社，2001，37
6 清·张秉成. 本草便读. 上海：上海卫生出版社，1957
7 国家药典委员会. 中华人民共和国药典. 一部. 北京：化学工业出版社，2000，191
8 雷载权主编. 普通高等教育中医药类规划教材·中药学. 上海：上海科学技术出版社，1995，130
9 江苏新医学院. 中药大辞典. 上海：上海科学技术出版社，1977，1574
10 《中医大辞典》编辑委员会. 中医大辞典·中药分册. 北京：人民卫生出版社，1982，252
11 《中医学》编辑委员会. 中国医学百科全书·中医学. 上海：上海科学技术出版社，1997，1096
12 吴兰成主编. 中国中医药学主题词表. 北京：中医古籍出版社，1996，36
13 中国医学科学院药物研究所等. 中药志. 第三册. 北京：人民卫生出版社，1993，11
14 中华人民共和国卫生部药政管理局. 中药材手册. 北京：人民卫生出版社，1998，345
15 《全国中草药汇编》编写组. 全国中草药汇编. 上册. 北京：人民卫生出版社，1996，627
16 中华人民共和国卫生部药政管理局. 全国中药炮制规范. 北京：人民卫生出版社，1988，172
17 徐国钧等主编. 中国药材学. 北京：中国医药科技出版社，1996，1196
18 国家中医药管理局《中华本草》编委会. 中华本草. 第八册. 上海：上海科学技术出版社，1999，614
19 宋·太平惠民和剂局. 太平惠民和剂局方. 北京：人民卫生出版社，1985
20 明·刘文泰. 本草品汇精要. 北京：人民卫生出版社，1982，242
21 明·杜文燮. 药鉴. 上海：上海人民出版社，1975
22 明·李中梓. 雷公炮制药性解. 见：中国医学大成（二）. 长沙：岳麓书社，1990，143
23 ［日］稻宣义. 炮炙全书. 北京：中医古籍出版社，1981
24 清·张璐. 本经逢原. 上海：上海科学技术出版社，1959，57
25 清·黄宫绣. 本草求真. 上海：上海科学技术出版社，1959，108
26 清·姚澜. 本草分经. 上海：上海科学技术出版社，1989
27 清·凌奂. 本草害利. 北京：中医古籍出版社，1982
28 清·陈其瑞. 本草撮要. 见：珍本医书集成（二）. 上海：上海科学技术出版社，1985，24
29 作者佚名. 小儿卫生总微论方. 黄冈萧氏兰陵堂刻本，1924

302 茵陈
Yinchen
Herba Artemisiae Scopariae

1 定名依据

1.1 正名

1.1.1 汉文名：茵陈（菊科植物滨蒿 Artemisiae scoparia Waldst. et Kit. 或茵陈蒿 Artemisia capillaris Thunb. 的干燥地上部分）。

1.1.2 英文名：virgate wormwood herb.

1.2 依据

1.2.1 定名的文献依据

1.2.1.1 《本草经集注·草木上品》："茵陈蒿，味苦，平、微寒，无毒。主治风湿寒热邪气，热结黄疸……《仙经》云：白蒿，白兔食之，仙。而今茵陈乃云此，恐是误尔。"[1]

1.2.1.2 《本草拾遗》："茵陈，本功外，通关节，去滞热，伤寒用之。虽蒿类，苗细经冬不死，更因旧苗而生，故名因陈，后加蒿字也。"[2]

1.2.1.3 《本草征要》卷三："茵陈，味苦，性寒，无毒。入脾、胃、肝、胆、膀胱五经。理黄疸而除湿热，佐五苓而利小肠。茵陈去湿热，独宜于五疸，然亦须五苓之类，佐助成功。湿热上干，口舌生疮，甘露饮中用之。后世普治暑湿内蕴，时毒项肿等之甘露消毒丹中，亦用之。"[3]

1.2.1.4 《本草新编》卷三："茵陈，味苦、辛，气微寒，阴中微阳，无毒。入足太阳、少阳之经。专治瘅症发黄，非黄症，断不可用。果是真黄病，可用之为君。但黄症又不同，有阴黄、阳黄，有热黄、寒黄、燥黄，有血黄、气黄之殊，不可不辨。"[4]

1.2.1.5 《本草易读》卷四："茵陈，取叶用之。苦，平，微寒，无毒。入太阴脾、太阳膀胱经。发汗利水，除湿退热。解黄疸之郁热，疗时疾之热狂。头旋头疼皆治，瘴疟痂瘕悉医。生太山及丘陵，五月及立秋日采，今处处有之。"[5]

1.2.1.6 《本草备要·草部》："茵陈，通利湿热，治诸黄。苦燥湿，寒胜热。入足太阳（膀胱）经。发汗利水，以泄太阴、阳明（脾、胃）之湿热。"[6]

1.2.1.7 《中华人民共和国药典》："茵陈 Herba artemisiae scopariae　本品为菊科植物滨蒿 Artemisiae scoparia Waldst. et Kit. 或茵陈蒿 Artemisia capillaris Thunb. 的干燥地上部分。春季幼苗高 6 ~ 10cm 时采收或秋季花蕾长成时采割，除去杂质及老茎，晒干。春季采收的习称'绵茵陈'，秋季采割的秋'茵陈蒿'。"[7]

1.2.1.8 《中药志》："茵陈　本品为常用中药，商品为菊科植物猪毛蒿或茵陈蒿的干燥幼苗，药材名绵茵陈。二者生药性状甚难区别，但均同等入药。……【原植物】1. 猪毛蒿……Artemisiae scoparia Waldst. et Kit.（A. capillaris Thunb. var. scoparia Pamp.）——菊科 Compositae. 2. 茵陈蒿 Artemisia capillaris Thunb. ——菊科 Compositae."[8]

1.2.1.9 《中药材手册》："茵陈（《纲目》名茵陈蒿，列入草部隰草类）本品为菊科植物滨蒿 Artemisiae scoparia Waldst. et Kit. 或茵陈蒿 Artemisia capillaris Thunb. 的干燥幼苗。原植物均系多年生草木，均为野生。"[9]

1.2.1.10 《中医大辞典·中药分册》："茵陈　出《本草经集注》。为茵陈蒿之简称，详该条。"[10]

1.2.1.11 《全国中草药汇编》："茵陈　别名：茵陈蒿、白蒿、绒蒿、绵茵陈、猴子毛。来源：为菊科艾属植物茵陈蒿 Artemisia capillaris Thunb. 或滨蒿（北茵陈）A. scoparia Waldst. et Kitaib. 的去根幼苗为'绵茵陈'，秋季采割的地上部分称'茵陈蒿'。"[11]

1.2.1.12 《中国中医药学主题词表》："茵陈 Artemisia capillaris　属蒿属；属祛湿利水药和清热燥湿药。D 茵陈蒿。"[12]

1.2.2 定名选择的理由

1.2.2.1 茵陈 Herba artemisiae scopariae，系菊科植物滨蒿 Artemisiae scoparia Waldst. et Kit. 或茵陈蒿 Artemisia capillaris Thunb. 的干燥地上部分。"茵陈"之名始见于《本草经集注·草木上品》，作为本品正名始见于唐·陈藏器《本草拾遗》，其后的历代重要本草著作如明·李中梓《本草征要》，清·陈士铎《本草新编》、汪昂《本草易读》、《本草备要》等在载录本品时均以“茵陈”作为正名，并一直沿用至今。

1.2.2.2　我国最新出版的《中华人民共和国药典》以及辞书类著作《中医大辞典·中药分册》等均以“茵陈”作为本品正名。已经广泛应用于中医药学文献的标引和检索的《中国中医药学主题词表》也以“茵陈”作为本品的正式主题词。现代本草著作如《中药志》、《全国中草药汇编》、《中国药材学》、《中药材手册》、《全国中药炮制规范》等虽记载了不少本品各地的俗称，但也无一例外以“茵陈”作为本品的正名。说明“茵陈”作为本品正名已成为共识。

1.3　与正名等效的名词：茵陈蒿。

2　源流考释

茵陈（菊科植物滨蒿 Artemisiae scoparia Waldst. et Kit. 或茵陈蒿 Artemisia capillaris Thunb. 的干燥地上部分），始载于汉《神农本草经》[13]，以“茵陈蒿”为正名。如《神农本草经》卷一：“茵陈蒿，味苦，平。主风湿寒热邪气，热结、黄疸。久服，轻身、益气、耐老（《御览》作能老）。生邱陵阪岸上。”[13]其后的本草著作有的以“茵陈蒿”为正名。如魏晋《名医别录》[14]，南北朝·雷敩《雷公炮炙论》[15]，南北朝·陶弘景《本草经集注》[1]，唐·苏敬等撰《新修本草》[16]、孙思邈《千金翼方》[17]，宋·苏颂《本草图经》[18]、唐慎微《证类本草》[2]、寇宗奭《本草衍义》[19]、佚名《增广太平和剂图经本草药性总论》[20]，元·王好古《汤液本草》[21]，明·刘文泰《本草品汇精要》[22]、陈嘉谟《本草蒙筌》[23]、李时珍《本草纲目》[24]、缪希雍《炮炙大法》[25]、李中梓《雷公炮制药性解》[26]、卢之颐《本草乘雅半偈》[27]，日本稻宣义《炮炙全书》[28]，清·张璐《本经逢原》[29]、张志聪《本草崇原》[30]、沈金鳌《要药分剂》[31]、陈念祖《神农本草经读》[32]、杨时泰《本草述钩元》[33]、蒋居祉《本草择要纲目》[34]、严西亭《得配本草》[35]，日本吉益东洞《药征》[36]；有的以“因尘”为正名，如吴普三国《广雅》[37]、《吴普本草》[38]；有的以“金钟茵陈”为正名，如明·兰茂《滇南本草》[39]。

“茵陈”之名始见于《本草经集注·草木上品》：“茵陈蒿，味苦，平、微寒，无毒。主治风湿寒热邪气，热结黄疸……《仙经》云：白蒿，白兔食之，仙。而今茵陈乃云此，恐是误尔。”[1]作为本品正名始见于唐·陈藏器《本草拾遗》[2]。如《证类本草》引《本草拾遗》曰：“茵陈本功外，通关节，去滞热，伤寒用之。虽蒿类，苗细经冬不死，更因旧苗而生，故名因陈，后加蒿字也。”[2]其后的历代重要本草著作如明·李中梓《本草征要》[3]，清·陈士铎《本草新编》[4]、汪昂《本草易读》[5]、《本草备要》[6]等在载录本品时均以“茵陈”作为正名。

古代著作中记载的本品异名尚有“马先”《广雅》[37]，“因陈蒿”《本草拾遗》[2]，“石茵陈”《日华子》[2]，“金钟茵陈”《滇南本草》[39]，“绵茵陈”、“山茵陈”、“角蒿”《本经逢原》[29]等。如《广雅疏证》卷十：“因尘，马先也。各本脱也字，今补。因尘，与茵陈同。《神农本草》菌陈在上品，马先在中品。云：茵陈蒿，生太山。马先蒿，一名马屎蒿，生南阳川泽。”[37]《证类本草》引《日华子》云：“石茵陈，味苦，凉，无毒。治天行时疾，热狂，头痛头旋，风眼冬，瘴疟，女人癥瘕，并闪损乏绝。”[2]《滇南本草》卷一：“金钟茵陈，味苦，性寒。利小便。疗胃中湿热，痰发黄、或眼仁发黄、或周身发黄，消水肿。服后忌豆。”[39]《本经逢原》卷二：“茵陈蒿，苦平微寒，无毒。《本经》主风湿寒热邪气，热结黄疸。发明，茵陈有二种：一种叶细如青蒿者，名绵茵陈，专于利水，为湿热黄瘅要药。一种生子如铃者，名山茵陈，又名角蒿，其味辛苦小毒，专于杀虫，治口齿疮绝胜，并入足太阳。”[29]

现代有关著作大多以“茵陈”作为本品正名，如《中华人民共和国药典》[7]、《中药志》[8]、《中药材手册》[9]、《全国中草药汇编》[11]、《中医大辞典·中药分册》[10]、《全国中药炮制规范》[40]、《中国药材学》[41]、《中国中医药学主题词表》[12]；但也有以“茵陈蒿”为正名者，如《中药大辞典》[42]、《中国医学百科全书·中医学》[43]、《普通高等教育中医药类规划教材·中药学》[44]、《中华本草》[45]等。同时尚记载有“棉茵陈”、“绒蒿”《中药材手册》[9]，“白蒿”、“绵茵陈”、“猴子毛”《全国中草药汇编》[11]，“茵蔯蒿”、“细叶青蒿”、“臭蒿”、“安吕草”、“婆婆蒿”、“野兰蒿”《中药大辞典》[42]，“黄蒿”、“狼尾蒿”、“西茵陈”《中国药材学》[41]等各地的俗称。还记载有本品原植物“滨蒿”的异名“猪毛蒿”、“臭蒿”、“黄蒿”、“茵陈蒿”、“狼尾蒿”、“绵菌陈”、“西茵陈”、“绒蒿”《中药志》[8]；原植物名称“茵陈蒿”《中药志》[8]等。

3 附录

3.1 又称：无。

3.2 俗称：绒蒿、细叶青蒿（广西），安吕草（江苏），婆婆蒿（山东），野兰蒿（湖南），臭蒿（河北、江苏），黄蒿、狼尾蒿（东北），西茵陈（西北），棉茵陈，白蒿，猴子毛，茵蔯蒿。

3.3 曾称：茵陈蒿《神农本草经》，因尘《吴普本草》，马先《广雅》，因陈蒿《本草拾遗》，石茵陈《日华子》，金钟茵陈《滇南本草》，绵茵陈、山茵陈、角蒿《本经逢原》

3.4 原植物名称：滨蒿，猪毛蒿，臭蒿（河北），黄蒿、茵陈蒿、狼尾蒿（东北），绵菌陈、西茵陈（西北），绒蒿（广西）；茵陈蒿。

4 文献通考

《神农本草经》卷一：“茵陈蒿，味苦，平。主风湿寒热邪气，热结、黄疸。久服，轻身、益气、耐老。生邱陵阪岸上。”[13]

《吴普本草·草木类》：“因尘，神农、岐伯、雷公：苦，无毒。黄帝：辛，无毒。生田中。叶如蓝。十一月采。”[38]

《广雅疏证》卷十：“因尘，马先也。各本脱也字，今补。因尘，与茵陈同。《神农本草》菌陈在上品，马先在中品。云：茵陈蒿，生太山。马先蒿，一名马屎蒿，生南阳川泽。”[37]

《名医别录》卷一：“茵陈蒿，微寒，无毒。主治通身发黄，小便不利，除头热，去伏瘕。久服面白悦，长年。白兔食之，仙。生太山及丘陵坂岸上。五月及立秋采，阴干。”[14]

《雷公炮炙论》卷一：“茵陈蒿，雷公云：凡使，须用叶有八角者。凡修事，采得，阴干，去根，细锉用。勿令犯火。”[15]

《本草经集注·草木上品》：“茵陈蒿，味苦，平、微寒，无毒。主治风湿寒热邪气，热结黄疸。通身发黄，小便不利，除头热，去伏瘕。久服轻身，益气，耐老，面白悦长年。白兔食之，仙。生太山及丘陵坡岸上。五月及立秋采，阴干。今处处有，似蓬蒿而叶紧细。茎，冬不死，春又生。惟入治黄疸用。《仙经》云：白蒿，白兔食之，仙。而今茵陈乃云此，恐是误尔。”[1]

《新修本草》卷七：“茵陈蒿，味苦，平、微寒，无毒。主风湿，寒热，邪气，热结，黄疸。通身发黄，小便不利，除头热，去伏瘕。久服轻身益气耐老，面白悦长年。白兔食之，仙。生太山及丘陵坡岸上。五月及立秋采，阴干。今处处有，似蓬蒿而叶紧细。茎，冬不死，春又生。惟入疗黄疸用。《仙经》云：白蒿，白兔食之，仙。而今茵陈乃云此，恐是误尔。”[16]

《千金翼方》卷二：“茵陈蒿，味苦，平，微寒，无毒。主风湿寒热邪气，热结黄疸，通身发黄，小便不利，除头热，去伏瘕。久服轻身益气，耐老，面白悦，长年，白兔食之仙。生太山及丘陵阪岸上，五月及立秋采，阴干。”[17]

《本草图经》卷五：“茵陈蒿，生泰山及丘陵坡岸上，今近道皆有之，而不及泰山者佳。春初生苗，高三五寸，似蓬蒿，而叶紧细，无花实，秋后叶枯，茎秆经冬不死。至春更因旧苗而生新叶，故名茵陈蒿。五月、七月采茎叶，阴干，今谓之山茵陈。江宁府又有一种茵陈，叶大根粗，黄白色，至夏有花实。阶州有一种名白蒿，亦似青蒿，而背白，本土皆通入药用之。今南方医人用山茵陈，乃有数种。”[18]

《证类本草》卷七：“茵陈蒿，味苦，平、微寒，无毒。主风湿，寒热，邪气，热结，黄疸，通身发黄，小便不利，除头热，去伏瘕。久服轻身，益气耐老，面白悦长年。白兔食之仙。生太山及丘陵坡岸上。五月及立秋采，阴干。陶隐居云：今处处有，似蓬蒿而叶紧细，茎，冬不死，春又生。唯入疗黄疸用。《仙经》云：白蒿，白兔食之仙。而今茵陈乃云此，恐是误尔。今按陈藏器本草云：茵陈本功外，通关节，去滞热，伤寒用之。虽蒿类，苗细经冬不死，更因旧苗而生，故名因陈，后加蒿字也。今又详：此非菜中茵陈也。臣禹锡等谨按蜀本图经云：叶似青蒿而背白，今所在皆有，采苗阴干。药性论云：茵陈蒿，使，味苦、辛，有小毒。治眼目通身黄，小便赤。日华子云：石茵陈，味苦，凉，无毒。治天行时疾，热狂，头痛头旋，风眼冬，瘴疟，女人癥瘕，并闪损乏绝。”[2]

《本草衍义》卷八：“茵陈蒿，张仲景治伤寒热甚发黄者，身面悉黄，用之极效。又一僧因伤寒后发汗不彻，有留热，身面皆黄，多热，期年不愈。医作食黄治之，治不对，病不去。问之，食不减。寻与此药，服五日，病减三分之一，十日减三分之二，二十日病悉去。方用山茵陈、山栀子各三分，秦艽、升麻各四钱，末之。”[19]

《增广太平和剂图经本草药性总论·草木上品之下》：“茵陈蒿，味苦，平，微寒，无毒。主风湿寒热邪气，热结，黄疸，通身发黄，小便不利，除头热，去伏瘕。《药性论》云：使。味苦辛，治眼目。日华子云：治天行时疾，热狂，头痛，风眼疼，瘴疟，女人癥瘕，并闪损。一云：山茵陈疗脑痛，解伤寒发汗，行肢节滞气，化痰利膈，治劳倦。家茵陈亦能解肌，下膈，去烦。”[20]

《汤液本草》卷四：“茵陈蒿，气微寒，味苦、平，阴中微阳。无毒。入足太阳经。《象》云：除烦热，主风湿热邪结于内。去枝、梗，用叶。《本草》云：主风湿寒热，邪气热结，黄疸，通身发黄，小便不利，除头热，去伏瘕。入足太阳仲景茵陈栀子大黄汤，治湿热也。栀子柏皮汤，治燥热也。如苗涝则湿黄，苗旱则燥黄，湿则泻之，燥则润之可也。此二药治阳黄也。韩祇和、李思训治阴黄，茵陈附子汤，大抵以茵陈为君主，佐以大黄、附子，各随其寒热。《珍》云：治伤寒发黄。”[21]

《滇南本草》卷一：“金钟茵陈，味苦，性寒。利小便。疗胃中湿热，痰发黄、或眼仁发黄、或周身发黄，消水肿。服后忌豆。”[39]

《本草品汇精要》卷九：“茵陈蒿，无毒，植生。茵陈蒿（出《神农本经》），主风湿寒热，邪气热结，黄疸。久服轻身，益气耐老（以上朱字《神农本经》）。通身发黄，小便不利，除头热，去伏瘕。面白悦，长年。白兔食之仙（以上黑字《名医》所录）。【名】山陈茵。”[22]

《本草蒙筌》卷二：“茵陈蒿，宽宁府茵陈蒿，绛州茵陈蒿。味苦、辛，气平，微寒。阴中微阳。无毒。随处俱产，泰山者良。叶细青蒿虽同，叶背白色却异。秋后叶落，茎梗不凋。至春复发旧枝，故因名茵陈蒿也。所行经络，惟足太阳。专治疸证发黄，入剂使为君主。”[23]

《本草纲目》卷十五：“茵陈蒿《本经·上品》。【释名】藏器曰：此虽蒿类，经冬不死，更因旧苗而生，故名茵陈，后加蒿字耳。时珍曰：按：张揖《广雅》及《吴普本草》并作因尘，不知何义？【集解】《别录》曰：茵陈生太山及丘陵坡岸上，五月及立秋采，阴干。弘景曰：今处处有之，似蓬蒿而叶紧细。秋后茎枯，经冬不死，至春又生。韩保升曰：叶似青蒿而背白。大明曰：茵陈出和州及南山岭上，一名石茵陈。颂曰：近道皆有之，不及太山者佳。春初生苗，高三五寸，似蓬蒿而叶紧细，无花实，五月、七月采茎叶阴干，今谓之山茵陈。江宁府一种茵陈，叶大根粗，黄白色，至夏有花实。阶州一种白蒿，亦似青蒿而背白，本土皆以为茵陈入药。今南方医人用山茵陈，乃有数种。或著其说云：山茵陈，汴京及北地用者，如艾蒿，叶细而背白，其气亦如艾，味苦，干则色黑。江南所用者，茎叶都似家茵陈而大，高三四尺，气极芬香，味甘辛，俗又名龙脑薄荷。”[24]

《炮炙大法·草部》：“茵陈蒿（须用叶有八角者，采得，阴干去根。细锉用，勿令犯火，山茵陈俗呼为帝钟，茵陈即八角也。伏硇砂）。”[25]

《雷公炮制药性解》卷四：“茵陈蒿，味苦，性微寒无毒，入膀胱经。主伤寒大热，黄疸便赤。治眼目，行滞气，能发汗，去风湿。去根用，犯火无功。按：茵陈专理溲便，本为膀胱之剂，又何以治疸？盖疸之为病，脾受伤也，而脾之所恶，湿乘土也，得茵陈以利水，则湿去土安，而疸自愈矣！疸分阴寒阳热二种，阳疸热多，有湿有燥，同栀子用，一治湿疸。同栀子橘皮治燥疸。阴疸寒多，只有一证，同附子治之。”[26]

《本草征要》卷三：“茵陈，味苦，性寒，无毒。入脾、胃、肝、胆、膀胱五经。理黄疸而除湿热，佐五苓而利小肠。茵陈去湿热，独宜于五疸，然亦须五苓之类，佐助成功。湿热上干，口舌生疮，甘露饮中用之。后世普治暑湿内蕴，时毒项肿等之甘露消毒丹中，亦用之。”[3]

《本草乘雅半偈》第二帙：“茵陈蒿《本经·上品》。【气味】苦平，无毒。【主治】主风湿寒热邪气，热结黄疸。久服轻身，益气耐老；面白悦，长年。白兔食之仙。”[27]

《本草新编》卷三：“茵陈，味苦、辛，气微寒，阴中微阳，无毒。入足太阳、少阳之经。专治瘅症发黄，非黄症，断不可用。果是真黄病，可用之为君。但黄症又不同，有阴黄、阳黄，有热黄、寒黄、燥黄，有血黄、气黄之殊，不可不辨。”[4]

《炮炙全书》卷一：“茵陈蒿，苦，微寒。去茎用叶。茵陈蒿经冬不凋，更因旧苗而生，冬春间茎叶俱白，至夏色绿，即今人呼为滨艾者。”[28]

《本草易读》卷四：“茵陈，取叶用之。苦，平，微寒，无毒。入太阴脾、太阳膀胱经。发汗利水，除湿退热。解黄疸之郁热，疗时疾之热狂。头旋头疼皆治，瘴疟疝瘕悉医。生太山及丘陵，五月及立秋日采，今处处有之。二月生苗，其茎如艾，其叶如淡色青蒿，叶歧紧细而扁整。九月开细黄花，结子如艾子。昔人多莳为蔬，故入药用山茵陈，所以别家茵陈也。经冬不死，立春又生。”[5]

《本草备要·草部》：“茵陈，通，利湿热，治诸黄。苦燥湿，寒胜热。入足太阳（膀胱）经。发汗利水，以泄太阴、阳明（脾、胃）之湿热。”[6]

《本经逢原》卷二：“茵陈蒿，苦平微寒，无毒。《本经》主风湿寒热邪气，热结黄疸。发明，茵陈有二种：一种叶细如青蒿者，名绵茵陈，专于利水，为湿热黄瘴要药。一种生子如铃者，名山茵陈，又名角蒿，其味辛苦小毒，专于杀虫，治口齿疮绝胜，并入足太阳。”[29]

《本草崇原》卷上：“茵陈蒿，气味苦平，微寒，无毒。主治风湿寒热邪气，热结黄疸。久服轻身益气，耐老，面白悦，长年。白兔食之仙（茵陈蒿始出太山及丘陵坡岸上，今处处有之，不若太山者佳。苗似蓬蒿，其叶紧细，臭香如艾，秋后茎枯，终冬不死，至春因旧根而复生，故名茵陈。一种开花结实者，名铃儿茵陈。无花实者，名毛茵陈，入药以无花实者为胜）。”[30]

《要药分剂》卷三：“茵陈蒿，味苦。性平。微寒。无毒。感天地苦寒之味。兼得春之生气以生。降也。阴中微阳也。伏硇砂。”[31]

《神农本草经读》卷二：“茵陈蒿，气味苦、平、微寒，无毒。主风（湿寒）热邪气，热结黄疸。久服轻身，益气，耐老，面白悦，长年。白兔食成仙。张隐庵曰：《经》云：春三月，此为发陈。茵陈因旧苗而春生，盖因冬令寒水之气，而具阳春生发之机。”[32]

《本草述钩元》卷九：“茵陈蒿，入药用山茵陈。家莳者力薄。二月生苗。其茎如艾叶。如淡色青蒿而背白。有歧紧细而扁整。此虽蒿类。经冬不死。更因旧苗而生。故名茵陈。”[33]

《本草择要纲目·寒性药品》：“茵陈蒿【气味】苦平微寒，无毒。阴中微阳。入足太阳经，又入足阳明经。”[34]

《得配本草》卷三：“茵陈蒿，伏硇砂。苦，微寒。入足太阳、太阴经气分。利水燥湿。治瘴疟，疗疝瘕。得附子、干姜，治阴黄。得白藓皮，治痫黄如金。配秫米、麦曲酿酒，治挛急。”[35]

《药征》卷中：“茵陈蒿，主治发黄也。考证，茵陈五苓散证曰：黄疸。茵陈蒿汤证曰：心胸不安、久久发黄。以上二方茵陈蒿，一方六两，一方十分。”[36]

《中药志》：“茵陈　本品为常用中药，商品为菊科植物猪毛蒿或茵陈蒿的干燥幼苗，药材名绵茵陈。二者生药性状甚难区别，但均同等入药。……【原植物】1. 猪毛蒿　别名：滨蒿（中药志），臭蒿（河北），黄蒿、茵陈蒿、狼尾蒿（东北），绵菌陈、西茵陈（西北），绒蒿（广西）。Artemisiae scoparia Waldst. et Kit.（A. capillaris Thunb. var. scoparia Pamp.）——菊科 Compositae. 2. 茵陈蒿 Artemisia capillaris Thunb. ——菊科 Compositae.”[8]

《中药材手册》：“茵陈（《纲目》名茵陈蒿，列入草部隰草类）　本品为菊科植物滨蒿 Artemisiae scoparia Waldst. et Kit. 或茵陈蒿 Artemisia capillaris Thunb. 的干燥幼苗。原植物均系多年生草木，均为野生。喜生于河岸。个别地区有以小白蒿、短叶蒿作茵陈用，为地区习惯用药。【别名】茵陈蒿、棉茵陈、绒蒿。”[9]

《全国中草药汇编》：“茵陈　别名：茵陈蒿、白蒿、绒蒿、绵茵陈、猴子毛。来源：为菊科艾属植物茵陈蒿 Artemisia capillaris Thunb. 或滨蒿（北茵陈）A. scoparia Waldst. et Kitaib. 的去根幼苗为‘绵茵陈’，秋季采割的地上部分称‘茵陈蒿’。”[11]

《中药大辞典》：“茵陈蒿《本经》【异名】因尘《吴普本草》，马先《广雅》，茵蔯蒿《雷公炮炙论》，茵陈《本草经集注》，因陈蒿《本草拾遗》，绵茵陈《本经逢原》，绒蒿、细叶青蒿《广西中兽医药用植物》，臭蒿、安吕草《江苏省植物药材志》，婆婆蒿《山东中药》，野兰蒿《湖南药物志》。【基原】为菊科植物茵陈蒿的幼嫩茎叶。【原植物】1. 茵陈蒿 Artemisia capillaris Thunb. 。”[42]

《中医大辞典·中药分册》：“茵陈　出《本草经集注》。为茵陈蒿之简称，详该条。”[10]

《中国医学百科全书·中医学》：“茵陈蒿　始载于《神农本草经》。又名茵陈、绵茵陈、绒蒿。为菊科植物茵陈蒿 Artemisia capillaris Thunb. 或滨蒿 Artemisiae scoparia Waldst. et Kitag. 的嫩苗。早春采收幼苗，除去老茎及杂质晒干。”[43]

《全国中药炮制规范》：“茵陈［处方用名］茵陈（茵陈蒿）。【来源】本品为菊科植物滨蒿 Artemisiae scoparia Waldst. et Kit. 或茵陈蒿 Artemisia capillaris Thunb. 的干燥幼苗。均系野生。主产于陕西、山西、安徽等地。春季幼苗高约 6 ~ 10cm 时采收，除去老茎及杂质，干燥。药材以质嫩、绵软、色灰白、香气浓者为佳。”[40]

《中国药材学》：“茵陈　【别名】臭蒿（河北），绒蒿（广西），黄蒿、茵陈蒿、狼尾蒿（东北），绵茵陈、西茵陈（西北）。【来源】本品为菊科植物猪毛蒿（滨蒿）Artemisiae scoparia Waldst. et Kitaibel［A. capillaris Thunb. var. scoparia (Waldst. Et Kitaibel) Pamp.］或茵陈蒿 A. capillaris Thunb. 的幼苗。”[41]

《中国中医药学主题词表》：“茵陈 Artemisia capillaris　属蒿属；属祛湿利水药和清热燥湿药。D 茵陈蒿。”[12]

《普通高等教育中医药类规划教材·中药学》：“茵陈蒿《本经》为菊科多年生草本植物或茵陈蒿 Artemisia capillaris Thunb. 或滨蒿 Artemisiae scoparia Waldst. et Kit. 等的全草。我国大部分地区有分布，主产于陕西、山西、安徽等地。春季幼苗高约三寸时采收；或秋季花蕾长成时采割。除去根及杂质，晒干。生用。”[44]

《中华本草》：“茵陈蒿《本经》【异名】因尘《吴普本草》，马先《广雅》，茵蔯蒿《雷公炮炙论》，茵陈《本草经集注》，因陈蒿《本草拾遗》，石茵陈《日华子》，绵茵陈《本经逢原》，绒蒿《广西中兽医药用植物》，臭蒿、安吕草《江苏省植物药材志》，婆婆蒿《山东中药》，野兰蒿《湖南药物志》，黄蒿、狼尾蒿（东北），西茵陈（西北）……【来源】为菊科植物猪毛蒿或茵陈蒿的地上部分。春采的去根幼苗，习称‘绵茵陈’，夏割的地上部分称‘茵陈蒿’。【原植物】1. 猪毛蒿 Artemisiae scoparia Waldst. et Kit.［A. capillaris Thunb. var. scoparia Panp.］　又名：滨蒿《中药志》。2. 茵陈蒿 Artemisia capillaris Thunb. 。”[45]

《中华人民共和国药典》：“茵陈 Herba artemisiae scopariae　本品为菊科植物滨蒿 Artemisiae scoparia Waldst. et Kit. 或茵陈蒿 Artemisia capillaris Thunb. 的干燥地上部分。春季幼苗高 6 ~ 10cm 时采收或秋季花蕾长成时采割，除去杂质及老茎，晒干。春季采收的习称‘绵茵陈’，秋季采割的秋‘茵陈蒿’。”[7]

5 参考文献

1 南北朝·陶弘景. 本草经集注. 北京：人民卫生出版社，1994，241

2 宋·唐慎微. 证类本草. 北京：人民卫生出版社，1957，188

3 明·李中梓. 本草征要. 见：李中梓医学全书. 北京：中国中医药出版社，1999，131

4 清·陈士铎. 本草新编. 北京：中国中医药出版社，1996，146

5 清·汪昂. 本草易读. 北京：人民卫生出版社，1987

6 清·汪昂. 本草备要. 北京：中国中医药出版社，1998，94

7 国家药典委员会. 中华人民共和国药典. 一部. 北京：化学工业出版社，2000，192

8 中国医学科学院药物研究所等. 中药志. 第四册. 北京：人民卫生出版社，1993，524

9 中华人民共和国卫生部药政管理局. 中药材手册. 北京：人民卫生出版社，1998，449

10 《中医大辞典》编辑委员会. 中医大辞典·中药分册. 北京：人民卫生出版社，1982，253

11 《全国中草药汇编》编写组. 全国中草药汇编. 上册. 北京：人民卫生出版社，1996，621

12 吴兰成主编. 中国中医药学主题词表. 北京：中医古籍出版社，1996，542

13 汉·神农本草经. 清顾观光重辑本. 北京：人民卫生出版社，1955，40

14 魏晋·名医别录. 北京：人民卫生出版社，1986，52

15 南北朝·雷敩. 雷公炮炙论. 上海：上海中医学院出版社，1986，27

16 唐·苏敬等撰. 新修本草. 合肥：安徽科学技术出版社，1981，194

17 唐·孙思邈. 千金翼方. 北京：人民卫生出版社，1955，24

18 宋·苏颂. 本草图经. 合肥：安徽科学技术出版社，1994，136

19 宋·寇宗奭. 本草衍义. 上海：商务印书馆，1937，51

20 宋·佚名. 增广太平和剂图经本草药性总论. 见：增广太平惠民和剂局方. 海口：海南出版社，2002，420

21 元·王好古. 汤液本草. 见：景印文渊阁四库全书（745）. 北京：中医古籍出版社，1986，963

22 明·刘文泰. 本草品汇精要. 北京：人民卫生出版社，1982，285

23 明·陈嘉谟. 本草蒙筌. 北京：人民卫生出版社，1988，127

24 明·李时珍. 本草纲目. 北京：人民卫生出版社，1982，941

25 明·缪希雍. 炮炙大法. 明末庄继先校刻本

26 明·李中梓. 雷公炮制药性解. 见：中国医学大成（二）. 长沙：岳麓书社，1990，148

27 明·卢之颐. 本草乘雅半偈. 北京：人民卫生出版社，1986，106

28 ［日］稻宣义. 炮炙全书. 北京：中医古籍出版社，1981

29 清·张璐. 本经逢原. 上海：上海科学技术出版社，1959，66

30 清·张志聪. 本草崇原. 北京：中国中医药出版社，1992，40

31 清·沈金鳌. 要药分剂. 上海：上海科学技术出版社，1959，66

32 清·陈念祖. 神农本草经读. 北京：人民卫生出版社，1959，14

33 清·杨时泰. 本草述钩元. 上海：科技卫生出版社，1958，123

34 清·蒋居祉. 本草择要纲目. 见：珍本医书集成（二）. 上海：上海科学技术出版社，1985，31

35 清·严西亭. 得配本草. 上海：上海卫生出版社，1957，3

36 ［日］吉益东洞. 药征. 见：中国医学大成（二）. 长沙：岳麓书社，1990. 178

37 三国魏·张揖撰，清·王念孙疏．广雅疏证．北京：中华书局，1994，313
38 三国·吴普．吴普本草．北京：人民卫生出版社，1987，29
39 明·兰茂．滇南本草．昆明：云南人民出版社，1959，153
40 中华人民共和国卫生部药政管理局．全国中药炮制规范．北京：人民卫生出版社，1988，232
41 徐国钧等主编．中国药材学．北京：中国医药科技出版社，1996，1621
42 江苏新医学院．中药大辞典．上海：上海科学技术出版社，1977，1588
43 《中医学》编辑委员会．中国医学百科全书·中医学．上海：上海科学技术出版社，1997，1083
44 雷载权主编．普通高等教育中医药类规划教材·中药学．上海：上海科学技术出版社，1995，146
45 国家中医药管理局《中华本草》编委会．中华本草．第七册．上海：上海科学技术出版社，1999，687

303 茯苓
Fuling
Poria

1 定名依据

1.1 正名

1.1.1 汉文名：茯苓［多孔菌科真菌茯苓 Poria cocos（Schw.）Wolf 的干燥菌核］。

1.1.2 英文名：indian bread.

1.2 依据

1.2.1 定名的文献依据

1.2.1.1 《神农本草经》卷一：“茯苓，味甘，平。主胸胁逆气（《御览》作疝气），忧恚，惊邪，悸心下结痛，寒热烦满咳逆，口焦舌干，利小便。久服，安魂、养神，不饥、延年。一名茯菟。生山谷。”[1]

1.2.1.2 《本草经集注·草木类》：“茯苓，味甘，平，无毒。主治胸胁逆气，忧恚，惊邪恐悸，心下结痛，寒热，烦满，咳逆，止口焦舌干，利小便。”[2]

1.2.1.3 《新修本草》卷十二：“茯苓，味甘，平，无毒。主胸胁逆气，忧恚、惊邪、恐悸，心下结痛，寒热，烦满，咳逆，止口焦舌干，利小便，止消渴，好唾，大腹淋沥，膈中淡水，水肿淋结，开胸腑，调脏气，伐肾邪，长阴，益气力，保神守中。”[3]

1.2.1.4 《证类本草》卷十二：“茯苓，味甘，平，无毒。主胸胁逆气，忧恚、惊邪、恐悸，心下结痛，寒热，烦满，咳逆，口焦舌干，利小便，止消渴，好睡，大腹淋沥，膈中痰水，水肿淋结，开胸腑，调脏气，伐肾邪，长阴，益气力，保神守中。久服安魂养神，不饥延年。一名茯菟。其有抱根者，名茯神……淮南子云：下有茯苓，上有菟丝。”[4]

1.2.1.5 《本草纲目》第三十七卷：“茯苓《本经·上品》。【释名】伏灵《纲目》、伏菟《本经》、松腴、不死面《记事珠》，抱根者名伏神《别录》。”[5]

1.2.1.6 《本草从新》卷九：“茯苓，通、行水、宁心、益脾。甘平。益脾宁心。淡渗利窍除湿。色白入肺。泻热而下通膀胱。（能通心气于肾、使热从小便出、然必上行入肺、清其化源、而后能下降利水、故洁古谓其上升、东垣谓其下降、各不相背也。）治忧恚惊悸，心下结痛，寒热烦满，口焦舌干。[6]

1.2.1.7　《中华人民共和国药典》：“茯苓 Poria　本品为多孔菌科真菌茯苓 Poria cocos (Schw.) Wolf 的干燥菌核。多于7～9月采挖，挖出后除去泥沙，堆置‘发汗’后，摊开晾至表面干燥，再‘发汗’，反复数次至现皱纹、内部水分大部散失后，阴干，称为‘茯苓个’；或将鲜茯苓按不同部位切制，阴干，分别称为‘茯苓皮’及‘茯苓块’。”[7]

1.2.1.8　《普通高等教育中医药类规划教材·中药学》：“茯苓《本经》为多孔菌科真菌茯苓 Poria cocos (Schw.) Wolf 的菌核。多寄生于松科植物赤松或马尾松等树根上。野生或栽培，主产于云南、湖北、四川等地。”[8]

1.2.1.9　《中药大辞典》：“茯苓《本经》【异名】茯菟《本经》，茯苓《史记》，茯零《广雅》，茯苓、茯菟《唐本草》，松腴《记事珠》，绛晨伏胎《酉阳杂俎》，云苓《滇海虞衡志》，茯兔《纲目》，松薯、松木薯、松苓《广西中药志》。【基原】为多孔菌科植物茯苓的干燥茵核。【原植物】茯苓 Poria cocos (Schw.) Wolf.。”[9]

1.2.1.10　《中医大辞典·中药分册》：“茯苓　出《神农本草经》。又名茯菟、白茯苓、云苓。为多孔菌科植物茯苓 Poria cocos (Schw.) Wolf 的干燥菌核。”[10]

1.2.1.11　《中国医学百科全书·中医学》：“茯苓　始载于《神农本草经》。又名茯菟、云苓。为多孔菌科植物茯苓 Poria cocos (Schw.) Wolf 的菌核。”[11]

1.2.1.12　《中国中医药学主题词表》：“茯苓 Poria cocos　属多孔菌科；属安神药和祛湿利水药。”[12]

1.2.1.13　《中药志》[13]、《中药材手册》[14]、《全国中草药汇编》[15]、《全国中药炮制规范》[16]、《中国药材学》[17]、《中华本草》[18]等现代中药著作多以“茯苓”作为本品正名（参见“文献通考”）。

1.2.2　定名选择的理由

1.2.2.1　茯苓 Poria，系多孔菌科真菌茯苓 Poria cocos (Schw.) Wolf 的干燥菌核。“茯苓”之名始见于汉《神农本草经》，并作为本品正名记载。其后的历代重要本草著作如南北朝·陶弘景《本草经集注》，唐·苏敬《新修本草》，宋·唐慎微《证类本草》，明·李时珍《本草纲目》，清·吴仪洛《本草从新》等在载录本品时均以“茯苓”作为正名，并一直沿用至今。

1.2.2.2　我国最新出版的《中华人民共和国药典》、《普通高等教育中医药类规划教材·中药学》以及辞书类著作《中医大辞典·中药分册》、《中药大辞典》、《中国医学百科全书·中医学》等均以“茯苓”作为本品正名。已经广泛应用于中医药学文献的标引和检索的《中国中医药学主题词表》也以“茯苓”作为本品的正式主题词。现代本草著作如《中药志》、《全国中草药汇编》、《中华本草》、《中国药材学》、《中药材手册》、《全国中药炮制规范》等虽记载了不少本品各地的俗称，但也无一例外以“茯苓”作为本品的正名。说明“茯苓”作为本品正名已成为共识。

1.3　与正名等效的名词：无。

2　源流考释

茯苓［多孔菌科真菌茯苓 Poria cocos (Schw.) Wolf 的干燥菌核］始载于汉《神农本

草经》[1]，并以“茯苓”为正名。如《神农本草经》卷一：“茯苓，味甘，平。主胸胁逆气（《御览》作疝气），忧恚，惊邪，悸心下结痛，寒热烦满咳逆，口焦舌干，利小便。久服，安魂、养神，不饥、延年。一名茯菟。生山谷。”[1]其后本草著作即以“茯苓”为正名记载本品，如三国·吴普《吴普本草》[19]，南北朝·陶弘景《本草经集注》[2]，唐·苏敬等撰《新修本草》[3]，宋·苏颂《本草图经》[20]、唐慎微《证类本草》[4]、寇宗奭《本草衍义》[21]，元·王好古《汤液本草》[22]、忽思慧《饮膳正要》[23]，明·刘文泰《本草品汇精要》[24]、陈嘉谟《本草蒙筌》[25]、李时珍《本草纲目》[5]、李中梓《本草征要》[26]、卢之颐《本草乘雅半偈》[27]，清·陈士铎《本草新编》[28]、汪昂《本草易读》[29]、《本草备要》[30]、张璐《本经逢原》[31]、叶桂《本草经解》[32]、徐大椿《神农本草经百种录》[33]、吴仪洛《本草从新》[6]、张志聪《本草崇原》[34]、黄宫绣《本草求真》[35]、陈念祖《神农本草经读》[36]、姚澜《本草分经》[37]、叶志诜《神农本草经赞》[38]、蒋居祉《本草择要纲目》[39]、陈其瑞《本草撮要》[40]、张秉成《本草便读》[41]、周岩《本草思辨录》[42]等。

古代著作中记载的本品异名有“茯菟”《神农本草经》[1]，“松腴”、“不死面”《记事珠》[5]，“茯兔”《本草纲目》[5]等。如《神农本草经》卷一：“茯苓，味甘，平。主胸胁逆气（《御览》作疝气），忧恚，惊邪，悸心下结痛，寒热烦满咳逆，口焦舌干，利小便。久服，安魂、养神，不饥、延年。一名茯菟。生山谷。”[1]《本草纲目》第三十七卷：“茯苓《本经·上品》。【释名】伏灵《纲目》、伏菟《本经》、松腴、不死面《记事珠》，抱根者名伏神《别录》。”[5]

现代有关著作均沿用《神农本草经》的记载以“茯苓”作为本品正名，如《中华人民共和国药典》[7]、《普通高等教育中医药类规划教材·中药学》[8]、《中药大辞典》[9]、《中医大辞典·中药分册》[10]、《中国医学百科全书·中医学》[11]、《中国中医药学主题词表》[12]、《中药志》[13]、《中药材手册》[14]、《全国中草药汇编》[15]、《全国中药炮制规范》[16]、《中国药材学》[17]、《中华本草》[18]等。同时尚记载有“安苓”、“云苓”《中药材手册》[14]，“白茯苓”、“赤茯苓”《全国中草药汇编》[15]，“绛晨伏胎”、“茯零”、“松薯”、“松木薯”、“松苓”《中药大辞典》[9]，“朱茯苓”《全国中药炮制规范》[16]，“茯灵”《中国药材学》[17]等各地的俗称。还记载有本品原植物“茯苓”的异名“杜茯苓”、“野苓”、“松苓”、“松薯”、“松木薯”、“万灵精”、“松腴”、“云苓”、“安苓”《中药志》[13]等。

3 附录

3.1 又称：茯苓皮、茯苓块（药材商品名）。

3.2 俗称：安苓、云苓、白茯苓、赤茯苓、绛晨伏胎、茯零、松薯、松木薯、松苓、朱茯苓、茯灵。

3.3 曾称：茯菟《神农本草经》，松腴、不死面《记事珠》，茯兔《本草纲目》等。

3.4 原植物名称：茯苓，杜茯苓、野苓（湖南、湖北），松苓、松薯、松木薯（广西），万灵精，松腴，云苓，安苓。

4 文献通考

《神农本草经》卷一：“伏苓，味甘，平。主胸胁逆气（《御览》作疝气），忧恚，惊邪，悸心下结痛，寒热烦满咳逆，口焦舌干，利小便。久服，安魂、养神，不饥、延年。一名茯菟。生山谷。”[1]

《吴普本草·草木类》：“茯苓，通神。桐君：甘。雷公、扁鹊：甘，无毒。或生益州大松根下，入地三尺一丈。二月、七月采。”[19]

《本草经集注·草木类》：“茯苓，味甘，平，无毒。主治胸胁逆气，忧恚，惊邪恐悸，心下结痛，寒热，烦满，咳逆，止口焦舌干，利小便。止消渴唾，大腹淋沥，膈中痰水，水肿淋结，开胸腑，调脏气，伐肾邪，长阴，益气力，保神守中。久服安魂魄，养神，不饥，延年。一名茯菟。其有抱根者，名茯神。茯神，味甘，平。”[2]

《新修本草》卷十二：“茯苓，味甘，平，无毒。主胸胁逆气，忧恚、惊邪、恐悸，心下结痛，寒热，烦满，咳逆，止口焦舌干，利小便，止消渴，好唾，大腹淋沥，膈中淡水，水肿淋结，开胸腑，调脏气，伐肾邪，长阴，益气力，保神守中。久服安魂魄、养神、不饥、延年。一名茯菟。其有抱根者，名茯神。”[3]

《本草图经》卷十：“茯苓，生泰山山谷，今泰、华、嵩山皆有之。出大松下，附根而生，无苗、叶、花、实，作块如拳在土底，大者至数斤，似人形、龟形者佳。皮黑，肉有赤、白二种。或云是多年松脂流入土中变成，或云假松气于本根上生。今东人采之法：山中古松久为人斩伐者，其枯折搓篝，枝叶不复上生者，谓之茯苓拨……旧说琥珀，是千年茯苓所化，一名江珠。”[20]

《证类本草》卷十二：“茯苓，味甘，平，无毒。主胸胁逆气，忧恚、惊邪、恐悸，心下结痛，寒热，烦满，咳逆，口焦舌干，利小便，止消渴，好睡，大腹淋沥，膈中痰水，水肿淋结，开胸腑，调脏气，伐肾邪，长阴，益气力，保神守中。久服安魂养神，不饥延年。一名茯菟。其有抱根者，名茯神……淮南子云：下有茯苓，上有菟丝。注云：茯苓，千岁松脂也。菟丝生其上而无根。一名女萝也……旧说琥珀，是千年茯苓所化，一名江珠。”[4]

《本草衍义》卷十三：“茯苓，乃樵斫讫多年松根之气所生。此盖根之气味，噎郁未绝，故为是物。然亦由土地所宜与不宜。其津气盛者，方发泄于外，结为茯苓，故不抱根而成物。既离其本体，则有苓之义。茯神者，其根但有津气而不甚盛，故只能伏结于本根，既不离其本，故曰茯神。此物行水之功多，益心脾不可阙也。”[21]

《汤液本草》卷三：“茯苓，气平，味淡。味甘而淡，阳也。无毒。白者，入手太阴经、足太阳经，少阳经；赤者，入足太阴经、手太阳经、少阴经。”[22]

《饮膳正要》卷三：“服茯苓，《抱朴子》云：任季子服茯苓一十八年，玉女从之，能隐彰，不食谷，面生光。孙真人《枕中记》：茯苓久服，百日百病除。二百日，夜昼二服后，役使鬼神。四年后，玉女来侍。”[23]

《本草品汇精要》卷十六：“茯苓，无毒附茯神，寄生。茯苓（出《神农本经》），主胸胁逆气，忧恚惊邪，恐悸，心下结痛，寒热烦满，咳逆，口焦舌干，利小便。久服安魂，养神，不饥延年（以上朱字《神农本经》）。止消渴，好唾，大腹淋沥，膈中痰水，水肿，淋结，开胸腑，调脏气，伐肾邪，长阴益气力，保神守中。茯神，平，主辟不祥，疗风眩，风虚，五劳，口干，止惊悸，多恚怒善忘，开心益智，安魂魄，养精神（以上黑字《名医》所录）。【名】茯菟。”[24]

《本草蒙筌》卷四：“茯苓，味甘、淡，气平。属金。降也，阳中阴也。无毒。近道俱有，云贵（云南、贵州）独佳。产深山谷中，在枯松根底。由木被斧斤砍伐，或老遭风雹折摧。枝叶不复上升，津气旋向下泄。凝结成块，乃名茯苓。”[25]

《本草纲目》第三十七卷：“茯苓《本经·上品》。【释名】伏灵《纲目》、伏菟《本经》、松腴、不死面《记事珠》，抱根者名伏神《别录》。宗奭曰：多年樵斫之松根之气味，抑郁未绝，精英未沦。其精气盛者，发泄于外，结为茯苓，故不抱根，离其本体，有零之义也。津气不盛，只能附结本根，既不离本，故曰伏神。时珍曰：茯苓，《史记·龟策传》作伏灵。盖松之神灵之气，伏结而成，故谓之伏灵、伏神也。《仙经》言：伏灵大如拳者，佩之令百鬼消灭，则神灵之气，亦可征矣。俗作苓者，传写之讹尔。出色白者良！下有伏灵，上有菟丝，故又名伏兔。”[5]

《本草征要》卷三卷：“茯苓，味甘淡，性平，无毒。入心、肾、脾、胃、小肠五经。马蔺为使。畏牡蒙、地榆、秦艽、龟甲。忌醋。产云南、色白而坚实者佳。去皮膜用。益脾胃而利小便，水湿都消。止呕吐而定泄泻，气机咸利。下行伐肾，水泛之痰随降。中守镇心，忧惊之气难侵。保肺定咳嗽，安胎止消渴。抱根者为茯神，主用俱同，而安神独掌。红者为赤茯苓，功力稍逊，而利水偏长。”[26]

《本草乘雅半偈》第二帙：“茯苓《本经·上品》。从来相传，上有菟丝，下有茯苓，不知何所本。尝见菟丝随木萦绕茯苓，当不独只在松下矣。又传松脂化茯苓，茯苓化琥珀，又不知何所本。世又重抱木者曰茯神，赤色者主利水，又不知何所本。”[27]

《本草新编》卷四：“茯苓（茯神），味甘、淡，气平，降也，阳中阴也，无毒。有赤、白二种，白者佳，亦可用入心、脾、肺、肝、肾五脏，兼入膀胱、大小肠、膻中、胃经。助阳，利窍通便，不走精气，利血仅在腰脐，除湿行水，养神益智，生津液，暖脾，去痰火，益肺，和魂练魄，开胃厚肠，却惊痫，安胎孕，久服耐老延年。茯神，即茯苓之一种。但茯神抱松木之根而生者也，犹有顾本之义，故善补心气，止恍惚惊悸，尤治善忘，其余功用，与茯苓相同，此二种，利中有补，久暂俱可用也，可君可臣，而又可佐使。惟轻重之宜分，无损益之可论。”[28]

《本草易读》卷七：“茯苓，去皮、木用。马兰为使，恶白蔹，畏地榆、雄黄、秦艽、龟甲，忌醋酸物。”[29]

《本草备要·木部》：“茯苓，补心脾，通，行水。甘温益脾助阳，淡渗利窍除湿。色白入肺泻热，而下通膀胱，（能通心气于肾，使热从小便出，然必其上行入肺，能清化源，而后能下降利水也。）宁心益气，调营理卫，定魄安魂。（营主血，卫主气，肺藏魄，肝藏魂）”[30]

《本经逢原》卷三：“茯苓，甘淡平无毒。入补气药，人乳润蒸入利水药，桂酒拌晒入补阴药，童便浸切。一种栽莳而成者曰莳苓，出浙中，但白不坚，入药少力。凡用须去尽皮膜则不伤真气，以皮能泄利，利津液。膜能阻滞经络也。”[31]

《本草经解》卷三：“茯苓，气平，味甘，无毒。主胸胁逆气，忧恚惊邪恐悸，心下结痛，寒热烦满咳逆，口焦舌干，利小便。久服安魂养神，不饥延年。茯苓气平，禀天秋降之金气。”[32]

《神农本草经百种录·上品》：“茯苓，古注茯苓，皆云松脂入地所结，无苗叶花实。今之茯苓，皆有蔓可种，疑古今有异同也。味甘平。主胸胁逆气，忧恚，惊邪恐悸，心下结痛，寒热烦满，咳逆，皆脾虚不能化水，痰饮留结诸经之疾。口焦舌干，胸有饮，则水下聚而津液不升。利小便。淡渗利水道。久服，安魂养神，不饥延年。心脾和通之效。"[33]

《本草从新》卷九："茯苓，通、行水、宁心、益脾。甘平。益脾宁心，淡渗利窍除湿。色白入肺，泻热而下通膀胱。（能通心气于肾、使热从小便出、然必上行入肺、清其化源、而后能下降利水、故洁古谓其上升、东垣谓其下降、各不相背也。）治忧恚惊悸，心下结痛，寒热烦满，口焦舌干。（口为脾窍、舌为心苗、火下降则热除。）咳逆呕哕。膈中痰水。水肿淋沥。"[6]

《本草崇原》卷上："茯苓，气味甘平，无毒。主治胸胁逆气，忧恚惊邪，恐悸，心下结痛，寒热，烦满，咳逆，口焦舌干，利小便。久服安魂养神，不饥延年。（茯苓生大山古松根下，有赤白二种。下有茯苓，则上有灵气如丝之状，山中人亦时见之。《史记·龟策传》作茯苓谓松之神灵，伏结而成。小者如拳，大者如斗，外皮皱黑，内质光白，以坚实而大者为佳。）"[34]

《本草求真》卷四："茯苓（寓木），渗脾肺湿伐肝胃水邪。茯苓，（专入脾胃。兼入肺肝。）色白入肺，味甘入脾，味淡渗湿。故书皆载上渗脾肺之湿，下伐肝肾之邪，其气先升（清肺化源）后降。"[35]

《神农本草经读》卷二："茯苓，气味甘、平，无毒。主胸胁逆气，忧恚惊邪恐悸，心下结痛，寒热烦满咳逆，口焦舌干，利小便。久服安魂养神，不饥延年。"[36]

《本草分经·原例》："茯苓，甘淡平，白者入气分，益脾宁心渗湿，功专行水，能通心气于肾，入肺泻热而下通膀胱。赤茯苓入心小肠，专利湿热，余与白茯苓同。"[37]

《神农本草经赞》卷上："茯苓，味甘平。主胸胁逆气，忧恚惊邪恐悸，心下结痛，寒热烦满，咳逆，口焦舌干，利小便。久服安魂养神，不饥延年。一名茯菟。生山谷。"[38]

《本草择要纲目·平性药品》："茯苓（白赤）　【气味】甘平无毒，浮而升，阳也。白者入手太阴、足太阳经气分，赤者入足太阴、手少阴、太阳气分。"[39]

《本草撮要》卷二："茯苓，味甘淡，入手足太阴太阳经。功专补心益脾。得人参能下气，得半夏能涤饮。若虚寒遗溺泄精者，当用温补之品，不宜用此。皮肤治水肿肤胀，赤者利水尤捷。"[40]

《本草便读·木部》："茯苓，色本属金，功先入肺，导膀胱而利水。无非气化之神，清治节以行痰，，专主分消之职，假松根之余气。甘淡平和。得坤土之精英，坚贞博厚。忧恚惊悸，皆缘痰结为殃。呕吐怔忡，尽是饮邪作咎。均可审证而施治，自能对病以求方。抱根者为茯神，守脏宁心，安神独掌。色红者为赤茯，入营导赤，利水偏长。皮以行皮，性仍同性。"[41]

《本草思辨录》卷四："茯苓结于土中，久而不变，宜其得阴气多，与猪苓埒矣。然枫擅召雨之能，松挺不雕之概；一毗于阴，一毗于阳。毗于阳者，能耗阴不能起阴，不能起阴即不能止渴。"[42]

《中药志》："茯苓　本品为常用中药。商品为多孔菌科真菌茯苓的干燥菌核。……【原植物】茯苓　别名：杜茯苓、野苓（湖南、湖北），松苓、松薯、松木薯（广西），万灵精、松腴、云苓、安苓。Poria cocos（Ochw.）Wolf——多孔菌科 Polyporaceae."[13]

《中药材手册》："茯苓（《纲目》列入木部寓木类）　本品为多孔菌科真菌茯苓 Poria

cocos（Schw.）Wolf 的干燥菌核。多寄生在赤松或马尾的地下根或埋于地下的松枝上。喜分布于松林附近排水良好的砂质砾土中。有栽培与野生两种，栽培者产量较大，以安徽为多，故有“安苓”之称。野生产品以云南为著，故又称“云苓”。习惯上以云苓为优。”[14]

《全国中草药汇编》：“茯苓 别名：白茯苓、赤茯苓、云苓。来源：为多孔菌科卧孔属植物茯苓 Poria cocos（Schw.）Wolf 的菌核。”[15]

《中药大辞典》：“茯苓《本经》【异名】茯菟《本经》，茯苓《史记》，茯零《广雅》，茯苓、茯菟《唐本草》，松腴《记事珠》，绛晨伏胎《酉阳杂俎》，云苓《滇海虞衡志》，茯兔《纲目》，松薯、松木薯、松苓《广西中药志》。【基原】为多孔菌科植物茯苓的干燥茵核。【原植物】茯苓 Poria cocos（Schw.）Wolf.。”[9]

《中医大辞典·中药分册》：“茯苓 出《神农本草经》。又名茯菟、白茯苓、云苓。为多孔菌科植物茯苓 Poria cocos（Schw.）Wolf 的干燥菌核。”[10]

《中国医学百科全书·中医学》：“茯苓 始载于《神农本草经》。又名茯菟、云苓。为多孔菌科植物茯苓 Poria cocos（Schw.）Wolf 的菌核。”[11]

《全国中药炮制规范》：“茯苓 ［处方用名］茯苓、朱茯苓、茯苓皮。【来源】本品为多孔菌科真菌茯苓 Poria cocos（Schw.）Wolf 的干燥菌核。栽培或野生。主产于安徽、湖北、河南、云南等地。大多于秋季采挖，挖出后除去泥沙，堆置‘发汗’后，摊开晾至表面干燥，再‘发汗’，反复数次至现皱纹、内部水份大部散失后，阴干、秋为‘茯苓个’；或将鲜茯苓按不同部位切制，阴干，分别称为‘茯苓皮’及‘茯苓块’。药材以体重坚实、外皮色棕褐、无裂隙、断面色白细腻、嚼之粘性强者为佳。”[16]

《中国药材学》：“茯苓 【别名】茯菟，茯灵，茯苓，云苓，松苓。【来源】本品为多孔菌科植物茯苓 Poria cocos（Schw.）Wolf 的菌核。”[17]

《中国中医药学主题词表》：“茯苓 Poria cocos 属多孔菌科；属安神药和祛湿利水药。”[12]

《普通高等教育中医药类规划教材·中药学》：“茯苓《本经》为多孔菌科真菌茯苓 Poria cocos（Schw.）Wolf 的菌核。多寄生于松科植物赤松或马尾松等树根上。野生或栽培，主产于云南、湖北、四川等地。7～9 月采挖。堆置‘发汗’后摊开晒干，再行‘发汗’、晾干，如此反复 3～4 次，最后晾至全干。生用。”[8]

《中华本草》：“茯苓《本经》【异名】茯菟《本经》，松腴、不死面《记事珠》，松薯、松苓、松木薯《广西中药志》。……【来源】为多孔菌科真菌茯苓的茵核。【原植物】茯苓 Poria cocos（Schw.）Wolf.［Pachyma cocos Fr.］。”[18]

《中华人民共和国药典》：“茯苓 Poria 本品为多孔菌科真菌茯苓 Poria cocos（Schw.）Wolf 的干燥菌核。多于 7～9 月采挖，挖出后除去泥沙，堆置‘发汗’后，摊开晾至表面干燥，再‘发汗’，反复数次至现皱纹、内部水分大部散失后，阴干，称为‘茯苓个’；或将鲜茯苓按不同部位切制，阴干，分别称为‘茯苓皮’及‘茯苓块’。”[7]

5 参考文献

1 汉·神农本草经. 清顾观光重辑本. 北京：人民卫生出版社，1955，43
2 南北朝·陶弘景. 本草经集注. 北京：人民卫生出版社，1994，188

3 唐·苏敬等撰. 新修本草. 合肥：安徽科学技术出版社，1981，299
4 宋·唐慎微. 证类本草. 北京：人民卫生出版社，1957，296
5 明·李时珍. 本草纲目. 北京：人民卫生出版社，1982，2145
6 清·吴仪洛. 本草从新. 北京：中医古籍出版社，2001，133
7 国家药典委员会. 中华人民共和国药典. 一部. 北京：化学工业出版社，2000，193
8 雷载权主编. 普通高等教育中医药类规划教材·中药学. 上海：上海科学技术出版社，1995，131
9 江苏新医学院. 中药大辞典. 上海：上海科学技术出版社，1977，1596
10 《中医大辞典》编辑委员会. 中医大辞典·中药分册. 北京：人民卫生出版社，1982，254
11 《中国医学百科全书·中医学》编辑委员会. 中国医学百科全书·中医学. 上海：上海科学技术出版社，1997，1068
12 吴兰成主编. 中国中医药学主题词表. 北京：中医古籍出版社，1996，112
13 中国医学科学院药物研究所等. 中药志. 第五册. 北京：人民卫生出版社，1993，799
14 中华人民共和国卫生部药政管理局. 中药材手册. 北京：人民卫生出版社，1998，774
15 《全国中草药汇编》编写组. 全国中草药汇编. 上册. 北京：人民卫生出版社，1996，617
16 中华人民共和国卫生部药政管理局. 全国中药炮制规范. 北京：人民卫生出版社，1988，414
17 徐国钧等主编. 中国药材学. 北京：中国医药科技出版社，1996，1706
18 国家中医药管理局《中华本草》编委会. 中华本草. 第一册. 上海：上海科学技术出版社，1999，554
19 三国·吴普. 吴普本草. 北京：人民卫生出版社，1987，60
20 宋·苏颂. 本草图经. 合肥：安徽科学技术出版社，1994，325
21 宋·寇宗奭. 本草衍义. 上海：商务印书馆，1937，73
22 元·王好古. 汤液本草. 见：景印文渊阁四库全书（745）. 北京：中医古籍出版社，1986，985
23 元·忽思慧. 饮膳正要. 北京：中国书店，1985
24 明·刘文泰. 本草品汇精要. 北京：人民卫生出版社，1982，462
25 明·陈嘉谟. 本草蒙筌. 北京：人民卫生出版社，1988，217
26 明·李中梓. 本草征要. 见：李中梓医学全书. 北京：中国中医药出版社，1999，135
27 明·卢之颐. 本草乘雅半偈. 北京：人民卫生出版社，1986，24
28 清·陈士铎. 本草新编. 北京：中国中医药出版社，1996，202
29 清·汪昂. 本草易读. 北京：人民卫生出版社，1987
30 清·汪昂. 本草备要. 北京：中国中医药出版社，1998，128
31 清·张璐. 本经逢原. 上海：上海科学技术出版社，1959，191
32 清·叶桂. 本草经解. 上海：上海科学技术出版社，1958
33 清·徐大椿. 神农本草经百种录. 见：景印文渊阁四库全书（785）. 北京：中医古籍出版社，1986，569
34 清·张志聪. 本草崇原. 北京：中国中医药出版社，1992，34
35 清·黄宫绣. 本草求真. 上海：上海科学技术出版社，1959，144
36 清·陈念祖. 神农本草经读. 北京：人民卫生出版社，1959，16
37 清·姚澜. 本草分经. 上海：上海科学技术出版社，1989
38 清·叶志诜. 神农本草经赞. 见：珍本医书集成（二）. 上海：上海科学技术出版社，1985，41
39 清·蒋居祉. 本草择要纲目. 见：珍本医书集成（二）. 上海：上海科学技术出版社，1985，106
40 清·陈其瑞. 本草撮要. 见：珍本医书集成（二）. 上海：上海科学技术出版社，1985，31
41 清·张秉成. 本草便读. 上海：上海卫生出版社，1957
42 清·周岩. 本草思辨录. 北京：人民卫生出版社，1960，139

304　茺蔚子
Yunweizi
Fructus Leonuri

1　定名依据

1.1　正名

1.1.1　汉文名：茺蔚子（唇形科植物益母草 Leonurus japonicus Houtt. 的干燥成熟果实）。

1.1.2　英文名：motherwort fruit.

1.2　依据

1.2.1　定名的文献依据

1.2.1.1　《神农本草经》卷一："充蔚子，味辛，微温。主明目益精，除水气。久服轻身，茎主瘾疹痒，可作浴汤。一名益母，一名益明，一名大札。生池泽。"[1]

1.2.1.2　《本草经集注·草木上品》："茺蔚子，味辛、甘，微温、微寒，无毒。主明目，益精，除水气。治血逆大热，头痛，心烦。久服轻身。茎：主治瘾疹痒，可作浴汤。"[2]

1.2.1.3　《新修本草》卷六："茺蔚子，味辛、甘，微温、微寒，无毒。主明目益精，除水气，疗血逆大热，头痛，心烦。久服轻身。茎，主瘾疹痒，可作浴汤。一名益母，一名益明，一名大札，一名贞蔚。生海滨池泽，五月采。"[3]

1.2.1.4　《证类本草》卷六："茺蔚子，味辛，甘，微温、微寒，无毒。主明目益精，除水气，疗血逆大热，头痛心烦。久服轻身……臣禹锡等谨按尔雅释草注云：萑。今茺蔚也。叶似荏，方茎，白华，华生节间。又名益母。疏引刘歆曰：萑，臭秽。臭秽即茺蔚也。[4]

1.2.1.5　《本草征要》卷二："茺蔚子，味辛，性微寒，无毒。入心胞、肝二经。忌铁。活血养肝，益精调经，头痛眩晕，目赤欠明。此子宜于血滞之目病。如瞳子散大者，忌用。头痛眩晕而兼血滞之象者，用之更宜。又能除水气，益心气。"[5]

1.2.1.6　《本草崇原》卷上："茺蔚子，气味辛甘，微温，无毒。主明目，益精，除水气。久服轻身。（茺蔚《本经》）名益母，又名益明。"[6]

1.2.1.7　《中华人民共和国药典》："茺蔚子 Fructus leonuri　本品为唇形科植物益母草 Leonurus japonicus Houtt. 的干燥成熟果实。秋季果实成熟时采割地上部分，晒干，打下果实，除去杂质。"[7]

1.2.1.8　《中国药材学》："茺蔚子　【别名】小胡麻，三角胡麻，益母草子。【来源】本品为唇形科植物益母草 Leonurus artemisia（Lour.）S. Y.（L. heterophyllus Sweet）的成熟果实。"[8]

1.2.1.9　《中药大辞典》："茺蔚子《本经》【异名】益母子、苦草子、小胡麻《江苏药材志》，野黄麻、六角天麻《浙江民间常用草药》，茺玉子《河北药材》。"[9]

1.2.1.10　《中医大辞典·中药分册》："茺蔚子　出《神农本草经》。又名益母草子、小胡麻。为唇形科植物益母草 Leonurus heterophyllus Sweet 的果实。"[10]

1.2.1.11　《中国医学百科全书·中医学》："茺蔚子　始载于《神农本草经》。又名益母草子、苦草子、小胡麻、三角胡麻。为唇形科植物益母草 Leonurus heterophyllus Sweet 的果实。中国大部分地区均产。"[11]

1.2.1.12　《中国中医药学主题词表》："茺蔚子 Fructus leonuri　为唇形科植物益母草的果实；属活血祛瘀药。C 益母草。"[12]

1.2.1.13　《中药志》[13]、《中药材手册》[14]、《全国中草药汇编》[15]、《全国中药炮制规范》[16]、《中华本草》[17]等现代中药著作多以"茺蔚子"作为本品正名（参见"文献通考"）。

1.2.2　定名选择的理由

1.2.2.1　茺蔚子 Fructus leonuri，本品为唇形科植物益母草 Leonurus japonicus Houtt. 的干燥成熟果实。"茺蔚子"之名始见于汉《神农本草经》，并作为本品正名记载。其后的历代重要本草著作如南北朝·陶弘景《本草经集注》，唐·苏敬《新修本草》，宋·唐慎微《证类本草》，明·李中梓《本草征要》，清·张志聪《本草崇原》等在载录本品时均以"茺蔚子"作为正名，并一直沿用至今。

1.2.2.2　我国最新出版的《中华人民共和国药典》，以及辞书类著作《中医大辞典·中药分册》、《中药大辞典》、《中国医学百科全书·中医学》等均以"茺蔚子"作为本品正名。已经广泛应用于中医药学文献的标引和检索的《中国中医药学主题词表》也以"茺蔚子"作为本品的正式主题词。现代本草著作如《中药志》、《全国中草药汇编》、《中华本草》、《中国药材学》、《中药材手册》、《全国中药炮制规范》等虽记载了不少本品各地的俗称，但也无一例外以"茺蔚子"作为本品的正名。说明"茺蔚子"作为本品正名已成为共识。

1.3　与正名等效的名词：无。

2　源流考释

茺蔚子（唇形科植物益母草 Leonurus japonicus Houtt. 的干燥成熟果实）始载于汉《神农本草经》[1]，并以"茺蔚子"为正名。如汉《神农本草经》卷一："充蔚子，味辛，微温。主明目益精，除水气。久服轻身，茎主瘾疹痒，可作浴汤。一名益母，一名益明，一名大札。生池泽。"[1]其后的历代本草著作大多以"茺蔚子"作为正名，如魏晋《名医别录》[18]，南北朝·陶弘景《本草经集注》[2]，唐·苏敬《新修本草》[3]、孙思邈《千金翼方》[19]，宋·苏颂《本草图经》[20]、唐慎微《证类本草》[4]、寇宗奭《本草衍义》[21]、佚名《增广太平和剂图经本草药性总论》[22]，明·刘文泰《本草品汇精要》[23]、缪希雍《炮炙大法》[24]、李中梓《本草征要》[5]、卢之颐《本草乘雅半偈》[25]，清·张志聪《本草崇原》[6]、日本稻宣义《炮炙全书》[26]、严西亭《得配本草》[27]、叶志诜《神农本草经赞》[28]等；但也有以"益母子"作为正名者，如：清·叶桂《本草经解》卷二："［益母子］，气微温。味辛甘。无毒。主明目益精。除水气。久服轻身。"[29]

古代著作中记载的本品异名尚有"益母"、"益明"、"大札"《神农本草经》[1]，"贞蔚"《名医别录》[18]，"蓷臭秽"、"蕉萑蓷"、"蓷（茎）"、"郁臭草"、"苦低草"、"贞蔚"、"负担"、"夏枯草"《本草品汇精要》[23]，"益母子"《本草经解》[29]等。如《神农本草经》卷一："充蔚子，味辛，微温。主明目益精，除水气。久服轻身，茎主瘾疹痒，可作浴汤。一名益母，一名益明，一名大札。生池泽。"[1]《名医别录》卷一："茺蔚子，味甘，微寒，无毒，主治血逆大热，头痛，心烦。一名贞蔚。生海滨。五月采。"[18]《本草品汇精要》卷七："茺蔚子，无毒，特生。……【名】蓷臭秽、蕉萑蓷、蓷（茎)、益母、益明、大札、郁臭草、苦低草、贞蔚、负担、夏枯草。"[23]《本草经解》卷二："[益母子]，气微温。味辛甘。无毒。主明目益精。除水气。久服轻身。"[29]

现代有关著作均沿用《神农本草经》的记载以"茺蔚子"作为本品正名，如《中华人民共和国药典》[7]、《中药大辞典》[9]、《中医大辞典·中药分册》[10]、《中国医学百科全书·中医学》[11]、《中国中医药学主题词表》[12]、《中药志》[13]、《中药材手册》[14]、《全国中草药汇编》[15]、《全国中药炮制规范》[16]、《中国药材学》[8]、《中华本草》[17]等。同时尚记载有"益母草子"、"坤草子"、"小胡麻"、"野麻"、"田麻子"、"红花艾"《中药材手册》[14]，"苦草子"、"野黄麻"、"六角天麻"、"茺玉子"《中药大辞典》[9]，"冲玉子"《中华本草》[17]等各地的俗称。还记载有本品原植物"益母草"的异名"益母蒿"、"坤草"、"野麻"、"益母花"、"铁麻干"、"红花艾"、"红梗玉米膏"、"地母草"、"月母草"、"森蒂（藏语)"、《中药志》[13]；原植物"细叶益母草"的异名"四美草"、"风葫芦草"、"龙串彩"、"石麻"、"风车草"《中药志》[13]等。

3　附录

3.1　又称：炒茺蔚子（饮片规格名)。

3.2　俗称：，益母草子、坤草子、苦草子、小胡麻、野麻（江苏、浙江)，田麻子（山东)，红花艾（福建、江西、广东)，冲玉子（湖南)，野黄麻、六角天麻（浙江)，茺玉子（河北)。

3.3　曾称："益母"、"益明"、"大札"、《神农本草经》，"贞蔚"《名医别录》，"蓷臭秽"、"蕉萑蓷"、"蓷（茎)"、"郁臭草"、"苦低草"、"贞蔚"、"负担"、"夏枯草"《本草品汇精要》，"益母子"《本草经解》。

3.4　原植物名称：益母草，益母蒿、坤草（通称)，野麻、益母花（江苏)，铁麻干（浙江)，红花艾（福建、江西、广东)，红梗玉米膏（河北)，地母草（云南)，月母草（四川)，森蒂（藏语)；细叶益母草，四美草、风葫芦草（内蒙古)，龙串彩、石麻（陕西)，风车草（山西)。

4　文献通考

《神农本草经》卷一："茺蔚子，味辛，微温。主明目益精，除水气。久服轻身，茎主瘾疹痒，可作浴汤。一名益母，一名益明，一名大札。生池泽。"[1]

《名医别录》卷一："茺蔚子，味甘，微寒，无毒，主治血逆大热，头痛，心烦。一名贞蔚。生海滨。五月采。"[18]

《本草经集注·草木上品》："茺蔚子，味辛、甘，微温、微寒，无毒。主明目，益精，除水气。治血逆大热，头痛，心烦。久服轻身。茎：主治瘾疹痒，可作浴汤。一名益母，一名益明，一名大札，一名贞蔚。生海滨池泽，五月采。今处处有。叶如荏，方茎，子形细长三棱。方用亦稀。"[2]

《新修本草》卷六："茺蔚子，味辛、甘，微温、微寒，无毒。主明目益精，除水气，疗血逆大热，头痛，心烦。久服轻身。茎，主瘾疹痒，可作浴汤。一名益母，一名益明，一名大札，一名贞蔚。生海滨池泽，五月采。"[3]

《千金翼方》卷二："茺蔚子，味辛甘，微温，微寒，无毒。主明目，益精，除水气。疗血逆，大热，头痛，心烦。久服轻身。"[19]

《本草图经》卷四："茺蔚子，生海滨池泽，今处处有之。谨按《毛诗》云：中谷有蓷（他回切）。《尔雅》云：萑（音佳），蓷。郭璞云：今茺蔚也。叶似荏，方茎白华，华生节间。陆机云：《韩诗》及《三苍》皆云：蓷，益母也。故曾子见之感恩。刘歆亦谓：蓷，臭秽。臭秽即茺蔚也。今园圃及田野见者极多，形色皆如郭说。而苗叶上节节生花，实似鸡冠，子黑色，茎作四方棱。五月采。又云九月采实，医方中稀见用实者。唐天后炼益母草泽面法，五月五日采根苗具者，勿令著土，曝干捣罗，以水和之。令极熟，团之如鸡子大，再曝，仍作一炉，四曝开窍，上下置火。安药中央，大火烧一炊，久即去大火，留小火养之，勿令绝。经一伏时出之，瓷器中研治下筛，再研，三日收之，使如澡豆法。《广济方》疗小儿疳痢困垂死者，取益母草煮食之，取足，瘥止，甚佳。韦丹治女子因热病，胎死腹中，捣此草并苗，令熟，以少许暖水和，绞取汁，顿服，良。又主难产，捣取汁七大合，煎半，顿服，立下。无新者，以干者一大握，水七合，煎服。又名郁臭草，又名苦低草。亦主马啮，细切此草，和醋炒，敷之良。"[20]

《证类本草》卷六："茺蔚子，味辛，甘，微温、微寒，无毒。主明目益精，除水气，疗血逆大热，头痛心烦。久服轻身……臣禹锡等谨按尔雅释草注云：萑。今茺蔚也。叶似荏，方茎，白华，华生节间。又名益母。疏引刘歆曰：萑，臭秽。臭秽即茺蔚也。日华子云：治产后血胀，苗、叶同功。乃益母草子也。节节生花如鸡冠，子黑色，九月采。图经曰：茺蔚子，生海滨池泽，今处处有之。谨按《毛诗》云：中谷有蓷（他回切）。《尔雅》云：萑（音佳），蓷。郭璞云：今茺蔚也。叶似荏，方茎白华，华生节间……《广济方》：疗小儿疳痢困垂死者，取益母草煮食之，取足，瘥止，甚佳。韦丹治女子因热病胎死腹中，捣此草并苗令熟，以少许暖水和，绞取汁，顿服，良。又主难产，捣取汁七大合煎半，顿服，立下。无新者，以干者一大握，水七合煎服。又名郁臭草，又名苦低草。亦主马啮，细切此草和醋炒，敷之良。"[4]

《本草衍义》卷七："茺蔚子，叶至初春亦可煮作菜食，凌冬不凋悴。唐武后九烧与灰入紧面药。九烧之义，已具冬灰条中。"[21]

《增广太平和剂图经本草药性总论·草木上品》："茺蔚子，味辛甘，微温，微寒、无毒。主明目，益精，除水气，疗血逆，大热头痛心烦。日华子云：治产后血胀，及治勒乳痛成痈。一云：治折伤瘀血及小儿疳痢、痔疾。茎：主瘾疹痒，可作汤浴之。一名益母，一名益明，生海滨池泽，五月采。"[22]

《本草品汇精要》卷七："茺蔚子，无毒，特生。茺蔚子（出《神农本经》），主明目益精，除水气。久服轻身。茎，主瘾疹痒，可作浴汤（以上朱字《神农本经》）。子，疗血逆，大热头痛心烦（以上黑字《名医》所录）。【名】蓷臭秽、蕉萑蓷、蓷（茎）、益母、益明、大札、郁臭草、苦低草、贞蔚、负担、夏枯草。"[23]

《炮炙大法·草部》："茺蔚子（花红者，良。忌铁。制三黄、砒石）。"[24]

《本草征要》卷二："茺蔚子，味辛，性微寒，无毒。入心胞、肝二经。忌铁。活血养肝，益精调经，头痛眩晕，目赤欠明。此子宜于血滞之目病。如瞳子散大者，忌用。头痛眩晕而兼血滞之象者，用之更宜。又能除水气，益心气。”[5]

《本草乘雅半偈》第三帙：“茺蔚子《本经·上品》。【气味】辛甘，微温，无毒。【主治】主明目，益精，除水气。久服轻身。【核】曰：茺蔚即益母。尔雅名萑、蓷。刘歆云：萑，臭秽也。臭秽，即茺蔚。陆机云：蓷，益母也。益母，即茺蔚。故曾子见之而感思也。古用实，今用草。盖茺蔚专精在实，取充盛密尉之义。”[25]

《本草崇原》卷上：“茺蔚子，气味辛甘，微温，无毒。主明目，益精，除水气。久服轻身。（茺蔚《本经》）名益母，又名益明。《尔雅》名蓷。今处处有之，近水湿处甚繁。春生苗如嫩蒿，入夏长三四尺，其茎方，其叶如艾，节节生穗，充盛蔚密，故名茺蔚。五月采穗，九月采子，每萼内有细子四粒，色黑褐。”[6]

《炮炙全书》卷一：“茺蔚子，甘、辛，微温，微炒香，灰制硫黄。”[26]

《本草经解》卷二：“益母子，气微温，味辛甘，无毒。主明目益精，除水气。久服轻身。”[29]

《得配本草》卷三：“茺蔚子，即益母子。制硫黄、砒石。辛、甘、微温。入足厥阴经血分。除风热，明眼目，调经水，惟子为良。治疮肿，消水气，行郁血，茎叶为良。”[27]

《神农本草经赞》卷一：“茺蔚子，味辛微温。主明目益精，除水气。久服轻身。茎主瘾疹痒，可作浴汤。一名益母，一名大札。生池泽。诗嘅有蓷，施于中谷。植茂春融，枯摧夏燠，括目益明，澡身具浴，用利坤，载生载育。诗注，有蓷，蓷鵻也。即今益母草，诗，施于中谷。李时珍曰，春初生苗，夏至后即枯。”[28]

《中药志》：“茺蔚子　本品为较常用中药。商品为唇形科植物益母草和细叶益母草的成熟果实。……【原植物】1. 益母草　别名：益母蒿、坤草（通称），野麻、益母花（江苏），铁麻干（浙江），红花艾（福建、江西、广东），红梗玉米膏（河北），地母草（云南），月母草（四川），森蒂（藏语）。Leonurus artemisia（Lour.）S. Y. Hu（L. heterophyllus Sweet；L. sibiricus auct. non L.）——唇形科 Labiatae. 2. 细叶益母草　别名：四美草、风葫芦草（内蒙古），龙串彩、石麻（陕西），风车草（山西）。L. sibiricus L.（L. sibirica L. var. B. Grandiflora Benth.，L. manshuricus Yabe）——唇形科 Labiatae.”[13]

《中药材手册》：“茺蔚子（《纲目》列入草部隰草类茺蔚项下）　本品为唇形科植物益母草 Leonurus heterophyllus Sweet 及细叶益母草 Leonurus sibiricus L. 的干燥成熟果实。原植物系一至二年生草本，均为野生。【别名】益母草子、坤草子、小胡麻、野麻（江苏、浙江）、田麻子（山东）、红花艾（福建、江西、广东）。”[14]

《全国中草药汇编》：“茺蔚子　来源：为益母草〔Leonurus japonicus Houtt.［L. heterophyllus Sweet.，L. artemisia（Lour.）S. Y. Hu］〕的果实。”[15]

《中药大辞典》：“茺蔚子《本经》【异名】益母子、苦草子、小胡麻《江苏药材志》，野黄麻、六角天麻《浙江民间常用草药》，茺玉子《河北药材》。【基原】为唇形科植物益母草 Leonurus japonicus Houtt. 的果实。”[9]

《中医大辞典·中药分册》：“茺蔚子　出《神农本草经》。又名益母草子、小胡麻。为唇形科植物益母草 Leonurus heterophyllus Sweet 的果实。”[10]

《中国医学百科全书·中医学》：“茺蔚子　始载于《神农本草经》。又名益母草子、苦草子、小胡麻、三角胡麻。为唇形科植物益母草 Leonurus heterophyllus Sweet 的果实。中国大部分地区均产。”[11]

《全国中药炮制规范》：“茺蔚子 ［处方用名］茺蔚子、炒茺蔚子。【来源】本品为唇形科植物益母草 Leonurus heterophyllus Sweet 的干燥成熟果实。多系野生。全国大部地区均有生产。秋季果实成熟时采割地上部分，晒干，打下果实，除去杂质。药材以粒大、饱满、无杂质者为佳。”[16]

《中国药材学》：“茺蔚子 【别名】小胡麻，三角胡麻，益母草子。【来源】本品为唇 形科植物益母草 Leonurus artemisia（Lour.）S. Y.（L. heterophyllus Sweet）的成熟果实。”[8]

《中国中医药学主题词表》：“茺蔚子 Fructus leonuri 为唇形科植物益母草的果实；属活血祛瘀药。C 益母草。”[12]

《中华本草》：“茺蔚子《本经》【异名】益母子《本草经解》，冲玉子《湖南药材手册》，益母草子《江苏药材志》，小胡麻《江苏省药材志》。【来源】为唇形科植物益母草 Leonurus japonicus Houtt. 和细叶益母草 Leonurus sibiricus L. 的果实。【原植物】1. 益母草 Leonurus japonicus Houtt.［L. heterophyllus Sweo；L. sibiricus auct. non L.；L. artemisia（Lour.）S. Y. Hu］。2. 细叶益母草 Leonurus sibiricus L.［L. manshuricus Yabe］。”[17]

《中华人民共和国药典》：“茺蔚子 Fructus leonuri 本品为唇形科植物益母草 Leonurus japonicus Houtt. 的干燥成熟果实。秋季果实成熟时采割地上部分，晒干，打下果实，除去杂质。”[7]

5 参考文献

1 汉・神农本草经. 清顾观光重辑本. 北京：人民卫生出版社，1955，29

2 南北朝・陶弘景. 本草经集注. 北京：人民卫生出版社，1994，236

3 唐・苏敬等撰. 新修本草. 合肥：安徽科学技术出版社，1981，171

4 宋・唐慎微. 证类本草. 北京：人民卫生出版社，1957，153

5 明・李中梓. 本草征要. 见：李中梓医学全书. 北京：中国中医药出版社，1999，121

6 清・张志聪. 本草崇原. 北京：中国中医药出版社，1992，43

7 国家药典委员会. 中华人民共和国药典. 一部. 北京：化学工业出版社，2000，194

8 徐国钧等主编. 中国药材学. 北京：中国医药科技出版社，1996，1149

9 江苏新医学院. 中药大辞典. 上海：上海科学技术出版社，1977，1609

10 《中医大辞典》编辑委员会. 中医大辞典・中药分册. 北京：人民卫生出版社，1982，256

11 《中医学》编辑委员会. 中国医学百科全书・中医学. 上海：上海科学技术出版社，1997，1152

12 吴兰成主编. 中国中医药学主题词表. 北京：中医古籍出版社，1996，47

13 中国医学科学院药物研究所等. 中药志. 第三册. 北京：人民卫生出版社，1993，513

14 中华人民共和国卫生部药政管理局. 中药材手册. 北京：人民卫生出版社，1998，349

15 《全国中草药汇编》编写组. 全国中草药汇编. 上册. 北京：人民卫生出版社，1996，674

16 中华人民共和国卫生部药政管理局. 全国中药炮制规范. 北京：人民卫生出版社，1988，174

17 国家中医药管理局《中华本草》编委会. 中华本草. 第七册. 上海：上海科学技术出版社，1999，66

18 魏晋・名医别录. 北京：人民卫生出版社，1986，49

19 唐・孙思邈. 千金翼方. 北京：人民卫生出版社，1955，21

20 宋·苏颂. 本草图经. 合肥：安徽科学技术出版社，1994，109
21 宋·寇宗奭. 本草衍义. 上海：商务印书馆，1937，47
22 宋·佚名. 增广太平和剂图经本草药性总论. 见：增广太平惠民和剂局方. 海口：海南出版社，2002，407
23 明·刘文泰. 本草品汇精要. 北京：人民卫生出版社，1982，232
24 明·缪希雍. 炮炙大法. 明末庄继先校刻本
25 明·卢之颐. 本草乘雅半偈. 北京：人民卫生出版社，1986，160
26 ［日］稻宣义. 炮炙全书. 北京：中医古籍出版社，1981，
27 清·严西亭. 得配本草. 上海：上海卫生出版社，1957，4
28 清·叶志诜. 神农本草经赞. 见：珍本医书集成（二）. 上海：上海科学技术出版社，1985，11
29 清·叶桂. 本草经解. 上海：上海科学技术出版社，1958

305 胡芦巴
Huluba
Semen Trigonellae

1 定名依据

1.1 正名

1.1.1 汉文名：胡芦巴（豆科植物胡芦巴 Trigonella foenum - graecum L. 的干燥成熟种子）。

1.1.2 英文名：common fenugreek seed.

1.2 依据

1.2.1 定名的文献依据

1.2.1.1 《本草图经》卷九："胡芦巴，生广州，或云种出海南诸蕃，盖其国芦菔子也。舶客将种莳于岭外亦生，然不及蕃中来者真好。春生苗，夏结子，作荚，至秋采之。今医方治元脏虚冷气为最要"[1]

1.2.1.2 《增广太平和剂图经本草药性总论·草部下品之下》："胡芦巴，主元脏虚冷气。得：附子，硫黄，治肾虚冷、腹胁胀满、面色青黑。得：香子、桃仁，治膀胱气甚效。出：广州并黔州。春生苗，夏结子，子作细荚，至秋采。"[2]

1.2.1.3 《本草易读》卷四："胡芦巴，酒浸炒用。味苦，大温，无毒。补命门，暖丹田。治冷气疝瘕，疗寒湿脚气。腹胁胀满之寒，面色青黑之阴。出广州，或云种出海南诸番，其国中萝卜子也。舶客将种莳于岭外亦生，然不及番中来者。"[3]

1.2.1.4 《本经逢原》卷二："胡芦巴，苦大温，无毒。发明，胡芦巴乃海外胡萝卜子，声音相近之讹耳。右肾命门药也。元阳不足，冷气潜伏不得归元者宜之，小肠奔豚偏坠及小腹有形如卵，上下走痛不可忍者，用胡芦巴丸。"[4]

1.2.1.5 《本草撮要》卷一："胡芦巴，味苦大温，入足阳明少阴经。功专暖丹田。得桃仁治膀胱气，得茴香川楝治奔豚偏坠，得荞麦、茴香治冷气疝瘕，得补骨脂、木瓜治寒湿脚气，得附子、硫黄治阳气不能归元。酒浸曝，或蒸或炒用。"[5]

1.2.1.6 《中华人民共和国药典》："胡芦巴 Semen trigonellae 本品为豆科植物胡芦巴 Trigonella foenum - graecum L. 的干燥成熟种子。夏季果实成熟时采割植株，晒干，打下种子，除去杂质。"[6]

1.2.1.7 《普通高等教育中医药类规划教材·中药学》："胡芦巴《嘉祐本草》为豆科一年生草本植物胡芦巴 Trigonella foenum - graecum L. 的成熟种子。主产安徽、四川、河南等地。夏季果实成熟时采割植株，晒干，打下种子，除去杂质。盐水炙，捣碎用。"[7]

1.2.1.8 《中药大辞典》："胡芦巴《嘉祐本草》【异名】胡芦巴（侯宁极《药谱》），苦豆《饮膳正要》，胡巴《本草求真》，季豆《东北药用植物志》，小木夏、香豆子《新疆中草药手册》。【基原】为豆科植物胡卢巴的种子。【原植物】胡卢巴 Trigonella foenum - graecum L.，又名：芸香草《盛京通志》，香草、苦草、苦朵菜、香苜蓿。"[8]

1.2.1.9 《中医大辞典·中药分册》："胡芦巴 出《嘉祐补注神农本草》。又名芦巴、苦豆、季豆、香豆子。为豆科植物胡芦巴 Trigonella foenumgraecum L. 的种子。"[9]

1.2.1.10 《中国医学百科全书·中医学》："胡芦巴 始载于《嘉祐本草》，原作葫芦巴。又名苦豆、芦巴、香豆子。为豆科植物胡芦巴 Trigonella foenum - graecum L. 的种子。"[10]

1.2.1.11 《中国中医药学主题词表》："胡芦巴 Trigonella foenum - graecum 属豆科；属补肾药、补阳药和止痛药（中药）。D 苦豆。"[11]

1.2.1.12 《中药志》[12]、《中药材手册》[13]、《全国中草药汇编》[14]、《全国中药炮制规范》[15]、《中国药材学》[16]、《中华本草》[17] 等现代中药著作多以"胡芦巴"作为本品正名（参见"文献通考"）。

1.2.2 定名选择的理由

1.2.2.1 胡芦巴 Semen trigonellae，本品为豆科植物胡芦巴 Trigonella foenum - graecum L. 的干燥成熟种子。"胡芦巴"之名始见于宋·苏颂《本草图经》，并作为本品正名记载。其后的历代重要本草著作如宋·佚名《增广太平和剂图经本草药性总论》，清·汪昂《本草易读》、张璐《本经逢原》、陈其瑞《本草撮要》等在载录本品时均以"胡芦巴"作为正名，并一直沿用至今。

1.2.2.2 我国最新出版的《中华人民共和国药典》、《普通高等教育中医药类规划教材·中药学》以及辞书类著作《中医大辞典·中药分册》、《中药大辞典》、《中国医学百科全书·中医学》等均以"胡芦巴"作为本品正名。已经广泛应用于中医药学文献的标引和检索的《中国中医药学主题词表》也以"胡芦巴"作为本品的正式主题词。现代本草著作如《中药志》、《全国中草药汇编》、《中华本草》、《中国药材学》、《中药材手册》、《全国中药炮制规范》等虽记载了不少本品各地的俗称，但也无一例外以"胡芦巴"作为本品的正名。说明"胡芦巴"作为本品正名已成为共识。

1.3 与正名等效的名词：无。

2 源流考释

胡芦巴（豆科植物胡芦巴 Trigonella foenum - graecum L. 的干燥成熟种子），原称"葫芦巴"，始见于唐·侯宁极《药谱》："肾曹都尉 葫芦巴。"[18]

"胡芦巴"之名始见于宋·苏颂《本草图经》，并将其作为正名记载。如《本草图经》卷九："胡芦巴，生广州，或云种出海南诸蕃，盖其国芦菔子也。舶客将种莳于岭外亦生，然不及蕃中来者真好。春生苗，夏结子，作荚，至秋采之。今医方治元脏虚冷气为最要"[1]其后的本草著作有的以"胡芦巴"为正名，如宋·佚名《增广太平和剂图经本草药性总论》[2]，金·张元素（洁古）撰《医学启源》[19]，清·汪昂《本草易读》[3]、张璐《本经逢原》[4]、陈其瑞《本草撮要》[5]；有的以"葫芦巴"为正名，如明·李中梓《雷公炮制药性解》[20]、日本稻宣义《炮炙全书》[21]，清·沈金鳌《要药分剂》[22]、杨时泰《本草述钩元》[23]、蒋居祉《本草择要纲目》[24]、严西亭《得配本草》[25]、张秉成《本草便读》[26]；有的以"苦豆"为正名，如元·忽思慧《饮膳正要》[27]；有的以"胡巴"作为正名，如清·黄宫绣《本草求真》[28]。

古代著作中记载的本品异名尚有"苦豆"《饮膳正要》[27]，"葫芦芭"《医学入门·本草》[29]，"胡巴"《本草求真》[28]等。如《饮膳正要》卷三："苦豆，味苦，温，无毒。主元藏虚冷，腹胁胀满，治膀胱疾。"[27]《医学入门》卷六："杂病用药赋，（制法俱见本草）。风飘浩荡之气，无处不中；头面诸阳之会，有风先入……葫芦芭散，葫芦芭、三棱、干姜各等分为末。每二钱，生姜汤或酒调服。治气攻头痛及瘴疟瘥后，头痛如破。"[29]《本草求真》卷一："胡巴，（隰草）补火逐冷除疝。胡芦巴（专入命门）。苦温纯阳。亦能入肾补命。故书载暖丹田。壮元阳。治肾脏虚冷。并疝瘕冷气。小肠偏坠。寒湿脚气。"[28]

现代有关著作均沿用《本草图经》的记载以"胡芦巴"作为本品正名，如《中华人民共和国药典》[6]、《普通高等教育中医药类规划教材·中药学》[7]、《中药大辞典》[8]、《中医大辞典·中药分册》[9]、《中国医学百科全书·中医学》[10]、《中国中医药学主题词表》[11]、《中药志》[12]、《中药材手册》[1]、《全国中草药汇编》[14]、《全国中药炮制规范》[15]、《中国药材学》[16]、《中华本草》[17]等。同时尚记载有"芦巴子"、"香草籽"、"苦草"《中药材手册》[13]，"香草子"、"小木夏"《全国中草药汇编》[14]，"季豆"、"香豆子"《中药大辞典》[8]，"芦巴"《中医大辞典·中药分册》[9]，"香草"《中国药材学》[16]，"苦豆子"、"秀香草子"《中华本草》[17]等各地的俗称。还记载有本品原植物"胡芦巴"的异名"苦豆"、"香草"、"苦草"《中药志》[12]，"芸香草"、"苦朵菜"、"香苜蓿"《中药大辞典》[8]等。

3 附录

3.1 又称：炒胡芦巴、盐胡芦巴（饮片规格名）。

3.2 俗称：苦豆子（甘肃），芦巴子（辽宁），香草籽（吉林），苦草（东北），小木夏、香豆子（新疆），季豆（东北），香草子，芦巴，香草，秀香草子。

3.3 曾称：肾曹都尉、胡芦巴（侯宁极《药谱》），苦豆《饮膳正要》，葫芦芭《医学入门》，胡巴《本草求真》。

3.4 原植物名称：胡芦巴，苦豆、香草、苦草（东北），芸香草，香草，苦草，苦朵菜，香苜蓿。

4 文献通考

《药谱》："肾曹都尉，胡芦巴。"[18]

《本草图经》卷九："胡芦巴，生广州，或云种出海南诸蕃，盖其国芦菔子也。舶客将种莳于岭外亦生，然不及蕃中来者真好。春生苗，夏结子，作荚，至秋采之。今医方治元脏虚冷气为最要。"[1]

《增广太平和剂图经本草药性总论·草部下品之下》："胡芦巴，主元脏虚冷气。得：附子，硫黄，治肾虚冷、腹胁胀满、面色青黑。得：香子、桃仁，治膀胱气甚效。出：广州并黔州。春生苗，夏结子，子作细荚，至秋采。今人多用岭南者，治元脏冷气为最要。"[2]

《医学启源》卷下："（十八），[法象余品]，蜀葵花 冷，阴中之阳，赤治赤带，白治白带……胡芦巴，阴，治元[气]虚[寒]，及肾[经]虚冷。"[19]

《饮膳正要》卷三："苦豆，味苦，温，无毒。主元藏虚冷，腹胁胀满，治膀胱疾。"[27]

《医学入门》卷六："杂病用药赋（制法俱见本草），风飘浩荡之气，无处不中；头面诸阳之会，有风先入……葫芦芭散，葫芦芭、三棱、干姜各等分为末。每二钱，生姜汤或酒调服。治气攻头痛及瘴疟瘥后，头痛如破。"[29]

《雷公炮制药性解》卷三："葫芦巴，味苦，性温无毒，入肾膀胱二经。得桃仁，大茴，疗膀胱疝气；得硫黄、黑附，理肾脏虚寒。按：葫芦巴虽入肾与膀胱，考诸《本经》，无佐使不能独成功也。"[20]

《炮炙全书》卷三："葫芦巴，苦，大温。淘净，以酒浸一宿，晒干，蒸熟或炒过用。"[21]

《本草易读》卷四："胡芦巴，酒浸炒用。味苦，大温，无毒。补命门，暖丹田。治冷气疝瘕，疗寒湿脚气。腹胁胀满之寒，面色青黑之阴。出广州，或云种出海南诸番，其国中萝卜子也。舶客将种莳于岭外亦生，然不及番中来者。"[3]

《本经逢原》卷二："胡芦巴，苦大温，无毒。发明，胡芦巴乃海外胡萝卜子，声音相近之讹耳。右肾命门药也。元阳不足，冷气潜伏不得归元者宜之，小肠奔豚偏坠及小腹有形如卵，上下走痛不可忍者，用胡芦巴丸。"[4]

《要药分剂》卷十："葫芦巴，味苦，性温，无毒。禀春夏之阳气以生。升也，阳中阳也……【前论】洁古曰，元阳不足，冷气潜伏，不能归元者，宜之。子和曰。有人病目不睹，思食苦豆。苦豆者，葫芦巴别名也。"[22]

《本草求真》卷一："胡巴（隰草），补火逐冷除疝。胡芦巴（专入命门），苦温纯阳，亦能入肾补命。故书载暖丹田，壮元阳。治肾脏虚冷，并疝瘕冷气，小肠偏坠，寒湿脚气。"[28]

《本草述钩元》卷九："葫芦巴，一名苦豆。种出海南诸番，其国芦菔子也。今广州黔州俱有，不及舶上者佳。春生苗。夏结子。至秋采。"[23]

《本草择要纲目·热性药品》："葫芦巴（一名苦豆。凡入药淘净，以酒浸一宿，晒干，蒸熟或炒过用）。"[24]

《得配本草》卷三："葫芦巴，苦，大温。入命门。壮丹田之元阳，除冷气之潜伏。得茴香、川楝，治奔豚（寒热气）。得荞麦、茴香，治疝瘕。得破故纸、木瓜，治湿脚气。配桃仁，治膀胱气。"[25]

《本草撮要》卷一："胡芦巴，味苦大温。入足阳明少阴经。功专暖丹田。得桃仁治膀胱气。得茴香川楝治奔豚偏坠。得荞麦、茴香治冷气疝瘕。得补骨脂、木瓜治寒湿脚气。得附子、硫黄治阳气不能归元。酒浸曝。或蒸或炒用。”[5]

《本草便读·草部》：“葫芦巴，补肾壮元阳。辛苦温通有效，入肝宣冷滞，疝瘕寒湿宜求。（葫芦巴壮元阳，除下焦冷气。味苦而辛，性热而降。出胡地，萝菔子也。入肝肾二经，故能治疝瘕脚气等证。下焦阳虚有寒者可用之，阴亏者非所宜也）。”[26]

《中药志》：“胡芦巴　本品为少常用中药。商品为豆科植物胡芦巴的干燥成熟种子。……【原植物】胡芦巴　别名：苦豆、香草、苦草（东北）。Trigonella foenum - graecum L. ——豆科 Leguminosae.”[12]

《中药材手册》：“胡芦巴（《纲目》列入草部隰草类）　本品为豆科植物胡芦巴 Trigonella foenum - graecum L. 的干燥成熟种子。原植物系一年生草本，均为栽培。【别名】芦巴子、苦豆、香草籽（吉林），苦草（东北）。”[13]

《全国中草药汇编》：“胡芦巴　【别名】芦巴子、香草子、小木夏。【来源】为豆科胡芦巴植物胡芦巴 Trigonella foenum - graecum L. 的种子。”[14]

《中药大辞典》：“胡芦巴《嘉祐本草》【异名】胡芦巴（侯宁极《药谱》），苦豆《饮膳正要》，胡巴《本草求真》，季豆《东北药用植物志》，小木夏、香豆子《新疆中草药手册》。【基原】为豆科植物胡卢巴的种子。【原植物】胡卢巴 Trigonella foenum - graecum L.，又名：芸香草《盛京通志》，香草、苦草、苦朵菜、香苜蓿。”[8]

《中医大辞典·中药分册》：“胡芦巴　出《嘉祐补注神农本草》。又名芦巴、苦豆、季豆、香豆子。为豆科植物胡芦巴 Trigonella foenumgraecum L. 的种子。”[9]

《中国医学百科全书·中医学》：“胡芦巴　始载于《嘉祐本草》，原作葫芦巴。又名苦豆、芦巴、香豆子。为豆科植物胡芦巴 Trigonella foenum - graecum L. 的种子。”[10]

《全国中药炮制规范》：“胡芦巴［处方用名］胡芦巴、炒胡芦巴、盐胡芦巴。【来源】本品为豆科植物胡芦巴 Trigonella foenum - graecum L. 的干燥成熟种子。多为栽培。主产于河南、安徽、四川等地。秋季果实成熟时割取全株，干燥，打下种子，除去杂质，再干燥。药材以粒大、饱满、坚实者为佳。”[15]

《中国药材学》：“胡芦巴　【别名】苦豆，香草，芦巴子。【来源】本品为豆科植物胡芦巴 Trigonella foenum - graecum L. 的种子。”[16]

《中国中医药学主题词表》：“胡芦巴 Trigonella foenum - graecum　属豆科；属补肾药、补阳药和止痛药（中药）。D 苦豆。”[11]

《普通高等教育中医药类规划教材·中药学》：“胡芦巴《嘉祐本草》为豆科一年生草本植物胡芦巴 Trigonella foenum - graecum L. 的成熟种子。主产安徽、四川、河南等地。夏季果实成熟时采割植株，晒干，打下种子，除去杂质。盐水炙，捣碎用。”[7]

《中华本草》：“胡芦巴《医学启源》【异名】胡芦巴（侯宁极《药谱》），苦豆《饮膳正要》，芦芭《医学入门·本草》，胡巴《本草求真》，季豆《东北药用植物志》，香豆子、小木夏《新疆中草药手册》，苦豆子（甘肃），秀香草子、芦巴子（辽宁）……【来源】为豆科植物胡卢巴的种子。【原植物】胡卢巴 Trigonella foenum - graecum L. 又名：香草《中国高等植物图鉴》。”[17]

《中华人民共和国药典》：“胡芦巴 Semen trigonellae　本品为豆科植物胡芦巴 Trigonella foenum - graecum L. 的干燥成熟种子。夏季果实成熟时采割植株，晒干，打下种子，除去杂质。”[6]

5 参考文献

1 宋·苏颂. 本草图经. 合肥：安徽科学技术出版社，1994，319
2 宋·佚名. 增广太平和剂图经本草药性总论. 见：增广太平惠民和剂局方. 海口：海南出版社，2002，457
3 清·汪昂. 本草易读. 北京：人民卫生出版社，1987
4 清·张璐. 本经逢原. 上海：上海科学技术出版社，1959，71
5 清·陈其瑞. 本草撮要. 见：珍本医书集成（二）. 上海：上海科学技术出版社，1985，2
6 国家药典委员会. 中华人民共和国药典. 一部. 北京：化学工业出版社，2000，194
7 雷载权主编. 普通高等教育中医药类规划教材·中药学. 上海：上海科学技术出版社，1995，296
8 江苏新医学院. 中药大辞典. 上海：上海科学技术出版社，1977，1542
9 《中医大辞典》编辑委员会. 中医大辞典·中药分册. 北京：人民卫生出版社，1982，245
10 《中医学》编辑委员会. 中国医学百科全书·中医学. 上海：上海科学技术出版社，1997，1247
11 吴兰成主编. 中国中医药学主题词表. 北京：中医古籍出版社，1996，155
12 中国医学科学院药物研究所等. 中药志. 第三册. 北京：人民卫生出版社，1993，491
13 中华人民共和国卫生部药政管理局. 中药材手册. 北京：人民卫生出版社，1998，349
14 《全国中草药汇编》编写组. 全国中草药汇编. 下册. 北京：人民卫生出版社，1996，424
15 中华人民共和国卫生部药政管理局. 全国中药炮制规范. 北京：人民卫生出版社，1988，170
16 徐国钧等主编. 中国药材学. 北京：中国医药科技出版社，1996，1257
17 国家中医药管理局《中华本草》编委会. 中华本草. 第四册. 上海：上海科学技术出版社，1999，674
18 唐·侯宁极. 药谱. 抄本
19 金·张元素. 医学启源. 元刻本
20 明·李中梓. 雷公炮制药性解. 见：中国医学大成（二）. 长沙：岳麓书社，1990，140
21 ［日］稻宣义. 炮炙全书. 北京：中医古籍出版社，1981
22 清·沈金鳌. 要药分剂. 上海：上海科学技术出版社，1959，234
23 清·杨时泰. 本草述钩元. 上海：科技卫生出版社，1958，227
24 清·蒋居祉. 本草择要纲目. 见：珍本医书集成（二）. 上海：上海科学技术出版社，1985，59
25 清·严西亭. 得配本草. 上海：上海卫生出版社，1957，10
26 清·张秉成. 本草便读. 上海：上海卫生出版社，1957
27 元·忽思慧. 饮膳正要. 北京：中国书店，1985
28 清·黄宫绣. 本草求真. 上海：上海科学技术出版社，1959，26
29 清·王世钟. 医学入门. 天津科学技术出版社 1999，1147

306 胡黄连

Huhuanglian

Rhizoma Picrorhizae

1 定名依据

1.1 正名

1.1.1　汉文名：胡黄连（玄参科植物胡黄连 Picrorhiza scrophulariiflora Pennell 的干燥根茎）。

1.1.2　英文名：figwortflower picrorhiza rhizome.。

1.2　依据

1.2.1　定名的文献依据

1.2.1.1　《证类本草》卷七："胡黄连，味苦，平，无毒。主久痢成疳，伤寒咳嗽，温疟骨热，理腰肾，去阴汗，小儿惊痫，寒热不下食，霍乱下痢。生胡国，似干杨柳，心黑外黄。一名割孤露泽。（今附）……唐本云：大寒。主骨蒸劳热，补肝胆，明目，治冷热泄痢，益颜色，厚肠胃，治妇人胎蒸虚惊，治三消五痔，大人五心烦热。出波斯国，生海畔陆地，八月上旬采。恶菊花、玄参、白藓皮，解巴豆毒。服之忌猪肉，令人漏精。以人乳浸点目甚良。苗若夏枯草，根头似鸟觜，折之肉似鸜鹆眼者良。"[1]

1.2.1.2　《本草纲目》卷十三："胡黄连（宋《开宝》）。【释名】割孤露泽。时珍曰：其性味功用似黄连，故名。割孤露泽，胡语也！"[2]

1.2.1.3　《本草备要·草部》："胡黄连，泻热，疗惊疳。苦寒。去心热，益肝胆，厚肠胃。"[3]

1.2.1.4　《本草从新》卷一："胡黄连，其性味功用、并似黄连、故名。今诸家俱用以治小儿潮热五疳等证。"[4]

1.2.1.5　《得配本草》卷二："胡黄连，恶菊花、玄参、白藓皮。忌猪肉，恐漏精。解巴豆毒。"[5]

1.2.1.6　《中华人民共和国药典》："胡黄连 Rhizoma picrorhizae　本品为玄参科植物胡黄连 Picrorhiza scrophulariiflora Pennell　的干燥根茎。秋季采挖，除去须根及泥沙，晒干。"[6]

1.2.1.7　《普通高等教育中医药类规划教材·中药学》："胡黄连《新修本草》为玄参科多年生草本植物胡黄连 Picrorhiza scrophulariiflora Pennell　的根茎。主产云南、西藏。秋季采挖，晒干。切片用。"[7]

1.2.1.8　《中药大辞典》："胡黄连《唐本草》【异名】割孤露泽《开宝本草》，胡连《本草正义》。【基原】为玄参科植物胡黄连或西藏胡黄连的根茎。【原植物】①胡黄连 Picrorhiza kurrooa Royle ex Benth.。②藏胡黄连 Picrorhiza scrophulariiflora Pennell.　又名：假黄连。"[8]

1.2.1.9　《中医大辞典·中药分册》："胡黄连　出《新修本草》。又名胡连、假黄连。为玄参科植物胡黄连 Picrorhiza scrophulariiflora Pennell　的根茎。"[9]

1.2.1.10　《中国医学百科全书·中医学》："胡黄连　始载于《新修本草》。又名假黄连。为玄参科植物胡黄连 Picrorhiza scrophulariiflora Pennell　的根茎。秋季采挖，除去地上部分，洗净泥土，晒干。"[10]

1.2.1.11　《中国中医药学主题词表》："胡黄连 Picrorhiza scrophulariiflora　属玄参科和清热解毒药。D 胡连。"[11]

1.2.1.12　《中药志》[12]、《中药材手册》[13]、《全国中草药汇编》[14]、《全国中药炮制规范》[15]、《中国药材学》[16]、《中华本草》[17]等现代中药著作多以"胡黄连"作为本品正名（参见"文献通考"）。

1.2.2 定名选择的理由

1.2.2.1 胡黄连 Rhizoma picrorhizae，本品为玄参科植物胡黄连 Picrorhiza scrophulariiflora Pennell 的干燥根茎。“胡黄连”之名始见于唐·苏敬《新修本草》，并作为本品正名记载。其后的历代重要本草著作如宋·唐慎微《证类本草》，明·李时珍《本草纲目》，清·张璐《本经逢原》、吴仪洛《本草从新》、严西亭《得配本草》等在载录本品时均以“胡黄连”作为正名，并一直沿用至今。

1.2.2.2 我国最新出版的《中华人民共和国药典》、《普通高等教育中医药类规划教材·中药学》以及辞书类著作《中医大辞典·中药分册》、《中药大辞典》、《中国医学百科全书·中医学》等均以“胡黄连”作为本品正名。已经广泛应用于中医药学文献的标引和检索的《中国中医药学主题词表》也以“胡黄连”作为本品的正式主题词。现代本草著作如《中药志》、《全国中草药汇编》、《中华本草》、《中国药材学》、《中药材手册》、《全国中药炮制规范》等虽记载了不少本品各地的俗称，但也无一例外以“胡黄连”作为本品的正名。说明“胡黄连”作为本品正名已成为共识。

1.3 与正名等效的名词：无。

2 源流考释

胡黄连（玄参科植物胡黄连 Picrorhiza scrophulariiflora Pennell 的干燥根茎），始载于唐·苏敬《新修本草》[1]，并以“胡黄连”为正名。如《证类本草》引《新修本草》曰：“胡黄连……唐本云：大寒。主骨蒸劳热，补肝胆，明目，治冷热泄痢，益颜色，厚肠胃，治妇人胎蒸虚惊，治三消五痔，大人五心烦热。出波斯国，生海畔陆地，八月上旬采。恶菊花、玄参、白藓皮，解巴豆毒。服之忌猪肉，令人漏精。以人乳浸点目甚良。苗若夏枯草，根头似乌觜，折之肉似鸜鹆眼者良。”[1] 其后的本草著作大多沿用《新修本草》以“胡黄连”为正名记载本品。如宋·苏颂《本草图经》[18]、唐慎微《证类本草》[1]、佚名《增广太平和剂图经本草药性总论》[19]，明·刘文泰《本草品汇精要》[20]、李时珍《本草纲目》[2]、缪希雍《炮炙大法》[21]、李中梓《雷公炮制药性解》[22]、《本草征要》[23]，清·汪昂《本草备要》[3]、张璐《本经逢原》[24]、吴仪洛《本草从新》[4]、严西亭《得配本草》[5]、沈金鳌《要药分剂》[25]、黄宫绣《本草求真》[26]、杨时泰《本草述钩元》[27]、凌奂《本草害利》[28]、陈其瑞《本草撮要》[29]、张秉成《本草便读》[30]等；但也有以“胡连”为正名记载本品者，如清·张德裕《本草正义》[31]、姚澜《本草分经》等[32]。

古代著作中记载的本品异名有“割孤露泽”《证类本草》[1]，“胡连”《本草正义》[31]等。如《证类本草》卷七：“胡黄连，味苦，平，无毒。主久痢成疳，伤寒咳嗽，温疟骨热，理腰肾，去阴汗，小儿惊痫，寒热不下食，霍乱下痢。生胡国，似干杨柳，心黑外黄。一名割孤露泽。”[1]《本草正义》：“【发明】胡连，本非黄连同类，皮色虽黄，而剖之色黑，以其味苦性寒，与黄连差近，其种又来于异域，因得胡黄连之名。”[31]

现代有关著作均沿用《新修本草》的记载以“胡黄连”作为本品正名，如《中华人民共和国药典》[6]、《普通高等教育中医药类规划教材·中药学》[7]、《中药大辞典》[8]、《中医大辞典·中药分册》[9]、《中国医学百科全书·中医学》[10]、《中国中医药学主题词表》[11]、《中药志》[12]、《中药材手册》[13]、《全国中草药汇编》[14]、《全国中药炮制规范》[15]、《中国药材学》[16]、《中华本草》[17]等。同时尚记载有“假黄连”《全国中草药汇编》[14]，“洪林木波”《中国药材学》[16]等各地的俗称。还记载有本品原植物“藏胡黄连”的异名“假黄连”《中药大辞典》[8]；原植物名称“胡黄连”《中药大辞典》[8]等。

3 附录

3.1 又称：无。

3.2 俗称：洪林木波（西藏），假黄连。

3.3 曾称：割孤露泽《证类本草》，胡连《本草正义》。

3.4 原植物名称：藏胡黄连，假黄连；胡黄连。

4 文献通考

《本草图经》卷七：“胡黄连，生胡国，今南海及秦陇间亦有之。初生似芦，干似杨柳枯枝，心黑外黄，不拘时月收采。今小儿药中多用之。又治伤寒劳复身热，大小便赤如血色者。胡黄连一两，山栀子二两去皮，入蜜半两，拌和，炒令彻焦，二味捣罗为末，用猪肠汁和，丸如梧桐子大。每服，用生姜二片，乌梅一个，童子小便三合，浸半日，去滓，食后暖小便令温，下十丸，临卧再服，甚效。”[18]

《证类本草》卷七：“胡黄连，味苦，平，无毒。主久痢成疳，伤寒咳嗽，温疟骨热，理腰肾，去阴汗，小儿惊痫，寒热不下食，霍乱下痢。生胡国，似干杨柳，心黑外黄。一名割孤露泽。（今附）……唐本云：大寒。主骨蒸劳热，补肝胆，明目，治冷热泄痢，益颜色，厚肠胃，治妇人胎蒸虚惊，治三消五痔，大人五心烦热。出波斯国，生海畔陆地，八月上旬采。恶菊花、玄参、白藓皮，解巴豆毒。服之忌猪肉，令人漏精。以人乳浸点目甚良。苗若夏枯草，根头似乌觜，折之肉似鸜鹆眼者良。”[1]

《增广太平和剂图经本草药性总论·草部中品之下》：“胡黄连，味苦，平，无毒。主久痢成疳，伤寒咳嗽，温疟骨热，理腰肾，去阴汗，小儿惊痫、寒热不下食，霍乱下痢。《唐本》：大寒。主骨蒸劳热，补肝胆，明目，治冷热泄痢，益颜色，厚肠胃，治三消五痔，大人五心烦热。恶：菊花、玄参、白藓皮。解：巴豆毒。忌：猪肉。令人漏精。以人乳浸点眼甚良。一云：治伤寒劳复身热，大小便赤如血。《别说》云：胡黄连折之尘出如烟者为真。”[19]

《本草品汇精要》卷十二：“胡黄连，无毒，丛生。胡黄连，主久痢成疳，伤寒咳嗽，温疟骨热，理腰肾，去阴汗，小儿惊痫，寒热不下食，霍乱下痢（《名医》所录）。【名】割孤、露泽。”[20]

《本草纲目》卷十三：“胡黄连（宋《开宝》）。【释名】割孤、露泽。时珍曰：其性味功用似黄连，故名。割孤露泽，胡语也！【集解】恭曰：胡黄连出波斯国，生海畔陆地。苗若夏枯草，根头似乌嘴，折之内似鸜鹆眼者，良。八月上旬采之。颂曰：今南海及秦陇间亦有之。初生似芦，干则似杨柳枯枝，心黑外黄，不拘时月收采。承曰：折之尘出如烟者，乃为真也！”[2]

《炮炙大法·草部》：“胡黄连（似干柳枝，心黑外黄，折之尘出如烟者真。忌恶同黄连）。”[21]

《雷公炮制药性解》卷四：“胡黄连，味苦，性寒无毒，入肝胆胃三经。主伤寒咳嗽，温疟发热，骨蒸劳热，三消五痔，补肝胆，明眼目，止泻痢，益颜色，治小儿惊疳霍乱，大人五心烦热，妇人胎蒸虚惊。恶菊花、玄参、白藓皮，忌猪肉，解巴豆毒，折之出尘如烟者真。”[22]

《本草征要》卷二：“胡黄连，味苦，性寒，无毒。入肝、胆二经。恶菊花、玄参。忌猪肉。折之尘出如烟者真。医小儿疳积惊痫，主虚家骨蒸久痢。清肝胆之热，与黄连略似，但产于胡地者也。”[23]

《本草备要·草部》：“胡黄连，泻热，疗惊疳。苦寒。去心热，益肝胆，厚肠胃。”[3]

《本经逢原》卷一：“胡黄连，苦大寒，无毒。忌猪肉，犯之令人漏精。发明，胡黄连苦寒而降，大伐脏腑骨髓邪热，除妇人胎蒸、小儿疳热积气之峻药。同乌梅止小儿血痢，同鸡肝治小儿疳眼，同猪胰疗杨梅疮毒，同干姜治果子积，皆取伐肝肾热邪也。小儿肾气本实，故可当此。若脾胃肾脏不足者，服之夺人天元，为害不浅。惟霉疮用胡黄连、当归、甘草、猪胰水，酒煎服，二剂辄效，以其直达下焦，善搜淫火之毒也。”[24]

《本草从新》卷一：“胡黄连，其性味功用、并似黄连、故名。今诸家俱用以治小儿潮热五疳等证。（喻嘉言曰：凡治小儿五疳、即大人五劳也、幼科知用五疳之成方、而不知五劳之曲折次第、初起者治之、可以得效、胃虚者服之、有死而已、盖胆草、芦荟、黄连、胡黄连之类、极苦大寒、儿不能胜尔、大方亦然、设妄谓五脏虚劳之外、又有实劳、而恣用苦寒诸药、如是死者、医杀之尔。）”[4]

《得配本草》卷二：“胡黄连，恶菊花、玄参、白藓皮。忌猪肉，恐漏精。解巴豆毒。”[5]

《要药分剂》卷六：“胡黄连，味苦，性寒，无毒。得天地清肃阴寒之气以生。降也，阴也。恶菊花、元参、白藓皮。忌猪血。解巴豆毒。”[25]

《本草求真》卷四：“胡黄连（山草），大泻脏腑骨髓淫火热邪。胡黄连（专入脏腑骨髓），出于波斯国。近时秦陇南海亦有，气味功用，亦同黄连，因以连名。但此性专达，。大伐脏腑骨髓淫火热邪。凡骨髓劳热，五心烦热，三消五痔，温疟泻痢恶毒等症，皆得以治。”[26]

《本草正义》：“发明，胡连，本非黄连同类，皮色虽黄，而剖之色黑，以其味苦性寒，与黄连差近，其种又来于异域，因得胡黄连之名。”[31]

《本草分经·原例》：“胡连，性味功用并似黄连，治小儿潮热五疳，解吃烟毒。”[32]

《本草述钩元》卷七：“胡黄连，本出波斯国海畔陆地。今南海秦陇间亦有之。初生似芦。干则似杨柳枯枝。心黑外黄。（内有白点类梅花。外滄黄色。）折之尘出如烟者真。”[27]

《本草害利·肝部药队》：“胡黄连，【害】性味苦寒之极，设使阴血不足，真精耗竭，而脾阴胃气俱弱，切勿妄投。须与健脾胃等药同用，乃可无弊，慎之。忌畏恶，俱同黄连。”[28]

《本草撮要》卷一：“胡黄连，味苦寒。入手少阳经。功专去心热。益肝胆，厚肠胃。治骨蒸劳热，五心烦热，三消五痔，温疟渴痢，胎蒸果子积，小儿惊疳。初起可用，日久胃虚者均忌。合茶服之解吃烟毒，禁忌畏恶俱同黄连。”[29]

《本草便读·草部》：“胡黄连，沉寒入肝胆有功。治湿热稽留，小儿疳积。苦燥与川连相似，理伤寒劳复，男子黄瘅。（胡黄连从胡地来，其性与川连相似，而苦寒无川连之盛。古人虽称其入肝胆二经，然苦寒之品，断无不及于心脾者。观其治小儿疳热，大人劳复黄疸等病，非脾之湿热而何。故用药不可执泥也。大抵川连之与胡黄连，亦如柴胡之与银柴胡。故银柴胡胡黄连二物，每每并用。胡黄连其根外黄中黑，与黄连之纯黄者不同，故此入肝胆之功，较川连为尤胜也）"[30]

《中药志》："胡黄连　本品为少常用中药，系玄参科植物胡黄连的根茎。……【原植物】西藏胡黄连 Picrorhiza scrophulariiflora Pennell——玄参科 Scrophulariaceae."[12]

《中药材手册》："胡黄连（《纲目》列入草部山草类）　本品为玄参科植物胡黄连 Picrorhiza scrophulariiflora Pennell 的干燥根茎。原植物系多年生草本，均为野生。商品过去系进口，目前国内也有产。【别名】胡连。"[13]

《全国中草药汇编》："胡黄连　别名：假黄连。来源：为玄参科胡黄连属植物胡黄连 Picrorhiza scrophulariiflora Pennell 的根状茎。"[14]

《中药大辞典》："胡黄连《唐本草》【异名】割孤露泽《开宝本草》，胡连《本草正义》。【基原】为玄参科植物胡黄连或西藏胡黄连的根茎。【原植物】①胡黄连 Picrorhiza kurrooa Royle ex Benth. ②藏胡黄连 Picrorhiza scrophulariiflora Pennell. 又名：假黄连。"[8]

《中医大辞典·中药分册》："胡黄连　出《新修本草》。又名胡连、假黄连。为玄参科植物胡黄连 Picrorhiza scrophulariiflora Pennell 的根茎。"[9]

《中国医学百科全书·中医学》："胡黄连　始载于《新修本草》。又名假黄连。为玄参科植物胡黄连 Picrorhiza scrophulariiflora Pennell 的根茎。秋季采挖，除去地上部分，洗净泥土，晒干。"[10]

《全国中药炮制规范》："胡黄连　［处方用名］胡黄连。【来源】本品为玄参科植物胡黄连 Picrorhiza scrophulariiflora Pennell 的干燥根茎。均系野生。主产西藏地区。秋季采挖，除去须根及泥沙，干燥。药材以条粗、折断时有粉尘、断面灰黑色、味苦者为佳。"[15]

《中国药材学》："胡黄连　【别名】洪林木波（藏语）。【来源】本品为玄参科植物西藏胡黄连 Picrorhiza scrophulariiflora Pennell 的根茎。"[16]

《中国中医药学主题词表》："胡黄连 Picrorhiza scrophulariiflora　属玄参科和清热解毒药。D 胡连。"[11]

《普通高等教育中医药类规划教材·中药学》："胡黄连《新修本草》为玄参科多年生草本植物胡黄连 Picrorhiza scrophulariiflora Pennell 的根茎。主产云南、西藏。秋季采挖，晒干。切片用。"[7]

《中华本草》："胡黄连《新修本草》【异名】割孤露泽《开宝本草》，胡连《本草正义》，假黄连《全国中草药汇编》……【来源】为玄参科植物西藏胡黄连和胡黄连的根茎。【原植物】1. 藏胡黄连 Picrorhiza scrophulariiflora Pennell. 2. 胡黄连 Picrorhiza kurroa Royle."[17]

《中华人民共和国药典》："胡黄连 Rhizoma picrorhizae　本品为玄参科植物胡黄连 Picrorhiza scrophulariiflora Pennell 的干燥根茎。秋季采挖，除去须根及泥沙，晒干。"[6]

5　参考文献

1　宋·唐慎微. 证类本草. 北京：人民卫生出版社，1957，235

2 明·李时珍. 本草纲目. 北京：人民卫生出版社，1982，778
3 清·汪昂. 本草备要. 北京：中国中医药出版社，1998，78
4 清·吴仪洛. 本草从新. 北京：中医古籍出版社，2001，61
5 清·严西亭. 得配本草. 上海：上海卫生出版社，1957，21
6 国家药典委员会. 中华人民共和国药典. 一部. 北京：化学工业出版社，2000，195
7 雷载权主编. 普通高等教育中医药类规划教材·中药学. 上海：上海科学技术出版社，1995，97
8 江苏新医学院. 中药大辞典. 上海：上海科学技术出版社，1977，1548
9 《中医大辞典》编辑委员会. 中医大辞典·中药分册. 北京：人民卫生出版社，1982，246
10 《中医学》编辑委员会. 中国医学百科全书·中医学. 上海：上海科学技术出版社，1997，1040
11 吴兰成主编. 中国中医药学主题词表. 北京：中医古籍出版社，1996，154
12 中国医学科学院药物研究所等. 中药志. 第一册. 北京：人民卫生出版社，1993，479
13 中华人民共和国卫生部药政管理局. 中药材手册. 北京：人民卫生出版社，1998，163
14 《全国中草药汇编》编写组. 全国中草药汇编. 上册. 北京：人民卫生出版社，1996，597
15 中华人民共和国卫生部药政管理局. 全国中药炮制规范. 北京：人民卫生出版社，1988，74
16 徐国钧等主编. 中国药材学. 北京：中国医药科技出版社，1996，568
17 国家中医药管理局《中华本草》编委会. 中华本草. 第七册. 上海：上海科学技术出版社，1999，370
18 宋·苏颂. 本草图经. 合肥：安徽科学技术出版社，1994，232
19 宋·佚名. 增广太平和剂图经本草药性总论. 见：增广太平惠民和剂局方. 海口：海南出版社，2002，439
20 明·刘文泰. 本草品汇精要. 北京：人民卫生出版社，1982，354
21 明·缪希雍. 炮炙大法. 明末庄继先校刻本
22 明·李中梓. 雷公炮制药性解. 见：中国医学大成（二）. 长沙：岳麓书社，1990，146
23 明·李中梓. 本草征要. 见：李中梓医学全书. 北京：中国中医药出版社，1999，135
24 清·张璐. 本经逢原. 上海：上海科学技术出版社，1959，42
25 清·沈金鳌. 要药分剂. 上海：上海科学技术出版社，1959，136
26 清·黄宫绣. 本草求真. 上海：上海科学技术出版社，1959，191
27 清·杨时泰. 本草述钩元. 上海：科技卫生出版社，1958，153
28 清·凌奂. 本草害利. 北京：中医古籍出版社，1982
29 清·陈其瑞. 本草撮要. 见：珍本医书集成（二）. 上海：上海科学技术出版社，1985，16
30 清·张秉成. 本草便读. 上海：上海卫生出版社，1957
31 清·张德裕. 本草正义. 清道光八年戊子（1828）刻本
32 清·姚澜. 本草分经. 上海：上海科学技术出版社，1989

307 胡椒

Hujiao

Fructus Piperis Nigri

1 定名依据

1.1 正名

1.1.1 汉文名：胡椒（胡椒科植物胡椒 Piper nigrum L. 的干燥近成熟或成熟果实）。

1.1.2 英文名：pepper fruit.

1.2 依据

1.2.1 定名的文献依据

1.2.1.1 《新修本草》卷十四："胡椒，味辛，大温，无毒。主下气，温中，去痰，除脏腑中风冷。生西戎，形如鼠李子。调食用之，味甚辛美，而芳香不及蜀椒（新附）。"[1]

1.2.1.2 《证类本草》卷十四："胡椒，味辛，大温，无毒。主下气温中去痰，除脏腑中风冷。生西戎。形如鼠李子，调食用之，味甚辛辣（唐本先附）。臣禹锡等谨按日华子云：调五脏，止霍乱，心腹冷痛，壮肾气，及主冷痢，杀一切鱼、肉、鳖、蕈毒。"[2]

1.2.1.3 《本草纲目》卷三十二："胡椒《唐本草》。【校正】自木部移入此。【释名】昧履支。时珍曰：胡椒，因其辛辣似椒，故得椒名，实非椒也。【集解】恭曰：胡椒生西戎。形如鼠李子，调食用之，味甚辛辣。"[3]

1.2.1.4 《本经逢原》卷三："胡椒，辛大温，小毒。发明，胡椒大辛大热纯阳之物，走气助火，昏目发疮，多食损肺，令人吐血。心腹冷痛，反胃吐利，霍乱气逆及鱼鳖蕈毒宜之。严冬泡水磨墨，则砚不冰，胜于皂水。火酒伤笔易秃也。"[4]

1.2.1.5 《本草从新》卷十："胡椒，燥、快膈消痰。辛大热，有毒。温中下气，快膈消痰。治寒痰食积，肠滑冷痢，阴毒腹痛，胃寒吐水，牙齿浮热作痛（合荜茇散之），杀一切鱼肉鳖蕈毒。"[5]

1.2.1.6 《得配本草》卷六："胡椒，辛，热。有毒。入足阳明经气分。除寒湿，下膈气。治一切风冷、积滞、痰饮、泻痢诸痛，杀一切鱼肉鳖蕈诸毒。得木香、蝎梢，治背膜寒癖。配绿豆，为末，治冷热下痢。"[6]

1.2.1.7 《中华人民共和国药典》："胡椒 Fructus piperis　本品为胡椒科植物胡椒 Piper nigrum L. 的干燥近成熟或成熟果实。秋末至次春果实呈暗绿色时采收，晒干，为黑胡椒；果实变红时采收，用水浸渍数日，擦去果肉，晒干，为白胡椒。"[7]

1.2.1.8 《普通高等教育中医药类规划教材·中药学》："胡椒《新修本草》为胡椒科常绿藤本植物胡椒 Piper nigrum L. 的接近成熟或成熟果实。主产于海南、广东、广西、云南等地。秋末至次春果实呈暗绿色时采收，晒干，为黑胡椒；果实变红时采收，水浸，擦去果肉，晒干，为白胡椒。生用，用时打碎。"[8]

1.2.1.9 《中药大辞典》："胡椒《唐本草》【异名】昧履支《酉阳杂俎》，浮椒《世医得效方》，玉椒《通雅》。【基原】为胡椒科植物胡椒的果实。【原植物】胡椒 Piper nigrum L."[9]

1.2.1.10 《中医大辞典·中药分册》："胡椒　出《新修本草》。为胡椒科植物胡椒 Piper nigrum L. 的果实。药材商品有白胡椒和黑胡椒之分。"[10]

1.2.1.11 《中国医学百科全书·中医学》："胡椒　始载于《新修本草》。又名玉椒。为胡椒科植物胡椒 Piper nigrum L. 的果实。产于是中国广东、广西、云南等省、区。"[11]

1.2.1.12 《中国中医药学主题词表》："胡椒 Piper nigrum　属胡椒科和祛寒药。D 白胡椒。"[12]

1.2.1.13 《中药志》[13]、《全国中草药汇编》[14]、《中国药材学》[15]、《中华本草》[16]等现代中药著作多以"胡椒"作为本品正名（参见"文献通考"）。

1.2.2　定名选择的理由

1.2.2.1　胡椒 Fructus piperis，本品为胡椒科植物胡椒 Piper nigrum L. 的干燥近成熟或成熟果实。"胡椒"作为本品正名始见于唐·苏敬等撰《新修本草》，其后的本草著作如宋·唐慎微《证类本草》，明·李时珍《本草纲目》，清·张璐《本经逢原》、吴仪洛《本草从新》、严西亭《得配本草》等在载录本品时即以"胡椒"作为正名，并一直沿用至今。

1.2.2.2　我国最新出版的《中华人民共和国药典》、《普通高等教育中医药类规划教材·中药学》以及辞书类著作《中医大辞典·中药分册》、《中药大辞典》、《中国医学百科全书·中医学》等均以"胡椒"作为本品正名。已经广泛应用于中医药学文献的标引和检索的《中国中医药学主题词表》也以"胡椒"作为本品的正式主题词。现代本草著作如《中药志》、《全国中草药汇编》、《中华本草》等虽记载了不少本品各地的俗称，但也无一例外以"胡椒"作为本品的正名。说明"胡椒"作为本品正名已成为共识。

1.3　与正名等效的名词：无。

2　源流考释

胡椒（胡椒科植物胡椒 Piper nigrum L. 的干燥近成熟或成熟果实），始载于南北朝·雷敩《雷公炮炙论》卷下："胡椒，雷公云：凡使，只用内无皱壳者，用，力大。汉椒使壳，胡椒使子。每修拣了，于石槽中碾碎成粉用。"[17]"胡椒"作为本品正名始见于唐·苏敬等撰《新修本草》[1]，如《新修本草》卷十四："胡椒，味辛，大温，无毒。主下气，温中，去痰，除脏腑中风冷。生西戎，形如鼠李子。调食用之，味甚辛美，而芳香不及蜀椒。"[1]其后的本草著作大多沿用《新修本草》以"胡椒"为正名记载本品，如唐·孙思邈《千金翼方》[18]、孟诜《食疗本草》[19]、段成式《酉阳杂俎》[20]、李珣《海药本草》[21]，宋·唐慎微《证类本草》[2]、寇宗奭《本草衍义》[22]、佚名《增广太平和剂图经本草药性总论》[23]，元·王好古《汤液本草》[24]、忽思慧《饮膳正要》[25]，明·兰茂《滇南本草》[26]、刘文泰《本草品汇精要》[27]、陈嘉谟《本草蒙筌》[28]、李时珍《本草纲目》[3]、李中梓《本草征要》[29]，清·汪昂《本草易读》[30]、《本草备要》[31]、张璐《本经逢原》[4]、吴仪洛《本草从新》[5]、严西亭《得配本草》[6]、沈金鳌《要药分剂》[32]、黄宫绣《本草求真》[33]、姚澜《本草分经》[34]、杨时泰《本草述钩元》[35]、凌奂《本草害利》[36]、张秉成《本草便读》[37]等。

古代著作中记载的本品异名有"昧履支"《酉阳杂俎》[20]，"浮椒"《世医得效方》[38]，"玉椒"《通雅》[39]等。如《酉阳杂俎》卷十八："胡椒出摩伽陁国，呼为昧履支，其苗蔓生……食皆用之。"[20]《世医得效方》卷四："治脾痛不可忍，及疗冷气疼。……陈茱萸（二两）……浮椒（即胡椒）……蚌粉（炒赤色。各一两）……上为末，醋糊丸如梧子大。每服二十丸，用温酒或盐汤下。遇发时服，甚者不过二三服，立效。"[38]《通雅》卷四十三："段柯古云：胡椒蔓生，两两相对，毕澄茄，其类也，今广舶有玉椒。"[39]

现代有关著作均沿用《新修本草》的记载以"胡椒"作为本品正名，如《中华人民共和国药典》[7]、《普通高等教育中医药类规划教材·中药学》[8]、《中药大辞典》[9]、《中医大辞典·中药分册》[10]、《中国医学百科全书·中医学》[11]、《中国中医药学主题词表》[12]、《中药志》[13]、《全国中草药汇编》[14]、《中国药材学》[15]、《中华本草》[16]等。同时尚记载有“白胡椒”、“黑胡椒”《全国中草药汇编》[14]，“古月”《中国药材学》[15]等各地的俗称。

3 附录

3.1 又称：白胡椒、黑胡椒（药材商品名）。

3.2 俗称：白胡椒，黑胡椒，古月。

3.3 曾称：昧履支《酉阳杂俎》，浮椒《世医得效方》，玉椒《通雅》。

3.4 原植物名称：胡椒。

4 文献通考

《雷公炮炙论》卷下：“胡椒，雷公云：凡使，只用内无皱壳者，用，力大。汉椒使壳，胡椒使子。每修拣了，于石槽中碾碎成粉用。”[17]

《新修本草》卷十四：“胡椒，味辛，大温，无毒。主下气，温中，去痰，除脏腑中风冷。生西戎，形如鼠李子。调食用之，味甚辛美，而芳香不及蜀椒（新附）。”[1]

《千金翼方》卷三：“胡椒，味辛，大温，无毒。主下气，温中，去痰，除脏腑中风冷。生西戎，形如鼠李子。调食用之，味甚辛辣，而芳香当不及蜀椒。”[18]

《食疗本草》卷上：“胡椒，治五脏风冷，冷气心腹痛，吐清水，酒服之佳。亦宜汤服。若冷气，吞三七枚。”[19]

《酉阳杂俎》卷十八：“胡椒，出摩伽陁国，呼为昧履支，其苗蔓生，极柔弱，叶长寸半，有细条与叶齐，条上结子，两两相对，其叶晨开暮合，合则裹其子於叶中，形似汉椒，至辛辣六月採，今人作胡盤肉，食皆用之。”[20]

《海药本草》卷三：“胡椒，谨按徐表《南州记》，生南海诸地。去胃口气虚冷，宿食不消，霍乱气逆，心腹卒痛，冷气上冲，和气。不宜多服，损肺。一云向阴者澄茄，向阳者胡椒也。”[21]

《证类本草》卷十四：“胡椒，味辛，大温，无毒。主下气温中去痰，除脏腑中风冷。生西戎。形如鼠李子，调食用之，味甚辛辣（唐本先附）。臣禹锡等谨按日华子云：调五脏，止霍乱，心腹冷痛，壮肾气，及主冷痢，杀一切鱼、肉、鳖、蕈毒。”[2]

《本草衍义》卷十五：“胡椒，去胃中寒痰吐水，食已即吐，甚验。过剂则走气。大肠寒滑亦用，须各以他药佐之。”[22]

《增广太平和剂图经本草药性总论·草木下品》：“胡椒，味辛，大温，无毒。主下气，温中，去痰，除脏腑中风冷。日华子云：调五脏，止霍乱心腹冷痛，壮肾气，主冷痢，杀一切鱼肉鳖蕈毒。《海药》云：去胃心气虚冷，宿食不消，霍乱气逆，心腹猝痛，冷气上冲和气。不宜多服，损肺。”[23]

《汤液本草》卷五：“胡椒，气温，味辛。无毒。《本草》云：主下气、温中、去痰，除脏腑中风冷。向阳者为胡椒，向阴者为荜澄茄。胡椒多服损肺。味辛辣，力大于汉椒。”[24]

《饮膳正要》卷三：“胡椒，味辛，温，无毒。主下气，除藏府风冷，去痰，杀肉毒。”[25]

《世医得效方》卷四：治脾痛不可忍，及疗冷气疼。……陈茱萸（二两），……浮椒（即胡椒），……蚌粉（炒赤色。各一两），……上为末，醋糊丸如梧子大。每服二十丸，用温酒或盐汤下。遇发时服，甚者不过二三服，立效。[38]

《通雅》卷四十三："叚柯古云，胡椒蔓生，两两相对，毕澄茄，其类也，今广舶有玉椒。"[39]

《滇南本草》卷二："胡椒，味辛，温，无毒。主下气，除藏府风冷，去痰，杀肉毒。"[26]

《本草品汇精要》卷十二："胡椒，无毒，植生。胡椒，主下气温中去痰，除脏腑中风冷（《名医》所录）。【名】昧履支。【苗】段成式，酉阳杂俎云，春夏生叶，青滑可爱，茎极柔弱，有细条与叶，齐条上结子如鼠李子，两两相对，叶晨开暮合，则裹其子于叶中，又似汉椒，至辛辣，今作胡盘肉，食皆用之。"[27]

《本草蒙筌》卷二："胡椒，味辛、气大温。属火有金。无毒。来从南广，出自西戎。蔓生苗茎软柔，长仅寸半；延发枝条细嫩，与叶相齐。子结条中，两两相对。其叶晨开暮合，合则将子里藏。阴气不沾，故甚辛热。状如鼠李，六月采收。番人呼为昧履支，中国称曰胡椒子。杀一切鱼肉菰蕈之毒，调诸般食馔汤饮之需。"[28]

《本草纲目》卷三十二："胡椒《唐本草》。【校正】自木部移入此。【释名】昧履支。时珍曰：胡椒，因其辛辣似椒，故得椒名，实非椒也。【集解】恭曰：胡椒生西戎。形如鼠李子，调食用之，味甚辛辣。慎微曰：按：段成式《酉阳杂俎》云：胡椒出摩伽陀国，呼为昧履支。其苗蔓生，茎极柔弱，叶长寸半。有细条与叶齐，条条结子，两两相对。其叶晨开暮合，合则裹其子于叶中。"[3]

《本草征要》卷四："胡椒，味辛，性大热，有毒。入胃、大肠二经。温中下气，消风去痰。食积与快膈称良，腹痛与胃寒共治。阴虚火旺之人忌用。毕澄茄即胡椒之大者，乃一类二种，亦易僭上。"[29]

《本草易读》卷六："胡椒，辛，大温，无毒。温中下气，祛痰除湿。止心腹之寒痛，暖肠胃之冷痢，解齿痛之浮热，除胃寒之吐逆。消宿食而止霍乱，破冷积而消阴毒。杀一切鱼肉毒，解诸般风冷气。毕澄茄主治略同，一类二种耳。"[30]

《本草备要·木部》："胡椒，燥，快膈，消痰。辛热纯阳。暖胃快膈，下气消痰。治寒痰食积，肠滑冷痢，阴毒腹痛，胃寒吐水，牙齿浮热作痛（合荜茇散之）。杀一切鱼、肉、鳖、蕈（音寻，上声）毒。食料宜之，嗜之者众。多食损肺，走气动火，发疮、痔、脏毒，齿痛目昏。"[31]

《本经逢原》卷三："胡椒，辛，大温，小毒。发明，胡椒大辛大热纯阳之物，走气助火，昏目发疮，多食损肺，令人吐血。心腹冷痛，反胃吐利，霍乱气逆及鱼鳖蕈毒宜之。严冬泡水磨墨，则砚不冰，胜于皂水。火酒伤笔易秃也。"[4]

《本草从新》卷十："胡椒，燥、快膈消痰。辛大热，有毒。温中下气，快膈消痰。治寒痰食积，肠滑冷痢，阴毒腹痛，胃寒吐水，牙齿浮热作痛（合荜茇散之）。杀一切鱼肉鳖蕈毒。"[5]

《得配本草》卷六："胡椒，辛，热，有毒。入足阳明经气分。除寒湿，下膈气。治一切风冷、积滞、痰饮、泻痢诸痛，杀一切鱼肉鳖蕈诸毒。得木香、蝎梢，治背膜寒癖。配绿豆，为末，治冷热下痢（一岁各一粒）。使芒硝，治大小便秘。入麝香，治伤寒呃逆。多用动血伤气，发疮昏目。因热致病者禁用。”[6]

《要药分剂》卷十：“胡椒，味辛，性大温，无毒。禀天地纯阳之气以生。升多于降，阳中阳也。多食损肺，令人吐血。”[32]

《本草求真》卷三：“胡椒，（味）温胃除寒逐水。胡椒（专入胃），辛热纯阳。比之蜀椒，其热更甚。凡因火衰寒入，痰食内滞，肠滑冷痢，及阴毒腹痛，胃寒吐水，牙齿浮热作痛者。”[33]

《本草分经·原例》：“胡椒，辛大热，温中快膈，下气消痰解毒，治胃寒吐水齿痛，最能僭上。”[34]

《本草述钩元》卷十九：“胡椒，大，。气热，纯阳，无毒，气味俱厚。阳中之阳，入手足阳明经，下气快膈。主心腹冷痛，霍乱呕吐，胃口虚寒，冷气刺痛，宿食不消，大肠寒滑亦可用。（须以他药佐之。过剂则走气。）杀一切鱼肉鳖蕈毒，故食料多用之。去胃中寒痰，食已则吐水。”[35]

《本草害利·肝部药队》：“胡椒，【害】辛热之物。如血分有热者，与夫阴虚发热，咳嗽吐血，咽干口渴，热气暴冲，目昏口臭，齿浮鼻衄，肠风脏毒，痔漏泄澼等症，切勿轻饵，误服能令诸症即时剧作，慎之。世人因其快膈，嗜之者众，然损肺走气，动火动血，损齿昏目，发疮痔脏毒，必阴气至足者方可用。”[36]

《本草便读·菜部》：“胡椒，味辛性热。入肺胃以散寒邪。下气宽中。消风痰而宣冷滞。发疮昏目。助火伤阴。（胡椒。味辛性热，入肺胃二经。能宣能散，开豁胸中寒痰冷气。虽辛热燥散之品，而又极能下气，故食之即觉胸膈开爽。又能治上焦浮热口齿诸病。至于发疮助火之说，亦在用之当与不当耳。杀一切鱼肉鳖蕈毒，故食料多用之。）”[37]

《中药志》：“胡椒　本品为较常用中药。商品为胡椒科植物胡椒的果实。因采收期和加工方法不同而分黑胡椒与白胡椒。……【原植物】胡椒 Piper nigrum L. ——胡椒科 Piperaceae.”[13]

《全国中草药汇编》：“胡椒　【别名】白胡椒、黑胡椒。【来源】为胡椒科植物胡椒 Piper nigrum L. 的果实。”[14]

《中药大辞典》：“胡椒《唐本草》【异名】味履支《酉阳杂俎》，浮椒《世医得效方》，玉椒《通雅》。【基原】为胡椒科植物胡椒的果实。【原植物】胡椒 Piper nigrum L.。”[9]

《中医大辞典·中药分册》：“胡椒　出《新修本草》。为胡椒科植物胡椒 Piper nigrum L. 的果实。药材商品有白胡椒和黑胡椒之分。”[10]

《中国医学百科全书·中医学》：“胡椒　始载于《新修本草》。又名玉椒。为胡椒科植物胡椒 Piper nigrum L. 的果实。产于是中国广东、广西、云南等省、区。”[11]

《中国药材学》：“胡椒　【别名】白胡椒，黑胡椒，古月。【来源】本品为胡椒科植物胡椒 Piper nigrum L. 的果实。”[15]

《中国中医药学主题词表》：“胡椒 Piper nigrum　属胡椒科和祛寒药　D 白胡椒。”[12]

《普通高等教育中医药类规划教材·中药学》：“胡椒《新修本草》为胡椒科常绿藤本植物胡椒 Piper nigrum L. 的接近成熟或成熟果实。主产于海南、广东、广西、云南等地。秋末至次春果实呈暗绿色时采收，晒干，为黑胡椒；果实变红时采收，水浸，擦去果肉，晒干，为白胡椒。生用，用时打碎。”[8]

《中华本草》："胡椒《新修本草》【异名】昧履支《酉阳杂俎》，浮椒《世医得效方》，玉椒《通雅》。……【来源】为胡椒科植物胡椒的果实。【原植物】胡椒 Piper nigrum L.。"[16]

《中华人民共和国药典》："胡椒 Fructus piperis　本品为胡椒科植物胡椒 Piper nigrum L. 的干燥近成熟或成熟果实。秋末至次春果实呈暗绿色时采收，晒干，为黑胡椒；果实变红时采收，用水浸渍数日，擦去果肉，晒干，为白胡椒。"[7]

5　参考文献

1　唐·苏敬等撰．新修本草．合肥：安徽科学技术出版社，1981，359
2　宋·唐慎微．证类本草．北京：人民卫生出版社，1957，349
3　明·李时珍．本草纲目．北京：人民卫生出版社，1982，1858
4　清·张璐．本经逢原．上海：上海科学技术出版社，1959，159
5　清·吴仪洛．本草从新．北京：中医古籍出版社，2001，149
6　清·严西亭．得配本草．上海：上海卫生出版社，1957，20
7　国家药典委员会．中华人民共和国药典．一部．北京：化学工业出版社，2000，195
8　雷载权主编．普通高等教育中医药类规划教材·中药学．上海：上海科学技术出版社，1995，157
9　江苏新医学院．中药大辞典．上海：上海科学技术出版社，1977，1539
10　《中医大辞典》编辑委员会．中医大辞典·中药分册．北京：人民卫生出版社，1982，247
11　《中医学》编辑委员会．中国医学百科全书·中医学．上海：上海科学技术出版社，1997，1103
12　吴兰成主编．中国中医药学主题词表．北京：中医古籍出版社，1996，154
13　中国医学科学院药物研究所等．中药志．第三册．北京：人民卫生出版社，1993，498
14　《全国中草药汇编》编写组．全国中草药汇编．下册．北京：人民卫生出版社，1996，426
15　徐国钧等主编．中国药材学．北京：中国医药科技出版社，1996，1015
16　国家中医药管理局《中华本草》编委会．中华本草．第三册．上海：上海科学技术出版社，1999，439
17　南北朝·雷敩．雷公炮炙论．上海：上海中医学院出版社，1986，115
18　唐·孙思邈．千金翼方．北京：人民卫生出版社，1955，40
19　唐·孟诜．食疗本草．北京：人民卫生出版社，1984，28
20　唐·段成式．酉阳杂俎．上海：上海商务印书馆．
21　唐·李珣．海药本草．北京：人民卫生出版社，1997，64
22　宋·寇宗奭．本草衍义．上海：商务印书馆，1937，89
23　宋·佚名．增广太平和剂图经本草药性总论．见：增广太平惠民和剂局方．海口：海南出版社，2002，482
24　元·王好古．汤液本草．见：景印文渊阁四库全书（745）．北京：中医古籍出版社，1986，977
25　元·忽思慧．饮膳正要．北京：中国书店，1985
26　明·兰茂．滇南本草．昆明：云南人民出版社，1959
27　明·刘文泰．本草品汇精要．北京：人民卫生出版社，1982，551
28　明·陈嘉谟．本草蒙筌．北京：人民卫生出版社，1988，98
29　明·李中梓．本草征要．见：李中梓医学全书．北京：中国中医药出版社，1999，141
30　清·汪昂．本草易读．北京：人民卫生出版社，1987
31　清·汪昂．本草备要．北京：中国中医药出版社，1998，160
32　清·沈金鳌．要药分剂．上海：上海科学技术出版社，1959，244

33 清·黄宫绣. 本草求真. 上海：上海科学技术出版社，1959，123
34 清·姚澜. 本草分经. 上海：上海科学技术出版社，1989
35 清·杨时泰. 本草述钩元. 上海：科技卫生出版社，1958，448
36 清·凌奂. 本草害利. 北京：中医古籍出版社，1982
37 清·张秉成. 本草便读. 上海：上海卫生出版社，1957
38 元·危亦林. 世医得效方. 见：景印文渊阁四库全书（746）. 北京：中医古籍出版社，1986，154
39 明 方以智. 通雅. 中国书店. 1990，518

308 荔枝核

Lizhihe

Semen Litchi

1 定名依据

1.1 正名

1.1.1 汉文名：荔枝核（无患子科植物荔枝 Litchi chinensis Sonn. 的干燥成熟种子）。

1.1.2 英文名：lychee seed.

1.2 依据

1.2.1 定名的文献依据

1.2.1.1 《本草通玄》卷三："荔枝核，甘温而涩。治疝气颓肿，疗肾阴斗。"[1]

1.2.1.2 《本草易读》卷六："荔枝核，近世多用此伪麝香，不可不知。甘，温，涩，无毒。入厥阴经。治男子癞疝之肿大，疗妇人血气之刺痛。止心脾之疼痛，除小肠之疝气。闽、蜀二处皆有之，以闽中者为胜。木高二三丈，类桂木、冬青。绿色蓬蓬然，四时不凋，其木性至坚硬。"[2]

1.2.1.3 《本草备要·果部》："荔枝核，宣散寒湿。甘涩而温，入肝肾。散滞气，辟寒邪。治胃脘痛，妇人血气痛（煅存性五钱，香附一两，为末，每服二钱，盐汤或米饮下，名蠲痛散）。"[3]

1.2.1.4 《本草从新》卷十："荔枝核，宣、散寒湿。甘涩而温。散滞气，辟寒邪。治胃脘痛，妇人血气痛（煅存性五钱、香附一两为末、每服二钱、盐汤或米饮下、名蠲痛散、单服、醋汤下亦效）。其实双结，而核肖睾丸（外肾也）。故治疝卵肿，有述类象形之义（煅存性、酒调服、加茴香青皮、各炒为末、酒服亦良）。无寒湿滞气者勿服。烧存性。荔枝甘酸热，解烦渴，止呃逆。"[4]

1.2.1.5 《要药分剂》卷二："荔枝核，味甘，性温，无毒。【主治】主心痛，小肠气痛。以一枚煨存性，研末，新酒调服（寇氏）。治癞疝气痛，妇人血气刺痛（时珍）。【荔枝壳】主痘疮出不快，煎汤饮之，又解荔枝热，浸水饮（时珍）。"[5]

1.2.1.6 《本草便读·果部》："荔枝核，散滞祛寒，治肝经之疝疾。味甘性热，医胃腑之瘀疼（荔枝核味甘温，色紫，肝经血分药也。功专散滞祛寒，行血中之气。且其形类睾，故治一切疝疾之因于寒者。其所以治心痛胃痛等证，亦寒凝血滞之意欤）。"[6]

1.2.1.7 《中华人民共和国药典》:"荔枝核 Semen litchi 本品为无患子科植物荔枝 Litchi chinensis Sonn. 的干燥成熟种子。夏季采摘成熟果实,除去果皮及肉质假种皮,洗净,晒干。"[7]

1.2.1.8 《普通高等教育中医药类规划教材·中药学》:"荔枝核《本草衍义》为无患子科常绿乔木植物荔枝 Litchi chinensis Sonn. 的成熟种子。主产于福建、广东、广西等地。夏季采摘成熟果实,除去果皮及肉质假种皮,洗净,晒干。生用或盐水炙用。用时打碎。"[8]

1.2.1.9 《中药大辞典》:"荔枝核《本草衍义》【异名】荔仁《广西中药志》,枝核《四川中药志》,大荔核《药材学》。【基原】为无患子科植物荔枝 Litchi chinensis Sonn. 的种子。【原植物】荔枝 Litchi chinensis Sonn. 。"[9]

1.2.1.10 《中医大辞典·中药分册》:"荔枝核 出《本草衍义》。又名荔仁、枝核。为无患子科植物荔枝 Litchi chinensis Sonn. 的种子。"[10]

1.2.1.11 《中国医学百科全书·中医学》:"荔枝核 始载于《本草衍义》。又名荔仁。为无患子科植物荔枝 Litchi chinensis Sonn. 的种子。主产于中国广东、广西。"[11]

1.2.1.12 《中国中医药学主题词表》:"荔枝核 Semen litchi 为无患子科荔枝的种子;属理气药。C 荔枝。"[12]

1.2.1.13 《中药志》[13]、《中药材手册》[14]、《全国中草药汇编》[15]、《全国中药炮制规范》[16]、《中国药材学》[17]、《中华本草》[18]等现代中药著作多以"荔枝核"作为本品正名(参见"文献通考")。

1.2.2 定名选择的理由

1.2.2.1 荔枝核 Semen litchi,系无患子科植物荔枝 Litchi chinensis Sonn. 的干燥成熟种子。"荔枝核"作为本品正名始见于明·李中梓《本草通玄》,其后的本草著作如清·汪昂《本草易读》、汪昂《本草备要》、吴仪洛《本草从新》、沈金鳌《要药分剂》、张秉成《本草便读》等在载录本品时即以"荔枝核"作为正名,并一直沿用至今。

1.2.2.2 我国最新出版的《中华人民共和国药典》、《普通高等教育中医药类规划教材·中药学》以及辞书类著作《中医大辞典·中药分册》、《中药大辞典》、《中国医学百科全书·中医学》等均以"荔枝核"作为本品正名。已经广泛应用于中医药学文献的标引和检索的《中国中医药学主题词表》也以"荔枝核"作为本品的正式主题词。现代本草著作如《中药志》、《全国中草药汇编》、《中华本草》、《中国药材学》、《中药材手册》、《全国中药炮制规范》等虽记载了不少本品各地的俗称,但也无一例外以"荔枝核"作为本品的正名。说明"荔枝核"作为本品正名已成为共识。

1.3 与正名等效的名词:无。

2 源流考释

荔枝核(无患子科植物荔枝 Litchi chinensis Sonn. 的干燥成熟种子),始载于宋·寇宗奭《本草衍义》卷十八:"荔枝,药品中今未见用,惟崔元亮方中收之。果实中为上品,多食亦令人发虚热。此物喜双,实尤可爱。本朝有蔡君谟《荔枝谱》,其说甚详。唐杜牧诗云:'一骑红尘妃子笑,无人知是荔枝来。'此是川蜀荔枝,亦可生置之长安也。以核煨火中烧存性,为末,新酒调一枚末服,治心痛及小肠气。"[19]"荔枝核"之名始见于明·兰茂《滇南本草》卷三："橘子皮、橘子叶，橘子皮，味苦、辛，性温。行气，消痰，降肝气，治咳嗽、治疝气等症。（附方）治咳嗽，橘子叶刮蜜在背上，火焙干，煨吃。（又方）治疝气，橘子叶（十个）荔枝核（五个）（焙）水煎服"[20]。"荔枝核"作为本品正名始见于明·李中梓《本草通玄》卷三："荔枝核，甘温而涩。治疝气颓肿，疗肾阴斗。"[1]其后的本草著作大多以"荔枝核"为正名，如清·汪昂《本草易读》[2]、汪昂《本草备要》[3]、吴仪洛《本草从新》[4]、沈金鳌《要药分剂》[5]、张秉成《本草便读》[6]等。

古代著作中记载的本品异名有"荔核"《景岳全书》[21]等。如《景岳全书》卷五十一："和阵，金水六君煎。……木香 沉香 泽泻 乌药 陈皮 丁香 小茴香 香附（酒炒） 荔核（煨焦，各等分） 皂角（微火烧烟尽），为末，酒糊丸。弹子大者，磨化服；丸桐子大者，汤引下。"[21]

现代有关著作均沿用《本草通玄》的记载以"荔枝核"作为本品正名，如《中华人民共和国药典》[7]、《普通高等教育中医药类规划教材·中药学》[8]、《中药大辞典》[9]、《中医大辞典·中药分册》[10]、《中国医学百科全书·中医学》[11]、《中国中医药学主题词表》[12]、《中药志》[13]、《中药材手册》[14]、《全国中草药汇编》[15]、《全国中药炮制规范》[16]、《中国药材学》[17]、《中华本草》[18]等。同时尚记载有"大荔"、"丹荔"、"荔支"、"丽支"、"勒荔"《全国中草药汇编》[15]，"荔仁"、"枝核"、"大荔核"《中药大辞典》[9]等各地的俗称。还记载有本品原植物"荔枝"的异名"丹荔"、"丽枝"、"勒荔"《中药志》[13]等。

3 附录

3.1 又称：盐荔枝核（饮片规格名）。

3.2 俗称：荔仁（广西），枝核（四川），大荔核，大荔，丹荔，荔支，丽支，勒荔。

3.3 曾称：荔核《景岳全书》。

3.4 原植物名称：荔枝，丹荔，丽枝，勒荔。

4 文献通考

《本草衍义》卷十八："荔枝，药品中今未见用，惟崔元亮方中收之。果实中为上品，多食亦令人发虚热。此物喜双，实尤可爱。本朝有蔡君谟《荔枝谱》，其说甚详。唐杜牧诗云：'一骑红尘妃子笑，无人知是荔枝来。'此是川蜀荔枝，亦可生置之长安也。以核煨火中烧存性，为末，新酒调一枚末服，治心痛及小肠气。"[19]

《滇南本草》卷三："橘子皮、橘子叶，橘子皮，味苦、辛，性温。行气，消痰，降肝气，治咳嗽、治疝气等症。（附方）治咳嗽，橘子叶刮蜜在背上，火焙干，煨吃（又方）。治疝气，橘子叶（十个），荔枝核（五个），（焙）水煎服。"[20]

《景岳全书》卷五十一："和阵，金水六君煎。治肺肾虚寒，水泛为痰，或年迈阴虚，血气不足，外受风寒，咳嗽呕恶，多痰喘急等证，神效……十香丸，治气滞寒滞诸痛。木香，沉香，泽泻，乌药，陈皮，丁香，小茴香，香附（酒炒），荔核（煨焦，各等分），皂角（微火烧烟尽），为末，酒糊丸。弹子大者，磨化服；丸桐子大者，汤引下。"[21]

《本草通玄》卷三："荔枝核，甘温而涩。治疝气颓肿，疗肾阴斗。"[1]

《本草易读》卷六：“荔枝核，近世多用此伪麝香，不可不知。甘，温，涩，无毒。入厥阴经。治男子癞疝之肿大，疗妇人血气之刺痛。止心脾之疼痛，除小肠之疝气。闽、蜀二处皆有之，以闽中者为胜。木高二三丈，类桂木、冬青。绿色蓬蓬然，四时不凋，其木性至坚硬。”[2]

《本草备要·果部》：“荔枝核，宣散寒湿。甘涩而温。入肝肾。散滞气，辟寒邪。治胃脘痛，妇人血气痛（煅存性五钱，香附一两，为末，每服二钱，盐汤或米饮下，名蠲痛散。单服、醋汤下，亦效）。其实双结，核似睾丸（睾音皋，肾子也）故治癞疝卵肿，有述类象形之义（煅存性，酒调服，加茴香、青皮，各炒为末，酒服亦良。）壳发痘疮，烧存性用。荔枝连壳煅研，止呃逆（生荔枝多食则醉，以壳浸水解之。此即食物不消，还以本物解之之义）。”[3]

《本草从新》卷十：“荔枝核，宣、散寒湿。甘涩而温，散滞气，辟寒邪。治胃脘痛，妇人血气痛（煅存性五钱、香附一两为末、每服二钱、盐汤或米饮下、名蠲痛散、单服、醋汤下亦效）。其实双结。而核肖睾丸（外肾也），故治疝卵肿，有述类象形之义（煅存性、酒调服、加茴香青皮、各炒为末、酒服亦良）。无寒湿滞气者勿服。烧存性。荔枝甘酸热。解烦渴，止呃逆。”[4]

《要药分剂》卷二：“荔枝核，味甘，性温，无毒。【主治】主心痛，小肠气痛。以一枚煨存性。研末。新酒调服（寇氏）。治癞疝气痛，妇人血气刺痛（时珍）。【荔枝壳】主痘疮出不快，煎汤饮之。又解荔枝热，浸水饮（时珍）。”[5]

《本草便读·果部》：“荔枝核，散滞祛寒，治肝经之疝疾。味甘性热，医胃腑之瘀疼（荔枝核味甘温，色紫，肝经血分药也。功专散滞祛寒，行血中之气。且其形类睾丸，故治一切疝疾之因于寒者。其所以治心痛胃痛等证，亦寒凝血滞之意欤）。”[6]

《中药志》：“荔枝核　本品为少常用中药。商品为无患子科荔枝的干燥种子。……【原植物】荔枝　别名：荔枝、丹荔、丽枝、勒荔。Litchi chinensis Sonn. ——无患子科 Sapindaceae.”[13]

《中药材手册》：“荔枝核（《纲目》列入果部夷果类荔枝项下）　本品为无患子科植物荔枝 Litchi chinensis Sonn. 的干燥成熟种子。原植物系常绿乔木，多栽培于河岸堤防间。”[14]

《全国中草药汇编》：“荔枝核　【别名】大荔、丹荔、荔支、丽支、勒荔。【来源】为无患子科植物荔枝 Litchi chinensis Sonn.，以根、假种皮（果肉）及（核）入药。”[15]

《中药大辞典》：“荔枝核《本草衍义》【异名】荔仁《广西中药志》，枝核《四川中药志》，大荔核《药材学》。【基原】为无患子科植物荔枝 Litchi chinensis Sonn. 的种子。【原植物】荔枝 Litchi chinensis Sonn.”[9]

《中医大辞典·中药分册》：“荔枝核　出《本草衍义》。又名荔仁、枝核。为无患子科植物荔枝 Litchi chinensis Sonn. 的种子。”[10]

《中国医学百科全书·中医学》：“荔枝核　始载于《本草衍义》。又名荔仁。为无患子科植物荔枝 Litchi chinensis Sonn. 的种子。主产于中国广东、广西。”[11]

《全国中药炮制规范》：“荔枝核　［处方用名］荔枝核、盐荔枝核。【来源】本品为无患子科植物荔枝 Litchi chinensis Sonn. 的干燥成熟种子。均系栽培。主产于广东、广西、福建等地。夏季采摘成熟果实，除去果皮及肉质假种皮，洗净，干燥。药材以粒大、饱满、光亮者为佳。”[16]

《中国药材学》：“荔枝核 【来源】本品为无患子科植物荔枝 Litchi chinensis Sonn. 的种子。”[17]

《中国中医药学主题词表》：“荔枝核 Semen litchi 为无患子科荔枝的种子；属理气药。C 荔枝。”[12]

《普通高等教育中医药类规划教材·中药学》：“荔枝核《本草衍义》为无患子科常绿乔木植物荔枝 Litchi chinensis Sonn. 的成熟种子。主产于福建、广东、广西等地。夏季采摘成熟果实，除去果皮及肉质假种皮，洗净，晒干。生用或盐水炙用。用时打碎。”[8]

《中华本草》：“荔枝核《本草衍义》【异名】荔核《景岳全书》，荔仁《广西中药志》，枝核《四川中药志》，大荔核《药材学》。【来源】为无患子科植物荔枝 Litchi chinensis Sonn. 的种子。【原植物】荔枝 Litchi chinensis Sonn.。”[18]

《中华人民共和国药典》：“荔枝核 Semen litchi 本品为无患子科植物荔枝 Litchi chinensis Sonn. 的干燥成熟种子。夏季采摘成熟果实，除去果皮及肉质假种皮，洗净，晒干。”[7]

5 参考文献

1 明·李中梓. 本草通玄. 见：李中梓医学全书. 北京：中国中医药出版社，1999，534

2 清·汪昂. 本草易读. 北京：人民卫生出版社，1987

3 清·汪昂. 本草备要. 北京：中国中医药出版社，1998，185

4 清·吴仪洛. 本草从新. 北京：中医古籍出版社，2001，145

5 清·沈金鳌. 要药分剂. 上海：上海科学技术出版社，1959，47

6 清·张秉成. 本草便读. 上海：上海卫生出版社，1957

7 国家药典委员会. 中华人民共和国药典. 一部. 北京：化学工业出版社，2000，196

8 雷载权主编. 普通高等教育中医药类规划教材·中药学. 上海：上海科学技术出版社，1995，164

9 江苏新医学院. 中药大辞典. 上海：上海科学技术出版社，1977，1616

10 《中医大辞典》编辑委员会. 中医大辞典·中药分册. 北京：人民卫生出版社，1982，257

11 《中医学》编辑委员会. 中国医学百科全书·中医学. 上海：上海科学技术出版社，1997，1118

12 吴兰成主编. 中国中医药学主题词表. 北京：中医古籍出版社，1996，222

13 中国医学科学院药物研究所等. 中药志. 第三册. 北京：人民卫生出版社，1993，517

14 中华人民共和国卫生部药政管理局. 中药材手册. 北京：人民卫生出版社，1998，348

15 《全国中草药汇编》编写组. 全国中草药汇编. 下册. 北京：人民卫生出版社，1996，437

16 中华人民共和国卫生部药政管理局. 全国中药炮制规范. 北京：人民卫生出版社，1988，174

17 徐国钧等主编. 中国药材学. 北京：中国医药科技出版社，1996，1271

18 国家中医药管理局《中华本草》编委会. 中华本草. 第五册. 上海：上海科学技术出版社，1999，117

19 宋·寇宗奭. 本草衍义. 上海：商务印书馆，1937，124

20 明·兰茂. 滇南本草. 昆明：云南人民出版社，1959

21 明·张景岳. 景岳全书. 下册. 上海：上海科学技术出版社，1984，986

309　南沙参

Nanshashen

Radix Adenophorae

1　定名依据

1.1　正名

1.1.1　汉文名：南沙参［桔梗科植物轮叶沙参 Adenophorae tetraphylla（Thunb.）Fisch. 或沙参 Adenophorae stricta Miq. 的干燥根］。

1.1.2　英文名：fourleaf ladybell root.

1.2　依据

1.2.1　定名的文献依据

1.2.1.1　《本草纲目拾遗》卷三："南沙参，药性考：南沙参形粗似党参而硬，味苦性凉，清胃泻火解毒，止嗽宁肺。从新云：南沙参色稍黄，形稍瘦小而短，近有一种味带辣者，不可用。"[1]

1.2.1.2　《中药材手册》："南沙参（《纲目》名沙参，列入草部山草类）　本品为桔梗科植物沙参 Adenophora stricta Miq. 的干燥根。而同科同属植物轮叶沙参 Adenophora tetraphylla（Thunb.）Fisgh.、杏叶沙参 Adenophora hunanensis Nannf. 的干燥根也广作南沙参药用。"[2]

1.2.1.3　《中国药材学》："南沙参　【别名】沙参，三叶沙参，山沙参（河南），沙獭子、龙须沙参（江苏），桔参（上海）。【来源】本品为桔梗科植物沙参（杏叶沙参）Adenophora stricta Miq.（A. axilliflora Borb.）……. 或轮叶沙参 A. verticillata Fisch.［A. tetraphylla（Thunb.）Fisgh.］等的根。"[3]

1.2.1.4　《中医大辞典·中药分册》："南沙参　出《本经适原》。又名白沙参、泡沙参、空沙参、羊婆奶。为桔梗科植物轮叶沙参 Adenophora tetraphylla（Thunb.）Fisch 或杏叶沙参 A. axilliflora Borb. 等的根。"[4]

1.2.1.5　《中国医学百科全书·中医学》："南沙参　始载于《神农本草经》。原名沙参，又名白沙参、泡沙参。为桔梗科植物轮叶沙参 Adenophora tetraphylla（Thunb.）Fisch.、沙参 A. stricta Miq. 及杏叶沙参 Adenophora stricta Miq. 的根。"[5]

1.2.1.6　《全国中药炮制规范》："南沙参　［处方用名］沙参、蜜沙参。【来源】本品为桔梗科植物轮叶沙参 Adenophora tetraphylla（Thunb.）Fisch.、杏叶沙参 Adenophora stricta Miq. 或同属数种植物的干燥根。均系野生。"[6]

1.2.1.7　《普通高等教育中医药类规划教材·中药学》："南沙参《本经》为桔梗科多年生草本植物轮叶沙参 Adenophorae tetraphylla（Thunb.）Fisch. 或杏叶沙参 A. stricta Miq. 的根。主产安徽、江苏、浙江、贵州等地。"[7]

1.2.1.8　《中华人民共和国药典》："南沙参 Radix adenophorae　本品为桔梗科植物轮叶沙参 Adenophorae tetraphylla（Thunb.）Fisch. 或沙参 Adenophorae stricta Miq. 的干燥根。

春、秋二季采挖，除去须根，洗后趁鲜刮去粗皮，洗净，干燥。”[8]

1.2.2 定名选择的理由

1.2.2.1 南沙参 Radix adenophorae，系桔梗科植物轮叶沙参 Adenophorae tetraphylla (Thunb.) Fisch. 或沙参 Adenophorae stricta Miq. 的干燥根。“南沙参”之名始见于清·赵学敏《本草纲目拾遗》。

1.2.2.2 我国最新出版的《中华人民共和国药典》、《普通高等教育中医药类规划教材·中药学》以及辞书类著作《中医大辞典·中药分册》、《中国医学百科全书·中医学》等均以“南沙参”作为本品正名。现代本草著作如《中药志》、《中国药材学》、《中药材手册》等虽记载了不少本品各地的俗称，但也无一例外以“南沙参”作为本品的正名。说明“南沙参”作为本品正名已成为共识。

1.3 与正名等效的名词：无。

2 源流考释

南沙参［桔梗科植物轮叶沙参 Adenophorae tetraphylla (Thunb.) Fisch. 或沙参 Adenophorae stricta Miq. 的干燥根］，原称“沙参”，始见于汉《神农本草经》卷一：“沙参，味苦，微寒。主血积惊气，除寒热，补中，益肺气。久服利人。一名知母。生川谷。”[9] 其后的本草著作有的以“白沙参”为正名记载本品。如三国·吴普《吴普本草》[10]。但大多即以“沙参”为正名，如魏晋《名医别录》[11]，南北朝·陶弘景《本草经集注》[12]，唐·苏敬《新修本草》[13]，宋·苏颂《本草图经》[14]、唐慎微《证类本草》[15]，元·王好古《汤液本草》[16]，明·兰茂《滇南本草》[17]、刘文泰《本草品汇精要》[18]、陈嘉谟《本草蒙筌》[19]、李时珍《本草纲目》[20]、李中梓《本草征要》[21]、卢之颐《本草乘雅半偈》[22]，清·陈士铎《本草新编》[23]、汪昂《本草易读》[24]、汪昂《本草备要》[25]、张璐《本经逢原》[26]等。

清·张璐明确提出“沙参”分“南北二种”[26]。清·赵学敏《本草纲目拾遗》始载“南沙参”之名，如《本草纲目拾遗》卷三：“南沙参，药性考：南沙参形粗似党参而硬，味苦性凉，清胃泻火解毒，止嗽宁肺。从新云：南沙参色稍黄，形稍瘦小而短，近有一种味带辣者，不可用。”[1] 现代本草著作有的沿用《本草纲目拾遗》的记载以“南沙参”作为本品正名，如《中药材手册》[2]、《中国药材学》[3]、《中医大辞典·中药分册》[4]、《中国医学百科全书·中医学》[5]、《全国中药炮制规范》[6]、《普通高等教育中医药类规划教材·中药学》[7]、《中华人民共和国药典》[8]、《中药志》[27]等；有的以“沙参”作为本品正名，如《全国中草药汇编》[28]、《中华本草》[29]等。

古代著作中记载的本品异名有“知母”《神农本草经》[9]，“白沙参”、“苦心”、“识美”、“虎须”、“白参”、“志取”、“文虎”《吴普本草》[10]，“文希”《名医别录》[11]，“羊乳”、“铃儿草”《名医别录》[20]，“羊婆奶”《本草纲目》[20]等。如《吴普本草》草本类：“白沙参 一名苦心，一名识美，一名虎须，一名白参，一名志取，一名文虎。神农、黄帝、扁鹊：无毒。岐伯：咸。李氏：大寒。生河内川谷，或般阳渎山。三月生，如葵，叶青，实白如芥，根大白如芜菁。三月采。”[10]《名医别录》：“沙参……一名苦心，一名志取，一名虎须，一名白参，一名识美，一名文希，生河内及冤句、般阳续山，二月、八月采根，曝干。”[11]《本草纲目》卷十二：“沙参《本经·上品》。【校正】并入

《别录》有名未用部羊乳。【释名】白参《吴普》、知母《别录》、羊乳《别录》、羊婆奶《纲目》、铃儿草《别录》、虎须《别录》、苦心《别录》，又名文希，一名识美，一名志取。）……时珍曰：沙参白色，宜于沙地，故名。其根多白汁，俚人呼为羊婆奶。”[20]。现代本草尚记载有“泡参”《中药材手册》[2]，“泡沙参”《全国中草药汇编》[28]，“空沙参”《中医大辞典》[4]，“三叶沙参”、“山沙参”、“沙獭子”、“龙须沙参”、“桔参”《中国药材学》[3]，“铃儿参”《中华本草》[29]等各地的俗称。还记载有本品原植物“轮叶沙参”的异名“四叶沙参”《中药志》[27]；原植物名称“沙参”《中药志》[27]等。

3　附录

3.1　又称：蜜沙参（饮片规格名）。

3.2　俗称：山沙参（河南），沙獭子、龙须沙参（江苏），桔参（上海），泡参，泡沙参，空沙参，三叶沙参，铃儿参。

3.3　曾称：沙参、知母《神农本草经》，白沙参、苦心、识美、虎须、白参、志取、文虎《吴普本草》，羊乳、文希、铃儿草《名医别录》，羊婆奶《本草纲目》。

3.4　原植物名称：轮叶沙参，四叶沙参（通称）；沙参。

4　文献通考

《神农本草经》卷一：“沙参，味苦，微寒。主血积惊气，除寒热，补中，益肺气。久服利人。一名知母。生川谷。”[9]

《吴普本草·草本类》：“白沙参，一名苦心，一名识美，一名虎须，一名白参，一名志取，一名文虎。神农、黄帝、扁鹊：无毒。岐伯：咸。李氏：大寒。生河内川谷，或般阳渎山。三月生，如葵，叶青，实白如芥，根大白如芜菁。三月采。”[10]

《名医别录》：“沙参……一名苦心，一名志取，一名虎须，一名白参，一名识美，一名文希，生河内及冤句、般阳续山，二月、八月采根，曝干。”[11]

《本草经集注》：“沙参，味苦，微寒，无毒。主治血积，惊气，除寒热，补中，益肺气。治胃痹，心腹痛，结热邪气，头痛，皮间邪热，安五脏，补中。久服利人。一名知母，一名苦心，一名志取，一名虎须，一名白参，一名识美，一名文希。生河内川谷及宛朐般阳续山。二月、八月采根，曝干（恶防已，反藜芦）。”[12]

《新修本草》卷七：“沙参，味苦，微寒，无毒。主血积惊气，除寒热，补中，益肺气。疗胃痹心腹痛，结热邪气，头痛，皮间邪热，安五脏，补中。久服利人。一名知母，一名苦心，一名志取，一名虎须，一名白参，一名识美，一名文希。生河内川谷及宛朐般阳续山。二月、八月采根，曝干。”[13]

《本草图经》卷五：“沙参，生河内川谷及冤句般阳续山，今出淄、齐、潞、随州，而江、淮、荆、湖州郡或有之。苗长一二尺以来，丛生崖壁间；叶似枸杞而有义牙，七月间紫花；根如葵根，筋许大，赤黄色，中正白实者佳。”[14]

《证类本草》卷七：“沙参，味苦，微寒，无毒。主血积惊气，除寒热，补中，益肺气，疗胃痹心腹痛，结热邪气，头痛，皮间邪热，安五脏，补中。久服利人。一名知母，一名苦心，一名志取，一名虎须，一名白参，一名识美，一名文希。生河内川谷及冤句、般阳续山，二月、八月采根，曝干。”[15]

《汤液本草》卷四："沙参，味苦、甘，微寒。无毒。治证附前人参条下。"[16]

《滇南本草》卷一："沙参，味甘，性平、微寒。入肺经，能补肺气，以及六腑之阴气。肺气盛则五脏六腑之气皆盛。性微寒，故补阴气。肺热者，可以代人参用，刮去皮，铜锅蜜炒。"[17]

《本草品汇精要》卷九："沙参，无毒，丛生。沙参（出《神农本经》），主血积惊气，除寒热，补中益肺气，久服利人（以上朱字《神农本经》）。疗胃痹，心腹痛，结热邪气，头痛，皮间邪热，安五脏补中（以上黑字《名医》所录）。【名】知母、苦心、志取、虎须、白参、文希、识美。"[18]

《本草蒙筌》卷二："沙参，味苦、甘、气微寒。无毒。江淮俱多，冤句（注前，）尤妙。丛生崖壁上，苗高二尺余。叶类枸杞有叉丫，根若葵根而筋大。近夏花开白色，瓣瓣有白粘胶。《图经》尝云，此为小异。"[19]

《本草纲目》卷十二："沙参《本经·上品》。【校正】并入《别录》，有名未用部，羊乳。【释名】白参《吴普》、知母《别录》、羊乳《别录》、羊婆奶《纲目》、铃儿草《别录》、虎须《别录》、苦心《别录》，又名文希，一名识美，一名志取。……时珍曰：沙参白色，宜于沙地，故名。其根多白汁，俚人呼为羊婆奶。《别录》有名未用，羊乳即此也。此物无心味淡，而《别录》一名苦心，又与知母同名，不知所谓也。铃儿草，象花形也。【集解】《别录》曰：沙参，生河内川谷及冤句般阳续山，二月、八月采根，曝干。又名：羊乳，一名地黄，三月采，立夏后母死。"[20]

《本草征要》卷一："沙参，味苦，性微寒，无毒。入肺经。恶防己，反藜芦。补中益肺，养胃生津。肃清上热，疏痰利咳。定心内惊烦，退皮间邪热。气轻力薄，非肩弘任大之品也。人参甘温体重，专益肺气，补阳而生阴。沙参甘寒体轻，专清肺热，补阴而制阳。沙参性寒，脏腑无实热及寒留肺经而嗽者，勿服。"[21]

《本草乘雅半偈》第二帙："沙参《本经·上品》。【气味】苦，微寒，无毒。【主治】主血结，惊气，除寒热，补中，益肺气……先人云：色白而乳，肺金之津液药也。故又得知母志取苦心之名。"[22]

《本草新编》卷三："沙参，味苦而甘，气微寒。无毒。入肺、肝二经。治诸毒，排脓消硬，宁五脏，益肺补肝，止疝气绞疼实神，散淫风瘙痒，除邪热，去惊烦。可为君药，但其功甚缓，必须多用分量为得。易老用代人参，乃过矣。"[23]

《本草易读》卷三："沙参，恶防己，反藜芦。甘，苦，微寒。入肝、脾、肺三经。清肺火，养肝气。治久嗽之肺痿，疗猝痛之疝气。处处山原有之。叶如枸杞，而小有细齿。开紫白花，结实如冬青。生沙地者长尺余，大一虎口，生土地者短而小。根茎皆有白汁。"[24]

《本草备要》："沙参，补阴，泻肺火，甘苦微寒。味淡体轻，专补肺气，清肺养肝，兼益脾肾（脾为肺母，肾为肺子）。久嗽肺痿，金受火克者宜之，寒客肺中作嗽者勿服。（人参补五脏之阳，沙参补五脏之阴，肺热者用之，以代人参。）"[25]

《本经逢原》卷一："沙参，甘淡微寒，无毒。有南北二种，北者质坚、性寒，南者体虚力微。反藜芦。"[26]

《本草纲目拾遗》卷三："南沙参，药性考：南沙参形粗似党参而硬，味苦性凉，清胃泻火解毒，止嗽宁肺。从新云：南沙参色稍黄，形稍瘦小而短，近有一种味带辣者，不可用。"[1]

《中药志》:"南沙参　本品为较常用中药。商品系桔梗科植物轮叶沙参、沙参和杏叶沙参的根。……【原植物】1. 轮叶沙参　别名：四叶沙参。Adenophora tetraphylla (Thunb.) Fisch. (A. verticillata Fisch.; A. triphylla (Thunb.) A. DC.; A. radiatifolia Nakai; A. obtusifolia Merr.) ——桔梗科 Campanulaceae. 2. 沙参 Adenophora stricta Miq. (A. axilliflora Borb.) ——桔梗科 Campanulaceae. 3. 杏叶沙参 Adenophora hunanensis Nannf. (A. petiolata auct. non Pax et Hoffm) ——桔梗科 Campanulaceae."[27]

《中药材手册》:"南沙参(《纲目》名沙参，列入草部山草类)　本品为桔梗科植物沙参 Adenophora stricta Miq. 的干燥根。而同科同属植物轮叶沙参 Adenophora tetraphylla (Thunb.) Fisgh.、杏叶沙参 Adenophora hunanensis Nannf. 的干燥根也广作南沙参药用。原植物均系多年生草本，喜野生于草地、灌木丛中和岩石缝内。以安徽、江苏、浙江所产者质量为好。药材明党参、桔梗与南沙参外形相似，应注意区别，不可混用(其性状详见明党参、桔梗项下)。另有伞形科植物迷果芹的根亦不应伪充南沙参，须注意鉴别(迷果芹根的性状可详见党参项下)。【别名】泡参。"[2]

《全国中草药汇编》:"沙参　别名：南沙参、泡参、泡沙参。来源：为桔梗科沙参属植物四叶沙参 Adenophora tetraphylla (Thunb.) Fisch. [A. verticillata (Pall.) Fisch.]、沙参 A. axilliflora Borb. [A. stricta Miq.] 或其同属植物，以根入药。"[28]

《中医大辞典·中药分册》:"南沙参　出《本经逢原》。又名白沙参、泡沙参、空沙参、羊婆奶。为桔梗科植物轮叶沙参 Adenophora tetraphylla (Thunb.) Fisch 或杏叶沙参 A. axilliflora Borb. 等的根。"[4]

《中国医学百科全书·中医学》:"南沙参　始载于《神农本草经》。原名沙参，又名白沙参、泡沙参。为桔梗科植物轮叶沙参 Adenophora tetraphylla (Thunb.) Fisch.、沙参 A. stricta Miq. 及杏叶沙参 Adenophora stricta Miq. 的根。春、秋两季采挖，除去茎叶及支根，洗净，刮去栓皮，晒干或烘干。"[5]

《全国中药炮制规范》:"南沙参　[处方用名] 沙参、蜜沙参。【来源】本品为桔梗科植物轮叶沙参 Adenophora tetraphylla (Thunb.) Fisch.、杏叶沙参 Adenophora stricta Miq. 或同属数种植物的干燥根。均系野生。主产于贵州、安徽、浙江、云南、四川等地。春、秋二季采挖，除去须根，洗后趁鲜刮去粗皮，洗净，干燥。药材以条粗长、色黄白者为佳。"[6]

《中国药材学》:"南沙参【别名】沙参，三叶沙参，山沙参(河南)，沙獭子、龙须沙参(江苏)，桔参(上海)。【来源】本品为桔梗科植物沙参(杏叶沙参) Adenophora stricta Miq. (A. axilliflora Borb.)、无柄沙参 A. stricta ssp. Sessilifolia Hong、河南沙参 A. stricta ssp. Henanica P. F. Tu et G. J. Xu、泡沙参 A. potaninii Korsh. 或轮叶沙参 A. verticillata Fisch. [A. tetraphylla (Thunb.) Fisgh.] 等的根。"[3]

《普通高等教育中医药类规划教材·中药学》:"南沙参《本经》为桔梗科多年生草本植物轮叶沙参 Adenophorae tetraphylla (Thunb.) Fisch. 或杏叶沙参 A. stricta Miq. 的根。主产安徽、江苏、浙江、贵州等地。春、秋二季采挖，除去须根，洗后趁鲜刮去粗皮，干燥。切厚片或短段生用。"[7]

《中华本草》:"沙参《本经》【异名】知母《本经》，白沙参《范子计然》，苦心、识美、虎须、白参、志取、文虎《吴谱本草》，文希《别录》，羊婆奶《纲目》，南沙参《本经逢原》，铃儿参《得配本草》，泡参《中药形性经验鉴别法》，桔参《药材资料汇编》，山沙参、沙獭子（南药《中草药学》……【来源】为桔梗科植物沙参、杏叶沙参、轮叶沙参、云南沙参、泡沙参及其同属数种植物的根。【原植物】1. 沙参 Adenophora stricta Miq.。2. 杏叶沙参 Adenophora hunanensis Nannf. 3. 轮叶沙参 Adenophora tetraphylla（Thunb.）Fisch. ［A. verticillata Fisch.；Campanula tetraphylla Thunb.］ 又名：四叶沙参（通称）。4. 云南沙参 Adenophora khasiana（Hook. f. et Thoms.）Coll. et Hemsl.［Campanula khasiana Hook. f. et Thoms.］。5. 泡沙参 Adenophora potaninii Korsh. 又名：灯花草、灯笼草、奶腥菜花《中国植物志》。"[29]

《中华人民共和国药典》："南沙参 Radix adenophorae 本品为桔梗科植物轮叶沙参 Adenophorae tetraphylla（Thunb.）Fisch. 或沙参 Adenophorae stricta Miq. 的干燥根。春、秋二季采挖，除去须根，洗后趁鲜刮去粗皮，洗净，干燥。"[8]

5 参考文献

1 清·赵学敏. 本草纲目拾遗. 北京：人民卫生出版社，1983，70

2 中华人民共和国卫生部药政管理局. 中药材手册. 北京：人民卫生出版社，1998，161

3 徐国钧等主编. 中国药材学. 北京：中国医药科技出版社，1996，435

4 《中医大辞典》编辑委员会. 中医大辞典·中药分册. 北京：人民卫生出版社，1982，249

5 《中医学》编辑委员会. 中国医学百科全书·中医学. 上海：上海科学技术出版社，1997，1236

6 中华人民共和国卫生部药政管理局. 全国中药炮制规范. 北京：人民卫生出版社，1988

7 雷载权主编. 普通高等教育中医药类规划教材·中药学. 上海：上海科学技术出版社，1995，306

8 国家药典委员会. 中华人民共和国药典. 一部. 北京：化学工业出版社，2000，197

9 汉·神农本草经. 清顾观光重辑本. 北京：人民卫生出版社，1955，41

10 三国·吴普. 吴普本草. 北京：人民卫生出版社，1987，29

11 魏晋·名医别录. 北京：人民卫生出版社，1986，127

12 南北朝·陶弘景. 本草经集注. 北京：人民卫生出版社，1994，280

13 唐·苏敬等撰. 新修本草. 合肥：安徽科学技术出版社，1981，183

14 宋·苏颂. 本草图经. 合肥：安徽科学技术出版社，1994，127

15 宋·唐慎微. 证类本草. 北京：人民卫生出版社，1957，189

16 元·王好古. 汤液本草. 见：景印文渊阁四库全书（745）. 北京：中医古籍出版社，1986，957

17 明·兰茂. 滇南本草. 昆明：云南人民出版社，1959，1

18 明·刘文泰. 本草品汇精要. 北京：人民卫生出版社，1982，286

19 明·陈嘉谟. 本草蒙筌. 北京：人民卫生出版社，1988，119

20 明·李时珍. 本草纲目. 北京：人民卫生出版社，1982，710

21 明·李中梓. 本草征要. 见：李中梓医学全书. 北京：中国中医药出版社，1999，118

22 明·卢之颐. 本草乘雅半偈. 北京：人民卫生出版社，1986，76

23 清·陈士铎. 本草新编. 北京：中国中医药出版社，1996，143

24 清·汪昂. 本草易读. 北京：人民卫生出版社，1987

25 清·汪昂. 本草备要. 北京：中国中医药出版社，1998，11

26 清·张璐. 本经逢原. 上海：上海科学技术出版社，1959，32

27 中国医学科学院药物研究所等. 中药志. 第二册. 北京：人民卫生出版社，1993，440

28 《全国中草药汇编》编写组. 全国中草药汇编. 上册. 北京：人民卫生出版社，1996，405
29 国家中医药管理局《中华本草》编委会. 中华本草. 第七册. 上海：上海科学技术出版社，1999，590

310 枳壳

Zhike

Fructus Aurantii

1 定名依据

1.1 正名

1.1.1 汉文名：枳壳（芸香科植物酸橙 Citrus aurantium L. 及其栽培变种的干燥未成熟果实）。

1.1.2 英文名：orange fruit.

1.2 依据

1.2.1 定名的文献依据

1.2.1.1 《证类本草》卷十三："枳壳，味苦、酸，微寒，无毒。主风痒麻痹，通利关节，劳气咳嗽，背膊闷倦，散留结胸膈痰滞，逐水，消胀满，大肠风，安胃，止风痛。生商州川谷。九月、十月采，阴干。"[1]

1.2.1.2 《汤液本草》卷五："枳壳，气寒，味苦。苦而酸，微寒，味薄气厚，阳也。阴中微阳。无毒。《象》云：治脾胃痞塞，泄肺气。麸炒用。[55

1.2.1.3 《本草征要》卷一："枳壳，味苦，微寒，无毒。入肺、脾、胃、大肠四经。面炒。破至高之气，除咳逆停痰。助传导之官，消水留胀满。枳实（即枳壳之小者）破积有雷厉风行之势，泻痰有冲墙倒壁之威。解伤寒结胸，除心下急痞。"[3]

1.2.1.4 《本经逢原》卷三："枳壳，辛苦平无毒。陈者良。生熟各随本方。《本经》主大风在皮肤中，如麻豆苦痒，除寒热结。"[4]

1.2.1.5 《本草从新》卷九："枳实枳壳，泻、破气行痰。苦酸微寒。皆能破气。气顺则痰行喘止。痞胀消（脾无积血，心下不痞；浊气在上，则生䐜胀。东垣曰：枳实治下而主血、枳壳治上而主气）。刺痛息。后重除。"[5]

1.2.1.6 《本草分经·原例》："枳壳，性味功用与枳实同，惟实则力猛而治下，其泻痰有冲墙倒壁之功，壳则力缓而治上，能损胸中至高之气，为异耳。"[6]

1.2.1.7 《中华人民共和国药典》："枳壳 Fructus aurantii　本品为芸香科植物酸橙 Citrus aurantium L. 及其栽培变种的干燥未成熟果实。7 月果皮尚绿时采收，自中部横切为两半，晒干或低温干燥。"[7]

1.2.1.8 《普通高等教育中医药类规划教材·中药学》："枳壳　为芸香科小乔木植物酸橙及其栽培变种的接近成熟的果实（去瓤），生用或麸炒用。"[8]

1.2.1.9 《中药大辞典》："枳壳《雷公炮炙论》【基原】为芸香科植物枸橘 Poncirus trifoliata（L.）Raf.、酸橙 Citrus aurantium L.、香圆 C. Wilsonii Tanaka 或玳玳花 C. aurantium

L. var. amara Engl. 等将近成熟的果实。原植物详“枸橘”、“枳实”、“香橼”、“玳玳花”条。”[9]

1.2.1.10 《中医大辞典·中药分册》:“枳壳 出《雷公炮炙论》。为芸香科植物枸橘 Poncirus trifoliata (L.) Raf.、酸橙 Citrus aurantium L.、香圆 C. Wilsonii Tanaka 或代代花 C. aurantium L. var. amara Engl. 等将近成熟的果实。”[10]

1.2.1.11 《中国医学百科全书·中医学》:“枳壳 始载于《雷公炮炙论》。为芸香科植物酸橙 Citrus aurantium L. 及其栽培变种的未成熟果实。夏季果实外皮呈绿色时采摘,切成两瓣,晒干或低温干燥。”[11]

1.2.1.12 《中国中医药学主题词表》:“枳壳 Fructus aurantii 为芸香科枸橘、酸橙、香圆或玳玳花等将近成熟的果实;属理气药和消导药。C 酸橙。”[12]

1.2.1.13 《中药志》[13]、《中药材手册》[14]、《全国中草药汇编》[15]、《全国中药炮制规范》[16]、《中国药材学》[17]、《中华本草》[18]等现代中药著作多以“枳壳”作为本品正名(参见“文献通考”)。

1.2.2 定名选择的理由

1.2.2.1 枳壳 Fructus aurantii,本品为芸香科植物酸橙 Citrus aurantium L. 及其栽培变种的干燥未成熟果实。“枳壳”作为本品正名始见于宋·唐慎微《证类本草》,其后的本草著作如元·王好古《汤液本草》,明·李中梓《本草征要》,清·张璐《本经逢原》、吴仪洛《本草从新》、姚澜《本草分经》等在载录本品时即以“枳壳”作为正名,并一直沿用至今。

1.2.2.2 我国最新出版的《中华人民共和国药典》、《普通高等教育中医药类规划教材·中药学》以及辞书类著作《中医大辞典·中药分册》、《中药大辞典》、《中国医学百科全书·中医学》等均以“枳壳”作为本品正名。已经广泛应用于中医药学文献的标引和检索的《中国中医药学主题词表》也以“枳壳”作为本品的正式主题词。现代本草著作如《中药志》、《全国中草药汇编》、《中华本草》、《中国药材学》、《中药材手册》、《全国中药炮制规范》等虽记载了不少本品各地的俗称,但也无一例外以“枳壳”作为本品的正名。说明“枳壳”作为本品正名已成为共识。

1.3 与正名等效的名词:无。

2 源流考释

枳壳(芸香科植物酸橙 Citrus aurantium L. 及其栽培变种的干燥未成熟果实),始载于南北朝·雷敩《雷公炮炙论》卷中:“枳壳,雷公云:凡使,勿使枳实,缘性、效不同。若使枳壳,取辛、苦、腥,并有隙油,能消一切,要尘久年深者为上。凡用时,先去瓤,以麸炒过,待麸焦黑,遂出,用布拭上焦黑,然后单捣如粉用。”[19]“枳壳”作为本品正名始见于宋·唐慎微《证类本草》卷十三:“枳壳,味苦、酸,微寒,无毒。主风痒麻痹,通利关节,劳气咳嗽,背膊闷倦,散留结胸膈痰滞,逐水,消胀满,大肠风,安胃,止风痛。生商州川谷。九月、十月采,阴干。”[1]其后的本草著作即多以“枳壳”为正名。如金·李杲《珍珠囊药性赋》[20],元·王好古《汤液本草》[2],明·刘文泰《本草品汇精要》[21]、杜文燮《药鉴》[22]、缪希雍《炮炙大法》[23]、李中梓《雷公炮制药性解》[24]、《本草征要》[3],日本稻宣义《炮炙全书》[25],清·汪昂《本草易读》[26]、《本草备要》[27]、张璐《本经逢原》[4]、叶桂《本草经解》[28]、吴仪洛《本草从新》[5]、张志聪《本草崇原》[29]、蒋居祉《本草择要纲目》[30]、沈金鳌《要药分剂》[31]、黄宫绣《本草求真》[32]、姚澜《本草分经》[6]、凌奂《本草害利》[33]、陈其瑞《本草撮要》[34]、张秉成《本草便读》[35]、周岩《本草思辨录》[36]等。但也有将本品与枳实并列介绍者，如清·陈士铎《本草新编》卷四："枳实（枳壳），味苦、酸，气寒，阴中微阳，无毒。枳实，本与枳壳同为一种，但枳实夏收，枳壳秋采。"[37]

现代有关著作均沿用《雷公炮炙论》的记载以"枳壳"作为本品正名。如《中华人民共和国药典》[7]、《普通高等教育中医药类规划教材·中药学》[8]、《中药大辞典》[9]、《中医大辞典·中药分册》[10]、《中国医学百科全书·中医学》[11]、《中国中医药学主题词表》[12]、《中药志》[13]、《中药材手册》[14]、《全国中草药汇编》[15]、《全国中药炮制规范》[16]、《中国药材学》[17]、《中华本草》[18]等。还记载有本品原植物"酸橙"的异名"枸头橙"、"大麦橙"、"皮头橙"、"臭橘子"、"臭橙"、"香橙"《中药志》[13]，"钩头橙"《中药大辞典》[9]；原植物"代代花"的异名"代代"、"代代圆"《中药志》[13]；或原植物名称"甜橙"《中华本草》[18]等。

3 附录

3.1 又称：麸炒枳壳（饮片规格名）。

3.2 俗称：无。

3.3 曾称：无。

3.4 原植物名称：酸橙，枸头橙、大麦橙、皮头橙（浙江），臭橘子（湖南），臭橙、香橙（江西），钩头橙；代代花，代代（浙江、江苏），代代圆（江苏）；甜橙。

4 文献通考

《雷公炮炙论》卷中："枳壳，雷公云：凡使，勿使枳实，缘性、效不同。若使枳壳，取辛、苦、腥，并有隙油，能消一切，要尘久年深者为上。凡用时，先去瓤，以麸炒过，待麸焦黑，遂出，用布拭上焦黑，然后单捣如粉用。"[19]

《证类本草》卷十三："枳壳，味苦、酸，微寒，无毒。主风痒麻痹，通利关节，劳气咳嗽，背膊闷倦，散留结胸膈痰滞，逐水，消胀满，大肠风，安胃，止风痛。生商州川谷。九月、十月采，阴干。"[1]

《珍珠囊药性赋》卷二："枳壳，使。去瓤麸炒令熟用。枳壳，味酸苦性微寒无毒。沉也，阴也。其用有四：消心下痞塞之痰；泄腹中滞塞之气；推胃中隔宿之食；削腹内连年之积。"[20]

《汤液本草》卷五："枳壳，气寒，味苦。苦而酸，微寒，味薄气厚，阳也。阴中微阳。无毒。《象》云：治脾胃痞塞，泄肺气。麸炒用。《心》云：利胸中气，胜湿化痰。勿多用，损胸中至高之气。《珍》云：破气。《本草》云：主风痒麻痹，通利关节，劳气咳嗽，背膊闷倦。散留结，胸膈痰滞；逐水，消胀满，大肠风；安胃，止风痛。《药性论》云：枳壳，使。味苦、辛。治遍身风疹，肌中如麻豆，恶痒。壳，高，主皮毛、胸膈之病；实，低，主心胃之病。其主治大同小异。"[2]

《本草品汇精要》卷十八："枳壳，无毒，植生。枳壳，主风痒麻痹，通利关节，劳气咳嗽，背膊闷倦。散留结胸膈痰滞，逐水消胀满，大肠风，安胃，止风痛（《名医》所录）。【苗】〔图经曰〕其树如橘而小，高五七尺，叶如橙，多刺。春生白花，至秋成实。旧说七月、八月采者为实，九十月采者为壳。今医家多以皮厚而小者为枳实。实完大者为枳壳，皆以翻肚如盆口唇状，须陈久者，为胜近道所出者，俗呼臭橘，不堪用。”[21]

《药鉴》卷二：“枳壳，气寒，味苦酸，无毒，气厚味薄，沉也，阴也。消心下痞塞之痰，泄腹中滞寒之气。推胃中隔宿之食，消腹中连年之积。同甘草瘦胎，和黄连减痔。宽大肠结气，泻胁下虚胀。然味苦带辛，又能治遍身风疹。与枳实同一物也，但有大小之分，枳实小，则性酷而速。”[22]

《炮炙大法·木部》：“枳壳（凡使。勿使枳实，缘性效不同。若使枳壳……陈久年深者为上。用时先去瓤，以麸炒过，待麸黑焦，遂出，用布拭上焦黑，然后单捣如粉，用产江右者良）。”[23]

《雷公炮制药性解》卷一：“枳壳，味辛苦酸，性微寒无毒，入肺、肝、胃、大肠四经。主下胸中至高之气，消心中痞塞之痰，泄腹中滞塞之气，去胃中隔宿之食，削腹内连年之积，疏皮毛胸膈之病，散风气痒麻，通大肠闭结，止霍乱，疗肠风，攻痔疾，消水肿，除风痛。去瓤核麸炒，用陈久者良。”[24]

《本草征要》卷一：“枳壳，味苦，微寒，无毒。入肺、脾、胃、大肠四经。面炒。破至高之气，除咳逆停痰。助传导之官，消水留胀满。枳实（即枳壳之小者）破积有雷厉风行之势，泻痰有冲墙倒壁之威。解伤寒结胸，除心下急痞。”[3]

《本草新编》卷四：“枳实（枳壳），味苦、酸，气寒，阴中微阳，无毒。枳实，本与枳壳同为一种，但枳实夏收，枳壳秋采。”[37]

《炮炙全书》卷三：“枳壳，苦，酸，寒。水浸去穰，切片，麸炒黑，去麸用。韩彦直橘录云：近时难得枳实，人多植枸橘于篱落间，收其实剖干，以之和药，味与商州之枳几逼真矣。枸橘又未易得，取朱栾之小者半破之，日曝以为枳，异方医者不能辨，用以治病亦愈，药贵于愈疾而已，孰辨其为真伪耶！按枸橘俗谓之嗑辣咀，知者此也，实形如枳实而壳薄不香，今药肆中采收货之者，亦皆是物也，用者当辨认其真。”[25]

《本草易读》卷七：“枳壳，麸炒。陈久者良。苦，酸，微寒，无毒。治泄痢里急后重。余治同枳实，但力稍缓耳。风疹作痒，水煎，内服外敷。”[26]

《本草备要·草部》：“枳实、枳壳，泻，破气，行痰。枳实小，枳壳大。苦酸微寒。其功皆能破气。气行则痰行喘止，痞胀消（脾无积血；心下不痞；浊气在上，则生腹胀。东垣曰：枳实治下而主血，枳壳治上而主气），痛刺息，后重除。”[27]

《本经逢原》卷三：“枳壳，辛苦平无毒。陈者良。生熟各随本方。《本经》主大风在皮肤中，如麻豆苦痒，除寒热结。”[4]

《本草经解》卷三：“枳壳，气微寒，味苦酸，无毒。主风痒麻痹，通利关节，劳气咳嗽，背膊闷倦。散留结胸膈痰滞，逐水消胀满，大肠风，安胃止风痛。（麸炒）枳壳气微寒，禀天初冬寒水之气。入足太阳寒水膀胱经、手太阳寒水小肠经。味苦酸无毒，得地东南木火之味。入足少阳相火胆经、手厥阴风木心包络经。”[28]

《本草从新》卷九：“枳实、枳壳，泻、破气行痰。苦酸微寒。皆能破气。气顺则痰行喘止。痞胀消。（脾无积血，心下不痞；浊气在上，则生䐜胀。东垣曰：枳实治下而主血、枳壳治上而主气。）刺痛息。后重除。”[5]

《本草崇原》卷中："枳壳（附），气味苦酸，微寒，无毒。主治风痹、淋痹，通利关节，劳气咳嗽，背膊闷倦，散留结胸膈痰滞，逐水，消胀满，大胁风，安胃，止风痛。《开宝本草》。"[29]

《本草择要纲目·寒性药品》："枳壳 【气味】苦酸微寒，无毒。沉也，阴也。【主治】通利关节，散留结胸膈痰滞，逐水消胀满，下气止呕逆。泄肺气，除胸痞，疗里急后重。或曰，凡治痞，宜用枳壳桔梗汤。而活人书云。"[30]

《要药分剂》卷六："枳壳，味苦咸。性微寒。无毒。降也。阴也。"[31]

《本草求真》卷四："枳壳（灌木），除胸膈以下滞气。枳壳（专入肺胃。兼入大肠）。苦酸微寒。功专下气开胸利肺开胃。凡人或因风寒食滞，热积湿停气郁，而见咳嗽胸满，便闭痰癖，癥结呕逆，水肿胁痛，泻痢痔肿，肠风湿痹等症，治皆能除。"[32]

《本草分经·原例》："枳壳，性味功用与枳实同，惟实则力猛而治下，其泻痰有冲墙倒壁之功，壳则力缓而治上，能损胸中至高之气，为异耳。"[6]

《本草害利·脾部药队》："枳壳，【害】泄肺走大肠，而能损至高之气，肺气虚弱者忌之。脾胃虚，中宫不运，而痰壅喘急者忌之。咳嗽不因于风寒入肺而气壅者服之，反能增剧。咳嗽由阴虚火炎者服之，立致危殆。"[33]

《本草撮要》卷二："枳壳，即枳实之大者。其力稍缓。得桔梗治虚痞，得甘草治妇人体肥难产。"[34]

《本草便读·木部》："枳壳，利膈宽胸。辛苦性寒破气滞，行痰逐，。和中化食入阳明（枳壳亦橘类。逾淮而北为枳，南即为橘。此亦地道使然。因之性味主治各异，枳壳即枳实之大者。味苦辛，性寒。专主破气，气顺则胸膈利，痰行水消，三焦通，邪热蠲除耳。如欲制其燥性，助其消导，可炒黑用之）。"[35]

《本草思辨录》卷四："枳壳乃枳实之老而壳薄者，既名枳壳，须去穰核用之。壳实古原不分，性用亦无所异。"[36]

《中药志》："枳壳 本品为常用中药。商品均为芸香科植物，主要为酸橙、代代花、香圆的果实。……【原植物】1. 酸橙 别名：枸头橙、大麦橙、皮头橙（浙江），臭橘子（湖南），臭橙、香橙（江西）。Citrus aurantium L. ——芸香科 Rutaceae。2. 代代花 别名：代代（浙江、江苏），代代圆（江苏）。Citrus aurantium L. var. amara Engl. ——芸香科 Rutaceae."[13]

《中药材手册》："枳壳（《纲目》列入木部灌木类枳项下） 本品为芸香科植物酸橙 Citrus aurantium L. 及其栽培变种：黄皮酸橙 Citrus aurantium "Huangpi"、玳玳花 Citrus aurantium "Daidai"、朱栾 Citrus aurantium "Chuluan"、塘橙 Citrus aurantium "Tangcheng" 的干燥未成熟果实。原植物系常绿小乔木，均为栽培。其幼果为枳实亦供药用（详见枳实项下）。商品常以产地或品质差异进行划分，如：四川产者以细、青绿色肉厚、质坚而细腻，习称"川枳壳"；江西产者皮略粗、黑绿色，俗称"西枳壳"；湖南产者皮棕褐色而粗，习称"湘枳壳"；产于江苏、浙江者品质与湘枳壳类似，习称"苏枳壳"等。此外，同科同属植物香圆 Citrus wilsonii Tanaka 的幼果及同科植物枳（枸桔）Poncirus trifoliata Raf. 的未成熟或近成熟果实也有作枳壳使用的情况。"[14]

《全国中草药汇编》："枳壳 来源：为芸香科柑橘属植物酸橙 Citrus aurantium L.、代代花 Citrus aurantium L. var. amara Engl. 及香圆 C. wilsonii Tanaka 的近成熟的果实。"[15]

《中药大辞典》："枳壳《雷公炮炙论》【基原】为芸香科植物枸橘 Poncirus trifoliata（L.）Raf.、酸橙 Citrus aurantium L.、香圆 C. Wilsonii Tanaka 或玳玳花 C. aurantium L. var. amara Engl. 等将近成熟的果实。原植物详"枸橘"、"枳实"、"香橼"、"玳玳花"条。"[9]

《中医大辞典·中药分册》："枳壳　出《雷公炮炙论》。为芸香科植物枸橘 Poncirus trifoliata（L.）Raf.、酸橙 Citrus aurantium L.、香圆 C. Wilsonii Tanaka 或代代花 C. aurantium L. var. amara Engl. 等将近成熟的果实。"[10]

《中国医学百科全书·中医学》："枳壳　始载于《雷公炮炙论》。为芸香科植物酸橙 Citrus aurantium L. 及其栽培变种的未成熟果实。夏季果实外皮呈绿色时采摘，切成两瓣，晒干或低温干燥。"[11]

《全国中药炮制规范》："枳壳　［处方用名］枳壳、麸炒枳壳。【来源】本品为芸香科植物酸橙 Citrus aurantium L. 及其栽培变种的干燥未成熟果实。均系栽培。主产江苏、浙江、江西、四川等地。夏、秋二秋当果实近成熟而皮尚绿时采摘，自中部横切为两半，晒干或低温干燥。药材以外皮色绿褐、果肉厚、质坚硬。香气浓者为佳。"[16]

《中国药材学》："枳壳　【来源】本品为芸香科植物酸橙 Citrus aurantium L. 及其栽培变种的未成熟果实。"[17]

《中国中医药学主题词表》："枳壳 Fructus aurantii　为芸香科枸橘、酸橙、香圆或玳玳花等将近成熟的果实；属理气药和消导药。C 酸橙。"[12]

《普通高等教育中医药类规划教材·中药学》："枳壳　为芸香科小乔木植物酸橙及其栽培变种的接近成熟的果实（去瓤），生用或麸炒用。"[8]

《中华本草》："枳壳《雷公炮炙论》【来源】为芸香科植物酸橙 Citrus aurantium L. 及其栽培品未成熟果实。【原植物】1. 酸橙 Citrus aurantium L. 又名：皮头橙《中药志》，钩头橙《全国中草药汇编》。2. 甜橙 Citrus sinensis Osbeck."[18]

《中华人民共和国药典》："枳壳 Fructus aurantii　本品为芸香科植物酸橙 Citrus aurantium L. 及其栽培变种的干燥未成熟果实。7 月果皮尚绿时采收，自中部横切为两半，晒干或低温干燥。"[7]

5　参考文献

1　宋·唐慎微. 证类本草. 北京：人民卫生出版社，1957，323

2　元·王好古. 汤液本草. 见：景印文渊阁四库全书（745）. 北京：中医古籍出版社，1986，983

3　明·李中梓. 本草征要. 见：李中梓医学全书. 北京：中国中医药出版社，1999，139

4　清·张璐. 本经逢原. 上海：上海科学技术出版社，1959，182

5　清·吴仪洛. 本草从新. 北京：中医古籍出版社，2001，123

6　清·姚澜. 本草分经. 上海：上海科学技术出版社，1989

7　国家药典委员会. 中华人民共和国药典. 一部. 北京：化学工业出版社，2000，199

8　雷载权主编. 普通高等教育中医药类规划教材·中药学. 上海：上海科学技术出版社，1995，161

9　江苏新医学院. 中药大辞典. 上海：上海科学技术出版社，1977，1507

10　《中医大辞典》编辑委员会. 中医大辞典·中药分册. 北京：人民卫生出版社，1982，240

11　《中医学》编辑委员会. 中国医学百科全书·中医学. 上海：上海科学技术出版社，1997，1108

12　吴兰成主编. 中国中医药学主题词表. 北京：中医古籍出版社，1996，579

13 中国医学科学院药物研究所等．中药志．第三册．北京：人民卫生出版社，1993，48
14 中华人民共和国卫生部药政管理局．中药材手册．北京：人民卫生出版社，1998，338
15 《全国中草药汇编》编写组．全国中草药汇编．上册．北京：人民卫生出版社，1996，598
16 中华人民共和国卫生部药政管理局．全国中药炮制规范．北京：人民卫生出版社，1988，166
17 徐国钧等主编．中国药材学．北京：中国医药科技出版社，1996，1074
18 国家中医药管理局《中华本草》编委会．中华本草．第四册．上海：上海科学技术出版社，1999，880
19 南北朝·雷敩．雷公炮炙论．上海：上海中医学院出版社，1986，76
20 金·李杲．珍珠囊药性赋．清康熙三十二年文武堂刻本
21 明·刘文泰．本草品汇精要．北京：人民卫生出版社，1982，506
22 明·杜文燮．药鉴．上海：上海人民出版社，1975
23 明·缪希雍．炮炙大法．明末庄继先校刻本
24 明·李中梓．雷公炮制药性解．见：中国医学大成（二）．长沙：岳麓书社，1990，130
25 ［日］稻宣义．炮炙全书．北京：中医古籍出版社，1981
26 清·汪昂．本草易读．北京：人民卫生出版社，1987
27 清·汪昂．本草备要．北京：中国中医药出版社，1998，142
28 清·叶桂．本草经解．上海：上海科学技术出版社，1958
29 清·张志聪．本草崇原．北京：中国中医药出版社，1992，89
30 清·蒋居祉．本草择要纲目．见：珍本医书集成（二）．上海：上海科学技术出版社，1985，10
31 清·沈金鳌．要药分剂．上海：上海科学技术出版社，1959，162
32 清·黄宫绣．本草求真．上海：上海科学技术出版社，1959，206
33 清·凌奂．本草害利．北京：中医古籍出版社，1982
34 清·陈其瑞．本草撮要．见：珍本医书集成（二）．上海：上海科学技术出版社，1985，35
35 清·张秉成．本草便读．上海：上海卫生出版社，1957
36 清·周岩．本草思辨录．北京：人民卫生出版社，1960，134
37 清·陈士铎．本草新编．北京：中国中医药出版社，1996，205

311 枳实

Zhishi

Fructus Aurantii Immaturus

1 定名依据

1.1 正名

1.1.1 汉文名：枳实（芸香科植物酸橙 Citrus aurantium L. 及其栽培变种或甜橙 Citrus sinensis Osbeck 的干燥幼果）。

1.1.2 英文名：immature orange fruit.

1.2 依据

1.2.1 定名的文献依据

1.2.1.1 《神农本草经》卷二："枳实，味苦，寒。主大风在皮肤中，如麻豆苦痒。除

寒热结，止利，长肌肉，利五脏，益气、轻身。生川泽。”[1]

1.2.1.2 《本草经集注·草木中品》：“枳实，味苦、酸，寒、微寒，无毒。主治大风在皮肤中，如麻豆苦痒，除寒热热结，止痢。长肌肉，利五脏，益气，轻身。”[2]

1.2.1.3 《新修本草》卷十三：“枳实，味苦、酸，寒、微寒，无毒。主大风在皮肤中如麻豆苦痒，除寒热热结，止痢。长肌肉，利五脏，益气，轻身。除胸胁淡癖，逐停水，破结实，消胀满、心下急、痞痛、逆气、胁风痛，安胃气，止溏泄，明目。”[3]

1.2.1.4 《证类本草》卷十三：“枳实，味苦、酸，寒、微寒，无毒。主大风在皮肤中如麻豆苦痒，除寒热结，止痢，长肌肉，利五脏，益气轻身，除胸胁痰癖，逐停水，破结实，消胀满，心下急痞痛逆气，胁风痛，安胃气，止溏泄，明目。生河内川泽。九月、十月采，阴干。”[4]

1.2.1.5 《本草蒙筌》卷四：“枳实，味苦、酸，气寒。味薄气厚，阴也，阴中微阳。无毒。商州（属河南）所生，似橘极小。择如鹅眼，色黑陈者良（近道亦生。一种俗呼臭橘，其皮微绿，不堪药用）。[5]

1.2.1.6 《本草从新》卷九：“枳实枳壳，泻、破气行痰。苦酸微寒，皆能破气。气顺则痰行喘止，痞胀消（脾无积血、心下不痞、浊气在上、则生䐜胀、东垣曰：枳实治下而主血、枳壳治上而主气）。刺痛息，后重除。治胸痹结胸，食积五膈。”[6]

1.2.1.7 《中华人民共和国药典》：“枳实 Fructus aurantii immaturus　本品为芸香科植物酸橙 Citrus aurantium L. 及其栽培变种或甜橙 Citrus sinensis Osbeck 的干燥幼果。”[7]

1.2.1.8 《普通高等教育中医药类规划教材·中药学》：“枳实《本经》为芸香科常绿小乔木植物酸橙 Citrus aurantium L. 及其栽培变种或甜橙 C. sinensis Osbeck 的幼果。主产于四川、江西、福建、江苏等地。”[8]

1.2.1.9 《中药大辞典》：“枳实《本经》【基原】为芸香科植物枸橘、酸橙或香圆的幼果。【原植物】①枸橘 Poncirus trifoliata（L.）Raf.，详“枸橘”条。②酸橙 Citrus aurantium L.。③香圆 Citrus Wilsonii Tanaka，详“香橼”条。”[9]

1.2.1.10 《中医大辞典·中药分册》：“枳实　出《神农本草经》。为芸香科植物枸橘 Poncirus trifoliata（L.）Raf.、酸橙 Citrus aurantium L. 或香圆 C. Wilsonii Tanaka 等的幼果。”[10]

1.2.1.11 《中国医学百科全书·中医学》：“枳实　始载于《神农本草经》。为芸香科植物酸橙 Citrus aurantium L. 及其栽培变种和甜橙 Citrus sinensis Osbeck 的幼果。”[11]

1.2.1.12 《中国中医药学主题词表》：“枳实 Fructus aurantii immaturus　为芸香科枸橘、酸橙或香圆的幼果；属理气药和化痰药（中药）。C 酸橙。”[12]

1.2.1.13 《中药志》[13]、《中药材手册》[14]、《全国中草药汇编》[15]、《全国中药炮制规范》[16]、《中国药材学》[17]、《中华本草》[18]等现代中药著作多以“枳实”作为本品正名（参见“文献通考”）。

1.2.2 定名选择的理由

1.2.2.1 枳实 Fructus aurantii immaturus，本品为芸香科植物酸橙 Citrus aurantium L. 及其栽培变种或甜橙 Citrus sinensis Osbeck 的干燥幼果。“枳实”之名始见于汉《神农本草经》，并作为本品正名记载。其后的历代重要本草著作如南北朝·陶弘景《本草经集注》，唐·苏敬《新修本草》，宋·唐慎微《证类本草》，明·陈嘉谟《本草蒙筌》，清·吴仪洛《本草从新》等在载录本品时均以“枳实”作为正名，并一直沿用至今。

1.2.2.2 我国最新出版的《中华人民共和国药典》、《普通高等教育中医药类规划教材·中药学》以及辞书类著作《中医大辞典·中药分册》、《中药大辞典》、《中国医学百科全书·中医学》等均以“枳实”作为本品正名。已经广泛应用于中医药学文献的标引和检索的《中国中医药学主题词表》也以“枳实”作为本品的正式主题词。现代本草著作如《中药志》、《全国中草药汇编》、《中华本草》、《中国药材学》、《中药材手册》、《全国中药炮制规范》等虽记载了不少本品各地的俗称，但也无一例外以“枳实”作为本品的正名。说明“枳实”作为本品正名已成为共识。

1.3 与正名等效的名词：无。

2 源流考释

枳实（芸香科植物酸橙 Citrus aurantium L. 及其栽培变种或甜橙 Citrus sinensis Osbeck 的干燥幼果），始载于汉《神农本草经》[1]，并以“枳实”为正名。如《神农本草经》卷二：“枳实，味苦，寒。主大风在皮肤中，如麻豆苦痒。除寒热结，止利，长肌肉，利五脏，益气、轻身。生川泽。”[1]其后本草著作即以“枳实”为正名记载本品。如三国·吴普《吴普本草》[19]，魏晋《名医别录》[20]、陶弘景《本草经集注》[2]，唐·苏敬《新修本草》[3]、孙思邈《千金翼方》[21]，宋·苏颂《本草图经》[22]、唐慎微《证类本草》[4]、寇宗奭《本草衍义》[23]、佚名《增广太平和剂图经本草药性总论》[24]，金·李杲《珍珠囊药性赋》[25]，元·王好古《汤液本草》[26]，明·刘文泰《本草品汇精要》[27]、陈嘉谟《本草蒙筌》[5]、杜文燮《药鉴》[28]、缪希雍《炮炙大法》[29]、李中梓《雷公炮制药性解》[30]、卢之颐《本草乘雅半偈》[31]，清·张志聪《本草崇原》[32]、蒋居祉《本草择要纲目》[33]、日本稻宣义《炮炙全书》[34]、陈士铎《本草新编》[35]、汪昂《本草易读》[36]、《本草备要》[37]、张璐《本经逢原》[38]、叶桂《本草经解》[39]、吴仪洛《本草从新》[6]、严西亭《得配本草》[40]、沈金鳌《要药分剂》[41]、黄宫绣《本草求真》[42]、陈念祖《神农本草经读》[43]、姚澜《本草分经》[44]、叶志诜《神农本草经赞》[45]、凌奂《本草害利》[46]、陈其瑞《本草撮要》[47]、张秉成《本草便读》[48]、周岩《本草思辨录》[49]、日本吉益东洞《药征》[50]等。

古代著作中记载的本品异名有“鹅眼枳实”《本草原始》[51]。如《本草原始》卷五：“枳以商州者为佳木如橘而小，高五六尺，叶如橙多刺，春生白花至秋成实，七八月採为实小而叶青中实，故名枳实。……枳实形制云核，麸炒焦云麸用小者俗呼鹅眼枳实。”[51]

现代有关著作均沿用《神农本草经》的记载以“枳实”作为本品正名，如《中华人民共和国药典》[7]、《普通高等教育中医药类规划教材·中药学》[8]、《中药大辞典》[9]、《中医大辞典·中药分册》[10]、《中国医学百科全书·中医学》[11]、《中国中医药学主题词表》[12]、《中药志》[13]、《中药材手册》[14]、《全国中草药汇编》[15]、《全国中药炮制规范》[16]、《中国药材学》[17]、《中华本草》[18]等。还记载有本品原植物“酸橙”的异名“枸头橙”、“大麦橙”、“皮头橙”、“臭橘子”、“臭橙”、“香橙”《中药志》[13]；或原植物名称“甜橙”《中华本草》[18]等。

3 附录

3.1 又称：麸炒枳实（饮片规格名）。

3.2　俗称：无。
3.3　曾称：鹅眼枳实《本草原始》。
3.4　原植物名称：酸橙，枸头橙、大麦橙、皮头橙（浙江），臭橘子（湖南），臭橙、香橙（江西）；甜橙。

4　文献通考

《神农本草经》卷二："枳实，味苦，寒。主大风在皮肤中，如麻豆苦痒。除寒热结，止利，长肌肉，利五脏，益气、轻身。生川泽。"[1]

《吴普本草·草木类》："枳实，神农：苦。雷公：酸，无毒。李氏：大寒。九月、十月采，阴干。"[19]

《名医别录》卷二："枳实，味酸，微寒，无毒。主除胸胁淡癖，逐停水，破结实，消胀满、心下急、痞痛、逆气、胁风痛，安胃气、止溏泄，明目。生河内。九月、十月采，阴干。"[20]

《本草经集注·草木中品》："枳实，味苦、酸，寒、微寒，无毒。主治大风在皮肤中，如麻豆苦痒，除寒热热结，止痢。长肌肉，利五脏，益气，轻身。除胸胁痰癖，逐停水，破结实，消胀满，心下急、痞痛、逆气、胁风痛，安胃气，止溏泄，明目。生河内川泽。九月、十月采，阴干。"[2]

《新修本草》卷十三："枳实，味苦、酸，寒、微寒，无毒。主大风在皮肤中如麻豆苦痒，除寒热热结，止痢。长肌肉，利五脏，益气，轻身。除胸胁淡癖，逐停水，破结实，消胀满、心下急、痞痛、逆气、胁风痛，安胃气，止溏泄，明目。生河内川泽。九月、十月采，阴干。"[3]

《千金翼方》卷三："枳实，味苦酸，寒，微寒，无毒。主大风在皮肤中，如麻豆苦痒。除寒热结，止痢，长肌肉，利五脏，益气轻身，除胸胁痰澼，逐停水，破结实，消胀满，心下急，痞痛逆气，胁风痛，安胃气，止溏泻，明目，生河内川泽，九月十月采，阴干。"[21]

《本草图经》卷十一："枳实，生河内川泽。枳壳，生商州川谷，今京西、江湖州郡皆有之，以商州者为佳。如橘而小，高亦五、七尺，叶如枨，多刺，春生白花，至秋成实。九月、十月采，阴干。旧说七月、八月采者为实；九月、十月采者为壳。今医家多以皮厚而小者为枳实；完大者为壳，皆以翻肚如盆口唇状、须陈久者为胜。近道所出者，俗呼臭橘，不堪用。"[22]

《证类本草》卷十三："枳实，味苦、酸，寒、微寒，无毒。主大风在皮肤中如麻豆苦痒，除寒热结，止痢，长肌肉，利五脏，益气轻身，除胸胁痰癖，逐停水，破结实，消胀满，心下急痞痛逆气，胁风痛，安胃气，止溏泄，明目。生河内川泽。九月、十月采，阴干。"[4]

《本草衍义》卷十四："枳实、枳壳一物也。小则其性酷而速，大则其性详而缓。故张仲景治伤寒仓猝之病，承气汤中用枳实，此其意也。皆取其疏通决泄、破结实之义。他方但导败风壅之气，可常服者，故用枳壳，其意如此。"[23]

《增广太平和剂图经本草药性总论·木部中品》："枳实，味苦酸，寒，微寒，无毒。主大风在皮肤中如麻豆苦痒，除寒热结，止痢，长肌肉，利五脏，益气，轻身，除胸胁痰癖，停水，破结实，消胀满，心下急痞痈，逆气，胁风痛，安胃气，止溏泄，明目，《药性论》云：臣。解伤寒结胸，主上气喘咳，肾内伤冷，阴痿而有气加而用之。”[24]

《珍珠囊药性赋》卷二：“枳实，臣。凡用先去囊陈久者佳。枳实，味苦酸性微寒无毒。沉也，阴也。其用有四：消胸中之虚痞；逐心下之停水；化日久之稠痰；削年深之坚积。”[25]

《汤液本草》卷五：“枳实，气寒，味苦、酸、咸，纯阳。无毒。《象》云：除寒热，破结实，消痰癖，治心下痞，逆气胁痛。麸炒用。《心》云：洁古用去脾经积血。故能去心下痞，脾无积血，则心下不痞。治心下痞，散气消宿食。苦寒，炙用，破水积，以泄里除气。”[26]

《本草品汇精要》卷十八：“枳实，无毒，植生。枳实（出《神农本经》），主大风在皮肤中，如麻豆苦痒，除寒，热结，止痢。长肌肉，利五脏，益气轻身（以上朱字《神农本经》）。除胸胁痰癖，逐停水，破结实，消胀满，心下急，痞痛，逆气，胁风痛，安胃气，止溏泄，明目（以上黑字《名医》所录）。”[27]

《本草蒙筌》卷四：“枳实，味苦、酸，气寒。味薄气厚，阴也，阴中微阳。无毒。商州（属河南）所生，似橘极小。择如鹅眼，色黑陈者良（近道亦生。一种俗呼臭橘，其皮微绿，不堪药用。今市家每采指为绿衣者，欺世谋利无益有损。故凡入药剂，必求黑色为真也）。剜净内瓤，锉片麸炒用。本与枳壳一物，因收迟早异名。枳实秋收，枳壳冬采。”[5]

《药鉴》卷二：“枳实，气寒，味苦酸，气厚味薄，无毒，沉也阴也。能消胃中之虚痞，逐心下之停水。化日久之稠痰，削年深之坚积。仲景加承气汤内，取疏通破结之功。丹溪入泻痰药中，有推墙倒壁之能。”[28]

《本草原始》卷五：“枳以商州者为佳木如橘而小，高五六尺，叶如橙多刺，春生白花至秋成实，七八月採为实小而叶青中实，故名枳实。……枳实形制云核，麸炒焦云麸用小者俗呼鹅眼枳实。”[51]

《炮炙大法·木部》：“枳实（色黑陈久者良。去穰，麸炒黄色）。”[29]

《雷公炮制药性解》卷一：“枳实，味苦酸，性微寒无毒，入心脾二经。主消胸中之癖满，逐心下之停水，化日久之稠痰，削年深之坚积，除腹胀，消宿食，定喘咳，下气逆。麸炒用。”[30]

《本草乘雅半偈》第五帙：“枳实《本经·中品》。【气味】苦寒，无毒。【主治】主大风在皮肤中，如麻豆苦痒，除寒热结，止痢，长肌肉，利五脏，益气，轻身。【核】曰：橘逾淮而枳，故江北有枳无橘，江南虽有枳，不及江北者，气全而力厚也。树如橘而小，叶如橙而刺。春作白花，至秋成实。九、十月采者，曰枳壳。修事用小麦麸拌炒，至麦麸黑色，去麸乃用。”[31]

《本草崇原》卷中：“枳实，气味苦寒，无毒。主治大风在皮肤中，如麻豆苦痒，除寒热结，止痢，长肌肉，利五脏，益气，轻身。”[32]

《本草择要纲目·寒性药品》：“枳实 【气味】苦寒，无毒。浮而升微降。阴中阳也（凡用取其至陈者，去穰核。以小麦麸炒焦，去麸用。气虚者忌之）。”[33]

《本草新编》卷四：“枳实（枳壳），味苦、酸，气寒，阴中微阳，无毒。枳实，本与枳壳同为一种，但枳实夏收，枳壳秋采。枳壳性缓而治高，高者主气，治在胸膈。”[35]

《炮炙全书》卷三："枳实，苦、酸、寒，水渍透，切片，晒干，麸炒至麸焦，去麸用，与枳壳一物。秋采者为实，冬采者为壳，后人惟以皮厚小者为枳实，完大者为枳壳，皆以翻肚如盆口状，陈久者为胜。"[34]

《本草易读》卷七："枳实，麸炒。陈久者良。苦，酸，微寒，无毒。入足阳明经。下气消食，开积破结。除胸胁痰癖，疗心腹痞满。退皮内之风痒，除胃中之湿热。止泻痢而平喘嗽，通停水而散败血，长肌肉而利脏腑，除阴痿而止胁痛。逐痰饮，消痞食，有冲墙破壁之力也。"[36]

《本草备要·木部》："枳实、枳壳，泻，破气，行痰。枳实小，枳壳大。苦酸微寒。其功皆能破气。气行则痰行喘止，痞胀消（脾无积血；心下不痞；浊气在上，则生腹胀。东垣曰：枳实治下而主血，枳壳治上而主气）。痛刺息，后重除。"[37]

《本经逢原》卷三："枳实，辛苦平，无毒。《本经》止痢长肌肉，利五脏，益气轻身。"[38]

《本草经解》卷三："枳实，气寒。味苦。无毒。主大风在皮肤中如麻豆苦痒。除寒热结，止痢，长肌肉，利五脏，益气轻身。（麸炒）枳实气寒，禀天冬寒之水气，入手太阳寒水膀胱经、手太阳寒水小肠经。味苦无毒，得地南方之火味。"[39]

《本草从新》卷九："枳实枳壳，泻、破气行痰。苦酸微寒，皆能破气。气顺则痰行喘止，痞胀消（脾无积血、心下不痞、浊气在上、则生䐜胀。东垣曰：枳实治下而主血、枳壳治上而主气）。刺痛息，后重除，治胸痹结胸，食积五膈。"[6]

《得配本草》卷六："枳实，辛、苦，微寒。入足太阴、阳明经气分。破结气，消坚积，泄下焦湿热，除中脘火邪，止上气喘咳。治结胸痞满，痰癖癥结，水肿胁胀，胸腹闭痛，呕逆泻痢。配芍药，治腹痛。配黄芪，治肠风下血。佐大黄，推邪秽。佐蒌仁，消痞结。"[40]

《要药分剂》卷六："枳实，味苦。性寒。无毒。感天地苦寒之气而生。降也，阴也。【主治】主大风在皮肤中，如麻豆苦痒。除寒热结，止痢，利五脏（本经）。除胸胁痰，逐停水，破结实，消胀满，心下急痞痛，逆气胁风痛，安胃气，止溏泄（别录）。解伤寒结胸，主上气喘咳，肾内伤冷，阴痿而有气，加用之（甄权）。消，散败血，破坚积，去胃中温热（元素）。"[41]

《本草求真》卷四："枳实（灌木），枳实（专入脾胃）。气味与枳壳苦酸微寒无异。但实小性酷。下气较壳最迅，故书载有推墙倒壁之功。不似枳壳体大气散，而仅为利肺开胸宽肠之味耳。"[42]

《神农本草经读》卷三："枳实，气味苦、寒，无毒。主大风在皮肤中，如麻豆苦痒，除寒热结，止痢，长肌肉，利五脏，益气。"[43]

《本草分经·原例》："枳实，苦酸微寒，破气行痰，消痞止喘，利胸膈宽肠胃。"[44]

《神农本草经赞》卷二："枳实，味苦寒。主大风在皮肤中，如麻豆苦痒。除寒热结，止利，长肌肉，利五脏，益气轻身。生川泽。种枳编篱，鸾栖讵拟，橘碧移情，枫红著美。大小殊功，速详具理。山叩崇吾，食宜孙子。"[45]

《本草害利·脾部药队》："枳实，【害】惟专消导，破气损真。丹溪云：泻痰，有冲墙倒壁之力，其为勇悍之气可知。凡中气虚弱，劳倦伤脾发为痞满者，法当调中益气，则食自化，痞自消，若再用此破气，是速其毙也。"[46]

《本草撮要》卷二："枳实，味苦，入手太阴阳明经。功专破积下痰。得白术去痰饮，得栝蒌消痞结，得皂角通大便，得参、术、干姜则益气，得硝、黄、牵牛则破气。孕妇及气虚人忌。陈者良，麸炒用。"[47]

《本草便读·木部》："枳实，性味与枳壳相同。功力较老者更猛。泻痰破积。承气赖之以先声。导水行瘀。金匮取之而下达。治痞坚之峻剂。攻气分之神丹（枳实即枳壳之初生而未熟者。如青皮陈皮之类。性味主治皆同。而功力颇猛。故破积行血。消食消痰。皆赖之以承其气。或与补药同用。或与泻药并投。在人之运用耳）。"[48]

《本草思辨录》卷四："枳实，别录枳实破结实，消胀满。是其满为坚满，破结实即下宿食之谓，似不如厚朴之散湿满，兼可治上矣。然枳实气药而味苦酸，胸胁之坚满，亦其所司。"[49]

《药征》卷下："枳实，主治结实之毒也。旁治胸满胸痹、腹满腹痛。考证，枳实汤证曰：心下坚大如盘。以上一方，枳实七枚。"[50]

《中药志》："枳实，本品为常用中药。商品枳实的原植物因产地不同而异，但均为芸香科植物，主要为酸橙，部分地区用香圆、枸橘或甜橙的幼果作枳实。……【原植物】1. 酸橙　别名：枸头橙、大麦橙、皮头橙（浙江），臭橘子（湖南），臭橙、香橙（江西）。Citrus aurantium L. ——芸香科 Rutaceae. 2. 香圆 Citrus Wilsonii Tanaka（C. grandis（L.）Osbeck var. shangyuan Hu）——芸香科 Rutaceae."[13]

《中药材手册》："枳实（《纲目》列入木部灌木类枳项下）　本品为芸香科植物酸橙 Citrus aurantium L. 及其栽培变种或甜橙 Citrus sinensis Osbeck 的干燥幼果。原植物系常绿小乔木，均为栽培。商品中以圆球形、个小者称“鹅眼枳实”，个稍大，切成两半者称“片子枳实”，习惯认为前者品质较佳。酸橙的未成熟果实为枳壳（详见枳壳项下）。有的地区尚将同科同属植物香圆 Citrus wilsonii Tanaka 的幼果及同科植物枳（枸桔）Poncirus trifoliata Raf. 的幼果作枳实入药。而且枳的幼果因色灰绿，故又称绿衣枳实。"[14]

《全国中草药汇编》："枳实　来源：为酸橙（Citrus aurantium L.）、香圆（Citrus Wilsonii Tanaka）和枳等的幼果。"[15]

《中药大辞典》："枳实《本经》【基原】为芸香科植物枸橘、酸橙或香圆的幼果。【原植物】①枸橘 Poncirus trifoliata（L.）Raf.，详“枸橘”条。②酸橙 Citrus aurantium L.。③香圆 Citrus Wilsonii Tanaka，详“香橼”条。"[9]

《中医大辞典·中药分册》："枳实　出《神农本草经》。为芸香科植物枸橘 Poncirus trifoliata（L.）Raf.、酸橙 Citrus aurantium L. 或香圆 C. Wilsonii Tanaka 等的幼果。"[10]

《中国医学百科全书·中医学》："枳实　始载于《神农本草经》。为芸香科植物酸橙 Citrus aurantium L. 及其栽培变种和甜橙 Citrus sinensis Osbeck 的幼果。"[11]

《全国中药炮制规范》："枳实　［处方用名］枳实、麸炒枳实。【来源】本品为芸香科植物酸橙 Citrus aurantium L. 及其栽培变种或甜橙 Citrus sinensis Osbeck 的干燥幼果。多系栽培。主产于江苏、浙江、江西、四川等地。夏至前后，收集自落的果实，除去杂质，较大者自中部横切为两半，晒干或低温干燥。较小者直接晒干或低温干燥。药材以外皮黑绿色、肉厚色白、瓤小、体坚实、香气浓者为佳。"[16]

《中国药材学》："枳实　【来源】本品为芸香科植物酸橙 Citrus aurantium L. 及其栽培变种的幼果。"[17]

《中国中医药学主题词表》："枳实 Fructus aurantii immaturus　为芸香科枸橘、酸橙或香圆的幼果；属理气药和化痰药（中药）。C 酸橙。"[12]

《普通高等教育中医药类规划教材·中药学》："枳实《本经》为芸香科常绿小乔木植物酸橙 Citrus aurantium L. 及其栽培变种或甜橙 C. sinensis Osbeck 的幼果。主产于四川、江西、福建、江苏等地。5～6 月间采集自落的果实，自中部横切为两半，晒干或低温干燥。用时洗净、闷透，切薄片，干燥。生用或麸炒用。"[8]

《中华本草》："枳实《本经》【异名】鹅眼枳实《本草原始》……【来源】为芸香科植物酸橙及其栽培变种或甜橙的幼果。【原植物】1. 酸橙 Citrus aurantium L. 又名：皮头橙《中药志》，钩头橙《全国中草药汇编》。2. 甜橙 Citrus sinensis Osbeck."[18]

《中华人民共和国药典》："枳实 Fructus aurantii immaturus　本品为芸香科植物酸橙 Citrus aurantium L. 及其栽培变种或甜橙 Citrus sinensis Osbeck 的干燥幼果。5～6 月收集自落的果实，除去杂质，自中部横切为两半，晒干或低温干燥，较小者直接晒干或低温干燥。"[7]

5　参考文献

1　汉·神农本草经. 清顾观光重辑本. 北京：人民卫生出版社，1955，67

2　南北朝·陶弘景. 本草经集注. 北京：人民卫生出版社，1994，283

3　唐·苏敬等撰. 新修本草. 合肥：安徽科学技术出版社，1981，326

4　宋·唐慎微. 证类本草. 北京：人民卫生出版社，1957，323

5　明·陈嘉谟. 本草蒙筌. 北京：人民卫生出版社，1988，221

6　清·吴仪洛. 本草从新. 北京：中医古籍出版社，2001，123

7　国家药典委员会. 中华人民共和国药典. 一部. 北京：化学工业出版社，2000，200

8　雷载权主编. 普通高等教育中医药类规划教材·中药学. 上海：上海科学技术出版社，1995，160

9　江苏新医学院. 中药大辞典. 上海：上海科学技术出版社，1977，1508

10　《中医大辞典》编辑委员会. 中医大辞典·中药分册. 北京：人民卫生出版社，1982，240

11　《中医学》编辑委员会. 中国医学百科全书·中医学. 上海：上海科学技术出版社，1997，1109

12　吴兰成主编. 中国中医药学主题词表. 北京：中医古籍出版社，1996，579

13　中国医学科学院药物研究所等. 中药志. 第三册. 北京：人民卫生出版社，1993，42

14　中华人民共和国卫生部药政管理局. 中药材手册. 北京：人民卫生出版社，1998，341

15　《全国中草药汇编》编写组. 全国中草药汇编. 上册. 北京：人民卫生出版社，1996，600

16　中华人民共和国卫生部药政管理局. 全国中药炮制规范. 北京：人民卫生出版社，1988，167

17　徐国钧等主编. 中国药材学. 北京：中国医药科技出版社，1996，1077

18　国家中医药管理局《中华本草》编委会. 中华本草. 第四册. 上海：上海科学技术出版社，1999，874

19　三国·吴普. 吴普本草. 北京：人民卫生出版社，1987，62

20　魏晋·名医别录. 北京：人民卫生出版社，1986，130

21　唐·孙思邈. 千金翼方. 北京：人民卫生出版社，1955，37

22　宋·苏颂. 本草图经. 合肥：安徽科学技术出版社，1994，365

23　宋·寇宗奭. 本草衍义. 上海：商务印书馆，1937，80

24　宋·佚名. 增广太平和剂图经本草药性总论. 见：增广太平惠民和剂局方. 海口：海南出版社，2002，473

25　金·李杲．珍珠囊药性赋．清康熙三十二年文武堂刻本
26　元·王好古．汤液本草．见：景印文渊阁四库全书（745）．北京：中医古籍出版社，1986，983
27　明·刘文泰．本草品汇精要．北京：人民卫生出版社，1982，506
28　明·杜文燮．药鉴．上海：上海人民出版社，1975
29　明·缪希雍．炮炙大法．明末庄继先校刻本
30　明·李中梓．雷公炮制药性解．见：中国医学大成（二）．长沙：岳麓书社，1990，130
31　明·卢之颐．本草乘雅半偈．北京：人民卫生出版社，1986，284
32　清·张志聪．本草崇原．北京：中国中医药出版社，1992，88
33　清·蒋居祉．本草择要纲目．见：珍本医书集成（二）．上海：上海科学技术出版社，1985，11
34　[日] 稻宣义．炮炙全书．北京：中医古籍出版社，1981，
35　清·陈士铎．本草新编．北京：中国中医药出版社，1996，205
36　清·汪昂．本草易读．北京：人民卫生出版社，1987
37　清·汪昂．本草备要．北京：中国中医药出版社，1998，142
38　清·张璐．本经逢原．上海：上海科学技术出版社，1959，183
39　清·叶桂．本草经解．上海：上海科学技术出版社，1958
40　清·严西亭．得配本草．上海：上海卫生出版社，1957，13
41　清·沈金鳌．要药分剂．上海：上海科学技术出版社，1959，161
42　清·黄宫绣．本草求真．上海：上海科学技术出版社，1959，206
43　清·陈念祖．神农本草经读．北京：人民卫生出版社，1959，38
44　清·姚澜．本草分经．上海：上海科学技术出版社，1989
45　清·叶志诜．神农本草经赞．见：珍本医书集成（二）．上海：上海科学技术出版社，1985，93
46　清·凌奂．本草害利．北京：中医古籍出版社，1982
47　清·陈其瑞．本草撮要．见：珍本医书集成（二）．上海：上海科学技术出版社，1985，35
48　清·张秉成．本草便读．上海：上海卫生出版社，1957
49　清·周岩．本草思辨录．北京：人民卫生出版社，1960，133
50　[日] 吉益东洞．药征．见：中国医学大成（二）．长沙：岳麓书社，1990，191
51　明·李中立．本草原始．清四川宏道堂刻本

312　柏子仁
Baiziren
Semen Platycladi

1　定名依据

1.1　正名

1.1.1　汉文名：柏子仁［柏科植物侧柏 Platycladus orientalis（L.）Franco 的干燥成熟种仁］。

1.1.2　英文名：chinese arborvitae kernel.

1.2　依据

1.2.1　定名的文献依据

1.2.1.1 《汤液本草》卷五："柏子仁，气平，味甘、辛。无毒。《本草》云：主安五脏，除风湿痹，益气血。能长生，令人润泽，美颜色，耳目聪明。用之则润，肾之药也。《药性论》云：柏子仁，君。恶菊花，畏羊蹄草。能治腰肾中冷，膀胱冷脓宿水；兴阳道，益寿；去头风，治百邪鬼魅，主小儿惊痫。柏子仁，古方十精丸用之。"[1]

1.2.1.2 《本草备要·木部》："柏子仁，补心脾，润肝肾。辛甘而润。其气清香，能透心肾而悦脾（昂按：凡补脾药多燥，此润药而香能舒脾，燥脾药中兼用最良）。"[2]

1.2.1.3 《本经逢原》卷三："柏子仁，甘平无毒。蒸熟曝干自裂，入药炒研用。色黄油透者勿用。《本经》主惊悸，益气除风湿，安五脏。久服令人润泽美色，耳目聪明，不饥不老，轻身延年。"[3]

1.2.1.4 《本草经解》卷三："柏子仁，气平，味甘，无毒。主惊悸，益气除风湿，安五脏。久服令人润泽美色，耳目聪明，不饥不老，轻身延年。柏仁，气平。禀天秋平之金气，入手太阴肺经，味甘无毒，得地中正之土味。"[4]

1.2.1.5 《本草从新》卷七："柏子仁，补心脾、滋肝肾。辛甘而平。气香能透心脾，（凡补脾药多燥、唯此香能舒脾而偏润、助脾药中、兼用最妙。）性润，能滋肝肾。（好古曰：肝经气分药。）益智宁神，聪耳明目，（香通窍），养血止汗。"[5]

1.2.1.6 《本草撮要》卷二："柏子仁，味甘，入足厥阴经。功专养心平肝润肾。得远志能交通心肾，得松子、麻仁治老人虚秘。炒研去油用。捣涂黄水疮甚效。畏菊花。"[6]

1.2.1.7 《中华人民共和国药典》："柏子仁 Semen platycladi　本品为柏科植物侧柏 Platycladus orientalis（L.）Franco 的干燥成熟种仁。秋、冬二季采收成熟种子，晒干，除去种皮，收集种仁。"[7]

1.2.1.8 《普通高等教育中医药类规划教材·中药学》："柏子仁《本经》为柏科常绿乔木植物侧柏 Platycladus orientalis（L.）Franco 的种仁。主产于山东、河南、河北，此外陕西、湖北、甘肃、云南等地亦产。冬初种子成熟时采收，晒干，压碎种皮，簸净，阴干。"[8]

1.2.1.9 《中药大辞典》："柏子仁《唐本草》【异名】柏实《本经》，柏子、柏仁《本草经集注》，侧柏子《日华子本草》。【基原】为柏科植物侧柏 Platycladus orientalis（L.）Endl. 的种仁。【原植物】参见'侧柏叶'条。"[9]

1.2.1.10 《中医大辞典·中药分册》："柏子仁　出《新修本草》。又名柏实、柏子、侧柏子。为柏科植物侧柏 Biota orientalis（L.）Endl. 的种仁。"[10]

1.2.1.11 《中国医学百科全书·中医学》："柏子仁　始载于《神农本草经》。原名柏实，又名柏子、侧柏子。为柏科植物侧柏 Biota orientalis（L.）Franco 的种仁。主产于中国山东、河南、河北省。"[11]

1.2.1.12 《中国中医药学主题词表》："柏子仁 Semen platycladi. 为柏科植物侧柏的种仁；属安神药。C 侧柏。"[12]

1.2.1.13 《中药志》[13]、《中药材手册》[14]、《全国中草药汇编》[15]、《全国中药炮制规范》[16]、《中国药材学》[17]、《中华本草》[18]等现代中药著作多以"柏子仁"作为本品正名（参见"文献通考"）。

1.2.2 定名选择的理由

1.2.2.1 柏子仁 Semen platycladi，本品为柏科植物侧柏 Platycladus orientalis（L.）Franco

的干燥成熟种仁。“柏子仁”作为本品正名始见于元·王好古《汤液本草》，其后的本草著作如清·汪昂《本草备要》、张璐《本经逢原》、叶桂《本草经解》、吴仪洛《本草从新》、陈其瑞《本草撮要》等在载录本品时即以“柏子仁”作为正名，并一直沿用至今。

1.2.2.2　我国最新出版的《中华人民共和国药典》、《普通高等教育中医药类规划教材·中药学》以及辞书类著作《中医大辞典·中药分册》、《中药大辞典》、《中国医学百科全书·中医学》等均以“柏子仁”作为本品正名。已经广泛应用于中医药学文献的标引和检索的《中国中医药学主题词表》也以“柏子仁”作为本品的正式主题词。现代本草著作如《中药志》、《全国中草药汇编》、《中华本草》、《中国药材学》、《中药材手册》、《全国中药炮制规范》等虽记载了不少本品各地的俗称，但也无一例外以“柏子仁”作为本品的正名。说明“柏子仁”作为本品正名已成为共识。

1.3　与正名等效的名词：无。

2　源流考释

柏子仁［柏科植物侧柏 Platycladus orientalis（L.）Franco 的干燥成熟种仁］原称“柏实”，始见于汉《神农本草经》[19]。如《神农本草经》卷一：“柏实，味甘，平。主惊悸，安五脏，益气，除湿痹。久服，令人悦泽美色，耳目聪明，不饥、不老，轻身、延年。生山谷。”[19]其后的本草著作多沿用《神农本草经》以“柏实”为正名，如南北朝·陶弘景《本草经集注》[20]，唐·苏敬《新修本草》[21]、苏颂《本草图经》[22]、唐慎微《证类本草》[23]等。

“柏子仁”之名始见于南北朝·雷敩《雷公炮炙论》卷上：“柏子仁，雷公云：凡使，先以酒浸一宿，至明漉出，晒干，却，用黄精自然汁于日中煎，手不住搅。若天久阴，即于铛中着水，用瓶器盛柏子仁，着火缓缓煮成煎为度。”[24]“柏子仁”作为本草正名始见于元·王好古《汤液本草》卷五：“柏子仁，气平，味甘、辛。无毒。《本草》云：主安五脏，除风湿痹，益气血。能长生，令人润泽，美颜色，耳目聪明。用之则润，肾之药也。”[1]。其后的本草著作有的仍以“柏实”为正名，如明·刘文泰《本草品汇精要》[25]；有的在“柏”项下介绍本品，如明·李时珍《本草纲目》[26]；但大多本草著作即按《汤液本草》以“柏子仁”为正名记载本品，如明·李中梓《雷公炮制药性解》[27]、《本草征要》[28]、日本稻宣义《炮炙全书》[29]、汪昂《本草易读》[30]、《本草备要》[2]、张璐《本经逢原》[3]、叶桂《本草经解》[4]、吴仪洛《本草从新》[5]、沈金鳌《要药分剂》[31]、黄宫绣《本草求真》[32]、姚澜《本草分经》[33]、蒋居祉《本草择要纲目》[34]、凌奂《本草害利》[35]、张秉成《本草便读》[36]等。

古代著作中记载的本品异名尚有“柏子”《本草经集注》[37]，“侧柏子”《证类本草》引《日华子》[23]，“柏仁”《本草经解》[4]等。如《本草经集注·草木上品》：“六芝　薯蓣为之使，得发良，恶恒山、畏扁青、茵陈蒿。茯苓、茯神　马间为之使，恶白蔹，畏牡蒙、地榆、雄黄，秦艽龟甲。柏子、牡蛎、桂、瓜子为之使，恶菊花、羊蹄、诸石、面，曲。”[37]唐慎微《证类本草》卷十二引《日华子》云：“柏子仁，治风，润皮肤，此是侧柏子，入药，微炒用。又云柏叶炙署冻疮，烧取汁涂头，黑润鬓发。又云柏白皮无毒。”[23]《本草经解》卷三：“【柏子仁】，气，。味甘。无毒。主惊悸，益气除风湿，安五脏。久服令人润泽美色，耳目聪明，不饥不老，轻身延年。柏仁，气平。禀天秋平之金，。

入手太阴肺经。味甘无毒，得地中正之土味。”[4]

现代有关著作均沿用《汤液本草》的记载以“柏子仁”作为本品正名，如《中华人民共和国药典》[7]、《普通高等教育中医药类规划教材·中药学》[8]、《中药大辞典》[9]、《中医大辞典·中药分册》[10]、《中国医学百科全书·中医学》[11]、《中国中医药学主题词表》[12]、《中药志》[13]、《中药材手册》[14]、《全国中草药汇编》[15]、《全国中药炮制规范》[16]、《中国药材学》[17]、《中华本草》[18]等。原植物“侧柏”的异名参见“侧柏叶”条。

3 附录

3.1 又称：炒柏子仁、柏子仁霜（饮片规格名）。
3.2 俗称：无。
3.3 曾称：柏实《神农本草经》，柏子《本草经集注》，侧柏子《日华子》，柏仁《本草经解》。
3.4 原植物名称：参见“侧柏叶”条。

4 文献通考

《神农本草经》卷一：“柏实，味甘，平。主惊悸，安五脏，益气，除湿痹。久服，令人悦泽美色，耳目聪明，不饥、不老，轻身、延年。生山谷。”[19]

《雷公炮炙论》卷上：“柏子仁，雷公云：凡使，先以酒浸一宿，至明漉出，晒干，却，用黄精自然汁于日中煎，手不住搅。若天久阴，即于铛中着水，用瓶器盛柏子仁，着火缓缓煮成煎为度。”[24]

《本草经集注·草木上品》：“柏实，味甘，平，无毒。主治惊悸，安五脏，益气，除风湿痹。治恍惚、虚损，呼吸历节，腰中重痛，益血，止汗。久服令人润泽美色，耳目聪明，不饥，不老，轻身，延年。”[20]

《本草经集注·草木上品》：“六芝，薯蓣为之使，得发良，恶恒山、畏扁青、茵陈蒿。茯苓、茯神　马间为之使，恶白蔹，畏牡蒙、地榆、雄黄，秦艽龟甲。柏子　牡蛎、桂、瓜子为之使，恶菊花、羊蹄、诸石、面，曲。”[37]

《新修本草》卷十二：“柏实，味甘，平，无毒。主惊悸，安五脏，益气，除风湿痹。疗恍惚、虚损，吸吸历节，腰中重痛，益血，止汗。久服令人润泽、美色，耳目聪明，不饥、不老，轻身、延年。生太山山谷。柏叶尤良。柏叶，味苦，微温，无毒。主吐血，衄血，痢血，崩中，赤白，轻身益气，令人耐风寒，去湿痹，止饥。四时各依方面采，阴干。柏白皮，主火灼，烂疮，长毛发。牡蛎、桂、瓜子为之使，恶菊华、羊蹄、诸石及曲。柏叶、实亦为服食所重，炼饵别有法。柏处处有，当以太山为佳，并忌取冢墓上也。虽四时俱有，而秋夏为好，其脂亦入用。此云恶曲，人有以酿酒无妨，恐酒米相和，异单用也。【谨案】柏枝节，煮以酿酒，主风痹、历节风。烧取𣏌，疗⋜疥及癞疮尤良。今子仁唯出陕州、宜州为胜。太山无复采者也。”[21]

《本草图经》卷十：“柏实，生泰山山谷，今处处有之，而乾州者最佳。三月开花，九月结子，候成熟收采，蒸曝干，舂擂取熟人子用。其叶名侧柏，密州出者，尤佳。”[22]

《证类本草》卷十二：“柏实，味甘，平，无毒。主惊悸，安五脏，益气，除风湿痹，疗恍惚，虚损吸吸，历节腰中重痛，益血，止汗。久服令人润泽美色，耳目聪明，不饥不老，轻身延年。生太山山谷。柏叶尤良……药性论云：柏子仁，君，恶菊花，畏羊蹄草，味甘，辛。能治腰肾中冷，膀胱冷，脓宿水，兴阳道，益寿，去头风，治百邪鬼魅，主小儿惊痫……日华子云：柏子仁，治风，润皮肤，此是侧柏子，入药，微炒用。又云柏叶灸署冻疮，烧取汁涂头，黑润鬓发。又云柏白皮无毒。"[23]

《汤液本草》卷五："柏子仁，气平，味甘、辛。无毒。《本草》云：主安五脏，除风湿痹，益气血。能长生，令人润泽，美颜色，耳目聪明。用之则润，肾之药也。《药性论》云：柏子仁，君。恶菊花，畏羊蹄草。能治腰肾中冷，膀胱冷脓宿水；兴阳道，益寿；去头风，治百邪鬼魅，主小儿惊痫。柏子仁，古方十精丸用之。"[1]

《本草品汇精要》卷十六："柏实，无毒附叶皮，植生。柏实（出《神农本经》），主惊悸，安五脏，益气，除风湿痹。久服令人润泽美色，耳目聪明，不饥不老，轻身延年（以上朱字《神农本经》）。疗恍惚虚损吸吸，历节腰中重痛，益血止汗，柏叶尤良。柏叶，味苦辛微温，主吐血，衄血，痢血，崩中赤白。轻身益气，令人耐寒暑，去湿痹，止饥。柏白皮，主火灼烂疮，长毛发（以上黑字《名医》所录）。"[25]

《本草纲目》卷三十四："柏实《本经·上品》。【释名】椈（音菊）、侧柏……柏实，【修治】斅曰：凡使先以酒浸一宿，至明漉出，晒干，用黄精自然汁于日中煎之，缓火煮成煎为度。每煎柏子仁三两，用酒五两浸。时珍曰：此法是服食家用者。寻常用，只蒸熟曝烈，舂簸取仁，炒研入药。"[26]

《雷公炮制药性解》卷五："柏子仁，味甘辛，性平无毒，入肺脾肾三经。主安五脏，定惊悸，补中气，除风湿，兴阳道，暖腰膝，去头风，辟百邪，润皮肤，明耳目。侧柏叶，味苦涩，性微寒。止吐衄崩痢，除风冷湿痹，乌须黑发，灸署冻疮，久服延年。牡蛎、桂、瓜子为使。畏菊花、羊蹄草、诸石及面曲。"[27]

《本草征要》卷三："柏子仁，味甘辛，性平，无毒。入心、肝、肾三经。畏菊花。蒸，晒，炒。安神定悸，壮水强阳。润血而容颜美少，补虚而耳目聪明。"[28]

《炮炙全书》卷三："柏子仁，即侧柏实。甘、辛，平。蒸熟，曝烈，舂簸取仁，炒研入药。畏菊花、羊蹄草。"[29]

《本草易读》卷六："柏子仁，蒸熟曝烈，舂簸取仁，炒研用。畏菊花。甘，平，无毒。养心神而润肾，安魂魄而益智。疗惊痫而除风湿，息头风而暖腰冷。益血止汗，聪耳明目，兴阳补虚，驱邪润肝。最润肌发，亦治痒癣。"[30]

《本草备要·木部》："柏子仁，补心脾，润肝肾。辛甘而润。其气清香，能透心肾而悦脾。（昂按：凡补脾药多燥，此润药而香能舒脾，燥脾药中兼用最良。）"[2]

《本经逢原》卷三："柏子仁，甘平无毒。蒸熟曝干自裂，入药炒研用。色黄油透者勿用。《本经》主惊悸，益气除风湿，安五脏。久服令人润泽美色，耳目聪明，不饥不老，轻身延年。"[3]

《本草经解》卷三："柏子仁，气平，味甘，无毒。主惊悸，益气除风湿，安五脏。久服令人润泽美色，耳目聪明，不饥不老，轻身延年。柏仁，气平。禀天秋平之金气，入手太阴肺经。味甘无毒，得地中正之土味。"[4]

《本草从新》卷七："柏子仁，补心脾、滋肝肾。辛甘而平。气香能透心脾，（凡补脾药多燥、唯此香能舒脾而偏润、助脾药中、兼用最妙。）性润，能滋肝肾。（好古曰：肝经气分药。）益智宁神，聪耳明目（香通窍），养血止汗。”[5]

《要药分剂》卷四：“柏子仁，味辛甘，性平，无毒。畏菊花。【主治】主惊悸，安五脏，益气，除风湿痹。久服令人润泽，耳目聪明（本经）。疗恍惚虚损吸吸，历节腰中重痛，益血，止汗（别录）。除风湿痒（元素）。”[31]

《本草求真》卷上：“柏子仁，（香木）养心血。柏子仁（专入心）。辛甘平润。考书俱言四脏皆补。究之止属心药耳。盖香虽能补脾。而实可以通窍而入心。润虽可以补肝而益肾。而实可以宁神而定智。甘虽足以和胃而固中。而实足以益血而神守。是以风湿可除。惊痫可疗。邪魅可辟。皮肤可泽。惟见神恬气适。”[32]

《本草分经·原例》：“柏子仁，辛甘平，气香性润，透心脾滋肝肾，养血止汗除风湿，助脾药中惟此不燥。”[33]

《本草择要纲目》平性药品：“柏子仁（凡使，先以酒浸一宿，至明漉出晒干。用黄精自然汁于日中煎之，缓火煮成膏为度。每煎柏子仁三两，用酒五两浸。此法是服食家用者，寻常用只蒸熟曝烈。春簸取仁，炒研入药）。”[34]

《本草害利·心部药队》：“柏子仁，【害】仁体多油辛润，且滑肠，泄泻者勿服。膈间多痰，及阳道数举，肾家有热，暑湿作泻，法在咸禁。”[35]

《本草撮要》卷二：“柏子仁，味甘，入足厥阴经。功专养心平肝润肾。得远志能交通心肾，得松子、麻仁治老人虚秘。炒研去油用。捣涂黄水疮甚效。畏菊花。”[6]

《本草便读·木部》：“柏子仁，补心脾而畅中快膈。味贵甘辛，定惊悸以益智安神。性平香润。（柏子仁味甘辛平，芳香而润，入心脾气分。以其入心，故能益智安神，疗惊悸，治健忘。以其入脾，故又能快膈调中。美颜色，泽肌肤，盖柏禀坚贞之气。而子乃柏之精英也）。”[36]

《中药志》：“柏子仁　本品为较常用中药。商品为柏科植物侧柏的成熟种仁。……【原植物】侧柏　别名：扁柏、柏树（通称），香柏（河北），扁松（江苏扬州），片松（辽宁）。Platycladus orientalis（L.）Franco［Biota orientalis（L.）Endl.，Thujaorientalis L.］——柏科 Cupressaceae.”[13]

《中药材手册》：“柏子仁（《纲目》列入木部香木类柏项下）　本品为柏科植物侧柏 Biota orientalis（L.）Endl. 的干燥成熟种仁。原植物系多年生常绿乔木，栽培与野生均有。同科植物柏木的种子与柏子仁不同，不宜混淆。”[14]

《全国中草药汇编》：“柏子仁　来源：为侧柏（Biota orientalis（L.）Endl.）的种仁。”[15]

《中药大辞典》：“柏子仁《唐本草》【异名】柏实《本经》，柏子、柏仁《本草经集注》，侧柏子《日华子本草》。【基原】为柏科植物侧柏 Platycladus orientalis（L.）Endl. 的种仁。【原植物】参见‘侧柏叶’条。”[9]

《中医大辞典·中药分册》：“柏子仁　出《新修本草》。又名柏实、柏子、侧柏子。为柏科植物侧柏 Biota orientalis（L.）Endl. 的种仁。”[10]

《中国医学百科全书·中医学》：“柏子仁　始载于《神农本草经》。原名柏实，又名柏子、侧柏子。为柏科植物侧柏 Biota orientalis（L.）Franco 的种仁。主产于中国山东、河南、河北省。”[11]

《全国中药炮制规范》：“柏子仁　［处方用名］柏子仁、炒柏子仁、柏子仁霜。【来源】本品为柏科植物侧柏 Biota orientalis（L.）Endl. 的干燥成熟种仁。栽培或野生。主产于山东、河南、河北等地。秋、冬二季种子成熟时采收，干燥，除去种皮，收集种仁。药材以饱满、色黄白者为佳。”[16]

《中国药材学》：“柏子仁 【别名】柏子。【来源】本品为柏科植物侧柏 Platycladus orientalis（L.）Franco［Biota orientalis（L.）Endl.］的种仁。”[17]

《中国中医药学主题词表》：“柏子仁 Semen platycladi 为柏科植物侧柏的种仁；属安神药。C 侧柏。”[12]

《普通高等教育中医药类规划教材·中药学》：“柏子仁《本经》为柏科常绿乔木植物侧柏 Platycladus orientalis（L.）Franco 的种仁。主产于山东、河南、河北，此外陕西、湖北、甘肃、云南等地亦产。冬初种子成熟时采收，晒干，压碎种皮，簸净，阴干。”[8]

《中华本草》：“柏子仁《新修本草》【异名】柏实《本经》，柏子、柏仁《本草经集注》，侧柏子《日华子》。……【来源】为柏科植物侧柏 Platycladus orientalis（L.）Franco［Thuja orientalis L.；Biota orientalis（L.）Endl.］的种仁。【原植物】参见‘侧柏叶’条。”[18]

《中华人民共和国药典》：“柏子仁 Semen platycladi 本品为柏科植物侧柏 Platycladus orientalis（L.）Franco 的干燥成熟种仁。秋、冬二季采收成熟种子，晒干，除去种皮，收集种仁。”[7]

5 参考文献

1 元·王好古．汤液本草．见：景印文渊阁四库全书（745）．北京：中医古籍出版社，1986，975

2 清·汪昂．本草备要．北京：中国中医药出版社，1998，130

3 清·张璐．本经逢原．上海：上海科学技术出版社，1959，161

4 清·叶桂．本草经解．上海：上海科学技术出版社，1958，

5 清·吴仪洛．本草从新．北京：中医古籍出版社，2001，102

6 清·陈其瑞．本草撮要．见：珍本医书集成（二）．上海：上海科学技术出版社，1985，31

7 国家药典委员会．中华人民共和国药典．一部．北京：化学工业出版社，2000，201

8 雷载权主编．普通高等教育中医药类规划教材·中药学．上海：上海科学技术出版社，1995，253

9 江苏新医学院．中药大辞典．上海：上海科学技术出版社，1977，1514

10 《中医大辞典》编辑委员会．中医大辞典·中药分册．北京：人民卫生出版社，1982，241

11 《中医学》编辑委员会．中国医学百科全书·中医学．上海：上海科学技术出版社，1997，1259

12 吴兰成主编．中国中医药学主题词表．北京：中医古籍出版社，1996，13

13 中国医学科学院药物研究所等．中药志．第三册．北京：人民卫生出版社，1993，479

14 中华人民共和国卫生部药政管理局．中药材手册．北京：人民卫生出版社，1998，335

15 《全国中草药汇编》编写组．全国中草药汇编．上册．北京：人民卫生出版社，1996，565

16 中华人民共和国卫生部药政管理局．全国中药炮制规范．北京：人民卫生出版社，1988，169

17 徐国钧等主编．中国药材学．北京：中国医药科技出版社，1996，1204

18 国家中医药管理局《中华本草》编委会．中华本草．第二册．上海：上海科学技术出版社，1999，325.

19 汉·神农本草经．清顾观光重辑本．北京：人民卫生出版社，1955，43

20 南北朝·陶弘景．本草经集注．北京：人民卫生出版社，1994，193

21 唐·苏敬等撰．新修本草．合肥：安徽科学技术出版社，1981，302

22　宋·苏颂. 本草图经. 合肥：安徽科学技术出版社，1994，328
23　宋·唐慎微. 证类本草. 北京：人民卫生出版社，1957，295
24　南北朝·雷敩. 雷公炮炙论. 上海：上海中医学院出版社，1986，30
25　明·刘文泰. 本草品汇精要. 北京：人民卫生出版社，1982，461
26　明·李时珍. 本草纲目. 北京：人民卫生出版社，1982，1913
27　明·李中梓. 雷公炮制药性解. 见：中国医学大成（二）. 长沙：岳麓书社，1990，150
28　明·李中梓. 本草征要. 见：李中梓医学全书. 北京：中国中医药出版社，1999，135
29　［日］稻宣义. 炮炙全书. 北京：中医古籍出版社，1981
30　清·汪昂. 本草易读. 北京：人民卫生出版社，1987
31　清·沈金鳌. 要药分剂. 上海：上海科学技术出版社，1959，103
32　清·黄宫绣. 本草求真. 上海：上海科学技术出版社，1959，16
33　清·姚澜. 本草分经. 上海：上海科学技术出版社，1989
34　清·蒋居祉. 本草择要纲目. 见：珍本医书集成（二）. 上海：上海科学技术出版社，1985，120
35　清·凌奂. 本草害利. 北京：中医古籍出版社，1982
36　清·张秉成. 本草便读. 上海：上海卫生出版社，1957
37　南北朝·陶弘景. 本草经集注. 北京：人民卫生出版社，1994，193

313　栀子
Zhizi
Fructus Gardeniae

1　定名依据

1.1　正名

1.1.1　汉文名：栀子（茜草科植物栀子 Gardenia jasminoides Ellis 的干燥成熟果实）。

1.1.2　英文名：cape jasmine fruit.

1.2　依据

1.2.1　定名的文献依据

1.2.1.1　《神农本草经》卷二："栀子，味苦，寒。主五内邪气，胃中热气，面赤、酒泡、皶鼻，白赖、赤癞，创疡。一名木丹。生川谷。"[1]

1.2.1.2　《名医别录》卷二："栀子，大寒，无毒。主治目热赤痛，胸心大小肠大热，心中烦闷，胃中热气。一名越桃，生南阳。九月采实，曝干。"[2]

1.2.1.3　《本草图经》卷十一："栀子，生南阳川谷，今南方及西蜀州郡皆有之。木高七、八尺；叶似李而厚硬，又似樗蒲子；二、三月生白花，花皆六出，甚芬香，俗说及西域詹匐也；夏秋结实如诃子状，生青熟黄，中仁深红。九月采实，曝干。南方人竞种以售利。"[3]

1.2.1.4　《证类本草》卷十三："栀子，栀子一，栀子二。味苦，寒、大寒，无毒。主五内邪气，胃中热气，面赤酒疱，渣鼻白癞，赤癞疮疡，疗目热赤痛，胸心大小肠大热，心中烦闷，胃中热气。一名木丹，一名越桃。生南阳川谷。九月采实，曝干。"[4]

1.2.1.5　《本草纲目》卷三十六："栀子《本经·中品》。【释名】木丹《本经》、越桃《别录》、鲜支《纲目》，花名薝卜。时珍曰：卮，酒器也。栀子象之，故名。俗作梔。"[5]

1.2.1.6　《本草从新》卷九："栀子，泻心肺三焦之火。苦寒。轻飘象肺，色赤入,。泻心肺之邪热，使之屈曲下行，由小便出（海藏曰：或用为利小便药、非利小便、乃肺清则化行、而膀胱津液之腑、得此气化而出也）。而三焦之郁火，以解热厥。"[6]

1.2.1.7　《中华人民共和国药典》："栀子 Fructus gardeniae　本品为茜草科植物栀子 Gardenia jasminoides Ellis　的干燥成熟果实。9～11月果实成熟呈红黄色时采收，除去果梗及杂质，蒸至上汽或置沸水中略烫，取出，干燥。"[7]

1.2.1.8　《普通高等教育中医药类规划教材·中药学》："栀子《本经》为茜草科常绿灌木植物栀子 Gardenia jasminoides Ellis　的成熟果实。主于我国长江以南各省。秋冬采收。生用、炒焦或炒炭用。"[8]

1.2.1.9　《中药大辞典》："栀子《本经》【异名】木丹《本经》，鲜支《上林赋》……【基原】为茜草科植物山栀的果实。【原植物】山栀《药性论》Gardenia jasminoides Ellis，又名：林兰《谢康乐集》。"[9]

1.2.1.10　《中医大辞典·中药分册》："栀子　出《神农本草经》。又名山栀子、黄栀子。为茜草科植物栀子 Gardenia jasminoides Ellis　的果实。"[10]

1.2.1.11　《中国医学百科全书·中医学》："栀子　始载于《神农本草经》。又名越桃、山栀子、黄栀子。为茜草科植物栀子 Gardenia jasminoides Ellis　的果实。"[11]

1.2.1.12　《中国中医药学主题词表》："栀子 Gardenia jasminoides　属茜草科和清热泻药火药。D 山栀；D 越桃。"[12]

1.2.1.13　《中药志》[13]、《中药材手册》[14]、《全国中草药汇编》[15]、《全国中药炮制规范》[16]、《中国药材学》[17]、《中华本草》[18]等现代中药著作多以"栀子"作为本品正名（参见"文献通考"）。

1.2.2　定名选择的理由

1.2.2.1　栀子 Fructus gardeniae，为茜草科植物栀子 Gardenia jasminoides Ellis　的干燥成熟果实。"栀子"之名始见于汉《神农本草经》，并作为本品正名记载。其后的历代重要本草著作如魏晋《名医别录》，宋·苏颂《本草图经》、唐慎微《证类本草》，明·李时珍《本草纲目》，清·吴仪洛《本草从新》等在载录本品时均以"栀子"作为正名，并一直沿用至今。

1.2.2.2　我国最新出版的《中华人民共和国药典》、《普通高等教育中医药类规划教材·中药学》以及辞书类著作《中医大辞典·中药分册》、《中药大辞典》、《中国医学百科全书·中医学》等均以"栀子"作为本品正名。已经广泛应用于中医药学文献的标引和检索的《中国中医药学主题词表》也以"栀子"作为本品的正式主题词。现代本草著作如《中药志》、《全国中草药汇编》、《中华本草》、《中国药材学》、《中药材手册》、《全国中药炮制规范》等虽记载了不少本品各地的俗称，但也无一例外以"栀子"作为本品的正名。说明"栀子"作为本品正名已成为共识。

1.3　与正名等效的名词：无。

2　源流考释

栀子（茜草科植物栀子 Gardenia jasminoides Ellis　的干燥成熟果实），始载于汉《神农本草经》[1]，并以“栀子”为正名。如《神农本草经》卷二：“栀子，味苦，寒。主五内邪气，胃中热气，面赤、酒泡、皶鼻，白赖、赤癞，创疡。一名木丹。生川谷。”[1]其后大多本草著作即以“栀子”为正名记载本品，如魏晋《名医别录》[2]，南北朝·雷敩《雷公炮炙论》[19]，唐·孟诜《食疗本草》[20]，宋·苏颂《本草图经》[3]、唐慎微《证类本草》[4]、寇宗奭《本草衍义》[22]，佚名《增广太平和剂图经本草药性总论》[23]、金·李杲《珍珠囊药性赋》[24]、元·王好古《汤液本草》[25]，忽思慧《饮膳正要》[26]、明·刘文泰《本草品汇精要》[27]、李时珍《本草纲目》[5]、杜文燮《药鉴》[28]、缪希雍《炮炙大法》[29]、李中梓《本草征要》[30]、卢之颐《本草乘雅半偈》[31]，清·张志聪《本草崇原》[32]、蒋居祉《本草择要纲目》[33]、张璐《本经逢原》[34]、徐大椿《神农本草经百种录》[35]、吴仪洛《本草从新》[6]、陈念祖《神农本草经读》[36]、杨时泰《本草述钩元》[37]、周岩《本草思辨录》[38]等。但《本草经集注》[39]，唐·苏敬等《新修本草》[40]等以“枝子”为正名。明·陈嘉谟《本草蒙筌》[41]则以“山栀子”

为正名，如《本草蒙筌》卷四：“山栀子，味苦，气寒。味厚气薄，气浮味降，阴中阳也。无毒。一名越桃，霜后收采。家园栽者，肥大且长（此号伏尸栀子。）”[41]此后陈士铎《本草新编》[42]、汪昂《本草易读》[43]、沈金鳌《要药分剂》[44]、黄宫绣《本草求真》[45]、陈其瑞《本草撮要》[46]亦沿用以“山栀子”为正名。

古代著作中记载的本品异名尚有“木丹”《神农本草经》[1]，“鲜支”《上林赋》[5]，“桶桃”《广雅》[47]，“越桃”《名医别录》[2]，“支子”、“枝子”《本草经集注》[39]，“山栀子”《药性论》[4]，“卮子”、“小卮子”、“山栀”《本草原始》[48]，“卮子”《本草乘雅半偈》[31]等。如《神农本草经》：“栀子，味苦，寒。……一名木丹。生川谷。”[1]《本草纲目》引《上林赋》曰：“鲜支黄砾。”[5]《广雅》云：“栀子，桶桃也。”[47]《名医别录》曰：“栀子，大寒，无毒。……一名越桃，生南阳。九月采实，曝干。”[2]《本草纲目》引《本草经集注》曰：“鲜支即支子也。”[5]《本草经集注》曰：“枝子，味苦，寒、大寒，无毒。……一名木丹，一名越桃。”[39]《证类本草》引《药性论》曰：”山栀子，杀卜虫毒。”[4]《本草原始》曰：”卮子，生南阳川谷，木高七八尺，叶似李而厚硬。……小卮子俗呼山栀，治上中焦连壳用，下焦去壳微炒用。”[48]《本草乘雅半偈》第五帙：“栀子《本经·中品》。【气味】苦寒，无毒。……先人云：卮子有色，故主色变。”[31]

现代有关著作均沿用《神农本草经》的记载以“栀子”作为本品正名，如《中华人民共和国药典》[7]、《普通高等教育中医药类规划教材·中药学》[8]、《中药大辞典》[9]、《中医大辞典·中药分册》[10]、《中国医学百科全书·中医学》[11]、《中国中医药学主题词表》[12]、《中药志》[13]、《中药材手册》[14]、《全国中草药汇编》[15]、《全国中药炮制规范》[16]、《中国药材学》[17]、《中华本草》[18]等。同时尚记载有“红栀子”、“黄栀子”《中药材手册》[14]，“黄果树”、“红枝子”《全国中草药汇编》[15]，“黄鸡子”、“黄荑子”《中药大辞典》[9]，“山枝子”，“大红栀”、“白蟬”《中国药材学》[17]“黄栀”、“山黄栀”《中华本草》[18]等各地的俗称。还记载有本品原植物“栀子”的异名“黄栀子”、“山栀”、“山黄枝”、“水横枝”、“山枝子”《中药志》[13]，“林兰”《中药大辞典》[9]等。

3 附录

3.1 又称：炒栀子、焦栀子、栀子炭、姜栀子（饮片规格名）。

3.2　俗称：大红栀（江苏），白蝉（广东），黄鸡子（广西），黄荑子（闽东），黄栀子（江苏），山枝子，红栀子，黄果树，红枝子。

3.3　曾称：木丹《神农本草经》，鲜支《上林赋》，楠桃《广雅》，越桃《名医别录》，支子、枝子《本草经集注》，山栀子《药性论》，卮子、小卮子，山栀《本草原始》，卮子《本草乘雅半偈》。

3.4　原植物名称：栀子，黄栀子，山栀，山黄枝，水横枝，山枝子（通称），林兰。

4　文献通考

《神农本草经》卷二："栀子，味苦，寒。主五内邪气，胃中热气，面赤、酒泡、皶鼻，白赖、赤癞，创疡。一名木丹。生川谷。"[1]

《广雅》云："栀子，楠桃也。"[47]

《名医别录》卷二："栀子，大寒，无毒。主治目热赤痛，胸心大小肠大热，心中烦闷，胃中热气。一名越桃，生南阳。九月采实，曝干。"[2]

《雷公炮炙论》卷中："栀子，雷公云：凡使，勿用颗大者，号曰伏尸栀子，无力。须要如雀脑，并须长，有九路赤色者上。"[19]

《本草经集注·草木中品》："枝子，味苦，寒、大寒，无毒。主治五内邪气，胃中热气，面赤酒疱皶鼻，白癞、赤癞。疮疡。治目热赤痛，胸中心大小肠大热，心中烦闷，胃中热气。一名木丹，一名越桃。生南阳川谷。九月采实，曝干。"[39]

《新修本草》卷十三："枝子，味苦，寒、大寒，无毒。主五内邪气，胃中热气，面赤酒疱皶鼻，白癞、赤癞，疮疡。疗目热赤痛，胸中心大小肠大热，心中烦闷，胃中热气。一名木丹，一名越桃。生南阳川谷。九月采实，曝干。"[40]

《食疗本草》卷上："栀子（一）主喑哑，紫癜风，黄疸，积热心躁。（二）又方，治下鲜血，栀子仁烧成灰，水和一钱匕服之。量其大小多少服之。"[20]

《本草图经》卷十一："栀子，生南阳川谷，今南方及西蜀州郡皆有之。木高七、八尺；叶似李而厚硬，又似樗蒲子；二、三月生白花，花皆六出，甚芬香，俗说及西域詹匐也；夏秋结实如诃子状，生青熟黄，中仁深红。九月采实，曝干。南方人竞种以售利。"[3]

《证类本草》卷十三："栀子，栀子一，栀子二。味苦，寒、大寒，无毒。主五内邪气，胃中热气，面赤酒疱，渣鼻白癞，赤癞疮疡，疗目热赤痛，胸心大小肠大热，心中烦闷，胃中热气。一名木丹，一名越桃。生南阳川谷。九月采实，曝干。陶隐居云：解玉支毒。处处有。亦两、三种小异，以七棱者为良。经霜乃取之，今皆入染用于药甚稀。玉支，即羊踯躅也。臣禹锡等谨按药性论云：山栀子，杀䗪虫毒。去热毒风，利五淋，主中恶，通小便，解五种黄病，明目，治时疾，除热及消渴口干，目赤肿病。"[4]

《本草衍义》卷十四："栀子，仲景治发汗吐下后，虚烦不得眠，若剧者，必反覆颠倒，心中懊憹，栀子豉汤治之。虚，故不用大黄，有寒毒故也。栀子虽寒无毒，治胃中热气，既亡血、亡津液，腑脏无润养，内生虚热，非此物不可去，张仲景《伤寒论》已著。又治心经留热，小便赤涩，去皮山栀子、火炮大黄、连翘、甘草炙，等分，末之，水煎三二钱匕，服之无不效。"[22]

《增广太平和剂图经本草药性总论·木部中品》："栀子，味苦，寒，大寒，无毒。主五内邪气，胃中热气，面赤酒疱渣鼻，白癞赤癞，疮疡，疗目热赤痛，胸心大小肠大热，心中烦闷，胃中热气。《药性论》云：去热毒风，利五淋，主中恶，通小便，解五种黄病，明目，治时疾，除热及消渴，口干、目赤肿病。解：玉支毒。”[23]

《珍珠囊药性赋》卷二：“栀子，味苦性大寒无毒。沉也，阴也。其用有二：疗心中懊憹颠倒而不得眠；治脐下血滞小便而不得利。易老有云：轻飘而象肺，色赤而象火，又能泻肺中之火。”[24]

《汤液本草》卷五：“栀子，气寒，味微苦。味苦，性大寒，味薄，阴中阳也。无毒。入手太阴经。《象》云：治心烦，懊憹而不得眠，心神颠倒欲绝，血滞，小便不利。杵细用。《心》云：去心中客热，除烦躁，与豉同用。《珍》云：止渴，去心懊憹烦躁。《本草》云：主五内邪气，胃中热气，面赤，酒疱渣鼻，白癞、赤癞，疮疡。疗目热赤痛，胸心大小肠大热，心中烦闷，胃中热气。仲景用栀子治烦，胸为至高之分也。故易老云：轻浮而象肺也，色赤而象火，故能泻肺中之火。《本草》不言吐，仲景用此为吐药。栀子本非吐药，为邪气在上，拒而不纳，故令上吐，邪因得以出。”[25]

《饮膳正要》卷三：“栀子，味苦，寒，无毒。主五内邪气，疗目赤热，利小便。”[26]

《本草品汇精要》卷十八：“栀子，无毒，植生。栀子（出《神农本经》），主五内邪气，胃中热气，面赤，酒疱，渣鼻，白癞，赤癞，疮疡（以上朱字《神农本经》）。疗目热赤痛，胸、心、大小肠大热，心中烦闷，胃中热气（以上黑字《名医》所录）。【名】木丹，越桃，【花】薝卜。”[27]

《本草蒙筌》卷四：“山栀子，味苦，气寒。味厚气薄，气浮味降，阴中阳也。无毒。一名越桃，霜后收采。家园栽者，肥大且长（此号伏尸栀子）。”[41]

《本草纲目》卷三十六：“栀子《本经·中品》。【释名】木丹《本经》、越桃《别录》、鲜支《纲目》，花名薝卜。时珍曰：卮，酒器也。栀子象之，故名。俗作栀。司马相如赋云：鲜支黄砾。注云：鲜支即支子也。佛书称其花为薝卜，谢灵运谓之林兰，曾端伯呼为禅友。或曰：薝卜金色，非栀子也。”[5]

《药鉴》卷二：“栀子，气寒，味苦，无毒。气薄味厚，气浮味降，沉也，阴之阳也。主心烦懊憹不得眠，心神颠倒欲绝。利五淋，通小便。除胸中之热甚，止胃脘之热痛。留皮去热于肌表，去皮劫热于心胸。酒炒上行，盐浸下降。”[28]

《本草原始》卷五：“卮子，生南阳川谷木高七八尺，叶似李而厚硬。……小卮子俗呼山栀，治上中焦连壳用，下焦去壳微炒用。”[48]

《炮炙大法·木部》：“栀子（凡使，勿用颗大者，号曰伏尸栀子，无力。须要如雀脑，并须长，有九路赤色者上。凡使，先去皮须了，取九棱者，仁以甘草水浸一宿，漉出焙干，捣，晒如赤金，末用。大率治上焦中焦连壳，用下焦去壳，沉去黄浆，炒用，治血病，炒黑用）。”[29]

《本草征要》卷一：“栀子，味苦，性寒，无毒。入肺、三焦二经。炒透。治胸中懊憹，而眠卧不宁。疏脐下血滞，而小便不利。清太阴肺，轻飘而上达。泻三焦火，屈曲而下行。”[30]

《本草乘雅半偈》第五帙：“栀子《本经·中品》。【气味】苦寒，无毒。……【核】曰：南方、西蜀皆有。……先人云：卮子有色，故主色变。凡苦寒之物，能下能坚，唯卮子反使坚结者解而上出，火空则发之义也，故并作涌泄之剂。”[31]

《本草崇原》卷中："卮子，气味苦寒，无毒。主治五内邪气，胃中热气，面赤，酒疱渣鼻，白癞，赤癞，疮疡（卮，酒器也，卮子象之，故名，俗作栀。《本经》谓之木丹，《别录》谓之越桃，今南方及西蜀州郡皆有之。木高七八尺，叶如李，厚而深绿，春荣夏茂，凌冬不凋，五月花开，花皆六出，洁白芬芳，交秋结实，如诃子状，生青，熟则黄赤，其中仁穰亦红赤，入药宜用山栀子，皮薄而圆小，刻房七棱至九棱者为佳。李时珍曰：蜀中有红栀子，花烂红色，其实染物亦赭红色）。"[32]

《本草新编》卷四："山栀子，味苦，气寒，可升可降，阴中阳也，无毒。入于肝、肺，亦能入心。有佐使之药，诸经皆可入之。专泻肝中之火，其余泻火，必借他药引经而后泻之也。止心胁疼痛，泻上焦火邪，祛湿中之热，消五痹黄病，止霍乱转筋赤痢。用之吐则吐，用之利则利。可为臣佐之药，而不可以为君。虽然山栀未尝不可为君也。当两胁大痛之时，心君拂乱之后，苟不用山栀为君，则拂逆急迫，其变有不可言者矣，用山栀三五钱，附之以甘草、白芥子、白芍、苍术、贯众之类，下喉而痛立止，乱即定，其神速之效，有不可思议者。然则山栀又似君臣佐使而无不宜者，要在人善用之，而非可拘泥也。"[42]

《本草易读》卷七："山栀子，炒则不吐。苦，寒，无毒。入心、肺、肝、脾、膀胱经。降心火而通小便，利五淋而泻三焦。止吐衄淋痢诸血，清肺胃头目诸热。烦恼懊憹之疾，损伤血瘀之疴。善吐胸膈浊瘀，最退皮肤熏黄。"[43]

《本经逢原》卷三："栀子，苦寒无毒。入吐剂取肥栀生用，入降火药以建栀、姜汁炒黑用。"[34]

《神农本草经百种录·中品》："栀子，味苦寒。主五内邪气，热邪之气，胃中热气，黄色入阳明，性寒能清热。面赤，酒疱皶鼻，白癞、赤癞，疮疡。此皆肉肌之病，乃阳明之表证也。"[35]

《本草从新》卷九："栀子，泻心肺三焦之火。苦寒。轻飘象肺，色赤入心。泻心肺之邪热，使之屈曲下行，由小便出。（海藏曰：或用为利小便药、非利小便、乃肺清则化行、而膀胱津液之腑、得此气化而出也。）而三焦之郁火以解，热厥，（厥有寒热二证）心痛以平。"[6]

《要药分剂》卷六："山栀子，味苦，性寒，无毒。禀天之清气，得地之苦味以生。降也，阴也。【主治】主五内邪气，胃中热气，面赤，酒疱，疮疡（本经）。疗目赤热痛，胸心大小肠大热，心中烦闷（别录。）去热毒风，除时疾热，解五种黄病，利五淋，通小便，解消渴（甄权）。心烦懊憹不得眠，脐下血滞而小便不利（元素）。泻三焦火，清胃脘血，治热厥心痛，解热郁结气（丹溪）。治吐衄，血痢血淋，损伤瘀血，又伤寒劳复，热厥头痛，疝气，汤火伤（时珍）。"[44]

《本草求真》卷四："山栀子（灌木），治心肺热邪曲屈下行。栀子（专入心肺）。味苦大寒。轻飘象肺，色赤入心。书言能泻心肺热邪，使之屈曲下从小便而出。（肺清则气化行。而膀胱津液，亦得由气化而化，故曰能利小便，究之皆泻肺心药耳。）而三焦之郁火以解，热厥心痛以平。"[45]

《神农本草经读》卷三："栀子，气味苦寒，无毒。主五内邪气，胃中热气，面赤，酒疱皻鼻，白癞，赤癞，疮疡。陈修园曰：栀子气寒，禀水气而入肾；味苦，得火味而入心。"[36]

《本草述钩元》卷二十四："栀子，春荣秋瘁。入夏开花，白瓣黄蕊，随即结实，薄皮细仁，色深红，霜后收之。苦寒，气薄味厚，轻清上行。气浮而味降，阳中阴也。入手太阴肺经血分，更入手少阴足阳明经。留皮泻肺火，去皮泻心火。"[37]

《本草择要纲目·寒性药品》："栀子 【气味】苦寒，无毒。轻清上行，阳中阴也。入手太阴肺经。"[33]

《本草撮要》卷二："山栀子，味苦，入手太阴经。功专除烦泻火。得滑石治血淋溺闭，得川乌治冷热腹痛，得香豉治肾燥，并吐虚烦客热。得茵陈治五黄。生用泻火，炒黑止血，姜汁炒止烦呕。内热用仁，表热用皮。"[46]

《本草思辨录》卷四："栀子，花白蕊黄仁赤，其树最喜灌溉，意在条达其性体，为心肺肝胃三脏一腑之药。惟花时不采，而采者为黄赤之实，体轻入气，而性阴又入血，其治在心肝胃者多，在肺者少。苦寒涤热，而所涤为瘀郁之热，非浮散之热，亦非坚结之热。"[38]

《药征》卷下："栀子，主治心烦也，旁治发黄。考证，大黄硝石汤证曰：黄疸。栀子柏皮汤证曰：身黄。以上二方，栀子皆十五枚。"[39]

《中药志》："栀子 本品为常用中药。商品为茜草科植物栀子的果实。……【原植物】栀子 别名：黄栀子、山栀、山黄枝、水横枝、山枝子（通称）。Gardenia jasminoides Ellis. ——茜草科 Rubiaceae."[13]

《中药材手册》："栀子（《纲目》名卮子，列入木部灌木类） 本品为茜草科植物栀子 Gardenia jasminoides Ellis 的干燥成熟果实。原植物系常绿灌木，栽培与野均有。商品中认为湖南、江西产者为佳。另外，大栀子的性状与本品不同，应注意鉴别。【别名】山栀子、红栀子、黄栀子。"[14]

《全国中草药汇编》："栀子 别名：黄栀子、黄果树、山栀子、红枝子。来源：为茜草科栀子属植物栀子 Gardenia jasminoides Ellis 的果实，其根也可入药。"[15]

《中药大辞典》："栀子《本经》【异名】木丹《本经》，鲜支《上林赋》，桪桃《广雅》，卮子（《汉书》孟康注），支子《本草经集注》，越桃《别录》，山栀子《药性论》，枝子《唐本草》，小卮子《本草原始》，黄鸡子《广西中药志》，黄荑子《闽东本草》，黄栀子《江苏药材志》。【基原】为茜草科植物山栀的果实。【原植物】山栀《药性论》Gardenia jasminoides Ellis，又名：林兰《谢康乐集》。"[9]

《中医大辞典·中药分册》："栀子 出《神农本草经》。又名山栀子、黄栀子。为茜草科植物栀子 Gardenia jasminoides Ellis 的果实。"[10]

《中国医学百科全书·中医学》："栀子 始载于《神农本草经》。又名越桃、山栀子、黄栀子。为茜草科植物栀子 Gardenia jasminoides Ellis 的果实。"[11]

《全国中药炮制规范》："栀子 ［处方用名］栀子、炒栀子、焦栀子、栀子炭、姜栀子。【来源】本品为茜草科植物栀子 Gardenia jasminoides Ellis 的干燥成熟果实。栽培或野生。主产于浙江、江西、湖南、福建等地。秋季果实成熟呈黄色时采收，除去果梗及杂质，干燥或蒸至上气或置沸水中略烫，取出，干燥。药材以皮薄、饱满、色红黄者为佳。"[16]

《中国药材学》："栀子 【别名】黄栀子，山枝子，大红栀（江苏），白蝉（广东）。【来源】本品为茜草科植物栀子 Gardenia jasminoides Ellis 的果实。"[17]

《中国中医药学主题词表》："栀子 Gardenia jasminoides　属茜草科和清热泻药火药。D 山栀；D 越桃。"[12]

《普通高等教育中医药类规划教材·中药学》："栀子《本经》为茜草科常绿灌木植物栀子 Gardenia jasminoides Ellis　的成熟果实。主于我国长江以南各省。秋冬采收。生用、炒焦或炒炭用。"[8]

《中华本草》："栀子《本经》【异名】木丹《本经》，鲜支《上林赋》，楯桃《广雅》，卮子（《汉书》孟康注），越桃《别录》，支子《本草经集注》，山栀子《药性论》，枝子《新修本草》，小卮子《本草原始》，黄鸡子《广西中药志》，黄荑子《闽东本草》，黄栀子《江苏药材志》，黄栀、山黄栀、山栀《浙江药用植物志》……【来源】为茜草科植物栀子的果实。【原植物】栀子 Gardenia jasminoides Ellis."[18]

《中华人民共和国药典》："栀子 Fructus gardeniae　本品为茜草科植物栀子 Gardenia jasminoides Ellis　的干燥成熟果实。9～11 月果实成熟呈红黄色时采收，除去果梗及杂质，蒸至上汽或置沸水中略烫，取出，干燥。"[7]

5　参考文献

1　汉·神农本草经．清顾观光重辑本．北京：人民卫生出版社，1955，65

2　魏晋·名医别录．北京：人民卫生出版社，1986，144

3　宋·苏颂．本草图经．合肥：安徽科学技术出版社，1994，371

4　宋·唐慎微．证类本草．北京：人民卫生出版社，1957，320

5　明·李时珍．本草纲目．北京：人民卫生出版社，1982，2085

6　清·吴仪洛．本草从新．北京：中医古籍出版社，2001，124

7　国家药典委员会．中华人民共和国药典．一部．北京：化学工业出版社，2000，201

8　雷载权主编．普通高等教育中医药类规划教材·中药学．上海：上海科学技术出版社，1995，56

9　江苏新医学院．中药大辞典．上海：上海科学技术出版社，1977，1984

10　《中医大辞典》编辑委员会．中医大辞典·中药分册．北京：人民卫生出版社，1982，311

11　《中医学》编辑委员会．中国医学百科全书·中医学．上海：上海科学技术出版社，1997，984

12　吴兰成主编．中国中医药学主题词表．北京：中医古籍出版社，1996，575

13　中国医学科学院药物研究所等．中药志．第三册．北京：人民卫生出版社，1993，578

14　中华人民共和国卫生部药政管理局．中药材手册．北京：人民卫生出版社，1998，368

15　《全国中草药汇编》编写组．全国中草药汇编．上册．北京：人民卫生出版社，1996，765

16　中华人民共和国卫生部药政管理局．全国中药炮制规范．北京：人民卫生出版社，1988，180

17　徐国钧等主编．中国药材学．北京：中国医药科技出版社，1996，1166

18　国家中医药管理局《中华本草》编委会．中华本草．第六册．上海：上海科学技术出版社，1999，421

19　南北朝·雷敩．雷公炮炙论．上海：上海中医学院出版社，1986，75

20　唐·孟诜．食疗本草．北京：人民卫生出版社，1984，23

22　宋·寇宗奭．本草衍义．上海：商务印书馆，1937，80

23　宋·佚名．增广太平和剂图经本草药性总论．见：增广太平惠民和剂局方．海口：海南出版社，2002，471

24　金·李杲．珍珠囊药性赋．清康熙三十二年文武堂刻本

25　元·王好古．汤液本草．见：景印文渊阁四库全书（745）．北京：中医古籍出版社，1986，981

26　元·忽思慧．饮膳正要．北京：中国书店，1985
27　明·刘文泰．本草品汇精要．北京：人民卫生出版社，1982，502
28　明·杜文燮．药鉴．上海：上海人民出版社，1975
29　明·缪希雍．炮炙大法．明末庄继先校刻本
30　明·李中梓．本草征要．见：李中梓医学全书．北京：中国中医药出版社，1999，139
31　明·卢之颐．本草乘雅半偈．北京：人民卫生出版社，1986，281
32　清·张志聪．本草崇原．北京：中国中医药出版社，1992，86
33　清·蒋居祉．本草择要纲目．见：珍本医书集成（二）．上海：上海科学技术出版社，1985，16
34　清·张璐．本经逢原．上海：上海科学技术出版社，1959，183
35　清·徐大椿．神农本草经百种录．见：景印文渊阁四库全书（785）．北京：中医古籍出版社，1986，576
36　清·陈念祖．神农本草经读．北京：人民卫生出版社，1959，37
37　清·杨时泰．本草述钩元．上海：科技卫生出版社，1958，522
38　清·周岩．本草思辨录．北京：人民卫生出版社，1960，134
39　南北朝·陶弘景．本草经集注．北京：人民卫生出版社，1994，303
40　唐·苏敬等撰．新修本草．合肥：安徽科学技术出版社，1981，329
41　明·陈嘉谟．本草蒙筌．北京：人民卫生出版社，1988，233
42　清·陈士铎．本草新编．北京：中国中医药出版社，1996，210
43　清·汪昂．本草易读．北京：人民卫生出版社，1987
44　清·沈金鳌．要药分剂．上海：上海科学技术出版社，1959，163
45　清·黄宫绣．本草求真．上海：上海科学技术出版社，1959，198
46　清·陈其瑞．本草撮要．见：珍本医书集成（二）．上海：上海科学技术出版社，1985，34
47　三国魏·张揖撰，清·王念孙疏．广雅疏证．北京：中华书局，1994
48　明·李中立．本草原始．清四川宏道堂刻本

314　枸杞子
Gouqizi
Fructus Lycii

1　定名依据

1.1　正名

1.1.1　汉文名：枸杞子（茄科植物宁夏枸杞 Lycium barbarum L. 的干燥成熟果实）。

1.1.2　英文名：barbary wolfberry fruit.

1.2　依据

1.2.1　定名的文献依据

1.2.1.1　《本草蒙筌》卷四："枸杞子，味甘、苦，气微寒。无毒。近道田侧俱有，甘肃州（并属陕西）者独佳。春生嫩苗，作茹爽口。秋结赤实，入药益人。依时采收，曝干选用。[1]

1.2.1.2　《本草易读》卷七："枸杞子，酒润，捣烂用。甘，平，无毒。滋肾润肺，益

精明目；坚筋立骨，除风治劳。嗌干心痛最宜，渴饮消中亦效。”[2]

1.2.1.3 《本草备要·木部》：“枸杞子，平补而润。甘平（《本草》苦寒）。润肺清肝，滋肾益气，生精助阳，补虚劳，强筋骨（肝主筋，肾主骨），去风明目（目为肝窍，瞳子属肾），利大小肠。治嗌干消渴。”[3]

1.2.1.4 《本草从新》卷九：“枸杞子，滋补肝肾而润。甘微温，滋肝益肾。（景岳曰：用之以助熟地、甚妙）。生精助阳，补虚劳，强筋骨（肝主筋、肾主骨）。养营除烦，去风明目，（肝开窍于目、黑水神光属肾）。利大小肠。”[4]

1.2.1.5 《得配本草》卷七：“枸杞子，味甘，微温而润。入足少阴，兼厥阴经血分。补肝经之阴，益肾水之阳。退虚热，益精气，解消渴，去湿风，强筋骨，利二便，下胸胁气，疗痘风眼，止阴虚腰痛，疗肝虚目暗。得麦冬，治干咳。”[5]

1.2.1.6 《本草撮要》卷二：“枸杞子，味甘，入足厥阴少阴经。功专补精血。得杜仲、萆薢治肾虚腰痛，得青盐、川椒治肝虚目暗。叶名天精草。苦甘而凉，清上焦心肺客热。代茶止消渴，子酒润捣用。”[6]

1.2.1.7 《中华人民共和国药典》：“枸杞子 Fructus lycii 本品为茄科植物宁夏枸杞 Lycium barbarum L. 的干燥成熟果实。夏、秋二季果实呈红色时采收，热风烘干，除去果梗。或晾至皮皱后，晒干，除去果梗。”[7]

1.2.1.8 《普通高等教育中医药类规划教材·中药学》：“枸杞子《本经》为茄科落叶灌木植物宁夏枸杞 Lycium barbarum L. 的成熟果实。主产宁夏、甘肃等地。夏、秋二季果实呈橙红色时采收，晾至皮皱后，再曝晒至外皮干硬、果肉柔软。生用。”[8]

1.2.1.9 《中药大辞典》：“枸杞子《别录》【异名】苟起子《本草经集注》……【原植物】①枸杞《本经》Lycium chinense Mill.，又名：杞《诗经》，枸继《毛诗传》，枸忌《本经》，羊乳《吴普本草》，苦杞、乳、地筋《广雅》，象柴、纯卢、仙人杖、却老、天精《抱朴子》，却暑《别录》，地仙《日华子本草》，枸棘《本草衍义》，狗地芽《草本便方》，红榴榴科、石寿树。②宁夏枸杞 Lycium barbarum L.”[9]

1.2.1.10 《中医大辞典·中药分册》：“枸杞子 出《名医别录》。又名杞子、枸杞果。为茄科枸杞属植物宁夏枸杞 Lycium barbarum L. 或枸杞 L. chinense Mill. 的果实。”[10]

1.2.1.11 《中国医学百科全书·中医学》：“枸杞子 始载于《神农本草经》。原名枸杞，又名枸杞果、甘杞子。为茄科植物宁夏枸杞 Lycium barbarum L. 或枸杞 L. chinense Mill. 的果实。”[11]

1.2.1.12 《中国中医药学主题词表》：“枸杞子 Fructus lycii 为茄科植物宁夏枸杞干燥成熟果实；属补肾药和补阴药。C 枸杞。”[12]

1.2.1.13 《中药志》[13]、《中药材手册》[14]、《全国中草药汇编》[15]、《全国中药炮制规范》[16]、《中国药材学》[17]、《中华本草》[18]等现代中药著作多以“枸杞子”作为本品正名（参见“文献通考”）。

1.2.2 定名选择的理由

1.2.2.1 枸杞子 Fructus lycii，为茄科植物宁夏枸杞 Lycium barbarum L. 的干燥成熟果实。“枸杞子”作为本品正名始见于明·陈嘉谟《本草蒙筌》，其后的本草著作如清·汪昂《本草易读》、《本草备要》、吴仪洛《本草从新》、严西亭《得配本草》、陈其瑞《本草撮要》等在载录本品时即以“枸杞子”作为正名，并一直沿用至今。

1.2.2.2 我国最新出版的《中华人民共和国药典》、《普通高等教育中医药类规划教材·中药学》以及辞书类著作《中医大辞典·中药分册》、《中药大辞典》、《中国医学百科全书·中医学》等均以"枸杞子"作为本品正名。已经广泛应用于中医药学文献的标引和检索的《中国中医药学主题词表》也以"枸杞子"作为本品的正式主题词。现代本草著作如《中药志》、《全国中草药汇编》、《中华本草》、《中国药材学》、《中药材手册》、《全国中药炮制规范》等虽记载了不少本品各地的俗称，但也无一例外以"枸杞子"作为本品的正名。说明"枸杞子"作为本品正名已成为共识。

1.3 与正名等效的名词：无。

2 源流考释

枸杞子（茄科植物宁夏枸杞 Lycium barbarum L. 的干燥成熟果实）入药始载于魏晋《名医别录》："枸杞，根大寒，子微寒，无毒。主治风湿，下胸胁气，客热头痛，补内伤，大劳、嘘吸，坚筋骨，强阴，利大小肠。久服耐寒暑。一名羊乳，一名却暑，一名仙人杖，一名西王母杖。生常山及诸丘陵阪岸上。冬采根，春夏采叶，秋采茎实。阴干。"[19] 此后南北朝·陶弘景《本草经集注》[20]，唐·苏敬等撰《新修本草》[21]、孟诜《食疗本草》[22]，宋·唐慎微《证类本草》[23]等在"枸杞"项下均有关于本品的记载。

"枸杞子"之名始见于南北朝·陶弘景《本草经集注·草木上品》："牡荆实，味苦，温，无毒……李当之《药录》乃注溲疏下云：溲疏一名阴栌，一名牡荆，一名空疏。皮白，中空，时有节。子似枸杞子，赤色，味甘、苦，冬月熟，世乃无识者。"[24] "枸杞子"作为本草正名始见于明·陈嘉谟《本草蒙筌》卷四："枸杞子，味甘、苦，气微寒。无毒。近道田侧俱有，甘肃州（并属陕西）者独佳。春生嫩苗，作茹爽口。秋结赤实，入药益人。依时采收，曝干选用。"[1]。其后的本草著作大多以"枸杞子"为正名，如明·杜文燮《药鉴》[25]、缪希雍《炮炙大法》[26]、李中梓《雷公炮制药性解》[27]、《本草征要》[28]，清·陈士铎《本草新编》[29]、汪昂《本草易读》[2]、《本草备要》[3]、叶桂《本草经解》[30]、吴仪洛《本草从新》[4]、张志聪《本草崇原》[31]、姚澜《本草分经》[32]、蒋居祉《本草择要纲目》[33]、严西亭《得配本草》[5]、凌奂《本草害利》[34]、陈其瑞《本草撮要》[6]、张秉成《本草便读》[35]等。

古代著作中记载的本品异名尚有"西枸杞"《本草纲目》[36]等。如《本草纲目》卷三十六："枸杞地骨皮《本经·上品》……今陕之兰州、灵州、九原以西枸杞，并是大树，其叶厚根粗。"[36]

现代有关著作均沿用《本草蒙筌》的记载以"枸杞子"作为本品正名，如《中华人民共和国药典》[7]、《普通高等教育中医药类规划教材·中药学》[8]、《中药大辞典》[9]、《中医大辞典·中药分册》[10]、《中国医学百科全书·中医学》[11]、《中国中医药学主题词表》[12]、《中药志》[13]、《中药材手册》[14]、《全国中草药汇编》[15]、《全国中药炮制规范》[16]、《中国药材学》[17]、《中华本草》[18]等。同时尚记载有"杞子"、"地骨子"、"血枸子"《中药材手册》[14]，"苟起子"、"甜菜子"、"红青椒"、"拘蹄子"、"狗奶子"、"枸杞果"、"枸茄茄"、"枸地芽子"、"枸杞豆"、"血杞子"、"红耳坠"《中药大辞典》[9]，"甘杞子"《中国医学百科全书·中医学》[11]，"山枸杞"、"中宁枸杞"，"白刺"、"白疙针"、"白葛针"《中国药材学》[17]，"枸杞红实"、"津枸杞"《中华本草》[18]等各地的俗称。还记载有本品原植物“宁夏枸杞”的异名“西枸杞”、“中宁枸杞”、“山枸杞”、“白疙针”、“西茹音——湿吉勒嘎”《中药志》[13]；原植物“枸杞”的异名“杞”、“枸继”、“枸忌”、“羊乳”、“苦杞”、“乳”、“地筋”、“象柴”、“纯卢”、“仙人杖”、“却老”、“天精”、“却暑”、“地仙”、“枸棘”、“狗地芽”、“红榴榴科”、“石寿树”《中药大辞典》[9]等。

3 附录

3.1 又称：无。

3.2 俗称：杞子（西藏），红青椒、拘蹄子（河南），狗奶子（江苏），枸杞果（河北），地骨子、枸茄茄、山枸杞（山西），枸地芽子（四川），白刺（青海），白疙针、白葛针（内蒙古），津枸杞（天津），苟起子，甜菜子，红耳坠，血枸子，枸杞豆，血杞子，甘杞子，中宁枸杞，枸杞红实。

3.3 曾称：西枸杞《本草纲目》。

3.4 原植物名称：宁夏枸杞，西枸杞、中宁枸杞（青海）、山枸杞（山西），白疙针（内蒙古），西茹音——湿吉勒嘎（蒙古族名）；枸杞，杞，枸继，枸忌，羊乳，苦杞，乳，地筋，象柴，纯卢，仙人杖，却老，天精，却暑，地仙，枸棘，狗地芽，红榴榴科，石寿树。

4 文献通考

《名医别录》：“枸杞，根大寒，子微寒，无毒。主治风湿，下胸胁气，客热头痛，补内伤，大劳、嘘吸，坚筋骨，强阴，利大小肠。久服耐寒暑。一名羊乳，一名却暑，一名仙人杖，一名西王母杖。生常山及诸丘陵阪岸上。冬采根，春夏采叶，秋采茎实。阴干。”[19]

《本草经集注·草木上品》：“枸杞，味苦，寒，根大寒，子微寒，无毒。主治五内邪气，热中，消渴，周痹。风湿，下胸胁气，客热，头痛，补内伤，大劳、嘘吸，坚筋骨，强阴，利大小肠。久服坚筋骨，轻身，耐老，耐寒暑。”[20]

《本草经集注·草木上品》：“牡荆实，味苦，温，无毒……李当之《药录》乃注溲疏下云：溲疏一名阴栌，一名牡荆，一名空疏。皮白，中空，时有节。子似枸杞子，赤色，味甘、苦，冬月熟，世乃无识者。”[24]

《新修本草》卷十二：“枸杞，味苦，寒，根大寒，子微寒，无毒。主五内邪气，热中，消渴，周痹，风湿，下胸胁气，客热，头痛，补内伤，大劳、嘘吸，坚筋骨，强阴，利大小肠。久服坚筋骨，轻身，能老，耐寒暑。一名杞根，一名地骨，一名枸忌，一名地辅，一名羊乳，一名却暑，一名仙人杖，一名西王母杖。生常山平泽、又诸丘陵阪岸上。冬采根，春、夏采叶，秋采茎、实，阴干。”[21]

《食疗本草》卷上：“枸杞，寒。（一）无毒。叶及子：并坚筋能老，除风，补益筋骨，能益人，去虚劳。……（三）叶和羊肉作羹，尤善益人。代茶法煮汁饮之，益阳事。”[22]

《证类本草》卷十二：“枸杞，味苦，寒。根大寒，子微寒，无毒。主五内邪气，热中消渴，周痹，风湿，下胸胁气，客热头痛，补内伤大劳嘘吸，坚筋骨，强阴，利大小肠。久服坚筋骨，轻身不老，耐寒暑。一名杞根，一名地骨，一名枸忌，一名地辅，一名羊乳，一名却暑，一名仙人杖，一名西王母杖。生常山平泽及诸丘陵阪岸。冬采根，春夏采叶，秋采茎、实，阴干。"[23]

《本草蒙筌》卷四："枸杞子，味甘、苦，气微寒。无毒。近道田侧俱有，甘肃州（并属陕西）者独佳。春生嫩苗，作茹爽口。秋结赤实，入药益人。依时采收，曝干选用。紫熟味甜，粗小膏润者有力；赤黯味淡，颗大枯燥者无能。今市家多以蜜拌欺人，不可不细认尔。去净梗蒂，任作散丸。明耳目安神，耐寒暑延寿。添精固髓，健骨强筋。滋阴不致阳衰，兴阳常使阳举。"[1]

《本草纲目》卷三十六："枸杞地骨皮《本经·上品》……今陕之兰州、灵州、九原以西枸杞，并是大树，其叶厚根粗。"[36]

《药鉴》卷二："枸杞子，气微寒，味甘苦，无毒。补肾明耳目，安神耐寒暑。延寿添精，固髓健骨。滋阴不致阴衰，兴阳常使阳举。并麦冬同生地入萉子，治肾虚目疾如神。佐杜仲同芡实加牛膝，疗房劳腰疼甚捷。"[25]

《炮炙大法·木部》："枸杞子（去蒂及枯者，酒润一夜，捣烂入药）。"[26]

《雷公炮制药性解》卷五："枸杞子，味苦甘，性微寒无毒，入肝肾二经。主五内邪热，烦躁消渴，周痹风湿，下胸胁气，除头痛，明眼目，补劳伤，坚筋骨，益精髓，壮心气，强阴益智，去皮肤骨节间风，散疮肿热毒。久服延年，恶乳酪，解面毒。"[27]

《本草征要》卷三："枸杞子，味甘、性微温，无毒。入肝、肾二经。益肝以养营，强筋明目。补肾而填精，止渴除烦。精不足者，补之以味，枸杞子是也。能使阴生则阴血自长。肝开窍于目，黑水神光属肾，二脏得补，目自明矣。"[28]

《本草新编》卷四："枸杞子（地骨皮），味甘、苦，气微温，无毒。甘肃者佳。入肾、肝二经。明耳目，安神，耐寒暑，延寿，添精固髓，健骨强筋。滋阴不致阴衰，兴阳常使阳举。更止消渴，尤补劳伤。地骨皮，即枸杞之根也。"[29]

《本草易读》卷七："枸杞子，酒润，捣烂用。甘，平，无毒。滋肾润肺，益精明目；坚筋立骨，除风治劳。嗌干心痛最宜，渴饮消中亦效。"[2]

《本草备要·木部》："枸杞子，平补而润。甘平（《本草》苦寒）。润肺清肝，滋肾益气，生精助阳，补虚劳，强筋骨（肝主筋，肾主骨），去风明目（目为肝窍，瞳子属肾），利大小肠。治嗌干消渴（昂按：古谚有云，出家千里，勿食枸杞。其色赤属火，能补精壮阳。然气味甘寒而性润，仍是补水之药，所以能滋肾、益肝、明目而治消渴也）。"[3]

《本草经解》卷三："枸杞子，气寒，味苦，无毒。主五内邪气，热中消渴，周痹风湿。久服坚筋骨，轻身不老，耐寒暑。枸杞子气寒，禀天冬寒之水气，入足少阴肾经。味苦无毒，得地南方之火味，入手少阴心经。气味俱降，阴也。五内者五脏之内也，邪气者邪热之气也，盖五内为藏阴之地，阴虚所以有热邪也，其主之者，苦寒清热也。心为君火，肾为寒水，水不制火，火烁津液，则病热中消渴，其主之者。"[30]

《本草从新》卷九："枸杞子，滋补肝肾、而润。甘微温。滋肝益肾（景岳曰：用之以助熟地，甚妙）。生精助阳。补虚劳。强筋骨（肝主筋、肾主骨）。养营除烦。去风明目（肝开窍于目、黑水神光属肾）。利大小肠。"[4]

《本草崇原》卷上："枸杞子（附），气味甘寒。主坚筋骨，耐老，除风，去虚劳，补精气。(《食疗本草》附。) 生精助阳。"[31]

《本草分经·原例》:"枸杞子,甘微温,滋补肝肾而润,生精助阳,去风明目,利大小肠。"[32]

《本草择要纲目·平性药品》:"枸杞子 【气味】甘平,无毒。【主治】坚筋骨,除风去虚劳,补精气,滋肾润肺,益阳事,祛下焦肝肾虚热。盖枸杞之苗,乃天之精。苦甘而凉,上焦心肺客热者宜之。枸杞之根乃地骨皮。"[33]

《得配本草》卷七:"枸杞子,味甘,微温而润。入足少阴,兼厥阴经血分。补肝经之阴,益肾水之阳。退虚热,益精气,解消渴,去湿风,强筋骨,利二便,下胸胁气,疗痘风眼,止阴虚腰痛,疗肝虚目暗。得麦冬,治干咳。得北五味,生心液。配椒、盐,理肾而除气痛。佐术、苓,补阴而不滑泄。"[5]

《本草害利·肝部药队》:"枸杞子,【害】虽为益阴除热之要药,若脾胃虚弱,时泄泻者勿入。须先理脾胃,俟泻止用之。须同山药、莲肉、车前、茯苓相兼,则无润肠之患。故云,脾滑者勿用。"[34]

《本草撮要》卷二:"枸杞子,味甘,入足厥阴少阴经。功专补精血。得杜仲、萆薢治肾虚腰痛,得青盐、川椒治肝虚目暗。叶名天精草,苦甘而凉,清上焦心肺客热。代茶止消渴,子酒润捣用。"[6]

《本草便读·木部》:"枸杞子,性平色赤。养肝补肾益真阴。质润味甘,明目添精退虚热(枸杞子以甘肃甘州者为上,味甘,子少润泽有脂。其余土产者,子多味苦而劣,不堪用。其性平和,不寒不热。凡子皆降,有收束下行之意,故能入肝肾,生精养,精血充则目可明,渴可止。筋骨坚利,虚劳等证悉除矣)。"[35]

《中药志》:"枸杞子 本品为常用中药。商品主要为茄科植物宁夏枸杞的果实。……【原植物】宁夏枸杞 别名:西枸杞、中宁枸杞(青海)、山枸杞(山西),白疙针(内蒙古),西茹音——湿吉勒嘎(蒙古族名)。Lycium barbarum L. (L. halimifolium Mill.) ——茄科 Solanaceae."[13]

《中药材手册》:"枸杞子(《纲目》列入木部灌木类) 本品为茄科植物宁夏枸杞 Lycium barbarum L. 的干燥成熟果实。原植物系落叶灌木或栽培整枝后而成小乔木,多为栽培。现今全国所用枸杞子以宁夏回族自治区所产者质量最佳,产量亦大。同属植物中华枸杞的果实质差,不宜作枸杞子入药。【别名】杞子、西枸杞、地骨子、血枸子。"[14]

《全国中草药汇编》:"枸杞子 来源:为茄科枸杞属植物宁夏枸杞 Lycium barbarum L. 或枸杞 Lycium chinense Mill. 的果实。"[15]

《中药大辞典》:"枸杞子《别录》【异名】苟起子《本草经集注》,甜菜子《救荒本草》,杞子《藏府药式补正》,红青椒、拘蹄子《河南中药手册》,狗奶子《江苏植药志》,枸杞果《河北药材》,地骨子、枸茄茄《山西中药志》,红耳坠、血枸子《中药材手册》,枸地芽子《四川中药志》,枸杞豆、血杞子《药材学》。【基原】为茄科植物枸杞或宁夏枸杞的成熟果实。【原植物】①枸杞《本经》Lycium chinense Mill.,又名:杞《诗经》,枸继《毛诗传》,枸忌《本经》,羊乳《吴普本草》,苦杞、乳、地筋《广雅》,象柴、纯卢、仙人杖、却老、天精《抱朴子》,却暑《别录》,地仙《日华子本草》,枸棘《本草衍义》,狗地芽《草本便方》,红榴榴科、石寿树。②宁夏枸杞 Lycium barbarum L."[9]

《中医大辞典·中药分册》："枸杞子　出《名医别录》。又名杞子、枸杞果。为茄科枸杞属植物宁夏枸杞 Lycium barbarum L. 或枸杞 L. chinense Mill. 的果实。"[10]

《中国医学百科全书·中医学》："枸杞子　始载于《神农本草经》。原名枸杞，又名枸杞果、甘杞子。为茄科植物宁夏枸杞 Lycium barbarum L. 或枸杞 L. chinense Mill. 的果实。"[11]

《全国中药炮制规范》："枸杞子　［处方用名］枸杞子。【来源】本品为茄科植物宁夏枸杞 Lycium barbarum L. 的干燥成熟果实。栽培或野生。主产于宁夏、甘肃、河北等地。夏、秋二季果实成熟时采摘，除去果柄，晾至皮皱后，再曝晒至外皮干硬，果肉柔软。药材以粒大、色红、肉厚、质柔润、籽少、味甜者为佳。"[16]

《中国药材学》："枸杞子　【别名】西枸杞，中宁枸杞，白刺（青海），山枸杞（山西），白疙针、白葛针（内蒙古）。【来源】本品为茄科植物宁夏枸杞 Lycium barbarum L. 的果实。"[17]

《中国中医药学主题词表》："枸杞子 Fructus lycii　为茄科植物宁夏枸杞干燥成熟果实；属补肾药和补阴药。C 枸杞。"[12]

《普通高等教育中医药类规划教材·中药学》："枸杞子《本经》为茄科落叶灌木植物宁夏枸杞 Lycium barbarum L. 的成熟果实。主产宁夏、甘肃等地。夏、秋二季果实呈橙红色时采收，晾至皮皱后，再曝晒至外皮干硬、果肉柔软。生用。"[8]

《中华本草》："枸杞子《别录》【异名】苟起子《本草经集注》，枸杞红实《宝庆本草折衷》，甜菜子《救荒本草》，西枸杞《纲目》，狗奶子《广雅疏证》，红青椒、枸蹄子《河南中药手册》，枸杞果《河北药材》，地骨子、枸茄茄《山西中药志》，红耳坠、血枸子《中药材手册》，枸地芽子《四川中药志》，枸杞豆、血杞子《药材学》，津枸杞（天津）……【来源】为茄科植物宁夏枸杞的果实。【原植物】宁夏枸杞 Lycium barbarum L.［L. halimifolium Mill.］　又名：中宁枸杞《拉汉种子植物名称》。"[18]

《中华人民共和国药典》："枸杞子 Fructus lycii　本品为茄科植物宁夏枸杞 Lycium barbarum L. 的干燥成熟果实。夏、秋二季果实呈红色时采收，热风烘干，除去果梗。或晾至皮皱后，晒干，除去果梗。"[7]

5　参考文献

1　明·陈嘉谟．本草蒙筌．北京：人民卫生出版社，1988，234

2　清·汪昂．本草易读．北京：人民卫生出版社，1987

3　清·汪昂．本草备要．北京：中国中医药出版社，1998，133

4　清·吴仪洛．本草从新．北京：中医古籍出版社，2001，128

5　清·严西亭．得配本草．上海：上海卫生出版社，1957，29

6　清·陈其瑞．本草撮要．见：珍本医书集成（二）．上海：上海科学技术出版社，1985，32

7　国家药典委员会．中华人民共和国药典．一部．北京：化学工业出版社，2000，202

8　雷载权主编．普通高等教育中医药类规划教材·中药学．上海：上海科学技术出版社，1995，310

9　江苏新医学院．中药大辞典．上海：上海科学技术出版社，1977，1518

10　《中医大辞典》编辑委员会．中医大辞典·中药分册．北京：人民卫生出版社，1982，242

11　《中医学》编辑委员会．中国医学百科全书·中医学．上海：上海科学技术出版社，1997，1240

12　吴兰成主编．中国中医药学主题词表．北京：中医古籍出版社，1996，128

13 中国医学科学院药物研究所等. 中药志. 第三册. 北京：人民卫生出版社，1993，483
14 中华人民共和国卫生部药政管理局. 中药材手册. 北京：人民卫生出版社，1998，336
15 《全国中草药汇编》编写组. 全国中草药汇编. 上册. 北京：人民卫生出版社，1996，601
16 中华人民共和国卫生部药政管理局. 全国中药炮制规范. 北京：人民卫生出版社，1988，169
17 徐国钧等主编. 中国药材学. 北京：中国医药科技出版社，1996，1156
18 国家中医药管理局《中华本草》编委会. 中华本草. 第七册. 上海：上海科学技术出版社，1999，6264
19 魏晋·名医别录. 北京：人民卫生出版社，1986，44
20 南北朝·陶弘景. 本草经集注. 北京：人民卫生出版社，1994，228
21 唐·苏敬等撰. 新修本草. 合肥：安徽科学技术出版社，1981，308
22 唐·孟诜. 食疗本草. 北京：人民卫生出版社，1984，16
23 宋·唐慎微. 证类本草. 北京：人民卫生出版社，1957，293
24 南北朝·陶弘景. 本草经集注. 北京：人民卫生出版社，1994，228
25 明·杜文燮. 药鉴. 上海：上海人民出版社，1975
26 明·缪希雍. 炮炙大法. 明末庄继先校刻本
27 明·李中梓. 雷公炮制药性解. 见：中国医学大成（二）. 长沙：岳麓书社，1990，152
28 明·李中梓. 本草征要. 见：李中梓医学全书. 北京：中国中医药出版社，1999，135
29 清·陈士铎. 本草新编. 北京：中国中医药出版社，1996，212
30 清·叶桂. 本草经解. 上海：上海科学技术出版社，1958
31 清·张志聪. 本草崇原. 北京：中国中医药出版社，1992，15
32 清·姚澜. 本草分经. 上海：上海科学技术出版社，1989
33 清·蒋居祉. 本草择要纲目. 见：珍本医书集成（二）. 上海：上海科学技术出版社，1985，111
34 清·凌奂. 本草害利. 北京：中医古籍出版社，1982
35 清·张秉成. 本草便读. 上海：上海卫生出版社，1957
36 明·李时珍. 本草纲目. 北京：人民卫生出版社，1982，2111

315 柿蒂

Shidi

Calyx Kaki

1 定名依据

1.1 正名

1.1.1 汉文名：柿蒂（柿树科植物柿 Diospyros kaki Thunb. 的干燥宿萼）。

1.1.2 英文名：persimmon calyx.

1.2 依据

1.2.1 定名的文献依据

1.2.1.1 《炮炙全书》卷二："柿蒂，涩苦，温，大者如碟，八棱而扁，其次如拳，以核少者为佳。"[1]

1.2.1.2 《本经逢原》卷三："柿蒂，涩平无毒。柿、蟹同食则吐利腹痛，木香可解。"[2]

1.2.1.3 《本草求真》卷四："柿蒂，（山药）敛内郁热起。柿蒂（专入肺胃）。味苦气平（时珍谓其苦温，似非）。虽与丁香同为止呃之味，然一辛热而一苦平，合用深得寒热兼济之妙。"[3]

1.2.1.4 《中华人民共和国药典》："柿蒂 Calyx kaki　本品为柿树科植物柿 Diospyros kaki Thunb. 的干燥宿萼[4]

1.2.1.5 《普通高等教育中医药类规划教材·中药学》："柿蒂《本草拾遗》为柿树科落叶乔木植物柿 Diospyros kaki L. f. 的宿存花萼。主产于四川、广东、广西、福建等地。秋、冬二季果实成熟时采或食用时收集，洗净、晒干。生用。"[5]

1.2.1.6 《中药大辞典》："柿蒂《本草拾遗》【异名】柿钱《洁古家珍》，柿丁《中药志》，柿子把《中药材手册》，柿萼《药材学》。【基原】为柿树科植物的宿存花萼。【原植物】柿《礼记》Diospyros kaki L. f. 又名：镇头迦《纲目》。"[6]

1.2.1.7 《中医大辞典·中药分册》："柿蒂　出《本草拾遗》。又名柿钱、柿丁、柿子把、柿萼。为柿科植物柿 Diospyros kak L. f. 的宿存花萼。"[7]

1.2.1.8 《中国医学百科全书·中医学》："柿蒂　始载于《本草拾遗》。又名柿钱、柿丁、柿萼。为柿科植物柿 Diospyros kak L. f. 的宿存花萼。主产于中国河南、山东省。"[8]

1.2.1.9 《中国中医药学主题词表》："柿蒂 Calyx kaki　为柿树科柿的宿存花萼；属理气药和止吐药（中药）。C 柿树。"[9]

1.2.1.10 《中药志》[10]、《中药材手册》[11]、《全国中药炮制规范》[12]、《中国药材学》[13]、《中华本草》[14]等现代中药著作多以"柿蒂"作为本品正名（参见"文献通考"）。

1.2.2 定名选择的理由

1.2.2.1 柿蒂 Calyx kaki，系柿树科植物柿 Diospyros kaki Thunb. 的干燥宿萼。"柿蒂"作为本品正名始见于日本稻宣义《炮炙全书》，其后的本草著作如清·张璐《本经逢原》、黄宫绣《本草求真》等在载录本品时即以"柿蒂"作为正名，并一直沿用至今。

1.2.2.2 我国最新出版的《中华人民共和国药典》、《普通高等教育中医药类规划教材·中药学》以及辞书类著作《中医大辞典·中药分册》、《中药大辞典》、《中国医学百科全书·中医学》等均以"柿蒂"作为本品正名。已经广泛应用于中医药学文献的标引和检索的《中国中医药学主题词表》也以"柿蒂"作为本品的正式主题词。现代本草著作如《中药志》、《中华本草》、《中国药材学》、《中药材手册》、《全国中药炮制规范》等虽记载了不少本品各地的俗称，但也大多以"柿蒂"作为本品的正名。说明"柿蒂"作为本品正名已成为共识。

1.3 与正名等效的名词：无。

2 源流考释

柿蒂（柿树科植物柿 Diospyros kaki Thunb. 的干燥宿萼），始载于唐·陈藏器《本草拾遗》。如《证类本草》引《本草拾遗》云："柿本功外，晒干者温补，多食去面皯，除腹中宿血。剡县火干者，名乌柿。人服药口苦及欲吐逆，食少许立止。蒂煮服之，止哕气。"[15] 其后的本草著作多在"柿"项下介绍本品，如宋·苏颂《本草图经》[16]、唐慎微《证类本草》[15]，明·李时珍《本草纲目》[17]、李中梓《雷公炮制药性解》[18]、《本草征要》[19] 等。

"柿蒂"之名始见于宋·苏颂《本草图经》卷十六："柿，旧不著所出州土，今南北皆有之……柿蒂，煮饮，亦止哕。木、皮，主下血不止，曝干，更焙，筛末，米饮和二钱匕，服之，不以上冲下脱，两服可止。"[16] "柿蒂"作为本草正名始见于日本稻宣义《炮炙全书》卷二："柿蒂，涩苦，温，大者如碟，八棱而扁，其次如拳，以核少者为佳。"[1]。其后的本草著作多以"柿蒂"为正名，如清·张璐《本经逢原》[2]、黄宫绣《本草求真》[3] 等；但有的仍在"柿"项下介绍本品，如清·吴仪洛《本草从新》[20]、沈金鳌《要药分剂》[21]、姚澜《本草分经》[22] 杨时泰《本草述钩元》[23]、陈其瑞《本草撮要》[24]、张秉成《本草便读》[25] 等。

现代有关著作大多沿用《炮制全书》的记载以"柿蒂"作为本品正名，如《中华人民共和国药典》[4]、《普通高等教育中医药类规划教材·中药学》[5]、《中药大辞典》[6]、《中医大辞典·中药分册》[7]、《中国医学百科全书·中医学》[8]、《中国中医药学主题词表》[9]、《中药志》[10]、《中药材手册》[11]、《全国中药炮制规范》[12]、《中国药材学》[13]、《中华本草》[14] 等；但《全国中草药汇编》[26] 则在"柿"项下介绍本品。同时尚记载有"柿子把"《中药材手册》[11]，"柿子"、"朱果"《全国中草药汇编》[26]，"柿钱"、"柿丁"、"柿萼"《中药大辞典》[6] 等各地的俗称。还记载有本品原植物"柿"的异名"镇头迦"《中药大辞典》[6] 等。

3 附录

3.1 又称：无。

3.2 俗称：柿子把，柿子，朱果，柿钱，柿丁，柿萼。

3.3 曾称：无。

3.4 原植物名称：柿，镇头迦。

4 文献通考

《本草图经》卷十六："柿，旧不著所出州土，今南北皆有之……柿蒂，煮饮，亦止哕。木、皮，主下血不止，曝干，更焙，筛末，米饮和二钱匕，服之，不以上冲下脱，两服可止。"[16]

《证类本草》卷二十三："柿，味甘，寒，无毒。主通鼻耳气，肠澼不足……柿蒂煮饮，亦止哕。木皮主下血不止，曝干更焙，筛末，米饮和二钱匕服之，不以上冲下脱，两服可止……陈藏器云：柿本功外，晒干者温补，多食去面皯，除腹中宿血。剡县火干者，名乌柿。人服药口苦及欲吐逆，食少许立止。蒂煮服之，止哕气。"[15]

《本草纲目》卷三十："柿（音士《别录·中品》）。【释名】时珍曰：柹从𠂔，音滓，谐声也。俗作柿，非矣。柿（音肺），削木片也。胡名镇头迦。……柿蒂，【气味】涩，平，无毒。【主治】咳逆哕气，煮汁服（诜）。"[17]

《雷公炮制药性解》卷一："柿，味甘涩性寒无毒，入心肺大肠三经，主润心肺，通耳鼻，消痰嗽，清火热，除渴解酒，祛肠内宿血，止口中吐血。忌同蟹食。柿干润喉降火，补虚杀虫，厚肠止痢。柿蒂，主呃逆。”[18]

《本草征要》卷四：“柿，味甘，性寒，无毒。入肺、脾二经。润肺止咳嗽，清胃理焦烦……柿蒂：止呃逆。”[19]

《炮炙全书》卷二：“柿蒂，涩苦，温，大者如碟，八棱而扁，其次如拳，以核少者为佳。”[1]

《本经逢原》卷三：“柿蒂，涩平无毒。柿、蟹同食则吐利腹痛，木香可解。”[2]

《本草从新》卷四：“柿，润肺、宁嗽、涩肠。生用甘冷。润肺止咳嗽。清胃理焦烦。干柿甘寒而涩。涩肠止泄。润肺宁嗽。而消宿血……柿蒂、止呃逆（古方单用、取其苦温降气、济生加丁香生姜、取其开郁散痰、亦从治之法）。”[20]

《要药分剂》卷九：“柿，味甘，性寒，无毒。禀地中阴气以生。降也，阴也……【柿蒂】主咳逆哕气，煮汁服。（孟诜）”[21]

《本草求真》卷四：“柿蒂，（山药）敛内郁热起。柿蒂（专入肺胃），味苦气平。（时珍谓其苦温。似非。）虽与丁香同为止呃之味，然一辛热而一苦平，合用深得寒热兼济之妙。”[3]

《本草分经·原例》：“柿，生柿甘冷，润肺清胃止嗽，干柿甘寒而涩，润肺宁嗽涩肠消宿血。柿霜生津化痰，清上焦心肺之热为尤宜。柿蒂苦温，降气止呃逆。”[22]

《本草述钩元》卷十七：“柿，原青绿色。收置器中，自然红熟。为生柿……蒂，气味涩平，孟诜主咳逆哕气。【论】柿蒂得金气之专以收，功能下气。本草云，涩平。涩即收气，而平即阳归于阴，亦秋收降下之气也。呃逆所因不一，有痰，有火，有阴火，有气虚，有气郁，有胃寒，有死血。就所因而投治，其剂亦不一，如丁香柿蒂之治也。止寒呃之一因耳，治吐血。”[23]

《本草撮要》卷三：“柿，味甘冷，入手太阴少阴经。功专润肺止嗽，清胃理烦。干柿甘寒，涩肠止泄，消宿血，治热咳，反胃。以之烧灰，每服二钱，治下血。柿霜生津化痰，治咽喉口舌痛。柿性颇寒，肺经无火及寒咳冷痢滑泄者忌之。若与蟹同食，腹痛作泻。柿蒂得丁香、生姜，开郁散痰，治呃逆不止，从治之法则然。”[24]

《本草便读·果部》：“柿，解肺热以生津。甘寒可口。滋肠燥而凉血。红润归营。清肃轻扬。须柿霜化痰宁嗽。苦温降纳。宜柿蒂平呃除寒。”[25]

《中药志》：“柿蒂，本品为少常用中药。商品为柿树科植物柿的干燥宿萼。……【原植物】柿 Diospyros kak L. f. ——柿树科 Ebenaceae.”[10]

《中药材手册》：“柿蒂（《纲目》列入果部山果类柿项下）　本品为柿树科植物柿 Diospyros kak L. f. 的干燥宿萼。原植物系落叶乔木，多为栽培。【别名】柿子把。”[11]

《全国中草药汇编》：“柿　【别名】柿子、朱果。【来源】为柿科柿属植物柿 Diospyros kak L. f.，以果、果蒂、柄霜（柿饼的白霜）、根、叶入药。柿饼也供药用。”[26]

《中药大辞典》：“柿蒂《本草拾遗》【异名】柿钱《洁古家珍》，柿丁《中药志》，柿子把《中药材手册》，柿萼《药材学》。【基原】为柿树科植物的宿存花萼。【原植物】柿《礼记》Diospyros kaki L. f. 又名：镇头迦《纲目》。”[6]

《中医大辞典·中药分册》：“柿蒂　出《本草拾遗》。又名柿钱、柿丁、柿子把、柿萼。为柿科植物柿 Diospyros kak L. f. 的宿存花萼。”[7]

《中国医学百科全书·中医学》：“柿蒂　始载于《本草拾遗》。又名柿钱、柿丁、柿萼。为柿科植物柿 Diospyros kak L. f. 的宿存花萼。主产于中国河南、山东省。”[8]

《全国中药炮制规范》：“柿蒂 ［处方用名］ 柿蒂。【来源】本品为柿树科植物柿 Diospyros kak L. f. 的干燥宿萼。均系栽培。主产于河北、河南、山东等地。冬季果实成熟时采摘，取下柿蒂或食用时收集，洗净，干燥。药材以个大而厚，质硬，色黄褐者为佳。”[12]

《中国药材学》：“柿蒂 【别名】柿萼，柿丁。【来源】本品为柿树科植物柿 Diospyros kak L. f. 果实的宿萼。”[13]

《中国中医药学主题词表》：“柿蒂 Calyx kaki 为柿树科柿的宿存花萼；属理气药和止吐药（中药）。C 柿树。”[9]

《普通高等教育中医药类规划教材·中药学》：“柿蒂《本草拾遗》为柿树科落叶乔木植物柿 Diospyros kaki L. f. 的宿存花萼。主产于四川、广东、广西、福建等地。秋、冬二季果实成熟时采或食用时收集，洗净、晒干。生用。”[5]

《中华本草》：“柿蒂《本草拾遗》【异名】柿钱《洁古家珍》，柿丁《中药志》，柿子把《中药材手册》，柿萼《药材学》……【来源】为柿树科植物的宿存花萼。【原植物】柿 Diospyros kaki Thunb. 又名：镇头迦《纲目》。”[14]

《中华人民共和国药典》：“柿蒂 Calyx kaki 本品为柿树科植物柿 Diospyros kaki Thunb. 的干燥宿萼。冬季果实成熟时采摘，食用时收集，洗净，晒干。”[4]

5 参考文献

1 ［日］稻宣义. 炮炙全书. 北京：中医古籍出版社，1981
2 清·张璐. 本经逢原. 上海：上海科学技术出版社，1959，146
3 清·黄宫绣. 本草求真. 上海：上海科学技术出版社，1959，179
4 国家药典委员会. 中华人民共和国药典. 一部. 北京：化学工业出版社，2000，203
5 雷载权主编. 普通高等教育中医药类规划教材·中药学. 上海：上海科学技术出版社，1995，169
6 江苏新医学院. 中药大辞典. 上海：上海科学技术出版社，1977，1528
7 《中医大辞典》编辑委员会. 中医大辞典·中药分册. 北京：人民卫生出版社，1982，244
8 《中医学》编辑委员会. 中国医学百科全书·中医学. 上海：上海科学技术出版社，1997，1118
9 吴兰成主编. 中国中医药学主题词表. 北京：中医古籍出版社，1996，351
10 中国医学科学院药物研究所等. 中药志. 第三册. 北京：人民卫生出版社，1993，488
11 中华人民共和国卫生部药政管理局. 中药材手册. 北京：人民卫生出版社，1998，343
12 中华人民共和国卫生部药政管理局. 全国中药炮制规范. 北京：人民卫生出版社，1988，170
13 徐国钧等主编. 中国药材学. 北京：中国医药科技出版社，1996，1136
14 国家中医药管理局《中华本草》编委会. 中华本草. 第六册. 上海：上海科学技术出版社，1999，136
15 宋·唐慎微. 证类本草. 北京：人民卫生出版社，1957，468
16 宋·苏颂. 本草图经. 合肥：安徽科学技术出版社，1994，543
17 明·李时珍. 本草纲目. 北京：人民卫生出版社，1982，1778
18 明·李中梓. 雷公炮制药性解. 见：中国医学大成（二）. 长沙：岳麓书社，1990，131
19 明·李中梓. 本草征要. 见：李中梓医学全书. 北京：中国中医药出版社，1999，143
20 清·吴仪洛. 本草从新. 北京：中医古籍出版社，2001，140
21 清·沈金鳌. 要药分剂. 上海：上海科学技术出版社，1959，210

22 清·姚澜. 本草分经. 上海：上海科学技术出版社，1989
23 清·杨时泰. 本草述钩元. 上海：科技卫生出版社，1958，427
24 清·陈其瑞. 本草撮要. 见：珍本医书集成（二）. 上海：上海科学技术出版社，1985，48
25 清·张秉成. 本草便读. 上海：上海卫生出版社，1957
26 《全国中草药汇编》编写组. 全国中草药汇编. 下册. 北京：人民卫生出版社，1996，408

316 威灵仙
Weilingxian
Radix Clematidis

1 定名依据

1.1 正名

1.1.1 汉文名：威灵仙（毛茛科植物威灵仙 Clematis chinensis Osbeck、棉团铁线莲 Clematis hexapetala Pall. 或东北铁线莲 Clematis manshurica Rupr. 的干燥根及根茎）。

1.1.2 英文名：chinese clematis root.

1.2 依据

1.2.1 定名的文献依据

1.2.1.1 《药谱》："寿祖，威灵仙。"[1]

1.2.1.2 《证类本草》卷十一："威灵仙，味苦，温，无毒。主诸风，宣通五脏，去腹内冷滞，心膈痰水，久积癥瘕，痃癖气块，膀胱宿脓恶水，腰漆冷疼，及疗折伤。一名能消。久服之无温疫疟。出商州上洛山及华山并平泽，不闻水声者良。生先于众草，茎方，数叶相对。花浅紫。根生稠密，岁久益繁，冬月丙丁戊己日采，忌茗（今附）。"[2]

1.2.1.3 《本草纲目》卷十八："威灵仙（宋《开宝》）。【释名】时珍曰：威，言其性猛也。灵仙，言其功神也。【集解】志曰：出商州上洛山及华山并平泽，以不闻水声者良。生先于众草，方茎，数叶相对。冬月丙、丁、戊、己日采根用。保升曰：九月末至十二月，采根阴干。余月并不堪采。"[3]

1.2.1.4 《本经逢原》卷二："威灵仙，苦辛温，小毒。发明，威灵仙性善下走，通十二经，故能宣通五脏，治胃脘积痛，脚胫痹湿痛风之要药。消水破坚积，朝食暮效。"[4]

1.2.1.5 《本草从新》卷五："威灵仙，宣、行气祛风。辛泄气，咸泄水。气温属木，其性善走。能宣疏五脏，通行十二经络。此风药之善走者也、威者言其猛烈、灵者言其效验。）治中风痛风，头风顽痹……治诸骨哽颇验。"[5]

1.2.1.6 《本草求真》卷三："威灵仙（蔓草），治十二经风湿冷气。威灵仙（专入膀胱。兼入肠胃诸经），辛咸气温，其性善走，能宣疏五脏十二经络。"[6]

1.2.1.7 《中华人民共和国药典》："威灵仙 Radix clematidis　本品为毛茛科植物威灵仙 Clematis chinensis Osbeck、棉团铁线莲 Clematis hexapetala Pall. 或东北铁线莲 Clematis manshurica Rupr. 的干燥根及根茎。秋季采挖，除去泥沙，晒干。"[7]

1.2.1.8 《普通高等教育中医药类规划教材·中药学》："威灵仙《新修本草》为毛茛科

攀援性植物威灵仙 Clematis chinensis Osbeck、棉团铁线莲 C. hexapetala Pall. 或东北铁线莲 C. manshurica Rupr. 的根及根茎。前一种主产于江苏、安徽、浙江等地，应用较广。后两种部分地区应用。秋季采挖，除去泥沙，晒干。生用。”[8]

1.2.1.9 《中药大辞典》：“威灵仙（侯宁极《药谱》）【异名】能消《开宝本草》，葳灵仙《苏沈良方》……【原植物】威灵仙 Clematis chinensis Osbeck.。”[9]

1.2.1.10 《中医大辞典·中药分册》：“威灵仙 出唐·侯宁极《药谱》。又名灵仙、铁脚威灵仙。为毛茛科植物威灵仙 Clematis chinensis Osbeck 或棉团铁线莲 C. hexapetala Pall. 等的根。”[10]

1.2.1.11 《中国医学百科全书·中医学》：“威灵仙 始载于《新修本草》。又名铁脚威灵仙、老虎须、黑骨头、铁扫帚。为毛茛科植物威灵仙 Clematis chinensis Osbeck、棉团铁线莲 C. hexapetala Pall. 及东北铁线莲 C. manshurica Rupr. 等的根及根茎。”[11]

1.2.1.12 《中国中医药学主题词表》：“威灵仙 Clematis chinensis 属毛茛科；属祛风湿药和止痛药（中药）。”[12]

1.2.1.13 《中药志》[13]、《中药材手册》[14]、《全国中草药汇编》[15]、《全国中药炮制规范》[16]、《中国药材学》[17]、《中华本草》[18] 等现代中药著作多以“威灵仙”作为本品正名（参见“文献通考”）。

1.2.2 定名选择的理由

1.2.2.1 威灵仙 Radix clematidis，系毛茛科植物威灵仙 Clematis chinensis Osbeck、棉团铁线莲 Clematis hexapetala Pall. 或东北铁线莲 Clematis manshurica Rupr. 的干燥根及根茎。“威灵仙”作为本品正名始见于宋·刘翰《开宝本草》，其后的本草著作如宋·唐慎微《证类本草》，明·李时珍《本草纲目》，清·张璐《本经逢原》、吴仪洛《本草从新》、黄宫绣《本草求真》等在载录本品时即以“威灵仙”作为正名，并一直沿用至今。

1.2.2.2 我国最新出版的《中华人民共和国药典》、《普通高等教育中医药类规划教材·中药学》以及辞书类著作《中医大辞典·中药分册》、《中药大辞典》、《中国医学百科全书·中医学》等均以“威灵仙”作为本品正名。已经广泛应用于中医药学文献的标引和检索的《中国中医药学主题词表》也以“威灵仙”作为本品的正式主题词。现代本草著作如《中药志》、《全国中草药汇编》、《中华本草》、《中国药材学》、《中药材手册》、《全国中药炮制规范》等虽记载了不少本品各地的俗称，但也无一例外以“威灵仙”作为本品的正名。说明“威灵仙”作为本品正名已成为共识。

1.3 与正名等效的名词：无。

2 源流考释

威灵仙（毛茛科植物威灵仙 Clematis chinensis Osbeck、棉团铁线莲 Clematis hexapetala Pall. 或东北铁线莲 Clematis manshurica Rupr. 的干燥根及根茎），始载于唐·侯宁极《药谱》：“寿祖 威灵仙。”[1] 作为本品正名始于《开宝本草》[2]，如《证类本草》引《开宝本草》云：“威灵仙，味苦，温，无毒。主诸风，宣通五脏，去腹内冷滞，心膈痰水，久积癥瘕，痃癖气块，膀胱宿脓恶水，腰漆冷疼，及疗折伤。一名能消。久服之无温疫疟。出商州上洛山及华山并平泽，不闻水声者良。生先于众草，茎方，数叶相对。花浅紫。根生稠密，岁久益繁，冬月丙丁戊己日采，忌茗。”[2] 其后的本草著作即沿用《开宝本草》

以“威灵仙”为正名记载本品，如宋·苏颂《本草图经》[19]、唐慎微《证类本草》[2]、寇宗奭《本草衍义》[20]、佚名《增广太平和剂图经本草药性总论》[21]，金·李杲《珍珠囊药性赋》[22]，元·王好古《汤液本草》[23]，明·兰茂《滇南本草》[24]、刘文泰《本草品汇精要》[25]、陈嘉谟《本草蒙筌》[26]、李时珍《本草纲目》[3]、缪希雍《炮炙大法》[27]、李中梓《雷公炮制药性解》[28]、《本草征要》[29]、卢之颐《本草乘雅半偈》[30]，清·蒋居祉《本草择要纲目》[31]、陈士铎《本草新编》[32]、汪昂《本草易读》[33]、《本草备要》[34]、张璐《本经逢原》[4]、吴仪洛《本草从新》[5]、严西亭《得配本草》[35]、沈金鳌《要药分剂》[36]、黄宫绣《本草求真》[6]、姚澜《本草分经》[37]、杨时泰《本草述钩元》[38]、陈其瑞《本草撮要》[39]、张秉成《本草便读》[40]等。

古代著作中记载的本品异名有“能消”《开宝本草》[2]，“葳灵仙”《博济方》[41]“铁脚威灵仙”《本草纲目》[3]，“灵仙”《药品化义》[42]，“黑脚威灵仙”《生草药性备要》[43]等。如《证类本草》卷十一引《开宝本草》云：“威灵仙，味苦，温，无毒。主诸风，宣通五脏，去腹内冷滞，心膈痰水，久积癥瘕，痃癖气块，膀胱宿脓恶水，腰漆冷疼，及疗折伤。一名能消。”[2]《博济方》卷一：“草还丹：……仙茅，川羌活，防风（去头），金毛狗脊（去毛），紫花白术，茯苓（去皮，各一两），干姜，九节石菖蒲，白丑（各一两半），葳灵仙（二钱），何首乌，苍术（各一两），上十二味，各要新好者，洗择净焙干，并生用，细杵为末，以白生砂蜜和为剂，再入臼，杵三千下，炼熟丸如桐子大。”[41]《本草纲目》卷十八：“威灵仙（宋《开宝》）。……时珍曰：其根每年旁引，年深转茂。一根丛须数百条，长者二尺许。初时黄黑色，干则深黑，俗称铁脚威灵仙以此。”[3]《药品化义》卷十一：“威灵仙 属阴（有水）体干……灵仙体细条繁性猛急，盖走而不守宜宣通十二经络……取味苦降下顿除下部脚肿”[42]。《生草药性备要》卷上：“威灵仙 味辛苦，性温。去风毒，除痰。通五脏、膀胱。消水肿，治足肿、腰膝冷痛，治折伤、诸般骨哽，煲酒饮即愈。语云：黑脚威灵仙，骨见软如绵。其藤，生如牛膝样，是救妇人胎前、产后妙方，宜炒食。”[43]

现代有关著作均沿用《开宝本草》的记载以“威灵仙”作为本品正名，如《中华人民共和国药典》[7]、《普通高等教育中医药类规划教材·中药学》[8]、《中药大辞典》[9]、《中医大辞典·中药分册》[10]、《中国医学百科全书·中医学》[11]、《中国中医药学主题词表》[12]、《中药志》[13]、《中药材手册》[14]、《全国中草药汇编》[15]、《全国中药炮制规范》[16]、《中国药材学》[17]、《中华本草》[18]等。同时尚记载有“老虎须”、“中华威灵仙”《中药材手册》[14]，“百条根”、“铁扫帚”《全国中草药汇编》[15]，“葳苓仙”、“九草阶”、“风车”、“鲜须苗”、“黑骨头”、“黑木通”、“铁杆威灵仙”、“七寸风”、“铁脚灵仙”、“牛闲草”、“牛杆草”、“辣椒藤”，“铁灵仙”、“灵仙藤”、“黑灵仙”、“黑须公”、“芝查藤根”《中药大辞典》[9]，“青龙须”、“搜山虎”、“乌头力刚”、“棉花铁线莲”、“棉花团花”、“黑薇”、“山辣椒秧”、“山棉花”《中国药材学》[17]等各地的俗称。还记载有本品原植物“威灵仙”的异名“老虎须”、“铁扫帚”、“百条根”、“黑须公”、“铁脚威灵仙”、“中华威灵仙”《中药志》[13]，“青风藤”、“白钱草”、“九里火”、“移星草”《中华本草》[18]；原植物“棉团铁线莲”的异名“山蓼”、“棉花团”、“山辣椒秧”、“黑薇”、“山棉花”《中药志》[13]，“棉花子花”、“野棉花”《中华本草》[18]；原植物“东北铁线莲”的异名“山辣椒秧”、“黑薇”《中药志》[13]，“辣蓼铁线莲”《中华本草》[18]等。

3 附录

3.1 又称：酒灵仙（饮片规格名）。

3.2 俗称：乌头力刚、百条根、老虎须、铁扫帚（浙江），鲜须苗（南京、江苏），黑骨头、黑木通（贵州），七寸风（广西），铁脚灵仙、牛闲草、牛杆草（江苏），铁灵仙（河北），灵仙藤、黑灵仙（四川），黑须公、芝查藤根（广东），黑薇、山辣椒秧（东北），山棉花（东北、内蒙古），青龙须，搜山虎，葳苓仙，老虎须，中华威灵仙，九草阶，铁杆威灵仙，辣椒藤，风车，棉花铁线莲，棉花团花。

3.3 曾称：能消《开宝本草》，葳灵仙《博济方》，铁脚威灵仙《本草纲目》，灵仙《药品化义》，黑脚威灵仙《生草药性备要》。

3.4 原植物名称：. 威灵仙，老虎须（陕西、江西、两广、福建、四川），铁扫帚（陕西、浙江、江西、湖北），百条根（福建），黑须公（广西），铁脚威灵仙（陕西、福建、广东、江西、四川），中华威灵仙，青风藤（陕西秦岭），白钱草（安徽），九里火、移星草（浙江）；棉团铁线莲，山蓼、棉花团、山辣椒秧、黑薇（东北），山棉花（东北、内蒙古），棉花子花（黑龙江），野棉花（辽宁）；东北铁线莲，山辣椒秧、黑薇（东北），辣蓼铁线莲。

4 文献通考

《药谱》："寿祖　威灵仙。"[1]

《博济方》卷一："草还丹：……仙茅，川羌活，防风（去头），金毛狗脊（去毛），紫花白术，茯苓（去皮，各一两），干姜，九节石菖蒲，白丑（各一两半），葳灵仙（二钱），何首乌，苍术（各一两），上十二味，各要新好者，洗择净焙干，并生用，细杵为末，以白生砂蜜和为剂，再入臼，杵三千下，炼熟丸如桐子大。"[41]

《本草图经》卷九："威灵仙，出商州上洛山及华山并平泽，今陕西州军等及河东、河北、京东、江湖州郡或有之。初生比众草最先，茎梗如钗股，四棱；叶似柳叶，作层，每层六、七叶，如车轮，有六层至七层者；七月内生花，浅紫或碧白色，作穗似莆台子，亦有似菊花头者；实青；根稠密多须似谷，每年亦朽败。九月采根，阴干。"[19]

《证类本草》卷十一："威灵仙，味苦，温，无毒。主诸风，宣通五脏，去腹内冷滞，心膈痰水，久积癥瘕，痃癖气块，膀胱宿脓恶水，腰漆冷疼，及疗折伤。一名能消。久服之无温疫疟。出商州上洛山及华山并平泽，不闻水声者良。生先于众草，茎方，数叶相对。花浅紫。根生稠密，岁久益繁，冬月丙丁戊己日采，忌茗（今附）。"[2]

《本草衍义》卷二十："威灵仙，治肠风。根性快，多服疏人五脏真气。"[20]

《增广太平和剂图经本草药性总论》草部下品之下："威灵仙，味苦，温，无毒。主诸风，宣通五脏，去腹内冷滞，心膈痰水，久积癥瘕，癥瘕痃癖气块，膀胱宿脓恶水，腰膝冷疼，及疗折伤，久服之无瘟疫，疟疾。恶：茶及面汤。《唐本》云：主腰肾，脚膝，积聚，肠内诸冷病积年不瘥者，服之无不立效。"[21]

《珍珠囊药性赋》卷二："威灵仙，忌茗。威灵仙，味苦性温无毒。可升可降，阴中之阳也。其用有四：推腹中新旧之滞；消胸中痰涎之痞；散疴痒皮肤之风；利冷疼腰膝之气。"[22]

《汤液本草》卷三："威灵仙，气温，味苦、甘，纯阳。《象》云：主诸风湿冷，通五脏，去腹内瘕滞，腰膝冷痛，及治伤损。铁脚者佳。去芦用。《心》云：去大肠之风。"[23]

《滇南本草》卷一："威灵仙，味辛、苦，性温。行十二经络。治胸膈中冷寒气痛，开胃气，能治噎膈，寒湿伤筋骨，止湿脚气。烧酒煎服，祛脾风，多服损气。"[24]

《本草品汇精要》卷十三："威灵仙，无毒，丛生。威灵仙，主诸风，宣通五脏，去腹内冷滞，心膈痰水，久积癥瘕，痃癖气块，膀胱宿脓恶水，腰膝冷疼，及疗折伤。久服之无温疫疟（《名医》所录）。【名】能消。"[25]

《本草蒙筌》卷二："威灵仙，石州威灵仙，宁化军威灵仙。味苦，气温。可升可降，阴中阳也，无毒。随处平泽俱有，不闻水声者良。先于众草而生，茎方数叶相对。花开浅碧，根甚密稠。冬月采根荫干，日选丙丁戊已。"[26]

《本草纲目》卷十八："威灵仙（宋《开宝》）。【释名】时珍曰：威，言其性猛也。灵仙，言其功神也。【集解】志曰：出商州上洛山及华山并平泽，以不闻水声者良。生先于众草，方茎，数叶相对。冬月丙、丁、戊、已日采根用。保升曰：九月末至十二月，采根阴干。余月并不堪采。颂曰：今陕西及河东、河北、汴东、江湖州郡皆有之。初生作蔓，茎如钗股，四棱。叶似柳叶，作层，每层六七叶，如车轮，有六层至七层者。七月内生花六出，浅紫或碧白色。作穗似莆台子，州亦有似菊花头者。实青色。根稠密多须似谷，每年朽败，九月采根。时珍曰：其根每年旁引，年深转茂。一根丛须数百条，长者二尺许。初时黄黑色，干则深黑，俗称铁脚威灵仙以此。别有数种，根须一样，但色或黄或白，皆不可用……【主治】诸风，宣通五脏，去腹内冷滞，心膈痰水，久积癥瘕，痃癖气块，膀胱宿脓恶水，腰膝冷疼，疗折伤。久服无有温疫疟《开宝》。推日新旧积滞，消胸中痰唾，散皮肤大肠风邪（李杲）。"[3]

《炮炙大法·草部》："威灵仙（去芦，酒洗。忌茶、面汤）。"[27]

《雷公炮制药性解》卷三："威灵仙，味苦，性温无毒，入十二经。主诸风，宣通五脏，去腹内冷滞，心胸痰水，久积癥癖，膀胱恶水，腰膝冷疼，两足肿满，又疗折伤。忌面及茶茗、牛肉、牛乳，采时不闻流水声，铁脚者佳。"[28]

《本草征要》卷二："威灵仙，味苦，性温，无毒。入膀胱经。忌茶茗、面。宣五脏而疗痛风，去冷滞而行痰水。此风药之善走者也。威者，言其猛烈，灵者，言其效验。威灵仙，大走真气，兼耗人血，不得已而后用之，可也。"[29]

《药品化义》卷十一："威灵仙，属阴（有水）体干，色黑，气和，味微苦（云甘云辛云咸皆非），性凉而急，能升能降，力疏风气，性气与味俱轻，通行十二经，灵仙体细，条，繁性猛急，盖走而不守，宜宣通十二经络，主治风湿，痰壅滞经络中，致成痛风走注骨节疼痛或肿或麻木，风胜者患在上，湿胜者患在下……取味苦降下顿除下部脚肿"[42]

《本草乘雅半偈》第十帙："威灵仙（宋《开宝》）。【气味】苦温，无毒。"[30]

《本草择要纲目·温性药品》："威灵仙 【气味】苦温，无毒。可升可降，阳中阴也。【主治】宣通五脏，去腹内冷滞心膈痰水，推新旧积。散皮肤大肠风邪，祛久积瘕症痃癖，膀胱宿脓恶水。威灵仙属木，乃治痛风之要药。"[31]

《本草新编》卷三："威灵仙，味苦，气温，可升可降，阴中阳也，无毒。入各经络。

消肠中久积痰涎，除腹内痃癖气块，散爪甲皮肤风中痒痛，利腰膝胫踝湿渗冷疼，尤疗折伤，治风湿各病，皆宜用之，以其十二经络无处不到也。”[32]

《本草易读》卷五：“威灵仙，忌茶。辛，咸，甘，平，无毒。入太阳经，通十二经络。祛风行气，宣通五脏。除腰膝之冷痛，却脏腑之滞积。破癥瘕而退痃癖，解宿脓而去恶水。黄疸浮肿之邪，皮肤大肠之风。”[33]

《本草备要·草部》：“威灵仙，宣，行气，祛风，辛泄气，咸泄水《本草》。苦，元素甘），气温属木。其性善走，能宣疏五脏，通行十二经络……根丛须数百条，长者二尺余，色深黑，俗名铁脚威灵仙。忌茗、面汤。”[34]

《本经逢原》卷二：“威灵仙，苦辛温，小毒。发明，威灵仙性善下走，通十二经，故能宣通五脏，治胃脘积痛，脚胫痹湿痛风之要药。消水破坚积，朝食暮效。”[4]

《生草药性备要》卷上：“威灵仙，味辛苦，性温。去风毒，除痰。通五脏、膀胱。消水肿，治足肿、腰膝冷痛，治折伤、诸般骨哽，煲酒饮即愈。语云：黑脚威灵仙，骨见软如绵。其藤，生如牛膝样，是救妇人胎前、产后妙方，宜炒食。”[43]

《本草从新》卷五：“威灵仙，宣、行气祛风。辛泄气，咸泄水。气温属木，其性善走。能宣疏五脏，通行十二经络。此风药之善走者也、威者言其猛烈、灵者言其效验。治中风痛风，头风顽痹……治诸骨哽颇验（歌云：铁脚威灵仙、砂糖和酒煎、一口吞下去、铁剑软如绵）。大走真气，耗人血，不得已而后用之可也。根丛须数百条，长者二尺余，色深黑。俗名铁脚威灵仙。忌茶茗、面。”[5]

《得配本草》卷四：“威灵仙，忌茶、面汤。苦，温。入太阳经，兼达十二经络。宣五脏，通经脉，去腹中冷滞，行胸中痰水。治痞疾，祛肠风，疗折伤，除癥积。周身风注酸疼，痘后两手肿痛，惟此实为要药。配鸡冠花，治肠风泻血。佐木瓜，治腰脚病。”[35]

《要药分剂》卷一：“威灵仙，味微辛咸，性温，无毒。禀春夏之气而生，升也，阳也。忌茗、曲。”[36]

《本草求真》卷三：“威灵仙（蔓草），治十二经风湿冷气。威灵仙（专入膀胱。兼入肠胃诸经。），辛咸气温，其性善走，能宣疏五脏十二经络。”[6]

《本草分经·原例》：“（散）威灵仙，辛咸温属木，宣疏五脏，通行十二经，行气祛风破积，治风湿痰饮诸病，性极快利，积疴不痊者服之有效，然大走真气耗血，用宜详慎。”[37]

《本草述钩元》卷十一：“威灵仙，其根丛须数百条，长者二尺许。补时黄黑色，干则深，。俗称铁脚威灵仙。别有数种，根须一样。但色或黄或白，皆不可用。九月末至十二月采，余月不宜。凡采得闻流水声者，其走性然也，须不闻水声者乃佳（丹溪）。”[38]

《本草撮要》卷一：“威灵仙，味苦温，入足太阴厥阴经。功专去风湿，疗折伤。得砂仁、砂糖治骨鲠，得木瓜治腰脚诸病。气弱者慎用。忌茗面。”[39]

《本草便读·草部》：“威灵仙，性急且温。味辛而散，微咸微苦。疏风邪走络通经，可导可宣，治痹疾行痰去湿（威灵仙味苦辛咸，气温，善走风药也。能宣通脏腑经络，治痹启闭。故一切胸腹冷滞，痰水癥瘕，瘀血湿邪等证，皆可用此行散。然疏利之性，若无风邪痰湿，恐损真气，用者慎之）。”[40]

《中药志》：“威灵仙　本品为较常用中药。南方商品主要为毛茛科植物威灵仙及铁线莲属其他数种植物的根及根茎；北方商品主要为百合科　菝属植物通称‘铁丝威灵仙’

的根及根茎。……【原植物】1. 威灵仙　别名：老虎须（陕西、江西、两广、福建、四川），铁扫帚（陕西、浙江、江西、湖北），百条根（福建），黑须公（广西），铁脚威灵仙（陕西、福建、广东、江西、四川），中华威灵仙。Clematis chinensis Osbeck——毛茛科 Ranunculaceae. 2. 柱果铁线莲　别名：老虎师藤（广东），铁脚威灵仙、黑骨头（贵州）。Clematis uncinata Champ. ——毛茛科 Ranunculaceae。3. 东北铁线莲　别名：山辣椒秧、黑薇（东北）。Clematis manshurica Rupr. ——毛茛科 Ranunculaceae. 4. 棉团铁线莲　别名：山蓼、棉花团、山辣椒秧、黑薇（东北），山棉花（东北、内蒙古）。Clematis hexapetala Pall.（C. angustifolia Jacq.）——毛茛科 Ranunculaceae. 5. 铁皮威灵仙　别名：山木通（浙江、江西），铜威灵仙（浙江），老虎须（江西），铁脚灵仙（安徽）。Clematis finetiana Lévl. et Vant.（C. pavoliniana Pamp.）——毛茛科 Ranunculaceae."[13]

《中药材手册》："威灵仙（《纲目》列入草部蔓草类）　商品威灵仙品种较多，应用较广泛者有两大类：长江以南各省大多数地区以毛茛科钱线莲属多种植物作威灵仙，如：威灵仙 Clematis chinensis Osbeck、棉团铁线莲 Clematis hexapetala Pall. 或东北铁线莲 Clematis manshurica Rupr. 的干燥根及根茎通称'威灵仙'，前两种原植物系藤本，生于山谷，山坡林边或灌木丛中，后一种原植物系直立草本，生于山坡林边阳坡或草坡上。华北、西北地区用的威灵仙为百合科植物短梗菝 Smilax scobinicaulis C. H. Wright 及鞘柄菝 Smilax stans Maxim 的根及根茎，此类威灵仙在商品上通称'铁丝威灵仙'。原植物系多年生攀援状木质藤本，生于山坡灌丛、林下或山谷沟岸。除此外，毛茛科、百合科尚有多种植物的根及根茎在个别地区亦作威灵仙使用。现分述如下：威灵仙【别名】威灵仙：老虎须、中华威灵仙。东北钱铁莲、棉团铁线莲：山辣椒秧、黑薇。……铁丝威灵仙【别名】短梗　菝：黑刺菝、金刚刺。鞘柄菝：鞘叶菝。北京　菝。"[14]

《全国中草药汇编》："威灵仙　别名：铁脚威灵仙、百条根、老虎须、铁扫帚。来源：为毛茛科铁线莲属植物威灵仙 Clematis chinensis Osbeck 的根部，其叶也可药用。"[15]

《中药大辞典》："威灵仙（侯宁极《药谱》）【异名】能消《开宝本草》，葳灵仙《苏沈良方》，葳苓仙《珍珠囊》，铁脚威灵仙《纲目》，灵仙《药品化义》，黑脚威灵仙《生草药性备要》，九草阶、风车《现代实用中药》，鲜须苗《南京民间药草》，黑骨头、黑木通《贵州民间方药集》，铁杆威灵仙《药材资料汇编》，铁扫帚《浙江中药手册》，七寸风《广西中兽医药植》，铁脚灵仙、牛闲草、牛杆草《江苏植药志》，老虎须、辣椒藤《陆川本草》，铁灵仙《河北药材》，灵仙藤、黑灵仙《四川中药志》，黑须公、芝查藤根《广东中药》。【基原】为毛茛科植物威灵仙的根。【原植物】威灵仙 Clematis chinensis Osbeck.。"[9]

《中医大辞典·中药分册》："威灵仙　出唐·侯宁极《药谱》。又名灵仙、铁脚威灵仙。为毛茛科植物威灵仙 Clematis chinensis Osbeck 或棉团铁线莲 C. hexapetala Pall. 等的根。"[10]

《中国医学百科全书·中医学》："威灵仙　始载于《新修本草》。又名铁脚威灵仙、老虎须、黑骨头、铁扫帚。为毛茛科植物威灵仙 Clematis chinensis Osbeck、棉团铁线莲 C. hexapetala Pall. 及东北铁线莲 C. manshurica Rupr. 等的根及根茎。"[11]

《全国中药炮制规范》："威灵仙　［处方用名］威灵仙、酒灵仙。【来源】本品为毛茛科植物威灵仙 Clematis chinensis Osbeck、棉团铁线莲 Clematis hexapetala Pall. 或东北铁线莲 Clematis manshurica Rupr. 的干燥根及根茎。均系野生。主产于安徽、浙江、江苏等地。秋季采挖。除去茎叶，须根及泥沙，干燥。药材以条匀，长、皮黑肉白、质坚实者为佳。”[16]

《中国药材学》：“威灵仙 【别名】①威灵仙：铁脚威灵仙、铁扫帚、老虎须、青龙须、黑须公、百条根、搜山虎，鲜须苗（江苏），乌头力刚（浙江）。②棉团铁线莲：棉花铁线莲，棉花团花，黑薇、山辣椒秧（东北），山棉花（东北、内蒙古）。③东北铁线莲：山辣椒秧、黑薇（东北）。【来源】本品为毛茛科植物威灵仙 Clematis chinensis Osbeck、棉团铁线莲（山蓼）C. hexapetala Pall.（C. angustifolia Jacq.）或东北铁线莲 C. manshurica Rupr. 等的根。”[17]

《中国中医药学主题词表》：“威灵仙 Clematis chinensis 属毛茛科；属祛风湿药和止痛药（中药）。”[12]

《普通高等教育中医药类规划教材·中药学》：“威灵仙《新修本草》为毛茛科攀援性植物威灵仙 Clematis chinensis Osbeck、棉团铁线莲 C. hexapetala Pall. 或东北铁线莲 C. manshurica Rupr. 的根及根茎。前一种主产于江苏、安徽、浙江等地，应用较广。后两种部分地区应用。秋季采挖，除去泥沙，晒干。生用。”[8]

《中华本草》：“威灵仙 侯宁极《药谱》。【异名】能消《开宝本草》，铁脚威灵《宝庆本草折衷》，灵仙《药品化义》，黑脚威灵仙《生草药性备要》，黑骨头《贵州民间方药集》……【来源】为毛茛科植物威灵仙、棉团铁线莲、辣蓼铁线莲、毛柱铁线莲和柱果铁线莲的根及根茎。【原植物】1. 威灵仙 Clematis chinensis Osbeck. ［C. chinensis Retz.；C. sinensis Lour.］ 又名：青风藤（陕西秦岭），白钱草（安徽），九里火、移星草（浙江）。2. 棉团铁线莲 Clematis hexapetala Pall. （C. angustifolia Jacq.）又名：棉花子花（黑龙江），野棉花（辽宁），黑薇（东北）。3. 辣蓼铁线莲 Clematis terniflora DC. var. mandshurica（Rupr.）Ohwi［C. manshurica Rupr.］ 又名：东北铁线莲《全国中草药汇编》，黑薇（东北）。4. 毛柱钱线莲 Clematis meyeniana Walp. 又名：南铁线莲《全国中草药汇编》，吹风藤、老虎须藤（广西）。5. 柱果钱线莲 Clematis uncinata Champ. ex Benth.［C. uncinata Champ. ex Benth. var. biternata W. T. Wang］ 又名：光果钱线莲《经济植物手册》，钩形木通《天目山药用植物志》，山木通（陕西），小叶木通（四川），白木通、土木通（广西）。”[18]

《中华人民共和国药典》：“威灵仙 Radix clematidis 本品为毛茛科植物威灵仙 Clematis chinensis Osbeck、棉团铁线莲 Clematis hexapetala Pall. 或东北铁线莲 Clematis manshurica Rupr. 的干燥根及根茎。秋季采挖，除去泥沙，晒干。”[7]

5 参考文献

1 唐·侯宁极. 药谱. 抄本

2 宋·唐慎微. 证类本草. 北京：人民卫生出版社，1957，264

3 明·李时珍. 本草纲目. 北京：人民卫生出版社，1982，1307

4 清·张璐. 本经逢原. 上海：上海科学技术出版社，1959，113

5 清·吴仪洛. 本草从新. 北京：中医古籍出版社，2001，95

6 清·黄宫绣. 本草求真. 上海：上海科学技术出版社，1959，85

7 国家药典委员会. 中华人民共和国药典. 一部. 北京：化学工业出版社，2000，204
8 雷载权主编. 普通高等教育中医药类规划教材·中药学. 上海：上海科学技术出版社，1995，110
9 江苏新医学院. 中药大辞典. 上海：上海科学技术出版社，1977，1632
10 《中医大辞典》编辑委员会. 中医大辞典·中药分册. 北京：人民卫生出版社，1982，259
11 《中医学》编辑委员会. 中国医学百科全书·中医学. 上海：上海科学技术出版社，1997，1042
12 吴兰成主编. 中国中医药学主题词表. 北京：中医古籍出版社，1996，395
13 中国医学科学院药物研究所等. 中药志. 第一册. 北京：人民卫生出版社，1993，201
14 中华人民共和国卫生部药政管理局. 中药材手册. 北京：人民卫生出版社，1998，157
15 《全国中草药汇编》编写组. 全国中草药汇编. 上册. 北京：人民卫生出版社，1996，630
16 中华人民共和国卫生部药政管理局. 全国中药炮制规范. 北京：人民卫生出版社，1988，78
17 徐国钧等主编. 中国药材学. 北京：中国医药科技出版社，1996，173
18 国家中医药管理局《中华本草》编委会. 中华本草. 第三册. 上海：上海科学技术出版社，1999，187
19 宋·苏颂. 本草图经. 合肥：安徽科学技术出版社，1994，312
20 宋·寇宗奭. 本草衍义. 上海：商务印书馆，1937，71
21 宋·佚名. 增广太平和剂图经本草药性总论. 见：增广太平惠民和剂局方. 海口：海南出版社，2002，453
22 金·李杲. 珍珠囊药性赋. 清康熙三十二年文武堂刻本
23 元·王好古. 汤液本草. 见：景印文渊阁四库全书（745）. 北京：中医古籍出版社，1986，935
24 明·兰茂. 滇南本草. 昆明：云南人民出版社，1959，90
25 明·刘文泰. 本草品汇精要. 北京：人民卫生出版社，1982，397
26 明·陈嘉谟. 本草蒙筌. 北京：人民卫生出版社，1988，106
27 明·缪希雍. 炮炙大法. 明末庄继先校刻本
28 明·李中梓. 雷公炮制药性解. 见：中国医学大成（二）. 长沙：岳麓书社，1990，141
29 明·李中梓. 本草征要. 见：李中梓医学全书. 北京：中国中医药出版社，1999，130
30 明·卢之颐. 本草乘雅半偈. 北京：人民卫生出版社，1986，621
31 清·蒋居祉. 本草择要纲目. 见：珍本医书集成（二）. 上海：上海科学技术出版社，1985，73
32 清·陈士铎. 本草新编. 北京：中国中医药出版社，1996，131
33 清·汪昂. 本草易读. 北京：人民卫生出版社，1987
34 清·汪昂. 本草备要. 北京：中国中医药出版社，1998，49
35 清·严西亭. 得配本草. 上海：上海卫生出版社，1957，12
36 清·沈金鳌. 要药分剂. 上海：上海科学技术出版社，1959，24
37 清·姚澜. 本草分经. 上海：上海科学技术出版社，1989
38 清·杨时泰. 本草述钩元. 上海：科技卫生出版社，1958，335
39 清·陈其瑞. 本草撮要. 见：珍本医书集成（二）. 上海：上海科学技术出版社，1985，10
40 清·张秉成. 本草便读. 上海：上海卫生出版社，1957
41 宋·王衮. 博济方. 见：景印文渊阁四库全书（738）. 北京：中医古籍出版社，1986，105
42 明·贾所学. 药品化义. 清光绪三十年北京郁文书局排印.
43 清·何克谏. 生草药性备要. 见：岭南本草古籍三种. 北京：中国医药科技出版社，1999，36

317 厚朴

Houpo

Cortex Magnoliae Officinalis

1 定名依据

1.1 正名

1.1.1 汉文名：厚朴（木兰科植物厚朴 Magnoliae officinalis Rehd. et Wils. 或凹叶厚朴 Magnolia officinalis Rehd. et Wils. var. biloba Rehd. et Wils. 的干燥干皮、根皮及枝皮）。

1.1.2 英文名：officinal magnolia bark.

1.2 依据

1.2.1 定名的文献依据

1.2.1.1 《神农本草经》卷二："厚朴，味苦，温。主中风、伤寒、头痛、寒热，惊悸气，血痹死肌，去三虫。"[1]

1.2.1.2 《本草经集注·草木中品》："厚朴，味苦，温、大温，无毒。主治中风，伤寒，头痛，寒热，惊悸，气血痹。死肌，去三虫。温中，益气，消痰下气。"[2]

1.2.1.3 《新修本草》卷十三："厚朴，味苦，温、大温，无毒。主中风，伤寒，头痛，寒热，惊悸，气血痹，死肌，去三虫，温中，益气，消痰下气，疗霍乱及腹痛，胀满，胃中冷逆，胸中呕逆不止，泄痢，淋露，除惊，去留热，止烦满，厚肠胃。"[3]

1.2.1.4 《证类本草》卷十三："厚朴，味苦，温、大温，无毒……日华子云：健脾，主反胃，霍乱转筋，冷热气，泻膀胱、泄五脏一切气，妇人产前、产后腹脏不安，调关节杀腹脏虫，除惊，去烦闷，明耳目。入药去粗皮，姜汁炙，或姜汁炒用。又名烈朴。"[4]

1.2.1.5 《本草纲目》卷三十五："厚朴《本经·中品》。【校正】并入有名未用逐折。【释名】烈朴《日华》、赤朴《别录》、厚皮（同）、重皮《广雅》，树名榛《别录》，子名逐折《别录》。"[5]

1.2.1.6 《本草从新》卷八："厚朴，泻、下气散满。苦降能泻实满，辛温能散湿满。……入足太阴、阳明（脾、胃。）平胃调中。"[6]

1.2.1.7 《中华人民共和国药典》："厚朴 Cortex magnoliae officinalis 本品为木兰科植物厚朴 Magnoliae officinalis Rehd. et Wils. 或凹叶厚朴 Magnolia officinalis Rehd. et Wils. var. biloba Rehd. et Wils. 的干燥干皮、根皮及枝皮。"[7]

1.2.1.8 《普通高等教育中医药类规划教材·中药学》："厚朴《本经》为木兰科落叶乔木植物厚朴 Magnoliae officinalis Rehd. et Wils. 或凹叶厚朴 M. officinalis Rehd. et Wils. var. biloba Rehd. et Wils. 的干皮、根皮及枝皮。主于四川、湖北、安徽等地。"[8]

1.2.1.9 《中药大辞典》："厚朴《本经》【异名】厚皮《吴普本草》，重皮《广雅》，赤朴《别录》，烈朴《日华子本草》。【基原】为木兰科植物厚朴或凹叶厚朴的树皮或根皮。【原植物】①厚朴 Magnoliae officinalis Rehd. et Wils. ②凹叶厚朴 M. biloba（Rehd. et Wils.）Cheng，又名：庐山厚朴."[9]

1.2.1.10　《中医大辞典·中药分册》："厚朴　出《神农本草经》。又名厚皮、重皮、川朴、紫油厚朴。为木兰科植物厚朴 Magnoliae officinalis Rehd. et Wils. 或凹叶厚朴 M. biloba (Rehd. et Wils.) Cheng 的树皮或根皮。"[10]

1.2.1.11　《中国医学百科全书·中医学》："厚朴　始载于《神农本草经》。又名川朴、油朴、厚皮、赤朴。为木兰科植物厚朴 Magnoliae officinalis Rehd. et Wils. 或凹叶厚朴 M. officinalis Rehd. et Wils. var. biloba Rehd. et Wils. 的干皮、根皮或枝皮。"[11]

1.2.1.12　《中国中医药学主题词表》："厚朴 Magnolia officinalis　属木兰科和芳香化湿药。"[12]

1.2.1.13　《中药志》[13]、《中药材手册》[14]、《全国中草药汇编》[15]、《全国中药炮制规范》[16]、《中国药材学》[17]、《中华本草》[18]等现代中药著作多以"厚朴"作为本品正名（参见"文献通考"）。

1.2.2　定名选择的理由

1.2.2.1　厚朴 Cortex magnoliae officinalis，系木兰科植物厚朴 Magnoliae officinalis Rehd. et Wils. 或凹叶厚朴 Magnolia officinalis Rehd. et Wils. var. biloba Rehd. et Wils. 的干燥干皮、根皮及枝皮。"厚朴"之名始见于汉《神农本草经》，并作为本品正名记载。其后的历代重要本草著作如南北朝·陶弘景《本草经集注》，唐·苏敬《新修本草》，宋·唐慎微《证类本草》，明·李时珍《本草纲目》，清·吴仪洛《本草从新》等在载录本品时均以"厚朴"作为正名，并一直沿用至今。

1.2.2.2　我国最新出版的《中华人民共和国药典》、《普通高等教育中医药类规划教材·中药学》以及辞书类著作《中医大辞典·中药分册》、《中药大辞典》、《中国医学百科全书·中医学》等均以"厚朴"作为本品正名。已经广泛应用于中医药学文献的标引和检索的《中国中医药学主题词表》也以"厚朴"作为本品的正式主题词。现代本草著作如《中药志》、《全国中草药汇编》、《中华本草》、《中国药材学》、《中药材手册》、《全国中药炮制规范》等虽记载了不少本品各地的俗称，但也无一例外以"厚朴"作为本品的正名。说明"厚朴"作为本品正名已成为共识。

1.3　与正名等效的名词：无。

2　源流考释

厚朴（木兰科植物厚朴 Magnoliae officinalis Rehd. et Wils. 或凹叶厚朴 Magnolia officinalis Rehd. et Wils. var. biloba Rehd. et Wils. 的干燥干皮、根皮及枝皮），始载于汉《神农本草经》[1]，并以"厚朴"为正名。如《神农本草经》卷一："厚朴，味苦，温。主中风、伤寒、头痛、寒热，惊悸气，血痹死肌，去三虫。"[1]其后的本草著作即以"厚朴"为正名记载本品，如三国·吴普《吴普本草》[19]，魏晋《名医别录》[20]，南北朝·雷敩《雷公炮炙论》[21]、陶弘景《本草经集注》[2]，唐·苏敬《新修本草》[3]、孙思邈《千金翼方》[22]，宋·苏颂《本草图经》[23]、唐慎微《证类本草》[4]、寇宗奭《本草衍义》[24]、佚名《增广太平和剂图经本草药性总论》[25]，金·李杲《珍珠囊药性赋》[26]，元·王好古《汤液本草》[27]，明·刘文泰《本草品汇精要》[28]、陈嘉谟《本草蒙筌》[29]、李时珍《本草纲目》[5]、李中梓《本草征要》[30]、杜文燮《药鉴》[31]、缪希雍《炮炙大法》[32]、李中梓《雷公炮制药性解》[33]、卢之颐《本草乘雅半偈》[34]，清·张志聪《本草崇原》[35]、蒋居祉《本草择要纲目》[36]、陈士铎《本草新编》[37]、汪昂《本草易读》[38]、汪昂《本草备要》[39]、张璐《本经逢原》[40]、叶桂《本草经解》[41]、吴仪洛《本草从新》[6]、严西亭《得配本草》[42]、沈金鳌《要药分剂》[43]、黄宫绣《本草求真》[44]、陈念祖《神农本草经读》[45]、姚澜《本草分经》[46]、杨时泰《本草述钩元》[47]、叶志诜《神农本草经赞》[48]、凌奂《本草害利》[49]、陈其瑞《本草撮要》[50]、张秉成《本草便读》[51]、周岩《本草思辨录》[52]等。

古代著作中记载的本品异名有"厚皮"《吴普本草》[19]，"重皮"《广雅》[53]，"赤朴"《名医别录》[20]，"烈朴"《日华子本草》[4]，"榛"、"逐折"《本草品汇精要》[28]等。如《吴普本草·草木类》："厚朴，一名厚皮。神农、岐伯、雷公：苦，无毒。李氏：小温。生交阯。"[19]《广雅疏证》云："重皮，厚朴也。"[53]《名医别录》卷二："厚朴，大温，无毒。主温中，益气，消痰，下气，治霍乱及腹痛，胀满，胃中冷逆，胸中呕逆不止，泄痢，淋露，除惊，去留热，止烦满，厚肠胃。一名厚皮，一名赤朴。其树名榛，其子名逐杨。治鼠瘘，明目，益气。生交趾、宛朐。三月、九月、十月采皮，阴干。（干姜为之使，恶泽泻、寒水石、硝石。）"[20]《证类本草》引《日华子本草》云：健脾，主反胃，霍乱转筋，冷热气，泻膀胱、泄五脏一切气，妇人产前、产后腹脏不安，调关节杀腹脏虫，除惊，去烦闷，明耳目。入药去粗皮，姜汁炙，或姜汁炒用。又名烈朴。"[4]《本草品汇精要》卷十八："厚朴，无毒，植生。厚朴……【名】厚皮、赤朴、榛、逐折。"[28]

现代有关著作均沿用《神农本草经》的记载以"厚朴"作为本品正名，如《中华人民共和国药典》[7]、《普通高等教育中医药类规划教材·中药学》[8]、《中药大辞典》[9]、《中医大辞典·中药分册》[10]、《中国医学百科全书·中医学》[11]、《中国中医药学主题词表》[12]、《中药志》[13]、《中药材手册》[14]、《全国中草药汇编》[15]、《全国中药炮制规范》[16]、《中国药材学》[17]、《中华本草》[18]等。同时尚记载有"紫油厚朴"《中药材手册》[14]，"川朴"《全国中草药汇编》[15]，"油朴"《中国医学百科全书·中医学》[11]等各地的俗称。还记载有本品原植物"厚朴"的异名"川朴"、"紫油厚朴"《中药志》[13]；原植物". 凹叶厚朴"的异名"庐山厚朴"《中药大辞典》[9]等。

3 附录

3.1 又称：姜厚朴（饮片规格名）。

3.2 俗称：川朴，紫油厚朴，油朴。

3.3 曾称：厚皮《吴普本草》，重皮《广雅》，赤朴《别录》，烈朴《日华子本草》，榛、逐折《本草品汇精要》。

3.4 原植物名称：厚朴，川朴、紫油厚朴（通称）；. 凹叶厚朴，庐山厚朴。

4 文献通考

《神农本草经》卷二："厚朴，味苦，温。主中风、伤寒、头痛、寒热，惊悸气，血痹死肌，去三虫。"[1]

《广雅疏证》云："重皮，厚朴也。"[53]

《吴普本草·草木类》："厚朴，一名厚皮。神农、岐伯、雷公：苦，无毒。李氏：小温。生交阯。”[19]

《名医别录》卷二：“厚朴，大温，无毒。主温中，益气，消痰，下气，治霍乱及腹痛，胀满，胃中冷逆，胸中呕逆不止，泄痢，淋露，除惊，去留热，止烦满，厚肠胃。一名厚皮，一名赤朴。其树名榛，其子名逐杨。治鼠瘘，明目，益气。生交趾、宛朐。三月、九月、十月采皮，阴干。（干姜为之使，恶泽泻、寒水石、硝石。）”[20]

《雷公炮炙论》卷中：“厚朴，雷公云：凡使，要用紫色、味辛为好。夫或丸散，便去粗皮，用酥炙过。每修一斤，用酥四两炙了，细锉用。若汤饮中使，用自然姜汁八两炙一升为度。”[21]

《本草经集注·草木中品》：“厚朴，味苦，温、大温，无毒。主治中风，伤寒，头痛，寒热，惊悸，气血痹。死肌，去三虫。温中，益气，消痰下气，治霍乱及腹痛，胀满，胃中冷逆，胸中呕逆不止，泄痢，淋露，除惊，去留热，止烦满，厚肠胃。一名厚皮，一名赤朴。其树名榛，其子名逐杨。治鼠瘘，明目，益气。生交址、冤句。三月、九月、十月采皮，阴干。（干姜为之使，恶泽泻、寒水石、硝石。）”[2]

《新修本草》卷十三：“厚朴，味苦，温、大温，无毒。主中风，伤寒，头痛，寒热，惊悸，气血痹，死肌，去三虫，温中，益气，消痰下气，疗霍乱及腹痛，胀满，胃中冷逆，胸中呕逆不止，泄痢，淋露，除惊，去留热，止烦满，厚肠胃。一名厚皮，一名赤朴。其树名榛，其子名逐相。疗鼠瘘，明目，益气。生交趾、宛朐。三月、九月、十月采皮，阴干。”[3]

《千金翼方》卷三：“厚朴，味苦，温，大温，无毒。主中风，伤寒，头痛寒热，惊悸，气血痹，死肌，去三虫。温中益气，消痰下气。疗霍乱及腹痛胀满，胃中冷逆，胸中呕不止，泻痢，淋露，除惊，去留热心烦满，厚肠胃。一名厚皮，一名赤朴。其树名榛，其子名逐折，疗鼠瘘，明目益气。”[22]

《本草图经》卷十一：“厚朴，出交阯冤句，今京西、陕西、江淮、湖南、蜀川山谷中往往有之，而以梓州、龙州者为上。木高三四丈，径一二尺。春生，叶如槲叶，四季不凋；红花而青实；皮极鳞皱而厚，紫色多润者佳，薄而白者不堪。三月、九月、十月采皮，阴干。”[23]

《证类本草》卷十三：“厚朴，味苦，温、大温，无毒。主中风伤寒，头痛，寒热，惊悸，气血痹，死肌，去三虫，温中益气，消痰下气，疗霍乱及腹痛胀满，胃中冷逆，胸中呕不止，泄痢淋露，除惊，去留热，心烦满，厚肠胃。一名厚皮，一名赤朴。其树名榛，其子名逐折……日华子云：健脾，主反胃，霍乱转筋，冷热气，泻膀胱、泄五脏一切气，妇人产前、产后腹脏不安，调关节杀腹脏虫，除惊，去烦闷，明耳目。入药去粗皮，姜汁炙，或姜汁炒用。又名烈朴。”[4]

《本草衍义》卷十四：“厚朴，今西京伊阳县及商州亦有，但薄而色淡，不如梓州者厚而紫色有油。味苦，不以姜制，则棘人喉舌。平胃散中用，最调中。至今此药盛行，既能温脾胃气，又能走冷气，为世所须也。”[24]

《增广太平和剂图经本草药性总论》木部中品：“厚朴，味苦，温、大温，无毒。主中风，伤寒头痛，寒热惊悸，气血痹，死肌，去三虫，温中益气，消痰下气，疗霍乱及腹痛胀满，胃中冷逆，胸中呕不止，泄痢，淋露，除惊，去留热，心烦满，厚肠胃。《药性论》云：臣。主疗积年冷气，腹内雷鸣，虚吼，宿食不消，除痰饮，去结水，破宿血，消化水谷，止痛，大温胃气，呕吐酸水，主心腹满，病人虚而尿白。"[25]

《珍珠囊药性赋》卷二："厚朴，臣。恶泽泻寒水石硝石入药去粗皮生姜汁炒用。厚朴，味苦辛性温无毒。可升可降，阳中之阳也。其用有二；苦能下气，去实满而能消腹胀；温能益气，除湿满散结调中。"[26]

《汤液本草》卷五："厚朴，气温，味辛，阳中之阴。苦而辛，无毒。《象》云：能治腹胀，若虚弱，虽腹胀宜斟酌用之。寒胀，是大热药中兼用。结者散之，神药。误用脱人元气，切禁之。紫色者佳。去皮，姜汁制，微炒。"[27]

《本草品汇精要》卷十八："厚朴，无毒，植生。厚朴（出《神农本经》），主中风伤寒头痛，寒热惊悸，气血痹死肌，去三虫（以上朱字《神农本经》）。温中益气，消痰下气，疗霍乱及腹痛胀满，胃中冷逆，胸中呕不止，泄痢，淋露，除惊，去留热，心烦满，厚肠胃。子疗鼠瘘，明目益气（以上黑字《名医》所录）。【名】厚皮、赤朴、榛、逐折。"[28]

《本草蒙筌》卷十四："厚朴，味苦、辛，气大温。属土，有火。阴中之阳，可升可降。无毒。树甚高大，榛乃别名。陕西川蜀多生，梓州（属四川）出者独胜。凡资治病，秋尽采皮。择厚脂颜色紫莹佳，去粗皮姜汁炒褐用。"[29]

《本草纲目》卷三十五："厚朴《本经·中品》。【校正】并入有名未用逐折。【释名】烈朴《日华》、赤朴《别录》、厚皮（同）、重皮《广雅》，树名榛《别录》，子名逐折《别录》。时珍曰：其木质朴而皮厚，味辛烈而色紫赤，故有厚朴、烈、赤诸名。颂曰：《广雅》谓之重皮，方书或作厚皮也。"[5]

《药鉴》卷二："厚朴，气温，味苦，无毒，气味俱薄，可升可降，阴中阳也。治霍乱转筋，止呕逆吐酸。与枳实大黄同用，则泄实满。与陈皮苍术同用，则除湿满。同解利药，兼理头疼。同泄利药，能厚肠胃。"[31]

《炮炙大法·木部》："厚朴（凡使，要用紫色有油质厚者，良。去粗皮用，酥炙过，每修一斤用酥四两炙了，细锉。用若汤饮下，使用自然姜汁，八两炙一升为度，干姜为之使，恶泽泻、硝石、寒水石，忌豆）。"[32]

《雷公炮制药性解》卷五："厚朴，味苦辛，性温无毒，入脾胃二经。去实满而治腹胀，除湿结而和胃气，止呕清痰，温中消食。干姜为使，恶泽泻、寒水石、硝石，忌食豆。"[33]

《本草征要》卷三："厚朴，味苦辛，性大温，无毒。入脾、胃二经。干姜为使。恶泽泻、硝石、寒水石。忌豆。色紫味辛者良，刮去粗皮，切片，姜汁炒。"[30]

《本草乘雅半偈》第五帙："厚朴《本经·中品》。【气味】苦温，无毒。【主治】主中风，伤寒，头痛，寒热，惊悸，气血痹，死肌，去三虫。"[34]

《本草崇原》卷中："厚朴，气味苦温，无毒。主治中风，伤寒，头痛寒热，惊悸，气血痹，死肌，去三虫。"[35]

《本草择要纲目·热性药品》："厚朴 【气味】苦温，无毒。可升可降，阴中阳也。【主治】消痰下气，疗霍乱及腹痛胀满，胃中冷逆呕不止，泄痢淋露。盖厚朴气温，能泻胃中之实。"[36]

《本草新编》卷四："厚朴，味甘、辛，气大温，阴中之阳，可升可降，无毒。入脾、胃、大肠。主中风寒热，治霍乱转筋，止呕逆吐酸，禁泻利淋露，消痰下气。"[37]

《本草易读》卷七："厚朴，姜炙用。干姜为使。恶泽泻、硝石、寒水石，忌豆。色紫味辛者乃真也。去粗皮用。温，苦，无毒。健脾温胃，厚肠和中，除烦化痰，止呕消胀。破宿血而化水谷，导宿食而开水结，定霍乱而止喘咳，除反胃而疗吐酸。解风热之头痛，却膨满之腹痛。泄痢淋露之疾，寒热惊悸之疴。能泄五脏诸气，兼安胎产诸病。"[38]

《本草备要·木部》："厚朴，泻，下气，散满。苦降能泻实满，辛温能散湿满。"[39]

《本经逢原》卷三："厚朴，苦辛温小毒。紫厚者佳，姜汁炒用。忌黑豆，宜用滚水泡数次，切之不可久浸，气瀚有伤脾气。"[40]

《本草经解》卷三："厚朴，气温，味苦，无毒。主中风伤寒头痛，寒热惊悸，血痹死肌，去三虫（姜汁炒）。"[41]

《本草从新》卷八："厚朴，泻、下气散满。苦降能泻实满，辛温能散湿满。（胀满证不同、消补贵得其宜、气虚宜补气、血虚宜补血、食积宜消导、痰滞宜行痰、挟热宜清热、湿盛宜利湿、寒郁者散寒、怒郁者行气、蓄血者消瘀、不宜专用行散药。）入足太阴、阳明，（脾、胃。）平胃调中。"[6]

《得配本草》卷七："厚朴，干姜为之使。恶泽泻、硝石、寒水石。忌豆。苦、辛，温。入足太阴、阳明经气分。除肠胃之浊邪，涤膜原之秽积。破郁血，去结水，消宿食，散沉寒。得炒姜，治肠风下血（邪去血自归经）。配黄连，治带下。"[42]

《要药分剂》卷六："厚朴，味苦辛，性温，无毒。禀地二之气以生，兼得春阳而成。降也，阴中阳也。干姜为使。恶泽泻、磁石、寒水石。忌豆。"[43]

《本草求真》卷三："厚朴（乔木），散脾胃湿满。厚朴（专入脾胃），辛苦。书言同枳实大黄，即承气汤，则于实满能泻。同苍术橘皮，即平胃散，则于湿满能除。同解利药，则于伤寒头痛可治。同泻痢药，则于肠胃能厚。大抵气辛则散，故于湿满则宜。味苦则降，故于实满则下。"[44]

《神农本草经读》卷三："厚朴，气味苦、温，无毒。主中风，伤寒，头痛，寒热，惊悸，气血痹，死肌，去三虫。(生用则解肌而达表，炙香则运土而助脾。)"[45]

《本草分经·原例》："厚朴，苦辛温，入脾胃，泻实满，散湿满，平胃调中，消痰化食，破宿血，散风寒，杀脏虫，治一切客寒犯胃湿气侵脾之症。"[46]

《本草述钩元》卷二十三："厚朴，以建平宜都及梓州龙州者为上。木皮鳞皱，肉厚色紫多液者。入药最良。皮，味苦辛微甘。气大温，气味俱厚。其体重浊，阳中之阴，降也。入足太阴手足阳明经。主治温中散结气，除胀满。"[47]

《神农本草经赞》卷二："厚朴，味苦温。主中风伤寒头痛，寒热惊悸，气血痹死肌，去三虫。不残纯朴，龙梓储珍，半出黄槲，层蔽苍榛。白凝肤厚，紫透鳞皴，从容典职，佐助姜辛，庄子。纯朴不残，苏颂曰。厚朴以龙州梓州为上，叶如槲叶，鳞皴而厚，张衡文。远国储珍，郝经诗，半出黄槲岘。名医曰，一名榛。"[48]

《本草害利·脾部药队》："厚朴，【害】辛温大热，性专消导，散而不收，脱人元气，略无补益之功。"[49]

《本草撮要》卷二："厚朴，味苦，入足太阴阳明经。功专宽胸导湿。得苍术治湿满，得黄连治滞下，得杏仁能下气定喘。孕妇及脾胃虚者忌服。姜汁炒用。干姜为使。恶泽泻、硝石。忌豆。"[50]

《本草便读·木部》："厚朴，辛能达表，解风寒外客之邪。苦可宣中，破脘腹内留之，。阴凝湿聚。燥可蠲除，平胃宽胸。温能疏畅。（厚朴出川中，朴树之皮，其皮甚厚，故名。辛苦而温，性燥善散。入脾胃气分，逐湿宣中。散胸腹一切阴凝滞，疏肌表一切风寒湿邪。温燥破气之品，虚人禁之。）”[51]

《本草思辨录》卷四：“厚朴，苦温散湿满，其气向表；枳实苦寒泄坚满，其气向下。二物皆胃家气药。阳明病胃中燥结在血分，自宜以涤热逐实之大黄血药为君。然非气药为之前驱，则不能锐师直入，此三物并用之故。大承气又加芒硝者，芒硝亦血药而微兼治上，犹厚朴气药而微兼治表，余邪不至少留而咸寒尤能速下，不止如小承气之和胃已也。”[52]

《中药志》：“厚朴，本品为常用中药。商品为木兰科植物，主要种类有厚朴和凹叶厚朴的树皮和根皮。此外，尚有滇顷厚朴，以及同科的多种植物的树皮在各产区作姜朴和土厚朴。……【原植物】1. 厚朴　别名：川朴、紫油厚朴（通称）。Magnoliae officinalis Rehd. et Wils. ——木兰科 Manoliaceae. 2. 凹叶厚朴 Magnolia biloba（Rehd. et Wils.）Cheng（M. officinalis Rehd. et Wils. ssp. biloba（Rehd. et Wils.）Law——木兰科 Manoliaceae. 3. 滇缅厚朴　别名：云朴、贡山厚朴、腾冲厚朴（云南）。Magnoliae rostrat W. W. Smith——木兰科 Manoliaceae.”[13]

《中药材手册》：“厚朴（《纲目》列入木部乔木类）　本品为木兰科植物厚朴 Magnoliae officinalis Rehd. et Wils. 或凹叶厚朴 Magnolia officinalis Rehd. et Wils. var. biloba Rehd. et Wils. 的干燥干皮及根皮。原植物系落叶乔木，野生与栽培均有，产量较大，各地产品因生长部位及加工形式不同而有筒朴、蔸朴、根朴、枝朴等规格。另外，产于云南西部、西北部，西藏东南部的滕冲厚朴使用历史亦较长，解放前曾销香港、四川等地，解放后在当地一直作厚朴使用，并销往许多省区。但目前市场上也出现了一些厚朴的伪品，需注意鉴别。【别名】紫油厚朴。”[14]

《全国中草药汇编》：“厚朴　别名：川朴、紫油厚朴。来源：为木兰科木兰属植物厚朴 Magnoliae officinalis Rehd. et Wils. 和凹叶厚朴（温朴）M. biloba（Rehd. et Wils.）Cheng［M. officinalis Rehd. et Wils. var. biloba Rehd. et Wils.］的干皮及根皮，其花及果亦供药用。花芽称‘厚朴花’。”[15]

《中药大辞典》：“厚朴《本经》【异名】厚皮《吴普本草》，重皮《广雅》，赤朴《别录》，烈朴《日华子本草》。【基原】为木兰科植物厚朴或凹叶厚朴的树皮或根皮。【原植物】①厚朴 Magnoliae officinalis Rehd. et Wils. ②凹叶厚朴 M. biloba（Rehd. et Wils.）Cheng，又名：庐山厚朴。”[9]

《中医大辞典·中药分册》：“厚朴　出《神农本草经》。又名厚皮、重皮、川朴、紫油厚朴。为木兰科植物厚朴 Magnoliae officinalis Rehd. et Wils. 或凹叶厚朴 M. biloba（Rehd. et Wils.）Cheng 的树皮或根皮。”[10]

《中国医学百科全书·中医学》：“厚朴　始载于《神农本草经》。又名川朴、油朴、厚皮、赤朴。为木兰科植物厚朴 Magnoliae officinalis Rehd. et Wils. 或凹叶厚朴 M. officinalis Rehd. et Wils. var. biloba Rehd. et Wils. 的干皮、根皮或枝皮。”[11]

《全国中药炮制规范》：“厚朴　［处方用名］厚朴、姜厚朴。【来源】本品为木兰科植物厚朴 Magnoliae officinalis Rehd. et Wils. 或凹叶厚朴 Magnolia officinalis Rehd. et Wils. var. biloba Rehd. et Wils. 的干燥干皮及根皮。栽培或野生。主产于四川、湖北、湖南、

贵州、浙江、福建等地。4～6月剥取根皮及枝皮直接阴干；干皮置沸水中微烫后，堆置阴湿处'发汗'至内表面变紫褐色棕褐色时，再蒸软，取出，卷成筒状，干燥。药材以肉厚、内表面紫棕色、油性足、断面有小亮星、香气浓者为佳。"[16]

《中国药材学》："厚朴 【别名】重皮，赤朴，油朴。【来源】本品为木兰科植物厚朴 Magnoliae officinalis Rehd. et Wils. 或凹叶厚朴 M. officinalis Rehd. et Wils. var. biloba Rehd. et Wils. 的干皮、根皮及枝皮。"[17]

《中国中医药学主题词表》："厚朴 Magnolia officinalis 属木兰科和芳香化湿药。"[12]

《普通高等教育中医药类规划教材·中药学》："厚朴《本经》为木兰科落叶乔木植物厚朴 Magnoliae officinalis Rehd. et Wils. 或凹叶厚朴 M. officinalis Rehd. et Wils. var. biloba Rehd. et Wils. 的干皮、根皮及枝皮。主于四川、湖北、安徽等地。4～6月剥取，根皮及枝皮直接阴干，干皮置沸水中微煮后堆置阴湿处，'发汗'至内表面变成紫褐色或棕褐色时，蒸软取出，卷成筒状，干燥。姜汁制用。"[8]

《中华本草》："厚朴《本经》【异名】厚皮《吴普本草》，重皮《广雅》，赤朴《别录》，烈朴《日华子》，川朴、紫油厚朴（通称）。……【来源】为木兰科植物厚朴和庐山厚朴的树皮、根皮和枝皮。【原植物】1. 厚朴 Magnoliae officinalis Rehd. et Wils. 2. 庐山厚朴 Magnolia officinalis Rehd. et Wils. var. biloba Rehd. et Wils. [M. biloba (Rehd. et Wils.) Cheng] 又名：凹叶厚朴《中国高等植物图鉴》，温朴（浙江）。"[18]

《中华人民共和国药典》："厚朴 Cortex magnoliae officinalis 本品为木兰科植物厚朴 Magnoliae officinalis Rehd. et Wils. 或凹叶厚朴 Magnolia officinalis Rehd. et Wils. var. biloba Rehd. et Wils. 的干燥干皮、根皮及枝皮。4～6月剥取，根皮及枝皮直接阴干；干皮置沸水中微煮后，堆置阴湿处，'发汗'至内表面变紫褐色或棕褐色时，蒸软，取出，卷成筒状，干燥。"[7]

5 参考文献

1 汉·神农本草经. 清顾观光重辑本. 北京：人民卫生出版社，1955，67
2 南北朝·陶弘景. 本草经集注. 北京：人民卫生出版社，1994，276
3 唐·苏敬等撰. 新修本草. 合肥：安徽科学技术出版社，1981，323
4 宋·唐慎微. 证类本草. 北京：人民卫生出版社，1957，324
5 明·李时珍. 本草纲目. 北京：人民卫生出版社，1982，1983
6 清·吴仪洛. 本草从新. 北京：中医古籍出版社，2001，115
7 国家药典委员会. 中华人民共和国药典. 一部. 北京：化学工业出版社，2000，204
8 雷载权主编. 普通高等教育中医药类规划教材·中药学. 上海：上海科学技术出版社，1995，128
9 江苏新医学院. 中药大辞典. 上海：上海科学技术出版社，1977，1628
10 《中医大辞典》编辑委员会. 中医大辞典·中药分册. 北京：人民卫生出版社，1982，259
11 《中医学》编辑委员会. 中国医学百科全书·中医学. 上海：上海科学技术出版社，1997，1115
12 吴兰成主编. 中国中医药学主题词表. 北京：中医古籍出版社，1996，153
13 中国医学科学院药物研究所等. 中药志. 第五册. 北京：人民卫生出版社，1993，417
14 中华人民共和国卫生部药政管理局. 中药材手册. 北京：人民卫生出版社，1998，556
15 《全国中草药汇编》编写组. 全国中草药汇编. 上册. 北京：人民卫生出版社，1996，607
16 中华人民共和国卫生部药政管理局. 全国中药炮制规范. 北京：人民卫生出版社，1988，287

17　徐国钧等主编．中国药材学．北京：中国医药科技出版社，1996，784
18　国家中医药管理局《中华本草》编委会．中华本草．第二册．上海：上海科学技术出版社，1999，880
19　三国·吴普．吴普本草．北京：人民卫生出版社，1987，63
20　魏晋·名医别录．北京：人民卫生出版社，1986，125
21　南北朝·雷敩．雷公炮炙论．上海：上海中医学院出版社，1986，76
22　唐·孙思邈．千金翼方．北京：人民卫生出版社，1955，37
23　宋·苏颂．本草图经．合肥：安徽科学技术出版社，1994，361
24　宋·寇宗奭．本草衍义．上海：商务印书馆，1937，79
25　宋·佚名．增广太平和剂图经本草药性总论．见：增广太平惠民和剂局方．海口：海南出版社，2002，473
26　金·李杲．珍珠囊药性赋．清康熙三十二年文武堂刻本
27　元·王好古．汤液本草．见：景印文渊阁四库全书（745）．北京：中医古籍出版社，1986，978
28　明·刘文泰．本草品汇精要．北京：人民卫生出版社，1982，507
29　明·陈嘉谟．本草蒙筌．北京：人民卫生出版社，1988，225
30　明·李中梓．本草征要．见：李中梓医学全书．北京：中国中医药出版社，1999，140
31　明·杜文燮．药鉴．上海：上海人民出版社，1975
32　明·缪希雍．炮炙大法．明末庄继先校刻本
33　明·李中梓．雷公炮制药性解．见：中国医学大成（二）．长沙：岳麓书社，1990，152
34　明·卢之颐．本草乘雅半偈．北京：人民卫生出版社，1986，311
35　清·张志聪．本草崇原．北京：中国中医药出版社，1992，84
36　清·蒋居祉．本草择要纲目．见：珍本医书集成（二）．上海：上海科学技术出版社，1985，58
37　清·陈士铎．本草新编．北京：中国中医药出版社，1996，208
38　清·汪昂．本草易读．北京：人民卫生出版社，1987
39　清·汪昂．本草备要．北京：中国中医药出版社，1998，143
40　清·张璐．本经逢原．上海：上海科学技术出版社，1959，172
41　清·叶桂．本草经解．上海：上海科学技术出版社，1958
42　清·严西亭．得配本草．上海：上海卫生出版社，1957，10
43　清·沈金鳌．要药分剂．上海：上海科学技术出版社，1959，157
44　清·黄宫绣．本草求真．上海：上海科学技术出版社，1959，95
45　清·陈念祖．神农本草经读．北京：人民卫生出版社，1959，37
46　清·姚澜．本草分经．上海：上海科学技术出版社，1989
47　清·杨时泰．本草述钩元．上海：科技卫生出版社，1958，486
48　清·叶志诜．神农本草经赞．见：珍本医书集成（二）．上海：上海科学技术出版社，1985，93
49　清·凌奂．本草害利．北京：中医古籍出版社，1982
50　清·陈其瑞．本草撮要．见：珍本医书集成（二）．上海：上海科学技术出版社，1985，35
51　清·张秉成．本草便读．上海：上海卫生出版社，1957
52　清·周岩．本草思辨录．北京：人民卫生出版社，1960，129
53　三国魏·张揖撰，清·王念孙疏．广雅疏证．北京：中华书局，1994

318　厚朴花
Houpohua
Flos Magnoliae Officinalis

1　定名依据

1.1　正名

1.1.1　汉文名：厚朴花（木兰科植物厚朴 Magnoliae officinalis Rehd. et Wils. 或凹叶厚朴 Magnolia officinalis Rehd. et Wils. var. biloba Rehd. et Wils. 的干燥花蕾）。

1.1.2　英文名：officinal magnolia flower.

1.2　依据

1.2.1　定名的文献依据

1.2.1.1　《饮片新参》："厚朴花。形色：花蕊形，色紫黑。性味：温香微苦。功能：宽中理气，治胸闷，化脾胃湿浊。"[1]

1.2.1.2　《中药志》："厚朴花　本品为少常用中药。商品为木兰科植物厚朴和凹叶厚朴的干燥花蕾。……【原植物】1. 厚朴　别名：调羹花（中药材手册）。Magnoliae officinalis Rehd. et Wils. ——木兰科 Manoliaceae. 2. 凹叶厚朴 Magnolia biloba（Rehd. et Wils.）Cheng（M. officinalis Rehd. et Wils. ssp. biloba（Rehd. et Wils.）Law——木兰科 Manoliaceae."[2]

1.2.1.3　《中药材手册》："厚朴花（《纲目》列入木部乔木类厚朴项下）　本品为木兰科植物厚朴 Magnoliae officinalis Rehd. et Wils. 或凹叶厚朴 Magnolia officinalis Rehd. et Wils. var. biloba Rehd. et Wils. 的干燥花蕾。原植物系落叶乔木，栽培与野均有，喜生于温暖、湿润、土壤肥沃的山坡地。"[3]

1.2.1.4　《全国中药炮制规范》："厚朴花　［处方用名］厚朴花。【来源】本品为木兰科植物厚朴 Magnoliae officinalis Rehd. et Wils. 或凹叶厚朴 Magnolia officinalis Rehd. et Wils. var. biloba Rehd. et Wils. 的干燥花蕾。栽培或野生。主产于四川、湖北、浙江等地。"[4]

1.2.1.5　《中华本草》："厚朴花《饮片新参》【异名】调羹花《中药材手册》。【来源】为木兰科植物厚朴 Magnoliae officinalis Rehd. et Wils. 或庐山厚朴 Magnolia officinalis Rehd. et Wils. var. biloba Rehd. et Wils. 的花蕾。【原植物】参见'厚朴'条。"[5]

1.2.1.6　《中华人民共和国药典》："厚朴花 Flos magnoliae officinalis　本品为木兰科植物厚朴 Magnoliae officinalis Rehd. et Wils. 或凹叶厚朴 Magnolia officinalis Rehd. et Wils. var. biloba Rehd. et Wils. 的干燥花蕾。春季花未开放时采摘，稍蒸后，晒干或低温干燥。"[6]

1.2.1.7　《普通高等教育中医药类规划教材·中药学》："厚朴花　为厚朴的花蕾。"[7]

1.2.1.8　《中药大辞典》："厚朴花《饮片新参》【异名】调羹花《中药材手册》。【基原】为木兰科植物厚朴 Magnoliae officinalis Rehd. et Wils. 或凹叶厚朴 M. biloba（Rehd. et

Wils.) Cheng 的花蕾。【原植物】①厚朴 Magnoliae officinalis Rehd. et Wils.。②凹叶厚朴 M. biloba (Rehd. et Wils.) Cheng，又名：庐山厚朴。”[8]

1.2.1.9　《中医大辞典·中药分册》：“厚朴花　见《饮片新参》。又名川朴花、调羹花。为木兰科植物厚朴 Magnoliae officinalis Rehd. et Wils. 或凹叶厚朴 M. biloba (Rehd. et Wils.) Cheng 的花蕾。”[9]

1.2.1.10　《中国中医药学主题词表》：“厚朴花 Flos magnoliae officinalis　为木兰科植物厚朴或凹叶厚朴的干燥花蕾；属芳香化湿药。”[10]

1.2.2　定名选择的理由

厚朴花 Flos magnoliae officinalis，本品为木兰科植物厚朴 Magnoliae officinalis Rehd. et Wils. 或凹叶厚朴 Magnolia officinalis Rehd. et Wils. var. biloba Rehd. et Wils. 的干燥花蕾。“厚朴花”之名始见于民国·王一仁《饮片新参》，并且将其作为正名记载。我国最新出版的《中华人民共和国药典》、《普通高等教育中医药类规划教材·中药学》以及辞书类著作《中医大辞典·中药分册》、《中药大辞典》等均以“厚朴花”作为本品正名。已经广泛应用于中医药学文献的标引和检索的《中国中医药学主题词表》也以“厚朴花”作为本品的正式主题词。现代本草著作如《中药志》、《中华本草》、《中药材手册》、《全国中药炮制规范》等虽记载了不少本品各地的俗称，但也无一例外以“厚朴花”作为本品的正名。说明“厚朴花”作为本品正名已成为共识。

1.3　与正名等效的名词：无。

2　源流考释

厚朴花（木兰科植物厚朴 Magnoliae officinalis Rehd. et Wils. 或凹叶厚朴 Magnolia officinalis Rehd. et Wils. var. biloba Rehd. et Wils. 的干燥花蕾）始载于民国·王一仁《饮片新参》[1]，并且将其作为正名记载。如《饮片新参》：“厚朴花。形色：花蕊形，色紫黑。性味：温香微苦。功能：宽中理气，治胸闷，化脾胃湿浊。”[1]现代有关著作均沿用《饮片新参》[1]的记载以“厚朴花”作为本品正名，如《中华人民共和国药典》[6]、《普通高等教育中医药类规划教材·中药学》[7]、《中药大辞典》[8]、《中医大辞典·中药分册》[9]、《中国中医药学主题词表》[10]、《中药志》[2]、《中药材手册》[3]、《全国中药炮制规范》[4]、《中华本草》[5]等。同时尚记载有“调羹花”《中药材手册》[3]，“川朴花”《中医大辞典·中药分册》[9]等各地的俗称。如《中药材手册》：“厚朴花（《纲目》列入木部乔木类厚朴项下）　本品为木兰科植物厚朴 Magnoliae officinalis Rehd. et Wils. 或凹叶厚朴 Magnolia officinalis Rehd. et Wils. Var. biloba Rehd. et Wils. 的干燥花蕾……【别名】调羹花（四川）。”[3]《中医大辞典·中药分册》：“厚朴花　见《饮片新参》。又名川朴花、调羹花。为木兰科植物厚朴 Magnoliae officinalis Rehd. et Wils. 或凹叶厚朴 M. biloba (Rehd. et Wils.) Cheng 的花蕾。”[9]原植物“厚朴”的异名参见“厚朴”条。

3　附录

3.1　又称：无。

3.2　俗称：调羹花（四川），川朴花。

3.3　曾称：无。

3.4　原植物名称：参见“厚朴”条。

4　文献通考

《饮片新参》：“厚朴花。形色：花蕊形，色紫黑。性味：温香微苦。功能：宽中理气，治胸闷，化脾胃湿浊。”[1]

《中药志》：“厚朴花　本品为少常用中药。商品为木兰科植物厚朴和凹叶厚朴的干燥花蕾。……【原植物】1. 厚朴　别名：调羹花（中药材手册）。Magnoliae officinalis Rehd. et Wils. ——木兰科 Manoliaceae. 2. 凹叶厚朴 Magnolia biloba (Rehd. et Wils.) Cheng (M. officinalis Rehd. et Wils. ssp. biloba (Rehd. et Wils.) Law——木兰科 Manoliaceae."[2]

《中药材手册》：“厚朴花（《纲目》列入木部乔木类厚朴项下）　本品为木兰科植物厚朴 Magnoliae officinalis Rehd. et Wils. 或凹叶厚朴 Magnolia officinalis Rehd. et Wils. Var. biloba Rehd. et Wils. 的干燥花蕾。原植物系落叶乔木，栽培与野均有，喜生于温暖、湿润、土壤肥沃的山坡地。商品中四川、湖北产者称“川朴花”，浙江温州产者称“温朴花”，均可同等入药；习惯认为川朴花质量较佳。【别名】调羹花（四川）。”[3]

《中药大辞典》：“厚朴花《饮片新参》【异名】调羹花《中药材手册》。【基原】为木兰科植物厚朴 Magnoliae officinalis Rehd. et Wils. 或凹叶厚朴 M. biloba (Rehd. et Wils.) Cheng 的花蕾。【原植物】①厚朴 Magnoliae officinalis Rehd. et Wils.。②凹叶厚朴 M. biloba (Rehd. et Wils.) Cheng，又名：庐山厚朴。”[8]

《中医大辞典·中药分册》：“厚朴花　见《饮片新参》。又名川朴花、调羹花。为木兰科植物厚朴 Magnoliae officinalis Rehd. et Wils. 或凹叶厚朴 M. biloba (Rehd. et Wils.) Cheng 的花蕾。”[9]

《全国中药炮制规范》：“厚朴花　［处方用名］厚朴花。【来源】本品为木兰科植物厚朴 Magnoliae officinalis Rehd. et Wils. 或凹叶厚朴 Magnolia officinalis Rehd. et Wils. var. biloba Rehd. et Wils. 的干燥花蕾。栽培或野生。主产于四川、湖北、浙江等地，春末夏初花将开放时采摘，稍蒸后，干燥或低温干燥，药材以完整、色棕红、香气浓郁者为佳。”[4]

《中国中医药学主题词表》：“厚朴花 Flos magnoliae officinalis　为木兰科植物厚朴或凹叶厚朴的干燥花蕾；属芳香化湿药。”[10]

《普通高等教育中医药类规划教材·中药学》：“厚朴花　为厚朴的花蕾。”[7]

《中华本草》：“厚朴花《饮片新参》【异名】调羹花《中药材手册》。【来源】为木兰科植物厚朴 Magnoliae officinalis Rehd. et Wils. 或庐山厚朴 Magnolia officinalis Rehd. et Wils. var. biloba Rehd. et Wils. 的花蕾。【原植物】参见‘厚朴’条。”[5]

《中华人民共和国药典》：“厚朴花 Flos magnoliae officinalis　本品为木兰科植物厚朴 Magnoliae officinalis Rehd. et Wils. 或凹叶厚朴 Magnolia officinalis Rehd. et Wils. var. biloba Rehd. et Wils. 的干燥花蕾。春季花未开放时采摘，稍蒸后，晒干或低温干燥。”[6]

5　参考文献

1　民国·王一仁. 饮片新参. 上海：千顷堂书局，1936，139

2 中国医学科学院药物研究所等. 中药志. 第五册. 北京：人民卫生出版社，1993，277
3 中华人民共和国卫生部药政管理局. 中药材手册. 北京：人民卫生出版社，1998，521
4 中华人民共和国卫生部药政管理局. 全国中药炮制规范. 北京：人民卫生出版社，1988，268
5 国家中医药管理局《中华本草》编委会. 中华本草. 第二册. 上海：上海科学技术出版社，1999，887
6 国家药典委员会. 中华人民共和国药典. 一部. 北京：化学工业出版社，2000，205
7 雷载权主编. 普通高等教育中医药类规划教材·中药学. 上海：上海科学技术出版社，1995，128
8 江苏新医学院. 中药大辞典. 上海：上海科学技术出版社，1977，205
9 《中医大辞典》编辑委员会. 中医大辞典·中药分册. 北京：人民卫生出版社，1982，259
10 吴兰成主编. 中国中医药学主题词表. 北京：中医古籍出版社，1996，153

319 砂仁
Sharen
Fructus Amomi Villosi

1 定名依据

1.1 正名

1.1.1 汉文名：砂仁（姜科植物阳春砂 Amomum villosum Lour.、绿壳砂 Amomum villosum Lour. var. xanthioides T. L. Wu et Senjen 或海南砂 Amomum longiligulare T. L. Wu 的干燥成熟果实）。

1.1.2 英文名：villous amomum fruit.

1.2 依据

1.2.1 定名的文献依据

1.2.1.1 《炮炙大法·草部》："砂仁（略炒，吹去衣，研用。入汤丸法同白豆蔻。得白檀香、豆蔻为使，入肺；得人参益智为使，入脾；得黄柏、茯苓为使，入肾；得赤、白石脂为使，入大、小肠；得诃子、白芜荑、鳖甲，良）。"[1]

1.2.1.2 《本草新编》卷三："砂仁，味辛、苦，气温，无毒。入脾、肺，膀胱，大小肠。止呕定吐，除霍乱，止恶心，安腹痛，温脾胃，治虚劳冷泻，消宿食，止休息痢，安胎颇良，但只可为佐使，以行滞气，所用不可过多。"[2]

1.2.1.3 《本草备要·草部》："砂仁，即缩砂蔤。宣，行气，调中。辛温香窜。补肺益肾，和胃醒脾，快气调中，通行结滞。"[3]

1.2.1.4 《本草从新》卷二："砂仁，即缩砂密宣、行气调中。辛温香窜。和胃醒脾。快气调中。通行结滞。治腹痛痞胀。"[4]

1.2.1.5 《本草分经·原例》："砂仁，辛温香燥，和胃醒脾，快气调中，通行结滞，消食醒酒，治痞胀，散浮热，得檀香、豆蔻入肺，得人参、益智入脾，得黄柏、茯苓入肾，得白石脂、赤石脂入大小肠，能润肾燥，引诸药归宿丹田，肾虚气不归元用为向导最为稳妥。"[5]

1.2.1.6 《本草便读·草部》："砂仁，启脾胃以宽中。辛温有效。逐寒凝而快气。香燥多功。治呕吐腹疼。结滞冷痰可解化。能导归肾部。附根缩密有收藏。”[6]

1.2.1.7 《中华人民共和国药典》：“砂仁 Fructus amomi 本品为姜科植物阳春砂 Amomum villosum Lour.、绿壳砂 Amomum villosum Lour. var. xanthioides T. L. Wu et Senjen 或海南砂 Amomum longiligulare T. L. Wu 的干燥成熟果实。”[7]

1.2.1.8 《普通高等教育中医药类规划教材·中药学》：“砂仁《药性论》为姜科多年生草本植物阳春砂 Amomum villosum Lour. 或海南砂 A. longiligulare T. L. Wu 或缩砂 A. xanthioides Wall. 的干燥成熟果实。”[8]

1.2.1.9 《中药大辞典》：“砂仁《本草原始》【异名】缩砂仁、缩沙蜜《药性论》，缩砂仁《海药本草》。【基原】为姜科植物阳春砂或缩砂的成熟果实或种子。【原植物】①阳春砂《南越笔记》Amomum villosum Lour. ②缩砂《海药本草》Amomum xanthioides Wall.”[9]

1.2.1.10 《中医大辞典·中药分册》：“砂仁 出《本草原始》。又名春砂仁、缩砂仁、缩沙蜜。为姜科植物阳春砂 Amomum villosum Lour. 或海南砂 A. longiligulare T. L. Wu 的果实或种子。”[10]

1.2.1.11 《中国医学百科全书·中医学》：“砂仁 始载于《药性论》。原名缩砂蜜，又名春砂仁、缩砂仁、西砂仁。为姜科植物阳春砂 Amomum villosum Lour. 及缩砂 A. xanthioides Wall. 的成熟果实及种子。”[11]

1.2.1.12 《中国中医药学主题词表》：“砂仁 Amomum villosum 属姜科；属理气药、补阳药、芳香化湿药和消导药。D 春砂仁。”[12]

1.2.1.13 《中药志》[13]、《中药材手册》[14]、《全国中草药汇编》[15]、《全国中药炮制规范》[16]、《中国药材学》[17]、《中华本草》[18]等现代中药著作多以“砂仁”作为本品正名（参见“文献通考”）。

1.2.2 定名选择的理由

1.2.2.1 砂仁 Fructus amomi，系姜科植物阳春砂 Amomum villosum Lour.、绿壳砂 Amomum villosum Lour. var. xanthioides T. L. Wu et Senjen 或海南砂 Amomum longiligulare T. L. Wu 的干燥成熟果实。“砂仁”作为本品正名始见于明·缪希雍《炮炙大法》，其后的本草著作如清·陈士铎《本草新编》、汪昂《本草备要》、吴仪洛《本草从新》、姚澜《本草分经》、张秉成《本草便读》等在载录本品时即以“砂仁”作为正名，并一直沿用至今。

1.2.2.2 我国最新出版的《中华人民共和国药典》、《普通高等教育中医药类规划教材·中药学》以及辞书类著作《中医大辞典·中药分册》、《中药大辞典》、《中国医学百科全书·中医学》等均以“砂仁”作为本品正名。已经广泛应用于中医药学文献的标引和检索的《中国中医药学主题词表》也以“砂仁”作为本品的正式主题词。现代本草著作如《中药志》、《全国中草药汇编》、《中华本草》、《中国药材学》、《中药材手册》、《全国中药炮制规范》等虽记载了不少本品各地的俗称，但也无一例外以“砂仁”作为本品的正名。说明“砂仁”作为本品正名已成为共识。

1.3 与正名等效的名词：无。

2 源流考释

砂仁（姜科植物阳春砂 Amomum villosum Lour.、绿壳砂 Amomum villosum Lour. Var.

xanthioides T. L. Wu et Senjen 或海南砂 Amomum longiligulare T. L. Wu 的干燥成熟果实）原称“缩沙蜜”，始见于唐初《药性论》[19]。如《证类本草》引《药性论》云：“缩沙蜜，君，出波斯国。味苦、辛。能主冷气腹痛，止休息气痢，劳损，消化水谷，温暖脾胃，治冷滑下痢不禁，虚羸。”[19]其后的本草著作大多以“缩沙蜜”为正名记载本品，如唐·李珣《海药本草》[20]，宋·苏颂《本草图经》[21]、唐慎微《证类本草》[19]等。

“砂仁”之名始见于明·陈嘉谟《本草蒙筌》卷二：“黄芩，耀州黄芩，潞州黄芩。味苦，气平、大寒……得五味蒙蛎（五味子、牡蒙、牡蛎。）育妊娠，得白术砂仁安胎孕。”[22]“砂仁”作为本草正名始见于明·缪希雍《炮炙大法·草部》：“砂仁（略炒，吹去衣，研用。入汤丸法同白豆蔻。得白檀香、豆蔻为使，入肺；得人参益智为使，入脾；得黄柏、茯苓为使，入肾；得赤、白石脂为使，入大、小肠；得诃子、白芜荑、鳖甲，良）。”[1]其后的本草著作大多以“砂仁”为正名，如明·李中梓《雷公炮制药性解》[23]，清·陈士铎《本草新编》[2]、汪昂《本草易读》[24]、《本草备要》[3]、吴仪洛《本草从新》[4]、严西亭《得配本草》[25]、姚澜《本草分经》[5]、陈其瑞《本草撮要》[26]、张秉成《本草便读》[6]；有的以“缩砂仁”为正名，如明·杜文燮《药鉴》[27]、李中梓《本草征要》[28]、卢之颐《本草乘雅半偈》[29]，清·叶桂《本草经解》[30]、沈金鳌《要药分剂》[31]、陈念祖《神农本草经读》[32]。但明·陈嘉谟《本草蒙筌》则以“缩砂蜜”[33]为正名，明·李时珍《本草纲目》则以“缩砂密”[34]为正名。

古代著作中“缩砂仁”之名始见于《医学启源》卷下：“热浮长，气之厚者，阳中之阳，气厚则发热，辛甘温热是也……缩砂仁　气温味辛，治脾胃气结滞不散，主虚劳冷泻，心腹痛，下气消食，捣细用。”[35]

现代有关著作均沿用《炮炙大法》的记载以“砂仁”作为本品正名，如《中华人民共和国药典》[7]、《普通高等教育中医药类规划教材·中药学》[8]、《中药大辞典》[9]、《中医大辞典·中药分册》[10]、《中国医学百科全书·中医学》[11]、《中国中医药学主题词表》[12]、《中药志》[13]、《中药材手册》[14]、《全国中草药汇编》[15]、《全国中药炮制规范》[16]、《中国药材学》[17]、《中华本草》[18]等。同时尚记载有春砂仁、壳砂、西砂仁《中药材手册》[14]，缩砂蜜《中国医学百科全书·中医学》[11]，阳春砂仁、春砂仁、绿壳砂、缩砂蜜、壳砂、海南砂仁《中国药材学》[17]等各地的俗称。还记载有本品原植物“阳春砂”的异名“阳春砂仁”、“春砂仁”《中药志》[13]；原植物“绿壳砂”的异名“缩砂蜜”、“绿壳砂仁”、“缩砂”、“壳砂”《中药志》[13]；或原植物名称“海南砂”《中华本草》[18]等。

3　附录

3.1　又称：盐砂仁（饮片规格名）。

3.2　俗称：春砂仁，壳砂，西砂仁，阳春砂仁，春砂仁，绿壳砂，壳砂，海南砂仁。

3.3　曾称：缩沙蜜《药性论》，缩砂仁《医学启源》，缩砂蜜《本草蒙筌》，缩砂密《本草纲目》。

3.4　原植物名称：阳春砂，阳春砂仁，春砂仁；绿壳砂，绿壳砂仁，缩砂，壳砂；海南砂。

4 文献通考

《海药本草》卷二："缩沙蜜，今按陈氏，生西海及西戎诸地。味辛，平，咸。得诃子、鳖甲、豆蔻、白芜荑等良。多从安东道来。"[20]

《本草图经》卷七："缩沙蜜，出南地，今惟岭南山泽间有之。苗茎作高良姜，高三、四尺；叶青，长八九寸，阔半寸以来；三月、四月开花在根下；五六月成实，五七十枚作一穗，状似益智，皮紧厚而皱如栗纹，外有刺，黄赤色。皮间细子一团，八漏可四十余粒，如黍米大，微黑色，七月、八月采。"[21]

《证类本草》卷九："缩沙蜜，味辛，温，无毒。主虚劳冷泄，宿食不消，赤白泄痢，腹中虚痛，下气。生南地。苗似廉姜，形如白豆蔻，其皮紧厚而皱，黄赤色，八月采。(今附）臣禹锡等谨按药性论云：缩沙蜜，君，出波斯国。味苦、辛。能主冷气腹痛，止休息气痢，劳损，消化水谷，温暖脾胃，治冷滑下痢不禁，虚羸。"[19]

《医学启源》卷下："热浮长，气之厚者，阳中之阳，气厚则发热，辛甘温热是也……缩砂仁，气温味辛，治脾胃气结滞不散，主虚劳冷泻，心腹痛，下气消食，捣细用。"[35]

《本草蒙筌》卷二："黄芩，耀州黄芩，潞州黄芩。味苦，气平、大寒……得五味蒙蛎（五味子、牡蒙、牡蛎。）育妊娠，得白术、砂仁安胎孕。"[22]

《本草蒙筌》卷二："缩砂仁，味辛、苦，气温，无毒。产波斯国中，及岭南山泽。苗高三四尺许（类高良姜苗茎），叶有八九寸长（阔半寸许）。"[33]

《本草纲目》卷十四："缩砂密（宋《开宝》)。……【附方】旧三，新一十三。冷滑下痢，不禁虚羸。用缩砂仁熬为末，以羊子肝薄切掺之，瓦上焙干为末，入干姜末等分，饭丸梧子大。每服四十丸，白汤下，日二服。又方：缩砂仁、炮附子、干姜、厚朴、陈橘皮等分。为末，饭丸梧子大。每服四十丸，米饮下，日二服（并《药性论》大便泻血，三代相传者。缩砂仁为末，米饮热服二钱，以愈为度《十便良方》)。"[34]

《药鉴》卷二："缩砂仁，气温，味辛，无毒。佐黄芩、为安胎之妙剂也。治一切霍乱吐泻，心腹绞痛，正以温辛能止疼行气故耳。又于止痢药中用之，亦取此意。以益智人参为使则入脾，以白檀豆蔻为使则入肺，以黄柏茯苓为使则入膀胱肾，以赤白石脂为使则入大小肠。"[27]

《炮炙大法·草部》："砂仁（略炒，吹去衣研用。入汤丸法同白豆蔻，得白檀香、豆蔻为使，入肺；得人参益智为使，入脾；得黄柏、茯苓为使，入肾；得赤、白石脂为使，入大、小肠；得诃子、白芜荑、鳖甲。良)。"[1]

《雷公炮制药性解》卷三："砂仁，味辛，性温无毒，入脾胃肺大小肠膀胱肾七经。主虚寒泻痢，宿食不消，腹痛心疼，咳嗽，腹满奔豚，霍乱转筋，祛冷逐痰，安胎止吐，下气化酒食。炒去衣研用。"[23]

《本草征要》卷三："缩砂仁，味辛，性温，无毒。入肺、脾、胃、大、小肠、肾六经，炒，去衣。下气而止咳嗽奔豚，化食而理心疼呕吐，霍乱与泻痢均资，结滞与安胎并效。芳香归脾，辛能润肾，为开脾胃之要药，和中气之正品，若肾虚气不归元，非此向导不济，结滞需通，胎喜疏利，故咸主之。砂仁性燥，血虚火炎者，不可过用，孕妇食之太多，耗气必致难产。"[28]

《本草乘雅半偈》第十帙："缩砂仁（宋《开宝》）。唯能若伏若匿，乃得能升能出。以一物之奇，具金匮济生之用。"[29]

《本草新编》卷三："砂仁，味辛、苦，气温，无毒。入脾、肺、膀胱，大小肠。止哕定吐，除霍乱，止恶心，安腹痛，温脾胃，治虚劳冷泻，消宿食，止休息痢，安胎颇良，但只可为佐使，以行滞气，所用不可过多。用之补虚丸绝佳，能辅诸补药，行气血于不滞也。"[2]

《本草易读》卷四："砂仁，炒用。辛，温，苦，涩，无毒，性浮。入手足太阴、阳明、太阳、足少阴七经。行气调中，消食醒酒，止痛安胎，除呕住泻。噎膈胀痞之疾，崩带喘痰之疴。上气咳嗽之剂，霍乱转筋之药。"[24]

《本草备要·草部》："砂仁，即缩砂蔤。宣，行气，调中。辛温香窜。补肺益肾，和胃醒脾，快气调中，通行结滞。"[3]

《本草经解》卷二："缩砂仁，气温，味辛涩，无毒。主虚劳冷泻，宿食不消，赤白泄利，腹中虚痛下气（姜汁炒）。砂仁气温，禀天春和之木，入足厥阴肝经，味辛涩无毒。"[30]

《本草从新》卷二："砂仁，即缩砂密宣、行气调中。辛温香窜。和胃醒脾。快气调中。通行结滞。治腹痛痞胀（痞满有伤寒下早、里虚邪入而痞者、有食壅痰塞而痞者、有脾虚气弱而痞者、须分虚实治之、不宜灦用利气药、恐变为鼓胀、鼓胀内胀而外有形、痞胀唯觉痞闷而已、皆太阴为病也）。"[4]

《得配本草·脾部药品》："砂仁，【害】辛窜性燥，血虚火炎者勿用。胎妇多服耗气，必致难产。凡腹痛属火，泄泻得之暑热；胎动由于血热；滞下由于湿热；上气咳逆，由于火冲迫肺，而不由于寒气所滞；皆须详察鉴别。误则有损无益，宜慎之。"[25]

《要药分剂》卷一："缩砂仁，味辛，性温，无毒。禀天地阳和之气以生。降多于升，阳也。得诃子、草蔻、白芜荑、鳖甲良。"[31]

《神农本草经读》本草附录："缩砂仁，气味辛、温、涩，无毒。主虚劳冷泻，宿食不消，赤白泄痢，腹中虚痛，下气。《开宝》"[32]

《本草分经·原例》："砂仁，辛温香燥，和胃醒脾，快气调中，通行结滞，消食醒酒，治痞胀，散浮热，得檀香、豆蔻入肺，得人参、益智入脾，得黄柏、茯苓入肾，得白石脂、赤石脂入大小肠，能润肾燥，引诸药归宿丹田，肾虚气不归元用为向导最为稳妥。"[5]

《本草撮要》卷一："砂仁，味辛，入手足阳明经。功专消食散滞。得白术、条芩能安胎。一名缩砂蜜。"[26]

《本草便读·草部》："砂仁，启脾胃以宽中。辛温有效，逐寒凝而快气。香燥多功，治呕吐腹疼，结滞冷痰可解化。能导归肾部。附根缩密有收藏。"[6]

《中药志》："砂仁　本品为常用中药。今市售有国产和进口两类，均为姜科砂仁属植物成熟干燥果实，前者以阳春砂仁为主，后者多系缩砂蜜。……【原植物】1. 阳春砂仁　别名：阳春砂、春砂仁 Amomum villosum Lour. ——姜科 Zingiberaceae. 2. 缩砂蜜　别名：绿壳砂仁，缩砂、壳砂 Amomum villosum Lour. var. xanthioides (Wall. ex Bak.) T. L. Wu et Senjen (A. xanthioides Wall. ex Bak.) ——姜科 Zingiberaceae."[13]

《中药材手册》："砂仁（《纲目》名缩砂，列入草部芳草类）　本品为姜科植物阳春砂 Amomum villosum Lour.、绿壳砂 Amomum villosum Lour. var. xanthioides T. L. Wu et Senjen 和海南砂 Amomum longiligulare T. L. Wu 的干燥成熟果实。原植物系多年生草本，多为栽培，喜生于林阴湿山地。国内以广东阳春县为主产地，栽培历史较久故称'阳春砂'，其质量最佳。进口砂仁习称'缩砂'，分为壳砂（完整果实）与原砂仁（去除果壳）两种，但以后者多见。目前市场上常有用山姜、华山姜、艳山姜、海南假砂仁和红壳仁伪充砂仁，其性关、成分、药理作用均与正品砂仁存在较大差异。另外，进口砂仁也常掺有伪品，均应注意鉴别。【别名】春砂仁、壳砂、西砂仁。"[14]

《全国中草药汇编》："砂仁　别名：春砂仁。来源：为姜科豆蔻属植物阳春砂 Amomum villosum Lour.［A. echinosphaerum K. Schum.］的成熟果实。"[15]

《中药大辞典》："砂仁《本草原始》【异名】缩砂仁、缩沙蜜《药性论》，缩沙蜜《海药本草》。【基原】为姜科植物阳春砂或缩砂的成熟果实或种子。【原植物】①阳春砂《南越笔记》Amomum villosum Lour.。②缩砂《海药本草》Amomum xanthioides Wall.。"[9]

《中医大辞典·中药分册》："砂仁　出《本草原始》。又名春砂仁、缩砂仁、缩沙蜜。为姜科植物阳春砂 Amomum villosum Lour. 或海南砂 A. longiligulare T. L. Wu 的果实或种子。"[10]

《中国医学百科全书·中医学》："砂仁　始载于《药性论》。原名缩砂蜜，又名春砂仁、缩砂仁、西砂仁。为姜科植物阳春砂 Amomum villosum Lour. 及缩砂 A. xanthioides Wall. 的成熟果实及种子。"[11]

《全国中药炮制规范》："砂仁　［处方用名］砂仁、盐砂仁。【来源】本品为姜科植物阳春砂 Amomum villosum Lour. 或海南砂 Amomum longiligulare T. L. Wu 的干燥成熟果实。多系栽培。主产于广东、广西。夏、秋间果实成熟时采收，晒干或低温干燥。药材以个大、坚实、仁饱满、气味浓者为佳。"[16]

《中国药材学》："砂仁　【别名】①阳春砂：阳春砂仁，春砂仁。②缩砂：绿壳砂，缩砂蜜，壳砂。③海南砂：海南砂仁。【来源】本品为姜科植物阳春砂 Amomum villosum Lour.、缩砂 A. villosum Lour. var. xanthioides（Wall. ex Bak.）T. L. Wu et Senjen（A. xanthioides Wall. ex Bak.）或海南砂 A. longiligulare T. L. Wu 的成熟果实。"[17]

《中国中医药学主题词表》："砂仁 Amomum villosum　属姜科；属理气药、补阳药、芳香化湿药和消导药。D 春砂仁。"[12]

《普通高等教育中医药类规划教材·中药学》："砂仁《药性论》为姜科多年生草本植物阳春砂 Amomum villosum Lour. 或海南砂 A. longiligulare T. L. Wu 或缩砂 A. xanthioides Wall. 的干燥成熟果实。阳春砂主产我国广东、广西等地。海南砂主产于广东、海南岛及湛江地区。缩砂产于越南、泰国、印度尼西亚等地。以阳春砂质量为优。均于夏秋间果实成熟时采收，晒干或低温干燥。用时打碎生用。"[8]

《中华本草》："砂仁《本草蒙筌》【异名】缩沙蜜《药性论》，缩砂仁《医学启源》，缩砂密《纲目》……【来源】为姜科植物阳春砂仁、绿壳砂仁和海南砂仁的成熟果实或种子。【原植物】1. 阳春砂仁 Amomum villosum Lour. 又名：春砂仁《古今药物别名录》，阳春砂《中药志》。2. 绿壳砂 Amomum villosum Lour. var. xanthioides（Wall. ex Baker）T. L. Wu et Senjen［A. xanthioides Wall. ex Baker］。3. 海南砂 Amomum longiligulare T. L.

Wu.”[18]

《中华人民共和国药典》：“砂仁 Fructus amomi　本品为姜科植物阳春砂 Amomum villosum Lour.、绿壳砂 Amomum villosum Lour. var. xanthioides T. L. Wu et Senjen　或海南砂 Amomum longiligulare T. L. Wu 的干燥成熟果实。夏、秋间果实成熟时采收，晒干或低温干燥。”[7]

5　参考文献

1　明·缪希雍．炮炙大法．明末庄继先校刻本

2　清·陈士铎．本草新编．北京：中国中医药出版社，1996，117

3　清·汪昂．本草备要．北京：中国中医药出版社，1998，106

4　清·吴仪洛．本草从新．北京：中医古籍出版社，2001，36

5　清·姚澜．本草分经．上海：上海科学技术出版社，1989

6　清·张秉成．本草便读．上海：上海卫生出版社，1957

7　国家药典委员会．中华人民共和国药典．一部．北京：化学工业出版社，2000，206

8　雷载权主编．普通高等教育中医药类规划教材·中药学．上海：上海科学技术出版社，1995，128

9　江苏新医学院．中药大辞典．上海：上海科学技术出版社，1977，1623

10　《中医大辞典》编辑委员会．中医大辞典·中药分册．北京：人民卫生出版社，1982，258

11　《中医学》编辑委员会．中国医学百科全书·中医学．上海：上海科学技术出版社，1997，1095

12　吴兰成主编．中国中医药学主题词表．北京：中医古籍出版社，1996，322

13　中国医学科学院药物研究所等．中药志．第三册．北京：人民卫生出版社，1993，20

14　中华人民共和国卫生部药政管理局．中药材手册．北京：人民卫生出版社，1998，331

15　《全国中草药汇编》编写组．全国中草药汇编．上册．北京：人民卫生出版社，1996，605

16　中华人民共和国卫生部药政管理局．全国中药炮制规范．北京：人民卫生出版社，1988，175

17　徐国钧等主编．中国药材学．北京：中国医药科技出版社，1996，1198

18　国家中医药管理局《中华本草》编委会．中华本草．第八册．上海：上海科学技术出版社，1999，617

19　宋·唐慎微．证类本草．北京：人民卫生出版社，1957，232

20　唐·李珣．海药本草．北京：人民卫生出版社，1997，29

21　宋·苏颂．本草图经．合肥：安徽科学技术出版社，1994，228

22　明·陈嘉谟．本草蒙筌．北京：人民卫生出版社，1988，80

23　明·李中梓．雷公炮制药性解．见：中国医学大成（二）．长沙：岳麓书社，1990，143

24　清·汪昂．本草易读．北京：人民卫生出版社，1987

25　清·严西亭．得配本草．上海：上海卫生出版社，1957，43

26　清·陈其瑞．本草撮要．见：珍本医书集成（二）．上海：上海科学技术出版社，1985，23

27　明·杜文燮．药鉴．上海：上海人民出版社，1975

28　明·李中梓．本草征要．见：李中梓医学全书．北京：中国中医药出版社，1999，124

29　明·卢之颐．本草乘雅半偈．北京：人民卫生出版社，1986，591

30　清·叶桂．本草经解．上海：上海科学技术出版社，1958

31　清·沈金鳌．要药分剂．上海：上海科学技术出版社，1959，15

32　清·陈念祖．神农本草经读．北京：人民卫生出版社，1959，49

33　明·陈嘉谟．本草蒙筌．北京：人民卫生出版社，1988，93

34　明·李时珍．本草纲目．北京：人民卫生出版社，1982，868

35　金·张元素. 医学启源. 元刻本

320　牵牛子

Qianniuzi

Semen Pharbitidis

1　定名依据

1.1　正名

1.1.1　汉文名：牵牛子［旋花科植物裂叶牵牛 Pharbitis nil（L.）Choisy 或圆叶牵牛 Pharbitis purpurea（L.）Voigt 的干燥成熟种子］。

1.1.2　英文名：pharbitis seed.

1.2　依据

1.2.1　定名的文献依据

1.2.1.1　《名医别录》卷三："牵牛子，味苦，寒，有毒。主下气，治脚满水肿，除风毒，利小便。"[1]

1.2.1.2　《千金翼方》卷三："牵牛子，味苦，寒，有毒。主下气，疗脚满水肿，除风毒，利小便。"[2]

1.2.1.3　《证类本草》卷十一："牵牛子，味苦，寒，有毒。主下气，疗脚满水肿，除风毒，利小便……段成式《酉阳杂俎》云：盆甑草即牵牛子也。秋节后断之，状如盆甑，其中子似龟，蔓如山芋，即此也。雷公云：草金零，牵牛子是也。"[3]

1.2.1.4　《本草纲目》卷十八："牵牛子（《别录》下品）。【释名】黑丑《纲目》、草金铃《炮炙论》、盆甑草《纲目》、狗耳草《救荒》。弘景曰：此药始出田野人牵牛谢药，故以名之。时珍曰：近人隐其名为黑丑，白者为白丑，盖以丑属牛也。"[4]

1.2.1.5　《本草征要》卷三："牵牛子，味苦，性寒，有毒。入肺、大、小肠三经。酒蒸，研细。泻肺行痰，下气除风。阴囊水肿、二便难通。"[5]

1.2.1.6　《得配本草》卷四："牵牛子，即黑白丑。得干姜、青木香良。辛，热，有毒。入手太阴经气分，兼能下达命门。治气分之水胀，利大肠之风秘。走经络，消结痰，破血下胎。得皂角，治痰壅肠结。得川楝子，治湿热便秘。"[6]

1.2.1.7　《中华人民共和国药典》："牵牛子 Semen pharbitidis　本品为旋花科植物裂叶牵牛 Pharbitis nil（L.）Choisy 或圆叶牵牛 Pharbitis purpurea（L.）Voigt 的干燥成熟种子。秋末果实成熟、果壳未开裂时采割植株，晒干，打下种子，除去杂质。"[7]

1.2.1.8　《普通高等教育中医药类规划教材·中药学》："牵牛子《别录》为旋花科一年生攀援草本植物裂叶牵牛 Pharbitis nil（L.）Choisy 或圆叶牵牛 Pharbitis purpurea（L.）Choisy 的成熟种子。表面灰黑色者称黑丑，淡黄色者称白丑，同等使用。"[8]

1.2.1.9　《中药大辞典》："牵牛子《雷公炮炙论》【异名】草金铃《雷公炮炙论》，金铃《本草图经》，黑牵牛、白牵牛《仁斋直指方》，黑丑、白丑《纲目》。【基原】为旋毛科植物牵牛或毛牵牛等的种子。【原植物】①《雷公炮炙论》牵牛 Pharbitis nil（L.）

Choisy……②圆叶牵牛 Pharbitis purpurea（L.）Voigt　又名：圆叶牵牛、紫花牵牛。”[9]

1.2.1.10　《中医大辞典·中药分册》：“牵牛子　出《雷公炮炙论》。又名喇叭花子。为旋花科植物裂叶牵牛 Pharbitis nil（L.）Choisy 或圆叶牵牛 P. purpurea（L.）Voigt 的种子。”[10]

1.2.1.11　《中国医学百科全书·中医学》：“牵牛子　始载于《名医别录》。又名黑丑、白丑、黑白丑、黄金铃、喇叭花子。为旋花科植物裂叶牵牛 Pharbitis nil（L.）Choisy 或圆叶牵牛 P. purpurea（L.）Voigt 的种子。”[11]

1.2.1.12　《中国中医药学主题词表》：“牵牛子 Semen pharbitidis　为旋花科植物裂叶牵牛或圆叶牵牛的干燥成熟种子；属逐水药。C 牵牛；D 白丑；D 黑丑。”[12]

1.2.1.13　《中药志》[13]、《中药材手册》[14]、《全国中草药汇编》[15]、《全国中药炮制规范》[16]、《中国药材学》[17]、《中华本草》[18]等现代中药著作多以“牵牛子”作为本品正名（参见“文献通考”）。

1.2.2　定名选择的理由

1.2.2.1　牵牛子 Semen pharbitidis，系旋花科植物裂叶牵牛 Pharbitis nil（L.）Choisy　或圆叶牵牛 Pharbitis purpurea（L.）Voigt 的干燥成熟种子。“牵牛子”之名始见于魏晋《名医别录》，并作为本品正名记载。其后的历代重要本草著作如唐·孙思邈《千金翼方》，宋·唐慎微《证类本草》，明·李时珍《本草纲目》、李中梓《本草征要》，清·严西亭《得配本草》等在载录本品时均以“牵牛子”作为正名，并一直沿用至今。

1.2.2.2　我国最新出版的《中华人民共和国药典》、《普通高等教育中医药类规划教材·中药学》以及辞书类著作《中医大辞典·中药分册》、《中药大辞典》、《中国医学百科全书·中医学》等均以“牵牛子”作为本品正名。已经广泛应用于中医药学文献的标引和检索的《中国中医药学主题词表》也以“牵牛子”作为本品的正式主题词。现代本草著作如《中药志》、《全国中草药汇编》、《中华本草》、《中国药材学》、《中药材手册》、《全国中药炮制规范》等虽记载了不少本品各地的俗称，但也无一例外以“牵牛子”作为本品的正名。说明“牵牛子”作为本品正名已成为共识。

1.3　与正名等效的名词：无。

2　源流考释

牵牛子［旋花科植物裂叶牵牛 Pharbitis nil（L.）Choisy　或圆叶牵牛 Pharbitis purpurea（L.）Voigt 的干燥成熟种子］，始载于魏晋《名医别录》[1]，并以“牵牛子”为正名。如魏晋《名医别录》卷三：“牵牛子，味苦，寒，有毒。主下气，治脚满水肿，除风毒，利小便。”[1]其后的本草著作大多以“牵牛子”为正名记载本品，如南北朝·雷敩《雷公炮炙论》[19]、陶弘景《本草经集注》[20]，唐·苏敬《新修本草》[21]、孙思邈《千金翼方》[2]、孟诜《食疗本草》[22]，宋·苏颂《本草图经》[23]、唐慎微《证类本草》[3]、寇宗奭《本草衍义》[24]，明·刘文泰《本草品汇精要》[25]、陈嘉谟《本草蒙筌》[26]、李时珍《本草纲目》[4]、缪希雍《炮炙大法》[27]、李中梓《雷公炮制药性解》[28]、李中梓《本草征要》[5]、卢之颐《本草乘雅半偈》[29]，清·蒋居祉《本草择要纲目》[30]、汪昂《本草易读》[31]、严西亭《得配本草》[6]、陈念祖《神农本草经读》[32]、姚澜《本草分经》[33]、杨时泰《本草述钩元》[34]、吴起浚《植物名实图考》[35]等。

古代著作中记载的本品异名有“草金零”《雷公炮炙论》[19]，“金铃”《本草图经》[23]，“黑牵牛”、“白牵牛”《仁斋直指方论》[36]，“狗耳草”《救荒本草》，“盆甑草”、“草金铃”、“黑丑”、“白丑”《本草纲目》[4]等。如《雷公炮炙论》卷中：“草金零，牵牛子是也。凡使，其药秋末即有实，冬收之。凡用晒干，却入水中淘，浮者去之”[19]《本草图经》卷九：“牵牛子，旧不著所出州土，今处处有之。……又名金铃。”[23]《仁斋直指方论》卷十八：“木肾证治，川楝散……又切七个，以黑牵牛二钱半同炒，并留牵牛……外更别入。……发癌方论……以地胆为主，以白牵牛、滑石、木通佐之，而后可以宣其毒矣。”[36]《本草纲目》卷十八：“牵牛子《别录·下品》。【释名】黑丑《纲目》、草金铃《炮炙论》、盆甑草《纲目》、狗耳草《救荒》。弘景曰：此药始出田野人牵牛谢药，故以名之。时珍曰：近人隐其名为黑丑，白者为白丑，盖以丑属牛也。”[4]

现代有关著作均沿用《名医别录》的记载以“牵牛子”作为本品正名，如《中华人民共和国药典》[7]、《普通高等教育中医药类规划教材·中药学》[8]、《中药大辞典》[9]、《中医大辞典·中药分册》[10]、《中国医学百科全书·中医学》[11]、《中国中医药学主题词表》[12]、《中药志》[13]、《中药材手册》[14]、《全国中草药汇编》[15]、《全国中药炮制规范》[16]、《中国药材学》[17]、《中华本草》[18]等。同时尚记载有“二丑”《中药志》[13]，“黑牵牛子”、“白牵牛子”、“丑牛子”、“喇叭花”《中药材手册》[14]，“牵牛”、“喇叭花子”《全国中草药汇编》[15]，“黑白丑”、“黄金铃”《中国医学百科全书·中医学》[11]，“打碗花”，“打破碗花”《中国药材学》[17]等各地的俗称。还记载有本品原植物“裂叶牵牛”的异名“牵牛”、“喇叭花”、“黑丑”、“白丑”、“牵牛花”、“牵牛郎”、“丑牛子”、“大牵牛花”《中药志》[13]，“盆甑草”、“狗耳草”、“勤娘子”、“姜花”、“打碗花”、“江良科”、“常春藤叶牵牛”《中药大辞典》[9]；原植物“圆叶牵牛”的异名“毛牵牛”、“紫牵牛”、“牵牛花”《中药志》[13]，“紫花牵牛”《中药大辞典》[9]，“喇叭花”、“连”、“打碗花”《中华本草》[18]等。

3 附录

3.1 又称：炒牵牛子（饮片规格名）。

3.2 俗称：丑牛子（四川），打碗花（山东），打破碗花（贵州），喇叭花，牵牛，喇叭花子，黑白丑，黄金铃，二丑，黑牵牛子，白牵牛子。

3.3 曾称：草金零《雷公炮炙论》，金铃《本草图经》，黑牵牛、白牵牛《仁斋直指方》，狗耳草《救荒本草》，草金铃、盆甑草、黑丑、白丑《本草纲目》。

3.4 原植物名称：裂叶牵牛，牵牛，喇叭花、黑丑、白丑（通称），牵牛花（陕西、甘肃、山西、河南、山东、江苏），牵牛郎（江苏），丑牛子（云南）、大牵牛花（广西），盆甑草，狗耳草，勤娘子，姜花，打碗花，江良科，常春藤叶牵牛；圆叶牵牛，毛牵牛、紫牵牛，牵牛花（山西），紫花牵牛（广州），喇叭花（通称），连（四川），打碗花（山西）。

4 文献通考

《名医别录》卷三：“牵牛子，味苦，寒，有毒。主下气，治脚满水肿，除风毒，利小便。”[1]

《雷公炮炙论》卷中："草金零，牵牛子是也。凡使，其药秋末即有实，冬收之。凡用晒干，却入水中淘，浮者去之。取沉者晒干，拌酒蒸，从巳至未，晒干，临用舂去黑皮用。"[19]

《本草经集注·草木下品》："牵牛子，味苦，寒，有毒。主下气，治脚满水肿，除风毒，利小便。作藤生，花状如扁豆，黄色。子作小房，实黑色，形如球子核。比来服之，以治脚满气急，得小便利，无不瘥。此药始出田野人牵牛易药，故以名之。又有一种草，叶上有三白点，世因以名三白草，其根以治脚下气，亦甚有验。"[20]

《新修本草》卷十一："牵牛子，味苦，寒，有毒。主下气，疗脚满水肿，除风毒，利小便。"[21]

《千金翼方》卷三："牵牛子，味苦，寒，有毒。主下气，疗脚满水肿，除风毒，利小便。"[2]

《食疗本草》卷上："牵牛子，多食稍冷，和山茱萸服之，去水病。"[22]

《本草图经》卷九："牵牛子，旧不著所出州土，今处处有之。二月种子，三月生苗，作藤蔓绕篱墙，高者或三二丈；其叶青，有三尖角；七月生花，微红带碧色，似鼓子花而大；八月结实，外有白皮里作球。每球内有子四五枚，如荞麦大，有三棱，有黑白二种。九月后收之。又名金铃。段成式《酉阳杂俎》云：盆甑草，即牵牛子也。秋节后断之，状如盆甑。其中子似龟，蔓如山芋，即此也。"[23]

《证类本草》卷十一："牵牛子，味苦，寒，有毒。主下气，疗脚满水肿，除风毒，利小便……段成式《酉阳杂俎》云：盆甑草即牵牛子也。秋节后断之，状如盆甑，其中子似龟，蔓如山芋，即此也。雷公云：草金零，牵牛子是也。"[3]

《本草衍义》卷十二："牵牛子，诸家之说纷纷不一，陶隐居尤甚。言花状如扁豆，殊不相当。花朵如鼓子花，但碧色，日出开，日西合。今注又谓其中子类乔麦，亦非也。"[24]

《仁斋直指方论》卷十八："木肾证治，川楝散……又切七个，以黑牵牛二钱半同炒，并留牵牛……外更别入。……发癌方论……以地胆为主，以白牵牛、滑石、木通佐之，而后可以宣其毒矣。"[36]

《本草品汇精要》卷十三："牵牛子，有毒，蔓生。牵牛子主下气疗脚满水肿除风毒利小便（《名医》所录）。【名】盆甑草、金铃、草金零。"[25]

《本草蒙筌》卷三："牵牛子，味苦，气寒。有毒。不拘州土，处处有之。仲春时，旋生苗作藤，蔓绕墙垣篱堑；待秋月，方开花（如鼓子花碧色，日出开，日西阖）。结实，白皮里外成球。叶发枝间，有三尖角；子藏球内，亦三廉棱。九月采收曝干，多有黑白两种。黑者属水力速，白者属金效迟。炒研煎汤，并取头末。除壅滞气急，及痃癖蛊毒殊功；利大小便难，并脚满水肿极验。"[26]

《本草纲目》卷十八："牵牛子《别录·下品》。【释名】黑丑《纲目》、草金铃《炮炙论》、盆甑草《纲目》、狗耳草《救荒》。弘景曰：此药始出田野人牵牛谢药，故以名之。时珍曰：近人隐其名为黑丑，白者为白丑，盖以丑属牛也。金铃象子形，盆甑、狗耳象叶形。段成式《酉阳杂俎》云：盆甑草蔓如薯蓣，结实后断之，状如盆甑是矣。"[4]

《炮炙大法·草部》："牵牛子（即草金零。入水中淘，浮者去之，取沉者，晒干，拌酒蒸。从巳至未，晒干。临用舂，去黑皮用之，黑者力速，磨取头末入药。得干青木香，良）。”[27]

《雷公炮制药性解》卷三：“牵牛子，味苦辛，性寒有毒，入大小肠二经。主下气通二便，祛壅滞气急，退水肿，消风毒，治腰膝痛，坠胎孕。酒蒸，去皮用。”[28]

《本草征要》卷三：“牵牛子，味苦，性寒，有毒。入肺、大、小肠三经。酒蒸，研细。泻肺行痰，下气除风。阴囊水肿、二便难通。辛热有毒之药，性又迅急，主治多是肺脾之病，多因虚起，何赖泻药，况诸症应用药物，神良者不少，何至舍其万全，而就不可必之毒物哉。”[5]

《本草乘雅半偈》第九帙：“牵牛子《别录》。【气味】苦寒，有毒……【参】曰：牵牛子，星名也。何鼓谓之牵牛。何鼓，儋荷也。故楚人呼牵牛曰儋鼓。又星纪斗牵牛也。牵牛斗者，日月五星之所终始，故曰星纪。牵牛子者，十二子丑为牛，牛隐语也。”[29]

《本草择要纲目·寒性药品》：“牵牛子（一名草金羚。此药始出田野人牵牛谢药，故以名之。近人隐其名为黑丑，白者为白丑，盖以丑属牛也）。”[30]

《本草易读》卷五：“牵牛子，研取头末用。得青木香、干姜良。或半生半炒。黑丑、白丑。苦，寒，有小毒。专消水肿，最利二便。解一切气壅，逐诸般痰饮。消肿满而攻癖，落胎孕而杀虫。”[31]

《得配本草》卷四：“牵牛子，即黑白丑。得干姜、青木香良。辛，热，有毒。入手太阴经气分，兼能下达命门。治气分之水胀，利大肠之风秘。走经络，消结痰，破血下胎。得皂角，治痰壅肠结。得川楝子，治湿热便秘。”[6]

《神农本草经读》本草附录：“牵牛子，气味苦、寒，有毒。主下气，疗脚满水胀，除风毒，利小便。《别录》。”[32]

《本草分经·原例》：“（攻）牵牛子，辛热，属火而善走入肺，泻气分湿热，达右肾命门，走精隧，通下焦郁遏及大肠风秘气秘，利大小便，逐水消痰，杀虫治肿满。有黑白二种，黑者力速名黑丑。”[33]

《本草述钩元》卷十一：“牵牛子，有黑白二种。黑者处处野生。白者人多种之。因其蒂似茄。呼为天茄。”[34]

《植物名实图考》卷二十二：“牵牛子，别录下品，今园圃中植之。酉阳杂俎谓之盆甑草。自河以北，谓之黑丑、白丑；又谓之勤娘子。其花色蓝，以渍薑，色如丹。南方以作红薑，故又名薑花。”[35]

《中药志》：“牵牛子　本品为常用中药。商品为旋花科植物牵牛或圆叶牵牛的成熟种子。种子黑色者称‘黑丑’，淡黄白色者称‘白丑’，两种混合者称‘二丑’。……【原植物】1. 牵牛　别名：裂叶牵牛、喇叭花、黑丑、白丑（通称），牵牛花（陕西、甘肃、山西、河南、山东、江苏），牵牛郎（江苏），丑牛子（云南）、大牵牛花（广西）。Pharbitis nil（L.）Choisy［Ipomoea nil（L.）Roth］——旋花科 Convolvulaceae. 2. 圆叶牵牛　别名：毛牵牛、紫牵牛；牵牛花（山西）。Pharbitis purpurea（L.）Voigt［Impomoea purpurea（L.）Roth］. ——旋花科 Convolvulaceae.”[13]

《中药材手册》：“牵牛子（《纲目》列入草部蔓草）　本品为旋花科植物裂叶牵牛 Pharbitis nil（L.）Choisy　或圆叶牵牛 Pharbitis purpurea（L.）Voigt 的干燥成熟种子。原植物系一年生缠绕性草本，野生与栽培均有。商品中分黑、白两种，均可同等入药。另外，云南部分地区曾发现有以多刺月光花的种子充牵牛子使用的，应注意鉴别。【别名】黑牵牛子、白牵牛子、黑丑、白丑、二丑、丑牛子（四川）、喇叭花。”[14]

《全国中草药汇编》：“牵牛子　别名：牵牛、黑丑、白丑、二丑、喇叭花子。来源：为旋花科牵牛属植物牵牛 Pharbitis hederacea Choisy［Ipomoea hederacea Jacq.］的种子。”[15]

《中药大辞典》：“牵牛子《雷公炮炙论》【异名】草金铃《雷公炮炙论》，金铃《本草图经》，黑牵牛、白牵牛《仁斋直指方》，黑丑、白丑《纲目》。【基原】为旋毛科植物牵牛或毛牵牛等的种子。【原植物】①《雷公炮炙论》牵牛 Pharbitis nil（L.）Choisy　又名：盆甑草《酉阳杂俎》，狗耳草《纲目》，牵牛花《花镜》，勤娘子、姜花《植物名实图考》，裂叶牵牛、打碗花、江良科、常春藤叶牵牛、喇叭花。②圆叶牵牛 Pharbitis purpurea（L.）Voigt　又名：圆叶牵牛、紫花牵牛。”[9]

《中医大辞典·中药分册》：“牵牛子　出《雷公炮炙论》。又名喇叭花子。为旋花科植物裂叶牵牛 Pharbitis nil（L.）Choisy 或圆叶牵牛 P. purpurea（L.）Voigt 的种子。”[10]

《中国医学百科全书·中医学》：“牵牛子　始载于《名医别录》。又名黑丑、白丑、黑白丑、黄金铃、喇叭花子。为旋花科植物裂叶牵牛 Pharbitis nil（L.）Choisy 或圆叶牵牛 P. purpurea（L.）Voigt 的种子。”[11]

《全国中药炮制规范》：“牵牛子［处方用名］牵牛子（二丑）、炒牵牛子。【来源】本品为旋花科植物裂叶牵牛 Pharbitis nil（L.）Choisy 或圆叶牵牛 Pharbitis purpurea（L.）Voigt 的干燥成熟种子。野生或栽培。全国各地均产。秋季果实成熟时，将全株割下，晒干，打下种子，除去杂质。药材以粒饱满者为佳。”[16]

《中国药材学》：“牵牛子　【别名】黑丑，白丑，黑白丑，二丑，喇叭花，打碗花（山东），打破碗花（贵州）。【来源】本品为旋花科植物裂叶牵牛 Pharbitis nil（L.）Choisy 的种子。”[17]

《中国中医药学主题词表》：“牵牛子 Semen pharbitidis　为旋花科植物裂叶牵牛或圆叶牵牛的干燥成熟种子；属逐水药。C 牵牛；D 白丑；D 黑丑。”[12]

《普通高等教育中医药类规划教材·中药学》：“牵牛子《别录》为旋花科一年生攀援草本植物裂叶牵牛 Pharbitis nil（L.）Choisy 或圆叶牵牛 Pharbitis purpurea（L.）Choisy 的成熟种子。表面灰黑色者称黑丑，淡黄色者称白丑，同等使用。全国大部分地区均产。秋季果实成熟时采收。晒干。生用或炒用。”[8]

《中华本草》：“牵牛子《雷公炮炙论》【异名】草金铃《雷公炮炙论》，金铃《本草图经》，黑牵牛、白牵牛《直指方》，黑丑、白丑《纲目》，丑牛子（云南、四川），二丑《中药材手册》……【来源】为旋毛科植物牵牛、圆叶牵牛的种子。【原植物】1. 牵牛 Pharbitis nil（L.）Choisy　又名：盆甑草《酉阳杂俎》，狗耳草《纲目》，牵牛花《花镜》，勤娘子、姜花《植物名实图考》，裂叶牵牛、喇叭花、牵牛郎、大牵牛花。2. 圆叶牵牛 Pharbitis purpurea（L.）Voigt　又名：紫花牵牛《广州植物志》，牵牛花、喇叭花（通称），连（四川），打碗花（山西）。”[18]

《中华人民共和国药典》：“牵牛子 Semen pharbitidis　本品为旋花科植物裂叶牵牛 Pharbitis nil（L.）Choisy 或圆叶牵牛 Pharbitis purpurea（L.）Voigt 的干燥成熟种子。秋末果实成熟、果壳未开裂时采割植株，晒干，打下种子，除去杂质。”[7]

5 参考文献

1 魏晋·名医别录. 北京：人民卫生出版社，1986，230
2 唐·孙思邈. 千金翼方. 北京：人民卫生出版社，1955，33
3 宋·唐慎微. 证类本草. 北京：人民卫生出版社，1957，264
4 明·李时珍. 本草纲目. 北京：人民卫生出版社，1982，1255
5 明·李中梓. 本草征要. 见：李中梓医学全书. 北京：中国中医药出版社，1999，130
6 清·严西亭. 得配本草. 上海：上海卫生出版社，1957，5
7 国家药典委员会. 中华人民共和国药典. 一部. 北京：化学工业出版社，2000，207
8 雷载权主编. 普通高等教育中医药类规划教材·中药学. 上海：上海科学技术出版社，1995，106
9 江苏新医学院. 中药大辞典. 上海：上海科学技术出版社，1977，1626
10 《中医大辞典》编辑委员会. 中医大辞典·中药分册. 北京：人民卫生出版社，1982，258
11 《中医学》编辑委员会. 中国医学百科全书·中医学. 上海：上海科学技术出版社，1997，1213
12 吴兰成主编. 中国中医药学主题词表. 北京：中医古籍出版社，1996，290
13 中国医学科学院药物研究所等. 中药志. 第三册. 北京：人民卫生出版社，1993，521
14 中华人民共和国卫生部药政管理局. 中药材手册. 北京：人民卫生出版社，1998，334
15 《全国中草药汇编》编写组. 全国中草药汇编. 上册. 北京：人民卫生出版社，1996，604
16 中华人民共和国卫生部药政管理局. 全国中药炮制规范. 北京：人民卫生出版社，1988，176
17 徐国钧等主编. 中国药材学. 北京：中国医药科技出版社，1996，1297
18 国家中医药管理局《中华本草》编委会. 中华本草. 第六册. 上海：上海科学技术出版社，1999，518
19 南北朝·雷敩. 雷公炮炙论. 上海：上海中医学院出版社，1986，104
20 南北朝·陶弘景. 本草经集注. 北京：人民卫生出版社，1994，338
21 唐·苏敬等撰. 新修本草. 合肥：安徽科学技术出版社，1981，286
22 唐·孟诜. 食疗本草. 北京：人民卫生出版社，1984，14
23 宋·苏颂. 本草图经. 合肥：安徽科学技术出版社，1994，291
24 宋·寇宗奭. 本草衍义. 上海：商务印书馆，1937，69
25 明·刘文泰. 本草品汇精要. 北京：人民卫生出版社，1982，397
26 明·陈嘉谟. 本草蒙筌. 北京：人民卫生出版社，1988，163
27 明·缪希雍. 炮炙大法. 明末庄继先校刻本
28 明·李中梓. 雷公炮制药性解. 见：中国医学大成（二）. 长沙：岳麓书社，1990，144
29 明·卢之颐. 本草乘雅半偈. 北京：人民卫生出版社，1986，514
30 清·蒋居祉. 本草择要纲目. 见：珍本医书集成（二）. 上海：上海科学技术出版社，1985，32
31 清·汪昂. 本草易读. 北京：人民卫生出版社，1987
32 清·陈念祖. 神农本草经读. 北京：人民卫生出版社，1959，53
33 清·姚澜. 本草分经. 上海：上海科学技术出版社，1989
34 清·杨时泰. 本草述钩元. 上海：科技卫生出版社，1958，320
35 清·吴其浚. 植物名实图考. 北京：中华书局，1963，553
36 宋·杨士瀛. 仁斋直指方论. 见：景印文渊阁四库全书（744）. 北京：中医古籍出版社，1986，365

321　轻粉

Qingfen

Calomelas

1　定名依据

1.1　正名

1.1.1　汉文名：轻粉［氯化亚汞（Hg_2Cl_2）］。

1.1.2　英文名：calomel.

1.2　依据

1.2.1　定名的文献依据

1.2.1.1　《证类本草》卷四："水银粉，味辛，冷，无毒。畏磁石、石黄。通大肠，转小儿疳，并瘰疬，杀疮疥癣虫，及鼻上酒齄，风疮瘙痒。又名汞粉、轻粉、峭粉，忌一切血。（新补　见陈藏器及日华子。）"[1]

1.2.1.2　《雷公炮制药性解》卷一："轻粉，味辛，性寒有毒，不载经络。主通大肠转胞，诸疮虫癣，小儿疳积，轻明可爱，烧火上走者真。按：轻粉即水银所升者，本草言其无毒，误也！外科需为要药，但勿轻用服食。今见瘛疭方中多用之，必能损人肠胃，不可不戒。其值颇贵，市中多烧凝水石及石膏为粉以乱真，须细辨之。"[2]

1.2.1.3　《本草备要·金石水土部》："轻粉，燥，劫痰涎，外用杀虫。辛冷（时珍曰：燥有毒）。杀虫治疮，劫痰消积（能消涎积。十枣汤加大黄、牵牛、轻粉，名三化神祐散），善入经络，瘛疭药多用之。"[3]

1.2.1.4　《本经逢原》卷一："轻粉，一名腻粉。辛燥，有毒。发明，水银加盐矾炼为轻粉，化纯阴为燥烈，而阴毒之性犹存，故能通大肠。"[4]

1.2.1.5　《本草从新》卷十三："轻粉，燥、劫痰涎、外用杀虫。辛冷而燥。有毒。杀虫治疮。劫痰消积。（能消涎积。）善入经络。瘛疭药有用之。不可轻服。"[5]

1.2.1.6　《本草撮要》卷六："轻粉，味辛冷燥有毒，入手足太阴经。功专杀虫治疮。劫痰消积，善入经络，瘛疭药有用之，。不可轻服。土茯苓、黄连、黑铅、铁浆、陈酱能制其毒。"[6]

1.2.1.7　《中华人民共和国药典》："轻粉 Calomelas　本品为氯化亚汞（Hg_2Cl_2）"[7]

1.2.1.8　《普通高等教育中医药类规划教材·中药学》："轻粉《本草拾遗》为水银、白矾、食盐等经升华法制成的氯化亚汞（Hg_2Cl_2）结晶性粉末。主产于湖南、山西、湖北、四川等地。避光保存。研细末用。"[8]

1.2.1.9　《中药大辞典》："轻粉《本草拾遗》【异名】汞粉《本草拾遗》，峭粉《日华子本草》，水银粉《嘉祐本草》，腻粉《传家秘宝方》，银粉《本草述》，扫盆《本草便读》。【基原】为粗制氯化亚汞结晶。"[9]

1.2.1.10　《中医大辞典·中药分册》："轻粉　出《本草拾遗》。又名水银粉、汞粉、腻粉、扫盆。为粗制的氯化亚汞结晶。"[10]

1.2.1.11 《中国医学百科全书·中医学》："轻粉 始载于《本草拾遗》。又名水银粉、腻粉、扫盆。为用升华法制成的氯化亚汞结晶。产于中国湖北、湖南、河北、四川、云南等省。"[11]

1.2.1.12 《中国中医药学主题词表》："轻粉 Calomelas 属矿物药和外用药。D 甘汞；D 水银粉。"[12]

1.2.1.13 《全国中草药汇编》[13]、《中国药材学》[14]、《中华本草》[15]等现代中药著作多以"轻粉"作为本品正名（参见"文献通考"）。

1.2.2 定名选择的理由

1.2.2.1 轻粉 Calomelas，为氯化亚汞（Hg_2Cl_2）。"轻粉"之名始见于唐·陈藏器《本草拾遗》，"轻粉"作为本品正名始见于明·李中梓《雷公炮制药性解》，其后的本草著作如清·汪昂《本草备要》、张璐《本经逢原》、吴仪洛《本草从新》、陈其瑞《本草撮要》等在载录本品时即以"轻粉"作为正名，并一直沿用至今。

1.2.2.2 我国最新出版的《中华人民共和国药典》、《普通高等教育中医药类规划教材·中药学》以及辞书类著作《中医大辞典·中药分册》、《中药大辞典》、《中国医学百科全书·中医学》等均以"轻粉"作为本品正名。已经广泛应用于中医药学文献的标引和检索的《中国中医药学主题词表》也以"轻粉"作为本品的正式主题词。现代本草著作如《全国中草药汇编》、《中华本草》、《中国药材学》等虽记载了不少本品各地的俗称，但也无一例外以"轻粉"作为本品的正名。说明"轻粉"作为本品正名已成为共识。

1.3 与正名等效的名词：无。

2 源流考释

轻粉［氯化亚汞（Hg_2Cl_2）］始载于唐·陈藏器《本草拾遗》，以"水银粉"为正名，以"轻粉"为异名。如《证类本草》卷四引《本草拾遗》："水银粉，味辛，冷，无毒。畏磁石、石黄。通大肠，转小儿疳，并瘰疬，杀疮疥癣虫，及鼻上酒齄，风疮瘙痒。又名汞粉、轻粉、峭粉，忌一切血。"[1]其后的本草著作有的以"水银粉"为正名，如宋·唐慎微《证类本草》[1]，明·李时珍《本草纲目》[16]；有的在"水银"项下介绍本品，如宋·苏颂《本草图经》[17]等。

"轻粉"作为本草正名始见于明·李中梓《雷公炮制药性解》卷一："轻粉，味辛，性寒有毒，不载经络。主通大肠转胞，诸疮虫癣，小儿疳积，轻明可爱，烧火上走者真。"[2]。其后的本草著作大多以"轻粉"为正名，如明·李中梓《本草通玄》[18]，清·陈士铎《本草新编》[19]、日本稻宣义《炮炙全书》[20]、汪昂《本草易读》[21]、《本草备要》[3]、张璐《本经逢原》[4]、吴仪洛《本草从新》[5]严西亭《得配本草》[22]、黄宫绣《本草求真》[23]、姚澜《本草分经》[24]、陈其瑞《本草撮要》[6]、张秉成《本草便读》[25]等。

古代著作中记载的本品异名尚有"腻粉"《证类本草》[1]，"银粉"《本草纲目》[16]等。如《证类本草》卷四引《本草拾遗》云："水银粉，味辛，冷，无毒。畏磁石、石黄。通大肠，转小儿疳，并瘰疬，杀疮疥癣虫，及鼻上酒齄，风疮瘙痒。又名汞粉、轻粉、峭粉，忌一切血。"[1]《证类本草》卷四："水银粉，味辛，冷，无毒。……腻粉一分，用沙糖搜和丸如麻子大。"[1]《本草纲目》卷九："水银粉（宋《嘉祐》）。【释名】汞粉、轻粉《拾遗》、峭粉《日华》、腻粉。时珍曰：……刘完素曰：银粉能伤牙齿。”[16]。

现代有关著作均沿用《雷公炮制药性解》的记载以“轻粉”作为本品正名，如《中华人民共和国药典》[7]、《普通高等教育中医药类规划教材·中药学》[8]、《中药大辞典》[9]、《中医大辞典·中药分册》[10]、《中国医学百科全书·中医学》[11]、《中国中医药学主题词表》[12]、《全国中草药汇编》[13]、《中国药材学》[14]、《中华本草》[15]等。同时尚记载有“扫盆”《中药大辞典》[9]，“甘汞”《中国药材学》[14]等各地的俗称。

3 附录

3.1 又称：无。

3.2 俗称：扫盆，甘汞。

3.3 曾称：水银粉、汞粉、峭粉《本草拾遗》，腻粉《证类本草》，银粉《本草纲目》。

4 文献通考

《本草图经》卷二：“水银，生符陵平土，今出秦州、商州、道州、邵武军，而秦州乃来自西羌界。《经》云：出于丹砂者，乃是山石中采粗次朱砂，作炉置砂于中，下承以水，上覆以盎，器外加火煅养，则烟飞于上，水银溜于下，其色小白浊。陶隐居云：符陵平土者，是出朱砂腹中，亦别出沙地，皆青白色。今不闻有此。至于西羌来者，彼人亦云如此烧煅。但其山中所生极多，至于一山自折裂，人采得砂石，皆大块如升斗，碎之乃可烧煅，故西来水银，极多于南方者。谨按《广雅》水银谓之澒，丹灶家乃名汞，盖字亦通用耳。其炉盖上灰，亦名澒粉是也。又飞炼水银为轻粉，医家下膈，最为要药。服者忌血，以其本出于丹砂故也。”[17]

《证类本草》卷四：“水银粉，味辛，冷，无毒。畏磁石、石黄。通大肠，转小儿疳，并瘰疬，杀疮疥癣虫，及鼻上酒齄，风疮瘙痒。又名汞粉、轻粉、峭粉，忌一切血（新补　见陈藏器及日华子）。图经文具水银条下。经验方：治小儿吃泥腹肚。腻粉一分，用沙糖搜和丸如麻子大。空心米饮下一丸，良久泻出泥，瘥。孙用和：治虚风。不二散：腻粉一两，用汤煎五度如茶脚，慢火上焙干，麝香半两，细研如粉。每服一字，温水调。但是风，临时服半钱或一钱匕，看虚实加减。又方：治血痢。腻粉五钱，定粉三钱，同研匀，用水浸蒸饼心少许和为丸，如绿豆大。每服七丸或十丸。艾一枝，水一盏，煎汤下，艾汤多亦妙。衍义曰：水银粉，下涎药，并小儿涎潮、瘛疭多用。然不可常服及过多，多则其损兼行。若兼惊，则尤须审慎。盖惊为心气不足，不可下，下之里虚，惊气入心不可治。若其人本虚，便须禁此一物，慎之至也。”[1]

《本草纲目》卷九：“水银粉（宋《嘉祐》）。【释名】汞粉、轻粉《拾遗》、峭粉《日华》、腻粉。时珍曰：轻，言其质；峭，言其状，腻，言其性。昔萧史与秦穆公炼飞云丹，第一转乃轻粉，即此……【发明】宗奭曰：水银粉下膈涎，并小儿涎潮瘛疭药多用。然不可常服及过多，多则损人。若兼惊则危，须审之。盖惊为心气不足，不可下。下之里虚，惊气入心，不可治。其人本虚，更须禁此，慎之至也。刘完素曰：银粉能伤牙齿。盖上下齿龈属手足阳明之经，毒气感于肠胃，而精神气血水谷既不胜其毒，则毒即循经上行，而至齿龈嫩薄之分为害也……血痢腹痛：腻粉五钱，定粉三钱。同研，水浸蒸饼心少许，和丸绿豆大。每服七丸或十丸，艾一枚，水一盏，煎汤下。《秘宝方》一切虚风：不二散：用腻粉一两（汤煎五度如麻脚，慢火焙干），麝香半两。细研。每服一字，温水调下（孙用和《秘宝方》）。"[16]

《雷公炮制药性解》卷一："轻粉，味辛，性寒有毒，不载经络。主通大肠转胞，诸疮虫癣，小儿疳积，轻明可爱，烧火上走者真。按：轻粉即水银所升者，本草言其无毒，误也！外科需为要药，但勿轻用服食。今见瘛疭方中多用之，必能损人肠胃，不可不戒。其值颇贵，市中多烧凝水石及石膏为粉以乱真，须细辨之。"[2]

《本草通玄》卷下："轻粉，辛温有毒，治痰涎、积滞、鼓胀、毒疮，杀虫搜风。"[18]

《本草新编》卷五："丹砂（水银、轻粉），丹砂，味甘，气微寒，生饵无毒，炼服杀人。入心经。镇养心神，通调血脉，杀鬼祟精魅，扫疥瘘疮疡，止渴除烦恼，安魂定魄。水银，即丹砂火煅而出之者也，只可为外科之用。轻粉，又从水银而再变者也，亦外科所需。此三物，至毒者水银，其次轻粉，又其次则丹砂也。"[19]

《炮炙全书》卷四："轻粉，辛，冷，有大毒。畏磁石、石黄，忌一切血，黄连、土茯苓、陈酱、黑铅、铁浆可制其毒。升炼轻粉法：用水银一两，白矾二两，食盐一两同研不见星，铺于铁器内，以小乌盆覆之，盐泥封固盆口，以炭打三炷香，取开则粉升于盆上矣。"[20]

《本草易读》卷八："轻粉，畏磁石，忌一切血。温燥，有毒。杀虫治疮，劫痰消积。除水肿鼓胀，治瘰疬疥癣。"[21]

《本草备要·金石水土部》："轻粉，燥，劫痰涎，外用杀虫。辛冷（时珍曰：燥有毒）。杀虫治疮，劫痰消积（能消涎积。十枣汤加大黄、牵牛、轻粉，名三化神祐散），善入经络，瘛疭药多用之。"[3]

《本经逢原》卷一："轻粉，一名腻粉。辛燥，有毒。发明，水银加盐矾炼为轻粉，化纯阴为燥烈，而阴毒之性犹存，故能通大肠。"[4]

《本草从新》卷十三："轻粉，燥、劫痰涎、外用杀虫。辛冷而燥。有毒。杀虫治疮。劫痰消积。（能消涎积。）善入经络。瘛疭药有用之。不可轻服。"[5]

《得配本草》卷一："轻粉，即水银粉，一名汞粉，一名腻粉。畏石黄、磁石。忌一切血。辛，温燥。有大毒。劫痰涎，除水湿。治疮杀虫。不可轻服。"[22]

《本草求真》卷六："轻粉（石），杀虫治疥却瘀消积。轻粉（专入筋骨）。系水银加盐矾升炼而成（水银一两。白矾二两。食盐一两。入铁器内。盆覆封固升炼。又法。水银一两。皂矾七钱。白盐五钱。同上升法。一两汞可升粉八钱。按水银金之魂魄。绿矾铁之精华。二气同根。是炼制成粉。无盐则色不白也）。"[23]

《本草分经·原例》："轻粉，辛冷燥毒，劫痰涎，消积杀虫，善入经络，不可轻服，今人用治杨梅毒疮，能劫邪从牙龈出，然毒入经络筋骨，血液耗亡多成痼疾，惟土茯苓能解其留毒。粉霜略同。"[24]

《本草撮要》卷六："轻粉，味辛冷燥有毒。入手足太阴经。功专杀虫治疮。劫痰消积。善入经络。瘛疭药有用之者。不可轻服。土茯苓黄连黑铅铁浆陈酱能制其毒。"[6]

《本草便读·金石部》："轻粉，即水银之升炼。辛寒劫内伏之痰涎。能燥而提脓。毒烈杀外疮之虫积（轻粉用水银食盐明矾升炼而成。其燥烈升散之性。与升药相同。善劫痰涎。每见下疳等疮毒。服此则牙根腐蚀。或有冷涎从牙缝中出。下疳虽愈。毒留筋骨。致成败证者多矣。然生肌燥湿。外治之功。不可掩也）。"[25]

《全国中草药汇编》："轻粉，来源：为用升华法制成的氯化亚汞结晶。"[13]

《中药大辞典》："轻粉《本草拾遗》【异名】汞粉《本草拾遗》，峭粉《日华子本草》，水银粉《嘉祐本草》，腻粉《传家秘宝方》，银粉《本草述》，扫盆《本草便读》。【基原】为粗制氯化亚汞结晶。"[9]

《中医大辞典·中药分册》："轻粉　出《本草拾遗》。又名水银粉、汞粉、腻粉、扫盆。为粗制的氯化亚汞结晶。"[10]

《中国医学百科全书·中医学》："轻粉　始载于《本草拾遗》。又名水银粉、腻粉、扫盆。为用升华法制成的氯化亚汞结晶。产于中国湖北、湖南、河北、四川、云南等省。"[11]

《中国药材学》："轻粉　【别名】汞粉，水银粉，甘汞，扫盆。【来源】本品为以水银、胆矾、食盐等为原料用升华法制成的氯化亚汞（Hg_2Cl_2）。天然产的汞膏（又名角汞矿 $\alpha-Hg_2Cl_2$）与轻粉成分、性状均相同。"[14]

《中国中医药学主题词表》："轻粉 Calomelas　属矿物药和外用药。D 甘汞；D 水银粉。"[12]

《普通高等教育中医药类规划教材·中药学》："轻粉《本草拾遗》为水银、白矾、食盐等经升华法制成的氯化亚汞（Hg_2Cl_2）结晶性粉末。主产于湖南、山西、湖北、四川等地。避光保存。研细末用。"[8]

《中华本草》："轻粉《本草拾遗》【异名】水银粉、汞粉、峭粉《本草拾遗》，腻粉《传家秘宝》，银粉《纲目》，扫盆《本草便读》。……【来源】为升华法炼制而成的氯化亚汞结晶。又名甘汞（化学名称）。"[15]

《中华人民共和国药典》："轻粉 Calomelas　本品为氯化亚汞（Hg_2Cl_2）。"[7]

5　参考文献

1　宋·唐慎微．证类本草．北京：人民卫生出版社，1957，111
2　明·李中梓．雷公炮制药性解．见：中国医学大成（二）．长沙：岳麓书社，1990，126
3　清·汪昂．本草备要．北京：中国中医药出版社，1998，216
4　清·张璐．本经逢原．上海：上海科学技术出版社，1959，11
5　清·吴仪洛．本草从新．北京：中医古籍出版社，2001，189
6　清·陈其瑞．本草撮要．见：珍本医书集成（二）．上海：上海科学技术出版社，1985，75
7　国家药典委员会．中华人民共和国药典．一部．北京：化学工业出版社，2000，208
8　雷载权主编．普通高等教育中医药类规划教材·中药学．上海：上海科学技术出版社，1995，337
9　江苏新医学院．中药大辞典．上海：上海科学技术出版社，1977，1639
10　《中医大辞典》编辑委员会．中医大辞典·中药分册．北京：人民卫生出版社，1982，260
11　《中医学》编辑委员会．中国医学百科全书·中医学．上海：上海科学技术出版社，1997，1288
12　吴兰成主编．中国中医药学主题词表．北京：中医古籍出版社，1996，296
13　《全国中草药汇编》编写组．全国中草药汇编．上册．北京：人民卫生出版社，1996，609
14　徐国钧等主编．中国药材学．北京：中国医药科技出版社，1996，1879
15　国家中医药管理局《中华本草》编委会．中华本草．第一册．上海：上海科学技术出版社，1999，398
16　明·李时珍．本草纲目．北京：人民卫生出版社，1982，527

17　宋·苏颂．本草图经．合肥：安徽科学技术出版社，1994，29
18　明·李中梓．本草通玄．见：李中梓医学全书．北京：中国中医药出版社，1999，543
19　清·陈士铎．本草新编．北京：中国中医药出版社，1996，256
20　［日］稻宣义．炮炙全书．北京：中医古籍出版社，1981
21　清·汪昂．本草易读．北京：人民卫生出版社，1987
22　清·严西亭．得配本草．上海：上海卫生出版社，1957，13
23　清·黄宫绣．本草求真．上海：上海科学技术出版社，1959，255
24　清·姚澜．本草分经．上海：上海科学技术出版社，1989
25　清·张秉成．本草便读．上海：上海卫生出版社，1957

322　鸦胆子

Yadanzi

Fructus Bruceae

1　定名依据

1.1　正名

1.1.1　汉文名：鸦胆子［苦木科植物鸦胆子 Brucea javanica（L.）Merr. 的干燥成熟果实］。

1.1.2　英文名：java brucea fruit.

1.2　依据

1.2.1　定名的文献依据

1.2.1.1　《本草易读》卷八："鸦胆子，先血后便，十枚为末，圆肉包好吞之，或咽之。亦治先脓后粪。"[1]

1.2.1.2　《本草纲目拾遗》卷五："鸦胆子，一名苦参子，一名鸦胆子。出闽广，药肆中皆有之。形如梧子，其仁多油，生食令人吐，作霜捶去油，入药佳……里急后重：吉云旅抄：用鸦胆即苦榛子，去壳留肉，包龙眼肉，每岁一粒，白滚水下。"[2]

1.2.1.3　《植物名实图考》卷三十六："鸦蛋子生云南，小树圆叶，结实三粒相并，中有一棱。土医云，能治痔。"[3]

1.2.1.4　《中华人民共和国药典》："鸦胆子 Fructus bruceae　本品为苦木科植物鸦胆子 Brucea javanica（L.）Merr. 的干燥成熟果实。秋季果实成熟时采收，除去杂质，晒干。"[4]

1.2.1.5　《普通高等教育中医药类规划教材·中药学》："鸦胆子《本草纲目拾遗》为苦木科常绿灌木或小乔木鸦胆子 Brucea javanica（L.）Merr. 的成熟种子。主产于广西、广东等省。秋季果实成熟时采收，晒干，去壳取仁。"[5]

1.2.1.6　《中药大辞典》："鸦胆子《纲目拾遗》【异名】老鸦胆《生草药性备要》，鸦胆、苦榛子《吉云旅钞》，苦参子《纲目拾遗》，鸦蛋子《植物名实图考》，鸭蛋子《医学衷中参西录》，鸭胆子《中药志》，解苦楝《广西中药志》，小苦楝《广西中草药》。【基原】为苦木科植物鸦胆子的果实。【原植物】鸦胆子 Brucea javanica（L.）Merr."[6]

1.2.1.7　《中医大辞典·中药分册》：“鸦胆子　出《本草纲目》。又名苦参子。老鸦胆。为苦木科植物鸦胆子 Brucea javanica（L.）Merr. 的果实。”[7]

1.2.1.8　《中国医学百科全书·中医学》：“鸦胆子　始载于《本草纲目拾遗》。又名老鸦胆、小苦楝。为苦木科植物鸦胆子 Brucea javanica（L.）Merr. 的成熟果实。”[8]

1.2.1.9　《中国中医药学主题词表》：“鸦胆子 Brucea javanica　属苦木科；属清热解毒药、驱虫药（中药）和抗疟药（中药）。D 老鸦胆。”[9]

1.2.1.10　《中药志》[10]、《中药材手册》[11]、《全国中草药汇编》[12]、《全国中药炮制规范》[13]、《中国药材学》[14]、《中华本草》[15]等现代中药著作多以“鸭胆子”作为本品正名（参见“文献通考”）。

1.2.2　定名选择的理由

1.2.2.1　鸦胆子 Fructus bruceae，系苦木科植物鸦胆子 Brucea javanica（L.）Merr. 的干燥成熟果实。“鸭胆子”之名始见于清·汪昂《本草易读》，“鸭胆子”作为本草正名始见于清·赵学敏《本草纲目拾遗》，其后的本草著作如清·吴其浚《植物名实图考》等在载录本品时即以“鸭胆子”作为正名，并一直沿用至今。

1.2.2.2　我国最新出版的《中华人民共和国药典》、《普通高等教育中医药类规划教材·中药学》以及辞书类著作《中医大辞典·中药分册》、《中药大辞典》、《中国医学百科全书·中医学》等均以“鸭胆子”作为本品正名。已经广泛应用于中医药学文献的标引和检索的《中国中医药学主题词表》也以“鸭胆子”作为本品的正式主题词。现代本草著作如《中药志》、《全国中草药汇编》、《中华本草》、《中国药材学》、《中药材手册》、《全国中药炮制规范》等虽记载了不少本品各地的俗称，但也无一例外以“鸭胆子”作为本品的正名。说明“鸭胆子”作为本品正名已成为共识。

1.3　与正名等效的名词：无。

2　源流考释

鸦胆子［苦木科植物鸦胆子 Brucea javanica（L.）Merr. 的干燥成熟果实］，始载于清·汪昂《本草易读》[1]，作为附方。如该书卷八曰：“鸦胆子，先血后便，十枚为末，元肉包好吞之，或咽之。亦治先脓后粪。”[1]《生草药性备要》上卷以“老鸦胆”为正名记载本品，如《生草药性备要》上卷：“老鸦胆　味苦，性平。凉血，去脾家疮，治牛毒，理跌打。”[16]《本草纲目拾遗》始以“鸦胆子”作为本草正名，如《本草纲目拾遗》卷五：“鸦胆子，一名苦参子，一名鸦胆子。出闽广，药肆中皆有之。形如梧子，其仁多油，生食令人吐，作霜捶去油，入药佳……里急后重：吉云旅抄：用鸦胆即苦榛子，去壳留肉，包龙眼肉，每岁一粒，白滚水下。”[2]

古代著作中记载的本品异名尚有“鸦胆”、“苦榛子”《吉云旅抄》[2]，“苦参子”《本草纲目拾遗》[2]，“鸦蛋子”《植物名实图考》[3]等。如《本草纲目拾遗》引《吉云旅抄》：“用鸦胆即苦榛子，去壳留肉，包龙眼肉，每岁一粒，白滚水下。”[2]《本草纲目拾遗》卷五：“鸦胆子，一名苦参子，一名鸦胆子。出闽广，药肆中皆有之。[2]《植物名实图考》卷三十六：“鸦蛋子生云南，小树圆叶，结实三粒相并，中有一棱。土医云，能治痔。”[3]

现代有关著作均沿用《本草纲目拾遗》的记载以“鸦胆子”作为本品正名，如《中华人民共和国药典》[4]、《普通高等教育中医药类规划教材·中药学》[5]、《中药大辞典》[6]、《中医大辞典·中药分册》[7]、《中国医学百科全书·中医学》[8]、《中国中医药学主题词表》[9]、《中药志》[10]、《中药材手册》[11]、《全国中草药汇编》[12]、《全国中药炮制规范》[13]、《中国药材学》[14]、《中华本草》[15]等。同时尚记载有"鸦旦子"《中药材手册》[11]，"苦参"《全国中草药汇编》[12]，"鸭胆子"、"解苦楝"、"小苦楝"、"鸭蛋子"《中药大辞典》[6]，"苦胆子"、"苦子"《中国药材学》[14]等各地的俗称。还记载有本品原植物"鸦胆子"的异名"老鸦胆"、"苦参子"、"苦榛子"、"鸭蛋子"、"鸭胆子"、"雅旦子"《中药志》[10]等。

3 附录

3.1 又称：无。

3.2 俗称：解苦楝、小苦楝（广西），鸦旦子，苦参，鸭胆子，苦胆子，苦子，鸭蛋子。

3.3 曾称：老鸦胆《生草药性备要》，鸦胆、苦榛子《吉云旅钞》，苦参子《纲目拾遗》，鸦蛋子《植物名实图考》。

3.4 原植物名称：鸦胆子，老鸦胆（广东），苦参子、苦榛子，鸭蛋子，鸭胆子，雅旦子。

4 文献通考

《本草易读》卷八："鸦胆子，先血后便，十枚为末，圆肉包好吞之，或咽之。亦治先脓后粪。"[1]

《生草药性备要》上卷："老鸦胆，味苦，性平。凉血，去脾家疮，治牛毒，理跌打。"[16]

《本草纲目拾遗》卷五："鸦胆子，一名苦参子，一名鸦胆子。出闽广，药肆中皆有之。形如梧子，其仁多油，生食令人吐，作霜捶去油，入药佳……里急后重：吉云旅抄：用鸦胆即苦榛子，去壳留肉，包龙眼肉，每岁一粒，白滚水下。"[2]

《本草害利·肾部药队》："苦参，【害】虽能泄肾中之热，除湿热生虫为厉，然气味苦寒，能损肾气，肝肾虚而无热者勿服。火衰精冷，真元不足，及年高之人，皆不宜服。沈括《梦溪笔谈》云：久用苦参擦牙，遂病腰痛，由其气伤肾故也。【利】苦寒，入肾。除热祛湿，治痈肿疮疡，肠澼下血，兼能利水，固齿明目，祛风杀虫。苦参子，一名鸦胆子。治肠风下血，能清肝明目，功同槐实。"[17]

《植物名实图考》卷三十六："鸦蛋子生云南，小树圆叶，结实三粒相并，中有一棱。土医云，能治痔。"[3]

《中药志》："鸦胆子　本品为较常用中药。商品为苦木科植物鸦胆子的成熟果实，临用时除去果皮，药用其种子。……【原植物】鸦胆子　别名：老鸦胆（广东），苦参子、苦榛子《吉云旅抄》，鸭蛋子、鸭胆子、雅旦子。Brucea javanica（L.）Merr.［B. sumatrana Roxb.；B. amarissima（Lour.）Desv.］——苦木科 Simarubaceae."[10]

《中药材手册》："鸦胆子（《纲目拾遗》列入草部）本品为苦木科植物鸦胆子 Brucea javanica（L.）Merr. 的干燥成熟果实，药用时除去果皮，用其种子；原植物系半常绿大灌木，野生与栽培均有。很多地区称之为"苦参子"，易与豆科植物苦参的种子混淆，宜去掉此别名。另外，女贞子与本品外形类似，应注意区别（详见女贞子项下）。广西个别地区曾发现有以牛耳枫的果实误作鸦胆子者，应注意鉴别。【别名】老鸦胆、鸦旦子。"[11]

《全国中草药汇编》："鸦胆子　别名：苦参、老鸦胆。来源：为苦木科鸦胆子属植物鸦胆子 Brucea javanica（L.）Merr. 的果实。"[12]

《中药大辞典》："鸦胆子《纲目拾遗》【异名】老鸦胆《生草药性备要》，鸦胆、苦榛子《吉云旅钞》，苦参子《纲目拾遗》，鸦蛋子《植物名实图考》，鸭蛋子《医学衷中参西录》，鸭胆子《中药志》，解苦楝《广西中药志》，小苦楝《广西中草药》。【基原】为苦木科植物鸦胆子的果实。【原植物】鸦胆子 Brucea javanica（L.）Merr.。"[6]

《中医大辞典·中药分册》："鸦胆子　出《本草纲目》。又名苦参子。老鸦胆。为苦木科植物鸦胆子 Brucea javanica（L.）Merr. 的果实。"[7]

《中国医学百科全书·中医学》："鸦胆子　始载于《本草纲目拾遗》。又名老鸦胆、小苦楝。为苦木科植物鸦胆子 Brucea javanica（L.）Merr. 的成熟果实。"[8]

《全国中药炮制规范》："鸦胆子　［处方用名］鸦胆子。【来源】本品为苦木科植物鸦胆子 Brucea javanica（L.）Merr. 的干燥成熟果实。多系野生。主产于广东、广西、福建、台湾等地。秋季果实成熟时采收，除去杂质，干燥。药材以粒大、饱满、种仁色白、油性足者为佳。"[13]

《中国药材学》："鸦胆子　【别名】老鸦胆，苦胆子，苦子。【来源】本品为苦木科植物鸦胆子 Brucea javanica（L.）Merr. 的果实，用时取种子。"[14]

《中国中医药学主题词表》："鸦胆子 Brucea javanica　属苦木科；属清热解毒药、驱虫药（中药）和抗疟药（中药）。D 老鸦胆。"[9]

《普通高等教育中医药类规划教材·中药学》："鸦胆子《本草纲目拾遗》为苦木科常绿灌木或小乔木鸦胆子 Brucea javanica（L.）Merr. 的成熟种子。主产于广西、广东等省。秋季果实成熟时采收，晒干，去壳取仁。"[5]

《中华本草》："鸦胆子《纲目拾遗》【异名】老鸦胆《生草药性备要》，鸦胆、苦榛子《吉云旅钞》，苦参子《纲目拾遗》，鸦蛋子《植物名实图考》，鸭蛋子《衷中参西录》，鸭胆子《中药志》，角苦楝《广西中药志》，小苦楝《广西中草药》……【来源】为苦木科植物鸦胆子的果实。【原植物】鸦胆子 Brucea javanica（L.）Merr. ［Rhus javanica L.］。"[15]

《中华人民共和国药典》："鸦胆子 Fructus bruceae　本品为苦木科植物鸦胆子 Brucea javanica（L.）Merr. 的干燥成熟果实。秋季果实成熟时采收，除去杂质，晒干。"[4]

5　参考文献

1　清·汪昂．本草易读．北京：人民卫生出版社，1987

2　清·赵学敏．本草纲目拾遗．北京：人民卫生出版社，1983，140

3　清·吴其浚．植物名实图考．北京：中华书局，1963，849

4　国家药典委员会．中华人民共和国药典．一部．北京：化学工业出版社，2000，208

5　雷载权主编．普通高等教育中医药类规划教材·中药学．上海：上海科学技术出版社，1995，80

6　江苏新医学院．中药大辞典．上海：上海科学技术出版社，1977，1642

7　《中医大辞典》编辑委员会．中医大辞典·中药分册．北京：人民卫生出版社，1982，260

8　《中医学》编辑委员会．中国医学百科全书·中医学．上海：上海科学技术出版社，1997，1008

9　吴兰成主编．中国中医药学主题词表．北京：中医古籍出版社，1996，513

10 中国医学科学院药物研究所等. 中药志. 第三册. 北京：人民卫生出版社，1993，527
11 中华人民共和国卫生部药政管理局. 中药材手册. 北京：人民卫生出版社，1998，352
12 《全国中草药汇编》编写组. 全国中草药汇编. 上册. 北京：人民卫生出版社，1996，610
13 中华人民共和国卫生部药政管理局. 全国中药炮制规范. 北京：人民卫生出版社，1988，177
14 徐国钧等主编. 中国药材学. 北京：中国医药科技出版社，1996，1098
15 国家中医药管理局《中华本草》编委会. 中华本草. 第五册. 上海：上海科学技术出版社，1999，7
16 清·何克谏. 生草药性备要. 见：岭南本草古籍三种. 北京：中国医药科技出版社，1999，39
17 清·凌奂. 本草害利. 北京：中医古籍出版社，1982

323 韭子

Jiuzi

Semen Allii Tuberosi

1 定名依据

1.1 正名

1.1.1 汉文名：韭子（百合科植物韭菜 Allium tuberosum Rottl. 的干燥成熟种子）。

1.1.2 英文名：tuber onion seed.

1.2 依据

1.2.1 定名的文献依据

1.2.1.1 《本草经集注·果菜米谷有名无实》：“韭，味辛、微酸，温，无毒。归心，主安五脏，除胃中热。利病人，可久食。子：主梦泄精，溺白。根：主养发。韭子入棘刺诸丸，主漏精；用根，入发膏；用叶，人以煮鲫鱼鲊，断猝下痢，多验。”[1]

1.2.1.2 《本草易读》卷六：“韭子，蒸熟，去黑皮，炒用。辛甘而温，无毒。止男子遗溺泄精，疗女子白淫白带；补肝肾而暖腰膝，助命门而除筋痿。”[2]

1.2.1.3 《本草分经·原例》：“韭子，辛甘温，补肝肾助命门暖腰膝。”[3]

1.2.1.4 《本草择要纲目·热性药品》：“韭子（入药拣净，蒸熟曝干，簸去黑皮，炒黄用）。”[4]

1.2.1.5 《本草撮要》卷四：“韭子，味辛甘温，入足少阴厥阴经。功专补肝肾。得龙骨、桑螵蛸，治遗尿泄精溺血白带白淫等症。下部有火，阴气不固者勿服。每日空心生吞廿粒，盐汤下，治梦遗溺白。烧熏虫牙痛良。韭花食之动风。”[5]

1.2.1.6 《中国医学百科全书·中医学》：“韭子，始载于《本草经集注》。又名韭菜子。为百合科植物韭 Allium tuberosum Rottl. 的种子。中国各地皆产。”[6]

1.2.1.7 《普通高等教育中医药类规划教材·中药学》：“韭子《本草经集注》为百合科多年生草本植物韭菜 Allium tuberosum Rottl. 的成熟种子。全国各地均有栽培。秋季果实成熟时采收果序，晒干，搓出种子，除去杂质，生用或盐水炙用。”[7]

1.2.1.8 《中华本草》：“韭子《本草经集注》【异名】韭菜子《滇南本草》，韭菜仁《岭南采药录》。【来源】为百合科植物韭菜 Allium tuberosum Rottl. 的种子。【原植物】韭

Allium tuberosum Rottl. ex Spreng.。”[8]

1.2.2　定名选择的理由

1.2.2.1　韭子 Semen allii tuberosi，系百合科植物韭菜 Allium tuberosum Rottl. 的干燥成熟种子。“韭子”之名始见于南北朝·陶弘景《本草经集注》，“韭子”作为本品正名始见于清·汪昂《本草易读》，其后的本草著作如清·姚澜《本草分经》、蒋居祉《本草择要纲目》、陈其瑞《本草撮要》等在载录本品时即以“韭子”作为正名，并一直沿用至今。

1.2.2.2　现代本草也多以“韭子”作为正名记载，如《中国医学百科全书·中医学》、《普通高等教育中医药类规划教材·中药学》、《中华本草》等。

1.2.2.3　以“韭子”为正名，既简练易写，便于临床应用，又不存在与其它药名混淆的问题，故作为本品正名为宜。

1.3　与正名等效的名词：无。

2　源流考释

韭子（百合科植物韭菜 Allium tuberosum Rottl. 的干燥成熟种子），始载于南北朝·陶弘景《本草经集注·果菜米谷有名无实》：“韭，味辛、微酸，温，无毒。归心，主安五脏，除胃中热。利病人，可久食。子：主梦泄精，溺白。根：主养发。韭子入棘刺诸丸，主漏精；用根，入发膏；用叶，人以煮鲫鱼鲊，断猝下痢，多验。”[1]其后的本草著作多在“韭”的项下介绍本品，如唐·苏敬等撰《新修本草》[9]，宋·苏颂《本草图经》[10]、唐慎微《证类本草》[11]，明·刘文泰《本草品汇精要》[12]、李时珍《本草纲目》[13]，清·陈士铎《本草新编》[14]等；有的以“韭菜子”为正名，如明·兰茂《滇南本草》[15]。

“韭子”作为本品正名始见于清·汪昂《本草易读》卷六：“韭子，蒸熟，去黑皮，炒用。辛甘而温，无毒。止男子遗溺泄精，疗女子白淫白带；补肝肾而暖腰膝，助命门而除筋痿。”[2]其后的本草著作大多即以“韭子”为正名，如清·姚澜《本草分经》[3]、蒋居祉《本草择要纲目》[4]、陈其瑞《本草撮要》[5]、周岩《本草思辨录》[16]等。

古代著作中记载的本品异名有“韭菜子”《奇效良方》[17]等。如《奇效良方》卷六十二：“治虫牙方，上取韭菜子，碗盖火烧之，却以竹箸卷一小角儿，通蛀处。如下牙蛀，则以韭菜子浓煎汤频漱，其虫自出。”[17]

现代有关著作有的以“韭子”作为本品正名，如《中国医学百科全书·中医学》[6]、《普通高等教育中医药类规划教材·中药学》[7]、《中华本草》[8]；有的以“韭菜子”为正名，如《中华人民共和国药典》[18]、《中药志》[19]、《中药材手册》[20]、《中药大辞典》[21]、《中医大辞典·中药分册》[22]、《全国中药炮制规范》[23]、《中国药材学》[24]、《中国中医药学主题词表》[25]等；有的在“韭菜”项下介绍本品，如《全国中草药汇编》[26]。同时尚记载有“韭菜仁”《中药大辞典》[21]等各地的俗称。

3　附录

3.1　又称：盐韭菜子（饮片规格名）。

3.2　俗称：韭菜仁。

3.3　曾称：韭菜子《奇效良方》。

3.4　原植物名称：韭菜。

4　文献通考

《本草经集注·果菜米谷有名无实》："韭，味辛、微酸，温，无毒。归心，主安五脏，除胃中热。利病人，可久食。子：主梦泄精，溺白。根：主养发。韭子入棘刺诸丸，主漏精；用根，入发膏；用叶，人以煮鲫鱼鲊，断猝下痢，多验。但此菜殊辛臭，虽煮食之，便出犹奇熏灼，不如葱、薤熟则无气，最是养性所忌也。生姜是常食物，其已随干姜在中品，今依次入食，更别显之，而复有小异处，所以弥宜书。生姜，微温，辛，归五脏，去淡下气，止呕吐，除风邪寒热。久服少志，少智，伤心气，如此则不可多食长御，有病者是所宜也尔。今人啖诸辛辣物，惟此最恒，故《论语》云："不撤姜食"，即可常啖，但勿过多尔。"[1]

《新修本草》卷十八："韭，味辛、微酸，温，无毒。归心，安五脏，除胃中热，利病人，可久食。子，主梦泄精，溺白。根，主养发。韭子入棘刺诸丸，主漏精；用根，入发膏；用叶，人以煮鲫鱼鲊，断卒下痢，多验。但此菜殊辛臭，虽煮食之，便出犹奇熏灼，不如葱、薤熟则无气，最是养性所忌也。生姜是常食物，其以随干姜在中品，今依次入食，更别显之，而复有小异处，所以弥宜书。生姜，微温，辛，归五脏，去痰下气，止呕吐，除风邪寒热。久服少志、少智，伤心气，如此则不可多食长御，有病者是所宜也耳。今人啖诸辛辣物，惟此最恒，故《论语》云："不撤姜食"。言可常啖，但勿过多耳。【谨案】姜，久服通神明，主风邪，去痰气，生者尤良。《经》云：久服通神明，即可常啖也。今云少智、少志，伤心气，不可多服者，误为此说，检无所据也。"[9]

《本草图经》卷十七："韭，旧不著所出州土，今处处有之。谨按许慎《说文解字》云：菜名一种而久者，故谓之韭。故圃人种莳，一岁而三、四割之，其根不伤，至冬壅培之，先春而复生，信乎一种而久者也……韭子得桑螵蛸、龙骨，主漏精，葛洪、孙思邈皆有方。崔元亮《海上方》治腰脚。韭子一升，拣择，蒸两炊以来，曝干，簸去黑皮，炒令黄，捣成粉。安息香二大两，水煮一、二百沸，讫，缓火炒令赤色，二物相和，捣为丸，如干，入蜜亦得。每日空腹，以酒下二十丸以来，讫，以饭三、五匙压之，大佳。根亦入药用。"[10]

《证类本草》卷二十八："韭，味辛、微酸，温，无毒。归心，安五脏，除胃中热，利病人，可久食。子，主梦泄精，溺白。根主养发。陶隐居云：韭子入棘刺诸丸，主漏精；用根，入生发膏；用叶，以煮鲫鱼鲊，断卒下痢多验。但此菜殊辛臭，虽煮食之，便出犹奇熏灼，不如葱、薤熟即无气，最是养性所忌也。今按陈藏器本草云：韭，温中下气，补虚，调和脏腑，令人能食，益阳，止泄白脓，腹冷痛，并煮食之。叶及根，生捣绞汁服，解药毒。疗狂狗咬人欲发者，亦杀诸蛇、虺、蝎、恶虫毒。取根捣和酱汁，灌马鼻虫颡。又捣根汁多服，主胸痹骨痛不可触者。俗云韭叶是草钟乳，言其宜人，信然也。"[11]

《奇效良方》卷六十二："治虫牙方，上取韭菜子，碗盖火烧之，却以竹箸卷一小角儿，通蛀处。如下牙蛀，则以韭菜子浓煎汤频漱，其虫自出。"[17]

《滇南本草》卷二："韭菜、韭菜子，韭菜，味辛、咸，性温。温中下气，补虚益阳，补肾兴阳，泄精，除噎散结。主治吐血、衄血、尿血，生捣汁服，除胃脘瘀血，熟吃滑润肠胃中积，或食金、银、铜、铁、锡器于腹内，吃之立下。”[15]

《本草品汇精要》卷三十九：“韭，无毒，丛生。韭，归心，安五脏，除胃中热利，病人可久食。子，主梦泄精溺白。根，主养发（《名医》所录）。……【解】药毒。”[12]

《本草纲目》卷二十六：“韭《别录·中品》。【释名】草钟乳《拾遗》、起阳草（侯氏《药谱》……韭子，【修治】大明曰：入药拣净，蒸熟曝干，簸去黑皮，炒黄用。【气味】辛、甘，温，无毒。时珍曰：阳也。伏石钟乳、乳香。【主治】梦中泄精，溺白《别录》。暖腰膝，治鬼交，甚效《日华》。补肝及命门，治小便频数、遗尿，女人白淫、白带（时珍）。【发明】颂曰：韭子得龙骨、桑螵蛸，主漏精补中。葛洪、孙思邈诸方多用之。”[13]

《本草新编》卷四：“韭（韭子），韭，味辛微散，气温性急。温中下气，归心益阳，暖膝胫，和脏腑，除胸腹痃癖痼冷，止茎管白浊遗精，活血解毒。少用则有益于肾，多食则有损于心，蜜食杀人，不可不戒。韭子善止遗精，功胜于叶，然亦不可多用也。”[14]

《本草易读》卷六：“韭子，蒸熟，去黑皮，炒用。辛甘而温，无毒。止男子遗溺泄精，疗女子白淫白带；补肝肾而暖腰膝，助命门而除筋痿。”[2]

《本草分经·原例》：“韭子，辛甘温，补肝肾助命门暖腰膝。”[3]

《本草择要纲目·热性药品》：“韭子（入药拣净，蒸熟曝干，簸去黑皮，炒黄用）。”[4]

《本草撮要》卷四：“韭子，味辛甘温，入足少阴厥阴经。功专补肝肾。得龙骨、桑螵蛸，治遗尿泄精溺血白带白淫等症。下部有火，阴气不固者勿服。每日空心生吞廿粒，盐汤，治梦遗溺白。烧熏虫牙痛良。韭花食之动风。”[5]

《本草思辨录》卷二：“韭（根叶同用）、韭子，素问：食气入胃，浊气归心。韭味辛臭浊，故归心尤易。以其归心，故素问谓心病宜食韭叶。然必心为阴壅，阳不能达，借韭以达之，非可疗一切心病也。”[16]

《中药志》：“韭菜子，本品为少常用中药。商品为百合科植物韭菜的种子。……【原植物】韭菜 Allium tuberosum Rottl. Ex Spreng. ——百合科 Liliaceae.”[19]

《中药材手册》：“韭菜子（《纲目》列入菜部荤辛类韭项下）　本品为百合科植物韭菜 Allium tuberosum Rottl. 的干燥成熟种子。原植物系多年生草本，多为栽培。葱子外形与本品甚相似，应注意鉴别，不可互相代用。”[20]

《全国中草药汇编》：“韭菜　【别名】扁菜、韭。【来源】为百合科葱属植物韭菜 Allium tuberosum Rottl. ex Spreng.，以种子和叶入药。”[26]

《中药大辞典》：“韭菜子《本草经集注》【异名】韭菜子《滇南本草》，韭菜仁《岭南采药录》。【基原】为百合科植物韭 Allium tuberosum Rottler 的种子。【原植物】韭《诗经》Allium tuberosum Rottl.”[21]

《中医大辞典·中药分册》：“韭菜子　见《滇南本草》。即韭子，详该条。”[22]

《中国医学百科全书·中医学》：“韭子　始载于《本草经集注》。又名韭菜子。为百合科植物韭 Allium tuberosum Rottl. 的种子。中国各地皆产。”[6]

《全国中药炮制规范》：“韭菜子　[处方用名] 韭菜子、盐韭菜子。【来源】本品为百合科植物韭菜 Allium tuberosum Rottl. 的干燥成熟种子。均系栽培。全国各地均产。秋季果实成熟时采收，果序，干燥，搓出种子，除去杂质。药材以粒饱满、色黑者为佳。”[23]

《中国药材学》：“韭菜子 【来源】本品为百合科植物韭 Allium tuberosum Rottl. 的种子。”[24]

《中国中医药学主题词表》：“韭菜子 Semen allii tuberosi 为百合科植物韭菜干燥成熟种子；属补肾药。C 韭菜。”[25]

《普通高等教育中医药类规划教材·中药学》：“韭子《本草经集注》为百合科多年生草本植物韭菜 Allium tuberosum Rottl. 的成熟种子。全国各地均有栽培。秋季果实成熟时采收果序，晒干，搓出种子，除去杂质，生用或盐水炙用。”[7]

《中华本草》：“韭子《本草经集注》【异名】韭菜子《滇南本草》，韭菜仁《岭南采药录》。【来源】为百合科植物韭菜 Allium tuberosum Rottl. 的种子。【原植物】韭 Allium tuberosum Rottl. ex Spreng. ”[8]

《中华人民共和国药典》：“韭菜子 Semen allii tuberosi 本品为百合科植物韭菜 Allium tuberosum Rottl. 的干燥成熟种子。秋季果实成熟时采收果序，晒干，搓出种子，除去杂质。”[18]

5 参考文献

1 南北朝·陶弘景．本草经集注．北京：人民卫生出版社，1994，487

2 清·汪昂．本草易读．北京：人民卫生出版社，1987

3 清·姚澜．本草分经．上海：上海科学技术出版社，1989

4 清·蒋居祉．本草择要纲目．见：珍本医书集成（二）．上海：上海科学技术出版社，1985，54

5 清·陈其瑞．本草撮要．见：珍本医书集成（二）．上海：上海科学技术出版社，1985，55

6 《中医学》编辑委员会．中国医学百科全书·中医学．上海：上海科学技术出版社，1997，1252

7 雷载权主编．普通高等教育中医药类规划教材·中药学．上海：上海科学技术出版社，1995，295

8 国家中医药管理局《中华本草》编委会．中华本草．第八册．上海：上海科学技术出版社，1999，48

9 唐·苏敬等撰．新修本草．合肥：安徽科学技术出版社，1981，467

10 宋·苏颂．本草图经．合肥：安徽科学技术出版社，1994，576

11 宋·唐慎微．证类本草．北京：人民卫生出版社，1957，511

12 明·刘文泰．本草品汇精要．北京：人民卫生出版社，1982，870

13 明·李时珍．本草纲目．北京：人民卫生出版社，1982，1575

14 清·陈士铎．本草新编．北京：中国中医药出版社，1996，242

15 明·兰茂．滇南本草．昆明：云南人民出版社，1959

16 清·周岩．本草思辨录．北京：人民卫生出版社，1960，86

17 明·董宿．奇效良方．北京：商务印书馆，1959，1322

18 国家药典委员会．中华人民共和国药典．一部．北京：化学工业出版社，2000，209

19 中国医学科学院药物研究所等．中药志．第三册．北京：人民卫生出版社，1993，535

20 中华人民共和国卫生部药政管理局．中药材手册．北京：人民卫生出版社，1998，354

21 江苏新医学院．中药大辞典．上海：上海科学技术出版社，1977，1646

22 《中医大辞典》编辑委员会．中医大辞典·中药分册．北京：人民卫生出版社，1982，261

23 中华人民共和国卫生部药政管理局．全国中药炮制规范．北京：人民卫生出版社，1988，177

24 徐国钧等主编．中国药材学．北京：中国医药科技出版社，1996，1317

25 吴兰成主编. 中国中医药学主题词表. 北京：中医古籍出版社，1996，201
26 《全国中草药汇编》编写组. 全国中草药汇编. 下册. 北京：人民卫生出版社，1996，449

324 哈蟆油

Hamoyou

Oviductus Ranae

1 定名依据

1.1 正名

1.1.1 汉文名：哈蟆油（蛙科动物中国林蛙 Rana temporaria chensinensis David 雌蛙的输卵管，经采制干燥而得）。

1.1.2 英文名：forest frog's oviduct.

1.2 依据

1.2.1 定名的文献依据

1.2.1.1 《中华人民共和国药典》："哈蟆油 Oviductus ranae 本品为蛙科动物中国林蛙 Rana temporaria chensinensis David 雌蛙的输卵管，经采制干燥而得。"[1]

1.2.1.2 《中药志》："哈蟆油 本品为少常用中药。系雌性哈士蟆的干燥输卵管，历代本草均未收藏。多采自野生中国林蛙，现已有地进行人工饲养。【原动物】1. 中国林蛙 别名：哈士蟆、哈蟆。……2. 黑龙江林蛙……【药材】本品为雌性哈士蟆的干燥输卵管。名称哈蟆油 Oviductus Ranae 别名田鸡油、哈士蟆油。"[2]

1.2.1.3 《中药大辞典》："哈蟆油《药材资料汇编》【异名】田鸡油、哈什蟆油、哈蚂油《中药通报》，哈士蟆油《中药志》。【基原】为蛙科动物中国林蛙 Rana temporaria chensinensis David 或黑龙江林蛙 R. amurensis Boulenger 雌性的干燥输卵管。【原动物】1. 中国林蛙 Rana temporaria chensinensis David. 2. 黑龙江林蛙 R. amurensis Boulenger."[3]

1.2.1.4 《中医大辞典·中药分册》："哈蟆油 见《药材资料汇编》。又名田鸡油、蛤蚂油、哈士蟆油。为蛙科动物中国林蛙 Rana temporaria chensinensis David 或黑龙江林蛙 R. amurensis Boulenger 雌性的干燥输卵管。"[4]

1.2.1.5 《中国中医药学主题词表》："哈蟆油 Oviductus ranae 为蛙科动物中国林蛙雌蛙的输卵管；属补肾药和动物药。"[5]

1.2.2 定名选择的理由

哈蟆油 Oviductus ranae，系蛙科动物中国林蛙 Rana temporaria chensinensis David 雌蛙的输卵管，经采制干燥而得。本品古代文献未见记载，现代文献中我国最新出版的《中华人民共和国药典》以及辞书类著作《中医大辞典·中药分册》、《中药大辞典》等均以"哈蟆油"作为本品正名。已经广泛应用于中医药学文献的标引和检索的《中国中医药学主题词表》也以"哈蟆油"作为本品的正式主题词。现代本草著作如《中药志》等虽记载了不少本品各地的俗称，但也以"哈蟆油"作为本品的正名。说明"哈蟆油"作为本品正名已成为共识。

1.3　与正名等效的名词：无。

2　源流考释

哈蟆油（蛙科动物中国林蛙 Rana temporaria chensinensis David 雌蛙的输卵管，经采制干燥而得），古代文献未见记载，现代文献《中华人民共和国药典》[1]、《中药大辞典》[3]、《中医大辞典·中药分册》[4]、《中国中医药学主题词表》[5]、《中药志》[2]等大多以"哈蟆油"作为本品正名记载，如《中华人民共和国药典》："哈蟆油 Oviductus ranae 本品为蛙科动物中国林蛙 Rana temporaria chensinensis David 雌蛙的输卵管，经采制干燥而得。"[1]《中医大辞典·中药分册》："哈蟆油　见《药材资料汇编》。又名田鸡油、蛤蚂油、哈士蟆油。为蛙科动物中国林蛙 Rana temporaria chensinensis David 或黑龙江林蛙 R. amurensis Boulenger 雌性的干燥输卵管。"[4]但也有以"哈士蟆油"为正名记载本品者，如《全国中草药汇编》[6]、《全国中药炮制规范》[7]、《中华本草》[8]；而《中国医学百科全书·中医学》[9]等。同时现代有关著作尚记载有"田鸡油"、"哈士蟆油"《中药志》[2]，"哈什蟆油"、"吧拉蛙油"《全国中草药汇编》[6]，"哈蚂油"《中药大辞典》[3]等各地的俗称。还记载有本品原动物"中国林蛙"的异名"哈士蟆"、"哈蟆"《中药志》[2]；或原植物名称"黑龙江林蛙"《中药志》[2]等。

3　附录

3.1　又称：无。
3.2　俗称：田鸡油，哈士蟆油，哈什蟆油，吧拉蛙油，哈蚂油。
3.3　曾称：无。
3.4　原动物名称：中国林蛙，哈士蟆，哈蟆；黑龙江林蛙。

4　文献通考

《中药志》："哈蟆油　本品为少常用中药。系雌性哈士蟆的干燥输卵管，历代本草均未收藏。多采自野生中国林蛙，现已有地进行人工饲养。【原动物】1. 中国林蛙 别名：哈士蟆、哈蟆。……2. 黑龙江林蛙……【药材】本品为雌性哈士蟆的干燥输卵管。名称哈蟆油 Oviductus Ranae　别名田鸡油、哈士蟆油。"[2]

《全国中草药汇编》："哈士蟆油　别名：田鸡油、哈蟆油、哈什蟆油、吧拉蛙油。来源：为蛙科动物中国林蛙 Rana temporaria chensinensis David. 或黑龙江林蛙 Rana amurensis Boulenger 的干燥输卵管。"[6]

《中药大辞典》："哈蟆油《药材资料汇编》【异名】田鸡油、哈什蟆油、哈蚂油《中药通报》，哈士蟆油《中药志》。【基原】为蛙科动物中国林蛙 Rana temporaria chensinensis David 或黑龙江林蛙 R. amurensis Boulenger 雌性的干燥输卵管。【原动物】1. 中国林蛙 Rana temporaria chensinensis David. 2. 黑龙江林蛙 R. amurensis Boulenger."[3]

《中医大辞典·中药分册》："哈蟆油　见《药材资料汇编》。又名田鸡油、蛤蚂油、哈士蟆油。为蛙科动物中国林蛙 Rana temporaria chensinensis David 或黑龙江林蛙 R. amurensis Boulenger 雌性的干燥输卵管。"[4]

《中国医学百科全书·中医学》："哈什蟆油　又名哈士蟆油、哈蚂油。为蛙科动物中国林蛙 Rana temporaria chensinensis David 或黑龙江林蛙 R. amurensis Boulenger 雌性的干燥输卵管。”[9]

《全国中药炮制规范》：“哈士蟆油（哈蟆油）［处方用名］哈士蟆油。【来源】本品为蛙科动物中国林蛙 Rana temporaria chensinensis David 雌蛙的干燥输卵管。多系野生。主产于黑龙江、吉林、辽宁、四川、内蒙古等地。秋季捕捉。选肥大的雌蛙，用麻绳从口部穿过，挂于露天处风干，再用热水浸润，立即捞起，闷润一夜，次日剖腹皮，取出输卵管，去净卵子及其内脏，置通风处阴干。药材以块大、肥厚、黄白色、有光泽、不带皮膜，无血筋及卵子者为佳。”[7]

《中国中医药学主题词表》：“哈蟆油 Oviductus ranae　为蛙科动物中国林蛙雌蛙的输卵管；属补肾药和动物药。”[5]

《中华本草》：“哈士蟆油《中药志》【异名】田鸡油、哈什蟆油、哈蚂油《中药通报》。【来源】为蛙科动物中国林蛙 Rana temporaria chensinensis David 或黑龙江林蛙 R. amurensis Boulenger 的输卵管。【原动物】1. 中国林蛙 Rana temporaria chensinensis David. 2. 黑龙江林蛙 R. amurensis Boulenger.”[8]

《中华人民共和国药典》：“哈蟆油 Oviductus ranae　本品为蛙科动物中国林蛙 Rana temporaria chensinensis David 雌蛙的输卵管，经采制干燥而得。”[1]

5　参考文献

1　国家药典委员会．中华人民共和国药典．一部．北京：化学工业出版社，2000，209

2　中国医学科学院药物研究所等．中药志．第四册．北京：人民卫生出版社，1961，144

3　江苏新医学院．中药大辞典．上海：上海科学技术出版社，1977，1651

4　《中医大辞典》编辑委员会．中医大辞典·中药分册．北京：人民卫生出版社，1982，262

5　吴兰成主编．中国中医药学主题词表．北京：中医古籍出版社，1996，138

6　《全国中草药汇编》编写组．全国中草药汇编．下册．北京：人民卫生出版社，1996，446

7　中华人民共和国卫生部药政管理局．全国中药炮制规范．北京：人民卫生出版社，1988，345

8　国家中医药管理局《中华本草》编委会．中华本草．第九册．上海：上海科学技术出版社，1999，375

9　《中医学》编辑委员会．中国医学百科全书·中医学．上海：上海科学技术出版社，1997，1243

325　骨碎补

Gusuibu

Rhizoma Drynariae

1　定名依据

1.1　正名

1.1.1　汉文名：骨碎补［水龙骨科植物槲蕨 Drynaria fortumei（Kunze）J. Sm. 的干燥根茎］。

1.1.2　英文名：fortune's drynaria rhizome.

1.2 依据

1.2.1 定名的文献依据

1.2.1.1 《雷公炮炙论》卷下："骨碎补，雷公云：凡使，采得后，先用铜刀刮去上黄赤毛尽，便细切，用蜜拌令润，架柳甑蒸一日后，出，曝干用。又《乾宁记》云：去毛细切后，用生蜜拌蒸，从巳至亥，准前曝干，捣末用。"[1]

1.2.1.2 《证类本草》卷十一："骨碎补，味苦，温，无毒。主破血止血，补伤折。生江南。根著树石上，有毛。叶如庵蕳。江西人呼为胡孙姜。一名石庵蕳，一名骨碎布。(今附) 臣禹锡等谨按药性论云：骨碎补，使。能主骨中毒气，风血疼痛，五劳六极，口手不收，上热下冷，悉能主之。"[2]

1.2.1.3 《本草纲目》卷二十："骨碎补（宋《开宝》）。【释名】猴姜《拾遗》、胡孙姜（志）、石毛姜《苏颂》、石庵蕳。藏器曰：骨碎补本名猴姜。开元皇帝以其主伤折，补骨碎，故命此名。或作骨碎布，讹矣。"[3]

1.2.1.4 《本草征要》卷二："骨碎补，味苦，性温，无毒。入肾经。去毛，蜜蒸。主骨碎折伤，去瘀生新。耳响不聪、牙疼发落。上热下冷、肾虚泄泻。所治诸症，皆是足少阴肾经。观其命名，想见功力。戴元礼用以治骨痿有效。"[4]

1.2.1.5 《本草从新》卷六："骨碎补，一名猴姜。坚肾行血、治折伤。苦坚肾。故治耳鸣，及肾虚久泻、牙疼。"[5]

1.2.1.6 《本草求真》卷五："骨碎补（石草），破瘀逐血补骨。骨碎补（专入肾，兼入心），味苦而温。功专入肾补骨，且能入心破血。是以肾虚耳鸣，（耳属肾）。久泻，（肾司开合之权。久泻多责于肾。）跌仆损伤骨痛，牙痛血出，无不用此调治。"[6]

1.2.1.7 《中华人民共和国药典》："骨碎补 Rhizoma drynariae 本品为水龙骨科植物槲蕨 Drynaria fortumei（Kunze）J. Sm. 的干燥根茎。全年均可采挖，除去泥沙，干燥，或再燎去茸毛（鳞片）。"[7]

1.2.1.8 《中药大辞典》："骨碎补《本草拾遗》【异名】猴姜、猢狲姜《本草拾遗》，石毛姜《日华子本》……【基原】为水龙骨科植物槲蕨、中华槲蕨、石莲姜槲蕨、崖姜、光亮密网蕨以及骨碎补科植物大叶骨碎补、海州骨碎补等的根茎。"[8]

1.2.1.9 《中医大辞典·中药分册》："骨碎补 出《本草拾遗》。又名毛姜、申姜、猴姜。为水龙骨科植物槲蕨 Drynaria fortumei（Kunze J. Smith. 或中华槲蕨 D. baronii（Christ）Diels 的根茎。"[9]

1.2.1.10 《中国医学百科全书·中医学》："骨碎补 始载于《雷公炮炙论》。又名猴姜、毛姜、申姜。为水龙骨科植物槲蕨 Drynaria for tumei（Kunze J. Sm.）或中华槲蕨 D. baronii（Christ）Diels 的根茎。"[10]

1.2.1.11 《中国中医药学主题词表》："骨碎补 Drynaria fortumei 属水龙骨科；属补肾药、补阳药和祛风湿药。"[11]

1.2.1.12 《中药材手册》[12]、《全国中草药汇编》[13]、《全国中药炮制规范》[14]、《中国药材学》[15]、《中华本草》[16]等现代中药著作多以"骨碎补"作为本品正名（参见"文献通考"）。

1.2.2 定名选择的理由

1.2.2.1 骨碎补 Rhizoma drynariae，系水龙骨科植物槲蕨 Drynaria fortumei（Kunze）J.

Sm. 的干燥根茎。本品始载于南北朝·雷敩《雷公炮炙论》；"骨碎补"之名始见于《药性论》，作为本品正名始见于《开宝本草》，其后的本草著作如宋·唐慎微《证类本草》，明·李时珍《本草纲目》、李中梓《本草征要》，清·吴仪洛《本草从新》、黄宫绣《本草求真》等在载录本品时即以"骨碎补"作为正名，并一直沿用至今。

1.2.2.2　我国最新出版的《中华人民共和国药典》以及辞书类著作《中医大辞典·中药分册》、《中药大辞典》、《中国医学百科全书·中医学》等均以"骨碎补"作为本品正名。已经广泛应用于中医药学文献的标引和检索的《中国中医药学主题词表》也以"骨碎补"作为本品的正式主题词。现代本草著作如《全国中草药汇编》、《中华本草》、《中国药材学》、《中药材手册》、《全国中药炮制规范》等虽记载了不少本品各地的俗称，但也无一例外以"骨碎补"作为本品的正名。说明"骨碎补"作为本品正名已成为共识。

1.3　与正名等效的名词：无。

2　源流考释

骨碎补［水龙骨科植物槲蕨 Drynaria fortumei（Kunze）J. Sm. 的干燥根茎］，始载于南北朝·雷敩《雷公炮炙论》卷下："骨碎补，雷公云：凡使，采得后，先用铜刀刮去上黄赤毛尽，便细切，用蜜拌令润，架柳甑蒸一日后，出，曝干用。又《乾宁记》云：去毛细切后，用生蜜拌蒸，从巳至亥，准前曝干，捣末用。"[1] 但"雷公"是否称本品为"骨碎补"已无从考。"骨碎补"之名始见于《药性论》[2]，如《证类本草》引《药性论》云："骨碎补，使。能主骨中毒气，风血疼痛，五劳六极，口手不收，上热下冷，悉能主之。"[2] "骨碎补"作为本草正名始见于《开宝本草》[2]，同时记载有本药异名"胡孙姜"、"石庵蕳、"骨碎布"，如《证类本草》引《开宝本草》云："骨碎补，味苦，温，无毒。主破血止血，补伤折。生江南。根著树石上，有毛。叶如庵蕳。江西人呼为胡孙姜。一名石庵蕳，一名骨碎布。"[2] 。其后本草著作如宋·苏颂《本草图经》[17]、唐慎微《证类本草》[2]、寇宗奭《本草衍义》[18]、佚名《增广太平和剂图经本草药性总论》[19]，明·刘文泰《本草品汇精要》[20]、陈嘉谟《本草蒙筌》[21]、李时珍《本草纲目》[3]、缪希雍《炮炙大法》[22]、李中梓《雷公炮制药性解》[23]、《本草征要》[4]、卢之颐《本草乘雅半偈》[24]，清·蒋居祉《本草择要纲目》[25]、陈士铎《本草新编》[26]、汪昂《本草易读》[27]、《本草备要》[28]、张璐《本经逢原》[29]、吴仪洛《本草从新》[5]、严西亭《得配本草》[30]、沈金鳌《要药分剂》[31]、黄宫绣《本草求真》[6]、杨时泰《本草述钩元》[32]、凌奂《本草害利》[33]、陈其瑞《本草撮要》[34]、张秉成《本草便读》[35]、周岩《本草思辨录》[36]、《分类草药性》[37]等均以"骨碎补"为正名记载。

古代著作中记载的本品异名尚有"猴姜"《本草拾遗》[2]，"石毛姜"《本草图经》[17]，"过山龙"《植物名实图考》[38]，"石良姜"《分类草药性》[37]等。如《证类本草》引《本草拾遗》云骨："碎补，似石苇而一根，余叶生于木。岭南虔、吉亦有。本名猴姜。"[2] 《本草图经》卷九："骨碎补，生江南，今淮、浙、陕西、夔、路州郡亦有之。……亦入妇人血气药用。又名石毛姜。"[17]《植物名实图考》卷十七："过山龙，一名骨碎补，以猴薑而色紫、有毛，云南极多。味苦，性温，补肾，治耳鸣及肾虚、久泻。"[38]《分类草药性》上卷："骨碎补，一名石良姜，治风湿筋骨跌打损伤生肌止痛。"[37]。

现代有关著作均沿用《开宝本草》的记载以"骨碎补"作为本品正名，如《中华人民共和国药典》[7]、《中药大辞典》[8]、《中医大辞典·中药分册》[9]、《中国医学百科全书·中医学》[10]、《中国中医药学主题词表》[11]、《中药材手册》[12]、《全国中草药汇编》[13]、《全国中药炮制规范》[14]、《中国药材学》[15]、《中华本草》[16]等。同时尚记载有"毛姜"、"申姜"、"石岩姜"《中药材手册》[12]，"肉碎补"、"爬岩姜"、"岩连姜"《全国中草药汇编》[13]，"毛贯仲"、"马姜"、"毛生姜"、"鸡姜"、"碎补"、"猢狲姜"《中药大辞典》[8]，树蜈蚣《中国药材学》[15]，"地蜈蚣"、"黄爬山虎"、"麻鸡翅膀"、"搜山虎"、"肉碎补"、"猴掌姜"、"石连姜"、"石巴掌"、"岩姜"《中华本草》[16]等各地的俗称。还记载有本品原植物"槲蕨"的异名"崖姜"、"岩连姜"、"爬岩姜"、"肉碎补"、"石碎补"、"飞天鼠"、"牛飞龙"、"飞来凤"、"飞蛾草"《中药大辞典》[8]，"西南槲蕨"、"板崖姜"、"飞鹅草"、"大飞龙"《中华本草》[16]等。

3 附录

3.1 又称：制骨碎补（饮片规格名），申姜（药材商品名）。

3.2 俗称：毛姜、申姜（湖北），石岩姜（四川、湖北），毛贯仲（青海），马姜（南宁），碎补（四川），毛生姜、鸡姜（浙江），树蜈蚣（云南），地蜈蚣、黄爬山虎、麻鸡翅膀、搜山虎（云南），肉碎补、猴掌姜、石连姜（广西），石巴掌（四川），岩姜（浙江），肉碎补，爬岩姜，岩连姜，猢狲姜。

3.3 曾称：猴姜《本草拾遗》，石毛姜《本草图经》，石菴蕳、骨碎布、胡孙姜《开宝本草》，过山龙《植物名实图考》，石良姜《分类草药性》。

3.4 原植物名称：槲蕨，崖姜，岩连姜，爬岩姜，肉碎补，石碎补，飞天鼠，牛飞龙，飞来凤，飞蛾草，西南槲蕨（西双版纳），板崖姜（鼎湖山），飞鹅草、大飞龙（广西）。

4 文献通考

《雷公炮炙论》卷下："骨碎补，雷公云：凡使，采得后，先用铜刀刮去上黄赤毛尽，便细切，用蜜拌令润，架柳甑蒸一日后，出，曝干用。又《乾宁记》云：去毛细切后，用生蜜拌蒸，从巳至亥，准前曝干，捣末用。"[1]

《本草图经》卷九："骨碎补，生江南，今淮、浙、陕西、夔、路州郡亦有之。根生大木或石上，多在背阴处，引根成条，上有黄毛及短叶附之。又有大叶成枝；面青绿色，有黄点；背青白色，有赤紫点；春生叶，至冬干黄；无花实。惟根入药。采无时。削去毛用之。本名胡孙姜，唐明皇以其主折伤有奇效，故作此名。蜀人治闪折筋骨伤损，取根捣筛，煮黄米粥和之，裹伤处良。又用治耳聋，削作细条，火炮，乘热塞耳。亦入妇人血气药用。又名石毛姜。"[17]

《证类本草》卷十一："骨碎补，味苦，温，无毒。主破血止血，补伤折。生江南。根著树石上，有毛。叶如庵蕳。江西人呼为胡孙姜。一名石菴蕳，一名骨碎布（今附）。臣禹锡等谨按药性论云：骨碎补，使。能主骨中毒气，风血疼痛，五劳六极，口手不收，上热下冷，悉能主之。陈藏器云：骨碎补，似石苇而一根，余叶生于木。岭南虔、吉亦有。本名猴姜。开元皇帝以其主伤折，补骨碎，故作此名耳。日华子云：猴姜，平。治恶疮蚀烂肉，杀虫。是树上寄生草苗。似姜细长。"[2]

《本草衍义》卷十二："骨碎补，苗不似姜，姜苗如苇梢。此物苗，每一大叶两边，小叶槎牙，两两相对，叶长有尖瓣。余如经。”[18]

《增广太平和剂图经本草药性总论·草部下品之下》：“骨碎补，味苦，温，无毒。主破血，止血，补伤折。《药性论》云：使。主骨中毒气，风血疼痛，五，口手不收，上热下冷。陈脏器云：亦名猴姜，主伤折，补骨碎。日华子云：平。治恶疮，蚀烂肉，杀虫。一云：治耳聋。《灵苑方》：治虚气攻牙，齿痛、血出、牙断、痒痛。”[19]

《本草品汇精要》卷十四：“骨碎补，无毒，寄生。骨碎补主破血，止血，补伤折（《名医》所录）。【名】胡孙姜、石菴蕳、骨碎布、石毛姜、猴姜。”[20]

《本草蒙筌》卷三：“骨碎补，海州骨碎补，舒州骨碎补。味苦，气温，无毒。阴湿山谷，生长最多。根着树石上有毛，叶附两小叶相对（每一大叶边附小叶，槎牙两两相对）。不结花实，至冬干黄。入药采根，刮去毛用。补骨节伤碎，疗风血积疼。破血有功，止血亦效。本名曰故孙姜，唐明皇以其主折伤甚验，故易名骨碎补也。”[21]

《本草纲目》卷二十：“骨碎补（宋《开宝》）。【释名】猴姜《拾遗》、胡孙姜（志）、石毛姜《苏颂》、石庵蕳。藏器曰：骨碎补本名猴姜。开元皇帝以其主伤折，补骨碎，故命此名。或作骨碎布，讹矣。江西人呼为胡孙姜，象形也。时珍曰：庵蕳主折伤破血。此物功同，故有庵蕳之名。【集解】志曰：骨碎补生江南。根寄树石上，有毛。叶如庵蕳。”[3]

《炮炙大法·草部》：“骨碎补（生江南，根着树石上。采得，用铜刀刮去上黄赤毛，尽便细切，用蜜拌，令润架柳甑蒸，一日后出，曝干。用一法，去毛细切后，用生蜜拌蒸，从巳至）。”[22]

《雷公炮制药性解》卷三：“骨碎补，味苦，性温无毒，入肾经。主折伤，补骨碎，去毒风疼痛，固齿牙，疗蚀疮，杀诸虫。去毛细锉，蜜拌蒸，晒干用。按：骨碎补温而下行，专入肾家，以理骨病。齿者骨之余也，故能固之。又能杀虫者，盖以虫生于湿，今能去毒风，而虫之巢穴捣矣，岂能生耶?”[23]

《本草征要》卷二：“骨碎补，味苦，性温，无毒。入肾经。去毛，蜜蒸。主骨碎折伤，去瘀生新。耳响不聪、牙疼发落。上热下冷、肾虚泄泻。所治诸症，皆是足少阴肾经。观其命名，想见功力。戴元礼用以治骨痿有效。”[4]

《本草乘雅半偈》第十帙：“骨碎补（宋《开宝》）。渐而烈，则渐中有顿，顿而圆，则顿中有渐，理应顿悟事以渐消，则么生理会。”[24]

《本草择要纲目·温性药品》：“骨碎补 【气味】苦平温，无毒，入足少阴经。”[25]

《本草新编》卷三：“骨碎补，味苦，气温，无毒。入骨，用之以补接伤碎最神。疗风血积疼，破血有功，止血亦效。同补血药用之尤良，其功用真有不可思议之妙；同补肾药用之，可以固齿；同失血药用之，可以填窍，不止祛风接骨独有奇功也。”[26]

《本草易读》卷五：“骨碎补，去净毛，蜜蒸用，焙亦可。忌铁。即毛姜，亦名申姜。苦，温，无毒。入手少阴经及手足厥阴。专治折伤，最补肾虚。耳鸣牙痛悉疗，破血止血皆医。”[27]

《本草备要·草部》：“骨碎补，补肾，治折伤。苦温补肾，故治耳鸣（耳鸣必由肾虚），及肾虚久泻（研末，入猪肾煨熟，空心食之。肾主二便，久泻多属肾虚，不可专责脾胃也），肾主骨，故治折伤（以功命名，粥和敷伤处。经曰：肾者胃之关也。前阴利水，后阴利谷），牙痛（炒黑为末，擦牙，咽下亦良）。”[28]

《本经逢原》卷二："骨碎补，俗名猴姜。苦温，无毒。蜜水焙用。发明，骨碎补，足少阴药也。骨伤碎者能疗之，故名。主骨中毒气，风气，耳鸣，牙疼，骨痛，破血止血，折伤接骨。又治肾虚久泻，以之为末，入猪肾中煨熟食之。"[29]

《本草从新》卷六："骨碎补，一名猴姜。坚肾行血、治折伤。苦坚肾。故治耳鸣，及肾虚久泻、牙疼。（以上三证、俱研末、入猪肾中煨熟、空心食之、炒黑为末、擦牙咽下、亦良）。温行血（又能止血），补伤折（以功命名、粥和末、敷伤处）。疗骨痿（戴原礼常用之、有效）。经疏云。勿与风燥药同用。根似姜而扁长，铜刀刮去黄赤，细切，蜜拌蒸晒（病后发落、同野蔷薇枝煎汁刷）。"[5]

《得配本草》卷四："骨碎补，一名猴姜。忌羊肉、羊血、芸苔菜。辛、苦、温。入足少阴经。坚肾固齿。治耳鸣久泻，痿痹折伤，去骨中毒风。佐六味煎服，疗齿痛。入猪肾煨食，治久泻。烧炭存性，米饮或酒服，治肠风失血。瓦锅慢火炒黑为末，擦齿痛出血神效。去毛，蜜拌蒸晒。擦齿，炒黑。敷伤处，粥调。"[30]

《要药分剂》卷四："骨碎补，味苦。性温。无毒。得金气。兼得石气以生。一名猴姜。"[31]

《本草求真》卷五："骨碎补（石草），破瘀逐血补骨。骨碎补（专入肾，兼入心），味苦而温，功专入肾补骨，且能入心破血。是以肾虚耳鸣（耳属肾），久泻（肾司开合之权。久泻多责于肾）。跌仆损伤骨痛，牙痛血出，无不用此调治。"[6]

《本草述钩元》卷十三："骨碎补，出岭南虔吉诸州。今淮浙陕西夔路皆有，寄生石上，或木上背阴处，引根成条，上有黄白赤毛，及短叶附之，大叶似贯，。根扁而长，略似姜形，人呼猴姜。又为石毛姜（核）。"[32]

《植物名实图考》卷十七："过山龙，一名骨碎补，以猴薑而色紫、有毛，云南极多。味苦，性温，补肾，治耳鸣及肾虚、久泻。"[38]

《本草害利·肝部药队》："骨碎补，一名猴姜，又名申姜。【害】勿与风药同用，以其苦坚肾，肾藏恶燥，再加风药温燥，反伤血液，是为太过。"[33]

《本草撮要》卷一："骨碎补，味苦，入足少阴经。功专疗闪折筋骨损伤。得猪肾治久泻不止，得独活、寄生、虎骨治痿痹。蜜拌蒸。"[34]

《本草便读·草部》："骨碎补，苦能坚肾，温可补虚。行瘀血以理劳伤，长须发并除风气。（骨碎补一名毛姜。入肾补虚，肾主骨，故名。其苦温之性，又能破瘀血，续绝伤。所以治风气者，亦因肾虚痹着于骨也。浸水刷头能长发。）"[35]

《本草思辨录》卷二："骨碎补，开宝主破血、止血、补伤折。其所破之血，乃伤折之瘀血；所止之血，乃伤折之好血。非谓其于他处能破血复能止血也。伤在皮肤曰伤破，在筋脉曰伤断，在骨曰伤折。骨碎补寄生树上或石上，多在背阴处，其根有黄赤毛，所抽之叶，则有青绿黄白赤紫各点，宛似效力于骨碎之处而调其血脉。"[36]

《分类草药性》上卷："骨碎补，一名石良姜，治风湿筋骨跌打损伤生肌止痛。"[37]

《中药材手册》："骨碎补（《纲目》列入草部石草类） 本品为水龙骨科植物槲蕨 Drynaria fortumei（Kunze）J. Sm. 或中华槲蕨 Drynaria baronii（Christ）Diels 的干燥根茎。原植物系多年生附生草本，均为野生。喜生于山林阴湿的岩石间或附生于树上。纲目释名"猴姜"，商品又名"申姜"，部分地区将加工前的根茎称为申姜，加工去毛后称为骨碎补，分别应用，实则二者系一物。上海、湖北等地有以鲜货入药的。此外，辽宁、广东、广西等地有以同科植物崖姜及骨碎补科植物大叶骨碎补做骨碎补药用者。需注意鉴别。【别名】猴姜、毛姜、申姜、石岩姜（四川）。”[12]

《全国中草药汇编》：“骨碎补　别名：肉碎补、石岩姜、猴姜、毛姜、申姜、爬岩姜、岩连姜。来源：为水龙骨科槲蕨属植物槲蕨 Drynaria fortumei（Kunze）J. Smith 或中华槲蕨 D. baronii（Christ）Diels［D. sinica Diels］的根状茎。”[13]

《中药大辞典》：“骨碎补《本草拾遗》【异名】猴姜、猢狲姜《本草拾遗》，石毛姜《日华子本》，石《开宝本草》，过山龙《植物名实图考》，石良姜《草木便方》，石良姜《分类草药性》，毛姜、申姜（张寿颐），毛贯仲《青海药材》，马姜《南宁市药物志》，碎补《四川中药志》，毛生姜、鸡姜《浙江药用植物志》。【基原】为水龙骨科植物槲蕨、中华槲蕨、石莲姜槲蕨、崖姜、光亮密网蕨以及骨碎补科植物大叶骨碎补、海州骨碎补等的根茎。【原植物】①槲蕨 Drynaria fortumei（Kunze）J. Sm. 又名：崖姜、岩连姜、爬岩姜、肉碎补、石碎补、飞天鼠、牛飞龙、飞来凤、飞蛾草。②中华槲蕨 Drynaria baronii（Christ）Diels. ③石莲姜槲蕨 Drynaria propinqua（Wall）. J. Sm.，又名：近邻槲蕨。④崖姜 Pseudodrynaria coronans（Wall.）Ching. ⑤光亮密网蕨 Phymatodes lucida（Roxb.）Ching，详“猪毛蕨”条。⑥大叶骨碎补 Davallia orientalis C. Chr.，又名：硬骨碎补、华南骨碎补。⑦海州骨碎补 Davallia mariesii Moore.”[8]

《中医大辞典·中药分册》：“骨碎补　出《本草拾遗》。又名毛姜、申姜、猴姜。为水龙骨科植物槲蕨 Drynaria fortumei（Kunze J. Smith.）或中华槲蕨 D. baronii（Christ）Diels 的根茎。”[9]

《中国医学百科全书·中医学》：“骨碎补　始载于《雷公炮炙论》。又名猴姜、毛姜、申姜。为水龙骨科植物槲蕨 Drynaria for tumei（Kunze）J. Sm. 或中华槲蕨 D. baronii（Christ）Diels 的根茎。”[10]

《全国中药炮制规范》：“骨碎补　［处方用名］骨碎补、制骨碎补。【来源】本品为水龙骨科植物槲蕨 Drynaria fortumei（Kunze）J. Sm. 或中华槲蕨 Drynaria baronii（Christ）Diels 的干燥根茎。均系野生。主产于广东、浙江、四川、湖北等地。全年均可采挖，除去泥沙杂质，干燥或再燎去茸毛（鳞片）。药材以条粗大，色棕红者为佳。”[14]

《中国药材学》：“骨碎补　【别名】毛姜，猴姜，石岩姜，申姜，树蜈蚣（云南）。【来源】本品为水龙骨科植物槲蕨 Drynaria fortumei（Kunze）J. Sm. 的根茎。”[15]

《中国中医药学主题词表》：“骨碎补 Drynaria fortumei　属水龙骨科；属补肾药、补阳药和祛风湿药。”[11]

《中华本草》：“骨碎补《药性论》【异名】猴姜、猢狲姜《本草拾遗》，石毛姜《本草图经》，石 《开宝本草》，过山龙《植物名实图考》，石良姜《分类草药性》，爬岩姜、石岩姜、碎补《四川中药志》，树蜈蚣、地蜈蚣、黄爬山虎、麻鸡翅膀、搜山虎《云南中草药选》，肉碎补、猴掌姜、石连姜《广西民间常用中草药手册》，石巴掌《四川中草药治疗手册》，毛姜、申姜《湖北中草药手册》，岩姜《浙江药用植物志》。……【来源】为槲蕨科植物槲蕨、秦岭槲蕨及光叶槲蕨、崖姜蕨的根茎。【原植物】1. 槲蕨 Drynaria fortumei（Kunze）J. Smith［Polypodium fortunei Kunze］　又名西南槲蕨《西双版纳植物名录》，板崖姜《鼎湖山植物手册》，飞鹅草、大飞龙《广西药用植物名录》。2. 秦岭槲蕨 Drynaria baronii（Christ）Diels［Polypodium baronii Christ; Drynaria sinica Diels］　又名：华槲蕨《中国蕨类植物图谱》，中华槲蕨《中药志》，碎补草（山西）。3. 光叶槲蕨 Drynaria propinqua（Wall.）J. Smith [Polypodium propinquum Wall.]　又名：石莲姜槲蕨《中药志》，老鹰翅膀《云南药用植物名录》，近邻槲蕨《中国主要植物图说·蕨类植物门》。4. 崖姜蕨 Pseudodrynaria coronans（Wall.）Ching [Polypodium coronans Wall.]　又名：穿石剑《全国中草药汇编》，马骝姜、玉麒麟《广西药用植物名录》。"[16]

《中华人民共和国药典》："骨碎补 Rhizoma drynariae　本品为水龙骨科植物槲蕨 Drynaria fortumei（Kunze）J. Sm. 的干燥根茎。全年均可采挖，除去泥沙，干燥，或再燎去茸毛（鳞片）。"[7]

5　参考文献

1　南北朝·雷敩. 雷公炮炙论. 上海：上海中医学院出版社，1986，108

2　宋·唐慎微. 证类本草. 北京：人民卫生出版社，1957，274

3　明·李时珍. 本草纲目. 北京：人民卫生出版社，1982，1384

4　明·李中梓. 本草征要. 见：李中梓医学全书. 北京：中国中医药出版社，1999，129

5　清·吴仪洛. 本草从新. 北京：中医古籍出版社，2001，99

6　清·黄宫绣. 本草求真. 上海：上海科学技术出版社，1959，221

7　国家药典委员会. 中华人民共和国药典. 一部. 北京：化学工业出版社，2000，209

8　江苏新医学院. 中药大辞典. 上海：上海科学技术出版社，1977，1658

9　《中医大辞典》编辑委员会. 中医大辞典·中药分册. 北京：人民卫生出版社，1982，263

10　《中医学》编辑委员会. 中国医学百科全书·中医学. 上海：上海科学技术出版社，1997，1250

11　吴兰成主编. 中国中医药学主题词表. 北京：中医古籍出版社，1996，130

12　中华人民共和国卫生部药政管理局. 中药材手册. 北京：人民卫生出版社，1998，170

13　《全国中草药汇编》编写组. 全国中草药汇编. 上册. 北京：人民卫生出版社，1996，615

14　中华人民共和国卫生部药政管理局. 全国中药炮制规范. 北京：人民卫生出版社，1988，79

15　徐国钧等主编. 中国药材学. 北京：中国医药科技出版社，1996，505

16　国家中医药管理局《中华本草》编委会. 中华本草. 第二册. 上海：上海科学技术出版社，1999，261

17　宋·苏颂. 本草图经. 合肥：安徽科学技术出版社，1994，305

18　宋·寇宗奭. 本草衍义. 上海：商务印书馆，1937，70

19　宋·佚名. 增广太平和剂图经本草药性总论. 见：增广太平惠民和剂局方. 海口：海南出版社，2002，455

20　明·刘文泰. 本草品汇精要. 北京：人民卫生出版社，1982，418

21　明·陈嘉谟. 本草蒙筌. 北京：人民卫生出版社，1988，146

22　明·缪希雍. 炮炙大法. 明末庄继先校刻本

23　明·李中梓. 雷公炮制药性解. 见：中国医学大成（二）. 长沙：岳麓书社，1990，140

24　明·卢之颐. 本草乘雅半偈. 北京：人民卫生出版社，1986，593

25　清·蒋居祉. 本草择要纲目. 见：珍本医书集成（二）. 上海：上海科学技术出版社，1985，84

26　清·陈士铎. 本草新编. 北京：中国中医药出版社，1996，157

27　清·汪昂. 本草易读. 北京：人民卫生出版社，1987

28　清·汪昂. 本草备要. 北京：中国中医药出版社，1998，59

29　清·张璐. 本经逢原. 上海：上海科学技术出版社，1959，119

30　清·严西亭. 得配本草. 上海：上海卫生出版社，1957，21

31 清·沈金鳌. 要药分剂. 上海：上海科学技术出版社，1959，95
32 清·杨时泰. 本草述钩元. 上海：科技卫生出版社，1958，359
33 清·凌奂. 本草害利. 北京：中医古籍出版社，1982
34 清·陈其瑞. 本草撮要. 见：珍本医书集成（二）. 上海：上海科学技术出版社，1985，11
35 清·张秉成. 本草便读. 上海：上海卫生出版社，1957
36 清·周岩. 本草思辨录. 北京：人民卫生出版社，1960，76
37 清·著者佚名. 分类草药性. 民国二十八年新刻本
38 清·吴其浚. 植物名实图考. 北京：中华书局，1963，439

326 钟乳石

Zhongrushi

Stalactitum

1 定名依据

1.1 正名

1.1.1 汉文名：钟乳石［碳酸盐类矿物方解石族方解石，主含碳酸钙（$CaCO_3$）］。

1.1.2 英文名：stalactite.

1.2 依据

1.2.1 定名的文献依据

1.2.1.1 《本草征要》卷一："钟乳石，味甘，性热，有毒。蛇床为使。恶牡丹、牡蒙。畏紫石英。忌羊血。反人参、白术。入银器、煮水，减即添煮，三日夜，色变黄白，换水再煮，色清不变，毒去尽矣。水飞过，再研半日。"[1]

1.2.1.2 《本草便读·金石部》："钟乳石，上温肺冷。下壮肾阳。质重性偏。补火强阴通乳汁。味甘气热。除寒治嗽理虚劳。"[2]

1.2.1.3 《中华人民共和国药典》："钟乳石 Stalactitum　本品为碳酸盐类矿物方解石族方解石，主含碳酸钙（$CaCO_3$）。采收后，除去杂石，洗净，晒干。"[3]

1.2.1.4 《中药大辞典》："钟乳石《本草崇原》【异名】石钟乳《本经》，虚中、钟乳《吴普本草》，公乳、留公乳、芦石、夏石《别录》，黄石砂《药性论》，卢布、夏乳根《石药尔雅》。【基原】为碳酸盐类矿物钟乳的矿石。【原矿物】钟乳石 Stalactitum."[4]

1.2.1.5 《中医大辞典·中药分册》："钟乳石　出《本草崇原》。又名石钟乳、滴乳石、鹅管石。为碳酸盐类矿物钟乳状的岩石。"[5]

1.2.1.6 《中国医学百科全书·中医学》："钟乳石　始载于《神农本草经》。原名石钟乳，又名钟乳。为石灰岩山洞内碳酸钙液逐渐凝结而成的钟乳状方解石沉淀。药材因粗细不同分为钟乳石和滴乳石两种，滴乳石又作鹅管石使用。产于中国广西、广东、湖北、四川、贵州、云南、陕西、山西等省、区。"[6]

1.2.1.7 《中药材手册》[7]、《全国中草药汇编》[8]、《全国中药炮制规范》[9]、《中国药材学》[10]、《中华本草》[11]等现代中药著作多以"钟乳石"作为本品正名（参见"文献通考"）。

1.2.2　定名选择的理由

1.2.2.1　钟乳石 Stalactitum，系碳酸盐类矿物方解石族方解石，主含碳酸钙（$CaCO_3$）。“钟乳石”之名始见于明·李中梓《本草征要》，并作为本品正名记载。其后的本草著作清·张秉成《本草便读》等在载录本品时也以“钟乳石”作为正名。

1.2.2.2　我国最新出版的《中华人民共和国药典》以及辞书类著作《中医大辞典·中药分册》、《中药大辞典》、《中国医学百科全书·中医学》等均以“钟乳石”作为本品正名。已经广泛应用于中医药学文献的标引和检索的《中国中医药学主题词表》也以“钟乳石”作为本品的正式主题词。现代本草著作如《全国中草药汇编》、《中华本草》、《中国药材学》、《中药材手册》、《全国中药炮制规范》等虽记载了不少本品各地的俗称，但也无一例外以“钟乳石”作为本品的正名。说明“钟乳石”作为本品正名已成为共识。

1.3　与正名等效的名词：无。

2　源流考释

钟乳石［碳酸盐类矿物方解石族方解石，主含碳酸钙（$CaCO_3$）］，原称“石钟乳”，始载于汉《神农本草经》[12]。如汉《神农本草经》卷一：“石钟乳，味甘，温。主咳逆上气，明目益精，安五脏，通百节，利九窍，下乳汁。一名留公乳。生山谷。”[12]其后的本草著作大多以“石钟乳”为正名，如魏晋《名医别录》[13]，南北朝·雷敩《雷公炮炙论》[14]、陶弘景《本草经集注》[15]，唐·苏敬《新修本草》[16]、孙思邈《千金翼方》[17]、梅彪《石药尔雅》[18]，宋·苏颂《本草图经》[19]、唐慎微《证类本草》[20]、寇宗奭《本草衍义》[21]、佚名《增广太平和剂图经本草药性总论》[22]，明·刘文泰《本草品汇精要》[23]、陈嘉谟《本草蒙筌》[24]、李时珍《本草纲目》[25]、缪希雍《炮炙大法》[26]等；但也有以“钟乳”为正名记载本品者，如三国·吴普《吴普本草》[27]等。

“钟乳石”之名始见于明·李中梓《本草征要》[1]，并将其作为本品正名。如《本草征要》卷一：“钟乳石，味甘，性热，有毒。蛇床为使。恶牡丹、牡蒙。畏紫石英。忌羊血。反人参、白术。入银器、煮水，减即添煮，三日夜，色变黄白，换水再煮，色清不变，毒去尽矣。水飞过，再研半日。”[1]。其后的本草著作有的以“钟乳石”为正名，如清·张秉成《本草便读》[2]；有的以“石钟乳”为正名，如明·卢之颐《本草乘雅半偈》[28]，清·张志聪《本草崇原》[29]、陈士铎《本草新编》[30]、日本稻宣义《炮炙全书》[31]、汪昂《本草易读》[32]、张璐《本经逢原》[33]、徐大椿《神农本草经百种录》[34]、黄宫绣《本草求真》[35]、杨时泰《本草述钩元》[36]、叶志诜《神农本草经赞》[37]、蒋居祉《本草择要纲目》[38]、严西亭《得配本草》[39]等。

古代著作记载的本品异名尚有“虚中”、“夏”《吴普本草》[27]，“芦石”、“夏石”《名医别录》[13]，“黄石砂”《药性论》[20]，“卢布”、“殷孽”、“姜石”、“乳华”、“通石”、“乳林”、“夏乳根”、“殷孽根”、“孔公”、“逆石”、“石华”《石药尔雅》[18]，“鹅管石”《本草纲目》[25]等。如《吴普本草》玉石类：“钟乳，一名虚中，一名夏。”[27]《名医别录》卷二：“石钟乳，无毒。主益气，补虚损，疗脚弱疼冷，下焦伤竭，强阴。久服延年益寿，好颜色，不老，令人有子。不练服之，令人淋。一名公乳，一名芦石，一名夏石。生少室及太山，采无时。”[13]《证类本草》卷三引《药性论》云：“钟乳亦名黄石砂，有大毒。主泄精，寒嗽，壮元气，建益阳事，能通声。忌羊血。”[20]。《石药尔雅》上卷：

“石钟乳，一名公乳，一名卢布，一名殷孽，一名姜石，一名乳华，一名通石，一名乳林，一名夏乳根，一名殷孽根，一名孔公，一名逆石，一名石华。”[18]《神农本草经》卷一：“石钟乳，味甘，温。主咳逆上气，明目益精，安五脏，通百节，利九窍，下乳汁。一名留公乳。生山谷。”[12]《本草纲目》卷九：“石钟乳《本经·上品》。【释名】公乳《别录》、虚中《吴普》、芦石《别录》、鹅管石《纲目》、夏石《别录》、黄石砂《药性》。时珍曰：石之津气，钟聚成乳，滴溜成石，故名石钟乳。芦与鹅管，象其空中之状也。”[25]

现代有关著作均沿用《本草征要》的记载以“钟乳石”作为本品正名，如《中华人民共和国药典》[3]、《中药大辞典》[4]、《中医大辞典·中药分册》[5]、《中国医学百科全书·中医学》[6]、《中国中医药学主题词表》[40]、《中药材手册》[7]、《全国中草药汇编》[8]、《全国中药炮制规范》[9]、《中国药材学》[10]、《中华本草》[11]等。同时尚记载有“石乳”《中药材手册》[7]，“滴乳石”《中医大辞典·中药分册》[5]等各地的俗称。

3　附录

3.1　又称：煅钟乳石（饮片规格名），滴乳石（药材商品名）。

3.2　俗称：石乳，滴乳石。

3.3　曾称：石钟乳、留公乳《神农本草经》，虚中、钟乳、夏《吴普本草》，芦石、夏石《名医别录》，黄石砂《药性论》，卢布、殷孽、姜石、乳华、通石、乳林、夏乳根、殷孽根、孔公、逆石、石华《石药尔雅》，鹅管石《本草纲目》。

3.4　原矿物名称：钟乳石。

4　文献通考

《神农本草经》卷一：“石钟乳，味甘，温。主咳逆上气，明目益精，安五脏，通百节，利九窍，下乳汁。一名留公乳。生山谷。”[12]

《吴普本草·玉石类》：“钟乳，一名虚中，一名夏。神农：辛。桐君、黄帝、医和：甘。扁鹊：甘，无毒。李氏：大寒。或生太山山谷阴处，岸下聚溜汁所成，如乳汁，黄白色，空中相通。二月、三月采，阴干。虚弱堪珍。”[27]

《名医别录》卷二：“石钟乳，无毒。主益气，补虚损，疗脚弱疼冷，下焦伤竭，强阴。久服延年益寿，好颜色，不老，令人有子。不练服之，令人淋。一名公乳，一名芦石，一名夏石。生少室及太山，采无时（蛇床为之使，恶牡丹、玄石、牡蒙，畏紫石英、蘘草）。”[13]

《雷公炮炙论》卷上：“石钟乳，凡使，勿用头粗厚，并尾大者为孔公石。不用色黑及经大火惊过，并久在地上收者。曾经药物制者，并不得用。须要鲜明，薄而有光润者，似鹅翎筒子为上，有长五六寸者。凡修事法，以五香水煮过一伏时，然后漉出。又别用甘草、紫背天葵汁渍，再煮一伏时。凡八两钟乳，用沉香、零陵、藿香、甘松、白茅等各一两，以水先煮过一度了，第二度方用甘草等二味，各二两，再煮了，漉出，拭干，缓火焙之，然后入臼，杵如粉，筛过，却入钵中。”[14]

《本草经集注·玉石中品》：“石钟乳，味甘，温，无毒。主治咳逆上气，明目，益精，安五脏，通百节，利九窍。下乳汁，益气，补虚损，治脚弱疼冷，下焦伤竭，强阴。

久服延年益寿，好颜色，不老，令人有子。不炼服之，令人淋。一名公乳，一名芦石，一名夏石。生少室山谷及太山，采无时。（蛇床为之使，恶牡丹、玄石、牡蒙，畏紫石英、蘘草）。”[15]

《新修本草》卷三：“石钟乳，味甘，温，无毒。主咳逆上气，明目，益精，安五脏，通百节，利九窍，下乳汁，益气，补虚损，疗脚弱疼冷，下瞧伤竭，强阴。久服延年益寿，好颜色，不老，令人有子。不练服之，令人淋。一名公乳，一名芦石，一名夏石。生少室山谷及太山，采无时。”[16]

《千金翼方》卷二：“石钟乳，味甘，温，无毒。主咳逆上气，明目，益精，安五脏，通百节，利九窍，下乳汁，益气，补虚损。疗脚弱疼冷，下焦肠竭，强阴。久服延年益寿，好颜色，不老，令人有子。不炼服之，令人淋。一名公乳，一名芦石，一名夏石。生少室山谷及太山，采无时。”[17]

《石药尔雅》上卷：“石钟乳，一名公乳，一名卢布，一名殷孽，一名姜石，一名乳华，一名通石，一名乳林，一名夏乳根，一名殷孽根，一名孔公，一名逆石，一名石华。”[18]

《本草图经》卷一：“石钟乳，生少室山谷及泰山，今道州江华县及连、英、韶、阶、峡州山中皆有之。生岩穴阴处，溜山液而成，空中相通，长者六七寸，如鹅翎管状，碎之如爪甲，中无雁齿，光明者善。色白微红，采无时。旧说乳有三种：有石钟乳者，其山纯石，以石津相滋，状如蝉翼为石乳，石乳性温；有竹乳者，其山多生篁竹，以竹津相滋，乳如竹状，谓之竹乳，竹乳性平；有茅山之乳者，其山土石相杂，遍生茅草，以茅津相滋，乳色稍黑而滑润，谓之茅山之乳，茅山之乳，性微寒。凡此三种，尤难识别。”[19]

《证类本草》卷三：“石钟乳，味甘，温，无毒。主咳逆上气，明目，益精，安五脏，通百节，利九窍，下乳汁，益气，补虚损，疗脚弱疼冷，下焦伤竭，强阴。久服延年益寿，好颜色，不老，令人有子。不炼服之，令人淋。一名公乳，一名芦石，一名夏石。生少室山谷及泰山。采无时。（蛇床为之使，恶牡丹、玄石、牡蒙，畏紫石英、蘘草。）陶隐居云：第一出始兴，而江陵及东境名山石洞亦皆有……又乳有三种：有石乳、竹乳、茅山之乳。石乳者，以其山洞纯石，以石津相滋，阴阳交备，蝉翼文成，谓为石乳。竹乳者，以其山洞，遍生小竹，以竹津相滋，乳如竹状，谓为竹乳。茅山之乳者，山有土石相杂，遍生茅草，以茅津相滋为乳，乳色稍黑而滑润。石乳性温，竹乳性平，茅山之乳微寒。一种之中；有上、中、下色，余处亦有，不可轻信。凡乳，光泽为好也。臣禹锡等谨按吴氏云：钟乳，一名虚中。神农：辛。桐君、黄帝、医和：甘。扁鹊：甘，无毒。生山谷阴处岸下。溜汁成如乳汁，黄白色，空中相通，二月、三月采，阴干。《药性论》云：钟乳亦名黄石砂，有大毒。主泄精，寒嗽，壮元气，建益阳事，能通声。忌羊血。萧炳云：如蝉翅者上，爪甲者次，鹅管者下。明白薄者可服……陶隐居云：凡钟乳之类。有三种，同一体。从石室上汁溜积久盘结者，为钟乳床，即此孔公孽也；其以次小龍嵸者，为殷孽，今人呼为孔公孽。殷孽复溜轻好者为钟乳，虽同一类，而疗体为异。苏恭云：二孽在上，床花在下。陶谓孔公孽为乳床，非也。又有石脑云：亦钟乳之类，凡此五种，今医家稀复用之，但用钟乳耳。”[20]

《本草衍义》卷四：“石钟乳，萧炳云：如蝉翼爪甲者为上，如鹅管者下。经既言乳，今复不取乳，此何义也？盖乳取其性下，不用如雁齿者，谓如乌头、附子不用尖角之义同。但明白光润轻松，色如炼硝石者佳。服炼别有法。”[21]

《增广太平和剂图经本草药性总论·玉石部上品》：“石钟乳，味甘，温，无毒。主咳逆上气，明目，益精，安五脏，通下焦伤竭，强阴。《药性论》云：有大毒。主泄精，寒嗽，壮元气，健益阳事，能通声。日华子云：补五劳七伤。乳有三种，有石乳、竹乳、茅乳，用炼服之，不炼令人发淋。蛇床为之使。恶：牡丹、玄石、牡蒙。畏：紫石英、蘘草。忌，羊血，光泽者为好。出：道州江华县，又生少室山。采无时。”[22]

《本草品汇精要》卷三：“石钟乳，无毒，岩穴生。石钟乳（出《神农本经》），主咳逆上气，明目益精，安五脏，通百节，利九窍，下乳汁（以上朱字《神农本经》）。益气补虚，损疗，脚弱疼冷，下焦伤竭，强阴，久服延年益寿，好颜色，不老，令人有子。不炼服之令人淋（以上黑字《名医》所录）。【名】公乳、芦石、夏石、虚中。”[23]

《本草蒙筌》卷八：“石钟乳，味甘，气温。无毒。始兴江陵，多生岩穴。阴处才有，溜汁结就，故以乳名。形类鹅管中空，又若蝉翼轻薄。色白净光润（得此无问厚薄并佳。倘如枯骨死灰及黄赤二色，不任用）。长六七寸余。收采无时，入水不沉。药汤者炼，须宗雷公。”[24]

《本草纲目》卷九：“石钟乳《本经·上品》。【释名】公乳《别录》、虚中《吴普》、芦石《别录》、鹅管石《纲目》、夏石《别录》、黄石砂《药性》。时珍曰：石之津气，钟聚成乳，滴溜成石，故名石钟乳。芦与鹅管，象其空中之状也。”[25]

《炮炙大法·石部》：“石钟乳（凡使，勿用头粗厚并尾大者，为孔公石，不用，色黑及经大火惊过，并久在地上收者，曾经药物制者，并不得用。须要鲜明薄而有光润者，似鹅翎筒子为上，有长五六寸者。凡修事法，以五香水煮过一伏时，然后漉出，又别用甘草、紫背天葵汁渍，再煮一伏时，凡八两钟乳用沉香、零陵、藿香、甘松、白茅等各一两，以水先煮过；一度了，第二度方用甘草等二味各二两；再煮了，漉出拭干，缓火烘之，然后入臼杵，如粉筛过，却入钵中，令有力少壮者，三两人不住研三日，夜勿歇。然后用水飞澄，了以绢笼之于日中晒，令干，又入钵中研二万遍后，以瓷盒子收贮用之。蛇床为之使）。”[26]

《本草征要》卷一：“钟乳石，味甘，性热，有毒。蛇床为使。恶牡丹、牡蒙。畏紫石英。忌羊血。反人参、白术。入银器、煮水，减即添煮，三日夜，色变黄白，换水再煮，色清不变，毒去尽矣。水飞过，再研半日。”[1]

《本草乘雅半偈》第一帙：“石钟乳《本经·上品》。审形状辨土地。此不独具山全体，更藉外缘以相资也。具山全体，故功力勇悍乃尔。”[28]

《本草崇原》卷上：“石钟乳，气味甘温，无毒。主治咳逆上气，明目，益精，安五脏，通百节，利九窍，下乳汁。（石钟乳一名虚中，一名芦石，一名鹅管石，皆取中空之意。石之津气钟聚成乳滴溜成石，故名石钟乳。今倒名钟乳石矣。出太山少室山谷，今东境名山石洞皆有，唯轻薄中通形如鹅翎管，碎之如爪甲，光明者为上。）”[29]

《本草新编》卷五：“石钟乳，味甘，气温，无毒。主咳逆上气，疗脚弱冷疼，安五脏，百节皆通，下乳汁，九窍并利，解舌痹渴，补下焦，止遗精，益气强阴，通声明目，久服育子。亦须制伏，方可入药。雷公之制自佳，非研万遍，断不可轻用。”[30]

《炮炙全书》卷四：“石钟乳，甘，温，有毒。鲜明薄而有光润，似鹅翎筒子者为上。置银器中，水煮三日夜，色变黄白，换水再煮，其水色青不变，即熟无毒矣。研腻水飞用。蛇床为使，恶牡丹、玄石、牡蒙，畏紫石英、蘘草，忌羊血。相感志云：服乳石，忌参术，犯之多死。”[31]

《本草易读》卷八：“石钟乳，轻薄如鹅翎管，碎之如指甲光明者真也。生太山山谷。”[32]

《本经逢原》卷一：“石钟乳，甘温无毒。以甘草、紫背天葵同煮一伏时，杵粉入钵，细研水飞，澄过再研万遍，磁器收之。若不经煅炼，服之令人淋。”[33]

《神农本草经百种录·上品》：“石钟乳，味甘温。主咳逆上气，钟乳石体属金，又其象下垂而中空，故能入肺降逆。明目，能益目中肺脏之精。益精，能引肺气入肾。安五脏，通百节，利九窍，降气则脏安，中虚则窍通。下乳汁。钟乳即石汁如乳者所溜而成，与乳为类，故能下乳汁也。”[34]

《本草求真》卷一：“石钟乳（石），镇阳归阴通窍利乳。石钟乳（专入胃大肠。）即鹅管石者是也。味辛而甘。气温质重。故凡咳气上逆。脚弱冷痛。虚滑遗精。阳事不举者。服此立能有效。”[35]

《本草述钩元》卷五：“石钟乳，产处不一。桂海志。宜融山洞石穴中。钟乳甚多。仰视石脉涌起处。即有乳床。白如玉雪。乳床下垂如倒生山峰。峰端渐锐。且长若冰柱。柱端轻薄。中空如鹅翎。乳水滴沥不已。且滴且凝。此乳之最精者。”[36]

《神农本草经赞》卷一：“石钟乳，味甘温。主咳逆上气。明目益精。安五脏。通百节。利九窍。下乳汁。（《御览》一名留公乳）生山谷。”[37]

《本草择要纲目·温性药品》：“石钟乳 【气味】甘温，无毒。又曰有大毒。【主治】乃阳明经气分之药。但石钟乳为剽悍之剂。内经云，石药之气悍。仁哉言也。”[38]

《得配本草》卷一：“石钟乳，一名鹅管石。蛇床为之使。畏紫石英、蘘草。恶牡丹、玄石、牡蒙、人参、术。忌羊血。伏韭实、独蒜、胡葱、胡荽、麦门冬、猫儿眼草。甘，温。入足少阴经气分。利九窍，通百节，壮元阳，疗脚冷。得漏芦、通草，下乳汁。”[39]

《本草便读·金石部》：“钟乳石，上温肺冷。下壮肾阳。质重性偏。补火强阴通乳汁。味甘气热。除寒治嗽理虚劳。”[2]

《中药材手册》：“钟乳石（《纲目》名石钟乳，列入金石部石类） 本品为碳酸盐类矿物钟乳状方解石。常见于石灰岩山洞中。由于岩石中的部分石灰质地层被含有碳酸的水冲击溶解、顺石块的缝隙渗入山洞中，接触空气，放出二氧化碳，析出结晶性碳酸钙，渐次下垂形成粗似钟者即称钟乳石。细如管状者称滴乳石，有的地区则以此作鹅管石入药（详见鹅管石项下）。【别名】石乳。”[7]

《全国中草药汇编》：“钟乳石 【别名】石乳钟。【来源】为一种钟乳状的天然碳酸钙。依药材外形不同，通常分为钟乳石和滴乳石二种。”[8]

《中药大辞典》：“钟乳石《本草崇原》【异名】石钟乳《本经》，虚中、钟乳《吴普本草》，公乳、留公乳、芦石、夏石《别录》，黄石砂《药性论》，卢布、夏乳根《石药尔雅》。【基原】为碳酸盐类矿物钟乳的矿石。【原矿物】钟乳石 Stalactitum.”[4]

《中医大辞典·中药分册》：“钟乳石 出《本草崇原》。又名石钟乳、滴乳石、鹅管石。为碳酸盐类矿物钟乳状的岩石。”[5]

《中国医学百科全书·中医学》：“钟乳石 始载于《神农本草经》。原名石钟乳，又名钟乳。为石灰岩山洞内碳酸钙液逐渐凝结而成的钟乳状方解石沉淀。药材因粗细不同分为钟乳石和滴乳石两种，滴乳石又作鹅管石使用。产于中国广西、广东、湖北、四川、贵州、云南、陕西、山西等省、区。”[6]

《全国中药炮制规范》：“钟乳石　［处方用名］钟乳石、煅钟乳石。【来源】本品为钟乳状方解石 Stalactitum，主含碳酸钙。主产于广西、湖北、四川等地。全年均可采挖。采得后，除去杂质，洗净，干燥。药材以色白或灰白、圆锥形，断面有亮光者为佳。”[9]

《中国药材学》：“钟乳石　【别名】石钟乳，钟乳。【来源】本品为碳酸盐类矿物方解石族方解石。”[10]

《中国中医药学主题词表》：“钟乳石 Stalactitum　属矿物药、补阳药和制酸药（中药）。”[40]

《中华本草》：“钟乳石《本草崇原》【异名】石钟乳《本经》、留公乳（《太平御览》引《本经》），虚中、钟乳《吴普本草》，公乳、芦石、夏石《别录》，黄石砂《药性论》，卢布、夏乳根《石药尔雅》。……【来源】为碳酸盐类方解石族矿物方解石的钟乳状集合体下端较细的圆柱状管状部分。【原矿物】钟乳石 Stalactitum.”[11]

《中华人民共和国药典》：“钟乳石 Stalactitum　本品为碳酸盐类矿物方解石族方解石，主含碳酸钙（$CaCO_3$）。采收后，除去杂石，洗净，晒干。”[3]

5　参考文献

1　明·李中梓．本草征要．见：李中梓医学全书．北京：中国中医药出版社，1999，149

2　清·张秉成．本草便读．上海：上海卫生出版社，1957

3　国家药典委员会．中华人民共和国药典．一部．北京：化学工业出版社，2000，210

4　江苏新医学院．中药大辞典．上海：上海科学技术出版社，1977，1665

5　《中医大辞典》编辑委员会．中医大辞典·中药分册．北京：人民卫生出版社，1982，263

6　《中医学》编辑委员会．中国医学百科全书·中医学．上海：上海科学技术出版社，1997，1190

7　中华人民共和国卫生部药政管理局．中药材手册．北京：人民卫生出版社，1998，729

8　《全国中草药汇编》编写组．全国中草药汇编．下册．北京：人民卫生出版社，1996，450

9　中华人民共和国卫生部药政管理局．全国中药炮制规范．北京：人民卫生出版社，1988，392

10　徐国钧等主编．中国药材学．北京：中国医药科技出版社，1996，1912

11　国家中医药管理局《中华本草》编委会．中华本草．第一册．上海：上海科学技术出版社，1999，307

12　汉·神农本草经．清顾观光重辑本．北京：人民卫生出版社，1955，25

13　魏晋·名医别录．北京：人民卫生出版社，1986，100

14　南北朝·雷敩．雷公炮炙论．上海：上海中医学院出版社，1986，4

15　南北朝·陶弘景．本草经集注．北京：人民卫生出版社，1994，152

16　唐·苏敬等撰．新修本草．合肥：安徽科学技术出版社，1981，93

17　唐·孙思邈．千金翼方．北京：人民卫生出版社，1955，14

18　唐·梅彪．石药尔雅．据别下斋丛书本抄本

19　宋·苏颂．本草图经．合肥：安徽科学技术出版社，1994，10

20　宋·唐慎微．证类本草．北京：人民卫生出版社，1957，82

21　宋·寇宗奭．本草衍义．上海：商务印书馆，1937，23

22　宋·佚名．增广太平和剂图经本草药性总论．见：增广太平惠民和剂局方．海口：海南出版社，2002，380

23　明·刘文泰．本草品汇精要．北京：人民卫生出版社，1982，145
24　明·陈嘉谟．本草蒙筌．北京：人民卫生出版社，1988，344
25　明·李时珍．本草纲目．北京：人民卫生出版社，1982，562
26　明·缪希雍．炮炙大法．明末庄继先校刻本
27　三国·吴普．吴普本草．北京：人民卫生出版社，1987，2
28　明·卢之颐．本草乘雅半偈．北京：人民卫生出版社，1986，55
29　清·张志聪．本草崇原．北京：中国中医药出版社，1992，48
30　清·陈士铎．本草新编．北京：中国中医药出版社，1996，266
31　［日］稻宣义．炮炙全书．北京：中医古籍出版社，1981
32　清·汪昂．本草易读．北京：人民卫生出版社，1987
33　清·张璐．本经逢原．上海：上海科学技术出版社，1959，15
34　清·徐大椿．神农本草经百种录．见：景印文渊阁四库全书（785）．北京：中医古籍出版社，1986，561
35　清·黄宫绣．本草求真．上海：上海科学技术出版社，1959，30
36　清·杨时泰．本草述钩元．上海：科技卫生出版社，1958，52
37　清·叶志诜．神农本草经赞．见：珍本医书集成（二）．上海：上海科学技术出版社，1985，2
38　清·蒋居祉．本草择要纲目．见：珍本医书集成（二）．上海：上海科学技术出版社，1985，80
39　清·严西亭．得配本草．上海：上海卫生出版社，1957，19
40　吴兰成主编．中国中医药学主题词表．北京：中医古籍出版社，1996，603

327　钩藤
Gouteng
Ramulus Uncariae Cum Uncis

1　定名依据

1.1　正名

1.1.1　汉文名：钩藤［茜草科植物钩藤 Uncaria rhynchophylla（Miq.）Jacks.、大叶钩藤 Uncaria macrophylla Wall.、毛钩藤 Uncaria hirsuta Havil.、华钩藤 Uncaria sinensis（Oliv.）Havil. 或无柄果钩藤 Uncaria sessilifructus Roxb. 的干燥带钩茎枝］。

1.1.2　英文名：gambir plant.

1.2　依据

1.2.1　定名的文献依据

1.2.1.1　《本草蒙筌》卷四："钩藤，味甘、苦，气微寒。无毒。湖南北俱有，山上下尽生。叶细茎长，节间有刺。因类钩钓，故名钩藤。三月采收，取皮日曝。"[1]

1.2.1.2　《本草新编》卷四："钩藤，味甘、苦，气微寒，无毒。入肝经。治寒热惊痫，手足瘛疭，胎风客忤，口眼抽搐。此物去风甚速，有风症者，必宜用之。然尤能盗气，虚者勿投。"[2]

1.2.1.3　《本经逢原》卷二："钩藤，一名钓藤。甘微苦寒，无毒。取钩用良。发明，钩藤手足厥阴药也。足厥阴主风，手厥阴主火。小儿急慢惊痫瘛疭，内钩腹痛，客忤胎

风，大人肝风，头旋目眩，妇人带下赤白，皆肝风相火之病，肝木风静火息，则诸证自除矣。”[3]

1.2.1.4 《要药分剂》卷一：“钩藤，甘、苦，微寒。选紫色去梗，纯用嫩钩，其功十倍。”[4]

1.2.1.5 《本草求真》卷四：“钩藤（蔓草），治心热祛肝风。钩藤（专入心肝），味甘微苦，气平微寒，为手少阴心厥阴肝经要药。缘肝主风，心主火，风火相煽，则风因火而愈炽，火亦因风而益盛。其在小儿，则病必在惊痫瘛疭，眼翻抽掣。”[5]

1.2.1.6 《本草撮要》卷一：“钩藤，味甘苦。入足厥阴经。功专息风降火。得甘草治痫疾。得紫草发斑疹。久煎无力。”[6]

1.2.1.7 《中华人民共和国药典》：“钩藤 Ramulus uncariae cum uncis　本品为茜草科植物钩藤 Uncaria rhynchophylla (Miq.) Jacks.、大叶钩藤 Uncaria macrophylla Wall.、毛钩藤 Uncaria hirsuta Havil.、华钩藤 Uncaria sinensis (Oliv.) Havil. 或无柄果钩藤 Uncaria sessilifructus Roxb. 的干燥带钩茎枝。秋、冬二季采收，去叶，切段，晒干。”[7]

1.2.1.8 《普通高等教育中医药类规划教材·中药学》：“钩藤《别录》为茜草科常绿木质藤本植物钩藤 Uncaria rhynchophylla (Miq.) Jacks.、大叶钩藤 U. macrophylla Wall.、毛钩藤 U. hirsuta Havil.、华钩藤 U. sinensis (Oliv.) Havil. 或无柄果钩藤 U. sessilifructus Roxb. 的带钩茎枝。主于长江以南至福建、广东、广西等省。”[8]

1.2.1.9 《中药大辞典》：“钩藤《本草原始》【异名】钓藤《本草经集注》吊藤（陶弘景）……【基原】为茜草科植物钩藤或华钩藤及其同属多种植物的带钩枝条。【原植物】①钩藤 Uncaria rhynchophylla (Miq.) Jacks. ②华钩藤 Uncaria sinensis (Oliv.) Havil.”[9]

1.2.1.10 《中医大辞典·中药分册》：“钩藤　出《本草原始》。又名钓藤、钩藤钩子、嫩双钩、莺爪风、金钩藤、钩丁、倒挂金钩。为茜草科植物钩藤 Uncaria rhynchophylla (Miq.) Jacks. 或大叶钩藤 U. macrophylla Wall. 等的带钩茎枝。”[10]

1.2.1.11 《中国医学百科全书·中医学》：“钩藤　始载于《名医别录》。原名钓藤，又名钩藤钩子、钓钩藤、嫩钩钩。为茜草科植物钩藤 Uncaria rhynchophylla (Miq.) Jacks. 或大叶钩藤 U. macrophylla Wall. 及其同属数种植物的带钩茎枝。”[11]

1.2.1.12 《中国中医药学主题词表》：“钩藤 Ramulus uncariae cum uncis　为茜草科植物钩藤或华钩藤的带钩枝条；属平肝熄风药。C 钩藤属；D 披针叶钩藤。”[12]

1.2.1.13 《中药志》[13]、《中药材手册》[14]、《全国中草药汇编》[15]、《全国中药炮制规范》[16]、《中国药材学》[17]、《中华本草》[18]等现代中药著作多以“钩藤”作为本品正名（参见“文献通考”）。

1.2.2 定名选择的理由

1.2.2.1 钩藤 Ramulus uncariae cum uncis，系茜草科植物钩藤 Uncaria rhynchophylla (Miq.) Jacks.、大叶钩藤 Uncaria macrophylla Wall.、毛钩藤 Uncaria hirsuta Havil.、华钩藤 Uncaria sinensis (Oliv.) Havil. 或无柄果钩藤 Uncaria sessilifructus Roxb. 的干燥带钩茎枝。“钩藤”之名始见于明·陈嘉谟《本草蒙筌》，并作为本品正名记载。其后的历代重要本草著作如清·陈士铎《本草新编》、张璐《本经逢原》、沈金鳌《要药分剂》、黄宫绣《本草求真》、陈其瑞《本草撮要》等在载录本品时均以“钩藤”作为正名，并一直沿用至今。

1.2.2.2 我国最新出版的《中华人民共和国药典》、《普通高等教育中医药类规划教材·中药学》以及辞书类著作《中医大辞典·中药分册》、《中药大辞典》、《中国医学百科全书·中医学》等均以“钩藤”作为本品正名。已经广泛应用于中医药学文献的标引和检索的《中国中医药学主题词表》也以“钩藤”作为本品的正式主题词。现代本草著作如《中药志》、《全国中草药汇编》、《中华本草》、《中国药材学》、《中药材手册》、《全国中药炮制规范》等虽记载了不少本品各地的俗称，但也无一例外以“钩藤”作为本品的正名。说明“钩藤”作为本品正名已成为共识。

1.3 与正名等效的名词：无。

2 源流考释

钩藤［茜草科植物钩藤 Uncaria rhynchophylla (Miq.) Jacks.、大叶钩藤 Uncaria macrophylla Wall.、毛钩藤 Uncaria hirsuta Havil.、华钩藤 Uncaria sinensis (Oliv.) Havil. 或无柄果钩藤 Uncaria sessilifructus Roxb. 的干燥带钩茎枝］，原称“钓藤”，始载于魏晋《名医别录》卷三：“钓藤，甘、苦，微寒。选紫色去梗，纯用嫩钩，其功十倍。”[19] 其后的本草著作有的即沿用该书记载以“钓藤”为正名记载本品，如南北朝·陶弘景《本草经集注》[20]，唐·苏敬等撰《新修本草》[21]、孙思邈《千金翼方》[22]，宋·苏颂《本草图经》[23]、寇宗奭《本草衍义》[24]，明·刘文泰《本草品汇精要》[25]等。

“钩藤”之名始载于《本草蒙筌》[1]，并作为本品正名，如《本草蒙筌》卷四：“钩藤，味甘、苦，气微寒。无毒。湖南北俱有，山上下尽生。叶细茎长，节间有刺。因类钩钓，故名钩藤。三月采收，取皮日曝。”[1] 其后的本草著作大多沿用该书记载以“钩藤”为正名记载本品，如明·李中梓《雷公炮制药性解》[26]、卢之颐《本草乘雅半偈》[27]，清·蒋居祉《本草择要纲目》[28]、陈士铎《本草新编》[2]、汪昂《本草易读》[29]、张璐《本经逢原》[3]、沈金鳌《要药分剂》[4]、黄宫绣《本草求真》[5]、陈念祖《神农本草经读》[30]、杨时泰《本草述钩元》[31]、陈其瑞《本草撮要》[6]等；有的以“钓藤”为正名，如明·李时珍《本草纲目》[32]等；有的以“钓藤钩”为正名，如清·汪昂《本草备要》[33]；有的以“钩藤钩”为正名，如清·吴仪洛《本草从新》[34]、严西亭《得配本草》[35]；而《草木便方今释》[36]则以“鹰爪风”作为正名记载本品。如《草木便方今释》：“鹰爪风甘寒除热，头目昏眩肝风灭。小儿惊啼发斑疹，客忤胎风舒筋血。”[36]

古代著作中记载的本品异名尚有“吊藤”《本草经集注》[20]，“钩藤钩子”《小儿药证直诀》[37]，“嫩钩钩”《饮片新参》[38]等。如《本草经集注·草木下品》：“钓藤，微寒，无毒。主治小儿寒热，十二惊痫。出建平，亦作吊藤字，惟治小儿，不入余方。”[20]《小儿药证直诀》卷下：“紫草散，发斑疹。钩藤钩子，紫草茸（各等分），上为细末，每服一字，或五分、一钱，温酒调下，无时。”[37]《饮片新参》：“钩藤钩（又名嫩钩钩）。形色：如弯钩，内曲，色淡紫。性味：苦清平。功能：平肝，泄脑热，治头晕，定惊搐。”[38]

现代有关著作均沿用《名医别录》的记载以“钩藤”作为本品正名，如《中华人民共和国药典》[7]、《普通高等教育中医药类规划教材·中药学》[8]、《中药大辞典》[9]、《中医大辞典·中药分册》[10]、《中国医学百科全书·中医学》[11]、《中国中医药学主题词表》[12]、《中药志》[13]、《中药材手册》[14]、《全国中草药汇编》[15]、《全国中药炮制规范》[16]、《中国药材学》[17]、《中华本草》[18]等。同时尚记载有“勾勾”、“钓钩藤”、“金钩藤”、“吊钩藤”《中药材手册》[14]，“双钩藤”、“吊风根”、“金钩草”、“倒挂刺”《全国中草药汇编》[15]，“挂钩藤”、“钩丁”、“倒挂金钩”、“钩耳”、“钓钩藤”、《中药大辞典》[9]，“嫩双钩”《中医大辞典·中药分册》[10]，“双钩”《中国药材学》[17]，钓藤勾《中华本草》[18]等各地的俗称。还记载有本品原植物“钩藤”的异名“钓藤”、“倒挂金钩”《中药志》[13]，“金钩莲”《中华本草》[18]；原植物“大叶钩藤”的异名“大钩丁”《中华本草》[18]；或原植物名称“华钩藤”《中药大辞典》[9]等。

3 附录

3.1 又称：无。

3.2 俗称：勾勾、钓钩藤、金钩藤（贵州）、吊钩藤（湖南、广西），钩丁（陕西），倒挂金钩、钩耳（湖南），双钩藤，吊风根，金钩草，倒挂刺，挂钩藤，嫩双钩，双钩，钓藤勾。

3.3 曾称：钓藤《名医别录》，吊藤《本草经集注》，钩藤钩子《小儿药证直诀》，钓藤钩《本草备要》，钩藤钩《本草从新》，鹰爪风《草木便方今释》，嫩钩钩《饮片新参》。

3.4 原植物名称：钩藤，钓藤，倒挂金钩（湖南），金钩莲（贵州）；大叶钩藤，大钩丁；华钩藤。

4 文献通考

《名医别录》卷三：“钓藤，甘、苦，微寒。选紫色去梗，纯用嫩钩，其功十倍。”[19]

《本草经集注·草木下品》：“钓藤，微寒，无毒。主治小儿寒热，十二惊痫。出建平，亦作吊藤字，惟治小儿，不入余方。”[20]

《新修本草》卷十四：“钓藤，微寒，无毒。主小儿寒热，十二惊痫。出建平，亦作吊藤字，惟疗小儿，不入余方。【谨案】出梁州，叶细长，茎间有刺，形若钓钩者是。”[21]

《千金翼方》卷三：“钓藤，甘、苦，微寒。选紫色去梗，纯用嫩钩，其功十倍。”[22]

《本草图经》卷十二：“钓藤《本经》，不载所出州土。苏恭云出梁州，今兴元府亦有之。叶细茎长，节间有刺，若钓钩，三月采，字或作吊。葛洪治小儿方多用之。其赤汤，治卒得痫，用吊藤、甘草炙各二分，水五合，煮取二合，服如小枣大，日五夜三，大良。又广济及崔氏方，疗小儿惊痫诸汤饮，皆用吊藤皮。”[23]

《本草衍义》卷十五：“钓藤，中空，二经不言之。长八九尺或一二丈者，湖南北、江南、江西山中皆有。小人有以穴隙间致酒瓮中盗取酒，以气吸之，酒既出，涓涓不断。专治小儿惊热。”[24]

《小儿药证直诀》卷下：“紫草散，发斑疹。钩藤钩子，紫草茸（各等分），上为细末，每服一字，或五分、一钱，温酒调下，无时。”[37]

《本草品汇精要》卷二十一：“钓藤，无毒，植生。钓藤，主小儿寒热，十二惊痫（《名医》所录）。【苗】〔图经曰〕叶细茎长，节间有刺，若钓钩者是也［衍义曰］。钓藤，中空，二经不言之，长八九尺或一二丈者，小人有以穴隙间致酒瓮中盗取酒，以气吸之，酒既出而涓涓不断。”[25]

《本草蒙筌》卷四："钩藤，味甘、苦，气微寒。无毒。湖南北俱有，山上下尽生。叶细茎长，节间有刺。因类钩钓，故名钩藤。三月采收，取皮日曝。"[1]

《本草纲目》卷十八："钓藤《别录·下品》。【校正】自木部移入此。【释名】弘景曰：出建平。亦作吊藤。疗小儿，不入余方。时珍曰：其刺曲如钓钩，故名。或作吊，从简耳。【集解】恭曰：钓藤出梁州。叶细长，其茎间有刺，若钓钩……【主治】小儿寒热，十二惊痫《别录》。小儿惊啼，瘛疭热拥，客忤胎风（甄权）。大人头旋目眩，平肝风，除心热，小儿内钓腹痛，发斑疹（时珍）。"[32]

《雷公炮制药性解》卷五："钩藤，甘、苦，微寒。选紫色去梗，纯用嫩钩，其功十倍。"[26]

《本草乘雅半偈》第九帙："钩藤《别录·下品》。【气味】甘微寒，无毒。【主治】主小儿寒热，十二惊痫。"[27]

《本草择要纲目·平性药品》："钩藤　【气味】甘平，微寒，无毒。入手、足厥阴经。足厥阴主风，手厥阴主火。"[28]

《本草新编》卷四："钩藤，味甘、苦，气微寒，无毒。入肝经。治寒热惊痫，手足瘛疭，胎风客忤，口眼抽搐。此物去风甚速，有风症者，必宜用之。然尤能盗气，虚者勿投。"[2]

《本草易读》卷五："钩藤，甘，苦，微寒，无毒。手足厥阴药也。除心热，平肝风。治大人头旋目眩，疗小儿惊痫寒热。发斑疹而止内钓，除客忤而息胎风。"[29]

《本草备要·草部》："钓藤钩，宣，除风热，定惊。甘微苦寒。除心热，平肝风。"[33]

《本经逢原》卷二："钩藤，一名钓藤。甘微苦寒，无毒。取钩用良。发明，钩藤手足厥阴药也。足厥阴主风，手厥阴主火。小儿急慢惊痫瘛疭，内钩腹痛，客忤胎风，大人肝风，头旋目眩，妇人带下赤白，皆肝风相火之病，肝木风静火息，则诸证自除矣。"[3]

《本草从新》卷五："钩藤钩，宣、除风热、定惊。甘微苦寒，除心，。平肝风，舒筋除，。下气宽中。治大人头旋目眩，小儿惊啼瘛疭。（筋急而缩为瘛、筋缓而舒为疭、伸缩不已为瘛疭、今谓之搐搦。）客忤胎风。发斑疹。主肝风相火之病。风静火息。则诸证自平。（相火散行于胆、三焦、心包。）祛肝风而不燥，庶几中和，故小儿科珍之。但性稍寒，无火者勿服。有刺类钓钩，故名。藤细多钩者良。"[34]

《得配本草》卷四："钩藤钩，甘、苦、微寒。入手足厥阴经。平肝风，除心热，祛肝风而不燥。小儿客忤瘛疭，大人头旋目眩，能通心胞于肝木，风静火息，则诸症自除。相火为病者，可用以为使。得硝石、炙甘草，治惊热。得甘草，治惊痫。配紫草，发斑疹。"[35]

《要药分剂》卷一："钩藤，甘，苦，微寒。选紫色去梗，纯用嫩钩，其功十倍。"[4]

《本草求真》卷四："钩藤（蔓草），治心热祛肝风。钩藤（专入心肝），味甘微苦，气平微，。为手少阴心厥阴肝经要药。缘肝主风，心主火，风火相煽，则风因火而愈炽，火亦因风而益盛，其在小儿，则病必在惊痫瘛，。眼翻抽掣。"[5]

《神农本草经读·本草附录》："钩藤，气味微寒，无毒。主小儿寒热，十二惊痫。《别录》"[30]

《本草述钩元》卷十一："钩藤，状似葡萄藤，大如拇指而中，折致酒瓮中，以气吸之，涓涓不断。茎间有刺，宛如钓钩，色并紫赤。”[31]

《草木便方今释》：“鹰爪风甘寒除热，头目昏眩肝风灭。小儿惊啼发斑疹，客忤胎风舒筋血。”[36]

《本草撮要》卷一：“钩藤，味甘苦。入足厥阴经。功专息风降火。得甘草治痫疾。得紫草发斑疹。久煎无力。”[6]

《饮片新参》：“钩藤钩（又名嫩钩钩）。形色：如弯钩，内曲，色淡紫。性味：苦清平。功能：平肝，泄脑热，治头晕，定惊搐。”[38]

《中药志》：“钩藤　本品为常用中药。原植物主要为茜草科植物钩藤的干燥带钩茎枝。……【原植物】钩藤　别名：钓藤《名医别录》，倒挂金钩（湖南）。Uncaria rhynchophylla（Miq.）Jacks.（U. rhynchophylloides How）——茜草科 Rubiaceae.”[13]

《中药材手册》：“钩藤（《纲目》名钓藤，列入草部蔓草类）　本品为茜草科植物钩藤 Uncaria rhynchophylla（Miq.）Jacks. 及华钩藤 Uncaria sinensis（Oliv.）Havil. 的带钩茎枝。原植物系木质藤本，均为野生。此外，分布于广东、湖南、贵州等地的同科同属植物大叶钩藤、毛钩藤、无柄果钩藤也在部分地区作钩藤使用。【别名】钩藤钩、勾勾、钓钩藤、金钩藤（贵州）、吊钩藤（湖南、广西）。”[14]

《全国中草药汇编》：“钩藤　别名：双钩藤、鹰爪风、吊风根、金钩草、倒挂刺。来源：为茜草科钩藤属植物钩藤 Uncaria rhynchophylla（Miq.）Jacks. 的带钩茎枝，其根也入药。”[15]

《中药大辞典》：“钩藤《本草原始》【异名】钓藤《本草经集注》吊藤（陶弘景），钩藤钩子《小儿药证直诀》，钓钩藤《滇南本草》，鹰爪风《草木便方》，嫩钩钩《饮片新参》，金钩藤《贵州民间方药集》，挂钩藤《药材学》，钩丁《陕西中药志》，倒挂金钩、钩耳《湖南药物志》。【基原】为茜草科植物钩藤或华钩藤及其同属多种植物的带钩枝条。【原植物】①钩藤 Uncaria rhynchophylla（Miq.）Jacks. ②华钩藤 Uncaria sinensis（Oliv.）Havil.”[9]

《中医大辞典·中药分册》：“钩藤　出《本草原始》。又名钓藤、钩藤钩子、嫩双钩、鹰爪风、金钩藤、钩丁、倒挂金钩。为茜草科植物钩藤 Uncaria rhynchophylla（Miq.）Jacks. 或大叶钩藤 U. macrophylla Wall. 等的带钩茎枝。”[10]

《中国医学百科全书·中医学》：“钩藤　始载于《名医别录》。原名钓藤，又名钩藤钩子、钓钩藤、嫩钩钩。为茜草科植物钩藤 Uncaria rhynchophylla（Miq.）Jacks. 或大叶钩藤 U. macrophylla Wall. 及其同属数种植物的带钩茎枝。”[11]

《全国中药炮制规范》：“钩藤　［处方用名］钩藤。【来源】本品为茜草科植物钩藤 Uncaria rhynchophylla（Miq.）Jacks.、大叶钩藤 Uncaria macrophylla Wall.、毛钩藤 Uncaria hirsuta Havil.、华钩藤 Uncaria sinensis（Oliv.）Havil. 或无柄果钩藤 Uncaria sessilifructus Roxb. 的干燥带钩茎枝。野生或栽培。主产于广西、广东、湖南、四川、江西、浙江等地。秋、冬二季采收，去叶、切段、干燥。药材以茎细、带钩、色红棕者为佳。”[16]

《中国药材学》：“钩藤　【别名】双钩，嫩钩藤。【来源】本品为茜草科植物钩藤 Uncaria rhynchophylla（Miq.）Jacks. 等同属多种植物的带钩茎枝。”[17]

《中国中医药学主题词表》：“钩藤 Ramulus uncariae cum uncis　为茜草科植物钩藤或华钩藤的带钩枝条；属平肝熄风药。C 钩藤属；D 披针叶钩藤。”[12]

《普通高等教育中医药类规划教材·中药学》:“钩藤《别录》为茜草科常绿木质藤本植物钩藤 Uncaria rhynchophylla (Miq.) Jacks.、大叶钩藤 U. macrophylla Wall.、毛钩藤 U. hirsuta Havil.、华钩藤 U. sinensis (Oliv.) Havil. 或无柄果钩藤 U. sessilifructus Roxb. 的带钩茎枝。主于长江以南至福建、广东、广西等省。春、秋两季采收带钩的嫩枝，剪去无钩的藤茎，晒干。或先置锅内蒸片刻、或于沸水中略烫后再取出晒干。切段入药。”[8]

《中华本草》:“钩藤《本草原始》【异名】钩藤《别如》，吊藤《本草经集注》，钩藤钩子《小儿药证真诀》，钓藤勾《婴童百问》，鹰爪风《草木便方》，嫩钩钩《饮片新参》，金钩藤《贵州民间方药集》，挂钩藤《药材学》，钩丁《陕西中药志》，倒挂金钩、钩耳《湖南药物志》，双钩藤、倒挂刺《全国中草药汇编》……【来源】为茜草科植物钩藤、华钩藤、大叶钩藤的带钩茎枝。【原植物】1. 钩藤 Uncaria rhynchophylla (Miq.) Miq. ex Havil. [Nauclea yhynchophylla Miq.] 又名：金钩莲《贵州植物志》。2. 华钩藤 Uncaria sinensis (Oliv.) Havil. [Nauclea sinensis Oliv.]。3. 大叶钩藤 Uncaria macrophylla Wall. 又名：大钩丁《中药材品种论述》。”[18]

《中华人民共和国药典》:“钩藤 Ramulus uncariae cum uncis 本品为茜草科植物钩藤 Uncaria rhynchophylla (Miq.) Jacks.、大叶钩藤 Uncaria macrophylla Wall.、毛钩藤 Uncaria hirsuta Havil.、华钩藤 Uncaria sinensis (Oliv.) Havil. 或无柄果钩藤 Uncaria sessilifructus Roxb. 的干燥带钩茎枝。秋、冬二季采收，去叶，切段，晒干。”[7]

5 参考文献

1 明·陈嘉谟. 本草蒙筌. 北京：人民卫生出版社，1988，249

2 清·陈士铎. 本草新编. 北京：中国中医药出版社，1996，224

3 清·张璐. 本经逢原. 上海：上海科学技术出版社，1959，114

4 清·沈金鳌. 要药分剂. 上海：上海科学技术出版社，1959，26

5 清·黄宫绣. 本草求真. 上海：上海科学技术出版社，1959，211

6 清·陈其瑞. 本草撮要. 见：珍本医书集成（二）. 上海：上海科学技术出版社，1985，10

7 国家药典委员会. 中华人民共和国药典. 一部. 北京：化学工业出版社，2000，211

8 雷载权主编. 普通高等教育中医药类规划教材·中药学. 上海：上海科学技术出版社，1995，264

9 江苏新医学院. 中药大辞典. 上海：上海科学技术出版社，1977，1668

10 《中医大辞典》编辑委员会. 中医大辞典·中药分册. 北京：人民卫生出版社，1982，263

11 《中医学》编辑委员会. 中国医学百科全书·中医学. 上海：上海科学技术出版社，1997，1202

12 吴兰成主编. 中国中医药学主题词表. 北京：中医古籍出版社，1996，127

13 中国医学科学院药物研究所等. 中药志. 第五册. 北京：人民卫生出版社，1993，670

14 中华人民共和国卫生部药政管理局. 中药材手册. 北京：人民卫生出版社，1998，593

15 《全国中草药汇编》编写组. 全国中草药汇编. 上册. 北京：人民卫生出版社，1996，650

16 中华人民共和国卫生部药政管理局. 全国中药炮制规范. 北京：人民卫生出版社，1988，305

17 徐国钧等主编. 中国药材学. 北京：中国医药科技出版社，1996，759

18 国家中医药管理局《中华本草》编委会. 中华本草. 第六册. 上海：上海科学技术出版社，1999，483

19 魏晋·名医别录. 北京：人民卫生出版社，1986，267

20 南北朝·陶弘景. 本草经集注. 北京：人民卫生出版社，1994，383

21 唐·苏敬等撰. 新修本草. 合肥：安徽科学技术出版社，1981，352

22 唐·孙思邈. 千金翼方. 北京：人民卫生出版社，1955，30
23 宋·苏颂. 本草图经. 合肥：安徽科学技术出版社，1994，404
24 宋·寇宗奭. 本草衍义. 上海：商务印书馆，1937，87
25 明·刘文泰. 本草品汇精要. 北京：人民卫生出版社，1982，571
26 明·李中梓. 雷公炮制药性解. 见：中国医学大成（二）. 长沙：岳麓书社，1990，156
27 明·卢之颐. 本草乘雅半偈. 北京：人民卫生出版社，1986，513
28 清·蒋居祉. 本草择要纲目. 见：珍本医书集成（二）. 上海：上海科学技术出版社，1985，111
29 清·汪昂. 本草易读. 北京：人民卫生出版社，1987
30 清·陈念祖. 神农本草经读. 北京：人民卫生出版社，1959，54
31 清·杨时泰. 本草述钩元. 上海：科技卫生出版社，1958，343
32 明·李时珍. 本草纲目. 北京：人民卫生出版社，1982，1319
33 清·汪昂. 本草备要. 北京：中国中医药出版社，1998，50
34 清·吴仪洛. 本草从新. 北京：中医古籍出版社，2001，95
35 清·严西亭. 得配本草. 上海：上海卫生出版社，1957，14
36 清·刘兴. 草木便方今释. 贵阳：贵州人民出版社，1988，211
37 宋·钱乙. 钱氏小儿药证直诀. 清康熙起秀堂影宋刻本
38 民国·王一仁. 饮片新参. 上海：千顷堂书局，1936，143

328 香加皮

Xiangjiapi
Cortex Periplocae

1 定名依据

1.1 正名

1.1.1 汉文名：香加皮（本品为萝藦科植物杠柳 Periploca sepium Bge. 的干燥根皮）。

1.1.2 英文名：Chinese silkvine root - bark.

1.2 依据

1.2.1 定名的文献依据

1.2.1.1 《中华人民共和国药典》："香加皮 Cortex periplocae 本品为萝藦科植物杠柳 Periploca sepium Bge. 的干燥根皮。春、秋二季采挖，剥取根皮，晒干。"[1]

1.2.1.2 《普通高等教育中医药类规划教材·中药学》："香加皮《中药志》为萝藦科植物杠柳 Periploca sepium Bge. 的根皮。主产于山西、河南、河北、山东等省。春秋二季均可采挖，趁新鲜时以木棒敲打，使根皮和木质部分离，抽去木心，将皮阴干或晒干，生用。"[2]

1.2.1.3 《中国医学百科全书·中医学》："香加皮 又名山五加皮、北五加皮、杠柳皮。为萝藦科植物杠柳 Periploca sepium Bge. 的根皮。主产于中国山西、河南、河北等省。"[3]

1.2.1.4 《中医大辞典·中药分册》："香加皮 见《中药志》。又名北五加皮、杠柳皮、香五加皮。为萝藦科植物杠柳 Periploca sepium Bge. 的根皮。主产山西、河南、河北、山东。”[4]

1.2.1.5 《中药大辞典》：“香加皮《中药志》【异名】北五加皮杠柳皮《科学的民间药草》，臭五加《山东中药》，山五加皮《山西中药志》，香五加皮《四川中药志》。【基原】为萝藦科植物杠柳的根皮。【原植物】杠柳 Periploca sepium Bge.，又名：狭叶萝藦、羊奶条、臭槐、羊角桃、羊交叶。”[5]

1.2.1.6 《中国中医药学主题词表》：“香加皮 Cortex periplocae 为萝藦科植物杠柳的干燥根皮；属祛风湿药和祛湿利水药。C 杠柳；D 北五加皮；D 杠柳根皮。”[6]

1.2.1.7 《中药志》：“香加皮 Xiangjiapi 本品为较常用中药。商品为萝藦科植物杠柳 Periploca sepium Bge. 的干燥根皮。另外混有少量根茎及茎皮【原植物】杠柳 别名：羊奶藤、羊桃。”[7]

1.2.1.8 《全国中草药汇编》：“香加皮 别名：北五加皮、羊奶藤、羊桃梢、羊奶子、杠柳皮。来源：为萝藦科植物杠柳 Periploca sepium Bge. 的根皮。”[8]

1.2.1.9 《中国药材学》：“香加皮 【别名】香五加，五加皮，北五加皮，臭五加，羊角叶、羊奶藤（辽宁），羊桃梢（山西），羊交叶（河北），钻墙柳、爬山虎（江苏）。【来源】本品为萝藦科植物杠柳 Periploca sepium Bge. 的根皮。”[9]

1.2.1.10 《中华本草》：“香加皮《四川中药志》【异名】五加皮、北五加皮、杠柳皮《科学的民间药草》，臭五加《山东中药》，山五加皮《山西中药志》，香五加皮《四川中药志》……【来源】为萝藦科植物杠柳的根皮。【原植物】杠柳 Periploca sepium Bunge 又名：木羊角科、羊桃、小桃花《救荒本草》，羊角条（河北、河南），羊角桃（山西），羊角梢、立柳、阴柳、钻墙柳（江苏）。”[10]

1.2.2 定名选择的理由

香加皮 Cortex periplocae，为萝藦科植物杠柳 Periploca sepium Bge. 的干燥根皮。“香加皮”作为本品正名古代文献未见记载，现代文献中我国最新出版的《中华人民共和国药典》、《普通高等教育中医药类规划教材·中药学》以及辞书类著作《中国医学百科全书·中医学》、《中医大辞典·中药分册》等均以“香加皮”作为本药正名。已经广泛应用于中医药学文献的标引和检索的《中国中医药学主题词表》也以“香加皮”作为本药的正式主题词。现代本草著作如《中药志》（1993 年 2 版）、《全国中草药汇编》、《中国药材学》、《中华本草》等虽记载了不少本品各地的俗称，但也无一例外以“香加皮”作为本品的正名。说明“香加皮”作为本品正名已成为共识。

1.3 与正名等效的名词：无。

2 源流考释

香加皮（萝藦科植物杠柳 Periploca sepium Bge. 的干燥根皮）的原植物最早见于明·朱橚《救荒本草》，称为“木羊角科”，同时尚载录有“羊桃科”、“小桃花”两种异名。如《救荒本草》下卷，木部记载有：“木羊角科，又名羊桃科，一名小桃花。生荒野中。紫茎，叶似初生桃叶，光俊，色微带黄，枝间开红白花，结角似豇豆角，甚细而尖，每两角并生一处，味微苦酸”[11]。作为药物记载，始见于《中药志》（1961 年版），该书将“香加皮”作为“北五加皮”的别名记载，同时尚载录有本品的其他别名“臭五加”（四川)、"杠柳皮"（通称)。如《中药志》（1961 年版)："五加皮　本品为较常用中药。《神农本草经》列为上品。市售品主要有三类：一为北五加皮（又称香五加皮)，原植物为杠柳……别名：羊奶藤（辽宁)、羊桃梢（山西）……【药材】……北五加皮 Cortex Periplocae radicis. 别名：香加皮（南方各省)、臭五加（四川)、五加皮、杠柳皮（通称)。"[12]

"香加皮"作为本品正名古代文献未见记载，现代文献《中华人民共和国药典》[1]、《普通高等教育中医药类规划教材·中药学》[2]、《中医大辞典·中药分册》[4]、《中药大辞典》[5]、《中国医学百科全书·中医学》[3]、《中国中医药学主题词表》[6]、《中药志》(1993 年 2 版)[7]、《中药材手册》[13]、《全国中草药汇编》[8]、《全国中药炮制规范》[14]、《中国药材学》[9]、《中华本草》[10]等均以"香加皮"作为本药正名。同时尚记载有各地的俗称"北五加皮"、"羊奶藤"《中药材手册》[13]，"羊桃梢"、"羊奶子"、"杠柳皮"《全国中草药汇编》[8]，"臭五加"、"山五加皮"、"香五加皮"《中药大辞典》[5]，"香五加"，"羊角叶"、"羊桃梢"、"羊交叶"、"钻墙柳"、"爬山虎"《中国药材学》[9]等；以及本品原植物"杠柳"的别名"木羊角科"、"羊桃科"、"小桃花"《救荒本草》[11]，羊奶藤（辽宁)、羊桃《中药志》[7]，"羊角条"（河北、河南)，"羊角桃"（山西)，"立柳"、"阴柳"《中华本草》[10]等；还记载有本品原植物"杠柳"的异名"羊奶藤"、"羊桃梢"《中药志》[12]，"羊桃"《中药志》[7]，"狭叶萝藦"、"羊奶条"、"臭槐"、"羊角桃"、"羊交叶"《中药大辞典》[5]，"木羊角科"、"小桃花"、"羊角条"、"羊角梢"、"立柳"、"阴柳"、"钻墙柳"《中华本草》[10]等。

3　附录

3.1　又称：无。

3.2　俗称：臭五加（山东)，山五加皮、羊桃梢（山西)，香五加皮（四川)，羊角叶、羊奶藤（辽宁)，羊交叶（河北)，钻墙柳、爬山虎（江苏)，北五加皮，羊桃梢，羊奶子，杠柳皮，香五加，五加皮。

3.3　曾称：无。

3.4　原植物名称：杠柳，羊奶藤（辽宁)，羊桃梢（山西)，羊桃，狭叶萝藦，羊奶条，臭槐，羊角桃（山西)，羊交叶，木羊角科，小桃花，羊角条（河北、河南)，羊角梢、立柳、阴柳、钻墙柳（江苏)。

4　文献通考

《救荒本草》下卷："木羊角科，又名羊桃科，一名小桃花。生荒野中。紫茎，叶似初生桃叶，光俊，色微带黄，枝间开红白花，结角似豇豆角，甚细而尖，每两角并生一处，味微苦酸。"[11]

《中药志》："五加皮　本品为较常用中药。《神农本草经》列为上品。市售品主要有三类：一为北五加皮（又称香五加皮)，原植物为杠柳……别名：羊奶藤（辽宁)、羊桃梢（山西）……【药材】……北五加皮 Cortex Periplocae radicis. 别名：香加皮（南方各省)、臭五加（四川)、五加皮、杠柳皮（通称)。"[12]

《中药志》："香加皮　本品为较常用中药。商品为萝藦科植物杠柳 Periploca sepium

Bge. 的干燥根皮。另外混有少量根茎及茎皮。【原植物】杠柳。别名：羊奶藤、羊桃。”[7]

《中药材手册》：“香加皮（《纲目》列入木部灌木类五加项下） 本品为萝藦科植物杠柳的根皮，原植物系落叶小藤木，全体含白色乳汁，多为野生，生于沙质地或山坡上，因其具浓郁香气，而称作‘香加皮’。【别名】北五加皮、羊奶藤。”[13]

《全国中草药汇编》：“香加皮 别名：北五加皮、羊奶藤、羊桃梢、羊奶子、杠柳皮。来源：为萝藦科植物杠柳 Periploca sepium Bge. 的根皮。”[8]

《中药大辞典》：“香加皮《中药志》【异名】北五加皮、杠柳皮《科学的民间药草》，臭五加《山东中药》，山五加皮《山西中药志》，香五加皮《四川中药志》。【基原】为萝藦科植物杠柳的根皮。【原植物】杠柳 Periploca sepium Bge.，又名：狭叶萝藦、羊奶条、臭槐、羊角桃、羊交叶。”[5]

《中医大辞典·中药分册》：“香加皮 见《中药志》。又名北五加皮、杠柳皮、香五加皮。为萝藦科植物杠柳 Periploca sepium Bge. 的根皮。主产山西、河南、河北、山东。”[4]

《中国医学百科全书·中医学》：“香加皮 又名山五加皮、北五加皮、杠柳皮。为萝藦科植物杠柳 Periploca sepium Bge. 的根皮。主产于中国山西、河南、河北等省。”[3]

《全国中药炮制规范》：“香加皮 ［处方用名］香加皮。【来源】本品为萝藦科植物杠柳 Periploca sepium Bge. 的干燥根皮。均系野生。主产于河北、河南、山东、山西、辽宁等地。春、秋二季采挖根部，趁鲜剥取根皮、干燥。药材以皮厚、香气浓者为佳。”[14]

《中国药材学》：“香加皮 【别名】香五加，五加皮，北五加皮，臭五加，羊角叶、羊奶藤（辽宁），羊桃梢（山西），羊交叶（河北），钻墙柳、爬山虎（江苏）。【来源】本品为萝藦科植物杠柳 Periploca sepium Bge. 的根皮。”[9]

《中国中医药学主题词表》：“香加皮 Cortex periplocae 为萝藦科植物杠柳的干燥根皮；属祛风湿药和祛湿利水药。C 杠柳；D 北五加皮；D 杠柳根皮。”[6]

《普通高等教育中医药类规划教材·中药学》：“香加皮《中药志》为萝藦科植物杠柳 Periploca sepium Bge. 的根皮。主产于山西、河南、河北、山东等省。春秋二季均可采挖，趁新鲜时以木棒敲打，使根皮和木质部分离，抽去木心，将皮阴干或晒干，生用。”[2]

《中华本草》：“香加皮《四川中药志》【异名】五加皮、北五加皮、杠柳皮《科学的民间药草》，臭五加《山东中药》，山五加皮《山西中药志》，香五加皮《四川中药志》……【来源】为萝藦科植物杠柳的根皮。【原植物】杠柳 Periploca sepium Bunge 又名：木羊角科、羊桃、小桃花《救荒本草》，羊角条（河北、河南），羊角桃（山西），羊角梢、立柳、阴柳、钻墙柳（江苏）。”[10]

《中华人民共和国药典》：“香加皮 Cortex periplocae 本品为萝藦科植物杠柳 Periploca sepium Bge. 的干燥根皮。春、秋二季采挖，剥取根皮，晒干。”[1]

5 参考文献

1 国家药典委员会. 中华人民共和国药典. 一部. 北京：化学工业出版社，2000，211

2 雷载权主编. 普通高等教育中医药类规划教材·中药学. 上海：上海科学技术出版社，1995，136

3 《中医学》编辑委员会. 中国医学百科全书·中医学. 上海：上海科学技术出版社，1997，1042

4 《中医大辞典》编辑委员会. 中医大辞典·中药分册. 北京：人民卫生出版社，1982，264
5 江苏新医学院. 中药大辞典. 上海：上海科学技术出版社，1977，1683
6 吴兰成主编. 中国中医药学主题词表. 北京：中医古籍出版社，1996，424
7 中国医学科学院药物研究所等. 中药志. 第五册. 北京：人民卫生出版社，1993，433
8 《全国中草药汇编》编写组. 全国中草药汇编. 上册. 北京：人民卫生出版社，1996，633
9 徐国钧等主编. 中国药材学. 北京：中国医药科技出版社，1996，832
10 国家中医药管理局《中华本草》编委会. 中华本草. 第六册. 上海：上海科学技术出版社，1999，381
11 明·朱橚. 救荒本草. 上海：中华书局，1959
12 中国医学科学院药物研究所等. 中药志. 第三册. 北京：人民卫生出版社，1961，401
13 中华人民共和国卫生部药政管理局. 中药材手册. 北京：人民卫生出版社，1998，541
14 中华人民共和国卫生部药政管理局. 全国中药炮制规范. 北京：人民卫生出版社，1988，211

329 香附

Xiangfu

Rhizoma cyperi

1 定名依据

1.1 正名

1.1.1 汉文名：香附（莎草科植物莎草 Cyperus rotundus L. 的干燥根茎）。

1.1.2 英文名：nutgrass galingale rhizome.

1.2 依据

1.2.1 定名的文献依据

1.2.1.1 《本草纲目》卷十四：“莎草、香附子《别录·中品》……时珍曰：香附之气平而不寒，香而能窜。其味多辛能散，微苦能降，微甘能和。乃足厥阴肝、手少阳三焦气分主药，而兼通十二经气分。”[1]

1.2.1.2 《药鉴》卷二：“香附，气微热，味甘辛，气重味轻，乃血中气药，诸血气方中所必用者也。快气开郁，逐瘀调经。除皮肤瘙痒外邪，止霍乱吐逆内证。炒黑色，禁崩漏下血。醋调敷，治乳肿成痈。”[2]

1.2.1.3 《本草征要》卷一：“香附，味苦，性微温，无毒。入肺、肝二经。童便浸，晒，焙。生用发表，制用化气。消痰开郁，解忧释疑。止胁下痛与腹内胀疼，治胸中热与脘际闷痞。胎产常用，女科偏宜。”[3]

1.2.1.4 《本草经解》卷二：“香附，气微寒。味甘。无毒。除胸中热充皮毛。久服令人益气。长须眉。（醋炒）香附气微寒。”[4]

1.2.1.5 《本草从新》卷二：“香附，一名莎草根、宣、调气解郁。气香。味辛能散，微苦能降，微甘能和。乃血中气药。通行十二经八脉气分。主一切气利三焦。解六郁。”[5]

1.2.1.6 《本草撮要》卷一：“香附，味苦辛。入足厥阴经。通行十二经。功专下气解郁。得木香则散滞和中。得山栀能降郁火。得茯苓能交心肾。得茴香、补骨脂能引气归元。得厚朴则决壅消胀。得艾叶能暖子宫。得高良姜治心脾冷痛。”[6]

1.2.1.7 《中华人民共和国药典》：“香附 Rhizoma cyperi 本品为莎草科植物莎草 Cyperus rotundus L. 的干燥根茎。秋季采挖，燎去毛须，置沸水中略煮或蒸透后晒干，或燎后直接晒干。”[7]

1.2.1.8 《普通高等教育中医药类规划教材·中药学》：“香附《别录》为莎草科多年生草本植物莎草 Cyperus rotundus L. 的根茎。全国大部分地区均产，主产于广东、河南、四川、浙江、山东等地。秋季采挖，燎去毛须，晒干。生用，或醋炙用。用时碾碎。”[8]

1.2.1.9 《中药大辞典》：“香附《纲目》【异名】雀头香《江表传》，莎草根《别录》……【原植物】莎草 Cyperus rotundus L. 。”[9]

1.2.1.10 《中医大辞典·中药分册》：“香附 出《本草纲目》。又名香附子、莎草根、雷公头、三棱草根、香附米。为莎草科植物莎草 Cyperus rotundus L. 的块茎。”[10]

1.2.1.11 《中国医学百科全书·中医学》：“香附 始载于《名医别录》。原名莎草根。为莎草科植物莎草 Cyperus rotundus L. 的块茎。”[11]

1.2.1.12 《中国中医药学主题词表》：“香附 Cyperus rotundus 属莎草科；属理气药和疏肝解郁药。D 莎草根。”[12]

1.2.1.13 《中药志》[13]、《中药材手册》[14]、《全国中草药汇编》[15]、《全国中药炮制规范》[16]、《中国药材学》[17]、《中华本草》[18]等现代中药著作多以“香附”作为本品正名（参见“文献通考”）。

1.2.2 定名选择的理由

1.2.2.1 香附 Rhizoma cyperi，系莎草科植物莎草 Cyperus rotundus L. 的干燥根茎。“香附”之名始见于明·李时珍《本草纲目》，其后的历代重要本草著作如明·杜文燮《药鉴》、李中梓《本草征要》，清·叶桂《本草经解》、吴仪洛《本草从新》、陈其瑞《本草撮要》等在载录本品时均以“香附”作为正名，并一直沿用至今。

1.2.2.2 我国最新出版的《中华人民共和国药典》、《普通高等教育中医药类规划教材·中药学》以及辞书类著作《中医大辞典·中药分册》、《中药大辞典》、《中国医学百科全书·中医学》等均以“香附”作为本品正名。已经广泛应用于中医药学文献的标引和检索的《中国中医药学主题词表》也以“香附”作为本品的正式主题词。现代本草著作如《中药志》、《全国中草药汇编》、《中华本草》、《中国药材学》、《中药材手册》、《全国中药炮制规范》等虽记载了不少本品各地的俗称，但也无一例外以“香附”作为本品的正名。说明“香附”作为本品正名已成为共识。

1.3 与正名等效的名词：无。

2 源流考释

香附（莎草科植物莎草 Cyperus rotundus L. 的干燥根茎），原称“莎草根”，始载于魏晋《名医别录》[19]，如魏晋《名医别录》卷二：“莎草根，味甘，微寒，无毒。主除胸中热，充皮毛。久服利人，益气，长须眉。一名薃，一名侯莎，其实名缇。生田野，二月、八月采。”[19]其后的本草著作大多以“莎草根”为正名。如唐·苏敬等撰《新修本草》[20]，宋·唐慎微《证类本草》[21]、佚名《增广太平和剂图经本草药性总论》[22]；有的以“香附子”为正名，如元·王好古《汤液本草》[23]；有的在“莎草”项下介绍本品，如宋·苏颂《本草图经》[24]等。

“香附”之名始见于明·李时珍《本草纲目》卷十四：“莎草、香附子《别录·中品》……时珍曰：香附之气平而不寒，香而能窜。其味多辛能散，微苦能降，微甘能和。乃足厥阴肝、手少阳三焦气分主药，而兼通十二经气分。”[1]其后的历代重要本草著作大多即以“香附”为正名，如明·杜文燮《药鉴》[2]、缪希雍《炮炙大法》[25]、李中梓《雷公炮制药性解》[26]、《本草征要》[3]，清·陈士铎《本草新编》[27]、汪昂《本草易读》[28]、《本草备要》[29]、张璐《本经逢原》[30]、叶桂《本草经解》[4]、吴仪洛《本草从新》[5]、沈金鳌《要药分剂》[31]、陈念祖《神农本草经读》[32]、姚澜《本草分经》[33]、凌奂《本草害利》[34]、陈其瑞《本草撮要》[6]、张秉成《本草便读》[35]；但有的以“香附子”为正名，如明·刘文泰《本草品汇精要》[36]、陈嘉谟《本草蒙筌》[37]，日本稻宣义《炮炙全书》[38]，清·杨时泰《本草述钩元》[39]、蒋居祉《本草择要纲目》[40]；有的以“莎草”与“香附子”并称为正名，如明·李时珍《本草纲目》[1]；有的以“香附米”为正名记载本品，如清·黄宫绣《本草求真》卷三：“香附米，（芳草）入肝开郁散滞活血通经　香附米（专入肝胆。兼入肺）。[41]；有的以“莎草香附子”为正名，如清·严西亭《得配本草》卷二：“莎草香附子，俗呼香附。得芎䓖、苍术、醋、童便良。辛、微苦。入足厥阴及手少阳经气分。通行十二经及奇经八脉气分。通两胁，解诸郁，引血药至气分而生血。（气滞则血不生，疏之即所以生之。）”[42]等。

另题名明·兰茂所著的《滇南本草》[43]亦以“香附”作为本品正名，但该书内容后人多有增补，故1914年刊刻的云南“丛本”不宜为据。

古代著作中记载的本品异名尚有“雀头香”《江表传》[1]“薃”、“侯莎”、“缇”《名医别录》[19]“香附子”《新修本草》[20]，“雷公头”、“莎草”《本草纲目》[1]等。如《本草纲目》引《江表传》云：“魏文帝遣使于吴求雀头香，即此。”[1]《名医别录》卷二：“莎草根，味甘，微寒，无毒。主除胸中热，充皮毛。久服利人，益气，长须眉。一名薃，一名侯莎，其实名缇。生田野，二月、八月采。”[19]《新修本草》卷九：“莎草根，味甘，微寒，无毒。……【谨案】此草，根名香附子，一名雀头香，大下气，除胸腹中热，所在有之。[20]《本草纲目》卷十四：“莎草、香附子《别录·中品》……俗人呼为雷公头。”[1]。

现代有关著作均沿用《滇南本草》的记载以“香附”作为本品正名，如《中华人民共和国药典》[7]、《普通高等教育中医药类规划教材·中药学》[8]、《中药大辞典》[9]、《中医大辞典·中药分册》[10]、《中国医学百科全书·中医学》[11]、《中国中医药学主题词表》[12]、《中药志》[13]、《中药材手册》[14]、《全国中草药汇编》[15]、《全国中药炮制规范》[16]、《中国药材学》[17]、《中华本草》[18]等。同时尚记载有“三棱草根”、“香头草”、“苦羌头”《中药材手册》[14]，“三棱草”、“回头青”、“雀头草”《全国中草药汇编》[15]，“猪通草茹”《中药大辞典》[9]，“三楞草根”、“地荸荠”《中国药材学》[17]等各地的俗称。还记载有本品原植物“莎草”的异名“香附”、“香附子”、“香头草”《中药志》[13]等。

3　附录

3.1　又称：醋香附、香附炭、四制香附、酒香附（饮片规格名），全香附（药材商品名）。

3.2　俗称：三棱草根（山东、天津、江苏），香头草、苦羌头（福建、广东），三棱草、回头青（湖北），三楞草根（河北），地荸荠（浙江）雀头草，猪通草茹。

3.3　曾称：雀头香《江表传》，莎草根、薃、侯莎、缇《名医别录》，香附子《新修本草》，雷公头、莎草《本草纲目》，莎草香附子《得配本草》，香附米《本草求真》。

3.4　原植物名称莎草，香附，香附子，香头草（福建、广东）。

4　文献通考

《名医别录》卷二："莎草根，味甘，微寒，无毒。主除胸中热，充皮毛。久服利人，益气，长须眉。一名薃，一名侯莎，其实名缇。生田野，二月、八月采。"[19]

《新修本草》卷九："莎草根，味甘，微寒，无毒。主除胸中热，充皮毛。久服利人，益气，长须眉。一名薃、一名侯莎、其实名缇。生田野，二月、八月采。方药亦不复用，《离骚》云：青莎杂树，繁草霍靡。古人为诗多用之，而无识者，乃有鼠蓑，疗体异此。【谨案】此草，根名香附子，一名雀头香，大下气，除胸腹中热，所在有之。茎叶都似三棱，根若附子，周匝多毛，交州者最胜。大者如枣，近道者如杏仁许。荆、襄人谓之莎草根，合和香用之。"[20]

《本草图经》卷七："莎草，又名香附子，旧不著所出州土，但云生田野，今处处有之，或云交州者胜，大如枣。近道者如杏仁许。苗、茎、叶都似三棱，根若附子，周币多毛。今近道生者，苗叶如薤而瘦，根如箸头大。二月、八月采。谨按《天宝单方图》，载水香棱，功状与此颇相类，但味差不同。其方云：水香棱，味辛，微寒，无毒，性涩。元生博平郡池泽中，苗名香棱，根名莎结，亦名草附子，河南及淮南下湿地即有，名水莎。陇西谓之地藾根，蜀郡名续根草，亦名水巴戟，今涪都最饶，名三棱草。"[24]

《证类本草》卷九："莎草根，沙草根。味甘，微寒，无毒。主除胸中热，充皮毛。久服利人，益气，长须眉。一名薃（音号），一名侯莎。其实名缇。生田野，二月、八月采。陶隐居云：方药亦不复用。《离骚》云：青莎杂树，繁草藿（音髓）靡（音美）。古人为诗多用之，而无识者。乃有鼠蓑，疗体异此。唐本注云：此草，根名香子，一名雀头香。大下气，除胸腹中热，所在有之……谨按《天宝单方图》载水香棱，功状与此颇相类，但味差不同。其方云：水香棱，味辛，微寒，无毒，性涩。元生博平郡池泽中，苗名香棱，根名莎结，亦名草附子。河南及淮南下湿地即有，名水莎，陇西谓之地藾根，蜀郡名续根草，亦名水巴戟。今涪都最饶，名三棱草。"[21]

《增广太平和剂图经本草药性总论·草部中品之下》："莎草根，味甘，微寒，无毒。主除胸中热，充皮毛，久服利人益气。《图经》：单服疗肺风，治丈夫心肺中虚风及客热，膀胱间连胁下时有气妨，皮肤瘙痒，瘾疹，饮食不多日渐瘦损，常有忧愁心忪少气。《唐本》云：根名香附子，一名雀头香。大下气，除胸腹中热。交州者良。"[22]

《汤液本草》卷三："香附子，气微寒，味甘，阳中之阴。无毒。《本草》云：除胸中热，充皮毛，久服令人益气、长须眉。后世人用治崩漏，本草不言治崩漏。"[23]

《滇南本草》卷一："香附，味辛，性微温。调血中之气也，则有推行之意。开郁气而调诸气，宽中消食，止呕吐，和中养胃，进食。气血调而阴阳固守，忧郁开而疾病不生，开郁调气要药，女人之至宝也。"[43]

《本草品汇精要》卷十二："香附子，无毒，丛生。香附子，主除胸中热，充皮毛。久服令人益气长须眉（《名医》所录）【名】莎草根、薃（音号）、侯莎、雀头香、缇（实名）。"[36]

《本草蒙筌》卷二："香附子，澧州莎草（即莎草根。）。味苦、甘，气微寒。气厚于味，阳中阴也。无毒。近道郊野俱生，高州（属广东）出者独胜。壮如枣核，周匝有毛。秋取曝干，忌犯铁器。预春熟童便浸透，复捣碎砂锅炒成。若理气疼，醋炒尤妙。乃血中气药，凡诸血气方中所必用者也。快气开郁，逐瘀调经。除皮肤瘙痒外邪，止霍乱吐逆内证。炒黑色禁崩漏下血，调醋末敷乳肿成痈。宿食可消，泄泻能固。驱热长毛发，益气充皮毛。久服利人，（疏利之剂。）亦当解悟。又引血药至气分而生血，故因而称曰妇人要药也。"[37]

《本草纲目》卷十四："莎草、香附子《别录·中品》。【释名】雀头香《唐本》、草附子《图经》、水香棱《图经》、水巴戟《图经》、水莎《图经》、侯莎《尔雅》、莎结《图经》、夫须《别录》、续根草《图经》、地藾根《图经》、地毛《广雅》。时珍曰：《别录》止云莎草，不言用苗用根。后世皆用其根，名香附子，而不知莎草之名也。其草可为笠及雨衣，疏而不沾，故字从草从沙。亦作蓑字，因其为衣垂緌，如孝子衰衣之状，故又从衰也。《尔雅》云：薃（音浩）侯莎，其实缇是也。又云：苔，夫须也。苔乃笠名，贱夫所须也。其根相附连续而生，可以合香，故谓之香附子。上古谓之雀头香。按《江表传》云：魏文帝遣使于吴求雀头香，即此。其叶似三棱及巴戟，而生下湿地，故有水三棱、水巴戟之名。俗人呼为雷公头。《金光明经》谓之月萃哆。《记事珠》谓之抱灵居士。……时珍曰：香附之气平而不寒，香而能窜。其味多辛能散，微苦能降，微甘能和。乃足厥阴肝、手少阳三焦气分主药，而兼通十二经气分。"[1]

《药鉴》卷二："香附，气微热，味甘辛，气重味轻，乃血中气药，诸血气方中所必用者也。快气开郁，逐瘀调经。除皮肤瘙痒外邪，止霍乱吐逆内证。炒黑色，禁崩漏下血。醋调敷，治乳肿成痈。"[2]

《炮炙大法·草部》："香附（细者佳，去毛以水洗净，拣去砂石，于石臼内捣去皮，用童便浸透，晒捣用或以酒醋酥，盐水姜汁浸，俱瓦上焙干。得芎䓖、苍术、醋、童子小便，良。忌铁）。"[25]

《雷公炮制药性解》卷二："香附，味辛甘，性温无毒，入肺肝脾胃四经。疏气开郁，消风除痒，便醋制用。按：香附味甘辛，故主发散疏通，以入肺肝脾胃，类称女科圣药者，盖以妇人心性偏热，多气多郁，血因气郁，则不能生耳。"[26]

《本草征要》卷一："香附，味苦，性微温，无毒。入肺、肝二经。童便浸，晒，焙。生用发表，制用化气。消痰开郁，解忧释疑。止胁下痛与腹内胀疼，治胸中热与脘际闷痞。胎产常用，女科偏宜。十二经通，三焦畅利。禀天地温燥之气，入人身金木之宫，血中之气药也。"[3]

《本草新编》卷三："香附，味苦而甘，气寒而厚，阳中阴也，无毒。入肝、胆之经。专解气郁气疼，调经逐瘀，除皮肤瘙痒，止霍乱吐逆，崩漏下血，乳肿痈疮，皆可治疗。宿食能消，泄泻能固，长毛发，引血药至气分，此乃气血中必用之品。"[27]

《炮炙全书》卷一："香附子，甘、苦、辛、涩，微寒。状如枣核，周匝有毛，曝干，火去毛，忌犯铁器，或生或酒、醋、盐水、姜汁、童便浸炒，诸法皆从本方，得童便、醋、芎䓖、苍术良。”[38]

《本草易读》卷四：“香附，去毛，醋、酒、童尿、盐水四制。甘，苦，微寒，无毒。足厥阴、手少阴药也。理一切气血，止诸般疼痛。解情思之结郁，除胸腹之客热。霍乱吐泻之疾，痰饮痞满之疴。消饮食而攻积聚，治崩漏而止带下，调月经而理胎产，平痈疽而解疮疡。”[28]

《本草备要·草部》：“香附，一名莎草根。宣，调气开郁。性平气香，味辛能散，微苦能降，微甘能和。乃血中气药，通行十二经。八脉气分，主一切气（人身以气为主，气盛则强，虚则衰，顺则平，逆则病，绝则死矣。经曰：怒则气上，恐则气下，喜则气缓，悲则气消，惊则气乱，思则气结，劳则气耗，此七情之气也。以香附为君，随证而加升降消补之药。《素问》中仍有寒则气收，热则气泄，名九气）。”[29]

《本经逢原》卷二：“香附，即莎草根。辛微苦甘平，无毒。产金华，光细者佳。入血分补虚，童便浸炒。调气盐水浸炒。行经络酒浸炒。消积聚醋浸炒。气血不调，胸膈不利，则四者兼制。肥盛多痰，姜汁浸炒。止崩漏，童便制炒黑。走表药中则生用之。”[30]

《本草经解》卷二：“香附，气微寒。味甘。无毒。除胸中热充皮毛。久服令人益气。长须眉。（醋炒）香附气微寒。”[4]

《本草从新》卷二：“香附，一名莎草根、宣、调气解郁。气香。味辛能散，微苦能降，微甘能和。乃血中气药。通行十二经八脉气分。主一切气。（人身以气为主、气盛则强、虚则衰、顺则平、逆则病、绝则死矣、经曰：怒则气上、恐则气下、喜则气缓、悲则气消、惊则气乱、思则气结、劳则气耗、又曰：寒则气收、热则气泄、名九气、以香附为君、随证而加升降消补之药。）利三焦。解六郁。”[5]

《要药分剂》卷一：“香附，味甘。性微寒，无毒。禀天地温燥之气，兼得土金之味以生。降，。阳中阴也。”[31]

《本草求真》卷三：“香附米（芳草），入肝开郁散滞，活血通经。香附米（专入肝胆。兼入肺），辛苦香燥，据书备极赞赏。能入肝胆二经开郁（郁有痰郁、火郁、气郁、血郁、湿郁、食郁）散滞。活血通经，兼行诸经气分。”[41]

《神农本草经读》本草附录：“香附，气味甘、微寒，无毒。除胸中热，充皮毛。久服令人益气，长须眉。《别录》”[32]

《本草分经·原例》：“香附，辛香微苦微甘，通行十二经八脉气分，调一切，气能引血药至气分而生血，解六郁利三焦消积调经，乃治标之品，损气耗血。”[33]

《本草述钩元》卷八：“香附子，上古谓之雀头香，可以合香。生于莎草根下，其根有须。须下结子一二枚，转相延生，周匝有毛。采得燎去。曝干货之（李濒湖）。虽生于莎草根，然根上或有或无，不可便以根当之。（宗奭）”[39]

《本草择要纲目·寒性药品》：“香附子 【气味】甘，微寒，无毒。阳中之阴，血中之气药也。入足厥阴、手少阳经，能兼行十二经八脉气分（盐、便、酒、醋各从本方制用）。”[40]

《得配本草》卷二：“莎草香附子，俗呼香附。得芎䓖、苍术、醋、童便良。辛、微苦。入足厥阴及手少阳经气分。通行十二经及奇经八脉气分。通两胁，解诸郁，引血药至气分而生血。（气滞则血不生，疏之即所以生之。）”[42]

《本草害利·肝部药队》：“香附，【害】性燥、苦温之品，而能耗血散气，气虚血弱服之，恐损气而耗血，愈致其疾。凡月事先期，因于血热，法当凉血，勿用此药。误犯则愈先期矣。”[34]

《本草撮要》卷一：“香附，味苦辛。入足厥阴经，通行十二经。功专下气解郁。得木香则散滞和中，得山栀能降郁火，得茯苓能交心肾，得茴香、补骨脂能引气归元，得厚朴则决壅消胀，。得艾叶能暖子宫，得高良姜治心脾冷痛，得乌药为青囊丸，得黄连名黄鹤丹，二者皆治百病。得乌苏安胎。青盐炒入肾，酒浸炒行经络。”[6]

《本草便读·草部》：“香附，入肝脾而开郁，为血因气滞之方。理胎产以调经，有气顺血行之理。其味辛甘带苦，故生者有解表之功。其质香燥而温，经制服得纯和之妙。乃女科之圣药，为气病之专司（香附一名莎草根，其草可为衰，香附即其根下子也。芳香辛苦，气温入肝脾两经，兼入手太阴足太阳。散一切气，解一切郁。芳香可以入血分，故又能理血中之气，为妇人之圣药。一切小腹膀胱冷痛疝，。以及胸胁闪气刺痛等疾，皆可用之。同参术则补气，同归地则补，。得姜艾能温气血之寒，得栀连能清气血之热。或随其佐使而用，酒醋盐水童便以制之，然毕竟香燥之品，阴虚气不滞者忌之）。”[35]

《中药志》：“香附　本品为常用中药。商品为莎草科植物香附的根茎。……【原植物】香附　别名：莎草，香附子，香头草（福建、广东）。Cyperus rotundus L. ——莎草科 Cypraccae.”[13]

《中药材手册》：“香附（《纲目》列入草部芳香类莎草香附子项下）　本品为莎草科植物莎草 Cyperus rotundus L. 的干燥根茎。原植物系多年生草本，均为野生。由于加工方法不同而有“毛香附”与“香附米”之分。习惯以香附米为上品。【别名】香附子、莎草根、三棱草根（山东、天津、江苏）、香头草、苦羌头（福建、广东）。”[14]

《全国中草药汇编》：“香附　别名：莎草、香附子、雷公头、三棱草、香头草、回头青、雀头草。来源：为莎草科莎草属植物莎草 Cyperus rotundus L. 的块茎。”[15]

《中药大辞典》：“香附《纲目》【异名】雀头香《江表传》，莎草根《别录》，香附子《唐本草》，雷公头《纲目》，香附米《本草求真》，猪通草茹《陆川本草》，三棱草根《中药志》，苦羌头《中药材手册》。【基原】为莎草科植物莎草 Cyperus rotundus L. 的根茎。【原植物】莎草 Cyperus rotundus L. ”[9]

《中医大辞典·中药分册》：“香附　出《本草纲目》。又名香附子、莎草根、雷公头、三棱草根、香附米。为莎草科植物莎草 Cyperus rotundus L. 的块茎。”[10]

《中国医学百科全书·中医学》：“香附　始载于《名医别录》。原名莎草根。为莎草科植物莎草 Cyperus rotundus L. 的块茎。”[11]

《全国中药炮制规范》：“香附　［处方用名］香附、醋香附、香附炭、四制香附、酒香附。【来源】本品为莎草科植物莎草 Cyperus rotundus L. 的干燥根茎。均系野生。主产于山东、浙江、湖南、河南等地。秋季采挖，燎去毛须，置沸水中略煮或蒸透后晒干，或燎后直接干燥。药材以个大、质坚实、色棕褐、气香浓者为佳。”[16]

《中国药材学》：“香附　【别名】香附子，莎草根，三棱草，回头青（湖北），三楞草根（河北），地荸荠（浙江）。【来源】本品为莎草科植物莎草 Cyperus rotundus L. 的根茎。”[17]

《中国中医药学主题词表》：“香附 CYPERUS ROTUNDUS　属莎草科；属理气药和疏肝解郁药。D 莎草根。”[12]

《普通高等教育中医药类规划教材·中药学》:“香附《别录》为莎草科多年生草本植物莎草 Cyperus rotundus L. 的根茎。全国大部分地区均产,主产于广东、河南、四川、浙江、山东等地。秋季采挖,燎去毛须,晒干。生用,或醋炙用。用时碾碎。”[8]

《中华本草》:“香附《纲目》【异名】雀头香《江表传》,莎草根《别录》,香附子《新修本草》,雷公头《纲目》,香附米《本草求真》,地荸荠《浙江民间中草药》,三棱草根《中药志》,苦羌头《中药材手册》……【来源】为莎草 Cyperus rotundus L. 的根茎。【原植物】莎草 Cyperus rotundus L. 。”[18]

《中华人民共和国药典》:“香附 Rhizoma cyperi　本品为莎草科植物莎草 Cyperus rotundus L. 的干燥根茎。秋季采挖,燎去毛须,置沸水中略煮或蒸透后晒干,或燎后直接晒干。”[7]

5　参考文献

1　明·李时珍. 本草纲目. 北京:人民卫生出版社,1982,888
2　明·杜文燮. 药鉴. 上海:上海人民出版社,1975
3　明·李中梓. 本草征要. 见:李中梓医学全书. 北京:中国中医药出版社,1999,124
4　清·叶桂. 本草经解. 上海:上海科学技术出版社,1958
5　清·吴仪洛. 本草从新. 北京:中医古籍出版社,2001,34
6　清·陈其瑞. 本草撮要. 见:珍本医书集成(二). 上海:上海科学技术出版社,1985,24
7　国家药典委员会. 中华人民共和国药典. 一部. 北京:化学工业出版社,2000,212
8　雷载权主编. 普通高等教育中医药类规划教材·中药学. 上海:上海科学技术出版社,1995,163
9　江苏新医学院. 中药大辞典. 上海:上海科学技术出版社,1977,1672
10　《中医大辞典》编辑委员会. 中医大辞典·中药分册. 北京:人民卫生出版社,1982,265
11　《中医学》编辑委员会. 中国医学百科全书·中医学. 上海:上海科学技术出版社,1997,1119
12　吴兰成主编. 中国中医药学主题词表. 北京:中医古籍出版社,1996,423
13　中国医学科学院药物研究所等. 中药志. 第一册. 北京:人民卫生出版社,1993,483
14　中华人民共和国卫生部药政管理局. 中药材手册. 北京:人民卫生出版社,1998,171
15　《全国中草药汇编》编写组. 全国中草药汇编. 上册. 北京:人民卫生出版社,1996,634
16　中华人民共和国卫生部药政管理局. 全国中药炮制规范. 北京:人民卫生出版社,1988,79
17　徐国钧等主编. 中国药材学. 北京:中国医药科技出版社,1996,587
18　国家中医药管理局《中华本草》编委会. 中华本草. 第八册. 上海:上海科学技术出版社,1999,561
19　魏晋·名医别录. 北京:人民卫生出版社,1986,154
20　唐·苏敬等撰. 新修本草. 合肥:安徽科学技术出版社,1981,236
21　宋·唐慎微. 证类本草. 北京:人民卫生出版社,1957,235
22　宋·佚名. 增广太平和剂图经本草药性总论. 见:增广太平惠民和剂局方. 海口:海南出版社,2002,439
23　元·王好古. 汤液本草. 见:景印文渊阁四库全书(745). 北京:中医古籍出版社,1986,942
24　宋·苏颂. 本草图经. 合肥:安徽科学技术出版社,1994,205
25　明·缪希雍. 炮炙大法. 明末庄继先校刻本
26　明·李中梓. 雷公炮制药性解. 见:中国医学大成(二). 长沙:岳麓书社,1990,137
27　清·陈士铎. 本草新编. 北京:中国中医药出版社,1996,115
28　清·汪昂. 本草易读. 北京:人民卫生出版社,1987

29 清·汪昂. 本草备要. 北京：中国中医药出版社，1998，108
30 清·张璐. 本经逢原. 上海：上海科学技术出版社，1959，61
31 清·沈金鳌. 要药分剂. 上海：上海科学技术出版社，1959，16
32 清·陈念祖. 神农本草经读. 北京：人民卫生出版社，1959，50
33 清·姚澜. 本草分经. 上海：上海科学技术出版社，1989
34 清·凌奂. 本草害利. 北京：中医古籍出版社，1982
35 清·张秉成. 本草便读. 上海：上海卫生出版社，1957
36 明·刘文泰. 本草品汇精要. 北京：人民卫生出版社，1982，352
37 明·陈嘉谟. 本草蒙筌. 北京：人民卫生出版社，1988，92
38 [日] 稻宣义. 炮炙全书. 北京：中医古籍出版社，1981
39 清·杨时泰. 本草述钩元. 上海：科技卫生出版社，1958，190
40 清·蒋居祉. 本草择要纲目. 见：珍本医书集成（二）. 上海：上海科学技术出版社，1985，33
41 清·黄宫绣. 本草求真. 上海：上海科学技术出版社，1959，110
42 清·严西亭. 得配本草. 上海：上海卫生出版社，1957，48
43 明·兰茂. 滇南本草. 昆明：云南人民出版社，1959，38

330 香橼
Xiangyuan
Fructus Citri

1 定名依据

1.1 正名

1.1.1 汉文名：香橼（芸香科植物枸橼 Citrus medica L. 或香圆 Citrus wilsonii Tanaka 的干燥成熟果实）。

1.1.2 英文名：citron fruit.

1.2 依据

1.2.1 定名的文献依据

1.2.1.1 《滇南本草》卷一："香橼，气味辛，性温，无毒。主治下气，除心头痰水，痰气咳嗽。煎汤，治下气痛。按：香橼，河南、湖、广、浙、闽咸有之。其实如橘柚而大。至滇中则形锐益大，有尺许长者。主治较佛手柑稍逊了。本草但有佛手柑名，香橼本名枸橼，无此香橼也。岂此与佛手柑气味相类而置此不论耶?"[1]

1.2.1.2 《本草征要》卷一："香橼，味苦，性温，无毒。入肺、脾二经。年久者良。去白，炒。理上焦之气，止呕宜求。进中州之食，健脾宜简。性虽中和，单用多用，亦损正气、脾虚者，须与参术并行，乃有相成之益耳。"[2]

1.2.1.3 《中华人民共和国药典》："香橼 Fructus citri 本品为芸香科植物枸橼 Citrus medica L. 或香圆 Citrus wilsonii Tanaka 的干燥成熟果实。秋季果实成熟时采收，趁鲜切片，晒干或低温干燥。香圆亦可整个或对剖两半后，晒干或低温干燥。"[3]

1.2.1.4 《普通高等教育中医药类规划教材·中药学》："香橼《本草拾遗》为芸香科常

绿小乔木植物枸橼 Citrus medica L. 或香圆 C. wilsonii Tanaka 的成熟果实。主产于浙江、江苏、广东、广西等地。秋季果实成熟时采收。"[4]

1.2.1.5 《中药大辞典》:"香橼《本草图经》【基原】为芸香科植物枸橼或香圆的成熟果实。【原植物】①枸橼（杨孚《异物志》）Citrus medica L. 又名：缘子《南方草木状》，香泡树、香橼柑。②香圆（苏轼《物类相感志》）Citrus wilsonii Tanaka."[5]

1.2.1.6 《中医大辞典·中药分册》:"香橼 出《本草图经》。为芸香科植物枸橼 Citrus medica L. 或香圆 C. wilsonii Tanaka 的成熟果实。"[6]

1.2.1.7 《中国医学百科全书·中医学》:"香橼 始载于《本草经集注》。原名枸橼，又名香圆。为芸香科植物枸橼 Citrus medica L. 或香圆 C. wilsonii Tanaka 的成熟果实。枸橼产于中国广东、广西、福建、四川、云南等省、区；香圆产于江苏、浙江、安徽、江西、湖北等省。"[7]

1.2.1.8 《中国中医药学主题词表》:"香橼 Citrus medica 属芸香科和理气药。"[8]

1.2.1.9 《中药志》[9]、《中药材手册》[10]、《全国中草药汇编》[11]、《全国中药炮制规范》[12]、《中国药材学》[13]、《中华本草》[14]等现代中药著作多以"香橼"作为本品正名（参见"文献通考"）。

1.2.2 定名选择的理由

1.2.2.1 香橼 Fructus citri，系芸香科植物枸橼 Citrus medica L. 或香圆 Citrus wilsonii Tanaka 的干燥成熟果实。"香橼"之名始见于明·兰茂《滇南本草》，"香橼"作为本品正名始见于明·李中梓《本草征要》。

1.2.2.2 我国最新出版的《中华人民共和国药典》、《普通高等教育中医药类规划教材·中药学》以及辞书类著作《中医大辞典·中药分册》、《中药大辞典》、《中国医学百科全书·中医学》等均以"香橼"作为本品正名。已经广泛应用于中医药学文献的标引和检索的《中国中医药学主题词表》也以"香橼"作为本品的正式主题词。现代本草著作如《中药志》、《全国中草药汇编》、《中华本草》、《中国药材学》、《中药材手册》、《全国中药炮制规范》等虽记载了不少本品各地的俗称，但也无一例外以"香橼"作为本品的正名。说明"香橼"作为本品正名已成为共识。

1.3 与正名等效的名词：无。

2 源流考释

香橼（芸香科植物枸橼 Citrus medica L. 或香圆 Citrus wilsonii Tanaka 的干燥成熟果实），原称"枸缘子"，始载于《南方草木状》卷下："枸缘子 形如瓜，皮似橙而金色，胡人重之。极芬香，肉甚厚白，如芦菔。"[15]其后的本草著作有的在"橘柚"项下介绍本品，如宋·苏颂《本草图经》[16]；有的在"桔柚"项下介绍本品，如宋·唐慎微《证类本草》[17]等。

"香橼"之名始见于明·兰茂《滇南本草》卷一："香橼，气味辛，性温，无毒。主治下气，除心头痰水，痰气咳嗽。煎汤，治下气痛。按：香橼，河南、湖、广、浙、闽咸有之。其实如橘柚而大。至滇中则形锐益大，有尺许长者。主治较佛手柑稍逊了。本草但有佛手柑名，香橼本名枸橼，无此香橼也。岂此与佛手柑气味相类而置此不论耶?"[1]"香橼"作为本草正名始见于明·李中梓《本草征要》卷一："香橼，味苦，性温，无毒。

入肺、脾二经。年久者良。去白，炒。理上焦之气，止呕宜求。进中州之食，健脾宜简。”[2]其后的本草著作有的以“香圆”为正名，如明·刘文泰《本草品汇精要》卷三十四：“香圆，无毒，植生。香圆，主下气，开胸膈。皮去气，除心头痰水（《名医》所录）”[18]；有的以“柑橼”为正名，如清·张璐《本经逢原》卷三：“柑橼，柑橼旧作枸橼，字形相似之误。辛苦甘温，无毒。发明，柑橼乃佛手、香橼两种，性温相类，故《纲目》混论不分。”[19]；有的在组方应用时介绍本品，如明·李时珍《本草纲目》[20]，清·赵学敏《本草纲目拾遗》[21]等。

现代有关著作均沿用《本草征要》的记载以“香橼”作为本品正名，如《中华人民共和国药典》[3]、《普通高等教育中医药类规划教材·中药学》[4]、《中药大辞典》[5]、《中医大辞典·中药分册》[6]、《中国医学百科全书·中医学》[7]、《中国中医药学主题词表》[8]、《中药志》[9]、《中药材手册》[10]、《全国中草药汇编》[11]、《全国中药炮制规范》[12]、《中国药材学》[13]、《中华本草》[14]等。同时尚记载有“陈香圆”《全国中草药汇编》[11]等各地的俗称。还记载有本品原植物“枸橼”的异名“香橼”《中药志》[9]，“缘子”、“香泡树”、“香橼柑”《中药大辞典》[5]；原植物“香圆”的异名“陈香圆”《中药志》[9]等。

3　附录

3.1　又称：无。

3.2　俗称：陈香圆。

3.3　曾称：枸缘子《南方草木状》，香橼子《本草图经》，香圆《本草品汇精要》，柑橼《本经逢原》。

3.4　原植物名称：枸橼，香橼，缘子（南方），香泡树，香橼柑；香圆，陈香圆（浙江、江苏）。

4　文献通考

《南方草木状》卷下：“枸缘子，形如瓜，皮似橙而金色，胡人重之。极芬香，肉甚厚白，如芦菔。女工竞雕镂花鸟，渍以蜂蜜，点燕檀，巧丽妙绝，无与为比。泰康五年，大秦贡十缶，帝以三缶赐王恺，助其珍味夸示于石崇。”[15]

《本草图经》卷十六：“橘柚，生南山川谷及江南，今江浙、荆襄、湖岭皆有之……陶隐居云：性温宜人。今闽、广、江西皆有，彼人但谓之香橼子，或将至都下亦贵之。”[16]

《证类本草》卷二十三：“桔柚，味辛，温，无毒。主胸中瘕热逆气，利水谷，下气，止呕咳，除膀胱留热，停水，五淋，利小便，主脾不能消谷，气冲胸中，吐逆，霍乱，止泄，去寸白。久服去臭，下气通神，轻身长年……陶隐居云：性温宜人。今闽、广、江西皆有，彼人但谓之香橼子，或将至都下，亦贵之。”[17]

《滇南本草》卷一：“香橼，气味辛，性温，无毒。主治下气，除心头痰水，痰气咳嗽。煎汤，治下气痛。按：香橼，河南、湖、广、浙、闽咸有之。其实如橘柚而大。至滇中则形锐益大，有尺许长者。主治较佛手柑稍逊了。本草但有佛手柑名，香橼本名枸橼，无此香橼也。岂此与佛手柑气味相类而置此不论耶?”[1]

《本草品汇精要》卷三十四：“香圆，无毒，植生。香圆，主下气开胸膈。皮去气，除心头痰水（《名医》所录）。【名】枸橼、香橼子。【苗】〔图经曰〕树似橘而叶大，其实状如小瓜，皮若橙而光泽可爱，肉甚厚，味虽短而香氛大胜于柑橘之类，置衣笥中则数日香不歇。”[18]

《本草纲目》卷三：“咳嗽（有风寒，痰湿，火热，燥郁）。【风寒】【草菜】麻黄（发散风寒，解肺经火郁。）……盐麸子（并主痰嗽。）香橼（煮酒，止痰嗽。）橘皮（痰嗽，同甘草丸服。经年气嗽，同神曲、生姜，蒸饼丸服。）”[20]

《本草征要》卷一：“香橼，味苦，性温，无毒。入肺、脾二经。年久者良。去白，炒。理上焦之气，止呕宜求。进中州之食，健脾宜简。性虽中和，单用多用，亦损正气、脾虚者，须与参术并行，乃有相成之益耳。”[2]

《本经逢原》卷三：“柑橼，柑橼旧作枸橼，字形相似之误。辛苦甘温，无毒。发明，柑橼乃佛手、香橼两种，性温相类，故《纲目》混论不分。盖柑者，佛手也，专破滞气。今人治痢下后重，取陈年者用之。但痢久气虚非其所宜。橼者，香橼也，兼破痰水。近世治咳嗽气壅，亦取陈者，除去瓤核用之，庶无酸收之患。”[19]

《本草纲目拾遗》卷一：“各种药露，凡物之有质者，皆可取露。露乃物质之精华。其法始于大西洋，传入中国。大则用甑；小则用壶，皆可蒸取……香橼露：香橼蒸取，气香味淡，消痰逐滞，与金桔橙露同功。”[21]

《中药志》：“香橼　本品为较常用中药。商品为芸香科植物枸橼和香圆的果实。……【原植物】1. 枸橼　别名：香橼。Citrus medica L. ——芸香科 Rutaceae. 2. 香圆　别名：陈香圆（浙江、江苏）。Citrus wilsonii Tanaka（C. grandis（L.）Osbeck var. shangyuan Hu）——芸香科 Rutaceae.”[9]

《中药材手册》：“香橼（《纲目》列入果部山果类枸橼项下）　本品为枸橼之名始载于《图经本草》，香橼之名始见于《本草纲目》。商品来源为芸香科植物枸橼 Citrus medica L. 及香圆 Citrus wilsonii Tanaka 的干燥成熟果实。原植物系常绿小乔木、乔木或灌木，均为栽培。此外，河南等地以同科植物枳（枸桔）Poncirus trifoliata Paf. 的果实作香圆，俗称‘铁篱寨’，如将该果实横切二半，即为福建出产的绿衣枳壳，故与香缘非一物，应注意鉴别。”[10]

《全国中草药汇编》：“香橼　别名：香圆、陈香圆。来源：为芸香科柑橘属植物枸橼 Citrus medica L. 和香圆（西南香圆）C. wilsonii Tanaka　的成熟果实。”[11]

《中药大辞典》：“香橼《本草图经》【基原】为芸香科植物枸橼或香圆的成熟果实。【原植物】①枸橼（杨孚《异物志》）Citrus medica L. 又名：缘子《南方草木状》，香泡树、香橼柑。②香圆（苏轼《物类相感志》）Citrus wilsonii Tanaka.”[5]

《中医大辞典·中药分册》：“香橼　出《本草图经》。为芸香科植物枸橼 Citrus medica L. 或香圆 C. wilsonii Tanaka　的成熟果实。”[6]

《中国医学百科全书·中医学》：“香橼　始载于《本草经集注》。原名枸橼，又名香圆。为芸香科植物枸橼 Citrus medica L. 或香圆 C. wilsonii Tanaka　的成熟果实。枸橼产于中国广东、广西、福建、四川、云南等省、区；香圆产于江苏、浙江、安徽、江西、湖北等省。”[7]

《全国中药炮制规范》：“香橼　［处方用名］香橼。【来源】本品为芸香科植物枸橼

Citrus medica L. 或香圆 Citrus wilsonii Tanaka 的干燥成熟果实。均系栽培。主产于四川、云南、江苏、浙江等地。秋季果实成熟时采收，趁鲜切片，晒干或低温干燥。亦可整个或对剖两瓣后，晒干或低温干燥。药材以个大、皮粗、色黑绿、香气浓者为佳；片子以片薄圆形、色黄白、香气浓者为佳。”[12]

《中国药材学》：“香橼 【来源】本品为芸香科植物香圆 Citrus wilsonii Tanaka 或枸橼 C. medica L. 的成熟果实。”[13]

《中国中医药学主题词表》：“香橼 Citrus medica 属芸香科和理气药。”[8]

《普通高等教育中医药类规划教材·中药学》：“香橼《本草拾遗》为芸香科常绿小乔木植物枸橼 Citrus medica L. 或香圆 C. wilsonii Tanaka 的成熟果实。主产于浙江、江苏、广东、广西等地。秋季果实成熟时采收。趁鲜切片，晒干或低温干燥。生用。”[4]

《中华本草》：“香橼《本草图经》【来源】为芸香科植物枸橼与香圆的成熟果实。【原植物】1. 枸橼 Citrus medica L. 又名：缘子《南方草木状》，香泡树、香橼柑《中药大辞典》。2. 香圆 Citrus wilsonii Tanaka.”[14]

《中华人民共和国药典》：“香橼 Fructus citri 本品为芸香科植物枸橼 Citrus medica L. 或香圆 Citrus wilsonii Tanaka 的干燥成熟果实。秋季果实成熟时采收，趁鲜切片，晒干或低温干燥。香圆亦可整个或对剖两半后，晒干或低温干燥。”[3]

5 参考文献

1 明·兰茂. 滇南本草. 昆明：云南人民出版社，1959，376

2 明·李中梓. 本草征要. 见：李中梓医学全书. 北京：中国中医药出版社，1999，143

3 国家药典委员会. 中华人民共和国药典. 一部. 北京：化学工业出版社，2000，213

4 雷载权主编. 普通高等教育中医药类规划教材·中药学. 上海：上海科学技术出版社，1995，166

5 江苏新医学院. 中药大辞典. 上海：上海科学技术出版社，1977，1679

6 《中医大辞典》编辑委员会. 中医大辞典·中药分册. 北京：人民卫生出版社，1982，266

7 《中医学》编辑委员会. 中国医学百科全书·中医学. 上海：上海科学技术出版社，1997，1110

8 吴兰成主编. 中国中医药学主题词表. 北京：中医古籍出版社，1996，425

9 中国医学科学院药物研究所等. 中药志. 第三册. 北京：人民卫生出版社，1993，61

10 中华人民共和国卫生部药政管理局. 中药材手册. 北京：人民卫生出版社，1998，357

11 《全国中草药汇编》编写组. 全国中草药汇编. 上册. 北京：人民卫生出版社，1996，638

12 中华人民共和国卫生部药政管理局. 全国中药炮制规范. 北京：人民卫生出版社，1988，179

13 徐国钧等主编. 中国药材学. 北京：中国医药科技出版社，1996，1087

14 国家中医药管理局《中华本草》编委会. 中华本草. 第四册. 上海：上海科学技术出版社，1999，908

15 宋人托名晋·嵇含. 南方草木状. 见：岭南本草古籍三种. 北京：中国医药科技出版社，1999，16

16 宋·苏颂. 本草图经. 合肥：安徽科学技术出版社，1994，539

17 宋·唐慎微. 证类本草. 北京：人民卫生出版社，1957，461

18 明·刘文泰. 本草品汇精要. 北京：人民卫生出版社，1982，804

19 清·张璐. 本经逢原. 上海：上海科学技术出版社，1959，148

20 明·李时珍. 本草纲目. 北京：人民卫生出版社，1982，201

21 清·赵学敏. 本草纲目拾遗. 北京：人民卫生出版社，1983，9

331 香薷
Xiangru
Herba moslae

1 定名依据

1.1 正名

1.1.1 汉文名：香薷（唇形科植物石香薷 Mosla chinensis Maxim. 的干燥地上部分）。

1.1.2 英文名：chinese mosla.

1.2 依据

1.2.1 定名的文献依据

1.2.1.1 《名医别录》卷二：“香薷，味辛，微温。主治霍乱、腹痛、吐下、散水肿。”[1]

1.2.1.2 《新修本草》卷十八：“香薷，味辛，微温。主霍乱腹痛吐下，散水肿。处处有此，惟供生食。十月中取，干之，霍乱煮饮，无不瘥。作煎，除水肿尤良之也。”[2]

1.2.1.3 《本草图经》卷十七：“香薷（音柔），旧不著所出州土。陶隐居云：家家有之。今所在皆种，但北土差少，似白苏，而叶更细，十月中采，干之，一作香菜，俗呼香茸。”[3]

1.2.1.4 《证类本草》卷二十八：“香薷（音柔），味辛，微温。主霍乱腹痛吐下，散水肿。陶隐居云：家家有此，唯供生食。十月中取，干之，霍乱煮饮，无不瘥。作煎，除水肿尤良。臣禹锡等谨按萧炳云：今新定、新安有石上者，彼人名石香菜，细而辛，更绝佳。孟诜云：香菜，温。又云香戎，去热风。”[4]

1.2.1.5 《本草纲目》卷十四：“香薷（音柔。《别录·中品》）。【校正】自菜部移入此。【释名】香柔《食疗》、香茸（同上）、香菜《千金》、蜜蜂草《纲目》。时珍曰：薷，本作菜。《玉篇》云：菜菜苏之类，是也。其气香，其叶柔，故以名之。”[5]

1.2.1.6 《本草从新》卷二：“香薷，宣通利湿、消暑退热。辛散皮肤之蒸热，温解心腹之凝结。属金水而主肺，为清暑之主药。肺气清，则小便行而热降。（暑必兼湿、治暑必兼利湿、若无湿、但为干热、非暑也。）治呕逆水肿。”[6]

1.2.1.7 《中华人民共和国药典》：“香薷 Herba moslae　本品为唇形科植物石香薷 Mosla chinensis Maxim. 的干燥地上部分。夏、秋二季茎叶茂盛、果实成熟时采割，除去杂质，晒干。”[7]

1.2.1.8 《普通高等教育中医药类规划教材·中药学》：“香薷《别录》为唇形科多年生草本植物海州香薷 Elsholtzia splendens Nakai ex F. Maekawa. 的全草。主产于江西、安徽及河南等地。果实成熟后割取全草，晒干、切段生用。”[8]

1.2.1.9 《中药大辞典》：“香薷《别录》【异名】香菜《本草经集注》，香菜《千金方》，香戎《食疗本草》，香茸《本草图经》，紫花香菜《履巉岩本草》，蜜蜂草《纲目》［基源］为唇形科植物海州香薷的带花全草。【原植物】海州香薷 Elsholtzia splendens Nakai exF. Maekawa.[9]

1.2.1.10 《中医大辞典·中药分册》:"香薷 出《名医别录》。又名香茹、香茸、蜜蜂草。为唇形科植物海州香薷 Elsholtzia splendens Nakai ex F. Maekawa. 的带花全草。"[10]

1.2.1.11 《中国医学百科全书·中医学》:"香薷 始载于《名医别录》。又名香茹、香茸、蜜蜂草。为唇形科植物海州香薷 Elsholtzia splendens Nakai ex F. Maekawa. 的地上部分。"[11]

1.2.1.12 《中国中医药学主题词表》:"香薷 Elsholtzia splendens 属唇形科和祛暑药。"[12]

1.2.1.13 《中药志》[13]、《中药材手册》[14]、《全国中草药汇编》[15]、《全国中药炮制规范》[16]、《中国药材学》[17]、《中华本草》[18]等现代中药著作多以"香薷"作为本品正名(参见"文献通考")。

1.2.2 定名选择的理由

1.2.2.1 香薷 Herba moslae,系唇形科植物石香薷 Mosla chinensis Maxim. 的干燥地上部分。"香薷"之名始见于魏晋《名医别录》,并作为本品正名记载。其后的历代重要本草著作如唐·苏敬《新修本草》,宋·苏颂《本草图经》、唐慎微《证类本草》,明·李时珍《本草纲目》,清·吴仪洛《本草从新》等在载录本品时均以"香薷"作为正名,并一直沿用至今。

1.2.2.2 我国最新出版的《中华人民共和国药典》、《普通高等教育中医药类规划教材·中药学》以及辞书类著作《中医大辞典·中药分册》、《中药大辞典》、《中国医学百科全书·中医学》等均以"香薷"作为本品正名。已经广泛应用于中医药学文献的标引和检索的《中国中医药学主题词表》也以"香薷"作为本品的正式主题词。现代本草著作如《中药志》、《全国中草药汇编》、《中华本草》、《中国药材学》、《中药材手册》、《全国中药炮制规范》等虽记载了不少本品各地的俗称,但也无一例外以"香薷"作为本品的正名。说明"香薷"作为本品正名已成为共识。

1.3 与正名等效的名词:无。

2 源流考释

香薷(唇形科植物石香薷 Mosla chinensis Maxim. 的干燥地上部分),始载于魏晋《名医别录》[1],以"香薷"为正名。如魏晋《名医别录》卷二:"香薷,味辛,微温。主治霍乱、腹痛、吐下、散水肿。"[1]其后的本草著作大多以"香薷"为正名记载本品,如南北朝·雷敩《雷公炮炙论》[19]、陶弘景《本草经集注》[20],唐·孙思邈《备急千金要方》[21]、苏敬《新修本草》[2]、孙思邈《千金翼方》[22],宋·苏颂《本草图经》[3]、唐慎微《证类本草》[4]、寇宗奭《本草衍义》[23]、佚名《增广太平和剂图经本草药性总论》[24],元·王好古《汤液本草》[25],明·兰茂《滇南本草》[26]、刘文泰《本草品汇精要》[27]、陈嘉谟《本草蒙筌》[28]、李时珍《本草纲目》[5]、杜文燮《药鉴》[29]、缪希雍《炮炙大法》[30]、李中梓《雷公炮制药性解》[31]、《本草征要》[32]、卢之颐《本草乘雅半偈》[33],清·蒋居祉《本草择要纲目》[34]、陈士铎《本草新编》[35]、汪昂《本草易读》[36]、汪昂《本草备要》[37]、张璐《本经逢原》[38]、叶桂《本草经解》[39]、吴仪洛《本草从新》[6]、严西亭《得配本草》[40]、沈金鳌《要药分剂》[41]、黄宫绣《本草求真》[42]、陈念祖《神农本草经读》[43]、杨时泰《本草述钩元》[44]、凌奂《本草害利》[45]、陈其瑞《本草撮要》[46]、张秉成《本草便读》[47]等。

古代著作中记载的本品异名尚有“香菜”《备急千金要方》[5]，“香茙”、“香戎”《食疗本草》[48]，“石香薷”、“香茸”《本草图经》[3]，“石香柔”《本草品汇精要》[27]，“蜜蜂草”《本草纲目》[5]等。如《食疗本草》卷下：“香茙（香薷），温。（一）又云香戎。”[48]《本草图经》卷十七：“香薷（音柔），旧不著所出州土。陶隐居云：家家有之。今所在皆种，但北土差少，似白苏，而叶更细，十月中采，干之，一作香茙，俗呼香茸。……彼人谓之石香薷。”[48]《本草品汇精要》卷三十九：“香薷，无毒，植生。香薷，主霍乱，腹痛吐下，散水肿（《名医》所录）。【名】香茸、香茙、香戎、石香柔。”[27]《本草纲目》卷十四：“香薷（音柔。《别录·中品》）。【校正】自菜部移入此。【释名】香柔《食疗》、香茸（同上）、香菜《千金》、蜜蜂草《纲目》。时珍曰：薷，本作茙。……俗呼蜜蜂草，象其花房也。[5]。

现代有关著作均沿用《名医别录》的记载以“香薷”作为本品正名，如《中华人民共和国药典》[7]、《普通高等教育中医药类规划教材·中药学》[8]、《中药大辞典》[9]、《中医大辞典·中药分册》[10]、《中国医学百科全书·中医学》[11]、《中国中医药学主题词表》[12]、《中药志》[13]、《中药材手册》[14]、《全国中草药汇编》[15]、《全国中药炮制规范》[16]、《中国药材学》[17]、《中华本草》[18]等。同时尚记载有“石香茙”《中华本草》[18]，“香茹”、“香草”、“铜草”、“小叶香薷”、“广香薷”《全国中草药汇编》[15]，“紫花香茙”《中药大辞典》[9]，“华荠”、“石香”、“细叶香薷”、“土荆芥”、“痧药草”《中国药材学》[17]，“香薷草”、“小香薷”、“满山香”、“青香薷”、“香茹草”、“土香薷”、“土香草”、“石艾”、“七星剑”《中华本草》[18]等各地的俗称。还记载有本品原植物“石香薷”的异名“青香薷”、“细叶香薷”、“香薷草”、“华荠”、“蓼刀竹”、“小香薷”、“小叶香薷”、“土香薷”、“土荆芥”、“七星剑”、“细叶七星剑”、“野香薷”、“辣辣草”、“土黄连”《中药志》[13]，“江香薷”《中华本草》[18]等。

3 附录

3.1 又称：无。

3.2 俗称：香薷草、细叶香薷（湖南），小香薷、小叶香薷、香草、满山香、青香薷（江西），香茹草、土香薷、土香草、石艾、七星剑（广西），华荠，石香，土荆芥（广西、浙江），痧药草（浙江），紫花香茙，香茹，铜草，广香薷，石香茙，香菜。

3.3 曾称：香菜《千金要方》，香茙、香戎《食疗本草》，石香薷、香茸《本草图经》，石香柔《本草品汇精要》，蜜蜂草《本草纲目》。

3.4 原植物名称：石香薷，青香薷、细叶香薷、香薷草、华荠（广西、湖南），蓼刀竹、小香薷、小叶香薷（江西、福建、广东、广西、四川），土香薷、土荆芥、七星剑（广西），细叶七星剑、野香薷（广东），辣辣草、土黄连（贵州），江香薷。

4 文献通考

《名医别录》卷二：“香薷，味辛，微温。主治霍乱、腹痛、吐下、散水肿。”[1]

《雷公炮炙论》卷中：“香薷，雷公云：凡采得，去根，留叶，细锉，曝干。勿令犯火。服至十两，一生不得食白山桃也。”[19]

《本草经集注·果菜米谷有名无实》：“香薷，味辛，微温。主治霍乱腹痛吐下，散水肿。处处有此，惟供生食。十月中取，干之，霍乱煮饮，无不瘥。作煎，除水肿尤良之也。”[20]

《新修本草》卷十八：“香薷，味辛，微温。主霍乱腹痛吐下，散水肿。处处有此，惟供生食。十月中取，干之，霍乱煮饮，无不瘥。作煎，除水肿尤良之也。”[2]

《千金翼方》卷四：“香薷，味辛，微温，主霍乱腹痛吐下，散水肿。”[22]

《食疗本草》卷下：“香菜（香薷），温。（一）又云香戎。去热风。生菜中食，不可多食。……（三）又，干末止鼻衄，以水服之。”[48]

《本草图经》卷十七：“香薷（音柔），旧不著所出州土。陶隐居云：家家有之。今所在皆种，但北土差少，似白苏，而叶更细，十月中采，干之，一作香菜，俗呼香茸。霍乱转筋，煮饮服之，无不瘥者。若四肢烦冷，汗出而渴者，加蓼子同切，煮饮。胡洽治之病洪肿香菜煎：取干香菜五十斤，一物锉，内釜中，以水淹之，水出香菜上一寸，煮使气力都尽，清澄之，严火煎，令可丸。一服五丸如梧子，日渐增之，以小便利好。寿春及新安有。彼间又有一种石上生者，茎、叶更细，而辛香弥甚，用之尤佳。彼人谓之石香薷。《本经》出草部中品，云生蜀郡陵荣、资、简州及南中诸山岩石缝中生。二月、八月采、苗、茎、花、实，俱亦主调中，温胃，霍乱吐泻，今人罕用之，故但附于此。”[3]

《证类本草》卷二十八：“香薷（音柔），味辛，微温。主霍乱腹痛吐下，散水肿。陶隐居云：家家有此，唯供生食。十月中取，干之，霍乱煮饮，无不瘥。作煎，除水肿尤良。臣禹锡等谨按萧炳云：今新定、新安有石上者，彼人名石香菜，细而辛，更绝佳。孟诜云：香菜，温。又云香戎，去热风。生菜中食，不可多食。卒转筋，可煮汁顿服半升，止。又，干末止鼻衄，以水服之……《本经》出草部中品，云生蜀郡、陵、荣、资、简州及南中诸山岩石缝中生。二月、八月采苗、茎、花、实俱亦主调中，温胃，霍乱吐泻，今人罕用之，故但附于此。”[4]

《本草衍义》卷十九：“香薷，生山野，荆、湖南北、二川皆有。两京作圃种，暑月亦作蔬菜，治霍乱不可阙也，用之无不效。叶如茵陈，花茸紫，在一边成穗，凡四五十房为一穗。如荆芥穗，别是一种香。余如经。”[23]

《增广太平和剂图经本草药性总论·菜部三品》：“香薷，味辛，微温。主霍乱腹痛吐下，散水肿。孟诜云：去热风，猝转筋。又干末止鼻衄。以水服之。日华子云：无毒。下气，除烦热，疗呕逆冷气。一云：苗、茎、花、实俱亦主调中温胃，霍乱吐泻。《肘后方》：治舌上忽出血如簪孔者，香薷汁服之愈。”[24]

《汤液本草》卷六：“香薷，味辛，微温。《本草》云：主霍乱腹痛吐下，散水肿。”[25]

《滇南本草》卷二：“香薷，味苦、辛，性温。解表除邪。治中暑头疼，暑泻，肚肠疼痛，暑热咳嗽，发汗，温胃和中。”[26]

《本草品汇精要》卷三十九：“香薷，无毒，植生。香薷，主霍乱，腹痛吐下，散水肿（《名医》所录）。【名】香茸、香菜、香戎、石香柔。”[27]

《本草蒙筌》卷二：“香薷（音柔），味辛，气微温，无毒。三伏堪为菜蔬，两京亦每栽种。入药拯病，随处可收。大叶者种优，陈年者效捷。主霍乱中脘绞痛，治伤暑小便涩难。散水肿有彻上彻下之功，肺得之清化行热自下也。去口臭有拨浊回清之妙，脾得之郁火降气不上焉。解热除烦，调中温胃。又有一种名石香薷，延生临水附崖，叶细辛香弥甚。今多采此，拯治亦佳。”[28]

《本草纲目》卷十四：“香薷（音柔。《别录·中品》）。【校正】自菜部移入此。【释名】香柔《食疗》、香茸（同上）、香菜《千金》、蜜蜂草《纲目》。时珍曰：薷，本作葇。《玉篇》云：葇菜苏之类，是也。其气香，其叶柔，故以名之。草初生曰茸，孟诜《食疗》作香戎者，非是。俗呼蜜蜂草，象其花房也。【集解】弘景曰：家家有此，作菜生食。十月中取干之。颂曰：所在皆种，但北土差少，似白苏而叶更细，寿春及新安皆有之。彼间又有一种石香葇，生石上，茎叶更细，色黄而辛香弥甚，用之尤佳。吴人以为茵陈用之。宗奭曰：香薷生山野间，荆湖南北、二川皆有之，汴、洛作圃种之，暑月亦作蔬菜。叶如茵陈，花茸紫，连边成穗，凡四、五十房为一穗，如荆芥穗，别是一种香气。时珍曰：香薷有野生，有家莳。中州人三月种之，呼为香菜，以充蔬品。丹溪朱氏惟取大叶者为良，而细叶者香烈更甚，今人多用之。方茎，尖叶有刻缺，颇似黄荆叶而小，九月开紫花成穗。有细子细叶者，仅高数寸，叶如落帚叶，即石香薷也。”[5]

《药鉴》卷二：“香薷，气微温，味辛，无毒。属金与水。有彻上彻下之功，治水肿，利小便甚捷，肺得之则化源清，何也？行热自下也。有拨浊回清之妙，去口臭，解烦热最佳，脾得之则郁火散，何也？降气不上也。惟其温也，似助火烁金，然辛重于温，故能益精治水，使火不得以烁金也。”[29]

《炮炙大法·草部》：“香薷（八九月开花，着穗时采之，去根留叶，阴干。勿令犯火，服至十两，一生不得食，白山桃也）。”[30]

《雷公炮制药性解》卷四：“香薷，味辛，性微温无毒，入肺胃二经。主下气，除烦热，定霍乱，止呕吐，疗腹痛，散水肿，调中温胃，最解暑气。按：香薷性温，其除热解暑之功，何若是其著也！不知炎威酷暑，则脏腑伏阴，胸腹有凝结之忧，而皮肤多蒸热之气，得香薷之辛以散之，温以解之，而伤暑之证，从兹远矣。热服令人泄泻，久服耗人真气。江右硬梗石生者良，土香薷苗软，但能解暑，其他无效。”[31]

《本草征要》卷一：“香薷，味辛，性微温，无毒。入脾、胃二经。忌见火。发汗解表，和中利湿。暑期感冒，无汗发热。腹痛吐利，阳为阴遏。”[32]

《本草乘雅半偈》第八帙：“香薷《别录·中品》。玄府毛孔，幽门浊道也。泣则势乱难支，弛则斫废无度。阴者藏精而起亟，阳者卫外而为固；阳在外阴之使也，阴在内阳之守也。肺朝百脉，为百脉之使。肺者朝使之官，治节出焉。”[33]

《本草择要纲目·平性药品》：“香薷　【气味】辛，微温，无毒。属金与水。有彻上彻下之功。”[34]

《本草新编》卷三：“香薷，味辛，气微温，无毒。入脾、胃、心、肺四经。主霍乱，中脘绞痛，治伤暑如神，通小便，散水肿，去口臭，解热除烦，调中温胃，有彻上彻下之功，拨乱反正之妙，能使清气上升，浊气下降也。但宜冷饮，而不可热饮，宜少用，不可大用。少用，助气以祛邪；大用，乃助邪以耗气。”[35]

《本草易读》卷四：“香薷，勿犯火。辛，温，无毒。止吐泻之腹痛，散气水之肿满，解皮肤之风热，开心腹之凝结，除脚气之寒热，疗霍乱之转筋。降气逆而平呕吐，去口臭而止鼻衄。为清暑之主剂，乃利湿之良药。在处有之，有野生，有家莳。中州人三月种之，呼为香菜，以充蔬品。朱震亨惟取大叶者为良，而细叶者香烈更甚，今人多用之。方茎尖叶，有刻缺，九月开紫花成穗。有细子细叶者佳，高数寸，叶如落帚叶，即石香薷也。"[36]

《本草备要·草部》："香薷，宣，通，利湿，清暑，辛散皮肤之蒸，温解心腹之凝结。属金、水而主肺，为清暑之主药。肺气清，则小便行而热降（暑必兼湿，治暑必兼利湿，若无湿，但为干热，非暑也）。"[37]

《本经逢原》卷二："香薷，辛微温，无毒。江西白花者良。发明，香薷辛温，先升后降，故热服能发散暑邪，冷饮则解热利小便，治水甚捷。"[38]

《本草经解》卷四："香薷，气微温，味辛，无毒。主霍乱，腹痛吐下，散水肿。香薷气微温，禀天初春之木气，入足少阳胆经。味辛无毒，得地西方燥金之味，入手太阴肺经、手阳明大肠经。气味俱升，阳也。夏月湿热之气，郁于太阴阳明，则挥霍扰乱而腹痛吐泻矣。其主之者，温能行，。辛可解湿热也。肺者相传之官，主通调水道，下输膀胱。香薷味辛润肺，所以主散水肿也。"[39]

《本草从新》卷二："香薷，宣通利湿、消暑退热。辛散皮肤之蒸热，温解心腹之凝结。属金水而主肺，为清暑之主药。肺气清，则小便行而热降。（暑必兼湿、治暑必兼利湿、若无湿、但为干热、非暑也。）治呕逆水肿，（熬膏服、小便利则消。）脚气口气（煎汤含漱）。单服治霍乱转筋。"[6]

《得配本草》卷二："香薷，音柔。忌山白桃，并忌见火。辛，温。入手太阴、足阳明经气分。发散暑邪，通利小便。治霍乱转筋，胸腹绞痛，呕逆泄泻，遍身水肿，脚气寒热，口中臭气。配厚朴，治阴暑。配白术，治水肿。"[40]

《要药分剂》卷三："香薷，味辛。性微温。无毒。感金水之气及夏秋之气以生，可升可降，阳也。【主治】主霍乱腹痛吐下（别录），去热风猝转筋者。煮汁顿服半升即止。为末水服。止鼻衄（孟诜），下气，除烦热，疗呕逆冷气（大明）。春月煮饮代茶，可无热病（汪颖）。治脚气寒热（纲目）。"[41]

《本草求真》卷三："香薷（芳草），宣散三伏湿热。香薷（专入脾胃心），气味香窜，似属性温，并非沉寒。然香气既除，凉气即生，所以菀蒸湿热。"[42]

《神农本草经读·本草附录》："香薷，气味辛、微温，无毒。主霍乱腹痛吐下，散水肿。《别录》"[43]

《本草述钩元》卷八："香薷，荆湖南北中州二川皆有之。四月生苗，叶似茵，。穗似荆芥，花似水苏，气味则迥别。一种叶大茎方，一种叶最细，仅高数寸，芬芳转胜，乃石香薷也。九月开花著穗时，采之弥佳。"[44]

《本草害利·胃部药队》："香薷，【害】辛散，乃夏月解表之药。表无所感，而中热为病，何假于此。误则损人表气，故无表邪者戒之。"[45]

《本草撮要》卷一："香薷，味辛温，入足阳明太阴手少阴经。功专散暑利湿。得厚朴治伤暑寒证，得白术治暑湿水肿。单服治霍乱转筋，宜冷饮。热则泻。"[46]

《本草便读·草部》："香薷，解夏月之表邪，入肺疏寒能达外。味辛温而无毒，和脾利水可行经。（香薷辛温气香。轻浮入肺，发表利水。辟口气，和中焦，为夏月解表之药。以长夏湿气蒸腾，用此芳香宣上彻下，开鬼门，洁净府，两得其宜。若阴虚而感受暑热者，不宜服之。其形似茵陈，功用亦相似，但性味各异。香薷长于解表，利水次之。茵陈反是，香薷温而茵陈寒耳。）"[47]

《中药志》："香薷　本品为较常用中药，《名医别录》列为中品。市售商品可分为两大类，应用地区较广者为香薷，原植物为海州香薷；两广及两湖、浙江、福建习用青香薷，原植物为石香薷。另外四川等个别地区，有用他种香薷的。均以干燥地上部分入药。……【原植物】1. 海州香薷　别名：铜草（江西）。Elsholtzia splendens Nakai ex F. Maekawa（E. haichowensis Sun ex C. H. Hu）——唇形科 Labiatae. 2. 石香薷　别名：青香薷、细叶香薷、香薷草、华荠（广西、湖南），蓼刀竹、小香薷、小叶香薷（江西、福建、广东、广西、四川），土香薷、土荆芥、七星剑（广西），细叶七星剑、野香薷（广东），辣辣草、土黄连（贵州）。Mosla chinensis Maxim. [Orthodon chinensis（Maxim.）Kudo] ——唇形科 Labiatae."[13]

《中药材手册》："香薷（《纲目》列入草部芳草类）　全国药用香薷为唇形科植物石香薷 Mosla chinensis Maxim. 的干燥地上部分。原植物系一年生草本，野生或栽培均有。但四川、云南等地使用的香薷为同科植物牛至的全草，两种植物疗效不同，应注意鉴别。"[14]

《全国中草药汇编》："香薷　别名：香茹、香草、铜草、小叶香薷、广香薷。来源：为唇形科石荠宁属植物江香薷 Mosla chinensis Maxim. cv. Jiangxianru 和石香薷（青香薷）Mosla chinensis Maxim. [Orthodon chinensis（Maxim.）Kudo；O. fordii（Maxim.）Hand. -Mazz.] 的全草。"[15]

《中药大辞典》："香薷《别录》【异名】香菜《本草经集注》，香菜《千金方》，香戎《食疗本草》，香茸《本草图经》，紫花香菜《履巉岩本草》，蜜蜂草《纲目》[基源] 为唇形科植物海州香薷的带花全草。【原植物】海州香薷 Elsholtzia splendens Nakai exF. Maekawa.[9]

《中医大辞典·中药分册》："香薷　出《名医别录》。又名香茹、香茸、蜜蜂草。为唇形科植物海州香薷 Elsholtzia splendens Nakai ex F. Maekawa. 的带花全草。"[10]

《中国医学百科全书·中医学》："香薷　始载于《名医别录》。又名香菜、香茸、蜜蜂草。为唇形科植物海州香薷 Elsholtzia splendens Nakai ex F. Maekawa. 的地上部分。"[11]

《全国中药炮制规范》："香薷　[处方用名] 香薷。【来源】本品为唇形科植物石香薷 Mosla chinensis Maxim. 及海州香薷 Elsholtzia splendens Nakai ex F. Maekawa. 的干燥地上部分。前者习称'江香薷'，后者习称'青香薷'。野生或栽培。主产于江西、河南、陕西、江苏、浙江、云南、四川等地。夏、秋二季茎叶茂盛，花初开时采割，除去杂质，干燥。药材以枝嫩、穗多、香气浓者为佳。"[16]

《中国药材学》："香薷　【别名】华荠，石香，细叶香薷，土荆芥（广西、浙江），痧药草（浙江）。【来源】本品为唇形科植物石香薷 Mosla chinensis Maxim. 的全草。"[17]

《中国中医药学主题词表》："香薷 Elsholtzia splendens　属唇形科和祛暑药。"[12]

《普通高等教育中医药类规划教材·中药学》："香薷《别录》为唇形科多年生草本植物海州香薷 Elsholtzia splendens Nakai ex F. Maekawa. 的全草。主产于江西、安徽及河南等地。果实成熟后割取全草，晒干、切段生用。"[8]

《中华本草》："香薷《别录》【异名】香菜《千金要方》，香菜、香戎《食疗本草》，石香《四声本草》，石香薷、香茸《本草图经》，紫花香菜《履巉岩本草》，蜜蜂草《纲目》，香薷草、细叶香薷（湖南），小香薷、小叶香薷、香草、满山香、青香薷（江西），香茹草、土香薷、土香草、石艾、七星剑（广西）……【来源】为唇形科植物江香薷或华荠的带根全草或地上部分。【原植物】1. 江香薷 Mosla chinensis Maxim. cv. Jiangxiangru. 2. 华荠 Mosla chinensis Maxim. ［Orthodon chinensis（Maxim.）Kudo］ 又名：石香薷《中药材品种论述》。”[18]

《中华人民共和国药典》：“香薷 Herba moslae 本品为唇形科植物石香薷 Mosla chinensis Maxim. 的干燥地上部分。夏、秋二季茎叶茂盛、果实成熟时采割，除去杂质，晒干。”[7]

5 参考文献

1 魏晋·名医别录. 北京：人民卫生出版社，1986，203
2 唐·苏敬等撰. 新修本草. 合肥：安徽科学技术出版社，1981，471
3 宋·苏颂. 本草图经. 合肥：安徽科学技术出版社，1994，582
4 宋·唐慎微. 证类本草. 北京：人民卫生出版社，1957，515
5 明·李时珍. 本草纲目. 北京：人民卫生出版社，1982，909
6 清·吴仪洛. 本草从新. 北京：中医古籍出版社，2001，41
7 国家药典委员会. 中华人民共和国药典. 一部. 北京：化学工业出版社，2000，213
8 雷载权主编. 普通高等教育中医药类规划教材·中药学. 上海：上海科学技术出版社，1995，32
9 江苏新医学院. 中药大辞典. 上海：上海科学技术出版社，1977，1680
10 《中医大辞典》编辑委员会. 中医大辞典·中药分册. 北京：人民卫生出版社，1982，266
11 《中医学》编辑委员会. 中国医学百科全书·中医学. 上海：上海科学技术出版社，1997，969
12 吴兰成主编. 中国中医药学主题词表. 北京：中医古籍出版社，1996，424
13 中国医学科学院药物研究所等. 中药志. 第四册. 北京：人民卫生出版社，1993，544
14 中华人民共和国卫生部药政管理局. 中药材手册. 北京：人民卫生出版社，1998，451
15 《全国中草药汇编》编写组. 全国中草药汇编. 上册. 北京：人民卫生出版社，1996，636
16 中华人民共和国卫生部药政管理局. 全国中药炮制规范. 北京：人民卫生出版社，1988，233
17 徐国钧等主编. 中国药材学. 北京：中国医药科技出版社，1996，1538
18 国家中医药管理局《中华本草》编委会. 中华本草. 第七册. 上海：上海科学技术出版社，1999，91
19 南北朝·雷敩. 雷公炮炙论. 上海：上海中医学院出版社，1986，89
20 南北朝·陶弘景. 本草经集注. 北京：人民卫生出版社，1994，492
21 唐·孙思邈. 备急千金要方. 北京：人民卫生出版社，1955，467
22 唐·孙思邈. 千金翼方. 北京：人民卫生出版社，1955，52
23 宋·寇宗奭. 本草衍义. 上海：商务印书馆，1937，131
24 宋·佚名. 增广太平和剂图经本草药性总论. 见：增广太平惠民和剂局方. 海口：海南出版社，2002，515
25 元·王好古. 汤液本草. 见：景印文渊阁四库全书（745）. 北京：中医古籍出版社，1986，997
26 明·兰茂. 滇南本草. 昆明：云南人民出版社，1959
27 明·刘文泰. 本草品汇精要. 北京：人民卫生出版社，1982，876
28 明·陈嘉谟. 本草蒙筌. 北京：人民卫生出版社，1988，109
29 明·杜文燮. 药鉴. 上海：上海人民出版社，1975

30 明·缪希雍. 炮炙大法. 明末庄继先校刻本
31 明·李中梓. 雷公炮制药性解. 见：中国医学大成（二）. 长沙：岳麓书社，1990，148
32 明·李中梓. 本草征要. 见：李中梓医学全书. 北京：中国中医药出版社，1999，122
33 明·卢之颐. 本草乘雅半偈. 北京：人民卫生出版社，1986，470
34 清·蒋居祉. 本草择要纲目. 见：珍本医书集成（二）. 上海：上海科学技术出版社，1985，114
35 清·陈士铎. 本草新编. 北京：中国中医药出版社，1996，133
36 清·汪昂. 本草易读. 北京：人民卫生出版社，1987
37 清·汪昂. 本草备要. 北京：中国中医药出版社，1998，95
38 清·张璐. 本经逢原. 上海：上海科学技术出版社，1959，64
39 清·叶桂. 本草经解. 上海：上海科学技术出版社，1958
40 清·严西亭. 得配本草. 上海：上海卫生出版社，1957，51
41 清·沈金鳌. 要药分剂. 上海：上海科学技术出版社，1959，64
42 清·黄宫绣. 本草求真. 上海：上海科学技术出版社，1959，100
43 清·陈念祖. 神农本草经读. 北京：人民卫生出版社，1959，53
44 清·杨时泰. 本草述钩元. 上海：科技卫生出版社，1958，194
45 清·凌奂. 本草害利. 北京：中医古籍出版社，1982
46 清·陈其瑞. 本草撮要. 见：珍本医书集成（二）. 上海：上海科学技术出版社，1985，20
47 清·张秉成. 本草便读. 上海：上海卫生出版社，1957
48 唐·孟诜. 食疗本草. 北京：人民卫生出版社，1984，146

332 重楼
Chonglou
Rhizoma Paridis

1 定名依据

1.1 正名

1.1.1 汉文名：重楼［百合科植物云南重楼 Paris polyp hylla Smith var. yunnanensis (Franch.) Hand. - Mazz. 或七叶一枝花 Paris polyphylla Smith var. chinensis (Franch.) Hara 的干燥根茎］。

1.1.2 英文名：paris root.

1.2 依据

1.2.1 定名的文献依据

1.2.1.1 《新修本草》卷十一："蚤休，味苦，微寒，有毒。主惊痫，摇头弄舌，热气在腹中，癫疾，痈疮阴蚀，下三虫，去蛇毒。一名蚩休。生山阳川谷及宛朐。【谨案】今谓重楼者是也。一名重台，南人名草甘遂，苗似王孙、鬼臼等，有二三层。根如肥大菖蒲，细肌脆白，醋摩疗痈肿，敷蛇毒，有效。"[1]

1.2.1.2 《中华人民共和国药典》："重楼 Rhizoma paridis　本品为百合科植物云南重楼 Paris polyp hylla Smith var. yunnanensis (Franch.) Hand. - Mazz. 或七叶一枝花 Paris polyphylla Smith var. chinensis (Franch.) Hara 的干燥根茎。秋季采挖，除去须根，洗净，

晒干。”[2]

1.2.1.3 《中药志》：“重楼 本品为少常用中药。商品主要为华重楼、宽瓣重楼及七叶一枝花的根茎。……【原植物】1. 华重楼 别名：七叶莲（福建、两广、江西），铁灯台（陕西、湖南、江西、两广），独脚莲（两广），草河车、七叶一枝花（通称），螺丝七、海螺七（陕西），金线重楼（江西、福建），九道箍（四川），九龙盘（湖南）。Paris polyphylla Sm. var, chinensis（Franch.）Hara（P. chinensis Franch.; P. formosana Hay.; P. hainanensis Merr.）——百合科 Liliaceae.”[3]

1.2.1.4 《中药材手册》：“重楼 本品为百合科植物云南重楼 Paris yunnanensis Franch. 或七叶一枝花 Paris chinensis Franch. 的干燥根茎。原植物系多年生草本，喜生于山坡林荫处或路旁沟谷边的草丛阴湿处，均为野生。”[4]

1.2.1.5 《中医大辞典·中药分册》：“重楼 出《新修本草》。为七叶一枝花之别名，详该条。”[5]

1.2.1.6 《全国中药炮制规范》：“重楼（七叶一枝花）[处方用名] 重楼。【来源】本品为百合科植物云南重楼 Paris yunnanensis Franch. 或七叶一枝花 Paris chinensis Franch. 的干燥根茎。多系野生。全国大部地区均产。夏、秋二季采挖，除去须根，洗净，干燥。药材以粗壮、干燥者为佳。”[6]

1.2.1.7 《中国药材学》：“重楼 【别名】七叶一支花，蚤休，草河车，独脚莲，金盘托荔枝，七叶莲（广东、广西），铁灯台（广东），枝头花（广西），灯台七（陕西、甘肃），白河车（浙江），海螺（陕西），两把伞（云南），牙赶庄（傣语）。【来源】本品为百合科植物宽瓣重楼（云南重楼）Paris polyphylla Smith var. yunnanensis（Franch.）Hand - Mazz.（P. yunnanensis Franch.）或华重楼 P. polyphylla Smith var. chinensis（Franch.）Hara（P. chinensis Franch.）等的根茎。”[7]

1.2.1.8 《中国中医药学主题词表》：“重楼 Paris polyp hylla 属百合科；属清热凉血药和清热解毒药；用蚤休检索 1995 前文献。D 七叶一枝花；D 蚤休。”[8]

1.2.2 定名选择的理由

重楼 Rhizoma paridis，系百合科植物云南重楼 Paris polyp hylla Smith var. yunnanensis（Franch.）Hand. - Mazz. 或七叶一枝花 Paris polyphylla Smith var. chinensis（Franch.）Hara 的干燥根茎。“重楼”之名始见于唐·苏敬《新修本草》。“重楼”作为本品正名始于现代本草，如我国最新出版的《中华人民共和国药典》以及辞书类著作《中医大辞典·中药分册》等均以“重楼”作为本品正名。已经广泛应用于中医药学文献的标引和检索的《中国中医药学主题词表》也以“重楼”作为本品的正式主题词。现代本草著作如《中药志》、《中国药材学》、《中药材手册》、《全国中药炮制规范》等虽记载了不少本品各地的俗称，但也无一例外以“重楼”作为本品的正名。说明“重楼”作为本品正名已成为共识。

1.3 与正名等效的名词：无。

2 源流考释

重楼 [百合科植物云南重楼 Paris polyp hylla Smith var. yunnanensis（Franch.）Hand. - Mazz. 或七叶一枝花 Paris polyphylla Smith var. chinensis（Franch.）Hara 的干燥根茎]，

原称“蚤休”，始载于汉《神农本草经》卷三：“蚤休，味苦，微寒。主惊痫、摇头弄舌，热气在腹中，瘨疾痈创，阴蚀，下三虫，去蛇毒。一名蚩休。生川谷。”[9] 其后的本草著作多以“蚤休”为正名记载本品，如魏晋《名医别录》[10]，南北朝·陶弘景《本草经集注》[11]，唐·苏敬等撰《新修本草》[1]、孙思邈《千金翼方》[12]，宋·苏颂《本草图经》[13]、唐慎微《证类本草》[14]、寇宗奭《本草衍义》[15]、佚名《增广太平和剂图经本草药性总论》[16]，明·刘文泰《本草品汇精要》[17]、陈嘉谟《本草蒙筌》[18]、李时珍《本草纲目》[19]、李中梓《雷公炮制药性解》[20]、《本草征要》[21]、卢之颐《本草乘雅半偈》[22]，清·张志聪《本草崇原》[23]、张璐《本经逢原》[24]、吴仪洛《本草从新》[25]、严西亭《得配本草》[26]、姚澜《本草分经》[27]、吴其浚《植物名实图考》[28]、叶志诜《神农本草经赞》[29]、张秉成《本草便读》[30] 等；有的以“九到箍”为正名，如清《分类草药性》[31] 等。

古代著作中记载的本品异名尚“蚩休”《神农本草经》[9]，“重台根”、“螫休”《日华子》[14]，“重楼金线”《本草图经》[13]，“重台草”《太平圣惠方》[32]，“白甘遂”《小儿药证直诀》[33]，独脚莲《滇南本草》[34]，“金线重楼”、“七叶一枝花”《本草蒙筌》[18]，“三层草”、“金钱重楼”《本草纲目》[19]，“草河车”、“重楼一枝箭”、“蚤蒌”《植物名实图考》[28]，“九道箍”、“铁登盏”、“从六根”、“七叶一盏灯”、“鸳鸯虫”《分类草药性》[31] 等。如《神农本草经》卷三：“蚤休，味苦，微寒。主惊痫、摇头弄舌，热气在腹中，瘨疾痈创，阴蚀，下三虫，去蛇毒。一名蚩休。生川谷。”[9]《证类本草》卷十一：“日华子云：重台根，冷，无毒。治胎风搐手足，能吐泻，瘰疬。根如尺二蜈蚣，又如肥紫菖蒲，又名蚤休、螫休也。”[14]《本草图经》卷九：“蚤休，即紫河车也，俗呼重楼金线。”[13]《太平圣惠方》卷六十四：“治风肿诸方，夫人忽发风肿。或着四肢。或在胸背。或着头项。发作虚肿。如吹之状。不痛不赤。……重台草散方。重台草　木鳖子（去壳）　半夏（以上各一两）”[32]《小儿药证直诀》卷下：“栝蒌汤，治慢惊（学海案：《本草纲目》引此云，治慢惊带有阳证者。白甘遂即蚤休也）。栝蒌根（二钱）　白甘遂（一钱）”[33]《滇南本草》卷一：“重楼，一名紫河车，一名独脚莲。味辛、苦、微辣，性微寒。”[34]《本草蒙筌》卷三：“蚤休（一名紫河车），味苦，气微寒。有毒……故又名金线重楼，俗呼七叶一枝花也。”[18]《本草纲目》卷十七：“蚤休《本经·上品》。【释名】……三层草《纲目》…金钱重楼，因其花状也。”[19]《植物名实图考》卷二十四：“蚤休，本经下品。江西、湖南山中多有，人家亦种之，通呼为草河车，亦曰七叶一枝花，为外科要药。滇南谓之重楼一枝箭，以其根老横纹粗皱，乃作蚤蒌字。”[28]《分类草药性》上卷：“九道箍，一名铁登盏、从六根、七叶一盏灯、鸳鸯虫。味麻性凉，搽无名肿毒，治痔疔疮。”[31]

“重楼”之名始见于唐·苏敬等撰《新修本草》卷十一：“蚤休，味苦，微寒，有毒。主惊痫，摇头弄舌，热气在腹中，癫疾，痈疮阴蚀，下三虫，去蛇毒。一名蚩休。生山阳川谷及宛朐。【谨案】今谓重楼者是也。一名重台，南人名草甘遂，苗似王孙、鬼臼等，有二、三层。根如肥大菖蒲，细肌脆白，醋摩疗痈肿，敷蛇毒，有效。”[1]“重楼”作为本品正名始自现代本草，如《中华人民共和国药典》[2]、《中医大辞典·中药分册》[5]、《中国中医药学主题词表》[8]、《中药志》[3]、《中药材手册》[4]、《中国药材学》[7] 等；现代有关著作有的还以“蚤休”作为本品正名，如《中药大辞典》[35]、《中国医学百科全书·中医学》[36]、《中华本草》[37]；有的以“七叶一枝花”为正名，如《全国中草药汇编》[38]

等；有的以“重楼”与“七叶一枝花”并称作为正名，如《全国中药炮制规范》[6]等。同时尚记载有“白蚤休”、“虫蒌”《中药材手册》[4]，“灯台七”、“铁灯台”、“白河车”、“枝花头”、“海螺七”、“螺丝七”《全国中草药汇编》[38]，“独脚莲”、“多叶重楼”、“七子莲”、“九层楼”、“七层塔”、“八角盘”、“孩儿掏伞”、“金盘托荔枝”、“金盘托珠”、“红重楼”、“七叶遮花”、“金丝两重楼”《中药大辞典》[35]，“七叶莲”、“海螺”、“两把伞”、“牙赶庄”《中国药材学》[7]，“螺陀三七”、“土三七”《中华本草》[37]等各地的俗称。还记载有本品原植物“七叶一枝花”的异名“华重楼”、“七叶莲”、“铁灯台”、“独脚莲”、“草河车”、“螺丝七”、“海螺七”、“金线重楼”、“九道箍”、“九龙盘”《中药志》[3]，“重楼”、“重台”、“草甘遂”、“重楼金线”、“铁灯盏”、“七叶一盏灯”、“中华王孙”、“独立一枝花”、“金盘托荔枝”、“双台”、“独叶一枝花”、“金盘托珠”、“红重楼”、“七叶遮花”、“金丝两重楼”、“七支莲”、“七叶莲”、“一支箭”、“一把伞”、“双喜草”《中华本草》[37]；原植物“云南重楼”的异名“独脚莲”、“三层草”、“重楼一枝箭”、“阔瓣蚤休”、“阔瓣重楼”、“七叶一枝花”、“重楼”、“大重楼”、“重台”、“两把伞”、“山重楼”、“麻婆婆”、“王孙”、“一把伞”《中华本草》[37]等。

3 附录

3.1 又称：无。

3.2 俗称：多叶重楼、七子莲、铁灯台、枝花头、九层楼（广西），七层塔、八角盘、孩儿掏伞（闽东），金盘托荔枝、金盘托珠、红重楼、白河车、七叶遮花、金丝两重楼（浙江）白蚤休、虫蒌（云南），螺丝七、海螺七（陕西），螺陀三七（湖南），上三七（云南），七叶莲（广东、广西），灯台七（陕西、甘肃），海螺（陕西），两把伞（云南），牙赶庄（傣语）。

3.3 曾称：蚤休、蚩休《神农本草经》，重台根、螯休《日华子》，重楼金线《本草图经》，重台草《太平圣惠方》，白甘遂《小儿药证真诀》，独脚莲《滇南本草》，金线重楼、七叶一枝花《本草蒙筌》，三层草、金钱重楼《本草纲目》，草河车、重楼一枝箭、蚤蒌《植物名实图考》，九道箍、铁登盏、从六根、七叶一盏灯、鸳鸯虫《分类草药性》。

3.4 原植物名称：七叶一枝花（通称），华重楼，七叶莲（福建、两广、江西），铁灯台（陕西、湖南、江西、两广），独脚莲（两广、云南、贵州），草河车（通称），螺丝七、海螺七（陕西），金线重楼（江西、福建），九道箍（四川），九龙盘（湖南），重楼，重台，草甘遂，重楼金线，铁灯盏，七叶一盏灯，中华王孙，独立一枝花、金盘托荔枝、双台、独叶一枝花、金盘托珠、红重楼、七叶遮花、金丝两重楼（浙江），七支莲（江西），一支箭、一把伞、双喜草（湖南）；云南重楼，独脚莲，三层草，重楼一枝箭，阔瓣蚤休，阔瓣重楼，七叶一枝花、重楼、大重楼、重台、两把伞（云南），山重楼、麻婆婆（四川），王孙、一把伞（贵州）。

4 文献通考

《神农本草经》卷三：“蚤休，味苦，微寒。主惊痫、摇头弄舌，热气在腹中，瘨疾痈创，阴蚀，下三虫，去蛇毒。一名蚩休。生川谷。”[9]

《名医别录》卷三：“蚤休，有毒。生山阳及宛朐。”[10]

《本草经集注·草木下品》："蚤休，味苦，微寒，有毒。主治惊痫，摇头弄舌，热气在腹中，癫疾，痈疮，阴蚀，下三虫，去蛇毒。一名蚩休。生山阳川谷及宛朐。"[11]

《新修本草》卷十一："蚤休，味苦，微寒，有毒。主惊痫，摇头弄舌，热气在腹中，癫疾，痈疮阴蚀，下三虫，去蛇毒。一名蚩休。生山阳川谷及宛朐。【谨案】今谓重楼者是也。一名重台，南人名草甘遂，苗似王孙、鬼臼等，有二三层。根如肥大菖蒲，细肌脆白，醋摩疗痈肿，敷蛇毒，有效。"[1]

《千金翼方》卷三："蚤休，味苦，微寒，有毒。主惊痫，摇头弄舌，热气在腹中，癫疾痈疮，阴蚀，下三虫，去蛇毒。一名蚩休。生山阳川谷及冤句。"[12]

《太平圣惠方》卷六十四："治风肿诸方，夫人忽发风肿。或着四肢。或在胸背。或着头项。发作虚肿。如吹之状。不痛不赤。……重台草散方。重台草　木鳖子（去壳）半夏（以上各一两），上件药。捣细罗为散。以酽醋调涂之。凡是热肿。熁之立消也。"[32]

《本草图经》卷九："蚤休，即紫河车也，俗呼重楼金线。生山阳川谷及冤句，今河中、河阳、华、凤、文州及江淮间亦有之。苗叶似王孙、鬼臼等，作二三层；六月开黄紫花，蕊赤黄色，上有金丝垂下；秋结红子；根似肥姜，皮赤肉白。"[13]

《证类本草》卷十一："蚤（音早）休，味苦，微寒，有毒。主惊痫，摇头弄舌，热气在腹中，癫疾，痈疮阴蚀，下三虫，去蛇毒。一名蚩休。生山阳川谷及冤句。唐本注云：今谓重楼者是也。一名重台，南人名草甘遂。苗似王孙、鬼臼等。有二三层。根如肥大菖蒲，细肌脆白。醋摩疗痈肿，敷蛇毒有效。臣禹锡等谨按蜀本图经云：叶似鬼臼、牡蒙辈。年久者二三重。根似紫参，皮黄肉白。五月采根，晒干用之。日华子云：重台根，冷，无毒。治胎风搐手足，能吐泻，瘰疬。根如尺二蜈蚣，又如肥紫菖蒲，又名蚤休、螫休也。"[14]

《本草衍义》卷十二："蚤休，无旁枝，只一茎，挺生，高尺余，颠有四五叶，叶有歧，似虎杖。中心又起茎，亦如是生叶，惟根入药用。"[15]

《滇南本草》卷一："重楼，一名紫河车，一名独脚莲。味辛、苦、微辣，性微寒。俗云：是疮不是疮，先用重楼解毒汤。此乃外科之至药也。主治一切无名肿毒。攻各种疮毒痈疽，发背痘疔等症最良，利小便。"[34]

《小儿药证直诀》卷下："栝蒌汤，治慢惊（学海案：《本草纲目》引此云，治慢惊带有阳证者。白甘遂即蚤休也）。栝蒌根（二钱）　白甘遂（一钱），上用慢火炒焦黄色，研匀，每服一字，煎麝香薄荷汤调下，无时。凡药性虽冷，炒焦用之，乃温也。"[33]

《增广太平和剂图经本草药性总论·草木下品之下》："蚤休，味苦，微寒，有毒。主惊痫，摇头弄舌，热气在腹中，癫疾，痈疮，阴蚀，下三虫，去蛇毒。《唐本》注云：醋摩治痈肿，敷蛇毒有效。日华子云：冷，无毒。治胎风搐手足，能吐泻，瘰疬。《图经》云：即紫河车也。俗呼重楼金线。生：山阳、川谷及冤句。"[16]

《本草品汇精要》卷十四："蚤休，有毒，植生。蚤（音早），休主惊痫，摇头弄舌，热气在腹中，癫疾，痈疮，阴蚀，下三虫，去蛇毒（《神农本经》）。【名】蚩休、紫河车、重楼金线、重台螫休、草甘遂。【苗】〔图经曰〕蚤休即紫河车也。苗叶似王孙、鬼臼等，作二三层。六月开黄紫花，蕊赤黄色，上有金线垂下，秋结红子，根如菖蒲又似肥姜，皮赤肉白［衍义曰］。无傍枝，止一茎挺，生高尺余，颠有四五叶，叶有岐似虎杖中心又起，茎亦如是生，叶惟根入药用。”[17]

《本草蒙筌》卷三：“蚤休（一名紫河车），味苦，气微寒。有毒。川谷俱有，江淮独多。不生傍枝，一茎挺立。茎中生叶，叶心抽茎。年久发三四层，上有金线垂下。故又名金线重楼，俗呼七叶一枝花也。”[18]

《本草纲目》卷十七：“蚤休《本经·上品》。【释名】蚩休《本经》、螫休《日华》、紫河车《图经》、重台《唐本》、重楼金线《图经》、三层草《纲目》、七叶一枝花《蒙筌》、草甘遂《唐本》、白甘遂。时珍曰：虫蛇之毒，得此治之即休，故有蚤休、螫休诸名。重台、三层，因其叶状也。金钱重楼，因其花状也。甘遂，因其根状也。紫河车，因其功用也。【集解】《别录》曰：蚤休生山阳川谷及冤句。恭曰：今谓重楼者，是也。一名重台，南人名草甘遂。一茎六七叶，似王孙、鬼臼、蓖麻辈，叶有二三层。根如肥大菖蒲，细肌脆白。”[19]

《雷公炮制药性解》卷四：“蚤休，味苦，微寒有毒，入心经。主惊痫癫疾，瘰疬阴蚀，痈肿毒疮，小儿胎风，手足抽掣。下三虫，去蛇毒。一名紫河车，一名重楼金线。按：蚤休味苦，故入心经，以治惊痫等疾，而能解毒。”[20]

《本草征要》卷二：“蚤休，味苦，性寒，有毒。入肝经。专理痈毒，兼疗惊痫。唇疗咽烂，蛇咬火丹。一名重楼金线。歌云：七叶一枝花，深山是我家。痈疽如遇此，一似手拈拿。”[21]

《本草乘雅半偈》第六帙：“蚤休《本经·下品》。【气味】苦微寒，有毒。【主治】主惊痫，摇头弄舌，热气在腹中。【核】曰：出山阳川谷，及冤句。今河中、河阳、华、凤、文州，及江淮间亦有之。生深山阴湿地，即紫河车、重楼金线、七叶一枝花也。”[22]

《本草崇原》卷下：“蚤休，气味苦，微寒，有毒。主治惊痫，摇头弄舌，热气在腹中。（蚤休《图经》名紫河车，《唐本草》名重楼、金线，后人名三层草，又名七叶一枝花。处处有之，多生深山阴湿之地。一茎独上，高尺余，茎当叶心，叶绿色似芍药，凡二三层，每一层七叶，茎头于夏月开花，一花七瓣，花黄紫色，蕊赤黄色，长三四寸，上有金线垂下，秋结红子，根似肥姜，皮赤肉白。谚云：七叶一枝花，深山是我家，痈疽如迂者，一似手拈拿。又，道家有服食紫河车根法云：可以休粮。）”[23]

《本经逢原》卷二：“蚤休，即草紫河车，金线重楼，俗名七叶一枝花。苦微寒，有毒。《本经》主惊痫摇头弄舌，热气在腹中。”[24]

《本草从新》卷四：“蚤休，一名重楼金线。味苦微寒。专理痈疽。除虫蛇毒。（谚云：七叶一枝花、深山是我家、痈疽如遇者、一似手拈拿、苏恭曰：磨醋、敷痈肿蛇毒、甚有效、时珍曰：虫蛇之毒、得此治之即休、故有蚤休、螫休诸名。）”[25]

《得配本草》卷三：“蚤休，一名紫河车，一名草甘遂，一名白甘遂。伏雄黄、丹砂、硼砂及盐。”[26]

《本草分经·原例》：“蚤休，苦微寒，专理痈疽，除虫蛇毒兼治惊痫。”[27]

《植物名实图考》卷二十四：“蚤休，本经下品。江西、湖南山中多有，人家亦种之，通呼为草河车，亦曰七叶一枝花，为外科要药。滇南谓之重楼一枝箭，以其根老横纹粗皱，乃作蚤蒌字。”[28]

《神农本草经赞》卷三：“蚤休，味苦微寒。主惊痫，摇头弄舌，热气在腹中，瘨疾痈创，阴蚀，下三虫，去蛇毒。一名蚩休，生川谷，如转河车。休哉蚤捷，七叶一枝，重台三叠，掌运趺承，头昂舌贴，气朗天清，长生陈牒。"[29]

《本草便读·草部》："蚤休，痈毒能消。味苦寒而散结，热瘀可化，杀虫积以通肝。（蚤休苦寒有毒。其苗一茎直上，每层七叶。至顶而，。根如菖蒲之根。入肝经，凉血散瘀，故能消痈杀虫毒。至其能治惊痰等，。大抵亦因郁热而然耳。）"[30]

《分类草药性》上卷："九道箍，一名铁登盏、从六根、七叶一盏灯、鸳鸯虫。味麻性凉，搽无名肿毒，治痔疔疮。"[31]

《中药志》："重楼　本品为少常用中药。商品主要为华重楼、宽瓣重楼及七叶一枝花的根茎。……【原植物】1. 华重楼　别名：七叶莲（福建、两广、江西），铁灯台（陕西、湖南、江西、两广），独脚莲（两广），草河车、七叶一枝花（通称），螺丝七、海螺七（陕西），金线重楼（江西、福建），九道箍（四川），九龙盘（湖南）。Paris polyphylla Sm. var, chinensis（Franch.）Hara（P. chinensis Franch.；P. formosana Hay.；P. hainanensis Merr.）——百合科 Liliaceae."[3]

《中药材手册》："重楼　本品为百合科植物云南重楼 Paris yunnanensis Franch. 或七叶一枝花 Paris chinensis Franch. 的干燥根茎。原植物系多年生草本，喜生于山坡林荫处或路旁沟谷边的草丛阴湿处，均为野生。原名蚤休、金钱重楼等，始载于《神农本草经》。与拳参存在混用情况，应予以纠正（详见拳参项下）。此外，湖北地区有以同属植物窄叶重楼、具柄重楼、短梗重楼的根茎作重楼药用，并有以万年青或开口箭属植物的根茎伪充重楼药用，应注意鉴别。【别名】草河车、白蚤休、虫蒌（云南）。"[4]

《全国中草药汇编》："七叶一枝花　别名：重楼、金钱重楼、灯台七、铁灯台、蚤休、草河车、白河车、枝花头、海螺七、螺丝七。来源：为百合科重楼属植物华重楼 Paris polyphylla Smith var. chinensis（Franch.）Hara 或七叶一枝花 P. polyphylla Smith，以根状茎入药。"[38]

《中药大辞典》："蚤休《本经》【异名】休《别录》，重楼、重台、草甘遂《唐本草》，螯休《日华子本草》，紫河车、重楼金线《本草图经》，白甘遂《小儿药证直诀》，重台草《圣惠方》，独脚莲《滇南本草》，三层草《纲目》，草河车《植物名实图考》，九道箍、铁灯盏、七叶一盏灯、鸳鸯虫《分类草药性》，多叶重楼、七子莲、铁灯台、枝花头《广西中兽医药用植物》，九层楼《广西药植图志》，螺丝七、海螺七，灯台七《陕西中药志》，七层塔、八角盘、孩儿掏伞《闽东本草》，金盘托荔枝、金盘托珠、红重楼、白河车、七叶遮花、金丝两重楼、独叶一枝花《浙江民间常用草药》。【基原】为百合科植物七叶一枝花、金线重楼及其数种同属植物的根茎。【原植物】①七叶一枝花《本草蒙筌》Paris polyphylla Smith. ②金线重楼《本草蒙筌》Paris chinensis Franch.。"[35]

《中医大辞典·中药分册》："重楼　出《新修本草》。为七叶一枝花之别名，详该条。"[5]

《中国医学百科全书·中医学》："蚤休　始载于《神农本草经》。又名七叶一枝花、重楼、金钱重楼、草河车。为百合科植物华重楼 Paris polyphylla Smith var. chinensis（Franch.）Hara 和云南重楼 P. polyphylla Smith var. yunnanensis（Franch.）Hand - Mazz. 等的根茎。中国黄河以南大部分省、区均产，以云南、四川、广西、贵州、湖北、湖南、江西等省、区产量较多。"[36]

《全国中药炮制规范》："重楼（七叶一枝花）［处方用名］重楼。【来源】本品为百合科植物云南重楼 Paris yunnanensis Franch. 或七叶一枝花 Paris chinensis Franch. 的干燥根茎。多系野生。全国大部地区均产。夏、秋二季采挖，除去须根，洗净，干燥。药材以粗壮、干燥者为佳。”[6]

《中国药材学》：“重楼【别名】七叶一支花，蚤休，草河车，独脚莲，金盘托荔枝，七叶莲（广东、广西），铁灯台（广东），枝头花（广西），灯台七（陕西、甘肃），白河车（浙江），海螺（陕西），两把伞（云南），牙赶庄（傣语）。【来源】本品为百合科植物宽瓣重楼（云南重楼）Paris polyphylla Smith var. yunnanensis（Franch.）Hand - Mazz.（P. yunnanensis Franch.）或华重楼 P. polyphylla Smith var. chinensis（Franch.）Hara（P. chinensis Franch.）等的根茎。”[7]

《中国中医药学主题词表》：“重楼 Paris polyp hylla　属百合科；属清热凉血药和清热解毒药；用蚤休检索 1995 前文献。D 七叶一枝花；D 蚤休。”[8]

《中华本草》：“蚤休《本经》【异名】休《本经》，重台根、螫休《日华子》，紫河车《本草图经》，重台草《圣惠方》，白甘遂《小儿药证直诀》，金钱重楼《丹溪治法心要》，草河车、虫蒌《植物名实图考》，九道箍、鸳鸯虫《分类草药性》，枝花头《广西中兽医药用植物》，螺丝七、海螺七，灯台七《陕西中药志》，白河车《浙江民间常用草药》，螺陀三七（湖南），土三七（云南）……【来源】为百合科植物华重楼、云南重楼或七叶一枝花的根茎。【原植物】1. 华重楼 Paris polyphylla Smith var. chinensis（Franch.）Hara［P. chinensis Franch.］　又名：重楼、重台、草甘遂《新修本草》，重楼金线《本草图经》，铁灯盏、七叶一盏灯《分类草药性》，中华王孙《鄂西草药名录》，独脚莲、铁灯台（广西），独立一枝花、金盘托荔枝、双台、独叶一枝花、金盘托珠、红重楼、七叶遮花、金丝两重楼（浙江），七支莲、七叶莲（江西），一支箭、一把伞、双喜草（湖南）。2. 云南重楼 Paris polyphylla Smith var. yunnanensis（Franch.）Hand. - Mazz.［P. yunnanensis Franch.；P. polyphylla Smith var. platypetala Franch.］　又名：独脚莲《滇南本草》，三层草《纲目》，重楼一枝箭《植物名实图考》，阔瓣蚤休《中国药用植物志》，阔瓣重楼《中国植物志》，七叶一枝花、重楼、大重楼、重台、两把伞（云南），山重楼、麻婆婆（四川），王孙、一把伞（贵州）。3. 七叶一枝花 Paris polyphylla Smith 又名：独脚莲（云南、贵州）。”[37]

《中华人民共和国药典》：“重楼 Rhizoma paridis　本品为百合科植物云南重楼 Paris polyp hylla Smith var. yunnanensis（Franch.）Hand. - Mazz. 或七叶一枝花 Paris polyphylla Smith var. chinensis（Franch.）Hara 的干燥根茎。秋季采挖，除去须根，洗净，晒干。”[2]

5　参考文献

1　唐·苏敬等撰. 新修本草. 合肥：安徽科学技术出版社，1981，278

2　国家药典委员会. 中华人民共和国药典. 一部. 北京：化学工业出版社，2000，214

3　中国医学科学院药物研究所等. 中药志. 第二册. 北京：人民卫生出版社，1993，447

4　中华人民共和国卫生部药政管理局. 中药材手册. 北京：人民卫生出版社，1998，176

5　《中医大辞典》编辑委员会. 中医大辞典·中药分册. 北京：人民卫生出版社，1982，267

6　中华人民共和国卫生部药政管理局. 全国中药炮制规范. 北京：人民卫生出版社，1988，83

7　徐国钧等主编. 中国药材学. 北京：中国医药科技出版社，1996，640

8　吴兰成主编. 中国中医药学主题词表. 北京：中医古籍出版社，1996，48

9 汉·神农本草经. 清顾观光重辑本. 北京：人民卫生出版社，1955，89
10 魏晋·名医别录. 北京：人民卫生出版社，1986，228
11 南北朝·陶弘景. 本草经集注. 北京：人民卫生出版社，1994，336
12 唐·孙思邈. 千金翼方. 北京：人民卫生出版社，1955，33
13 宋·苏颂. 本草图经. 合肥：安徽科学技术出版社，1994，283
14 宋·唐慎微. 证类本草. 北京：人民卫生出版社，1957，279
15 宋·寇宗奭. 本草衍义. 上海：商务印书馆，1937，68
16 宋·佚名. 增广太平和剂图经本草药性总论. 见：增广太平惠民和剂局方. 海口：海南出版社，2002，457
17 明·刘文泰. 本草品汇精要. 北京：人民卫生出版社，1982，427
18 明·陈嘉谟. 本草蒙筌. 北京：人民卫生出版社，1988，194
19 明·李时珍. 本草纲目. 北京：人民卫生出版社，1982，1201
20 明·李中梓. 雷公炮制药性解. 见：中国医学大成（二）. 长沙：岳麓书社，1990，146
21 明·李中梓. 本草征要. 见：李中梓医学全书. 北京：中国中医药出版社，1999，127
22 明·卢之颐. 本草乘雅半偈. 北京：人民卫生出版社，1986，371
23 清·张志聪. 本草崇原. 北京：中国中医药出版社，1992，127
24 清·张璐. 本经逢原. 上海：上海科学技术出版社，1959，100
25 清·吴仪洛. 本草从新. 北京：中医古籍出版社，2001，79
26 清·严西亭. 得配本草. 上海：上海卫生出版社，1957，43
27 清·姚澜. 本草分经. 上海：上海科学技术出版社，1989
28 清·吴其浚. 植物名实图考. 北京：中华书局，1963，605
29 清·叶志诜. 神农本草经赞. 见：珍本医书集成（二）. 上海：上海科学技术出版社，1985，138
30 清·张秉成. 本草便读. 上海：上海卫生出版社，1957
31 清·著者佚名. 分类草药性. 民国二十八年新刻本
32 宋·王怀隐. 太平圣惠方. 北京：人民卫生出版社，1958，1982
33 宋·钱乙. 钱氏小儿药证直诀. 清康熙起秀堂影宋刻本
34 明·兰茂. 滇南本草. 昆明：云南人民出版社，1959，108
35 江苏新医学院. 中药大辞典. 上海：上海科学技术出版社，1977，1748
36 《中医学》编辑委员会. 中国医学百科全书·中医学. 上海：上海科学技术出版社，1997，998
37 国家中医药管理局《中华本草》编委会. 中华本草. 第八册. 上海：上海科学技术出版社，1999，130
38 《全国中草药汇编》编写组. 全国中草药汇编. 上册. 北京：人民卫生出版社，1996，4

333 禹余粮

Yuyuliang

Limonitum

1 定名依据

1.1 正名

1.1.1 汉文名：禹余粮〔氢氧化物类矿物褐铁矿，主含碱式氧化铁［FeO（OH）］〕。

1.1.2　英文名：limonite.

1.2　依据

1.2.1　定名的文献依据

1.2.1.1　《神农本草经》卷一：“禹余粮，味甘，寒。主咳逆，寒热烦满，下赤白，血闭癥瘕，大热。炼饵服之，不饥、轻身、延年。生池泽及山岛中。”[1]

1.2.1.2　《本草经集注·玉石三品》：“禹余粮，味甘，寒、平，无毒。主治咳逆，寒热，烦满，下利赤白，血闭，癥瘕，大热。治小腹痛结烦疼。”[2]

1.2.1.3　《新修本草》卷三：“禹余粮，味甘，寒、平，无毒。主咳逆，寒热、烦满，下赤白，血闭、癥瘕、大热，疗小腹痛结烦疼。练饵服之，不饥、轻身、延年。一名白余粮。”[3]

1.2.1.4　《证类本草》卷三：“禹余粮，味甘，寒、平，无毒。主咳逆，寒热，烦满，下赤白，血闭，癥瘕，大热，疗小腹痛结烦疼。炼饵服之，不饥、轻身、延年。一名白余粮。生东海池泽及山岛中，或池泽中。”[4]

1.2.1.5　《本草纲目》卷十：“禹余粮《本经·上品》。【释名】白余粮《别录》。时珍曰：石中有细粉如面，故曰余粮，俗呼为太一禹余粮。见太一下。承曰：会稽山中出者甚多。彼人云：昔大禹会稽于此，余粮者，本为此尔。”[5]

1.2.1.6　《本草从新》卷十三：“禹余粮，重涩固下，甘平性涩。手足阳明（大肠、胃）血分重剂，治咳逆下痢，血闭（癥瘕），血崩，能固下，（李先知活人书括云：下焦有病人难会、须用余粮赤石脂。）又能催生。石中黄粉，生于池泽，无砂者佳，修治同上。”[6]

1.2.1.7　《中华人民共和国药典》：“禹余粮 Limonitum　本品为氢氧化物类矿物褐铁矿，主含碱式氧化铁［FeO（OH）］。采挖后，除去杂石。”[7]

1.2.1.8　《普通高等教育中医药类规划教材·中药学》：“禹余粮《本经》为氢氧化物类矿物褐铁矿，主含碱式氧化铁［FeO·（OH）］。主产于浙江、广东等地。全年可采。拣去杂石，洗净泥土，干燥。醋煅用。”[8]

1.2.1.9　《中药大辞典》：“禹余粮《本经》【异名】太一余粮、石脑《本经》，禹哀、太一禹余粮《吴普本草》，白余粮（陶弘景），禹粮石《中药志》。【基原】为氧化物类矿物褐铁矿的一种矿石。【原矿物】褐铁矿 Limonite.”[9]

1.2.1.10　《中医大辞典·中药分册》：“禹余粮　出《神农本草经》。又名禹粮石。为氧化物类矿物褐铁矿的矿石。”[10]

1.2.1.11　《中国医学百科全书·中医学》：“禹余粮　始载于《神农本草经》。又名白余粮、禹粮石。为氧化物类矿物褐铁矿的矿石。产于中国河南、江苏等省。”[11]

1.2.1.12　《中国中医药学主题词表》：“禹余粮 Limonitum　属矿物药；属固涩药（中药）和止血药（中药）。D 余粮石。”[12]

1.2.1.13　《中药材手册》[13]、《全国中药炮制规范》[14]、《中国药材学》[15]、《中华本草》[16]等现代中药著作多以“禹余粮”作为本品正名（参见“文献通考”）。

1.2.2　定名选择的理由

1.2.2.1　禹余粮 Limonitum，系氢氧化物类矿物褐铁矿，主含碱式氧化铁［FeO（OH）］。“禹余粮”之名始见于汉《神农本草经》，并作为本品正名记载。其后的历代重要本草著作如南北朝·陶弘景《本草经集注》，唐·苏敬《新修本草》，宋·唐慎微《证类本草》，明·李时珍《本草纲目》，清·吴仪洛《本草从新》等在载录本品时均以“禹余粮”作为正名，并一直沿用至今。

1.2.2.2 我国最新出版的《中华人民共和国药典》、《普通高等教育中医药类规划教材·中药学》以及辞书类著作《中医大辞典·中药分册》、《中药大辞典》、《中国医学百科全书·中医学》等均以“禹余粮”作为本品正名。已经广泛应用于中医药学文献的标引和检索的《中国中医药学主题词表》也以“禹余粮”作为本品的正式主题词。现代本草著作如《中华本草》、《中国药材学》、《中药材手册》、《全国中药炮制规范》等虽记载了不少本品各地的俗称，但也无一例外以“禹余粮”作为本品的正名。说明“禹余粮”作为本品正名已成为共识。

1.3 与正名等效的名词：无。

2 源流考释

禹余粮〔氢氧化物类矿物褐铁矿，主含碱式氧化铁［FeO（OH）］〕，始载于汉《神农本草经》[1]，分别以“禹余粮”与“太乙余粮”并列两条，如《神农本草经》卷一：“禹余粮，味甘，寒……太乙余粮，味甘，平。主咳逆上气，癥瘕、血闭、漏下，余邪气。久服，耐寒暑、不饥，轻身、飞行千里、神仙。一名石脑，生山谷。”[1]其后的本草著作有的则以“太一禹余粮”为正名，如三国·吴普《吴普本草》[17]，南北朝·雷敩《雷公炮炙论》[18]；有的以“太一禹馀粮”为正名，如《石药尔雅》[19]；有的仍将“禹余粮”与“太一禹余粮”并列两条，如南北朝·陶弘景《本草经集注》[2]，唐·苏敬《新修本草》[3]；有的以“禹余粮”与“太乙禹余粮”并列两条记载本品，如宋·苏颂《本草图经》[20]；但大多本草以“禹余粮”为正名记载本品，如魏晋《名医别录》[21]，唐·孙思邈《千金翼方》[22]，宋·唐慎微《证类本草》[4]，元·王好古《汤液本草》[23]，明·刘文泰《本草品汇精要》[24]、陈嘉谟《本草蒙筌》[25]、李时珍《本草纲目》[5]、李中梓《雷公炮制药性解》[26]、卢之颐《本草乘雅半偈》[27]，清·张志聪《本草崇原》[28]、蒋居祉《本草择要纲目》[29]、陈士铎《本草新编》[30]、汪昂《本草易读》[31]、《本草备要》[32]、张璐《本经逢原》[33]、徐大椿《神农本草经百种录》[34]、吴仪洛《本草从新》[6]、严西亭《得配本草》[35]、沈金鳌《要药分剂》[36]、黄宫绣《本草求真》[37]、陈念祖《神农本草经读》[38]、姚澜《本草分经》[39]、杨时泰《本草述钩元》[40]、叶志诜《神农本草经赞》[41]、陈其瑞《本草撮要》[42]、张秉成《本草便读》[43]等。

古代著作中记载的本品异名尚有“太一禹余粮”、“禹哀”《吴普本草》[17]，“白余粮”《名医别录》[21]，“太一余粮”、“石中黄子”《新修本草》[3]，“余粮”、“天师食”、“山中盈脂”、“饴饼”《石药尔雅》[19]“石中黄”《本草衍义》[44]等。如《吴普本草》玉石类：“太一禹余粮，一名禹哀。”[17]《名医别录》卷一：“禹余粮，平，无毒。主治小腹痛结烦疼。一名白余粮。”[21]《新修本草》卷三：“太一禹余粮，味甘，平，无毒。……【谨案】太一余粮及禹余粮，一物而以精、粗为名尔。……犹是黄水，名石中黄子。”[3]《石药尔雅》上卷：“太一禹馀粮，一名石脑，一名余粮，一名天师食，一名山中盈脂，一名饴饼。”[19]《本草衍义》卷四：“石中黄子，此又字误也……今医家用石中黄，只石中干者及细末者，即便是。若用禹余粮石，即用其壳。”[44]

现代有关著作大多沿用《神农本草经》的记载以“禹余粮”作为本品正名，如《中华人民共和国药典》[7]、《普通高等教育中医药类规划教材·中药学》[8]、《中药大辞典》[9]、《中医大辞典·中药分册》[10]、《中国医学百科全书·中医学》[11]、《中国中医药学主题词表》[12]、《中药材手册》[13]、《全国中药炮制规范》[14]、《中国药材学》[15]、《中华本草》[16]等；但《全国中草药汇编》[45]则以"禹粮石"为正名。同时尚记载有"余粮石"《全国中草药汇编》[45]，"禹粮土"、"白禹粮"《中华本草》[16]等各地的俗称。

3 附录

3.1 又称：煅禹余粮、醋禹余粮（饮片规格名）。

3.2 俗称：禹粮土，白禹粮，余粮石。

3.3 曾称：太乙余粮、石脑《神农本草经》，太一禹余粮、禹哀《吴普本草》，白余粮《名医别录》，太一余粮、石中黄子《新修本草》，太一禹馀粮、余粮、天师食、山中盈脂、饴饼《石药尔雅》，石中黄《本草衍义》。

3.4 原矿物名称：褐铁矿。

4 文献通考

《神农本草经》卷一："禹余粮，味甘，寒。主咳逆，寒热烦满，下赤白，血闭癥瘕，大热。炼饵服之，不饥、轻身、延年。生池泽及山岛中。太乙余粮，味甘，平。主咳逆上气，癥瘕、血闭、漏下，余邪气。久服，耐寒暑、不饥，轻身、飞行千里、神仙（《御览》引作若神仙）。一名石脑，生山谷。"[1]

《吴普本草·玉石类》："太一禹余粮，一名禹哀。神农、岐伯、雷公：甘，平。李氏：小寒。扁鹊：甘，无毒。生太山。上有甲，甲中有白，白中有黄，如鸡子黄色。九月采，或无时。"[17]

《名医别录》卷一："禹余粮，平，无毒。主治小腹痛结烦疼。一名白余粮。生东海及山岛中，或池泽中。"[21]

《雷公炮炙论》卷上："太一禹余粮，雷公云：凡使，勿误用石中黄并卵石黄，此二名石真似太一禹余粮也。其石中黄向里赤黑黄，味淡微跙。卵石黄味酸，个个如卵，内有子一块，不堪用也。若误饵之，令人肠干。太一禹余粮，看即如石，轻敲便碎，可如粉也；兼重重如叶子雌黄，此能益脾，安脏气。"[18]

《本草经集注·玉石三品》："禹余粮，味甘，寒、平，无毒。主治咳逆，寒热，烦满，下利赤白，血闭，癥瘕，大热。治小腹痛结烦疼。练饵服之，不饥，轻身，延年。一名白余粮。生东海池泽，及山岛中或池泽中。今多出东阳，形如鹅鸭卵，外有壳重叠，中有黄细末如蒲黄，无沙者为佳。近年茅山凿地大得之，极精好。乃有紫华靡靡。《仙经》服食用之。南人又呼平泽中有一种藤，叶如菝葜，根作块有节，似菝葜而色赤，根形似薯蓣，谓为禹余粮。"[2]

《新修本草》卷三："太一禹余粮，味甘，平，无毒。主咳逆上气，癥瘕，血闭，漏下，除邪气，肢节不利，大饱绝力身重。久服耐寒暑，不饥，轻身，飞行千里，神仙。一名石脑。生太山山谷，九月采。杜仲为之使，畏贝母、菖蒲、铁落。今人惟总呼为太一禹余粮，自专是禹余粮尔，无复识太一者，然疗体亦相似，《仙经》多用之，四镇丸亦总名太一禹余粮。【谨案】太一余粮及禹余粮，一物而以精、粗为名尔。其壳如瓷，方圆不定，初在壳中未凝结者，犹是黄水，名石中黄子。久凝乃有数色，或青或白，或赤或黄，年多变赤，因赤渐紫，自赤及紫，俱名太一。其诸色通谓余粮。今太山不见采得者，会稽、王屋、泽、潞州诸山皆有之。禹余粮，味甘，寒、平，无毒。主咳逆，寒热、烦满，下赤白，血闭、癥瘕、大热，疗小腹痛结烦疼。练饵服之，不饥、轻身、延年。一名白余粮。生东海池泽，及山岛中或池泽中。今多出东阳，形如鹅鸭卵，外有壳重叠，中有黄细末如蒲黄，无沙者为佳。近年茅山凿地大得之，极精好，乃有紫华靡靡。《仙经》服食用之。南人又呼平泽中有一种藤，叶如菝葜，根作块有节，似菝葜而色赤，根形似薯蓣，谓为禹余粮。言昔禹行山乏食，采此以充粮，而叶其余，此云白余粮也，生池泽复有仿佛。或疑今石者，即是太一也。张华云：池多蓼者，必有余粮，今庐江间便是也。适有人于铜官采空青于石坎，大得黄赤色石，极似今之余粮，而色过赤好，疑此是太一也。彼人呼为雌黄，试涂物，正如雄黄色尔。"[3]

《千金翼方》卷二："禹余粮，味甘，寒，平，无毒。主咳逆寒热，烦满，下赤白血闭，癥瘕，大热。疗小腹痛结烦疼。炼饵服之，不饥，轻身延年。一名白余粮。生东海池泽，及山岛或池泽中。"[22]

《石药尔雅》上卷："太一禹馀粮，一名石脑，一名余粮，一名天师食，一名山中盈脂，一名饴饼。"[19]

《本草图经》卷一："禹余粮，生东海池泽及山岛中，或池泽中，今惟泽、潞州有之。旧说形如鹅鸭卵，外有壳重叠，中有黄，细末如蒲黄。今图上者，全是山石之形，都不作卵状，与旧说小异。采无时。《本经》又有太一余粮。"[20]

《本草图经》卷一："太乙禹余粮，文已具禹余粮条下。"[20]

《证类本草》卷三："禹余粮，味甘，寒、平，无毒。主咳逆，寒热，烦满，下赤白，血闭，癥瘕，大热，疗小腹痛结烦疼。炼饵服之，不饥、轻身、延年。一名白余粮。生东海池泽及山岛中，或池泽中。陶隐居云：今多出东阳，形如鹅鸭卵，外有壳重叠，中有黄细末如蒲黄，无砂者为佳。近年茅山凿地大得之，极精好，乃有紫华靡靡。《仙经》服食用之，南人又呼平泽中有一种藤，叶如菝葜，根作块有节，似菝葜而色赤，根形似薯蓣，谓为禹余粮。言昔禹行山乏食，采此以充粮，而弃其余，此云白余粮也。生池泽复有仿佛。或疑今石者，即是太一也。张华云：地多蓼者，必有余粮，今庐江间便是也。适有人于铜官采空青于石坎，大得黄赤色石，极似今之余粮，而色过赤好，疑此是太一也。彼人呼为雌黄，试涂物，正如雄黄色尔。唐本注云：陶云黄赤色石，疑是太一。既无壳裹，未是余粮，疑谓太一，殊非的称。臣禹锡等谨按药性论云：禹余粮，君，味咸。主治崩中。萧炳云：牡丹为使。日华子云：治邪气及骨节疼，四肢不仁，痔瘘等疾。久服耐寒暑。又名太一余粮……又按张华《博物志》曰：扶海洲上，有草焉，名曰筛草，其实食之，如大麦，从七月稔熟，民敛至冬乃讫，名自然谷，亦曰禹余粮。"[4]

《本草衍义》卷四："石中黄子，此又字误也，子当作水，况当条自言未成余粮黄浊水，焉得却名之子也？若言未干者，亦不得谓之子也。子字乃水字无疑。又曰太一余粮者，则是兼石言之者也。今医家用石中黄，只石中干者及细末者，即便是。若用禹余粮石，即用其壳。故本条言一名石脑，须火烧醋淬。如此即是石中黄水为一等，石中黄为一等，太一余粮为一等，断无疑焉。"[44]

《汤液本草》卷六："禹余粮，气寒，味甘。无毒。《本草》云：主咳逆寒热烦满，下痢赤白，血闭，癥瘕大热。”[23]

《本草品汇精要》卷二：“禹余粮，无毒，土石生。禹余粮（出《神农本经》），主咳逆，寒热烦满，下赤白，血闭，癥瘕，大热，炼饵服之不饥，轻身延年（以上朱字《神农本经》）。疗小腹痛结烦疼（以上黑字《名医》所录）。【名】白余粮。”[24]

《本草蒙筌》卷八：“禹余粮，石中黄子。味甘，气寒。无毒。采从潞州（属山西，）形如鹅卵。外壳重叠包裹，内黄细末一团。仿佛蒲黄，啮甚糁齿。得之火煅醋淬，复用磁钵重擂。水澄汁清，勿留砂土。入药佐使，宜牡丹皮。疗血闭瘕癥，赤白漏下；除寒热烦满，咳逆邪伤。久久饵之，轻身延寿。经曰：重可去怯。禹余粮之重，乃为镇固剂也。又石中黄子，乃余粮未成。藏诸壳中，摇则水响。”[25]

《本草纲目》卷十：“禹余粮《本经·上品》。【释名】白余粮《别录》。时珍曰：石中有细粉如面，故曰余粮，俗呼为太一禹余粮。见太一下。承曰：会稽山中出者甚多。彼人云：昔大禹会稽于此，余粮者，本为此尔。”[5]

《雷公炮制药性解》卷一：“禹余粮，味甘，性寒无毒，不载经络。主咳逆寒热烦满，崩中血闭癥瘕，骨节疼痛，四肢不仁，大热痔瘘。牡丹杜仲为使，畏贝母菖蒲铁器。按：禹余粮，因禹行山中乏食，采此充粮，故以名之，则其无毒可知矣。太乙余粮，本是一种，今诸家往往分别，惟陈藏器所言者近是。”[26]

《本草乘雅半偈》第二帙：“禹余粮《本经·上品》。【气味】甘寒，无毒。”[27]

《本草崇原》卷上：“禹余粮，气味甘寒，无毒。主治咳逆，寒热烦满，下赤白，血闭，癥瘕大热，炼饵服之，不饥，轻身延年。（禹余粮始出东海池泽及山岛中，今多出东阳泽州、潞州，石中有细粉如面，故曰余粮。李时珍曰：禹余粮乃石中黄粉，生于池泽，其生于山谷者，为太一余粮也。）”[28]

《本草择要纲目·热性药品》：“禹余粮（石中有细粉如面，故曰余粮。凡用，研水取汁澄之，勿令有沙土）。”[29]

《本草新编》卷五：“禹余粮，味甘，气寒，无毒。入脾、胃、大肠。疗血闭瘕癥，止赤白漏下，除寒热烦满、咳逆邪伤。经曰：重可去怯。禹余粮之重，正镇固之剂，可用之止滑也。但只可暂用以固脱，不可久服以延年。《本经》言耐老轻身，予不敢信。”[30]

《本草易读》卷八：“禹余粮，煎汤生用，丸散火煅醋淬。丹皮为使。”[31]

《本草备要·金石水土部》：“禹余粮，重，涩固下。甘平性涩。手、足阳明（大肠、胃）血分重剂。治咳逆下痢，血闭（癥瘕）血崩，能固下（李先知云：下焦有病人难会，须用余粮、赤石脂），又能催生。石中黄粉，生于池泽。无砂者良。”[32]

《本经逢原》卷一：“禹余粮《本经》，名白余粮，与太乙余粮功用皆同。甘平，无毒。细研，水淘澄之，勿令有砂土。”[33]

《神农本草经百种录·上品》：“禹余粮，味甘寒。主咳逆，补中降气，不使上逆。寒热，除脾胃气虚，及有湿滞之寒热。烦满，补脾之功。下赤白，质燥性寒，故能除湿热之疾。血闭癥瘕，消湿热所滞之瘀积。大热。热在阳明者必甚，此能除之。炼饵服之，不饥，其质类谷粉而补脾土，所以谓之粮而能充饥也。轻身延年。补养后天之效。”[34]

《本草从新》卷十三：“禹余粮，重涩固下，甘平性涩。手足阳明（大肠、胃）血分重剂。治咳逆下痢，血闭（癥瘕），血崩。能固下（李先知活人书括云：下焦有病人难会、须用余粮赤石脂）。又能催生。石中黄粉，生于池，无砂者佳。修治同上（身面瘢痕、同半夏末、鸡子黄和敷、先以布拭赤、避风日卅日、效)。"[6]

《得配本草》卷一:"禹余粮,牡丹为之使,制五金三黄。甘,寒,重涩。入手足阳明经血分,固下焦。治烦满、癥瘕、肠泄、下痢,四肢不仁,骨节疼痛,久远痔瘘。配赤石脂,治大肠咳。(嗽即遗矢)。配赤石脂、牡蛎粉、乌贼骨、伏龙肝,治崩中漏下。"[35]

《要药分剂》卷九:"禹余粮,味甘。性平。无毒。丹皮为使。伏五金。制三黄。"[36]

《本草求真》卷二:"禹余粮(石),体重镇怯固脱。禹余粮(专入大肠。兼入心肾)。甘平,性涩质重。(时珍曰,生于池泽者为禹余粮,生于山谷者为太乙余粮。其中水黄浊者为石中黄水,其凝结如粉者为余粮,凝干如石者为石中黄。性味功用皆同,但入药有精粗之等耳。故服食家以黄水为,。太乙次之,禹余粮又次之。但禹余粮乃石中黄粉。)"[37]

《神农本草经读》卷二:"禹余粮,气味甘寒,无毒。主咳逆(补中降气不使以逆)。寒热(除脾胃湿滞之寒热,非谓可以通治寒热)。烦满,(性寒除热,即可上止烦;质重降逆,即可以泄满)。下利赤白(除湿热之功)。血闭,癥瘕(消湿热所滞之淤积)。大热(热在阳明者,热必甚,此能除之)。炼饵,服之不饥(其质类谷粉而补脾土,所以谓之粮而能充饥也)。轻身延年(补养后天之效)。"[38]

《本草分经·原例》:"禹余粮,甘平而涩胃大肠,血分重剂,固下治咳逆,下痢催生。"[39]

《本草述钩元》卷五:"禹余粮,绩平水土,有如神禹,故名。出东海池泽,凡山岛中池泽亦有之。形如鹅鸭卵,裹壳重叠,中有黄色细末,如蒲黄,无沙者佳。近出茅山池泽中者极精好。状如牛黄,重重甲错。其佳处乃紫色靡靡如面,嚼之无碜(碜,食有沙也)。"[40]

《神农本草经赞》卷一:"禹余粮,味甘寒。主咳逆。寒热烦满。下痢赤白。血闭癥瘕大热。炼饵服之不饥。轻身延年。生池泽及山岛中。……名医曰。一名白余粮。按神农经。自非夏禹也。"[41]

《本草撮要》卷六:"禹余粮,味甘平性涩。入手足阳明经。功专镇固下焦。得赤石脂治伤寒下利。得干姜治赤白带下。得牡蛎乌鲗骨桂心治崩中带下。是药既能固下。亦能催生。"[42]

《本草便读·金石部》:"禹余粮,入阳明血分有功。治利镇虚,崩带并疗能固下。秉太乙土精无毒,色黄质,甘平兼涩性中和(禹余粮出山谷池泽间,乃石中黄粉或土之未成石者。其质重,其色黄,其味甘涩,其性微寒。为手足阳明血分镇固之药也)。"[43]

《中药材手册》:"禹余粮(《纲目》名禹馀粮,列入金石部石类)　本品为氢氧化物类之矿物褐铁矿。是由含铁的硫化物、氧化物、碳酸盐、硅酸盐等矿物经氧化和水化后转变而成,也可由氢氧化铁的胶体溶液凝集而成。分布很广,于池泽及山谷地带均可采掘。"[13]

《全国中草药汇编》:"禹粮石　【别名】禹余粮、余粮石。【来源】为一种褐铁矿石。"[45]

《中药大辞典》:"禹余粮《本经》【异名】太一余粮、石脑《本经》,禹哀、太一禹余粮《吴普本草》,白余粮(陶弘景),禹粮石《中药志》。【基原】为氧化物类矿物褐铁矿的一种矿石。【原矿物】褐铁矿 Limonite."[9]

《中医大辞典·中药分册》："禹余粮　出《神农本草经》。又名禹粮石。为氧化物类矿物褐铁矿的矿石。"[10]

《中国医学百科全书·中医学》："禹余粮　始载于《神农本草经》。又名白余粮、禹粮石。为氧化物类矿物褐铁矿的矿石。产于中国河南、江苏等省。"[11]

《全国中药炮制规范》："禹余粮　［处方用名］禹余粮、煅禹余粮、醋禹余粮。【来源】本品为褐铁矿的矿石 Limonitum，主含三氧化二铁。主产于江苏、浙江、河南、四川等地。全年均可采集。采得后，去净杂石。药材以灰棕或红棕色相间、质硬但易击碎成粉、断面显层次、无杂石者为佳。"[14]

《中国药材学》："禹余粮　【别名】白余粮，禹粮石。【来源】本品为含氢氧化物类矿物褐铁矿。"[15]

《中国中医药学主题词表》："禹余粮 Limonitum　属矿物药；属固涩药（中药）和止血药（中药）。D 余粮石。"[12]

《普通高等教育中医药类规划教材·中药学》："禹余粮《本经》为氢氧化物类矿物褐铁矿，主含碱式氧化铁［FeO（OH）］。主产于浙江、广东等地。全年可采。拣去杂石，洗净泥土，干燥。醋煅用。"[8]

《中华本草》："禹余粮《本经》【异名】太一余粮、石脑《本经》，太一禹余粮、禹哀《吴普本草》，白余粮《别录》，石中黄子《新修本草》，天师食、山中盈脂、石饴饼《石药尔雅》，石中黄《本草衍义》，白禹粮《中国医学大辞典》，禹粮石、余粮石《中药志》，禹粮土（南药《中草药学》。……【来源】为氢氧化物类矿物褐铁矿（以针铁矿族物针铁矿-水针铁矿为主组分）。【原矿物】褐铁矿 Limonite 以针铁矿为主组成。针铁矿 Goethite［FeO（OH）］。"[16]

《中华人民共和国药典》："禹余粮 Limonitum　本品为氢氧化物类矿物褐铁矿，主含碱式氧化铁［FeO（OH）］。采挖后，除去杂石。"[7]

5　参考文献

1　汉·神农本草经．清顾观光重辑本．北京：人民卫生出版社，1955，26

2　南北朝·陶弘景．本草经集注．北京：人民卫生出版社，1994，145

3　唐·苏敬等撰．新修本草．合肥：安徽科学技术出版社，1981，102

4　宋·唐慎微．证类本草．北京：人民卫生出版社，1957，91

5　明·李时珍．本草纲目．北京：人民卫生出版社，1982，589

6　清·吴仪洛．本草从新．北京：中医古籍出版社，2001，192

7　国家药典委员会．中华人民共和国药典．一部．北京：化学工业出版社，2000，215

8　雷载权主编．普通高等教育中医药类规划教材·中药学．上海：上海科学技术出版社，1995，322

9　江苏新医学院．中药大辞典．上海：上海科学技术出版社，1977，1690

10　《中医大辞典》编辑委员会．中医大辞典·中药分册．北京：人民卫生出版社，1982，268

11　《中医学》编辑委员会．中国医学百科全书·中医学．上海：上海科学技术出版社，1997，1272

12　吴兰成主编．中国中医药学主题词表．北京：中医古籍出版社，1996，550

13　中华人民共和国卫生部药政管理局．中药材手册．北京：人民卫生出版社，1998，729

14　中华人民共和国卫生部药政管理局．全国中药炮制规范．北京：人民卫生出版社，1988，392

15　徐国钧等主编．中国药材学．北京：中国医药科技出版社，1996，1885

16 国家中医药管理局《中华本草》编委会. 中华本草. 第一册. 上海：上海科学技术出版社，1999，366
17 三国·吴普. 吴普本草. 北京：人民卫生出版社，1987，4
18 南北朝·雷敩. 雷公炮炙论. 上海：上海中医学院出版社，1986，8
19 唐·梅彪. 石药尔雅. 据别下斋丛书本抄本
20 宋·苏颂. 本草图经. 合肥：安徽科学技术出版社，1994，22
21 魏晋·名医别录. 北京：人民卫生出版社，1986，12
22 唐·孙思邈. 千金翼方. 北京：人民卫生出版社，1955，16
23 元·王好古. 汤液本草. 见：景印文渊阁四库全书（745）北京：中医古籍出版社，1986，1003
24 明·刘文泰. 本草品汇精要. 北京：人民卫生出版社，1982，125
25 明·陈嘉谟. 本草蒙筌. 北京：人民卫生出版社，1988，336
26 明·李中梓. 雷公炮制药性解. 见：中国医学大成（二）. 长沙：岳麓书社，1990，127
27 明·卢之颐. 本草乘雅半偈. 北京：人民卫生出版社，1986，96
28 清·张志聪. 本草崇原. 北京：中国中医药出版社，1992，48
29 清·蒋居祉. 本草择要纲目. 见：珍本医书集成（二）. 上海：上海科学技术出版社，1985，66
30 清·陈士铎. 本草新编. 北京：中国中医药出版社，1996，258
31 清·汪昂. 本草易读. 北京：人民卫生出版社，1987
32 清·汪昂. 本草备要. 北京：中国中医药出版社，1998，222
33 清·张璐. 本经逢原. 上海：上海科学技术出版社，1959，18
34 清·徐大椿. 神农本草经百种录. 见：景印文渊阁四库全书（785）. 北京：中医古籍出版社，1986，562
35 清·严西亭. 得配本草. 上海：上海卫生出版社，1957，22
36 清·沈金鳌. 要药分剂. 上海：上海科学技术出版社，1959，224
37 清·黄宫绣. 本草求真. 上海：上海科学技术出版社，1959，57
38 清·陈念祖. 神农本草经读. 北京：人民卫生出版社，1959，23
39 清·姚澜. 本草分经. 上海：上海科学技术出版社，1989
40 清·杨时泰. 本草述钩元. 上海：科技卫生出版社，1958，55
41 清·叶志诜. 神农本草经赞. 见：珍本医书集成（二）. 上海：上海科学技术出版社，1985，5
42 清·陈其瑞. 本草撮要. 见：珍本医书集成（二）. 上海：上海科学技术出版社，1985，76
43 清·张秉成. 本草便读. 上海：上海卫生出版社，1957
44 宋·寇宗奭. 本草衍义. 上海：商务印书馆，1937，25
45 《全国中草药汇编》编写组. 全国中草药汇编. 下册. 北京：人民卫生出版社，1996，380

334 胆南星
Dannanxing
Arisaema Cum bile

1 定名依据

1.1 正名

1.1.1 汉文名：胆南星（制天南星的细粉与牛、羊或猪胆汁经加工而成，或为生天南星细粉与牛、羊或猪胆汁经发酵加工而成）。

1.1.2　英文名：bile arisaema.

1.2　依据

1.2.1　定名的文献依据

1.2.1.1　《圣济总录》卷六十四："膈痰风厥头痛……治风痰气厥。攻击头痛。痰逆恶心，退风壅化痰。金犀丸方：金薄（三十片），犀角（镑一两），龙脑（研一钱），麝香（研一分），丹砂（研水飞过二两），胆南星（一两），半夏（二两洗去滑焙），天麻（半两），白矾（一两枯过），丁香（一分），上一十味，捣研为细末，拌和再研匀，入煮枣肉和丸，梧桐子大，每服十五丸。以温生姜汤下，不计时候。"[1]

1.2.1.2　《滇南本草》第一卷："接骨草……一人路遇狂风吹着，口歪眼斜，半身麻木疼，用之神效。接骨草，防风，钩藤，胆南星，引点水酒、烧酒服，良效。"[2]

1.2.1.3　《中华人民共和国药典》："胆南星 Arisaema cum bile　本品为制天南星的细粉与牛、羊或猪胆汁经加工而成，或为生天南星细粉与牛、羊或猪胆汁经发酵而成。"[3]

1.2.1.4　《普通高等教育中医药类规划教材·中药学》："胆南星　为天南星用牛胆汁拌制而成的加工品。"[4]

1.2.1.5　《中药材手册》："胆南星　本品为天南星粉与牛胆汁经加工而成。《纲目》仅在虎掌、天南星修治中简略提到。加工目的为使天南星粉吸收胆汁后去其毒性及辛燥，以提高疗效。现在加工有二个方法，据说旧法需九年故有"九转南星"之称，但一般只有三、四年即可。因需时太久，故天津改用新法，使南星粉能迅速吸收胆汁，缩短了加工时间。【别名】胆星。"[5]

1.2.1.6　《中国药材学》："胆南星　方块状或圆柱状，棕黄色，质坚实，气微腥，味苦。"[6]

1.2.1.7　《中国中医药学主题词表》："胆南星 Arisaema cum bile　为制天南星的细粉与牛、羊或猪胆汁经加工而成；属化痰药（中药）。"[7]

1.2.2　定名选择的理由

1.2.2.1　胆南星 Arisaema cum bile，为制天南星的细粉与牛、羊或猪胆汁经加工而成，或为生天南星细粉与牛、羊或猪胆汁经发酵而成的加工品。"胆南星"之名始见于宋·赵佶《圣济总录》，本草著作明·兰茂《滇南本草》在"接骨草"条下也以"胆南星"作为本品正名组方。

1.2.2.2　我国最新出版的《中华人民共和国药典》、《普通高等教育中医药类规划教材·中药学》等均以"胆南星"作为本品正名。已经广泛应用于中医药学文献的标引和检索的《中国中医药学主题词表》也以"胆南星"作为本品的正式主题词。现代本草著作如《中国药材学》、《中药材手册》等也大多以"胆南星"作为本品的正名。说明"胆南星"作为本品正名已成为大多学者的共识。

1.3　与正名等效的名词：无。

2　源流考释

胆南星（制天南星的细粉与牛、羊或猪胆汁经加工而成，或生天南星细粉与牛、羊或猪胆汁经发酵而成的加工品），"胆南星"之名始见于宋·赵佶《圣济总录》卷六十四：

"膈痰风厥头痛……治风痰气厥。攻击头痛。痰逆恶心，退风壅化痰。金犀丸方 金薄（三十片） 犀角（镑一两） 龙脑（研一钱） 麝香（研一分） 丹砂（研水飞过二两）胆南星（一两） 半夏（二两洗去滑焙） 天麻（半两） 白矾（一两枯过） 丁香（一分）上一十味，捣研为细末，拌和再研匀，入煮枣肉和丸，梧桐子大，每服十五丸。以温生姜汤下，不计时候。"[1]本草著作明·兰茂《滇南本草》在"接骨草"条下也以"胆南星"作为本品正名组方。如《滇南本草》第一卷："接骨草……一人路遇狂风吹着，口歪眼斜，半身麻木疼，用之神效。接骨草，防风，钩藤，胆南星，引点水酒、烧酒服，良效。"[2]

古代本草著作虽均未单列"胆南星"，但大多在"天南星"条下载有"造胆星法"。如明·李时珍《本草纲目》第十七卷："虎掌《本经·下品》、天南星（宋《开宝》）……造胆星法：以南星生研末，腊月取黄牯牛胆汁和剂，纳入胆中，系悬风处干之。年久者弥佳。"[8]此后的本草如日本稻宣义《炮炙全书》[9]，清·吴仪洛《本草从新》[10]、严西亭《得配本草》[11]、凌奂《本草害利》[12]等大多即沿用时珍记载。

此外，与明·董宿《奇效良方》尚载录有"牛胆南星"，如该书"卷之六十四"曰："辰砂胆星膏：治小儿痰热惊热，气急喘嗽，惊悸不安。辰砂（一钱），牛胆南星（一两），琥珀、青礞石末（各一钱），天竺黄（一钱），甘草（五分），麝香（少许），上为细末，炼蜜为丸，如芡实大，每服半丸，用生姜汤不拘时化服。"[13]《炮炙全书》[9]在"天南星"条"造胆星法"中称"方书谓之牛胆南星即此是也。"可见，"牛胆南星"实为"胆南星"的异名。

将"胆南星"作为一种药物单列的本草著作始自清·凌奂《本草害利》[12]，但该书并非以"胆南星"为正名，而是以"陈胆星"为正名，以"胆星"为异名载录，如《本草害利·肺部药队》："陈胆星……古人用生南星、生附、生乌、皆四钱五钱，非识力精到者，不可轻试。得防风则不麻，得牛胆则燥性减，故名胆星……造胆星法：以南星生研为末，腊月取黄牛胆汁和剂，纳入胆中，系悬风处干之，年久者弥佳。"[12]

现代有关著作大多以"胆南星"作为本品正名，如《中华人民共和国药典》[3]、《普通高等教育中医药类规划教材·中药学》[4]、《中药材手册》[5]、《中国药材学》[6]等。同时《中国中医药学主题词表》[7]也以"胆南星"作为本药的正式主题词。但也有以"胆星"作为本品正名者，如《中药大辞典》[14]、《中国医学百科全书·中医学》[15]、《中医大辞典·中药分册》[16]、《中华本草》[17]等。此外，《中药材手册》尚记载有"九转南星"[5]等俗称。

3 附录

3.1 又称：无。

3.2 俗称：九转南星。

3.3 曾称：牛胆南星《奇效良方》，陈胆星、胆星《本草害利》。

3.4 原植物名称：参见"天南星"条。

4 文献通考

《圣济总录》卷六十四："膈痰风厥头痛……治风痰气厥。攻击头痛。痰逆恶心，退风壅化痰。金犀丸方：金薄（三十片），犀角（镑一两），龙脑（研一钱），麝香（研一分），丹砂（研水飞过二两），胆南星（一两），半夏（二两洗去滑焙），天麻（半两），白矾（一两枯过），丁香（一分），上一十味，捣研为细末，拌和再研匀，入煮枣肉和丸，梧桐子大，每服十五丸。以温生姜汤下，不计时候。”[1]

《奇效良方》卷之六十四：“辰砂胆星膏：治小儿痰热惊热，气急喘嗽，惊悸不安。辰砂（一钱），牛胆南星（一两），琥珀、青礞石末（各一钱），天竺黄（一钱），甘草（五分），麝香（少许），上为细末，炼蜜为丸，如芡实大，每服半丸，用生姜汤不拘时化服。”[13]

《滇南本草》第一卷：“接骨草……一人路遇狂风吹着，口歪眼斜，半身麻木疼，用之神效。接骨草，防风，钩藤，胆南星，引点水酒、烧酒服，良效。”[2]

《本草纲目》第十七卷：“虎掌《本经·下品》、天南星（宋《开宝》）……造胆星法：以南星生研末，腊月取黄牯牛胆汁和剂，纳入胆中，系悬风处干之。年久者弥佳。”[8]

《炮炙全书》卷第二：“天南星　造胆星法，以南星末研末，腊月取黄牯牛胆汁，和纳入胆中，系悬风处干之。年久者弥佳，消风痰尤妙，锉碎炒用，方书谓之牛胆南星即此是也。”[9]

《本草从新》卷四：“天南星，造胆星法，腊月取黄牛胆汁，和南星末，纳入胆中，风干。年久者弥佳。（得牛胆则燥性减、且胆有益肝胆之功。）”[10]

《得配本草》卷三：“南星，造胆星法：以南星生研末，腊月取黄牯牛胆汁和匀，纳入胆中，悬风处干之。年久者弥佳。”[11]

《本草害利·肺部药队·［泻肺猛将］》：“陈胆星……古人用生南星、生附、生乌、皆四钱五钱，非识力精到者，不可轻试。得防风则不麻，得牛胆则燥性减，故名胆星。即仗制法缓其性。得火炮则缓，治风痰有效……造胆星法：以南星生研为末，腊月取黄牛胆汁和剂，纳入胆中，系悬风处干之，年久者弥佳。”[12]

《中药材手册》：“胆南星本品为天南星粉与牛胆汁经加工而成。《纲目》仅在虎掌、天南星修治中简略提到。加工目的为使天南星粉吸收胆汁后去其毒性及辛燥，以提高疗效。现在加工有二个方法，据说旧法需九年，故有“九转南星”之称，但一般只有三、四年即可。因需时太久，故天津改用新法，使南星粉能迅速吸收胆汁，缩短了加工时间。【别名】胆星。”[5]

《中药大辞典》：“胆星《纲目》【异名】胆南星《本草选旨》。【基原】为天南星用牛胆汁拌制而成的加工品。”[14]

《中医大辞典·中药分册》：“胆星　出《本草纲目》。又名胆南星。为天南星用牛胆汁拌制而成的加工品。”[15]

《中国医学百科全书·中医学》：“胆星　始载于《本草纲目》。又名胆南星。为制天南星粉与牛、羊或猪胆汁经加工而成，或为生天南星细粉与牛、羊或猪胆汁经发酵而成的加工品。”[15]

《中国药材学》：“胆南星　方块状或圆柱状，棕黄色，质坚实，气微腥，味苦。”[6]

《中国中医药学主题词表》：“胆南星 Arisaema cum bile　为制天南星的细粉与牛、羊或猪胆汁经加工而成；属化痰药（中药）。”[7]

《普通高等教育中医药类规划教材·中药学》："胆南星　为天南星用牛胆汁拌制而成的加工品。"[4]

《中华本草》："胆星《纲目》【异名】胆南星《本草选旨》。【来源】为制天南星粉与牛、羊或猪胆汁经加工而成的加工品。【原植物】1. 虎掌 Pinellia pedatisecta Schott　又名：掌叶半夏《秦岭植物志》。2. 天南星 Arisaema heterophyllum Bl.　又名：异叶天南星《中华人民共和国药典》。3. 一把伞南星 Arisaema erubescens（Wall.）Schott［Arumerubescens Wall.；A. consanguineum Schott］又名：天南星《植物名实图考》。4. 东北天南星 Arisaema amurense Maxim.　又名：天老星（东北），长虫苞米、山苞米（辽宁），虎掌（山西）。"[17]

《中华人民共和国药典》："胆南星 Arisaema cum bile　本品为制天南星的细粉与牛、羊或猪胆汁经加工而成，或为生天南星细粉与牛、羊或猪胆汁经发酵而成。"[3]

5　参考文献

1　宋·赵佶. 圣济总录. 北京：人民卫生出版社，1962，1171

2　明·兰茂. 滇南本草. 昆明：云南人民出版社，1959，186

3　国家药典委员会. 中华人民共和国药典. 一部. 北京：化学工业出版社，2000，216

4　雷载权主编. 普通高等教育中医药类规划教材·中药学. 上海：上海科学技术出版社，1995，225

5　中华人民共和国卫生部药政管理局. 中药材手册. 北京：人民卫生出版社，1959，576

6　徐国钧等主编. 中国药材学. 北京：中国医药科技出版社，1996，603

7　吴兰成主编. 中国中医药学主题词表. 北京：中医古籍出版社，1996，68

8　明·李时珍. 本草纲目. 上册. 北京：人民卫生出版社，1982，1185

9　［日］稻宣义. 炮炙全书. 北京：中医古籍出版社，1981

10　清·吴仪洛. 本草从新. 北京：中医古籍出版社，2001，70

11　清·严西亭. 得配本草. 上海：上海卫生出版社，1957，41

12　清·凌奂. 本草害利. 北京：中医古籍出版社，1982

13　明·董宿. 奇效良方. 北京：商务印书馆，1959，1487

14　江苏新医学院. 中药大辞典. 上海：上海科学技术出版社，1977，1712

15　《中医学》编辑委员会. 中国医学百科全书·中医学. 上海：上海科学技术出版社，1997，1180

16　《中医大辞典》编辑委员会. 中医大辞典·中药分册. 北京：人民卫生出版社，1982，270

17　国家中医药管理局《中华本草》编委会. 中华本草. 第八册. 上海：上海科学技术出版社，1999，511

335　胖大海

Pangdahai

Semen Sterculiae Lychnophorae

1　定名依据

1.1　正名

1.1.1　汉文名：胖大海（梧桐科植物胖大海 Sterculia lychnophora Hance 的干燥成熟种子）。

1.1.2　英文名：boat – fruited sterculia seed.

1.2　依据

1.2.1　定名的文献依据

1.2.1.1　《本草纲目拾遗》卷七："胖大海，出安南大洞山，产至阴之地，其性纯阴，故能治六经之火。土人名曰安南子，又名大洞果。形似干青果，皮色黑黄，起皱纹，以水泡之，层层胀大，如浮藻然，中有软壳，核壳内有仁二瓣。味甘淡，治火闭痘，服之立起。并治一切热症劳伤，吐衄下血，消毒去暑，时行赤眼，风火牙痛，虫积下食，痔疮漏管，干咳无痰，骨蒸内热，三焦火症，诸疮皆效，功难尽述。"[1]

1.2.1.2　《中华人民共和国药典》："胖大海 Semen sterculiae lychnophorae　本品为梧桐科植物胖大海 Sterculia lychnophora Hance 的干燥成熟种子。"[2]

1.2.1.3　《普通高等教育中医药类规划教材·中药学》："胖大海《本草纲目拾遗》为梧桐科落叶乔木植物胖大海 Sterculia lychnophora Hance 的成熟种子。主产于泰国、柬埔寨、马来西亚、印度尼西亚、越南、印度等国。4～6 月果实成熟开裂时，采收种子，晒干。"[3]

1.2.1.4　《中药大辞典》："胖大海《纲目拾遗》【异名】安南子、大洞果《纲目拾遗》，胡大海、大发（张寿颐），通大海《兽医国药及处方》，大海子《中药志》。【基原】为梧桐科植物胖大海的种子。【原植物】胖大海 Sterculia lychnophora Hance."[4]

1.2.1.5　《中医大辞典·中药分册》："胖大海　出《本草纲目拾遗》。又名大洞果、大海子、大发。为梧桐科植物胖大海 Sterculia lychnophora Hance 的种子。"[5]

1.2.1.6　《中国医学百科全书·中医学》："胖大海　始载于《本草纲目拾遗》。又名安南子、大洞果、大发。为梧桐科植物胖大海 Sterculia lychnophora Hance 的种子。"[6]

1.2.1.7　《中国中医药学主题词表》："胖大海 Sterculia lychnophora　属梧桐科；属补阴药和清热解毒药。"[7]

1.2.1.8　《中药志》[8]、《中药材手册》[9]、《全国中草药汇编》[10]、《全国中药炮制规范》[11]、《中国药材学》[12]、《中华本草》[13]等现代中药著作多以"胖大海"作为本品正名（参见"文献通考"）。

1.2.2　定名选择的理由

1.2.2.1　胖大海 Semen sterculiae lychnophorae，为梧桐科植物胖大海 Sterculia lychnophora Hance 的干燥成熟种子。"胖大海"之名始见于清·赵学敏《本草纲目拾遗》，并将其作为本品正名记载。

1.2.2.2　我国最新出版的《中华人民共和国药典》、《普通高等教育中医药类规划教材·中药学》以及辞书类著作《中医大辞典·中药分册》、《中药大辞典》、《中国医学百科全书·中医学》等均以"胖大海"作为本品正名。已经广泛应用于中医药学文献的标引和检索的《中国中医药学主题词表》也以"胖大海"作为本品的正式主题词。现代本草著作如《中药志》、《全国中草药汇编》、《中华本草》、《中国药材学》、《中药材手册》、《全国中药炮制规范》等虽记载了不少本品各地的俗称，但也无一例外以"胖大海"作为本品的正名。说明"胖大海"作为本品正名已成为共识。

1.3　与正名等效的名词：无。

2　源流考释

胖大海（梧桐科植物胖大海 Sterculia lychnophora Hance 的干燥成熟种子），始载于清·赵学敏《本草纲目拾遗》[1]，以“胖大海”为正名，以“安南子”、“大洞果”为异名。如《本草纲目拾遗》卷七：“胖大海，出安南大洞山，产至阴之地，其性纯阴，故能治六经之火。土人名曰安南子，又名大洞果。形似干青果，皮色黑黄，起皱纹，以水泡之，层层胀大，如浮藻然，中有软壳，核壳内有仁二瓣。味甘淡，治火闭痘，服之立起。并治一切热症劳伤，吐衄下血，消毒去暑，时行赤眼，风火牙痛，虫积下食，痔疮漏管，干咳无痰，骨蒸内热，三焦火症，诸疮皆效，功难尽述。”[1]

现代有关著作均沿用《本草纲目拾遗》的记载以“胖大海”作为本品正名，如《中华人民共和国药典》[2]、《普通高等教育中医药类规划教材·中药学》[3]、《中药大辞典》[4]、《中医大辞典·中药分册》[5]、《中国医学百科全书·中医学》[6]、《中国中医药学主题词表》[7]、《中药志》[8]、《中药材手册》[9]、《全国中草药汇编》[10]、《全国中药炮制规范》[11]、《中国药材学》[12]、《中华本草》[13]等。同时尚记载有“大海”、“大海子”、“大发”《全国中草药汇编》[10]，“胡大海”、“通大海”《中药大辞典》[4]，“大海榄”《中国药材学》[12]等各地的俗称。还记载有本品原植物“胖大海”的异名“大海”、“安南子”、“大海子”、“大洞果”、“大发”《中药志》[8]，“红腾大海”《中华本草》[13]等。

3　附录

3.1　又称：无。

3.2　俗称：大海，大海子，大发，胡大海，通大海，大海榄。

3.3　曾称：安南子、大洞果《本草纲目拾遗》。

3.4　原植物名称：胖大海，大海，安南子，大海子，大洞果，大发，红腾大海（西双版纳）。

4　文献通考

《本草纲目拾遗》卷七：“胖大海，出安南大洞山，产至阴之地，其性纯阴，故能治六经之火。土人名曰安南子，又名大洞果。形似干青果，皮色黑黄，起皱纹，以水泡之，层层胀大，如浮藻然，中有软壳，核壳内有仁二瓣。味甘淡，治火闭痘，服之立起。并治一切热症劳伤，吐衄下血，消毒去暑，时行赤眼，风火牙痛，虫积下食，痔疮漏管，干咳无痰，骨蒸内热，三焦火症，诸疮皆效，功难尽述。”[1]

《中药志》：“胖大海　本品为常用中药。商品为梧桐科植物胖大海的成熟种子。……【原植物】胖大海　别名：大海、安南子、大海子、大洞果、大发。Sterculia lychnophora Hance——梧桐科 Sterculiaceae.”[8]

《中药材手册》：“胖大海（《纲目拾遗》列入果部）　本品为梧桐科植物胖大海 Sterculia lychnophora Hance. 的干燥成熟种子。原植物系落叶乔木。均系进口。商品中发现有以橄榄的果实及圆粒苹婆的种子误作胖大海入药者，应注意鉴别。”[9]

《全国中草药汇编》：“胖大海　【别名】大海、大海子、大洞果、大发。【来源】为梧桐科苹婆属植物胖大海 Sterculia scaphigera Wall. 的种子。”[10]

《中药大辞典》：“胖大海《纲目拾遗》【异名】安南子、大洞果《纲目拾遗》，胡大海、大发（张寿颐），通大海《兽医国药及处方》，大海子《中药志》。【基原】为梧桐科植物胖大海的种子。【原植物】胖大海 Sterculia lychnophora Hance.”[4]

《中医大辞典·中药分册》：“胖大海　出《本草纲目拾遗》。又名大洞果、大海子、大发。为梧桐科植物胖大海 Sterculia lychnophora Hance 的种子。”[5]

《中国医学百科全书·中医学》：“胖大海　始载于《本草纲目拾遗》。又名安南子、大洞果、大发。为梧桐科植物胖大海 Sterculia lychnophora Hance 的种子。”[6]

《全国中药炮制规范》：“胖大海　［处方用名］胖大海。【来源】本品为梧桐科植物胖大海 Sterculia scaphigera Wall. 的干燥成熟种子。主产于越南、泰国、马来西亚等地。药材以个大、坚实、棕色，表面有细皱纹及光泽，无破皮者为佳。”[11]

《中国药材学》：“胖大海　【别名】大海子，大海榄，通大海，安南子，大洞果，大发，大海。【来源】本品为梧桐科植物长粒胖大海 Scaphium lychnophorum Pierre（Sterculia lychnophora Hance）或圆粒胖大海 S. wllichii Schott et Endl.（Sterculia scaphigera Wall.）等的干燥成熟种子。”[12]

《中国中医药学主题词表》：“胖大海 Sterculia lychnophora　属梧桐科；属补阴药和清热解毒药。”[7]

《普通高等教育中医药类规划教材·中药学》：“胖大海《本草纲目拾遗》为梧桐科落叶乔木植物胖大海 Sterculia lychnophora Hance 的成熟种子。主产于泰国、柬埔寨、马来西亚、印度尼西亚、越南、印度等国。4~6月果实成熟开裂时，采收种子，晒干。”[3]

《中华本草》：“胖大海《纲目拾遗》【异名】安南子、大洞果《纲目拾遗》，胡大海、大发《中国药学大辞典》，大海子《药物出产辨》，通大海《兽医国药及处方》，大海《中药志》，大海榄《中药临床应用》……【来源】为梧桐科植物胖大海的种子。【原植物】胖大海 Sterculia lychnophora Hance　又名：红腾大海《西双版纳植物名录》。”[13]

《中华人民共和国药典》：“胖大海 Semen sterculiae lychnophorae　本品为梧桐科植物胖大海 Sterculia lychnophora Hance 的干燥成熟种子。”[2]

5　参考文献

1 清·赵学敏. 本草纲目拾遗. 北京：人民卫生出版社，1983，283

2 国家药典委员会. 中华人民共和国药典. 一部. 北京：化学工业出版社，2000，216

3 雷载权主编. 普通高等教育中医药类规划教材·中药学. 上海：上海科学技术出版社，1995，239

4 江苏新医学院. 中药大辞典. 上海：上海科学技术出版社，1977，1714

5 《中医大辞典》编辑委员会. 中医大辞典·中药分册. 北京：人民卫生出版社，1982，270

6 《中医学》编辑委员会. 中国医学百科全书·中医学. 上海：上海科学技术出版社，1997，1181

7 吴兰成主编. 中国中医药学主题词表. 北京：中医古籍出版社，1996，270

8 中国医学科学院药物研究所等. 中药志. 第三册. 北京：人民卫生出版社，1993，538

9 中华人民共和国卫生部药政管理局. 中药材手册. 北京：人民卫生出版社，1998，354

10 《全国中草药汇编》编写组. 全国中草药汇编. 下册. 北京：人民卫生出版社，1996，451

11 中华人民共和国卫生部药政管理局. 全国中药炮制规范. 北京：人民卫生出版社，1988，179

12 徐国钧等主编. 中国药材学. 北京：中国医药科技出版社，1996，1282

13　国家中医药管理局《中华本草》编委会. 中华本草. 第五册. 上海：上海科学技术出版社，1999，391

336　独活
Duhuo
Radix Angelicae Pubescentis

1　定名依据

1.1　正名

1.1.1　汉文名：独活（伞形科植物重齿毛当归 Angelica pubescens Maxim. f. biserrata Shan et Yuan 的干燥根）。

1.1.2　英文名：doubleteeth pubescent angelica root.

1.2　依据

1.2.1　定名的文献依据

1.2.1.1　《神农本草经》卷一："独活，味苦，平。主风寒所击，金疮，止痛，贲豚，痫痓，女子疝瘕。久服，轻身、耐老。一名羌活，一名羌青，一名扩羌使者。生川谷。"[1]

1.2.1.2　《本草经集注》："独活，味苦、甘，平、微温，无毒。主治风寒所击，金疮止痛，贲豚，痫痓，女子疝瘕。治诸贼风，百节痛风无久新者。"[2]

1.2.1.3　《新修本草》卷六："独活，味苦、甘、平、微温、无毒。主风寒所击，金疮止痛，贲豚，痫痓，女子疝瘕。疗诸贼风，百节痛风无久新者。久服轻身耐老。一名羌活，一名羌青，一名护羌使者，一名胡王使者，一名独摇草。"[3]

1.2.1.4　《证类本草》卷六："独活，味苦、甘，平、微温，无毒。主风寒所击，金疮止痛，贲豚，痫痓（音炽），女子疝瘕。疗诸贼风，百节痛风无久新者。久服轻身耐老。一名羌活，一名羌青，一名护羌使者，一名胡王使者，一名独摇草。此草得风不摇，无风自动。生雍州川谷，或陇西南安。二月、八月采根，曝干。"[4]

1.2.1.5　《本草纲目》卷十三："独活《本经·上品》。【释名】羌活《本经》、羌青《本经》、独摇草《别录》、护羌使者《本经》、胡王使者《吴普》、长生草。弘景曰：一茎直上，不为风摇，故曰独活。"[5]

1.2.1.6　《本草从新》卷一："独活，宣、理伏风、去湿。辛苦微温。气缓善搜。入足少阴气分。（肾）以理伏风。治本经伤风头痛。头晕目眩。（宜与细辛同用。）风热齿痛。"[6]

1.2.1.7　《中华人民共和国药典》："独活 Radix angelicae pubescentis　本品为伞形科植物重齿毛当归 Angelica pubescens Maxim. f. biserrata Shan et Yuan 的干燥根。春初苗刚发芽或秋末茎叶枯萎时采挖，除去须根及泥沙，炕至半干，堆置 2 ~ 3 天，发软后再炕至全干。"[7]

1.2.1.8　《普通高等教育中医药类规划教材·中药学》："独活《本经》为伞形科多年生

草本植物重齿毛当归 Angelica pubescens Maxim. f. biserrata Shan et Yuan 的根。主产于四川、湖北、安徽等地。秋末或春初采挖。晒干。切片生用。”[8]

1.2.1.9 《中药大辞典》:“独活《本经》【异名】独摇草《别录》,独滑《本草蒙筌》,长生草《纲目》。【基原】为伞形科植物重齿毛当归、毛当归、兴安白芷、紫茎独活、牛尾独活、软毛独后以及五加科植物食用木等的根及根茎。【原植物】①重齿毛当归 Angelica pubescens Maxim. f. biserrata Shan et Yuan……”[9]

1.2.1.10 《中医大辞典·中药分册》:“独活 出《神农本草经》。又名独摇草、独滑、长生草、川独活、香独活、大活。为伞形科植物重齿毛当归 Angelica pubescens Maxim. f. biserrata Shan et Yuan 或毛当归 A. pubescens Maxim. 等的根。”[10]

1.2.1.11 《中国医学百科全书·中医学》:“独活 始载于《神农本草经》。为伞形科植物重齿毛当归 Angelica pubescens Maxim. f. biserrata Shan et Yuan 或毛当归 A. pubescens Maxim. 等的根。前者药材称川独活,后者药材称香独活。”[11]

1.2.1.12 《中国中医药学主题词表》:“独活 Angelica pubescens 属伞形科和祛风湿药。D 毛当归。”[12]

1.2.1.13 《中药志》[13]、《中药材手册》[14]、《全国中草药汇编》[15]、《全国中药炮制规范》[16]、《中国药材学》[17]、《中华本草》[18]等现代中药著作多以“独活”作为本品正名(参见“文献通考”)。

1.2.2 定名选择的理由

1.2.2.1 独活 Radix angelicae pubescentis,系伞形科植物重齿毛当归 Angelica pubescens Maxim. f. biserrata Shan et Yuan 的干燥根。“独活”之名始见于汉《神农本草经》,并作为本品正名记载。其后的历代重要本草著作如南北朝·陶弘景《本草经集注》,唐·苏敬《新修本草》,宋·唐慎微《证类本草》,明·李时珍《本草纲目》,清·吴仪洛《本草从新》等在载录本品时均以“独活”作为正名,并一直沿用至今。

1.2.2.2 我国最新出版的《中华人民共和国药典》、《普通高等教育中医药类规划教材·中药学》以及辞书类著作《中医大辞典·中药分册》、《中药大辞典》、《中国医学百科全书·中医学》等均以“独活”作为本品正名。已经广泛应用于中医药学文献的标引和检索的《中国中医药学主题词表》也以“独活”作为本品的正式主题词。现代本草著作如《中药志》、《全国中草药汇编》、《中华本草》、《中国药材学》、《中药材手册》、《全国中药炮制规范》等虽记载了不少本品各地的俗称,但也无一例外以“独活”作为本品的正名。说明“独活”作为本品正名已成为共识。

1.3 与正名等效的名词:无。

2 源流考释

独活(伞形科植物重齿毛当归 Angelica pubescens Maxim. f. biserrata Shan et Yuan 的干燥根)始载于汉《神农本草经》[1],以“独活”为正名。如《神农本草经》卷一:“独活,味苦,平。主风寒所击,金疮,止痛,贲豚,痫痓,女子疝瘕。久服,轻身、耐老。一名羌活,一名羌青,一名扩羌使者。生川谷。”[1]其后的本草著作即以“独活”为正名记载本品,如三国·吴普《吴普本草》[19],魏晋《名医别录》[20],南北朝·雷敩《雷公炮炙论》[21]、陶弘景《本草经集注》[2],唐·苏敬《新修本草》[3]、孙思邈《千金翼方》[22]，宋·苏颂《本草图经》[23]、唐慎微《证类本草》[4]，金·李杲《珍珠囊药性赋》[24]，元·王好古《汤液本草》[25]，明·兰茂《滇南本草》[26]、刘文泰《本草品汇精要》[27]、陈嘉谟《本草蒙筌》[28]、李时珍《本草纲目》[5]、杜文燮《药鉴》[29]、缪希雍《炮炙大法》[30]、李中梓《雷公炮制药性解》[31]、《本草征要》[32]、卢之颐《本草乘雅半偈》[33]，清·蒋居祉《本草择要纲目》[34]、陈士铎《本草新编》[35]、汪昂《本草易读》[36]、汪昂《本草备要》[37]、张璐《本经逢原》[38]、吴仪洛《本草从新》[6]、严西亭《得配本草》[39]、沈金鳌《要药分剂》[40]、黄宫绣《本草求真》[41]、姚澜《本草分经》[42]、杨时泰《本草述钩元》[43]、凌奂《本草害利》[44]、陈其瑞《本草撮要》[45]、张秉成《本草便读》[46]等。

古代著作中记载的本品异名尚有"胡王使者"《吴普本草》[19]，"独摇草"《名医别录》[20]，"羌活"、"羌青"、"护羌使者"《本草经集注》[2]，"独滑"《本草蒙筌》[28]，"长生草"《本草纲目》[5]等。如《吴普本草·草木类》："独活，一名胡王使者。神农、黄帝：苦，无毒。八月采。此药有风华不动，无风独摇。"[19]《名医别录》卷一："独活，味甘，微温，无毒。主治诸贼风，百节痛风无久新者。一名胡王使者，一名独摇草。"[20]《本草经集注·草木上品》："独活……一名羌活，一名羌青，一名护羌使者，一名胡王使者，一名独摇草。"[2]《本草蒙筌》卷一："羌滑，文州羌活，文州独活。味苦、甘、辛，气平、微温。……用独滑多用鬼眼。羌滑则气雄，独滑则香细。"[28]《本草纲目》卷十三："独活《本经·上品》。【释名】……长生草。"[5]

现代有关著作均沿用《神农本草经》的记载以"独活"作为本品正名，如《中华人民共和国药典》[7]、《普通高等教育中医药类规划教材·中药学》[8]、《中药大辞典》[9]、《中医大辞典·中药分册》[10]、《中国医学百科全书·中医学》[11]、《中国中医药学主题词表》[12]、《中药志》[13]、《中药材手册》[14]、《全国中草药汇编》[15]、《全国中药炮制规范》[16]、《中国药材学》[17]、《中华本草》[18]等。同时尚记载有"川独活"、"西大活"、"资丘独活"、"巴东独活"、"肉独活"《中药材手册》[14]，"香独活"、"恩施独活"、"续独活"、"浙独活"《全国中草药汇编》[15]，"大活"《中医大辞典·中药分册》[10]，"山大活"《中国药材学》[17]，"资邱独活"、"绩独活"、"玉活"《中华本草》[18]等各地的俗称。

3 附录

3.1 又称：炒独活、醋独活（饮片规格名），全独活，川独活，牛尾独活、九眼独活、香独活、西大活（药材商品名）。

3.2 俗称：香独活（浙江），大活、山大活（湖北），绩独活（安徽），玉活（江西），独活，西大活，资丘独活，巴东独活，肉独活，恩施独活，续独活，浙独活，资邱独活。

3.3 曾称：胡王使者《吴普本草》、独摇草《别录》，羌活、羌青、护羌使者《本草经集注》，独滑《本草蒙筌》，长生草《纲目》。

3.4 原植物名称：重齿毛当归。

4 文献通考

《神农本草经》卷一："独活，味苦，平。主风寒所击，金疮，止痛，贲豚，痫痓，女子疝瘕。久服，轻身、耐老。一名羌活，一名羌青，一名扩羌使者。生川谷。"[1]

《吴普本草·草木类》："独活，一名胡王使者。神农、黄帝：苦，无毒。八月采。此药有风华不动，无风独摇。"[19]

《名医别录》卷一："独活，味甘，微温，无毒。主治诸贼风，百节痛风无久新者。一名胡王使者，一名独摇草。此草得风不摇，无风自动。生雍州，或陇西南安。二月、八月采根，曝干（蠡实为之使）。"[20]

《雷公炮炙论》卷上："独活，雷公云：凡使，采得后，细锉，拌淫羊藿，裛二日后，曝干，去淫羊藿用。免烦人心。"[21]

《本草经集注·草木上品》："独活，味苦、甘，平、微温，无毒。主治风寒所击，金疮止痛，贲豚，痫痓，女子疝瘕。治诸贼风，百节痛风无久新者。久服轻身，耐老。一名羌活，一名羌青，一名护羌使者，一名胡王使者，一名独摇草。"[2]

《新修本草》卷六："独活，味苦、甘、平、微温、无毒。主风寒所击，金疮止痛，贲豚，痫痓，女子疝瘕。疗诸贼风，百节痛风无久新者。久服轻身耐老。一名羌活，一名羌青，一名护羌使者，一名胡王使者，一名独摇草。此草得风不摇，无风自动。生雍州川谷，或陇西南安。二月、八月采根，曝干。"[3]

《千金翼方》卷二："独活，味苦甘，平，微温，无毒。主风寒所击，金疮止痛，贲豚痫痓，女子疝瘕。疗诸贼风，百节痛风，无久新者。久服轻身耐老，一名羌活，一名羌青，一名护羌使者，一名胡王使者，一名独摇草。此草得风不摇，无风自动。生雍州川谷，或陇西南安，二月八采根，曝干。"[22]

《本草图经》卷四："独活、羌活，出雍州川谷或陇西南安，今蜀汉出者佳。春生苗，叶如青麻；六月开花，作丛，或黄或紫；结实时叶黄者，是夹石上生；叶青者，是土脉中生。此草得风不摇，无风自动，故一名独摇草。"[23]

《证类本草》卷六："独活，味苦、甘，平、微温，无毒。主风寒所击，金疮止痛，贲豚，痫痓（音炽），女子疝瘕。疗诸贼风，百节痛风无久新者。久服轻身耐老。一名羌活，一名羌青，一名护羌使者，一名胡王使者，一名独摇草。此草得风不摇，无风自动。生雍州川谷，或陇西南安。二月、八月采根，曝干（豚实为之使）。陶隐居云：药名无豚实，恐是蠡实。此州郡县并是羌活，羌活形细而多节软润，气息极猛烈。"[4]

《珍珠囊药性赋》卷二："独活，蠡实为之使。独活，味苦甘平，性微温无毒。升也，阴中之阳也。其用有二：诸风掉眩，颈项难伸；风寒湿痹，两足不用。乃为足少阴之引经。"[24]

《汤液本草》卷三："独活，气味与羌活同。无毒。气厚味薄，升也，苦辛。足少阴肾经行经之药。"[25]

《滇南本草》卷二："独活，味辛、苦，性温。阴中之阳也。行十二经络。疗诸风，角弓反张，表汗，除风寒湿痹，止周身筋骨疼痛。又治两胁面寒疼痛。（附方）治背寒、面寒胀硬疼痛，止两胁胃气胀疼，心口痛。独活（二钱），新瓦焙为末，开水点烧酒服。"[26]

《本草品汇精要》卷七："独活，无毒，丛生。独活（出《神农本经》）。主风寒所。击金疮。止痛。奔豚，痫痓（音炽），女子疝瘕。久服轻身耐老（以上朱字《神农本经》）。疗诸贼风，百节痛风久新者，此草得风不摇。无风自动（以上黑字《名医》所录）。【名】胡王使者、独摇草。"[27]

《本草蒙筌》卷一：“羌滑，文州羌活，文州独活。味苦、甘、辛，气平、微温。气味俱轻，升也，阳也。无毒。多生川蜀，亦产陇西。得风不摇，无风自动，因又名独摇草也。本与独滑同种，后人分有二名。紫色节密者为羌，黄色成块者为独。今医家用羌滑多用鞭节，用独滑多用鬼眼。羌滑则气雄，独滑则香细。”[28]

《本草纲目》卷十三：“独活《本经·上品》。【释名】羌活《本经》、羌青《本经》、独摇草《别录》、护羌使者《本经》、胡王使者《吴普》、长生草。弘景曰：一茎直上，不为风摇，故曰独活。《别录》曰：此草得风不摇，无风自动，故名独摇草。大明曰：独活，是羌活母也。时珍曰：独活以羌中来者为良，故有羌活、胡王使者诸名，乃一物二种也。正如川芎、抚芎，白术、苍术之义，入用微有不同，后人以为二物者，非矣。”[5]

《药鉴》卷二：“独活，气微温，味苦甘辛，气味俱薄，无毒，升也，阳也。足少阴经药也。止奔豚痫痉，治女子疝瘕，寒湿足痹，非此不治。头眩目晕，非此不除。诸风中之要药也。主苍术，治两足之湿肿。君荆翘，散下身之痈毒。”[29]

《炮炙大法·草部》：“独活、羌活（细锉，拌淫羊藿，裛二日后，曝干，去淫羊藿用，免烦人心。此服食家治法，寻常去皮或焙用尔。蠡实为之使）。”[30]

《雷公炮制药性解》卷二：“独活，味苦甘辛，性微温无毒，入肺肾二经。主新旧诸风湿痹，颈项难伸，腰背酸疼，四肢挛痿，黄色而作块者为独活。”[31]

《本草征要》卷二：“独活、羌活，味苦、甘，性平，无毒。入小肠、膀胱、肝、肾四经。风寒湿痹，筋骨挛疼。头旋掉眩、颈项难伸。”[32]

《本草乘雅半偈》第三帙：“独活《本经·上品》。【气味】苦甘平，无毒。”[33]

《本草择要纲目·热性药品》：“独活　【气味】苦甘，平，无毒。浮而升阳也。入手、足太阳经行风药，入足厥阴、少阴经气分。”[34]

《本草新编》卷二：“羌活（独活），羌活，味苦、辛，气平而温，升也，阳也，无毒。入足太阳、足少阴二经，又入足厥阴。善散风邪，利周身骨节之痛，除新旧风湿，亦止头痛齿疼。古人谓羌活系君药，以其拨乱反正，有旋转之力也。而余独以为只可充使，而并不可为臣佐。”[35]

《本草易读》卷三：“独活，焙用。此草得风不摇，无风自动，故名独摇草。”[36]

《本草备要·草部》：“独活，宣，搜风，去湿。辛苦微温。气缓善搜，入足少阴（肾）气分，以理伏风。”[37]

《本经逢原》卷一：“独活，辛苦微温，无毒。香而紫黑者真《本经》。主风寒所击，金疮止痛，奔豚痫痉，女子疝瘕。”[38]

《本草从新》卷一：“独活，宣、理伏风、去湿。辛苦微温。气缓善搜。入足少阴气分。（肾）以理伏风。治本经伤风头痛。头晕目眩。（宜与细辛同用）风热齿痛。”[6]

《得配本草》卷二：“独活，蠡实为之使。辛、苦、微温。入足少阴经气分。治本经伏风，头痛喘逆，目眩齿痛，下焦寒湿，两足痛痹，腰腹疼痛，奔豚疝瘕。君地黄，治风热齿痛。使细辛，疗少阴头疼。”[39]

《要药分剂》卷一：“独活，味辛苦，性温，无毒。禀天地正阳之气以生。升也，阳也。【主治】主风寒所击，金疮止痛，奔豚痫痉，女子疝瘕。疗诸贼风，百节痛风，无问久新。一名羌活（本经），主入少阴气分，以理伏风。治本经伤风头痛，头晕目眩，风热齿痛，痉痫湿痹，奔豚疝瘕（别录）。”[40]

《本草求真》卷三："独活（山草），搜足少阴肾伏风头痛并两足湿痹。独活（专入肾），辛苦微温，比之羌活，其性稍缓。凡因风干足少阴肾经，伏而不出，发为头痛，（痛在脑齿）则能善搜而治矣。"[41]

《本草分经·原例》："（散）独活，辛苦微温，气缓入肾经气分，善搜伏风兼能去湿，治头痛目眩齿痛痉痹疝瘕诸症。"[42]

《本草述钩元》卷七："独活，根味苦辛甘，气温。气厚味薄，沉而升，阴中阳也。足少阴行经气分之药。本经主风寒所击，金疮止痛，奔豚痫痉。"[43]

《本草害利·膀胱部药队》："羌活、独活，【害】此风药也。为祛风、散寒、除湿之要品。若血虚头痛，遍身疼痛，骨痛，因而作寒热者，俱属内伤症，二活皆是风药，能燥血，均忌。误用必反剧。"[44]

《本草撮要》卷一："独活，味辛苦微温，入足厥阴经。功专通关逐痹，发表散寒。得细辛治少阴伏风头痛头晕目眩。得地黄治风热齿痛。"[45]

《本草便读·草部》："独活，芳香气散，辛苦性温。搜少阴之伏风，表邪可解。宣肾经之寒湿，痹病能除。可愈奔豚，并疗诸疝。因其有风不动，无风反摇，故能散以搜风，风以胜湿。（独活一茎直，。不为风摇，故名。羌活独活，本一类二种，皆辛苦性温，解散肌表风寒湿邪之药。但独活入足少阴，羌活入足太阳。然太阳与少阴为表里，经络相通。不过独活之性细而，羌活之性粗而劣。故一治伏邪，一治游邪为异耳。独活气香质细，属阴中之阳，沉而能升，缓而善搜。故入足少阴血分，从内至外，可治奔豚疝瘕，寒湿痹痛等证。又云独活出川中，由此观，。则羌活独活之用可知矣。）"[46]

《中药志》："独活　独活为常用中药。商品主要种类为川独活，其次为牛尾独活、九眼独活和香独活等类。川独活的原植物为伞形科植物重齿毛当归，牛尾独活的原植物"[13]

《中药材手册》："独活（《纲目》列入草部山草类）全国使用的独活主要为伞形科植物重齿毛当归 Angelica pubescens Maxim. f. biserrata Shan et Yuan 的干燥根。原植物系多年生草本，均为栽培。商品习惯认为四川产者品质最佳，故称'川独活'，西北地区也有栽培，又称'西大活'，这两种独活在全国广泛使用。除此外，商品独活尚有香独活、牛尾独活、九眼独活等，其植物来源较为复杂，各在不同产地自产自销。【别名】川独活、西大活、资丘独活、巴东独活、肉独活。"[14]

《全国中草药汇编》："独活　别名：香独活、肉独活、川独活、资丘独活、巴东独活、恩施独活、续独活、浙独活。来源：为伞形科当归属植物独活（重齿当归）Angelica biserrata Yuan et Shan［A. pubescens Maxim. f. biserrata Shan et Yuan］的根。"[15]

《中药大辞典》："独活《本经》【异名】独摇草《别录》，独滑《本草蒙筌》，长生草《纲目》。【基原】为伞形科植物重齿毛当归、毛当归、兴安白芷、紫茎独活、牛尾独活、软毛独后以及五加科植物食用木等的根及根茎。【原植物】①重齿毛当归 Angelica pubescens Maxim. f. biserrata Shan et Yuan；②毛当 Angelica pubescens Maxim. ③兴安白芷 Angelica dahurica（Fisch. ex Hoffm.）Benth. et Hook. f. ex Franch. et Sav.，形态详"白芷"条。④紫茎独活 Angelica prophyrocaulis Nakai et Kitag. ⑤牛尾独活 Heracleum hemsleyanum Diels. ⑥软毛独活 Heracleum lanatum Michx. ⑦食用　木 Aralia cordata Thunb.，形态详"土当归"条。"[9]

《中医大辞典·中药分册》："独活　出《神农本草经》。又名独摇草、独滑、长生草、川独活、香独活、大活。为伞形科植物重齿毛当归 Angelica pubescens Maxim. f. biserrata Shan et Yuan 或毛当归 A. pubescens Maxim. 等的根。”[10]

《中国医学百科全书·中医学》：“独活　始载于《神农本草经》。为伞形科植物重齿毛当归 Angelica pubescens Maxim. f. biserrata Shan et Yuan 或毛当归 A. pubescens Maxim. 等的根。前者药材称川独活，后者药材称香独活。”[11]

《全国中药炮制规范》：“独活　［处方用名］独活。【来源】本品为伞形科植物重齿毛当归 Angelica pubescens Maxim. f. biserrata Shan et Yuan 的干燥根。多系栽培。主产于湖北、四川等地。春初苗刚发芽或秋末茎叶枯萎时采挖，除去须根及泥沙，烘至半干，堆置 2～3 天，发软后，再烘至全干。药材以条粗壮、油润、香气浓者为佳。”[16]

《中国药材学》：“独活　【别名】①重齿毛当归：川独活，资丘独活，恩施独活，巴东独活，大活，山大活，肉独活，浙独活。②毛当归：玉活，续独活，香独活，水独活，浙独活。【来源】本品为伞形科植物重齿毛当归 Angelica pubescens Maxim. f. biserrata Shan et Yuan 或毛当归 A. pubescens Maxim. 的根。”[17]

《中国中医药学主题词表》：“独活 Angelica pubescens　属伞形科和祛风湿药。D 毛当归。”[12]

《普通高等教育中医药类规划教材·中药学》：“独活《本经》为伞形科多年生草本植物重齿毛当归 Angelica pubescens Maxim. f. biserrata Shan et Yuan 的根。主产于四川、湖北、安徽等地。秋末或春初采挖。晒干。切片生用。”[8]

《中华本草》：“独活《本经》【异名】胡王使者、独摇草《别录》，独滑《本草蒙筌》，长生草《纲目》，川独活、肉独活、资邱独活、巴东独活《中药志》，香独活（浙江），绩独活（安徽），大活、山大活（湖北），玉活（江西）……【来源】为伞形科植物重齿当归的根。【原植物】重齿毛当归 Angelica biserrata (Shan et Yuan) Yuan et Shan [A. pubescens Maxim. f. biserrata Shan et Yuan; A. pubescens auct. non Maxim.] 又名：重齿毛当归《新华本草纲要》。”[18]

《中华人民共和国药典》：“独活 Radix angelicae pubescentis　本品为伞形科植物重齿毛当归 Angelica pubescens Maxim. f. biserrata Shan et Yuan 的干燥根。春初苗刚发芽或秋末茎叶枯萎时采挖，除去须根及泥沙，炕至半干，堆置 2～3 天，发软后再炕至全干。”[7]

5　参考文献

1　汉·神农本草经. 清顾观光重辑本. 北京：人民卫生出版社，1955，30

2　南北朝·陶弘景. 本草经集注. 北京：人民卫生出版社，1994，221

3　唐·苏敬等撰. 新修本草. 合肥：安徽科学技术出版社，1981，165

4　宋·唐慎微. 证类本草. 北京：人民卫生出版社，1957，157

5　明·李时珍. 本草纲目. 北京：人民卫生出版社，1982，792

6　清·吴仪洛. 本草从新. 北京：中医古籍出版社，2001，13

7　国家药典委员会. 中华人民共和国药典. 一部. 北京：化学工业出版社，2000，215

8　雷载权主编. 普通高等教育中医药类规划教材·中药学. 上海：上海科学技术出版社，1995，109

9　江苏新医学院. 中药大辞典. 上海：上海科学技术出版社，1977，1703

10　《中医大辞典》编辑委员会. 中医大辞典·中药分册. 北京：人民卫生出版社，1982，269

11　《中医学》编辑委员会. 中国医学百科全书·中医学. 上海：上海科学技术出版社，1997，1041

12 吴兰成主编．中国中医药学主题词表．北京：中医古籍出版社，1996，83
13 中国医学科学院药物研究所等．中药志．第二册．北京：人民卫生出版社，1993，453
14 中华人民共和国卫生部药政管理局．中药材手册．北京：人民卫生出版社，1998，173
15 《全国中草药汇编》编写组．全国中草药汇编．上册．北京：人民卫生出版社，1996，645
16 中华人民共和国卫生部药政管理局．全国中药炮制规范．北京：人民卫生出版社，1988，80
17 徐国钧等主编．中国药材学．北京：中国医药科技出版社，1996，330
18 国家中医药管理局《中华本草》编委会．中华本草．第五册．上海：上海科学技术出版社，1999，877.
19 三国·吴普．吴普本草．北京：人民卫生出版社，1987，18
20 魏晋·名医别录．北京：人民卫生出版社，1986，38
21 南北朝·雷敩．雷公炮炙论．上海：上海中医学院出版社，1986，15
22 唐·孙思邈．千金翼方．北京：人民卫生出版社，1955，21
23 宋·苏颂．本草图经．合肥：安徽科学技术出版社，1994，98
24 金·李杲．珍珠囊药性赋．清康熙三十二年文武堂刻本
25 元·王好古．汤液本草．见：景印文渊阁四库全书（745）．北京：中医古籍出版社，1986，933
26 明·兰茂．滇南本草．昆明：云南人民出版社，1959
27 明·刘文泰．本草品汇精要．北京：人民卫生出版社，1982，236
28 明·陈嘉谟．本草蒙筌．北京：人民卫生出版社，1988，55
29 明·杜文燮．药鉴．上海：上海人民出版社，1975
30 明·缪希雍．炮炙大法．明末庄继先校刻本
31 明·李中梓．雷公炮制药性解．见：中国医学大成（二）．长沙：岳麓书社，1990136
32 明·李中梓．本草征要．见：李中梓医学全书．北京：中国中医药出版社，1999，121
33 明·卢之颐．本草乘雅半偈．北京：人民卫生出版社，1986，155
34 清·蒋居祉．本草择要纲目．见：珍本医书集成（二）．上海：上海科学技术出版社，1985，58
35 清·陈士铎．本草新编．北京：中国中医药出版社，1996，57
36 清·汪昂．本草易读．北京：人民卫生出版社，1987
37 清·汪昂．本草备要．北京：中国中医药出版社，1998，34
38 清·张璐．本经逢原．上海：上海科学技术出版社，1959，45
39 清·严西亭．得配本草．上海：上海卫生出版社，1957，26
40 清·沈金鳌．要药分剂．上海：上海科学技术出版社，1959，7
41 清·黄宫绣．本草求真．上海：上海科学技术出版社，1959，79
42 清·姚澜．本草分经．上海：上海科学技术出版社，1989
43 清·杨时泰．本草述钩元．上海：科技卫生出版社，1958，135
44 清·凌奂．本草害利．北京：中医古籍出版社，1982
45 清·陈其瑞．本草撮要．见：珍本医书集成（二）．上海：上海科学技术出版社，1985，6
46 清·张秉成．本草便读．上海：上海卫生出版社，1957

337 急性子
Jixingzi
Semen Impatientis

1 定名依据

1.1 正名

1.1.1 汉文名：急性子（凤仙花科植物凤仙花 Impatiens balsamina L. 的干燥成熟种子）。

1.1.2 英文名：garden balsam seed.

1.2 依据

1.2.1 定名的文献依据

1.2.1.1 《得配本草》卷三："急性子，即凤仙花子。微苦，温，有小毒。通窍、透骨、软坚。下骨哽，开噎膈。微炒用。服者不可着齿，多用亦戟人咽。"[1]

1.2.1.2 《本草便读·草部》："急性子，透骨软坚。当知味苦性温，毒能消积。催生滑窍，须识行瘀化哽，降可宽喉。"[2]

1.2.1.3 《中华人民共和国药典》："急性子 Semen impatientis 本品为凤仙花科植物凤仙花 Impatiens balsamina L. 的干燥成熟种子。夏、秋季果实即将成熟时采收，晒干，除去果皮及杂质。"[3]

1.2.1.4 《中药大辞典》："急性子《救荒本草》【异名】金凤花子《摘元方》，凤仙子《纲目》。【基原】为凤仙花科植物凤仙 Impatiens balsamina L. 的种子。原植物详凤仙。"[4]

1.2.1.5 《中医大辞典·中药分册》："急性子 出《救荒本草》。又名凤仙子、凤仙花子。为凤仙花科植物凤仙花 Impatiens balsamina L. 的种子。"[5]

1.2.1.6 《中国医学百科全书·中医学》："急性子 始载于《救荒本草》。又名凤仙子、金凤花子、染指甲草子、小桃红子。为凤仙花科植物凤仙花 Impatiens balsamina L. 的种子。中国大部分地区均产。"[6]

1.2.1.7 《中国中医药学主题词表》："急性子 Semen impatientis 为凤仙花科植物凤仙花干燥成熟种子；属活血祛瘀药和祛风湿药；用凤仙花检索 1995 前文献。C 凤仙花。"[7]

1.2.1.8 《中药志》[8]、《中药材手册》[9]、《全国中草药汇编》[10]、《全国中药炮制规范》[11]、《中国药材学》[12]、《中华本草》[13]等现代中药著作多以"急性子"作为本品正名（参见"文献通考"）。

1.2.2 定名选择的理由

1.2.2.1 急性子 Semen impatientis，系凤仙花科植物凤仙花 Impatiens balsamina L. 的干燥成熟种子。"急性子"本品本品正名始见于清·严西亭《得配本草》，其后的本草著作如清·张秉成《本草便读》等在载录本品时也以"急性子"作为正名。

1.2.2.2 我国最新出版的《中华人民共和国药典》以及辞书类著作《中医大辞典·中药分册》、《中药大辞典》、《中国医学百科全书·中医学》等均以"急性子"作为本品正名。已经广泛应用于中医药学文献的标引和检索的《中国中医药学主题词表》也以“急性子”作为本品的正式主题词。现代本草著作如《中药志》、《全国中草药汇编》、《中华本草》、《中国药材学》、《中药材手册》、《全国中药炮制规范》等虽记载了不少本品各地的俗称，但也无一例外以“急性子”作为本品的正名。说明“急性子”作为本品正名已成为共识。

1.3　与正名等效的名词：无。

2　源流考释

急性子（凤仙花科植物凤仙花 Impatiens balsamina L. 的干燥成熟种子），原称“金凤花子”，始见于元·危亦林《世医得效方》卷十：“骨鲠…又方，用金凤花子嚼烂噙下，无子用根亦可。口中骨自下，便用温水灌漱，免损齿。鸡骨尤效。”[14]

“急性子”之名始见于《救荒本草》卷一：“小桃红　一名凤仙花，一名夹竹桃，又名海蒳，俗名染指甲草……有子似萝卜子……俗称急性子。”[15]“急性子”作为本草正名始见于清·严西亭《得配本草》卷三：“急性子，即凤仙花子。微苦，温，有小毒。通窍、透骨、软坚。下骨哽，开噎膈。微炒用。服者不可着齿，多用亦戟人咽。”[1]其后的本草著作有的以“急性子”为正名记载本品，如清·张秉成《本草便读》[2]；有的在“凤仙”项下介绍本品，如明·刘文泰《本草品汇精要》[16]、李时珍《本草纲目》[17]；有的以“凤仙子”为正名，如清·张璐《本经逢原》[18]、吴仪洛《本草从新》[19]、姚澜《本草分经》[20]。

古代著作中记载的本品异名尚有“凤仙子”《本草品汇精要》[16]，“凤仙花子”《得配本草》[1]等。如《本草品汇精要》卷二：“凤仙，有小毒。凤仙子主产难积块噎膈下骨哽透骨通窍（本草纲目）”[16]《得配本草》卷三：“急性子，即凤仙花子。微苦，温，有小毒。”[1]

现代有关著作均沿用《得配本草》的记载以“急性子”作为本品正名，如《中华人民共和国药典》[3]、《中药大辞典》[4]、《中医大辞典·中药分册》[5]、《中国医学百科全书·中医学》[6]、《中国中医药学主题词表》[7]、《中药志》[8]、《中药材手册》[9]、《全国中草药汇编》[10]、《全国中药炮制规范》[11]、《中国药材学》[12]、《中华本草》[13]等。同时尚记载有“指甲草子”、“小桃红”《中药材手册》[9]，“透骨草”、“凤仙花”、“指甲花”《全国中草药汇编》[10]，“染指甲草子”、“小桃红子”《中国医学百科全书·中医学》[6]等各地的俗称。还记载有本品原植物“凤仙花”的异名“指甲花”《中药志》[8]，“小桃红”、“夹竹桃”、“海蒳”、“染指甲草”、“凤仙”、“旱珍珠”《中华本草》[13]等。

3　附录

3.1　又称：无。

3.2　俗称：指甲草子、小桃红（河南），透骨草（江苏），凤仙花，指甲花，染指甲草子、小桃红子。

3.3　曾称：金凤花子《世医得效方》，凤仙子《本草品汇精要》，凤仙花子《得配本草》。

3.4　原植物名称：凤仙花，指甲花（俗称），小桃红，夹竹桃，海蒳，染指甲草，凤仙，旱珍珠。

4 文献通考

《世医得效方》卷十：“骨鲠，骨鲠入喉，以缩砂、甘草等分为末，以绵裹少许噙之，旋旋咽津，久之随痰出。又方，以野苎根净洗，捣烂如泥，每用龙眼大。如被鸡骨所伤，以鸡羹化下。鱼骨则以鱼汁化下。又方，用金凤花子嚼烂噙下，无子用根亦可。口中骨自下，便用温水灌漱，免损齿。鸡骨尤效。”[14]

《救荒本草》卷一：“小桃红，一名凤仙花，一名夹竹桃，又名海蒳，俗名染指甲草……有子似萝卜子……俗称急性子。”[15]

《本草品汇精要》卷二：“凤仙，有小毒。凤仙子，主产难，积块，噎膈，下骨哽，透骨，通窍（本草纲目）。【名】急性子、旱珍珠、金凤花、小桃红、染指甲草、菊婢、海蒳、夹竹桃（李时珍曰）。其花头翅尾足俱，其翅俨然如凤状，故以名之。女人采其花及叶包染指甲，其实状如小桃，老则迸裂，故有指甲、急性、小桃诸名。宋光宗李后讳凤，宫中呼为好女儿花，张宛丘呼为菊婢，韦居士呼为羽客。”[16]

《本草纲目》卷十七：“凤仙《纲目》。【释名】急性子《救荒》、旱珍珠《纲目》、金凤花《纲目》、小桃红《救荒》、夹竹桃《救荒》、海蒳（音纳）、染指甲草《救荒》、菊婢。时珍曰：其花头翅尾足，俱翘翘然如凤状，故以名之。女人采其花及叶包染指甲，其实状如小桃，老则迸裂，故有指甲、急性、小桃诸名。宋光宗李后讳凤，宫中呼为好女儿花。张宛丘呼为菊婢。韦君呼为羽客……子，【气味】微苦，温，有小毒。【主治】产难，积块噎膈，下骨哽，透骨通窍（时珍）。【发明】时珍曰：凤仙子其性急速，故能透骨软坚。庖人烹鱼肉硬者，投数粒即易软烂，是其验也。缘其透骨，最能损齿，与玉簪根同，凡服者不可着齿也。多用亦戟人咽。”[17]

《本经逢原》卷二：“凤仙子，又名急性子。苦温，小毒。发明，凤仙子性最急速，故能透骨软坚、通窍搜顽痰，下死胎、积块、噎膈、骨鲠。治狂痴，胜金丹用之。”[18]

《本草从新》卷四：“凤仙子，一名急性子。泻、软坚。微苦而温。治产难积块，噎膈骨哽（凡咽中骨哽欲死者、白凤仙子研、水一大钟、以竹筒灌入咽、其物即软、不可着牙、或为末吹之）。透骨通窍。”[19]

《得配本草》卷三：“急性子，即凤仙花子。微苦，温，有小毒。通窍、透骨、软坚。下骨哽，开噎膈。微炒用。服者不可着齿，多用亦戟人咽。”[1]

《本草求真》卷六：“凤仙子（毒草），攻坚破硬拔毒。凤仙子（专入肾），又名急性子。是俗所谓金凤花子是也。其性急猛异常，味苦气，。小毒。凡人病患顽痰积块，噎膈骨鲠，服之立刻见效。以其气味急迫，能于骨穴坚硬处所，极力搜治。”[21]

《本草分经·原例》：“凤仙子，微苦温，软坚透骨通窍，治产难骨哽，消积块，最能损齿与玉簪根同。花甘温而滑，活血消积治蛇伤。”[20]

《本草纲目别名录·本草纲目释名·草部（上）》：“凤仙（急性子、金凤花、夹竹桃、菊婢、旱珍珠、小桃红、海蒳、染指甲草）。”[22]

《本草便读·草部》：“急性子，透骨软坚。当知味苦性温，毒能消积。催生滑窍，须识行瘀化哽。降可宽喉（急性子即凤仙子。色黑，苦温，入肾。凡子皆降，此子降性尤急，故名。透骨软坚，催生滑窍，考其性能入血分，行瘀降气，故能治大人噎膈，小儿痞积等证，又能辟虫。以此草虫不蛀，蜂蝶不过，其为有毒可知，似不宜于服食耳。）”[2]

《中药志》："急性子　本品为少常用中药。商品为凤仙花科植物凤仙花的干燥成熟种子。……【原植物】凤仙花　别名：指甲花（俗称）。Impatiens balsamina L. ——凤仙花科 Balsaminaceae."[8]

《中药材手册》："急性子（《纲目》列入草部毒草类凤仙项下）　本品为凤仙花科植物凤仙花 Impatiens balsamina L. 的干燥成熟种子。原植物系一年生草本，均为栽培，极易成活。本品稍有毒性，用量不大。【别名】凤仙花子、指甲草子、小桃红（河南）。"[9]

《全国中草药汇编》："急性子　别名：透骨草（江苏）、凤仙花、指甲花。来源：为凤仙花科凤仙花属植物凤仙花 Impatiens balsamina L. 的种子；其干燥全草（白花者）称透骨草，亦入药。"[10]

《中药大辞典》："急性子《救荒本草》【异名】金凤花子《摘元方》，凤仙子《纲目》。【基原】为凤仙花科植物凤仙 Impatiens balsamina L. 的种子。原植物详"凤仙。"[4]

《中医大辞典·中药分册》："急性子　出《救荒本草》。又名凤仙子、凤仙花子。为凤仙花科植物凤仙花 Impatiens balsamina L. 的种子。"[5]

《中国医学百科全书·中医学》："急性子　始载于《救荒本草》。又名凤仙子、金凤花子、染指甲草子、小桃红子。为凤仙花科植物凤仙花 Impatiens balsamina L. 的种子。中国大部分地区均产。"[6]

《全国中药炮制规范》："急性子　［处方用名］急性子。【来源】本品为凤仙花科植物凤仙花 Impatiens balsamina L. 的干燥成熟种子、野生或栽培。全国大部分地区均产。秋季采收未开裂的成熟果实，干燥，打下种子，除去果皮及杂质。药材以粒饱满、色棕褐者为佳。"[11]

《中国药材学》："急性子　【来源】本品为凤仙花科植物凤仙花 Impatiens balsamina L. 的种子。"[12]

《中国中医药学主题词表》："急性子 Semen impatientis　为凤仙花科植物凤仙花干燥成熟种子；属活血祛瘀药和祛风湿药；用凤仙花检索1995前文献。C凤仙花。"[7]

《中华本草》："急性子《救荒本草》【异名】金凤花子《世医得效方》，凤仙子《纲目》……【来源】为凤仙花科植物凤仙花的种子。【原植物】凤仙花 Impatiens balsamina L. 又名：小桃红、夹竹桃、海蒳、染指甲草《救荒本草》，凤仙、旱珍珠《纲目》。"[13]

《中华人民共和国药典》："急性子 Semen impatientis　本品为凤仙花科植物凤仙花 Impatiens balsamina L. 的干燥成熟种子。夏、秋季果实即将成熟时采收，晒干，除去果皮及杂质。"[3]

5　参考文献

1　清·严西亭．得配本草．上海：上海卫生出版社，1957，44

2　清·张秉成．本草便读．上海：上海卫生出版社，1957

3　国家药典委员会．中华人民共和国药典．一部．北京：化学工业出版社，2000，217

4　江苏新医学院．中药大辞典．上海：上海科学技术出版社，1977，1715

5　《中医大辞典》编辑委员会．中医大辞典·中药分册．北京：人民卫生出版社，1982，270

6　《中医学》编辑委员会．中国医学百科全书·中医学．上海：上海科学技术出版社，1997，1158

7　吴兰成主编．中国中医药学主题词表．北京：中医古籍出版社，1996，173

8　中国医学科学院药物研究所等．中药志．第三册．北京：人民卫生出版社，1993，542

9 中华人民共和国卫生部药政管理局．中药材手册．北京：人民卫生出版社，1998，356
10《全国中草药汇编》编写组．全国中草药汇编．上册．北京：人民卫生出版社，1996，642
11 中华人民共和国卫生部药政管理局．全国中药炮制规范．北京：人民卫生出版社，1988，180
12 徐国钧等主编．中国药材学．北京：中国医药科技出版社，1996，1272
13 国家中医药管理局《中华本草》编委会．中华本草．第五册．上海：上海科学技术出版社，1999，135
14 元·危亦林．世医得效方．见：景印文渊阁四库全书（746）．北京：中医古籍出版社，1986，348
15 明·朱橚．救荒本草．见：四库全书存目丛书．中华书局，1997，270
16 明·刘文泰．本草品汇精要．北京：人民卫生出版社，1982，1012
17 明·李时珍．本草纲目．北京：人民卫生出版社，1982，1209
18 清·张璐．本经逢原．上海：上海科学技术出版社，1959，101
19 清·吴仪洛．本草从新．北京：中医古籍出版社，2001，83
20 清·姚澜．本草分经．上海：上海科学技术出版社，1989
21 清·黄宫绣．本草求真．上海：上海科学技术出版社，1959，265
22 清·耿世珍．本草纲目别名录．北京：中医古籍出版社，1982，130

338 姜半夏
Jiangbanxia
Rhizome Pinelliae Preparata

1 定名依据

1.1 正名

1.1.1 汉文名：姜半夏［天南星科植物半夏 Pinellia ternata（Thunb.）Breit. 的干燥块茎用鲜姜或鲜姜、白矾共煮干燥而成的炮制加工品］。

1.1.2 英文名：ginger［-processed］pinellia［tuber］.

1.2 依据

1.2.1 定名的文献依据

1.2.1.1 《神农本草经》卷一：“半夏，味辛，平。主伤寒寒热，心下坚，下气，喉咽肿痛，头眩胸胀，咳逆肠鸣，止汗。一名地文，一名水玉。生川谷。”[1]

1.2.1.2 《中药大辞典》：“半夏《本经》……【原植物】半夏 Pinellia ternata（Thunb.）Breit.，又名：三叶半夏。……【炮制】生半夏：拣去杂质，筛去灰屑。……姜半夏：取拣净的半夏，照上述法半夏项下的方法浸泡至口尝稍有麻辣感后，另取生姜切片煎汤，加白矾与半夏共煮透，取出，晾至六成干，闷润后切片，晾干。”[2]

1.2.1.3 《全国中药炮制规范》：“半夏［处方用名］生半夏、姜半夏、姜半夏、法半夏、半夏曲、麸炒半夏曲。【来源】本品为天南星科植物半夏 Pinellia ternata（Thunb.）Breit. 的干燥块茎。均系野生。主产于四川、湖北、安徽、江苏等地。夏、秋二季均可采挖，洗净，除去外皮及须根，干燥。药材以个大、皮净、色白、质坚实、粉性足者为佳。”[3]

1.2.1.4 《全国中草药汇编》："半夏 别名：三叶半夏、三叶老、三步跳、麻玉果、燕子尾。来源：为天南星科半夏属植物半夏 Pinellia ternata（Thunb.）Breit. [P. tuberifera Ten.] 的块茎。炮制……姜半夏 将原药材拣净，如上述姜半夏浸漂方法漂至口尝微有麻辣味时捞出；另用鲜姜切片煎汤，加白矾与泡好的半夏同煮透，取出晾至半干，闷润后切片，晾干即可。"[4]

1.2.1.5 《中国医学百科全书·中医学》："半夏 始载于《神农本草经》。又名三步跳、地茨菇、野芋头、麻芋果。为天南星科植物半夏 Pinellia ternata（Thunb.）Breit. 的块茎。夏、秋两季均可采挖，秋季采者粉性充足，外皮薄。采得后洗净泥土，除去外皮及须根，晒干或烘干，药材称'生半夏'。因生品有毒，用前多经炮制，药材称'制半夏'，有法半夏、姜半夏等。"[5]

1.2.1.6 《中华本草》："半夏《本经》……【来源】为天南星科植物半夏的块茎。【原植物】半夏 Pinellia ternata（Thunb.）Breit. [Arum ternatum Thunb.]。又名：三叶半夏《全国中草药汇编》。……【炮制】……姜半夏 姜矾煮制：取净半夏，大小分开，用水浸泡至内无干心时，另取生姜切片煎汤，加白矾与半夏共煮透，取出，晾至半干，切薄片，干燥。"[6]

1.2.2 定名选择的理由

姜半夏 Rhizome pinelliae preparata，系天南星科植物半夏 Pinellia ternata（Thunb.）Breit. 的干燥块茎用鲜姜或鲜姜、白矾共煮干燥而成的炮制加工品。"半夏"始载于汉《神农本草经》，列为上品。"姜半夏"系半夏的药材品种之一，现代本草著作如《中药大辞典》、《全国中药炮制规范》、《全国中草药汇编》、《中国医学百科全书·中医学》、《中华本草》等均把"姜半夏"归入"半夏"项下介绍。

1.3 与正名等效的名词：无。

2 源流考释

姜半夏［天南星科植物半夏 Pinellia ternata（Thunb.）Breit. 的干燥块茎用鲜姜或鲜姜、白矾共煮干燥而成的炮制加工品］，"半夏"始载于汉《神农本草经》卷一："半夏味辛，平。主伤寒寒热，心下坚，下气，喉咽肿痛，头眩胸胀，咳逆肠鸣，止汗。一名地文，一名水玉。生川谷。"[1]

"姜半夏"系半夏的炮制品种之一，现代本草著作《中药大辞典》[2]、《全国中药炮制规范》[3]、《全国中草药汇编》[4]、《中国医学百科全书·中医学》[5]、《中华本草》[6]等均把"姜半夏"归入"半夏"项下介绍，如《中药大辞典》："半夏《本经》……【原植物】半夏 Pinellia ternata（Thunb.）Breit.，又名：三叶半夏。……【炮制】生半夏：拣去杂质，筛去灰屑。……姜半夏：取拣净的半夏，照上述法半夏项下的方法浸泡至口尝稍有麻辣感后，另取生姜切片煎汤，加白矾与半夏共煮透，取出，晾至六成干，闷润后切片，晾干。"[2]《中华本草》："半夏《本经》……【来源】为天南星科植物半夏的块茎。【原植物】半夏 Pinellia ternata（Thunb.）Breit. [Arum ternatum Thunb.] 又名：三叶半夏《全国中草药汇编》。……【炮制】1. 生半夏……3. 姜半夏 姜矾煮制：取净半夏，大小分开，用水浸泡至内无干心时，另取生姜切片煎汤，加白矾与半夏共煮透，取出，晾至半干，切薄片，干燥。"[6]原植物"半夏"的异名参见"半夏"条。

3　附录

3.1　又称：无。

3.2　俗称：无。

3.3　曾称：无。

3.4　原植物名称：参见“半夏”条。

4　文献通考

《神农本草经》卷一：“半夏，味辛，平。主伤寒寒热，心下坚，下气，喉咽肿痛，头眩胸胀，咳逆肠鸣，止汗。一名地文，一名水玉。生川谷。”[1]

《中药大辞典》：“半夏《本经》……【原植物】半夏 Pinellia ternata (Thunb.) Breit.，又名：三叶半夏。……【炮制】生半夏：拣去杂质，筛去灰屑。……姜半夏：取拣净的半夏，照上述法半夏项下的方法浸泡至口尝稍有麻辣感后，另取生姜切片煎汤，加白矾与半夏共煮透，取出，晾至六成干，闷润后切片，晾干。”[2]

《全国中药炮制规范》：“半夏　[处方用名] 生半夏、姜半夏、姜半夏、法半夏、半夏曲、麸炒半夏曲。【来源】本品为天南星科植物半夏 Pinellia ternata (Thunb.) Breit. 的干燥块茎。均系野生。主产于四川、湖北、安徽、江苏等地。夏、秋二季均可采挖，洗净，除去外皮及须根，干燥。药材以个大、皮净、色白、质坚实、粉性足者为佳。”[3]

《全国中草药汇编》：“半夏　别名：三叶半夏、三叶老、三步跳、麻玉果、燕子尾。来源：为天南星科半夏属植物半夏 Pinellia ternata (Thunb.) Breit. [P. tuberifera Ten.] 的块茎。炮制……姜半夏　将原药材拣净，如上述姜半夏浸漂方法漂至口尝微有麻辣味时捞出；另用鲜姜切片煎汤，加白矾与泡好的半夏同煮透，取出晾至半干，闷润后切片，晾干即可。”[4]

《中国医学百科全书·中医学》：“半夏　始载于《神农本草经》。又名三步跳、地茨菇、野芋头、麻芋果。为天南星科植物半夏 Pinellia ternata (Thunb.) Breit. 的块茎。夏、秋两季均可采挖，秋季采者粉性充足，外皮薄。采得后洗净泥土，除去外皮及须根，晒干或烘干，药材称‘生半夏’。因生品有毒，用前多经炮制，药材称‘制半夏’，有法半夏、姜半夏等。”[5]

《中华本草》：“半夏《本经》……【来源】为天南星科植物半夏的块茎。【原植物】半夏 Pinellia ternata (Thunb.) Breit. [Arum ternatum Thunb.]。又名：三叶半夏《全国中草药汇编》。……【炮制】……姜半夏　姜矾煮制：取净半夏，大小分开，用水浸泡至内无干心时，另取生姜切片煎汤，加白矾与半夏共煮透，取出，晾至半干，切薄片，干燥。”[6]

5　参考文献

1　汉·神农本草经. 清顾观光重辑本. 北京：人民卫生出版社，1955，81

2　江苏新医学院. 中药大辞典. 上海：上海科学技术出版社，1977，775

3　中华人民共和国卫生部药政管理局. 全国中药炮制规范. 北京：人民卫生出版社，1988，43

4　《全国中草药汇编》编写组. 全国中草药汇编. 上册. 北京：人民卫生出版社，1996，233

5 《中医学》编辑委员会. 中国医学百科全书·中医学. 上海：上海科学技术出版社，1997，1186
6 国家中医药管理局《中华本草》编委会. 中华本草. 第八册. 上海：上海科学技术出版社，1999，513

339 姜黄
Jianghuang
Rhizoma Curcumae Longae

1 定名依据

1.1 正名

1.1.1 汉文名：姜黄（姜科植物姜黄 Curcuma longa L. 的干燥根茎）。

1.1.2 英文名：turmeric.

1.2 依据

1.2.1 定名的文献依据

1.2.1.1 《新修本草》卷九："姜黄，味辛、苦，大寒，无毒。主心腹结积疰忤，下气破血，除风热，消痈肿，功力烈于郁金。叶、根都似郁金，花春生于根，与苗并出。夏花烂，无子。根有黄、青、白三色。"[1]

1.2.1.2 《证类本草》卷九："姜黄，味辛、苦，大寒，无毒。主心腹结积，疰忤，下气破血，除风热，消痈肿，功力烈于郁金。"[2]

1.2.1.3 《饮膳正要》卷三："姜黄，味辛苦，寒，无毒。主心腹结积，下气破血，除风热。"[3]

1.2.1.4 《本草纲目》卷十四："姜黄《唐本草》。【释名】蒁（音述）、宝鼎香《纲目》。【集解】恭曰：姜黄根叶都似郁金。其花春生于根，与苗并出，入夏花烂无子。根有黄、青、白三色。其作之方法，与郁金同。西戎人谓之蒁。"[4]

1.2.1.5 《本草从新》卷二："姜黄，泻、破血行气。味苦辛温。色黄入脾。兼入肝经。理血中之气。破血下气。……时珍曰：姜黄，郁金，莪术、形状功用、大略相近、但郁金入心、专治血，姜黄入脾、兼治血中之气，莪术入肝、治气中之血，稍为不同。"[5]

1.2.1.6 《本草撮要》卷一："姜黄，味苦辛，性寒，入足厥阴经。功专下气破血。得肉桂治寒厥胃痛。产后癥瘕，血虚臂痛者忌。堕胎。川广产者佳。"[6]

1.2.1.7 《中华人民共和国药典》："姜黄 Rhizoma curcumae longae 本品为姜科植物姜黄 Curcuma longa L. 的干燥根茎。冬季茎叶枯萎时采挖，洗净，煮或蒸至透心，晒干，除去须根。"[7]

1.2.1.8 《普通高等教育中医药类规划教材·中药学》："姜黄《新修本草》为姜科多年生草本植物姜黄 Curcuma longa L. 的根茎。主产于四川、福建。冬季茎叶枯萎时采挖，煮或蒸至透心，晒干，除去须根，切厚片，生用。"[8]

1.2.1.9 《中药大辞典》："姜黄《唐本草》【异名】宝鼎香《纲目》，黄姜《生草药性备要》。【基原】为姜科植物姜黄或郁金的根茎。【原植物】①姜黄 Curcuma longa L.。②

郁金 Curcuma aromatvca Salisb.，参见“郁金”条。”[9]

1.2.1.10　《中医大辞典·中药分册》：“姜黄　出《新修本草》。又名黄姜、毛姜黄、宝鼎香、片姜黄、片子姜黄。为姜科植物姜黄 Curcuma longa. L. 的根茎。”[10]

1.2.1.11　《中国医学百科全书·中医学》：“姜黄　始载于《新修本草》。又名宝鼎香、黄姜。为姜科植物姜黄 Curcuma longa. L. 的根茎。”[11]

1.2.1.12　《中国中医药学主题词表》：“姜黄 Curcuma longa　属姜黄属；属理气药、活血祛瘀药和止痛药（中药）。FC 郁金。”[12]

1.2.1.13　《中药志》[13]、《中药材手册》[14]、《全国中草药汇编》[15]、《全国中药炮制规范》[16]、《中国药材学》[17]、《中华本草》[18]等现代中药著作多以“姜黄”作为本品正名（参见“文献通考”）。

1.2.2　定名选择的理由

1.2.2.1　姜黄 Rhizoma curcumae longae，系姜科植物姜黄 Curcuma longa L. 的干燥根茎。“姜黄”之名始见于唐·苏敬等撰《新修本草》，并作为本品正名记载。其后的历代重要本草著作如宋·唐慎微《证类本草》，元·忽思慧《饮膳正要》，明·李时珍《本草纲目》，清·吴仪洛《本草从新》、陈其瑞《本草撮要》等在载录本品时均以“姜黄”作为正名，并一直沿用至今。

1.2.2.2　我国最新出版的《中华人民共和国药典》、《普通高等教育中医药类规划教材·中药学》以及辞书类著作《中医大辞典·中药分册》、《中药大辞典》、《中国医学百科全书·中医学》等均以“姜黄”作为本品正名。已经广泛应用于中医药学文献的标引和检索的《中国中医药学主题词表》也以“姜黄”作为本品的正式主题词。现代本草著作如《中药志》、《全国中草药汇编》、《中华本草》、《中国药材学》、《中药材手册》、《全国中药炮制规范》等虽记载了不少本品各地的俗称，但也无一例外以“姜黄”作为本品的正名。说明“姜黄”作为本品正名已成为共识。

1.3　与正名等效的名词：无。

2　源流考释

姜黄（姜科植物姜黄 Curcuma longa L. 的干燥根茎），始载于唐·苏敬等撰《新修本草》[1]，并以“姜黄”为正名。如唐·苏敬等撰《新修本草》卷九：“姜黄，味辛、苦，大寒，无毒。主心腹结积疰忤，下气破血，除风热，消痈肿，功力烈于郁金。叶、根都似郁金，花春生于根，与苗并出。夏花烂，无子。根有黄、青、白三色。”[1]其后的本草著作大多以“姜黄”为正名记载本品，如唐·孙思邈《千金翼方》[19]，宋·苏颂《本草图经》[20]、唐慎微《证类本草》[2]，元·忽思慧《饮膳正要》[3]，明·刘文泰《本草品汇精要》[21]、陈嘉谟《本草蒙筌》[22]、李时珍《本草纲目》[4]、李中梓《雷公炮制药性解》[23]、《本草征要》[24]、卢之颐《本草乘雅半偈》[25]，清·蒋居祉《本草择要纲目》[26]、汪昂《本草易读》[27]、《本草备要》[28]、张璐《本经逢原》[29]、叶桂《本草经解》[30]、吴仪洛《本草从新》[5]、严西亭《得配本草》[31]、沈金鳌《要药分剂》[32]、黄宫绣《本草求真》[33]、姚澜《本草分经》[34]、杨时泰《本草述钩元》[35]、陈其瑞《本草撮要》[6]、张秉成《本草便读》[36]等。

古代著作中记载的本品异名有“宝鼎香”《本草纲目》[4]，“黄姜”、“臭屎姜”《生草药性备要》下卷)[37]，“片子姜黄”《本草从新》[5]等。如《本草纲目》卷十四：“姜黄《唐本草》。【释名】蒁（音述)、宝鼎香《纲目》。[4]《生草药性备要》卷下：“黄姜　味辛，性平。祛风消肿，理跌打。一名臭屎姜。”[37]，《本草从新》卷二：“姜黄，泻、破血行气。味苦辛温。……今时以扁如干姜者为片子姜黄，圆如蝉腹者为蝉肚郁金，莪术形虽似郁金，而色青不赤为异耳。”[5]

现代有关著作均沿用《新修本草》的记载以“姜黄”作为本品正名，如《中华人民共和国药典》[7]、《普通高等教育中医药类规划教材·中药学》[8]、《中药大辞典》[9]、《中医大辞典·中药分册》[10]、《中国医学百科全书·中医学》[11]、《中国中医药学主题词表》[12]、《中药志》[13]、《中药材手册》[14]、《全国中草药汇编》[15]、《全国中药炮制规范》[16]、《中国药材学》[17]、《中华本草》[18]等。同时尚记载有“毛姜黄”、“黄丝郁金”《全国中草药汇编》[15]，“片姜黄”《中医大辞典·中药分册》[10]等各地的俗称。还记载有本品原植物“姜黄”的异名“黄姜”、“郁金”《中药志》[13]；或原植物名称“温郁金”《中药志》[13]等。

3　附录

3.1　又称：无。

3.2　俗称：毛姜黄，黄丝郁金，片姜黄。

3.3　曾称：宝鼎香《本草纲目》，黄姜，臭屎姜《生草药性备要》，片子姜黄《本草从新》。

3.4　原植物名称：姜黄，黄姜（通称)，郁金；温郁金。

4　文献通考

《新修本草》卷九：“姜黄，味辛、苦，大寒，无毒。主心腹结积疰忤，下气破血，除风热，消痈肿，功力烈于郁金。叶、根都似郁金，花春生于根，与苗并出。夏花烂，无子。根有黄、青、白三色。”[1]

《千金翼方》卷二：“姜黄，味辛苦，大寒，无毒。主心腹结积疰忤，下气，破血，除风热，消痈肿。功力烈于郁金。”[19]

《本草图经》卷七：“姜黄，旧不载所出州郡，今江、广、蜀川多有之。叶青绿，长一二尺许，阔三四寸，有斜纹如红蕉叶而小；花红白色，至中秋渐凋，春末方生；其花先生，次方生叶，不结实。根盘屈，黄色，类生姜而圆，有节。”[20]

《证类本草》卷九：“姜黄，味辛、苦，大寒，无毒。主心腹结积，疰忤，下气破血，除风热，消痈肿，功力烈于郁金。”[2]

《饮膳正要》卷三：“姜黄，味辛苦，寒，无毒。主心腹结积，下气破血，除风热。”[3]

《本草品汇精要》卷十一：“姜黄，无毒附蒁药，丛生。姜黄主心腹结积疰忤下气破血除风热消痈肿功力烈于郁金（《名医》所录)。”[21]

《本草蒙筌》卷三：“姜黄，宜州姜黄，澧州姜黄。味辛，气温。无毒。《图经》云：是经种三年已上老姜也。多生江广，（江西、湖广。）亦产蜀川。色此郁金甚黄，形较郁金稍大。论主治功力，又烈过郁金。破血立通，下气最捷。主心服结气，并疰忤积气作膨；治产血攻心，及扑损瘀血为痛。更消痈肿，仍通月经。”[22]

《本草纲目》卷十四：“姜黄《唐本草》。【释名】蒁（音述）、宝鼎香《纲目》。【集解】恭曰：姜黄根叶都似郁金。其花春生于根，与苗并出，入夏花烂无子。根有黄、青、白三色。其作之方法，与郁金同。西戎人谓之蒁。其味辛少苦多，亦与郁金同，惟花生异耳。”[4]

《雷公炮制药性解》卷四：“姜黄，味辛苦，性温无毒，经络主治与郁金同功，更烈。按：姜黄本草亦曰性寒，而陈藏器及日华子咸谓其热，辨之悉矣！能伤元气，用者审之。”[23]

《本草征要》卷一：“姜黄，味苦、辛，性温，无毒。入脾、肝二经。破血下气，散肿消痈。辛散苦泄，故专功于破血，下气其旁及者耳。此药能宣通血中之气，使气行而血无壅滞。别有一种片子姜黄，止臂痛有效。”[24]

《本草乘雅半偈》第九帙：“姜黄《唐本草》。【气味】苦温，无毒。”[25]

《本草择要纲目》温性药品：“姜黄　【气味】辛苦，大寒，无毒。入心治血兼入脾。【主治】祛癥瘕血块痈肿。通月经消肿毒。五痹汤用之以治风寒湿气手臂痛。”[26]

《本草易读》卷四：“姜黄，辛，苦，无毒。下气破血，攻积消癥，平痈退肿，祛邪辟恶。通月经之凝滞，逐产后之败血。治风痹之臂痛，疗扑损之血瘀。”[27]

《本草备要·草部》：“姜黄，泻，破血，行气。苦辛《本草》大寒（藏器、《大明》曰热）色黄，入脾兼入肝经。理血中之气，下气破血，除风消肿，功力烈于郁金。”[28]

《本经逢原》卷二：“姜黄，辛苦温，无毒。藏器曰：辛少苦多，性热不冷，或云大寒，误矣。有二种，蜀川生者色黄质嫩有须，折之中空有眼，切之分为两片者为片子姜黄。广生者质粗形扁如干姜，仅可染色，不入汤药。今药肆混市误人，徒有耗气之患，而无治疗之功也。”[29]

《生草药性备要》下卷：“黄姜，味辛，性平。祛风消肿，理跌打。一名臭屎姜。”[37]

《本草经解》卷二：“［姜黄］气大寒。味辛苦。无毒。主心腹结积。疰忤下气。破血。除风热。消痈肿。功力烈于郁金。姜黄气大寒、禀天冬寒之水气。”[30]

《本草从新》卷二：“姜黄，泻、破血行气。味苦辛温。色黄入脾。兼入肝经。理血中之气。破血下气。……时珍曰：姜黄，郁金，莪术，形状功用大略相近。但郁金入心、专治血，姜黄入脾、兼治血中之气，莪术入肝、治气中之血，稍为不同。今时以扁如干姜者、为片子姜黄，圆如蝉腹者、为蝉肚郁金，莪术形虽似郁金、而色青不赤为异耳。”[5]

《得配本草》卷二：“姜黄，苦、辛、温。入足太阴兼足厥阴经血分。破血下气。除风热，消痈肿，功力烈于郁金。配肉桂，治心痛难忍，及产后血块痛。片子姜黄善理血中之气。治手臂风痹疼痛。以扁如干姜形者，为片子姜黄。血虚者禁用。绫院”[31]

《要药分剂》卷六：“姜黄，味辛苦，性热。得火气多金气少以生，降也，阳中阴也。”[32]

《本草求真》卷五：“姜黄（芳草），破脾中气血下行，专入脾。味辛而苦，气温色黄。……若血虚腹痛臂痛，而非瘀血凝滞者，用之反剧。蜀川产者，色黄质嫩，有须，折之中空有眼，切之分为两片者，为片子姜黄。”[33]

《本草分经·原例》：“（攻）姜黄，苦辛温，性烈入脾肝，理血中之气，专于破血散结通经，片子者能入手臂，治痹痛。”[34]

《本草述钩元》卷八："姜黄，江广蜀川皆有之。根叶都似郁金，其花春生于根，与苗并出，花先叶生，入夏花烂，秋中渐凋，不结实。其根盘屈，黄色类生姜而圆有节，八月采根。片切曝干用。（苏恭颂）近以扁如干姜形者，为片子姜黄。圆如蝉腹形者为蝉肚郁金。并可浸水染色。"[35]

《本草撮要》卷一："姜黄，味苦辛，性寒，入足厥阴经。功专下气破血。得肉桂治寒厥胃痛。产后癥瘕，血虚臂痛者忌。堕胎。川广产者佳。"[6]

《本草便读·草部》："姜黄，入肝脾破气行瘀。味苦辛蠲痹散肿。片子横行肢臂。气温解逐风寒。姜黄形似郁金，但色黄为异，苦辛温之性，入脾达肝。其苦能破气行血。消痈肿。治癥瘕。其辛能横行肢臂。故又能逐风痹寒湿等疾。形扁者为片子姜黄。非别有一种也。"[36]

《中药志》："姜黄，本品为较常用中药。商品主要为姜科植物姜黄的干燥根茎。温郁金根茎纵切片称片姜黄也入药用。……【原植物】1. 姜黄　别名：黄姜（通称），郁金《唐本草》。Curcuma longa L. ——姜科 Zingiberaceae. 2. 温郁金 Curcuma wenyujin Y. H. Chen et C. Ling——姜科 Zingiberaceae."[13]

《中药材手册》："姜黄（《纲目》列入草部芳草类）　本品为姜科植物姜黄 Curcuma longa. 的干燥根茎。原植物系多年生草本，均为栽培。【别名】黄姜。"[14]

《全国中草药汇编》："姜黄　别名：黄姜、毛姜黄、宝鼎香、黄丝郁金。来源：为姜科姜黄属植物姜黄 Curcuma longa L. 的根状茎。"[15]

《中药大辞典》："姜黄《唐本草》【异名】宝鼎香《纲目》，黄姜《生草药性备要》。【基原】为姜科植物姜黄或郁金的根茎。【原植物】①姜黄 Curcuma longa L. ②郁金 Curcuma aromatvca Salisb.，参见"郁金"条。"[9]

《中医大辞典·中药分册》："姜黄　出《新修本草》。又名黄姜、毛姜黄、宝鼎香、片姜黄、片子姜黄。为姜科植物姜黄 Curcuma longa. L. 的根茎。"[10]

《中国医学百科全书·中医学》："姜黄　始载于《新修本草》。又名宝鼎香、黄姜。为姜科植物姜黄 Curcuma longa. L. 的根茎。"[11]

《全国中药炮制规范》："姜黄［处方用名］姜黄。【来源】本品为姜科植物姜黄 Curcuma longa. 的干燥根茎。均系栽培。主产于四川、福建等地。冬季茎叶枯萎时采挖，洗净，煮或蒸至透心，干燥，除去须根。药材以质坚实、断面色金黄、气味浓者为佳。"[16]

《中国药材学》："姜黄【别名】黄姜（广西）。【来源】本品为姜科植物姜黄 Curcuma longa. 的根茎。"[17]

《中国中医药学主题词表》："姜黄 Curcuma longa　属姜黄属；属理气药、活血祛瘀药和止痛药（中药）。FC 郁金。"[12]

《普通高等教育中医药类规划教材·中药学》："姜黄《新修本草》为姜科多年生草本植物姜黄 Curcuma longa L. 的根茎。主产于四川、福建。冬季茎叶枯萎时采挖，煮或蒸至透心，晒干，除去须根，切厚片，生用。"[8]

《中华本草》："姜黄《新修本草》【异名】宝鼎香《纲目》，黄姜《生草药性备要》……【来源】为姜科植物姜黄的根茎。【原植物】姜黄 Curcuma longa L."[18]

《中华人民共和国药典》："姜黄 Rhizoma curcumae longae　本品为姜科植物姜黄 Curcuma longa L. 的干燥根茎。冬季茎叶枯萎时采挖，洗净，煮或蒸至透心，晒干，除去须根。”[7]

5 参考文献

1 唐·苏敬等撰. 新修本草. 合肥：安徽科学技术出版社，1981，245

2 宋·唐慎微. 证类本草. 北京：人民卫生出版社，1957，228

3 元·忽思慧. 饮膳正要. 北京：中国书店，1985

4 明·李时珍. 本草纲目. 北京：人民卫生出版社，1982，880

5 清·吴仪洛. 本草从新. 北京：中医古籍出版社，2001，33

6 清·陈其瑞. 本草撮要. 见：珍本医书集成（二）. 上海：上海科学技术出版社，1985，13

7 国家药典委员会. 中华人民共和国药典. 一部. 北京：化学工业出版社，2000，218

8 雷载权主编. 普通高等教育中医药类规划教材·中药学. 上海：上海科学技术出版社，1995，201

9 江苏新医学院. 中药大辞典. 上海：上海科学技术出版社，1977，1735

10 《中医大辞典》编辑委员会. 中医大辞典·中药分册. 北京：人民卫生出版社，1982，273

11 《中医学》编辑委员会. 中国医学百科全书·中医学. 上海：上海科学技术出版社，1997，1145

12 吴兰成主编. 中国中医药学主题词表. 北京：中医古籍出版社，1996，178

13 中国医学科学院药物研究所等. 中药志. 第二册. 北京：人民卫生出版社，1993，119

14 中华人民共和国卫生部药政管理局. 中药材手册. 北京：人民卫生出版社，1998，150

15 《全国中草药汇编》编写组. 全国中草药汇编. 上册. 北京：人民卫生出版社，1996，582

16 中华人民共和国卫生部药政管理局. 全国中药炮制规范. 北京：人民卫生出版社，1988，83

17 徐国钧等主编. 中国药材学. 北京：中国医药科技出版社，1996，684

18 国家中医药管理局《中华本草》编委会. 中华本草. 第八册. 上海：上海科学技术出版社，1999，632

19 唐·孙思邈. 千金翼方. 北京：人民卫生出版社，1955，29

20 宋·苏颂. 本草图经. 合肥：安徽科学技术出版社，1994，221

21 明·刘文泰. 本草品汇精要. 北京：人民卫生出版社，1982，338

22 明·陈嘉谟. 本草蒙筌. 北京：人民卫生出版社，1988，151

23 明·李中梓. 雷公炮制药性解. 见：中国医学大成（二）. 长沙：岳麓书社，1990，146

24 明·李中梓. 本草征要. 见：李中梓医学全书. 北京：中国中医药出版社，1999，124

25 明·卢之颐. 本草乘雅半偈. 北京：人民卫生出版社，1986，527

26 清·蒋居祉. 本草择要纲目. 见：珍本医书集成（二）. 上海：上海科学技术出版社，1985，80

27 清·汪昂. 本草易读. 北京：人民卫生出版社，1987

28 清·汪昂. 本草备要. 北京：中国中医药出版社，1998，70

29 清·张璐. 本经逢原. 上海：上海科学技术出版社，1959，59

30 清·叶桂. 本草经解. 上海：上海科学技术出版社，1958

31 清·严西亭. 得配本草. 上海：上海卫生出版社，1957，46

32 清·沈金鳌. 要药分剂. 上海：上海科学技术出版社，1959，141

33 清·黄宫绣. 本草求真. 上海：上海科学技术出版社，1959，238

34 清·姚澜. 本草分经. 上海：上海科学技术出版社，1989

35 清·杨时泰. 本草述钩元. 上海：科技卫生出版社，1958，185

36 清·张秉成. 本草便读. 上海：上海卫生出版社，1957

37 清·何克谏. 生草药性备要. 见：岭南本草古籍三种. 北京：中国医药科技出版社，1999，44

340 前胡

Qianhu

Radix Peucedani

1 定名依据

1.1 正名

1.1.1 汉文名：前胡（伞形科植物白花前胡 Peucedanum praeruptorum Dunn 或紫花前胡 Peucedanum decursivum Maxim. 的干燥根）。

1.1.2 英文名：hogfennel root.

1.2 依据

1.2.1 定名的文献依据

1.2.1.1 《吴普本草·米食类》："大豆黄卷，神农、黄帝、雷公：无毒。采无时。去面皯，得前胡、乌喙、杏子、牡蛎、天雄、鼠屎共蜜和佳，不欲海藻、龙胆。此法大豆初出土黄芽是也。"[1]

1.2.1.2 《名医别录》卷二："前胡，味苦，微寒，无毒。主治痰满，胸胁中痞，心腹结气，风头痛，去痰实，下气。治伤寒寒热，推陈致新，明目，益精。二月、八月采根，曝干（半夏为之使，恶皂荚，畏藜芦）。"[2]

1.2.1.3 《新修本草》卷八："前胡，味苦，微寒，无毒。主痰满，胸胁中痞，心腹结气，风头痛，去痰实，下气。疗伤寒寒热，推陈致新，明目益精。二月、八月采根，曝干。半夏为之使，恶皂荚，畏藜芦。"[3]

1.2.1.4 《证类本草》卷八："前胡，味苦，微寒，无毒。主疗痰满，胸胁中痞，心腹结气，风头痛，去痰实，下气。治伤寒寒热，推陈致新，明目，益精。二月、八月采根，曝干（半夏为之使，恶皂荚，畏藜芦）。"[4]

1.2.1.5 《本草纲目》卷十三："前胡《别录·中品》。【释名】时珍曰：按：孙愐《唐韵》作湔胡，名义未解。【集解】《别录》曰：前胡，二月、八月采根，曝干。"[5]

1.2.1.6 《本草从新》卷一："前胡，宣、解表、泻下气、治风痰。辛以畅肺。解风寒。甘以入脾。理胸腹。（气香。）苦泄厥阴（肝）之热。寒散太阳（膀胱）之邪。性阴而降。功颛下气。气下则火降而痰消。"[6]

1.2.1.7 《中华人民共和国药典》："前胡 Radix peucedani 本品为伞形科植物白花前胡 Peucedanum praeruptorum Dunn 或紫花前胡 Peucedanum decursivum Maxim. 的干燥根。冬季至次春茎叶枯萎或未抽花茎时采挖，除去须根，洗净，晒干或低温干燥。"[7]

1.2.1.8 《普通高等教育中医药类规划教材·中药学》："前胡《别录》为伞形科多年生草本植物白花前胡 Peucedanum praeruptorum Dunn 或紫花前胡 P. decursivum Maxim. 的根。"[8]

1.2.1.9 《中药大辞典》："前胡《雷公炮炙论》【基原】为伞形科植物白花前胡或紫花前胡的根。【原植物】①白花前胡 Peucedanum praeruptorum Dunn，又名：姨妈菜、罗鬼菜

(李宗《黔志》，水前胡《植物名实图考》，野芹菜、岩风、南石防风、坡地石防风、鸡脚前胡、岩川芎。②紫花前胡 Peucedanum decursivum (Miq.) Maxim.。"[9]

1.2.1.10 《中医大辞典·中药分册》："前胡 出《雷公炮炙论》。为伞形科植物白花前胡 Peucedanum praeruptorum Dunn 或紫花前胡 P. decursivum (Miq.) Maxim. 的根。"[10]

1.2.1.11 《中国医学百科全书·中医学》："前胡 始载于《雷公炮炙论》。为伞形科植物白花前胡 Peucedanum praeruptorum Dunn 及紫花前胡 P. decursivum (Miq.) Maxim. 的根。"[11]

1.2.1.12 《中国中医药学主题词表》："前胡 Peucedanum decursivum 属伞形科和化痰药（中药）。D 紫花前胡。"[12]

1.2.1.13 《中药志》[13]、《中药材手册》[14]、《全国中草药汇编》[15]、《全国中药炮制规范》[16]、《中国药材学》[17]、《中华本草》[18]等现代中药著作多以"前胡"作为本品正名（参见"文献通考"）。

1.2.2 定名选择的理由

1.2.2.1 前胡 Radix peucedani，系伞形科植物白花前胡 Peucedanum praeruptorum Dunn 或紫花前胡 Peucedanum decursivum Maxim. 的干燥根。"前胡"之名始见于三国·吴普《吴普本草》，作为本品正名始见于魏晋《名医别录》，其后的历代重要本草著作如唐·苏敬《新修本草》，宋·唐慎微《证类本草》，明·李时珍《本草纲目》，清·吴仪洛《本草从新》等在载录本品时均以"前胡"作为正名，并一直沿用至今。

1.2.2.2 我国最新出版的《中华人民共和国药典》、《普通高等教育中医药类规划教材·中药学》以及辞书类著作《中医大辞典·中药分册》、《中药大辞典》、《中国医学百科全书·中医学》等均以"前胡"作为本品正名。已经广泛应用于中医药学文献的标引和检索的《中国中医药学主题词表》也以"前胡"作为本品的正式主题词。现代本草著作如《中药志》、《全国中草药汇编》、《中华本草》、《中国药材学》、《中药材手册》、《全国中药炮制规范》等虽记载了不少本品各地的俗称，但也无一例外以"前胡"作为本品的正名。说明"前胡"作为本品正名已成为共识。

1.3 与正名等效的名词：无。

2 源流考释

前胡（伞形科植物白花前胡 Peucedanum praeruptorum Dunn 或紫花前胡 Peucedanum decursivum Maxim. 的干燥根）。前胡"之名始见于三国·吴普《吴普本草·米食类》："大豆黄卷 神农、黄帝、雷公：无毒。采无时。去面䵟，得前胡、乌喙、杏子、牡蛎、天雄、鼠屎共蜜和佳，不欲海藻、龙胆。此法大豆初出土黄芽是也。"[1]"前胡"作为本品正名始见于魏晋《名医别录》卷二："前胡，味苦，微寒，无毒。主治痰满，胸胁中痞，心腹结气，风头痛，去痰实，下气。治伤寒寒热，推陈致新，明目，益精。二月、八月采根，曝干。(半夏为之使，恶皂荚，畏藜芦。)"[2]其后的本草著作即以"前胡"为正名记载本品，如南北朝·雷敩《雷公炮炙论》[19]、陶弘景《本草经集注》[20]，唐·苏敬《新修本草》[3]、孙思邈《千金翼方》[21]，宋·苏颂《本草图经》[22]、唐慎微《证类本草》[4]，元·王好古《汤液本草》[23]，明·兰茂《滇南本草》[24]、刘文泰《本草品汇精要》[25]、陈嘉谟《本草蒙筌》[26]、李时珍《本草纲目》[5]、杜文燮《药鉴》[27]、缪希雍

《炮炙大法》[28]、李中梓《雷公炮制药性解》[29]、《本草征要》[30]，清·蒋居祉《本草择要纲目》[31]、汪昂《本草易读》[32]、汪昂《本草备要》[33]、张璐《本经逢原》[34]、叶桂《本草经解》[35]、吴仪洛《本草从新》[6]、严西亭《得配本草》[36]、沈金鳌《要药分剂》[37]、黄宫绣《本草求真》[38]、陈念祖《神农本草经读》[39]、姚澜《本草分经》[40]、杨时泰《本草述钩元》[41]、凌奂《本草害利》[42]、陈其瑞《本草撮要》[43]、张秉成《本草便读》[44]等。

古代著作中记载的本品异名有“水前胡”、“胰妈菜”《植物名实图考》[45]等。如《植物名实图考》卷八：“雩娄农曰：前胡有大叶、小叶二种，黔滇山人採以为茹，曰水前胡，俗呼胰妈菜，方言不可译也。”[45]

现代有关著作均沿用《吴普本草》的记载以“前胡”作为本品正名，如《中华人民共和国药典》[7]、《普通高等教育中医药类规划教材·中药学》[8]、《中药大辞典》[9]、《中医大辞典·中药分册》[10]、《中国医学百科全书·中医学》[11]、《中国中医药学主题词表》[12]、《中药志》[13]、《中药材手册》[14]、《全国中草药汇编》[15]、《全国中药炮制规范》[16]、《中国药材学》[17]、《中华本草》[18]等。同时尚记载有“岩风”、“鸡脚前胡”、“土当归”、“防风”、“小防风”、“鸭巴芹”、“鸭脚前胡”《中药材手册》[14]等各地的俗称。还记载有本品原植物“白花前胡”的异名“棕苞前胡”、“鸡脚前胡”、“官前胡”、“山芹菜”、“山独活”、“香草根”《中药志》[13]，“姨妈菜”、“罗鬼菜”、“水前胡”、“野芹菜”、“岩风”、“南石防风”、“坡地石防风”、“岩川芎”《中药大辞典》[9]，“水防风”、“山芫荽”、“土当归”、“野香芹”、“信前胡”、“棕包头”《中华本草》[18]；原植物“紫花前胡”的异名“土当归”、“野当归”、“独活”、“鸭脚前胡”《中药志》[13]，“鸭脚七”、“野辣菜”、“山芫荽”、“桑根子苗”、“鸭脚板”《中药大辞典》[9]，“麝香菜”、“鸭脚当归”、“老虎爪”、“小独活”、“大猫脚趾”《中华本草》[18]等。

3 附录

3.1 又称：蜜前胡（饮片规格名）。

3.2 俗称：鸡脚前胡、鸭脚前胡（湖南），土当归（浙江、湖南），防风（浙江、江苏），小防风（山东），鸭巴芹，岩风。

3.3 曾称：水前胡、胰妈菜《植物名实图考》。

3.4 原植物名称：白花前胡，棕苞前胡、鸡脚前胡（湖南）、官前胡（湖北、四川）、山芹菜（浙江）、山独活（江苏）、香草根（湖北），姨妈菜，罗鬼菜，水前胡，野芹菜，岩风（浙江、湖南），南石防风，坡地石防风，岩川芎，水防风、山芫荽（山东），土当归（浙江），野香芹、信前胡（江西），棕包头（湖北）；紫花前胡，土当归（江苏、安徽、江西、湖南），野当归（西南各省），独活（江西、浙江），鸭脚七，野辣菜，山芫荽，桑根子苗，鸭脚板，麝香菜（安徽、甘肃），鸭脚前胡、鸭脚当归、老虎爪（湖南），小独活、大猫脚趾（浙江）。

4 文献通考

《吴普本草·米食类》：“大豆黄卷，神农、黄帝、雷公：无毒。采无时。去面皯，得前胡、乌喙、杏子、牡蛎、天雄、鼠屎共蜜和佳，不欲海藻、龙胆。此法大豆初出土黄芽是也。"[1]

《名医别录》卷二："前胡，味苦，微寒，无毒。主治痰满，胸胁中痞，心腹结气，风头痛，去痰实，下气。治伤寒寒热，推陈致新，明目，益精。二月、八月采根，曝干（半夏为之使，恶皂荚，畏藜芦）。"[2]

《雷公炮炙论》卷中："前胡，雷公云：凡使，勿用野蒿根，缘真似前胡，只是味粗酸。若误用，令人胃反不受食。若是前胡，味甘、微苦。"[19]

《本草经集注·草木中品》："前胡，味苦，微寒，无毒。主治痰满，胸胁中痞，心腹结气，风头痛，去痰实，下气。治伤寒寒热，推陈致新，明目益精。二月、八月采根，曝干（半夏为之使，恶皂荚，畏藜芦）。"[20]

《新修本草》卷八："前胡，味苦，微寒，无毒。主痰满，胸胁中痞，心腹结气，风头痛，去痰实，下气。疗伤寒寒热，推陈致新，明目益精。二月、八月采根，曝干。半夏为之使，恶皂荚，畏藜芦。"[3]

《千金翼方》卷二："前胡，味苦，微寒，无毒。主疗痰满，胸胁中痞，心腹结气，风头痛，去痰实，下气，治伤寒寒热，推陈致新，明目益精，二月八月采根，曝干。"[21]

《本草图经》卷六："前胡，旧不著所出州土，今陕西、梁、汉、江、淮、荆、襄州郡及相州、孟州皆有之。春生苗，青白色，似斜蒿；初出时有白芽，长三四寸，味甚香美，又似芸蒿。七月内开白花，与葱花相类；八月结实；根细青紫色。"[22]

《证类本草》卷八："前胡，味苦，微寒，无毒。主疗痰满，胸胁中痞，心腹结气，风头痛，去痰实，下气。治伤寒寒热，推陈致新，明目，益精。二月、八月采根，曝干（半夏为之使，恶皂荚，畏藜芦）。"[4]

《汤液本草》卷三："前胡，气微寒，味苦，无毒。《本草》云：主痰满，胸胁中痞，心腹结气，风头痛。去痰实，下气，治伤寒寒热，推陈致新，明目益精。半夏为使。恶皂荚，畏藜芦。"[23]

《滇南本草》卷三："前胡，味苦辛，性寒。阴中阳也。解散伤风伤寒发汗要药。止咳嗽，升降肝气，明目退翳，除内外之痰，有推陈治新之功。"[24]

《本草品汇精要》卷十："前胡，无毒，植生。前胡，主疗痰满，胸胁中痞，心腹结气，风头痛，去痰实，下气，治伤寒热，推陈致新，明目益精（《名医》所录）。"[25]

《本草蒙筌》卷三："前胡，味苦，气微寒。无毒。山谷多产，秋月采根。色白兼黄，气香甚窜。凡用入药，须日曝干。畏藜芦，恶皂荚。以半夏为使，去痰实如神。胸胁中痞满立除，心腹内结气即逐。治伤寒寒热，又推陈致新。消风止头疼，保婴利疳气。"[26]

《本草纲目》卷十三："前胡《别录·中品》。【释名】时珍曰：按：孙愐《唐韵》作湔胡，名义未解。【集解】《别录》曰：前胡，二月、八月采根，曝干。弘景曰：近道皆有，生下湿地，出吴兴者为胜。根似柴胡而柔软，为疗殆欲同，而本经上品有茈胡而无此，晚来医乃用之。"[5]

《药鉴》卷二："前胡，气平寒，味苦，无毒。主心腹结气，治伤寒寒热。消风止头疼，保婴利疳气。使半夏，去胸膈痰实。君枳实，除胸膈痞满。"[27]

《炮炙大法·草部》："前胡（切开白色者，良，水洗用竹刀刮去苍黑皮，并髭土，了，细锉以甜竹沥浸，令润，日中晒干用。使恶畏同柴胡）。"[28]

《雷公炮制药性解》卷二："前胡，味苦甘辛，性微无毒，入肺肝脾膀胱四经。主伤寒痰嗽痞满，心腹结气，解热开胃，推陈致新，亦止夜啼儿，佐使畏恶同柴胡。”[29]

《本草征要》卷三：“前胡，味苦，性微寒，无毒。入肺、脾、胃、大肠四经。半夏为使。恶皂荚，畏藜芦。散结而消痰定喘。下气以消食安胎。”[30]

《本草择要纲目》寒性药品：“前胡 【气味】苦，微寒，无毒。阳中之阴，降也。(凡用，以刀刮去苍黑皮。甜竹沥浸令润。日中晒干用。）入手、足太阳、阳明经。”[31]

《本草易读》卷三：“前胡，去净皮髭，竹沥浸晒干。半夏为使，畏皂角，恶藜芦。辛，苦，甘，寒，无毒，性降。手足太阴、阳明药也。下气开结，清肺化痰。平喘嗽呕逆之症，疗痞满霍乱之痾。除内外痰热，消诸般气滞，兼安妇人生胎，亦治小儿诸疳。无外感症者忌用。”[32]

《本草备要·草部》：“前胡，宣，解表，泻，下气，治风痰。辛以畅肺解风寒，甘以悦脾理胸腹，苦泻厥阴（肝）之热，寒散太阳（膀胱）之邪（微寒，一云微温）。性阴而降，功专下气，气下则火降而痰消（气有余便是火，火则生痰）。能除实热。”[33]

《本经逢原》卷一：“前胡，苦微寒，无毒。甄权曰：甘辛平无毒。白色者良。去尾用。发明，前胡入手足太阴、阳明、少阳，其功长于下气，故能治痰热喘嗽，痞膈诸疾，气下则火降，痰亦降矣。为痰气之要味。”[34]

《本草经解》卷二：“前胡，气微寒，味苦，无毒。主痰满，胸胁中痞，心腹结气，风头痛，去痰下气。治伤寒寒热，推陈致新，明目益精。前胡气微寒，禀天初冬寒水之气。”[35]

《本草从新》卷一：“前胡，宣、解表、泻下气、治风痰。辛以畅肺，解风寒。甘以入脾，理胸腹（气香)。苦泄厥阴（肝）之热，寒散太阳（膀胱）之邪。性阴而降，功颛下气，气下则火降而痰消。”[6]

《得配本草》卷二：“前胡，半夏为之使。畏藜芦。恶皂荚。辛、苦、微寒。入手足太阴、阳明、足厥阴经气分。”[36]

《要药分剂》卷一：“前胡，味苦。一云甘辛，性微寒，无毒。得土金之气，而感秋冬之令以生。降也，阳中阴也。半夏为使。恶皂荚。畏藜芦。”[37]

《本草求真》卷四：“前胡（山草)，降肝胆，外感风邪，痰火实结。前胡（专入肝胆)，味苦微寒，功专下气。凡因风入肝胆，火盛痰结，暨气实哮喘。”[38]

《神农本草经读·本草附录》：“前胡，气味苦、微寒，无毒。主痰满，胸胁中痞，心腹结气，风头痛，去痰，下气，治伤寒寒热，推陈致新，明目益精《别录》。”[39]

《本草分经·原例》：“前胡，辛甘苦寒，畅肺理脾，解膀胱肝经热邪，性阴而降，功专下气，气下则火降而痰消，能除实热，专治肝胆经风痰。”[40]

《本草述钩元》卷七：“前胡，最上者出吴中吴兴，其越衢婺睦等处者皆好。七八月采之。外黑里白，又寿春生者气更芳烈，味亦浓苦。疗痰下气最胜。鄜延来者大类柴胡，(此即所谓北柴胡）但柴胡色赤而脆。”[41]

《植物名实图考》卷八：“雩娄农曰：前胡有大叶、小叶二种，黔滇山人採以为茹，曰水前胡，俗呼胰妈菜，方言不可译也。”[45]

《本草害利·肺部药队》：“前胡，【害】此散有余邪热实痰之药，不可施之少血气虚之病。凡阴虚火炽，煎熬真阴，凝结为痰，而发咳嗽，真虚而气不归元，以致胸胁逆满，头疼不因于痰，而由阴血虚，内热心烦，外现寒热，而非实热，与外感者均忌。”[42]

《本草撮要》卷一："前胡，味苦，入手足太阴阳明经。功专散风下气。得桔梗治痰热咳逆，无实热及无外感者忌用。内有硬者名雄前胡，须拣去。半夏为使。恶皂角。"[43]

《本草便读·草部》："前胡，辛能散风邪，苦以泄肺气。寒堪清上，降可除痰（前胡辛苦而寒，专入肺经。能解散外感风热，外邪解则肺气自降，痰火自除，故又能降气下痰耳。前胡之解表邪，惟肺胃结气有热者可用之）。"[44]

《中药志》："前胡　前胡为常用中药。商品前胡的原植物主要有白花前胡和紫花前胡。……【原植物】1. 白花前胡　别名：棕苞前胡、鸡脚前胡（湖南）、官前胡（四川）、山芹菜（浙江）、山独活（江苏）、香草根（湖北）Peucedanum praeruptorum Dunn——伞形科 Umbelliferae. 2. 紫花前胡　别名：土当归（江苏、安徽、江西、湖南），野当归（西南各省），独活（江西、浙江）、鸭脚前胡。Peucedanum decursivum (Miq.) Maxim. (Angelica decursiva Miq.) ——伞形科 Umbelliferae."[13]

《中药材手册》："前胡（《纲目》列入草部山草类）　全国大部分地区使用的前胡主要为伞形科植物白花前胡 Peucedanum praeruptorum Dunn 或紫花前胡 Peucedanum decursivum Maxim. 的干燥根。原植物系多年生草本，多为野生，也有栽培。习惯认为浙江产者品质较好。质坚，断面有极硬的木质硬心者质次，一般多不采用。此外，我国西南局部地区产的前胡与习用前胡不同，仅在当地使用。【别名】白花前胡称鸡脚前胡，紫花前胡称鸭脚前胡。"[14]

《全国中草药汇编》："前胡　来源：为伞形科前胡属植物白花前胡 Peucedanum praeruptorum Dunn 和当归属植物紫花前胡 Angelica decursiva Miq. [Peucedanum decursivum (Miq.) Maxim.] 的根。"[15]

《中药大辞典》："前胡《雷公炮炙论》【基原】为伞形科植物白花前胡或紫花前胡的根。【原植物】①白花前胡 Peucedanum praeruptorum Dunn，又名：姨妈菜、罗鬼菜（李宗《黔志》，水前胡《植物名实图考》，野芹菜、岩风、南石防风、坡地石防风、鸡脚前胡、岩川芎。②紫花前胡 Peucedanum decursivum (Miq.) Maxim.，又名：土当归《植物名实图考》，鸭脚七、野辣菜、山芫荽、桑根子苗、鸭脚前胡、鸭脚板。"[9]

《中医大辞典·中药分册》："前胡　出《雷公炮炙论》。为伞形科植物白花前胡 Peucedanum praeruptorum Dunn 或紫花前胡 P. decursivum (Miq.) Maxim. 的根。"[10]

《中国医学百科全书·中医学》："前胡　始载于《雷公炮炙论》。为伞形科植物白花前胡 Peucedanum praeruptorum Dunn 及紫花前胡 P. decursivum (Miq.) Maxim. 的根。"[11]

《全国中药炮制规范》："前胡　[处方用名] 前胡、蜜前胡。【来源】本品为伞形科植物白花前胡 Peucedanum praeruptorum Dunn 或紫花前胡 Peucedanum decursivum Maxim. 的干燥根。多系野生。主产于浙江、安徽、湖北等地。冬季至次春茎叶枯萎或未抽花茎时采挖，除去须根，洗净，晒干或低温干燥。药材以条粗壮、质柔软、香气浓者为佳。"[16]

《中国药材学》："前胡　【别名】①白花前胡：岩风，鸡脚前胡（湖南），土当归（浙江），防风（浙江、江苏），小防风（山东）。②紫花前胡：土当归，鸭巴芹，鸭脚前胡（湖南）。【来源】本品为伞形科植物白花前胡 Peucedanum praeruptorum Dunn 或紫花前胡 P. decursivum (Miq.) Maxim. 的根。"[17]

《中国中医药学主题词表》："前胡 Peucedanum decursivum　属伞形科和化痰药（中药）。D 紫花前胡。"[12]

《普通高等教育中医药类规划教材·中药学》："前胡《别录》为伞形科多年生草本植物白花前胡 Peucedanum praeruptorum Dunn 或紫花前胡 P. decursivum Maxim. 的根。前者主产于浙江、湖南、四川等地；后者主产于江西、安徽等地。冬季至次春茎叶枯萎或未抽花茎时采挖，除去须根，晒干，切片生用或蜜炙用。"[8]

《中华本草》："前胡《雷公炮炙论》【来源】为伞形科植物白花前胡和紫花前胡的根。【原植物】1. 白花前胡 Peucedanum praeruptorum Dunn 又名：姨妈菜、罗鬼菜（李宗《黔志》，水前胡《植物名实图考》，水防风、山芫荽（山东），山独活（江苏），土当归、山芹菜（浙江），岩风（浙江、湖南），官前胡（湖北、四川），棕包前胡（湖南），野香芹、信前胡（江西），棕包头（湖北）。2. 紫花前胡 Angelica decursiva（Miq.）Franch. et Sav. ［Porphyroscias decursiva Miq. ‘Peucedanum decursivum（Miq.）Maxim.］又名：土当归《植物名实图考》，野当归（西南各省），独活（浙江、江西），麝香菜（安徽、甘肃），鸭脚前胡、鸭脚当归、老虎爪（湖南），小独活、大猫脚趾（浙江）。"[18]

《中华人民共和国药典》："前胡 Radix peucedani 本品为伞形科植物白花前胡 Peucedanum praeruptorum Dunn 或紫花前胡 Peucedanum decursivum Maxim. 的干燥根。冬季至次春茎叶枯萎或未抽花茎时采挖，除去须根，洗净，晒干或低温干燥。"[7]

5 参考文献

1 三国·吴普. 吴普本草. 北京：人民卫生出版社，1987，39

2 魏晋·名医别录. 北京：人民卫生出版社，1986，122

3 唐·苏敬等撰. 新修本草. 合肥：安徽科学技术出版社，1981，209

4 宋·唐慎微. 证类本草. 北京：人民卫生出版社，1957，210

5 明·李时珍. 本草纲目. 北京：人民卫生出版社，1982，788

6 清·吴仪洛. 本草从新. 北京：中医古籍出版社，2001，12

7 国家药典委员会. 中华人民共和国药典. 一部. 北京：化学工业出版社，2000，217

8 雷载权主编. 普通高等教育中医药类规划教材·中药学. 上海：上海科学技术出版社，1995，229

9 江苏新医学院. 中药大辞典. 上海：上海科学技术出版社，1977，1723

10 《中医大辞典》编辑委员会. 中医大辞典·中药分册. 北京：人民卫生出版社，1982，272

11 《中医学》编辑委员会. 中国医学百科全书·中医学. 上海：上海科学技术出版社，1997，1177

12 吴兰成主编. 中国中医药学主题词表. 北京：中医古籍出版社，1996，291

13 中国医学科学院药物研究所等. 中药志. 第二册. 北京：人民卫生出版社，1993，463

14 中华人民共和国卫生部药政管理局. 中药材手册. 北京：人民卫生出版社，1998，151

15 《全国中草药汇编》编写组. 全国中草药汇编. 上册. 北京：人民卫生出版社，1996，582

16 中华人民共和国卫生部药政管理局. 全国中药炮制规范. 北京：人民卫生出版社，1988，82

17 徐国钧等主编. 中国药材学. 北京：中国医药科技出版社，1996，349

18 国家中医药管理局《中华本草》编委会. 中华本草. 第五册. 上海：上海科学技术出版社，1999，1008

19 南北朝·雷敩. 雷公炮炙论. 上海：上海中医学院出版社，1986，63

20 南北朝·陶弘景. 本草经集注. 北京：人民卫生出版社，1994，272

21 唐·孙思邈. 千金翼方. 北京：人民卫生出版社，1955，25

22 宋·苏颂. 本草图经. 合肥：安徽科学技术出版社，1994，161

23 元·王好古. 汤液本草. 见：景印文渊阁四库全书（745）. 北京：中医古籍出版社，1986，951

24 明·兰茂. 滇南本草. 昆明：云南人民出版社，1959
25 明·刘文泰. 本草品汇精要. 北京：人民卫生出版社，1982，313
26 明·陈嘉谟. 本草蒙筌. 北京：人民卫生出版社，1988，157
27 明·杜文燮. 药鉴. 上海：上海人民出版社，1975
28 明·缪希雍. 炮炙大法. 明末庄继先校刻本
29 明·李中梓. 雷公炮制药性解. 见：中国医学大成（二）. 长沙：岳麓书社，1990，136
30 明·李中梓. 本草征要. 见：李中梓医学全书. 北京：中国中医药出版社，1999，121
31 清·蒋居祉. 本草择要纲目. 见：珍本医书集成（二）. 上海：上海科学技术出版社，1985，3
32 清·汪昂. 本草易读. 北京：人民卫生出版社，1987
33 清·汪昂. 本草备要. 北京：中国中医药出版社，1998，41
34 清·张璐. 本经逢原. 上海：上海科学技术出版社，1959，45
35 清·叶桂. 本草经解. 上海：上海科学技术出版社，1958
36 清·严西亭. 得配本草. 上海：上海卫生出版社，1957，24
37 清·沈金鳌. 要药分剂. 上海：上海科学技术出版社，1959，5
38 清·黄宫绣. 本草求真. 上海：上海科学技术出版社，1959，173
39 清·陈念祖. 神农本草经读. 北京：人民卫生出版社，1959，50
40 清·姚澜. 本草分经. 上海：上海科学技术出版社，1989
41 清·杨时泰. 本草述钩元. 上海：科技卫生出版社，1958，132
42 清·凌奂. 本草害利. 北京：中医古籍出版社，1982
43 清·陈其瑞. 本草撮要. 见：珍本医书集成（二）. 上海：上海科学技术出版社，1985，8
44 清·张秉成. 本草便读. 上海：上海卫生出版社，1957
45 清·吴其浚. 植物名实图考. 北京：中华书局，1963，184

341　首乌藤

Shouwuteng

Caulis Polygoni Multiflori

1　定名依据

1.1　正名

1.1.1　汉文名：首乌藤（蓼科植物何首乌 Polygonum multiflorum Thunb. 的干燥藤茎）。

1.1.2　英文名：tuber fleeceflower stem.

1.2　依据

1.2.1　定名的文献依据

1.2.1.1　《中华人民共和国药典》："首乌藤 Caulis polygoni multiflori　本品为蓼科植物何首乌 Polygonum multiflorum Thunb. 的干燥藤茎。秋、冬二季采割，除去残叶，捆成把，干燥。"[1]

1.2.1.2　《中医大辞典·中药分册》："首乌藤　见《江苏省植物药材志》。为夜交藤之别名，详该条。"[2]

1.2.1.3　《中药志》："首乌藤　本品为少常用中药。商品为蓼科植物何首乌的干燥藤茎。……【原植物】何首乌 Polygonum multiflorum Thunb. ——蓼科 Polygonaceae."[3]

1.2.1.4 《中药材手册》:"首乌藤(《纲目》列入草部蔓草类何首乌项下)本品为蓼科植物何首乌 Polygonum multiflorum Thunb. 的干燥藤茎。原植物系多年生缠绕草本,多为野生。河南产的茎细质嫩如金银藤,江、浙产的茎粗质硬,但均可入药。【别名】夜交藤。"[4]

1.2.1.5 《中国中医药学主题词表》:"首乌藤 Caulis polygoni multiflori. 为蓼科植物何首乌的干燥藤茎;属安神药、补肾药和补血药(中药)。C 何首乌;D 夜交藤。"[5]

1.2.2 定名选择的理由

首乌藤 Caulis polygoni multiflori,系蓼科植物何首乌 Polygonum multiflorum Thunb. 的干燥藤茎。"首乌藤"之名古代文献未见记载,我国最新出版的《中华人民共和国药典》以及辞书类著作《中医大辞典·中药分册》等均以"首乌藤"作为本品正名。已经广泛应用于中医药学文献的标引和检索的《中国中医药学主题词表》也以"首乌藤"作为本品的正式主题词。现代本草著作如《中药材手册》等也以"首乌藤"作为本品的正名。说明"首乌藤"作为本品正名已成为共识。

1.3 与正名等效的名词:无。

2 源流考释

首乌藤(蓼科植物何首乌 Polygonum multiflorum Thunb. 的干燥藤茎),原称"夜交藤"。"夜交藤"之名始见于南北朝·雷敩《雷公炮炙论》卷中:"水银 雷公云:凡使,勿用草中取者、并旧朱漆中者、勿用经别药制过者、勿用在尸过者、半生半死者。其水银若在朱砂中产出者,其水银色微红,收得后用胡芦收之,免遗失。若先以紫背天葵并夜交藤自然汁二味,同煮一伏时,其毒自退。"[6]清·张璐《本经逢原》[7]在"何首乌"项下有关于本品的记载,如清·张璐《本经逢原》卷二:"何首乌,一名夜交藤。苦涩微温,无毒。其形圆大者佳。须赤白并用。制法以竹刀刮去皮,拌黑豆九蒸九晒,候用。禁犯铁器,忌莱菔诸血,勿与天雄、乌附、姜、辛、仙茅等同用,为其性敛味涩也。"[7]

"首乌藤"作为本品正名始见于现代本草,如《中华人民共和国药典》[1]、《中药志》[3]、《中药材手册》[4]、《中医大辞典·中药分册》[2]、《中国中医药学主题词表》[5]等均以"首乌藤"为正名;有的以"夜交藤"为正名,如《中国医学百科全书·中医学》[8]、《中国药材学》[9]、《中华本草》[10];有的以"夜交藤"与"何首藤"并称为正名,如《全国中草药汇编》[11]、《全国中药炮制规范》[12]等。同时尚记载有"交藤"《中国医学百科全书·中医学》[8],"何首乌藤"、"棋藤"《中国药材学》[9]等各地的俗称。原植物"何首乌"的异名参见"何首乌"条。

3 附录

3.1 又称:无。

3.2 俗称:何首乌藤、棋藤(江苏),交藤,何首藤。

3.3 曾称:夜交藤《雷公炮炙论》。

3.4 原植物名称:参见"何首乌"条。

4 文献通考

《雷公炮炙论》卷中："水银，雷公云：凡使，勿用草中取者、并旧朱漆中者、勿用经别药制过者、勿用在尸过者、半生半死者。其水银若在朱砂中产出者，其水银色微红，收得后用胡芦收之，免遗失。若先以紫背天葵并夜交藤自然汁二味，同煮一伏时，其毒自退。"[6]

《本经逢原》卷二："何首乌，一名夜交藤。苦涩微温，无毒。其形圆大者佳。须赤白并用。制法以竹刀刮去皮，拌黑豆九蒸九晒，候用。禁犯铁器，忌莱菔诸血，勿与天雄、乌附、姜、辛、仙茅等同用，为其性敛味涩也。"[7]

《中药志》："首乌藤　本品为少常用中药。商品为蓼科植物何首乌的干燥藤茎。……【原植物】何首乌 Polygonum multiflorum Thunb. ——蓼科 Polygonaceae."[3]

《中药材手册》："首乌藤（《纲目》列入草部蔓草类何首乌项下）　本品为蓼科植物何首乌 Polygonum multiflorum Thunb. 的干燥藤茎。原植物系多年生缠绕草本，多为野生。河南产的茎细质嫩如金银藤，江、浙产的茎粗质硬，但均可入药。【别名】夜交藤。"[4]

《全国中草药汇编》："夜交藤（首乌藤）来源：为何首乌（Polygonum multiflorum Thunb.）的藤茎。"[11]

《中医大辞典·中药分册》："首乌藤　见《江苏省植物药材志》。为夜交藤之别名，详该条。"[2]

《中国医学百科全书·中医学》："夜交藤　始载于李　《何首乌录》。原名交藤，又名首乌藤。为蓼科植物何首乌 Polygonum multiflorum Thunb. 的藤茎。"[8]

《全国中药炮制规范》："夜交藤（首乌藤）［处方用名］夜交藤。【来源】本品为蓼科植物何首乌 Polygonum multiflorum Thunb. 的干燥藤茎。多系野生。主产于河南、湖北、湖南、江苏、浙江、四川等地。秋、冬二季采割，除去残叶，捆成把，干燥。药材以条匀、表面紫红者为佳。"[12]

《中国药材学》："夜交藤　【别名】首乌藤，何首乌藤、棋藤（江苏）。【来源】本品为蓼科植物何首乌 Polygonum multiflorum Thunb. 的藤茎。"[9]

《中国中医药学主题词表》："首乌藤 Caulis polygoni multiflori　为蓼科植物何首乌的干燥藤茎；属安神药、补肾药和补血药（中药）。C 何首乌；D 夜交藤。"[5]

《中华本草》："夜交藤《本经逢原》【异名】棋藤《南京民间草药》，首乌藤《江苏省植物药材志》。……【来源】为蓼科植物何首乌 Polygonum multiflorum Thunb. 的藤茎或带叶的藤茎。【原植物】参见'何首乌'条。"[10]

《中华人民共和国药典》："首乌藤 Caulis polygoni multiflori　本品为蓼科植物何首乌 Polygonum multiflorum Thunb. 的干燥藤茎。秋、冬二季采割，除去残叶，捆成把，干燥。"[1]

5 参考文献

1 国家药典委员会. 中华人民共和国药典. 一部. 北京：化学工业出版社，2000，218

2 《中医大辞典》编辑委员会. 中医大辞典·中药分册. 北京：人民卫生出版社，1982，272

3 中国医学科学院药物研究所等. 中药志. 第五册. 北京：人民卫生出版社，1993，661

4 中华人民共和国卫生部药政管理局. 中药材手册. 北京：人民卫生出版社，1998，592
5 吴兰成主编. 中国中医药学主题词表. 北京：中医古籍出版社，1996，353
6 南北朝·雷敩. 雷公炮炙论. 上海：上海中医学院出版社，1986，52
7 清·张璐. 本经逢原. 上海：上海科学技术出版社，1959，110
8 《中医学》编辑委员会. 中国医学百科全书·中医学. 上海：上海科学技术出版社，1997，1262
9 徐国钧等主编. 中国药材学. 北京：中国医药科技出版社，1996，712
10 国家中医药管理局《中华本草》编委会. 中华本草. 第二册. 上海：上海科学技术出版社，1999，677
11 《全国中草药汇编》编写组. 全国中草药汇编. 上册. 北京：人民卫生出版社，1996，470
12 中华人民共和国卫生部药政管理局. 全国中药炮制规范. 北京：人民卫生出版社，1988，304

342 洋金花

Yangjinhua

Flos Daturae

1 定名依据

1.1 正名

1.1.1 汉文名：洋金花（茄科植物白曼陀罗 Datura metel L. 的干燥花）。

1.1.2 英文名：datura flower.

1.2 依据

1.2.1 定名的文献依据

1.2.1.1 《中华人民共和国药典》："洋金花 Flos daturae 本品为茄科植物白曼陀罗 Datura metel L. 的干燥花。4～11 月花初开时采收，晒干或低温干燥。"[1]

1.2.1.2 《普通高等教育中医药类规划教材·中药学》："洋金花《本草纲目》为茄科草本植物白曼陀罗 Datura metel L. 的花。主产于江苏、浙江、福建、广东等地。4～11 月花初开时采收，晒干或低温干燥。"[2]

1.2.1.3 《中药大辞典》："洋金花《药物图考》【异名】山茄花《扁鹊心书》……【基原】为茄科植物白曼陀罗或毛曼陀罗的花。【原植物】①白曼陀罗 Datura metel L.，又名：风茄儿、山茄子《纲目》，大颠茄《生草药性备要》，颠茄、闷陀罗《广西通志》，野蓖麻、猪颠茄、猪波罗、老鼠愁、白花曼陀罗、金盘托荔枝。②毛曼陀罗 Datura innoxia Mill.，又名：软刺曼陀罗、毛花曼陀罗。"[3]

1.2.1.4 《中医大辞典·中药分册》："洋金花 见《药物图考》。又名曼陀罗花、风茄花、山茄花、胡茄花、酒醉花。为茄科植物白曼陀罗 Datura metel L. 或毛曼陀罗 D. innoxia Mill. 等的花。"[4]

1.2.1.5 《中国医学百科全书·中医学》："洋金花 始载于《本草纲目》。又名曼陀罗花、山茄花、胡茄花、风茄花、醉仙桃花。为茄科植物白曼陀罗 Datura metel L. 或毛曼陀罗 D. innoxia Mill. 的花。"[5]

1.2.1.6 《中国中医药学主题词表》："洋金花 Flos daturae 属麻药（中药）和止咳平

喘药；　用曼陀罗检索1995前文献。C白曼陀罗；D曼陀罗；D风茄花。”[6]

1.2.1.7　《中药志》[7]、《中药材手册》[8]、《全国中药炮制规范》[9]、《中国药材学》[10]、《中华本草》[11]等现代中药著作多以“洋金花”作为本品正名（参见“文献通考”）。

1.2.2　定名选择的理由

洋金花 Flos daturae，系科植物白曼陀罗 Datura metel L. 的干燥花。“洋金花”作为本品正名古代文献未见记载，我国最新出版的《中华人民共和国药典》、《普通高等教育中医药类规划教材·中药学》以及辞书类著作《中医大辞典·中药分册》、《中药大辞典》、《中国医学百科全书·中医学》等均以“洋金花”作为本品正名。已经广泛应用于中医药学文献的标引和检索的《中国中医药学主题词表》也以“洋金花”作为本品的正式主题词。现代本草著作如《中药志》、《中华本草》、《中国药材学》、《中药材手册》、《全国中药炮制规范》等虽记载了不少本品各地的俗称，但也多以“洋金花”作为本品的正名。说明“洋金花”作为本品正名已成为共识。

1.3　与正名等效的名词：无。

2　源流考释

洋金花（茄科植物白曼陀罗 Datura metel L. 的干燥花），原称“曼陀罗花”，始见于《法华经》，如《本草纲目》引《法华经》曰：“佛说法时，天雨曼陀罗花。”[12]在本草著作中本品始载于《本草纲目》卷十七：“曼陀罗花《纲目》。【释名】风茄儿《纲目》、山茄子……花、子：【气味】辛，温，有毒。【主治】诸风及寒湿脚气，煎汤洗之。又主惊痫及脱肛，并入麻药（时珍）。”[12]其后的本草著作多沿用《本草纲目》以“曼陀罗花”为正名，如清·张璐《本经逢原》[13]、杨时泰《本草述钩元》[14]、王道纯《本草品汇精要续集》[15]等。此外，古代著作中记载的本品的异名尚有“风茄儿”、“山茄子”、“胡茄花”《本草原始》[16]，“风茄”《本经逢原》[13]，“大闹杨花”、“大颠茄”、“马兰花”《生草药性备要》[17]，“风茄花”《本草求原》[18]。如《本草原始》卷四：“曼陀罗花生北土人家……一名风茄儿，一名山茄子，俗呼胡茄花。”[16]《本经逢原》卷二：“曼陀罗花，实名风茄。辛温，有毒。”[13]《生草药性备要》：“大闹杨花　味甘，性温，有毒。……一名大颠茄，一名马兰花。”[17]《本草求原》：“风茄花　即曼陀罗花。辛，温，有毒。”[18]

现代有关著作大多以“洋金花”作为本品正名，如《中华人民共和国药典》[1]、《普通高等教育中医药类规划教材·中药学》[2]、《中药大辞典》[3]、《中医大辞典·中药分册》[4]、《中国医学百科全书·中医学》[5]、《中国中医药学主题词表》[6]、《中药志》[7]、《中药材手册》[8]、《全国中药炮制规范》[9]、《中国药材学》[10]、《中华本草》[11]等；但《全国中草药汇编》[19]却以“曼陀罗”为正名记载本品。现代文献尚记载有“风茄花”、“醉仙花”、“洋喇叭花”《中药材手册》[8]，“曼陀罗”、“洋惊花”、“山茄花”、“枫茄花”、“醉仙桃”、“大麻子花”、“广东闹羊花”、“大喇叭花”、“金盘托荔枝”、“假荔枝”《全国中草药汇编》[19]，“山茄花”、“押不芦”、“洋大麻子花”、“关东大麻子花”、“虎茄花”、“风麻花”、“酒醉花”《中药大辞典》[3]，“醉仙桃花”《中国医学百科全书·中医学》[5]，“南洋金茶”、“千人花”、“闹羊花”《中国药材学》[10]“佛花”、“天茄弥陀花”、“羊惊花”、“蔓陀罗花”、“千叶蔓陀罗花”、“层台蔓陀罗花”、《中华本草》[11]等各地的俗称。还记载有本品原植物“洋金花”的异名“风茄儿”、“喇叭花”、“闹羊花”、“南洋金花”、“醉仙桃”、“山茄子”、“风茄花”《中药志》[7]；原植物“白曼陀罗”的异名“风茄儿”、“山茄子”、“大颠茄”、“颠茄”、“闷陀罗”、“野蓖麻”、“猪颠茄”、“猪波罗”、“老鼠愁”、“白花曼陀罗”、“金盘托荔枝”《中药大辞典》[3]等。

3 附录

3.1 又称：南洋金花（白花曼陀罗）、北洋金花（毛曼陀罗）（药材商品名）。

3.2 俗称：洋大麻子花、关东大麻子花、虎茄花（山东），风麻花、酒醉花（陕西），醉仙桃花（江苏），南洋金茶、千人花（浙江），闹羊花（广东），蔓陀罗花、千叶蔓陀罗花、层台蔓陀罗花，佛花、天茄弥陀花，羊惊花，风茄花，醉仙花，洋喇叭花，曼陀罗，洋惊花，山茄花，枫茄花，醉仙桃，大麻子花，广东闹羊花，大喇叭花，金盘托荔枝，假荔枝，山茄花，押不芦。

3.3 曾称：曼陀罗花《法华经》，风茄儿、山茄子、胡茄花《本草原始》，风茄《本经逢原》[14]，大闹杨花、大颠茄、马兰花《生草药性备要》，风茄花《本草求原》

3.4 原植物名称：洋金花（通称），风茄儿（江西），喇叭花（福建、广东），闹羊花（广西、福建、广东），南洋金花（商品名），醉仙桃（福建、浙江、江西），山茄子（福建），风茄花（江西、江苏）；白曼陀罗，风茄儿，山茄子，大颠茄，颠茄，闷陀罗，野蓖麻，猪颠茄，猪波罗，老鼠愁，白花曼陀罗，金盘托荔枝。

4 文献通考

《本草纲目》卷十七：“曼陀罗花《纲目》。【释名】风茄儿《纲目》、山茄子。时珍曰：《法华经》言：佛说法时，天雨曼陀罗花。又道家北斗有陀罗星使者，手执此花。故后人因以名花。曼陀罗，梵言杂色也。茄因叶形尔。姚伯声《花品》呼为恶客。【集解】时珍曰：曼陀罗生北土，人家亦栽之。春生夏长，独茎直上，高四五尺，生不旁引，绿茎碧叶，叶如茄叶。八月开白花，凡六瓣，状如牵牛花而大。攒花中坼，骈叶外包，而朝开夜合。结实圆而有丁拐，中有小子。八月采花，九月采实。花、子：【气味】辛，温，有毒。【主治】诸风及寒湿脚气，煎汤洗之。又主惊痫及脱肛，并入麻药（时珍）。”[12]

《本草原始》卷四：“曼陀罗花生北土人家……一名风茄儿，一名山茄子，俗呼胡茄花。”[16]

《本经逢原》卷二：“曼陀罗花，实名风茄。辛温，有毒。发明，此花浸酒治风，少顷昏昏如醉，动火之患也。故麻药为之首推。八月采此花，七月采麻子花，阴干等分为末，热酒调服三钱，少顷昏昏如醉。”[13]

《本草述钩元》卷十：“曼陀罗花，曼陀罗。梵言杂色也。生北土，独茎直上，高四五尺，绿茎碧叶，叶如茄，八月开白花。六出如牵牛而大，攒花中，骈叶外包，朝开夜合，结实圆而有丁拐，中有小子。八月采花，九月采实（濒湖）。”[14]

《本草品汇精要续集》卷二：“曼陀罗花，有毒。花、子主诸风及寒湿脚气，煎汤洗之，又主惊痫及脱肛，并入麻药（本草纲目）。【名】风茄儿、山茄子（李时珍曰）。”[15]

《生草药性备要》：“大闹杨花，味甘，性温，有毒。……一名大颠茄，一名马兰花。”[17]

《本草求原》：“风茄花，即曼陀罗花。辛，温，有毒。”[18]

《中药志》："洋金花　本品为少常用中药。商品有洋金花（南洋金花）和毛曼陀罗（北洋金花）两类，习惯上认为南洋金花品质较佳。……【原植物】1. 洋金花　别名：风茄儿（江西），喇叭花（福建、广东），闹羊花（广西、福建、广东），洋金花（通称），南洋金花（商品名），醉仙桃（福建、浙江、江西），山茄子（福建），风茄花（江西、江苏）。Datura metel L.（D. metel L. F. alba；D. alba Rumph. ex Nees）——茄科 Solanaceae. 2. 毛曼陀罗　别名：刺疙瘩（陕甘宁）、风茄儿（辽宁）、洋金花、北洋金花（通称）。Datura innoxia Mill. ——茄科 Solanaceae."[7]

《中药材手册》："洋金花（《纲目》名曼陀罗花，列入草部毒草类）　本品为茄科植物白曼陀罗 Datura metel L. 及毛曼陀罗 Datura innoxia Mill. 的干燥花。原植物系直立草本，多栽培或野生。商品中以白花曼陀罗为多。过去由于产地与销售习惯不同分为南洋金花（白花曼陀罗）及北洋金花（毛曼陀罗），并认为南洋金花品质较好，现因两者在一国各地均有栽培使用，可不再分南、北洋金花。【别名】风茄花、醉仙花、洋喇叭花。"[8]

《全国中草药汇编》："曼陀罗　别名：洋金花、洋惊花、山茄花、风茄花、枫茄花、醉仙桃、大麻子花、广东闹羊花、大喇叭花，金盘托荔枝、假荔枝。来源：为茄科曼陀罗属植物白曼陀罗 Datura metel L.、毛曼陀罗 Datura innoxia Mill. 和曼陀罗 Datura stramonium L. 的花；其叶和种子也入药。"[19]

《中药大辞典》："洋金花《药物图考》【异名】山茄花《扁鹊心书》，曼陀罗花《御药院方》，押不芦《癸辛杂识》，胡茄花《本草原始》，大闹杨花、马兰花《生草药性备要》，风茄花《本草求原》，洋大麻子花、关东大麻子花、虎茄花《山东中药》，风麻花、酒醉花《陕西中药志》。【基原】为茄科植物白曼陀罗或毛曼陀罗的花。【原植物】①白曼陀罗 Datura metel L.，又名：风茄儿、山茄子《纲目》，大颠茄《生草药性备要》，颠茄、闷陀罗《广西通志》，野蓖麻、猪颠茄、猪波罗、老鼠愁、白花曼陀罗、金盘托荔枝。②毛曼陀罗 Datura innoxia Mill.，又名：软刺曼陀罗、毛花曼陀罗。"[3]

《中医大辞典·中药分册》："洋金花　见《药物图考》。又名曼陀罗花、风茄花、山茄花、胡茄花、酒醉花。为茄科植物白曼陀罗 Datura metel L. 或毛曼陀罗 D. innoxia Mill. 等的花。"[4]

《中国医学百科全书·中医学》："洋金花　始载于《本草纲目》。又名曼陀罗花、山茄花、胡茄花、风茄花、醉仙桃花。为茄科植物白曼陀罗 Datura metel L. 或毛曼陀罗 D. innoxia Mill. 的花。"[5]

《全国中药炮制规范》："洋金花（风茄花）［处方用名］洋金花。【来源】本品为茄科植物白曼陀罗 Datura metel L. 的干燥花。多系栽培。主产于江苏、福建、广东等地。夏秋季花初开时采摘，干燥或低温干燥。药材以朵大、色黄棕、不破碎者为佳。"[9]

《中国药材学》："洋金花　【别名】①白花曼陀罗：南洋金茶，风茄花，千人花（浙江），闹羊花（广东），醉仙桃花（江苏）。②毛曼陀罗：北洋金花，风茄花，串筋花。【来源】本品为茄科植物白曼陀罗 Datura metel L. 或毛曼陀罗 D. innoxia Mill. 的花。"[10]

《中国中医药学主题词表》："洋金花 Flos daturae　属麻药（中药）和止咳平喘药；用曼陀罗检索 1995 前文献。C 白曼陀罗；D 曼陀罗；D 风茄花。"[6]

《普通高等教育中医药类规划教材·中药学》："洋金花《本草纲目》为茄科草本植物

白曼陀罗 Datura metel L. 的花。主产于江苏、浙江、福建、广东等地。4～11 月花初开时采收，晒干或低温干燥。”[2]

《中华本草》：“洋金花《药物图考》【异名】曼陀罗花《法华经》，蔓陀罗花、千叶蔓陀罗花、层台蔓陀罗花《洛阳花木记》，山茄花《扁鹊心书》，押不芦《癸辛杂识》，胡茄花《本草原始》，大闹杨花、马兰花《生草药性备要》，风茄花《本草求原》，佛花、天茄弥陀花《和汉药考》、洋大麻子花、关东大麻子花、虎茄花《山东中药》，风麻花、酒醉花《陕西中药志》，羊惊花、枫茄花、广东闹羊花、大喇叭花《全国中草药汇编》……【来源】为茄科植物白曼陀罗、毛曼陀罗的花。【原植物】1. 白曼陀罗 Datura metel L. 又名：风茄儿、山茄子《纲目》，大颠茄《生草药性备要》，颠茄、闷陀罗《广西通志》，野蓖麻、猪颠茄、猪波罗、老鼠愁、白花曼陀罗、金盘托荔枝《中药大辞典》。2. 毛曼陀罗 Datura innoxia Mill. 又名：北洋金花、软刺曼陀罗《中药志》，毛花曼陀罗《中药大辞典》。”[11]

《中华人民共和国药典》：“洋金花 Flos daturae　本品为茄科植物白曼陀罗 Datura metel L. 的干燥花。4～11 月花初开时采收，晒干或低温干燥。”[1]

5　参考文献

1　国家药典委员会. 中华人民共和国药典. 一部. 北京：化学工业出版社，2000，219
2　雷载权主编. 普通高等教育中医药类规划教材・中药学. 上海：上海科学技术出版社，1995，247
3　江苏新医学院. 中药大辞典. 上海：上海科学技术出版社，1977，1719
4　《中医大辞典》编辑委员会. 中医大辞典・中药分册. 北京：人民卫生出版社，1982，271
5　吴兰成主编. 中国中医药学主题词表. 北京：中医古籍出版社，1996，520
6　《中医学》编辑委员会. 中国医学百科全书・中医学. 上海：上海科学技术出版社，1997，1172
7　中国医学科学院药物研究所等. 中药志. 第五册. 北京：人民卫生出版社，1993，268
8　中华人民共和国卫生部药政管理局. 中药材手册. 北京：人民卫生出版社，1998，518
9　中华人民共和国卫生部药政管理局. 全国中药炮制规范. 北京：人民卫生出版社，1988，268
10　徐国钧等主编. 中国药材学. 北京：中国医药科技出版社，1996，978
11　国家中医药管理局《中华本草》编委会. 中华本草. 第七册. 上海：上海科学技术出版社，1999，254
12　明・李时珍. 本草纲目. 北京：人民卫生出版社，1982，1211
13　清・张璐. 本经逢原. 上海：上海科学技术出版社，1959，102
14　清・杨时泰. 本草述钩元. 上海：科技卫生出版社，1958，309
15　明・刘文泰. 本草品汇精要. 北京：人民卫生出版社，1982，1013
16　明・李中立. 本草原始. 清四川宏道堂刻本
17　清・何克谏. 生草药性备要. 见：岭南本草古籍三种. 北京：中国医药科技出版社，1999，50
18　清・赵其光. 本草求原. 见：岭南本草古籍三种. 北京：中国医药科技出版社，1999，238
19　《全国中草药汇编》编写组. 全国中草药汇编. 上册. 北京：人民卫生出版社，1996，803

343　穿山甲
Chuanshanjia
Squama Manis

1　定名依据

1.1　正名

1.1.1　汉文名：穿山甲（鲮鲤科动物穿山甲 Manis pentadactyla Linnaeus 的鳞甲）。

1.1.2　英文名：pangolin scales.

1.2　依据

1.2.1　定名的文献依据

1.2.1.1　《本草图经》卷十五："鲮鲤甲，旧不著所出州郡，今湖、岭及金、商、均、房间，深山大谷中皆有之。……杨炎《南行方》，主山瘴疟有鲮鲤甲汤。今人谓之穿山甲，近医亦用烧灰，与少肉豆蔻末，米饮调服，疗肠痔疾。"[1]

1.2.1.2　《滇南本草》卷三："穿山甲，土炒泡用。味咸，性寒凉。治疥癞痈毒，破气行血，胸膈膨胀逆气。又治膀胱疝气疼痛。"[2]

1.2.1.3　《本草征要》卷二："穿山甲，古名鲮鲤甲。味咸，性寒，有毒。炙黄。搜风逐痰，破血开气。疗蚁瘘绝灵，截疟疾至妙。治肿毒，未成即消，已成即溃。理痛痹，在上则升，在下则降。"[3]

1.2.1.4　《本草备要·鳞介鱼虫部》："穿山甲，一名鲛鲤。宣，通经络。咸寒善窜（喜穿山），专能行散，通经络，达病所（某处病，用某处之甲，更良），入厥阴、阳明（肝、胃）。"[4]

1.2.1.5　《要药分剂》卷二："穿山甲，味咸，性微寒，有毒。【主治】主五邪惊啼悲伤。烧之作灰，以酒或水和方寸匕，疗蚁瘘（别录），风冷湿痹，通经，下乳，消肿，消溃，止痛排脓，和伤发痘，风疟，疮科须为要药（备要）。"[5]

1.2.1.6　《本草撮要》卷九："穿山甲，味辛咸寒有毒，善窜，入足厥阴手阳明经。功专治风湿冷痹，通经下，消肿溃痈，止痛排脓，通窍杀虫，发痘风疟，为疮科要品。"[6]

1.2.1.7　《中华人民共和国药典》："穿山甲 Squama manis　本品为鲮鲤科动物穿山甲 Manis pentadactyla Linnaeus 的鳞甲。收集鳞甲，洗净，晒干。"[7]

1.2.1.8　《普通高等教育中医药类规划教材·中药学》："穿山甲《别录》为脊椎动物鲮鲤科穿山甲 Manis pentadactyla Linnaeus 的鳞片。主产于广西、广东、贵州、云南等地。"[8]

1.2.1.9　《中药大辞典》："穿山甲《本草图经》【异名】鲮鲤甲《别录》，鲤甲《补缺肘后方》……【基原】为鲮鲤科动物鲮鲤 Manis pentadactyla Linnaeus 的鳞片。【原动物】鲮鲤 Manis pentadactyla Linnaeus　又名：石鲮《临海异物志》，龙鲤（郭璞《江赋》），石鲮鱼《纲目》。"[9]

1.2.1.10　《中医大辞典·中药分册》："穿山甲　出《本草图经》。又名鲮鲤甲、川山甲。为鲮鲤科动物鲮鲤 Manis pentadactyla Linnaeus 的鳞甲。”[10]

1.2.1.11 《中国医学百科全书·中医学》：“穿山甲 始载于《名医别录》。原名鲮鲤甲，又名川山甲、龙鲤甲、麒麟片、甲片。为鲮鲤科动物穿山甲 Manis pentadactyla L. 的鳞甲。”[11]

1.2.1.12 《中国中医药学主题词表》：“穿山甲 Squama manitis 为鲮鲤科动物鲮鲤的鳞甲；属动物药和活血祛瘀药。D 山甲。”[12]

1.2.1.13 《中药材手册》[13]、《全国中草药汇编》[14]、《全国中药炮制规范》[15]、《中国药材学》[16]、《中华本草》[17]等现代中药著作多以“穿山甲”作为本品正名（参见“文献通考”）。

1.2.2 定名选择的理由

1.2.2.1 穿山甲 Squama manis，系鲮鲤科动物穿山甲 Manis pentadactyla Linnaeus 的鳞甲。“穿山甲”之名始见于宋·苏颂《本草图经》，“穿山甲”作为本品正名始见于明·兰茂《滇南本草》，其后的本草著作如明·李中梓《本草征要》，清·汪昂《本草备要》、沈金鳌《要药分剂》、陈其瑞《本草撮要》等在载录本品时即以“穿山甲”作为正名，并一直沿用至今。

1.2.2.2 我国最新出版的《中华人民共和国药典》、《普通高等教育中医药类规划教材·中药学》以及辞书类著作《中医大辞典·中药分册》、《中药大辞典》、《中国医学百科全书·中医学》等均以“穿山甲”作为本品正名。已经广泛应用于中医药学文献的标引和检索的《中国中医药学主题词表》也以“穿山甲”作为本品的正式主题词。现代本草著作如《全国中草药汇编》、《中华本草》、《中国药材学》、《中药材手册》、《全国中药炮制规范》等虽记载了不少本品各地的俗称，但也无一例外以“穿山甲”作为本品的正名。说明“穿山甲”作为本品正名已成为共识。

1.3 与正名等效的名词：无。

2 源流考释

穿山甲（鲮鲤科动物穿山甲 Manis pentadactyla Linnaeus 的鳞甲），原称“鲮鲤甲”，始载于魏晋《名医别录》卷三：“鲮鲤甲，微寒。主五邪惊啼悲伤，烧之作灰，以酒或水和方寸匕，治蚁瘘。”[19]其后的本草著作多以“鲮鲤甲”为正名，如南北朝·陶弘景《本草经集注》[20]，唐·苏敬等撰《新修本草》[21]、孙思邈《千金翼方》[22]等；有的以“鱣鲤甲”为正名记载本品，如晋·葛洪《肘后备急方》卷五：“治卒得虫鼠诸瘘方第四十一，（后有瘰疬）姚云，凡有肿，皆有相主，患者宜检本方，多发头两边，累累有核……葛氏，若疮多而孔小，是蚁瘘方。烧鱣鲤甲，猪膏和，敷。”[18]。

“穿山甲”之名始见于宋·苏颂《本草图经》卷十五：“鲮鲤甲，旧不著所出州郡，今湖、岭及金、商、均、房间，深山大谷中皆有之。……今人谓之穿山甲，近医亦用烧灰，与少肉豆蔻末，米饮调服，疗肠痔疾。”[1]“穿山甲”作为本草正名始见于明·兰茂《滇南本草》卷三：“穿山甲，土炒泡用。味咸，性寒凉。治疥癞痈毒，破气行血，胸膈膨胀逆气。又治膀胱疝气疼痛。”[2]。其后的本草著作有的以“穿山甲”为正名，如明·杜文燮《药鉴》[23]、缪希雍《炮炙大法》[24]、李中梓《雷公炮制药性解》[25]、李中梓《本草征要》[3]，清·汪昂《本草备要》[4]、沈金鳌《要药分剂》[5]、陈其瑞《本草撮要》[6]等；有的以“鲮鲤甲”为正名，如宋·苏颂《本草图经》[1]、唐慎微《证类本草》[26]、寇宗奭《本草衍义》[27]、佚名《增广太平和剂图经本草药性总论》[28]，明·刘文泰《本草品汇精要》[29]、陈嘉谟《本草蒙筌》[30]，日本稻宣义《炮炙全书》[31]，清·张璐《本经逢原》[32]、杨时泰《本草述钩元》[33]、周岩《本草思辨录》[34]等；有的在“鲮鲤”项下介绍本品，如明·李时珍《本草纲目》[35]等。

现代有关著作均沿用《滇南本草》的记载以“穿山甲”作为本品正名，如《中华人民共和国药典》[7]、《普通高等教育中医药类规划教材·中药学》[8]、《中药大辞典》[9]、《中医大辞典·中药分册》[10]、《中国医学百科全书·中医学》[11]、《中国中医药学主题词表》[12]、《中药材手册》[13]、《全国中草药汇编》[14]、《全国中药炮制规范》[15]、《中国药材学》[16]、《中华本草》[17]等。同时尚记载有“山甲片”、“甲片”《中药材手册》[13]，“鲤甲”、“鲮鲤角”、“川山甲”、“鳖鲤甲”、“山甲”、“麒麟片”、“麟片”、“随碱片”《中药大辞典》[9]，“龙鲤甲”《中国医学百科全书·中医学》[11]，“鲮鲤片”、“甲张”《中国药材学》[16]“钱鲤甲”《中华本草》[17]等各地的俗称。还记载有本品原动物“鲮鲤”的异名“石鲮”、“龙鲤”、“石鲮鱼”《中药大辞典》[9]等。

3　附录

3.1　又称：醋山甲、炮山甲、炮甲珠（饮片规格名）。

3.2　俗称麒麟片、麟片、随碱片（广西），鲮鲤片（江苏），甲张（湖南），山甲片，甲片，鲤甲，鲮鲤角，川山甲，鳖鲤甲，山甲，钱鲤甲，龙鲤甲。

3.3　曾称：鳣鲤甲《肘后备急方》，鲮鲤甲《名医别录》。

3.4　原动物名称：鲮鲤，石鲮，龙鲤，石鲮鱼。

4　文献通考

《名医别录》卷三：“鲮鲤甲，微寒。主五邪惊啼悲伤，烧之作灰，以酒或水和方寸匕，治蚁瘘。”[19]

《肘后备急方》卷五：“治卒得虫鼠诸瘘方第四十一，（后有瘰疬）姚云，凡有肿，皆有相主，患者宜检本方，多发头两边，累累有核……葛氏，若疮多而孔小，是蚁瘘方。烧鳣鲤甲，猪膏和，敷。”[18]

《本草经集注·虫兽三品》：“鲮鲤甲，微寒。主治五邪惊啼悲伤，烧之作灰，以酒或水和方寸匕，治蚁瘘。其形似鼍而短小，又似鲤鱼，有四足，能陆能水。出岸开鳞甲，伏如死，令蚁入中，忽闭而入水，开甲，蚁皆浮出，于是食之。故主蚁瘘，方用亦稀。惟治疮癞及诸疰疾尔。”[20]

《新修本草》卷十六：“鲮鲤甲，微寒。主五邪惊啼悲伤，烧之作灰，以酒或水和方寸匕，疗蚁瘘。”[21]

《千金翼方》卷四：“鲮鲤甲，微寒。主五邪惊啼悲伤，烧之作灰，以酒或水和方寸匕，疗蚁瘘。”[22]

《本草图经》卷十五：“鲮鲤甲，旧不著所出州郡，今湖、岭及金、商、均、房间，深山大谷中皆有之。似鼍而短小色黑，又似鲤鱼而有四足，能陆能水。日中出岸，开鳞甲如死，令蚁入中，蚁满便闭而入水，蚁皆浮出，因接而食之，故主蚁瘘为最。亦主恶疮疥癞，烧其甲，末，傅之。杨炎《南行方》，主山瘴疟有鲮鲤甲汤。今人谓之穿山甲，近医亦用烧灰，与少肉豆蔻末，米饮调服，疗肠痔疾。”[1]

《证类本草》卷二十二：“鲮鲤甲，微寒。主五邪，惊啼悲伤，烧之作灰，以酒或水和方寸匕，疗蚁瘘。陶隐居云：其形似鼍而短小，又似鲤鱼，有四足，能陆能水。出岸开鳞甲，伏如死，令蚁入中，忽闭而入水，开甲，蚁皆浮出，于是食之。”[26]

《本草衍义》卷十七：“鲮鲤甲，穴山而居，亦能水。烧一两存性，肉豆蔻仁三个，同为末，米饮调二钱服，治气痔。脓血甚者，加猬皮一两烧入。中病即已，不必尽剂。”[27]

《增广太平和剂图经本草药性总论》虫鱼部下品：“鲮鲤甲，微寒。主五邪，惊啼悲伤。烧之作灰，以酒或水和方寸匕，疗蚁瘘。又治疮癞及诸疰疾。《药性论》云：使。有大毒。治山瘴，疗疟恶疮。烧敷之。日华子云：凉，有毒。治小儿惊邪，女人鬼魅悲泣及痔漏，恶疮，疥癣。《简要济众》：治产后血气上冲心，成血晕。”[28]

《滇南本草》卷三：“穿山甲，土炒泡用。味咸，性寒凉。治疥癞痈毒，破气行血，胸膈膨胀逆气。又治膀胱疝气疼痛。”[2]

《本草品汇精要》卷三十一：“鲮鲤甲，有大毒。鲮鲤甲，主五邪，惊啼悲，伤烧之作灰，以酒或水和方寸匕，疗蚁瘘（《名医》所录）。【名】穿山甲。”[29]

《本草蒙筌》卷九：“鲮鲤甲，气微寒。有毒。深山大谷俱有，身短尾大类鼍。从陵为穴居于陵，加鲤因鳞色若鲤。俗医不知字义，竟以穿山甲称。”[30]

《本草纲目》卷四十三：“鲮鲤《别录·下品》。【释名】龙鲤（郭璞）、穿山甲《图经》、石鲮鱼。时珍曰：其形肖鲤，穴陵而居，故曰鲮鲤，而俗称为穿山甲，郭璞赋谓之龙鲤。《临海水土记》云：尾刺如三角菱。故谓石鲮。”[35]

《药鉴》卷二：“穿山甲，气微寒。主五邪惊啼悲伤，消痈疽肿毒疮癞。同木通夏枯草捣末酒调，治乳奶肿痛。佐猬皮条黄芩研细汤送。止痔瘘来血。以柴胡为君，又能却暑结之疟邪。以大力子为君，又能透痈疽之头点。”[23]

《炮炙大法·虫鱼部》：“穿山甲（正名鲮鲤。或炮，或烧，或酥炙，醋炙，童便炙，或油煎，土炒，蛤粉炒，当各随本方，未有生用者，仍以尾甲乃力胜）。”[24]

《雷公炮制药性解》卷六：“穿山甲，味甘咸，性微寒有毒，不载经络。主五邪惊悸，妇人鬼魅悲伤，山岚瘴疟，恶疮疥癣，蚁漏痔漏，亦能去风，炙黄用。按：穿山甲形似鲤鱼，有四足，能陆能水，山岸间开鳞甲如死，令蚁入中，闭而入水，开甲蚁浮水面，于是食之，故主蚁漏，其性喜穿山。是以名之。”[25]

《本草征要》卷二：“穿山甲，古名鲮鲤甲。味咸，性寒，有毒。炙黄。搜风逐痰，破血开气。疗蚁瘘绝灵，截疟疾至妙。治肿毒，未成即消，已成即溃。理痛痹，在上则升，在下则降。”[3]

《炮炙全书》卷四：“鲮鲤甲，即穿山甲，咸，微寒，有毒。肖鲤而有四足，黑色，能陆能水，凡用之，或酥炙、醋炙、童便炙，或土炒、蛤粉炒，或烧，或油煎打碎用，未有生用者。仍以尾甲乃力胜。”[31]

《本草备要·鳞介鱼虫部》：“穿山甲，一名鲛鲤。宣，通经络。咸寒善窜（喜穿山），专能行散，通经络，达病所（某处病，用某处之甲，更良），入厥阴、阳明（肝、胃）。”[4]

《本经逢原》卷四：“鲮鲤甲，俗名穿山甲。咸微寒小毒。或酥炙，或黄土，或蛤粉炒发松研用，尾甲更胜。”[32]

《要药分剂》卷二：“穿山甲，味咸，性微寒，有毒。【主治】主五邪惊啼悲伤。烧之作灰，以酒或水和方寸匕，疗蚁瘘，（别录）风冷湿痹，通经，下乳，消肿，消溃，止痛排脓，和伤发痘，风疟，疮科须为要药。（备要）”[5]

《本草求真》卷三：“山甲（龙兽），通经达络破肺气行肝血。山甲（专入肝肺胃），咸寒善窜。其性穴山而居，寓水而食，惟其善窜，所以通经达络，无处不到。且能入肝与胃，而治惊啼悲伤，大肠蚁瘘。”

《本草述钩元》卷二十八：“鲮鲤甲，形似鼍而短小，又似鲤而有四足。穿陵穴居，一名穿山甲。杀之勿近堤岸，恐血入士，遂令渗漏（永州记云）。凡油笼渗漏，剥甲里肉靥投之，自至漏处补住（多能鄙事）。二说须合参。”[33]

《本草撮要》卷九：“穿山甲，味辛咸寒有毒，善窜，入足厥阴手阳明经。功专治风湿冷痹，通经下乳，消肿溃痈，止痛排脓，通窍杀虫，发痘风疟，为疮科要品。”[6]

《本草思辨录》卷四：“鲮鲤甲，即穿山甲。穿山甲主五邪惊啼悲伤。其可惊啼之邪，无论五脏何邪，自属非分之来，难以骤当，而后发为惊啼；由惊啼而悲伤，邪则乘肺虚而并之。此时通气道之留阻而先解其邪，斯则穿山甲所克任者。若调其偏驳，安其神志，则更有他药，宜酌剂以善其后也。”[34]

《中药材手册》：“穿山甲（《纲目》名鲮鲤，列入鳞部龙类） 本品为鲮鲤科动物穿山甲 Manis pentadactyla Linnaeus 的鳞甲。原动物系地栖性哺乳动物。生于热带及亚热带地区丘陵或树林潮湿地带。【别名】山甲片、甲片。”[13]

《全国中草药汇编》：“穿山甲 别名：山甲片、甲片。来源：为鲮鲤科动物穿山甲 Manis pentadactyla Linnaeus 的鳞甲。”[14]

《中药大辞典》：“穿山甲《本草图经》【异名】鲮鲤甲《别录》，鲤甲《补缺肘后方》，鲮鲤角《本草衍义》，川山甲《三因方》，鳖鲤甲《本草经疏》，山甲《本草求真》，甲片《疡科遗编》，麒麟片、鳞片、随碱片《广西中药志》。【基原】为鲮鲤科动物鲮鲤 Manis pentadactyla Linnaeus 的鳞片。【原动物】鲮鲤 Manis pentadactyla Linnaeus 又名：石鲮《临海异物志》，龙鲤（郭璞《江赋》），石鲮鱼《纲目》。”[9]

《中医大辞典·中药分册》：“穿山甲 出《本草图经》。又名鲮鲤甲、川山甲。为鲮鲤科动物鲮鲤 Manis pentadactyla Linnaeus 的鳞甲。”[10]

《中国医学百科全书·中医学》：“穿山甲 始载于《名医别录》。原名鲮鲤甲，又名川山甲、龙鲤甲、麒麟片、甲片。为鲮鲤科动物穿山甲 Manis pentadactyla L. 的鳞甲。”[11]

《全国中药炮制规范》：“穿山甲 ［处方用名］穿山甲、醋山甲、炮山甲（炮甲珠）。【来源】本品为鲮鲤科动物穿山甲 Manis pentadactyla Linnaeus 的鳞甲。均系野生。主产于广东、广西、云南、贵州等地。全年均可捕捉，捕获后杀死，将皮剥下，干燥或置沸水中烫，取下鳞甲，洗净，干燥。药材以半透明、不带皮肉者为佳。”[15]

《中国药材学》：“穿山甲 【别名】甲片，山甲片，鲮鲤片（江苏），甲张（湖南）。【来源】本品为哺乳纲鳞甲目穿山甲科动物穿山甲 Manis pentadactyla Linnaeus 的鳞片。”[16]

《中国中医药学主题词表》：“穿山甲 Squama manitis　为鲮鲤科动物鲮鲤的鳞甲；属动物药和活血祛瘀药。D 山甲。”[12]

《普通高等教育中医药类规划教材·中药学》：“穿山甲《别录》为脊椎动物鲮鲤科穿山甲 Manis pentadactyla Linnaeus 的鳞片。主产于广西、广东、贵州、云南等地。全年均可捕捉，杀死后置沸水中略烫，取下鳞片，洗净，晒干生用；或砂烫至鼓起，洗净，干燥；或炮后再以醋淬后用，用时捣碎。”[8]

《中华本草》：“穿山甲《本草图经》【异名】鲮鲤甲《别录》，鲤甲《肘后方》，鲮鲤角《本草衍义》，川山甲《三因方》，鳖鲤甲《本草经疏》，山甲《本草求真》，甲片《疡科遗编》，麒麟片、麟片、随碱片《广西中药志》，山甲片《中药材手册》，钱鲤甲《中国药用动物志》……【来源】为鲮鲤科动物鲮鲤的鳞片。【原动物】鲮鲤 Manis pentadactyla Linnaeus　又名：石鲮《临海异物志》，龙鲤（郭璞《江赋》，石鲮鱼《纲目》。”[17]

《中华人民共和国药典》：“穿山甲 Squama manis　本品为鲮鲤科动物穿山甲 Manis pentadactyla Linnaeus　的鳞甲。收集鳞甲，洗净，晒干。”[7]

5　参考文献

1　宋·苏颂．本草图经．合肥：安徽科学技术出版社，1994，505

2　明·兰茂．滇南本草．昆明：云南人民出版社，1959

3　明·李中梓．本草征要．见：李中梓医学全书．北京：中国中医药出版社，1999，155

4　清·汪昂．本草备要．北京：中国中医药出版社，1998，264

5　清·沈金鳌．要药分剂．上海：上海科学技术出版社，1959，55

6　清·陈其瑞．本草撮要．见：珍本医书集成（二）．上海：上海科学技术出版社，1985，99

7　国家药典委员会．中华人民共和国药典．一部．北京：化学工业出版社，2000，220

8　雷载权主编．普通高等教育中医药类规划教材·中药学．上海：上海科学技术出版社，1995，222

9　江苏新医学院．中药大辞典．上海：上海科学技术出版社，1977，1727

10　《中医大辞典》编辑委员会．中医大辞典·中药分册．北京：人民卫生出版社，1982，272

11　《中医学》编辑委员会．中国医学百科全书·中医学．上海：上海科学技术出版社，1997，1149

12　吴兰成主编．中国中医药学主题词表．北京：中医古籍出版社，1996，51

13　中华人民共和国卫生部药政管理局．中药材手册．北京：人民卫生出版社，1998，663

14　《全国中草药汇编》编写组．全国中草药汇编．上册．北京：人民卫生出版社，1996，585

15　中华人民共和国卫生部药政管理局．全国中药炮制规范．北京：人民卫生出版社，1988，347

16　徐国钧等主编．中国药材学．北京：中国医药科技出版社，1996，1837

17　国家中医药管理局《中华本草》编委会．中华本草．第九册．上海：上海科学技术出版社，1999，540

18　晋·葛洪．肘后备急方．北京：人民卫生出版社，1956，106

19　魏晋·名医别录．北京：人民卫生出版社，1986，285

20　南北朝·陶弘景．本草经集注．北京：人民卫生出版社，1994，434

21　唐·苏敬等撰．新修本草．合肥：安徽科学技术出版社，1981，425

22　唐·孙思邈．千金翼方．北京：人民卫生出版社，1955，48

23　明·杜文燮．药鉴．上海：上海人民出版社，1975

24　明·缪希雍．炮炙大法．明末庄继先校刻本

25　明·李中梓．雷公炮制药性解．见：中国医学大成（二）．长沙：岳麓书社，1990，164

26　宋·唐慎微. 证类本草. 北京：人民卫生出版社，1957，454
27　宋·寇宗奭. 本草衍义. 上海：商务印书馆，1937，113
28　宋·佚名. 增广太平和剂图经本草药性总论. 见：增广太平惠民和剂局方. 海口：海南出版社，2002，502
29　明·刘文泰. 本草品汇精要. 北京：人民卫生出版社，1982，756
30　明·陈嘉谟. 本草蒙筌. 北京：人民卫生出版社，1988，393
31　［日］稻宣义. 炮炙全书. 北京：中医古籍出版社，1981
32　清·张璐. 本经逢原. 上海：上海科学技术出版社，1959，212
33　清·杨时泰. 本草述钩元. 上海：科技卫生出版社，1958，582
34　清·周岩. 本草思辨录. 北京：人民卫生出版社，1960，148
35　明·李时珍. 本草纲目. 北京：人民卫生出版社，1982，2384

344　穿心莲
Cuanxinlian
Herba Andrographis

1　定名依据

1.1　正名

1.1.1　汉文名：穿心莲［爵床科植物穿心莲 Andrographis paniculata（Burm. f.）Nees 的干燥地上部分］。

1.1.2　英文名：common andrographis herb.

1.2　依据

1.2.1　定名的文献依据

1.2.1.1　《中华人民共和国药典》："穿心莲 Herba andrographis　本品为爵床科植物穿心莲 Andrographis paniculata（Burm. f.）Nees 的干燥地上部分。秋初茎叶茂盛时采割，晒干。"[1]

1.2.1.2　《普通高等教育中医药类规划教材·中药学》："穿心莲《岭南采药录》为爵床科一年生草本植物穿心莲 Andrographis paniculata（Burm. f.）Nees 的全草。华南、华东、西南地区均有栽培。秋初刚开花时采收质量较好。切段晒干生用，或鲜用。"[2]

1.2.1.3　《中药大辞典》："穿心莲（广州部队《常用中草药手册》）【异名】春莲秋柳《岭南采药录》，一见喜《泉州本草》，榄核莲、苦胆草、斩蛇剑、圆锥须药草（广州部队《常用中草药手册》，日行千里、四方莲、金香草、金耳钩、春莲夏柳、印度草《广东中草药》，苦草《福建中草药》。【基原】为爵床科植物穿心莲的全草或叶。【原植物】穿心莲 Andrographis paniculata（Burm. f.）Nees."[3]

1.2.1.4　《中医大辞典·中药分册》："穿心莲　见《广东中草药》。又名春莲秋柳、一见喜、榄核莲、斩蛇剑、苦草。为爵床科植物穿心莲 Andrographis paniculata（Burm. f.）Nees 的全草或叶。"[4]

1.2.1.5　《中国医学百科全书·中医学》："穿心莲　始载于《岭南采药录》。原名春莲秋柳，又名一见喜、榄核莲、苦胆草、斩蛇剑。为爵床科植物穿心莲 Andrographis paniculata (Burm. f.) Nees 的叶或全草。"[5]

1.2.1.6 《中国中医药学主题词表》："穿心莲 Andrographis paniculata 属爵床科和清热解毒药。D 一见喜；D 苦胆草。"[6]

1.2.1.7 《中药志》[7]、《全国中草药汇编》[8]、《中国药材学》[9]、《中华本草》[10]等现代中药著作多以"穿心莲"作为本品正名（参见"文献通考"）。

1.2.2 定名选择的理由

穿心莲 Herba andrographis，系爵床科植物穿心莲 Andrographis paniculata (Burm. f.) Nees 的干燥地上部分。穿心莲古代文献未见记载，现代文献中我国最新出版的《中华人民共和国药典》、《普通高等教育中医药类规划教材·中药学》以及辞书类著作《中医大辞典·中药分册》、《中药大辞典》、《中国医学百科全书·中医学》等均以"穿心莲"作为本品正名。已经广泛应用于中医药学文献的标引和检索的《中国中医药学主题词表》也以"穿心莲"作为本品的正式主题词。现代本草著作如《中药志》、《全国中草药汇编》、《中华本草》、《中国药材学》、等虽记载了不少本品各地的俗称，但也无一例外以"穿心莲"作为本品的正名。说明"穿心莲"作为本品正名已成为共识。

1.3 与正名等效的名词：无。

2 源流考释

穿心莲［爵床科植物穿心莲 Andrographis paniculata (Burm. f.) Nees 的干燥地上部分］古代文献未见记载，现代文献中我国最新出版的《中华人民共和国药典》[1]、《普通高等教育中医药类规划教材·中药学》[2]以及辞书类著作《中医大辞典·中药分册》[4]、《中药大辞典》[3]、《中国医学百科全书·中医学》[5]等均以"穿心莲"作为本品正名。如《中华人民共和国药典》："穿心莲 Herba andrographis 本品为爵床科植物穿心莲 Andrographis paniculata (Burm. f.) Nees 的干燥地上部分。秋初茎叶茂盛时采割，晒干。"[1]已经广泛应用于中医药学文献的标引和检索的《中国中医药学主题词表》也以"穿心莲"作为本品的正式主题词："穿心莲 ANDROGRAPHITIS PANICULATA 属爵床科和清热解毒药 D一见喜 D苦胆草"[6]。现代本草著作如《中药志》[7]、《全国中草药汇编》[8]、《中华本草》[10]、《中国药材学》[9]等也无一例外以"穿心莲"作为本品的正名。同时尚记载有"一见喜"、"榄核莲"、"斩蛇剑"、"印度草"《中药志》[7]，"苦草"、"苦胆草"、"苦胆草"《全国中草药汇编》[8]，"春莲秋柳"、"圆锥须药草"、"日行千里"、"四方莲"、"金香草"、"金耳钩"、"春莲夏柳"《中药大辞典》[3]，"圆锥须药草"《中国药材学》[9]，"万病仙草"、"四支邦"《中华本草》[10]等各地的俗称。还记载有本品原植物"穿心莲"的异名"一见喜"、"榄核莲"、"斩蛇剑"、"印度草"《中药志》[7]，"圆锥形须药草"《中华本草》[10]等。

3 附录

3.1 又称：无。

3.2 俗称：一见喜（上海、福建），日行千里、四方莲、金香草、金耳钩、春莲夏柳、榄核莲、斩蛇剑（广东），印度草（汕头），春莲秋柳、圆锥须药草（广州），苦草、万

病仙草、四支邦（福建），苦胆草、四方草、圆锥须药草

3.3　曾称：无。

3.4　原植物名称：穿心莲，一见喜（上海、福建），榄核莲，斩蛇剑（广东），印度草（汕头），圆锥形须药草（广州）。

4　文献通考

《中药志》："穿心莲　本品为华南地区民间草药。商品为爵床科植物穿心莲的地上部分。……【原植物】穿心莲　别名：一见喜（上海、福建），榄核莲、斩蛇剑（广东），印度草（汕头）。Andrographis paniculata（Burm. f.）Nees——爵床科 Acanthaceae."[7]

《全国中草药汇编》："穿心莲　别名：榄核莲、一见喜、斩蛇剑、苦草、苦胆草、四方草。来源：为爵床科穿心莲属植物穿心莲（圆锥须药草）Andrographis paniculata（Burm. f.）Nees，以全草或叶入药。"[8]

《中药大辞典》："穿心莲（广州部队《常用中草药手册》）。【异名】春莲秋柳《岭南采药录》，一见喜《泉州本草》，榄核莲、苦胆草、斩蛇剑、圆锥须药草（广州部队《常用中草药手册》），日行千里、四方莲、金香草、金耳钩、春莲夏柳、印度草《广东中草药》，苦草《福建中草药》。【基原】为爵床科植物穿心莲的全草或叶。【原植物】穿心莲 Andrographis paniculata（Burm. f.）Nees."[3]

《中医大辞典·中药分册》："穿心莲　见《广东中草药》。又名春莲秋柳、一见喜、榄核莲、斩蛇剑、苦草。为爵床科植物穿心莲 Andrographis paniculata（Burm. f.）Nees 的全草或叶。"[4]

《中国医学百科全书·中医学》："穿心莲　始载于《岭南采药录》。原名春莲秋柳，又名一见喜、榄核莲、苦胆草、斩蛇剑。为爵床科植物穿心莲 Andrographis paniculata（Burm. f.）Nees 的叶或全草。"[5]

《中国药材学》："穿心莲　【别名】一见喜，斩蛇剑，苦草，榄核莲，四方草，苦胆草，圆锥须药草。【来源】本品为爵床科植物穿心莲 Andrographis paniculata（Burm. f.）Nees 的地上部分。"[9]

《中国中医药学主题词表》："穿心莲 Andrographis paniculata　属爵床科和清热解毒药。D 一见喜；D 苦胆草。"[6]

《普通高等教育中医药类规划教材·中药学》："穿心莲《岭南采药录》为爵床科一年生草本植物穿心莲 Andrographis paniculata（Burm. f.）Nees 的全草。华南、华东、西南地区均有栽培。秋初刚开花时采收质量较好。切段晒干生用，或鲜用。"[2]

《中华本草》："穿心莲广州部队《常用中草药手册》【异名】一见喜《泉州本草》，万病仙草、四支邦《福建中医药》，榄核莲、苦胆草、斩龙剑（广州部队《常用中草药手册》），日行千里、四方莲、金香草、金耳钩、春莲夏柳、印度草《广东中草药》，苦草《福建中草药》……【来源】为爵床科植物穿心莲的全草。【原植物】穿心莲 Andrographis paniculata（Burm. f.）Nees［Justicia paniculata Burn. f.］　又名：圆锥形须药草（广州部队《常用中草药手册》）。"[10]

《中华人民共和国药典》："穿心莲 Herba andrographis　本品为爵床科植物穿心莲 Andrographis paniculata（Burm. f.）Nees 的干燥地上部分。秋初茎叶茂盛时采割，晒干。"[1]

5 参考文献

1 国家药典委员会. 中华人民共和国药典. 一部. 北京：化学工业出版社，2000，220
2 雷载权主编. 普通高等教育中医药类规划教材·中药学. 上海：上海科学技术出版社，1995，70
3 江苏新医学院. 中药大辞典. 上海：上海科学技术出版社，1977，1728
4 《中医大辞典》编辑委员会. 中医大辞典·中药分册. 北京：人民卫生出版社，1982，272
5 《中医学》编辑委员会. 中国医学百科全书·中医学. 上海：上海科学技术出版社，1997，1003
6 吴兰成主编. 中国中医药学主题词表. 北京：中医古籍出版社，1996，51
7 中国医学科学院药物研究所等. 中药志. 第四册. 北京：人民卫生出版社，1993，556
8 《全国中草药汇编》编写组. 全国中草药汇编. 上册. 北京：人民卫生出版社，1996，586
9 徐国钧等主编. 中国药材学. 北京：中国医药科技出版社，1996，1580
10 国家中医药管理局《中华本草》编委会. 中华本草. 第七册. 上海：上海科学技术出版社，1999，437

345 神曲
Shenqu
Massa Medicata Fermentata

1 定名依据

1.1 正名

1.1.1 汉文名：神曲（辣蓼、青蒿、杏仁等药加入面粉或麸皮混合后，经发酵荊形成的曲剂）。

1.1.2 英文名：medicated leaven.

1.2 依据

1.2.1 定名的文献依据

1.2.1.1 《汤液本草》卷六：“神曲，气暖，味甘。入足阳明经。《象》云：消食，治脾胃食不化，须于脾胃药中少加之。微炒黄用。《珍》云：益胃气。”[1]

1.2.1.2 《本草纲目》卷二十五：“神曲《药性论》。【释名】……【集解】时珍曰：昔人用曲，多是造酒之曲。后医乃造神曲，专以供药，力更胜之。盖取诸神聚会之日造之，故得神名。”[2]

1.2.1.3 《本草新编》卷四：“神曲，味甘，气平，无毒。入脾、胃二经。下气调中。止泻，开胃，化水谷，消宿食，破癥结，逐积痰，疗妇人胎动不安，治小儿胸腹坚满。行而不损，与健脾胃之药同用，多寡勿忌。”[3]

1.2.1.4 《本草经解》卷四：“神曲，气温，味辛甘，无毒。主化水谷宿，癥结积聚。健脾暖胃（炒黄），神曲气温，禀天春升之木气，入足厥阴肝经。味辛甘无毒，得地中西土金之味，入足阳明燥金胃土。气味俱升，阳也。”[4]

1.2.1.5 《本草撮要》卷五：“神曲，味甘辛，入手足太阴阳明经。功专化水谷，运积滞。得麦芽杏，治胃虚不克。得苍术能壮脾进饮食，得茱萸治暴泄不止，得木香消糕粽积。脾阴虚，胃火盛，及有孕者忌服。晒干收之，五味兼有。”[5]

1.2.1.6 《本草便读·谷部》：“神曲，配六药以糊成。性味辛甘，温中和胃。合五色而具备，消磨水谷，发表强脾。”[6]

1.2.1.7 《中药大辞典》：“神曲《本经》【异名】六神曲《本草便读》。【基原】为辣蓼、青蒿、杏仁等药加入面粉或麸皮混和后，经发酵而成的曲剂。”[7]

1.2.1.8 《中医大辞典·中药分册》：“神曲 出《药性论》。又名六曲、六神曲。为辣蓼、青蒿、杏仁等药加工后与面粉或麸皮混和，经发酵而成的曲剂。”[8]

1.2.1.9 《中国医学百科全书·中医学》：“神曲 始载于《药性论》。又名六曲、六神曲。为辣蓼、青蒿、苍耳、杏仁、赤小豆等药物加工后与面粉或麸皮混和，经发酵而成的曲剂。中国大部分地区有产。”[9]

1.2.1.10 《中国中医药学主题词表》：“神曲 Massa medicata fermentata 为辣蓼、青蒿、杏仁等药加入面粉或麸皮混合后，经发酵而成的曲剂；属消导药。D 六神曲。”[10]

1.2.1.11 《普通高等教育中医药类规划教材·中药学》：“神曲《药性论》为面粉和其他药物混合后经发酵而成的加工品。全国各地均产。”[11]

1.2.1.12 《中华本草》：“神曲《药性论》【异名】六神曲《本草便读》，六曲（通称）……【来源】为辣蓼、青蒿、杏仁等药加入面粉或麸皮混和后，经发酵制成的曲剂。”[12]

1.2.2 定名选择的理由

1.2.2.1 神曲 Massa medicata fermentata，系辣蓼、青蒿、杏仁等药加入面粉或麸皮混合后，经发酵荊形成的曲剂。“神曲”作为本品正名始见于元·王好古《汤液本草》，其后的本草著作如明·李时珍《本草纲目》，清·陈士铎《本草新编》、叶桂《本草经解》、陈其瑞《本草撮要》、张秉成《本草便读》等在载录本品时即以“神曲”作为正名，并一直沿用至今。

1.2.2.2 我国最新出版的《普通高等教育中医药类规划教材·中药学》以及辞书类著作《中医大辞典·中药分册》、《中药大辞典》、《中国医学百科全书·中医学》等均以“神曲”作为本品正名。已经广泛应用于中医药学文献的标引和检索的《中国中医药学主题词表》也以“神曲”作为本品的正式主题词。现代本草著作如《中华本草》等虽记载了不少本品各地的俗称，但也无一例外以“神曲”作为本品的正名。说明“神曲”作为本品正名已成为共识。

1.3 与正名等效的名词：无。

2 源流考释

神曲（辣蓼、青蒿、杏仁等药加入面粉或麸皮混合后，经发酵荊形成的曲剂），始载于《药性论》，如《本草纲目》卷二十五：“神曲《药性论》。……【集解】时珍曰：昔人用曲，多是造酒之曲。后医乃造神曲，专以供药，力更胜之。盖取诸神聚会之日造之，故得神名。”[2] 唐宋时期的本草著作多有关于“神曲”的记载，如《证类本草》卷二十五：“曲，味甘，大暖。疗脏腑中风气，调中下气，开胃消宿食。主霍乱，心膈气，痰逆，除烦，破癥结及补虚，去冷气，除肠胃中塞，不下食，令人有颜色，六月作者良。陈久者入药，用之当炒令香，六畜食米胀欲死者，煮曲汁灌之立消，落胎并下鬼胎。又，神曲，使，无毒。能化水谷宿食癥气，健脾暖胃，［（新补）见陈藏器、孟诜、萧炳、陈士良、日华子]。”[13]

“神曲”作为本品正名始见于元·王好古《汤液本草》卷六：“神曲，气暖，味甘。入足阳明经。《象》云：消食，治脾胃食不化，须于脾胃药中少加之。微炒黄用。《珍》云：益胃气。”[1]其后的大多本草著作即以“神曲”为正名，如明·兰茂《滇南本草》[14]、陈嘉谟《本草蒙筌》[15]、李时珍《本草纲目》[2]、杜文燮《药鉴》[16]、缪希雍《炮炙大法》[17]、李中梓《雷公炮制药性解》[18]、卢之颐《本草乘雅半偈》[19]，清·蒋居祉《本草择要纲目》[20]、陈士铎《本草新编》[3]、日本稻宣义《炮炙全书》[21]、汪昂《本草备要》[22]、张璐《本经逢原》[23]、叶桂《本草经解》[4]、黄宫绣《本草求真》[24]、陈念祖《神农本草经读》[25]、杨时泰《本草述钩元》[26]、陈其瑞《本草撮要》[5]、张秉成《本草便读》[6]等；但有的以“六神曲”为正名记载本品，如清·严西亭《得配本草》卷五：“六神曲，甘、辛、温。入足阳明经。调中和胃，化水谷，消积滞。治痰逆，霍乱腹痛，泄痢胀满，癥结，及产后回乳。得吴萸，治暴泄不止。”[27]；有的以“陈神曲”为正名，如清·沈金鳌《要药分剂》卷二：“陈神曲，味甘。性温。无毒。出泉州陈久者良。”[29]；有的以“面神曲”为正名，如清·姚澜《本草分经·原例》：“面神曲，辛甘温，开胃行气，调中化水谷，消积滞，治痰逆目痛。”[30]等。

现代有关著作大多以“神曲”作为本品正名，如《中药大辞典》[7]、《中医大辞典·中药分册》[8]、《中国医学百科全书·中医学》[9]、《中国中医药学主题词表》[10]、《普通高等教育中医药类规划教材·中药学》[11]、《中华本草》[12]等；有的以“六神曲”为正名，如《全国中药炮制规范》[31]、《中国药材学》[32]；但也有以“六曲”为正名记载本品，如《全国中草药汇编》[33]等。同时尚记载有“六曲”《全国中草药汇编》[33]等各地的俗称。

3　附录

3.1　又称：炒神曲、焦神曲、麸炒神曲（饮片规格名）。

3.2　俗称：六曲。

3.3　曾称：六神曲《得配本草》，陈神曲《要药分剂》，面神曲《本草分经》。

4　文献通考

《证类本草》卷二十五：“曲，味甘，大暖。疗脏腑中风气，调中下气，开胃消宿食。主霍乱，心膈气，痰逆，除烦，破癥结及补虚，去冷气，除肠胃中塞，不下食，令人有颜色，六月作者良。陈久者入药，用之当炒令香，六畜食米胀欲死者，煮曲汁灌之立消，落胎并下鬼胎。又，神曲，使，无毒。能化水谷宿食癥气，健脾暖胃。[（新补）见陈藏器、孟诜、萧炳、陈士良、日华子]。”[13]

《汤液本草》卷六：“神曲，气暖，味甘。入足阳明经。《象》云：消食，治脾胃食不化，须于脾胃药中少加之。微炒黄用。《珍》云：益胃气。”[1]

《滇南本草》卷二：“神曲，味甘，性平。宽中，扶脾胃以进饮食，消隔宿停留胃内之食，止泻。气虚者，能令出汗。”[14]

《本草蒙筌》卷五：“神曲，味甘，气平。无毒。六月六日，制造方宜。曝干仍积月深，入药须炒黄色。助人之真气，走阳明胃经。下气调中，止泻开胃。化水谷，消宿食。破癥结，逐积痰。疗妇人胎动不安，治小儿胸腹坚满。”[15]

《本草纲目》卷二十五："神曲《药性论》。【释名】……【集解】时珍曰：昔人用曲，多是造酒之曲。后医乃造神曲，专以供药，力更胜之。盖取诸神聚会之日造之，故得神名。贾思勰《齐民要术》虽有造神曲古法，繁琐不便。近时造法，更简易也。叶氏《水云录》云：五月五日，或六月六日，或三伏日，用白面百斤，青蒿自然汁三升，赤小豆末、杏仁泥各三升，苍耳自然汁、野蓼自然汁各三升，以配白虎、青龙、朱雀、玄武、勾陈、滕蛇六神，用汁和面、豆、杏仁作饼，麻叶或楮叶包罯，如造酱黄法，待生黄衣，晒收之。"[2]

《药鉴》卷二："神曲，气平，味甘温，无毒。助天五真气，走阳明胃经。下气调中，止泻开胃。消宿食，健脾胃，进饮食。下滞气，破癥结，逐积痰。疗妇人胎动不安，治小儿胸腹坚满。不制，性温入胃中，能消宿食。微炒，性凉入大肠，能除深积。作糊丸痰药，治诸痰气如神。作糊丸嗽药，理诸咳嗽最妙。"[16]

《炮炙大法·米谷部》："神曲（五月五日、六月六日或三伏日，为诸神集会之辰，故名神曲。如过此日造者非也。法用白虎白面一百斤，勾陈苍耳自然汁三升，滕蛇青蓼自然汁四升，青龙青蒿自然汁三升，玄武杏仁四升，泡去皮尖捣烂入面，朱雀赤小豆三升煮熟去皮，捣烂和面一处匀，一如造酒面法，以麻叶或楮叶包罯，如造酱黄法，待生黄衣晒收之。凡用须火炒黄，以助土气，陈久者良）。"[17]

《雷公炮制药性解》卷一："神曲，味甘性温无毒，入脾胃二经，主调中止泻，开胃消食，破癥结，逐积痰，除胀满，又主胎上抢心，血流不止，亦能下鬼胎。"[18]

《本草乘雅半偈》第九帙："神曲《药性论》。【气味】甘辛温，无毒。【主治】主化水谷宿食，癥结积滞，健脾暖胃。"[19]

《本草择要纲目·平性药品》："神曲（凡用，炒黄以助土气。陈久者，良。）【气味】甘辛，温，无毒。阳中之阳也。入足阳明经。【主治】化水谷宿食、癥结宿滞。健脾暖胃，霍乱泄痢。炒研酒服。"[20]

《本草新编》卷四："神曲，味甘，气平，无毒。入脾、胃二经。下气调中。止泻，开胃，化水谷，消宿食，破癥结，逐积痰，疗妇人胎动不安，治小儿胸腹坚满。行而不损，与健脾胃之药同用，多寡勿忌。"[3]

《炮炙全书》卷二："神曲，甘、辛，温，炒黄用。造神曲法，五月五日或六月六日，用白面百斤，青蒿自然汁三升，赤小豆末、杏仁泥各三升，苍耳自然汁、野蓼自然汁各三升，以配白虎、青龙、朱雀、玄武、句陈、滕蛇六神，用汁和面、豆、杏仁作饼，麻叶或楮叶包罯，如造酱黄法、待生黄衣，晒收，临用炒之，陈久者良。"[21]

《本草备要·谷菜部》："神曲，宣，行气，化痰，消食。辛散气，甘调中，温开胃。化水谷，消积滞（《医余》云：有伤粽子成积，用曲末少加木香，盐汤下，数日口中闻酒香，积遂散）。"[22]

《本经逢原》卷三："神曲，酒曲，红曲，女曲。甘微苦辛平，无毒。造神曲法，夏日用白面五斤，入青蒿、苍耳、野蓼自然汁各一碗，杏仁泥四两，赤小豆二两，煮研拌面作曲，风干，陈久者良，炒香用。举世以相思子作小豆，大谬。"[23]

《本草经解》卷四："神曲，气温，味辛甘，无毒。主化水谷宿食，癥结积聚，健脾暖胃。（炒黄）神曲气温，禀天春升之木气，入足厥阴肝经，味辛甘无毒。得地中西土金之味，入足阳明燥金胃土。气味俱升，阳也。"[4]

《得配本草》卷五：“六神曲，甘、辛、温。入足阳明经。调中和胃，化水谷，消积滞。治痰逆，霍乱腹痛，泄痢胀满，癥结，及产后回乳。得吴萸，治暴泄不止。”[27]

《要药分剂》卷二：“陈神曲，味甘，性温，无毒。出泉州陈久者良。【主治】主疗脏腑中风气，调中下气，开胃，消宿食，主霍乱，心膈气痰逆，除烦，破癥结。补虚。去冷气，治肠胃中塞不下食（本经），化水谷宿食，癥气，健脾暖胃（大明）。”[29]

《本草求真》卷三：“神曲（造酿），散气调中温胃化痰，逐水消滞。神曲（专入脾胃），辛甘气温。其物本于白面、杏仁、赤小豆、青蒿、苍耳、红蓼六味作饼蒸郁而成。”[24]

《神农本草经读》本草附录：“神曲，气味辛、甘、温，无毒。主化水谷宿食，癥结积聚，健脾暖胃。《药性》陈修园曰：凡曲蘖皆主化谷，谷积服此便消。”[25]

《本草分经·原例》：“面神曲，辛甘温，开胃行气，调中化水谷，消积滞，治痰逆目痛。”[30]

《本草述钩元》卷十四：“神曲，造法。于六月六日。用面五斤象白虎。苍耳草自然汁一碗象勾陈。野蓼自然汁一碗象蛇。青蒿自然汁一碗象青龙。杏仁去皮尖五两及北方河水象元武。赤小豆煮熟去皮四两象朱雀。用汁和面豆杏仁作饼。麻叶或楮叶包罯如造曲法。待生黄衣。取悬风处。经年用。”[26]

《本草害利·脾部药队》：“六神曲，【害】辛温燥烈之品。凡脾阴虚，胃火盛者，不宜用。能落胎，孕妇不宜用。近今药肆中，多酒药曲，其性酷烈，伤人脏腑，断不可服。”[28]

《本草撮要》卷五：“神曲，味甘辛，入手足太阴阳明经。功专化水谷，运积滞。得麦芽杏仁，治胃虚不克。得苍术能壮脾进饮食，得茱萸治暴泄不止，得木香消糕粽积。脾阴虚，胃火盛，及有孕者忌服。晒干收之，五味兼有。”[5]

《本草便读·谷部》：“神曲，配六药以糊成。性味辛甘，温中和胃，合五色而具备。消磨水，发表强脾。（神曲用白面为君。再加赤豆杏仁青蒿苍耳野蓼六种，拌和作饼。如窨酱黄法，待发热。外生黄，。晒干收之，五味兼有。甘辛独多，性温入脾胃，消磨水谷，是其本功。发表者以其有郁蒸之气，性能升发也。谷食去则脾胃和，自可健运如常。消导炒用，发表生用，各随其宜可也。）”[6]

《全国中草药汇编》：“六曲　别名：六神曲、神曲。来源：为面粉、麸皮与其他药物混合经发酵而成的加工品。”[33]

《中药大辞典》：“神曲《本经》【异名】六神曲《本草便读》。【基原】为辣蓼、青蒿、杏仁等药加入面粉或麸皮混和后，经发酵而成的曲剂。”[7]

《中医大辞典·中药分册》：“神曲　出《药性论》。又名六曲、六神曲。为辣蓼、青蒿、杏仁等药加工后与面粉或麸皮混和，经发酵而成的曲剂。”[8]

《中国医学百科全书·中医学》：“神曲　始载于《药性论》。又名六曲、六神曲。为辣蓼、青蒿、苍耳、杏仁、赤小豆等药物加工后与面粉或麸皮混和，经发酵而成的曲剂。中国大部分地区有产。”[9]

《全国中药炮制规范》：“六神曲　［处方用名］六神曲、炒神曲、焦神曲、麸炒神曲。【来源】本品为辣蓼、青蒿、杏仁等药加入面粉混和后，经发酵而成的曲剂。全国各地均有生产。药材以色黄棕、整块、具香气、无虫蛀者为佳。”[31]

《中国药材学》："六神曲　【别名】六曲、神曲。【来源】本品系用数种药材与面粉、麸皮混合后经发酵而成。"[32]

《中国中医药学主题词表》："神曲 Massa medicata fermentata　为辣蓼、青蒿、杏仁等药加入面粉或麸皮混合后，经发酵而成的曲剂；属消导药。D 六神曲。"[10]

《普通高等教育中医药类规划教材·中药学》："神曲《药性论》为面粉和其他药物混合后经发酵而成的加工品。全国各地均产。其制法是以面粉或麸皮与杏仁泥、赤小豆粉，以及鲜青蒿、鲜苍耳、鲜辣蓼自然汁，混合拌匀，使干湿适宜，做成小块，放入筐内，复以麻叶或楮叶，保温发酵一周，长出黄菌丝时取出，切成小块，晒干即成。生用或炒用。"[11]

《中华本草》："神曲《药性论》【异名】六神曲《本草便读》，六曲（通称）……【来源】为辣蓼、青蒿、杏仁等药加入面粉或麸皮混和后，经发酵制成的曲剂。"[12]

5　参考文献

1　元·王好古. 汤液本草. 见：景印文渊阁四库全书（745）. 北京：中医古籍出版社，1986，998

2　明·李时珍. 本草纲目. 北京：人民卫生出版社，1982，1546

3　清·陈士铎. 本草新编. 北京：中国中医药出版社，1996，234

4　清·叶桂. 本草经解. 上海：上海科学技术出版社，1958

5　清·陈其瑞. 本草撮要. 见：珍本医书集成（二）. 上海：上海科学技术出版社，1985，71

6　清·张秉成. 本草便读. 上海：上海卫生出版社，1957

7　江苏新医学院. 中药大辞典. 上海：上海科学技术出版社，1977，1740

8　《中医大辞典》编辑委员会. 中医大辞典·中药分册. 北京：人民卫生出版社，1982，274

9　《中医学》编辑委员会. 中国医学百科全书·中医学. 上海：上海科学技术出版社，1997，1219

10　吴兰成主编. 中国中医药学主题词表. 北京：中医古籍出版社，1996，335

11　雷载权主编. 普通高等教育中医药类规划教材·中药学. 上海：上海科学技术出版社，1995，172

12　国家中医药管理局《中华本草》编委会. 中华本草. 第八册. 上海：上海科学技术出版社，1999，762

13　宋·唐慎微. 证类本草. 北京：人民卫生出版社，1957，492

14　明·兰茂. 滇南本草. 昆明：云南人民出版社，1959

15　明·陈嘉谟. 本草蒙筌. 北京：人民卫生出版社，1988，283

16　明·杜文燮. 药鉴. 上海：上海人民出版社，1975

17　明·缪希雍. 炮炙大法. 明末庄继先校刻本

18　明·李中梓. 雷公炮制药性解. 见：中国医学大成（二）. 长沙：岳麓书社，1990，132

19　明·卢之颐. 本草乘雅半偈. 北京：人民卫生出版社，1986，554

20　清·蒋居祉. 本草择要纲目. 见：珍本医书集成（二）. 上海：上海科学技术出版社，1985，108

21　［日］稻宣义. 炮炙全书. 北京：中医古籍出版社，1981

22　清·汪昂. 本草备要. 北京：中国中医药出版社，1998，200

23　清·张璐. 本经逢原. 上海：上海科学技术出版社，1959，128

24　清·黄宫绣. 本草求真. 上海：上海科学技术出版社，1959，138

25　清·陈念祖. 神农本草经读. 北京：人民卫生出版社，1959，49

26　清·杨时泰. 本草述钩元. 上海：科技卫生出版社，1958，386

27　清·严西亭. 得配本草. 上海：上海卫生出版社，1957，13

28 清·凌奂. 本草害利. 北京：中医古籍出版社，1982
29 清·沈金鳌. 要药分剂. 上海：上海科学技术出版社，1959，41
30 清·姚澜. 本草分经. 上海：上海科学技术出版社，1989
31 中华人民共和国卫生部药政管理局. 全国中药炮制规范. 北京：人民卫生出版社，1988，407
32 徐国钧等主编. 中国药材学. 北京：中国医药科技出版社，1996，1750
33 《全国中草药汇编》编写组. 全国中草药汇编. 上册. 北京：人民卫生出版社，1996，139

346 络石藤
Luoshiteng
Caulis Trachelospermi

1 定名依据

1.1 正名

1.1.1 汉文名：络石藤［夹竹桃科植物络石 Trachelospermum jasminoides（Lindl.）Lem. 的干燥带叶藤茎］。

1.1.2 英文名：chinese starjasmine stem.

1.2 依据

1.2.1 定名的文献依据

1.2.1.1 《本草述钩元》卷十一："络石藤，生阴湿处。冬夏常青。实黑而圆。其茎蔓延贴石。折之有白汁。其叶小于指头。厚实木强。面青背淡。涩而不光。有尖圆二种。功用相同。"[1]

1.2.1.2 《本草便读·草部》："络石藤，味苦性平。宣风通络（络石藤凡藤蔓之属。皆可通络宣风。以风在络中。则络道闭塞。况苦平之性。又能宣发者乎）。清矣。"[2]

1.2.1.3 《中华人民共和国药典》："络石藤 Caulis trachelospermi 本品为夹竹桃科植物络石 Trachelospermum jasminoides（Lindl.）Lem. 的干燥带叶藤茎。冬季至次春采割，除去杂质，晒干。"[3]

1.2.1.4 《普通高等教育中医药类规划教材·中药学》："络石藤《本经》为夹竹桃科常绿攀援木质藤本植物络石 Trachelospermum jasminoides（Lindl.）Lem. 的带叶藤茎。我国南北各地均有分布。主产于江苏、湖北、山东等地。冬季至次春采割。除去杂质，晒干。切碎生用。"[4]

1.2.1.5 《中药大辞典》："络石藤《本草拾遗》【异名】络石、石鲮《本经》，鲮石、明石、悬石、云珠、云英、云丹《吴普本草》……【原植物】络石 Trachelospermum jasminoides（Lindl.）Lem."[5]

1.2.1.6 《中医大辞典·中药分册》："络石藤 出《本草拾遗》。又名爬山虎、吸壁藤、沿壁藤、石龙藤。为夹竹桃科植物络石 Trachelospermum jasminoides（Lindl.）Lem. 的带叶藤茎。"[6]

1.2.1.7 《中国医学百科全书·中医学》："络石藤 始载于《神农本草经》。原名络石，又名石龙藤、耐冬、沿壁藤、爬墙虎。为夹竹桃科植物络石 Trachelospermum jasminoides (Lindl.) Lem. 的带叶藤茎。"[7]

1.2.1.8 《中国中医药学主题词表》："络石藤 Caulis trachelospermi 为夹竹桃科植物络石的干燥带叶藤茎；属祛风湿药；用络石检索 1995 前文献。C 络石。"[8]

1.2.1.9 《中药志》[9]、《中药材手册》[10]、《全国中草药汇编》[11]、《全国中药炮制规范》[12]、《中国药材学》[13]、《中华本草》[14]等现代中药著作多以"络石藤"作为本品正名（参见"文献通考"）。

1.2.2 定名选择的理由

1.2.2.1 络石藤 Caulis trachelospermi，系夹竹桃科植物络石 Trachelospermum jasminoides (Lindl.) Lem. 的干燥带叶藤茎。"络石藤"之名始见于清·杨时泰《本草述钩元》，并作为本品正名记载。其后本草著作如清·张秉成《本草便读》等在载录本品时也以"络石藤"作为正名，并一直沿用至今。

1.2.2.2 我国最新出版的《中华人民共和国药典》、《普通高等教育中医药类规划教材·中药学》以及辞书类著作《中医大辞典·中药分册》、《中药大辞典》、《中国医学百科全书·中医学》等均以"络石藤"作为本品正名。已经广泛应用于中医药学文献的标引和检索的《中国中医药学主题词表》也以"络石藤"作为本品的正式主题词。现代本草著作如《中药志》、《全国中草药汇编》、《中华本草》、《中国药材学》、《中药材手册》、《全国中药炮制规范》等虽记载了不少本品各地的俗称，但也无一例外以"络石藤"作为本品的正名。说明"络石藤"作为本品正名已成为共识。

1.3 与正名等效的名词：无。

2 源流考释

络石藤[夹竹桃科植物络石 Trachelospermum jasminoides (Lindl.) Lem. 的干燥带叶藤茎]，原称"络石"，又称"石鲮"，始见于汉《神农本草经》卷一："络石，味苦，温。主风热、死肌、痈伤，口干、舌焦，痈肿不消，喉舌肿，水浆不干。久服，轻身，明目、润泽、好颜色，不老、延年。一名石鲮。生川谷。"[15]其后大多本草著作即以"络石"为正名记载本品，如魏晋《名医别录》[16]、南北朝·陶弘景《本草经集注》[17]，唐·苏敬《新修本草》[18]、唐慎微《证类本草》[19]等。

"络石藤"之名始见于清·杨时泰《本草述钩元》卷十一："络石藤，生阴湿处。冬夏常青。实黑而圆。其茎蔓延贴石。折之有白汁。其叶小于指头。厚实木强。面青背淡。涩而不光。有尖圆二种。功用相同。"[1]其后本草著作即沿用该书以"络石藤"为正名，如清·张秉成《本草便读》[2]等。

古代著作中记载的本品异名有"鳞石"、"明石"、"悬石"、"云华"、"云珠"、"云英"、"云丹"《吴普本草》[20]，"石蹉"、"略石"、"领石"、"石龙藤"《名医别录》[16]，"耐冬"、"石血"《新修本草》[18]，"白花藤"《植物名实图考》[21]等。如《吴普本草》曰："落石，一名鳞石，一名明石，一名县石，一名云华，一名云珠，一名云英，一名云丹，神农：苦，小温；雷公：苦，无毒；扁鹊、桐君：甘，无毒；李氏：小寒。云药中君。采无时。"[20]魏晋《名医别录》曰："络石，微寒，无毒。主喉舌不通，大惊入腹，除邪气，养肾，治腰髋痛，坚筋骨，利关节。久服通神。一名石蹉，一名略石，一名明石，一名领石，一名悬石。生太山，或石山之阴，或高山岩石上，或生人间。正月采。（杜仲、牡丹为之使。恶铁落、贝母、菖蒲。）又，络石　一名石龙藤。"[16]唐·苏敬等撰《新修本草》曰："络石，味苦，温、微寒，无毒。……【谨案】此物，生阴湿处，冬夏常青，实黑而圆，其茎蔓延绕树石侧。若在石间者，叶细厚而圆短；绕树生者，叶大而薄。人家亦种之，俗名耐冬，山南人谓之石血，疗产后血结，大良。以其苞络石、木而生，故名络石。"[18]清·吴其浚《植物名实图考》曰："白花藤，江西广饶极多，蔓延墙垣，与薜荔杂厕。叶光滑如橘，凌冬不凋。开五瓣白花，形如 X 字，土人无识之者。"[21]。

现代有关著作均沿用《本草述钩元》记载以"络石藤"作为本品正名，如《中华人民共和国药典》[3]、《普通高等教育中医药类规划教材·中药学》[4]、《中药大辞典》[5]、《中医大辞典·中药分册》[6]、《中国医学百科全书·中医学》[7]、《中国中医药学主题词表》[8]、《中药志》[9]、《中药材手册》[10]、《全国中草药汇编》[11]、《全国中药炮制规范》[12]、《中国药材学》[13]、《中华本草》[14]等。同时尚记载有"爬墙虎"、"石龙藤"、"感冒藤"《全国中草药汇编》[11]，"爬山虎"、"过墙风"、"鹿角草"、"羊角藤"、"乳风绳"、"石气柑"、"万字金银"、"沿壁藤"、"铁线草"、"石盘藤"、"过桥风"、"风藤"、"折骨草"、"交脚风"、"合掌藤"、"双合草"、"剃头草"、"绿刺"、"酸树芭"、"膏链"、"软筋藤"、"络石草"、"鬼系腰"、"石薜荔"《中药大辞典》[5]，"吸壁藤"《中医大辞典》[6]，"红对叶肾"、"对叶藤"《中国药材学》[13]，"石南藤"、"石邦藤"、"骑墙虎"、"骨藤"、"藤络"、"见水生"、"苦连藤"《中华本草》[14]等各地的俗称。还记载有本品原植物"络石"的异名"白花藤"、"爬墙虎"《中药志》[9]等。

3　附录

3.1　又称：无。

3.2　俗称：石南藤（吉林），过墙风（广西、广东），爬山虎、爬墙虎、鹿角草（江苏），石盘藤、石邦藤、骑墙虎、过桥风（江西），骨藤、折骨草、交脚风、铁线草、藤络、沿壁藤、风藤（湖南），见水生、苦连藤、软筋藤、羊角藤（广西），万字金银、石气柑（四川），吸壁藤、乳风绳（浙江），合掌藤、双合草、剃头草（闽东），绿刺、酸树芭、膏链（南方），红对叶肾，对叶藤，络石草，鬼系腰，石薜荔，石龙藤，感冒藤。

3.3　曾称：石鲮《本经》，明石、悬石、云珠、云丹、鲮石、云华、云英《吴普本草》，石蹉、略石、领石、石龙藤《别录》，耐冬、石血《新修本草》，白花藤《植物名实图考》。

3.4　原植物名称：络石，白花藤（河南），爬墙虎（江苏镇江）。

4　文献通考

《神农本草经》卷一："络石，味苦，温。主风热、死肌、痈伤，口干、舌焦，痈肿不消，喉舌肿，水浆不干。久服，轻身，明目、润泽、好颜色，不老、延年。一名石鲮。生川谷。[15]

《吴普本草·草木类》："落石，一名鳞石，一名明石，一名县石，一名云华，一名云珠，一名云英，一名云丹，神农：苦，小温；雷公：苦，无毒；扁鹊、桐君：甘，无毒；

李氏：小寒。云药中君。采无时。”[20]

《名医别录》卷一：“络石，微寒，无毒。主喉舌不通，大惊入腹，除邪气，养肾，治腰髋痛，坚筋骨，利关节。久服通神。一名石蹉，一名略石，一名明石，一名领石，一名悬石。生太山，或石山之阴，或高山岩石上，或生人间。正月采（杜仲、牡丹为之使。恶铁落、贝母、菖蒲）。又，络石　一名石龙藤。”[16]

《本草经集注》卷三：“络石，味苦，温、微寒，无毒。主治风热，死肌，痈伤，口干，舌焦，痈肿不消，喉舌肿不通，水浆不下。大惊入腹，除邪气，养肾，主腰髋痛，坚筋骨，利关节。久服轻身，明目，润泽，好颜色，不老延年，通神。一名石鲮，一名石蹉，一名略石，一名明石，一名领石，一名悬石。”[17]

《新修本草》卷七：“络石，味苦，温、微寒，无毒。主风热，死肌，痈伤，口干，舌焦，痈肿不消，喉舌肿不通，水浆不下，大惊入腹，除邪气，养肾，主腰髋痛，坚筋骨，利关节，久服轻身，明目，润泽，好颜色，不老，延年，通神。一名石鲮，一名石蹉，一名略石，一名明石，一名领石，一名悬石。生太山川谷，或石山之阴，或高山岩石上，或生人间。正月采……【谨案】此物，生阴湿处，冬夏常青，实黑而圆，其茎蔓延绕树石侧。若在石间者，叶细厚而圆短；绕树生者，叶大而薄。人家亦种之，俗名耐冬，山南人谓之石血，疗产后血结，大良。以其苞络石、木而生，故名络石。”[18]

《证类本草》卷七：“络石，味苦，温、微寒，无毒。主风热，死肌，痈伤，口干舌焦，痈肿不消，喉舌肿，不通，水浆不下，大惊入腹，除邪气，养肾，主腰髋（音宽）痛，坚筋骨，利关节。久服轻身，明目，润泽，好颜色，不老延年，通神。一名石鲮（音陵），一名石蹉，一名略石，一名明石，一名领石，一名悬石……日华子云：木莲藤汁，敷白癜，疬疡及风恶疥癣。又云常春藤，一名龙鳞薜荔。”[19]

《本草述钩元》卷十一：“络石藤，生阴湿处，冬夏常青，实黑而圆。其茎蔓延贴石，折之有白汁。其叶小于指头，厚实木强，面青背淡，涩而不光。有尖圆二种，功用相同。”[1]

《植物名实图考》卷二十一：“白花藤，江西广饶极多，蔓延墙垣，与薜荔杂厕。叶光滑如橘，凌冬不凋。开五瓣白花，形如X字，土人无识之者。”[21]

《本草便读·草部》：“络石藤，味苦性平。宣风通络。（络石藤凡藤蔓之属，皆可通络宣风。以风在络中，则络道闭塞，况苦平之性，又能宣发者乎。）清矣。”[2]

《中药志》：“络石藤　本品为常用中药。商品主要为夹竹桃科植物络石的茎及叶。……【原植物】络石　别名：白花藤（河南）、爬墙虎（江苏镇江）。Trachelospermum jasminoides（Lindl.）Lem. ——夹竹桃科 Apocynaceae.”[9]

《中药材手册》：“络石藤（《纲目》列入草部蔓草类络石项下）　商品络石藤分为两类：一类为夹竹桃科植物络石 Trachelospermum jasminoides（Lindl.）Lem. 的干燥带叶藤茎，原植物系常绿攀援木质藤本，野生与栽培均有。另一类为桑科植物薜荔 Ficus pumila L. 的不育幼枝，原植物系常绿攀援灌木，野生与栽培均有。以上两植物的藤茎在个别地区有将其误作石楠藤混用者，应予以纠正。另外，络石藤的同名异物品种甚多，应注意鉴别。络石【别名】白花藤。薜荔【别名】木莲。”[10]

《全国中草药汇编》：“络石藤　别名：爬墙虎、石龙藤、感冒藤。来源：为夹竹桃科络石藤属植物络石 Trachelospermum jasminoides（Lindl.）Lem. 的茎藤或桑科榕属植物薜荔

Ficus pumila L. 的不育幼枝。”[11]

《中药大辞典》：“络石藤《本草拾遗》【异名】络石、石鲮《本经》，鲮石、明石、悬石、云珠、云英、云丹《吴普本草》，石蹉、略石、领石、石龙藤《别录》，耐冬《唐本草》，络石草《近效方》，鬼系腰《外科精要》，石薜荔《医学入门》，白花藤《植物名实图考》，爬山虎《南京民间药草》，过墙风《广西中兽医药植》，爬墙虎、鹿角草《江苏植药志》，羊角藤《广西中药志》，乳风绳《浙江民间草药》，石气柑、万字金银《四川中药志》，沿壁藤、铁线草、风藤、折骨草、交脚风《湖南药物志》，合掌藤、双合草、剃头草《闽东本草》，石盘藤、过桥风《江西草药》，绿刺、酸树芭、膏链、软筋藤《南方主要有毒植物》。【基原】为夹竹桃科植物络石的茎、叶。【原植物】络石 Trachelospermum jasminoides (Lindl.) Lem.”[5]

《中医大辞典·中药分册》：“络石藤　出《本草拾遗》。又名爬山虎、吸壁藤、沿壁藤、石龙藤。为夹竹桃科植物络石 Trachelospermum jasminoides (Lindl.) Lem. 的带叶藤茎。”[6]

《中国医学百科全书·中医学》：“络石藤　始载于《神农本草经》。原名络石，又名石龙藤、耐冬、沿壁藤、爬墙虎。为夹竹桃科植物络石 Trachelospermum jasminoides (Lindl.) Lem. 的带叶藤茎。”[7]

《全国中药炮制规范》：“络石藤　[处方用名] 络石藤。【来源】本品为夹竹桃科植物络石 Trachelospermum jasminoides (Lindl.) Lem. 的干燥带叶藤茎。多系野生。主产于山东、安徽、江苏、湖北等地。秋季落叶前，采收茎叶，除去杂质，干燥。药材以叶多、色绿者为佳。”[12]

《中国药材学》：“络石藤　【别名】红对叶肾，耐冬，白花藤，对叶藤，吸壁藤（浙江），爬山虎（江苏）。【来源】本品为夹竹桃科植物络石 Trachelospermum jasminoides (Lindl.) Lem. 的带叶藤茎。”[13]

《中国中医药学主题词表》：“络石藤 Caulis trachelospermi　为夹竹桃科植物络石的干燥带叶藤茎；属祛风湿药；用络石检索 1995 前文献。C 络石。”[8]

《普通高等教育中医药类规划教材·中药学》：“络石藤《本经》为夹竹桃科常绿攀援木质藤本植物络石 Trachelospermum jasminoides (Lindl.) Lem. 的带叶藤茎。我国南北各地均有分布。主产于江苏、湖北、山东等地。冬季至次春采割。除去杂质，晒干。切碎生用。”[4]

《中华本草》：“络石藤《本草述钩元》【异名】石鲮《本经》，明石、悬石、云珠、云丹《吴普本草》，石蹉、略石、领石、石龙藤《别录》，耐冬、石血《新修本草》，白花藤《植物名实图考》，红对叶肾、对叶藤（南药《中草药学》），石南藤（吉林），过墙风（广东），爬山虎（江苏），石邦藤、骑墙虎（江西），骨藤、折骨草、交脚风、铁线草、藤络（湖南），见水生、苦连藤、软筋藤（广西），万字金银、石气柑（四川）……【来源】为夹竹桃科植物络石的带叶藤茎。【原植物】络石 Trachelospermum jasminoides (Lindl.) Lem. [Rhynchospermum jasminoides Lindl.]。”[14]

《中华人民共和国药典》：“络石藤 Caulis trachelospermi　本品为夹竹桃科植物络石 Trachelospermum jasminoides (Lindl.) Lem. 的干燥带叶藤茎。冬季至次春采割，除去杂质，晒干。”[3]

5 参考文献

1 清·杨时泰. 本草述钩元. 上海：科技卫生出版社，1958，347
2 清·张秉成. 本草便读. 上海：上海卫生出版社，1957
3 国家药典委员会. 中华人民共和国药典. 一部. 北京：化学工业出版社，2000，221
4 雷载权主编. 普通高等教育中医药类规划教材·中药学. 上海：上海科学技术出版社，1995，121
5 江苏新医学院. 中药大辞典. 上海：上海科学技术出版社，1977，1755
6 《中医大辞典》编辑委员会. 中医大辞典·中药分册. 北京：人民卫生出版社，1982，276
7 《中医学》编辑委员会. 中国医学百科全书·中医学. 上海：上海科学技术出版社，1997，1058
8 吴兰成主编. 中国中医药学主题词表. 北京：中医古籍出版社，1996，238
9 中国医学科学院药物研究所等. 中药志. 第五册. 北京：人民卫生出版社，1993，664
10 中华人民共和国卫生部药政管理局. 中药材手册. 北京：人民卫生出版社，1998，595
11 《全国中草药汇编》编写组. 全国中草药汇编. 上册. 北京：人民卫生出版社，1996，655
12 中华人民共和国卫生部药政管理局. 全国中药炮制规范. 北京：人民卫生出版社，1988，306
13 徐国钧等主编. 中国药材学. 北京：中国医药科技出版社，1996，753
14 国家中医药管理局《中华本草》编委会. 中华本草. 第六册. 上海：上海科学技术出版社，1999，316
15 汉·神农本草经. 清顾观光重辑本. 北京：人民卫生出版社，1955，36
16 魏晋·名医别录. 北京：人民卫生出版社，1986，31
17 南北朝·陶弘景. 本草经集注. 北京：人民卫生出版社，1994，210
18 唐·苏敬等撰. 新修本草. 合肥：安徽科学技术出版社，1981，181
19 宋·唐慎微. 证类本草. 北京：人民卫生出版社，1957，176
20 三国·吴普. 吴普本草. 北京：人民卫生出版社，1987，24
21 清·吴其濬. 植物名实图考. 北京：中华书局，1963，517

347 秦艽
Qinjiu
Radix Gentianae Macrophyllae

1 定名依据

1.1 正名

1.1.1 汉文名：秦艽（龙胆科植物秦艽 Gentiana macrophylla Pall.、麻花秦艽 Gentiana straminea Maxim.、粗茎秦艽 Gentiana crassicaulis Duthie ex Burk. 或小秦艽 Gentiana dahurica Fisch. 的干燥根）。

1.1.2 英文名：largeleaf gentian root.

1.2 依据

1.2.1 定名的文献依据

1.2.1.1 《神农本草经》卷二："秦艽，味苦，平。主寒热邪气，寒湿，风痹，肢节痛，下水，利小便。生山谷。"[1]

1.2.1.2　《本草经集注》："秦艽，味苦、辛，平、微温，无毒。主治寒热邪气，寒湿风痹，肢节痛，下水，利小便。治风无问久新，通身挛急。生飞乌山谷。二月、八月采根，曝干。"[2]

1.2.1.3　《新修本草》卷八："秦艽，味苦、辛，平、微温，无毒。主寒热邪气，寒湿风痹，肢节痛，下水，利小便。疗风无问久新，通身挛急。生飞乌山谷。二月、八月采根，曝干。菖蒲为之使。飞乌或是地名，今出甘松、龙洞、蚕陵，长大黄白色为佳。"[3]

1.2.1.4　《证类本草》卷八："秦艽（胶字），味苦、辛，平、微温，无毒。主寒热邪气，寒湿风痹，肢节痛，下水，利小便，疗风无问久新，通身挛急。生飞乌山谷。二月、八月采根，曝干。（菖蒲为之使。）……日华子云：味苦，冷。主传尸，骨蒸，治疳及时气。又名秦瓜，罗纹者佳。"[4]

1.2.1.5　《本草纲目》卷十三："秦艽（音交。《本经·中品》）。【释名】秦糺《唐本》、秦爪（萧炳）。恭曰：秦艽，俗作秦胶，本名秦糺，与纠同。时珍曰：秦艽出秦中，以根作罗纹交纠者佳，故名秦艽、秦糺。"[5]

1.2.1.6　《本草从新》卷一："秦艽，宣、去风湿。苦燥湿。辛散风。去肠胃之热。疏肝胆之气。活血荣筋。"[6]

1.2.1.7　《中华人民共和国药典》："秦艽 Radix gentianae macrophyllae　本品为龙胆科植物秦艽 Gentiana macrophylla Pall.、麻花秦艽 Gentiana straminea Maxim.、粗茎秦艽 Gentiana crassicaulis Duthie ex Burk. 或小秦艽 Gentiana dahurica Fisch. 的干燥根。"[7]

1.2.1.8　《普通高等教育中医药类规划教材·中药学》："秦艽《本经》为龙胆科多年生草本植物秦艽 Gentiana macrophylla Pall.、麻花秦艽 G. straminea Maxim.、粗茎秦艽 G. crassicaulis Duthie ex Burk. 或小秦艽 G. dahurica Fisch. 的根。"[8]

1.2.1.9　《中药大辞典》："秦艽《本经》【异名】秦胶《本草经集注》，秦纠《唐本草》……【原植物】①大叶龙胆 Gentiana macrophylla Pall.，又名：大叶秦艽。②粗茎龙胆 Gentiana crassicaulis Duthie ex Burk. 又名：粗茎秦艽。③西藏龙胆 Gentiana tibetica King."[9]

1.2.1.10　《中医大辞典·中药分册》："秦艽出《神农本草经》。又名秦胶、秦纠、左扭、左秦艽。为龙胆科植物秦艽 Gentiana macrophylla Pall. 或粗茎秦艽 G. crassicaulis Duthie ex Burkill 等的根。"[10]

1.2.1.11　《中国医学百科全书·中医学》："秦艽　始载于《神农本草经》。又名秦胶、秦纠、左扭。为龙胆科植物秦艽 Gentiana macrophylla Pall. 或小秦艽 G. dahurica Fisch.、麻花秦艽 G. straminea Maxim.、粗茎秦艽 G. crassicaulis Duthie ex Burk. 等的根。"[11]

1.2.1.12　《中国中医药学主题词表》："秦艽 Gentiana macrophylla　属龙胆科和祛风湿药。"[12]

1.2.1.13　《中药志》[13]、《中药材手册》[14]、《全国中草药汇编》[15]、《全国中药炮制规范》[16]、《中国药材学》[17]、《中华本草》[18]等现代中药著作多以"秦艽"作为本品正名（参见"文献通考"）。

1.2.2　定名选择的理由

1.2.2.1　秦艽 Radix gentianae macrophyllae，系龙胆科植物秦艽 Gentiana macrophylla Pall.、麻花秦艽 Gentiana straminea Maxim.、粗茎秦艽 Gentiana crassicaulis Duthie ex Burk. 或小秦

艽 Gentiana dahurica Fisch. 的干燥根。"秦艽"之名始见于汉《神农本草经》，并作为本品正名记载。其后的历代重要本草著作如南北朝·陶弘景《本草经集注》，唐·苏敬《新修本草》，宋·唐慎微《证类本草》，明·李时珍《本草纲目》，清·吴仪洛《本草从新》等在载录本品时均以"秦艽"作为正名，并一直沿用至今。

1.2.2.2 我国最新出版的《中华人民共和国药典》、《普通高等教育中医药类规划教材·中药学》以及辞书类著作《中医大辞典·中药分册》、《中药大辞典》、《中国医学百科全书·中医学》等均以"秦艽"作为本品正名。已经广泛应用于中医药学文献的标引和检索的《中国中医药学主题词表》也以"秦艽"作为本品的正式主题词。现代本草著作如《中药志》、《全国中草药汇编》、《中华本草》、《中国药材学》、《中药材手册》、《全国中药炮制规范》等虽记载了不少本品各地的俗称，但也无一例外以"秦艽"作为本品的正名。说明"秦艽"作为本品正名已成为共识。

1.3 与正名等效的名词：无。

2 源流考释

秦艽（龙胆科植物秦艽 Gentiana macrophylla Pall.、麻花秦艽 Gentiana straminea Maxim.、粗茎秦艽 Gentiana crassicaulis Duthie ex Burk. 或小秦艽 Gentiana dahurica Fisch. 的干燥根），始载于汉《神农本草经》[1]，并以"秦艽"为正名。如汉《神农本草经》卷二："秦艽，味苦，平。主寒热邪气，寒湿，风痹，肢节痛，下水，利小便。生山谷。"[1]，其后本草著作即以"秦艽"为正名记载本品，如魏晋《名医别录》[19]，南北朝·雷敩《雷公炮炙论》[20]、陶弘景《本草经集注》[2]，唐·苏敬《新修本草》[3]，宋·苏颂《本草图经》[21]、唐慎微《证类本草》[4]、佚名《增广太平和剂图经本草药性总论》[22]，金·李杲《珍珠囊药性赋》[23]，元·王好古《汤液本草》[24]，明·刘文泰《本草品汇精要》[25]、陈嘉谟《本草蒙筌》[26]、李时珍《本草纲目》[5]、杜文燮《药鉴》[27]、缪希雍《炮炙大法》[28]、李中梓《雷公炮制药性解》[29]、李中梓《本草征要》[30]、卢之颐《本草乘雅半偈》[31]，清·张志聪《本草崇原》[32]、蒋居祉《本草择要纲目》[33]、陈士铎《本草新编》[34]、日本稻宣义《炮炙全书》[35]、汪昂《本草易读》[36]、汪昂《本草备要》[37]、张璐《本经逢原》[38]、叶桂《本草经解》[39]、吴仪洛《本草从新》[6]、严西亭《得配本草》[40]、沈金鳌《要药分剂》[41]、黄宫绣《本草求真》[42]、陈念祖《神农本草经读》[43]、姚澜《本草分经》[44]、杨时泰《本草述钩元》[45]、叶志诜《神农本草经赞》[46]、凌奂《本草害利》[47]、陈其瑞《本草撮要》[48]、张秉成《本草便读》[49]]等。

古代著作中记载的本品异名有"秦胶"《本草经集注》，"秦札"、"秦纠"《新修本草》，"秦爪"《本草纲目》引《四声本草》，"秦瓜"《证类本草》引《日华子诸家本草》，"左秦艽"《张聿青医案》等。如南北朝·陶弘景《本草经集注》曰："秦艽，味苦、辛，平、微温，无毒……方家多作秦胶字，与独活治风常用，道家不须尔。"[2]唐·苏敬等撰《新修本草》卷八曰："秦艽，味苦、辛，平、微温，无毒。主寒热邪气，寒湿风痹，肢节痛，下水，利小便。……【谨案】今出泾州、鄜州、岐州者良。本作札，或作纠，作胶；正作艽也。"[3]明·李时珍《本草纲目》卷十三曰："秦艽（音交。《本经·中品》）。【释名】秦糺《唐本》、秦爪（萧炳）。恭曰：秦艽，俗作秦胶，本名秦糺，与纠同。时珍曰：秦艽出秦中，以根作罗纹交纠者佳，故名秦艽、秦糺。"[5]宋·唐慎微

《证类本草》卷八曰："秦艽（胶字），味苦、辛，平、微温，无毒。……日华子云：味苦，冷。主传尸，骨蒸，治疳及时气。又名秦瓜，罗纹者佳。"[4]清·张聿青《张聿青医案》卷九："孙（右）体丰多湿，湿郁经络，体时酸痛。湿土化风，头作眩晕。拟祛湿和络。白蒺藜、木猪苓、广皮、独活、制半夏、生薏仁、左秦艽、通草、白术、桑白皮、建泽泻、川萆薢."[50]

现代有关著作均沿用《神农本草经》的记载以"秦艽"作为本品正名，如《中华人民共和国药典》[7]、《普通高等教育中医药类规划教材·中药学》[8]、《中药大辞典》[9]、《中医大辞典·中药分册》[10]、《中国医学百科全书·中医学》[11]、《中国中医药学主题词表》[12]、《中药志》[13]、《中药材手册》[14]、《全国中草药汇编》[15]、《全国中药炮制规范》[16]、《中国药材学》[17]、《中华本草》[18]等。同时尚记载有"萝卜艽"、"鸡腿艽"、"辫子艽"、"西大艽"、"左扭根"、"山大艽"《中药材手册》[14]，"大艽"、"左扭"、"左拧"、"西秦艽"《全国中草药汇编》[15]，"左宁根"《中药大辞典》[9]，"大叶秦艽"、"罗卜艽"、"大叶龙胆"、"麻花秦艽"、"辫子秦艽"、"粗茎龙胆"、"牛尾艽"、"川秦艽"、"达乌里龙胆"、"独尾艽"《中国药材学》[17]，"曲双"《中华本草》[18]等各地的俗称。还记载有本品原植物"秦艽"的异名"大叶龙胆"、"萝卜艽"、"鸡腿艽"、"曲双"、"西大艽"、"左秦艽"、"左扭根"、"山大艽"《中药志》[13]；原植物"粗茎秦艽"的异名"粗茎龙胆"《中药大辞典》[9]；原植物"小秦艽"的异名"兴安龙胆"、"狗尾艽"、"达乌里龙胆"《中华本草》[18]；原植物"麻花秦艽"的异名"麻花艽"《中华本草》[18]等。

3 附录

3.1 又称：无。

3.2 俗称：大艽、左宁根（青海），左扭（河北），辫子秦艽（山东），大叶秦艽，罗卜艽，大叶龙胆，麻花秦艽，西大艽，瓣子艽，山大艽，曲双，左拧，粗茎龙胆，牛尾艽，川秦艽，达乌里龙胆，独尾艽，左扭根，萝卜艽，西秦艽，鸡腿艽。

3.3 曾称：秦胶《本草经集注》，秦札、秦纠《新修本草》，秦爪《四声本草》，秦瓜《日华子诸家本草》，左秦艽《张聿青医案》。

3.4 原植物名称：秦艽，大叶龙胆（河北），萝卜艽、鸡腿艽（甘肃），曲双（山西），西大艽，左秦艽、左扭根（陕西、青海、河北），山大艽（河北）；粗茎秦艽，粗茎龙胆；小秦艽，兴安龙胆，狗尾艽，达乌里龙胆，麻花艽。

4 文献通考

《神农本草经》卷二："秦艽，味苦，平。主寒热邪气，寒湿，风痹，肢节痛，下水，利小便。生山谷。"[1]

《名医别录·中品》："秦艽，味辛，微温，无毒。治风无问久新，通身挛急。生飞乌。二月、八月采根，曝干。（菖蒲为之使。）"[19]

《雷公炮炙论》卷一："秦艽，雷公云：凡使，秦并艽，须于脚文处认取。左文列为秦，即治疾；艽即发脚气。凡用秦，先以布拭上黄肉毛尽，然后用还元汤浸一宿，至明出，日干用。"[20]

《本草经集注》："秦艽，味苦、辛，平、微温，无毒。主治寒热邪气，寒湿风痹，肢节痛，下水，利小便。治风无问久新，通身挛急。生飞乌山谷。二月、八月采根，曝干。（菖蒲为之使。）飞乌或是地名，今出甘松、龙洞、蚕陵，长大黄白色为佳。根皆作罗文相交，中多衔土，用之熟破除去。方家多作秦胶字，与独活治风常用，道家不须尔。”[2]

《新修本草》卷八：“秦艽，味苦、辛，平、微温，无毒。主寒热邪气，寒湿风痹，肢节痛，下水，利小便。疗风无问久新，通身挛急。生飞乌山谷。二月、八月采根，曝干。菖蒲为之使。飞乌或是地名，今出甘松、龙洞、蚕陵，长大黄白色为佳。根皆作罗文相交，中多衔土，用之熟破除去。方家多作秦胶字，与独活疗风常用，道家不须尔。【谨案】今出泾州、鄜州、岐州者良。本作札，或作纠，作胶；正作艽也。”[3]

《本草图经》卷六：“秦艽，生飞乌山谷，今河陕州军多有之。根土黄色，而相交纠，长一尺以来，粗细不等；枝秆高五六寸。叶婆娑，连茎梗俱青色，如莴苣叶；六月中开花紫色，似葛花，当月结子。每于春秋采根，阴干。”[21]

《证类本草》卷八：“秦艽（胶字），味苦、辛，平、微温，无毒。主寒热邪气，寒湿风痹，肢节痛，下水，利小便，疗风无问久新，通身挛急。生飞乌山谷。二月、八月采根，曝干。（菖蒲为之使。）……日华子云：味苦，冷。主传尸，骨蒸，治疳及时气。又名秦瓜，罗纹者佳。”[4]

《增广太平和剂图经本草药性总论》：“秦艽，味苦辛，平、微温，无毒。主寒热邪气，寒湿风痹，肢节痛，下水，利小便，疗风无问新久，通身挛急。[22]

《珍珠囊药性赋》卷二：“秦艽，菖蒲为之使。秦艽，味苦辛平性微温无毒，可升可降，阴中之阳也。其用有二：除四肢风湿若神；疗遍体骨疸如金”[23]

《汤液本草》卷三：“秦艽，气微温，味苦、辛，阴中微阳。手阳明经药。[24]

《本草品汇精要》卷十：“秦艽，无毒，植生。秦艽（出《神农本经》），主寒热邪气，寒湿风痹，肢节痛，下水，利小便（以上黑字《神农本经》）。疗风，无问久新，通身挛急（以上黑字《名医》所录）。【名】秦瓜。”[25]

《本草蒙筌》卷二：“秦艽，石州秦艽，宁化军秦艽，味苦、辛，气平微温。可升可降，阴中阳也。无毒。出甘松龙洞及河陕诸州。长大黄白色为优，新好罗纹者尤妙。用菖蒲为使，入太阳手经。养血荣筋，除风痹肢节俱痛，通便利水。散黄疸遍体如金，除头风解酒毒。止肠风下血，去骨蒸传尸。”[26]

《本草纲目》卷十三：“秦艽（音交。《本经·中品》）。【释名】秦糺《唐本》、秦爪（萧炳）。恭曰：秦艽，俗作秦胶，本名秦糺，与纠同。时珍曰：秦艽出秦中，以根作罗纹交纠者佳，故名秦艽、秦糺。”[5]

《药鉴》卷二：“秦艽，气微温，味苦辛，无毒。可升可降，阴中微阳。手阳明经药也。治口眼歪斜不正，主口噤肠风下血。下牙肿痛，口内疮毒。养血荣筋，除风痹肢节俱疼。通便利水，去遍身黄疸如金。又能去本经风湿，以菖蒲为使。”[27]

《炮炙大法·草部》：“秦艽（凡使，秦并艽须于脚文处认取，左文列为文，即治疾。艽即发脚气。凡用秦，先以布拭上黄肉毛尽，然后用童便浸，一宿至明出，晒干用。菖蒲为之使。畏牛乳）。”[28]

《雷公炮制药性解》卷三：“秦艽，味苦辛，性微温无毒，入胃大小肠三经。主骨蒸，肠风泻血，活筋血，利大小便，除风湿，疗黄疸，解酒毒，去头风。菖蒲为使，罗纹者佳。按：秦艽苦则涌泄，为阴，故入大小肠以疗诸湿；辛则发散，为阳，故入阳明经以疗诸风骨蒸之证；亦湿胜风淫所致，宜并理之。”[29]

《本草征要》卷二：“秦艽，味苦、辛，性平，无毒。入肝、胆、胃三经。菖蒲为使。畏牛乳。左纹者良。祛风活络，养血舒筋。能利湿养胎，治黄疸骨蒸。秦艽长于养血，故能退热舒筋。治风先治血，血行风自灭，故疗风无间久新。入胃祛湿热，故小便利，而黄疸愈也。”[30]

《本草乘雅半偈》第五帙：“秦艽《本经·中品》。数犯此者，此字指生气言。【气味】苦平，无毒。【主治】主寒热邪气，寒湿风痹，肢节痛，下水，利小便。”[31]

《本草崇原》卷中：“秦艽，气味苦平，无毒。主治寒热邪气，寒湿风痹，肢节痛，下水，利小便。（秦艽出秦中，今泾州、鄜州、岐州、河陕诸郡皆有。其根土黄色，作罗纹交纠左右旋转。李时珍曰：以左纹者良，今市肆中或左或右，俱不辨矣。）”[32]

《本草择要纲目·温性药品》：“秦艽（以布拭去黄白毛，用童便浸一宿，晒干用）。【气味】苦平无毒，性又微温。阴中微阳，可升可降。入手阳明经。”[33]

《本草新编》卷三：“秦艽，味苦、辛，气平、微温，可升可降，阴中阳也，无毒。入大肠之经，养血荣筋，通利四肢，能止诸痛，通便利水，散黄疸。又止头风，解酒毒，疗肠风下血。但小有补血，终非君药。前人称其能去骨蒸传尸，此乃所不敢信也。”[34]

《炮炙全书》卷一：“秦艽，苦，平，以左文者为良，破开除土、去芦，以湿布拭净，日干，用菖蒲为使，畏牛乳。人或取猫草根当秦艽，非是。”[35]

《本草易读》卷三：“秦艽，去净毛汤泡晒干用。菖蒲为使，畏牛乳。苦，辛，无毒。入手足阳明，肝胆诸经。攻风逐水，通利二便。止肢节之疼痛，疗身体之挛急。手足不遂，齿牙莫开。牙痛口疮之症，肠风泻血之疴。治黄疸而解酒毒，去头风而治骨蒸。养血荣筋，最益肝胆之气，驱寒御湿，不留麻木之邪。大便滑者禁用。”[36]

《本草备要》：“秦艽，宣，去寒湿。苦燥湿，辛散风。去肠胃之热，益肝胆之气，养血荣筋。（风药中润剂，散药中补剂。）”[37]

《本经逢原》卷一：“秦艽，苦平微温，无毒。雷公云，左文列为秦，治湿病。右文列为艽，治脚气。今药肆多右文者，慎勿混合。”[38]

《本草经解》卷一：“秦艽，气平，味苦，无毒。主寒热邪气，寒湿风痹，肢节痛，下水利小便（便浸晒）。秦艽气平，禀天秋降之金气，入手太阴肺经，味苦无毒。得地南方之火味，入手少阴心经。气味俱降，阴也。”[39]

《本草从新》卷一：“秦艽，宣、去风湿。苦燥湿，辛散风。去肠胃之热，疏肝胆之气，活血荣筋，（风药中润剂、散药中补剂。）治风寒湿痹（经曰：风寒湿三气杂至、合而为痹、风胜为行痹、寒胜为痛痹、湿胜为着痹、痹在于骨则体重、在脉则血涩、在筋则拘挛、在肉则不仁、在皮则寒）。”[6]

《得配本草》卷二：“秦艽，菖蒲为之使。畏牛乳。辛、苦、温。入手足阳明经气分，去风湿寒痹，疗黄疸酒毒，舒筋养血（皆祛湿之功）。得肉桂，治产后中风。得牛乳，治伤寒烦渴，及发背初起，并治五种黄疸。”[40]

《要药分剂》卷一：“秦艽，味苦辛，性平，无毒。感秋金之气而生。降多于升，阴中微阳也。菖蒲为使。畏牛乳。【主治】主寒热邪气，寒湿风痹肢节痛，下水利小便（本经）。疗风无问久新，通身挛急（别录）。”[41]

《本草求真·上编》：“秦艽（山草），除肠胃湿热，兼除肝胆风邪，止痹除痛。秦艽，

（专入肠胃。兼入肝胆。）苦多于辛，性平微温。凡人感冒风寒与湿，则身体酸痛，肢节烦疼，拘挛不遂，如风胜则为行痹。”[42]

《神农本草经读》卷三：“秦艽，气味苦、平，无毒。主寒热邪气，寒湿风痹，肢节痛，下水，利小便。张隐庵曰：秦艽气味苦平，色如黄土，罗纹交纠，左右旋转，禀天地阴阳交感之气。盖天气左旋右转，地气右旋左转，左右者，阴阳之道路。”[43]

《本草分经·原例》：“秦艽，苦辛，祛湿散风活血，去肠胃湿热，疏肝胆滞气，治一切湿胜风淫之症。”[44]

《本草述钩元》卷七：“秦艽，产于秦中。根长尺余，粗细不等，土黄色而相交纠，故名。春秋采根，阴干用。右列者不堪入药，令人发脚气病也。气微温，味苦平兼辛。阴中微阳，可升可降，降多于升。入手足阳明经。菖蒲为之使。本经主寒热邪气。”[45]

《神农本草经赞》卷二：“秦艽，味苦平。生寒热邪气，寒湿风痹，肢节痛，下水，利小便。生山谷。飞乌山畔，纠植交纷。苣青叶布，葛紫花芬，中剔冲土，左隐罗文，实成月计，化速絪緼。”[46]

《本草害利·胆部药队》：“秦艽，【害】泄散疏利之品，凡下部虚寒，小便不禁，大便滑者勿服。【利】苦寒平，入胃、肝、胆、大小肠五经。祛风活络，养血舒筋，退热退黄，利湿通淋。【修治】二八月采根，曝干用，形作罗纹相交，长大白左纹者良。”[47]

《本草撮要》卷一：“秦艽，味苦辛，入手足阳明兼入肝胆。功专去风湿挛痹。得独活、桂心治产后中风，得柴胡、甘草治劳热，得薄荷、甘草治小儿骨蒸潮热，食减瘦弱。独用治齿下龃痛，以牛乳点服。并治黄疸烦渴便赤。菖蒲为使。畏牛乳。”[48]

《本草便读·草部》：“秦艽，养血祛风。和营利水。疏肌解表。苦平略带微辛。散热润肠。入肝又能达胃。湿胜风淫之证。赖以搜除。筋痹骨痿诸邪。仗其宣利。”[49]

《张聿青医案》卷九：“身痛，某（左）便解带溏，湿热虽得外泄，然遍体作痛，至暮发热。是痰湿内郁，络隧不宣，肿病之先声也。独活、威灵仙、秦艽、丹皮、炒白薇、防己、桑寄生、萆薢、泽泻、生薏仁，孙（右）体丰多湿，湿郁经络，体时酸痛。湿土化风，头作眩晕。拟祛湿和络。白蒺藜、木猪苓、广皮、独活、制半夏、生薏仁、左秦艽、通草、白术、桑白皮、建泽泻、川萆薢，某（右）身半以上，痛虽渐减，身半以下，痛未蠲除，肌肤赤疹，时起时伏。风湿留恋不解。前法再进一步。”[50]

《中药志》：“秦艽　本品为常用中药。商品主要为龙胆科植物秦艽和兴安龙胆的根。此外，同属植物中有几种植物的根在不同地区也作秦艽药用。……【原植物】1. 秦艽　别名：大叶龙胆（河北），萝卜艽、鸡腿艽（甘肃），曲双（山西），西大艽，左秦艽、左扭根（陕西、青海、河北），山大艽（河北）。Gentiana macrophylla Pall. ——龙胆科 Gentianaceae. 2. 兴安龙胆　别名：小秦艽、山秦艽、狗尾艽。Gentiana dahurica Fisch. ——龙胆科 Gentianaceae.”[13]

《中药材手册》：“秦艽（《纲目》列入草部山草类）　本品为龙胆科植物秦艽 Gentiana macrophylla Pall.、麻花秦艽 Gentiana straminea Maxim.、粗茎秦艽 Gentiana crassicaulis Duthie ex Burk. 或小秦艽 Gentiana dahurica Fisch. 的干燥根。原植物系多年生草本，多为野生。为我国西北地区特产药材之一。习惯认为秦艽与粗茎秦艽的根质量佳，而麻花艽与小秦艽的根质量较差，但均可入药。另外，有的地区发现有用同科植物滇黄芩，毛茛科植物高乌头、牛扁及唇形科植物甘西鼠尾等的的根，误充秦艽使用，应注意鉴别。【别名】

萝卜艽、鸡腿艽、辫子艽、西大艽、左秦艽、左扭根、山大艽。”[14]

《全国中草药汇编》：“秦艽　别名：大艽、西大艽、左扭、左拧、西秦艽、左秦艽、萝卜艽、辫子艽。来源：为龙胆科龙胆属植物秦艽 Gentiana macrophylla Pall.、粗茎秦艽 G. crassicaulis Duthie 和小秦艽 G. dahurica Fisch. 的干燥根。”[15]

《中药大辞典》：“秦艽《本经》【异名】秦胶《本草经集注》，秦纠《唐本草》，秦爪《四声本草》，左秦艽《张聿青医案》，大艽、左宁根《青海药材》，左扭《河北药材》。【基原】为龙胆科植物大叶龙胆、粗茎龙胆或西藏龙胆的根。【原植物】①大叶龙胆 Gentiana macrophylla Pall.，又名：大叶秦艽。②粗茎龙胆 Gentiana crassicaulis Duthie ex Burk. 又名：粗茎秦艽。③西藏龙胆 Gentiana tibetica King.”[9]

《中医大辞典·中药分册》：“秦艽　出《神农本草经》。又名秦胶、秦纠、左扭、左秦艽。为龙胆科植物秦艽 Gentiana macrophylla Pall. 或粗茎秦艽 G. crassicaulis Duthie ex Burkill 等的根。”[10]

《中国医学百科全书·中医学》：“秦艽　始载于《神农本草经》。又名秦胶、秦纠、左扭。为龙胆科植物秦艽 Gentiana macrophylla Pall. 或小秦艽 G. dahurica Fisch.、麻花秦艽 G. straminea Maxim.、粗茎秦艽 G. crassicaulis Duthie ex Burk. 等的根。”[11]

《全国中药炮制规范》：“秦艽［处方用名］秦艽。【来源】本品为龙胆科植物秦艽 Gentiana macrophylla Pall.、麻花秦艽 Gentiana straminea Maxim.、粗茎秦艽 Gentiana crassicaulis Duthie ex Burk. 或小秦艽 Gentiana dahurica Fisch. 的干燥根。均系野生。主产于甘肃、陕西、山西等地。春、秋二季采挖，除去茎叶须根及泥土，秦艽及麻花秦艽晒软。堆置‘发汗’，表面呈红黄或灰黄色时，再摊开干燥或直接干燥；小秦艽趁鲜时搓去黑皮晒干。药材以粗大、质实、色棕黄、气味浓厚者为佳。”[16]

《中国药材学》：“秦艽【别名】①秦艽：大叶秦艽，罗卜艽，大叶龙胆，西秦艽，大艽，鸡腿艽，左扭（河北）。②麻花艽：麻花秦艽，辫子秦艽（山东）。③粗茎秦艽：粗茎龙胆，牛尾艽，川秦艽。④小秦艽：达乌里龙胆，独尾艽。【来源】本品为龙胆科植物秦艽 Gentiana macrophylla Pall.、麻花艽 G. straminea Maxim.、粗茎秦艽 G. crassicaulis Duthie ex Burk. 或小秦艽 G. dahurica Fisch. 的根。”[17]

《中国中医药学主题词表》：“秦艽 Gentiana macrophylla　属龙胆科和祛风湿药。”[12]

《普通高等教育中医药类规划教材·中药学》：“秦艽《本经》为龙胆科多年生草本植物秦艽 Gentiana macrophylla Pall.、麻花秦艽 G. straminea Maxim.、粗茎秦艽 G. crassicaulis Duthie ex Burk. 或小秦艽 G. dahurica Fisch. 的根。前三种按性状不同分别习称‘秦艽’和‘麻花艽’，后一种习称‘小秦艽’。主产于陕西、甘肃、内蒙古、四川等地。春、秋二季采挖，晒干，去芦头，切片用。”[8]

《中华本草》：“秦艽《本经》【异名】秦胶《本草经集注》，秦札、秦纠《新修本草》，秦爪《四声本草》，左秦艽《张聿青医案》，大艽、左宁根《青海药材》，左扭《河北药材》，西大艽、西秦艽、萝卜艽、瓣子艽《全国中草药汇编》，鸡腿艽、山大艽《中药材手册》，曲双《中药志》……【来源】为龙胆科植物秦艽、粗茎秦艽、麻花艽、达乌里秦艽的根。【原植物】1. 秦艽 Gentiana macrophylla Pall. 2. 粗茎秦艽 Gentiana crassicaulis Duthie ex Burk. 又名：粗茎龙胆《中国植物志》。3. 麻花艽 Gentiana straminea Maxim. 4. 小秦艽 Gentiana dahurica Fisch. 又名：兴安龙胆、狗尾艽《中药志》，达乌里龙胆

《中国北部植物图志》。”[18]

《中华人民共和国药典》：“秦艽 Radix gentianae macrophyllae　本品为龙胆科植物秦艽 Gentiana macrophylla Pall.、麻花秦艽 Gentiana straminea Maxim.、粗茎秦艽 Gentiana crassicaulis Duthie ex Burk. 或小秦艽 Gentiana dahurica Fisch. 的干燥根。前三种按性状不同分别习称‘秦艽’和‘麻花艽’，后一种习称‘小秦艽’。春、秋二季采挖，除去泥沙；秦艽及麻花艽晒软，堆置‘发汗’至表面呈红黄色或灰黄色时，摊开晒干，或不经‘发汗’直接晒干；小秦艽趁鲜时搓去黑皮，晒干。”[7]

5　参考文献

1　汉·神农本草经．清顾观光重辑本．北京：人民卫生出版社，1955，58

2　南北朝·陶弘景．本草经集注．北京：人民卫生出版社，1994，262

3　唐·苏敬等撰．新修本草．合肥：安徽科学技术出版社，1981，204

4　宋·唐慎微．证类本草．北京：人民卫生出版社，1957，203

5　明·李时珍．本草纲目．北京：人民卫生出版社，1982，783

6　清·吴仪洛．本草从新．北京：中医古籍出版社，2001，10

7　国家药典委员会．中华人民共和国药典．一部．北京：化学工业出版社，2000，222

8　雷载权主编．普通高等教育中医药类规划教材·中药学．上海：上海科学技术出版社，1995，117

9　江苏新医学院．中药大辞典．上海：上海科学技术出版社，1977，1764

10　《中医大辞典》编辑委员会．中医大辞典·中药分册．北京：人民卫生出版社，1982，277

11　《中医学》编辑委员会．中国医学百科全书·中医学．上海：上海科学技术出版社，1997，1043

12　吴兰成主编．中国中医药学主题词表．北京：中医古籍出版社，1996，293

13　中国医学科学院药物研究所等．中药志．第一册．北京：人民卫生出版社，1993，507

14　中华人民共和国卫生部药政管理局．中药材手册．北京：人民卫生出版社，1998，182

15　《全国中草药汇编》编写组．全国中草药汇编．上册．北京：人民卫生出版社，1996，692

16　中华人民共和国卫生部药政管理局．全国中药炮制规范．北京：人民卫生出版社，1988，84

17　徐国钧等主编．中国药材学．北京：中国医药科技出版社，1996，362

18　国家中医药管理局《中华本草》编委会．中华本草．第六册．上海：上海科学技术出版社，1999，231

19　魏晋·名医别录．北京：人民卫生出版社，1986，113

20　南北朝·雷敩．雷公炮炙论．上海：上海中医学院出版社，1986，60

21　宋·苏颂．本草图经．合肥：安徽科学技术出版社，1994，152

22　宋·佚名．增广太平和剂图经本草药性总论．见：增广太平惠民和剂局方．海口：海南出版社，2002，426

23　金·李杲．珍珠囊药性赋．清康熙三十二年文武堂刻本

24　元·王好古．汤液本草．见：景印文渊阁四库全书（745）．北京：中医古籍出版社，1986，940

25　明·刘文泰．本草品汇精要．北京：人民卫生出版社，1982，305

26　明·陈嘉谟．本草蒙筌．北京：人民卫生出版社，1988，107

27　明·杜文燮．药鉴．上海：上海人民出版社，1975

28　明·缪希雍．炮炙大法．明末庄继先校刻本

29　明·李中梓．雷公炮制药性解．见：中国医学大成（二）．长沙：岳麓书社，1990，140

30　明·李中梓．本草征要．见：李中梓医学全书．北京：中国中医药出版社，1999，119

31　明·卢之颐．本草乘雅半偈．北京：人民卫生出版社，1986，277

32　清·张志聪. 本草崇原. 北京：中国中医药出版社，1992，66
33　清·蒋居祉. 本草择要纲目. 见：珍本医书集成（二）. 上海：上海科学技术出版社，1985，79
34　清·陈士铎. 本草新编. 北京：中国中医药出版社，1996，131
35　［日］稻宣义. 炮炙全书. 北京：中医古籍出版社，1981
36　清·汪昂. 本草易读. 北京：人民卫生出版社，1987
37　清·汪昂. 本草备要. 北京：中国中医药出版社，1998，48
38　清·张璐. 本经逢原. 上海：上海科学技术出版社，1959，43
39　清·叶桂. 本草经解. 上海：上海科学技术出版社，1958
40　清·严西亭. 得配本草. 上海：上海卫生出版社，1957，23
41　清·沈金鳌. 要药分剂. 上海：上海科学技术出版社，1959，3
42　清·黄宫绣. 本草求真. 上海：上海科学技术出版社，1959，96
43　清·陈念祖. 神农本草经读. 北京：人民卫生出版社，1959，34
44　清·姚澜. 本草分经. 上海：上海科学技术出版社，1989
45　清·杨时泰. 本草述钩元. 上海：科技卫生出版社，1958，127
46　清·叶志诜. 神农本草经赞. 见：珍本医书集成（二）. 上海：上海科学技术出版社，1985，75
47　清·凌奂. 本草害利. 北京：中医古籍出版社，1982
48　清·陈其瑞. 本草撮要. 见：珍本医书集成（二）. 上海：上海科学技术出版社，1985，9
49　清·张秉成. 本草便读. 上海：上海卫生出版社，1957
50　清·张聿青. 张聿青医案. 上海：上海科学技术出版社，1963

348　秦皮

Qinpi

Cortex Fraxini

1　定名依据

1.1　正名

1.1.1　汉文名：秦皮（木犀科植物苦枥白蜡树 Fraxinus rhynchophyua Hance、白蜡树 Fraxinus chinensis Roxb、尖叶白蜡树 Fraxinus szaboana Lingelsh. 或宿柱白蜡树 Fraxinus stylosa Lingelsh. 的干燥枝皮或干皮）。

1.1.2　英文名：ash bark.

1.2　依据

1.2.1　定名的文献依据

1.2.1.1　《神农本草经》卷二："秦皮，味苦，微寒。主风寒湿痹，洗洗寒气，除热，目中青翳、白膜。久服，头不白、轻身。生川谷。"[1]

1.2.1.2　《本草经集注》："秦皮，味苦，微寒、大寒，无毒。主治风寒湿痹，洗洗寒气，除热，目中青翳白膜。治男子少精，妇人带下，小儿痫，身热。可作洗目汤。"[2]

1.2.1.3　《新修本草》卷十三："秦皮，味苦，微寒、大寒，无毒。主风寒湿痹，洗洗寒气，除热，目中青翳白膜。疗男子少精，妇人带下，小儿痫，身热。可作洗目汤。久服头不白，轻身，皮肤光泽，肥大有子。"[3]

1.2.1.4 《证类本草》卷十三：“秦皮，味苦，微寒、大寒，无毒。主风寒湿痹，洗洗寒气，除热，目中青翳白膜，疗男子少精，妇人带下，小儿痫，身热。可作洗目汤。久服头不白，轻身，皮肤光泽，肥大有子。一名岑皮，一名石檀。生庐江川谷及冤句。”[4]

1.2.1.5 《本草纲目》卷三十五：“秦皮《本经·中品》。【校正】并入《拾遗》桪木。【释名】梣皮（音岑）、桪木（音寻）、石檀《别录》、樊槻（弘景）、盆桂《日华》、苦树（苏恭）、苦枥。时珍曰：秦皮本作梣皮。其木小而岑高，故以为名。”[5]

1.2.1.6 《本草从新》卷八：“秦皮，泻热、治目疾、涩止痢。苦寒。色青性涩。以其除肝热而平木。故治目疾。（洗服皆效。）惊痫风湿诸痹。以其收涩。故治崩带下痢。苦寒清热。是其所长。纲目谓其久服轻身。益精有子。未必然也。”[6]

1.2.1.7 《中华人民共和国药典》：“秦皮 Cortex fraxini　本品为木犀科植物苦枥白蜡树 Fraxinus rhynchophyua Hance、白蜡树 Fraxinus chinensis Roxb、尖叶白蜡树 Fraxinus szaboana Lingelsh. 或宿柱白蜡树 Fraxinus stylosa Lingelsh. 的干燥枝皮或干皮。春、秋二季剥取，晒干。”[7]

1.2.1.8 《普通高等教育中医药类规划教材·中药学》：“秦皮《本经》为木犀科落叶乔木植物苦枥白蜡树 Fraxinus rhynchophyua Hance 或白蜡树 Fraxinus chinensis Roxb. 的茎皮。产于吉林、辽宁及河南等地。春秋两季剥取干皮，晒干，生用。”[8]

1.2.1.9 《中药大辞典》：“秦皮《本经》【异名】岑皮《淮南万毕术》……【基原】为木犀科植物苦枥白蜡树、小叶白蜡树或秦岭白蜡树的树皮。【原植物】①苦枥白蜡树 Fraxinus rhynchophyua Hance……②小叶白蜡树 Fraxinus bungeana DC.。③秦岭白蜡树 Fraxinus paxinan Lingelsh.。”[9]

1.2.1.10 《中医大辞典·中药分册》：“秦皮　见《神农本草经》。又名蜡树皮、苦榴皮、皮。为木犀科植物苦枥白蜡树 Fraxinus rhynchophyua Hance 或白蜡树 F. chinensis Roxb. 等的树皮。”[10]

1.2.1.11 《中国医学百科全书·中医学》：“秦皮　始载于《神农本草经》。又名　皮。为木犀科植物苦枥白蜡树 Fraxinus rhynchophyua Hance、白蜡树 F. chinensis Roxb. 等数种同属植物的枝皮或干皮。”[11]

1.2.1.12 《中国中医药学主题词表》：“秦皮 Cortex fraxini　为木犀科植物苦枥白蜡树、小叶白蜡树或秦岭白蜡树的树皮；属固涩药（中药）和清热燥湿药。C 梣属；D 苦枥白蜡树。”[12]

1.2.1.13 《中药志》[13]、《中药材手册》[14]、《全国中草药汇编》[15]、《全国中药炮制规范》[16]、《中国药材学》[17]、《中华本草》[18]等现代中药著作多以“秦皮”作为本品正名（参见“文献通考”）。

1.2.2 定名选择的理由

1.2.2.1 秦皮 Cortex fraxini，系木犀科植物苦枥白蜡树 Fraxinus rhynchophyua Hance、白蜡树 Fraxinus chinensis Roxb、尖叶白蜡树 Fraxinus szaboana Lingelsh. 或宿柱白蜡树 Fraxinus stylosa Lingelsh. 的干燥枝皮或干皮。“秦皮”之名始见于汉《神农本草经》，并作为本品正名记载。其后的历代重要本草著作如南北朝·陶弘景《本草经集注》，唐·苏敬《新修本草》，宋·唐慎微《证类本草》，明·李时珍《本草纲目》，清·吴仪洛《本草从新》等在载录本品时均以“秦皮”作为正名，并一直沿用至今。

1.2.2.2　我国最新出版的《中华人民共和国药典》、《普通高等教育中医药类规划教材·中药学》以及辞书类著作《中医大辞典·中药分册》、《中药大辞典》、《中国医学百科全书·中医学》等均以“秦皮”作为本品正名。已经广泛应用于中医药学文献的标引和检索的《中国中医药学主题词表》也以“秦皮”作为本品的正式主题词。现代本草著作如《中药志》、《全国中草药汇编》、《中华本草》、《中国药材学》、《中药材手册》、《全国中药炮制规范》等虽记载了不少本品各地的俗称，但也无一例外以“秦皮”作为本品的正名。说明“秦皮”作为本品正名已成为共识。

1.3　与正名等效的名词：无。

2　源流考释

秦皮（木犀科植物苦枥白蜡树 Fraxinus rhynchophyua Hance、白蜡树 Fraxinus chinensis Roxb、尖叶白蜡树 Fraxinus szaboana Lingelsh. 或宿柱白蜡树 Fraxinus stylosa Lingelsh. 的干燥枝皮或干皮），始载于汉《神农本草经》[1]，并以“秦皮”为正名，如汉《神农本草经》卷二：“秦皮，味苦，微寒。主风寒湿痹，洗洗寒气，除热，目中青翳、白膜。久服，头不白、轻身。生川谷。”[1]其后的大多本草著作即沿用汉《神农本草经》以“秦皮”为正名，如魏晋《名医别录》[19]，南北朝·雷敩《雷公炮炙论》[20]、陶弘景《本草经集注》[2]，唐·苏敬《新修本草》[3]、孙思邈《千金翼方》[21]，宋·苏颂《本草图经》[22]、唐慎微《证类本草》[4]，金·李杲《珍珠囊药性赋》[23]，元·王好古《汤液本草》[24]，明·刘文泰《本草品汇精要》[25]、陈嘉谟《本草蒙筌》[26]、李时珍《本草纲目》[5]、李中梓《雷公炮制药性解》[27]、卢之颐《本草乘雅半偈》[29]，清·汪昂《本草易读》[30]、汪昂《本草备要》[31]、张璐《本经逢原》[32]、吴仪洛《本草从新》[6]、张志聪《本草崇原》[33]、沈金鳌《要药分剂》[34]、黄宫绣《本草求真》[35]、姚澜《本草分经》[36]、杨时泰《本草述钩元》[37]、叶志诜《神农本草经赞》[38]、严西亭《得配本草》[39]、陈其瑞《本草撮要》[40]、张秉成《本草便读》[41]、清·吴其浚《植物名实图考》[42]等。但也有以“岑皮”为正名者，如三国·吴普《吴普本草》[43]等。

古代著作中记载的本品异名有“石檀”、“梣皮”《名医别录》，“樊槻皮”《本草经集注》，“秦白皮”《证类本草》引《药性论》，“盆桂”《证类本草》引《日华子诸家本草》，“自桪木”《汤液本草》，“桪木皮”《本草拾遗》等。如魏晋《名医别录》中品曰：“秦皮，大寒，无毒。主治男子少精，妇人带下，小儿痫，身热，可作洗目汤。久服皮肤光泽，肥大，有子。一名梣皮，一名石檀。生庐江及宛朐。”[19]南北朝·陶弘景《本草经集注》曰：“秦皮，味苦，微寒、大寒，无毒。……一名岑皮，一名石檀。生庐江川谷及宛朐。二月、八月采皮，阴干。（大戟为之使，恶吴茱萸。）世云是樊槻皮。”[2]宋·唐慎微《证类本草》卷十三：“秦皮，味苦，微寒、大寒，无毒。……臣禹锡等谨按药性论云：秦白皮，平。恶苦瓠、防葵。……日华子云：洗肝益精明目，小儿热惊，皮肤风痹，退热。者利一名盆桂。”[4]元·王好古《汤液本草》卷五：“一名盆桂。图经曰：秦皮，生庐江川谷及冤句，今陕西州郡及河阳亦有之。……其皮有白点而不粗错，俗呼为自桪木。”[24]《本草品汇精要》卷二十一：“一十三种陈藏器余……桪木皮、叶，煮洗蛇咬，亦可作屑敷之。桪木，木也，出江南也。”[44]《本草纲目》在“秦皮”条下引曰：”同叶煮汤洗蛇咬，并研末敷之（藏器）。”[5]

现代有关著作均沿用《神农本草经》的记载以“秦皮”作为本品正名，如《中华人民共和国药典》[7]、《普通高等教育中医药类规划教材·中药学》[8]、《中药大辞典》[9]、《中医大辞典·中药分册》[10]、《中国医学百科全书·中医学》[11]、《中国中医药学主题词表》[12]、《中药志》[13]、《中药材手册》[14]、《全国中草药汇编》[15]、《全国中药炮制规范》[16]、《中国药材学》[17]、《中华本草》[18]等。同时尚记载有“蜡树皮”、“苦榴皮”《中药大辞典》[9]等各地的俗称。还记载有本品原植物“尖叶白蜡树”的异名“尾叶”、“山蜡树”《中药志》[13]，“尖叶”《中华本草》[18]等；原植物“苦枥白蜡树”的异名“大叶”、“花曲柳”《中药志》[13]，“木”、“苦历木”、“石檀”、“苦树”、“盆桂”、“大叶白蜡树”、“樊鸡木”、“秦木”、“秤星树”《中药大辞典》[9]，“见水蓝”《中华本草》[18]等；原植物“白蜡树”的异名“白木”、“水白蜡”《中华本草》[18]等；原植物“宿柱白蜡树”的异名“宿柱”、“户县白蜡树”《中华本草》[18]等。

3 附录

3.1 又称：无。

3.2 俗称：蜡树皮，苦榴皮。

3.3 曾称：岑皮《吴普本草》，石檀、梣皮《名医别录》，樊槻皮《本草经集注》，秦白皮《药性论》，桪木皮《本草拾遗》，盆桂《日华子》，自桪木《汤液本草》。

3.4 原植物名称：尖叶白蜡树、尾叶、山蜡树（陕西），尖叶；苦枥白蜡树、花曲柳（辽宁、吉林、黑龙江），大叶，木，苦历木，石檀，苦树，盆桂，大叶白蜡树，樊鸡木，秦木，秤星树，见水蓝（云南）；白蜡树，白木（浙江），水白蜡（云南）；宿柱白蜡树、户县白蜡树（秦岭），宿柱。

4 文献通考

《神农本草经》卷二：“秦皮，味苦，微寒。主风寒湿痹，洗洗寒气，除热，目中青翳、白膜。久服，头不白、轻身。生川谷。”[1]

《吴普本草》：“岑皮，一名秦皮。神农、雷公、黄帝、岐伯：酸，无毒。李氏：小寒。或生宛句水边。二月、八月采。”[43]

《名医别录·中品》：“秦皮，大寒，无毒。主治男子少精，妇人带下，小儿痫，身热，可作洗目汤。久服皮肤光泽，肥大，有子。一名梣皮，一名石檀。生庐江及宛朐。二月、八月采皮，阴干（大戟为之使，恶吴茱萸）。”[19]

《雷公炮炙论》卷三：“秦皮，苦，微寒。取皮渍水便碧色，书纸青色者真。略刮外衣用。大戟为使恶吴茱萸、苦瓠、防葵。”[20]

《本草经集注》：“秦皮，味苦，微寒、大寒，无毒。主治风寒湿痹，洗洗寒气，除热，目中青翳白膜。治男子少精，妇人带下，小儿痫，身热。可作洗目汤。久服头不白，轻身，皮肤光泽，肥大有子。一名岑皮，一名石檀。生庐江川谷及宛朐。二月、八月采皮，阴干（大戟为之使，恶吴茱萸）。世云是樊槻皮，而水渍以和墨，书青色不脱，彻青，且亦殊薄，恐不必尔。世方惟以治目。道术家亦有用处。”[2]

《新修本草》卷十三：“秦皮，味苦，微寒、大寒，无毒。主风寒湿痹，洗洗寒气，除热，目中青翳白膜。疗男子少精，妇人带下，小儿痫，身热。可作洗目汤。久服头不白，轻身，皮肤光泽，肥大有子。一名岑皮，一名石檀。生庐江川谷及宛朐。二月、八月采皮，阴干。”[3]

《千金翼方》卷三：“秦皮，味苦，微寒，大寒，无毒。主风寒湿痹，洗洗寒气，除热中，目中青翳白膜。疗男子少精，妇人带下，小儿痫，身热。可作洗目汤。久服头不白，轻身，皮肤光泽，肥大，有子。一名岑皮，一名石檀。生庐江川谷及冤句，二月八月采皮，阴干。”[21]

《本草图经》卷十一：“秦皮，生庐江川谷及冤句，今陕西州郡及河阳亦有之。其木大都似檀，枝干皆青绿色，叶如匙头许大而不光，并无花实，根似槐根。二月、八月采皮，阴干。其皮有白点而不粗错，俗呼为自桪木。取皮渍水便碧色，书纸看之青色，此为真也。吴茱萸。”[22]

《证类本草》卷十三：“秦皮，味苦，微寒、大寒，无毒。主风寒湿痹，洗洗寒气，除热，目中青翳白膜，疗男子少精，妇人带下，小儿痫，身热。可作洗目汤。久服头不白，轻身，皮肤光泽，肥大有子。一名岑皮，一名石檀。生庐江川谷及冤句。二月、八月采皮，阴干（大戟为之使，恶吴茱萸）。陶隐居云：俗是樊槻（音规）皮，而水渍以和墨书，色不脱，微青。且亦殊薄，恐不必尔。俗方：唯以疗目，道家亦有用处。唐本注云：此树似檀，叶细，皮有白点而不粗错，取皮水渍便碧色，书纸看皆青色者是。俗见味苦，名为苦树。亦用皮疗眼，有效。以叶似檀，故名石檀也。臣禹锡等谨按药性论云：秦白皮，平。恶苦瓠、防葵。主明目，去肝中久热，两目赤肿疼痛，风泪不止。治小儿身热，作汤浴瘥。皮一升，水煎澄清，冷洗赤眼极效。日华子云：洗肝益精明目，小儿热惊，皮肤风痹，退热。者利一名盆桂。”[4]

《珍珠囊药性赋》卷二：“秦皮，大戟为之使恶吴茱萸。秦皮，味苦性寒无毒。沉也，阴也。其用有四：风寒邪合湿成痹；青白色幻翳遮睛；女子崩中带下；小儿风热惊痫。”[23]

《汤液本草》卷五：“一名盆桂。图经曰：秦皮，生庐江川谷及冤句，今陕西州郡及河阳亦有之。其木大都似檀，枝干皆青绿色。叶如匙头许大而不光，并无花实。根似槐根。二月、八月采皮，阴干。其皮有白点而不粗错，俗呼为自桪木。取皮渍水便碧色，书纸看之青色，此为真也。”[24]

《本草品汇精要》卷十八：“秦皮，无毒，特生。秦皮（出《神农本经》）。……【名】岑皮、石檀、盆桂、苦树。”[25]

《本草品汇精要》卷二十一：“一十三种陈藏器余：百家箸，主狂狗咬乞，取煎汁饮之。又烧箸头为灰，敷吻上燕口疮。桪木皮、叶，煮洗蛇咬，亦可作屑，敷之。桪木，木也，出江南也。”[25]

《本草蒙筌》卷四：“秦皮，味苦，气寒。沉也，阴也。无毒。产陕西郡州，及庐江川谷。木类檀木，根同槐根。叶如匙头少光，皮多白点不糙（不粗糙也）。俗因呼为白樳木，又呼石檀树、苦树，咸取像焉。秋末采皮，阴干待用。渍水水色侵碧，书纸纸面略青。”[26]

《本草纲目》卷三十五：“秦皮《本经·中品》。【校正】并入《拾遗》桪木。【释名】梣皮（音岑）、桪木（音寻）、石檀《别录》、樊槻（弘景）、盆桂《日华》、苦树（苏恭）、苦枥。时珍曰：秦皮本作梣皮。其木小而岑高，故以为名。人讹为桪木，又讹为秦。或云本出秦地，故得秦名也。高诱注《淮南子》云：梣，苦枥木也。恭曰：树叶似檀，故名石檀。俗因味苦，呼为苦树。……同叶煮汤洗蛇咬，并研末敷之（藏器）。"[5]

《雷公炮制药性解》卷五："秦皮，味苦，性寒无毒，入肝肾二经。主散风寒湿痹，去肝中久热，两目赤肿，青白翳晕，流泪不止，及丈夫精衰，女子崩带，小儿风热惊痫。大戟为使，恶吴茱萸、防葵。"[27]

《本草乘雅半偈》第五帙："秦皮《本经·中品》。【气味】苦，微寒，无毒。【主治】主风寒湿痹洗洗寒气，除热，目中青翳白膜。久服头不白，轻身。【核】曰：出陕西州郡，及河阳。其木似檀，枝干皆青绿，叶细如匙许大不光。并无花实，皮上有白点，取皮渍水，色便青碧，作字亦青碧可观，不易落也。大戟为之使。恶吴茱萸。"[29]

《本草易读》卷七："秦皮，恶苦瓠、防葵、吴茱萸，大戟为之使。苦，寒，无毒。足厥阴、少阳经药也。明目除热，益精止带。治热痢下重，祛赤目肿痛。退惊痛之风热，解痹木之风湿。"[30]

《本草备要》："秦皮，涩而补，明目。苦寒，色青，性涩。补肝胆而益肾。以能平木（能除肝热）故治目疾（洗目赤，退翳膜）惊痫。以其收涩而寒，故治崩带下痢（仲景白头翁汤用之）。"[31]

《本经逢原》卷三："秦皮，苦微寒无毒。《本经》治风寒湿痹，洗洗寒气，除热，目中青翳白膜，久服头不白轻身。发明，秦皮浸水色青，气寒，性涩，肝胆药也。"[32]

《本草从新》卷八："秦皮，泻热、治目疾、涩止痢。苦寒，色青性涩，以其除肝热而平木。故治目疾，（洗服皆效）惊痫风湿诸痹。以其收涩，故治崩带下痢。苦寒清热，是其所长。纲目谓其久服轻身，益精有子，未必然也。出西土，皮有白点，清水碧色，书纸不脱者真。今药客俱以此皮缚北细辛。大戟为使。恶吴茱萸。"[6]

《本草崇原》卷中："秦皮，气味苦，微寒，无毒。主治风寒湿痹，洗洗寒气，除热，目中青翳白膜。久服头不白，轻身。（秦皮本名梣皮，出陕西州郡，河阳亦有之，其木似檀枝干，皆青绿色，叶细无花实，皮上有白点而不粗错，取皮渍水，色便青碧，书纸上视之亦青色者，为真。）"[33]

《要药分剂》卷九："秦皮，味苦，性寒，无毒。禀西北高寒之气而生，降也，阴也。大戟为使。恶吴萸。【主治】主风寒湿痹，洗洗寒气，除热，目中青翳白膜（本经）。男子少精，妇人带下，小儿惊痫身热，泽皮肤，有子（别录）。明目，去目中久热，两目赤肿疼痛，风泪不止。煎水澄清，洗赤目极效（甄权）。主热痢下重，下焦虚（好古）。蛇咬，煮汤浸洗，研末敷（藏器）。"[34]

《本草求真·上编》："秦皮（乔木），除肝热泻肾气。秦皮（专入肝胆肾），味苦气寒，色青性涩。功专入肝以除热，入肾以涩气。是以因风而见湿痹，惊痫，目障之症者，则当用此苦燥苦降之味以除。"[35]

《本草分经·原例》："秦皮，苦寒性涩，除肝热，治风湿诸痹，止痢解天蛇毒。"[36]

《本草述钩元》卷二十三："秦皮，出陕西州郡及河阳。其木似檀，枝干皆青绿，叶细如匙，虚大不光，并无花实，皮上有白点。味苦，气寒微。沉也，降也。入足厥阴少阳经。大戟为之使。恶吴茱萸。主治风寒湿痹洗洗寒气（如冷水浇），洗肝益精，除热。疗目中青翳白膜，去两目赤肿疼痛，久热风泪不止。治热痢下重，下焦虚，疗妇人崩带。作汤浴小儿惊痫风热。秦皮水浸，即青碧。青入肝，风邪为病，先见于色，当为肝之风药。"[37]

《神农本草经赞》卷二："秦皮，味苦微寒。主风寒湿痹，洗洗寒气，除热，目中青翳白膜。久服头不白，轻身。生川谷。小木芩高，溯源秦产，钗股黍苗，羸愈蜗睆。两鬓春新，双眸月满。试泛碧流，详披青简。李时珍曰，木小而岑高，故又名梣皮。"[38]

《得配本草》卷七："秦皮，苦瓠、防癸、大戟为之使。恶吴茱萸。苦，寒、涩。入足厥阴、少阴经。治下痢崩带，疗风寒湿痹，祛肝热，点白膜（煎汁澄清，频点自效。秦皮能达木郁，木不郁则诸症悉除）。"[39]

《本草撮要》卷二："秦皮，味苦涩，入足厥阴少阳经。功专治风寒湿痹。得黄连、阿胶、白头翁治产后下痢，以秦皮煎汤。日日温洗。治赤眼生翳效。细辛、大戟为使。恶吴茱萸。"[40]

《本草便读·木部》："秦皮，味苦气寒，色青性涩。主少阳协热之痢疾，逐水行皮，洗厥阴湿火之阳邪，祛风明目（秦皮浸水色青，书纸不落，且不沾水，故入肝胆二经。以其性寒也，故专清肝胆之湿火。其主治一切之病，皆由肝胆湿火所致。至能益精者，亦邪热去则精自益耳）。"[41]

《植物名实图考》卷三十三："秦皮，本经中品。树似檀，取皮渍水便碧色，书纸看之红白喜事青。湖南呼为秤星树，以其皮有白点如秤星，故名。"[42]

《中药志》："秦皮　本品为常用中药。商品为木樨科植物尖叶、大叶、白蜡树或宿柱的干燥枝皮或干皮。……【原植物】1. 尾叶　别名：尖叶白蜡树、尾叶、山蜡树（陕西）。Fraxinus stylosa Lingelsh.（F. chinensis Roxb. var. acuminata Lingelsh. F. caudata J. L. Wu）——木樨科 Oleaceae. 2. 大叶　别名：苦枥白蜡树、花曲柳（辽宁、吉林、黑龙江）。F. rhynchophylla Hance（F. chinensis Roxb. var. rhynchophylla（Hance）Hemsl.，F. hopeiensis Tang）——木樨科 Oleaceae. 3. 白蜡树　F. chinensis Roxb. ——木樨科 Oleaceae . 4. 宿柱　F. stylosa Lingelsh.（F. fallax Lingelsh.）——木樨科 Oleaceae."[13]

《中药材手册》："秦皮（《纲目》列入木部乔木类）　本品为木犀科植物苦枥白蜡树 Fraxinus rhynchophyua Hance、白蜡树 Fraxinus chinensis Roxb、类叶白蜡树 Fraxinus chinensis Roxb. var. acuminata Lingelsh. 或宿柱白蜡树 Fraxinus stylosa Lingelsh. 的干燥枝皮或干皮。原植物系落叶乔木，多为野生。另外，有的地区却有以核桃楸皮作秦皮入药，应注意鉴别。【别名】梣皮（上海、吉林）。"[14]

《全国中草药汇编》："秦皮　别名：梣皮。来源：为木犀科　属植物尖叶　Fraxinus szaboana Lingelsh.［F. chinensis Roxb. var. acuminata Lingelsh.；F. caudata J. L. Wu；F. medicinalis S. S. Sun；F. longicuspis auct. non Sieb. et Zucc.］、大叶　Fraxinus rhynchophylla Hance［F. chinensis Roxb. var. rhynchophylla（Hance）Hemsl.，F. hopeiensis Tang；F. obovata auct. non Blume］和白蜡树　F. chinensis Roxb. 以树皮入药。"[15]

《中药大辞典》："秦皮《本经》【异名】岑皮《淮南万毕术》，梣皮《别录》，樊槻皮（陶弘景），秦白皮《药性论》，蜡树皮《中药志》，苦榴皮《全展选编·皮肤病》。【基原】为木犀科植物苦枥白蜡树、小叶白蜡树或秦岭白蜡树的树皮。【原植物】①苦枥白蜡树 Fraxinus rhynchophyua Hance　又名：木《淮南子》，苦历木《淮南子》高诱注），石檀《别录》，苦树《唐本草》，盆桂《日华子本草》，樊鸡木《集韵》，秦木《纲目》，秤星树《植物名实图考》，大叶、大叶白蜡树、花曲柳。②小叶白蜡树 Fraxinus bungeana DC. ③

秦岭白蜡树 Fraxinus paxinan Lingelsh."[9]

《中医大辞典·中药分册》:"秦皮　见《神农本草经》。又名蜡树皮、苦榴皮、梣皮。为木犀科植物苦枥白蜡树 Fraxinus rhynchophyua Hance 或白蜡树 F. chinensis Roxb. 等的树皮。"[10]

《中国医学百科全书·中医学》:"秦皮　始载于《神农本草经》。又名梣皮。为木犀科植物苦枥白蜡树 Fraxinus rhynchophyua Hance、白蜡树 F. chinensis Roxb. 等数种同属植物的枝皮或干皮。"[11]

《全国中药炮制规范》:"秦皮　[处方用名] 秦皮。【来源】本品为木犀科植物苦枥白蜡树 Fraxinus rhynchophyua Hance、白蜡树 Fraxinus chinensis Roxb 或宿柱白蜡树 Fraxinus stylosa Lingelsh. 的干燥枝皮或干皮。多系野生。主产于陕西、河北、河南、山西、辽宁、吉林等地。春、秋二季剥取,干燥。药材以条长呈筒状、皮薄而光滑者为佳。"[16]

《中国药材学》:"秦皮　【别名】梣皮,蜡树皮,秦白皮。【来源】本品为木犀科植物苦枥白蜡树(大叶白蜡树) Fraxinus rhynchophyua Hance [F. chinensis Roxb. var. rhynchophylla (Hance) Hemsl.]、尖叶白蜡树 F. szaboana Lingelsh. (F. chinensis Roxb. var. acuminata Lingelsh.)、宿柱白蜡树 F. stylosa Lingelsh. 或白蜡树 F. chinensis Foxb. 的树皮。"[17]

《中国中医药学主题词表》:"秦皮 Cortex fraxini　为木犀科植物苦枥白蜡树、小叶白蜡树或秦岭白蜡树的树皮;属固涩药(中药)和清热燥湿药。C 梣属;D 苦枥白蜡树。"[12]

《普通高等教育中医药类规划教材·中药学》:"秦皮《本经》为木犀科落叶乔木植物苦枥白蜡树 Fraxinus rhynchophyua Hance 或白蜡树 Fraxinus chinensis Roxb. 的茎皮。产于吉林、辽宁及河南等地。春秋两季剥取干皮,晒干,生用。"[8]

《中华本草》:"秦皮《本经》【异名】岑皮《吴普本草》,梣皮《别录》,樊槻皮《本草经集注》,秦白皮《药性论》,桪木皮《本草拾遗》,蜡树皮《中药志》……【来源】为木犀科植物大叶、尖叶、白蜡树和宿柱的树皮。【原植物】1. 大叶 Fraxinus rhynchophyua Hance [F. chinensis Roxb. var. rhynchophylla (Hance) Hemsl.]　又名:木《淮南子》,苦历木(《淮南子》高诱注),石檀《别录》,苦树《新修本草》,盆桂《日华子》,樊鸡木《集韵》,秦木《纲目》,秤星树《植物名实图考》,花曲柳《东北木本草植物图鉴》,苦枥白蜡树《中药志》,见水蓝《云南种子植物名录》。2. 尖叶 Fraxinus szaboana Lingelsh. [F. chinensis Roxb. var. acuminata Lingelsh.; F. caudata J. L. Wu; F. rhynchophylla Hance var. Huashanensis J. L. Wu et Z. W. Xie]　又名:尖叶白蜡树《中国树木分类学》,尾叶《武汉植物研究》。3. 白蜡树 Fraxinus chinensis Roxb [F. chinensis Roxb. var. rotundato Lingelsh.]　又名:《淮南子》,白木(浙江),水白蜡(云南)。4. 宿柱 Fraxinus stylosa Lingelsh. [F. fallax Lingelsh.]　又名:宿柱白蜡树、户县白蜡树《秦岭植物志》。"[18]

《中华人民共和国药典》:"秦皮 Cortex fraxini　本品为木犀科植物苦枥白蜡树 Fraxinus rhynchophyua Hance、白蜡树 Fraxinus chinensis Roxb、尖叶白蜡树 Fraxinus szaboana Lingelsh. 或宿柱白蜡树 Fraxinus stylosa Lingelsh. 的干燥枝皮或干皮。春、秋二季剥取,晒干。"[7]

5　参考文献

1　汉・神农本草经．清顾观光重辑本．北京：人民卫生出版社，1955，67
2　南北朝・陶弘景．本草经集注．北京：人民卫生出版社，1994，293
3　唐・苏敬等撰．新修本草．合肥：安徽科学技术出版社，1981，328
4　宋・唐慎微．证类本草．北京：人民卫生出版社，1957，325
5　明・李时珍．本草纲目．北京：人民卫生出版社，1982，2011
6　清・吴仪洛．本草从新．北京：中医古籍出版社，2001，114
7　国家药典委员会．中华人民共和国药典．一部．北京：化学工业出版社，2000，223
8　雷载权主编．普通高等教育中医药类规划教材・中药学．上海：上海科学技术出版社，1995，64
9　江苏新医学院．中药大辞典．上海：上海科学技术出版社，1977，1767
10　《中医大辞典》编辑委员会．中医大辞典・中药分册．北京：人民卫生出版社，1982，277
11　《中医学》编辑委员会．中国医学百科全书・中医学．上海：上海科学技术出版社，1997，994
12　吴兰成主编．中国中医药学主题词表．北京：中医古籍出版社，1996，293
13　中国医学科学院药物研究所等．中药志．第五册．北京：人民卫生出版社，1993，471
14　中华人民共和国卫生部药政管理局．中药材手册．北京：人民卫生出版社，1998，564
15　《全国中草药汇编》编写组．全国中草药汇编．上册．北京：人民卫生出版社，1996，688
16　中华人民共和国卫生部药政管理局．全国中药炮制规范．北京：人民卫生出版社，1988，289
17　徐国钧等主编．中国药材学．北京：中国医药科技出版社，1996，828
18　国家中医药管理局《中华本草》编委会．中华本草．第六册．上海：上海科学技术出版社，1999，163
19　魏晋・名医别录．北京：人民卫生出版社，1986，137
20　南北朝・雷敩．雷公炮炙论．上海：上海中医学院出版社，1986，60
21　唐・孙思邈．千金翼方．北京：人民卫生出版社，1955，37
22　宋・苏颂．本草图经．合肥：安徽科学技术出版社，1994，369
23　金・李杲．珍珠囊药性赋．清康熙三十二年文武堂刻本
24　元・王好古．汤液本草．见：景印文渊阁四库全书（745）．北京：中医古籍出版社，1986，987
25　明・刘文泰．本草品汇精要．北京：人民卫生出版社，1982，509
26　明・刘文泰．本草品汇精要．北京：人民卫生出版社，1982，579
27　明・陈嘉谟．本草蒙筌．北京：人民卫生出版社，1988，231
28　明・李中梓．雷公炮制药性解．见：中国医学大成（二）．长沙：岳麓书社，1990，155
29　明・卢之颐．本草乘雅半偈．北京：人民卫生出版社，1986，282
30　清・汪昂．本草易读．北京：人民卫生出版社，1987
31　清・汪昂．本草备要．北京：中国中医药出版社，1998，152
32　清・张璐．本经逢原．上海：上海科学技术出版社，1959，175
33　清・张志聪．本草崇原．北京：中国中医药出版社，1992，93
34　清・沈金鳌．要药分剂．上海：上海科学技术出版社，1959，218
35　清・黄宫绣．本草求真．上海：上海科学技术出版社，1959，177
36　清・姚澜．本草分经．上海：上海科学技术出版社，1989
37　清・杨时泰．本草述钩元．上海：科技卫生出版社，1958，497
39　清・严西亭．得配本草．上海：上海卫生出版社，1957，15
40　清・陈其瑞．本草撮要．见：珍本医书集成（二）．上海：上海科学技术出版社，1985，38
41　清・张秉成．本草便读．上海：上海卫生出版社，1957

42 清·吴其浚. 植物名实图考. 北京：中华书局，1963，779
43 三国·吴普. 吴普本草. 北京：人民卫生出版社，1987，63

349 珠子参
Zhuzishen
Rhizoma Panacis Majoris

1 定名依据

1.1 正名

1.1.1 汉文名：珠子参［五加科植物珠子参 Panax japonicus C. A. Mey. var. major (Burk.) C. Y. Wu et K. M. Feng 或羽叶三七 Panax japonicus C. A. Mey. var. bipinnatifidus (Seem.) C. Y. Wu et K. M. Feng 的干燥根茎］。

1.1.2 英文名：largeleaf Japanese ginseng rhizome.

1.2 依据

1.2.1 定名的文献依据

1.2.1.1 《中药志》："珠子参 本品为云南、西藏地区的常用中草药。商品为五加科植物珠子参的根茎。……【原植物】珠子参 别名：疙瘩七、土三七（云南），钮子七（陕西、甘肃、四川），扣子七（西藏、四川、湖北）。Panax japonicus C. A. Mey. var. major (Burk.) C. Y. Wu et K. M. Feng［Panax major (Burk.) Ting.］——五加科 Araliaceae."[1]

1.2.1.2 《中国中医药学主题词表》："珠子参 Codonopsis convolvulacea 属五加科；属补阴药和止血药（中药）。"[2]

1.2.1.3 《中华人民共和国药典》："珠子参 Rhizoma panacis majoris 本品为五加科植物珠子参 Panax japonicus C. A. Mey. var. major (Burk.) C. Y. Wu et K. M. Feng 或羽叶三七 Panax japonicus C. A. Mey. var. bipinnatifidus (Seem.) C. Y. Wu et K. M. Feng 的干燥根茎。秋季采挖，除去粗皮及须根，干燥；或蒸（煮）透后干燥。"[3]

1.2.2 定名选择的理由

珠子参 Rhizoma panacis majoris，系五加科植物珠子参 Panax japonicus C. A. Mey. var. major (Burk.) C. Y. Wu et K. M. Feng 或羽叶三七 Panax japonicus C. A. Mey. var. bipinnatifidus (Seem.) C. Y. Wu et K. M. Feng 的干燥根茎。"珠子参"作为本品正名古代文献未见记载，现代文献中我国最新出版的《中华人民共和国药典》以"珠子参"作为本品正名。已经广泛应用于中医药学文献的标引和检索的《中国中医药学主题词表》也以"珠子参"作为本品的正式主题词。现代本草著作如《中药志》等虽记载了不少本品各地的俗称，但也以"珠子参"作为本品的正名。《中华人民共和国药典》系国家药品标准，以"珠子参"为本品正名符合协调一致的定名原则。

1.3 与正名等效的名词：无。

2 源流考释

珠子参［五加科植物珠子参 Panax japonicus C. A. Mey. var. major (Burk.) C. Y. Wu et K. M. Feng 或羽叶三七 Panax japonicus C. A. Mey. var. bipinnatifidus (Seem.) C. Y. Wu et K. M. Feng 的干燥根茎］，原称“珠儿参”，始见于清·吴仪洛《本草从新》卷一：“珠儿参，补气、除肺火。苦寒微甘，味厚体重。补肺降火，肺热者宜之。脏寒者服之，即作腹痛。郁火服，。火不透发，反生寒热。其性大约与西洋人参相同。不过清热之功，热去则火不刑金，而肺脏受益，非真能补也。出闽中。须多去皮，再用滚水泡。以其苦劣之味在外皮，近中心则苦味减而稍甘。”[4] 其后的本草著作清·赵学敏《本草纲目拾遗》[5]，清·姚澜《本草分经》[6] 则以“珠参”为正名记载本品，如清·赵学敏《本草纲目拾遗》卷三：“珠参，金沙江志：产东川者，味似参，较苦。本草从新云：出闽中，以大而明透者佳，须多去皮，滚水泡过，然后可用。因其苦劣之味皆在外边，近中心则苦减而稍甘。书影丛说：云南姚安府亦产人参，其形扁而圆，谓之珠儿参。药性考：珠儿参根马荠苊同。”[5] 清·姚澜《本草分经·原例》：“珠参，苦寒微甘，补气降肺火，肺热有火者宜之。”[6]

现代有关著作有的沿用清·吴仪洛《本草从新》的记载以“珠儿参”作为本品正名，如《中药大辞典》[7]、《中医大辞典·中药分册》[8]、《中国医学百科全书·中医学》[9]、《中华本草》[10]、有的以“钮子七”为正名，如《全国中草药汇编》[11]，但《中药志》[1]、《中华人民共和国药典》[3]、《中国中医药学主题词表》[2] 则以“珠子参”为正名，同时现代文献还记载本品的俗称有“大叶三七”、“竹节人参”、“扣子七”、“盘七”、“疙瘩七”《全国中草药汇编》[11]，“雪三七”《中药大辞典》[7]，“竹鞭三七”、“土三七”、“野三七”、“带节参三七”《中华本草》[10] 等。还记载有本品原植物“珠子参”的异名“疙瘩七”、“土三七”、“钮子七”、“扣子七”《中药志》[1]，“珠儿参”、“大叶三七”、“秀丽假人参”《中华本草》[10] 等。

3 附录

3.1 又称：无。

3.2 俗称：钮子七、扣子七（四川），竹鞭三七（湖南），土三七、盘七、野三七、带节参三七（云南），疙瘩七，大叶三七，竹节人参，雪三七。

3.3 曾称：珠儿参《本草从新》，珠参《本草纲目拾遗》。

3.4 原植物名称：珠子参，疙瘩七、土三七（云南），钮子七（陕西、甘肃、四川），扣子七（西藏、四川、湖北）；珠儿参，大叶三七，秀丽假人参。

4 文献通考

《本草从新》卷一：“珠儿参，补气、除肺火。苦寒微甘，味厚体重。补肺降火，肺热者宜之。脏寒者服之，即作腹痛。郁火服之，火不透发，反生寒热。其性大约与西洋人参相同。不过清热之功，热去则火不刑，。而肺脏受益，非真能补也。出闽中。须多去皮，再用滚水泡。以其苦劣之味在外，近中心则苦味减而稍甘。”[4]

《本草纲目拾遗》卷三：“珠参，金沙江志：产东川者，味似参，较苦。本草从新云：

出闽中，以大而明透者佳，须多去皮，滚水泡过，然后可用。因其苦劣之味皆在外边，近中心则苦减而稍甘。书影丛说：云南姚安府亦产人参，其形扁而圆，谓之珠儿参。药性考：珠儿参根马荠苊同。”[5]

《本草分经·原例》：“珠参，苦寒微甘，补气降肺火，肺热有火者宜之。”[6]

《中药志》：“珠子参　本品为云南、西藏地区的常用中草药。商品为五加科植物珠子参的根茎。……【原植物】珠子参　别名：疙瘩七、土三七（云南），钮子七（陕西、甘肃、四川），扣子七（西藏、四川、湖北）。Panax japonicus C. A. Mey. var. major (Burk.) C. Y. Wu et K. M. Feng［Panax major (Burk.) Ting］——五加科 Araliaceae.”[1]

《全国中草药汇编》：“钮子七，别名：珠子参、大叶三七、竹节人参、扣子七、疙瘩七、盘七。来源：为五加科人参属植物大叶三七 Panax japonicus C. A. Mey. var. major (Burk.) C. Y. Wu et K. M. Feng ex C. Chow et al.［P. major (Burk.) Ting］，以根状茎入药。叶称‘七叶子’。”[11]

《中药大辞典》：“珠儿参《本草从新》【异名】珠参《纲目拾遗》，珠子参、疙瘩七《中药形性经验鉴别法》，雪三七《中药材品种论述》，钮子七、扣子七《民间常用草药汇编》。【基原】为五加科植物大叶三七根茎 Panax pseudo - ginseng Wall. var. japonicus (C. A. Mey.) Hoo et Tseng 的呈串珠状的根茎。原植物详“竹节三七”条。”[7]

《中医大辞典·中药分册》：“珠儿参　出《本草从新》。又名珠参、钮子七。为五加科植物珠子参 Panax japonicus C. A. Mey. var. major (Burk.) C. Y. Wu et K. M. Feng 呈串珠状的根茎。”[8]

《中国医学百科全书·中医学》：“珠儿参　始载于《本草从新》。又名珠参、钮子七、雪三七。为五加科植物珠子参 Panax japonicus C. A. Mey. var. major (Burk.) C. Y. Wu et K. M. Feng 的根茎。”[9]

《中国中医药学主题词表》：“珠子参 Codonopsis convolvulacea　属五加科；属补阴药和止血药（中药）。”[2]

《中华本草》：“珠儿参《本草从新》【异名】珠参《纲目拾遗》，钮子七、扣子七《四川中药志》，竹鞭三七《湖南药物志》，疙瘩七、珠子参、土三七、盘七、野三七《云南中草药》，带节参三七（云南大理）……【来源】为五加科植物珠儿参的根茎。【原植物】珠儿参 Panax japonicus C. A. Mey. var. major (Burk.) C. Y. Wu et K. M. Feng［P. pseudo - ginseng Wall. var. major (Burk.) Li；P. pseudo - ginseng Wall. var. elegantior (Burk.) Hoo et Tseng］　又名：大叶三七《中国高等植物图鉴》，秀丽假人参《中国植物志》。”[10]

《中华人民共和国药典》：“珠子参 Rhizoma panacis majoris　本品为五加科植物珠子参 Panax japonicus C. A. Mey. var. major (Burk.) C. Y. Wu et K. M. Feng 或羽叶三七 Panax japonicus C. A. Mey. var. bipinnatifidus (Seem.) C. Y. Wu et K. M. Feng 的干燥根茎。秋季采挖，除去粗皮及须根，干燥；或蒸（煮）透后干燥。”[3]

5　参考文献

1　中国医学科学院药物研究所等. 中药志. 第一册. 北京：人民卫生出版社，1993，21

2　吴兰成主编．中国中医药学主题词表．北京：中医古籍出版社，1996，605
3　国家药典委员会．中华人民共和国药典．一部．北京：化学工业出版社，2000，224
4　清・吴仪洛．本草从新．北京：中医古籍出版社，2001，4
5　清・赵学敏．本草纲目拾遗．北京：人民卫生出版社，1983，62
6　清・姚澜．本草分经．上海：上海科学技术出版社，1989
7　江苏新医学院．中药大辞典．上海：上海科学技术出版社，1977，1759
8　《中医大辞典》编辑委员会．中医大辞典・中药分册．北京：人民卫生出版社，1982，277
9　《中医学》编辑委员会．中国医学百科全书・中医学．上海：上海科学技术出版社，1997，1133
10　国家中医药管理局《中华本草》编委会．中华本草．第五册．上海：上海科学技术出版社，1999，836
11　《全国中草药汇编》编写组．全国中草药汇编．上册．北京：人民卫生出版社，1996，652

350　蚕沙（原晚蚕砂）

Cansha

Faeces Bombycis

1　定名依据

1.1　正名

1.1.1　汉文名：蚕沙（蚕蛾科动物家蚕蛾 Bombyx mori L. 幼虫的干燥粪便）。

1.1.2　英文名：silkworm droppings.

1.2　依据

1.2.1　定名的文献依据

1.2.1.1　《名医别录》卷二："原蚕蛾，雄者，有小毒。主益精气，强阴道，交接不倦，亦止精。屎，温，无毒。主治肠鸣，热中，消渴，风痹，瘾疹。"[1]

1.2.1.2　《本草经集注・虫兽三品》："原蚕蛾，雄者有小毒。主益精气，强阴道，交接不倦，亦止精。屎：温，无毒。主肠鸣，热中，消渴，风痹，瘾疹。原蚕是重养者，世呼为魏蚕。道家用其蛾止精，其翁茧入术用。屎，名蚕沙，多入诸方用，不但熨风而已也。"[2]

1.2.1.3　《本草通玄》卷下："蚕沙，熨风痹及一切关节皮肤。其性温燥，能胜风去湿。麻油浸研，主烂弦风眼。"[3]

1.2.1.4　《本草易读》卷七："蚕沙，原蚕者良。乃第二番蚕也。甘，辛，温，无毒。祛风除湿，散瘀破癥；止崩通经，解渴消疹。炒热熨偏风瘫痪，手足不遂，腰脚痿软，皮肤顽痹。炒黄浸酒亦良。"[4]

1.2.1.5　《本经逢原》卷四："蚕沙，甘辛温，无毒。微炒用。发明，蚕沙疗风湿之专药。有人病风痹用此，焙熟，绢包熨之。治烂弦风眼，以麻油浸蚕砂二三宿，研细涂患处，过宿即愈。"[5]

1.2.1.6　《本草求真》卷三："蚕沙（卵生）。宣皮肤风湿。蚕沙（专入肝脾。兼入胃）。即晚蚕所出之屎也。玩书所著治功，多有袪风除湿之能。所述治症，多是肢节不遂，皮肤顽痹，腰膝冷痛，冷血瘀血。”[6]

1.2.1.7 《中药志》：“蚕沙 Faeces Bombycum 别名：蚕屎（山东、山西）、二蚕沙、晚蚕沙（江苏、浙江），晚蚕矢（河北），原蚕沙、蚕粪（浙江）。主产于浙江、四川、河南、江苏、湖南、辽宁、云南、广东、安徽、甘肃、湖北、山东等地。”[7]

1.2.1.8 《普通高等教育中医药类规划教材·中药学》：“蚕沙《别录》为蚕蛾科昆虫家蚕蛾 Bombyx mori Linnaeus 幼虫的粪便。育蚕地区皆产，以江苏、浙江产量最多。6~8月收集，以二眠到三眠时的粪便为主，收集后晒干，簸净泥土，除去轻粒及桑叶碎屑。生用。”[8]

1.2.1.9 《中华本草》：“蚕沙《本草经集注》【异名】原蚕屎《别录》，晚蚕沙《斗门方》，蚕砂《医学入门·本草》，原蚕沙《纲目》，马鸣肝《东医宝鉴·汤液》，晚蚕矢《本草备要》，二蚕沙《江苏药材志》，蚕屎《全国中草药汇编》。【来源】为蚕蛾科动物家蚕蛾 Bombyx mori L. 幼虫的干燥粪便。【原植物】参见‘原蚕蛾’条。”[9]

1.2.2 定名选择的理由

1.2.2.1 蚕沙 Faeces bombycis，系蚕蛾科动物家蚕蛾 Bombyx mori L. 幼虫的干燥粪便。本品始载于魏晋《名医别录》，但无明确药名。“蚕沙”始载于南北朝·陶弘景《本草经集注》，为本品药名的最早记载。

1.2.2.2 明·李中梓《本草通玄》前本品均附在“原蚕蛾”项下介绍，《本草通玄》最早把本品单列，并以“蚕沙”为正名，其后大多本草即沿用“蚕沙”记载，如清·汪昂《本草易读》、张璐《本经逢原》、黄宫绣《本草求真》等。

1.2.2.3 我国最新出版的《普通高等教育中医药类规划教材·中药学》、《中华本草》以及《中药志》均以“蚕沙”为正名。《普通高等教育中医药类规划教材·中药学》影响甚大，普及面广，以“蚕沙”作为本品正名便于达到共识。

1.3 与正名等效的名词：无。

2 源流考释

蚕沙（蚕蛾科动物家蚕蛾 Bombyx mori L. 幼虫的干燥粪便），始载于魏晋《名医别录》。如该书在“原蚕蛾”项下曰：“原蚕蛾，雄者，有小毒。主益精气，强阴道，交接不倦，亦止精。屎，温，无毒。主治肠鸣，热中，消渴，风痹，瘾疹。”[1]其后的本草著作多在“原蚕蛾”或“原蚕”项下介绍本品，如南北朝·陶弘景《本草经集注》[2]，宋·唐慎微《证类本草》[10]，明·刘文泰《本草品汇精要》[11]、李时珍《本草纲目》[12]等。

“蚕沙”之名始见于《本草经集注·虫兽三品》：“原蚕蛾，雄者有小毒。主益精气，强阴道，交接不倦，亦止精。屎：温，无毒。主肠鸣，热中，消渴，风痹，瘾疹。原蚕是重养者，世呼为魏蚕。道家用其蛾止精，其翁茧入术用。屎，名蚕沙，多入诸方用，不但熨风而已也。”[2]“蚕沙”作为本草正名始见于明·李中梓《本草通玄》卷下：“蚕沙，熨风痹及一切关节皮肤。其性温燥，能胜风去湿。麻油浸研，主烂弦风眼。”[3]这也是单列后的最早正名。其后的本草著作有的以“原蚕沙”为正名。如清·张志聪《本草崇原》[13]、汪昂《本草备要》[14]、陈其瑞《本草撮要》[15]等；有的以“晚蚕砂”为正名，如清·蒋居祉《本草择要纲目》[16]；有的在“晚蚕蛾”条下介绍本品，如陈士铎《本草新编》[17]等；有的以“原蚕砂”为正名，如清·吴仪洛《本草从新》[18]、姚澜《本草分经》[19]等；但多数本草则沿用《本草通玄》以“蚕沙”为正名记载本品，如清·汪昂《本草易读》[4]、张璐《本经逢原》[5]、黄宫绣《本草求真》[6]等。

古代著作中记载的本品异名有“原蚕屎”《本草拾遗》[10]，“晚蚕沙”《斗门方》，“蚕砂”《医学入门》[20]，“原蚕沙”《本草纲目》[12]，“晚蚕砂”《本草择要纲目》[16]，“晚蚕矢”《本草备要》[14]，“原蚕砂”《本草从新》[18]等。如《证类本草》卷二十一：”今按：陈藏器本草云：原蚕屎，一名蚕沙，净收，取晒干，炒令黄，袋盛浸酒，去风，缓诸节不随，皮肤顽痹，腹内宿冷，冷血瘀血，腰脚疼冷。……斗门方：始渴疾。用晚蚕沙，焙干为末。冷水下二钱，不过数服。”[10]《医学入门》卷三：“伤寒用药赋，太阳无汗寒伤荣，腊月麻黄汤为最……蒸汗法：先须烧地令热，以水洒之，取蚕砂、柏叶、桃叶、糠麸，皆铺烧地上……《百问》载范云用之，后二年卒死。”[20]《本草纲目》卷三十九：“原蚕《别录·中品》。【释名】晚蚕《日华》、魏蚕《方言》、夏蚕《广志》、热蚕。……原蚕沙，颂曰：蚕砂、蚕蛾，皆用晚出者良。时珍曰：蚕沙用晒干，淘净再晒，可久收不坏。【气味】甘、辛，温，无毒。时珍曰：伏硇砂、焰硝、粉霜。【主治】肠鸣，热中消渴，风痹瘾疹《别录》。”[12]《本草择要纲目·温性药品》：“晚蚕砂（晒干淘净再晒，可久收不坏）。【气味】甘辛，温，无毒。【主治】肠鸣，热中消渴。……故主疗风湿之病也。”[16]《本草备要·鳞介鱼虫部》：“原蚕沙（燥湿，去风。……郑奠一令日服晚蚕沙五钱，尽一二斗，久之乃退）。晚蚕矢也，淘净晒干。”[14]《本草从新》卷十七：“原蚕砂，燥湿去风。蚕食而不饮。属火性燥。燥能去风胜湿（经曰：燥胜风、燥属金、风属木也）。其砂辛甘而温。炒黄浸酒。治风湿为病。支节不随。皮肤顽痹。腰脚冷痛。冷血瘀血。炒热熨患处。亦良。”[18]

现代有关著作有的以“蚕沙”作为本品正名，如《中药志》[7]、《普通高等教育中医药类规划教材·中药学》[8]、《中华本草》[9]；有的以“蚕砂”为正名，如《中药材手册》[21]、《全国中草药汇编》[22]、《全国中药炮制规范》[23]；有的以“原蚕沙”为正名，如《中药大辞典》[24]、《中国医学百科全书·中医学》[25]；有的以“晚蚕沙”为正名，如《中医大辞典·中药分册》[26]等。同时尚记载有“蚕屎”、“二蚕沙”、“蚕粪”《中药志》[7]，“马鸣肝”《中药大辞典》[24]等各地的俗称。

3　附录

3.1　又称：无。
3.2　俗称：蚕屎（山东、山西），二蚕沙（江苏、浙江），蚕粪（浙江），马鸣肝。
3.3　曾称：原蚕屎《本草拾遗》，晚蚕沙《斗门方》，蚕砂《医学入门》，原蚕沙《本草纲目》，晚蚕砂《本草择要纲目》，晚蚕矢《本草备要》，原蚕砂《本草从新》。

4　文献通考

《名医别录》卷二：“原蚕蛾，雄者，有小毒。主益精气，强阴道，交接不倦，亦止精。屎，温，无毒。主治肠鸣，热中，消渴，风痹，瘾疹。”[1]

《本草经集注·虫兽三品》：“原蚕蛾，雄者有小毒。主益精气，强阴道，交接不倦，亦止精。屎：温，无毒。主肠鸣，热中，消渴，风痹，瘾疹。原蚕是重养者，世呼为魏蚕。道家用其蛾止精，其翁茧入术用。屎，名蚕沙，多入诸方用，不但熨风而已也。"[2]

《证类本草》卷二十一："原蚕蛾，雄者，有小毒。主益精气，强阴道，交接不倦，亦止精……今按：陈藏器本草云：原蚕屎，一名蚕沙，净收，取晒干，炒令黄，袋盛浸酒，去风，缓诸节不随，皮肤顽痹，腹内宿冷，冷血瘀血，腰脚疼冷。炒令热，袋盛热熨之，主偏风，筋骨瘫缓，手足不随及腰脚软，皮肤顽痹……斗门方：始渴疾。用晚蚕沙，焙干为末。冷水下二钱，不过数服。"[10]

《本草品汇精要》卷三十："原蚕蛾，雄者有小毒，附蚕砂，无毒，化生。原蚕蛾，主益精气，强阴道，交接不倦，亦止精。屎，温，主肠鸣，热中，消渴，风痹，瘾疹（《名医》所录）。【名】晚蚕蛾、魏蚕、夏蚕、热蚕。"[11]

《医学入门》卷三："伤寒用药赋，太阳无汗寒伤荣，腊月麻黄汤为最……陶氏再造散：人参、黄芪、桂枝、甘草、附子、细辛、羌活、防风、川芎、煨生姜，夏月加黄芩、石膏、枣二枚煎，再加炒芍药一撮，煎三沸，温服。治亡阳证。阳虚不能作汗，误用重汤，火劫取汗者，死。蒸汗法：先须烧地令热，以水洒之，取蚕砂、柏叶、桃叶、糠麸，皆铺烧地上，令侧掌许，然后铺席，令病人当卧其上，以被覆之，移时汗出周身至足心，用藁本末扑之，上床而睡。此法取汗虽易，《百问》载范云用之，后二年卒死。"[20]

《本草纲目》卷三十九："原蚕《别录·中品》。【释名】晚蚕《日华》、魏蚕《方言》、夏蚕《广志》、热蚕。……原蚕沙，颂曰：蚕砂、蚕蛾，皆用晚出者良。时珍曰：蚕沙用晒干，淘净再晒，可久收不坏。【气味】甘、辛，温，无毒。时珍曰：伏硇砂、焰硝、粉霜。【主治】肠鸣，热中消渴，风痹瘾疹《别录》。"[12]

《本草征要》卷三："蚕沙，味甘、辛。性温。入脾、胃、肝三经。去风燥湿，经络宣通。导胃肠湿浊，治关节痹痛。既可内服，又作熨用。治霍乱之蚕矢汤，治湿热痹之宣痹汤皆有效之名方也。"[3]

《本草崇原》卷中："原蚕沙（附），气味甘，辛温，无毒。主治肠鸣，热中消渴，风痹，隐疹（《别录》附）。（原蚕，晚蚕之母蚕也，故名原蚕，在头蚕之前先养数百，出蛾生子，俟头蚕茧后，然后育此子，为二蚕。是原蚕先得桑叶始发之纯情，故去风、清热、续绝之功最大，此砂极少。日华子释原蚕为晚蚕，此误释也。原蚕砂难得，今医俱用晚蚕砂。夫晚蚕即原蚕所育之二蚕也，与其用原蚕所育之二蚕，不若竟用头蚕之砂矣。品虽闲冷，不可不知。）"[13]

《本草择要纲目·温性药品》："晚蚕砂（晒干淘净再晒，可久收不坏）【气味】甘辛，温，无毒。【主治】肠鸣，热中消渴，风痹瘾疹。炒黄袋盛浸酒，去风缓诸节不随，皮肤顽痹，冷血瘀血，腰脚冷疼，及妇人血崩、头风、风赤眼。去风除湿，盖蚕属火，其性燥，燥能胜风去湿，故主疗风湿之病也。"[16]

《本草新编》卷五："晚蚕蛾（蚕沙），气温，微咸，略有小毒。其性最淫，强阳道，交接不倦，益精气，禁固难来。敷诸疮灭瘢，止尿血，暖肾。蚕沙，即晚蚕之屎，其性亦温，治湿痹、瘾疹、瘫风，主肠鸣热中泄泻。按晚蚕蛾胜于春蚕者，以其性淫也。务须择雄者用之，雌则无效。盖雄则气温，勤于交合，敏于生育故耳。但亦宜丸散，而不宜汤剂，嫌其过于动也。"[17]

《本草易读》卷七："蚕沙，原蚕者良。乃第二番蚕也。甘，辛，温，无毒。祛风除湿，散瘀破癥；止崩通经，解渴消疹。炒热熨偏风瘫痪，手足不遂，腰脚痿软，皮肤顽痹。炒黄浸酒亦良。”[4]

《本草备要·鳞介鱼虫部》：“原蚕沙，燥湿，去风。蚕食而不饮，属火性燥，燥能去风胜湿（经曰：燥胜风，燥属金，风属木也）其沙辛甘而温。炒黄浸酒，治风湿为病，支节不随，皮肤顽痹，腰脚冷痛，冷血瘀血（史国公药酒中用之）。炒热，熨患处亦良（寇宗奭曰：醇酒三升，拌蚕沙五升，蒸热铺暖室席上，令患冷风气痹人以患处就卧，厚复取汗。不愈，间日再作，须防昏闷）。麻油调敷，治烂弦风眼（目上下胞属脾。脾有风湿，则虫生弦烂。又新瓦炙，为末，少加雄黄，麻油调敷，治蛇串疮。有人食乌梢蛇，浑身变黑，渐生鳞甲，见者惊缩。郑奠一令日服晚蚕沙五钱，尽一二斗，久之乃退）。晚蚕矢也，淘净晒干。”[14]

《本经逢原》卷四：“蚕沙，甘辛温，无毒。微炒用。发明，蚕沙疗风湿之专药。有人病风痹用此，焙熟，绢包熨之。治烂弦风眼，以麻油浸蚕砂二三宿，研细涂患处，过宿即愈。蚕砂置酒坛上泥好，色清味美。然惟晚者为良。早蚕者不堪入药，以饲时火烘，故有毒也。”[5]

《本草从新》卷十七：“原蚕砂，燥湿去风。蚕食而不饮，属火性燥，燥能去风胜湿。（经曰：燥胜风、燥属金、风属木也。）其砂辛甘而温，炒黄浸酒，治风湿为病，支节不随，皮肤顽痹，腰脚冷痛，冷血瘀血。炒热熨患处，亦良。”[18]

《本草求真》卷三：“蚕沙（卵生），宣皮肤风湿。蚕沙（专入肝脾。兼入胃），即晚蚕所出之屎也。玩书所著治功，多有祛风除湿之能。所述治症，多是肢节不遂，皮肤顽痹，腰膝冷痛，冷血瘀血，肠鸣消渴，烂弦风眼。缘蚕食而不饮，其食出则气燥，燥则可以胜湿去风。凡一切皮肤等疾，因于风湿而至者。”[6]

《本草分经·原例》：“原蚕砂，二蚕矢也，辛甘温，去风燥湿，治风湿诸病，炒熨患处亦良。”[19]

《本草撮要》卷九：“原蚕沙，味辛甘温。炒黄浸酒，入手太阴足厥阴肝经。功专治风湿为病，肢节不随，皮肤顽痹，腰脚冷痛，冷血瘀血。炒热熨患处，并研末以麻油调敷烂眼弦，均良。原雄蚕蛾，气热性淫，固精强阳。蚕退纸，烧存性，入麝少许，蜜和敷走马牙疳，如加白矾尤妙。又以蚕纸烧灰，酒水任下。”[15]

《中药志》：“蚕沙 Faeces Bombycum　别名：蚕屎（山东、山西）、二蚕沙、晚蚕沙（江苏、浙江），晚蚕矢（河北），原蚕沙、蚕粪（浙江）。主产于浙江、四川、河南、江苏、湖南、辽宁、云南、广东、安徽、甘肃、湖北、山东等地。”[7]

《中药材手册》：“蚕砂（《纲目》名原蚕沙，列入虫部卵生类原蚕项下），本品为蚕蛾科昆虫家蚕 Bombyx mori Linnaeus 的干燥粪便。一般采用二眠或三眠时所排之粪便。蚕均系饲养。【别名】晚蚕砂、蚕屎。”[21]

《全国中草药汇编》：“蚕砂　别名：蚕屎、晚蚕砂、原蚕砂、蚕粪。来源：为蚕蛾科家蚕 Bombyx mori L.　的干燥粪便。”[22]

《中药大辞典》：“原蚕沙《纲目》【异名】原蚕屎《别录》，蚕沙（陶弘景），晚蚕沙《斗门方》，马鸣肝《东医宝鉴》，晚蚕矢《本草备要》，二蚕沙《江苏药材志》。【基原】为蚕蛾科昆虫家蚕蛾 Bombyx mori L.　幼虫的干燥粪便。”[24]

《中医大辞典·中药分册》：“晚蚕沙　出《斗门方》。即原蚕沙，详该条。”[26]

《中国医学百科全书·中医学》：“原蚕沙　始载于《名医别录》。原名原蚕屎，又名晚蚕沙、蚕沙。为蚕蛾科昆虫家蚕 Bombyx mori L. 幼虫的干燥粪便。主产于中国浙江、四川、河南、江苏、湖南、云南、广东、安徽、甘肃、湖北、山东、辽宁等省。”[25]

《全国中药炮制规范》：“蚕砂 ［处方用名］蚕砂（晚蚕砂）。【来源】本品为蚕蛾科昆虫家蚕 Bombyx mori Linnaeus 的干燥粪便。均系饲养。主产于浙江、江苏、四川、河南等地。春、秋二季收集，干燥。除净杂质。药材以身干、色黑、均匀、不霉者为佳。”[23]

《普通高等教育中医药类规划教材·中药学》：“蚕沙《别录》为蚕蛾科昆虫家蚕蛾 Bombyx mori Linnaeus 幼虫的粪便。育蚕地区皆产，以江苏、浙江产量最多。6～8 月收集，以二眠到三眠时的粪便为主，收集后晒干，簸净泥土，除去轻粒及桑叶碎屑。生用。”[8]

《中华本草》：“蚕沙《本草经集注》【异名】原蚕屎《别录》，晚蚕沙《斗门方》，蚕砂《医学入门·本草》，原蚕沙《纲目》，马鸣肝《东医宝鉴·汤液》，晚蚕矢《本草备要》，二蚕沙《江苏药材志》，蚕屎《全国中草药汇编》。【来源】为蚕蛾科动物家蚕蛾 Bombyx mori L. 幼虫的干燥粪便。【原植物】参见‘原蚕蛾’条。”[9]

5 参考文献

1 魏晋·名医别录. 北京：人民卫生出版社，1986，196
2 南北朝·陶弘景. 本草经集注. 北京：人民卫生出版社，1994，436
3 明·李中梓. 本草通玄. 见：李中梓医学全书. 北京：中国中医药出版社，1999，536
4 清·汪昂. 本草易读. 北京：人民卫生出版社，1987
5 清·张璐. 本经逢原. 上海：上海科学技术出版社，1959，201
6 清·黄宫绣. 本草求真. 上海：上海科学技术出版社，1959，140
7 中国医学科学院药物研究所等. 中药志. 第四册. 北京：人民卫生出版社，1961，211
8 雷载权主编. 普通高等教育中医药类规划教材·中药学. 上海：上海科学技术出版社，1995，114
9 国家中医药管理局《中华本草》编委会. 中华本草. 第九册. 上海：上海科学技术出版社，1999，183
10 宋·唐慎微. 证类本草. 北京：人民卫生出版社，1957，429
11 明·刘文泰. 本草品汇精要. 北京：人民卫生出版社，1982，710
12 明·李时珍. 本草纲目. 北京：人民卫生出版社，1982，2254
13 清·张志聪. 本草崇原. 北京：中国中医药出版社，1992，104
14 清·汪昂. 本草备要. 北京：中国中医药出版社，1998，272
15 清·陈其瑞. 本草撮要. 见：珍本医书集成（二）. 上海：上海科学技术出版社，1985，93
16 清·蒋居祉. 本草择要纲目. 见：珍本医书集成（二）. 上海：上海科学技术出版社，1985，89
17 清·陈士铎. 本草新编. 北京：中国中医药出版社，1996，292
18 清·吴仪洛. 本草从新. 北京：中医古籍出版社，2001，244
19 清·姚澜. 本草分经. 上海：上海科学技术出版社，1989
20 明·李梴. 医学入门. 天津科学技术出版社 1999，674
21 中华人民共和国卫生部药政管理局. 中药材手册. 北京：人民卫生出版社，1998，674
22 《全国中草药汇编》编写组. 全国中草药汇编. 上册. 北京：人民卫生出版社，1996，734
23 中华人民共和国卫生部药政管理局. 全国中药炮制规范. 北京：人民卫生出版社，1988，347
24 江苏新医学院. 中药大辞典. 上海：上海科学技术出版社，1977，1830
25 《中医学》编辑委员会. 中国医学百科全书·中医学. 上海：上海科学技术出版社，1997，1046
26 《中医大辞典》编辑委员会. 中医大辞典·中药分册. 北京：人民卫生出版社，1982，327

351　莱菔子
Laifuzi
Semen Raphani

1　定名依据

1.1　正名

1.1.1　汉文名：莱菔子（十字花科植物萝卜 Raphanus sativus L. 的干燥成熟种子）。

1.1.2　英文名：radish seed.

1.2　依据

1.2.1　定名的文献依据

1.2.1.1　《本草纲目》卷三："莱菔（音来北。《唐本草》）……时珍曰：莱菔子之功，长于利气。生能升，熟能降。升则吐风痰，散风寒，发疮疹；降则定痰喘咳嗽，调下痢后重，止内痛，皆是利气之效。予曾用，果有殊绩。"[1]

1.2.1.2　《炮炙大法·菜部》："莱菔子（炒研，能消食，性峻利伤人真气，勿久服）。"[2]

1.2.1.3　《本草征要》卷三："莱菔子，味辛，性温，无毒。入肺、胃、大肠三经。下气定喘，消食除膨。降浊通便，以靖中宫。生研堪吐风痰，醋调能消毒肿。丹溪云：'莱菔子，治痰有推墙倒壁之功，表其性烈也'。按虚弱人服之，气浅难布息。"[3]

1.2.1.4　《本草新编》卷四："莱菔子（即萝卜子），萝卜子，味辛、辣，气温，无毒。入胃、脾二经。却喘咳下气甚神，解面食至效。治风痰，消恶疮，善止久痢，除胀满亦奇，但宜少少用之。补气之药得之，而无大过之忧。"[4]

1.2.1.5　《本草分经·原例》："莱菔子，辛温破气，生用能吐风痰散风寒，炒熟治喘嗽下痢消食止痛，其治痰有冲墙倒壁之功。"[5]

1.2.1.6　《本草便读·菜部》："莱菔子，下气消痰。生服性升能涌吐。宽中化食。炒香气降味辛温。可消胀以利肠。能定喘而止嗽。"[6]

1.2.1.7　《中华人民共和国药典》："莱菔子 Semen raphani　本品为十字花科植物萝卜 Raphanus sativus L. 的干燥成熟种子。夏季果实成熟时采割植株，晒干，搓出种子，除去杂质，再晒干。"[7]

1.2.1.8　《普通高等教育中医药类规划教材·中药学》："莱菔子《日华子本草》为十字花科一年生或二年生草本植物萝卜 Raphanus sativus L. 的种子。全国各地均产。初夏采收成熟种子，晒干。生用或炒用。用时捣碎。"[8]

1.2.1.9　《中药大辞典》："莱菔子《本草衍义补遗》【异名】萝卜子《日华子本草》。【基原】为十字花科植物莱菔 Raphanus sativus L. 的成熟种子。【原植物】莱菔 Raphanus sativus L."[9]

1.2.1.10　《中医大辞典·中药分册》："莱菔子　出《本草衍义补遗》。又名萝卜子。为十字花科植物莱菔 Raphanus sativus L. 的种子。"[10]

1.2.1.11 《中国医学百科全书·中医学》:“莱菔子 始载于《日华子本草》。原名萝卜子，为十字花科植物莱菔 Raphanus sativus L. 的成熟种子。主产于中国河北、河南、浙江、黑龙江等省；其他省、区亦产。”[11]

1.2.1.12 《中国中医药学主题词表》:“莱菔子 Semen raphani 为十字花科莱菔的种子；属理气药和消导药。C 萝卜；D 萝卜子。”[12]

1.2.1.13 《中药志》[13]、《中药材手册》[14]、《全国中草药汇编》[15]、《全国中药炮制规范》[16]、《中国药材学》[17]、《中华本草》[18]等现代中药著作多以“莱菔子”作为本品正名（参见“文献通考”）。

1.2.2 定名选择的理由

1.2.2.1 莱菔子 Semen raphani，系十字花科植物萝卜 Raphanus sativus L. 的干燥成熟种子。“莱菔子”之名始见于明·李时珍《本草纲目》，“莱菔子”作为本品正名始见于明·缪希雍《炮炙大法》，其后的大多本草著作如明·李中梓《本草征要》，清·陈士铎《本草新编》、姚澜《本草分经》、张秉成《本草便读》等在载录本品时即以“莱菔子”作为正名，并一直沿用至今。

1.2.2.2 我国最新出版的《中华人民共和国药典》、《普通高等教育中医药类规划教材·中药学》以及辞书类著作《中医大辞典·中药分册》、《中药大辞典》、《中国医学百科全书·中医学》等均以“莱菔子”作为本品正名。已经广泛应用于中医药学文献的标引和检索的《中国中医药学主题词表》也以“莱菔子”作为本品的正式主题词。现代本草著作如《中药志》、《全国中草药汇编》、《中华本草》、《中国药材学》、《中药材手册》、《全国中药炮制规范》等也无一例外以“莱菔子”作为本品的正名。说明“莱菔子”作为本品正名已成为共识。

1.3 与正名等效的名词：无。

2 源流考释

莱菔子（十字花科植物萝卜 Raphanus sativus L. 的干燥成熟种子），原称“芦菔子”，始见于南北朝·陶弘景《本草经集注·果菜米谷有名无实》:“芜青及芦菔，味苦，温，无毒……芦菔是今温菘，其根可食。叶不中啖。芜菁根乃细于温菘，而叶似菘，好食。西川惟种此，而其子与温菘甚相似，小细尔。世方无用，服食家亦炼饵之，而不云芦菔子，恐不用也。”[19]

元·朱震亨《本草衍义补遗》记载有“莱菔”之“子”的功用，如：“莱菔根，属土而有金与水，本草言下气速，往往见者，食之多者停滞膈成溢饮病，以其甘多而辛少也。其子推墙倒壁之功。”[20]

“莱菔子”之名始见于明·李时珍《本草纲目》卷三：“莱菔（音来北。《唐本草》）……时珍曰：莱菔子之功，长于利气。生能升，熟能降。升则吐风痰，散风寒，发疮疹；降则定痰喘咳嗽，调下痢后重，止内痛，皆是利气之效。予曾用，果有殊绩。”[1]作为本品正名始于明·缪希雍《炮炙大法·菜部》:“莱菔子（炒研，能消食，性峻利伤人真气。勿久服）。”[2]其后的本草著作即沿用该书记载，以“莱菔子”为正名记载本品，如明·李中梓《本草征要》[3]，清·蒋居祉《本草择要纲目》[21]、陈士铎《本草新编》[4]、日本稻宣义《炮炙全书》[22]，汪昂《本草易读》[23]、吴仪洛《本草从新》[24]、沈金鳌《要药分剂》[25]、黄宫绣《本草求真》[26]、姚澜《本草分经》[5]、凌奂《本草害利》[27]、陈其瑞《本草撮要》[28]、张秉成《本草便读》[6]等。另，题名明·兰茂所著的《滇南本草》[29]亦以“莱菔子”作为本品正名，但该书内容后人多有增补，故1887年刊刻的昆明“务本”不宜为据。

古代著作中记载的本品异名尚有“萝卜子”《滇南本草》[4]等。如《滇南本草》卷二：“莱菔子，即萝卜子，味辛，性温。”[29]

现代有关著作均沿用《炮炙大法》的记载以“莱菔子”作为本品正名，如《中华人民共和国药典》[7]、《普通高等教育中医药类规划教材·中药学》[8]、《中药大辞典》[9]、《中医大辞典·中药分册》[10]、《中国医学百科全书·中医学》[11]、《中国中医药学主题词表》[12]、《中药志》[13]、《中药材手册》[14]、《全国中草药汇编》[15]、《全国中药炮制规范》[16]、《中国药材学》[17]、《中华本草》[18]等。还记载有本品原植物“萝卜”的异名“莱菔”、“萝白”、“菜头”《中药志》[13]等。

3　附录

3.1　又称：炒莱菔子（饮片规格名）。

3.2　俗称：无。

3.3　曾称：芦菔子《本草经集注》，萝卜子《滇南本草》。

3.4　原植物名称：萝卜，莱菔，萝白（广州），菜头（福建、浙江）。

4　文献通考

《本草经集注·果菜米谷有名无实》：“芜青及芦菔，味苦，温，无毒。主利五脏，轻身益气，可长食之。芜菁子：主明目。芦菔是今温菘，其根可食。叶不中啖。芜菁根乃细于温菘，而叶似菘，好食。西川惟种此，而其子与温菘甚相似，小细尔。世方无用，服食家亦炼饵之，而不云芦菔子，恐不用也。世人蒸其根及作菹，皆好，但小熏臭尔，细而过辛，不宜服也。”[19]

《本草衍义补遗》：“莱菔根，属土而有金与水，本草言下气速，往往见者，食之多者停滞膈成溢饮病，以其甘多而辛少也。其子推墙倒壁之功。”[20]

《滇南本草》卷二：“莱菔子，即萝卜子，味辛，性温。入脾肺二经，下气宽中，消膨胀，消痰涎，消宿食，消面积滞，降痰，定吼喘，攻肠胃积滞，治痞块，治单腹疼。”[29]

《本草纲目》卷三：“莱菔（音来北。《唐本草》）。……子，【气味】辛、甘，平，无毒。【主治】研汁服，吐风痰。同醋研，消肿毒《日华》。下气定喘治痰，消食除胀，利大小便，止气痛，下痢后重，发疮疹（时珍）。【发明】震亨曰：莱菔子治痰，有推墙倒壁之功。时珍曰：莱菔子之功，长于利气。生能升，熟能降。升则吐风痰，散风寒，发疮疹；降则定痰喘咳嗽，调下痢后重，止内痛，皆是利气之效。予曾用，果有殊绩。”[1]

《炮炙大法·菜部》：“莱菔子（炒研，能消食，性峻利伤人真气。勿久服）。”[2]

《本草征要》卷三：“莱菔子，味辛，性温，无毒。入肺、胃、大肠三经。下气定喘，消食除膨。降浊通便，以靖中宫。生研堪吐风痰，醋调能消毒肿。丹溪云：‘莱菔子，治痰有推墙倒壁之功，表其性烈也’。按虚弱人服之，气浅难布息。”[3]

《本草择要纲目·温性药品》："莱菔子 【气味】辛甘，平，无毒。【主治】生能升，熟能降。升则吐风痰，散风寒，发疮疹。降则定痰喘，咳嗽，调下痢后重。"[21]

《本草新编》卷四："莱菔子（即萝卜子），萝卜子，味辛、辣，气温，无毒。入胃、脾二经。却喘咳下气甚神，解面食至效。治风痰，消恶疮，善止久痢，除胀满亦奇，但宜少少用之。补气之药得之，而无大过之忧。利湿之剂入之，而有善全之妙。多服则损气，久服则伤阴也。"[4]

《炮炙全书》卷二："莱菔子，辛，温，甘，平。"[22]

《本草易读》卷六："莱菔子，炒研用。辛，甘，无毒。下气定喘，消痰化食。利二便而除胀满，吐风痰而消肿毒，止气痛而发疮疹，平下痢而息后重。"[23]

《本草从新》卷十一："莱菔子，宣、破气除痰消食。辛温。长于利气。生用能吐风痰。散风寒。发疮疹。炒熟能定咳嗽痰喘（丹溪曰：治痰有冲墙倒壁之功）。调下痢后重。止内痛。消食除膨。虚弱者服之。气喘难布息。俗名萝卜子（年久头风、生姜等分捣汁、入麝少许、搐鼻）。"[24]

《要药分剂》卷二："莱菔子，味辛甘，性平，无毒。可升可降，阳也。【主治】生能升，熟能降。升则吐风痰，宽胸膈，发疮疹。熟则定痰喘咳嗽，调下痢后重，并止内痛（丹溪）。主下气，除胀，利大小，。止气痛（时珍）。"[25]

《本草求真·上编》："莱菔子（荤辛），莱菔子，生吐风痰，炒熟下气定喘。菔根生用消痰除血，熟用生痰助湿。莱菔子（专入脾肺）。"[26]

《本草分经·原例》："莱菔子，辛温破气，生用能吐风痰散风寒，炒熟治喘嗽下痢消食止痛，其治痰有冲墙倒壁之功。"[5]

《本草害利·脾部药队》："莱菔子，【害】莱菔惟专下气，复能耗血，久食涩营卫，白人须发。服地黄首乌者，不可食。子，消痰下气更速。凡虚弱者服之，气难布息。"[27]

《本草撮要》卷四："莱菔子，味辛温平。入手太阴经。功专长于利气。生用吐风痰，散风寒，发疮疹。炒熟定咳嗽痰喘，调下痢后重，止内痛，消食除膨。虚弱者忌服。得生姜捣汁入麝少许搐鼻内，治年久头风，善吐胸膈风痰。"[28]

《本草便读·菜部》："莱菔子，下气消痰。生服性升能涌吐，宽中化食。炒香气降味辛温，可消胀以利肠，能定喘而止嗽。（莱菔子辛甘温，入肺胃，长于治痰。生用则能升能散，善吐胸膈风痰。炒熟则性降，气降则痰消。一切喘嗽因痰者，皆可用之。能消面积，观其在上在下。用生用炒，或吐或消，无不灵验，亦物性之使然耳。根主治相同。）"[6]

《中药志》："莱菔子　本品为常用中药。商品系十字花科植物萝卜的各栽培品种的干燥成熟种子。……【原植物】萝卜　别名：莱菔《唐本草》、萝白（广州）、菜头（福建、浙江）。Raphanus sativus L. ——十字花科 Cruciferae."[13]

《中药材手册》："莱菔子（《纲目》列入菜部荤辛类莱菔项下）　本品为十字花科植物萝卜 Raphanus sativus L. 的干燥成熟种子。原植物为一年生或二年生草本。均为栽培。其根肥大，多供食用。【别名】萝卜子。"[14]

《全国中草药汇编》："莱菔子，别名：萝卜子。来源：为十字花科莱菔属植物萝卜 Raphanus sativus L. 的种子。"[15]

《中药大辞典》："莱菔子《本草衍义补遗》【异名】萝卜子《日华子本草》。【基原】

为十字花科植物莱菔 Raphanus sativus L. 的成熟种子。【原植物】莱菔 Raphanus sativus L."[9]

《中医大辞典·中药分册》:"莱菔子 出《本草衍义补遗》。又名萝卜子。为十字花科植物莱菔 Raphanus sativus L. 的种子。"[10]

《中国医学百科全书·中医学》:"莱菔子 始载于《日华子本草》。原名萝卜子,为十字花科植物莱菔 Raphanus sativus L. 的成熟种子。主产于中国河北、河南、浙江、黑龙江等省;其他省、区亦产。"[11]

《全国中药炮制规范》:"莱菔子 [处方用名] 莱菔子、炒莱菔子。【来源】本品为十字花科植物萝卜 Raphanus sativus L. 的干燥成熟种子。均系栽培。主产于河北、河南、浙江、黑龙江等地。夏、秋二季果实成熟时采割植株,干燥,搓出种子,除去杂质,再干燥。药材以粒饱满者为佳。"[16]

《中国药材学》:"莱菔子 【别名】萝卜子。【来源】本品为十字花科植物萝卜 Raphanus sativus L. 的种子。"[17]

《中国中医药学主题词表》:"莱菔子 Semen raphani 为十字花科莱菔的种子;属理气药和消导药。C 萝卜;D 萝卜子。"[12]

《普通高等教育中医药类规划教材·中药学》:"莱菔子《日华子本草》为十字花科一年生或二年生草本植物萝卜 Raphanus sativus L. 的种子。全国各地均产。初夏采收成熟种子,晒干。生用或炒用。用时捣碎。"[8]

《中华本草》:"莱菔子《本草衍义补遗》【异名】萝卜子、芦菔子《宝庆本草折衷》。【来源】为十字花科植物萝卜 Raphanus sativus L. 的成熟种子。【原植物】莱菔 Raphanus sativus L. 又名:萝卜(通称)。"[18]

《中华人民共和国药典》:"莱菔子 Semen raphani 本品为十字花科植物萝卜 Raphanus sativus L. 的干燥成熟种子。夏季果实成熟时采割植株,晒干,搓出种子,除去杂质,再晒干。"[7]

5 参考文献

1 明·李时珍. 本草纲目. 北京:人民卫生出版社,1982,133

2 明·缪希雍. 炮炙大法. 明末庄继先校刻本

3 明·李中梓. 本草征要. 见:李中梓医学全书. 北京:中国中医药出版社,1999,147

4 清·陈士铎. 本草新编. 北京:中国中医药出版社,1996,240

5 清·姚澜. 本草分经. 上海:上海科学技术出版社,1989

6 清·张秉成. 本草便读. 上海:上海卫生出版社,1957

7 国家药典委员会. 中华人民共和国药典. 一部. 北京:化学工业出版社,2000,227

8 雷载权主编. 普通高等教育中医药类规划教材·中药学. 上海:上海科学技术出版社,1995,174

9 江苏新医学院. 中药大辞典. 上海:上海科学技术出版社,1977,1801

10 《中医大辞典》编辑委员会. 中医大辞典·中药分册. 北京:人民卫生出版社,1982,284

11 《中医学》编辑委员会. 中国医学百科全书·中医学. 上海:上海科学技术出版社,1997,1220

12 吴兰成主编. 中国中医药学主题词表. 北京:中医古籍出版社,1996,85

13 中国医学科学院药物研究所等. 中药志. 第三册. 北京:人民卫生出版社,1993,545

14 中华人民共和国卫生部药政管理局. 中药材手册. 北京:人民卫生出版社,1998,366

15 《全国中草药汇编》编写组．全国中草药汇编．上册．北京：人民卫生出版社，1996，708
16 中华人民共和国卫生部药政管理局．全国中药炮制规范．北京：人民卫生出版社，1988，183
17 徐国钧等主编．中国药材学．北京：中国医药科技出版社，1996，1229
18 国家中医药管理局《中华本草》编委会．中华本草．第三册．上海：上海科学技术出版社，1999，729
19 南北朝·陶弘景．本草经集注．北京：人民卫生出版社，1994，483
20 元·朱震亨．本草衍义补遗，见：《丹溪心法附余》．1912 年上海文瑞堂石印本
21 清·蒋居祉．本草择要纲目．见：珍本医书集成（二）．上海：上海科学技术出版社，1985，73
22 ［日］稻宣义．炮炙全书．北京：中医古籍出版社，1981
23 清·汪昂．本草易读．北京：人民卫生出版社，1987
24 清·吴仪洛．本草从新．北京：中医古籍出版社，2001，158
25 清·沈金鳌．要药分剂．上海：上海科学技术出版社，1959，44
26 清·黄宫绣．本草求真．上海：上海科学技术出版社，1959，105
27 清·凌奂．本草害利．北京：中医古籍出版社，1982
28 清·陈其瑞．本草撮要．见：珍本医书集成（二）．上海：上海科学技术出版社，1985，56
29 明·兰茂．滇南本草．昆明：云南人民出版社，1959

352 莲子

Lianzi

Semen Nelumbinis

1 定名依据

1.1 正名

1.1.1 汉文名：莲子（睡莲科植物莲 Nelumbo nucifera Gaertn．的干燥成熟种子）。

1.1.2 英文名：lotus seed.

1.2 依据

1.2.1 定名的文献依据

1.2.1.1 《本草经集注》："藕实、茎，味甘，平、寒，无毒。主补中养神，益气力，除百疾。久服轻身，耐老，不饥，延年。一名水芝丹，一名莲。生汝南池泽，八月采。即今莲子，八月、九月取坚黑者，干捣破之。花及根并入神仙用。"[1]

1.2.1.2 《食疗本草》卷上："莲子，寒。上主治五脏不足，伤中气绝，利益十二经脉、廿五络血气。生吃（微）动气，蒸熟为上。"[2]

1.2.1.3 《本草蒙筌》卷七："莲子，味甘、涩，气平、寒。无毒。池塘栽，秋月采。生食微动气，蒸食能养神。食不去心，恐成卒暴霍乱；取心生研，亦止产后渴消（产后瘀血去多而渴，研汁服效）。"[3]

1.2.1.4 《本草征要》卷四："莲子，味甘，性平，无毒。入心、脾、肾三经。泡去皮、心。心肾交，而君相之火邪俱靖，肠胃厚，而泻痢之滑脱均收。频用能涩精、多服令人喜。养神而气力长，治血而崩带瘳。"[4]

1.2.1.5 《本草经解》卷三："莲子，气平涩。味甘。无毒。主补中。养神。益气力。除百疾。久服轻身耐老。不饥延年（去心炒）。莲子气平涩。根、升麻、红曲、甘草、滑石、乌梅丸。治痢如神。同马豆末。治脾虚不食。"[5]

1.2.1.6 《本草从新》卷十："莲子，古名藕实。补心脾肾、涩精固肠。甘平而涩。能交水火而媾心肾，安静上下君相火邪（古方治心肾不交、劳伤白浊、有莲子清心饮、补心肾、有瑞莲丸）。涩精气，厚肠胃，治脾泄久痢，白浊梦遗。"[6]

1.2.1.7 《中华人民共和国药典》："莲子 Semen nelumbinis 本品为睡莲科植物莲 Nelumbo nucifera Gaertn. 的干燥成熟种子。秋季果实成熟时采割莲房，取出果实，除去果皮，干燥。"[7]

1.2.1.8 《普通高等教育中医药类规划教材·中药学》："莲子《本经》为睡莲科多年生水生草本植物莲 Nelumbo nucifera Gaertn. 的成熟种子。主产于湖南、福建、江苏、浙江及南方各地池沼湖溏中。秋季采收。晒干。生用。"[8]

1.2.1.9 《中药大辞典》："莲子《本草经集注》【异名】的、《尔雅》，藕实、水芝丹《本经》，莲实（《尔雅》郭璞注），泽芝《纲目》，莲蓬子《山西中药志》。【基原】为睡莲科植物莲的果实或种子。【原植物】莲《别录》Nelumbo nucifera Gaertn.，又名：荷《诗经》，芙渠《尔雅》，芙蓉、水芝（崔豹《古今注》。"[9]

1.2.1.10 《中医大辞典·中药分册》："莲子 出《本草经集注》。又名藕实、莲蓬子、莲肉。为睡莲科植物莲 Nelumbo nucifera Gaertn. 的种子。"[10]

1.2.1.11 《中国医学百科全书·中医学》："莲子 始载于《神农本草经》。又名莲肉、莲米。为睡莲科植物莲 Nelumbo nucifera Gaertn. 的种子。主产于湖南、福建、江苏、浙江、江西等省。"[11]

1.2.1.12 《中国中医药学主题词表》："莲子 Semen nelumbinis 为睡莲科植物莲的果实或种子；属固涩药（中药）。C 莲。"[12]

1.2.1.13 《中药志》[13]、《中药材手册》[14]、《全国中草药汇编》[15]、《全国中药炮制规范》[16]、《中国药材学》[17]、《中华本草》[18]等现代中药著作多以"莲子"作为本品正名（参见"文献通考"）。

1.2.2 定名选择的理由

1.2.2.1 莲子 Semen nelumbinis，系睡莲科植物莲 Nelumbo nucifera Gaertn. 的干燥成熟种子。"莲子"之名始见于南北朝·陶弘景《本草经集注》，"莲子"作为本品正名始见于唐·孟诜《食疗本草》，其后的本草著作如明·陈嘉谟《本草蒙筌》，明·李中梓《本草征要》，清·叶桂《本草经解》，清·吴仪洛《本草从新》等在载录本品时即以"莲子"作为正名，并一直沿用至今。

1.2.2.2 我国最新出版的《中华人民共和国药典》、《普通高等教育中医药类规划教材·中药学》以及辞书类著作《中医大辞典·中药分册》、《中药大辞典》、《中国医学百科全书·中医学》等均以"莲子"作为本品正名。已经广泛应用于中医药学文献的标引和检索的《中国中医药学主题词表》也以"莲子"作为本品的正式主题词。现代本草著作如《中药志》、《全国中草药汇编》、《中华本草》、《中国药材学》、《中药材手册》、《全国中药炮制规范》等虽记载了不少本品各地的俗称，但也无一例外以"莲子"作为本品的正名。说明"莲子"作为本品正名已成为共识。

1.3　与正名等效的名词：无。

2　源流考释

莲子（睡莲科植物莲 Nelumbo nucifera Gaertn. 的干燥成熟种子），原称“藕实”，始见于汉《神农本草经》卷一：“藕实、茎，味甘，平。主补中养神，益气力，除百疾。久服，轻身、耐老、不饥、延年。一名水芝丹。生池泽。”[19] 其后的本草著作大多即以“藕实”为正名，如南北朝·陶弘景《本草经集注》[1]，唐·苏敬《新修本草》[20] 等。

“莲子”之名始见于南北朝·陶弘景《本草经集注》：“藕实、茎，味甘，平、寒，无毒。主补中养神，益气力，除百疾。久服轻身，耐老，不饥，延年。一名水芝丹，一名莲。生汝南池泽，八月采。即今莲子，八月、九月取坚黑者，干捣破之。”[1]“莲子”作为本草正名始见于唐·孟诜《食疗本草》卷上：“莲子，寒。上主治五脏不足，伤中气绝，利益十二经脉、廿五络血气。生吃（微）动气，蒸熟为上。”[2]。其后的本草著作有的以“莲子”为正名，如明·陈嘉谟《本草蒙筌》[3]、李中梓《本草征要》[4]，清·陈士铎《本草新编》[21]、日本稻宣义《炮炙全书》[22]、汪昂《本草备要》[23]、叶桂《本草经解》[5]、吴仪洛《本草从新》[6]、黄宫绣《本草求真》[24]、姚澜《本草分经》[25]、陈其瑞《本草撮要》[26]、张秉成《本草便读》[27] 等。有的以“藕实”为正名，如宋·苏颂《本草图经》[28]、唐慎微《证类本草》[31]、寇宗奭《本草衍义》[29]，明·刘文泰《本草品汇精要》[30]；有的在“莲藕”项下介绍本品，如明·李时珍《本草纲目》[32] 等。

古代著作中记载的本品异名有“的”、“薂”《尔雅》[33]，“水芝丹”《神农本草经》[19]，“水芝”《本草纲目》引《本经》[32]，“莲实”（《尔雅》郭璞注）[33]，“石莲子”《本草纲目》引《别录》[32]，“泽芝”《本草纲目》引《古今注》[32] 等。如《尔雅》：“的，薂。郭璞注：即莲实。”[33]《神农本草经》卷一：“藕实、茎，味甘，平。主补中养神，益气力，除百疾。久服，轻身、耐老、不饥、延年。一名水芝丹。生池泽。”[19]《本草纲目》卷三十三：“莲藕《本经·上品》。【释名】其根藕《尔雅》，其实莲（同上），其茎叶荷……莲实，【释名】藕实《本经》、菂《尔雅》、薂（音吸，同上）、石莲子《别录》、水芝《本经》、泽芝《古今注》。”[32]

现代有关著作均沿用《食疗本草》的记载以“莲子”作为本品正名，如《中华人民共和国药典》[7]、《普通高等教育中医药类规划教材·中药学》[8]、《中药大辞典》[9]、《中医大辞典·中药分册》[10]、《中国医学百科全书·中医学》[11]、《中国中医药学主题词表》[12]、《中药志》[13]、《中药材手册》[14]、《全国中草药汇编》[15]、《全国中药炮制规范》[16]、《中国药材学》[17]、《中华本草》[18] 等。同时尚记载有“莲蓬子”、“莲肉”、“莲米”《中药材手册》[14] 等各地的俗称。还记载有本品原植物“莲”的异名“荷”《中药志》[13]，“芙渠”、“芙蓉”、“水芝”《中药大辞典》[9]，“泽芝”、“荷花”《中华本草》[18] 等。

3　附录

3.1　又称：炒莲肉（饮片规格名）。

3.2　俗称：莲蓬子（山西），莲肉、莲米。

3.3　曾称：的、薂《尔雅》，藕实、水芝丹、水芝《神农本草经》，莲实（《尔雅》郭璞

注)，泽芝《古今注》，石莲子《别录》。

3.4　原植物名称：莲，荷，芙渠，芙蓉，水芝，泽芝，荷花（通称）。

4　文献通考

《尔雅·释草》："莲子，的，薂。郭璞注：即莲实。"[33]

《神农本草经》卷一："藕实、茎，味甘，平。主补中养神，益气力，除百疾。久服，轻身、耐老、不饥、延年。一名水芝丹。生池泽。"[19]

《本草经集注·果菜米谷有名无实》："藕实、茎，味甘，平、寒，无毒。主补中养神，益气力，除百疾。久服轻身，耐老，不饥，延年。一名水芝丹，一名莲。生汝南池泽，八月采。即今莲子，八月、九月取坚黑者，干捣破之。花及根并入神仙用。今云茎，恐即是根，不尔不应言甘也。宋帝时，太官作羊血峪，庖人削藕皮误落血中，遂皆散不凝，医仍用藕治血多效也。"[1]

《新修本草》卷十七："藕实、茎，味甘，平、寒，无毒。主补中养神，益气力，除百疾，久服轻身耐老，不饥，延年。一名水芝丹，一名莲。生汝南池泽，八月采。即今莲子，八月、九月取坚黑者，干捣破之。花及根并入神仙用。今云茎，恐即是根，不尔不应言甘也。宋帝时，太官作羊血峪，庖人削藕皮误落血中，遂皆散不凝，医仍用藕疗血多效也。"[20]

《食疗本草》卷上："莲子，寒。上主治五脏不足，伤中气绝，利益十二经脉、廿五络血气。生吃（微）动气，蒸熟为上。"[2]

《本草图经》卷十六："藕实，藕实茎，生汝南池泽，今处处有之。生水中，其叶名荷。谨按《尔雅》及陆机疏：谓荷为芙蕖，江东呼荷。其茎茄，其叶蕸（加遐二音，或作葭），其本蔤（士笔切），茎下白蒻（音若）在泥中者。其华未发为菡萏，已为为芙蓉。其实莲，莲谓房也。其根藕，幽州人谓之光旁，至深益大，如人臂。其中的莲中子，谓青皮白子也。中有青长二分为薏，中心苦者是也。"[28]

《证类本草》卷二十三："藕实、茎，味甘，平、寒，无毒。主补中养神，益气力，除百疾。久服轻身耐老，不饥延年。一名水芝丹，一名莲。生汝南池泽。八月采。"[31]

《本草衍义》卷十八："藕实，就蓬中干者为石莲子，取其肉于砂盆中干，擦去浮上赤色，留青心，为末，少入龙脑为汤点，宁心志，清神，然亦有粉红千叶、白千叶者，皆不实。如此是有四等也。其根惟白莲为佳。今禁中又生碧莲，亦一瑞也。"[29]

《本草品汇精要》卷三十二："藕实，无毒，泥生。藕实，茎主补中养神益气，力除百疾。久服轻身，耐老，不饥，延年（《神农本经》）。【名】水芝丹莲［蕊］、金樱草。"[30]

《本草蒙筌》卷七："莲子，味甘、涩，气平、寒。无毒。池塘栽，秋月采。生食微动气，蒸食能养神。食不去心，恐成卒暴霍乱；取心生研，亦止产后渴消。（产后瘀血去多而渴，研汁服效。）"[3]

《本草纲目》卷三十三："莲藕《本经·上品》。【释名】其根藕《尔雅》，其实莲（同上），其茎叶荷……莲实，【释名】藕实《本经》、菂《尔雅》、薂（音吸，同上）、石莲子《别录》、水芝《本经》、泽芝《古今注》。"[32]

《本草征要》卷四："莲子，味甘，性平，无毒。入心、脾、肾三经。泡去皮、心，炒。心肾交，而君相之火邪俱靖，肠胃厚，而泻痢之滑脱均收。频用能涩精、多服令人喜。”[4]

《本草新编》卷五：“莲子（藕花心），莲子，味甘涩，气平、寒，无毒。入心、脾、肝、肾四脏，养神定志，能交君相二火，善止泄精，清心气，去腰疼，禁痢疾。”[21]

《炮炙全书》卷二：“莲子，甘，平，涩。不去心令人作吐，凡使须去心，蒸焙用。得茯苓、山药、白术、枸杞子良，青心名莲薏，苦寒亦入药。”[22]

《本草备要·果部》：“莲子，补脾，涩肠，固精。甘温而涩，脾之果也。脾者黄宫，故能交水火而媾心肾，安靖上下君、相火邪（古方治心肾不交、劳伤白浊，有莲子清心饮，补心肾有瑞莲丸）。”[23]

《本草经解·附余》：“莲子，称石莲子。以秋深沉水，坚黑如石得名。纲目载别有石莲子，状如土石而味苦，不知何物也。”[5]

《本草从新》卷十：“莲子，古名藕实。补心脾肾、涩精固肠。甘平而涩，能交水火而媾心，。安静上下君相火邪。（古方治心肾不交、劳伤白浊、有莲子清心饮、补心肾、有瑞莲丸。）涩精气，厚肠胃，治脾泄久痢，白浊梦遗。”[6]

《本草求真·上编》：“莲子（水果），补脾涩气。莲子（专入脾，兼入心肾）。书载能入心脾肾三经。然气禀清芳，味得中和，甘温而涩，究皆脾家药耳。”[24]

《本草分经·原例》：“莲子，甘平而涩，能交心肾，安君相火邪，涩精气厚肠胃，兼治女人一切血病。莲心苦寒，清心去热。”[25]

《本草撮要》卷三：“莲子，味甘平而涩，入足太阴少阴经。功专清心固肾。得乳香益智治遗精白浊，得炙草治赤浊。得陈仓米治噤口痢。大便燥者勿服。去心皮蒸熟焙干。得枸杞、白术、山药、茯苓良。其得水土之气。”[26]

《本草便读·果部》：“莲子，平补心脾。下交肾水，安宁神智，上泽容颜。因其甘可调中，且厚肠而止泻。皆谓涩能固脱，治遗浊以藏精。莲房苦涩性偏温，血室崩淋用宜炙。生藕消瘀涤热，熟汤和血养阴。若论花须，甘涩固精可敛脱。”[27]

《中药志》：“莲子　本品为常用中药。商品为睡莲科植物莲的成熟种子。……【原植物】莲　别名：荷。Nelumbo nucifera Gaertn.　——睡莲科 Nymphaeaceae.”[13]

《中药材手册》：“莲子（《纲目》列入果部水果类莲藕项下）　本品为睡莲科植物莲 Nelumbo nucifera Gaertn.　的干燥成熟种子。原植物系多年生水生草本植物，多栽培于池塘或水田中。由于产地不同，湖南产的为“湘莲子”，福建产的为“建莲子”，江苏、浙江产的为“湖莲子”。习惯认为“建莲子”质量较佳。【别名】莲蓬子、莲肉、莲米。”[14]

《全国中草药汇编》：“莲子　别名：莲肉、莲米。来源：为睡莲科莲属植物莲 Nelumbo nucifera Gaertn.　的干燥种子。除去莲心者称莲肉。”[15]

《中药大辞典》：“莲子《本草经集注》【异名】的、菂《尔雅》，藕实、水芝丹《本经》，莲实（《尔雅》郭璞注），泽芝《纲目》，莲蓬子《山西中药志》。【基原】为睡莲科植物莲的果实或种子。【原植物】莲《别录》Nelumbo nucifera Gaertn.，又名：荷《诗经》，芙渠《尔雅》，芙蓉、水芝（崔豹《古今注》）。”[9]

《中医大辞典·中药分册》：“莲子　出《本草经集注》。又名藕实、莲蓬子、莲肉。为睡莲科植物莲 Nelumbo nucifera Gaertn.　的种子。”[10]

《中国医学百科全书·中医学》：“莲子　始载于《神农本草经》。又名莲肉、莲米。

为睡莲科植物莲 Nelumbo nucifera Gaertn. 的种子。主产于湖南、福建、江苏、浙江、江西等省。"[11]

《全国中药炮制规范》："莲子 ［处方用名］莲肉、炒莲肉。【来源】本品为睡莲科植物莲 Nelumbo nucifera Gaertn. 的干燥成熟种子。均系栽培。主产于湖南、湖北、福建、江苏、浙江等地。秋季果实成熟时采割莲房。取出果实，除去果皮，干燥。药材以个大、饱满者为佳。"[16]

《中国药材学》："莲子 【别名】莲肉。【来源】本品为睡莲科植物莲 Nelumbo nucifera Gaertn. 的种子。"[17]

《中国中医药学主题词表》："莲子 Semen nelumbinis 为睡莲科植物莲的果实或种子；属固涩药（中药）。C 莲。"[12]

《普通高等教育中医药类规划教材·中药学》："莲子《本经》，为睡莲科多年生水生草本植物莲 Nelumbo nucifera Gaertn. 的成熟种子。主产于湖南、福建、江苏、浙江及南方各地池沼湖溏中。秋季采收。晒干。生用。"[8]

《中华本草》："莲子《本草经集注》【异名】的、薂《尔雅》，藕实、水芝丹《本经》，莲实（《尔雅》郭璞注），莲蓬子《山西中药志》，莲肉（通称）……【来源】为睡莲科植物莲的成熟种子。【原植物】莲 Nelumbo nucifera Gaertn. 又名：荷《诗经》，芙渠《尔雅》，泽芝、水芝（崔豹《古今注》），荷花（通称）。"[18]

《中华人民共和国药典》："莲子 Semen nelumbinis 本品为睡莲科植物莲 Nelumbo nucifera Gaertn. 的干燥成熟种子。秋季果实成熟时采割莲房，取出果实，除去果皮，干燥。"[7]

5 参考文献

1 南北朝·陶弘景. 本草经集注. 北京：人民卫生出版社，1994，463

2 唐·孟诜. 食疗本草. 北京：人民卫生出版社，1984，30

3 明·陈嘉谟. 本草蒙筌. 北京：人民卫生出版社，1988，319

4 明·李中梓. 本草征要. 见：李中梓医学全书. 北京：中国中医药出版社，1999，142

5 清·叶桂. 本草经解. 上海：上海科学技术出版社，1958

6 清·吴仪洛. 本草从新. 北京：中医古籍出版社，2001，151

7 国家药典委员会. 中华人民共和国药典. 一部. 北京：化学工业出版社，2000，228

8 雷载权主编. 普通高等教育中医药类规划教材·中药学. 上海：上海科学技术出版社，1995，326

9 江苏新医学院. 中药大辞典. 上海：上海科学技术出版社，1977，1803

10 《中医大辞典》编辑委员会. 中医大辞典·中药分册. 北京：人民卫生出版社，1982，284

11 《中医学》编辑委员会. 中国医学百科全书·中医学. 上海：上海科学技术出版社，1997，1278

12 吴兰成主编. 中国中医药学主题词表. 北京：中医古籍出版社，1996，224

13 中国医学科学院药物研究所等. 中药志. 第三册. 北京：人民卫生出版社，1993，549

14 中华人民共和国卫生部药政管理局. 中药材手册. 北京：人民卫生出版社，1998，363

15 《全国中草药汇编》编写组. 全国中草药汇编. 上册. 北京：人民卫生出版社，1996，711

16 中华人民共和国卫生部药政管理局. 全国中药炮制规范. 北京：人民卫生出版社，1988，183

17 徐国钧等主编. 中国药材学. 北京：中国医药科技出版社，1996，1215

18 国家中医药管理局《中华本草》编委会. 中华本草. 第三册. 上海：上海科学技术出版社，1999，399

19 汉·神农本草经. 清顾观光重辑本. 北京：人民卫生出版社，1955，46
20 唐·苏敬等撰. 新修本草. 合肥：安徽科学技术出版社，1981，442
21 清·陈士铎. 本草新编. 北京：中国中医药出版社，1996，249
22 ［日］稻宣义. 炮炙全书. 北京：中医古籍出版社，1981
23 清·汪昂. 本草备要. 北京：中国中医药出版社，1998，187
24 清·黄宫绣. 本草求真. 上海：上海科学技术出版社，1959，55
25 清·姚澜. 本草分经. 上海：上海科学技术出版社，1989
26 清·陈其瑞. 本草撮要. 见：珍本医书集成（二）. 上海：上海科学技术出版社，1985，52
27 清·张秉成. 本草便读. 上海：上海卫生出版社，1957
28 宋·苏颂. 本草图经. 合肥：安徽科学技术出版社，1994，535
29 宋·寇宗奭. 本草衍义. 上海：商务印书馆，1937，120
30 明·刘文泰. 本草品汇精要. 北京：人民卫生出版社，1982，767
31 宋·唐慎微. 证类本草. 北京：人民卫生出版社，1957，460
32 明·李时珍. 本草纲目. 北京：人民卫生出版社，1982，1893
33 汉初学者辑，晋·郭璞注. 十三经注疏·尔雅注疏. 上海：上海古籍出版社，1993

353 莲子心
Lianzixin
Plumula Nelumbinis

1 定名依据

1.1 正名

1.1.1 汉文名：莲子心（睡莲科植物莲 Nelumbo nucifera Gaertn. 的成熟种子中的干燥幼叶及胚根）。

1.1.2 英文名：lotus seed.

1.2 依据

1.2.1 定名的文献依据

1.2.1.1 《证类本草》卷二十三：“藕实茎，味甘，平、寒，无毒……陈士良云：莲子心，生取为末，以米饮调下三钱，疗血、渴疾。产后渴疾，服之立愈。”[1]

1.2.1.2 《本草害利·心部药队》：“莲子心，一名莲薏。【害】莲子性涩，大便燥者勿服。生食过多，微动气胀。【利】莲子中青心，苦寒，清心去热。莲子甘平而涩，人心、脾、肾，能交水火，媾心肾而靖君相之火邪，厚肠胃而收泻痢之滑脱。”[2]

1.2.1.3 《中华人民共和国药典》：“莲子心 Plumula nelumbinis 本品为睡莲科植物莲 Nelumbo nucifera Gaertn. 的成熟种子中的干燥幼叶及胚根。取出，晒干。”[3]

1.2.1.4 《普通高等教育中医药类规划教材·中药学》：“莲子心 为莲子中的青嫩胚芽。”[4]

1.2.1.5 《中药大辞典》：“莲子心《食性本草》【异名】薏《尔雅》，苦薏《本草图经》，莲薏《纲目》，莲心《本草再新》。【基原】为睡莲科植物莲 Nelumbo nucifera

Gaertn. 的成熟种子的绿色胚芽。【原植物】莲《别录》Nelumbo nucifera Gaertn.，又名：荷《诗经》，芙渠《尔雅》，芙蓉、水芝（崔豹《古今注》）。"[5]

1.2.1.6 《中医大辞典·中药分册》："莲子心 出《食性本草》。又名莲心、莲薏、苦薏。为睡莲科植物莲 Nelumbo nucifera Gaertn. 的胚芽。"[6]

1.2.1.7 《中国医学百科全书·中医学》："莲子心 莲子中心的绿色胚芽，称莲心。"[7]

1.2.1.8 《中国中医药学主题词表》："莲子心 Plumula nelumbinis 属睡莲科植物莲的成熟种子中的干燥幼叶及胚根；属清热泻火药。C 莲。"[8]

1.2.1.9 《中药志》[9]、《中药材手册》[10]、《全国中草药汇编》[11]、《全国中药炮制规范》[12]、《中国药材学》[13]、《中华本草》[14]等现代中药著作多以"莲子心"作为本品正名（参见"文献通考"）。

1.2.2 定名选择的理由

1.2.2.1 莲子心 Plumula nelumbinis，系睡莲科植物莲 Nelumbo nucifera Gaertn. 的成熟种子中的干燥幼叶及胚根。"莲子心"之名始见于五代·陈士良《食性本草》，作为本品正名始见于清·凌奂《本草害利》。

1.2.2.2 我国最新出版的《中华人民共和国药典》、《普通高等教育中医药类规划教材·中药学》以及辞书类著作《中医大辞典·中药分册》、《中药大辞典》、《中国医学百科全书·中医学》等均以"莲子心"作为本品正名。已经广泛应用于中医药学文献的标引和检索的《中国中医药学主题词表》也以"莲子心"作为本品的正式主题词。现代本草著作如《中药志》、《中华本草》、《中国药材学》、《中药材手册》、《全国中草药汇编》、《全国中药炮制规范》等虽记载了不少本品各地的俗称，但也无一例外以"莲子心"作为本品的正名。说明"莲子心"作为本品正名已成为共识。

1.3 与正名等效的名词：无。

2 源流考释

莲子心（睡莲科植物莲 Nelumbo nucifera Gaertn. 的成熟种子中的干燥幼叶及胚根），在本草著作中始载于五代·陈士良《食性本草》，称本品为"莲子心"。如宋·唐慎微《证类本草》引《食性本草》："莲子心，生取为末，以米饮调下三钱，疗血、渴疾。产后渴疾，服之立愈。"[1] "莲子心"作为本品正名始于清·凌奂《本草害利·心部药队》："莲子心，一名莲薏。【害】莲子性涩，大便燥者勿服。生食过多，微动气胀。【利】莲子中青心，苦寒，清心去热。莲子甘平而涩，入心、脾、肾，能交水火，媾心肾而靖君相之火邪，厚肠胃而收泻痢之滑脱。频用能涩精，多服令人喜。"[2]

古代著作记载的本品异名有"薏"《尔雅》，"苦薏"《本草纲目》引陆机《诗疏》，"莲薏"、"莲心"《本草纲目》等。如《证类本草》卷二十三："藕实茎，味甘，平、寒，无毒……《尔雅》云：荷，芙蕖。其茎茄，其叶蕸，其本蔤，其华菡萏，其实莲，其根藕，其中的，的中薏是也。"[1]《本草纲目》卷三十三："莲藕《本经·上品》。【释名】其根藕《尔雅》，其实莲（同上），其茎叶荷。……陆机《诗疏》云：其茎为荷。其花未发为菡萏，已发为芙蕖。其实莲，莲之皮青里白。其子菂，菂之壳青肉白。菂内青心二、三分，为苦薏也。"《本草纲目》卷三："霍乱（有湿热、寒湿，并七情内伤，六气外感）……乌梅（止吐逆霍乱，下气消痰止渴。）盐梅（煎汁呷。）藕汁（入姜汁同饮。）莲薏

(止霍乱。）栀子（霍乱转筋，烧研汤服。）”[15]《本草纲目》卷十二：“甘草《本经·上品》……时珍曰：甘草与藻、戟、遂、芫四物相反，而胡洽居士治痰澼，以十枣汤加甘草、大黄，乃是痰在膈上，欲令通泄，以拔去病根也。东垣李杲治项下结核，消肿溃坚汤加海藻。丹溪朱震亨治劳瘵，莲心饮用芫花。二方俱有甘草，皆本胡居士之意也。”[16]

现代有关著作均沿用《本草害利》的记载以“莲子心作为本品正名，如《中华人民共和国药典》[3]、《普通高等教育中医药类规划教材·中药学》[4]、《中药大辞典》[5]、《中医大辞典·中药分册》[6]、《中国医学百科全书·中医学》[7]、《中国中医药学主题词表》[8]、《中药志》[9]、《中药材手册》[10]、《全国中草药汇编》[11]、《全国中药炮制规范》[12]、《中国药材学》[13]、《中华本草》[14]等。还记载有本品原植物“莲”的异名“荷”、“芙渠”、“芙蓉”、“水芝”《中药大辞典》[5]，“泽芝”、“荷花”《中华本草》[14]等。

3 附录

3.1 又称：无。

3.2 俗称：无。

3.3 曾称：薏《尔雅》，苦薏（陆机《诗疏》，莲薏、莲心《本草纲目》。

3.4 原植物名称：莲，荷，芙渠，芙蓉，水芝，泽芝，荷花（通称）。

4 文献通考

《证类本草》卷二十三：“藕实茎，味甘，平、寒，无毒……《尔雅》云：荷，芙蕖。其茎茄，其叶蕸，其本蔤，其华菡萏，其实莲，其根藕，其中的，的中薏是也。《尔雅》释曰：芙蕖，其总名也，别名芙蓉，江东人呼荷。菡萏，莲花也。的，莲实也。薏，中心也。郭云：蔤，茎下白蒻在泥中者。今江东人呼荷华为芙蓉，北方：人便以藕为荷，亦以莲为］荷。蜀人以藕为茄，或用其母为华名，或用根子为母叶号。此皆名相错，习俗传误，失其正体也……陈士良云：莲子心，生取为末，以米饮调下三钱，疗血、渴疾。产后渴疾，服之立愈。”[1]

《本草纲目》卷三：“霍乱（有湿热、寒湿，并七情内伤，六气外感）……乌梅（止吐逆霍乱，下气消痰止渴）。盐梅（煎汁呷），藕汁（入姜汁同饮），莲薏（止霍乱），栀子（霍乱转筋，烧研汤服）。”[15]

《本草纲目》卷十二：“甘草《本经·上品》……时珍曰：甘草与藻、戟、遂、芫四物相反，而胡洽居士治痰澼，以十枣汤加甘草、大黄，乃是痰在膈上，欲令通泄，以拔去病根也。东垣李杲治项下结核，消肿溃坚汤加海藻。丹溪朱震亨治劳瘵，莲心饮用芫花。二方俱有甘草，皆本胡居士之意也。”[16]

《本草纲目》卷三十三：“莲藕《本经·上品》。【释名】其根藕《尔雅》，其实莲（同上），其茎叶荷。……陆机《诗疏》云：其茎为荷。其花未发为菡萏，已发为芙蕖。其实莲，莲之皮青里白。其子菂，菂之壳青肉白。菂内青心二三分，为苦薏也。”

《本草害利·心部药队》：“莲子心，一名莲薏。【害】莲子性涩，大便燥者勿服。生食过多，微动气胀。【利】莲子中青心，苦寒，清心去热。莲子甘平而涩，入心、脾、肾，能交水火，媾心肾而靖君相之火邪，厚肠胃而收泻痢之滑脱。频用能涩精，多服令人喜。古方治心肾不交，劳伤白浊，有莲子清心饮。补心肾有瑞莲丸。”[2]

《中药志》：“莲子心 Plumula Nelumbinis 为莲子中心的绿色胚芽和胚根。”[9]

《中药材手册》：“莲子心（《纲目》列入果部水果类莲藕项下） 本品为睡莲科植物莲 Nelumbo nucifera Gaertn. 的成熟种子中心的绿色胚芽和胚根。原植物系多年生水生草本植物，多栽培于池塘或水田中。【别名】莲心。”[10]

《全国中草药汇编》：“莲心 别名：莲子心。来源：为莲子中间的绿色胚。”[11]

《中药大辞典》：“莲子心《食性本草》【异名】薏《尔雅》，苦薏《本草图经》，莲薏《纲目》，莲心《本草再新》。【基原】为睡莲科植物莲 Nelumbo nucifera Gaertn. 的成熟种子的绿色胚芽。【原植物】莲《别录》Nelumbo nucifera Gaertn.，又名：荷《诗经》，芙渠《尔雅》，芙蓉、水芝（崔豹《古今注》）。”[5]

《中医大辞典·中药分册》：“莲子心 出《食性本草》。又名莲心、莲薏、苦薏。为睡莲科植物莲 Nelumbo nucifera Gaertn. 的胚芽。”[6]

《中国医学百科全书·中医学》：“莲子心 莲子中心的绿色胚芽，称莲心。”[7]

《全国中药炮制规范》：“莲子心 ［处方用名］莲子心。【来源】本品为睡莲科植物莲 Nelumbo nucifera Gaertn. 的成熟种子中的干燥幼叶及胚根。均系栽培。主产于湖南、湖北、福建、江苏、浙江等地。炮制莲子肉时，由莲子中取出，干燥即得。药材以整齐、色绿者为佳。”[12]

《中国药材学》：“莲子心 【来源】本品为睡莲科植物莲 Nelumbo nucifera Gaertn. 种子中的绿色幼叶及胚根。”[13]

《中国中医药学主题词表》：“莲子心 Plumula nelumbinis 属睡莲科植物莲的成熟种子中的干燥幼叶及胚根；属清热泻火药。C 莲。”[8]

《普通高等教育中医药类规划教材·中药学》：“莲子心 为莲子中的青嫩胚芽。”[4]

《中华本草》：“莲子心《食性本草》【异名】薏《尔雅》，苦薏（陆玑《诗疏》），莲薏《纲目》，莲心《本草再新》……【来源】为睡莲科植物莲 Nelumbo nucifera Gaertn. 的成熟种子中的幼叶及胚根。【原植物】莲 Nelumbo nucifera Gaertn. 又名：荷《诗经》，芙渠《尔雅》，泽芝、水芝（崔豹《古今注》），荷花（通称）。”[14]

《中华人民共和国药典》：“莲子心 Plumula nelumbinis 本品为睡莲科植物莲 Nelumbo nucifera Gaertn. 的成熟种子中的干燥幼叶及胚根。取出，晒干。”[3]

5 参考文献

1 宋·唐慎微. 证类本草. 北京：人民卫生出版社，1957，460

2 清·凌奂. 本草害利. 北京：中医古籍出版社，1982

3 国家药典委员会. 中华人民共和国药典. 一部. 北京：化学工业出版社，2000，229

4 雷载权主编. 普通高等教育中医药类规划教材·中药学. 上海：上海科学技术出版社，1995，327

5 江苏新医学院. 中药大辞典. 上海：上海科学技术出版社，1977，1806

6 《中医大辞典》编辑委员会. 中医大辞典·中药分册. 北京：人民卫生出版社，1982，285

7 《中医学》编辑委员会. 中国医学百科全书·中医学. 上海：上海科学技术出版社，1997，1278

8 吴兰成主编. 中国中医药学主题词表. 北京：中医古籍出版社，1996，224

9 中国医学科学院药物研究所等. 中药志. 第三册. 北京：人民卫生出版社，1993，550

10 中华人民共和国卫生部药政管理局. 中药材手册. 北京：人民卫生出版社，1998，364

11 《全国中草药汇编》编写组．全国中草药汇编．上册．北京：人民卫生出版社，1996，711
12 中华人民共和国卫生部药政管理局．全国中药炮制规范．北京：人民卫生出版社，1988，184
13 徐国钧等主编．中国药材学．北京：中国医药科技出版社，1996，1217
14 国家中医药管理局《中华本草》编委会．中华本草．第三册．上海：上海科学技术出版社，1999，402
15 明·李时珍．本草纲目．北京：人民卫生出版社，1982，169
16 明·李时珍．本草纲目．北京：人民卫生出版社，1982，691

354 莲房
Lianfang
Receptaculum Nelumbinis

1 定名依据

1.1 正名

1.1.1 汉文名：莲房（睡莲科植物莲 Nelumbo nucifera Gaertn. 的干燥花托）。

1.1.2 英文名：lotus receptacle.

1.2 依据

1.2.1 定名的文献依据

1.2.1.1 《本草征要》卷四："莲子，味甘，平，无毒……莲房：固精涩肠，但不宜多服。"[1]

1.2.1.2 《本草崇原》卷上："莲房（附），气味苦涩温，无毒。主破血《食疗本草》，治血胀腹痛，及产后胎衣不下。解野菌毒《本草拾遗》附）。（莲房即莲蓬壳，陈久者良）。"[2]

1.2.1.3 《本经逢原》卷三："莲房，苦涩温无毒。发明，莲房入厥阴，功专止血。故血崩下血溺血，皆烧灰用之。虽能止截，不似棕灰之兜塞也。"[3]

1.2.1.4 《中华人民共和国药典》："莲房 Receptaculum nelumbinis 本品为睡莲科植物莲 Nelumbo nucifera Gaertn. 的干燥花托。秋季果实成熟时采收，除去果实，晒干。"[4]

1.2.1.5 《普通高等教育中医药类规划教材·中药学》："莲房 为莲的成熟花托。"[5]

1.2.1.6 《中药大辞典》："莲房《食疗本草》【异名】莲蓬壳《海上方》，莲壳《儒门事新》。【基原】为睡莲科植物莲 Nelumbo nucifera Gaertn. 的成熟花托。【原植物】莲《别录》Nelumbo nucifera Gaertn.，又名：荷《诗经》，芙渠《尔雅》，芙蓉、水芝（崔豹《古今注》）。"[6]

1.2.1.7 《中医大辞典·中药分册》："莲房 出《食疗本草》。又名莲蓬壳、莲壳。为睡莲科植物莲 Nelumbo nucifera Gaertn. 的成熟花托。"[7]

1.2.1.8 《中国医学百科全书·中医学》："莲房 始载于《食疗本草》。又名莲蓬壳。为睡莲科植物莲 Nelumbo nucifera Gaertn. 的成熟花托。主产于中国湖南、湖北、福建、江苏、浙江等省。"[8]

1.2.1.9 《中国中医药学主题词表》："莲房 Receptaculum nelumbinis 为睡莲科植物莲的干燥花托；属上血药（中药）。C 莲。"[9]

1.2.1.10 《中药材手册》[10]、《全国中药炮制规范》[11]、《中国药材学》[12]、《中华本草》[13]等现代中药著作多以"莲房"作为本品正名（参见"文献通考"）。

1.2.2 定名选择的理由

1.2.2.1 莲房 Receptaculum nelumbinis，系睡莲科植物莲 Nelumbo nucifera Gaertn. 的干燥花托。"莲房"之名始见于明·李中梓《本草征要》，并作为本品正名记载。其后的历代重要本草著作如清·张志聪《本草崇原》、张璐《本经逢原》等在载录本品时均以"莲房作为正名，并一直沿用至今。

1.2.2.2 我国最新出版的《中华人民共和国药典》、《普通高等教育中医药类规划教材·中药学》以及辞书类著作《中医大辞典·中药分册》、《中药大辞典》、《中国医学百科全书·中医学》等均以"莲房"作为本品正名。已经广泛应用于中医药学文献的标引和检索的《中国中医药学主题词表》也以"莲房"作为本品的正式主题词。现代本草著作如《全国中草药汇编》、《中华本草》、《中国药材学》、《中药材手册》、《全国中药炮制规范》等虽记载了不少本品各地的俗称，但也无一例外以"莲房"作为本品的正名。说明"莲房"作为本品正名已成为共识。

1.3 与正名等效的名词：无。

2 源流考释

莲房（睡莲科植物莲 Nelumbo nucifera Gaertn. 的干燥花托），在本草著作中始载于唐·孟诜《食疗本草》卷上："莲子，寒……其子、房及叶皆破血。"[14]"莲房"之名始见于明·李中梓《本草征要》[1]，该书以"莲房"作为本品正名，附于"莲子"项下介绍本品，如《本草征要》卷四："莲子，味甘，平，无毒……莲房：固精涩肠，但不宜多服。"[1]其后的本草著作有的以"莲房"为正名，如清·张璐《本经逢原》[3]、张志聪《本草崇原》[2]，有的以"莲壳"为正名，如清·汪昂《本草易读》[15]。

古代著作记载的本品异名尚有"莲壳"《儒门事亲》[16]，"莲蓬壳"《妇人良方大全》[17]，"莲蓬"《仁斋直指方》[18]等。如金·张从正《儒门事亲》卷五："经血暴下六十五，夫妇人年及五十以上，经血暴下者。妇人经血，终于七七之数，数外暴下，《内经》曰：火主暴速。亦因暴喜暴怒，忧结惊恐之致然也。慎不可作冷病治之，如下峻热之药则死。止可用黄连解毒汤，以清于上；更用莲壳灰、棕毛以渗于下；然后用四物汤加玄胡散，凉血和经之药是也。"[16]《妇人良方大全》卷一："牡蛎丸，治妇人血海虚损，月水不断……又一方：莲蓬壳 拒霜花 上二味等分，为末，每服二钱，空心，米饮调服。"[17]《仁斋直指方》卷十六："诸淋证治，硝石散，治诸淋……血余散，治诸血下。（见血类。）白茅花、灯心各一握，新汲水煎汤调下。若血淋，妇人发更好，加海金沙佐之，切不得用百草霜、莲蓬止涩之剂。"[18]

现代有关著作大多沿用《本草征要》的记载以"莲房作为本品正名。如《中华人民共和国药典》[4]、《普通高等教育中医药类规划教材·中药学》[5]、《中药大辞典》[6]、《中医大辞典·中药分册》[7]、《中国医学百科全书·中医学》[8]、《中国中医药学主题词表》[9]、《中药材手册》[10]、《全国中药炮制规范》[11]、《中国药材学》[12]、《中华本草》[13]

等。但有的以“莲须”作为本品正名，如《全国中草药汇编》[19]等。还记载有本品原植物“莲”的异名“荷”、“芙渠”、“芙蓉”、“水芝”《中药大辞典》[6]，“泽芝”、“荷花”《中华本草》[13]等。

3 附录

3.1 又称：莲房炭（饮片规格名）。

3.2 俗称：莲须。

3.3 曾称：莲壳《儒门事亲》，莲蓬壳《妇人良方大全》，莲蓬《仁斋直指方》。

3.4 原植物名称：莲，荷，芙渠，芙蓉，水芝，泽芝，荷花（通称）。

4 文献通考

《食疗本草》卷上：“莲子，寒。（一）上主治五脏不足，伤中气绝，利益十二经脉、廿五络血气。生吃（微）动气，蒸熟为上。……（六）其子、房及叶皆破血。”[14]

《儒门事亲》卷五：“经血暴下六十五，夫妇人年及五十以上，经血暴下者。妇人经血，终于七七之数，数外暴下，《内经》曰：火主暴速。亦因暴喜暴怒，忧结惊恐之致然也。慎不可作冷病治之，如下峻热之药则死。止可用黄连解毒汤，以清于上；更用莲壳灰、棕毛以渗于下；然后用四物汤加玄胡散，凉血和经之药是也。”[16]

《妇人良方大全》卷一：“牡蛎丸，治妇人血海虚损，月水不断……又一方：莲蓬壳　拒霜花　上二味等分，为末，每服二钱，空心，米饮调服。”[17]

《仁斋直指方》卷十六：“诸淋证治，硝石散，治诸淋……血余散，治诸血下。（见血类。）白茅花、灯心各一握，新汲水煎汤调下。若血淋，妇人发更好，加海金沙佐之，切不得用百草霜、莲蓬止涩之剂。”[18]

《本草征要》卷四：“莲子，味甘，平，无毒……莲房：固精涩肠，但不宜多服。”[1]

《本草崇原》卷上：“莲房（附），气味苦涩温，无毒。主破血《食疗本草》，治血胀腹痛，及产后胎衣不下。解野菌毒《本草拾遗》附）。（莲房即莲蓬壳，陈久者良）。”[2]

《本草易读》卷六：“莲壳，止一切下血。噤口久痢，莲肉炒末，每服二钱，陈米汤下数剂，则思食矣。”[15]

《本经逢原》卷三：“莲房，苦涩温无毒。发明，莲房入厥阴，功专止血。故血崩下血溺血，皆烧灰用之。虽能止截，不似棕灰之兜塞也。”[3]

《中药材手册》：“莲房（《纲目》列入果部水果类莲藕项下）　本品为睡莲科植物莲 Nelumbo nucifera Gaertn. 的干燥花托。原植物系多年生水生草本植物，多栽培于池塘或水田中。【别名】莲蓬壳。”[10]

《全国中草药汇编》：“莲须　来源：为莲（Nelumbo nucifera Gaertn.）的干燥花托。俗称‘莲蓬’。”[19]

《中药大辞典》：“莲房《食疗本草》【异名】莲蓬壳《海上方》，莲壳《儒门事新》。【基原】为睡莲科植物莲 Nelumbo nucifera Gaertn. 的成熟花托。【原植物】莲《别录》Nelumbo nucifera Gaertn.，又名：荷《诗经》，芙渠《尔雅》，芙蓉、水芝（崔豹《古今注》）。”[6]

《中医大辞典·中药分册》：“莲房　出《食疗本草》。又名莲蓬壳、莲壳。为睡莲科植物莲 Nelumbo nucifera Gaertn. 的成熟花托。”[7]

《中国医学百科全书·中医学》：“莲房　始载于《食疗本草》。又名莲蓬壳。为睡莲科植物莲 Nelumbo nucifera Gaertn. 的成熟花托。主产于中国湖南、湖北、福建、江苏、浙江等省。”[8]

《全国中药炮制规范》：“莲房　［处方用名］莲房、莲房炭。【来源】本品为睡莲科植物莲 Nelumbo nucifera Gaertn. 的干燥花托。均系栽培。主产于湖南、湖北、福建、江苏、浙江等地。秋季果实成熟时采收，除去果实，干燥。药材以个大、完整、色紫棕者为佳。”[11]

《中国药材学》：“莲房　【别名】莲蓬壳。【来源】本品为睡莲科植物莲 Nelumbo nucifera Gaertn. 的花托。”[12]

《中国中医药学主题词表》：“莲房 Receptaculum nelumbinis　为睡莲科植物莲的干燥花托；属上血药（中药）。C 莲。”[9]

《普通高等教育中医药类规划教材·中药学》：“莲房　为莲的成熟花托。”[5]

《中华本草》：“莲房《食疗本草》【异名】莲蓬壳《海上名方》，莲壳《儒门事新》，莲蓬《直指方》……【来源】为睡莲科植物莲 Nelumbo nucifera Gaertn. 的花托。【原植物】莲 Nelumbo nucifera Gaertn. 又名：荷《诗经》，芙渠《尔雅》，泽芝、水芝（崔豹《古今注》），荷花（通称）。”[13]

《中华人民共和国药典》：“莲房 Receptaculum nelumbinis　本品为睡莲科植物莲 Nelumbo nucifera Gaertn. 的干燥花托。秋季果实成熟时采收，除去果实，晒干。”[4]

5　参考文献

1　明·李中梓. 本草征要. 见：李中梓医学全书. 北京：中国中医药出版社，1999，143

2　清·张志聪. 本草崇原. 北京：中国中医药出版社，1992，8

3　清·张璐. 本经逢原. 上海：上海科学技术出版社，1959，156

4　国家药典委员会. 中华人民共和国药典. 一部. 北京：化学工业出版社，2000，229

5　雷载权主编. 普通高等教育中医药类规划教材·中药学. 上海：上海科学技术出版社，1995，327

6　江苏新医学院. 中药大辞典. 上海：上海科学技术出版社，1977，1804

7　《中医大辞典》编辑委员会. 中医大辞典·中药分册. 北京：人民卫生出版社，1982，285

8　《中医学》编辑委员会. 中国医学百科全书·中医学. 上海：上海科学技术出版社，1997，1133

9　吴兰成主编. 中国中医药学主题词表. 北京：中医古籍出版社，1996，223

10　中华人民共和国卫生部药政管理局. 中药材手册. 北京：人民卫生出版社，1998，365

11　中华人民共和国卫生部药政管理局. 全国中药炮制规范. 北京：人民卫生出版社，1988，185

12　徐国钧等主编. 中国药材学. 北京：中国医药科技出版社，1996，1030

13　国家中医药管理局《中华本草》编委会. 中华本草. 第三册. 上海：上海科学技术出版社，1999，405

14　唐·孟诜. 食疗本草. 北京：人民卫生出版社，1984，30

15　清·汪昂. 本草易读. 北京：人民卫生出版社，1987

16　金·张从正撰. 儒门事亲. 清宣统二年庚戌（1910）石印本

17　宋·陈自明. 妇人大全良方. 见：景印文渊阁四库全书（742）. 北京：中医古籍出版社，1986，466

18　宋·杨士瀛. 仁斋直指方论. 见：景印文渊阁四库全书（744）. 北京：中医古籍出版社，1986，

324
19 《全国中草药汇编》编写组. 全国中草药汇编. 上册. 北京：人民卫生出版社，1996，712

355　莲须
Lianxu
Stamen Nelumbini

1　定名依据

1.1　正名

1.1.1　汉文名：莲须（睡莲科植物莲 Nelumbo nucifera Gaertn. 的干燥雄蕊）。

1.1.2　英文名：lotus stamen.

1.2　依据

1.2.1　定名的文献依据

1.2.1.1　《滇南本草》卷一："荷叶藕，荷叶，白莲花叶入气，红莲（花）叶入血。味辛、平，性微温。（入肝肺二经）升也，阳也……莲须，涩精，固肾气。莲子，开胃健脾，养心安神。"[1]

1.2.1.2　《炮炙全书》卷二："莲须，甘、涩，温。花开时采取干，忌地黄、葱、蒜。"[2]

1.2.1.3　《本草易读》卷六："莲须，清心固精，益血止血。"[3]

1.2.1.4　《本草求真·上编》："莲须（水果），入肾固精止脱。莲须（专入心肾），甘温而涩，功与莲子略同，但涩性居多。服能清心通肾，益血固精，乌须黑发，止崩住带。如三因固真丸，巨胜子丸，并皆用之。"[4]

1.2.1.5《本草分经·原例》："莲须，甘平而涩，清心通肾，益血固精。"[5]

1.2.1.6　《中华人民共和国药典》："莲须 Stamen nelumbinis　本品为睡莲科植物莲 Nelumbo nucifera Gaertn. 的干燥雄蕊。夏季花开时选晴天采收，盖纸晒干或阴干。"[6]

1.2.1.7　《普通高等教育中医药类规划教材·中药学》："莲须　为莲花中的雄蕊。"[7]

1.2.1.8　《中药大辞典》："莲须《本草通玄》【异名】金樱草《品汇精要》，莲花须《医学正传》，莲花蕊《孙天仁集效方》，莲蕊须《纲目》。【来源】为睡莲科植物莲 Nelumbo nucifera Gaertn. 的雄蕊。【原植物】莲《别录》 Nelumbo nucifera Gaertn.，又名：荷《诗经》，芙渠《尔雅》，芙蓉、水芝（崔豹《古今注》)。"[8]

1.2.1.9 《中医大辞典·中药分册》："莲须　出《本草通玄》。又名莲花蕊、莲花须、莲蕊须。为睡莲科植物莲 Nelumbo nucifera Gaertn. 的雄蕊。"[9]

1.2.1.10　《中国医学百科全书·中医学》："莲须　始载于《本草蒙筌》。又名莲蕊须、莲花须、莲花蕊。为睡莲科植物莲 Nelumbo nucifera Gaertn. 的雄蕊。主产于中国湖南、湖北、福建、江苏、浙江、江西等省。"[10]

1.2.1.11　《中国中医药学主题词表》："莲须 Stamen nelumbinis　为睡莲科植物莲的干燥雄蕊；属补肾药。C 莲。"[11]

1.2.1.12 《中药志》[12]、《中药材手册》[13]、《全国中草药汇编》[14]、《全国中药炮制规范》[15]、《中国药材学》[16]、《中华本草》[17]等现代中药著作多以“莲须”作为本品正名（参见“文献通考”）。

1.2.2 定名选择的理由

1.2.2.1 莲须 Stamen nelumbinis，系睡莲科植物莲 Nelumbo nucifera Gaertn. 的干燥雄蕊。“莲须”之名在本草著作中始见于明·兰茂《滇南本草》，“莲须”作为本品正名始见于日本稻宣义《炮炙全书》，其后的本草著作如清·汪昂《本草易读》、黄宫绣《本草求真》、姚澜《本草分经》等在载录本品时即以“莲须”作为正名，并一直沿用至今。

1.2.2.2 我国最新出版的《中华人民共和国药典》、《普通高等教育中医药类规划教材·中药学》以及辞书类著作《中医大辞典·中药分册》、《中药大辞典》、《中国医学百科全书·中医学》等均以“莲须”作为本品正名。已经广泛应用于中医药学文献的标引和检索的《中国中医药学主题词表》也以“莲须”作为本品的正式主题词。现代本草著作如《中药志》、《全国中草药汇编》、《中华本草》、《中国药材学》、《中药材手册》、《全国中药炮制规范》等虽记载了不少本品各地的俗称，但也无一例外以“莲须”作为本品的正名。说明“莲须”作为本品正名已成为共识。

1.3 与正名等效的名词：无。

2 源流考释

莲须（睡莲科植物莲 Nelumbo nucifera Gaertn. 的干燥雄蕊），在本草著作中始载于明·兰茂《滇南本草》，称为“莲须”，如《滇南本草》卷一：“荷叶藕，荷叶，白莲花叶入气，红莲（花）叶入血。味辛、平，性微温。（入肝肺二经）升也，阳也……莲须，涩精，固肾气。莲子，开胃健脾，养心安神。”[1]其有关内容出自明代的“范本”，故系原书内容当可信。

明·李时珍《本草纲目》在“莲藕”条下记载有“莲蕊须”，其下亦有关于“莲须”的介绍，如《本草纲目》卷三十三：“莲藕《本经·上品》……莲蕊须……【发明】时珍曰：莲须本草不收，而《三因》诸方、固真丸、巨胜子丸各补益方中，往往用之。其功大抵与莲子同也。”[18]

“莲须”作为本品正名始见于日本稻宣义《炮炙全书》卷二：“莲须，甘、涩，温。花开时采取干，忌地黄、葱、蒜。”[2]其后的本草著作如清·汪昂《本草易读》[3]、沈金鳌《要药分剂》[21]、黄宫绣《本草求真》[4]、姚澜《本草分经》[5]等在载录本品时即以“莲须”作为正名，并一直沿用至今。

古代著作记载的本品异名有“莲花须”《严氏济生方》[19]，“金樱草”《本草品汇精要》[20]，“莲蕊须”、“佛座须”、“莲花蕊”《本草纲目》[18]等。如《严氏济生方》卷一：“芡实丸……芡实，蒸去壳，莲花须，各二两，茯神，去木，山茱萸取肉，龙骨，五味子，枸杞子，熟地黄酒蒸焙，韭子炒，肉苁蓉酒浸，川牛膝去芦酒浸焙，紫石英煅七次各一两。右为细末酒煮山药糊为丸如桐子大。每服七十丸心盐酒盐汤任下。”18[19]《本草品汇精要》卷三十二：“藕实，无毒，泥生。藕实茎，主补中，养神，益气力，除百疾。久服轻身，耐老，不饥，延年（《神农本经》）。【名】水芝丹莲。[蕊]，金樱草。”[20]《本草纲目》卷三十三：“莲藕《本经·上品》。【释名】其根藕《尔雅》，其实莲（同上），其茎叶荷……莲蕊须，【释名】佛座须（花开时采取，阴干，亦可充果食）……【附方】新一。久近痔漏三十年者，三服除根。用莲花蕊、黑牵牛头末各一两半，当归五钱，为末。每空心酒服二钱。忌热物。五日见效。（孙氏《集效方》）”[18]。

现代有关著作均沿用《滇南本草》的记载以“莲须”作为本品正名，如《中华人民共和国药典》[6]、《普通高等教育中医药类规划教材·中药学》[7]、《中药大辞典》[8]、《中医大辞典·中药分册》[9]、《中国医学百科全书·中医学》[10]、《中国中医药学主题词表》[11]、《中药志》[12]、《中药材手册》[13]、《全国中草药汇编》[14]、《全国中药炮制规范》[15]、《中国药材学》[16]、《中华本草》[17]等。还记载有本品原植物“莲”的异名“荷”、“芙蕖”、“芙蓉”、“水芝”《中药志》[12]，“泽芝”、“荷花”《中华本草》[17]等。

3 附录

3.1 又称：无。

3.2 俗称：无。

3.3 曾称：莲花须《严氏济生方》，金樱草《本草品汇精要》，莲蕊须、佛座须、莲花蕊《本草纲目》。

3.4 原植物名称：莲，荷，芙蕖，芙蓉，水芝，泽芝，荷花。

4 文献通考

《严氏济生方》卷一：“芡实丸……芡实，蒸去壳，莲花须，各二两，茯神，去木，山茱萸取肉，龙骨，五味子，枸杞子，熟地黄酒蒸焙，韭子炒，肉苁蓉酒浸，川牛膝去芦酒浸焙，紫石英煆七次各一两。右为细末，酒煮山药糊，为丸如桐子大，每服七十丸。”[19]

《滇南本草》卷一：“荷叶藕，荷叶，白莲花叶入气，红莲（花）叶入血。味辛、平，性微温（入肝肺二经）。升也，阳也……莲须，涩精，固肾气。莲子，开胃健脾，养心安神。”[1]

《本草品汇精要》卷三十二：“藕实，无毒，泥生。藕实茎，主补中，养神，益气力，除百疾。久服轻身，耐老，不饥，延年（《神农本经》）。【名】水芝丹莲。[蕊]，金樱草。”[20]

《本草纲目》卷三十三：“莲藕《本经·上品》。【释名】其根藕《尔雅》，其实莲（同上），其茎叶荷……莲蕊须：【释名】佛座须（花开时采取，阴干，亦可充果食）。【气味】甘，涩，温，无毒。大明曰：忌地黄、葱、蒜。【主治】清心通肾，固精气，乌须发，悦颜色，益血，止血崩、吐血（时珍）。【发明】时珍曰：莲须本草不收，而《三因》诸方、固真丸、巨胜子丸各补益方中，往往用之。其功大抵与莲子同也。【附方】新一。久近痔漏三十年者，三服除根。用莲花蕊、黑牵牛头末各一两半，当归五钱，为末。每空心酒服二钱。忌热物。五日见效。（孙氏《集效方》）”[18]

《炮炙全书》卷二：“莲须，甘、涩，温。花开时采取干，忌地黄、葱、蒜。”[2]

《本草易读》卷六：“莲须，清心固精，益血止血。”[3]

《要药分剂》卷五：“莲须，味甘涩。无毒。性微温。忌地黄、葱、蒜。【主治】主清心通肾。固精气。止吐血。疗滑泄。止血崩。及吐血。（纲目）”[21]

《本草求真·上编》："莲须（水果），入肾固精止脱。莲须（专入心肾），甘温而涩，功与莲子略同。但涩性居多。服能清心通肾，益血固精，乌须黑发，止崩住带。如三因固真丸，巨胜子丸，并皆用之。"[4]

《本草分经·原例》："莲须，甘平而涩，清心通肾，益血固精。"[5]

《中药志》："莲须　本品为少常用中药。商品为睡莲科植物莲的雄蕊。……【原植物】莲　别名：荷、芙蕖、芙蓉、水芝。Nelumbo nucifera Gaertn. ——睡莲科 Nymphaeaceae."[12]

《中药材手册》："莲须（《纲目》列入果部水果类莲藕项下）　本品为睡莲科植物莲 Nelumbo nucifera Gaertn. 的干燥雄蕊。原植物系多年生草本植物，多栽培于池塘或水田中。莲花有红、白色两种，其雄蕊皆供药用。【别名】莲花蕊、莲蕊须。"[13]

《全国中草药汇编》："莲须　来源：为莲（Nelumbo nucifera Gaertn.）的干燥雄蕊。"[14]

《中药大辞典》："莲须《本草通玄》【异名】金樱草《品汇精要》，莲花须《医学正传》，莲花蕊《孙天仁集效方》，莲蕊须《纲目》。【来源】为睡莲科植物莲 Nelumbo nucifera Gaertn. 的雄蕊。【原植物】莲《别录》Nelumbo nucifera Gaertn.，又名：荷《诗经》，芙渠《尔雅》，芙蓉、水芝（崔豹《古今注》）出《本草通玄》。又名莲花蕊、莲花须、莲蕊须。为睡莲科植物莲 Nelumbo nucifera Gaertn. 的雄蕊。"[9]

《中国医学百科全书·中医学》："莲须　始载于《本草蒙筌》。又名莲蕊须、莲花须、莲花蕊。为睡莲科植物莲 Nelumbo nucifera Gaertn. 的雄蕊。主产于中国湖南、湖北、福建、江苏、浙江、江西等省。"[10]

《全国中药炮制规范》："莲须［处方用名］莲须。【来源】本品为睡莲科植物莲 Nelumbo nucifera Gaertn. 的干燥雄蕊。均系栽培。全国各地均产。夏季花盛开时采摘雄蕊，阴干。药材以完整、花药色淡黄，质软者为佳。"[15]

《中国药材学》："莲须【来源】本品为睡莲科植物莲 Nelumbo nucifera Gaertn. 的雄蕊。"[16]

《中国中医药学主题词表》："莲须 Stamen nelumbinis　为睡莲科植物莲的干燥雄蕊；属补肾药。C 莲。"[11]

《普通高等教育中医药类规划教材·中药学》："莲须，为莲花中的雄蕊。"[7]

《中华本草》："莲须《纲目》【异名】连花须《济生方》，莲花蕊（孙天仁《集效方》，金樱草《品汇精要》，莲蕊须、佛座须《纲目》……【来源】为睡莲科植物莲 Nelumbo nucifera Gaertn. 的雄蕊。【原植物】莲 Nelumbo nucifera Gaertn. 又名：荷《诗经》，芙渠《尔雅》，泽芝、水芝（崔豹《古今注》），荷花（通称）。"[17]

《中华人民共和国药典》："莲须 Stamen nelumbinis　本品为睡莲科植物莲 Nelumbo nucifera Gaertn. 的干燥雄蕊。夏季花开时选晴天采收，盖纸晒干或阴干。"[6]

5　参考文献

1　明·兰茂. 滇南本草. 昆明：云南人民出版社，1959，251

2　［日］稻宣义. 炮炙全书. 北京：中医古籍出版社，1981

3　清·汪昂. 本草易读. 北京：人民卫生出版社，1987

4　清·黄宫绣. 本草求真. 上海：上海科学技术出版社，1959，55
5　清·姚澜. 本草分经. 上海：上海科学技术出版社，1989
6　国家药典委员会. 中华人民共和国药典. 一部. 北京：化学工业出版社，2000，230
7　雷载权主编. 普通高等教育中医药类规划教材·中药学. 上海：上海科学技术出版社，1995，327
8　江苏新医学院. 中药大辞典. 上海：上海科学技术出版社，1977，1803
9　《中医大辞典》编辑委员会. 中医大辞典·中药分册. 北京：人民卫生出版社，1982，285
10　《中医学》编辑委员会. 中国医学百科全书·中医学. 上海：上海科学技术出版社，1997，1278
11　吴兰成主编. 中国中医药学主题词表. 北京：中医古籍出版社，1996，223
12　中国医学科学院药物研究所等. 中药志. 第五册. 北京：人民卫生出版社，1993，295
13　中华人民共和国卫生部药政管理局. 中药材手册. 北京：人民卫生出版社，1998，525
14　《全国中草药汇编》编写组. 全国中草药汇编. 上册. 北京：人民卫生出版社，1996，712
15　中华人民共和国卫生部药政管理局. 全国中药炮制规范. 北京：人民卫生出版社，1988，270
16　徐国钧等主编. 中国药材学. 北京：中国医药科技出版社，1996，949
17　国家中医药管理局《中华本草》编委会. 中华本草. 第三册. 上海：上海科学技术出版社，1999，404
18　明·李时珍. 本草纲目. 北京：人民卫生出版社，1982，1893
19　宋·严用和. 严氏济生方. 北京：人民卫生出版社，1980，17
20　明·刘文泰. 本草品汇精要. 北京：人民卫生出版社，1982，767
21　清·沈金鳌. 要药分剂. 上海：上海科学技术出版社，1959，116

356　莪术

Ezhu

Rhizoma Curcumae

1　定名依据

1.1　正名

1.1.1　汉文名：莪术（姜科植物蓬莪术 Curcuma phaeocaulis Val.、广西莪术 Curcuma kwangsiensis S. G. Lee et C. F. Liag 或温郁金 Curcuma wenyujin Y. H. Chen et C. Ling 的干燥根茎）。

1.1.2　英文名：zedoray rhizome.

1.2　依据

1.2.1　定名的文献依据

1.2.1.1　《医学入门》卷四："气，诸气皆因火作孽……火多，合黄连解毒汤，加知母、枳壳；痰多，合二陈汤；积多，合平胃散；痛，加玄胡索、青皮、莪术；寒，加官桂、吴萸；便闭，加木香、槟榔；男子血虚及妇人胎产气疾，合四物汤。[1]

1.2.1.2　《药鉴》卷二："莪术，气温，味苦辛，无毒。主心膈腹痛，饮食不消。除霍乱冷气，止呕吐酸水。又破痃癖，及妇人血气，男子奔豚。黑者属血，故其色黑者，破气中之血。大都苦能泄实，辛能散积。"[2]

1.2.1.3　《本草易读》卷四："莪术，醋炒用。辛，苦，气温，无毒。破血行气，消积去瘀，开胃化食，通经解毒。疗心腹诸痛，解气血诸结。奔豚痃癖之疾，霍乱吐酸之疴。”[3]

1.2.1.4 《本草求真》卷五：“莪术（芳草），泻肝气分之血。莪术（专入肝），辛苦气温，大破肝经气分之血。盖人血气安和，则气与血通，血与气附，一有所偏，非气盛而血碍，即血壅而气滞。”[4]

1.2.1.5 《本草分经》：“（攻）莪术，辛苦温，主一切气，能通肝经聚血，破血行气，攻积通经。”[5]

1.2.1.6 《本草便读·草部》：“莪术，辛苦入肝脾，破气行瘀磨积聚。温香疏脏腑，除痰散滞逐寒凝（莪术肝经气分药也，能破气中之血。辛苦而温，性刚猛，善克削。攻一切痃癖积聚，血凝气滞等证，每每与三棱并用。或嫌其峻厉，当以醋炒用之）。”[6]

1.2.1.7 《中华人民共和国药典》：“莪术 Rhizoma curcumae 本品为姜科植物蓬莪术 Curcuma phaeocaulis Val.、广西莪术 Curcuma kwangsiensis S. G. Lee et C. F. Liag 或温郁金 Curcuma wenyujin Y. H. Chen et C. Ling 的干燥根茎。”[7]

1.2.1.8 《普通高等教育中医药类规划教材·中药学》：“莪术《药性论》为姜科多年生宿根草本植物蓬莪术 Curcuma phaeocaulis Val.、广西莪术 C. kwangsiensis S. Lee et C. F. Liag 或温郁金 C. wenyujin Y. H. Chen et C. Ling 的根茎。”[8]

1.2.1.9 《中药大辞典》：“蓬莪术（侯宁极《药谱》）【异名】蓬莪《药性论》……【基原】为姜科植物莪术的根茎。【原植物】莪术《医学入门》Curcuma aeruginosa Roxb.，又名：山姜黄、绿姜。”[9]

1.2.1.10 《中医大辞典·中药分册》：“莪术 见《医学入门》。为蓬莪术之简称，详该条。”[10]

1.2.1.11 《中国医学百科全书·中医学》：“莪术 始载于《药性论》。原名蓬莪术，又名药、广、文术。为姜科植物蓬莪术 Curcuma phaeocaulis Valeton、广西莪术 C. kwangsiensis S. G. Lee et C. F. Liang.、温郁金 C. wenyujin Y. H. Chen et C. Ling 的干燥根茎。”[11]

1.2.1.12 《中国中医药学主题词表》：“莪术 Curcuma zedoaria 属活血祛瘀药。C 温郁金；C 蓬莪术。”[12]

1.2.1.13 《中药志》[13]、《中药材手册》[14]、《全国中草药汇编》[15]、《全国中药炮制规范》[16]、《中国药材学》[17]、《中华本草》[18]等现代中药著作多以“莪术”作为本品正名（参见“文献通考”）。

1.2.2 定名选择的理由

1.2.2.1 莪术 Rhizoma curcumae，系姜科植物蓬莪术 Curcuma phaeocaulis val.、广西莪术 Curcuma kwangsiensis S. G. Lee et C. F. Liag 或温郁金 Curcuma wenyujin Y. H. Chen et C. Ling 的干燥根茎。“莪术”之名始见于明·李梴《医学入门》，“莪术”作为本品正名始见于明·杜文燮《药鉴》，其后的本草著作如清·汪昂《本草易读》、黄宫绣《本草求真》、姚澜《本草分经》、张秉成《本草便读》等在载录本品时即以“莪术”作为正名，并一直沿用至今。

1.2.2.2 我国最新出版的《中华人民共和国药典》、《普通高等教育中医药类规划教材·中药学》以及辞书类著作《中医大辞典·中药分册》、《中药大辞典》、《中国医学百科全

书·中医学》等均以“莪术”作为本品正名。已经广泛应用于中医药学文献的标引和检索的《中国中医药学主题词表》也以“莪术”作为本品的正式主题词。现代本草著作如《中药志》、《全国中草药汇编》、《中华本草》、《中国药材学》、《中药材手册》、《全国中药炮制规范》等虽记载了不少本品各地的俗称，但也无一例外以“莪术”作为本品的正名。说明“莪术”作为本品正名已成为共识。

1.3　与正名等效的名词：无。

2　源流考释

莪术（姜科植物蓬莪术 Curcuma phaeocaulis Val.、广西莪术 Curcuma kwangsiensis S. G. Lee et C. F. Liag 或温郁金 Curcuma wenyujin Y. H. Chen et C. Ling 的干燥根茎），原称“蓬莪茂”。始载于南北朝·雷敩《雷公炮炙论》：“蓬莪茂，凡使，于砂盆中用醋磨，令尽，然后于火畔吸令干，重筛过用。”[19] 其后的本草著作有的以“蓬莪茂”为正名，如宋·苏颂《本草图经》[20]、唐慎微《证类本草》[21]、佚名《增广太平和剂图经本草药性总论》[22]，元·王好古《汤液本草》[23]，明·刘文泰《本草品汇精要》[24]、陈嘉谟《本草蒙筌》[25]、李时珍《本草纲目》[26]，清·陈士铎《本草新编》[3]；有的以“蓬莪术”为正名，如唐·侯宁极《药谱》[27]等。

“莪术”之名始见于明·李梴《医学入门》卷四：“气，诸气皆因火作孽……痰多，合二陈汤；积多，合平胃散；痛，加玄胡索、青皮、莪术；寒，加官桂、吴萸；便闭，加木香、槟榔；男子血虚及妇人胎产气疾，合四物汤。”[1]“莪术”作为本草正名始见明·杜文燮《药鉴》卷二：“莪术，气温，味苦辛，无毒。主心膈腹痛，饮食不消。除霍乱冷气，止呕吐酸水。又破痃癖，及妇人血气，男子奔豚。黑者属血，故其色黑者，破气中之血。”[2]。其后的本草著作有的以“莪术”为正名，如清·汪昂《本草易读》[3]，清·黄宫绣《本草求真》[4]，清·姚澜《本草分经》[5]，清·张秉成《本草便读》[6]；有的以“蓬莪茂”为正名，如明·缪希雍《炮炙大法》[29]、李中梓《雷公炮制药性解》[30]、李中梓《本草征要》[31]、卢之颐《本草乘雅半偈》[32]，清·蒋居祉《本草择要纲目》[33]、日本稻宣义《炮炙全书》[34]、汪昂《本草备要》[35]、张璐《本经逢原》[36]、吴仪洛《本草从新》[37]、严西亭《得配本草》[38]、沈金鳌《要药分剂》[39]、杨时泰《本草述钩元》[40]、凌奂《本草害利》[41]、陈其瑞《本草撮要》[42]；有的以“姜七”为正名，如清·何克谏《生草药性备要》[43]等。

古代著作中记载的本品异名尚有“蓬术”《普济方》[44]，“蒁药”《本草纲目》[26]，“蓬蒁”《本经逢原》[36]，“姜七”《生草药性备要》[43]，“广术”《本草述钩元》[40]，等。如明·朱橚《普济方》卷二十：“脾痛，参术散　治虚弱人脾痛……调痛散（出直指方）治脾痛气隔。木香　丁香　檀香　大香附　天台乌药　蓬术（炒）　辣桂　片姜黄　生白姜　白豆蔻仁　缩砂仁　甘草（炙各等分）　上锉。每服二钱半。紫苏四叶。煎服。”[44]《本草纲目》卷十四：“蓬莪茂（音述。宋《开宝》）。【释名】蒁药。【集解】志曰：蓬莪茂生西戎及广南诸州。叶似蘘荷，子似干椹，术在根下并生，一好一恶，恶者有毒。西戎人取之，先放羊食，羊不食者弃之。藏器曰：一名蓬莪，黑色；二名蒁，黄色；三名波杀，味甘，有大毒。”[26]《本经逢原》卷二：“蓬莪茂（即蓬蒁），苦辛温，无毒。……乃得力耳。”[36]《生草药性备要》上卷：“姜七　味辣，性辛。似黄姜。擂敷疮消肿、散血止痛。虚火动，食之立效。亦能止血，理跌打。”[43]《本草述钩元》卷八：“蓬莪茂，一名广术。（音述）生西戎广南诸州。江浙或有之。根如生姜。而术在根下。状如鸡鸭卵。大小不等。九月采术。”[40]

现代有关著作均沿用《药鉴》的记载以“莪术”作为本品正名，如《中华人民共和国药典》[7]、《普通高等教育中医药类规划教材·中药学》[8]、《中药大辞典》[9]、《中医大辞典·中药分册》[10]、《中国医学百科全书·中医学》[11]、《中国中医药学主题词表》[12]、《中药志》[13]、《中药材手册》[14]、《全国中草药汇编》[15]、《全国中药炮制规范》[16]、《中国药材学》[17]、《中华本草》[18]等。同时尚记载有“文术”、“温莪术”、“桂莪术”《中药材手册》[14]，“山姜黄”、“芋儿七”、“臭屎姜”《全国中草药汇编》[15]，“广茂”、“黑心姜”、《中药大辞典》[9]，“毛莪术”、“蓝心姜”《中国药材学》[17]“青姜”《中华本草》[18]等各地的俗称。还记载有本品原植物“广西莪术”的异名“桂莪术”、“毛莪术”《中药志》[13]；原植物“温郁金”的异名“温莪术”《中药志》[13]；原植物名称“蓬莪术”等。

3 附录

3.1 又称：醋莪术（饮片规格名）。

3.2 俗称：蓝心姜、黑心姜（两广），文术（四川），山姜黄、芋儿七、臭屎姜，桂莪术，毛莪术，温莪术，广茂。

3.3 曾称：蓬莪茂《雷公炮炙论》，蓬莪术《药谱》，蓬术《普济方》，广术《本草述钩元》，蓬莪《本经逢原》，羌七《生草药性备要》，莪药《本草纲目》。

3.4 原植物名称：广西莪术，桂莪术，毛莪术;. 温郁金，温莪术；蓬莪术。

4 文献通考

《雷公炮炙论》：“蓬莪茂，雷公云：凡使，于砂盆中用醋磨，令尽，然后于火畔吸令干，重筛过用。”[19]

《药谱》：“破关符，蓬莪术。”[27]

《本草图经》卷七：“蓬莪茂，生西戎及广南诸州，今江浙或有之。三月生苗，在田野中。其茎如钱大，高二三尺；叶青白色，长一二尺，大五寸以来，颇类蘘荷；五月有花作穗，黄色，头微紫；根如生姜，而术在根下，似鸡、鸭卵，大小不常。”[20]

《证类本草》卷九：“蓬莪茂，味苦、辛，温，无毒。主心腹痛，中恶疰忤鬼气，霍乱冷气，吐酸水，解毒，饮食不消，酒研服之。又疗妇人血气，丈夫奔豚。生西戎及广南诸州。”[21]

《增广太平和剂图经本草药性总论·草部中品之下》：“蓬莪茂，味苦辛，温，无毒。主心腹痛，中恶，疰忤，鬼气，霍乱，冷气吐酸水，解毒，疗妇人血气，丈夫奔豚。《药性论》云：可单用，治女儿血气心痛，破痃癖，冷气。日华子云：得：酒，醋，良。活一切气，开胃消食，通月经，消瘀血，止挫损痛，下血及内损恶血。一云：治积聚为最要之药，与三棱同用之，良。”[22]

《汤液本草》卷四：“蓬莪茂，气温，味苦、辛。无毒。《象》云：治心膈痛，饮食不消，破痃癖气最良。炮用。《本草》云：治妇人血气，丈夫贲豚；治心腹痛，中恶，疰忤，鬼气，霍乱冷气，吐酸水；解毒，饮食不消。酒研服。《液》云：色黑，破气中之血，入气药发诸香。虽为泄剂，亦能益气，故孙用和治气短不能接续，所以大小七香丸、集香丸散及汤内，多用此也。”[23]

《普济方》卷二十：“脾痛，参术散：治虚弱人脾痛……调痛散（出直指方）治脾痛气隔。木香，丁香，檀香，大香附，天台乌药，蓬术（炒），辣桂，片姜黄，生白姜，白豆蔻仁，缩砂仁，甘草（炙各等分），上锉。每服二钱半。紫苏四叶。煎服。“[44]

《本草品汇精要》卷十二：“蓬莪茂，无毒，丛生。蓬莪茂，主心腹痛，中恶，疰忤鬼气，霍乱冷气，吐酸水，解毒，食饮不消，酒研服之。又疗妇人血气，丈夫奔豚（《名医》所录）。【名】蓬莪茂、波杀。”[24]

《本草蒙筌》卷三：“蓬莪茂，端州蓬莪茂，温州蓬莪茂。味苦、辛，气温。无毒。多产广南诸州，或生江浙田野。子如干椹，叶似蘘荷。茎钱大略高，根类姜成块。茂生根底相对，似卵大小不常。九月采收，依前炮制。”[25]

《医学入门》卷四：“气，诸气皆因火作孽……火多，合黄连解毒汤，加知母、枳壳；痰多，合二陈汤；积多，合平胃散；痛，加玄胡索、青皮、莪术；寒，加官桂、吴萸；便闭，加木香、槟榔；男子血虚及妇人胎产气疾，合四物汤。[1]

《本草纲目》卷十四：“蓬莪茂（音述。宋《开宝》）。【释名】蒁药。【集解】志曰：蓬莪茂生西戎及广南诸州。叶似蘘荷，子似干椹，术在根下并生，一好一恶，恶者有毒。西戎人取之，先放羊食，羊不食者弃之。藏器曰：一名蓬莪，黑色；二名蒁，黄色；三名波杀，味甘，有大毒。”[26]

《药鉴》卷二：“莪术，气温，味苦辛，无毒。主心膈腹痛，饮食不消。除霍乱冷气，止呕吐酸水。又破痃癖，及妇人血气，男子奔豚。黑者属血，故其色黑者，破气中之血。大都苦能泄实，辛能散积。此棱术二剂，气味皆苦辛，用之者，中病即已，不可过服，以损真元。若用于破气药中，必须用补气药为主。”[2]

《炮炙大法·草部》：“蓬莪茂（凡使，于砂盆中用醋磨令尽，然后于火畔吸，令干，重筛过用。一法火炮醋浸煨切。得酒醋良）。”[29]

《雷公炮制药性解》卷三：“蓬莪茂，味苦辛，性温无毒，入肺脾二经，开胃消食，破积聚，行瘀血，疗心疼，除腹痛。利月经，主奔豚，定霍乱，下小儿食积。按：蓬莪茂与三棱相似，故经络亦同，但气中血药为少异尔，性亦猛厉，但能开气，不能益气，虚人禁之，乃大便谓气短不能续者亦宜用之，过矣。”[30]

《本草征要》卷一：“蓬莪茂，味甘、辛，性温，无毒。入脾、肝二经。酒炒。破气行血，消积止痛。妇人结聚，丈夫奔豚。气不调和，脏腑壅滞，阴阳乖隔，病邪凭之，此能利气达窍，则邪无所容矣。蓬莪茂诚为磨积之药。”[31]

《本草乘雅半偈》第十帙：“蓬莪茂（宋《开宝》）。好者尤称毒药，不得轻下毒手。【气味】苦辛温，无毒。【主治】主心腹痛，中恶、疰忤、鬼气，霍乱，冷气，吐酸水，解毒，食饮不消，酒研服之。又疗妇人血气结积，丈夫奔豚。”[32]

《本草择要纲目》：“蓬莪茂（凡使，于砂盆中以醋磨令尽。然后于火畔熁干。重筛过用。此物极坚硬难捣治。用时热灰火中煨令透。乘热捣之即碎如粉。今人多以醋炒或煮熟入药。取其引入血分也）。……莪术（酒醋浸过，面包煨熟用，良）。”[33]

《本草新编》卷三：“蓬莪茂，味苦、辛，气温，无毒。入肝、脾二经，血分中药也。专破气中之血，痃癖可去，止心疼，通月经，消瘀血，治霍乱，泻积聚，理中气。”[3]

《炮炙全书》卷一：“蓬莪茂，苦、辛，温，极坚难捣，须热灰中煨令透，乘热捣之，即碎如粉，得酒醋良。”[34]

《本草易读》卷四：“莪术，醋炒用。辛，苦，气温，无毒。破血行气，消积去瘀，开胃化食，通经解毒。疗心腹诸痛，解气血诸结。奔豚痃癖之疾，霍乱吐酸之痾。”[3]

《本草备要·草部》：“蓬莪茂，泻，破血，行气，消积。辛苦气温。入肝经血分。破气中之血（能通肝经聚血），消瘀通经，开胃化食，解毒止痛。治心腹诸痛，冷气吐酸，奔豚痃癖（酒、醋磨服。痃，音贤，小腹积。痃癖多见于男子，癥瘕多见于妇人。莪术香烈，行气通窍，同三棱用，治积聚诸气良）。”[35]

《本经逢原》卷二：“蓬莪茂（即蓬蒁），苦辛温，无毒。入肝经药，醋炒。入心脾药，面裹煨熟。入四物汤调经，羊血或鸡血拌炒。发明。蓬莪茂入肝破血，治妇人血气结积痛，痰癖冷气，跌扑损痛，下血及内损恶血，通肝经聚血，盖此药专破气中之血也。按：蓬蒁诚为磨积之药，但虚人得之，积不去，而真已竭，更可虞也。须得参、术健运、补中寓泻，乃得力耳。”[36]

《生草药性备要》上卷：“姜七　味辣，性辛。似黄姜。搥敷疮消肿、散血止痛。虚火动，食之立效。亦能止血，理跌打。”[43]

《本草从新》卷二：“蓬莪茂，泻、行气破血、消积。辛苦而温。主一切气。又能通肝经。聚血行气。消瘀通经。化食止痛。治心腹诸痛。”[37]

《得配本草》卷二：“蓬莪茂，音述，一名蒁药。得醋、酒良。辛、苦、温。入足厥阴经气分。破气中之血。凡气血凝结作痛者俱效……当此惟有外用散气消积膏药，内用补气滋阴等剂，庶几攻补并得其效，莪术非可轻进也。”[38]

《要药分剂》卷六：“蓬莪茂，味苦辛，性温，无毒。感夏末秋初之气，而得土金之味以生。降也，阳中阴也。得酒醋良。”[39]

《本草求真》卷五：“莪术（芳草），泻肝气分之血。莪术（专入肝），辛苦气温，大破肝经气分之血。盖人血气安和，则气与血通，血与气附，一有所偏，非气盛而血碍，即血壅而气滞。三棱气味苦平，既于肝经血分逐气。……疟积宜用桃仁、鳖甲、草果。若虚人服之，最属可危，须得参术补助为妙。大者为广术。”[4]

《本草分经》：“（攻）莪术，辛苦温，主一切气，能通肝经聚血，破血行气，攻积通经。”[5]

《本草述钩元》卷八：“蓬莪茂，一名广术（音述），生西戎广南诸州，江浙或有之。根如生姜，而术在根下，状如鸡鸭卵，大小不等，九月采术。”[40]

《本草害利》：“蓬莪茂，【害】凡经事先期，及一切血热为病忌之。若崩中淋露，皆应补气血，凉血清热则愈。一切辛走之药，法当所禁，虚人服之，积未去而真气已竭，兼以参术，或庶几耳。”[41]

《本草撮要》卷一：“蓬莪茂，味苦辛，入足厥阴经。功专破气中之血。得木香疗冷气攻心，得阿魏治小儿盘肠痛。灰火煨透，乘热捣之，入气分。或醋磨酒磨或熟用入血分。堕胎。虚者忌服。”[42]

《本草便读·草部》：“莪术，辛苦入肝脾，破气行瘀磨积聚。温香疏脏腑，除痰散滞逐寒凝。（莪术肝经气分药也，能破气中之血。辛苦而温，性刚猛，善克削，攻一切痃癖积聚，血凝气滞等证，每每与三棱并用。或嫌其峻厉，当以醋炒用之。）”[6]

《中药志》："莪术　本品为常用中药。商品为姜科姜黄属多种植物的干燥根茎。……【原植物】1. 桂莪术（拟）别名：广西莪术、毛莪术（中药志）。Curcuma kwangsiensis S. G. Lee et C. F. Liang——姜科 Zingiberaceae. 2. 温郁金　别名：温莪术 Curcuma wenyujin Y. H. Chen et C. Ling，——姜科 Zingiberaceae. 3. 莪术　别名：文术（四川），蓝心姜、黑心姜（两广），姜七（生草药性备要）Cur cuma aeruginosa Roxb.（C. zedoaria non Rosc.）——姜科 Zingiberaceae。4. 川郁金　别名：川莪术 Curcuma sp. ——姜科 Zingiberaceae."[13]

《中药材手册》："莪术（《纲目》名蓬莪茂，列入草部芳草类）　本品为姜科植物蓬莪术 Curcuma zedoaria Rosc.、温郁金 Curcuma wenyujin Y. H. Chen et C. Ling、广西莪术 Curcuma kwangsiensis S. Lee et C. F. Liang 的干燥根茎。原植物系多年生草本，均为栽培。【别名】莪术：文术。湿郁金：温莪术。广西莪术：桂莪术。"[14]

《全国中草药汇编》："莪术　别名：蓬莪术、山姜黄、芋儿七、臭屎姜。来源：为姜科姜黄属植物蓬莪术 Curcuma phaeocaulis Val.（C. zedoaria auct. non Rosc.）、蓝心姜 Curcuma aeruginosa Roxb.、桂莪术 Curcuma kwangsiensis S. G. Lee et C. F. Liag 和温莪术 Curcuma wenyujin Y. H. Chen et C. Ling 的根状茎。"[15]

《中药大辞典》："蓬莪术（侯宁极《药谱》）　【异名】蓬莪《药性论》，蒁药《唐本草》，蓬莪术《日华子本草》，广茂《珍珠囊》，蓬术《普济方》，莪《本草备要》，蓬蒁《本经逢原》，羌七《生草药性备要》，广术《本草求真》，黑心姜《岭南采药录》，文术《四川中药志》。【基原】为姜科植物莪术的根茎。【原植物】莪术《医学入门》Curcuma aeruginosa Roxb.，又名：山姜黄、绿姜。"[9]

《中医大辞典·中药分册》："莪术　见《医学入门》。为蓬莪术之简称，详该条。"[10]

《中国医学百科全书·中医学》："莪术　始载于《药性论》。原名蓬莪术，又名　药、广、文术。为姜科植物蓬莪术 Curcuma phaeocaulis Valeton、广西莪术 C. kwangsiensis S. G. Lee et C. F. Liang.、温郁金 C. wenyujin Y. H. Chen et C. Ling 的干燥根茎。后者习称'温莪术'。"[11]

《全国中药炮制规范》："莪术　［处方用名］莪术、醋莪术。【来源】本品为姜科植物蓬莪术 Curcuma zedoaria Rosc.、广西莪术 Curcuma kwangsiensis S. Lee et C. F. Liang 的干燥根茎。栽培或野生。主产于广西、四川等地。秋、冬二季均可采挖，洗净泥土，蒸或煮至透心，干燥后除去须根及杂质。药材以个均匀、质坚实、气香者为佳。"[16]

《中国药材学》："莪术　【别名】①广西莪术：桂莪术，毛莪术。②温郁金：温莪术。③莪术：文术（四川），蓝心姜、黑心姜（两广）。【来源】本品为姜科植物广西莪术 Curcuma kwangsiensis S. G. Lee et C. F. Liag、温郁金 C. wenyujin Y. H. Chen et C. Ling 或莪术 C. aeruginosa Roxb.（C. zedoaria non Rosc.）的根茎。"[17]

《中国中医药学主题词表》："莪术 Curcuma zedoaria　属活血祛瘀药。C 温郁金；C 蓬莪术。"[12]

《普通高等教育中医药类规划教材·中药学》："莪术《药性论》为姜科多年生宿根草本植物蓬莪术 Curcuma phaeocaulis val.、广西莪术 C. kwangsiensis S. Lee et C. F. Liag 或温郁金 C. wenyujin Y. H. Chen et C. Ling 的根茎。主产于广西、四川、浙江、江西等地。冬季采挖，蒸或煮至透心，晒干，切片生用或醋制用。"[8]

《中华本草》："莪术《医学入门》【异名】蓬莪《雷公炮炙论》，蒁药药《新修本草》，蓬莪术（侯宁极《药谱》），广茂《珍珠囊》，蓬术《普济方》，青姜《续医说》，羌七《生草药性备要》，广术《本草求真》，黑心姜《岭南采药录》，文术《四川中药志》……【来源】为姜科植物莪术、广西莪术和温郁金的根茎。【原植物】1. 莪术 Curcuma aeruginosa Roxb. ［C. zedoaria non Rosc.］。2. 广西莪术 Curcuma kwangsiensis S. G. Lee et C. F. Liag　又名：桂莪术、毛莪术《中药志》。3. 温郁金 Curcuma wenyujin Y. H. Chen et C. Ling　又名：温莪术《中药志》。原植物参见'郁金'条。"[18]

《中华人民共和国药典》："莪术 Rhizoma curcumae　本品为姜科植物蓬莪术 Curcuma phaeocaulis Val.、广西莪术 Curcuma kwangsiensis S. G. Lee et C. F. Liag 或温郁金 Curcuma wenyujin Y. H. Chen et C. Ling 的干燥根茎。后者习称'温莪术'。冬季茎叶枯萎后采挖，洗净，蒸或煮至透心，晒干或低温干燥后除去须根及杂质。"[7]

5　参考文献

1　明·李梴．医学入门．天津：天津科学技术出版社，1999，783
2　明·杜文燮．药鉴．上海：上海人民出版社，1975
3　清·汪昂．本草易读．北京：人民卫生出版社，1987
4　清·黄宫绣．本草求真．上海：上海科学技术出版社，1959，238
5　清·姚澜．本草分经．上海：上海科学技术出版社，1989
6　清·张秉成．本草便读．上海：上海卫生出版社，1957
7　国家药典委员会．中华人民共和国药典．一部．北京：化学工业出版社，2000，230
8　雷载权主编．普通高等教育中医药类规划教材·中药学．上海：上海科学技术出版社，1995，218
9　江苏新医学院．中药大辞典．上海：上海科学技术出版社，1977，2450
10　《中医大辞典》编辑委员会．中医大辞典·中药分册．北京：人民卫生出版社，1982，286
11　《中医学》编辑委员会．中国医学百科全书·中医学．上海：上海科学技术出版社，1997，1143
12　吴兰成主编．中国中医药学主题词表．北京：中医古籍出版社，1996，86
13　中国医学科学院药物研究所等．中药志．第二册．北京：人民卫生出版社，1993，123
14　中华人民共和国卫生部药政管理局．中药材手册．北京：人民卫生出版社，1998，180
15　《全国中草药汇编》编写组．全国中草药汇编．上册．北京：人民卫生出版社，1996，707
16　中华人民共和国卫生部药政管理局．全国中药炮制规范．北京：人民卫生出版社，1988，90
17　徐国钧等主编．中国药材学．北京：中国医药科技出版社，1996，681
18　国家中医药管理局《中华本草》编委会．中华本草．第八册．上海：上海科学技术出版社，1999，626
19　南北朝·雷敩．雷公炮炙论．上海：上海中医学院出版社，1986，72
20　宋·苏颂．本草图经．合肥：安徽科学技术出版社，1994，223
21　宋·唐慎微．证类本草．北京：人民卫生出版社，1957，232
22　宋·佚名．增广太平和剂图经本草药性总论．见：增广太平惠民和剂局方．海口：海南出版社，2002，439
23　元·王好古．汤液本草．见：景印文渊阁四库全书（745）．北京：中医古籍出版社，1986，967
24　明·刘文泰．本草品汇精要．北京：人民卫生出版社，1982，349
25　明·陈嘉谟．本草蒙筌．北京：人民卫生出版社，1988，145
26　明·李时珍．本草纲目．北京：人民卫生出版社，1982，883

27 唐·侯宁极. 药谱. 抄本
28 清·陈士铎. 本草新编. 北京：中国中医药出版社，1996，156
29 明·缪希雍. 炮炙大法. 明末庄继先校刻本
30 明·李中梓. 雷公炮制药性解. 见：中国医学大成（二）. 长沙：岳麓书社，1990，139
31 明·李中梓. 本草征要. 见：李中梓医学全书. 北京：中国中医药出版社，1999，125
32 明·卢之颐. 本草乘雅半偈. 北京：人民卫生出版社，1986
33 清·蒋居祉. 本草择要纲目. 见：珍本医书集成（二）. 上海：上海科学技术出版社，1985，88
34 ［日］稻宣义. 炮炙全书. 北京：中医古籍出版社，1981
35 清·汪昂. 本草备要. 北京：中国中医药出版社，1998，70
36 清·张璐. 本经逢原. 上海：上海科学技术出版社，1959，60
37 清·吴仪洛. 本草从新. 北京：中医古籍出版社，2001，34
38 清·严西亭. 得配本草. 上海：上海卫生出版社，1957，47
39 清·沈金鳌. 要药分剂. 上海：上海科学技术出版社，1959，142
40 清·杨时泰. 本草述钩元. 上海：科技卫生出版社，1958，188
41 清·凌奂. 本草害利. 北京：中医古籍出版社，1982
42 清·陈其瑞. 本草撮要. 见：珍本医书集成（二）. 上海：上海科学技术出版社，1985，13
43 清·何克谏. 生草药性备要. 见：岭南本草古籍三种. 北京：中国医药科技出版社，1999，39
44 明·朱橚. 普济方. 北京：人民卫生出版社，1959，475

357 荷叶

Heyie

Folium Nelumbinis

1 定名依据

1.1 正名

1.1.1 汉文名：荷叶（睡莲科植物莲 Nelumbo nucifera Gaertn. 的干燥叶）。

1.1.2 英文名：lotus leaf.

1.2 依据

1.2.1 定名的文献依据

1.2.1.1 《滇南本草》卷一："荷叶藕，荷叶，白莲花叶入气，红莲（花）叶入血。味辛、平，性微温（入肝肺二经）。升也，阳也。上清头目之风热、止眩晕发晕，清上焦之虚火，可升可降，清痰、泄气止呕，头闷疼。"[1]

1.2.1.2 《本草通玄》卷下："荷叶，开胃消食，止血固经。叶蒂安胎。"[2]

1.2.1.3 《本草备要·果部》："荷叶，轻宣，升阳，散瘀。苦平。其色青，其形仰，其中空，其象震（震仰盂），感少阳甲胆之气。烧饭合药，裨助脾，胃而升发阳气（洁古枳术丸，用荷叶烧饭为丸），痘疮倒靥者，用此发之（僵蚕等分为末，胡荽汤下。闻人规曰：胜于人牙、龙脑）。"[3]

1.2.1.4 《得配本草》卷六："荷叶，畏桐油。伏白银、硫黄。苦，平。生发元气（足少阳甲胆之气，与手少阳三焦元气，同为生发之气）。裨助脾胃。”[4]

1.2.1.5 《本草求真》卷三：“荷叶，（水果）升阳散瘀。荷叶（专入胆）。其味虽苦。其气虽平。然生水土之下。污秽之中。挺然独立。实有长养生发之气。”[5]

1.2.1.6 《本草撮要》卷三：“荷叶，味苦平。入足太阴阳明经。功专升少阳生气。得升麻、苍术治雷头风。得僵蚕、胡荽治痘疮倒陷。独用叶炙灰酒服治遗精。虚者禁用。紫背荷叶主治同上。而功益捷。”[6]

1.2.1.7 《中华人民共和国药典》：“荷叶 Folium nelumbinis 本品为睡莲科植物莲 Nelumbo nucifera Gaertn. 的干燥叶。夏、秋二季采收，晒至七八成干时，除去叶柄，折成半圆形或折扇形，干燥。”[7]

1.2.1.8 《普通高等教育中医药类规划教材·中药学》：“荷叶 为莲的叶片。”[8]

1.2.1.9 《中药大辞典》：“荷叶《食疗本草》【异名】《尔雅》。【基原】为睡莲科植物莲 Nelumbo nucifera Gaertn. 的叶。原植物详‘莲子’条。”[9]

1.2.1.10 《中医大辞典·中药分册》：“荷叶 出《食疗本草》。为睡莲科植物莲 Nelumbo nucifera Gaertn. 的叶。”[10]

1.2.1.11 《中国医学百科全书·中医学》：“荷叶 始载于《食疗本草》。为睡莲科植物莲 Nelumbo nucifera Gaertn. 的叶。原植物中国大部分地区有栽培。”[11]

1.2.1.12 《中国中医药学主题词表》：“荷叶 Folium nelumbinis 为睡莲科植物莲的干燥叶；属清热解毒药；用莲检索 1995 前文献。C 莲。”[12]

1.2.1.13 《中药志》[13]、《中药材手册》[14]、《全国中草药汇编》[15]、《全国中药炮制规范》[16]、《中国药材学》[17]、《中华本草》[18]等现代中药著作多以“荷叶”作为本品正名（参见“文献通考”）。

1.2.2 定名选择的理由

1.2.2.1 荷叶 Folium nelumbinis，系睡莲科植物莲 Nelumbo nucifera Gaertn. 的干燥叶。“荷叶”之名始见于明·兰茂《滇南本草》，“荷叶”作为本品正名始见于明·李中梓《本草通玄》，其后的本草著作如清·汪昂《本草备要》、严西亭《得配本草》、黄宫绣《本草求真》、陈其瑞《本草撮要》等在载录本品时即以“荷叶”作为正名，并一直沿用至今。

1.2.2.2 我国最新出版的《中华人民共和国药典》、《普通高等教育中医药类规划教材·中药学》以及辞书类著作《中医大辞典·中药分册》、《中药大辞典》、《中国医学百科全书·中医学》等均以“荷叶”作为本品正名。已经广泛应用于中医药学文献的标引和检索的《中国中医药学主题词表》也以“荷叶”作为本品的正式主题词。现代本草著作如《中药志》、《全国中草药汇编》、《中华本草》、《中国药材学》、《中药材手册》、《全国中药炮制规范》等也无一例外以“荷叶”作为本品的正名。说明“荷叶”作为本品正名已成为共识。

1.3 与正名等效的名词：无。

2 源流考释

荷叶（睡莲科植物莲 Nelumbo nucifera Gaertn. 的干燥叶），原称“蕸”，始见于汉初《尔雅》，如宋·唐慎微《证类本草》卷二十三引《尔雅》云：“荷，芙蕖。其茎茄，其叶蕸，其本蔤，其华菡萏，其实莲，其根藕，其中的，的中薏是也。”[19]

在本草著作中本品始载于唐·孟诜《食疗本草》卷上：“莲子，寒……（六）其子、房及叶皆破血。”[27]其后的本草著作宋·唐慎微《证类本草》[19]，明·李时珍《本草纲目》[20]等在“藕实”或“莲藕”项下均有关于本品的介绍。

“荷叶”之名始见于明·兰茂《滇南本草》卷一：“荷叶藕，荷叶，白莲花叶入气，红莲（花）叶入血。味辛、平，性微温。（入肝肺二经）升也，阳也。上清头目之风热、止眩晕发晕，清上焦之虚火，可升可降，清痰、泄气止呕，头闷疼。”[1]“荷叶”作为本草正名始见于明·李中梓《本草通玄》卷下：“荷叶，开胃消食，止血固经。叶蒂安胎。”[2]。其后的本草著作大多即沿用该书记载，以“荷叶”为正名记载本品，如清·张志聪《本草崇原》[21]、日本稻宣义《炮炙全书》[22]、汪昂《本草易读》[23]、汪昂《本草备要》[3]、张璐《本经逢原》[24]、吴仪洛《本草从新》[25]、严西亭《得配本草》[4]、黄宫绣《本草求真》[5]、姚澜《本草分经》[26]、陈其瑞《本草撮要》[6]等。

现代有关著作均沿用《本草通玄》的记载以“荷叶”作为本品正名，如《中华人民共和国药典》[7]、《普通高等教育中医药类规划教材·中药学》[8]、《中药大辞典》[9]、《中医大辞典·中药分册》[10]、《中国医学百科全书·中医学》[11]、《中国中医药学主题词表》[12]、《中药志》[13]、《中药材手册》[14]、《全国中草药汇编》[15]、《全国中药炮制规范》[16]、《中国药材学》[17]、《中华本草》[18]等。还记载有本品原植物“莲”的异名“荷”、“芙蕖”、“芙蓉”、“水芝”《中药志》[13]，“泽芝”、“荷花”《中华本草》[18]等。

3 附录

3.1 又称：无。

3.2 俗称：无。

3.3 曾称：蕸《尔雅》。

3.4 原植物名称：莲，荷，芙蕖，芙蓉，水芝，泽芝，荷花（通称）。

4 文献通考

《食疗本草》卷上：“莲子，寒。（一）上主治五脏不足，伤中气绝，利益十二经脉、廿五络血气。生吃（微）动气，蒸熟为上。……（六）其子、房及叶皆破血。”[27]

《证类本草》卷二十三：“藕实、茎，味甘，平、寒，无毒。主补中养神，益气力，除百疾。久服轻身耐老，不饥延年。一名水芝丹，一名莲……《尔雅》云：荷，芙蕖。其茎茄，其叶蕸，其本蔤，其华菡萏，其实莲，其根藕，其中的，的中薏是也。”[19]

《滇南本草》卷一：“荷叶藕，荷叶，白莲花叶入气，红莲（花）叶入血。味辛、平，性微温。（入肝肺二经）升也，阳也。上清头目之风热、止眩晕发晕，清上焦之虚火，可升可降，清痰、泄气止呕，头闷疼。”[1]

《本草纲目》卷三十三：“莲藕《本经·上品》。【释名】其根藕《尔雅》，其实莲（同上），其茎叶荷。韩保升曰：藕生水中，其叶名荷。按：《尔雅》云：荷，芙蕖。其茎茄，其叶蕸，其本蔤，其华菡萏，其实莲，其根藕，其中菂，菂中薏。……荷叶，【释名】嫩者荷钱（象形）。贴水者藕荷（生藕者）。出水者芰荷（生花者）。蒂名荷鼻。”[20]

《本草通玄》卷下：“荷叶，开胃消食，止血固经。叶蒂安胎。”[2]

《本草崇原》卷上："荷叶（附），气味苦平，无毒。主治血胀腹痛、产后胎衣不下，酒煮服之《拾遗本草》。治吐血、衄血、血崩、血痢、脱肛、赤游火丹、遍身风疠、阳水浮肿、脚膝浮肿、痘疮倒靥（《新增》附）。"[21]

《炮炙全书》卷二："荷叶，苦，平。畏桐油，伏白银、硫黄。"[22]

《本草易读》卷六："荷叶，止诸般吐衄下血，除一切阳水浮肿。产后恶血，损伤败血。消痈肿而发痘疮，止干渴而下胞衣。"[23]

《本草备要·果部》："荷叶，轻宣，升阳，散瘀。苦平。其色青，其形仰，其中空，其象震（震仰盂），感少阳甲胆之气。烧饭合药，裨助脾，胃而升发阳气（洁古枳术丸，用荷叶烧饭为丸），痘疮倒黡者，用此发之（僵蚕等分为末，胡荽汤下。闻人规曰：胜于人牙、龙脑）。"[3]

《本经逢原》卷二："荷叶，苦涩平，无毒。发明，荷叶得清震之气，故洁古枳术丸方用荷叶，烧饭为丸。"[24]

《本草从新》卷十："荷叶，轻宣、升阳散瘀。苦平。其色青。其形仰。其中空。其象震（震仰盂）。感少阳甲胆之气。烧饭合药。裨助脾胃。而升发阳气（洁古枳术丸、用荷叶烧饭为丸）。痘疮倒黡者。用此发之。"[25]

《得配本草》卷六："荷叶，畏桐油。伏白银、硫黄。苦，平。生发元气（足少阳甲胆之气，与手少阳三焦元气，同为生发之气）。裨助脾胃。"[4]

《本草求真》卷三："荷叶（水果），升阳散瘀。荷叶（专入胆），其味虽苦，其气虽平，然生水土之下，污秽之中，挺然独立，实有长养生发之气。"[5]

《本草分经》："荷叶，苦平，裨助脾胃而升发阳气，能散瘀血留好血。"[26]

《本草撮要》卷三："荷叶，味苦平，入足太阴阳明经。功专升少阳生气。得升麻、苍术治雷头风，得僵蚕、胡荽治痘疮倒陷。独用叶炙灰酒服治遗精。虚者禁用。紫背荷叶主治同上，而功益捷。"[6]

《中药志》："荷叶　本品为常用中药。商品为睡莲科植物莲的叶。……【原植物】莲　别名：荷、芙蕖、芙蓉、水芝。Nelumbo nucifera Gaertn.　——睡莲科 Nymphaeaceae."[13]

《中药材手册》："荷叶（《纲目》列入果部水果类莲藕项下）　本品为睡莲科植物莲 Nelumbo nucifera Gaertn. 的干燥叶。原植物系多年生水生草本，多栽培于池塘或水田中。云南多以"荷叶鼻"，亦即"荷叶蒂"作药用；部分地区尚有以鲜荷叶或加工成荷叶丝入药者。【别名】莲叶。"[14]

《全国中草药汇编》："荷叶　来源：为莲（Nelumbo nucifera Gaertn.）的叶片和残存的叶柄基部。如剪取叶片的中央一块及叶柄基部，则为荷蒂。"[15]

《中药大辞典》："荷叶《食疗本草》【异名】《尔雅》。【基原】为睡莲科植物莲 Nelumbo nucifera Gaertn. 的叶。原植物详'莲子'条。"[9]

《中医大辞典·中药分册》："荷叶　出《食疗本草》。为睡莲科植物莲 Nelumbo nucifera Gaertn. 的叶。"[10]

《中国医学百科全书·中医学》："荷叶　始载于《食疗本草》。为睡莲科植物莲 Nelumbo nucifera Gaertn. 的叶。原植物中国大部分地区有栽培。"[11]

《全国中药炮制规范》："荷叶　［处方用名］荷叶、荷叶炭。【来源】本品为睡莲科植物莲 Nelumbo nucifera Gaertn. 的干燥叶。均系栽培。全国大部分地区多有生产。秋季花开后采摘，晒至七八成干时，除去叶柄，折成半圆形或扇形，干燥。药材以叶大、色绿、无斑点、不破碎者为佳。”[16]

《中国药材学》：“荷叶 【来源】本品为睡莲科植物莲 Nelumbo nucifera Gaertn. 的叶。”[17]

《中国中医药学主题词表》：“荷叶 Folium nelumbinis 为睡莲科植物莲的干燥叶；属清热解毒药；用莲检索 1995 前文献。C 莲。”[12]

《普通高等教育中医药类规划教材·中药学》：“荷叶 为莲的叶片。”[8]

《中华本草》：“荷叶《食疗本草》【异名】《尔雅》。【来源】睡莲科植物莲 Nelumbo nucifera Gaertn. 的叶。【原植物】莲 Nelumbo nucifera Gaertn. 又名：荷《诗经》，芙渠《尔雅》，泽芝、水芝（崔豹《古今注》），荷花（通称）”[18]

《中华人民共和国药典》：“荷叶 Folium nelumbinis 本品为睡莲科植物莲 Nelumbo nucifera Gaertn. 的干燥叶。夏、秋二季采收，晒至七八成干时，除去叶柄，折成半圆形或折扇形，干燥。”[7]

5 参考文献

1 明·兰茂. 滇南本草. 昆明：云南人民出版社，1959，251
2 明·李中梓. 本草通玄. 见：李中梓医学全书. 北京：中国中医药出版社，1999，534
3 清·汪昂. 本草备要. 北京：中国中医药出版社，1998，188
4 清·严西亭. 得配本草. 上海：上海卫生出版社，1957，26
5 清·黄宫绣. 本草求真. 上海：上海科学技术出版社，1959，137
6 清·陈其瑞. 本草撮要. 见：珍本医书集成（二）. 上海：上海科学技术出版社，1985，53
7 国家药典委员会. 中华人民共和国药典. 一部. 北京：化学工业出版社，2000，231
8 雷载权主编. 普通高等教育中医药类规划教材·中药学. 上海：上海科学技术出版社，1995，327
9 江苏新医学院. 中药大辞典. 上海：上海科学技术出版社，1977，1810
10 《中医大辞典》编辑委员会. 中医大辞典·中药分册. 北京：人民卫生出版社，1982，286
11 《中医学》编辑委员会. 中国医学百科全书·中医学. 上海：上海科学技术出版社，1997，1037
12 吴兰成主编. 中国中医药学主题词表. 北京：中医古籍出版社，1996，148
13 中国医学科学院药物研究所等. 中药志. 第五册. 北京：人民卫生出版社，1993，103
14 中华人民共和国卫生部药政管理局. 中药材手册. 北京：人民卫生出版社，1998，491
15 《全国中草药汇编》编写组. 全国中草药汇编. 上册. 北京：人民卫生出版社，1996，712
16 中华人民共和国卫生部药政管理局. 全国中药炮制规范. 北京：人民卫生出版社，1988，254
17 徐国钧等主编. 中国药材学. 北京：中国医药科技出版社，1996，871
18 国家中医药管理局《中华本草》编委会. 中华本草. 第三册. 上海：上海科学技术出版社，1999，407
19 宋·唐慎微. 证类本草. 北京：人民卫生出版社，1957，460
20 明·李时珍. 本草纲目. 北京：人民卫生出版社，1982，1893
21 清·张志聪. 本草崇原. 北京：中国中医药出版社，1992，8
22 ［日］稻宣义. 炮炙全书. 北京：中医古籍出版社，1981，
23 清·汪昂. 本草易读. 北京：人民卫生出版社，1987
24 清·张璐. 本经逢原. 上海：上海科学技术出版社，1959，156
25 清·吴仪洛. 本草从新. 北京：中医古籍出版社，2001，153

26　清·姚澜．本草分经．上海：上海科学技术出版社，1989
27　唐·孟诜．食疗本草．北京：人民卫生出版社，1984，30

358　桂枝

Guizhi

Ramulus Cinnamomi

1　定名依据

1.1　正名

1.1.1　汉文名：桂枝（樟科植物肉桂 Cinnamomum cassia Presl 的干燥嫩枝）。

1.1.2　英文名：cassia twig.

1.2　依据

1.2.1　定名的文献依据

1.2.1.1　《伤寒论·辨太阳病脉证并治上》："太阳中风，阳浮而阴弱，阳浮者，热自发；阴弱者，汗自出。啬啬恶寒，淅淅恶风，翕翕发热，鼻鸣干呕者，桂枝汤主之。方一。桂枝（去皮，三两）　芍药（三两）　甘草（炙，二两）　生姜（切，三两）　大枣（擘，十二枚）上五味，㕮咀三味，以水七升，微火煮取三升，去滓，适寒温，服一升。"[1]

1.2.1.2　《新修本草》卷十二："牡桂，味辛，温，无毒。主上气咳逆，结气，喉痹，吐吸，心痛，胁风，胁痛，温筋通脉，止烦出汗，利关节，补中益气，久服通神，轻身、不老……一名肉桂，一名桂枝，一名桂心。出融州、柳州、交州甚良。[2]

1.2.1.3　《炮炙大法·木部》："桂枝（即桂之枝条轻薄者）。"[3]

1.2.1.4　《本草择要纲目·热性药品》："桂枝　【气味】辛，温，无毒。体轻而上行，浮而升阳也。入足太阳经。(即取木桂之最薄者，去其粗皮是也)。"[4]

1.2.1.5　《要药分剂》卷十："桂枝，味辛甘，性温，无毒。【主治】主利肝肺气，头痛，出汗，止烦，止唾，咳嗽，鼻齆，理疏不足，表虚自汗，风痹骨节挛痛（本经）。"[5]

1.2.1.6　《本草撮要》卷二："桂枝，味辛温，入足太阳经。功专温经通脉，去风止汗。得芍药、甘草能利营卫，得雄鸡肝治小儿遗尿。阴虚者忌服。"[6]

1.2.1.7　《中华人民共和国药典》："桂枝 Ramulus cinnamomi　本品为樟科植物肉桂 Cinnamomum cassia Presl 的干燥嫩枝。春、夏二季采收，除去叶，晒干，或切片晒干。"[7]

1.2.1.8　《普通高等教育中医药类规划教材·中药学》："桂枝《别录》为樟科常绿乔木肉桂 Cinnamomum cassia Presl 的嫩枝。主产于广东、广西及云南省。常于春季割取嫩枝，晒干或阴干，切片或切段用。"[8]

1.2.1.9　《中药大辞典》："桂枝《唐本草》【异名】柳桂《本草别说》。【基原】为樟科植物肉桂 Cinnamomum cassia Presl 的嫩枝。【原植物】1. 肉桂 Cinnamomum cassia Presl [Laurus cinnamomum Andr.; L. cassia C. G. et Th. Nees]　又名：桂木《山海经》，木桂《尔雅》，桂树（《尔雅》郭璞注）。2. 大叶清化桂 Cinnamomum cassia Presl var. macrophyllum Chu."[9]

1.2.1.10 《中医大辞典·中药分册》："桂枝 出《新修本草》为樟科植物肉桂 Cinnamomum cassia Presl 的嫩枝。"[10]

1.2.1.11 《中国医学百科全书·中医学》："桂枝 始见于《新修本草》。为樟科植物肉桂 Cinnamomum cassia Presl 的嫩枝。"[11]

1.2.1.12 《中国中医药学主题词表》："桂枝 Ramulus cinnamomi 为樟科植物肉桂干燥嫩枝；属辛温解表药。"[12]

1.2.1.13 《中药志》[13]、《中药材手册》[14]、《全国中草药汇编》[15]、《全国中药炮制规范》[16]、《中国药材学》[17]、《中华本草》[18]等现代中药著作多以"桂枝"作为本品正名（参见"文献通考"）。

1.2.2 定名选择的理由

1.2.2.1 桂枝 Ramulus cinnamomi，系樟科植物肉桂 Cinnamomum cassia Presl 的干燥嫩枝。"桂枝"之名始见于汉·张仲景《伤寒论·辨太阳病脉证并治上》，本草著作始见于唐·苏敬等撰《新修本草》；"桂枝"作为本品正名始见于明·缪希雍《炮炙大法》，其后的本草著作如清·蒋居祉《本草择要纲目》、《要药分剂》、陈其瑞《本草撮要》等在载录本品时即以"桂枝"作为正名，并一直沿用至今。

1.2.2.2 我国最新出版的《中华人民共和国药典》、《普通高等教育中医药类规划教材·中药学》以及辞书类著作《中医大辞典·中药分册》、《中药大辞典》、《中国医学百科全书·中医学》等均以"桂枝"作为本品正名。已经广泛应用于中医药学文献的标引和检索的《中国中医药学主题词表》也以"桂枝"作为本品的正式主题词。现代本草著作如《中药志》、《全国中草药汇编》、《中华本草》、《中国药材学》、《中药材手册》、《全国中药炮制规范》等虽记载了不少本品各地的俗称，但也无一例外以"桂枝"作为本品的正名。说明"桂枝"作为本品正名已成为共识。

1.3 与正名等效的名词：无。

2 源流考释

桂枝（樟科植物肉桂 Cinnamomum cassia Presl 的干燥嫩枝），"桂枝"之名始见于汉·张仲景《伤寒论·辨太阳病脉证并治上》："太阳中风，阳浮而阴弱，阳浮者，热自发；阴弱者，汗自出。啬啬恶寒，淅淅恶风，翕翕发热，鼻鸣干呕者，桂枝汤主之。方一。桂枝（去皮，三两） 芍药（三两） 甘草（炙，二两） 生姜（切，三两） 大枣（擘，十二枚）上五味，㕮咀三味，以水七升，微火煮取三升，去滓，适寒温，服一升。"[1]本草著作始见于唐·苏敬等撰《新修本草》卷十二："牡桂，味辛，温，无毒。主上气咳逆，结气，喉痹，吐吸，心痛，胁风，胁痛，温筋通脉，止烦出汗，利关节，补中益气，久服通神，轻身、不老。生南海山谷……一名肉桂，一名桂枝，一名桂心。出融州、柳州、交州甚良。"[2]此后元·王好古《汤液本草》附于"桂"项后介绍，如元·王好古《汤液本草》卷五："桂，桂心、肉桂、桂枝附。气温，味甘、辛。有小毒。入手少阴经。桂枝，入足太阳经……菌桂生交趾山谷，牡桂生南海山谷，木桂生桂阳。从岭至海尽有桂树，惟柳州、象州最多。"[19]

"桂枝"作为本草正名始见于明·缪希雍《炮炙大法·木部》："桂枝（即桂之枝条

轻薄者）。”[3]。其后的大多本草著作即以“桂枝”为正名单列介绍本品，如明·李中梓《本草征要》[20]，清·蒋居祉《本草择要纲目》[4]，清·陈士铎《本草新编》[21]，日本稻宣义《炮炙全书》[22]，清·汪昂《本草易读》[23]，清·汪昂《本草备要》[24]，清·张璐《本经逢原》[25]，清·叶桂《本草经解》[26]，清·吴仪洛《本草从新》[27]，清·沈金鳌《要药分剂》[5]，清·黄宫绣《本草求真》[28]，清·姚澜《本草分经》[29]，清·凌奂《本草害利》[30]，清·陈其瑞《本草撮要》[6]，清·张秉成《本草便读》[31]，清·周岩《本草思辨录》[32]。

古代著作中记载的本品异名有“柳桂”《证类本草》[33]等。如《证类本草》曰：“菌桂，味辛，温，无毒。主百病，养精神，和颜色，为诸药先聘通使。……今又有一种柳桂，及桂之嫩小枝条也。尤宜入治上焦药用也。”[33]

现代有关著作均沿用《炮炙大法》的记载以“桂枝”作为本品正名，如《中华人民共和国药典》[7]、《普通高等教育中医药类规划教材·中药学》[8]、《中药大辞典》[9]、《中医大辞典·中药分册》[10]、《中国医学百科全书·中医学》[11]、《中国中医药学主题词表》[12]、《中药志》[13]、《中药材手册》[14]、《全国中草药汇编》[15]、《全国中药炮制规范》[16]、《中国药材学》[17]、《中华本草》[18]等。还记载有本品原植物“肉桂”的异名“桂树”、“玉树”《中药志》[13]，“桂木”、“木桂”《中药大辞典》[9]等。

3　附录

3.1　又称：无。

3.2　俗称：无。

3.3　曾称：柳桂《证类本草》。

3.4　原植物名称：肉桂，玉树（通称），桂树，桂木，木桂。

4　文献通考

《伤寒论·辨太阳病脉证并治上》：“太阳中风，阳浮而阴弱，阳浮者，热自发；阴弱者，汗自出。啬啬恶寒，淅淅恶风，翕翕发热，鼻鸣干呕者，桂枝汤主之。方一，桂枝（去皮，三两），芍药（三两），甘草（炙，二两），生姜（切，三两），大枣（擘，十二枚），上五味，㕮咀三味，以水七升，微火煮取三升，去滓，适寒温，服一升。”[1]

《新修本草》卷十二：“牡桂，味辛，温，无毒。主上气咳逆，结气，喉痹，吐吸，心痛，胁风，胁痛，温筋通脉，止烦出汗，利关节，补中益气，久服通神，轻身、不老。生南海山谷。南海郡即是广州。今俗用牡桂，状似桂而扁广殊薄，皮色黄，脂肉甚少，气如木兰，味亦类。桂，不知当是别树，为复犹是桂生，有老宿者耳，亦所未究。【谨案】《尔雅》云：梫，木桂。古方亦用木桂，或云牡桂，即今木桂，及单名桂者，是也。此桂花子与菌桂同，唯叶倍长，大小枝皮俱名牡桂。然大枝皮肌理粗虚如木兰，肉少味薄，不及小枝皮也。小枝皮肉多，半卷。中必皱起，味辛美。一名肉桂，一名桂枝，一名桂心。出融州、柳州、交州甚良。”[2]

《证类本草》卷十二：“菌桂，味辛，温，无毒。主百病，养精神，和颜色，为诸药先聘通使。久服轻身不老，面生光华，媚好常如童子……目禹锡等谨按蜀本图经云：叶似柿叶而尖狭光净，花白蕊黄，四月开，五月结实。树皮青黄，薄卷若筒，亦名筒桂。厚硬味薄者名板桂。又不入药用。三月、七月采皮，晒干。图经文具桂条下……今又有一种柳桂，及桂之嫩小枝条也。尤宜入治上焦药用也。”[32]

《汤液本草》卷五：“桂，桂心、肉桂、桂枝附。气温，味甘、辛。有小毒。入手少阴经。桂枝，入足太阳经……菌桂生交趾山谷，牡桂生南海山谷，木桂生桂阳。从岭至海尽有桂树，惟柳州、象州最多。《本草》所说菌桂、牡桂、板桂，厚薄不同。大抵细薄者为枝、为嫩，厚脂者为肉、为老，处其身者为中也。不必黄色为桂心，但不用皮与里，必止用其身中者为桂心。不经水而味薄者，亦名柳桂。易老用此，以治虚人，使不生热也……今又谓之官桂，不知何缘而立名，虑后世以为别物，故于此书之。又有桂心，此则诸桂之心，不若一字桂也。别说交广商人所贩者，及医家见用，惟陈藏器之说最是……一种柳桂，乃小嫩枝条也，尤宜入上焦药。仲景汤液用桂枝发表，用肉桂补肾，本乎天者亲上，本乎地者亲下，理之自然，性分之所不可移也。”[19]

《炮炙大法·木部》：“桂枝（即桂之枝条轻薄者）。”[3]

《本草征要》卷一：“桂枝，味辛、甘，性温。入心、肺、膀胱三经。助阳散寒，温经通脉。达营卫，和表里。无汗能发，有汗能止。理心腹之痛。搜关节之痹。横行而为手臂之引经。直行兼为奔豚之向导。”[20]

《本草择要纲目·热性药品》：“桂枝【气味】辛，温，无毒。体轻而上行，浮而升阳也。入足太阳经。（即取木桂之最薄者，去其粗皮是也）。”[4]

《本草新编》卷四：“桂枝，味甘、辛，气大热，浮也，阳中之阳，有小毒。乃肉桂之梢也，其条如柳，故又曰柳桂。能治上焦头目，兼行于臂，调荣血，和肌表，止烦出汗，疏邪散风。入足太阳之腑，乃治伤寒之要药，但其中有宜用不宜用之分，辨之不明，必至杀人矣。”[21]

《炮炙全书》卷三：“桂枝，甘辛，微热。去上粗皮用。桂须要色紫赤味辛烈者用之，如不辛烈勿入剂，肆中有松浦桂心，殊不中用。”[22]

《本草易读》卷六：“桂枝，辛，温，无毒。入足厥阴、太阳膀胱经。开腠理而解肌，通经络而敛汗。去皮肤之风湿，止上气之咳逆，散下焦之蓄血，退手臂之风痛。能止奔豚，更除气结。”[23]

《本草备要·木部》：“桂枝，轻，解肌，调营卫。辛甘而温，气薄升浮。入太阴肺、太阳膀胱经。温经通脉，发汗解肌（能利肺气。经曰：辛甘发散为阳）。治伤风头痛（无汗能发），中风自汗（有汗能止。中，犹伤也，古文通用，自汗属阳虚）。”[24]

《本经逢原》卷三：“桂枝，辛甘微温，无毒。发明，麻黄外发而祛寒，遍彻皮毛，故专于发汗。桂枝上行而散表，透达营卫，故能解肌。元素云，伤风头痛，开腠理，解肌发汗，去皮肤风湿，此皆桂枝所治。时珍乃以列之牡桂之下，误矣。”[25]

《本草经解》卷三：“桂枝，气温，味辛，无毒。主上气咳逆，结气喉痹吐吸，利关节，补中益气。久服通神，轻身不老。桂枝气温，禀天春和之木气。”[26]

《本草从新》卷七：“桂枝，轻、解肌、调营卫。辛甘而温。气薄升浮。入太阴肺、太阳膀胱经。温经通脉。发汗解肌。”[27]

《要药分剂》卷十：“桂枝，味辛甘。性温。无毒。【主治】主利肝肺气。头痛。出汗。止烦。止唾。咳嗽。鼻齆。理疏不足。表虚自汗。风痹骨节挛痛。（本经）”[5]

《本草求真·上编》：“桂枝（香木），入卫表以除风邪。桂枝（专入肌表，兼入心肝），系肉桂枝梢。其体轻，其味辛，其色赤，（故入心）有升无降。故能入肺而利气，入膀胱化气而利水，且能横行于臂，调和营卫，治痛风胁风。”[28]

《本草分经·原例》：“桂枝，辛甘温，入肺膀胱，温经通脉，发汗解肌，调和营卫，使邪从汗出而汗自止，性能横行手臂，平肝而动血。桂花辛温，治牙痛，润发。桂叶洗发去垢。”[29]

《本草害利·肝部药队》：“桂枝，【害】同前。【利】甘辛而温，入肺膀胱，温经通脉，发汗解肌，无汗能发，有汗能止。亦治手足痛风、胁风，为手臂之引经，故列于温肝。”[30]

《本草撮要》卷二：“桂枝，味辛温，入足太阳经。功专温经通脉，去风止汗。得芍药、甘草能利营卫，得雄鸡肝治小儿遗尿。阴虚者忌服。”[6]

《本草便读·木部》：“桂枝，体用可通肢，由卫入营宣腠理。辛甘能入血，温经达络散风寒。（桂枝即桂树之枝，故性味与肉桂相同，而主治略异。药之为枝者达四肢，故能走四肢，通经络，解散营分风寒，由汗而出表，较肉桂轻清气味为薄耳。）”[31]

《本草思辨录》卷三：“桂枝，素问辛甘发散为阳，此固不易之至理，然亦看用法何如。桂枝甘草汤纯乎辛甘，反能止汗，以甘过于辛也。辛若兼苦，发汗斯峻。”[32]

《中药志》：“桂枝　本品为常用中药。商品系樟科植物桂树之嫩枝。……【原植物】桂树　别名：肉桂、玉树（通称）。Cinnamomum cassia Presl——樟科 Lauraceae.”[13]

《中药材手册》：“桂枝（《纲目》名牡桂，列入木部香木类桂项下）　本品为樟科植物肉桂 Cinnamomum cassia Presl 的干燥嫩枝。原植物系常绿乔木，野生与栽培均有。商品习用嫩枝，老者质次，故以桂枝尖为佳。”[14]

《全国中草药汇编》：“桂枝　来源：为肉桂（Cinnamomum cassia Presl）的嫩枝。”[15]

《中药大辞典》：“桂枝《唐本草》【异名】柳桂《本草别说》。【基原】为樟科植物肉桂 Cinnamomum cassia Presl 的嫩枝。【原植物】1. 肉桂 Cinnamomum cassia Presl ［Laurus cinnamomum Andr.；L. cassia C. G. et Th. Nees］　又名：桂木《山海经》，、木桂《尔雅》，桂树（《尔雅》郭璞注）。2. 大叶清化桂 Cinnamomum cassia Presl var. macrophyllum Chu.”[9]

《中医大辞典·中药分册》：“桂枝　出《新修本草》为樟科植物肉桂 Cinnamomum cassia Presl 的嫩枝。”[10]

《中国医学百科全书·中医学》：“桂枝　始见于《新修本草》。为樟科植物肉桂 Cinnamomum cassia Presl 的嫩枝。”[11]

《全国中药炮制规范》：“桂枝　［处方用名］桂枝。【来源】本品为樟科植物肉桂 Cinnamomum cassia Presl 的干燥嫩枝。野生或栽培。主产于广西、广东、云南等地。春、夏二季将桂树的嫩枝条砍下，除去叶片，切成 30～60cm 长，干燥。药材以枝条嫩、棕红色、香气浓者为佳。”[16]

《中国药材学》：“桂枝　【来源】本品为樟科植物肉桂 Cinnamomum cassia Presl 的嫩枝。”[17]

《中国中医药学主题词表》：“桂枝 Ramulus cinnamomi　为樟科植物肉桂干燥嫩枝；属辛温解表药。”[12]

《普通高等教育中医药类规划教材·中药学》：“桂枝《别录》为樟科常绿乔木肉桂

Cinnamomum cassia Presl 的嫩枝。主产于广东、广西及云南省。常于春季割取嫩枝，晒干或阴干，切片或切段用。”[8]

《中华本草》：“桂枝《新修本草》【异名】柳桂《重广补注神农本草并图经》……【来源】为樟科植物肉桂 Cinnamomum cassia Presl 的嫩枝。【原植物】1. 肉桂 Cinnamomum cassia Presl ［Laurus cinnamomum Andr.；L. cassia C. G. et Th. Nees］ 又名：桂木《山海经》,、木桂《尔雅》，桂树（《尔雅》郭璞注）。2. 大叶清化桂 Cinnamomum cassia Presl var. macrophyllum Chu. ”[18]

《中华人民共和国药典》：“桂枝 Ramulus cinnamomi 本品为樟科植物肉桂 Cinnamomum cassia Presl 的干燥嫩枝。春、夏二季采收，除去叶，晒干，或切片晒干。”[7]

5 参考文献

1 成都中医学院．伤寒论释义．上海：上海科学技术出版社 1964，28

2 唐·苏敬等撰．新修本草．合肥：安徽科学技术出版社，1981，304

3 明·缪希雍．炮炙大法．明末庄继先校刻本

4 清·蒋居祉．本草择要纲目．见：珍本医书集成（二）．上海：上海科学技术出版社，1985，48

5 清·沈金鳌．要药分剂．上海：上海科学技术出版社，1959，240

6 清·陈其瑞．本草撮要．见：珍本医书集成（二）．上海：上海科学技术出版社，1985，32

7 国家药典委员会．中华人民共和国药典．一部．北京：化学工业出版社，2000，224

8 雷载权主编．普通高等教育中医药类规划教材·中药学．上海：上海科学技术出版社，1995，29

9 江苏新医学院．中药大辞典．上海：上海科学技术出版社，1977，1771

10 《中医大辞典》编辑委员会．中医大辞典·中药分册．北京：人民卫生出版社，1982，279

11 《中医学》编辑委员会．中国医学百科全书·中医学．上海：上海科学技术出版社，1997，964

12 吴兰成主编．中国中医药学主题词表．北京：中医古籍出版社，1996，136

13 中国医学科学院药物研究所等．中药志．第五册．北京：人民卫生出版社，1993，695

14 中华人民共和国卫生部药政管理局．中药材手册．北京：人民卫生出版社，1998，602

15 《全国中草药汇编》编写组．全国中草药汇编．上册．北京：人民卫生出版社，1996，368

16 中华人民共和国卫生部药政管理局．全国中药炮制规范．北京：人民卫生出版社，1988，307

17 徐国钧等主编．中国药材学．北京：中国医药科技出版社，1996，726

18 国家中医药管理局《中华本草》编委会．中华本草．第三册．上海：上海科学技术出版社，1999，42

19 元·王好古．汤液本草．见：景印文渊阁四库全书（745）．北京：中医古籍出版社，1986，57

20 明·李中梓．本草征要．见：李中梓医学全书．北京：中国中医药出版社，1999，134

21 清·陈士铎．本草新编．北京：中国中医药出版社，1996，196

22 ［日］稻宣义．炮炙全书北京：中医古籍出版社，1981，105

23 清·汪昂．本草易读．北京：人民卫生出版社，1987，286

24 清·汪昂．本草备要．北京：中国中医药出版社，1998，132

25 清·张璐．本经逢原．上海：上海科学技术出版社，1959，164

26 清·叶桂．本草经解．上海：上海科学技术出版社，1958，71

27 清·吴仪洛．本草从新．北京：中医古籍出版社，2001，104

28 清·黄宫绣．本草求真．上海：上海科学技术出版社，1959，87

29 清·姚澜．本草分经．上海：上海科学技术出版社，1989，81

30 清·凌奂．本草害利．北京：中医古籍出版社，1982，49

31　清·张秉成. 本草便读. 上海：上海卫生出版社，1957，62
32　清·周岩. 本草思辨录. 北京：人民卫生出版社，1960，110
33　宋·唐慎微. 证类本草. 北京：人民卫生出版社，1957，290

359　桔梗
Jiegeng
Radix Platycodonis

1　定名依据

1.1　正名

1.1.1　汉文名：桔梗［桔梗科植物桔梗 Platycodon grandiflorum（Jacq.）A. DC. 的干燥根］。

1.1.2　英文名：platycodon root.

1.2　依据

1.2.1　定名的文献依据

1.2.1.1　《神农本草经》卷三："桔梗，味辛，微温。主胸胁痛如刀刺，腹满，肠鸣幽幽，惊恐悸气。一名利如。生山谷。"[1]

1.2.1.2　《本草经集注·草木中品》："桔梗，味辛、苦，微温，有小毒。主治胸胁痛如刀刺，腹满，肠鸣幽幽，惊恐悸气。利五脏肠胃，补血气，除寒热风痹，温中消谷。"[2]

1.2.1.3　《新修本草》卷十："桔梗，味辛、苦，微温，有小毒。主胸胁痛如刀刺，腹满，肠鸣幽幽，惊恐悸气。利五脏肠胃，补血气，除寒热风痹，温中消谷，疗喉咽痛，下蛊毒。一名利如，一名房图，一名白药，一名梗草，一名荠苨。"[3]

1.2.1.4　《证类本草》卷十："桔梗，味辛、苦，微温，有小毒。主胸胁痛如刀刺，腹满肠鸣幽幽，惊恐悸气利五脏肠胃，补血气，除寒热风痹，温中消谷，疗喉咽痛，下蛊毒。一名利如，一名房图，一名白药，一名梗草，一名荠苨。生嵩高山谷及冤句。二、八月采根，曝干。"[4]

1.2.1.5　《本草纲目》卷十二："桔梗《本经·下品》。【释名】白药《别录》、梗草《别录》、荠苨《本经》。时珍曰：此草之根结实而梗直，故名。《吴普本草》一名利如，一名符扈，一名房图，方书并无见，盖亦瘦辞尔。"[5]

1.2.1.6　《本草从新》卷一："桔梗，宣通气血、泻火散寒、载药上浮。苦辛平。色白属金。入肺。（气分。）泻热……（本经、桔梗一名荠苨、盖桔梗荠苨乃一类、有甜苦二种、别录始分荠苨条。）"[6]

1.2.1.7　《中华人民共和国药典》："桔梗 Radix platycodonis　本品为桔梗科植物桔梗 Platycodon grandiflorum（Jacq.）A. DC. 的干燥根。春、秋二季采挖，洗净，除去须根，趁鲜剥去外皮或不去外皮，干燥。"[7]

1.2.1.8　《普通高等教育中医药类规划教材·中药学》："桔梗《本经》为桔梗科多年生草本植物桔梗 Platycodon grandiflorum（Jacq.）A. DC. 的根。全国大部分地区均有。"[8]

1.2.1.9　《中药大辞典》："桔梗《本经》【异名】符、白药、利如、梗草、卢茹《吴普本草》，房图、荠《别录》，苦梗《丹溪心法》，苦桔梗《纲目》，大药《江苏省植物药材志》。【基原】为桔便科植物桔梗的根。【原植物】桔梗 Platycodon grandiflorum（Jacq.）A. DC.，又名：包袱花、四叶菜、沙油菜、山铃铛花。"[9]

1.2.1.10　《中医大辞典·中药分册》："桔梗　出《神农本草经》。又名苦桔梗、玉桔梗、大药。为桔梗科植物桔梗 Platycodon grandiflorum（Jacq.）A. DC. 的根。"[10]

1.2.1.11　《中国医学百科全书·中医学》："桔梗　始载于《神农本草经》。又名苦桔梗。为桔梗科植物桔梗 Platycodon grandiflorum（Jacq.）A. DC. 的根。"[11]

1.2.1.12　《中国中医药学主题词表》："桔梗 Platycodon grandiflorum　属桔梗科和化痰药（中药）。"[12]

1.2.1.13　《中药志》[13]、《中药材手册》[14]、《全国中草药汇编》[15]、《全国中药炮制规范》[16]、《中国药材学》[17]、《中华本草》[18]等现代中药著作多以"桔梗"作为本品正名（参见"文献通考"）。

1.2.2　定名选择的理由

1.2.2.1　桔梗 Radix platycodonis，系桔梗科植物桔梗 Platycodon grandiflorum（Jacq.）A. DC. 的干燥根。"桔梗"之名始见于汉《神农本草经》，并作为本品正名记载。其后的历代重要本草著作如南北朝·陶弘景《本草经集注》，唐·苏敬《新修本草》，宋·唐慎微《证类本草》，明·李时珍《本草纲目》，清·吴仪洛《本草从新》等在载录本品时均以"桔梗"作为正名，并一直沿用至今。

1.2.2.2　我国最新出版的《中华人民共和国药典》、《普通高等教育中医药类规划教材·中药学》以及辞书类著作《中医大辞典·中药分册》、《中药大辞典》、《中国医学百科全书·中医学》等均以"桔梗"作为本品正名。已经广泛应用于中医药学文献的标引和检索的《中国中医药学主题词表》也以"桔梗"作为本品的正式主题词。现代本草著作如《中药志》、《全国中草药汇编》、《中华本草》、《中国药材学》、《中药材手册》、《全国中药炮制规范》等虽记载了不少本品各地的俗称，但也无一例外以"桔梗"作为本品的正名。说明"桔梗"作为本品正名已成为共识。

1.3　与正名等效的名词：无。

2　源流考释

桔梗［桔梗科植物桔梗 Platycodon grandiflorum（Jacq.）A. DC. 的干燥根］，始载于汉《神农本草经》[1]，以"桔梗"为正名，以"利如"为异名。如《神农本草经》卷三："桔梗，味辛，微温。主胸胁痛如刀刺，腹满，肠鸣幽幽，惊恐悸气。一名利如。生山谷。"[1]其后的本草著作即以"桔梗"为正名记载本品，如三国·吴普《吴普本草》[19]，魏晋《名医别录》[20]，南北朝·雷敩《雷公炮炙论》[21]、陶弘景《本草经集注》[2]，唐·苏敬《新修本草》[3]、孙思邈《千金翼方》[22]，宋·苏颂《本草图经》[23]、唐慎微《证类本草》[4]、寇宗奭《本草衍义》[24]、佚名《增广太平和剂图经本草药性总论》[25]，金·李杲《珍珠囊药性赋》[26]，元·王好古《汤液本草》[27]，明·刘文泰《本草品汇精要》[28]、陈嘉谟《本草蒙筌》[29]、李时珍《本草纲目》[5]、杜文燮《药鉴》[30]，朱震亨《丹溪心法》[31]、缪希雍《炮炙大法》[32]、李中梓《雷公炮制药性解》[33]、李中梓《本草征要》[34]，卢之颐《本草乘雅半偈》[35]，清·张志聪《本草崇原》[36]、蒋居祉《本草择要纲目》[37]、陈士铎《本草新编》[38]、日本稻宣义《炮炙全书》[39]、汪昂《本草易读》[40]、汪昂《本草备要》[41]、张璐《本经逢原》[42]、叶桂《本草经解》[43]、吴仪洛《本草从新》[6]、严西亭《得配本草》[44]、沈金鳌《要药分剂》[45]、黄宫绣《本草求真》[46]、姚澜《本草分经》[47]、杨时泰《本草述钩元》[48]、凌奂《本草害利》[49]、陈其瑞《本草撮要》[50]、张秉成《本草便读》[51]、周岩《本草思辨录》[52]、日本吉益东洞《药征》[53]等。

古代著作中记载的本品异名尚有"桔"《说文》[54]，"犁如"《广雅》[55]，"符扈"、"白药"、"利如"、"梗草"、"卢茹"、"房圆"《吴普本草》[19]，"房图"、"荠苨"《名医别录》[20]，"隐忍"《本草品汇精要》[28]，"苦桔梗"《本草纲目》[5]，"苦梗"《丹溪心法》[31]等。如《说文》曰："桔，桔梗，药名。"[54]《广雅》曰："犁如，桔梗也。"[55]《吴普本草》："桔梗，一名符扈，一名白药，一名利如，一名梗草，一名卢茹，一名房圆。"[19]《名医别录》："桔梗，味苦，有小毒。主利五脏肠胃，补血气，除寒热风痹，温中，消谷，治喉咽痛，下蛊毒。一名利如，一名房图，一名白药，一名梗草，一名荠苨。"[20]《本草品汇精要》卷十三："桔梗，有小毒，植生。……【名】利如、房图、白药、梗草、(叶)隐忍。"[28]《本草纲目》卷十二："桔梗《本经·上品》。【释名】白药《别录》、梗草《别录》、荠苨《本经》。……中蛊下血如鸡肝，昼夜出血石余，四脏皆损，惟心未毁，或鼻破将死者。苦桔梗为末，以酒服方寸匕，日三服。"[5]《丹溪心法》卷二："痢九，痢赤属血，白属气。有身热、后重、腹痛、下血。身热挟外感，小柴胡汤去人参……腹痛者，肺金之气郁在大肠之间。如实者，以刘氏之法下之，虚则以苦梗开之，然后用治痢药。"[31]

现代有关著作均沿用《神农本草经》的记载以"桔梗"作为本品正名，如《中华人民共和国药典》[7]、《普通高等教育中医药类规划教材·中药学》[8]、《中药大辞典》[9]、《中医大辞典·中药分册》[10]、《中国医学百科全书·中医学》[11]、《中国中医药学主题词表》[12]、《中药志》[13]、《中药材手册》[14]、《全国中草药汇编》[15]、《全国中药炮制规范》[16]、《中国药材学》[17]、《中华本草》[18]等。同时尚记载有"和尚头花根"、"包袱花"《中药材手册》，"铃当花"、"道拉基"《全国中草药汇编》[15]，"大药"《中医大辞典》[10]，"玉桔梗"《中医大辞典·中药分册》[11]，"土人参"、"包袱花根"、"过腰菜根"、"苦菜根"《中国药材学》[17]等各地的俗称。和尚头花根（东北），包袱花。"[14]还记载有本品原植物"桔梗"的异名"铃当花"、"包袱花"、"和尚头花"、"道拉基"《中药志》[13]，"四叶菜"、"沙油菜"、"山铃铛花"《中药大辞典》[9]等。

3 附录

3.1 又称：炒桔梗、醋桔梗（饮片规格名），全桔梗（药材商品名）。

3.2 俗称：大药（江苏），苦菜根（河北），过腰菜根（山东），包袱花（山东、辽宁），和尚头花根（东北），道拉基（延边），铃当花，土人参，包袱花根，玉桔梗。

3.3 曾称：桔《说文解字》，犁如《广雅》，符扈、白药、利如、梗草、卢茹、房圆《吴普本草》，房图、荠苨《名医别录》，隐忍《本草品汇精要》，苦桔梗《本草纲目》，苦梗《丹溪心法》。

3.4 原植物名称：桔梗，铃当花（山东），包袱花（山东），和尚头花（辽宁），道拉基

（吉林），四叶菜、沙油菜、山铃铛花。

4 文献通考

《说文》："桔，桔梗，药名。"[54]

《神农本草经》卷三："桔梗，味辛，微温。主胸胁痛如刀刺，腹满，肠鸣幽幽，惊恐悸气。一名利如。生山谷。"[1]

《广雅》："犁如，桔梗也。"[55]

《吴普本草·草木类》："桔梗，一名符蔰，一名白药，一名利如，一名梗草，一名卢茹，一名房圆。神农、医和：苦，无毒。扁鹊、黄帝：咸。岐伯、雷公：甘，无毒。李氏：大寒。叶如荠苨，茎如笔管，紫赤。二月生。生嵩山山谷及冤句。"[19]

《名医别录·中品》："桔梗，味苦，有小毒。主利五脏肠胃，补血气，除寒热风痹，温中，消谷，治喉咽痛，下蛊毒。一名利如，一名房图，一名白药，一名梗草，一名荠苨。生嵩高及宛朐。二、八月采根，曝干。（节皮为之使，得牡蛎、远志治恚怒；得硝石、石膏治伤寒。畏白芨、龙眼、龙胆。）"[20]

《雷公炮炙论》："桔梗，雷公云：凡使，勿用木梗，真似桔梗，咬之只是腥涩不堪。凡使……于槐砧上细锉，用百合水浸一伏时，漉出，缓火熬令干用。"[21]

《本草经集注·草木中品》："桔梗，味辛、苦，微温，有小毒。主治胸胁痛如刀刺，腹满，肠鸣幽幽，惊恐悸气。利五脏肠胃，补血气，除寒热风痹，温中消谷，治喉咽痛，下蛊毒。一名利如，一名房图，一名白药，一名梗草，一名荠苨。生嵩高山谷及冤句。二、八月采根，曝干。（节皮为之使。得牡蛎、远志治恚怒，得硝石、石膏治伤寒。畏白芨、龙眼、龙胆。）近道处处有，叶名隐忍。"[2]

《新修本草》卷十："桔梗，味辛、苦，微温，有小毒。主胸胁痛如刀刺，腹满，肠鸣幽幽，惊恐悸气。利五脏肠胃，补血气，除寒热风痹，温中消谷，疗喉咽痛，下蛊毒。一名利如，一名房图，一名白药，一名梗草，一名荠苨，生嵩高山谷及宛朐。二、八月采根，曝干。"[3]

《千金翼方》卷三："桔梗，味辛苦，微温，有小毒。主胸胁痛如刀刺，腹满，肠鸣幽幽，惊恐悸气，利五脏肠胃，补血气，除寒热风痹，温中消谷，疗喉咽痛，下蛊毒。一名利如，一名房图，一名白药，一名梗草，一名荠苨。生嵩高山谷及冤句，二月八月采根，曝干。"[22]

《本草图经》卷八："桔梗，生嵩高山谷及冤句，今在处有之。根如小指大，黄白色；春生苗，茎高尺余；叶似杏叶而长椭，四叶相对而生，嫩时亦可煮食之；夏开花紫碧色，颇似牵牛子花，秋后结子。八月采根，细锉曝干用。叶名隐忍。其根有心，无心者乃荠苨也。而荠苨亦能解毒，二物颇相乱。但荠苨叶下光泽无毛为异。"[23]

《证类本草》卷十："桔梗，味辛、苦，微温，有小毒。主胸胁痛如刀刺，腹满肠鸣幽幽，惊恐悸气利五脏肠胃，补血气，除寒热风痹，温中消谷，疗喉咽痛，下蛊毒。一名利如，一名房图，一名白药，一名梗草，一名荠苨。生嵩高山谷及冤句。二、八月采根，曝干。（节皮为之使。得牡蛎、远志，疗恚怒。得硝石、石膏，疗伤寒。畏白芨、龙眼、龙胆。）陶隐居云：近道处处有，叶名隐忍。"[4]

《本草衍义》卷十一："桔梗，治肺热，气奔促，嗽逆，肺痈，排脓。陶隐居云：俗方用此，乃名荠苨。今别有荠苨，所谓乱人参者便是，非此桔梗也。《唐本》注云：‘陶引荠苨乱人参，谬矣。’”[24]

《增广太平和剂图经本草药性总论·草部下品之上》：“桔梗，味辛苦，微温，有小毒。主胸胁痛如刀刺，腹满肠鸣，惊恐悸气，利五脏肠胃，补血气，除寒热风痹，温中，消谷，疗咽喉痛，下蛊毒。”[25]

《珍珠囊药性赋》卷二：“桔梗，臣。畏白及龙眼龙胆，桔梗，味苦性微寒。有小寒，升也，阴中之阳也。其用有四：止咽痛，兼除鼻塞；利膈气，仍治肺痈；一为诸药之舟楫；一为肺部之引经。”[26]

《汤液本草》卷三：“桔梗，气微温，味辛、苦，阳中之阳。味厚，气轻，阳中之阴也。有小毒。入足少阴经，入手太阴肺经药。《象》云：治咽喉痛，利肺气。去芦，米泔浸一宿，焙干用。”[27]

《本草品汇精要》卷十三：“桔梗，有小毒，植生。桔梗（出《神农本经》），主胸膈痛如刀刺，腹满，肠鸣幽幽，惊恐悸气（以上朱字《神农本经》）。利五脏肠胃，补血气，除寒热风痹，温中消谷，疗咽喉痛，下蛊毒（以上黑字《名医》所录）。【名】利如、房图、白药、梗草（叶）、隐忍。”[28]

《本草蒙筌》卷二：“桔梗，润州荠苨。和州桔梗，蜀州荠苨，味辛、苦，气微温。味厚气轻，阳中阴也，有小毒。嵩山（注前）虽盛，近道亦多。交秋分后采根，噬味苦者入药。芦苗去净，泔渍（洗米泔渍一宿），焙干。”[29]

《本草纲目》卷十二：“桔梗《本经·上品》。【释名】白药《别录》、梗草《别录》、荠苨《本经》。时珍曰：此草之根结实而梗直，故名。《吴普本草》一名利如，一名符扈，一名房图，方书并无见，盖亦瘦辞尔。桔梗、荠苨乃一类，有甜、苦二种，故《本经》桔梗一名荠苨，而今俗呼荠苨为甜桔梗也……《肘后要方》中蛊下血如鸡肝，昼夜出血石余，四脏皆损，惟心未毁，或鼻破将死者。苦桔梗为末，以酒服方寸匕，日三服。不能下药，以物拗口灌之。心中当烦，须臾自定，七日止。当食猪肝臛以补之。神良。一方加犀角等分。《古今录验》”[5]

《药鉴》卷二：“桔梗，气微温，味辛苦，气薄味厚，升也，阴中阳也。止喉疼，除鼻塞，利膈气，疗肺痈。同甘草，理喉闭甚捷。入解毒，消痈肿立应。诚诸药之舟楫，肺经之引药也。”[30]

《丹溪心法》卷二：“痢九，痢赤属血，白属气。有身热、后重、腹痛、下血。身热挟外感，小柴胡汤去人参……腹痛者，肺金之气郁在大肠之间。如实者，以刘氏之法下之，虚则以苦梗开之，然后用治痢药。”[31]

《炮炙大法·草部》：“桔梗（味苦而有心者，良。凡使……于槐砧上细锉，用百合水浸，一伏时，漉出，缓火熬令干用。每修事四两用生百合五分捣作膏，投于水中浸。一法用米泔浸一宿，微焙用。节皮为之使。畏白芨、龙胆、龙眼。忌猪肉、伏砒）。”[32]

《雷公炮制药性解》卷二：“桔梗，味辛，性微温，有小毒，入肺经。主肺热气奔，痰嗽鼻塞，清喉利膈，能载诸药入肺节，皮为使，畏白芨、龙眼、龙胆草。按：桔梗味辛，故专疗肺疾，下部药中勿用，恐其上载而不能下达也。”[33]

《本草征要》卷二：“桔梗，味苦、辛，性平，无毒。入肺经。畏白芨、龙胆草。泔浸，去芦，微焙。清肺热以除痈痿，通鼻塞而理咽喉。排脓行血，下气消痰。定痢疾腹痛，止胸胁烦疼。桔梗为舟楫之剂，引诸药上至高之分以成功，肺经要药也。风症、郁症、肺证皆不可缺。”[34]

《本草乘雅半偈》第七帙：“桔梗《本经·下品》。【气味】辛，微温，有小毒。【主治】主胸胁痛如刀刺，腹满，肠鸣幽幽，惊恐悸气。【核】曰：出蒿山山谷，及冤句，今在处有之。二三月生苗，茎如笔管，高尺余，紫赤色，叶如杏，及人参、荠苨辈，但杏叶圆，桔梗叶长，人参叶两两相对，桔梗叶三四相对，亦有不对者。荠苨叶下光明，滑泽无毛；桔梗叶下暗涩，有毛为异。夏开小花，紫碧色，颇似牵牛花。秋后结实，根外白中黄，有心味苦。若无心味甜者，荠苨也。关中一种，茎细色青，叶小似菊，根黄似蜀葵根者，亦可入药。又一种木桔梗，根形真相似，只是咬之腥涩不堪啖，不为药用。”[35]

《本草崇原》卷下：“桔梗，气味辛，微温，有小毒。主治胸胁痛如刀刺，腹满，肠鸣幽幽，惊恐悸气。(桔梗近道处处有之，二三月生苗，叶如杏叶而有毛，茎如笔管，紫赤色，高尺余，夏开小花紫碧色，秋后结实。其根外白中黄有心，味辛而苦；若无心味甜者，荠苨也。)”[36]

《本草择要纲目·寒性药品》：“桔梗　【气味】辛苦，微温，无毒。浮而升，阳也。入手太阴、足少阴经。(去芦净米泔水浸一宿，焙干用。)”[37]

《本草新编》卷二：“桔梗，味苦，气微温，阳中阴也，有小毒。入手足肺、胆二经。润胸膈，除上气壅闭，清头目，散表寒邪，祛胁下刺痛，通鼻中窒塞，治咽喉肿痛，消肺热有神，消肺痈殊效，能消恚怒，真舟楫之需，引诸药上升，解小儿惊痫，提男子血气，为药中必用之品，而不可多用者也。”[38]

《炮炙全书》卷一：“桔梗，苦、辛，平，去芦，微炒，畏白芨、龙胆草，伏砒，忌猪肉。”[39]

《本草易读》卷三：“桔梗，泔浸炒用。畏胆草、白芨，忌猪肉。苦，辛，微温。入手太阴肺，足少阴肾。疗咽喉之疼痛，开胸膈之壅塞。排脓血，化凝郁，散结滞，消肿硬。治肺痈已溃，止胸痛如刺，行下气冲，最除鼻塞。口舌疮疡悉疗，目赤肿痛亦医。性轻飘上走，能引诸药至胸中至高之分，如铁石入江，非舟辑不载，诸药有此一味，不能下沉也。”[40]

《本草备要·草部》：“桔梗，宣通气血，泻火散寒，载药上浮。苦辛而平。色白属金，入肺（气分）泻热，兼入手少阴心、足阳明胃经。开提气血，表散寒邪，清利头目咽喉，开胸膈滞气。”[41]

《本经逢原》卷一：“桔梗，《本经》名荠苨。辛甘苦微温，无毒。甘者为荠苨，苦者为苦梗，咬之腥涩者为木梗，不堪入药。”[42]

《本草经解》卷二：“桔梗，气微温，味辛，有小毒。主胸胁痛如刀刺，腹满，肠鸣幽幽，惊恐悸气。桔梗气微温，禀天初春稚阳之木气，入足少阳胆经。味辛有小毒。得地西方阴惨之金味，入手太阴肺经。气味俱升，阳也。”[43]

《本草从新》卷一：“桔梗，宣通气血、泻火散寒、载药上浮。苦辛平。色白属金，入肺（气分）泻热。……（本经、桔梗一名荠苨、盖桔梗荠苨乃一类、有甜苦二种、别录始分荠苨条。）”[6]

《得配本草》卷二：“桔梗，节皮为之使。畏白芨、龙胆草。忌猪肉。伏砒。”[44]

《要药分剂》卷一：“桔梗，味苦辛，性微温，有小毒。感轻清之气而生，升也，阳中阴也。畏白芨、龙胆草。忌猪肉。伏砒。”[45]

《本草求真·上编》：“桔梗（山草），开提肺中风寒，载药上行。桔梗（专入肺，兼入心胃），辛苦而平。按书既载能引诸药上行，又载能以下气。”[46]

《本草分经·原例》：“（散）桔梗，苦辛平，入肺经气分兼入心胃，开提气血，表散寒邪，清利头目咽喉，开胸膈滞气，能载诸药上浮，引苦泄峻下之剂至于至高之分成功。”[47]

《本草述钩元》卷七：“桔梗，八月采根，如指大，边白中微黄，有心。味苦而辛，苦为胜。若无心味甜者，荠苨耳。有一种木梗真同桔梗，只是咬之腥涩不堪为异。根苦辛甘平，微温，味厚气轻。入手太阴肺经气分及少阴经，兼入足阳明经。”[48]

《本草害利·肺部药队》：“苦桔梗，【害】毕竟升药，凡病气逆上升，不得下降，若下焦阴虚而浮，及邪在下焦者，攻补下焦药中勿入。误用之，定致喘逆变端。病属上焦实症，而下焦无病者，须与甘草同用。【利】苦辛平，色白属金，入肺气分，泻热兼入手少阴心，足阳明胃二经，开提气血，泻火散寒邪，清利头目喉咽，开胸膈滞气，肺火郁于大肠，宜此开之，舟楫之剂，引诸药上至高之分以成功，风症郁热肺经，皆不可缺。凡痰壅喘促，鼻寒目赤，喉痹咽痛，齿痛口疮，干咳胸痛肠鸣，皆宜苦梗开之。甜桔梗，一名荠苨，又名空沙参。寒而利肺，甘而解毒。”[49]

《本草撮要》卷一：“桔梗，味苦，入手太阴足少阴经。功专清喉利膈。得甘草能载引上行入肺，为舟楫之剂。开提气血，表散寒邪，清利咽喉，下痢腹痛腹满腹鸣。去浮皮，泔浸微炒用。畏龙胆、白芨。忌猪肉。有甜苦二种，甜者名荠苨。”[50]

《本草便读·草部》：“桔梗，为诸药之舟楫。开提肺气散风寒，扫上部之邪氛，清利咽喉平咳逆。升而复降，宣胸快膈有功。苦且辛平，泄郁消痰多效。”[51]

《本草思辨录》卷一：“桔梗，桔梗能升能降，能散能泄，四者兼具。故升不逮升柴，降不逮枳朴，散不逮麻杏，泄不逮硝黄。盖其色白，味辛，气微温，纯乎肺药（肺恶寒恶热）。而中心微黄，味又兼苦，则能由肺以达肠胃。辛升而散，苦降而泄，苦先辛后，降而复升，辗转于咽喉胸腹肠胃之间。本经所以主胸腹痛如刀刺，腹满肠鸣幽幽，别录所以主利五脏肠胃，咽喉痛也。”[52]

《药征》卷上：“桔梗，主治浊唾肿脓也，旁治咽喉痛。考证，排脓汤，证阙。桔梗白散证曰：出浊唾腥臭、久久吐脓。”[53]

《中药志》：“桔梗　桔梗为常用中药。商品为桔梗科植物桔梗的根。桔梗原来均为野生，近年各地引种栽培，在产量及质量上均有所提高。……【原植物】桔梗　别名：铃当花（山东），包袱花（山东），和尚头花（辽宁），道拉基（吉林）。Platycodon grandiflorum (Jacq.) A. DC. ——桔梗科 Campnulaceae.”[13]

《中药材手册》：“桔梗（《纲目》列入草部山草类）本品为桔梗科植物桔梗 Platycodon grandiflorum (Jacq.) A. DC. 的干燥根。原植物系多年生草本，原为野生，近年来各地已引种栽培，但性状略有差异。其根的外形与南沙参相似，但为同科不同属种的植物，不宜混淆（详见南沙参项下）。另外，目前市场上发现有用石竹科植物丝石竹（霞草）的根伪充桔梗药用，应注意鉴别。【别名】苦桔梗、和尚头花根（东北），包袱花（山东、辽宁）。”[14]

《全国中草药汇编》：“桔梗　别名：包袱花、铃当花、道拉基。来源：为桔梗科桔梗属植物桔梗 Platycodon grandiflorum（Jacq.）DC. 的根。”[15]

《中药大辞典》：“桔梗《本经》【异名】符蘆、白药、利如、梗草、卢茹《吴普本草》，房图、荠苨《别录》，苦梗《丹溪心法》，苦桔梗《纲目》，大药《江苏省植物药材志》。【基原】为桔便科植物桔梗的根。【原植物】桔梗 Platycodon grandiflorum（Jacq.）A. DC.，又名：包袱花、四叶菜、沙油菜、山铃铛花。”[9]

《中医大辞典·中药分册》：“桔梗　出《神农本草经》。又名苦桔梗、玉桔梗、大药。为桔梗科植物桔梗 Platycodon grandiflorum（Jacq.）A. DC. 的根。”[10]

《中国医学百科全书·中医学》：“桔梗　始载于《神农本草经》。又名苦桔梗。为桔梗科植物桔梗 Platycodon grandiflorum（Jacq.）A. DC. 的根。”[11]

《全国中药炮制规范》：“桔梗　［处方用名］桔梗。【来源】本品为桔梗科植物桔梗 Platycodon grandiflorum（Jacq.）A. DC. 的干燥根，野生或栽培。全国大部分地区均产。主产于安徽、湖北、河南等地。春、秋二季采挖，洗净，除去须根，趁鲜刮去外皮，干燥。药材以条肥大、色白、体质坚实、味苦者为佳。”[16]

《中国药材学》：“桔梗　【别名】铃当花，白药，土人参，包袱花根（东北），过腰菜根（山东），大药（江苏），苦菜根（河北），道拉基（延边）。【来源】本品为桔梗科植物桔梗 Platycodon grandiflorum（Jacq.）A. DC. 的根。”[17]

《中国中医药学主题词表》：“桔梗 Platycodon grandiflorum　属桔梗科和化痰药（中药）。”[12]

《普通高等教育中医药类规划教材·中药学》：“桔梗《本经》为桔梗科多年生草本植物桔梗 Platycodon grandiflorum（Jacq.）A. DC. 的根。全国大部分地区均有。以东北、华北地区产量较大，华东地区质量较优。春、秋二季采挖，除去须根，剥去外皮或不去外皮，切片，晒干生用。”[8]

《中华本草》：“桔梗《本经》【异名】符蘆、白药、利如、梗草、卢茹《吴普本草》，房图、荠苨《别录》，苦梗《丹溪心法》，苦桔梗《纲目》，大药《江苏省植物药材志》，苦菜根（河北）……【来源】为桔便科植物桔梗的根。【原植物】桔梗 Platycodon grandiflorum（Jacq.）A. DC.　［Campanula grandiflora Jacq.］　又名：铃当花、包袱花（山东）。”[18]

《中华人民共和国药典》：“桔梗 Radix platycodonis　本品为桔梗科植物桔梗 Platycodon grandiflorum（Jacq.）A. DC. 的干燥根。春、秋二季采挖，洗净，除去须根，趁鲜剥去外皮或不去外皮，干燥。”[7]

5　参考文献

1　汉·神农本草经．清顾观光重辑本．北京：人民卫生出版社，1955，82

2　南北朝·陶弘景．本草经集注．北京：人民卫生出版社，1994，268

3　唐·苏敬等撰．新修本草．合肥：安徽科学技术出版社，1981，248

4　宋·唐慎微．证类本草．北京：人民卫生出版社，1957，249

5　明·李时珍．本草纲目．北京：人民卫生出版社，1982，714

6　清·吴仪洛．本草从新．北京：中医古籍出版社，2001，10

7　国家药典委员会．中华人民共和国药典．一部．北京：化学工业出版社，2000，225

8　雷载权主编．普通高等教育中医药类规划教材·中药学．上海：上海科学技术出版社，1995，230

9　江苏新医学院．中药大辞典．上海：上海科学技术出版社，1977，1775
10　《中医大辞典》编辑委员会．中医大辞典·中药分册．北京：人民卫生出版社，1982，279
11　《中医学》编辑委员会．中国医学百科全书·中医学．上海：上海科学技术出版社，1997，1177
12　吴兰成主编．中国中医药学主题词表．北京：中医古籍出版社，1996，185
13　中国医学科学院药物研究所等．中药志．第一册．北京：人民卫生出版社，1993，518
14　中华人民共和国卫生部药政管理局．中药材手册．北京：人民卫生出版社，1998，184
15　《全国中草药汇编》编写组．全国中草药汇编．上册．北京：人民卫生出版社，1996，684
16　中华人民共和国卫生部药政管理局．全国中药炮制规范．北京：人民卫生出版社，1988，85
17　徐国钧等主编．中国药材学．北京：中国医药科技出版社，1996，446
18　国家中医药管理局《中华本草》编委会．中华本草．第七册．上海：上海科学技术出版社，1999，622
19　三国·吴普．吴普本草．北京：人民卫生出版社，1987，49
20　魏晋·名医别录．北京：人民卫生出版社，1986，118
21　南北朝·雷敩．雷公炮炙论．上海：上海中医学院出版社，1986，98
22　唐·孙思邈．千金翼方．北京：人民卫生出版社，1955，30
23　宋·苏颂．本草图经．合肥：安徽科学技术出版社，1994，246
24　宋·寇宗奭．本草衍义．上海：商务印书馆，1937，63
25　宋·佚名．增广太平和剂图经本草药性总论．见：增广太平惠民和剂局方．海口：海南出版社，2002，446
26　金·李杲．珍珠囊药性赋．见：中国医学大成（二）．长沙：岳麓书社，1990，107
27　元·王好古．汤液本草．见：景印文渊阁四库全书（745）．北京：中医古籍出版社，1986，939
28　明·刘文泰．本草品汇精要．北京：人民卫生出版社，1982，380
29　明·陈嘉谟．本草蒙筌．北京：人民卫生出版社，1988，83
30　明·杜文燮．药鉴．北京：中国中医药出版社，1993，63
31　元·朱震亨．丹溪心法．清二酉堂刻本
32　明·缪希雍．炮炙大法．明末庄继先校刻本
33　明·李中梓．雷公炮制药性解．见：中国医学大成（二）．长沙：岳麓书社，1990，135
34　明·李中梓．本草征要．见：李中梓医学全书．北京：中国中医药出版社，1999，124
35　明·卢之颐．本草乘雅半偈．北京：人民卫生出版社，1986，383
36　清·张志聪．本草崇原．北京：中国中医药出版社，1992，114
37　清·蒋居祉．本草择要纲目．见：珍本医书集成（二）．上海：上海科学技术出版社，1985，21
38　清·陈士铎．本草新编．北京：中国中医药出版社，1996，108
39　［日］稻宣义．炮炙全书．北京：中医古籍出版社，1981，33
40　清·汪昂．本草易读．北京：人民卫生出版社，1987，120
41　清·汪昂．本草备要．北京：中国中医药出版社，1998，25
42　清·张璐．本经逢原．上海：上海科学技术出版社，1959，32
43　清·叶桂．本草经解．上海：上海科学技术出版社，1958，44
44　清·严西亭．得配本草．上海：上海卫生出版社，1957，6
45　清·沈金鳌．要药分剂．上海：上海科学技术出版社，1959，1
46　清·黄宫绣．本草求真．上海：上海科学技术出版社，1959，74
47　清·姚澜．本草分经．上海：上海科学技术出版社，1989，79
48　清·杨时泰．本草述钩元．上海：科技卫生出版社，1958，48
49　清·凌奂．本草害利．北京：中医古籍出版社，1982，82

50 清·陈其瑞．本草撮要．见：珍本医书集成（二）．上海：上海科学技术出版社，1985，4
51 清·张秉成．本草便读．上海：上海卫生出版社，1957，8
52 清·周岩．本草思辨录．北京：人民卫生出版社，1960，34
53 ［日］吉益东洞．药征．见：中国医学大成（二）．长沙：岳麓书社，1990，173
54 东汉·许慎．说文解字．成都：成都古籍书店，1981
55 三国魏·张揖撰，清·王念孙疏．广雅疏证．北京：中华书局，1994

360 桃仁

Taoren

Semen Persicae

1 定名依据

1.1 正名

1.1.1 汉文名：桃仁［蔷薇科植物桃 Prunus persica（L.）Batsch 或山桃 Prunus davidiana（Carr.）Franch. 的干燥成熟种子］。

1.1.2 英文名：peach seed.

1.2 依据

1.2.1 定名的文献依据

1.2.1.1 《雷公炮炙论》一："桃仁，雷公云：凡使，须择去皮，浑用白术、乌豆二味，和桃仁同于埚埚子中煮一伏时后，漉出，用手擘作两片，其心黄如金色，任用之。"[1]

1.2.1.2 《珍珠囊药性赋》卷二："桃仁，味苦甘平，性寒无毒。降也，阴也。其用有二：润大肠血闭之便难；破大肠久蓄之血结。"[2]

1.2.1.3 《汤液本草》卷五："桃仁，气温，味苦、甘、性平，苦重于甘，阴中阳也。无毒。入手、足厥阴经。"[3]

1.2.1.4 《本草征要》卷一："桃仁，味苦，甘，性平，无毒。入肝、大肠二经。香附为使。泡，去皮尖，炒。勿用双仁者。破诸经之血瘀，润大肠之血燥。肌有血凝，而燥痒堪除，热入血室，而谵言可止。"[4]

1.2.1.5 《本草经解》卷三："桃仁，气平，味苦甘，无毒。主瘀血，血闭癥瘕邪气，杀小虫。（双仁者大毒，）桃仁气平，禀天秋收之金气，入手太阴肺经。"[5]

1.2.1.6 《本草从新》卷十："桃仁，泻、破血润燥。苦平微甘。苦以泄血滞，甘以缓肝气而生新血。（成无已曰：肝者、血之源、血聚则肝气燥、肝苦急、急食甘以缓之。）通大肠血秘，治热入血室。（冲脉）"[6]

1.2.1.7 《中华人民共和国药典》："桃仁 Semen persicae　本品为蔷薇科植物桃 Prunus persica（L.）Batsch 或山桃 Prunus davidiana（Carr.）Franch. 的干燥成熟种子。果实成熟后采收，除去果肉及核壳，取出种子，晒干。"[7]

1.2.1.8 《普通高等教育中医药类规划教材·中药学》："桃仁《本经》为蔷薇科落叶小乔木桃 Prunus persica（L.）Batsch 或山桃 P. davidiana（Carr.）Franch. 的成熟种子。全国大部分地区均有，主产于中南部地区。”[8]

1.2.1.9 《中药大辞典》：“桃仁《本草经集注》【异名】桃核仁《本经》。【基原】为蔷薇科植物桃或山桃的种子。【原植物】①桃《诗经》Prunus persica（L.）Batsch，又名：毛桃《纲目》，白桃、红桃。②山桃《尔雅》Prunus davidiana（Carr.）Franch.，又名：桃《尔雅》，山毛桃、野桃、花桃。”[9]

1.2.1.10 《中医大辞典·中药分册》：“桃仁 出《本草经集注》。又名桃核仁。为蔷薇科植物桃 Prunus persica（L.）Batsch 或山桃 P. davidiana（Carr.）Franch. 的种仁。”[10]

1.2.1.11 《中国医学百科全书·中医学》：“桃仁 始载于《神农本草经》。原名桃核仁。为蔷薇科植物桃 Prunus persica（L.）Batsch 或山桃 P. davidiana（Carr.）Franch. 的种子。中国大部分地区均产。”[11]

1.2.1.12 《中国中医药学主题词表》：“桃仁 Semen persicae 为蔷薇科植物桃或山桃的干燥成熟种子；属活血祛瘀药和润下药。”[12]

1.2.1.13 《中药志》[13]、《中药材手册》[14]、《全国中草药汇编》[15]、《全国中药炮制规范》[16]、《中国药材学》[17]、《中华本草》[18]等现代中药著作多以“桃仁”作为本品正名（参见“文献通考”）。

1.2.2 定名选择的理由

1.2.2.1 桃仁 Semen persicae，系蔷薇科植物桃 Prunus persica（L.）Batsch 或山桃 Prunus davidiana（Carr.）Franch. 的干燥成熟种子。“桃仁”之名始见于南北朝·雷敩《雷公炮炙论》，“桃仁”作为本品正名始见于金·李杲《珍珠囊药性赋》，其后的本草著作如唐·苏敬《新修本草》，明·李中梓《本草征要》，清·叶桂《本草经解》，清·吴仪洛《本草从新》等在载录本品时即以“桃仁”作为正名，并一直沿用至今。

1.2.2.2 我国最新出版的《中华人民共和国药典》、《普通高等教育中医药类规划教材·中药学》以及辞书类著作《中医大辞典·中药分册》、《中药大辞典》、《中国医学百科全书·中医学》等均以“桃仁”作为本品正名。已经广泛应用于中医药学文献的标引和检索的《中国中医药学主题词表》也以“桃仁”作为本品的正式主题词。现代本草著作如《中药志》、《全国中草药汇编》、《中华本草》、《中国药材学》、《中药材手册》、《全国中药炮制规范》等虽记载了不少本品各地的俗称，但也无一例外以“桃仁”作为本品的正名。说明“桃仁”作为本品正名已成为共识。

1.3 与正名等效的名词：无。

2 源流考释

桃仁［蔷薇科植物桃 Prunus persica（L.）Batsch 或山桃 Prunus davidiana（Carr.）Franch. 的干燥成熟种子］，原称“桃核仁”。始载于汉《神农本草经》卷三：“桃核仁，味苦，平。主瘀血、血闭、瘕邪，杀小虫。桃花：杀注恶鬼，令人好颜色。桃凫：微温。主杀百鬼精物（《初学记》引云：枭桃在树不落，杀百鬼）。桃毛：主下血瘕寒热，积寒无子。桃蠹：杀鬼邪恶不祥。生川谷。”[19] 其后本草著作南北朝·陶弘景《本草经集注》[20]则以“桃核人”为正名；而唐·苏敬《新修本草》[21]，宋·苏颂《本草图经》[22]等沿用《神农本草经》的记载。

“桃仁”之名始见于南北朝·雷敩《雷公炮炙论》：“桃仁，雷公云：凡使，须择去皮，浑用白术、乌豆二味，和桃仁同于埚埚子中煮一伏时后，漉出，用手擘作两片，其心黄如金色，任用之。"[1] "桃仁"作为本品正名始载于金·李杲《珍珠囊药性赋》卷二："桃仁，味苦甘平，性寒无毒。降也，阴也。其用有二：润大肠血闭之便难；破大肠久蓄之血结。"[2] 其后的本草著作大多即沿用该书记载，以"桃仁"为正名记载本品，如元·王好古《汤液本草》[3]，明·杜文燮《药鉴》[23]、缪希雍《炮炙大法》[24]、李中梓《雷公炮制药性解》[25] 和《本草征要》[4]，清·张志聪《本草崇原》[26]、蒋居祉《本草择要纲目》[27]、日本稻宣义《炮炙全书》[28]、汪昂《本草备要》[29]、张璐《本经逢原》[30]、叶桂《本草经解》[5]、吴仪洛《本草从新》[6]、沈金鳌《要药分剂》[31]、黄宫绣《本草求真》[32]、陈念祖《神农本草经读》[33]、姚澜《本草分经》[34]、杨时泰《本草述钩元》[35]、陈其瑞《本草撮要》[36]、张秉成《本草便读》[37]、周岩《本草思辨录》[38] 等。

古代著作记载的本品异名有"桃核仁"《神农本草经》[19]，"桃核人"《本草经集注》[20] 等。

现代有关著作均沿用《珍珠囊药性赋》的记载以"桃仁"作为本品正名，如《中华人民共和国药典》[7]、《普通高等教育中医药类规划教材·中药学》[8]、《中药大辞典》[9]、《中医大辞典·中药分册》[10]、《中国医学百科全书·中医学》[11]、《中国中医药学主题词表》[12]、《中药志》[13]、《中药材手册》[14]、《全国中草药汇编》[15]、《全国中药炮制规范》[16]、《中国药材学》[17]、《中华本草》[18] 等。同时尚记载有"大桃仁"、"毛桃仁"《中药材手册》[14]，"扁桃仁"、"花桃"《中国药材学》[17] 等各地的俗称。还记载有本品原植物"桃"的异名"毛桃"、"白桃"、"红桃"《中药大辞典》[9]；原植物"山桃"的异名"野桃"、"花桃"《中药志》[13]，"桃"、"山毛桃"《中药大辞典》[9] 等。

3 附录

3.1 又称：炒桃仁（饮片规格名）。

3.2 俗称：花桃（江西），大桃仁，毛桃仁，扁桃仁。

3.3 曾称：桃核仁《本经》，桃核人《本草经集注》。

3.4 原植物名称：桃，毛桃，白桃，红桃；山桃，野桃（四川），花桃（山东），桃，山毛桃。

4 文献通考

《神农本草经》卷三："桃核仁，味苦，平。主瘀血、血闭、瘕邪，杀小虫。桃花：杀注恶鬼，令人好颜色。桃凫：微温。主杀百鬼精物（《初学记》引云：枭桃在树不落，杀百鬼）。桃毛：主下血瘕寒热，积寒无子。桃蠹：杀鬼邪恶不祥。生川谷。"[19]

《雷公炮炙论》一："桃仁，雷公云：凡使，须择去皮，浑用白术、乌豆二味，和桃仁同于埚埚子中煮一伏时后，漉出，用手擘作两片，其心黄如金色，任用之。"[1]

《本草经集注·果菜米部有名无实》："桃核人，苦、甘，平，无毒……桃枭：杀百鬼精物，味苦，微温。主治中恶腹痛，杀精魅五毒不祥。一名桃奴，一名枭景，是实着树不落，实中者，正月采之。"[20]

《新修本草》卷十七："桃核仁，味苦、甘，平，无毒。主瘀血，血闭瘕邪气，杀小虫。止咳逆上气，消心下坚，除猝暴击血，破癥瘕，通月水，止痛。七月采取仁，阴干，桃华，杀疰恶鬼，令人好色，味苦，平，无毒。主除水气，破石淋，利大小便，下三虫，悦泽人面。三月三日采，阴干。桃枭，杀百鬼精物，味苦，微温。主中恶腹痛，杀精魅五毒不祥。一名桃奴，一名枭景，是实着树不落，实中者，正月采之……又有山龙桃，其仁不堪用，俗用桃仁作酪乃言冷。桃胶入仙家用。”[21]

《本草图经》卷十六：“桃核仁，并花、实等，生泰山，今处处皆有之。京东、陕西出者，尤大而美。大都佳果多是圃人以他木接根上栽之，遂至肥美，殊失本性。此等药中不可用之，当以一生者为佳……崔元亮《海上方》：治面上疮黄水出，并眼疮。一百五日收取桃花不计多少，细末之，食后以水半盏调服方寸匕，日三，甚良。其实已干著木上，经冬不落者，名桃枭，正月采之，以中实者良。胡洽治中恶毒气蛊疰，有桃奴汤是此也。其实上毛刮取之，以治女子崩中。食桃木虫，名桃蠹，食之悦人颜色。茎白皮，中恶方用之。叶，多用作汤导药，标嫩者名桃心，尤胜。”[22]

《珍珠囊药性赋》卷二：“桃仁，味苦甘平，性寒无毒。降也，阴也。其用有二：润大肠血闭之便难；破大肠久蓄之血结。”[2]

《汤液本草》卷五：“桃仁，气温，味苦、甘、性平，苦重于甘，阴中阳也。无毒。入手、足厥阴经。”[3]

《药鉴》卷二：“桃仁，气寒，味苦带甘，气薄味厚，降也，阴也。入手厥阴胞络及足厥阴肝经药也。润大肠血燥难便，去小腹血凝成块。多用逐瘀血而止痛，少用生新血而通经。盖多则苦胜，破滞气也。少则甘夺，生新血也。”[23]

《炮炙大法·果部》：“桃仁（七月采之，去皮尖及双仁者，麸炒，研如泥。或烧存性，用此破血、行瘀血之要药也。雷公法，用白术、乌豆二味，和桃仁同于埚子中煮，一伏时后，漉出用手擘作两片，其心黄如金色，任用之，行血宜连皮尖生用。香附为之使）。”[24]

《雷公炮制药性解》卷一：“桃仁，味苦甘，性平无毒，入肝大肠二经，主瘀血血闭，癥瘕鬼邪，血燥便结，杀三虫，止心痛。沸汤泡去皮尖炒用。花，主杀鬼疰，悦颜色，利二便，下诸虫。勿用千叶者，令人鼻衄。毛，主血瘕积聚崩带诸疾。桃虫，主杀精鬼邪恶不祥，叶，主恶气客忤，阴户生虫痛痒，及疮中虫。桃实，多食令人发热。”[25]

《本草征要》卷一：“桃仁，味苦，甘，性平，无毒。入肝、大肠二经。香附为使。泡，去皮尖，炒。勿用双仁者。破诸经之血瘀，润大肠之血燥。肌有血凝，而燥痒堪除，热入血室，而谵言可止。”[4]

《本草崇原》卷中：“桃仁，气味苦甘平，无毒。主治瘀血血闭，癥瘕邪气，杀小虫。（桃种类颇多，唯山中野毛桃即《尔雅》所谓褫桃者，小而多毛，核粘味恶，其仁充满多脂，可入药用。）”[26]

《本草择要纲目·寒性药品》：“桃仁　【气味】苦甘，平，无毒。沉而降，阴中之阳。入手、足厥阴经血分。”[27]

《炮炙全书》卷二：“桃仁，苦、辛、甘，温。行血，连皮尖生用。活血、润燥，汤浸去皮尖炒用。双仁有毒不用。香附为使。”[28]

《本草备要·果部》：“桃仁，泻，破血，润燥。苦平微甘（孙思邈辛，孟诜温。孙思邈，著《千金方》，孟诜，著《食疗本草》），厥阴（心包、肝）血分药。苦以泄血滞，甘以缓肝气新血（成无已曰：肝者，血之源，血聚，则肝气燥。肝苦急，宜急食甘以缓之）。通大肠血秘。”[29]

《本经逢原》卷三：“桃仁，苦甘平，无毒。去皮尖。生用则和血，连皮尖炒用即破血。同干漆拌炒大破宿血。双仁者有毒勿用。”[30]

《本草经解》卷三：“【桃仁】气平，味苦甘，无毒。主瘀血，血闭癥瘕邪气，杀小虫。（双仁者大毒），桃仁气平，禀天秋收之金气，入手太阴肺经。”[5]

《本草从新》卷十：“桃仁，泻、破血润燥。苦平微甘。苦以泄血滞，甘以缓肝气而生新血。（成无己曰：肝者、血之源、血聚则肝气燥、肝苦急、急食甘以缓之。）通大肠血秘，治热入血室（冲脉）。”[6]

《要药分剂》卷七：“桃仁，味苦甘，性平，无毒。禀火土之气以生，降也，阴中阳也。香附为使。【主治】主行瘀血，血闭，癥瘕（本经）。”[31]

《本草求真·上编》：“桃仁（五果），入心包肝破血通瘀。桃仁（专入心包肝），辛苦甘温，为厥阴心包肝血分主药。夫血者阴也，有形者也。”[32]

《神农本草经读》卷四：“桃仁，气味苦、甘、平，无毒。主瘀血、血闭、癥瘕邪气，杀小虫。（双仁者，大毒。）”[33]

《本草分经·原例》：“桃仁，苦平微甘，缓肝气泄血滞，通大肠血秘，治血燥经闭，热入血室无瘀慎用，泡去皮尖，炒研。桃花苦平，专于攻决，下水除痰，消积聚利二便疗疯狂，千叶者勿用。桃叶苦平，杀虫发汗。”[34]

《本草述钩元》卷十七：“胡桃仁，气味甘平温。入肺肾二经。主治滋肺利三焦。润血脉。补肾益命门。治虚寒喘嗽化痰。利小便亦止小便频数。疗损伤石淋。一味勿去皮。空腹食之。最能固精。同破故纸蜜丸服。补下焦。”[35]

《本草撮要》卷三：“桃仁，味苦甘辛，入手足厥阴经血分。功专破瘀润肠，止心腹痛。得吴茱萸治冷劳减食，得延胡索、川楝子治肝厥胃脘痛。”[36]

《本草便读·果部》：“桃仁，破瘀留于肝络。味苦兼甘，通燥结于肺肠。性平且润，可辟八方之鬼魅。乃缘五木之精英。（桃仁味苦兼甘，性平而润。专入肝经，兼入肺与大肠。破血润燥。杀虫者，虫因血裹而生也。祛风者，血行风自灭也。至其能治肝疟鬼疰疼痛等证，均为肝病血结显然。辟鬼除邪之说，自古相传。故桃符桃枝桃枭桃核之类，皆有所取也。欲散连皮尖，欲降去皮尖，均研用。）”[37]

《本草思辨录》卷三：“桃仁，桃有肤毛为肺果，仁则主攻瘀血而为肝药，兼疏肤腠之瘀。惟其为肝药，故桃核承气汤、抵当汤、抵当丸治在少腹，鳖甲煎丸治在胁下，大黄牡丹汤治在大肠，桂枝茯苓丸治在癥痼，下瘀血汤治在脐下。惟其为肺果兼疏肤腠之瘀，故大黄䗪虫丸治肌肤甲错，千金苇茎汤治胸中甲错，王海藏以桂枝红花汤加海蛤桃仁治妇人血结胸，桃仁之用尽于是矣。”[38]

《中药志》：“桃仁　本品为较常用中药。商品为蔷薇科植物桃和山桃的种子。……【原植物】1. 桃 Prunus persica（L.）Batsch.（Amygdalns persica L.；Persica vulgaris Mill.）——蔷薇科 Rosaceae. 2. 山桃　别名：野桃（四川），花桃（山东）。Prunus davidiana（Carr.）Franch. Amygdalus davidiana（Carr.）Yu；Persica davidiana Carr.；Prunus persica（L.）Batsch var. davidiana Maxim. ——蔷薇科 Rosaceae.”[13]

《中药材手册》：“桃仁（《纲目》列入果部五果类桃项下）　本品为蔷薇科植物桃 Prunus persica（L.）Batsch 或山桃 Prunus davidiana（Carr.）Franch. 的干燥成熟种子。原植物系落叶乔木，野生与栽培均有。杏仁与其外形相似，应注意鉴别（详见杏仁项下）。【别名】大桃仁、毛桃仁。”[14]

《全国中草药汇编》：“桃仁　来源：为蔷薇科樱桃属植物桃 Prunus persica（L.）Batsch. 的种子。”[15]

《中药大辞典》：“桃仁《本草经集注》【异名】桃核仁《本经》。【基原】为蔷薇科植物桃或山桃的种子。【原植物】①桃《诗经》Prunus persica（L.）Batsch，又名：毛桃《纲目》，白桃、红桃。②山桃《尔雅》Prunus davidiana（Carr.）Franch.，又名：桃《尔雅》，山毛桃、野桃、花桃。”[9]

《中医大辞典·中药分册》：“桃仁，出《本草经集注》。又名桃核仁。为蔷薇科植物桃 Prunus persica（L.）Batsch 或山桃 P. davidiana（Carr.）Franch. 的种仁。”[10]

《中国医学百科全书·中医学》：“桃仁，始载于《神农本草经》。原名桃核仁。为蔷薇科植物桃 Prunus persica（L.）Batsch 或山桃 P. davidiana（Carr.）Franch. 的种子。中国大部分地区均产。”[11]

《全国中药炮制规范》：“桃仁　［处方用名］桃仁、桃仁、炒桃仁。【来源】本品为蔷薇科植物桃 Prunus persica（L.）Batsch 或山桃 Prunus davidiana（Carr.）Franch. 的干燥成熟种子。栽培或野生。主产于四川、陕西、山东、河北等地。夏、秋二季采收成熟果实或收集果核，除去果肉及核壳，取出种子，干燥。药材以粒饱满、完整者为佳。”[16]

《中国药材学》：“桃仁　【别名】大桃仁，毛桃仁，扁桃仁、花桃（江西）。【来源】本品为蔷薇科植物桃 Prunus persica（L.）Batsch 或山桃 P. davidiana（Carr.）Franch. 的种子。”[17]

《中国中医药学主题词表》：“桃仁 Semen persicae　为蔷薇科植物桃或山桃的干燥成熟种子；属活血祛瘀药和润下药。C 桃。”[12]

《普通高等教育中医药类规划教材·中药学》：“桃仁《本经》为蔷薇科落叶小乔木桃 Prunus persica（L.）Batsch 或山桃 P. davidiana（Carr.）Franch. 的成熟种子。全国大部分地区均有，主产于中南部地区。果实成熟后收集果核，取出种子，去皮，晒干生用，或炒用。”[8]

《中华本草》：“桃仁《雷公炮炙论》【异名】桃核人《本经》……【来源】蔷薇科植物桃或山桃的种子。【原植物】1. 桃 Amygdalus persica L. ［Prunus persica（L.）Batsch］又名：毛桃（通称）。2. 山桃 Amygdalus davidiana（Carr.）C. de Vos ex Henry［Prunus davidiana Carr.；Prunus davidiana（Carr.）Franch.］　又名：桃《尔雅》，山毛桃、野桃（内蒙古）。”[18]

《中华人民共和国药典》：“桃仁 Semen persicae　本品为蔷薇科植物桃 Prunus persica（L.）Batsch 或山桃 Prunus davidiana（Carr.）Franch. 的干燥成熟种子。果实成熟后采收，除去果肉及核壳，取出种子，晒干。”[7]

5　参考文献

1　南北朝·雷敩. 雷公炮炙论. 上海：上海中医学院出版社，1986，125

2　金·李杲. 珍珠囊药性赋. 清康熙三十二年文武堂刻本

3　元·王好古. 汤液本草. 见：景印文渊阁四库全书（745）. 北京：中医古籍出版社，1986，993

4 明·李中梓．本草征要．见：李中梓医学全书．北京：中国中医药出版社，1999，144
5 清·叶桂．本草经解．上海：上海科学技术出版社，1958，92
6 清·吴仪洛．本草从新．北京：中医古籍出版社，2001，38
7 国家药典委员会．中华人民共和国药典．一部．北京：化学工业出版社，2000，226
8 雷载权主编．普通高等教育中医药类规划教材·中药学．上海：上海科学技术出版社，1995，207
9 江苏新医学院．中药大辞典．上海：上海科学技术出版社，1977，1787
10 《中医大辞典》编辑委员会．中医大辞典·中药分册．北京：人民卫生出版社，1982，281
11 《中医学》编辑委员会．中国医学百科全书·中医学．上海：上海科学技术出版社，1997，1141
12 吴兰成主编．中国中医药学主题词表．北京：中医古籍出版社，1996，374
13 中国医学科学院药物研究所等．中药志．第三册．北京：人民卫生出版社，1993，89
14 中华人民共和国卫生部药政管理局．中药材手册．北京：人民卫生出版社，1998，361
15 《全国中草药汇编》编写组．全国中草药汇编．上册．北京：人民卫生出版社，1996，681
16 中华人民共和国卫生部药政管理局．全国中药炮制规范．北京：人民卫生出版社，1988，181
17 徐国钧等主编．中国药材学．北京：中国医药科技出版社，1996，1236
18 国家中医药管理局《中华本草》编委会．中华本草．第四册．上海：上海科学技术出版社，1999，75.
19 汉·神农本草经．清顾观光重辑本．北京：人民卫生出版社，1955，70
20 南北朝·陶弘景．本草经集注．北京：人民卫生出版社，1994，472
21 唐·苏敬等撰．新修本草．合肥：安徽科学技术出版社，1981，450
22 宋·苏颂．本草图经．合肥：安徽科学技术出版社，1994，551
23 明·杜文燮．药鉴．上海：上海人民出版社，1975，66
24 明·缪希雍．炮炙大法．明末庄继先校刻本
25 明·李中梓．雷公炮制药性解．见：中国医学大成（二）．长沙：岳麓书社，1990，131
26 清·张志聪．本草崇原．北京：中国中医药出版社，1992，87
27 清·蒋居祉．本草择要纲目．见：珍本医书集成（二）．上海：上海科学技术出版社，1985，17
28 ［日］稻宣义．炮炙全书．北京：中医古籍出版社，1981，94
29 清·汪昂．本草备要．北京：中国中医药出版社，1998，174
30 清·张璐．本经逢原．上海：上海科学技术出版社，1959，144
31 清·沈金鳌．要药分剂．上海：上海科学技术出版社，1959，169
32 清·黄宫绣．本草求真．上海：上海科学技术出版社，1959，242
33 清·陈念祖．神农本草经读．北京：人民卫生出版社，1959，46
34 清·姚澜．本草分经．上海：上海科学技术出版社，1989，124
35 清·杨时泰．本草述钩元．上海：科技卫生出版社，1958，415
36 清·陈其瑞．本草撮要．见：珍本医书集成（二）．上海：上海科学技术出版社，1985，48
37 清·张秉成．本草便读．上海：上海卫生出版社，1957，73
38 清·周岩．本草思辨录．北京：人民卫生出版社，1960，99

361 核桃仁

Hetaoren

Semen Juglandis

1 定名依据

1.1 正名

1.1.1 汉文名：核桃仁（胡桃科植物胡桃 Juglans regia L. 的干燥成熟种子）。

1.1.2 英文名：english walnut seed.

1.2 依据

1.2.1 定名的文献依据

1.2.1.1 《本草纲目》卷三十："胡桃（宋《开宝》）。【释名】羌桃《名物志》、核桃……久嗽不止：核桃仁五十个（煮熟，去皮），人参五两，杏仁三百五十个（麸炒，汤浸，去皮）。研匀，入炼蜜，丸梧桐子大。每空心细嚼一丸，人参汤下。临卧再服。（萧大尹方）"[1]

1.2.1.2 《食鉴本草·果部》："核桃仁，即胡桃。补肾利小便。动风动痰。久食脱眉。同酒肉食。令人咯血。若齿豁及酸物伤齿者。食之愈。"[2]

1.2.1.3 《中华人民共和国药典》："核桃仁 Semen juglandis 本品为胡桃科植物胡桃 Juglans regia L. 的干燥成熟种子。秋季果实成熟时采收，除去肉质果皮，晒干，再除去核壳及木质隔膜。"[3]

1.2.1.4 《中国中医药学主题词表》："核桃仁 Semen juglandis 为胡桃科植物核桃的种子；属补肾药和补阳药。C 核桃。"[4]

1.2.1.5 《中药材手册》："核桃仁（《纲目》列入果部山果类胡桃项下） 本品为胡桃科植物胡桃 Juglans regia L. 的干燥成熟种子。原植物系落叶乔木，栽培与野生均有。【别名】胡桃仁。"[5]

1.2.1.6 《全国中药炮制规范》："核桃仁 ［处方用名］核桃仁。【来源】本品为胡桃科植物胡桃 Juglans regia L. 的干燥成熟种子。多系栽培。全国各地均产。秋季采收成熟果实，除去肉质果皮，干燥，再除去核壳。药材以个大、饱满、断面色白者为佳。"[6]

1.2.2 定名选择的理由

1.2.2.1 核桃仁 Semen juglandis，系胡桃科植物胡桃 Juglans regia L. 的干燥成熟种子。"核桃仁"之名始见于明·李时珍《本草纲目》，"核桃仁"作为本品正名始见于清·黄伯雄《食鉴本草》。

1.2.2.2 我国最新出版的《中华人民共和国药典》以"核桃仁"作为本品正名。已经广泛应用于中医药学文献的标引和检索的《中国中医药学主题词表》也以"核桃仁"作为本品的正式主题词。现代本草著作如《中药材手册》、《全国中药炮制规范》等也以"核桃仁"作为本品的正名。《中华人民共和国药典》系国家药品标准，以"核桃仁"为本品正名符合协调一致的定名原则。

1.3　与正名等效的名词：无。

2　源流考释

核桃仁（胡桃科植物胡桃 Juglans regia L. 的干燥成熟种子），在医药书中始载于隋·梅师《梅师方》[7]，称为“胡桃穰”。如宋·唐慎微《证类本草》卷二十三在“胡桃”项下引《梅师方》曰：“治火烧疮。取胡桃穰，烧令黑，杵如指，敷疮上。”[7]其后宋·唐慎微《证类本草》[7]，明·李时珍《本草纲目》[1]在“胡桃”项下均有关于本品的记载。

“核桃仁”之名始见于《本草纲目》卷三十：“胡桃（宋《开宝》）。【释名】羌桃《名物志》、核桃……久嗽不止：核桃仁五十个（煮熟，去皮），人参五两，杏仁三百五十个（麸炒，汤浸，去皮）。研匀，入炼蜜，丸梧桐子大。每空心细嚼一丸，人参汤下。临卧再服。（萧大尹方）”[1]“核桃仁”作为本草正名始见于清·黄伯雄《食鉴本草·果部》：“【核桃仁】即胡桃。补肾利小便。动风动痰。久食脱眉。同酒肉食。令人咯血。若齿豁及酸物伤齿者。食之愈。”[2]。

古代著作中记载的本品异名有“虾蟆”《酉阳杂俎》[8]，“胡桃肉”《证类本草》[7]，“胡桃仁”《饮膳正要》[9]等。如唐·段成式《酉阳杂俎》前集：“核桃仁……虾蟆。”[8]《证类本草》卷二十三：“胡桃，味甘，平，无毒……崔元亮《海上方》疗石淋，便中有石子者。胡桃肉一升，细米煮浆粥一升，相和顿服即瘥。实上青皮，染发及帛皆黑……孙真人：食，动痰吐水。梅师方：治火烧疮。取胡桃穰，烧令黑，杵如指，敷疮上。”[7]《饮膳正要》卷一：“荷莲兜子，羊肉（三脚子，切）、羊尾子（二个，切）、鸡头仁（八两）、松黄（八两）、八檐仁（四两）、蘑菇（八两）、杏泥（一斤）、胡桃仁（八两）、必思答仁（四两）……豆粉作皮，入盏内蒸，用松黄汁浇食。”[9]。

现代文献中我国最新出版的《中华人民共和国药典》[3]以“核桃仁”作为本品正名。已经广泛应用于中医药学文献的标引和检索的《中国中医药学主题词表》[4]也以“核桃仁”作为本品的正式主题词。现代本草著作如《中药材手册》[5]、《全国中药炮制规范》[6]等也以“核桃仁”作为本品的正名。但有的以“胡桃仁”作为本品正名，如《中药志》[10]、《中药大辞典》[11]、《中医大辞典·中药分册》[12]、《中国医学百科全书·中医学》[13]、《中国药材学》[14]、《中华本草》[15]；有的以“胡桃”为正名，如《全国中草药汇编》[16]。还记载有本品原植物“胡桃”的异名“核桃”、“羌桃”、“万岁子”《中药大辞典》[11]，“播罗斯”、“播师罗”《中华本草》[15]等。

3　附录

3.1　又称：无。

3.2　俗称：无。

3.3　曾称：虾蟆《酉阳杂俎》，胡桃肉《证类本草》，胡桃仁《饮膳正要》。

3.4　原植物名称：胡桃，核桃（通称），羌桃，万岁子，播罗斯，播师罗。

4　文献通考

《酉阳杂俎》前集：“核桃仁……虾蟆。”[8]

《证类本草》卷二十三：“胡桃，味甘，平，无毒……崔元亮《海上方》疗石淋，便中有石子者。胡桃肉一升，细米煮浆粥一升，相和顿服即瘥。实上青皮，染发及帛皆黑……孙真人：食，动疾吐水。梅师方：治火烧疮。取胡桃穰，烧令黑，杵如指，敷疮上。”[7]

《饮膳正要》卷一：“荷莲兜子，羊肉（三脚子，切）、羊尾子（二个，切）、鸡头仁（八两）、松黄（八两）、八檐仁（四两）、蘑菇（八两）、杏泥（一斤）、胡桃仁（八两）、必思答仁（四两）、胭脂（一两）、栀子（四钱）、小油（二斤）、生姜（八两）、豆粉（四斤）、山药（三斤）、鸡子（三十个）、羊肚肺（各二副）、苦肠（一副）、葱（四两）、醋（半瓶）、芫荽叶，上件，用盐、酱、五味调和匀，豆粉作皮，入盏内蒸，用松黄汁浇食。”[9]

《本草纲目》卷三十：“胡桃（宋《开宝》）。【释名】羌桃《名物志》、核桃……久嗽不止：核桃仁五十个（煮熟，去皮），人参五两，杏仁三百五十个（麸炒，汤浸，去皮）。研匀，入炼蜜，丸梧桐子大。每空心细嚼一丸，人参汤下。临卧再服。（萧大尹方）”[1]

《食鉴本草·果部》：“【核桃仁】即胡桃。补肾利小便，动风动痰，久食脱眉。同酒肉食，令人咯血。若齿齼及酸物伤齿者，食之愈。”[2]

《中药志》：“胡桃仁　本品为少常用中药。商品为胡桃科植物胡桃的种子。……【原植物】胡桃　别名：核桃（通称）。Juglans regia L.　——胡桃科 Juglandaceae.”[10]

《中药材手册》：“核桃仁（《纲目》列入果部山果类胡桃项下）　本品为胡桃科植物胡桃 Juglans regia L.　的干燥成熟种子。原植物系落叶乔木，栽培与野生均有。【别名】胡桃仁。”[5]

《全国中草药汇编》：“核桃　别名：胡桃仁、核桃仁、胡桃肉。来源：为胡桃科胡桃属植物胡桃 Juglans regia L.，以种仁（核桃仁）、种隔（分心木）、外果皮（青龙衣）和叶入药。”[16]

《中药大辞典》：“胡桃仁《纲目》【异名】虾蟆《酉阳杂俎》，胡桃肉《海上集验方》，核桃仁《纲目》。【基原】为胡桃科植物胡桃的种仁。【原植物】胡桃《千金·食治》Juglans regia L.，又名：羌桃《名物志》，核桃《纲目》，万岁子《花镜》。”[11]

《中医大辞典·中药分册》：“核桃仁　见《本草纲目》。即胡桃仁。详该条。”[12]

《中国医学百科全书·中医学》：“胡桃仁　始载于《千金要方·食治》。原名胡桃，又名胡桃肉、核桃仁。为胡桃科植物胡桃 Juglans regia L.　的种仁。主产于中国河北、山西、山东省。”[13]

《全国中药炮制规范》：“核桃仁　［处方用名］核桃仁。【来源】本品为胡桃科植物胡桃 Juglans regia L.　的干燥成熟种子。多系栽培。全国各地均产。秋季采收成熟果实，除去肉质果皮，干燥，再除去核壳。药材以个大、饱满、断面色白者为佳。”[6]

《中国药材学》：“胡桃仁　【别名】核桃仁。【来源】本品为胡桃科植物胡桃 Juglans regia L.　的种子。”[14]

《中国中医药学主题词表》：“核桃仁 Semen juglandis　为胡桃科植物核桃的种子；属补肾药和补阳药。C 核桃。”[4]

《中华本草》：“胡桃仁《七卷食经》【异名】虾蟆《酉阳杂俎》，胡桃穰《梅师方》，胡桃肉《海上集验方》，核桃仁《纲目》。……【来源】为胡桃科植物胡桃的种仁。【原植物】胡桃 Juglans regia L.［J. orientis Dode；J. sinensis（C. DC.）Dode］　又名：羌桃

《名物志》，播罗斯《梵书》，核桃《纲目》，播师罗《广群芳谱》。”[15]

《中华人民共和国药典》：“核桃仁 Semen juglandis　本品为胡桃科植物胡桃 Juglans regia L. 的干燥成熟种子。秋季果实成熟时采收，除去肉质果皮，晒干，再除去核壳及木质隔膜。”[3]

5　参考文献

1　明·李时珍．本草纲目．北京：人民卫生出版社，1982，1803

2　清·黄伯雄．食鉴本草．见：珍本医书集成（二）．上海：上海科学技术出版社，1985，7

3　国家药典委员会．中华人民共和国药典．一部．北京：化学工业出版社，2000，226

4　吴兰成主编．中国中医药学主题词表．北京：中医古籍出版社，1996，165

5　中华人民共和国卫生部药政管理局．中药材手册．北京：人民卫生出版社，1998，362

6　中华人民共和国卫生部药政管理局．全国中药炮制规范．北京：人民卫生出版社，1988，182

7　宋·唐慎微．证类本草．北京：人民卫生出版社，1957，478

8　唐·段成式．酉阳杂俎．上海：上海商务印书馆．1994

9　元·忽思慧．饮膳正要．北京：中国书店，1985，49

10　中国医学科学院药物研究所等．中药志．第三册．北京：人民卫生出版社，1993，504

11　江苏新医学院．中药大辞典．上海：上海科学技术出版社，1977，1544

12　《中医大辞典》编辑委员会．中医大辞典·中药分册．北京：人民卫生出版社，1982，282

13　《中医学》编辑委员会．中国医学百科全书·中医学．上海：上海科学技术出版社，1997，1251

14　徐国钧等主编．中国药材学．北京：中国医药科技出版社，1996，1209

15　国家中医药管理局《中华本草》编委会．中华本草．第二册．上海：上海科学技术出版社，1999，376.

16　《全国中草药汇编》编写组．全国中草药汇编．上册．北京：人民卫生出版社，1996，685

362　夏天无

Xiatianwu

Rhizoma Corydalis Decumbentis

1　定名依据

1.1　正名

1.1.1　汉文名：夏天无［罂粟科植物伏生紫堇 Corydalis decumbens（Thunb.）Pers. 的干燥块茎］。

1.1.2　英文名：decumbent corydalis rhizome.

1.2　依据

1.2.1　定名的文献依据

1.2.1.1　《中华人民共和国药典》：“夏天无 Rhizoma corydalis decumbentis　本品为罂粟科植物伏生紫堇 Corydalis decumbens（Thunb.）Pers. 的干燥块茎。春季或初夏出苗后采挖，除去茎、叶及须根，洗净，干燥。”[1]

1.2.1.2 《中药大辞典》："夏天无《浙江民间常用草药》【异名】伏地延胡索、无柄紫堇（江西《草药手册》）。【基原】为罂粟科植物伏生紫堇的块茎或全草。【原植物】伏生紫堇 Corydalis decumbens (Thunb.) Pers.。"[2]

1.2.1.3 《中医大辞典·中药分册》："夏天无 见《浙江民间常用草药》。又名夏无踪、伏地延胡索、无柄紫堇。为罂粟科植物伏生紫堇 Corydalis decumbens (Thunb.) Pers. 的块茎。"[3]

1.2.1.4 《中国医学百科全书·中医学》："夏天无 始载于《百草镜》。原名一粒金丹，又名夏无踪、洞里神仙、野延胡。为罂粟科植物伏生紫堇 Corydalis decumbens (Thunb.) Pers. 的块茎。"[4]

1.2.1.5 《中国中医药学主题词表》："夏天无 Corydalis decumbens 属罂粟科；属活血祛瘀药和降压药（中药）。"[5]

1.2.1.6 《中药志》[6]、《全国中草药汇编》[7]、《中国药材学》[8]、《中华本草》[9]等现代中药著作多以"夏天无"作为本品正名（参见"文献通考"）。

1.2.2 定名选择的理由

夏天无 Rhizoma corydalis decumbentis，系罂粟科植物伏生紫堇 Corydalis decumbens (Thunb.) Pers. 的干燥块茎。"夏天无"作为本品正名古代文献未见记载，现代文献中我国最新出版的《中华人民共和国药典》以及辞书类著作《中医大辞典·中药分册》、《中药大辞典》、《中国医学百科全书·中医学》等均以"夏天无"作为本品正名。已经广泛应用于中医药学文献的标引和检索的《中国中医药学主题词表》也以"夏天无"作为本品的正式主题词。现代本草著作如《中药志》、《全国中草药汇编》、《中华本草》、《中国药材学》等虽记载了不少本品各地的俗称，但也无一例外以"夏天无"作为本品的正名。说明"夏天无"作为本品正名已成为共识。

1.3 与正名等效的名词：无。

2 源流考释

夏天无［罂粟科植物伏生紫堇 Corydalis decumbens (Thunb.) Pers. 的干燥块茎］，原称"一粒金丹"，又称"洞里神仙"、"野延胡"、"飞来牡丹"。始载于清·赵学敏《本草纲目拾遗》卷五："一粒金丹，一名洞里神仙，又名野延胡。江南人呼飞来牡丹，处处有之，叶似牡丹而小，根长二三寸，春开小紫花成穗，似柳穿鱼，结子在枝节间，生青老黄，落地复生小枝，子如豆大，其根下有结粒，年深者大如指，小者如豆，一种黄花者乃蒿属，根上亦无子，采取不可误用。"[10]

"夏天无"之名古代文献未见记载，现代文献中如《中华人民共和国药典》[1]、《中药大辞典》[2]、《中医大辞典·中药分册》[3]、《中国医学百科全书·中医学》[4]、《中国中医药学主题词表》[5]、《中药志》[6]、《全国中草药汇编》[7]、《中国药材学》[8]、《中华本草》[9]等均以"夏天无"为正名。同时尚记载有"落水珠"、"日本延胡索"《全国中草药汇编》[7]，"伏地延胡索"、"无柄紫堇"《中药大辞典》[2]，"夏无踪"《中医大辞典》[3]，"土元胡"《中国药材学》[8]等各地的俗称。还记载有本品原植物"伏生紫堇"的异名"无柄紫堇"、"夏天踪"、"土元胡"《中药志》[6]等。

3 附录

3.1 又称：无。

3.2 俗称：落水珠、日本延胡索、伏地延胡索、无柄紫堇、夏无踪（江西），土元胡（安徽）。

3.3 曾称：一粒金丹、洞里神仙、野延胡、飞来牡丹《本草纲目拾遗》。

3.4 原植物名称：伏生紫堇，无柄紫堇、夏天踪（江西），土元胡（安徽）。

4 文献通考

《本草纲目拾遗》卷五："一粒金丹，一名洞里神仙，又名野延胡。江南人呼飞来牡丹，处处有之，叶似牡丹而小，根长二三寸，春开小紫花成穗，似柳穿鱼，结子在枝节间，生青老黄，落地复生小枝，子如豆大，其根下有结粒，年深者大如指，小者如豆，一种黄花者乃蒿属，根上亦无子，采取不可误用。"[10]

《中药志》："夏天无　本品为浙江、江西地区常用草药。商品为罂粟科植物伏生紫堇的块茎。【原植物】伏生紫堇　别名：无柄紫堇、夏天踪（江西）、土元胡（安徽）。Corydalis decumbens（Thunb.）Pers.（C. ambabilis Migo）——罂粟科 Papaveraceae."[6]

《全国中草药汇编》："夏天无　别名：一粒金丹、洞里神仙、野延胡、飞来牡丹《百草镜》、落水珠（江西）、日本延胡索。来源：为罂粟科紫堇属植物伏生紫堇 Corydalis decumbens（Thunb.）Pers.［C. amabilis Migo］，以块茎入药。"[7]

《中药大辞典》："夏天无《浙江民间常用草药》【异名】伏地延胡索、无柄紫堇（江西《草药手册》）。【基原】为罂粟科植物伏生紫堇的块茎或全草。【原植物】伏生紫堇 Corydalis decumbens（Thunb.）Pers."[2]

《中医大辞典·中药分册》："夏天无　见《浙江民间常用草药》。又名夏无踪、伏地延胡索、无柄紫堇。为罂粟科植物伏生紫堇 Corydalis decumbens（Thunb.）Pers. 的块茎。"[3]

《中国医学百科全书·中医学》："夏天无　始载于《百草镜》。原名一粒金丹，又名夏无踪、洞里神仙、野延胡。为罂粟科植物伏生紫堇 Corydalis decumbens（Thunb.）Pers. 的块茎。"[4]

《中国药材学》："夏天无　【别名】夏无踪（江西），土元胡（安徽）。【来源】本品为罂粟科植物伏生紫堇 Corydalis decumbens（Thunb.）Pers.　（C. amabilis Migo）的块茎。"[8]

《中国中医药学主题词表》："夏天无 Corydalis decumbens　属罂粟科；属活血祛瘀药和降压药（中药）。"[5]

《中华本草》："夏天无《浙江民间常用草药》【异名】一粒金丹、洞里神仙、野延胡、飞来牡丹《纲目拾遗》，伏地延胡索（江西《草药手册》），落水珠（江西）……【来源】为罂粟科植物伏生紫堇的块茎。【原植物】伏生紫堇 Corydalis decumbens（Thunb.）Pers.［C. amabilis Migo；Pistolochia decumbens（Thunb.）Holub］　又名：无柄紫堇《浙江药用植物志》。"[9]

《中华人民共和国药典》："夏天无 Rhizoma corydalis decumbentis　本品为罂粟科植物

伏生紫堇 Corydalis decumbens (Thunb.) Pers. 的干燥块茎。春季或初夏出苗后采挖，除去茎、叶及须根，洗净，干燥。”[1]

5 参考文献

1 国家药典委员会. 中华人民共和国药典. 一部. 北京：化学工业出版社，2000，231

2 江苏新医学院. 中药大辞典. 上海：上海科学技术出版社，1977，1826

3 《中医大辞典》编辑委员会. 中医大辞典·中药分册. 北京：人民卫生出版社，1982，289

4 《中医学》编辑委员会. 中国医学百科全书·中医学. 上海：上海科学技术出版社，1997，1148

5 吴兰成主编. 中国中医药学主题词表. 北京：中医古籍出版社，1996，420

6 中国医学科学院药物研究所等. 中药志. 第一册. 北京：人民卫生出版社，1993，72

7 《全国中草药汇编》编写组. 全国中草药汇编. 上册. 北京：人民卫生出版社，1996，694

8 徐国钧等主编. 中国药材学. 北京：中国医药科技出版社，1996，540

9 国家中医药管理局《中华本草》编委会. 中华本草. 第三册. 上海：上海科学技术出版社，1999，625

10 清·赵学敏. 本草纲目拾遗. 北京：人民卫生出版社，1983，157

363 夏枯草

Xiakucao

Spica Prunellae

1 定名依据

1.1 正名

1.1.1 汉文名：夏枯草（唇形科植物夏枯草 Prunella vulgaris L. 的干燥果穗）。

1.1.2 英文名：common selfheal fruit - spike.

1.2 依据

1.2.1 定名的文献依据

1.2.1.1 《神农本草经》卷三：“夏枯草，味苦，辛，主寒热、瘰疬、鼠瘘、头创，破癥，散瘿、结气，脚肿，湿痹。轻身。一名夕句，一名乃东。生川谷。”[1]

1.2.1.2 《本草经集注·草木上品》：“夏枯草，味苦、辛，寒，无毒。主治寒热，瘰疬，鼠瘘，头疮，破癥，散瘿结气，脚肿湿痹。轻身。”[2]

1.2.1.3 《新修本草》卷十一：“夏枯草，味苦、辛，寒，无毒。主寒热、瘰疬、鼠瘘、头疮，破癥，散瘿结气，脚肿湿痹，轻身。一名夕句，一名乃东，一名燕面。生蜀郡川谷，四月采。土瓜为之使，【谨案】此草，生平泽，叶似旋复，首春即生，四月穗出，其花紫白似丹参花，五月便枯。处处有之。”[3]

1.2.1.4 《证类本草》卷十一：“夏枯草，味苦、辛，寒、无毒。主寒热，瘰疬，鼠瘘，头疮，破癥，散瘿结气，脚肿湿痹，轻身。一名夕句，一名乃东。一名燕面。生蜀郡川谷。四月采。（土瓜为之使）”[4]

1.2.1.5 《本草纲目》卷十五：“夏枯草《本经·下品》。【释名】夕句《本经》、乃东

《本经》、燕面《别录》、铁色草。”[5]

1.2.1.6 《本草从新》卷三：“夏枯草，散结、消瘿、明目。辛苦微寒，缓肝火，解内热，散结气。治瘰疬鼠瘘，瘿瘤癥坚，乳痈乳岩，目珠夜痛。（夜痛、及点苦寒药反甚者、火为阴寒所郁故尔、夏枯能散厥阴之郁火。）久用亦伤胃家。”[6]

1.2.1.7 《中华人民共和国药典》：“夏枯草 Spica prunellae 本品为唇形科植物夏枯草 Prunella vulgaris L. 的干燥果穗。夏季果穗呈棕红色时采收，除去杂质，晒干。”[7]

1.2.1.8 《普通高等教育中医药类规划教材·中药学》：“夏枯草《本经》为唇形科多年生草本植物夏枯草 Prunella vulgaris L. 的果穗。我国各地均产，主产于江苏、浙江、安徽、河南等地。夏季当果穗半枯时采收，晒干。”[8]

1.2.1.9 《中药大辞典》：“夏枯草《本经》【异名】夕句、乃东《本经》，燕面《别录》，麦穗夏枯草、麦夏枯、铁线夏枯《滇南本草》……【基原】为唇形科植物夏枯草的果穗。【原植物】夏枯草 Prunella vulgaris L. 。”[9]

1.2.1.10 《中医大辞典·中药分册》：“夏枯草 出《神农本草经》。又名大头花、铁色草、棒槌草、头草、夏枯球。为唇形科植物夏枯草 Prunella vulgaris L. 的花穗的果穗。”[10]

1.2.1.11 《中国医学百科全书·中医学》：“夏枯草 始载于《神农本草经》。又名铁色草、棒追草。为唇形科植物夏枯草 Prunella vulgaris L. 的带花的果穗。”[11]

1.2.1.12 《中国中医药学主题词表》：“夏枯草 Prunella asiatica 属唇形科；属清热泻火药和降压药（中药）。”[12]

1.2.1.13 《中药志》[13]、《中药材手册》[14]、《全国中草药汇编》[15]、《全国中药炮制规范》[16]、《中国药材学》[17]、《中华本草》[18]等现代中药著作多以“夏枯草”作为本品正名（参见“文献通考”）。

1.2.2 定名选择的理由

1.2.2.1 夏枯草 Spica prunellae，系唇形科植物夏枯草 Prunella vulgaris L. 的干燥果穗。“夏枯草”之名始见于汉《神农本草经》，并作为本品正名记载。其后的历代重要本草著作如南北朝·陶弘景《本草经集注》，唐·苏敬《新修本草》，宋·唐慎微《证类本草》，明·李时珍《本草纲目》，清·吴仪洛《本草从新》等在载录本品时均以“夏枯草”作为正名，并一直沿用至今。

1.2.2.2 我国最新出版的《中华人民共和国药典》、《普通高等教育中医药类规划教材·中药学》以及辞书类著作《中医大辞典·中药分册》、《中药大辞典》、《中国医学百科全书·中医学》等均以“夏枯草”作为本品正名。已经广泛应用于中医药学文献的标引和检索的《中国中医药学主题词表》也以“夏枯草”作为本品的正式主题词。现代本草著作如《中药志》、《全国中草药汇编》、《中华本草》、《中国药材学》、《中药材手册》、《全国中药炮制规范》等虽记载了不少本品各地的俗称，但也无一例外以“夏枯草”作为本品的正名。说明“夏枯草”作为本品正名已成为共识。

1.3 与正名等效的名词：无。

2 源流考释

夏枯草（唇形科植物夏枯草 Prunella vulgaris L. 的干燥果穗），始载于汉《神农本草经》[1]，并以“夏枯草”为正名。如《神农本草经》卷三：“夏枯草，味苦，辛，主寒热、瘰疬、鼠瘘、头创，破癥，散瘿、结气，脚肿，湿痹。轻身。一名夕句，一名乃东。生川谷。”[1]其后的本草著作大多即沿用该书记载，以“夏枯草”为正名记载本品，如魏晋《名医别录》[19]，南北朝·陶弘景《本草经集注》[2]，唐·苏敬《新修本草》[3]、孙思邈《千金翼方》[20]，宋·苏颂《本草图经》[21]、唐慎微《证类本草》[4]、寇宗奭《本草衍义》[22]，明·兰茂《滇南本草》[23]、刘文泰《本草品汇精要》[24]、陈嘉谟《本草蒙筌》[25]、李时珍《本草纲目》[5]、缪希雍《炮炙大法》[26]、李中梓《雷公炮制药性解》[27]、李中梓《本草征要》[28]、卢之颐《本草乘雅半偈》[29]，清·张志聪《本草崇原》[30]、陈士铎《本草新编》[31]、汪昂《本草易读》[32]、汪昂《本草备要》[33]、张璐《本经逢原》[34]、叶桂《本草经解》[35]、徐大椿《神农本草经百种录》[36]、吴仪洛《本草从新》[6]、严西亭《得配本草》[37]、赵学敏《本草纲目拾遗》[38]、沈金鳌《要药分剂》[39]、黄宫绣《本草求真》[40]、陈念祖《神农本草经读》[41]、姚澜《本草分经》[42]、耿世珍《本草纲目别名录》[43]、杨时泰《本草述钩元》[44]、叶志诜《神农本草经赞》[45]、凌奂《本草害利》[46]、陈其瑞《本草撮要》[47]、张秉成《本草便读》[48]、周岩《本草思辨录》[49]等。

古代著作记载的本品异名有“夕句”、“乃东”《神农本草经》[1]，“燕面”《名医别录》[19]，“麦夏枯”、“麦穗夏枯草”、“铁线夏枯”《滇南本草》[23]，“铁色草”《本草纲目》[5]等。如《名医别录》下品：“夏枯草，无毒。一名燕面。生蜀郡。四月采。（土瓜为之使。）”[19]《滇南本草》卷一：“麦穗夏枯草，开紫花者形如麦穗，又名铁线夏枯草。味苦、微辛……因风吹口歪，用麦夏枯点水酒服立愈。后传方与人。屡用屡验。”[23]《本草纲目》卷十五：“夏枯草《本经·上品》。【释名】夕句《本经》、乃东《本经》、燕面《别录》、铁色草。”[5]。

现代有关著作均沿用《神农本草经》的记载以“夏枯草”作为本品正名，如《中华人民共和国药典》[7]、《普通高等教育中医药类规划教材·中药学》[8]、《中药大辞典》[9]、《中医大辞典·中药分册》[10]、《中国医学百科全书·中医学》[11]、《中国中医药学主题词表》[12]、《中药志》[13]、《中药材手册》[14]、《全国中草药汇编》[15]、《全国中药炮制规范》[16]、《中国药材学》[17]、《中华本草》[18]等。同时尚记载有“棒槌草”、“大头花”、“铁色花”，“夏枯头”《中药材手册》[14]，“棒柱头花”、“灯笼头”、“羊肠菜”、“头草”、“白花草”、“胀饱草”、“干叶叶”、“锣锤草”、“东风”、“牛牯草”、“地牯牛”、“广谷草”，“六月干”、“棒头柱”《中药大辞典》[9]，“夏枯球”《中医大辞典》[10]，“棒头草”、“蜂窝草”《中国药材学》[17]，“灯笼草”、“古牛草”、“牛佤头”、“丝线吊铜钟”《中华本草》[18]等各地的俗称。还记载有本品原植物“夏枯草”的异名“棒槌草”、“头草”、“大头花”、“铁色草”、“牯牛草”、“麦穗夏枯草”、“灯笼草”《中药志》[13]，“钱线夏枯草”《中华本草》[18]等。

3　附录

3.1　又称：无。

3.2　俗称：灯笼头、头草、羊肠菜（江苏），锣锤草、牛牯草、广谷草、东风、地牯牛（湖南），棒头柱、六月干（闽东），大头花（浙江），灯笼草（江苏、四川），古牛草

（四川），牛佤头（河南），丝线吊铜钟（广东），胀饱草（山东）、干叶叶（陕西），夏枯球、棒头草、白花草（河北），蜂窝草（福建），铁色花（山西），棒槌草，棒柱头花，夏枯头。

3.3 曾称：夕句、乃东《神农本草经》，燕面《名医别录》，麦夏枯、麦穗夏枯草、铁线夏枯《滇南本草》，铁色草《本草纲目》。

3.4 原植物名称：夏枯草，棒槌草、头草（江苏），大头花（浙江），铁色草（河北、山西），牯牛草（湖南），麦穗夏枯草（云南），灯笼草（四川南川），钱线夏枯草（云南）。

4 文献通考

《神农本草经》卷三："夏枯草，味苦、辛，主寒热、瘰疬、鼠瘘、头创，破癥，散瘿、结气，脚肿，湿痹。轻身。一名夕句，一名乃东。生川谷。"[1]

《名医别录·下品》："夏枯草，无毒。一名燕面。生蜀郡。四月采。（土瓜为之使。）"[19]

《本草经集注》："夏枯草，味苦、辛，寒，无毒。主治寒热，瘰疬，鼠瘘，头疮，破癥，散瘿结气，脚肿湿痹。轻身。一名夕句，一名乃东，一名燕面。生蜀郡川谷，四月采。（土瓜为之使。）"[2]

《新修本草》卷十一："夏枯草，味苦、辛，寒，无毒。主寒热、瘰疬、鼠瘘、头疮，破癥，散瘿结气，脚肿湿痹，轻身。一名夕句，一名乃东，一名燕面。生蜀郡川谷，四月采。土瓜为之使，【谨案】此草，生平泽，叶似旋复，首春即生，四月穗出，其花紫白似丹参花，五月便枯。处处有之。"[3]

《千金翼方》卷三："夏枯草，味苦辛，寒，无毒。主寒热瘰疬，鼠瘘，头疮，破癥，散瘿结气，脚肿湿痹，轻身。一名夕句，一名乃东，一名燕面。生蜀郡川谷，四月采。"[20]

《本草图经》卷九："夏枯草，生蜀郡川谷，今河东、淮、浙州郡亦有之。冬至后生，叶似旋复；三月、四月开花，作穗紫白色，似丹参花；结子亦作穗，至五月枯。四月采。"[21]

《证类本草》卷十一："夏枯草，味苦、辛，寒、无毒。主寒热，瘰疬，鼠瘘，头疮，破癥，散瘿结气，脚肿湿痹，轻身。一名夕句，一名乃东。一名燕面。生蜀郡川谷。四月采。（土瓜为之使。）"[4]

《本草衍义》卷十二："夏枯草，今又谓之郁臭。自秋便生，经冬不瘁。春开白花，中夏结子，遂枯。古方九烧灰，合紧面药。初生嫩时作菜食之，须浸洗，淘去苦水，治瘰疬鼠漏。"[22]

《滇南本草》卷一："麦穗夏枯草，开紫花者形如麦穗，又名铁线夏枯草。味苦、微辛，性微温。入肝经，祛肝风，行经络。治口眼歪斜，止筋骨疼，舒肝气，开肝郁。治目珠胀痛，消散瘰疬，周身结核，手足、周身节骨酸疼。（附方）治嘴歪，或因恶风吹着，或因胃痰犯肝，口眼歪斜。单用麦穗夏枯草一味，烧酒服，应效。或。麦穗 夏枯草（三钱），胆南星（五分），防风（一钱），钩藤（一钱），水煎引点水酒，卧时服。（附案）有纪姓者，身胖多痰，因风吹口歪，用麦夏枯点水酒服立愈。后传方与人。屡用屡验。"[23]

《本草品汇精要》卷十五："夏枯草，无毒，植生。夏枯草，主寒热瘰疬，鼠瘘，头疮，破癥，散瘿，结气，脚肿，湿痹，轻身（《神农本经》）。【名】夕句、乃东、燕面、郁臭。"[24]

《本草蒙筌》卷三："夏枯草，味苦、辛，气寒。无毒。旷野平原，随处俱有。叶类旋覆，花似丹参。冬至后发生，夏至时枯瘁，故谓夏枯草也。"[25]

《本草纲目》卷十五："夏枯草《本经·下品》。【释名】夕句《本经》、乃东《本经》、燕面《别录》、铁色草。"[5]

《炮炙大法·草部》："夏枯草（土瓜为之使。忌铁。伏汞砂）。"[26]

《雷公炮制药性解》卷四："夏枯草，味苦、辛，性寒，无毒，入肝经。主瘰疬瘿瘤，湿脾脚肿，肝虚目痛，冷泪羞明，散血破癥，生肌解毒，土瓜为使。"[27]

《本草征要》卷二："夏枯草，味苦、辛，性寒，无毒。入肝经。土瓜为使。辛能散结，苦能泄热。清肝火，防薄厥。阳浮于上，眩晕欲跌。目痛羞明，鼠瘘瘰疬。夏枯草，久用亦伤胃家。"[28]

《本草乘雅半偈》第七帙："夏枯草《本经·下品》。【气味】辛寒，无毒。【主治】主寒热瘰疬鼠瘘，头疮，破癥，散瘿结气，脚肿湿痹，轻身。"[29]

《本草崇原》卷下："夏枯草，气味苦、辛，寒，无毒。主治寒热，瘰疬鼠瘘，颈疮，破癥瘕瘿结气，脚肿，湿痹，轻身。（颈，旧作头，讹，今改正。）（夏枯草《本经》名夕句，又名乃东，处处原野平泽间甚多，冬至后生苗，叶对节生，似旋复花叶，而有细齿，背白，苗高一二尺许，其茎微方，三四月茎端作穗，长一二寸，开花淡紫色，似丹参花，结子每一萼中有细子四粒，夏至后即枯。）"[30]

《本草新编》卷三："夏枯草，味苦，气温。曰寒者，误。入肺、脾、心三经。专散痰核鼠疮，尤通心气，头目之火可祛，胸膈之痞可降。世人弃而不收，谁知为药笼中必需之物乎。夫肺气为邪所壅，则清肃之令不行，而痰即结于胸膈之间而不得散。倘早用夏枯草，同二陈汤煎服，何至痰核之生。"[31]

《本草易读》卷四："夏枯草，辛、苦，微寒，无毒。散瘿破癥，平瘰治瘘。止目睛之夜疼，解脚气之肿满。"[32]

《本草备要·草部》："夏枯草，味苦，气温。曰寒者，误。入肺、脾、心三经。专散痰核鼠疮，尤通心气，头目之火可祛，胸膈之痞可降。世人弃而不收，谁知为药笼中必需之物乎。"[33]

《本经逢原》卷二："夏枯草，苦、辛，温，无毒。《本经》主寒热瘰疬，鼠瘘，头疮，破癥散瘿结气，脚肿湿痹，轻身。"[34]

《本草经解》卷二："夏枯草，气寒。味苦、辛。无毒。主寒热，瘰疬鼠瘘，头疮破癥，散瘿结气，脚肿湿痹，轻身。夏枯草气寒，禀天冬寒之水气。"[35]

《神农本草经百种录》："夏枯草，味苦辛寒。主寒热，瘰疬，鼠瘘头疮，火气所发。破癥散瘿结气，火气所结。嘴肿湿痹，湿热之在下者。轻身。湿火退则身健也。"[36]

《本草从新》卷三："夏枯草，散结、消瘿、明目。辛苦微寒。缓肝火，解内热，散结气，治瘰疬鼠瘘，瘿瘤癥坚，乳痈乳岩，目珠夜痛。（夜痛、及点苦寒药反甚者、火为阴寒所郁故尔、夏枯能散厥阴之郁火。）久用亦伤胃家。"[6]

《得配本草》卷三："夏枯草，土瓜为之使。伏汞砂。微辛、微苦，气寒。入足厥阴经气分。解阴中郁结之热，通血脉凝滞之气。”[37]

《本草纲目拾遗》卷三：“白毛夏枯草，产丹阳县者佳，叶梗同夏枯草，惟叶上有白毛，今杭城西湖凤凰山甚多。”[38]

《要药分剂》卷六：“夏枯草，味苦辛，性寒，无毒。得土金之气而生，降也，阳中阴也。土瓜为使。伏汞砂。【主治】主寒热瘰疬，鼠瘘头疮，破癥，散瘿结气，脚肿湿痹（本经）。”[39]

《本草求真》卷三：“夏枯草（隰草），散阴中结热。夏枯草（专入肝），辛苦微寒。按书所论治功，多言散结解热。能治一切瘿疬湿痹，目珠夜痛等症，似得以寒清热之义矣。”[40]

《神农本草经读》卷四：“夏枯草，气味苦、辛，寒。主寒热，瘰疬，鼠瘘，头疮，破癥，散瘿，结气，脚肿，湿痹，轻身。”[41]

《本草分经》：“夏枯草，辛苦微寒，散肝经之郁火，解内热散结气消瘿，治目珠夜痛，久服伤胃。”[42]

《本草纲目别名录·本草纲目释名·草部》：“夏枯草（夕句、乃东、燕面、铁色草）。”[43]

《本草述钩元》卷九：“夏枯草，生平泽。三四月茎端作穗，长一二寸，穗中开淡紫花，结子亦作穗，五月便枯，宜四月收采。寇氏误为茺蔚，不知茺蔚有臭味，而夏枯绝无。且夏枯先枯而无子，茺蔚后枯而有子，明是两物（丹溪）。”[44]

《神农本草经赞》卷三：“夏枯草，味苦辛寒。主瘰疬，鼠瘘，头疮，破癥散瘿，结气脚肿，湿痹轻身。一名夕句，一名乃东。生川谷。方茎对节，铁色非污，三冬孳茂，九夏摧枯。理通阳复，气感阴徂。臭郁茺蔚，荣悴潜符。李时珍曰，其茎微方，叶对节生，一名铁色草。”[45]

《本草害利》：“夏枯草，【害】久服亦伤胃家。【利】辛苦微寒，缓肝火，解内热，散结气，治瘰疬、鼠瘘、瘿瘤、乳痈、乳岩，目珠夜痛，能散厥阴之郁火故也。土瓜为使，伏汞砂。”[46]

《本草撮要》卷一：“夏枯草，味苦辛，入足厥阴经。功专治头疮瘰疬。得香附、甘草治目珠疼痛，得香附、贝母治马刀。独用治目珠夜痛。”[47]

《本草便读·草部》：“夏枯草，虽禀纯阳之气，味仍辛苦而寒。独走厥阴，能解肝家郁火。功专散结，堪医瘰疬疮疡。”[48]

《本草思辨录》卷二：“夏枯草，夏枯草或谓禀纯阳之气，或谓禀纯阴之性。以刘潜江阴在下能生阳，阳在上能化阴之说衡之，似乎刘说为长。但人身之阴阳，犹天地之阴阳，刘所谓阴在下阳在上者，自指阴始生阳极盛而言，阳之生阴之化，亦必指夏枯草而言。”[49]

《中药志》：“夏枯草　本品为常用中药。商品为唇形科植物夏枯草的干燥果穗。……【原植物】夏枯草　别名：棒槌草、头草（江苏），大头花（浙江），铁色草（河北、山西），牯牛草（湖南），麦穗夏枯草（云南），灯笼草（四川南川）。Prunella vulgaris L. ——唇形科 Labiatae.”[13]

《中药材手册》：“夏枯草（《纲目》列入草部隰草类）　本品为唇形科植物夏枯草 Prunella vulgaris L. 的干燥果穗。原植物系多年生草本，均为野生，多生于路旁、草地、林边，喜温暖、湿润的环境。有少数地区以粗毛夏枯草作夏枯草入药，为其地区习惯用药。【别名】棒槌草（江苏）、大头花（浙江）、铁色花（山西）、夏枯头。”[14]

《全国中草药汇编》：“夏枯草　别名：棒槌草、铁色草、大头花、夏枯头。来源：为唇形科夏枯草属植物夏枯草 Prunella vulgaris L.［Brunella vulgaris L.］的花穗或全草。”[15]

《中药大辞典》：“夏枯草《本经》【异名】夕句、乃东《本经》，燕面《别录》，麦穗夏枯草、麦夏枯、铁线夏枯《滇南本草》，铁色草《纲目》，棒柱头花《中国药植志》，大头花《浙江中药手册》，灯笼头、羊肠菜、头草《江苏植药志》，白花草《河北药材》，胀饱草《山东中药》，棒槌草《中药志》，干叶叶《陕西中药志》，锣锤草、东风、牛牯草、地牯牛、广谷草《湖南药物志》，六月干、棒头柱《闽东本草》。【基原】为唇形科植物夏枯草的果穗。【原植物】夏枯草 Prunella vulgaris L.”[9]

《中医大辞典·中药分册》：“夏枯草　出《神农本草经》。又名大头花、铁色草、棒槌草、头草、夏枯球。为唇形科植物夏枯草 Prunella vulgaris L. 的花穗的果穗。”[10]

《中国医学百科全书·中医学》：“夏枯草　始载于《神农本草经》。又名铁色草、棒追草。为唇形科植物夏枯草 Prunella vulgaris L. 的带花的果穗。”[11]

《全国中药炮制规范》：“夏枯草　［处方用名］夏枯草。【来源】本品为唇形科植物夏枯草 Prunella vulgaris L. 的干燥带花的果穗。均系野生。主产于安徽、江苏、浙江、山东等地。夏季穗呈棕红色时采收，除去杂质，干燥。药材以穗大、色棕红者为佳。”[16]

《中国药材学》：“夏枯草　【别名】夏枯球，棒头草，白花草（河北），蜂窝草（福建）。【来源】本品为唇形科植物夏枯草 Prunella vulgaris L. 的果穗。”[17]

《中国中医药学主题词表》：“夏枯草 Prunella asiatica　属唇形科；属清热泻火药和降压药（中药）。”[12]

《普通高等教育中医药类规划教材·中药学》：“夏枯草《本经》为唇形科多年生草本植物夏枯草 Prunella vulgaris L. 的果穗。我国各地均产，主产于江苏、浙江、安徽、河南等地。夏季当果穗半枯时采收，晒干。”[8]

《中华本草》：“夏枯草《本经》【异名】夕句、乃东《本经》，燕面《别录》，麦夏枯《滇南本草》，铁色草《纲目》，棒柱头花《中国药植志》，灯笼头、头草《江苏植药志》，棒槌草《中药志》，锣锤草、牛牯草、广谷草《湖南药物志》，棒头柱、六月干《闽东本草》，夏枯草《全国中草药汇编》，大头花（浙江），灯笼草（江苏、四川），古牛草（四川），牛佤头（河南），丝线吊铜钟（广东）。【来源】为唇形科植物夏枯草或长冠夏枯草的果穗。【原植物】1. 夏枯草 Prunella vulgaris L. 又名：麦穗夏枯草、钱线夏枯草《滇南本草》。2. 长冠夏枯草 Prunella asiatica Nakai［P. vulgaris L. subsp. Asiatica (Nakai) Hara］又名：山菠菜《中国植物志》。”[18]

《中华人民共和国药典》：“夏枯草 Spica prunellae　本品为唇形科植物夏枯草 Prunella vulgaris L. 的干燥果穗。夏季果穗呈棕红色时采收，除去杂质，晒干。”[7]

5　参考文献

1　汉·神农本草经. 清顾观光重辑本. 北京：人民卫生出版社，1955，90

2　南北朝·陶弘景. 本草经集注. 北京：人民卫生出版社，1994，380

3　唐·苏敬等撰. 新修本草. 合肥：安徽科学技术出版社，1981，278

4 宋·唐慎微. 证类本草. 北京：人民卫生出版社，1957，283
5 明·李时珍. 本草纲目. 北京：人民卫生出版社，1982，957
6 清·吴仪洛. 本草从新. 北京：中医古籍出版社，2001，52
7 国家药典委员会. 中华人民共和国药典. 一部. 北京：化学工业出版社，2000，232
8 雷载权主编. 普通高等教育中医药类规划教材·中药学. 上海：上海科学技术出版社，1995，57
9 江苏新医学院. 中药大辞典. 上海：上海科学技术出版社，1977，1827
10 《中医大辞典》编辑委员会. 中医大辞典·中药分册. 北京：人民卫生出版社，1982，289
11 《中医学》编辑委员会. 中国医学百科全书·中医学. 上海：上海科学技术出版社，1997，986
12 吴兰成主编. 中国中医药学主题词表. 北京：中医古籍出版社，1996，419
13 中国医学科学院药物研究所等. 中药志. 第五册. 北京：人民卫生出版社，1993，289
14 中华人民共和国卫生部药政管理局. 中药材手册. 北京：人民卫生出版社，1998，526
15 《全国中草药汇编》编写组. 全国中草药汇编. 上册. 北京：人民卫生出版社，1996，695
16 中华人民共和国卫生部药政管理局. 全国中药炮制规范. 北京：人民卫生出版社，1988，271
17 徐国钧等主编. 中国药材学. 北京：中国医药科技出版社，1996，1152
18 国家中医药管理局《中华本草》编委会. 中华本草. 第七册. 上海：上海科学技术出版社，1999，136
19 魏晋·名医别录. 北京：人民卫生出版社，1986，264
20 唐·孙思邈. 千金翼方. 北京：人民卫生出版社，1955，32
21 宋·苏颂. 本草图经. 合肥：安徽科学技术出版社，1994，282
22 宋·寇宗奭. 本草衍义. 上海：商务印书馆，1937，68
23 明·兰茂. 滇南本草. 第一卷. 昆明：云南人民出版社，1959，447，450
24 明·刘文泰. 本草品汇精要. 北京：人民卫生出版社，1982，439
25 明·陈嘉谟. 本草蒙筌. 北京：人民卫生出版社，1988，156
26 明·缪希雍. 炮炙大法. 明末庄继先校刻本
27 明·李中梓. 雷公炮制药性解. 见：中国医学大成（二）. 长沙：岳麓书社，1990，148
28 明·李中梓. 本草征要. 见：李中梓医学全书. 北京：中国中医药出版社，1999，128
29 明·卢之颐. 本草乘雅半偈. 北京：人民卫生出版社，1986，385
30 清·张志聪. 本草崇原. 北京：中国中医药出版社，1992，127
31 清·陈士铎. 本草新编. 北京：中国中医药出版社，1996，169
32 清·汪昂. 本草易读. 北京：人民卫生出版社，1987，175
33 清·汪昂. 本草备要. 北京：中国中医药出版社，1998，32
34 清·张璐. 本经逢原. 上海：上海科学技术出版社，1959，68
35 清·叶桂. 本草经解. 上海：上海科学技术出版社，1958，45
36 清·徐大椿. 神农本草经百种录. 见：景印文渊阁四库全书（785）. 北京：中医古籍出版社，1986，579
37 清·严西亭. 得配本草. 上海：上海卫生出版社，1957，5
38 清·赵学敏. 本草纲目拾遗. 北京：人民卫生出版社，1983，80
39 清·沈金鳌. 要药分剂. 上海：上海科学技术出版社，1959，145
40 清·黄宫绣. 本草求真. 上海：上海科学技术出版社，1959，130
41 清·陈念祖. 神农本草经读. 北京：人民卫生出版社，1959，47
42 清·姚澜. 本草分经. 上海：上海科学技术出版社，1989，120
43 清·耿世珍. 本草纲目别名录. 北京：中医古籍出版社，1982，121
44 清·杨时泰. 本草述钩元. 上海：科技卫生出版社，1958，219

45 清·叶志诜. 神农本草经赞. 见：珍本医书集成（二）. 上海：上海科学技术出版社，1985，140
46 清·凌奂. 本草害利. 北京：中医古籍出版社，1982
47 清·陈其瑞. 本草撮要. 见：珍本医书集成（二）. 上海：上海科学技术出版社，1985，6
48 清·张秉成. 本草便读. 上海：上海卫生出版社，1957，21
49 清·周岩. 本草思辨录. 北京：人民卫生出版社，1960，53

364 柴胡

Chaihu

Radix Bupleuri

1 定名依据

1.1 正名

1.1.1 汉文名：柴胡（伞形科植物柴胡 Bupleurum chinense DC. 或狭叶柴胡 Bupleurum Scorzonerifolium Willd. 的干燥根）。

1.1.2 英文名：chinese thorowax root.

1.2 依据

1.2.1 定名的文献依据

1.2.1.1 《名医别录·上品》："柴胡，微寒，无毒。主除伤寒，心下烦热，诸痰热结实，胸中邪逆，五脏间游气，大肠停积水胀，及湿痹拘挛，亦可作浴汤。一名山菜，一名茹草。叶，一名芸蒿，辛香可食。生洪农及宛朐。"[1]

1.2.1.2 《新修本草》卷六："柴胡，为君，味苦，平、微寒，无毒。主心腹，去肠胃中结气，饮食积聚，寒热邪气，推陈致新。除伤寒心下烦热，诸痰热结实，胸中邪逆，五脏间游气，大肠停积水胀，及湿痹拘挛，亦可作浴汤。"[2]

1.2.1.3 《汤液本草》卷三："柴胡，气平，味微苦，微寒。气味俱轻，阳也，升也，纯阳，无毒。少阳经、厥阴经行经之药。"[3]

1.2.1.4 《本草品汇精要》卷七："柴胡，无毒，植生。柴胡（出《神农本经》）……【名】地薰、山菜、茹草叶、芸蒿、柴、姜、邈（音貌）、柴草。"[4]

1.2.1.5 《本草新编》卷二："柴胡，味苦，气平，微寒。气味俱轻，升而不降，阳中阴也。无毒。入手足少阳、厥阴之四经。泻肝胆之邪，去心下痞闷，解痰结，除烦热，尤治疮疡，散诸经血凝气聚，止偏头风，胸胁刺痛，通达表里邪气，善解潮热。"[5]

1.2.1.6 《本草从新》卷一："柴胡，宣、发表和里、退热升阳、解郁调经。苦微寒。味薄气升为阳。主阳气下陷。能引清气上行。而平少阳厥阴之邪热。"[6]

1.2.1.7 《中华人民共和国药典》："柴胡 Radix bupleuri　本品为伞形科植物柴胡 Bupleurum chinense DC. 或狭叶柴胡 Bupleurum Scorzonerifolium Willd. 的干燥根。按性状不同，分别习称'北柴胡'及'南柴胡'。春、秋二季采挖，除去茎叶及泥沙，干燥。"[7]

1.2.1.8 《普通高等教育中医药类规划教材·中药学》："柴胡《本经》为伞形科多年生草本植物柴胡（北柴胡）Bupleurum chinense DC. 或狭叶柴胡（南柴胡）Bupleurum Scorzonerifolium Willd. 的根或全草。"[8]

1.2.1.9 《中药大辞典》："柴胡《本经》【异名】地熏、茈胡《本经》，山菜、茹草《吴普本草》，柴草《品汇精要》。【基原】为伞形科植物北柴胡、狭叶柴胡等的根。【原植物】①北柴胡 Bupleurum chinense DC.，又名：竹叶柴胡《植物名实图考》，铁苗柴胡、蚂蚱腿、山根菜、黑柴胡、山柴胡。②狭叶柴胡 Bupleurum scorzonerifolium Willd.，又名：红柴胡、细叶柴胡。"[9]

1.2.1.10 《中医大辞典·中药分册》："柴胡 出《神农本草经》。为伞形科植物北柴胡 Bupleurum chinense DC. 或狭叶柴胡 B. Scorzonerifolium Willd. 等的根。"[10]

1.2.1.11 《中国医学百科全书·中医学》："柴胡 始载于《神农本草经》，原作茈胡。为伞形科植物北柴胡 Bupleurum Chinense DC. 及狭叶柴胡 B. scorzonerifolium Willd. 的根。"[11]

1.2.1.12 《中国中医药学主题词表》："柴胡 Bupleurum chinense 属伞形科；属辛凉解表药和疏肝解郁药。"[12]

1.2.1.13 《中药志》[13]、《中药材手册》[14]、《全国中草药汇编》[15]、《全国中药炮制规范》[16]、《中国药材学》[17]、《中华本草》[18]等现代中药著作多以"柴胡"作为本品正名（参见"文献通考"）。

1.2.2 定名选择的理由

1.2.2.1 柴胡 Radix bupleuri，系伞形科植物柴胡 Bupleurum chinense DC. 或狭叶柴胡 Bupleurum Scorzonerifolium Willd. 的干燥根。"柴胡"之名始见于魏晋《名医别录》，并作为本品正名记载。其后的大多本草著作如唐·苏敬《新修本草》，元·王好古《汤液本草》，明·刘文泰《本草品汇精要》，清·陈士铎《本草新编》、吴仪洛《本草从新》等在载录本品时均以"柴胡"作为正名，并一直沿用至今。

1.2.2.2 我国最新出版的《中华人民共和国药典》、《普通高等教育中医药类规划教材·中药学》以及辞书类著作《中医大辞典·中药分册》、《中药大辞典》、《中国医学百科全书·中医学》等均以"柴胡"作为本品正名。已经广泛应用于中医药学文献的标引和检索的《中国中医药学主题词表》也以"柴胡"作为本品的正式主题词。现代本草著作如《中药志》、《全国中草药汇编》、《中华本草》、《中国药材学》、《中药材手册》、《全国中药炮制规范》等也无一例外以"柴胡"作为本品的正名。说明"柴胡"作为本品正名已成为共识。

1.3 与正名等效的名词：无。

2 源流考释

柴胡（伞形科植物柴胡 Bupleurum chinense DC. 或狭叶柴胡 Bupleurum Scorzonerifolium Willd. 的干燥根），原称"茈胡。始见于汉《神农本草经》卷一："茈胡，味苦，平。主心腹，去肠胃中结气，饮食积聚，寒热邪气，推陈致新。久服，轻身、明目、益精。一名地熏。"[19]其后本草著作即以"茈胡"为正名记载本品。如三国·吴普《吴普本草》[20]，南北朝·陶弘景《本草经集注》[21]，明·李时珍《本草纲目》[22]、卢之颐《本草乘雅半偈》[23]等。

"柴胡"之名始见于魏晋《名医别录·上品》，并作为本品正名记载："柴胡，微寒，无毒。主除伤寒，心下烦热，诸痰热结实，胸中邪逆，五脏间游气，大肠停积水胀，及湿痹拘挛，亦可作浴汤。一名山菜，一名茹草。叶，一名芸蒿，辛香可食。生洪农及宛朐。"[1]其后的本草著作即以"柴胡"为正名，如南北朝·雷敩《雷公炮炙论》[24]，唐·苏敬《新修本草》[2]，宋·苏颂《本草图经》[25]、寇宗奭《本草衍义》[26]、佚名《增广太平和剂图经本草药性总论》[27]，金·李杲《珍珠囊药性赋》[28]，元.·王好古《汤液本草》[3]，明·兰茂《滇南本草》[29]、刘文泰《本草品汇精要》[4]、陈嘉谟《本草蒙筌》[30]、杜文燮《药鉴》[31]、缪希雍《炮炙大法》[32]、李中梓《雷公炮制药性解》[33]、李中梓《本草征要》[34]，清·张志聪《本草崇原》[35]、蒋居祉《本草择要纲目》[36]、陈士铎《本草新编》[5]、汪昂《本草易读》[37]、汪昂《本草备要》[38]、张璐《本经逢原》[39]、叶桂《本草经解》[40]、吴仪洛《本草从新》[6]、严西亭《得配本草》[41]、沈金鳌《要药分剂》[42]、黄宫绣《本草求真》[43]、陈念祖《神农本草经读》[44]、姚澜《本草分经》[45]、杨时泰《本草述钩元》[46]、凌奂《本草害利》[47]、陈其瑞《本草撮要》[48]、张秉成《本草便读》[49]、周岩《本草思辨录》[50]、日本吉益东洞《药征》[51]等。

古代著作中记载的本品异名有"茈胡"、"地薰"《神农本草经》[19]，"山菜"、"茹草"《吴普本草》[20]，"柴草"《本草品汇精要》[4]等。如《神农本草经》卷一："茈胡，味苦，平。主心腹，去肠胃中结气，饮食积聚，寒热邪气，推陈致新。久服，轻身、明目、益精。一名地熏。"[19]《吴普本草》曰："茈胡，一名山菜，一名茹草。神农、岐伯、雷公：苦，无毒。生冤句。二月、八月采根。"[20]《本草品汇精要》卷七："柴胡，无毒，植生。柴胡（出《神农本经》）……【名】地薰、山菜、茹草叶、芸蒿、柴姜、邈（音貌）、柴草。"[4]

现代有关著作均沿用《名医别录》的记载以"柴胡"作为本品正名，如《中华人民共和国药典》[7]、《普通高等教育中医药类规划教材·中药学》[8]、《中药大辞典》[9]、《中医大辞典·中药分册》[10]、《中国医学百科全书·中医学》[11]、《中国中医药学主题词表》[12]、《中药志》[13]、《中药材手册》[14]、《全国中草药汇编》[15]、《全国中药炮制规范》[16]、《中国药材学》[17]、《中华本草》[18]等。还记载有本品原植物"柴胡"的异名"北柴胡"、"竹叶柴胡"、"蚂蚱腿"《中药志》[13]，"铁苗柴胡"、"山根菜"、"黑柴胡"、"山柴胡"《中药大辞典》[9]，"硬苗柴胡"、"狗头柴胡"《中华本草》[18]等；原植物"狭叶柴胡"的异名"香柴胡"、"细叶柴胡"、"红柴胡"、"南柴胡"、"小柴胡"、"蚂蚱腿"《中药志》[13]，"软苗柴胡"、"软柴胡"《中华本草》[18]等。

3 附录

3.1　又称：醋柴胡、鳖血柴胡、酒柴胡（饮片规格名）。

3.2　俗称：无。

3.3　曾称：茈胡、地薰《本经》，山菜、茹草《吴普本草》，柴草《品汇精要》。

3.4　原植物名称：柴胡，北柴胡，竹叶柴胡（辽宁），蚂蚱腿（辽宁西部），铁苗柴胡，山根菜，黑柴胡，山柴胡，硬苗柴胡（东北），狗头柴胡（山东）；狭叶柴胡，香柴胡、细叶柴胡（东北），红柴胡、南柴胡（通称），小柴胡（甘肃），蚂蚱腿（辽宁），软苗柴胡，软柴胡（北方地区）。

4 文献通考

《神农本草经》卷一："茈胡，味苦，平。主心腹，去肠胃中结气，饮食积聚，寒热邪气，推陈致新。久服，轻身、明目、益精。一名地熏。"[19]

《吴普本草》："茈胡，一名山菜，一名茹草。神农、岐伯、雷公：苦，无毒。生冤句。二月、八月采根。"[20]

《名医别录·上品》："柴胡，微寒，无毒。主除伤寒，心下烦热，诸痰热结实，胸中邪逆，五脏间游气，大肠停积水胀，及湿痹拘挛，亦可作浴汤。一名山菜，一名茹草。叶，一名芸蒿，辛香可食。生洪农及宛朐。"[1]

《雷公炮炙论》："柴胡，雷公云：凡使，茎长软、皮赤、黄髭须。出在平州平县，即今银州银县也。西畔生处，多有白鹤、绿鹤于此翔处，是柴胡香直上云间，若有过往闻者，皆气爽。"[24]

《本草经集注》："茈胡（为君），味苦，平、微寒，无毒……一名地薰，一名山菜，一名茹草叶，一名芸蒿，辛香可食……《博物志》云：芸蒿叶似邪蒿，春秋有白蒻，长四、五寸，香美可食，长安及河内并有之。此茈胡治伤寒第用。"[21]

《新修本草》卷六："柴胡，为君，味苦，平、微寒，无毒。主心腹，去肠胃中结气，饮食积聚，寒热邪气，推陈致新。除伤寒心下烦热，诸痰热结实，胸中邪逆，五脏间游气，大肠停积水胀，及湿痹拘挛，亦可作浴汤。久服轻身，明目，益精。一名地薰，一名山菜，一名茹草，叶一名芸蒿，辛香可食。"[2]

《本草图经》卷四："柴胡，生洪农山谷及冤句，今关陕、江湖间近道皆有之，以银州者为胜。二月生苗，甚香。"[25]

《本草衍义》卷七："柴胡《本经》，并无一字治劳，今人治劳方中鲜有不用者。呜呼！凡此误世甚多。尝原病劳，有一种真脏虚损，复受邪热，邪因虚而致劳，故曰劳者牢也。当须斟酌用之，如《经验方》中，治劳热青蒿煎丸，用柴胡正合宜耳，服之无不效。"[26]

《增广太平和剂图经本草药性总论·草部上品之上》："柴胡，君。味苦，平、微寒，无毒。主心腹，去肠胃中结气，饮食积聚，寒热邪气，推陈致新。除伤寒心下烦热，诸痰结实，胸中邪逆，五脏间游气，大肠停积，水胀及湿痹拘挛，亦可作浴汤。"[27]

《珍珠囊药性赋》卷二："柴胡，半夏为之使，恶石英，畏女菀、藜芦。柴胡，味苦平，性微寒无毒。升也，阴中之阳也。其用有四：左右两旁胁下痛；日晡潮热往来生；在脏调经内主血；在肌主气上行经。手足少阳表里四经之药也。"[28]

《汤液本草》卷三："柴胡，气平，味微苦，微寒。气味俱轻，阳也，升也，纯阳，无毒。少阳经、厥阴经行经之药。"[3]

《滇南本草》卷一："柴胡，味苦，性微寒，阴中阳也。入肝、胆二经，伤寒发汗解表要药。退六经邪热往来，痹痿；除肝家邪热劳热，行肝经逆结之气，止左胁肝气疼痛。治妇人血热烧经，能调月经。"[29]

《本草品汇精要》卷七："柴胡，无毒，植生。柴胡（出《神农本经》），主心腹，去肠胃中结气，饮食积聚，寒热邪气，推陈致新。久服轻身，明目益精（以上朱字《神农本经》）。除伤寒，心下烦热，诸痰热结实，胸中邪逆，五脏间游气，大肠停积，水胀及湿痹拘挛。亦可作浴汤（以上黑字《名医》所录）。【名】地薰、山菜、茹草叶、芸蒿、柴姜、邈（音貌）、柴草。”[4]

《本草蒙筌》卷一：“柴胡，淄州柴胡，江宁府柴胡。味苦，气平、微寒。气味俱轻，升也，阳也，阴中之阳。无毒。州土各处俱生，银夏（州名，属陕西。）出者独胜。根须长如鼠尾，一二尺余；香气直上云端，有鹤翔集。”[30]

《本草纲目》卷十三：“茈胡《本经·上品》。【释名】地熏《本经》、芸蒿《别录》、山菜《吴普》、茹草《吴普》。恭曰：茈，是古柴字。《上林赋》云茈姜，及《尔雅》云茈草，并作此茈字。此草根紫色，今太常用茈胡是也。又以木代系，相承呼为柴胡。且检诸本草无名此者。”[22]

《药鉴》卷二：“柴胡，气平，味微苦，气味俱薄，无毒，升也，阴中之阳也。主左右胁下刺痛，日晡潮热往来。在脏主调经生血，在经主气上行经，此手足少阳表里之剂也。能提下陷阳气，以泻三焦之火，此其能除手足少阳寒热也。大都中病即已，不可过用，为其气味俱薄，多散故耳。”[31]

《炮炙大法·草部》：“柴胡（凡使，茎长软，皮赤黄。须出在平州平县，即今银州银县也。西畔生处，有白鹤、绿鹤于此翔处，是柴胡香直上云间，若有过往闻者皆气爽。此种治骨蒸，不入发表药。去髭并头，勿令犯火，立便无效也。半夏为之使。恶皂荚，畏女菀、藜芦）。”[32]

《雷公炮制药性解》卷二：“柴胡，味苦，性微寒无毒，入肝胆心胞络三焦胃大肠六经。主伤寒心中烦热，痰实肠胃中，结气积聚，寒热邪气，两胁下痛，疏通肝木，推陈致新。半夏为使，恶皂荚，畏女菀、藜芦，犯火无效。”[33]

《本草征要》卷一：“柴胡，味苦，性微寒，无毒。入肝、胆二经。恶皂荚，畏藜芦。忌见火。少阳经药，性主升腾。理肝胆，善和解。祛时疾内外热不解，治邪气半表复半里。寒热往来，伤寒疟疾。胸胁满痛，热入血室。”[34]

《本草乘雅半偈》第五帙：“茈胡《本经·中品》。【气味】苦平，无毒。【主治】主心腹肠胃中结气，饮食积聚，寒热邪气，推陈致新。久服轻身、明目益精。”[23]

《本草崇原》：“柴胡，气味苦平，无毒。主心腹肠胃中结气，饮食积聚，寒热邪气，推陈致新。久服轻身明目益精。（柴胡一名地薰，叶名芸蒿，始出宏农川谷及冤句，今长安及河内近道皆有。二月生苗甚香，七月开黄花，根淡赤色，苗之香气直上云间，有鹤飞翔于上，过往闻者，皆神气清爽。柴胡有硬软二种，硬者名大柴胡，软者名小柴胡。小柴胡生于银州者为胜，故又有银柴胡之名。今市肆中另觅草根白色而大，不知何种，名银柴胡，此伪充也，不可用。古茈从草，今柴从木，其义相通。）”[35]

《本草择要纲目》：“柴胡 【气味】苦，平，无毒，阴中之阳。入手、足少阳，以黄芩为佐，入手、足厥阴以黄连为佐。在脏主血，在经主气。”[36]

《本草新编》卷二：“柴胡，味苦，气平，微寒。气味俱轻，升而不降，阳中阴也。无毒。入手足少阳、厥阴之四经。泻肝胆之邪，去心下痞闷，解痰结，除烦热，尤治疮疡，散诸经血凝气聚，止偏头风，胸胁刺痛，通达表里邪气，善解潮热。伤寒门中必须之药，不独疟症、郁症之要剂也。”[5]

《本草易读》卷三：“柴胡，去须及头。忌犯火，半夏为使，恶皂角，畏紫菀、藜芦。苦，平，微寒，性升。入足少阳胆经。清胆经之火邪，退肝家之烦热，开胸胁之硬满，止头目眩昏。行经于表里阴阳之间，奏效于寒热往来之会。”[37]

《本草备要》：“柴胡，宣，发表和里，退热升阳。苦平微寒，味薄气升为阳。主阳气下陷，能引清气上行，而平少阳、厥阴之邪热（肝、胆、心包、三焦相火。时珍曰：行少阳，黄芩为佐；行厥阴，黄连为佐），宣畅气血，散结调经。（昂按：人第知柴胡能发表，而不知柴胡最能和里）。”[38]

《本经逢原》卷一：“柴胡，即茈胡。苦平，无毒。入解表药生用，清肝炒熟用。《本经》主心腹肠胃中结气，饮食积聚，寒热邪气，推陈致新，明目益精。”[39]

《本草经解》卷二：“［柴胡］，气平，味苦，无毒。主心腹肠胃中结气，饮食积聚，寒热邪气，推陈致新。久服轻身，明目益精。柴胡气平。”[40]

《本草从新》卷一：“柴胡，宣、发表和里、退热升阳、解郁调经。苦微寒。味薄气升为阳。主阳气下陷。能引清气上行。而平少阳厥阴之邪热。”[6]

《得配本草》卷二：“柴胡，半夏为之使。畏女菀、藜芦。恶皂荚。苦、微辛，微寒。入足少阳、厥阴经。在经主气，在脏主血。宣畅气血，散郁调经，升阳气，平相火。治伤寒疟疾，寒热往来，头角疼痛，心下烦热，呕吐胁疼，口苦耳聋，妇人热入血室，小儿痘症疳热，散十二经疮疽热痛。”[41]

《要药分剂》卷一：“柴胡，味苦，性平。一云微寒。无毒。禀仲冬之气，兼得地之辛味以生，升也，阴中阳也。半夏为使。恶皂荚。畏藜芦。”[42]

《本草求真》卷三：“柴胡（山草），入足少阳胆，升阳解热和表。柴胡（专入胆），味苦微辛，气平微寒。据书载治伤寒热传足少阳胆，缘胆为清净之府，无出无入。邪入是经。正在表里之界，汗吐与下当禁，惟宜和解。”[43]

《神农本草经读》卷一：“柴胡，气味苦、平，无毒。主心腹肠胃中结气，饮食积聚，寒热邪气，推陈致新。久服轻身、明目、益精。（按：经文不言发汗，仲圣用至八两之多，可知性纯，不妨多服，功缓必须重用也。）”[44]

《本草分经》：“柴胡，苦微寒，胆经表药，能升阳气下陷，引清气上行，而平少阳厥阴之邪热，宣畅气血，解郁调经，能发表最能和里，亦治热入血室，散十二经疮疽，病在太阳者服之则引贼入门，病入阴经者服之则重虚其表，用宜详慎。银柴胡专治骨蒸劳热、小儿五疳。”[45]

《本草述钩元》卷七：“柴胡，关陕江湖间近道皆有。而银州者为胜。今延安神木县五原城所产。长尺余。微白且软。最不易得……茎长皮赤软细者。名软柴胡。”[46]

《本草害利》：“柴胡，【害】柴胡为阴，必阴气不舒，致阳气不达者，乃为恰对。若阴已虚者，阳方无倚而欲越，更用升阳发散，是速其毙矣。故凡元气下脱，病属虚，而气升者，忌之。呕吐及阴虚发热，火炽炎上，不因血凝气阻为寒热者，近此正如砒鸩之毒也。疟非少阳经者勿用。治疟必用柴胡，其说误解。恶皂角，畏女菀、藜芦。”[47]

《本草撮要》卷一：“柴胡，味苦、辛，入足少阳经。功专入经达气，入络和血。升不上颠顶，下不散皮毛，故入胆而合其无出无入之性。得益气药则升阳，得清气药则散邪，阴虚火炎气升者禁用。外感生用，内伤升气酒炒用，根治中焦及下降用梢，有汗咳者蜜水炒。前胡、半夏为使。恶皂角。苗主治卒聋，捣汁滴之良。出江南古城山名齐接口者佳。内杂他药，须拣净用。银州柴胡，宜治虚劳饥热，骨蒸劳疟，热从髓出，及小儿五疳羸热。根长丈余微白，少阳人痨热。”[48]

《本草便读》："柴胡，禀春气以生升，转旋枢机。主少阳表邪之寒热。味苦寒而轻举，通调上下，治厥阴热蓄之谵狂。木郁达之，疏土畅肝散结气。银柴性似，凉瘀涤热理疳痨。"[49]

《本草思辨录》卷一："柴胡，人身生发之气，全赖少阳，少阳属春，其时草木句萌以至鬯茂，不少停驻。然当阴尽生阳之后，未离乎阴，易为寒气所郁，寒气郁，则阳不得伸而与阴争，寒热始作。"[50]

《药征》卷中："柴胡，主治胸胁苦满也。旁治寒热往来、腹中痛、胁下痞硬。考证，小柴胡汤证曰：胸胁苦满、往来寒热。又云：腹中痛。又云：胁下痞硬。柴胡加芒硝汤证曰：胸胁满。"[51]

《中药志》："柴胡　柴胡为常用中药。商品主要有三大类：一、北柴胡，原植物为柴胡；二、红柴胡，原植物为狭叶柴胡；三、竹叶柴胡，原植物为膜缘柴胡。它们都是伞形科柴胡属植物。……【原植物】1. 柴胡　别名：北柴胡（本草汇编）、竹叶柴胡（辽宁）、蚂蚱腿（辽宁西部）。Bupleurum chinense DC. [B. falcatum subsp. Eufalcatum Wolff var. scorzonerifolium (Willd.) Wolff f. ensifolium Wolff; B. falcatum Shan] ——伞形科 Umbelliferae. 2. 狭叶柴胡　别名：香柴胡、细叶柴胡（东北），红柴胡、南柴胡（通称）、小柴胡（甘肃）、蚂蚱腿（辽宁）。Bupleurum scorzonerifolium Willd. [B. falcatum subsp. Eufalcatum Wolff var. scorzonerifolium (Willd.) Wolff; B. falcatum subsp. Scorzonerifolium (Willd.) K. -Pol.] ——伞形科 Umbelliferae. 3. 膜缘柴胡　别名：竹叶柴胡（四川、湖北、云南）。Bupleurum marginatum Wall. ex DC. ——伞形科 Umbelliferae."[13]

《中药材手册》："柴胡（《纲目》名茈胡，列入草部山草类）　本品为伞形科植物柴胡 Bupleurum chinense DC. 或狭叶柴胡 Bupleurum Scorzonerifolium Willd. 或同属数种植物的干燥根。原植物均系多年生草本，喜生于干旱草原或荒山坡、沙丘草甸、阳坡疏林下或灌丛中，无为野生。商品因植物来源及性状不同，将前者称为北柴胡，又习称硬苗柴胡，后者称为南柴胡，又习称软苗柴胡或红柴胡，二者依各地情况同等入药。江苏、安徽等地有以柴胡带有地上部分的幼苗称竹叶柴胡或春柴胡药用。在不同地区尚有以同属植物膜缘柴胡、锥叶柴胡、银州柴胡、黑柴胡等的根作柴胡药用，为地区习惯用药。此外，有一种大叶柴胡，有毒；或有用石竹科瞿麦误充柴胡者，均应注意鉴别。"[14]

《全国中草药汇编》："柴胡　来源：为伞形科柴胡属植物柴胡 Bupleurum chinense DC. [B. falcatum auct. sin. non L.]、狭叶柴胡 B. scorzonerifolium Willd. [B. falcatum L. var. scorzoneraefolium (Willd.) Ledeb.] 的根。"[15]

《中药大辞典》："柴胡《本经》【异名】地熏、茈胡《本经》，山菜、茹草《吴普本草》，柴草《品汇精要》。【基原】为伞形科植物北柴胡、狭叶柴胡等的根。【原植物】①北柴胡 Bupleurum chinense DC.，又名：竹叶柴胡《植物名实图考》，铁苗柴胡、蚂蚱腿、山根菜、黑柴胡、山柴胡。②狭叶柴胡 Bupleurum scorzonerifolium Willd.，又名：红柴胡、细叶柴胡。"[9]

《中医大辞典·中药分册》："柴胡　出《神农本草经》。为伞形科植物北柴胡 Bupleurum chinense DC. 或狭叶柴胡 B. Scorzonerifolium Willd. 等的根。"[10]

《中国医学百科全书·中医学》："柴胡　始载于《神农本草经》，原作茈胡。为伞形科植物北柴胡 Bupleurum Chinense DC. 及狭叶柴胡 B. scorzonerifolium Willd. 的根。"[11]

《全国中药炮制规范》："柴胡 ［处方用名］柴胡、醋柴胡、鳖血柴胡、酒柴胡。【来源】本品为伞形科植物柴胡 Bupleurum chinense DC. 或狭叶柴胡 Bupleurum Scorzonerifolium Willd. 或同属数种植物的干燥根。均系野生。主产于辽宁、甘肃、河北、河南、湖南、江苏、四川等地。春、秋二季采挖，除去茎叶及泥沙，干燥。药材以条粗长、须根少者为佳。"[16]

《中国药材学》："柴胡 【来源】本品为伞形科植物狭叶柴胡 Bupleurum Scorzonerifolium Willd 或柴胡 B. chinense DC. 的根。"[17]

《中国中医药学主题词表》："柴胡 Bupleurum chinense 属伞形科；属辛凉解表药和疏肝解郁药。"[12]

《普通高等教育中医药类规划教材·中药学》："柴胡《本经》为伞形科多年生草本植物柴胡（北柴胡）Bupleurum chinense DC. 或狭叶柴胡（南柴胡）Bupleurum Scorzonerifolium Willd. 的根或全草。前者主产于辽宁、甘肃、河北、河南等地；后者主产于湖北、江苏、四川等地。春秋两季采挖，晒干，切段，生用或醋炙用。"[8]

《中华本草》："柴胡《本经》【异名】茈胡、地薰《本经》，山菜、茹草《吴普本草》，柴草《品汇精要》……【来源】为伞形科植物柴胡或狭叶柴胡的根。【原植物】1. 柴胡 Bupleurum chinense DC. 又名：蚂蚱腿、山根菜、山柴胡《中药大辞典》，硬苗柴胡（东北），狗头柴胡（山东）。2. 狭叶柴胡 Bupleurum Scorzonerifolium Willd. 又名：软苗柴胡《中药志》，红柴胡《中国植物志》，香柴胡、细叶柴胡（东北），蚂蚱腿（辽宁），软柴胡（北方地区），小柴胡（甘肃）。"[18]

《中华人民共和国药典》："柴胡 Radix bupleuri 本品为伞形科植物柴胡 Bupleurum chinense DC. 或狭叶柴胡 Bupleurum Scorzonerifolium Willd. 的干燥根。按性状不同，分别习称'北柴胡'及'南柴胡'。春、秋二季采挖，除去茎叶及泥沙，干燥。"[7]

5 参考文献

1 魏晋·名医别录. 北京：人民卫生出版社，1986，40

2 唐·苏敬等撰. 新修本草. 合肥：安徽科学技术出版社，1981，167

3 元·王好古. 汤液本草. 见：景印文渊阁四库全书（745）. 北京：中医古籍出版社，1986，933

4 明·刘文泰. 本草品汇精要. 北京：人民卫生出版社，1982，234

5 清·陈士铎. 本草新编. 北京：中国中医药出版社，1996，82

6 清·吴仪洛. 本草从新. 北京：中医古籍出版社，2001，12

7 国家药典委员会. 中华人民共和国药典. 一部. 北京：化学工业出版社，2000，232

8 雷载权主编. 普通高等教育中医药类规划教材·中药学. 上海：上海科学技术出版社，1995，45

9 江苏新医学院. 中药大辞典. 上海：上海科学技术出版社，1977，1832

10 《中医大辞典》编辑委员会. 中医大辞典·中药分册. 北京：人民卫生出版社，1982，290

11 《中医学》编辑委员会. 中国医学百科全书·中医学. 上海：上海科学技术出版社，1997，977

12 吴兰成主编. 中国中医药学主题词表. 北京：中医古籍出版社，1996，38

13 中国医学科学院药物研究所等. 中药志. 第二册. 北京：人民卫生出版社，1993，481

14 中华人民共和国卫生部药政管理局. 中药材手册. 北京：人民卫生出版社，1998，192

15 《全国中草药汇编》编写组. 全国中草药汇编. 上册. 北京：人民卫生出版社，1996，713

16 中华人民共和国卫生部药政管理局. 全国中药炮制规范. 北京：人民卫生出版社，1988，85

17　徐国钧等主编．中国药材学．北京：中国医药科技出版社，1996，338
18　国家中医药管理局《中华本草》编委会．中华本草．第五册．上海：上海科学技术出版社，1999，910
19　清·徐大椿．神农本草经百种录．见：景印文渊阁四库全书（785）．北京：中医古籍出版社，1986，564
20　三国·吴普．吴普本草．北京：人民卫生出版社，1987，16
21　南北朝·陶弘景．本草经集注．北京：人民卫生出版社，1994，223
22　明·李时珍．本草纲目．北京：人民卫生出版社，1982，785
23　明·卢之颐．本草乘雅半偈．北京：人民卫生出版社，1986，304
24　南北朝·雷敩．雷公炮炙论．上海：上海中医学院出版社，1986，15
25　宋·苏颂．本草图经．合肥：安徽科学技术出版社，1994，101
26　宋·寇宗奭．本草衍义．上海：商务印书馆，1937，46
27　宋·佚名．增广太平和剂图经本草药性总论．见：增广太平惠民和剂局方．海口：海南出版社，2002，408
28　金·李杲．珍珠囊药性赋．清康熙三十二年文武堂刻本
29　明·兰茂．滇南本草．第一卷．昆明：云南人民出版社，1959，306
30　明·陈嘉谟．本草蒙筌．北京：人民卫生出版社，1988，56
31　明·杜文燮．药鉴．上海：上海人民出版社，1975
32　明·缪希雍．炮炙大法．明末庄继先校刻本
33　明·李中梓．雷公炮制药性解．见：中国医学大成（二）．长沙：岳麓书社，1990，136
34　明·李中梓．本草征要．见：李中梓医学全书．北京：中国中医药出版社，1999，120
35　清·张志聪．本草崇原．北京：中国中医药出版社，1992，24
36　清·蒋居祉．本草择要纲目．见：珍本医书集成（二）．上海：上海科学技术出版社，1985，3
37　清·汪昂．本草易读．北京：人民卫生出版社，1987，308
38　清·汪昂．本草备要．北京：中国中医药出版社，1998，40
39　清·张璐．本经逢原．上海：上海科学技术出版社，1959，44
40　清·叶桂．本草经解．上海：上海科学技术出版社，1958，43
41　清·严西亭．得配本草．上海：上海卫生出版社，1957，23
42　清·沈金鳌．要药分剂．上海：上海科学技术出版社，1959，3
43　清·黄宫绣．本草求真．上海：上海科学技术出版社，1959，99
44　清·陈念祖．神农本草经读．北京：人民卫生出版社，1959，6
45　清·姚澜．本草分经．上海：上海科学技术出版社，1989，112
46　清·杨时泰．本草述钩元．上海：科技卫生出版社，1958，129
47　清·凌奂．本草害利．北京：中医古籍出版社，1982，33
48　清·陈其瑞．本草撮要．见：珍本医书集成（二）．上海：上海科学技术出版社，1985，7
49　清·张秉成．本草便读．上海：上海卫生出版社，1957，7
50　清·周岩．本草思辨录．北京：人民卫生出版社，1960，44
51　［日］吉益东洞．药征．见：中国医学大成（二）．长沙：岳麓书社，1990，175

365　党参
Dangshen
Radix Codonopsis

1　定名依据

1.1　正名

1.1.1　汉文名：党参［桔梗科植物党参 Codonopsis pilosula（Franch.）Nannf.、素花党参 Codonopsis pilosula　Nannf. Var modesta（Nannf.）L. T. Shen 或川党参 Codonopsis tangshen Oliv. 的干燥根］。

1.1.2　英文名：tangshen.

1.2　依据

1.2.1　定名的文献依据

1.2.1.1　《本草从新》卷一："党参，补中气、生津。甘平补中，益气，和脾胃，除烦渴，中气微虚，用以调补，甚为平妥。按古本草云，参须上党者佳。今真党参久已难得，肆中所卖党参，种类甚多，皆不堪用。唯防风党参，性味和平足贵。根有狮子盘头者真，硬纹者伪也。（白党、味微甘而甚淡、功力远不及尔。）"[1]

1.2.1.2　《本草求真·上编》："党参（山草），宣肺寒清肺热。人参而有上党之号，（专入肺）盖缘隋文帝时，上党有人宅后，去宅一里许，见参异常，掘得人参。一如人体云，又上党人参。"[2]

1.2.1.3　《本草分经·原例》："（补）党参，甘平，补中益气和脾胃，性味重浊，滞而不灵，止可调理常病，若遇重症断难恃以为治，种类甚多，以真潞党皮宽者为佳。"[3]

1.2.1.4　《中华人民共和国药典》："党参 Radix codonopsis　本品为桔梗科植物党参 Codonopsis pilosula（Franch.）Nannf.、素花党参 Codonopsis pilosula Nannf. Var modesta（Nannf.）L. T. Shen 或川党参 Codonopsis tangshen Oliv. 的干燥根。秋季采挖，洗净，晒干。"[4]

1.2.1.5　《普通高等教育中医药类规划教材·中药学》："党参《本草从新》为桔梗科多年生草本植物党参 Codonopsis pilosula（Franch.）Nannf.、素花党参 Codonopsis pilosula - Nannf. var modesta（Nannf.）L. T. Shen 或川党参 Codonopsis tangshen Oliv. 的干燥根。主产于山西、陕西、甘肃、四川等省。因以山西上党者最有名，故名党参。秋季采挖，洗净，晒干。切厚片，生用。"[5]

1.2.1.6　《中药大辞典》："党参《本草从新》【异名】上党人参《本经逢原》，黄参《百草镜》，狮头参《翁有良辨误》，中灵草《青海药材》。【基原】为桔梗科植物党参的根。【原植物】党参 Codonopsis pilosula（Franch.）Nannf.，又名：辽参、三叶菜、叶子草。"[6]

1.2.1.7　《中医大辞典·中药分册》："党参　出《本草从新》。又名上党人参、潞党参、台党参。为桔梗科植物党参 Codonopsis pilosula（Franch.）Nannf.　的根。"[7]

1.2.1.8 《中国医学百科全书·中医学》：“党参 始载于《本草从新》。又名黄参、狮头参。为桔梗科植物党参 Codonopsis pilosula (Franch.) Nannf. 的根。”[8]

1.2.1.9 《中国中医药学主题词表》：“党参 Codonopsis pilosula 属桔梗科和补气药。D 潞党参。”[9]

1.2.1.10 《中药志》[10]、《中药材手册》[11]、《全国中草药汇编》[12]、《全国中药炮制规范》[13]、《中国药材学》[14]、《中华本草》[15] 等现代中药著作多以“党参”作为本品正名（参见“文献通考”）。

1.2.2 定名选择的理由

1.2.2.1 党参 Radix codonopsis，系桔梗科植物党参 Codonopsis pilosula (Franch.) Nannf.、素花党参 Codonopsis pilosula Nannf. Var modesta (Nannf.) L. T. Shen 或川党参 Codonopsis tangshen Oliv. 的干燥根。“党参”之名始见于清·吴仪洛《本草从新》，并作为本品正名记载。其后的本草著作如清·黄宫绣《本草求真》、姚澜《本草分经》等在载录本品时均以“党参”作为正名，并一直沿用至今。

1.2.2.2 我国最新出版的《中华人民共和国药典》、《普通高等教育中医药类规划教材·中药学》以及辞书类著作《中医大辞典·中药分册》、《中药大辞典》、《中国医学百科全书·中医学》等均以“党参”作为本品正名。已经广泛应用于中医药学文献的标引和检索的《中国中医药学主题词表》也以“党参”作为本品的正式主题词。现代本草著作如《中药志》、《全国中草药汇编》、《中华本草》、《中国药材学》、《中药材手册》、《全国中药炮制规范》等虽记载了不少本品各地的俗称，但也无一例外以“党参”作为本品的正名。说明“党参”作为本品正名已成为共识。

1.3 与正名等效的名词：无。

2 源流考释

党参［桔梗科植物党参 Codonopsis pilosula (Franch.) Nannf.、素花党参 Codonopsis pilosula Nannf. Var modesta (Nannf.) L. T. Shen 或川党参 Codonopsis tangshen Oliv. 的干燥根］，原称“上党人参”。始见于清·张璐《本经逢原》卷一：“人参，古作蓡。甘苦微温，无毒……产山西太行山者，名上党人参，虽无甘温峻补之功，却有甘平清肺之力，亦不似沙参之性寒专泄肺气也。”[16]

“党参”之名始见于清·吴仪洛《本草从新》[1]，并作为本品正名记载。如《本草从新》卷一：“党参，补中气、生津。甘平补中。益气。和脾胃。除烦渴。中气微虚。用以调补。甚为平妥。按古本草云。参须上党者佳。”[1] 其后有的本草著作沿用该书记载，以“党参”为正名记载本品，如清·黄宫绣《本草求真》[2]、姚澜《本草分经》[3]。有的则在“人参”项下介绍本品，如清·张璐《本经逢原》[16]；有的以“上党参”为正名，如清·严西亭《得配本草》[17]、赵学敏《本草纲目拾遗》[18]；有的以“防风党参”为正名，如清·赵学敏《本草纲目拾遗》[19]；有的以“潞党参”为正名，如清·凌奂《本草害利》[20] 等。

古代著作记载的本品异名有“上党人参”《本经逢原》[16]，“防风党参”《本草从新》[1]，“黄参”、“防党参”、“狮头参”《本草纲目拾遗》[19] 等。如《本经逢原》卷一：“人参，古作蓡。甘苦微温，无毒。产高丽者良，反藜芦，畏卤盐，阴虚火炎，咳嗽喘逆者，青盐制之……王好古所谓肺热还伤肺是也。若误投之，鲜克免者，此皆实实之误，于人参何咎哉。产山西太行山者，名上党人参，虽无甘温峻补之功，却有甘平清肺之力，亦不似沙参之性寒专泄肺气也。”[16]《本草从新》卷一：“党参，补中气、生津。甘平补中。益气。和脾胃。除烦渴。中气微虚。用以调补。甚为平妥。按古本草云。参须上党者佳。今真党参久已难得。肆中所卖党参。种类甚多。皆不堪用。唯防风党参。性味和平足贵。根有狮子盘头者真。硬纹者伪也。（白党、味微甘而甚淡、功力远不及尔。）”[1]《本草纲目拾遗》卷三：“上党参，防党附。……百草镜云：党参，一名黄参，黄润者良，出山西潞安太原等处。有白色者，总以净软壮实味甜者佳。嫩而小枝者，名上党参。老而大者，名防党参。味甘性平，治肺虚，能益肺气。”[18]《本草纲目拾遗》卷三：“防风党参……江南徽州等处呼为狮头参，因芦头大而圆凸也，古名上党人参。”[19]。

现代有关著作均以“党参”作为本品正名，如《中华人民共和国药典》[4]、《普通高等教育中医药类规划教材·中药学》[5]、《中药大辞典》[6]、《中医大辞典·中药分册》[7]、《中国医学百科全书·中医学》[8]、《中国中医药学主题词表》[9]、《中药志》[10]、《中药材手册》[11]、《全国中草药汇编》[12]、《全国中药炮制规范》[13]、《中国药材学》[14]、《中华本草》[15]等。同时尚记载有“东党”、“台党”、“潞党”、“口党”《全国中草药汇编》[12]，“中灵草”《中药大辞典》[6]，“台党参”《中医大辞典》[7]，“西党”、“条党”《中国药材学》[14]等各地的俗称。还记载有本品原植物“党参”的异名“辽参”、“三叶菜”、“叶子草”《中药大辞典》[6]等；原植物名称“素花党参”《中药志》[10]等；原植物名称“川党参”《中华本草》[15]等。

3　附录

3.1　又称：米党参、蜜党参（饮片规格名）。

3.2　俗称：中灵草（青海），东党，台党，潞党，口党，台党参，西党，条党。

3.3　曾称：上党人参《本经逢原》，防风党参《本草从新》，黄参、防党参《百草镜》，狮头参《本草纲目拾遗》。

3.4　原植物名称：党参，辽参，三叶菜，叶子草；素花党参。

4　文献通考

《本经逢原》卷一：“人参，古作蓡。甘苦微温，无毒。产高丽者良，反藜芦，畏卤盐，阴虚火炎，咳嗽喘逆者，青盐制之……王好古所谓肺热还伤肺是也。若误投之，鲜克免者，此皆实实之误，于人参何咎哉。产山西太行山者，名上党人参，虽无甘温峻补之功，却有甘平清肺之力，亦不似沙参之性寒专泄肺气也。”[16]

《本草从新》卷一：“党参，补中气、生津。甘平补中，益气，和脾胃，除烦渴，中气微虚，用以调补，甚为平妥。按古本草云，参须上党者佳。今真党参久已难得，肆中所卖党参，种类甚多，皆不堪用。唯防风党参，性味和平足贵。根有狮子盘头者真，硬纹者伪也。（白党、味微甘而甚淡、功力远不及尔。）”[1]

《得配本草》卷二：“上党参，甘，平。入手足太阴经气分。补养中气，调和脾胃。得黄芪，实卫。配石莲，止痢。君当归，活血。佐枣仁，补心。补肺，蜜拌蒸熟。补脾，恐其气滞，加桑皮数分，或加广皮亦可。气滞怒火盛者禁用。”[17]

《本草纲目拾遗》卷三："上党参，防党附。本经逢原云：产山西太行山者，名上党人参。虽无甘温峻补之功，却有甘平清肺之力。不似沙参之性寒，专泄肺气也。百草镜云：党参，一名黄参，黄润者良，出山西潞安太原等处。有白色者，总以净软壮实味甜者佳。嫩而小枝者，名上党参。老而大者，名防党参。味甘性平，治肺虚，能益肺气。"[18]

《本草纲目拾遗》卷三："防风党参，从新云：古本草云参须上党者佳，今真党参久已难得，肆中所市党参，种类甚多，皆不堪用。惟防党性味和平足贵，根有狮子盘头者真，硬纹者伪也。白党即将此参煮晒已成，原汁已出，不堪用。翁有良辨误云：党参功用，可代人参，皮色黄而横纹，有类乎防风，故名防党。江南徽州等处呼为狮头参，因芦头大而圆凸也，古名上党人参。"[19]

《本草求真·上编》："党参，（山草）宣肺寒清肺热。人参而有上党之号。（专入肺，）盖缘隋文帝时，上党有人宅后，去宅一里许，见参异常，掘得人参，一如人体云，又上党人参。"[2]

《本草分经·原例》："（补）党参，甘平，补中益气和脾胃，性味重浊，滞而不灵，止可调理常病，若遇重症断难恃以为治，种类甚多，以真潞党皮宽者为佳。"[3]

《本草害利·肺部药队》："潞党参，【害】同人参。【利】甘平，补中气，和脾胃，补肺，益气升津，微虚者宜之。【修治】八月上旬采根，竹刀刮曝干，勿令见风。上党（即今潞州）所出者良。"[20]

《中药志》："党参　本品为常用中药。目前商品药材主要有西党、东党、潞党、条党、白党等类。前三类原植物主要为桔梗科党参属植物党参及其变种素花党参。条党的原植物为川党参，白党的原植物为管花党参。现全国大部地区均引种栽培了党参。……【原植物】1. 党参 Codonopsis pilosula（Franch.）Nannf.（C. silvestris Kom.）——桔梗科 Campanulaceae. 2. 素花党参 Codonopsis pilosula Nannf. Var modesta（Nannf.）L. T. Shen（C. modesta Nannf.）——桔梗科 Campanulaceae."[10]

《中药材手册》："党参（《纲目拾遗》列入草部）党参因产地甚多，种类不同，过去商品规格有：西党、东党、潞党、台党、口党、防党、岷党、晶党、川党、条党、叙党、板桥党等多种。现全国习用的党参根据植物品种及产地归并主要有以下几种：1. 西党：过去又称纹党、晶党、岷党，来源主要为桔梗科植物素花党参 Codonopsis pilosula Nannf. var modesta（Nannf.）L. T. Shen 及部分同科植物党参 Codonopsis pilosula（Franch.）Nannf. 的干燥根。2. 东党：来源为桔梗科植物党参 Codonopsis pilosula（Franch.）Nannf. 的干燥根。3. 潞党：来源亦为桔梗科植物党参 Codonopsis pilosula（Franch.）Nannf. 的干燥根。4. 川党参：又称条党、单枝党、八仙党、板桥党，来源为桔梗科植物川党参 Codonopsis tangshen Oliv. 的干燥根。5. 管花党参：又称白党、叙党，来源为桔梗科植物管花党参 Codonopsis tubulosa Kom. 的干燥根。以上各种党参的原植物均为多年生草质藤本，野生与栽培均有。六十年代初期国内药材市场上曾出现过甘孜党与新疆党参，此二种党参都限在产地使用，不外调，为其地区习惯用药。另外，解放后以及近年来先后出现了一些伪品，如有用羊乳、迷果芹、山女娄菜、四川粘萼女娄菜、大花金钱豹及金钱豹的根充党参入药者，应注意鉴别。"[11]

《全国中草药汇编》："党参　别名：东党、台党、潞党、口党。来源：桔梗科党参属植物党参 Codonopsis pilosula（Franch.）Nannf. 的根。"[12]

《中药大辞典》："党参《本草从新》【异名】上党人参《本经逢原》，黄参《百草镜》，狮头参《翁有良辨误》，中灵草《青海药材》。【基原】为桔梗科植物党参的根。【原植物】党参 Codonopsis pilosula（Franch.）Nannf.，又名：辽参、三叶菜、叶子草。"[6]

《中医大辞典·中药分册》："党参　出《本草从新》。又名上党人参、潞党参、台党参。为桔梗科植物党参 Codonopsis pilosula（Franch.）Nannf. 的根。"[7]

《中国医学百科全书·中医学》："党参　始载于《本草从新》。又名黄参、狮头参。为桔梗科植物党参 Codonopsis pilosula（Franch.）Nannf. 的根。"[8]

《全国中药炮制规范》："党参　［处方用名］党参、米党参、蜜党参。【来源】本品为桔梗科植物党参 Codonopsis pilosula（Franch.）Nannf. 的干燥根。栽培或野生。主于我国北部地区。秋季采挖，洗净，干燥。药材以条粗壮、质柔润、味甜者为佳。"[13]

《中国药材学》："党参【别名】东党，西党，潞党，条党。【来源】本品为桔梗科多年生草本植物党参 Codonopsis pilosula（Franch.）Nannf.、素花党参 Codonopsis pilosula - Nannf. var modesta（Nannf.）L. T. Shen［C. modesta Nannf.］或川党参 Codonopsis tangshen Oliv. 等的根。"[14]

《中国中医药学主题词表》："党参 Codonopsis pilosula 属桔梗科和补气药。D 潞党参。"[9]

《普通高等教育中医药类规划教材·中药学》："党参《本草从新》为桔梗科多年生草本植物党参 Codonopsis pilosula（Franch.）Nannf.、素花党参 Codonopsis pilosula Nannf. var modesta（Nannf.）L. T. Shen 或川党参 Codonopsis tangshen Oliv. 的干燥根。主产于山西、陕西、甘肃、四川等省。因以山西上党者最有名，故名党参。秋季采挖，洗净，晒干。切厚片，生用。"[5]

《中华本草》："党参《本草从新》【异名】上党人参《本经逢原》，防风党参《本草从新》，黄参、防党参、上党参《百草镜》，狮头参《纲目拾遗》，中灵草《青海药材》……【来源】为桔梗科植物党参、素花党参、川党参、管花党参、球花党参、灰毛党参的根。【原植物】1. 党参 Codonopsis pilosula（Franch.）Nannf.［Campanumoea pilosula Franch.］。2. 素花党参 Codonopsis pilosula Nannf. Var modesta（Nannf.）L. T. Shen. 3. 川党参 Codonopsis tangshen Oliv. 4. 管花党参 Codonopsis tubulosa Kom. 5. 球花党参 Codonopsis subglobosa W. W. Smith. 6. 球毛党参 Codonopsis canescens Nannf.。"[15]

《中华人民共和国药典》："党参 Radix codonopsis 本品为桔梗科植物党参 Codonopsis pilosula（Franch.）Nannf.、素花党参 Codonopsis pilosula Nannf. var modesta（Nannf.）L. T. Shen 或川党参 Codonopsis tangshen Oliv. 的干燥根。秋季采挖，洗净，晒干。"[4]

5　参考文献

1　清·吴仪洛. 本草从新. 北京：中医古籍出版社，2001，4

2　清·黄宫绣. 本草求真. 上海：上海科学技术出版社，1989，75

3　清·姚澜. 本草分经. 上海：上海科学技术出版社，1989，86

4　国家药典委员会. 中华人民共和国药典. 一部. 北京：化学工业出版社，2000，233

5　雷载权主编. 普通高等教育中医药类规划教材·中药学. 上海：上海科学技术出版社，1995，278

6　江苏新医学院. 中药大辞典. 上海：上海科学技术出版社，1977，1224

7 《中医大辞典》编辑委员会. 中医大辞典·中药分册. 北京：人民卫生出版社，1982，290
8 《中医学》编辑委员会. 中国医学百科全书·中医学. 上海：上海科学技术出版社，1997，1837
9 吴兰成主编. 中国中医药学主题词表. 北京：中医古籍出版社，1996，71
10 中国医学科学院药物研究所等. 中药志. 第二册. 北京：人民卫生出版社，1993，164
11 中华人民共和国卫生部药政管理局. 中药材手册. 上册. 北京：人民卫生出版社，1998，704
12 《全国中草药汇编》编写组. 全国中草药汇编. 上册. 北京：人民卫生出版社，1996，704
13 中华人民共和国卫生部药政管理局. 全国中药炮制规范. 北京：人民卫生出版社，1988，87
14 徐国钧等主编. 中国药材学. 北京：中国医药科技出版社，1996，441
15 国家中医药管理局《中华本草》编委会. 中华本草. 第七册. 上海：上海科学技术出版社，1999，603
16 清·张璐. 本经逢原. 上海：上海科学技术出版社，1959，29
17 清·严西亭. 得配本草. 上海：上海卫生出版社，1957，5
18 清·赵学敏. 本草纲目拾遗. 北京：人民卫生出版社，1983，69
19 清·赵学敏. 本草纲目拾遗. 北京：人民卫生出版社，1983，69
20 清·凌奂. 本草害利. 北京：中医古籍出版社，1982，76

366 鸭跖草

Yazhicao

Herba Commelinae

1 定名依据

1.1 正名

1.1.1 汉文名：鸭跖草（鸭跖草科植物鸭跖草 Commelina communisL. 的干燥地上部分）。

1.1.2 英文名：common dayflower herb.

1.2 依据

1.2.1 定名的文献依据

1.2.1.1 《证类本草》卷十一："鸭跖草，味苦，大寒，无毒。主寒热瘴疟，痰饮疔肿，肉瘸涩滞，小儿丹毒，发热狂痫，大腹痞满，身面气肿，热痢，蛇犬咬，痈疽等毒。和赤小豆煮，下水气湿痹，利小便。生江东、淮南平地。叶如竹，高一、二尺。花深碧，有角如鸟嘴。北人呼为鸡舌草，亦名鼻斫草，吴人呼为跖。跖、斫声相近也。一名碧竹子。花好为色。（新补见陈藏器日华子）"[1]

1.2.1.2 《本草品汇精要》卷十五："鸭跖草，无毒，植生。鸭跖草，主寒热瘴疟，痰饮，疔肿，肉瘸涩滞，小儿丹毒，发热狂痫，大腹痞满，身面气肿，热痢，蛇犬咬，痈疽等毒（《名医》所录）。【名】跖、鸡舌草、碧竹草、鼻斫草。"[2]

1.2.1.3 《本草纲目》卷十六："鸭跖草（跖音只。宋《嘉祐》补）【释名】鸡舌草《拾遗》、碧竹子（同上）、竹鸡草《纲目》、竹叶菜（同上）、淡竹叶（同上）、耳环草（同上）、碧蝉花（同上）、蓝姑草。藏器曰：鸭跖生江东、淮南平地。"[3]

1.2.1.4 《本草纲目别名录·草部上》："鸭跖草（鸡舌草、竹鸡草、淡竹叶、碧蝉花、碧竹子、竹叶菜、耳环草、蓝姑草)。”[4]

1.2.1.5 《中华人民共和国药典》:“鸭跖草 Herba commelinae　本品为鸭跖草科植物鸭跖草 Commelina communis L. 的干燥地上部分。夏、秋二季采收,晒干。”[5]

1.2.1.6 《普通高等教育中医药类规划教材·中药学》:“鸭跖草《本草拾遗》为鸭跖草科一年生草本植物鸭跖草 Commelina communis L. 的全草。全国各地均有分布。夏秋季采收,洗净鲜用或晒干切段用。”[6]

1.2.1.7 《中药大辞典》:“鸭跖草《本草拾遗》【异名】鸡舌草、鼻斫草、碧竹子《本草拾遗》,碧竹草《本草图经》……【基原】为鸭跖草科植物鸭跖草的全草。【原植物】鸭跖草 Commelina communis L.。”[7]

1.2.1.8 《中医大辞典·中药分册》:“鸭跖草　出《本草拾遗》。又名竹叶菜、耳环草、蓝花菜、翠蝴蝶、碧蝉花。为鸭跖草科植物鸭跖草 Commelina communis L. 的全草。”[8]

1.2.1.9 《中国医学百科全书·中医学》:“鸭跖草　始载于《本草拾遗》。又名青蝉花、竹叶菜、蓝姑草、野靛青。为鸭跖草科植物鸭跖草 Commelina communis L. 的全草。中国大部分地区有分布。”[9]

1.2.1.10 《中国中医药学主题词表》:“鸭跖草 Commelina communis　属鸭跖草科;属清热解毒药和祛湿利水药。”[10]

1.2.1.11 《中药志》[11]、《中药材手册》[12]、《全国中草药汇编》[13]、《中国药材学》[14]、《中华本草》[15]等现代中药著作多以“鸭跖草”作为本品正名(参见“文献通考”)。

1.2.2 定名选择的理由

1.2.2.1 鸭跖草 Herba commelinae,系鸭跖草科植物鸭跖草 Commelina communis L. 的干燥地上部分。“鸭跖草”之名始见于唐·陈藏器《本草拾遗》,并作为本品正名记载。其后的历代重要本草著作如宋·唐慎微《证类本草》,明·刘文泰《本草品汇精要》、李时珍《本草纲目》,清·耿世珍《本草纲目别名录》等在载录本品时均以“鸭跖草”作为正名,并一直沿用至今。

1.2.2.2 我国最新出版的《中华人民共和国药典》、《普通高等教育中医药类规划教材·中药学》以及辞书类著作《中医大辞典·中药分册》、《中药大辞典》、《中国医学百科全书·中医学》等均以“鸭跖草”作为本品正名。已经广泛应用于中医药学文献的标引和检索的《中国中医药学主题词表》也以“鸭跖草”作为本品的正式主题词。现代本草著作如《中药志》、《全国中草药汇编》、《中华本草》、《中国药材学》、《中药材手册》等虽记载了不少本品各地的俗称,但也无一例外以“鸭跖草”作为本品的正名。说明“鸭跖草”作为本品正名已成为共识。

1.3 与正名等效的名词:无。

2 源流考释

鸭跖草(鸭跖草科植物鸭跖草 Commelina communis L. 的干燥地上部分),始载于唐·陈藏器《本草拾遗》[1],并以“鸭跖草”为正名。如《证类本草》引《本草拾遗》曰:“鸭跖草,味苦,大寒,无毒。主寒热瘴疟,痰饮疔肿,肉癥涩滞,小儿丹毒,发热狂痫,大腹痞满,身面气肿,热痢,蛇犬咬,痈疽等毒。和赤小豆煮,下水气湿痹,利小便。生江东、淮南平地。叶如竹，高一、二尺。花深碧，有角如鸟嘴。北人呼为鸡舌草，亦名鼻斫草，吴人呼为跖。跖、斫声相近也。一名碧竹子。花好为色。”[1]其后的本草著作大多即沿用该书记载，以“鸭跖草”为正名记载本品，如明·刘文泰《本草品汇精要》[2]、李时珍《本草纲目》[3]，清·耿世珍《本草纲目别名录》[4]等。

古代著作记载的本品异名有“鸡舌草”、“鼻斫草”、“碧竹子”《本草拾遗》[1]，“鸭脚草”、“耳环草”、“碧蝉儿花”《是斋百一选方》[16]，“地地藕”《滇南本草》[17]，“竹鸡草”、“竹叶菜”、“淡竹叶”、“碧蝉花”、“蓝姑草”《本草纲目》[3]等。如《证类本草》卷十一引《本草拾遗》曰：“鸭跖草，味苦，大寒，无毒。主寒热瘴疟，痰饮疔肿，肉癥涩滞，小儿丹毒，发热狂痫，大腹痞满，身面气肿，热痢，蛇犬咬，痈疽等毒。和赤小豆煮，下水气湿痹，利小便。生江东、淮南平地。叶如竹，高一、二尺。花深碧，有角如鸟嘴。北人呼为鸡舌草，亦名鼻斫草，吴人呼为跖。跖、斫声相近也。一名碧竹子。花好为色。(新补见陈藏器日华子)”[1]《是斋百一选方》：“治痔，汉阳章教授传。百药煎碾为细末，每服三钱，煮稀白粥搅匀，食之立愈，糊丸米饮汤下亦得。又同方。鸭脚草俗呼为耳环草，又名碧蝉儿花，用手挪软，纳患处即愈。源按：谨按《得效方》同。”[16]《滇南本草》卷二：“地地藕，味甘，性微寒。主治补养气血，疗妇人白带红崩。生新血，止尿血、鼻衄血、血淋，服之最良。（附方）治沙鼻不时流血、鼻衄。地地藕煎汤，三次服断根。”[17]《本草纲目》卷十六：“鸭跖草（跖音只。宋《嘉祐》补）。【释名】鸡舌草《拾遗》、碧竹子（同上）、竹鸡草《纲目》、竹叶菜（同上）、淡竹叶（同上）、耳环草（同上）、碧蝉花（同上）、蓝姑草。……挼软纳患处，即效。(危亦林《得效方》)”[3]。

现代有关著作均沿用《本草拾遗》的记载以“鸭跖草”作为本品正名，如《中华人民共和国药典》[5]、《普通高等教育中医药类规划教材·中药学》[6]、《中药大辞典》[7]、《中医大辞典·中药分册》[8]、《中国医学百科全书·中医学》[9]、《中国中医药学主题词表》[10]、《中药志》[11]、《中药材手册》[12]、《全国中草药汇编》[13]、《中国药材学》[14]、《中华本草》[15]等。同时尚记载有“鸭仔草”、“竹叶兰”《中药志》[11]，“竹节菜”、“鸭鹊草”、“蓝花菜”、“翠蝴蝶”、“三角菜”、“三荚菜”、“桂竹草”、“蓝花水竹草”《全国中草药汇编》[13]，“三荚子菜”、“竹鸡苋”、“竹根菜”、“牛耳朵草”、“鸭食草”、“水浮草”、“鸭子菜”、“菱角伞”、“碧蝉蛇”、“竹管草”、“竹节草”、“竹剪草”、“兰花草”、“野靛青”、“靛青花草”、“萤火虫草”、“鸭脚青”、“挂兰青”、“鸦雀草”、“兰紫草”、“哥哥啼草”、“竹叶活血丹”、“竹叶水草”、“水竹叶草”、“竹叶青菜”、“鸭板草”、“竹夹菜”、“鹅儿菜”、“鸡冠菜”、“蓝花姑娘”、“露草”、“帽子花”、“碧竹草”、“青耳环花”、“碧蟾蜍”、“竹叶草”、“淡竹叶菜”、“水竹子”《中药大辞典》[7]，“青蝉花”《中国医学百科全书·中医学》[9]等各地的俗称。还记载有本品原植物“鸭跖草”的异名“鸭舌草”、“碧竹子”、“竹叶菜”、“淡竹叶”、“碧蝉花”、“鸭仔草”、“竹叶兰”《中药志》[11]等。

3 附录

3.1 又称：无。

3.2 俗称：鸭仔草（福建），竹叶兰（陕西），竹节菜、鸭鹊草、蓝花菜、翠蝴蝶、三角菜、三荚菜、桂竹草、蓝花水竹草（江苏），三荚子菜（东北），竹鸡苋（江西），竹根菜（四川），牛耳朵草、鸭食草、水浮草、鸭子菜、菱角伞（辽宁），碧蝉蛇（广州），竹管草、竹节草、竹剪草（江西），兰花草、野靛青、靛青花草、萤火虫草、鸭脚青、挂兰青、鸦雀草、兰紫草、哥哥啼草、竹叶活血丹（浙江），竹叶水草、水竹叶草、竹叶青菜、鸭板草（上海），竹夹菜、鹅儿菜（广西），鸡冠菜、蓝花姑娘（江苏），露草，帽子花，碧竹草，青耳环花，碧蟾蜍，竹叶草，淡竹叶菜，水竹子，青蝉花。

3.3 曾称：鸡舌草、鼻斫草、碧竹子《本草拾遗》，鸭脚草、耳环草、碧蝉儿花《是斋百一选方》，地地藕《滇南本草》，竹鸡草、竹叶菜、淡竹叶、碧蝉花、蓝姑草《本草纲目》。

3.4 原植物名称：鸭跖草，鸭舌草，碧竹子，竹叶菜，淡竹叶，碧蝉花，鸭仔草（福建），竹叶兰（陕西）。

4 文献通考

《证类本草》卷十一："鸭跖草，味苦，大寒，无毒。主寒热瘴疟，痰饮疔肿，肉癥涩滞，小儿丹毒，发热狂痫，大腹痞满，身面气肿，热痢，蛇犬咬，痈疽等毒。和赤小豆煮，下水气湿痹，利小便。生江东、淮南平地。叶如竹，高一、二尺。花深碧，有角如鸟嘴。北人呼为鸡舌草，亦名鼻斫草，吴人呼为跖。跖、斫声相近也。一名碧竹子。花好为色。(新补见陈藏器日华子)"[1]

《是斋百一选方》："治痔，汉阳章教授传。百药煎碾为细末，每服三钱，煮稀白粥搅匀，食之立愈，糊丸米饮汤下亦得。又同方。鸭脚草俗呼为耳环草，又名碧蝉儿花，用手挪软，纳患处即愈。源按：谨按《得效方》。"[16]

《滇南本草》卷二："（地地藕……别名：鸭跖草。）地地藕，味甘，性微寒。主治补养气血，疗妇人白带红崩。生新血，止尿血、鼻衄血、血淋，服之最良。(附方)治沙鼻不时流血、鼻衄。地地藕煎汤，三次服断根。"[17]

《本草品汇精要》卷十五："鸭跖草，无毒，植生。鸭跖草，主寒热瘴疟，痰饮疔肿，肉癥涩滞，小儿丹毒，发热狂痫，大腹痞满，身面气肿，热痢，蛇犬咬，痈疽等毒（《名医》所录)。【名】跖、鸡舌草、碧竹草、鼻斫草。"[2]

《本草纲目》卷十六："鸭跖草（跖音只。宋《嘉祐》)。【释名】鸡舌草《拾遗》、碧竹子（同上）、竹鸡草《纲目》、竹叶菜（同上）、淡竹叶（同上）、耳环草（同上）、碧蝉花（同上）、蓝姑草。藏器曰：鸭跖生江东、淮南平地。叶如竹，高一二尺，花深碧，好为色，有角如鸟嘴。时珍曰：竹叶菜处处平地有之。三四月出苗，紫茎竹叶，嫩时可食。四、五月开花，如蛾形，两叶如翅，碧色可爱。结角尖曲如鸟喙，实在角中，大如小豆。豆中有细子，灰黑而皱，状如蚕屎。巧匠采其花，取汁作画色及彩羊皮灯，青碧如黛也。苗，【气味】苦，大寒，无毒。【主治】寒热瘴疟，痰饮疔肿，肉癥涩滞，小儿丹毒，发热狂痫，大腹痞满，身面气肿，热痢，蛇犬咬、痈疽等毒（藏器)。和赤小豆煮食，下水气湿痹，利小便（大明)。消喉痹（时珍)。【附方】新四。小便不通：竹鸡草一两，车前草一两，捣汁入蜜少许，空心服之。《集简方》下痢赤白：蓝姑草（即淡竹叶菜)，煎汤日服之。《活幼全书》喉痹肿痛：鸭跖草汁点之。《袖珍方》五痔肿痛：耳环草（一名碧蝉儿花)，挼软纳患处，即效。(危亦林《得效方》"[3]

《本草纲目别名录·本草纲目释名·草部（上)》："鸭跖草（鸡舌草、竹鸡草、淡竹叶、碧蝉花、碧竹子、竹叶菜、耳环草、蓝姑草)。"[4]

《中药志》:"鸭跖草　本品为较常用中药,商品系鸭跖草科植物鸭跖草的全草。……【原植物】鸭跖草　别名:鸭舌草、碧竹子(本草拾遗),竹叶菜、淡竹叶、碧蝉花(本草纲目),鸭仔草(福建),竹叶兰(陕西)。Commelina communis L. ——鸭跖草科 Commelinaceae."[11]

《中药材手册》:"淡竹叶(《纲目》列入草部隰草类)……浙江、江苏某些地区曾地鸭跖草科植物鸭跖草误作淡竹叶用,亦应注意区别。……［伪品］鸭跖草科植物鸭跖草 Commelina communis L. 的全草,茎下部匍匐、节上常生根,上部近于直立,节稍膨大。叶卵状披针形,长4~9cm,宽1~1.7cm,先端渐尖,边缘在纤毛,基部下延呈膜质鞘,鞘口有疏长毛,与淡竹叶的来源、形状不同,不可代淡竹叶用。"[12]

《全国中草药汇编》:"鸭跖草　别名:竹节菜、鸭鹊草、耳环草、蓝花菜、翠蝴蝶、三角菜、三荚菜、桂竹草、蓝花水竹草、淡竹叶(江苏)。来源:为鸭跖草科鸭跖草属植物鸭跖草 Commelina communis L. 的全草。"[13]

《中药大辞典》:"鸭跖草《本草拾遗》【异名】鸡舌草、鼻斫草、碧竹子《本草拾遗》,碧竹草《本草图经》,青耳环花、碧蟾蜍、竹叶草《竹谱详录》,耳环草《世医得效方》,地地藕《滇南本草》,蓝姑草、淡竹叶菜《活幼全书》,竹鸡草《濒湖集简方》,竹叶菜、淡竹叶、碧蝉花《纲目》,水竹子《植物名实图考长编》,露草、帽子花《植物学大辞典》,三荚子菜《东北药植志》,竹叶兰《贵阳民间药草》竹鸡苋《江西中药》,竹根菜《四川中药志》,三角菜、牛耳朵草、鸭食草、水浮草、鸭子菜、菱角伞《辽宁经济植物志》,碧蝉蛇(广州部队)《常用中草药手册》,竹管草、竹节草、鸭脚草、竹剪草《江西草药》,兰花草、野靛青、靛青花草、萤火虫草、鸭脚青、挂兰青、鸦雀草、兰紫草、哥哥啼草、竹叶活血丹《浙江民间常用草药》,竹叶水草、水竹叶草、竹叶青菜、鸭板草《上海常用中草药》,竹夹菜、翠蝴蝶、鹅儿菜《广西中草药》,鸡冠菜、蓝花姑娘《江苏药材志》,鸭仔草《福建中草药》。【基原】为鸭跖草科植物鸭跖草的全草。【原植物】鸭跖草 Commelina communis L."[7]

《中医大辞典·中药分册》:"鸭跖草　出《本草拾遗》。又名竹叶菜、耳环草、蓝花菜、翠蝴蝶、碧蝉花。为鸭跖草科植物鸭跖草 Commelina communis L. 的全草。"[8]

《中国医学百科全书·中医学》:"鸭跖草　始载于《本草拾遗》。又名青蝉花、竹叶菜、蓝姑草、野靛青。为鸭跖草科植物鸭跖草 Commelina communis L. 的全草。中国大部分地区有分布。"[9]

《中国药材学》:"鸭跖草　【别名】竹叶菜,竹节菜,蓝花草,竹荚菜,萤火虫草,三角草,鸭仔草(福建),淡竹叶(江苏、陕西),竹叶兰(陕西)。【来源】本品为鸭跖草科植物鸭跖草 Commelina communis L. 的全草。"[14]

《中国中医药学主题词表》:"鸭跖草 Commelina communis　属鸭跖草科;属清热解毒药和祛湿利水药。"[10]

《普通高等教育中医药类规划教材·中药学》:"鸭跖草《本草拾遗》为鸭跖草科一年生草本植物鸭跖草 Commelina communis L. 的全草。全国各地均有分布。夏秋季采收,洗净鲜用或晒干切段用。"[6]

《中华本草》:"鸭跖草《本草拾遗》【异名】鸡舌草、鼻斫草、碧竹子《本草拾遗》,

青耳环花、碧蟾蜍、竹叶草《竹谱详录》，鸭脚草、耳环草、碧蝉儿花《百一选方》，地地藕《滇南本草》，蓝姑草《活幼全书》，竹鸡草《濒湖集简方》，竹叶菜、淡竹叶、碧蝉花《纲目》，水竹子《植物名实图考长编》，露草、帽子花《植物学大辞典》，竹叶兰《贵阳民间药草》，竹根菜《四川中药志》，鹅儿菜《广西中草药》，竹管草《江西草药》，兰花草、野靛青、萤火虫草、竹叶活血丹《浙江民间常用草药》，鸡冠菜、蓝花姑娘《江苏药材志》，鸭仔草《福建中草药》……【来源】为鸭跖草科植物鸭跖草的全草。【原植物】鸭跖草 Commelina communis L."[15]

《中华人民共和国药典》："鸭跖草 Herba commelinae　本品为鸭跖草科植物鸭跖草 Commelina communis L. 的干燥地上部分。夏、秋二季采收，晒干。"[5]

5　参考文献

1　宋·唐慎微. 证类本草. 北京：人民卫生出版社，1957，283

2　明·刘文泰. 本草品汇精要. 北京：人民卫生出版社，1982，439

3　明·李时珍. 本草纲目. 北京：人民卫生出版社，1982，1037

4　清·耿世珍. 本草纲目别名录. 北京：中医古籍出版社，1982，126

5　国家药典委员会. 中华人民共和国药典. 一部. 北京：化学工业出版社，2000，261

6　雷载权主编. 普通高等教育中医药类规划教材·中药学. 上海：上海科学技术出版社，1995，55

7　江苏新医学院. 中药大辞典. 上海：上海科学技术出版社，1977，1845

8　《中医大辞典》编辑委员会. 中医大辞典·中药分册. 北京：人民卫生出版社，1982，292

9　《中医学》编辑委员会. 中国医学百科全书·中医学. 上海：上海科学技术出版社，1997，992

10　吴兰成主编. 中国中医药学主题词表. 北京：中医古籍出版社，1996，513

11　中国医学科学院药物研究所等. 中药志. 第四册. 北京：人民卫生出版社，1993，563

12　中华人民共和国卫生部药政管理局. 中药材手册. 北京：人民卫生出版社，1998，460

13　《全国中草药汇编》编写组. 全国中草药汇编. 上册. 北京：人民卫生出版社，1996，717

14　徐国钧等主编. 中国药材学. 北京：中国医药科技出版社，1996，1676

15　国家中医药管理局《中华本草》编委会. 中华本草. 第八册. 上海：上海科学技术出版社，1999，299

16　宋·王璆. 是斋百一选方. 台北：新文丰出版公司，1987，203

17　明·兰茂. 滇南本草第二卷. 昆明：云南人民出版社，1977，393

367　射干

Shegan

Rhizoma Belamcandae

1　定名依据

1.1　正名

1.1.1　汉文名：射干［鸢尾科植物射干 Belamcanda chinensis（L.）DC. 的干燥根茎］。

1.1.2　英文名：blackberrylily rhizome.

1.2　依据

1.2.1 定名的文献依据

1.2.1.1 《神农本草经》卷三：“射干，味苦，平。主咳逆上气，喉痹咽痛不得消息，散急气，腹中邪逆，食饮大热。一名乌扇，一名乌蒲。生川谷。”[1]

1.2.1.2 《本草经集注·草木上品》：“射干，味苦，平，微温，有毒。主治咳逆上气，喉痹咽痛，不得消息，散结气，腹中邪逆，食饮大热。”[2]

1.2.1.3 《新修本草》卷十：“射干，味苦，平，微温，有毒。主咳逆上气，喉痹咽痛，不得消息，散结气，腹中邪逆，食饮大热。疗老血在心肝脾间，咳唾、言语气臭，散胸中热气。久服令人虚。一名乌扇，一名乌蒲，一名乌翣，一名乌吹，一名草姜。”[3]

1.2.1.4 《本草品汇精要》卷十三：“射干，有毒，植生。【射】（音夜）【干】（出《神农本经》）。……【名】乌扇、乌蒲、乌翣、乌吹、草姜、凤翼。”[4]

1.2.1.5 《本草纲目》卷十七：“射干《本经·下品》。【释名】乌扇《本经》、乌翣《别录》、乌吹《别录》、乌蒲《本经》、凤翼《拾遗》、鬼扇《土宿》……时珍曰：射干即今扁竹也。今人所种，多是紫花者，呼为紫蝴蝶。”[5]

1.2.1.6 《本草从新》卷四：“射干，泻火、解毒、散血消痰。苦寒。能泻实火。火降则血散肿消，而痰结自解，故能消心脾老血。行太阴、厥阴之积痰。”[6]

1.2.1.7 《中华人民共和国药典》：“射干 Rhizoma belamcandae 本品为鸢尾科植物射干 Belamcanda chinensis（L.）DC. 的干燥根茎。春初刚发芽或秋末茎叶枯萎时采挖，除去须根及泥沙，干燥。”[7]

1.2.1.8 《普通高等教育中医药类规划教材·中药学》：“射干《本经》为鸢尾科多年生草本植物射干 Belamcanda chinensis（L.）DC. 的根茎。主产于湖北、河南、江苏、安徽等地。全年均可采挖，以秋季采收为佳。除去苗茎、须根，洗净，晒干，切片。”[8]

1.2.1.9 《中药大辞典》：“射干《本经》【异名】乌扇、乌蒲《本经》，黄远《吴普本草》，乌蓮《广雅》……【基原】为鸢尾科植物射干的根茎。【原植物】射干 Belamcanda chinensis（L.）DC.。”[9]

1.2.1.10 《中医大辞典·中药分册》：“射干 出《神农本草经》。又名乌扇、扁竹根、开喉箭、剪刀草、蝴蝶花根、铁扁担、山蒲扇。为鸢尾科植物射干 Belamcanda chinensis（L.）DC. 的根茎。”[10]

1.2.1.11 《中国医学百科全书·中医学》：“射干 始载于《神农本草经》。又名乌扇、开喉箭、山蒲扇、金蝴蝶。为鸢尾科植物射干 Belamcanda chinensis（L.）DC. 的根茎。春、秋两季采挖，除去茎叶及须根，洗净，晒至半干，微火燎去毛须，再晒干。”[11]

1.2.1.12 《中国中医药学主题词表》：“射干 Belamcanda chinensis 属鸢尾科；属清热解毒和化痰药（中药）。D 鸢尾。”[12]

1.2.1.13 《中药志》[13]、《中药材手册》[14]、《全国中草药汇编》[15]、《全国中药炮制规范》[16]、《中国药材学》[17]、《中华本草》[18]等现代中药著作多以“射干”作为本品正名（参见“文献通考”）。

1.2.2 定名选择的理由

1.2.2.1 射干 Rhizoma belamcandae，系鸢尾科植物射干 Belamcanda chinensis（L.）DC. 的干燥根茎。“射干”之名始见于汉《神农本草经》，并作为本品正名记载。其后的历代重要本草著作如南北朝·陶弘景《本草经集注》，唐·苏敬《新修本草》，明·李时珍

《本草纲目》等在载录本品时均以“射干”作为正名，并一直沿用至今。

1.2.2.2 我国最新出版的《中华人民共和国药典》、《普通高等教育中医药类规划教材·中药学》以及辞书类著作《中医大辞典·中药分册》、《中药大辞典》、《中国医学百科全书·中医学》等均以“射干”作为本品正名。已经广泛应用于中医药学文献的标引和检索的《中国中医药学主题词表》也以“射干”作为本品的正式主题词。现代本草著作如《中药志》、《全国中草药汇编》、《中华本草》、《中国药材学》、《中药材手册》、《全国中药炮制规范》等虽记载了不少本品各地的俗称，但也无一例外以“射干”作为本品的正名。说明“射干”作为本品正名已成为共识。

1.3 与正名等效的名词：无。

2 源流考释

射干［鸢尾科植物射干 Belamcanda chinensis（L.）DC. 的干燥根茎］，始载于汉《神农本草经》[1]，并以“射干”为正名。如《神农本草经》卷三：“射干，味苦，平。主咳逆上气，喉痹咽痛不得消息，散急气，腹中邪逆，食饮大热。一名乌扇，一名乌蒲。生川谷。”[1]其后的本草著作大多即沿用该书记载，以“射干”为正名记载本品，如三国·吴普《吴普本草》[19]，魏晋《名医别录》[20]，南北朝·雷敩《雷公炮炙论》[21]、陶弘景《本草经集注》[2]，唐·苏敬《新修本草》[3]、孙思邈《千金翼方》[22]，宋·苏颂《本草图经》[23]、寇宗奭《本草衍义》[24]，元·王好古《汤液本草》[25]，明·兰茂《滇南本草》[26]、刘文泰《本草品汇精要》[4]、李时珍《本草纲目》[5]、缪希雍《炮炙大法》[27]、李中梓《雷公炮制药性解》[28]、李中梓《本草征要》[29]，清·卢之颐《本草乘雅半偈》[30]、蒋居祉《本草择要纲目》[31]、陈士铎《本草新编》[32]、日本稻宣义《炮炙全书》[33]、汪昂《本草易读》[34]、汪昂《本草备要》[35]、张璐《本经逢原》[36]、吴仪洛《本草从新》[6]、严西亭《得配本草》[37]、沈金鳌《要药分剂》[38]、黄宫绣《本草求真》[39]、姚澜《本草分经》[40]、杨时泰《本草述钩元》[41]、叶志诜《神农本草经赞》[42]、陈其瑞《本草撮要》[43]、张秉成《本草便读》[44]等。

古代著作记载的本品异名有“乌蓮”《广雅》[45]，“乌扇”、“乌蒲”《神农本草经》[1]，“黄远”《吴普本草》[19]，“夜干”《本草经集注》[2]，“乌翣”、“乌吹”、“草姜”《名医别录》[20]，“较剪花”、“较剪草”、“黄花扁蓄”《生草药性备要》[46]，紫蝴蝶根《得配本草》[37]等。

现代有关著作均沿用《神农本草经》的记载以“射干”作为本品正名，如《中华人民共和国药典》[7]、《普通高等教育中医药类规划教材·中药学》[8]、《中药大辞典》[9]、《中医大辞典·中药分册》[10]、《中国医学百科全书·中医学》[11]、《中国中医药学主题词表》[12]、《中药志》[13]、《中药材手册》[14]、《全国中草药汇编》[15]、《全国中药炮制规范》[16]、《中国药材学》[17]、《中华本草》[18]等。同时尚记载有“绞剪草”、“剪刀草”、“山蒲扇”、“蝴蝶花”《全国中草药汇编》[15]，“冷水丹”、“冷水花”、“扁竹兰”、“金蝴蝶”、“金绞剪”、“紫良姜”、“铁扁担”、“六甲花”、“扇把草”、“鱼翅草”、“老君扇”、“高搜山”、“凤凰草”《中药大辞典》[9]，“扁竹根”、“开喉箭”、“蝴蝶花根”《中医大辞典》[10]，“黄姜”、“开喉剑”、“老鸦扇”、“马虎扇子”、“蓄”《中国药材学》[17]，“黄知母”《中华本草》[18]等各地的俗称。还记载有本品原植物“射干”的异名“乌扇”、“蝴蝶花”、“扁竹”、“较剪草”、“紫蝴蝶”、“山蒲扇”、“老鸦扇”、“扇把子”、“冷水丹”、“野萱花”、“铁扁担”、“开喉箭”、“黄知母”、“老君扇”、“上搜山虎”《中药志》[13]等。

3 附录

3.1 又称：无。

3.2 俗称：冷水丹、冷水花（南京），金蝴蝶、金绞剪（浙江），黄姜、紫良姜、铁扁担（江苏），六甲花、扇把草、鱼翅草、蓄（广西），山蒲扇（东北），老君扇、高搜山、凤凰草（湖南），蝴蝶花（浙江、福建），开喉剑（江西），老鸦扇（陕西），马虎扇子（山东），绞剪草，剪刀草，蝴蝶花根，扁竹兰，扁竹根，开喉箭，黄知母。

3.3 曾称：乌扇、乌蒲《本经》，黄远《吴普本草》，乌蓮《广雅》，夜干《本草经集注》，乌翣，乌吹，草姜《名医别录》，鬼扇《补缺肘后方》，凤翼《本草拾遗》，仙人掌、紫金牛《土宿本草》，野萱花、扁竹《纲目》，地萹竹《镇江府志》，紫蝴蝶棍《得配本草》，较剪花、较剪草、黄花扁蓄《生草药性备要》。

3.4 原植物名称：射干，乌扇（陕西、广西、江西、福建），蝴蝶花（江苏、江西、福建、湖南），扁竹（福建、陕西、云南、浙江、广东），较剪草（广东、广西），紫蝴蝶（广西），山蒲扇（辽宁、陕西），老鸦扇（陕西），扇把子（甘肃），冷水丹（江苏、江西），野萱花（陕西、江西、广东、广西），铁扁担（江西、湖南、福建），开喉箭（广西、贵州），黄知母（四川），老君扇、上搜山虎（贵州）。

4 文献通考

《神农本草经》卷三：“射干，味苦，平。主咳逆上气，喉痹咽痛不得消息，散急气，腹中邪逆，食饮大热。一名乌扇，一名乌蒲。生川谷。”[1]

《广雅疏证》卷十：“鸢尾，乌蓮，射干也。”[45]

《吴普本草·草木类》：“射干，一名黄远。”[19]

《名医别录·下品》：“射干，微温，有毒。主治老血在心肝脾间，咳唾，言语气臭，散胸中气。久服令人虚。一名乌翣，一名乌吹，一名草姜。生南阳田野。三月三日采根，阴干。”[20]

《雷公炮炙论》一：“射干，雷公云：凡使，先以米泔水浸一宿，漉出。然后用堇竹叶煮，从午至亥，漉出，日干用之。”[21]

《本草经集注》：“射干，味苦，平，微温，有毒。主治咳逆上气，喉痹咽痛，不得消息，散结气，腹中邪逆，食饮大热。治老血在心肝脾间，咳唾言语气臭，散胸中热气。久服令人虚。一名乌扇，一名乌蒲，一名乌翣，一名乌吹，一名草姜。生南阳川谷，生田野。三月三日采根，阴干。此即是乌翣根，庭坛多种之，黄色，亦治毒肿。方多作夜干字，今射亦作夜音。”[2]

《新修本草》卷十：“射干，味苦，平，微温，有毒。主咳逆上气，喉痹咽痛，不得消息，散结气，腹中邪逆，食饮大热。疗老血在心肝脾间，咳唾、言语气臭，散胸中热气。久服令人虚。一名乌扇，一名乌蒲，一名乌翣，一名乌吹，一名草姜。生南阳川谷，生田野。三月三日采根，阴干。此即是乌翣根，庭坛多种之，黄色，亦疗毒肿。”[3]

《千金翼方》卷三：“射干，味苦，平，微温，有毒。主咳逆上气，喉痹咽痛，不得消息，散结气，腹中邪逆，食饮大热，疗老血在心脾间，咳唾、言语气臭，散胸中热气。久服令人虚。一名乌扇，一名乌蒲，一名乌翣，一名乌吹，一名草姜。”[22]

《本草图经》卷八：“射（音夜）干，生南阳山谷田野，今在处有之。人家庭院间亦多种植，春生苗，高二、三尺；叶似蛮姜，而狭长横张，疏如翅羽状，故一名乌翣，谓其叶耳；叶中抽茎，似萱草而强硬；六月开花，黄红色，瓣上有细文纹秋结实作房，中子黑色；根多须，皮黄黑，肉黄赤。”[23]

《本草衍义》卷十一：“射干，此乃荀子所说‘西方之木，名曰射干’者也。《注》复引《本草》曰：‘不合以射干为木’。殊不知五行只以水、火、木、金、土而言之，故儒者以草、木皆木也，金、铅皆金也，粪、土皆土也，灰、火皆火也，水、池皆水也。由是言之，即非佛经所说火宅喻之兽，及阮公所云临层城者之木。况《本经》亦曰：‘一名草姜’，故知是草无疑。今治肺气、喉痹为佳。”[24]

《汤液本草》卷四：“射干，又名乌扇。气平，味苦，微温，有毒。《本草》云：主咳逆上气，喉痹咽痛，不得消息，散结气，腹中邪逆，食饮大热。疗老血在心脾间，咳唾，言语气臭，散胸中热气。《衍义》云：治肺气喉痹为佳。仲景治咽中动气或闭塞，乌扇汤中用。《时习》云：仲景射干汤用之。《心》云：去胃痈。草姜，故知是草无疑。”[25]

《滇南本草》卷二：“射干，又名乌扇。味苦、辛，性微寒。有小毒。治咽喉肿痛，咽闭喉风，乳蛾、痄腮红肿，牙根肿烂。疗咽喉热毒，攻散疮痈，一切热毒等症。”[26]

《本草品汇精要》卷十三：“射干，有毒，植生。【射】（音夜）【干】（出《神农本经》），主咳逆上气，喉痹咽痛，不得消息，散结气，腹中邪逆，食饮大热（以上朱字《神农本经》）。疗老血在心脾间，咳唾，言语气臭，散胸中热气，久服令人虚（以上黑字《名医》所录）。【名】乌扇、乌蒲、乌翣、乌吹、草姜、凤翼。”[4]

《本草纲目》卷十七：“射干《本经·下品》。【释名】乌扇《本经》、乌翣《别录》、乌吹《别录》、乌蒲《本经》、凤翼《拾遗》、鬼扇《土宿》、扁竹《纲目》、仙人掌《土宿》、紫金牛《土宿》、野萱花《纲目》、草姜《别录》、黄远《吴普》……时珍曰：射干即今扁竹也。今人所种，多是紫花者，呼为紫蝴蝶……二便不通，诸药不效：紫花扁竹根，生水边者佳，研汁一盏服，即通。《普济》水蛊腹大，动摇水声，皮肤黑：用鬼扇根捣汁，服一杯，水即下。《肘后方》阴疝肿刺，发时肿痛如刺：用生射干捣汁与服取利。亦可丸服。《肘后方》乳痈初肿：扁竹根如僵蚕者，同萱草根为末，蜜调敷之，神效。《永类方》”[5]

《炮炙大法·草部》：“射干（不辣者良，米泔水浸一宿，漉出，然后用堇竹叶煮，从午至亥漉出，晒干用之）。”[27]

《雷公炮制药性解》卷三：“射干，味苦，性微温有毒，入肺肝脾三经。主咳逆上气，咽喉诸证，开胃进食，镇肝明目消痈毒，逐瘀血，通月经，行积痰，使结核自消。又肝经湿气，因疲劳而发便毒者，取三寸与生姜同煎服，利两三行效。”[28]

《本草征要》卷二：“射干，味苦，性平，有毒。入肺经。泔浸煮之。清咳逆热气，捐喉痹咽疼。治弄舌与摇头，除虫蛇之毒螫。泄热散结，多功于上焦。一阴一阳结之急症关下喉痹，妨于吞咽。与郁金等为伍，以入心包之牡丹花，走三焦之栀子花为引经，其效甚捷。”[29]

《本草乘雅半偈》第七帙：“射干《本经·下品》。【气味】苦平，无毒。【主治】主咳逆上气，喉痹咽痛，不得消息，散结气，腹中邪逆，食饮大热。”[30]

《本草择要纲目·寒性药品》：“射干【气味】苦，平，有毒。阳中阴也。【主治】咳逆上气，喉痹咽痛，散结气，腹中邪逆，食饮大热。苦酒摩涂毒肿，治疰气，消瘀血，通女人月闭，消痰，破癥结，胸膈满，腹胀，气喘，痃癖，开胃下食，镇肝明目。”[31]

《本草新编》卷三：“射干，味苦，气平，微温，阴中阳也，无毒。入肺、肝、脾三经。散结气，平痈毒，逐瘀血，通月经，止喉痹气痛，祛口热臭秽，化湿痰、湿热，平风邪作喘殊效，仍治胸满气胀，咳嗽气结。”[32]

《炮炙全书》卷二：“射干，苦，平，有毒。采根，以米泔水浸一宿，漉出，以萹竹叶煮之，日干用。”[33]

《本草易读》卷五：“射干，米泔浸。乌扇。味苦，微寒，有小毒。治咳逆上气，疗咽喉痹痛。祛瘀血而通经，破癥结而消痰。涂痈肿而解疟母，降实火而利大肠。在处有之。人家种之。今人所种，多是紫花者，呼为紫蝴蝶。叶如乌婴，故又名乌扇。叶中抽茎，茎上分枝开花。秋月结实作房，中子黑色。三月采根。”[34]

《本草备要·草部》：“射干，泻火，解毒，散血，消痰……治结核瘕疝，便毒疟母（鳖甲煎丸，治疟母用之，皆取其降厥阴相火也）。通经闭，利大肠，镇肝明目。扁竹花根也（叶横铺，如乌羽及扇，故一名乌扇，乌翣），泔水浸一日，萹竹叶煮半日用。”[35]

《本经逢原》卷二：“射干，《本经》名乌扇，其叶丛生，横铺一面如鸟翅及扇之状，故有乌翣、乌吹、乌蒲、风翼、鬼扇、扁竹、仙人掌等名。苦辛微温，有毒。米泔浸，煮熟炒用。”[36]

《生草药性备要》下卷：“较剪花，味腥，性寒，有小毒。治伤寒，理酒顶，消便毒，最妙。一名黄花扁蓄。又有一种，蓝花，有大毒，不可服。”[46]

《本草从新》卷四：“射干，泻火、解毒、散血消痰。苦寒。能泻实火。火降则血散肿消，而痰结自解，故能消心脾老血。行太阴、厥阴之积痰。”[6]

《得配本草》卷三：“射干，一名乌扇，一名乌翣，又呼紫蝴蝶根。辛、苦、微寒，有毒。入手太阴，兼足厥阴经气分。泻上焦实热，降厥阴相火。”[37]

《要药分剂》卷六：“射干，即紫蝴蝶根。味苦。性平。有毒。禀金气而兼火气以生。降也。阳中阴也。”[38]

《本草求真·上编》：“射干（毒草），泻火清热解毒，散血消痰。射干（专入心脾肝），形如乌羽乌扇，又以乌羽乌扇为名。”[39]

《本草分经·原例》：“射干，苦寒，泻实火，因而散血消肿，能化心脾老血、肝肺积痰，解毒，治喉痹咽痛，虚者忌用。”[40]

《本草述钩元》卷十：“射干，本经名乌扇，即今扁竹。其叶横铺一面，故有乌翣凤翼仙人掌等名，易通卦验云。冬至射干生，三四月开花，或紫或黄或碧。六出大如萱（丹溪独取紫花者），结房四隔，生子极硬，七月始枯（濒湖）。”[41]

《神农本草经赞》卷三：“射干，味苦平。主咳逆上气，喉痹咽痛，不得消息，散急气，腹中邪逆，食饮大热。一名乌扇，一名乌蒲。生川谷。竹节姜根，庭台夏遍，紫蝶斜飞，乌蒲低扇，缘木身轻。临城竿缘，异兽乔柯，同名角炫，土宿指南。一名扁竹叶，如侧手掌形，根亦如之。日华子曰，根形似高良姜，五六七月采。”[42]

《本草撮要》卷一：“射干，味辛苦微凉有毒，入手少阴厥阴经。功专散结气，喉痹咽痛，不得稍息。并疗疟母，喉痹不通。以根捣汁咽，大腑动即解。或醋研取汁噙之，引出涎亦妙。又方用紫蝴蝶根一钱，黄芩、生草、桔梗各五分为末，水调顿服立愈。”[43]

《本草便读·草部》：“射干，泻肺胃之结邪。苦降辛开，性平有毒。利咽喉之肿痛，消痰破血，力猛无余。”[44]

《中药志》：“射干　本品为较常用中药。商品系鸢尾科植物射干的根茎。……【原植物】射干　别名：乌扇（陕西、广西、江西、福建），蝴蝶花（江苏、江西、福建、湖南），扁竹（福建、陕西、云南、浙江、广东），较剪草（广东、广西），紫蝴蝶（广西），山蒲扇（辽宁、陕西），老鸦扇（陕西），扇把子（甘肃）；冷水丹（江苏、江西），野萱花（陕西、江西、广东、广西），铁扁担（江西、湖南、福建），开喉箭（广西、贵州），黄知母（四川），老君扇、上搜山虎（贵州）。Belamcanda chinensis（L.）DC.——鸢尾科 Iridaceae.”[13]

《中药材手册》：“射干（《纲目》列入草部毒草类）本品为鸢尾科植物射干 Belamcanda chinensis（L.）DC. 的干燥根茎。原植物系多年生草本，均为野生。习惯认为湖北产者质坚色黄，品质较佳，俗称“汉射干”。广东、广西尚用其他地上茎，当地俗称“射干苗”。此外，四川省习用的土知母，别名“射干”，实为鸢尾科植物花菖蒲的根茎，与药材射干不同，只销四川。鸢尾科科植物鸢尾的根茎为射干的伪品，同科同属植物白射干亦不宜作射干使用，应注意鉴别。【别名】寸干（湖北）。”[14]

《全国中草药汇编》：“射干　别名：乌扇、扁竹、绞剪草、剪刀草、山蒲扇、野萱花、蝴蝶花。来源：为鸢尾科射干属植物射干 Belamcanda chinensis（L.）DC. 的根状茎。”[15]

《中药大辞典》：“射干《本经》【异名】乌扇、乌蒲《本经》，黄远《吴普本草》，乌萐《广雅》，夜干《本草经集注》，乌翣、乌吹、草姜《别录》，鬼扇《补缺肘后方》，凤翼《本草拾遗》，仙人掌、紫金牛《土宿本草》，野萱花、扁竹《纲目》，地萹竹《镇江府志》，较剪草、黄花扁蓄《生草药性备要》，冷水丹、冷水花《南京民间药草》，扁竹兰《中药形性经验鉴别法》，金蝴蝶、金绞剪《浙江中药手册》，紫良姜、铁扁担《江苏植物药志》，六甲花、扇把草、鱼翅草《广西中兽医药用植物》，山蒲扇《东北药植志》，剪刀草《中药志》，老君扇、高搜山、凤凰草《湖南药物志》。【基原】为鸢尾科植物射干的根茎。【原植物】射干 Belamcanda chinensis（L.）DC.。”[9]

《中医大辞典·中药分册》：“射干　出《神农本草经》。又名乌扇、扁竹根、开喉箭、剪刀草、蝴蝶花根、铁扁担、山蒲扇。为鸢尾科植物射干 Belamcanda chinensis（L.）DC. 的根茎。”[10]

《中国医学百科全书·中医学》：“射干　始载于《神农本草经》。又名乌扇、开喉箭、山蒲扇、金蝴蝶。为鸢尾科植物射干 Belamcanda chinensis（L.）DC. 的根茎。春、秋两季采挖，除去茎叶及须根，洗净，晒至半干，微火燎去毛须，再晒干。”[11]

《全国中药炮制规范》：“射干　［处方用名］射干。【来源】本品为鸢尾科植物射干 Belamcanda chinensis（L.）DC. 的干燥根茎。野生或栽培。主产于湖北、河南等地。春、秋二季采挖，除去泥土及须根，干燥。药材以粗壮、质硬、断面色黄者为佳。”[16]

《中国药材学》：“射干　【别名】扁竹，山蒲扇，黄姜、铁扁担（江苏），蝴蝶花（浙江、福建），开喉剑（江西），老鸦扇（陕西），较剪草（广东），马虎扇子（山东），蓄（广东、广西）。【来源】本品为鸢尾科植物射干 Belamcanda chinensis（L.）DC. 的根茎。”[17]

《中国中医药学主题词表》：“射干 Belamcanda chinensis　属鸢尾科；属清热解毒和化痰药（中药）。D 鸢尾。”[12]

《普通高等教育中医药类规划教材·中药学》：“射干《本经》为鸢尾科多年生草本植物射干 Belamcanda chinensis（L.）DC. 的根茎。主产于湖北、河南、江苏、安徽等地。全年均可采挖，以秋季采收为佳。除去苗茎、须根，洗净，晒干，切片。”[8]

《中华本草》：“射干《本经》【异名】乌扇、乌蒲《本经》，黄远《吴普本草》，乌蓮《广雅》，夜干《本草经集注》，乌翣、乌吹、草姜《别录》，鬼扇《肘后方》，凤翼《本草拾遗》，扁竹根《永类钤方》，仙人掌、紫金牛《土宿本草》，野萱花、扁竹《纲目》，地萹竹《镇江府志》，较剪草、黄花扁蓄《生草药性备要》，开喉箭、黄知母《分类草药性》，冷水丹、冷水花《南京民间药草》，扁竹兰《中药形性经验鉴别法》，金蝴蝶、金绞剪《浙江中药手册》，紫良姜、铁扁担《江苏植物药志》，六甲花、扇把草、鱼翅草《广西中兽医药用植物》，山蒲扇《东北药用植物志》，剪刀草《中药志》，老君扇、高搜山、凤凰草《湖南药物志》……【来源】为鸢尾科植物射干的根茎。【原植物】射干 Belamcanda chinensis（L.）DC.［Ixia chinensis L.］。”[18]

《中华人民共和国药典》：“射干 Rhizoma belamcandae　本品为鸢尾科植物射干 Belamcanda chinensis（L.）DC. 的干燥根茎。春初刚发芽或秋末茎叶枯萎时采挖，除去须根及泥沙，干燥。”[7]

5　参考文献

1　汉·神农本草经．清顾观光重辑本．北京：人民卫生出版社，1955，83

2　南北朝·陶弘景．本草经集注．北京：人民卫生出版社，1994，347

3　唐·苏敬等撰．新修本草．合肥：安徽科学技术出版社，1981，262

4　明·刘文泰．本草品汇精要．北京：人民卫生出版社，1982，384

5　明·李时珍．本草纲目．北京：人民卫生出版社，1982，1205

6　清·吴仪洛．本草从新．北京：中医古籍出版社，2001，79

7　国家药典委员会．中华人民共和国药典．一部．北京：化学工业出版社，2000，235

8　雷载权主编．普通高等教育中医药类规划教材·中药学．上海：上海科学技术出版社，1995，77

9　江苏新医学院．中药大辞典．上海：上海科学技术出版社，1977，1883

10　《中医大辞典》编辑委员会．中医大辞典·中药分册．北京：人民卫生出版社，1982，297

11　《中医学》编辑委员会．中国医学百科全书·中医学．上海：上海科学技术出版社，1997，1010

12　吴兰成主编．中国中医药学主题词表．北京：中医古籍出版社，1996，333

13　中国医学科学院药物研究所等．中药志．第一册．北京：人民卫生出版社，1993，521

14　中华人民共和国卫生部药政管理局．中药材手册．北京：人民卫生出版社，1998，195

15　《全国中草药汇编》编写组．全国中草药汇编．上册．北京：人民卫生出版社，1996，733

16　中华人民共和国卫生部药政管理局．全国中药炮制规范．北京：人民卫生出版社，1988，88

17　徐国钧等主编．中国药材学．北京：中国医药科技出版社，1996，676

18　国家中医药管理局《中华本草》编委会．中华本草．第八册．上海：上海科学技术出版社，1999，256

19　三国·吴普．吴普本草．北京：人民卫生出版社，1987，51

20 魏晋·名医别录. 北京: 人民卫生出版社, 1986, 237
21 南北朝·雷敩. 雷公炮炙论. 上海: 上海中医学院出版社, 1986, 101
22 唐·孙思邈. 千金翼方. 北京: 人民卫生出版社, 1955, 31
23 宋·苏颂. 本草图经. 合肥: 安徽科学技术出版社, 1994, 262
24 宋·寇宗奭. 本草衍义. 上海: 商务印书馆, 1937, 64
25 元·王好古. 汤液本草. 见: 景印文渊阁四库全书 (745). 北京: 中医古籍出版社, 1986, 965
26 明·兰茂. 滇南本草. 第二卷. 昆明: 云南人民出版社, 1977, 430
27 明·缪希雍. 炮炙大法. 明末庄继先校刻本
28 明·李中梓. 雷公炮制药性解. 见: 中国医学大成 (二). 长沙: 岳麓书社, 1990, 144
29 明·李中梓. 本草征要. 见: 李中梓医学全书. 北京: 中国中医药出版社, 1999, 128
30 明·卢之颐. 本草乘雅半偈. 北京: 人民卫生出版社, 1986, 393
31 清·蒋居祉. 本草择要纲目. 见: 珍本医书集成 (二). 上海: 上海科学技术出版社, 1985, 29
32 清·陈士铎. 本草新编. 北京: 中国中医药出版社, 1996, 175
33 [日] 稻宣义. 炮炙全书. 北京: 中医古籍出版社, 1981, 73
34 清·汪昂. 本草易读. 北京: 人民卫生出版社, 1987, 214
35 清·汪昂. 本草备要. 北京: 中国中医药出版社, 1998, 118
36 清·张璐. 本经逢原. 上海: 上海科学技术出版社, 1959, 101
37 清·严西亭. 得配本草. 上海: 上海卫生出版社, 1957, 43
38 清·沈金鳌. 要药分剂. 上海: 上海科学技术出版社, 1959, 152
39 清·黄宫绣. 本草求真. 上海: 上海科学技术出版社, 1959, 194
40 清·姚澜. 本草分经. 上海: 上海科学技术出版社, 1989, 82
41 清·杨时泰. 本草述钩元. 上海: 科技卫生出版社, 1958, 303
42 清·叶志诜. 神农本草经赞. 见: 珍本医书集成 (二). 上海: 上海科学技术出版社, 1985, 126
43 清·陈其瑞. 本草撮要. 见: 珍本医书集成 (二). 上海: 上海科学技术出版社, 1985, 27
44 清·张秉成. 本草便读. 上海: 上海卫生出版社, 1957, 50
45 三国魏·张揖撰, 清·王念孙疏. 广雅疏证. 北京: 中华书局, 1994, 349
46 清·何克谏. 生草药性备要. 见: 岭南本草古籍三种. 北京: 中国医药科技出版社, 1999, 53

368 徐长卿

Xuchangqing

Radix Cynanchi Paniculati

1 定名依据

1.1 正名

1.1.1 汉文名: 徐长卿 [萝藦科植物徐长卿 Cynanchum paniculatum (Bge.) Kitag. 的干燥根及根茎]。

1.1.2 英文名: paniculater swallowwort root.

1.2 依据

1.2.1 定名的文献依据

1.2.1.1　《神农本草经》卷一："徐长卿，味辛，温。主鬼物、百精、蛊毒，疫疾，邪恶气，温疟。久服，强悍、轻身。一名鬼督邮。生山谷。"[1]

1.2.1.2　《本草经集注》："徐长卿，味辛，温，无毒。主治鬼物百精，蛊毒，疫疾，邪恶气，温疟。久服强悍，轻身。益气，延年。"[2]

1.2.1.3　《新修本草》卷七："徐长卿，味辛，温，无毒。主鬼物百精蛊毒，疫疾邪恶气，温疟。久服强悍轻身。益气，延年。一名鬼督邮。生太山山谷及陇西，三月采。"[3]

1.2.1.4　《证类本草》卷七："徐长卿，味辛，温，无毒。主鬼物百精，蛊毒疫疾，邪恶气，温疟。久服强悍轻身，益气延年。一名鬼督邮。生泰山山谷及陇西。三月采。"[4]

1.2.1.5　《本草纲目》卷十三："徐长卿《本经·上品》。【校正】今据《吴氏本草》，并入石下长卿。【释名】鬼督邮《本经》、别仙踪（苏颂）。"[5]

1.2.1.6　《中华人民共和国药典》："徐长卿 Radix cynanchi paniculati　本品为萝藦科植物徐长卿 Cynanchum paniculatum (Bge.) Kitag. 的干燥根及根茎。秋季采挖，除去杂质，阴干。"[6]

1.2.1.7　《中药大辞典》："徐长卿《本经》【异名】鬼督邮、石下长卿《本经》，别仙踪《本草图经》……【基原】为萝藦科植物徐长卿的根及根茎或带根全草。【原植物】徐长卿 Cynanchum paniculatum (Bge.) Kitag.。"[7]

1.2.1.8　《中医大辞典·中药分册》："徐长卿　出《神农本草经》。又名鬼督邮、寮刁竹、逍遥竹、对叶莲、一枝香。为萝藦科植物徐长卿 Cynanchum paniculatum (Bge.) Kitag. 的根及根茎或带根全草。"[8]

1.2.1.9　《中国医学百科全书·中医学》："徐长卿　始载于《神农本草经》。又名寮刁竹、一枝香、蛇草、痢止草。为萝藦科植物徐长卿 Cynanchum paniculatum (Bge.) Kitagawa. 的根及根茎或带根全草。夏、秋两季挖掘全草，取根或全草，去净杂质，晒干或晾干。"[9]

1.2.1.10　《中国中医药学主题词表》："徐长卿 Cynanchum paniculatum　属萝藦科；属祛风湿药和止痛药（中药）。D了刁竹。"[10]

1.2.1.11　《中药志》[11]、《中药材手册》[12]、《全国中草药汇编》[13]、《全国中药炮制规范》[14]、《中国药材学》[15]、《中华本草》[16]等现代中药著作多以"徐长卿"作为本品正名（参见"文献通考"）。

1.2.2　定名选择的理由

1.2.2.1　徐长卿 Radix cynanchi paniculati，系萝藦科植物徐长卿 Cynanchum paniculatum (Bge.) Kitag. 的干燥根及根茎。"徐长卿"之名始见于汉《神农本草经》，并作为本品正名记载。其后的历代重要本草著作如南北朝·陶弘景《本草经集注》，唐·苏敬《新修本草》，宋·唐慎微《证类本草》，明·李时珍《本草纲目》等在载录本品时均以"徐长卿"作为正名，并一直沿用至今。

1.2.2.2　我国最新出版的《中华人民共和国药典》以及辞书类著作《中医大辞典·中药分册》、《中药大辞典》、《中国医学百科全书·中医学》等均以"徐长卿"作为本品正名。已经广泛应用于中医药学文献的标引和检索的《中国中医药学主题词表》也以"徐长卿"作为本品的正式主题词。现代本草著作如《中药志》、《全国中草药汇编》、《中华本草》、《中国药材学》、《中药材手册》、《全国中药炮制规范》等虽记载了不少本品各地的俗称，但也无一例外以“徐长卿”作为本品的正名。说明“徐长卿”作为本品正名已成为共识。

1.3　与正名等效的名词：无。

2　源流考释

徐长卿［萝藦科植物徐长卿 Cynanchum paniculatum（Bge.）Kitag. 的干燥根及根茎］，始载于汉《神农本草经》[1]，并以“徐长卿”为正名。如《神农本草经》卷一：“徐长卿，味辛，温。主鬼物、百精、蛊毒，疫疾，邪恶气，温疟。久服，强悍、轻身。一名鬼督邮。生山谷。”[1]其后的本草著作大多即沿用该书记载，以“徐长卿”为正名记载本品，如三国·吴普《吴普本草》[17]，魏晋《名医别录》[18]，南北朝·雷敩《雷公炮炙论》[19]、陶弘景《本草经集注》[2]，唐·苏敬《新修本草》[3]、孙思邈《千金翼方》[20]，宋·苏颂《本草图经》[21]、唐慎微《证类本草》[4]，明·刘文泰《本草品汇精要》[22]、陈嘉谟《本草蒙筌》[23]、李时珍《本草纲目》[5]，清·吴其浚《植物名实图考》[24]、叶志诜《神农本草经赞》[25]等。

古代著作记载的本品异名有“鬼督邮”、“石下长卿”《神农本草经》[1]，“别仙踪”《本草图经》[21]，“料刁竹”《生草药性备要》[26]，“英雄草”《本草求原》[27]，“土细辛”、“九头狮子草”《植物名实图考》[24]等。如《神农本草经》卷一：“徐长卿，味辛，温。主鬼物、百精、蛊毒，疫疾，邪恶气，温疟。久服，强悍、轻身。一名鬼督邮。生山谷。”[1]《本草图经》卷五：“徐长卿，生泰山山岩谷及陇西，今淄、齐、淮、泗间亦有之。三月生青苗；叶似小桑，两两相当，而有光润；七、八月著子，似萝摩而小；九月苗黄，十月而枯，根黄色，似细辛微粗长，有臊气。三月、四月采，一名别仙踪。”[21]《生草药性备要》下卷：“料刁竹（即寮刁竹）　味淡，性温。浸酒要药，能除风湿，最效。”[26]《本草求原》：“英雄草　即料刁竹。根、叶、茎同用，治跌打散瘀。”[27]《植物名实图考》卷七：“徐长卿，本经上品。唐本草注：所在川泽有之。叶似柳，两叶相当，有光泽，根如细辛微粗长，黄色有臊气。蜀本草：子似萝藦子而小。核其形状，盖即湖南俚医所谓土细辛，一名九头师子草。”[24]

现代有关著作均沿用《神农本草经》的记载以“徐长卿”作为本品正名，如《中华人民共和国药典》[6]、《中药大辞典》[7]、《中医大辞典·中药分册》[8]、《中国医学百科全书·中医学》[9]、《中国中医药学主题词表》[10]、《中药志》[11]、《中药材手册》[12]、《全国中草药汇编》[13]、《全国中药炮制规范》[14]、《中国药材学》[15]、《中华本草》[16]等。同时尚记载有“寮刁竹”、“逍遥竹”、“遥竹逍”、“瑶山竹”、“了刁竹”、“对节莲”、“竹叶细辛”、“铜锣草”、“一枝香”《全国中草药汇编》[13]，“钓鱼竿”、“一枝箭”、“铃柴胡”、“生竹”、“牙蛀消”、“线香草”、“小对叶草”、“对月草”、“天竹”、“溪柳”、“蛇草”、“黑薇”、“蜈蚣草”、“山刁竹”、“蛇利草”、“药王”、“对叶莲”、“上天梯”、“老君须”、“香遥边”、“摇边竹”、“摇竹消”、“三百根”、“千云竹”、“痢止草”、“料吊”《中药大辞典》[7]，“对叶草”《中国药材学》[15]，“天竹香”、“一线香”、“马尾瑶逍”、“观音竹”、“刁竹根”、“天竹根”、“寮竹细辛”《中华本草》[16]等各地的俗称。还记载有本品原植物“徐长卿”的异名“寥刁竹”、“竹叶细辛”《中药志》[11]，“尖刀儿苗”、“铜锣草”、“蜈蚣草”、“小对叶草”、“对月莲”、“对节连”《中华本草》[16]等。

3 附录

3.1 又称：无。

3.2 俗称：生竹（岭南），小对叶草、对月草（贵州），天竹、溪柳、蛇草（福建），瑶山竹（广西），黑薇、蜈蚣草、铜锣草（东北），山刁竹、蛇利草、药王（南宁），对叶莲（贵阳），上天梯、老君须、香遥边、摇边竹、摇竹消、三百根（湖南），天竹根（福建），寮竹细辛（四川），对叶草（河北），寮刁竹、千云竹，痢止草，料吊、竹叶细辛，铃柴胡，一枝香，牙蛀消，线香草，天竹香（浙江、福建），一线香、马尾瑶逍（江西），观音竹、刁竹根、逍遥竹，遥竹逍，了刁竹，对节莲，一枝箭。

3.3 曾称：鬼督邮、石下长卿《本经》，别仙踪《本草图经》，料刁竹《生草药性备要》，英雄草《本草求原》，土细辛、九头狮子草《植物名实图考》。

3.4 原植物名称：徐长卿，寥刁竹（河北、福建、湖南、四川），竹叶细辛（湖南、广西、陕西、甘肃、新疆、四川、贵州），尖刀儿苗，铜锣草、蜈蚣草（东北），小对叶草、对月莲（贵州），对节连（云南）。

4 文献通考

《神农本草经》卷一："徐长卿，味辛，温。主鬼物、百精、蛊毒，疫疾，邪恶气，温疟。久服，强悍、轻身。一名鬼督邮。生山谷。"[1]

《吴普本草·草木类》："徐长卿，一名石下长卿。神农、雷公：辛。或生陇西。三月采……鬼督邮，一名神草，一名阎狗。或生太山，或少室。茎如箭，赤，无叶，根如芋子。三月、四月、八月采根，日干。治痈肿。"[17]

《名医别录·上品》："徐长卿，无毒。久服益气延年。生太山及陇西，三月采。"[18]

《雷公炮炙论》一："徐长卿，雷公云：凡采得，粗杵，拌少蜜令遍，用瓷器盛，蒸三伏时，日干用。"[19]

《本草经集注》："徐长卿，味辛，温，无毒。主治鬼物百精，蛊毒，疫疾，邪恶气，温疟。久服强悍，轻身。益气，延年。一名鬼督邮。生太山山谷及陇西，三月采。鬼督邮之名甚多。今世用徐长卿者，其根正如细辛，小短扁扁尔，气亦相似。今狗脊散用鬼督邮，当取其强悍宜腰脚，所以知是徐长卿，而非鬼箭、赤箭。"[2]

《新修本草》卷七："徐长卿，味辛，温，无毒。主鬼物百精蛊毒，疫疾邪恶气，温疟。久服强悍轻身。益气，延年。一名鬼督邮。生太山山谷及陇西，三月采。"[3]

《千金翼方》卷二："徐长卿，味辛，温，无毒。主鬼物百精蛊毒，疫疾邪恶气，温疟。久服强悍，轻身，益气延年。一名鬼督邮，生太山山谷及陇西，三月采。"[20]

《本草图经》卷五："徐长卿，生泰山山岩谷及陇西，今淄、齐、淮、泗间亦有之。三月生青苗；叶似小桑，两两相当，而有光润；七、八月著子，似萝摩而小；九月苗黄，十月而枯，根黄色，似细辛微粗长，有臊气。三月、四月采，一名别仙踪。"[21]

《证类本草》卷七："徐长卿，味辛，温，无毒。主鬼物百精，蛊毒疫疾，邪恶气，温疟。久服强悍轻身，益气延年。一名鬼督邮。生泰山山谷及陇西。三月采。"[4]

《本草品汇精要》卷九："徐长卿，无毒，丛生。徐长卿（出《神农本经》），主鬼物百精蛊毒，疫疾邪恶气，温疟。久服强悍，轻身（以上朱字《神农本经》）。益气延年

(以上黑字《名医》所录)。【名】别仙踪。"[22]

《本草蒙筌》卷二:"徐长卿,味辛,气温。无毒。淄齐淮间俱有,卑湿川泽皆生。春暖茂荣,冬寒枯槁。叶如柳叶两两相当,根类细辛扁扁短小。"[23]

《本草纲目》卷十三:"徐长卿《本经·上品》。【校正】今据《吴氏本草》,并入石下长卿。【释名】鬼督邮《本经》、别仙踪(苏颂)。"[5]

《生草药性备要》下卷:"料刁竹,味淡,性温。浸酒要药,能除风湿,最效。"[26]

《本草求原》:"英雄草,即料刁竹。根、叶、茎同用,治跌打散瘀。"[27]

《植物名实图考》卷七:"徐长卿,本经上品。唐本草注:所在川泽有之。叶似柳,两叶相当,有光泽,根如细辛微粗长,黄色有臊气。蜀本草:子似萝藦子而小。核其形状,盖即湖南俚医所谓土细辛,一名九头师子草。"[24]

《神农本草经赞》卷一:"徐长卿,味辛温。主鬼物百精蛊毒。疫疾邪恶气温疟。久服强悍轻身。一名鬼督邮。生山谷。言名名物。以作尔庸。寄怀幽石。别访仙踪。桑苗纤绕。柳叶翩茸。蠲疫驱疟。不若不逢。家语。高辛生而自言其名。周礼。辨其名物。诗。以作尔庸。吴普曰。一名石下长卿。苏颂曰。一名别仙踪。"[25]

《中药志》:"徐长卿　本品为少常用中药。原植物为萝藦科植物徐长卿。药用其根及根茎,部分地区用其带根全草。……【原植物】徐长卿　别名:寥刁竹(河北、福建、湖南、四川),竹叶细辛(湖南、广西、陕西、甘肃、新疆、四川、贵州)。Cynanchum paniculatum (Bge.) Kitag. [Pycnostelma paniculata (Bge.) K. Schum.]——萝藦科 Asclepiadaceae."[11]

《中药材手册》:"白薇(《纲目》列入草部山草类)……萝藦科尚有数种植物在某些地区曾作白薇入药。如……徐长卿 Cynanchum paniculatum (Bge) Kitag. 根及根茎(河南、陕西)。"[12]

《全国中草药汇编》:"徐长卿　别名:寮刁竹、逍遥竹、遥竹逍、瑶山竹、了刁竹、对节莲、竹叶细辛、铜锣草、一枝香、英雄草。来源:为萝藦科牛皮消属植物徐长卿 Cynanchum paniculatum (Bunge) Kitag. [Pycnostelma paniculata (Bunge) K. Schum.],以根及全草入药。"[13]

《中药大辞典》:"徐长卿《本经》【异名】鬼督邮、石下长卿《本经》,别仙踪《本草图经》,料刁竹《生草药性备要》,钓鱼竿、逍遥竹、一枝箭《简易草药》,英雄草、料吊《本草求原》,土细辛、九头狮子草《植物名实图考》,竹叶细辛《植物名汇》,铃柴胡《植物学大辞典》,生竹《岭南采药录》,一枝香、牙蛀消、线香草《中国药植志》,小对叶草、对月草《贵州民间方药集》,天竹、溪柳、蛇草《福建民间草药》,瑶山竹《广西中兽医药植》,黑薇、蜈蚣草、铜锣草《东北药植志》,山刁竹、蛇利草、药王《南宁市药物志》,对叶莲《贵阳民间药草》,上天梯、老君须、香遥边、摇边竹、摇竹消、三百根《湖南药物志》,寮刁竹、千云竹(广州部队《常用中草药手册》),痢止草《全国选编·传染病》。【基原】为萝藦科植物徐长卿的根及根茎或带根全草。【原植物】徐长卿 Cynanchum paniculatum (Bge.) Kitag."[7]

《中医大辞典·中药分册》:"徐长卿　出《神农本草经》。又名鬼督邮、寮刁竹、逍遥竹、对叶莲、一枝香。为萝藦科植物徐长卿 Cynanchum paniculatum (Bge.) Kitag. 的根及根茎或带根全草。"[8]

《中国医学百科全书·中医学》：“徐长卿　始载于《神农本草经》。又名寮刁竹、一枝香、蛇草、痢止草。为萝藦科植物徐长卿 Cynanchum paniculatum (Bge.) Kitagawa. 的根及根茎或带根全草。夏、秋两季挖掘全草，取根或全草，去净杂质，晒干或晾干。”[9]

《全国中药炮制规范》：“徐长卿　［处方用名］徐长卿。【来源】本品为萝藦科植物徐长卿 Cynanchum paniculatum (Bge.) Kitag. 的干燥根及根茎。均系野生。全国大部分地区多有生产。秋季采挖，除去泥沙及地上茎叶，阴干。药材以香气浓者为佳。”[14]

《中国药材学》：“徐长卿　【别名】一枝香，蜈蚣草，寮刁竹，对叶草（河北），痢止草（河南）。【来源】本品为萝藦科植物徐长卿 Cynanchum paniculatum (Bge.) Kitag. 的根及根茎。”[15]

《中国中医药学主题词表》：“徐长卿 Cynanchum paniculatum　属萝藦科；属祛风湿药和止痛药（中药）。D 了刁竹。”[10]

《中华本草》：“徐长卿《本经》【异名】鬼督邮、石下长卿《本经》，别仙踪《本草图经》，料刁竹《生草药性备要》，钓鱼竿、逍遥竹、一枝箭《简易草药》，英雄草、料吊《本草求原》，土细辛、九头狮子草《植物名实图考》，竹叶细辛《植物名汇》，铃柴胡《植物学大辞典》，生竹《岭南采药录》，一枝香、牙蛀消、线香草《中国药用植物志》，天竹、溪柳、蛇草《福建民间草药》，瑶山竹《广西中兽医药用植物》，黑薇《东北药用植物志》，山刁竹、蛇利草、药王《南宁市药物志》，对叶莲《贵阳民间药草》，上天梯、老君须、香遥边、摇边竹、摇竹消、三百根《湖南药物志》，寮刁竹、千云竹（广州部队《常用中草药手册》），痢止草《全国中草药新医疗法展览会选编·传染病》，天竹香（浙江、福建），一线香、马尾瑶逍（江西），观音竹、刁竹根、天竹根（福建），寮竹细辛（四川）……【来源】为萝藦科植物徐长卿的根及根茎，或带根全草。【原植物】徐长卿 Cynanchum paniculatum (Bunge) Kitag. ［Asclepias paniculata Bunge; Pycnostelma paniculata K. Schum.］　又名：尖刀儿苗《救荒本草》，铜锣草、蜈蚣草《东北药用植物志》，小对叶草、对月莲（贵州），对节连（云南）。”[16]

《中华人民共和国药典》：“徐长卿 Radix cynanchi paniculati　本品为萝藦科植物徐长卿 Cynanchum paniculatum (Bge.) Kitag. 的干燥根及根茎。秋季采挖，除去杂质，阴干。”[6]

5　参考文献

1　汉·神农本草经. 清顾观光重辑本. 北京：人民卫生出版社，1955，41
2　南北朝·陶弘景. 本草经集注. 北京：人民卫生出版社，1994，248
3　唐·苏敬等撰. 新修本草. 合肥：安徽科学技术出版社，1981，192
4　宋·唐慎微. 证类本草. 北京：人民卫生出版社，1957，190
5　明·李时珍. 本草纲目. 北京：人民卫生出版社，1982，822
6　国家药典委员会. 中华人民共和国药典. 一部. 北京：化学工业出版社，2000，235
7　江苏新医学院. 中药大辞典. 上海：上海科学技术出版社，1977，1894
8　《中医大辞典》编辑委员会. 中医大辞典·中药分册. 北京：人民卫生出版社，1982，299
9　《中医学》编辑委员会. 中国医学百科全书·中医学. 上海：上海科学技术出版社，1997，1043
10　吴兰成主编. 中国中医药学主题词表. 北京：中医古籍出版社，1996，446
11　中国医学科学院药物研究所等. 中药志. 第一册. 北京：人民卫生出版社，1993，177

12 中华人民共和国卫生部药政管理局．中药材手册．北京：人民卫生出版社，1998，97
13 《全国中草药汇编》编写组．全国中草药汇编．上册．北京：人民卫生出版社，1996，719
14 中华人民共和国卫生部药政管理局．全国中药炮制规范．北京：人民卫生出版社，1988，88
15 徐国钧等主编．中国药材学．北京：中国医药科技出版社，1996，383
16 国家中医药管理局《中华本草》编委会．中华本草．第六册．上海：上海科学技术出版社，1999，345.
17 三国·吴普．吴普本草．北京：人民卫生出版社，1987，20
18 魏晋·名医别录．北京：人民卫生出版社，1986，59
19 南北朝·雷敩．雷公炮炙论．上海：上海中医学院出版社，1986，27
20 唐·孙思邈．千金翼方．北京：人民卫生出版社，1955，24
21 宋·苏颂．本草图经．合肥：安徽科学技术出版社，1994，141
22 明·刘文泰．本草品汇精要．北京：人民卫生出版社，1982，287
23 明·陈嘉谟．本草蒙筌．北京：人民卫生出版社，1988，133
24 清·吴其浚．植物名实图考．北京：中华书局，1963，159
25 清·叶志诜．神农本草经赞．见：珍本医书集成（二）．上海：上海科学技术出版社，1985，34
26 清·何克谏．生草药性备要．见：岭南本草古籍三种．北京：中国医药科技出版社，1999，45
27 清·赵其光．本草求原．见：岭南本草古籍三种．北京：中国医药科技出版社，1999，138

369 高良姜
Gaoliangjiang
Rhizoma Alpiniae Officinarum

1 定名依据

1.1 正名

1.1.1 汉文名：高良姜（姜科植物高良姜 Alpinia officinarum Hance 的干燥根茎）。

1.1.2 英文名：lesser galangal rhizome.

1.2 依据

1.2.1 定名的文献依据

1.2.1.1 《名医别录·中品》："高良姜，大温，主治暴冷，胃中冷逆，霍乱腹痛。"[1]

1.2.1.2 《本草经集注》："高良姜，大温，无毒。主治暴冷，胃中冷逆，霍乱腹痛。出高良郡。人腹痛不止，但嚼食亦效。形气与杜若相似，而叶如山姜。"[2]

1.2.1.3 《新修本草》卷九："高良姜，大温，无毒。主暴冷，胃中冷逆，霍乱腹痛。出高良郡。人腹痛不止，但嚼食亦效。形气与杜若相似，而叶如山姜。【谨案】生岭南者，形大虚软，江左者细紧，味亦不甚辛，其实一也。今相与呼细者为杜若，大者为高良姜，此非也。"[3]

1.2.1.4 《证类本草》卷九："高良姜，大温。主暴冷，胃中冷逆，霍乱腹痛。陶隐居云：出高良郡，人腹痛不止，但嚼食亦效。形气与杜若相似，而叶如山姜。"[4]

1.2.1.5 《本草纲目》卷十四："高良姜《别录·中品》。【校正】并入《开宝本草》红豆蔻。【释名】蛮姜《纲目》，子名红豆蔻。时珍曰：陶隐居言此姜始出高良郡，故得此名。按高良，即今高州也。汉为高凉县，吴改为郡。"[5]

1.2.1.6　《得配本草》卷二："高良姜，辛，热。入足太阴、阳明经，暖胃散寒。治胃脘冷痛，霍乱泻痢，冷痹瘴疟。得香附，治胃口滞痛。得茯苓，治胃寒噫逆。配干姜、猪胆，治脾虚寒疟。配粳米，治霍乱腹疼。"[6]

1.2.1.7　《中华人民共和国药典》："高良姜 Rhizoma alpiniae officinarum　本品为姜科植物高良姜 Alpinia officinarum Hance 的干燥根茎。夏末秋初采挖，除去须根及残留的鳞片，洗净，切段，晒干。"[7]

1.2.1.8　《普通高等教育中医药类规划教材·中药学》："高良姜《别录》为姜科多年生草本植物高良姜 Alpinia officinarum Hance 的根茎。又名良姜。主产于广东、广西、台湾等地。夏末秋初采挖生长4~6年的根茎，除去地上茎、须根及残留鳞片，洗净，切段，晒干。生用。"[8]

1.2.1.9　《中药大辞典》："高良姜《别录》【异名】膏凉姜《本草经集注》，良姜《局方》，蛮姜、佛手根《履巉岩本草》，小良姜《中药志》，海良姜《药材学》。【基原】为姜科植物高良姜的根茎。【原植物】高良姜 Alpinia officinarum Hance."[9]

1.2.1.10　《中医大辞典·中药分册》："高良姜　出《名医别录》。又名康姜、蛮姜、小良姜。为姜科植物高良姜 Alpinia officinarum Hance 的根茎。"[10]

1.2.1.11　《中国医学百科全书·中医学》："（广东、广西）始载于《名医别录》。又名良姜、小良姜、蛮姜。为姜科植物高良姜 Alpinia officinarum Hance 的根茎。栽培者多在夏秋间挖取洗净，除去地上茎及须根，剥去残留的鳞叶，横切成长段，晒干。野生者多在5月以前采挖。"[11]

1.2.1.12　《中国中医药学主题词表》："高良姜 Galangin　属黄酮醇；存在于高良姜中的一种物质。"[12]

1.2.1.13　《中药志》[13]、《中药材手册》[14]、《全国中草药汇编》[15]、《全国中药炮制规范》[16]、《中国药材学》[17]、《中华本草》[18]等现代中药著作多以"高良姜"作为本品正名（参见"文献通考"）。

1.2.2　定名选择的理由

1.2.2.1　高良姜 Rhizoma alpiniae officinarum，系姜科植物高良姜 Alpinia officinarum Hance 的干燥根茎。"高良姜"之名始见于魏晋《名医别录》，并作为本品正名记载。其后的历代重要本草著作如南北朝·陶弘景《本草经集注》，唐·苏敬《新修本草》，宋·唐慎微《证类本草》，明·李时珍《本草纲目》，清·严西亭《得配本草》等在载录本品时均以"高良姜"作为正名，并一直沿用至今。

1.2.2.2　我国最新出版的《中华人民共和国药典》、《普通高等教育中医药类规划教材·中药学》以及辞书类著作《中医大辞典·中药分册》、《中药大辞典》、《中国医学百科全书·中医学》等均以"高良姜"作为本品正名。已经广泛应用于中医药学文献的标引和检索的《中国中医药学主题词表》也以"高良姜"作为本品的正式主题词。现代本草著作如《中药志》、《全国中草药汇编》、《中华本草》、《中国药材学》、《中药材手册》、《全国中药炮制规范》等虽记载了不少本品各地的俗称，但也无一例外以"高良姜"作为本品的正名。说明"高良姜"作为本品正名已成为共识。

1.3　与正名等效的名词：无。

2　源流考释

高良姜（姜科植物高良姜 Alpinia officinarum Hance 的干燥根茎），始载于魏晋《名医别录》[1]，并以“高良姜”为正名。如《名医别录·中品》：“高良姜，大温，主治暴冷，胃中冷逆，霍乱腹痛。”[1]其后的本草著作大多即沿用该书记载，以“高良姜”为正名记载本品，如南北朝·陶弘景《本草经集注》[2]，唐·苏敬《新修本草》[3]、孙思邈《千金翼方》[19]，宋·苏颂《本草图经》[20]、唐慎微《证类本草》[4]、佚名《增广太平和剂图经本草药性总论》[21]，明·刘文泰《本草品汇精要》[22]、陈嘉谟《本草蒙筌》[23]、李时珍《本草纲目》[5]、李中梓《雷公炮制药性解》[24]、卢之颐《本草乘雅半偈》[25]，清·陈士铎《本草新编》[26]、日本稻宣义《炮炙全书》[27]、汪昂《本草备要》[28]、张璐《本经逢原》[29]、严西亭《得配本草》[6]、沈金鳌《要药分剂》[30]、杨时泰《本草述钩元》[31]、凌奂《本草害利》[32]等。但有的则以“良姜”为正名记载本品，如元·王好古《汤液本草》[33]、忽思慧《饮膳正要》[34]，明·兰茂《滇南本草》[35]。

古代著作记载的本品异名有“良姜”《汤液本草》[33]，“蛮姜”《本草纲目》[5]等。如《汤液本草》卷三：“良姜，气热，味辛，纯阳。《本草》云：治胃中冷逆，霍乱腹痛，反胃呕食，转筋泻痢。下气，消宿食。《心》云：健脾胃。”[33]《本草纲目》卷十四：“高良姜《别录·中品》。【校正】并入《开宝本草》红豆蔻。【释名】蛮姜《纲目》，子名红豆蔻。……今人呼细者为杜若，大者，为高良姜，亦非也。”[5]。

现代有关著作均沿用《名医别录》的记载以“高良姜”作为本品正名，如《中华人民共和国药典》[7]、《普通高等教育中医药类规划教材·中药学》[8]、《中药大辞典》[9]、《中医大辞典·中药分册》[10]、《中国医学百科全书·中医学》[11]、《中国中医药学主题词表》[12]、《中药志》[13]、《中药材手册》[14]、《全国中草药汇编》[15]、《全国中药炮制规范》[16]、《中国药材学》[17]、《中华本草》[18]等。同时尚记载有“风姜”、“小良姜”《全国中草药汇编》[15]，“膏凉姜”、“佛手根”、“海良姜”《中药大辞典》[9]，“康姜”《中医大辞典》[10]，“小高良姜”《中国药材学》[17]，“高凉姜”《中华本草》[18]等各地的俗称。还记载有本品原植物“高良姜”的异名“良姜”、“小良姜”《中药志》[13]等。

3　附录

3.1　又称：无。

3.2　俗称：小良姜（广东、广西），风姜、膏凉姜、佛手根、海良姜、康姜、小高良姜、高凉姜。

3.3　曾称：良姜《汤液本草》，蛮姜《本草纲目》。

3.4　原植物名称：高良姜，良姜、小良姜（广东、广西）。

4　文献通考

《名医别录·中品》：“高良姜，大温，主治暴冷，胃中冷逆，霍乱腹痛。”[1]

《本草经集注》：“高良姜，大温，无毒。主治暴冷，胃中冷逆，霍乱腹痛。出高良郡。人腹痛不止，但嚼食亦效。形气与杜若相似，而叶如山姜。”[2]

《新修本草》卷九："高良姜，大温，无毒。主暴冷，胃中冷逆，霍乱腹痛。出高良郡。人腹痛不止，但嚼食亦效。形气与杜若相似，而叶如山姜。【谨案】生岭南者，形大虚软，江左者细紧，味亦不甚辛，其实一也。今相与呼细者为杜若，大者为高良姜，此非也。"[3]

《千金翼方》卷二："高良姜，大温，无毒，主暴冷，胃中冷逆，霍乱腹痛。"[19]

《本草图经》卷七："高良姜，旧不载所出州土，陶隐居云：出高良郡，今岭南诸州及黔、蜀皆有之。内郡虽有，而不堪入药。春生，茎叶如姜苗而大，高一、二尺许；花红紫色如山姜。"[20]

《证类本草》卷九："高良姜，大温。主暴冷，胃中冷逆，霍乱腹痛。陶隐居云：出高良郡，人腹痛不止，但嚼食亦效。形气与杜若相似，而叶如山姜。"[4]

《增广太平和剂图经本草药性总论·草部中品之下》："高良姜，大温。主暴冷，胃中冷逆，霍乱腹痛。《药性论》云：能治腹内久冷，胃气逆，呕吐，治风，破气，腹冷气痛，去风冷痹弱，疗下气，冷逆冲心，腹痛吐泻。日华子云：治转筋泻痢，反胃呕食，解酒毒，消宿食。古方：单用治忽心中恶，口吐清水。取根如骰子块，含之咽津瘥，若臭，加草豆蔻煎饮。"[21]

《汤液本草》卷三："良姜，气热，味辛，纯阳。《本草》云：治胃中冷逆，霍乱腹痛，反胃呕食，转筋泻痢。下气，消宿食。《心》云：健脾胃。"[33]

《饮膳正要》卷三："良姜，味辛，温，无毒。主胃中冷逆，霍乱，腹痛，解酒毒。"[34]

《滇南本草》："良姜，味辛，性温。入脾、胃二经。治胃气疼、面寒疼、胸腹背寒疼痛、积食气胀。"[35]

《本草品汇精要》卷十一："高良姜，无毒，丛生。高良姜主暴冷胃中冷逆霍乱腹痛(《名医》所录)。"[22]

《本草蒙筌》卷二："高良姜，儋州高良姜，雷州高良姜。味辛、苦，气大温。纯阳。无毒。高良系广属郡，今志改名高州姜。乃地土所生，形多细小而紧。健脾消食，下气温中，除胃间冷逆冲心，却霍乱转筋泻痢。翻胃呕食可止，腹痛积冷堪驱。结实秋收，名红豆蔻。善解酒毒，余治同前。"[23]

《本草纲目》卷十四："高良姜《别录·中品》。【校正】并入《开宝本草》红豆蔻。【释名】蛮姜《纲目》，子名红豆蔻。时珍曰：陶隐居言此姜始出高良郡，故得此名。按高良，即今高州也。汉为高凉县，吴改为郡。其山高而稍凉，因以为名，则高良当作高凉也。【集解】弘景曰：出高良郡，二月、三月采根。形气与杜若相似，而叶如山姜。恭曰：出岭南者，形大虚软，生江左者细紧，亦不甚辛，其实一也。今人呼细者为杜若，大者，为高良姜，亦非也。"[5]

《雷公炮制药性解》卷四："高良姜，味辛，性大温无毒，入脾胃二经。主胃中冷逆，霍乱腹痛，除寒气，去冷痹，止吐泻，疗翻胃，消宿食，解酒毒。按：良姜辛温，脾胃所快，真有寒证者，服之甚验。若有热病者，误投愈剧。"[24]

《本草乘雅半偈》第八帙："高良姜《别录·中品》。【气味】辛大温，无毒。【主治】主暴冷，胃中冷逆，霍乱腹痛。"[25]

《本草新编》卷三："高良姜，良姜，味辛，气大温，纯阳，无毒。入心与膻中、脾、胃四经。健脾开胃，消食下气，除胃间逆冷，止霍乱转筋，定泻痢翻胃，祛腹痛心疼，温中却冷，大有殊功。倘内热之人误用之，必至变生不测，又不可不慎也。”[26]

《炮炙全书》卷一：“高良姜，辛，大温，炒用。”[27]

《本草备要·草部》：“高良姜，宣，燥，暖胃散寒。辛热。暖胃散寒，消食醒酒……子，名红豆蔻，温肺散寒，醒脾燥湿，消食解酒（东垣脾胃药中常用之）。”[28]

《本经逢原》卷二：“高良姜，辛大温，无毒。煨熟用。子名红豆蔻。发明，良姜辛热纯阳，上升入足阳明、太阴二经。为客寒所犯，则逆冷霍乱，腹痛诸病生焉。辛温暖脾胃而逐寒邪，则胃中冷逆自除，霍乱腹痛自愈。甄权治腹内久冷气痛，去风冷痹弱。”[29]

《得配本草》卷二：“高良姜，辛，热。入足太阴、阳明经，暖胃散寒。治胃脘冷痛，霍乱泻痢，冷痹瘴疟。得香附，治胃口滞痛。得茯苓，治胃寒噫逆。配干姜、猪胆，治脾虚寒疟。配粳米，治霍乱腹疼。微炒，或东壁土拌炒，或吴茱萸煎汤浸炒。泻因伤暑，痛由内虚，或兼内热者，禁用。甚则为反胃。”[6]

《要药分剂》卷一：“高良姜，味辛，性大温，无毒。禀地二之气以生，升也，阳也。【主治】主胃中冷逆（别录）。治腹内久冷气痛，去风冷痹弱（甄权）。健脾胃，宽噎膈，破冷癖，除瘴疟（时珍）。”[30]

《本草述钩元》卷八：“高良姜，高良当作高凉。即今高州，汉为高凉县。生内郡者不堪入药（濒湖）。”[31]

《本草害利·胃部药队》：“高良姜，【害】如胃火作呕，伤暑霍乱，火热注泻，心虚作痛，咸忌之。以其辛热性燥，故虚寒人须与参术同行，若单用多用，犯冲和之气也。”[32]

《中药志》：“高良姜　本品为较常用中药，商品主要为姜科植物高良姜的根茎。……【原植物】高良姜　别名：良姜、小良姜（广东、广西）。Alpinia officinarum Hance——姜科 Zingiberaceae.”[13]

《中药材手册》：“高良姜（《纲目》列入草部芳草类）　本品为姜科植物高良姜 Alpinia officinarum Hance 的干燥根茎。原植物系多年生草本，野生与栽培栽均有，一般取其生长 4~6 年的根茎入药。另外，同科同属植物大高良姜的根茎，在部分地区亦作高良姜药用，但认为是错用，其性状与高良姜类似，应注意鉴别。【别名】良姜、海良姜、蛮姜（广东）、风姜（海南）、小良姜（广西）。”[14]

《全国中草药汇编》：“高良姜　别名：风姜、小良姜。来源：为姜科山姜属植物高良姜 Alpinia officinarum Hance 的根状茎。”[15]

《中药大辞典》：“高良姜《别录》【异名】膏凉姜《本草经集注》，良姜《局方》，蛮姜、佛手根《履巉岩本草》，小良姜《中药志》，海良姜《药材学》。【基原】为姜科植物高良姜的根茎。【原植物】高良姜 Alpinia officinarum Hance.”[9]

《中医大辞典·中药分册》：“高良姜　出《名医别录》。又名康姜、蛮姜、小良姜。为姜科植物高良姜 Alpinia officinarum Hance 的根茎。”[10]

《中国医学百科全书·中医学》：“高良姜　始载于《名医别录》。又名良姜、小良姜、蛮姜。为姜科植物高良姜 Alpinia officinarum Hance 的根茎。栽培者多在夏秋间挖取洗净，除去地上茎及须根，剥去残留的鳞叶，横切成长段，晒干。野生者多在 5 月以前采挖。”[11]

《全国中药炮制规范》："高良姜 ［处方用名］高良姜。【来源】本品为姜科植物高良姜 Alpinia officinarum Hance 的干燥根茎。野生或栽培。主产于广东、广西、台湾等地。夏末秋初采挖，除去须根及残留的鳞片，洗净，切段，干燥。药材以色红棕、分枝少、气味浓者为佳。"[16]

《中国药材学》："高良姜 【别名】小高良姜，海良羌。【来源】本品为姜科植物高良姜 Alpinia officinarum Hance 的根茎。"[17]

《中国中医药学主题词表》："高良姜 Galangin 属黄酮醇；存在于高良姜中的一种物质。"[12]

《普通高等教育中医药类规划教材·中药学》："高良姜《别录》为姜科多年生草本植物高良姜 Alpinia officinarum Hance 的根茎。又名良姜。主产于广东、广西、台湾等地。夏末秋初采挖生长 4～6 年的根茎，除去地上茎、须根及残留鳞片，洗净，切段，晒干。生用。"[8]

《中华本草》："高良姜《别录》【异名】高凉姜《岭表录异》，良姜《局方》，蛮姜《纲目》，小良姜《中药志》，海良姜《药材学》……【来源】为姜科植物高良姜的根茎。【原植物】高良姜 Alpinia officinarum Hance."[18]

《中华人民共和国药典》："高良姜 Rhizoma alpiniae officinarum 本品为姜科植物高良姜 Alpinia officinarum Hance 的干燥根茎。夏末秋初采挖，除去须根及残留的鳞片，洗净，切段，晒干。"[7]

5 参考文献

1 魏晋·名医别录. 北京：人民卫生出版社，1986，152

2 南北朝·陶弘景. 本草经集注. 北京：人民卫生出版社，1994，313

3 唐·苏敬等撰. 新修本草. 合肥：安徽科学技术出版社，1981，234

4 宋·唐慎微. 证类本草. 北京：人民卫生出版社，1957，224

5 明·李时珍. 本草纲目. 北京：人民卫生出版社，1982，862

6 清·严西亭. 得配本草. 上海：上海卫生出版社，1957，41

7 国家药典委员会. 中华人民共和国药典. 一部. 北京：化学工业出版社，2000，236

8 雷载权主编. 普通高等教育中医药类规划教材·中药学. 上海：上海科学技术出版社，1995，154

9 江苏新医学院. 中药大辞典. 上海：上海科学技术出版社，1977，1907

10 《中医大辞典》编辑委员会. 中医大辞典·中药分册. 北京：人民卫生出版社，1982，301

11 《中医学》编辑委员会. 中国医学百科全书·中医学. 上海：上海科学技术出版社，1997，1101

12 吴兰成主编. 中国中医药学主题词表. 北京：中医古籍出版社，1996，123

13 中国医学科学院药物研究所等. 中药志. 第一册. 北京：人民卫生出版社，1993，492

14 中华人民共和国卫生部药政管理局. 中药材手册. 北京：人民卫生出版社，1998，177

15 《全国中草药汇编》编写组. 全国中草药汇编. 上册. 北京：人民卫生出版社，1996，657

16 中华人民共和国卫生部药政管理局. 全国中药炮制规范. 北京：人民卫生出版社，1988，92

17 徐国钧等主编. 中国药材学. 北京：中国医药科技出版社，1996，679

18 国家中医药管理局《中华本草》编委会. 中华本草. 第八册. 上海：上海科学技术出版社，1999，599

19 唐·孙思邈. 千金翼方. 北京：人民卫生出版社，1955，28

20 宋·苏颂. 本草图经. 合肥：安徽科学技术出版社，1994，203

21 宋·佚名. 增广太平和剂图经本草药性总论. 见：增广太平惠民和剂局方. 海口：海南出版社，2002，434
22 明·刘文泰. 本草品汇精要. 北京：人民卫生出版社，1982，334
23 明·陈嘉谟. 本草蒙筌. 北京：人民卫生出版社，1988，97
24 明·李中梓. 雷公炮制药性解. 见：中国医学大成（二）. 长沙：岳麓书社，1990，149
25 明·卢之颐. 本草乘雅半偈. 北京：人民卫生出版社，1986，486
26 清·陈士铎. 本草新编. 北京：中国中医药出版社，1996，120
27 ［日］稻宣义. 炮炙全书. 北京：中医古籍出版社，1981，48
28 清·汪昂. 本草备要. 北京：中国中医药出版社，1998，112
29 清·张璐. 本经逢原. 上海：上海科学技术出版社，1959，57
30 清·沈金鳌. 要药分剂. 上海：上海科学技术出版社，1959，14
31 清·杨时泰. 本草述钩元. 上海：科技卫生出版社，1958，173
32 清·凌奂. 本草害利. 北京：中医古籍出版社，1982，112
33 元·王好古. 汤液本草. 见：景印文渊阁四库全书（745）. 北京：中医古籍出版社，1986，943
34 元·忽思慧. 饮膳正要. 北京：中国书店，1985，54
35 明·兰茂. 滇南本草. 第一卷. 昆明：云南人民出版社，1959，473

370 凌霄花

Lingxiaohua

Flos Campsis

1 定名依据

1.1 正名

1.1.1 汉文名：凌霄花［紫葳科植物凌霄 Campsis grandiflora（Thunb.）K. Schum. 或美洲凌霄 Campsis radicans（L.）Seem. 的干燥花］。

1.1.2 英文名：trumpetcreeper flower.

1.2 依据

1.2.1 定名的文献依据

1.2.1.1 《本草易读》卷五：“凌霄花，畏硷卤。紫薇。味咸，甘，寒，无毒。入厥阴肝。破血祛瘀，通秘落胎，甚止崩带，最攻癥瘕。”[1]

1.2.1.2 《本草备要·草部》：“凌霄花，一名紫葳。泻血热。甘酸而寒。入厥阴（心包、肝）血分。能去血中伏火，破血去瘀。”[2]

1.2.1.3 《得配本草》卷四：“凌霄花，即紫葳。甘、酸、微寒。入手足厥阴经血分。能去血中伏火。治产乳余疾，崩中，癥瘕血闭，寒热，及血热生风之症。浸好酒，治粪后血。调鲤鱼胆，搽阴户疮。”[3]

1.2.1.4 《本草求真·上编》：“凌霄花（蔓草），泻肝血热。凌霄花（专入肝），即紫葳花，肝经血分药也。味甘而酸，气寒无毒。凡人火伏血中，而见肠结血闭，风痒崩带癥瘕。”[4]

1.2.1.5　《本草撮要》卷一："凌霄花，味酸，入手足厥阴经。功专行血清火。得地龙、僵蚕、全蝎，治大风疠疾。肺痈有用为君药者，以是花为末，和蜜陀僧唾调敷酒齇鼻甚验，孕妇忌之。一名紫葳，鼻闻伤脑。用此调治，盖此专主泻热。"[5]

1.2.1.6　《中华人民共和国药典》："凌霄花 Flos campsis　本品为紫葳科植物凌霄 Campsis grandiflora (Thunb.) K. Schum. 或美洲凌霄 Campsis radicans (L.) Seem. 的干燥花。夏、秋二季花盛开时采收，干燥。"[6]

1.2.1.7　《普通高等教育中医药类规划教材·中药学》："凌霄花《本经》为紫葳科落叶木质藤本植物凌霄 Campsis grandiflora (Thunb.) K. Schum. 或美洲凌霄 C. radicans (L.) Seem. 的花。全国各地均有，主产于江苏，浙江等地。夏、秋季花开时采摘，晒干或低温干燥入药。"[7]

1.2.1.8　《中药大辞典》："凌霄花《新修本草》【异名】苃华《吴普本草》，堕胎花《植物名实图考》，藤萝花《天宝本草》。【基原】为紫葳科植物紫葳的花。【原植物】紫葳 Campsis grandiflora (Thunb.) Loisel.，又名：武威、瞿陵、陵居腹、鬼目《吴普本草》，陵苕《别录》，凌霄《唐本草》，藤萝草、追罗《分类草药性》，倒挂金钟《岭南采药录》，上树蜈蚣、碎骨风。"[8]

1.2.1.9　《中医大辞典·中药分册》："凌霄花　出《新修本草》。又名堕胎花。为紫葳科植物紫葳 Campsis grandiflora (Thunb.) Loisel. 的花。"[9]

1.2.1.10　《中国医学百科全书·中医学》："凌霄花　始载于《神农本草经》。原名紫葳，又名堕胎花、藤萝花、倒挂金钟。为紫葳科植物紫葳 Campsis grandiflora (Thunb.) Loisel. ex K. Schumann 的花。6～7月花盛开时，选晴天采摘将开放的花朵，晒干或低温烘干。"[10]

1.2.1.11　《中国中医药学主题词表》："凌霄花 Flos campsis　为紫葳科植物紫葳的干燥花；属活血祛瘀药；用紫葳检索1995前文献。C 紫葳。"[11]

1.2.1.12　《中药志》[12]、《中药材手册》[13]、《全国中草药汇编》[14]、《全国中药炮制规范》[15]、《中国药材学》[16]、《中华本草》[17]等现代中药著作多以"凌霄花"作为本品正名（参见"文献通考"）。

1.2.2　定名选择的理由

1.2.2.1　凌霄花 Flos campsis，系紫葳科植物凌霄 Campsis grandiflora (Thunb.) K. Schum. 或美洲凌霄 Campsis radicans (L.) Seem. 的干燥花。"凌霄花"之名始见于清·汪昂《本草易读》，并作为本品正名记载。其后的历代重要本草著作如清·汪昂《本草备要》、严西亭《得配本草》、黄宫绣《本草求真》、陈其瑞《本草撮要》等在载录本品时均以"凌霄花"作为正名，并一直沿用至今。

1.2.2.2　我国最新出版的《中华人民共和国药典》、《普通高等教育中医药类规划教材·中药学》以及辞书类著作《中医大辞典·中药分册》、《中药大辞典》、《中国医学百科全书·中医学》等均以"凌霄花"作为本品正名。已经广泛应用于中医药学文献的标引和检索的《中国中医药学主题词表》也以"凌霄花"作为本品的正式主题词。现代本草著作如《中药志》、《全国中草药汇编》、《中华本草》、《中国药材学》、《中药材手册》、《全国中药炮制规范》等虽记载了不少本品各地的俗称，但也无一例外以"凌霄花"作为本品的正名。说明"凌霄花"作为本品正名已成为共识。

1.3　与正名等效的名词：无。

2　源流考释

凌霄花［紫葳科植物凌霄 Campsis grandiflora（Thunb.）K. Schum. 或美洲凌霄 Campsis radicans（L.）Seem. 的干燥花］，原称“紫葳”，始见于汉《神农本草经》卷二：“紫葳，味酸（《御览》作咸），微寒。主妇人产乳余疾，崩中，癥瘕血闭，寒热羸瘦，养胎。生川谷。”[18]其后的本草著作有的以“紫葳”为正名，如三国·吴普《吴普本草》[19]，魏晋《名医别录》[20]，唐·苏敬《新修本草》[21]，宋·苏颂《本草图经》[22]，明·李时珍《本草纲目》[23]；有的以“紫薇”为正名，如宋·唐慎微《证类本草》[24]等。

“凌霄花”之名始见于清·汪昂《本草易读》卷五：“凌霄花，畏硷卤。紫薇。味咸，甘，寒，无毒。入厥阴肝。破血袪瘀，通秘落胎，甚止崩带，最攻癥瘕。”[1]。其后本草著作有的以“凌霄花”为正名记载本品，如清·汪昂《本草备要》[2]、严西亭《得配本草》[3]、黄宫绣《本草求真》[4]、陈其瑞《本草撮要》[5]；有的以“紫葳”为正名，如清·吴其浚《植物名实图考》[25]；有的以“藤罗根”为正名，如清·龚锡麟《天宝本草新编》[26]；有的以“簾箩草”为正名，如清《分类草药性》[27]等。

另，《证类本草》在“紫薇”条下载有“唐本注云：此即凌霄花也。及茎、叶俱用”[24]。但经考《新修本草》，其原文当为“此即陵霄也，花及茎叶俱用。”[21]故“凌霄花”之名并非始于《新修本草》。

古代著作中记载的本品异名尚有“武威”、“瞿麦”、“陵居腹”、“鬼目”、“芰华”《吴普本草》[19]，“陵苕”、“芙华”、“陵时”《名医别录》[20]，“陵霄花”《本草图经》[22]，“紫葳华”、“凌霄”《本草纲目》[23]，“堕胎花”《植物名实图考》[25]，“藤罗花”《天宝本草新编》[26]，“追罗”《分类草药性》[27]等。

现代有关著作均沿用《本草易读》的记载以“凌霄花”作为本品正名，如《中华人民共和国药典》[6]、《普通高等教育中医药类规划教材·中药学》[7]、《中药大辞典》[8]、《中医大辞典·中药分册》[9]、《中国医学百科全书·中医学》[10]、《中国中医药学主题词表》[11]、《中药志》[12]、《中药材手册》[13]、《全国中草药汇编》[14]、《全国中药炮制规范》[15]、《中国药材学》[16]、《中华本草》[17]等。同时尚记载有“紫葳花”、“五爪龙”、“红花倒水莲”、“倒挂金钟”、“上树龙”、“上树蜈蚣”、“白狗肠”、“吊墙花”《全国中草药汇编》[14]，“上树蜈蚣花”、“白狗肠花”、“望江南”、“接骨丹”、“落阳花”《中国药材学》[16]，“杜灵霄花”《中华本草》[17]等各地的俗称。还记载有本品原植物“凌霄”的异名“紫葳花”、“杜灵霄花”、“望江南”、“落阳花”、“接骨木”、“上树蜈蚣花”、“碎骨风”《中药志》[12]，“武威”、“瞿陵”、“陵居腹”、“鬼目”“陵苕”、“藤萝草”、“追罗”、“倒挂金钟”《中药大辞典》[8]，“白狗肠”、“五爪龙”、“上树龙”《中华本草》[17]等；原植物“美洲凌霄”的异名“美洲凌霄花”、“杜凌霄”《中药志》[12]等。

3　附录

3.1　又称：无。

3.2　俗称：紫葳花，红花倒水莲、上树蜈蚣花、白狗肠花、倒挂金钟、五爪龙、望江南（江苏），接骨丹（湖北），落阳花（山东），杜灵霄花，上树龙，上树蜈蚣，白狗肠，吊墙花。

3.3　曾称：武威、瞿麦、陵居腹、鬼目、茇华《吴普本草》，陵苕、芙华、陵时《名医别录》，陵霄花《本草图经》，紫葳华、凌霄《本草纲目》，堕胎花《植物名实图考》，藤罗花《天宝本草新编》，追罗《分类草药性》。

3.4　原植物名称：凌霄，紫葳花，杜灵霄花，望江南（江苏），落阳花（山东），接骨木（湖北），上树蜈蚣花（广西），碎骨风（广西），紫葳，武威，瞿陵，陵居腹，鬼目，陵苕，藤萝草，追罗，倒挂金钟（岭南），白狗肠（广西），五爪龙，上树龙；美洲凌霄，美洲凌霄花（江苏），杜凌霄（江苏、湖南）。

4　文献通考

《神农本草经》卷二："紫葳，味酸（《御览》作咸），微寒。主妇人产乳余疾，崩中，癥瘕血闭，寒热羸瘦，养胎。生川谷。"[18]

《吴普本草·草木类》："紫威，一名武威，一名瞿麦，一名陵居腹，一名鬼目，一名茇华。神农、雷公：酸。岐伯：辛。扁鹊：苦、咸。黄帝：甘，无毒。如麦，根黑。正月、八月采。"[19]

《名医别录》："紫葳……一名陵苕，一名芙华，一名陵时。生西海及山阳。"[20]

《新修本草》卷十三："紫葳，味酸，微寒，无毒。主妇人产乳余疾，崩中，癥瘕，血闭，寒热，羸瘦，养胎。茎叶，味苦，无毒。主痿蹶，益气。一名陵苕，一名芙华。生西海川谷及山阳。李云是瞿麦根，今方用至少。《博物志》云：郝晦行华草于太行山北得紫葳华。必当奇异。今瞿麦华乃可爱，而处处有，不应乃在太行山。且有树其茎叶，恐亦非瞿麦根。《诗》云有苕之华；郭云陵霄藤，亦恐非也。【谨案】此即陵霄也，花及茎叶俱用。"[21]

《本草图经》十一："紫葳，陵霄花也。生西海川谷及山阳，今处处皆有，多生山中，人家园圃亦或种莳。初作藤蔓生，依大木，岁久延引至巅而有花；其花黄赤，夏中乃盛。陶隐居云：《诗》有苕之华。郭云：陵霄。又苏恭引《尔雅·释草》云：苕，陵苕。郭云：又名陵霄，按今《尔雅》注苕，一名陵时。"[22]

《证类本草》卷十三："紫薇（音威），紫薇（意威），味酸，微寒，无毒。主妇人产乳余疾，崩中，癥瘕血闭，寒热羸瘦，养胎。茎、叶，味苦，无毒。主痿蹶，益气。一名陵苕，一名蕿华。生西海川谷及山阳……《诗》云：有苕之华。郭云凌霄，亦恐非也。唐本注云：此即凌霄花也。及茎、叶俱用。"[24]

《本草纲目》卷十八："紫葳《本经·中品》。【校正】自木部移入此。【释名】凌霄（苏恭）、陵苕《别录》、陵时（郭璞）、女葳（甄权）、茇华《别录》、武威《吴普》、瞿陵《吴普》、鬼目（吴氏）。时珍曰：俗谓赤艳曰紫葳葳，此花赤艳，故名。附木而上，高数丈，故曰凌霄。[正误] 弘景曰：是瞿麦根，方用至少。《博物志》云：郝晦行太行山北，得紫葳华。必当奇异，今瞿麦处处有之，不应乃在太行山。恭曰：紫葳、瞿麦皆《本经》药，体性既乖，生处亦不相关。《尔雅》云：苕，一名陵苕。郭璞注云：一名陵时。又名凌霄，此为真也。颂曰：孔颖达《诗疏》亦云：苕，一名陵时。今本草无陵时之名，惟鼠尾草有之……时珍曰：按吴氏《本草》：紫葳，一名瞿陵。陶弘景误作瞿麦字尔。鼠尾止名陵翘，无陵时，苏颂亦误矣。并正之。"[23]

《本草易读》卷五："凌霄花，畏硷卤。紫薇，味咸，甘，寒，无毒。入厥阴肝。破血祛瘀，通秘落胎，甚止崩带，最攻癥瘕。"[1]

《本草备要·草部》："凌霄花，一名紫葳。泻血热。甘酸而寒，入厥阴（心包、肝）血分，能去血中伏火，破血去瘀。"[2]

《得配本草》卷四："凌霄花，即紫葳。甘、酸、微寒。入手足厥阴经血分。能去血中伏火。治产乳余疾，崩中，癥瘕血闭，寒热，及血热生风之症。浸好酒，治粪后血。调鲤鱼胆，搽阴户疮。"[3]

《本草求真·上编》："凌霄花（蔓草），泻肝血热。凌霄花（专入肝），即紫葳花，肝经血分药也。味甘而酸，气寒无毒。凡人火伏血中，而见肠结血闭，风痒崩带癥瘕。"[4]

《植物名实图考》卷二十二："紫葳即凌霄花，本经中品。唐本草注引尔雅：苕，陵苕。郭注：又名陵霄。今本无之。相传其花有毒，露滴眼中，令人失明。根能行血，湖南俚医亦用之。雩娄农曰：余至滇，闻有堕胎花，俗云飞鸟过之，其卵即陨。亟寻视之，则紫葳耳。"[25]

《天宝本草新编》："藤罗根［歌词］藤罗根行血通筋，跌打损狎彼为尊，痰火脚气宜久服，消除湿气有功勋。［基原考订］藤罗根为紫葳科植物凌霄花 Campsis grangiflora (Thung.) Loisel. ex K. Schum. 的根事藤茎。［别名］藤罗花根、搜骨风、红花倒水莲、紫红葳根、女葳根、堕胎花根、武威花银、吊墙花根、万杖深根、上树龙根、钻天龙根、钻地龙根、钻地蜈蚣、上树蜈蚣、狗肠子、萝根。……［校注］各本作'藤罗花'实际用根，非用花，故改作藤罗根。"[26]

《本草撮要》卷一："凌霄花，味酸，入手足厥阴经。功专行血清火。得地龙、僵蚕、全蝎。治大风疠疾。肺痈有用为君药者，以是花为末，和蜜陀僧唾调敷酒皶鼻甚验，孕妇忌之。一名紫葳，鼻闻伤脑。用此调治，盖此专主泻热。"[5]

《分类草药性》上卷："籐簩草，一名追罗，性温味甜，治一切跌打损伤、风湿麻木，消肿散瘀，去心有小毒。"[27]

《中药志》："凌霄花　本品为少常用中药。商品主要为紫葳科植物凌霄的花，其次为美洲凌霄的花。……【原植物】1. 凌霄　别名：紫葳花，杜灵霄花，望江南（江苏），落阳花（山东），接骨木（湖北），上树蜈蚣花（广西），碎骨风（广西）。Campsis grandiflora (Thunb.) Loisel. (Bignonia grandiflora Thunb.) ——紫葳科 Bignoniaceae. 2. 美洲凌霄　别名：美洲凌霄花（江苏），杜凌霄（江苏、湖南）。Campsis radicans (L.) Seem. (Bignonia radicans L.) ——紫葳科 Bignoniaceae."[12]

《中药材手册》："凌霄花（《纲目》列入草部蔓草类紫葳项下）本品为紫葳科植物凌霄 Campsis grandiflora (Thunb.) K. Schum. 或美洲凌霄 Campsis radicans (L.) Seem. 的干燥花。原植物系落叶木质藤本，原生与栽培均有，喜温暖湿润环境，稍耐寒。此外，尚有一些地区以玄参科植物泡桐的花作凌霄花药用，有的地区认为是伪品，可按不同地区使用习惯用药。【别名】杜灵肖花（江苏）。"[13]

《全国中草药汇编》："凌霄花　别名：紫葳、五爪龙、红花倒水莲、倒挂金钟、上树龙、上树蜈蚣、白狗肠、吊墙花、堕胎花。来源：为紫葳科凌霄属植物植物凌霄花 Campsis grandiflora (Thunb.) K. Schum. ［C. chinensis Voss.］的花及根。"[14]

《中药大辞典》："凌霄花《新修本草》【异名】茇华《吴普本草》，堕胎花《植物名实图考》，藤萝花《天宝本草》。【基原】为紫葳科植物紫葳的花。【原植物】紫葳 Campsis grandiflora（Thunb.）Loisel.，又名：武威、瞿陵、陵居腹、鬼目《吴普本草》，陵苕《别录》，凌霄《唐本草》，藤萝草、追罗《分类草药性》，倒挂金钟《岭南采药录》，上树蜈蚣、碎骨风。"[8]

《中医大辞典·中药分册》："凌霄花　出《新修本草》。又名堕胎花。为紫葳科植物紫葳 Campsis grandiflora（Thunb.）Loisel. 的花。"[9]

《中国医学百科全书·中医学》："凌霄花　始载于《神农本草经》。原名紫葳，又名堕胎花、藤萝花、倒挂金钟。为紫葳科植物紫葳 Campsis grandiflora（Thunb.）Loisel. ex K. Schumann 的花。6~7 月花盛开时，选晴天采摘将开放的花朵，晒干或低温烘干。"[10]

《全国中药炮制规范》："凌霄花　［处方用名］凌霄花。【来源】本品为紫葳科植物凌霄 Campsis grandiflora（Thunb.）K. Schum. 或美洲凌霄 Campsis radicans（L.）Seem. 的干燥花。栽培或野生。主产于江苏、浙江等地。夏、秋二季花盛开时采摘，晒干或低温干燥。药材以花朵完整、棕黄色者为佳。"[15]

《中国药材学》："凌霄花　【别名】紫葳花，红花倒水莲，上树蜈蚣花，白狗肠花，倒挂金钟，五爪龙、望江南（江苏），接骨丹（湖北），落阳花（山东）。【来源】本品为紫葳科植物凌霄 Campsis grandiflora（Thunb.）Loisel. ex K. Schum. 或美洲凌霄 Campsis radicans（L.）Seem. 的花。"[16]

《中国中医药学主题词表》："凌霄花 Flos campsis 为紫葳科植物紫葳的干燥花；属活血祛瘀药；用紫葳检索 1995 前文献。C 紫葳。"[11]

《普通高等教育中医药类规划教材·中药学》："凌霄花《本经》为紫葳科落叶木质藤本植物凌霄 Campsis grandiflora（Thunb.）K. Schum. 或美洲凌霄 C. radicans（L.）Seem. 的花。全国各地均有，主产于江苏、浙江等地。夏、秋季花开时采摘，晒干或低温干燥入药。"[7]

《中华本草》："凌霄花《新修本草》【异名】茇华《吴普本草》，紫葳华《博物志》，芙华《别录》，陵霄花《本草图经》，堕胎花《植物名实图考》，藤萝花《天宝本草》，吊墙花《全国中草药汇编》，杜灵霄花《中药志》……【来源】为紫葳科植物凌霄或美洲凌霄的花。【原植物】1. 凌霄 Campsis grandiflora（Thunb.）Loisel ex K. Schum.［Bignonia grandiflora Thunb.］又名：紫葳《本经》，武威、瞿陵、陵居腹、鬼目《吴普本草》，陵苕《别录》，藤萝草《分类草药性》，倒挂金钟《岭南采药录》，白狗肠《广西民间常用草药手册》，上树蜈蚣、碎骨风《中药大辞典》，五爪龙、上树龙《全国中草药汇编》。2. 美洲凌霄 Campsis radicans（L.）Seem.［Bignonia radicans L.］"[17]

《中华人民共和国药典》："凌霄花 Flos campsis 本品为紫葳科植物凌霄 Campsis grandiflora（Thunb.）K. Schum. 或美洲凌霄 Campsis radicans（L.）Seem. 的干燥花。夏、秋二季花盛开时采收，干燥。"[6]

5　参考文献

1　清·汪昂. 本草易读北京：人民卫生出版社，1987，225

2　清·汪昂. 本草备要. 北京：中国中医药出版社，1998，65

3 清·严西亭. 得配本草. 上海：上海卫生出版社，1957，6
4 清·黄宫绣. 本草求真. 上海：上海科学技术出版社，1959，230
5 清·陈其瑞. 本草撮要. 见：珍本医书集成（二）. 上海：上海科学技术出版社，1985，12
6 国家药典委员会. 中华人民共和国药典. 一部. 北京：化学工业出版社，2000，236
7 雷载权主编. 普通高等教育中医药类规划教材·中药学. 上海：上海科学技术出版社，1995，212
8 江苏新医学院. 中药大辞典. 上海：上海科学技术出版社，1977，1914
9 《中医大辞典》编辑委员会. 中医大辞典·中药分册. 北京：人民卫生出版社，1982，301
10 《中医学》编辑委员会. 中国医学百科全书·中医学. 上海：上海科学技术出版社，1997，1153
11 吴兰成主编. 中国中医药学主题词表. 北京：中医古籍出版社，1996，228
12 中国医学科学院药物研究所等. 中药志. 第五册. 北京：人民卫生出版社，1993，281
13 中华人民共和国卫生部药政管理局. 中药材手册. 北京：人民卫生出版社，1998，522
14 《全国中草药汇编》编写组. 全国中草药汇编. 上册. 北京：人民卫生出版社，1996，658
15 中华人民共和国卫生部药政管理局. 全国中药炮制规范. 北京：人民卫生出版社，1988，272
16 徐国钧等主编. 中国药材学. 北京：中国医药科技出版社，1996，982
17 国家中医药管理局《中华本草》编委会. 中华本草. 第七册. 上海：上海科学技术出版社，1999，416
18 汉·神农本草经. 清顾观光重辑本. 北京：人民卫生出版社，1955，68
19 三国·吴普. 吴普本草. 北京：人民卫生出版社，1987，63
20 魏晋·名医别录. 北京：人民卫生出版社，1986，146
21 唐·苏敬等撰. 新修本草. 合肥：安徽科学技术出版社，1981，332
22 宋·苏颂. 本草图经. 合肥：安徽科学技术出版社，1994，377
23 明·李时珍. 本草纲目. 北京：人民卫生出版社，1982，1263
24 宋·唐慎微. 证类本草. 北京：人民卫生出版社，1957，327
25 清·吴其浚. 植物名实图考. 北京：中华书局，1963，536
26 清·龚锡麟原著，谢宗万等编. 天宝本草新编. 中医古籍出版社，2001，199
27 清·著者佚名. 分类草药性. 民国二十八年新刻本

371 益母草

Yimucao

Herba Leonuri

1 定名依据

1.1 正名

1.1.1 汉文名：益母草（唇形科植物益母草 Leonurus japonicus Houtt. 的新鲜或干燥地上部分）。

1.1.2 英文名：motherwort herb.

1.2 依据

1.2.1 定名的文献依据

1.2.1.1 《本草图经》卷四："茺蔚子，生海滨池泽，今处处有之……今园圃及田野见者极多，形色皆如郭说。而苗叶上节节生花，实似鸡冠，子黑色，茎作四方棱。五月采。又云九月采实，医方中稀见用实者。唐天后炼益母草泽面法，五月五日采根苗具者，勿令著土，曝干捣罗，以水和之。"[1]

1.2.1.2　《本草蒙筌》卷一："益母草（一名茺蔚），味辛、甘，气微温。无毒。方梗凹（音坳）面，对节生枝。叶如火麻，花开紫色。"[2]

1.2.1.3　《雷公炮制药性解》卷三："益母草，味辛甘，性微寒无毒，入诸阴经。主行血养血，安胎利产，消浮肿恶毒疔疮，治头风血虚目疾，瘾疹发痒，堪作浴汤。子名茺蔚，益精明目，除水气，疗血逆大热，头痛心烦，下腹中死胎，理产后血胀。"[3]

1.2.1.4　《本草新编》卷二："益母草，味辛、甘，气微温，无毒。胎前、产后，皆可用之，去死胎最效，行瘀生新，亦能下乳。其名益母，有益于妇人不浅。"[4]

1.2.1.5　《得配本草》卷三："益母草，即茺蔚。制硫黄、雌黄、砒石。忌铁。辛、苦、平。入足厥阴经血分。行血而新血不伤，养血而瘀血不滞。利二便，治产后血胀，疗血逆大热，消乳痈，解蛇毒。"[5]

1.2.1.6　《本草撮要》卷一："益母草，味苦辛，入足厥阴经。功专治络调经，功效甚捷。得炒黑山楂治产后恶露不行。忌铁。子微炒用。又名茺蔚。吹乳成痈，以草为末，水调涂乳上一宿自消，生捣亦得。瞳子散大者忌用。"[6]

1.2.1.7　《中华人民共和国药典》："益母草 Herba leonuri　本品为唇形科植物益母草 Leonurus japonicus Houtt. 的新鲜或干燥地上部分。鲜品春季幼苗期至初夏花前期采割；干品夏季茎叶茂盛、花未开或初开时采割，晒干，或切段晒干。"[7]

1.2.1.8　《普通高等教育中医药类规划教材·中药学》："益母草《本经》为唇形科一年生或二年生草本植物益母草 Leonurus heterophyllus Sweet 的地上部分。全国各地均产。通常在夏季茎叶茂盛，花未开或初开时采割，切段，晒干。生用或熬膏用。"[8]

1.2.1.9　《中药大辞典》："益母草《本草图经》【异名】蓷《诗经》，萑《尔雅》，益母、茺蔚、益明、大札《本经》，臭秽（《尔雅》刘歆注）……【基原】为唇形科植物益母草的全草。【原植物】益母草 Leonurus heterophyllus Sweet."[9]

1.2.1.10　《中医大辞典·中药分册》："益母草　出《本草图经》。又名益母、茺蔚、益母艾、坤草、红花艾、益母蒿、苦草。为唇形科植物益母草 Leonurus heterophyllus Sweet 的全草。"[10]

1.2.1.11　《中国医学百科全书·中医学》："益母草　始载于《神农本草经》。原名茺蔚茎，又名苦草、坤草、月母草、益母艾、四棱艾。为唇形科植物益母草 Leonurus heterophyllus Sweet 的全草。6～9月当茎叶茂盛、花初开时割取地上部分，晒干。"[11]

1.2.1.12　《中国中医药学主题词表》："益母草 Leonurus heterophyllus　属唇形科；属活血祛瘀药和祛湿利水药。FC 茺蔚子。"[12]

1.2.1.13　《中药志》[13]、《中药材手册》[14]、《全国中草药汇编》[15]、《全国中药炮制规范》[16]、《中国药材学》[17]、《中华本草》[18]等现代中药著作多以"益母草"作为本品正名（参见"文献通考"）。

1.2.2　定名选择的理由

1.2.2.1　益母草 Herba leonuri，系唇形科植物益母草 Leonurus japonicus Houtt. 的新鲜或干燥地上部分。"益母草"之名始见于宋·苏颂《本草图经》，"益母草"作为本品正名始见于明·陈嘉谟《本草蒙筌》，其后的本草著作如明·李中梓《雷公炮制药性解》，清·陈士铎《本草新编》、严西亭《得配本草》、陈其瑞《本草撮要》等在载录本品时即以“益母草”作为正名，并一直沿用至今。

1.2.2.2　我国最新出版的《中华人民共和国药典》、《普通高等教育中医药类规划教材·中药学》以及辞书类著作《中医大辞典·中药分册》、《中药大辞典》、《中国医学百科全书·中医学》等均以“益母草”作为本品正名。已经广泛应用于中医药学文献的标引和检索的《中国中医药学主题词表》也以“益母草”作为本品的正式主题词。现代本草著作如《中药志》、《全国中草药汇编》、《中华本草》、《中国药材学》、《中药材手册》、《全国中药炮制规范》等虽记载了不少本品各地的俗称，但也无一例外以“益母草”作为本品的正名。说明“益母草”作为本品正名已成为共识。

1.3　与正名等效的名词：无。

2　源流考释

益母草（唇形科植物益母草 Leonurus japonicus Houtt. 的新鲜或干燥地上部分），入药始见于汉《神农本草经》。如《神农本草经》在“充蔚子”项下曰：“充蔚子，味辛，微温。主明目益精，除水气，久服轻身。茎主瘾疹痒，可作浴汤。一名益母，一名益明，一名大札。生池泽。”[19] 其后的本草著作多在“充蔚子”项下介绍本品。如魏晋《名医别录》[20]，宋·苏颂《本草图经》[1]、唐慎微《证类本草》[21]，明·刘文泰《本草品汇精要》[22]等。

“益母草”之名始见于宋·苏颂《本草图经》卷四：“茺蔚子，生海滨池泽，今处处有之……今园圃及田野见者极多，形色皆如郭说。而苗叶上节节生花，实似鸡冠，子黑色，茎作四方棱。五月采。又云九月采实，医方中稀见用实者。唐天后炼益母草泽面法，五月五日采根苗具者，勿令著土，曝干捣罗，以水和之。”[1]“益母草”作为本草正名始见于《本草蒙筌》卷一：“益母草，（一名茺蔚）味辛、甘，气微温。无毒。方梗凹（音坳）面，对节生枝。叶如火麻，花开紫色。”[2] 其后的本草著作有的以“益母草”为正名，如明·李中梓《雷公炮制药性解》[3]，清·蒋居祉《本草择要纲目》[23]、陈士铎《本草新编》[4]、汪昂《本草备要》[24]、严西亭《得配本草》[5]、沈金鳌《要药分剂》[25]、黄宫绣《本草求真》[26]、姚澜《本草分经》[27]、陈其瑞《本草撮要》[6]、张秉成《本草便读》[28]、《分类草药性》[29]；有的以“益母子”为正名，如清·汪昂《本草易读》[30]；有的以“益母艾”为正名，如清·何克谏《生草药性备要》[31]；有的以“益母草子”为正名，如清·叶桂《本草经解》[32]、陈念祖《神农本草经读》[33]等。

古代著作中记载的本品异名尚有“蓷”《诗经》[34]，“萑”《尔雅》[35]，“雕”（《诗经》毛传）[34]，“益母”、“益明”、“大札”《神农本草经》[19]，“臭秽”、“茺蔚”（《尔雅》刘歆注）[36]，“贞蔚”《名医别录》[20]，“郁臭草”《本草拾遗》[21]，“苦低草”《证类本草》卷六引《广济方》[21]，“土质汗”、“夏枯草”《近效方》[36]，“野天麻”、“火炊”、“负担”《经效产宝》[36]，“猪麻”《本草纲目》[36]，“益母艾”《生草药性备要》[31]，“扒骨风”《分类草药性》[29]等。

现代有关著作均沿用《本草蒙筌》的记载以“益母草”作为本品正名。如《中华人民共和国药典》[7]、《普通高等教育中医药类规划教材·中药学》[8]、《中药大辞典》[9]、

《中医大辞典·中药分册》[10]、《中国医学百科全书·中医学》[11]、《中国中医药学主题词表》[12]、《中药志》[13]、《中药材手册》[14]、《全国中草药汇编》[15]、《全国中药炮制规范》[16]、《中国药材学》[17]、《中华本草》[18]等。同时尚记载有"坤草"、"益母蒿"《中药材手册》[14]，"益母艾"、"三角胡麻"、"四楞子棵"、"红花艾"《全国中草药汇编》[15]，"辣母藤"、"郁臭苗"、"苦草"、"田芝麻棵"、"小暑草"、"陀螺艾"、"地落艾"、"月母草"、"旋风草"、"油耙菜"、"野油麻"、"枯草"、"红花益母草"、"四棱草"《中药大辞典》[9]，茺蔚茎、棱艾《中国医学百科全书·中医学》[11]，"鸡母草"、"山麻"、"野麻"、"九塔花"、"四楞草"《中国药材学》[17]，"铁麻干"、"红梗玉米膏"、"地母草"《中华本草》[18]等各地的俗称。还记载有本品原植物"益母草"的异名"益母夏枯"、"益母蒿"、"坤草"、"野麻"、"益母花"、"铁麻干"、"溪麻"、"红花艾"、"红梗玉米膏"、"地母草"、"红花益母草"、"月母草"、"森蒂"《中药志》[13]等。

3 附录

3.1 又称：酒益母草（饮片规格名）。

3.2 俗称：坤草（东北、青海），益母蒿（内蒙古、辽宁），红花艾（岭南），苦草、田芝麻棵、野麻、小暑草（江苏），益母蒿（东北），陀螺艾（广西），地落艾（陆川、广西、广东），红花益母草、月母草（四川），旋风草（陕西），油耙菜、野油麻（湖南），山麻（山东），九塔花（浙江），四楞草（河北），铁麻干，红梗玉米膏，地母草，鸡母草，枯草，三角胡麻，四楞子棵，郁臭苗，辣母藤。

3.3 曾称：蓷《诗经》，萑《尔雅》，鵻（《诗经》毛传），益母、益明、大札《神农本草经》，臭秽、茺蔚（《尔雅》刘歆注），贞蔚《名医别录》，郁臭草《本草拾遗》，苦低草《广济方》，土质汗、夏枯草《近效方》，野天麻、火炊、负担《经效产宝》，猪麻《本草纲目》，益母艾《生草药性备要》，扒骨风《分类草药性》。

3.4 原植物名称：益母草，益母夏枯，益母蒿，坤草（通称），野麻，益母花（江苏），铁麻干，溪麻（浙江），红花艾（福建、江西、广东），红梗玉米膏（河北），地母草（云南），红花益母草，月母草（四川），森蒂（西藏）。

4 文献通考

《毛诗》："中谷有蓷。《传》云：蓷，鵻也。陆玑云：旧说及魏博士济阴周元明，皆云菴是也。"[34]

《尔雅》："萑，蓷。郭璞云：今茺蔚也……刘歆曰：蓷，臭秽。臭秽，即茺蔚也。旧作茺，非。"[35]

《神农本草经》卷一："充蔚子，味辛，微温。主明目益精，除水气，久服轻身。茎主瘾疹痒，可作浴汤。一名益母，一名益明，一名大札。生池泽。"[19]

《名医别录》："充蔚子……一名贞蔚，生海滨，五月采。"[20]

《本草图经》卷四："茺蔚子，生海滨池泽，今处处有之。谨按《毛诗》云：中谷有蓷（他回切）。《尔雅》云：萑（音佳），蓷。郭璞云：今茺蔚也。叶似荏，方茎白华，华生节间。陆机云：《韩诗》及《三苍》皆云：蓷，益母也。故曾子见之感恩。刘歆亦谓：蓷，臭秽。臭秽即茺蔚也。今园圃及田野见者极多，形色皆如郭说。而苗叶上节节生花，实似鸡冠，子黑色，茎作四方棱。五月采。又云九月采实，医方中稀见用实者。唐天后炼益母草泽面法，五月五日采根苗具者，勿令著土，曝干捣罗，以水和之。”[1]

《证类本草》卷六：“茺蔚子，味辛，甘，微温、微寒，无毒。主明目益精，除水气，疗血逆大热，头痛心烦。久服轻身。茎，主瘾疹（上音瘾，下音诊）痒，可用浴汤。一名益母，一名益明，一名大札，一名贞蔚……今按陈藏器本草云：此草，田野间人呼为郁臭草，本功外，苗、子入面药，令人光泽……臣禹锡等谨按尔雅释草注云：萑。今茺蔚也。叶似荏，方茎，白华，华生节间。又名益母。疏引刘歆曰：萑，臭秽。臭秽即茺蔚也。日华子云：治产后血胀，苗、叶同功。乃益母草子也。节节生花如鸡冠，子黑色，九月采……《广济方》：疗小儿疳痢困垂死者，取益母草煮食之，取足，瘥止，甚佳。韦丹治女子因热病胎死腹中，捣此草并苗令熟，以少许暖水和，绞取汁，顿服，良。又主难产，捣取汁七大合煎半，顿服，立下。无新者，以干者一大握，水七合煎服。又名郁臭草，又名苦低草……外台秘要：治折伤内损有瘀血，每天阴则痛，兼治产妇诸疾神方：三月采益母草，一名负担，一名夏枯草，洗择令净，于箔上摊曝令水干，则用拔断，可长五寸以来，勿用刀，即置锅中，以水二硕以来，令草上水深二、三寸，煎煮，候益母烂，水三分减二，漉出草，取五、六斗汁，泻入盆中，澄之半日以来，以绵滤取清汁，盆中滓淀尽弃之。”[21]

《本草品汇精要》卷七：“茺蔚子，无毒，特生。茺蔚子（出《神农本经》），主明目益精，除水气。久服轻身。茎主瘾疹痒。可作浴汤（以上朱字《神农本经》）。子，疗血逆大热，头痛心烦（以上黑字《名医》所录）。【名】蓷臭秽、蓷萑蓷、蓷（茎）、益母、益明、大札、郁臭草、苦低草、贞蔚、负担、夏枯草。”[22]

《本草蒙筌》卷一：“益母草（一名茺蔚），味辛、甘，气微温，无毒。方梗凹（音坳）面，对节生枝。叶如火麻，花开紫色。”[2]

《本草纲目》卷十五：“茺蔚《本经·上品》。【释名】益母《本经》、益明《本经》、贞蔚《别录》、蓷（《尔雅》。音推）、野天麻《会编》、猪麻《纲目》、火杴《本经》、郁臭草《图经》、苦低草《图经》、夏枯草《外台》、土质汗《外台》。时珍曰：此草及子皆充盛密蔚，故名茺蔚。其功宜于妇人及明目益精，故有益母、益明之称。其茎方类麻，故谓之野天麻。俗呼为猪麻，猪喜食之也。夏至后即枯，故亦有夏枯之名。《近效方》谓之土质汗。林亿云：质汗出西番，乃热血合诸药煎成，治金疮折伤。益母亦可作煎，治折伤，故名为土质汗也。禹锡曰：《尔雅》：萑，蓷。注云：今茺蔚也。又名益母。刘歆云：蓷，臭秽也。臭秽，即茺蔚也。陆玑云：蓷，益母也。故曾子见之感思……陈藏器《本草》云：茺蔚生田野间，人呼为郁臭草……济阴返魂丹：昝殷《产宝》曰：此方，乃吉安文江高师禹，备礼求于名医所得者，其效神妙，活人甚多，能治妇人胎前、产后诸疾危证。用野天麻，又名益母，又名火杴，又名负担，即茺蔚子也。”[36]

《雷公炮制药性解》卷三：“益母草，味辛甘，性微寒无毒，入诸阴经。主行血养血，安胎利产，消浮肿恶毒疔疮，治头风血虚目疾，瘾疹发痒，堪作浴汤。子名茺蔚，益精明目，除水气，疗血逆大热，头痛心烦，下腹中死胎，理产后血胀。”[3]

《本草择要纲目·温性药品》：“益母草（根茎花叶）　【气味】微苦，甘。俱可入药同用。白花者入气分，紫花者入血分。【主治】明目益精，调经益产，肿毒疮疡，胎漏产难，胎衣不下。但根茎花叶专于行血，而子则行中有补也。”[23]

《本草新编》卷二："益母草，味辛、甘，气微温，无毒。胎前、产后，皆可用之，去死胎最效，行瘀生新，亦能下乳。其名益母，有益于妇人不浅。"[4]

《本草易读》卷四："益母子，炒用。甘，辛，无毒。明目益精，调经活血。一切胎产诸症。余治略同益母草。"[30]

《本草备要·草部》："益母草，一名茺蔚。通行瘀血，生新血。辛微苦寒。入手、足厥阴（心包、肝）。消水行血，去瘀生新，调经解毒（瘀血去则经调）。"[24]

《生草药性备要》卷下："益母艾，味辛，性温平、微寒。祛风邪，去瘀生新，敷跌打。梗方，叶对，花红、白：红者入血，白者入气。熬膏，四制为丸，名曰益母丸，妇人胎产极效。四制者，加童便、米醋、黄酒、姜汁同浸也。又名益母草。"[31]

《本草经解·附余》："益母草子，根茎花叶俱入药。济阴返魂丹及益母膏皆全用也。纲目谓胎产诸疾，并用为良。又谓根茎花叶专于行，而子则行中有补。此解要所以独有取于花子也欤。"[32]

《得配本草》卷三："益母草，即茺蔚。制硫黄、雌黄、砒石。忌铁。辛、苦、平。入足厥阴经血分。行血而新血不伤，养血而瘀血不滞。利二便，治产后血胀，疗血逆大热，消乳痈，解蛇毒。得山楂炭，治产后血不止。得陈盐梅炭，止赤痢。入凉血药，治热血贯瞳人。佐当归，去风热。捣汁，滴聤耳。醋调，敷马啮。"[5]

《要药分剂》卷三："益母草，味辛苦，性寒，无毒。禀地中阳气，兼感上天春夏之气而生，可升可降，阳也。制硫黄、砒石、雌黄。【主治】主瘾疹。作浴汤（本经）。捣汁，主浮肿下水，消恶，疗肿，乳痈，游丹等毒。又服汁，主子死腹中及产后血胀闷（苏恭）。活血破血调经，治胎漏，产难，胎衣不下。血晕，血风，血痛，崩带，尿血，泻血，打扑内损瘀血，大小便不通。根茎花叶同用（纲目）。其子名茺蔚子。"[25]

《本草求真·上编》："益母草（隰草），入心包肝逐瘀。益母草（专入心包肝），一名茺蔚。"[26]

《神农本草经读》卷二："益母草子，气味辛，甘、微温，无毒。主明目益精，除水气。久服轻身延年。（今人奉为女科专药，往往误事，且其独具之长反掩。）"[33]

《本草分经·原例》："益母草，辛微苦微寒，入心包肝，消水行血，去瘀生新，解毒利二便，辛散滑利并不补益。茺蔚子活血调经，明目行中有补，血滞血热者宜之。"[27]

《本草撮要》卷一："益母草，味苦辛，入足厥阴经。功专治络调经，功效甚捷。得炒黑山楂治产后恶露不行。忌铁。子微炒用。又名茺蔚。吹乳成痈，以草为末，水调涂乳上一宿自消，生捣亦得。瞳子散大者忌用。"[6]

《本草便读·草部》："益母草，入肝行血。辛苦微寒。消水逐风，敷围散肿。花能外散兼行，子则行中带补阴。"[28]

《分类草药性》上卷："益母草，去瘀血生新血，神虚可用，妇女科要药，一名扒骨风便是。"[29]

《中药志》："益母草　本品为常用中药。商品为唇形科植物益母草和细叶益母草的地上部分。其幼侏称童子益母草，功用相同。……【原植物】1. 益母草　别名：益母夏枯《滇南本草》，益母蒿、坤草（通称），野麻、益母花（江苏），铁麻干、溪麻（浙江），红花艾（福建、江西、广东），红梗玉米膏（河北），地母草（云南），红花益母草、月母草（四川），森蒂（西藏）。Leonurus artemisia（Lour.）S. Y. Hu（L. heterophyllus

Sweo；L. sibiricus auct. non L.）——唇形科 Labiatae. 2. 细叶益母草 别名：四美草、风葫芦草（内蒙古），龙串彩、石麻（陕西），风车草（山西）。Leonurus sibiricus L.（L. sibiricus L. var. β. Grandiflora Bewth L. manshuricus Yabe）——唇形科 Labiatae."[13]

《中药材手册》："益母草（《纲目》名茺蔚，列入草部隰草类）本品为唇形科植物益母草 Leonurus heterophyll us Sweet 的干燥地上部分。原植物系一或二年生草本，均为野生，多生长于山林及田野间。商品用的益母草，花为紫红色。另有一种开白色花的益母草，习惯上多不供药用。【别名】茺蔚、坤草（东北）、益母蒿（内蒙古、辽宁）。"[14]

《全国中草药汇编》："益母草 别名：益母蒿、益母艾、红花艾、坤草、茺蔚、三角胡麻、四楞子棵。来源：为唇形科益母草属植物益母草 Leonurus japonicus Houtt.［L. heterophyllus Sweo.，L. artemisia（Lour.）S. Y. Hu］，以全草和果实入药。"[15]

《中药大辞典》："益母草《本草图经》【异名】蓷《诗经》，萑《尔雅》，益母、茺蔚、益明、大札《本经》，臭秽（《尔雅》刘歆注），贞蔚《别录》，苦低草《千金方》，郁臭草《本草拾遗》，夏枯草、土质汗《近效方》，野天麻、火炊、负担《经效产宝》，辣母藤《履巉岩本草》，郁臭苗《救荒本草》，猪麻《纲目》，益母艾《生草药性备要》，扒骨风《分类草药性》，红花艾《岭南采药录》，坤草《青海药材》，枯草《药材资料汇编》，苦草、田芝麻棵、小暑草《江苏省植物药材志》，益母蒿《东北药植志》，陀螺艾《广西药植图志》，地落艾《陆川本草》，红花益母草、四棱草《中药志》，月母草《四川中药志》，旋风草《陕西中药志》，油耙菜、野油麻《湖南药物志》。【基原】为唇形科植物益母草的全草。【原植物】益母草 Leonurus heterophyllus Sweet."[9]

《中医大辞典·中药分册》："益母草 出《本草图经》。又名益母、茺蔚、益母艾、坤草、红花艾、益母蒿、苦草。为唇形科植物益母草 Leonurus heterophyllus Sweet 的全草。"[10]

《中国医学百科全书·中医学》："益母草 始载于《神农本草经》。原名茺蔚茎，又名苦草、坤草、月母草、益母艾、四棱艾。为唇形科植物益母草 Leonurus heterophyllus Sweet 的全草。6～9 月当茎叶茂盛、花初开时割取地上部分，晒干。"[11]

《全国中药炮制规范》："益母草 ［处方用名］益母草、酒益母草。【来源】本品为唇形科植物益母草 Leonurus heterophyll us Sweet 的干燥地上部分。野生或栽培。全国大部分地区均产。夏季茎茂盛，花初开时采割，干燥。或切段后干燥。药材以质嫩、叶多、色灰绿者为佳。"[16]

《中国药材学》："益母草 【别名】坤草，鸡母草，红花艾，地落艾（广西、广东），山麻（山东），苦草、野麻（江苏），九塔花（浙江），四楞草（河北）。【来源】本品为唇形科植物益母草（茺蔚）Leonurus artemisia（Lour.）S. Y. Hu（L. heterophyllus Sweet）的地上部分。"[17]

《中国中医药学主题词表》："益母草 Leonurus heterophyllus 属唇形科；属活血祛瘀药和祛湿利水药。FC 茺蔚子。"[12]

《普通高等教育中医药类规划教材·中药学》："益母草《本经》为唇形科一年生或二年生草本植物益母草 Leonurus heterophyllus Sweet 的地上部分。全国各地均产。通常在夏季茎叶茂盛，花未开或初开时采割，切段，晒干。生用或熬膏用。"[8]

《中华本草》："益母草《本草图经》【异名】蓷《诗经》，萑《尔雅》，《诗经》毛传），益母、茺蔚、益明、大札《本经》，臭秽（《尔雅》刘歆注），贞蔚《别录》，苦低草《千金要方》，郁臭草《本草拾遗》，土质汗、夏枯草《近效方》，野天麻、火炊、负担《经效产宝》，辣母藤《履巉岩本草》，郁臭苗《救荒本草》，猪麻《纲目》，益母艾《生草药性备要》，扒骨风《分类草药性》，红花艾《岭南采药录》，坤草《青海药材》，枯草《药材资料汇编》，苦草、田芝麻棵、小暑草《江苏省植物药材志》，益母蒿《东北药用植物志》，地落艾《陆川本草》，陀螺艾《广西药用植物图志》，红花益母草、月母草《四川中药志》，旋风草《陕西中药志》，油耙菜、野油麻《湖南药物志》，四棱草、铁麻干、红梗玉米膏、地母草《中药志》……【来源】为唇形益母草和细叶益母草的全草。【原植物】1．益母草 Leonurus japonicus Houtt.［L. heterophyllus Sweo；L. sibiricus auct. non L.；L. artemisia（Lour.）S. Y. Hu］。2．细叶益母草 Leonurus sibiricus L.［L. manshuricus Yabe］。”[18]

《中华人民共和国药典》：“益母草 Herba leonuri　本品为唇形科植物益母草 Leonurus japonicus Houtt. 的新鲜或干燥地上部分。鲜品春季幼苗期至初夏花前期采割；干品夏季茎叶茂盛、花未开或初开时采割，晒干，或切段晒干。”[7]

5　参考文献

1　宋·苏颂．本草图经．合肥：安徽科学技术出版社，1994，109
2　明·陈嘉谟．本草蒙筌．北京：人民卫生出版社，1988，69
3　明·李中梓．雷公炮制药性解．见：中国医学大成（二）．长沙：岳麓书社，1990，141
4　清·陈士铎．本草新编．北京：中国中医药出版社，1996，109
5　清·严西亭．得配本草．上海：上海卫生出版社，1957，4
6　清·陈其瑞．本草撮要．见：珍本医书集成（二）．上海：上海科学技术出版社，1985，11
7　国家药典委员会．中华人民共和国药典．一部．北京：化学工业出版社，2000，237
8　雷载权主编．普通高等教育中医药类规划教材·中药学．上海：上海科学技术出版社，1995，207
9　江苏新医学院．中药大辞典．上海：上海科学技术出版社，1977，1954
10　《中医大辞典》编辑委员会．中医大辞典·中药分册．北京：人民卫生出版社，1982，306
11　《中医学》编辑委员会．中国医学百科全书·中医学．上海：上海科学技术出版社，1997，1152
12　吴兰成主编．中国中医药学主题词表．北京：中医古籍出版社，1996，535
13　中国医学科学院药物研究所等．中药志．第四册．北京：人民卫生出版社，1993，592
14　中华人民共和国卫生部药政管理局．中药材手册．北京：人民卫生出版社，1998，453
15　《全国中草药汇编》编写组．全国中草药汇编．上册．北京：人民卫生出版社，1996，673
16　中华人民共和国卫生部药政管理局．全国中药炮制规范．北京：人民卫生出版社，1988，234
17　徐国钧等主编．中国药材学．北京：中国医药科技出版社，1996，1530
18　国家中医药管理局《中华本草》编委会．中华本草．第七册．上海：上海科学技术出版社，1999，61
19　汉·神农本草经·请顾观光重辑本．北京：人民卫生出版社，1955，29
20　魏晋·名医别录．北京：人民卫生出版社，1986，49
21　宋·唐慎微．证类本草．北京：人民卫生出版社，1957，153
22　明·刘文泰．本草品汇精要．北京：人民卫生出版社，1982，232
23　清·蒋居祉．本草择要纲目．见：珍本医书集成（二）．上海：上海科学技术出版社，1985，86
24　清·汪昂．本草备要．北京：中国中医药出版社，1998，59

25 清·沈金鳌. 要药分剂. 上海：上海科学技术出版社，1959，67
26 清·黄宫绣. 本草求真. 上海：上海科学技术出版社，1959，239
27 清·姚澜. 本草分经. 上海：上海卫生出版社，1989，114
28 清·张秉成. 本草便读. 上海：上海卫生出版社，1957，18
29 清·著者佚名. 分类草药性. 民国二十八年新刻本
30 清·汪昂. 本草易读. 北京：人民卫生出版社，1987
31 清·何克谏. 生草药性备要. 见：岭南本草古籍三种. 北京：中国医药科技出版社，1999，44
32 清·叶桂. 本草经解. 上海：上海科学技术出版社，1958，47
33 清·陈念祖. 神农本草经读. 北京：人民卫生出版社，1959，15
34 汉·毛亨传，唐·孔颖达正义. 十三经注疏·毛诗正义. 上海：上海古籍出版社，1993
35 汉初学者辑，晋·郭璞注. 十三经注疏·尔雅注疏. 上海：上海古籍出版社，1993
36 明·李时珍. 本草纲目. 北京：人民卫生出版社，1982，951

372 益智

Yizhi

Fructus Alpiniae Oxyphyllae

1 定名依据

1.1 正名

1.1.1 汉文名：益智（姜科植物益智 Alpinia oxyphylla Miq. 的干燥成熟果实）。

1.1.2 英文名：sharpleaf glangal fruit.

1.2 依据

1.2.1 定名的文献依据

1.2.1.1 《证类本草》卷十四："益智子，味辛，温，无毒……《广志》云：叶似蘘荷，长丈余。其根上有小枝，高八、九尺，无叶萼。子丛生，大如枣。中瓣黑，皮白，核小者名益智。含之摄涎秽。出交趾。"[1]

1.2.1.2 《汤液本草》卷五："益智，气热，味大辛。辛温，无毒。主君相二火。手足太阴经，足少阴经，本是脾经药。《象》云：治脾胃中受寒邪，和中益气，治多唾，当于补中药内兼用之，勿多服。去皮用。"[2]

1.2.1.3 《本草蒙筌》卷二："益智，雷州益智子。味辛，气温。无毒。岭南州郡，岁岁有生。去壳取仁，研碎入药。主君相二火，入脾肺肾经。在四君子则入脾，在集香丸则入肺，在凤髓膏则入肾。三经而互用者，盖有子母相关意焉。"[3]

1.2.1.4 《雷公炮制药性解》卷五："益智，味辛，性温，无毒，入脾、胃、肾三经。主遗精虚漏，小便余沥，益气安神，和中止呕，去皮盐炒用。按：益智辛温，善逐脾胃之寒邪，而土得所胜，则肾水无相克之虞矣。遗精诸证，吾知免矣。"[4]

1.2.1.5 《本草新编》卷三："益智，味辛，气温，无毒，入肺、脾、肾三经。能补君、相二火，和中焦胃气，逐寒邪，禁遗精溺，止呕哕，摄涎唾，调诸气，以安三焦。夜多小便，加盐服之最效，但不可多用，恐动君相之火也，然能善用之，则取效甚捷。"[5]

1.2.1.6　《本草求真·上编》："益智（芳草），温胃逐冷温肾缩泉。益智，（专入脾胃，兼入肾。）气味辛热，功专燥脾温胃，及敛脾肾气逆，藏纳归源。（气逆因寒而起，故以益志散寒为敛，非收敛之敛也。）故又号为补心补命之剂。"[6]

1.2.1.7　《中华人民共和国药典》："益智 Fructus alpiniae oxyphyllae　本品为姜科植物益智 Alpinia oxyphylla Miq. 的干燥成熟果实。夏、秋间果实由绿变红时采收，晒干或低温干燥。"[7]

1.2.1.8　《中药志》："益智　本品为常用中药。商品为姜科植物益智的干燥果实。……【原植物】益智　别名：益智子（开宝本草）、益智仁（海南岛）Alpinia oxyphylla Miq. ——姜科 Zingiberaceae."[8]

1.2.1.9　《中药材手册》："益智（《纲目》名益智子，列入草部芳香类）　本品为姜科植物益智 Alpinia oxyphylla Miq. 的干燥成熟果实。原植物系多年生丛生草本，野生或栽培。【别名】益智仁。"[9]

1.2.1.10　《全国中草药汇编》："益智　别名：益智仁、益智子。来源：为姜科山姜属植物益智 Alpinia oxyphylla Miq. 的果实。"[10]

1.2.1.11　《中国中医药学主题词表》："益智 Alpinia oxyphylla　属姜科；属固涩药（中药）、补肾药和补阳药。"[11]。

1.2.2　定名选择的理由

1.2.2.1　益智 Fructus alpiniae oxyphyllae，系姜科植物益智 Alpinia oxyphylla Miq. 的干燥成熟果实。"益智"之名始见于《广志》，"益智"作为本品正名始见于元·王好古《汤液本草》，其后的本草著作如明·陈嘉谟《本草蒙筌》、李中梓《雷公炮制药性解》，清·陈士铎《本草新编》、黄宫绣《本草求真》等在载录本品时即以"益智"作为正名，并一直沿用至今。

1.2.2.2　我国最新出版的《中华人民共和国药典》以及已经广泛应用于中医药学文献的标引和检索的《中国中医药学主题词表》也以"益智"作为本品的正式主题词。现代本草著作如《中药志》、《全国中草药汇编》、《中药材手册》等虽记载了不少本品各地的俗称，但也无一例外以"益智"作为本品的正名。说明"益智"作为本品正名已成为共识。

1.3　与正名等效的名词：无。

2　源流考释

益智（姜科植物益智 Alpinia oxyphylla Miq. 的干燥成熟果实），原称"益智子"。始见于4~5世纪《南方草木状》卷中："益智子，如笔毫，长七、八分。二月花，色若莲；著实，五、六月熟。味辛，杂五味中芬芳，亦可盐曝。出交趾合浦。建安八年，交州刺史张津尝以益智子粽饷魏武帝。"[12]其后的本草著作即以"益智子"作为本品正名，如宋·苏颂《本草图经》[13]、唐慎微《证类本草》[1]、佚名《增广太平和剂图经本草药性总论》[14]。

"益智"之名始见于《广志》，如宋·唐慎微《证类本草》引该书云："叶似蘘荷，长丈余。其根上有小枝，高八、九尺，无叶萼。子丛生，大如枣。中瓣黑，皮白，核小者名益智。含之摄涎秽。出交趾。"[1]"益智"作为本草正名始见于元·王好古《汤液本草》卷五："益智，气热，味大辛。辛温。无毒。主君相二火。手足太阴经，足少阴经，本是脾经药。《象》云：治脾胃中受寒邪，和中益气，治多唾，当于补中药内兼用之，勿多服。去皮用。"[2]。其后的本草著作有的以"益智"为正名，如明·陈嘉谟《本草蒙筌》[3]、杜文燮《药鉴》[15]、李中梓《雷公炮制药性解》[4]，清·陈士铎《本草新编》[5]、日本稻宣义《炮炙全书》[16]、黄宫绣《本草求真》[6]；有的以"益智子"为正名，如明·刘文泰《本草品汇精要》[17]、李时珍《本草纲目》[18]、缪希雍《炮炙大法》[19]、卢之颐《本草乘雅半偈》[20]，清·张璐《本经逢原》[21]、叶桂《本草经解》[22]、吴仪洛《本草从新》[23]、杨时泰《本草述钩元》[24]；有的以"益智仁"为正名，如明·李中梓《本草征要》[25]，清·蒋居祉《本草择要纲目》[26]、严西亭《得配本草》[27]、沈金鳌《要药分剂》[28]、姚澜《本草分经》[29]、凌奂《本草害利》[30]、陈其瑞《本草撮要》[31]、张秉成《本草便读》[32]等。

古代著作中记载的本品异名尚有"益智仁"《得配本草》[27]等。《得配本草》卷二："益智仁，辛，温。入足太阴经气分。能于土中益火，兼治下焦虚寒。开郁散结，温中进食，摄唾涎，缩小便。治冷气腹痛，呕吐泄泻，及心气不足，泄精崩带。得茯神、远志、甘草，治赤浊。配乌药、山药，治溲数。配厚朴、姜、枣，治白浊腹满。同山药，补脾胃。"[27]

现代有关著作均沿用《汤液本草》的记载以"益智"作为本品正名，如《中华人民共和国药典》[7]、《中国中医药学主题词表》[11]、《中药志》[8]、《中药材手册》[9]、《全国中草药汇编》[10]，但有的以"益智仁"为正名，如《中药大辞典》[33]、《中医大辞典·中药分册》[34]、《中国医学百科全书·中医学》[35]、《全国中药炮制规范》[36]、《中国药材学》[37]、《普通高等教育中医药类规划教材·中药学》[38]、《中华本草》[39]等。同时尚记载有"摘艼子"《中药材手册》[9]等俗称。还记载有本品原植物"益智"的异名"益智子"、"益智仁"《中药志》[8]等。

3　附录

3.1　又称：无。

3.2　俗称：摘艼子。

3.3　曾称：益智子《南方草木状》，益智仁《得配本草》。

3.4　原植物名称：益智，益智子，益智仁（海南岛）。

4　文献通考

《南方草木状》卷中："益智子，如笔毫，长七、八分。二月花，色若莲；著实，五、六月熟。味辛，杂五味中芬芳，亦可盐曝。出交趾合浦。建安八年，交州刺史张津尝以益智子粽饷魏武帝。"[12]

《本草图经》卷十二："益智子，生昆仑国，今岭南州郡往往有之。叶似蘘荷，长丈余。其根旁生小枝，高七、八寸，无叶，花萼作穗，生其上，如枣许大。皮白，中仁黑，仁细者佳，含之摄涎唾。采无时。卢循为广州刺史，遗刘裕益智粽，裕答以续命汤，是此也。"[13]

《证类本草》卷十四："益智子，味辛，温，无毒。主遗精虚漏，小便余沥，益气安神，补不足，安三焦，调诸气。夜多小便者，取二十四枚碎，入盐同煎服，有奇验。按

《山海经》云：生昆仑国。（今附）臣禹锡等谨按陈藏器云：止呕哕。《广志》云：叶似蘘荷，长丈余。其根上有小枝，高八、九尺，无叶萼。子丛生，大如枣。中瓣黑，皮白，核小者名益智。含之摄涎秽。出交趾。图经曰：益智子，生昆仑国，今岭南州郡往往有之。叶似蘘荷，长丈余。其根旁生小枝，高七、八寸，无叶，花萼作穗生其上，如枣许大。皮白，中仁黑，仁细者佳。含之摄涎唾。采无时。卢循为广州刺史，遗刘裕益智粽，裕答以续命汤，是此也。齐民要术云：益智子，鬲涎秽。顾微《广州记》云：益智，叶如蘘荷，茎如竹箭，子从心出。一枝有十子，子肉白滑，四破去之，或外皮蜜煮为粽，味辛。”[1]

《增广太平和剂图经本草药性总论·木部下品》：“益智子，味辛，温，无毒。主遗精虚漏，小便余沥，益气安神，补不足，安三焦，调诸气。夜多小便者，取二十四枚，碎，入盐同煎服，有奇验。陈藏器云：止呕秽。一云：含之摄涎秽。生：昆仑国及海南。”[14]

《汤液本草》卷五：“益智，气热，味大辛。辛温，无毒。主君相二火。手足太阴经，足少阴经，本是脾经药。《象》云：治脾胃中受寒邪，和中益气，治多唾，当于补中药内兼用之，勿多服。去皮用。”[2]

《本草品汇精要》卷七：“益智子，无毒，丛生。益智子，主遗精虚漏，小便余沥，益气安神，补不足，安三焦，调诸气。夜多小便者，取二十四枚碎之，入盐同煎，服有神效（《名医》所录）。”[17]

《本草蒙筌》卷二：“益智，雷州益智子。味辛，气温。无毒。岭南州郡，岁岁有生。去壳取仁，研碎入药。主君相二火，入脾肺肾经。在四君子则入脾，在集香丸则入肺，在凤髓膏则入肾。三经而互用者，盖有子母相关意焉。”[3]

《本草纲目》卷十：“益智子（宋《开宝》）。【释名】时珍曰：脾主智，此物能益脾胃故也，与龙眼名益智义同。按苏轼记云：海南产益智，花实皆长穗，而分为三节。”[18]

《药鉴》卷二：“益智，气热，味大辛。主君相二火，手足太阴经足少阴经。本是脾经药也，故治脾胃中受寒邪，和中益气，又治多唾，当于补药中兼用之，不可多服。”[15]

《炮炙大法·木部》：“益智子（去壳，炒，临用研）。”[19]

《雷公炮制药性解》卷五：“益智，味辛，性温，无毒，入脾、胃、肾三经。主遗精虚漏，小便余沥，益气安神，和中止呕，去皮盐炒用。按：益智辛温，善逐脾胃之寒邪，而土得所胜，则肾水无相克之虞矣。遗精诸证，吾知免矣。”[4]

《本草征要》卷三：“益智仁，味辛，性温，无毒。入心、脾、肾三经。去壳，盐水炒，研细。温中进食，补肾扶脾。摄涎唾，缩小便。安心神，止遗浊。辛能开散，使郁结宣通，行阳退阴之药也。古人进食，必先益志，为其于土中益火故耳。益智，功专补火，如血燥有热，及因热而遗浊者，不可误入也。”[25]

《本草乘雅半偈》第十帙：“益智子（宋《开宝》）。智者心有所知，知必有言，岂不知岁耶。【气味】辛温，无毒。【主治】主遗精虚漏，小便余沥，益气、安神，补不足，利三焦，调诸气。夜多小便者，取二十四枚，碎，入盐同煎服，有奇验。”[20]

《本草择要纲目·热性药品》：“益智仁 【气味】辛，温，无毒。【主治】客寒犯胃，和中益气，补肾虚滑沥，三焦命门气弱者宜之。盖心者脾之母，欲使食化，不必专于和脾。火能生土，当使心药入脾胃药中，益智仁能于土中益火也。”[26]

《本草新编》卷三：“益智，味辛，气温，无毒，入肺、脾、肾三经。能补君、相二火，和中焦胃气，逐寒邪，禁遗精溺，止呕哕，摄涎唾，调诸气，以安三焦。夜多小便，加盐服之最效，但不可多用，恐动君相之火也，然能善用之，则取效甚捷。大约入于补脾之内则健脾，入于补肝之内则益肝，入于补肾之中则滋肾也。”[5]

《炮炙全书》卷一：“益智，辛，温，去壳，盐水炒研用。”[16]

《本经逢原》卷二：“益智子，辛，温，无毒。去壳，盐水炒用。发明，益智行阳退阴，三焦命门气弱者宜之。脾主智，此物能益脾胃，理元气，补肾虚精滑，胃虚多唾，女人崩漏。治心气不足，梦泄，夜多小便，及冷气腹痛，于土中益火也。”[21]

《本草经解》卷一：“益智子，气温，味辛，无毒。主遗精虚漏，小便余沥，益气安神，补不足，利三焦，调诸气。夜多小便者，取二十四枚，碎，入盐同煎服，有奇验。(盐水炒）益智气温。禀天春和之木气，入足厥阴肝经。”[22]

《本草从新》卷二：“益智子，燥脾胃、补心气命门。辛热，本脾药，兼入心肾。主君相二火，补心气命门之不足。能涩精固气，又能开发郁结，使气宣通，温中进食，摄唾涎。”[23]

《得配本草》卷二：“益智仁，辛，温。入足太阴经气分。能于土中益火，兼治下焦虚寒。开郁散结，温中进食，摄唾涎，缩小便。治冷气腹痛，呕吐泄泻，及心气不足，泄精崩带。得茯神、远志、甘草，治赤浊。配乌药、山药，治溲数。配厚朴、姜、枣，治白浊腹满。同山药，补脾胃。”[27]

《要药分剂》卷十：“益智仁，味辛，性温，无毒。得火土金三气以生，降也，阴中阳也，去壳用。【主治】主益脾胃，理元气，补肾虚滑沥（好古）。涩精固气，宣通气郁，温中进食，摄涎唾，缩小便，止呕吐，止泄泻。客寒犯胃，冷气腹痛。泄精，女人崩带（讱庵）。心气不足，热伤心系吐血，血崩诸症（时珍）。……【前论】海藏曰，益智本脾药，主君相二火。”[28]

《本草求真·上编》：“益智（芳草），温胃逐冷，温肾缩泉。益智，（专入脾胃，兼入肾。）气味辛热。功专燥脾温胃，及敛脾肾气逆，藏纳归源。（气逆因寒而起，故以益志散寒为敛，非收敛之敛也。）故又号为补心补命之剂。”[6]

《本草分经·原例》：“益智仁，辛热，本脾药，兼入心肾，温燥脾胃，涩精固气，补心气命门之不足，又能开发郁结，使气宣通，温中进食，摄唾涎，缩小便。”[29]

《本草述钩元》卷八：“益智子，脾主智，是物益脾，故与龙眼同名益智。本出昆仑国及交阯，今岭南州郡亦有之。二月花连著实，五六月方熟。核黑皮白，含之能摄涎秽。或四破去核，取外皮蜜煮为粽，味极辛美，即名益智粽。仁味苦而辛。”[24]

《本草害利·脾部药队》：“益智仁，【害】其气芳香，惟性本燥热，病属血燥有热，而崩带遗浊者，皆当忌之。凡呕吐由于热，而不因于寒；气逆由于怒，而不由于虚；小便余沥，由于水涸精亏内热，而不由于肾气虚寒；泄泻由于湿火暴注，而不由于气虚肠滑；法并忌用。”[30]

《本草撮要》卷一：“益智仁，味辛热，入足太阴经。功专止遗浊，缩小便。得乌药治小便频数，因热而崩浊者禁用。”[31]

《本草便读·草部》：“益智仁，补心脾，益火消阴，缩泉止唾。味辛苦，气香性热。固肾培元，暖胃祛寒。呕可平而痛可止，温中进食，滞能宣导郁能开。（益智仁味苦辛，性热气香。入心脾肾，补火生土。能摄纳上下诸气，缩泉止唾。惟芳香之气，独喜归脾，故能启脾胃，进饮食，开郁结，散寒邪。而阴虚有火者为不宜耳。)”[32]

《中药志》：“益智　本品为常用中药。商品为姜科植物益智的干燥果实。……【原植物】益智　别名：益智子（开宝本草）、益智仁（海南岛）Alpinia oxyphylla Miq. ——姜科 Zingiberaceae.”[8]

《中药材手册》：“益智（《纲目》名益智子，列入草部芳香类）本品为姜科植物益智 Alpinia oxyphylla Miq. 的干燥成熟果实。原植物系多年生丛生草本，野生或栽培。【别名】益智仁。”[9]

《全国中草药汇编》：“益智　别名：益智仁、益智子。来源：为姜科山姜属植物益智 Alpinia oxyphylla Miq. 的果实。”[10]

《中药大辞典》：“益智仁《得配本草》【异名】益智子《开宝本草》，摘艼子《中药材手册》。【基原】为姜科植物益智的果实。【原植物】益智《广志》Alpinia oxyphylla Miq.”[33]

《中医大辞典·中药分册》：“益智仁　出《得配本草》。又名益智子。为姜科植物益智 Alpinia oxyphylla Miq. 的果实。”[34]

《中国医学百科全书·中医学》：“益智仁　始载于《本草拾遗》。原名益智子，为姜科植物益智 Alpinia oxyphylla Miq. 的果实，用时取出种子。夏秋间果实由绿变红时采收，晒干或低温烘干。”[35]

《全国中药炮制规范》：“益智仁　［处方用名］益智仁、盐益智仁。【来源】本品为姜科植物益智 Alpinia oxyphylla Miq. 的干燥成熟果实。栽培或野生。主产于广东、广西等地。夏秋间果实由绿变红时采收，晒干或低温干燥。药材以个大、饱满、气味浓者为佳。”[36]

《中国药材学》：“益智仁　【别名】益智子。【来源】本品为姜科植物益智 Alpinia oxyphylla Miq. 的果实，用时取种子。”[37]

《中国中医药学主题词表》：“益智 Alpinia oxyphylla　属姜科；属固涩药（中药）、补肾药和补阳药。”[11]

《普通高等教育中医药类规划教材·中药学》：“益智仁《本草拾遗》为姜科多年生草本植物益智 Alpinia oxyphylla Miq. 的成熟果实。主产海南岛、广东、广西等地。夏、秋间果实由绿变红时采收。晒干，去壳取仁，生用或盐水炒用。用时捣碎。”[38]

《中华本草》：“益智仁《宝庆本草折衷》【异名】益智子《南方草木状》，摘艼子《中药材手册》……【来源】为姜科植物益智的果实。【原植物】益智 Alpinia oxyphylla Miq.。”[39]

《中华人民共和国药典》：“益智 Fructus alpiniae oxyphyllae　本品为姜科植物益智 Alpinia oxyphylla Miq. 的干燥成熟果实。夏、秋间果实由绿变红时采收，晒干或低温干燥。”[7]

5　参考文献

1　宋·唐慎微．证类本草．北京：人民卫生出版社，1957，352

2　元·王好古．汤液本草．见：景印文渊阁四库全书（745）．北京：中医古籍出版社，1986，978

3　明·陈嘉谟．本草蒙筌．北京：人民卫生出版社，1988，93

4 明·李中梓．雷公炮制药性解．见：中国医学大成（二）．长沙：岳麓书社，1990，152
5 清·陈士铎．本草新编．北京：中国中医药出版社，1996，117
6 清·黄宫绣．本草求真．上海：上海科学技术出版社，1959，113
7 国家药典委员会．中华人民共和国药典．一部．北京：化学工业出版社，2000，238
8 中国医学科学院药物研究所等．中药志．第三册．北京：人民卫生出版社，1993，27
9 中华人民共和国卫生部药政管理局．中药材手册．北京：人民卫生出版社，1998，360
10 《全国中草药汇编》编写组．全国中草药汇编．上册．北京：人民卫生出版社，1996，675
11 吴兰成主编．中国中医药学主题词表．北京：中医古籍出版社，1996，537
12 宋人托名晋·嵇含．南方草木状．见：岭南本草古籍三种．北京：中国医药科技出版社，1999，10
13 宋·苏颂．本草图经．合肥：安徽科学技术出版社，1994，423
14 宋·佚名．增广太平和剂图经本草药性总论．见：增广太平惠民和剂局方．海口：海南出版社，2002，482
15 明·杜文燮．药鉴．上海：上海人民出版社，1975，52
16 ［日］稻宣义．炮炙全书．北京：中医古籍出版社，1981，49
17 明·刘文泰．本草品汇精要．北京：人民卫生出版社，1982，242
18 明·李时珍．本草纲目．北京：人民卫生出版社，1982，870
19 明·缪希雍．炮炙大法．明末庄继先校刻本
20 明·卢之颐．本草乘雅半偈．北京：人民卫生出版社，1986，595
21 清·张璐．本经逢原．上海：上海科学技术出版社，1959，58
22 清·叶桂．本草经解．上海：上海科学技术出版社，1958，29
23 清·吴仪洛．本草从新．北京：中医古籍出版社，2001，38
24 清·杨时泰．本草述钩元．上海：科技卫生出版社，1958，176
25 明·李中梓．本草征要．见：李中梓医学全书．北京：中国中医药出版社，1999，131
26 清·蒋居祉．本草择要纲目．见：珍本医书集成（二）．上海：上海科学技术出版社，1985，50
27 清·严西亭．得配本草．上海：上海卫生出版社，1957，43
28 清·沈金鳌．要药分剂．上海：上海科学技术出版社，1959，233
29 清·姚澜．本草分经．上海：上海科学技术出版社，1989，86
30 清·凌奂．本草害利．北京：中医古籍出版社，1982，72
31 清·陈其瑞．本草撮要．见：珍本医书集成（二）．上海：上海科学技术出版社，1985，23
32 清·张秉成．本草便读．上海：上海卫生出版社，1957，42
33 江苏新医学院．中药大辞典．上海：上海科学技术出版社，1977，1957
34 《中医大辞典》编辑委员会．中医大辞典·中药分册．北京：人民卫生出版社，1982，307
35 《中医学》编辑委员会．中国医学百科全书·中医学．上海：上海科学技术出版社，1997，1277
36 中华人民共和国卫生部药政管理局．全国中药炮制规范．北京：人民卫生出版社，1988，186
37 徐国钧等主编．中国药材学．北京：中国医药科技出版社，1996，1190
38 雷载权主编．普通高等教育中医药类规划教材·中药学．上海：上海科学技术出版社，1995，290
39 国家中医药管理局《中华本草》编委会．中华本草．第八册．上海：上海科学技术出版社，1999，603

373 拳参
Quanshen
Rhizoma Bistortae

1 定名依据

1.1 正名

1.1.1 汉文名：拳参（蓼科植物拳参 Polygonum bistorta L. 的干燥根茎）。

1.1.2 英文名：bistort rhizome.

1.2 依据

1.2.1 定名的文献依据

1.2.1.1 《本草图经》卷十九："拳参，生淄州田野。叶如羊蹄，根似海虾，黑色。五月采，彼土人捣末淋渫肿气。"[1]

1.2.1.2 《本草品汇精要》卷四十一："拳参，植生。拳参捣末，淋炸消肿气（出图经）。【苗】〔图经曰〕叶如羊蹄，根似海鲏黑色。"[2]

1.2.1.3 《本草纲目》卷十三："拳参（宋《图经》）。【集解】颂曰：生淄州田野，叶如羊蹄，根似海虾，黑色，土人五月采之。"[3]

1.2.1.4 《中华人民共和国药典》："拳参 Rhizoma bistortae　本品为蓼科植物拳参 Polygonum bistorta L. 的干燥根茎。春初发芽时或秋季茎叶将枯萎时采挖，除去泥沙，晒干，去须根。"[4]

1.2.1.5 《普通高等教育中医药类规划教材·中药学》："拳参《本草图经》为蓼科多年生草本植物拳参 Polygonum bistorta L. 的根茎。主产于东北、华北及山东、江苏、湖北等地。春季发芽前或秋季地上部分枯萎时采挖，晒干，除去须根，切片生用。"[5]

1.2.1.6 《中药大辞典》："拳参《本草图经》【异名】山虾子《江西植药志》，倒根草《新疆药材》，紫参、破伤药、刀剪药、疙瘩参《河北药材》，虾参、回头参、山柳柳、石蚕《山东中药》，刀枪药《中药志》，马峰七《广西中药志》。【基原】为蓼科植物拳参等的根茎。【原植物】拳参 Polygonum bistorta L.。"[6]

1.2.1.7 《中医大辞典·中药分册》："拳参　出《本草图经》。又名山虾子、虾参、刀剪药。为蓼科植物拳参 Polygonum bistorta L. 的根茎。"[7]

1.2.1.8 《中国医学百科全书·中医学》："拳参　始载于《本草图经》。又名紫参、疙瘩参、草河车、山虾子。为蓼科植物拳参 Polygonum bistorta L. 的根茎。春初发芽前或秋季茎叶将枯萎时采挖，除去茎叶及泥沙，晒干，再除去须根。"[8]

1.2.1.9 《中国中医药学主题词表》："拳参 Polygonum bistorta　属蓼科和清热解毒药。D 狐尾蓼；D 紫参。"[9]

1.2.1.10 《中药志》[10]、《中药材手册》[11]、《全国中草药汇编》[12]、《全国中药炮制规范》[13]、《中国药材学》[14]、《中华本草》[15]等现代中药著作多以"拳参"作为本品正名（参见"文献通考"）。

1.2.2　定名选择的理由

1.2.2.1　拳参 Rhizoma bistortae，系蓼科植物拳参 Polygonum bistorta L. 的干燥根茎。“拳参”之名始见于宋·苏颂《本草图经》，并作为本品正名记载。其后的历代重要本草著作如明·刘文泰《本草品汇精要》、李时珍《本草纲目》等在载录本品时均以“拳参”作为正名。《本草纲目》系我国历史上十分重要的一部本草著作，对后世影响深远。

1.2.2.2　我国最新出版的《中华人民共和国药典》、《普通高等教育中医药类规划教材·中药学》以及辞书类著作《中医大辞典·中药分册》、《中药大辞典》、《中国医学百科全书·中医学》等均以“拳参”作为本品正名。已经广泛应用于中医药学文献的标引和检索的《中国中医药学主题词表》也以“拳参”作为本品的正式主题词。现代本草著作如《中药志》、《全国中草药汇编》、《中华本草》、《中国药材学》、《中药材手册》、《全国中药炮制规范》等虽记载了不少本品各地的俗称，但也无一例外以“拳参”作为本品的正名。说明“拳参”作为本品正名已成为共识。

1.3　与正名等效的名词：无。

2　源流考释

拳参（蓼科植物拳参 Polygonum bistorta L. 的干燥根茎），原称“紫参”。始见于汉《神农本草经》卷二：“紫参，味苦、辛，寒。主心腹积聚，寒热邪气，通九窍，利大小便。一名牡蒙。生山谷。”[16] 其后的本草著作有的以“牡蒙”为正名，如三国·吴普《吴普本草》[17]；有的以“紫参”为正名，如魏晋《名医别录》[18]，南北朝·陶弘景《本草经集注》[19]，唐·苏敬等撰《新修本草》[20]、孙思邈《千金翼方》[21]等。

“拳参”之名始见于宋·苏颂《本草图经》[1]，并作为本品正名，如《本草图经》卷十九：“拳参，生淄州田野。叶如羊蹄，根似海虾，黑色。五月采，彼土人捣末淋渫肿气。”[1] 其后的本草著作有的即以“拳参”为正名，如明·刘文泰《本草品汇精要》[2]、李时珍《本草纲目》[3]；有的仍以“紫参”为正名，如元·王好古《汤液本草》[22]，清·张志聪《本草崇原》[23]、汪昂《本草易读》[24]、汪昂《本经逢原》[25]、严西亭《得配本草》[26]、黄宫绣《本草求真》[27]、姚澜《本草分经》[28]、杨时泰《本草述钩元》[29]、叶志诜《神农本草经赞》[30]、张秉成《本草便读》[31]等。

古代著作中记载的本品异名有“紫参”、“牡蒙”《神农本草经》[16]，“众戎”、“音腹”、“伏菟”、“重伤”《吴普本草》[17]，“童肠”、“马行”《名医别录》[18]等。如《神农本草经》卷二：“紫参，味苦、辛，寒。主心腹积聚，寒热邪气，通九窍，利大小便。一名牡蒙。生山谷。”[16]《吴普本草》草木类：“牡蒙，一名紫参，一名众戎，一名音腹，一名伏菟，一名重伤。神农、黄帝：苦。李氏：小寒。生河西山谷，或宛句商山。圆聚生，根黄赤有文，皮黑中紫，五月华紫赤，实黑，大如豆。三月采根。”[17]《名医别录》下品：“紫参，微寒，无毒。主治肠胃大热，唾血，衄血，肠中聚血，痈肿诸疮，止渴，益精。一名众戎，一名童肠，一名马行。生河西及宛朐。三月采根，火炙使紫色。（畏辛夷。）”[18]。

现代有关著作均沿用《本草图经》的记载以“拳参”作为本品正名，如《中华人民共和国药典》[4]、《普通高等教育中医药类规划教材·中药学》[5]、《中药大辞典》[6]、《中医大辞典·中药分册》[7]、《中国医学百科全书·中医学》[8]、《中国中医药学主题词表》[9]、《中药志》[10]、《中药材手册》[11]、《全国中草药汇编》[12]、《全国中药炮制规范》[13]、《中国药材学》[14]、《中华本草》[15]等。同时尚记载有“草河车”、“刀剪药”、“铜罗”、“虾参”、“地虾”、“山虾”《全国中草药汇编》[12]，“山虾子”、“倒根草”、“破伤药”、“疙瘩参”、“回头参”、“山柳柳”、“石蚕”、“刀枪药”、“马峰七”《中药大辞典》[6]，“重楼”《中国药材学》[14]，“拳头参”、“红苍术”、“红重楼”、“红蚤休”、“活血莲”、“红内消”、“马尾七”、“土马蜂”、“涩疙瘩”、“一口血”、“鸢头鸡”、“地蜂子”、“红三七”、“红地榆”、“地蚕子”《中华本草》[15]等各地的俗称。还记载有本品原植物“拳参”的异名“山虾”、“倒根草”、“虾参”、“回头参”《中药志》[10]，“拳蓼”《中华本草》[15]等。

3 附录

3.1 又称：无。

3.2 俗称：重楼（江苏），刀剪药、刀枪药、疙瘩参、破伤药、铜罗（河北），虾参、山虾、山虾子、地虾、拳头参、回头参（山东），红苍术（安徽），红重楼（浙江），红蚤休、活血莲、红内消、马尾七（湖北），土马蜂、涩疙瘩、一口血（四川），鸢头鸡、地蜂子、红三七、红地榆、地蚕子（贵州），倒根草（新疆），山柳柳、石蚕（山东），马峰七（广西），草河车。

3.3 曾称：紫参、牡蒙《神农本草经》，众戎、音腹、伏菟、重伤《吴普本草》，童肠、马行《名医别录》。

3.4 原植物名称：拳参，山虾（山东、江苏），倒根草（湖南、新疆），虾参、回头参（山东），拳蓼。

4 文献通考

《神农本草经》卷二：“紫参，味苦、辛，寒。主心腹积聚，寒热邪气，通九窍，利大小便。一名牡蒙。生山谷。”[16]

《吴普本草·草木类》：“牡蒙，一名紫参，一名众戎，一名音腹，一名伏菟，一名重伤。神农、黄帝：苦。李氏：小寒。生河西山谷，或宛句商山。圆聚生，根黄赤有文，皮黑中紫，五月华紫赤，实黑，大如豆。三月采根。”[17]

《名医别录·下品》：“紫参，微寒，无毒。主治肠胃大热，唾血，衄血，肠中聚血，痈肿诸疮，止渴，益精。一名众戎，一名童肠，一名马行。生河西及宛朐。三月采根，火炙使紫色。（畏辛夷。）”[18]

《本草经集注》：“紫参，味苦、辛，寒、微寒，无毒。主治心腹积聚，寒热邪气，通九窍，利大小便。治肠胃大热，唾血，衄血，肠中聚血，痈肿诸疮，止渴，益精。一名牡蒙，一名众戎，一名童肠，一名马行。生河西及宛朐山谷，三月采根，火炙使紫色。（畏辛夷。）今方家皆呼为牡蒙，用之亦少。”[19]

《新修本草》卷八：“紫参，味苦、辛，寒、微寒，无毒。主心腹积聚，寒热邪气，通九窍，利大小便。疗肠胃大热，唾血，衄血，肠中聚血，痈肿诸疮，止渴，益精。一名牡蒙，一名众戎，一名童肠，一名马行。生河西及宛朐山谷，三月采根，火炙使紫色。”[20]

《千金翼方》卷二："紫参，味苦辛，寒，微寒，无毒。主心腹积聚，寒热邪气，通九窍，利大小便，疗肠胃大热，唾血，衄血，肠中聚血，痈肿诸疮，止渴益精。一名牡蒙，一名众戎，一名童肠，一名马行。"[21]

《本草图经》卷十九："拳参，生淄州田野。叶如羊蹄，根似海虾，黑色。五月采，彼土人捣末淋渫肿气。"[1]

《汤液本草》卷四："紫参，气微寒，味苦、辛。无毒。《本草》云：主心腹积聚，寒热邪气，通九窍，利大小便。疗肠胃大热，唾血衄血，肠中聚血，痈肿诸疮，止渴益精。"[22]

《本草品汇精要》卷四十一："拳参，植生。拳参捣末，淋炸消肿气（出图经）。【苗】〔图经曰〕叶如羊蹄，根似海鲅黑色。"[2]

《本草纲目》卷十三："拳参（宋《图经》）。【集解】颂曰：生淄州田野，叶如羊蹄，根似海虾，黑色，土人五月采之。"[3]

《本草崇原》卷中："紫参，气味苦寒，无毒。主治心腹积聚，寒热邪气，通九窍、大小便。"[23]

《本草易读》卷三："紫参，畏辛夷，火炙紫黑用。味苦，微寒，无毒。入足厥阴，手太阴、阳明大肠。开心腹积聚，散腹胁坚胀。止唾衄，消痈肿，调血痢，破血瘀，通经脉，治金疮。利大小便，治赤白痢。消胸中之痞结，止肺家之疼痛。生河西及兖州山谷，今所在有之。茎青而细，五月开白花似葱花，亦有红紫而似水荭者。根淡紫黑色，肉带红白，状如小紫草。近时多以此伪蚤休，不可不知。"[24]

《本经逢原》卷一："紫参，即牡蒙，又名童肠，三四月间遍地茸生，高三五寸，逐层起台，开紫花者是也。苦辛寒，无毒。反藜芦。"[25]

《得配本草》卷二："紫参，一名牡蒙。畏辛夷。苦，寒。入足厥阴经血分。破结逐瘀。通九窍，利二便，退寒热，除疟痢。"[26]

《本草求真·上编》："紫参（山草），泻肝血瘀。紫参，（专入肝，兼入胃膀胱。又名牡蒙。）味苦而辛，气寒无毒。功专入肝逐瘀破血，兼入胃腑膀胱，使血自为通利。"[27]

《本草分经·原例》："紫参，苦、辛，微寒，除肠胃大热，利窍通二便益精，去心腹积聚肠中聚血，疗疮肿治痢。"[28]

《本草述钩元》卷七："紫参，又名牡蒙。六月采根，晒干。皮色红紫，肉带红白。苦辛微寒，气味俱厚，阴也，降也。入足厥阴，亦入足阳明。为除热散结逐血之要药，主心腹积聚，寒热邪气。"[29]

《神农本草经赞》卷二："紫参，味苦、辛，寒。主心腹积聚，寒热邪气，通九窍，利大小便。一名牡蒙。生山谷。三辅幽芳，青赤弥谷，飞羽翩翻，歧蹄排蹴，厚积阴沉，坚消心腹。火炙根温，紫光熠煜。"[30]

《本草便读·草部》："紫参，色紫入肝。气寒散血，行瘀破积，皆因微苦微辛。治痢通经，却又能通能降。（紫参苦寒之性，略兼辛味，全无补益，只能入肝行血清血。凡血崩血痢，以及痈肿诸疮，胸腹积聚而有瘀热者，皆可用之。一名牡蒙。五月结实，六月采根。色紫形似丹参，用亦相近，但丹参性平有甘味，此则寒兼苦辛无甘味耳。）"[31]

《中药志》："拳参　本品为少常用中药。商品主要为蓼科植物拳参的根茎。……【原植物】拳参　别名：山虾（山东、江苏），倒根草（湖南、新疆），虾参、回头参（山东）。Polygonum bistorta L.（Polygonum lapidosum Kitag.）——蓼科 Polygonaceae."[10]

《中药材手册》："拳参　本品为蓼科植物拳参 Polygonum bistorta L. 的干燥根茎。原植物系多年生草本，喜生于阴湿的山地，均为野生。有的地区与重楼不分或混用，应予以纠正。此外，吉林、辽宁、江苏、宁夏、甘肃等部分地区有以同属植物芽蓼、倒根草、草血竭等的根茎作拳参药用，为其地区习惯用药。【别名】紫参、草河车、红蚤林。"[11]

《全国中草药汇编》："拳参　别名：紫参、草河车、刀剪药、铜罗、虾参、地虾、山虾。来源：为蓼科蓼属植物拳参 Polygonum bistorta L.［Bistorta vulgaris Hill］及耳叶蓼 P. manshuriense V. Petr. ex Komar. 的根状茎。"[12]

《中药大辞典》："拳参《本草图经》【异名】山虾子《江西植药志》，倒根草《新疆药材》，紫参、破伤药、刀剪药、疙瘩参《河北药材》，虾参、回头参、山柳柳、石蚕《山东中药》，刀枪药《中药志》，马峰七《广西中药志》。【基原】为蓼科植物拳参等的根茎。【原植物】拳参 Polygonum bistorta L."[6]

《中医大辞典·中药分册》："拳参　出《本草图经》。又名山虾子、虾参、刀剪药。为蓼科植物拳参 Polygonum bistorta L. 的根茎。"[7]

《中国医学百科全书·中医学》："拳参　始载于《本草图经》。又名紫参、疙瘩参、草河车、山虾子。为蓼科植物拳参 Polygonum bistorta L. 的根茎。春初发芽前或秋季茎叶将枯萎时采挖，除去茎叶及泥沙，晒干，再除去须根。"[8]

《全国中药炮制规范》："拳参（草河车）［处方用名］拳参、草河车。【来源】本品为蓼科植物拳参 Polygonum bistorta L. 的干燥根茎。均系野生。主产于湖北、安徽、江苏、河北、四川等地。春、秋二季采挖，除去须根，洗净，干燥。药材以粗大、坚硬、断面浅红棕色，无须根者为佳。"[13]

《中国药材学》："拳参　【别名】草河车，紫参，重楼（江苏），山虾（山东）。【来源】本品为蓼科植物拳参 Polygonum bistorta L. 的根茎。"[14]

《中国中医药学主题词表》："拳参 Polygonum bistorta　属蓼科和清热解毒药。D 狐尾蓼；D 紫参。"[9]

《普通高等教育中医药类规划教材·中药学》："拳参《本草图经》为蓼科多年生草本植物拳参 Polygonum bistorta L. 的根茎。主产于东北、华北及山东、江苏、湖北等地。春季发芽前或秋季地上部分枯萎时采挖，晒干，除去须根，切片生用。"[5]

《中华本草》："拳参《本草图经》【异名】紫参、牡蒙《本经》（《太平御览》引作壮蒙），众戎、音腹、伏菟、重伤《吴普本草》，童肠、马行《别录》，刀剪药、刀枪药、疙瘩参、破伤药、铜罗（河北），虾参、山虾、山虾子、地虾、拳头参、回头参（山东），红苍术（安徽），红重楼（浙江），红蚤休、活血莲、红内消、马尾七（湖北），土马蜂、涩疙瘩、一口血（四川），鸢头鸡、地蜂子、红三七、红地榆、地蚕子（贵州）。……【来源】为蓼科植物拳参与耳叶蓼的根茎。【原植物】1. 拳参 Polygonum bistorta L.［P. lapidosum Kitag.］又名：拳蓼《中国高等植物图鉴》，倒根草（新疆、湖南）。2. 耳叶蓼 Polygonum manshuriense V. Petr. ex Kom."[15]

《中华人民共和国药典》："拳参 Rhizoma bistortae　本品为蓼科植物拳参 Polygonum bistorta L. 的干燥根茎。春初发芽时或秋季茎叶将枯萎时采挖，除去泥沙，晒干，去须根。"[4]

5 参考文献

1 宋·苏颂. 本草图经. 合肥：安徽科学技术出版社，1994，646
2 明·刘文泰. 本草品汇精要. 北京：人民卫生出版社，1982，914
3 明·李时珍. 本草纲目. 北京：人民卫生出版社，1982，829
4 国家药典委员会. 中华人民共和国药典. 一部. 北京：化学工业出版社，2000，239
5 雷载权主编. 普通高等教育中医药类规划教材·中药学. 上海：上海科学技术出版社，1995，83
6 江苏新医学院. 中药大辞典. 上海：上海科学技术出版社，1977，1613
7 《中医大辞典》编辑委员会. 中医大辞典·中药分册. 北京：人民卫生出版社，1982，1959
8 《中医学》编辑委员会. 中国医学百科全书·中医学. 上海：上海科学技术出版社，1997，307
9 吴兰成主编. 中国中医药学主题词表. 北京：中医古籍出版社，1996，305
10 中国医学科学院药物研究所等. 中药志. 第二册. 北京：人民卫生出版社，1993，177
11 中华人民共和国卫生部药政管理局. 中药材手册. 北京：人民卫生出版社，1998，179
12 《全国中草药汇编》编写组. 全国中草药汇编. 上册. 北京：人民卫生出版社，1996，672
13 中华人民共和国卫生部药政管理局. 全国中药炮制规范. 北京：人民卫生出版社，1988，93
14 徐国钧等主编. 中国药材学. 北京：中国医药科技出版社，1996，511
15 国家中医药管理局《中华本草》编委会. 中华本草. 第二册. 上海：上海科学技术出版社，1999，643
16 汉·神农本草经. 清顾观光重辑本. 北京：人民卫生出版社，1955，61
17 三国·吴普. 吴普本草. 北京：人民卫生出版社，1987，39
18 魏晋·名医别录. 北京：人民卫生出版社，1986，248
19 南北朝·陶弘景. 本草经集注. 北京：人民卫生出版社，1994，362
20 唐·苏敬等撰. 新修本草. 合肥：安徽科学技术出版社，1981，205
21 唐·孙思邈. 千金翼方. 北京：人民卫生出版社，1955，27
22 元·王好古. 汤液本草. 见：景印文渊阁四库全书（745）. 北京：中医古籍出版社，1986，964
23 清·张志聪. 本草崇原. 北京：中国中医药出版社，1992，60
24 清·汪昂. 本草易读. 北京：人民卫生出版社，1987，131
25 清·张璐. 本经逢原. 上海：上海科学技术出版社，1959，40
26 清·严西亭. 得配本草. 上海：上海卫生出版社，1957，18
27 清·黄宫绣. 本草求真. 上海：上海科学技术出版社，1959，236
28 清·姚澜. 本草分经. 上海：上海科学技术出版社，1989，183
29 清·杨时泰. 本草述钩元. 上海：科技卫生出版社，1958，121
30 清·叶志诜. 神农本草经赞. 见：珍本医书集成（二）. 上海：上海科学技术出版社，1985，81
31 清·张秉成. 本草便读. 上海：上海卫生出版社，1957，15

374 浙贝母

Zhebeimu

Bulbus Fritillariae Thunbergii

1 定名依据

1.1 正名

1.1.1　汉文名：浙贝母（百合科植物浙贝母 Fritillaria thunbergii Miq. 的干燥鳞茎）。

1.1.2　英文名：thunberb fritillary bulb.

1.2　依据

1.2.1　定名的文献依据

1.2.1.1　《轩岐救正论》卷六："伪药必辨。今病者既择名手，复得好方，而药非地道。杂以伪者，非惟无功，适足取害耳。如沙参之假人参，苜蓿根之假黄芪，藁本头之伪川芎，浙贝母之伪川贝母，广黄连之伪川黄连……诸如此类，不可胜穷。小人既售赝器，君子当具灼鉴。"[1]

1.2.1.2　《中华人民共和国药典》："浙贝母 Bulbus fritillariae thunbergii　本品为百合科植物浙贝母 Fritillaria thunbergii Miq. 的干燥鳞茎。初夏植株枯萎时采挖，洗净。大小分开，大者除去芯芽，习称'大贝'；小者不去芯芽，习称'珠贝'。"[2]

1.2.1.3　《普通高等教育中医药类规划教材·中药学》："浙贝母《本草正》，为百合科多年生草本植物浙贝母 Fritillaria thunbergii Miq. 的鳞茎。原产于浙江象山，现主产在浙江鄞县。此外，江苏、安徽、湖南、江西等地亦产。"[3]

1.2.1.4　《中国医学百科全书·中医学》："浙贝母　始载于《本草正》，原名土贝母。又名浙贝、象贝母。为百合科植物浙贝母 Fritillaria thunbergii Miq. 的鳞茎。"[4]

1.2.1.5　《中国中医药学主题词表》："浙贝母 Fritillaria thunbergii　属贝母属；属化痰药（中药）和止咳平喘药。"[5]

1.2.1.6　《中医大辞典·中药分册》："浙贝母　见《中国药学大辞典》。又名象贝母、大贝母、元宝贝。为百合科植物浙贝母 Fritillaria thunbergii Miq. 的鳞茎。主产浙江。"[6]

1.2.1.7　《中药大辞典》："浙贝母《药材学》【异名】土贝母《本草正》，象贝《经验广集》，浙贝、象贝母《百草镜》，大贝母《本草正义》。【基原】为百合科植物浙贝母的鳞茎。【原植物】浙贝母 Fritillaria verticillata Willd. var. thunbergii Bak.。"[7]

1.2.1.8　《中药志》："浙贝母　本品为常用中药。商品为百合科植物浙贝母的干燥鳞茎。……【原植物】浙贝母　别名：象贝、大贝、珠贝 Fritillaria thunbergii Miq. ［F. verticillata Willd. var. thunbergii（Miq.）Baker］——百合科 Liliaceae."[8]

1.2.1.9　《中国药材学》："浙贝母　【别名】象贝，大贝，珠贝，土贝，元宝贝，苏贝（江苏）。【来源】本品为百合科植物浙贝母 Fritillaria thunbergii Miq. 的鳞茎。"[9]

1.2.1.10　《中华本草》："浙贝母《轩岐救正论·药性微蕴》【异名】土贝母《本草正》，浙贝《外科全生集》，象贝《经验广集》，象贝母《百草镜》，大贝母《疡医大全》……【来源】为百合科植物浙贝母的鳞茎。【原植物】浙贝母 Fritillaria thunbergii Miq. ［F. collicoal Hance；F. verticillata Willd. var. thunbergii（Miq.）Baker］。"[10]

1.2.2　定名选择的理由

浙贝母 Bulbus fritillariae thunbergii，系百合科植物浙贝母 Fritillaria thunbergii Miq. 的干燥鳞茎。"浙贝母"之名始见于明·萧京《轩岐救正论》，作为本品正名古代文献未见记载。现代文献中我国最新出版的《中华人民共和国药典》、《普通高等教育中医药类规划教材·中药学》以及辞书类著作《中医大辞典·中药分册》、《中药大辞典》、《中国医学百科全书·中医学》等均以"浙贝母"作为本药正名。已经广泛应用于中医药学文献的标引和检索的《中国中医药学主题词表》也以"浙贝母"作为本药的正式主题词。现代本草著作如《中药志》、《中国药材学》、《中华本草》等虽记载了不少本品各地的俗称，但也无一例外以“浙贝母”作为本品的正名。说明“浙贝母”作为本品正名已成为共识。

1.3　与正名等效的名词：浙贝。

2　源流考释

浙贝母（百合科植物浙贝母 Fritillaria thunbergii Miq. 的干燥鳞茎）。“浙贝母”之名在明以前未见记载，但从唐·苏敬等撰《新修本草》的记载看，古代所称的“贝母”当包括今用“浙贝母”在内，如《新修本草》卷八：“贝母，味辛、苦，平、微寒，无毒。……【谨案】此叶似大蒜，四月蒜熟时采，良。若十月，苗枯根亦不佳也。出润州、荆州、襄州者，最佳，江南诸州亦有。”[11] 明·张景岳《本草正》首先将本药从“贝母”中单列出来，以“土贝母”为正名，如《本草正·山草部》：“土贝母（十九）（反乌头）味大苦，性寒。阴也，降也，乃手太阴、少阳，足阳明、厥阴之药。”[12]“浙贝母”之名始见于明·萧京《轩岐救正论》卷六：“伪药必辨。今病者既择名手，复得好方，而药非地道。杂以伪者，非惟无功，适足取害耳。如沙参之假人参，苜蓿根之假黄芪，藁本头之伪川芎，浙贝母之伪川贝母，广黄连之伪川黄连……诸如此类，不可胜穷。小人既售赝器君子当具灼鉴。”[1]

清·王维德《外科全生集》记载有本品异名“浙贝”，如《外科全生集》卷三：“贝母，去心，糯米炒黄，治肺家燥痰，敷恶疮。浙贝去心，炒，专消痈疽毒痰。”[13] 清·赵学楷《百草镜》记载有本品异名“象贝母”，如清·赵学敏《本草纲目拾遗》卷五引该书曰：“百草镜云：浙贝出象山，俗呼象贝母。”[14] 清·赵学敏《本草纲目拾遗》载录有本品异名“土贝”、“象贝”，如《本草纲目拾遗》卷五：“浙贝，土贝，今名象贝。”[14]

“浙贝母”作为本品正名古代文献未见记载。现代文献中大多以“浙贝母”作为本品正名，如《中华人民共和国药典》[2]、《普通高等教育中医药类规划教材·中药学》[3]、《中医大辞典·中药分册》[6]、《中药大辞典》[7]、《中国医学百科全书·中医学》[4]、《中国中医药学主题词表》[5]、《中药志》[8]、《中药材手册》[15]、《全国中草药汇编》[16]、《全国中药炮制规范》[17]、《中国药材学》[9]、《中华本草》[10] 等。同时尚记载有各地的俗称“大贝”、“元宝贝”、“珠贝”《中药材手册》[15]，“大贝母”《中药大辞典》[7]，“苏贝”《中国药材学》[9] 等。还记载有本品原植物“浙贝母”的异名“象贝”、“大贝”、“珠贝”《中药志》[8] 等。

3　附录

3.1　又称：大贝、珠贝、浙贝片（药材商品名）。

3.2　俗称：苏贝（江苏），大贝，元宝贝，珠贝，大贝母。

3.3　曾称：土贝母《本草正》，浙贝《外科全生集》，象贝母《百草镜》，土贝、象贝《本草纲目拾遗》。

3.4　原植物名称：浙贝母，象贝，大贝，珠贝。

4　文献通考

《新修本草》卷八：“贝母，味辛、苦，平、微寒，无毒。……【谨案】此叶似大蒜，四月蒜熟时采，良。若十月，苗枯根亦不佳也。出润州、荆州、襄州者，最佳，江南诸州亦有。”[11]

《本草正·山草部》：“土贝母（十九）（反乌头），味大苦，性寒。阴也，降也，乃手太阴、少阳，足阳明、厥阴之药。大治肺痈肺痿、咳喘、吐血衄血，最降痰气，善开郁结，止疼痛，消胀满，清肝火，明耳目，除时气烦热，黄疸淋闭，便血溺血，解热毒，杀诸虫，及疗喉痹瘰疬，乳痈发背，一切痈疡肿毒，湿热恶疮，痔漏金疮出血，火疮疼痛。为末可敷，煎汤可服。性味俱厚，较之川贝母，清降之功不啻数倍。”[12]

《轩岐救正论》卷六：“伪药必辨。今病者既择名手，复得好方，而药非地道。杂以伪者，非惟无功，适足取害耳。如沙参之假人参，苜蓿根之假黄芪，藁本头之伪川芎，浙贝母之伪川贝母，广黄连之伪川黄连，紫楝根之伪巴戟，南当归之充秦归，浙地之充怀地，建山药之充怀山药，丁茄叶之伪藿香，染独活之伪当归，粗鹅管之伪钟乳，金莲根之伪肉苁蓉，浙枸杞之伪甘枸杞，黄丝子之伪菟丝，西五味之乱北五味，杜蘅之乱细辛，枫香之杂乳香，黑束之乱沉香，沙石之杂灵脂，牛胶之伪阿胶，川乌之伪附子，土防己野马肝之乱何首乌。诸如此类，不可胜穷。小人既售赝器，君子当具灼鉴。”[1]

《外科全生集》卷三：“贝母，去心，糯米炒黄，治肺家燥痰，敷恶疮。浙贝去心，炒，专消痈疽毒痰。”[13]

《本草纲目拾遗》卷五：“浙贝，土贝，今名象贝。去心炒。百草镜云：浙贝出象山，俗呼象贝母。皮糙味苦，独颗无瓣，顶圆心斜，入药选圆白而小者佳。叶暗斋云：宁波象山所出贝母，亦分两瓣，味苦而不甜，其顶平而不尖，不能如川贝之象荷花蕊也。”[14]

《中药志》：“浙贝母　本品为常用中药。商品为百合科植物浙贝母的干燥鳞茎。……【原植物】浙贝母　别名：象贝、大贝、珠贝 Fritillaria thunbergii Miq. ［F. verticillata Willd. var. thunbergii（Miq.）Baker］——百合科 Liliaceae.”[8]

《中药材手册》：“浙贝母（《纲目》列入草部山草类）　浙贝母为百合科植物浙贝母 Fritillaria thunbergii Miq. 的干燥鳞茎，原植物系多年生草本，均为栽培，是浙江省著名药材之一。【别名】象贝、大贝、元宝贝、珠贝。”[15]

《全国中草药汇编》：“浙贝母　别名：浙贝、大贝、象贝、元宝贝、珠贝。来源：为百合科贝母属植物浙贝母 Fritillaria thunbergii Miq. ［F. verticillata Willd. var. thunbergii（Miq.）Baker］的鳞茎。”[16]

《中药大辞典》：“浙贝母《药材学》【异名】土贝母《本草正》，象贝《经验广集》，浙贝、象贝母《百草镜》，大贝母《本草正义》。【基原】为百合科植物浙贝母的鳞茎。【原植物】浙贝母 Fritillaria verticillata Willd. var. thunbergii Bak.。”[7]

《中医大辞典·中药分册》：“浙贝母　见《中国药学大辞典》。又名象贝母、大贝母、元宝贝。为百合科植物浙贝母 Fritillaria thunbergii Miq. 的鳞茎。主产浙江。”[6]

《中国医学百科全书·中医学》：“浙贝母　始载于《本草正》，原名土贝母。又名浙贝、象贝母。为百合科植物浙贝母 Fritillaria thunbergii Miq. 的鳞茎。初夏杜株枯萎后，挖掘地下鳞茎，洗净，按大小分级，3.5 厘米以上者，将鳞片掰开，挖除心芽，加工成元宝贝，习称‘大贝’，挖出的心芽，加工成贝心；3.5 厘米以下者，不去心芽，加工品习称‘珠贝’。加工时将贝母置木桶内，来回撞至浆汁渗出时，拌以贝壳灰粉（50 千克浙贝母加 1.52 千克）或熟石灰，吸去浆汁，晒干或烘干。”[4]

《全国中药炮制规范》："浙贝母 ［处方用名］浙贝母（浙贝）。【来源】本品为百合科植物浙贝母 Fritillaria thunbergii Miq. 的干燥鳞茎。多系栽培。主产于浙江等地。立夏前后采挖，洗净泥土，大小个分开，大者摘除心芽，分别撞擦，除去外皮，拌以煅过的贝壳粉，以吸去擦出的浆液，再干燥。药材以鳞叶肥厚、表面及断面白色、粉性足者为佳。"[17]

《中国药材学》："浙贝母 【别名】象贝，大贝，珠贝，土贝，元宝贝，苏贝（江苏）。【来源】本品为百合科植物浙贝母 Fritillaria thunbergii Miq. 的鳞茎。"[9]

《中国中医药学主题词表》："浙贝母 Fritillaria thunbergii 属贝母属；属化痰药（中药）和止咳平喘药。"[5]

《普通高等教育中医药类规划教材·中药学》："浙贝母《本草正》为百合科多年生草本植物浙贝母 Fritillaria thunbergii Miq. 的鳞茎。原产于浙江象山，现主产在浙江鄞县。此外，江苏、安徽、湖南、江西等地亦产。初夏植株枯萎时采挖，洗净，擦去外皮，拌以煅过的贝壳粉，吸去浆汁，切厚片或打成碎块。"[3]

《中华本草》："浙贝母《轩岐救正论·药性微蕴》【异名】土贝母《本草正》，浙贝《外科全生集》，象贝《经验广集》，象贝母《百草镜》，大贝母《疡医大全》……【来源】为百合科植物浙贝母的鳞茎。【原植物】浙贝母 Fritillaria thunbergii Miq. ［F. collicoal Hance；F. verticillata Willd. var. thunbergii（Miq.）Baker］。"[10]

《中华人民共和国药典》："浙贝母 Bulbus fritillariae thunbergii 本品为百合科植物浙贝母 Fritillaria thunbergii Miq. 的干燥鳞茎。初夏植株枯萎时采挖，洗净。大小分开，大者除去芯芽，习称'大贝'；小者不去芯芽，习称'珠贝'。分别撞擦，除去外皮，拌以煅过的贝壳粉，吸去擦出的浆汁，干燥；或取鳞茎，大小分开，洗净，除去芯芽，趁鲜切成厚片，洗净，干燥，习称'浙贝片'。"[2]

5 参考文献

1 明·萧京. 轩岐救正论. 北京：中医古籍出版社，1985

2 国家药典委员会. 中华人民共和国药典. 一部. 北京：化学工业出版社，2000，240

3 雷载权主编. 普通高等教育中医药类规划教材·中药学. 上海：上海科学技术出版社，1995，231

4 《中医学》编辑委员会. 中国医学百科全书·中医学. 上海：上海科学技术出版社，1997，1176

5 吴兰成主编. 中国中医药学主题词表. 北京：中医古籍出版社，1996，565

6 《中医大辞典》编辑委员会. 中医大辞典·中药分册. 北京：人民卫生出版社，1982，302

7 江苏新医学院. 中药大辞典. 上海：上海科学技术出版社，1977，1920

8 中国医学科学院药物研究所等. 中药志. 第一册. 北京：人民卫生出版社，1993，93

9 徐国钧等主编. 中国药材学. 北京：中国医药科技出版社，1996，624

10 国家中医药管理局《中华本草》编委会. 中华本草. 第八册. 上海：上海科学技术出版社，1999，91

11 唐·苏敬等撰. 新修本草. 合肥：安徽科学技术出版社，1981，210

12 明·张景岳. 本草正. 见：景岳全书. 下册. 上海：上海科学技术出版社，1984，913

13 清·王维德. 外科全生集. 见：中国医学大成（五）. 长沙：岳麓书社，1990

14 清·赵学敏. 本草纲目拾遗. 北京：人民卫生出版社，1983，123

15 中华人民共和国卫生部药政管理局. 中药材手册. 北京：人民卫生出版社，1998，49

16 《全国中草药汇编》编写组．全国中草药汇编．上册．北京：人民卫生出版社，1996，659
17 中华人民共和国卫生部药政管理局．全国中药炮制规范．北京：人民卫生出版社，1988，91

375 海马

Haima

Hippocampus

1 定名依据

1.1 正名

1.1.1 汉文名：海马［海龙科动物线纹海马 Hippocampus kelloggi Jordan et Snyder、刺海马 Hippocampus histrix Kaup、大海马 Hippocampus kuda Bleeker、三斑海马 Hippocampus trimaculatus Leach 或小海马（海蛆）Hippocampus japonicus Kaup 的干燥体］。

1.1.2 英文名：sea horse.

1.2 依据

1.2.1 定名的文献依据

1.2.1.1 《本草图经》卷十五："海马，生南海。头如马形，虾类也。妇人将产带之，或烧末饮服。亦可手持之。《异鱼图》云：收之曝干，以雌雄为对。主难产及血气。"[1]

1.2.1.2 《证类本草》卷二十一："二十一种陈藏器余：……海马，谨按《异志》云：生西海，大小如守宫虫，形若马形，其色黄褐。性温，平，无毒。主妇人难产，带之于身，神验。"[2]

1.2.1.3 《本草品汇精要》卷三十："海马，无毒。海马主难产（《名医》所录）。【名】水马。"[3]

1.2.1.4 《本草纲目》卷四十四："海马《拾遗》。【释名】水马。弘景曰：是鱼虾类也。状如马形，故名。【集解】藏器曰：海马出南海。形如马，长五六寸，虾类也。"[4]

1.2.1.5 《本草新编》卷五："海马，亦虾属也。入肾经命门。专善兴阳，功不亚于海狗，人未知也。更善堕胎，故能催生。"[5]

1.2.1.6 《本草从新》卷十七："海马，补、温肾。甘温。暖水脏，壮阳道，消瘕块，治疗疮肿毒，妇人产难及血气痛。（时珍曰：雌雄成对、其性温暖、有交感之义、故产难及阳虚、房中方术多用之、如蛤蚧郎君子之功也。）"[6]

1.2.1.7 《中华人民共和国药典》："海马 Hippocampus 本品为海龙科动物线纹海马 Hippocampus kelloggi Jordan et Snyder、刺海马 Hippocampus histrix Kaup、大海马 Hippocampus kuda Bleeker、三斑海马 Hippocampus trimaculatus Leach 或小海马（海蛆）Hippocampus japonicus Kaup 的干燥体。"[7]

1.2.1.8 《普通高等教育中医药类规划教材·中药学》："海马《本草拾遗》为海龙科动物线纹海马 Hippocampus kelloggi Jordan et Snyder、刺海马 H. histrix Kaup、大海马 H. kuda Bleeker、三斑海马 H. trimaculatus Leach 或小海马（海蛆）H. japonicus Kaup 的干燥体。主产广东、福建、台湾等沿海地区。"[8]

1.2.1.9　《中药大辞典》:“海马《本草拾遗》【异名】水马《抱朴子》……【原动物】①克氏海马 Hippocampus kelloggi Jordan et Snyder. ②刺海马 Hippocampus histrix Kaup. ③大海马 Hippocampus kuda Bleeker. ④斑海马 Hippocampus trimaculatus Leach. ⑤日本海马 Hippocampus japonicus Kaup.”[9]

1.2.1.10　《中医大辞典·中药分册》:“海马　出《本草拾遗》。又名水马、马头鱼。为海龙科动物克氏海马 Hippocampus kelloggi Jordan et Snyder 或刺海马 H. histrix Kaup、大海鰕马 H. kuda Bleeker 等除去皮膜及内脏的全体。”[10]

1.2.1.11　《中国医学百科全书·中医学》:“海马　始载于《本草拾遗》。又名水马、姑、龙落子、马头鱼。为海龙科动物线纹海马 Hippocampus kelloggi Jordan et Snyder、刺海马 H. histrix Kaup、大海马 H. kuda Bleeker 及三斑海马 H. trimaculatus Leach 等。”[11]

1.2.1.12　《中国中医药学主题词表》:“海马(中药) Hippocampus histrix　属海龙科;属动物药和补肾药。”[12]

1.2.1.13　《中药材手册》[13]、《全国中药炮制规范》[14]、《中国药材学》[15]、《中华本草》[16]等现代中药著作多以“海马”作为本品正名(参见“文献通考”)。

1.2.2　定名选择的理由

1.2.2.1　海马 Hippocampus,系海龙科动物线纹海马 Hippocampus kelloggi Jordan et Snyder、刺海马 Hippocampus histrix Kaup、大海马 Hippocampus kuda Bleeker、三斑海马 Hippocampus trimaculatus Leach 或小海马(海蛆) Hippocampus japonicus Kaup 的干燥体。“海马”之名始见于唐·陈藏器《本草拾遗》,并作为本品正名记载。其后的历代重要本草著作如宋·苏颂《本草图经》、唐慎微《证类本草》,明·刘文泰《本草品汇精要》、李时珍《本草纲目》,清·陈士铎《本草新编》、吴仪洛《本草从新》等在载录本品时均以“海马”作为正名,并一直沿用至今。

1.2.2.2　我国最新出版的《中华人民共和国药典》、《普通高等教育中医药类规划教材·中药学》以及辞书类著作《中医大辞典·中药分册》、《中药大辞典》、《中国医学百科全书·中医学》等均以“海马”作为本品正名。已经广泛应用于中医药学文献的标引和检索的《中国中医药学主题词表》也以“海马”作为本品的正式主题词。现代本草著作如《中华本草》、《中国药材学》、《中药材手册》、《全国中药炮制规范》等虽记载了不少本品各地的俗称,但也无一例外以“海马”作为本品的正名。说明“海马”作为本品正名已成为共识。

1.3　与正名等效的名词:无。

2　源流考释

海马[海龙科动物线纹海马 Hippocampus kelloggi Jordan et Snyder、刺海马 Hippocampus histrix Kaup、大海马 Hippocampus kuda Bleeker、三斑海马 Hippocampus trimaculatus Leach 或小海马(海蛆) Hippocampus japonicus Kaup 的干燥体],原称“水马”。始见于晋·葛洪《抱朴子》,如明·李时珍《本草纲目》引《抱朴子》云:“水马合赤斑蜘蛛,同冯夷水仙丸服之,可居水中。今水仙丸无所考矣。”[4]其后南北朝·陶弘景《本草经集注》[17],唐·苏敬《新修本草》[18]在“鼺鼠”项下介绍本品。

“海马”之名始见于唐·陈藏器《本草拾遗》,并作为本品正名。如《证类本草》引

《本草拾遗》曰："海马，谨按《异志》云：生西海，大小如守宫虫，形若马形，其色黄褐。性温，平，无毒。主妇人难产，带之于身，神验。"[2]其后有的即以"海马"为正名，如宋·苏颂《本草图经》[1]、唐慎微《证类本草》[2]，明·刘文泰《本草品汇精要》[3]、李时珍《本草纲目》[4]，清·陈士铎《本草新编》[5]、张璐《本经逢原》[19]、吴仪洛《本草从新》[6]、姚澜《本草分经》[20]、陈其瑞《本草撮要》[21]；有的仍在"鼺鼠"项下介绍本品，如宋·寇宗奭《本草衍义》[22]等。

古代著作中记载的本品异名有"水马"《抱朴子》等。如《本草纲目》引《抱朴子》云："水马合赤斑蜘蛛，同冯夷水仙丸服之，可居水中。今水仙丸无所考矣。"[4]。

现代有关著作均沿用《本草拾遗》的记载以"海马"作为本品正名，如《中华人民共和国药典》[7]、《普通高等教育中医药类规划教材·中药学》[8]、《中药大辞典》[9]、《中医大辞典·中药分册》[10]、《中国医学百科全书·中医学》[11]、《中国中医药学主题词表》[12]、《中药材手册》[13]、《全国中药炮制规范》[14]、《中国药材学》[15]、《中华本草》[16]等。同时尚记载有"鰕姑"、"马头鱼"、"龙落子鱼"《中华本草》[16]等各地的俗称。还记载有本品原动物"线纹海马"的异名"克氏海马"《中华本草》[16]等；原动物"三斑海马"的异名"斑海马"、"海狗子"《中华本草》[16]等；原动物"大海马"的异名"管海马"《中华本草》[16]等；原动物名称"刺海马"《中华本草》[16]等；原动物名称"小海马"《中华本草》[16]等。

3 附录

3.1 又称：制海马（饮片规格名）。

3.2 俗称：鰕姑，马头鱼，龙落子鱼。

3.3 曾称：水马《抱朴子》。

3.4 原动物名称：线纹海马，克氏海马；三斑海马，斑海马，海狗子；大海马，管海马；刺海马；小海马。

4 文献通考

《本草经集注·虫兽》："鼺鼠，主堕胎，生乳易。生山都平谷。鼺是鼯鼠一名飞生，状如蝙蝠，大如鸱鸢，毛紫色暗，夜行飞行。生人取其皮毛，以与产妇持之，令儿易出。又有水马，生海中，是鱼虾类，状如马形，亦主易产。此鼺鼠别类而同一条中，当以其是皮毛之物也，今亦在副品限也。"[17]

《新修本草》卷十五："鼺鼠，主堕胎，生乳易。生山都平谷。鼺是鼯鼠，一名飞生，状如蝙蝠，大如鵶鸢，毛紫色暗，夜行飞行。生人取其皮毛，以与产妇持之，令儿易出。又有水马，生海中，是鱼虾类，状如马形，亦主易产。此鼺鼠别类而同一条中，当以其是皮毛之物也，今亦在副品限也。"[18]

《本草图经》卷十五："海马，生南海。头如马形，虾类也。妇人将产带之，或烧末饮服。亦可手持之。《异鱼图》云：收之曝干，以雌雄为对。主难产及血气。"[1]

《证类本草》卷二十一："二十一种陈藏器余……海马，谨按《异志》云：生西海，大小如守宫虫，形若马形，其色黄褐。性温，平，无毒。主妇人难产，带之于身，神验。"[2]

《本草衍义》卷十六："鼺（音羸）鼠，经中不言性味，惟是于难产通用药中云：鼺鼠，微温，毛赤黑色，长尾，人捕得取皮为暖帽。但向下飞则可，亦不能致远。今关西山中甚有，毛极密，人谓之飞生者是也。《注》中又引水马，首如马，身如虾，背伛偻，身有竹节纹，长二三寸，今谓之海马。"[22]

《本草品汇精要》卷三十："海马，无毒。海马，主难产（《名医》所录）。【名】水马。【地】〔图经曰〕生西海中，大小如守宫虫，头形若马，身如鰕，背伛偻，有竹节，纹长五六寸，乃鰕之类也，渔人布网罟此物，多系网上得之，以雌雄为对也。"[3]

《本草纲目》卷四十四："海马《拾遗》。【释名】水马。弘景曰：是鱼虾类也。状如马形，故名。【集解】藏器曰：海马出南海。形如马，长五六寸，虾类也。《南州异物志》云：大小如守宫，其色黄褐。妇人难产割裂而出者，手持此虫，即如羊之易产也。宗奭曰：其首如马，其身如虾，其背伛偻，有竹节纹，长二、三寸。颂曰：《异鱼图》云：渔人布网罟，此鱼多挂网上，收取曝干，以雌雄为对。时珍曰：按：《圣济总录》云：海马，雌者黄色，雄者青色。又徐表《南方异物志》云：海中有鱼，状如马头，其喙垂下，或黄或黑。海人捕得，不以啖食，曝干熇之，以备产患。即此也。又《抱朴子》云：水马合赤斑蜘蛛，同冯夷水仙丸服之，可居水中。今水仙丸无所考矣。"[4]

《本草新编》卷五："海马，亦虾属也。入肾经命门。专善兴阳，功不亚于海狗，人未知也。更善堕胎，故能催生。"[5]

《本经逢原》卷四："海马，甘温，无毒。发明，海马雌雄成对，其性温暖有交感之义。故孕妇带之于身，临时，煅末服之，并手握之云易产。又阳虚房术多用之，可代蛤蚧之功也。"[19]

《本草从新》卷十七："海马，补、温肾。甘温。暖水脏，壮阳道，消瘕块，治疔疮肿毒，妇人产难及血气痛。（时珍曰：雌雄成对、其性温暖、有交感之义、故产难及阳虚、房中方术多用之、如蛤蚧郎君子之功也。）"[6]

《本草分经·原例》："海马，甘温，暖水脏壮阳道，治气血痛，消瘕块。"[20]

《本草撮要》卷九："海马，味甘温。入足少阴厥阴经。"[21]

《中药材手册》："海马（《纲目》列入鳞部无鳞鱼类）　本品为海龙科动物克氏海马 Hippocampus kelloggi Jordan et Snyder、刺海马 Hippocampus histrix Kaup、大海马 Hippocampus kuda Bleeker、三斑海马 Hippocampus trimaculatus Leach 或小海马（日本海马）Hippocampus japonicus Kaup 的干燥全体。该动物系海栖鱼类，多栖息于藻类繁茂的海底。商品分海马、刺海马、海蛆三类。海马的原动物为克氏海马、大海马、三斑海马，刺海马的原动物即刺海马，海蛆的原动物为小海马。【别名】水马。"[13]

《中药大辞典》："海马《本草拾遗》【异名】水马《抱朴子》，鰕姑《海南介语》，龙落子、马头鱼《动物学大辞典》。【基原】为海龙科动物克氏海马、刺海马、大海马、斑海马或日本海马除去内脏的全体。【原动物】①克氏海马 Hippocampus kelloggi Jordan et Snyder. ②刺海马 Hippocampus histrix Kaup. ③大海马 Hippocampus kuda Bleeker. ④斑海马 Hippocampus trimaculatus Leach. ⑤日本海马 Hippocampus japonicus Kaup."[9]

《中医大辞典·中药分册》："海马　出《本草拾遗》。又名水马、马头鱼。为海龙科动物克氏海马 Hippocampus kelloggi Jordan et Snyder 或刺海马 H. histrix Kaup、大海马 H. kuda Bleeker 等除去皮膜及内脏的全体。"[10]

《中国医学百科全书·中医学》："海马　始载于《本草拾遗》。又名水马、鰕姑、龙落子、马头鱼。为海龙科动物线纹海马 Hippocampus kelloggi Jordan et Snyder、刺海马 H. histrix Kaup、大海马 H. kuda Bleeker 及三斑海马 H. trimaculatus Leach 等。除去内脏的全体。全年均可捕捞，一般以 8～9 月产量最多。捕获后，洗净，将内脏除去，晒干；或除去外部灰黑色皮膜和内脏后，将尾盘卷，晒干。"[11]

《全国中药炮制规范》："海马　［处方用名］海马、制海马。【来源】本品为海龙科动物线纹海马 Hippocampus kelloggi Jordan et Snyder、刺海马 Hippocampus histrix Kaup、大海马 Hippocampus kuda Bleeker、三斑海马 Hippocampus trimaculatus Leach 的干燥体。野生或饲养，我国沿海地区有产。夏、秋二季捕捞，洗净，干燥；大海马除去皮膜及内脏，干燥。药材以体大、坚实、头尾齐全者为佳。"[14]

《中国药材学》："海马　【来源】本品为硬骨鱼纲海龙目海龙科动物线纹海马 Hippocampus kelloggi Jordan et Snyder、大海马 H. kuda Bleeker、三斑海马 H. trimaculatus Leach、刺海马 H. histrix Kaup、或小海马（海蛆）H. japonicus Kaup 除去内脏的全体。"[15]

《中国中医药学主题词表》："海马（中药）Hippocampus histrix　属海龙科；属动物药和补肾药。"[12]

《普通高等教育中医药类规划教材·中药学》："海马《本草拾遗》为海龙科动物线纹海马 Hippocampus kelloggi Jordan et Snyder、刺海马 H. histrix Kaup、大海马 H. kuda Bleeker、三斑海马 H. trimaculatus Leach 或小海马（海蛆）H. japonicus Kaup 的干燥体。主产广东、福建、台湾等沿海地区。夏、秋二季捕捞，洗净，晒干；或除去皮膜及内脏，晒干。捣碎或碾粉用。"[8]

《中华本草》："海马《本草拾遗》【异名】水马《抱朴子》，鰕姑《海南介语》，马头鱼《动物学大辞典》，龙落子鱼《药材学》……【来源】为海龙科动物线纹海马、三斑海马、刺海马、大海马、冠海马、小海马等多种海马除去内脏的全体。【原动物】1. 线纹海马 Hippocampus kelloggi Jordan et Snyder　又名：克氏海马《中国动物图谱》。2. 三斑海马 Hippocampus trimaculatus Leach　又名：斑海马，海狗子（俗称）。3. 刺海马 Hippocampus histrix Kaup. 4. 大海马 Hippocampus kuda Bleeker　又名：管海马。5. 冠海马 Hippocampus coronatus Temminck et Schlegel. 6. 小海马 Hippocampus japonicus Kaup."[16]

《中华人民共和国药典》："海马 Hippocampus　本品为海龙科动物线纹海马 Hippocampus kelloggi Jordan et Snyder、刺海马 Hippocampus histrix Kaup、大海马 Hippocampus kuda Bleeker、三斑海马 Hippocampus trimaculatus Leach 或小海马（海蛆）Hippocampus japonicus Kaup 的干燥体。夏、秋二季捕捞，洗净，晒干；或除去皮膜及内脏，晒干。"[7]

5　参考文献

1　宋·苏颂. 本草图经. 合肥：安徽科学技术出版社，1994，527

2　宋·唐慎微. 证类本草. 北京：人民卫生出版社，1957，436

3　明·刘文泰. 本草品汇精要. 北京：人民卫生出版社，1982，722

4　明·李时珍. 本草纲目. 北京：人民卫生出版社，1982，2480

5　清·陈士铎. 本草新编. 北京：中国中医药出版社，1996，300

6　清·吴仪洛. 本草从新. 北京：中医古籍出版社，2001，251

7 国家药典委员会．中华人民共和国药典．一部．北京：化学工业出版社，2000，240
8 雷载权主编．普通高等教育中医药类规划教材·中药学．上海：上海科学技术出版社，1995，291
9 江苏新医学院．中药大辞典．上海：上海科学技术出版社，1977，1613
10 《中医大辞典》编辑委员会．中医大辞典·中药分册．北京：人民卫生出版社，1982，303
11 《中医学》编辑委员会．中国医学百科全书·中医学．上海：上海科学技术出版社，1997，1256
12 吴兰成主编．中国中医药学主题词表．北京：中医古籍出版社，1996，139
13 中华人民共和国卫生部药政管理局．中药材手册．北京：人民卫生出版社，1998，668
14 中华人民共和国卫生部药政管理局．全国中药炮制规范．北京：人民卫生出版社，1988，349
15 徐国钧等主编．中国药材学．北京：中国医药科技出版社，1996，1807
16 国家中医药管理局《中华本草》编委会．中华本草．第九册．上海：上海科学技术出版社，1999，315.
17 南北朝·陶弘景．本草经集注．北京：人民卫生出版社，1994，453
18 唐·苏敬等撰．新修本草．合肥：安徽科学技术出版社，1981，386
19 清·张璐．本经逢原．上海：上海科学技术出版社，1959，222
20 清·姚澜．本草分经．上海：上海科学技术出版社，1989，146
21 清·陈其瑞．本草撮要．见：珍本医书集成（二）．上海：上海科学技术出版社，1985，98
22 宋·寇宗奭．本草衍义．上海：商务印书馆，1937，98

376 海风藤
Haifengteng
Caulis Piperis Kadsurae

1 定名依据

1.1 正名

1.1.1 汉文名：海风藤［胡椒科植物风藤 Piper kadsura（Choisy）Ohwi 的干燥藤茎］。

1.1.2 英文名：kadsura pepper stem.

1.2 依据

1.2.1 定名的文献依据

1.2.1.1 《本草再新》卷三："海风藤，味苦，性寒，无毒，入心、肾二经。行经络，和血脉，宽中理气，血脉和则中无所滞，经络通则气可自舒。下湿除风，理腰脚气，治疝安胎。"[1]

1.2.1.2 《中华人民共和国药典》："海风藤 Caulis piperis kadsurae　本品为胡椒科植物风藤 Piper kadsura（Choisy）Ohwi 的干燥藤茎。夏、秋二季采割，除去根、叶，晒干。"[2]

1.2.1.3 《普通高等教育中医药类规划教材·中药学》："海风藤《本草再新》为胡椒科常绿攀援藤本植物风藤 Piper kadsura（Choisy）Ohwi 的藤茎。主产于广东、福建、台湾等地。夏、秋季采割。晒干，切片，生用。"[3]

1.2.1.4 《中药大辞典》："海风藤《本草再新》【异名】风藤、巴岩香《中药志》。【基原】为胡椒科植物细叶青蒌藤的藤茎。【原植物】细叶青蒌藤 Piper kadusra（Choisy）

Ohwi."[4]

1.2.1.5 《中医大辞典·中药分册》:“海风藤 出清·叶小峰《本草再新》。又名风藤、巴岩香。为胡椒科植物细叶青蒌藤 Piper kadusra (Choisy) Ohwi 的藤茎。”[5]

1.2.1.6 《中国医学百科全书·中医学》:“海风藤 始载于《本草再新》。又名风藤。为胡椒科植物细叶青蒌藤 Piper kadusra (Choisy) Ohwi 的藤茎。主产于福建、广东、浙江、台湾等省。”[6]

1.2.1.7 《中国中医药学主题词表》:“海风藤 Piper futokadsura 属胡椒科和祛风湿药。”[7]

1.2.1.8 《中药志》[8]、《中药材手册》[9]、《全国中草药汇编》[10]、《全国中药炮制规范》[11]、《中华本草》[12]等现代中药著作多以“海风藤”作为本品正名(参见“文献通考”)。

1.2.2 定名选择的理由

海风藤 Caulis piperis kadsurae,系胡椒科植物风藤 Piper kadsura (Choisy) Ohwi 的干燥藤茎。“海风藤”之名始见于清·叶桂《本草再新》,并作为本品正名记载。我国最新出版的《中华人民共和国药典》、《普通高等教育中医药类规划教材·中药学》以及辞书类著作《中医大辞典·中药分册》、《中药大辞典》、《中国医学百科全书·中医学》等均以“海风藤”作为本品正名。已经广泛应用于中医药学文献的标引和检索的《中国中医药学主题词表》也以“海风藤”作为本品的正式主题词。现代本草著作如《中药志》、《全国中草药汇编》、《中华本草》、《中药材手册》、《全国中药炮制规范》等虽记载了不少本品各地的俗称,但也无一例外以“海风藤”作为本品的正名。说明“海风藤”作为本品正名已成为共识。

1.3 与正名等效的名词:无。

2 源流考释

海风藤[胡椒科植物风藤 Piper kadsura (Choisy) Ohwi 的干燥藤茎],始载于清·叶桂《本草再新》[1],并以“海风藤”为正名。如清·叶桂《本草再新》卷三:“海风藤 味苦,性寒,无毒,入心、肾二经。行经络,和血脉,宽中理气,血脉和则中无所滞,经络通则气可自舒。下湿除风,理腰脚气,治疝安胎。”[1]。

现代有关著作均沿用《本草再新》的记载以“海风藤”作为本品正名。如《中华人民共和国药典》[2]、《普通高等教育中医药类规划教材·中药学》[3]、《中药大辞典》[4]、《中医大辞典·中药分册》[5]、《中国医学百科全书·中医学》[6]、《中国中医药学主题词表》[7]、《中药志》[8]、《中药材手册》[9]、《全国中草药汇编》[10]、《全国中药炮制规范》[11]、《中华本草》[12]等。同时尚记载有“爬岩香”、“风藤”《全国中草药汇编》[10],“巴岩香”《中医大辞典》[5],“满坑香”、“荖藤”、“大风藤”、“岩胡椒”《中华本草》[12]等各地的俗称。还记载有本品原植物“风藤”的异名“海风藤”、“巴岩香”、“青蒌”、“老藤”、“大风藤”《中药志》[8],“细叶青蒌藤”《中华本草》[12]等。

3 附录

3.1 又称:无。

3.2　俗称：爬岩香，风藤，巴岩香，满坑香，荖藤，大风藤，岩胡椒。

3.3　曾称：无。

3.4　原植物名称：风藤，海风藤、巴岩香、青蒌、老藤、大风藤（台湾），细叶青蒌藤。

4　文献通考

《本草再新》卷三："海风藤，味苦，性寒，无毒，入心、肾二经。行经络，和血脉，宽中理气，血脉和则中无所滞，经络通则气可自舒。下湿除风，理腰脚气，治疝安胎。"[1]

《中药志》："海风藤　本品为少常用中药。……【原植物】风藤　别名：海风藤、巴岩香、青蒌、老藤、大风藤（台湾）。Piper kadsura（choisy）Ohwi（Piper futokadsura Sieb.）——胡椒科 Piperaceae."[8]

《中药材手册》："海风藤　商品有四大类：一为全国大多数地区使用的胡椒科植物风藤 Piper futokadsura Sieb. et Zucc. 的干燥藤茎及其同属植物山 Piper hancei Maxim、毛 Piper puberbum（Benth）Maxim、石南藤 Piper wallichii（Miq）Hand - Mazz var. hupehense（Dc.）Hand - Mazz 的干燥藤茎。风藤系常绿攀援藤本，均为野生，多生于山谷林中，攀援于树上或岩石上；山、毛、石南藤的带叶茎枝在有的地区又作药材石南藤的药用（详见石南藤项下）。二为松萝科植物松萝 Usnea diffracta Vain、长松萝 Usnea longissina Ach.、花松萝 Usnea flarida（L.）Wigg. 的干燥叶状体，系地衣类植物，野生悬垂于深山松树上及其他树上或岩石上。三为木通科植物木通 Akebia quinata（Thunb）Decne 及白木通 Akebia trifoliata（Thunb）Koidz var. austrabs（Diels）Rehd 的干燥藤茎，木通的原植物系落叶缠绕性藤本，栽培与野生均有，喜温暖湿润的环境，不耐严寒，多生于山坡、山沟、溪旁等处的乔木与灌木林中；白木通原植物系落叶或半常绿藤本，多为野生，生于溪边、山间、林缘或灌木丛中。四为木兰科植物异型南五味子 Kadsura heteroclita（Roxb）Craib 的干燥藤茎，该植物系常绿缠绕性藤本，栽培与野生均有，多生于山地杂木林丛中。现将四类海风藤各分述如下：胡椒科海风藤【别名】细叶青蒌藤。松萝科海风藤【别名】松萝：老君须。长松萝：蜈蚣松萝。木通科海风藤【别名】八月炸藤、八月瓜藤（江苏、四川）。木兰科海风藤【别名】冷饭团、过山风、大叶过山龙藤。"[9]

《全国中草药汇编》："海风藤　别名：爬岩香、风藤。来源：为胡椒科胡椒属植物细叶青蒌藤 Piper kadusra（Choisy）Ohwi［P. futokadsura Sieb. et Zucc.］，以全株入药。"[10]

《中药大辞典》："海风藤《本草再新》【异名】风藤、巴岩香《中药志》。【基原】为胡椒科植物细叶青蒌藤的藤茎。【原植物】细叶青蒌藤 Piper kadusra（Choisy）Ohwi."[4]

《中医大辞典·中药分册》："海风藤　出清·叶小峰《本草再新》。又名风藤、巴岩香。为胡椒科植物细叶青蒌藤 Piper kadusra（Choisy）Ohwi 的藤茎。"[5]

《中国医学百科全书·中医学》："海风藤　始载于《本草再新》。又名风藤。为胡椒科植物细叶青蒌藤 Piper kadusra（Choisy）Ohwi 的藤茎。主产于福建、广东、浙江、台湾等省。"[6]

《全国中药炮制规范》："海风藤　［处方用名］海风藤。【来源】本品为胡椒科植物风藤 Piper futokadsura Sieb. et Zucc. 的干燥藤茎。均系野生。主产于福建、浙江、台湾等地。夏、秋二季采割，除去根、叶，干燥。药材以香气浓者为佳。"[11]

《中国中医药学主题词表》：“海风藤 Piper futokadsura 属胡椒科和祛风湿药。”[7]

《普通高等教育中医药类规划教材·中药学》：“海风藤《本草再新》为胡椒科常绿攀援藤本植物风藤 Piper kadsura (Choisy) Ohwi 的藤茎。主产于广东、福建、台湾等地。夏、秋季采割。晒干，切片，生用。”[3]

《中华本草》：“海风藤《本草再新》【异名】满坑香《浙江药用植物志》，荖藤、大风藤《中国植物志》，岩胡椒《新华本草纲要》……【来源】为胡椒科植物风藤的藤茎。【原植物】风藤 Piper kadusra (Choisy) Ohwi [P. futokadsura Sieb. et Zucc.] 又名：细叶青蒌藤《高等植物图鉴》。”[12]

《中华人民共和国药典》：“海风藤 Caulis piperis kadsurae 本品为胡椒科植物风藤 Piper kadsura (Choisy) Ohwi 的干燥藤茎。夏、秋二季采割，除去根、叶，晒干。”[2]

5 参考文献

1 清·叶桂. 本草再新. 上海：上海群学书社，1919

2 国家药典委员会. 中华人民共和国药典. 一部. 北京：化学工业出版社，2000，241

3 雷载权主编. 普通高等教育中医药类规划教材·中药学. 上海：上海科学技术出版社，1995，116

4 江苏新医学院. 中药大辞典. 上海：上海科学技术出版社，1977，1936

5 《中医大辞典》编辑委员会. 中医大辞典·中药分册. 北京：人民卫生出版社，1982，303

6 《中医学》编辑委员会. 中国医学百科全书·中医学. 上海：上海科学技术出版社，1997，1063

7 吴兰成主编. 中国中医药学主题词表. 北京：中医古籍出版社，1996，138

8 中国医学科学院药物研究所等. 中药志. 第五册. 北京：人民卫生出版社，1993，687

9 中华人民共和国卫生部药政管理局. 中药材手册. 北京：人民卫生出版社，1998，599

10 《全国中草药汇编》编写组. 全国中草药汇编. 上册. 北京：人民卫生出版社，1996，663

11 中华人民共和国卫生部药政管理局. 全国中药炮制规范. 北京：人民卫生出版社，1988，308

12 国家中医药管理局《中华本草》编委会. 中华本草. 第三册. 上海：上海科学技术出版社，1999，432

377 海龙
Hailong
Syngnathus

1 定名依据

1.1 正名

1.1.1 汉文名：海龙 [海龙科动物刁海龙 Solenognathus hardwickii (Gray)、拟海龙 Syngnathoides biaculeatus (Bloch) 或尖海龙 Syngnathus acus Linnaeus 的干燥体]。

1.1.2 英文名：pipefish.

1.2 依据

1.2.1 定名的文献依据

1.2.1.1 《本草纲目拾遗》卷十：“海龙，赤嵌集：海龙产澎湖澳，冬日双跃海滩，渔人获之，号为珍物。首尾似龙，无牙爪，大者尺余，入药。译史：此物有雌雄，雌者黄，雄者青。功倍海马，益房箔。催生尤捷效，握之即产。”[1]

1.2.1.2 《中华人民共和国药典》：“海龙 Syngnathus　本品为海龙科动物刁海龙 Solenognathus hardwickii（Gray）、拟海龙 Syngnathoides biaculeatus（Bloch）或尖海龙 Syngnathus acus Linnaeus 的干燥体。多于夏、秋二季捕捞，刁海龙、拟海龙除去皮膜及内脏，洗净，晒干；尖海龙直接洗净，晒干。”[2]

1.2.1.3 《中药大辞典》：“海龙《纲目拾遗》【异名】水雁《现代实用中药》，海蛇《药材资料汇编》。【基原】为海龙科动物刁海龙、拟海龙或尖海龙除去皮膜及内脏的全体。【原动物】①刁海龙 Solenognathus hardwickii（Gray）。②拟海龙 Syngnathoides biaculeatus（Bloch）。③尖海龙 Syngnathus acus L.”[3]

1.2.1.4 《中医大辞典·中药分册》：“海龙　出《本草纲目拾遗》。又名水雁、海蛇。为海龙科动物刁海龙 Solenognathus hardwickii（Gray）或拟海龙 Syngnathoides biaculeatus（Bloch）等除去皮膜及内脏的全体。”[4]

1.2.1.5 《中国医学百科全书·中医学》：“海龙　始载于《百草镜》。又名海蛇。为海龙科动物刁海龙 Solenognathus hardwickii（Gray）、拟海龙 Syngnathoides biaculeatus（Bloch）及尖海龙 Syngnathus acus L. 除去皮膜与内脏的全体。夏、秋两季捕捉，刁海龙、拟海龙除去外表皮膜及内脏，洗净，晒干；尖海龙洗净后直接晒干。”[5]

1.2.1.6 《中国中医药学主题词表》：“海龙 Syngnathus　属海龙科；属动物药、补肾药和补阳药。”[6]

1.2.1.7 《中药材手册》[7]、《全国中草药汇编》[8]、《全国中药炮制规范》[9]、《中国药材学》[10]、《中华本草》[11]等现代中药著作多以“海龙”作为本品正名（参见“文献通考”）。

1.2.2 定名选择的理由

海龙 Syngnathus，系海龙科动物刁海龙 Solenognathus hardwickii（Gray）、拟海龙 Syngnathoides biaculeatus（Bloch）或尖海龙 Syngnathus acus Linnaeus 的干燥体。“海龙”之名始见于清·赵学敏《本草纲目拾遗》，并作为本品正名记载。我国最新出版的《中华人民共和国药典》以及辞书类著作《中医大辞典·中药分册》、《中药大辞典》、《中国医学百科全书·中医学》等均以“海龙”作为本品正名。已经广泛应用于中医药学文献的标引和检索的《中国中医药学主题词表》也以“海龙”作为本品的正式主题词。现代本草著作如《全国中草药汇编》、《中华本草》、《中国药材学》、《中药材手册》、《全国中药炮制规范》等虽记载了不少本品各地的俗称，但也无一例外以“海龙”作为本品的正名。说明“海龙”作为本品正名已成为共识。

1.3 与正名等效的名词：无。

2 源流考释

海龙［海龙科动物刁海龙 Solenognathus hardwickii（Gray）、拟海龙 Syngnathoides biaculeatus（Bloch）或尖海龙 Syngnathus acus Linnaeus 的干燥体］始载于清·赵学敏《本草纲目拾遗》[1]，并以“海龙”为正名。如《本草纲目拾遗》卷十：“海龙，赤嵌集：海龙产澎湖澳，冬日双跃海滩，渔人获之，号为珍物。首尾似龙，无牙爪，大者尺余，入药。译史：此物有雌雄，雌者黄，雄者青。功倍海马，益房箔。催生尤捷效……百草镜云：海马之属有三：小者长不及寸，名海蛆，不入药；中等者长一二寸，名海马，尾盘旋作圈形，扁如马，其性温味甘，暖水脏，壮阳道，消瘕块，治疗肿产难血气痛；海龙乃海马中绝大者，长四五寸至尺许不等，皆长身而尾直，不作圈，入药功力尤倍。虽同一类形状，微有不同，此物广州南海亦有之。体方，周身如玉色，起竹节纹，密密相比，光莹耀目，诚佳品也。介语：鰕姑一名海马，其扁如蜈蚣者，烧服，主夜遗。"[1]

现代有关著作均沿用《本草纲目拾遗》的记载以"海龙"作为本品正名，如《中华人民共和国药典》[2]、《中药大辞典》[3]、《中医大辞典·中药分册》[4]、《中国医学百科全书·中医学》[5]、《中国中医药学主题词表》[6]、《中药材手册》[7]、《全国中草药汇编》[8]、《全国中药炮制规范》[9]、《中国药材学》[10]、《中华本草》[11]等。同时尚记载有"杨枝鱼"、"钱串子"《全国中草药汇编》[8]，"水雁"、"海蛇"《中药大辞典》[3]等各地的俗称。还记载有本品原动物"刁海龙"的异名"杨枝鱼"、"钱串子"《中华本草》[11]等；原动物"拟海龙"的异名"海钻"《中华本草》[11]等；原动物"尖海龙"的异名"杨枝鱼"、"钱串子"、"鞋底索"、"小海龙"《中华本草》[11]等。

3 附录

3.1 又称：无。

3.2 俗称：钱串子（山东），水雁，海蛇，杨枝鱼。

3.3 曾称：无。

3.4 原动物名称：刁海龙，杨枝鱼，钱串子；拟海龙，海钻（俗称）；尖海龙，杨枝鱼、钱串子、鞋底索（俗称），小海龙（山东）。

4 文献通考

《本草纲目拾遗》卷十："海龙，赤嵌集：海龙产澎湖澳，冬日双跃海滩，渔人获之，号为珍物。首尾似龙，无牙爪，大者尺余，入药。译史：此物有雌雄，雌者黄，雄者青。功倍海马，益房箔。催生尤捷效……百草镜云：海马之属有三：小者长不及寸，名海蛆，不入药；中等者长一二寸，名海马，尾盘旋作圈形，扁如马，其性温味甘，暖水脏，壮阳道，消瘕块，治疗肿产难血气痛；海龙乃海马中绝大者，长四五寸至尺许不等，皆长身而尾直，不作圈，入药功力尤倍。虽同一类形状，微有不同，此物广州南海亦有之。体方，周身如玉色，起竹节纹，密密相比，光莹耀目，诚佳品也。介语：鰕姑一名海马，其扁如蜈蚣者，烧服，主夜遗。"[1]

《中药材手册》："海龙（《纲目拾遗》列入介部）　本品为海龙科动物刁海龙 Solenognathus hardwickii (Gray) 的干燥全体。该动物生活在藻类繁茂的浅海中，以小型甲壳动物为食。"[7]

《全国中草药汇编》："海龙　别名：杨枝鱼、钱串子。来源：为海龙科动物刁海龙 Solenognathus hardwickii (Gray) 的已除去或未除去内脏的干燥全体。"[8]

《中药大辞典》："海龙《纲目拾遗》【异名】水雁《现代实用中药》，海蛇《药材资料汇编》。【基原】为海龙科动物刁海龙、拟海龙或尖海龙除去皮膜及内脏的全体。【原动物】①刁海龙 Solenognathus hardwickii (Gray)。②拟海龙 Syngnathoides biaculeatus

(Bloch)。③尖海龙 Syngnathus acus L.”[3]

《中医大辞典·中药分册》:“海龙　出《本草纲目拾遗》。又名水雁、海蛇。为海龙科动物刁海龙 Solenognathus hardwickii (Gray) 或拟海龙 Syngnathoides biaculeatus (Bloch) 等除去皮膜及内脏的全体。”[4]

《中国医学百科全书·中医学》:“海龙　始载于《百草镜》。又名海蛇。为海龙科动物刁海龙 Solenognathus hardwickii (Gray)、拟海龙 Syngnathoides biaculeatus (Bloch) 及尖海龙 Syngnathus acus L. 除去皮膜与内脏的全体。夏、秋两季捕捉，刁海龙、拟海龙除去外表皮膜及内脏，洗净，晒干；尖海龙洗净后直接晒干。”[5]

《全国中药炮制规范》:“海龙　[处方用名] 海龙。【来源】本品为海龙科动物刁海龙 Solenognathus hardwickii (Gray)、拟海龙 Syngnathoides biaculeatus (Bloch) 或尖海龙 Syngnathus acus Linnaeus 的干燥体。我国沿海地区有产。多于夏、秋二季捕捞。刁海龙、拟海龙除去皮膜及内脏，洗净、干燥；尖海龙直接洗净，干燥。药材以体长、头尾齐全者为佳。”[9]

《中国药材学》:“海龙　【别名】水雁，海蛇，杨枝鱼，钱串子（山东）。【来源】本品为硬骨鱼纲海龙目海龙科动物刁海龙 Solenognathus hardwickii (Gray)、拟海龙 Syngnathoides biaculeatus (Bloch) 或尖海龙 Syngnathus acus Linnaeus 的全体。”[10]

《中国中医药学主题词表》:“海龙 Syngnathus　属海龙科；属动物药、补肾药和补阳药。”[6]

《中华本草》:“海龙《纲目拾遗》【异名】水雁《现代实用中药》……【来源】为海龙科动物刁海龙、拟海龙、尖海龙、蓝海龙、低海龙、舒海龙等多种海龙的全体或除去皮膜及内脏的全体。【原动物】1. 刁海龙 Solenognathus hardwickii (Gray)　又名：杨枝鱼、钱串子《中药志》。2. 拟海龙 Syngnathoides biaculeatus (Bloch)　又名：海钻（俗称）。3. 尖海龙 Syngnathus acus Linnaeus　又名：杨枝鱼、钱串子、鞋底索（俗称），小海龙（山东）。4. 蓝海龙 Syngnathoides cyanospilus Bleeker. 5. 低海龙 Syngnathoides djarong Bleeker. 6. 舒海龙 Syngnathus schlegeli Kaup　又名：细海龙《药材学》，许氏海龙。”[11]

《中华人民共和国药典》:“海龙 Syngnathus　本品为海龙科动物刁海龙 Solenognathus hardwickii (Gray)、拟海龙 Syngnathoides biaculeatus (Bloch) 或尖海龙 Syngnathus acus Linnaeus 的干燥体。多于夏、秋二季捕捞，刁海龙、拟海龙除去皮膜及内脏，洗净，晒干；尖海龙直接洗净，晒干。”[2]

5　参考文献

1　清·赵学敏．本草纲目拾遗．北京：人民卫生出版社，1983，425
2　国家药典委员会．中华人民共和国药典．一部．北京：化学工业出版社，2000，241
3　江苏新医学院．中药大辞典．上海：上海科学技术出版社，1977，1925
4　《中医大辞典》编辑委员会．中医大辞典·中药分册．北京：人民卫生出版社，1982，303
5　《中医学》编辑委员会．中国医学百科全书·中医学．上海：上海科学技术出版社，1997，1255
6　吴兰成主编．中国中医药学主题词表．北京：中医古籍出版社，1996，139
7　中华人民共和国卫生部药政管理局．中药材手册．北京：人民卫生出版社，1998，670
8　《全国中草药汇编》编写组．全国中草药汇编．下册．北京：人民卫生出版社，1996，473
9　中华人民共和国卫生部药政管理局．全国中药炮制规范．北京：人民卫生出版社，1988，350

10　徐国钧等主编．中国药材学．北京：中国医药科技出版社，1996，1806
11　国家中医药管理局《中华本草》编委会．中华本草．第九册．上海：上海科学技术出版社，1999，318

378　海金沙
Haijinsha
Spora Lygodii

1　定名依据

1.1　正名

1.1.1　汉文名：海金沙［海金沙科植物海金沙 Lygodium japonicum（Thunb.）Sw. 的干燥成熟孢子］。

1.1.2　英文名：japanese climbing fern spore.

1.2　依据

1.2.1　定名的文献依据

1.2.1.1　《本草图经》卷九："海金沙，生黔中山谷，湖南亦有。初生作小株，高一、二尺。七月采得，日中暴，令干；以纸衬，击取其沙，落纸上，旋暴旋击，沙尽乃止。主通利小肠，亦入伤寒狂热药。"[1]

1.2.1.2　《证类本草》卷十一："海金沙，主通利小肠。得栀子、马牙硝、硼砂共疗伤寒热狂。出黔中郡。七月收采。生作小株，才高一、二尺。收时全科于日中曝之，令小干纸衬，以杖击之，有细沙落纸上，旋收之，且曝且击，以沙尽为度。用之或丸或散。（新定）"[2]

1.2.1.3　《本草纲目》卷十六："海金沙（宋《嘉祐》）。【释名】竹园荽。时珍曰：其色黄如细沙也。谓之海者，神异之也。俗名竹园荽，象叶形也。"[3]

1.2.1.4　《本草易读》卷四："海金沙，甘，寒，无毒。治诸淋茎痛，解湿热肿满。江浙、湖湘、川陕、黔中皆有之，生山林下。茎细如线，引于竹木上，高尺许。"[4]

1.2.1.5　《本草从新》卷三："海金沙，通淋、泻湿热。甘寒淡渗。除小肠膀胱血分湿热。治肿满，淋茎痛。得栀子、牙硝、蓬砂，治伤寒热狂。（大热利小便、此釜底抽薪之义。）唯热在太阳经血分者宜之。产黔中及河南。"[5]

1.2.1.6　《本草求真·上编》："海金沙（隰草），利小肠血分湿热。海金沙（专入小肠），味甘而淡，寒无毒。为主通利小肠血分要药。凡小肠热闭，而见五淋疼痛不止者，服之使热尽从小便而出。"[6]

1.2.1.7　《中华人民共和国药典》："海金沙 Spora lygodii　本品为海金沙科植物海金沙 Lygodium japonicum（Thunb.）Sw. 的干燥成熟孢子。秋季孢子未脱落时采割藤叶，晒干，搓揉或打下孢子，除去藤叶。"[7]

1.2.1.8　《普通高等教育中医药类规划教材·中药学》："海金沙《嘉祐本草》为海金沙科多年生攀援蕨类植物海金沙 Lygodium japonicum（Thunb.）Sw. 的成熟孢子。主产于广东、浙江等地。秋季采收。晒干。生用。”[8]

1.2.1.9 《中药大辞典》:“海金沙《嘉祐本草》【异名】左转藤灰《四川中药志》，海金砂《江西草药》。【基原】为海金沙科植物海金沙 Lygodium japonicum (Thunb.) Sw. 的成熟孢子。原植物详‘海金沙草’条。”[9]

1.2.1.10 《中医大辞典·中药分册》:“海金沙 出《嘉祐补注神农本草》。又名左转藤灰。为海金沙科植物海金沙 Lygodium japonicum (Thunb.) Sweet. 的孢子。”[10]

1.2.1.11 《中国医学百科全书·中医学》:“海金沙 始载于《嘉祐本草》。又名左转藤灰。为海金沙科植物海金沙 Lygodium japonicum (Thunb.) Sweet. 的孢子。秋季当孢子成熟时采收，割取植株，晒干，搓揉或打下孢子，筛净，除去藤叶。”[11]

1.2.1.12 《中国中医药学主题词表》:“海金沙 Lygodium japonicum 属海金沙科；属清热解毒药和祛湿利水药。”[12]

1.2.1.13 《中药志》[13]、《中药材手册》[14]、《全国中草药汇编》[15]、《全国中药炮制规范》[16]、《中国药材学》[17]、《中华本草》[18]等现代中药著作多以“海金沙”作为本品正名（参见“文献通考”）。

1.2.2 定名选择的理由

1.2.2.1 海金沙 Spora lygodii，系海金沙科植物海金沙 Lygodium japonicum (Thunb.) Sw. 的干燥成熟孢子。“海金沙”之名始见于宋·掌禹锡《嘉祐本草》，并作为本品正名记载。其后的历代重要本草著作如宋·苏颂《本草图经》，宋·唐慎微《证类本草》，明·李时珍《本草纲目》，清·汪昂《本草易读》、吴仪洛《本草从新》、黄宫绣《本草求真》等在载录本品时均以“海金沙”作为正名，并一直沿用至今。

1.2.2.2 我国最新出版的《中华人民共和国药典》、《普通高等教育中医药类规划教材·中药学》以及辞书类著作《中医大辞典·中药分册》、《中药大辞典》、《中国医学百科全书·中医学》等均以“海金沙”作为本品正名。已经广泛应用于中医药学文献的标引和检索的《中国中医药学主题词表》也以“海金沙”作为本品的正式主题词。现代本草著作如《中药志》、《全国中草药汇编》、《中华本草》、《中国药材学》、《中药材手册》、《全国中药炮制规范》等虽记载了不少本品各地的俗称，但也无一例外以“海金沙”作为本品的正名。说明“海金沙”作为本品正名已成为共识。

1.3 与正名等效的名词：无。

2 源流考释

海金沙［海金沙科植物海金沙 Lygodium japonicum (Thunb.) Sw. 的干燥成熟孢子］，始载于宋·掌禹锡《嘉祐本草》，并以“海金沙”为正名。如宋·唐慎微《证类本草》卷十一引《嘉祐本草》曰:“海金沙，主通利小肠。得栀子、马牙硝、硼砂，共疗伤寒热狂。出黔中郡。七月收采。生作小株，才高一、二尺。收时全科于日中曝之，令小干纸衬，以杖击之，有细沙落纸上，旋收之，且曝且击，以沙尽为度。用之或丸或散。”[2]其后的本草著作大多即沿用该书记载，以“海金沙”为正名记载本品，如宋·苏颂《本草图经》[1]、唐慎微《证类本草》[2]，明·刘文泰《本草品汇精要》[19]、陈嘉谟《本草蒙筌》[20]、李时珍《本草纲目》[3]、缪希雍《炮炙大法》[21]、李中梓《本草征要》[22]、日本稻宣义《炮炙全书》[23]，清·汪昂《本草易读》[4]、张璐《本经逢原》[24]、吴仪洛《本草从新》[5]、严西亭《得配本草》[25]、沈金鳌《要药分剂》[26]、黄宫绣《本草求真》[6]、姚澜《本草分经》[27]、杨时泰《本草述钩元》[28]、凌奂《本草害利》[29]、陈其瑞《本草撮要》[30]、张秉成《本草便读》[31]等。

古代著作记载的本品异名有“竹园荽”、“海金沙草”《本草纲目》[3]，“迷离网”《生草药性备要》[32]，“左篆藤”、“金线风”、“破纲巾”、“黄金塔”《分类草药性》[33]等。如《本草纲目》卷十六：“海金沙（宋《嘉祐》）。【释名】竹园荽。时珍曰：其色黄如细沙也。谓之海者，神异之也。俗名竹园荽，象叶形也……【附方】旧一，新五。热淋急痛：海金沙草阴干为末，煎生甘草汤，调服二钱，此陈总领方也。一加滑石。《夷坚志》小便不通，脐下满闷：海金沙一两，蜡面茶半两，捣碎。每服三钱，生姜甘草煎汤下，日二服。亦可末服。《图经本草》”[3]《生草药性备要》卷下：“迷离网，不入服。专理跌打。形如井茜。一名海金沙。”[32]《分类草药性》上卷：“藤类……左篆藤，一名金线风，又名海金沙，又名破纲巾，又名黄金端治淋症，咳嗽，退火，筋骨疼痛。”[33]

现代有关著作均沿用《嘉祐本草》的记载以“海金沙”作为本品正名，如《中华人民共和国药典》[7]、《普通高等教育中医药类规划教材·中药学》[8]、《中药大辞典》[9]、《中医大辞典·中药分册》[10]、《中国医学百科全书·中医学》[11]、《中国中医药学主题词表》[12]、《中药志》[13]、《中药材手册》[14]、《全国中草药汇编》[15]、《全国中药炮制规范》[16]、《中国药材学》[17]、《中华本草》[18]等。同时尚记载有“金沙藤”、“左转藤”、“蛤蟆藤”、“罗网藤”、“铁线藤”、“吐丝草”、“鼎擦藤”、“猛古藤”《全国中草药汇编》[15]，“左转藤灰”、“海金砂”《中药大辞典》[9]，“竹芫荽”《中国药材学》[17]等各地的俗称。还记载有本品原植物“海金沙”的异名“竹芫荽”、“吐丝草”、“罗纲藤”、“大转藤灰”、“斑鸠巢”《中药志》[13]等。

3 附录

3.1 又称：无。

3.2 俗称：左转藤灰（四川），海金砂（江西），金沙藤，左转藤，蛤蟆藤，罗网藤，铁线藤，吐丝草，鼎擦藤，猛古藤，竹芫荽。

3.3 曾称：竹园荽、海金沙草《本草纲目》，迷离网《生草药性备要》，左篆藤、金线风、破纲巾、黄金塔《分类草药性》。

3.4 原植物名称：海金沙，竹芫荽，吐丝草（江苏），罗纲藤（广东），大转藤灰（四川），斑鸠巢（湖南）。

4 文献通考

《本草图经》卷九：“海金沙，生黔中山谷，湖南亦有。初生作小株，高一、二尺。七月采得，日中暴，令干；以纸衬，击取其沙，落纸上，旋暴旋击，沙尽乃止。主通利小肠，亦入伤寒狂热药。今医治小便不通，脐下满闷方，海金沙一两，蜡面茶半两，二味捣，碾令细，每服三钱，煎生姜甘草汤调下服，无时未通，再服。”[1]

《证类本草》卷十一：“海金沙，主通利小肠。得栀子、马牙硝、硼砂共疗伤寒热狂。出黔中郡。七月收采。生作小株，才高一、二尺。收时全科于日中曝之，令小干纸衬，以杖击之，有细沙落纸上，旋收之，且曝且击，以沙尽为度。用之或丸或散。（新定）”[2]

《本草品汇精要》卷十五："海金沙，无毒，植生。海金沙，主通利小肠（《名医》所录）。【苗】〔图经曰〕初生作小株，高一二尺，七月采，全科于日中曝之，令干，纸衬以杖击之，有细沙落纸上，旋收之，且曝且击，以沙尽为度。"[19]

《本草蒙筌》卷三："海金沙，《本经》不言气味，只云出产黔州。（属云南。）一二尺高，株材甚小。七月收取，拔起全科。晴日衬纸地间，将此曝于纸上，以杖敲击，自落细沙。且曝且敲，沙尽为度。用为丸散，专利小肠。得栀子、牙硝、蓬砂，可供疗伤寒狂热。本注又云：小便不通脐下满闷者，用此一两，腊茶五钱，绝细研成，煎生姜、甘草梢，调下三钱。不通之再服之，旋可以取效也。"[20]

《本草纲目》卷十六："海金沙（宋《嘉祐》）。【释名】竹园荽。时珍曰：其色黄如细沙也。谓之海者，神异之也。俗名竹园荽，象叶形也……【附方】旧一，新五。热淋急痛：海金沙草阴干为末，煎生甘草汤，调服二钱，此陈总领方也。一加滑石。《夷坚志》小便不通，脐下满闷：海金沙一两，蜡面茶半两，捣碎。每服三钱，生姜甘草煎汤下，日二服。亦可末服。《图经本草》"[3]

《炮炙大法·草部》："海金沙（或丸，或散，沙及草俱可入药）。"[21]

《本草征要》卷三："海金沙，味甘，性寒，无毒。入小肠、膀胱二经。除湿热、消肿满。清血分，利水道。产于黔中及河南，收曝日中，小干，以纸衬之，以杖击之，有细沙落纸上，且曝且击，以净为度。性不狼戾，惟热在太阳经血分者宜之。"[22]

《炮炙全书》卷二："海金沙，甘，寒。其蔓引于竹木上，线茎细叶，可爱也。至于六七月，其叶弥细背多皱文，生沙子状如蒲黄，收其有皱文叶晒干，以纸衬承，其沙落纸上及草皆可入药，勿令见火。"[23]

《本草易读》卷四："海金沙，甘，寒，无毒。治诸淋茎痛，解湿热肿满。江浙、湖湘、川陕、黔中皆有之，生山林下。茎细如线，引于竹木上，高尺许。"[4]

《本经逢原》卷二："海金沙，甘寒，无毒。市铺每以沙土杂入，须淘净，取浮者曝干，捻之不沾指者真。发明，海金沙生于叶上，小肠膀胱血分药也。热伏二经血分者宜之。故小便热淋，茎痛为要药。肾脏真阳不足者忌用。"[24]

《生草药性备要》卷下："迷离网，不入服。专理跌打。形如井茜。一名海金沙。"[32]

《本草从新》卷三："海金沙，通淋、泻湿热。甘寒淡渗。除小肠膀胱血分湿热，治肿满，五淋茎痛。得栀子、牙硝、蓬砂，治伤寒热狂。（大热利小便、此釜底抽薪之义。）唯热在太阳经血分者宜之。产黔中及河南。"[5]

《得配本草》卷三："海金沙，一名竹园荽。甘，寒，淡渗，入手足太阳经血分。去脐下满闷，消膀胱湿热。得腊茶、生姜，治癃秘。得滑石、甘草梢，治膏淋。得栀子，治热狂。得白术、甘草、牵牛，治脾湿肿满。"[25]

《要药分剂》卷三："海金沙，味甘，性寒，无毒。【主治】主通利小肠。得栀子、马牙硝，硼砂，疗伤寒热狂（嘉祐）。治湿热肿满，五淋茎痛，解热毒气（纲目）。"[26]

《本草求真·上编》："海金沙（隰草），利小肠血分湿热。海金沙（专入小肠），味甘而淡，气寒无毒。为主通利小肠血分要药。凡小肠热闭，而见五淋疼痛不止者，服之使热尽从小便而出。"[6]

《本草分经·原例》："海金沙，甘寒淡渗，专除小肠膀胱血分湿热，治肿满通淋。"[27]

《本草述钩元》卷九："海金沙，江浙湖湘川陕皆有之。茎细如线，引于竹木上，高尺许。叶细如园荽而甚薄，背面皆青，上多皱纹，皱处有沙子。状如蒲黄，不开花。细根坚强，其沙及草，皆可入药（濒湖）。"[28]

《本草害利·膀胱部药队》："海金沙，【害】淡渗无补，小便下利及诸淋，由于肾水亏真阴不足者，勿服。【利】苦寒，入小肠膀胱。除湿热，消肿满，清血分，利水道。惟热在太阳经血分者宜之。"[29]

《本草撮要》卷一："海金沙，味甘，寒，入手太阳经。功专利水通淋。得猎茶，治小便不通，得滑石治膏淋如油，得白术、黑牵牛，治脾湿肿满，得栀子、牙硝、硼砂，治伤寒热狂。"[30]

《本草便读·草部》："海金沙，利水通淋，行太阳之血分。性寒味淡，除瘀热于胞宫。（海金沙，其色黄赤如细砂。在草叶间，其草高一二尺。七月内收其全棵，于日中曝之，以纸衬之，以杖击之，有细砂落纸上者是也。甘淡而寒，其性下降，可以入血分。故能治小肠膀胱湿热瘀留血分而成淋痛等证。此草不开花，其气皆钟于叶，结为此砂。凡血淋石淋沙淋极有效验，惟寒降之性，如肝肾虚寒，下元不固，以致遗滑淋浊，茎中不痛，不可用也。）"[31]

《分类草药性》上卷："藤类……左篆藤，一名金线风，又名海金沙，又名破纲巾，又名黄金塔。治淋症，咳嗽，退火，筋骨疼痛。"[33]

《中药志》："海金沙　本品为常用中药。商品海金沙为海金沙科植物海金沙的干燥孢子。……【原植物】海金沙　别名：竹芫荽；吐丝草（江苏）；罗纲藤（广东）；大转藤灰（四川）；斑鸠巢（湖南）。Lygodium japonicum（Thunb.）Sw.（Ophioglossum japonicum Thunb.）——海金沙科 Lygodiaceae."[13]

《中药材手册》："海金沙（《纲目》列入草部隰草类）　本品为海金沙科植物海金沙 Lygodium japonicum（Thunb.）Sw. 的干燥成熟孢子。原植物系多年生草质藤本，均为野生，多生于山坡林边、灌丛及溪谷丛林中。"[14]

《全国中草药汇编》："海金沙　别名：金沙藤、左转藤、蛤蟆藤、罗网藤、铁线藤、吐丝草、鼎擦藤、猛古藤。来源：为海金沙科海金沙属植物海金沙 Lygodium japonicum（Thunb.）Sweet. 的孢子，其全草亦入药。"[15]

《中药大辞典》："海金沙《嘉祐本草》【异名】左转藤灰《四川中药志》，海金砂《江西草药》。【基原】为海金沙科植物海金沙 Lygodium japonicum（Thunb.）Sw. 的成熟孢子。原植物详'海金沙草'条。"[9]

《中医大辞典·中药分册》："海金沙　出《嘉祐补注神农本草》。又名左转藤灰。为海金沙科植物海金沙 Lygodium japonicum（Thunb.）Sweet. 的孢子。"[10]

《中国医学百科全书·中医学》："海金沙　始载于《嘉祐本草》。又名左转藤灰。为海金沙科植物海金沙 Lygodium japonicum（Thunb.）Sweet. 的孢子。秋季当孢子成熟时采收，割取植株，晒干，搓揉或打下孢子，筛净，除去藤叶。"[11]

《全国中药炮制规范》："海金沙　［处方用名］海金沙。【来源】本品为海金沙科植物海金沙 Lygodium japonicum（Thunb.）Sw. 的干燥成熟孢子。均系野生，主产于福建，浙江、广东、江西等地。秋季早晨露水多时采割孢子未脱落的藤叶，置日光下曝晒抖落下孢子，除去藤叶及杂质。药材以色棕黄、体轻、手捻光滑者为佳。"[16]

《中国药材学》："海金沙 【别名】铁线藤，竹芫荽，蛤蟆藤，吐丝草，左转藤。【来源】本品为海金沙科植物海金沙 Lygodium japonicum (Thunb.) Sw. 的孢子。"[17]

《中国中医药学主题词表》："海金沙 Lygodium japonicum 属海金沙科；属清热解毒药和祛湿利水药。"[12]

《普通高等教育中医药类规划教材·中药学》："海金沙《嘉祐本草》为海金沙科多年生攀援蕨类植物海金沙 Lygodium japonicum (Thunb.) Sw. 的成熟孢子。主产于广东、浙江等地。秋季采收，晒干。生用。"[8]

《中华本草》："海金沙《嘉祐本草》【异名】左转藤灰《四川中药志》，海金砂《江西草药》。……【来源】为海金沙科植物海金沙 Lygodium japonicum (Thunb.) Sw. 的孢子。"[18]

《中华人民共和国药典》："海金沙 Spora lygodii 本品为海金沙科植物海金沙 Lygodium japonicum (Thunb.) Sw. 的干燥成熟孢子。秋季孢子未脱落时采割藤叶，晒干，搓揉或打下孢子，除去藤叶。"[7]

5 参考文献

1 宋·苏颂. 本草图经. 合肥：安徽科学技术出版社，1994，320

2 宋·唐慎微. 证类本草. 北京：人民卫生出版社，1957，285

3 明·李时珍. 本草纲目. 北京：人民卫生出版社，1982，1106

4 清·汪昂. 本草易读. 北京：人民卫生出版社，1987，199

5 清·吴仪洛. 本草从新. 北京：中医古籍出版社，2001，56

6 清·黄宫绣. 本草求真. 上海：上海科学技术出版社，1959，150

7 国家药典委员会. 中华人民共和国药典. 一部. 北京：化学工业出版社，2000，242

8 雷载权主编. 普通高等教育中医药类规划教材·中药学. 上海：上海科学技术出版社，1995，143

9 江苏新医学院. 中药大辞典. 上海：上海科学技术出版社，1977，1938

10 《中医大辞典》编辑委员会. 中医大辞典·中药分册. 北京：人民卫生出版社，1982，303

11 《中医学》编辑委员会. 中国医学百科全书·中医学. 上海：上海科学技术出版社，1997，1074

12 吴兰成主编. 中国中医药学主题词表. 北京：中医古籍出版社，1996，139

13 中国医学科学院药物研究所等. 中药志. 第五册. 北京：人民卫生出版社，1993，850

14 中华人民共和国卫生部药政管理局. 中药材手册. 北京：人民卫生出版社，1998，778

15 《全国中草药汇编》编写组. 全国中草药汇编. 上册. 北京：人民卫生出版社，1996，664

16 中华人民共和国卫生部药政管理局. 全国中药炮制规范. 北京：人民卫生出版社，1988，414

17 徐国钧等主编. 中国药材学. 北京：中国医药科技出版社，1996，1730

18 国家中医药管理局《中华本草》编委会. 中华本草. 第二册. 上海：上海科学技术出版社，1999，93

19 明·刘文泰. 本草品汇精要. 北京：人民卫生出版社，1982，446

20 明·陈嘉谟. 本草蒙筌. 北京：人民卫生出版社，1988，173

21 明·缪希雍. 炮炙大法. 明末庄继先校刻本

22 明·李中梓. 本草征要. 见：李中梓医学全书. 北京：中国中医药出版社，1999，131

23 ［日］稻宣义. 炮炙全书. 北京：中医古籍出版社，1981，78

24 清·张璐. 本经逢原. 上海：上海科学技术出版社，1959，87

25 清·严西亭. 得配本草. 上海：上海卫生出版社，1957，31

26 清·沈金鳌．要药分剂．上海：上海科学技术出版社，1959，72
27 清·姚澜．本草分经．上海：上海科学技术出版社，1989，131
28 清·杨时泰．本草述钩元．上海：科技卫生出版社，1958，267
29 清·凌奂．本草害利．北京：中医古籍出版社，1982，119
30 清·陈其瑞．本草撮要．见：珍本医书集成（二）．上海：上海科学技术出版社，1985，20
31 清·张秉成．本草便读．上海：上海卫生出版社，1957，23
32 清·何克谏．生草药性备要．见：岭南本草古籍三种．北京：中国医药科技出版社，1999，52
33 清·著者佚名．分类草药性．民国二十八年新刻本

379 海螵蛸

Haipiaoxiao

Os Sepiellae Seu Sepiae

1 定名依据

1.1 正名

1.1.1 汉文名：海螵蛸（乌贼科动物无针乌贼 Sepiella maindroni de Rochebrune 或金乌贼 Sepia esculenta Hoyle 的干燥内壳）。

1.1.2 英文名：cuttlebone.

1.2 依据

1.2.1 定名的文献依据

1.2.1.1 《本草纲目》卷四十四："乌贼鱼《本经·中品》。【释名】乌鲗《素问》、墨鱼《纲目》、缆鱼《日华》，干者名鲞《日华》，骨名海螵蛸。颂曰：陶隐居言此是鷃乌所化。今其口脚具存，犹颇相似。腹中有墨可用，故名乌鲗。能吸波噀墨，令水溷黑，自卫以防人害。"[1]

1.2.1.2 《本草乘雅半偈》第六帙："海螵蛸《本经·中品》。【气味】咸，微温，无毒……【条】曰：背骨奇而无枝节，名曰螵蛸，形相似耳。上表坚薄如介，里理轻脆而通，盖维持者督，阖辟者任也。"[2]

1.2.1.3 《本草新编》卷五："海螵蛸，味咸，微温，无毒。主女子漏下赤白，经行血闭，阴蚀肿痛。又治妇人寒热瘕癥，惊风入腹，环腹痛，去目肿浮翳，收疮口腐脓，治哮症最神效。亦药笼中宜备之物。"[3]

1.2.1.4 《本草从新》卷十七："海螵蛸，一名乌贼骨。宣通血脉、祛寒湿。咸走血，温和血。入肝肾血分，通血脉，祛寒湿。治血枯……止吐衄，肠风崩漏，涩久虚泻痢，腹痛环脐，阴蚀肿痛。"[4]

1.2.1.5 《本草求真·上编》："海螵蛸（无鳞鱼），入肝，活血，入肾，除寒逐湿。海螵蛸（专入肝。兼入肾），即乌贼鱼骨。禀水中之阳气，味咸气温。"[5]

1.2.1.6 《本草撮要》卷九："海螵蛸，味咸，入足厥阴经。功专疗血滞。得生地，治血淋，得干姜，治血瘕，得鹿茸、阿胶，治崩中带下。烧末酒服，治腹痛环脐，阴蚀肿痛。以生者为末，加麝香少许，点目治目翳泪出。"[6]

1.2.1.7 《中华人民共和国药典》:“海螵蛸 Endoconcha sepiae 本品为乌贼科动物无针乌贼 Sepiella maindroni de Rochebrune 或金乌贼 Sepia esculenta Hoyle 的干燥内壳。收集乌贼鱼的骨状内壳,洗净,干燥。”[7]

1.2.1.8 《普通高等教育中医药类规划教材·中药学》:“海螵蛸《本经》为乌贼科动物无针乌贼 Sepiella maindroni de Rochebrune 或金乌贼 Sepia esculenta Hoyle 的内壳。产于辽宁、江苏、浙江沿海等省。收集其骨状内壳,洗净,干燥。生用。”[8]

1.2.1.9 《中药大辞典》:“海螵蛸《纲目》【异名】乌鲗骨《素问》,乌贼鱼骨《本经》,墨鱼盖《中药志》。【基原】为乌鲗科动物无针乌鲗或金乌鲗的内壳。【原动物】①无针乌鲗 Sepiella maindroni de Rochebrune,又名:花拉子、麻乌鲗。②金乌鲗 Sepia esculenta Hoyle.”[9]

1.2.1.10 《中医大辞典·中药分册》:“海螵蛸 出《本草纲目》。又名乌鲗骨、乌贼鱼骨、墨鱼盖。为乌贼科动物金乌贼 Sepia esculenta Hoyle. 或针乌贼 S. andreana steen-strup 等的骨状内壳。”[10]

1.2.1.11 《中国中医药学主题词表》:“海螵蛸 Os sepiae 为乌贼科动物无针乌贼或金乌贼的内壳;属动物药、固涩药(中药)和制酸药(中药)。D 乌贼鱼骨;D 金乌贼骨。”[11]

1.2.1.12 《中药材手册》[12]、《全国中草药汇编》[13]、《全国中药炮制规范》[14]、《中国药材学》[15]、《中华本草》[16]等现代中药著作多以“海螵蛸”作为本品正名(参见“文献通考”)。

1.2.2 定名选择的理由

1.2.2.1 海螵蛸 Endoconcha sepiae,系乌贼科动物无针乌贼 Sepiella maindroni de Rochebrune 或金乌贼 Sepia esculenta Hoyle 的干燥内壳。“海螵蛸”之名始见于明·李时珍《本草纲目》,“海螵蛸”作为本品正名始见于明·卢之颐《本草乘雅半偈》,其后的本草著作如清·陈士铎《本草新编》、吴仪洛《本草从新》、黄宫绣《本草求真》、陈其瑞《本草撮要》等在载录本品时即以“海螵蛸”作为正名,并一直沿用至今。

1.2.2.2 我国最新出版的《中华人民共和国药典》、《普通高等教育中医药类规划教材·中药学》以及辞书类著作《中医大辞典·中药分册》、《中药大辞典》、等均以“海螵蛸”作为本品正名。已经广泛应用于中医药学文献的标引和检索的《中国中医药学主题词表》也以“海螵蛸”作为本品的正式主题词。现代本草著作如《全国中草药汇编》、《中华本草》、《中国药材学》、《中药材手册》、《全国中药炮制规范》等虽记载了不少本品各地的俗称,但也无一例外以“海螵蛸”作为本品的正名。说明“海螵蛸”作为本品正名已成为共识。

1.3 与正名等效的名词:无。

2 源流考释

海螵蛸(乌贼科动物无针乌贼 Sepiella maindroni de Rochebrune 或金乌贼 Sepia esculenta Hoyle 的干燥内壳),原称“乌贼鱼骨”。始见于汉《神农本草经》卷二:“乌贼鱼骨,味咸,微温。主女子漏下赤白经汁,血闭,阴蚀肿痛,寒热癥瘕,无子。生池泽。”[17]其后的本草著作有的以“乌贼鱼骨”为正名,如南北朝·陶弘景《本草经集注》[18]，唐·苏敬等撰《新修本草》[19]，宋·唐慎微《证类本草》[20]；有的以“乌贼骨”为正名，如唐·孙思邈《备急千金要方》[21]；有的在“乌贼鱼”项下介绍本品，如明·李时珍《本草纲目》[1]等。

“海螵蛸”之名始见于明·李时珍《本草纲目》卷四十四：“乌贼鱼《本经·中品》。【释名】乌鰂《素问》、墨鱼《纲目》、缆鱼《日华》，干者名鲞《日华》，骨名海螵蛸。”[1]“海螵蛸”作为本草正名始见于明·卢之颐《本草乘雅半偈》第六帙：“海螵蛸《本经·中品》。【气味】咸，微温，无毒……【参】曰：背骨奇而无枝节，名曰螵蛸，形相似耳。上表坚薄如介，里理轻脆而通，盖维持者督，阖辟者任也。”[2]。其后的本草著作有的以“海螵蛸”为正名，如清·陈士铎《本草新编》[3]、日本稻宣义《炮炙全书》[22]、汪昂《本草备要》[23]、吴仪洛《本草从新》[4]、严西亭《得配本草》[24]、黄宫绣《本草求真》[5]、凌奂《本草害利》[25]、陈其瑞《本草撮要》[6]；有的以“乌贼鱼骨”为正名，如清·张志聪《本草崇原》[26]、叶桂《本草经解》[27]、杨时泰《本草述钩元》[28]、叶志诜《神农本草经赞》[29]；有的在“乌贼骨”项下介绍本品，如清·汪昂《本草易读》[30]、张璐《本经逢原》[31]、姚澜《本草分经》[32]、张秉成《本草便读》[33]等。

古代著作中记载的本品异名有“乌鰂骨”《素问》[31]，“乌贼骨”《千金要方》[21]等。如清·张璐《本经逢原》引《素问》曰：“有病胸胁支满妨于食，病至则先闻腥臊臭，出清液，吐血，四肢软，目眩，时时前后血病，名曰血枯。得之年少时有所大脱血，或醉入房中气竭肝伤，月事衰少不来，治之以四乌鰂骨、一藘茹为末。丸以雀卵，大如小豆，每服五丸，饮以鲍鱼汁，所以利肠中及伤肝也，观此入厥阴血分可知。”[31]《备急千金要方》卷二：“紫石门冬丸，治全不产及断绪方……薯蓣　乌贼骨　甘草（各一两半）　上二十六味为末，蜜和丸如梧子大，酒服十丸，日三，渐增至三十丸，以腹中热为度。不禁房室，夫行不在，不可服。禁如药法。比来服者，不至尽剂即有娠。”[21]。

现代有关著作大多沿用《本草乘雅半偈》的记载以“海螵蛸”作为本品正名，如《中华人民共和国药典》[7]、《普通高等教育中医药类规划教材·中药学》[8]、《中药大辞典》[9]、《中医大辞典·中药分册》[10]、《中国中医药学主题词表》[11]、《中药材手册》[12]、《全国中草药汇编》[13]、《全国中药炮制规范》[14]、《中国药材学》[15]、《中华本草》[16]等；有的以“乌贼骨”为正名，如《中国医学百科全书·中医学》[34]等。同时尚记载有“黑鱼骨”、“乌鱼盖”《中国药材学》[15]，“墨鱼骨”、“墨鱼盖”《中华本草》[16]等各地的俗称。还记载有本品原动物“无针乌贼”的异名“曼氏无针乌贼”、“青浜无针乌贼”、“乌鱼”、“墨鱼”、“花拉子”、“麻乌贼”《中华本草》[16]等；原动物“金乌贼”的异名“乌子”、“乌鱼”、“墨鱼”《中华本草》[16]等。

3　附录

3.1　又称：炒海螵蛸（饮片规格名）。

3.2　俗称：黑鱼骨，乌鱼盖，墨鱼骨，墨鱼盖。

3.3　曾称：乌鰂骨《素问》，乌贼鱼骨《神农本草经》，乌贼骨《千金要方》。

3.4　原动物名称：无针乌贼，曼氏无针乌贼，青浜无针乌贼，乌鱼，墨鱼，花拉子，麻乌贼（俗称）；金乌贼，乌子（浙江）。

4 文献通考

《神农本草经》卷二："乌贼鱼骨，味咸，微温。主女子漏下赤白经汁，血闭，阴蚀肿痛，寒热癥瘕，无子。生池泽。"[17]

《本草经集注·虫兽三品》："乌贼鱼骨，味咸，微温，无毒。主治女子漏下赤白经汁，血闭，阴蚀，肿痛，寒热，癥瘕，无子。治惊气入腹，腹痛环脐，阴中寒肿，令人有子，又止疮多脓汁不燥。肉：味酸，平，主益气强志。生东海池泽，取无时。"[18]

《备急千金要方》卷二："紫石门冬丸，治全不产及断绪方。紫石英、天门冬（各三两），当归、芎䓖、紫葳、卷柏、桂心、乌头、干地黄、牡蒙（《千金翼》作牡荆，《外台》作牡蒙）、禹余粮、石斛、辛夷（各二两），人参、桑寄生、续断、细辛、厚朴、干姜、食茱萸、牡丹、牛膝（各二十铢），柏子仁（一两），薯蓣、乌贼骨、甘草（各一两半），上二十六味为末，蜜和丸如梧子大，酒服十丸，日三，渐增至三十丸，以腹中热为度。不禁房室，夫行不在，不可服。禁如药法。比来服者，不至尽剂即有娠。"[21]

《新修本草》卷十六："乌贼鱼骨，味咸，微温，无毒。主女子漏下赤白经汁，血闭，阴蚀，肿痛，寒热，癥瘕，无子。疗惊气入腹，腹痛环脐，阴中寒肿，令人有子，又止疮多脓汁不燥。肉，味酸，平，主益气强志。生东海池泽，取无时。恶白蔹、白芨。此是鹨乌所化作，今其口脚具存，犹相似尔。用其骨亦炙之。其鱼腹中有墨，今作好墨用之。"[19]

《证类本草》卷二十一："乌贼鱼骨，味咸，微温，无毒。主女子漏下赤白经汁，血闭，阴蚀肿痛，寒热，癥瘕，无子，惊气入腹，腹痛环脐，阴中寒肿，令人有子。又止疮多脓汁不燥。"[20]

《本草纲目》卷四十四："乌贼鱼《本经·中品》。【释名】乌鲗《素问》、墨鱼《纲目》、缆鱼《日华》，干者名鲞《日华》，骨名海螵蛸。颂曰：陶隐居言此是鹨乌所化。今其口脚具存，犹颇相似。腹中有墨可用，故名乌鲗。能吸波噀墨，令水溷黑，自卫以防人害。又《南越志》云：其性嗜乌，每自浮水上，飞乌见之，以为死而啄之，乃卷取入水而食之，因名乌贼，言为乌之贼害也。时珍曰：案：罗愿《尔雅翼》云：九月寒乌入水，化为此鱼。有文墨可为法则，故名乌鲗。鲗者，则也。骨名海螵蛸，象形也。大明曰：鱼有两须，遇风波即以须下碇，或粘石如缆，故名缆鱼。瑞曰：盐干者名明鲞，淡干者名脯鲞。"[1]

《本草乘雅半偈》第六帙："海螵蛸《本经·中品》。【气味】咸，微温，无毒……【参】曰：背骨奇而无枝节，名曰螵蛸，形相似耳。上表坚薄如介，里理轻脆而通，盖维持者督，阖辟者任也。"[2]

《本草崇原》卷中："乌贼鱼骨，气味咸，微温，无毒。主治女子赤白漏下经汁，血闭，阴蚀肿痛，寒热癥瘕，无子。（乌贼鱼生海中，形若革囊，口在腹下，八足聚生于口旁，无鳞有须，皮黑肉白。其背上只生一骨，厚三四分，两头小，中央阔，色洁白，质轻脆，如通草，重重有纹，以指甲可刮为末。腹中血及胆正黑如墨汁，可以书字，但逾年则迹灭，唯存空纸尔。其骨《素问》名乌鲗骨，今名海螵蛸。）"[26]

《本草新编》卷五："海螵蛸，味咸，微温，无毒。主女子漏下赤白，经行血闭，阴蚀肿痛。又治妇人寒热瘕癥，惊风入腹，环腹痛，去目肿浮翳，收疮口腐脓，治哮症最神效。亦药笼中宜备之物。或问海螵蛸即乌贼鱼骨，他本云服之令人有子，先生何不言也？曰：男子肾虚则精涸，女子肝伤则血枯，皆非有子之兆。乌贼鱼骨虽入肝肾，不能大补其精血，徒藉此物，即终年饱食，又何能生子哉。”[3]

《炮炙全书》卷四：“海螵蛸，即乌贼鱼骨，咸，微温。炙令黄，研细水飞，轻脆而白，恶白芨、白蔹、附子，能淡盐，伏硇缩银。”[22]

《本草易读》卷八：“乌贼骨，炙黄用。咸，微温，无毒。足厥阴药也。祛寒除湿。治血枯血瘕血崩血闭，疗疟痢疳虫目翳泪出。止男妇阴中肿疼，治小儿疸疮溃烂。”[30]

《本草备要》：“海螵蛸，一名乌贼骨。宣通血脉。咸走血，温和血。入肝、肾血分。通血脉，祛寒湿，治血枯（《内经》：血枯，治之以乌鲗骨），血瘕，血崩血闭，腹痛环脐，阴蚀肿痛（烧末，酒服），疟痢疳虫，目翳泪出，聤耳出脓（性能燥脓收水。为末，加麝少许掺入），厥阴、少阴（肝、肾）经病。出东海，亦名墨鱼（腹中有墨，书字逾年乃灭。常吐黑水，自罩其身，人即于黑水处取之）。取鱼骨，卤浸、炙黄用。恶附子、白芨、白蔹。能淡盐。”[23]

《本经逢原》卷四：“乌贼骨，即乌鲗骨，俗名海螵蛸。咸微温无毒。发明，乌鲗骨，厥阴血分之药，兼入少阴，其味咸而走血，故治血枯血瘕，经闭崩带，阴蚀肿痛，丈夫阴肿，下痢疳疾，厥阴本药也。寒热疟疾，聋瘿，少腹痛，阴痛，厥阴经病也。目翳流泪，厥阴窍病也。厥阴为藏血室，少阴为隐曲之地，故诸血病、阴病皆治之。按：《素问》云，有病胸胁支满妨于食，病至则先闻腥臊臭，出清液，吐血，四肢软，目眩，时时前后血病，名曰血枯。得之年少时有所大脱血，或醉入房中气竭肝伤，月事衰少不来，治之以四乌鲗骨、一藘茹为末。丸以雀卵，大如小豆，每服五丸，饮以鲍鱼汁，所以利肠中及伤肝也，观此入厥阴血分可知。”[31]

《本草经解》卷四：“乌贼鱼骨，气微温，味咸，无毒。主女子赤白漏下，经汁血闭，阴蚀肿痛，寒热癥瘕，无子。（煅）乌贼鱼骨气微温，禀天春和之木气，入足厥阴肝经，味咸无毒，得地北方之水味，入足少阴肾经，气味升多于降。”[27]

《本草从新》卷十七：“海螵蛸，一名乌贼骨。宣通血脉、祛寒湿。咸走血，温和血。入肝肾血分，通血脉，祛寒湿。治血枯……止吐衄，肠风崩漏，涩久虚泻痢，腹痛环脐，阴蚀肿痛。”[4]

《得配本草》卷八：“海螵蛸，即乌贼骨。恶白芨、白蔹、附子。伏硇砂。咸，微温。入足厥阴、少阴经。通血脉，去寒湿。治血痢，除痰疟，并治赤白带下，阴蚀肿痛，惊气入腹，腹痛环脐。得鹿茸、阿胶，治崩中带下。配辰砂、黄蜡，治赤翳攀睛。配生地黄，治血淋不休。配干姜，煎服，治血瘕。配炒蒲黄，敷舌血如泉。”[24]

《本草求真·上编》：“海螵蛸（无鳞鱼），入肝，活血，入肾，除寒逐湿。海螵蛸（专入肝。兼入肾），即乌贼鱼骨。禀水中之阳气，味咸气温。”[5]

《本草分经·原例》：“乌贼骨，咸温，入肝肾血分，通血脉祛寒湿，治血枯涩泻痢。墨鱼肉酸平，益气通经。”[32]

《本草述钩元》卷二十八：“乌贼鱼骨，鱼性嗜乌。每自浮水上，飞乌啄之，乃卷取入水而食之，故名，其骨即海螵蛸。出近海州郡。形若革囊，口在腹下，八足聚生，口旁无鳞，有长须。血色及胆，正黑如墨，书字逾年则减。外皮亦黑，内肉则白。只背上有骨，形如樗蒲子而稍长，两头尖，色白轻脆，重重有纹。”[28]

《神农本草经赞》卷二：“乌贼鱼骨，味咸微温。主女子漏下赤白经汁，血闭阴蚀肿痛，寒热癥瘕，无子。生池泽，东游弃袋，海畔浮漂，化由鸔鵵。骨类螵蛸，缆风须劲，噀墨腹消，纵横纹辨，白胜英瑶。陈藏器曰，海人云是秦王东游弃算袋于海所化，曹操乐府，流澌浮漂。”[29]

《本草害利·肝部药队》：“海螵蛸，一名乌贼骨。【害】气味咸温，血病多热者勿服，恶附子、白芨、白蔹。”[25]

《本草撮要》卷九：“海螵蛸，味咸，入足厥阴经。功专疗血滞。得生地治血淋，得干姜，治血瘕，得鹿茸、阿胶，治崩中带下。烧末酒服，治腹痛环脐，阴蚀肿痛。以生者为末，加麝香少许，点目治目翳泪出，捻入耳治耳聤出脓。肉酸平，益气强志，益人通经。以蒲黄等分为末，涂舌肿出血如泉，并敷跌破出血。一名乌贼骨。”[6]

《本草便读·鳞介部》：“乌贼骨，入肝经治血分之疴，带下崩中。经方有考，去湿浊，味咸，温，兼涩，虫疳下痢，审证随施。点眼则去翳摩星，贴疮可燥脓收水。（乌贼骨一名海螵蛸，乃乌贼鱼中之骨也。味咸性温，乃肝经血分药。虽系血药，而其质又燥，故能治女人崩带淋浊，一切下部虫疳淫泆之疾。内经虽云治血枯，然观其经文全旨，毕竟非肝经之血枯。是肝经之湿浊。故又能点目翳，燥脓疮，自可想见其功用耳。）”[33]

《中药材手册》：“海螵蛸（《纲目》列入鳞部无鳞类乌贼鱼项下）　本品为乌鲗科动物无针乌贼 Sepiella maindroni de Rochebrune 或金乌贼 Sepia esculenta Hoyle　的骨状内壳。前者从辽宁到广东沿海都有分布，是产量最大的一种，后者主要分布于我国北部沿海。【别名】乌贼骨、墨鱼骨。”[12]

《全国中草药汇编》：“海螵蛸　别名：乌贼骨、墨鱼骨。来源：为乌贼科乌贼属动物金乌贼 Sepia esculenta Hoyle、针乌贼 S.　andreana Steenstrup、无针乌贼 Sepiella maindroni de Rochebrune　或其同属动物的干燥背骨。”[13]

《中药大辞典》：“海螵蛸《纲目》【异名】乌鲗骨《素问》，乌贼鱼骨《本经》，墨鱼盖《中药志》。【基原】为乌鲗科动物无针乌鲗或金乌鲗的内壳。【原动物】①无针乌鲗 Sepiella maindroni de Rochebrune，又名：花拉子、麻乌。②金乌鲗 Sepia esculenta Hoyle.”[9]

《中医大辞典·中药分册》：“海螵蛸　出《本草纲目》。又名乌鲗骨、乌贼鱼骨、墨鱼盖。为乌贼科动物金乌贼 Sepia esculenta Hoyle. 或针乌贼 S.　andreana steen - strup 等的骨状内壳。”[10]

《中国医学百科全书·中医学》：“乌贼骨　始载于《神农本草经》。原名乌贼鱼骨，又名海螵蛸、墨鱼骨。为乌贼科动物金乌贼 Sepia esculenta Hoyle 或无针乌贼 Sepiella maindroni de Rochebrune 的骨状内壳。采收加工乌贼干时剔出的或食用后取下的乌贼内壳，或于4~8月将漂浮在海边的乌贼内壳捞起，洗净，晒干。”[11]

《全国中药炮制规范》：“海螵蛸　［处方用名］海螵蛸、炒海螵蛸。【来源】本品为乌贼科动物无针乌贼 Sepiella maindroni de Rochebrune 或金乌贼 Sepia esculenta Hoyle　的干燥内壳。我国沿海地区均产。收集乌贼鱼的骨状内壳，洗净，干燥。药材以色白洁净者为佳。”[14]

《中国药材学》：“海螵蛸　【别名】乌贼骨，黑鱼骨，乌鱼盖。【来源】本品为软体动物头足纲乌贼科动物曼氏无针乌贼 Sepiella maindroni de Rochebrune 或金乌贼 Sepia esculenta Hoyle 等的骨状内壳。”[15]

《中国中医药学主题词表》：“海螵蛸 Os sepiae　为乌贼科动物无针乌贼或金乌贼的内壳；属动物药、固涩药（中药）和制酸药（中药）。D 乌贼鱼骨；D 金乌贼骨。”[11]

《普通高等教育中医药类规划教材·中药学》：“海螵蛸《本经》为乌贼科动物无针乌贼 Sepiella maindroni de Rochebrune 或金乌贼 Sepia esculenta Hoyle　的内壳。产于辽宁、江苏、浙江沿海等省。收集其骨状内壳，洗净，干燥。生用。”[8]

《中华本草》：“海螵蛸《纲目》【异名】乌鲗骨《素问》，乌贼鱼骨《本经》，乌贼骨《千金要方》，墨鱼骨《药材学》，墨鱼盖《中药志》……【来源】为乌贼科动物无针乌贼、金乌贼、针乌贼、白斑乌贼、虎斑乌贼、拟目乌贼等多种乌贼的内壳。【原动物】1. 无针乌贼 Sepiella maindroni de Rochebrune　又名：曼氏无针乌贼《中国北部海产经济软体动物》，青浜无针乌贼《贝类学概论》，乌鱼、墨鱼、花拉子、麻乌贼（俗称）。2. 金乌贼 Sepia esculenta Hoyle　又名：乌子（浙江），乌鱼、墨鱼（俗称）。3. 针乌贼 Sepia andreana Steenstrup. 4. 白斑乌贼 Sepia latimanus Quoy et Gaimard. 5. 虎斑乌贼 Sepia pharaonis Ehrenberg. 6. 拟目乌贼 Sepia lycidas Gray.”[16]

《中华人民共和国药典》：“海螵蛸 Endoconcha sepiae　本品为乌贼科动物无针乌贼 Sepiella maindroni de Rochebrune 或金乌贼 Sepia esculenta Hoyle　的干燥内壳。收集乌贼鱼的骨状内壳，洗净，干燥。”[7]

5　参考文献

1　明·李时珍. 本草纲目. 北京：人民卫生出版社，1982，2470
2　明·卢之颐. 本草乘雅半偈. 北京：人民卫生出版社，1986，319
3　清·陈士铎. 本草新编. 北京：中国中医药出版社，1996，304
4　清·吴仪洛. 本草从新. 北京：中医古籍出版社，2001，250
5　清·黄宫绣. 本草求真. 上海：上海科学技术出版社，1959，225
6　清·陈其瑞. 本草撮要. 见：珍本医书集成（二）. 上海：上海科学技术出版社，1985，97
7　国家药典委员会. 中华人民共和国药典. 一部. 北京：化学工业出版社，2000，242
8　雷载权主编. 普通高等教育中医药类规划教材·中药学. 上海：上海科学技术出版社，1995，325
9　江苏新医学院. 中药大辞典. 上海：上海科学技术出版社，1977，1945
10　《中医大辞典》编辑委员会. 中医大辞典·中药分册. 北京：人民卫生出版社，1982，305
11　吴兰成主编. 中国中医药学主题词表. 北京：中医古籍出版社，1996，140
12　中华人民共和国卫生部药政管理局. 中药材手册. 北京：人民卫生出版社，1998，671
13　《全国中草药汇编》编写组. 全国中草药汇编. 上册. 北京：人民卫生出版社，1996，668
14　中华人民共和国卫生部药政管理局. 全国中药炮制规范. 北京：人民卫生出版社，1988，351
15　徐国钧等主编. 中国药材学. 北京：中国医药科技出版社，1996，1777
16　国家中医药管理局《中华本草》编委会. 中华本草. 第九册. 上海：上海科学技术出版社，1999，98
17　汉·神农本草经. 清顾观光重辑本. 北京：人民卫生出版社，1955，76
18　南北朝·陶弘景. 本草经集注. 北京：人民卫生出版社，1994，435
19　唐·苏敬等撰. 新修本草. 合肥：安徽科学技术出版社，1981，420
20　宋·唐慎微. 证类本草. 北京：人民卫生出版社，1957，428
21　唐·孙思邈. 备急千金要方. 北京：人民卫生出版社，1955，17

22 ［日］稻宣义．炮炙全书．北京：中医古籍出版社，1981，137
23 清·汪昂．本草备要．北京：中国中医药出版社，1998，264
24 清·严西亭．得配本草．上海：上海卫生出版社，1957，21
25 清·凌奂．本草害利．北京：中医古籍出版社，1982，27
26 清·张志聪．本草崇原．北京：中国中医药出版社，1992，106
27 清·叶桂．本草经解．上海：上海科学技术出版社，1958，118
28 清·杨时泰．本草述钩元．上海：科技卫生出版社，1958，594
29 清·叶志诜．神农本草经赞．见：珍本医书集成（二）．上海：上海科学技术出版社，1985，105
30 清·汪昂．本草易读．北京：人民卫生出版社，1987，335
31 清·张璐．本经逢原．上海：上海科学技术出版社，1959，222
32 清·姚澜．本草分经．上海：上海科学技术出版社，1989，211
33 清·张秉成．本草便读．上海：上海卫生出版社，1957，111
34 《中医学》编辑委员会．中国医学百科全书·中医学．上海：上海科学技术出版社，1997，1127

380 海藻

Haizao

Sargassum

1 定名依据

1.1 正名

1.1.1 汉文名：海藻［马尾藻科植物海蒿子 Sargassum pallidum（Turn.）C. Ag. 或羊栖菜 Sargassum fusiforme（Harv.）Setch. 的干燥藻体］。

1.1.2 英文名：seaweed.

1.2 依据

1.2.1 定名的文献依据

1.2.1.1 《神农本草经》卷二："海藻，味苦，寒。主瘿瘤气，颈下核，破散结气、痈肿、癥瘕、坚气，腹中上下鸣，下十二水肿，一名落首。生池泽。"[1]

1.2.1.2 《新修本草》卷九："海藻，味苦、咸，寒，无毒。主瘿瘤气颈下核，破散结气、痈肿、癥瘕、坚气，腹中上下鸣，下十二水肿。疗皮间积聚暴㿗，留气热结，利小便。一名落首，一名藫。生东海池泽。七月七日采，曝干。"[2]

1.2.1.3 《证类本草》卷九："海藻，味苦、咸，寒，无毒。主瘿瘤气，颈下核，破散结气，痈肿，癥瘕坚气，腹中上下鸣，下十二水肿，疗皮间积聚，暴㿗，留气热结，利小便。一名落首，一名藫。生东海池泽。七月七日采，曝干。（反甘草。）"[3]

1.2.1.4 《本草纲目》卷十九："海藻《本经·中品》。【释名】薚（音单，出《尔雅》，《别录》作藫）、落首《本经》、海萝《尔雅注》。【集解】《别录》曰：海藻生东海池泽，七月七日采，曝干。"[4]

1.2.1.5 《本草从新》卷六："海藻，泻热、软坚痰、消瘿瘤。苦能泄结，咸能软坚，寒能涤热。消瘰疬结核，癥瘕阴㿗之坚聚，及痰饮脚气水肿痈肿之湿热。去宿食，消五膈，脾寒有湿者勿服。产胶州。有大叶、马尾二种。亦作海菜食，洗去咸水。（其用在咸、不宜过洗。）反甘草。（东垣治瘰疬马刀、海藻、甘草并用、盖激之以溃坚也。）"[5]

1.2.1.6　《中华人民共和国药典》："海藻 Sargassum　本品为马尾藻科植物海蒿子 Sargassum pallidum (Turn.) C. Ag. 或羊栖菜 Sargassum fusiforme (Harv.) Setch. 的干燥藻体。前者习称'大叶海藻'，后者习称'小叶海藻'。夏、秋二季采捞，除去杂质，洗净，晒干。"[6]

1.2.1.7　《普通高等教育中医药类规划教材·中药学》："海藻《本经》为马尾藻科植物海蒿子 Sargassum pallidum (Turn.) C. Ag. 或羊栖菜 S. fusiforme (Harv.) Setch. 的藻体。前者习称'大叶海藻'，后者习称'小叶海藻'。主产于辽宁、山东、福建、浙江、广东等沿海地区。夏，秋二季采捞，除去杂质，洗净，切段晒干用。"[7]

1.2.1.8　《中药大辞典》："海藻《本经》【异名】薚《尔雅》，落首《本经》，海萝（《尔雅》郭璞注），《别录》，乌菜《罗源县志》，海带花《中药材手册》。【基原】为马尾藻科植物羊栖菜及海蒿子的全草。【原植物】①羊栖菜《漳浦县志》Sargassum fusiforme (Harv.) Setch. 又名：玉海草、灯笼菜、胡须泡、茶药、鹿尾菜。②海蒿子 Sargassum pallidum (Turn.) C. Ag.。[8]

1.2.1.9　《中医大辞典·中药分册》："海藻　出《神农本草经》。为马尾藻科植物羊栖菜 Sargassum fusiforme (Harv.) Setch. 或海蒿子 S. pallidum (Turn.) C. Ag. 的全草。"[9]

1.2.1.10　《中国医学百科全书·中医学》："海藻　始载于《神农本草经》。又名落首、乌菜、海带花。马尾藻科植物羊栖菜 Sargassum fusiforme (Harv.) Setch. 或海蒿子 S. pallidum (Turn.) C. Ag. 的全草。夏、秋季由海中捞出，用淡水洗漂，去净盐砂，晒干。"[10]

1.2.1.11　《中国中医药学主题词表》："海藻 Sargassum　属马尾藻科和软坚药。"[11]

1.2.1.12　《中药志》[12]、《中药材手册》[13]、《全国中草药汇编》[14]、《全国中药炮制规范》[15]、《中国药材学》[16]、《中华本草》[17]等现代中药著作多以"海藻"作为本品正名（参见"文献通考"）。

1.2.2　定名选择的理由

1.2.2.1　海藻 Sargassum，系马尾藻科植物海蒿子 Sargassum pallidum (Turn.) C. Ag. 或羊栖菜 Sargassum fusiforme (Harv.) Setch. 的干燥藻体。"海藻"作为本品正名始见于汉《神农本草经》，其后的本草著作如唐·苏敬《新修本草》，宋·唐慎微《证类本草》，明·李时珍《本草纲目》，清·吴仪洛《本草从新》等在载录本品时即以"海藻"作为正名，并一直沿用至今。

1.2.2.2　我国最新出版的《中华人民共和国药典》、《普通高等教育中医药类规划教材·中药学》以及辞书类著作《中医大辞典·中药分册》、《中药大辞典》、《中国医学百科全书·中医学》等均以"海藻"作为本品正名。已经广泛应用于中医药学文献的标引和检索的《中国中医药学主题词表》也以"海藻"作为本品的正式主题词。现代本草著作如《中药志》、《全国中草药汇编》、《中华本草》、《中国药材学》、《中药材手册》、《全国中药炮制规范》等虽记载了不少本品各地的俗称，但也无一例外以"海藻"作为本品的正名。说明"海藻"作为本品正名已成为共识。

1.3　与正名等效的名词：无。

2 源流考释

海藻［马尾藻科植物海蒿子 Sargassum pallidum（Turn.）C. Ag. 或羊栖菜 Sargassum fusiforme（Harv.）Setch. 的干燥藻体］，入药始载于汉《神农本草经》[1]，并以“海藻”为正名。如《神农本草经》卷二：“海藻，味苦，寒。主瘿瘤气，颈下核，破散结气、痈肿、癥瘕、坚气，腹中上下鸣，下十二水肿，一名落首。生池泽。”[1]其后的本草著作大多即沿用该书记载，以“海藻”为正名记载本品，如魏晋《名医别录》[18]，南北朝·雷敩《雷公炮炙论》[19]、陶弘景《本草经集注》[20]，唐·苏敬《新修本草》[2]、孙思邈《千金翼方》[21]、孟诜《食疗本草》[22]、李珣《海药本草》[23]，宋·苏颂《本草图经》[24]、唐慎微《证类本草》[3]、佚名《增广太平和剂图经本草药性总论》[25]，金·李杲《珍珠囊药性赋》[26]，元·王好古《汤液本草》[27]、刘文泰《本草品汇精要》[28]、陈嘉谟《本草蒙筌》[29]、李时珍《本草纲目》[4]、杜文燮《药鉴》[30]、缪希雍《炮炙大法》[31]、明·李中梓《本草征要》[32]、卢之颐《本草乘雅半偈》[33]，清·张志聪《本草崇原》[34]、蒋居祉《本草择要纲目》[35]、陈士铎《本草新编》[36]、日本稻宣义《炮炙全书》[37]、汪昂《本草备要》[38]、张璐《本经逢原》[39]、吴仪洛《本草从新》[5]、严西亭《得配本草》[40]、沈金鳌《要药分剂》[41]、黄宫绣《本草求真》[42]、姚澜《本草分经》[43]、杨时泰《本草述钩元》[44]、叶志诜《神农本草经赞》[45]、张秉成《本草便读》[46]等。

古代著作记载的本品异名有“蕁”、“海藻”《尔雅》[47]，“落首”《神农本草经》[1]，“海萝”（《尔雅》郭璞注）[47]，“藫”《名医别录》[18]，“海藻菜”《世医得效方》[4]等。如《十三经注疏·尔雅注疏》卷八：“薅，海藻也。郭璞云：药草也。一名海萝，如乱发，生海中。”[47]《本草图经》卷七引《尔雅》曰：“谓藫为石衣，又谓蕁（徒南切）名海藻（与藻同），是海藻自有此二名，而注释皆以为药草，谓纶、组乃别草。若然隐居所云，似近之藏器之说，亦未可的据。又注：释以石衣为水苔，一名石发，石发即陟厘也，色类似苔而粗涩为异。又云藫叶似䪥（音薤）而大，生海底。”[24]《神农本草经》卷二：“海藻，味苦，寒。主瘿瘤气，颈下核，破散结气、痈肿、癥瘕、坚气，腹中上下鸣，下十二水肿，一名落首。生池泽。”[1]《名医别录·中品》：“海藻，味咸，无毒。主治皮间积聚暴㿉，留气热结，利小便。一名藫。生东海，七月七日采，曝干。（反甘草。）”[18]《本草纲目》引《世医得效方》曰：“蛇盘瘰疬：头项交接者。海藻菜（以荞面炒过），白僵蚕（炒）等分为末，以白梅泡汤和丸梧子大。每服六十丸，米饮下，必泄出毒气。”[4]。

现代有关著作均沿用《神农本草经》的记载以“海藻”作为本品正名，如《中华人民共和国药典》[6]、《普通高等教育中医药类规划教材·中药学》[7]、《中药大辞典》[8]、《中医大辞典·中药分册》[9]、《中国医学百科全书·中医学》[10]、《中国中医药学主题词表》[11]、《中药志》[12]、《中药材手册》[13]、《全国中草药汇编》[14]、《全国中药炮制规范》[15]、《中国药材学》[16]、《中华本草》[17]等。同时尚记载有“鹿角尖”、“海菜芽”、“海大麦”、“秧菜”、“玉草”、“玉茜”、“大蒿子”、“海根菜”《中药材手册》[13]，“乌菜”、“海带花”《中药大辞典》[8]，“小叶海藻”、“六角菜”、“胡须泡”、“大叶海藻”、“三角藻”、“马尾藻”《中国药材学》[16]等各地的俗称。还记载有本品原植物“羊栖菜”的异名“鹿角法”、“海大麦”、“秧菜”、“玉茜”《中药志》[12]，“玉海草”、“灯笼菜”、

"胡须泡"、"茶药"、"鹿尾菜"《中药大辞典》[8]，"鹿角尖"、"杨角子"、"海菜芽"、"羊奶子"、"钓滚菜"、"海菜"、"鹿角菜"、"海茸"、"玉草"、"茜米"、"龟鱼茜"《中华本草》[17]等；原植物"海蒿子"的异名"大蒿子"、"海根菜"、"海草"《中药志》[12]，"大叶藻"、"大谷穗"《中华本草》[17]等。

3 附录

3.1 又称：无。

3.2 俗称：小叶海藻、鹿角尖（辽宁、山东），海根菜、海菜芽（山东），海大麦（浙江），胡须泡、六角菜、秧菜（福建），玉草、玉茜（广东），马尾藻、大蒿子（辽宁），大叶海藻，三角藻，乌菜，海带花。

3.3 曾称：藫、海藻《尔雅》，落首《神农本草经》，海萝（《尔雅》郭璞注），藫《名医别录》，海藻菜《世医得效方》。

3.4 原植物名称：羊栖菜，鹿角法（辽宁、山东），海大麦（浙江），秧菜（福建），玉茜（广东），玉海草，灯笼菜，胡须泡，茶药，鹿尾菜，鹿角尖（辽宁），杨角子、海菜芽、羊奶子（山东），钓滚菜、海菜、鹿角菜、秧菜（福建），海茸、玉草、茜米、龟鱼茜（广东）；海蒿子，大蒿子（辽宁），海根菜（山东），海草（江苏），大叶藻，大谷穗（山东）。

4 文献通考

《尔雅注疏》卷八："藫，海藻也。郭璞云：药草也。一名海萝，如乱发，生海中。"[47]

《神农本草经》卷二："海藻，味苦，寒。主瘿瘤气，颈下核，破散结气、痈肿、癥瘕、坚气，腹中上下鸣，下十二水肿，一名落首。生池泽。"[1]

《名医别录·中品》："海藻，味咸，无毒。主治皮间积聚暴㿉，留气热结，利小便。一名藫。生东海，七月七日采，曝干。"[18]

《雷公炮炙论》一："海藻，雷公云：凡使，先须用生乌豆、并紫背天葵和海藻三件，同蒸一伏时，候日干用之。"[19]

《本草经集注》："海藻，味苦、咸，寒，无毒。主治瘿瘤气，颈下核，破散结气、痈肿、癥瘕，坚气，腹中上下鸣，下十二水肿。治皮间积聚暴㿉，留气热结，利小便。一名落首，一名藫。生东海池泽。七月七日采，曝干。（反甘草。）"[20]

《新修本草》卷九："海藻，味苦、咸，寒，无毒。主瘿瘤气颈下核，破散结气、痈肿、癥瘕、坚气，腹中上下鸣，下十二水肿。疗皮间积聚暴㿉，留气热结，利小便。一名落首，一名藫。生东海池泽。七月七日采，曝干。"[2]

《千金翼方》卷二："海藻，味苦、咸，寒，无毒。主瘿瘤气，颈下核，破散结气，痈肿癥瘕，坚气，腹中上下鸣，下十二水肿，疗皮间积聚暴㿉，留气热结，利小便。一名落首，一名藫，生东海池泽，七月采，曝干。"[21]

《食疗本草》卷上："海藻……主起男子阴气，常食之，消男子㿉疾。南方人多食之，传于北人。北人食之，倍生诸病，更不宜矣。"[22]

《海药本草》卷二："海藻，主宿食不消，五鬲，痰壅，水气浮肿，脚气，贲㹠气，并良。”[23]

《本草图经》卷七：“海藻，生东海池泽，今出登、莱诸州海中。凡水中皆有藻。《周南诗》云：于以采藻，于沼于沚是也。陆机云：藻，水草，生水底。有二种：一种叶如鸡苏，茎如箸，长四、五尺；一种茎如钗股，叶如蓬蒿，谓之聚藻，扶风人谓之藻聚，为发声也。二藻皆可食，熟挼其腥气，米面糁蒸为茹，甚佳美，荆杨人饥荒以当谷食。……谨按《本经》：海藻一名薄。而《尔雅》谓薄为石衣，又谓蕁（徒南切）名海藻（与藻同），是海藻自有此二名，而注释皆以为药草，谓纶组乃别草。若然隐居所云：似近之藏器之说，亦未可的据。又注释以石衣为水苔，一名石发，石发即陟厘也，色类似苔而粗涩为异。”[24]

《证类本草》卷九：“海藻，味苦、咸，寒，无毒。主瘿瘤气，颈下核，破散结气，痈肿，癥瘕坚气，腹中上下鸣，下十二水肿，疗皮间积聚，暴㿉，留气热结，利小便。一名落首，一名薄。生东海池泽。七月七日采，曝干。”[3]

《增广太平和剂图经本草药性总论·草部中品之下》：“海藻，味苦、咸，寒，无毒。主瘿瘤气，颈下核，破散结气，痈肿，癥瘕，坚气，腹中上下鸣，下十二水肿，疗皮间积聚，暴㿉，留气，热结，利小便。《药性论》云：臣。味咸，有小毒。主辟百邪鬼魅，治气疾急满，疗疝气下坠，疼痛核肿。孟诜云：主起男子阴气，常食之消男子㿉疾。”[25]

《珍珠囊药性赋》卷二：“海藻，臣。反甘草，海藻，味苦、咸，性寒无毒。沉也，阴中之阴也。其用有二：利水道，通闭结之便；泄水气，消遍身之肿。”[26]

《汤液本草》卷四：“海藻，气寒，味咸。《本草》云：主瘿瘤气，颈下核，破散结气，痈肿癥瘕坚气，腹中上下鸣，下十二水肿。疗皮间积聚，暴㿉，留气热结，利小便。”[27]

《本草品汇精要》卷十一：“海藻，无毒。附石帆、水松、马藻，水生。海藻（出《神农本经》），主瘿瘤气，颈下核，破散结气，痈肿癥瘕坚气，腹中上下鸣，下十二水肿（以上朱字《神农本经》）。疗皮间积聚。暴㿉，留气热结，利小便（以上黑字《名医》所录）。【名】落首、蕁、薄、海萝。”[28]

《本草蒙筌》卷三：“海藻，海带、布昆。海藻，味苦、咸，气寒。无毒。一云：有小毒。东海所生，叶类萍藻。根着水底石上，茎如乱发而乌。七夕收采，性反甘草。治项间瘰疬，消颈下瘿囊。利水道通癃闭成淋，泻水气除胀满作肿。辟百邪鬼魅，止偏坠疝疼。又种粗长，乃名海带。茅软堪以系物，入药多用催生。亦疗风淫，兼下水湿。‘昆布’亦系海菜，治与海藻同功。散结溃坚，并著奇效。”[29]

《本草纲目》卷十九：“海藻《本经·中品》。【释名】蕁（音单，出《尔雅》，《别录》作薄）、落首《本经》、海萝《尔雅注》。【集解】《别录》曰：海藻生东海池泽，七月七日采，曝干。……蛇盘瘰疬：头项交接者。海藻菜（以荞面炒过），白僵蚕（炒）等分为末，以白梅泡汤和丸梧子大。每服六十丸，米饮下，必泄出毒气。（危氏《得效方》）”[4]

《药鉴》卷二：“海藻，气寒，味咸、苦，无毒。治项间瘰疬，消颈下瘿囊。利水道，通癃闭。除胀满作痛，消坚结作疼。疗皮间积聚，止偏坠疝气。”[30]

《炮炙大法·草部》：“海藻（雷公云：凡使，先须用生乌豆、并紫背天葵和海藻三件，同蒸一伏时，候日干用之）。”[31]

《本草征要》卷二：“海藻，味苦、咸，性寒，无毒。入肾经。反甘草。消瘰疬瘿瘤，散癥瘕痈肿。苦能泄结，寒能涤热，咸能软坚，故主疗如上。”[32]

《本草乘雅半偈》第六帙：“海藻《本经·中品》。生浅水者，叶细钟水液之气浅；生深水者，叶大钟水液之气深……【核】曰：出东海海岛。有大小二种：小者，名马尾藻，生浅水中，宛如马尾；大者，名大叶藻，生深水中，叶大如藻。海人以绳系腰，投水取之。五月后，不可取，恐大鱼伤人也。修事，用生乌豆，紫背天葵，同煮一伏时，晒干用。反甘草。【参】曰：海藻生海中，横陈于水，若藻濯然。一名蕁，海中之水藻也。一名罗，水草之有文也。一名纶，生浅水而叶细。一名组，生深水而叶大。”[33]

《本草崇原》卷中：“海藻，气味苦咸寒，无毒。主治瘿瘤结气，散劲下硬核痛，痈肿，癥瘕坚气，腹中上下雷鸣，治十二水肿。（海藻生东海岛中，今登莱诸处海中皆有，黑色如乱发，海人以绳系腰，没水取之。）”[34]

《本草择要纲目·寒性药品》：“海藻　【气味】苦、咸，寒，无毒。纯阴而沉。【主治】瘿瘤马刀，诸疮坚而不溃。凡营气不调，外为浮肿，海藻咸能软坚，随各引经之药治之，可反夺以成其功。”[35]

《本草新编》卷四：“海藻，味苦、咸，气寒，无毒。云有毒者，非。反甘草。入脾。治项间瘰疬，颈下瘿囊，利水道，通癃闭成淋，泻水气，除胀满作肿，辟百邪鬼魅，止偏坠疝疼。此物专能消坚硬之病，盖咸能软坚也。然而单用此一味，正未能取效，随所生之病，加入引经之品，则无坚不散矣。”[36]

《炮炙全书》卷二：“海藻，雷公云：凡使，先须用生乌豆、并紫背天葵和海藻三件，同蒸一伏时，候日干用之。”[37]

《本草备要·草部》：“海藻，泻热，软坚痰，消瘿瘤，咸润下而软坚，寒行水以泄热。故消瘿瘤、桔核、阴㿗之坚聚（腹痛曰疝，丸痛曰㿗，音颓），痰饮脚气水肿之湿热。消宿食，治五膈。”[38]

《本经逢原》卷二：“海藻，苦、咸寒，小毒。反甘草。《本经》主瘿瘤结气，散颈硬核，疗痈肿癥瘕坚气，腹中上下雷鸣，下十二种水肿。发明，海藻咸能润下，寒能泄热利水，故《本经》主瘿瘤结核，痈肿癥瘕，散十二经水及除浮肿、脚气留饮痰气之湿热，使邪从小便而出。”[39]

《本草从新》卷六：“海藻，泻热、软坚痰、消瘿瘤。苦能泄结，咸能软坚，寒能涤热。消瘰疬结核，癥瘕阴㿗之坚聚，及痰饮脚气水肿痈肿之湿热。去宿食，消五膈，脾寒有湿者勿服。产胶州。有大叶、马尾二种。亦作海菜食，洗去咸水。（其用在咸、不宜过洗。）反甘草。（东垣治瘰疬马刀、海藻、甘草并用、盖激之以溃坚也。）”[5]

《得配本草》卷四：“海藻，反甘草。苦、咸，寒。软坚泄热。消瘿瘤，止癞疝，散颈核，除浮肿，去痰饮，通淋秘。得甘草，治瘰疬马刀。（反者并用，其功益烈。）配僵蚕，治蛇盘瘰疬。”[40]

《要药分剂》卷六：“海藻，味咸，性寒，无毒。禀海中阴气以生，降也，阴也。反甘草。”[41]

《本草求真·上编》：“海藻（水草），泄热散结软坚。海藻（专入肾），书载性反甘草。能治项颈一切瘰疬癥瘕疝㿗，（腹痛曰疝，丸痛曰㿗。）及痰饮脚气水肿等症。其故奚似，盖缘苦能泄结。寒能除热，咸能软坚，海藻气味俱备。”[42]

《本草分经·原例》："海藻，苦、咸寒，软坚泻热，消瘿瘤结核及痰水湿热。"[43]

《本草述钩元》卷十二："海藻，即水藻。生于海中者有二种。马尾藻生浅水中，如短马尾，细黑色。大叶藻生深海中，叶如水藻而大。海人以绳系腰，没水取之，作海菜货远。"[44]

《神农本草经赞》卷二："海藻，味苦、寒。主瘿瘤气头下核，破散结气，痈肿癥瘕坚气，腹中上下鸣，下十二水肿。一名落首。生池泽，托身洪流，藏修洁澡，萦带萝牵，如云发绕。火藉光明，鉴形丑好，似组似纶，偕功海岛。嵇康诗，俯唼绿藻，托身洪流。礼，藏焉修焉。埤雅，藻水草之有纹者，字从澡，言自洁如澡也。"[45]

《本草便读·草部》："海藻，咸以软坚，消瘿利水。寒能入肾，退热除痰。(海藻生海中，其叶如发，即水藻之属也。咸寒润下之品。软坚行水，是其本功。故一切瘰疬瘿瘤顽痰胶结之证，皆可用之。然咸走血，多食咸则血脉凝涩。生气日削，致成废疾不起者多矣。)"[46]

《中药志》："海藻　本品为少常用中药。商品均为马尾藻科褐藻的藻体，主要为羊栖菜，少数为海蒿子两种。……【原植物】1. 羊栖菜　别名：鹿角法（辽宁、山东），海大麦（浙江），秧菜（福建），玉茜（广东）。Sargassum fusiforme（Harv.）Setch.［Hizidia fusiforme（Harv.）Okamura，Cystophyllum fusiforme Harv.］——马尾藻科 Sargassaceae. 2. 海蒿子　别名：大蒿子（辽宁），海根菜（山东），海草（江苏）。Sargassum pallidum（Turn.）C. Ag.（Fucus pallidus Turn.）——马尾藻科 Sargassaceae."[12]

《中药材手册》："海藻（《纲目》列入草部水草类）　本品为马尾藻科植物羊栖菜 Sargassum fusiforme（Harv.）Setch. 及海蒿子 Sargassum pallidum（Turn.）C. Ag. 两种褐藻的干燥藻体。前者习称小叶海藻，后者习称大叶海藻，均为多年生植物，生长于低潮带和大干潮线下的岩石上。【别名】羊栖菜：鹿角尖（辽宁、山东）海菜芽（山东）、海大麦（浙江）、秧菜（福建）、玉草、玉茜（广东）。海蒿子：大蒿子（辽宁）、海根菜（山东）。"[13]

《全国中草药汇编》："海藻　来源：为马尾藻科马尾藻属植物海蒿子 Sargassum confusum C. Ag. 和羊栖菜 S. fusiforme（Harv.）Setch. 以全草入药。"[14]

《中药大辞典》："海藻《本经》【异名】薚《尔雅》，落首《本经》，海萝（《尔雅》郭璞注），藫《别录》，乌菜《罗源县志》，海带花《中药材手册》。【基原】为马尾藻科植物羊栖菜及海蒿子的全草。【原植物】①羊栖菜《漳浦县志》Sargassum fusiforme（Harv.）Setch. 又名：玉海草、灯笼菜、胡须泡、茶药、鹿尾菜。②海蒿子 Sargassum pallidum（Turn.）C. Ag.。"[8]

《中医大辞典·中药分册》："海藻　出《神农本草经》。为马尾藻科植物羊栖菜 Sargassum fusiforme（Harv.）Setch. 或海蒿子 S. pallidum（Turn.）C. Ag. 的全草。"[9]

《中国医学百科全书·中医学》："海藻　始载于《神农本草经》。又名落首、乌菜、海带花。马尾藻科植物羊栖菜 Sargassum fusiforme（Harv.）Setch. 或海蒿子 S. pallidum（Turn.）C. Ag. 的全草。夏、秋季由海中捞出，用淡水洗漂，去净盐砂，晒干。"[10]

《全国中药炮制规范》："海藻　［处方用名］海藻。【来源】本品为马尾藻科植物海蒿子 Sargassum pallidum（Turn.）C. Ag. 或羊栖菜 Sargassum fusiforme（Harv.）Setch. 的干燥藻体。前者习称'大叶海藻'，后者习称'小叶海藻'。多系野生，主产于浙江、福建、广东、辽宁等地。夏、秋二季采捞，除去杂质，洗净，干燥。药材以色黑褐、白霜少者为佳。”[15]

《中国药材学》：“海藻 【别名】①羊栖菜：小叶海藻，鹿角尖（辽宁、山东），海大麦（浙江），玉草（广东），六角菜（福建），胡须泡（福建）。②海蒿子：大叶海藻，三角藻，马尾藻，大蒿子（辽宁），海根菜（山东）。【来源】本品为马尾藻科植物羊栖菜 Sargassum fusiforme（Harv.）Setch. 或海蒿子 Sargassum pallidum（Turn.）C. Ag. 等的叶状体。”[16]

《中国中医药学主题词表》：“海藻 Sargassum　属马尾藻科和软坚药。”[11]

《普通高等教育中医药类规划教材·中药学》：“海藻《本经》为马尾藻科植物海蒿子 Sargassum pallidum（Turn.）C. Ag. 或羊栖菜 S. fusiforme（Harv.）Setch. 的藻体。前者习称‘大叶海藻’，后者习称‘小叶海藻’。主产于辽宁、山东、福建、浙江、广东等沿海地区。夏，秋二季采捞，除去杂质，洗净，切段晒干用。”[7]

《中华本草》：“海藻《本经》【异名】蒪、海藫《尔雅》，落首《本经》，海萝（《尔雅》郭璞注），藫《别录》，海藻菜《世医得效方》，乌菜《罗源县志》，海带花《中药材手册》。……【来源】为马尾藻科植物羊栖菜及海蒿子的藻体。【原植物】1. 羊栖菜 Sargassum fusiforme（Harv.）Setch.［Hizidia fusiforme（Harv.）Okam.］　又名：鹿角尖（辽宁），杨角子、海菜芽、羊奶子（山东），海大麦（浙江），钓滚菜、玉海草、灯笼菜、胡须泡、海菜、鹿角菜、秧菜（福建），海茸、玉草、茜米、玉茜、龟鱼茜（广东）。2. 海蒿子 Sargassum pallidum（Turn.）C. Ag.［S. confusum C. Ag.］　又名：大叶藻《本草图经》，大蒿子（辽宁），海根菜、大谷穗（山东），海草（江苏）。”[17]

《中华人民共和国药典》：“海藻 Sargassum　本品为马尾藻科植物海蒿子 Sargassum pallidum（Turn.）C. Ag. 或羊栖菜 Sargassum fusiforme（Harv.）Setch. 的干燥藻体。前者习称‘大叶海藻’，后者习称‘小叶海藻’。夏、秋二季采捞，除去杂质，洗净，晒干。”[6]

5　参考文献

1　汉·神农本草经. 请顾观光重辑本. 北京：人民卫生出版社，1955，63

2　唐·苏敬等撰. 新修本草. 合肥：安徽科学技术出版社，1981，239

3　宋·唐慎微. 证类本草. 北京：人民卫生出版社，1957，221

4　明·李时珍. 本草纲目. 北京：人民卫生出版社，1982，1374

5　清·吴仪洛. 本草从新. 北京：中医古籍出版社，2001，98

6　国家药典委员会. 中华人民共和国药典. 一部. 北京：化学工业出版社，2000，243

7　雷载权主编. 普通高等教育中医药类规划教材·中药学. 上海：上海科学技术出版社，1995，235

8　江苏新医学院. 中药大辞典. 上海：上海科学技术出版社，1977，1933

9　《中医大辞典》编辑委员会. 中医大辞典·中药分册. 北京：人民卫生出版社，1982，305

10　《中医学》编辑委员会. 中国医学百科全书·中医学. 上海：上海科学技术出版社，1997，1192

11　吴兰成主编. 中国中医药学主题词表. 北京：中医古籍出版社，1996，140

12　中国医学科学院药物研究所等. 中药志. 第五册. 北京：人民卫生出版社，1993，804

13　中华人民共和国卫生部药政管理局. 中药材手册. 北京：人民卫生出版社，1998，779

14　《全国中草药汇编》编写组. 全国中草药汇编. 上册. 北京：人民卫生出版社，1996，669

15 中华人民共和国卫生部药政管理局．全国中药炮制规范．北京：人民卫生出版社，1988，415
16 徐国钧等主编．中国药材学．北京：中国医药科技出版社，1996，1696
17 国家中医药管理局《中华本草》编委会．中华本草．第一册．上海：上海科学技术出版社，1999，462
18 魏晋·名医别录．北京：人民卫生出版社，1986，157
19 南北朝·雷敩．雷公炮炙论．上海：上海中医学院出版社，1986，65
20 南北朝·陶弘景．本草经集注．北京：人民卫生出版社，1994，318
21 唐·孙思邈．千金翼方．北京：人民卫生出版社，1955，28
22 唐·孟诜．食疗本草．北京：人民卫生出版社，1984，10
23 唐·李珣．海药本草．北京：人民卫生出版社，1997，22
24 宋·苏颂．本草图经．合肥：安徽科学技术出版社，1994，211
25 宋·佚名．增广太平和剂图经本草．见：增广太平惠民和剂局方．海口：海南出版社，2002，434
26 金·李杲．珍珠囊药性赋．清康熙三十二年文武堂刻本
27 元·王好古．汤液本草．见：景印文渊阁四库全书（745）．北京：中医古籍出版社，1986，959
28 明·刘文泰．本草品汇精要．北京：人民卫生出版社，1982，331
29 明·陈嘉谟．本草蒙筌．北京：人民卫生出版社，1988，174
30 明·杜文燮．药鉴．上海：上海人民出版社，1975，81
31 明·缪希雍．炮炙大法．明末庄继先校刻本
32 明·李中梓．本草征要．见：李中梓医学全书．北京：中国中医药出版社，1999，129
33 明·卢之颐．本草乘雅半偈．北京：人民卫生出版社，1986，321
34 清·张志聪．本草崇原．北京：中国中医药出版社，1992，75
35 清·蒋居祉．本草择要纲目．见：珍本医书集成（二）．上海：上海科学技术出版社，1985，19
36 清·陈士铎．本草新编．北京：中国中医药出版社，1996，181
37 ［日］稻宣义．炮炙全书．北京：中医古籍出版社，1981，82
38 清·汪昂．本草备要．北京：中国中医药出版社，1998，33
39 清·张璐．本经逢原．上海：上海科学技术出版社，1959，118
40 清·严西亭．得配本草．上海：上海卫生出版社，1957，19
41 清·沈金鳌．要药分剂．上海：上海科学技术出版社，1959，143
42 清·黄宫绣．本草求真．上海：上海科学技术出版社，1959，159
43 清·姚澜．本草分经．上海：上海科学技术出版社，1989，118
44 清·杨时泰．本草述钩元．上海：科技卫生出版社，1958，356
45 清·叶志诜．神农本草经赞．见：珍本医书集成（二）．上海：上海科学技术出版社，1985，84
46 清·张秉成．本草便读．上海：上海卫生出版社，1957，45
47 汉初学者辑，晋·郭璞注．十三经注疏·尔雅注疏．上海：上海古籍出版社，1993，129

381 浮小麦

Fuxiaomai

Fructus Tritici Levis

1 定名依据

1.1 正名

1.1.1　汉文名：浮小麦（禾本科植物小麦 Triticum aestivum L. 的干瘪轻浮的颖果）。

1.1.2　英文名：light wheat [grian].

1.2　依据

1.2.1　定名的文献依据

1.2.1.1　《本草蒙筌》卷五："小麦米，味甘……浮小麦先枯未实，敛虚汗获效如神。砻磨成麸，实大肠止泄；水渍为糵，消宿食除膨。作面诚佳，充餐不厌。助五脏增益气力，厚肠胃滑白肌肤。性热未免动风，萝卜汁服可解。"[1]

1.2.1.2　《炮炙全书》卷二："浮小麦，甘、咸，寒。即小麦水淘净浮起无肉之麦壳也，焙用。"[2]

1.2.1.3　《本草从新》卷十二："浮小麦，涩、敛汗。咸凉。止虚汗盗汗，（汗为心液、麦为心谷、浮者无肉、故能凉心。）劳热骨蒸。即水淘浮起者。焙用。麦麸，甘寒。（麦之凉全在皮、故面去皮即热。）与浮麦同性。"[3]

1.2.1.4　《普通高等教育中医药类规划教材·中药学》："浮小麦《本草蒙筌》为禾本科一年生草本植物小麦 Triticum aestivum L. 未成熟的颖果。各地均产。收获时，扬起其轻浮干瘪者，或以水淘之，浮起者为佳，晒干。生用，或炒用。"[4]

1.2.1.5　《中药大辞典》："浮小麦《本草汇言》【异名】浮水麦《本草蒙筌》，浮麦《纲目》。【基原】为干瘪轻浮的小麦，水淘浮起者。原植物详'小麦'条。"[5]

1.2.1.6　《中医大辞典·中药分册》："浮小麦　出《本草汇言》。又名浮麦、浮水麦。为干瘪轻浮的小麦。"[6]

1.2.1.7　《中国医学百科全书·中医学》："浮小麦　始载于《本草蒙筌》。为禾本科植物小麦 Triticum aestivum L. 干瘪的果实，水淘浮起者。中国大部分地区均产。"[7]

1.2.1.8　《中国中医药学主题词表》："浮小麦 Fructus tritici levis　为禾本科植物小麦的干瘪轻浮的果实；属固涩药（中药）。C 小麦。"[8]

1.2.1.9　《中药志》[9]、《中药材手册》[10]、《全国中草药汇编》[11]、《全国中药炮制规范》[12]、《中国药材学》[13]、《中华本草》[14]等现代中药著作多以"浮小麦"作为本品正名（参见"文献通考"）。

1.2.2　定名选择的理由

1.2.2.1　浮小麦 Fructus tritici levis，系禾本科植物小麦 Triticum aestivum L. 的干瘪轻浮的颖果。"浮小麦"之名始见于明·陈嘉谟《本草蒙筌》，"浮小麦"作为本品正名始见于日本稻宣义《炮炙全书》，其后的本草著作如清·吴仪洛《本草从新》等在载录本品时即以"浮小麦"作为正名。

1.2.2.2　我国最新出版的《普通高等教育中医药类规划教材·中药学》以及辞书类著作《中医大辞典·中药分册》、《中药大辞典》、《中国医学百科全书·中医学》等均以"浮小麦"作为本品正名。已经广泛应用于中医药学文献的标引和检索的《中国中医药学主题词表》也以"浮小麦"作为本品的正式主题词。现代本草著作如《中药志》、《全国中草药汇编》、《中华本草》、《中国药材学》、《中药材手册》、《全国中药炮制规范》等虽记载了不少本品各地的俗称，但也无一例外以"浮小麦"作为本品的正名。说明"浮小麦"作为本品正名已成为共识。

1.3　与正名等效的名词：无。

2 源流考释

浮小麦（禾本科植物小麦 Triticum aestivum L. 的干瘪轻浮的颖果），始见于明·陈嘉谟《本草蒙筌》[1]，如该书在“小麦米”条下曰：“小麦米，味甘。带皮气寒，去皮气热。诸处皆种，四气俱全。……浮小麦先枯未实，敛虚汗获效如神。砻磨成麸，实大肠止泄；水渍为蘖，消宿食除膨。作面诚佳，充餐不厌。助五脏增益气力，厚肠胃滑白肌肤。性热未免动风，萝卜汁服可解。”[1]“浮小麦”作为本品正名始见于日本稻宣义《炮炙全书》卷二：“浮小麦，甘、咸，寒。即小麦水淘净浮起无肉之麦壳也，焙用。”[2]其后的本草著作有的即以“浮小麦”为正名记载本品，如清·吴仪洛《本草从新》[3]等；有的则以“浮麦”为正名记载本品，如清·汪昂《本草易读》[15]、张秉成《本草便读》[16]等；有的则在“小麦”项下介绍本品，如明·李时珍《本草纲目》[17]，清·严西亭《得配本草》[18]、姚澜《本草分经》[19]、杨时泰《本草述钩元》[20]、陈其瑞《本草撮要》[21]等。

古代著作中记载的本品异名有“浮麦”《本草纲目》[17]等。如《本草纲目》卷二十二：“小麦《别录·中品》。【校正】《拾遗》麦、苗并归为一……【附方】旧二，新五……金疮肠出：用小麦五升，水九升，煮取四升，绵滤取汁，待极冷。令病人卧席上，含汁噀之，肠渐入。噀其背。并勿令病人知，及多人见，傍人语，即肠不入也。乃抬席四角轻摇，使肠自入。十日中，但略食羹物。慎勿惊动，即杀人。《刘涓子鬼遗方》。浮麦（即水淘浮起者，焙用）。”[17]

现代有关著作均以“浮小麦”作为本品正名，如《普通高等教育中医药类规划教材·中药学》[4]、《中药大辞典》[5]、《中医大辞典·中药分册》[6]、《中国医学百科全书·中医学》[7]、《中国中医药学主题词表》[8]、《中药志》[9]、《中药材手册》[10]、《全国中草药汇编》[11]、《全国中药炮制规范》[12]、《中国药材学》[13]、《中华本草》[14]等。同时尚记载有“浮水麦”《中药大辞典》[5]等俗称。

3 附录

3.1 又称：炒浮小麦（饮片规格名）。

3.2 俗称：浮水麦。

3.3 曾称：浮麦《本草纲目》。

4 文献通考

《本草蒙筌》卷五：“小麦米，味甘。带皮气寒，去皮气热。诸处皆种，四气俱全。盖秋种冬长，春秀夏实故也。北地霜雪多而毒少，南方霜雪少而毒多。北麦面可以常餐，南麦面只堪暂用。（一说：北地高燥，麦不受湿，故作面可常食。南方地卑，麦受湿重，作面多食则中其毒。）造饮馔者，不可不知。入药煎汤，务宜完用。养心气肝气，止漏红唾红。通淋利小便，除热解烦渴。浮小麦先枯未实，敛虚汗获效如神。砻磨成麸，实大肠止泄；水渍为蘖，消宿食除膨。作面诚佳，充餐不厌。助五脏增益气力，厚肠胃滑白肌肤。性热未免动风，萝卜汁服可解。”[1]

《本草纲目》卷二十二：“小麦《别录·中品》。【校正】《拾遗》麦、苗并归为一……【附方】旧二，新五……金疮肠出：用小麦五升，水九升，煮取四升，绵滤取汁，待极冷。令病人卧席上，含汁噀之，肠渐入。噀其背。并勿令病人知，及多人见，傍人语，即肠不入也。乃抬席四角轻摇，使肠自入。十日中，但略食羹物。慎勿惊动，即杀人《刘涓子鬼遗方》。浮麦（即水淘浮起者，焙用）。”[17]

《炮炙全书》卷二：“浮小麦，甘、咸，寒。即小麦水淘净浮起无肉之麦壳也，焙用。”[2]

《本草易读》卷五：“浮麦，甘，寒，无毒。益气除热。自汗盗汗最宜，骨蒸劳热尤良。”[15]

《本草从新》卷十二：“浮小麦，涩、敛汗。咸凉。止虚汗盗汗，（汗为心液、麦为心谷、浮者无肉、故能凉心。）劳热骨蒸。即水淘浮起者。焙用。麦麸、甘寒。（麦之凉全在皮、故面去皮即热。）与浮麦同性。”[3]

《得配本草》卷五：“小麦，畏汉椒、萝卜。甘，微寒……浮小麦，甘，凉。除骨蒸虚热，止虚汗盗汗。水淘浮起者。焙用。”[18]

《本草分经·原例》：“小麦，甘微寒，养心止血，除烦利溲。浮小麦咸凉，止汗凉心退热。麸皮甘寒，与浮麦同性，醋拌蒸，熨滞气痹痛。面筋甘凉，解热和中。”[19]

《本草述钩元》卷十四：“小麦，大小麦秋种冬长……浮麦，取水淘浮起者。焙用。味甘咸，气寒，益气除热。止自汗盗汗，骨蒸虚热。治妇人劳热。按浮麦全得寒性，故能止汗，汗固心液也。”[20]

《本草撮要》卷五：“小麦，味甘微寒，入手少阴经。功专养心镇肝。得通草治老人五淋，得海藻消项下瘿气。麸醋拌蒸，散血止痛，熨腰脚折伤风湿痹痛，寒湿脚气，五易至汗出良。浮小麦味咸凉，止虚汗盗汗，劳热骨蒸。即水淘浮起者焙用。麦奴即麦将熟，穗上有黑霉，其黑霉名麦奴。取之治阳毒温毒，渴热发狂，以及温疟甚效。陈麦柴堆在露天者最好，用三五根洗净泥，剪寸许长，煎服，治难产神效。”[21]

《本草便读·谷部》：“浮麦，甘咸除虚热，清冷敛心津。（浮麦即小麦，水淘浮起者。味甘咸，性凉，入心经。退虚热，汗乃心之津液，养心退热，津血不为火扰，则可无自汗盗汗之虑矣。）”[16]

《中药志》：“浮小麦　本品为少常用中药。商品为禾木科植物小麦的干瘪颖果。……【原植物】小麦 Triticum aestivum L.（T. sativum Lam.；T. vulgare Vill.）——禾本科 Gramineae.”[9]

《中药材手册》：“浮小麦（《纲目》名浮麦，列入谷部麻麦稻类小麦项下），本品为禾本科植物小麦 Triticum aestivum L. 成熟果实中轻浮干瘪的干燥颖果。原植物系一或二年生草本。均为栽培。【别名】浮麦。”[10]

《全国中草药汇编》：“浮小麦　来源：本品为禾本科小麦属植物小麦 Triticum aestivum L. 的干燥轻浮瘪瘦的果实。”[11]

《中药大辞典》：“浮小麦《本草汇言》【异名】浮水麦《本草蒙筌》，浮麦《纲目》。【基原】为干瘪轻浮的小麦，水淘浮起者。原植物详‘小麦’条。”[5]

《中医大辞典·中药分册》：“浮小麦　出《本草汇言》。又名浮麦、浮水麦。为干瘪轻浮的小麦。”[6]

《中国医学百科全书·中医学》：“浮小麦　始载于《本草蒙筌》。为禾本科植物小麦 Triticum aestivum L. 干瘪的果实，水淘浮起者。中国大部分地区均产。”[7]

《全国中药炮制规范》："浮小麦 ［处方用名］浮小麦、炒浮小麦。【来源】本品为禾本科植物小麦 Triticum aestivum L. 的干燥轻浮瘪瘦果实。均系栽培。全国大部分地区均产，麦收后选取轻浮瘪瘦的麦粒，簸净杂质，干燥。药材以粒均匀、轻浮、无杂质者为佳。"[12]

《中国药材学》："浮小麦 【来源】本品为禾本科植物小麦 Triticum aestivum L. 的干瘪颖果。"[13]

《中国中医药学主题词表》："浮小麦 Fructus tritici levis 为禾本科植物小麦的干瘪轻浮的果实；属固涩药（中药）。C 小麦。"[8]

《普通高等教育中医药类规划教材·中药学》："浮小麦《本草蒙筌》为禾本科一年生草本植物小麦 Triticum aestivum L. 未成熟的颖果。各地均产。收获时，扬起其轻浮干瘪者，或以水淘之，浮起者为佳，晒干。生用，或炒用。"[4]

《中华本草》："浮小麦《本草蒙筌》【异名】浮麦《纲目》……【来源】为禾本科科植物小麦 Triticum aestivum L. 干瘪轻浮的颖果。【原植物】参见'小麦'条。"[14]

5 参考文献

1 明·陈嘉谟. 本草蒙筌. 北京：人民卫生出版社，1988，271
2 ［日］稻宣义. 炮炙全书. 北京：中医古籍出版社，1981，85
3 清·吴仪洛. 本草从新. 北京：中医古籍出版社，2001，171
4 雷载权主编. 普通高等教育中医药类规划教材·中药学. 上海：上海科学技术出版社，1995，315
5 江苏新医学院. 中药大辞典. 上海：上海科学技术出版社，1977，1951
6 《中医大辞典》编辑委员会. 中医大辞典·中药分册. 北京：人民卫生出版社，1982，305
7 《中医学》编辑委员会. 中国医学百科全书·中医学. 上海：上海科学技术出版社，1997，1269
8 吴兰成主编. 中国中医药学主题词表. 北京：中医古籍出版社，1996，113
9 中国医学科学院药物研究所等. 中药志. 第三册. 北京：人民卫生出版社，1993，552
10 中华人民共和国卫生部药政管理局. 中药材手册. 北京：人民卫生出版社，1998，359
11 《全国中草药汇编》编写组. 全国中草药汇编. 下册. 北京：人民卫生出版社，1996，469
12 中华人民共和国卫生部药政管理局. 全国中药炮制规范. 北京：人民卫生出版社，1988，186
13 徐国钧等主编. 中国药材学. 北京：中国医药科技出版社，1996，1186
14 国家中医药管理局《中华本草》编委会. 中华本草. 第八册. 上海：上海科学技术出版社，1999，431
15 清·汪昂. 本草易读. 北京：人民卫生出版社，1987，239
16 清·张秉成. 本草便读. 上海：上海卫生出版社，1957，82
17 明·李时珍. 本草纲目. 北京：人民卫生出版社，1982，1450
18 清·严西亭. 得配本草. 上海：上海卫生出版社，1957，3
19 清·姚澜. 本草分经. 上海：上海科学技术出版社，1989，138
20 清·杨时泰. 本草述钩元. 上海：科技卫生出版社，1958，367
21 清·陈其瑞. 本草撮要. 见：珍本医书集成（二）. 上海：上海科学技术出版社，1985，70

382 浮萍

Fuping

Herba Spirodelae

1 定名依据

1.1 正名

1.1.1 汉文名：浮萍［浮萍科植物紫萍 Spirodela polyrrhiza（L.）Schleid. 的干燥全草］。

1.1.2 英文名：common ducksmeat herb.

1.2 依据

1.2.1 定名的文献依据

1.2.1.1 《新修本草》卷九："水萍，味辛、酸，寒，无毒。……【谨案】水萍者，有三种：大者名萍，中者曰荇，小者即水上浮萍。水中又有荇菜，亦相似，而叶圆。水上小浮萍，主火疮。"[1]

1.2.1.2 《本草易读》卷五："浮萍，即水中小浮萍，非大苹也。辛、酸，无毒。入手太阴经。除肤热而解表，消瘾疹而祛风，下水气而利小便，止瘙痒而解消渴，麻痹瘫痪之疾，打扑吐血之疴。处处池泽水中有之。"[2]

1.2.1.3 《本草备要·草部》："浮萍，轻，发汗，利湿。辛散轻浮。入肺经，达皮肤，能发扬邪汗（丹溪曰：浮萍发汗，甚于麻黄），止瘙痒、消渴（捣汁服）生于水，又能下水气，利小便。"[3]

1.2.1.4 《本草求真·上编》："浮萍（水草），入肝散风，入脾利湿。浮萍（专入肝脾），浮于水上。体轻气浮，辛寒，古人谓其发汗胜于麻黄。下水捷于通草一语，括尽浮萍治功。"[4]

1.2.1.5 《本草撮要》卷一："浮萍，味辛散轻浮，入手太阴经。功专达表发汗，甚于麻黄。治风湿瘫痪，为末吹鼻止鼻衄。用紫者为末，敷脱肛烧烟辟蚊。"[5]

1.2.1.6 《本草便读·草部》："浮萍，发汗以开鬼门，味辛有效，行水而洁净府，性冷多功。轻浮入肺可祛风，行踪无定，解散行经能胜湿，到处为家。"[6]

1.2.1.7 《中华人民共和国药典》："浮萍 Herba spirodelae　本品为浮萍科植物紫萍 Spirodela polyrrhiza（L.）Schleid. 的干燥全草。6～9 月采收，洗净，除去杂质，晒干。"[7]

1.2.1.8 《普通高等教育中医药类规划教材·中药学》："浮萍《本经》为浮萍科多年生水生漂浮草本植物紫萍 Spirodela polyrrhiza（L.）Schleid. 的全草。全国各地均有分布。夏季捞取，除去杂质，晒干用。"[8]

1.2.1.9 《中药大辞典》："浮萍《唐本草》【异名】苹《尔雅》，水萍、水花《本经》，浮蓱、薸、（《尔雅》郭璞注），萍子草《补缺肘后方》，水白、水苏《别录》，小萍子《本草拾遗》，浮萍草《本草图经》，水藓《品汇精要》，水帘、九子萍《群芳谱》，田萍《中药志》【基原】为浮萍科植物紫萍或青萍的全草。【原植物】①紫背浮萍《圣济总录》Spirodela polyrrhiza Schleid.，又名：紫萍《淮南万毕术》，紫浮萍《世医得效方》。②青萍

《世医得效方》Lemna minor L.”[9]

1.2.1.10　《中医大辞典·中药分册》：“浮萍　出《新修本草》。又名水萍、田萍。为浮萍科植物背紫萍 Spirodela polyrrhiza Schleid. 或青萍 Lemna minor L. 的全草。”[10]

1.2.1.11　《中国医学百科全书·中医学》：“浮萍　始载于《神农本草经》。原名水萍，又名萍子草、水漂。为浮萍科植物背紫萍 Spirodela polyrrhiza（L.）Schleid. 或青萍 Lemna minor L. 的全草。中国各地均有分布。”[11]

1.2.1.12　《中国中医药学主题词表》：“浮萍 Spirodela polyrrhiza　属浮萍科和辛凉解表药。D 紫萍；D 绿萍。”[12]

1.2.1.13　《中药志》[13]、《中药材手册》[14]、《全国中草药汇编》[15]、《全国中药炮制规范》[16]、《中国药材学》[17]、《中华本草》[18]等现代中药著作多以“浮萍”作为本品正名（参见“文献通考”）。

1.2.2　定名选择的理由

1.2.2.1　浮萍 Herba spirodelae，系浮萍科植物紫萍 Spirodela polyrrhiza（L.）Schleid. 的干燥全草。“浮萍”之名始见于唐·苏敬《新修本草》，“浮萍”作为本品正名始见于清·汪昂《本草易读》，其后的本草著作如清·汪昂《本草备要》、黄宫绣《本草求真》、陈其瑞《本草撮要》、张秉成《本草便读》等在载录本品时即以“浮萍”作为正名，并一直沿用至今。

1.2.2.2　我国最新出版的《中华人民共和国药典》、《普通高等教育中医药类规划教材·中药学》以及辞书类著作《中医大辞典·中药分册》、《中药大辞典》、《中国医学百科全书·中医学》等均以“浮萍”作为本品正名。已经广泛应用于中医药学文献的标引和检索的《中国中医药学主题词表》也以“浮萍”作为本品的正式主题词。现代本草著作如《中药志》、《全国中草药汇编》、《中华本草》、《中国药材学》、《中药材手册》、《全国中药炮制规范》等虽记载了不少本品各地的俗称，但也无一例外以“浮萍”作为本品的正名。说明“浮萍”作为本品正名已成为共识。

1.3　与正名等效的名词：无。

2　源流考释

浮萍［浮萍科植物紫萍 Spirodela polyrrhiza（L.）Schleid. 的干燥全草］，原称“水萍”。始载于汉《神农本草经》卷二：“水萍，味辛，寒。主暴热身痒，下水气，胜酒，长须发，消渴。久服，轻身。一名水花。生池泽。”[19]其后的本草著作大多以“水萍”为正名，如三国·吴普《吴普本草》[20]，南北朝·陶弘景《本草经集注》[21]，唐·苏敬等撰《新修本草》[1]，宋·苏颂《本草图经》[22]、唐慎微《证类本草》[23]，明·刘文泰《本草品汇精要》[24]、陈嘉谟《本草蒙筌》[25]、李时珍《本草纲目》[26]、李中梓《本草征要》[27]、卢之颐《本草乘雅半偈》[28]，清·张志聪《本草崇原》[29]。

“浮萍”之名始见于唐·苏敬等撰《新修本草》卷九：“水萍，味辛、酸，寒，无毒。……【谨案】水萍者，有三种：大者名苹，中者曰荇，小者即水上浮萍。水中又有荇菜，亦相似，而叶圆。水上小浮萍，主火疮。”[1]“浮萍”作为本草正名始见于清·汪昂《本草易读》卷五：“浮萍，即水中小浮萍，非大苹也。辛、酸，无毒。入手太阴经。除肤热而解表，消瘾疹而祛风，下水气而利小便，止瘙痒而解消渴，麻痹瘫痪之疾，打扑吐血之疴。处处池泽水中有之。春生，或云杨柳花所化。一叶经宿即生数叶，叶下有微须，即其根也。一种背面皆绿者。一种面青背紫赤若血者，谓之紫背浮萍，入药为良。七月采之，取贮筛中，筛下坐大盆水，即易干也。”[2] 其后的本草著作有的以“浮萍”为正名，如清·汪昂《本草备要》[3]、黄宫绣《本草求真》[4]、陈其瑞《本草撮要》[5]、张秉成《本草便读》[6]；有的以“水萍”为正名，如清·张璐《本经逢原》[30]、徐大椿《神农本草经百种录》[31]、吴仪洛《本草从新》[32]、严西亭《得配本草》[33]、陈念祖《神农本草经读》[34]、姚澜《本草分经》[35]、杨时泰《本草述钩元》[36]、叶志诜《神农本草经赞》[37]、周岩《本草思辨录》[38]等。

古代著作中记载的本品异名有“萍”、“蓱”、“浮蓱”、“薸”（《尔雅》郭璞注）[39]，“水萍”、“水花”《神农本草经》[19]，“水白”、“水苏”《名医别录》[40]，“水廉”《吴普本草》[20]，“萍子草”《本草纲目》卷十九引《肘后方》[26]，“芣菜”、“小萍子”《证类本草》引《本草拾遗》[23]，“浮萍草”《本草图经》[22]，“水藓”《本草品汇精要》[24]，“水簾”、“九子萍”《群芳谱诠释》[41]。

现代有关著作均沿用《本草易读》的记载以“浮萍”作为本品正名，如《中华人民共和国药典》[7]、《普通高等教育中医药类规划教材·中药学》[8]、《中药大辞典》[9]、《中医大辞典·中药分册》[10]、《中国医学百科全书·中医学》[11]、《中国中医药学主题词表》[12]、《中药志》[13]、《中药材手册》[14]、《全国中草药汇编》[15]、《全国中药炮制规范》[16]、《中国药材学》[17]、《中华本草》[18]等。同时尚记载有“水萍草”《全国中草药汇编》[15]，“水帘”、“田萍”《中药大辞典》[9]，“水漂”《中国医学百科全书·中医学》[11]，“紫背浮萍”、“青萍”《中国药材学》[17]，“浮蓱”《中华本草》[18]等各地的俗称。还记载有本品原植物“紫萍”的异名“萍”、“薸”《中药志》[13]，“紫浮萍”、“紫背浮萍”《中药大辞典》[9]等。

3　附录

3.1　又称：无。

3.2　俗称：水萍草，水帘，田萍，水漂，紫背浮萍，青萍，浮蓱。

3.3　曾称：萍、蓱、浮蓱、薸《尔雅注疏》，水萍、水花《神农本草经》，水白、水苏《名医别录》，水廉《吴普本草》，萍子草《肘后方》，芣菜、小萍子《本草拾遗》，浮萍草《本草图经》，水藓《本草品汇精要》，水簾、九子萍《群芳谱诠释》。

3.4　原植物名称：紫萍，薸（浙江），萍（福建），紫背浮萍，紫浮萍。

4　文献通考

《尔雅注疏》卷八：“萍，蓱。注：水中浮蓱。江东谓之薸。”[39]

《神农本草经》卷二：“水萍，味辛，寒。主暴热身痒，下水气，胜酒，长须发，消渴。久服，轻身。一名水花。生池泽。”[19]

《名医别录》卷第二：“水萍，味酸，无毒。主下气。以沐浴，生毛发。一名水白，一名水苏。生雷泽。三月采，曝干。”[40]

《吴普本草·草木类》：“水萍，一名水廉。生池泽水上。叶圆小，一茎一叶，根入水。五月华白，三月采，日干之。暴热，下水气，利小便。”[20]

《本草经集注》："水萍，味辛、酸，寒，无毒。主治暴热身痒，下水气，胜酒，长须发，止消渴，下气。以沐浴，生毛发。久服轻身。一名水花，一名水白，一名水苏。生雷泽池泽。三月采，曝干。此是水中大萍尔，非今浮萍子。《药录》云：五月有花，白色，即非今沟渠所生者。楚王渡江所得，非斯实也。"[21]

《新修本草》卷九："水萍，味辛、酸，寒，无毒。主暴热身痒，下水气，胜酒，长须发，止消渴，下气。以沐浴，生毛发。久服轻身。一名水花，一名水白，一名水苏。生雷泽池泽。三月采，曝干。此是水中大萍尔，非今浮萍子。《药录》云：五月有花，白色，即非今沟渠所生者。楚王渡江所得，非斯实也。【谨案】水萍者，有三种：大者名萍，中者曰荇，小者即水上浮萍。水中又有荇菜，亦相似，而叶圆。水上小浮萍，主火疮。"[1]

《本草图经》卷七："水萍，生雷泽池泽，今处处溪涧水中皆有之。此是水中大萍，叶圆，阔寸许，叶下有一点如水沫，一名芣菜，《尔雅》谓之蓱。其大者曰苹是也。周南诗云：于以采苹。陆机云：水中浮萍粗大者，谓之苹。季春始生，可糁蒸，以为茹。又可用苦酒淹，以按酒，三月采，曝干。苏恭云：此有三种：大者曰苹；中者荇菜，即下凫葵是也；小者水上浮萍，即沟渠间生者是也。大苹，今医方鲜用。浮萍，俗医用治时行热病，亦堪发汗，甚有功。其方用浮萍草一两，四月十五日者，麻黄去节根，桂心，附子炮裂去脐皮，各半两，四物捣细，筛，每服二钱，以水一中盏，入生姜半分，煎至六分，不计时候，和滓热服，汗出乃瘥。又治恶疾遍身疮者，取水中浮萍浓煮汁，渍浴半日，多效，此方甚奇古也。"[22]

《证类本草》卷九："水萍，味辛、酸，寒，无毒。主暴热身痒，下水气，胜酒，长须发，止消渴，下气。以沐浴，生毛发。久服轻身。一名水花，一名水白，一名水苏。生雷泽池泽。三月采，曝干。陶隐居云：此是水中大萍尔，非今浮萍子。《药录》云：五月有花，白花。即非今沟渠所生者。楚王渡江所得，非斯实也。唐本注云：水萍者，有三种，大者名苹。水中又有荇菜，亦相似，而叶圆。水上小浮萍，主火疮。今按陈藏器本草云：水萍有三种，大者曰苹，叶圆阔寸许，叶下有一点如水沫，一名芣菜。曝干。与栝蒌等分，以人乳为丸，主消渴。捣绞取汁饮，主蛇咬毒入腹，亦可敷热疮。小萍子是沟渠间者。……臣禹锡等谨按尔雅云：苹，蓱。其大者苹。注：水中浮蓱，江东谓之薸，陆机《毛诗义疏》云：其粗大者谓之苹，小者曰薸。季春始生，可糁蒸为茹，又可苦酒淹以就酒。"[23]

《本草品汇精要》卷十一："水萍，无毒，浮生。水萍（出《神农本经》），主暴热身痒，下水气，胜酒，长须发，主消渴，久服轻身（以上朱字《神农本经》）。下气，以沐浴生毛发（以上黑字《名医》所录）。【名】水花、水白、水蘚、芣菜。"[24]

《本草蒙筌》卷三："水萍，味辛、酸，气寒。无毒。系柳絮随风飞起，入池沼得水生成。小者藻背面俱青，大者萍面青背紫。下无根蒂，水面漂浮。入药拯疴，惟萍可用。七月半采，依法曝之。竹筛摊开，水盆架住。曝向烈日，才得燥干。"[25]

《本草纲目》卷十九："水萍《本经·中品》。【释名】水花《本经》、水白《别录》、水苏《别录》、水廉《吴普》。【集解】《别录》曰：水萍生雷泽池泽。三月采，曝干……毒肿初起：水中萍子草，捣敷之。《肘后方》。"[26]

《群芳谱诠释》："萍，一名水花，一名水白，一名水簾，一名薸，处处池沼水中有之。季春始生，杨花入水所化。一叶经宿即生数叶，叶下有微须，即其根也。浮于流水则不生，浮于止水一夕生九子，故名九子萍。无根而浮，常与水平。”[41]

《本草征要》卷一：“水萍，味辛，性寒，无毒。入肺经。通毛窍，达肌肤，透瘾疹，痒能除。发汗开鬼门，下水洁净腑。”[27]

《本草乘雅半偈》第四帙：“水萍《本经·中品》。予独不喜其胜酒，恐长安少却人瑞。萍氏掌国，水禁使之，稽酒谨酒，不许百姓沉溺，并不许本官沉溺，萍性胜酒，稽谨乎沉溺乎。”[28]

《本草崇原》卷中：“水萍，气味辛寒，无毒。主治暴热身痒，下水气，胜酒，长须发，止消渴，久服轻身。（水萍处处池泽止水中皆有。季春始生，而盛于夏。一叶过宿即生数叶，叶下有微须，即其根也。叶小而圆，面青背紫，其紫赤若血者，谓之紫背浮萍，入药为良。七月收采，置竹筛内，下以盆水映之晒日中，方易干也。）”[29]

《本草易读》卷五：“浮萍，即水中小浮萍，非大苹也。辛，酸，无毒。入手太阴经。除肤热而解表，消瘾疹而祛风，下水气而利小便，止瘙痒而解消渴，麻痹瘫痪之疾，打扑吐血之疴。处处池泽水中有之。春生，或云杨柳花所化。一叶经宿即生数叶，叶下有微须，即其根也。一种背面皆绿者。一种面青背紫赤若血者，谓之紫背浮萍，入药为良。七月采之，取贮筛中，筛下坐大盆水，即易干也。”[2]

《本草备要·草部》：“浮萍，轻，发汗，利湿。辛散轻浮。入肺经，达皮肤，能发扬邪汗（丹溪曰：浮萍发汗，甚于麻黄），止瘙痒、消渴（捣汁服）生于水，又能下水气，利小便。”[3]

《本经逢原》卷二：“水萍，辛寒，无毒。浮水面，小而背紫者是。《本经》主暴热身痒，下水气胜酒，长须发，止消渴。”[30]

《神农本草经百种录·中品》：“水萍，味辛寒。主暴热，得水之气，故能除热。身痒，湿热在皮肤。下水气，萍入水不濡，故能涤水。胜酒，水气盛则酒气散矣。长须发，益皮毛之血气。主消渴。得水气之助。久服轻身。亦如萍之轻也。”[31]

《本草从新》卷六：“水萍，宣、发汗祛风、通、行水。辛寒。轻浮入肺经。发汗祛风。（歌云：天生灵草无根干、不在山间不在岸、始因飞絮逐东风、泛梗青青飘水面、神仙一味去沉疴、采时须在七月半、选甚瘫风与大风、些小微风都不算、豆淋酒化服三丸、铁钋头上也出汗。）利水消肿。”[32]

《得配本草》卷四：“水萍，辛，寒。入手太阴经。发汗，祛风，利水。治一切风热肿毒，风湿麻痹，无名风疾，及脚气扑伤。佐犀角、钩藤，治夹惊伤寒。佐四物、黄芩，治身体虚痒。入鲤鱼腹内麻油、酒煮，治杨梅疮初发。研烂，入冰片少许，贴眼上，治胬肉攀睛。”[33]

《本草求真·上编》：“浮萍（水草），入肝散风，入脾利湿。浮萍（专入肝脾），浮于水上，体轻气浮。辛寒。古人谓其发汗胜于麻黄。下水捷于通草一语，括尽浮萍治功。”[4]

《神农本草经读》卷三：“水萍，气味辛、寒。主暴热，（得水之气，故能除热。）身痒，（湿热在皮肤。）下水气，（萍入水不濡，故能涤水。）胜酒，（水气胜则酒气散矣。）长须发，（益皮毛之血气。）主消渴。（得水气之助。）久服轻身（亦如萍之轻也）。”[34]

《本草分经·原例》：“水萍，辛寒，入肺，发汗祛风，行水消肿，其发汗胜于麻黄，不可轻用。”[35]

《本草述钩元》卷十二：“水萍，杨花所化生，止水中一叶。经宿即生九叶，叶下微须，即其根也。气味辛寒。主治暴热身痒，热毒风热热狂，肿毒，发时行热病汗，并疗风湿麻痹脚气。捣汁服，主水肿利小便，止消渴，治吐衄。发汗胜于麻黄。”[36]

《神农本草经赞》卷二：“水萍，味辛寒。主暴热身痒，下水气，胜酒，长须发，消渴，久服轻身。一名水华。生池泽，陌花漠漠，池水油油，风翻星乱，月逗云浮，铺茵鸭睡，开翠鳞游，莫言湮梗，岂逐群流。”[37]

《本草撮要》卷一：“浮萍，味辛散轻浮，入手太阴经。功专达表发汗，甚于麻黄。治风湿瘫痪。为末吹鼻止鼻衄。用紫者为末，敷脱肛烧烟辟蚊。”[5]

《本草便读·草部》：“浮萍，发汗以开鬼门，味辛有效，行水而洁净府，性冷多功。轻浮入肺可祛风，行踪无定，解散行经能胜湿，到处为家。（浮萍生水中，浮水面。其叶小而背紫，叶下有根如须，飘流水中，不着泥土。轻浮辛寒，入肺经，发汗之功，并于麻黄。但麻黄性温，浮萍性寒为异，且浮萍利水之功，麻黄所不能耳。）”[6]

《本草思辨录》卷二：“水萍浮于水面，而味辛气寒，能发皮肤中湿热之邪汗，故本经主暴热身痒。伤寒论云：不得小汗出，身必痒。其身痒为有风寒之邪，宜以麻桂取微汗。此则湿热不汗出而痒，故水萍主之。”[38]

《中药志》：“浮萍　本品为少常用中药。商品一般为浮萍科植物紫萍的全草。……【原植物】紫萍　别名：薸（浙江），萍（福建）。Spirodela polyrrhiza（L.）Schleid. ——浮萍科 Lemnaceae.”[13]

《中药材手册》：“浮萍（《纲目》名水萍，列入草部水草类）　市售商品以浮萍科植物紫萍 Spirodela polyrrhiza（L.）Schleid. 的干燥全草为主；部分地区尚使用青萍 Lemna minor L. 的全草。原植物均系细小草木，野生于池沼、湖泊或静水中。另外，广西以大的全草作浮萍，为其地区习惯用药。【别名】浮萍草、田萍（福建）。”[14]

《全国中草药汇编》：“浮萍　别名：水萍、水萍草、浮萍草。来源：为浮萍科紫背浮萍属植物紫萍 Spirodela polyrrhiza L. Schleid. 和浮萍属植物青萍 Lemna minor L. 的全草。药用以紫萍为主。”[15]

《中药大辞典》：“浮萍《唐本草》【异名】苹《尔雅》，水萍、水花《本经》，浮薸、薸（《尔雅》郭璞注），萍子草《补缺肘后方》，水白、水苏《别录》，小萍子《本草拾遗》，浮萍草《本草图经》，水藓《品汇精要》，水帘、九子萍《群芳谱》，田萍《中药志》【基原】为浮萍科植物紫萍或青萍的全草。【原植物】①紫背浮萍《圣济总录》Spirodela polyrrhiza Schleid.，又名：紫萍《淮南万毕术》，紫浮萍《世医得效方》。②青萍《世医得效方》Lemna minor L.。”[9]

《中医大辞典·中药分册》：“浮萍　出《新修本草》。又名水萍、田萍。为浮萍科植物背紫萍 Spirodela polyrrhiza Schleid. 或青萍 Lemna minor L. 的全草。”[10]

《中国医学百科全书·中医学》：“浮萍　始载于《神农本草经》。原名水萍，又名萍子草、水漂。为浮萍科植物背紫萍 Spirodela polyrrhiza（L.）Schleid. 或青萍 Lemna minor L. 的全草。中国各地均有分布。”[11]

《全国中药炮制规范》：“浮萍　［处方用名］浮萍。【来源】本品为浮萍科植物紫萍 Spirodela polyrrhiza（L.）Schleid. 的干燥全草。均系野生。全国各地均产。6～9 月采收。

洗净，除去杂质，干燥。药材以身干、叶状体上绿下紫、无泥沙杂质者为佳。”[16]

《中国药材学》：“浮萍 【别名】紫背浮萍，水苏，水漂，青萍。【来源】本品为浮萍科植物紫萍 Spirodela polyrrhiza（L.）Schleid. 的全草。”[17]

《中国中医药学主题词表》：“浮萍 Spirodela polyrrhiza 属浮萍科和辛凉解表药。D 紫萍；D 绿萍。”[12]

《普通高等教育中医药类规划教材·中药学》：“浮萍《本经》为浮萍科多年生水生漂浮草本植物紫萍 Spirodela polyrrhiza（L.）Schleid. 的全草。全国各地均有分布。夏季捞取，除去杂质，晒干用。”[8]

《中华本草》：“浮萍《新修本草》【异名】水萍、水花《本经》，浮蓱、薸（《尔雅》郭璞注），萍子草《肘后方》，小萍子《本草拾遗》，浮萍草《本草图经》，水蘚《品汇精要》，水帘、九子萍《群芳谱》，萍、田萍《中药志》……【来源】为浮萍科植物紫萍或浮萍的全草。【原植物】1. 紫萍 Spirodela polyrrhiza（L.）Schleid. ［Lemna polyrrhiza L.］又名：紫背浮萍《圣济总录》，紫浮萍《世医得效方》。2. 浮萍 Lemna minor L. 又名：青萍《世医得效方》。”[18]

《中华人民共和国药典》：“浮萍 Herba spirodelae 本品为浮萍科植物紫萍 Spirodela polyrrhiza（L.）Schleid. 的干燥全草。6~9 月采收，洗净，除去杂质，晒干。”[7]

5 参考文献

1 唐·苏敬等撰. 新修本草. 合肥：安徽科学技术出版社，1981，238
2 清·汪昂. 本草易读. 北京：人民卫生出版社，1987，232
3 清·汪昂. 本草备要. 北京：中国中医药出版社，1998，47
4 清·黄宫绣. 本草求真. 上海：上海科学技术出版社，1959，131
5 清·陈其瑞. 本草撮要. 见：珍本医书集成（二）. 上海：上海科学技术出版社，1985，9
6 清·张秉成. 本草便读. 上海：上海卫生出版社，1957，45
7 国家药典委员会. 中华人民共和国药典. 一部. 北京：化学工业出版社，2000，243
8 雷载权主编. 普通高等教育中医药类规划教材·中药学. 上海：上海科学技术出版社，1995，49
9 江苏新医学院. 中药大辞典. 上海：上海科学技术出版社，1977，1949
10 《中医大辞典》编辑委员会. 中医大辞典·中药分册. 北京：人民卫生出版社，1982，305
11 《中医学》编辑委员会. 中国医学百科全书·中医学. 上海：上海科学技术出版社，1997，979
12 吴兰成主编. 中国中医药学主题词表. 北京：中医古籍出版社，1996，112
13 中国医学科学院药物研究所等. 中药志. 第四册. 北京：人民卫生出版社，1993，587
14 中华人民共和国卫生部药政管理局. 中药材手册. 北京：人民卫生出版社，1998，454
15 《全国中草药汇编》编写组. 全国中草药汇编. 上册. 北京：人民卫生出版社，1996，662
16 中华人民共和国卫生部药政管理局. 全国中药炮制规范. 北京：人民卫生出版社，1988，233
17 徐国钧等主编. 中国药材学. 北京：中国医药科技出版社，1996，1675
18 国家中医药管理局《中华本草》编委会. 中华本草. 第八册. 上海：上海科学技术出版社，1999，533
19 汉·神农本草经. 清顾观光重辑本. 北京：人民卫生出版社，1955，63
20 三国·吴普. 吴普本草. 北京：人民卫生出版社，1987，40
21 南北朝·陶弘景. 本草经集注. 北京：人民卫生出版社，1994，317
22 宋·苏颂. 本草图经. 合肥：安徽科学技术出版社，1994，209

23 宋·唐慎微．证类本草．北京：人民卫生出版社，1957，219
24 明·刘文泰．本草品汇精要．北京：人民卫生出版社，1982，327
25 明·陈嘉谟．本草蒙筌．北京：人民卫生出版社，1988，193
26 明·李时珍．本草纲目．北京：人民卫生出版社，1982，1366
27 明·李中梓．本草征要．见：李中梓医学全书．北京：中国中医药出版社，1999，130
28 明·卢之颐．本草乘雅半偈．北京：人民卫生出版社，1986，232
29 清·张志聪．本草崇原．北京：中国中医药出版社，1992，76
30 清·张璐．本经逢原．上海：上海科学技术出版社，1959，118
31 清·徐大椿．神农本草经百种录．见：景印文渊阁四库全书（785）．北京：中医古籍出版社，1986，576
32 清·吴仪洛．本草从新．北京：中医古籍出版社，2001，98
33 清·严西亭．得配本草．上海：上海卫生出版社，1957，18
34 清·陈念祖．神农本草经读．北京：人民卫生出版社，1959，36
35 清·姚澜．本草分经．上海：上海科学技术出版社，1989，81
36 清·杨时泰．本草述钩元．上海：科技卫生出版社，1958，355
37 清·叶志诜．神农本草经赞．见：珍本医书集成（二）．上海：上海科学技术出版社，1985，83
38 清·周岩．本草思辨录．北京：人民卫生出版社，1960，75
39 汉初学者辑，晋·郭璞注．十三经注疏·尔雅注疏．上海：上海古籍出版社，1993，131
40 魏晋·名医别录．北京：人民卫生出版社，1986，156
41 明·王象晋纂辑，伊钦恒诠释．群芳谱诠释．见：中国农书丛刊．北京：农业出版社，1985，310

383 娑罗子

Suoluozi

Semen Aesculi

1 定名依据

1.1 正名

1.1.1 汉文名：娑罗子［七叶树科植物七叶树 Aesculus chinensis Bge.、浙江七叶树 Aesculus chinensis Bge. var. chekiangensis (Hu et Fang) Fang 或天师栗 Aesculus wilsonii Rehd. 的干燥成熟种子］。

1.1.2 英文名：buckeye seed.

1.2 依据

1.2.1 定名的文献依据

1.2.1.1 《本草纲目》卷二十九："天师栗《纲目》。【集解】时珍曰：按：宋祁《益州方物记》云：天师栗，惟西蜀青城山中有之，他处无有也。云张天师学道于此所遗，故名。似栗而味美，惟独房若橡为异耳。今武当山所卖娑罗子，恐即此物也。【气味】甘，温，无毒。【主治】久食，已风挛。（时珍。出《益州记》）"[1]

1.2.1.2 《中华人民共和国药典》："娑罗子 Semen aesculi　本品为七叶树科植物七叶树 Aesculus chinensis Bge.、浙江七叶树 Aesculus chinensis Bge. Var. chekiangensis (Hu et

Fang) Fang 或天师栗 Aesculus wilsonii Rehd. 的干燥成熟种子。秋季果实成熟时采收，除去果皮，晒干或低温干燥。”[2]

1.2.1.3 《中药大辞典》：“娑罗子《纲目》【异名】莎婆子《百草镜》，武吉《杨春涯验方》，苏罗子《药材资料汇编》，开心果《江苏植药志》，索罗果《陕西中药志》梭椤子《陕西中草药》。【基原】为七叶树科植物七叶树或天师栗的果实或种子。【原植物】①七叶树《留青日札》Aesculus chinensis Bge.，又名：娑罗树《留青日札》。②天师栗《益部方物略记》Aesculus wilsonii Rehd.，又名：猴板林、刺五加。”[3]

1.2.1.4 《中医大辞典·中药分册》：“娑罗子 出《本草纲目》。又名苏罗子、梭罗子、开心果。为七叶树科植物七叶树 Aesculus chinensis Bge. 或天师栗 A. wilsonii Rehd. 的果实或种子。”[4]

1.2.1.5 《中国医学百科全书·中医学》：“娑罗子 始载于《本草纲目》。又名莎婆子、开心果。为七叶树科植物七叶树 Aesculus chinensis Bge. 或天师栗 A. wilsonii Rehd. 的果实或种子。前者主产于中国浙江、江苏、河南、陕西等省；后者主产于四川、湖北、贵州等省。”[5]

1.2.1.6 《中国中医药学主题词表》：“娑罗子 Semen aesculi 为七叶树科七叶树或天师栗的果实或种子；属理气药和止痛药（中药）；用理气药检索 1995 前文献。C 七叶树科；D 开心果。”[6]

1.2.1.7 《中药志》[7]、《中药材手册》[8]、《全国中草药汇编》[9]、《全国中药炮制规范》[10]、《中国药材学》[11]、《中华本草》[12]等现代中药著作多以“娑罗子”作为本品正名（参见“文献通考”）。

1.2.2 定名选择的理由

娑罗子 Semen aesculi，系七叶树科植物七叶树 Aesculus chinensis Bge.、浙江七叶树 Aesculus chinensis Bge. var. chekiangensis (Hu et Fang) Fang 或天师栗 Aesculus wilsonii Rehd. 的干燥成熟种子。“娑罗子”之名始见于明·李时珍《本草纲目》，“娑罗子”作为本品正名古代文献未见记载，现代文献中我国最新出版的《中华人民共和国药典》以及辞书类著作《中医大辞典·中药分册》、《中药大辞典》、《中国医学百科全书·中医学》等均以“娑罗子”作为本品正名。已经广泛应用于中医药学文献的标引和检索的《中国中医药学主题词表》也以“娑罗子”作为本品的正式主题词。现代本草著作如《中药志》、《全国中草药汇编》、《中华本草》、《中国药材学》、《中药材手册》、《全国中药炮制规范》等虽记载了不少本品各地的俗称，但也无一例外以“娑罗子”作为本品的正名。说明“娑罗子”作为本品正名已成为共识。

1.3 与正名等效的名词：无。

2 源流考释

娑罗子［七叶树科植物七叶树 Aesculus chinensis Bge.、浙江七叶树 Aesculus chinensis Bge. var. chekiangensis (Hu et Fang) Fang 或天师栗 Aesculus wilsonii Rehd. 的干燥成熟种子］，原称“天师栗”。始见于宋祁《益州方物记》[1]，如明·李时珍《本草纲目》引《益州方物记》云：“天师栗，惟西蜀青城山中有之，他处无有也。云张天师学道于此所遗，故名。”[1]其后的本草著作如明·李时珍《本草纲目》[1]，清·赵学敏《本草纲目拾遗》[13]等即以“天师栗”作为本品正名。

古代著作中记载的本品异名尚有“娑婆子”《百草镜》[13]，“武吉”《杨春涯验方》[13]等。如清·赵学敏《本草纲目拾遗》引《百草镜》云：“娑婆子，即娑罗子也。以一枚去壳，捣碎煎服，能令虫从大便出，三服除根。”[13]《本草纲目拾遗》引《杨春涯验方》云：“九种心痛，杨春涯验方：娑罗子即武吉，烧灰冲酒服。”[13]。

“娑罗子”之名始见于明·李时珍《本草纲目》卷二十九：“天师栗《纲目》。【集解】时珍曰：……云张天师学道于此所遗，故名。似栗而味美，惟独房若橡为异耳。今武当山所卖娑罗子，恐即此物也。【气味】甘，温，无毒。【主治】久食，已风挛。（时珍。出《益州记》）”[1]“娑罗子”作为本品正名古代文献未见记载，现代文献多以“娑罗子”作为本品正名，如《中华人民共和国药典》[2]、《中药大辞典》[3]、《中医大辞典·中药分册》[4]、《中国医学百科全书·中医学》[5]、《中国中医药学主题词表》[6]、《中药志》[7]、《中药材手册》[8]、《全国中草药汇编》[9]、《全国中药炮制规范》[10]、《中国药材学》[11]、《中华本草》[12]等。同时尚记载有“梭罗子”、“开心果”、“娑罗果”、“苏罗子”、“猴板栗”《中药材手册》[8]，“梭椤子”、“索罗果”《中药大辞典》[3]，“莎婆子”《中国医学百科全书》[5]，“仙栗”、“嚇噜子”《中华本草》[12]等各地的俗称。还记载有本品原植物“七叶树”的异名“桫椤树”《中药志》[7]，“梭椤树”、“桫椤树”《中华本草》[12]等；原植物“天师栗”的异名“娑罗果”、“娑罗子”、“猴板栗”《中药志》[7]，“刺五加”、“猴板林”《中药大辞典》[3]，“马泡子”、“梭椤树”《中华本草》[12]等。

3 附录

3.1 又称：无。

3.2 俗称：苏罗子、梭罗子、开心果（江苏），索罗果、梭椤子（陕西），嚇噜子（江苏、苏州），猴板栗，仙栗，莎婆子，娑罗果。

3.3 曾称：天师栗《益州方物记》，娑婆子《百草镜》，武吉《杨春涯验方》。

3.4 原植物名称：七叶树，桫椤树（河南），梭椤树（河北、河南、山西），桫椤树（河南）；天师栗，娑罗果，娑罗子，猴板栗，猴板林，刺五加，马泡子（贵州），梭椤树（湖北）。

4 文献通考

《本草纲目》卷二十九：“天师栗《纲目》。【集解】时珍曰：按：宋祁《益州方物记》云：天师栗，惟西蜀青城山中有之，他处无有也。云张天师学道于此所遗，故名。似栗而味美，惟独房若橡为异耳。今武当山所卖娑罗子，恐即此物也。【气味】甘，温，无毒。【主治】久食，已风挛。（时珍。出《益州记》”[1]

《本草纲目拾遗》卷七：“天师栗，即娑罗子。一名娑罗子，治胃痛最验。纲目于主治下失载。通雅娑罗，外国之交让木也，叶似柟，皮似玉兰，色葱白，最洁，鸟不栖，虫不生，子能下气。益部方物记：生峨嵋山中，类枇杷，数葩合房，春开，叶在表，花在中，或言根不可徙。吴船录：木叶如海桐，又似杨梅，花红白色，春夏间开，长安客话，卧佛寺内娑罗树二株，子如橡栗，可疗心疾。宸垣识略：娑罗花苞大如拳，叶如枇杷，凡二十余叶相沓捧，苞类桐花，一簇三十余朵，经月方谢。留青日札：娑罗树出西番海中，予在浔州时，官圃一株甚巨，每枝生叶七片，有花穗甚长，而黄如栗花，秋后结实如栗，可食，正所谓七叶树也。药性考：娑罗子一枝七叶九叶，苞如人面，花似牡丹，香白。肉味苦、微凉，宽中下气，治胃脘肝膈膨胀，疳积疟痢，吐血劳伤，平胃通络。用阴阳瓦炙灰，或酒煨食俱效。单用不入他药，或称天师栗，非也。葛祖遗方：味甘温无毒，治心胃寒痛虫痛，性温杀虫。胃痛：百草镜用娑婆子，即娑罗子也。以一枚去壳，捣碎煎服，能令虫从大便出，三服除根。九种心痛，杨春涯验方：娑罗子即武吉，烧灰冲酒服。"[13]

《中药志》："娑罗子　本品为少常用中药。市售娑罗子有苏罗子和娑罗子二种，前者为七叶树科植物七叶树的果实，后者为同科植物天师栗的果实，其中以苏罗子药用较多。……【原植物】1. 七叶树　别名：桫椤树（河南）。Aesculus chinensis Bge. ——七叶树科 Hippocastanaceae. 2. 天师栗　别名：娑罗果、娑罗子、猴板栗。Aesculus wilsonii Rehd.（Actinotinus sinensis Oliv.）——七叶树科 Hippocastanaceae."[7]

《中药材手册》："娑罗子（《纲目》名天师栗，列入果部五果类）　本品为七叶树科植物七叶树 Aesculus chinensis Bge. 或天师栗 Aesculus wilsonii Rehd. 的干燥成熟果实。原植物系落叶乔木，南方各地名胜寺院中多有栽培。【别名】梭罗子、开心果（江苏）、娑罗果、苏罗子、猴板栗。"[8]

《全国中草药汇编》："娑罗子　别名：梭罗子。来源：为七叶树科七叶树属植物七叶树 Aesculus chinensis Bunge 和天师栗 A. wilsonii Rehd. 的果实。"[9]

《中药大辞典》："娑罗子《纲目》【异名】莎婆子《百草镜》，武吉《杨春涯验方》，苏罗子《药材资料汇编》，开心果《江苏植药志》，索罗果《陕西中药志》梭椤子《陕西中草药》。【基原】为七叶树科植物七叶树或天师栗的果实或种子。【原植物】①七叶树《留青日札》Aesculus chinensis Bge.，又名：娑罗树《留青日札》。②天师栗《益部方物略记》Aesculus wilsonii Rehd.，又名：猴板林、刺五加。"[3]

《中医大辞典·中药分册》："娑罗子　出《本草纲目》。又名苏罗子、梭罗子、开心果。为七叶树科植物七叶树 Aesculus chinensis Bge. 或天师栗 A. wilsonii Rehd. 的果实或种子。"[4]

《中国医学百科全书·中医学》："娑罗子　始载于《本草纲目》。又名莎婆子、开心果。为七叶树科植物七叶树 Aesculus chinensis Bge. 或天师栗 A. wilsonii Rehd. 的果实或种子。前者主产于中国浙江、江苏、河南、陕西等省；后者主产于四川、湖北、贵州等省。"[5]

《全国中药炮制规范》："娑罗子　［处方用名］娑罗子。【来源】本品为七叶树科植物七叶树 Aesculus chinensis Bge. 或天师栗 Aesculus wilsonii Rehd. 的干燥成熟果实。野生或栽培。主产于浙江、江苏、陕西等地。秋季果实成熟时采收晒干或低温干燥。药材以饱满、种仁色黄白者为佳。"[10]

《中国药材学》："娑罗子　【别名】①七叶树：苏罗子，梭罗子，开心果。②天师栗：猴板栗。【来源】本品为七叶树科植物七叶树 Aesculus chinensis Bge. 或天师栗 Aesculus wilsonii Rehd. 的种子。"[11]

《中国中医药学主题词表》："娑罗子 Semen aesculi　为七叶树科七叶树或天师栗的果实或种子；属理气药和止痛药（中药）；用理气药检索 1995 前文献。C 七叶树科；D 开心果。"[6]

《中华本草》："娑罗子《纲目》【异名】天师栗《益州方物记》，娑婆子《百草镜》，武吉《杨春涯验方》，仙栗《本草省常》，开心果《江苏省植物药材志》，苏罗子《药材资料汇编》，索罗果、梭椤子《陕西中药志》，嚇噜子（江苏、苏州）……【来源】为七叶树科植物七叶树、天师栗的果实或种子。商品前者称苏罗子，后者称娑罗子。【原植物】1. 七叶树 Aesculus chinensis Bge.。又名：娑罗树《留青札记》，梭椤树（河北、河南、山西），桫椤树（河南）。2. 天师栗 Aesculus wilsonii Rehd. 又名：猴板林、刺五加《中药大辞典》，马泡子《贵州中草药名录》，梭椤树（湖北）。"[12]

《中华人民共和国药典》："娑罗子 Semen aesculi　本品为七叶树科植物七叶树 Aesculus chinensis Bge.、浙江七叶树 Aesculus chinensis Bge. Var. chekiangensis (Hu et Fang) Fang　或天师栗 Aesculus wilsonii Rehd. 的干燥成熟种子。秋季果实成熟时采收，除去果皮，晒干或低温干燥。"[2]

5　参考文献

1　明·李时珍. 本草纲目. 北京：人民卫生出版社，1982，1754
2　国家药典委员会. 中华人民共和国药典. 一部. 北京：化学工业出版社，2000，243
3　江苏新医学院. 中药大辞典. 上海：上海科学技术出版社，1977，1961
4　《中医大辞典》编辑委员会. 中医大辞典·中药分册. 北京：人民卫生出版社，1982，307
5　《中医学》编辑委员会. 中国医学百科全书·中医学. 上海：上海科学技术出版社，1997，1122
6　吴兰成主编. 中国中医药学主题词表. 北京：中医古籍出版社，1996，368
7　中国医学科学院药物研究所等. 中药志. 第三册. 北京：人民卫生出版社，1993，555
8　中华人民共和国卫生部药政管理局. 中药材手册. 北京：人民卫生出版社，1998，359
9　《全国中草药汇编》编写组. 全国中草药汇编. 下册. 北京：人民卫生出版社，1996，470
10　中华人民共和国卫生部药政管理局. 全国中药炮制规范. 北京：人民卫生出版社，1988，187
11　徐国钧等主编. 中国药材学. 北京：中国医药科技出版社，1996，1267
12　国家中医药管理局《中华本草》编委会. 中华本草. 第五册. 上海：上海科学技术出版社，1999，3995
13　清·赵学敏. 本草纲目拾遗. 北京：人民卫生出版社，1983，272

384　预知子

Yuzhizi

Fructus Akebiae

1　定名依据

1.1　正名

1.1.1　汉文名：预知子［木通科植物木通 Akebia quinata (Thunb.) Decne.、三叶木通 Akebia trifoliata (Thunb.) Koidz. 或白木通 Akebia trifoliata (Thunb.) Koidz. Var. australis (Diels) Rehd. 的干燥近成熟果实］。

1.1.2　英文名：akebia fruit.

1.2 依据

1.2.1 定名的文献依据

1.2.1.1《饮片新参》："八月札（即预知子）。形色：色灰褐，质坚，子房如蜂窝。性味：苦寒。功能：治劳伤，去瘀杀虫，消痞块。"[1]

1.2.1.2 《中华人民共和国药典》："预知子 Fructus akebiae 本品为木通科植物木通 Akebia quinata（Thunb.）Decne.、三叶木通 Akebia trifoliata（Thunb.）Koidz. 或白木通 Akebia trifoliata（Thunb.）Koidz. var. australis（Diels）Rehd. 的干燥近成熟果实。"[2]

1.2.1.3 《中药志》："预知子 本品为少常用中药。又名八月扎，商品为木通科植物三叶木通、白木通和木通的成熟果实。……【原植物】1. 三叶木通 别名：八月炸、八月扎。Akebia trifoliata（Thunb.）Koidz. ——木通科 Ladrizabalaceae. 2. 白木通 别名：三叶木通，八月瓜藤、八月炸（安徽）。Akebia trifoliata（Thunb.）Koidz. var. australis（Diels）Rehd. ——木通科 Ladrizabalaceae. 3. 木通 别名：野香蕉（江苏苏州）。Akebia quinata（Thunb.）Decne. ——木通科 Ladrizabalaceae."[3]

1.2.1.4 《中药大辞典》："预知子《日华子本草》【异名】盍合子、仙沼子《日华子本草》，压惊子《医林纂要》。【基原】为木通科植物木通 Akebia quinata（Thunb.）Decne.、三叶木通 A. trifoliata（Thunb.）Koidz. 和白木通 A. trifoliata（Thunb.）Koidz. var. australis（Diels）Rehd. 的种子。原植物详'八月札'及'木通'条。"[4]

1.2.1.5 《中医大辞典·中药分册》："预知子 出《日华子诸家本草》。原指木通之种子，但现在商品以此为木通之果实名，详'八月扎'条。"[5]

1.2.1.6 《全国中药炮制规范》："预知子（八月札）[处方用名] 预知子。【来源】本品为木通科植物木通 Akebia quinata（Thunb.）Decne.、三叶木通 Akebia trifoliata（Thunb.）Koidz. 或白木通 Akebia trifoliata（Thunb.）Koidz. var. australis（Diels）Rehd. 的干燥近成熟果实。实均系野生。主产于河南、河北、山西、山东、湖北、安徽等地。"[6]

1.2.1.7 《中国药材学》："预知子 【别名】八月扎（江苏、浙江），八月炸（湖南、安徽），八月瓜（四川）。【来源】本品为木通科植物三叶木通 Akebia trifoliata（Thunb.）Koidz.、白木通 A. trifoliata（Thunb.）Koidz. var. australis（Diels）Rehd. 或五叶木通 A. quimata（Thunb.）Decne. 的果实。"[7]

1.2.1.8 《中国中医药学主题词表》："预知子 Fructus akebiae 为木通科植物木通或三叶木通等干燥近成熟果实；属疏肝解郁药、活血祛瘀药和祛湿利水药；用木通检索 1995 前文献。C 木通。"[8]

1.2.2 定名选择的理由

预知子 Fructus akebiae，系木通科植物木通 Akebia quinata（Thunb.）Decne.、三叶木通 Akebia trifoliata（Thunb.）Koidz. 或白木通 Akebia trifoliata（Thunb.）Koidz. Var. australis（Diels）Rehd. 的干燥近成熟果实。"预知子"作为本品名称始见于民国·王一仁《饮片新参》，"预知子"作为本品正名始于现代本草，我国最新出版的《中华人民共和国药典》以及辞书类著作《中医大辞典·中药分册》、《中药大辞典》等均以"预知子"作为本品正名。已经广泛应用于中医药学文献的标引和检索的《中国中医药学主题词表》也以"预知子"作为本品的正式主题词。现代本草著作如《中药志》、《中国药材学》、《全国中药炮制规范》等虽记载了不少本品各地的俗称，但也无一例外以"预知子"作为本品的正名。说明“预知子”作为本品正名已成为共识。

1.3　与正名等效的名词：无。

2　源流考释

预知子［木通科植物木通 Akebia quinata（Thunb.）Decne.、三叶木通 Akebia trifoliata（Thunb.）Koidz. 或白木通 Akebia trifoliata（Thunb.）Koidz. Var. australis（Diels）Rehd. 的干燥近成熟果实］，原称“燕覆子”。始见于唐·孟诜《食疗本草》卷上：“燕覆子（通草），平。上主利肠胃，令人能食。下三焦，除恶气。和子食更良。江北人多不识此物，即南方人食之。”[9] 其后的本草著作有的在“通草”项下介绍本品，如宋·唐慎微《证类本草》[10]；有的在“木通”项下介绍本品，如明·倪朱谟《本草汇言》[11]。

古代著作中记载的本品异名有“燕蕧子”《食疗本草》[9]，“畜菖子”、“拿子”《本草拾遗》[10]，“桴棪子”《食性本草》[10]，“蕧子”《证类本草》引《日华子》[10]，“木通子”《本草汇言》[11]，“八月瓜”《草木便方今释》[12]，“八月札”《饮片新参》[1] 等。如《食疗本草》卷上：“燕覆子（通草），平。上主利肠胃，令人能食。……除寒热不通之气，消鼠瘘、金疮、踒折。煮汁酿酒妙。”[9]《证类本草》卷八：“通草，味辛、甘，平，无毒。……实名桴棪子，茎名木通。主理风热淋疾……头痛目眩，羸劣，乳结及下乳。子名蕧子，七、八月采……陈藏器云：本功外，子味甘，利大小便，宣通去烦热，食之令人心宽，止渴下气，江东人呼为畜菖子，江西人呼为拿子，如算袋……煮汁酿酒妙。”[10]《本草汇言》卷之六：“木通，味苦辛，气微寒，无毒……枝头五叶，夏末开花紫色，亦有白色者，结实如小木瓜，长三四寸，瓤白核黑，食之甘美，枝即通草……木通子，味甘，气寒，无毒。孟氏方，去三焦客热，胃口热闭，饮食不思，调和肠胃以蜜水煮食之，活噤口热痢有效，南人多食之，北人不知其功。”[11]《草木便方今释》[12]：“八月瓜，根辛涩温，补肾益精能强阴。劳伤疝气皆可治，腰脚肿疼损伤清，瓜甘滋阴明耳目，日瘦劳伤补髓精。”[12]《饮片新参》[1] 下册：“八月札（即预知子）。形色：色灰褐，质坚，子房如蜂窝。性味：苦寒。功能：治劳伤，去瘀杀虫，消痞块。”[1]

“预知子”作为本品名称始见于民国·王一仁《饮片新参》：“八月札（即预知子）。形色：色灰褐，质坚，子房如蜂窝。性味：苦寒。功能：治劳伤，去瘀杀虫，消痞块。”[1]“预知子”作为本草正名始见于现代本草，如《中华人民共和国药典》[2]、《中药大辞典》[4]、《中医大辞典·中药分册》[5]、《中国中医药学主题词表》[8]、《中药志》[3]、《全国中药炮制规范》[6]、《中国药材学》[7] 等。现代著作中有的以“八月札”作为本品正名，如《中华本草》[13] 等。同时尚记载有“八月扎”《中药志》[3]，“狗腰藤”、“腊瓜”《全国中草药汇编》[14]，“盍合子”、“仙沼子”、“压惊子”《中药大辞典》[4]，“八月炸”《中国药材学》[7]，“八月楂”、“木通子”、“羊开口”、“八月果”、“百日瓜”、“牵藤瓜”、“冷饭包”、“拉拉果”、“野香蕉”《中华本草》[13] 等各地的俗称。还记载有本品原植物“三叶木通”的异名“八月炸”、“八月扎”《中药志》[3]，“甜果木通”、“三叶拿藤”、“三叶瓜藤”《中华本草》[13]；原植物“白木通”的异名“三叶木通”、“八月瓜藤”、“八月炸”《中药志》[3]，“拿藤”、“地海参”《中华本草》[13]；原植物“木通”的异名“野香蕉”《中药志》[3]，“野木瓜”、“五叶木通”、“落霜红”《中华本草》[13] 等。

3 附录

3.1 又称：无。

3.2 俗称：八月扎（江苏、浙江），八月炸（湖南、安徽），百日瓜、牵藤瓜（四川），冷饭包、拉拉果（浙江），野香蕉（江苏），腊瓜（湖南），狗腰藤，盍合子，仙沼子，压惊子，八月楂，木通子，羊开口，八月果。

3.3 曾称：燕覆子《食疗本草》，畜葍子、拿子《本草拾遗》，桴棪子《食性本草》，"覆子"《日华子本草》，木通子《本草汇言》，八月瓜《草木便方今释》，八月札《饮片新参》

3.4 原植物名称：. 三叶木通，八月炸，八月扎，甜果木通（陕西），三叶拿藤、三叶瓜藤（浙江）；白木通，三叶木通，八月瓜藤、八月炸（安徽），拿藤，地海参（广西）；木通，野香蕉（江苏苏州），野木瓜，五叶木通（通称），落霜红（浙江）。

4 文献通考

《食疗本草》卷上："燕覆子（通草），平。上主利肠胃，令人能食。下三焦，除恶气。和子食更良。江北人多不识此物，即南方人食之。"[9]

《证类本草》卷八："通草，味辛、甘，平，无毒。主去恶虫，除脾胃寒热，通利九窍、血脉关节，令人不忘，疗脾疸，常欲眠，心烦，哕出音声，疗耳聋，散痈肿、诸结不消，及金疮恶疮，鼠瘘，踒折，齆（音瓮）鼻息肉，堕胎，去三虫。一名附支，一名丁翁。生石城山谷及山阳。正月采枝，阴干。陶隐居云：今出近道。绕树藤生，汁白。茎有细孔，两头皆通。含一头吹之，则气出彼头者良。或云即葍（音福）藤茎。唐本注云：此物大者径三寸，每节有二、三枝，枝头有五叶。其子长三、四寸，核黑穰白，食之甘美。南人谓为燕覆（芳服切），或名乌覆今言葍藤，葍、覆声相近尔。臣禹锡等谨按药性论云：木通，臣，微寒，一名王翁万年。主治五淋，利小便，开关格，治人多睡，主水肿浮大，除烦热。用根治项下瘤瘿。孟诜云：燕覆子，平。厚肠胃，令人能食，下三焦，除恶气。和子食之更好，江北人多不识，江南人多食，又续五脏断绝气，使语声足，气通十二经脉。其茎名通草，食之通利诸经脉拥不通之气，北人但识通草，不委子之功。其皮不堪食。陈士良云：燕覆子，寒，无毒。主胃口热闭，反胃不下食，除三焦客热。此是木通，实名桴棪子，茎名木通。主理风热淋疾，小便数急疼，小腹虚满。宜煎汤并葱食之，有效，野生。日华子云：木通，安心除烦，止渴退热，治健忘，明耳目，治鼻塞，通小肠，下水，破积聚血块，排脓，治疮疖，止痛，催生下胞，女人血闭，月候不匀，天行时疾，头痛目眩，羸劣，乳结及下乳。子名覆子，七、八月采……陈藏器云：本功外，子味甘，利大小便，宣通去烦热，食之令人心宽，止渴下气，江东人呼为畜葍子，江西人呼为拿子，如算袋，穰黄子黑，食之当去其皮。苏云色白、乃猴葍也。海药云：……喉咙痛及喉痹，并宜煎服之，磨亦得急即含之。食疗云：煮饮之，通妇人血气。浓煎三、五盏即便通。又除寒热不通之气，消鼠瘘，金疮，踒折，煮汁酿酒妙。"[10]

《本草汇言》卷之六："木通，味苦辛，气微寒，无毒……枝头五叶，夏末开花紫色，亦有白色者，结实如小木瓜，长三四寸，瓤白核黑，食之甘美，枝即通草……木通子，味甘，气寒，无毒。孟氏方，去三焦客热，胃口热闭，饮食不思，调和肠胃以蜜水煮食之，活噤口热痢有效，南人多食之，北人不知其功。”[11]

《草木便方今释》：“八月瓜，根辛涩温，补肾益精能强阴。劳伤疝气皆可治，腰脚肿疼损伤清，瓜甘滋阴明耳目，日瘕劳伤补髓精。”[12]

《饮片新参》：“八月札（即预知子）。形色：色灰褐，质坚，子房如蜂窝。性味：苦寒。功能：治劳伤，去瘀杀虫，消痞块。”[1]

《中药志》：“预知子　本品为少常用中药。又名八月扎，商品为木通科植物三叶木通、白木通和木通的成熟果实。……【原植物】1. 三叶木通　别名：八月炸、八月扎。Akebia trifoliata (Thunb.) Koidz. ——木通科 Ladrizabalaceae. 2. 白木通　别名：三叶木通，八月瓜藤、八月炸（安徽）。Akebia trifoliata (Thunb.) Koidz. var. australis (Diels) Rehd. ——木通科 Ladrizabalaceae. 3. 木通　别名：野香蕉（江苏苏州）。Akebia quinata (Thunb.) Decne. ——木通科 Ladrizabalaceae. ”[3]

《全国中草药汇编》：“八月炸　别名：狗腰藤、八月瓜、八月扎、预知子、腊瓜。来源：为木通科木通属植物白木通 Akebia trifoliata (Thunb.) Koidz. var. australis (Diels) Rehd. 和三叶木通 A. trifoliata (Thunb.) Koidz. 的果实。其根亦可入药。”[14]

《中药大辞典》：“预知子《日华子本草》【异名】盍合子、仙沼子《日华子本草》，压惊子《医林纂要》。【基原】为木通科植物木通 Akebia quinata (Thunb.) Decne.、三叶木通 A. trifoliata (Thunb.) Koidz. 和白木通 A. trifoliata (Thunb.) Koidz. var. australis (Diels) Rehd. 的种子。原植物详‘八月札’及‘木通’条。”[4]

《中医大辞典·中药分册》：“预知子　出《日华子诸家本草》。原指木通之种子，但现在商品以此为木通之果实名，详八月扎条。”[5]

《全国中药炮制规范》：“预知子（八月札）［处方用名］预知子。【来源】本品为木通科植物木通 Akebia quinata (Thunb.) Decne.、三叶木通 Akebia trifoliata (Thunb.) Koidz. 或白木通 Akebia trifoliata (Thunb.) Koidz. var. australis (Diels) Rehd. 的干燥近成熟果实。实均系野生。主产于河南、河北、山西、山东、湖北、安徽等地。夏、秋二季果实近成熟时采摘，置沸水中略烫后干燥。药材以个大、色黄棕、质硬、皮皱者为佳。”[6]

《中国药材学》：“预知子　【别名】八月扎（江苏、浙江），八月炸（湖南、安徽），八月瓜（四川）。【来源】本品为木通科植物三叶木通 Akebia trifoliata (Thunb.) Koidz.、白木通 A. trifoliata (Thunb.) Koidz. var. australis (Diels) Rehd. 或五叶木通 A. quimata (Thunb.) Decne. 的果实。”[7]

《中国中医药学主题词表》：“预知子 Fructus akebiae　为木通科植物木通或三叶木通等干燥近成熟果实；属疏肝解郁药、活血祛瘀药和祛湿利水药；用木通检索 1995 前文献。C 木通。”[8]

《中华本草》：“八月札《饮片新参》【异名】燕蕧子（孟诜），畜莒子、拿子《本草拾遗》，桴棪子《食性本草》，蕧子《日华子》，八月楂《救荒本草》，木通子《本草汇言》，压惊子《医林纂要·药性》，八月瓜《草木便方》，预知子《饮片新参》，八月炸《南京民间药草》，羊开口《中药志》，八月果《全国中草药汇编》，百日瓜、牵藤瓜（四川），冷饭包、拉拉果（浙江），野香蕉（江苏），腊瓜（湖南）……【来源】为木通科植物木通 Akebia quinata (Thunb.) Decne.、三叶木通 A. trifoliata (Thunb.) Koidz. 或白木通 A. trifoliata (Thunb.) Koidz. var. australis (Diels) Rehd. 的成熟果实。【原植物】1. 木通 Akebia quinata（Thunb.）Decne. 又名：野木瓜《救荒本草》，五叶木通（通称），落霜红（浙江）。2. 三叶木通 Akebia trifoliata（Thunb.）Koidz. ［Clematis trifoliata Thunb.］又名：甜果木通（陕西），三叶拿藤、三叶瓜藤（浙江）。3. 白木通 Akebia trifoliata（Thunb.）Koidz. var. australis（Diels）Rehd. 又名：拿藤《植物名实图考》，地海参（广西）。"[13]

《中华人民共和国药典》："预知子 Fructus akebiae　本品为木通科植物木通 Akebia quinata（Thunb.）Decne.、三叶木通 Akebia trifoliata（Thunb.）Koidz. 或白木通 Akebia trifoliata（Thunb.）Koidz. var. australis（Diels）Rehd. 的干燥近成熟果实。夏、秋二季果实绿黄时采收，晒干，或置沸水中略烫后晒干。"[2]

5　参考文献

1　民国·王一仁．饮片新参．上海：千顷堂书局，1936，233

2　国家药典委员会．中华人民共和国药典．一部．北京：化学工业出版社，2000，244

3　中国医学科学院药物研究所等．中药志．第三册．北京：人民卫生出版社，1993，563

4　江苏新医学院．中药大辞典．上海：上海科学技术出版社，1977，1963

5　《中医大辞典》编辑委员会．中医大辞典·中药分册．北京：人民卫生出版社，1982，308

6　中华人民共和国卫生部药政管理局．全国中药炮制规范．北京：人民卫生出版社，1988，188

7　徐国钧等主编．中国药材学．北京：中国医药科技出版社，1996，1031

8　雷载权主编．普通高等教育中医药类规划教材·中药学．上海：上海科学技术出版社，1995，552

9　吴兰成主编．中国中医药学主题词表．北京：中医古籍出版社，1996，85

10　唐·孟诜．食疗本草．北京：人民卫生出版社，1984，7

11　宋·唐慎微．证类本草．北京：人民卫生出版社，1957，280

12　明·倪朱谟．本草纲目汇言．清顺治二年大成斋刻本

13　清·刘兴．草木便方今释．贵阳：贵州人民出版社，1988，54

14　国家中医药管理局《中华本草》编委会．中华本草．第八册．上海：上海科学技术出版社，1999，334

15　《全国中草药汇编》编写组．全国中草药汇编．上册．北京：人民卫生出版社，1996，12

385　桑叶

Sangye

Folium Mori

1　定名依据

1.1　正名

1.1.1　汉文名：桑叶（桑科植物桑 Morus alba L. 的干燥叶）。

1.1.2　英文名：mulberry leaf.

1.2　依据

1.2.1　定名的文献依据

1.2.1.1　《本草经集注·虫兽三品》:“白僵蚕，味咸、辛，平，无毒。主治小儿惊痫，夜啼，去三虫，灭黑䵟。令人面色好，治男子阴疡病……人家养蚕时，有合箔皆僵者，即曝燥都不坏。今见小白色，似有盐度者为好。末以涂马齿，即不能食草，以桑叶拭去乃还食，此明蚕即马类也。”[1]

1.2.1.2　《炮炙大法·木部》:“桑叶（煎汤研汁，为末，俱可经霜者，另取，洗眼用）。”[2]

1.2.1.3　《本草崇原》卷上:“桑叶，气味苦寒，主除寒热，出汗。（按:《夷坚志》云:严州山寺有一游僧，形体羸瘦，饮食甚少，每夜就枕，遍身汗出，迨旦衣皆湿透，如此二十年无药能疗，期待尽耳。）”[3]

1.2.1.4　《本草经解》卷三:“桑叶，气寒，味苦、甘，有小毒。主除寒热，出汗。桑叶气寒，禀天冬寒之水气，入足太阳寒水膀胱经。味苦甘有小毒。得地中南火土之味，而有燥湿之性。入手少阴心经、足太阴脾经。气味降多于升，阴也。”[4]

1.2.1.5　《本草撮要》卷二:“桑叶，味甘，入手足阳明经。功专清风热。得麦冬，治劳热，得生地、阿胶、石膏、枇杷，叶治肺燥咳血，得黑芝麻炼蜜为丸。除湿祛风明目，以之代茶。采取经霜者，常服治盗汗。洗眼去风泪。以木作面盆洗面，去面上游风。为入肝搜风之要药。”[5]

1.2.1.6　《中华人民共和国药典》:“桑叶 Folium mori　本品为桑科植物桑 Morus alba L. 的干燥叶。初霜后采收，除去杂质，晒干。”[6]

1.2.1.7　《普通高等教育中医药类规划教材·中药学》:“桑叶《本经》，为桑科落叶乔木植物桑 Morus alba L. 的叶。分布于我国南北各省，经霜后采收，晒干，生用或蜜炙用。”[7]

1.2.1.8　《中药大辞典》:“桑叶《本经》【异名】铁扇子《百草镜》。【基原】为桑科植物桑的叶。【原植物】桑《诗经》Morus alba L.，又名:家桑《日华子本草》，荆桑（王祯《农书》），桑椹树《救荒本草》，黄桑。”[8]

1.2.1.9　《中医大辞典·中药分册》:“桑叶　出《神农本草经》。又名冬桑叶、霜桑叶、铁扇子。为桑科植物桑 Morus alba L. 的叶。”[9]

1.2.1.10　《中国医学百科全书·中医学》:“桑叶　始载于《神农本草经》。为桑科植物桑 Morus alba L. 的叶。以经霜者为好。中国大部分地区均产。”[10]

1.2.1.11　《中国中医药学主题词表》:“桑叶 Folium mori　为桑科植物桑的叶；属辛凉解表药和平肝熄风药。C 桑。”[11]

1.2.1.12　《中药志》[12]、《中药材手册》[13]、《全国中草药汇编》[14]、《全国中药炮制规范》[15]、《中国药材学》[16]、《中华本草》[17]等现代中药著作多以“桑叶”作为本品正名（参见“文献通考”）。

1.2.2　定名选择的理由

1.2.2.1　桑叶 Folium mori，系桑科植物桑 Morus alba L. 的干燥叶。“桑叶”之名始见于南北朝·陶弘景《本草经集注》，“桑叶”作为本品正名始见于明·缪希雍《炮炙大法》，其后的本草著作如清·张志聪《本草崇原》、叶桂《本草经解》、陈其瑞《本草撮要》等在载录本品时即以“桑叶”作为正名，并一直沿用至今。

1.2.2.2　我国最新出版的《中华人民共和国药典》、《普通高等教育中医药类规划教材·

中药学》以及辞书类著作《中医大辞典·中药分册》、《中药大辞典》、《中国医学百科全书·中医学》等均以“桑叶”作为本品正名。已经广泛应用于中医药学文献的标引和检索的《中国中医药学主题词表》也以“桑叶”作为本品的正式主题词。现代本草著作如《中药志》、《全国中草药汇编》、《中华本草》、《中国药材学》、《中药材手册》、《全国中药炮制规范》等虽记载了不少本品各地的俗称，但也无一例外以“桑叶”作为本品的正名。说明“桑叶”作为本品正名已成为共识。

1.3 与正名等效的名词：无。

2 源流考释

桑叶（桑科植物桑 Morus alba L. 的干燥叶），入药始载于汉《神农本草经》卷二：“桑根白皮……叶：主除寒热出汗。桑耳黑者：主女子漏下赤白汗，血病，癥瘕积聚，阴补，阴阳寒热，无子。”[18]

“桑叶”之名始见于南北朝·陶弘景《本草经集注·虫兽三品》：“白僵蚕，味咸、辛，平，无毒。主治小儿惊痫，夜啼，去三虫，灭黑䵟。令人面色好，治男子阴疡病……人家养蚕时，有合箔皆僵者，即曝燥都不坏。今见小白色，似有盐度者为好。末以涂马齿，即不能食草，以桑叶拭去乃还食，此明蚕即马类也。”[1]“桑叶”作为本草正名始见于明·缪希雍《炮炙大法·木部》：“桑叶（煎汤、研汁、为末俱可。经霜者另取，洗眼用）。”[2]其后的本草著作有的以“桑叶”为正名，如清·张志聪《本草崇原》[3]、张璐《本经逢原》[19]、叶桂《本草经解》[4]、姚澜《本草分经》[20]、陈其瑞《本草撮要》[5]、张秉成《本草便读》[21]；有的在“桑白皮”项下介绍本品，如清·陈士铎《本草新编》[22]等。

古代著作中记载的本品异名有“干桑叶”《本草从新》[23]，“桑叶滋”《本草纲目拾遗》[24]等。如《本草从新》卷九：“干桑叶，凉血祛风。苦甘而凉。（得金气而柔润不凋、故喻嘉言清燥救肺汤、以之为君。）滋燥，凉血，止血，（刀斧伤者为末、干掺妙。）去风，长发，明目，（采经霜者煎汤、洗眼去风泪，洗手足去风痹，桑叶黑芝麻等分，蜜丸，名扶桑丸，除湿祛风，乌须明目。）代茶止消渴，末服止盗汗。”[23]《本草纲目拾遗》卷六：“桑叶滋，鲜桑叶摘开，其叶筋有白汁，名桑叶滋，又名桑脂。纲目桑叶载其用最广，独未及此。性微寒，味苦，有天丝入眼，以此点之。山海草函：桑叶滋点眼，治蜈蚣咬。”[24]。

现代有关著作均沿用《炮炙大法》的记载以“桑叶”作为本品正名，如《中华人民共和国药典》[6]、《普通高等教育中医药类规划教材·中药学》[7]、《中药大辞典》[8]、《中医大辞典·中药分册》[9]、《中国医学百科全书·中医学》[10]、《中国中医药学主题词表》[11]、《中药志》[12]、《中药材手册》[13]、《全国中草药汇编》[14]、《全国中药炮制规范》[15]、《中国药材学》[16]、《中华本草》[17]等。同时尚记载有“霜桑叶”、“冬桑叶”《中药材手册》[13]，“铁扇子”《中药大辞典》[8]，“蚕叶”《中华本草》[17]等各地的俗称。还记载有本品原植物“桑”的异名“桑树”《中药志》[12]，“家桑”、“荆桑”、“桑椹树”、“黄桑”《中药大辞典》[8]等。

3 附录

3.1 又称：蜜桑叶（饮片规格名）。

3.2　俗称：蚕叶（福建），铁扇子，冬桑叶，霜桑叶。

3.3　曾称：干桑叶《本草从新》，桑叶滋《本草纲目拾遗》。

3.4　原植物名称：桑，桑树（通称），家桑，荆桑，桑椹树，黄桑。

4　文献通考

《神农本草经》卷二："桑根白皮，味甘，寒。主伤中、五劳六极、羸瘦，崩中脉绝，补虚益气。叶：主除寒热出汗。桑耳黑者：主女子漏下赤白汗，血病，癥瘕积聚，阴补，阴阳寒热，无子。五木耳名糯，益气、不饥、轻身、强志。生山谷。"[18]

《本草经集注·虫兽三品》："白僵蚕，味咸、辛，平，无毒。主治小儿惊痫，夜啼，去三虫，灭黑皯。令人面色好，治男子阴疡病……人家养蚕时，有合箔皆僵者，即曝燥都不坏。今见小白色，似有盐度者为好。末以涂马齿，即不能食草，以桑叶拭去乃还食，此明蚕即马类也。"[1]

《炮炙大法·木部》："桑叶（煎汤、研汁、为末，俱可经霜者，另取洗眼用）。"[2]

《本草崇原》卷上："桑叶，气味苦寒，主除寒热，出汗。（按：《夷坚志》云：严州山寺有一游僧，形体羸瘦，饮食甚少，每夜就枕，遍身汗出，迨旦衣皆湿透，如此二十年无药能疗，期待尽耳。监寺僧曰：吾有药绝验，为汝治之，三日宿疾顿愈，其方单用桑叶一味，乘露采摘，焙干碾末，每用二钱，空腹温米饮调服。或值桑落时，干者亦堪用，但力不如新采者，桑叶是止盗汗之药，非发汗药。《本经》盖谓桑叶主治能除寒热，并除出汗也，恐人误读作发汗解故表而明之）。"[3]

《本草新编》卷四："桑白皮（桑叶、桑椹），桑白皮，味甘而辛，气寒，可升可降，阳中阴也。入手太阴肺脏……桑叶之功，更佳于桑皮，最善补骨中之髓，添肾中之精，止身中之汗，填脑明目，活血生津，种子安胎，调和血脉，通利关节，止霍乱吐泻，除风湿寒痹，消水肿脚浮，老男人可以扶衰却老，老妇人可以还少生儿。"[22]

《本经逢原》卷三："桑叶，苦甘微寒，小毒，蜜水拌蒸用。《本经》除寒热出汗。发明，桑叶清肺胃去风明目，取经霜者。煎汤洗风眼下泪，同黑芝麻蜜丸，久服须发不白，不老延年。"[19]

《本草经解》卷三："桑叶，气寒，味苦、甘，有小毒。主除寒热，出汗。桑叶气寒，禀天冬寒之水气，入足太阳寒水膀胱经。味苦甘有小毒。得地中南火土之味，而有燥湿之性。入手少阴心经、足太阴脾经。气味降多于升，阴也。"[4]

《本草从新》卷九："干桑叶，凉血祛风。苦甘而凉，（得金气而柔润不凋、故喻嘉言清燥救肺汤、以之为君。）滋燥，凉血，止血，（刀斧伤者为末、干掺妙。）去风，长发，明目。（采经霜者煎汤、洗眼去风泪，洗手足去风痹，桑叶黑芝麻等分，蜜丸，名扶桑丸，除湿祛风，乌须明目。）代茶止消渴，末服止盗汗。"[23]

《本草纲目拾遗》卷六："桑叶滋，鲜桑叶摘开，其叶筋有白汁，名桑叶滋，又名桑脂。纲目桑叶载其用最广，独未及此。性微寒，味苦，有天丝入眼，以此点之。山海草函：桑叶滋点眼，治蜈蚣咬。"[24]

《本草分经·原例》："桑叶，苦甘而凉，滋燥凉血，止血去风，清泄少阳之气热。"[20]

《本草撮要》卷二："桑叶，味甘，入手足阳明经。功专清风热。得麦冬治，劳热，得生地、阿胶、石膏、枇杷叶，治肺燥咳血，得黑芝麻炼蜜为丸，除湿祛风明目，以之代茶。采取经霜者，常服治盗汗。洗眼去风泪。以木作面盆洗面，去面上游风。为入肝搜风之要药。”[5]

《本草便读·木部》：“桑叶，得箕星之精气，能搜肝络风邪。禀青帝之权衡，善泄少阳气火，眵泪羞明等证，仗此甘寒。豆风目眩诸般，藉其疏利。（桑叶经霜者佳。凡叶皆散，其纹如络，故能入络，疏风通肝达肺。桑乃箕星之精，箕好风，故尤为入肝搜风之要药。肝胆相连，又能疏泄少阳气分之火。凡一切目疾头风等证，由于风热者，皆可用之。）”[21]

《中药志》：“桑叶　本品为常用中药。商品为桑科植物桑的干燥叶。……【原植物】桑　别名：桑树（通称）。Morus alba L. ——桑科 Moraceae.”[12]

《中药材手册》：“桑叶（《纲目》列入木部灌木类桑项下）　本品为桑科植物桑 Morus alba L. 的干燥叶。原植物系落叶小乔木或灌木。野生与栽培均有。经验认为经霜之干燥老叶质量最佳。【别名】霜桑叶、冬桑叶。”[13]

《全国中草药汇编》：“桑叶来源：为桑（Morus alba L.）的叶片。”[14]

《中药大辞典》：“桑叶《本经》【异名】铁扇子《百草镜》。【基原】为桑科植物桑的叶。【原植物】桑《诗经》Morus alba L.，又名：家桑《日华子本草》，荆桑（王祯《农书》），桑椹树《救荒本草》，黄桑。”[8]

《中医大辞典·中药分册》：“桑叶　出《神农本草经》。又名冬桑叶、霜桑叶、铁扇子。为桑科植物桑 Morus alba L. 的叶。”[9]

《中国医学百科全书·中医学》：“桑叶　始载于《神农本草经》。为桑科植物桑 Morus alba L. 的叶。以经霜者为好。中国大部分地区均产。”[10]

《全国中药炮制规范》：“桑叶［处方用名］桑叶、蜜桑叶。【来源】本品为桑科植物桑 Morus alba L. 的干燥叶。栽培或野生。全国大部分地区多有生产。秋季霜降后采收，除去杂质，干燥。药材以叶片完整、大而厚、色黄绿者为佳。”[15]

《中国药材学》：“桑叶　【别名】冬桑叶，霜桑叶。【来源】本品为桑科植物桑 Morus alba L. 的叶。”[16]

《中国中医药学主题词表》：“桑叶 Folium mori　为桑科植物桑的叶；属辛凉解表药和平肝熄风药。C 桑。”[11]

《普通高等教育中医药类规划教材·中药学》：“桑叶《本经》为桑科落叶乔木植物桑 Morus alba L. 的叶。分布于我国南北各省，经霜后采收，晒干，生用或蜜炙用。”[7]

《中华本草》：“桑叶《本经》【异名】铁扇子《百草镜》，蚕叶《福建药物志》。……【来源】为桑科植物桑的叶。【原植物】桑 Morus alba L. 又名：家桑《日华子》，桑椹树《救荒本草》。”[17]

《中华人民共和国药典》：“桑叶 Folium mori　本品为桑科植物桑 Morus alba L. 的干燥叶。初霜后采收，除去杂质，晒干。”[6]

5　参考文献

1　南北朝·陶弘景．本草经集注．北京：人民卫生出版社，1994，429

2　明·缪希雍．炮炙大法．明末庄继先校刻本

3 清·张志聪. 本草崇原. 北京：中国中医药出版社，1992，32
4 清·叶桂. 本草经解. 上海：上海科学技术出版社，1958，77
5 清·陈其瑞. 本草撮要. 见：珍本医书集成（二）. 上海：上海科学技术出版社，1985，34
6 国家药典委员会. 中华人民共和国药典. 一部. 北京：化学工业出版社，2000，244
7 雷载权主编. 普通高等教育中医药类规划教材·中药学. 上海：上海科学技术出版社，1995，43
8 江苏新医学院. 中药大辞典. 上海：上海科学技术出版社，1977，1963
9 《中医大辞典》编辑委员会. 中医大辞典·中药分册. 北京：人民卫生出版社，1982，308
10 《中医学》编辑委员会. 中国医学百科全书·中医学. 上海：上海科学技术出版社，1997，974
11 吴兰成主编. 中国中医药学主题词表. 北京：中医古籍出版社，1996，320
12 中国医学科学院药物研究所等. 中药志. 第五册. 北京：人民卫生出版社，1993，98
13 中华人民共和国卫生部药政管理局. 中药材手册. 北京：人民卫生出版社，1998，493
14 《全国中草药汇编》编写组. 全国中草药汇编. 上册. 北京：人民卫生出版社，1996，698
15 中华人民共和国卫生部药政管理局. 全国中药炮制规范. 北京：人民卫生出版社，1988，254
16 徐国钧等主编. 中国药材学. 北京：中国医药科技出版社，1996，869
17 国家中医药管理局《中华本草》编委会. 中华本草. 第二册. 上海：上海科学技术出版社，1999，520
18 汉·神农本草经. 清顾观光重辑本. 北京：人民卫生出版社，1955，66
19 清·张璐. 本经逢原. 上海：上海科学技术出版社，1959，181
20 清·姚澜. 本草分经. 上海：上海科学技术出版社，1989，113
21 清·张秉成. 本草便读. 上海：上海卫生出版社，1957，58
22 清·陈士铎. 本草新编. 北京：中国中医药出版社，1996，209
23 清·吴仪洛. 本草从新. 北京：中医古籍出版社，2001，122
24 清·赵学敏. 本草纲目拾遗. 北京：人民卫生出版社，1983，203

386 桑白皮

Sangbaipi

Cortex Mori

1 定名依据

1.1 正名

1.1.1 汉文名：桑白皮（桑科植物桑 Morus alba L. 的干燥根皮）。

1.1.2 英文名：white mulberry root－bark.

1.2 依据

1.2.1 定名的文献依据

1.2.1.1 《证类本草》卷十三："桑根白皮，味甘，寒，无毒。……臣禹锡等谨按药性论云：桑白皮，使，平。能治肺气喘满，水气浮肿，主伤绝，利水道，消水气，虚劳客热，头痛，内补不足。"[1]

1.2.1.2 《增广太平和剂图经本草药性总论·木部中品》："桑白皮，味甘，寒，无毒。主伤中，五劳六极，羸瘦，崩中，脉绝，补虚，益气，去肺中水气，唾血，热渴，水肿，腹满，胪胀，利水道，去寸白，可以缝金疮。采无时。”[2]

1.2.1.3　《汤液本草》卷五：“桑白皮，气寒，味苦、酸，甘而辛，甘厚辛薄。无毒。入手太阴经。《象》云：主伤中、五劳羸瘦，补虚益气，除肺气，止唾血、热渴，消水肿，利水道。”[3]

1.2.1.4　《本草新编》卷四：“桑白皮（桑叶、桑椹），味甘而辛，气寒，可升可降，阳中阴也。入手太阴肺脏。助元气，补劳怯虚羸，泻火邪，止喘嗽唾血，利水消肿，解渴祛痰。刀刃伤，作线缝之，热鸡血涂合可愈。”[4]

1.2.1.5　《本草备要·木部》：“桑白皮，泻肺，行水，十剂作燥，以其行水也。甘辛而寒。泻肺火。（罗谦甫曰：是泻肺中火邪，非泻肺气也。火与元气不两立，火去则气得安矣，故《本经》又云益气。）”[5]

1.2.1.6　《本草撮要》卷二：“桑白皮，味甘，入手太阴经。得地骨皮泻肺，得白茯苓利水，得糯米治咳嗽吐血。肺气虚及风寒作嗽者慎用。续断、桂心为使。忌铁。”[6]

1.2.1.7　《中华人民共和国药典》：“桑白皮 Cortex mori　本品为桑科植物桑 Morus alba L. 的干燥根皮。秋末叶落时至次春发芽前采挖根部，刮去黄棕色粗皮，纵向剖开，剥取根皮，晒干。”[7]

1.2.1.8　《普通高等教育中医药类规划教材·中药学》：“桑白皮《本经》为桑科小乔木植物桑 Morus alba L. 的根皮。全产大部分地区均产，主产于安徽、河南、浙江、江苏、湖南等地。秋末叶落时至次春发芽前挖根，刮去黄棕色粗皮，剥取根皮，晒干，切丝生用，或蜜炙用。”[8]

1.2.1.9　《中药大辞典》：“桑白皮《药性论》【异名】桑根白皮《本经》，桑根皮、桑皮（孟诜），白桑皮《山西中药志》。【基原】为桑科植物桑 Morus alba L. 除去栓皮的根皮。原植物详‘桑叶’条。”[9]

1.2.1.10　《中医大辞典·中药分册》：“桑白皮　出《药性论》。又名桑根白皮、桑根皮、桑皮。为桑科植物桑 Morus alba L. 的根皮。”[10]

1.2.1.11　《中国医学百科全书·中医学》：“桑白皮　始载于《神农本草经》。原名桑根白皮，又名桑根皮、桑皮。为桑科植物桑 Morus alba L. 的根皮。”[11]

1.2.1.12　《中国中医药学主题词表》：“桑白皮 Cortex mori　为桑科植物桑干燥根皮；属祛湿利水药和止咳平喘药。C 桑。”[12]

1.2.1.13　《中药志》[13]、《全国中草药汇编》[14]、《全国中药炮制规范》[15]、《中国药材学》[16]、《中华本草》[17]等现代中药著作多以“桑白皮”作为本品正名（参见“文献通考”）。

1.2.2　定名选择的理由

1.2.2.1　桑白皮 Cortex mori，系桑科植物桑 Morus alba L. 的干燥根皮。“桑白皮”之名始见于唐初《药性论》，“桑白皮”作为本品正名始见于宋·佚名《增广太平和剂图经本草药性总论》，其后的本草著作如元·王好古《汤液本草》，清·陈士铎《本草新编》、汪昂《本草备要》、陈其瑞《本草撮要》等在载录本品时即以“桑白皮”作为正名，并一直沿用至今。

1.2.2.2　我国最新出版的《中华人民共和国药典》、《普通高等教育中医药类规划教材·中药学》以及辞书类著作《中医大辞典·中药分册》、《中药大辞典》、《中国医学百科全

书·中医学》等均以"桑白皮"作为本品正名。已经广泛应用于中医药学文献的标引和检索的《中国中医药学主题词表》也以"桑白皮"作为本品的正式主题词。现代本草著作如《中药志》、《全国中草药汇编》、《中华本草》、《中国药材学》、《全国中药炮制规范》等虽记载了不少本品各地的俗称，但也无一例外以"桑白皮"作为本品的正名。说明"桑白皮"作为本品正名已成为共识。

1.3　与正名等效的名词：无。

2　源流考释

桑白皮（桑科植物桑 Morus alba L. 的干燥根皮），原称"桑根白皮"。始见于汉《神农本草经》卷二："桑根白皮，味甘，寒。主伤中、五劳六极、羸瘦，崩中脉绝，补虚益气。叶：主除寒热出汗。桑耳黑者：主女子漏下赤白汗，血病，癥瘕积聚，阴补，阴阳寒热，无子。五木耳名糯，益气、不饥、轻身、强志。生山谷。"[18] 其后本草著作大多即以"桑根白皮"为正名记载本品，如南北朝·陶弘景《本草经集注》[19]，唐·苏敬等撰《新修本草》[20]，宋·苏颂《本草图经》[21]、唐慎微《证类本草》[1]、寇宗奭《本草衍义》[22]等。

"桑白皮"之名始见于唐初《药性论》，如宋·唐慎微《证类本草》引《药性论》云："桑白皮，使，平。能治肺气喘满，水气浮肿，主伤绝，利水道，消水气，虚劳客热，头痛，内补不足。"[1] "桑白皮"作为本草正名始见于宋·佚名《增广太平和剂图经本草药性总论》木部中品："桑白皮，味甘，寒，无毒。……其黄熟陈白者，止久泄，益气不饥。其金色者，治癖饮积聚，腹痛，金疮。"[2]。其后的本草著作有的以"桑白皮"为正名，如金·李杲《珍珠囊药性赋》[23]，元·王好古《汤液本草》[3]，明·兰茂《滇南本草》[24]、杜文燮《药鉴》[25]、李中梓《雷公炮制药性解》[26]，清·蒋居祉《本草择要纲目》[27]、陈士铎《本草新编》[4]、日本稻宣义《炮炙全书》[28]、汪昂《本草备要》[5]、黄宫绣《本草求真》[29]、凌奂《本草害利》[30]、陈其瑞《本草撮要》[6]、张秉成《本草便读》[31]；有的以"桑根白皮"为正名，如明·刘文泰《本草品汇精要》[32]、陈嘉谟《本草蒙筌》[33]、李中梓《本草征要》[34]、卢之颐《本草乘雅半偈》[35]，清·张志聪《本草崇原》[36]、汪昂《本草易读》[37]、张璐《本经逢原》[38]、吴仪洛《本草从新》[39]、陈念祖《神农本草经读》[40]、周岩《本草思辨录》[41]等。

古代著作中记载的本品异名有"桑根白皮"《神农本草经》等。如《神农本草经》卷二："桑根白皮，味甘，寒。主伤中、五劳六极、羸瘦，崩中脉绝，补虚益气。叶：主除寒热出汗。桑耳黑者：主女子漏下赤白汗，血病，癥瘕积聚，阴补，阴阳寒热，无子。五木耳名糯，益气、不饥、轻身、强志。生山谷。"[18]

现代有关著作大多沿用《增广太平和剂图经本草药性总论》的记载以"桑白皮"作为本品正名，如《中华人民共和国药典》[7]、《普通高等教育中医药类规划教材·中药学》[8]、《中药大辞典》[9]、《中医大辞典·中药分册》[10]、《中国医学百科全书·中医学》[11]、《中国中医药学主题词表》[12]、《中药志》[13]、《全国中草药汇编》[14]、《全国中药炮制规范》[15]、《中国药材学》[16]、《中华本草》[17]等。同时尚记载有"桑皮"《中药材手册》[14]，"桑根皮"《全国中草药汇编》[42]，"白桑皮"《中药大辞典》[9]等各地的俗称。

3 附录

3.1 又称：蜜桑白皮（饮片规格名）。

3.2 俗称：白桑皮（山西），桑皮，桑根皮。

3.3 曾称：桑根白皮《神农本草经》。

4 文献通考

《神农本草经》卷二："桑根白皮，味甘，寒。主伤中、五劳六极、羸瘦，崩中脉绝，补虚益气。叶：主除寒热出汗。桑耳黑者：主女子漏下赤白汗，血病，癥瘕积聚，阴补，阴阳寒热，无子。五木耳名糯，益气、不饥、轻身、强志。生山谷。"[18]

《本草经集注》："桑根白皮，味甘，寒，无毒。主治伤中，五劳，六极，羸瘦，崩中，脉绝，补虚，益气。去肺中水气，止唾血，热渴，水肿，腹满，胪胀，利水道，去寸白，可以缝创。采无时。出土上者杀人。（续断、桂心、麻子为之使。）叶：主除寒热，出汗。汁：解蜈蚣毒。桑耳：味甘，有毒。黑者，主女子漏下赤白汁，血病，癥瘕积聚，腹痛，阴阳寒热无子，治月水不调。其黄熟陈白者，止久泄，益气不饥。其金色者，治澼痹饮，积聚，腹病，金创。一名桑菌，一名木麦。五木耳：名檽，益气，不饥，轻身，强志。生犍为山谷。六月多雨时采木耳，即曝干。东行桑根乃易得，而江边多出土，不可轻信。桑耳，《断谷方》云：木檽又呼为桑上寄生，此云五木耳，而不显四者是何木？案老桑树生燥耳，有黄、赤、白者，又多雨时亦生软湿者，人采以作菹，皆无复药用。"[19]

《新修本草》卷十三："桑根白皮，味甘，寒，无毒。主伤中五劳六极，羸瘦，崩中，脉绝，补虚，益气。去肺中水气，止唾血，热渴，水肿，腹满，颅胀，利水道，去寸白，可以缝创。采无时。出土上者杀人。续断、桂心、麻子为之使。叶，主除寒热，出汗。汁，解蜈蚣毒。桑耳，味甘，有毒。黑者，主女子漏下赤白汁，血病，癥瘕积聚，腹痛，阴阳寒热无子，疗月水不调。其黄熟陈白者，止久泄，益气不饥。其金色者，疗澼痹饮，积聚，腹病，金创。一名桑茵，一名木麦。五木耳名檽，益气不饥，轻身强志。生犍为山谷。六月多雨时采木耳，即曝干。东行桑根乃易得，而江边多出土，不可轻信。桑耳，《断谷方》云：木檽又呼为桑上寄生，此云五木耳，而不显四者是何木？案老桑树生燥耳，有黄、赤、白者，又多雨时亦生软湿者，人采以作菹，皆无复药用。"[20]

《本草图经》卷十一："桑根白皮《本经》，不著所出州土，今处处有之。采无时。不可用出土上者，用东行根益佳，或云木白皮亦可用。初采得，以铜刀剥去上粗皮，其取里白，切，焙干。"[21]

《证类本草》卷十三："桑根白皮，味甘，寒，无毒。主伤中，五劳六极，羸瘦，崩中脉绝，补虚益气，去肺中水气，唾血热渴，水肿腹满胪胀，利水道，去寸白，可以缝金疮。采无时。出土上者杀人。……臣禹锡等谨按药性论云：桑白皮，使，平。能治肺气喘满，水气浮肿，主伤绝，利水道，消水气，虚劳客热，头痛，内补不足。……《尔雅》云：桑辨有葚（与椹同），栀。郭璞云：辨，半也。一半有葚，半无名曰栀。又云：女桑，桋桑。俗间呼桑木之小而条长者为女桑。又山桑木堪弓弩，檿桑丝中琴瑟，皆材之美者也，他木鲜及焉。"[1]

《本草衍义》卷十四："桑根白皮条中，桑之用稍多，然独遗乌椹，桑之精英尽在于此。采摘，微研，以布滤去滓，石器中熬成稀膏，量多少入蜜，再熬成稠膏，贮瓷器中。每抄一二钱，食后、夜卧，以沸汤点服。治服金石发热渴，生精神，及小肠热，性微凉。"[22]

《增广太平和剂图经本草药性总论·木部中品》："桑白皮，味甘，寒，无毒。主伤中，五劳六极，羸瘦，崩中，脉绝，补虚，益气，去肺中水气，唾血，热渴，水肿，腹满，胪胀，利水道，去寸白，可以缝金疮。采无时。出土上者杀人。叶：除寒热，出汗。汁解蜈蚣毒，桑耳：味甘，有毒。黑者主女子漏下赤白汁，血病癥瘕，积聚，阴痛，阴阳寒热，无子，疗月水不调。其黄熟陈白者，止久泄，益气不饥。其金色者，治癖饮积聚，腹痛，金疮。"[2]

《珍珠囊药性赋》卷二："桑白皮，味甘，性寒，无毒。可升可降，阳中之阴也。其用有二：益元气不足而补虚劳；泻肺气有余而止咳嗽。"[23]

《汤液本草》卷五："桑白皮，气寒，味苦、酸，甘而辛，甘厚辛薄。无毒。入手太阴经。《象》云：主伤中、五劳羸瘦，补虚益气，除肺气，止唾血、热渴，消水肿，利水道。"[3]

《滇南本草》卷一："桑白皮、桑椹子，桑白皮，味辛、微苦，性寒。金受火制，惟桑白皮可以泻之。止肺热咳嗽。注云：肺热咳嗽，要在寅、午、戌时乃真。止喘促吼咳，消肺痰咳血，利小便，消气肿面浮，肺气上逆作喘，开胃进食，盖气降痰消则食进，非脾气虚弱。"[24]

《本草品汇精要》卷十八："桑根白皮，附桑椹、桑耳，俱无毒。叶灰有小毒，植生。桑根白皮（出《神农本经》），主伤中，五劳六极，羸瘦，崩中脉绝，补虚益气。叶主寒热出汗。桑耳黑者，主女子漏下，赤白汁血，病癥瘕积聚，阴痛，阴阳寒热，无子（以上朱字《神农本经》）。去肺中水气，唾血，热渴水肿，腹满胪胀，利水道，去寸白，可以缝金疮。叶汁有小毒，解蜈蚣毒。桑耳，疗月水不调，其黄熟陈白者，止久泄，益气不饥。其金色者，治癖饮积聚，腹痛，金疮（以上黑字《名医》所录）。【名】栀（树半无椹）、女桑、山桑、家桑、鸡桑（叶桠者）、[桑耳]、桑菌、木麦……桑黄、桑巨[叶]、神仙叶（霜后枯者）。"[32]

《本草蒙筌》卷四："桑根白皮，桑上寄生，味甘而辛，甘厚辛薄。气寒。可升可降，阳中阴也。无毒。山谷出少，家园植多。山桑质坚，木堪作檐。家桑气厚，叶可饲蚕。凡入剂中，须觅家者。近冬收采，如式制精。根出土外者杀人，根向东行者得气。"[33]

《药鉴》卷二："桑白皮，气寒，味苦酸，无毒。可升可降，阳中阴也。酸苦能补虚，故主伤中五劳羸瘦，补虚益气也。气寒能利水，故主除肺中水气，止唾血，消水肿，利水道也。蜜炙用之，又主理肺气，而止咳嗽。与阿胶同用，又能治血嗽，盖阿胶补血，所忌者在敛肺耳，今得此剂以泻之，则血得补而不患其为敛也。桑白皮乃监制阿胶之妙剂也，用之者，其可少乎。"[25]

《雷公炮制药性解》卷五："桑白皮，味辛、甘，性寒无毒，入脾肺二经。主伤寒羸瘦，崩中脉绝，肺气有余，虚劳客热，瘀血停留，吐血热渴，止嗽消痰，开胃进食，利二便，消水肿，能杀寸白，可缝金疮。皮中白汁，涂唇燥及小儿口疮。"[26]

《本草征要》卷一："桑根白皮，味甘，性寒，无毒。入肺经。续断、桂心、麻子为使。刮去粗皮，蜜水炙。有涎出，不可去也。泻肺金之有余，止喘定嗽。疏小肠之闭滞，逐水宽膨。降气散瘀血，止渴消燥痰。”[34]

《本草乘雅半偈》第三帙：“桑根白皮《本经·上品》。曲直仆伛，靡不怒生，枝干叶实，各有专精。具木性之全体者，无出其右；此独拈叶中丝缕而言，其枝干皮根理文丝缕，亦各各井然……尔雅云：桑辨自葚者栀。又云：女桑，桋桑，檿桑，山桑。郭璞注云：辨，半也。葚，与椹同。半有椹，半无椹，曰栀。干小条长，曰女。叶细岐锐，皮理粗戾，曰桋。檿桑，丝中琴瑟。山桑，似桑，材中弓弩，皆材之美者，他木鲜及之矣。”[35]

《本草崇原》卷上：“桑根白皮，气味甘寒，无毒。主治伤中，五劳六极，羸瘦崩中，绝脉，补虚，益气。（《纲目》误书中品，夫桑上之寄生得列上品，岂桑反在中品也，今改入上品。）”[36]

《本草择要纲目·寒性药品》：“桑白皮　【气味】甘，寒，无毒。可升可降，阳中阴也。入手太阴经。【主治】肺气喘满，虚劳客热，调中下气，泻肺，利大小肠，降气散血。盖桑白皮甘以固元气之不足而补，辛以泻肺气之有余而止嗽。此其功皆实则泻其子也。大抵为病脉气热盛，咳嗽而后喘，面肿身热，小水不利者宜之。”[27]

《本草新编》卷四：“桑白皮（桑叶、桑椹），味甘而辛，气寒，可升可降，阳中阴也。入手太阴肺脏。助元气，补劳怯虚羸，泻火邪，止喘嗽唾血，利水消肿，解渴祛痰。刀刃伤，作线缝之，热鸡血涂合可愈。”[4]

《炮炙全书》卷三：“桑白皮，甘、辛、苦，寒。取东行嫩根洗去土泥，日晒，待其干透后，剥皮贮之，临时刮去上薄衣，炙用。若掘取时即剥取皮且刮上衣，其涎流去，药力都泄，用之少效，出土上者有毒。续断、桂心、麻子为使，忌铁及铅。”[28]

《本草易读》卷七：“桑根白皮，木皮亦可。焙末用，忌铁器，出土上勿用，续断、桂心、麻子为使。甘，平，无毒。手太阴肺药也。泻肺下气，消痰止渴，开胃化食，利水杀虫。消水肿腹胀，解肺气喘满，止霍乱吐泻，除虚劳客热。利二肠而散血，敷鹅口而息崩。肺虚及小便利者忌用。”[37]

《本草备要·木部》：“桑白皮，泻肺，行水，十剂作燥，以其行水也。甘辛而寒。泻肺火。（罗谦甫曰：是泻肺中火邪，非泻肺气也。火与元气不两立，火去则气得安矣，故《本经》又云益气。）”[5]

《本经逢原》卷三：“桑根白皮，甘寒无毒。须蜜酒相和拌令湿透，炙熟用。否则伤肺泄气，大不利人。根见土面者有毒伤人。发明，桑根白皮泻肺气之有余，止嗽而能利水。肺中有水气及肺火有余者宜之。肺虚无火，因风寒而嗽者服之，风邪反闭固不散而成久嗽者有之。甄权治肺中水气，唾血，热渴水肿，腹满胪胀，利水道，去寸白虫。可以缝金疮，缝后以热鸡血涂之，桑皮之功用尽矣。”[38]

《本草从新》卷九：“桑根白皮，泻肺行水。甘辛而寒。泻肺火，（钱乙泻白散、桑皮地骨各一两、甘草五钱、每服二钱、粳米百粒煎、时珍曰：桑皮地骨、皆能泻火从小便出、甘草泻火缓中、粳米清肺养血、乃泻肺诸方之准绳也。）利二便。”[39]

《本草求真·上编》：“桑白皮（灌木），泻肺火利水通气。桑白皮（专入肺），辛甘性寒。善入肺中气分，泻火利水，除痰泄气，缘气与水与痰，止属病标，其气逆不利，与水饮胶结，未有不因火结而成。”[29]

《神农本草经读》卷上：“桑根白皮，气味甘、寒，无毒。主伤中，五劳六极，羸瘦，崩中绝脉，补虚益气。（旧本列为中品，今从《崇原》。）叶天士曰：桑皮气寒，禀水气而入肾；味甘无毒，得土味而入脾。中者，中州脾也。”[40]

《本草害利·肺部药队》：“桑白皮，【害】甘寒泻肺，肺中有水气，及肺火有余者宜之。性不纯良，不宜多用，肺虚无火而小便自利者，及因风寒而发咳嗽者勿服。桑根见地上者，名马额，有毒杀人。”[30]

《本草撮要》卷二：“桑白皮，味甘，入手太阴经。得地骨皮泻肺，得白茯苓利水，得糯米治咳嗽吐血。肺气虚及风寒作嗽者慎用。续断、桂心为使。忌铁。”[6]

《本草便读·木部》：“桑白皮，泻肺火之有余，降逆消痰嗽可愈。性甘寒而无毒，疏邪利水胀能松。子能养血生津，质甘且润。枝可祛风活络，味苦而平。”[31]

《本草思辨录》卷四：“桑根白皮，甘辛入脾肺，而气寒复入膀胱，能驱脾肺中之水气从小便出，故水肿腹满胪胀胥治之。咳嗽惟肺有水气及伏火者宜之。肺虚无火，因风寒而嗽者，服之则锢闭邪气而成久嗽。此仲圣于桑白皮散，所以谓风寒勿取也。”[41]

《中药志》：“桑白皮　本品为常用中药。商品为桑科植物桑除去栓皮的干燥根皮。……【原植物】桑 Morus alba L.　——桑科 Moraceae.”[13]

《中药材手册》：“桑皮（《纲目》列入木部灌木类桑项下）　本品为桑科植物桑 Morus alba L.　的干燥根皮。原植物系落叶灌木或小乔木，野生与栽培均有。商品有以同科植物构树及柘树有根皮混作桑白皮入药者，应注意鉴别。【别名】桑白皮、桑根白皮。”[42]

《全国中草药汇编》：“桑白皮　别名：桑根皮。来源：为桑科桑属植物桑 Morus alba L.　的根部内皮。”[14]

《中药大辞典》：“桑白皮《药性论》【异名】桑根白皮《本经》，桑根皮、桑皮（孟诜），白桑皮《山西中药志》。【基原】为桑科植物桑 Morus alba L.　除去栓皮的根皮。原植物详‘桑叶’条。”[9]

《中医大辞典·中药分册》：“桑白皮　出《药性论》。又名桑根白皮、桑根皮、桑皮。为桑科植物桑 Morus alba L.　的根皮。”[10]

《中国医学百科全书·中医学》：“桑白皮　始载于《神农本草经》。原名桑根白皮，又名桑根皮、桑皮。为桑科植物桑 Morus alba L.　的根皮。中国大部分地区有产；主产于安徽、河南、浙江、江苏、湖南等省。”[11]

《全国中药炮制规范》：“桑白皮　［处方用名］桑白皮、蜜桑白皮。【来源】本品为桑科植物桑 Morus alba L.　的干燥根皮。栽培或野生。主产于安徽、浙江、江苏、湖南等地。秋末春初采挖根部，刮去黄棕色粗皮，纵向剖开，剥取根皮，干燥。”[15]

《中国药材学》：“桑白皮　【别名】桑皮，桑根白皮。【来源】本品为桑科植物桑 Morus alba L.　的根内皮。”[16]

《中国中医药学主题词表》：“桑白皮 Cortex mori　为桑科植物桑干燥根皮；属祛湿利水药和止咳平喘药。C 桑。”[12]

《普通高等教育中医药类规划教材·中药学》：“桑白皮《本经》为桑科小乔木植物桑 Morus alba L.　的根皮。全产大部分地区均产，主产于安徽、河南、浙江、江苏、湖南等地。秋末叶落时至次春发芽前挖根，刮去黄棕色粗皮，剥取根皮，晒干，切丝生用，或蜜炙用。”[8]

《中华本草》：“桑白皮《药性论》【异名】桑根白皮《本经》，白桑皮《山西中药志》，桑皮《中药材手册》，桑根皮（通称）。【来源】为桑科植物桑 Morus alba L. 的根皮。【原植物】参见‘桑叶’条。”[17]

《中华人民共和国药典》：“桑白皮 Cortex mori　本品为桑科植物桑 Morus alba L. 的干燥根皮。秋末叶落时至次春发芽前采挖根部，刮去黄棕色粗皮，纵向剖开，剥取根皮，晒干。”[7]

5　参考文献

1　宋·唐慎微. 证类本草. 北京：人民卫生出版社，1957，315

2　宋·佚名. 增广太平和剂图经本草药性总论. 见：增广太平惠民和剂局方. 海口：海南出版社，2002，469

3　元·王好古. 汤液本草. 见：景印文渊阁四库全书（745）. 北京：中医古籍出版社，1986，988

4　清·陈士铎. 本草新编. 北京：中国中医药出版社，1996，209

5　清·汪昂. 本草备要. 北京：中国中医药出版社，1998，138

6　清·陈其瑞. 本草撮要. 见：珍本医书集成（二）. 上海：上海科学技术出版社，1985，33

7　国家药典委员会. 中华人民共和国药典. 一部. 北京：化学工业出版社，2000，245

8　雷载权主编. 普通高等教育中医药类规划教材·中药学. 上海：上海科学技术出版社，1995，244

9　江苏新医学院. 中药大辞典. 上海：上海科学技术出版社，1977，1968

10　《中医大辞典》编辑委员会. 中医大辞典·中药分册. 北京：人民卫生出版社，1982，308

11　《中医学》编辑委员会. 中国医学百科全书·中医学. 上海：上海科学技术出版社，1997，1169

12　吴兰成主编. 中国中医药学主题词表. 北京：中医古籍出版社，1996，319

13　中国医学科学院药物研究所等. 中药志. 第五册. 北京：人民卫生出版社，1993，482

14　《全国中草药汇编》编写组. 全国中草药汇编. 上册. 北京：人民卫生出版社，1996，697

15　中华人民共和国卫生部药政管理局. 全国中药炮制规范. 北京：人民卫生出版社，1988，290

16　徐国钧等主编. 中国药材学. 北京：中国医药科技出版社，1996，775

17　国家中医药管理局《中华本草》编委会. 中华本草. 第二册. 上海：上海科学技术出版社，1999，525.

18　汉·神农本草经. 清顾观光重辑本. 北京：人民卫生出版社，1955，66

19　南北朝·陶弘景. 本草经集注. 北京：人民卫生出版社，1994，285

20　唐·苏敬等撰. 新修本草. 合肥：安徽科学技术出版社，1981，335

21　宋·苏颂. 本草图经. 合肥：安徽科学技术出版社，1994，380

22　宋·寇宗奭. 本草衍义. 上海：商务印书馆，1937，82

23　金·李杲. 珍珠囊药性赋. 清康熙三十二年文武堂刻本

24　明·兰茂. 滇南本草. 第一卷. 昆明：云南人民出版社，1959，251

25　明·杜文燮. 药鉴. 上海：上海人民出版社，1975，65

26　明·李中梓. 雷公炮制药性解. 见：中国医学大成（二）. 长沙：岳麓书社，1990，152

27　清·蒋居祉. 本草择要纲目. 见：珍本医书集成（二）. 上海：上海科学技术出版社，1985，13

28　［日］稻宣义. 炮炙全书. 北京：中医古籍出版社，1981，117

29　清·黄宫绣. 本草求真. 上海：上海科学技术出版社，1959，197

30　清·凌奂. 本草害利. 北京：中医古籍出版社，1982，86

31　清·张秉成. 本草便读. 上海：上海卫生出版社，1957，58

32　明·刘文泰. 本草品汇精要. 北京：人民卫生出版社，1982，497

33　明·陈嘉谟. 本草蒙筌. 北京：人民卫生出版社，1988，226

34 明·李中梓. 本草征要. 见：李中梓医学全书. 北京：中国中医药出版社，1999，137
35 明·卢之颐. 本草乘雅半偈. 北京：人民卫生出版社，1986，135
36 清·张志聪. 本草崇原. 北京：中国中医药出版社，1992，31
37 清·汪昂. 本草易读. 北京：人民卫生出版社，1987，304
38 清·张璐. 本经逢原. 上海：上海科学技术出版社，1959，181
39 清·吴仪洛. 本草从新. 北京：中医古籍出版社，2001，122
40 清·陈念祖. 神农本草经读. 北京：人民卫生出版社，1959，21
41 清·周岩. 本草思辨录. 北京：人民卫生出版社，1960，132
42 中华人民共和国卫生部药政管理局. 中药材手册. 北京：人民卫生出版社，1998，566

387 桑枝
Sangzhi
Ramulus Mori

1 定名依据

1.1 正名

1.1.1 汉文名：桑枝（桑科植物桑 Morus alba L. 的干燥嫩枝）。

1.1.2 英文名：mulberry twig.

1.2 依据

1.2.1 定名的文献依据

1.2.1.1 《本草图经》卷十一：“桑根白皮，《本经》不著所出州土，今处处有之。采无时……唐·安金藏剖腹，用此法便愈。桑条作煎，见近效方。……《仙经》云：一切仙药，不得桑煎不服。出《抱朴子》。本方桑枝一小升，细切，熬令香，以水三大升，煎取二大升，一日服尽，无问食前后，此服只依前方也。桑叶可常服，神仙服食方，以四月桑茂盛时采叶。”[1]

1.2.1.2 《本草崇原》卷上：“桑枝（附），气味苦平，主治遍体风痒干燥，水气，脚气，风气，四肢拘挛，上气，眼运，肺气咳嗽，消食，利小便。久服轻身，聪明耳目，令人光泽。”[2]

1.2.1.3 《本草易读》卷七：“桑枝，苦，平，无毒。祛风除湿，消食利水，聪耳明目，泽颜止渴。洗风痒干燥，疗水气脚气，除四肢拘挛，解肺气咳嗽。”[3]

1.2.1.4 《本经逢原》卷三：“桑枝，苦平，无毒。发明，桑枝清热去风，故遍体风痒干燥，水气、脚气、风气，四肢拘挛，无不宜之。时珍云，煎药用桑者，取其能利关节，除风寒湿痹诸痛也。”[4]

1.2.1.5 《本草撮要》卷二：“桑枝，味甘、苦，入手足太阴经。功专去风湿拘挛。得桂枝治肩臂痹痛，得槐枝、柳枝、桃枝洗遍身痒。”[5]

1.2.1.6 《中华人民共和国药典》：“桑枝 Ramulus mori　本品为桑科植物桑 Morus alba L. 的干燥嫩枝。春末夏初采收，去叶，晒干，或趁鲜切片，晒干。”[6]

1.2.1.7 《普通高等教育中医药类规划教材·中药学》：“桑枝《本草图经》为桑科落叶

乔木植物桑 Morus alba L. 的嫩枝。全国大部分地区均产，主产于江苏、河南、山东等地。春末夏初采收，去叶晒干，或趁鲜切片晒干。生用，或炒至微黄用。”[7]

1.2.1.8 《中药大辞典》：“桑枝《本草图经》【异名】桑条《本草图经》。【基原】为桑科植物桑 Morus alba L. 的嫩枝。原植物详‘桑叶’条。”[8]

1.2.1.9 《中医大辞典·中药分册》：“桑枝 出《本草图经》。又名桑条。为桑科植物桑 Morus alba L. 的嫩枝。”[9]

1.2.1.10 《中国医学百科全书·中医学》：“桑枝 始载于《本草图经》。为桑科植物桑 Morus alba L. 的嫩枝。中国大部分地区均产。”[10]

1.2.1.11 《中国中医药学主题词表》：“桑枝 Ramulus mori 为桑科植物桑的干燥嫩枝；属祛风湿药和祛湿利水药。C 桑。”[11]

1.2.1.12 《中药材手册》[12]、《全国中草药汇编》[13]、《全国中药炮制规范》[14]、《中国药材学》[15]、《中华本草》[16]等现代中药著作多以“桑枝”作为本品正名（参见“文献通考”）。

1.2.2 定名选择的理由

1.2.2.1 桑枝 Ramulus mori，系桑科植物桑 Morus alba L. 的干燥嫩枝。“桑枝”之名始见于宋·苏颂《本草图经》，“桑枝”作为本品正名始见于清·张志聪《本草崇原》，其后的本草著作如清·汪昂《本草易读》、张璐《本经逢原》、陈其瑞《本草撮要》等在载录本品时即以“桑枝”作为正名，并一直沿用至今。

1.2.2.2 我国最新出版的《中华人民共和国药典》、《普通高等教育中医药类规划教材·中药学》以及辞书类著作《中医大辞典·中药分册》、《中药大辞典》、《中国医学百科全书·中医学》等均以“桑枝”作为本品正名。已经广泛应用于中医药学文献的标引和检索的《中国中医药学主题词表》也以“桑枝”作为本品的正式主题词。现代本草著作如《全国中草药汇编》、《中华本草》、《中国药材学》、《中药材手册》、《全国中药炮制规范》等虽记载了不少本品各地的俗称，但也无一例外以“桑枝”作为本品的正名。说明“桑枝”作为本品正名已成为共识。

1.3 与正名等效的名词：无。

2 源流考释

桑枝（桑科植物桑 Morus alba L. 的干燥嫩枝），始载于宋·苏颂《本草图经》。[1]该书在“桑根白皮”项下记载了本品名称“桑条”、“桑枝”，如《本草图经》卷十一：“桑根白皮，《本经》不著所出州土，今处处有之。采无时……唐·安金藏剖腹，用此法便愈。桑条作煎，见近效方。……《仙经》云：一切仙药，不得桑煎不服。出《抱朴子》。本方桑枝一小升，细切，熬令香，以水三大升，煎取二大升，一日服尽，无问食前后，此服只依前方也。”[1]

“桑枝”作为本品正名始见于清·张志聪《本草崇原》卷上：“桑枝（附），气味苦平，主治遍体风痒干燥，水气，脚气，风气，四肢拘挛，上气，眼运，肺气咳嗽，消食，利小便。久服轻身，聪明耳目，令人光泽。”[2]其后的本草著作有的以“桑枝”为正名，如清·汪昂《本草易读》[3]、张璐《本经逢原》[4]、姚澜《本草分经》[17]、陈其瑞《本草撮要》[5]；有的以“干桑枝”为正名，如清·吴仪洛《本草从新》[18]；有的在“桑根白皮”项下介绍本品，如明·卢之颐《本草乘雅半偈》[19]等。

古代著作记载的本品异名有“桑条”《本草图经》[1]等。如《本草图经》[1]卷十一：“桑根白皮，《本经》不著所出州土，今处处有之。采无时……唐·安金藏剖腹，用此法便愈。桑条作煎，见近效方。云桑煎疗水气、肺气、脚气、痈肿兼风气。桑条二两，用大秆六两，一物细切如豆，以水一大升，肚空时吃，或茶汤，或羹粥，每服半大升。亦无禁忌也。本方云桑枝，平，不冷不热……或煎以代茶饮。”[1]

现代有关著作均以“桑枝”作为本品正名，如《中华人民共和国药典》[6]、《普通高等教育中医药类规划教材·中药学》[7]、《中药大辞典》[8]、《中医大辞典·中药分册》[9]、《中国医学百科全书·中医学》[10]、《中国中医药学主题词表》[11]、《中药材手册》[12]、《全国中草药汇编》[13]、《全国中药炮制规范》[14]、《中国药材学》[15]、《中华本草》[16]等。同时尚记载有“双枝”、“嫩桑枝”《中国药材学》[15]等各地的俗称。

3 附录

3.1 又称：炒桑枝（饮片规格名）。

3.2 俗称：双枝，嫩桑枝。

3.3 曾称：桑条《本草图经》。

4 文献通考

《本草图经》卷十一：“桑根白皮，《本经》不著所出州土，今处处有之。采无时……唐·安金藏剖腹，用此法便愈。桑条作煎，见近效方。云桑煎疗水气、肺气、脚气、痈肿兼风气。桑条二两，用大秆六两，一物细切如豆，以水一大升，肚空时吃，或茶汤，或羹粥，每服半大升。亦无禁忌也。本方云桑枝，平，不冷不热，可以常服。疗遍体风痒干燥，脚气风气，四肢拘挛，上气眼晕，肺气嗽，消食，利小便。久服轻身，聪明耳目，令人光泽，兼疗口干。《仙经》云：一切仙药，不得桑煎不服。出《抱朴子》。本方桑枝一小升，细切，熬令香，以水三大升，煎取二大升，一日服尽，无问食前后，此服只依前方也。桑叶可常服，神仙服食方，以四月桑茂盛时采叶。又十月霜后，三分二分已落时，一分在者，名神仙叶，即采取与前叶同阴干，捣末，丸、散任服，或煎以代茶饮。”[1]

《本草乘雅半偈》第三帙：“桑根白皮《本经·上品》。曲直仆伛，靡不怒生，枝干叶实，各有专精……荆之类根固而心实，能久远，宜为树；鲁之类根不固，心不实，不能久远，宜为地桑，然荆之条叶，不如鲁叶之盛茂，当以鲁桑条接之，则能久远，而又盛茂也。”[19]

《本草崇原》卷上：“桑枝（附），气味苦平，主治遍体风痒干燥，水气，脚气，风气，四肢拘挛，上气，眼运，肺气咳嗽，消食，利小便。久服轻身，聪明耳目，令人光泽。”[2]

《本草易读》卷七：“桑枝，苦，平，无毒。祛风除湿，消食利水，聪耳明目，泽颜止渴。洗风痒干燥，疗水气脚气，除四肢拘挛，解肺气咳嗽。”[3]

《本经逢原》卷三：“桑枝，苦平无毒。发明，桑枝清热去风，故遍体风痒干燥，水气、脚气、风气，四肢拘挛，无不宜之。时珍云，煎药用桑者，取其能利关节，除风寒湿痹诸痛也。”[4]

《本草从新》卷九："干桑枝，宣祛风。苦平。通关节，行津液，祛风利水，治风寒湿痹诸痛。（在手足者尤效、以其入四肢也。）水气脚气。（桑枝一升、细锉炒香、水三升、熬至二升、一日服尽、名桑枝煎、治风气脚气。）"[18]

《本草分经·原例》："桑枝，苦平，祛风利水，治手足风寒湿痹。"[17]

《本草撮要》卷二："桑枝，味甘苦，入手足太阴经。功专去风湿拘挛。得桂枝治肩臂痹痛，得槐枝、柳枝、桃枝洗遍身痒。"[5]

《中药材手册》："桑枝（《纲目》列入木部灌木类桑项下）　本品为桑科植物桑 Morus alba L. 的干燥嫩枝。原植物系落叶小乔木或灌木。野生与栽培均有。以津液充足者为好，老桑枝质已干枯，不宜药用。"[12]

《全国中草药汇编》："桑枝，来源：为桑（Morus alba L.）的嫩枝。"[13]

《中药大辞典》："桑枝《本草图经》，【异名】桑条《本草图经》。【基原】为桑科植物桑 Morus alba L. 的嫩枝。原植物详'桑叶'条。"[8]

《中医大辞典·中药分册》："桑枝，出《本草图经》。又名桑条。为桑科植物桑 Morus alba L. 的嫩枝。"[9]

《中国医学百科全书·中医学》："桑枝　始载于《本草图经》。为桑科植物桑 Morus alba L. 的嫩枝。中国大部分地区均产。"[10]

《全国中药炮制规范》："桑枝，［处方用名］桑枝，炒桑枝。【来源】本品为桑科植物桑 Morus alba L. 的干燥嫩枝。栽培或野生。主产于江苏、浙江等地。春、夏二季割取嫩枝，去叶，干燥；或趁新鲜时切片，干燥。药材以枝细质嫩、断面黄白色、嚼之发粘者为佳。"[14]

《中国药材学》："桑枝，【别名】双枝，嫩桑枝。【来源】本品为桑科植物桑 Morus alba L. 的嫩枝。"[15]

《中国中医药学主题词表》："桑枝 Ramulus mori　为桑科植物桑的干燥嫩枝；属祛风湿药和祛湿利水药。C 桑。"[11]

《普通高等教育中医药类规划教材·中药学》："桑枝《本草图经》，为桑科落叶乔木植物桑 Morus alba L. 的嫩枝。全国大部分地区均产，主产于江苏、河南、山东等地。春末夏初采收，去叶晒干，或趁鲜切片晒干。生用，或炒至微黄用。"[7]

《中华本草》："桑枝《本草图经》【异名】桑条《本草图经》。【来源】为桑科植物桑 Morus alba L. 的嫩枝。【原植物】参见'桑叶'条。"[16]

《中华人民共和国药典》："桑枝 Ramulus mori　本品为桑科植物桑 Morus alba L. 的干燥嫩枝。春末夏初采收，去叶，晒干，或趁鲜切片，晒干。"[6]

5　参考文献

1　宋·苏颂. 本草图经. 合肥：安徽科学技术出版社，1994，380

2　清·张志聪. 本草崇原. 北京：中国中医药出版社，1992，32

3　清·汪昂. 本草易读. 北京：人民卫生出版社，1987，305

4　清·张璐. 本经逢原. 上海：上海科学技术出版社，1959，181

5　清·陈其瑞. 本草撮要. 见：珍本医书集成（二）. 上海：上海科学技术出版社，1985，33

6　国家药典委员会. 中华人民共和国药典. 一部. 北京：化学工业出版社，2000，245

7 雷载权主编. 普通高等教育中医药类规划教材·中药学. 上海：上海科学技术出版社，1995，119
8 江苏新医学院. 中药大辞典. 上海：上海科学技术出版社，1977，1966
9 《中医大辞典》编辑委员会. 中医大辞典·中药分册. 北京：人民卫生出版社，1982，308
10 《中医学》编辑委员会. 中国医学百科全书·中医学. 上海：上海科学技术出版社，1997，1058
11 吴兰成主编. 中国中医药学主题词表. 北京：中医古籍出版社，1996，321
12 中华人民共和国卫生部药政管理局. 中药材手册. 北京：人民卫生出版社，1998，604
13 《全国中草药汇编》编写组. 全国中草药汇编. 上册. 北京：人民卫生出版社，1996，697
14 中华人民共和国卫生部药政管理局. 全国中药炮制规范. 北京：人民卫生出版社，1988，309
15 徐国钧等主编. 中国药材学. 北京：中国医药科技出版社，1996，707
16 国家中医药管理局《中华本草》编委会. 中华本草. 第二册. 上海：上海科学技术出版社，1999，530.
17 清·姚澜. 本草分经. 上海：上海科学技术出版社，1989，163
18 清·吴仪洛. 本草从新. 北京：中医古籍出版社，2001，122
19 明·卢之颐. 本草乘雅半偈. 北京：人民卫生出版社，1986，135

388 桑寄生
Sangjisheng
Herba Taxilli

1 定名依据

1.1 正名

1.1.1 汉文名：桑寄生［桑寄生科植物桑寄生 Taxillus chinensis（DC.）Danser 的干燥带叶茎枝］。

1.1.2 英文名：Chinese taxillus herb.

1.2 依据

1.2.1 定名的文献依据

1.2.1.1 《备急千金要方》卷二："庆云散：治丈夫阳气不足，不能施化，施化无成方。覆盆子、五味子（各一升），天雄（一两），石斛、白术（各三两），桑寄生（四两），天门冬（九两），紫石英（二两），菟丝子（一升），上九味治下筛，先食，酒服方寸匕，日三。"[1]

1.2.1.2 《本草图经》卷十："桑寄生，出弘农山谷桑上，今处处有之。云是乌鸟食物，子落枝节间，感气而生。叶似橘而厚软，茎似槐枝而肥脆；三、四月生花，黄白色；六月、七月结实，黄色如小豆大。"[2]

1.2.1.3 《本草衍义》卷十三："桑寄生，新旧书云：今处处有之。从宦南北，实处处难得，岂岁岁窠斫摘践之苦，而不能生邪？抑方宜不同也？若以为鸟食物子落枝节间，感气而生，则麦当生麦，谷当生谷，不当但生此一物也。"[3]

1.2.1.4 《本草征要》卷二："桑寄生，味苦，性平，无毒。入肝经。忌火。和血脉，充肌肤，而齿发坚长。舒筋络，利关节，而痹痛捐除。安胎简用，崩漏征医。能益血，兼能去湿，故功效如上。”[4]

1.2.1.5　《本草易读》卷七：“桑寄生，益血安胎，止崩下乳。平痈肿而治金疮，强筋骨而疗腰痛。”[5]

1.2.1.6　《本草从新》卷九：“桑寄生，补筋骨、散风湿。苦坚肾，助筋骨而固齿长发。甘益血，止崩漏而下乳安胎。舒筋络而利关节，和血脉而除痹痛。外科散疮疡，追风湿。海外深山地暖，不蚕桑，无采捋之苦，气化浓密。”[6]

1.2.1.7　《中华人民共和国药典》：“桑寄生 Herba taxilli　本品为桑寄生科植物桑寄生 Taxillus chinensis（DC.）Danser 的干燥带叶茎枝。冬季至次春采割，除去粗茎，切段，干燥，或蒸后干燥。”[7]

1.2.1.8　《普通高等教育中医药类规划教材·中药学》：“桑寄生《本经》为桑寄生科常绿小灌木植物桑寄生 Taxillus chinensis（DC.）Danser 和槲寄生 Viscum coloratum（Kom.）Nakai 的带叶茎枝。前者主产于广东、广西等地；后者主产于河北、辽宁、内蒙古、河南等地。冬季至次春采割，除去粗茎，切段，干燥，或蒸后干燥。生用。”[8]

1.2.1.9　《中药大辞典》：“桑寄生《雷公炮炙论》【异名】茑《诗经》……【基原】为桑寄生科植物槲寄生、桑寄生或毛叶桑寄生等的枝叶。【原植物】①槲寄生 Viscum coloratum（Kom.）Nakai。②桑寄生 Loranthus parasitica（L.）Merr.，又名：桃木寄生、沙梨寄生、楷杷寄生、油茶寄生。③毛叶桑寄生 Loranthus gracilifolius Schult.。”[9]

1.2.1.10　《中医大辞典·中药分册》：“桑寄生　出《雷公炮炙论》。又名桑上寄生。为桑寄生科植物桑寄生 Loranthus parasificus（L.）Merr.　的枝叶。”[10]

1.2.1.11　《中国医学百科全书·中医学》：“桑寄生　始载于《神农本草经》。原名桑上寄生。为桑寄生科植物桑寄生 Taxillus chinensis（DC.）Danser 或槲寄生 Viscum coloratum（Kom.）Nakai 等的枝叶。冬季至次春采收，除去粗茎，切段，干燥，或蒸后干燥。”[11]

1.2.1.12　《中国中医药学主题词表》：“桑寄生 Taxillus chinensis　属桑寄生科；属补肾药和祛风湿药。”[12]

1.2.1.13　《中药材手册》[13]、《全国中草药汇编》[14]、《全国中药炮制规范》[15]、《中国药材学》[16]、《中华本草》[[17]等现代中药著作多以“桑寄生”作为本品正名（参见“文献通考”）。

1.2.2　定名选择的理由

1.2.2.1　桑寄生 Herba taxilli，系桑寄生科植物桑寄生 Taxillus chinensis（DC.）Danser 的干燥带叶茎枝。“桑寄生”之名始见于唐·孙思邈《备急千金要方》，“桑寄生”作为本品正名始见于宋·苏颂《本草图经》，其后的本草著作如宋·寇宗奭《本草衍义》，明·李中梓《本草征要》，清·汪昂《本草易读》、吴仪洛《本草从新》等在载录本品时即以“桑寄生”作为正名，并一直沿用至今。

1.2.2.2　我国最新出版的《中华人民共和国药典》、《普通高等教育中医药类规划教材·中药学》以及辞书类著作《中医大辞典·中药分册》、《中药大辞典》、《中国医学百科全书·中医学》等均以“桑寄生”作为本品正名。已经广泛应用于中医药学文献的标引和检索的《中国中医药学主题词表》也以“桑寄生”作为本品的正式主题词。现代本草著作如《全国中草药汇编》、《中华本草》、《中国药材学》、《中药材手册》、《全国中药炮制规范》等虽记载了不少本品各地的俗称，但也无一例外以“桑寄生”作为本品的正名。

说明“桑寄生”作为本品正名已成为共识。

1.3　与正名等效的名词：无。

2　源流考释

桑寄生［桑寄生科植物桑寄生 Taxillus chinensis（DC.）Danser 的干燥带叶茎枝］，原称“桑上寄生”。始见于汉《神农本草经》卷一：“桑上寄生，味苦，平。主腰痛，小儿背叛强，痈肿，安胎，充肌肤，坚发齿，长须眉。其实，明目、轻身、通神。一名寄屑，一名寓木，一名宛童。生川谷。”[18] 其后的本草著作有的即以“桑上寄生”为正名，如南北朝·陶弘景《本草经集注》[19] 等。

“桑寄生”之名始见于唐·孙思邈《备急千金要方》卷二：“庆云散：治丈夫阳气不足，不能施化，施化无成方。覆盆子、五味子（各一升），天雄（一两），石斛、白术（各三两），桑寄生（四两），天门冬（九两），紫石英（二两），菟丝子（一升），上九味治下筛，先食，酒服方寸匕，日三。”[1] “桑寄生”作为本草正名始见于宋·苏颂《本草图经》卷十：“桑寄生，出弘农山谷桑上，今处处有之。云是乌鸟食物，子落枝节间，感气而生。叶似橘而厚软，茎似槐枝而肥脆；三、四月生花，黄白色；六月、七月结实，黄色如小豆大。”[2] 其后的本草著作有的以“桑上寄生”为正名，如宋·唐慎微《证类本草》[20]，明·李时珍《本草纲目》[21]；有的以“桑寄生”为正名，如宋·寇宗奭《本草衍义》[3]、佚名《增广太平和剂图经本草药性总论》[22]，明·李中梓《本草征要》[4]，清·蒋居祉《本草择要纲目》[23]、汪昂《本草易读》[5]、汪昂《本草备要》[24]、张璐《本经逢原》[25]、吴仪洛《本草从新》[6]、沈金鳌《要药分剂》[26]、黄宫绣《本草求真》[27]、姚澜《本草分经》[28]、杨时泰《本草述钩元》[29]、凌奂《本草害利》[30]、陈其瑞《本草撮要》[31]、张秉成《本草便读》[32]；有的以“寄生草”为正名，如明·兰茂《滇南本草》[33] 等。

古代著作中记载的本品异名有“茑”《毛诗》[34]，“寓木”、“宛童”《尔雅》[35]，“桑上寄生”、寄屑”《神农本草经》[18]，“寄生树”（《尔雅》郭璞注）[35]，“桃树寄生”《太平圣惠方》[36]，“寄生草”《滇南本草》[33]，“寄生”、“茑木”《本草纲目》[21] 等。如《毛诗》云：“茑与女萝。《传》云：茑，寄生山也。”[34]《尔雅》云：“寓木、宛童。郭璞云：寄生树，一名茑。”[35]《神农本草经》卷一：“桑上寄生，味苦，平。主腰痛，小儿背强，痈肿，安胎，充肌肤，坚发齿，长须眉。其实，明目、轻身、通神。一名寄屑，一名寓木，一名宛童。生川谷。”[18]《太平圣惠方》卷五十六：“治蛊毒诸方，夫蛊有数种。皆是变惑之气。人有固造作之者。多取虫蛇之类。以瓷器中盛。则任其自相啖食。唯有一物独在者。即谓之蛊……又方。桃树寄生（三两），上捣罗为末。不计时候。如茶点一钱服。治忽中蛊毒方。上取白鸡鸭血灌口中。立效。”[36]《滇南本草》卷一：“寄生草，味苦、甘，性微温。生槐树者，主治大肠下血，肠风便血，痔漏。生桑树者，治筋骨疼痛，走筋络，风寒湿痹效。生花椒树者，治脾胃寒冷，呕吐恶心翻胃。又有用者解梅疮毒，妇人下元虚寒或崩漏。”[33]《本草纲目》卷三十七：“桑上寄生《本经·上品》。【释名】寄屑《本经》、寓木《本经》、宛童《本经》、茑（鸟、吊二音）。时珍曰：此物寄寓他木而生，如鸟立于上，故曰寄生、寓木、茑木。俗呼为寄生草。《东方朔传》云：在树为寄生，在地为窭薮。”[21]

现代有关著作均沿用《本草图经》的记载以“桑寄生”作为本品正名，如《中华人民共和国药典》[7]、《普通高等教育中医药类规划教材·中药学》[8]、《中药大辞典》[9]、《中医大辞典·中药分册》[10]、《中国医学百科全书·中医学》[11]、《中国中医药学主题词表》[12]、《中药材手册》[13]、《全国中草药汇编》[14]、《全国中药炮制规范》[15]、《中国药材学》[16]、《中华本草》[17]等。同时尚记载有“广寄生”《中药材手册》[13]，“桑生茶”、“寄生泡”《全国中草药汇编》[14]，“冰粉树”、“心宝”《中药大辞典》[9]，“藤菜”、“老式寄生”《中国药材学》[16]等各地的俗称。还记载有本品原植物“桑寄生”的异名“广寄生”、“寄生茶”《中药志》[37]，“桃木寄生”、“沙梨寄生”、“楷杷寄生”、“油茶寄生”《中药大辞典》[9]，“苦楝寄生”、“相思树寄生”、“槐花寄生”、“梧州寄生茶”、“松树寄生”《中华本草》[17]等。

3　附录

3.1　又称：无。

3.2　俗称：桑生茶，寄生泡，冰粉树，心宝，广寄生，藤菜，老式寄生。

3.3　曾称：茑《毛诗》，寓木、宛童《尔雅》，桑上寄生、寄屑《神农本草经》，寄生树（《尔雅》郭璞注），桃树寄生《太平圣惠方》，寄生草《滇南本草》，寄生、茑木《本草纲目》。

3.4　原植物名称：桑寄生，广寄生，寄生茶（广西），桃木寄生，沙梨寄生，楷杷寄生，油茶寄生，桃树寄生，苦楝寄生，相思树寄生、槐花寄生（广西），梧州寄生茶，松树寄生（海南）。

4　文献通考

《毛诗》：“茑与女萝。《传》云：茑，寄生山也。”[34]

《尔雅》：“寓木、宛童。郭璞云：寄生树，一名茑。”[35]

《神农本草经》卷一：“桑上寄生，味苦，平。主腰痛，小儿背强，痈肿，安胎，充肌肤，坚发齿，长须眉。其实，明目、轻身、通神。一名寄屑，一名寓木，一名宛童。生川谷。”[18]

《本草经集注》：“桑上寄生，味苦、甘，平，无毒。主治腰痛，小儿背强，痈肿，安胎，充肌肤，坚发齿，长须眉。主金创，去痹，女子崩中，内伤不足，产后余疾，下乳汁。其实：明目，轻身，通神。一名寄屑，一名寓木，一名宛童，一名茑，生弘农川谷桑树上。三月三日采茎、叶，阴干。桑上者，名桑上寄生尔。”[19]

《备急千金要方》卷二：“庆云散：治丈夫阳气不足，不能施化，施化无成方。覆盆子、五味子（各一升），天雄（一两），石斛、白术（各三两），桑寄生（四两），天门冬（九两），紫石英（二两），菟丝子（一升），上九味治下筛，先食，酒服方寸匕，日三。素不耐冷者，去寄生，加细辛四两。阳气不少而无子者，去石斛加槟榔十五枚，良。”[1]

《新修本草》卷十二：“桑上寄生，味苦、甘，平，无毒。主腰痛，小儿背强，痈肿，安胎，充肌肤，坚发齿，长须眉。主金创，去痹，女子崩中，内伤不足，产后余疾，下乳汁。其实明目，轻身通神。一名寄屑，一名寓木，一名宛童，一名葛，生弘农川谷桑树上。三月三日采茎、叶、阴干。桑上者，名桑上寄生耳。”[1]

《太平圣惠方》卷五十六：“治蛊毒诸方，夫蛊有数种。皆是变惑之气，人有固造作之者。多取虫蛇之类，以瓷器中盛，则任其自相啖食。唯有一物独在者，即谓之蛊……又方，桃树寄生（三两），上捣罗为末。不计时候，如茶点一钱服。治忽中蛊毒方，上取白鸡鸭血灌口中，立效。”[36]

《本草图经》卷十：“桑寄生，出弘农山谷桑上，今处处有之。云是乌鸟食物，子落枝节间，感气而生。叶似橘而厚软，茎似槐枝而肥脆；三、四月生花，黄白色；六月、七月结实，黄色如小豆大。”[2]

《证类本草》卷十二：“桑上寄生，味苦、甘，平，无毒。主腰痛，小儿背强（巨两切），痈肿，安胎，充肌肤，坚发齿，长须眉，主金疮，去痹，女子崩中，内伤不足，产后余疾，下乳汁。其实明目，轻身通神。一名寄屑。一名寓木，一名宛童，一名茑（音鸟又音吊）。生弘农川谷桑树上。三月三日采茎、叶，阴干。陶隐居云：桑上者，名桑上寄生尔……今称五月实赤，大如小豆，盖陶未见也。”[20]

《本草衍义》卷十三：“桑寄生，新旧书云：今处处有之。从宦南北，实处处难得，岂岁岁窠斫摘践之苦，而不能生邪？抑方宜不同也？若以为鸟食物子落枝节间，感气而生，则麦当生麦，谷当生谷，不当但生此一物也。”[3]

《增广太平和剂图经本草药性总论·木部上品》：“桑寄生，味苦甘，平，无毒。主腰痛，小儿背强，痈肿，安胎，充肌肤，主金疮，去痹，女子崩中，内伤不足，产后余疾，下乳汁。《药性论》云：臣。能令胎牢固，主怀妊漏血不止。日华子云：助筋骨，益血脉。采人多在榉树上收，呼为桑寄生，在桑树生者极少。”[22]

《滇南本草》卷一：“寄生草，味苦、甘，性微温。生槐树者，主治大肠下血，肠风便血，痔漏。生桑树者，治筋骨疼痛，走筋络，风寒湿痹效。生花椒树者，治脾胃寒冷，呕吐恶心翻胃。又有用者解梅疮毒，妇人下元虚寒或崩漏。”[33]

《本草纲目》卷三十七：“桑上寄生《本经·上品》。【释名】寄屑《本经》、寓木《本经》、宛童《本经》、茑（鸟、吊二音）。时珍曰：此物寄寓他木而生，如鸟立于上，故曰寄生、寓木、茑木。俗呼为寄生草。《东方朔传》云：在树为寄生，在地为窭薮。”[21]

《本草征要》卷二：“桑寄生，味苦，性平，无毒。入肝经。忌火。和血脉，充肌肤，而齿发坚长。舒筋络，利关节，而痹痛捐除。安胎简用，崩漏征医。能益血，兼能去湿，故功效如上。海外深山、地暖不蚕、桑无采捋之苦，气化浓密，自然生出。有言鸟衔他子，遗树而生者，非也。是一物。”[4]

《本草择要纲目·平性药品》：“桑寄生 【气味】苦，平，无毒。【主治】腰痛，小儿背强，痈肿。去女子崩中不足，安胎及产后余疾，下乳汁。助筋骨，益血脉。”[23]

《本草易读》卷七：“桑寄生，益血安胎，止崩下乳。平痈肿而治金疮，强筋骨而疗腰痛。”[5]

《本草备要·木部》：“桑寄生，补筋骨，散风湿。苦坚肾，助筋骨而固齿、长发（齿者骨之余，发者血之余）。甘益血，止崩漏而下乳、安胎（三症皆由血虚）。外科散疮疡，追风湿。”[24]

《本经逢原》卷三：“桑寄生，苦甘平无毒。《本经》主腰痛，小儿背强，痈肿，充饥肤，坚发齿，长须眉，安胎。发明，寄生得桑之余气而生，性专祛风、逐湿、通调血脉。

故《本经》取治妇人腰痛、小儿背强等病，血脉通调而肌肤眉发皆受其荫，即有痈肿，亦得消散矣。古圣触物取象，以其寓形榕木，与子受母气无异，故为安胎圣药。”[25]

《本草从新》卷九：“桑寄生，补筋骨、散风湿。苦坚肾，助筋骨而固齿长发。甘益血，止崩漏而下乳安胎。舒筋络而利关节，和血脉而除痹痛。外科散疮疡，追风湿。海外深山地暖，不蚕桑，无采捋之苦，气化浓密。自然生出，有言鸟衔他子，遗树而生者非也。他树多寄生，恐反有害。茎叶并用。忌火。”[6]

《要药分剂》卷上：“桑寄生，味苦、甘，性平，无毒。感桑之精气而生。【主治】主腰痛，小儿背强，痈肿，充肌肤，安胎（本经）。主女子崩中，内伤不足，产后余疾，下乳汁，主金疮，去痹（别录）。益血脉，坚筋骨（大明）。主怀孕漏血不止，令胎牢固（甄权）。”[26]

《本草求真·上编》：“桑寄生，（寓木）补肝肾除风湿强筋骨。桑寄生（专入肝肾），感桑精气而生。味苦而甘，性平而和，不寒不热。号为补肾补血要剂，缘肾主骨发，主血。苦入肾，肾得补则筋骨有力，不致痿痹而酸痛矣。”[27]

《本草分经·原例》：“桑寄生，苦、甘，坚肾和血，舒筋络散风湿。”[28]

《本草述钩元》卷二十五：“桑寄生，此是乌鸟食一物子，粪落树上，感气而生。诸树多有寄生，茎叶并相似，但须桑上者，方合用。非自采即难以别，可断茎视之，色深黄者为验（保升）。近海州邑及海外境土，其地暖而不蚕，桑无采捋之苦。气厚意浓，自然生出，何尝节间可容他子耶（丹溪）。”[29]

《本草害利·肝部药队》：“桑寄生，【害】杂树上者，气性不同，恐反有害。寇宗奭云：向有求此于吴中诸邑，采不得，以他木寄生服之，逾月而毙，可不慎哉。”[30]

《本草撮要》卷二：“桑寄生，味甘苦，入足少阴经。功专坚肾。助筋骨，固齿长发，益血止崩，下乳安胎，和血除痹。外科散疮疡，追风湿。得阿胶、艾叶治胎动腹痛。以之捣汁服，治膈气，忌火。”[31]

《本草便读·木部》：“桑寄生，壮骨强筋，补肝肾虚羸。苦甘平润，和营通络。治痹风痛著，关节舒和。且其养血疏风。得附大桑之余气，又可安胎治产，都因寓木以生成。（桑寄生即桑树上所附之藤，然种类不一。总以桑树上者为佳，甘苦性平。凡藤类像筋，故入肝又及于肾者，乙葵同源也。以其得桑之余气，故能治风兼治湿者，风能胜湿也。统治筋骨间风寒湿痹，此物祛邪之力有余，补养之功不足。所云补虚羸，益血脉者，亦邪除则正受益耳。）”[32]

《中药志》：“寄生　本品为常用中药。商品为桑寄生科的槲寄生、桑寄生、四川寄生和红花寄生的带叶茎枝。……【原植物】1. 槲寄生　别名：冬青（东北），冻青、桑寄生（河北）。Viscum coloratum（Kom.）Nakai——桑寄生科 Loranthaceae. 2. 桑寄生　别名：广寄生、寄生茶。Taxillus chinensis（DC.）Danser（Loranthus chinensis DC.）——桑寄生科 Loranthaceae. 3. 四川寄生　别名：桑寄生、毛叶寄生。Taxillus suchuenesis（Lecte.）Danser（Loranthus sutchnenensis Lecte.）——桑寄生科 Loranthaceae. 4. 红花寄生 Scurrula parasitica L.［Loranthus parasitica（L.）Merr.］——桑寄生科 Loranthaceae.”[37]

《中药材手册》：“桑寄生（《纲目》名桑上寄生，列入木部寓木类）　商品寄生分为两类：北方生产的为桑寄生科植物槲寄生 Viscum coloratum（Kom.）Nakai 的干燥带叶茎枝；南方产的为同科植物桑寄生 Taxillus chinensis（DC.）Danser 的干燥带叶茎枝。原植物均为常绿小灌木，多系借飞禽传播种子，寄生在多种树上，均为野生。全国大部分地区习用槲寄生，桑寄生次之。另外，个别地区尚用同科其他种植物的带叶茎枝在当地作寄生使用，应注意鉴别。槲寄生【别名】北寄生、柳寄生、冬青、黄寄生。桑寄生【别名】广寄生。"[13]

《全国中草药汇编》："桑寄生　别名：寄生、桑上寄生、桑生茶、寄生泡。来源：为桑寄生科钝果寄生属植物桑寄生 Taxillus sutchnenensis（Lecomte）Danser、广寄生 T. chinensis（DC.）Danser［Loranthus parasificus auct. non Merr.］，毛叶钝果寄生 T. nigrans（Hance）Danser［Loranthus yadoriki auct. non Sieb. ex Maxim.］或梨果寄生属植物红花寄生 Scurrula parasitica L.［Loranthus parasitica（L.）Merr.；T. chinensis auct. non DC.］的带叶茎枝。"[14]

《中药大辞典》："桑寄生《雷公炮炙论》【异名】茑《诗经》，寓木、宛童《尔雅》，桑上寄生、寄屑《本经》，寄生树（《尔雅》郭璞注），寄生草《滇南本草》，茑木《纲目》，冰粉树、心宝（《滇南本草》整理本）。【基原】为桑寄生科植物槲寄生、桑寄生或毛叶桑寄生等的枝叶。【原植物】①槲寄生 Viscum coloratum（Kom.）Nakai. ②桑寄生 Loranthus parasitica（L.）Merr.，又名：桃木寄生、沙梨寄生、楷杷寄生、油茶寄生。③毛叶桑寄生 Loranthus gracilifolius Schult.。"[9]

《中医大辞典·中药分册》："桑寄生　出《雷公炮炙论》。又名桑上寄生。为桑寄生科植物桑寄生 Loranthus parasificus（L.）Merr. 的枝叶。"[10]

《中国医学百科全书·中医学》："桑寄生　始载于《神农本草经》。原名桑上寄生。为桑寄生科植物桑寄生 Taxillus chinensis（DC.）Danser 或槲寄生 Viscum coloratum（Kom.）Nakai 等的枝叶。冬季至次春采收，除去粗茎，切段，干燥，或蒸后干燥。"[11]

《全国中药炮制规范》："桑寄生　［处方用名］桑寄生。【来源】本品为桑寄生科植物桑寄生 Taxillus chinensis（DC.）Danser 的干燥带叶茎枝。均为野生。主产于广东、广西等地。冬季至次春采割，除去粗茎，干燥或蒸后干燥。药材以枝细嫩、色红褐、叶多者为佳。"[15]

《中国药材学》："桑寄生　【别名】广寄生，藤菜，老式寄生。【来源】本品为桑寄生科桑寄生 Taxillus chinensis（DC.）Danser［Loranthus parasiticus（L.）Merr.，Loranthus chinenis DC.］的带叶茎枝。"[16]

《中国中医药学主题词表》："桑寄生 Taxillus chinensis　属桑寄生科；属补肾药和祛风湿药。"[12]

《普通高等教育中医药类规划教材·中药学》："桑寄生《本经》为桑寄生科常绿小灌木植物桑寄生 Taxillus chinensis（DC.）Danser 和槲寄生 Viscum coloratum（Kom.）Nakai 的带叶茎枝。前者主产于广东、广西等地；后者主产于河北、辽宁、内蒙古、河南等地。冬季至次春采割，除去粗茎，切段，干燥，或蒸后干燥。生用。"[8]

《中华本草》："桑寄生《雷公炮炙论》【异名】茑《诗经》，寓木、宛童《尔雅》，桑上寄生、寄屑《本经》，寄生树（《尔雅》郭璞注），寄生草《滇南本草》，茑木《纲目》。……【来源】为桑寄生科植物桑寄生、四川寄生、红花寄生、毛叶钝果寄生的枝叶。【原植物】1. 桑寄生 Taxillus chinensis（DC.）Danser［Loranthus chinensis DC.］　又名：桃树寄生《圣惠方》，苦楝寄生《本草求原》，广寄生《中药志》，相思树寄生、槐花寄生

《广西药用植物名录》，梧州寄生茶《实用中草药彩色图集》，寄生茶（广西），松树寄生（海南）。2. 四川寄生 Taxillus suchuenesis（Lecte.）Danser［Loranthus sutchnenensis Lecomte］ 又名：橙树寄生（贵州），水青冈寄生（广东）。3. 红花寄生 Scurrula parasitica L.［Loranthus scurrula L.；L. parasitica（L.）Merr.］。4. 毛叶钝果寄生 Taxillus nigrans（Hance）Danser［Loranthus nigrans Hance］ 又名：毛叶寄生《中国高等植物图鉴》，桑寄生（四川、湖南、江西），寄生泡（四川、陕西）。”[17]

《中华人民共和国药典》：“桑寄生 Herba taxilli 本品为桑寄生科植物桑寄生 Taxillus chinensis（DC.）Danser 的干燥带叶茎枝。冬季至次春采割，除去粗茎，切段，干燥，或蒸后干燥。”[7]

5 参考文献

1 唐·孙思邈. 备急千金要方. 北京：人民卫生出版社，1955，17

2 宋·苏颂. 本草图经. 合肥：安徽科学技术出版社，1994，338

3 宋·寇宗奭. 本草衍义. 上海：商务印书馆，1937，75

4 明·李中梓. 本草征要. 见：李中梓医学全书. 北京：中药物国中医药出版社，1999，137

5 清·汪昂. 本草易读. 北京：人民卫生出版社，1987，306

6 清·吴仪洛. 本草从新. 北京：中医古籍出版社，2001，135

7 国家药典委员会. 中华人民共和国药典. 一部. 北京：化学工业出版社，2000，246

8 雷载权主编. 普通高等教育中医药类规划教材·中药学. 上海：上海科学技术出版社，1995，124

9 江苏新医学院. 中药大辞典. 上海：上海科学技术出版社，1977，1970

10 《中医大辞典》编辑委员会. 中医大辞典·中药分册. 北京：人民卫生出版社，1982，308

11 《中医学》编辑委员会. 中国医学百科全书·中医学. 上海：上海科学技术出版社，1997，1057

12 吴兰成主编. 中国中医药学主题词表. 北京：中医古籍出版社，1996，320

13 中华人民共和国卫生部药政管理局. 中药材手册. 北京：人民卫生出版社，1998，608

14 《全国中草药汇编》编写组. 全国中草药汇编. 上册. 北京：人民卫生出版社，1996，699

15 中华人民共和国卫生部药政管理局. 全国中药炮制规范. 北京：人民卫生出版社，1988，310

16 徐国钧等主编. 中国药材学. 北京：中国医药科技出版社，1996，1356

17 国家中医药管理局《中华本草》编委会. 中华本草. 第二册. 上海：上海科学技术出版社，1999，604

18 汉·神农本草经. 清顾观光重辑本. 北京：人民卫生出版社，1955，45

19 南北朝·陶弘景. 本草经集注. 北京：人民卫生出版社，1994，254

20 宋·唐慎微. 证类本草. 北京：人民卫生出版社，1957，304

21 明·李时珍. 本草纲目. 北京：人民卫生出版社，1982，2158

22 宋·佚名. 增广太平和剂图经本草药性总论. 见：增广太平惠民和剂局方. 海口：海南出版社，2002，466

23 清·蒋居祉. 本草择要纲目. 见：珍本医书集成（二）. 上海：上海科学技术出版社，1985，104

24 清·汪昂. 本草备要. 北京：中国中医药出版社，1998，139

25 清·张璐. 本经逢原. 上海：上海科学技术出版社，1959，193

26 清·沈金鳌. 要药分剂. 上海：上海科学技术出版社，1959，104

27 清·黄宫绣. 本草求真. 上海：上海科学技术出版社，1959，16

28 清·姚澜. 本草分经. 上海：上海科学技术出版社，1989，148

29 清·杨时泰. 本草述钩元. 上海：科技卫生出版社，1958，550

30 清·凌奂. 本草害利. 北京：中医古籍出版社，1982，27
31 清·陈其瑞. 本草撮要. 见：珍本医书集成（二）. 上海：上海科学技术出版社，1985，34
32 清·张秉成. 本草便读. 上海：上海卫生出版社，1957，68
33 明·兰茂. 滇南本草. 第一卷. 昆明：云南人民出版社，1959，255
34 汉·毛亨传，唐·孔颖达正义. 十三经注疏·毛诗正义. 上海：上海古籍出版社，1993
35 汉初学者辑，晋·郭璞注. 十三经注疏·尔雅注疏. 上海：上海古籍出版社，1993
36 宋·王怀隐. 太平圣惠方. 北京：人民卫生出版社，1958，1727
37 中国医学科学院药物研究所等. 中药志. 第五册. 北京：人民卫生出版社，1993，711

389 桑椹

Sangshen

Fructus Mori

1 定名依据

1.1 正名

1.1.1 汉文名：桑椹（桑科植物桑 Morus alba L. 的干燥果穗）。

1.1.2 英文名：mulberry fruit.

1.2 依据

1.2.1 定名的文献依据

1.2.1.1 《新修本草》卷十三："桑根白皮，味甘，寒，无毒……桑椹，味甘，寒，无毒，单食，主消渴；叶，味苦、甘，寒，有小毒。水煎取浓汁，除脚气水肿，利大小肠。"[1]

1.2.1.2 《本经逢原》卷三："桑椹，甘温，无毒。《本经》主伤中，五劳六极，羸瘦，崩中绝脉，补虚益气。发明，桑椹，手足少阴、太阴血分药，《本经》所主皆言桑椹之功。而宗奭云：《本经》言桑甚详，独遗其椹，即濒湖之博识尚不加察，但以其功误列根皮之下，所以世鲜采用，惟高寿酒用之。"[2]

1.2.1.3 《本草崇原》卷上："桑椹（附），止消渴，《唐本草》利五脏，关节痛，安魂，镇神，令人聪明，变白不老。（《本草拾遗》附。）"[3]

1.2.1.4 《本草撮要》卷二："桑椹，味甘酸温，色紫黑。入足厥阴少阴经。功专补水利五脏关节，安魂镇神，聪耳明目，生津止渴。解金石药之燥，并利水消肿，醒酒乌须。多食致衄。晒干为末，蜜丸良。鲜者煎膏入蜜炼稠，点汤服。名文武膏。"[4]

1.2.1.5 《中华人民共和国药典》："桑椹 Fructus mori 本品为桑科植物桑 Morus alba L. 的干燥果穗。4~6月果实变红时采收，晒干，或略蒸后晒干。"[5]

1.2.1.6 《普通高等教育中医药类规划教材·中药学》："桑椹《新修本草》为桑科落叶灌木桑 Morus alba L. 的果穗。主产江苏、浙江、湖南、四川等地。4~6月果实变红时采收，晒干，或略蒸后晒干用。"[6]

1.2.1.7 《中药大辞典》："桑椹《唐本草》【异名】葚《尔雅》，桑实《说文》，乌椹《本草衍义》，文武实《素问病机保命集》，黑椹《本草蒙筌》，桑枣《生草药性备要》，桑葚子《本草再新》，桑果《江苏植药志》，桑粒《东北药植志》，桑《四川中药志》。【基原】为桑科植物桑 Morus alba L. 的果穗。原植物详‘桑叶’条。”[7]

1.2.1.8 《中医大辞典·中药分册》：“桑椹 出《新修本草》。又名桑实、桑果、桑枣、桑椹子。为桑科植物桑 Morus alba L. 的果穗。全国大部分地区均产。”[8]

1.2.1.9 《中国医学百科全书·中医学》：“桑椹 始载于《新修本草》。又名桑实、桑枣、桑椹子。为桑科植物桑 Morus alba L. 的果穗。中国大部分地区有产。”[9]

1.2.1.10 《中国中医药学主题词表》：“桑椹 Fructus morus 为桑科植物桑的干燥成熟果实；属补血药（中药）和补阴药。C 桑。”[10]

1.2.1.11 《中药志》[11]、《中药材手册》[12]、《全国中草药汇编》[13]、《全国中药炮制规范》[14]、《中国药材学》[15]等现代中药著作多以“桑椹”作为本品正名（参见“文献通考”）。

1.2.2 定名选择的理由

1.2.2.1 桑椹 Fructus mori，系桑科植物桑 Morus alba L. 的干燥果穗。“桑椹”之名始见于唐·苏敬等撰《新修本草》，“桑椹”作为本品正名始见于清·张璐《本经逢原》，其后的本草著作如清·张志聪《本草崇原》、陈其瑞《本草撮要》等在载录本品时均以“桑椹”作为正名，并一直沿用至今。

1.2.2.2 我国最新出版的《中华人民共和国药典》、《普通高等教育中医药类规划教材·中药学》以及辞书类著作《中医大辞典·中药分册》、《中药大辞典》、《中国医学百科全书·中医学》等均以“桑椹”作为本品正名。已经广泛应用于中医药学文献的标引和检索的《中国中医药学主题词表》也以“桑椹”作为本品的正式主题词。现代本草著作如《中药志》、《全国中草药汇编》、《中华本草》、《中国药材学》、《中药材手册》、《全国中药炮制规范》等虽记载了不少本品各地的俗称，但也无一例外以“桑椹”作为本品的正名。说明“桑椹”作为本品正名已成为共识。

1.3 与正名等效的名词：无。

2 源流考释

桑椹（桑科植物桑 Morus alba L. 的干燥果穗），始见于唐·苏敬等撰《新修本草》[1]。如该书在“桑根白皮”项下曰：“桑根白皮，味甘，寒，无毒……桑椹，味甘，寒，无毒，单食，主消渴；叶，味苦、甘，寒，有小毒。水煎取浓汁，除脚气水肿，利大小肠。”[1]此后有的本草多在“桑根白皮”（或桑白皮）项下介绍，如宋·唐慎微《证类本草》[16]、寇宗奭《本草衍义》[17]，明·陈嘉谟《本草蒙筌》[18]，清·陈士铎《本草新编》[19]等；有的在“桑”项下介绍，如明·李时珍《本草纲目》[20]；有的以“桑椹子”为正名，如明·兰茂《滇南本草》[21]。

“桑椹”作为本品正名始见于清·张璐《本经逢原》卷三：“桑椹，甘温无毒。《本经》主伤中五劳六极，羸瘦，崩中绝脉，补虚益气。发明，桑椹手足少阴、太阴血分药，《本经》所主皆言桑椹之功。”[2]其后清·张志聪《本草崇原》[3]、陈其瑞《本草撮要》[4]均沿用《本经逢原》以“桑椹”为正名记载本品。

古代著作中记载的本品异名有“桑实”《医心方》[22]，“葚”《尔雅》[16]，“乌椹”《本草衍义》[17]，“文武膏”、“文武实”《素问病机气宜保命集》[23]，“桑椹子”《滇南本草》[21]，“黑椹”《本草蒙筌》[18]，“桑葚子”《本草再新》[24]等。如日本丹波康赖《医心方》卷二十六：“辟虫蛇第十五……服陵阳子三精散方：天精桑实，地精赤实，人精麻实。凡三物，分等，加桂肉三尺捣，饭后服方寸匕，三十日通神，百日力自倍。”[22]《证类本草》卷十三：“桑根白皮，味甘，寒，无毒……《尔雅》云：桑辨有葚（与椹同），栀。郭璞云：辨，半也。一半有葚，半无名曰栀。”[16]《本草衍义》卷十四：“桑根白皮，桑根白皮条中，桑之用稍多，然独遗乌椹，桑之精英尽在于此。”[17]金·刘完素《素问病机气宜保命集》卷下第二十七：“瘰疬论第二十七，夫瘰疬者……治瘰疬。文武膏。（桑椹也。）治瘰疬。文武膏。（桑椹也。）文武实（二斗黑熟者）上以布袋取汁。银石器中熬成薄膏。白汤点一匙。日三服。”[23]《滇南本草》卷一：“桑白皮、桑椹子，桑白皮，味辛、微苦，性寒。金受火制，惟桑白皮可以泻之。”[21]《本草蒙筌》卷四：“桑根白皮，桑上寄生，味甘而辛，甘厚辛薄……（一方：黑椹一升，和蝌蚪子一斤，瓶盛封闭，悬屋东向，百日化为泥，染白须如漆。）”[18]《本草再新》卷四：“桑葚子　味甘酸，性温，无毒，入肾经。”[24]

现代有关著作除《中华本草》[25]以“桑椹子”为正名记载外，其余大多沿用《本经逢原》的记载以“桑椹”作为本品正名，如《中华人民共和国药典》[5]、《普通高等教育中医药类规划教材·中药学》[6]、《中药大辞典》[7]、《中医大辞典·中药分册》[8]、《中国医学百科全书·中医学》[9]、《中国中医药学主题词表》[10]、《中药志》[11]、《中药材手册》[12]、《全国中草药汇编》[13]、《全国中药炮制规范》[14]、《中国药材学》[15]等。同时尚记载有“桑果”、“桑仁”、“桑椹子”、“桑枣”、“桑泡”《中药材手册》[12]，“桑粒”、“桑蔗”《中药大辞典》[7]，“桑子”《中国药材学》[15]]等各地的俗称。还记载有本品原植物“桑”的异名“桑树”《中药志》[11]等。

3　附录

3.1　又称：无。

3.2　俗称：桑果（江苏、浙江），桑仁（辽宁），桑粒（东北），桑蔗（四川），桑枣，桑泡，桑子。

3.3　曾称：桑实《医心方》，葚《尔雅》，乌椹《本草衍义》，文武膏、文武实《素问病机气宜保命集》，桑椹子《滇南本草》，黑椹《本草蒙筌》，桑葚子《本草再新》。

3.4　原植物名称：桑，桑树（通称）。

4　文献通考

《新修本草》卷十三：“桑根白皮，味甘，寒，无毒……桑椹，味甘，寒，无毒，单食，主消渴；叶，味苦、甘，寒，有小毒。水煎取浓汁，除脚气水肿，利大小肠。”[1]

《医心方》卷二十六：“辟虫蛇第十五，《得富贵方》云：蛇字‘宜方’，心念之则不见，见蛇呼‘宜方’即失不见……服陵阳子三精散方：天精桑实，地精赤实，人精麻实。凡三物，分等，加桂肉三尺捣，饭后服方寸匕，三十日通神，百日力自倍。”[22]

《证类本草》卷十三：“桑根白皮，味甘，寒，无毒……桑耳，味甘，有毒。黑者主女子漏下赤白汁，血病癥瘕积聚，阴痛，阴阳寒热，无子，疗月水不调。其黄熟陈白者，止久泄，益气，不饥。其金色者，治癖饮积聚，腹痛，金疮。一名桑菌，一名木麦蜀本麦作夋（诠荀切）五木耳，名檽（音软），益气不饥，轻身强志……图经曰：桑根白皮，《本经》不著所出州土，今处处有之。采无时。不可用出土上者，用东行根益佳。或云木白皮亦可用。初采得，以铜刀剥去上粗皮，取其里白切焙干。其皮中青涎，勿使刮去，药力都在其上。恶铁及铅，不可近之。桑叶以夏秋再生者为上，霜后采之。煮汤淋渫手足，去风痹殊胜。桑耳，一名桑黄。有黄熟陈白者，又有金色者，皆可用，碎切，酒煎，主带下。其实椹，有白、黑二种，曝干。皆主变白发。皮上白藓，花亦名桑花，状似地钱。刀削取炒干，以止衄、吐血等。其柴烧灰淋汁，医家亦多用之。桑上蠹虫，主暴心痛，金疮肉生不足……《尔雅》云：桑辨有葚（与椹同），栀。郭璞云：辨，半也。一半有葚，半无名曰栀。又云：女桑，桋桑。俗间呼桑木之小而条长者为女桑。又山桑木堪弓弩，檿桑丝中琴瑟，皆材之美者也，他木鲜及焉。”[16]

《本草衍义》卷十四：“桑根白皮，桑根白皮条中，桑之用稍多，然独遗乌椹，桑之精英尽在于此。采摘，微研，以布滤去滓，石器中熬成稀膏，量多少入蜜，再熬成稠膏，贮瓷器中。每抄一二钱，食后、夜卧，以沸汤点服。治服金石发热渴，生精神，及小肠热，性微凉。”[17]

《素问病机气宜保命集》卷下第二十七：“瘰疬论……治瘰疬，文武膏。（桑椹也）治瘰疬，文武膏。（桑椹也）文武实（二斗黑熟者）上以布袋取汁，银石器中熬成薄膏，白汤点一匙，日三服。”[23]

《滇南本草》卷一：“桑白皮、桑椹子，桑白皮，味辛、微苦，性寒。金受火制，惟桑白皮可以泻之。止肺热咳嗽。注云：肺热咳嗽，要在寅、午、戌时乃真。止喘促吼咳，消肺痰咳血，利小便，消气肿面浮，肺气上逆作喘，开胃进食，盖气降痰消则食进，非脾气虚弱。”[21]

《本草蒙筌》卷四：“桑根白皮，桑上寄生，味甘而辛，甘厚辛薄。气寒。可升可降，阳中阴也。无毒。山谷出少，家园植多。山桑质坚，木堪作檐……（一方：黑椹一升，和蝌蚪子一斤，瓶盛封闭，悬屋东向，百日化为泥，染白须如漆。又方：取黑椹二七，和胡桃脂研如泥，拔去白须，点孔中，生黑须。）”[18]

《本草纲目》卷三十六：“桑《本经·中品》。【释名】子名椹。时珍曰：徐锴《说文解字》云：叒，音若，东方自然神木之名，其字象形。桑乃蚕所食，异于东方自然之神木，故加木于叒下而别之。《典术》云：桑乃箕星之精……【附方】旧一，新三……破伤中风：桑沥、好酒，对和温服，以醉为度。醒服消风散。《摘玄方》。桑椹（一名文武实）【主治】单食，止消渴（苏恭）。利五脏关节，通血气。久服不饥，安魂镇神，令人聪明，变白不老。多收曝干为末，蜜丸日服（藏器）。捣汁饮，解中酒毒。酿酒服，利水气消肿（时珍）。【发明】宗奭曰：《本经》言桑甚详，然独遗乌椹，桑之精英尽在于此。”[20]

《本草新编》卷四：“桑白皮（桑叶、桑椹），桑白皮，味甘而辛，气寒，可升可降，阳中阴也。入手太阴肺脏。助元气，补劳怯虚羸，泻火邪，止喘嗽唾血，利水消肿，解渴祛痰。刀刃伤，作线缝之，热鸡血涂合可愈。……桑椹，专黑髭须，尤能止渴润燥，添精益脑。此三品相较，皮不如椹，而椹更不如叶也。前人未及分晰，世人不知，余得岐伯天师亲讲，老人男女之不能生子者，制桑叶为方，使老男年过八八之数、老女年过七七之数者，服之尚可得子，始知桑叶之妙，为诸补真阴者之所不及。所用桑叶，必须头次为妙，采后再生者，功力减半矣。”[19]

《本经逢原》卷三："桑椹，甘温无毒。《本经》主伤中五劳六极，羸瘦，崩中绝脉，补虚益气。发明，桑椹手足少阴、太阴血分药，《本经》所主皆言桑椹之功。而宗奭云：《本经》言桑甚详，独遗其椹，即濒湖之博识尚不加察，但以其功误列根皮之下，所以世鲜采用，惟高寿酒用之。"[2]

《本草崇原》卷上："桑椹（附），止消渴，《唐本草》利五脏，关节痛，安魂，镇神，令人聪明，变白不老。(《本草拾遗》附。)"[3]

《本草撮要》卷二："桑椹，味甘酸温，色紫黑。入足厥阴少阴经。功专补水利五脏关节，安魂镇神，聪耳明目，生津止渴。解金石药之燥，并利水消肿，醒酒乌须。多食致衄。晒干为末，蜜丸良。鲜者煎膏入蜜炼稠，点汤服。名文武膏，能治瘰疬。入烧酒经年愈佳。"[4]

《本草再新》卷四："桑葚子，味甘酸，性温，无毒，入肾经。补阴滋水，利五脏，通关节，安魄定魂，敛心益志，聪耳明目，止渴生津，利水消肿。"[24]

《中药志》："桑椹　本品为较常用中药。商品主要为桑科植物桑的聚花果序。……【原植物】桑　别名：桑树（通称）。Morus alba L. ——桑科 Moraceae."[11]

《中药材手册》："桑椹（《纲目》列入木部灌木类桑项下）　本品为桑科植物桑 Morus alba L. 的干燥果穗。原植物系落叶乔木，多为栽培。果穗有黑、白之分，药用多为黑桑椹。【别名】桑果（江苏、浙江）、桑仁（辽宁）、桑椹子（山东）、桑枣、桑泡。"[12]

《全国中草药汇编》："桑椹　来源：为桑（Morus alba L.）的果序。"[13]

《中药大辞典》："桑椹《唐本草》【异名】葚《尔雅》，桑实《说文》，乌椹《本草衍义》，文武实《素问病机保命集》，黑椹《本草蒙筌》，桑枣《生草药性备要》，桑葚子《本草再新》，桑果《江苏植药志》，桑粒《东北药植志》，桑藨《四川中药志》。【基原】为桑科植物桑 Morus alba L. 的果穗。原植物详'桑叶'条。"[7]

《中医大辞典·中药分册》："桑椹　出《新修本草》。又名桑实、桑果、桑枣、桑椹子。为桑科植物桑 Morus alba L. 的果穗。全国大部分地区均产。"[8]

《中国医学百科全书·中医学》："桑椹　始载于《新修本草》。又名桑实、桑枣、桑椹子。为桑科植物桑 Morus alba L. 的果穗。中国大部分地区有产。"[9]

《全国中药炮制规范》："桑椹　［处方用名］桑椹。【来源】本品为桑科植物桑 Morus alba L. 的干燥果穗。均系栽培。主产于四川、江苏、浙江、山东等地。春末夏初果实变红时采收，干燥，或略蒸后干燥。药材以个大、色暗紫肉厚者为佳。"[14]

《中国药材学》："桑椹　【别名】桑果，桑子，桑椹子。【来源】本品为桑科植物桑 Morus alba L. 的果穗。"[15]

《中国中医药学主题词表》："桑椹 Fructus morus　为桑科植物桑的干燥成熟果实；属补血药（中药）和补阴药。C 桑。"[10]

《普通高等教育中医药类规划教材·中药学》："桑椹《新修本草》为桑科落叶灌木桑 Morus alba L. 的果穗。主产江苏、浙江、湖南、四川等地。4~6 月果实变红时采收，晒干，或略蒸后晒干用。"[6]

《中华本草》："桑椹子《新修本草》【异名】桑实《五十二病方》，葚《尔雅》，乌椹《本草衍义》，文武实《保命集》，黑椹《本草蒙筌》，桑枣《生草药性备要》，桑葚子《本草再新》，桑粒《东北药植志》，桑藨《四川中药志》，桑果（江苏）。……【来源】

为桑科植物桑 Morus alba L. 的果穗。【原植物】参见‘桑叶’条。”[25]

《中华人民共和国药典》：“桑椹 Fructus mori　本品为桑科植物桑 Morus alba L. 的干燥果穗。4～6 月果实变红时采收，晒干，或略蒸后晒干。”[5]

5　参考文献

1　唐·苏敬等撰. 新修本草. 合肥：安徽科学技术出版社，1981，335
2　清·张璐. 本经逢原. 上海：上海科学技术出版社，1959，181
3　清·张志聪. 本草崇原. 北京：中国中医药出版社，1992，32
4　清·陈其瑞. 本草撮要. 见：珍本医书集成（二）. 上海：上海科学技术出版社，1985，34
5　国家药典委员会. 中华人民共和国药典. 一部. 北京：化学工业出版社，2000，246
6　雷载权主编. 普通高等教育中医药类规划教材·中药学. 上海：上海科学技术出版社，1995，311
7　江苏新医学院. 中药大辞典. 上海：上海科学技术出版社，1977，1967
8　《中医大辞典》编辑委员会. 中医大辞典·中药分册. 北京：人民卫生出版社，1982，308
9　《中医学》编辑委员会. 中国医学百科全书·中医学. 上海：上海科学技术出版社，1997，1235
10　吴兰成主编. 中国中医药学主题词表. 北京：中医古籍出版社，1996，320
11　中国医学科学院药物研究所等. 中药志. 第三册. 北京：人民卫生出版社，1993，570
12　中华人民共和国卫生部药政管理局. 中药材手册. 北京：人民卫生出版社，1998，367
13　《全国中草药汇编》编写组. 全国中草药汇编. 上册. 北京：人民卫生出版社，1996，698
14　中华人民共和国卫生部药政管理局. 全国中药炮制规范. 北京：人民卫生出版社，1988，188
15　徐国钧等主编. 中国药材学. 北京：中国医药科技出版社，1996，1024
16　宋·唐慎微. 证类本草. 北京：人民卫生出版社，1957，315
17　宋·寇宗奭. 本草衍义. 上海：商务印书馆，1937，82
18　明·陈嘉谟. 本草蒙筌. 北京：人民卫生出版社，1988，226
19　清·陈士铎. 本草新编. 北京：中国中医药出版社，1996，209
20　明·李时珍. 本草纲目. 北京：人民卫生出版社，1982，2063
21　明·兰茂. 滇南本草. 第一卷. 昆明：云南人民出版社，1959，251
22　［日］丹波康赖. 医心方. 北京：人民卫生出生社，1955
23　金·刘完素. 素问病机气宜保命集. 明怀德堂刻本
24　清·叶桂. 本草再新. 上海：上海群学书社，1919
25　国家中医药管理局《中华本草》编委会. 中华本草. 第二册. 上海：上海科学技术出版社，1999，531.

390　桑螵蛸

Sangpiaoxiao

Otheca Mantidis

1　定名依据

1.1　正名

1.1.1　汉文名：桑螵蛸［螳螂科昆虫大刀螂 Tenodera sinensis Saussure、小刀螂 Statilia maculata (Thunberg) 或巨斧螳螂 Hierodula patellifera (Serville) 的干燥卵鞘]。

1.1.2 英文名：mantis egg - case.

1.2 依据

1.2.1 定名的文献依据

1.2.1.1 《神农本草经》卷一：“桑螵蛸，味咸，平。主伤中，疝瘕，阴痿，益精生子，女子血闭腰痛，通五淋，利小便水道。一名蚀肬。生桑枝上。采，蒸之。”[1]

1.2.1.2 《本草经集注》：“桑螵蛸，味咸、甘，平，无毒。主治伤中，疝瘕，阴痿，益精，生子，女子血闭，腰痛，通五淋，利小便水道。”[2]

1.2.1.3 《新修本草》卷十六：“桑螵蛸，味咸、甘，平，无毒。主伤中，疝瘕，阴痿，益精，生子，疗女子血闭，腰痛，通五淋，利小便水道。又疗男子虚损，五脏气微，梦寐失精，遗溺。久服益气，养神。一名蚀疣。”[3]

1.2.1.4 《证类本草》卷二十：“桑螵蛸，味咸、甘，平，无毒。主伤中，疝瘕，阴痿，益精生子，女子血闭腰痛，通五淋，利小便水道。又疗男子虚损，五脏气微，梦寐失精，遗溺。久服益气养神。一名蚀肬（音尤）生桑枝上，螳螂子也。二月、三月采蒸之，当火炙。不尔，令人泄。”[4]

1.2.1.5 《本草蒙筌》卷十一：“桑螵蛸，味咸、甘，气平。无毒。系螳螂所生，逢荆棘俱有。独取桑树者入药，欲得桑津气引经。（桑皮善行水，故能引达肾经，如不得真者，加桑白皮佐之。）二三月中，方可收采。”[5]

1.2.1.6 《本草从新》卷十七：“桑螵蛸，补肾。甘、咸，平。入肝、肾、命门。益精气而固肾，治虚损阴痿，梦遗白浊，血崩腰痛，伤中疝瘕，（肝肾不足。）通五淋，缩小便。”[6]

1.2.1.7 《中华人民共和国药典》：“桑螵蛸 Otheca mantidis　本品为螳螂科昆虫大刀螂 Tenodera sinensis Saussure、小刀螂 Statilia maculata (Thunberg) 或巨斧螳螂 Hierodula patellifera (Serville) 的干燥卵鞘。”[7]

1.2.1.8 《普通高等教育中医药类规划教材·中药学》：“桑螵蛸《本经》为螳螂科昆虫大刀螂 Tenodera sinensis Saussure、小刀螂 Statilia maculata (Thunberg) 或巨斧螳螂 Hierodula patellifera (Serville) 的卵鞘。”[8]

1.2.1.9 《中药大辞典》：“桑螵蛸《本经》【异名】蜱蛸《尔雅》，桑蛸《吴普本草》……【基原】为螳螂科昆虫大刀螂 Tenodera sinensis Saussure、小刀螂 Statilia maculata Thunb.、薄翅螳螂 Mantis religiosa L.、巨斧螳螂 Hierodula patellifera Serville 或华北刀螂 Paratenodera augustipennis Saussure 的卵鞘。原动物详‘螳螂’条。”[9]

1.2.1.10 《中医大辞典·中药分册》：“桑螵蛸　出《神农本草经》。又名螳螂子、赖尿郎。为螳螂科昆虫大刀螂 Paratenodera sinensis de Saussure 或小刀螂 Statilia maculata Thunb. 薄翅螳螂 Mantis religiosa L. 等的干燥卵鞘。产于广西、云南、湖北、湖南、山东、浙江、江苏等地。”[10]

1.2.1.11 《中国医学百科全书·中医学》：“桑螵蛸　始载于《神农本草经》。又名螳螂子、赖尿郎。为螳螂科昆虫大刀螂 Tenodera sinensis Saussure、小刀螂 Statilia maculata Thunb. 及巨斧螳螂 Hierodula patellifera Serville 等的具卵的卵鞘。”[11]

1.2.1.12 《中国中医药学主题词表》：“桑螵蛸 Otheca mantidis　为螳螂科昆虫大刀螂等

的干燥卵鞘；属虫类药、固涩药（中药）和补肾药。”[12]

1.2.1.13 《中药材手册》[13]、《全国中草药汇编》[14]、《全国中药炮制规范》[15]、《中国药材学》[16]、《中华本草》[17]等现代中药著作多以“桑螵蛸”作为本品正名（参见“文献通考”）。

1.2.2 定名选择的理由

1.2.2.1 桑螵蛸 Otheca mantidis，系螳螂科昆虫大刀螂 Tenodera sinensis Saussure、小刀螂 Statilia maculata（Thunberg）或巨斧螳螂 Hierodula patellifera（Serville）的干燥卵鞘。“桑螵蛸”之名始见于汉《神农本草经》，并作为本品正名记载。其后的历代重要本草著作如南北朝·陶弘景《本草经集注》，唐·苏敬《新修本草》，宋·唐慎微《证类本草》，明·陈嘉谟《本草蒙筌》，清·吴仪洛《本草从新》等在载录本品时均以“桑螵蛸”作为正名，并一直沿用至今。

1.2.2.2 我国最新出版的《中华人民共和国药典》、《普通高等教育中医药类规划教材·中药学》以及辞书类著作《中医大辞典·中药分册》、《中药大辞典》、《中国医学百科全书·中医学》等均以“桑螵蛸”作为本品正名。已经广泛应用于中医药学文献的标引和检索的《中国中医药学主题词表》也以“桑螵蛸”作为本品的正式主题词。现代本草著作如《全国中草药汇编》、《中华本草》、《中国药材学》、《中药材手册》、《全国中药炮制规范》等虽记载了不少本品各地的俗称，但也无一例外以“桑螵蛸”作为本品的正名。说明“桑螵蛸”作为本品正名已成为共识。

1.3 与正名等效的名词：无。

2 源流考释

桑螵蛸［螳螂科昆虫大刀螂 Tenodera sinensis Saussure、小刀螂 Statilia maculata（Thunberg）或巨斧螳螂 Hierodula patellifera（Serville）的干燥卵鞘］，始载于汉《神农本草经》[1]，并以“桑螵蛸”作为正名，以“蚀肬”为异名。如《神农本草经》卷一：“桑螵蛸，味咸，平。主伤中，疝瘕，阴痿，益精生子，女子血闭腰痛，通五淋，利小便水道。一名蚀肬。生桑枝上。采，蒸之。”[1] 此后的本草著作多沿用《神农本草经》记载，如魏晋《名医别录》[18]，南北朝·陶弘景《本草经集注》[2]，唐·苏敬《新修本草》[3]、孙思邈《千金翼方》[19]，宋·苏颂《本草图经》[20]、唐慎微《证类本草》[4]、寇宗奭《本草衍义》[21]、佚名《增广太平和剂图经本草药性总论》[22]，明·刘文泰《本草品汇精要》[23]、陈嘉谟《本草蒙筌》[5]、缪希雍《炮炙大法》[24]、李中梓《本草征要》[25]、卢之颐《本草乘雅半偈》[26]，清·张志聪《本草崇原》[27]、蒋居祉《本草择要纲目》[28]、陈士铎《本草新编》[29]、日本稻宣义《炮炙全书》[30]、汪昂《本草易读》[31]、汪昂《本草备要》[32]、张璐《本经逢原》[33]、徐大椿《神农本草经百种录》[34]、吴仪洛《本草从新》[6]、严西亭《得配本草》[35]、沈金鳌《要药分剂》[36]、黄宫绣《本草求真》[37]、陈念祖《神农本草经读》[38]、姚澜《本草分经》[39]、杨时泰《本草述钩元》[40]、叶志诜《神农本草经赞》[41]、陈其瑞《本草撮要》[42]、张秉成《本草便读》[43]等。《本草纲目》则把本品与“螳螂”合并介绍，如《本草纲目》卷三十九：“螳螂、桑螵蛸《本经·上品》。【释名】蛣螂（音当郎）、刀螂《纲目》、拒斧《说文》、不过《尔雅》、蚀疣（音尤），《本经》其子房名螵蛸（音飘绡）、蜱蛸（音皮）、蟳蟭（音爆焦）、致神《别录》、野狐鼻涕。”[44]

古代著作中记载的本品异名有“蜱蛸”《尔雅》[45]，“不过”《本草纲目》引《尔雅》[44]，“拒斧”《本草纲目》引《说文》[44]，“蚀肬”《神农本草经》[1]，“蚀疣”《本草纲目》引《神农本草经》[44]，“桑蛸”、“害焦”、“致”《吴普本草》[46]，“螵蟭”（《尔雅》郭璞注）[45]，“乌洟”、“冒焦”、“螵蛸”《广雅》[47]，“螳螂子”《名医别录》[18]、“致神”《本草纲目》引《名医别录》[44]，“桑上螳螂窠”《本草纲目》引《伤寒总病论》[44]，“野狐鼻涕”《酉阳杂俎》[48]，“蟷螂”、“刀螂”《本草纲目》[44]，“赖尿郎”《本草便读》[43]等。如《尔雅》：“不过蟷蠰，其子蜱蛸。郭璞云：一名螵蟭，蟷蠰卵也。”[45]《神农本草经》卷一：“桑螵蛸，味咸，平。主伤中，疝瘕，阴痿，益精生子，女子血闭腰痛，通五淋，利小便水道。一名蚀肬。生桑枝上。采，蒸之。”[1]《吴普本草》：“桑蛸条，一名蚀肬，一名害焦，一名致。神农：咸，无毒。”[46]《广雅》：“螵蟭，乌洟，涕冒焦，螵蛸也。”[47]《名医别录》卷二：“桑螵蛸，味甘，无毒。主治男子虚损，五脏气微，梦寐失精，遗溺。久服益气，养神。螳螂子也，二月、三月采，当火炙，不尔令人泄。”[18]《酉阳杂俎》前集卷十七：“野狐鼻涕，螵蛸也，俗呼为野狐鼻涕。”[48]《本草纲目》卷三十九：“螳螂、桑螵蛸《本经·上品》。【释名】蟷螂（音当郎）、刀螂《纲目》、拒斧《说文》、不过《尔雅》、蚀疣（音尤）《本经》其子房名螵蛸（音飘绡）、蜱蛸（音皮）、螵蟭（音爆焦）、致神《别录》、野狐鼻涕……【集解】弘景曰：螳螂俗呼石螂，逢树便产，以桑上者为好，是兼得桑皮之津气也。惟连枝断取者为真，伪者亦以胶着桑枝之上也……咽喉肿塞：桑上螳螂窠一两（烧灰），马屁勃半两，研匀，蜜丸梧子大。煎犀角汤，每服三五丸。《总病论》”[44]《本草便读·昆虫部》：“桑螵蛸，咸平无毒。和血强阴。固摄疗遗。益精壮肾。（桑螵蛸即螳螂子。一名赖尿郎。）”[43]

现代有关著作均沿用《神农本草经》的记载以“桑螵蛸”作为本品正名，如《中华人民共和国药典》[7]、《普通高等教育中医药类规划教材·中药学》[8]、《中药大辞典》[9]、《中医大辞典·中药分册》[10]、《中国医学百科全书·中医学》[11]、《中国中医药学主题词表》[12]、《中药材手册》[13]、《全国中草药汇编》[14]、《全国中药炮制规范》[15]、《中国药材学》[16]、《中华本草》[17]等。同时尚记载有“螳螂巢”、“刀螂窝”《中药材手册》[13]，“刀螂子”、“螳螂蛋”、“流尿狗”《全国中草药汇编》[14]，“老鸹芯脐”、“尿唧唧”、“猴儿包”、“螳螂壳”《中药大辞典》[9]，“螳螂窝”《中国药材学》[16]等各地的俗称。

3　附录

3.1　又称：盐桑螵蛸（饮片规格名）。

3.2　俗称：刀螂子、老鸹芯脐（河北），螳螂蛋、尿唧唧（山东），猴儿包（四川），螳螂壳（江苏），流尿狗，螳螂窝，螳螂巢，刀螂窝。

3.3　曾称：蜱蛸、不过《尔雅》，拒斧《说文》，蚀肬、蚀疣《神农本草经》，桑蛸、害焦、致《吴普本草》，螵蟭（《尔雅》郭璞注），乌洟、冒焦、螵蛸《广雅》，螳螂子、致神《名医别录》，桑上螳螂窠《伤寒总病论》，野狐鼻涕《酉阳杂俎》，蟷螂、刀螂《本草纲目》，赖尿郎《本草便读》。

4　文献通考

《神农本草经》卷一：“桑螵蛸，味咸，平。主伤中，疝瘕，阴痿，益精生子，女子血闭腰痛，通五淋，利小便水道。一名蚀肬。生桑枝上。采，蒸之。”[1]

《广雅》：“螵蟭，乌洟，涕冒焦，螵蛸也。”[47]

《尔雅》：“不过蟷蠰，其子蜱蛸。郭璞云：一名螵蟭，蟷蠰卵也。”[45]

《吴普本草》：“桑蛸条，一名蚀肬，一名害焦，一名致。神农：咸，无毒。”[46]

《名医别录》卷二：“桑螵蛸，味甘，无毒。主治男子虚损，五脏气微，梦寐失精，遗溺。久服益气，养神。螳螂子也，二月、三月采，当火炙，不尔令人泄。（得龙骨治泄精，畏旋复花。）”[18]

《本草经集注》：“桑螵蛸，味咸、甘，平，无毒。主治伤中，疝瘕，阴痿，益精，生子，女子血闭，腰痛，通五淋，利小便水道。又治男子虚损，五脏气微，梦寐失精，遗溺。久服益气，养神。一名蚀肬。生桑枝上，螳螂子也，二月、三月采蒸之，当火炙，不尔令人泄。得龙骨，治泄精（畏旋复花）。世呼螳螂为蚪螂，逢树便产，以桑上者为好，是兼得桑皮之津气，市人恐非真，皆令合枝断取之尔，伪者亦以胶着桑枝之上也。”[2]

《酉阳杂俎》卷十七：“野狐鼻涕，螵蛸也，俗呼为野狐鼻涕。”[48]

《新修本草》卷十六：“桑螵蛸，味咸、甘，平，无毒。主伤中，疝瘕，阴痿，益精，生子，疗女子血闭，腰痛，通五淋，利小便水道。又疗男子虚损，五脏气微，梦寐失精，遗溺。久服益气，养神。一名蚀疣。生桑枝上，螳螂子也，二月、三月采蒸之，当火炙，不尔令人泄。得龙骨，疗泄精，畏旋复花。俗呼螳螂为蚪螂，逢树便产，以桑上者为好，是兼得桑皮之津气。市人恐非真，皆令合枝断取之尔，伪者亦以胶着桑枝之上也。”[3]

《千金翼方》卷四：“桑螵蛸，味咸甘，平，无毒。主伤中，疝瘕，阴痿，益精生子，女子血闭，腰痛，通五淋，利小便水道。又疗男子虚损，五脏气微，梦寐失精，遗溺。久服益气养神。一名蚀疣，生桑枝上，螳螂子也。”[19]

《本草图经》卷十四：“桑螵蛸，螳螂子也。《本经》不载所出州土，今在处有之。螳螂逢木便产，一枚出子百数，多在小木及荆棘间。桑上者兼得桑皮之津气，故以为佳。而市之货者，多非真，须连枝折之为验。然伪者，亦能以胶著桑枝上，入药不宜也。三月、四月采，蒸过收之，亦火炙，不尔则令人泄。一法：采得便以热浆水浸一伏时，焙干，更于柳木灰中炮令黄用之。《尔雅》云：莫貈（户各切），螳螂蛑。郭璞云：螳螂有斧虫，江东呼为石螂。又云：不过，蚪（丁郎切）蠰（息详切）。蚪蠰，螳螂别名也。其子蜱（音裨）蛸（音萧），一名螵（普莫切）蟭（音焦），蚪蠰卵也。”[20]

《证类本草》卷二十：“桑螵蛸，味咸、甘，平，无毒。主伤中，疝瘕，阴痿，益精生子，女子血闭腰痛，通五淋，利小便水道。又疗男子虚损，五脏气微，梦寐失精，遗溺。久服益气养神。一名蚀肬（音尤）生桑枝上，螳螂子也。二月、三月采蒸之，当火炙。不尔，令人泄。（得龙骨，疗泄精。畏旋复花。）陶隐居云：俗呼螳螂为蚯（音石）螂，逢树便产，以桑上者为好，是兼得桑皮之津气。”[4]

《本草衍义》卷十七：“桑螵蛸，自采者真，市中所售者，恐不得尽皆桑中者。《蜀本·图经》浸泡之法，不若略蒸过为佳。邻家有一男子，小便日数十次，如稠米泔，色亦白，心神恍惚，瘦瘁，食减，以女劳得之。令服此桑螵蛸散，未终一剂而愈。安神魂，定心志，治健忘、小便数，补心气。桑螵蛸、远志、菖蒲、龙骨、人参、茯神、当归、龟甲醋炙，以上各一两，为末。夜卧，人参汤调下二钱。”[21]

《增广太平和剂图经本草药性总论》：“桑螵蛸，味咸甘，平，无毒。主伤中，疝瘕，阴痿，益精生子，女子血闭腰痛，通五淋，利小便水道，又疗男子虚损，五脏气微，梦寐失精，遗溺。《药性论》云：臣。主男子肾衰漏精，精自出。《产书》：治妊娠小便数。得：龙骨，疗泄精。畏：旋复花、戴椹。名螳螂子。”[22]

《本草品汇精要》卷二十九：“桑螵蛸，无毒，卵生。桑螵蛸（出《神农本经》），主伤中，疝瘕，阴痿，益精，生子。女子血闭，腰痛，通五淋，利小便水道（以上朱字《神农本经》）。又疗男子虚损，五脏气微，梦寐失精，遗溺，久服益气养神（以上黑字《名医》所录）。【名】蚀疣、蟷蠰螳螂子、蛞螂蜱蛸、䗛蟭。”[23]

《本草蒙筌》卷十一：“桑螵蛸，味咸、甘，气平。无毒。系螳螂所生，逢荆棘俱有。独取桑树者入药，欲得桑津气引经。（桑皮善行水，故能引达肾经，如不得真者，加桑白皮佐之。）二三月中，方可收采。曝干复炙，（当中破开炙之。）免泄大肠。畏旋覆花，宜白龙骨。主女人血闭腰痛，治男子虚损肾衰。益精强阴，补中除疝。止精泄而愈白浊，通淋闭以利小便。又禁小便自遗，故《本经》注云：凡梦遗方中，不可缺也。俗谓禁尿窠，亦指此焉。”[5]

《本草纲目》卷三十九：“螳螂、桑螵蛸《本经·上品》。【释名】蟷螂（音当郎）、刀螂《纲目》、拒斧《说文》、不过《尔雅》、蚀疣（音尤），《本经》其子房名螵蛸（音飘绡）、蜱蛸（音皮）、䗛蟭（音爆焦）、致神《别录》、野狐鼻涕。颂曰：《尔雅》云：莫貈、蟷蠰、不过，蟷螂也。其子蜱蛸。郭璞云：江东呼为石螂。时珍曰：蟷螂，两臂如斧，当辙不避，故得当郎之名。俗呼为刀螂，兖人谓之拒斧，又呼不过也。代人谓之天马，因其首如骧马也。燕赵之间谓之蚀疣。疣即疣子，小肉赘也。今人病疣者，往往捕此食之，其来有自矣。其子房名螵蛸者，其状轻飘如绡也。村人每炙焦饲小儿，云止夜尿，则䗛蟭、致神之名，盖取诸此。《酉阳杂俎》谓之野狐鼻涕，象形也。又扬雄《方言》云：螳螂或谓之髦，或谓之蛑蛑……【集解】弘景曰：螳螂俗呼石螂，逢树便产，以桑上者为好，是兼得桑皮之津气也。惟连枝断取者为真，伪者亦以胶着桑枝之上也……咽喉肿塞：桑上螳螂窠一两（烧灰），马屁勃半两，研匀，蜜丸梧子大。煎犀角汤，每服三五丸。《总病论》”[44]

《炮炙大法》：“桑螵蛸（凡使，勿用诸杂树上生者，不入药。用须桑树畔枝上者，采得去核子，用沸浆水浸淘七遍，令水遍沸，于瓷锅中熬，令干用，勿乱别修事，却无效也。得龙骨止精。畏旋复花、戴椹）。”[24]

《本草征要》卷三：“桑螵蛸，味咸，性平，无毒。入肾经。畏旋复花，蒸透，再焙。起阳事而痿弱何忧。益精气而育麟可冀。即螳螂之子，必以桑树上者为佳也。”[25]

《本草乘雅半偈》第三帙：“桑螵蛸《本经·上品》。出世人不肯作此用，世人亦无暇及此……【核】曰：桑螵蛸螳螂子也，深秋乳子作房，粘着桑枝上者，入药用。房长寸许，大如拇指，重重有隔房，每房有子如蛆卵，芒种节后，一齐都出。月令有云：螳螂生也，螳螂骧首奋臂，修颈大腹，两手四足，善缘而捷，以须代鼻，喜食人发，尤善捕蝉。尔雅云：不过螳螂，其子螵蛸，捕蝉而食，执木叶以自蔽，蝉将去而未飞，为之一前一却。庄子云：螳螂执翳而搏之，得见而忘其形，盖谓是也。敩云：凡使勿用杂树枝上生者，名曰素螺。须觅桑枝东畔生者。采得，去核子，用沸浆水浸七次，锅中熬干用。别作修事无效也。”[26]

《本草崇原》卷上：“桑螵蛸，气味咸甘平，无毒。主治伤中、疝瘕、阴痿，益精，生子，女子血闭腰痛，通五淋，利小便水道。（螵蛸，螳螂子也。在桑树作房，粘于枝上，故名桑螵蛸。是兼得桑皮之津气也。其粘在他树上者，不入药用。螳螂两臂如斧，当难不避，喜食人发，能翳叶捕蝉，一前一却。其房长寸许，大如拇指，其内重重相隔，隔中有子，其形如蛆卵，至芒种节后，一齐生出，约有数百枚。月令云：仲夏螳螂生是也。）”[27]

《本草择要纲目·性药品平》：“桑螵蛸【气味】咸、甘，平，无毒。【主治】伤中疝瘕阴痿，益精生子，女子血闭腰痛，通五淋，利小便水道。乃肝肾命药也。凡男子身衰精自出，及小便自利者加用之。又小便如稠胶米泔，心神恍惚悴瘦食减，得之女劳者，以桑螵蛸为君，佐以远志、菖蒲、人参、茯神之属，无不应效。”[28]

《本草新编》卷五：“桑螵蛸，味咸、甘，气平，无毒。主女人血闭腰痛，治男子虚损肾衰，益精强阴，补中除疝，止精泄而愈白浊，通淋闭以利小便，又禁小便自遗。此物最佳，苦难得真者。”[29]

《炮炙全书》卷四：“桑螵蛸，咸，平。凡使勿用杂树上生者，取桑上者蒸过，火炙用，不尔令人泄。畏旋复花。”[30]

《本草易读》卷七：“桑螵蛸，炙黄用。货者多用桑枝胶伪之。甘，咸，无毒。足少阴、太阳药也。止遗尿失精，疗疝瘕腰痛。起阴痿而通淋，益精气而固肾。”[31]

《本草备要》：“桑螵蛸，补肾。甘、咸。入肝、肾、命门，益精气而固肾。治虚损阴痿，梦遗白浊，血崩腰痛，伤中疝瘕（肝肾不足），通五淋，缩小便。”[32]

《本经逢原》卷四：“桑螵蛸，甘、咸，平，无毒。桑枝上螳螂子也，火炙黄用。《本经》主伤中疝瘕、阴痿，益精生子，女子月闭腰痛，通五淋，利小便水道。”[33]

《神农本草经百种录·上品》：“桑螵蛸，味咸、平。主伤中疝瘕，瘀血凝结中焦。阴痿，益精生子，补益肾气。女子血闭，和通血脉。腰痛，强肾之经。通五淋，利小便水道。通肾之府。桑螵蛸，桑上螳螂所生之子也。螳螂于诸虫中最有力，而其子最繁，则其肾之强可知。”[34]

《本草从新》卷十七：“桑螵蛸，补肾。甘、咸，平。入肝、肾、命门。益精气而固肾，治虚损阴痿，梦遗白浊，血崩腰痛，伤中疝瘕，（肝肾不足。）通五淋，缩小便。”[6]

《得配本草》卷八：“桑螵蛸，畏旋复花。咸、甘，平。入足少阴、厥阴经。益精气，固肾阴，通五淋，止遗浊。得黄芩，治小便不通。配人参、龙骨，疗虚汗遗浊。佐马勃、犀角，治喉痛。酒炒，研，白汤下，治胎产遗溺，并疗血闭不通。”[35]

《要药分剂》卷五：“桑螵蛸，味咸、甘，性平，无毒。禀秋金之阴气，兼得桑木之津液而成。能升能降，阴也。畏旋复花。”[36]

《本草求真·上编》：“桑螵蛸（卵生），滋肾利水交心。桑螵蛸（专入肝肾膀胱），即桑枝上螳螂子也。”[37]

《神农本草经读》卷二：“桑螵蛸，气味咸、平。主伤中，疝瘕，阴痿，益精生子，女子血闭腰痛，通五淋，利小便水道。陈修园曰：螵蛸，螳螂之子也。”[38]

《本草分经·原例》：“桑螵蛸，甘、咸，平，入肝、肾、命门，益精气固肾，治虚损遗浊阴痿，通淋缩小便，用桑树上者，若生非桑树以桑皮佐之。”[39]

《本草述钩元》卷二十七：“桑螵蛸，螳螂深秋乳子作房，粘着桑枝上，即螵蛸也。长寸许，大如拇指，其内重重有隔。每房有子如蛆卵，至芒种后齐出（濒湖）。”[40]

《神农本草经赞》卷一："桑螵蛸，味咸，平。主伤中，疝瘕阴痿，益精生子，女子血闭，腰痛五淋，利小便水道。一名蚀肬。生桑枝上，采蒸之。巨伟维桑，蛰虫依固，细蝘中藏，乳蛆外附。绡状轻飘，房看分注。蚕稠梅黄，骧首齐骛。"[41]

《本草撮要》卷九："桑螵蛸，味甘、咸，平，入足少阴、太阳、厥阴经。功专固涩。治小儿夜尿及惊风良。得龙骨疗泄精，得茯神、远志、菖蒲、人参、当归、龙骨、鳖甲治健忘心神不安。以螳螂一个，巴豆半粒，研敷箭簇伤处极痒，痒极乃撼拔之。以黄连贯众汤洗去，再以石灰敷之，其伤即瘥。炙黄或醋煮汤泡煨用，或蒸透再焙。畏旋复花。"[42]

《本草便读·昆虫部》："桑螵蛸，咸平无毒。和血强阴，固摄疗遗，益精壮肾。（桑螵蛸即螳螂子，一名赖尿郎，以桑树上者为佳。甘咸平无毒。入肾经血分，益肾固精，是其本功。故凡小儿肾气不足，夜多遗尿者，每每炙研服之。赖尿郎之名，即此之意。性能行血活血，故内服又能治女子血闭淋沥。外敷可消痈肿痔漏也。本经又称其利小便，似与固小便之说相反。或者亦如车前子之固者固其精气，利者利其邪水耳。然一物总不能兼两用，学者再当详考可也。）"[43]

《中药材手册》："桑螵蛸（《纲目》列入虫部卵生类螳螂桑螵蛸项下） 本品为螳螂科昆虫大刀螂 Tenodera sinensis Saussure、巨斧螳螂 Hierodula patellifera（Serville）、南方刀螂 Tenodera aridifolia Stoll 的干燥卵鞘。该昆虫均为野生，常产卵于各种细树枝上，一般认为以桑树上者质量较佳，故称桑螵蛸。商品药材按卵鞘形状、大小、颜色、软硬不同而分成团螵蛸、黑螵蛸和长螵蛸，其原昆虫依次为大刀螂、巨斧螳螂和南方刀螂。均可作为桑螵蛸入药。【别名】螳螂子、螳螂巢、刀螂窝。"[13]

《全国中草药汇编》："桑螵蛸 别名：螳螂巢、螳螂子、刀螂子、螳螂蛋、流尿狗。来源：为螳螂目螳螂科昆虫大刀螂 Tenodera sinensis Saussure、巨斧螳螂 Hierodula patellifera Serville、南方刀螂 Tenodera aridifolia Stoll 的干燥卵鞘，依次为团螵蛸、黑螵蛸和长螵蛸。"[14]

《中药大辞典》："桑螵蛸《本经》【异名】蜱蛸《尔雅》，桑蛸《吴普本草》，䗛蟭（《尔雅》郭璞注），乌洟、冒焦、螵蛸《广雅》，致神、螳螂子《别录》，桑上螳螂窠《伤寒总病论》，赖尿郎《本草便读》，刀螂子、老鸹芯脐《河北药材》，螳啷蛋、尿唧唧《山东中药》，流尿狗《中药志》，猴儿包《四川中药志》，螳螂壳《江苏药材志》。【基原】为螳螂科昆虫大刀螂 Tenodera sinensis Saussure、小刀螂 Statilia maculata Thunb.、薄翅螳螂 Mantis religiosa L.、巨斧螳螂 Hierodula patellifera Serville 或华北刀螂 Paratenodera augustipennis Saussure 的卵鞘。原动物详'螳螂'条。"[9]

《中医大辞典·中药分册》："桑螵蛸 出《神农本草经》。又名螳螂子、赖尿郎。为螳螂科昆虫大刀螂 Paratenodera sinensis de Saussure 或小刀螂 Statilia maculata Thunb. 薄翅螳螂 Mantis religiosa L. 等的干燥卵鞘。产于广西、云南、湖北、湖南、山东、浙江、江苏等地。"[10]

《中国医学百科全书·中医学》："桑螵蛸 始载于《神农本草经》。又名螳螂子、赖尿郎。为螳螂科昆虫大刀螂 Tenodera sinensis Saussure、小刀螂 Statilia maculata Thunb. 及巨斧螳螂 Hierodula patellifera Serville 等的具卵的卵鞘。9 月至翌年 2 月采收，除去附着物，于蒸笼内蒸约 1 小时，至虫卵死后晒干或烘干。大刀螂的卵鞘习称'团螵蛸'、小刀螂的卵鞘习称'长螵蛸'、巨斧螳螂的卵鞘习称'黑螵蛸'。"[11]

《全国中药炮制规范》："桑螵蛸 ［处方用名］桑螵蛸、盐桑螵蛸。【来源】本品为螳螂科昆虫大刀螂 Tenodera sinensis Saussure、小刀螂 Statilia maculata（Thunberg）或巨斧螳螂 Hierodula patellifera（Serville）的干燥卵鞘。分别习称'团螵蛸'、'长螵蛸'及'黑螵蛸'。均系野生。全国大部分地区多有生产。自深秋至次春均可采收，除去杂质，蒸死虫卵，干燥。药材以体轻、色黄、无树枝者为佳。"[15]

《中国药材学》："桑螵蛸 【别名】桑蛸，螳螂子，螳螂窝，螳螂蛋，螳螂壳。【来源】本品为昆虫纲螳螂目螳螂科动物科大刀螂 Tenodera sinensis Saussure、小刀螂 Statilia maculata（Thunberg）或巨斧螳螂 Hierodula patellifera（Serville）等的卵鞘。"[16]

《中国中医药学主题词表》："桑螵蛸 Otheca mantidis 为螳螂科昆虫大刀螂等的干燥卵鞘；属虫类药、固涩药（中药）和补肾药。"[12]

《普通高等教育中医药类规划教材·中药学》："桑螵蛸《本经》为螳螂科昆虫大刀螂 Tenodera sinensis Saussure、小刀螂 Statilia maculata（Thunberg）或巨斧螳螂 Hierodula patellifera（Serville）的卵鞘。分别习称'团螵蛸'、'长螵蛸'及'黑螵蛸'。全国大部分地区均产。深秋至次春采收。置沸水浸杀其卵，或蒸透，晒干用。"[8]

《中华本草》："桑螵蛸《本经》【异名】蜱蛸《尔雅》，蚀肬《本经》，桑蛸《吴普本草》，蜱蟭（《尔雅》郭璞注），鸟洟、冒焦、螵蛸《广雅》，致神、螳螂子《别录》，桑上螳螂窠《伤寒总病论》，野狐鼻涕《酉阳杂俎》，赖尿郎《本草便读》，刀螂子、老鸹芯脐《河北药材》，螳螂蛋、尿唧唧《山东中药》，流尿狗《中药志》，猴儿包《四川中药志》，螳螂壳《江苏药材志》。……【来源】为螳螂科动物大刀螂 Tenodera sinensis Saussure、南方刀螂 Tenadera aridifolia Stoll、广腹螳螂 Hierodula patellifera Serville 的卵鞘。【原动物】参见'螳螂'条。"[17]

《中华人民共和国药典》："桑螵蛸 Otheca mantidis 本品为螳螂科昆虫大刀螂 Tenodera sinensis Saussure、小刀螂 Statilia maculata（Thunberg）或巨斧螳螂 Hierodula patellifera（Serville）的干燥卵鞘。以上三种分别习称'团螵蛸'、'长螵蛸'及'黑螵蛸'。深秋至次春采收，除去杂质，蒸至虫卵死后，干燥。"[7]

5 参考文献

1 汉·神农本草经．清顾观光重辑本．北京：人民卫生出版社，1955，51
2 南北朝·陶弘景．本草经集注．北京：人民卫生出版社，1994，430
3 唐·苏敬等撰．新修本草．合肥：安徽科学技术出版社，1981，500
4 宋·唐慎微．证类本草．北京：人民卫生出版社，1957，415
5 明·陈嘉谟．本草蒙筌．北京：人民卫生出版社，1988，417
6 清·吴仪洛．本草从新．北京：中医古籍出版社，2001，242
7 国家药典委员会．中华人民共和国药典．一部．北京：化学工业出版社，2000，247
8 雷载权主编．普通高等教育中医药类规划教材·中药学．上海：上海科学技术出版社，1995，324
9 江苏新医学院．中药大辞典．上海：上海科学技术出版社，1977，1973
10 《中医大辞典》编辑委员会．中医大辞典·中药分册．北京：人民卫生出版社，1982，309
11 《中医学》编辑委员会．中国医学百科全书·中医学．上海：上海科学技术出版社，1997，1276
12 吴兰成主编．中国中医药学主题词表．北京：中医古籍出版社，1996，320
13 中华人民共和国卫生部药政管理局．中药材手册．北京：人民卫生出版社，1998，678

14 《全国中草药汇编》编写组．全国中草药汇编．上册．北京：人民卫生出版社，1996，701
15 中华人民共和国卫生部药政管理局．全国中药炮制规范．北京：人民卫生出版社，1988，352
16 徐国钧等主编．中国药材学．北京：中国医药科技出版社，1996，1784
17 国家中医药管理局《中华本草》编委会．中华本草．第九册．上海：上海科学技术出版社，1999，156
18 魏晋·名医别录．北京：人民卫生出版社，1986，189
19 唐·孙思邈．千金翼方．北京：人民卫生出版社，1955，46
20 宋·苏颂．本草图经．合肥：安徽科学技术出版社，1994，470
21 宋·寇宗奭．本草衍义．上海：商务印书馆，1937，106
22 宋·佚名．增广太平和剂图经本草药性总论．见：增广太平惠民和剂局方．海口：海南出版社，2002，495
23 明·刘文泰．本草品汇精要．北京：人民卫生出版社，1982，686
24 明·缪希雍．炮炙大法．明末庄继先校刻本
25 明·李中梓．本草征要．见：李中梓医学全书．北京：中药物国中医药出版社，1999，155
26 明·卢之颐．本草乘雅半偈．北京：人民卫生出版社，1986，197
27 清·张志聪．本草崇原．北京：中国中医药出版社，1992，56
28 清·蒋居祉．本草择要纲目．见：珍本医书集成（二）．上海：上海科学技术出版社，1985，119
29 清·陈士铎．本草新编．北京：中国中医药出版社，1996，293
30 ［日］稻宣义．炮炙全书．北京：中医古籍出版社，1981，150
31 清·汪昂．本草易读．北京：人民卫生出版社，1987，323
32 清·汪昂．本草备要．北京：中国中医药出版社，1998，273
33 清·张璐．本经逢原．上海：上海科学技术出版社，1959，200
34 清·徐大椿．神农本草经百种录．见：景印文渊阁四库全书（785）．北京：中医古籍出版社，1986，572
35 清·严西亭．得配本草．上海：上海卫生出版社，1957，3
36 清·沈金鳌．要药分剂．上海：上海科学技术出版社，1959，129
37 清·黄宫绣．本草求真．上海：上海科学技术出版社，1959，41
38 清·陈念祖．神农本草经读．北京：人民卫生出版社，1959，27
39 清·姚澜．本草分经．上海：上海科学技术出版社，1989，146
40 清·杨时泰．本草述钩元．上海：科技卫生出版社，1958，563
41 清·叶志诜．神农本草经赞．见：珍本医书集成（二）．上海：上海科学技术出版社，1985，55
42 清·陈其瑞．本草撮要．见：珍本医书集成（二）．上海：上海科学技术出版社，1985，92
43 清·张秉成．本草便读．上海：上海卫生出版社，1957，115
44 明·李时珍．本草纲目．北京：人民卫生出版社，1982，2242
45 汉初学者辑，晋·郭璞注．十三经注疏·尔雅．上海：上海古籍出版社，1993
46 三国·吴普．吴普本草．北京：人民卫生出版社，1987，72
47 三国魏·张揖撰，清·王念孙疏．广雅疏证．北京：中华书局，1994
48 唐·段成式．酉阳杂俎．上海：上海商务印书馆，1994

391 通草
Tongcao
Medulla Tetrapanacis

1 定名依据

1.1 正名

1.1.1 汉文名：通草［五加科植物通脱木 Tetrapanax papyriferus（Hook.）K. Koch 的干燥茎髓］。

1.1.2 英文名：ricepaperplant pith.

1.2 依据

1.2.1 定名的文献依据

1.2.1.1 《证类本草》卷八："通草，味辛、甘，平，无毒……陈藏器云：通脱木，无毒。花上粉，主诸虫疮，野鸡病，取粉纳疮中。生山侧，叶似蓖麻，心中有瓤，轻白可爱。女工取以饰物。《尔雅》云：离南，活脱也。一本云：药草，生江南，主虫病，今俗亦名通草。"[1]

1.2.1.2 《珍珠囊药性赋》卷二："通草，臣，通草，味甘平，性微寒无毒。降也，阳中之阴也。其用有二：阴窍涩而不利；水肿闭而不行。涩闭两俱立验，因有通草之名。"[2]

1.2.1.3 《本草品汇精要》卷十："通草，无毒，植生。通草，治阴窍不利，除水肿，闭，利小便，治五淋，明目退热，催生，下胞下乳（《名医》所录）。【名】通脱木、离南草、活莌、寇脱、倚商。"[3]

1.2.1.4 《本草备要·草部》："通草，古名通脱木。轻，通、利水、退热。色白气寒，体轻味淡。气寒则降，故入肺经，引热下行而利小便；味淡则升，故入胃经，通气上达而下乳汁。治五淋水肿，目昏耳聋，鼻塞失音，（淡通窍，寒降火，利肺气。）退热催生。"[4]

1.2.1.5 《本经逢原》卷二："通草，原名通脱木。平淡，无毒。发明，通草，轻虚色白，专入太阴肺经。引热下降而利小便，入阳明胃经，通气上达而下乳汁。东垣言，泻肺利小便，治五淋水肿癃闭，取气寒降味淡而升。"[5]

1.2.1.6 《本草从新》卷五："通草，古名通脱木。轻、通、利水退热。色白气寒，体轻味淡。气寒则降，故入肺经，引热下行而利小便。味淡则升，故入胃经，通气上达而下乳汁。治五淋水肿，目昏耳聋，鼻塞失音，（淡通窍、寒降火、利肺气。）退热催生。中寒者勿服。"[6]

1.2.1.7 《中华人民共和国药典》："通草 Medulla tetrapanacis　本品为五加科植物通脱木 Tetrapanax papyriferus（Hook.）K. Koch 的干燥茎髓。秋季割取茎，截成段，趁鲜取出髓部，理直，晒干。"[7]

1.2.1.8 《普通高等教育中医药类规划教材·中药学》："通草《本草拾遗》为五加科灌

木植物通脱木 Tetrapanax papyriferus (Hook.) K. Koch 的茎髓。主产于贵州、四川、云南等地。秋季采收，晒干，切片生用。"[8]

1.2.1.9 《中药大辞典》："通草《本草拾遗》【异名】寇脱《山海经》……【基原】为五加科植物通脱木的茎髓。【原植物】通脱木《本草拾遗》Tetrapanax papyriferus (Hook.) K. Koch."[9]

1.2.1.10 《中医大辞典·中药分册》："通草①出《本草拾遗》。又名白通草、大通草、方通草。为五加科植物通脱木 Tetrapanax papyriferus (Hook.) K. Koch 的茎髓。产云南、贵州、台湾、广西、四川等地。②出《神农本草经》。为木通之别名，详该条。"[10]

1.2.1.11 《中国医学百科全书·中医学》："通草 又名白通草、通花、大通草。为五加科植物通脱木 Tetrapanax papyriferus (Hook.) K. Koch 的茎髓。秋季砍伐生长 2~3 年的茎，截段，趁鲜用木棍或细竹筒顶出茎髓，理直，晒干。"[11]

1.2.1.12 《中国中医药学主题词表》："通草 Medulla tetrapanacis 为五加科植物通脱木的干燥茎髓；属清热燥湿药和祛湿利水药；用通脱木检索 1995 年前文献。C 通脱木。"[12]

1.2.1.13 《中药志》[13]、《中药材手册》[14]、《全国中草药汇编》[15]、《全国中药炮制规范》[16]、《中国药材学》[17]、《中华本草》[18]等现代中药著作多以"通草"作为本品正名（参见"文献通考"）。

1.2.2 定名选择的理由

1.2.2.1 通草 Medulla tetrapanacis，系五加科植物通脱木 Tetrapanax papyriferus (Hook.) K. Koch 的干燥茎髓。"通草"作为本品名称始载于唐·陈藏器《本草拾遗》，"通草"作为本品正名始见于金·李杲《珍珠囊药性赋》，其后的本草著作如明·刘文泰《本草品汇精要》，清·汪昂《本草备要》、张璐《本经逢原》、吴仪洛《本草从新》等在载录本品时即以"通草"作为正名，并一直沿用至今。

1.2.2.2 我国最新出版的《中华人民共和国药典》、《普通高等教育中医药类规划教材·中药学》以及辞书类著作《中医大辞典·中药分册》、《中药大辞典》、《中国医学百科全书·中医学》等均以"通草"作为本品正名。已经广泛应用于中医药学文献的标引和检索的《中国中医药学主题词表》也以"通草"作为本品的正式主题词。现代本草著作如《中药志》、《全国中草药汇编》、《中华本草》、《中国药材学》、《中药材手册》、《全国中药炮制规范》等虽记载了不少本品各地的俗称，但也无一例外以"通草"作为本品的正名。说明"通草"作为本品正名已成为共识。

1.3 与正名等效的名词：无。

2 源流考释

通草［五加科植物通脱木 Tetrapanax papyriferus (Hook.) K. Koch 的干燥茎髓］，"通草"之名始见于汉《神农本草经》[19]，但其原植物系木通科木通。如《神农本草经》卷二："通草，味辛，平。主去恶虫，除脾胃寒热，通利九窍、血脉、关节，令人不忘。一名附支。生山谷。"[19]

本品始载于唐·陈藏器《本草拾遗》，称为"通脱木"，亦名"通草"。如《证类本草》引《本草拾遗》曰："通脱木，无毒。花上粉，主诸虫疮，野鸡病，取粉纳疮中。生山侧，叶似蓖麻，心中有瓤，轻白可爱。女工取以饰物。《尔雅》云：离南，活脱也。一本云：药草，生江南，主虫病，今俗亦名通草。"[1] 其后宋·苏颂《本草图经》[20]、唐慎微《证类本草》[1]，明·李时珍《本草纲目》[21] 等在"通草（木通）"项下均有关于本品的记载。

"通草"作为本品正名始见于金·李杲《珍珠囊药性赋》卷二："通草，臣，通草，味甘平，性微寒无毒。降也，阳中之阴也。其用有二：阴窍涩而不利；水肿闭而不行。涩闭两俱立验，因有通草之名。"[2] 其后明·刘文泰《本草品汇精要》[3]、李中梓《雷公炮制药性解》[22]，清·汪昂《本草备要》[4]、张璐《本经逢原》[5]、吴仪洛《本草从新》[6]、严西亭《得配本草》[23]、沈金鳌《要药分剂》[24]、张秉成《本草便读》[25] 等均以"通草"为本品正名。但也有以"通脱木"为本品正名者，如《本草汇言》。[26]

古代著作中记载的本品异名有"寇脱"《本草图经》引《山海经》[20]，"离南"、"活莌"、"倚商"、"活脱"《尔雅》[27]，"通脱木"《本草拾遗》[1]，"离南草"《本草品汇精要》[3]，"葱草"《本草汇言》[26]，"白通草"《药性切用》[28] 等。如《本草图经》[20] 卷六："又名寇脱，生江南，高丈许，大叶似荷而肥，茎中有瓤，正白者是也。"[20]《尔雅》："离南，活莌。又倚商，活脱。郭璞云：即离南也。"[27]《证类本草》卷八："通草，味辛、甘，平，无毒……陈藏器云：通脱木，无毒。……《尔雅》云：离南，活脱也。一本云：药草，生江南，主虫病，今俗亦名通草。"[1]《本草品汇精要》卷十："通草，无毒，植生。通草，治阴窍不利，除水肿闭，利小便，治五淋，明目，退热，催生，下胞，下乳（《名医》所录）。【名】通脱木、离南草、活莌、寇脱、倚商。"[3]《本草汇言》卷之六："通脱木，利阴窍，治五淋，通癃闭，除水肿之药……凡阴窍濇而不利，水肿闭而不行，用此立通，故有葱草之名。"[26]《药性切用》卷二："白通草，味淡性平，入肺胃而通淋利水，下乳催生。肺燥无湿者忌。"[28]

现代有关著作均沿用《珍珠囊药性赋》[2] 的记载以"通草"作为本品正名，如《中华人民共和国药典》[7]、《普通高等教育中医药类规划教材·中药学》[8]、《中药大辞典》[9]、《中医大辞典·中药分册》[10]、《中国医学百科全书·中医学》[11]、《中国中医药学主题词表》[12]、《中药志》[13]、《中药材手册》[14]、《全国中草药汇编》[15]、《全国中药炮制规范》[16]、《中国药材学》[17]、《中华本草》[18] 等。同时尚记载有"空心通草"、"通花""实心通草"、"通草棍"《中药材手册》[14]，"通花根"、"大通草"、"方通"、"泡通"《全国中草药汇编》[15]，"花草"、"通大海"、"五加曲"、"宽肠"、"大通塔"、"大木通"、"五角加皮"、"通花五加"、"大叶五加皮"《中药大辞典》[9]，"方通草"《中医大辞典》[10]，"方草"《中国药材学》[17] 等各地的俗称。还记载有本品原植物"通脱木"的异名"大通草"、"通花"《中药志》[13]，"木通树"、"天麻子"《中华本草》[18] 等。

3　附录

3.1　又称：无。

3.2　俗称：大通草（四川），通大海、泡通（贵州），五加曲、宽肠、大通塔、大木通、五角加皮、通花五加、大叶五加皮（湖南），通花根，方通，花草，空心通草，通花，实心通草，通草棍，方通草，方草。

3.3　曾称：寇脱《山海经》，离南、活莌、倚商、活脱《尔雅》，通脱木《本草拾遗》，离南草《本草品汇精要》，葱草《本草汇言》，白通草《药性切用》。

3.4　原植物名称：通脱木，大通草（四川），通花（湖南），木通树、天麻子（云南）。

4　文献通考

《神农本草经》卷二："通草，味辛，平。主去恶虫，除脾胃寒热，通利九窍、血脉、关节，令人不忘。一名附支。生山谷。"[19]

《尔雅》："离南，活莌。又倚商，活脱。郭璞云：即离南也。"[27]

《本草图经》卷六："通草，生石城山谷及山阴，今泽、潞、汉中、江淮、湖南州郡亦有之……今人谓之木通。而俗间所谓通草，乃通脱木也。此木生山侧，叶如蓖麻，心空，中有瓤，轻白可爱，女工取以饰物。《尔雅》云：离南，活莌（音脱）。释云：离南，草也，一名活莌。《山海经》又名寇脱，生江南，高丈许，大叶似荷而肥，茎中有瓤，正白者是也。又名倚商，主蛊毒。其花上粉，主诸虫瘘恶疮痔疾，取粉内疮中。"[20]

《证类本草》卷八："通草，味辛、甘，平，无毒……陈藏器云：通脱木，无毒。花上粉，主诸虫疮，野鸡病，取粉纳疮中。生山侧，叶似蓖麻，心中有瓤，轻白可爱。女工取以饰物。《尔雅》云：离南，活脱也。一本云：药草，生江南，主虫病，今俗亦名通草。"[1]

《珍珠囊药性赋》卷二："通草，臣，通草，味甘平，性微寒无毒。降也，阳中之阴也。其用有二：阴窍涩而不利；水肿闭而不行。涩闭两俱立验，因有通草之名。"[2]

《本草品汇精要》卷十："通草，无毒，植生。通草，治阴窍不利，除水肿，闭，利小便，治五淋，明目退热，催生，下胞下乳（《名医》所录）。【名】通脱木、离南草、活莌、寇脱、倚商。"[3]

《本草纲目》卷十八："通草《本经·中品》。【释名】木通（士良）、附支《本经》、丁翁《吴普》、万年藤（甄权），子名燕覆。时珍曰：有细细孔，两头皆通，故名通草，即今所谓木通也。今之通草，乃古之通脱木也。"[21]

《本草汇言》卷之六："通脱木，利阴窍，治五淋，通癃闭，除水肿之药……凡阴窍濇而不利，水肿闭而不行，用此立通，故有葱草之名。"[26]

《雷公炮制药性解》卷三："通草，味淡，性寒无毒，入肺大小肠三经。与木通同功，特泻肺明目，退热行经，下乳通结，力尤胜之。按：通草色白，宜其泻肺，味淡，故入小肠，性主通行，故又入大肠，即本草续注所谓通脱木，今女工用以作花。"[22]

《本草备要·草部》："通草，古名通脱木。轻、通、利水、退热。色白气寒，体轻味淡。气寒则降，故入肺经，引热下行而利小便；味淡则升，故入胃经，通气上达而下乳汁。治五淋水肿，目昏耳聋，鼻塞失音，（淡通窍，寒降火，利肺气。）退热催生。"[4]

《本经逢原》卷二："通草，原名通脱木。平淡，无毒。发明，通草，轻虚色白，专入太阴肺经。引热下降而利小便，入阳明胃经，通气上达而下乳汁。东垣言，泻肺利小便，治五淋水肿癃闭，取气寒降味淡而升。仲景当归四逆汤，用以通在里之湿热也。妊妇勿服，以其通窍也。"[5]

《药性切用》卷二："白通草，味淡性平，入肺胃而通淋利水，下乳催生。肺燥无湿者忌。"[28]

《本草从新》卷五："通草，古名通脱木。轻、通、利水退热。色白气寒，体轻味淡。气寒则降，故入肺经，引热下行而利小便。味淡则升，故入胃经，通气上达而下乳汁。治五淋水肿，目昏耳聋，鼻塞失音，（淡通窍、寒降火、利肺气。）退热催生。中寒者勿服。”[6]

《得配本草》卷四：“通草，古名通脱木。甘、淡、微寒。入手太阴、足阳明经气分。泻肺气，利阴窍，下五淋，通乳汁。能使经络流行，营卫通畅。（以能开厥阴之关也。）佐琥珀、茯苓，泻火利水。”[23]

《要药分剂》卷三：“通草，古名通脱木。味甘、淡，性平，无毒。禀土之清气，兼得天之阳气以生。降也，阳中阴也。”[24]

《本草便读·草部》：“通草，色白性寒，体轻味淡。清金肃降。通肺胃而导心主之热邪。利湿分消，达膀胱可无闭癃之阻滞。（通草，此系草类。一名通脱。木高丈许，中心所结白瓤，以其为心也，故可入心。其色白，故入肺。味淡性寒，与灯心功用相似。能清心肺上焦之热，淡渗下行，通利水道。其通利之性，又能旁及阳明而下乳汁耳。）”[25]

《中药志》：“通草　本品为常用中药。商品为五加科植物通脱木干燥茎髓部。……【原植物】通脱木　别名：大通草（四川），通花（湖南）。Tetrapanax papyriferus (Hook.) K. Koch——五加科 Araliaceae.”[13]

《中药材手册》：“通草（《纲目》名通脱木，列入草部蔓草类）　商品药材分两大类：一类为五加科植物通脱木 Tetrapanax papyriferus (Hook.) K. Koch 的干燥茎髓，习称大通草，1985 年版中国药典有收载。另一类为旌节花科植物喜马山旌节花 Stachyurus himalaicus Hook. f. et Thoms.、山茱萸科植物青荚叶 Helwinia japonica F. G. Dietr. 及其同属植物的茎髓，习称小通草，收载于 1977 年版中国药典。此外，个别地区尚有以蔷薇科植物棣棠花的茎髓及豆科植物合萌茎中木质部作通草入药者，应注意鉴别。现分述如下：大通草【别名】空心通草、通花。小通草【别名】实心通草、通草棍。”[14]

《全国中草药汇编》：“通草　别名：通花根、大通草、白通草、方通、泡通。来源：为五加科植物通脱木 Tetrapanax papyriferus (Hook.) K. Koch 的茎髓；其根也入药。”[15]

《中药大辞典》：“通草《本草拾遗》【异名】寇脱《山海经》，离南、活苋、倚商《尔雅》，葱草《本草汇言》，白通草《药性切用》，通花《草木便方》，花草《中国树木分类学》，大通草《四川中药志》，通大海、泡通《贵州民间方药集》，五加曲、宽肠、大通塔、大木通、五角加皮、通花五加、大叶五加皮《湖南药物志》。【基原】为五加科植物通脱木的茎髓。【原植物】通脱木《本草拾遗》Tetrapanax papyriferus (Hook.) K. Koch.”[9]

《中医大辞典·中药分册》：“通草①出《本草拾遗》。又名白通草、大通草、方通草。为五加科植物通脱木 Tetrapanax papyriferus (Hook.) K. Koch 的茎髓。产云南、贵州、台湾、广西、四川等地。②出《神农本草经》。为木通之别名，详该条。”[10]

《中国医学百科全书·中医学》：“通草　又名白通草、通花、大通草。为五加科植物通脱木 Tetrapanax papyriferus (Hook.) K. Koch 的茎髓。秋季砍伐生长 2～3 年的茎，截段，趁鲜用木棍或细竹筒顶出茎髓，理直，晒干。”[11]

《全国中药炮制规范》：“通草［处方用名］通草。【来源】本品为五加科植物通脱木 Tetrapanax papyriferus (Hook.) K. Koch 的干燥茎髓。均系野生。主产于贵州、云南、台湾、广西等地。秋季割取茎，截成段，趁鲜取出髓部，理直，干燥。药材以条粗、色白者为佳。”[16]

《中国药材学》："通草 【别名】大通草，通花，方草。【来源】本品为五加科植物通脱木 Tetrapanax papyriferus（Hook.）K. Koch 的茎髓。"[17]

《中国中医药学主题词表》："通草 Medulla tetrapanacis 为五加科植物通脱木的干燥茎髓；属清热燥湿药和祛湿利水药；用通脱木检索1995年前文献。C 通脱木。"[12]

《普通高等教育中医药类规划教材·中药学》："通草《本草拾遗》为五加科灌木植物通脱木 Tetrapanax papyriferus（Hook.）K. Koch 的茎髓。主产于贵州、四川、云南等地。秋季采收，晒干，切片生用。"[8]

《中华本草》："通草《本草拾遗》【异名】寇脱《山海经》，离南、活莌、倚商《尔雅》，通脱木《本草拾遗》，葱草《本草汇言》，白通草《药性切用》，通花《草木便方》，花草《中国树木分类学》，大通草《四川中药志》，通大海、泡通《贵州民间方药集》，五加风、宽肠、大通塔、大木通、五角加皮、通花五加、大叶五加皮《湖南药物志》。……【来源】为五加科植物通脱木的茎髓。【原植物】通脱木 Tetrapanax papyriferus（Hook.）K. Koch [Aralia papyriera Hook. f.] 又名：木通树、天麻子（云南）。"[18]

《中华人民共和国药典》："通草 Medulla tetrapanacis 本品为五加科植物通脱木 Tetrapanax papyriferus（Hook.）K. Koch 的干燥茎髓。秋季割取茎，截成段，趁鲜取出髓部，理直，晒干。"[7]

5 参考文献

1 宋·唐慎微. 证类本草. 北京：人民卫生出版社，1957，200

2 金·李杲. 珍珠囊药性赋. 清康熙三十二年文武堂刻本

3 明·刘文泰. 本草品汇精要. 北京：人民卫生出版社，1982，301

4 清·汪昂. 本草备要. 北京：中国中医药出版社，1998，89

5 清·张璐. 本经逢原. 上海：上海科学技术出版社，1959，114

6 清·吴仪洛. 本草从新. 北京：中医古籍出版社，2001，93

7 国家药典委员会. 中华人民共和国药典. 一部. 北京：化学工业出版社，2000，247

8 雷载权主编. 普通高等教育中医药类规划教材·中药学. 上海：上海科学技术出版社，1995，141

9 江苏新医学院. 中药大辞典. 上海：上海科学技术出版社，1977，1974

10 《中医大辞典》编辑委员会. 中医大辞典·中药分册. 北京：人民卫生出版社，1982，309

11 《中医学》编辑委员会. 中国医学百科全书·中医学. 上海：上海科学技术出版社，1997，1072

12 吴兰成主编. 中国中医药学主题词表. 北京：中医古籍出版社，1996，382

13 中国医学科学院药物研究所等. 中药志. 第五册. 北京：人民卫生出版社，1993，698

14 中华人民共和国卫生部药政管理局. 中药材手册. 北京：人民卫生出版社，1998，605

15 《全国中草药汇编》编写组. 全国中草药汇编. 上册. 北京：人民卫生出版社，1996，702

16 中华人民共和国卫生部药政管理局. 全国中药炮制规范. 北京：人民卫生出版社，1988，308

17 徐国钧等主编. 中国药材学. 北京：中国医药科技出版社，1996，751

18 国家中医药管理局《中华本草》编委会. 中华本草. 第五册. 上海：上海科学技术出版社，1999，868

19 汉·神农本草经. 清顾观光重辑本. 北京：人民卫生出版社，1955，57

20 宋·苏颂. 本草图经. 合肥：安徽科学技术出版社，1994，175

21 明·李时珍. 本草纲目. 北京：人民卫生出版社，1982，1316

22 明·李中梓. 雷公炮制药性解. 见：中国医学大成（二）. 长沙：岳麓书社，1990，144

23 清·严西亭. 得配本草. 上海：上海卫生出版社，1957，13
24 清·沈金鳌. 要药分剂. 上海：上海科学技术出版社，1959，62
25 清·张秉成. 本草便读. 上海：上海卫生出版社，1957，30
26 明·倪朱谟编. 本草汇言. 清康熙三十二年刻本
27 汉初学者辑，晋·郭璞注. 十三经注疏·尔雅注疏. 上海古籍出版社，1993
28 清·徐大椿. 药性切用. 见：徐灵胎医书三十二种. 上海锦文堂石印本

392 黄芥子
Huangjiezi
Semen Sinapis Albae

1 定名依据

1.1 正名

1.1.1 汉文名：黄芥子［十字花科植物芥菜 Brassica juncea（L.）Czern. et Coss. 的种子］。

1.1.2 英文名：mustard［seed］.

1.2 依据

1.2.1 定名的文献依据

1.2.1.1 《名医别录》卷一："芥，味辛温，无毒。归鼻。主除肾邪气，利九窍，明耳目，安中，久服温中。又，子，主射工及疰气，发无恒处，丸服之；或捣末，醋和涂之，随手验也。"[1]

1.2.1.2 《中药志》："芥子 本品为较常用中药。商品为十字花科植物欧白芥及芥菜的成熟种子……【原植物】1. 白芥 别名：白芥子（通称）。Sinapis alba L.［Brassica alba（L.）Boiss.；Brassica hirta Moench.］——十字花科 Cruciferae. 2. 芥菜 别名：黄芥子（通称）、芥菜子、冲菜、霜不老（福建）、青菜子（四川）。Brassica juncea（L.）Czern. et Coss.（Sinapis juncea L.）——十字花科 Cruciferae."[2]

1.2.1.3 《中药材手册》："芥子（《纲目》列入菜部荤辛类芥项下） 本品为十字花科植物白芥 Sinapis alba L. 或芥 Brassica juncea（L.）Czern. et Coss. 的干燥成熟种子。原植物系一年或二年生草本，均为栽培。前者习称'白芥子'，后者习称'黄芥子'，习惯多以白芥子入药，黄芥子多作调味食用。"[3]

1.2.1.4 《全国中草药汇编》："芥子 别名：芥菜子、青菜子。来源：为十字花科植物白芥属植物白芥 Sinapis alba L.［Brassica alba（L.）Boiss.；Brassica hirta Moench.］及芥（黄芥子）B. juncea（L.）Coss.［Sinapis juncea L.］的种子。"[4]

1.2.1.5 《中药大辞典》："芥子《别录》【异名】芥菜子《孙天仁集效方》，青菜子《分类草药性》，黄芥子《中药志》。【基原】为十字花科植物芥菜 Brassica juncea（L.）Czern. et Coss. 的种子。【原植物】芥菜 Brassica juncea（L.）Czern. et Coss.。"[5]

1.2.1.6 《中医大辞典·中药分册》："芥子 出《名医别录》。又名芥菜子、黄芥子。

为十字花科植物芥菜 Brassica juncea（L.）Czern. et Coss. 的种子。”[6]

1.2.1.7 《中国医学百科全书·中医学》：“芥子 始载于《名医别录》。又名芥菜子、黄芥子。为十字花科植物芥菜 Brassica juncea（L.）Czern. et Coss. 的种子。中国各地有产；主产于河南、安徽省。”[7]

1.2.1.8 《中国药材学》：“芥子 【别名】黄芥子，芥菜子，霜不老（福建），青菜子（四川）。【来源】本品为十字花科植物芥菜 Brassica juncea（L.）Czern. et Coss.（Sinapis juncea L.）的种子。”[8]

1.2.1.9 《中华本草》：“芥子《别录》【异名】芥菜子《孙天仁集效方》，青菜子《分类草药性》，黄芥子《中药志》。【来源】为十字花科植物芥菜 Brassica juncea（L.）Czern. et Coss. 及油芥菜 Brassica juncea（L.）Czern. et Coss. var. gracilis Tsen et Lee. 的种子。【原植物】1. 芥菜 Brassica juncea（L.）Czern. et Coss. ［Sinapis juncea L.］。2. 油芥菜 Brassica juncea（L.）Czern. et Coss. var. gracilis Tsen et Lee 又名：高油菜《内蒙古植物志》。”[9]

1.2.1.10 《中华人民共和国药典》：“芥子 Semen sinapis 本品为十字花科植物白芥 Sinapis alba L. 或芥 Brassica juncea（L.）Czern. et Coss. 的干燥成熟种子。前者习称‘白芥子’，后者习称‘黄芥子’。夏末秋初果实成熟时采割植株，晒干，打下种子，除去杂质。”[10]

1.2.2 定名选择的理由

1.2.2.1 黄芥子 Semen sinapis albae，十字花科植物芥 Brassica juncea（L.）Czern. et Coss. 的干燥成熟种子。本品始载于魏晋《名医别录》，与“白芥子”不分。

1.2.2.2 虽然现代本草多以“芥子”为正名，如《中药大辞典》、《中医大辞典·中药分册》、《中国医学百科全书·中医学》、《中国药材学》、《中华本草》，但有的著作则在“芥子”项下分别介绍本品与“白芥子”，如《全国中草药汇编》、《中华人民共和国药典》、《中药志》、《中药材手册》等。故以“黄芥子”作为本品正名有利于把本品与“白芥子”明确区分开来，也有利于临床应用。

1.2.2.3 古代文献《新修本草》已将“芥（芥菜）”与“白芥”区别开来，至《开宝本草》已把二者分为两条分别载录，其后本草大多沿用，如《证类本草》、《本草纲目》等（参见“白芥子”条）。现在若再恢复到宋以前记载将二者并为一条（药）似有欠妥。

1.2.1.4 现代文献大多也不将二者作为一种药物，如《普通高等教育中医药类规划教材·中药学》、《中药大词典》、《中医大辞典》、《中国医学百科全书·中医学》、《中国药材学》、《全国中药炮制规范》、《中华本草》等（参见“白芥子”条）；只有《全国中草药汇编》、《中华人民共和国药典》、《中药志》、《中药材手册》等以“芥子”为正名把二者合并介绍。教材影响大，工具书应用广，故分开便于达成共识。

1.2.1.5 将二者分为两条有利于二药区别应用，符合临床实际，也符合科学性、系统性和约定俗成的定名原则。

1.3 与正名等效的名词：无。

2 源流考释

黄芥子［十字花科植物芥 Brassica juncea（L.）Czern. et Coss. 的干燥成熟种子］，始

载于魏晋《名医别录》卷一“芥”项下：“芥，味辛温，无毒。归鼻。主除肾邪气，利九窍，明耳目，安中，久服温中。又，子，主射工及疰气，发无恒处，丸服之；或捣末，醋和涂之，随手验也。”[1]明·李时珍《本草纲目》亦在“芥”项下介绍本品，如《本草纲目》卷二十六：“芥《别录·上品》。【释名】时珍曰：按：王安石《字说》云：芥者，界也。发汗散气，界我者也。王祯《农书》云：其气味辛烈，菜中之介然者，食之有刚介之象，故字从介……恭曰：芥有三种：叶大子粗者，叶可食，子入药用；叶小子细者，叶不堪食，子但作齑；又有白芥子，粗大白色，如白粱米，甚辛美，从西戎来。颂曰：芥处处有之。有青芥，似菘，有毛，味极辣。紫芥，茎叶纯紫可爱，作齑最美。有白芥，见本条。其余南芥、旋芥、花芥、石芥之类，皆菜茹之美者，不能悉录。”[11]清《分类草药性》则以“青菜子”为正名记载本品。如《分类草药性》上卷：“青菜子，消肿毒，止血痢，平肝退白云。”[12]

古代记载的本品异名有“芥菜子”《孙天仁集效方》，如《本草纲目》引《孙天仁集效方》曰：“眉毛不生：芥菜子、半夏等分，为末，生姜自然汁调搽，数次即生。”[11]

“黄芥子”之名始见于现代本草著作《中药志》：“芥子　本品为较常用中药。商品为十字花科植物欧白芥及芥菜的成熟种子。……【原植物】1. 白芥　别名：白芥子（通称）。Sinapis alba L. ［Brassica alba（L.）Boiss.；Brassica hirta Moench.］——十字花科 Cruciferae. 2. 芥菜　别名：黄芥子（通称）、芥菜子、冲菜、霜不老（福建）、青菜子（四川）。Brassica juncea（L.）Czern. et Coss.（Sinapis juncea L.）——十字花科 Cruciferae.”[2]其后著作有的即把本品与“白芥子”统归于“芥子”项下介绍，如《中华人民共和国药典》[10]、《中药材手册》[3]。有的则以“芥子”为本品正名介绍，如《全国中草药汇编》[4]、《中药大辞典》[5]、《中医大辞典·中药分册》[6]、《中国医学百科全书·中医学》[7]、《中国药材学》[8]、《中华本草》[9]等。现代文献同时尚记载有各地的俗称“霜不老”《中国药材学》[8]等。还记载有本品原植物“芥菜”的异名“黄芥子”、“芥菜子”、“冲菜”、“霜不老”、“青菜子”《中药志》[2]等。

3　附录

3.1　又称：无。

3.2　俗称：霜不老（福建）。

3.3　曾称：芥菜子《孙天仁集效方》，青菜子《分类草药性》。

3.4　原植物名称：芥菜：黄芥子（通称），芥菜子，冲菜，霜不老（福建），青菜子（四川）。

4　文献通考

《名医别录》卷一：“芥，味辛温，无毒。归鼻。主除肾邪气，利九窍，明耳目，安中，久服温中。又，子，主射工及疰气，发无恒处，丸服之；或捣末，醋和涂之，随手验也。”[1]

《本草纲目》卷二十六：“芥《别录·上品》。【释名】时珍曰：按：王安石《字说》云：芥者，界也。发汗散气，界我者也。王祯《农书》云：其气味辛烈，菜中之介然者，食之有刚介之象，故字从介……恭曰：芥有三种：叶大子粗者，叶可食，子入药用；叶小子细者，叶不堪食，子但作齑；又有白芥子，粗大白色，如白粱米，甚辛美，从西戎来。颂曰：芥处处有之。有青芥，似菘，有毛，味极辣。紫芥，茎叶纯紫可爱，作齑最美。有白芥，见本条。其余南芥、旋芥、花芥、石芥之类，皆菜茹之美者，不能悉录……眉毛不生：芥菜子、半夏等分，为末，生姜自然汁调搽，数次即生。（孙氏《集效方》）。"[11]

《分类草药性》上卷："青菜子，消肿毒，止血痢，平肝退白云。"[12]

《中药志》："芥子　本品为较常用中药。商品为十字花科植物欧白芥及芥菜的成熟种子。【原植物】1. 白芥，别名：白芥子（通称）。Sinapis alba L. ［Brassica alba（L.）Boiss.；Brassica hirta Moench.］——十字花科 Cruciferae. 2. 芥菜　别名：黄芥子（通称）、芥菜子、冲菜、霜不老（福建）、青菜子（四川）。Brassica juncea（L.）Czern. et Coss.（Sinapis juncea L.）——十字花科 Cruciferae."[2]

《中药材手册》："芥子（《纲目》列入菜部荤辛类芥项下）　本品为十字花科植物白芥 Sinapis alba L. 或芥 Brassica juncea（L.）Czern. et Coss. 的干燥成熟种子。原植物系一年或二年生草本，均为栽培。前者习称'白芥子'，后者习称'黄芥子'，习惯多以白芥子入药，黄芥子多作调味食用。"[3]

《全国中草药汇编》："芥子　别名：芥菜子、青菜子。来源：为十字花科植物白芥属植物白芥 Sinapis alba L. ［Brassica alba（L.）Boiss.；Brassica hirta Moench.］及芥（黄芥子）B. juncea（L.）Coss. ［Sinapis juncea L.］的种子。"[4]

《中药大辞典》："芥子《别录》【异名】芥菜子《孙天仁集效方》，青菜子《分类草药性》，黄芥子《中药志》。【基原】为十字花科植物芥菜 Brassica juncea（L.）Czern. et Coss. 的种子。【原植物】芥菜 Brassica juncea（L.）Czern. et Coss.。"[5]

《中医大辞典·中药分册》："芥子　出《名医别录》。又名芥菜子、黄芥子。为十字花科植物芥菜 Brassica juncea（L.）Czern. et Coss. 的种子。"[6]

《中国医学百科全书·中医学》："芥子，始载于《名医别录》。又名芥菜子、黄芥子。为十字花科植物芥菜 Brassica juncea（L.）Czern. et Coss. 的种子。中国各地有产；主产于河南、安徽省。"[7]

《中国药材学》："芥子　【别名】黄芥子，芥菜子，霜不老（福建），青菜子（四川）。【来源】本品为十字花科植物芥菜 Brassica juncea（L.）Czern. et Coss.（Sinapis juncea L.）的种子。"[8]

《中华本草》："芥子《别录》【异名】芥菜子《孙天仁集效方》，青菜子《分类草药性》，黄芥子《中药志》。【来源】为十字花科植物芥菜 Brassica juncea（L.）Czern. et Coss. 及油芥菜 Brassica juncea（L.）Czern. et Coss. var. gracilis Tsen et Lee. 的种子。【原植物】1. 芥菜 Brassica juncea（L.）Czern. et Coss. ［Sinapis juncea L.］。2. 油芥菜 Brassica juncea（L.）Czern. et Coss. var. gracilis Tsen et Lee　又名：高油菜《内蒙古植物志》。"[9]

《中华人民共和国药典》："芥子 Semen sinapis　本品为十字花科植物白芥 Sinapis alba L. 或芥 Brassica juncea（L.）Czern. et Coss. 的干燥成熟种子。前者习称'白芥子'，后者习称'黄芥子'。夏末秋初果实成熟时采割植株，晒干，打下种子，除去杂质。"[10]

5　参考文献

1　魏晋·名医别录. 北京：人民卫生出版社，1986，95

2 中国医学科学院药物研究所等. 中药志. 第三册. 北京：人民卫生出版社，1993，374
3 中华人民共和国卫生部药政管理局. 中药材手册. 北京：人民卫生出版社，1998，303
4 《全国中草药汇编》编写组. 全国中草药汇编. 上册. 北京：人民卫生出版社，1996，454
5 江苏新医学院. 中药大辞典. 上海：上海科学技术出版社，1977，1065
6 《中医大辞典》编辑委员会. 中医大辞典·中药分册. 北京：人民卫生出版社，1982，170
7 《中医学》编辑委员会. 中国医学百科全书·中医学. 上海：上海科学技术出版社，1997，1106
8 徐国钧等主编. 中国药材学. 北京：中国医药科技出版社，1996，1222
9 国家中医药管理局《中华本草》编委会. 中华本草. 第三册. 上海：上海科学技术出版社，1999，691
10 国家药典委员会. 中华人民共和国药典. 一部. 北京：化学工业出版社，2000，127
11 明·李时珍. 本草纲目. 北京：人民卫生出版社，1982，1606
12 清·著者佚名. 分类草药性. 民国二十八年新刻本

393 黄芩
Huangqin
Radix Scutellariae

1 定名依据

1.1 正名

1.1.1 汉文名：黄芩（唇形科植物黄芩 Scutellaria baicalensis Georgi 的干燥根）。

1.1.2 英文名：baical skullcap root.

1.2 依据

1.2.1 定名的文献依据

1.2.1.1 《神农本草经》卷二："黄芩，味苦，平。主诸热黄疸，肠澼泄利，逐水，下血闭，恶创，恒蚀火疡。一名腐肠。生川谷。"[1]

1.2.1.2 《本草经集注》："黄芩，味苦，平，大寒，无毒。主治诸热，黄疸，肠澼泄痢，逐水，下血闭，恶疮。疽蚀，火伤。治痰热，胃中热，小腹绞痛，消谷，利小肠，女子血闭、淋露、下血，小儿腹痛。"[2]

1.2.1.3 《新修本草》卷八："黄芩，味苦，平，大寒，无毒。主诸热黄疸，肠澼泄痢，逐水，下血闭，恶疮，疽蚀，火伤。疗痰热，胃中热，小腹绞痛，消谷，利小肠，女子血闭、淋露、下血，小儿腹痛。一名腐肠，一名空肠，一名内虚，一名黄文，一名经芩，一名妒妇。"[3]

1.2.1.4 《证类本草》卷八："黄芩，味苦，平，大寒，无毒。主诸热黄疸，肠澼泄痢，逐水下血闭，恶疮疽蚀火疡，疗痰热，胃中热，小腹绞痛，消谷，利小肠，女子血闭，淋露下血，小儿腹痛。一名腐肠，一名空肠，一名内虚，一名黄文，一名经芩，一名妒妇。"[4]

1.2.1.5 《本草纲目》卷十三："黄芩《本经·中品》。【释名】腐肠《本经》、空肠《别录》、内虚《别录》、妒妇《吴普》、经芩《别录》、黄文《别录》、印头《吴普》、苦督邮《记事》，内实者名子芩（弘景）、条芩《纲目》、豚尾芩《唐本》、鼠尾芩。”[5]

1.2.1.6　《本草从新》卷一：“黄芩，泻火除湿。苦入心，寒胜热。泻中焦实火，除脾家湿热，治澼痢腹痛……寒热往来。”[6]

1.2.1.7　《中华人民共和国药典》：“黄芩 Radix scutellariae　本品为唇形科植物黄芩 Scutellaria baicalensis Georgi 的干燥根。春、秋二季采挖，除去须根及泥沙，晒后撞去粗皮，晒干。”[7]

1.2.1.8　《普通高等教育中医药类规划教材·中药学》：“黄芩《本经》为唇形科多年生草本植物黄芩 Scutellaria baicalensis Georgi 的根。主产于河北、山西、内蒙古、河南及陕西等地。春秋两季采挖。蒸透或开水润透切片。生用，酒炙或炒炭用。”[8]

1.2.1.9　《中药大辞典》：“黄芩《本经》【异名】腐肠《本经》，黄文、虹胜、经芩、印头、内虚《吴普本草》，菇葿《广雅》，空肠《别录》，元芩、土金茶根《东北药植志》。【基原】为唇形科植物黄芩的根。【原植物】黄芩 Scutellaria baicalensis Georgi，又名：空心草、黄金茶。”[9]

1.2.1.10　《中医大辞典·中药分册》：“黄芩　出《神农本草经》。又名腐肠、空肠、元芩、枯芩、子芩。为唇形科植物黄芩 Scutellaria baicalensis Georgi 的根。主产辽宁、河北、内蒙古、山西等地。”[10]

1.2.1.11　《中国医学百科全书·中医学》：“黄芩　始载于《神农本草经》。又名腐肠、空肠。为唇形科植物黄芩 Scutellaria baicalensis Georgi 的根。春、秋两季采挖，以春季采挖较好，除去茎叶及须根、泥沙，晒至半干后撞去栓皮，再晒干。”[11]

1.2.1.12　《中国中医药学主题词表》：“黄芩 Scutellaria baicalensis　属唇形科；属清热燥湿药、降压药（中药）和清热泻火药。”[12]

1.2.1.13　《中药志》[13]、《中药材手册》[14]、《全国中草药汇编》[15]、《全国中药炮制规范》[16]、《中国药材学》[17]、《中华本草》[18]等现代中药著作多以“黄芩”作为本品正名（参见“文献通考”）。

1.2.2　定名选择的理由

1.2.2.1　黄芩 Radix scutellariae，系唇形科植物黄芩 Scutellaria baicalensis Georgi 的干燥根。“黄芩”之名始见于汉《神农本草经》，并作为本品正名记载。其后的历代重要本草著作如南北朝·陶弘景《本草经集注》，唐·苏敬《新修本草》，宋·唐慎微《证类本草》，明·李时珍《本草纲目》，清·吴仪洛《本草从新》等在载录本品时均以“黄芩”作为正名，并一直沿用至今。

1.2.2.2　我国最新出版的《中华人民共和国药典》、《普通高等教育中医药类规划教材·中药学》以及辞书类著作《中医大辞典·中药分册》、《中药大辞典》、《中国医学百科全书·中医学》等均以“黄芩”作为本品正名。已经广泛应用于中医药学文献的标引和检索的《中国中医药学主题词表》也以“黄芩”作为本品的正式主题词。现代本草著作如《中药志》、《全国中草药汇编》、《中华本草》、《中国药材学》、《中药材手册》、《全国中药炮制规范》等虽记载了不少本品各地的俗称，但也无一例外以“黄芩”作为本品的正名。说明“黄芩”作为本品正名已成为共识。

1.3　与正名等效的名词：无。

2 源流考释

黄芩（唇形科植物黄芩 Scutellaria baicalensis Georgi 的干燥根），始载于汉《神农本草经》[1]，并以“黄芩”为正名，“腐肠”为异名，如《神农本草经》卷二：“黄芩，味苦，平。主诸热黄疸，肠澼泄利，逐水，下血闭，恶创，恒蚀火疡。一名腐肠。生川谷。”[1]其后的本草著作即沿用之，如三国·吴普《吴普本草》[19]，魏晋《名医别录》[20]，南北朝·陶弘景《本草经集注》[2]，唐·苏敬《新修本草》[3]、孙思邈《千金翼方》[21]，宋·苏颂《本草图经》[22]、唐慎微《证类本草》[4]、佚名《增广太平和剂图经本草药性总论》[23]，金·李杲《珍珠囊药性赋》[24]，元·王好古《汤液本草》[25]，明·兰茂《滇南本草》[26]、刘文泰《本草品汇精要》[27]、陈嘉谟《本草蒙筌》[28]、李时珍《本草纲目》[5]、杜文燮《药鉴》[29]、缪希雍《炮炙大法》[30]、李中梓《雷公炮制药性解》[31]、李中梓《本草征要》[32]、卢之颐《本草乘雅半偈》[33]，清·张志聪《本草崇原》[34]、蒋居祉《本草择要纲目》[35]、陈士铎《本草新编》[36]、日本稻宣义《炮炙全书》[37]、汪昂《本草易读》[38]、汪昂《本草备要》[39]、张璐《本经逢原》[40]、叶桂《本草经解》[41]、徐大椿《神农本草经百种录》[42]、吴仪洛《本草从新》[6]、严西亭《得配本草》[43]、沈金鳌《要药分剂》[44]、黄宫绣《本草求真》[45]、陈念祖《神农本草经读》[46]、姚澜《本草分经》[47]、杨时泰《本草述钩元》[48]、叶志诜《神农本草经赞》[49]、凌奂《本草害利》[50]、陈其瑞《本草撮要》[51]、张秉成《本草便读》[52]、周岩《本草思辨录》[53]、日本吉益东洞《药征》[54]等。

古代著作中记载的本品异名有“黄文”、“妒妇”、“虹胜”、“经芩”、“印头”、“内虚”《吴普本草》[19]，“苦督邮”《记事》[5]，“葥菹”《广雅》[55]，“空肠”《名医别录》[20]，“子芩”、“宿芩”（《证类本草》引陶弘景）[4]，“豚尾芩”《新修本草》[3]，“条芩”、“鼠尾芩”《本草纲目》[5]等。如《吴普本草》草木类：“黄芩，一名黄文，一名妒妇，一名虹胜，一名经芩，一名印头，一名内虚。”[19]《广雅》：“葥菹、黄文、内虚，黄芩也。”[55]《名医别录》卷二：“黄芩，大寒，无毒。……一名空肠，一名内虚，一名黄文，一名经芩，一名妒妇。”[20]《证类本草》卷八：“黄芩，味苦，平，大寒，无毒。……陶隐居云：秭归属建平郡，今第一出彭城，郁州亦有之。圆者名子芩为胜，破者名宿芩，其腹中皆烂，故名腐肠。”[4]《新修本草》卷八：“黄芩，味苦，平，大寒，无毒。主诸热黄疸，肠澼泄痢，逐水，下血闭，恶疮，疽蚀，火伤。疗痰热，胃中热，小腹绞痛，消谷，利小肠，女子血闭、淋露、下血，小儿腹痛。一名腐肠，一名空肠，一名内虚，一名黄文，一名经芩，一名妒妇……【谨案】叶细长，两叶相对，作丛生，亦有独茎者。今出宜州、鄜州、泾州者佳，兖州者大实亦好，名豚尾芩也。”[3]《本草纲目》卷十三：“黄芩《本经·中品》。【释名】腐肠《本经》、空肠《别录》、内虚《别录》、妒妇《吴普》、经芩《别录》、黄文《别录》、印头《吴普》、苦督邮《记事》，内实者名子芩（弘景）、条芩《纲目》、豚尾芩《唐本》、鼠尾芩。”[5]

现代有关著作均沿用《神农本草经》的记载以“黄芩”作为本品正名，如《中华人民共和国药典》[7]、《普通高等教育中医药类规划教材·中药学》[8]、《中药大辞典》[9]、《中医大辞典·中药分册》[10]、《中国医学百科全书·中医学》[11]、《中国中医药学主题词表》[12]、《中药志》[13]、《中药材手册》[14]、《全国中草药汇编》[15]、《全国中药炮制规范》[16]、《中国药材学》[17]、《中华本草》[18]等。同时尚记载有"山茶根"、"黄金茶根"《中药材手册》[14]，"黄芩茶"、"土金茶根"《全国中草药汇编》[15]，"元芩"《中药大辞典》[9]，"枯芩"《中医大辞典》[10]，"烂心草"《中国药材学》[17]，"黄金条根"《中华本草》[18]等各地的俗称。还记载有本品原植物"黄芩"的异名"山茶根"、"黄芩茶"、"黄金条根"、"香水水草"《中药志》[13]，"空心草"、"黄金茶"《中药大辞典》[9]等。

3 附录

3.1 又称：酒黄芩、黄芩炭（饮片规格名）。

3.2 俗称：元芩、土金茶根（东北），山茶根（北方各省），烂心草（河北），黄金条根（河北、内蒙古、山东、黑龙江、辽宁），黄金茶根，黄芩茶，枯芩，黄金茶。

3.3 曾称：腐肠《神农本草经》，黄文、妒妇、虹胜、经芩、印头、内虚《吴普本草》，苦督邮《记事》，葥莆《广雅》，空肠《名医别录》，子芩、宿芩《本草经集注》，豚尾芩《新修本草》，鼠尾芩、条芩《本草纲目》。

3.4 原植物名称：黄芩，山茶根、黄芩茶、黄金条根（河北、山东、内蒙古、黑龙江、辽宁），香水水草（内蒙古），空心草，黄金茶。

4 文献通考

《神农本草经》卷二："黄芩，味苦，平。主诸热黄疸，肠澼泄利，逐水，下血闭，恶创，恒蚀火疡。一名腐肠。生川谷。"[1]

《广雅》："葥莆、黄文、内虚，黄芩也。"[55]

《吴普本草·草木类》："黄芩，一名黄文，一名妒妇，一名虹胜，一名经芩，一名印头，一名内虚。神农、桐君、黄帝、雷公、扁鹊：苦，无毒。李氏：小温。二月生，赤黄叶，两两四四相值，茎空中，或方圆，高三、四尺，四月华紫红赤，五月实黑，根黄，二月至九月采。"[19]

《名医别录》卷二："黄芩，大寒，无毒。主治痰热，胃中热，小腹绞痛，消谷，利小肠，女子血闭、淋露、下血，小儿腹痛。一名空肠，一名内虚，一名黄文，一名经芩，一名妒妇。其子，主肠澼脓血。生秭归及宛朐。三月三日采根，阴干。（得厚朴、黄连止腹痛；得五味子、牡蒙、牡蛎令人有子。得黄芪、白蔹、赤小豆治鼠瘘。山茱萸、龙骨为之使，恶葱实，畏丹参、牡丹、藜芦。）"[20]

《本草经集注》："黄芩，味苦，平，大寒，无毒。主治诸热，黄疸，肠澼泄痢，逐水，下血闭，恶疮。疽蚀，火伤。治痰热，胃中热，小腹绞痛，消谷，利小肠，女子血闭、淋露、下血，小儿腹痛。一名腐肠，一名空肠，一名内虚，一名黄文，一名经芩，一名妒妇。"[2]

《新修本草》卷八："黄芩，味苦，平，大寒，无毒。主诸热黄疸，肠澼泄痢，逐水，下血闭，恶疮，疽蚀，火伤。疗痰热，胃中热，小腹绞痛，消谷，利小肠，女子血闭、淋露、下血，小儿腹痛。一名腐肠，一名空肠，一名内虚，一名黄文，一名经芩，一名妒妇……【谨案】叶细长，两叶相对，作丛生，亦有独茎者。今出宜州、鄜州、泾州者佳，兖州者大实亦好，名豚尾芩也。"[3]

《千金翼方》卷二："黄芩，味苦，平，大寒，无毒。主热，黄疸，肠澼泻痢，逐水，下血闭，恶疮，疽蚀，火疡。疗痰热，胃中热，小腹绞痛，消谷，利小肠，女子血闭，淋露下血，小儿腹痛。一名腐肠，一名空肠，一名内虚，一名黄文，一名经芩，一名妒妇。”[21]

《本草图经》卷六：“黄芩，生秭归山谷及冤句，今川蜀、河东、陕西近郡皆有之。苗长尺余、茎秆粗如箸；叶从地四面作丛生，类紫草，高一尺许，亦有独茎者，叶细长青色，两两相对；六月开紫花；根黄，如知母粗细，长四、五寸。二月、八月采根，曝干用之。《吴普本草》云：黄芩又名印头，一名内虚。”[22]

《证类本草》卷八：“黄芩，味苦，平，大寒，无毒。主诸热黄疸，肠澼泄痢，逐水下血闭，恶疮疽蚀火疡，疗痰热，胃中热，小腹绞痛，消谷，利小肠，女子血闭，淋露下血，小儿腹痛。一名腐肠，一名空肠，一名内虚，一名黄文，一名经芩，一名妒妇。其子主肠澼脓血。生秭归川谷及冤句。三月三日采根，阴干。（得厚朴、黄连，止腹痛。得五味子、牡蒙、牡蛎，令人有子。得黄芪、白蔹、赤小豆，疗鼠瘘。山茱萸、龙骨为之使，恶葱实，畏丹砂、牡丹、藜芦。）陶隐居云：秭归属建平郡，今第一出彭城，郁州亦有之。圆者名子芩为胜，破者名宿芩，其腹中皆烂，故名腐肠。唯取深色坚实者为好。俗方多用，道家不须……《吴普本草》云：黄芩又名印头，一名内虚。”[4]

《增广太平和剂图经本草药性总论》：“黄芩，味苦，平，大寒，无毒。主诸热黄疸，肠澼泄痢，逐水，下血闭，恶疮，疽蚀，火疡，疗痰热，胃中热，小腹绞痛，消谷，利小肠，女子血闭，淋露下血，小儿腹痛。”[23]

《珍珠囊药性赋》卷二：“黄芩，臣，恶葱实，畏丹砂、牡丹、藜芦。黄芩，味苦，平，性寒无毒。可升可降，阴也。其用有四：中枯而飘者，泻肺火，消痰利气；细实而坚者，泻大肠火，养阴退阳；中枯而飘者，除风湿留热于肌表；细实而坚者，滋化源退热于膀胱。”[24]

《汤液本草》卷四：“黄芩，气寒，味微苦，苦而甘。微寒，味薄气厚，阳中阴也。阴中微阳，大寒。无毒。入手太阴经之剂。《象》云：治肺中湿热，疗上热，目中赤肿，瘀肉壅盛，必用之药。泄肺受火邪上逆于膈上。补膀胱之寒不足，乃滋其化源也。《心》云：泻肺中之火。洁古云：利胸中气，消膈上痰。性苦寒，下痢脓血稠黏，腹疼后重，身热，久不可者。与芍药、甘草同用。”[25]

《滇南本草》卷一：“黄芩，味苦，性寒。上行泻肺火，下降泻膀胱火。男子五淋，女子暴崩，调经安胎，清热。胎中有火热不安，清胎热，除六经实火、实热。所谓实火可泻，黄芩是也。热症多用之。”[26]

《本草品汇精要》卷十：“黄芩，无毒，丛生。黄芩（出《神农本经》），主诸热黄疸，肠澼泄痢，逐水，下血闭，恶疮疽蚀，火伤（以上朱字《神农本经》）。疗痰热，胃中热，小腹绞痛，消谷，利小肠，女子血闭，淋露下血，小儿腹痛。子，主肠澼脓血（以上黑字《名医》所录）。【名】腐肠、空肠、内虚、黄文、经芩、妒妇、印头、子芩、豚尾芩、宿芩。”[27]

《本草蒙筌》卷二：“黄芩，耀州黄芩，潞州黄芩。味苦，气平，大寒。味薄气厚，可升可降，阴也，阴中微阳。无毒。所产尚彭城，（属山东）凡用择深色。剔去内朽，刮净外衣。薄片咀成，生炒如式。单恶葱实，勿令同煎。畏丹砂、牡丹、藜芦，用山茱、龙骨引使。枯飘者名宿芩，入手太阴，上膈酒炒为宜；坚实者名子芩，入手阳明，下焦生用最妙。宿芩泻肺火，消痰利气，更除湿热，不留积于肌表间；子芩泻大肠火，养阴退阳，又滋化源，常充溢于膀胱内。赤痢频并可止，赤眼胀痛能消。”[28]

《本草纲目》卷十三：“黄芩《本经·中品》。【释名】腐肠《本经》、空肠《别录》、内虚《别录》、妒妇《吴普》、经芩《别录》、黄文《别录》、印头《吴普》、苦督邮《记事》，内实者名子芩（弘景）、条芩《纲目》、豚尾芩《唐本》、鼠尾芩。弘景曰：圆者，名子芩；破者，名宿芩，其腹中皆烂，故名腐肠。时珍曰：芩，《说文》作莶，谓其色黄也。或云芩者，黔也，黔乃黄黑之色也。宿芩乃旧根，多中空，外黄内黑，即今所谓片芩，故又有腐肠、妒妇诸名。妒妇心黯，故以比之。子芩乃新根，多内实，即今所谓条芩。或云西芩多中空而色黔，北芩多内实而深黄……时珍曰：洁古张氏言：黄芩泻肺火，治脾湿；东垣李氏言：片芩治肺火，条芩治大肠火；丹溪朱氏言：黄芩治上中二焦火；而张仲景治少阳证小柴胡汤，太阳少阳合病下利黄芩汤，少阳证下后心下满而不痛泻心汤，并用之；成无已言黄芩苦而入心，泄痞热。是黄芩能入手少阴阳明、手足太阴少阳六经矣。”[5]

《药鉴》卷二：“黄芩，气寒，味苦平，气厚味薄，无毒，可升可降，阴也。主治诸经实热。中枯而飘者，泻肺火，清痰利气。细实而坚者，泻大肠火，养阴退阳。又枯者除寒湿，去热于肌表。坚者滋化源，退热于膀胱。见柴胡则寒，为少阳之妙剂。君白术则和，乃安胎之圣药。若以猪胆炒之，又能泻肝胆之火也。如以麦冬汁浸之，又能润肺家之燥也。酒炒则清头目，盐制则利肾邪。大都治热宜寒，泄实宜苦。”[29]

《炮炙大法·草部》：“黄芩（大肺经用，枯芩去腐，酒浸切炒，入大肠或安胎等，俱用子芩酒浸切炒，龙骨、山茱萸为之使，恶葱实，畏丹砂、牡丹、藜芦）。”[30]

《雷公炮制药性解》卷二：“黄芩，味苦平，性寒，无毒，入肺、大肠、膀胱、胆四经。主崩淋热疸，痛痢恶疮，解毒收口，去翳明目，调经安胎。中枯而飘者，泻肺火，消痰利气，除风湿留热于肌表。细实而坚者，泻大肠火，养阴退阳，滋化源，除热于膀胱。山茱萸、龙骨为使，恶葱实，畏丹砂、牡丹、藜芦、沙参、丹参。”[31]

《本草征要》卷一：“黄芩，味辛，性寒，无毒。入肺、大肠二经。山茱萸、龙骨为使。畏丹砂、牡丹、藜芦。酒浸蒸熟，曝之。”[32]

《本草乘雅半偈》第五帙：“黄芩《本经·中品》。【气味】苦平，无毒。【主治】主诸热黄疸，肠澼泄痢，逐水，下血闭，恶疮，疽蚀，火疡。【核】曰：出川蜀，及河东、陕西，近道亦有。二月生苗，茎干粗如箸子，中空外方，叶色黄赤，四四作丛而起，花色紫，实色黑，根色黄。一种独茎者，其叶细长而青，两两相对，花、实、根色则一也。曰子芩根圆；曰条芩，即小根之内实者；破者曰宿芩、曰片芩，即大根之内虚者，其腹皆烂，故有腐肠、妒妇诸名，谓妒妇心黯，芩腹心黑也。山茱萸、龙骨为之使。恶葱实，畏丹砂、牡丹、藜芦。得厚朴、黄连止腹痛；得五味子、牡蛎令人有子；得黄芪、白蔹、赤小豆疗鼠瘘。”[3]

《本草崇原》卷中：“黄芩，气味苦寒，无毒。主治诸热，黄疸，肠澼，泄痢，逐水，下血闭，恶疮，疽蚀，火疡。（黄芩《本经》名腐肠，又名空肠，又名妒妇，谓外皮肉，而内空腐，妒妇心黯，黄芩心黑同也。出川蜀及陕西河东，近道皆有。芩者黔也，黑色也。其根黑而黄，故曰黄芩。）”[34]

《本草择要纲目·寒性药品》：“黄芩　【气味】苦，平，无毒。可升可降，阴也。又微苦而甘。为阴中微阳，入手太阴血分。又气凉，味苦甘，阳中微阴。入手少阳阳明经。”[35]

《本草新编》卷二：“黄芩，味苦，气平，性寒，可升可降，阴中微阳，无毒。入肺经、大肠。退热除烦，泻膀胱之火，止赤痢，消赤眼，善安胎气，解伤寒郁蒸，润燥，益肺气。但可为臣使，而不可为君药。近人最喜用之，然亦必肺与大肠、膀胱之有火者，用之始宜，否则，不可频用也。”[36]

《炮炙全书》卷一：“黄芩，苦，寒，破烂者名宿芩，乃旧根，多中空外黄内黑，即今所谓片芩也，圆者名子芩，乃新根，多内实坚即今所谓条芩也，深色坚实者佳，刮去外衣内朽，切片，酒炒上升，山茱萸、龙骨为使，恶葱实，畏牡丹皮、藜芦、丹砂。奸商多以南天竹、撒沙爷、起草根，假伪乱真，用者宜辨认。”[37]

《本草易读》卷三：“黄芩，得酒上行，得胆汁入肝胆，得柴胡退寒热，得白芍治痢，得桑皮泻肺火，得白术安胎……中枯而飘者名枯芩，即今所谓片芩也，泻肺利气，除风热，清肌表宜之。细实而坚者名子芩，即今所谓条芩也，泻大肠火，养阴退阳，补膀胱寒水，滋其化源宜之。”[38]

《本草备要·草部》：“黄芩，泻火，除湿。苦入心，寒胜热。泻中焦实火，除脾家湿热。治澼痢腹痛（便血曰澼），寒痛忌用。凡腹痛有寒热、虚实、食积，瘀血、痰湿之不同。寒宜温，热宜清，虚宜补，实宜下，食宜消导，瘀血宜行散，痰湿宜化痰利湿。”[39]

《本经逢原》卷一：“黄芩，苦寒，无毒。中空者为枯芩入肺，细实者为子芩入大肠，并煮熟酒炒用。《本经》主诸热黄瘅，肠澼泄利，逐水下血闭，治恶疮疽，蚀火疡。发明，黄芩苦燥而坚肠胃，故湿热黄瘅、肠澼泻痢为必用之药。其枯芩性升，入手太阴经，清肌表之热。条芩性降，泻肝胆大肠之火，除胃中热。”[40]

《本草经解》卷二：“【黄芩】，气平。味苦。无毒。主诸热。黄疸。肠澼泄痢。逐水。下血闭。恶疮疽蚀。火疡。（酒炒）黄芩气平。禀天秋凉之金气。”[41]

《神农本草经百种录》中品：“黄芩，味苦平。主诸热，黄疸，大肠经中之郁热。肠澼泄痢，大肠府中之郁结。逐水，水在肠中者。下血闭，血之在阳明者使从大便出。恶疮疽蚀，火疡。阳明主肌肉，凡肌肉热毒等病，此皆除之。”[42]

《本草从新》卷一：“黄芩，泻火除湿。苦入心，寒胜热。泻中焦实火，除脾家湿热。治澼痢腹痛。（寒痛忌用。凡腹痛，有寒热、虚实、食积、瘀血、痰湿之不同，寒宜温，热宜清，虚宜补，实宜攻，食宜消导，瘀血宜行散，湿痰宜化痰利湿。痛时手不可按者，为实痛，按之痛止者，为虚痛。）寒热往来。”[6]

《得配本草》卷二：“黄芩，旧根中空而枯者名片芩，又名枯芩。新根内实者名子芩，又名条芩。龙骨、山茱萸为之使。畏丹砂、牡丹、藜芦。恶葱。苦，寒。”[43]

《要药分剂》：“黄芩，味苦，性平，无毒。得天地清寒之气，而兼金之性以生。可升可降，阳中阴也。【主治】主诸热，黄疸，肠澼泄痢，逐水，下血闭，恶疮疽蚀火疡。（本经）疗痰热，胃中热，小腹绞痛，消谷，利小肠，女子血闭，淋露下血，小儿腹痛，其子主肠澼脓血。（别录）”[44]

《本草求真·上编》：“黄芩，（山草）清上、中二焦火热与湿。黄芩（专入心脾肺，兼入肝大肠膀胱），书载味苦入心，又载入肺泻火，入脾除湿，入大肠以治肠澼腹痛。”[45]

《神农本草经读》卷三：“黄芩，气味苦、寒，无毒。主诸热，黄疸，肠澼泄痢，逐水，下血闭，恶疮，疽蚀，火疡。陈修园曰：黄芩与黄连、黄柏皆气寒味苦而色黄，主治大略相似。大抵气寒皆能除热，味苦皆能燥湿，色黄者皆属于土，黄而明亮者则属于金，金借土之色以为色，故五金以黄金为贵也。”[46]

《本草分经·原例》：“黄芩，苦寒入心，胜热折火之本，泻中焦实火，除脾家湿热，为中、上二焦之药，亦治邪在少阳往来寒热，中空者名枯芩，佐栀子泻肺火，中实者名条芩，泻大肠火。虚淋漏皆忌。”[47]

《本草述钩元》卷七：“黄芩，圆者名子芩，新根内实。其直者条芩，破者名宿芩。乃旧根，中空外黄内黝，即今片芩。气寒，味苦平。可升可降，阳中阴也。入手太阴气分，并入手少阴、少阳、太阳、阳明经，亦入足少阳经。本经治诸热黄疸，肠澼泻痢，逐水，下血闭，恶疮疽蚀火疡。”[48]

《神农本草经赞》卷二：“黄芩，味苦平。主诸热黄疸，肠澼泄利，逐水下血闭，恶创疽蚀火疡。一名腐肠。生川谷。修条尾似，黠鼠奔豚。黄深北塞，黔杂西原，枯飘利表，坚实滋源，督邮耐苦，决躁疏烦。陶弘景曰，一名鼠尾芩。苏恭曰，一名豚尾芩。李时珍曰，子芩新根，今谓之条芩。或言北芩深黄，西芩色黔，黔乃黄黑之色也。易林，沙漠北塞，岑参诗。西原驿路挂城头。”[49]

《本草害利·脾部药队》：“黄芩，【害】凡苦寒性燥，功能除热，而非补益之品。但无湿者，如脾肺虚热，及中寒作泄，中寒腹痛，肝肾虚水肿，血枯经闭，肺受寒邪喘嗽，及血虚胎不安，阴虚淋漏皆忌。胎前若非实热而服之，因损胎元矣。”[50]

《本草撮要》卷一：“黄芩，苦气寒，入手太阴、少阴、少阳、太阳、阳明经。功专泻火。得白术安胎，得柴胡退寒热，得芍药治痢，得厚朴、黄连止腹痛身热如火燎，烦燥引饮而昼盛者。”[51]

《本草便读·草部》：“黄芩，苦入心、脾，坚肠胃而性燥。寒行肝、肺，除湿热之功多。质虚而空者为枯芩，上达可治心肺肌表之郁火。色青而坚者为条芩，下行能除肝胆肠内之阳邪。同白术可以安胎，火退则胎安之义。合白芍又堪止痢，热除有痢愈之机。（黄芩处处山原皆有之。其根中心皆腐去，故外虽黄而内带黑色，均为之枯芩片芩。惟条芩子芩，系新发之根，中实有心，而兼青色。虽有治上治下之不同，毕竟苦寒性燥之品，伤脾败胃。非上中有湿热邪火者，不可乱用，况又有久而增气之说乎。黄芩之苦寒性燥，固与黄连相似。而黄连味厚，黄芩味薄。黄芩能入肝肺，行肌表。黄连则不能，固所禀形色气质不同，故主治亦异耳。）”[52]

《本草思辨录》卷一：“黄芩，人知黄芩为少阳药而不识其所以然，窃思其色青胜于黄，得甲胆之气，又中空似胆府，气寒能清胆热。胆属少阳相火，相火者佐君而行其令者也，人赖此火以动作云为，故气分之热，少阳为多。治气热之药，亦惟黄芩为方中易见。”[53]

《药征》：“黄芩，治心下痞也，旁治胸胁满、呕吐、下利也。考证，黄芩汤证曰：自下利。”[54]

《中药志》：“黄芩　黄芩为常用中药。商品主要为我国北部主产的唇形科植物黄芩的根，西南地区产的主要为滇黄芩，河北、山西、内蒙古一带尚有粘毛黄芩；此外，黄芩属中尚有几种植物的根在有些地区也作黄芩使用。……【原植物】黄芩　别名：山茶根、黄芩茶、黄金条根（河北、山东、内蒙古、黑龙江、辽宁），香水水草（内蒙古）Scutellaria baicalensis Georgi——唇形科 Labiatae."[13]

《中药材手册》："黄芩（《纲目》列入草部山草类） 本品为唇形科植物黄芩 Scutellaria baicalensis Georgi 的干燥根。原植物系多年生草本，多为野生。过去商品规格颇多，如枝芩、子芩、片芩等，现已简化为条芩和枯碎芩。条芩又分成一等、二等。习惯上以河北北部产者根条坚实，空心小，色黄，品质最佳。另外，同属植物滇黄芩、粘毛黄芩、甘肃黄芩在部分地区亦作黄芩入药。【别名】山茶根、黄金茶根。"[14]

《全国中草药汇编》："黄芩 别名：山茶根、黄芩茶、土金茶根。来源：为唇形科植物黄芩 Scutellaria baicalensis Georgi 的根。"[15]

《中药大辞典》："黄芩《本经》【异名】腐肠《本经》，黄文、虹胜、经芩、印头、内虚《吴普本草》，菇葿《广雅》，空肠《别录》，元芩、土金茶根《东北药植志》。【基原】为唇形科植物黄芩的根。【原植物】黄芩 Scutellaria baicalensis Georgi，又名：空心草、黄金茶。"[9]

《中医大辞典·中药分册》："黄芩 出《神农本草经》。又名腐肠、空肠、元芩、枯芩、子芩。为唇形科植物黄芩 Scutellaria baicalensis Georgi 的根。主产辽宁、河北、内蒙古、山西等地。"[10]

《中国医学百科全书·中医学》："黄芩 始载于《神农本草经》。又名腐肠、空肠。为唇形科植物黄芩 Scutellaria baicalensis Georgi 的根。春、秋两季采挖，以春季采挖较好，除去茎叶及须根、泥沙，晒至半干后撞去栓皮，再晒干。"[11]

《全国中药炮制规范》："黄芩 ［处方用名］黄芩、酒黄芩、黄芩炭。【来源】本品为唇形科植物黄芩 Scutellaria baicalensis Georgi 的干燥根。野生或栽培。主产于河北、内蒙古、山西、山东、陕西等地。春秋二季采挖，除去茎叶须根及泥土，晒至半干，撞去粗皮，干燥。药材以条长、质坚实、色黄者为佳。"[16]

《中国药材学》："黄芩 【别名】黄金茶，山茶根，烂心草（河北）。【来源】本品为唇形科植物黄芩 Scutellaria baicalensis Georgi 的根。"[17]

《中国中医药学主题词表》："黄芩 Scutellaria baicalensis 属唇形科；属清热燥湿药、降压药（中药）和清热泻火药。"[12]

《普通高等教育中医药类规划教材·中药学》："黄芩《本经》为唇形科多年生草本植物黄芩 Scutellaria baicalensis Georgi 的根。主产于河北、山西、内蒙古、河南及陕西等地。春秋两季采挖。蒸透或开水润透切片。生用，酒炙或炒炭用。"[8]

《中华本草》："黄芩《本经》【异名】腐肠《本经》，黄文、妒妇、虹胜、经芩、印头、内虚《吴普本草》，菇葿《广雅》，空肠《别录》，子芩、宿芩（陶弘景），豚尾芩《新修本草》，条芩《纲目》，元芩、土金茶根《东北药用植物志》，山茶根（北方各省），黄金条根（河北、内蒙古、山东、黑龙江、辽宁）。……【来源】为唇形科植物黄芩、滇黄芩、粘毛黄芩和丽江黄芩的根。【原植物】1. 黄芩 Scutellaria baicalensis Georgi. 2. 滇黄芩 Scutellaria amoena C. H. Wrignt 又名：西南黄芩《中药材品种论述》，土黄芩（贵州）。3. 粘毛黄芩 Scutellaria viscidula Bunge 又名：黄花黄芩《东北植物检索表》，腺毛黄芩《中国药用植物图鉴》，下巴子（内蒙古）。4. 丽江黄芩 Scutellaria likiangensis Diels 又名：小黄芩《丽江中草药》。"[18]

《中华人民共和国药典》："黄芩 Radix scutellariae 本品为唇形科植物黄芩 Scutellaria

baicalensis Georgi 的干燥根。春、秋二季采挖，除去须根及泥沙，晒后撞去粗皮，晒干。”[7]

5 参考文献

1 汉·神农本草经. 清顾观光重辑本. 北京：人民卫生出版社，1955，59

2 南北朝·陶弘景. 本草经集注. 北京：人民卫生出版社，1994，264

3 唐·苏敬等撰. 新修本草. 合肥：安徽科学技术出版社，1981，204

4 宋·唐慎微. 证类本草. 北京：人民卫生出版社，1957，207

5 明·李时珍. 本草纲目. 北京：人民卫生出版社，1982，780

6 清·吴仪洛. 本草从新. 北京：中医古籍出版社，2001，21

7 国家药典委员会. 中华人民共和国药典. 一部. 北京：化学工业出版社，2000，248

8 雷载权主编. 普通高等教育中医药类规划教材·中药学. 上海：上海科学技术出版社，1995，60

9 江苏新医学院. 中药大辞典. 上海：上海科学技术出版社，1977，2017

10 《中医大辞典》编辑委员会. 中医大辞典·中药分册. 北京：人民卫生出版社，1982，318

11 《中医学》编辑委员会. 中国医学百科全书·中医学. 上海：上海科学技术出版社，1997，992

12 吴兰成主编. 中国中医药学主题词表. 北京：中医古籍出版社，1996，165

13 中国医学科学院药物研究所等. 中药志. 第一册. 北京：人民卫生出版社，1993，546

14 中华人民共和国卫生部药政管理局. 中药材手册. 北京：人民卫生出版社，1998，202

15 《全国中草药汇编》编写组. 全国中草药汇编. 上册. 北京：人民卫生出版社，1996，784

16 中华人民共和国卫生部药政管理局. 全国中药炮制规范. 北京：人民卫生出版社，1988，94

17 徐国钧等主编. 中国药材学. 北京：中国医药科技出版社，1996，398

18 国家中医药管理局《中华本草》编委会. 中华本草. 第七册. 上海：上海科学技术出版社，1999，200

19 三国·吴普. 吴普本草. 北京：人民卫生出版社，1987，36

20 魏晋·名医别录. 北京：人民卫生出版社，1986，125

21 唐·孙思邈. 千金翼方. 北京：人民卫生出版社，1955，25

22 宋·苏颂. 本草图经. 合肥：安徽科学技术出版社，1994，153

23 宋·佚名. 增广太平和剂图经本草药性总论. 见：增广太平惠民和剂局方. 海口：海南出版社，2002，428

24 金·李杲. 珍珠囊药性赋. 清康熙三十二年文武堂刻本

25 元·王好古. 汤液本草. 见：景印文渊阁四库全书（745）. 北京：中医古籍出版社，1986，953

26 明·兰茂. 滇南本草. 第一卷. 昆明：云南人民出版社，1959，466

27 明·刘文泰. 本草品汇精要. 北京：人民卫生出版社，1982，309

28 明·陈嘉谟. 本草蒙筌. 北京：人民卫生出版社，1988，80

29 明·杜文燮. 药鉴. 上海：上海人民出版社，1975

30 明·缪希雍. 炮炙大法. 明末庄继先校刻本

31 明·李中梓. 雷公炮制药性解. 见：中国医学大成（二）. 长沙：岳麓书社，1990，135

32 明·李中梓. 本草征要. 见：李中梓医学全书. 北京：中药物国中医药出版社，1999，123

33 明·卢之颐. 本草乘雅半偈. 北京：人民卫生出版社，1986，300

34 清·张志聪. 本草崇原. 北京：中国中医药出版社，1992，79

35 清·蒋居祉. 本草择要纲目. 见：珍本医书集成（二）. 上海：上海科学技术出版社，1985，5

36 清·陈士铎. 本草新编. 北京：中国中医药出版社，1996，105

37 ［日］稻宣义．炮炙全书．北京：中医古籍出版社，1981，40
38 清·汪昂．本草易读．北京：人民卫生出版社，1987，137
39 清·汪昂．本草备要．北京：中国中医药出版社，1998，75
40 清·张璐．本经逢原．上海：上海科学技术出版社，1959，42
41 清·叶桂．本草经解．上海：上海科学技术出版社，1958，55
42 清·徐大椿．神农本草经百种录．见：景印文渊阁四库全书（785）．北京：中医古籍出版社，1986，575
43 清·严西亭．得配本草．上海：上海卫生出版社，1957，22
44 清·沈金鳌．要药分剂．上海：上海科学技术出版社，1959，137
45 清·黄宫绣．本草求真．上海：上海科学技术出版社，1959，189
46 清·陈念祖．神农本草经读．北京：人民卫生出版社，1959，32
47 清·姚澜．本草分经．上海：上海科学技术出版社，1989，139
48 清·杨时泰．本草述钩元．上海：科技卫生出版社，1958，125
49 清·叶志诜．神农本草经赞．见：珍本医书集成（二）．上海：上海科学技术出版社，1985，77
50 清·凌奂．本草害利．北京：中医古籍出版社，1982，63
51 清·陈其瑞．本草撮要．见：珍本医书集成（二）．上海：上海科学技术出版社，1985，15
52 清·张秉成．本草便读．上海：上海卫生出版社，1957，9
53 清·周岩．本草思辨录．北京：人民卫生出版社，1960，43
54 ［日］吉益东洞．药征．见：中国医学大成（二）．长沙：岳麓书社，1990，175
55 三国魏·张揖撰，清·王念孙疏．广雅疏证．北京：中华书局，1994．313

394 黄芪
Huangqi
Radix Astragali Seu Hedysari

1 定名依据

1.1 正名

1.1.1 汉文名：黄芪［豆科植物蒙古黄芪 Astragalus membranaceus（Fisch.）Bge. var. mongholicus（Bge.）Hsiao 或膜荚黄芪 Astragalus membranaceus（Fisch.）Bge. 的干燥根］。

1.1.2 英文名：milkvetch root.

1.2 依据

1.2.1 定名的文献依据

1.2.1.1 《珍珠囊药性赋》卷二："黄芪，恶龟甲、白藓皮，蜜炒用。黄芪，味甘，性温，无毒。升也，阳也。其用有四：温肉分而实腠理；益元气而补三焦；内托阴证之疮疡；外固表虚之盗汗。"[1]

1.2.1.2 《汤液本草》卷三："黄芪，气温，味甘，纯阳。甘，微温，性平。无毒。入手少阳经、足太阴经，足少阴、命门之剂。"[2]

1.2.1.3 《本草品汇精要》卷八："黄芪，无毒，植生。黄芪（出《神农本经》）……【名】戴椹、戴糁、独椹、芰草、蜀脂、百本、王孙。"[3]

1.2.1.4 《本草征要》卷一："黄芪，味甘，性微温，无毒。入肺、脾二经。茯苓为使。恶龟甲、白藓皮。嫩绿色者佳。蜜炙透。"[4]

1.2.1.5 《本经逢原》卷一："黄芪，甘温，无毒。入益气药炙用，入解表及托里药生用。肥润而软者良，坚细而枯者，食之令人胸满。《本经》主痈疽久败，排脓止痛。大风癞疾，五痔鼠瘘，补虚，小儿百病。"[5]

1.2.1.6 《本草从新》卷一："黄芪，补气固表，生亦泻火、生阴血。甘温。生用固表，无汗能发，有汗能止……形如箭竿者佳，绵软而嫩，无丫枝。（故又名绵芪，切片，外白中黄、金井玉兰。五台芪、口芪，皆不堪入药、入补中药。）捶扁，蜜炙。"[6]

1.2.1.7 《中华人民共和国药典》："黄芪 Radix astragali 本品为豆科植物蒙古黄芪 Astragalus membranaceus (Fisch.) Bge. var. mongholicus (Bge.) Hsiao 或膜荚黄芪 Astragalus membranaceus (Fisch.) Bge. 的干燥根。春、秋二季采挖，除去须根及根头，晒干。"[7]

1.2.1.8 《普通高等教育中医药类规划教材·中药学》："黄芪《本经》为豆科多年生草本植物蒙古黄芪 Astragalus membranaceus (Fisch.) Bge. var. mongholicus (Bge.) Hsiao 或膜荚黄芪 Astragalus membranaceus (Fisch.) Bge. 的根。主产于内蒙古、山西、甘肃、黑龙江等地。春、秋二季采挖，除去须根及根头，晒干。生用或蜜炙用。"[8]

1.2.1.9 《中药大辞典》："黄耆《本经》【异名】戴糁《本经》……【基原】为豆科植物黄耆或内蒙黄耆等的干燥根。【原植物】①黄耆 Astragalus membranaceus (Fisch.) Bge.，又名：膜荚黄耆、东北黄耆。②内蒙黄耆 Astragalus membranaceus Bge.。③金翼黄耆 Astragalus chrysopterus Bge.。④多花黄耆 Astragalus floridus Benth.。⑤塘谷耳黄耆 Astragalus tongolensis Ulbr.。"[9]

1.2.1.10 《中医大辞典·中药分册》："黄芪 出《神农本草经》。又名黄耆、绵黄耆、箭芪。为豆科植物黄芪 Astragalus membranaceus (Fisch.) Bge. 或内蒙古黄芪 A. membranaceus Bge. 等的根。主产甘肃、内蒙古及东北各地。"[10]

1.2.1.11 《中国医学百科全书·中医学》："黄芪 始载于《神农本草经》。原作'黄耆'。为豆科植物膜荚黄芪 Astragalus membranaceus (Fisch.) Bge. 或内蒙古黄芪 A. membranaceus Bge. 的根。"[11]

1.2.1.12 《中国中医药学主题词表》："黄芪 Astragalus membranaceus 属豆科和补气药。"[12]

1.2.1.13 《中药志》[13]、《中药材手册》[14]、《全国中草药汇编》[15]、《全国中药炮制规范》[16]、《中国药材学》[17]、《中华本草》[18]等现代中药著作多以"黄芪"作为本品正名（参见"文献通考"）。

1.2.2 定名选择的理由

1.2.2.1 黄芪 Radix astragali，系豆科植物蒙古黄芪 Astragalus membranaceus (Fisch.) Bge. var. mongholicus (Bge.) Hsiao 或膜荚黄芪 Astragalus membranaceus (Fisch.) Bge. 的干燥根。"黄芪"之名始见于《珍珠囊药性赋》，并作为本品正名记载。其后的本草著作如元·王好古《汤液本草》，明·刘文泰《本草品汇精要》、李中梓《本草征要》，清·张璐《本经逢原》、吴仪洛《本草从新》等在载录本品时均以"黄芪"作为正名，并一直沿用至今。

1.2.2.2 我国最新出版的《中华人民共和国药典》、《普通高等教育中医药类规划教材·

中药学》以及辞书类著作《中医大辞典·中药分册》、《中药大辞典》、《中国医学百科全书·中医学》等均以“黄芪”作为本品正名。已经广泛应用于中医药学文献的标引和检索的《中国中医药学主题词表》也以“黄芪”作为本品的正式主题词。现代本草著作如《中药志》、《全国中草药汇编》、《中华本草》、《中国药材学》、《中药材手册》、《全国中药炮制规范》等虽记载了不少本品各地的俗称，但也无一例外以“黄芪”作为本品的正名。说明“黄芪”作为本品正名已成为共识。

1.3 与正名等效的名词：无。

2 源流考释

黄芪［豆科植物蒙古黄芪 Astragalus membranaceus (Fisch.) Bge. var. mongholicus (Bge.) Hsiao 或膜荚黄芪 Astragalus membranaceus (Fisch.) Bge. 的干燥根］，原称“黄耆”。始载于汉《神农本草经》卷一：“黄耆，味甘，微温。主痈疽久败创，排脓止痛，大风痢疾，五痔鼠瘘，补虚，小儿百病。一名戴糁。生山谷。”[19] 其后的本草著作多沿用《神农本草经》[19] 以“黄耆”为正名记载本品，如魏晋《名医别录》[20]，南北朝·雷敩《雷公炮炙论》[21]、陶弘景《本草经集注》[22]，唐·苏敬《新修本草》[23]、孙思邈《千金翼方》[24]，宋·苏颂《本草图经》[25]、唐慎微《证类本草》[26] 等。

“黄芪”之名始见于金·李杲《珍珠囊药性赋》[1]，并作为本品正名。如《珍珠囊药性赋》卷二：“黄芪，恶龟甲、白藓皮，蜜炒用。黄芪，味甘，性温，无毒。升也，阳也。其用有四：温肉分而实腠理；益元气而补三焦；内托阴证之疮疡；外固表虚之盗汗。”[1]。其后的本草著作多沿用《珍珠囊药性赋》的记载以“黄芪”为正名，如元·王好古《汤液本草》[2]，明·刘文泰《本草品汇精要》[3]、杜文燮《药鉴》[27]、缪希雍《炮炙大法》[28]、李中梓《雷公炮制药性解》[29]、李中梓《本草征要》[4]、《药品化义》[30]、卢之颐《本草乘雅半偈》[31]，清·张志聪《本草崇原》[32]、蒋居祉《本草择要纲目》[33]、陈士铎《本草新编》[34]、日本稻宣义《炮炙全书》[35]、汪昂《本草易读》[36]、汪昂《本草备要》[37]、张璐《本经逢原》[5]、叶桂《本草经解》[38]、徐大椿《神农本草经百种录》[39]、吴仪洛《本草从新》[6]、严西亭《得配本草》[40]、沈金鳌《要药分剂》[41]、黄宫绣《本草求真》[42]、陈念祖《神农本草经读》[43]、姚澜《本草分经》[44]、杨时泰《本草述钩元》[45]、叶志诜《神农本草经赞》[46]、凌奂《本草害利》[47]、陈其瑞《本草撮要》[48]、张秉成《本草便读》[49]、周岩《本草思辨录》[50]，日本吉益东洞《药征》[51] 等；但有的仍以“黄耆”为正名，如明·陈嘉谟《本草蒙筌》[52]、明·李时珍《本草纲目》[53] 等。

古代著作中记载的本品异名有“黄耆”、“戴糁”《神农本草经》[19]，“戴椹”、“独椹”、“芰草”、“蜀脂”、“百本”《名医别录》[20]，“百药绵”（侯宁极《药谱》）[54]，“王孙”《证类本草》引《药性论》[26]，“羊肉”《证类本草》引《日华子》[26]，“绵黄耆”《本草图经》[25]，“绵耆”《本草蒙筌》[52]，“绵芪”《药品化义》[30] 等。如《名医别录》中品：“黄耆，无毒。主治妇人子藏风邪气，逐五脏间恶血，补丈夫虚损，五劳羸瘦，止渴，腹痛泄利，益气，利阴气。生白水者冷，补。其茎、叶，治渴及筋挛，痈肿，疽疮。一名戴椹，一名独椹，一名芰草，一名蜀脂，一名百本。”[20] 侯宁极《药谱》：“百药绵，黄耆。”[54]《证类本草》卷七：“黄耆，味甘，微温。无毒……药性论云：黄耆，一名王孙。治发背，内补，主虚喘，肾衰，耳聋，疗寒热……日华子云：黄耆，恶白藓皮。助气壮筋骨，长肉，补血，破癥癖，瘰疬瘿赘，肠风，血崩，带下，赤白痢，产前后一切病，月候不匀，消渴，痰嗽，并治头风，热毒赤目等。药中补益，呼为羊肉。"[26]《本草图经》卷五："黄耆，生蜀郡山谷，白水汉中，今河东、陕西州郡多有之。根长二、三尺以来。独茎，作丛生，枝秆去地二、三寸；其叶扶疏作羊齿状，又如蒺藜苗；七月中开黄紫花；其实作荚子，长寸许。八月中采根用。其皮折之如绵，谓之绵黄耆。"[25]。《本草蒙筌》卷一："黄耆，味甘，气微温……绵耆出山西沁州绵上，（乡名有巡检司。）此品极佳。"[52]《药品化义》卷五："黄芪，属阳（有土），体柔软，色皮微黄肉带白，气和味甘而淡，性温，能升能降，力益气固表性气温厚而味薄入脾肺三经……芪出绵上细直柔软故名绵芪。"[30]

现代有关著作均沿用《珍珠囊药性赋》的记载以"黄芪"作为本品正名，如《中华人民共和国药典》[7]、《普通高等教育中医药类规划教材·中药学》[8]、《中药大辞典》[9]、《中医大辞典·中药分册》[10]、《中国医学百科全书·中医学》[11]、《中国中医药学主题词表》[12]、《中药志》[13]、《中药材手册》[14]、《全国中草药汇编》[15]、《全国中药炮制规范》[16]、《中国药材学》[17]、《中华本草》[18]等。同时尚记载有"箭黄芪"、"绵黄芪"、"独根"、"晋芪"、"川芪"《中药材手册》[14]，"箭芪"、"土山爆张根"、"二人抬"《中药大辞典》[9]，"北芪"、"西黄芪"、"白皮芪"、"混其日"《中国药材学》[17]等各地的俗称。还记载有本品原植物"蒙古黄芪"的异名"白皮芪"、"混其日"《中药志》[13]，"内蒙黄耆"《中药大辞典》[9]等；原植物"膜荚黄芪"的异名"山爆伏"、"箭杆花"《中药志》[13]，"东北黄耆"、"黄耆"《中药大辞典》[9]等。

3　附录

3.1　又称：蜜黄芪（饮片规格名）。

3.2　俗称：箭黄芪、绵黄芪、独根（甘肃），土山爆张根（新疆），二人抬（辽宁），北芪、西黄芪、白皮芪（陕西），混其日（蒙药），晋芪，川芪，箭芪。

3.3　曾称：黄耆、戴糁《神农本草经》，戴椹、独椹、芰草、蜀脂、百本《名医别录》，百药绵（侯宁极《药谱》），王孙《药性论》，羊肉《日华子》，绵黄耆《本草图经》，绵耆《本草蒙筌》，绵芪《药品化义》。

3.4　原植物名称：蒙古黄芪，白皮芪（陕西），混其日（蒙药音译），内蒙黄耆；膜荚黄芪，山爆伏（山东），箭杆花（陕甘宁），黄耆，东北黄耆。

4　文献通考

《神农本草经》卷一："黄耆，味甘，微温。主痈疽久败创，排脓止痛，大风癞疾，五痔鼠瘘，补虚，小儿百病。一名戴糁。生山谷。"[19]

《名医别录·中品》："黄耆，无毒。主治妇人子藏风邪气，逐五脏间恶血，补丈夫虚损，五劳羸瘦，止渴，腹痛泄利，益气，利阴气。生白水者冷，补。其茎、叶，治渴及筋挛，痈肿，疽疮。一名戴椹，一名独椹，一名芰草，一名蜀脂，一名百本。"[20]

《雷公炮炙论》卷一："黄耆，雷公云：凡使，勿用木耆草，真相似，只是生时叶短并根横。凡修事，先须去头上皱皮，了，蒸半日，出，后用手擘令细，于槐砧上锉用。"[21]

《本草经集注》：“黄耆，味甘，微温，无毒。主治痈疽，久败疮，排脓止痛，大风癞疾，五痔鼠瘘，补虚，小儿百病。妇人子藏风邪气，逐五脏间恶血，补丈夫虚损，五劳羸瘦，止渴，腹痛泄利，益气，利阴气。生白水者冷，补。其茎、叶治渴及筋挛，痈肿，疽疮。一名戴糁，一名戴椹，一名独椹，一名芰草，一名蜀脂，一名百本。生蜀郡山谷、白水、汉中。二月、十月采，阴干。（恶龟甲）”[22]

《新修本草》卷七：“黄耆，味甘，微温，无毒。主痈疽，久败疮，排脓止痛，大风癞疾，五痔鼠瘘，补虚，小儿百病。妇人子藏风邪气，逐五脏间恶血，补丈夫虚损，五劳羸瘦，止渴，腹痛泄利，益气，利阴气。生白水者冷，补。其茎、叶疗渴及筋挛，痈肿，疽疮。一名戴糁，一名戴椹，一名独椹，一名芰草，一名蜀脂，一名百本。生蜀郡山谷、白水、汉中。二月、十月采，阴干。”[23]

《千金翼方》卷二：“黄耆，味甘，微温，无毒。主痈疽久败疮，排脓止痛，大风癞疾，五痔鼠瘘，补虚，小儿百病，妇人子脏风邪气，逐五脏间恶血，补丈夫虚损，五劳羸瘦，止渴，腹痛泻痢，益气，利阴气，白水者冷，补。其茎叶：疗渴及筋挛，痈肿，疽疮。一名戴糁，一名戴椹，一名独椹，一名芰草，一名蜀脂，一名百本。”[24]

《药谱》：“百药绵，黄耆。”[54]

《本草图经》卷五：“黄耆，生蜀郡山谷，白水汉中，今河东、陕西州郡多有之。根长二、三尺以来。独茎，作丛生，枝秆去地二、三寸；其叶扶疏作羊齿状，又如蒺藜苗；七月中开黄紫花；其实作荚子，长寸许。八月中采根用。其皮折之如绵，谓之绵黄耆。然有数种，有白水芪，有赤水芪，有木芪，功用并同，而力不及白水芪。木芪，短而理横。今人多以苜蓿根假作黄耆，折皮亦似绵，颇能乱真。”[25]

《证类本草》卷七：“黄耆，味甘，微温，无毒。主痈疽久败疮，排脓止痛，大风癞疾，五痔鼠瘘，补虚，小儿百病，妇人子脏风邪气，逐五脏间恶血，补丈夫虚损，五劳羸瘦，止渴，腹痛，泄痢，益气，利阴气。生白水者冷，补。其茎叶疗渴，及筋挛，痈肿疽疮。一名戴糁，一名戴椹，一名独椹，一名芰草，一名蜀脂，一名百本。生蜀郡山谷、白水、汉中，二月、十月采，阴干。（恶龟甲。）……药性论云：黄耆，一名王孙。治发背，内补，主虚喘，肾衰，耳聋，疗寒热。生陇西者下，补五脏。蜀白水赤皮者，微寒，此治客热用之。萧炳云：出原州华原谷子山，花黄。日华子云：黄耆，恶白藓皮。助气壮筋骨，长肉，补血，破癥癖，瘰疬瘿赘，肠风，血崩，带下，赤白痢，产前后一切病，月候不匀，消渴，痰嗽，并治头风，热毒赤目等。药中补益，呼为羊肉。”[26]

《珍珠囊药性赋》卷二：“黄芪，恶龟甲、白藓皮，蜜炒用。黄芪，味甘，性温，无毒。升也，阳也。其用有四：温肉分而实腠理；益元气而补三焦；内托阴证之疮疡；外固表虚之盗汗。”[1]

《汤液本草》卷三：“黄芪，气温，味甘，纯阳。甘，微温，性平。无毒。入手少阳经、足太阴经，足少阴、命门之剂。”[2]

《本草品汇精要》卷八：“黄芪，无毒，植生。黄芪（出《神农本经》），主痈疽久败疮，排脓止痛，大风癞疾，五痔，鼠瘘，补虚，小儿百病（以上朱字《神农本经》）。妇人子脏风邪气，逐五脏间恶血，补丈夫虚损，五劳羸瘦，止渴，腹痛，泄痢，益气利阴气，生白水者冷，补。其茎叶疗渴，及筋挛，痈肿疽疮（以上黑字《名医》所录）。【名】戴椹、戴糁、独椹、芰草、蜀脂、百本、王孙。”[3]

《本草蒙筌》卷一："黄耆，味甘，气微温。气薄味厚，可升可降，阴中阳也。无毒。种有三品，治无两般。木耆茎短理横，功力殊劣；（此为下品）缺岁多收倍用，煎服亦宜。《本经》不载州土，必出黄耆处并有之，如稊稗之贱，自产谷田，凶年多收，亦可代粮也。）水耆生白水、赤水二乡，（俱属陇西。）白水颇胜；（此为中品。）绵耆出山西沁州绵上，（乡名有巡检司。）此品极佳。"[52]

《本草纲目》卷十二："黄耆《本经·上品》。【释名】黄芪《纲目》、戴糁《本经》、戴椹《别录》、又名独椹、芰草《别录》，又名蜀脂、百本《别录》、王孙《药性论》。时珍曰：耆，长也。黄耆色黄，为补药之长，故名。今俗通作黄芪。或作蓍者，非矣。蓍，乃蓍龟之蓍，音尸。王孙与牡蒙同名异物。"[53]

《药鉴》卷二："黄芪，气薄，味甘，性温，无毒，升也，阳也。其用有四：温分肉而实腠理，益元气而补三焦；内托阴症之疮痍，外固表虚之盗汗。"[27]

《炮炙大法·草部》："黄芪（软如绵，直而细，中有菊心，味甘者，良。补气药中蜜炙用，疮疡药中盐水炒用，俱去皮。茯苓为之使。恶白藓、龟甲）。"[28]

《雷公炮制药性解》卷二："黄芪，味甘，性微温，无毒，入肺、脾二经，内托已溃疮疡，生肌收口，外主表虚盗汗，腠理充盈。恶龟甲、白藓皮。"[29]

《本草征要》卷一："黄芪，味甘，性微温，无毒。入肺、脾二经。茯苓为使。恶龟甲、白藓皮。嫩绿色者佳。蜜炙透。"[4]

《药品化义》卷五："黄芪，属阳（有土），体柔软，色皮微黄肉带白，气和味甘而淡，性温，能升能降，力益气固表性，气温厚而味薄，入脾、肺三经……芪出绵上细直柔软，故名绵芪。"[30]

《本草乘雅半偈》第一帙："黄芪《本经·上品》。扶疏处正显整密。整密处正见扶疏……先人云：黄芪一名戴糁，戴椹，百本。戴在首，如卫气出目行头，自上而下，从外而内，百骸百脉，咸卫外而固矣。又云：芪可久可速，能知卫气出入之道路，便能了知黄芪之功用矣。"[31]

《本草崇原》卷上："黄芪，气味甘，微温，无毒。主痈疽，久败疮，排脓止痛，大风癞疾，五痔鼠瘘，补虚，小儿百病。（黄芪生于西北，得水泽之精，其色黄白，紧实如箭竿，折之柔韧如绵，以出山西之绵上者为良，故世俗谓之绵黄芪或者只以坚韧如绵解之，非是。）"[32]

《本草择要纲目·温性药品》："黄芪 【气味】甘，微温，无毒。可升可降，阴中阳也。入手少阳、足太阴、足少阴。命门之剂。【主治】补诸虚不足，益元气，去肌热疮疡，排脓止痛，壮脾胃，去诸经之痛，除虚热。得防风其功愈大。"[33]

《本草新编》卷一："黄芪，味甘，气微温，气薄而味厚，可升可降，阳中之阳也，无毒。专补气。入手太阴、足太阴、手少阴之经。其功用甚多，而其独效者，尤在补血。夫黄芪乃补气之圣药，如何补血独效。盖气无形，血则有形。有形不能速生，必得无形之气以生之。"[34]

《炮炙全书》卷一："黄芪，甘、微温，选单股不岐色润柔软，肉心黄甘，甜近蜜者，去头刮皮，以蜜水涂炙，亦有以酒或盐酒炒之，茯苓为使，恶龟甲、白藓皮。"[35]

《本草易读》卷三："黄芪，蜜炙补中，生用透表。茯苓为使，恶龟甲、白鲜皮，畏防风。然黄芪得防风，其功益大，乃相畏更相使也……内有热者勿用。凡使勿用苜蓿根，俗名土黄芪，味苦而坚脆，服之令人瘦。又与木芪草相似，用者慎之。"[36]

《本草备要·草部》："黄芪，补气，固表，泻火。甘温。生用固表，无汗能发，有汗能止。（丹溪云：黄芪大补阳虚自汗，若表虚有邪，发汗不出者，服此又能自汗。朱震亨，号丹溪，著《本草补遗》……陈嘉谟，著《本草蒙筌》。）为补药之长，故名耆（俗作芪）。"[37]

《本经逢原》卷一："黄芪，甘温，无毒。入益气药炙用，入解表及托里药生用。肥润而软者良，坚细而枯者，食之令人胸满。《本经》主痈疽久败，排脓止痛。大风癞疾，五痔鼠瘘，补虚，小儿百病。"[5]

《本草经解》卷一："黄芪，气微温，味甘，无毒。主痈疽久败疮，排脓止痛，大风癞疾，五痔鼠瘘，补虚，小儿百病。（酒炒醋炒蜜炙白水炒）黄芪气微温，禀天春升少阳之气，入足少阳胆经，手少阳三焦经。味甘无毒。禀地和平之土味，入足太阴脾经。气味俱升，阳也。脾主肌肉。甘能解毒，温能生肌。"[38]

《神农本草经百种录·上品》："黄芪，味甘微温。主痈疽，久败疮，排脓止痛，除肌肉中之热毒。大风癞疾，去肌肉中之风毒。五痔，鼠瘘，去肌肉中之湿毒。补虚，补脾胃之虚。小儿百病。小儿当补后天。后天者，肌肉之本也。"[39]

《本草从新》卷一："黄芪，补气固表，生亦泻火、生阴血。甘温。生用固表。无汗能发。有汗能止……形如箭竿者佳。绵软而嫩。无丫枝。（故又名绵芪，切片，外白中黄、金井玉兰。五台芪、口芪，皆不堪入药，入补中药。）捶扁，蜜炙。"[6]

《得配本草》卷二："黄芪，茯苓为之使。恶白藓皮、龟甲。甘，微温。入手太阴经，兼入足太阴气分。助气补血，固腠理，益脾胃，托疮疡，止盗汗。"[40]

《要药分剂》卷四："黄芪，味甘，性微温，无毒。禀天之阳气。地之冲气以生，可升可降，阳也。茯苓为使。恶鳖甲、白藓皮。"[41]

《本草求真·上编》："黄芪（山草），补肺气实腠理。黄芪，（专入肺，兼入脾。）味甘性温，质轻皮黄肉白，故能入肺补气，入表实卫，为补气诸药之最，是以有耆之称。且著其功曰，生用则能固表，无汗能发，有汗能收。是明指其表实则邪可逐，故见无汗能发，表固则气不外泄，故见有汗能止耳。"[42]

《神农本草经读》卷一："黄芪，气味甘，微温，无毒。主痈疽，久败疮，排脓止痛，大风癞疾，五痔鼠瘘，补虚，小儿百病。生用、盐水炒、酒炒、醋炒、蜜炙、白水炒。"[43]

《本草分经·原例》："黄芪，甘温升浮，补肺气温三焦，壮脾胃实腠理，泻阴火解肌热，气虚难汗者可发，表疏多汗者可止，生用泻火，炙用补中，为内托疮痈要药，但滞胃尔。"[44]

《本草述钩元》卷七："黄芪，本出蜀郡汉中。今惟白水原州华原山谷者最胜，宜宁二州者亦佳。八月采根，长二三尺，紧实若箭干，皮色黄褐，折之柔韧如绵。肉理中黄外白，嚼之甘美可口。若坚脆味苦者，即苜蓿根也。勿误用。"[45]

《神农本草经赞》卷一："黄芪，味甘，微温。主痈疽，久败创，排脓止痛，大风癞疾，五痔鼠瘘，补虚小儿百病。一名戴糁。生山谷。通理三焦。甘先五变，赤白流同，短长形辨，细韧柔绵，缓抽修箭，苜蓿根坚，岂容托援。"[46]

《本草害利·肺部药队》："黄芪，【害】按黄芪极滞胃口，胸胃不宽，肠胃有积滞者勿用。实表，有表邪及表旺者勿用。助气，气实者勿用。”[47]

《本草撮要》卷一：“黄芪，味甘微温，入手足太阴经。功专益气。得当归，活血，得白术，补气。得防风其功益大，得滑石，白糖煎服，治洞泄完谷不化，神效。合人参、甘草、生姜为保元汤，治痘虚不起。或加芎䓖、官桂糯米助之。”[48]

《本草便读·草部》：“黄芪，固卫气而实皮毛，敛汗托疮，宜生乃效。补中州以资脾肺，阳虚血脱，当炙为良。味甘性温，色黄气厚。（黄芪一作耆者老也，为补药之长，故名。生者虽补中而善行卫分，能益气固表。得防风则补而不滞，行而不泄，其功愈大。同当归则和营达卫。炙用则大补中气，有阳生阴长之理。黄芪之补，善达表益卫，温分肉，肥腠理，使阳气和利，充满流行，自然生津生血，故为外科家圣药。以营卫气血太和，自无瘀滞耳。）”[49]

《本草思辨录》卷一：“黄芪，营气始手太阴而出于中焦，卫气始足太阳而出于下焦。营奉胃中水谷之精气以行于经隧，卫举胃中水谷之悍气以行于肌表。黄芪中央黄，次层白，外皮褐，北产体虚松而有孔，味甘微温，叶则状似羊齿，明系由胃达肺，向外而不中守。有外皮以格之，却又不泄出。”[50]

《药征》卷上：“黄芪，主治肌表之水也。故能治黄汗、盗汗、皮水。又旁治身体肿或不仁者。考证，芪芍桂枝苦酒汤证曰：身体肿、发热汗出而渴。又云：汗沾衣、色正黄如蘗汁；防己黄芪汤证曰：身重、汗出恶风。以上二方，黄芪皆五两。”[51]

《中药志》：“黄芪　本品为常用中药。商品主要系豆科植物蒙古黄芪和膜荚黄芪的根。……【原植物】1. 蒙古黄芪　别名：白皮芪（陕西），混其日（蒙药音译）。Astragalus membranaceus（Fisch.）Bge. var. mongholicus（Bge.）Hsiao（A. mongholicus Bge.）——豆科 Leguminosae. 2. 膜荚黄芪　别名：山爆伏（山东），箭杆花（陕甘宁）。Astragalus membranaceus（Fisch.）Bge.（A. propinquus B. Schischk.）——豆科 Leguminosae.”[13]

《中药材手册》：“黄芪（《纲目》列入草部山草类）　本品为豆科植物蒙古黄芪 Astragalus membranaceus Bge. var. mongholicus（Bge.）Hsiao、膜荚黄芪 Astragalus membranaceus（Fisch.）Bge. 或多序岩黄芪 Hedysarum polybotrys Hand. Mazz. 的干燥根。前两种商品称黄芪，后一种习称红花，但亦作黄芪用。原植物均系多年生草本，野生与栽培都有，近年以栽培为主，喜生于干燥地带的林间灌草丛中，以排水良好的沙质土壤为宜。因本品产山西绵上（今沁源至沁县一带）者质量较好，且柔软如绵，故俗称‘绵黄芪’，又因其根长，形似箭杆，故有‘箭黄芪’之称。黄芪的商品名称较复杂，过去按外观性状分为：(1) 黑皮芪，包括卜奎芪、宁古塔芪、正口芪（又分为红兰芪、黑石滩芪）等；(2) 白皮芪，包括浑源芪、武川芪、绵芪、壮芪、大岚芪等；(3) 红芪，按加工方法又可分为冲正芪、正炮台芪、副炮台芪、正小皮、副小皮、红兰芪等。另外，蒙古人民共和国产的黄芪称库伦芪或正芪，习惯认为质量较好，我国内蒙古、甘肃亦产，但近年已很少见。有的地区尚以同属植物金翼黄芪、梭果黄芪、多花黄芪、塘谷耳黄芪、扁茎黄芪等植物的干燥根作黄芪药物，为其地区习惯用药。同科植物紫苜蓿、白香草木樨、锦鸡儿及锦葵科植物圆叶锦葵、蜀葵的根为黄芪的伪品，应注意鉴别。【别名】黄芪：黄耆、箭黄芪、绵黄芪、独根（甘肃）。红芪：晋芪、川芪。”[14]

《全国中草药汇编》：“黄芪　别名：绵芪、绵黄芪。来源：为豆科黄芪属植物膜荚黄芪 Astragalus membranaceus（Fisch.）Bunge 及蒙古黄芪 Astragalus membranaceus Bge. var. mongholicus（Bge.）Hsiao［A. mongholicus Bunge］的根。”[15]

《中药大辞典》：“黄耆《本经》【异名】戴糁《本经》，戴椹、独椹、蜀脂、百本《别录》，王孙《药性论》，百药绵（侯宁极《药谱》），绵黄耆《本草图经》，黄芪《纲目》，箭芪（刘仁廉《医学集成》），土山爆张根《新疆药材》，独根《甘肃中药手册》，二人抬《辽宁经济植物志》。【基原】为豆科植物黄耆或内蒙黄耆等的干燥根。【原植物】①黄耆 Astragalus membranaceus（Fisch.）Bge.，又名：膜荚黄耆、东北黄耆。②内蒙黄耆 Astragalus membranaceus Bge.。③金翼黄耆 Astragalus chrysopterus Bge.。④多花黄耆 Astragalus floridus Benth.。⑤塘谷耳黄耆 Astragalus tongolensis Ulbr.。”[9]

《中医大辞典·中药分册》：“黄芪　出《神农本草经》。又名黄耆、绵黄耆、箭芪。为豆科植物黄芪 Astragalus membranaceus（Fisch.）Bge. 或内蒙古黄芪 A. membranaceus Bge. 等的根。主产甘肃、内蒙古及东北各地。”[10]

《中国医学百科全书·中医学》：“黄芪　始载于《神农本草经》。原作‘黄耆’。为豆科植物膜荚黄芪 Astragalus membranaceus（Fisch.）Bge. 或内蒙古黄芪 A. membranaceus Bge. 的根。春、秋两季采挖，除去泥土，切去根头及须根，晒至六七成干，分别大小，理直，捆成小捆，再晒干。”[11]

《全国中药炮制规范》：“黄耆（黄芪）［处方用名］黄芪、蜜黄芪。【来源】本品为豆科植物膜荚黄芪 Astragalus membranaceus（Fisch.）Bge.、蒙古黄芪 Astragalus membranaceus Bge. var. mongholicus（Bge.）Hsiao 的干燥根。野生或栽培。主产于山西、甘肃、黑龙江、内蒙古等地。春、秋二季采挖，以秋季采者质量最佳。挖出后除去须根及茎苗，干燥至六、七成干，捆成小捆，再干燥。药材以条粗长、质硬而绵、粉性足、味甜者为佳。”[16]

《中国药材学》：“黄芪　【别名】绵芪、独根（甘肃），北芪、西黄芪、白皮芪（陕西），混其日（蒙药译音）。【来源】本品为豆科植物膜荚黄芪 Astragalus membranaceus（Fisch.）Bunge 或蒙古黄芪 A. membranaceus（Fisch.）Bunge var. mongholicus（Bunge）Hsiao 的根。”[17]

《中国中医药学主题词表》：“黄芪 Astragalus membranaceus　属豆科和补气药。”[12]

《普通高等教育中医药类规划教材·中药学》：“黄芪《本经》为豆科多年生草本植物蒙古黄芪 Astragalus membranaceus（Fisch.）Bge. var. mongholicus（Bge.）Hsiao 或膜荚黄芪 Astragalus membranaceus（Fisch.）Bge. 的根。主产于内蒙古、山西、甘肃、黑龙江等地。春、秋二季采挖，除去须根及根头，晒干。生用或蜜炙用。”[8]

《中华本草》：“黄芪《汤液本草》【异名】黄耆、戴糁《本经》，戴椹、独椹、芰草、蜀脂、百本《别录》，王孙《药性论》，百药绵（侯宁极《药谱》），羊肉《日华子》，绵黄耆《本草图经》，绵耆《本草蒙筌》，绵芪《药品化义》，箭芪（刘仁廉《医学集成》），土山爆张根《新疆药材》，独根《甘肃中药手册》，二人抬《辽宁经济植物志》，绵黄芪《全国中草药汇编》。……【来源】为豆科植物蒙古黄芪和膜荚黄芪的根。【原植物】1. 蒙古黄芪 Astragalus membranaceus Bunge var. mongholicus（Bunge）P. K. Hsiao. 2. 膜荚黄芪 Astragalus membranaceus（Fisch.）Bunge.”[18]

《中华人民共和国药典》：“黄芪 Radix astragali　本品为豆科植物蒙古黄芪 Astragalus

membranaceus (Fisch.) Bge. var. mongholicus (Bge.) Hsiao 或膜荚黄芪 Astragalus membranaceus (Fisch.) Bge. 的干燥根。春、秋二季采挖，除去须根及根头，晒干。"[7]

5 参考文献

1 金·李杲．珍珠囊药性赋．清康熙三十二年文武堂刻本

2 元·王好古．汤液本草．见：景印文渊阁四库全书（745）．北京：中医古籍出版社，1986，944

3 明·刘文泰．本草品汇精要．北京：人民卫生出版社，1982，266

4 明·李中梓．本草征要．见：李中梓医学全书．北京：中药物国中医药出版社，1999，116

5 清·张璐．本经逢原．上海：上海科学技术出版社，1959，28

6 清·吴仪洛．本草从新．北京：中医古籍出版社，2001，7

7 国家药典委员会．中华人民共和国药典．一部．北京：化学工业出版社，2000，249

8 雷载权主编．普通高等教育中医药类规划教材·中药学．上海：上海科学技术出版社，1995，280

9 江苏新医学院．中药大辞典．上海：上海科学技术出版社，1977，2036

10 《中医大辞典》编辑委员会．中医大辞典·中药分册．北京：人民卫生出版社，1982，319

11 《中医学》编辑委员会．中国医学百科全书·中医学．上海：上海科学技术出版社，1997，1224

12 吴兰成主编．中国中医药学主题词表．北京：中医古籍出版社，1996，164

13 中国医学科学院药物研究所等．中药志．第二册．北京：人民卫生出版社，1993，187

14 中华人民共和国卫生部药政管理局．中药材手册．北京：人民卫生出版社，1998，205

15 《全国中草药汇编》编写组．全国中草药汇编．上册．北京：人民卫生出版社，1996，786

16 中华人民共和国卫生部药政管理局．全国中药炮制规范．北京：人民卫生出版社，1988，308

17 徐国钧等主编．中国药材学．北京：中国医药科技出版社，1996，230

18 国家中医药管理局《中华本草》编委会．中华本草．第四册．上海：上海科学技术出版社，1999，341

19 汉·神农本草经．清顾观光重辑本．北京：人民卫生出版社，1955，37

20 魏晋·名医别录．北京：人民卫生出版社，1986，114

21 南北朝·雷敩．雷公炮炙论．上海：上海中医学院出版社，1986，81

22 南北朝·陶弘景．本草经集注．北京：人民卫生出版社，1994，232

23 唐·苏敬等撰．新修本草．合肥：安徽科学技术出版社，1981，192

24 唐·孙思邈．千金翼方．北京：人民卫生出版社，1955，23

25 宋·苏颂．本草图经．合肥：安徽科学技术出版社，1994，123

26 宋·唐慎微．证类本草．北京：人民卫生出版社，1957，178

27 明·杜文燮．药鉴．上海：上海人民出版社，1975，29

28 明·缪希雍．炮炙大法．明末庄继先校刻本

29 明·李中梓．雷公炮制药性解．见：中国医学大成（二）．长沙：岳麓书社，1990，133

30 明·贾所学．药品化义．清光绪三十年北京郁文书局排印．

31 明·卢之颐．本草乘雅半偈．北京：人民卫生出版社，1986，15

32 清·张志聪．本草崇原．北京：中国中医药出版社，1992，2

33 清·蒋居祉．本草择要纲目．见：珍本医书集成（二）．上海：上海科学技术出版社，1985，77

34 清·陈士铎．本草新编．北京：中国中医药出版社，1996，33

35 ［日］稻宣义．炮炙全书．北京：中医古籍出版社，1981，32

36 清·汪昂．本草易读．北京：人民卫生出版社，1987，115

37 清·汪昂．本草备要．北京：中国中医药出版社，1998，7

38 清·叶桂. 本草经解. 上海：上海科学技术出版社，1958，4
39 清·徐大椿. 神农本草经百种录. 见：景印文渊阁四库全书（785）. 北京：中医古籍出版社，1986，567
40 清·严西亭. 得配本草. 上海：上海卫生出版社，1957，2
41 清·沈金鳌. 要药分剂. 上海：上海科学技术出版社，1959，86
42 清·黄宫绣. 本草求真. 上海：上海科学技术出版社，1959，5
43 清·陈念祖. 神农本草经读. 北京：人民卫生出版社，1959，2
44 清·姚澜. 本草分经. 上海：上海科学技术出版社，1989，70
45 清·杨时泰. 本草述钩元. 上海：科技卫生出版社，1958，84
46 清·叶志诜. 神农本草经赞. 见：珍本医书集成（二）. 上海：上海科学技术出版社，1985，24
47 清·凌奂. 本草害利. 北京：中医古籍出版社，1982，75
48 清·陈其瑞. 本草撮要. 见：珍本医书集成（二）. 上海：上海科学技术出版社，1985，1
49 清·张秉成. 本草便读. 上海：上海卫生出版社，1957，4
50 清·周岩. 本草思辨录. 北京：人民卫生出版社，1960，25
51 ［日］吉益东洞. 药征. 见：中国医学大成（二）. 长沙：岳麓书社，1990，169
52 明·陈嘉谟. 本草蒙筌. 北京：人民卫生出版社，1988，27
53 明·李时珍. 本草纲目. 北京：人民卫生出版社，1982，696
54 唐·侯宁极. 药谱. 抄本

395 黄连
Huanglian
Rhizoma Coptidis

1 定名依据

1.1 正名

1.1.1 汉文名：黄连（毛茛科植物黄连 Coptis chinensis Franch.、三角叶黄连 Coptis deltoidea C. Y. Cheng et Hsiao 或云连 Coptis teeta Wall. 的干燥根茎）。

1.1.2 英文名：golden thread.

1.2 依据

1.2.1 定名的文献依据

1.2.1.1 《神农本草经》卷一："黄连，味苦，寒。主热气目痛、眦伤泣出，明目，主茎伤，肠澼，腹痛下利，妇人阴中肿痛。久服，令人不忘。一名王连。生川谷。"[1]

1.2.1.2 《本草经集注》："黄连，味苦，寒、微寒，无毒。主治热气，目痛，眦伤泪出，明目，肠澼，腹痛。下痢，妇人阴中肿痛。五脏冷热，久下泄澼脓血，止消渴，大惊，除水，利骨，调胃，厚肠，益胆，治口疮。"[2]

1.2.1.3 《新修本草》卷七："黄连，味苦，寒、微寒，无毒。主热气，目痛眦伤泣出，明目，肠澼，腹痛，下痢，妇人阴中肿痛。五脏冷热，久下泄澼，脓血，止消渴，大惊，除水利骨，调胃，厚肠，益胆，疗口疮。久服令人不忘。一名王连。生巫阳川谷及蜀郡太山。二月、八月采。”[3]

1.2.1.4 《证类本草》卷七：“黄连，味苦，寒、微寒，无毒。主热气，目痛眦伤泣出，明目，肠澼腹痛，下痢，妇人阴中肿痛，五脏冷热，久下泄澼脓血。止消渴、大惊，除水利骨，调胃厚肠，益胆，疗口疮。久服令人不忘。一名王连……药性论云：黄连，臣。一名支连，恶白僵蚕，忌猪肉，恶冷水。”[4]

1.2.1.5 《本草纲目》卷十三：“黄连《本经·上品》。【释名】王连《本经》、支连《药性》。时珍曰：其根连珠而色黄，故名。”[5]

1.2.1.6 《本草从新》卷一：“黄连，泻火燥湿，大苦大寒。入心泻火，（海藏曰：泻心实泻脾也、实则泻其子。）镇肝凉血。”[6]

1.2.1.7 《中华人民共和国药典》：“黄连 Rhizoma coptidis　本品为毛茛科植物黄连 Coptis chinensis Franch.、三角叶黄连 Coptis deltoidea C. Y. Cheng et Hsiao 或云连 Coptis teeta Wall. 的干燥根茎。”[7]

1.2.1.8 《普通高等教育中医药类规划教材·中药学》：“黄连《本经》为毛茛科多年生草本植物黄连 Coptis chinensis Franch.、三角叶黄连 Coptis deltoidea C. Y. Cheng et Hsiao 或云连 Coptis teeta Wall. 的根茎。黄连多系栽培，主产于四川、云南、湖北。”[8]

1.2.1.9 《中药大辞典》：“黄连《本经》【异名】王连《本经》，支连《药性论》。【基原】为毛茛科植物黄连、三角叶黄连、峨嵋野连或云南黄连的根茎。【原植物】①黄连 Coptis chinensis Franch.。②三角叶黄连 Coptis deltoidea C. Y. Cheng et Hsiao. ③峨嵋野连 Coptis omeiensis（Chen）C. Y. Cheng. ④云南黄连 Coptis teetoides C. Y. Cheng.”[9]

1.2.1.10 《中医大辞典·中药分册》：“黄连　出《神农本草经》。又名王连、支连、川连。为毛茛科植物黄连 Coptis chinensis Franch.、三角叶黄连 C. deltoidea C. Y. Cheng et Hsiao 或云连 C. teetoides C. Y. Cheng 的根茎。”[10]

1.2.1.11 《中国医学百科全书·中医学》：“黄连　始载于《神农本草经》。又名王连。为毛茛科植物黄连 Coptis chinensis Franch.、三角叶黄连 C. deltoidea C. Y. Cheng et Hsiao 及云连 C. teeta Wall. 的根茎。”[11]

1.2.1.12 《中国中医药学主题词表》：“黄连 Coptis chinensis　属毛茛科；属清热燥湿药和清热泻火药。”[12]

1.2.1.13 《中药志》[13]、《中药材手册》[14]、《全国中草药汇编》[15]、《全国中药炮制规范》[16]、《中国药材学》[17]、《中华本草》[18]等现代中药著作多以“黄连”作为本品正名（参见“文献通考”）。

1.2.2 定名选择的理由

1.2.2.1 黄连 Rhizoma coptidis，系毛茛科植物黄连 Coptis chinensis Franch.、三角叶黄连 Coptis deltoidea C. Y. Cheng et Hsiao 或云连 Coptis teeta Wall. 的干燥根茎。“黄连”之名始见于汉《神农本草经》，并作为本品正名记载。其后的历代重要本草著作如南北朝·陶弘景《本草经集注》，唐·苏敬《新修本草》，宋·唐慎微《证类本草》，明·李时珍《本草纲目》，清·吴仪洛《本草从新》等在载录本品时均以“黄连”作为正名，并一直沿用至今。

1.2.2.2 我国最新出版的《中华人民共和国药典》、《普通高等教育中医药类规划教材·中药学》以及辞书类著作《中医大辞典·中药分册》、《中药大辞典》、《中国医学百科全

书·中医学》等均以“黄连”作为本品正名。已经广泛应用于中医药学文献的标引和检索的《中国中医药学主题词表》也以“黄连”作为本品的正式主题词。现代本草著作如《中药志》、《全国中草药汇编》、《中华本草》、《中国药材学》、《中药材手册》、《全国中药炮制规范》等虽记载了不少本品各地的俗称，但也无一例外以“黄连”作为本品的正名。说明“黄连”作为本品正名已成为共识。

1.3　与正名等效的名词：无。

2　源流考释

黄连（毛茛科植物黄连 Coptis chinensis Franch.、三角叶黄连 Coptis deltoidea C. Y. Cheng et Hsiao 或云连 Coptis teeta Wall. 的干燥根茎），始载于汉《神农本草经》[1]，并以“黄连”为正名，以“王连”为别名。如《神农本草经》卷一：“黄连，味苦，寒。主热气目痛、眦伤泣出，明目，主茎伤，肠澼，腹痛下利，妇人阴中肿痛。久服，令人不忘。一名王连。生川谷。”[1]其后的本草著作即沿用该书记载，以“黄连”为正名。如三国·吴普《吴普本草》[19]，魏晋《名医别录》[20]，南北朝·陶弘景《本草经集注》[2]，唐·苏敬《新修本草》[3]、孙思邈《千金翼方》[21]，宋·苏颂《本草图经》[22]、唐慎微《证类本草》[4]、寇宗奭《本草衍义》[23]、佚名《增广太平和剂图经本草药性总论》[24]，金·李杲《珍珠囊药性赋》[25]，元·王好古《汤液本草》[26]，明·刘文泰《本草品汇精要》[27]、陈嘉谟《本草蒙筌》[28]、李时珍《本草纲目》[5]、杜文燮《药鉴》[29]、缪希雍《炮炙大法》[30]、李中梓《雷公炮制药性解》[31]、李中梓《本草征要》[32]、卢之颐《本草乘雅半偈》[33]，清·张志聪《本草崇原》[34]、蒋居祉《本草择要纲目》[35]、陈士铎《本草新编》[36]、日本稻宣义《炮炙全书》[37]、汪昂《本草易读》[38]、汪昂《本草备要》[39]、张璐《本经逢原》[40]、叶桂《本草经解》[41]、徐大椿《神农本草经百种录》[42]、吴仪洛《本草从新》[6]、沈金鳌《要药分剂》[43]、黄宫绣《本草求真》[44]、陈念祖《神农本草经读》[45]、杨时泰《本草述钩元》[46]、张秉成《本草便读》[47]、周岩《本草思辨录》[48]、日本吉益东洞《药征》[49]等。

古代著作中记载的本品异名有“支连”《证类本草》引《药性论》[4]等。如《证类本草》卷七：“黄连，味苦，寒、微寒，无毒……药性论云：黄连，臣。一名支连，恶白僵蚕，忌猪肉，恶冷水。”[4]

现代有关著作均沿用《神农本草经》的记载以“黄连”作为本品正名，如《中华人民共和国药典》[7]、《普通高等教育中医药类规划教材·中药学》[8]、《中药大辞典》[9]、《中医大辞典·中药分册》[10]、《中国医学百科全书·中医学》[11]、《中国中医药学主题词表》[12]、《中药志》[13]、《中药材手册》[14]、《全国中草药汇编》[15]、《全国中药炮制规范》[16]、《中国药材学》[17]、《中华本草》[18]等。同时尚记载有“味连”、“川连”、“鸡爪黄连”、“雅连”、“峨眉连”、“凤尾连”、“野连”《中药材手册》[14]，“鸡爪连”《全国中草药汇编》[15]等俗称。还记载有本品原植物“黄连”的异名“味连”、“川连”、“鸡爪黄连”《中药志》[13]等；原植物“三角叶黄连”的异名“雅连”、“峨嵋连”、“峨嵋家连”《中药志》[13]等；原植物“云连”的异名“云南黄连”《中药志》[13]等。

3　附录

3.1　又称：酒黄连、姜黄连、萸黄连（饮片规格名），味连、雅连、云连（药材商品名）。

3.2　俗称：味连，川连，鸡爪黄连，雅连，峨眉连，凤尾连，野连，鸡爪连。

3.3　曾称：王连《神农本草经》，支连《药性论》。

3.4　原植物名称：黄连，味连，川连，鸡爪黄连；三角叶黄连，雅连，峨嵋连、峨嵋家连（四川）；云南黄连，云连。

4　文献通考

《神农本草经》卷一："黄连，味苦，寒。主热气目痛、眦伤泣出，明目，主茎伤，肠澼，腹痛下利，妇人阴中肿痛。久服，令人不忘。一名王连。生川谷。"[1]

《吴普本草·草木类》："黄连，神农、岐伯、黄帝、雷公：苦，无毒。李氏：小寒。或生蜀郡、太山之阳。"[19]

《名医别录·中品》："黄连，微寒，无毒。主治五脏冷热，久下泄澼、脓血，止消渴、大惊，除水，利骨，调胃，厚肠，益胆，治口疮。生巫阳及蜀郡、太山。二月、八月采。"[20]

《本草经集注》："黄连，味苦，寒、微寒，无毒。主治热气，目痛，眦伤泪出，明目，肠澼，腹痛。下痢，妇人阴中肿痛。五脏冷热，久下泄澼脓血，止消渴，大惊，除水，利骨，调胃，厚肠，益胆，治口疮。久服令人不忘。一名王连。生巫阳川谷及蜀郡太山。二月、八月采。（黄芩、龙骨、理石为之使，恶菊花、芫花、玄参、白藓，畏款冬，胜乌头，解巴豆毒。）"[2]

《新修本草》卷七："黄连，味苦，寒、微寒，无毒。主热气，目痛眦伤泣出，明目，肠澼，腹痛，下痢，妇人阴中肿痛。五脏冷热，久下泄澼，脓血，止消渴，大惊，除水利骨，调胃，厚肠，益胆，疗口疮。久服令人不忘。一名王连。生巫阳川谷及蜀郡太山。二月、八月采。"[3]

《千金翼方》卷二："黄连，味苦，寒，微寒无毒。主热气，目痛眦伤，泪出，明目，肠澼，腹痛下痢，妇人阴中肿痛，五脏冷热，久下泻澼脓血，止消渴，大惊，除水，利骨，调胃，厚肠，益胆，疗口疮。久服令人不忘。一名王连，生巫阳川谷及蜀郡太山，二月八月采。"[21]

《本草图经》卷五："黄连，生巫阳川谷及蜀郡泰山，今江、湖、荆、夔州郡亦有，而以宣城者为胜，施、黔者次之。苗高一尺以来，叶似甘菊，四月开花黄色，六月结实似芹子，色亦黄。二月、八月采根用。"[22]

《证类本草》卷七："黄连，味苦，寒、微寒，无毒。主热气，目痛眦伤泣出，明目，肠澼腹痛，下痢，妇人阴中肿痛，五脏冷热，久下泄澼脓血。止消渴、大惊，除水利骨，调胃厚肠，益胆，疗口疮。久服令人不忘。一名王连……药性论云：黄连，臣。一名支连，恶白僵蚕，忌猪肉，恶冷水。"[4]

《本草衍义》卷八："黄连，今人多用治痢，盖执以苦燥之义。下俚但见肠虚渗泄，微似有血便，即用之，更不知止。又不顾寒热多少，但以尽剂为度，由是多致危困。若气实初病，热多血痢，服之便止，仍不必尽剂也。或虚而冷，则不须服。余如经。"[23]

《增广太平和剂图经本草药性总论·草部上品之下》："黄连，味苦，寒、微寒，无毒。主热气目痛，眦伤泪出，明目，肠澼腹痛下痢，妇人阴中肿痛，五脏冷热。久下泄澼脓血，止烦渴，大惊，除水利骨，调胃厚肠，益胆，疗口疮。”[24]

《珍珠囊药性赋》卷二：“黄连，臣，恶菊花、芫花、玄参。畏款冬。胜乌头、巴豆毒。黄连，味苦性寒无毒。沉也，阴也。其用有四：泻心火，消心下痞满之状；主肠澼，除肠中混杂之物；治目疾暴发宜用；疗疮疡首尾俱同。”[25]

《汤液本草》卷四：“黄连，气寒，味苦。味厚气薄，阴中阳也，升也。无毒。入手少阴经。《象》云：泻心火，除脾胃中湿热，治烦躁恶心，郁热在中焦，兀兀欲吐，心下痞满必用药也。仲景治九种心下痞，五等泻心汤皆用之。去须用。”[26]

《本草品汇精要》卷八：“黄连，无毒，丛生。黄连（出《神农本经》），主热气，目痛、眦伤泣出，明目，肠澼，腹痛，下痢，妇人阴中肿痛，久服令人不忘（以上朱字《神农本经》）。五脏冷热，久下泄澼脓血，止消渴，大惊，除水，利骨，调胃厚肠，益胆，疗口疮（以上黑字《名医》所录）。【名】王连、支连。”[27]

《本草蒙筌》卷二：“黄连，雅州黄连，广州胡黄连，宣州黄连。味苦，气寒。味厚气薄，可升可降，沉也，阴也，阴中微阳。无毒。宣连出宣城（属南直隶），肥粗苗少（去苗收者）。”[28]

《本草纲目》卷十三：“黄连《本经·上品》。【释名】王连《本经》、支连《药性》。时珍曰：其根连珠而色黄，故名。”[5]

《药鉴》卷二：“黄连，气寒味苦，气薄味厚，无毒，沉也，阴也。手少阴药也。以姜汁炒用，则止呕吐，清心胃。且治一切时气，又解诸般热毒秽毒，及肿毒疮疡，目疾之暴发者。盖黄连得姜汁制，则和其寒而性轻折，且少变其性，以引至热处，而使之驯化，正经所谓热因寒用是也。与木香同用，为腹痛下痢要药。”[29]

《炮炙大法·草部》：“黄连（非真川黄连，不效，折之中有孔，色如赤金者，良。去须，切片，分开粗细，各置姜汁，排透用绵纸衬，先用山黄土炒干，研细，再炒至将红，以连片隔纸放上，炒干再加姜汁，切不可用水纸焦易新者，如是九次为度。赤痢用湿槐花拌炒，上法入痢药中，至于治本脏之火则生用之，治肝胆之实火则以猪胆汁浸炒，治肝胆之虚火则以醋浸炒，治上焦之火则以酒炒，治中焦之火则以姜汁炒，治下焦之火则以盐水或朴硝炒，治气分湿热之火则以茱萸汤浸炒，治血分块中伏火则以干漆水炒，诸法不独为之导引，盖辛热能制其苦寒，咸寒能制其燥性，在用者详酌之。黄芩、龙骨、理石为之使，忌猪肉，畏牛膝、款冬，恶冷水、菊花、玄参、白僵蚕、白藓、芫花）。”[30]

《雷公炮制药性解》卷二：“黄连，味苦，性寒，无毒，入心经。主心火炎，目疾暴发，疮疡红肿，肠红下痢，痞满泄泻小儿疳热，消口中疮，惊悸烦躁，天行热疾。黄芩、龙骨、连翘、滑石为使，恶菊花、芫花、玄参、白藓、白僵蚕，畏款冬花，解巴豆、乌头毒，忌猪肉、冷水。”[31]

《本草征要》卷一：“黄连，味苦，性寒，无毒。入心经。龙骨、连翘为使。恶菊花、玄参、芫花、白藓皮、白僵蚕。畏款冬、牛膝。解巴豆、附子毒。忌猪肉。姜汁炒。”[32]

《本草乘雅半偈》第三帙：“黄连《本经·上品》。太阳独为上下内外主。【气味】苦寒，无毒。【主治】主热气，目痛眦伤泣出，明目，肠澼腹痛，下痢，妇人阴中肿痛。久服令人不忘。”[33]

《本草崇原》卷上：“黄连，气味苦寒，无毒。主治热气，目痛，眦伤泣出，明目，肠澼，腹痛下痢，妇人阴中肿痛。久服令人不忘。”[34]

《本草择要纲目·寒性药品》："黄连 【气味】苦，寒，无毒。可升可降，阴中阳也。入手少阴心经，为治火之主药。以布拭去肉毛，用浆水浸二伏时，漉出。"[35]

《本草新编》卷二："黄连，味苦，寒，可升可降，阴也，无毒。入心与胞络。最泻火，亦能入肝。大约同引经之药，俱能入之，而入心，尤专经也。止吐利吞酸，善解口渴。治火眼甚神，能安心，止梦遗，定狂躁，除痞满，去妇人阴户作肿。"[36]

《炮炙全书》卷一："黄连，苦，寒，去芦及须，治本脏之火生用，治肝胆之实火，以猪胆汁浸炒，治肝胆之虚火以醋浸炒，治上焦之火以酒炒，治中焦之火以姜汁炒治下焦之火以盐水或朴硝炒，治气分湿热之火以茱萸汤浸炒，治血分块中伏火以干漆水炒，治食积之火以黄土炒，不独为之引导，盖辛热能制其苦寒，咸寒能制其燥性，在用者详酌之，黄芩、龙骨、理石为使，恶菊花、玄参、白藓皮、芫花、白僵蚕，畏款冬、牛膝，解巴豆、轻粉、附子毒，大忌猪肉、冷水。"[37]

《本草易读》卷三："黄连，去净毛，浆水浸焙用。生用入心，醋炙入肝胆，酒炙上行。黄芩、龙骨、理石为使，恶菊花、元参、鲜皮、芫花、僵蚕，畏冬花、牛膝，胜乌头，解巴豆毒。忌猪肉，恶冷水。"[38]

《本草备要·草部》："黄连，泻火，燥湿。大苦大寒。入心泻火（王海藏曰：泻心，实泻脾也。实则泻其子），镇肝凉血（凡治血，防风为上部之使，黄连为中部之使，地榆为下部之使），燥湿开郁，解渴（单用能治消渴）除烦，益肝胆，厚肠胃，消心瘀（能去心窍恶血），止盗汗（凉心）。"[39]

《本经逢原》卷一："黄连，苦寒，无毒。产川中者，中空，色正黄，截开分瓣者为上，云南水连次之，日本吴楚为下。治心脏火生用。治肝胆实火，猪胆汁炒。治肝胆虚火，醋炒褐色。治上焦火，酒炒。中焦火，姜汁炒。下焦火，盐水炒。"[40]

《本草经解》卷二："【黄连】，气寒，味苦，无毒。主热气目痛眦伤泪出，明目，肠澼腹痛下痢，妇人阴中肿痛。"[41]

《神农本草经百种录·上品》："黄连，味苦寒。主热气，除热在气分者。目痛，眦伤泪出，明目，除湿热在上之病。肠澼，腹痛下痢，除湿热在中之病。妇人阴中肿痛。除湿热在下之病。久服，令人不忘。苦入心能补心也。"[42]

《本草从新》卷一："黄连，泻火燥湿。大苦大寒。入心泻火。（海藏曰：泻心实泻脾也、实则泻其子。）镇肝凉血。"[6]

《要药分剂》卷六："黄连，味苦，性寒，无毒。禀天地清寒之气以生，可升可降，阴中阳也。【主治】主热目痛，眦伤泪出，肠澼腹痛下痢，女人阴中肿痛。（本经）五脏冷热，久下脓血，止消渴，益胆，口疮。（别录）止心腹热痛，惊悸烦躁，润心肺，天行热疾，止盗汗。猪肚蒸丸，治小儿疳气，安蛔杀虫。"[43]

《本草求真》卷四："黄连，（山草）大泻心火实热。黄连（专入心。兼入肠胃脾）。"[44]

《神农本草经读》卷一："黄连，气味苦、寒，无毒。主热气目痛、眦伤泪出，明目，肠澼腹痛下痢，妇人阴中肿痛。久服令人不忘。"[45]

《本草述钩元》卷七："黄连，雅州眉州者良。有二种，一根粗无毛，有连珠，形如鹰爪，其质坚实，其色深黄。一无珠多毛，中虚色淡黄。用各有所宜。"[46]

《本草便读·草部》："黄连，味苦性寒。体阴质燥，能化心脾湿热，蕴留之痞满全消。可除痢疫虫疮，粘腻之热邪悉去。伏梁成积，可破可宣。目赤攀睛，能清能降。瘀郁火邪均解退，口疳鼻尽蠲除。”[47]

《本草思辨录》卷一：“黄连，王海藏云：黄连泻心实泻脾。刘氏释之，谓中土为心之用。”[48]

《药征》卷中：“黄连，主治心中烦悸也。旁治心下痞、吐下、腹中痛。考证，黄连阿胶汤证曰：心中烦、不得卧。以上一方，黄连四两。”[49]

《中药志》：“黄连　本品为常用中药。商品系毛茛科黄连属的多种植物：黄连、三解叶黄连、云南黄连、峨嵋野连、短萼黄连或五裂黄连的根茎。药用以前三种为主。……【原植物】1. 黄连　别名：味连、川连、鸡爪黄连。Coptis chinensis Franch（C. teeta Wall. var. chinensis Fin. et Gagn.）——毛茛科 Ranunculaceae. 2. 三解叶黄连　别名：雅连、峨嵋连、峨嵋家连（四川）。Coptis deltoidea C. Y. Cheng et Hsiao——毛茛科 Ranunculaceae。3. 峨嵋野连　凤尾连（四川）。Coptis omeiensis（Chen）C. Y. Cheng（C. chinensis var. omeiensis Chen）——毛茛科 Ranunculaceae. 4. 云南黄连　别名：云连。Coptis teeta Wall.（Coptis teetoides C. Y. Cheng）——毛茛科 Ranunculaceae. 5. 五裂黄连 Coptis quinquesecta W. T. Wang——毛茛科 Ranunculaceae.”[13]

《中药材手册》：“黄连（《纲目》列入草部山草类）　本品为毛茛科植物黄连 Coptis chinensis Franch.、三角叶黄连 Coptis deltoidea C. Y. Cheng et Hsiao 及云南黄连 Coptis teetoides C. Y. Cheng 的干燥根茎。原植物均为多年生草本，野生与栽培皆有。商品习惯将以上三种药材分别称为‘味连’、‘雅连’和‘云连’，并认为味连、雅连体质坚实，品质最佳。【别名】味连又称川连、鸡爪黄连；雅连称峨眉连、凤尾连、野连。”[14]

《全国中草药汇编》：“黄连　别名：川连、味连、鸡爪连。来源：为毛茛科黄连属植物黄连 Coptis chinensis Franch. 的根状茎。”[15]

《中药大辞典》：“黄连《本经》【异名】王连《本经》，支连《药性论》。【基原】为毛茛科植物黄连、三角叶黄连、峨嵋野连或云南黄连的根茎。【原植物】①黄连 Coptis chinensis Franch.。②三角叶黄连 Coptis deltoidea C. Y. Cheng et Hsiao. ③峨嵋野连 Coptis omeiensis（Chen）C. Y. Cheng. ④云南黄连 Coptis teetoides C. Y. Cheng.”[9]

《中医大辞典·中药分册》：“黄连　出《神农本草经》。又名王连、支连、川连。为毛茛科植物黄连 Coptis chinensis Franch.、三角叶黄连 C. deltoidea C. Y. Cheng et Hsiao 或云连 C. teetoides C. Y. Cheng 的根茎。黄连、三角叶黄连主产四川，前者习称味连，后者习称雅连；云连主产云南。”[10]

《中国医学百科全书·中医学》：“黄连　始载于《神农本草经》。又名王连。为毛茛科植物黄连 Coptis chinensis Franch.、三角叶黄连 C. deltoidea C. Y. Cheng et Hsiao 及云连 C. teeta Wall. 的根茎。秋末冬初采挖，除去地上部分、须根、泥土，晒干或烘干，再撞去残留的须根。”[11]

《全国中药炮制规范》：“黄连　［处方用名］黄连、酒黄连、姜黄连、萸黄连。【来源】本品为毛茛科植物黄连 Coptis chinensis Franch.、三角叶黄连 Coptis deltoidea C. Y. Cheng et Hsiao 或云连 Coptis teetoides C. Y. Cheng 的干燥根茎。以上三种分别习称‘味连’、‘雅连’、‘云连’。均为栽培。主产于四川、湖北等地。秋季采挖，除去须根及泥沙，干燥，撞去残留须根。药材以条粗壮、质坚实、断面红黄色者为佳。”[16]

《中国药材学》："黄连 【来源】本品为毛茛科植物黄连 Coptis chinensis Franch.、三角叶黄连 C. deltoidea C. Y. Cheng et Hsiao、云连 C. teeta Wall.（C. teetoides C. Y. Cheng）或峨嵋野连 C. omeiensis（Chen）C. Y. Cheng 的根茎。"[17]

《中国中医药学主题词表》："黄连 Coptis chinensis 属毛茛科；属清热燥湿药和清热泻火药。"[12]

《普通高等教育中医药类规划教材·中药学》："黄连《本经》为毛茛科多年生草本植物黄连 Coptis chinensis Franch.、三角叶黄连 Coptis deltoidea C. Y. Cheng et Hsiao 或云连 Coptis teeta Wall. 的根茎。黄连多系栽培，主产于四川、云南、湖北。秋季采挖，干燥，生用或清炒、姜炙、酒炙、吴茱萸水炒用。"[8]

《中华本草》："黄连《本经》【异名】王连《本经》，支连《药性论》。……【来源】为毛茛科植物黄连、三角叶黄连或云南黄连的根茎。【原植物】1. 黄连 Coptis chinensis Franch.［C. teeta Wall. var. chinensis Finet et Gagnep.］。2. 三角叶黄连 Coptis deltoidea C. Y. Cheng et Hsiao 又名：峨眉连、峨眉家连（四川）。3. 云南黄连 Coptis teetoides C. Y. Cheng."[18]

《中华人民共和国药典》："黄连 Rhizoma coptidis 本品为毛茛科植物黄连 Coptis chinensis Franch.、三角叶黄连 Coptis deltoidea C. Y. Cheng et Hsiao 或云连 Coptis teeta Wall. 的干燥根茎。以上三种分别习称'味连'、'雅连'、'云连'。秋季采挖，除去须根及泥沙，干燥，撞去残留须根。"[7]

5 参考文献

1 汉·神农本草经．清顾观光重辑本．北京：人民卫生出版社，1955，36

2 南北朝·陶弘景．本草经集注．北京：人民卫生出版社，1994，255

3 唐·苏敬等撰．新修本草．合肥：安徽科学技术出版社，1981，182

4 宋·唐慎微．证类本草．北京：人民卫生出版社，1957，175

5 明·李时珍．本草纲目．北京：人民卫生出版社，1982，771

6 清·吴仪洛．本草从新．北京：中医古籍出版社，2001，20

7 国家药典委员会．中华人民共和国药典．一部．北京：化学工业出版社，2000，250

8 雷载权主编．普通高等教育中医药类规划教材·中药学．上海：上海科学技术出版社，1995，61

9 江苏新医学院．中药大辞典．上海：上海科学技术出版社，1977，2022

10 《中医大辞典》编辑委员会．中医大辞典·中药分册．北京：人民卫生出版社，1982，319

11 《中医学》编辑委员会．中国医学百科全书·中医学．上海：上海科学技术出版社，1997，991

12 吴兰成主编．中国中医药学主题词表．北京：中医古籍出版社，1996，163

13 中国医学科学院药物研究所等．中药志．第一册．北京：人民卫生出版社，1993，253

14 中华人民共和国卫生部药政管理局．中药材手册．北京：人民卫生出版社，1998，203

15 《全国中草药汇编》编写组．全国中草药汇编．上册．北京：人民卫生出版社，1996，781

16 中华人民共和国卫生部药政管理局．全国中药炮制规范．北京：人民卫生出版社，1988，96

17 徐国钧等主编．中国药材学．北京：中国医药科技出版社，1996，526

18 国家中医药管理局《中华本草》编委会．中华本草．第三册．上海：上海科学技术出版社，1999，213

19 三国·吴普．吴普本草．北京：人民卫生出版社，1987，24

20 魏晋·名医别录．北京：人民卫生出版社，1986，126

21 唐·孙思邈. 千金翼方. 北京：人民卫生出版社，1955，22
22 宋·苏颂. 本草图经. 合肥：安徽科学技术出版社，1994，125
23 宋·寇宗奭. 本草衍义. 上海：商务印书馆，1937，50
24 宋·佚名. 增广太平和剂图经本草药性总论. 见：增广太平惠民和剂局方. 海口：海南出版社，2002，415
25 金·李杲. 珍珠囊药性赋. 清康熙三十二年文武堂刻本
26 元·王好古. 汤液本草. 见：景印文渊阁四库全书（745）. 北京：中医古籍出版社，1986，954
27 明·刘文泰. 本草品汇精要. 北京：人民卫生出版社，1982，264
28 明·陈嘉谟. 本草蒙筌. 北京：人民卫生出版社，1988，81
29 明·杜文燮. 药鉴. 上海：上海人民出版社，1975，56
30 明·缪希雍. 炮炙大法. 明末庄继先校刻本
31 明·李中梓. 雷公炮制药性解. 见：中国医学大成（二）. 长沙：岳麓书社，1990，135
32 明·李中梓. 本草征要. 见：李中梓医学全书. 北京：中药物国中医药出版社，1999，122
33 明·卢之颐. 本草乘雅半偈. 北京：人民卫生出版社，1986，179
34 清·张志聪. 本草崇原. 北京：中国中医药出版社，1992，38
35 清·蒋居祉. 本草择要纲目. 见：珍本医书集成（二）. 上海：上海科学技术出版社，1985，4
36 清·陈士铎. 本草新编. 北京：中国中医药出版社，1996，106
37 ［日］稻宣义. 炮炙全书. 北京：中医古籍出版社，1981，40
38 清·汪昂. 本草易读. 北京：人民卫生出版社，1987，134
39 清·汪昂. 本草备要. 北京：中国中医药出版社，1998，76
40 清·张璐. 本经逢原. 上海：上海科学技术出版社，1959，41
41 清·叶桂. 本草经解. 上海：上海科学技术出版社，1958，54
42 清·徐大椿. 神农本草经百种录. 见：景印文渊阁四库全书（785）. 北京：中医古籍出版社，1986，566
43 清·沈金鳌. 要药分剂. 上海：上海科学技术出版社，1959，135
44 清·黄宫绣. 本草求真. 上海：上海科学技术出版社，1959，190
45 清·陈念祖. 神农本草经读. 北京：人民卫生出版社，1959，7
46 清·杨时泰. 本草述钩元. 上海：科技卫生出版社，1958，122
47 清·张秉成. 本草便读. 上海：上海卫生出版社，1957，9
48 清·周岩. 本草思辨录. 北京：人民卫生出版社，1960，41
49 ［日］吉益东洞. 药征. 见：中国医学大成（二）. 长沙：岳麓书社，1990，174

396 黄柏
Huangbai
Cortex Phellodendri

1 定名依据

1.1 正名

1.1.1 汉文名：黄柏（芸香科植物黄皮树 Phellodendron chinense Schneid. 或黄檗 Phellodendron amurense Rupr. 的干燥树皮）。

1.1.2　英文名：amur cork－tree.

1.2　依据

1.2.1　定名的文献依据

1.2.1.1　《伤寒论释义》："伤寒身黄，发热，栀子柏皮汤主之。栀子柏皮汤方：肥栀子十五个（擘），甘草一两（炙），黄柏二两，上三味，以水四升，煮取一升半，去渣，分温再服。"[1]

1.2.1.2　《珍珠囊药性赋》卷二："黄柏，味苦，性寒，无毒。沉也，阴也。其用有五：泻下焦隐伏之龙火；安上焦虚哕之蛔虫；脐下痛单制而能除；肾不足必炒用而能补；痿厥除热药中，诚不可缺。"[2]

1.2.1.3　《汤液本草》卷五："黄柏，气寒，味苦。苦厚微辛，阴中之阳，降也。无毒。足太阳经引经药，足少阴经之剂。《象》云：治肾水膀胱不足，诸痿厥，脚膝无力，于黄芪汤中少加用之，使两膝中气力涌出，痿即去矣。蜜炒此一味，为细末，治口疮如神。瘫痪必用之药。"[3]

1.2.1.4　《本草品汇精要》卷十六："黄柏，无毒，植生。柏木（黄柏也出《神农本经》）……【名】［根］檀桓。"[4]

1.2.1.5　《本草新编》卷四："黄柏，味苦、微辛，气寒，阴中之阴，降也。无毒。乃足少阴妙药，又入足太阳。"[5]

1.2.1.6　《本草从新》卷八："黄柏，泻相火，燥湿清热。苦寒微辛，沉阴下降。泻膀胱相火，（足太阳引经药）除湿清热，疗下焦虚。"[6]

1.2.1.7　《中华人民共和国药典》："黄柏 Cortex phellodendri　本品为芸香科植物黄皮树 Phellodendron chinense Schneid. 或黄檗 Phellodendron amurense Rupr. 的干燥树皮。前者习称'川黄柏'，后者习称'关黄柏'。剥取树皮后，除去粗皮，晒干。"[7]

1.2.1.8　《普通高等教育中医药类规划教材·中药学》："黄柏《本经》，为芸香科落叶乔木植物黄檗（关黄柏）Phellodendron amurense Rupr. 和黄皮树（川黄柏）Phellodendron chinense Schneid. 除去栓皮的树皮。"[8]

1.2.1.9　《中药大辞典》："黄柏《纲目》【异名】檗木《本经》，檗皮《伤寒论》，黄檗《本草经集注》。【基原】为芸香科植物黄柏或黄皮树的树皮。【原植物】①黄柏 Phellodendron amurense Rupr.，又名：黄波罗、黄伯栗。②黄皮树 Phellodendron chinense Schneid.，又名：灰皮柏、华黄柏。"[9]

1.2.1.10　《中医大辞典·中药分册》："黄柏　出《本草纲目》。又名黄檗、檗皮、檗木。为芸香科植物黄皮树 Phellodendron chinense Schneid. 或黄柏 P. amurense Rupr. 的树皮。前者习称川黄柏，主产四川；后者习称关黄柏，主产东北。"[10]

1.2.1.11　《中国医学百科全书·中医学》："黄柏　始载于《神农本草经》。原名檗木，一作黄檗，又名檗皮。为芸香科植物黄皮树 Phellodendron chinense Schneid. 及黄柏 P. amurense Rupr. 除去栓皮的树皮。"[11]

1.2.1.12　《中国中医药学主题词表》："黄柏 Phellodendron amurense　属芸香科；属清热燥湿药和清热泻火药。D 黄檗。"[12]

1.2.1.13　《中药志》[13]、《中药材手册》[14]、《全国中草药汇编》[15]、《全国中药炮制规范》[16]、《中国药材学》[17]、《中华本草》[18]等现代中药著作多以"黄柏"作为本品正名

（参见“文献通考”）。

1.2.2　定名选择的理由

1.2.2.1　黄柏 Cortex phellodendri，系芸香科植物黄皮树 Phellodendron chinense Schneid. 或黄檗 Phellodendron amurense Rupr. 的干燥树皮。“黄柏”之名始见于汉·张仲景《伤寒论》，“黄柏”作为本品正名始见于金·李杲《珍珠囊药性赋》，其后的本草著作如元·王好古《汤液本草》，明·刘文泰《本草品汇精要》，清·陈士铎《本草新编》、吴仪洛《本草从新》等在载录本品时即以“黄柏”作为正名，并一直沿用至今。

1.2.2.2　我国最新出版的《中华人民共和国药典》、《普通高等教育中医药类规划教材·中药学》以及辞书类著作《中医大辞典·中药分册》、《中药大辞典》、《中国医学百科全书·中医学》等均以“黄柏”作为本品正名。已经广泛应用于中医药学文献的标引和检索的《中国中医药学主题词表》也以“黄柏”作为本品的正式主题词。现代本草著作如《中药志》、《全国中草药汇编》、《中华本草》、《中国药材学》、《中药材手册》、《全国中药炮制规范》等虽记载了不少本品各地的俗称，但也无一例外以“黄柏”作为本品的正名。说明“黄柏”作为本品正名已成为共识。

1.3　与正名等效的名词：无。

2　源流考释

黄柏（芸香科植物黄皮树 Phellodendron chinense Schneid. 或黄檗 Phellodendron amurense Rupr. 的干燥树皮），原称“蘗木”。始见于《神农本草经》卷一：“蘗木，味苦，寒。主五脏、肠胃中结热，黄疸，肠痔，止泄利，女子漏下赤白，阴阳蚀创，一名檀桓。生山谷。”[19]其后的本草著作中宋·苏颂《本草图经》[20]、唐慎微《证类本草》[21]则以“柏木”为正名记载本品。

“黄柏”之名始见于汉·张仲景《伤寒论》：“伤寒身黄，发热，栀子柏皮汤主之。栀子柏皮汤方：肥栀子十五个（擘），甘草一两（炙），黄柏二两，上三味，以水四升，煮取一升半，去渣，分温再服。”[1]“黄柏”作为本草正名始见于金·李杲《珍珠囊药性赋》卷二：“黄柏，味苦，性寒，无毒。沉也，阴也。其用有五：泻下焦隐伏之龙火；安上焦虚哕之蛔虫；脐下痛单制而能除；肾不足必炒用而能补；痿厥除热药中，诚不可缺。”[2]。其后的本草著作大多以“黄柏”为正名，如元·王好古《汤液本草》[3]，明·刘文泰《本草品汇精要》[4]、杜文燮《药鉴》[22]、李中梓《雷公炮制药性解》[23]、李中梓《本草征要》[24]，清·张志聪《本草崇原》[25]、蒋居祉《本草择要纲目》[26]、陈士铎《本草新编》[5]、日本稻宣义《炮炙全书》[27]、汪昂《本草易读》[28]、汪昂《本草备要》[29]、张璐《本经逢原》[30]、叶桂《本草经解》[31]、吴仪洛《本草从新》[6]、沈金鳌《要药分剂》[32]、黄宫绣《本草求真》[33]、陈念祖《神农本草经读》[34]、姚澜《本草分经》[35]、杨时泰《本草述钩元》[36]、陈其瑞《本草撮要》[37]、张秉成《本草便读》[38]、周岩《本草思辨录》[39]等。而明·李时珍《本草纲目》[40]则以“柏木”为正名记载本品。

古代著作中记载的本品异名有“檀桓”《神农本草经》[19]，“檗皮”《伤寒论》[1]，“黄檗”《本草纲目》引《名医别录》[40]等。如《伤寒论类方》卷二：“栀子檗皮汤（六），栀子（十五枚，擘）甘草（一两，炙）黄柏（二两）上三味，以水四升，煮取升半，去渣，分温再服。伤寒身黄，发热者，栀子柏皮汤主之。”[1]《本草纲目》卷三十五：

"柏木《本经·上品》。【释名】黄檗《别录》，根名檀桓。"[40]

现代有关著作均沿用《珍珠囊药性赋》[2]的记载以"黄柏"作为本品正名。如《中华人民共和国药典》[7]、《普通高等教育中医药类规划教材·中药学》[8]、《中药大辞典》[9]、《中医大辞典·中药分册》[10]、《中国医学百科全书·中医学》[11]、《中国中医药学主题词表》[12]、《中药志》[13]、《中药材手册》[14]、《全国中草药汇编》[15]、《全国中药炮制规范》[16]、《中国药材学》[17]、《中华本草》[18]等。同时尚记载有"元柏"《全国中草药汇编》[15]，"关柏"、"川柏"《中国药材学》[17]各地的俗称。还记载有本品原植物"黄皮树"的异名"黄柏"、"小黄连树"《中药志》[13]，"灰皮柏"、"华黄柏"《中药大辞典》[9]等；原植物"黄檗"的异名"黄玻罗"《中药志》[13]等。

3 附录

3.1 又称：盐黄柏、酒黄柏、黄柏炭（饮片规格名）。

3.2 俗称：元柏，关柏，川柏。

3.3 曾称：蘖木、檀桓《神农本草经》，檗皮《伤寒论》，黄檗《名医别录》。

3.4 原植物名称：黄皮树，黄柏（湖北、四川、云南），小黄连树（湖北），灰皮柏，华黄柏；黄檗，黄玻罗（东北）。

4 文献通考

《神农本草经》卷一："蘖木，味苦，寒。主五脏、肠胃中结热，黄疸，肠痔，止泄利，女子漏下赤白，阴阳蚀创，一名檀桓。生山谷。"[19]

《伤寒论释义》："伤寒身黄，发热，栀子柏皮汤主之。栀子柏皮汤方：肥栀子十五个（擘），甘草一两（炙），黄柏二两，上三味，以水四升，煮取一升半，去渣，分温再服。"[1]

《本草图经》卷十："柏木，黄柏也。生汉中川谷及永昌，今处处有之，以蜀中者为佳，木高数丈，叶类茱萸及椿、楸叶，经冬不凋，皮外白里深黄色。"[20]

《证类本草》卷十二："柏木（黄柏也），味苦，寒，无毒。主五脏、肠胃中结热，黄疸，肠痔，止泄痢，女子漏下赤白，阴伤蚀疮，疗惊气在皮间，肌肤热赤起，目热赤痛，口疮。久服通神。根，一名檀桓。主心腹百病，安魂魄，不饥渴。久服轻身延年，通神。生汉中山谷及永昌。（恶干漆。）陶隐居云：今出邵陵者，轻薄色深为胜。出东山者，厚而色浅，其根于道家入木芝品，今人不知取服之。又有一种小树，状如石榴，其皮黄而苦，俗呼为子柏，亦主口疮。又一种小树，多刺，皮亦黄，亦主口疮。唐本注云：子柏，一名山石榴，子似女贞，皮白不黄，亦名小柏，所在有。今云皮黄，恐谬矣。"[21]

《珍珠囊药性赋》卷二："黄柏，味苦，性寒，无毒。沉也，阴也。其用有五：泻下焦隐伏之龙火；安上焦虚哕之蛔虫；脐下痛单制而能除；肾不足必炒用而能补；痿厥除热药中，诚不可缺。"[2]

《汤液本草》卷五："黄柏，气寒，味苦。苦厚微辛，阴中之阳，降也。无毒。足太阳经引经药，足少阴经之剂。《象》云：治肾水膀胱不足，诸痿厥，脚膝无力，于黄芪汤中少加用之，使两膝中气力涌出，痿即去矣。蜜炒此一味，为细末，治口疮如神。瘫痪必用之药。"[3]

《本草品汇精要》卷十六："黄柏，无毒，植生。柏木（黄柏也出《神农本经》），主五脏，肠胃中结热，黄疸，肠痔，止泄痢，女子漏下赤白，阴伤蚀疮（以上朱字《神农本经》）。疗惊气在皮间，肌肤热赤起，目热赤痛，口疮。久服通神。根，主心腹百病，安魂魄，不饥渴，久服轻身，延年通神（以上黑字《名医》所录）。【名】［根］檀桓。"[4]

《本草纲目》卷三十五："柏木《本经·上品》。【释名】黄檗《别录》，根名檀桓。时珍曰：檗木名义未详。《本经》言檗木及根，不言檗皮，岂古时木与皮通用乎？俗作黄柏者，省写之谬也。【集解】《别录》曰：柏木生汉中山谷及永昌。弘景曰：今出邵陵者，轻薄色深为胜。出东山者，厚而色浅。"[40]

《药鉴》卷二："黄柏，气寒味苦，气味俱厚，无毒，沉也，阴也。盐水炒之，走少阴而泻肾火也，后人以为补肾者，误矣。盖肾家火旺，及两尺脉盛，而为身热目疼喉痹诸疾者，用之泻火，则肾亦坚固，而无狂荡之患也，岂诚有补益之功哉。"[22]

《雷公炮制药性解》卷五："黄柏，味苦，性寒，无毒，入肾、膀胱二经。主泻下焦隐伏之火，安上焦虚哕之虫，除脐下痛，补肾水衰，止血痢，治痈疮，明眼目，利小便，除湿热，疗女子热崩。盐酒多炒，免致寒入于肾，恶干漆，肉厚鲜黄者佳。"[23]

《本草征要》卷一："黄柏，味苦，性寒，无毒。入肾经。恶干漆。盐酒炒。肥厚鲜黄者佳。泻龙火而救水，利膀胱以燥湿。佐以苍术，理足膝之痹痛。渍以蜜水，漱口舌之生疮。黄柏泻阴火，除湿热，故治疗如上。"[24]

《本草崇原》卷中："黄柏，气味苦寒，无毒。主治五脏肠胃结热，黄疸，肠痔，止泄痢，女子漏下赤白，阴伤蚀疮。"[25]

《本草择要纲目·寒性药品》："黄柏 【气味】苦，寒，无毒。沉而降阴也。入足少阴经，为足太阳引经之药。"[26]

《本草新编》卷四："黄柏，味苦、微辛，气寒，阴中之阴，降也。无毒。乃足少阴妙药，又入足太阳。"[5]

《炮炙全书》卷三："黄柏，苦，寒。选肉厚色黄者，炒褐色。生用则降实火，熟用则不伤胃，酒制则治上，盐制则治下，蜜制则治中。恶干漆，伏硫黄。"[27]

《本草易读》卷七："黄柏，蜜炙用。恶干漆，伏硫黄。苦，寒，无毒。入足厥阴、少阴、太阴经。补肾壮水，泻火治疮。却腰脚之痿痹，除骨蒸之劳热；理黄疸之腹满，住痢疾之血下。"[28]

《本草备要》："黄柏，泻相火，补肾水。苦寒微辛，沉阴下降。泻膀胱相火（足太阳引经药），补肾水不足，坚肾润燥（《发明》曰：非真能补也。肾苦燥，急食辛以润之，肾欲坚，急食苦以坚之也，相火退而肾固，则无狂荡之患矣。按：肾本属水，虚则热矣；心本属火，虚则寒矣），除湿清热。"[29]

《本经逢原》卷三："黄柏，根名檀桓。苦寒，无毒。生用降实火。酒制治阴火上炎。盐制治下焦之火。姜制治中焦痰火，姜汁炒黑治湿热。盐酒炒黑治虚火。阴虚火盛，面赤戴阳，附子汁制。"[30]

《本草经解》卷三："［黄柏］气寒，味苦，无毒。主五脏肠胃中结热，黄疸，肠痔，止泄痢，女子漏下赤白，阴伤蚀疮。（盐水炒）"[31]

《本草从新》卷八："黄柏，泻相火、燥湿清热。苦寒微辛。沉阴下降。泻膀胱相火

（足太阳引经药），除湿清热，疗下焦虚。”[6]

《要药分剂》卷六：“黄柏，味苦，性寒，无毒。禀至阴之气，而得清寒之性以生。降也，阴也。恶干漆。【主治】主五脏肠胃中结热，黄疸，肠痔，止泄痢，女子漏下赤白，阴伤蚀疮。（本经）”[32]

《本草求真》卷四：“黄柏，（乔木）大泻肾火及除膀胱湿邪。黄柏，（专入肾，兼入膀胱。）昔人同知母用于六味丸中，名为知柏八味丸。又同知柏各一两，酒洗焙研，入桂，名为滋肾丸。”[33]

《神农本草经读》卷三：“黄柏，气味苦寒，无毒。主五脏肠胃中结热，黄疸，肠痔，止泄痢，女子漏下赤白，阴伤蚀疮。”[34]

《本草分经·原例》：“黄柏，苦寒微辛，沉阴下降，泻膀胱相火，为足太阳引经药，除湿清热退火而固肾，治痿痿骨蒸泻痢诸疮，尺脉有力者方可用，生用降实火，炒黑止崩带，酒制治上，蜜制治中，盐制治下。”[35]

《本草述钩元》卷二十三：“黄柏，性寒味苦，气味俱厚。沉而降，阴也。入足少阴经，为足太阳引经药。属金而有水与火，并走手厥阴经（丹溪）。主泻膀胱相火，补肾水不足，壮肾坚骨髓，治男子阴痿，下焦诸痿瘫痪湿肿，并遗精失血骨蒸。”[36]

《本草撮要》卷二：“黄柏，味苦，入足少阴经。功专去湿热。得肉桂治咽痛，得苍术治湿痿，加牛膝治湿热上行，得细辛泻膀胱，得蛤粉治赤浊白淫，得参、术、草、姜、附、桂治中气不足，虚火上炎，致生口疮，引火归元。”[37]

《本草便读·木部》：“黄柏，苦寒坚肾，泻相火以制阳光。辛燥入阴，除湿热而安下部。（黄柏其质虽皮，其气味皆苦寒沉降。故独入肾与膀胱，清泄下焦湿火，而安肾水。至所以治口疮，清肺部上焦之热者，即用皮意。究非专治之药，虽清上而仍赖其降下耳。）”[38]

《本草思辨录》卷四：“黄柏，为五脏肠胃清湿热之药，表里上下俱到。表有热可治，表不热而里热亦可治。色黄入肠胃，皮入肺，微辛亦入肺，气味俱厚，性寒而沉入肝肾，入胃则亦入脾，入肾则亦入心。本经所以主五脏肠胃中结热也。”[39]

《中药志》：“黄柏　本品为常用中药。商品川黄柏和关黄柏分别为芸香科植物黄皮树与黄檗的干燥树皮。……【原植物】1. 黄皮树　别名：黄柏（湖北、四川、云南），小黄连树（湖北）。Phellodendron chinense Schneid. ——芸香科 Rutaceae。2. 黄檗　别名：黄玻罗（东北）。Phellodendron amurense Rupr. ——芸香科 Rutaceae.”[13]

《中药材手册》：“黄柏（《纲目》名檗木，列入木部乔木类）　本品为芸香科植物黄皮树 Phellodendron chinense Schneid. 或黄檗 Phellodendron amurense Rupr. 的干燥树皮。原植物系乔木。均为野生。商品中由于产地不同，分为各种规格。前者习称‘川黄柏’，质量最佳；后者习称‘关黄柏’（东黄柏），产量较大。”[14]

《全国中草药汇编》：“黄柏　别名：黄檗、元柏、檗木。来源：为芸香科黄柏属植物黄柏 Phellodendron amurense Rupr. 和川黄柏 P. chinense Schneid. 的树皮（去栓皮）。”[15]

《中药大辞典》：“黄柏《纲目》【异名】檗木《本经》，檗皮《伤寒论》，黄檗《本草经集注》。【基原】为芸香科植物黄柏或黄皮树的树皮。【原植物】①黄柏 Phellodendron amurense Rupr.，又名：黄波罗、黄伯栗。②黄皮树 Phellodendron chinense Schneid.，又名：灰皮柏、华黄柏。”[9]

《中医大辞典·中药分册》：“黄柏　出《本草纲目》。又名黄檗、檗皮、檗木。为芸香科植物黄皮树 Phellodendron chinense Schneid. 或黄柏 P. amurense Rupr. 的树皮。前者习称川黄柏，主产四川；后者习称关黄柏，主产东北。”[10]

《中国医学百科全书·中医学》：“黄柏　始载于《神农本草经》。原名檗木，一作黄檗，又名檗皮。为芸香科植物黄皮树 Phellodendron chinense Schneid. 及黄柏 P. amurense Rupr. 除去栓皮的树皮。前者药材习称‘川黄柏’；后者药材习称‘关黄柏’。全年均可剥取采伐后的树皮亦可轮流剥取部分树皮。将剥下的树皮晒至半干，压平，刮去外层栓皮，至显黄色为度，刷净，晒干或烘干。”[11]

《全国中药炮制规范》：“黄柏［处方用名］黄柏、盐黄柏、酒黄柏、黄柏炭。【来源】本品为芸香科植物黄皮树 Phellodendron chinense Schneid. 或黄檗 Phellodendron amurense Rupr. 的干燥树皮。前者习称‘川黄柏’，后者习称‘关黄柏’。多系野生。主产于四川、云南、贵州、辽宁、吉林等地。4~7 月间剥取，刮去外层粗皮，干燥。药材以皮厚、断面色鲜黄、去净粗皮者为佳。”[16]

《中国药材学》：“黄柏【别名】檗木，关柏，川柏。【来源】本品为芸香科植物黄檗 Phellodendron amurense Rupr.、黄皮树 P. chinense Schneid. 或秃叶黄皮树 P. chinense Schneid. var. glabriusculum Schneid. 的树皮。”[17]

《中国中医药学主题词表》：“黄柏 Phellodendron amurense　属芸香科；属清热燥湿药和清热泻火药。D 黄檗。”[12]

《普通高等教育中医药类规划教材·中药学》：“黄柏《本经》为芸香科落叶乔木植物黄檗（关黄柏）Phellodendron amurense Rupr. 和黄皮树（川黄柏）Phellodendron chinense Schneid. 除去栓皮的树皮。关黄柏主产于辽宁、吉林、河北等地；川黄柏主产于四川、贵州、湖北、云南等地。清明前后，剥取树皮，刮去粗皮，晒干压平，润透切片或切丝，生用或盐水炙、酒炙、炒炭用。”[8]

《中华本草》：“黄柏《纲目》【异名】檗木《本经》，檗皮《伤寒论》，黄檗《本草经集注》。……【来源】为芸香科植物黄檗或黄皮树的树皮。【原植物】1. 黄檗 Phellodendron amurense Rupr.。2. 黄皮树 Phellodendron chinense Schneid.。”[18]

《中华人民共和国药典》：“黄柏 Cortex phellodendri　本品为芸香科植物黄皮树 Phellodendron chinense Schneid. 或黄檗 Phellodendron amurense Rupr. 的干燥树皮。前者习称‘川黄柏’，后者习称‘关黄柏’。剥取树皮后，除去粗皮，晒干。”[7]

5　参考文献

1　成都中医学院. 伤寒论释义. 上海：上海科学技术出版社，1964，155

2　金·李杲珍珠囊药性赋. 清康熙三十二年文武堂刻本

3　元·王好古. 汤液本草. 见：景印文渊阁四库全书（745）. 北京：中医古籍出版社，1986，982

4　明·刘文泰. 本草品汇精要. 北京：人民卫生出版社，1982，466

5　清·陈士铎. 本草新编. 北京：中国中医药出版社，1996，199

6　清·吴仪洛. 本草从新. 北京：中医古籍出版社，2001，112

7　国家药典委员会. 中华人民共和国药典. 一部. 北京：化学工业出版社，2000，251

8　雷载权主编. 普通高等教育中医药类规划教材·中药学. 上海：上海科学技术出版社，1995，62

9 江苏新医学院．中药大辞典．上海：上海科学技术出版社，1977，2031
10 《中医大辞典》编辑委员会．中医大辞典·中药分册．北京：人民卫生出版社，1982，320
11 《中医学》编辑委员会．中国医学百科全书·中医学．上海：上海科学技术出版社，1997，993
12 吴兰成主编．中国中医药学主题词表．北京：中医古籍出版社，1996，162
13 中国医学科学院药物研究所等．中药志．第五册．北京：人民卫生出版社，1993，498
14 中华人民共和国卫生部药政管理局．中药材手册．北京：人民卫生出版社，1998，568
15 《全国中草药汇编》编写组．全国中草药汇编．上册．北京：人民卫生出版社，1996，795
16 中华人民共和国卫生部药政管理局．全国中药炮制规范．北京：人民卫生出版社，1988，292
17 徐国钧等主编．中国药材学．北京：中国医药科技出版社，1996，802
18 国家中医药管理局《中华本草》编委会．中华本草．第四册．上海：上海科学技术出版社，1999，949
19 汉·神农本草经．清顾观光重辑本．北京：人民卫生出版社，1955，66
20 宋·苏颂．本草图经．合肥：安徽科学技术出版社，1994，348
21 宋·唐慎微．证类本草．北京：人民卫生出版社，1957，299
22 明·杜文燮．药鉴．上海：上海人民出版社，1975，55
23 明·李中梓．雷公炮制药性解．见：中国医学大成（二）．长沙：岳麓书社，1990，152
24 明·李中梓．本草征要．见：李中梓医学全书．北京：中国中医药出版社，1999，136
25 清·张志聪．本草崇原．北京：中国中医药出版社，1992，85
26 清·蒋居祉．本草择要纲目．见：珍本医书集成（二）．上海：上海科学技术出版社，1985，6
27 ［日］稻宣义．炮炙全书．北京：中医古籍出版社，1981，111
28 清·汪昂．本草易读．北京：人民卫生出版社，1987，294
29 清·汪昂．本草备要．北京：中国中医药出版社，1998，141
30 清·张璐．本经逢原．上海：上海科学技术出版社，1959，171
31 清·叶桂．本草经解．上海：上海科学技术出版社，1958，78
32 清·沈金鳌．要药分剂．上海：上海科学技术出版社，1959，156
33 清·黄宫绣．本草求真．上海：上海科学技术出版社，1959，196
34 清·陈念祖．神农本草经读．北京：人民卫生出版社，1959，38
35 清·姚澜．本草分经．上海：上海科学技术出版社，1989，134
36 清·杨时泰．本草述钩元．上海：科技卫生出版社，1958，484
37 清·陈其瑞．本草撮要．见：珍本医书集成（二）．上海：上海科学技术出版社，1985，34
38 清·张秉成．本草便读．上海：上海卫生出版社，1957，52
39 清·周岩．本草思辨录．北京：人民卫生出版社，1960，128
40 明·李时珍．本草纲目．北京：人民卫生出版社，1982，1977

397 黄药子

Huangyaozi

Rhizoma Dioscorea Bulbifera

1 定名依据

1.1 正名

1.1.1 汉文名：黄药子（薯蓣科植物黄独 Dioscorea bulbifera L. 的块茎）。

1.1.2 英文名：air potato.

1.2 依据

1.2.1 定名的文献依据

1.2.1.1 《证类本草》卷十四："黄药根，味苦，平，无毒。主诸恶肿疮瘘，喉痹，蛇犬咬毒。取根研服之，亦含亦涂。藤生，高三、四尺，根及茎似小桑，生岭南。（今附）……斗门方：治瘿气。用黄药子一斤浸洗净，酒一斗浸之。每日早晚常服一盏。忌一切毒物及不得喜怒。但以线子逐日度瘿，知其效。"[1]

1.2.1.2 《滇南本草》卷二："黄药子，味苦，性大寒。不可入药，医马之良药也。"[2]

1.2.1.3 《本草易读》卷五："黄药子，苦，平，无毒。凉血降火，消瘿解毒。出岭南、夔、峡州郡及明、越、秦、陇山中，以忠州、万州者为胜。今处处人家种之。茎高二三尺，柔而有节，似藤，叶大如拳。其根外褐内黄，亦有黄赤色者。"[3]

1.2.1.4 《本经逢原》卷二："黄药子，苦平，无毒。发明，黄药子，治诸恶肿、疮瘘、喉痹，及蛇犬蛟毒，研水服之并用外涂。《千金》治瘿疾，以黄药子半斤，无灰酒一升浸药，固济瓶口，糠火煨，候香，瓶头有津即止。时饮一杯不令绝，三五日即消。"[4]

1.2.1.5 《得配本草》卷四："黄药子，苦，平。凉血降火，消瘿解毒。治产后时疫热狂。配红花，治血晕。配防已，治吐衄。（风热去，血自止。）浸酒饮。"[5]

1.2.1.6 《本草述钩元》卷十一："黄药子，在处栽之。茎高三二尺，柔而有节，似藤实非藤也。叶大如拳，根长尺许，围三二寸。外褐内黄，亦有黄赤色者。捣其根入染蓝缸中，云易变色也。黄药红药，一物二名。至白药子，方书亦用之，未审何物。"[6]

1.2.1.7 《普通高等教育中医药类规划教材·中药学》："黄药子《开宝本草》，为薯蓣科多年生草质缠绕藤本植物黄独 Dioscorea bulbifera L. 的块茎。主产于湖北、湖南、江苏等地。秋冬两季采挖。除去根叶及须根，洗净，切片晒干生用。"[7]

1.2.1.8 《中药大辞典》："黄药子《本草图经》【异名】黄药《日华子本草》，黄药根《开宝本草》，木药子、大苦《纲目》。【基原】为薯蓣科植物黄独的块茎。【原植物】黄独《唐本草》Dioscorea bulbifera L. 。"[8]

1.2.1.9 《中医大辞典·中药分册》："黄药子　出《本草图经》。又名黄药根、黄药脂。为薯蓣科植物黄独 Dioscorea bulbifera L. 的块茎。"[9]

1.2.1.10 《中国医学百科全书·中医学》："黄药子　始载于《开宝本草》。又名黄药根、黄独。为薯蓣科植物黄独 Dioscorea bulbifera L. 的块茎。秋、冬两季采挖，除去茎叶及须根，洗净，切成厚约1厘米的横片，晒干或烘干。"[10]

1.2.1.11 《中国中医药学主题词表》："黄药子 Dioscore bulbifera　属薯蓣科；属抗肿瘤药（中药）和清热凉血药。"[11]

1.2.1.12 《中药志》[12]、《中药材手册》[13]、《全国中草药汇编》[14]、《全国中药炮制规范》[15]、《中国药材学》[16]、《中华本草》[17]等现代中药著作多以"黄药子"作为本品正名（参见"文献通考"）。

1.2.2 定名选择的理由

1.2.2.1 黄药子 Rhizoma Dioscorea bulbifera，薯蓣科植物黄独 Dioscorea bulbifera L. 的块茎。"黄药子"之名始见于《斗门方》，"黄药子"作为本品正名始见于明·兰茂《滇南本草》，其后的本草著作如清·汪昂《本草易读》、张璐《本经逢原》、严西亭《得配本草》、杨时泰《本草述钩元》等在载录本品时即以“黄药子”作为正名，并一直沿用至今。

1.2.2.2　我国最新出版的《普通高等教育中医药类规划教材·中药学》以及辞书类著作《中医大辞典·中药分册》、《中药大辞典》、《中国医学百科全书·中医学》等均以“黄药子”作为本品正名。已经广泛应用于中医药学文献的标引和检索的《中国中医药学主题词表》也以“黄药子”作为本品的正式主题词。现代本草著作如《中药志》、《全国中草药汇编》、《中华本草》、《中国药材学》、《中药材手册》、《全国中药炮制规范》等虽记载了不少本品各地的俗称，但也无一例外以“黄药子”作为本品的正名。说明“黄药子”作为本品正名已成为共识。

1.3　与正名等效的名词：无。

2　源流考释

黄药子（薯蓣科植物黄独 Dioscorea bulbifera L. 的块茎），原称“黄药”，本草著作载录始见于《日华子》。如《证类本草》卷十四引《日华子》云：“黄药，凉。治马一切疾……孙思邈《千金月令》疗忽生瘿疾一、二年者。以万州黄药子半斤，须紧重者为上。”[1]其后的本草著作有的以“黄药根”为本品正名，如《开宝本草》[1]，宋·苏颂《本草图经》[18]、唐慎微《证类本草》[1]等；有的以“黄药”为正名，如宋·寇宗奭《本草衍义》[19]等。

“黄药子”之名始见于《斗门方》[1]，如《证类本草》引《斗门方》云：“治瘿气。用黄药子一斤浸洗净，酒一斗浸之。每日早晚常服一盏。忌一切毒物及不得喜怒。”[1]“黄药子”作为本草正名始见于明·兰茂《滇南本草》卷二：“黄药子，味苦，性大寒。不可入药，医马之良药也。”[2]。其后的大多本草著作即以“黄药子”为本品正名，如清·汪昂《本草易读》[3]、张璐《本经逢原》[4]、严西亭《得配本草》[5]、杨时泰《本草述钩元》[6]等；但仍有的本草以“黄药根”为正名，如明·刘文泰《本草品汇精要》[20]、陈嘉谟《本草蒙筌》[21]等；《植物名实图考》[22]则称本品为“山慈姑”，如清·吴其濬《植物名实图考》卷十九：“山慈姑，江西、湖南皆有之，非花叶不相见者。蔓生绿茎，叶如蛾眉豆叶而圆大，深纹多皱。根大如拳，黑褐色，四围有白发长寸余，蓬茸如蝟。建昌土医呼为金线弔蝦蟆，微肖其形，以为败毒、通气、散痰之药。”[22]

须予指出的是，《本草纲目》[23]所载“黄药子”为蓼科植物“虎杖”rhizoma polygoni cuspid dati，应与本品鉴别。

古代著作中记载的本品异名有“黄药”《日华子》[1]，“黄药根”《开宝本草》[1]，“苦药子”《圣济总录》[24]，“山慈姑”、“金线弔蝦蟆”《植物名实图考》[22]等。如《证类本草》卷十四引《日华子》云：“黄药，凉。治马一切疾……孙思邈《千金月令》疗忽生瘿疾一、二年者。以万州黄药子半斤，须紧重者为上。”[1]《证类本草》引《开宝本草》曰：“黄药根，味苦，平，无毒。主诸恶肿疮瘘，喉痹，蛇犬咬毒。取根研服之，亦含亦涂。[1]《圣济总录》卷三十二：“伤寒后咽喉闭塞不通，论曰咽喉闭塞不通者……治伤寒后喉内生疮，及喉肿塞，毒热上冲，升麻丸方：升麻、苦药子、铅丹（炒）、大黄（生用各半两），上四味，捣罗为末，炼蜜和丸，如弹子大，每服一丸，绵裹咽津化尽，再服之。”[24]《植物名实图考》卷十九：“山慈姑，江西、湖南皆有之，非花叶不相见者。蔓生绿茎，叶如蛾眉豆叶而圆大，深纹多皱。根大如拳，黑褐色，四围有白发长寸余，蓬茸如蝟。建昌土医呼为金线弔蝦蟆，微肖其形，以为败毒、通气、散痰之药。”[22]。

现代有关著作均沿用《滇南本草》的记载以“黄药子”作为本品正名，如《普通高等教育中医药类规划教材·中药学》[7]、《中药大辞典》[8]、《中医大辞典·中药分册》[9]、《中国医学百科全书·中医学》[10]、《中国中医药学主题词表》[11]、《中药志》[12]、《中药材手册》[13]、《全国中草药汇编》[14]、《全国中药炮制规范》[15]、《中国药材学》[16]、《中华本草》[17]等。同时尚记载有“金线吊蛤蟆”《中药材手册》[13]，“黄独”、“零余薯”、“金线吊虾蟆”、“香芋”、“黄狗头”《全国中草药汇编》[14]，“木药子”、“大苦”《中药大辞典》[8]，“黄药脂”《中医大辞典》[9]，“金钱吊蛋”、“黄金山药”、“土芋”、“土首乌”、“金丝吊蛤蟆”《中国药材学》[16]、“黄独根”、“苦卡拉”、“蓑衣包”、“黄狗头”、“苦茅薯”、“零余子”、“黄狗子”、“猴姜七”、“毛卵砣”、“金线吊葫芦”、“金线吊蛋”、“薯瓜乳藤”、“铁秤砣”、“狗嗽”、“土芋”《中华本草》[17]等各地的俗称。还记载有本品原植物“黄独”的异名“土卵”、“金线吊虾蟆”、“山慈姑”、“零余薯”、“黄虾蟆”、“毛卵陀”、“铁秤陀”、“黄金山药”、“金丝吊蛋”、“薯瓜乳藤”、“黄座”、“土芋”、“板薯”、“淮山薯”、“苦茅薯”、“草蔸薯”、“土首乌”、“草蔸苕”、“雷公薯”《中药大辞典》[8]等。

3　附录

3.1　又称：炒黄药子、醋黄药子（饮片规格名），全黄药子（药材商品名）。

3.2　俗称：金线吊葫芦、黄独根（江西），苦茅薯（云南），零余子、黄狗子、猴姜七、毛卵砣（万县），红药子（四川），金线吊蛋、黄金山药、薯瓜乳藤（广东、广西），金丝吊蛤蟆、铁秤砣（浙江），狗嗽、土芋、土首乌（福建），苦茅薯（云南），黄独，零余薯，香芋，黄狗头，黄药脂，苦卡拉，蓑衣包，黄狗头，金钱吊蛋，木药子，大苦，金线吊虾蟆。

3.3　曾称：黄药《日华子》，黄药根《开宝本草》，苦药子《圣济总录》，山慈姑、金线弔蝦蟆《植物名实图考》。

3.4　原植物名称：黄独，土卵，金线吊虾蟆，山慈姑，零余薯（广州），黄虾蟆，毛卵陀，铁秤陀，黄金山药，金丝吊蛋，薯瓜乳藤，黄座，土芋，板薯，淮山薯，苦茅薯，草蔸薯，土首乌，草蔸苕，雷公薯。

4　文献通考

《本草图经》卷十二：“黄药根，生岭南，今夔、峡州郡及明、越、秦、陇州山中亦有之，以忠、万州者为胜。藤生、高三、四尺；根及茎以小桑，十月采根。秦州出者谓之红药子，叶似荞麦，枝梗赤色，七月开白花，其根初采，湿时红赤色，曝干即黄。开州兴元府又产一种苦药子，大抵与黄药相类，主五脏邪气，治肺，压热，除烦燥，亦入马药用。春采根曝干。又下有药实根条，云生蜀郡山谷。”[18]

《证类本草》卷十四：“黄药根，味苦，平，无毒。主诸恶肿疮瘘，喉痹，蛇犬咬毒。取根研服之，亦含亦涂。藤生，高三、四尺，根及茎似小桑，生岭南。（今附）臣禹锡等谨按日华子云：黄药，凉。治马一切疾……经验方：治咯血。黄药、汉防己各一两，为末。每服一钱匕，水一盏，小麦二十粒同煎，食后温服。斗门方：治瘿气。用黄药子一斤浸洗净，酒一斗浸之。每日早晚常服一盏。忌一切毒物及不得喜怒。但以线子逐日度瘿，知其效。"[1]

《本草衍义》卷十五："黄药，亦治马心肺热有功。"[19]

《圣济总录》卷三十二："伤寒后咽喉闭塞不通，论曰咽喉闭塞不通者……治伤寒后喉内生疮，及喉肿塞，毒热上冲，升麻丸方：升麻、苦药子、铅丹（炒）、大黄（生用各半两），上四味，捣罗为末，炼蜜和丸，如弹子大，每服一丸，绵裹咽津化尽，再服之。"[24]

《滇南本草》卷二："黄药子，味苦，性大寒。不可入药，医马之良药也。"[2]

《本草品汇精要》卷二十："黄药根，无毒，蔓生。黄药根，主诸恶肿疮瘘，喉痹，蛇犬咬毒。取根研服之，亦含，亦涂（《名医》所录）。【苗】〔图经曰〕藤生高三四尺，根及茎似小桑，秦州出者，谓之红药子。叶似荞麦，枝茎赤色，七月开白花。其根初采，湿时红赤色，曝干即黄。开州兴元府又产一种苦药子，大抵与黄药相类。"[20]

《本草蒙筌》卷二："黄药根，味苦，气平。无毒，藤生三四尺高，茎根与小桑类。万州（属广东）者紧重，他处者轻虚。十月采根，外科多用。主咽喉痹塞及诸恶肿毒疮疽，治蛇犬咬伤并马走心肺积热。生捣取汁，亦含亦涂。子肉味酸，消瘿甚捷。收须浸酒，日饮数杯。见效即停，不尔项缩。"[21]

《本草纲目》卷十八："黄药子（宋《开宝》)。【校正】自木部移入此。【释名】木药子《纲目》、大苦《纲目》、赤药《图经》、红药子。……时珍曰：黄药子，今处处人栽之。其茎高二、三尺，柔而有节，似藤，实非藤也。叶大如拳，长三寸许，亦不似桑。其根长者尺许，大者围二、三寸，外褐内黄，亦有黄赤色者，肉色颇似羊蹄根。人皆捣其根入染蓝缸中，云易变色也。唐苏恭言，药实根即药子，宋苏颂遂以为黄药之实。然今黄药冬枯春生，开碎花无实。苏恭所谓药子，亦不专指黄药。则苏颂所以言，亦未可凭信也。"[23]

《本草易读》卷五："黄药子，苦，平，无毒。凉血降火，消瘿解毒。出岭南、夔、峡州郡及明、越、秦、陇山中，以忠州、万州者为胜。今处处人家种之。茎高二三尺，柔而有节，似藤，叶大如拳。其根外褐内黄，亦有黄赤色者。"[3]

《本经逢原》卷二："黄药子，苦平，无毒。发明，黄药子，治诸恶肿、疮瘘、喉痹，及蛇犬蛟毒，研水服之并用外涂。《千金》治瘿疾，以黄药子半斤，无灰酒一升浸药，固济瓶口，糠火煨，候香，瓶头有津即止。时饮一杯不令绝，三五日即消。"[4]

《得配本草》卷四："黄药子，苦，平。凉血降火，消瘿解毒。治产后时疫热狂。配红花，治血晕。配防己，治吐衄。（风热去，血自止。）浸酒饮。"[5]

《本草述钩元》卷十一："黄药子，在处栽之。茎高三二尺。柔而有节。似藤实非藤也。叶大如拳。根长尺许。围三二寸。外褐内黄。亦有黄赤色者。捣其根入染蓝缸中。云易变色也。黄药红药。一物二名。至白药子。方书亦用之。未审何物。"[6]

《植物名实图考》卷十九："山慈姑，江西、湖南皆有之，非花叶不相见者。蔓生绿茎，叶如蛾眉豆叶而圆大，深纹多皱。根大如拳，黑褐色，四围有白发长寸余，蓬茸如蝟。建昌土医呼为金线弔蝦蟆，微肖其形，以为败毒、通气、散痰之药。"[22]

《中药志》："黄药子 本品为少常用中药。目前市场上应用的主要为薯蓣科植物黄独的块茎。……【原植物】黄独 Dioscoreabulbifera L. ——薯蓣科 Dioscoreaceae."[12]

《中药材手册》："黄药子（《纲目》列入草部蔓草类） 本品为薯蓣科植物黄独 Dioscoreabulbifera L. 的干燥块茎。原植物系多年生缠绕草本，多为野生。另外，陕西发现一种'黄药子'与习用者不同，应注意鉴别。【别名】金线吊蛤蟆。"[13]

《全国中草药汇编》："黄药子 别名：黄独、零余薯、金线吊虾蟆、香芋、黄狗头。来源：为薯蓣科薯蓣属植物黄独 Dioscorea bulbifera L. 的块茎。"[14]

《中药大辞典》："黄药子《本草图经》【异名】黄药《日华子本草》，黄药根《开宝本草》，木药子、大苦《纲目》。【基原】为薯蓣科植物黄独的块茎。【原植物】黄独《唐本草》Dioscorea bulbifera L.，又名：土卵《唐本草》，金线吊虾蟆、山慈姑《植物名实图考》，零余薯、黄虾蟆、毛卵陀、铁秤陀、黄金山药、金丝吊蛋、薯瓜乳藤、黄座、土芋、板薯、淮山薯、苦茅薯、草蔸薯、土首乌、草蔸苕、雷公薯。"[8]

《中医大辞典·中药分册》："黄药子 出《本草图经》。又名黄药根、黄药脂。为薯蓣科植物黄独 Dioscorea bulbifera L. 的块茎。"[9]

《中国医学百科全书·中医学》："黄药子 始载于《开宝本草》。又名黄药根、黄独。为薯蓣科植物黄独 Dioscorea bulbifera L. 的块茎。秋、冬两季采挖，除去茎叶及须根，洗净，切成厚约1厘米的横片，晒干或烘干。"[10]

《全国中药炮制规范》："黄药子 ［处方用名］黄药子。【来源】本品为薯蓣科植物黄独 Dioscorea bulbifera L. 的干燥块茎。多系野生。主产于湖北、湖南、江苏等地。夏末至冬初采挖，洗净泥土，除去须根，切成1厘米厚的圆片，干燥。药材以片大、外皮灰黑色、断面黄色者为佳。"[15]

《中国药材学》："黄药子 【别名】黄药脂，金钱吊蛋，黄金山药，土芋，金丝吊蛤蟆（浙江），土首乌（福建）。【来源】本品为薯蓣科植物黄独 Dioscorea bulbifera L. 的块茎。"[16]

《中国中医药学主题词表》："黄药子 Dioscore bulbifera 属薯蓣科；属抗肿瘤药（中药）和清热凉血药。"[11]

《普通高等教育中医药类规划教材·中药学》："黄药子《开宝本草》为薯蓣科多年生草质缠绕藤本植物黄独 Dioscorea bulbifera L. 的块茎。主产于湖北、湖南、江苏等地。秋冬两季采挖。除去根叶及须根，洗净，切片晒干生用。"[7]

《中华本草》："黄药子《滇南本草》【异名】黄药《刘涓子鬼遗方》，黄药根《开宝本草》，苦药子《圣济总录》，山慈姑、金线吊虾蟆《植物名实图考》，红药子《四川中药志》，黄独根《江西草药》，苦卡拉、蓑衣包、黄狗头《滇南本草》整理本），苦茅薯《云南药用植物名录》，零余子、黄狗子《全国中草药汇编》，猴姜七、毛卵砣《万县中草药》，金线吊葫芦（江西），金线吊蛋、黄金山药、薯瓜乳藤（广东、广西），铁秤砣（浙江），狗嗽、土芋（福建）……【来源】为薯蓣科植物黄独的块茎。【原植物】黄独 Dioscorea bulbifera L. 又名：零余薯《广州植物志》，雷公薯《中国高等植物图鉴》。"[17]

5 参考文献

1 宋·唐慎微. 证类本草. 北京：人民卫生出版社，1957，347

2　明·兰茂．滇南本草．第二卷．昆明：云南人民出版社，1977，436
3　清·汪昂．本草易读．北京：人民卫生出版社，1987，237
4　清·张璐．本经逢原．上海：上海科学技术出版社，1959，33
5　清·严西亭．得配本草．上海：上海卫生出版社，1957，11
6　清·杨时泰．本草述钩元．上海：科技卫生出版社，1958，345
7　雷载权主编．普通高等教育中医药类规划教材·中药学．上海：上海科学技术出版社，1995，236
8　江苏新医学院．中药大辞典．上海：上海科学技术出版社，1977，2059
9　《中医大辞典》编辑委员会．中医大辞典·中药分册．北京：人民卫生出版社，1982，321
10　《中医学》编辑委员会．中国医学百科全书·中医学．上海：上海科学技术出版社，1997，1193
11　吴兰成主编．中国中医药学主题词表．北京：中医古籍出版社，1996，166
12　中国医学科学院药物研究所等．中药志．第二册．北京：人民卫生出版社，1993，504
13　中华人民共和国卫生部药政管理局．中药材手册．北京：人民卫生出版社，1998，209
14　《全国中草药汇编》编写组．全国中草药汇编．上册．北京：人民卫生出版社，1996，796
15　中华人民共和国卫生部药政管理局．全国中药炮制规范．北京：人民卫生出版社，1988，98
16　徐国钧等主编．中国药材学．北京：中国医药科技出版社，1996，662
17　国家中医药管理局《中华本草》编委会．中华本草．第八册．上海：上海科学技术出版社，1999，224
18　宋·苏颂．本草图经．合肥：安徽科学技术出版社，1994，420
19　宋·寇宗奭．本草衍义．上海：商务印书馆，1957，90
20　明·刘文泰．本草品汇精要．北京：人民卫生出版社，1982，547
21　明·陈嘉谟．本草蒙筌．北京：人民卫生出版社，1988，134
22　清·吴其浚．植物名实图考．北京：中华书局，1963，467
23　明·李时珍．本草纲目．北京：人民卫生出版社，1982，1303
24　宋·赵佶．圣济总录．北京：人民卫生出版社，1962，675

398　黄精
Huangjing
Rhizoma Polygonati

1　定名依据

1.1　正名

1.1.1　汉文名：黄精（百合科植物滇黄精 Polygonatum kingianum Coll. et Hemsl.、黄精 Polygonatum sibiricum Red. 或多花黄精 Polygonatum cyrtonema Hua 的干燥根茎）。

1.1.2　英文名：solomonseal rhizome.

1.2　依据

1.2.1　定名的文献依据

1.2.1.1　《广雅疏证》卷十："黄精，龙衔也。"[1]

1.2.1.2　《名医别录·上品》："黄精，味甘，平，无毒。主补中益气，除风湿，安五脏。久服轻身、延年、不饥。一名重楼，一名菟竹，一名鸡格，一名救穷，一名鹿竹。生山谷，二月采根，阴干。”[2]

1.2.1.3 《新修本草》卷六：“黄精，味甘，平，无毒。主补中益气，除风湿，安五脏。久服轻身、延年、不饥。一名重楼，一名菟竹，一名鸡格，一名救穷，一名鹿竹。生山谷，二月采根，阴干。”[3]

1.2.1.4 《证类本草》卷六：“黄精，味甘，平，无毒。补中益气，除风湿，安五脏。久服轻身、延年，不饥。一名重楼，一名菟竹，一名鸡格，一名救穷，一名鹿竹。”[4]

1.2.1.5 《本草纲目》卷十二：“黄精《别录·上品》。【校正】并入《拾遗》救荒草。【释名】黄芝《瑞草经》、戊己芝《五符经》、菟竹《别录》、鹿竹《别录》、仙人余粮(弘景)、救穷草《别录》、米铺《蒙筌》、野生姜《蒙筌》、重楼《别录》、鸡格《别录》、龙衔《广雅》、垂珠。”[5]

1.2.1.6 《本草从新》卷一：“黄精，平补气血而润。甘平。补中益气，安五脏，益脾胃，润心肺，填精髓，助筋骨，除风湿，下三尸虫。以其得坤土之精粹，久服不饥。”[6]

1.2.1.7 《中华人民共和国药典》：“黄精 Rhizoma polygonati　本品为百合科植物滇黄精 Polygonatum kingianum Coll. et Hemsl.、黄精 Polygonatum sibiricum Red. 或多花黄精 Polygonatum cyrtonema Hua 的干燥根茎。”[7]

1.2.1.8 《普通高等教育中医药类规划教材·中药学》：“黄精《别录》为百合科多年生草本植物黄精 Polygonatum sibiricum Red. 滇黄精 P. kingianum Coll. et Hemsl.、或多花黄精 P. cyrtonema Hua 的根茎。”[8]

1.2.1.9 《中药大辞典》：“黄精《雷公炮炙论》【异名】龙衔《广雅》……【基原】为百合科植物黄精、囊丝黄精、热河黄精、滇黄精、卷叶黄精等的根茎。【原植物】①黄精 Polygonatum sibiricum Redoute. ②囊丝黄精 Polygonatum cyrtonema Hua. ③热河黄精 Polygonatum macropodium Turcz.，又名：多花玉竹。④滇黄精西南黄精 Polygonatum kingianum Coll. et Hemsl.。⑤卷叶黄精 Polygonatum cirrhifolium (Wall.) Royle，参见‘老虎姜’条。”[9]

1.2.1.10 《中医大辞典·中药分册》：“黄精　出《雷公炮炙论》。为百合科植物黄精 Polygonatum sibiricum Redoute 或囊丝黄精 P. cyrtonema Hua 等的根茎。全国各地均产。”[10]

1.2.1.11 《中国医学百科全书·中医学》：“黄精　始载于《雷公炮炙论》。为百合科植物黄精 Polygonatum sibiricum Redoute、多花黄精（囊丝黄精）P. cyrtonema Hua 及滇黄精 P. kingianum Coll. et Hemsl. 的根茎。”[11]

1.2.1.12 《中国中医药学主题词表》：“黄精 Polygonatum kingianum　属百合科和补气药。”[12]

1.2.1.13 《中药志》[13]、《中药材手册》[14]、《全国中草药汇编》[15]、《全国中药炮制规范》[16]、《中国药材学》[17]、《中华本草》[18]等现代中药著作多以“黄精”作为本品正名（参见“文献通考”）。

1.2.2 定名选择的理由

1.2.2.1 黄精 Rhizoma polygonati，系百合科植物滇黄精 Polygonatum kingianum Coll. et Hemsl.、黄精 Polygonatum sibiricum Red. 或多花黄精 Polygonatum cyrtonema Hua 的干燥根茎。“黄精”之名始见于三国《广雅》，“黄精”作为本品正名始见于魏晋《名医别录》，

其后的本草著作如唐·苏敬《新修本草》，宋·唐慎微《证类本草》，明·李时珍《本草纲目》，清·吴仪洛《本草从新》等在载录本品时即以“黄精”作为正名，并一直沿用至今。

1.2.2.2　我国最新出版的《中华人民共和国药典》、《普通高等教育中医药类规划教材·中药学》以及辞书类著作《中医大辞典·中药分册》、《中药大辞典》、《中国医学百科全书·中医学》等均以“黄精”作为本品正名。已经广泛应用于中医药学文献的标引和检索的《中国中医药学主题词表》也以“黄精”作为本品的正式主题词。现代本草著作如《中药志》、《全国中草药汇编》、《中华本草》、《中国药材学》、《中药材手册》、《全国中药炮制规范》等虽记载了不少本品各地的俗称，但也无一例外以“黄精”作为本品的正名。说明“黄精”作为本品正名已成为共识。

1.3　与正名等效的名词：无。

2　源流考释

黄精（百合科植物滇黄精 Polygonatum kingianum Coll. et Hemsl.、黄精 Polygonatum sibiricum Red. 或多花黄精 Polygonatum cyrtonema Hua 的干燥根茎）。“黄精”之名始见于三国《广雅》。如《广雅疏证》卷十：“黄精，龙衔也。”[1]“黄精”作为本品正名最早见于魏晋《名医别录》：“黄精，味甘，平，无毒。主补中益气，除风湿，安五脏。久服轻身、延年、不饥。一名重楼，一名菟竹，一名鸡格，一名救穷，一名鹿竹。生山谷，二月采根，阴干。”[2]其后的本草著作即以“黄精”为正名记载本品。如南北朝·雷敩《雷公炮炙论》[19]、陶弘景《本草经集注》[20]，唐·苏敬《新修本草》[3]、孙思邈《千金翼方》[21]、孟诜《食疗本草》[22]，宋·苏颂《本草图经》[23]、唐慎微《证类本草》[4]、佚名《增广太平和剂图经本草药性总论》[24]，元·忽思慧《饮膳正要》[25]，明·兰茂《滇南本草》[26]、刘文泰《本草品汇精要》[27]、陈嘉谟《本草蒙筌》[28]、李时珍《本草纲目》[5]、李中梓《雷公炮制药性解》[29]、李中梓《本草征要》[30]、卢之颐《本草乘雅半偈》[31]，清·蒋居祉《本草择要纲目》[32]、日本稻宣义《炮炙全书》[33]、汪昂《本草易读》[34]、汪昂《本草备要》[35]、张璐《本经逢原》[36]、吴仪洛《本草从新》[6]、严西亭《得配本草》[37]、黄宫绣《本草求真》[38]、姚澜《本草分经》[39]、凌奂《本草害利》[40]、陈其瑞《本草撮要》[41]、张秉成《本草便读》[42]等。

古代著作中记载的本品异名有“龙衔”《广雅》[1]，“白及”、“兔竹”、“救穷”、“垂珠”、“米脯”《抱朴子》[43]，“重楼”、“菟竹”、“鸡格”、“鹿竹”《名医别录》[2]，“戊己芝”《五符经》[5]，“笔菜”、“萎蕤”、“仙人余粮”、“苟格”、“马箭”、“白芨”《本草图经》[23]，“黄芝”《灵芝瑞草经》[4]，“生姜”《滇南本草》[26]，“葳蕤”《本草品汇精要》[27]，“野生姜”、“米餔”《本草蒙筌》[28]，“山生姜”《本草备要》[35]，“笔管菜”《救荒本草》[44]，“玉竹黄精”、“白芨黄精”《本草从新》[6]等。如《广雅疏证》卷十：“黄精，龙衔也。”[1]《抱朴子内篇》卷之十一：“如黄精一名白及，而实非中以做糊之白及也。按本草药之与他草同名者甚多，唯精博者能分别之，不可不详也。黄精一名兔竹，一名救穷，一名垂珠。服其花胜其实，胜其实胜其根，但花难多得。……凶年可以与老小休粮，人不能别之，谓为米脯也。”[43]《名医别录·上品》：“黄精，味甘，平，无毒。主补中益气，除风湿，安五脏。久服轻身、延年、不饥。一名重楼，一名菟竹，一名鸡格，一名救穷，一名鹿竹。生山谷，二月采根，阴干。”[2]《本草纲目》引《五符经》曰：“黄精获天地之淳精，故名为戊己芝，是此义也。”[5]《本草图经》卷四：“黄精，旧不载所出州郡，但云生山谷，今南北皆有之。以嵩山、茅山者为佳……初生苗时，人多采为菜茹，谓之笔菜，味极美，采取尤宜辨之。隋·羊公服黄精法云：黄精是芝草之精也。一名萎蕤，一名仙人余粮，一名苟格，一名菟竹，一名垂珠，一名马箭，一名白芨。”[23]《证类本草》引《灵芝瑞草经》曰：“黄芝即黄精也。”[4]《滇南本草》卷上：“鹿竹，一名兔竹。味甘，性平，无毒。根如嫩生姜色，俗呼生姜，药名黄精，洗净，九蒸，九晒，服之甘美。俗亦能救荒，故名救穷草。主补中益气，除风湿，安五脏。久服轻身延年。治五劳七伤。”[26]《本草蒙筌》卷一：“黄精，洪州黄精，相州黄精……仙家称名黄精，俗呼为野生姜也。洗净九蒸九曝代粮，可过凶年。因味甘甜，又名米餔。”[28]

现代有关著作均沿用《名医别录》[2]的记载以“黄精”作为本品正名，如《中华人民共和国药典》[7]、《普通高等教育中医药类规划教材·中药学》[8]、《中药大辞典》[9]、《中医大辞典·中药分册》[10]、《中国医学百科全书·中医学》[11]、《中国中医药学主题词表》[12]、《中药志》[13]、《中药材手册》[14]、《全国中草药汇编》[15]、《全国中药炮制规范》[16]、《中国药材学》[17]、《中华本草》[18]等。同时尚记载有“鸡头参”《中药材手册》[14]，“老虎姜”《全国中草药汇编》[15]，“野仙姜”、“阳雀蕻”、“土灵芝”、“山捣臼”、“黄鸡菜”、“山姜”《中药大辞典》[9]，“姜形黄精”、“白及黄精”、“鸡头黄精”、“鸡头根”、“山白及”、“德保黄精”、“节节高”、“仙人饭”《中国药材学》[17]，“懒姜”《中华本草》[18]等各地的俗称。还记载有本品原植物“多花黄精”的异名“南黄精”、“山姜”、“野生姜”、“九蒸姜”、“老虎姜”、“黄精姜”、“竹姜”、“白芨黄精”、“山捣臼”、“姜形黄精”《中药志》[13]，“囊丝黄精”《中华本草》[18]等；原植物“黄精”的异名“鸡头参”、“鸡头七”、“乌鸦七”、“黄鸡菜”、“笔管菜”、“老虎姜”、“鸡头黄精”《中药志》[13]等；原植物“滇黄精”的异名“德保黄精”、“节节高”、“仙人饭”《中药志》[13]，“西南黄精”《中药大辞典》[9]等。

3 附录

3.1 又称：酒黄精、蒸黄精（饮片规格名）。

3.2 俗称：鸡头参（山西、甘肃），野仙姜（广西），土灵芝、山捣臼（岭南），鸡头根（河南），山白及（青海），黄鸡菜（东北、河北），德保黄精（广西），节节高、仙人饭（云南），懒姜（贵州），山姜（湖南），阳雀蕻，老虎姜，姜形黄精，鸡头黄精，白及黄精。

3.3 曾称：龙衔《广雅》，白及、兔竹、救穷、垂珠、米脯《抱朴子》，重楼、菟竹、鸡格、鹿竹《名医别录》，戊己芝《五符经》，笔菜、萎蕤、仙人余粮、苟格、马箭、白芨《本草图经》，黄芝《灵芝瑞草经》，生姜《滇南本草》，葳蕤《本草品汇精要》，野生姜、米餔《本草蒙筌》，山生姜《本草备要》，笔管菜《救荒本草》，玉竹黄精、白芨黄精《本草从新》。

3.4 原植物名称：多花黄精，南黄精（两广、江西），山姜（福建、江西、湖南、广东），野生姜（浙江、福建、湖北），九蒸姜（浙江、福建），老虎姜（四川、贵州），黄精姜（福建），竹姜（广东），白芨黄精、山捣臼（浙江），姜形黄精（通称），囊丝黄精；黄精，鸡头参（陕西、甘肃），鸡头七、乌鸦七（陕西），黄鸡菜、笔管菜（东北），老虎姜（宁夏），鸡头黄精（通称）；滇黄精，德保黄精（广西），节节高、仙人饭（云南），西南黄精。

4 文献通考

《广雅疏证》卷十：“黄精，龙衔也。”[1]

《名医别录·上品》：“黄精，味甘，平，无毒。主补中益气，除风湿，安五脏。久服轻身、延年、不饥。一名重楼，一名菟竹，一名鸡格，一名救穷，一名鹿竹。生山谷，二月采根，阴干。”[2]

《抱朴子内篇》卷之十一：“如黄精一名白及，而实非中以做糊之白及也。按本草药之与他草同名者甚多，唯精博者能分别之，不可不详也。黄精一名兔竹，一名救穷，一名垂珠。服其花胜其实，胜其实胜其根，但花难多得。……凶年可以与老小休粮，人不能别之，谓为米脯也。”[43]

《雷公炮炙论》：“黄精，雷公云：凡使，勿用钩吻，真似黄精，只是叶有毛钩子二个，是别认处。若误服，害人。黄精叶似竹叶。凡采得，以溪水洗净后，蒸，从巳至子，刀薄切，曝干用。”[19]

《本草经集注》：“黄精，味甘，平，无毒。主补中益气，除风湿，安五脏。久服轻身，延年，不饥。一名重楼，一名菟竹，一名鸡格，一名救穷，一名鹿竹。生山谷，二月采根，阴干。”[20]

《新修本草》卷六：“黄精，味甘，平，无毒。主补中益气，除风湿，安五脏。久服轻身、延年、不饥。一名重楼，一名菟竹，一名鸡格，一名救穷，一名鹿竹。生山谷，二月采根，阴干。”[3]

《千金翼方》卷二：“黄精，味甘，平，无毒。主补中益气，除风湿，安五脏。久服轻身，延年不饥。一名重楼，一名菟竹，一名鸡格，一名救穷，一名鹿竹。生山谷，二月采根，阴干。”[21]

《食疗本草》卷上：“黄精，饵黄精，能老不饥。其法：可取瓮子去底，釜上安置令得，所盛黄精令满。密盖，蒸之。令气溜，即曝之。第二遍蒸之亦如此。九蒸九曝。凡生时有一硕，熟有三、四斗。蒸之若生，则刺人咽喉。曝使干，不尔朽坏。”[22]

《本草图经》卷四：“黄精，旧不载所出州郡，但云生山谷，今南北皆有之。以嵩山、茅山者为佳……初生苗时，人多采为菜茹，谓之笔菜，味极美，采取尤宜辨之。隋·羊公服黄精法云：黄精是芝草之精也。一名萎蕤，一名仙人余粮，一名苟格，一名菟竹，一名垂珠，一名马箭，一名白芨。”[23]

《证类本草》卷六：“黄精，味甘，平，无毒。补中益气，除风湿，安五脏。久服轻身、延年、不饥。一名重楼，一名菟竹，一名鸡格，一名救穷，一名鹿竹。生山谷。二月采根，阴干……臣禹锡。等谨按抱朴子云：一名垂珠。服其花，胜其实，其实胜其根。但花难得，得其生花十斛，干之才可得五、六斗耳。而服之日可三合，非大有役力者，不能办也。服黄精仅十年，乃可得其益耳，且以断谷不及术，术饵令人肥健，可以负重涉险，但不及黄精甘美易食。凶年之时，可以与老小代粮，人食之谓为米脯也。广雅云：黄精，龙衔也。永嘉记云：黄精，出嵩阳永宁县。药性论云：黄精，君。陈藏器云：黄精，陶云将钩吻相似，但一善一恶耳。按：钩吻即野葛之别名……初生苗时，人多采为菜茹，谓之笔菜，味极美，采取尤宜辨之。隋·羊公《服黄精法》云：黄精是芝草之精也，一名萎蕤，一名仙人余粮，一名苟格，一名菟竹，一名垂珠，一名马箭，一名白芨……服三百日后，尽见鬼神，饵必升天。根、叶、花、实皆可食之。但相对者是，不对者名偏精……先下三尸虫：上尸，好宝货，百日下；中尸，好五味，六十日下；下尸，好五色，三十日下，烂出。花、实、根三等，花为飞英，根为气精。博物志：昔黄帝问天老曰：天地所生，岂有食之令人不死乎？天老曰：太阳之草，名曰黄精，饵之可以长生；太阴之草，名曰钩吻，不可食之，入口立死。人信钩吻之杀人，不信黄精之益寿，不亦甚乎。灵芝瑞草经：黄芝即黄精也。”[4]

《增广太平和剂图经本草药性总论·草部上品之上》：“黄精，味甘，平，无毒。主补中益气，除风湿，安五脏，久服轻身。《药性论》云：君。日华子云：补五劳七伤，助筋骨，止饥，耐寒暑，益脾胃，润心。《神仙芝草经》云：宽中益气，使五脏调良，肌肉充盛，骨体坚强，其力倍。二月采，阴干。所在皆有，唯茅山生者最佳。益之。”[24]

《饮膳正要》卷二：“服黄精，神仙服黄精成地仙：昔临川有士人虐其婢，婢乃逃入山中。久之，见野草枝叶可爱，即拔取食之，甚美。自是常食之，久而不饥，遂轻健。”[25]

《救荒本草》卷一：“黄精苗，俗名笔管菜。一名重楼，一名菟竹，一名鸡格，一名救穷，一名鹿竹，一名萎蕤，一名仙人余粮，一名垂珠，一名马前，一名白及。”[44]

《滇南本草》卷上：“鹿竹，一名兔竹。味甘，性平，无毒。根如嫩生姜色，俗呼生姜，药名黄精，洗净，九蒸，九晒，服之甘美。俗亦能救荒，故名救穷草。主补中益气，除风湿，安五脏。久服轻身延年，治五劳七伤。”[26]

《本草品汇精要》卷七：“黄精，无毒，植生。黄精，主补中益气，除风湿，安五脏。久服轻身，延年不饥（《名医》所录）。【名】重楼，菟竹，鸡格，救穷，鹿竹，葳蕤，垂珠，马箭，白芨，黄芝，仙人余粮，太阳之草。”[27]

《本草蒙筌》卷一：“黄精，洪州黄精，相州黄精。味甘，气平。无毒。山谷上肥俱出，茅山嵩山独良。茎类桃枝脆柔，一枝单长；叶如竹叶略短，两叶对生。（一说：其叶偏生不相对者为偏精，叶相对者为正精，正精功力尤胜。又华陀漆叶青粘散云：青粘即黄精之正叶者，未审的否?）花开似赤豆花，实结若白黍米。（亦有不结实者）并堪服饵，（《抱朴子》云：服花胜实，服实胜根，但花难得，生花一斛只干得一二升，非大有役力者不能办也。）勿厌采收。冬月挖根，嫩姜仿佛。仙家称名黄精，俗呼为野生姜也。洗净九蒸九曝代粮，可过凶年。因味甘甜，又名米餔。”[28]

《本草纲目》卷十二：“黄精《别录·上品》。【校正】并入《拾遗》救荒草。【释名】黄芝《瑞草经》、戊己芝《五符经》、菟竹《别录》、鹿竹《别录》、仙人余粮（弘景）、救穷草《别录》、米铺《蒙筌》、野生姜《蒙筌》、重楼《别录》、鸡格《别录》、龙衔《广雅》、垂珠。颂曰：隋时羊公服黄精法云：黄精是芝草之精也，一名葳蕤，一名白芨，一名仙人余粮，一名苟格，一名马箭，一名垂珠，一名菟竹。时珍曰：黄精为服食要药，故《别录》列于草部之首，仙家以为芝草之类，以其得坤土之精粹，故谓之黄精。《五符经》云：黄精获天地之淳精，故名为戊己芝，是此义也。余粮、救穷，以功名也；鹿竹、菟竹，因叶似竹，而鹿兔食之也。垂珠，以子奇功。耐老不饥，轻身延寿？形也。陈氏

《拾遗》救荒草即此也，今并为一。嘉谟曰：根如嫩姜，俗名野生姜。九蒸九曝，可以代粮，又名米餔。敎曰：钩吻真似黄精，只是叶头尖有毛钩子二个，若误服之，害人。黄精叶似竹也……藏器曰：黄精叶偏生不对者，名偏精，功用不如正精。正精叶对生。钩吻乃野葛之别名，二物殊不相似，不知陶公凭何说此？保升曰：钩吻，一名野葛，陶说叶似黄精者当是。苏说叶似柿者，当别是一物……其苗初生时，人多采为菜茹，谓之笔菜，味极美。江南人说黄精苗叶稍类钩吻，但钩吻叶头极尖而根细，而苏恭言钩吻蔓生，恐南北所产之异耳。时珍曰：黄精野生山中，亦可劈根长二寸，稀种之，一年后极稠，子亦可种。其叶似竹而不尖，或两叶、三叶、四、五叶，俱对节而生。其根横行，状如葳蕤，俗采其苗爆熟，淘去苦味食之，名笔管菜。《陈藏器本草》言青粘是葳蕤，见葳蕤发明下……禹锡曰：按《抱朴子》云：黄精服其花胜其实服其实胜其根。但花难得，得其生花十斛，干之，才可得五、六斗尔，非大有力者不能办也。日服三合，服之十年，乃得其益。其断谷不及术。术饵令人肥健，可以负重涉险；但不及黄精甘美易食，凶年可与老少代粮，谓之米脯也。"[5]

《雷公炮制药性解》卷三："黄精，味甘，性平，无毒，入脾、肺二经。补中益气，除风湿，安五脏，驻颜色，久服延年。按：黄精甘宜入脾，润宜入肺，久服方得其益，实胜于根，花胜于实，但难辨尔，与钩吻相似，然钩吻有毛钩二个，误服杀人。雷公云：凡使勿用钩吻，真似黄精，只是叶有毛子二个，是则认处，误服害人，黄精叶似竹叶，凡采得以溪水洗净后蒸，从巳至午，刀薄切，晒干用。"[29]

《本草征要》卷一："黄精，味甘，性平，无毒。入脾经。益气养阴，补脾润肺。肺燥干咳，气馁消渴。体虚乏力，用以服食。味甘气和，为益脾阴之剂，土旺则湿除，故又能祛湿。"[30]

《本草乘雅半偈》第八帙："黄精《别录·上品》。黄精一名戊己芝，当与黄芝交相匹配。充九土之精，以御八风之侮……【核】曰：隋羊公云：黄精，芝草之精也。五符经云；黄精获天地之纯精，故一名戊己芝。南北皆有，以嵩山、茅山者佳。三月生苗，高一二尺。一根只一茎，茎梗柔脆，本黄末赤。叶如竹，不尖而短，或两叶三叶，四、五、六叶，俱两两相对，若偏生不对者，偏精也。四月开花青白，状如小豆花。结子白色如黍粒，即名垂珠，言象形也。根如嫩姜而色黄，亦如鬼臼黄连辈。一年一节，节大不平，大者如拳，小者如拇指。一种茎叶根形俱相似，但茎不紫赤，叶尖有毛钩二枚者，钩吻也，误服杀人。"[31]

《本草择要纲目·平性药品》："黄精　【气味】甘，平，无毒。【主治】补中益气，除风湿，安五脏。久服轻身延年不饥。"[32]

《炮炙全书》卷一："黄精，甘，平，九蒸九晒，味甚甘美，服食黄精者忌食梅实。苗叶与葳蕤相似，根如白芨，多生北方山中，大者苗高五六尺，根如拳。"[33]

《本草易读》卷五："黄精，蒸过晒干用。甘，平，无毒。补中气而安五脏，益脾胃而润心肺，填精髓而助筋骨，除风湿而下三虫。南北皆有，以茅山、嵩山者良。苗高一二尺。叶如竹而短，两两相对。茎梗柔脆，颇似桃枝，本黄末赤。四月开青白花，状如小豆花。结子白如黍粒，亦有无子者。根如嫩生姜而黄。"[34]

《本草备要·草部》："黄精，平补而润。甘，平，补中益气，安五脏，益脾胃，润心肺，填精髓，助筋骨，除风湿，下三虫。以其得坤土之精粹，久服不饥，（气满则不饥。

脂川有人虐使婢，婢逃入山，拔草根食之甚美，久食不饥。夜宿树下，见草动疑为虎，上树避之，及晓而下，凌空若飞鸟。家人采薪见之，告其主，设网捕不得。或曰：此岂有仙骨？不过服食灵药耳。遂设酒馔于路，果来食之，食讫遂不能去，擒而询之，指所食之草，乃黄精也。）俗名山生姜，九蒸九晒用（仙家以为芝草之类，服之长生）。”[35]

《本经逢原》卷一：“黄精，甘，平，无毒。勿误用钩吻，钩吻即野葛，叶头尖有毛钩子，又名断肠草，误服杀人。黄精则茎紫花黄，叶似竹叶也。”[36]

《本草从新》卷一：“黄精，平补气血而润。甘，平，补中益气，安五脏，益脾胃，润心肺，填精髓，助筋骨，除风湿，下三尸虫。以其得坤土之精粹，久服不饥，（气满则不饥）却病延年。似玉竹而稍大，黄白多须，故俗呼为玉竹黄精。又一种似白芨，俗呼为白芨黄精，又名山生姜，恐非真者。去须，九蒸九晒用。”[6]

《得配本草》卷二：“黄精，一名仙人余粮，一名龙衔，一名救穷草。忌梅实。甘，平。入足太阴经。”[37]

《本草求真》卷一：“黄精（山草），补脾阴。黄精（专入脾。兼入肺肾），书极称羡，谓其气平味甘。治能补中益五脏，补脾胃，润心肺，填精补助筋骨，除风湿，下三虫。且得坤土之精粹，久服不饥，其言极是。”[38]

《本草分经·原例》：“黄精，甘，平，补气血而润，安五脏，益脾胃润心肺，填精髓助筋骨，除风湿。”[39]

《本草害利·脾部药队》：“黄精，【害】生用，则刺人咽喉。【利】甘，平，入脾，补中益气，安五脏，润心肺，填精髓，助筋骨，除风湿，杀下三尸虫。似玉竹而稍大，故俗呼玉竹黄精。又一种似白芨，俗呼白芨黄精，又名山生姜，则恐非真者。溪水洗净，九蒸九晒用。”[40]

《本草撮要》卷一：“黄精，味甘，入足太阴、阳明经。功专补诸虚，安五脏。得枸杞补精益气，得蔓荆养肝明目。久服不饥。俗名山姜。九蒸九晒用。”[41]

《本草便读·草部》：“黄精，甘可益脾，使五脏丰盈，精完神固。润能养血，从后天平补，辟谷充饥。（黄精得土之精气而生，甘平之性，故为补益脾胃之胜品。土者万物之母，母得其养，则水火既济。金木调平，诸邪自去，百病不生矣。然滋腻之品，久服令人不饥。若脾虚有湿者，不宜服之，恐其腻膈也。此药味甘如饴，性平质润，为补养脾阴之正品，可供无病人服食，古今方中不见用之。）”[42]

《中药志》：“黄精　本品为常用中药。商品为百合科植物多花黄精、黄精和滇黄精等的根茎。……【原植物】1. 多花黄精　别名：南黄精（两广、江西），山姜（福建、江西、湖南、广东），野生姜（浙江、福建、湖北），九蒸姜（浙江、福建），老虎姜（四川、贵州），黄精姜（福建），竹姜（广东），白芨黄精、山捣臼（浙江），姜形黄精（通称）。Polygonatum cyrtonema Hua（P. multiflorum auct. non All.，P. multiflorum var. longifolium Merr.，P. brachynema Hand. - Mazz.）——百合科 Liliaceae. 2. 黄精　别名：鸡头参（陕西、甘肃），鸡头七、乌鸦七（陕西），黄鸡菜、笔管菜（东北），老虎姜（宁夏），鸡头黄精（通称）。Polygonatum sibiricum Delar et Redoute'（P. chinense Kunth）——百合科 Liliaceae. 3. 滇黄精　别名：德保黄精（广西），节节高、仙人饭（云南）。Polygonatum kingianum Coll. et Hemsl.（P. agglutinatum Hua）——百合科 Liliaceae.”[13]

《中药材手册》：“黄精（《纲目》列入草部山草类）　全国使用的主要商品来源为百

合科植物多花黄精 Polygonatum cyrtonema Hua 及黄精 Polygonatum sibiricum Delar et Redoute 的干燥根茎。原植物均为多年生草本，野生于山地、林下、灌木丛中或山坡半荫处，也有栽培。药材按形状不同分为两类：前者为姜形黄精，后者为鸡头黄精。鸡头黄精易与玉竹相混。另外，云南、贵州自产自用的黄精习称大黄精，与全国习用的黄精亦不同，均需注意鉴别。【别名】姜形黄精又名白芨黄精；鸡头黄精名鸡头参。”[14]

《全国中草药汇编》：“黄精　别名：老虎姜。来源：为百合科植物黄精属植物黄精 Polygonatum sibiricum Redoute、多花黄精（囊丝黄精）P. cyrtonema Hua 和滇黄精（西南黄精）P. kingianum Coll. et Hemsl. 的根状茎。”[15]

《中药大辞典》：“黄精《雷公炮炙论》【异名】龙衔《广雅》，太阳草（张华《博物志》），白及、兔竹、垂珠、鸡格《抱朴子》，鹿竹、重楼《别录》，萎蕤、苟格、马箭、笔菜《本草图经》，黄芝《灵芝瑞草经》，笔管菜《救荒本草》，生姜《滇南本草》，野生姜《本草蒙筌》，野仙姜《广西通志》，山生姜《本草备要》，玉竹黄精、白芨黄精《本草从新》，阳雀蕻《辰溪志》，土灵芝、老虎姜《草木便方》，山捣臼《岭南采药录》，鸡头参《山西中药志》，黄鸡菜《中药志》，山姜《湖南农村常用中草药手册》。【基原】为百合科植物黄精、囊丝黄精、热河黄精、滇黄精、卷叶黄精等的根茎。【原植物】①黄精 Polygonatum sibiricum Redoute. ②囊丝黄精 Polygonatum cyrtonema Hua. ③热河黄精 Polygonatum macropodium Turcz.，又名：多花玉竹。④滇黄精西南黄精 Polygonatum kingianum Coll. et Hemsl.。⑤卷叶黄精 Polygonatum cirrhifolium（Wall.）Royle，参见‘老虎姜’条。”[9]

《中医大辞典·中药分册》：“黄精　出《雷公炮炙论》。为百合科植物黄精 Polygonatum sibiricum Redoute 或囊丝黄精 P. cyrtonema Hua 等的根茎。全国各地均产。”[10]

《中国医学百科全书·中医学》：“黄精　始载于《雷公炮炙论》。为百合科植物黄精 Polygonatum sibiricum Redoute、多花黄精（囊丝黄精）P. cyrtonema Hua 及滇黄精 P. kingianum Coll. et Hemsl. 的根茎。春、秋两季采挖，除去须根，洗净，蒸至透心，晒干或烘干。因形状不同，黄精药材习称‘鸡头黄精’；多花黄精药材习称‘姜形黄精’或‘白及黄精’；滇黄精药材习称‘大黄精’。”[11]

《全国中药炮制规范》：“黄精　［处方用名］黄精、酒黄精、蒸黄精。【来源】本品为百合科植物黄精 Polygonatum sibiricum Red. 囊丝黄精 Polygonatum cyrtonema Hua 或滇黄精 Polygonatum kingianum Coll. et Hemsl. 的干燥地下根状茎。野生或栽培。主产于贵州、湖南、浙江等地。春秋二季采挖，除去须根、洗净，置沸水中略烫或蒸至透心，干燥。药材以块大、色黄、断面透明、质润泽者为佳。”[16]

《中国药材学》：“黄精　【别名】①多花黄精：姜形黄精，白及黄精。②黄精：鸡头黄精，鸡头根（河南），鸡头参（陕西、甘肃），山白及（青海），笔管菜（辽宁），黄鸡菜（东北、河北）。③滇黄精：德保黄精（广西），节节高、仙人饭（云南）。【来源】本品为百合科植物多花黄精 Polygonatum cyrtonema Hua、黄精 P. sibiricum Delar. Ex Redoute 或滇黄精 P. kingianum Coll. et Hemsl. 的根茎。”[17]

《中国中医药学主题词表》：“黄精 Polygonatum kingianum　属百合科和补气药。”[12]

《普通高等教育中医药类规划教材·中药学》：“黄精《别录》为百合科多年生草本植物黄精 Polygonatum sibiricum Red. 滇黄精 P. kingianum Coll. et Hemsl.、或多花黄精 P.

cyrtonema Hua 的根茎。黄精主产河北、内蒙古、陕西，滇黄精主产云南、贵州、广西，多花黄精主产贵州、湖南、云南、安徽、浙江。春、秋二季采挖，洗净，置沸水中略烫或蒸至透心，干燥。切厚片生用或酒制用。”[8]

《中华本草》：“黄精《雷公炮炙论》【异名】龙衔《广雅》，白及、兔竹、垂珠、鸡格、米脯《抱朴子》，菟竹、鹿竹、重楼、救穷《别录》，戊己芝《五符经》，萎蕤、苟格、马箭、仙人余粮《本草图经》，气精《宝庆本草折衷》，黄芝《灵芝瑞草经》，生姜《滇南本草》，野生姜、米餔《本草蒙筌》，野仙姜《广西通志》，山生姜《本草备要》，玉竹黄精、白芨黄精《本草从新》，阳雀蕻《辰溪志》，土灵芝、老虎姜《草木便方》，山捣臼《岭南采药录》，鸡头参《山西中药志》，懒姜《贵州民间草药》。【来源】为百合科植物黄精、多花黄精和滇黄精的根茎。【原植物】1. 黄精 Polygonatum sibiricum Delar. Ex Redoute［P. chinense Kunth］又名：笔管菜《救荒本草》，鸡头七、乌鸦七、黄鸡菜《中药志》。2. 多花黄精 Polygonatum cyrtonema Hua［P. multiflorum auct. non All.］; P. multiflorum L. var. longifolium Merr.; P. brachynema Hand. - Mazz. 又名囊丝黄精《中药大辞典》，南黄精、黄精姜、竹姜、姜形黄精《中药志》。3. 滇黄精 Polygonatum kingianum Coll. et Hemsl.［P. agglutinatum Hua］又名：德保黄精、节节高、仙人饭《中药志》。”[18]

《中华人民共和国药典》：“黄精 Rhizoma polygonati　本品为百合科植物滇黄精 Polygonatum kingianum Coll. et Hemsl.、黄精 Polygonatum sibiricum Red. 或多花黄精 Polygonatum cyrtonema Hua 的干燥根茎。按形状不同，习称‘大黄精’、‘鸡头黄精’、‘姜形黄精’。春、秋二季采挖，除去须根，洗净，置沸水中略烫或蒸至透心，干燥。”[7]

5　参考文献

1　三国魏·张揖撰，清·王念孙疏. 广雅疏证. 北京：中华书局，1994，318

2　魏晋·名医别录. 北京：人民卫生出版社，1986，23

3　唐·苏敬等撰. 新修本草. 合肥：安徽科学技术出版社，1981，153

4　宋·唐慎微. 证类本草. 北京：人民卫生出版社，1957，142

5　明·李时珍. 本草纲目. 北京：人民卫生出版社，1982，718

6　清·吴仪洛. 本草从新. 北京：中医古籍出版社，2001，6

7　国家药典委员会. 中华人民共和国药典. 一部. 北京：化学工业出版社，2000，252

8　雷载权主编. 普通高等教育中医药类规划教材·中药学. 上海：上海科学技术出版社，1995，309

9　江苏新医学院. 中药大辞典. 上海：上海科学技术出版社，1977，2042

10　《中医大辞典》编辑委员会. 中医大辞典·中药分册. 北京：人民卫生出版社，1982，323

11　《中医学》编辑委员会. 中国医学百科全书·中医学. 上海：上海科学技术出版社，1997，1239

12　吴兰成主编. 中国中医药学主题词表. 北京：中医古籍出版社，1996，163

13　中国医学科学院药物研究所等. 中药志. 第二册. 北京：人民卫生出版社，1993，57

14　中华人民共和国卫生部药政管理局. 中药材手册. 北京：人民卫生出版社，1998，211

15　《全国中草药汇编》编写组. 全国中草药汇编. 上册. 北京：人民卫生出版社，1996，800

16　中华人民共和国卫生部药政管理局. 全国中药炮制规范. 北京：人民卫生出版社，1988，97

17　徐国钧等主编. 中国药材学. 北京：中国医药科技出版社，1996，644

18　国家中医药管理局《中华本草》编委会. 中华本草. 第八册. 上海：上海科学技术出版社，1999，142

19 南北朝·雷敩．雷公炮炙论．上海：上海中医学院出版社，1986，9
20 南北朝·陶弘景．本草经集注．北京：人民卫生出版社，1994，198
21 唐·孙思邈．千金翼方．北京：人民卫生出版社，1955，19
22 唐·孟诜．食疗本草．北京：人民卫生出版社，1984，2
23 宋·苏颂．本草图经．合肥：安徽科学技术出版社，1994，77
24 宋·佚名．增广太平和剂图经本草药性总论．见：增广太平惠民和剂局方．海口：海南出版社，2002，403
25 元·忽思慧．饮膳正要．北京：中国书店，1985，17
26 明·兰茂．滇南本草．第一卷．昆明：云南人民出版社，1959，487
27 明·刘文泰．本草品汇精要．北京：人民卫生出版社，1982，223
28 明·陈嘉谟．本草蒙筌．北京：人民卫生出版社，1988，38
29 明·李中梓．雷公炮制药性解．见：中国医学大成（二）．长沙：岳麓书社，1990，141
30 明·李中梓．本草征要．见：李中梓医学全书．北京：中国中医药出版社，1999，133
31 明·卢之颐．本草乘雅半偈．北京：人民卫生出版社，1986，439
32 清·蒋居祉．本草择要纲目．见：珍本医书集成（二）．上海：上海科学技术出版社，1985，125
33 ［日］稻宣义．炮炙全书．北京：中医古籍出版社，1981，33
34 清·汪昂．本草易读．北京：人民卫生出版社，1987，213
35 清·汪昂．本草备要．北京：中国中医药出版社，1998，16
36 清·张璐．本经逢原．上海：上海科学技术出版社，1959，33
37 清·严西亭．得配本草．上海：上海卫生出版社，1957，7
38 清·黄宫绣．本草求真．上海：上海科学技术出版社，1959，15
39 清·姚澜．本草分经．上海：上海科学技术出版社，1989，56
40 清·凌奂．本草害利．北京：中医古籍出版社，1982，53
41 清·陈其瑞．本草撮要．见：珍本医书集成（二）．上海：上海科学技术出版社，1985，2
42 清·张秉成．本草便读．上海：上海卫生出版社，1957，13
43 晋·葛洪．抱朴子内篇．北京：中国中医药出版社，1997，99
44 明·朱橚．救荒本草．上海：中华书局，1959，59

399 萆薢

Bixie

Rhizome Dioscoreae Hypoglaucae

1 定名依据

1.1 正名

1.1.1 汉文名：萆薢（薯蓣科植物粉背薯蓣 Dioscorea hypoglauca Palibin 的干燥根茎）。

1.1.2 英文名：poison am.

1.2 依据

1.2.1 定名的文献依据

1.2.1.1 《神农本草经》卷二："萆薢，味苦，平。主腰背痛，强骨节，风寒湿、周痹，恶创不瘳，热气。生山谷。”[1]

1.2.1.2 《本草经集注》：“萆薢，味苦、甘，平，无毒。主治腰背痛强，骨节风寒湿，周痹，恶疮不瘳，热气，伤中恚怒，阴痿失溺，关节老血，老人五缓。”[2]

1.2.1.3 《新修本草》卷八：“萆薢，味苦、甘，平，无毒。主腰背痛强，骨节风寒湿周痹，恶疮不瘳，热气。伤中恚怒，阴痿失溺，关节老血，老人五缓。一名赤节。生真定山谷。二月、八月采根，曝干。”[3]

1.2.1.4 《证类本草》卷八：“萆薢，味苦、甘，平，无毒。主腰背痛强，骨节风寒湿周痹，恶疮不瘳，热气，伤中，恚怒，阴痿失溺，关节老血，老人五缓。一名赤节……日华子云：治瘫缓软，风头旋，痫疾，补水脏，坚筋骨，益精，明目，中风失音。时人呼为白菝葜。”[4]

1.2.1.5 《本草纲目》卷十八：“萆薢《本经·中品》。【释名】赤节《别录》、百枝《吴普》、竹木《炮炙论》、白菝葜。时珍曰：萆薢名义未详。《日华本草》言：时人呼为白菝葜，象形也。赤节、百枝，与狗脊同名。”[5]

1.2.1.6 《本草从新》卷五：“萆薢，通、祛风湿。甘、苦，性平。入足阳明、厥阴。（胃、肝。）……有黄白二种。黄长硬，白虚软，（然无名粉萆薢）白者良。（时珍曰：土茯苓、萆薢、菝葜，形不同而主治不甚相远，岂一类数种乎，萆薢根细长浅白，菝葜根作块而黄。）薏苡仁为使。”[6]

1.2.1.7 《普通高等教育中医药类规划教材·中药学》：“萆薢《本经》为薯蓣科多年生蔓生草本植物绵萆薢 Dioscorea seplemloba Thunb. 和粉背薯蓣 Dioscorea hypoglauca Palibin 的根茎。主产于浙江、湖北、广西等地。春、秋季采挖。切片，晒干。生用。”[7]

1.2.1.8 《中药大辞典》：“萆薢《本经》【异名】百枝《吴普本草》……【基原】为薯蓣科植物粉背薯蓣、叉蕊薯蓣、山萆　或纤细薯蓣等的根茎。【原植物】①粉背薯蓣 Dioscorea hypoglauca Palib.，又名：黄萆薢、黄山姜、土黄连、黄薯。②叉蕊薯蓣 Dioscorea collettii Hook. f.，又名：蛇头草。③山萆薢 Dioscorea tokoro Mak.。④纤细薯蓣 Dioscorea gracillima Miq.，又名：白萆薢、铁菱刚、白姜、白薯、白连。”[8]

1.2.1.9 《中医大辞典·中药分册》：“萆薢　出《神农本草经》。又名百枝、竹木、白荚薢、硬饭团、山田薯。为薯蓣科植物粉萆薢 Dioscorea hypoglauca Palibin. 或棉萆薢 D. officinalis Tsi 的根茎。”[9]

1.2.1.10 《中国医学百科全书·中医学》：“萆薢　始载于《神农本草经》。又名百枝、竹木、赤节。为薯蓣科植物粉背薯蓣 Dioscorea hypoglauca Palibin 的根茎。春、秋两季采挖，洗净泥土，除去须根，切成薄片，晒干。”[10]

1.2.1.11 《中国中医药学主题词表》：“萆薢 Dioscorea tokoro　属薯蓣科和祛湿利水药。”[11]

1.2.1.12 《中药材手册》[12]、《全国中草药汇编》[13]、《中华本草》[14]等现代中药著作多以“萆薢”作为本品正名（参见“文献通考”）。

1.2.2 定名选择的理由

1.2.2.1 萆薢 Rhizoma dioscoreae septemlobae，系薯蓣科植物粉背薯蓣 Dioscorea hypoglauca Palibin 的干燥根茎。“萆薢”之名始见于汉《神农本草经》，并作为本品正名记载。其后的历代重要本草著作如南北朝·陶弘景《本草经集注》，唐·苏敬《新修本草》，宋·

唐慎微《证类本草》，明·李时珍《本草纲目》，清·吴仪洛《本草从新》等在载录本品时均以“萆薢”作为正名，并一直沿用至今。

1.2.2.2 我国最新出版的《普通高等教育中医药类规划教材·中药学》以及辞书类著作《中医大辞典·中药分册》、《中药大辞典》、《中国医学百科全书·中医学》等均以“萆薢”作为本品正名。已经广泛应用于中医药学文献的标引和检索的《中国中医药学主题词表》也以“萆薢”作为本品的正式主题词。现代本草著作如《全国中草药汇编》、《中华本草》、《中药材手册》等虽记载了不少本品各地的俗称，但也以“萆薢”作为本品的正名。说明“萆薢”作为本品正名已成为共识。

1.3 与正名等效的名词：无。

2 源流考释

萆薢（薯蓣科植物粉背薯蓣 Dioscorea hypoglauca Palibin 的干燥根茎），始载于汉《神农本草经》[1]，并以“萆薢”为正名。如《神农本草经》卷二：“萆薢，味苦，平。主腰背痛，强骨节，风寒湿、周痹，恶创不瘳，热气。生山谷。”[1]其后的本草著作大多即沿用该书记载，以“萆薢”为正名记载本品。如三国·吴普《吴普本草》[15]，魏晋《名医别录》[16]，南北朝·雷敩《雷公炮炙论》[17]、陶弘景《本草经集注》[2]，唐·苏敬《新修本草》[3]、孙思邈《千金翼方》[18]，宋·苏颂《本草图经》[19]、唐慎微《证类本草》[4]、佚名《增广太平和剂图经本草药性总论》[20]，明·兰茂《滇南本草》[21]、刘文泰《本草品汇精要》[22]、陈嘉谟《本草蒙筌》[23]、李时珍《本草纲目》[5]、缪希雍《炮炙大法》[24]、李中梓《雷公炮制药性解》[25]、李中梓《本草征要》[26]、卢之颐《本草乘雅半偈》[27]，清·张志聪《本草崇原》[28]、蒋居祉《本草择要纲目》[29]、陈士铎《本草新编》[30]、日本稻宣义《炮炙全书》[31]、汪昂《本草备要》[32]、张璐《本经逢原》[33]、叶桂《本草经解》[34]、吴仪洛《本草从新》[6]、严西亭《得配本草》[35]、沈金鳌《要药分剂》[36]、黄宫绣《本草求真》[37]、陈念祖《神农本草经读》[38]、姚澜《本草分经》[39]、杨时泰《本草述钩元》[40]、叶志诜《神农本草经赞》[41]、陈其瑞《本草撮要》[42]、张秉成《本草便读》[43]、周岩《本草思辨录》[44]等。

古代著作记载的本品异名有“百枝”《吴普本草》[15]，“赤节”《名医别录》[16]，“竹木”《雷公炮炙论》[17]，“白菝葜”《日华诸家本草》[4]，“粉萆薢”《本草从新》[6]，“川萆薢”《本草害利》[45]等。如《吴普本草·草木类》：“萆薢，一名百枝。”[15]《名医别录·中品》：“萆薢，味甘，无毒。主治伤中恚怒，阴痿失溺，关节老血，老人五缓。一名赤节。生真定。二月、八月采根，曝干。”[16]《雷公炮炙论·序》：“囊皱旋多，夜煎竹木。”[17]《证类本草》卷八引《日华子诸家本草》曰：“萆薢……日华子云：治瘫缓软，风头旋，痫疾，补水脏，坚筋骨，益精，明目，中风失音。时人呼为白菝葜。”[4]《本草从新》卷五：“萆薢，通、祛风湿。甘苦性平。入足阳明、厥阴。（胃、肝。）……有黄白二种。黄长硬。白虚软。（然无名粉萆薢。）白者良。”[6]《本草害利·胃部药队》：“川萆薢 【害】若下部无湿，阴虚火炽，以致溺有余沥，茎中痛，乃真阴不足之候也，无湿肾虚腰痛，并不宜服，以肾恶燥故也。”[45]

现代有关著作有的以“萆薢”作为本品正名，如《中药材手册》[12]、《全国中草药汇编》[13]、《中药大辞典》[8]、《中医大辞典·中药分册》[9]、《中国医学百科全书·中医学》[10]、《中国中医药学主题词表》[11]、《普通高等教育中医药类规划教材·中药学》[7]、《中华本草》[14]；有的以“粉萆薢”为正名，如《中药志》[46]、《全国中药炮制规范》[47]、《中华人民共和国药典》[48]等。同时尚记载有“金刚”、“硬饭团”、“山田薯”、“土薯蓣”、“麻甲头”《中药大辞典》[8]等各地的俗称。还记载有本品原植物“粉背薯蓣”的异名“黄萆薢”、“土黄连”、“黄姜”《中药志》[47]，“黄山姜”、“黄薯”《中药大辞典》[8]等。

3 附录

3.1 又称：无。

3.2 俗称：山田薯、土薯蓣（泉州），麻甲头（广东），金刚、硬饭团。

3.3 曾称：百枝《吴普本草》，赤节《名医别录》，竹木《雷公炮炙论》，白菝葜《日华子诸家本草》，粉萆薢《本草从新》，川萆薢《本草害利》。

3.4 原植物名称：粉背薯蓣，黄萆薢（浙江、福建），土黄连（浙江），黄姜（浙江、湖南、广西），黄山姜，黄薯。

4 文献通考

《神农本草经》卷二：“萆薢，味苦，平。主腰背痛，强骨节，风寒湿、周痹，恶创不瘳，热气。生山谷。”[1]

《吴普本草·草木类》：“萆薢，一名百枝。”[15]

《名医别录·中品》：“萆薢，味甘，无毒。主治伤中恚怒，阴痿失溺，关节老血，老人五缓。一名赤节。生真定。二月、八月采根，曝干。（薏苡为之使，畏葵根、大黄、柴胡、牡蛎、前胡。）”[16]

《雷公炮炙论·序》：“囊皱旋多，夜煎竹木。（注云：多小便者，夜煎萆薢一件服之，永不夜起也。）”[17]

《本草经集注》：“萆薢，味苦、甘，平，无毒。主治腰背痛强，骨节风寒湿，周痹，恶疮不瘳，热气，伤中恚怒，阴痿失溺，关节老血，老人五缓。一名赤节。生真定山谷。二月、八月采根，曝干。”[2]

《新修本草》卷八：“萆薢，味苦、甘，平，无毒。主腰背痛强，骨节风寒湿周痹，恶疮不瘳，热气。伤中恚怒，阴痿失溺，关节老血，老人五缓。一名赤节。生真定山谷。二月、八月采根，曝干。薏苡为之使，畏葵根、大黄、柴胡、牡蛎、前胡。今处处有，亦似菝葜而小异，根大，不甚有角节，色小浅。”[3]

《千金翼方》卷二：“萆薢，味苦甘，平，无毒。主腰背痛，强骨节，风寒湿周痹，恶疮不瘳，热气，伤中恚怒，阴痿失溺，关节老血，老人五缓。一名赤节。生真定山谷，二月八月采根，曝干。”[18]

《本草图经》卷六：“萆薢，生真定山谷，今河、陕京东、荆、蜀诸郡有之。根黄白色，多节，三指许大；苗叶俱青，作蔓生，叶作三义，似山芋，又似绿豆叶；花有黄、红、白数种，亦有无花结白子者。春秋采根，曝干。旧说此药有二种：茎有刺者，根白实；无刺者，根虚软，以软者为胜。今成德军所产者，根亦如山芋体硬，其苗引蔓，叶似荞麦，子三棱；不拘时月采其根，用利刀切作片子，曝干用之。《正元广利方》疗丈夫腰脚痹缓急，行履不稳者。以萆薢二十四分，合杜仲八分，捣筛，每旦温酒和服三钱匕，增至五匕。禁食牛肉。又有萆薢丸大方，功用亦同。”[19]

《证类本草》卷八：“萆薢，味苦、甘，平，无毒。主腰背痛强，骨节风寒湿周痹，恶疮不瘳，热气，伤中，恚怒，阴痿失溺，关节老血，老人五缓。一名赤节……日华子云：治瘫缓软，风头旋，痫疾，补水脏，坚筋骨，益精，明目，中风失音。时人呼为白菝葜。”[4]

《增广太平和剂图经本草药性总论·草部中品之上》：“萆薢，味苦、甘，平，无毒。主腰背痛，强骨节，风寒湿周痹，恶疮不瘳，热气，伤中恚怒，阴痿失溺。《药性论》云：治冷风𤸷痹，腰脚不遂，手足惊掣，主男子臂腰痛久冷，是肾间有膀胱宿水。”[20]

《滇南本草》卷三：“萆薢，味苦、微酸，性平。入肝、脾、膀胱经。治风寒湿气，经络、腰膝疼痛，遍身顽麻，利膀胱水道，赤白便浊。”[21]

《本草品汇精要》卷十一：“萆薢，无毒，蔓生。萆薢（出《神农本经》），主腰背痛，强骨节，风寒湿周痹，恶疮不瘳，热气（以上朱字《神农本经》)。伤中，恚怒，阴痿失溺，关节老血，老人五缓（以上黑字《名医》所录)。【名】白菝葜、赤节。”[22]

《本草蒙筌》卷三：“萆薢，兴元府。萆薢，荆门军，萆薢。味苦、甘，气平。无毒。盛出河陕荆蜀，蔓生叶作三叉。秋月采根，状类山芋。”[23]

《本草纲目》卷十八：“萆薢《本经·中品》。【释名】赤节《别录》、百枝《吴普》、竹木《炮炙论》、白菝葜。时珍曰：萆薢名义未详。《日华本草》言：时人呼为白菝葜，象形也。赤节、百枝，与狗脊同名。”[5]

《炮炙大法·草部》：“萆薢（其根细长浅白者真，酒浸一宿焙干。忌铁。薏苡为之使，畏前胡、柴胡、牡蛎、大黄、葵根)。”[24]

《雷公炮制药性解》卷三：“萆薢，味苦、甘，性平，无毒，入脾、肾、膀胱三经。主风寒湿痹，腰背痛，中风不遂，遍身顽麻，膀胱宿水，阴痿失溺，利水道，益精明目。薏苡为使，畏葵根、大黄、柴胡、牡蛎，忌牛肉。”[25]

《本草征要》卷三：“萆薢，味苦，性平，无毒。入肝、肾、膀胱三经。薏苡为使。恶葵根，大黄、柴胡、前胡。祛风而通经络，利湿而分清浊。主风寒湿痹，腰膝作疼，五淋恶疮，茎中刺痛。既可去膀胱宿水，又能止失溺便频。萆薢本除风湿，如阴虚火炽，溺有余沥，及无湿而肾虚腰痛皆禁。”[26]

《本草乘雅半偈》第五帙：“萆薢《本经·中品》。【气味】苦，平，无毒。【主治】主腰脊痛强，骨节风，寒湿周痹，恶疮不瘳，热气。【核】曰：萆薢，一名赤节，一名百枝。”[27]

《本草崇原》卷中：“萆薢，气味苦平，无毒。主治腰脊痛强，骨节风寒湿周痹，恶疮不瘳，热气。(萆薢处处有之，出川蜀、怀庆者佳。苗引延蔓，茎叶俱青有刺，叶作三叉，花有红黄白数种，亦有无花结白子者，根黄白色，多枝节而硬，故《别录》一名赤节萆薢，犹卑解也。以其专精在根，性引延上，从下解上之义。)”[28]

《本草择要纲目·平性药品》：“萆薢　【气味】苦，平，无毒。足阳明厥阴经药也。【主治】厥阴主筋属风，阳明主肉属湿，萆薢之功长于去风湿。”[29]

《本草新编》卷四：“萆薢，味苦、甘，气平，无毒。俗呼为土茯苓。入肾、肝二经。善治痹症，祛风寒湿痹，腰背冷痛，止筋骨掣疼，缩小便明目，逐关节久结，能消杨梅疮毒……曰：萆薢，即土茯苓也，岂特一特而两名之，一曰拔葜；一曰冷饭块，一曰岐良，是一物而五名。"[30]

《炮炙全书》卷二："萆薢，苦、甘，平。削去上皮，切片，盐水拌炒，酒润，烘。薏苡为使，忌牛肉，畏葵根、大黄、柴胡、前胡、牡蛎。"[31]

《本草备要·草部》："萆薢，通，祛风湿，补下焦甘苦性平。入足阳明、厥阴（胃、肝）。祛风去湿，以固下焦（阳明主肉，属湿。厥阴主筋，属风），补肝虚（去风），坚筋骨（风湿去，则筋骨坚），益精明目……有黄、白二种，黄长、鞕（音硬），白虚、软，软者良。薏苡为使。畏大黄、柴胡、前胡。忌茗、醋（时珍曰：萆薢、菝葜、土茯苓，形不同而主治不甚相远，岂一类数种乎？萆薢根细长、浅白，菝葜根作块而黄）。"[32]

《本经逢原》卷二："萆薢，苦、甘，平，无毒。产川中，大块色白而松脆者为萆薢。若色黄赤者即菝葜也。一种小块质坚硬者为土萆薢，不堪入药，忌茗、醋。"[33]

《本草经解》卷二："萆薢，气平，味苦，无毒。主腰脊痛强，骨节风寒湿周痹，恶疮不瘳，热气。萆薢气平，禀天秋降之金气，入手太阴肺经。味苦无毒，得地南方之火味，入手少阴心经，气味俱降，阴也。太阳寒水经，挟脊抵腰中。"[34]

《本草从新》卷五："萆薢，通、祛风湿。甘、苦，性平。入足阳明、厥阴。（胃、肝。）……有黄白二种。黄长硬，白虚软，（然无名粉萆薢）白者良。（时珍曰：土茯苓、萆薢、菝葜，形不同而主治不甚相远，岂一类数种乎，萆薢根细长浅白，菝葜根作块而黄。）薏苡仁为使。"[6]

《得配本草》卷四："萆薢，薏苡为之使。畏前胡、柴胡、牡蛎、大黄、葵根。甘、苦，平。"[35]

《要药分剂》卷三："萆薢，味苦、甘，性平，无毒。得火土之气，兼禀天之阳气以生。降也，阳中阴也。苡仁为使。畏葵根、大黄、柴胡、前胡。"[36]

《本草求真·上编》："萆薢（蔓草），祛肝风除胃湿。萆薢（专入肝胃），味苦气平，功专祛风除湿固肾。凡人大便燥结，小便频数，每于便时痛不可忍者，此必大便热闭，积热腐瘀等物。"[37]

《神农本草经读·本草附录》："萆薢，气味苦、平，无毒。主腰脊痛强，骨节风寒湿周痹，恶疮不瘳，热气。《本经》伤中，恚怒，阴痿失溺，老人五缓，关节老血《别录》。"[38]

《本草分经·原例》："萆薢，甘、苦，平，入肝、胃，祛风去湿，以固下焦，坚筋骨，凡阳明湿热流入下焦者，此能去浊分清。有黄白二种，白者良，名粉萆薢。"[39]

《本草述钩元》卷十一："萆薢，出川中，蔓生。叶似菝葜而大，茎有刺者，其根实，其色黄白，三指许大，长硬而多节，雷公所以云竹木也。今人皆以土茯苓为萆薢。讵知茎叶根苗皆不同，误矣。川萆薢形体，壮大突兀，坚而多节，（菝葜根亦至坚，但多尖刺）切开白莹带粉。（其色红者菝葜根也）其味苦平。（不若菝葜根之苦涩）用者切宜辨之。"[40]

《神农本草经赞》卷二："萆薢，味苦，平。主腰背痛，强骨节，风寒湿周痹，恶创不瘳，热气。生山谷，百枝赤节，质异名仍。花研众采，叶镂三棱。春秋分擷，虚实搜征。金根铁角，味办淄渑。吴普曰，一名百枝。名医曰，一名赤节，与狗脊同名，二月八月采根。苏颂曰，花有黄红白三种，叶作三叉。苏恭曰，此有二种，茎有刺者根实。无刺者根虚，软为胜。博物志，菝葜与萆薢相乱。李时珍曰，菝葜江浙人谓之金刚根。楚人谓之铁菱角、列子。”[41]

《本草害利·胃部药队》：“川萆薢，【害】若下部无湿，阴虚火炽，以致溺有余沥，茎中痛，乃真阴不足之候也，无湿肾虚腰痛，并不宜服，以肾恶燥故也。”[45]

《本草撮要》卷一：“萆薢，味苦。入足阳明、厥阴经。功专去风湿。得杜仲治腰脚痹软，得石菖蒲、益智仁治白浊频数茎痛。薏苡为使。畏大黄、柴胡、前胡。忌茗醋。”[42]

《本草便读·草部》：“萆薢，祛风祛湿。微苦，微温，入肝胃兼入小肠。分清去浊，由膀胱内通肾脏。行水宣瘀，风寒痹湿可推求。腰膝酸疼当审用。”[43]

《本草思辨录》卷二：“萆薢，萆薢用根，取其入肾。茎叶俱青，叶作三叉，则入肝。根黄白色，则入肺胃。根多节而虚软，则能化阴伸阳而治痹。风寒湿之在腰背骨节而痛强者，阴不化也，以萆薢达之而阴化。”[44]

《中药志》：“粉萆薢　本品为少常用中药。商品主要为薯蓣科植物粉背薯蓣的根茎。此外，浙江、湖南、江西等省部分地区尚有用同属的其他种植物作为萆　入药。陕西、四川、云南、等地尚有以百合科薢葜属植物块根作萆薢入药。……【原植物】粉背薯蓣别名：黄萆薢（浙江、福建）、土黄连（浙江），黄姜（浙江、湖南、广西）。Dioscorea collettii Hook. f. var. hypoglauca（Palib.）pei et Ting（D. hypoglauca Palib.）——薯蓣科 Dioscoreaceae.”[46]

《中药材手册》：“萆薢（《纲目》列入草部蔓草类）药材萆分有两类：一为粉萆薢，来源主要为蓣科植物粉背薢蓣 Dioscorea collettii Hook. f. var. hypoglauca（Palib.）pei et Ting 的干燥根茎。二为棉萆薢，来源为薢蓣科植物绵萆薢 Dioscorea seplemloba Thunb. 和福州薢蓣 Dioscorea futschauensis Uline 的干燥根茎。原植物均为多年生缠绕草质藤本，野生。粉萆片常与土茯苓片的性状相混，应注意鉴别（详见土茯苓项下）。另外，四川、云南、陕西等地尚习用一种红萆薢，来源、性状与全国使用的粉萆薢、绵萆薢均不同，亦应注意鉴别。”[12]

《全国中草药汇编》：“萆薢　来源：为薯蓣科薯蓣属植物粉背薯蓣（粉萆薢）Dioscorea collettii Hook. f. var. hypoglauca（Palib.）Pei et Ting（D. hypoglauca Palib.）和绵萆薢 Dioscorea seplemloba J. Q. Xi，M. Mizuno et W. L. Zhao 的根状茎。”[13]

《中药大辞典》：“萆薢《本经》【异名】百枝《吴普本草》，竹木《雷公炮炙论》，赤节《别录》，白菝葜《日华子本草》，粉萆薢《本草从新》，金刚、硬饭团《植物名实图考长编》，山田薯、土薯蓣《泉州本草》，甲头《广东中医》［5（11）：500，1960］。【基原】为薯蓣科植物粉背薯蓣、叉蕊薯蓣、山萆　或纤细薯蓣等的根茎。【原植物】①粉背薯蓣 Dioscorea hypoglauca Palib.，又名：黄萆薢、黄山姜、土黄连、黄薯。②叉蕊薯蓣 Dioscorea collettii Hook. f.，又名：蛇头草。③山萆薢 Dioscorea tokoro Mak.。④纤细薯蓣 Dioscorea gracillima Miq.，又名：白萆薢、铁菱刚、白姜、白薯、白连。”[8]

《中医大辞典·中药分册》：“萆薢　出《神农本草经》。又名百枝、竹木、白葜薢、硬饭团、山田薯。为薯蓣科植物粉萆薢 Dioscorea hypoglauca Palibin. 或棉萆薢 D. officinalis Tsi 的根茎。”[9]

《中国医学百科全书·中医学》：“萆薢　始载于《神农本草经》。又名百枝、竹木、赤节。为薯蓣科植物粉背薯蓣 Dioscorea hypoglauca Palibin 的根茎。春、秋两季采挖，洗净泥土，除去须根，切成薄片，晒干。”[10]

《全国中药炮制规范》：“粉萆薢 ［处方用名］粉萆薢（萆薢）。【来源】本品为薯蓣科植物粉背薯蓣 Dioscorea hypoglauca Palibin 的干燥根茎。均系野生。主产于浙江、湖北等地，秋、冬二季采挖，除去须根，洗净，切片，干燥。药材以身干、色黄白、片大而薄者为佳。”[47]

《中国中医药学主题词表》：“萆薢 Dioscorea tokoro 属薯蓣科和祛湿利水药。”[11]

《普通高等教育中医药类规划教材·中药学》：“萆薢《本经》为薯蓣科多年生蔓生草本植物绵萆薢 Dioscorea seplemloba Thunb. 和粉背薯蓣 Dioscorea hypoglauca Palibin 的根茎。主产于浙江、湖北、广西等地。春、秋季采挖。切片，晒干。生用。”[7]

《中华本草》：“萆薢《本经》【异名】百枝《吴普本草》，竹木《雷公炮炙论》，赤节《别录》，白菝《日华子》，川萆薢《本草原始》，粉萆薢《本草从新》，山田薯、土薯蓣《泉州本划》，麻甲头（广东）……【来源】为薯蓣科植物粉背薯蓣的根茎。【原植物】粉背薯蓣 Dioscorea collettii Hook. f. var. hypoglauca（Palib.）pei et Ting.”[14]

《中华人民共和国药典》：“粉萆薢 Rhizoma dioscoreae septemlobae 本品为薯蓣科植物粉背薯蓣 Dioscorea hypoglauca Palibin 的干燥根茎。秋、冬二季采挖除去须根，洗净，切片，晒干。”[48]

5 参考文献

1 汉·神农本草经. 清顾观光重辑本. 北京：人民卫生出版社，1955，61

2 南北朝·陶弘景. 本草经集注. 北京：人民卫生出版社，1994，290

3 唐·苏敬等撰. 新修本草. 合肥：安徽科学技术出版社，1981，215

4 宋·唐慎微. 证类本草. 北京：人民卫生出版社，1957，213

5 明·李时珍. 本草纲目. 北京：人民卫生出版社，1982，1292

6 清·吴仪洛. 本草从新. 北京：中医古籍出版社，2001，91

7 雷载权主编. 普通高等教育中医药类规划教材·中药学. 上海：上海科学技术出版社，1995，145

8 江苏新医学院. 中药大辞典. 上海：上海科学技术出版社，1977，2001

9 《中医大辞典》编辑委员会. 中医大辞典·中药分册. 北京：人民卫生出版社，1982，314

10 《中医学》编辑委员会. 中国医学百科全书·中医学. 上海：上海科学技术出版社，1997，1076

11 吴兰成主编. 中国中医药学主题词表. 北京：中医古籍出版社，1996，22

12 中华人民共和国卫生部药政管理局. 中药材手册. 北京：人民卫生出版社，1998，224

13 《全国中草药汇编》编写组. 全国中草药汇编. 上册. 北京：人民卫生出版社，1996，777

14 国家中医药管理局《中华本草》编委会. 中华本草. 第八册. 上海：上海科学技术出版社，1999，231

15 三国·吴普. 吴普本草. 北京：人民卫生出版社，1987，40

16 魏晋·名医别录. 北京：人民卫生出版社，1986，135

17 南北朝·雷敩. 雷公炮炙论. 上海：上海中医学院出版社，1986，2

18 唐·孙思邈. 千金翼方. 北京：人民卫生出版社，1955，26

19 宋·苏颂. 本草图经. 合肥：安徽科学技术出版社，1994，172

20 宋·佚名. 增广太平和剂图经本草药性总论. 见：增广太平惠民和剂局方. 海口：海南出版社，2002，430

21 明·兰茂. 滇南本草. 第三卷. 昆明：云南人民出版社，1977，272
22 明·刘文泰. 本草品汇精要. 北京：人民卫生出版社，1982，322
23 明·陈嘉谟. 本草蒙筌. 北京：人民卫生出版社，1988，168
24 明·缪希雍炮炙大法. 明末庄继先校刻本
25 明·李中梓. 雷公炮制药性解. 见：中国医学大成（二）. 长沙：岳麓书社，1990，144
26 明·李中梓. 本草征要. 见：李中梓医学全书. 北京：中国中医药出版社，1999，120
27 明·卢之颐. 本草乘雅半偈. 北京：人民卫生出版社，1986，301
28 清·张志聪. 本草崇原. 北京：中国中医药出版社，1992，76
29 清·蒋居祉. 本草择要纲目. 见：珍本医书集成（二）. 上海：上海科学技术出版社，1985，113
30 清·陈士铎. 本草新编. 北京：中国中医药出版社，1996，179
31 ［日］稻宣义. 炮炙全书. 北京：中医古籍出版社，1981，77
32 清·汪昂. 本草备要. 北京：中国中医药出版社，1998，122
33 清·张璐. 本经逢原. 上海：上海科学技术出版社，1959，111
34 清·叶桂. 本草经解. 上海：上海科学技术出版社，1958，59
35 清·严西亭. 得配本草. 上海：上海卫生出版社，1957，10
36 清·沈金鳌. 要药分剂. 上海：上海科学技术出版社，1959，74
37 清·黄宫绣. 本草求真. 上海：上海科学技术出版社，1959，149
38 清·陈念祖. 神农本草经读. 北京：人民卫生出版社，1959，53
39 清·姚澜. 本草分经. 上海：上海科学技术出版社，1989，100
40 清·杨时泰. 本草述钩元. 上海：科技卫生出版社，1958，332
41 清·叶志诜. 神农本草经赞. 见：珍本医书集成（二）. 上海：上海科学技术出版社，1985，82
42 清·陈其瑞. 本草撮要. 见：珍本医书集成（二）. 上海：上海科学技术出版社，1985，28
43 清·张秉成. 本草便读. 上海：上海卫生出版社，1957，30
44 清·周岩. 本草思辨录. 北京：人民卫生出版社，1960，72
45 清·凌奂. 本草害利. 北京：中医古籍出版社，1982，111
46 中国医学科学院药物研究所等. 中药志. 第一册. 北京：人民卫生出版社，1993，294
47 中华人民共和国卫生部药政管理局. 全国中药炮制规范. 北京：人民卫生出版社，1988，92
48 国家药典委员会. 中华人民共和国药典. 一部. 北京：化学工业出版社，2000，237

400 菟丝子

Tusizi

Semen Cuscutae

1 定名依据

1.1 正名

1.1.1 汉文名：菟丝子（旋花科植物菟丝子 Cuscuta chinensis Lam. 的干燥成熟种子）。

1.1.2 英文名：dodder seed.

1.2 依据

1.2.1 定名的文献依据

1.2.1.1　《神农本草经》卷一："菟丝子，味辛，平。主续绝伤，补不足，益气力，肥健。汁去面皯，久服，明目、轻身、延年。一名菟芦，生川泽。"[1]

1.2.1.2　《本草经集注》："菟丝子，味辛、甘，平，无毒。主续绝伤，补不足，益气力，肥健。汁：去面皯。养肌，强阴，坚筋骨，主茎中寒，精自出，溺有余沥，口苦，燥渴，寒血为积。"[2]

1.2.1.3　《新修本草》卷六："菟丝子，味辛、甘，平，无毒。主续绝伤，补不足，益气力肥健，汁：去面皯，养肌，强阴，坚筋骨，主茎中寒，精自出，溺有余沥，口苦，燥渴，寒血为积，久服明目，轻身延年。"[3]

1.2.1.4　《证类本草》卷六："菟丝子，味辛、甘，平，无毒。主续绝伤，补不足，益气力，肥健。汁去面皯，养肌，强阴，坚筋骨，主茎中寒，精自出，溺有余沥，口苦燥渴，寒血为积。久服明目、轻身、延年。一名菟芦，一名菟缕，一名蓎蒙，一名玉女，一名赤网，一名菟累（音羸）。"[4]

1.2.1.5　《本草纲目》卷十八："菟丝子《本经·上品》。【释名】菟缕《别录》、菟累《别录》、菟芦《本经》、菟丘《广雅》、赤网《别录》、玉女《尔雅》、唐蒙《尔雅》、火焰草《纲目》、野狐丝《纲目》、金线草。"[5]

1.2.1.6　《本草从新》卷五："菟丝子，温补三阴。甘辛而温，凝正阳之气。入足三阴。（肝、脾、肾。）强阴益精，温而不燥。治五劳七伤，溺有余沥，寒精自出，口苦燥渴。"[6]

1.2.1.7　《中华人民共和国药典》："菟丝子 Semen cuscutae　本品为旋花科植物菟丝子 Cuscuta chinensis Lam. 的干燥成熟种子。秋季果实成熟时采收植株，晒干，打下种子，除去杂质。"[7]

1.2.1.8　《普通高等教育中医药类规划教材·中药学》："菟丝子《本经》为旋花科一年生寄生缠绕草本植物菟丝子 Cuscuta chinensis Lam. 的成熟种子。我国大部分地区均有分布。秋季果实成熟时采收植株，晒干，打下种子，除去杂质，生用或盐水炙用。"[8]

1.2.1.9　《中药大辞典》："菟丝子《本经》【异名】菟丝实《吴普本草》……【基原】为旋花科植物菟丝子 Cuscuta chinensis Lam. 或大菟丝子 C. japonica Choisy 的种子。原植物详'菟丝'条。"[9]

1.2.1.10　《中医大辞典·中药分册》："菟丝子　出《神农本草经》。又名菟丝实、黄藤子、萝丝子、缠龙子、吐丝子、豆须子。为旋花科植物菟丝子 Cuscuta chinensis Lam. 的种子。主产江苏、辽宁、吉林、河北、河南、山东、山西等地。"[10]

1.2.1.11　《中国医学百科全书·中医学》："菟丝子　始载于《神农本草经》。又名吐丝子、龙须子、萝丝子。为旋花科植物菟丝子 Cuscuta chinensis Lam. 的种子。秋季果实成熟时，连同寄主一起割下，晒干，打落种子，去净杂质。"[11]

1.2.1.12　《中国中医药学主题词表》："菟丝子 Cuscuta chinensis　属旋花科；属补肾药和补阳药。"[12]

1.2.1.13　《中药志》[13]、《中药材手册》[14]、《全国中草药汇编》[15]、《全国中药炮制规范》[16]、《中国药材学》[17]、《中华本草》[18]等现代中药著作多以"菟丝子"作为本品正名（参见"文献通考"）。

1.2.2　定名选择的理由

1.2.2.1 菟丝子 Semen cuscutae，系旋花科植物菟丝子 Cuscuta chinensis Lam. 的干燥成熟种子。“菟丝子”之名始见于汉《神农本草经》，并作为本品正名记载。其后的历代重要本草著作如南北朝·陶弘景《本草经集注》，唐·苏敬《新修本草》，宋·唐慎微《证类本草》，明·李时珍《本草纲目》，清·吴仪洛《本草从新》等在载录本品时均以“菟丝子”作为正名，并一直沿用至今。

1.2.2.2 我国最新出版的《中华人民共和国药典》、《普通高等教育中医药类规划教材·中药学》以及辞书类著作《中医大辞典·中药分册》、《中药大辞典》、《中国医学百科全书·中医学》等均以“菟丝子”作为本品正名。已经广泛应用于中医药学文献的标引和检索的《中国中医药学主题词表》也以“菟丝子”作为本品的正式主题词。现代本草著作如《中药志》、《全国中草药汇编》、《中华本草》、《中国药材学》、《中药材手册》、《全国中药炮制规范》等虽记载了不少本品各地的俗称，但也无一例外以“菟丝子”作为本品的正名。说明“菟丝子”作为本品正名已成为共识。

1.3 与正名等效的名词：无。

2 源流考释

菟丝子（旋花科植物菟丝子 Cuscuta chinensis Lam. 的干燥成熟种子），始载于汉《神农本草经》[1]，以“菟丝子”为正名。如《神农本草经》卷一：“菟丝子，味辛，平。主续绝伤，补不足，益气力，肥健。汁去面皯，久服，明目、轻身、延年。一名菟芦，生川泽。”[1] 其后的本草著作即以“菟丝子”为正名记载本品。如魏晋《名医别录》[19]，南北朝·雷敩《雷公炮炙论》[20]、陶弘景《本草经集注》[2]，唐·苏敬《新修本草》[3]、孙思邈《千金翼方》[21]，宋·苏颂《本草图经》[22]、唐慎微《证类本草》[4]、寇宗奭《本草衍义》[23]、佚名《增广太平和剂图经本草药性总论》[24]，明·刘文泰《本草品汇精要》[25]、陈嘉谟《本草蒙筌》[26]、李时珍《本草纲目》[5]、缪希雍《炮炙大法》[27]、李中梓《雷公炮制药性解》[28]、李中梓《本草征要》[29]、卢之颐《本草乘雅半偈》[30]，清·张志聪《本草崇原》[31]、蒋居祉《本草择要纲目》[32]、陈士铎《本草新编》[33]、日本稻宣义《炮炙全书》[34]、汪昂《本草易读》[35]、汪昂《本草备要》[36]、张璐《本经逢原》[37]、叶桂《本草经解》[38]、吴仪洛《本草从新》[6]、严西亭《得配本草》[39]、沈金鳌《要药分剂》[40]、黄宫绣《本草求真》[41]、陈念祖《神农本草经读》[42]、杨时泰《本草述钩元》[43]、陈其瑞《本草撮要》[44]、张秉成《本草便读》[45]、周岩《本草思辨录》[46]等。三国·吴普《吴普本草》[47]则以“菟丝实”为正名记载本品。

古代著作中记载的本品异名有“菟芦”《神农本草经》[1]，“菟丘”《广雅》[5]，“菟丝实”、“玉女”、“松萝”、“鸟萝”、“鸮萝”、“复实”、“赤网”《吴普本草》[47]，“菟缕”、“蓎蒙”、“菟累”《名医别录》[19]，“火焰草”、“野狐丝”、“金线草”《本草纲目》[5]，“黄丝草”《本草述钩元》[43]，“吐丝子”《本草求原》[49]等。如《吴普本草》草木类：“菟丝实，一名玉女，一名松萝，一名鸟萝，一名鸮萝，一名复实，一名赤网。生山谷。”[47]《名医别录·上品》：“菟丝子，味甘，无毒。主养肌，强阴，坚筋骨，主治茎中寒，精自出，溺有余沥，口苦，燥渴，寒血为积。一名菟缕，一名蓎蒙，一名玉女，一名赤网，一名菟累。”[19]《本草纲目》卷十八：“菟丝子《本经·上品》。【释名】菟缕《别录》、菟累《别录》、菟芦《本经》、菟丘《广雅》、赤网《别录》、玉女《尔雅》、唐蒙

《尔雅》、火焰草《纲目》、野狐丝《纲目》、金线草。"[5]《本草述钩元》卷十一："菟丝子，火焰草。俗呼黄丝草。即菟丝子。"[43]

现代有关著作均沿用《神农本草经》[1]的记载以"菟丝子"作为本品正名，如《中华人民共和国药典》[7]、《普通高等教育中医药类规划教材·中药学》[8]、《中药大辞典》[9]、《中医大辞典·中药分册》[10]、《中国医学百科全书·中医学》[11]、《中国中医药学主题词表》[12]、《中药志》[13]、《中药材手册》[14]、《全国中草药汇编》[15]、《全国中药炮制规范》[16]、《中国药材学》[17]、《中华本草》[18]等。同时尚记载有"无根藤子"、"豆须子"、"缠龙子"、"黄丝子"、"黄藤子"、"小菟丝子"《中药材手册》[14]，"豆寄生"、"无根草"、"黄丝"、"黄丝藤"、"无娘藤"、"金黄丝子"《全国中草药汇编》[15]，"无娘藤米米"、"龙须子"、"萝丝子"、"黄湾子"、"黄网子"、"黄萝子"《中药大辞典》[9]，"金线藤"、"飞扬藤"《中国药材学》[17]等各地的俗称。还记载有本品原植物"菟丝子"的异名"豆寄生"、"无根草"、"黄丝"《中药志》[13]，"金丝藤"、"无根藤"、"无娘藤"《中华本草》[18]等。

3 附录

3.1 又称：酒菟丝子、盐菟丝子、炒菟丝子（饮片规格名）。

3.2 俗称：无根藤子、豆须子、黄网子、黄萝子（山东）、缠龙子（河南）、黄丝子、黄藤子（辽宁），无娘藤米米、龙须子（东北），萝丝子（江苏），金线藤、飞扬藤（广东），小菟丝子，黄湾子，豆寄生，无根草，黄丝，黄丝藤，无娘藤，金黄丝子。

3.3 曾称：菟芦《神农本草经》，菟丘《广雅》，菟丝实、松萝、鸟萝、鹑萝、复实、赤网《吴普本草》，菟缕、蓎蒙、菟累《名医别录》，火焰草、野狐丝、金线草《本草纲目》，黄丝草《本草述钩元》。

3.4 原植物名称：菟丝子，黄丝（北方诸省），豆寄生（江苏及北方诸省），无根草（内蒙古、陕西、山西、河南、江苏），金丝藤（山西、江西），无根藤（江西、四川、贵州、云南），无娘藤（四川、贵州、云南）。

4 文献通考

《神农本草经》卷一："菟丝子，味辛，平。主续绝伤，补不足，益气力，肥健。汁去面皯，久服，明目、轻身、延年。一名菟芦，生川泽。"[1]

《吴普本草·草木类》："菟丝实，一名玉女，一名松萝，一名鸟萝，一名鹑萝，一名复实，一名赤网。生山谷。"[47]

《名医别录·上品》："菟丝子，味甘，无毒。主养肌，强阴，坚筋骨，主治茎中寒，精自出，溺有余沥，口苦，燥渴，寒血为积。一名菟缕，一名蓎蒙，一名玉女，一名赤网，一名菟累。生朝鲜田野，蔓延草木之上。色黄而细为赤网，色浅而大为菟累。九月采实，曝干。"[19]

《雷公炮炙论》卷一："菟丝子，雷公云：凡使，勿用天碧草子，其样真相似，只是天碧草子味酸涩并粘，不入药用。其菟丝子禀中和凝正阳气受结，偏补人卫气，助人筋脉，一茎从树感枝成，又从中春上阳结实，其气大小，受七镒二两。"[20]

《本草经集注》："菟丝子，味辛、甘，平，无毒。主续绝伤，补不足，益气力，肥健。汁：去面皯。养肌，强阴，坚筋骨，主茎中寒，精自出，溺有余沥，口苦，燥渴，寒血为积。久服明目、轻身、延年。一名生菟芦，一名菟缕，一名蓎蒙，一名玉女，一名赤网，一名菟累。生朝鲜川泽田野，蔓延草木之上，色黄而细为赤网，色浅而大为菟累。”[2]

《新修本草》卷六：“菟丝子，味辛、甘，平，无毒。主续绝伤，补不足，益气力，肥健。汁去面皯，养肌，强阴，坚筋骨，主茎中寒，精自出，溺有余沥，口苦，燥渴，寒血为积，久服明目、轻身、延年。一名生菟芦，一名菟缕，一名蓎蒙，一名玉女，一名赤网，一名菟累。生朝鲜川泽田野，蔓延草木之上，色黄而细为赤网，色浅而大为菟累。九月采实，曝干。”[3]

《千金翼方》卷二：“菟丝子，味辛、甘，平，无毒。主续绝伤，补不足，益气力，肥健。汁：去面皯。养肌强阴，坚筋骨，生茎中寒，精自出，溺有余沥，口苦，燥渴，寒血为积。久服明目，轻身延年。一名菟芦，一名菟缕，一名唐蒙，一名玉女，一名赤纲，一名菟累。”[21]

《本草图经》卷四：“菟丝子，生朝鲜川泽田野，今近京亦有之，以冤句者为胜。夏生苗，如丝综蔓延草木之上，或云无根，假气而生；六、七月结实，极细如蚕子，土黄色。九月收采，曝干。得酒良。其实有二种：色黄而细者，名赤网。色浅而大者，名菟累。其功用并同。”[22]

《证类本草》卷六：“菟丝子，味辛、甘，平，无毒。主续绝伤，补不足，益气力，肥健。汁去面皯，养肌，强阴，坚筋骨，主茎中寒，精自出，溺有余沥，口苦燥渴，寒血为积。久服明目，轻身延年。一名菟芦，一名菟缕，一名蓎蒙，一名玉女，一名赤网，一名菟累（音蠃。）生朝鲜川泽田野，蔓延草木之上，色黄而细为赤网，色浅而大为菟累，九月采实，曝干。（得酒良，薯蓣、松脂为之使，恶雚菌。）”[4]

《本草衍义》卷七：“菟丝子，附丛木中，即便蔓延花实，无绿叶，此为草中之异。其上有菟丝下有茯苓之说，未必耳，已于茯苓条中具言之。”[23]

《增广太平和剂图经本草药性总论·草部上品之上》：“菟丝子，味辛、苦，平，无毒。主续绝伤，补不足，益气力，肥健。汁去面皯，养肌，强阴，坚筋骨，主茎中寒，精自出，溺有余沥，口苦燥渴，寒血为积。《药性论》云：君。治男子女人虚冷，添精益髓，去腰疼膝冷，又主消渴热中。日华子云：补五劳七伤，治鬼交泄精，尿血，润心肺。得：酒，良。薯蓣、松脂为使。恶：雚菌。《仙经俗方》并以为补药。九月采实，曝干用。”[24]

《本草品汇精要》卷七：“菟丝子，无毒，蔓生。菟丝子（出《神农本经》），主续绝伤，补不足益气力，肥健。汁去面皯，久服明目、轻身、延年（以上朱字《神农本经》）。养肌，强阴，坚筋骨，主茎中寒，精自出，溺有余沥，口苦燥，渴寒血为积（以上黑字《名医》所录）。【名】菟芦、菟缕、菟累、玉女、茑、赤网、唐蒙。”[25]

《本草蒙筌》卷一：“菟丝子，味辛、甘，气平，无毒。朝鲜（国名）多产，冤句（属山东兖州府。）独佳。蔓延草木之间，无根假气而出。实如蚕子，秋采阴干。色黄细者名赤纲，色浅大者名菟虆。”[26]

《本草纲目》卷十八：“菟丝子《本经·上品》。【释名】菟缕《别录》、菟累《别录》、菟芦《本经》、菟丘《广雅》、赤网《别录》、玉女《尔雅》、唐蒙《尔雅》、火焰草

《纲目》、野狐丝《纲目》、金线草。”[5]

《炮炙大法·草部》：“菟丝子（米泔淘洗极净，略晒，拣去稗草子，磨五六次，酒浸一宿，慢火煮干，木槌去壳。一法用酒煮一昼夜，捣作饼，晒干，然后复研，方细。一法，以白纸条同研，方细。薯蓣、松脂为之使。得酒良）。”[27]

《雷公炮制药性解》卷三：“菟丝子，味甘、辛，性平，无毒，入肾经。主男子肾虚精寒，腰膝冷痛，茎中寒，精自出，溺有余沥，鬼交泄精，久服强阴坚骨，驻颜明目轻身，令人多子。浸五宿，蒸熟，杵作饼，晒干研用。山药、松脂为使，恶雚菌。按：雷公云：菟丝子禀受中和，凝正阳气，故宜入补少阴，温而不燥，不助相火，至和至美之剂，宜常用之。雷公云：凡使勿用天碧草子，其样真相似。只是天碧草子，味酸涩，并黏，不入药用，其菟丝子禀中和正阳之气所结，补卫气，助人筋脉。”[28]

《本草征要》卷三：“菟丝子，味辛、甘，性平，无毒。入肾经。山药为使。酒煮令吐丝，打作饼，烘干再研，即成细末。续绝伤，益气力，强阴茎，坚筋骨。溺有余沥，寒精自出。口苦燥渴，寒血为积。雷公云：禀中和之性，凝正阳之气，肾脏得力，则绝伤诸症愈矣。主口苦燥渴者，水虚则内热津枯，辛以润之，二证俱安也。”[29]

《本草乘雅半偈》第一帙：“菟丝子《本经·上品》。【气味】辛、平，无毒……【参】曰：菟从兔，性相类也。服月魄以长生。阴，阳体；阴，阳用也。尔雅云：唐蒙，菟丝，菟丝，女萝，注曰，别四名，则是谓一物。广雅云：女萝，松萝也。菟丝，菟丘也。”[30]

《本草崇原》卷上：“菟丝子，气味辛、甘，平，无毒。主续绝伤，补不足，益气力，肥健人。《别录》云：久服明目、轻身、延年。”[31]

《本草择要纲目·温性药品》：“菟丝子（凡用，以温水淘去沙泥。酒浸一宿，曝干捣之。如不尽者，再浸曝捣）。”[32]

《本草新编》卷二：“菟丝子，味辛、甘，气温，无毒。”[33]

《炮炙全书》卷二：“菟丝子，辛、甘，平。以温水淘去沙泥酒浸一二宿，蒸晒焙干，研末，得酒良，薯蓣、松枝为使，恶雚菌。”[34]

《本草易读》卷五：“菟丝子，酒浸蒸晒数次，杵粉用。山药为使。辛、甘，无毒。入足三阴经。强阴益精祛风明目。除腰膝之冷痛，息便溺之淋沥。助筋脉而益气力，解燥渴而止白浊。”[35]

《本草备要·草部》：“菟丝子，平补三阴。甘辛和平，凝正阳之气，入足三阴（脾、肝、肾）。强阴益精，温而不燥，不助相火。治五劳七伤，精寒淋沥，口苦燥渴（脾虚肾燥而生内热，菟丝益阴清热）。”[36]

《本经逢原》卷二：“菟丝子《本经》，名菟萝。辛、甘，平，无毒。酒煮捣烂作饼焙干用。”[37]

《本草经解》卷一：“菟丝子，气平，味辛甘，无毒。主续绝伤，补不足，益气力，肥健人。（酒蒸）菟丝子气平，禀天秋平之金气，入手太阴肺经。”[38]

《本草从新》卷五：“菟丝子，温补三阴。甘辛而温，凝正阳之气。入足三阴。（肝、脾、肾。）强阴益精，温而不燥。治五劳七伤，溺有余沥，寒精自出，口苦燥渴。”[6]

《得配本草》卷四：“菟丝子，得酒良。薯蓣、松脂为之使。恶雚菌。”[39]

《要药分剂》卷四：“菟丝子，味辛、甘，性平，无毒。禀春末夏初之气以生，凝乎地之冲气以成，感秋之气而实。山药为使。得酒良。【主治】主续绝伤，补不足，益气力，肥健人。汁去面皯（本经）。养肌，强阴，坚筋骨，主茎中寒，精自出，溺有余沥，口苦燥渴，寒血为积。久服明目（别录）。”[40]

《本草求真》卷一：“菟丝子（蔓草），温肾补肝止遗固脱。菟丝（专入肝肾。兼入脾），辛、甘，温平，质粘，温而不燥，补而不滞。得天地中和之气，故书称为补髓添精，强筋健骨，止遗固泄，暖腰温膝，明目祛风。”[41]

《神农本草经读》卷二：“菟丝子，气味辛、平，无毒。主续绝伤，益气力，补不足，肥健人，汁去面皯。久服明目、轻身、延年”[42]

《本草述钩元》卷十一：“菟丝子，火焰草。俗呼黄丝草，即菟丝子，阳草也。入夏生苗，初如细丝，遍地不能自起，及长，延草物，其根渐绝于地，而寄空中。无叶有花，白色微红，香亦袭人。结实如秕而细，生于梗上尤佳。怀孟林中产此，入药最甚。萦草者不经久，若傍松柏及他树，则蔓延四布，宛如经纬。”[43]

《本草撮要》卷一：“菟丝子，味辛、甘，入足三阴经。功专续绝伤，暖精寒。得茯苓、广莲治白浊遗精，得麦冬治赤浊，得牛膝治腰脚痛。”[44]

《本草便读·草部》：“菟丝子，气温无毒，味甘且辛。补肾水以上腾，明目生津风可去，凝正阳而不动，精寒溺沥病能痊。可坚骨以强阴，并扶羸而续绝。”[45]

《本草思辨录》卷二：“菟丝子，汁去面皯，徐氏不解，叶香岩谓升少阴，徐氏复不信，不知此最易晓耳。菟丝延草木则根断，子中脂膏最足，故补肾精而主升。面为阳明之脉，而菟丝甘辛而温，能由阳明经上入于面，以施其滑泽之功，面皯焉得不去，窃愿以此释徐氏之疑。”[46]

《中药志》：“菟丝子　本品为常用中药。商品为旋花科植物菟丝子的干燥成熟种子。……【原植物】菟丝子　别名：豆寄生、无根草、黄丝。Cuscuta chinensis Lam. ——旋花科 Convolvulaceae.”[13]

《中药材手册》：“菟丝子（《纲目》列入草部蔓草类）　本品为旋花科植物菟丝子 Cuscuta chinensis Lam. 的干燥成熟种子，原植物系一年生缠绕性寄生草本，多寄生在豆科、菊科、藜科等草本植物上，其本身无根叶，均为野生。湖北、四川、贵州等地所用的大菟丝子，与一般习用者不同。另有一欧洲菟丝子，性状与菟丝子亦不同，不宜作菟丝子药用。【别名】无根藤子、豆须子（山东）、缠龙子（河南）、黄丝子、黄藤子（辽宁）、小菟丝子。”[14]

《全国中草药汇编》：“菟丝子　别名：豆寄生、无根草、黄丝、黄丝藤、无娘藤、金黄丝子。来源：为旋花科菟丝子属植物菟丝子 Cuscuta chinensis Lam. 的种子。”[15]

《中药大辞典》：“菟丝子《本经》【异名】菟丝实《吴普本草》，吐丝子《本草求原》，无娘藤米米《中药形性经验鉴别法》，黄藤子、龙须子《东北药植志》，萝丝子《江苏植药志》，缠龙子《中药材手册》，黄湾子、黄网子、黄萝子、豆须子《山东中草药手册》。【基原】为旋花科植物菟丝子 Cuscuta chinensis Lam. 或大菟丝子 C. japonica Choisy 的种子。原植物详‘菟丝’条。”[9]

《中医大辞典·中药分册》：“菟丝子　出《神农本草经》。又名菟丝实、黄藤子、萝丝子、缠龙子、吐丝子、豆须子。为旋花科植物菟丝子 Cuscuta chinensis Lam. 的种子。主产江苏、辽宁、吉林、河北、河南、山东、山西等地。”[10]

《中国医学百科全书·中医学》："菟丝子　始载于《神农本草经》。又名吐丝子、龙须子、萝丝子。为旋花科植物菟丝子 Cuscuta chinensis Lam. 的种子。秋季果实成熟时，连同寄主一起割下，晒干，打落种子，去净杂质。"[11]

《全国中药炮制规范》："菟丝子　［处方用名］菟丝子、酒菟丝子、盐菟丝子、炒菟丝子。【来源】本品为旋花科植物菟丝子 Cuscuta chinensis Lam. 的干燥成熟种子。均系野生。主产于辽宁、吉林、河北、河南、山东、山西、江苏等地。秋季果实成熟时采收植株，干燥，打下种子，除去杂质。药材以粒饱满者为佳。"[16]

《中国药材学》："菟丝子　【别名】①南方菟丝子：女萝（江苏、广东），金线藤、飞扬藤（广东）。②菟丝子：黄丝，黄藤子，无根草，豆寄生。【来源】本品为旋花科植物南方菟丝子 Cuscuta australis R. Br. 或菟丝子 Cuscuta chinensis Lam. 的种子。"[17]

《中国中医药学主题词表》："菟丝子 Cuscuta chinensis　属旋花科；属补肾药和补阳药。"[12]

《普通高等教育中医药类规划教材·中药学》："菟丝子《本经》为旋花科一年生寄生缠绕草本植物菟丝子 Cuscuta chinensis Lam. 的成熟种子。我国大部分地区均有分布。秋季果实成熟时采收植株，晒干，打下种子，除去杂质，生用或盐水炙用。"[8]

《中华本草》："菟丝子《本经》【异名】菟丝实《吴普本草》，吐丝子《本草求原》，无娘藤米米《中药形性经验鉴别法》，黄藤子、龙须子《东北药用植物志》，萝丝子《江苏植药志》，黄网子、黄萝子、豆须子《山东中草药手册》，缠龙子《河南中药手册》，黄丝子《辽宁常用中草药手册》。……【来源】为旋花科植物菟丝子、南方菟丝子、金灯藤等的种子。【原植物】菟丝子 Cuscuta chinensis Lam. 又名：黄丝（北方诸省），豆寄生（江苏及北方诸省），无根草（内蒙古、陕西、山西、河南、江苏），金丝藤（山西、江西），无根藤（江西、四川、贵州、云南），无娘藤（四川、贵州、云南）。2. 南方菟丝子 Cuscuta australis R. Br.。3. 金灯藤 Cuscuta japonica Choisy 又名：日本菟丝子《中国经济植物志》，大菟丝子（东北、江西），红无根藤、红雾水藤（广西），天蓬草、无量藤（四川）。"[18]

《中华人民共和国药典》："菟丝子 Semen cuscutae　本品为旋花科植物菟丝子 Cuscuta chinensis Lam. 的干燥成熟种子。秋季果实成熟时采收植株，晒干，打下种子，除去杂质。"[7]

5　参考文献

1　汉·神农本草经. 清顾观光重辑本. 北京：人民卫生出版社，1955，29
2　南北朝·陶弘景. 本草经集注. 北京：人民卫生出版社，1994，235
3　唐·苏敬等撰. 新修本草. 合肥：安徽科学技术出版社，1981，173
4　宋·唐慎微. 证类本草. 北京：人民卫生出版社，1957，151
5　明·李时珍. 本草纲目. 北京：人民卫生出版社，1982，1235
6　清·吴仪洛. 本草从新. 北京：中医古籍出版社，2001，85
7　国家药典委员会. 中华人民共和国药典. 一部. 北京：化学工业出版社，2000，253
8　雷载权主编. 普通高等教育中医药类规划教材·中药学. 上海：上海科学技术出版社，1995，293
9　江苏新医学院. 中药大辞典. 上海：上海科学技术出版社，1977，2006
10　《中医大辞典》编辑委员会. 中医大辞典·中药分册. 北京：人民卫生出版社，1982，314

11　《中医学》编辑委员会．中国医学百科全书·中医学．上海：上海科学技术出版社，1997，1249
12　吴兰成主编．中国中医药学主题词表．北京：中医古籍出版社，1996，389
13　中国医学科学院药物研究所等．中药志．第三册．北京：人民卫生出版社，1993，583
14　中华人民共和国卫生部药政管理局．中药材手册．北京：人民卫生出版社，1998，372
15　《全国中草药汇编》编写组．全国中草药汇编．上册．北京：人民卫生出版社，1996，775
16　中华人民共和国卫生部药政管理局．全国中药炮制规范．北京：人民卫生出版社，1988，189
17　徐国钧等主编．中国药材学．北京：中国医药科技出版社，1996，1295
18　国家中医药管理局《中华本草》编委会．中华本草．第六册．上海：上海科学技术出版社，1999，500
19　魏晋·名医别录．北京：人民卫生出版社，1986，48
20　南北朝·雷敩．雷公炮炙论．上海：上海中医学院出版社，1986，12
21　唐·孙思邈．千金翼方．北京：人民卫生出版社，1955，22
22　宋·苏颂．本草图经．合肥：安徽科学技术出版社，1994，112
23　宋·寇宗奭．本草衍义．上海：商务印书馆，1937，47
24　宋·佚名．增广太平和剂图经本草药性总论．见：增广太平惠民和剂局方．海口：海南出版社，2002，407
25　明·刘文泰．本草品汇精要．北京：人民卫生出版社，1982，231
26　明·陈嘉谟．本草蒙筌．北京：人民卫生出版社，1988，45
27　明·缪希雍．炮炙大法．明末庄继先校刻本
28　明·李中梓．雷公炮制药性解．见：中国医学大成（二）．长沙：岳麓书社，1990，142
29　明·李中梓．本草征要．见：李中梓医学全书．北京：中国中医药出版社，1999，129
30　明·卢之颐．本草乘雅半偈．北京：人民卫生出版社，1986，18
31　清·张志聪．本草崇原．北京：中国中医药出版社，1992，20
32　清·蒋居祉．本草择要纲目．见：珍本医书集成（二）．上海：上海科学技术出版社，1985，76
33　清·陈士铎．本草新编．北京：中国中医药出版社，1996，67
34　［日］稻宣义．炮炙全书．北京：中医古籍出版社，1981，73
35　清·汪昂．本草易读．北京：人民卫生出版社，1987，221
36　清·汪昂．本草备要．北京：中国中医药出版社，1998，103
37　清·张璐．本经逢原．上海：上海科学技术出版社，1959，104
38　清·叶桂．本草经解．上海：上海科学技术出版社，1958，8
39　清·严西亭．得配本草．上海：上海卫生出版社，1957，1
40　清·沈金鳌．要药分剂．上海：上海科学技术出版社，1959，100
41　清·黄宫绣．本草求真．上海：上海科学技术出版社，1959，46
42　清·陈念祖．神农本草经读．北京：人民卫生出版社，1959，11
43　清·杨时泰．本草述钩元．上海：科技卫生出版社，1958，311
44　清·陈其瑞．本草撮要．见：珍本医书集成（二）．上海：上海科学技术出版社，1985，23
45　清·张秉成．本草便读．上海：上海卫生出版社，1957，32
46　清·周岩．本草思辨录．北京：人民卫生出版社，1960，67
47　三国·吴普．吴普本草．北京：人民卫生出版社，1987，14

401　菊花
Juhua
Flos Chrysanthemi

1　定名依据

1.1　正名

1.1.1　汉文名：菊花（菊科植物菊 Chrysanthemum morifolium Ramat. 的干燥头状花序）。

1.1.2　英文名：chrysanthemun flower.

1.2　依据

1.2.1　定名的文献依据

1.2.1.1　《神农本草经》卷一："菊花，味苦，平。主风，头眩肿痛，目欲脱，泪出，皮肤死肌，恶风湿痹。久服，利血气，轻身，耐老，延年。一名节华，生川泽及田野。"[1]

1.2.1.2　《本草经集注》："菊花，味苦、甘，平，无毒。主治风头，头眩，肿痛，目欲脱，泪出，皮肤死肌，恶风，湿痹。"[2]

1.2.1.3　《新修本草》卷六："菊花，味苦、甘，平，无毒。主风头眩，肿痛，目欲脱，泪出，皮肤死肌，恶风，湿痹。疗腰痛去来陶陶，除胸中烦热，安肠胃，利五脉，调四肢。久服利血气、轻身、耐老、延年。"[3]

1.2.1.4　《证类本草》卷六："菊花，味苦、甘，平，无毒。主风头眩，肿痛，目欲脱，泪出，皮肤死肌，恶风，湿痹，疗腰痛去来陶陶，除胸中烦热，安肠胃，利五脉，调四肢。久服利血气、轻身、耐老、延年。一名节华，一名日精，一名女节，一名女华，一名女茎，一名更生，一名周盈，一名傅延年，一名阴成。"[4]

1.2.1.5　《本草征要》卷一："菊花，味甘，性微寒，无毒。入肺、肾二经。枸杞、桑白皮为使，去蒂。散风清热，明目平肝。"[5]

1.2.1.6　《得配本草》卷三："菊花，术、枸杞根、桑根白皮、青葙叶为之使。甘，平。入手太阴，兼足少阳经血分。清金气，平木火。"[6]

1.2.1.7　《中华人民共和国药典》："菊花 Flos chrysanthemi　本品为菊科植物菊 Chrysanthemum morifolium Ramat. 的干燥头状花序。9～11月花盛开时分批采收，阴干或焙干，或熏、蒸后晒干。药材按产地和加工方法不同，分为'亳菊'、'滁菊'、'贡菊'、'杭菊'。"[7]

1.2.1.8　《普通高等教育中医药类规划教材·中药学》："菊花《本经》为菊科多年生草本植物菊 Chrysanthemum morifolium Ramat. 的头状花序。由于产地、花色及加工方法的不同，又分为白菊花、杭菊花、滁菊花。主产于浙江、安徽、河南和四川等省。花期采收，阴干生用。"[8]

1.2.1.9　《中药大辞典》："菊花《本经》【异名】节华《本经》，金精《金匮玉函方》，甘菊、真菊《抱朴子》，金蕊《纲目》，家菊《群芳谱》，馒头菊、头菊《医林纂要》，甜菊花《随息居饮食谱》，药菊《河北药材》。【基原】为菊科植物菊的头状花序。【原植物】菊 hrysanthemum morifolium Ramat. 。”[9]

1.2.1.10 《中医大辞典·中药分册》：“菊花 出《神农本草经》。又名滁菊、杭菊、甘菊。为菊科植物菊 Chrysanthemum morifolium Ramat. 的头状花序。主产安徽、浙江、河南。”[10]

1.2.1.11 《中国医学百科全书·中医学》：“菊花 始载于《神农本草经》。为菊科植物菊 Chrysanthemum morifolium (Ramat.) Tzvel. 的头状花序。药材有亳菊、滁菊、杭白菊、杭黄菊等。通常于9~11月花盛开时，选晴天露水干后或下午采收。阴干或焙干，或熏蒸后晒干。”[11]

1.2.1.12 《中国中医药学主题词表》：“菊花 Cichorium intybus 属菊科和祛湿利水药；用菊科检索1995前文献。”[12]

1.2.1.13 《中药志》[13]、《中药材手册》[14]、《全国中草药汇编》[15]、《全国中药炮制规范》[16]、《中国药材学》[17]、《中华本草》[18]等现代中药著作多以“菊花”作为本品正名（参见“文献通考”）。

1.2.2 定名选择的理由

1.2.2.1 菊花 Flos chrysanthemi，系菊科植物菊 Chrysanthemum morifolium Ramat. 的干燥头状花序。“菊花”之名始见于汉《神农本草经》，并作为本品正名记载。其后的历代重要本草著作如南北朝·陶弘景《本草经集注》，唐·苏敬《新修本草》，宋·唐慎微《证类本草》，明·李中梓《本草征要》，清·严西亭《得配本草》等在载录本品时均以“菊花”作为正名，并一直沿用至今。

1.2.2.2 我国最新出版的《中华人民共和国药典》、《普通高等教育中医药类规划教材·中药学》以及辞书类著作《中医大辞典·中药分册》、《中药大辞典》、《中国医学百科全书·中医学》等均以“菊花”作为本品正名。已经广泛应用于中医药学文献的标引和检索的《中国中医药学主题词表》也以“菊花”作为本品的正式主题词。现代本草著作如《中药志》、《全国中草药汇编》、《中华本草》、《中国药材学》、《中药材手册》、《全国中药炮制规范》等虽记载了不少本品各地的俗称，但也无一例外以“菊花”作为本品的正名。说明“菊花”作为本品正名已成为共识。

1.3 与正名等效的名词：无。

2 源流考释

菊花（菊科植物菊 Chrysanthemum morifolium Ramat. 的干燥头状花序）。始载于汉《神农本草经》[1]，并以“菊花”为正名。如汉《神农本草经》卷一：“菊花，味苦，平。主风，头眩肿痛，目欲脱，泪出，皮肤死肌，恶风湿痹。久服，利血气，轻身、耐老、延年。一名节华，生川泽及田野。”[1]其后的本草著作大多即以“菊花”为正名记载本品，如魏晋《名医别录》[19]，南北朝·陶弘景《本草经集注》[2]，唐·苏敬《新修本草》[3]、孙思邈《千金翼方》[21]，宋·苏颂《本草图经》[22]、唐慎微《证类本草》[4]、寇宗奭《本草衍义》[23]、佚名《增广太平和剂图经本草药性总论》[24]，元·王好古《汤液本草》[25]，明·刘文泰《本草品汇精要》[26]、缪希雍《炮炙大法》[27]、李中梓《本草征要》[5]、卢之颐《本草乘雅半偈》[28]，清·张志聪《本草崇原》[29]、日本稻宣义《炮炙全书》[30]、徐大椿《神农本草经百种录》[31]、严西亭《得配本草》[6]、沈金鳌《要药分剂》[32]、凌奂《本草害利》[33]等；有的以“甘菊花”为正名记载本品，如金·李杲《珍珠囊药性赋》[34]，明·陈嘉谟《本草蒙筌》[35]，清·蒋居祉《本草择要纲目》[36]、陈士铎《本草新编》[37]、汪昂《本草备要》[38]、叶桂《本草经解》[39]、吴仪洛《本草从新》[40]、陈念祖《神农本草经读》[41]、姚澜《本草分经》[42]、陈其瑞《本草撮要》[43]等；有的在“菊”项下论述，如明·李时珍《本草纲目》[44]等。

古代著作中记载的本品异名有“治蘠”《尔雅》[44]，“节华”《神农本草经》[1]，“日精”、“女节”、“女华”、“女茎”、“更生”、“周盈”、“傅延年”、“阴成”《名医别录》[19]，“甘菊”、“真菊”《抱朴子》[45]，“金精”《玉函方》[4]，“金蕊”《本草纲目》[44]，“馒头菊”、“簪头菊”《医林纂要》[46]，“甜菊花”《随息居饮食谱》[47]，“甘菊花”《珍珠囊补遗药性赋》[34]等。如《名医别录·上品》：“菊花，味甘，无毒。主治腰痛去来陶陶，除胸中烦热，安肠胃，利五脉，调四肢。一名日精，一名女节，一名女华，一名女茎，一名更生，一名周盈，一名傅延年，一名阴成。”[19]《抱朴子·内篇》卷之十一：“南阳郦县山中有甘谷水，谷水所以甘者，谷上左右皆生甘菊，菊花堕其中，历世弥久，故水味为变。……今所在有真菊，但为少耳，率多生于水侧，侯氏山与郦县最多，仙方所谓日精、更生、周盈皆一菊而根、茎、花、实异名，其说甚美，而近来服之者略无效，正由不得真菊也。”[45]《证类本草》卷六：“菊花，味苦、甘，平，无毒……玉函方：王子乔变白增年方：甘菊，三月上寅日采，名曰玉英；六月上寅日采，名曰容成；九月上寅日采，名曰金精；十二月上寅日采，名曰长生。”[4]《本草纲目》卷十五：“菊《本经·上品》。【释名】节华《本经》、女节《别录》、女华《别录》、女茎《别录》、日精《别录》、更生《别录》、傅延年《别录》、治蘠《尔雅》、金蕊《纲目》、阴成《别录》、周盈《别录》。”[44]《医林纂要》卷二：“甘菊花：甘，苦，辛，平。《菊谱》以花小色黄，外有平瓣，而中涌碎花者为甘菊，俗名馒头菊，又曰簪头菊是。……然气味甚轻，非有补养之效，即用以清头目，亦未必可贵之一撮之微也。”[46]《随息居饮食谱·调和类第三》：“甜菊花，甘凉。清利头目，养血息风，消疔肿。点茶、蒸露、酿酒皆佳。苦者勿用。余如野蔷薇、金钱花，功用略同，可类推也。”[47]《珍珠囊药性赋》卷二：“甘菊花，野菊花，味苦者，名苦薏，大伤胃，不宜用。又，白菊花亦入药。甘菊花，味苦甘平，性微寒，无毒。可升可降，阴中之阳也。其用有二：散八风上注之头眩；止两目欲脱之泪出。”[34]

现代有关著作均沿用《神农本草经》的记载，以“菊花”作为本品正名，如《中华人民共和国药典》[7]、《普通高等教育中医药类规划教材·中药学》[8]、《中药大辞典》[9]、《中医大辞典·中药分册》[10]、《中国医学百科全书·中医学》[11]、《中国中医药学主题词表》[12]、《中药志》[13]、《中药材手册》[14]、《全国中草药汇编》[15]、《全国中药炮制规范》[16]、《中国药材学》[17]、《中华本草》[18]等。同时尚记载有“白菊花”《中药材手册》[14]，“黄甘菊”、“药菊”、“白茶菊”、“茶菊”、“怀菊花”、“滁菊”、“亳菊”、“杭菊”《全国中草药汇编》[15]，“家菊”《中药大辞典》[9]等各地的俗称。还记载有本品原植物“菊”的异名“菊花”、“白菊花”、“滁菊花”、“亳菊”、“杭菊花”《中药志》[13]等。

3 附录

3.1 又称：菊花炭（饮片规格名）。

3.2　俗称：药菊（河北），白菊花，黄甘菊，白茶菊，茶菊，怀菊花，滁菊，亳菊，杭菊，家菊。

3.3　曾称：治蘠《尔雅》，节华《神农本草经》，甘菊、真菊《抱朴子》，日精、女节、女华、女茎、更生、周盈、傅延年、阴成《名医别录》，金精《玉函方》，金蕊《本草纲目》，馒头菊、簪头菊《医林纂要》，甜菊花《随息居饮食谱》，甘菊花《珍珠囊药性赋》。

3.4　原植物名称：菊，菊花，白菊花，滁菊花，亳菊，杭菊花。

4　文献通考

《神农本草经》卷一："菊花，味苦，平。主风，头眩肿痛，目欲脱，泪出，皮肤死肌，恶风湿痹。久服，利血气，轻身、耐老、延年。一名节华，生川泽及田野。"[1]

《抱朴子·内篇》卷之十一："南阳郦县山中有甘谷水，谷水所以甘者，谷上左右皆生甘菊，菊花堕其中，历世弥久，故水味为变。……今所在有真菊，但为少耳，率多生于水侧，侯氏山与郦县最多，仙方所谓日精、更生、周盈皆一菊而根、茎、花、实异名，其说甚美，而近来服之者略无效，正由不得真菊也。"[45]

《名医别录·上品》："菊花，味甘，无毒。主治腰痛去来陶陶，除胸中烦热，安肠胃，利五脉，调四肢。一名曰精，一名女节，一名女华，一名女茎，一名更生，一名周盈，一名傅延年，一名阴成。生雍州及田野。正月采根，三月采叶，五月采茎，九月采花，十一月采实，皆阴干。（术、枸杞根、桑根白皮为之使。）"[19]

《本草经集注》："菊花，味苦、甘，平，无毒。主治风头，头眩，肿痛，目欲脱，泪出，皮肤死肌，恶风，湿痹。治腰痛去来陶陶，除胸中烦热，安肠胃，利五脉，调四肢。久服利血气，轻身，耐老，延年。一名节花。一名日精，一名女节，一名女花，一名女茎，一名更生，一名周盈，一名傅延年，一名阴成。"[2]

《新修本草》卷六："菊花，味苦、甘，平，无毒。主风头眩、肿痛，目欲脱，泪出，皮肤死肌，恶风，湿痹。疗腰痛去来陶陶，除胸中烦热，安肠胃，利五脉，调四肢。久服利血气，轻身，耐老，延年。一名节华，一名甘精，一名女节，一名女华，一名女茎，一名更生，一名周盈，一名傅延年，一名阴成。生雍州川泽及田野。正月采根，三月采叶，五月采茎，九月采花，十一月采实，皆阴干。"[3]

《千金翼方》卷二："菊花，味苦甘，平，无毒。主风头头眩肿痛，目欲脱，泪出，皮肤死肌，恶风，湿痹。疗腰痛去来陶陶，除胸中烦热，安肠胃，利五脉，调四肢。久服利血气，轻身，耐老延年。一名节华，一名日精，一名女节，一名女华，一名女茎，一名更生，一名周盈，一名傅延年，一名阴成。"[21]

《本草图经》卷四："菊花，生雍州川泽及田野，今处处有之，以南阳菊潭者为佳。初春布地生细苗，夏茂，秋花，冬实，然菊之种类颇多。有紫茎而气香，叶厚至柔嫩可食者，其花微小，味甚甘，此为真；有青茎而大，叶细作蒿艾气味苦者，华亦大，名苦薏，非真也。南阳菊亦有两种：白菊，叶大似艾叶，茎青，根细，花白，蕊黄；其黄菊，叶似茼蒿，花、蕊都黄。然今服饵家多用白者。南京又有一种开小花，花瓣下如小珠子，谓之珠子菊。云入药亦佳。正月采根，三月采叶，五月采茎，九月采花，十一月采实，皆阴干用。《唐天宝单方图》：载白菊，云味辛，平，无毒。元生南阳山谷及田野中。颖川人呼为回蜂菊。汝南名荼苦蒿。上党及建安郡、顺政郡并名羊欢草。河内名地薇蒿。诸郡皆有。”[22]

《证类本草》卷六：“菊花，味苦、甘，平，无毒。主风头眩、肿痛，目欲脱，泪出，皮肤死肌，恶风，湿痹，疗腰痛去来陶陶，除胸中烦热，安肠胃，利五脉，调四肢。久服利血气，轻身，耐老，延年。一名节华，一名日精，一名女节，一名女华，一名女茎，一名更生，一名周盈，一名傅延年，一名阴成……玉函方：王子乔变白增年方：甘菊，三月上寅日采，名曰玉英；六月上寅日采，名曰容成；九月上寅日采，名曰金精；十二月上寅日采，名曰长生。”[4]

《本草衍义》卷七：“菊花，近世有二十余种，惟单叶花小而黄，绿叶色深小而薄，应候而开者是也。《月令》所谓菊有黄华者也。又邓州白菊，单叶者亦入药，余医经不用。专治头目风热。今多收之作枕。”[23]

《增广太平和剂图经本草药性总论·草部上品之上》：“菊花，主风头头眩肿痛，目欲脱，泪出，皮肤死肌，恶风湿痹，疗腰痛去来陶陶，除胸中烦热，安肠胃，利五脉，调四肢，久服利血气。”[24]

《珍珠囊补遗药性赋》卷二：“甘菊花，野菊花味苦者名苦薏，大伤胃不宜用。又白菊花亦入药。甘菊花，味苦甘平，性微寒无毒。可升可降，阴中之阳也。其用有二：散八风上注之头眩；止两目欲脱之泪出。”[34]

《汤液本草》卷四：“菊花，苦而甘、寒。无毒。《心》云：去翳膜，明目。《珍》云：养目血。《药性论》云：使。治身上诸风。《日华子》云：治四肢游风，利血脉，心烦，胸膈壅闷。”[25]

《本草品汇精要》卷七：“菊花，无毒，丛生。菊花（出《神农本经》），主风，头眩肿痛，目欲脱，泪出。皮肤死肌，恶风，湿痹。久服利血气，轻身，耐老延年（以上朱字《神农本经》）。疗腰痛去来陶陶，除胸中烦热，安肠胃，利五脉，调四肢（以上黑字《名医》所录）。【名】节花、精、女节、傅延年、更生、周盈、女华、回蜂菊、阴成、玉英、女茎、蔡苦蒿、容成、金精、长生、地薇蒿、羊欢草。”[26]

《本草蒙筌》卷一：“甘菊花，衡州菊花，齐州菊花。味甘、微苦，气平、寒。属土与金，有水火，可升可降，阴中阳也。无毒。种类颜色多品，应候黄小为良。（《月令》云：菊有黄花是也。余色不入药。）山野间，味苦茎青、名苦薏勿用；（苦薏花亦黄色，但气薄味苦，入药反损尔。）家园内味甘茎紫，谓甘菊堪收。”[35]

《本草纲目》卷十五：“菊《本经·上品》。【释名】节华《本经》、女节《别录》、女华《别录》、女茎《别录》、日精《别录》、更生《别录》、傅延年《别录》、治蔷《尔雅》、金蕊《纲目》、阴成《别录》、周盈《别录》。时珍曰：按陆佃《埤雅》云：菊本作蘜，从鞠。鞠，穷也。《月令》：九月，菊有黄华。华事至此而穷尽，故谓之蘜。节华之名，亦取其应节候也。崔实《月令》云：女节、女华，菊华之名也。治蔷、日精，菊根之名也。《抱朴子》云：仙方所谓日精、更生、周盈，皆一菊而根、茎、花、实之名异也。颂曰：唐《天宝单方图》载白菊云：原生南阳山谷及田野中。颍川人呼为回蜂菊，汝南名荼苦蒿，上党及建安郡、顺政郡并名羊欢草，河内名地薇蒿。”[44]

《炮炙大法·草部》：“菊花（真者味甘，色黄。单瓣，光心。去蒂用。术、枸杞根、桑根白皮、青葙叶为之使）。”[27]

《本草征要》卷一："菊花，味甘，性微寒，无毒。入肺、肾二经。枸杞、桑白皮为使，去蒂。散风清热，明目平肝。头痛眩晕，耳鸣心烦。血脉欠利，风阳上干。令发不白，耐老驻颜。花能作枕，叶可佐餐。饮水益寿，郦有菊潭。野生苦薏，解毒凉肝。疔疮痈疖，用之咸安。破血通络，亦治麻顽。"[5]

《本草乘雅半偈》第一帙："菊花《本经·上品》。【气味】甘平，无毒。"[28]

《本草崇原》卷上："菊花，气味苦平，无毒。主治诸风头眩肿痛，目欲脱，泪出，皮肤死肌，恶风湿痹。久服利血气，轻身，耐老延年。"[29]

《本草择要纲目·寒性药品》："甘菊花（菊之品凡百种。自生茎叶花色，品品不同。性单叶花小而黄绿，叶色深小而薄，九月应候而开者是也。邓州白菊单叶者亦入药。余皆医经不用。其茎有株蔓紫赤青绿之殊。其叶有大小厚薄尖秃之异。其花有千叶单叶。有心无心，有子无子。黄白红紫间色深浅大小之别。其味有甘苦辛之辨。又有夏菊、秋菊、冬菊之分。大抵惟以单叶味甘者入药。菊谱所载甘菊、邓州黄、邓州白者是也）。"[36]

《本草新编》卷二："甘菊花，味甘、微苦，性微寒，可升可降，阴中阳也，无毒。入胃、肝二经。"[37]

《炮炙全书》卷一："菊花，甘、微苦，平。忌火，去蒂，白术、枸杞根、桑白皮为使。李濒湖曰：本经言菊花味苦，别录言菊花味甘，诸家以甘者为菊，苦者为苦薏，惟宜甘者入药，谨按张华博物志，言菊有两种，苗花如一，惟味小异，苦者不中食。范至能谱序言，惟甘菊一种可食，仍入药饵，其余黄白二花，皆味苦，虽不可饵，皆可入药，其治头风则白者尤良，据此二说则是菊类自有甘苦二种，食品须用甘菊，入药则诸菊皆可，但不得用野菊名苦薏者尔。"[30]

《本草备要·草部》："甘菊花，祛风温，补肺肾，明目。味兼甘苦，性禀平和，备受四气（冬苗、春叶、夏蕊、秋花），饱经霜露，得金、水之精居多……以单瓣味甘者入药。（花小味苦者，名苦薏，非真菊也。《牧署闲谈》云：真菊延龄，野菊泻人。）术、枸杞、地骨皮为使。"[38]

《本草经解》卷二："甘菊花，气平，味苦，无毒。主诸风。头眩肿痛，目欲脱，泪出。皮肤死肌，恶风湿痹。"[39]

《神农本草经百种录·上品》："菊花，味苦平。主风，头眩肿痛，目欲脱，泪出，芳香上达，又得秋金之气，故能平肝风而益金水。皮肤死肌，清肺疏风。恶风湿痹。驱风散湿。久服，利血气，轻身、耐老延年。"[31]

《本草从新》卷三："甘菊花，宣、祛风热、补肺肾、明目。甘苦微寒。备受四气。（冬苗、春叶、夏蕊、秋花。）饱经霜露。得金水之精。能益肺肾二脏。以制心火而平肝木。木平则风息。火降则热除。故能养目血。去翳膜。"[40]

《医林纂要》卷二："甘菊花，甘，苦，辛，平。《菊谱》以花小色黄，外有平瓣，而中涌碎花者为甘菊，俗名馒头菊，又曰簪头菊是。……然气味甚轻，非有补养之效，即用以清头目，亦未必可贵之一撮之微也。"[46]

《得配本草》卷三："菊花，术、枸杞根、桑根白皮、青葙叶为之使。甘，平。入手太阴，兼足少阳经血分。清金气，平木火。"[6]

《要药分剂》卷一："菊花，味苦甘。性平。历四时之气。得天地之清气。独禀金精以生。可升可降。阴中微阳也。白术、枸杞根、桑皮为使。花叶根茎并用……【前论】

范至能曰。治头风。则白菊尤良。丹溪曰。黄菊花属土与金。有水与火。能补阴血。故养目。时珍曰。味兼甘苦。性禀和平。”[32]

《神农本草经读》卷二：“甘菊花，气味苦、平，无毒。主诸风头眩肿痛，目欲脱，泪出，皮肤死肌，恶风湿痹。久服利血气，轻身耐老延年。”[41]

《本草分经·原例》：“甘菊花，甘苦微寒，能益肺肾以制心火而平肝木，祛风除热明目，散湿痹，花小味苦者名苦薏，非真菊也。气。轻身耐老延年。”[42]

《随息居饮食谱·调和类第三》：“甜菊花，甘凉。清利头目，养血息风，消疔肿。点茶、蒸露、酿酒皆佳。苦者勿用。余如野蔷薇、金钱花，功用略同，可类推也。”[47]

《本草害利·肝部药队》：“菊花，【害】苦寒之品，非胃家所宜。《牧竖闲谈》云：真菊延龄，野菊泄人。故丹溪曰：野菊服之，大伤胃气是也。”[33]

《本草撮要》卷一：“甘菊花，味兼甘苦。入手太阴经。功专清头目风火。得枸杞便能下行悦肾。术、杞、地骨皮为使。黄者入阴分。白者入阳分。紫者入血分。”[43]

《中药志》：“菊花　本品为常用中药。商品为菊科植物菊的干燥头状花序。目前主要有亳菊花、滁菊花、贡菊花、杭菊花等种不同规格。……【原植物】菊　别名：菊花、白菊花、滁菊花、亳菊、杭菊花。Dendranthemamorifolium（Ramat）Tivel.（Chrysanthemum morifolium Ramat.）——菊科 Compositae.”[13]

《中药材手册》：“菊花（《纲目》名菊，列入草部隰草类）本品为菊科植物菊 Chrysanthemum morifolium Ramat. 的干燥头状花序。原植物系多年生草本，均为栽培。目前，主要按产地不同把商品菊花分成亳菊（白菊）、滁菊、贡菊、药菊（怀区、川菊、祁菊）、杭菊（杭白菊、杭黄菊）等数种。滁菊除药用外，亦作茶菊应用。如经加工蒸过的称蒸菊，烘过的称烘菊。此外，同科同属植物野菊花性状与菊花相似，但功能、主治有差别，不可同等入药。【别名】白菊花、甘菊花。”[14]

《全国中草药汇编》：“菊花　别名：甘菊花、白菊花、黄甘菊、药菊、白茶菊、茶菊、怀菊花、滁菊、亳菊、杭菊。来源：为菊科属植物菊 Chrysanthemum morifolium（Ramat.）Tzvel. 的花序。”[15]

《中药大辞典》：“菊花《本经》【异名】节华《本经》，金精《金匮玉函方》，甘菊、真菊《抱朴子》，金蕊《纲目》，家菊《群芳谱》，馒头菊、簪头菊《医林纂要》，甜菊花《随息居饮食谱》，药菊《河北药材》。【基原】为菊科植物菊的头状花序。【原植物】菊 hrysanthemum morifolium Ramat.。”[9]

《中医大辞典·中药分册》：“菊花　出《神农本草经》。又名滁菊、杭菊、甘菊。为菊科植物菊 Chrysanthemum morifolium Ramat. 的头状花序。主产安徽、浙江、河南。”[10]

《中国医学百科全书·中医学》：“菊花　始载于《神农本草经》。为菊科植物菊 Chrysanthemum morifolium（Ramat.）Tzvel. 的头状花序。药材有亳菊、滁菊、杭白菊、杭黄菊等。通常于9～11月花盛开时，选晴天露水干后或下午采收。阴干或焙干，或熏蒸后晒干。”[11]

《全国中药炮制规范》：“菊花　［处方用名］菊花、菊花炭。【来源】本品为菊科植物菊 Chrysanthemum morifolium Ramat. 的干燥头状花序。均系栽培。主产于安徽、浙江、河南、四川、河北、山东等地。秋季花盛开时分批采收、阴干或焙干，或蒸后晒干。药材以花朵完整、颜色鲜艳、气清香而浓者为佳。”[16]

《中国药材学》："菊花 【来源】本品为菊科植物菊花 Dendranthemamorifolium (Ramat) Tivel. (Chrysanthemum morifolium Ramat.) 及其变型的头状花序（花头）。"[17]

《中国中医药学主题词表》："菊花 Cichorium intybus　属菊科和祛湿利水药；用菊科检索 1995 前文献。"[12]

《普通高等教育中医药类规划教材·中药学》："菊花《本经》为菊科多年生草本植物菊 Chrysanthemum morifolium Ramat. 的头状花序。由于产地、花色及加工方法的不同，又分为白菊花、杭菊花、滁菊花。主产于浙江、安徽、河南和四川等省。花期采收，阴干生用。"[8]

《中华本草》："菊花《本经》【异名】节华《本经》，日精、女节、女华、女茎、更生、周盈、傅延年、阴成《别录》，甘菊、真菊《抱朴子》，金精《玉函方》，金蕊《纲目》，馒头菊、簪头菊《医林纂要·药性》，甜菊花《随息居饮食谱》，药菊《河北药材》。……【来源】为菊科植物菊的头状花序。【原植物】菊 Dendranthema morifolium (Ramat.) Tzvel. [Chrysanthemum morifolium Ramat.]。"[18]

《中华人民共和国药典》："菊花 Flos chrysanthemi　本品为菊科植物菊 Chrysanthemum morifolium Ramat. 的干燥头状花序。9～11 月花盛开时分批采收，阴干或焙干，或熏、蒸后晒干。药材按产地和加工方法不同，分为'亳菊'、'滁菊'、'贡菊'、'杭菊'。"[7]

5　参考文献

1　汉·神农本草经. 清顾观光重辑本. 北京：人民卫生出版社，1955，28

2　南北朝·陶弘景. 本草经集注. 北京：人民卫生出版社，1994，205

3　唐·苏敬等撰. 新修本草. 合肥：安徽科学技术出版社，1981，159

4　宋·唐慎微. 证类本草. 北京：人民卫生出版社，1957，144

5　明·李中梓. 本草征要. 见：李中梓医学全书. 北京：中国中医药出版社，1999，120

6　清·严西亭. 得配本草. 上海：上海卫生出版社，1957，1

7　国家药典委员会. 中华人民共和国药典. 一部. 北京：化学工业出版社，2000，253

8　雷载权主编. 普通高等教育中医药类规划教材·中药学. 上海：上海科学技术出版社，1995，44

9　江苏新医学院. 中药大辞典. 上海：上海科学技术出版社，1977，2008

10　《中医大辞典》编辑委员会. 中医大辞典·中药分册. 北京：人民卫生出版社，1982，315

11　《中医学》编辑委员会. 中国医学百科全书·中医学. 上海：上海科学技术出版社，1997，974

12　吴兰成主编. 中国中医药学主题词表. 北京：中医古籍出版社，1996，202

13　中国医学科学院药物研究所等. 中药志. 第五册. 北京：人民卫生出版社，1993，312

14　中华人民共和国卫生部药政管理局. 中药材手册. 北京：人民卫生出版社，1998，530

15　《全国中草药汇编》编写组. 全国中草药汇编. 上册. 北京：人民卫生出版社，1996，774

16　中华人民共和国卫生部药政管理局. 全国中药炮制规范. 北京：人民卫生出版社，1988，272

17　徐国钧等主编. 中国药材学. 北京：中国医药科技出版社，1996，993

18　国家中医药管理局《中华本草》编委会. 中华本草. 第七册. 上海：上海科学技术出版社，1999，805

19　魏晋·名医别录. 北京：人民卫生出版社，1986，27

21　唐·孙思邈. 千金翼方. 北京：人民卫生出版社，1955，20

22　宋·苏颂. 本草图经. 合肥：安徽科学技术出版社，1994，88

23　宋·寇宗奭. 本草衍义. 上海：商务印书馆，1937，45

24 宋·佚名. 增广太平和剂图经本草药性总论. 见：增广太平惠民和剂局方. 海口：海南出版社，2002，404
25 元·王好古. 汤液本草. 见：景印文渊阁四库全书（745）. 北京：中医古籍出版社，1986，969
26 明·刘文泰. 本草品汇精要. 北京：人民卫生出版社，1982，224
27 明·缪希雍. 炮炙大法. 明末庄继先校刻本
28 明·卢之颐. 本草乘雅半偈. 北京：人民卫生出版社，1986，48
29 清·张志聪. 本草崇原. 北京：中国中医药出版社，1992，39
30 ［日］稻宣义. 炮炙全书. 北京：中医古籍出版社，1981，53
31 清·徐大椿. 神农本草经百种录. 见：景印文渊阁四库全书（785）. 北京：中医古籍出版社，1986，563
32 清·沈金鳌. 要药分剂. 上海：上海科学技术出版社，1959，21
33 清·凌奂. 本草害利. 北京：中医古籍出版社，1982，46
34 金·李杲. 珍珠囊补遗药性赋. 见：中国医学大成（二）. 长沙：岳麓书社，1990，109
35 明·陈嘉谟. 本草蒙筌. 北京：人民卫生出版社，1988，47
36 清·蒋居祉. 本草择要纲目. 见：珍本医书集成（二）. 上海：上海科学技术出版社，1985，29
37 清·陈士铎. 本草新编. 北京：中国中医药出版社，1996，69
38 清·汪昂. 本草备要. 北京：中国中医药出版社，1998，20
39 清·叶桂. 本草经解. 上海：上海科学技术出版社，1958，52
40 清·吴仪洛. 本草从新. 北京：中医古籍出版社，2001，48
41 清·陈念祖. 神农本草经读. 北京：人民卫生出版社，1959，14
42 清·姚澜. 本草分经. 上海：上海科学技术出版社，1989，61
43 清·陈其瑞. 本草撮要. 见：珍本医书集成（二）. 上海：上海科学技术出版社，1985，3
44 明·李时珍. 本草纲目. 北京：人民卫生出版社，1982，929
45 晋·葛洪. 抱朴子内篇. 北京：中国中医药出版社，1997，102
46 清·王绂. 医林纂要. 合肥：安徽科学技术出版社，1993，167
47 清·王士雄. 随息居饮食谱. 人民卫生出版社，1987，23

402 梅花

Meihua

Flos Mume

1 定名依据

1.1 正名

1.1.1 汉文名：梅花［蔷薇科植物梅 Prunus mume（Sieb.）Sieb et Zucc. 的干燥花蕾］。

1.1.2 英文名：plum flower.

1.2 依据

1.2.1 定名的文献依据

1.2.1.1 《本草纲目拾遗》卷七："梅花，梅梗，纲目载梅花无治方，止言点汤煮粥助雅致而已。食物宜忌云：梅花味酸涩、性平，并无主治。殆亦不知梅花之用，入药最广，而功效亦最大。"[1]

1.2.1.2 《中药志》:"梅花 本品为少常用中药。商品为蔷薇科植物梅的干燥花蕾。……【原植物】梅 别名:白梅花、绿萼梅。Prunus mume (Sieb.) Sieb et Zucc. ——蔷薇科 Rosaceae.。"[2]

1.2.1.3 《中国中医药学主题词表》:"梅花 Flos mume 为蔷薇科梅的花蕾;属理气药;用蔷薇科检索 1995 前文献。C 梨属。"[3]

1.2.1.4 《中华本草》:"梅花《纲目》【异名】白梅花《纲目》,绿萼梅《纲目拾遗》,绿梅花《药材学》。【来源】为蔷薇科植物绿萼梅 Prunus mume Sieb. f. viridicalyx (Makino) T. Y. Chen 的花蕾。【原植物】参见'乌梅'条。本种的花为白色,花萼绿色。"[4]

1.2.1.5 《中华人民共和国药典》:"梅花 Flos mume 本品为蔷薇科植物梅 Prunus mume (Sieb.) Sieb et Zucc. 的干燥花蕾。初春花未开放时采摘,及时低温干燥。"[5]

1.2.2 定名选择的理由

1.2.2.1 梅花 Flos mume,系蔷薇科植物梅 Prunus mume (Sieb.) Sieb et Zucc. 的干燥花蕾。"梅花"之名始见于清·赵学敏《本草纲目拾遗》,并作为本品正名记载。

1.2.2.2 我国最新出版的《中华人民共和国药典》以"梅花"作为本品正名,已经广泛应用于中医药学文献的标引和检索的《中国中医药学主题词表》也以"梅花"作为本品的正式主题词。现代本草著作如《中药志》、《中华本草》等均以"梅花"作为本品的正名。说明"梅花"作为本品正名已成为共识。

1.3 与正名等效的名词:无。

2 源流考释

梅花[蔷薇科植物梅 Prunus mume (Sieb.) Sieb et Zucc. 的干燥花蕾]入药始载于明·李时珍《本草纲目》卷二十九:"梅《本经·中品》。【释名】时珍曰:梅古文作呆,象子在木上之形……时珍曰:梅,花开于冬而实熟于夏,得木之全气,故其味最酸,所谓曲直作酸也。……白梅,【释名】盐梅、霜梅。木。人之舌下有。【修治】取大青梅以盐汁渍之,日晒夜渍,十日成矣。久乃上霜。"[6]其后的本草著作有的在"乌梅"条下论述本品,如清·吴仪洛《本草从新》[7]等。

"梅花"之名始见于清·赵学敏《本草纲目拾遗》[1],并作为本品正名。如《本草纲目拾遗》卷七:"梅花,梅梗,纲目载梅花无治方,止言点汤煮粥助雅致而已。食物宜忌云:梅花味酸涩、性平,并无主治。"[1]其后的本草著作有的将本品与"梅"并列论述,如清·严西亭《得配本草》[8]等;有的在"乌梅"或"梅实"条下论述本品,如清·黄宫绣《本草求真》[9]、姚澜《本草分经》[10]、杨时泰《本草述钩元》[11]等;有的将"白梅"作为本品正名记载,如清·凌奂《本草害利》[12]等。

古代著作中记载的本品异名有"白梅"《本草纲目》[6],"绿萼梅"《本草纲目拾遗》[1]等。

现代有关著作有的沿用《本草纲目拾遗》的记载以"梅花"作为本品正名,《中华人民共和国药典》[5]、《中国中医药学主题词表》[3]、《中药志》[2]、《中华本草》[4];有的以"白梅花"为正名,如《中药材手册》[13]、《中药大辞典》[14]、《中医大辞典·中药分册》[15];有的以"绿萼梅"为正名,如《全国中草药汇编》[16]《中国医学百科全书·中医学》[17]、《普通高等教育中医药类规划教材·中药学》[18]等。同时尚记载有“绿梅花”《中药材手册》[13]等各地的俗称。还记载有本品原植物“梅”的异名“白梅花”、“绿萼梅”《中药志》[2]等。

3 附录

3.1 又称：无。

3.2 俗称：绿梅花。

3.3 曾称：白梅《本草纲目》，绿萼梅《本草纲目拾遗》。

3.4 原植物名称：梅，白梅花，绿萼梅。

4 文献通考

《本草纲目》卷二十九：“梅《本经·中品》。【释名】时珍曰：梅古文作呆，象子在木上之形……时珍曰：梅，花开于冬而实熟于夏，得木之全气，故其味最酸，所谓曲直作酸也。……白梅，【释名】盐梅、霜梅。木。人之舌下有。【修治】取大青梅以盐汁渍之，日晒夜渍，十日成矣。久乃上霜。”[6]

《本草从新》卷十：“乌梅，涩肠敛肺。酸涩而温脾肺。血分之果。涩肠敛肺……白梅，酸涩咸平。功用略同乌梅。治痰厥僵仆。牙关紧闭。”[7]

《本草纲目拾遗》卷七：“梅花，梅梗，纲目载梅花无治方，止言点汤煮粥助雅致而已。食物宜忌云：梅花味酸涩、性平，并无主治。殆亦不知梅花之用，入药最广，而功效亦最大。百草镜：梅花冬蕊春开，其花不畏霜雪，花后发叶，得先天气最足，故能解先天胎毒，有红、白、绿萼，千叶、单叶之分，惟单叶绿萼入药尤良……治瘰疬：鸡蛋开一孔，入绿萼梅花将开者七朵，封口，饭上蒸熟，去梅花，食蛋，每日一枚，七日痊愈。”[1]

《得配本草》卷六：“梅，白梅，名盐梅、霜梅。酸、咸、平。治泻痢烦渴，疗霍乱呕吐。配轻粉、香油，涂痈疽。配生矾末，为丸含咽，治喉痹乳蛾。同皂角烧炭，敷发背。（发热茶清调，不发热醋调。）取大青梅以盐汁渍之，日晒夜渍，十日成矣，久乃上霜。叶酸，平。治休息痢及霍乱，煎浓汁饮之。夏衣生霉点，煎汤洗之即去。配棕榈炭，治月水不止。花，甘、酸、平。发痘解毒。肉一两。”[8]

《本草求真》卷二：“乌梅，（五草）入肝敛气涩肠……白梅由于盐渍，味咸则能软坚（通大便亦用）。若牙关紧闭，（白梅尤良）死肉黑痣，白梅用之更捷。”[9]

《本草分经·原例》：“乌梅，酸涩而温，入脾肺血分，涩肠敛肺，止血生津止渴，安蛔涌痰解毒。白梅酸涩咸平，功用略同，兼治痰厥、喉、痹、牙关紧闭，敷痈毒刀箭伤，多食则齿龊，嚼胡桃肉即解。”[10]

《本草述钩元》卷十六：“梅实，入药以野生及未经就接者为贵。味酸，气平。花开于冬，而实熟于夏。得木之全气，故其味最酸……白梅，又名盐梅霜梅，气味酸咸平，主喉痹。他治与乌梅仿佛一二，而乌梅较良，资用更多。痰厥僵仆，牙关紧闭者，取白梅肉指擦牙根，涎出即开。喉痹乳蛾，冰梅丸。”[11]

《本草害利·肝部药队》：“白梅，【害】按《素问》云：味过于酸，肝气以津。又云：酸走筋，筋病，无多食酸。虽能生津泄肝，然酸味敛束，违其所喜也，不宜多食。齿痛及病当发散者，咸忌之。"[12]

《中药志》："梅花　本品为少常用中药。商品为蔷薇科植物梅的干燥花蕾。……【原植物】梅　别名：白梅花、绿萼梅。Prunus mume (Sieb.) Sieb et Zucc. ——蔷薇科 Rosaceae.。"[2]

《中药材手册》："白梅花（《纲目拾遗》名梅花，列入花部）本品为蔷薇科植物梅 Prunus mume (Sieb.) Sieb et Zucc. 的干燥花蕾。原植物系落叶乔木，野生与栽培均有。商品称家梅与野梅，均可入药。家梅为白花绿萼，花瓣多，故俗称'白梅花'或'绿萼梅'，其质量较佳。亦有为红衣、黄萼者，俗称'红梅花'，药用较少。野梅为白花黄萼花瓣少，质量较次。【别名】梅花、绿萼梅、绿梅花。"[13]

《全国中草药汇编》："绿萼梅　来源：为蔷薇科梅属植物绿萼梅 Prunus mume Sieb et Zucc. var. viridicalyx Makino，以花入药。"[16]

《中药大辞典》："白梅花《纲目》【异名】绿萼梅《纲目拾遗》，绿梅花《药材学》。【基原】为蔷薇科植物梅 Prunus mume (Sieb.) Sieb et Zucc. 的花蕾。原植物详'乌梅'条。"[14]

《中医大辞典·中药分册》："白梅花　见《本草纲目》。为绿萼梅花之别名，详该条。"[15]

《中国医学百科全书·中医学》："绿萼梅　始载于《本草纲目》。又名绿梅花。为蔷薇科植物绿萼梅 Prunus mume sieb. et Zucc. var. viridicalyx Makino 的花蕾。1~2 月份，花蕾未开放时采摘，晒干或烘干。"[17]

《中国药材学》："梅花　为梅（白梅花）及其变型绿萼梅（绿梅花）P. mume Sieb. f. viridicalyx T. Y. Chen；红梅花 P. mume f. alphandii Rehd. 的花蕾。"[19]

《中国中医药学主题词表》："梅花 Flos mume　为蔷薇科梅的花蕾；属理气药；用蔷薇科检索 1995 前文献。C 梨属。"[3]

《普通高等教育中医药类规划教材·中药学》："绿萼梅《本草纲目》为蔷薇科落叶小乔木植物梅 Prunus mume (Sieb.) Sieb et Zucc. 的花蕾。入药分白梅花、红梅花两种。白梅花主产于江苏、浙江等地；红梅花主产于四川、湖北等地。初春花未开放时采摘，及时低温干燥。生用。"[18]

《中华本草》："梅花《纲目》【异名】白梅花《纲目》，绿萼梅《纲目拾遗》，绿梅花《药材学》。【来源】为蔷薇科植物绿萼梅 Prunus mume Sieb. f. viridicalyx (Makino) T. Y. Chen 的花蕾。【原植物】参见'乌梅'条。本种的花为白色，花萼绿色。"[4]

《中华人民共和国药典》："梅花 Flos mume　本品为蔷薇科植物梅 Prunus mume (Sieb.) Sieb et Zucc. 的干燥花蕾。初春花未开放时采摘，及时低温干燥。"[5]

5　参考文献

1　清·赵学敏．本草纲目拾遗．北京：人民卫生出版社，1983，244

2　中国医学科学院药物研究所等．中药志．第五册．北京：人民卫生出版社，1993，297

3　吴兰成主编．中国中医药学主题词表．北京：中医古籍出版社，1996，249

4　国家中医药管理局《中华本草》编委会．中华本草．第四册．上海：上海科学技术出版社，1999，92

5 国家药典委员会. 中华人民共和国药典. 一部. 北京：化学工业出版社，2000，254
6 明·李时珍. 本草纲目. 北京：人民卫生出版社，1982，1736
7 清·吴仪洛. 本草从新. 北京：中医古籍出版社，2001，136
8 清·严西亭. 得配本草. 上海：上海卫生出版社，1957，2
9 清·黄宫绣. 本草求真. 上海：上海科学技术出版社，1959，65
10 清·姚澜. 本草分经. 上海：上海科学技术出版社，1989，76
11 清·杨时泰. 本草述钩元. 上海：科技卫生出版社，1958，418
12 清·凌奂. 本草害利. 北京：中医古籍出版社，1982，19
13 中华人民共和国卫生部药政管理局. 中药材手册. 北京：人民卫生出版社，1998，503
14 江苏新医学院. 中药大辞典. 上海：上海科学技术出版社，1977，735
15 《中医大辞典》编辑委员会. 中医大辞典·中药分册. 北京：人民卫生出版社，1982，116
16 《全国中草药汇编》编写组. 全国中草药汇编. 下册. 北京：人民卫生出版社，1996，580
17 《中医学》编辑委员会. 中国医学百科全书·中医学. 上海：上海科学技术出版社，1997，1121
18 雷载权主编. 普通高等教育中医药类规划教材·中药学. 上海：上海科学技术出版社，1995，167
19 徐国钧等主编. 中国药材学. 北京：中国医药科技出版社，1996，1055

403 常山
Changshan
Radix Dichroae

1 定名依据

1.1 正名

1.1.1 汉文名：常山（虎耳草科植物常山 Dichroa febrifuga Lour. 的干燥根）。

1.1.2 英文名：antifeverile dichroa root.

1.2 依据

1.2.1 定名的文献依据

1.2.1.1 《药谱》："翻胃木，常山。"[1]

1.2.1.2 《本草图经》卷八："常山，文具蜀漆条下。"[2]

1.2.1.3 《证类本草》卷十："常山，味苦、辛，寒、微寒，有毒。主伤寒寒热，热发，温疟鬼毒，胸中痰结，吐逆，疗鬼蛊往来，水胀，洒洒恶寒，鼠瘘。一名互草。生益州川谷及汉中。八月采根，阴干。"[3]

1.2.1.4 《本草蒙筌》卷三："常山，蜀漆常山，味苦、辛，气寒。无毒。川蜀多生，湖浙亦有。择如鸡骨，入药收灵。忌菘菜鸡肉葱，畏玉札勿令犯。截温疟吐痰沫殊功，解伤寒驱寒热立效。水胀堪逐，鬼蛊能消。勿滚热下咽，必露冷过宿。"[4]

1.2.1.5 《本草备要·草部》："常山，宣，吐痰，截疟，通，行水。辛苦而寒，有毒。能引吐行水，祛老痰积饮（痰有六：风痰、寒痰、湿痰、热痰、食痰、气痰也。饮有五，流于肺为支饮，于肝为悬饮，于心为伏饮，于经络为溢饮，于肠胃为痰饮也。常山力能吐之，下之），专治诸疟。"[5]

1.2.1.6 《本草从新》卷四："常山，宣、吐痰截疟、通行水。辛苦而寒。能引吐行水。祛老痰积饮（痰有六、风痰、寒痰、湿痰、热痰、食痰、气痰也、饮有五、流于肺为支饮、于肝为悬饮、于心为伏饮、于经络为溢饮、于肠胃为痰饮也、常山力能吐之下之）。"[6]

1.2.1.7 《中华人民共和国药典》："常山 Radix dichroae 本品为虎耳草科植物常山 Dichroa febrifuga Lour. 的干燥根。秋季采挖，除去须根，洗净，晒干。"[7]

1.2.1.8 《普通高等教育中医药类规划教材·中药学》："常山《本经》为虎耳草科落叶小灌木植物常山 Dichroa febrifuga Lour. 的根。主产于长江以南各省及甘肃、陕西、四川等地。秋季采收。晒干。切片生用或酒炒用。"[8]

1.2.1.9 《中药大辞典》："常山《本经》【异名】互草《本经》，恒山、七叶《吴普本草》，鸡骨常山（陶弘景），翻胃木（侯宁极《药谱》）。【基原】为虎耳科植物黄常山的根。【原植物】黄常山 Dichroa febrifuga Lour.。"[9]

1.2.1.10 《中医大辞典·中药分册》："常山 出《神农本草经》。又名鸡骨常山、恒山、翻胃木。为虎耳草科植物常山 Dichroa tebrituga Lour. 的根。主产四川、贵州、湖南。"[10]

1.2.1.11 《中国医学百科全书·中医学》："常山 始载于《神农本草经》。又名亘草、恒山、鸡骨常山。为虎耳草科植物黄常山 Dichroa tebrituga Lour. 的根。秋季采挖，洗净泥土，除去细根、晒干。"[11]

1.2.1.12 《中国中医药学主题词表》："常山 Dichroa febrifuga 属虎耳草科；属抗疟药（中药）和涌吐药。"[12]

1.2.1.13 《中药志》[13]、《中药材手册》[14]、《全国中草药汇编》[15]、《全国中药炮制规范》[16]、《中国药材学》[17]、《中华本草》[18]等现代中药著作多以"常山"作为本品正名（参见"文献通考"）。

1.2.2 定名选择的理由

1.2.2.1 常山 Radix dichroae，系虎耳草科植物常山 Dichroa febrifuga Lour. 的干燥根。"常山"之名始见于唐·侯宁极《药谱》，"常山"作为本品正名始见于宋·苏颂《本草图经》。其后的本草著作如宋·唐慎微《证类本草》，明·陈嘉谟《本草蒙筌》，清·汪昂《本草备要》、吴仪洛《本草从新》等在载录本品时即以"常山"作为正名，并一直沿用至今。

1.2.2.2 我国最新出版的《中华人民共和国药典》、《普通高等教育中医药类规划教材·中药学》以及辞书类著作《中医大辞典·中药分册》、《中药大辞典》、《中国医学百科全书·中医学》等均以"常山"作为本品正名。已经广泛应用于中医药学文献的标引和检索的《中国中医药学主题词表》也以"常山"作为本品的正式主题词。现代本草著作如《中药志》、《全国中草药汇编》、《中华本草》、《中国药材学》、《中药材手册》、《全国中药炮制规范》等虽记载了不少本品各地的俗称，但也无一例外以"常山"作为本品的正名。说明"常山"作为本品正名已成为共识。

1.3 与正名等效的名词：无。

2 源流考释

常山（虎耳草科植物常山 Dichroa febrifuga Lour. 的干燥根），原称"恒山"，始见于汉《神农本草经》卷三："恒山，味苦，寒。主伤寒寒热，热发温疟，鬼毒，胸中痰结吐逆。一名互草。生川谷。"[19] 其后的本草著作大多沿用《神农本草经》记载本品。如三国·吴普《吴普本草》[20]，南北朝·陶弘景《本草经集注》[21]，唐·苏敬《新修本草》[22]等。

"常山"之名始见于唐·侯宁极《药谱》："翻胃木，常山"[1]。"常山"作为本品正名始见于宋·苏颂《本草图经》卷八："常山，文具蜀漆条下。"[2] 其后本草大多沿用《本草图经》，以"常山"为本品正名。如宋·唐慎微《证类本草》[3]、寇宗奭《本草衍义》[23]、佚名《增广太平和剂图经本草药性总论》[24]，明·刘文泰《本草品汇精要》[25]、陈嘉谟《本草蒙筌》[4]、杜文燮《药鉴》[26]、缪希雍《炮炙大法》[27]、李中梓《雷公炮制药性解》[28]、李中梓《本草征要》[29]、卢之颐《本草乘雅半偈》[30]，清·张志聪《本草崇原》[31]、蒋居祉《本草择要纲目》[32]、日本稻宣义《炮炙全书》[33]、汪昂《本草备要》[5]、张璐《本经逢原》[34]、吴仪洛《本草从新》[6]、严西亭《得配本草》[35]、沈金鳌《要药分剂》[36]、黄宫绣《本草求真》[37]、姚澜《本草分经》[38]、杨时泰《本草述钩元》[39]、陈其瑞《本草撮要》[40]、张秉成《本草便读》[41]等；有的将"常山"与"蜀漆"并列论述，如明·李时珍《本草纲目》[42]。

古代著作中记载的本品异名有"互草"、"恒山"《神农本草经》[19]，"七叶"《吴普本草》[20]，"鸡骨恒山"《本草经集注》[21]，"翻胃木"《药谱》[1]等。如《吴普本草·草木类》："恒山，一名七叶。"[20]《本草经集注·草木下品》："恒山，味苦、辛，寒、微寒，有毒。主治伤寒寒热，热发温疟，鬼毒，胸中痰结吐逆。治鬼蛊往来，水胀，洒洒恶寒，鼠瘘。一名互草。生益州川谷及汉中。八月采根，阴干。（畏玉札。）出宜都、建平，细实黄者，呼为鸡骨恒山，用最胜。"[21]《药谱》："翻胃木，常山。"[1]

现代有关著作均沿用《本草图经》的记载以"常山"作为本品正名，如《中华人民共和国药典》[7]、《普通高等教育中医药类规划教材·中药学》[8]、《中药大辞典》[9]、《中医大辞典·中药分册》[10]、《中国医学百科全书·中医学》[11]、《中国中医药学主题词表》[12]、《中药志》[13]、《中药材手册》[14]、《全国中草药汇编》[15]、《全国中药炮制规范》[16]、《中国药材学》[17]、《中华本草》[18]等。同时尚记载有"黄常山"、"鸡骨常山"《中药材手册》[14]，"鸡骨风"、"风骨木"、"白常山"、"大金刀"、"蜀漆（叶）"《全国中草药汇编》[15]，"亘草"《中国医学百科全书·中医学》[11]，"南常山"、"一枝蓝"《中国药材学》[17]，"茗叶常山"、"土常山"、"大常山"、"树盘根"、"摆子药"《中华本草》[18]等各地的俗称。还记载有本品原植物"常山"的异名"黄常山"、"鸡骨常山"《中药志》[13]等。

3 附录

3.1 又称：酒常山（饮片规格名）。

3.2 俗称：南常山、白常山（贵州、江西），茗叶常山、土常山、大金刀（湖南），大常山、树盘根、一枝蓝（云南），鸡骨风、风骨木（广州），摆子药（贵州），蜀漆（叶），黄常山，亘草，鸡骨常山。

3.3 曾称：恒山、互草《神农本草经》，七叶《吴普本草》，鸡骨恒山《本草经集注》，翻胃木《药谱》。

3.4　原植物名称：常山，黄常山（浙江、四川、广西），鸡骨常山（四川、广西）。

4　文献通考

《神农本草经》卷三："恒山，味苦，寒。主伤寒寒热，热发温疟，鬼毒，胸中痰结吐逆。一名互草。生川谷。"[19]

《吴普本草·草木类》："恒山，一名七叶。神农、岐伯：苦。李氏：大寒。桐君：辛，有毒。二月、八月采。"[20]

《本草经集注·草木下品》："恒山，味苦、辛，寒、微寒，有毒。主治伤寒寒热，热发温疟，鬼毒，胸中痰结吐逆。治鬼蛊往来，水胀，洒洒恶寒，鼠瘘。一名互草。生益州川谷及汉中。八月采根，阴干（畏玉札）。出宜都、建平，细实黄者，呼为鸡骨恒山，用最胜。"[21]

《新修本草》卷十："恒山，味苦、辛，寒、微寒，有毒。主伤寒寒热，热发温疟，鬼毒，胸中痰结吐逆。疗鬼蛊往来，水胀，洒洒恶寒，鼠瘘。一名互草。生益州川谷及汉中。八月采根，阴干。畏玉札。出宜都、建平，细实黄者，呼为鸡骨恒山，用最胜。"[22]

《药谱》："翻胃木，常山。"[1]

《本草图经》卷八："常山，文具蜀漆条下。"[2]

《证类本草》卷十："常山，味苦、辛，寒、微寒，有毒。主伤寒寒热，热发，温疟鬼毒，胸中痰结，吐逆，疗鬼蛊往来，水胀，洒洒恶寒，鼠瘘。一名互草。生益州川谷及汉中。八月采根，阴干（畏玉札）。陶隐居云：出宜都、建平。细实黄者，呼为鸡骨常山，用最胜。"[3]

《本草衍义》卷十一："常山，蜀漆根也，亦治疟、吐痰，如鸡骨者佳。"[23]

《增广太平和剂图经本草药性总论·草部下品之上》："常山，味苦辛，寒，微寒，有毒。主伤寒寒热，热发温疟，鬼毒胸中痰结，吐逆，疗鬼蛊往来，水胀，洒洒恶寒。《药性论》云：忌：葱。味苦，有小毒。治诸疟、吐痰涎，去寒热，食多，令人大吐，治项下瘤瘿。萧炳云：得：甘草，吐疟。日华子云：忌：菘菜。畏：玉札。"[24]

《本草品汇精要》卷十三："常山，有毒，植生。常山（出《神农本经》）。主伤寒寒热，热发温疟，鬼毒，胸中痰结吐逆。一名互草。生川谷（以上朱字《神农本经》）。疗鬼蛊往来水胀，洒洒恶寒，鼠瘘（以上黑字《名医》所录）。【名】互草。"[25]

《本草蒙筌》卷三："常山，蜀漆常山，味苦、辛，气寒。无毒。川蜀多生，湖浙亦有。择如鸡骨，入药收灵。忌菘菜鸡肉葱，畏玉札勿令犯。截温疟吐痰沫殊功，解伤寒驱寒热立效。水胀堪逐，鬼蛊能消。勿滚热下咽，必露冷过宿。（凡服此，须头晚煎熟，露天空下一宿，次早才服。）年老久病人全忌，形瘦稍虚者少煎。盖性悍凶，驱逐甚捷，功不掩过者也。苗名蜀漆，味苦纯阳。五月收采阴干，使宜栝楼桔梗。"[4]

《本草纲目》卷十七："常山、蜀漆《本经·下品》。【释名】恒山《吴普》、互草《本经》、鸡屎草《日华》、鸭屎草《日华》。时珍曰：恒亦常也。恒山乃北岳名，在今定州。常山乃郡名，亦今真定。岂此药始产于此得名欤？蜀漆乃常山苗，功用相同，今并为一。"[42]

《药鉴》卷二："常山，气寒，味苦辛。性暴悍，善驱逐，能损真气，痰人稍近虚怯者，不可轻用。疟症药中，少用则截。鬼蛊能消，水肿其逐。必须醋炒，方可免吐。忌葱。”[26]

《炮炙大法·草部》：“常山（如鸡骨者，良。春使茎叶，夏、秋、冬使根。酒浸一宿至明，漉出晒干，熬，捣，少用。勿令老人、久病者服之。切忌。畏玉札，忌葱、菘菜，伏砒石）。”[27]

《雷公炮制药性解》卷二：“常山，味苦辛，性微寒有毒，入肝经。最开结痰，专理疟疾，毒令人吐。恶生葱、菘菜及醋。苗名蜀漆，鸡骨者良。”[28]

《本草征要》卷一：“常山，味辛、苦，性寒，有毒。入肝经。酒炒透。疗痰饮有灵，截疟疾必效。常山去老痰积饮，为疟家要药。必须好酒久炒令透，不尔使人吐也。”[29]

《本草乘雅半偈》第六帙：“常山《本经·下品》。【气味】苦寒，有毒。【主治】主伤寒寒热，发热温疟，鬼毒，胸中痰结吐逆。”[30]

《本草崇原》卷下：“常山，气味苦寒，有毒。主治伤寒寒热，热发温疟，鬼毒，胸中痰结，吐逆。（常山又名恒山，出益州及汉中，今汴西、淮浙、湖南州郡皆有。生山谷间，茎高三四尺，圆而有节，其叶似茗，两两相对，二月作白花，青萼，五月结实青圆。常山者，根之名也。状似荆根，细实而黄者，谓之鸡骨常山，用之最胜，其苗别名蜀漆。古时根苗皆入药用，今时但用常山，不用蜀漆，犹之赤箭、天麻，但用天麻，无有用赤箭者，盖以其苗不复远市耳。）”[31]

《本草择要纲目·寒性药品》：“常山 【气味】苦，寒，有毒。为治疟之最要。不可多进。凡无水不作痰，无痰不成疟，水在上焦则常山能吐之。”[32]

《炮炙全书》卷三：“常山，苦，寒，有毒。形如鸡骨，色如鸡子黄者佳。酒浸一宿，切薄片，慢火炒透。又有醋制者吐人。畏玉札。忌葱菜、菘菜，伏砒石。五月采叶，阴干，名蜀漆，辛平有毒。桔梗、栝蒌为使，恶贯众。蜀漆俗谓之小臭木此也，叶似茗而长大，两两相当，木高丈余，山城州鞍马山特多有之。按图经云：海州出者，叶似楸叶，八月有花，红白色，子碧色似山楝子而小，今俗名臭木者即此也，人多充蜀漆用，然终是非蜀漆之真。”[33]

《本草备要·草部》：“常山，宣，吐痰，截疟，通，行水。辛苦而寒，有毒。能引吐行水，祛老痰积饮（痰有六：风痰、寒痰、湿痰、热痰、食痰、气痰也。饮有五，流于肺为支饮，于肝为悬饮，于心为伏饮，于经络为溢饮，于肠胃为痰饮也。常山力能吐之，下之），专治诸疟。”[5]

《本经逢原》卷二：“常山，一名恒山。苦辛温，有毒。川产、淡黄细、实如鸡骨者良，醋炒则不吐人。”[34]

《本草从新》卷四：“常山，宣、吐痰截疟、通行水。辛苦而寒。能引吐行水。祛老痰积饮。（痰有六：风痰、寒痰、湿痰、热痰、食痰、气痰也。饮有五：流于肺为支饮。于肝为悬饮，于心为伏饮，于经络为溢饮，于肠胃为痰饮也。常山力能吐之下之。）”[6]

《得配本草》卷三：“常山，畏石乳。忌葱、菘菜。伏砒石。辛、苦、寒。有毒。入足厥阴经气分。能引吐行水，祛老痰积饮，截诸疟必效。配小麦、竹叶，入心，治温疟（散心火）。”[35]

《要药分剂》卷一：“常山，味辛苦，性寒，有毒。禀天地阴寒之气以生。畏玉竹，忌葱菜及菘菜，伏砒石。得甘草止疟。【主治】主伤寒寒热，热发温疟，鬼毒，胸中痰结吐逆（本经）。疗鬼蛊往来，水胀洒洒恶寒，鼠瘘（别录），治诸疟，祛老痰积饮（甄权）。【蜀漆】即常山茎叶，主疟，及咳逆寒热，腹中癥瘕，坚痞积，邪气蛊毒鬼疰（本经）。”[36]

《本草求真》卷三：“常山（毒草），吐心下疟痰积饮。常山（专入心下），辛苦而寒，有毒。功专引吐行水，为除疟疾、老痰积饮要药。盖疟无不挟痰挟热以成，然亦有风痰寒热食气之分。”[37]

《本草分经·原例》：“常山，辛苦寒性猛烈，能引吐行水祛痰饮截疟，与甘草同用或生用。多用则吐，若酒浸炒透但用钱许，未见其尽吐也。”[38]

《本草述钩元》卷十：“常山，苗名蜀漆，功用相同。气味苦辛寒，有毒。主治伤寒寒热，热发温疟，劫痰截疟，逐老痰积饮，散山岚瘴气。”[39]

《本草撮要》卷一：“常山，味苦，入手太阴足阳明经，功专劫痰截疟。得知母、贝母、草果治诸疟。得丹砂能劫痰疟。得槟榔、草果治瘴疟。得甘草治肺疟。得豆豉、乌梅、竹叶治肾疟。得小麦、淡竹叶治温疟。得黄连治久疟。”[40]

《本草便读·草部》：“常山，服之吐利。劫肝胃蕴蓄之痰。味则苦辛。截痃疟稽留之病。苗名蜀漆。宣发多功。气属腥寒。虚羸当禁。”[41]

《中药志》：“常山　本品为较常用中药。商品为虎耳草科植物常山的根。……【原植物】常山　别名：黄常山（浙江、四川、广西），鸡骨常山（四川、广西）。Dichroa febrifuga Lour.　——虎耳草科 Saxifragaceae.。”[13]

《中药材手册》：“常山（《纲目》列入草部毒草类）本品为虎耳草科植物常山 Dichroa febrifuga Lour.　的干燥根。原植物系灌叶灌木，野生与栽培均有。四川川南地区以本种植物干燥嫩枝叶作‘蜀漆’（别名常山）入药。另外，我国民间常使用一些常山的同名异物，有的有抗疟作用，有的系误用，已停止使用，列表于后以供参考。【别名】黄常山、鸡骨常山。”[14]

《全国中草药汇编》：“常山　别名：黄常山、鸡骨常山、鸡骨风、风骨木、白常山、大金刀、蜀漆（叶）。来源：为虎耳草科黄常山属植物黄常山 Dichroa febrifuga Lour.　的根。其嫩枝叶称‘蜀漆’，亦供药用。”[15]

《中药大辞典》：“常山《本经》【异名】互草《本经》，恒山、七叶《吴普本草》，鸡骨常山（陶弘景），翻胃木（侯宁极《药谱》）。【基原】为虎耳科植物黄常山的根。【原植物】黄常山 Dichroa febrifuga Lour.。”[9]

《中医大辞典·中药分册》：“常山　出《神农本草经》。又名鸡骨常山、恒山、翻胃木。为虎耳草科植物常山 Dichroa tebrituga Lour.　的根。主产四川、贵州、湖南。”[10]

《中国医学百科全书·中医学》：“常山　始载于《神农本草经》。又名亘草、恒山、鸡骨常山。为虎耳草科植物黄常山 Dichroa tebrituga Lour.　的根。秋季采挖，洗净泥土，除去细根、晒干。”[11]

《全国中药炮制规范》：“常山　［处方用名］常山、酒常山。【来源】本品为虎耳草科植物常山 Dichroa febrifuga Lour.　的干燥根。野生或栽培。主产于四川、湖南、贵州等地。秋季采挖，除去茎叶及须根，洗净泥土，干燥。药材以质坚硬、断面色浅黄者为佳。”[16]

《中国药材学》：“常山　【别名】鸡骨常山，南常山，白常山（贵州、江西），一枝蓝（云南）。【来源】本品为虎耳草科植物常山 Dichroa febrifuga Lour.　的根。”[17]

《中国中医药学主题词表》："常山 Dichroa febrifuga　属虎耳草科；属抗疟药（中药）和涌吐药。"[12]

《普通高等教育中医药类规划教材·中药学》："常山《本经》为虎耳草科落叶小灌木植物常山 Dichroa febrifuga Lour. 的根。主产于长江以南各省及甘肃、陕西、四川等地。秋季采收。晒干。切片生用或酒炒用。"[8]

《中华本草》："常山《本经》【异名】互草《本经》，恒山《吴普本草》，鸡骨常山《本草经集注》，翻胃木（侯宁极《药谱》），黄常山《中国药用植物志》，茗叶常山、土常山、大金刀《湖南药物志》，大常山、树盘根、一枝蓝《云南中草药选》，鸡骨风、风骨木、白常山（广州军区空军《常用中草药手册》），摆子药（贵州）。……【来源】为虎耳科植物黄常山的根。【原植物】常山 Dichroa febrifuga Lour.。"[18]

《中华人民共和国药典》："常山 Radix dichroae　本品为虎耳草科植物常山 Dichroa febrifuga Lour. 的干燥根。秋季采挖，除去须根，洗净，晒干。"[7]

5　参考文献

1　唐·侯宁极. 药谱. 抄本，6

2　宋·苏颂. 本草图经. 合肥：安徽科学技术出版社，1994，269

3　宋·唐慎微. 证类本草. 北京：人民卫生出版社，1957，253

4　明·陈嘉谟. 本草蒙筌. 北京：人民卫生出版社，1988，175

5　清·汪昂. 本草备要. 北京：中国中医药出版社，1998，87

6　清·吴仪洛. 本草从新. 北京：中医古籍出版社，2001，73

7　国家药典委员会. 中华人民共和国药典. 一部. 北京：化学工业出版社，2000，255

8　雷载权主编. 普通高等教育中医药类规划教材·中药学. 上海：上海科学技术出版社，1995，328

9　江苏新医学院. 中药大辞典. 上海：上海科学技术出版社，1977，2101

10　《中医大辞典》编辑委员会. 中医大辞典·中药分册. 北京：人民卫生出版社，1982，326

11　《中医学》编辑委员会. 中国医学百科全书·中医学. 上海：上海科学技术出版社，1997，1207

12　吴兰成主编. 中国中医药学主题词表. 北京：中医古籍出版社，1996，43

13　中国医学科学院药物研究所等. 中药志. 第二册. 北京：人民卫生出版社，1993，515

14　中华人民共和国卫生部药政管理局. 中药材手册. 北京：人民卫生出版社，1998，215

15　《全国中草药汇编》编写组. 全国中草药汇编. 上册. 北京：人民卫生出版社，1996，768

16　中华人民共和国卫生部药政管理局. 全国中药炮制规范. 北京：人民卫生出版社，1988，98

17　徐国钧等主编. 中国药材学. 北京：中国医药科技出版社，1996，221

18　国家中医药管理局《中华本草》编委会. 中华本草. 第四册. 上海：上海科学技术出版社，1999，18.

19　汉·神农本草经. 上海：科技卫生出版社，1959，92

20　三国·吴普. 吴普本草. 北京：人民卫生出版社，1987，51

21　南北朝·陶弘景. 本草经集注. 北京：人民卫生出版社，1994，5

22　唐·苏敬等撰. 新修本草. 合肥：安徽科学技术出版社，1981，268

23　宋·寇宗奭. 本草衍义. 上海：商务印书馆，1937，65

24　宋·佚名. 增广太平和剂图经本草药性总论. 见：增广太平惠民和剂局方. 海口：海南出版社，2002，449

25　明·刘文泰. 本草品汇精要. 北京：人民卫生出版社，1982，385

26　明·杜文燮．药鉴．北京：中国中医药出版社，1993，72
27　明·缪希雍．炮炙大法．明末庄继先校刻本
28　明·李中梓．雷公炮制药性解．见：中国医学大成（二）．长沙：岳麓书社，1990，138
29　明·李中梓．本草征要．见：李中梓医学全书．北京：中国中医药出版社，1999，128
30　明·卢之颐．本草乘雅半偈．北京：人民卫生出版社，1986，366
31　清·张志聪．本草崇原．北京：中国中医药出版社，1992，118
32　清·蒋居祉．本草择要纲目．见：珍本医书集成（二）．上海：上海科学技术出版社，1985，23
33　［日］稻宣义．炮炙全书．北京：中医古籍出版社，1981，101
34　清·张璐．本经逢原．上海：上海科学技术出版社，1959，93
35　清·严西亭．得配本草．上海：上海卫生出版社，1957，36
36　清·沈金鳌．要药分剂．上海：上海科学技术出版社，1959，23
37　清·黄宫绣．本草求真．上海：上海科学技术出版社，1959，102
38　清·姚澜．本草分经．上海：上海科学技术出版社，1989，175
39　清·杨时泰．本草述钩元．上海：科技卫生出版社，1958，281
40　清·陈其瑞．本草撮要．见：珍本医书集成（二）．上海：上海科学技术出版社，1985，18
41　清·张秉成．本草便读．上海：上海卫生出版社，1957，50
42　明·李时珍．本草纲目．北京：人民卫生出版社，1982，1150

404　野山参

yeshanshen

Radix Ginseng Indici

1　定名依据

1.1　正名

1.1.1　汉文名：野山参（五加科植物人参 Panax ginseng C. A. Mey. 野生品的干燥根）。

1.1.2　英文名：wild ginseng.

1.2　依据

1.2.1　定名的文献依据

1.2.1.1　《神农本草经》卷一："人参，味甘，微寒。主补五脏，安精神，定魂魄，止惊悸，除邪气，明目、开心、益智。久服轻身延年。一名人衔，一名鬼盖。生山谷。"[1]

1.2.1.2　《中药志》："人参　本品为常用中药。商品有栽培的园参和天然野生的野山参两种，但以园参为主，二者均系五加科植物人参的根。……【原植物】人参。别名：园参（栽培品），山参（野生品），棒槌（东北土名）。Panax ginseng C. A. Mey.（P. schinseng Nees）——五加科 Araliaceae."[2]

1.2.1.3　《中华人民共和国药典》："人参 Radix ginseng　本品为五加科植物人参 Panax ginseng C. A. Mey. 的干燥根。栽培者为园参，野生者为山参。多于秋季采挖，洗净。"[3]

1.2.1.4　《普通高等教育中医药类规划教材·中药学》："人参《本经》为五加科多年生草本植物人参 Panax ginseng C. A. Mey. 的根。主产吉林、辽宁、黑龙江。野生者名山参，

培植者称园参，于秋季采挖。园参一般栽培 6 ~ 7 年后收获。”[4]

1.2.1.5　《中药大辞典》：“人参《本经》……【药材】（1）园参　又名秧参……（2）野山参　又名山参。主根短粗，与根茎等长或较短，多具二个主要支根，形似人体。”[5]

1.2.1.6　《中国中医药学主题词表》：“人参 Ginseng　属五加科和补气药。D 野山参；FC 人参芦。”[6]

1.2.1.7　《中华本草》：“人参《本经》……【采收加工】栽培参（园参）……野生品（山参）采挖时防止折断支根及须根……【药材鉴别】……（3）生晒山参……均以支大、质硬、完整者为佳。并以野山参为名贵。”[7]

1.2.2　定名选择的理由

野山参 Radix Ginseng Indici，为野生五加科植物人参 Panax ginseng C. A. Mey. 的干燥根。人参始载于汉《神农本草经》，列为上品。“野山参”系人参的野生品，其名始见于《中药志》，其后《中华人民共和国药典》、《普通高等教育中医药类规划教材·中药学》以及辞书类著作《中药大辞典》、《中华本草》等均有相关记载，已经广泛应用于中医药学文献的标引和检索的《中国中医药学主题词表》把“野山参”作为“人参”的代参照项。

1.3　与正名等效的名词：无。

2　源流考释

野山参（野生五加科植物人参 Panax ginseng C. A. Mey. 的干燥根）属于人参药材品种之一。人参始载于汉《神农本草经》，列为上品，如《神农本草经》卷一：“人参，味甘，微寒。主补五脏，安精神，定魂魄，止惊悸，除邪气，明目、开心、益智。久服轻身延年。一名人衔、一名鬼盖。生山谷。”[1]

“野山参”系人参的野生品。其名始见于《中药志》：“人参　本品为常用中药。商品有栽培的园参和天然野生的野山参两种，但以园参为主，二者均系五加科植物人参的根。……【原植物】人参。别名：园参（栽培品），山参（野生品），棒槌（东北土名）。Panax ginseng C. A. Mey.（P. schinseng Nees）——五加科 Araliaceae.”[2] 其后《中华人民共和国药典》[3]、《普通高等教育中医药类规划教材·中药学》[4] 以及辞书类著作《中药大辞典》[5]、《中华本草》[7] 等均有相关记载，同时尚记载有“山参”等俗称，如《中药大辞典》：“人参《本经》……【药材】（1）园参　又名秧参……（2）野山参　又名山参。主根短粗，与根茎等长或较短，多具二个主要支根，形似人体。”[5]《中国中医药学主题词表》则把“野山参”作为“人参”的代参照项，如《中国中医药学主题词表》：“人参 Ginseng　属五加科和补气药。D 野山参；FC 人参芦。”[6] 原植物“人参”的异名参见“人参”条。

3　附录

3.1　又称：无。

3.2　俗称：山参。

3.3　曾称：无。

3.4　原植物名称：参见“人参”条。

4　文献通考

《神农本草经》卷一："人参，味甘，微寒。主补五脏，安精神，定魂魄，止惊悸，除邪气，明目、开心、益智。久服轻身延年。一名人衔，一名鬼盖。生山谷。……案：《说文》云：参，人参，药草，出上党。《广雅》云：地精，人参也。"[1]

《中药志》："人参　本品为常用中药。商品有栽培的园参和天然野生的野山参两种，但以园参为主，二者均系五加科植物人参的根。……【原植物】人参。别名：园参（栽培品），山参（野生品），棒槌（东北土名）。Panax ginseng C. A. Mey.（P. schinseng Nees）——五加科 Araliaceae."[2]

《中药大辞典》："人参《本经》……【药材】（1）园参　又名秧参……（2）野山参又名山参。主根短粗，与根茎等长或较短，多具二个主要支根，形似人体。"[5]

《中国中医药学主题词表》："人参 Ginseng　属五加科和补气药。D 野山参；FC 人参芦。"[6]

《普通高等教育中医药类规划教材·中药学》："人参《本经》为五加科多年生草本植物人参 Panax ginseng C. A. Mey. 的根。主产吉林、辽宁、黑龙江。野生者名山参，培植者称园参，于秋季采挖。园参一般栽培 6~7 年后收获。"[4]

《中华本草》："人参《本经》……【采收加工】栽培参（园参）……野生品（山参）采挖时防止折断支根及须根……【药材鉴别】……（3）生晒山参……均以支大、质硬、完整者为佳。并以野山参为名贵。"[7]

《中华人民共和国药典》："人参 Radix ginseng　本品为五加科植物人参 Panax ginseng C. A. Mey. 的干燥根。栽培者为园参，野生者为山参。多于秋季采挖，洗净。"[3]

5　参考文献

1　汉·神农本草经．清顾观光重辑本．北京：人民卫生出版社，1955，28
2　中国医学科学院药物研究所等．中药志．第一册．北京：人民卫生出版社，1993，1
3　国家药典委员会．中华人民共和国药典．一部．北京：化学工业出版社，2000，121
4　雷载权主编．普通高等教育中医药类规划教材·中药学．上海：上海科学技术出版社，1995，277
5　江苏新医学院．中药大辞典．上海：上海科学技术出版社，1977，30
6　吴兰成主编．中国中医药学主题词表．北京：中医古籍出版社，1996，308
7　国家中医药管理局《中华本草》编委会．中华本草．第五册．上海：上海科学技术出版社，1999，805

405　野菊花
Yejuhua
Flos Chrysanthemi Indici

1　定名依据

1.1　正名

1.1.1　汉文名：野菊花（菊科植物野菊 Chrysanthemum indicum L. 的干燥头状花序）。

1.1.2　英文名：wild chrysanthemum flower.。

1.2　依据

1.2.1　定名的文献依据

1.2.1.1　《宣明方论》卷九："痰饮论……松花膏，治三二十年劳嗽，预九月间，宣利一切痰涎，肺积喘嗽不利。防风、干生姜、野菊花、芫花、枸杞子、甘草、苍术、黄精，上为末，取黄精根熬成膏子，和药末，如弹子大，每服细嚼一丸，冷水化下，临卧，不吃夜饭，服药一粒。"[1]

1.2.1.2　《本草正·隰草部》："野菊花（五一），一名苦薏。根叶茎花皆可同用。味苦辛。大能散火散气，消痈毒疔肿瘰疬，眼目热痛，亦破妇人瘀血。孙氏治痈毒方，用野菊连根叶捣烂酒煎，热服取汗，以渣敷之；或同苍耳捣汁，以热酒冲服。冬月用干者煎服，或为末酒服亦可。"[2]

1.2.1.3　《本草求真》卷三："野菊花，（隰草）散火气消痈毒。野菊花（专入肺肝）。一名苦薏，为外科痈肿药也。其味辛而且苦，大能散火散气。故凡痈毒疔肿瘰疬眼目热痛，妇人瘀血等症，无不得此则治。"[3]

1.2.1.4　《中药材手册》："野菊花　菊科植物野菊花 Chrysanthemum indicum L. 的头状花序。Dendranthema boreale (Makino) Ling (Chrysanthemum boreale Makino; Ch. Lavandulaefolium Makino) ——菊科 Compositae."[4]

1.2.1.5　《中药大辞典》："野菊花《本草正》【基原】为菊科植物野菊 Chrysanthemum indicum L. 北野菊 C. boreale Mak. 或岩香菊 C. Lavandulaefolium (Fisch.) Mak. 的头状花序。原植物详'野菊'条。"[5]

1.2.1.6　《中医大辞典·中药分册》："野菊花　出《本草正》。为菊科植物野菊 Chrysanthemum indicum L. 的花序。主产江苏、四川、广西、山东。"[6]

1.2.1.7　《中国医学百科全书·中医学》："野菊花　始载于《本草正》。为野菊的头状花序。秋、冬两季花盛开时采收花序，晒干或烘干。"[7]

1.2.1.8　《全国中药炮制规范》："野菊花　[处方用名] 野菊花。【来源】本品为菊科植物野菊 Chrysanthemum indicum L. 的干燥头状花序。均系野生。产于河南、河北、江苏、浙江等地。秋、冬二季花初开放时采摘。晒干，或蒸后晒干。药材以完整、色黄、香气浓者为佳。"[8]

1.2.1.9　《中国药材学》："野菊花　【别名】野黄菊花，苦薏，山菊花，路边菊，甘菊花（广西），疟疾草（江苏）。【来源】本品为菊科植物野菊 Chrysanthemum indicum (L.) Des Moul (Chrysanthemum indicum L). 的头状花序。"[9]

1.2.1.10　《普通高等教育中医药类规划教材·中药学》："野菊花《本草正》为菊科多年生草本植物野菊 Chrysanthemum indicum L. 等的头状花序。全国各地均产。秋季花盛开时采收，晒干或烘干。"[10]

1.2.1.11　《中华本草》："野菊花《本草正》【异名】山菊花《东北中草药》，千层菊、黄菊花《安徽中草药》。……【来源】为菊科植物野菊和岩香菊的花。【原植物】1. 野菊 Dendranthema indicum (L.) Des Moul. [Chrysanthemum indicum L.] ……2. 岩香菊 Dendranthema lavandulaefolium (Fisch. ex Trauty) Ling et Shih [Pyrethrum lavandulifolium

Fisch. ex Trautv.; Chrysanthemum lavandulifolium (Fisch. ex Trautv.) Makino]。”[11]

1.2.1.12 《中华人民共和国药典》：“野菊花 Flos chrysanthemi indici 本品为菊科植物野菊 Chrysanthemum indicum L. 的干燥头状花序。秋、冬二季花初开放时采摘，晒干，或蒸后晒干。”[12]

1.2.2 定名选择的理由

1.2.2.1 野菊花 Flos chrysanthemi indici，系菊科植物野菊 Chrysanthemum indicum L. 的干燥头状花序。“野菊花”之名始见于金·刘完素《宣明方论》，“野菊花”作为本品正名始见于《本草正》，其后的本草著作如清·黄宫绣《本草求真》等在载录本品时即以“野菊花”作为正名，并一直沿用至今。

1.2.2.2 我国最新出版的《中华人民共和国药典》、《普通高等教育中医药类规划教材·中药学》以及辞书类著作《中医大辞典·中药分册》、《中药大辞典》、《中国医学百科全书·中医学》等均以“野菊花”作为本品正名。现代本草著作如《中华本草》、《中国药材学》、《中药材手册》、《全国中药炮制规范》等虽记载了不少本品各地的俗称，但均以“野菊花”作为本品的正名。说明“野菊花”作为本品正名已成为共识。

1.3 与正名等效的名词：无。

2 源流考释

野菊花（菊科植物野菊 Chrysanthemum indicum L. 的干燥头状花序）。“野菊花”之名始见于金·刘完素《宣明方论》卷九：“痰饮论……松花膏 治三二十年劳嗽，预九月间，宣利一切痰涎肺积，喘嗽不利。防风、干生姜、野菊花、芫花、枸杞子、甘草、苍术、黄精，上为末，取黄精根熬成膏子，和药末，如弹子大，每服细嚼一丸，冷水化下，临卧，不吃夜饭，服药一粒。”[1] 其后明·李时珍《本草纲目》[13] 在“野菊”项下也有关于本品的介绍。

“野菊花”作为本品正名始见于《本草正·隰草部》：“野菊花（五一），一名苦薏。根叶茎花皆可同用。味苦辛。大能散火散气，消痈毒疔肿瘰疬，眼目热痛，亦破妇人瘀血。孙氏治痈毒方，用野菊连根叶捣烂酒煎，热服取汗，以渣敷之；或同苍耳捣汁，以热酒冲服。冬月用干者煎服，或为末酒服亦可。”[2] 其后的本草著作有的即以“野菊花”为正名，如清·黄宫绣《本草求真》[3]；有的在“甘菊花”或“茶菊”、“野山菊”项下介绍本品，如清·蒋居祉《本草择要纲目》[14]、赵学敏《本草纲目拾遗》[15]、吴其浚《植物名实图考》[16] 等。

古代著作中记载的本品异名有“苦薏”《本草正》[2] 等，如《本草正·隰草部》：“野菊花，一名苦薏。根叶茎花皆可同用。味苦辛。”[2]

现代有关著作大多沿用《本草正》的记载以“野菊花”作为本品正名，如《中华人民共和国药典》[12]、《普通高等教育中医药类规划教材·中药学》[10]、《中药大辞典》[5]、《中医大辞典·中药分册》[6]、《中国医学百科全书·中医学》[7]、《中药材手册》[4]、《全国中药炮制规范》[8]、《中国药材学》[9]、《中华本草》[11]；有的以“北野菊”为正名，如《中药志》[17]；有的以“野菊”为正名，如《全国中草药汇编》[18]、《中国中医药学主题词表》[19] 等。同时尚记载有“野黄菊”《全国中草药汇编》[18]，“野黄菊花”、“山菊花”、“路边菊”、“甘菊花”、“疟疾草”《中国药材学》[9]，“千层菊”、“黄菊花”《中华本草》[11]等各地的俗称。还记载有本品原植物“野菊”的异名“甘野菊”、“岩香菊”、“北野菊”、“野菊花”《中药志》[17]，“苦薏”、“野山菊”、“路边菊”、“野黄菊”、“黄菊仔”、“鬼仔菊”、“山九月菊”、“疟疾草”《中华本草》[11]等。

3 附录

3.1 又称：无。

3.2 俗称：山菊花（东北），路边菊、甘菊花（广西），疟疾草（江苏），千层菊、黄菊花（安徽），野黄菊，野黄菊花，野菊，北野菊。

3.3 曾称：苦薏《本草正》。

3.4 原植物名称：野菊，甘野菊，岩香菊，北野菊，野菊花，苦薏，野山菊，路边菊（岭南），野黄菊（江苏），黄菊仔，鬼仔菊（广西），山九月菊（辽宁），疟疾草（江苏）。

4 文献通考

《宣明方论》卷九：“痰饮论……松花膏，治三二十年劳嗽，预九月间，宣利一切痰涎肺积，喘嗽不利。防风、干生姜、野菊花、芫花、枸杞子、甘草、苍术、黄精，上为末，取黄精根熬成膏子，和药末，如弹子大，每服细嚼一丸，冷水化下。临卧，不吃夜饭，服药一粒。”[1]

《本草纲目》卷十五：“野菊《拾遗》，【释名】苦薏。时珍曰：薏乃莲子之心，此物味苦似之，故与之同名。【集解】藏器曰：苦薏生泽畔，茎如马兰，花如菊。菊甘而薏苦，语曰苦如薏是也。时珍曰：苦薏处处原野极多，与菊无异，但叶薄小而多尖，花小而蕊多，如蜂窠状，气味苦辛惨烈。根、叶、茎、花，【气味】苦、辛，温，有小毒。震亨曰：野菊花，服之大伤胃气。”[13]

《本草正·隰草部》：“野菊花，一名苦薏。根叶茎花皆可同用。味苦辛。大能散火散气，消痈毒疔肿瘰疬，眼目热痛，亦破妇人瘀血。孙氏治痈毒方，用野菊连根叶捣烂酒煎，热服取汗，以渣敷之；或同苍耳捣汁，以热酒冲服。冬月用干者煎服，或为末酒服亦可。”[2]

《本草择要纲目·寒性药品》：“甘菊花（菊之品凡百种，自生茎叶花色，品品不同，性单叶花小而黄绿，叶色深小而薄……味苦者为苦薏。服之伤人目，损人胃气，即野菊花也。色黄而小。心如莲子。治痈肿、疔毒、瘰疬、眼瘪）。”[14]

《本草纲目拾遗》卷七：“茶菊，城头菊，金铃菊，金箭头，菊米，菊根。茶菊较家菊朵不多心，有黄、白二色。杭州钱塘所属良渚桧莽地方，乡人多种菊为业，秋十月采取花，挑入城市以售……临安山中所产一种野菊，名金铃菊，花小如豆，与城头菊仿佛，山人多采入药铺作野菊花用，实与野菊又不同。野菊食之泻人，而铃菊又不作泻；野菊瓣疏，此则旁瓣密为别也。”[15]

《本草求真》卷三：“野菊花，（隰草）散火气消痈毒。野菊花（专入肺肝）。一名苦薏，为外科痈肿药也。其味辛而且苦，大能散火散气。故凡痈毒疔肿瘰疬眼目热痛，妇人瘀血等症，无不得此则治。”[3]

《植物名实图考》卷九：“野山菊，南赣山中多有之。丛生，花、叶抱茎如苦蔓而歧，齿不尖，茎瘦无汁。梢端发杈，秋开花如寒菊。土医以根、叶捣敷疮毒。”[16]

《中药志》：“北野菊　本品为民间草药。系菊科植物甘野菊的干燥地上部分。……【原植物】甘野菊　别名：岩香菊、北野菊、野菊野菊花。”[17]

《中药材手册》：“野菊花　菊科植物野菊花 Chrysanthemum indicum L. 的头状花序。Dendranthema boreale (Makino) Ling (Chrysanthemum boreale Makino; Ch. Lavandulaefolium Makino) ——菊科 Compositae.”[4]

《全国中草药汇编》：“野菊　别名：野菊花、野黄菊、苦薏。来源：为菊科菊属植物野菊 Chrysanthemum indicum L.，以叶、花、全草入药。”[18]

《中药大辞典》：“野菊花《本草正》【基原】为菊科植物野菊 Chrysanthemum indicum L. 北野菊 C. boreale Mak. 或岩香菊 C. Lavandulaefolium (Fisch.) Mak. 的头状花序。原植物详‘野菊’条。”[5]

《中医大辞典·中药分册》：“野菊花　出《本草正》。为菊科植物野菊 Chrysanthemum indicum L. 的花序。主产江苏、四川、广西、山东。”[6]

《中国医学百科全书·中医学》：“野菊花　始载于《本草正》。为野菊的头状花序。秋、冬两季花盛开时采收花序，晒干或烘干。”[7]

《全国中药炮制规范》：“野菊花　［处方用名］野菊花。【来源】本品为菊科植物野菊 Chrysanthemum indicum L. 的干燥头状花序。均系野生。产于河南、河北、江苏、浙江等地。秋、冬二季花初开放时采摘。晒干，或蒸后晒干。药材以完整、色黄、香气浓者为佳。”[8]

《中国药材学》：“野菊花　【别名】野黄菊花，苦薏，山菊花，路边菊，甘菊花（广西），疟疾草（江苏）。【来源】本品为菊科植物野菊 Chrysanthemum indicum (L.) Des Moul (Chrysanthemum indicum L). 的头状花序。”[9]

《中国中医药学主题词表》：“野菊 Chrysanthemum indicum　属菊科和清热解毒药。D 伸展野菊。”[19]

《普通高等教育中医药类规划教材·中药学》：“野菊花《本草正》为菊科多年生草本植物野菊 Chrysanthemum indicum L. 等的头状花序。全国各地均产。秋季花盛开时采收，晒干或烘干。”[10]

《中华本草》：“野菊花《本草正》【异名】山菊花《东北中草药》，千层菊、黄菊花《安徽中草药》。……【来源】为菊科植物野菊和岩香菊的花。【原植物】1. 野菊 Dendranthema indicum (L.) Des Moul. [Chrysanthemum indicum L.]　又名：苦薏《本草经集注》，野山菊《植物名实图考》，路边菊《岭南采药录》，野黄菊《江苏省植物药材志》，黄菊仔《中国药用植物志》，鬼仔菊《广西中药志》，山九月菊《辽宁经济植物志》，疟疾草（江苏）。2. 岩香菊 Dendranthema lavandulaefolium (Fisch. ex Trauty) Ling et Shih [Pyrethrum lavandulifolium Fisch. ex Trautv.; Chrysanthemum lavandulifolium (Fisch. ex Trautv.) Makino] 又名：甘菊《中国植物志》。”[11]

《中华人民共和国药典》：“野菊花 Flos chrysanthemi indici　本品为菊科植物野菊 Chrysanthemum indicum L. 的干燥头状花序。秋、冬二季花初开放时采摘，晒干，或蒸后晒干。”[12]

5 参考文献

1 金·刘完素. 宣明方论. 见：景印文渊阁四库全书（744）. 北京：中医古籍出版社，1986，807
2 明·张介宾. 本草正. 见：景岳全书. 下册. 上海：上海科学技术出版社，1984，921
3 清·黄宫绣. 本草求真. 上海：上海科学技术出版社，1959，131
4 中华人民共和国卫生部药政管理局. 中药材手册. 北京：人民卫生出版社，1998，530
5 江苏新医学院. 中药大辞典. 上海：上海科学技术出版社，1977，2144
6 《中医大辞典》编辑委员会. 中医大辞典·中药分册. 北京：人民卫生出版社，1982，333
7 《中医学》编辑委员会. 中国医学百科全书·中医学. 上海：上海科学技术出版社，1997，1001
8 中华人民共和国卫生部药政管理局. 全国中药炮制规范. 北京：人民卫生出版社，1988，273
9 徐国钧等主编. 中国药材学. 北京：中国医药科技出版社，1996，991
10 雷载权主编. 普通高等教育中医药类规划教材·中药学. 上海：上海科学技术出版社，1995，70
11 国家中医药管理局《中华本草》编委会. 中华本草. 第七册. 上海：上海科学技术出版社，1999，801
12 国家药典委员会. 中华人民共和国药典. 一部. 北京：化学工业出版社，2000，255
13 明·李时珍. 本草纲目. 北京：人民卫生出版社，1982，932
14 清·蒋居祉. 本草择要纲目. 见：珍本医书集成（二）. 上海：上海科学技术出版社，1985，96
15 清·赵学敏. 本草纲目拾遗. 北京：人民卫生出版社，1983，262
16 清·吴其浚. 植物名实图考. 北京：中华书局，1963，227
17 中国医学科学院药物研究所等. 中药志. 第四册. 北京：人民卫生出版社，1993，268
18 《全国中草药汇编》编写组. 全国中草药汇编. 上册. 北京：人民卫生出版社，1996，815
19 吴兰成主编. 中国中医药学主题词表. 北京：中医古籍出版社，1996，524

406 蛇床子

Shechuangzi

Fructus Cnidii

1 定名依据

1.1 正名

1.1.1 汉文名：蛇床子［伞形科植物蛇床 Cnidium monnieri（L.）Cuss. 的干燥成熟果实］。

1.1.2 英文名：common cnidium fruit.

1.2 依据

1.2.1 定名的文献依据

1.2.1.1 《神农本草经》卷一："蛇床子，味苦，平。主妇人阴中肿痛，男子阳痿、湿痒，除痹气，利关节，癫痫恶创。久服，轻身。一名蛇米。生川谷及田野。"[1]

1.2.1.2 《本草经集注·草木上品》："蛇床子，味苦、辛、甘，平，无毒。主治妇人阴中肿痛，男子阴痿湿痒，除痹气，利关节，癫痫，恶疮。温中下气，令妇人子脏热，男子阴强。"[2]

1.2.1.3 《新修本草》卷七："蛇床子，味苦、辛、甘，平，无毒。主妇人阴中肿痛，男子阴痿湿痒，除痹气，利关节，癫痫，恶疮。温中下气，令妇人子藏热，男子阴强。久服轻身，好颜色，令人有子。一名蛇粟，一名蛇米，一名虺床，一名思益，一名绳毒，一名枣棘，一名墙蘼。生临淄川谷及田野。五月采实，阴干。"[3]

1.2.1.4 《证类本草》卷七："蛇床子，味苦、辛、甘，平，无毒。主妇人阴中肿痛，男子阴痿，湿痒，除痹气，利关节，癫痫，恶疮，温中下气，令妇人子脏热，男子阴强。"[4]

1.2.1.5 《本草品汇精要》卷九："蛇床子，无毒。蛇床子（出《神农本经》），主妇人阴中肿痛，男子阴痿湿痒。除痹气，利关节。癫痫，恶疮。久服轻身（以上朱字《神农本经》）。温中下气，令妇人子脏热，男子阴强。好颜色，令人有子（以上黑字《名医》所录）。【名】蛇粟、虺床、思益、绳毒、盱（音吁）、蛇米、马床、墙蘼、枣棘。"[5]

1.2.1.6 《本草从新》卷二："蛇床子，补肾命、去风湿。辛苦而温。强阳补肾。散寒祛风。燥湿杀虫。治阴痿囊湿。女子阴痛阴痒。"[6]

1.2.1.7 《中华人民共和国药典》："蛇床子 Fructus cnidii　本品为伞形科植物蛇床 Cnidium monnieri（L.）Cuss. 的干燥成熟果实。夏、秋二季果实成熟时采收，除去杂质，晒干。"[7]

1.2.1.8 《普通高等教育中医药类规划教材·中药学》："蛇床子《本经》为伞形科一年生草本植物蛇床 Cnidium monnieri（L.）Cuss. 的成熟果实。全国各地均产，以广东、广西、江苏、安徽等地为多。夏秋二季果实成熟时采收。晒干。生用。"[8]

1.2.1.9 《中药大辞典》："蛇床子《本经》【异名】蛇米《本经》，蛇珠《吴普本草》，蛇粟《广雅》，蛇床仁《药性论》，蛇床实《千金方》，气果、双肾子《分类草药性》，癞头花子《浙江中药手册》，野茴香（江西《草药手册》）。【基原】为伞形科植物蛇床的果实。【原植物】蛇床《本经》Cnidium monnieri（L.）Cusson，又名：盱、虺床《尔雅》，马床《广雅》，思益、绳毒、枣棘、墙蘼《别录》，秃子花。"[9]

1.2.1.10 《中医大辞典·中药分册》："蛇床子　出《神农本草经》。又名野茴香。为伞形科植物蛇床 Cnidium monnieri（L.）Cusson 的果实。主产河北、山东、江苏、浙江等地。"[10]

1.2.1.11 《中国医学百科全书·中医学》："蛇床子　始载于《神农本草经》。又名蛇米、蛇珠、蛇粟、癞头花子。为伞形科植物蛇床 Cnidium monnieri（L.）Cusson 的果实。夏、秋二季果实成熟时，拔起全株，打落果实，除去枝叶杂质，晒干。"[11]

1.2.1.12 《中国中医药学主题词表》："蛇床子 Fructus cnidii　为伞形科植物蛇床的果实；属补肾药、补阴药和祛风湿药。C 蛇床。"[12]

1.2.1.13 《中药志》[13]、《中药材手册》[14]、《全国中草药汇编》[15]、《全国中药炮制规范》[16]、《中国药材学》[17]、《中华本草》[18]等现代中药著作多以"蛇床子"作为本品正名（参见"文献通考"）。

1.2.2 定名选择的理由

1.2.2.1 蛇床子 Fructus cnidii，系伞形科植物蛇床 Cnidium monnieri（L.）Cuss. 的干燥成熟果实。"蛇床子"之名始见于汉《神农本草经》，并作为本品正名记载。其后的历代重要本草著作如南北朝·陶弘景《本草经集注》，唐·苏敬《新修本草》，宋·唐慎微

《证类本草》，明·刘文泰《本草品汇精要》，清·吴仪洛《本草从新》等在载录本品时均以“蛇床子”作为正名，并一直沿用至今。

1.2.2.2　我国最新出版的《中华人民共和国药典》、《普通高等教育中医药类规划教材·中药学》以及辞书类著作《中医大辞典·中药分册》、《中药大辞典》、《中国医学百科全书·中医学》等均以“蛇床子”作为本品正名。已经广泛应用于中医药学文献的标引和检索的《中国中医药学主题词表》也以“蛇床子”作为本品的正式主题词。现代本草著作如《中药志》、《全国中草药汇编》、《中华本草》、《中国药材学》、《中药材手册》、《全国中药炮制规范》等虽记载了不少本品各地的俗称，但也无一例外以“蛇床子”作为本品的正名。说明“蛇床子”作为本品正名已成为共识。

1.3　与正名等效的名词：无。

2　源流考释

蛇床子［伞形科植物蛇床 Cnidium monnieri（L.）Cuss. 的干燥成熟果实］，始载于汉《神农本草经》[1]，以“蛇床子”为正名。如《神农本草经》卷一：“蛇床子，味苦，平。主妇人阴中肿痛，男子阳痿、湿痒，除痹气，利关节，癫痫恶创。久服，轻身。一名蛇米。生川谷及田野。”[1]其后的本草著作即以“蛇床子”为正名记载本品。如魏晋《名医别录》[19]，南北朝·雷敩《雷公炮炙论》[20]、陶弘景《本草经集注》[2]，唐·苏敬《新修本草》[3]、孙思邈《千金翼方》[21]，宋·苏颂《本草图经》[22]、唐慎微《证类本草》[4]、佚名《增广太平和剂图经本草药性总论》[23]，明·刘文泰《本草品汇精要》[5]、陈嘉谟《本草蒙筌》[24]、缪希雍《炮炙大法》[25]、李中梓《雷公炮制药性解》[26]、李中梓《本草征要》[27]、卢之颐《本草乘雅半偈》[28]，清·张志聪《本草崇原》[29]、蒋居祉《本草择要纲目》[30]、陈士铎《本草新编》[31]、日本稻宣义《炮炙全书》[32]、汪昂《本草易读》[33]、汪昂《本草备要》[34]、徐大椿《神农本草经百种录》[35]、吴仪洛《本草从新》[6]、严西亭《得配本草》[36]、沈金鳌《要药分剂》[37]、黄宫绣《本草求真》[38]、姚澜《本草分经》[39]、杨时泰《本草述钩元》[40]、叶志诜《神农本草经赞》[41]、陈其瑞《本草撮要》[42]、张秉成《本草便读》[43]、日本邨井杶《药征续编》[44]等；而明·李时珍《本草纲目》则以“蛇床”为正名记载本品，如《本草纲目》卷十四：“蛇床《本经·上品》。【释名】蛇粟《本经》、蛇米《本经》、虺床《尔雅》、马床《广雅》、墙蘼《别录》，又名思益、绳毒、枣棘）。时珍曰：蛇虺喜卧于下食其子，故有蛇床、蛇粟诸名。其叶似蘼芜，故曰墙蘼。《尔雅》云：盱，虺床也。……子，【修治】敩曰：凡使，须用浓蓝汁并百部草根自然汁，同浸一伏时，漉出晒干。却用生地黄汁相拌蒸之，从巳至亥，取出晒干用。”[45]

古代著作中记载的本品异名有“盱”、“虺床”《尔雅》[46]，“蛇米”《神农本草经》[1]，“蛇珠”《吴普本草》[47]，“蛇粟”、“马床”《广雅》[48]，“蛇床仁”《药性论》[4]，“思益”、“绳毒”、“枣棘”、“墙蘼”《名医别录》[19]，“气果”、“双贤子”《分类草药性》[49]等。如汉初《尔雅注疏》卷八：“盱、虺床。郭注：蛇床也一名马床广雅云。”[46]《吴普本草》：“蛇床，一名蛇珠。”[47]《广雅》：“蛇粟，马床，蛇床也。”[48]《证类本草》引《药性论》曰：“蛇床仁，君，有小毒。治男子、女人虚，湿痹，毒风𤸷痛，去男子腰疼，浴男女阴，去风冷，大益阳事。”[4]。《名医别录·上品》：“蛇床子，味辛、甘，无毒。主温中下气，令妇人子藏热，男子阴强。久服好颜色，令人有子。一名虺床，一名思益，一名绳毒，一名枣棘，一名墙蘼。生临淄。五月采实，阴干。（恶牡丹、巴豆、贝母。）"[19]《分类草药性》上卷："蛇床子，一名气果，又名双贤子，性平辛温无毒，治膀胱疝气，大补中气，去风除湿。"[49]

现代有关著作均沿用《神农本草经》的记载以"蛇床子"作为本品正名，如《中华人民共和国药典》[7]、《普通高等教育中医药类规划教材·中药学》[8]、《中药大辞典》[9]、《中医大辞典·中药分册》[10]、《中国医学百科全书·中医学》[11]、《中国中医药学主题词表》[12]、《中药志》[13]、《中药材手册》[14]、《全国中草药汇编》[15]、《全国中药炮制规范》[16]、《中国药材学》[17]、《中华本草》[18]等。同时尚记载有"野胡萝卜"《中药材手册》[14]，"野茴香"、"野胡萝卜子"《全国中草药汇编》[15]，"蛇床实"、"癞头花子"《中药大辞典》[9]等各地的俗称。还记载有本品原植物"蛇床"的异名"盱"、"虺床"、"马床"、"思益"、"绳毒"、"枣棘"、"墙蘼"、"秃子花"《中药大辞典》[9]，"野胡萝卜"、"野芫荽"《中华本草》[18]等。

3 附录

3.1 又称：炒蛇床子、醋蛇床子（饮片规格名），全蛇床子（药材商品名）。

3.2 俗称：野胡萝卜子（江苏、河北），癞头花子（浙江），野茴香（江西），野胡萝卜。

3.3 曾称：盱、虺床《尔雅》，蛇米《神农本草经》，蛇粟、马床《广雅》，蛇珠《吴普本草》，蛇床仁《药性论》，思益、绳毒、枣棘、墙蘼《名医别录》，气果、双贤子《分类草药性》。

3.4 原植物名称：蛇床，盱，虺床，马床，思益，绳毒，枣棘，墙蘼，秃子花，野胡萝卜（东北、甘肃、河北、江苏），野芫荽（山东、浙江）。

4 文献通考

《尔雅注疏》卷八："盱、虺床。郭注：蛇床也，一名马床。广雅云。"[46]

《神农本草经》卷一："蛇床子，味苦，平。主妇人阴中肿痛，男子阳痿、湿痒，除痹气，利关节，癫痫恶创。久服，轻身。一名蛇米。生川谷及田野。"[1]

《吴普本草》："蛇床，一名蛇珠。"[47]

《广雅疏证》："蛇粟，马床，蛇床也。"[48]

《名医别录·上品》："蛇床子，味辛、甘，无毒。主温中下气，令妇人子藏热，男子阴强。久服好颜色，令人有子。一名虺床，一名思益，一名绳毒，一名枣棘，一名墙蘼。生临淄。五月采实，阴干。（恶牡丹、巴豆、贝母。）"[19]

《雷公炮炙论》卷一："蛇床子，雷公云：凡使，须用浓兰汁、并百部草根自然汁二味，同浸三伏时，漉出，日干。却，用生地黄汁相拌蒸，从午至亥，日干用。"[20]

《本草经集注·草木上品》："蛇床子，味苦、辛、甘，平，无毒。主治妇人阴中肿痛，男子阴痿湿痒，除痹气，利关节，癫痫，恶疮。温中下气，令妇人子脏热，男子阴强。久服轻身，好颜色，令人有子。一名蛇粟，一名蛇米，一名虺床，一名思益，一名绳毒，一名枣棘，一名蔷蘼。生临淄川谷及田野，五月采实，阴干。"[2]

《新修本草》卷七："蛇床子，味苦、辛、甘，平，无毒。主妇人阴中肿痛，男子阴痿湿痒，除痹气，利关节，癫痫，恶疮。温中下气，令妇人子藏热，男子阴强。久服轻身，好颜色，令人有子。一名蛇粟，一名蛇米，一名虺床，一名思益，一名绳毒，一名枣棘，一名墙蘼。生临淄川谷及田野。五月采实，阴干。"[3]

《千金翼方》卷二："蛇床子，味苦辛甘，平，无毒。主妇人阴中肿痛，男子阴痿湿痒，除痹气，利关节，癫痫，恶疮。温中下气，令妇人子脏热，男子阴强。久服轻身，好颜色，令人有子。一名蛇粟，一名蛇米，一名虺床，一名思益，一名绳毒，一名枣棘，一名墙蘼。生临淄川谷及田野，五月采实，阴干。"[21]

《本草图经》卷五："蛇床子，生临淄川谷及田野，今处处有之，而扬州、襄州者胜。三月生苗，高三、二尺；叶青碎，作丛似蒿枝；每枝上有花头百余，结同一窠，似马芹类；四、五月开白花，又似散水；子黄褐色，如黍米，至轻虚。五月采实，阴干。《尔雅》谓之盱，一名虺床。"[22]

《证类本草》卷七："蛇床子，味苦、辛、甘，平，无毒。主妇人阴中肿痛，男子阴痿，湿痒，除痹气，利关节，癫痫，恶疮，温中下气，令妇人子脏热，男子阴强。久服轻身，好颜色，令人有子。一名蛇粟。一名蛇米，一名虺床，一名思益，一名绳毒，一名枣棘，一名墙蘼。生临淄川谷及田野。五月采实，阴干。（恶牡丹、巴豆、贝母。）陶隐居云：近道田野墟落间甚多。花、叶正似蘼芜。唐本注云：《尔雅》一名盱（音吁）。臣禹锡等谨按蜀本图经云：似小叶芎劳，花白，子如黍粒，黄白色。生下湿地，今所在皆有，出扬州、襄州者良。采子曝干。尔雅云：盱，虺床。注：蛇床也，一名马床。药性论云：蛇床仁，君，有小毒。治男子、女人虚，湿痹，毒风𤸷痛，去男子腰疼，浴男女阴，去风冷，大益阳事。主大风身痒，煎汤浴之瘥。疗齿痛及小儿惊痫。"[4]

《增广太平和剂图经本草药性总论·草部上品之下》："蛇床子，味苦辛甘，平，无毒。主妇人阴中肿痛，男子阴痿，湿痒，除痹气，利关节，癫痫，恶疮，温中下气，令妇人子脏热，男子阴强。《药性论》云：君。疗齿痛，浴男女阴去风冷，大益阳事，小儿惊痫。日华子云：治暴冷，暖丈夫阳气，助女人阴气，扑损瘀血，腰胯疼，阴汗湿癣，四肢顽痹，赤白带下，缩小便。凡用取仁微炒杀毒，作汤洗则生使。"[23]

《本草品汇精要》卷九："蛇床子，无毒。蛇床子（出《神农本经》），主妇人阴中肿痛，男子阴痿湿痒。除痹气，利关节。癫痫，恶疮。久服轻身（以上朱字《神农本经》）。温中下气，令妇人子脏热，男子阴强。好颜色，令人有子（以上黑字《名医》所录）。【名】蛇粟、虺床、思益、绳毒、盱（音吁）、蛇米、马床、墙蘼、枣棘。"[5]

《本草蒙筌》卷二："蛇床子，味苦、辛、甘，气平。无毒。在处田野俱产，扬州襄州独胜。春生苗叶成丛，青碎仿佛蒿状。开白花细缀百余一窠（四五月开），结黄子，轻虚粒如黍米。近秋收采，背日荫干。"[24]

《本草纲目》卷十四："蛇床《本经·上品》。【释名】蛇粟《本经》、蛇米《本经》、虺床《尔雅》、马床《广雅》、墙蘼《别录》，又名思益、绳毒、枣棘。时珍曰：蛇虺喜卧于下食其子，故有蛇床、蛇粟诸名。其叶似蘼芜，故曰墙蘼。《尔雅》云：盱，虺床也。……【修治】敩曰：凡使，须用浓蓝汁并百部草根自然汁，同浸一伏时，漉出晒干。却用生地黄汁相拌蒸之，从巳至亥，取出晒干用。"[45]

《炮炙大法·草部》："蛇床子（凡使，须用浓盐汁，百部煎浓汁，二味同浸，三伏时漉出晒干。却用生地黄汁相拌，蒸。从午至亥晒干用。恶牡丹、贝母、巴豆，伏硫黄)。”[25]

《雷公炮制药性解》卷四：“蛇床子，味苦辛甘，性平有小毒，入肺肾二经。主风寒湿痹，诸恶疮癣，妇人阴中肿痛，男子阴痿湿痒，久服驻颜轻身，令人有子。酒浸一宿，地黄汁拌蒸，焙干用，恶牡丹皮、巴豆、贝母。”[26]

《本草征要》卷二：“蛇床子，味苦、辛，性温，无毒。入脾、肾二经。男子强阳事，妇人暖子宫。除风湿痹痒，擦疮癣多功。烧烟而吸入，救咽窒难通。去足太阴之湿，补足少阴之虚，强阳颇著奇功，人多忽之，宁知至贱之中，乃伏殊常之品耶。得地黄汁拌蒸三遍后，色黑乃佳。”[27]

《本草乘雅半偈》第三帙：“蛇床子《本经·上品》。【气味】苦平，无毒……【参】曰：蛇虺性嗜蛇床，故一名蛇粟、蛇米。床者，喜卧于其下也；蛇性窜疾，独居处隐僻，禀风木善行数变之体用耳。”[28]

《本草崇原》卷上：“蛇床子，气味苦辛，无毒。主男子阴痿湿痒，妇人阴中肿痛，除痹气，利关节，癫痫，恶疮。久服轻身，好颜色。(辛，旧作平，今改正)”[29]

《本草择要纲目·平性药品》：“蛇床子（凡使，须用浓蓝汁，并百部草根自然汁，同浸一伏时，漉出，日干。却用生地黄汁相拌蒸之。从巳至亥，取出日干用。凡服食挼去皮壳。取仁微炒，杀毒即不辣也。作汤洗浴，则生用之)。”[30]

《本草新编》卷三：“蛇床子，味苦，辛，气平，无毒。治阴户肿疼且痒，温暖子宫。疗男子阴囊湿痒，坚举尿茎。敛阴汗，却癫痫，拂疮疡，利关节。主腰膝膀痛，祛手足痹顽。治产后阴脱不起，妇人无娠，尤宜久服，则功用颇奇。内外俱可施治，而外治尤良。”[31]

《炮炙全书》卷一：“蛇床子，苦，平，甘，辛，去尘土，净用。恶牡丹皮、贝母、巴豆，伏硫黄。”[32]

《本草易读》卷三：“蛇床子，服食炒用，作汤浴生用。恶牡丹、贝母、巴豆，伏硫黄。苦，平，微温，无毒。入脾、肝、肾三经。暖补命门，温养子宫。起丈夫玉茎痿弱，兼洗湿痒，除女子玉门寒冷，并治肿痛。腰膝痛酸，肢节顽痹，扑损瘀血，赤白带漏。洗疥癣痂癞之毒，熏痔漏顽恶之疮。”[33]

《本草备要·草部》：“蛇床子，补肾命，去风湿。辛苦而温。强阳益阴，补肾祛寒，祛风燥湿。治痿囊湿，女子阴痛阴痒（湿生虫，同矾煎汤洗)，子脏虚寒，产门不闭（炒热熨之)，肾命之病。及腰酸体痛，带下脱肛，喉痹齿痛，湿癣恶疮（杀虫止痒)，风湿诸病。煎汤浴，止风痒。（时珍曰：肾命、三焦气分之药，不独补助男子，而且有益妇人，世人舍此而求补药于远域，岂非贵耳贱目乎？)”[34]

《神农本草经百种录·上品》：“蛇床子，味苦平。主妇人阴中肿痛，男子阴痿、湿痒，皆下体湿毒之病。”[35]

《本草从新》卷二：“蛇床子，补肾命、去风湿。辛苦而温。强阳补肾。散寒祛风。燥湿杀虫。治阴痿囊湿。女子阴痛阴痒。”[6]

《得配本草》卷二：“蛇床子，恶牡丹、贝母、巴豆。伏硫黄。辛、苦、温。入石肾命门、手少阳经气分。开郁滞，祛风湿。疗疮癣诸痹。”[36]

《要药分剂》卷一：“蛇床子，味苦辛，性温，无毒。感地之燥气而生，可升可降，阳也。恶丹皮、贝母、巴豆。伏硫黄。【主治】主男子阴痿湿痒，女人阴中肿痛阴痒。除痹气，利关节。癫痫。恶疮（本经）。去男子腰痛，浴男子阴。”[37]

《本草求真》卷一：“蛇床子（芳草），补火，燥湿宣风。蛇床子（专入命门），辛苦性温。功能入肾补命，祛风燥湿。故凡命门火衰而致风湿内淫，病见阴痿。”[38]

《本草分经·原例》：“蛇床子，辛苦温，强阳补肾。散寒祛风燥湿杀虫，治男妇前阴诸疾，及子脏虚寒，疮癣风湿之病，为肾命三焦气分之药。”[39]

《本草述钩元》卷八：“蛇床子，因蛇虺喜卧其下，食其子，故又名蛇粟。下湿地所在皆有。其子轻虚，褐色，两片合成，亦有细棱，凡花实似蛇床者。当归芎藭水芹藁胡萝卜。”[40]

《神农本草经赞》卷一：“蛇床子，味苦平。主妇人阴中肿痛，男子阴痿，湿痒。除痹气，利关节，癫痫恶创，久服轻身。一名蛇米。生川谷及田野。”[41]

《本草撮要》卷一：“蛇床子，味苦。入少阳三焦经，功专强阴养阴。得五味、菟丝疗阳痿。得乌梅治产后阴脱，同矾煎洗治阴痿囊湿，女子阴痛阴痒。炒蛇床熨产门不闭。恶丹皮、贝母、巴豆。”[42]

《本草便读·草部》：“蛇床子，助阳暖下，有祛除寒湿之功。入肾行脾，乃辛苦性温之力。阴蚀虫疮等证，煎洗颇宜。风淫疥癞诸疮，外敷有效。”[43]

《分类草药性》上卷：“蛇床子，一名气果，又名双贤子。性平辛温无毒，治膀胱疝气，大补中气，去风除湿。”[49]

《药征续编》：“蛇床子，蛇床子散。上一方。”[44]

《中药志》：“蛇床子　本品为较常用中药。商品为伞形科植物蛇床的干燥成熟果实。……【原植物】蛇床 Cnidium monnieri（L.）Cuss.（Selinum monnieri L.）——伞形科 Umbelliferae.”[13]

《中药材手册》：“蛇床子（《纲目》列入草部芳草类蛇床项下）本品为伞形科植物蛇床 Cnidium monnieri（L.）Cusson 的干燥成熟果实。原植物系一年生草本，均为野生。【别名】野胡萝卜、蛇粟。”[14]

《全国中草药汇编》：“蛇床子　别名：野茴香、野胡萝卜子、蛇米、蛇粟。来源：为伞形科蛇床属植物蛇床 Cnidium monnieri（L.）Cuss. 的果实。”[15]

《中药大辞典》：“蛇床子《本经》【异名】蛇米《本经》，蛇珠《吴普本草》，蛇粟《广雅》，蛇床仁《药性论》，蛇床实《千金方》，气果、双肾子《分类草药性》，癞头花子《浙江中药手册》，野茴香（江西《草药手册》）。【基原】为伞形科植物蛇床的果实。【原植物】蛇床《本经》Cnidium monnieri（L.）Cusson，又名：盱、虺床《尔雅》，马床《广雅》，思益、绳毒、枣棘、墙蘼《别录》，秃子花。”[9]

《中医大辞典·中药分册》：“蛇床子　出《神农本草经》。又名野茴香。为伞形科植物蛇床 Cnidium monnieri（L.）Cusson 的果实。主产河北、山东、江苏、浙江等地。”[10]

《中国医学百科全书·中医学》：“蛇床子　始载于《神农本草经》。又名蛇米、蛇珠、蛇粟、癞头花子。为伞形科植物蛇床 Cnidium monnieri（L.）Cusson 的果实。夏、秋二季果实成熟时，拔起全株，打落果实，除去枝叶杂质，晒干。”[11]

《全国中药炮制规范》：“蛇床子　［处方用名］蛇床子。【来源】本品为伞形科植物蛇床 Cnidium monnieri（L.）Cuss. 的干燥成熟果实。均系野生。主产于河北、山东、江苏、浙江等地。夏、秋二季果实成熟时，将全株割下，晒干，打下果实，除去杂质。药材以颗粒饱满、灰黄色、气味浓厚、无杂质者为佳。"[16]

《中国药材学》："蛇床子 【别名】野胡萝卜子（江苏、河北）。【来源】本品为伞形科植物蛇床 Cnidium monnieri（L.）Cusson 的果实。"[17]

《中国中医药学主题词表》："蛇床子 Fructus cnidii　为伞形科植物蛇床的果实；属补肾药、补阴药和祛风湿药。C 蛇床。"[12]

《普通高等教育中医药类规划教材·中药学》："蛇床子《本经》为伞形科一年生草本植物蛇床 Cnidium monnieri（L.）Cuss. 的成熟果实。全国各地均产，以广东、广西、江苏、安徽等地为多。夏秋二季果实成熟时采收。晒干。生用。"[8]

《中华本草》："蛇床子《本经》【异名】蛇米《本经》，蛇珠《吴普本草》，蛇粟《广雅》，蛇床仁《药性论》，蛇床实《千金方》，气果、双肾子《分类草药性》，癞头花子《浙江中药手册》，野茴香（江西《草药手册》）……【来源】为伞形科植物蛇床的果实。【原植物】蛇床 Cnidium monnieri（L.）Cuss. ［Selinum monnieri L.］又名：盱、虺床《尔雅》，马床《广雅》，思益、绳毒、枣棘、墙蘼《别录》，秃子花《中药大辞典》，野胡萝卜（东北、甘肃、河北、江苏），野芫荽（山东、浙江）。"[18]

《中华人民共和国药典》："蛇床子 Fructus cnidii　本品为伞形科植物蛇床 Cnidium monnieri（L.）Cuss. 的干燥成熟果实。夏、秋二季果实成熟时采收，除去杂质，晒干。"[7]

5　参考文献

1　汉·神农本草经. 清顾观光重辑本. 北京：人民卫生出版社，1955，40

2　南北朝·陶弘景. 本草经集注. 北京：人民卫生出版社，1994，224

3　唐·苏敬等撰. 新修本草. 合肥：安徽科学技术出版社，1981，194

4　宋·唐慎微. 证类本草. 北京：人民卫生出版社，1957，186

5　明·刘文泰. 本草品汇精要. 北京：人民卫生出版社，1982，282

6　清·吴仪洛. 本草从新. 北京：中医古籍出版社，2001，39

7　国家药典委员会. 中华人民共和国药典. 一部. 北京：化学工业出版社，2000，256

8　雷载权主编. 普通高等教育中医药类规划教材·中药学. 上海：上海科学技术出版社，1995，333

9　江苏新医学院. 中药大辞典. 上海：上海科学技术出版社，1977，2121

10　《中医大辞典》编辑委员会. 中医大辞典·中药分册. 北京：人民卫生出版社，1982，328

11　《中医学》编辑委员会. 中国医学百科全书·中医学. 上海：上海科学技术出版社，1997，1252

12　吴兰成主编. 中国中医药学主题词表. 北京：中医古籍出版社，1996，332

13　中国医学科学院药物研究所等. 中药志. 第三册. 北京：人民卫生出版社，1993，593

14　中华人民共和国卫生部药政管理局. 中药材手册. 北京：人民卫生出版社，1998，374

15　《全国中草药汇编》编写组. 全国中草药汇编. 上册. 北京：人民卫生出版社，1996，806

16　中华人民共和国卫生部药政管理局. 全国中药炮制规范. 北京：人民卫生出版社，1988，190

17　徐国钧等主编. 中国药材学. 北京：中国医药科技出版社，1996，1124

18　国家中医药管理局《中华本草》编委会. 中华本草. 第五册. 上海：上海科学技术出版社，1999，928

19　魏晋·名医别录. 北京：人民卫生出版社，1986，47

20　南北朝·雷敩. 雷公炮炙论. 上海：上海中医学院出版社，1986，26

21　唐·孙思邈. 千金翼方. 北京：人民卫生出版社，1955，24

22 宋·苏颂. 本草图经. 合肥：安徽科学技术出版社，1994，143
23 宋·佚名. 增广太平和剂图经本草药性总论. 见：增广太平惠民和剂局方. 海口：海南出版社，2002，419
24 明·陈嘉谟. 本草蒙筌. 北京：人民卫生出版社，1988，114
25 明·缪希雍. 炮炙大法. 明末庄继先校刻本
26 明·李中梓. 雷公炮制药性解. 见：中国医学大成（二）. 长沙：岳麓书社，1990，147
27 明·李中梓. 本草征要. 见：李中梓医学全书. 北京：中国中医药出版社，1999，133
28 明·卢之颐. 本草乘雅半偈. 北京：人民卫生出版社，1986，161
29 清·张志聪. 本草崇原. 北京：中国中医药出版社，1992，19
30 清·蒋居祉. 本草择要纲目. 见：珍本医书集成（二）. 上海：上海科学技术出版社，1985，126
31 清·陈士铎. 本草新编. 北京：中国中医药出版社，1996，135
32 ［日］稻宣义. 炮炙全书. 北京：中医古籍出版社，1981，47
33 清·汪昂. 本草易读. 北京：人民卫生出版社，1987，153
34 清·汪昂. 本草备要. 北京：中国中医药出版社，1998，103
35 清·徐大椿. 神农本草经百种录. 见：景印文渊阁四库全书（785）. 北京：中医古籍出版社，1986，568
36 清·严西亭. 得配本草. 上海：上海卫生出版社，1957，36
37 清·沈金鳌. 要药分剂. 上海：上海科学技术出版社，1959，12
38 清·黄宫绣. 本草求真. 上海：上海科学技术出版社，1959，27
39 清·姚澜. 本草分经. 上海：上海科学技术出版社，1989，108
40 清·杨时泰. 本草述钩元. 上海：科技卫生出版社，1958，204
41 清·叶志诜. 神农本草经赞. 见：珍本医书集成（二）. 上海：上海科学技术出版社，1985，31
42 清·陈其瑞. 本草撮要. 见：珍本医书集成（二）. 上海：上海科学技术出版社，1985，22
43 清·张秉成. 本草便读. 上海：上海卫生出版社，1957，43
44 ［日］郇井柂. 药征续编. 见：中国医学大成（二）. 长沙：岳麓书社，1990，216
45 明·李时珍. 本草纲目. 北京：人民卫生出版社，1982，842
46 汉初学者辑，晋·郭璞注. 十三经注疏·尔雅注疏. 上海：上海古籍出版社，1993，140
47 三国·吴普. 吴普本草. 北京：人民卫生出版社，1987，28
48 三国魏·张揖撰，清·王念孙疏. 广雅疏证. 北京：中华书局，1994，314
49 清·著者佚名. 分类草药性. 民国二十八年新刻本

407 蛇莓

Shemei

Herba Duchesnea Indica

1 定名依据

1.1 正名

1.1.1 汉文名：蛇莓［蔷薇科植物蛇莓 Duchesnea indica（Andr.）Focke（Fragaria indica Andr.）的全草］。

1.1.2 英文名：snake strawberry.

1.2 依据

1.2.1 定名的文献依据

1.2.1.1 《名医别录》卷三："蛇莓，汁大寒。主治胸腹大热不止。"[1]

1.2.1.2 《本草经集注·草木下品》："蛇莓，汁大寒。主治胸腹大热不止。园野亦多。子赤色，极似莓，而不堪啖，人亦无服此为药者。治溪毒，射工，伤寒大热，甚良。"[2]

1.2.1.3 《新修本草》卷十一："蛇莓，汁大寒。主胸腹大热不止。园野亦多。子赤色、极似莓，而不堪啖，人亦无服此为药者。疗溪毒、射工、伤寒大热，甚良。"[3]

1.2.1.4 《证类本草》卷十一："蛇莓（音每），汁大寒。主胸腹大热不止。陶隐居云：园野亦多。子赤色，极似莓，而不堪啖，人亦无服此为药者。疗溪毒射工，伤寒大热，甚良。"[4]

1.2.1.5 《本草纲目》卷十八："蛇莓《别录·下品》。【释名】蛇藨（音苞）、地莓《会编》、蚕莓。机曰：近地而生，故曰地莓。瑞曰：蚕老时熟红于地，其中空者为蚕莓；中实极红者，为蛇残莓，人不啖之，恐有蛇残也。"[5]

1.2.1.6 《植物名实图考》卷二十二："蛇莓，别录下品。多生园野中。南安人以茎、叶 敷疔疮，隐其名为疔疮药，试之神效。自淮而南，谓之蛇蛋果；江汉间或谓之地锦。"[6]

1.2.1.7 《全国中草药汇编》："蛇莓 别名：蛇泡草、蛇盘草、蛇果草、龙吐珠、宝珠草、三匹风、三叶莓、地杨梅、三爪风、三爪龙、三脚虎、红顶果。来源：为蔷薇科蛇莓属植物蛇莓 Duchesnea indica (Andr.) Focke，以全草入药。"[7]

1.2.1.8 《中药大辞典》："蛇莓《别录》【异名】鸡冠果、野杨梅《救荒本草》……【基原】为蔷薇科植物蛇莓的全草。【原植物】蛇莓 Duchesnea indica (Andr.) Focke."[8]

1.2.1.9 《中医大辞典·中药分册》："蛇莓 出《名医别录》。又名野杨梅、地莓、三叶藨、爪龙、蛇泡草。为蔷薇科植物蛇莓 Duchesnea indica (Andr.) Focke 的全草。"[9]

1.2.1.10 《中国医学百科全书·中医学》："蛇莓 始载于《名医别录》。又名野杨梅、地莓、三匹风、蛇果草、龙吐珠。为蔷薇科植物蛇莓 Duchesnea indica (Andr.) Focke 的全草。中国大部分地区有分布。"[10]

1.2.1.11 《中国药材学》："蛇莓 【别名】蛇泡草，三匹风，龙吐珠，三爪龙。【来源】本品为蔷薇科植物蛇莓 Duchesnea indica (Andr.) Focke 的全草。"[11]

1.2.1.12 《中华本草》："蛇莓《别录》【异名】蚕莓《日用本草》，鸡冠果、野杨梅《救荒本草》……【来源】为蔷薇科植物蛇莓的全草。【原植物】蛇莓 Duchesnea indica (Andr.) Focke [Fragaria indica Andr.]。"[12]

1.2.2 定名选择的理由

1.2.2.1 蛇莓 Herba duchesnea indica，蔷薇科植物蛇莓 Duchesnea indica (Andr.) Focke [Fragaria indica Andr.] 的全草。"蛇莓"之名始见于魏晋《名医别录》，并作为本品正名记载。其后的历代重要本草著作如南北朝·陶弘景《本草经集注》，唐·苏敬《新修本草》，宋·唐慎微《证类本草》，明·李时珍《本草纲目》，清·吴其濬《植物名实图考》等在载录本品时均以"蛇莓"作为正名，并一直沿用至今。

1.2.2.2 我国最新出版的辞书类著作《中医大辞典·中药分册》、《中药大辞典》、《中国医学百科全书·中医学》等均以"蛇莓"作为本品正名。现代本草著作如《全国中草药汇编》、《中华本草》、《中国药材学》等虽记载了不少本品各地的俗称，但也无一例外以“蛇莓”作为本品的正名。说明“蛇莓”作为本品正名已成为共识。

1.3　与正名等效的名词：无。

2　源流考释

蛇莓［蔷薇科植物蛇莓 Duchesnea indica (Andr.) Focke (Fragaria indica Andr.) 的全草］，始载于魏晋《名医别录》，并以“蛇莓”为正名。如《名医别录》卷三：“蛇莓，汁大寒。主治胸腹大热不止。”[1] 其后的本草著作大多即沿用该书记载，以“蛇莓”为正名记载本品。如南北朝·陶弘景《本草经集注》[2]，唐·苏敬《新修本草》[3]、孙思邈《千金翼方》[13]、孟诜《食疗本草》[14]，宋·唐慎微《证类本草》[4]，明·刘文泰《本草品汇精要》[15]、李时珍《本草纲目》[5]，清·吴其浚《植物名实图考》[6]、《分类草药性》[16]等。

古代著作记载的本品异名有“蚕莓”（《本草纲目》引《日用本草》）[5]，“蛇藨”，“地莓”（《本草纲目》引《本草会编》）[5]，“疔疮药”、“蛇蛋果”、“地锦”《植物名实图考》[6]，“三皮风”、“蛇泡草”、“三爪龙”《分类草药性》[16]等。如《本草纲目》卷十八：“蛇莓《别录·下品》。【释名】蛇藨（音苞）、地莓《会编》、蚕莓。机曰：近地而生，故曰地莓。瑞曰：蚕老时熟红于地，其中空者为蚕莓；中实极红者，为蛇残莓，人不啖之，恐有蛇残也。”[5]《植物名实图考》卷二十二：“蛇莓，别录下品。多生园野中。南安人以茎、叶，捣敷疔疮，隐其名为疔疮药，试之神效。自淮而南，谓之蛇蛋果；江汉间或谓之地锦。”[6]《分类草药性》上卷：“三皮风，一名蛇泡草，又名三爪龙，味苦性凉，治虚弱咳嗽，吐血兼治痒毛疮。”[16]。

现代有关著作均沿用《名医别录》的记载以“蛇莓”作为本品正名，如《中药大辞典》[8]、《中医大辞典·中药分册》[9]、《中国医学百科全书·中医学》[10]、《全国中草药汇编》[7]、《中国药材学》[11]、《中华本草》[12]等。同时尚记载有“蛇盘草”、“蛇果草”、“龙吐珠”、“宝珠草”、“三匹风”、“三叶莓”、“地杨梅”、“三爪风”、“三脚虎”、“红顶果”《全国中草药汇编》[7]，“鸡冠果”、“野杨梅”、“地藨”、“三点红”、“狮子尾”、“一点红”、“老蛇泡”、“蛇蓉草”、“蛇波藤”、“蛇八瓣”、“龙衔珠”、“小草莓”、“地杨梅”、“蛇不见”、“金蝉草”、“三叶藨”、“老蛇刺占”、“老蛇藁”、“龙球草”、“蛇葡萄”、“蛇果藤”、“蛇枕头”《中药大辞典》[8]，“爪龙”《中医大辞典》[9]，“蛇含草”、“哈哈果”、“麻蛇果”、“九龙草”、“蛇皮藤”、“三匹草”、“蛇婆”、“蛇龟草”、“落地杨梅”、“红顶果”、“血疔草”《中华本草》[12]等各地的俗称。

3　附录

3.1　又称：无。

3.2　俗称：一点红（岭南），老蛇泡（贵州），蛇蓉草、三脚虎、蛇波藤、蛇皮藤（福建），蛇八瓣（安徽），小草莓、地杨梅（陆川），蛇不见（江西），金蝉草（贵阳），三叶藨（四川），老蛇刺占、老蛇藁（闽东），龙球草（广东），蛇葡萄、蛇果藤、蛇枕头（上海），三匹草（西昌），蛇婆（台湾），蛇龟草（湖南），落地杨梅（广西），红顶果、血疔草（云南），蛇盘草，蛇果草，龙吐珠，宝珠草，三匹风，三叶莓，地杨梅，三爪风，三脚虎，龙衔珠，鸡冠果，野杨梅，地藨，三点红，狮子尾，爪龙，蛇含草，哈哈果，麻蛇果，九龙草。

3.3 曾称：蚕莓《日用本草》，蛇藨、地莓《本草会编》，疔疮药、蛇蛋果、地锦《植物名实图考》，三皮风、蛇泡草、三爪龙《分类草药性》。

4 文献通考

《名医别录》卷三："蛇莓，汁大寒。主治胸腹大热不止。"[1]

《本草经集注·草木下品》："蛇莓，汁大寒。主治胸腹大热不止。园野亦多。子赤色，极似莓，而不堪啖，人亦无服此为药者。治溪毒、射工，伤寒大热，甚良。"[2]

《新修本草》卷十一："蛇莓，汁大寒。主胸腹大热不止。园野亦多，子赤，、极似莓，而不堪啖，人亦无服此为药者。疗溪毒、射工、伤寒大热，甚良。"[3]

《千金翼方》卷三："蛇莓，汁大寒。主胸腹大热不止。疗溪毒、射工，伤寒大热，甚良。"[13]

《食疗本草》卷上："蛇莓，主胸、胃热气，有蛇残不得食。"[14]

《证类本草》卷十一："蛇莓（音每），汁大寒。主胸腹大热不止。陶隐居云：园野亦多。子赤色，极似莓，而不堪啖，人亦无服此为药者。疗溪毒射工，伤寒大热，甚良。臣禹锡等谨按蜀本图经云：生下湿处。茎端三叶，花黄子赤，若覆盆子，擮似败酱。二月、八月采根，四月、五月收子，所在有之。日华子云：味甘、酸，冷，有毒。通月经，熁疮肿，敷蛇虫咬。"[4]

《本草品汇精要》卷十四："蛇莓，汁有毒，散生。蛇莓（音每），汁主胸腹大热不止（《名医》所录）。"[15]

《本草纲目》卷十八："蛇莓《别录·下品》。【释名】蛇藨（音标）、地莓《会编》、蚕莓。机曰：近地而生，故曰地莓。瑞曰：蚕老时熟红于地，其中空者为蚕莓；中实极红者，为蛇残莓，人不啖之，恐有蛇残也。【集解】弘景曰：蛇莓园野多有之。子赤色极似莓子，而不堪啖，亦无以此为药者。保升曰：所在有之，生下湿地。茎头三叶，花黄子赤，俨若复盆子，根似败酱。四月、五月采子，二月、八月采根。宗奭曰：田野道旁处处有之。附地生叶，如复盆子，但光洁而小，微有皱纹。花黄，比蒺藜花差大。春末夏初，结红子如荔枝色。机曰：蛇莓，茎长不盈尺，茎端惟结实一颗，小而光洁，误食胀人，非若复盆，苗长大而结实数颗，微有黑毛也。"[5]

《植物名实图考》卷二十二："蛇莓，别录下品。多生园野中。南安人以茎、叶捣敷疔疮，隐其名为疔疮药，试之神效。自淮而南，谓之蛇蛋果；江汉间或谓之地锦。"[6]

《分类草药性》上卷："三皮风，一名蛇泡草，又名三爪龙，味苦性凉，治虚弱咳嗽，吐血兼治痒毛疮。"[16]

《全国中草药汇编》："蛇莓　别名：蛇泡草、蛇盘草、蛇果草、龙吐珠、宝珠草、三匹风、三叶莓、地杨梅、三爪风、三爪龙、三脚虎、红顶果。来源：为蔷薇科蛇莓属植物蛇莓 Duchesnea indica（Andr.）Focke，以全草入药。"[7]

《中药大辞典》："蛇莓《别录》【异名】鸡冠果、野杨梅《救荒本草》，地藨、地莓《本草会编》，蚕莓《纲目》，三点红、龙吐珠、狮子尾《生草药性备要》，疔疮药、蛇蛋果、地锦《植物名实图考》，三匹风《草木便方》，蛇泡草、三皮风、三爪龙《分类草药性》，一点红《岭南采药录》，老蛇泡《贵州民间方药集》，蛇蓉草、三脚虎、蛇波藤《福建民间草药》，蛇八瓣《安徽药材》，龙衔珠《民间常用草药汇编》，小草莓、地杨梅《陆川本草》，蛇不见《江西民间草药》，金蝉草《贵阳民间药草》，三叶藨《四川中药志》，老蛇刺占、老蛇蓂《闽东本草》，龙球草（《广东中药》Ⅱ），蛇葡萄、蛇果藤、蛇枕头《上海常用中草药》。【基原】为蔷薇科植物蛇莓的全草。【原植物】蛇莓 Duchesnea indica（Andr.）Focke.”[8]

《中医大辞典·中药分册》：“蛇莓　出《名医别录》。又名野杨梅、地莓、三叶藨、爪龙、蛇泡草。为蔷薇科植物蛇莓 Duchesnea indica（Andr.）Focke 的全草。”[9]

《中国医学百科全书·中医学》：“蛇莓　始载于《名医别录》。又名野杨梅、地莓、三匹风、蛇果草、龙吐珠。为蔷薇科植物蛇莓 Duchesnea indica（Andr.）Focke 的全草。中国大部分地区有分布。”[10]

《中国药材学》：“蛇莓　【别名】蛇泡草，三匹风，龙吐珠，三爪龙。【来源】本品为蔷薇科植物蛇莓 Duchesnea indica（Andr.）Focke 的全草。”[11]

《中华本草》：“蛇莓《别录》【异名】蚕莓《日用本草》，鸡冠果、野杨梅《救荒本草》，蛇含草、蛇泡草、蛇盘草、哈哈果、麻蛇果《滇南本草》，蛇藨、地莓《本草会编》，龙吐珠《生草药性备要》，九龙草《纲目拾遗》，三匹风《草木便方》，三皮风、三爪龙《分类草药性》，一点红《岭南采药录》，疔疮药、蛇蛋果、地锦《植物名实图考》，蛇皮藤《福建民间草药》，龙衔珠《民间常用草药汇编》，小草莓、地杨梅《陆川本草》，蛇不见《江西民间草药》，三叶藨《四川中药志》，老蛇刺占《闽东本草》，龙球草《广东中药》，蛇八瓣《安徽药材》，蛇葡萄、蛇果藤《上海常用中草药》，三匹草《西昌中草药》，老蛇泡《贵州民间方药集》，蛇婆（台湾），蛇龟草（湖南），落地杨梅（广西），红顶果、血疔草（云南）……【来源】为蔷薇科植物蛇莓的全草。【原植物】蛇莓 Duchesnea indica（Andr.）Focke［Fragaria indica Andr.］。”[12]

5　参考文献

1　魏晋·名医别录．北京：人民卫生出版社，1986，268
2　南北朝·陶弘景．本草经集注．北京：人民卫生出版社，1994，384
3　唐·苏敬等撰．新修本草．合肥：安徽科学技术出版社，1981，292
4　宋·唐慎微．证类本草．北京：人民卫生出版社，1957，276
5　明·李时珍．本草纲目．北京：人民卫生出版社，1982，1246
6　清·吴其濬．植物名实图考．北京：中华书局，1963，553
7　《全国中草药汇编》编写组．全国中草药汇编．上册．北京：人民卫生出版社，1996，808
8　江苏新医学院．中药大辞典．上海：上海科学技术出版社，1977，2116
9　《中医大辞典》编辑委员会．中医大辞典·中药分册．北京：人民卫生出版社，1982，329
10　《中医学》编辑委员会．中国医学百科全书·中医学．上海：上海科学技术出版社，1997，1025
11　徐国钧等主编．中国药材学．北京：中国医药科技出版社，1996，1433
12　国家中医药管理局《中华本草》编委会．中华本草．第四册．上海：上海科学技术出版社，1999，137
13　唐·孙思邈．千金翼方．北京：人民卫生出版社，1955，33
14　唐·孟诜．食疗本草．北京：人民卫生出版社，1984，16

15　明·刘文泰. 本草品汇精要. 北京：人民卫生出版社，1982，421
16　清·著者佚名. 分类草药性. 民国二十八年新刻本

408　蛇蜕
Shetui
Periostracum Serpentis

1　定名依据

1.1　正名

1.1.1　汉文名：蛇蜕［蛇科动物黑眉锦蛇 Elaphe taeniura Cope、锦蛇 Elaphe carinata (Guenther) 或乌梢蛇 Zaocys dhumnades (Cantor) 等蜕下的干燥表皮膜］。

1.1.2　英文名：snake slough.

1.2　依据

1.2.1　定名的文献依据

1.2.1.1　《神农本草经》卷三："蛇蜕，味咸，平。主小儿百二十种惊痫、瘛疭、瘨疾、寒热、肠痔，虫毒，蛇痫。火熬之，良。一名龙子衣，一名蛇符，一名龙子单衣，一名弓皮。生川谷及田野。"[1]

1.2.1.2　《本草经集注·虫兽三品》："蛇蜕，味咸、甘，平，无毒。主治小儿二十种惊痫，瘛疭，癫疾，寒热，肠痔，虫毒，蛇痫，弄舌摇头，大人五邪，言语僻越，恶疮，呕咳，明目。"[2]

1.2.1.3　《新修本草》卷十六："蛇蜕，味咸、甘，平，无毒。主小儿百二十种惊痫，瘛疭，癫疾，寒热，肠痔，虫毒，蛇痫，弄舌摇头，大人五邪，言语僻越，恶疮，呕咳，明目。火熬之良。一名龙子衣，一名蛇符，一名龙子皮，一名龙子单衣，一名弓皮。"[3]

1.2.1.4　《证类本草》卷二十二："蛇蜕（音税），味咸，甘，平，无毒。主小儿百二十种惊痫，瘛（尺曳切）疭（子用切），癫疾，寒热，肠痔，虫毒，蛇痫，弄舌摇头，大人五邪，言语僻越，恶疮，呕咳，明目。火熬之良。一名龙子衣，一名蛇符，一名龙子皮，一名龙子单衣，一名弓皮。生荆州川谷及田野。五月五日、十五日取之，良。"[4]

1.2.1.5　《本草纲目》卷四十三："蛇蜕《本经·下品》。【释名】蛇皮（甄权）、蛇壳（俗名）、龙蜕《纲目》、龙子衣《本经》、龙子皮《别录》、弓皮《本经》、蛇符《同上》、蛇筋《吴普》。时珍曰：蛇字，古文象其宛转有盘曲之形。蜕音脱，又音退，退脱之义也。龙、弓、符、筋，并后世庾隐之名耳。"[5]

1.2.1.6　《本草从新》卷十七："蛇蜕，轻宣、去风毒。甘咸。性灵而能辟恶，故治鬼魅蛊毒。性窜而善去风，故治惊痫风疟，重舌（圣惠方、烧末敷），喉风。"[6]

1.2.1.7　《中华人民共和国药典》："蛇蜕 Periostracum serpentis　本品为蛇科动物黑眉锦蛇 Elaphe taeniura Cope、锦蛇 Elaphe carinata (Guenther) 或乌梢蛇 Zaocys dhumnades (Cantor) 等蜕下的干燥表皮膜。春末夏初或冬初采集，除去泥沙，干燥。"[7]

1.2.1.8　《普通高等教育中医药类规划教材·中药学》："蛇蜕　为多种蛇蜕下的干燥表

皮膜。"[8]

1.2.1.9 《中药大辞典》："蛇蜕《本经》【异名】龙子衣、蛇符、龙子单衣、弓皮《本经》……【基原】为游蛇科动物黑眉锦蛇、锦蛇、乌梢蛇、赤链蛇等多种蛇蜕下的皮膜。【原植物】①黑眉锦蛇 Elaphe taeniura Cope，详'黄颔蛇'条。②锦蛇 Elaphe carinata (Guenther)。③乌梢蛇 Zaocys dhumnades (Cantor)，说'乌蛇'条。④赤链蛇 Dinodon rufozonatum (Cantor)，详'赤莲蛇'条。"[9]

1.2.1.10 《中医大辞典·中药分册》："蛇蜕　出《神农本草经》。又名蛇皮、蛇退、龙衣、蛇壳。为游蛇科动物黑眉锦蛇 Elaphe taeniura Cope 或锦蛇 E. carinata Guenther 等多种蛇类蜕下的干燥表皮膜。"[10]

1.2.1.11 《中国医学百科全书·中医学》："蛇蜕　始载于《神农本草经》。又名龙子衣、蛇皮、蛇壳。为游蛇科动物黑眉锦蛇 Elaphe taeniura Cope、锦蛇 E. carinata (Guenther) 及乌梢蛇 Zaocys dhumnades (Cantor) 等多种蛇蜕下的表皮膜。中国大部分地区有产。"[11]

1.2.1.12 《中国中医药学主题词表》："蛇蜕 Periostracum serpentis　为游蛇科动物黑眉锦蛇、锦蛇、乌梢蛇等多种蛇脱下的皮膜；属动物药、平肝熄风药和祛风药。"[12]

1.2.1.13 《中药材手册》[13]、《全国中草药汇编》[14]、《全国中药炮制规范》[15]、《中国药材学》[16]、《中华本草》[17]等现代中药著作多以"蛇蜕"作为本品正名（参见"文献通考"）。

1.2.2 定名选择的理由

1.2.2.1 蛇蜕 Periostracum serpentis，系蛇科动物黑眉锦蛇 Elaphe taeniura Cope、锦蛇 Elaphe carinata (Guenther) 或乌梢蛇 Zaocys dhumnades (Cantor) 等蜕下的干燥表皮膜。"蛇蜕"之名始见于汉《神农本草经》，并作为本品正名记载。其后的历代重要本草著作如南北朝·陶弘景《本草经集注》，唐·苏敬《新修本草》，宋·唐慎微《证类本草》，明·李时珍《本草纲目》，清·吴仪洛《本草从新》等在载录本品时均以"蛇蜕"作为正名，并一直沿用至今。

1.2.2.2 我国最新出版的《中华人民共和国药典》、《普通高等教育中医药类规划教材·中药学》以及辞书类著作《中医大辞典·中药分册》、《中药大辞典》、《中国医学百科全书·中医学》等均以"蛇蜕"作为本品正名。已经广泛应用于中医药学文献的标引和检索的《中国中医药学主题词表》也以"蛇蜕"作为本品的正式主题词。现代本草著作如《全国中草药汇编》、《中华本草》、《中国药材学》、《中药材手册》、《全国中药炮制规范》等虽记载了不少本品各地的俗称，但也无一例外以"蛇蜕"作为本品的正名。说明"蛇蜕"作为本品正名已成为共识。

1.3 与正名等效的名词：无。

2 源流考释

蛇蜕［蛇科动物黑眉锦蛇 Elaphe taeniura Cope、锦蛇 Elaphe carinata (Guenther) 或乌梢蛇 Zaocys dhumnades (Cantor) 等蜕下的干燥表皮膜］，始载于汉《神农本草经》[1]，以"蛇蜕"为正名。如《神农本草经》卷三："蛇蜕，味咸，平。主小儿百二十种惊痫、瘈疭、瘨疾、寒热、肠痔，虫毒，蛇痫。火熬之，良。一名龙子衣，一名蛇符，一名龙子单衣，一名弓皮。生川谷及田野。”[1] 其后的本草著作大多以“蛇蜕”为正名记载本品。如三国·吴普《吴普本草》[18]，魏晋《名医别录》[19]，南北朝·雷敩《雷公炮炙论》[20]、陶弘景《本草经集注》[2]，唐·苏敬《新修本草》[3]、孙思邈《千金翼方》[21]，宋·苏颂《本草图经》[22]、唐慎微《证类本草》[4]、寇宗奭《本草衍义》[23]、佚名《增广太平和剂图经本草药性总论》[24]，元·王好古《汤液本草》[25]，明·刘文泰《本草品汇精要》[26]、李时珍《本草纲目》[5]、缪希雍《炮炙大法》[27]，清·汪昂《本草易读》[28]、汪昂《本草备要》[29]、张璐《本经逢原》[30]、吴仪洛《本草从新》[6]、严西亭《得配本草》[31]、沈金鳌《要药分剂》[32]、黄宫绣《本草求真》[33]、姚澜《本草分经》[34]、杨时泰《本草述钩元》[35]、叶志诜《神农本草经赞》[36]、陈其瑞《本草撮要》[37] 等。

古代著作中记载的本品异名有“龙子衣”、“蛇符”、“龙子单衣”、“弓皮”《神农本草经》[1]，“蛇附”、“蛇筋”、“龙皮”、“龙单衣”《吴普本草》[18]，“龙子皮”《名医别录》[19]，“蛇皮”《雷公炮炙论》[20]，“蛇蜕皮”《食疗本草》[38]，“蛇退”《博济方》[39]，“蛇壳”、“龙蜕”《本草纲目》[5] 等。如《吴普本草》：“蛇蜕，一名龙子单衣，一名弓皮，一名蛇附，一名蛇筋，一名龙皮，一名龙单衣。”[18]《名医别录》下品：“蛇蜕，味甘，无毒。主治弄舌摇头，大人五邪，言语僻越，恶疮，呕咳，明目。一名龙子皮。”[19]《雷公炮炙论》二：“蛇蜕，凡使，勿用青、黄、苍色者，要用白如银色者。凡欲使，先于屋下以地掘一坑，可深一尺二寸，安蛇皮于中一宿，至卯时出，用醋浸一时，于火上炙干用之。”[20]。唐·孟诜《食疗本草》卷中：“蛇蜕皮，主去邪，明目。治小儿一百二十种惊痫，寒热，肠痔，蛊毒，诸䘌恶疮，安胎。熬用之。”[38]《博济方》卷三：“仙术散，治眼目翳膜遮障，昏暗，退翳。苍术（一两，米泔浸，淘一两宿）、木贼（一两）、蝉蜕（一分，净泥秤）、谷精草（一分）、甘草（一两，炙）、黄芩（半两）、蛇退（皮一钱，汤洗焙干，滴油，杵），上七味同为细末，每服一钱，空心临卧时，冷水调下。”[39]《本草纲目》卷四十三：“蛇蜕《本经·上品》。【释名】蛇皮（甄权）、蛇壳（俗名）、龙蜕《纲目》、龙子衣《本经》、龙子皮《别录》、弓皮《本经》、蛇符《同上》、蛇筋《吴普》。”[5]

现代有关著作均沿用《神农本草经》的记载以“蛇蜕”作为本品正名，如《中华人民共和国药典》[7]、《普通高等教育中医药类规划教材·中药学》[8]、《中药大辞典》[9]、《中医大辞典·中药分册》[10]、《中国医学百科全书·中医学》[11]、《中国中医药学主题词表》[12]、《中药材手册》[13]、《全国中草药汇编》[14]、《全国中药炮制规范》[15]、《中国药材学》[16]、《中华本草》[17] 等。同时尚记载有“龙衣”、“长虫皮”《中药材手册》[13]，“青龙衣”、“白龙衣”《中药大辞典》[9] 等各地的俗称。还记载有本品原动物“锦蛇”的异名“王锦蛇”、“王蛇”、“棱锦蛇”《中华本草》[17] 等；原动物名称“黑眉锦蛇”《中药大辞典》[9] 等；原动物名称“乌梢蛇”《中药大辞典》[9] 等。

3 附录

3.1 又称：酒蛇蜕（饮片规格名）。

3.2 俗称：青龙衣（浙江），长虫皮（河南），白龙衣（山西），龙衣。

3.3 曾称：龙子衣、蛇符、龙子单衣、弓皮《神农本草经》，蛇附、蛇筋、龙皮、龙单衣《吴普本草》，龙子皮《名医别录》，蛇皮《雷公炮炙论》，蛇蜕皮《食疗本草》，蛇退

《博济方》，蛇壳、龙蜕《本草纲目》。

3.4　原动物名称：锦蛇，王锦蛇，王蛇，棱锦蛇；黑眉锦蛇；乌梢蛇。

4　文献通考

《神农本草经》卷三："蛇蜕，味咸，平。主小儿百二十种惊痫、瘛疭、瘨疾、寒热、肠痔，虫毒，蛇痫。火熬之，良。一名龙子衣，一名蛇符，一名龙子单衣，一名弓皮。生川谷及田野。"[1]

《吴普本草》："蛇蜕，一名龙子单衣，一名弓皮，一名蛇附，一名蛇筋，一名龙皮，一名龙单衣。"[18]

《名医别录·下品》："蛇蜕，味甘，无毒。主治弄舌摇头，大人五邪，言语僻越，恶疮，呕咳，明目。一名龙子皮。生荆州及田野。五月五日、十五日取之良。"[19]

《雷公炮炙论》卷二："蛇蜕，凡使，勿用青、黄、苍色者，要用白如银色者。凡欲使，先于屋下以地掘一坑，可深一尺二寸，安蛇皮于中一宿，至卯时出，用醋浸一时，于火上炙干用之。"[20]

《本草经集注·虫兽三品》："蛇蜕，味咸、甘，平，无毒。主治小儿二十种惊痫，瘛疭，癫疾，寒热，肠痔，虫毒，蛇痫，弄舌摇头，大人五邪，言语僻越，恶疮，呕咳，明目。火熬之良一名龙子衣，一名蛇符，一名龙子皮，一名龙子单衣，一名弓皮。生荆州川谷及田野。五月五日、十五日取之，良（畏磁石及酒）。"[2]

《新修本草》卷十六："蛇蜕，味咸、甘，平，无毒。主小儿百二十种惊痫，瘛疭，癫疾，寒热，肠痔，虫毒，蛇痫，弄舌摇头，大人五邪，言语僻越，恶疮，呕咳，明目。火熬之良。一名龙子衣，一名蛇符，一名龙子皮，一名龙子单衣，一名弓皮。生荆州川谷及田野。五月五日、十五日取之，良。"[3]

《千金翼方》卷四："蛇蜕，味咸甘，平，无毒。主小儿百二十种惊痫，瘛疭，癫疾寒热，肠痔虫毒，蛇痫，弄舌摇头，大人五邪，言语僻越，恶疮呕咳，明目。火熬之良。一名石出子衣，一名蛇符，一名龙子皮，一名龙子单衣，一名弓皮。生荆州川谷及田野，五月五日、十五日取之良。"[21]

《食疗本草》卷中："蛇蜕皮，主去邪，明目。治小儿一百二十种惊痫，寒热，肠痔，蛊毒，诸䘌恶疮，安胎。熬用之。"[38]

《博济方》卷三："仙术散，治眼目翳膜遮障，昏暗，退翳。苍术（一两，米泔浸，淘一两宿）、木贼（一两）、蝉蜕（一分）、谷精草（一分）、甘草（一两，炙）、黄芩（半两）、蛇退（皮一钱，汤洗焙干，滴油，杵），上七味同为细末，每服一钱，空心临卧时，冷水调下。"[39]

《本草图经》卷十五："蛇蜕，文具蚺蛇胆条下。"[22]

《证类本草》卷二十二："蛇蜕（音税），味咸，甘，平，无毒。主小儿百二十种惊痫，瘛（尺曳切）疭（子用切），癫疾，寒热，肠痔，虫毒，蛇痫，弄舌摇头，大人五邪，言语僻越，恶疮，呕咳，明目。火熬之良。一名龙子衣，一名蛇符，一名龙子皮，一名龙子单衣，一名弓皮。生荆州川谷及田野。五月五日、十五日取之，良。"[4]

《本草衍义》卷十七："蛇蜕，从口翻退出，眼睛亦退，今合眼药多用，取此义也，入药洗净。"[23]

《增广太平和剂图经本草药性总论·虫鱼部下品》："蛇蜕，味咸甘，平，无毒。主小儿百二十种惊痫，瘛疭癫疾，寒热肠痔，蛊毒蛇痫，弄舌摇头，大人五邪，言语僻越，恶疮，呕咳，明目。《药性论》云：臣。有毒。能主百鬼魅，治喉痹。"[24]

《汤液本草》卷六："蛇蜕，《心》云：去翳膜用之，取其意也。《日华子》云：止呕逆，小儿惊悸客忤，催生。疬疡、白癜风，煎汁敷。入药炙用。"[25]

《本草品汇精要》卷三十一："蛇蜕，无毒。蛇蜕（音税，出《神农本经》)，主小儿百二十种惊痫，瘛（尺曳切）疭（子用切)，癫疾，寒热，肠痔，虫毒，蛇痫（以上朱字《神农本经》)。弄舌摇头，大人五邪，言语僻越，恶疮，呕咳，明目（以上黑字《名医》所录)。【名】龙子衣、蛇符、龙子单衣、弓皮。"[26]

《本草纲目》卷四十三："蛇蜕《本经·下品》。【释名】蛇皮（甄权)、蛇壳（俗名)、龙蜕《纲目》、龙子衣《本经》、龙子皮《别录》、弓皮《本经》、蛇符《同上》、蛇筋《吴普》。时珍曰：蛇字，古文象其宛转有盘曲之形。蜕音脱，又音退，退脱之义也。龙、弓、符、筋，并后世廋隐之名耳。"[5]

《炮炙大法·虫鱼部》："蛇蜕（凡使，勿用青黄苍色者，要用白如银色者。凡欲使，先于屋下以地掘一坑，可深一尺二寸，安蛇皮于中，一宿至卯时出，用醋浸一时，于火上炙干用之。得火良，畏磁石及酒)。"[27]

《本草易读》卷七："蛇蜕，皂角水洗净，烧用。甘，咸，有小毒。除一切恶疮惊痫肿毒，杀诸般邪魅蛊虫恶气。耳忽大痛，烧末吹之，立止。"[28]

《本草备要·鳞介鱼虫部》："蛇蜕，轻，宣，去风毒。甘咸无毒（甄权：有毒)。"[29]

《本经逢原》卷四："蛇蜕，咸甘平小毒。火熬用之。"[30]

《本草从新》卷十七："蛇蜕，轻宣，去风毒。甘咸。性灵而能辟恶，故治鬼魅蛊毒。性窜而善去风，故治惊痫风疟，重舌（圣惠方、烧末敷)，喉风。"[6]

《得配本草》卷八："蛇蜕，得火良。畏磁石及酒。咸、甘、平，有毒。除风疟，祛翳膜，治瘛疭，杀三虫，疗疮疥，止呕逆，愈肠痔，定惊痫。"[31]

《要药分剂》卷二："蛇蜕，味咸甘，性平，有小毒。畏磁石及酒。【主治】主小儿百二十种惊痫，瘛疭癫疾。寒热肠痔，虫毒，蛇痫弄舌摇头。大人五邪，言语僻越。恶疮呕咳。明目。火熬之良。(别录）治鬼魅风疟，喉风喉痹，疥癣皮肤疮疡，产难，目翳（时珍)。"[32]

《本草求真》卷三："蛇蜕（专入肝。兼行皮肤)，味甘而咸，气平无毒。凡治小儿惊痫风毒等症，无不用此为主。"[33]

《本草分经·原例》："蛇蜕，甘咸而毒，性窜善去风，能杀虫辟恶，皂荚水洗炙用。"[34]

《本草述钩元》卷二十八："蛇蜕，其蜕无时。但着不净即蜕，或大饱亦蜕（颂)，从口退出，眼睛亦退（宗奭)。味咸甘，气平，火熬之良。"[35]

《神农本草经赞》卷三："蛇蜕，味咸平。主小儿百二十种惊痫，瘛疭，瘨疾，寒热，肠痔，虫毒，蛇痫。火熬之良。一名龙子衣，一名蛇符，一名龙子单衣，一名弓皮，生川谷及田野。"[36]

《本草撮要》卷九："蛇蜕，味甘咸。入手太阴经。功专发表驱风。退翳败毒。治惊痫风疟。重舌。鬼魅蛊毒。喉风疥疮。疮肿痔漏。产难目翳。"[37]

《中药材手册》："蛇蜕（《纲目》列入鳞部蛇类）本品为游蛇科动物黑眉锦蛇 Elaphe taeniura Cope、王锦蛇 Elaphe carinata（Guenther）、红点锦蛇 Elaphe rufodorsata（Canyor）、乌梢蛇 Zaocys dhumnades（Cantor）、赤链蛇 Dinodon rufozonatum（Cantor）等蜕下的干燥表皮膜。【别名】龙衣、蛇皮、长虫皮、蛇壳。"[13]

《全国中草药汇编》："蛇蜕　别名：蛇皮、蛇退、长虫皮、龙衣，蛇壳。来源：为游蛇科动物黑眉锦蛇 Elaphe taeniura Cope、锦蛇 Elaphe carinata Guenth、乌梢蛇 Zaocys dhumnades Cantor 或其他蛇蜕下的干燥皮膜。"[14]

《中药大辞典》："蛇蜕《本经》【异名】龙子衣、蛇符、龙子单衣、弓皮《本经》，龙皮、龙单衣、蛇筋、蛇附《吴普本草》，蛇皮《雷公炮炙论》，龙子皮《别录》，蛇蜕皮《药性论》，蛇壳、蛇退《纲目》，龙衣《分类草药性》，青龙衣《浙江中药手册》，长虫皮《河南中药手册》，白龙衣《山西中药志》。【基原】为游蛇科动物黑眉锦蛇、锦蛇、乌梢蛇、赤链蛇等多种蛇蜕下的皮膜。【原植物】①黑眉锦蛇 Elaphe taeniura Cope，详'黄颔蛇'条。②锦蛇 Elaphe carinata（Guenther）。③乌梢蛇 Zaocys dhumnades（Cantor），说'乌蛇'条。④赤链蛇 Dinodon rufozonatum（Cantor），详'赤莲蛇'条。"[9]

《中医大辞典·中药分册》："蛇蜕　出《神农本草经》。又名蛇皮、蛇退、龙衣、蛇壳。为游蛇科动物黑眉锦蛇 Elaphe taeniura Cope 或锦蛇 E. carinata Guenther 等多种蛇类蜕下的干燥表皮膜。主产浙江、广西、四川、江苏、福建、安徽、陕西、云南等地。"[10]

《中国医学百科全书·中医学》："蛇蜕　始载于《神农本草经》。又名龙子衣、蛇皮、蛇壳。为游蛇科动物黑眉锦蛇 Elaphe taeniura Cope、锦蛇 E. carinata（Guenther）及乌梢蛇 Zaocys dhumnades（Cantor）等多种蛇蜕下的表皮膜。中国大部分地区有产。"[11]

《全国中药炮制规范》："蛇蜕［处方用名］蛇蜕、酒蛇蜕。【来源】本品为蛇科动物黑眉锦蛇 Elaphe taeniura Cope、锦蛇 Elaphe carinata（Guenther）或乌梢蛇 Zaocys dhumnades（Cantor）等蜕下的干燥表皮膜。均系野生。主产于浙江、广西、四川、江苏、福建等地。春末夏初或冬初采集，除去泥沙，干燥。药材以皮膜完整、具光泽者为佳。"[15]

《中国药材学》："蛇蜕　【别名】龙衣，长虫皮，蛇皮，青龙衣，白龙衣，蛇退。【来源】本品为爬行纲有鳞目游蛇科动物黑眉锦蛇 Elaphe taeniura Cope、王锦蛇 E. carinata（Guenther）或乌梢蛇 Zaocys dhumnades（Cantor）等多种蛇蜕下的皮膜。"[16]

《中国中医药学主题词表》："蛇蜕 Periostracum serpentis　为游蛇科动物黑眉锦蛇、锦蛇、乌梢蛇等多种蛇脱下的皮膜；属动物药、平肝熄风药和祛风药。"[12]

《普通高等教育中医药类规划教材·中药学》："蛇蜕　为多种蛇蜕下的干燥表皮膜。"[8]

《中华本草》："蛇蜕《本经》【异名】龙子衣、蛇符、龙子单衣、弓皮《本经》，龙皮、龙单衣、蛇筋、蛇附《吴普本草》，蛇皮《雷公炮炙论》，龙子皮《别录》，蛇退《直指方》，蛇壳、蛇退《纲目》，龙衣《分类草药性》，青龙衣《浙江中药手册》，长虫皮《河南中药手册》，白龙衣《山西中药志》。……【来源】为游蛇科动物五锦蛇、红点锦蛇、黑眉锦蛇等多种蛇蜕下的皮膜。【原植物】1. 王锦蛇 Elaphe carinata（Guenther）又名：王蛇、棱锦蛇《中国动物图谱》，锦蛇《中药大辞典》。2. 红点锦蛇 Elaphe rufodorsata（Cantor）又名：水蛇《中国动物图谱》。3. 黑眉锦蛇 Elaphe taeniura Cope 参见'黄颔蛇'条。"[17]

《中华人民共和国药典》："蛇蜕 Periostracum serpentis　本品为蛇科动物黑眉锦蛇 Elaphe taeniura Cope、锦蛇 Elaphe carinata（Guenther）或乌梢蛇 Zaocys dhumnades（Cantor）等蜕下的干燥表皮膜。春末夏初或冬初采集，除去泥沙，干燥。"[7]

5　参考文献

1　汉·神农本草经. 清顾观光重辑本. 北京：人民卫生出版社，1955，96

2　南北朝·陶弘景. 本草经集注. 北京：人民卫生出版社，1994，442

3　唐·苏敬等撰. 新修本草. 合肥：安徽科学技术出版社，1981，429

4　宋·唐慎微. 证类本草. 北京：人民卫生出版社，1957，443

5　明·李时珍. 本草纲目. 北京：人民卫生出版社，1982，2394

6　清·吴仪洛. 本草从新. 北京：中医古籍出版社，2001，254

7　国家药典委员会. 中华人民共和国药典. 一部. 北京：化学工业出版社，2000，256

8　雷载权主编. 普通高等教育中医药类规划教材·中药学. 上海：上海科学技术出版社，1995，112

9　江苏新医学院. 中药大辞典. 上海：上海科学技术出版社，1977，2117

10　《中医大辞典》编辑委员会. 中医大辞典·中药分册. 北京：人民卫生出版社，1982，329

11　《中医学》编辑委员会. 中国医学百科全书·中医学. 上海：上海科学技术出版社，1997，1204

12　吴兰成主编. 中国中医药学主题词表. 北京：中医古籍出版社，1996，333

13　中华人民共和国卫生部药政管理局. 中药材手册. 北京：人民卫生出版社，1998，687

14　《全国中草药汇编》编写组. 全国中草药汇编. 上册. 北京：人民卫生出版社，1996，810

15　中华人民共和国卫生部药政管理局. 全国中药炮制规范. 北京：人民卫生出版社，1988，353

16　徐国钧等主编. 中国药材学. 北京：中国医药科技出版社，1996，1828

17　国家中医药管理局《中华本草》编委会. 中华本草. 第九册. 上海：上海科学技术出版社，1999，409

18　三国·吴普. 吴普本草. 北京：人民卫生出版社，1987，73

19　魏晋·名医别录. 北京：人民卫生出版社，1986，288

20　南北朝·雷敩. 雷公炮炙论. 上海：上海中医学院出版社，1986，118

21　唐·孙思邈. 千金翼方. 北京：人民卫生出版社，1955，48

22　宋·苏颂. 本草图经. 合肥：安徽科学技术出版社，1994，504

23　宋·寇宗奭. 本草衍义. 上海：商务印书馆，1937，114

24　宋·佚名. 增广太平和剂图经本草药性总论. 见：增广太平惠民和剂局方. 海口：海南出版社，2002，500

25　元·王好古. 汤液本草. 见：景印文渊阁四库全书（745）. 北京：中医古籍出版社，1986，1011

26　明·刘文泰. 本草品汇精要. 北京：人民卫生出版社，1982，740

27　明·缪希雍. 炮炙大法. 明末庄继先校刻本

28　清·汪昂. 本草易读. 北京：人民卫生出版社，1987，332

29　清·汪昂. 本草备要. 北京：中国中医药出版社，1998，263

30　清·张璐. 本经逢原. 上海：上海科学技术出版社，1959，214

31　清·严西亭. 得配本草. 上海：上海卫生出版社，1957，16

32　清·沈金鳌. 要药分剂. 上海：上海科学技术出版社，1959，55

33　清·黄宫绣. 本草求真. 上海：上海科学技术出版社，1959，92

34　清·姚澜. 本草分经. 上海：上海科学技术出版社，1989，179

35　清·杨时泰. 本草述钩元. 上海：科技卫生出版社，1958，587

36 清·叶志诜. 神农本草经赞. 见：珍本医书集成（二）. 上海：上海科学技术出版社，1985，151
37 清·陈其瑞. 本草撮要. 见：珍本医书集成（二）. 上海：上海科学技术出版社，1985，99
38 唐·孟诜. 食疗本草. 北京：人民卫生出版社，1984，107
39 宋·王衮. 博济方. 见：景印文渊阁四库全书（738）. 北京：中医古籍出版社，1986，140

409 银杏叶

Yinxingye

Folium Ginkgo

1 定名依据

1.1 正名

1.1.1 汉文名：银杏叶（银杏科植物银杏 Ginkgo biloba L. 的干燥叶）。

1.1.2 英文名：ginkgo leaf.

1.2 依据

1.2.1 定名的文献依据

1.2.1.1 《中药志》："银杏叶 本品为少常用中药。商品为银杏科植物银杏的叶。……【原植物】详见《中药志》（1984 年版）第三册'白果'条及其彩图 20。"[1]

1.2.1.2 《中药材手册》："银杏叶 本品为银杏科植物银杏 Ginkgo biloba L. 的干燥叶。原植物系落叶乔木，均为栽培。本草纲目中有银杏的记载，但未提及药用其叶。本草纲目拾遗亦未收载本品。【别名】白果树叶。"[2]

1.2.1.3 《中国药材学》："银杏叶 【别名】白果树叶，蒲扇（江苏），飞蛾叶（江西）。【来源】本品为银杏科植物银杏 Ginkgo biloba L. 的叶。"[3]

1.2.1.4 《中华人民共和国药典》："银杏叶 Folium ginkgo 本品为银杏科植物银杏 Ginkgo biloba L. 的干燥叶。秋季叶尚绿时采收，及时干燥。"[4]

1.2.1.5 《普通高等教育中医药类规划教材·中药学》："银杏叶 为银杏树的叶，主要成分为银杏黄酮。性味苦、涩，平。功能敛肺平喘，活血止痛。"[5]

1.2.2 定名选择的理由

银杏叶 Folium ginkgo，系银杏科植物银杏 Ginkgo biloba L. 的干燥叶。"银杏叶"作为本品正名古代文献未见记载，现代文献中我国最新出版的《中华人民共和国药典》、《普通高等教育中医药类规划教材·中药学》以"银杏叶"作为本品正名。现代本草著作如《中药志》、《中国药材学》、《中药材手册》等以"银杏叶"作为本品的正名。说明"银杏叶"作为本品正名已成为共识。

1.3 与正名等效的名词：无。

2 源流考释

银杏叶（银杏科植物银杏 Ginkgo biloba L. 的干燥叶）入药始载于明·刘文泰《本草品汇精要》卷三十四："银杏，无毒，植生。银杏炒食、煮食皆可生食发病（出饮膳正要)。【名】鸭脚白果。【苗】谨按树高五六丈，径三四尺，叶似鸭脚……梅圣俞诗云：鸭脚类绿李，其名因叶高是也。”[6]其后的本草著作多在“银杏”项下介绍本品，如明·李时珍《本草纲目》卷三十：“银杏《日用》。【释名】白果《日用》、鸭脚子。时珍曰：原生江南，叶似鸭掌，因名鸭脚。宋初始入贡，改呼银杏，因其形似小杏而核色白也。今名白果。”[7]等

“银杏叶”作为本品正名始见于现代本草著作，如《中华人民共和国药典》[4]、《普通高等教育中医药类规划教材·中药学》[5]、《中药志》[1]、《中药材手册》[2]、《中国药材学》[3]等；现代本草中有的以“白果叶”为正名，如《中药大辞典》[8]、《中医大辞典·中药分册》[9]、《中国医学百科全书·中医学》[10]、《中华本草》[11]等。同时尚记载有“白果树叶”《中药材手册》[2]，“白果叶”《中药大辞典》[8]，“蒲扇”、“飞蛾叶”《中医大辞典》[9]等各地的俗称。

3　附录

3.1　又称：无。

3.2　俗称：蒲扇（江苏），飞蛾叶（江西），白果树叶，白果叶。

3.3　曾称：无。

4　文献通考

《本草品汇精要》卷三十四：“银杏，无毒，植生。银杏炒食、煮食皆可生食发病（出饮膳正要）。【名】鸭脚白果。【苗】谨按树高五六丈，径三四尺，叶似鸭脚。五六月结实如李，八九月熟。则青黄色采之，浸烂去皮，取核为果。亦名鸭脚。梅圣俞诗云鸭脚，类绿李，其名因叶高是也。［地］出宣域郡及江南皆有之。”[6]

《本草纲目》卷三十：“银杏《日用》。【释名】白果《日用》、鸭脚子。时珍曰：原生江南，叶似鸭掌，因名鸭脚。宋初始入贡，改呼银杏，因其形似小杏而核色白也。今名白果。”[7]

《中药志》：“银杏叶　本品为少常用中药。商品为银杏科植物银杏的叶。……【原植物】详见《中药志》（1984年版）第三册‘白果’条及其彩图20。”[1]

《中药材手册》：“银杏叶　本品为银杏科植物银杏 Ginkgo biloba L. 的干燥叶。原植物系落叶乔木，均为栽培。本草纲目中有银杏的记载，但未提及药用其叶。本草纲目拾遗亦未收载本品。【别名】白果树叶。”[2]

《中药大辞典》：“白果叶《品汇精要》【基原】为银杏科植物银杏 Ginkgo biloba L. 的叶。原植物详‘白果’条。”[8]

《中医大辞典·中药分册》：“白果叶　出《本草品汇精要》。又名蒲扇、飞蛾叶。为银杏科植物银杏 Ginkgo biloba L. 的叶。”[9]

《中国医学百科全书·中医学》：“白果叶　始载于《本草品汇精要》。又名银杏叶。为银杏科植物银杏 Ginkgo biloba L. 的叶。原植物中国各地均有栽培。”[10]

《中国药材学》：“银杏叶　【别名】白果树叶，蒲扇（江苏），飞蛾叶（江西）。【来源】本品为银杏科植物银杏 Ginkgo biloba L. 的叶。”[3]

《普通高等教育中医药类规划教材·中药学》：“银杏叶　为银杏树的叶，主要成分为

银杏黄酮。性味苦、涩，平。功能敛肺平喘，活血止痛。”[5]

《中华本草》：“白果叶《品汇精要》【异名】银杏叶（通称）。【来源】为银杏科植物银杏 Ginkgo biloba L. 的叶。【原植物】参见‘白果’条。”[11]

《中华人民共和国药典》：“银杏叶 Folium ginkgo　本品为银杏科植物银杏 Ginkgo biloba L. 的干燥叶。秋季叶尚绿时采收，及时干燥。”[4]

5　参考文献

1　中国医学科学院药物研究所等. 中药志. 第五册. 北京：人民卫生出版社，1993，135

2　中华人民共和国卫生部药政管理局. 中药材手册. 北京：人民卫生出版社，1998，494

3　徐国钧等主编. 中国药材学. 北京：中国医药科技出版社，1996，861

4　国家药典委员会. 中华人民共和国药典. 一部. 北京：化学工业出版社，2000，257

5　雷载权主编. 普通高等教育中医药类规划教材·中药学. 上海：上海科学技术出版社，1995，246

6　明·刘文泰. 本草品汇精要. 北京：人民卫生出版社，1982，805

7　明·李时珍. 本草纲目. 北京：人民卫生出版社，1982，1801

8　江苏新医学院. 中药大辞典. 上海：上海科学技术出版社，1977，724

9　《中医大辞典》编辑委员会. 中医大辞典·中药分册. 北京：人民卫生出版社，1982，114

10　《中医学》编辑委员会. 中国医学百科全书·中医学. 上海：上海科学技术出版社，1997，1170

11　国家中医药管理局《中华本草》编委会. 中华本草. 第二册. 上海：上海科学技术出版社，1999，280

410　银柴胡
Yinchaihu
Radix Stellariae

1　定名依据

1.1　正名

1.1.1　汉文名：银柴胡（石竹科植物银柴胡 Stellaria dichotoma L. var. lanceolata Bge. 的干燥根）。

1.1.2　英文名：tarwort root.

1.2　依据

1.2.1　定名的文献依据

1.2.1.1　《滇南本草》卷二：“白牛膝，一名太极草，一名狗辱子，一名狗褥子，又名狗夺子……（附方）。治妇人产后七天内伤风或着气，寒邪入于血分，头痛怯寒，潮热口干，胸膈饱胀，不思饮食，肝气作痛，恶露不止，蓐劳等症。白牛膝（二钱）、生地（一钱）、丹皮（一钱）、秦归（二钱）、元参（一钱）、地骨皮（一钱）、银柴胡（一钱）、黄芩（一钱）、白茯苓（一钱），水煎、点童便服。”[1]

1.2.1.2　《本经逢原》卷一：“银柴胡，甘微寒，无毒。银州者良。今延安府五原城所产者，长尺余，肥白而软。北地产者如前胡而软，今人谓之北柴胡。勿令犯火，犯火则不效。”[2]

1.2.1.3　《本草纲目拾遗》卷三：“银柴胡，经疏云：俗用柴胡有二种：一种色白黄而大者，名银柴胡。专用治劳热骨蒸，色微黑而细者，用以解表发散。”[3]

1.2.1.4　《本草求真》卷五：“银柴胡，（山草）入肾凉血。银柴胡（专入肾。兼入胃），味甘微寒无毒，功用等于石斛，皆能入胃而除虚热。但石斛则兼入肾，涩气固筋骨。此则入肾凉血之为异耳。故和剂局方用此治上下诸血。”[4]

1.2.1.5　《中药志》：“银柴胡　银柴胡为较常用中药。商品为石竹科植物银柴胡的根。……【原植物】银柴胡　别名：沙参儿，土参，白根子，牛肚根。Stellaria dichotoma L. var. lanceolata Bge. ——石竹科 Caryophyllaceae.”[5]

1.2.1.6　《中药材手册》：“银柴胡（《纲目》列入草部山草类柴胡项下）本品为石竹科植物银柴胡 Stellaria dichotoma L. var. lanceolata Bge. 的根。原植物系多年生草本，野生于干燥草原及山坡。同科植物灯心蚤缀、旱麦瓶草、蝇子草、窄叶丝石竹、丝石竹的根常统称山银柴胡充银柴胡入药，其性状与银柴胡有差异，应注意鉴别。【别名】沙参儿、土参、白根子、牛肚根。”[6]

1.2.1.7　《中华人民共和国药典》：“银柴胡 Radix stellariae　本品为石竹科植物银柴胡 Stellaria dichotoma L. var. lanceolata Bge. 的干燥根。春、夏间植株萌发或秋后茎叶枯萎时采挖；栽培品于种植后第三年 9 月中旬或第四年 4 月中旬采挖，除去残茎、须根及泥沙，晒干。”[7]

1.2.1.8　《普通高等教育中医药类规划教材·中药学》：“银柴胡《本草纲目拾遗》为石竹科多年生草本植物银柴胡 Stellaria dichotoma L. var. lanceolata Bge. 的根。产于我国西北部及内蒙古等地。秋后采挖，晒干，切片，生用。”[8]

1.2.1.9　《中药大辞典》：“银柴胡《纲目》【异名】银胡《本草求真》，山菜根、山马踏菜根《山东中药》，牛肚根、沙参儿、白根子、土参《中药志》。【基原】为石竹科植物银柴胡的根。【原植物】银柴胡 Stellaria dichotoma L. var. lanceolata Bge.。”[9]

1.2.1.10　《中医大辞典·中药分册》：“银柴胡　出《本草纲目》。又名沙参儿、土参。为石竹科植物银柴胡 Stellaria gypsophiloides Fenzl. 的根。主产陕西、甘肃、宁夏、内蒙古。”[10]

1.2.1.11　《中国医学百科全书·中医学》：“银柴胡　始载于《本草纲目》。又名土参。为石竹科植物银柴胡 Stellaria dichotoma L. var. lanceolata Bge. 的根。秋季茎叶枯萎时采挖，除去茎叶及须根，洗净泥沙，晒干。”[11]

1.2.1.12　《中国中医药学主题词表》：“银柴胡 Stellaria dichotoma　属石竹科和清虚热药。”[12]

1.2.1.13　《全国中草药汇编》[13]、《全国中药炮制规范》[14]、《中国药材学》[15]、《中华本草》[16]等现代中药著作多以“银柴胡”作为本品正名（参见“文献通考”）。

1.2.2　定名选择的理由

1.2.2.1　银柴胡 Radix stellariae，系石竹科植物银柴胡 Stellaria dichotoma L. var. lanceolata Bge. 的干燥根。“银柴胡”之名始见于明·兰茂《滇南本草》。“银柴胡”作为本品正名单列，始见于清·张璐《本经逢原》，其后的本草著作如清·赵学敏《本草纲目拾遗》、黄宫绣《本草求真》等在载录本品时即以“银柴胡”作为正名，并一直沿用至今。

1.2.2.2　我国最新出版的《中华人民共和国药典》、《普通高等教育中医药类规划教材·中药学》以及辞书类著作《中医大辞典·中药分册》、《中药大辞典》、《中国医学百科全书·中医学》等均以“银柴胡”作为本品正名。已经广泛应用于中医药学文献的标引和检索的《中国中医药学主题词表》也以“银柴胡”作为本品的正式主题词。现代本草著作如《中药志》、《全国中草药汇编》、《中华本草》、《中国药材学》、《中药材手册》、《全国中药炮制规范》等虽记载了不少本品各地的俗称，但也无一例外以“银柴胡”作为本品的正名。说明“银柴胡”作为本品正名已成为共识。

1.3　与正名等效的名词：无。

2　源流考释

银柴胡（石竹科植物银柴胡 Stellaria dichotoma L. var. lanceolata Bge. 的干燥根）之名始见于明·兰茂《滇南本草》卷二：“白牛膝，一名太极草，一名狗辱子，一名狗褥子，又名狗夺子……（附方）。治妇人产后七天内伤风或着气，寒邪入于血分，头痛怯寒，潮热口干，胸膈饱胀，不思饮食，肝气作痛，恶露不止，蓐劳等症。白牛膝（二钱）、生地（一钱）、丹皮（一钱）、秦归（二钱）、元参（一钱）、地骨皮（一钱）、银柴胡（一钱）、黄芩（一钱）、白茯苓（一钱），水煎点童便服。”[1] 其后明·李时珍《本草纲目》[17]、李中立《本草原始》[18]，清·汪昂《本草易读》[19] 在“茈胡”或“柴胡”项下均有关于本品的记载。

“银柴胡”作为本品正名始见于清·张璐《本经逢原》卷一：“银柴胡，甘微寒，无毒。银州者良。今延安府五原城所产者，长尺余，肥白而软。北地产者如前胡而软，今人谓之北柴胡。勿令犯火，犯火则不效。”[2]。其后的本草著作即以“银柴胡”为正名，如清·赵学敏《本草纲目拾遗》[3]、黄宫绣《本草求真》[4] 等。

古代著作中记载的本品异名有“银夏柴胡”《本草原始》[18]，“银胡”《本草求真》[4] 等。如《本草原始》卷二：“柴胡，银夏者佳，状如前胡，梗如柴胡……银柴胡形色黄多皱内有黄缓。此柴胡色巴疗伤寒热之症弟一。”[18]《本草求真》卷五：“银柴胡，（山草）入肾凉血。银柴胡（专入肾。兼入胃）……出银州者良。故以银胡号之。”[4]

现代有关著作均沿用《本经逢原》的记载以“银柴胡”作为本品正名，如《中华人民共和国药典》[7]、《普通高等教育中医药类规划教材·中药学》[8]、《中药大辞典》[9]、《中医大辞典·中药分册》[10]、《中国医学百科全书·中医学》[11]、《中国中医药学主题词表》[12]、《中药志》[5]、《中药材手册》[6]、《全国中草药汇编》[13]、《全国中药炮制规范》[14]、《中国药材学》[15]、《中华本草》[16] 等。同时尚记载有“沙参儿”、“土参”、“白根子”、“牛肚根”《中药材手册》[6]，“山菜根”、“山马踏菜根”《中药大辞典》[9]，“牛胆根”《中国药材学》[15] 等各地的俗称。还记载有本品原植物“银柴胡”的异名“沙参儿”、“土参”、“白根子”、“牛肚根”《中药志》[5]，“狭叶歧繁缕”《中华本草》[16] 等。

3　附录

3.1　又称：无。

3.2　俗称：山菜根、山马踏菜根（山东），沙参儿，土参，白根子，牛肚根，牛胆根。

3.3　曾称：银夏柴胡《本草原始》，银胡《本草求真》。

3.4　原植物名称：银柴胡，沙参儿，土参，白根子，牛肚根，狭叶歧繁缕。

4　文献通考

《滇南本草》卷二："白牛膝，一名太极草，一名狗辱子，一名狗褥子，又名狗夺子……（附方）治妇人产后七天内伤风或着气，寒邪入于血分，头痛怯寒，潮热口干，胸膈饱胀，不思饮食，肝气作痛，恶露不止，蓐劳等症。白牛膝（二钱）、生地（一钱）、丹皮（一钱）、秦归（二钱）、元参（一钱）、地骨皮（一钱）、银柴胡（一钱）、黄芩（一钱）、白茯苓（一钱），水煎点童便服。"[1]

《本草纲目》卷十三："茈胡《本经·上品》。【释名】地熏《本经》、芸蒿《别录》、山菜《吴普》、茹草《吴普》……时珍曰：银州，即今延安府神木县，五原城是其废迹。所产柴胡长尺余而微白且软，不易得也。北地所产者，亦如前胡而软，今人谓之北柴胡是也，入药亦良。南土所产者，不似前胡，正如蒿根，强硬不堪使用。其苗有如韭叶者、竹叶者，以竹叶者为胜。其如邪蒿者最下也。按：《夏小正月令》云：仲春芸始生。《仓颉解诂》云：芸，蒿也。似邪蒿，可食。亦柴胡之类，入药不甚良，故苏恭以为非柴胡云。近时有一种，根似桔梗、沙参，白色而大，市人以伪充银柴胡，殊无气味，不可不辨。……如《和剂局方》治上下诸血，龙脑鸡苏丸，用银柴胡浸汁熬膏之法，则世人知此意者鲜矣。"[17]

《本草原始》卷二："柴胡，银夏者佳，状如前胡，梗如柴胡……银柴胡形色黄，多皱，内有黄缕。此柴胡色巴疗伤寒热之症弟一。"[18]

《本草易读》卷三："柴胡，去须及头。忌犯火，半夏为使，恶皂角，畏紫菀、藜芦。苦，平，微寒，性升。入足少阳胆经……其苗有如韭菜者，竹叶者，以竹叶者为胜。近有一种，根似桔梗、沙参、白色而大，市人以伪银柴胡，并无气味，不可不知。"[19]

《本经逢原》卷一："银柴胡，甘微寒，无毒。银州者良。今延安府五原城所产者，长尺余，肥白而软。北地产者如前胡而软，今人谓之北柴胡。勿令犯火，犯火则不效。"[2]

《本草纲目拾遗》卷三："银柴胡，经疏云：俗用柴胡有二种：一种色白黄而大者，名银柴胡。专用治劳热骨蒸，色微黑而细者，用以解表发散。"[3]

《本草求真》卷五："银柴胡，（山草）入肾凉血。银柴胡（专入肾。兼入胃）……出银州者良。故以银胡号之。"[4]

《中药志》："银柴胡　银柴胡为较常用中药。商品为石竹科植物银柴胡的根。……【原植物】银柴胡　别名：沙参儿，土参，白根子，牛肚根。Stellaria dichotoma L. var. lanceolata Bge. ——石竹科 Caryophyllaceae."[5]

《中药材手册》："银柴胡（《纲目》列入草部山草类柴胡项下）本品为石竹科植物银柴胡 Stellaria dichotoma L. var. lanceolata Bge. 的根。原植物系多年生草本，野生于干燥草原及山坡。同科植物灯心蚤缀、旱麦瓶草、蝇子草、窄叶丝石竹、丝石竹的根常统称山银柴胡充银柴胡入药，其性状与银柴胡有差异，应注意鉴别。【别名】沙参儿、土参、白根子、牛肚根。"[6]

《全国中草药汇编》："银柴胡　来源：为石竹科繁缕属植物银柴胡 Stellaria dichotoma L. var. lanceolata Bunge［S. gypsophilides Fenzl.］的根。"[13]

《中药大辞典》："银柴胡《纲目》【异名】银胡《本草求真》，山菜根、山马踏菜根《山东中药》，牛肚根、沙参儿、白根子、土参《中药志》。【基原】为石竹科植物银柴胡的根。【原植物】银柴胡 Stellaria dichotoma L. var. lanceolata Bge.。"[9]

《中医大辞典·中药分册》："银柴胡　出《本草纲目》。又名沙参儿、土参。为石竹科植物银柴胡 Stellaria gypsophiloides Fenzl. 的根。主产陕西、甘肃、宁夏、内蒙古。"[10]

《中国医学百科全书·中医学》："银柴胡　始载于《本草纲目》。又名土参。为石竹科植物银柴胡 Stellaria dichotoma L. var. lanceolata Bge. 的根。秋季茎叶枯萎时采挖，除去茎叶及须根，洗净泥沙，晒干。"[11]

《全国中药炮制规范》："银柴胡　［处方用名］银柴胡。【来源】本品为石竹科植物银柴胡 Stellaria dichotoma L. var. lanceolata Bge. 的干燥根。均系野生。主产于宁夏、陕西、甘肃、内蒙古等地。秋季采挖，除去须根及泥沙，干燥。药材以条长、处皮色浅黄、断面色黄白者为佳。"[14]

《中国药材学》："银柴胡　【别名】牛胆根，沙参儿。【来源】本品为石竹科植物银柴胡 Stellaria dichotoma L. var. lanceolata Bunge. 的根。"[15]

《中国中医药学主题词表》："银柴胡 Stellaria dichotoma　属石竹科和清虚热药。"[12]

《普通高等教育中医药类规划教材·中药学》："银柴胡《本草纲目拾遗》为石竹科多年生草本植物银柴胡 Stellaria dichotoma L. var. lanceolata Bge. 的根。产于我国西北部及内蒙古等地。秋后采挖，晒干，切片，生用。"[8]

《中华本草》："银柴胡《纲目》【异名】银夏柴胡《本草原始》，银胡《本草求真》，牛肚根、沙参儿、白根子、土参《中药志》。……【来源】为石竹科植物银柴胡的根。【原植物】银柴胡 Stellaria dichotoma L. var. lanceolata Bunge［S. gypsophiloides Fenzl］又名：狭叶歧繁缕《全国中草药汇编》。"[16]

《中华人民共和国药典》："银柴胡 Radix stellariae　本品为石竹科植物银柴胡 Stellaria dichotoma L. var. lanceolata Bge. 的干燥根。春、夏间植株萌发或秋后茎叶枯萎时采挖；栽培品于种植后第三年9月中旬或第四年4月中旬采挖，除去残茎、须根及泥沙，晒干。"[7]

5　参考文献

1　明·兰茂. 滇南本草. 第二卷. 昆明：云南人民出版社，1977，55

2　清·张璐. 本经逢原. 上海：上海科学技术出版社，1959，44

3　清·赵学敏. 本草纲目拾遗. 北京：人民卫生出版社，1983，77

4　清·黄宫绣. 本草求真. 上海：上海科学技术出版社，1959，229

5　中国医学科学院药物研究所等. 中药志. 第二册. 北京：人民卫生出版社，1993，520

6　中华人民共和国卫生部药政管理局. 中药材手册. 北京：人民卫生出版社，1998，218

7　国家药典委员会. 中华人民共和国药典. 一部. 北京：化学工业出版社，2000，258

8　雷载权主编. 普通高等教育中医药类规划教材·中药学. 上海：上海科学技术出版社，1995，96

9　江苏新医学院. 中药大辞典. 上海：上海科学技术出版社，1977，2170

10　《中医大辞典》编辑委员会. 中医大辞典·中药分册. 北京：人民卫生出版社，1982，336

11　《中医学》编辑委员会. 中国医学百科全书·中医学. 上海：上海科学技术出版社，1997，1038

12　吴兰成主编. 中国中医药学主题词表. 北京：中医古籍出版社，1996，543

13 《全国中草药汇编》编写组．全国中草药汇编．上册．北京：人民卫生出版社，1996，828
14 中华人民共和国卫生部药政管理局．全国中药炮制规范．北京：人民卫生出版社，1988，99
15 徐国钧等主编．中国药材学．北京：中国医药科技出版社，1996，152
16 国家中医药管理局《中华本草》编委会．中华本草．第二册．上海：上海科学技术出版社，1999，794
17 明·李时珍．本草纲目．北京：人民卫生出版社，1982，785
18 明·李中立．本草原始．清四美堂刻本
19 清·汪昂．本草易读．北京：人民卫生出版社，1987，138

411 猪牙皂
Zhuyazao
Fructus Gleditsiae Abnormalis

1 定名依据

1.1 正名

1.1.1 汉文名：猪牙皂（豆科植物皂荚 Gleditsia sinensis Lam. 的干燥不育果实）。

1.1.2 英文名：chinese honeylocust abnormal fruit.

1.2 依据

1.2.1 定名的文献依据

1.2.1.1 《滇南本草》卷二："山皮条，一名矮它它，又名矮陀陀。味辛、辣、微苦，性微温。有小毒。下气，治妇人气逆，肚腹疼痛，宽中理气，胸膈肚腹膨胀，止面寒梗硬胀疼，能退男女劳烧发热，良效。（附方）治妇人气胀，肚腹疼痛，并止面寒梗硬胀痛。宽中。山皮条（一两 微焙）、猪牙皂（一钱）、酒大黄（五分）共为细末，每服（二钱），热烧酒服。"[1]

1.2.1.2 《中药志》："猪牙皂 本品为常用中药。现今市场上供药用的主要为猪牙皂，系豆科植物皂荚树的畸形果实，正常果实即大皂角仅在个别地区药用。……【原植物】皂荚树 别名：皂角（通称），皂节（江西），悬刀（山西、广西）。猪牙皂：小皂荚、眉皂（畸形果实）。Gleditsia sinensis Lam.（G. officinalis Hemsl.）——豆科 Leguminosae."[2]

1.2.1.3 《中药材手册》："猪牙皂（《纲目》列入木部乔木类项下）本品为豆科植物皂荚 Gleditsia sinensis Lam. 的干燥不育果实……【别名】牙皂（四川）、小牙皂（山东）、眉皂（云南）。"[3]

1.2.1.4 《全国中草药汇编》："猪牙皂 别名：牙皂、小牙皂、眉皂。来源：为豆科皂荚属植物皂荚树 Gleditsia sinensis Lam.［G. officinalis Hemsl.］因受外伤等影响而结出的畸形小荚果。"[4]

1.2.1.5 《中药大辞典》："猪牙皂《别录》【异名】皂荚《本经》……【基原】为豆科植物皂荚 Gleditsia sinensis Lam. 已衰老或受伤害后所结之果实。原植物详'皂荚'条。"[5]

1.2.1.6 《中医大辞典·中药分册》："猪牙皂 出《名医别录》。又名牙皂、眉皂、小皂荚。为豆科植物皂荚 Gleditsia sinensis Lam. 因衰老或受害后所结的小型果实。主产四川、贵州、云南、山东等地。"[6]

1.2.1.7 《全国中药炮制规范》："猪牙皂 ［处方用名］猪牙皂、炒猪牙皂。【来源】本品为豆科植物皂荚 Gleditsia sinensis Lam. 因受外伤等影响而结出畸形的干燥不育果实。均系野生。主产于四川、山东、贵州、云南等地。"[7]

1.2.1.8 《中国药材学》："猪牙皂 【别名】小牙皂，小皂荚，眉皂。【来源】本品为豆科植物皂荚树 Gleditsia sinensis Lam.（G. officinalis Hemsl.）因树衰老、受外伤等结的畸形不育果实。"[8]

1.2.1.9 《中国中医药学主题词表》："猪牙皂 Fructus gleditsiae abnormalis 为豆科植物皂荚的干燥不育果实；属化痰药（中药）和开窍药。C 皂荚。"[9]

1.2.1.10 《中华人民共和国药典》："猪牙皂 Fructus gleditsiae abnormalis 本品为豆科植物皂荚 Gleditsia sinensis Lam. 的干燥不育果实。秋季采收，除去杂质，干燥。"[10]

1.2.2 定名选择的理由

猪牙皂 Fructus gleditsiae abnormalis，系豆科植物皂荚 Gleditsia sinensis Lam. 的干燥不育果实。"猪牙皂"之名始见于明·兰茂《滇南本草》，"猪牙皂"作为本品正名始见于现代本草，如我国最新出版的《中华人民共和国药典》以及辞书类著作《中医大辞典·中药分册》、《中药大辞典》等均以"猪牙皂"作为本品正名。已经广泛应用于中医药学文献的标引和检索的《中国中医药学主题词表》也以"猪牙皂"作为本品的正式主题词。现代本草著作如《中药志》、《全国中草药汇编》、《中国药材学》、《中药材手册》、《全国中药炮制规范》等虽记载了不少本品各地的俗称，但均以"猪牙皂"作为本品的正名。说明"猪牙皂"作为本品正名已成为共识。

1.3 与正名等效的名词：无。

2 源流考释

猪牙皂（豆科植物皂荚 Gleditsia sinensis Lam. 的干燥不育果实）入药始见于魏晋《名医别录》："生雍州及鲁邹县。如猪牙者，良。九月、十月采，阴干。"[11]其后的本草著作大多在"皂荚"项下介绍本品。如唐·苏敬等撰《新修本草》[12]，宋·苏颂《本草图经》[13]、唐慎微《证类本草》[14]，明·刘文泰《本草品汇精要》[15]、李时珍《本草纲目》[16]，清·张志聪《本草崇原》[17]、蒋居祉《本草择要纲目》[18]、张璐《本经逢原》[19]、吴仪洛《本草从新》[20]、杨时泰《本草述钩元》[21]、叶志诜《神农本草经赞》[22]等。

"猪牙皂"之名始见于明·兰茂《滇南本草》卷二："山皮条，一名矮它它，又名矮陀陀。味辛、辣、微苦，性微温。有小毒。下气，治妇人气逆，肚腹疼痛，宽中理气，胸膈肚腹膨胀，止面寒梗硬胀疼，能退男女劳烧发热，良效。（附方）治妇人气胀，肚腹疼痛，并止面寒梗硬胀痛。宽中。山皮条（一两 微焙）、猪牙皂（一钱）、酒大黄（五分）共为细末，每服（二钱）热烧酒服。"[1]

古代著作中记载的本品异名有"鸡栖子"《广志》[16]，"皂角"《肘后备急方》[23]，"大皂荚"《备急千金要方》[24]，猪牙皂荚《新修本草》[12]，"长皂荚"《本草图经》[13]，

"悬刀"《外丹本草》[16]，"长皂角"《仁斋直指方论》[25]，"大皂角"、"乌犀"《本草纲目》[16]等。如《肘后备急方》卷一："末皂角，管吹两鼻中，即起。三四日犹可吹。"[23]《备急千金要方》卷八："甘草汤，治偏风积年不瘥，手脚枯细，面口㖞僻，精神不定，言语倒错方……又方，大皂荚一两去皮子下筛，以三年大酢和，左㖞涂右，右㖞涂左，干更涂之。"[24]《本草图经》卷十二："皂荚……此有三种：《本经》云：形如猪牙者良……今医家作疏风气丸、煎，多用长皂荚；治齿及取积药，多用猪牙皂荚。"[13]《仁斋直指方论》卷二十四："癞风方论，通天再造散，治大风诸癞……皂角丸，治大风诸癞。肥长皂角（二十条，先炙透，后去皮，弦，其核自脱）：上以皂角肉多用酒，慢火煎得稠粘……"[25]《本草纲目》卷三十五："皂荚《本经·下品》。【释名】皂角《纲目》、鸡栖子《纲目》、乌犀《纲目》、悬刀。时珍曰：荚之树皂，故名。《广志》谓之鸡栖子，曾氏方谓之乌犀，《外丹本草》谓之悬刀。……风痫诸痰：五痫膏：治诸风，取痰如神。大皂角半斤去皮、子，以蜜四两涂上，慢火炙透捶碎，以热水浸一时，挼取汁，慢火熬成膏。入麝香少许，摊在夹绵纸上，晒干，煎作纸花。每用三、四片，入淡浆水一小盏中洗淋下，以筒吹汁入鼻内。待痰涎流尽，吃芝麻饼一个，涎尽即愈，立效。《普济方》"[16]

"猪牙皂"作为本品正名始见于现代本草著作，如《中华人民共和国药典》[10]《中药大辞典》[5]、《中医大辞典·中药分册》[6]、《中国中医药学主题词表》[9]、《中药志》[2]、《中药材手册》[3]、《全国中草药汇编》[4]、《全国中药炮制规范》[7]、《中国药材学》[8]等；有的仍在"皂荚"下介绍本品，如《普通高等教育中医药类规划教材·中药学》[8]、《中国医学百科全书·中医学》[26]、《中华本草》[27]等。同时尚记载有"牙皂"、"小牙皂"、"眉皂"《中药材手册》[3]，"猪牙皂角"、"小皂荚"《中药大辞典》[5]，"小皂荚"《中国药材学》[8]等各地的俗称。还记载有本品原植物"皂荚"的异名"皂角"、"皂节"、"悬刀"《中药志》[2]等。

3 附录

3.1 又称：炒猪牙皂（饮片规格名）。

3.2 俗称：牙皂（四川），小牙皂（山东），眉皂（云南），猪牙皂角，小皂荚。

3.3 曾称：鸡栖子《广志》，皂角《肘后备急方》，大皂荚《备急千金要方》，猪牙皂荚《新修本草》，长皂荚《本草图经》，悬刀《外丹本草》，长皂角《仁斋直指方论》，乌犀、大皂角《本草纲目》。

3.4 原植物名称：皂荚，皂角（通称），皂节（江西），悬刀（山西、广西）。

4 文献通考

《名医别录》卷三："皂荚，有小毒。主治腹胀满，消谷，破咳嗽囊结，妇人胞下落，明目，益精。可为沐药，不入汤。生雍州及鲁邹县，如猪牙者，良。九月、十月采，阴干。"[11]

《肘后备急方》卷一："治卒魇寐不寤方第五，卧忽不寤，勿以火照，火照之杀人，但痛啮其踵及足拇指甲际，而多唾其面，即活。又治之方。末皂角，管吹两鼻中，即起。三四日犹可吹。又以毛刺鼻孔中，男左女右，辗转进之。"[23]

《备急千金要方》卷八："甘草汤，治偏风积年不瘥，手脚枯细，面口㖞僻，精神不定，言语倒错方……又方，大皂荚一两去皮子下筛，以三年大酢和，左㖞涂右，右㖞涂左，干更涂之。”[24]

《新修本草》卷十四：“皂荚，味辛、咸，温，有小毒。主风痹，死肌，邪气，风头泪出，下水，利九窍，杀鬼、精物，疗腹胀满，消谷，破咳嗽囊结，妇人胞不落，明目益精。可为沐药，不入汤。生雍州川谷及鲁邹县，如猪牙者良……【谨案】此物有三种，猪牙皂荚最下，其形曲戾薄恶，全无滋润，洗垢亦不去。”[12]

《本草图经》卷十二：“皂荚，出雍州川谷及鲁邹县，今所在有之，以怀、孟州者为胜。木极有高大者。此有三种：《本经》云：形如猪牙者良。陶注云：长尺二者良。唐注云：长六寸，圆厚节促直者，皮薄多肉，味浓大好。今医家作疏风气丸、煎，多用长皂荚；治齿及取积药，多用猪牙皂荚。”[13]

《证类本草》卷十四：“皂荚，味辛、咸，温，有小毒。主风痹死肌，邪气，风头泪出，利九窍，杀精物，疗腹胀满，消谷，除咳嗽，囊结，妇人胞不落，明目，益精。可为沐药，不入汤。生雍州川谷及鲁邹县，如猪牙者良。九月、十月采荚，阴干。（柏实为之使，恶麦门冬，畏空青、人参、苦参。）……肘后方：卒肿满身面洪。用皂角剥炙令黄，锉三升，酒一斗渍，合器煮令沸，服一升，日三服，频作。”[14]

《仁斋直指方论》卷二十四：“癞风方论，通天再造散　治大风诸癞……皂角丸　治大风诸癞。肥长皂角（二十条，先炙透，后去皮，弦，其核自脱）：上以皂角肉多用酒，慢火煎得稠粘，滤出清稠者，候冷，入雪糕，杵为丸桐子大。每五十丸，不饥饱酒送下。”[25]

《滇南本草》卷二：“山皮条，一名矮它它，又名矮陀陀。味辛、辣、微苦，性微温。有小毒。下气，治妇人气逆，肚腹疼痛，宽中理气，胸膈肚腹膨胀，止面寒梗硬胀疼，能退男女劳烧发热，良效。（附方）治妇人气胀，肚腹疼痛，并止面寒梗硬胀痛。宽中。山皮条（一两　微焙）、猪牙皂（一钱）、酒大黄（五分）共为细末，每服（二钱）热烧酒服。”[1]

《本草品汇精要》卷二十：“皂荚，有小毒。附鬼。皂荚，植生。皂荚（出《神农本经》），主风痹死肌，邪气风头，泪出。利九窍，杀精物（以上朱字《神农本经》）。疗腹胀满，消谷，除咳嗽，囊结。妇人胞不落。明目益精，可为沐药。不入汤（以上黑字《名医》所录）。”[15]

《本草纲目》卷三十五：“皂荚《本经·上品》。【释名】皂角《纲目》、鸡栖子《纲目》、乌犀《纲目》、悬刀。时珍曰：荚之树皂，故名。《广志》谓之鸡栖子，曾氏方谓之乌犀，《外丹本草》谓之悬刀。……风痫诸痰：五痫膏：治诸风，取痰如神。大皂角半斤去皮、子，以蜜四两涂上，慢火炙透捶碎，以热水浸一时，挼取汁，慢火熬成膏。入麝香少许，摊在夹绵纸上，晒干，煎作纸花。每用三、四片，入淡浆水一小盏中洗淋下，以筒吹汁入鼻内。待痰涎流尽，吃芝麻饼一个，涎尽即愈，立效《普济方》。”[16]

《本草崇原》卷中：“皂荚，气味辛咸温，有小毒。主治风痹死肌，邪气风头泪出，利九窍，杀精物。（皂荚处处有之，其树高大，叶如槐叶，枝间有刺，即皂角刺也。夏开细黄花，结实有三种，一种小如猪牙，一种大而肥厚，多脂而粘，一种长而瘦薄，枯燥不粘，皆可入药。《本经》用如猪牙者，其树多刺，难上采荚，以篾箍其树，一夜自落，有不结实者，树凿一孔入生铁三五斤，泥封之即结荚。人以铁砧捶皂荚，即自损，铁碾碾之，久则成孔，铁锅爨之多爆片落。）”[17]

《本草择要纲目·平性药品》：“皂荚（凡用，要赤肥并不蛀者，以新汲水浸一宿。用铜刀削去粗皮，以酥反复炙透，槌去子弦用。每荚一两，用酥五钱。又有蜜炙、酥炙绞汁烧灰之异。各依方法）。”[18]

《本经逢原》卷三：“皂荚，一名皂角。辛咸温，小毒，入药去皮弦子，酥炙用。”[19]

《本草从新》卷八：“皂荚，一名皂角。宣、通窍搜风。辛咸而温，有小毒。入肺、大肠，兼入肝经。性极尖利，搜风泄热。吹之导之，则通上下关窍，而涌吐痰涎。搐鼻立作喷嚏。治中风口噤，胸痹喉痹。”[20]

《本草述钩元》卷二十三：“皂荚，亦名皂角。一种小如猪牙，一种长而肥厚多脂良。一种长而瘦薄枯燥者，不取。”[21]

《神农本草经赞》卷三：“皂荚，味辛咸温。主风痹死肌，邪气风头，泪出，利九窍，杀精物。生川谷。”[22]

《中药志》：“猪牙皂　本品为常用中药。现今市场上供药用的主要为猪牙皂，系豆科植物皂荚树的畸形果实，正常果实即大皂角仅在个别地区药用。……【原植物】皂荚树　别名：皂角（通称），皂节（江西），悬刀（山西、广西）。猪牙皂：小皂荚、眉皂（畸形果实）。Gleditsia sinensis Lam.（G. officinalis Hemsl.）——豆科 Leguminosae.”[2]

《中药材手册》：“猪牙皂（《纲目》列入木部乔木类项下）本品为豆科植物皂荚 Gleditsia sinensis Lam. 的干燥不育果实。原植物系落叶乔木，野生与栽培均有。其形状与皂角不同，但效用、来源一致。现市场上代药用者主要为猪牙皂。【别名】牙皂（四川）、小牙皂（山东）、眉皂（云南）。”[3]

《全国中草药汇编》：“猪牙皂　别名：牙皂、小牙皂、眉皂。来源：为豆科皂荚属植物皂荚树 Gleditsia sinensis Lam.［G. officinalis Hemsl.］因受外伤等影响而结出的畸形小荚果。”[4]

《中药大辞典》：“猪牙皂《别录》【异名】皂荚《本经》，鸡栖子《广志》，皂角《肘后方》，猪牙皂角《海上集验方》，牙皂《本事方》，乌犀《纲目》，小皂《本经逢原》，眉皂、小皂荚《中药志》。【基原】为豆科植物皂荚 Gleditsia sinensis Lam. 已衰老或受伤害后所结之果实。原植物详‘皂荚’条。”[5]

《中医大辞典·中药分册》：“猪牙皂　出《名医别录》。又名牙皂、眉皂、小皂荚。为豆科植物皂荚 Gleditsia sinensis Lam. 因衰老或受害后所结的小型果实。主产四川、贵州、云南、山东等地。”[6]

《中国医学百科全书·中医学》：“皂荚　始载于《神农本草经》。又名皂角。为豆科植物皂荚 Gleditsia sinensis Lam. 的不育果实或成熟果实。成熟果实称大皂荚。供药用的多为不育果实，药材称猪牙皂。秋季摘取果实，晒干。”[26]

《全国中药炮制规范》：“猪牙皂　［处方用名］猪牙皂、炒猪牙皂。【来源】本品为豆科植物皂荚 Gleditsia sinensis Lam. 因受外伤等影响而结出畸形的干燥不育果实。均系野生。主产于四川、山东、贵州、云南等地。秋季果实成熟时采收，除去杂质，干燥。药材以个小、饱满、色紫褐、有光泽者为佳。”[7]

《中国药材学》：“猪牙皂　【别名】小牙皂，小皂荚，眉皂。【来源】本品为豆科植物皂荚树 Gleditsia sinensis Lam.（G. officinalis Hemsl.）因树衰老、受外伤等结的畸形不育果实。”[8]

《中国中医药学主题词表》：“猪牙皂 Fructus gleditsiae abnormalis　为豆科植物皂荚的干燥不育果实；属化痰药（中药）和开窍药。C 皂荚。”[9]

《中华本草》：“皂荚《本经》【异名】鸡栖子《广志》，皂角《肘后方》，大皂荚《千金要方》，长皂荚《本草图经》，悬刀《外丹本草》，长皂角《直指方》，乌犀、大皂角《纲目》。……【来源】为豆科植物皂荚的果实或不育果实。前者称皂荚，后者称猪牙皂。【原植物】皂荚 Gleditsia sinensis Lam.［G. horrida Willd.］。”[27]

《中华人民共和国药典》：“猪牙皂 Fructus gleditsiae abnormalis　本品为豆科植物皂荚 Gleditsia sinensis Lam. 的干燥不育果实。秋季采收，除去杂质，干燥。”[10]

5　参考文献

1　明·兰茂. 滇南本草. 第二卷. 昆明：云南人民出版社，1977，114

2　中国医学科学院药物研究所等. 中药志. 第三册. 北京：人民卫生出版社，1993，604

3　中华人民共和国卫生部药政管理局. 中药材手册. 北京：人民卫生出版社，1998，375

4　《全国中草药汇编》编写组. 全国中草药汇编. 上册. 北京：人民卫生出版社，1996，821

5　江苏新医学院. 中药大辞典. 上海：上海科学技术出版社，1977，2198

6　《中医大辞典》编辑委员会. 中医大辞典·中药分册. 北京：人民卫生出版社，1982，339

7　中华人民共和国卫生部药政管理局. 全国中药炮制规范. 北京：人民卫生出版社，1988，191

8　徐国钧等主编. 中国药材学. 北京：中国医药科技出版社，1996，1065

9　吴兰成主编. 中国中医药学主题词表. 北京：中医古籍出版社，1996，606

10　国家药典委员会. 中华人民共和国药典. 一部. 北京：化学工业出版社，2000，258

11　魏晋·名医别录. 北京：人民卫生出版社，1986，238

12　唐·苏敬等撰. 新修本草. 合肥：安徽科学技术出版社，1981，352

13　宋·苏颂. 本草图经. 合肥：安徽科学技术出版社，1994，406

14　宋·唐慎微. 证类本草. 北京：人民卫生出版社，1957，341

15　明·刘文泰. 本草品汇精要. 北京：人民卫生出版社，1982，541

16　明·李时珍. 本草纲目. 北京：人民卫生出版社，1982，2014

17　清·张志聪. 本草崇原. 北京：中国中医药出版社，1992，91

18　清·蒋居祉. 本草择要纲目. 见：珍本医书集成（二）. 上海：上海科学技术出版社，1985，118

19　清·张璐. 本经逢原. 上海：上海科学技术出版社，1959，176

20　清·吴仪洛. 本草从新. 北京：中医古籍出版社，2001，116

21　清·杨时泰. 本草述钩元. 上海：科技卫生出版社，1958，498

22　清·叶志诜. 神农本草经赞. 见：珍本医书集成（二）. 上海：上海科学技术出版社，1985，142

23　晋·葛洪. 肘后备急方. 北京：人民卫生出版社，1956，17

24　唐·孙思邈. 备急千金要方. 北京：人民卫生出版社，1955，170

25　宋·杨士瀛. 仁斋直指方论. 见：景印文渊阁四库全书（744）. 北京：中医古籍出版社，1986，492

26　《中医学》编辑委员会. 中国医学百科全书·中医学. 上海：上海科学技术出版社，1997，1190

27　国家中医药管理局《中华本草》编委会. 中华本草. 第四册. 上海：上海科学技术出版社，1999，480

412 猪苓
Zhuling
Polyporus Umbellatus

1 定名依据

1.1 正名

1.1.1 汉文名：猪苓［多孔菌科真菌猪苓 Polyporus umbellatus（Pers.）Fries 的干燥菌核］。

1.1.2 英文名：chuling.

1.2 依据

1.2.1 定名的文献依据

1.2.1.1 《神农本草经》卷二："猪苓，味甘，平。主痎疟，解毒蛊注（《御览》作蛀）不祥，利水道。久服，轻身、耐老（《御览》作能老）。一名猳猪屎。生山谷。"[1]

1.2.1.2 《本草经集注·草木上品》："猪苓，味甘、苦，平，无毒。主治痎疟，解毒，辟蛊疰不祥，利水道。久服轻身，耐老。一名猳猪屎。生衡山山谷，及济阴冤朐。二月、八月采，阴干。"[2]

1.2.1.3 《新修本草》卷十三："猪苓，味甘、苦，平，无毒。主痎疟，解毒，辟蛊疰不祥，利水道。久服轻身能老。一名豭猪矢。生衡山山谷，及济阴宛朐。"[3]

1.2.1.4 《证类本草》卷十三："猪苓，味甘、苦，平，无毒。主痎（音皆）疟，解毒蛊疰不祥，利水道。久服轻身耐老。一名豭猪屎。生衡山山谷及济阴冤句。二月、八月采，阴干。陶隐居云：是枫树苓，其皮至黑作块，似猪屎，故以名之。肉白而实者佳，用之削去黑皮乃秤之。"[4]

1.2.1.5 《本草纲目》卷三十七："猪苓《本经·中品》。【释名】豭猪屎《本经》、豕橐《庄子》、地乌桃《图经》。弘景曰：其块黑似猪屎，故以名之。司马彪注《庄子》云：豕橐一名苓，其根似猪矢。是也。时珍曰：马屎曰通，猪屎曰零（即苓字），其块零落而下故也。"[5]

1.2.1.6 《本草从新》卷九："猪苓，通、行水。苦甘淡平。泄滞利窍。入膀胱肾经。升而能降。开腠发汗。利湿行水。与茯苓同。而泄较甚。治伤寒瘟疫大热。"[6]

1.2.1.7 《中华人民共和国药典》："猪苓 Polyporus　本品为多孔菌科真菌猪苓 Polyporus umbellatus（Pers.）Fries 的干燥菌核。春、秋二季采挖，除去泥沙，干燥。"[7]

1.2.1.8 《普通高等教育中医药类规划教材·中药学》："猪苓《本经》为多孔菌科真菌猪苓 Polyporus umbellatus（Pers.）Fries 的菌核。寄生于桦树、枫树、柞树等的腐枯根上。主产于陕西、河北、云南等地。春秋二季采挖，去泥沙，晒干。切片入药，生用。"[8]

1.2.1.9 《中药大辞典》："猪苓《本经》【异名】豕零《庄子》，猪屎《本经》，豕橐（《庄子》司马彪注），豨苓《韩昌黎集》，地乌桃《本草图经》，野猪食《东北药植志》，猪屎苓《四川中药志》。【基原】为多孔菌科植物猪苓的干燥菌核。【原植物】猪苓 Polyporus umbellatus (Pers.) Fr.。"[9]

1.2.1.10 《中医大辞典·中药分册》:"猪苓 出《神农本草经》。又名枫苓、野猪粪。为多孔菌科植物猪苓 Polyporus umbellatus (Pers.) Fr. 的菌核。主产陕西、云南、河南、山西、河北等地。"[10]

1.2.1.11 《中国医学百科全书·中医学》:"猪苓 始载于《神农本草经》。为多孔菌科植物猪苓 Polyporus umbellatus (Pers.) Fr. 的菌核。全年均可采挖,洗净,晒干。"[11]

1.2.1.12 《中国中医药学主题词表》:"猪苓 Polyporus umbellatus 属多孔菌科和祛湿利水药。"[12]

1.2.1.13 《中药材手册》[13]、《全国中草药汇编》[14]、《全国中药炮制规范》[15]、《中国药材学》[16]、《中华本草》[17] 等现代中药著作多以"猪苓"作为本品正名(参见"文献通考")。

1.2.2 定名选择的理由

1.2.2.1 猪苓 Polyporus Umbellatus,系多孔菌科真菌猪苓 Polyporus umbellatus (Pers.) Fries 的干燥菌核。"猪苓"之名始见于汉《神农本草经》,并作为本品正名记载。其后的历代重要本草著作如南北朝·陶弘景《本草经集注》,唐·苏敬《新修本草》,宋·唐慎微《证类本草》,明·李时珍《本草纲目》,清·吴仪洛《本草从新》等在载录本品时均以"猪苓"作为正名,并一直沿用至今。

1.2.2.2 我国最新出版的《中华人民共和国药典》、《普通高等教育中医药类规划教材·中药学》以及辞书类著作《中医大辞典·中药分册》、《中药大辞典》、《中国医学百科全书·中医学》等均以"猪苓"作为本品正名。已经广泛应用于中医药学文献的标引和检索的《中国中医药学主题词表》也以"猪苓"作为本品的正式主题词。现代本草著作如《全国中草药汇编》、《中华本草》、《中国药材学》、《中药材手册》、《全国中药炮制规范》等虽记载了不少本品各地的俗称,但也无一例外以"猪苓"作为本品的正名。说明"猪苓"作为本品正名已成为共识。

1.3 与正名等效的名词:无。

2 源流考释

猪苓[多孔菌科真菌猪苓 Polyporus umbellatus (Pers.) Fries 的干燥菌核]始载于汉《神农本草经》[1],以"猪苓"为正名。如《神农本草经》卷二:"猪苓,味甘,平。主痎疟,解毒蛊注(《御览》作蛀)不祥,利水道。久服,轻身、耐老(《御览》作能老)。一名猳猪屎。生山谷。"[1]其后的本草著作即以"猪苓"为正名记载本品。如三国·吴普《吴普本草》[18],魏晋《名医别录》[19],南北朝·雷敩《雷公炮炙论》[20]、陶弘景《本草经集注》[2],唐·苏敬《新修本草》[3]、孙思邈《千金翼方》[21],宋·苏颂《本草图经》[22]、唐慎微《证类本草》[4]、寇宗奭《本草衍义》[23]、佚名《增广太平和剂图经本草药性总论》[24],金·李杲《珍珠囊药性赋》[25]、元·王好古《汤液本草》[26],明·刘文泰《本草品汇精要》[27]、陈嘉谟《本草蒙筌》[28]、李时珍《本草纲目》[5]、杜文燮《药鉴》[29]、缪希雍《炮炙大法》[30]、李中梓《雷公炮制药性解》[31]、李中梓《本草征要》[32]、卢之颐《本草乘雅半偈》[33],清·张志聪《本草崇原》[34]、蒋居祉《本草择要纲目》[35]、陈士铎《本草新编》[36]、日本稻宣义《炮炙全书》[37]、汪昂《本草易读》[38]、汪昂《本草备要》[39]、张璐《本经逢原》[40]、叶桂《本草经解》[41]、吴仪洛《本草从新》[6]、严西亭《得配本草》[42]、沈金鳌《要药分剂》[43]、黄宫绣《本草求真》[44]、陈念祖《神农本草经读》[45]、杨时泰《本草述钩元》[46]、叶志诜《神农本草经赞》[47]、陈其瑞《本草撮要》[48]、张秉成《本草便读》[49]、周岩《本草思辨录》[50]、日本吉益东洞《药征》[51]等。

古代著作中记载的本品异名有"豕橐"《庄子》[5]，"猳猪尿"《神农本草经》[1]，"豭猪屎"（《本草纲目》引《神农本草经》）[5]，"豭猪矢"《新修本草》[3]，"地乌桃"《本草图经》[22]等。如《本草纲目》卷三十七："猪苓《本经·中品》。【释名】豭猪屎《本经》、豕橐《庄子》、地乌桃《图经》。弘景曰：其块黑似猪屎，故以名之。司马彪注《庄子》云：豕橐一名苓，其根似猪矢。是也。时珍曰：马屎曰通，猪屎曰零（即苓字），其块零落而下故也。"[5]《新修本草》卷十三："猪苓，味甘、苦，平，无毒。主痎疟，解毒，辟蛊疰不祥，利水道。久服轻身能老。一名豭猪矢。"[3]《本草图经》卷十一："猪苓，生衡山山谷及济阴冤句，今蜀州、眉州亦有之。旧说是枫木苓，今则不必枫根下，乃有生土底，皮黑作块，似猪粪，故以名之。又名地乌桃。"[22]

现代有关著作均沿用《神农本草经》的记载以"猪苓"作为本品正名，如《中华人民共和国药典》[7]、《普通高等教育中医药类规划教材·中药学》[8]、《中药大辞典》[9]、《中医大辞典·中药分册》[10]、《中国医学百科全书·中医学》[11]、《中国中医药学主题词表》[12]、《中药材手册》[13]、《全国中草药汇编》[14]、《全国中药炮制规范》[15]、《中国药材学》[16]、《中华本草》[17]等。同时尚记载有"野猪粪"《中药材手册》[13]，"野猪食"、"猪屎苓"、"枫苓"《全国中草药汇编》[14]，"豨苓"、"豕零"《中药大辞典》[9]，"粉猪苓"《中国药材学》[16]，"猪茯苓"《中华本草》[17]等各地的俗称。

3　附录

3.1　又称：炒猪苓、醋猪苓（饮片规格名），全猪苓（药材商品名）。

3.2　俗称：枫苓，野猪食（东北），猪屎苓（四川），粉猪苓，猪茯苓，野猪粪（浙江），豕零。

3.3　曾称：猳猪尿、豭猪屎《神农本草经》，豕橐（《庄子》司马彪注），豭猪矢《新修本草》，地乌桃《本草图经》。

4　文献通考

《神农本草经》卷二："猪苓，味甘，平。主痎疟，解毒蛊注（《御览》作蛀）不祥，利水道。久服，轻身、耐老（《御览》作能老）。一名猳猪尿。生山谷。"[1]

《吴普本草·草木类》："猪苓　神农：甘。雷公：苦，无毒。如茯苓。或生宛句。八月采。"[18]

《名医别录·上品》："猪苓，味苦，无毒。生衡山及济阴、宛朐，二月、八月采，阴干。"[19]

《雷公炮炙论》卷一："猪苓，雷公云：凡采得，用铜刀削上粗皮一重，薄切，下东流水浸一夜，至明漉出，细切，以升麻叶对蒸一日，出，去升麻叶令净，晒干用。"[20]

《本草经集注·草木上品》："猪苓，味甘、苦，平，无毒。主治痎疟，解毒，辟蛊疰不祥，利水道。久服轻身，耐老。一名猳猪屎。生衡山山谷，及济阴冤朐。二月、八月采，阴干。”[2]

《新修本草》卷十三：“猪苓，味甘、苦，平，无毒。主痎疟，解毒，辟蛊疰不祥，利水道。久服轻身能老。一名豭猪矢。生衡山山谷，及济阴宛朐。二月、八月采，阴干。今湘州、衡山无有，此道不通，皆从宁州来。旧云是枫树苓，其皮至黑，作块似猪矢，故以名之，肉白而实者佳。用之削去黑皮乃称之，比年殊难得耳。难得耳。”[3]

《千金翼方》卷三：“猪苓，味甘苦，平，无毒。主痎疟，解毒蛊疰不祥，利水道。久服轻身耐老。一名猳猪屎。生衡山山谷及济阴冤句，二月八月采，阴干。”[21]

《本草图经》卷十一：“猪苓，生衡山山谷及济阴冤句，今蜀州、眉州亦有之。旧说是枫木苓，今则不必枫根下，乃有生土底，皮黑作块，似猪粪，故以名之。又名地乌桃。二月、八月采阴干，削去皮，肉白而实者佳。《庄子》谓之豕橐。司马彪注云：一名苓，根似猪矢，治渴。张仲景治伤寒诸病在脏加渴者，猪苓汤主之。”[22]

《证类本草》卷十三：“猪苓，味甘、苦，平，无毒。主痎（音皆）疟，解毒蛊疰不祥，利水道。久服轻身耐老。一名豭猪屎。生衡山山谷及济阴冤句。二月、八月采，阴干。陶隐居云：是枫树苓，其皮至黑作块，似猪屎，故以名之。肉白而实者佳，用之削去黑皮乃秤之。臣禹锡等谨按吴氏云：猪苓，神农：甘；雷公：苦，无毒。司马彪注庄子云：豕橐，一名苓。根似猪矢，治渴。”[4]

《本草衍义》卷十四：“猪苓，行水之功多，久服必损肾气、昏人目。果欲久服者，更宜详审。”[23]

《增广太平和剂图经本草药性总论·木部中品》：“猪苓，味甘苦，平，无毒。主痎疟，解毒蛊疰不祥，利水道。《药性论》云：臣。微热。解伤寒温疫大热，发汗，主肿胀，满腹急痛。《唐本余》云：去邪气。《外台秘要》：治妊娠患子淋，又治小儿大便不通。《子母秘录》：治妊娠从脚上至腹肿，小便不利，微渴引饮。《杨氏产乳方》：疗通体遍身肿，小便不利。一云：采根，削皮焙干，用敷疮毒。”[24]

《珍珠囊药性赋》卷二：“猪苓，甘淡平，性温无毒。降也，阳中之阴也。其用有二：除湿肿体用兼备；利小水气味俱长。”[25]

《汤液本草》卷五：“猪苓，气平，味甘、苦，甘寒。甘苦而淡，甘重于苦，阳也。无毒。入足太阳经、少阴经。”[26]

《本草品汇精要》卷十八：“猪苓，无毒附刺。猪苓，植生，猪苓主痎（音皆）疟，解毒，蛊疰不祥，利水道。久服轻身、耐老（《神农本经》）。【名】地乌桃、苓根、豕橐、猳猪屎。【苗】〔图经曰〕旧说是枫木苓，今则不必，枫根下乃有生。土底皮黑作块，似猪粪，故以名之。以肉白而实者佳。今施州有一种刺猪苓，味甘、性凉、无毒、蔓生。春夏采根。彼土人削皮焙干，用敷疮毒殊效。”[27]

《本草蒙筌》卷四：“猪苓，味甘、苦、淡，气平。降也，阳也。无毒。多产衡山，八月收采。作块类猪粪，故此名猪苓。用须去净黑皮，经入膀胱与肾。通淋消肿满，除湿利小便。盖苦泄滞，甘助阳，淡利窍故尔。”[28]

《本草纲目》卷三十七：“猪苓《本经·中品》。【释名】豭猪屎《本经》、豕橐《庄子》、地乌桃《图经》。弘景曰：其块黑似猪屎，故以名之。司马彪注《庄子》云：豕橐一名苓，其根似猪矢。是也。时珍曰：马屎曰通，猪屎曰零（即苓字），其块零落而下故也。”[5]

《药鉴》卷二：“猪苓，气微温，味甘淡，无毒，气味俱薄，降也，阳中阴也。一于淡渗利水而已。其曰止遗精者，盖以脾家有湿热流入膀胱，因而用制于渗湿药中，遂能中病，岂可为止遗精之常法哉。其曰消渴利水除肿，固矣，然亦不可用为主剂，宜少用之，以佐泽泻也。又渴与肿，若肾虚所致者，皆不可用。反乌头乌喙。”[29]

《炮炙大法·木部》：“猪苓（用铜刀削去粗皮，一重薄切下。东流水浸一夜至明，漉出细切，蒸。一日出，晒干用。一云猪苓，取其行湿，生用更佳）。”[30]

《雷公炮制药性解》卷五：“猪苓，味淡，性平无毒，入膀胱经。主利便除湿，消肿通淋，去黑皮用。按：猪苓味淡，五脏无归，专入膀胱利水，今之疗泻者概用之，谓其去脾家之湿也。不知一于渗泄，逐水太过，水尽则伤肾昏目，不可不知。”[31]

《本草征要》卷三：“猪苓，味甘淡，性平，无毒。入肾、膀胱二经。去皮。分消水肿，淡渗湿痰。猪苓感枫根之余气而成，利水诸药，无如此快。”[32]

《本草乘雅半偈》第五帙：“猪苓《本经·中品》。【气味】甘平，无毒。【主治】主痎疟，解毒，蛊疰不祥，利水道。久服轻身耐老。”[33]

《本草崇原》卷中：“猪苓，气味甘平，无毒。主治痎疟，解毒蛊疰不祥，利水道。久服轻身耐老。”[34]

《本草择要纲目·寒性药品》：“猪苓　【气味】甘平，无毒。升而微降，阳中阴也。入足太阳、足少阴经。”[35]

《本草新编》卷四：“猪苓，味苦、甘、淡，气平。降也，阳也，无毒。入肾与膀胱经。通淋消肿满，除湿利小便泄滞，助阳利窍，功专于行水，凡水湿在肠胃、膀胱、肢体、皮肤者，必须猪苓以利之。”[36]

《炮炙全书》卷三：“猪苓，甘、淡，平。作块类猪粪，皮黑肉白，水浸去皮生用。”[37]

《本草易读》卷七：“猪苓，生用忌铁。甘，平，无毒。入足太阴、太阳经。治肿胀腹痛，除湿热心烦，解淋肿脚气，退妊娠子淋。利小便而消腹肿，息痎疟而解毒蛊；止浊带之遗沥，解寒温之大热。”[38]

《本草备要·木部》：“猪苓，通，行水。苦泄滞，淡利窍，甘助阳。入膀胱、肾经。升而能降，开腠发汗，利便行水，与茯苓同而不补。治伤寒、温疫大热，《经疏》曰：大热利小便，亦分消之意，懊侬消渴，肿胀淋浊，泻痢痎疟（疟多由暑，暑必兼湿。经曰：夏伤于暑，秋必痎疟）。”[39]

《本经逢原》卷三：“猪苓，甘淡微苦平，无毒。”[40]

《本草经解》卷三：“猪苓，气平，味甘，毒。主痎疟，解毒蛊疰不祥，利水道。久服轻身耐老。”[41]

《本草从新》卷九：“猪苓，通、行水，苦甘淡平，泄滞利窍，入膀胱肾经。升而能降，开腠发汗，利湿行水。与茯苓同，而泄较甚。治伤寒瘟疫大热。”[6]

《得配本草》卷七：“猪苓，淡、苦。入足少阴、太阳经。去心中水湿之懊侬，分疟疾阴阳之交并（能于阳中降阴）。目昏，无湿而渴，二者禁用（泻水故也）。”[42]

《要药分剂》卷三：“猪苓，味甘苦，性平无毒。禀戊土之阳气，得风木之阴气而生。升而微降，阳中阴也。”[43]

《本草求真》卷四："猪苓（寓木），除膀胱血分湿热。猪苓（专入膀胱肾），甘淡微苦，性平无毒，得枫根之余气以成。形如猪屎，故以猪名。凡四苓五苓等方，并皆用此。"[44]

《神农本草经读》卷二："猪苓，气味甘、平，无毒。主痎疟，解毒，蛊疰不祥，利水道。久服轻身耐老。陈修园曰：猪苓气平，禀金气而入肺。"[45]

《本草述钩元》卷二十五："猪苓，枫之余气所结，生土底，不必枫根下始有也。甘淡苦平，气味俱薄，升而微降，阳中阴也，入足太阳少阴经。主开腠理，利水道。治渴除湿。去心中懊侬。通淋消肿，并脚气作肿。疗白浊带下，妊娠子淋。"[46]

《神农本草经赞》卷二："猪苓，味甘平。主痎疟，解毒蛊蛀不祥。利水道，久服轻身耐老。一名猳猪屎，生山谷。"[47]

《本草撮要》卷二："猪苓，味苦甘。入足少阴太阳经，功专利水渗湿。得鸡矢白治小儿溺闭。四苓散、五苓散多用之，用宜去皮。"[48]

《本草便读·木部》："猪苓，淡渗分消。治各种癃淋，皆可自肠中下导。甘平赤黑，去诸般湿热，却能从釜底抽薪。"[49]

《本草思辨录》卷四："猪苓，本经猪苓利水道，不云止消渴；而仲圣以猪苓名方者，必渴而后与之，恶得无故。"[50]

《药征》卷下："猪苓，主治渴而小便不利也。考证，猪苓汤证曰：渴欲饮水、小便不利。猪苓散证曰：思水者。以上二方，猪苓诸药等分。"[51]

《中药材手册》："猪苓（《纲目》列入木部寓木类）本品为多孔菌科植物猪苓 Polyporus umbellatus (Pers.) Fries 的干燥菌核。一般寄生于枫树、柞树、桦树、槭树、柳树等的根旁土壤中，野生或人工培育。唯以黑土地所产者质量为佳。【别名】野猪粪。"[13]

《全国中草药汇编》："猪苓　别名：野猪粪、野猪食、猪屎苓、枫苓。来源：为多孔菌科多孔菌属植物猪苓 Polyporus umbellatus (Pers.) Fr. ［Grifola umbellata Pilat］的菌核。"[14]

《中药大辞典》："猪苓《本经》【异名】豕零《庄子》，豭猪屎《本经》，豕橐《庄子》司马彪注)，豨苓《韩昌黎集》，地乌桃《本草图经》，野猪食《东北药植志》，猪屎苓《四川中药志》。【基原】为多孔菌科植物猪苓的干燥菌核。【原植物】猪苓 Polyporus umbellatus (Pers.) Fr.。"[9]

《中医大辞典·中药分册》："猪苓　出《神农本草经》。又名枫苓、野猪粪。为多孔菌科植物猪苓 Polyporus umbellatus (Pers.) Fr. 的菌核。主产陕西、云南、河南、山西、河北等地。"[10]

《中国医学百科全书·中医学》："猪苓　始载于《神农本草经》。为多孔菌科植物猪苓 Polyporus umbellatus (Pers.) Fr. 的菌核。全年均可采挖，洗净，晒干。"[11]

《全国中药炮制规范》："猪苓　［处方用名］猪苓。【来源】本品为多孔菌科真菌猪苓 Polyporus umbellatus (Pers.) Fries 的干燥菌核。均系野生。主产于陕西、河南、山西、河北、四川、云南等地。春、秋二季采挖，除去泥沙，干燥。药材以个大、外皮色黑、断面色白、体较重者为佳。"[15]

《中国药材学》："猪苓　【别名】野猪粪，粉猪苓，地乌桃。【来源】本品为多孔菌科植物猪苓 Polyporus umbellatus (Pers.) Fries 的菌核。"[16]

《中国中医药学主题词表》：“猪苓 Polyporus umbellatus 属多孔菌科和祛湿利水药。”[12]

《普通高等教育中医药类规划教材·中药学》：“猪苓《本经》为多孔菌科真菌猪苓 Polyporus umbellatus（Pers.）Fries 的菌核。寄生于桦树、枫树、柞树等的腐枯根上。主产于陕西、河北、云南等地。春秋二季采挖，去泥沙，晒干。切片入药，生用。”[8]

《中华本草》：“猪苓《本经》【异名】豕零《庄子》，猪屎《本经》，豕橐（《庄子》司马彪注），豨苓《韩昌黎集》，地乌桃《本草图经》，野猪食《东北药植志》，猪屎苓《四川中药志》，猪茯苓《中国药用真菌图鉴》，野猪粪（浙江）。【来源】为多孔菌科植物猪苓的菌核。【原植物】猪苓 Polyporus umbellatus（Pers.）Fr. Grifola umbellatus（Pers.）Pilat.”[17]

《中华人民共和国药典》：“猪苓 Polyporus 本品为多孔菌科真菌猪苓 Polyporus umbellatus（Pers.）Fries 的干燥菌核。春、秋二季采挖，除去泥沙，干燥。”[7]

5 参考文献

1 汉·神农本草经. 清顾观光重辑本. 北京：人民卫生出版社，1955，68

2 南北朝·陶弘景. 本草经集注. 北京：人民卫生出版社，1994，187

3 唐·苏敬等撰. 新修本草. 合肥：安徽科学技术出版社，1981，324

4 宋·唐慎微. 证类本草. 北京：人民卫生出版社，1957，328

5 明·李时珍. 本草纲目. 北京：人民卫生出版社，1982，2155

6 清·吴仪洛. 本草从新. 北京：中医古籍出版社，2001，134

7 国家药典委员会. 中华人民共和国药典. 一部. 北京：化学工业出版社，2000，259

8 雷载权主编. 普通高等教育中医药类规划教材·中药学. 上海：上海科学技术出版社，1995，133

9 江苏新医学院. 中药大辞典. 上海：上海科学技术出版社，1977，2191

10 《中医大辞典》编辑委员会. 中医大辞典·中药分册. 北京：人民卫生出版社，1982，340

11 《中医学》编辑委员会. 中国医学百科全书·中医学. 上海：上海科学技术出版社，1997，1069

12 吴兰成主编. 中国中医药学主题词表. 北京：中医古籍出版社，1996，606

13 中华人民共和国卫生部药政管理局. 中药材手册. 北京：人民卫生出版社，1998，781

14 《全国中草药汇编》编写组. 全国中草药汇编. 上册. 北京：人民卫生出版社，1996，822

15 中华人民共和国卫生部药政管理局. 全国中药炮制规范. 北京：人民卫生出版社，1988，416

16 徐国钧等主编. 中国药材学. 北京：中国医药科技出版社，1996，1709

17 国家中医药管理局《中华本草》编委会. 中华本草. 第一册. 上海：上海科学技术出版社，1999，551.

18 三国·吴普. 吴普本草. 北京：人民卫生出版社，1987，64

19 魏晋·名医别录. 北京：人民卫生出版社，1986，16

20 南北朝·雷敩. 雷公炮炙论. 上海：上海中医学院出版社，1986，78

21 唐·孙思邈. 千金翼方. 北京：人民卫生出版社，1955，37

22 宋·苏颂. 本草图经. 合肥：安徽科学技术出版社，1994，362

23 宋·寇宗奭. 本草衍义. 上海：商务印书馆，1937，79

24 宋·佚名. 增广太平和剂图经本草药性总论. 见：增广太平惠民和剂局方. 海口：海南出版社，2002，475

25 金·李杲. 珍珠囊补遗药性赋. 见：中国医学大成（二）. 长沙：岳麓书社，1990，108

26 元·王好古. 汤液本草. 见：景印文渊阁四库全书（745）. 北京：中医古籍出版社，1986，985.
27 明·刘文泰. 本草品汇精要. 北京：人民卫生出版社，1982，513
28 明·陈嘉谟. 本草蒙筌. 北京：人民卫生出版社，1988，242
29 明·杜文燮. 药鉴. 北京：中国中医药出版社，1993，62
30 明·缪希雍. 炮炙大法. 明末庄继先校刻本
31 明·李中梓. 雷公炮制药性解. 见：中国医学大成（二）. 长沙：岳麓书社，1990，153
32 明·李中梓. 本草征要. 见：李中梓医学全书. 北京：中国中医药出版社，1999，140
33 明·卢之颐. 本草乘雅半偈. 北京：人民卫生出版社，1986，303
34 清·张志聪. 本草崇原. 北京：中国中医药出版社，1992，90
35 清·蒋居祉. 本草择要纲目. 见：珍本医书集成（二）. 上海：上海科学技术出版社，1985，11
36 清·陈士铎. 本草新编. 北京：中国中医药出版社，1996，220
37 ［日］稻宣义. 炮炙全书. 北京：中医古籍出版社，1981，125
38 清·汪昂. 本草易读. 北京：人民卫生出版社，1987，315
39 清·汪昂. 本草备要. 北京：中国中医药出版社，1998，140
40 清·张璐. 本经逢原. 上海：上海科学技术出版社，1959，193
41 清·叶桂. 本草经解. 上海：上海科学技术出版社，1958，80
42 清·严西亭. 得配本草. 上海：上海卫生出版社，1957，36
43 清·沈金鳌. 要药分剂. 上海：上海科学技术出版社，1959，77
44 清·黄宫绣. 本草求真. 上海：上海科学技术出版社，1959，153
45 清·陈念祖. 神农本草经读. 北京：人民卫生出版社，1959，16
46 清·杨时泰. 本草述钩元. 上海：科技卫生出版社，1958，549
47 清·叶志诜. 神农本草经赞. 见：珍本医书集成（二）. 上海：上海科学技术出版社，1985，95
48 清·陈其瑞. 本草撮要. 见：珍本医书集成（二）. 上海：上海科学技术出版社，1985，34
49 清·张秉成. 本草便读. 上海：上海卫生出版社，1957，68
50 清·周岩. 本草思辨录. 北京：人民卫生出版社，1960，142
51 ［日］吉益东洞. 药征. 见：中国医学大成（二）. 长沙：岳麓书社，1990，193

413 猫爪草

Maozhaocao

Radix Ranunculi Ternati

1 定名依据

1.1 正名

1.1.1 汉文名：猫爪草（毛茛科植物小毛茛 Ranunculus ternatus Thunb. 的干燥块根）。

1.1.2 英文名：catclaw buttercup root.

1.2 依据

1.2.1 定名的文献依据

1.2.1.1 《中药志》："猫爪草 猫爪草为少常用草药。商品为毛茛科植物小毛茛的块根。……【原植物】小毛茛 别名：猫爪草（河南），三散草。Ranunculus ternatus

Thunb.（R. zuccarinii Miq.）——毛茛科 Ranunculaceae.。"[1]

1.2.1.2 《中药材手册》："猫爪草　本品为毛茛科植物小毛茛 Ranunculus ternatus Thunb. 的干燥块根。原植物系多年生草本。均为野生。为民间治疗淋巴腺结核的良药。本品在纲目及纲目拾遗中均未记载。"[2]

1.2.1.3 《全国中草药汇编》："猫爪草　别名：小毛茛。来源：为毛茛科毛茛属植物小毛茛 Ranunculus ternatus Thunb.［R. zuccarinii Miq.］的块根。"[3]

1.2.1.4 《中药大辞典》："猫爪草《中药材手册》【基原】为毛茛科植物小毛茛的块根。【原植物】小毛茛 Ranunculus ternatus Thunb.。"[4]

1.2.1.5 《中医大辞典·中药分册》："猫爪草　见《中药材手册》。为毛茛科植物小毛茛 Ranunculus ternatus Thunb. 的块根。主产于河南、江苏、浙江、广西等地。"[5]

1.2.1.6 《中国医学百科全书·中医学》："猫爪草　又名鸭脚板、三散草。为毛茛科植物小毛茛 Ranunculus ternatus Thunb. 的块根。主产于中国河南，此外，江苏、浙江、广西等省、区亦产。"[6]

1.2.1.7 《中国中医药学主题词表》："猫爪草 Ranunculus ternatus　属毛茛科和软坚药。"[7]

1.2.1.8 《中华本草》："猫爪草《中药材手册》【异名】猫爪儿草《河南中药手册》，三散草《浙江药用植物志》。【来源】为毛茛科植物小毛茛的块根或全草。【原植物】小毛茛 Ranunculus ternatus Thunb.［R. zuccarinii Miq.］。"[8]

1.2.1.9 《中华人民共和国药典》："猫爪草 Radix ranunculi ternati　本品为毛茛科植物小毛茛 Ranunculus ternatus Thunb. 的干燥块根。春、秋二季采挖，除去须根及泥沙，晒干。"[9]

1.2.2　定名选择的理由

猫爪草 Radix ranunculi ternati，系毛茛科植物小毛茛 Ranunculus ternatus Thunb. 的干燥块根。"猫爪草"作为本品正名古代文献未见记载，现代文献中我国最新出版的《中华人民共和国药典》以及辞书类著作《中医大辞典·中药分册》、《中药大辞典》、《中国医学百科全书·中医学》等均以"猫爪草"作为本品正名。已经广泛应用于中医药学文献的标引和检索的《中国中医药学主题词表》也以"猫爪草"作为本品的正式主题词。现代本草著作如《中药志》、《全国中草药汇编》、《中华本草》、《中药材手册》等虽记载了不少本品各地的俗称，但也无一例外以"猫爪草"作为本品的正名。说明"猫爪草"作为本品正名已成为共识。

1.3　与正名等效的名词：无。

2　源流考释

猫爪草（毛茛科植物小毛茛 Ranunculus ternatus Thunb. 的干燥块根），古代文献未见记载，现代文献《中华人民共和国药典》[9]、《中药大辞典》[4]、《中医大辞典·中药分册》[5]、《中国医学百科全书·中医学》[6]、《中国中医药学主题词表》[7]、《中药志》[1]、《中药材手册》[2]、《全国中草药汇编》[3]、《中华本草》[8]等多以"猫爪草"作为本品正名。如《中华人民共和国药典》："猫爪草 Radix ranunculi ternati　本品为毛茛科植物小毛茛 Ranunculus ternatus Thunb. 的干燥块根。春、秋二季采挖，除去须根及泥沙，晒干。”[9]《中药志》：“猫爪草　猫爪草为少常用草药。商品为毛茛科植物小毛茛的块根。……【原植物】小毛茛　别名：猫爪草（河南），三散草。Ranunculus ternatus Thunb.（R. zuccarinii Miq.）——毛茛科 Ranunculaceae.”[1]同时尚记载有“小毛茛”《全国中草药汇编》[3]，“鸭脚板”、“三散草”《中国医学百科全书·中医学》[6]，“猫爪儿草”《中华本草》[9]等各地的俗称。还记载有本品原植物“小毛茛”的异名“猫爪草”、“三散草”《中药志》[1]等。

3　附录

3.1　又称：无。

3.2　俗称：猫爪儿草（河南），三散草（浙江），小毛茛，鸭脚板，打破碗花花。

3.3　曾称：无。

3.4　原植物名称：小毛茛，猫爪草（河南），三散草。

4　文献通考

《中药志》：“猫爪草　猫爪草为少常用草药。商品为毛茛科植物小毛茛的块根。……【原植物】小毛茛　别名：猫爪草（河南），三散草。Ranunculus ternatus Thunb.（R. zuccarinii Miq.）——毛茛科 Ranunculaceae.”[1]

《中药材手册》：“猫爪草　本品为毛茛科植物小毛茛 Ranunculus ternatus Thunb. 的干燥块根。原植物系多年生草本。均为野生。为民间治疗淋巴腺结核的良药。本品在纲目及纲目拾遗中均未记载。”[2]

《全国中草药汇编》：“猫爪草　别名：小毛茛。来源：为毛茛科毛茛属植物小毛茛 Ranunculus ternatus Thunb. [R. zuccarinii Miq.] 的块根。”[3]

《中药大辞典》：“猫爪草《中药材手册》【基原】为毛茛科植物小毛茛的块根。【原植物】小毛茛 Ranunculus ternatus Thunb.。”[4]

《中医大辞典·中药分册》：“猫爪草　见《中药材手册》。为毛茛科植物小毛茛 Ranunculus ternatus Thunb. 的块根。主产于河南、江苏、浙江、广西等地。”[5]

《中国医学百科全书·中医学》：“猫爪草　又名鸭脚板、三散草。为毛茛科植物小毛茛 Ranunculus ternatus Thunb. 的块根。主产于中国河南，此外，江苏、浙江、广西等省、区亦产。”[6]

《中国中医药学主题词表》：“猫爪草 Ranunculus ternatus　属毛茛科和软坚药。”[7]

《中华本草》：“猫爪草《中药材手册》【异名】猫爪儿草《河南中药手册》，三散草《浙江药用植物志》。【来源】为毛茛科植物小毛茛的块根或全草。【原植物】小毛茛 Ranunculus ternatus Thunb. [R. zuccarinii Miq.]。”[8]

《中华人民共和国药典》：“猫爪草 Radix ranunculi ternati　本品为毛茛科植物小毛茛 Ranunculus ternatus Thunb. 的干燥块根。春、秋二季采挖，除去须根及泥沙，晒干。”[9]

5　参考文献

1　中国医学科学院药物研究所等. 中药志. 第二册. 北京：人民卫生出版社，1993，527

2　中华人民共和国卫生部药政管理局. 中药材手册. 北京：人民卫生出版社，1998，217

3 《全国中草药汇编》编写组. 全国中草药汇编. 上册. 北京：人民卫生出版社，1996，817
4 江苏新医学院. 中药大辞典. 上海：上海科学技术出版社，1977，2206
5 《中医大辞典》编辑委员会. 中医大辞典·中药分册. 北京：人民卫生出版社，1982，341
6 《中医学》编辑委员会. 中国医学百科全书·中医学. 上海：上海科学技术出版社，1997，1158
7 吴兰成主编. 中国中医药学主题词表. 北京：中医古籍出版社，1996，247
8 国家中医药管理局《中华本草》编委会. 中华本草. 第三册. 上海：上海科学技术出版社，1999，252
9 国家药典委员会. 中华人民共和国药典. 一部. 北京：化学工业出版社，2000，260

414 旋覆花
Xuanfuhua
Flos Inulae

1 定名依据

1.1 正名

1.1.1 汉文名：旋覆花（菊科植物旋覆花 Inula japonica Thunb. 或欧亚旋覆花 Inula britannica L. 的干燥头状花序）。

1.1.2 英文名：inula flower.

1.2 依据

1.2.1 定名的文献依据

1.2.1.1 《神农本草经》卷三："旋覆花，味咸，温。主结气、胁下满、惊悸，除水，去五脏间寒热，补中下气。一名金沸草，一名盛椹。生川谷。"[1]

1.2.1.2 《本草经集注·草木下品》："旋覆花，味咸、甘，温、微温，冷利，有小毒。主治结气，胁下满，惊悸，除水，去五脏间寒热，补中下气。"[2]

1.2.1.3 《新修本草》卷十："旋覆花，味咸、甘，温、微温、冷利，有小毒。主结气胁下满，惊悸，除水，去五脏间寒热，补中下气。消胸上痰结，唾如胶漆，心胁淡水，膀胱留饮，风气湿痹，皮间死肉，目中眵䁾，利大肠，通血脉，益色泽。一名金沸草，一名盛椹，一名戴椹。根，主风湿。生平泽川泽。五月采花，晒干，二十日成。"[3]

1.2.1.4 《证类本草》卷十："旋覆花，味咸、甘，温、微冷利，有小毒。主结气胁下满，惊悸，除水，去五脏间寒热，补中下气，消胸上痰结，唾如胶漆，心胁痰水，膀胱留饮，风气湿痹，皮间死肉，目中眵（音嗤）䁾（音蔑），利大肠，通血脉，益色泽。一名戴椹，一名金沸草，一名盛椹。"[4]

1.2.1.5 《本草纲目》卷十五："旋覆花《本经·上品》。【释名】金沸草《本经》、金钱花《纲目》、滴滴金《纲目》、盗庚《尔雅》、夏菊《纲目》、戴椹《别录》。"[5]

1.2.1.6 《本草从新》卷三："旋覆花，一名金沸草。泻、下气消痰。苦辛。能下气行水。咸能软坚。微温。能通血脉。入肺、大肠经。消痰结坚痞。唾如胶漆。噫气不除。"[6]

1.2.1.7 《中华人民共和国药典》："旋覆花 Flos inulae　本品为菊科植物旋覆花 Inula

japonica Thunb. 或欧亚旋覆花 Inula britannica L. 的干燥头状花序。夏、秋二季花开放时采收，除去杂质，阴干或晒干。”[7]

1.2.1.8 《普通高等教育中医药类规划教材·中药学》：“旋覆花《本经》为菊科多年生草本植物旋覆花 Inula japonica Thunb. 或欧亚旋覆花 I. britannica L. 的头状花序。主产于河南、河北、江苏、浙江、安徽等地。”[8]

1.2.1.9 《中药大辞典》：“旋覆花《本经》【异名】蕧、盗庚《尔雅》，戴椹《本经》……【基原】为菊科植物旋覆花、线叶旋覆花或大花旋覆花等的头状花序。【原植物】①旋覆花 Inula britannica L. var. chinensis (Rupr.) Reg.，又名：驴儿草、百叶草。②线叶旋覆花 Inula linariaefolia Turcz.。③大花旋覆花 Inula britannica L.，又名：毛旋覆花。”[9]

1.2.1.10 《中医大辞典·中药分册》：“旋覆花　出《神农本草经》。又名伏花、全福花、金沸花、黄熟花、金钱花。为菊科植物旋覆花 Inula japonica Thunb. 的头状花序。主产河南、江苏、河北、浙江、安徽及东北。”[10]

1.2.1.11 《中国医学百科全书·中医学》：“旋覆花　始载于《神农本草经》。又名金钱花、金钱菊、金沸花、全福花。为菊科植物旋覆花 Inula japonica Thunb. 或欧亚旋覆花 I. britannica L. 的头状花序。8~9 月花开放时采收，阴干或晒干。”[11]

1.2.1.12 《中国中医药学主题词表》：“旋覆花 Inula japonica　属菊科；属化痰药（中药）和止吐药（中药）。FC 金沸草。”[12]

1.2.1.13 《中药志》[13]、《中药材手册》[14]、《全国中草药汇编》[15]、《全国中药炮制规范》[16]、《中国药材学》[17]、《中华本草》[18]等现代中药著作多以“旋覆花”作为本品正名（参见“文献通考”）。

1.2.2 定名选择的理由

1.2.2.1 旋覆花 Flos inulae，系菊科植物旋覆花 Inula japonica Thunb. 或欧亚旋覆花 Inula britannica L. 的干燥头状花序。“旋覆花”之名始见于汉《神农本草经》，并作为本品正名记载。其后的历代重要本草著作如南北朝·陶弘景《本草经集注》，唐·苏敬《新修本草》，宋·唐慎微《证类本草》，明·李时珍《本草纲目》，清·吴仪洛《本草从新》等在载录本品时均以“旋覆花”作为正名，并一直沿用至今。

1.2.2.2 我国最新出版的《中华人民共和国药典》、《普通高等教育中医药类规划教材·中药学》以及辞书类著作《中医大辞典·中药分册》、《中药大辞典》、《中国医学百科全书·中医学》等均以“旋覆花”作为本品正名。已经广泛应用于中医药学文献的标引和检索的《中国中医药学主题词表》也以“旋覆花”作为本品的正式主题词。现代本草著作如《中药志》、《全国中草药汇编》、《中华本草》、《中国药材学》、《中药材手册》、《全国中药炮制规范》等虽记载了不少本品各地的俗称，但也无一例外以“旋覆花”作为本品的正名。说明“旋覆花”作为本品正名已成为共识。

1.3 与正名等效的名词：无。

2 源流考释

旋覆花（菊科植物旋覆花 Inula japonica Thunb. 或欧亚旋覆花 Inula britannica L. 的干燥头状花序）始载于汉《神农本草经》[1]，以“旋覆花”为正名。如《神农本草经》卷三：“旋覆花，味咸，温。主结气、胁下满、惊悸，除水，去五脏间寒热，补中下气。一名金沸草，一名盛椹。生川谷。"[1]其后的本草著作即以"旋覆花"为正名记载本品。如魏晋《名医别录》[19]，南北朝·陶弘景《本草经集注》[2]，唐·苏敬《新修本草》[3]，宋·苏颂《本草图经》[20]、唐慎微《证类本草》[4]、寇宗奭《本草衍义》[21]，明·兰茂《滇南本草》[22]、陈嘉谟《本草蒙筌》[23]、李时珍《本草纲目》[5]，清·汪昂《本草易读》[24]、张璐《本经逢原》[25]、叶桂《本草经解》[26]、吴仪洛《本草从新》[6]、严西亭《得配本草》[27]、张秉成《本草便读》[28]等。

古代著作中记载的本品异名有"蕧"、"盗庚"《尔雅》[5]，"金沸草"、"盛椹"《神农本草经》[1]，"戴椹"《名医别录》[19]，"飞天蕊"《药谱》[29]，"金钱花"《本草图经》[20]，"野油花"《小儿卫生总微论方》[5]，"滴滴金"、"夏菊"《本草纲目》[5]，"金钱菊"《花史》[30]等。如《名医别录》："旋覆花……一名戴椹。生平泽。五月采花，晒干，二十日成。"[19]《药谱》："飞天蕊，蔙复花。"[29]《本草图经》卷八："旋覆花，生平泽川谷，今所在有之，二月以后生苗，多近水旁，大似红蓝而无刺；长一、二尺以来；叶如柳；茎细；六月开花如菊花，小铜钱大，深黄色；上党田野人呼为金钱花，七月、八月采花，曝干，二十日成。"[20]《本草纲目》卷十五："旋覆花《本经·上品》。【释名】金沸草《本经》、金钱花《纲目》、滴滴金《纲目》、盗庚《尔雅》、夏菊《纲目》、戴椹《别录》。宗奭曰：花绿繁茂，圆而覆下，故曰旋复。时珍曰：诸名皆因花状而命也。《尔雅》云：蕧，盗庚也。盖庚者，金也，谓其夏开黄花，盗窃金气也。《酉阳杂俎》云：金钱花，一名毗尸沙，自梁武帝时始进入中国……《集简方》小儿眉癣，小儿眉毛眼睫，因癣退不生：用野油花（即旋覆花）、赤箭（即天麻苗）、防风等分，为末。洗净，以油调涂之。《总微论》"[5]《花史》卷五："愚齐诸菊品目，金钱菊，名见绚湍明集，今以此品居首者尊占也。大金钱，小金钱，千叶小金钱。"[30]

现代有关著作均沿用《神农本草经》[1]的记载以"旋覆花"作为本品正名，如《中华人民共和国药典》[7]、《普通高等教育中医药类规划教材·中药学》[8]、《中药大辞典》[9]、《中医大辞典·中药分册》[10]、《中国医学百科全书·中医学》[11]、《中国中医药学主题词表》[12]、《中药志》[13]、《中药材手册》[14]、《全国中草药汇编》[15]、《全国中药炮制规范》[16]、《中国药材学》[17]、《中华本草》[18]等。同时尚记载有"金沸花"、"伏花"、"小黄花"《中药材手册》[14]，"六月菊"、"鼓子花"、"小黄花子"、"驴儿菜"、"黄熟花"《全国中草药汇编》[15]，"艾菊"、"迭罗黄"、"满天星"、"水葵花"、"金盏花"、"复花"、"猫耳朵花"、"驴耳朵花"、"全福花"《中药大辞典》[9]，"牛郎花"《中国药材学》[17]等各地的俗称。还记载有本品原植物"欧亚旋覆花"的异名"大花旋覆花"、"毛旋覆花"《中华本草》[18]等；原植物"旋覆花"的"毛耳朵"、"驴儿草"、"百叶草"《中华本草》[18]等。

3　附录

3.1　又称：蜜旋覆花（饮片规格名）。

3.2　俗称：金沸花（山东、河北、上海），伏花、小黄花（吉林、河北），满天星（岭南），六月菊（铁岭县），黄熟花（南京），水葵花、金盏花（贵州），复花（新疆），猫耳朵花、驴耳朵花（山东），全福花（上海），小黄花子、鼓子花（东北、华北），牛郎花（河北），驴儿菜，艾菊、迭罗黄。

3.3 曾称：蕧、盗庚《尔雅》，金沸草、盛椹《神农本草经》，戴椹《名医别录》，飞天蕊《药谱》，金钱花《本草图经》，野油花《小儿卫生总微论方》，滴滴金、夏菊《本草纲目》，金钱菊《花史》。

3.4 原植物名称：旋覆花，毛耳朵，驴儿草，百叶草；欧亚旋覆花，大花旋覆花，毛旋覆花。

4 文献通考

《神农本草经》卷三："旋覆花，味咸，温。主结气、胁下满、惊悸，除水，去五脏间寒热，补中下气。一名金沸草，一名盛椹。生川谷。"[1]

《名医别录》："旋覆花……一名戴椹。生平泽。五月采花，晒干，二十日成。"[19]

《本草经集注·草木下品》："旋覆花，味咸、甘，温、微温，冷利，有小毒。主治结气，胁下满，惊悸，除水，去五脏间寒热，补中下气。消胸上痰结，唾如胶漆，心胁痰水，膀胱留饮，风气湿痹，皮间死肉，目中眵䁾，利大肠，通血脉，益色泽。一名金沸草，一名盛椹，一名戴椹。"[2]

《新修本草》卷十："旋覆花，味咸、甘，温、微温、冷利，有小毒。主结气胁下满，惊悸，除水，去五脏间寒热，补中下气。消胸上痰结，唾如胶漆，心胁淡水，膀胱留饮，风气湿痹，皮间死肉，目中眵䁾，利大肠，通血脉，益色泽。一名金沸草，一名盛椹，一名戴椹。根，主风温。生平泽川泽。五月采花，晒干，二十日成。"[3]

《药谱》："飞天蕊，旋复花。"[29]

《本草图经》卷八："旋覆花，生平泽川谷，今所在有之，二月以后生苗，多近水旁，大似红蓝而无刺；长一、二尺以来；叶如柳；茎细；六月开花如菊花，小铜钱大，深黄色；上党田野人呼为金钱花，七月、八月采花，曝干，二十日成。"[20]

《证类本草》卷十："旋覆花，味咸、甘，温、微冷利，有小毒。主结气胁下满，惊悸，除水，去五脏间寒热，补中下气，消胸上痰结，唾如胶漆，心胁痰水，膀胱留饮，风气湿痹，皮间死肉，目中眵（音嗤）䁾（音蔑），利大肠，通血脉，益色泽。一名戴椹，一名金沸草，一名盛椹。"[4]

《本草衍义》卷十一："旋覆花，叶如大菊，又如艾蒿。八九月有花，大如梧桐子，花淡黄绿，繁茂，圆而覆下，亦一异也。其香过于菊，行痰水，去头目风。其味甘苦辛，亦走散之药也。其旋花四月五月有花，别一种，非此花也，第八卷已具。"[21]

《滇南本草》卷一："旋覆花、水朝阳草。旋覆花，味苦、咸，性微温，有小毒。祛头目诸风寒邪，止太阳、阳明头疼，行阳明之经络。"[22]

《本草蒙筌》卷三："旋覆花，味咸、甘，气温。无毒。一云冷利。有小毒。丛生深谷中，又名金沸草。颜色深黄如菊，人又呼金钱花。"[23]

《本草纲目》卷十五："旋覆花《本经·下品》。【释名】金沸草《本经》、金钱花《纲目》、滴滴金《纲目》、盗庚《尔雅》、夏菊《纲目》、戴椹《别录》。宗奭曰：花绿繁茂，圆而覆下，故曰旋复。时珍曰：诸名皆因花状而命也。《尔雅》云：蕧，盗庚也。盖庚者，金也，谓其夏开黄花，盗窃金气也。《酉阳杂俎》云：金钱花，一名毗尸沙，自梁武帝时始进入中国……【附方】旧一，新三。中风壅滞：旋覆花，洗净焙研，炼蜜丸梧子大。夜卧以茶汤下五丸至七丸、十丸。《经验后方》半产漏下，虚寒相抟，其脉弦芤：

旋覆花汤：用旋覆花三两，葱十四茎，新绛少许。水三升，煮一升，顿服。《金匮要略》月蚀耳疮：旋覆花烧研，羊脂和涂之。《集简方》小儿眉癣，小儿眉毛眼睫，因癣退不生：用野油花（即旋覆花）、赤箭（即天麻苗）、防风等分，为末。洗净，以油调涂之《总微论》。"[5]

《本草易读》卷四："旋覆花，去蕊并壳皮及蒂子，蒸之。入汤绢包用。即金沸草，俗名野菸花。甘，寒，微温，无毒。入手太阴肺、足阳明胃经。下气行水，消痰软坚。解大腹之肿，去头面之风。除噫气而止呕逆，利大肠而通血脉。"[24]

《本经逢原》卷二："旋覆花，《本经》名金沸草。咸甘温，小毒《本经》。主结气胁下满惊悸，除水，去五脏间寒热，补中下气。"[25]

《本草经解》卷二："旋覆花，气温，味咸，有小毒。主积气，胁下满，惊悸，除水。去五脏间寒热，补中下气。旋覆气温，禀天春和之木气，入足厥阴肝经，味咸有小毒。得地北方阴惨之水味，入足少阴肾经。气味降多于升，阴也。温能散积，咸能软坚。故主结气胁下满也，水气乘心则惊悸。咸温下水，所以并主惊悸也。"[26]

《本草从新》卷三："旋覆花，一名金沸草。泻，下气消痰。苦辛，能下气行水，咸能软坚。微温，能通血脉。入肺、大肠经。消痰结坚痞，唾如胶漆，噫气不除。"[6]

《得配本草》卷三："旋覆花，一名金沸草。苦、辛，温。入手太阴、阳明经气分。降心脾伏饮，去五脏寒热，除胁下气满，破膈痰如漆。止呕逆，平惊悸（痰水去也）。"[27]

《本草便读·草部》："旋覆花，咸以软坚。蠲饮化痰都有效。苦能下达，通肠导水悉皆能，具宣行肺胃之功。噫气不除，赖其辛散，有斡旋胸中之力。肝邪痹着，藉以温通。(旋覆花一名金沸草。六月开细黄花，其香如菊。中有白毛，宜绢包用。咸温辛苦之性，能利大肠，软坚痰，散结气，搜肝泻肺，由胃及肠。旋覆之功，皆在咸润而已。旋覆花本为肺药，以其散结气，软坚痰，金令下行，而能及肝与肠也。)"[28]

《花史》卷五："愚齐诸菊品目，金钱菊，名见绚湍明集，今以此品居首者尊占也。大金钱，小金钱，千叶小金钱。"[30]

《中药志》："旋覆花　本品为常用中药。商品为菊科植物旋覆花和欧亚旋覆花的干燥花序。……【原植物】旋覆花与欧亚旋覆花描述及图见《中药志》第四册金佛草项下。"[13]

《中药材手册》："旋覆花（《纲目》列入草部隰草类）本品为菊科植物旋覆花 Inula japonica Thunb. 或欧亚旋覆花 Inula britannica L. 的干燥头状花序。原植物系多年生草本，均为野生。多生于山坡路旁、湿润草地、河岩和田埂。有的地区尚用其全草，称金沸草。少数地区有时尚使用条叶旋覆花的头状花序，药材称小朵旋覆花。西南地区及湖北西部习用水朝阳旋覆花或湖北旋覆花。两广地区习用同科植物山黄菊的头状花序，均为地区习惯用药。【别名】金沸花、金钱花（山东、河北）、伏花、小黄花（吉林、河北）。"[14]

《全国中草药汇编》："旋覆花　别名：金沸花、六月菊、鼓子花、滴滴金、小黄花子、金钱花、驴儿菜、黄熟花。来源：为菊科旋覆花属植物旋覆花 Inula japonica Thunb. [I. Britannica L. var. chinensis (Rupr.) Regel; I. Britannica L. var. japonica (Thunb.) Franch. et Savat.] 和欧亚旋覆花 Inula britannica L. 的头状花序。"[15]

《中药大辞典》："旋覆花《本经》【异名】蕧、盗庚《尔雅》，戴椹《本经》，飞天蕊

（侯宁极《药谱》），金钱花《本草图经》，野油花《小儿卫生总微论方》，滴滴金、夏菊《纲目》，金钱菊《花史》，艾菊、迭罗黄《群芳谱》，满天星《岭南采药录》，六月菊《铁岭县志》，黄熟花《南京民间药草》，水葵花、金盏花《贵州民间方药集》，复花《新疆药材》，小黄花《河北药材》，猫耳朵花、驴耳朵花《山东中药》，金沸花、伏花、全福花《上海常用中草药》。【基原】为菊科植物旋覆花、线叶旋覆花或大花旋覆花等的头状花序。【原植物】①旋覆花 Inula britannica L. var. chinensis (Rupr.) Reg.，又名：驴儿草、百叶草。②线叶旋覆花 Inula linariaefolia Turcz.。③大花旋覆花 Inula britannica L.，又名：毛旋覆花。"[9]

《中医大辞典·中药分册》："旋覆花　出《神农本草经》。又名伏花、全福花、金沸花、黄熟花、金钱花。为菊科植物旋覆花 Inula japonica Thunb. 的头状花序。主产河南、江苏、河北、浙江、安徽及东北。"[10]

《中国医学百科全书·中医学》："旋覆花　始载于《神农本草经》。又名金钱花、金钱菊、金沸花、全福花。为菊科植物旋覆花 Inula japonica Thunb. 或欧亚旋覆花 I. britannica L. 的头状花序。8～9月花开放时采收，阴干或晒干。"[11]

《全国中药炮制规范》："旋覆花　［处方用名］旋覆花、蜜旋覆花。【来源】本品为菊科植物旋覆花 Inula japonica Thunb. 或欧亚旋覆花 Inula britannica L. 的干燥头状花序。夏、秋二季花开放时采摘，除去杂质，阴干或晒干。药材以朵大、完整、色黄绿者为佳。"[16]

《中国药材学》："旋覆花　【别名】金福花，金沸花，小黄花子、鼓子花（东北、华北），牛郎花（河北）。【来源】本品为菊科植物旋覆花 Inula japonica Thunb. ［I. Britannica L. var. chinensis (Rupr.) Regel］的头状花序。"[17]

《中国中医药学主题词表》："旋覆花 Inula japonica　属菊科；属化痰药（中药）和止吐药（中药）。FC 金沸草。"[12]

《普通高等教育中医药类规划教材·中药学》："旋覆花《本经》为菊科多年生草本植物旋覆花 Inula japonica Thunb. 或欧亚旋覆花 I. britannica L. 的头状花序。主产于河南、河北、江苏、浙江、安徽等地。夏、秋二季花开时采收，除去杂质，阴干或晒干。生用或蜜炙用。"[8]

《中华本草》："旋覆花《本经》【异名】蕧、盗庚《尔雅》，盛椹《本经》，飞天蕊（侯宁极《药谱》），金钱花《本草图经》，野油花《小儿卫生总微论方》，滴滴金、夏菊《纲目》，金钱菊《花史》，艾菊、迭罗黄《群芳谱》，满天星《岭南采药录》，六月菊《铁岭县志》，黄熟花《南京民间药草》，水葵花、金盏花《贵州民间方药集》，复花《新疆药材》，小黄花《河北药材》，猫耳朵花、驴耳朵花《山东中药》，金沸花、伏花、全福花《上海常用中草药》。……【来源】为菊科植物旋覆花或欧亚旋覆花的花序。【原植物】1. 旋覆花 Inula japonica Thunb. ［I. britannica L. var. japonica (Thunb.) Franch. et Sav.；I britanica L. var. chinensis Regel］又名：毛耳朵《尔雅义疏》，驴儿草、百叶草《中药大辞典》。2. 欧亚旋覆花 Inula britannica L. 又名：大花旋覆花《中药志》，毛旋覆花《中药大辞典》。"[18]

《中华人民共和国药典》："旋覆花 Flos inulae　本品为菊科植物旋覆花 Inula japonica Thunb. 或欧亚旋覆花 Inula britannica L. 的干燥头状花序。夏、秋二季花开放时采收，除去杂质，阴干或晒干。”[7]

5 参考文献

1 汉·神农本草经. 清顾观光重辑本. 北京：人民卫生出版社，1955，83
2 南北朝·陶弘景. 本草经集注. 北京：人民卫生出版社，1994，333
3 唐·苏敬等撰. 新修本草. 合肥：安徽科学技术出版社，1981，252
4 宋·唐慎微. 证类本草. 北京：人民卫生出版社，1957，251
5 明·李时珍. 本草纲目. 北京：人民卫生出版社，1982，961
6 清·吴仪洛. 本草从新. 北京：中医古籍出版社，2001，59
7 国家药典委员会. 中华人民共和国药典. 一部. 北京：化学工业出版社，2000，260
8 雷载权主编. 普通高等教育中医药类规划教材·中药学. 上海：上海科学技术出版社，1995，228
9 江苏新医学院. 中药大辞典. 上海：上海科学技术出版社，1977，2216
10 《中医大辞典》编辑委员会. 中医大辞典·中药分册. 北京：人民卫生出版社，1982，343
11 《中医学》编辑委员会. 中国医学百科全书·中医学. 上海：上海科学技术出版社，1997，1189
12 吴兰成主编. 中国中医药学主题词表. 北京：中医古籍出版社，1996，448
13 中国医学科学院药物研究所等. 中药志. 第五册. 北京：人民卫生出版社，1993，300
14 中华人民共和国卫生部药政管理局. 中药材手册. 北京：人民卫生出版社，1998，528
15 《全国中草药汇编》编写组. 全国中草药汇编. 上册. 北京：人民卫生出版社，1996，753
16 中华人民共和国卫生部药政管理局. 全国中药炮制规范. 北京：人民卫生出版社，1988，274
17 徐国钧等主编. 中国药材学. 北京：中国医药科技出版社，1996，997
18 国家中医药管理局《中华本草》编委会. 中华本草. 第七册. 上海：上海科学技术出版社，1999，871
19 魏晋·名医别录. 北京：人民卫生出版社，1986，227
20 宋·苏颂. 本草图经. 合肥：安徽科学技术出版社，1994，254
21 宋·寇宗奭. 本草衍义. 上海：商务印书馆，1937，64
22 明·兰茂. 滇南本草. 第一卷. 昆明：云南人民出版社，1959，379
23 明·陈嘉谟. 本草蒙筌. 北京：人民卫生出版社，1988，158
24 清·汪昂. 本草易读. 北京：人民卫生出版社，1987，176
25 清·张璐. 本经逢原. 上海：上海科学技术出版社，1959，69
26 清·叶桂. 本草经解. 上海：上海科学技术出版社，1958，35
27 清·严西亭. 得配本草. 上海：上海卫生出版社，1957，6
28 清·张秉成. 本草便读. 上海：上海卫生出版社，1957，20
29 唐·侯宁极. 药谱. 抄本，9
30 清·爱菊主人. 花史. 见：四库全书存目丛书. 子部82. 济南：齐鲁书社，1995

415 麻油

Mayou

Oleum Sesami

1 定名依据

1.1 正名

1.1.1　汉文名：麻油（脂麻科植物脂麻 Sesamum indicum L. 的成熟种子用压榨法得到的脂肪油）。

1.1.2　英文名：sesame oil.

1.2　依据

1.2.1　定名的文献依据

1.2.1.1　《本草经集注·上品》："胡麻，味甘，平，无毒。主治伤中，虚羸，补五内，益气力，长肌肉，填髓脑……麻油生榨者如此，若蒸炒正可供作食及燃耳，不入药用也。"[1]

1.2.1.2　《本草征要》卷四："麻油，味甘，性微寒，无毒。熟者利大肠，下胞衣。生者摩疮肿，生秃发。生者，不宜过食，脾虚作泻者忌之。"[2]

1.2.1.3　《炮炙全书》卷二："麻油，甘，微寒。以白者为胜，生者性寒而治疾，炒者性热而发病，蒸者性温而补人。陶弘景曰：生榨者良，若蒸炒者只可供食及燃灯耳，不入药用。"[3]

1.2.1.4　《要药分剂》卷九："麻油，味甘，微寒，无毒。黑脂麻生榨者入药。【主治】主利大肠，产妇胞衣不下（别录）。天行热闷，膈内热结，服一合，取利为度（藏器）。下三焦热毒气，通大小肠，治蛔心痛。敷一切恶疮，疥癣，杀一切虫。取一合，和鸡子二个，芒硝一两搅服，少时即泻下热毒（孟诜）。"[4]

1.2.1.5　《中药大辞典》："麻油《本草经集注》【异名】胡麻油《别录》，乌麻油《外台》，脂麻油《近效方》，香油（苏轼《物类相感志》），生油《本草衍义》，清油《岭南卫生方》。【基原】为胡麻科植物脂麻 Sesamum indicum DC. 的种子榨取之脂肪油。原植物说'黑脂麻'条。"[5]

1.2.1.6　《中医大辞典·中药分册》："麻油　出《本草经集注》。又名香油、清油。为胡麻科植物脂麻 Sesamum indicum DC. 的种子的脂肪油。"[6]

1.2.1.7　《中华人民共和国药典》："麻油 Oleum sesami　本品为脂麻科植物脂麻 Sesamum indicum L. 的成熟种子用压榨法得到的脂肪油。"[7]

1.2.2　定名选择的理由

1.2.2.1　麻油 Oleum sesami，系脂麻科植物脂麻 Sesamum indicum L. 的成熟种子用压榨法得到的脂肪油。"麻油"之名始见于南北朝·陶弘景《本草经集注》，"麻油"作为本品正名始见于明·李中梓《本草征要》，其后的著作如日本稻宣义《炮炙全书》，清·沈金鳌《要药分剂》等在载录本品时即以"麻油"作为正名。

1.2.2.2　我国最新出版的《中华人民共和国药典》以及辞书类著作《中医大辞典·中药分册》、《中药大辞典》等均以"麻油"作为本品正名。

1.3　与正名等效的名词：无。

2　源流考释

麻油（脂麻科植物脂麻 Sesamum indicum L. 的成熟种子用压榨法得到的脂肪油）入药始载于魏晋《名医别录》卷一："胡麻，无毒。坚筋骨，治金创，止痛，及伤寒温疟，大吐后虚热羸困。久服明耳目，耐饥，延年。以作油，微寒。利大肠，胞衣不落。生者摩疮肿，生秃发。一名狗虱，一名方茎，一名鸿藏。生上党。"[8] 其后的本草著作宋·唐慎微《证类本草》[9]、明·刘文泰《本草品汇精要》[10]、李时珍《本草纲目》[11]等以“胡麻油”为正名记载本品。

“麻油”之名始见于南北朝·陶弘景《本草经集注·上品》：“胡麻，味甘，平，无毒。主治伤中，虚羸，补五内，益气力，长肌肉，填髓脑……麻油生榨者如此，若蒸炒正可供作食及燃耳，不入药用也。”[1]“麻油”作为本品正名始见于明·李中梓《本草征要》卷四：“麻油，味甘，性微寒，无毒。熟者利大肠，下胞衣。生者摩疮肿，生秃发。生者，不宜过食。脾虚作泻者忌之。”[2]其后本草有的沿用《本草征要》[2]以“麻油”为正名，如日本稻宣义《炮炙全书》[3]，清·沈金鳌《要药分剂》[4]等；有的在“胡麻”条下介绍本品，如清·张璐《本经逢原》[12]、吴仪洛《本草从新》[13]、黄宫绣《本草求真》[14]、姚澜《本草分经》[15]、杨时泰《本草述钩元》[16]等。

古代著作中记载的本品异名有“香油”《本草纲目》[11]等。如《本草纲目》卷二十二：“胡麻油（即香油）。弘景曰：生榨者良。”[11]

现代有关著作多沿用《本草征要》[2]的记载以“麻油”作为本品正名，如《中华人民共和国药典》[7]《中药大辞典》[5]、《中医大辞典·中药分册》[6]等。同时尚记载有“乌麻油”、“脂麻油”、“生油”、“清油”《中药大辞典》[5]等各地的俗称。

3　附录

3.1　又称：无。

3.2　俗称：清油（岭南），乌麻油，脂麻油，生油。

3.3　曾称：胡麻油《证类本草》，香油《本草纲目》。

4　文献通考

《名医别录》卷一：“胡麻，无毒。坚筋骨，治金创，止痛，及伤寒温疟，大吐后虚热羸困。久服明耳目，耐饥，延年。以作油，微寒。利大肠，胞衣不落。生者摩疮肿，生秃发。一名狗虱，一名方茎，一名鸿藏。生上党。”[8]

《本草经集注·上品》：“胡麻，味甘，平，无毒。主治伤中，虚羸，补五内，益气力，长肌肉，填髓脑……麻油生榨者如此，若蒸炒正可供作食及燃耳，不入药用也。”[1]

《证类本草》卷二十四：“胡麻油，微寒，利大肠，胞衣不落。生者摩疮肿，生秃发。陶隐居云：麻油生笮者，若蒸炒正可供作食及燃尔，不入药用也。药性论云：胡麻生油，涂头生毛发。陈藏器云：胡麻油，大寒，主天行热秘，肠内结热。服一合，取利为度。食油损声，令体重。生油杀虫，摩恶疮。”[9]

《本草品汇精要》卷三十五：“胡麻油，无毒。胡麻油主利大肠，胞衣不落。生者摩疮肿，生秃发（《名医》所录）。【苗】谨按胡麻，春生苗，梗如麻。其梗圆，高三四尺，而叶圆锐、光泽。至秋结实，其实作角，四棱六棱者是。人采其实去壳，用仁榨取其油，外润毛发，内滋脏腑，盖润利之功多也。”[10]

《本草纲目》卷二十二：“胡麻油（即香油）。弘景曰：生榨者良。若蒸炒者，止可供食及然灯耳，不入药用。宗奭曰：炒熟乘热压出油，谓之生油，但可点照；须再煎炼，乃为熟油，始可食，不中点照，亦一异也。如铁自火中出而谓之生铁，亦此义也。时珍曰：入药以乌麻油为上，白麻油次之，须自榨乃良。若市肆者，不惟已经蒸炒，而又杂之以伪也……【发明】藏器曰：大寒，乃常食所用。而发冷疾，滑精髓，发脏腑渴，困脾脏。令人体重损声。士良曰：有牙齿疾及脾胃疾人，切不可吃。治饮食物，须逐日熬熟用之。若经宿，即动气也。刘完素曰：油生于麻，麻温而油寒，同质而异性也。震亨曰：香油乃炒熟脂麻所出，食之美，且不致疾。若煎炼过，与火无异矣。时珍曰：张华《博物志》言：积油满百石，则自能生火。陈霆《墨谈》言：衣绢有油，蒸热则出火星。是油与火同性矣。用以煎炼食物，尤能动火生痰。陈氏谓之大寒，珍意不然。但生用之，有润燥解毒、止痛消肿之功，似乎寒耳。……解河豚毒：一时仓卒无药。急以清麻油多灌，取吐出毒物，即愈。《卫生易简方》。解砒石毒：麻油一碗，灌之《卫生方》。大风热疾：《近效方》云：婆罗门僧疗大风疾，并热风手足不遂，压丹石热毒。用硝石一两，生乌麻油二大升，同纳铛中。以土墼盖口，纸泥固济，细火煎之。初煎气腥，药熟则香气发。旋更以生脂麻油二大升和合，微煎之。以意斟量得所，即内不津器中。凡大风人，用纸屋子坐病人，外面烧火发汗，日服一大合，壮者日二服。三七日，头面疱疮皆灭也《图经》。”[11]

《本草征要》卷四：“麻油，味甘，性微寒，无毒。熟者利大肠，下胞衣。生者摩疮肿，生秃发。生者，不宜过食。脾虚作泻者忌之。”[2]

《炮炙全书》卷二：“麻油，甘，微寒。以白者为胜，生者性寒而治疾，炒者性热而发病，蒸者性温而补人。陶弘景曰：生榨者良，若蒸炒者只可供食及燃灯耳，不入药用。”[3]

《本经逢原》卷三：“胡麻，《本经》名巨胜子，《千金》名乌麻子，即黑芝麻。叶名青蘘，茎名麻藍。甘温，无毒……胡麻花为末，麻油涂生秃发、长眉毛，《外台》、《千金》用之。”[12]

《本草从新》卷十二：“胡麻，一名脂麻、一名巨胜子。补肝肾、润五脏、滑肠。甘平，益肝肾，润五脏，填精髓，坚筋骨，明耳目，耐饥渴……麻油、疗疮滑胎。熬膏多用之。”[13]

《要药分剂》卷九：“麻油，味甘，微寒，无毒。黑脂麻生榨者入药。【主治】主利大肠，产妇胞衣不下（别录）。天行热闷，膈内热结，服一合，取利为度（藏器）。下三焦热毒气，通大小肠，治蛔心痛。敷一切恶疮，疥癣，杀一切虫。取一合，和鸡子二个，芒硝一两搅服，少时即泻下热毒（孟诜）。”[4]

《本草求真》卷一：“胡麻（麻麦稻），润燥滑肠去风解毒……麻油甘寒，滑胎利肠，凡胞衣不下，用蜜同煎温服。”[14]

《本草分经·原例》：“胡麻，甘平，补肝肾填精髓，润五脏，凉血益血，疗风解毒滑肠。按：胡麻有四棱六棱七八棱之别，因地土肥瘠而然，八棱者名巨胜子，旧说胡麻即脂麻脂俗作芝，而近时名家方论胡麻与黑芝麻往往并用，则明是二物矣芝。麻功用略同，皮肉俱黑，徽州产者良。麻油凉血生肌，滑胎疗疮。亚麻即壁虱胡麻，甘微温，气恶不堪食，治大风疮癣。”[15]

《本草述钩元》卷十四：“胡麻，本经胡麻一名巨胜，即今油麻。亦曰脂麻。……麻油，炒熟，乘热压出油，谓之生油，但可点照。须再煎炼，乃为熟油，可食，不中点照。”[16]

《中药大辞典》：“麻油《本草经集注》【异名】胡麻油《别录》，乌麻油《外台》，脂麻油《近效方》，香油（苏轼《物类相感志》），生油《本草衍义》，清油《岭南卫生方》。

【基原】为胡麻科植物脂麻 Sesamum indicum DC. 的种子榨取之脂肪油。原植物说‘黑脂麻’条。”[5]

《中医大辞典·中药分册》：“麻油　出《本草经集注》。又名香油、清油。为胡麻科植物脂麻 Sesamum indicum DC. 的种子的脂肪油。”[6]

《中华人民共和国药典》：“麻油 Oleum sesami　本品为脂麻科植物脂麻 Sesamum indicum L. 的成熟种子用压榨法得到的脂肪油。”[7]

5　参考文献

1　南北朝·陶弘景．本草经集注．北京：人民卫生出版社，1994，498

2　明·李中梓．本草征要．见：李中梓医学全书．北京：中国中医药出版社，1999，145

3　［日］稻宣义．炮炙全书．北京：中医古籍出版社，1981，84

4　清·沈金鳌．要药分剂．上海：上海科学技术出版社，1959，209

5　江苏新医学院．中药大辞典．上海：上海科学技术出版社，1977，2220

6　《中医大辞典》编辑委员会．中医大辞典·中药分册．北京：人民卫生出版社，1982，344

7　国家药典委员会．中华人民共和国药典．一部．北京：化学工业出版社，2000，261

8　魏晋·名医别录．北京：人民卫生出版社，1986，96

9　宋·唐慎微．证类本草．北京：人民卫生出版社，1957，483

10　明·刘文泰．本草品汇精要．北京：人民卫生出版社，1982，812

11　明·李时珍．本草纲目．北京：人民卫生出版社，1982，1439

12　清·张璐．本经逢原．上海：上海科学技术出版社，1959，126

13　清·吴仪洛．本草从新．北京：中医古籍出版社，2001，170

14　清·黄宫绣．本草求真．上海：上海科学技术出版社，1959，37

15　清·姚澜．本草分经．上海：上海科学技术出版社，1989，117

16　清·杨时泰．本草述钩元．上海：科技卫生出版社，1958，363

416　麻黄
Mahuang
Herba Ephedrae

1　定名依据

1.1　正名

1.1.1　汉文名：麻黄（麻黄科植物草麻黄 Ephedra sinica Stapf、中麻黄 Ephedra intermedia Schrenk et C. A. Mey. 或木贼麻黄 Ephedra equisetina Bge. 的干燥草质茎）。

1.1.2　英文名：ephedra.

1.2　依据

1.2.1　定名的文献依据

1.2.1.1　《神农本草经》卷二：“麻黄，味苦，温。主中风，伤寒头痛，温疟，发表出汗，去邪热气，止咳逆上气，除寒热，破癥坚积聚。一名龙沙。”[1]

1.2.1.2　《本草经集注·草木中品》："麻黄，味苦，温、微温，无毒。主治中风伤寒头痛，温疟，发表出汗，去邪热气，止咳逆上气，除寒热，破癥坚积聚。"[2]

1.2.1.3　《新修本草》卷八："麻黄，味苦，温、微温，无毒。主中风伤寒头痛，温疟，发表出汗，去邪热气，止咳逆上气。除寒热，破癥坚积聚。五脏邪气缓急，风胁痛，字乳余疾。止好唾，通腠理，疏伤寒头疼，解肌，泄邪恶气，消赤黑斑毒。"[3]

1.2.1.4　《证类本草》卷八："麻黄，味苦，温、微温，无毒。主中风伤寒头痛，温疟。发表出汗，去邪热气，止咳逆上气。除寒热，破癥坚积聚，五脏邪气缓急，风胁痛，字乳余疾。止好唾，通腠理，疏伤寒头疼，解肌，泄邪恶气，消赤黑斑毒。不可多服，令人虚。一名卑相，一名龙沙，一名卑盐。生晋地及河东。"[4]

1.2.1.5　《本草纲目》卷十五："麻黄《本经·中品》。【释名】龙沙《本经》、卑相《别录》、卑盐《别录》。时珍曰：诸名殊不可解。或云其味麻，其色黄，未审然否？张揖《广雅》云：龙沙，麻黄也。狗骨，麻黄根也。"[5]

1.2.1.6　《本草从新》卷三："麻黄，轻、发汗，辛苦而温（僧继洪云：中牟产麻黄地、冬不积雪、性热可知），入足太阳（膀胱），兼走手少阴阳明（心、大肠），而为肺家专药。能发汗解表，去营中寒邪，疏通气血。"[6]

1.2.1.7　《中华人民共和国药典》："麻黄 Herba ephedrae　本品为麻黄科植物草麻黄 Ephedra sinica Stapf、中麻黄 Ephedra intermedia Schrenk et C. A. Mey. 或木贼麻黄 Ephedra equisetina Bge. 的干燥草质茎。秋季割绿色的草质茎，晒干。"[7]

1.2.1.8　《普通高等教育中医药类规划教材·中药学》："麻黄《本经》为麻黄科草本状小灌木草麻黄 Ephedra sinica Stapf.、木贼麻黄 Ephedra equisetina Bge. 和中麻黄 Ephedra intermedia Schrenk et C. A. Mey. 的草质茎。"[8]

1.2.1.9　《中药大辞典》："麻黄《本经》【异名】龙沙《本经》，卑相、卑盐《别录》，狗骨《广雅》。【基原】为麻黄科植物草麻黄、木贼麻黄或中麻黄的草质茎。【原植物】①草麻黄 Ephedra sinica Stapf，又名：华麻黄。②木贼麻黄 Ephedra equisetina Bge.。③中麻黄 Ephedra intermedia Schrenk et C. A. Mey.。"[9]

1.2.1.10　《中医大辞典·中药分册》："麻黄　出《神农本草经》。为麻黄科植物草麻黄 Ephedra sinica Stapf、木贼麻黄 E. equisetina Bge. 或中麻黄 E. intermedia Schrenk et C. A. Mey. 的草质茎。主产山西、河北、甘肃、辽宁等地。"[10]

1.2.1.11　《中国医学百科全书·中医学》："麻黄　始载于《神农本草经》。为麻黄科植物草麻黄 Ephedra sinica Stapf、中麻黄 E. intermedia Schrenk et C. A. Mey. 及木贼麻黄 E. equisetina Bge. 的草质茎。秋季割取地上部分或连根挖取，除净泥沙及根部，晒干。"[11]

1.2.1.12　《中国中医药学主题词表》："麻黄 Ephedra sinica　属麻黄科和辛温解表药。D 中麻黄；D 草麻黄；FC 麻黄根。"[12]

1.2.1.13　《中药志》[13]、《全国中草药汇编》[14]、《全国中药炮制规范》[15]、《中国药材学》[16]、《中华本草》[17]等现代中药著作多以"麻黄"作为本品正名（参见"文献通考"）。

1.2.2　定名选择的理由

1.2.2.1　麻黄 Herba ephedrae，系麻黄科植物草麻黄 Ephedra sinica Stapf、中麻黄 Ephedra intermedia Schrenk et C. A. Mey. 或木贼麻黄 Ephedra equisetina Bge. 的干燥草质茎。"麻

黄”之名始见于汉《神农本草经》，并作为本品正名记载。其后的历代重要本草著作如南北朝·陶弘景《本草经集注》，唐·苏敬《新修本草》，宋·唐慎微《证类本草》，明·李时珍《本草纲目》，清·吴仪洛《本草从新》等在载录本品时均以“麻黄”作为正名，并一直沿用至今。

1.2.2.2　我国最新出版的《中华人民共和国药典》、《普通高等教育中医药类规划教材·中药学》以及辞书类著作《中医大辞典·中药分册》、《中药大辞典》、《中国医学百科全书·中医学》等均以“麻黄”作为本品正名。已经广泛应用于中医药学文献的标引和检索的《中国中医药学主题词表》也以“麻黄”作为本品的正式主题词。现代本草著作如《中药志》、《全国中草药汇编》、《中华本草》、《中国药材学》、《全国中药炮制规范》等虽记载了不少本品各地的俗称，但也无一例外以“麻黄”作为本品的正名。说明“麻黄”作为本品正名已成为共识。

1.3　与正名等效的名词：无。

2　源流考释

麻黄（麻黄科植物草麻黄 Ephedra sinica Stapf、中麻黄 Ephedra intermedia Schrenk et C. A. Mey. 或木贼麻黄 Ephedra equisetina Bge. 的干燥草质茎）始载于汉《神农本草经》[1]，以“麻黄”为正名。如《神农本草经》卷二：“麻黄，味苦，温。主中风，伤寒头痛，温疟。发表出汗，去邪热气，止咳逆上气。除寒热，破癥坚积聚。一名龙沙。”[1] 其后的本草著作即以“麻黄”为正名记载本品。如三国·吴普《吴普本草》[18]，魏晋《名医别录》[19]，南北朝·雷敩《雷公炮炙论》[20]、陶弘景《本草经集注》[2]，唐·苏敬《新修本草》[3]、孙思邈《千金翼方》[21]，宋·苏颂《本草图经》[22]、唐慎微《证类本草》[4]、寇宗奭《本草衍义》[23]、佚名《增广太平和剂图经本草药性总论》[24]，金·李杲《珍珠囊药性赋》[25]、元·王好古《汤液本草》[26]，明·兰茂《滇南本草》[27]、刘文泰《本草品汇精要》[28]、陈嘉谟《本草蒙筌》[29]、李时珍《本草纲目》[5]、杜文燮《药鉴》[30]、缪希雍《炮炙大法》[31]、李中梓《雷公炮制药性解》[32]、李中梓《本草征要》[33]、卢之颐《本草乘雅半偈》[34]，清·陈士铎《本草新编》[35]、日本稻宣义《炮炙全书》[36]、汪昂《本草易读》[37]、汪昂《本草备要》[38]、张璐《本经逢原》[39]、叶桂《本草经解》[40]、徐大椿《神农本草经百种录》[41]、吴仪洛《本草从新》[6]、张志聪《本草崇原》[42]、沈金鳌《要药分剂》[43]、黄宫绣《本草求真》[44]、陈念祖《神农本草经读》[45]、姚澜《本草分经》[46]、杨时泰《本草述钩元》[47]、叶志诜《神农本草经赞》[48]、蒋居祉《本草择要纲目》[49]、严西亭《得配本草》[50]、凌奂《本草害利》[51]、陈其瑞《本草撮要》[52]、张秉成《本草便读》[53]、周岩《本草思辨录》[54]、日本吉益东洞《药征》[55]等。

古代著作中记载的本品异名有“龙沙”《神农本草经》[1]，“狗骨”《广雅》[5]，“卑相”、“卑监”《吴普本草》[18]，“龙沙卑”、“相卑盐”《本草品汇精要》[28]等。如《本草纲目》卷十五：“麻黄《本经·中品》……张揖《广雅》云：龙沙，麻黄也。狗骨，麻黄根也。”[5]《吴普本草·草木类》：“麻黄，一名卑相，一名卑监。”[18]《本草品汇精要》卷十：“麻黄，无毒，丛生。麻黄（出《神农本经》），主中风，伤寒头痛，温疟。发表出汗，去邪热气，止咳逆上气，除寒热，破癥坚积聚（以上朱字《神农本经》）。五脏邪气缓急风。胁痛、字乳余疾。止好唾，通腠理，疏伤寒，头疼解肌，泄邪恶气，消赤黑斑毒(以上黑字《名医》所录)。【名】龙沙卑、相卑盐。"[28]

现代有关著作均沿用《神农本草经》[1]的记载以"麻黄"作为本品正名，如《中华人民共和国药典》[7]、《普通高等教育中医药类规划教材·中药学》[8]、《中药大辞典》[9]、《中医大辞典·中药分册》[10]、《中国医学百科全书·中医学》[11]、《中国中医药学主题词表》[12]、《中药志》[13]、《全国中草药汇编》[14]、《全国中药炮制规范》[15]、《中国药材学》[16]、《中华本草》[17]等。同时尚记载有"色道麻"、"结力根"《全国中草药汇编》[14]等各地的俗称。还记载有本品原植物"草麻黄"的异名"麻黄"、"川麻黄"《中药志》[13]，"华麻黄"《中药大辞典》[9]等；原植物"木贼麻黄"的异名"木麻黄"、"山麻黄"《中药志》[13]等；原植物名称"中麻黄"《中药志》[13]等。

3 附录

3.1 又称：蜜麻黄、麻黄绒、蜜麻黄绒（饮片规格名）。

3.2 俗称：色道麻、结力根（蒙古）。

3.3 曾称：龙沙《神农本草经》，狗骨《广雅》，卑相、卑监《吴普本草》，龙沙卑、相卑盐《本草品汇精要》。

3.4 原植物名称：草麻黄，麻黄、川麻黄（山西、河北），华麻黄；木贼麻黄，木麻黄、山麻黄（山西、河北）；中麻黄。

4 文献通考

《神农本草经》卷二："麻黄，味苦，温。主中风，伤寒头痛，温疟，发表出汗，去邪热气，止咳逆上气，除寒热，破癥坚积聚。一名龙沙。"[1]

《吴普本草·草木类》："麻黄，一名卑相，一名卑监。"[18]

《名医别录》卷二："麻黄，微温，无毒。主治五脏邪气缓急，风胁痛，字乳余疾，止好唾，通腠理，疏伤寒头痛，解肌，泄邪恶气，消赤黑斑毒。不可多服，令人虚。一名卑相，一名卑盐。生晋地及河东。立秋采茎，阴干令青。"[19]

《雷公炮炙论》中卷："麻黄，雷公云：凡使，去节并沫，若不尽，服之令人闷。凡修事，用夹刀剪去节并头，槐砧上用铜刀细锉，煎三、四十沸，竹片掠去上沫尽，漉出，晒干用之。"[20]

《本草经集注·草木中品》："麻黄，味苦，温、微温，无毒。主治中风伤寒头痛，温疟，发表出汗，去邪热气，止咳逆上气，除寒热。破癥坚积聚，五脏邪气缓急，风胁痛，治乳余疾。止好唾，通腠理，疏伤寒头疼，解肌，泄邪恶气，消赤黑斑毒。不可多服，令人虚。一名卑相，一名龙沙，一名卑盐。生晋地及河东川谷。"[2]

《新修本草》卷八："麻黄，味苦，温、微温，无毒。主中风伤寒头痛，温疟，发表出汗，去邪热气，止咳逆上气，除寒热。破癥坚积聚，五脏邪气缓急，风胁痛，字乳余疾。止好唾，通腠理，疏伤寒头疼，解肌，泄邪恶气，消赤黑斑毒。不可多服，令人虚。一名卑相，一名龙沙，一名卑盐。生晋地及河东川谷。"[3]

《千金翼方》卷二："麻黄，味苦，温，微温，无毒。主中风，伤寒头痛，温疟，发表出汗，去邪热气，止咳逆上气，除寒热。破癥坚积聚，五脏邪气，缓急风，胁痛，字乳余疾，止好唾，通腠理，疏伤寒头疼，解肌，泻邪恶气，消赤黑斑毒，不可多服，令人虚。一名卑相，一名龙沙，一名卑盐。”[21]

《本草图经》卷六：“麻黄，生晋地及河东，今近京多有之，以荥阳、中牟者为胜。苗春生，至夏五月则长及一尺以来，梢上有黄花；结实如百合瓣而小，又似皂荚子，味甜，微有麻黄气，外红皮，里仁子黑；根紫赤色。”[22]

《证类本草》卷八：“麻黄，味苦，温、微温，无毒。主中风伤寒头痛，温疟，发表出汗，去邪热气，止咳逆上气，除寒热，破癥坚积聚，五脏邪气缓急，风胁痛，字乳余疾，止好唾，通腠理，疏伤寒头疼，解肌，泄邪恶气，消赤黑斑毒。不可多服，令人虚。一名卑相，一名龙沙，一名卑盐。生晋地及河东。”[4]

《本草衍义》卷九：“麻黄，出郑州者佳，剪去节，半两，以蜜一匙匕，同炒良久，以水半升煎，俟沸，去上沫，再煎，去三分之一，不用滓。病疮疱倒黡黑者，乘热尽服之，避风，伺其疮复出。”[23]

《增广太平和剂图经本草药性总论》：“麻黄，味苦，温，微温，无毒。主中风伤寒头痛、温疟，发表出汗，去邪热气，止咳逆上气，除寒热，破癥坚积聚、五脏邪气缓急、风胁痛、字乳余疾，止好唾，通腠理，疏伤寒头疼，解肌，泄邪恶气，消赤黑斑毒。”[24]

《珍珠囊补遗药性赋》卷二：“麻黄，臣。恶辛夷、石苇。凡用，先煮沸去黄沫，否则令人烦闷。麻黄，味苦甘性温无毒。升也，阴中之阳也。其用有二，其形中空，散寒邪而发表；其节中闭，止盗汗而固虚。”[25]

《汤液本草》卷三：“麻黄，气温，味苦，而甘辛，气味俱薄，阳也，升也。甘热，纯阳。无毒。手太阴之剂，入足太阳经，走手少阴经，阳明经药。”[26]

《滇南本草》卷三：“麻黄，味苦、辛，性温。入肺经。治鼻窍闭塞不通，香臭不闻，寒邪入于太阴肺经，肺寒咳嗽。药苗，散寒邪而发表汗。根节止汗，实表气，固虚，清肺气，消咽噎，噎即喉中梅核之气，咽不下，吐不出是也。麻黄，气虚弱者禁用，恐汗多亡阳。”[27]

《本草品汇精要》卷十：“麻黄，无毒，丛生。麻黄（出《神农本经》），主中风，伤寒头痛，温疟。发表出汗，去邪热气，止咳逆上气，除寒热，破癥坚积聚（以上朱字《神农本经》）。五脏邪气缓急风。胁痛、字乳余疾。止好唾，通腠理，疏伤寒，头疼解肌，泄邪恶气，消赤黑斑毒（以上黑字《名医》所录）。【名】龙沙卑、相卑盐。”[28]

《本草蒙筌》卷二：“麻黄，茂州麻黄，同州麻黄。味甘、辛，气温。气味俱薄，轻清而浮，升也，阳也。无毒。青州彭城（并属山东）俱生，荣阳中牟（并属河南）独胜。恶细辛、石苇，宜陈久年深。凡欲用之，须依法制去根节；单煮数沸，倾上沫用火焙干。任合丸散煎汤，方不令人烦闷。”[29]

《本草纲目》卷十五：“麻黄《本经·中品》。【释名】龙沙《本经》、卑相《别录》、卑盐《别录》。时珍曰：诸名殊不可解。或云其味麻，其色黄，未审然否？张揖《广雅》云：龙沙，麻黄也。狗骨，麻黄根也。”[5]

《药鉴》卷二：“麻黄，气温，味苦甘，气味俱薄，无毒，升也，阳也。手太阴之剂，入足太阳经，走手少阴阳明经药也。去根节者发汗，留根节者敛汗。”[30]

《炮炙大法·草部》：“麻黄（陈久者，良。去节，并沫。若不尽，服之，令人闷。用夹刀煎去节，并头槐砧上用铜刀细锉，煎三四十沸，竹片掠去上沫，尽漉出，熬干，用之。厚朴、白薇为之使，恶辛夷、石苇）。”[31]

《雷公炮制药性解》卷二：“麻黄，味甘苦，性温无毒，入肺心大肠膀胱四经。主散在表寒邪，通九窍，开毛孔，破癥结，除积聚。去根节者，大能发汗。根节能敛汗。厚朴为使，恶辛夷，石苇，陈久者良。”[32]

《本草征要》卷一：“麻黄，味苦、性温，无毒。入心、肺、膀胱、大肠四经。厚朴为使。恶辛夷、石苇。去根节，水煮，去沫。去营中寒气，泄卫分风邪。发汗仗其温散，消肿在其行水。既主用于实喘，亦伍用于痛痹。”[33]

《本草乘雅半偈》第四帙：“麻黄《本经·中品》。纤细虚中，宛如毛孔。故可对待满实之毛孔。【气味】苦温，无毒。【主治】主中风，伤寒，头痛，温疟，发表汗出，去邪热气，止咳逆上气，除寒热，破癥坚积聚。”[34]

《本草新编》卷三：“麻黄，味甘、辛，气寒，轻清而浮，升也，阳也，无毒。入手足太阳经，手太阴本经、阳明经。荣卫之药，而又入足太阳经、手少阴经也。发汗解表，祛风散邪，理春间温病，消黑斑赤痛，祛荣寒，除心热头痛，治夏秋寒疫。虽可为君，然未可多用。盖麻黄易于发汗，多用恐致亡阳也。”[35]

《炮炙全书》卷一：“麻黄，甘、辛、苦，温。宜用陈久者，去根节，煮数沸，抹去上沫，焙干，用黄芩为佐，厚朴、白薇为使，恶辛夷、石苇。”[36]

《本草易读》卷四：“麻黄根，甘，平，无毒。止汗。盗汗，同牡蛎粉扑之。”[37]

《本草备要·草部》：“麻黄，轻，发汗。辛温微苦（僧继洪曰：中牟产麻黄，地冬不积雪，性热，故过服泄真气）。入足太阳（膀胱），兼走手少阴、阳明（心、大肠）而为肺家专药。能发汗解肌，去营中寒邪、卫中风热。调血脉，通九窍，开毛孔。”[38]

《本经逢原》卷二：“麻黄，苦温，无毒。去根节，汤泡去沫，晒干用。若连根节用，令人汗不绝，其根专能止汗。《本经》主中风伤寒，头痛温疟，发表出汗，去邪热气，止咳逆上气，除寒热，破癥坚积聚。”[39]

《本草经解》卷二：“麻黄，气温，味苦，无毒。主中风伤寒头痛，温疟发表出汗，去邪热气，止咳逆上气，除寒热。破癥坚积聚（去节水煮去沫用）。麻黄气温，禀天春和之木气，入足厥阴肝经，味苦无毒。”[40]

《神农本草经百种录·中品》：“麻黄，味甘温。主中风伤寒，头痛温疟，发表出汗，去邪热气，凡风寒之在表者，无所不治，以能驱其邪，使皆从汗出也。止咳逆上气，轻扬能散肺邪。除寒热，散荣卫之外邪。破癥坚积聚。散脏腑之内结。”[41]

《本草从新》卷三：“麻黄，轻、发汗。辛苦而温（僧继洪云：中牟产麻黄地、冬不积雪、性热可知）。入足太阳（膀胱），兼走手少阴阳明（心、大肠），而为肺家专药。能发汗解表，去营中寒邪，疏通气血，利九窍，开毛孔，治伤寒头痛，恶寒无汗。”[6]

《本草崇原》卷中：“麻黄，气味苦温，无毒。主治中风伤寒头痛，温疟，发表出汗，去邪热气，止咳逆上气，除寒热，破癥坚积聚。（麻黄始出晋地，今荥阳、中牟、汴州、彭城诸处皆有之。春生苗，纤细劲直，外黄内赤，中空有节，如竹形，宛似毛孔。）”[42]

《要药分剂》卷八：“麻黄，味苦，性温，无毒。禀天地清阳刚烈之气以生，升也，阳也。厚朴、白薇为使。恶辛夷、石苇。【主治】主中风伤寒头痛，温疟，发表出汗，去邪热气，止咳逆上气除寒热，破癥坚积聚（本经）。通腠理，解肌，泄邪恶气，消赤黑斑毒，不可多服，令人虚（别录）。通九窍，调血脉，开毛孔皮肤（大明）。主营中寒邪，泄卫中风热（元素）。"[43]

《本草求真·上编》："麻黄（隰草），发寒入太阳膀胱无汗。麻黄，（专入膀胱。兼入肺。）辛温微苦，中空而浮，入足太阳膀胱，足太阳为六经外藩，总经络而统营卫。其经之脉起目眦，上脑下项，循肩挟脊抵腰，行于身后。故凡寒入是经，其症必见头痛，发热恶寒，腰脊卒强，无汗。脉则尺寸俱紧，是为伤寒。若汗自出不止，及脉不紧不浮，其症或不恶寒而止恶风，是为伤风。（兼入手太阴肺。）"[44]

《神农本草经读》卷三："麻黄，气味苦、温，无毒。主中风伤寒头痛，温疟，发表出汗，去邪热气，止咳逆上气，除寒热，破癥坚积聚（去节根）。"[45]

《本草分经·原例》："麻黄，辛苦温，肺家专药，入膀胱兼走大肠心经，发汗解表，去营中寒邪，疏通气血。惟冬月在表真有寒邪者宜之，否则不可用。去根节制用，根节止汗。"[46]

《本草述钩元》卷九："麻黄，出荥阳、中牟、汴京者为胜。所在冬不积雪，二月生苗，纤细劲直。外黄内赤，中虚作节。五月梢头开黄花，结实如百合瓣而紧小，味甜。外皮红，里仁子黑，根色紫赤（核）。"[47]

《神农本草经赞》卷二："麻黄，味苦温。主中风伤寒头痛，温疟发表出汗。去邪热气，止咳逆上气。除寒热破癥坚积聚。一名龙沙，雄雌类办。根杂赤黄，暖无积雪，轻自浮阳，护营通卫。减热含凉，推行尼止，理妙难量。"[48]

《本草择要纲目·热性药品》："麻黄【气味】苦温，无毒。轻清而浮升，阳也。入手太阴、足太阳经，兼走手少阴、阳明二经。【主治】中风伤寒头痛，发表出汗，通九窍，开毛孔，治咳逆上气。凡六淫有余之邪，客于阳分皮毛之间，腠理闭拒，荣卫气血不行，谓之表实，非麻黄之轻清。"[49]

《得配本草》卷三："麻黄，厚朴、白薇为之使。恶辛夷、石苇。辛、微苦、温。入足太阳，兼手太阴经气分。气味轻扬，善通腠理，宣达皮毛，大能发汗，去营中寒邪，泄卫中风热。治伤寒头项痛，腰脊强，发热恶寒，体痛无汗，及咳逆斑毒，风水肿胀，是其所宜。余当审症施治。如妄用误汗，为害不浅。"[50]

《本草害利·肺部药队》："麻黄，【害】性轻扬善散，发表最速，若表虚自汗，饮食劳倦杂病；自汗肺虚有热，多痰咳嗽，以致鼻塞；痘疮倒靥，不因寒邪所郁，而因热甚；虚人伤风，气虚、发喘，阴虚火炎，以致眩晕头痛；南方类中风瘫痪，及平日阳虚，腠理不密之人，皆禁用。"[51]

《本草撮要》卷一："麻黄，味苦辛，入手太阴足太阳经，功专散邪通阳。得射干治肺痿上气，得桂心治风痹冷痛。夏月禁用，过服亡阳。蜜炒稍缓。止汗用根。厚朴、白薇为使。恶辛夷、石膏。"[52]

《本草便读·草部》："麻黄，走太阳寒水之经，功先入肺，为发汗轻疏之剂，性则偏温。寒饮稽留，藉味辛而宣散。痰哮久痼，仗苦力以搜除。麻黄其苗中空，味辛苦，气味俱薄，升也阳也。专入肺家卫分。疏散风寒，达表由汗而出。麻黄本肺家卫分药，仲景治寒伤营用麻黄汤者，以内有桂枝领之入营也。宣肺发表，麻黄之能足以尽之。故一切咳嗽宿哮等疾，凡属肺中有风寒痰饮者，皆可用之，不必拘乎麻黄之但能出汗也。足太阳主一身之表，故入之。大抵寒邪轻而从口鼻入者，则伤肺。寒邪重而从表入者，则伤经。故虽所伤不同，而其治则一也。麻黄之功，首先入肺。若肺中有寒痰宿饮之疾，麻黄到肺，只能搜剔肺中痰饮，不能再发汗出表。犹用兵者，有一战之功，无再战之力也。”[53]

《本草思辨录》卷二：“麻黄，邹氏疏麻黄云：麻黄之实，中黑外赤，其茎宛似脉络骨节，中央赤，外黄白。实者先天，茎者后天。先天者物之性，其义为由肾及心；后天者物之用，其义为由心及脾肺。由肾及心，所谓肾主五液，入心为汗也；由心及脾肺，所以分布心阳，外至骨节肌肉皮毛，使其间留滞无不倾囊出也。”[54]

《药征》卷中：“麻黄，主治喘咳、水气也，旁治恶风、恶寒、无汗、身疼骨节痛、一身黄肿。考证，麻黄汤证曰：身疼腰痛、骨节疼痛、恶风无汗而喘。”[55]

《中药志》：“麻黄　本品为常用中药。商品为麻黄科植物草麻黄、中麻黄及木贼麻黄的草质茎。麻黄根也供药用。……【原植物】1. 草麻黄　别名：麻黄、川麻黄（山西、河北）。Ephedra sinica Stapf——麻黄科 Ephedraceae. 2. 中麻黄 Ephedra intermedia Schrenk et C. A. Mey. ——麻黄科 Ephedraceae. 3. 木贼麻黄　别名：木麻黄、山麻黄（山西、河北）。Ephedra equisetina Bge. ——麻黄科 Ephedraceae.”[13]

《全国中草药汇编》：“麻黄　别名：色道麻、结力根（蒙古）。来源：为麻黄科麻黄属植物草麻黄 Ephedra sinica Stapf 和木贼麻黄 E. equisetina Bunge 的绿色茎枝。”[14]

《中药大辞典》：“麻黄《本经》【异名】龙沙《本经》，卑相、卑盐《别录》，狗骨《广雅》。【基原】为麻黄科植物草麻黄、木贼麻黄或中麻黄的草质茎。【原植物】①草麻黄 Ephedra sinica Stapf，又名：华麻黄。②木贼麻黄 Ephedra equisetina Bge.。③中麻黄 Ephedra intermedia Schrenk et C. A. Mey.。”[9]

《中医大辞典·中药分册》：“麻黄　出《神农本草经》。为麻黄科植物草麻黄 Ephedra sinica Stapf、木贼麻黄 E. equisetina Bge. 或中麻黄 E. intermedia Schrenk et C. A. Mey. 的草质茎。主产山西、河北、甘肃、辽宁等地。”[10]

《中国医学百科全书·中医学》：“麻黄　始载于《神农本草经》。为麻黄科植物草麻黄 Ephedra sinica Stapf、中麻黄 E. intermedia Schrenk et C. A. Mey. 及木贼麻黄 E. equisetina Bge. 的草质茎。秋季割取地上部分或连根挖取，除净泥沙及根部，晒干。”[11]

《全国中药炮制规范》：“麻黄　［处方用名］麻黄、蜜麻黄、麻黄绒、蜜麻黄绒。【来源】本品为麻黄科植物草麻黄 Ephedra sinica Stapf、中麻黄 Ephedra intermedia Schrenk et C. A. Mey. 或木贼麻黄 Ephedra equisetina Bge. 的干燥草质茎。均系野生。主产于内蒙古、辽宁、河北、山西、陕西、甘肃等地。秋季采割绿色的草质茎，干燥。药材以淡绿或黄绿、内心色红棕、手拉不脱节、味苦涩者为佳。”[15]

《中国药材学》：“麻黄　【别名】麻黄草。【来源】本品为麻黄科植物草麻黄 Ephedra sinica Stapf、中麻黄 E. intermedia Schrenk et C. A. Mey. 或木贼麻黄 E. equisetina Bge. 的草质茎。”[16]

《中国中医药学主题词表》：“麻黄 Ephedra sinica　属麻黄科和辛温解表药。D 中麻黄；D 草麻黄；FC 麻黄根。”[12]

《普通高等教育中医药类规划教材·中药学》：“麻黄《本经》为麻黄科草本状小灌木草麻黄 Ephedra sinica Stapf.、木贼麻黄 Ephedra equisetina Bge. 和中麻黄 Ephedra intermedia Schrenk et C. A. Mey. 的草质茎。主产于河北、山西、内蒙古、甘肃等地。立秋至霜降之间采收，阴干切段。生用、蜜炙或捣绒用。”[8]

《中华本草》：“麻黄《本经》【异名】龙沙《本经》，狗骨《广雅》，卑相、卑盐

《别录》。……【来源】为麻黄科植物草麻黄、木贼麻黄和中麻黄的草质茎。【原植物】1. 草麻黄 Ephedra sinica Stapf，又名：华麻黄《中国植物图谱》。2. 木贼麻黄 Ephedra equisetina Bge. 又名：木麻黄（通称），山麻黄（河北、山西）。3. 中麻黄 Ephedra intermedia Schrenk et C. A. Mey.。"[17]

《中华人民共和国药典》："麻黄 Herba ephedrae　本品为麻黄科植物草麻黄 Ephedra sinica Stapf、中麻黄 Ephedra intermedia Schrenk et C. A. Mey. 或木贼麻黄 Ephedra equisetina Bge. 的干燥草质茎。秋季割绿色的草质茎，晒干。"[7]

5　参考文献

1　汉·神农本草经. 清顾观光重辑本. 北京：人民卫生出版社，1955，57

2　南北朝·陶弘景. 本草经集注. 北京：人民卫生出版社，1994，270

3　唐·苏敬等撰. 新修本草. 合肥：安徽科学技术出版社，1981，207

4　宋·唐慎微. 证类本草. 北京：人民卫生出版社，1957，199

5　明·李时珍. 本草纲目. 北京：人民卫生出版社，1982，1007

6　清·吴仪洛. 本草从新. 北京：中医古籍出版社，2001，49

7　国家药典委员会. 中华人民共和国药典. 一部. 北京：化学工业出版社，2000，262

8　雷载权主编. 普通高等教育中医药类规划教材·中药学. 上海：上海科学技术出版社，1995，28

9　江苏新医学院. 中药大辞典. 上海：上海科学技术出版社，1977，2221

10　《中医大辞典》编辑委员会. 中医大辞典·中药分册. 北京：人民卫生出版社，1982，345

11　《中医学》编辑委员会. 中国医学百科全书·中医学. 上海：上海科学技术出版社，1997，964

12　吴兰成主编. 中国中医药学主题词表. 北京：中医古籍出版社，1996，239

13　中国医学科学院药物研究所等. 中药志. 第四册. 北京：人民卫生出版社，1993，615

14　《全国中草药汇编》编写组. 全国中草药汇编. 上册. 北京：人民卫生出版社，1996，743

15　中华人民共和国卫生部药政管理局. 全国中药炮制规范. 北京：人民卫生出版社，1988，235

16　徐国钧等主编. 中国药材学. 北京：中国医药科技出版社，1996，1342

17　国家中医药管理局《中华本草》编委会. 中华本草. 第二册. 上海：上海科学技术出版社，1999，349.

18　三国·吴普. 吴普本草. 北京：人民卫生出版社，1987，32

19　魏晋·名医别录. 北京：人民卫生出版社，1986，120

20　南北朝·雷敩. 雷公炮炙论. 上海：上海中医学院出版社，1986，58

21　唐·孙思邈. 千金翼方. 北京：人民卫生出版社，1955，25

22　宋·苏颂. 本草图经. 合肥：安徽科学技术出版社，1994，159

23　宋·寇宗奭. 本草衍义. 上海：商务印书馆，1937，53

24　宋·佚名. 增广太平和剂图经本草药性总论. 见：增广太平惠民和剂局方. 海口：海南出版社，2002，424

25　金·李杲. 珍珠囊补遗药性赋. 见：中国医学大成（二）. 长沙：岳麓书社，1990，107

26　元·王好古. 汤液本草. 见：景印文渊阁四库全书（745）. 北京：中医古籍出版社，1986，938.

27　明·兰茂. 滇南本草. 第三卷. 昆明：云南人民出版社，1977，57

28　明·刘文泰. 本草品汇精要. 北京：人民卫生出版社，1982，300

29　明·陈嘉谟. 本草蒙筌. 北京：人民卫生出版社，1988，104

30　明·杜文燮. 药鉴. 北京：中国中医药出版社，1993，41

31　明·缪希雍. 炮炙大法. 明末庄继先校刻本

32　明·李中梓. 雷公炮制药性解. 见：中国医学大成（二）. 长沙：岳麓书社，1990，137
33　明·李中梓. 本草征要. 见：李中梓医学全书. 北京：中国中医药出版社，1999，122
34　明·卢之颐. 本草乘雅半偈. 北京：人民卫生出版社，1986，206
35　清·陈士铎. 本草新编. 北京：中国中医药出版社，1996，125
36　［日］稻宣义. 炮炙全书. 北京：中医古籍出版社，1981，59
37　清·汪昂. 本草易读. 北京：人民卫生出版社，1987，184
38　清·汪昂. 本草备要. 北京：中国中医药出版社，1998，42
39　清·张璐. 本经逢原. 上海：上海科学技术出版社，1959，73
40　清·叶桂. 本草经解. 上海：上海科学技术出版社，1958，41
41　清·徐大椿. 神农本草经百种录. 见：景印文渊阁四库全书（785）. 北京：中医古籍出版社，1986，575
42　清·张志聪. 本草崇原. 北京：中国中医药出版社，1992，69
43　清·沈金鳌. 要药分剂. 上海：上海科学技术出版社，1959，185
44　清·黄宫秀. 本草求真. 上海：上海科学技术出版社，1959，71
45　清·陈念祖. 神农本草经读. 北京：人民卫生出版社，1959，31
46　清·姚澜. 本草分经. 上海：上海科学技术出版社，1989，80
47　清·杨时泰. 本草述钩元. 上海：科技卫生出版社，1958，234
48　清·叶志诜. 神农本草经赞. 见：珍本医书集成（二）. 上海：上海科学技术出版社，1985，72
49　清·蒋居祉. 本草择要纲目. 见：珍本医书集成（二）. 上海：上海科学技术出版社，1985，51
50　清·严西亭. 得配本草. 上海：上海卫生出版社，1957，14
51　清·凌奂. 本草害利. 北京：中医古籍出版社，1982，81
52　清·陈其瑞. 本草撮要. 见：珍本医书集成（二）. 上海：上海科学技术出版社，1985，8
53　清·张秉成. 本草便读. 上海：上海卫生出版社，1957，18
54　清·周岩. 本草思辨录. 北京：人民卫生出版社，1960，54
55　［日］吉益东洞. 药征. 见：中国医学大成（二）. 长沙：岳麓书社，1990，179

417　麻黄根
Mahuanggen
Radix Ephedrae

1　定名依据

1.1　正名

1.1.1　汉文名：麻黄根（麻黄科植物草麻黄 Ephedra sinica Stapf、中麻黄 Ephedra intermedia Schrenk et C. A. Mey. 的干燥根及根茎）。

1.1.2　英文名：ephedra root.

1.2　依据

1.2.1　定名的文献依据

1.2.1.1　《本草衍义》卷十七："牡蛎，须烧为粉用，兼以麻黄根等分同捣，研为极细末粉。盗汗及阴汗，本方使生者，则自从本方左顾。"[1]

1.2.1.2 《本草易读》卷四："麻黄根，甘，平，无毒。止汗。盗汗，同牡蛎粉扑之（验方第一）。诸虚自汗，同牡蛎、小麦、黄芪服（第二）。产后虚汗，同当归、黄芪服（第三）。阴囊湿疹，同硫黄、米粉，末敷（第四）。"[2]

1.2.1.3 《中药材手册》："麻黄根（《纲目》列入隰草类麻黄项下）本品为麻黄科植物草麻黄 Ephedra sinica Stapf 或中麻黄 Ephedra intermedia Schrenk et C. A. Mey. 的干燥根。原植物系常绿灌木，均为野生。"[3]

1.2.1.4 《全国中草药汇编》："麻黄根　来源：为麻黄的根部。"[4]

1.2.1.5 《中药大辞典》："麻黄根《本草经集注》【异名】苦椿菜《大同府志》。【基原】为麻黄科植物草麻黄 Ephedra sinica Stapf 或木贼麻黄 E. equisetina Bge. 或中麻黄 E. intermedia Schrenk et C. A. Mey. 的根及根茎。原植物详'麻黄'条。"[5]

1.2.1.6 《中医大辞典·中药分册》："麻黄根　出《本草经集注》。为麻黄科植物草麻黄 Ephedra sinica Stapf、木贼麻黄 E. equisetina Bge. 或中麻黄 E. intermedia Schrenk et C. A. Mey. 的根。主产内蒙古、辽宁、山西、河北、陕西、甘肃等。"[6]

1.2.1.7 《中国医学百科全书·中医学》："麻黄根　始载于《本草经集注》。为麻黄科植物草麻黄 Ephedra sinica Stapf. 或中麻黄 E. intermedia Schrenk et C. A. Mey. 的根及根茎。主产于中国内蒙古、宁夏、甘肃等省、区。"[7]

1.2.1.8 《全国中药炮制规范》："麻黄根［处方用名］麻黄根。【来源】本品为麻黄科植物草麻黄 Ephedra sinica Stapf、中麻黄 Ephedra intermedia Schrenk et C. A. Mey. 的干燥根。均系野生。主产于内蒙古、辽宁、河北、山西、甘肃等地。秋末采挖，除去茎苗及须根，干燥。药材以质硬、外皮色红棕、断面色黄白者为佳。"[8]

1.2.1.9 《中国中医药学主题词表》："麻黄根 Radix ephedrae　为麻黄科植物草麻黄，木贼麻黄或中麻黄的根或根茎；属固涩药（中药）。C 麻黄。"[9]

1.2.1.10 《普通高等教育中医药类规划教材·中药学》："麻黄根《本草经集注》为麻黄科多年生草本状小灌木植物草麻黄 Ephedra sinica Stapf 或中麻黄 Ephedra intermedia Schrenk et C. A. Mey. 的根及根茎。主产于河北、山西、内蒙古、甘肃、四川等地。立秋后采收。剪去须根，干燥切段。生用。"[10]

1.2.1.11 《中华本草》："麻黄根《本草经集注》【来源】为麻黄科植物草麻黄 Ephedra sinica Stapf 或中麻黄 E. intermedia Schrenk et C. A. Mey. 的根及根茎。【原植物】参见'麻黄'条。"[11]

1.2.1.12 《中华人民共和国药典》："麻黄根 Radix ephedrae　本品为麻黄科植物草麻黄 Ephedra sinica Stapf、中麻黄 Ephedra intermedia Schrenk et C. A. Mey. 的干燥根及根茎。秋末采挖，除去残茎、须根及泥沙，干燥。"[12]

1.2.2 定名选择的理由

1.2.2.1 麻黄根 Radix ephedrae，系麻黄科植物草麻黄 Ephedra sinica Stapf、中麻黄 Ephedra intermedia Schrenk et C. A. Mey. 的干燥根及根茎。"麻黄根"之名始见于宋·寇宗奭《本草衍义》，"麻黄根"作为本品正名始见于清·汪昂《本草易读》。

1.2.2.2 我国最新出版的《中华人民共和国药典》、《普通高等教育中医药类规划教材·中药学》以及辞书类著作《中医大辞典·中药分册》、《中药大辞典》、《中国医学百科全书·中医学》等均以"麻黄根"作为本品正名。已经广泛应用于中医药学文献的标引和检索的《中国中医药学主题词表》也以“麻黄根”作为本品的正式主题词。现代本草著作如《全国中草药汇编》、《中华本草》、《中药材手册》、《全国中药炮制规范》等虽记载了不少本品各地的俗称，但也无一例外以“麻黄根”作为本品的正名。说明“麻黄根”作为本品正名已成为共识。

1.3 与正名等效的名词：无。

2 源流考释

麻黄根（麻黄科植物草麻黄 Ephedra sinica Stapf、中麻黄 Ephedra intermedia Schrenk et C. A. Mey. 的干燥根及根茎）入药始见于南北朝·陶弘景《本草经集注·草木中品》：“麻黄，味苦，温、微温，无毒。主治中风伤寒头痛，温疟，发表出汗，去邪热气，止咳逆上气，除寒热，破癥坚积聚……其根亦止汗。”[13] 其后的本草著作明·李时珍《本草纲目》[14]、清·陈士铎《本草新编》[15] 等在“麻黄”项下均有关于本品的论述。

“麻黄根”之名始见于宋·寇宗奭《本草衍义》卷十七：“牡蛎，须烧为粉用，兼以麻黄根等分同捣，研为极细末粉。盗汗及阴汗，本方使生者，则自从本方左顾。”[1] “麻黄根”作为本品正名始见于清·汪昂《本草易读》卷四：“麻黄根，甘，平，无毒。止汗。盗汗，同牡蛎粉扑之（验方第一）。诸虚自汗，同牡蛎、小麦、黄芪服（第二）。产后虚汗，同当归、黄芪服（第三）。阴囊湿疹，同硫黄、米粉，末敷之（第四）。”[2] 但其后的本草著作大多仍把本品归入“麻黄”项下介绍，如清·叶桂《本草经解》[16]、吴仪洛《本草从新》[17]、黄宫绣《本草求真》[18]、陈念祖《神农本草经读》[19]、杨时泰《本草述钩元》[20] 等。

现代有关著作均沿用《本草易读》的记载以“麻黄根”作为本品正名，如《中华人民共和国药典》[12]、《普通高等教育中医药类规划教材·中药学》[10]、《中药大辞典》[5]、《中医大辞典·中药分册》[6]、《中国医学百科全书·中医学》[7]、《中国中医药学主题词表》[9]、《中药材手册》[3]、《全国中草药汇编》[4]、《全国中药炮制规范》[8]、《中华本草》[11] 等。同时尚记载有“苦椿菜”《中药大辞典》[5] 等各地的俗称。

3 附录

3.1 又称：无。

3.2 俗称：苦椿菜（大同）。

3.3 曾称：无。

4 文献通考

《本草经集注·草木中品》：“麻黄，味苦，温、微温，无毒。主治中风伤寒头痛，温疟，发表出汗，去邪热气，止咳逆上气，除寒热，破癥坚积聚……其根亦止汗。”[13]

《本草衍义》卷十七：“牡蛎，须烧为粉用，兼以麻黄根等分同捣，研为极细末粉。盗汗及阴汗，本方使生者，则自从本方左顾。”[1]

《本草纲目》卷十五：“麻黄《本经·中品》。【释名】龙沙《本经》、卑相《别录》、卑盐《别录》。时珍曰：诸名殊不可解。或云其味麻，其色黄，未审然否？张揖《广雅》云：龙沙，麻黄也。狗骨，麻黄根也。不知何以分别如此？”[14]

《本草新编》卷三："麻黄，味甘、辛，气寒，轻清而浮，升也，阳也，无毒……或问麻黄发汗，而麻黄根节止汗，何也？此一种而分两治者，亦犹地骨皮泻肾中之火，而枸杞子补精而助阳也，原无足异。惟是麻黄性善行肌表，引诸药至卫分，入腠理，则彼此同之，故一用麻黄之梗，发汗甚速，一用麻黄之根节，而止汗亦神也。"[15]

《本草易读》卷四："麻黄根，甘，平，无毒。止汗。盗汗，同牡蛎粉扑之（验方第一）。诸虚自汗，同牡蛎、小麦、黄芪服（第二）。产后虚汗，同当归、黄芪服（第三）。阴囊湿疹，同硫黄、米粉，末敷之（第四）。"[2]

《本草经解》卷二："麻黄，气温，味苦，无毒。主中风伤寒头痛，温疟发表出汗，去邪热气，止咳逆上气，除寒热。破癥坚积聚……制方：麻黄同桂心，治风痹冷痛。同桂枝、甘草、杏仁、生姜、大枣，治伤寒营症。同白芍、甘草、炮姜、细辛、苏梗、北味，治肺寒而喘。麻黄根同黄芪、牡蛎末，小麦汤下，治自汗。"[16]

《本草从新》卷三："麻黄，轻、发汗。辛苦而温……止汗用根节。（随时出汗为自汗，属阳虚。梦中出汗为盗汗，属阴虚。用麻黄根、蛤粉、粟米等分为末，袋盛扑，佳。时珍曰：麻黄发汗，驶不能御。根节止汗，效如影响，物理不可测如此。自汗有风湿、伤风、风温、气虚、血虚、胃热、痰饮、中暑、亡阳、柔痉等证，皆可加用。盖性能行周身肌表，引药至卫分而固腠理也。汗虽为心液，然五脏亦各有汗。经曰：饮食饱甚，汗出于胃；惊而夺精，汗出于心；持重远行，汗出于肾；疾走恐惧，汗出于肝；摇体劳苦，汗出于脾。）"[17]

《本草求真·上编》："麻黄，（隰草）发寒入太阳膀胱无汗。麻黄（专入膀胱。兼入肺），辛温微苦，中空而浮。入足太阳膀胱……当归六黄汤加麻黄根，治盗汗尤捷。盖其性能行周身肌表，故能引诸药外至卫分而固腠理也。"[18]

《神农本草经读》卷三："麻黄，气味苦、温，无毒。主中风伤寒头痛，温疟，发表出汗，去邪热气，止咳逆上气，除寒热，破癥坚积聚。（去节根）……根节古云止汗，是引止汗之药，以达于表而速效，非麻黄根节自能止汗，旧解多误。"[19]

《本草述钩元》卷九："麻黄，出荥阳、中牟、汴京者为胜。所在冬不积雪。二月生苗，纤细劲直。外黄内赤，中虚作节。五月梢头开黄花，结实如百合瓣而紧小，味甜。外皮红，里仁子黑，根色紫。（核）……（又）当归六黄汤，加麻黄根，治盗汗尤捷，产后虚汗。"[20]

《中药材手册》："麻黄根（《纲目》列入陉草类麻黄项下）本品为麻黄科植物草麻黄 Ephedra sinica Stapf 或中麻黄 Ephedra intermedia Schrenk et C. A. Mey. 的干燥根。原植物系常绿灌木，均为野生。"[3]

《全国中草药汇编》："麻黄根　来源：为麻黄的根部。"[4]

《中药大辞典》："麻黄根《本草经集注》【异名】苦椿菜《大同府志》。【基原】为麻黄科植物草麻黄 Ephedra sinica Stapf 或木贼麻黄 E. equisetina Bge. 或中麻黄 E. intermedia Schrenk et C. A. Mey. 的根及根茎。原植物详'麻黄'条。"[5]

《中医大辞典·中药分册》："麻黄根　出《本草经集注》。为麻黄科植物草麻黄 Ephedra sinica Stapf、木贼麻黄 E. equisetina Bge. 或中麻黄 E. intermedia Schrenk et C. A. Mey. 的根。主产内蒙古、辽宁、山西、河北、陕西、甘肃等。"[6]

《中国医学百科全书·中医学》："麻黄根　始载于《本草经集注》。为麻黄科植物草麻黄 Ephedra sinica Stapf. 或中麻黄 E. intermedia Schrenk et C. A. Mey. 的根及根茎。主产于中国内蒙古、宁夏、甘肃等省、区。”[7]

《全国中药炮制规范》：“麻黄根 ［处方用名］ 麻黄根。【来源】本品为麻黄科植物草麻黄 Ephedra sinica Stapf、中麻黄 Ephedra intermedia Schrenk et C. A. Mey. 的干燥根。均系野生。主产于内蒙古、辽宁、河北、山西、甘肃等地。秋末采挖，除去茎苗及须根，干燥。药材以质硬、外皮色红棕、断面色黄白者为佳。”[8]

《中国中医药学主题词表》：“麻黄根 Radix ephedrae　为麻黄科植物草麻黄，木贼麻黄或中麻黄的根或根茎；属固涩药（中药）。C 麻黄。”[9]

《普通高等教育中医药类规划教材·中药学》：“麻黄根《本草经集注》为麻黄科多年生草本状小灌木植物草麻黄 Ephedra sinica Stapf 或中麻黄 Ephedra intermedia Schrenk et C. A. Mey. 的根及根茎。主产于河北、山西、内蒙古、甘肃、四川等地。立秋后采收。剪去须根，干燥切段。生用。”[10]

《中华本草》：“麻黄根《本草经集注》【来源】为麻黄科植物草麻黄 Ephedra sinica Stapf 或中麻黄 E. intermedia Schrenk et C. A. Mey. 的根及根茎。【原植物】参见‘麻黄’条。”[11]

《中华人民共和国药典》：“麻黄根 Radix ephedrae　本品为麻黄科植物草麻黄 Ephedra sinica Stapf、中麻黄 Ephedra intermedia Schrenk et C. A. Mey. 的干燥根及根茎。秋末采挖，除去残茎、须根及泥沙，干燥。”[12]

5　参考文献

1　宋·寇宗奭. 本草衍义. 上海：商务印书馆，1937，105

2　清·汪昂. 本草易读. 北京：人民卫生出版社，1987，106

3　中华人民共和国卫生部药政管理局. 中药材手册. 北京：人民卫生出版社，1998，201

4　《全国中草药汇编》编写组. 全国中草药汇编. 上册. 北京：人民卫生出版社，1996，745

5　江苏新医学院. 中药大辞典. 上海：上海科学技术出版社，1977，2227

6　《中医大辞典》编辑委员会. 中医大辞典·中药分册. 北京：人民卫生出版社，1982，345

7　《中医学》编辑委员会. 中国医学百科全书·中医学. 上海：上海科学技术出版社，1997，1269

8　中华人民共和国卫生部药政管理局. 全国中药炮制规范. 北京：人民卫生出版社，1988，100

9　吴兰成主编. 中国中医药学主题词表. 北京：中医古籍出版社，1996，239

10　雷载权主编. 普通高等教育中医药类规划教材·中药学. 上海：上海科学技术出版社，1995，314

11　国家中医药管理局《中华本草》编委会. 中华本草. 第二册. 上海：上海科学技术出版社，1999，357

12　国家药典委员会. 中华人民共和国药典. 一部. 北京：化学工业出版社，2000

13　南北朝·陶弘景. 本草经集注. 北京：人民卫生出版社，1994，270

14　明·李时珍. 本草纲目. 北京：人民卫生出版社，1982，1007

15　清·陈士铎. 本草新编. 北京：中国中医药出版社，1996，125

16　清·叶桂. 本草经解. 上海：上海科学技术出版社，1958，43

17　清·吴仪洛. 本草从新. 北京：中医古籍出版社，2001，49

18　清·黄宫绣. 本草求真. 上海：上海科学技术出版社，1959，71

19　清·陈念祖. 神农本草经读. 北京：人民卫生出版社，1959，31

20　清·杨时泰. 本草述钩元. 上海：科技卫生出版社，1958，234

418 鹿角
Lujiao
Cornu Cervi

1 定名依据

1.1 正名

1.1.1 汉文名：鹿角（鹿科动物马鹿 Cervus elaphus Linnaeus 或梅花鹿 Cervus nippon Temminck 已骨化的角或锯茸后翌年春季脱落的角基）。

1.1.2 英文名：deer horn（antler）.

1.2 依据

1.2.1 定名的文献依据

1.2.1.1 《神农本草经》卷二："鹿茸，味甘，温，主漏下恶血，寒热，惊痫，益气强志，生齿不老。角，主恶疮痈肿，逐邪恶气，留血在阴中。"[1]

1.2.1.2 《本草崇原》卷上："鹿角，气味咸温，无毒。主治恶疮痈肿，逐邪恶气，留血在阴中，除少腹血痛，腰脊痛，折伤恶血，益气。（《别录》附）鹿角功力与茸、胶相等，而攻毒破泄，行之瘀逐邪之功居多，较茸、胶又稍锐焉。"[2]

1.2.1.3 《本草易读》卷八："鹿角，锉屑蜜浸火焙用。咸，温，无毒。散热行血，消肿解邪。平痈肿恶疮，除折伤恶血，止脱精尿赤，涂重舌鹅口。除腰脊之疼痛，解梦寐之交接。"[3]

1.2.1.4 《本草从新》卷十六："鹿角，咸温。生用则散热。行血消肿。醋磨、涂肿毒、为末、酒服、治折伤、医余曰：有臁疮赤肿而痛，用凉药久不愈者，却当用温药。如鹿角灰，发灰，乳香之类。此阴阳暑寒往来之理也，辟邪。"[4]

1.2.1.5 《要药分剂》卷五："鹿角，俗名毛鹿角。味咸，性温。无毒。杜仲为使。畏大黄。【主治】主恶疮痈肿，逐邪恶气，留血在阴中。除小腹血急痛，腰脊痛，折伤恶血。益气。"[5]

1.2.1.6 《本草撮要》卷八："鹿角，味咸温。入足少阴厥阴经。功专补肾益肝，敛精止血。生用散热行血消肿辟邪，治梦与鬼交。熬膏炼霜，则专滋补。"[6]

1.2.1.7 《中华人民共和国药典》："鹿角 Cornu cervi　本品为鹿科动物马鹿 Cervus elaphus Linnaeus 或梅花鹿 Cervus nippon Temminck 已骨化的角或锯茸后翌年春季脱落的角基，分别习称'马鹿角'、'梅花鹿角'、'鹿角脱盘'。多于春季拾取，除去泥沙，风干。"[7]

1.2.1.8 《中药材手册》："鹿角（《纲目》列入兽部兽类鹿项下）本品为鹿科动物梅花鹿 Cervus nippon Temminck 或马鹿 Cervus elaphus L. 已骨化的老角。以东北产者质佳，甘肃、新疆、内蒙古产量大。由于加工不同有解角与砍角之分，解角即自然脱落的角，由人工砍下的鹿角成对并带有脑骨的称为砍角，习惯认为砍角质佳，但现已少见。"[8]

1.2.1.9 《中药大辞典》："鹿角《本经》【基原】为鹿科动物梅花鹿 Cervus nippon Temminck 或马鹿 C. elaphus L. 已骨化的老角。原动物详'鹿茸'条。"[9]

1.2.1.10 《中医大辞典·中药分册》："鹿角 出《神农本草经》。为鹿科动物梅花鹿 Cervus nippon Temminck 等雄体已骨化的角。主产东北及河北、北京等地。"[10]

1.2.1.11 《中国医学百科全书·中医学》："鹿角 始载于《神农本草经》。为鹿科动物梅花鹿 Cervus nippon Temminck 或马鹿 C. elaphus L. 等已骨化的老角。前者主产于中国东北地区，河北、北京等省、市亦产；后者主产于黑龙江、吉林、内蒙古、新疆、青海，此外，甘肃、云南、西藏等省、区亦产。"[11]

1.2.1.12 《中国中医药学主题词表》："鹿角 Cornu cervi 为鹿科动物马鹿骨化的角；属动物药、补肾药和补阳药。"[12]

1.2.1.13 《全国中草药汇编》[13]、《全国中药炮制规范》[14]、《中国药材学》[15]、《中华本草》[16]等现代中药著作多以"鹿角"作为本品正名（参见"文献通考"）。

1.2.2 定名选择的理由

1.2.2.1 鹿角 Cornu cervi，系鹿科动物马鹿 Cervus elaphus Linnaeus 或梅花鹿 Cervus nippon Temminck 已骨化的角或锯茸后翌年春季脱落的角基。本品入药始见于汉《神农本草经》，"鹿角"作为本品正名始见于清·张志聪《本草崇原》，其后的本草著作如清·汪昂《本草易读》、吴仪洛《本草从新》、沈金鳌《要药分剂》、陈其瑞《本草撮要》等在载录本品时即以"鹿角"作为正名，并一直沿用至今。

1.2.2.2 我国最新出版的《中华人民共和国药典》以及辞书类著作《中医大辞典·中药分册》、《中药大辞典》、《中国医学百科全书·中医学》等均以"鹿角"作为本品正名。已经广泛应用于中医药学文献的标引和检索的《中国中医药学主题词表》也以"鹿角"作为本品的正式主题词。现代本草著作如《全国中草药汇编》、《中华本草》、《中国药材学》、《中药材手册》、《全国中药炮制规范》等虽记载了不少本品各地的俗称，但也无一例外以"鹿角"作为本品的正名。说明"鹿角"作为本品正名已成为共识。

1.3 与正名等效的名词：无。

2 源流考释

鹿角（鹿科动物马鹿 Cervus elaphus Linnaeus 或梅花鹿 Cervus nippon Temminck 已骨化的角或锯茸后翌年春季脱落的角基）。本品始载于汉《神农本草经》卷二："鹿茸，味甘，温，主漏下恶血，寒热，惊痫，益气强志，生齿不老。角，主恶疮痈肿，逐邪恶气，留血在阴中。"[1]其后的本草著作有的在"白胶"项下介绍，如南北朝·陶弘景《本草经集注》[17]、唐·苏敬等撰《新修本草》[18]；有的在"鹿"项下介绍，如唐·孟诜《食疗本草》[19]、明·李时珍《本草纲目》[20]；有的在"鹿茸"项下介绍，如宋·唐慎微《证类本草》[21]、明·刘文泰《本草品汇精要》[22]、陈嘉谟《本草蒙筌》[23]等。

"鹿角"作为本品正名始见于清·张志聪《本草崇原》卷上："鹿角，气味咸温，无毒。主治恶疮痈肿，逐邪恶气，留血在阴中，除少腹血痛，腰脊痛，折伤恶血，益气。(《别录》附。) 鹿角功力与茸、胶相等，而攻毒破泄，行之瘀逐邪之功居多，较茸、胶又稍锐焉。"[2]其后本草即多沿用《本草崇原》[2]以"鹿角"为本品正名，如清·蒋居祉《本草择要纲目》[24]、日本稻宣义《炮炙全书》[25]、汪昂《本草易读》[3]、吴仪洛《本草从新》[4]、沈金鳌《要药分剂》[5]、姚澜《本草分经》[26]、凌奂《本草害利》[27]、陈其瑞《本草撮要》[6]等；有的在"鹿茸"项下介绍，如清·陈士铎《本草新编》[28]、汪昂《本草备要》[29]；有的在“鹿角胶”项下介绍，如清·张璐《本经逢原》[30]。

现代有关著作均沿用《本草崇原》[2]的记载以“鹿角”作为本品正名，如《中华人民共和国药典》[7]、《中药大辞典》[9]、《中医大辞典·中药分册》[10]、《中国医学百科全书·中医学》[11]、《中国中医药学主题词表》[12]、《中药材手册》[8]、《全国中草药汇编》[13]、《全国中药炮制规范》[14]、《中国药材学》[15]、《中华本草》[16]等。

3 附录

3.1 又称：鹿角粉（饮片规格名）。

3.2 俗称：无。

3.3 曾称：无。

4 文献通考

《神农本草经》卷二：“鹿茸，味甘，温，注漏下恶血，寒热，惊痫，益气强志，生齿不老。角，主恶疮痈肿，逐邪恶气，留血在阴中。”[1]

《本草经集注·上品》：“白胶，味甘，平、温，无毒。主治伤中，劳绝，腰痛，羸瘦，补中益气，妇人血闭无子。止痛，安胎。治吐血，下血，崩中不止，四肢酸疼，多汗，淋露，折跌伤损。久服轻身，延年。一名鹿角胶。生云中，煮鹿角作之（得火良，畏大黄）。”[17]

《新修本草》卷十五：“白胶，味甘，平、温，无毒。主伤中，劳绝，腰痛，羸瘦，补中益气，妇人血闭无子，止痛，安胎。疗吐血，下血，崩中不止，四肢酸疼，多汗，淋露，折跌伤损。久服轻身延年。一名鹿角胶。生云中，煮鹿角作之。”[18]

《食疗本草》卷中：“鹿 （一）鹿茸：主益气……（七）角：主痈疽疮肿，除恶血。若腰脊痛、折伤，多取鹿角并截取尖，错为屑，以白蜜（五升）淹浸之，微火熬令小变色，曝干，（更）捣筛令细，以酒服之。（令人）轻身益力，强骨髓，补阳道（绝伤）。”[19]

《证类本草》卷十七：“鹿茸，味甘、酸，温、微温，无毒。主漏下恶血，寒热惊痫。益气强志，生齿不老，疗虚劳，洒洒如疟，羸瘦，四肢酸疼，腰脊痛，小便利，泄精溺血，破留血在腹，散石淋痈肿，骨中热疽……角，味咸，无毒。主恶疮痈肿，逐邪恶气，留血在阴中，除小腹血急痛，腰脊痛，折伤恶血，益气。七月采。杜仲为之使。臣禹锡等谨按痈疽通用药云：鹿角，温、微温。”[21]

《本草品汇精要》卷二十四：“鹿茸，附角，骨髓，肉肾，俱无毒……【地】〔图经曰〕旧不载所出州土，今有山林处皆有之。于四月角欲生时取之，以其形如小紫茄者为上，或以茄茸太嫩，血气犹未全具，不若以分歧如马鞍者为有力。月令云：夏至一阴生鹿角解，冬至一阳生麋角解。麋即鹿之大者，也各随时解落。然麋茸利补阳，鹿茸利补阴。今人类用之殆疏矣麋。鹿角自生至坚，完无两月之久，大者二十余斤，其坚如石。凡骨之类成长无速于此。虽草木至易生亦无能及之，岂可与凡骨为比也。”[22]

《本草蒙筌》卷九：“鹿茸，味甘、咸。又云苦、辛，气温。无毒。山林俱各有生，捕获亦堪驯养……角，乃味咸气温，取之须按时令。冬至一阳生而麋角解，夏至一阴生而鹿角除。”[23]

《本草纲目》卷五十一："鹿《本经·中品》。【校正】《本经》上品白胶，中品鹿茸，今并为一条……角，颂曰：七月采角。以鹿年久者，其角更好。煮以为胶，入药弥佳。斅曰：鹿角要黄色紧重尖好者。此鹿食灵草，所以异众鹿也。"[20]

《本草崇原》卷上："鹿角，气味咸温，无毒。主治恶疮痈肿，逐邪恶气，留血在阴中，除少腹血痛，腰脊痛，折伤恶血，益气。(《别录》附）鹿角功力与茸、胶相等，而攻毒破泄，行之瘀逐邪之功居多，较茸、胶又稍锐焉。"[2]

《本草择要纲目·热性药品》："鹿角 【气味】咸温，无毒。【主治】恶疮痈肿，逐邪恶气留血在阴也。除少腹血痛，腰脊痛，折伤恶血。盖鹿角生用则散热行血，消肿辟邪。熟用则益肾补虚，强精活血。炼霜熬膏，则专于滋阴也。"[24]

《本草新编》卷五："鹿茸（鹿角、鹿胶、鹿角霜、鹿肾、鹿血），味甘、咸、苦、辛，气温，无毒。益气滋阴，扶肢体羸瘦，强志坚齿，止腰膝酸疼，破留血隐隐作疼，逐虚劳洒洒如疟。治女人崩中漏血，疗小儿寒热惊痫，塞溺血泄精，散石淋痈肿。鹿角，味淡，气温。逐鬼辟邪，轻身益气，续绝伤，强筋骨，消痈疽，愈恶疮，止妇人梦与鬼交，令病者招实鬼话。"[28]

《本草备要·禽兽部》："鹿茸，大补阳虚，甘温，（一云咸热）纯阳。生精补髓，养血助阳，强筋健骨。治腰肾虚冷《百一方》：鹿角屑熬黄为末，酒服，主腰脊虚冷刺痛，四肢酸痛，头眩眼黑，崩带遗精，一切虚损劳伤。惟脉沉细、相火衰者宜之。鹿角初生，长二三寸，分歧如鞍，红如玛瑙。"[29]

《炮炙全书》卷四："鹿角，咸，温。以角寸截，泥裹于器中，大火烧一日，如玉粉研用。杜仲为使。"[25]

《本草易读》卷八："鹿角，锉屑蜜浸火焙用。咸，温，无毒。散热行血，消肿解邪。平痈肿恶疮，除折伤恶血，止脱精尿赤，涂重舌鹅口。除腰脊之疼痛，解梦寐之交接。"[3]

《本经逢原》卷四："鹿角胶，甘微咸温无毒……发明，鹿角生用则散热行血，消肿辟邪。熬胶则益阳补肾，强精活血。"[30]

《本草从新》卷十六："鹿角，咸温。生用则散热，行血消肿。醋磨，涂肿毒。为末，酒服，治折伤。医余曰：有臁疮赤肿而痛，用凉药久不愈者，却当用温药。如鹿角灰，发灰，乳香之类。此阴阳暑寒往来之理也，辟邪。"[4]

《要药分剂》卷五："鹿角，俗名毛鹿角。味咸，性温，无毒。杜仲为使。畏大黄。【主治】主恶疮痈肿，逐邪恶气，留血在阴中。除小腹血急痛，腰脊痛，折伤恶血，益气(别录)。水磨汁服，治脱精尿血，夜梦鬼交。"[5]

《本草分经·原例》："鹿角，咸温。熬胶炼霜，功专滋补，益肾强骨生精血，能通督脉。生用散热行血辟邪，能逐阴中邪气恶血，治梦与鬼交。麋角功用相仿而温性差减。鹿筋治劳损续绝。鹿峻鹿精也大补虚劳，强五脏，通脉益气力。"[26]

《本草害利·肾部药队》："鹿角，【害】同鹿茸。【利】咸温，补肾生精髓，强筋骨，壮腰膝，止崩中与衄血，除腹痛而安胎。生角散热行血，消肿毒，逐恶血。"[27]

《本草撮要》卷八："鹿角，味咸温。入足少阴厥阴经。功专补肾益肝，敛精止血。生用散热行血消肿辟邪，治梦与鬼交。熬膏炼霜，则专滋补。"[6]

《中药材手册》："鹿角（《纲目》列入兽部兽类鹿项下）本品为鹿科动物梅花鹿 Cervus nippon Temminck 或马鹿 Cervus elaphus L. 已骨化的老角。以东北产者质佳，甘肃、新疆、内蒙古产量大。由于加工不同有解角与砍角之分，解角即自然脱落的角，由人工砍下的鹿角成对并带有脑骨的称为砍角，习惯认为砍角质佳，但现已少见。”[8]

《全国中草药汇编》：“鹿角　来源：为雄鹿已成长骨化的角。”[13]

《中药大辞典》：“鹿角《本经》【基原】为鹿科动物梅花鹿 Cervus nippon Temminck 或马鹿 C. elaphus L. 已骨化的老角。原动物详‘鹿茸’条。”[9]

《中医大辞典·中药分册》：“鹿角　出《神农本草经》。为鹿科动物梅花鹿 Cervus nippon Temminck 等雄体已骨化的角。主产东北及河北、北京等地。”[10]

《中国医学百科全书·中医学》：“鹿角　始载于《神农本草经》。为鹿科动物梅花鹿 Cervus nippon Temminck 或马鹿 C. elaphus L. 等已骨化的老角。前者主产于中国东北地区，河北、北京等省、市亦产；后者主产于黑龙江、吉林、内蒙古、新疆、青海，此外，甘肃、云南、西藏等省、区亦产。”[11]

《全国中药炮制规范》：“鹿角　［处方用名］鹿角、鹿角粉。【来源】本品为鹿科动物马鹿 Cervus elaphus Linnaeus 或梅花鹿 Cervus nippon Temminck 雄鹿已骨化的角或锯茸后翌年春季脱落的用基。前者习称‘马鹿角’，后者习称‘花鹿角’。野生或饲养。主产于新疆、青海、吉林、辽宁、黑龙江等地。脱角多于春季拾取，除去泥沙，风干。马鹿角以粗壮、坚实、无枯朽者为佳；花鹿角以质坚、全体有骨钉、具光泽者为佳。”[14]

《中国药材学》：“鹿角　系已角化的角。”[15]

《中国中医药学主题词表》：“鹿角 Cornu cervi　为鹿科动物马鹿骨化的角；属动物药、补肾药和补阳药。”[12]

《中华本草》：“鹿角《本经》【来源】为鹿科动物梅花鹿 Cervus nippon Temminck、马鹿 Cervus elaphus Linnaeus 已骨化的角或锯茸后翌年春季脱落的角基。分别习称‘梅花鹿角’、‘马鹿角’、‘鹿角脱盘’。【原动物】参见‘鹿茸’条。”[16]

《中华人民共和国药典》：“鹿角 Cornu cervi　本品为鹿科动物马鹿 Cervus elaphus Linnaeus 或梅花鹿 Cervus nippon Temminck 已骨化的角或锯茸后翌年春季脱落的角基，分别习称‘马鹿角’、‘梅花鹿角’、‘鹿角脱盘’。多于春季拾取，除去泥沙，风干。”[7]

5　参考文献

1　汉·神农本草经. 清顾观光重辑本. 北京：人民卫生出版社，1955，49
2　清·张志聪. 本草崇原. 北京：中国中医药出版社，1992，51
3　清·汪昂. 本草易读. 北京：人民卫生出版社，1987，352
4　清·吴仪洛. 本草从新. 北京：中医古籍出版社，2001，234
5　清·沈金鳌. 要药分剂. 上海：上海科学技术出版社，1959，122
6　清·陈其瑞. 本草撮要. 见：珍本医书集成（二）. 上海：上海科学技术出版社，1985，89
7　国家药典委员会. 中华人民共和国药典. 一部. 北京：化学工业出版社，2000，263
8　中华人民共和国卫生部药政管理局. 中药材手册. 北京：人民卫生出版社，1998，682
9　江苏新医学院. 中药大辞典. 上海：上海科学技术出版社，1977，2230
10　《中医大辞典》编辑委员会. 中医大辞典·中药分册. 北京：人民卫生出版社，1982，346
11　《中医学》编辑委员会. 中国医学百科全书·中医学. 上海：上海科学技术出版社，1997，1254
12　吴兰成主编. 中国中医药学主题词表. 北京：中医古籍出版社，1996，234

13 《全国中草药汇编》编写组. 全国中草药汇编. 上册. 北京：人民卫生出版社，1996，739
14 中华人民共和国卫生部药政管理局. 全国中药炮制规范. 北京：人民卫生出版社，1988，355
15 徐国钧等主编. 中国药材学. 北京：中国医药科技出版社，1996，1855
16 国家中医药管理局《中华本草》编委会. 中华本草. 第九册. 上海：上海科学技术出版社，1999，653
17 南北朝·陶弘景. 本草经集注. 北京：人民卫生出版社，1994，399
18 唐·苏敬等撰. 新修本草. 合肥：安徽科学技术出版社，1981，370
19 唐·孟诜. 食疗本草. 北京：人民卫生出版社，1984，65
20 明·李时珍. 本草纲目. 北京：人民卫生出版社，1982，2846
21 宋·唐慎微. 证类本草. 北京：人民卫生出版社，1957，376
22 明·刘文泰. 本草品汇精要. 北京：人民卫生出版社，1982，609
23 明·陈嘉谟. 本草蒙筌. 北京：人民卫生出版社，1988，380
24 清·蒋居祉. 本草择要纲目. 见：珍本医书集成（二）. 上海：上海科学技术出版社，1985，55
25 ［日］稻宣义. 炮炙全书. 北京：中医古籍出版社，1981，46
26 清·姚澜. 本草分经. 上海：上海科学技术出版社，1989，145
27 清·凌奂. 本草害利. 北京：中医古籍出版社，1982，105
28 清·陈士铎. 本草新编. 北京：中国中医药出版社，1996，281
29 清·汪昂. 本草备要. 北京：中国中医药出版社，1998，253
30 清·张璐. 本经逢原. 上海：上海科学技术出版社，1959，248

419 鹿角胶

Lujiaojiao

Colla Corni Cervi

1 定名依据

1.1 正名

1.1.1 汉文名：鹿角胶（鹿科动物梅花鹿 Cervus nippon Temminck 或马鹿 C. elaphus L. 的角煎熬制而成的胶块）。

1.1.2 英文名：deerhorn glue.

1.2 依据

1.2.1 定名的文献依据

1.2.1.1 《神农本草经》卷一："白胶，味甘，平。主伤中劳绝，腰痛，羸瘦，补中益气，女人血闭无子，止痛、安胎。久服，轻身、延年。一名鹿角胶。"[1]

1.2.1.2 《药鉴》卷二："鹿角胶，气温，味苦咸，气薄味厚。生精血，秘精髓，止血崩，除腰脊之疼，补虚羸劳绝之剂，血家之圣药也。"[2]

1.2.1.3 《炮炙大法·兽部》："鹿角胶（自煎者，良。酒化服为上。或用麦门冬、橘红、砂仁煎汤化服。入丸用，酒或水顿化，和蜜或炒成珠亦得。得火良，畏大黄）。"[3]

1.2.1.4 《本草易读》卷八："鹿角胶，专于滋补，余治同霜。炒用。遗精盗汗（霜），同龙骨、牡蛎粉酒丸服。"[4]

1.2.1.5 《本草崇原》卷上："鹿角胶，气味甘平，无毒。主治伤中，劳绝，腰痛，羸瘦，补中，益气，妇女血闭无子，止痛，安胎。久服轻身延年。"[5]

1.2.1.6 《要药分剂》卷五："鹿角胶，一名白胶。味甘，性平，无毒。杜仲为使，畏大黄。【主治】主伤中劳绝，腰痛羸瘦，补中益气，妇人血闭无子。止痛、安胎（本经）。疗吐血下血，崩中不止。四肢作痛，多汗淋，折跌伤损。"[6]

1.2.1.7 《本草择要纲目·热性药品》："鹿角胶 【气味】甘平，无毒。【主治】伤中劳绝，腰痛羸瘦，补中益气，妇人血闭无子，止痛安胎。男子四肢作痛，脏气损弱，长肌益髓。"[7]

1.2.1.8 《普通高等教育中医药类规划教材·中药学》："鹿角胶 为鹿角经水煎熬浓缩而成的固体胶。"[8]

1.2.1.9 《中药大辞典》："鹿角胶《本经》【异名】白胶《本经》，鹿胶《本经逢原》。【基原】为鹿科动物梅花鹿 Cervus nippon Temminck 或马鹿 C. elaphus L. 的角煎熬制而成的胶块。"[9]

1.2.1.10 《中医大辞典·中药分册》："鹿角胶 出《神农本草经》。又名白胶、鹿胶。为鹿角煎制而成的胶质块。主产东北和山东、北京、上海等地。"[10]

1.2.1.11 《中国医学百科全书·中医学》："鹿角胶 为鹿角煎熬而制成的固体胶。"[11]

1.2.1.12 《中国中医药学主题词表》："鹿角胶 Colla corni cervi 为鹿角熬制的固体胶；属动物药、补肾药、补血药（中药）和补阳药。"[12]

1.2.1.13 《中药材手册》[13]、《全国中草药汇编》[14]、《中国药材学》[15]、《中华本草》[16]等现代中药著作多以"鹿角胶"作为本品正名（参见"文献通考"）。

1.2.2 定名选择的理由

1.2.2.1 鹿角胶 Colla Corni Cervi，系为鹿科动物梅花鹿 Cervus nippon Temminck 或马鹿 C. elaphus L. 的角煎熬制而成的胶块。"鹿角胶"之名始见于汉《神农本草经》。"鹿角胶"作为本品正名始见于明·杜文燮《药鉴》，其后的本草著作如明·缪希雍《炮炙大法》，清·汪昂《本草易读》、张志聪《本草崇原》、沈金鳌《要药分剂》、蒋居祉《本草择要纲目》等在载录本品时即以"鹿角胶"作为正名，并一直沿用至今。

1.2.2.2 我国最新出版的《中华人民共和国药典》、《普通高等教育中医药类规划教材·中药学》以及辞书类著作《中医大辞典·中药分册》、《中药大辞典》、《中国医学百科全书·中医学》等均以"鹿角胶"作为本品正名。已经广泛应用于中医药学文献的标引和检索的《中国中医药学主题词表》也以"鹿角胶"作为本品的正式主题词。现代本草著作如《全国中草药汇编》、《中华本草》、《中国药材学》、《中药材手册》等虽记载了不少本品各地的俗称，但也无一例外以"鹿角胶"作为本品的正名。说明"鹿角胶"作为本品正名已成为共识。

1.3 与正名等效的名词：无。

2 源流考释

鹿角胶（鹿科动物梅花鹿 Cervus nippon Temminck 或马鹿 C. elaphus L. 的角煎熬制而成的胶块）始载于汉《神农本草经》，该书以"白胶"为正名，以"鹿角胶"为异名。如《神农本草经》卷一："白胶，味甘，平。主伤中劳绝，腰痛，羸瘦，补中益气，女人血闭无子，止痛、安胎。久服，轻身、延年。一名鹿角胶。”[1]其后的本草著作有的以“白胶”作为正名，如南北朝·陶弘景《本草经集注》[17]，唐·苏敬等撰《新修本草》[18]，宋·唐慎微《证类本草》[19]，明·刘文泰《本草品汇精要》[20]、卢之颐《本草乘雅半偈》[21]等。有的以“黄明胶”为正名。如《食疗本草》卷中：“黄明胶（白胶），敷肿四边，中心留一孔子，其肿即头自开也。”[22]另，南北朝·雷敩《雷公炮炙论》也有关于本品的介绍，如：“凡使，采得鹿角了，须全戴者，并长三寸锯解之，以物盛，于急水中浸之；一百日满出，用刀削去粗皮一重，了，以物拭水垢令净；然后用碱醋煮七日，旋旋添醋，勿令火歇……”[23]

“鹿角胶”作为本品正名始见于明·杜文燮《药鉴》卷二：“鹿角胶，气温，味苦咸，气薄味厚。生精血，秘精髓，止血崩，除腰脊之疼，补虚羸劳绝之剂，血家之圣药也。”[2]其后明·缪希雍《炮炙大法》[3]，清·汪昂《本草易读》[4]、张璐《本经逢原》[24]、张志聪《本草崇原》[5]、沈金鳌《要药分剂》[6]、蒋居祉《本草择要纲目》[7]等即以“鹿角胶”为正名。

古代文献尚记载有本品异名“黄明胶”（《证类本草》引《药性论》），“鹿胶”《本草易读》。如《证类本草》卷十六：“白胶，味甘，平、温，无毒。……一名鹿角胶。生云中。煮鹿角作之。（得火良，畏大黄。）臣禹锡等谨按药性论云：白胶，又名黄明胶。”[19]清·汪昂《本草易读》卷八：“鹿角胶，专于滋补，余治同霜。炒用。……阳和汤、鹿胶（二钱）、熟地（三钱）、肉桂（五分）、干姜（五分）、麻黄（五分），托一切阴疽。”[4]

现代有关著作均沿用《雷公炮炙论》的记载以“鹿角胶”作为本品正名。如《普通高等教育中医药类规划教材·中药学》[8]、《中药大辞典》[9]、《中医大辞典·中药分册》[10]、《中国医学百科全书·中医学》[11]、《中国中医药学主题词表》[12]、《中药材手册》[13]、《全国中草药汇编》[14]、《中国药材学》[15]、《中华本草》[16]等。

3 附录

3.1 又称：无。

3.2 俗称：无。

3.3 曾称：白胶《神农本草经》，黄明胶《药性论》，鹿胶《本草易读》。

4 文献通考

《神农本草经》卷一：“白胶，味甘，平。主伤中劳绝，腰痛，羸瘦。补中益气，女人血闭无子，止痛、安胎。久服轻身、延年。一名鹿角胶。”[1]

《雷公炮炙论》上卷：“鹿角胶　雷公云：凡使，采得鹿角了，须全戴者，并长三寸锯解之，以物盛，于急水中浸之；一百日满出，用刀削去粗皮一重，了，以物拭水垢令净；然后用碱醋煮七日，旋旋添醋，勿令火歇，戌时不用着火，只从子时至戌时也；日足，其角白色软如粉，即细捣作粉；却，以无灰酒煮其胶，阴干，削了，重研，筛过用。每修事十两，以无灰酒一镒，煎干为度也。”[23]

《本草经集注》：“白胶，味甘，平、温，无毒。主治伤中，劳绝，腰痛，羸瘦，补中益气，妇人血闭无子。止痛，安胎。治吐血，下血，崩中不止，四肢酸疼，多汗，淋露，折跌伤损。久服轻身，延年。一名鹿角胶。生云中，煮鹿角作之（得火良，畏大黄）。"[17]

《新修本草》卷十五："白胶，味甘，平、温，无毒。主伤中，劳绝，腰痛，羸瘦，补中益气，妇人血闭无子，止痛，安胎。疗吐血下血，崩中不止，四肢酸疼，多汗淋露，折跌伤损。久服轻身延年。一名鹿角胶。生云中，煮鹿角作之。得火良，畏大黄。"[18]

《食疗本草》卷中："黄明胶（白胶），敷肿四边，中心留一孔子，其肿即头自开也。"[22]

《证类本草》卷十六："白胶，味甘，平、温，无毒。主伤中劳绝，腰痛羸瘦，补中益气，妇人血闭无子，止痛安胎，疗吐血下血，崩中不止，四肢酸疼，多汗淋露，折（音舌）跌（音迭）伤损。久服轻身延年。一名鹿角胶。生云中。煮鹿角作之（得火良，畏大黄）。臣禹锡等谨按药性论云：白胶，又名黄明胶，能主男子肾脏气，气衰虚劳损。妇人服之令有子，能安胎，去冷，治漏下赤白，主吐血。"[19]

《本草品汇精要》卷二十四："白胶、附鹿角霜，俱无毒，熬炼成。白胶（出《神农本经》），主伤中，劳绝，腰痛，羸瘦，补中益气。妇人血闭无子，止痛安胎。久服轻身、延年（以上朱字《神农本经》）。疗吐血、下血、崩中不止。四肢酸疼，多汗淋露。折（音舌）跌（音迭）伤损，煮鹿角作之（以上黑字《名医》所录）。【名】鹿角胶、黄明胶。"[20]

《药鉴》卷二："鹿角胶，气温，味苦咸，气薄味厚。生精血，秘精髓，止血崩，除腰脊之疼，补虚羸劳绝之剂，血家之圣药也。"[2]

《炮炙大法·兽部》："鹿角胶（自煎者，良。酒化服为上。或用麦门冬、橘红、砂仁煎汤化服。入丸用，酒或水顿化，和蜜或炒成珠亦得。得火良，畏大黄）。"[3]

《本草乘雅半偈》第三帙："白胶《本经·中品》。【气味】甘平，无毒。【主治】主伤中，劳绝，腰痛，羸瘦，补中，益气，妇人血闭无子，止痛，安胎。久服轻身延年。"[21]

《本草易读》卷八："鹿角胶，专于滋补，余治同霜。炒用。……阳和汤、鹿胶（二钱）、熟地（三钱）、肉桂（五分）、干姜（五分）、麻黄（五分），托一切阴疽。"[4]

《本经逢原》卷四："鹿角胶，甘微咸、温、无毒。河南者味甘温为上，泊上者味咸辛为下。又生取成对者力胜，解下单角力薄。凡角大而毛色淡白者即为麋角，能补阳中之阴。取嫩角寸截置小坛中，酒水相和，盆盖泥封，糠火煨三伏时，捣细如霜，名鹿角霜。发明，鹿角生用则散热行血，消肿辟邪。熬胶则益阳补肾，强精活血。总不出通督脉补命门之用。鹿角霜治火不生土，脾胃虚寒，食少便溏，胃反呕逆之疾，取温中而不粘滞也。古方多制应用。今人每以煎过胶者代充，其胶既去服之何益。"[24]

《本草崇原》卷上："鹿角胶气味甘平，无毒。主治伤中，劳绝，腰痛，羸瘦，补中，益气，妇女血闭无子，止痛，安胎。久服轻身延年。"[5]

《要药分剂》卷五："鹿角胶，一名白胶。味甘，性平，无毒。杜仲为使，畏大黄。【主治】主伤中劳绝，腰痛羸瘦，补中益气。妇人血闭无子。止痛，安胎。（本经）疗吐血下血，崩中不止。四肢作痛，多汗淋露。折跌伤损（别录）。男子损脏气，气弱，劳损吐血。妇人服之令有子，治漏下赤白（甄权）。【归经】入肾经、兼入心肝心包三经。为温补下元之品。【前论】沈存中曰，凡含血之物，肉易长，筋次之，骨最难长。故人必二十岁骨髓方坚。麋鹿角不两月长至二十余斤。凡骨之生，无速于此，草木亦不及。头为诸阳之会。钟于茸角，岂与凡血比哉。”[6]

《本草择要纲目·热性药品》：“鹿角胶 【气味】 甘平，无毒。【主治】伤中劳绝，腰痛羸瘦，补中益气。妇人血闭无子。止痛安胎。男子四肢作痛。脏气损弱，长肌益髓。”[7]

《中药材手册》：“鹿角胶（《纲目》名白胶，列入兽部兽类鹿项下）本品为鹿科动物梅花鹿 Cervus nippon temminck 或马鹿 Cervus elaphus L. 的角经熬制而成的胶块。梅花鹿角产量少，目前，多以马鹿角作原料。习惯认为吉林产品质佳。”[13]

《全国中草药汇编》：“鹿角胶 来源：为鹿角加水熬出的胶质液体，经蒸发浓缩并冷却凝固后，切开干燥而成的片状物。”[14]

《中药大辞典》：“鹿角胶《本经》【异名】白胶《本经》，鹿胶《本经逢原》。【基原】为鹿科动物梅花鹿 Cervus nippon Temminck 或马鹿 C. elaphus L. 的角煎熬制而成的胶块。”[9]

《中医大辞典·中药分册》：“鹿角胶 出《神农本草经》。又名白胶、鹿胶。为鹿角煎制而成的胶质块。主产于东北和山东、北京、上海等地。”[10]

《中国医学百科全书·中医学》：“鹿角胶 为鹿角煎熬而制成的固体胶。”[11]

《中国药材学》：“鹿角胶 系鹿角加水熬出的胶质。”[15]

《中国中医药学主题词表》：“鹿角胶 Colla corni cervi 为鹿角熬制的固体胶；属动物药、补肾药、补血药（中药）和补阳药。”[12]

《普通高等教育中医药类规划教材·中药学》：“鹿角胶 为鹿角经水煎熬浓缩而成的固体胶。”[8]

《中华本草》：“鹿角胶《本经》【异名】白胶《本经》，鹿胶《本经逢原》。【来源】为鹿科动物梅花鹿 Cervus nippon Temminck 或马鹿 Cervus elaphus Linnaeus 的角煎熬而制而成的胶块。【原动物】参见‘鹿茸’条。”[16]

5 参考文献

1 汉·神农本草经. 清顾观光重辑本. 北京：人民卫生出版社，1955，49

2 明·杜文燮. 药鉴. 北京：中国中医药出版社，1993，36

3 明·缪希雍. 炮炙大法. 明末庄继先校刻本

4 清·汪昂. 本草易读. 北京：人民卫生出版社，1987，352

5 清·张志聪. 本草崇原. 北京：中国中医药出版社，1992，51

6 清·沈金鳌. 要药分剂. 上海：上海科学技术出版社，1959，122

7 清·蒋居祉. 本草择要纲目. 见：珍本医书集成（二）. 上海：上海科学技术出版社，1985，55

8 雷载权主编. 普通高等教育中医药类规划教材·中药学. 上海：上海科学技术出版社，1995，287

9 江苏新医学院. 中药大辞典. 上海：上海科学技术出版社，1977，240

10 《中医大辞典》编辑委员会. 中医大辞典·中药分册. 北京：人民卫生出版社，1982，346

11 《中医学》编辑委员会. 中国医学百科全书·中医学. 上海：上海科学技术出版社，1997，1255

12 吴兰成主编. 中国中医药学主题词表. 北京：中医古籍出版社，1996，234

13 中华人民共和国卫生部药政管理局. 中药材手册. 北京：人民卫生出版社，1998，754

14 《全国中草药汇编》编写组. 全国中草药汇编. 上册. 北京：人民卫生出版社，1996，736

15 徐国钧等主编．中国药材学．北京：中国医药科技出版社，1996，1855
16 中医药管理局《中华本草》编委会．中华本草．第八册．上海：上海科学技术出版社，1999，8862
17 南北朝·陶弘景．本草经集注．北京：人民卫生出版社，1994，399
18 唐·苏敬等撰．新修本草．合肥：安徽科学技术出版社，1981，453
19 宋·唐慎微．证类本草．北京：人民卫生出版社，1957，371
20 明·刘文泰．本草品汇精要．北京：人民卫生出版社，1982，611
21 明·卢之颐．本草乘雅半偈．北京：人民卫生出版社，1986，166
22 唐·孟诜．食疗本草．北京：人民卫生出版社，1984，67
23 南北朝·雷斆．雷公炮炙论．上海：上海中医学院出版社，1986，40
24 清·张璐．本经逢原．上海：上海科学技术出版社，1959，248

420 鹿角霜
Lujiaoshuang
Cornu Cervi Degelatinatum

1 定名依据

1.1 正名

1.1.1 汉文名：鹿角霜（鹿科动物马鹿 Cervus elaphus Linnaeus 或梅花鹿 Cervus nippon Temminck 已骨化的角或锯茸后翌年春季脱落的角基去胶质的角块）。

1.1.2 英文名：degelatined deer－horn.

1.2 依据

1.2.1 定名的文献依据

1.2.1.1 《本草品汇精要》卷二十四：“白胶，附鹿角霜，俱无毒。熬炼成白胶（出《神农本经》）……伤损煮鹿角作之（以上黑字《名医》所录）。【名】鹿角胶、黄明胶。”[1]

1.2.1.2 《中药材手册》：“鹿角霜（《纲目》列入兽部兽类鹿项下）本品为鹿科动物梅花鹿 Cervus nippon Temminck 或马鹿 Cervus elaphus L. 的角经熬炼鹿角胶后剩余的残骨（详见鹿角胶项下）。”[2]

1.2.1.3 《全国中草药汇编》：“鹿角霜 来源：为熬制鹿角胶剩下的骨渣。”[3]

1.2.1.4 《中药大辞典》：“鹿角霜《品汇精要》【异名】鹿角白霜《本草蒙筌》。【基原】为鹿科动物梅花鹿 Cervus nippon Temminck 或马鹿 C. elaphus L. 的角经熬制鹿角胶后剩余的骨渣。”[4]

1.2.1.5 《中医大辞典·中药分册》：“鹿角霜 出《本草品汇精要》。为鹿角经煎制鹿角胶后的残角。主产东北及山东、北京等地。”[5]

1.2.1.6 《中国医学百科全书·中医学》：“鹿角霜 为鹿角熬胶后所剩残渣，功用近于鹿角而效力较逊。”[6]

1.2.1.7 《全国中药炮制规范》：“鹿角霜 ［处方用名］鹿角霜。【来源】本品为鹿角熬制鹿角胶后的角块。春、秋二季生产，将鹿角熬去胶质，取出角块，干燥。药材以色白、体轻、质酥者为佳。"[7]

1.2.1.8 《中国药材学》："鹿角霜　系熬制鹿角胶时剩下的角渣。"[8]

1.2.1.9 《普通高等教育中医药类规划教材·中药学》："鹿角霜　为鹿角去胶质的角块。"[9]

1.2.1.10 《中华本草》："鹿角霜《宝庆本草折衷》【异名】鹿角白霜《本草蒙筌》。【来源】为鹿科动物梅花鹿 Cervus nippon Temminck 或马鹿 Cervus elaphus Linnaeus 等的角熬制鹿角胶后剩余的骨渣。【原动物】参见'鹿茸'条。"[10]

1.2.1.11 《中华人民共和国药典》："鹿角霜 Cornu cervi degelatinatum　本品为鹿角去胶质的角块。春、秋二季生产，将骨化角熬去胶质，取出角块，干燥。"[11]

1.2.2 定名选择的理由

鹿角霜 Cornu cervi degelatinatum，系鹿科动物马鹿 Cervus elaphus Linnaeus 或梅花鹿 Cervus nippon Temminck 已骨化的角或锯茸后翌年春季脱落的角基去胶质的角块。"鹿角霜"之名始见于明·刘文泰《本草品汇精要》，"鹿角霜"作为本品正名古代文献未见记载，现代文献中我国最新出版的《中华人民共和国药典》、《普通高等教育中医药类规划教材·中药学》以及辞书类著作《中医大辞典·中药分册》、《中药大辞典》、《中国医学百科全书·中医学》等均以"鹿角霜"作为本品正名。现代本草著作如《全国中草药汇编》、《中华本草》、《中国药材学》、《中药材手册》、《全国中药炮制规范》等虽记载了不少本品各地的俗称，但也无一例外以"鹿角霜"作为本品的正名。说明"鹿角霜"作为本品正名已成为共识。

1.3 与正名等效的名词：无。

2 源流考释

鹿角霜（系鹿科动物马鹿 Cervus elaphus Linnaeus 或梅花鹿 Cervus nippon Temminck 已骨化的角、或锯茸后翌年春季脱落的角基去胶质的角块）始载于明·刘文泰《本草品汇精要》卷二十四："白胶，附鹿角霜。俱无毒。"[1]其后的本草著作有的在"鹿茸"项下介绍，如明·陈嘉谟《本草蒙筌》[12]，清·蒋居祉《本草择要纲目》[13]、陈士铎《本草新编》[14]、张秉成《本草便读》[15]；有的在"鹿"项下介绍，如明·李时珍《本草纲目》[16]；有的在"鹿角胶"项下介绍，如清·张璐《本经逢原》[17]；有的在"鹿麋"项下介绍，如清·杨时泰《本草述钩元》[18]等。

古代著作中记载的本品异名有"鹿角白霜"《本草蒙筌》[12]等。如《本草蒙筌》卷九："鹿茸，味甘、咸。又云苦、辛，气温，无毒。山林俱各有生，捕获亦堪驯养。小者名鹿，大者名麋……熬过角晒复研，又名鹿角白霜，主治虽同，功力略缓。"[12]

"鹿角霜"作为本品正名始见于现代本草，如《中华人民共和国药典》[11]、《普通高等教育中医药类规划教材·中药学》[9]、《中药大辞典》[4]、《中医大辞典·中药分册》[5]、《中国医学百科全书·中医学》[6]、《中药材手册》[2]、《全国中草药汇编》[3]、《全国中药炮制规范》[7]、《中国药材学》[8]、《中华本草》[10]等。

3 附录

3.1 又称：无。

3.2　俗称：无。

3.3　曾称：鹿角白霜《本草蒙筌》。

4　文献通考

《本草品汇精要》卷二十四："白胶，附鹿角霜，俱无毒。熬炼成白胶（出《神农本经》），主伤中，劳绝，腰痛羸瘦，补中益气。妇人血闭无子，止痛安胎，服轻身、延年（以上朱字《神农本经》）。疗吐血，下血，崩中不止，四肢酸疼，多汗淋露。折（音舌）跌（音迭）伤损，煮鹿角作之（以上黑字《名医》所录）。【名】鹿角胶、黄明胶。"[1]

《本草蒙筌》卷九："鹿茸，味甘、咸。又云苦、辛，气温。无毒。山林俱各有生，捕获亦堪驯养。小者名鹿，大者名麋……熬过角晒复研，又名鹿角白霜，主治虽同，功力略缓。"[12]

《本草纲目》卷五十一："鹿《本经·中品》。【校正】《本经》上品白胶，中品鹿茸，今并为一条。【释名】斑龙……【发明】时珍曰：按《澹寮方》云：昔西蜀药市中，尝有一道人货斑龙丸，一名茸珠丹。每大醉高歌曰：尾闾不禁沧海竭，九转灵丹都漫说。惟有斑龙顶上珠，能补玉堂关下穴。朝野遍传之。其方盖用鹿茸、鹿角胶、鹿角霜也。"[16]

《本草择要纲目·热性药品》："鹿茸　【气味】甘温，无毒。（采得，不可以鼻嗅之。中有小白虫，视之不见。入人鼻则为虫颡，不可药也。）……盖其方用鹿茸、鹿角胶、鹿角霜是也。"[13]

《本草新编》卷五："鹿茸（鹿角、鹿胶、鹿角霜、鹿肾、鹿血）鹿茸，味甘、咸、苦、辛，气温，无毒。益气滋阴，扶肢体羸瘦，强志坚齿，止腰膝酸疼。破留血隐隐作疼，逐虚劳洒洒如疟。治女人崩中漏血，疗小儿寒热惊痫，塞溺血泄精，散石淋痈肿……鹿胶，止痛安胎，大补虚羸。疗跌扑损伤，治吐衄崩带。鹿角霜，专止滑泻。"[14]

《本经逢原》卷四："鹿角胶，甘微咸温无毒。河南者味甘温为上，泊上者味咸辛为下。又生取成对者力胜，解下单角力薄。凡角大而毛色淡白者即为麋角，能补阳中之阴。熬胶法，取角寸截，用长流水浸三日，刮净，入黄蜡煮三日夜，干即添水，三日夜足，去角取汁，重煎，滴水不化，胶成切片，阴干，不可日晒，晒则融化成水矣。今市者多以黄明胶加楮实伪充，不可不察。取嫩角寸截置小坛中，酒水相和，盆盖泥封，糠火煨三伏时，捣细如霜，名鹿角霜。"[17]

《本草述钩元》卷三十一："鹿麋，小者鹿，大曰麋（茸之大小即以此别）。麋似鹿而色青黑，肉蹄，目下有二窍为夜目……鹿角霜，即鹿角煮烂成粉者。胶则取所煮之汁久熬而成者。霜似枯质，胶乃精液。"[18]

《本草便读·兽部》："鹿茸，甘咸入肾。补精髓以壮元阳，血肉有情。仗仙灵能通督脉……鹿角截成寸断，洗刷尽净，用烈火煮三日夜，其角自酥而膏生。去渣再煎。则成鹿角胶。如煎至角酥软，尚未出膏，取出，为之鹿角霜。性味功用，与鹿茸相近。"[15]

《中药材手册》："鹿角霜（《纲目》列入兽部兽类鹿项下）本品为鹿科动物梅花鹿 Cervus nippon Temminck 或马鹿 Cervus elaphus L. 的角经熬炼鹿角胶后剩余的残骨（详见鹿角胶项下）。"[2]

《全国中草药汇编》："鹿角霜　来源：为熬制鹿角胶剩下的骨渣。"[3]

《中药大辞典》："鹿角霜《品汇精要》【异名】鹿角白霜《本草蒙筌》。【基原】为鹿科动物梅花鹿 Cervus nippon Temminck 或马鹿 C. elaphus L. 的角经熬制鹿角胶后剩余的骨渣。”[4]

《中医大辞典·中药分册》：“鹿角霜　出《本草品汇精要》。为鹿角经煎制鹿角胶后的残角。主产东北及山东、北京等地。”[5]

《中国医学百科全书·中医学》：“鹿角霜　为鹿角熬胶后所剩残渣，功用近于鹿角而效力较逊。”[6]

《全国中药炮制规范》：“鹿角霜　［处方用名］鹿角霜。【来源】本品为鹿角熬制鹿角胶后的角块。春、秋二季生产，将鹿角熬去胶质，取出角块，干燥。药材以色白、体轻、质酥者为佳。”[7]

《中国药材学》：“鹿角霜　系熬制鹿角胶时剩下的角渣。”[8]

《普通高等教育中医药类规划教材·中药学》：“鹿角霜　为鹿角去胶质的角块。”[9]

《中华本草》：“鹿角霜《宝庆本草折衷》【异名】鹿角白霜《本草蒙筌》。【来源】为鹿科动物梅花鹿 Cervus nippon Temminck 或马鹿 Cervus elaphus Linnaeus 等的角熬制鹿角胶后剩余的骨渣。【原动物】参见‘鹿茸’条。”[10]

《中华人民共和国药典》：“鹿角霜 Cornu cervi degelatinatum　本品为鹿角去胶质的角块。春、秋二季生产，将骨化角熬去胶质，取出角块，干燥。”[11]

5　参考文献

1　明·刘文泰. 本草品汇精要. 北京：人民卫生出版社，1982，611

2　中华人民共和国卫生部药政管理局. 中药材手册. 北京：人民卫生出版社，1998，756

3　《全国中草药汇编》编写组. 全国中草药汇编. 上册. 北京：人民卫生出版社，1996，737

4　江苏新医学院. 中药大辞典. 上海：上海科学技术出版社，1977，2241

5　《中医大辞典》编辑委员会. 中医大辞典·中药分册. 北京：人民卫生出版社，1982，346

6　《中医学》编辑委员会. 中国医学百科全书·中医学. 上海：上海科学技术出版社，1997，1255

7　中华人民共和国卫生部药政管理局. 全国中药炮制规范. 北京：人民卫生出版社，1988，355

8　徐国钧等主编. 中国药材学. 北京：中国医药科技出版社，1996，1855

9　雷载权主编. 普通高等教育中医药类规划教材·中药学. 上海：上海科学技术出版社，1995，287

10　国家中医药管理局《中华本草》编委会. 中华本草. 第九册. 上海：上海科学技术出版社，1999，657

11　国家药典委员会. 中华人民共和国药典. 一部. 北京：化学工业出版社，2000，264

12　明·陈嘉谟. 本草蒙筌. 北京：人民卫生出版社，1988，380

13　清·蒋居祉. 本草择要纲目. 见：珍本医书集成（二）. 上海：上海科学技术出版社，1985，52

14　清·陈士铎. 本草新编. 北京：中国中医药出版社，1996，281

15　清·张秉成. 本草便读. 上海：上海卫生出版社，1957，106

16　明·李时珍. 本草纲目. 北京：人民卫生出版社，1982，2846

17　清·张璐. 本经逢原. 上海：上海科学技术出版社，1959，248

18　清·杨时泰. 本草述钩元. 上海：科技卫生出版社，1958，643

421 鹿茸
Lurong
Cornu Cervi Pantotrichum

1 定名依据

1.1 正名

1.1.1 汉文名：鹿茸（鹿科动物梅花鹿 Cervus nippon Temminck 或马鹿 Cervus elaphus Linnaeus 的雄鹿未骨化密生茸毛的幼角）。

1.1.2 英文名：pilose antler.

1.2 依据

1.2.1 定名的文献依据

1.2.1.1 《神农本草经》卷二："鹿茸，味甘，温，主漏下恶血，寒热，惊痫，益气强志，生齿不老。角，主恶创痈肿，逐邪恶气，留血在阴中。"[1]

1.2.1.2 《本草经集注·虫兽三品》："鹿茸，味甘、酸，温、微温，无毒。主治漏下恶血，寒热，惊痫，益气，强志，生齿，不老。"[2]

1.2.1.3 《新修本草》卷十五："鹿茸，味甘、酸，温、微温，无毒。主漏下恶血，寒热惊痫。益气强志，生齿不老，疗虚劳洒洒如疟，羸瘦，四肢酸疼，腰脊痛，小便利，泄精溺血。破留血在腹，散石淋痈肿，骨中热疽，痒。"[3]

1.2.1.4 《证类本草》卷十七："鹿茸，味甘、酸，温、微温，无毒。主漏下恶血，寒热惊痫，益气强志，生齿不老，疗虚劳，洒洒如疟，羸瘦，四肢酸疼，腰脊痛，小便利，泄精溺血，破留血在腹，散石淋痈肿，骨中热疽。"[4]

1.2.1.5 《本草蒙筌》卷九："鹿茸，味甘、咸。又云苦、辛，气温。无毒。山林俱各有生，捕获亦堪驯养。小者名鹿，大者名麋。茸欲取待角将生时，绳先系致血不耗散。阴干多臭，火干才宜。小若紫茄，（名茄茸）恐血气嫩未全具；坚如朽木，是气血反老衰残。(二者俱不足为美药也)"[5]

1.2.1.6 《本草从新》卷十六："鹿茸，大补阳、添精血。甘咸温，添精补髓，暖肾助阳，健骨生齿。治腰肾虚冷，四肢酸痛，头眩眼黑，一切虚损劳伤。小儿痘疮干回。(同人参用、妙。）鹿角初生，长二三寸，分歧如鞍，红如玛瑙。破之如朽木者良（太嫩者血气未足、无力)。酥涂，灼去毛，微炙。"[6]

1.2.1.7 《中华人民共和国药典》："鹿茸 Cornu cervi pantotrichum　本品为鹿科动物梅花鹿 Cervus nippon Temminck 或马鹿 Cervus elaphus Linnaeus 的雄鹿未骨化密生茸毛的幼角。前者习称'花鹿茸'，后者习称'马鹿茸'。夏、秋二季锯取鹿茸，经加工后，阴干或烘干。"[7]

1.2.1.8 《普通高等教育中医药类规划教材·中药学》："鹿茸《本经》为鹿科动物梅花鹿 Cervus nippon Temminck 或马鹿 Cervus elaphus Linnaeus 的雄鹿头上未骨化密生茸毛的幼角。"[8]

1.2.1.9　《中药大辞典》："鹿茸《本经》【异名】斑龙珠《澹寮方》。【基原】为鹿科动物梅花鹿或马鹿的尚未骨化的幼角。【原动物】①梅花鹿 Cervus nippon Temminck，又名：花鹿。②马鹿 Cervus elaphus L.，又名：赤鹿、八叉鹿。"[9]

1.2.1.10　《中医大辞典·中药分册》："鹿茸　出《神农本草经》。为鹿科动物梅花鹿 Cervus nippon Temminck 雄体未骨化而带茸毛的幼角。主产东北及河北、北京等地。"[10]

1.2.1.11　《中国医学百科全书·中医学》："鹿茸　始载于《神农本草经》。为鹿科动物梅花鹿 Cervus nippon Temminck 或马鹿 C. elaphus L. 雄体未骨化密生茸毛的幼角。前者药材习称'花鹿茸'；后者药材习称'马鹿茸'。采得的幼角经加工后，阴干或烘干。"[11]

1.2.1.12　《中国中医药学主题词表》："鹿茸 Cornu cervi pantotrichum　为鹿科动物尚未骨化的幼角；属动物药、补肾药和补阳药。"[12]

1.2.1.13　《中药材手册》[13]、《全国中草药汇编》[14]、《全国中药炮制规范》[15]、《中国药材学》[16]、《中华本草》[17]等现代中药著作多以"鹿茸"作为本品正名（参见"文献通考"）。

1.2.2　定名选择的理由

1.2.2.1　鹿茸 Cornu cervi pantotrichum，系鹿科动物梅花鹿 Cervus nippon Temminck 或马鹿 Cervus elaphus Linnaeus 的雄鹿未骨化密生茸毛的幼角。"鹿茸"之名始见于汉《神农本草经》，并作为本品正名记载。其后的历代重要本草著作如南北朝·陶弘景《本草经集注》，唐·苏敬《新修本草》，宋·唐慎微《证类本草》，明·陈嘉谟《本草蒙筌》，清·吴仪洛《本草从新》等在载录本品时均以"鹿茸"作为正名，并一直沿用至今。

1.2.2.2　我国最新出版的《中华人民共和国药典》、《普通高等教育中医药类规划教材·中药学》以及辞书类著作《中医大辞典·中药分册》、《中药大辞典》、《中国医学百科全书·中医学》等均以"鹿茸"作为本品正名。已经广泛应用于中医药学文献的标引和检索的《中国中医药学主题词表》也以"鹿茸"作为本品的正式主题词。现代本草著作如《全国中草药汇编》、《中华本草》、《中国药材学》、《中药材手册》、《全国中药炮制规范》等虽记载了不少本品各地的俗称，但也无一例外以"鹿茸"作为本品的正名。说明"鹿茸"作为本品正名已成为共识。

1.3　与正名等效的名词：无。

2　源流考释

鹿茸（鹿科动物梅花鹿 Cervus nippon Temminck 或马鹿 Cervus elaphus Linnaeus 的雄鹿未骨化密生茸毛的幼角）始载于汉《神农本草经》[1]，以"鹿茸"为正名。如《神农本草经》卷二："鹿茸，味甘，温，主漏下恶血，寒热，惊痫，益气强志，生齿不老。角，主恶创痈肿，逐邪恶气，留血在阴中。"[1]其后的本草著作即以"鹿茸"为正名记载本品。如魏晋《名医别录》[18]，南北朝·陶弘景《本草经集注》[2]，唐·苏敬《新修本草》[3]、孙思邈《千金翼方》[19]，宋·苏颂《本草图经》[20]、唐慎微《证类本草》[4]、寇宗奭《本草衍义》[21]、佚名《增广太平和剂图经本草药性总论》[22]，明·刘文泰《本草品汇精要》[23]、陈嘉谟《本草蒙筌》[5]、缪希雍《炮炙大法》[24]、李中梓《雷公炮制药性解》[25]、李中梓《本草征要》[26]、卢之颐《本草乘雅半偈》[27]，清·陈士铎《本草新编》[28]、日本稻宣义《炮炙全书》[29]、汪昂《本草备要》[30]、张璐《本经逢原》[31]、叶桂

《本草经解》[32]、徐大椿《神农本草经百种录》[33]、吴仪洛《本草从新》[6]、张志聪《本草崇原》[34]、沈金鳌《要药分剂》[35]、黄宫绣《本草求真》[36]、陈念祖《神农本草经读》[37]、姚澜《本草分经》[38]、叶志诜《神农本草经赞》[39]、蒋居祉《本草择要纲目》[40]、凌奂《本草害利》[41]、陈其瑞《本草撮要》[42]、张秉成《本草便读》[43]等。而明·李时珍《本草纲目》[44]则在"鹿"条下论述本品。

古代著作中记载的本品异名有"斑龙顶上珠"《澹寮方》[44]等。如《本草纲目》引《澹寮方》云："昔西蜀药市中，尝有一道人货斑龙丸，一名茸珠丹。每大醉高歌曰：尾闾不禁沧海竭，九转灵丹都漫说。惟有斑龙顶上珠，能补玉堂关下穴。朝野遍传之。"[44]

现代有关著作均沿用《神农本草经》的记载以"鹿茸"作为本品正名，如《中华人民共和国药典》[7]、《普通高等教育中医药类规划教材·中药学》[8]、《中药大辞典》[9]、《中医大辞典·中药分册》[10]、《中国医学百科全书·中医学》[11]、《中国中医药学主题词表》[12]、《中药材手册》[13]、《全国中草药汇编》[14]、《全国中药炮制规范》[15]、《中国药材学》[16]、《中华本草》[17]等。同时尚记载有"斑龙珠"《中药大辞典》[9]，"茸角"《中国药材学》[16]等各地的俗称。还记载有本品原动物"梅花鹿"的异名"花鹿"《中药大辞典》[9]等；原植物"马鹿"的异名"赤鹿"、"八叉鹿"《中药大辞典》[9]，"黄臀赤鹿"《中华本草》[17]等。

3 附录

3.1 又称：无。

3.2 俗称：斑龙珠，茸角。

3.3 曾称：斑龙顶上珠《澹寮方》。

3.4 原动物名称：梅花鹿，花鹿；马鹿，赤鹿，八叉鹿，黄臀赤鹿。

4 文献通考

《神农本草经》卷二："鹿茸，味甘，温，主漏下恶血，寒热惊痫，益气强志，生齿不老。角，主恶创痈肿，逐邪恶气，留血在阴中。"[1]

《名医别录》卷二："鹿茸，味酸，微温，无毒。主治虚劳洒洒如疟，羸瘦，四肢酸疼，腰脊痛，小便利，泄精，溺血。破留血在腹，散石淋痈肿，骨中热疽。养骨，安胎下气，杀鬼精物，不可近阴令痿。久服耐老。"[18]

《本草经集注·虫兽三品》："鹿茸，味甘、酸，温、微温，无毒。主治漏下恶血，寒热，惊痫。益气，强志，生齿不老。"[2]

《新修本草》卷十五："鹿茸，味甘、酸，温、微温，无毒。主漏下恶血，寒热，惊痫，益气，强志，生齿，不老，疗虚劳洒洒如疟，羸瘦，四肢酸疼，腰脊痛，小便利，泄精溺血，破留血在腹，散石淋，痈肿，骨中热，疽痒。"[3]

《千金翼方》卷三："鹿茸，味甘酸，温，微温，无毒。主漏下恶血，寒热惊痫，益气强志，生齿不老。疗虚劳洒洒如疟，羸瘦，四肢酸疼，腰脊痛，小便利，泻精溺血。破留血在腹，散石淋痈肿，骨中热疽痒。"[19]

《本草图经》卷十三："鹿茸，鹿茸并角，《本经》不载所出州土，今有山林处皆有之。四月角欲生时，取其茸，阴干，以形如小紫茄子者为上。或云茄子茸太嫩，血气犹未具，不若分岐如马鞍形者有力。茸不可嗅，其气能伤人鼻。”[20]

《证类本草》卷十七：“鹿茸，味甘、酸，温、微温，无毒。主漏下恶血，寒热惊痫，益气强志，生齿不老。疗虚劳，洒洒如疟，羸瘦，四肢酸疼，腰脊痛，小便利，泄精溺血。破留血在腹，散石淋痈肿，骨中热疽。”[4]

《本草衍义》卷十六：“鹿茸，他兽肉多属十二辰及八卦。昔黄帝立子、丑等为十二辰以名月，又以名兽，配十二辰属。故獐鹿肉为肉中第一者，避十二辰也。味亦胜他肉，三祀皆以鹿腊，其义如此。”[21]

《增广太平和剂图经本草药性总论》：“鹿茸，味甘酸，温、微温、无毒。主漏下恶血，寒热惊痫，益气强志，生齿不老。疗虚劳洒洒如疟，羸瘦，四肢酸疼，腰脊痛，小便利，泄精，溺血。破留血在腹，散石淋痈肿，骨中热疽痒。”[22]

《本草品汇精要》卷二十四：“鹿茸，附角骨髓肉肾。俱无毒。鹿茸（出《神农本经》），主漏下恶血，寒热惊痫，益气强志，生齿不老。角主恶疮痈肿，逐邪，恶气留血在阴中（以上朱字《神农本经》）。”[23]

《本草蒙筌》卷九：“鹿茸，味甘、咸。又云苦、辛，气温。无毒。山林俱各有生，捕获亦堪驯养。小者名鹿，大者名麋。茸欲取待角将生时，绳先系致血不耗散。阴干多臭，火干才宜。小若紫茄，（名茄茸）恐血气嫩未全具；坚如朽木，是气血反老衰残。(二者俱不足为美药也)”[5]

《本草纲目》卷五十一：“鹿《本经·中品》。【校正】《本经》上品白胶，中品鹿茸，今并为一条。【释名】斑龙。时珍曰：鹿字篆文，象其头、角、身、足之形。……【发明】时珍曰：按《澹寮方》云：昔西蜀药市中，尝有一道人货斑龙丸，一名茸珠丹。每大醉高歌曰：尾闾不禁沧海竭，九转灵丹都漫说。惟有斑龙顶上珠，能补玉堂关下穴。朝野遍传之。”[44]

《炮炙大法》：“鹿茸（须茄茸如琥珀、红润者良。凡使，先以天灵盖作末，然后锯解。鹿茸作片子，以好羊脂拌天灵盖末，涂之于鹿茸上，慢火炙之。令内外黄脆，了如褐色，用鹿皮一片裹之，安室上一宿，其药魂归也。至明，则以慢火焙之，令脆，方捣作末用之。每五两鹿茸用羊脂三两，炙尽为度。茸中有小白虫视之不见，入人鼻必为颡虫，药不及也。切不可以鼻嗅。麻、勃为之使）。”[24]

《雷公炮制药性解》卷六：“鹿茸，味甘咸，性温无毒，入肾经。主益气滋阴，强志补肾，理虚羸，固齿牙。止腰膝酸疼，破流血作痛。疗虚劳如疟，女子崩漏胎动，丈夫溺血泄精，小儿惊痫，散石淋痈肿，骨中热中痒。状如玛瑙红玉，长三四寸，破之中有朽木者佳。连顶骨用。”[25]

《本草征要》卷一：“鹿茸，味甘、咸，性温，无毒。入肾经。形如茄子，色如玛瑙，红玉者良。烙去毛、酥炙。益气而强志，健骨而生齿，去肢体酸疼，除腰脊软痛。虚痨圣剂，崩漏神丹。”[26]

《本草乘雅半偈》第三帙：“鹿茸（《本经·上品》附）。革故所以鼎新，正见阴阳互根之妙。【气味】甘温，无毒。【主治】主漏下恶血，寒热惊痫，益气强志，生齿不老。”[27]

《本草新编》卷五：“鹿茸（鹿角、鹿胶、鹿角霜、鹿肾、鹿血）鹿茸，味甘、咸、苦、辛，气温，无毒。益气滋阴，扶肢体羸瘦，强志坚齿。止腰膝酸疼。破留血隐隐作疼。逐虚劳洒洒如疟，治女人崩中漏血，疗小儿寒热惊痫，塞溺血泄精，散石淋痈肿。”[28]

《炮炙全书》卷四：“鹿茸，甘、咸。温。先用酥涂匀，于烈火中灼之。候毛尽，微炙，候黄褐色，研细入药，不可缺酥。又有用酒炙及酒蒸焙用者，当各从本方。中有小白虫不可鼻嗅。”[29]

《本草备要·禽兽类》：“鹿茸，大补阳虚。甘温（一云咸热）纯阳。生精补髓，养血助阳，强筋健骨。治腰肾虚冷（《百一方》：鹿角屑熬黄为末，酒服，主腰脊虚冷刺痛），四肢酸痛，头眩眼黑，崩带遗精，一切虚损劳伤。”[30]

《本经逢原》卷四：“鹿茸，甘温无毒。形如茄子，色如玛瑙者良，紫润圆短者为上，毛瘦枯绉尖长生岐者为下。酥炙酒炙各随本方，但不可过焦，有伤气血之性，炙后去顶骨用茸。”[31]

《本草经解》卷四：“鹿茸，气温。味甘。无毒。主漏下恶血，寒热惊痫，益气强志，生齿不老。鹿茸气温，禀天春升之木气。入足厥阴肝经，味甘无毒。得地中正之土味。入足太阴脾经，气味俱升，阳也。肝藏血，脾统血。肝血不藏，则脾血不统。漏下恶血矣。”[32]

《神农本草经百种录》中品：“鹿茸，味甘温。主漏下恶血，血中之阳不能固摄。寒热，阳虚。惊痫，心火亏少。益气强志，补血之功。生齿不老，补肾之效。角：主恶疮痈肿，拓血中之毒。逐邪恶气，拓阴邪之气，留血在阴中，阴络之凝滞，得热而运行也。”[33]

《本草从新》卷十六：“鹿茸，大补阳、添精血。甘咸温。添精补髓，暖肾助阳，健骨生齿。治腰肾虚冷，四肢酸痛，头眩眼黑，一切虚损劳伤，小儿痘疮干回。（同人参用、妙。）鹿角初生，长二三寸。分歧如鞍，红如玛瑙，破之如朽木者良（太嫩者血气未足、无力）。酥涂，灼去毛，微炙。”[5]

《本草崇原》卷上：“鹿茸，气味甘温，无毒。主治漏下恶血，寒热惊痫，益气强志，发齿不老。《本经》以白胶入上品，鹿茸入中品，今定俱入上品。”[34]

《要药分剂》卷五：“鹿茸，味甘咸，性温，无毒。禀纯阳之质，含生发之气而成。升也，阴中阳也。马勃为之使，畏大黄。”[35]

《本草求真·上编》：“鹿茸，（兽）鹿茸温补真阳以通督井，麋茸温补肾水以助血。鹿茸，（专入命门督，兼入肝。）甘咸气温。禀纯阳之质，含发生之气，号为山兽，性淫而游山。夏至得阴气而角解，阴生阳退之象也。至于大于鹿者为麋。”[36]

《神农本草经读》卷四：“鹿茸，气味甘、温，无毒。主漏下恶血，寒热惊痫，益气强志，生齿不老。陈修园曰：鹿为仙兽而多寿，其卧则口鼻对尾闾以通督脉；督脉为通身骨节之主，肾主骨，故又能补肾。”[37]

《本草分经·原例》：“鹿茸，甘咸温，补右肾精气，暖肾助阳，添精补髓健骨。治一切虚损，酥炙用。麋茸功用相仿，温性差减。”[38]

《神农本草经赞》卷二：“鹿茸，味甘温。主漏下恶血，寒热惊痫，益气强志，生齿不老。角，主恶疮痈肿，逐邪恶气，留血在阴中。角仙茸客，备物药笼。春萌茄紫，香染琼，折歧误马，戴异称龙。何缘解萦，养性从容。清异录，华清宫鹿，人呼为角仙。”[39]

《本草择要纲目·热性药品》：“鹿茸 【气味】甘温无毒。（采得，不可以鼻嗅之。

中有小白虫，视之不见。入人鼻则为虫颡，不可药也。）【主治】生精补髓，养血益阳，强筋健骨。补男子腰肾虚冷，脚膝无力，夜梦鬼交，精溢自出。女人崩中漏血，赤白带下。治一切虚损，耳聋目暗，眩晕虚痢。蜀中市上一道人货班龙丸。一名茸珠丹。大醉高歌曰，尾闾不禁沧海竭，九转灵丹都慢说。唯有班龙顶上珠，能补玉堂阙下穴。盖其方用鹿茸、鹿角胶、鹿角霜是也。”[40]

《本草害利·肾部药队》：“鹿茸，【害】升阳，性热。阴虚而阳浮越者，目击误用而血脱于上以陨者多人矣。而不可嗅之，有虫恐入鼻颡伤脑。肾虚有火者，不宜用，以其偏于补阳也。上焦有痰热，胃家有火者亦勿用，凡吐血下血，俱阴虚火炽者，概不可服。”[41]

《本草撮要》卷八：“鹿茸，味辛温，入足少阴厥阴经。功专补精益气。得菟丝羊肾茴香，治腰痛。得人参黄芪当归，提痘浆。鹿属阳，夏至得阴气解角。麋属阴，冬至得阳气解角。鹿补阳气。麋补阴血。”[42]

《本草便读·兽部》：“鹿茸，甘咸入肾，补精髓以壮元阳，血肉有情。仗仙灵能通督脉。禀纯阳之气，健骨有功。含生发之机，扶羸可赖。霜乃咸温力薄，胶则血液功优。生角酒摩。又能散血。麋茸制服，更可强阴。各种类同于性味，两般须辨夫阴阳。”[43]

《中药材手册》：“鹿茸（《纲目》列入兽部兽类鹿项下）本品为鹿科动物梅花鹿 Cervus nippon Temminck 或马鹿 Cervus elaphus L. 的雄鹿未骨化密生茸毛的幼角。前者习称花鹿茸、黄毛鹿茸、花茸，后者习称马鹿茸、青毛鹿茸、草茸，两种均以东北地区产者质量为佳。根据采取方法不同，两种鹿茸又有锯茸和砍茸之分，由于生长时间、茸的大小、枝杈及老嫩程度不同，商品规格很多，如鞍子、二杠、挂角、三岔、花砍茸，莲花、马砍茸等多种。目前除老鹿（不再生茸）必须砍者外，一般均用三杈锯茸，砍茸只供出口。此外，西南地区尚产用同属动物白唇鹿和白鹿的幼角，习称岩茸，但产量很少。近年来商品亦出现了伪品，用时应注意鉴别。”[13]

《全国中草药汇编》：“鹿茸　来源：为鹿科鹿属动物梅花鹿 Cervus nippon Temminck 或马鹿 Cervus elaphus L. 雄鹿未骨化而带茸毛的幼角。前者习称‘花鹿茸’，后者习称‘马鹿茸’。”[14]

《中药大辞典》：“鹿茸《本经》【异名】斑龙珠《澹寮方》。【基原】为鹿科动物梅花鹿或马鹿的尚未骨化的幼角。【原动物】①梅花鹿 Cervus nippon Temminck，又名：花鹿。②马鹿 Cervus elaphus L.，又名：赤鹿、八叉鹿。”[9]

《中医大辞典·中药分册》：“鹿茸　出《神农本草经》。为鹿科动物梅花鹿 Cervus nippon Temminck 雄体未骨化而带茸毛的幼角。主产东北及河北、北京等地。”[10]

《中国医学百科全书·中医学》：“鹿茸　始载于《神农本草经》。为鹿科动物梅花鹿 Cervus nippon Temminck 或马鹿 C. elaphus L. 雄体未骨化密生茸毛的幼角。前者药材习称‘花鹿茸’；后者药材习称‘马鹿茸’。采得的幼角经加工后，阴干或烘干。”[11]

《全国中药炮制规范》：“鹿茸　［处方用名］鹿茸。【来源】本品为鹿科动物梅花鹿 Cervus nippon Temminck 或马鹿 Cervus elaphus Linnaeus 的雄鹿未骨化密生茸毛的幼角。前者习称‘花鹿茸’，后者习称‘马鹿茸’。野生或饲养。主产于吉林、辽宁、黑龙江、新疆、青海等地。夏、秋二季锯取鹿茸，经加工后，阴干或烘干。花鹿茸的药材以粗壮、挺圆、顶端丰满、毛细柔软、色红黄、皮色红棕、有油润光泽者为佳。马鹿茸的药材以饱满、体轻、毛色灰褐、下部无棱线者为佳。”[15]

《中国药材学》：“鹿茸 【别名】茸角。【来源】本品为哺乳纲偶蹄目鹿科动物梅花鹿 Cervus nippon Temminck 或马鹿 C. elaphus Linnaeus 雄鹿未骨化带茸毛的幼角。”[16]

《中国中医药学主题词表》：“鹿茸 Cornu cervi pantotrichum 为鹿科动物尚未骨化的幼角；属动物药、补肾药和补阳药。”[12]

《普通高等教育中医药类规划教材·中药学》：“鹿茸《本经》为鹿科动物梅花鹿 Cervus nippon Temminck 或马鹿 Cervus elaphus Linnaeus 的雄鹿头上未骨化密生茸毛的幼角。前者习称‘花鹿茸’，后者习称‘马鹿茸’。主产吉林、辽宁、黑龙江、新疆、青海等地。夏、秋二季锯取鹿茸，经加工后，阴干或烘干。用时燎去毛，刮净，横切薄片，或劈成碎块，研细粉用。”[8]

《中华本草》：“鹿茸《本经》【异名】斑龙珠《澹寮方》……【来源】为鹿科动物梅花鹿、马鹿等雄鹿密生茸毛尚未骨化的幼角。【原动物】1. 梅花鹿 Cervus nippon Temminck，又名：花鹿《中国经济动物志·兽类》。2. 马鹿 Cervus elaphus Linnaeus. 又名：八叉鹿、黄臀赤鹿《中国经济动物志·兽类》。”[17]

《中华人民共和国药典》：“鹿茸 Cornu cervi pantotrichum 本品为鹿科动物梅花鹿 Cervus nippon Temminck 或马鹿 Cervus elaphus Linnaeus 的雄鹿未骨化密生茸毛的幼角。前者习称‘花鹿茸’，后者习称‘马鹿茸’。夏、秋二季锯取鹿茸，经加工后，阴干或烘干。”[7]

5 参考文献

1 汉·神农本草经. 清顾观光重辑本. 北京：人民卫生出版社，1955，72

2 南北朝·陶弘景. 本草经集注. 北京：人民卫生出版社，1994，419

3 唐·苏敬等撰. 新修本草. 合肥：安徽科学技术出版社，1981，381

4 宋·唐慎微. 证类本草. 北京：人民卫生出版社，1957，376

5 明·陈嘉谟. 本草蒙筌. 北京：人民卫生出版社，1988，380

6 清·吴仪洛. 本草从新. 北京：中医古籍出版社，2001，234

7 国家药典委员会. 中华人民共和国药典. 一部. 北京：化学工业出版社，2000，264

8 雷载权主编. 普通高等教育中医药类规划教材·中药学. 上海：上海科学技术出版社，1995，286

9 江苏新医学院. 中药大辞典. 上海：上海科学技术出版社，1977，2232

10 《中医大辞典》编辑委员会. 中医大辞典·中药分册. 北京：人民卫生出版社，1982，347

11 《中医学》编辑委员会. 中国医学百科全书·中医学. 上海：上海科学技术出版社，1997，1253

12 吴兰成主编. 中国中医药学主题词表. 北京：中医古籍出版社，1996，235

13 中华人民共和国卫生部药政管理局. 中药材手册. 北京：人民卫生出版社，1998，683

14 《全国中草药汇编》编写组. 全国中草药汇编. 上册. 北京：人民卫生出版社，1996，737

15 中华人民共和国卫生部药政管理局. 全国中药炮制规范. 北京：人民卫生出版社，1988，356

16 徐国钧等主编. 中国药材学. 北京：中国医药科技出版社，1996，1851

17 国家中医药管理局《中华本草》编委会. 中华本草. 第九册. 上海：上海科学技术出版社，1999，646.

18 魏晋·名医别录. 北京：人民卫生出版社，1986，180

19 唐·孙思邈. 千金翼方. 北京：人民卫生出版社，1955，42

20 宋·苏颂. 本草图经. 合肥：安徽科学技术出版社，1994，445

21 宋·寇宗奭. 本草衍义. 上海：商务印书馆，1937，96
22 宋·佚名. 增广太平和剂图经本草药性总论. 见：增广太平惠民和剂局方. 海口：海南出版社，2002，489
23 明·刘文泰. 本草品汇精要. 北京：人民卫生出版社，1982，609
24 明·缪希雍. 炮炙大法. 明末庄继先校刻本
25 明·李中梓. 雷公炮制药性解. 见：中国医学大成（二）. 长沙：岳麓书社，1990，160
26 明·李中梓. 本草征要. 见：李中梓医学全书. 北京：中国中医药出版社，1999，152
27 明·卢之颐. 本草乘雅半偈. 北京：人民卫生出版社，1986，166
28 清·陈士铎. 本草新编. 北京：中国中医药出版社，1996，281
29 ［日］稻宣义. 炮炙全书. 北京：中医古籍出版社，1981，145
30 清·汪昂. 本草备要. 北京：中国中医药出版社，1998，253
31 清·张璐. 本经逢原. 上海：上海科学技术出版社，1959，248
32 清·叶桂. 本草经解. 上海：上海科学技术出版社，1958，113
33 清·徐大椿. 神农本草经百种录. 见：景印文渊阁四库全书（785）. 北京：中医古籍出版社，1986，577
34 清·张志聪. 本草崇原. 北京：中国中医药出版社，1992，50
35 清·沈金鳌. 要药分剂. 上海：上海科学技术出版社，1959，121
36 清·黄宫绣. 本草求真. 上海：上海科学技术出版社，1959，31
37 清·陈念祖. 神农本草经读. 北京：人民卫生出版社，1959，42
38 清·姚澜. 本草分经. 上海：上海科学技术出版社，1989，152
39 清·叶志诜. 神农本草经赞. 见：珍本医书集成（二）. 上海：上海科学技术出版社，1985，98
40 清·蒋居祉. 本草择要纲目. 见：珍本医书集成（二）. 上海：上海科学技术出版社，1985，52
41 清·凌奂. 本草害利. 北京：中医古籍出版社，1982，105
42 清·陈其瑞. 本草撮要. 见：珍本医书集成（二）. 上海：上海科学技术出版社，1985
43 清·张秉成. 本草便读. 上海：上海卫生出版社，1957，106
44 明·李时珍. 本草纲目. 北京：人民卫生出版社，1982，2846

422 鹿衔草

Luxiancao

Herba Pyrolae

1 定名依据

1.1 正名

1.1.1 汉文名：鹿衔草（鹿蹄草科植物鹿衔草 Pyrola calliantha H. Andres 或普通鹿蹄草 Pyrola decorata H. Andres 的干燥全草）。

1.1.2 英文名：pyrola herb.

1.2 依据

1.2.1 定名的文献依据

1.2.1.1 《滇南本草》卷二："鹿衔草，紫背者好，叶团，高尺余，出落雪厂者效。味辛、凉，性温、平。无毒。走足少阴，添精补髓，延年益寿。治筋骨疼痛，痰火之症。煎点水酒服。”[1]

1.2.1.2 《中药志》：“鹿衔草 本品为少常用中药。商品主要为鹿蹄草和普通鹿蹄草的干燥全草。……【原植物】1. 鹿蹄草 别名鹿含草、鹿衔草、破血丹。Pyrola rotundifolia L. subsp. Chinensis H. Andres——鹿蹄草科 Pyrolaceae. 2. 普通鹿蹄草 Pyrola decorata H. Andres——鹿蹄草科 Pyrolaceae.”[2]

1.2.1.3 《中药材手册》：“鹿衔草（《纲目》名鹿蹄草，列入草部隰草类）本品为鹿蹄草科植物鹿蹄草 Pyrola calliantha H. Andres 或卵叶鹿蹄草 Pyrola decorata H. Andres 的干燥全草。原植物系多年生常绿草本，野生于林下阴湿处。”[3]

1.2.1.4 《全国中草药汇编》：“鹿衔草 别名：鹿蹄草、鹿含草、鹿安茶、鹿寿草、冬绿、破血丹、紫背金牛草（四川）。来源：为鹿蹄草科鹿蹄草属植物鹿蹄草 Pyrola calliantha H. Andres［P. rotundifolia L. ssp. chinensis H. Andres］或普通鹿蹄草 P. decorata H. Andres 的全草。”[4]

1.2.1.5 《中药大辞典》：“鹿衔草《滇南本草》【异名】破血丹《植物名实图考》……【基原】为鹿蹄草科植物鹿蹄草或圆叶鹿蹄草等的全草。【原植物】①鹿蹄草 Pyrola rotundifolia L. subsp. Chinensis H. Andres，又名：冬绿。②圆叶鹿蹄草 Pyrola rotundifolia L.。”[5]

1.2.1.6 《中医大辞典·中药分册》：“鹿衔草 出《滇南本草》。又名鹿安茶、破血丹。为鹿蹄草科植物鹿蹄草 Pyrola roundifolia L. subsp. Chinensis H. Andres 或卵叶鹿蹄草 P. decorata H. Andres 等的全草。主产浙江、安徽；云南、四川、陕西等地亦产。”[6]

1.2.1.7 《中国医学百科全书·中医学》：“鹿衔草 始载于《滇南本草》。又名破血丹、紫背金牛草、鹿含草。为鹿蹄草科植物普通鹿蹄草 Pyrola decorata H. Andres 或鹿蹄草 P. calliantha H. Andres 的全草。”[7]

1.2.1.8 《全国中药炮制规范》：“鹿衔草 ［处方用名］鹿衔草。【来源】本品为鹿蹄草科植物鹿蹄草 Pyrola calliantha H. Andres 或卵叶鹿蹄草 Pyrola decorata H. Andres 的干燥全草。均系野生。主产于浙江、安徽等地。”[8]

1.2.1.9 《中国药材学》：“鹿衔草 【别名】潞安茶，破血丹，冬绿，白茵陈（四川）。【来源】本品为鹿蹄草科植物鹿蹄草 Pyrola rotundifolia L. ssp. chinensis H. Andres 的全草。”[9]

1.2.1.10 《中国中医药学主题词表》：“鹿衔草 Herba pyrolae 为鹿蹄草科植物鹿蹄草或普通鹿蹄草的干燥全草；属祛风湿药、补肾药和止血药（中药）用鹿蹄草检索1995前文献。C 鹿蹄草。”[10]

1.2.1.11 《中华本草》：“鹿衔草《滇南本草》【异名】鹿蹄草、小秦王草《纲目》……【来源】为鹿蹄草科植物普通鹿蹄草、鹿蹄草、日本鹿蹄草、红花鹿蹄草的全草。【原植物】1. 普通鹿蹄草 Pyrola decorata H. Andr. 又名：雅美鹿蹄草、山美人鹿蹄草《拉汉种子植物名称》。2. 鹿蹄草 Pyrola calliantha H. Andr. ［P. rotundifolia L. subsp. chinensis H. Andr.］。”[11]

1.2.1.12 《中华人民共和国药典》：“鹿衔草 Herba pyrolae 本品为鹿蹄草科植物鹿衔草 Pyrola calliantha H. Andres 或普通鹿蹄草 Pyrola decorata H. Andres 的干燥全草。全年均

可采挖，除去杂质，晒至叶片较软时，堆置至叶片变紫褐色，晒干。”[12]

1.2.2　定名选择的理由

1.2.2.1　鹿衔草 Herba pyrolae，系鹿蹄草科植物鹿衔草 Pyrola calliantha H. Andres 或普通鹿蹄草 Pyrola decorata H. Andres 的干燥全草。“鹿衔草”之名始见于明·兰茂《滇南本草》，并作为本品正名记载。

1.2.2.2　我国最新出版的《中华人民共和国药典》以及辞书类著作《中医大辞典·中药分册》、《中药大辞典》、《中国医学百科全书·中医学》等均以“鹿衔草”作为本品正名。已经广泛应用于中医药学文献的标引和检索的《中国中医药学主题词表》也以“鹿衔草”作为本品的正式主题词。现代本草著作如《中药志》、《全国中草药汇编》、《中华本草》、《中国药材学》、《中药材手册》、《全国中药炮制规范》等虽记载了不少本品各地的俗称，但也无一例外以“鹿衔草”作为本品的正名。说明“鹿衔草”作为本品正名已成为共识。

1.3　与正名等效的名词：无。

2　源流考释

鹿衔草（鹿蹄草科植物鹿衔草 Pyrola calliantha H. Andres 或普通鹿蹄草 Pyrola decorata H. Andres 的干燥全草）始载于明·兰茂《滇南本草》[1]，以“鹿衔草”为正名。如《滇南本草》卷二：“鹿衔草，紫背者好，叶团，高尺余，出落雪厂者效。味辛、凉，性温、平。无毒。走足少阴，添精补髓，延年益寿。治筋骨疼痛，痰火之症。煎点水酒服。”[1]其后的本草著作明·李时珍《本草纲目》[13]以“鹿蹄草”为正名。同时载有异名“小秦王草”、“秦王试剑草”。如《本草纲目》卷十六：“鹿蹄草《纲目》。【释名】小秦王草《纲目》、秦王试剑草。”[13]清·吴仪洛《本草从新》[14]、严西亭《得配本草》[15]在“薇衔”项下均记载有“鹿衔草”之名。

古代著作中记载的本品异名有“麋衔”、“鹿衔”、“吴风草”《本草从新》[14]，“破血丹”《植物名实图考》[16]。如《本草从新》卷三：“薇衔，通、祛风解毒。苦平。……（素问用治酒风、证见身热懈惰、汗出如浴、恶风少气、以泽泻术各十分、薇衔五分、合以三指撮为后饭。）一名麋衔。一名鹿衔。（麋鹿一类也、苏恭曰：南人谓之吴风草、一名鹿衔草，言鹿有疾、衔此草、即瘥也。）”[14]；如《植物名实图考》卷九：“安徽志：鹿衔草，性益阳，出婺源，即此。湖南山中亦有之，俗呼破血丹，滇南尤多。”[16]

现代有关著作均沿用《滇南本草》[1]的记载以“鹿衔草”作为本品正名，如《中华人民共和国药典》[12]、《中药大辞典》[5]、《中医大辞典·中药分册》[6]、《中国医学百科全书·中医学》[7]、《中国中医药学主题词表》[10]、《中药志》[2]、《中药材手册》[3]、《全国中草药汇编》[4]、《全国中药炮制规范》[8]、《中国药材学》[9]、《中华本草》[11]等。同时尚记载有“鹿含草”、“鹿寿草”、“冬绿”、“紫背金牛草”《中药材手册》[3]，“鹿安茶”《全国中草药汇编》[4]，“纸背金牛草”、“大肺筋草”、“红肺筋草”、“鹿寿茶”《中药大辞典》[5]，“潞安茶”、“白茵陈”《中国药材学》[9]等各地的俗称。还记载有本品原植物“鹿衔草”的异名“鹿含草”、“鹿蹄草”、“破血丹”《中药志》[2]，“冬绿”《中药大辞典》[5]，“河北鹿蹄草”，“美花鹿蹄草”、“川北鹿蹄草”、“罗汉茶”、“常绿茶”《中华本草》[11]等；原植物“普通鹿蹄草”的异名“雅美鹿蹄草”、“山美人鹿蹄草”《中华本草》[11]等。

3 附录

3.1 又称：无。

3.2 俗称：鹿含草（四川、浙江）、鹿寿草、冬绿、紫背金牛草、白茵陈（四川），鹿安茶（山西），纸背金牛草、大肺筋草、红肺筋草（重庆），鹿寿茶（陕西），潞安茶。

3.3 曾称：鹿蹄草、小秦王草、秦王试剑草《本草纲目》，麋衔、鹿衔、吴风草《本草从新》，破血丹《植物名实图考》。

3.4 原植物名称：鹿蹄草，鹿含草，鹿衔草，破血丹，河北鹿蹄草，美花鹿蹄草，川北鹿蹄草，罗汉茶（四川），常绿茶（山西、安徽、江西）；普通鹿蹄草，雅美鹿蹄草，山美人鹿蹄草。

4 文献通考

《滇南本草》卷二："鹿衔草，紫背者好，叶团，高尺余，出落雪厂者效。味辛、凉，性温、平、无毒。走足少阴，添精补髓，延年益寿。治筋骨疼痛，痰火之症。煎点水酒服。"[1]

《本草纲目》卷十六："鹿蹄草《纲目》。【释名】小秦王草《纲目》、秦王试剑草。时珍曰：鹿蹄象叶形。能合金疮，故名试剑草。又山慈姑亦名鹿蹄，与此不同。【集解】时珍曰：按轩辕述《宝藏论》云：鹿蹄多生江广平陆及寺院荒处，淮北绝少，川陕亦有。苗似堇菜，而叶颇大，背紫色。春生紫花。结青实，如天茄子。可制雌黄、丹砂。"[13]

《本草从新》卷三："薇衔，通、祛风解毒。苦平。治风湿痹。历节痛。惊痫贼风。鼠瘘痈肿（素问用治酒风、证见身热懈惰、汗出如浴、恶风少气，以泽泻术各十分、薇衔五分、合以三指撮为后饭）。一名麋衔。一名鹿衔。（麋鹿一类也、苏恭曰：南人谓之吴风草、一名鹿衔草，言鹿有疾、衔此草、即瘥也。）"[14]

《得配本草》卷三："薇衔，即鹿衔草。得秦皮良。苦，微寒。入足阳明、厥阴、少阴经。治风湿痹痛痈肿。配泽泻、白术，治酒风自汗。"[15]

《植物名实图考》卷九："安徽志：鹿衔草，性益阳，出婺源，即此。湖南山中亦有之，俗呼破血丹，滇南尤多。"[16]

《中药志》："鹿衔草　本品为少常用中药。商品主要为鹿蹄草和普通鹿蹄草的干燥全草。……【原植物】1. 鹿蹄草　别名鹿含草、鹿衔草、破血丹。Pyrola rotundifolia L. subsp. Chinensis H. Andres——鹿蹄草科 Pyrolaceae. 2. 普通鹿蹄草 Pyrola decorata H. Andres——鹿蹄草科 Pyrolaceae."[2]

《中药材手册》："鹿衔草（《纲目》名鹿蹄草，列入草部隰草类）本品为鹿蹄草科植物鹿蹄草 Pyrola calliantha H. Andres 或卵叶鹿蹄草 Pyrola decorata H. Andres 的干燥全草。原植物系多年生常绿草本，野生于林下阴湿处。【别名】鹿含草、鹿衔草、破血丹、鹿寿草、冬绿、紫背金牛草（四川）。"[3]

《全国中草药汇编》："鹿衔草　别名：鹿蹄草、鹿含草、鹿安茶、鹿寿草、冬绿、破血丹、紫背金牛草（四川）。来源：为鹿蹄草科鹿蹄草属植物鹿蹄草 Pyrola calliantha H. Andres [P. rotundifolia L. ssp. chinensis H. Andres] 或普通鹿蹄草 P. decorata H. Andres

的全草。”[4]

《中药大辞典》：“鹿衔草《滇南本草》【异名】破血丹《植物名实图考》，纸背金牛草、大肺筋草、红肺筋草《重庆草药》，鹿寿茶《陕西中草药》，鹿安茶《山西中草药》。【基原】为鹿蹄草科植物鹿蹄草或圆叶鹿蹄草等的全草。【原植物】①鹿蹄草 Pyrola rotundifolia L. subsp. Chinensis H. Andres，又名：冬绿。②圆叶鹿蹄草 Pyrola rotundifolia L.。”[5]

《中医大辞典·中药分册》：“鹿衔草　出《滇南本草》。又名鹿安茶、破血丹。为鹿蹄草科植物鹿蹄草 Pyrola roundifolia L. subsp. Chinensis H. Andres 或卵叶鹿蹄草 P. decorata H. Andres 等的全草。主产于浙江、安徽；云南、四川、陕西等地亦产。”[6]

《中国医学百科全书·中医学》：“鹿衔草　始载于《滇南本草》。又名破血丹、紫背金牛草、鹿含草。为鹿蹄草科植物普通鹿蹄草 Pyrola decorata H. Andres 或鹿蹄草 P. calliantha H. Andres 的全草。全年可采，连根挖取，洗净，晒干。或晒至叶片较软缩时，堆压发热，待叶片两面变成紫褐色时再晒干。”[7]

《全国中药炮制规范》：“鹿衔草　［处方用名］鹿衔草。【来源】本品为鹿蹄草科植物鹿蹄草 Pyrola calliantha H. Andres 或卵叶鹿蹄草 Pyrola decorata H. Andres 的干燥全草。均系野生。主产于浙江、安徽等地。全年均可采挖。除去杂质，晒至叶片较软时，堆置至叶片变成紫褐色，晒干。药材以紫红色或紫褐色、无杂质者为佳。”[8]

《中国药材学》：“鹿衔草　【别名】潞安茶，破血丹，冬绿，白茵陈（四川）。【来源】本品为鹿蹄草科植物鹿蹄草 Pyrola rotundifolia L. ssp. chinensis H. Andres 的全草。”[9]

《中国中医药学主题词表》：“鹿衔草 Herba pyrolae　为鹿蹄草科植物鹿蹄草或普通鹿蹄草的干燥全草；属祛风湿药、补肾药和止血药（中药）；用鹿蹄草检索 1995 前文献。C 鹿蹄草。”[10]

《中华本草》：“鹿衔草《滇南本草》【异名】鹿蹄草、小秦王草《纲目》，破血丹《植物名实图考》，纸背金牛草、大肺筋草、红肺筋草《重庆草药》，鹿寿茶《陕西中草药》，鹿安茶《山西中草药》，鹿含草《浙江药用植物志》。……【来源】为鹿蹄草科植物普通鹿蹄草、鹿蹄草、日本鹿蹄草、红花鹿蹄草的全草。【原植物】1. 普通鹿蹄草 Pyrola decorata H. Andr. 又名：雅美鹿蹄草、山美人鹿蹄草《拉汉种子植物名称》。2. 鹿蹄草 Pyrola calliantha H. Andr. ［P. rotundifolia L. subsp. chinensis H. Andr.］又名：河北鹿蹄草、美花鹿蹄草《拉汉种子植物名称》，川北鹿蹄草《中国高等植物图鉴》，罗汉茶（四川），常绿茶（山西、安徽、江西）。3. 日本鹿蹄草 Pyrola japonica Klenze ex Alef.。4. 红花鹿蹄草 Pyrola incarnata Fisch. ex DC.。”[11]

《中华人民共和国药典》：“鹿衔草 Herba pyrolae　本品为鹿蹄草科植物鹿衔草 Pyrola calliantha H. Andres 或普通鹿蹄草 Pyrola decorata H. Andres 的干燥全草。全年均可采挖，除去杂质，晒至叶片较软时，堆置至叶片变紫褐色，晒干。”[12]

5　参考文献

1　明·兰茂. 滇南本草. 第二卷. 昆明：云南人民出版社，1977，261

2　中国医学科学院药物研究所等. 中药志. 第四册. 北京：人民卫生出版社，1993，625

3　中华人民共和国卫生部药政管理局. 中药材手册. 北京：人民卫生出版社，1998，464

4 《全国中草药汇编》编写组．全国中草药汇编．上册．北京：人民卫生出版社，1996，740
5 江苏新医学院．中药大辞典．上海：上海科学技术出版社，1977，2243
6 《中医大辞典》编辑委员会．中医大辞典·中药分册．北京：人民卫生出版社，1982，347
7 《中医学》编辑委员会．中国医学百科全书·中医学．上海：上海科学技术出版社，1997，1252
8 中华人民共和国卫生部药政管理局．全国中药炮制规范．北京：人民卫生出版社，1988，237
9 徐国钧等主编．中国药材学．北京：中国医药科技出版社，1996，1493
10 吴兰成主编．中国中医药学主题词表．北京：中医古籍出版社，1996，235
11 国家中医药管理局《中华本草》编委会．中华本草．第六册．上海：上海科学技术出版社，1999，6
12 国家药典委员会．中华人民共和国药典．一部．北京：化学工业出版社，2000，265
13 明·李时珍．本草纲目．北京：人民卫生出版社，1982，1051
14 清·吴仪洛．本草从新．北京：中医古籍出版社，2001，65
15 清·严西亭．得配本草．上海：上海卫生出版社，1957，5
16 清·吴其濬．植物名实图考．北京：中华书局，1963，223

423 商陆
Shanglu
Radix Phytolaccae

1 定名依据

1.1 正名

1.1.1 汉文名：商陆（商陆科植物商陆 Phytolacca acinosa Roxb. 或垂序商陆 Phytolacca americana L. 的干燥根）。

1.1.2 英文名：pokeberry root.

1.2 依据

1.2.1 定名的文献依据

1.2.1.1 《神农本草经》卷三："商陆，味辛，平。主水张、疝瘕、痹，熨除痈肿，杀鬼精物。一名葛根，一名夜呼。生川谷。"[1]

1.2.1.2 《本草经集注·草木下品》："商陆，味辛、酸，平，有毒。主治水胀疝瘕痹，熨除痈肿，杀鬼精物。治胸中邪气，水肿，痿痹，腹满洪直，疏五脏，散水气。如人形者，有神。一名葛根，一名夜呼。"[2]

1.2.1.3 《新修本草》卷十一："商陆，味辛、酸、平、有毒。主水胀疝瘕痹，熨除痈肿，杀鬼精物。疗胸中邪气，水肿，痿痹，腹满洪直，疏五脏，散水气。如人形者，有神。一名葛根，一名夜呼。生咸阳川谷。"[3]

1.2.1.4 《证类本草》卷十一："商陆，味辛、酸，平，有毒。主水胀疝瘕痹，熨除痈肿，杀鬼精物，疗胸中邪气，水肿，痿痹，腹满洪直，疏五脏，散水气。如人形者有神。一名葛根，一名夜呼。生咸阳川谷。陶隐居云：近道处处有。方家不甚干用，疗水肿，切生根杂生鲤鱼煮作汤。"[4]

1.2.1.5　《本草纲目》卷十七："商陆《本经·上品》。【释名】蓫薚（音逐汤）、当陆《开宝》、章柳《图经》、白昌《开宝》、马尾《广雅》、夜呼《本经》。时珍曰：此物能逐荡水气，故曰蓫薚。"[5]

1.2.1.6　《本草从新》卷四："商陆，通、行水。苦寒。沉阴下行。与大戟、甘遂同功。疗水肿胀满。"[6]

1.2.1.7　《中华人民共和国药典》："商陆 Radix phytolaccae　本品为商陆科植物商陆 Phytolacca acinosa Roxb. 或垂序商陆 Phytolacca americana L. 的干燥根。秋季至次春采挖，除去须根及泥沙，切成块或片，晒干或阴干。"[7]

1.2.1.8　《普通高等教育中医药类规划教材·中药学》："商陆《本经》为商陆科多年生草本植物商陆 Phytolacca acinosa Roxb. 或垂序商陆 Phytolacca americana L. 的根。我国大部地区均产。秋季或初春采挖。切片，晒干或阴干。生用或醋制用。"[8]

1.2.1.9　《中药大辞典》："商陆《本经》【异名】葛根、夜呼《本经》，当陆《本草经集注》，白昌《开宝本草》……【基原】为商陆科植物商陆的根。【原植物】商陆 Phytolacca acinosa Roxb.。"[9]

1.2.1.10　《中医大辞典·中药分册》："商陆　出《神农本草经》。又名见肿消、章柳根、牛大黄、山萝卜。为商陆科植物商陆 Phytolacca acinosa Roxb. 或垂序商陆 P. americana L. 的根。主产于河南、湖北、安徽、陕西。"[10]

1.2.1.11　《中国医学百科全书·中医学》："商陆　始载于《神农本草经》。又名见肿消、山萝卜、当陆。为商陆科植物商陆 Phytolacca acinosa Roxb. 或垂序商陆 P. americana L. 的根。"[11]

1.2.1.12　《中国中医药学主题词表》："商陆 Phytolacca acinosa　属商陆科和祛湿利水药。"[12]

1.2.1.13　《中药志》[13]、《中药材手册》[14]、《全国中草药汇编》[15]、《全国中药炮制规范》[16]、《中国药材学》[17]、《中华本草》[18]等现代中药著作多以"商陆"作为本品正名（参见"文献通考"）。

1.2.2　定名选择的理由

1.2.2.1　商陆 Radix phytolaccae，系商陆科植物商陆 Phytolacca acinosa Roxb. 或垂序商陆 Phytolacca americana L. 的干燥根。"商陆"之名始见于汉《神农本草经》，并作为本品正名记载。其后的历代重要本草著作如南北朝·陶弘景《本草经集注》，唐·苏敬《新修本草》，宋·唐慎微《证类本草》，明·李时珍《本草纲目》，清·吴仪洛《本草从新》等在载录本品时均以"商陆"作为正名，并一直沿用至今。

1.2.2.2　我国最新出版的《中华人民共和国药典》、《普通高等教育中医药类规划教材·中药学》以及辞书类著作《中医大辞典·中药分册》、《中药大辞典》、《中国医学百科全书·中医学》等均以"商陆"作为本品正名。已经广泛应用于中医药学文献的标引和检索的《中国中医药学主题词表》也以"商陆"作为本品的正式主题词。现代本草著作如《中药志》、《全国中草药汇编》、《中华本草》、《中国药材学》、《中药材手册》、《全国中药炮制规范》等虽记载了不少本品各地的俗称，但也无一例外以"商陆"作为本品的正名。说明"商陆"作为本品正名已成为共识。

1.3　与正名等效的名词：无。

2 源流考释

商陆（商陆科植物商陆 Phytolacca acinosa Roxb. 或垂序商陆 Phytolacca americana L. 的干燥根）始载于汉《神农本草经》[1]，以“商陆”为正名。如《神农本草经》卷三：“商陆，味辛，平。主水张、疝瘕、痹，熨除痈肿，杀鬼精物。一名葛根，一名夜呼。生川谷。”[1]其后的本草著作即多以“商陆”为正名记载本品。如魏晋《名医别录》[19]、雷斅《雷公炮炙论》[20]、陶弘景《本草经集注》[2]，唐·苏敬《新修本草》[3]、孙思邈《千金翼方》[21]，宋·苏颂《本草图经》[22]、唐慎微《证类本草》[4]，金·李杲《珍珠囊补遗药性赋》[23]，明·兰茂《滇南本草》[24]、刘文泰《本草品汇精要》[25]、陈嘉谟《本草蒙筌》[26]、李时珍《本草纲目》[5]、李中梓《雷公炮制药性解》[27]、卢之颐《本草乘雅半偈》[28]，清·蒋居祉《本草择要纲目》[29]、日本稻宣义《炮炙全书》[30]、汪昂《本草易读》[31]、汪昂《本草备要》[32]、张璐《本经逢原》[33]、吴仪洛《本草从新》[6]、严西亭《得配本草》[34]、黄宫绣《本草求真》[35]、姚澜《本草分经》[36]、叶志诜《神农本草经赞》[37]、陈其瑞《本草撮要》[38]、张秉成《本草便读》[39]等。有的则以“商陆根”为正名记载本品。如元·王好古《汤液本草》[40]、清·张志聪《本草崇原》[41]、杨时泰《本草述钩元》[42]等。

古代著作中记载的本品异名有“葛根”、“夜呼”《神农本草经》[1]，“蓫薚”、“马尾”《尔雅》[43]，“薚”、“当陆”（《尔雅》郭璞注）[43]，“章陆”《雷公炮炙论》[20]，“白昌”《开宝本草》[4]，“章柳根”《本草图经》[22]，“大药”《滇南本草》[24]，“苋陆”《本草品汇精要》[25]，“樟柳”《本草蒙筌》[26]，“蓫薚”《本草纲目》[5]，“见肿消”、“山萝卜”《分类草药性》[44]等。如汉初《尔雅注疏》卷八：“蓫薚，马尾……郭璞云：今关西亦呼为薚，江东呼为当陆。”[29]《雷公炮炙论》卷二中：“商陆，凡使，勿用赤葛，缘相似。其赤葛花茎，有消筋肾之毒，故勿饵。章陆花白，年多后，仙人采之，用作脯，可下酒也。”[20]《证类本草》卷十一：“商陆，味辛、酸，平，有毒……唐本注云：此有赤白二种，白者入药用，赤者见鬼神，甚有毒，但贴肿处用。若服之伤人，乃至痢血不已而死也。今注商陆，一名白昌，一名当陆。”[4]《本草图经》卷九：“商陆，俗名章柳根。生咸阳山谷，今处处有之，多生于人家园圃中。”[22]。《滇南本草》卷二：“商陆，俗名大药。味辛、微苦，性微寒。有小毒。主治利小便，消水肿，攻疮痈。”[24]《本草品汇精要》卷十三：“商陆，有毒，植生。商陆（出《神农本经》）主水胀，疝瘕痹。熨除痈肿，杀鬼精物（以上朱字《神农本经》）。疗胸中邪气，水肿，痿痹。腹满洪，直疏五脏，散水气。如人形者有神（以上黑字《名医》所录）。【名】葛根、夜呼、白昌、当陆、薚、章陆、蓫薚、马尾、苋陆、樟柳根。”[25]《本草蒙筌》卷三：“商陆，并州商陆，凤翔商陆。味辛、甘、酸，气温。有毒。一名樟柳，多产郊原。”[26]《分类草药性》上卷：“见肿消，一名商陆，又名山萝卜，治一切诸肿。”[44]

现代有关著作均沿用《神农本草经》[1]的记载以“商陆”作为本品正名，如《中华人民共和国药典》[7]、《普通高等教育中医药类规划教材·中药学》[8]、《中药大辞典》[9]、《中医大辞典·中药分册》[10]、《中国医学百科全书·中医学》[11]、《中国中医药学主题词表》[12]、《中药志》[13]、《中药材手册》[14]、《全国中草药汇编》[15]、《全国中药炮制规范》[16]、《中国药材学》[17]、《中华本草》[18]等。同时尚记载有“花商陆”、“野胭脂”、

"野胭脂"、"水萝卜"、"美商陆"、"洋商陆"《中药材手册》[14]，"土冬瓜"、"抱母鸡"、"土母鸡"、"地萝卜"、"金七娘"、"莪羊菜"《全国中草药汇编》[15]，"白母鸡"、"长不老"、"湿萝卜"、"狗头三七"、"抓消肿"、"牛萝卜"、"春牛头"、"下山虎"、"牛大黄"、"野萝卜"《中药大辞典》[9]，"土人参"《中国药材学》[17]，"猪母耳"、"金鸡母"、"娃娃头"《中华本草》[18]等各地的俗称。还记载有本品原植物"商陆"的异名"野萝卜"、"山萝卜"、"牛萝卜"、"水萝卜"、"大萝卜"、"抱鸡婆"、"乌鸡婆兜"、"白母鸡"、"见肿消"、"胖婆娘"、"金七娘"、"猪母耳"、"峨羊菜"、"土冬瓜"、"春牛头"、"娃娃头"、"胭脂花"《中药志》[13]，"苋陆"、"蓫薚"、"马尾"、"常蓼"、"章陆"、"大苋菜"、"湿苋菜"、"山包谷"、"金七娘"、"红苋菜"、"金鸡姆"、"猪姆耳"、"苋菜蓝"、"肥猪菜"、"樟柳"《中药大辞典》[9]等；原植物"垂序商陆"的异名"美商陆"、"洋商陆"、"大麻菜"《中药志》[13]，"美洲商陆"《中华本草》[18]等。

3 附录

3.1 又称：生商陆、醋商陆（饮片规格名）。

3.2 俗称：花商陆、野胭脂（浙江），土冬瓜、土母鸡、地萝卜（湖北），水萝卜（东北、西北、山东），白母鸡、长不老（南京），白田鸡（江苏），湿萝卜（贵州），狗头三七，抓消肿、牛萝卜、春牛头（四川），下山虎、牛大黄（湖南），金七娘、猪母耳、金鸡母（福建），娃娃头（江西），野萝卜（西北、云南），抱母鸡，莪羊菜，土人参，美商陆，洋商陆。

3.3 曾称：葍根、夜呼《神农本草经》，蓫薚、马尾《尔雅》，当陆、薚（《尔雅》郭璞注），章陆《雷公炮炙论》，白昌《开宝本草》，章柳根《本草图经》，商陆根《汤液本草》，大药《滇南本草》，苋陆《本草品汇精要》，樟柳《本草蒙筌》，蓫薚《本草纲目》，见肿消、山萝卜《分类草药性》。

3.4 原植物名称：商陆，野萝卜（西北、云南），山萝卜（西南、西北、江西、广西），牛萝卜（湖北、四川），水萝卜（东北、西北、山东），大萝卜（云南），抱鸡婆、乌鸡婆兜（江西），白母鸡（江苏），见肿消（安徽、西南），胖婆娘（云南、贵州），金七娘、猪母耳（福建），峨羊菜（云南），土冬瓜（湖北），春牛头（四川），娃娃头（江西），胭脂花（浙江），苋陆，蓫薚，马尾，常蓼，章陆，樟柳，大苋菜，湿苋菜，山包谷，金七娘，红苋菜，金鸡姆，猪姆耳，苋菜蓝，肥猪菜；垂序商陆，美商陆，洋商陆，大麻菜，美洲商陆。

4 文献通考

《神农本草经》卷三："商陆，味辛，平。主水张、疝瘕、痹，熨除痈肿，杀鬼精物。一名葍根，一名夜呼。生川谷。"[1]

《十三经注疏·尔雅注疏》卷八："蓫薚，马尾……郭璞云：今关西亦呼为薚，江东呼为当陆。"[29]

《名医别录》卷三："商陆，味酸，有毒。主治胸中邪气，水肿，痿痹，腹满洪直，疏五脏，散水气。如人形者，有神。生咸阳。"[19]

《雷公炮炙论》卷二："商陆，凡使，勿用赤葛，缘相似。其赤葛花茎，有消筋肾之毒，故勿饵。章陆花白，年多后，仙人采之，用作脯，可下酒也。每修事，先以铜刀刮去上皮了，薄切，以东流水浸两宿，然后漉出，架甑蒸，以豆叶一重，了，与章陆一重，如斯蒸，从午至亥，出，仍去豆叶，曝干了，细锉用。若无豆叶，只用豆代之。”[20]

《本草经集注·草木下品》：“商陆，味辛、酸，平，有毒。主治水胀疝瘕痹，熨除痈肿，杀鬼精物。治胸中邪气，水肿，痿痹，腹满洪，直疏五脏，散水气。如人形者，有神。一名葛根，一名夜呼。生咸阳川谷。近道处处有，方家不甚干用。治水肿，切生根杂生鲤鱼煮作汤。道家乃散用及煎酿，皆能去尸虫，见鬼神。其实亦入神药。花名葛花，尤良。”[2]

《新修本草》卷十一：“商陆，味辛、酸、平、有毒。主水胀疝瘕痹，熨除痈肿，杀鬼精物。疗胸中邪气，水肿，痿痹，腹满洪直，疏五脏，散水气。如人形者，有神。一名葛根，一名夜呼。生咸阳川谷。近道处处有，方家不甚干用，疗水肿，切生根杂生鲤鱼煮作汤。道家乃散用及煎酿，皆能去尸虫，见鬼神。其实亦入神药。花名葛花，优良。”[3]

《千金翼方》卷三：“商陆，味辛酸，平，有毒。主水胀疝瘕痹，熨除痈肿，杀鬼精物。疗胸中邪气，水肿痿痹，腹满洪直，疏五脏，散水气，如人形者有神。一名葛根，一名夜呼。生咸阳川谷。”[21]

《本草图经》卷九：“商陆，俗名章柳根。生咸阳山谷，今处处有之，多生于人家园圃中。”[22]

《证类本草》卷十一：“商陆，味辛、酸，平，有毒。主水胀疝瘕痹，熨除痈肿，杀鬼精物，疗胸中邪气，水肿，痿痹，腹满洪直，疏五脏，散水气。如人形者有神。一名葛根，一名夜呼。生咸阳川谷。陶隐居云：近道处处有。方家不甚干用，疗水肿，切生根杂生鲤鱼煮作汤。道家乃散用及煎酿，皆能去尸虫，见鬼神。其实亦入神药。花名葛花，尤良。唐本注云：此有赤白二种，白者入药用，赤者见鬼神，甚有毒，但贴肿处用，若服之伤人，乃至痢血不已而死也。今注商陆，一名白昌，一名当陆。”[4]

《珍珠囊药性赋》卷二：“商陆，使。忌犬肉。商陆，味酸辛平，性寒有毒。降也，阳中之阴也。其味酸辛，其形类人。其用疗水，其效如神。”[23]

《汤液本草》卷四：“商陆根，气平，味辛、酸。有毒。《本草》云：主水胀，疝、瘕、痹，熨除痈肿，杀鬼精物。治胸中邪气、水肿、痿痹、腹满洪，直疏五脏，散水气。如人形者有神。”[40]

《滇南本草》卷二：“商陆，俗名大药。味辛、微苦，性微寒。有小毒。主治利小便，消水肿，攻疮痈。有赤白二种，白者可用，赤者不入药；然可研末，调热酒擂跌打青黑之处，神效，再贴膏药更好。”[24]

《本草品汇精要》卷十三：“商陆，有毒，植生。商陆（出《神农本经》），主水胀，疝瘕，痹，熨除痈肿，杀鬼精物（以上朱字《神农本经》）。疗胸中邪气，水肿，痿痹，腹满洪。直疏五脏，散水气。如人形者有神（以上黑字《名医》所录）。【名】葛根、夜呼、白昌、当陆、薚、章陆、蓫薚、马尾、苋陆、樟柳根。【苗】〔图经曰〕商陆即樟柳根也。春生。苗高三四尺，叶青如牛舌而长，茎青赤至柔脆。夏秋开红紫花作朵，根如芦菔而长。尔雅谓之蓫薚，广雅谓之马尾，易谓之苋陆，皆谓此商陆也。然有赤白二种花，赤者根赤，花白者根白。白者入药，赤者见鬼神，甚有毒。但贴肿外用，不可服也。又一种名赤葛，苗叶绝相类。不可服，服之伤筋消肾，须细辨之。”[25]

《本草蒙筌》卷三："商陆，并州商陆，凤翔商陆。味辛、甘、酸，气温。有毒。一名樟柳，多产郊原。叶如牛舌舒长（纯青色,）茎高三尺柔脆。（青赤色）秋间花作朵，色赤白两般。"[26]

《本草纲目》卷十七："商陆《本经·上品》。【释名】蓫薚（音逐汤）、当陆《开宝》、章柳《图经》、白昌《开宝》、马尾《广雅》、夜呼《本经》。时珍曰：此物能逐荡水气，故曰蓫薚。讹为商陆，又讹为当陆，北音讹为章柳。或云枝枝相值，叶叶相当，故曰当陆。或云多当陆路而生也……斅曰：一种赤昌，苗叶绝相类，不可服之，有伤筋骨消肾之毒。惟章陆花白年多者，仙人采之作脯，可下酒也。"[5]

《雷公炮制药性解》卷三："商陆，味酸辛，性寒有毒，入脾膀胱小肠三经。主水胀蛊毒，疝瘕痈肿恶疮，坠胎孕。按：商陆专主逐水，与大戟相似，夫水之为病，由于膀胱小肠不利，而脾家之所深恶者也，故咸入之。有赤白二种，白者可服，赤者有毒，堪用贴肿，误服杀人。"[27]

《本草乘雅半偈》第七帙："商陆《本经·下品》。【气味】辛平，有毒。【主治】主水肿疝瘕痹，熨除痈肿，杀鬼精物。"[28]

《本草崇原》卷下："商陆根，气味辛平，有毒。主治水肿，疝瘕，痹熨，除痈肿，杀鬼精物。（商陆所在有之，春生苗，高二三尺，茎青赤，极柔脆，叶如牛舌而长，夏秋开花作朵，根如萝卜似人形者有神。有赤白二种，白根者，花白。赤根者，花赤。白者入药，赤者甚有毒，不可服，服之见鬼神。俗名章柳，相传刻其根为人能通鬼神也。）"[41]

《本草择要纲目·平性药品》："商陆（取花白者根，铜刀刮去皮，薄切。以东流水浸两宿，漉出架甑蒸。以黑豆叶一重，商陆一重，如此蒸之。从午至亥，取出去豆叶，暴干锉用。无豆叶以豆代之）。"[30]

《炮炙全书》卷二："商陆，酸、辛、苦，寒。取花白者根，铜刀刮去皮，薄切，以东流水浸两宿，同黑豆拌蒸，晒用。得大蒜良，忌犬肉。赤者有毒，能伏硇砂、砒石、雌黄、粉锡。"[30]

《本草易读》卷四："商陆，黑豆同蒸用。忌犬肉。入汤宜用白花者。辛，甘，有毒。入足太阳经。疗水肿，除痈肿，解腹满，涂喉痹。通二肠而坠胎孕，除蛊毒而杀鬼物。生咸阳川谷，今所在有之，多生人家园圃中。春生苗，高三四尺。青叶如牛舌而长。茎青赤，至柔脆。夏秋红紫花作朵。根如萝卜而长，有赤白二种，白者入药，赤者有毒。八九月采。"[31]

《本草备要·草部》："商陆，大通，行水。苦寒有毒。（诸家辛酸，时珍苦寒。）沉阴下行，与大戟、甘遂同功。疗水肿胀满。（肿属脾，胀属肝。肿则阳气犹行，如单胀而不肿者名臌胀，为木横克土，难治。肿胀朝宽暮急为血虚，朝暮俱急为气血两虚。肿胀由心腹而散四肢者吉，由四肢而入心腹者危。男自下而上，女自上而下，皆难治。）"[32]

《本经逢原》卷二："商陆，一名当陆，赤者性劣，色白者良。辛寒，有毒。铜刀刮去皮，水浸一宿，或醋炒，或黑豆拌蒸。用其赤者，服之伤人，令人见鬼。同生水服杀人。"[33]

《本草从新》卷四："商陆，通、行水。苦寒。沉阴下行。与大戟、甘遂同功。疗水肿胀满。（肿属脾、胀属肝、肿则阳气犹行。如单胀而不肿者、名蛊胀、为木横克土、难治。肿胀朝宽暮急为血虚、暮宽朝急为气虚、朝暮俱急、为气血两虚。肿胀由心腹而散四肢者吉、由四肢而入心腹者危。男自下而上、女自上而下、皆难治。)"[6]

《得配本草》卷三："商陆，得大蒜良。忌犬肉。伏硇砂、砒石、雌黄。苦、辛、冷。有毒。入足太阴，兼足太阳经气分。行水气直达下焦。配麝香，捣贴脐上，利小便、消水肿。"[34]

《本草求真·上编》："商陆（毒草），大通水道下行。商陆（专入脾），辛酸苦寒有毒，功专入脾行水。其性下行最峻，有排山倒海之势。功与大戟、芫花、甘遂相同。故凡水肿水胀，瘕疝痈肿，喉痹不通，湿热蛊毒、恶疮等症，服此即能见效。"[35]

《本草分经·原例》："商陆，苦寒，沉阴下行，与大戟甘遂同功。疗水肿、胀满、蛊毒、恶疮。"[37]

《本草述钩元》卷十："商陆根，俗名章柳根。春生。高三四尺，叶如羊舌而长，其茎青赤，至柔脆。夏秋开红紫花，根如萝卜而长。八九月采之，有赤白二种。"[42]

《神农本草经赞》卷三："商陆，味辛平。主水胀，疝瘕痹，熨除痈肿，杀鬼精物。一名葛根，一名夜呼。生川谷，夬夬占爻，刚柔贯综，事鬼焉能。象人而用，杂鲤汤烹，摘蔬畦种。赤目摧筋，功难决壅，易疏。苋陆夬夬，刚上柔下也。王肃曰，苋陆，一名商陆。何承天书，贯综幽明。论语。焉能事鬼。"[37]

《本草撮要》卷一："商陆，苦寒，入足太阳经，有毒，沉阴下行。与大戟、甘遂、相等。功专治水气胀满。若喉痹，不切薄片，醋炒，涂喉中良。堕胎。令人见鬼神。赤者伤人，只堪贴脐。入麝三分，捣贴，小便利则肿消。黑豆汤浸蒸用。得蒜良。"[38]

《本草便读·草部》："商陆，苦辛有毒。入脾胃逐水通肠。沉降偏寒。疏脏腑散坚、消肿。(商陆味苦辛寒。沉阴有毒。入脾胃大肠。泻水消肿。其毒烈之性，与大戟甘遂相同。但可治阳水实邪。若脾肾虚寒而属阴水者，不宜用之。有赤白二种，白走气，赤走血。泻水虽同，惟赤者可外敷痈肿耳。)"[39]

《分类草药性》上卷："见肿消，一名商陆，又名山萝卜，治一切诸肿。"[44]

《中药志》："商陆　本品为少常用中药。商品多为商陆科植物商陆或美商陆的根部。……【原植物】1. 商陆　别名：野萝卜（西北、云南），山萝卜（西南、西北、江西、广西），牛萝卜（湖北、四川），水萝卜（东北、西北、山东），大萝卜（云南），抱鸡婆、乌鸡婆兜（江西），白母鸡（江苏），见肿消（安徽、西南），胖婆娘（云南、贵州），金七娘、猪母耳（福建），峨羊菜（云南），土冬瓜（湖北），春牛头（四川），娃娃头（江西），胭脂花（浙江）。Phytolacca acinosa Roxb.（P. esculenta V. Hout.）——商陆科 Phytolaccaceae. 2. 美商陆　别名：洋商陆、大麻菜（云南）。Phytolacca americana L.（P. decandra L.）——商陆科 Phytolaccaceae."[13]

《中药材手册》："商陆（《纲目》列入草部毒草类）本品为商陆科植物商陆 Phytolacca acinosa Roxb. 或垂序商陆 Phytolacca americana L. 的干燥根。原植物系多年生草本，栽培或野生。全国大多数地区所用商陆为前者；商品为干燥的横片或纵片，横切面可见罗盘花纹，故又名'花商陆'。后者在山东、浙江、江西等地使用。此外，广东省、湖北部分地区使用的'商陆'与上不同。【别名】商陆：花商陆、野胭脂（浙江）、白田鸡（江苏）、水萝卜（东北、西北、山东）、山萝卜（西南、西北、江西、广西）。垂序商陆：美商陆、洋商陆。"[14]

《全国中草药汇编》："商陆　别名：花商陆，见肿消（贵州、云南）、土冬瓜、抱母鸡、土母鸡、地萝卜、章柳、金七娘、莪羊菜、山萝卜（云南、四川、广西、福建）。来源：为商陆科商陆属植物商陆 Phytolacca acinosa Roxb.（P. esculenta Van Houtt.）的根。”[15]

《中药大辞典》：“商陆《本经》【异名】葛根、夜呼《本经》，当陆《本草经集注》，白昌《开宝本草》，章柳根《本草图经》，见肿消、山萝卜《分类草药性》，水萝卜《中国药植志》，白母鸡、长不老《南京民间药草》，湿萝卜《贵州民间方药集》，狗头三七《药材资料汇编》，抓消肿、牛萝卜、春牛头《四川中药志》，下山虎、牛大黄《湖南药物志》，野萝卜《中草药通讯》。【基原】为商陆科植物商陆的根。【原植物】商陆 Phytolacca acinosa Roxb.，又名：苋陆《易经》，蓫薚、马尾《尔雅》，常蓼《广雅》，（《尔雅》郭璞注），薚、章陆、樟柳《玉篇》，大苋菜、湿苋菜、山包谷、金七娘、红苋菜、金鸡姆、猪姆耳、苋菜蓝、肥猪菜。”[9]

《中医大辞典·中药分册》：“商陆　出《神农本草经》。又名见肿消、章柳根、牛大黄、山萝卜。为商陆科植物商陆 Phytolacca acinosa Roxb. 或垂序商陆 P. americana L. 的根。主产河南、湖北、安徽、陕西。”[10]

《中国医学百科全书·中医学》：“商陆　始载于《神农本草经》。又名见肿消、山萝卜、当陆。为商陆科植物商陆 Phytolacca acinosa Roxb. 或垂序商陆 P. americana L. 的根。栽培2年，秋后至次年春季均可采挖，除去茎叶、须根及泥土，趁鲜切片，晒干。”[11]

《全国中药炮制规范》：“商陆　［处方用名］生商陆、醋商陆。【来源】本品为商陆科植物商陆 Phytolacca acinosa Roxb. 或垂序商陆 Phytolacca americana L. 的干燥根。多系野生。主产于河南、安徽、湖北等地。秋季至次春采挖，除去须根及泥沙，切成块或片，晒干或阴干。药材以块片大、色白者为佳。”[16]

《中国药材学》：“商陆　【别名】山萝卜，水萝卜，当陆，见肿消，土人参，白母鸡。【来源】本品为商陆科植物商陆 Phytolacca acinosa Roxb.（P. esculenta Van Houtte）的根。”[17]

《中国中医药学主题词表》：“商陆 Phytolacca acinosa　属商陆科和祛湿利水药。”[12]

《普通高等教育中医药类规划教材·中药学》：“商陆《本经》为商陆科多年生草本植物商陆 Phytolacca acinosa Roxb. 或垂序商陆 Phytolacca americana L. 的根。我国大部地区均产。秋季或初春采挖。切片，晒干或阴干。生用或醋制用。”[8]

《中华本草》：“商陆《本经》【异名】葛根、夜呼《本经》，蓫薚、马尾《尔雅》，当陆（《尔雅》郭璞注），章陆《雷公炮炙论》，白昌《开宝本草》，章柳根《本草图经》，见肿消、山萝卜《分类草药性》，水萝卜《中国药植志》，白母鸡、长不老《南京民间药草》，牛萝卜、春牛头《四川中药志》，湿萝卜《贵州民间方药集》，下山虎、牛大黄《湖南药物志》，狗头三七《药材资料汇编》，金七娘、猪母耳、金鸡母《福建药物志》，地萝卜、土母鸡、土冬瓜（湖北），娃娃头（江西），野萝卜（西北、云南）。……【来源】为商陆科植物商陆和垂序商陆的根。【原植物】1. 商陆 Phytolacca acinosa Roxb.［P. esculenta van Houtt.］。2. 垂序商陆 Phytolacca americana L.［P. decandra L.］又名：美洲商陆《江苏植物志》，美商陆《中药志》。”[18]

《中华人民共和国药典》：“商陆 Radix phytolaccae　本品为商陆科植物商陆 Phytolacca acinosa Roxb. 或垂序商陆 Phytolacca americana L. 的干燥根。秋季至次春采挖，除去须根及泥沙，切成块或片，晒干或阴干。”[7]

5 参考文献

1 汉·神农本草经．清顾观光重辑本．北京：人民卫生出版社，1955，87
2 南北朝·陶弘景．本草经集注．北京：人民卫生出版社，1994，340
3 唐·苏敬等撰．新修本草．合肥：安徽科学技术出版社，1981，294
4 宋·唐慎微．证类本草．北京：人民卫生出版社，1957，263
5 明·李时珍．本草纲目．北京：人民卫生出版社，1982，1122
6 清·吴仪洛．本草从新．北京：中医古籍出版社，2001，76
7 国家药典委员会．中华人民共和国药典．一部．北京：化学工业出版社，2000，266
8 雷载权主编．普通高等教育中医药类规划教材·中药学．上海：上海科学技术出版社，1995，105
9 江苏新医学院．中药大辞典．上海：上海科学技术出版社，1977，2245
10 《中医大辞典》编辑委员会．中医大辞典·中药分册．北京：人民卫生出版社，1982，343
11 《中医学》编辑委员会．中国医学百科全书·中医学．上海：上海科学技术出版社，1997，1216
12 吴兰成主编．中国中医药学主题词表．北京：中医古籍出版社，1996，327
13 中国医学科学院药物研究所等．中药志．第二册．北京：人民卫生出版社，1993，530
14 中华人民共和国卫生部药政管理局．中药材手册．北京：人民卫生出版社，1998，199
15 《全国中草药汇编》编写组．全国中草药汇编．上册．北京：人民卫生出版社，1996，746
16 中华人民共和国卫生部药政管理局．全国中药炮制规范．北京：人民卫生出版社，1988，100
17 徐国钧等主编．中国药材学．北京：中国医药科技出版社，1996，147
18 国家中医药管理局《中华本草》编委会．中华本草．第二册．上海：上海科学技术出版社，1999，737.
19 魏晋·名医别录．北京：人民卫生出版社，1955，34
20 南北朝·雷敩．雷公炮炙论．上海：上海中医学院出版社，1986，103
21 唐·孙思邈．千金翼方．北京：人民卫生出版社，1955，34
22 宋·苏颂．本草图经．合肥：安徽科学技术出版社，1994，303
23 金·李杲．珍珠囊补遗药性赋．见：中国医学大成（二）．长沙：岳麓书社，1990，110
24 明·兰茂．滇南本草．第二卷．昆明：云南人民出版社，1977，77
25 明·刘文泰．本草品汇精要．北京：人民卫生出版社，1982，396
26 明·陈嘉谟．本草蒙筌．北京：人民卫生出版社，1988，179
27 明·李中梓．雷公炮制药性解．见：中国医学大成（二）．长沙：岳麓书社，1990，144
28 明·卢之颐．本草乘雅半偈．北京：人民卫生出版社，1986，379
29 清·蒋居祉．本草择要纲目．见：珍本医书集成（二）．上海：上海科学技术出版社，1985，117
30 ［日］稻宣义．炮炙全书．北京：中医古籍出版社，1981，67
31 清·汪昂．本草易读．北京：人民卫生出版社，1987，202
32 清·汪昂．本草备要．北京：中国中医药出版社，1998，85
33 清·张璐．本经逢原．上海：上海科学技术出版社，1959，89
34 清·严西亭．得配本草．上海：上海卫生出版社，1957，32
35 清·黄宫绣．本草求真．上海：上海科学技术出版社，1959，159
36 清·姚澜．本草分经．上海：上海科学技术出版社，1989，62
37 清·叶志诜．神农本草经赞．见：珍本医书集成（二）．上海：上海科学技术出版社，1985，133
38 清·陈其瑞．本草撮要．见：珍本医书集成（二）．上海：上海科学技术出版社，1985，17

39 清·张秉成. 本草便读. 上海：上海卫生出版社，1957，49
40 元·王好古. 汤液本草. 见：景印文渊阁四库全书（745）. 北京：中医古籍出版社，1986，959.
41 清·张志聪. 本草崇原. 北京：中国中医药出版社，1992，121
42 清·杨时泰. 本草述钩元. 上海：科技卫生出版社，1958，283
43 汉初学者辑，晋·郭璞注. 十三经注疏·尔雅注疏. 上海：上海古籍出版社，1993
44 清·佚名. 分类草药性. 民国二十八年新刻本

424　羚羊角
Lingyangjiao
Cornu Saigae Tataricae

1　定名依据

1.1　正名

1.1.1　汉文名：羚羊角（牛科动物赛加羚羊 Saiga tatarica Linnaeus 的角）。

1.1.2　英文名：antelope horn.

1.2　依据

1.2.1　定名的文献依据

1.2.1.1　《神农本草经》卷二："羚羊角，味咸，温。主青盲，明目，杀疥虫，止寒泄，辟恶鬼虎狼，止惊悸。久服，安心、益气、轻身。生川谷。"[1]

1.2.1.2　《本草经集注·虫兽三品》："羚羊角，味咸、苦，寒、微寒，无毒。主明目，益气，起阴。去恶血注下，辟蛊毒恶鬼不祥。安心气，常不魇寐。"[2]

1.2.1.3　《新修本草》卷十五："羚羊角，味咸、苦，寒、微寒，无毒。主明目，益气，起阴。去恶血注下，辟蛊毒恶鬼不祥。安心气，常不魇寐。疗伤寒，时气寒热，热在肌肤，温风注毒伏在骨间，除郁，惊梦狂越，僻谬及食噎不通。"[3]

1.2.1.4　《证类本草》卷十七："羚羊角，味咸、苦，寒、微寒，无毒。主明目，益气，起阴，去恶血注下，辟蛊毒恶鬼不祥，安心气，常不魇寐，疗伤寒，时气寒热，热在肌肤，温风注毒伏在骨间，除邪气惊梦，狂越僻谬及食噎不通。"[4]

1.2.1.5　《本草品汇精要》卷二十四："羚羊角，无毒，胎生。羚羊角（出《神农本经》)，主明目，益气起阴。去恶血注下，辟蛊毒恶鬼不祥，安心气，常不魇寐，服强筋骨轻身。"[5]

1.2.1.6　《本草从新》卷十六："羚羊角，泻心肝火，苦咸寒。羊属火，而羚羊属木，入足厥阴、(肝）手太阴、少阴经（肺、心)。"[6]

1.2.1.7　《中华人民共和国药典》："羚羊角 Cornu saigae tataricae　本品为牛科动物赛加羚羊 Saiga tatarica Linnaeus 的角。猎取后锯取其角，晒干。"[7]

1.2.1.8　《普通高等教育中医药类规划教材·中药学》："羚羊角《本经》为牛科动物赛加羚羊 Saiga tatarica Linnaeus 的角。主产于新疆、青海等地。全年均可捕捉，但以秋季猎取最佳。捕后锯取其角，晒干。用时镑成薄片、锉末或磨汁。"[8]

1.2.1.9 《中药大辞典》："羚羊角《本经》【基原】为牛科动物赛加羚羊等的角。【原植物】赛加羚羊 Saiga tatarica L.，又名：高鼻羚羊。"[9]

1.2.1.10 《中医大辞典·中药分册》："羚羊角 出《神农本草经》。为牛科动物赛加羚羊 Saiga tatarica L. 的角。主产新疆。"[10]

1.2.1.11 《中国医学百科全书·中医学》："羚羊角 始载于《神农本草经》。为牛科动物赛加羚羊 Saiga tatarica L. 的角。全年均可捕捉，捕后将角从基部锯下，晒干。"[11]

1.2.1.12 《中国中医药学主题词表》："羚羊角 Cornu saigae tataricae 为牛科动物赛加羚羊的角；属动物药、平肝熄风药和清热泻火药。"[12]

1.2.1.13 《中药材手册》[13]、《全国中草药汇编》[14]、《全国中药炮制规范》[15]、《中国药材学》[16]、《中华本草》[17] 等现代中药著作多以"羚羊角"作为本品正名（参见"文献通考"）。

1.2.2 定名选择的理由

1.2.2.1 羚羊角 Cornu saigae tataricae，系牛科动物赛加羚羊 Saiga tatarica Linnaeus 的角。"羚羊角"之名始见于汉《神农本草经》，并作为本品正名记载。其后的历代重要本草著作如南北朝·陶弘景《本草经集注》，唐·苏敬《新修本草》，宋·唐慎微《证类本草》，明·刘文泰《本草品汇精要》，清·吴仪洛《本草从新》等在载录本品时均以"羚羊角"作为正名，并一直沿用至今。

1.2.2.2 我国最新出版的《中华人民共和国药典》、《普通高等教育中医药类规划教材·中药学》以及辞书类著作《中医大辞典·中药分册》、《中药大辞典》、《中国医学百科全书·中医学》等均以"羚羊角"作为本品正名。已经广泛应用于中医药学文献的标引和检索的《中国中医药学主题词表》也以"羚羊角"作为本品的正式主题词。现代本草著作如《全国中草药汇编》、《中华本草》、《中国药材学》、《中药材手册》、《全国中药炮制规范》等虽记载了不少本品各地的俗称，但也无一例外以"羚羊角"作为本品的正名。说明"羚羊角"作为本品正名已成为共识。

1.3 与正名等效的名词：无。

2 源流考释

羚羊角（牛科动物赛加羚羊 Saiga tatarica Linnaeus 的角）始载于汉《神农本草经》[1]，以"羚羊角"为正名。如《神农本草经》卷二："羚羊角，味咸，温。主青盲，明目，杀疥虫，止寒泄，辟恶鬼虎狼，止惊悸。久服，安心益气轻身。生川谷。"[1] 其后的本草著作即以"羚羊角"为正名记载本品。如南北朝·雷敩《雷公炮炙论》[18]、陶弘景《本草经集注》[2]，唐·苏敬《新修本草》[3]、孙思邈《千金翼方》[19]，宋·苏颂《本草图经》[20]、唐慎微《证类本草》[4]、寇宗奭《本草衍义》[21]、佚名《增广太平和剂图经本草药性总论》[22]，明·刘文泰《本草品汇精要》[5]、陈嘉谟《本草蒙筌》[23]、缪希雍《炮炙大法》[24]、李中梓《雷公炮制药性解》[25]、李中梓《本草征要》[26]、卢之颐《本草乘雅半偈》[27]，清·张志聪《本草崇原》[28]、蒋居祉《本草择要纲目》[29]、陈士铎《本草新编》[30]、日本稻宣义《炮炙全书》[31]、汪昂《本草易读》[32]、汪昂《本草备要》[33]、叶桂《本草经解》[34]、吴仪洛《本草从新》[6]、沈金鳌《要药分剂》[35]、黄宫绣《本草求真》[36]、陈念祖《神农本草经读》[37]、姚澜《本草分经》[38]、杨时泰《本草述钩元》[39]、凌奂《本草害利》[40]、陈其瑞《本草撮要》[41]、张秉成《本草便读》[42]等。而明·李时珍《本草纲目》[43]则在"麢羊"项下介绍本品。

古代著作中记载的本品异名有"冷角"《广雅》[44]等。如《广雅》:"美皮,冷角。"[44]

现代有关著作均沿用《神农本草经》的记载以"羚羊角"作为本品正名,如《中华人民共和国药典》[7]、《普通高等教育中医药类规划教材·中药学》[8]、《中药大辞典》[9]、《中医大辞典·中药分册》[10]、《中国医学百科全书·中医学》[11]、《中国中医药学主题词表》[12]、《中药材手册》[13]、《全国中草药汇编》[14]、《全国中药炮制规范》[15]、《中国药材学》[16]、《中华本草》[17]等。同时尚记载有"羚羊"、"嫩羚羊"《中药材手册》[13],"高鼻羚羊"《全国中草药汇编》[14]等各地的俗称。还记载有本品原动物"赛加羚羊"的异名"麢"、"高鼻羚羊"、"大鼻羚羊"《中华本草》[17]等。

3 附录

3.1 又称:无。

3.2 俗称:羚羊,嫩羚羊,高鼻羚羊。

3.3 曾称:冷角《广雅》。

3.4 原动物名称:赛加羚羊,麢,高鼻羚羊,大鼻羚羊。

4 文献通考

《神农本草经》卷二:"羚羊角,味咸,温。主青盲,明目。杀疥虫,止寒泄,辟恶鬼虎狼,止惊悸。久服,安心益气轻身。生川谷。"[1]

《广雅》:"美皮,冷角。"[44]

《雷公炮炙论》一中卷:"羚羊角,雷公云:凡所用,亦有神羊角。其神羊角长,有二十四节,内有天生木胎。此角有神力,可抵千牛之力也。"[18]

《本草经集注·虫兽三品》:"羚羊角,味咸、苦,寒、微寒,无毒。主明目,益气,起阴,去恶血注下,辟蛊毒恶鬼不祥。安心气,常不魇寐。"[2]

《新修本草》卷十五:"羚羊角,味咸、苦,寒、微寒,无毒。主明目,益气,起阴,去恶血注下,辟蛊毒恶鬼不祥。安心气,常不魇寐。疗伤寒,时气寒热,热在肌肤,温风注毒伏在骨间,除郁惊梦,狂越僻谬及食噎不通。"[3]

《千金翼方》卷三:"羚羊角,味咸苦,寒,微寒,无毒。主明目益气,起阴,去恶血注下,辟蛊毒恶鬼不祥,安心气,常不魇寐。疗伤寒、时气寒热,热在肌肤,温风注毒伏在骨间,除邪气,惊梦,狂越僻谬,及食噎不通。"[19]

《本草图经》卷十三:"羚羊角,出石城山谷及华阴山,今秦、陇、龙、蜀、金、商州山中皆有之。戎人多捕得来货,其形似羊也,青而大。其角长一、二尺,有节如人手指握痕,又至坚劲,今人药者,皆用此角。"[20]

《证类本草》卷十七:"羚羊角,味咸、苦,寒、微寒,无毒。主明目,益气,起阴,去恶血注下,辟蛊毒恶鬼不祥。安心气,常不魇寐,疗伤寒,时气寒热,热在肌肤,温风注毒伏在骨间,除邪气惊梦,狂越僻谬及食噎不通。"[4]

《本草衍义》卷十六:"羚羊角,今皆取有挂痕者。陈藏器:取耳边听之,集集鸣者良，亦强出此说，未尝遍试也。今将他角附耳，皆集集有声，不如有挂痕一说尽矣。然多伪为之，不可不察。散也。"[21]

《增广太平和剂图经本草药性总论》："羚羊角，凡所用，亦有神羊角，其神羊角长有二十四节，内有天生木胎。此角有神力，可抵千牛之力也。凡修事之时，勿令单用，不复有验，须要不拆元对，以绳缚之，将错子错之，旋旋取用，勿令犯风。错未尽处，须三重纸裹，恐力散也。错得了，即单捣，捣尽，背风头，重筛过，然入药中用之。若更研万匝了，用之更妙。免刮人肠也。"[22]

《本草品汇精要》卷二十四："羚羊角，无毒，胎生。羚羊角（出《神农本经》），主明目益气，起阴，去恶血注下，辟蛊毒恶鬼不祥，安心气，常不魇寐，久服强筋骨、轻身（以上朱字《神农本经》）。疗伤寒，时气寒热，热在肌肤，温风注毒伏在骨间。除邪气惊，梦狂越僻谬及食噎不通。起阴，益气利丈夫（以上黑字《名医》所录）。"[5]

《本草蒙筌》卷九："羚羊角，味咸、苦，气寒。无毒。形类羊色青颇大，角多节劲锐犹长。（甚坚，劲长一二尺，节密蹙蹙旋绕。）种生川蜀山林，夜宿角挂树上。猎犬追捕，亦多获之。虏人常以货钱，州郡亦每克贡。"[23]

《本草纲目》卷五十一："麢羊《本经·中品》。【释名】羚羊（俗）、麢羊（音钤）、九尾羊……羚羊角，【修治】斅曰：凡用，有神羊角甚长，有二十四节，内有天生木胎。此角有神力，可抵千牛。凡使不可单用，须要不拆元对，绳缚，铁锉锉细，重重密裹，避风，以旋旋取用，捣筛极细，更研万匝入药，免刮人肠。"[43]

《炮炙大法》："羚羊角（凡所用，亦有神羊角，其神羊角长有二十四节，内有天生木胎。此角有神力，可抵千牛之力也）。"[24]

《雷公炮制药性解》卷六："羚羊角，凡所用，亦有神羊角，其神羊角长有二十四节，内有天生木胎。此角有神力，可抵千牛之力也。"[25]

《本草征要》卷三："羚羊角，味咸，性寒，无毒。入肝经。真达东方，理热毒，而昏冒无虞。专趋血海，散瘀结，而真阴有赖。清心明目，辟邪定惊。湿风痢血宜加用，瘰疬痈疽不可无。"[26]

《本草乘雅半偈》第四帙："羚羊角《本经·上品》。泯形则寂，至灵即惺，此言生气之能通乎天气也。二十有四，其节乎。七十有二，其候乎。"[27]

《本草崇原》卷中："羚羊角，气味咸寒，无毒。主明目益气，起阴，主恶血注下，辟蛊毒恶鬼不祥，常不魇寐。"[28]

《本草择要纲目·寒性药品》："羚羊角（凡用有神羊角甚长，有二十四节，内有天生木胎。此角有神力抵下牛。凡使不可单用，须要不折元对，绳缚，铁锉锉细。重重密裹避风。以旋旋取用，捣筛极，更研万匝入药，免刮人肠）。"[29]

《本草新编》卷五："羚羊角，味咸、苦，气寒，无毒。专走肝经。解伤寒寒热在肌肤，散温风注毒伏于骨内，安心气，除魇寐惊梦狂越，辟邪气，祛恶鬼。小儿惊痫，产妇败血，皆能治之。此物亦备用，以待变者也。"[30]

《炮炙全书》卷四："羚羊角，凡所用，亦有神羊角，其神羊角长有二十四节，内有天生木胎。此角有神力，可抵千牛之力也。"[31]

《本草易读》卷八："羚羊角，水磨汁用。末用者要极细。咸，寒，无毒。入足厥阴、手太阴、少阴。清心泻肝，明目去障，去风舒筋，退热解邪。"[32]

《本草备要》禽兽类："羚羊角，泻心、肝火。苦咸微寒。羊属火，而羚羊属木，入足厥阴（肝）、手太阴、少阴（肺、心）经。目为肝窍，此能清肝，故明目去障。"[33]

《本草经解》卷四："[羚羊角]，气，味，无毒。主明目，益气，起阴。去恶血注下。辟蛊毒。恶水不祥。常不魇寐。羚羊角气寒。禀天冬寒之水气，入足少阴肾经。味咸无毒。得地北方之水味。"[34]

《本草从新》卷十六："羚羊角，泻心、肝火。苦咸寒。羊属火，而羚羊属木。入足厥阴（肝）、手太阴、少阴经（肺、心）。目为肝窍。清肝，故明目去障。肝主风，其合在筋，祛风舒筋。故治惊痫搐搦，骨痛筋挛。肝藏魂，心主神明。泻心肝邪热，故治狂越僻谬，梦魇惊骇。肝主散血，故治瘀滞恶血，血痢肿毒。相火寄于肝胆，在志为怒。"[6]

《要药分剂》卷七："羚羊角，味苦咸，性寒，无毒。降也，阳中阴也。【主治】主明目，益气，起阴。去恶血注下，辟蛊毒恶鬼不祥。安心，常不魇寐（本经）。疗伤寒时气寒热，热在肌肤，温风注毒伏在骨间。除邪气惊梦，狂越僻谬，及食噎不通，利丈夫（别录）。"[35]

《本草求真·上编》："羚羊角（兽），专泻肝火兼清心肺。羚羊角（专入肝。兼入心肺），苦咸大寒，功专入肝泻火，兼入心肺二经。考书所论主治，多属冗统。惟李时珍剖晰甚明，言羊火畜也。而羚羊则属木，故其角入厥阴肝经甚捷，同气相求也。肝主木，开窍于目，其发病也，目暗障翳。"[36]

《神农本草经读》卷三："羚羊角，气味咸、寒，无毒。主明目，益气，起阴，去恶血，注下。辟蛊毒，恶鬼不祥，常不魇寐（俗称羚羊）。[参] 羚羊角气寒味咸无毒，入肾与膀胱二经。主明目者，咸寒以补水，水足则目明也。益气者，水能化气也。起阴者，阴器为宗筋而属于肝，肝为木，木得烈日而萎，得雨露而挺也。"[37]

《本草分经·原例》："羚羊角，苦咸寒，属木入肝肺心，清肝祛风，泻邪热，散血下气解毒。"[38]

《本草述钩元》卷三十一："羚羊角，秦陇龙蜀山中皆有之。其角细而圆锐，长四五寸，多节，带黄色者良。羚羊、羱羊（即山羊）、山驴三种相似。羚似羊而青色，毛粗角短小。羱似吴羊，角长大。山驴驴身羚角，但角大而节疏慢耳。"[39]

《本草害利·肝部药队》："羚羊角。【害】性寒，能伐生生之气。凡肝心二经有热者，宜之。无火热勿用。"[40]

《本草撮要》卷八："羚羊角，味咸，入足厥阴经。功专散风清热。得钩藤息肝风，得生熟地、茵陈、芩、枳、枇杷、石斛、甘草、二冬、桂、苓名甘露饮。治胃中湿热，然临症时宜酌。一角者胜。或研或磨用，能碎金钢石。"[41]

《本草便读·兽部》："羚羊角，清肝胆之热狂。性禀轻灵。咸寒解毒。治厥阴之风痉。功专明目。辟恶除邪。"[42]

《中药材手册》："羚羊角（《纲目》列入兽部兽类羚羊项下）本品为牛科动物赛加羚羊 Saiga tatarica Linnaeus 雄兽的角。原动物系陆栖兽类，喜栖于半沙漠地区，均系野生。是珍贵药材之一。在制剂上用量很大，有多种商品规格。此外，羚羊角的外形类似品很多，详见附注，应注意区别。【别名】羚羊、嫩羚羊。"[13]

《全国中草药汇编》："羚羊角 别名：高鼻羚羊。来源：为洞角科动物赛加羚羊 Saiga tatarica L. 的角。"[14]

《中药大辞典》：“羚羊角《本经》【基原】为牛科动物赛加羚羊等的角。【原植物】赛加羚羊 Saiga tatarica L.，又名：高鼻羚羊。”[9]

《中医大辞典·中药分册》：“羚羊角 出《神农本草经》。为牛科动物赛加羚羊 Saiga tatarica L. 的角。主产新疆。”[10]

《中国医学百科全书·中医学》：“羚羊角 始载于《神农本草经》。为牛科动物赛加羚羊 Saiga tatarica L. 的角。全年均可捕捉，捕后将角从基部锯下，晒干。”[11]

《全国中药炮制规范》：“羚羊角 ［处方用名］羚羊角。【来源】本品为牛科动物赛加羚羊 Saiga tatarica Linnaeus 的角。主产于新疆。全年均可捕捉，捕得后，将角从基部锯下，晒干。药材以质嫩、色白、光润、有血丝、无裂纹者为佳。”[15]

《中国药材学》：“羚羊角 【来源】本品为哺乳纲偶蹄目牛科动物赛加羚羊（高鼻羚羊）Saiga tatarica Linnaeus 的角。”[16]

《中国中医药学主题词表》：“羚羊角 Cornu saigae tataricae 为牛科动物赛加羚羊的角；属动物药、平肝熄风药和清热泻火药。”[12]

《普通高等教育中医药类规划教材·中药学》：“羚羊角《本经》为牛科动物赛加羚羊 Saiga tatarica Linnaeus 的角。主产于新疆、青海等地。全年均可捕捉，但以秋季猎取最佳。捕后锯取其角，晒干。用时镑成薄片、锉末或磨汁。”[8]

《中华本草》：“羚羊角《本经》【异名】泠角《广雅》。……【来源】为牛科动物赛加羚羊的角。【原植物】赛加羚羊 Saiga tatarica Linnaeus 又名：麢《说文》，高鼻羚羊、大鼻羚羊。”[17]

《中华人民共和国药典》：“羚羊角 Cornu saigae tataricae 本品为牛科动物赛加羚羊 Saiga tatarica Linnaeus 的角。猎取后锯取其角，晒干。”[7]

5 参考文献

1 汉·神农本草经．清顾观光重辑本．北京：人民卫生出版社，1955，73

2 南北朝·陶弘景．本草经集注．北京：人民卫生出版社，1994，491

3 唐·苏敬等撰．新修本草．合肥：安徽科学技术出版社，1981，374

4 宋·唐慎微．证类本草．北京：人民卫生出版社，1957，382

5 明·刘文泰．本草品汇精要．北京：人民卫生出版社，1982，612

6 清·吴仪洛．本草从新．北京：中医古籍出版社，2001，233

7 国家药典委员会．中华人民共和国药典．一部．北京：化学工业出版社，2000，266

8 雷载权主编．普通高等教育中医药类规划教材·中药学．上海：上海科学技术出版社，1995，262

9 江苏新医学院．中药大辞典．上海：上海科学技术出版社，1977，2256

10 《中医大辞典》编辑委员会．中医大辞典·中药分册．北京：人民卫生出版社，1982，349

11 《中医学》编辑委员会．中国医学百科全书·中医学．上海：上海科学技术出版社，1997，1198

12 吴兰成主编．中国中医药学主题词表．北京：中医古籍出版社，1996，229

13 中华人民共和国卫生部药政管理局．中药材手册．北京：人民卫生出版社，1998，680

14 《全国中草药汇编》编写组．全国中草药汇编．下册．北京：人民卫生出版社，1996，524

15 中华人民共和国卫生部药政管理局．全国中药炮制规范．北京：人民卫生出版社，1988，357

16 徐国钧等主编．中国药材学．北京：中国医药科技出版社，1996，1861

17 国家中医药管理局《中华本草》编委会．中华本草．第九册．上海：上海科学技术出版社，1999，

734.
18 南北朝·雷敩. 雷公炮炙论. 上海：上海中医学院出版社，1986，81
19 唐·孙思邈. 千金翼方. 北京：人民卫生出版社，1955，41
20 宋·苏颂. 本草图经. 合肥：安徽科学技术出版社，1994，441
21 宋·寇宗奭. 本草衍义. 上海：商务印书馆，1937，95
22 宋·佚名. 增广太平和剂图经本草药性总论. 见：增广太平惠民和剂局方. 海口：海南出版社，2002，489
23 明·陈嘉谟. 本草蒙筌. 北京：人民卫生出版社，1988，388
24 明·缪希雍. 炮炙大法. 明末庄继先校刻本
25 明·李中梓. 雷公炮制药性解. 见：中国医学大成（二）. 长沙：岳麓书社，1990，160
26 明·李中梓. 本草征要. 见：李中梓医学全书. 北京：中国中医药出版社，1999，153
27 明·卢之颐. 本草乘雅半偈. 北京：人民卫生出版社，1986，229
28 清·张志聪. 本草崇原. 北京：中国中医药出版社，1992，100
29 清·蒋居祉. 本草择要纲目. 见：珍本医书集成（二）. 上海：上海科学技术出版社，1985，28
30 清·陈士铎. 本草新编. 北京：中国中医药出版社，1996，283
31 ［日］稻宣义. 炮炙全书. 北京：中医古籍出版社，1981，144
32 清·汪昂. 本草易读. 北京：人民卫生出版社，1987，351
33 清·汪昂. 本草备要. 北京：中国中医药出版社，1998，253
34 清·叶桂. 本草经解. 上海：上海科学技术出版社，1958，115
35 清·沈金鳌. 要药分剂. 上海：上海科学技术出版社，1959，177
36 清·黄宫绣. 本草求真. 上海：上海科学技术出版社，1959，201
37 清·陈念祖. 神农本草经读. 北京：人民卫生出版社，1959，41
38 清·姚澜. 本草分经. 上海：上海科学技术出版社，1989，129
39 清·杨时泰. 本草述钩元. 上海：科技卫生出版社，1958，642
40 清·凌奂. 本草害利. 北京：中医古籍出版社，1982，45
41 清·陈其瑞. 本草撮要. 见：珍本医书集成（二）. 上海：上海科学技术出版社，1985，89
42 清·张秉成. 本草便读. 上海：上海卫生出版社，1957，107
43 明·李时珍. 本草纲目. 北京：人民卫生出版社，1982，2841
44 三国魏·张揖撰，清·王念孙疏. 广雅疏证. 北京：中华书局，1994

425 断血流
Duanxueliu
Herba Clinopodii

1 定名依据

1.1 正名

1.1.1 汉文名：断血流［唇形科植物荫风轮 Clinopodium polycephalum (Vaniot) C. Y. Wu et Hsuan 或风轮菜 Clinopodium chinensis (Benth.) O. Kuntze 的干燥地上部分］。

1.1.2 英文名：desertliving cistanche.

1.2 依据

1.2.1 定名的文献依据

1.2.1.1 《安徽中草药》:“断血流,别名荫风轮、止血丹。来源为唇形科风轮菜属植物灯笼草的全草。”[1]

1.2.1.2 《中药志》:“断血流 断血流为安徽省民间草药。商品为唇形科植物风轮菜与多头风轮菜的干燥地上部分。……【原植物】1. 风轮菜 别名:山薄荷(江西),九层塔(广东),九塔草(浙江)。Clinopodium chinensis (Benth.) O. Kuntze——唇形科 Labiatae. 2. 多头风轮菜 别名:荫风轮、断血流(安徽),山藿香(贵州),九层塔、野薄荷、灯笼草(植物志)。Clinopodium polycephalum (Vaniot) C. Y. Wu et Hsuan——唇形科 Labiatae.”[2]

1.2.1.3 《全国中草药汇编》:“断血流 别名:灯笼草……来源:为唇形科风轮菜属植物多头风轮菜 Clinopodium polycephalum (Vaniot) C. Y. Wu et Hsuan [Clinopodium polycephalum Vaniot, Calamintha chinopodium Benth. var. umbrosa sensu Dunn]。”[3]

1.2.1.4 《中医大辞典·中药分册》:“断血流 见《安徽中草药》。又名止血丹。为唇形科植物荫风 Clinopodium polycephalum (Vaniot) C. y. Wu et Hsuan 的全草。分布华东、中南、西南地区及陕西、甘肃、山西、河北等地。”[4]

1.2.1.5 《中国医学百科全书·中医学》:“断血流 始载于《植物名实图考》。原名大叶香薷,又名止血丹、山藿香。为唇形科植物荫风 Clinopodium polycephalum (Vaniot) C. Y. Wu et Hsuan 的全草。”[5]

1.2.1.6 《中国药材学》:“断血流 【别名】①风轮菜:野凉粉草、苦刀草、九层塔(广西),山薄荷(江西),野薄荷(广东)。②荫风轮:灯笼草(云南、四川),蜂窝草、山藿香(贵州),土荆芥(江苏)。【来源】本品为唇形科植物风轮菜 Clinopodium chinensis (Benth.) O. Ktze. 或荫风轮 C. polycephalum (Vaniot) C. Y. Wu et Hsuan 的全草。”[6]

1.2.1.7 《中国中医药学主题词表》:“断血流 Clinopodium polycephalum 属唇形科和止血药(中药)。D 荫风轮;D 灯笼草。”[7]

1.2.1.8 《中华本草》:“断血流《安徽中草药》【异名】大叶香薷《植物名实图考》,荫风轮、山藿香《贵州草药》……【来源】为唇形科植物灯笼草的全草。【原植物】灯笼草 Clinopodium polycephalum (Vaniot) C. Y. Wu et Hsuan ex Hsu [Clinopodium polycephalum Vaniot]。”[8]

1.2.1.9 《中华人民共和国药典》:“断血流 Herba clinopodii 本品为唇形科植物荫风轮 Clinopodium polycephalum (Vaniot) C. Y. Wu et Hsuan 或风轮菜 Clinopodium chinensis (Benth.) O. Kuntze 的干燥地上部分。夏季开花前采收,除去泥沙,晒干。”[9]

1.2.2 定名选择的理由

断血流 Herba clinopodii,系唇形科植物荫风轮 Clinopodium polycephalum (Vaniot) C. Y. Wu et Hsuan 或风轮菜 Clinopodium chinensis (Benth.) O. Kuntze 的干燥地上部分。“断血流”作为本品正名古代文献未见记载,现代文献最早见于《安徽中草药》,我国最新出版的《中华人民共和国药典》以及辞书类著作《中医大辞典·中药分册》、《中国医学百科全书·中医学》等均以“断血流”作为本品正名。已经广泛应用于中医药学文献的标引和检索的《中国中医药学主题词表》也以“断血流”作为本品的正式主题词。现代本草著作如《中药志》、《全国中草药汇编》、《中华本草》、《中国药材学》等虽记载了不少本品各地的俗称，但大多以“断血流”作为本品的正名。说明“断血流”作为本品正名已成为共识。

1.3　与正名等效的名词：无。

2　源流考释

断血流［唇形科植物荫风轮 Clinopodium polycephalum (Vaniot) C. Y. Wu et Hsuan 或风轮菜 Clinopodium chinensis (Benth.) O. Kuntze 的干燥地上部分］原名“大叶香薷”。始载于清·吴其浚《植物名实图考》卷二十五：“大叶香薷，生湖南园圃，叶有圆齿，开花逐层如节，花极小，气味芳沁。合香草之族，而轶其真名。”[10]

“断血流”作为本品正名古代文献未见记载，现代文献最早见于《安徽中草药》[1]，其后的本草著作均以“断血流”为正名，如《中华人民共和国药典》[9]、《中医大辞典·中药分册》[4]、《中国医学百科全书·中医学》[5]、《中国中医药学主题词表》[7]、《中药志》[2]、《全国中草药汇编》[3]、《中华本草》[8]、《中国药材学》[6]等。而《中药大辞典》[11]则以“荫风轮”为正名记载本品。同时尚记载有“荫风轮”、“止血丹”《安徽中草药》[1]，“灯笼草”、“山藿香”、“走马灯笼草”、“脚癣草”、“绣球草”、“楼台草”、“蜂窝草”、“节节草”、“土荆芥”、“漫胆草”《全国中草药汇编》[3]，“瘦风轮”、“九层塔”、“野薄荷”、“田螺菜”、“蒙锄草”《中药大辞典》[11]，“野凉粉草”、“苦刀草”、“山薄荷”《中国药材学》[6]，“多头风轮菜”《中华本草》[8]等各地的俗称。还记载有本品原植物“风轮菜”的异名“山薄荷”、“九层塔”、“九塔草”《中药志》[2]等；原植物“荫风轮”的异名“多头风轮菜”、“断血流”、“山藿香”、“九层塔”、“野薄荷”、“灯笼草”《中药志》[2]等。

3　附录

3.1　又称：无。

3.2　俗称：灯笼草（云南、四川），走马灯笼草、脚癣草、绣球草、楼台草（云南），山藿香、蜂窝草、节节草（贵州）、荫风轮（贵州、安徽），土荆芥（江苏），止血丹（安徽），九层塔、野凉粉草、苦刀草（广西），山薄荷（江西），野薄荷（广东），瘦风轮，田螺菜，蒙锄草，漫胆草，多头风轮菜。

3.3　曾称：大叶香薷《植物名实图考》。

3.4　原植物名称：风轮菜，山薄荷（江西），九层塔（广东），九塔草（浙江）；多头风轮菜，荫风轮，断血流（安徽），山藿香（贵州），九层塔，野薄荷，灯笼草。

4　文献通考

《安徽中草药》：“断血流，别名荫风轮、止血丹。来源为唇形科风轮菜属植物灯笼草的全草。”[1]

《植物名实图考》卷二十五：“大叶香薷，生湖南园圃，叶有圆齿，开花逐层如节，花极小，气味芳沁。合香草之族，而轶其真名。”[10]

《中药志》：“断血流　断血流为安徽省民间草药。商品为唇形科植物风轮菜与多头风轮菜的干燥地上部分。……【原植物】1. 风轮菜　别名：山薄荷（江西），九层塔（广东），九塔草（浙江）。Clinopodium chinensis (Benth.) O. Kuntze——唇形科 Labiatae. 2. 多头风轮菜　别名：荫风轮、断血流（安徽），山藿香（贵州），九层塔、野薄荷、灯笼草（植物志）。Clinopodium polycephalum (Vaniot) C. Y. Wu et Hsuan——唇形科 Labiatae."[2]

《全国中草药汇编》："断血流　别名：灯笼草、山藿香、走马灯笼草、荫风轮、脚癣草、绣球草、楼台草（云南），蜂窝草、节节草（贵州）、土荆芥（江苏）、漫胆草、大叶藿香《植物名实图考》。来源：为唇形科风轮菜属植物多头风轮菜 Clinopodium polycephalum (Vaniot) C. Y. Wu et Hsuan [Clinopodium polycephalum Vaniot, Calamintha chinopodium Benth. var. umbrosa sensu Dunn]，以全草入药。"[3]

《中药大辞典》："荫风轮《贵州草药》【异名】山藿香《贵州草药》，瘦风轮、九层塔、野薄荷、田螺菜、蒙锄草《全展选编·传染病》，断血流（安徽《断血流治疗各科疾病出血症的研究》)。【基原】为唇形科植物灯笼草的全草。【原植物】灯笼草 linopodiumpolycephalum (Vant.) C. Y. Wu et Hsuan."[11]

《中医大辞典·中药分册》："断血流　见《安徽中草药》。又名止血丹。为唇形科植物荫风 Clinopodium polycephalum (Vaniot) C. y. Wu et Hsuan 的全草。分布华东、中南、西南地区及陕西、甘肃、山西、河北等地。"[4]

《中国医学百科全书·中医学》："断血流　始载于《植物名实图考》。原名大叶香薷，又名止血丹、山藿香。为唇形科植物荫风 Clinopodium polycephalum (Vaniot) C. Y. Wu et Hsuan 的全草。分布于中国华东、中南、西南地区及陕西、甘肃、山西、河北等省。"[5]

《中国药材学》："断血流　【别名】①风轮菜：野凉粉草、苦刀草、九层塔（广西），山薄荷（江西），野薄荷（广东）。②荫风轮：灯笼草（云南、四川），蜂窝草、山藿香（贵州），土荆芥（江苏）。【来源】本品为唇形科植物风轮菜 Clinopodium chinensis (Benth.) O. Ktze. 或荫风轮 C. polycephalum (Vaniot) C. Y. Wu et Hsuan 的全草。"[6]

《中国中医药学主题词表》："断血流 Clinopodium polycephalum　属唇形科和止血药（中药）。D 荫风轮；D 灯笼草。"[7]

《中华本草》："断血流《安徽中草药》【异名】大叶香薷《植物名实图考》，荫风轮、山藿香《贵州草药》，瘦风轮、九层塔、野薄荷、田螺菜、蒙锄草《全国中草药新医疗法展览会资料选编·传染病》，多头风轮菜《全国中草药汇编》……【来源】为唇形科植物灯笼草的全草。【原植物】灯笼草 Clinopodium polycephalum (Vaniot) C. Y. Wu et Hsuan ex Hsu [Clinopodium polycephalum Vaniot]。"[8]

《中华人民共和国药典》："断血流 Herba clinopodii　本品为唇形科植物荫风轮 Clinopodium polycephalum (Vaniot) C. Y. Wu et Hsuan 或风轮菜 Clinopodium chinensis (Benth.) O. Kuntze 的干燥地上部分。夏季开花前采收，除去泥沙，晒干。"[9]

5　参考文献

1　安徽省卫生局《安徽中草药》编写组．安徽中草药．合肥：安徽人民出版社，1974，453

2　中国医学科学院药物研究所等．中药志．第四册．北京：人民卫生出版社，1993，650

3　《全国中草药汇编》编写组．全国中草药汇编．下册．北京：人民卫生出版社，1996，577

4 《中医大辞典》编辑委员会. 中医大辞典·中药分册. 北京：人民卫生出版社，1982，350
5 《中医学》编辑委员会. 中国医学百科全书·中医学. 上海：上海科学技术出版社，1997，1127
6 徐国钧等主编. 中国药材学. 北京：中国医药科技出版社，1996，1525
7 吴兰成主编. 中国中医药学主题词表. 北京：中医古籍出版社，1996，85
8 国家中医药管理局《中华本草》编委会. 中华本草. 第七册. 上海：上海科学技术出版社，1999，22
9 国家药典委员会. 中华人民共和国药典. 一部. 北京：化学工业出版社，2000，267
10 清·吴其浚. 植物名实图考. 北京：中华书局，1963，631
11 江苏新医学院. 中药大辞典. 上海：上海科学技术出版社，1977，1613

426 清半夏
Qingbanxia
Phizoma Pinelliae Preparata

1 定名依据

1.1 正名

1.1.1 汉文名：清半夏［天南星科植物半夏 Pinellia ternata (Thunb.) Breit. 的干燥块茎与白矾共煮后干燥而成的炮制加工品］。

1.1.2 英文名：purified pinellia [tuber].

1.2 依据

1.2.1 定名的文献依据

1.2.1.1 《神农本草经》卷一："半夏，味辛，平。主伤寒寒热，心下坚，下气，喉咽肿痛，头眩胸胀，咳逆肠鸣，止汗。一名地文，一名水玉。生川谷。"[1]

1.2.1.2 《中药大辞典》："半夏《本经》……【原植物】半夏 Pinellia ternata (Thunb.) Breit.，又名：三叶半夏。……【炮制】生半夏：拣去杂质，筛去灰屑……清半夏：取拣净的半夏，照上述法半夏项下的方法浸泡至口尝稍有麻辣感后，加白矾与水共煮透，取出，晾至六成干，闷润后切片，晾干。"[2]

1.2.1.3 《全国中药炮制规范》："半夏 ［处方用名］生半夏、清半夏、姜半夏、法半夏、半夏曲、麸炒半夏曲。【来源】本品为天南星科植物半夏 Pinellia ternata (Thunb.) Breit. 的干燥块茎。均系野生。主产于四川、湖北、安徽、江苏等地。夏、秋二季均可采挖，洗净，除去外皮及须根，干燥。药材以个大、皮净、色白、质坚实、粉性足者为佳。"[3]

1.2.1.4 《全国中草药汇编》："半夏 别名：三叶半夏、三叶老、三步跳、麻玉果、燕子尾。来源：为天南星科半夏属植物半夏 Pinellia ternata (Thunb.) Breit. ［P. tuberifera Ten.］的块茎。炮制 清半夏 将原药材拣净，分别大小，放缸或其他瓷器内，于阴凉处用凉水浸漂，按天气冷热及药的大小等具体情况适当掌握浸漂天数及换水次数……至内无白心时取出晾干。"[4]

1.2.1.5 《中华本草》："半夏《本经》……【来源】为天南星科植物半夏的块茎。【原植物】半夏 Pinellia ternata (Thunb.) Breit. [Arum ternatum Thunb.] 又名：三叶半夏《全国中草药汇编》。……1. 生半夏；2. 清半夏　矾泡：取净半夏，大小分开，用8%的矾溶液浸泡，至内无干心，口尝微有麻舌感，取出，洗净，切厚片，干燥。"[5]

1.2.2　定名选择的理由

清半夏 Phizoma pinelliae preparata，系天南星科植物半夏 Pinellia ternata (Thunb.) Breit. 的干燥块茎与白矾共煮后干燥而成的炮制加工品。"半夏"始载于汉《神农本草经》，列为上品。"清半夏"系半夏的药材品种之一，现代本草著作如《中药大辞典》、《全国中药炮制规范》、《全国中草药汇编》、《中华本草》等均把"清半夏"归入"半夏"项下介绍。

1.3　与正名等效的名词：无。

2　源流考释

清半夏系天南星科植物半夏 Pinellia ternata (Thunb.) Breit. 的干燥块茎与白矾共煮后干燥而成的炮制加工品。"半夏"始载于汉《神农本草经》卷一："半夏，味辛，平。主伤寒寒热，心下坚，下气，喉咽肿痛，头眩胸胀，咳逆肠鸣，止汗。一名地文，一名水玉。生川谷。"[1]

"清半夏"系半夏的药材品种之一，现代本草著作《中药大辞典》[2]、《全国中药炮制规范》[3]、《全国中草药汇编》[4]、《中华本草》[5]等均把"清半夏"归入"半夏"项下介绍，如《中药大辞典》："半夏《本经》……【原植物】半夏 Pinellia ternata (Thunb.) Breit.，又名：三叶半夏。……【炮制】生半夏：拣去杂质，筛去灰屑……清半夏：取拣净的半夏，照上述法半夏项下的方法浸泡至口尝稍有麻辣感后，加白矾与水共煮透，取出，晾至六成干，闷润后切片，晾干。"[2]《全国中草药汇编》："半夏　别名：三叶半夏、三叶老、三步跳、麻玉果、燕子尾。来源：为天南星科半夏属植物半夏 Pinellia ternata (Thunb.) Breit. [P. tuberifera Ten.] 的块茎。炮制　清半夏　将原药材拣净，分别大小，放缸或其他瓷器内，于阴凉处用凉水浸漂，按天气冷热及药的大小等具体情况适当掌握浸漂天数及换水次数……至内无白心时取出晾干。"[4]原植物"半夏"的异名参见"半夏"条。

3　附录

3.1　又称：无。

3.2　俗称：无。

3.3　曾称：无。

3.4　原植物名称：参见"半夏"条。

4　文献通考

《神农本草经》卷一："半夏，味辛，平。主伤寒寒热，心下坚，下气，喉咽肿痛，头眩胸胀，咳逆肠鸣，止汗。一名地文，一名水玉。生川谷。"[1]

《中药大辞典》："半夏《本经》……【原植物】半夏 Pinellia ternata (Thunb.) Breit.，又名：三叶半夏。……【炮制】生半夏：拣去杂质，筛去灰屑……清半夏：取拣净的半夏，照上述法半夏项下的方法浸泡至口尝稍有麻辣感后，加白矾与水共煮透，取出，晾至六成干，闷润后切片，晾干。”[2]

《全国中药炮制规范》：“半夏 ［处方用名］生半夏、清半夏、姜半夏、法半夏、半夏曲、麸炒半夏曲。【来源】本品为天南星科植物半夏 Pinellia ternata (Thunb.) Breit. 的干燥块茎。均系野生。主产于四川、湖北、安徽、江苏等地。夏、秋二季均可采挖，洗净，除去外皮及须根，干燥。药材以个大、皮净、色白、质坚实、粉性足者为佳。”[3]

《全国中草药汇编》：“半夏 别名：三叶半夏、三叶老、三步跳、麻玉果、燕子尾。来源：为天南星科半夏属植物半夏 Pinellia ternata (Thunb.) Breit. ［P. tuberifera Ten.］的块茎。炮制 清半夏 将原药材拣净，分别大小，放缸或其他瓷器内，于阴凉处用凉水浸漂，按天气冷热及药的大小等具体情况适当掌握浸漂天数及换水次数……至内无白心时取出晾干。”[4]

《中华本草》：“半夏《本经》……【来源】为天南星科植物半夏的块茎。【原植物】半夏 Pinellia ternata (Thunb.) Breit. ［Arum ternatum Thunb.］又名：三叶半夏《全国中草药汇编》。……1. 生半夏；2. 清半夏 矾泡：取净半夏，大小分开，用8%的矾溶液浸泡，至内无干心，口尝微有麻舌感，取出，洗净，切厚片，干燥。”[5]

5 参考文献

1 汉·神农本草经. 清顾观光重辑本. 北京：人民卫生出版社，1955，81

2 江苏新医学院. 中药大辞典. 上海：上海科学技术出版社，1977，775

3 中华人民共和国卫生部药政管理局. 全国中药炮制规范. 北京：人民卫生出版社，1988，443

4 《全国中草药汇编》编写组. 全国中草药汇编. 上册. 北京：人民卫生出版社，1996，233

5 国家中医药管理局《中华本草》编委会. 中华本草. 第八册. 上海：上海科学技术出版社，1999. 513

427 淫羊藿
Yinyanghuo
Herba Epimedii

1 定名依据

1.1 正名

1.1.1 汉文名：淫羊藿［小檗科植物淫羊藿 Epimedium brevicornum Maxim.、箭叶淫羊藿 Epimedium sagittatum (Sieb. et Zucc.) Maxim.、柔毛淫羊藿 Epimedium pubescens Maxim.、巫山淫羊藿 Epimedium wushanense T. S. Ying、或朝鲜淫羊藿 Epimedium koreanum Nakai 的干燥地上部分］。

1.1.2 英文名：epimedium herb.

1.2 依据

1.2.1 定名的文献依据

1.2.1.1 《神农本草经》卷二："淫羊藿，味辛，寒。主阳痿绝伤，茎中痛，利小便，益气力，强志。一名刚前。生山谷。"[1]

1.2.1.2 《本草经集注·草木中品》："淫羊藿，味辛，寒，无毒。主治阴痿，绝伤，茎中痛，利小便，益气力，强志。坚筋骨，消瘰疬，赤痈，下部有疮洗出虫。丈夫久服，令人无子。一名刚前。生上郡阳山山谷。"[2]

1.2.1.3 《新修本草》卷八："淫羊藿，味辛，寒，无毒。主阴痿，绝伤，茎中痛，利小便，益气力，强志。坚筋骨，消瘰疬，赤痈，下部有疮洗出虫。丈夫久服，令人无子。一名刚前。生上郡阳山山谷。薯蓣为之使。服此使人好为阴阳。西川北部有淫羊，一日百遍合，盖食藿所致，故名淫羊藿。"[3]

1.2.1.4 《证类本草》卷八："淫羊藿，味辛，寒，无毒。主阴痿，绝伤，茎中痛，利小便，益气力，强志，坚筋骨，消瘰疬赤痈，下部有疮洗出虫。丈夫久服令人无子。一名刚前。生上郡阳山山谷。"[4]

1.2.1.5 《本草纲目》卷十二："淫羊藿《本经·中品》。【释名】仙灵脾《唐本》、放杖草《日华》、弃杖草《日华》、千两金《日华》、干鸡筋《日华》、黄连祖《日华》、三枝九叶草《图经》、刚前《本经》。"[5]

1.2.1.6 《本草从新》卷一："淫羊藿，补肾命门。辛香甘温，入肝肾。补命门，益精气，坚筋骨，利小便。治绝阳不兴，绝阴不产，冷风劳气，四肢不仁。"[6]

1.2.1.7 《中华人民共和国药典》："淫羊藿 Herba epimedii　本品为小檗科植物淫羊藿 Epimedium brevicornum Maxim.、箭叶淫羊藿 Epimedium sagittatum (Sieb. et Zucc.) Maxim.、柔毛淫羊藿 Epimedium pubescens Maxim.、巫山淫羊藿 Epimedium wushanense T. S. Ying、或朝鲜淫羊藿 Epimedium koreanum Nakai 的干燥地上部分。夏、秋季茎叶茂盛时采割，除去粗硬及杂质，晒干或阴干。"[7]

1.2.1.8 《普通高等教育中医药类规划教材·中药学》："淫羊藿《本经》为小檗科多年生直立草本植物淫羊藿 Epimedium brevicornum Maxim.、箭叶淫羊藿 E. sagittatum (S. et Z.) Maxim.、柔毛淫羊藿 E. pubescens Maxim.、巫山淫羊藿 E. wushanense T. S. Ying、或朝鲜淫羊藿 E. koreanum Nakai 的地上部分。"[8]

1.2.1.9 《中药大辞典》："淫羊藿《本经》【异名】刚前《本经》……【基原】为小檗科植物淫羊藿、心叶淫羊藿或箭叶淫羊藿的茎叶。【原植物】①淫羊藿 Epimedium grandiflorum Morr.。②心叶淫羊藿 Epimedium brevicornum Maxim.。③箭叶淫羊藿 Epimedium sagittatum (Sieb. et Zucc.) Maxim.。"[9]

1.2.1.10 《中医大辞典·中药分册》："淫羊藿　出《神农本草经》。又名仙灵脾、放杖草、三枝九叶草、牛角花。为小檗科植物箭叶淫羊藿 Epimedium sagittatum (Sieb. et Zucc.) Maxim. 或淫羊藿 E. Brevicornum Maxim. 等的全草。"[10]

1.2.1.11 《中国医学百科全书·中医学》："淫羊藿　始载于《神农本草经》。又名仙灵脾、放杖草、三枝九叶草。为小檗科植物淫羊藿 Epimedium brevicornum Maxim.、朝鲜淫羊藿 E. koreanum Nakai 或箭叶淫羊藿 E. sagittatum (Sieb. et Zucc.) Maxim. 等的全草。"[11]

1.2.1.12 《中国中医药学主题词表》："淫羊藿 Epimedium brevicornum　属小檗科；属补肾药和补阳药。D 仙灵脾。"[12]

1.2.1.13 《中药志》[13]、《中药材手册》[14]、《全国中草药汇编》[15]、《全国中药炮制规范》[16]、《中国药材学》[17]、《中华本草》[18]等现代中药著作多以"淫羊藿"作为本品正名（参见"文献通考"）。

1.2.2 定名选择的理由

1.2.2.1 淫羊藿 Herba epimedii，系小檗科植物淫羊藿 Epimedium brevicornum Maxim.、箭叶淫羊藿 Epimedium sagittatum（Sieb. et Zucc.）Maxim.、柔毛淫羊藿 Epimedium pubescens Maxim.、巫山淫羊藿 Epimedium wushanense T. S. Ying、或朝鲜淫羊藿 Epimedium koreanum Nakai 的干燥地上部分。"淫羊藿"之名始见于汉《神农本草经》，并作为本品正名记载。其后的历代重要本草著作如南北朝·陶弘景《本草经集注》，唐·苏敬《新修本草》，宋·唐慎微《证类本草》，明·李时珍《本草纲目》，清·吴仪洛《本草从新》等在载录本品时均以"淫羊藿"作为正名，并一直沿用至今。

1.2.2.2 我国最新出版的《中华人民共和国药典》、《普通高等教育中医药类规划教材·中药学》以及辞书类著作《中医大辞典·中药分册》、《中药大辞典》、《中国医学百科全书·中医学》等均以"淫羊藿"作为本品正名。已经广泛应用于中医药学文献的标引和检索的《中国中医药学主题词表》也以"淫羊藿"作为本品的正式主题词。现代本草著作如《中药志》、《全国中草药汇编》、《中华本草》、《中国药材学》、《中药材手册》、《全国中药炮制规范》等虽记载了不少本品各地的俗称，但也无一例外以"淫羊藿"作为本品的正名。说明"淫羊藿"作为本品正名已成为共识。

1.3 与正名等效的名词：无。

2 源流考释

淫羊藿［小檗科植物淫羊藿 Epimedium brevicornum Maxim.、箭叶淫羊藿 Epimedium sagittatum（Sieb. et Zucc.）Maxim.、柔毛淫羊藿 Epimedium pubescens Maxim.、巫山淫羊藿 Epimedium wushanense T. S. Ying、或朝鲜淫羊藿 Epimedium koreanum Nakai 的干燥地上部分］始载于汉《神农本草经》[1]，以"淫羊藿"为正名。如《神农本草经》卷二："淫羊藿，味辛，寒。主阳痿绝伤，茎中痛，利小便，益气力，强志。一名刚前。生山谷。"[1]其后的本草著作大多即以"淫羊藿"为正名记载本品，如三国·吴普《吴普本草》[19]，魏晋《名医别录》[20]、南北朝·雷敩《雷公炮炙论》[21]、陶弘景《本草经集注》[2]，唐·苏敬《新修本草》[3]、孙思邈《千金翼方》[22]，宋·苏颂《本草图经》[23]、唐慎微《证类本草》[4]、佚名《增广太平和剂图经本草药性总论》[24]，明·兰茂《滇南本草》[25]、刘文泰《本草品汇精要》[26]、陈嘉谟《本草蒙筌》[27]、李时珍《本草纲目》[5]、缪希雍《炮炙大法》[28]、李中梓《雷公炮制药性解》[29]、李中梓《本草征要》[30]、卢之颐《本草乘雅半偈》[31]，清·张志聪《本草崇原》[32]、蒋居祉《本草择要纲目》[33]、陈士铎《本草新编》[34]、日本稻宣义《炮炙全书》[35]、汪昂《本草易读》[36]、汪昂《本草备要》[37]、叶桂《本草经解》[38]、吴仪洛《本草从新》[6]、严西亭《得配本草》[39]、沈金鳌《要药分剂》[40]、黄宫绣《本草求真》[41]、陈念祖《神农本草经读》[42]、姚澜《本草分经》[43]、杨时泰《本草述钩元》[44]、叶志诜《神农本草经赞》[45]、凌奂《本草害利》[46]、陈其瑞《本草撮要》[47]、张秉成《本草便读》[48]等。

古代著作中记载的本品异名有"刚前"《神农本草经》[1]，"仙灵脾"《雷公炮炙论》[21]，“仙灵毗”《柳柳州集》[5]，“黄连祖”、“千两金”、“干鸡筋”、“放杖草”、“弃杖草”《日华子》[4]，“三枝九叶草”《本草图经》[23]等。如《雷公炮炙论》中卷：“淫羊藿，雷公云：凡使，时呼仙灵脾，须用夹刀夹去叶四畔花椒尽后，细锉，用羊脂相对拌炒过，待羊脂尽为度。”[21]《证类本草》引《日华子》云：“仙灵脾，紫芝为使，得酒良。……又名黄连祖、千两金、干鸡筋、放杖草、弃杖草。”[4]《本草图经》卷六：“淫羊藿，俗名仙灵脾。……关中俗呼三枝九叶草，苗高一、二尺许，根叶俱堪使。有，俗名仙灵脾者是也。”[23]《本草纲目》卷十二：“淫羊藿《本经·中品》。【释名】仙灵脾《唐本》、放杖草《日华》、弃杖草《日华》、千两金《日华》、干鸡筋《日华》、黄连祖《日华》、三枝九叶草《图经》、刚前《本经》……柳子厚文作仙灵毗，入脐曰毗，此物补下，于理尤通。”[5]

现代有关著作均沿用《神农本草经》的记载以“淫羊藿”作为本品正名，如《中华人民共和国药典》[7]、《普通高等教育中医药类规划教材·中药学》[8]、《中药大辞典》[9]、《中医大辞典·中药分册》[10]、《中国医学百科全书·中医学》[11]、《中国中医药学主题词表》[12]、《中药志》[13]、《中药材手册》[14]、《全国中草药汇编》[15]、《全国中药炮制规范》[16]、《中国药材学》[17]、《中华本草》[18]等。同时尚记载有“羊藿叶”《中药材手册》[14]，“牛角花”、“三叉风”、“羊角风”、“三角莲”《全国中草药汇编》[15]，“铜丝草”、“铁打杵”、“三叉骨”、“肺经草”、“铁菱角”《中药大辞典》[9]，“羊合叶”、“乏力草”、“鸡爪莲”《中国药材学》[17]，“干雄筋”、“前藿”、“桂鱼风”、“铁铧口”、“铁耙头”、“鲫鱼风”《中华本草》[18]等各地的俗称。还记载有本品原植物“淫羊藿”的异名“心叶淫羊藿”、“短角淫羊藿”《中药志》[13]，“小叶淫羊藿”《中华本草》[18]等；原植物“朝鲜淫羊藿”的异名“淫羊藿”、“三枝九叶草”《中药志》[13]，“东北淫羊藿”、“广当幌子”《中华本草》[18]等；原植物“箭叶淫羊藿”的异名“三枝九叶草”《中药志》[13]，“铁箭头”、“铁连角”、“鸡爪黄连”、“三角耙”《中华本草》[18]等；原植物“柔毛淫羊藿”的异名“毛叶淫羊藿”《中华本草》[18]等；原植物名称“巫山淫羊藿”《中华本草》[18]等。

3 附录

3.1 又称：制淫羊藿（饮片规格名）。

3.2 俗称：牛角花、铜丝草、铁打杵（贵州），乏力草（福建），鸡爪莲（江西），前藿（四川），三叉骨、肺经草、铁菱角、三叉风、桂鱼风、铁铧口、铁耙头、鲫鱼风（湖南），羊藿叶（北方地区），羊合叶，羊角风，三角莲，干雄筋。

3.3 曾称：刚前《神农本草经》，仙灵脾《雷公炮炙论》，仙灵毗《柳柳州集》，黄连祖、千两金、干鸡筋、放杖草、弃杖草《日华子》，三枝九叶草《本草图经》。

3.4 原植物名称：淫羊藿，小叶淫羊藿，短角淫羊藿，心叶淫羊藿；朝鲜淫羊藿，淫羊藿，三枝九叶草，东北淫羊藿，广当幌子；箭叶淫羊藿，三枝九叶草，铁箭头，铁连角，鸡爪黄连，三角耙；柔毛淫羊藿，毛叶淫羊藿；巫山淫羊藿。

4 文献通考

《神农本草经》卷二：“淫羊藿，味辛，寒。主阳痿绝伤，茎中痛，利小便，益气力，强志。一名刚前。生山谷。”[1]

《吴普本草·草木类》：“淫羊藿　神农、雷公：辛。李氏：小寒。坚骨。”[19]

《名医别录》卷二：“淫羊藿，无毒。主坚筋骨，消瘰疬，赤痈，下部有疮，洗出虫。丈夫久服，令人无子。生上郡阳山（薯蓣为之使）。”[20]

《雷公炮炙论》中卷：“淫羊藿，雷公云：凡使，时呼仙灵脾，须用夹刀夹去叶四畔花杴尽后，细锉，用羊脂相对拌炒过，待羊脂尽为度。每修事一斤，用羊脂四两为度也。”[21]

《本草经集注·草木中品》：“淫羊藿，味辛，寒，无毒。主治阴痿，绝伤，茎中痛，利小便，益气力，强志。坚筋骨，消瘰疬，赤痈，下部有疮洗出虫。丈夫久服，令人无子。一名刚前。生上郡阳山山谷。”[2]

《新修本草》卷八：“淫羊藿，味辛，寒，无毒。主阴痿，绝伤，茎中痛，利小便，益气力，强志。坚筋骨，消瘰疬，赤痈，下部有疮洗出虫。丈夫久服，令人无子。一名刚前。生上郡阳山山谷。薯蓣为之使。服此使人好为阴阳。西川北部有淫羊，一日百遍合，盖食藿所致，故名淫羊藿。【谨案】此草，叶形似小豆而圆薄，茎细亦坚，所在皆有，俗名仙灵脾者是也。”[3]

《千金翼方》卷二：“淫羊藿，味辛，寒，无毒。主阴痿，绝伤，茎中痛，利小便，益气力，强志，坚筋骨，消瘰疬，赤痈，下部有疮洗出虫。丈夫久服，令人无子。一名刚前。生上郡阳山山谷。”[22]

《本草图经》卷六：“淫羊藿，俗名仙灵脾。生上郡阳山山谷，今江东、陕西、泰山、汉中、湖湘间皆有之。叶青似杏，叶上有刺；茎如粟秆；根紫色有须；四月开花白色，亦有紫色，碎小独头子；五月采叶，晒干。湖湘出者，叶如小豆，枝茎紧细，经冬不凋，根似黄连。关中俗呼三枝九叶草，苗高一、二尺许，根叶俱堪使。有，俗名仙灵脾者是也。”[23]

《证类本草》卷八：“淫羊藿，味辛，寒，无毒。主阴痿，绝伤，茎中痛，利小便，益气力，强志，坚筋骨，消瘰疬赤痈，下部有疮洗出虫。丈夫久服令人无子。一名刚前。生上郡阳山山谷。（薯蓣为之使。）陶隐居云：服此使人好为阴阳。西川北部有淫羊，一日百遍合，盖食藿所致，故名淫羊藿。唐本注云：此草，叶形似小豆而圆薄，茎细亦坚，所在皆有，俗名仙灵脾者是也。臣禹锡等谨按蜀本云：淫羊藿，温。注云：生处不闻水声者良。药性论云：淫羊藿亦可单用。味甘，平。主坚筋益骨。日华子云：仙灵脾，紫芝为使，得酒良。治一切冷风劳气，补腰膝，强心力，丈夫绝阳不起，女人绝阴无子，筋骨挛急，四肢不任，老人昏耄，中年健忘。又名黄连祖、千两金、干鸡筋、放杖草、弃杖草。”[4]

《增广太平和剂图经本草药性总论》：“淫羊藿，俗名仙灵脾。味辛，寒，无毒。主阴痿，绝伤，茎中痛，利小便，益气力，坚筋骨，消瘰疬，赤痈，下部有疮。《药性论》云：主坚筋益骨。日华子云：紫芝为使，得酒良。治一切冷风劳气，补腰膝，强心力，丈夫绝阳不起，女人绝阴无子，筋骨挛急，四肢不仁。薯蓣、紫芝为使。”[24]

《滇南本草》卷一：“淫羊藿，味微辛，性微温。入肝肾二经，兴阳治痿，强筋骨。用剪剪去边上刺，羊油拌炒。”[25]

《本草品汇精要》卷十：“淫羊藿，无毒，植生。淫羊藿（出《神农本经》），主阴痿绝伤，茎中痛，利小便，益气力强志（以上朱字《神农本经》）。坚筋骨，消瘰疬赤痈，下部有疮洗出虫。丈夫久服令人无子（以上黑字《名医》所录）。【名】仙灵脾、黄连祖、千两金、刚前、干鸡筋、放杖、草、弃杖草。”[26]

《本草蒙筌》卷三：“淫羊藿，永康军淫羊藿。沂州淫羊藿，（即仙灵脾）味辛，气寒，无毒。茎细而坚，叶圆而薄。所在俱有，凌冬不凋，俗呼为三枝九叶草也。但生处不闻水声者为美，凡采制须先酒浸过曝干，锉碎对拌羊脂。”[27]

《本草纲目》卷十二：“淫羊藿《本经·中品》。【释名】仙灵脾《唐本》、放杖草《日华》、弃杖草《日华》、千两金《日华》、干鸡筋《日华》、黄连祖《日华》、三枝九叶草《图经》、刚前《本经》。弘景曰：服之使人好为阴阳。西川北部有淫羊，一日百遍合，盖食此藿所致，故名淫羊藿。时珍曰：豆叶曰藿，此叶似之，故亦名藿。仙灵脾、千两金、放杖、刚前，皆言其功力也。鸡筋、黄连祖，皆因其根形也。柳子厚文作仙灵毗，入脐曰毗，此物补下，于理尤通。”[5]

《炮炙大法·草部》：“淫羊藿（细锉，用羊脂相对拌炒过，待羊脂尽为度。每修事一斤，用羊脂四两为度也。薯蓣、紫芝为之使，得酒良）。”[28]

《雷公炮制药性解》卷四：“淫羊藿，味辛，性温无毒，入肾经。主绝阳不起，绝阴不育，茎中作痛，小便不利。益气力坚筋骨。丈夫久服，令人无子。每斤去花细锉，拌羊脂四两，炒尽脂为度，山药、紫芝为使，得酒良，一名仙灵脾。”[29]

《本草征要》卷三：“淫羊藿，味辛，性温，无毒。入肾经。山药为使，得酒良。用羊油拌炒。强筋骨，起阳事衰，利小便，除茎中痛。补命门之真火，愈四肢之不仁。陶弘景云：服之好为阴阳，别名仙灵脾，千两金、弃杖草，皆矜其功力也。”[30]

《本草乘雅半偈》第六帙：“淫羊藿《本经·中品》。读此真可信，夫人死为羊，羊死为人，否则胡同业相感如此……又名仙灵脾，当是取其益气力，强志而名之耳。”[31]

《本草崇原》卷中：“淫羊藿，气味辛寒，无毒。主治阴痿绝伤，茎中痛，利小便，益气力，强志。”[32]

《本草择要纲目·寒性药品》：“淫羊藿 【气味】辛寒，无毒。（以夹刀夹去叶之四畔花枝。每一斤用羊脂四两拌炒，脂尽为度。）”[33]

《本草新编》卷四：“淫羊藿，一名仙灵脾。味辛，气温，无毒。云寒，误。用不必羊脂炒，亦不必去刺。入命门治男子绝阳不兴，治妇人绝阳不产，却老景昏耄，除中年健忘，益肾固筋，增力强志。”[34]

《炮炙全书》卷一：“淫羊藿，甘、辛，温，山药、紫芝为使，得酒良。淫羊藿，今之碇草也，山谷多有之。清来货者，皆陈久之物，殊乏气味，不堪用。五六月采之，阴干，色青味全。”[35]

《本草易读》卷三：“淫羊藿，羊脂拌炒，得酒良，山药为使。甘，平，无毒。入手、足阳明、三焦、命门。强健筋骨，除关节拘挛之急，驱逐风寒，疗皮肤麻木之痹。阳痿不起，男宜久服，阴绝不产，女宜常用。”[36]

《本草备要·草部》：“淫羊藿，一名仙灵脾。补肾命，辛香甘温。入肝肾。补命门（时珍曰：手足阳明、三焦、命门药），益精气，坚筋骨，利小便。治绝阳不兴，绝阴不产，冷风劳气，四肢不仁（手足麻木）。一名仙灵脾。北部有羊，一日百合，食此藿所致，故名。去枝，羊脂拌炒。山药为使。得酒良。”[37]

《本草经解》卷一："[淫羊藿]，气寒。味辛，无毒。主阴痿绝伤，茎中痛，利小便，益气力强志（羊脂拌炒）。淫羊藿气寒，禀天冬令之水气，入足少阴肾经。味辛无毒。得地润泽之金味，入手太阴肺经。气味降多于升，阴也。阴者宗筋也，水不制火。火热则筋失其刚性而痿矣。"[38]

《本草从新》卷一："淫羊藿，补肾命门。辛香甘温。入肝肾。补命门。益精气。坚筋骨。利小便。治绝阳不兴。绝阴不产。冷风劳气。四肢不仁。（手足麻木）相火易动。远之。一名仙灵脾。北部淫羊。一日百合。食此藿所致。故名。去枝。羊脂拌炒。山药为使。得酒良。（牙齿虚痛、仙灵脾为粗末、煎汤频漱、大效。）"[6]

《得配本草》卷二："淫羊藿，一名仙灵脾。得酒良。薯蓣、紫芝为之使。辛，温。入足少阴经气分，兼入手足阳明三焦命门。助相火，强精气，除风冷，解拘挛。得覆盆、北味，治三焦冷嗽。配威灵仙，治痘疹入目。君生姜、茶叶，治气胀不食。浸无灰酒，治偏风不仁。"[39]

《要药分剂》卷四："淫羊藿，味辛甘，性温，无毒。得金土之气，而上感天之阳气以生。可升可降，阳也。山药为使。得酒良。"[40]

《本草求真·上编》："淫羊藿（山草），补火逐冷散风。淫羊藿，（专入命门，兼入肝肾。）辛香甘温。诸书皆载能治男子绝阳不兴，女子绝阴不产。且能治冷风劳气，四肢麻木不仁，腰膝无力。"[41]

《神农本草经读》卷三："淫羊藿，气味辛、寒，无毒。主阴痿绝伤，茎中痛，利小便，益气力，强志（羊脂拌炒）。"[42]

《本草分经·原例》："（补）淫羊藿，辛香甘温，入肝肾。补命门，益精气坚筋骨，治绝阳不兴绝阴不产。"[43]

《本草述钩元》卷七："淫羊藿（即仙灵脾）。江东陕西汉中湖湘间皆有之。生大山中，一根数茎，茎粗如线。"[44]

《神农本草经赞》卷二："淫羊藿，味辛寒。主阴痿绝伤，茎中痛，利小便，益气力强志。一名刚前。生山谷，九叶三枝。植谋背水，紫溢柔须，青敷细齿，蹩躠腾骞。"[45]

《本草害利·肾部药队》："淫羊藿，【害】虚阳易举，梦遗不止，溺赤口干者并忌。若误服之，则病强中淋浊之患。【利】辛温，入肾。补大肠、三焦，强筋骨，起阳事衰，利小便，除茎中痛。"[46]

《本草撮要》卷一："淫羊藿，味辛，入手足阳明经。功专益精气，强心力。得无灰酒浸治偏风皮肤不仁。一名仙灵脾。去枝羊脂拌炒，山药为使。"[47]

《本草便读·草部》："淫羊藿，有助阳补火之功。辛味独专，甘香并至。治肾弱肝虚等疾。寒淫所胜，痹痿咸宜。"[48]

《中药志》："淫羊藿　本品为常用中药。商品主要为小檗科植物淫羊藿、朝鲜淫羊藿或箭叶淫羊藿的地上部分。……【原植物】1. 淫羊藿　别名：心叶淫羊藿、短角淫羊藿。Epimedium brevicornum Maxim. ——小檗科 Berberidaceae. 2. 朝鲜淫羊藿　别名：淫羊藿、三枝九叶草。Epimedium koreanum Nakai——小檗科 Berberidaceae. 3. 箭叶淫羊藿　别名：三枝九叶草。Epimedium sagittatum（Sieb. et Zucc.）Maxim. ——小檗科 Berberidaceae."[13]

《中药材手册》："淫羊藿（《纲目》列入草部山草类）商品淫羊藿有小叶、大叶及箭形叶等，形状虽有差异，但均可同等入药，其主要品种来源为小檗科植物淫羊藿 Epimedium brevicornum Maxim.、箭叶淫羊藿 Epimedium sagittatum（Sieb. et Zucc.）Maxim.、柔毛淫羊藿 Epimedium pubescens Maxim. 或朝鲜淫羊藿 Epimedium koreanum Nakai 或的干燥地上部分。原植物系多年生草本，均为野生，喜生于山野树荫处及阴湿的山沟。除此外，尚有以同属多种淫羊藿入药。【别名】三枝九叶草、仙灵脾、羊藿叶。"[14]

《全国中草药汇编》："淫羊藿　别名：三枝九叶草、仙灵脾、牛角花、三叉风、羊角风、三角莲。来源：为小檗科淫羊藿属植物心叶淫羊藿 Epimedium brevicornum Maxim.、箭叶淫羊藿 E. sagittatum（Sieb. et Zucc.）Maxim.、朝鲜淫羊藿 E. koreanum Nakai、柔毛淫羊藿 E. pubescens Maxim. 和巫山淫羊藿 E. wushanense T. S. Ying 的全草。"[15]

《中药大辞典》："淫羊藿《本经》【异名】刚前《本经》，仙灵脾《雷公炮炙论》，仙灵毗《柳柳州集》，放杖草、弃杖草、千两金、干鸡筋、黄连祖《日华子本草》，三枝九叶草《本草图经》，牛角花、铜丝草、铁打杵《贵州民间方药集》，三叉骨、肺经草、铁菱角《湖南药物志》。【基原】为小檗科植物淫羊藿、心叶淫羊藿或箭叶淫羊藿的茎叶。【原植物】①淫羊藿 Epimedium grandiflorum Morr.。②心叶淫羊藿 Epimedium brevicornum Maxim.。③箭叶淫羊藿 Epimedium sagittatum（Sieb. et Zucc.）Maxim.。"[9]

《中医大辞典·中药分册》："淫羊藿　出《神农本草经》。又名仙灵脾、放杖草、三枝九叶草、牛角花。为小檗科植物箭叶淫羊藿 Epimedium sagittatum（Sieb. et Zucc.）Maxim. 或淫羊藿 E. Brevicornum Maxim. 等的全草。主产陕西、山西、湖北、四川、广西等地。"[10]

《中国医学百科全书·中医学》："淫羊藿　始载于《神农本草经》。又名仙灵脾、放杖草、三枝九叶草。为小檗科植物淫羊藿 Epimedium brevicornum Maxim.、朝鲜淫羊藿 E. koreanum Nakai 或箭叶淫羊藿 E. sagittatum（Sieb. et Zucc.）Maxim. 等的全草。夏、秋间割取地上部分，除去杂质，晒干。淫羊藿产于中国河南、陕西、甘肃、宁夏、新疆等省、区；朝鲜淫羊藿产于吉林、辽宁省；箭叶淫羊藿产于陕西、浙江、福建、湖南、江西、广东、四川等省。"[11]

《全国中药炮制规范》："淫羊藿　［处方用名］淫羊藿（仙灵脾）、制淫羊藿。【来源】本品为小檗科植物淫羊藿 Epimedium brevicornum Maxim.、朝鲜淫羊藿 Epimedium koreanum Nakai 或箭叶淫羊藿 Epimedium sagittatum（Sieb. et Zucc.）Maxim. 的干燥地上部分。多系野生。主产于陕西、辽宁、山西、湖北、四川等地。夏、秋二季采收，割取茎叶，除去杂质，干燥。药材以叶多、色黄绿、不破碎者为佳。"[16]

《中国药材学》："淫羊藿　【别名】仙灵脾，三枝九叶草，羊合叶，乏力草（福建），鸡爪莲（江西）。【来源】本品为小檗科植物箭叶淫羊藿 Epimedium sagittatum（Sieb. et Zucc.）Maxim.、朝鲜淫羊藿 E. koreanum Nakai 淫羊藿 E. brevicornum Maxim.、等的全草。"[17]

《中国中医药学主题词表》："淫羊藿 Epimedium brevicornum　属小檗科；属补肾药和补阳药。D 仙灵脾。"[12]

《普通高等教育中医药类规划教材·中药学》："淫羊藿《本经》为小檗科多年生直立草本植物淫羊藿 Epimedium brevicornum Maxim.、箭叶淫羊藿 E. sagittatum（S. et Z.）Maxim.、柔毛淫羊藿 E. pubescens Maxim.、巫山淫羊藿 E. wushanense T. S. Ying、或朝鲜

淫羊藿 E. koreanum Nakai 的地上部分。主产陕西、辽宁、山西、四川等地。秋季茎叶茂盛时采割，除去粗梗及杂质，晒干。切丝生用或羊脂油（炼油）炙用。”[8]

《中华本草》：“淫羊藿《本经》【异名】刚前《本经》，仙灵脾《雷公炮炙论》，仙灵毗《柳柳州集》，黄连祖、千两金、干鸡筋、放杖草、弃杖草《日华子》，三枝九叶草《本草图经》，干雄筋《国药的药理学》，前藿《四川中药志》，牛角花、铜丝草、铁打杵《贵州民间方药集》，三叉骨、三叉风、桂鱼风、铁铧口、肺经草、铁菱角、铁耙头、鲫鱼风《湖南药物志》，羊藿叶《北方常用中草药手册》，羊角风、三角莲《全国中草药汇编》，乏力草、鸡爪莲（南药《中草药学》）。……【来源】为小檗科植物淫羊藿、箭叶淫羊藿、巫山淫羊藿、朝鲜淫羊藿、柔毛淫羊藿等的茎、叶。【原植物】1. 淫羊藿 Epimedium brevicornum Maxim. 又名：小叶淫羊藿《陕西中药志》，短角淫羊藿《湖北植物志》，心叶淫羊藿《中药志》。2. 箭叶淫羊藿 Epimedium sagittatum（Sieb. et Zucc.）Maxim. 又名：铁箭头《浙江药用植物志》，铁连角、鸡爪黄连《湖北植物志》，三角耙《福建药物志》。3. 巫山淫羊藿 Epimedium wushanense T. S. Ying. 4. 朝鲜淫羊藿 Epimedium koreanum Nakai 又名：东北淫羊藿《全国中草药汇编》，广当幌子《辽宁植物志》。5. 柔毛淫羊藿 Epimedium pubescens Maxim. 又名：毛叶淫羊藿《四川中药志》。”[18]

《中华人民共和国药典》：“淫羊藿 Herba epimedii　本品为小檗科植物淫羊藿 Epimedium brevicornum Maxim.、箭叶淫羊藿 Epimedium sagittatum（Sieb. et Zucc.）Maxim.、柔毛淫羊藿 Epimedium pubescens Maxim.、巫山淫羊藿 Epimedium wushanense T. S. Ying、或朝鲜淫羊藿 Epimedium koreanum Nakai 的干燥地上部分。夏、秋季茎叶茂盛时采割，除去粗硬及杂质，晒干或阴干。”[7]

5　参考文献

1　汉·神农本草经. 清顾观光重辑本. 北京：人民卫生出版社，1955，59

2　南北朝·陶弘景. 本草经集注. 北京：人民卫生出版社，1994，301

3　唐·苏敬等撰. 新修本草. 合肥：安徽科学技术出版社，1981，225

4　宋·唐慎微. 证类本草. 北京：人民卫生出版社，1957，206

5　明·李时珍. 本草纲目. 北京：人民卫生出版社，1982，750

6　清·吴仪洛. 本草从新. 北京：中医古籍出版社，2001，16

7　国家药典委员会. 中华人民共和国药典. 一部. 北京：化学工业出版社，2000，267

8　雷载权主编. 普通高等教育中医药类规划教材·中药学. 上海：上海科学技术出版社，1995，288

9　江苏新医学院. 中药大辞典. 上海：上海科学技术出版社，1977，2250

10　《中医大辞典》编辑委员会. 中医大辞典·中药分册. 北京：人民卫生出版社，1982，348

11　《中医学》编辑委员会. 中国医学百科全书·中医学. 上海：上海科学技术出版社，1997，1247

12　吴兰成主编. 中国中医药学主题词表. 北京：中医古籍出版社，1996，544

13　中国医学科学院药物研究所等. 中药志. 第四册. 北京：人民卫生出版社，1993，634

14　中华人民共和国卫生部药政管理局. 中药材手册. 北京：人民卫生出版社，1998，460

15　《全国中草药汇编》编写组. 全国中草药汇编. 上册. 北京：人民卫生出版社，1996，751

16　中华人民共和国卫生部药政管理局. 全国中药炮制规范. 北京：人民卫生出版社，1988，257

17　徐国钧等主编. 中国药材学. 北京：中国医药科技出版社，1996，1397

18　国家中医药管理局《中华本草》编委会. 中华本草. 第三册. 上海：上海科学技术出版社，1999，308

19 三国·吴普. 吴普本草. 北京：人民卫生出版社，1987，36
20 魏晋·名医别录. 北京：人民卫生出版社，1986，143
21 南北朝·雷敩. 雷公炮炙论. 上海：上海中医学院出版社，1986，62
22 唐·孙思邈. 千金翼方. 北京：人民卫生出版社，1955，27
23 宋·苏颂. 本草图经. 合肥：安徽科学技术出版社，1994，189
24 宋·佚名. 增广太平和剂图经本草药性总论. 见：增广太平惠民和剂局方. 海口：海南出版社，2002，427
25 明·兰茂. 滇南本草. 第一卷. 昆明：云南人民出版社，1959，59
26 明·刘文泰. 本草品汇精要. 北京：人民卫生出版社，1982，308
27 明·陈嘉谟. 本草蒙筌. 北京：人民卫生出版社，1988，196
28 明·缪希雍. 炮炙大法. 明末庄继先校刻本
29 明·李中梓. 雷公炮制药性解. 见：中国医学大成（二）. 长沙：岳麓书社，1990，147
30 明·李中梓. 本草征要. 见：李中梓医学全书. 北京：中国中医药出版社，1999，129
31 明·卢之颐. 本草乘雅半偈. 北京：人民卫生出版社，1986，323
32 清·张志聪. 本草崇原. 北京：中国中医药出版社，1992，77
33 清·蒋居祉. 本草择要纲目. 见：珍本医书集成（二）. 上海：上海科学技术出版社，1985，32
34 清·陈士铎. 本草新编. 北京：中国中医药出版社，1996，189
35 ［日］稻宣义. 炮炙全书. 北京：中医古籍出版社，1981，37
36 清·汪昂. 本草易读. 北京：人民卫生出版社，1987，128
37 清·汪昂. 本草备要. 北京：中国中医药出版社，1998，102
38 清·叶桂. 本草经解. 上海：上海科学技术出版社，1958，9
39 清·严西亭. 得配本草. 上海：上海卫生出版社，1957，14
40 清·沈金鳌. 要药分剂. 上海：上海科学技术出版社，1959，92
41 清·黄宫绣. 本草求真. 上海：上海科学技术出版社，1959，26
42 清·陈念祖. 神农本草经读. 北京：人民卫生出版社，1959，30
43 清·姚澜. 本草分经. 上海：上海科学技术出版社，1989，151
44 清·杨时泰. 本草述钩元. 上海：科技卫生出版社，1958，117
45 清·叶志诜. 神农本草经赞. 见：珍本医书集成（二）. 上海：上海科学技术出版社，1985，77
46 清·凌奂. 本草害利. 北京：中医古籍出版社，1982，92
47 清·陈其瑞. 本草撮要. 见：珍本医书集成（二）. 上海：上海科学技术出版社，1985，22
48 清·张秉成. 本草便读. 上海：上海卫生出版社，1957，12

428 淡竹叶

Danzhuye

Herba Lophatheri

1 定名依据

1.1 正名

1.1.1 汉文名：淡竹叶（禾本科植物淡竹叶 Lophatherum gracile Brongn. 的干燥茎叶）。

1.1.2 英文名：lophatherum herb.

1.2 依据

1.2.1 定名的文献依据

1.2.1.1 《滇南本草》卷三："淡竹叶，味甘、淡，性寒。治肺热咳嗽，肺气上逆。治虚烦，发热不眠，退虚热，止烦热。煎点童便服。"[1]

1.2.1.2 《本草品汇精要》卷二："淡竹叶，无毒。淡竹叶主去烦热，利小便清心。根能堕胎催生（本草纲目）。【名】根名碎骨子。"[2]

1.2.1.3 《本草纲目》卷十六："淡竹叶《纲目》。【释名】根名碎骨子。时珍曰：竹叶象形。碎骨言其下胎也。"[3]

1.2.1.4 《本草乘雅半偈》第十帙："淡竹叶《纲目》。【气味】甘寒，无毒。【主治】叶主去烦热，利小便。根能堕胎，催生。【核】曰：所在田野俱有。春生苗，高数寸，茎小叶绿如竹，宛如竹米落地。所生形色，但柔嫩为异耳。"[4]

1.2.1.5 《得配本草》卷三："淡竹叶，根名碎骨子。甘、淡、寒。叶，去烦热，利小便，清心。根，能堕胎、催生。此非淡竹之叶，另是一种，近时药店中所用俱是此草。其功用虽大同小异，然根能破血，娠妇忌用，不可不识。"[5]

1.2.1.6 《本草分经·原例》："淡竹叶，甘淡寒，利小便除烦热，有走无守，茎叶似竹非竹叶也。"[6]

1.2.1.7 《中华人民共和国药典》："淡竹叶 Herba lophatheri 本品为禾本科植物淡竹叶 Lophatherum gracile Brongn. 的干燥茎叶。夏季未抽花穗前采割，晒干。"[7]

1.2.1.8 《普通高等教育中医药类规划教材·中药学》："淡竹叶《本草纲目》为禾本科多年生草本植物淡竹叶 Lophatherum gracile Brongn. 的茎叶。主产于长江流域至南部各省。夏季采收，晒干，切段生用。"[8]

1.2.1.9 《中药大辞典》："淡竹叶《纲目》【异名】竹叶门冬青《分类草药性》，迷身草《岭南科学杂志》，山鸡米《华南经济禾草植物》……【基原】为禾本科植物淡竹叶的全草。【原植物】淡竹叶 Lophatherum gracile Brongn.。"[9]

1.2.1.10 《中医大辞典·中药分册》："淡竹叶 出《本草纲目》。为禾本科植物淡竹叶 Lophatherum gracile Brongn. 的茎叶。主产浙江、江苏、湖南、湖北、广东等地。"[10]

1.2.1.11 《中国医学百科全书·中医学》："淡竹叶 始载于《滇南本草》。又名山鸡米、淡竹米、野麦冬。为禾本科植物淡竹叶 Lophatherum gracile Brongn. 的茎叶。主产于中国浙江、江苏。原植物分布于中国长江流域及其以南各省、区。5~6月未开花时采收，切除根部，晒干。"[11]

1.2.1.12 《中国中医药学主题词表》："淡竹叶 Lophatherum gracile 属禾本科和清热泻火药 用淡竹检索1995前文献。"[12]

1.2.1.13 《中药志》[13]、《中药材手册》[14]、《全国中草药汇编》[15]、《全国中药炮制规范》[16]、《中国药材学》[17]、《中华本草》[18]等现代中药著作多以"淡竹叶"作为本品正名（参见"文献通考"）。

1.2.2 定名选择的理由

1.2.2.1 淡竹叶 Herba lophatheri，系禾本科植物淡竹叶 Lophatherum gracile Brongn. 的干燥茎叶。"淡竹叶"之名始见于明·兰茂《滇南本草》，并作为本品正名记载。其后的本草著作如明·刘文泰《本草品汇精要》、李时珍《本草纲目》、卢之颐《本草乘雅半偈》，清·严西亭《得配本草》、姚澜《本草分经》等在载录本品时均以“淡竹叶”作为正名，并一直沿用至今。

1.2.2.2 我国最新出版的《中华人民共和国药典》、《普通高等教育中医药类规划教材·中药学》以及辞书类著作《中医大辞典·中药分册》、《中药大辞典》、《中国医学百科全书·中医学》等均以“淡竹叶”作为本品正名。已经广泛应用于中医药学文献的标引和检索的《中国中医药学主题词表》也以“淡竹叶”作为本品的正式主题词。现代本草著作如《中药志》、《全国中草药汇编》、《中华本草》、《中国药材学》、《中药材手册》、《全国中药炮制规范》等虽记载了不少本品各地的俗称，但也无一例外以“淡竹叶”作为本品的正名。说明“淡竹叶”作为本品正名已成为共识。

1.3 与正名等效的名词：无。

2 源流考释

淡竹叶（禾本科植物淡竹叶 Lophatherum gracile Brongn. 的干燥茎叶）始载于明·兰茂《滇南本草》[1]，以“淡竹叶”为正名。如《滇南本草》卷三：“淡竹叶，味甘、淡，性寒。治肺热咳嗽，肺气上逆。治虚烦，发热不眠，退虚热，止烦热。煎点童便服。”[1]其后的本草著作即以“淡竹叶”为正名记载本品。如明·刘文泰《本草品汇精要》[2]、李时珍《本草纲目》[3]、卢之颐《本草乘雅半偈》[4]，清·严西亭《得配本草》[5]、姚澜《本草分经》[6]等。

古代著作中记载的本品异名有“竹叶门冬青”《分类草药性》[19]等。如《分类草药性》上卷：“淡竹叶，性凉，治气喘，眼痛消火，根治牙痛，咽喉消气风，又名竹叶门冬青。”[19]。

现代有关著作均沿用《滇南本草》[1]的记载以“淡竹叶”作为本品正名，如《中华人民共和国药典》[7]、《普通高等教育中医药类规划教材·中药学》[8]、《中药大辞典》[9]、《中医大辞典·中药分册》[10]、《中国医学百科全书·中医学》[11]、《中国中医药学主题词表》[12]、《中药志》[13]、《中药材手册》[14]、《全国中草药汇编》[15]、《全国中药炮制规范》[16]、《中国药材学》[17]、《中华本草》[18]等。同时尚记载有“竹叶麦冬”、“竹叶”、“山鸡米”、“迷身草”、“碎骨子”《中药材手册》[14]，“金鸡米”《全国中草药汇编》[15]，“金竹叶”、“山冬”、“地竹”、“野麦冬”、“长竹叶”、“淡竹米”、“林下竹”、“土麦冬”《中药大辞典》[9]等各地的俗称。还记载有本品原植物“淡竹叶”的异名“碎骨子”、“竹叶麦冬”、“山鸡米”、“迷身草”《中药志》[13]等。

3 附录

3.1 又称：无。

3.2 俗称：竹叶麦冬（杭州），竹叶（湖南），山鸡米（广东、广西），迷身草（四川、岭南），碎骨子、长竹叶（江苏），金竹叶、山冬、地竹、野麦冬（广西），林下竹、土麦冬（闽东），金鸡米，淡竹米。

3.3 曾称：竹叶门冬青《分类草药性》。

3.4 原植物名称：淡竹叶，碎骨子、长竹叶（江苏），竹叶麦冬（浙江），山鸡米、迷身草（广东）。

4 文献通考

《滇南本草》卷三："淡竹叶，味甘、淡，性寒。治肺热咳嗽，肺气上逆。治虚烦，发热不眠，退虚热，止烦热。煎点童便服。"[1]

《本草品汇精要》卷二："淡竹叶，无毒。淡竹叶主去烦热，利小便清心。根能堕胎催生（本草纲目）。【名】根名碎骨子。"[2]

《本草纲目》卷十六："淡竹叶《纲目》。【释名】根名碎骨子。时珍曰：竹叶象形。碎骨言其下胎也。【集解】时珍曰：处处原野有之。春生苗，高数寸，细茎绿叶，俨如竹米落地所生细竹之茎叶。其根一窠数十须，须上结子，与麦门冬一样，但坚硬尔，随时采之。八九月抽茎，结小长穗。俚人采其根苗，捣汁和米作酒曲，甚芳烈。"[3]

《本草乘雅半偈》第十帙："淡竹叶《纲目》。【气味】甘寒，无毒。【主治】叶主去烦热，利小便。根能堕胎，催生。【核】曰：所在田野俱有。春生苗，高数寸，茎小叶绿如竹，宛如竹米落地，所生形色，但柔嫩为异耳。"[4]

《得配本草》卷三："淡竹叶，根名碎骨子。甘、淡、寒。叶，去烦热，利小便，清心。根，能堕胎、催生。此非淡竹之叶，另是一种，近时药店中所用俱是此草。其功用虽大同小异，然根能破血，娠妇忌用，不可不识。"[5]

《本草分经·原例》："淡竹叶，甘淡寒，利小便除烦热，有走无守，茎叶似竹非竹叶也。"[6]

《分类草药性》上卷："淡竹叶，性凉。治气喘，眼痛消火，根治牙痛，咽喉消气风，又名竹叶门冬青。"[19]

《中药志》："淡竹叶　本品为常用中药。商品为禾本科植物淡竹叶的干燥地上部分。……【原植物】淡竹叶　别名：碎骨子、长竹叶（江苏）、竹叶麦冬（浙江）、山鸡米、迷身草（广东）。Lophatherum gracile Brongn. ——禾本科 Graminae."[13]

《中药材手册》："淡竹叶（《纲目》列入草部隰草类）本品为禾本科植物淡竹叶 Lophatherum gracile Brongn. 的干燥茎叶。原植物系多年生草本，均为野生。习惯以浙江杭州产叶长色绿者为佳，俗称'杭竹叶'。另外，苦竹的叶不宜作淡竹叶用（性状详见苦竹叶项下）。浙江、江苏某些地区曾以鸭跖草科植物鸭跖草误作淡竹叶用，亦应注意区别。【别名】竹叶麦冬（杭州）、竹叶（湖南）、山鸡米（广东）、迷身草（四川）、碎骨子。"[14]

《全国中草药汇编》："淡竹叶　别名：碎骨子、山鸡米、金鸡米、迷身草。来源：为禾本科淡竹叶属植物淡竹叶 Lophatherum gracile Brongn. 的地上部分。"[15]

《中药大辞典》："淡竹叶《纲目》【异名】竹叶门冬青《分类草药性》，迷身草《岭南科学杂志》，山鸡米《华南经济禾草植物》，竹叶麦冬《中国药植志》，金竹叶《广西中兽医药植》，长竹叶《江苏植药志》，山冬、地竹、野麦冬《广西中兽医药植》，长竹叶《江苏植药志》，山冬、地竹、野麦冬《广西中药志》，淡竹米《药材学》，林下竹、土麦冬《闽东本草》。【基原】为禾本科植物淡竹叶的全草。【原植物】淡竹叶 Lophatherum gracile Brongn. 。"[9]

《中医大辞典·中药分册》："淡竹叶　出《本草纲目》。为禾本科植物淡竹叶 Lophatherum gracile Brongn. 的茎叶。主产浙江、江苏、湖南、湖北、广东等地。"[10]

《中国医学百科全书·中医学》：“淡竹叶　始载于《滇南本草》。又名山鸡米、淡竹米、野麦冬。为禾本科植物淡竹叶 Lophatherum gracile Brongn. 的茎叶。主产于中国浙江、江苏。原植物分布于中国长江流域及其以南各省、区。5~6 月未开花时采收，切除根部，晒干。”[11]

《全国中药炮制规范》：“淡竹叶　［处方用名］淡竹叶。【来源】本品为禾本科植物淡竹叶 Lophatherum gracile Brongn. 的干燥茎叶。均系野生。主产于浙江、江苏、湖南、湖北、广东等地。夏季未抽穗前割取地上部分，干燥。药材以叶多，色绿者为佳。”[16]

《中国药材学》：“淡竹叶　【别名】竹叶麦冬（浙江），长竹叶、碎骨子（江苏），山鸡米（广东、广西）。【来源】本品为禾本科植物淡竹叶 Lophatherum gracile Brongn. 的全草。”[17]

《中国中医药学主题词表》：“淡竹叶 Lophatherum gracile　属禾本科和清热泻火药；用淡竹检索 1995 前文献。”[12]

《普通高等教育中医药类规划教材·中药学》：“淡竹叶《本草纲目》为禾本科多年生草本植物淡竹叶 Lophatherum gracile Brongn. 的茎叶。主产于长江流域至南部各省。夏季采收，晒干，切段生用。”[8]

《中华本草》：“淡竹叶《滇南本草》【异名】竹叶门冬青《分类草药性》，迷身草《岭南科学杂志》，山鸡米《华南经济禾草植物》，金竹叶《广西中兽医药用植物》，长竹叶《江苏植物药材志》，山冬、地竹《广西中药志》，淡竹米《药材学》，林下竹《闽东本草》。【来源】为禾本科植物淡竹叶或中华淡竹叶的全草。【原植物】1. 淡竹叶 Lophatherum gracile Brongn.。2. 中华淡竹叶 Lophatherum sinense Rendle.”[18]

《中华人民共和国药典》：“淡竹叶 Herba lophatheri　本品为禾本科植物淡竹叶 Lophatherum gracile Brongn. 的干燥茎叶。夏季未抽花穗前采割，晒干。”[7]

5　参考文献

1　明·兰茂. 滇南本草. 第三卷. 昆明：云南人民出版社，1977，305

2　明·刘文泰. 本草品汇精要. 北京：人民卫生出版社，1982，1009

3　明·李时珍. 本草纲目. 北京：人民卫生出版社，1982，1037

4　明·卢之颐. 本草乘雅半偈. 北京：人民卫生出版社，1986，637

5　清·严西亭. 得配本草. 上海：上海卫生出版社，1957，38

6　清·姚澜. 本草分经. 上海：上海科学技术出版社，1989，181

7　国家药典委员会. 中华人民共和国药典. 一部. 北京：化学工业出版社，2000，268

8　雷载权主编. 普通高等教育中医药类规划教材·中药学. 上海：上海科学技术出版社，1995，55

9　江苏新医学院. 中药大辞典. 上海：上海科学技术出版社，1977，2253

10　《中医大辞典》编辑委员会. 中医大辞典·中药分册. 北京：人民卫生出版社，1982，349

11　《中医学》编辑委员会. 中国医学百科全书·中医学. 上海：上海科学技术出版社，1997，1087

12　吴兰成主编. 中国中医药学主题词表. 北京：中医古籍出版社，1996，70

13　中国医学科学院药物研究所等. 中药志. 第四册. 北京：人民卫生出版社，1993，645

14　中华人民共和国卫生部药政管理局. 中药材手册. 北京：人民卫生出版社，1998，458

15　《全国中草药汇编》编写组. 全国中草药汇编. 上册. 北京：人民卫生出版社，1996，750

16　中华人民共和国卫生部药政管理局. 全国中药炮制规范. 北京：人民卫生出版社，1988，238

17 徐国钧等主编. 中国药材学. 北京：中国医药科技出版社，1996，1669
18 国家中医药管理局《中华本草》编委会. 中华本草. 第八册. 上海：上海科学技术出版社，1999，366
19 清·佚名. 分类草药性. 民国二十八年新刻本

429 淡豆豉

Dandouchi

Semen Sojae Preparatum

1 定名依据

1.1 正名

1.1.1 汉文名：淡豆豉［豆科植物大豆 Glycine max（L.）Merr. 的成熟种子的发酵加工品］。

1.1.2 英文名：fermented soybean.

1.2 依据

1.2.1 定名的文献依据

1.2.1.1 《本草汇言》卷十四："淡豆豉，味苦酸，气寒无毒，可升可降……治天行时疾，疫疠温瘴之药也。"[1]

1.2.1.2 《炮炙大法》："淡豆豉（出江西者，良。黑豆性平，作豉则温。既经蒸罯，故能升能散。得葱则发汗，得盐则能吐，得酒则治风，得薤则治痢，得蒜则止血，炒熟则又能止汗）。"[2]

1.2.1.3 《本草择要纲目·温性药品》："淡豆豉 【气味】苦寒，无毒。阴中之阴也。"[3]

1.2.1.4 《本草备要·谷草部》："淡豆豉，宣，解表，除烦。苦泄肺、寒胜热。（陈藏器曰：豆性生平，炒熟、热煮食寒，作豉冷。）"[4]

1.2.1.5 《本草从新》卷十二："淡豆豉，宣、解表除烦。苦泄肺，寒胜热。（藏器曰：豆性生平、炒熟热、煮食寒、作豉冷。）发汗解肌，调中下气。"[5]

1.2.1.6 《本草撮要》卷五："淡豆豉，味苦寒，入手太阴经。功专泄肺清热，下气调中。得葱则发汗，得山栀则吐，得盐亦吐，得酒治风，得薤治痢，得蒜止血。炒熟又能止汗。若伤寒直中三阴与传入阴经及热结胸烦闷，宜下不宜汗者，均须忌服。"[6]

1.2.1.7 《中华人民共和国药典》："淡豆豉 Semen sojae preparatum 本品为豆科植物大豆 Glycine max（L.）Merr. 的成熟种子的发酵加工品。"[7]

1.2.1.8 《普通高等教育中医药类规划教材·中药学》："淡豆豉《别录》为豆科植物大豆 Glycine max（L.）Merr. 的成熟种子经蒸罨加工发酵而成。全国各地均产，晒干生用。"[8]

1.2.1.9 《中药大辞典》："淡豆豉《本草汇言》【异名】香豉《伤寒论》，淡豉《纲目》。【基原】为豆科植物大豆 Glycine max（L.）Merr. 种子经蒸罨加工而成。原植物说

‘黑大豆’条。”[9]

1.2.1.10　《中医大辞典·中药分册》：“淡豆豉　出《本草汇言》。又名豆豉、香豉。为豆科植物大豆 Glycine max（L.）Merr. 的种子经蒸罨加工而成。”[10]

1.2.1.11　《中国医学百科全书·中医学》：“淡豆豉　始载于《名医别录》。原名豆豉，又名香豉、大豆豉。为豆科植物大豆 Glycine max（L.）Merr. 的种子经发酵加工的制成品。中国各地均可生产。”[11]

1.2.1.12　《中国中医药学主题词表》：“淡豆豉 Semen sojae preparatum　为豆科植物大豆的种子经蒸后发酵加工而成；属辛凉解表药。”[12]

1.2.1.13　《中药材手册》[13]、《全国中草药汇编》[14]、《全国中药炮制规范》[15]、《中国药材学》[16]、《中华本草》[17]等现代中药著作多以“淡豆豉”作为本品正名（参见“文献通考”）。

1.2.2　定名选择的理由

1.2.2.1　淡豆豉 Semen sojae preparatum　本品为豆科植物大豆 Glycine max（L.）Merr. 的成熟种子的发酵加工品。“淡豆豉”之名始见于明·倪朱谟《本草汇言》，并作为本品正名记载。其后的历代重要本草著作如明·缪希雍《炮炙大法》，清·蒋居祉《本草择要纲目》、汪昂《本草备要》、吴仪洛《本草从新》、陈其瑞《本草撮要》等在载录本品时均以“淡豆豉”作为正名，并一直沿用至今。

1.2.2.2　我国最新出版的《中华人民共和国药典》、《普通高等教育中医药类规划教材·中药学》以及辞书类著作《中医大辞典·中药分册》、《中药大辞典》、《中国医学百科全书·中医学》等均以“淡豆豉”作为本品正名。已经广泛应用于中医药学文献的标引和检索的《中国中医药学主题词表》也以“淡豆豉”作为本品的正式主题词。现代本草著作如《全国中草药汇编》、《中华本草》、《中国药材学》、《中药材手册》、《全国中药炮制规范》等虽记载了不少本品各地的俗称，但也无一例外以“淡豆豉”作为本品的正名。说明“淡豆豉”作为本品正名已成为共识。

1.3　与正名等效的名词：无。

2　源流考释

淡豆豉［豆科植物大豆 Glycine max（L.）Merr. 的成熟种子的发酵加工品］原称“香豉”，始载于汉·张仲景《伤寒论》：“辨太阳病脉证并治中……栀子豉汤方：栀子（擘，十四个），香豉（绵裹，四合），上二味，以水四升，先煮栀子，得二升半，内豉，煮取一升半，去滓，分为二服，温进一服，得吐者，止后服。”[18]其后的本草著作有的以“豉”为正名。如魏晋《名医别录》[19]，唐·孙思邈《千金翼方》[20]；有的以“香豉”为正名。如元·王好古《汤液本草》[21]；有的以“大豆豉”为正名，如明·李时珍《本草纲目》[22]。

“淡豆豉”之名始见于明·倪朱谟《本草汇言》[1]，并作为本品正名。如《本草汇言》卷十四：“淡豆豉，味苦酸，气寒无毒，可升可降……治天行时疾，疫疠温瘴之药也。”[1]其后的本草著作大多即以“淡豆豉”作为本品正名。如明·缪希雍《炮炙大法》[2]，清·蒋居祉《本草择要纲目》[3]、日本稻宣义《炮炙全书》[23]、汪昂《本草易读》[24]、汪昂《本草备要》[4]、吴仪洛《本草从新》[5]、严西亭《得配本草》[25]、黄宫绣

《本草求真》[26]、姚澜《本草分经》[27]、杨时泰《本草述钩元》[28]、陈其瑞《本草撮要》[6]、周岩《本草思辨录》[29]等；有的仍以“大豆豉”为本品正名，如明·卢之颐《本草乘雅半偈》[30]。

古代著作中记载的本品异名有“香豉”《伤寒论》[18]，“豉”《名医别录》[19]，“大豆豉”、“淡豉”《本草纲目》[22]等。如《名医别录》卷二：“豉，味苦，寒，无毒。主治伤寒、头痛、寒热、瘴气、恶毒、烦躁、满闷、虚劳、喘吸、两脚疼冷，又杀六畜胎子诸毒。”[19]《本草纲目》卷二十五：“大豆豉《别录·中品》。【释名】时珍曰：按：刘熙《释名》云：豉，嗜也。调和五味，可甘嗜也……时珍曰：豉，诸大豆皆可为之，以黑豆者入药。有淡豉、咸豉，治病多用淡豉汁及咸者，当随方法。”[22]

现代有关著作均沿用《本草汇言》[1]的记载以“淡豆豉”作为本品正名，如《中华人民共和国药典》[7]、《普通高等教育中医药类规划教材·中药学》[8]、《中药大辞典》[9]、《中医大辞典·中药分册》[10]、《中国医学百科全书·中医学》[11]、《中国中医药学主题词表》[12]、《中药材手册》[13]、《全国中草药汇编》[14]、《全国中药炮制规范》[15]、《中国药材学》[16]、《中华本草》[17]等。同时尚记载有“豆豉”《中药材手册》[13]，“杜豆豉”《全国中草药汇编》[14]等各地的俗称。

3 附录

3.1 又称：无。

3.2 俗称：豆豉（四川）。

3.3 曾称：香豉《伤寒论》，豉《名医别录》，大豆豉、淡豉《本草纲目》。

4 文献通考

《伤寒论》：“辨太阳病脉证并治中……76. 发汗后，水药不得入口，为逆。若更发汗，必吐下不止。发汗、吐下后，虚烦不得眠；若剧者，必反复颠倒，心中懊侬，栀子豉汤主之；若少气者，栀子甘草豉汤主之；若呕者，栀子生姜豉汤主之。方三十八。栀子豉汤方：栀子（擘，十四个）、香豉（绵裹，四合），上二味，以水四升，先煮栀子，得二升半，内豉，煮取一升半，去滓，分为二服，温进一服，得吐者，止后服。”[18]

《名医别录》卷二：“豉，味苦，寒，无毒。主治伤寒、头痛、寒热、瘴气、恶毒、烦躁、满闷、虚劳、喘吸、两脚疼冷，又杀六畜胎子诸毒。”[19]

《千金翼方》卷四：“豉，味苦，寒，无毒。主伤寒，头痛寒热，瘴气恶毒，烦躁满闷，虚劳喘吸，两脚疼冷。又杀六畜胎子诸毒。”[20]

《汤液本草》卷六：“香豉，气寒，味苦，阴也。无毒。《象》云：治伤寒头痛，烦躁满闷。生用。《珍》云：去心中懊憹。《本草》云：主伤寒头痛，寒热。伤寒初觉头痛内热，脉洪，起一二日，便作此加减葱豉汤：葱白一虎口，豉一升，绵裹。以水三升，煎取一升，顿服取汗。若不汗，加葛根三两，水五升，煮二升，分二服。又不汗，加麻黄三两，去节。”[21]

《本草纲目》卷二十五：“大豆豉《别录·中品》。【释名】时珍曰：按：刘熙《释名》云：豉，嗜也。调和五味，可甘嗜也……时珍曰：豉，诸大豆皆可为之，以黑豆者入药。有淡豉、咸豉，治病多用淡豉汁及咸者，当随方法。”[22]

《本草汇言》卷十四："淡豆豉，味苦酸，气寒无毒，可升可降……治天行时疾，疫疠温瘴之药也。"[1]

《炮炙大法》："淡豆豉（出江西者，良。黑豆性乎，作豉则温。既经蒸罯，故能升能散。得葱则发汗，得盐则能吐，得酒则治风，得薤则治痢，得蒜则止血。炒熟则又能止汗）。"[2]

《本草乘雅半偈》第八帙："大豆豉《别录·中品》。【气味】苦寒，无毒。【主治】主寒热，伤寒头痛，瘴气恶毒，烦躁满闷，虚劳喘吸，两脚疼冷。杀六畜胎子诸毒。"[30]

《本草择要纲目·温性药品》："淡豆豉【气味】苦寒，无毒。阴中之阴也。"[3]

《炮炙全书》卷二："淡豆豉，苦、涩、甘，寒。豆豉有咸淡二种，惟淡者治病。造淡豉法，用黑豆一斗，六月间水浸一宿，沥干，蒸熟，摊芦席上，候微温蒿覆五六日，候黄衣遍满为度，不可太过。取晒，簸净，水拌得中，筑实瓮中，桑叶盖覆，厚三寸，泥固晒七日。又以水拌入瓮，如是七次，瓮收筑封即成矣。"[23]

《本草易读》卷六："淡豆豉，甘，苦，寒，无毒。调中下气，除烦止呕。发伤寒之表症，除时疾之肌热。身热头痛，同葱白水煎服之。"[24]

《本草备要·谷草部》："淡豆豉，宣，解表，除烦。苦泄肺、寒胜热。（陈藏器曰：豆性生平，炒熟、热煮食寒，作豉冷。）"[4]

《本草从新》卷十二："淡豆豉，宣、解表除烦。苦泄肺，寒胜热。（藏器曰：豆性生平、炒熟热、煮食寒、作豉冷。）发汗解肌，调中下气。"[5]

《得配本草》卷五："淡豆豉，得醋良。苦，寒，入手太阴经。调中下气，发汗解肌。治伤寒温疟，时行热病，寒热头痛，烦躁满闷，发斑呕逆，懊憹不眠，及血痢腹痛。得薤白，治痢疾。配葱白煎，发汗。"[25]

《本草求真·上编》："淡豆豉（造酿）升散膈上热邪。淡豆豉（专入心肺），本于黑豆蒸罯而成。按其味苦气寒，（陈藏器曰，豆性平。炒熟热，煮食寒，作豉冷。）似属苦降下行之味，而无升引上行之力也。然经火蒸罯，味虽苦而气则馨。气虽寒而质则浮，能升能散。故得葱则发汗，得盐则引吐，得酒则治风。"[26]

《本草分经·原例》："淡豆豉，苦寒，发汗解肌，泄肺除热，下气调中，炒熟又能止汗。"[27]

《本草述钩元》卷十四："淡豆豉，诸豆皆可为，惟黑者入药。有盐淡二种，惟江右淡者治病。造淡豉法，六月内，用黑大豆二三斗，淘净。水浸一夜，沥干蒸熟。取出摊席上，候微温，蒿服覆。每三日下看，候黄衣上遍。"[28]

《本草撮要》卷五："淡豆豉，味苦，入手太阴经。功专泄肺清热，下气调中。得葱则发，得山栀则吐，得盐亦吐，得酒治。得薤治痢，得蒜止血，炒熟又能止汗。若伤寒直中三阴与传入阴经及热结胸烦闷，宜下不宜汗者，均须忌服。"[6]

《本草思辨录》卷二："淡豆豉，淡豉别录苦寒。李氏谓：黑豆性平，作豉则温，既经蒸罯，故能升能散。窃谓仲圣用作吐剂，亦取与栀子一温一寒，一升一降，当以性温而升为是。"[29]

《中药材手册》："淡豆豉（《纲目》名淡豉，列入谷部造酿类大豆豉项下）本品为豆科植物大豆 Glycine max（L.）Merr. 的成熟种子的发酵加工品。原植物系一年生草本。均为栽培。大豆有青、黑、黄等多种，药用豆豉多系黑豆加工的成品。【别名】豆豉、香豉

（四川）。”[13]

《全国中草药汇编》：“淡豆豉　别名：豆豉，杜豆豉。来源：为大豆的成熟种子经过一定的炮制方法加工而成。”[14]

《中药大辞典》：“淡豆豉《本草汇言》【异名】香豉《伤寒论》，淡豉《纲目》。【基原】为豆科植物大豆 Glycine max（L.）Merr. 种子经蒸罨加工而成。原植物说‘黑大豆’条。”[9]

《中医大辞典·中药分册》：“淡豆豉　出《本草汇言》。又名豆豉、香豉。为豆科植物大豆 Glycine max（L.）Merr. 的种子经蒸罨加工而成。”[10]

《中国医学百科全书·中医学》：“淡豆豉　始载于《名医别录》。原名豆豉，又名香豉、大豆豉。为豆科植物大豆 Glycine max（L.）Merr. 的种子经发酵加工的制成品。中国各地均可生产。”[11]

《全国中药炮制规范》：“淡豆豉　［处方用名］淡豆豉。【来源】本品为豆科植物大豆 Glycine max（L.）Merr. 的黑色成熟种子的发酵加工品。药材以质柔软、气香，无糟粒者为佳。”[15]

《中国药材学》：“淡豆豉　【来源】本品为豆科植物大豆 Glycine max（L.）Merr. 的种子加工制成。”[16]

《中国中医药学主题词表》：“淡豆豉 Semen sojae preparatum　为豆科植物大豆的种子经蒸后发酵加工而成；属辛凉解表药。”[12]

《普通高等教育中医药类规划教材·中药学》：“淡豆豉《别录》为豆科植物大豆 Glycine max（L.）Merr. 的成熟种子经蒸罨加工发酵而成。全国各地均产，晒干生用。”[8]

《中华本草》：“淡豆豉《本草汇言》【异名】香豉《伤寒论》，豉《别录》，淡豉、大豆豉《纲目》。……【来源】为豆科植物大豆 Glycine max（L.）Merr. 的黑色的成熟种子经蒸罨发酵等加工而成。【原植物】参见‘黑大豆’条。”[17]

《中华人民共和国药典》：“淡豆豉 Semen sojae preparatum　本品为豆科植物大豆 Glycine max（L.）Merr. 的成熟种子的发酵加工品。”[7]

5　参考文献

1　明·倪朱谟编．本草汇言．清顺治二年大成斋刻本
2　明·缪希雍．炮炙大法．明末庄继先校刻本
3　清·蒋居祉．本草择要纲目．见：珍本医书集成（二）．上海：上海科学技术出版社，1985，76
4　清·汪昂．本草备要．北京：中国中医药出版社，1998，196
5　清·吴仪洛．本草从新．北京：中医古籍出版社，2001，180
6　清·陈其瑞．本草撮要．见：珍本医书集成（二）．上海：上海科学技术出版社，1985，70
7　国家药典委员会．中华人民共和国药典．一部．北京：化学工业出版社，2000，269
8　雷载权主编．普通高等教育中医药类规划教材·中药学．上海：上海科学技术出版社，1995，48
9　江苏新医学院．中药大辞典．上海：上海科学技术出版社，1977，2255
10　《中医大辞典》编辑委员会．中医大辞典·中药分册．北京：人民卫生出版社，1982，349
11　《中医学》编辑委员会．中国医学百科全书·中医学．上海：上海科学技术出版社，1997，976
12　吴兰成主编．中国中医药学主题词表．北京：中医古籍出版社，1996，69
13　中华人民共和国卫生部药政管理局．中药材手册．北京：人民卫生出版社，1998，368

14 《全国中草药汇编》编写组．全国中草药汇编．下册．北京：人民卫生出版社，1996，42
15 中华人民共和国卫生部药政管理局．全国中药炮制规范．北京：人民卫生出版社，1988，192
16 徐国钧等主编．中国药材学．北京：中国医药科技出版社，1996，1252
17 国家中医药管理局《中华本草》编委会．中华本草．第四册．上海：上海科学技术出版社，1999，490.
18 成都中医学院．伤寒论释义．上海：上海科学技术出版社，1964，66
19 魏晋·名医别录．北京：人民卫生出版社，1986，205
20 唐·孙思邈．千金翼方．北京：人民卫生出版社，1955，52
21 元·王好古．汤液本草．见：景印文渊阁四库全书（745）．北京：中医古籍出版社，1986，79
22 明·李时珍．本草纲目．北京：人民卫生出版社，1982，1527
23 ［日］稻宣义．炮炙全书．北京：中医古籍出版社，1981，87
24 清·汪昂．本草易读．北京：人民卫生出版社，1987，251
25 清·严西亭．得配本草．上海：上海卫生出版社，1957，12
26 清·黄宫绣．本草求真．上海：上海科学技术出版社，1959，101
27 清·姚澜．本草分经．上海：上海科学技术出版社，1989，82
28 清·杨时泰．本草述钩元．上海：科技卫生出版社，1958，383
29 清·周岩．本草思辨录．北京：人民卫生出版社，1960，83
30 明·卢之颐．本草乘雅半偈．北京：人民卫生出版社，1986，477

430 密蒙花

Mimenghua

Flos Buddlejae

1 定名依据

1.1 正名

1.1.1 汉文名：密蒙花（马钱科植物密蒙花 Buddleja officinalis Maxim. 的干燥花蕾及其花序）。

1.1.2 英文名：pale butterflybush flower.

1.2 依据

1.2.1 定名的文献依据

1.2.1.1 《增广太平和剂图经本草药性总论》："密蒙花，味甘，平、微寒，无毒。主青盲肤翳、赤涩多眵泪，消目中赤脉，小儿麸豆及疳气攻眼。生：益州。"[1]

1.2.1.2 《本草蒙筌》卷四："密蒙花，味甘，气平、微寒。无毒。产自川蜀，木高丈余。叶青冬不凋零，花紫瓣多细碎。十房一朵，故名密蒙。采花酒浸一宵，候干蜜拌蒸过。再向日曝，专治眼科。去青盲肤翳，止眵泪赤涩。消赤脉贯睛内掩，除疳毒侵眦外遮。"[2]

1.2.1.3 《本草纲目》卷三十六："密蒙花（宋《开宝》）。【校正】慎微曰：自草部移入木部。【释名】水锦花《炮炙论》。时珍曰：其花繁密蒙茸如簇锦，故名。"[3]

1.2.1.4 《本草征要》卷二："密蒙花，味甘、性平，无毒。入肝经。酒润，焙。养营和血，退翳开光。大人眦泪羞明，小儿痘痞攻眼。独入东方，为涤热和营之用，故治目之外，无他长也。"[4]

1.2.1.5　《本草从新》卷九："密蒙花，润肝明目。甘而微寒。润肝燥。治目中赤脉。青盲肤翳。赤肿眵泪。羞明怕日。小儿疳气攻眼。产蜀中。树高丈余。叶冬不凋。其花繁密蒙茸。故名。拣净。酒润焙。（密蒙、黄柏根末各一两、水丸梧子大、每卧时汤服十至十五丸、治目翳效。）"[5]

1.2.1.6　《得配本草》卷七："密蒙花，甘、平、微寒。入足厥阴经。去肝家之燥热，消风眼之赤脉，青盲及疳气攻目，亦可施治。配川柏根，治障翳。酒浸，取出晒干，蜜蒸用。"[6]

1.2.1.7　《中华人民共和国药典》："密蒙花 Flos buddlejae　本品为马钱科植物密蒙花 Buddleja officinalis Maxim. 的干燥花蕾及其花序。春季花未开放时采收，除去杂质，干燥。"[7]

1.2.1.8　《普通高等教育中医药类规划教材·中药学》："密蒙花《开宝本草》为马钱科落叶灌木密蒙花树 Buddleja officinalis Maxim. 的花蕾。主产于湖北、四川、陕西、河南、广东、广西、云南等省。春季采收，晒干用。"[8]

1.2.1.9　《中药大辞典》："密蒙花《开宝本草》【异名】小锦花《雷公炮炙论》，蒙花《本草求真》，黄饭花《南宁市药物志》，疙瘩皮树花《中药材手册》，鸡骨头花《四川中药志》。【基原】为马钱科植物密蒙花的干燥花或花蕾。【原植物】密蒙花 Buddleja officinalis Maxim.，又名：羊耳朵《滇南本草》，虫见死草、羊春条、绵糊条子、黄花醉鱼草、绵条子。"[9]

1.2.1.10　《中医大辞典·中药分册》："密蒙花　出《开宝重定本草》。又名蒙花、水锦花、老蒙花、黄饭花、羊耳朵朵尖。为马钱科植物密蒙花 Buddleja officinalis Maxim. 的花蕾及花序。主产湖北、四川、陕西、河南等地。"[10]

1.2.1.11　《中国医学百科全书·中医学》："密蒙花　始载于《开宝本草》。又名蒙花、黄饭花。为马钱科植物密蒙花 Buddleja officinalis Maxim. 的花蕾及其花序。春季花未开放时采收，晒干。"[11]

1.2.1.12　《中国中医药学主题词表》："密蒙花 Buddleja officinalis　属马钱科和清热泻火药。"[12]

1.2.1.13　《中药志》[13]、《中药材手册》[14]、《全国中草药汇编》[15]、《全国中药炮制规范》[16]、《中国药材学》[17]、《中华本草》[18]等现代中药著作多以"密蒙花"作为本品正名（参见"文献通考"）。

1.2.2　定名选择的理由

1.2.2.1　密蒙花 Flos buddlejae，系马钱科植物密蒙花 Buddleja officinalis Maxim. 的干燥花蕾及其花序。"密蒙花"之名始见于宋·佚名《增广太平和剂图经本草药性总论》，并作为本品正名记载。其后的历代重要本草著作如明·陈嘉谟《本草蒙筌》、李时珍《本草纲目》、李中梓《本草征要》，清·吴仪洛《本草从新》、严西亭《得配本草》等在载录本品时均以"密蒙花"作为正名，并一直沿用至今。

1.2.2.2　我国最新出版的《中华人民共和国药典》、《普通高等教育中医药类规划教材·中药学》以及辞书类著作《中医大辞典·中药分册》、《中药大辞典》、《中国医学百科全

书·中医学》等均以“密蒙花”作为本药正名。已经广泛应用于中医药学文献的标引和检索的《中国中医药学主题词表》也以“密蒙花”作为本药的正式主题词。现代本草著作如《中药志》、《全国中草药汇编》、《中华本草》、《中国药材学》、《中药材手册》、《全国中药炮制规范》等虽记载了不少本品各地的俗称，但也无一例外以“密蒙花”作为本品的正名。说明“密蒙花”作为本品正名已成为共识。

1.3　与正名等效的名词：无。

2　源流考释

密蒙花（马钱科植物密蒙花 Buddleja officinalis Maxim. 的干燥花蕾及其花序）原称“小锦花”。始载于南北朝·雷敩《雷公炮炙论》中卷：“密蒙花，雷公云：凡使，先拣令净，用酒浸一宿，漉出，候干，却拌蜜令润，蒸，从卯至酉，出，日干。如此拌蒸三度，又却，日干用。每修事一两，用酒八两浸，待色变，用蜜半两蒸为度。此原名小锦花。”[19]其后的本草著作多以“蜜蒙花”为正名记载本品，如宋·苏颂《本草图经》[20]、唐慎微《证类本草》[21]、寇宗奭《本草衍义》[22]。

“密蒙花”之名始见于宋·佚名《增广太平和剂图经本草药性总论》[1]，并作为正名记载本品。如《增广太平和剂图经本草药性总论》：“密蒙花，味甘，平、微寒，无毒。主青盲肤翳、赤涩多眵泪，消目中赤脉，小儿麸豆及疳气攻眼。生：益州。”[1]其后大多即沿用该书记载，以“密蒙花”为正名记载本品。如明·刘文泰《本草品汇精要》[23]、陈嘉谟《本草蒙筌》[2]、李时珍《本草纲目》[3]、缪希雍《炮炙大法》[24]、李中梓《雷公炮制药性解》[25]、李中梓《本草征要》[4]、卢之颐《本草乘雅半偈》[26]、日本稻宣义《炮炙全书》[27]，清·汪昂《本草易读》[28]、汪昂《本草备要》[29]、张璐《本经逢原》[30]、吴仪洛《本草从新》[5]、严西亭《得配本草》[6]、沈金鳌《要药分剂》[31]、姚澜《本草分经》[32]、陈其瑞《本草撮要》[33]、张秉成《本草便读》[34]等；但有的仍以“蜜蒙花”为正名。如清·蒋居祉《本草择要纲目》[35]；有的以“羊耳朵”为正名者。如明·兰茂《滇南本草》卷一：“羊耳朵，味酸、苦，性微温。花即广中蜜蒙花。”[36]；亦有以“蒙花”为正名者。如清·黄宫绣《本草求真》卷四：“蒙花，（灌木）消肝热治青盲。密蒙花（专入肝）。因冬不凋。花开蒙密，故以蒙名。甘而微寒，功专入肝经，除热养营。盖肝开窍于目，目得血而能视，虚则青盲肤翳。”[37]。

古代著作记载的本品异名尚有“水锦花”《炮炙大法》[24]，“木锦花”《雷公炮制药性解》[25]等。如《炮炙大法·木部》：“密蒙花（凡使，先拣令净，用酒浸一宿，漉出候干，却拌蜜令润，蒸，从卯至酉，出，晒干。如此拌蒸三度，又却晒干。用每修事一两，用酒八两浸，待色变，用蜜半两蒸为度。此元名水锦花）。”[24]《雷公炮制药性解》卷五：“密蒙花，味甘，性微寒无毒，入肝经。……雷公云：……此元名木锦花。”[25]

现代有关著作均沿用前代大多本草记载以“密蒙花”作为本品正名，如《中华人民共和国药典》[7]、《普通高等教育中医药类规划教材·中药学》[8]、《中药大辞典》[9]、《中医大辞典·中药分册》[10]、《中国医学百科全书·中医学》[11]、《中国中医药学主题词表》[12]、《中药志》[13]、《中药材手册》[14]、《全国中草药汇编》[15]、《全国中药炮制规范》[16]、《中国药材学》[17]、《中华本草》[18]等。同时尚记载有“老蒙花”《中药材手册》[14]，“蒙花珠”、“羊耳朵朵尖”、“水绵花”、“黄花醉鱼草”《全国中草药汇编》[15]，

“黄饭花”、“疙瘩皮树花”、“鸡骨头花”《中药大辞典》[9]，“羊春条”、“锦糊条子”、“虫见死”《中国药材学》[17]，“染饭花”、“酒药花”、“糯米花”、“米汤花”《中华本草》[18]等各地的俗称。还记载有本品原植物“密蒙花”的异名“蒙花”、“老密蒙花”、“老蒙花”、“米汤花”、“羊耳朵”、“黄花醉鱼草”、“黄饭花”、“草春条”、“绵糊条子”《中药志》[13]，“羊耳朵”、“虫见死草”、“羊春条”、“绵条子”《中药大辞典》[9]等。

3　附录

3.1　又称：老蒙花、新蒙花（药材商品名）。

3.2　俗称：黄饭花（广西南宁），鸡骨头花（四川），羊耳朵朵尖（昆明），染饭花（广西、贵州、云南），酒药花、糯米花、米汤花（云南），蒙花珠，水绵花，黄花醉鱼草，疙瘩皮树花，羊春条，锦糊条子，虫见死，老蒙花。

3.3　曾称：小锦花《雷公炮炙论》，羊耳朵《滇南本草》，水锦花《炮炙大法》，木锦花《雷公炮制药性解》，蒙花《本草求真》。

3.4　原植物名称：密蒙花、蒙花、老密蒙花、老蒙花、米汤花、羊耳朵、黄花醉鱼草、黄饭花（广西），草春条（四川），绵糊条子（湖北），羊耳朵（云南），虫见死草，羊春条，绵条子。

4　文献通考

《雷公炮炙论》中卷：“密蒙花，雷公云：凡使，先拣令净，用酒浸一宿，漉出，候干，却拌蜜令润，蒸，从卯至酉，出，日干。如此拌蒸三度，又却，日干用。每修事一两，用酒八两浸，待色变，用蜜半两蒸为度。此原名小锦花。”[19]

《本草图经》：“蜜蒙花，生益州川谷，今蜀中州郡皆有之。木高丈余。叶似冬青叶而厚，背白色有细毛，又似桔叶。花微紫色。二月、三月采花，曝干用。此木类而在草部，不知何至于此。”[20]

《证类本草》卷十三：“蜜蒙花（今附），味甘，平、微寒，无毒。主青盲肤翳，赤涩多眵泪，消目中赤脉，小儿麸豆及疳气攻眼。生益州川谷。树高丈余，叶似冬青叶而厚，背色白有细毛。二月、三月采花。”[21]

《本草衍义》卷十：“蜜蒙花，利州路甚多。叶冬亦不凋，然不似冬青。盖柔而不光洁，不深绿，花细碎，数十房成一朵，冬生春开。此木也，今居草部，恐未尽善。”[22]

《增广太平和剂图经本草药性总论》：“密蒙花，味甘，平、微寒，无毒。主青盲肤翳、赤涩多眵泪，消目中赤脉，小儿麸豆及疳气攻眼。生：益州。”[1]

《滇南本草》卷一：“羊耳朵，味酸、苦，性微温。花即广中蜜蒙花。入肝经祛肝风，明目退翳膜，目涩羞明。尖叶以蜜炒，治肝经咳嗽，久咳用之良。”[36]

《本草品汇精要》卷十九：“密蒙花，无毒，植生。密蒙花主青盲肤翳，赤涩多眵泪，消目中赤脉，小儿麸豆及疳气攻眼（《名医》所录）。【名】小锦花。”[23]

《本草蒙筌》卷四：“密蒙花，味甘，气平、微寒，无毒。产自川蜀，木高丈余。叶青冬不凋零，花紫瓣多细碎，十房一朵，故名密蒙。采花酒浸一宵，候干蜜拌蒸过。再向日曝，专治眼科。去青盲肤翳，止眵泪赤涩。消赤脉贯睛内掩，除疳毒侵眦外遮。”[2]

《本草纲目》卷三十六：“密蒙花（宋《开宝》）。【校正】慎微曰：自草部移入木部。

【释名】水锦花《炮炙论》。时珍曰：其花繁密蒙茸如簇锦，故名。”[3]

《炮炙大法·木部》：“密蒙花（凡使，先拣令净，用酒浸一宿，漉出候干。却拌蜜，令润蒸。从卯至酉出，晒干。如此拌蒸三度，又却晒干用。每修事，一两用酒八两，浸待色变用蜜半两蒸为度。此元名水锦花）。”[24]

《雷公炮制药性解》卷五：“密蒙花，味甘，性微寒无毒，入肝经。主青盲肤翳，赤涩眵泪，赤脉贯睛，又主小儿麸痘及疳眼。酒浸一宿，蜜拌蒸，晒干用。按：密蒙专入肝经。故治目之外无他长，眼科之要剂也。雷公云：凡使先拣令净，用酒浸一宿，漉出候干，用将蜜令润蒸，从卯至酉出，日干，如此拌蒸三遍，又却日干用，每修事一两，用酒八两，浸待色变，用蜜半两蒸为度，此元名木锦花。”[25]

《本草征要》卷二：“密蒙花，味甘、性平，无毒。入肝经。酒润，焙。养营和血，退翳开光。大人眦泪羞明，小儿痘疳攻眼。独入东方，为涤热和营之用，故治目之外，无他长也。”[4]

《本草乘雅半偈》第十帙：“密蒙花（宋《开宝》）。【气味】甘平，微寒，无毒。”[26]

《本草择要纲目·平性药品》：“蜜蒙花（凡使，拣净，酒浸一宿，漉出候干。拌蜜蒸三次，入用。）【气味】甘平，微寒，无毒。【主治】青盲肤翳赤肿，多眵泪，消目中赤脉。小儿麸口及疳气攻眼，羞明怕日。入肝经气血分。润肝燥。”[35]

《炮炙全书》卷三：“密蒙花，甘，平，微寒。花小色黄，嚼之甘甜酒润焙。缪仲醇曰：形与芫花相似，但芫花狭小，而密蒙差大，为异用者，宜详辨之。”[27]

《本草易读》卷七：“密蒙花，酒浸蜜蒸用。甘，平，微寒，无毒。足厥阴药也。治一切目疾。疗青盲而去浮翳，退赤脉而息羞明。消赤肿多泪。蜀中州郡皆有之。木高丈余，经冬不凋，花微紫色。春月采花。”[28]

《本草备要·木部》：“密蒙花，润肝，明目甘而微寒。入肝经气血分。润肝燥。治目中赤脉、青盲肤翳，赤肿眵（音鸱。眼脂）泪，小儿疳气攻眼。产蜀中。叶冬不雕，其花繁密蒙茸，故名。拣净，酒浸一缩，候干，蜜拌蒸，晒三次。”[29]

《本经逢原》卷三：“密蒙花，甘平微寒无毒。嗅之即嚏者真。拣净酒浸一宿，漉出晒干用。发明，密蒙入肝经血分，润肝燥，为搜风散结目疾之专药。治青盲昏翳，赤肿多眵泪，消目中赤脉及小儿痘疮余毒，疳气攻眼宜之。”[30]

《本草从新》卷九：“密蒙花，润肝明目，甘而微寒，润肝燥。治目中赤脉，青盲肤翳，赤肿眵泪，羞明怕日，小儿疳气攻眼。产蜀中，树高丈余，叶冬不凋。其花繁密蒙茸，故名。拣净，酒润焙。（密蒙、黄柏根末各一两、水丸梧子大、每卧时汤服十至十五丸、治目翳效。）”[5]

《得配本草》卷七：“密蒙花，甘、平、微寒。入足厥阴经。去肝家之燥热，消风眼之赤脉，青盲及疳气攻目，亦可施治。配川柏根，治障翳。酒浸，取出晒干，蜜蒸用。”[6]

《要药分剂》卷二：“密蒙花，味甘，性平，微寒。无毒。禀土气兼感冬春之气而生。【主治】主清盲肤翳赤肿。多眵泪。消目中赤脉。小儿痘疮余毒及疳气攻眼（开宝）。疗羞明怕日（守真）。”[31]

《本草求真》卷四：“蒙花，（灌木）消肝热治青盲。密蒙花（专入肝），因冬不凋，花开蒙密，故以蒙名。甘而微寒，功专入肝经，除热养营。盖肝开窍于目，目得血而能视。虚则青盲肤翳，热则赤肿眵泪，目中赤脉。及小儿痘疮余毒，疳气攻眼。得此甘能补益，寒能除热，肝血足而诸症无不愈矣。然味薄于气，佐以养血之药，更有力焉。取蜀中产者良。酒浸一宿，候干蜜拌，蒸晒三次。”[37]

《本草分经·原例》：“密蒙花，甘而微寒，润肝燥，专治目疾。”[32]

《本草撮要》卷二：“密蒙花，味甘微寒，入足厥阴经，功专润燥，治目疾。得黄柏为丸，治目翳良。拣净酒润焙用。”[33]

《本草便读·木部》：“密蒙花，功归肝胆。性属甘寒，涤热疏风。治目都因火气逼，养营润燥。凡花皆散障邪除。（密蒙花其色紫，故入肝，甘寒无毒。故能润肝燥，养肝血。因其凡花皆散，故能散肝家之风热。风热得去，肝血得养，故一切目疾皆可除也。）”[34]

《中药志》：“密蒙花　本品为常用中药。商品有‘老蒙花’与‘新蒙花’之别，传统药用正品为老蒙花，系马钱科植物密蒙花的干燥花蕾及其花序。……【原植物】密蒙花　别名：蒙花、老密蒙花、老蒙花、米汤花、羊耳朵、黄花醉鱼草、黄饭花（广西），草春条（四川），绵糊条子（湖北）。Buddleja officinalis Maxim. ——马钱科 Loganiaceae.”[13]

《中药材手册》：“密蒙花（《纲目》列入木部灌木类）本品为马钱科植物密蒙花 Buddleja officinalis Maxim. 的干燥带花蕾的花序。原植物系落叶灌木，野生于山坡、丘陵地、河边、林边、灌木丛中。另有一瑞香科植物结香的花蕾，外形与密蒙花不同，多销国外。【别名】蒙花、老蒙花。”[14]

《全国中草药汇编》：“密蒙花　别名：蒙花、蒙花珠、老蒙花、羊耳朵朵尖、水绵花、黄花醉鱼草。来源：为马钱科醉鱼草属植物密蒙花树 Buddleja officinalis Maxim. 的花蕾，其根、叶也入药。”[15]

《中药大辞典》：“密蒙花《开宝本草》【异名】小锦花《雷公炮炙论》，蒙花《本草求真》，黄饭花《南宁市药物志》，疙瘩皮树花《中药材手册》，鸡骨头花《四川中药志》。【基原】为马钱科植物密蒙花的干燥花或花蕾。【原植物】密蒙花 Buddleja officinalis Maxim.，又名：羊耳朵《滇南本草》，虫见死草、羊春条、绵糊条子、黄花醉鱼草、绵条子。”[9]

《中医大辞典·中药分册》：“密蒙花　出《开宝重定本草》。又名蒙花、水锦花、老蒙花、黄饭花、羊耳朵朵尖。为马钱科植物密蒙花 Buddleja officinalis Maxim. 的花蕾及花序。主产湖北、四川、陕西、河南等地。”[10]

《中国医学百科全书·中医学》：“密蒙花　始载于《开宝本草》。又名蒙花、黄饭花。为马钱科植物密蒙花 Buddleja officinalis Maxim. 的花蕾及其花序。春季花未开放时采收，晒干。”[11]

《全国中药炮制规范》：“密蒙花　［处方用名］密蒙花。【来源】本品为马钱科植物密蒙花 Buddleja officinalis Maxim. 的干燥花蕾及其花序。均系野生。主产于湖北、四川、陕西、河南等地。春季花未开放时采收，除去杂质，干燥。药材以花蕾蜜聚、色灰黄、茸毛多者为佳。”[16]

《中国药材学》：“密蒙花　【别名】老蒙花，水锦花，羊春条，锦糊条子，虫见死，羊耳朵朵尖（昆明），黄饭花（广西）。【来源】本品为马钱科植物密蒙花 Buddleja officinalis Maxim. 的花蕾及其花序。”[17]

《中国中医药学主题词表》：“密蒙花 Buddleja officinalis　属马钱科和清热泻火药。”[12]

《普通高等教育中医药类规划教材·中药学》：“密蒙花《开宝本草》为马钱科落叶灌木密蒙花树 Buddleja officinalis Maxim. 的花蕾。主产于湖北、四川、陕西、河南、广东、广西、云南等省。春季采收，晒干用。”[8]

《中华本草》：“密蒙花《开宝本草》【异名】小锦花《雷公炮炙论》，羊耳朵《滇南本草》，蒙花《本草求真》，黄饭花《南宁市药物志》，疙瘩皮树花《中药材手册》，鸡骨头花《四川中药志》，蒙花珠、老蒙花、羊耳朵朵尖、水锦花《全国中草药汇编》，染饭花（广西、贵州、云南），酒药花、糯米花、米汤花（云南）。……【来源】为醉鱼草科植物密蒙花的花蕾及花序。【原植物】密蒙花 Buddleja officinalis Maxim.。”[18]

《中华人民共和国药典》：“密蒙花 Flos buddlejae　本品为马钱科植物密蒙花 Buddleja officinalis Maxim. 的干燥花蕾及其花序。春季花未开放时采收，除去杂质，干燥。”[7]

5　参考文献

1　宋·佚名. 增广太平和剂图经本草药性总论. 见：增广太平惠民和剂局方. 海口：海南出版社，2002，478

2　明·陈嘉谟. 本草蒙筌. 北京：人民卫生出版社，1988，251

3　明·李时珍. 本草纲目. 北京：人民卫生出版社，1982，2133

4　明·李中梓. 本草征要. 见：李中梓医学全书. 北京：中国中医药出版社，1999，140

5　清·吴仪洛. 本草从新. 北京：中医古籍出版社，2001，131

6　清·严西亭. 得配本草. 上海：上海卫生出版社，1957，33

7　国家药典委员会. 中华人民共和国药典. 一部. 北京：化学工业出版社，2000，269

8　雷载权主编. 普通高等教育中医药类规划教材·中药学. 上海：上海科学技术出版社，1995，59

9　江苏新医学院. 中药大辞典. 上海：上海科学技术出版社，1977，2264

10　《中医大辞典》编辑委员会. 中医大辞典·中药分册. 北京：人民卫生出版社，1982，350

11　《中医学》编辑委员会. 中国医学百科全书·中医学. 上海：上海科学技术出版社，1997，987

12　吴兰成主编. 中国中医药学主题词表. 北京：中医古籍出版社，1996，250

13　中国医学科学院药物研究所等. 中药志. 第五册. 北京：人民卫生出版社，1993，307

14　中华人民共和国卫生部药政管理局. 中药材手册. 北京民卫生出版社，1998，527

15　《全国中草药汇编》编写组. 全国中草药汇编. 上册. 北京：人民卫生出版社，1996，747

16　中华人民共和国卫生部药政管理局. 全国中药炮制规范. 北京：人民卫生出版社，1988，275

17　徐国钧等主编. 中国药材学. 北京：中国医药科技出版社，1996，977

18　国家中医药管理局《中华本草》编委会. 中华本草. 第六册. 上海：上海科学技术出版社，1999，210

19　南北朝·雷敩. 雷公炮炙论. 上海：上海中医学院出版社，1986，79

20　宋·苏颂. 本草图经. 安徽：安徽科学技术出版社，1994，241.

21　宋·唐慎微. 证类本草. 见：景印文渊阁四库全书（740）. 北京：中医古籍出版社，1986，334

22　宋·寇宗奭. 本草衍义. 上海：商务印书馆，1937，61

23　明·刘文泰. 本草品汇精要. 北京：人民卫生出版社，1982，528

24　明·缪希雍. 炮炙大法. 明末庄继先校刻本

25　明·李中梓. 雷公炮制药性解. 见：中国医学大成（二）. 长沙：岳麓书社，1990，155
26　明·卢之颐. 本草乘雅半偈. 北京：人民卫生出版社，1986，620
27　［日］稻宣义. 炮炙全书. 北京：中医古籍出版社，1981，122
28　清·汪昂. 本草易读. 北京：人民卫生出版社，1987，313
29　清·汪昂. 本草备要. 北京：中国中医药出版社，1998，153
30　清·张璐. 本经逢原. 上海：上海科学技术出版社，1959，190
31　清·沈金鳌. 要药分剂. 上海：上海科学技术出版社，1959，37
32　清·姚澜. 本草分经. 上海：上海科学技术出版社，1989，127
33　清·陈其瑞. 本草撮要. 见：珍本医书集成（二）. 上海：上海科学技术出版社，1985，38
34　清·张秉成. 本草便读. 上海：上海卫生出版社，1957，60
35　清·蒋居祉. 本草择要纲目. 见：珍本医书集成（二）. 上海：上海科学技术出版社，1985，112
36　明·兰茂. 滇南本草. 第一卷. 昆明：云南人民出版社，1959，336
37　清·黄宫绣. 本草求真. 上海：上海科学技术出版社，1959，178

431　续断

Xuduan

Radix Dipsaci

1　定名依据

1.1　正名

1.1.1　汉文名：续断（川续断科植物川续断 Dipsacus asperoides C. Y. Cheng et T. M. Ai 的干燥根）。

1.1.2　英文名：himalayan teasel root.

1.2　依据

1.2.1　定名的文献依据

1.2.1.1　《神农本草经》卷一："续断，味苦，微温。主伤寒，补不足。金创痈伤，折跌，续筋骨。妇人乳难。久服，益气力。一名龙豆，一名属折。生山谷。"[1]

1.2.1.2　《名医别录》卷二："续断，味辛，无毒。主治崩中漏血，金疮血内漏，止痛，生肌肉，及踠伤、恶血、腰痛，关节缓急。一名接骨，一名南草，一名槐。生常山。七月、八月采，阴干（地黄为之使，恶雷丸）。"[2]

1.2.1.3　《本草经集注》："续断，味苦、辛，微温，无毒。主治伤寒，补不足。金疮，痈伤，折跌，续筋骨。妇人乳难，崩中漏血。金疮血内漏，止痛，生肌肉，及踠伤，恶血，腰痛，关节缓急。"[3]

1.2.1.4　《新修本草》卷七："续断，味苦、辛，微温，无毒。主伤寒，补不足。金疮，痈伤，折跌，续筋骨。妇人乳难，崩中漏血。金疮血内漏，止痛，生肌肉，疗踠伤，恶血，腰痛，关节缓急。久服益气力。"[4]

1.2.1.5　《证类本草》卷七："续断，味苦、辛，微温，无毒。主伤寒，补不足。金疮，痈伤，折跌，续筋骨。妇人乳难，崩中漏血。金疮血内漏，止痛生肌肉及踠伤，恶血，腰痛，关节缓急。久服益气力。一名龙豆，一名属折，一名接骨，一名南草，一名槐。生常山山谷。七月、八月采，阴干。”[5]

1.2.1.6 《本草纲目》卷十五：“续断《本经·上品》。【释名】属折《本经》、接骨《别录》、龙豆《本经》、南草《别录》。时珍曰：续断、属折、接骨，皆以功命名也。【集解】《别录》曰：续断生常山山谷，七月、八月采，阴干。普曰：出梁州，七月七日采。”[6]

1.2.1.7 《中华人民共和国药典》：“续断 Radix dipsaci 本品为川续断科植物川续断 Dipsacus asperoides C. Y. Cheng et T. M. Ai 的干燥根。秋季采挖，除去根头及须根，用微火烘至半干，堆置‘发汗’至内部变绿色时，再烘干。”[7]

1.2.1.8 《普通高等教育中医药类规划教材·中药学》：“续断《本经》为川续断科多年生草本植物川续断 Dipsacus asperoides C. Y. Cheng et T. M. Ai 的根。主产四川、湖北、湖南、贵州等地。”[8]

1.2.1.9 《中药大辞典》：“续断《本经》【异名】龙豆、属折《本经》，接骨、南草《别录》，接骨草《卫生易简方》，川断《临证指南》。【基原】为川续断科植物川续断或续断的根。【原植物】①川续断《纲目》 Dipsacus asper Wall.，又名：鼓捶草、和尚头《滇南本草》，滋油菜、六汗。②续断 Dipsacus japonicus Miq.，又名：小血转。”[9]

1.2.1.10 《中医大辞典·中药分册》：“续断 出《神农本草经》。又名川断、山萝卜。为川续断科植物川续断 Dipsacus asper Wall. 的根。主产湖北、四川、湖南、贵州等地。”[10]

1.2.1.11 《中国医学百科全书·中医学》：“续断 始载于《神农本草经》。又名接骨。为川续断科植物川续断 Dipsacus asperoides C. Y. Cheng et T. M. Ai 的根。秋季采挖，除去根头及侧根，用微火烘至半干，堆置‘发汗’，至内心变绿时，再烘干。不宜日晒。”[11]

1.2.1.12 《中国中医药学主题词表》：“续断 Dipsacus asper 属川续断科；属补肾药和活血祛瘀药。D 川续断。”[12]

1.2.1.13 《中药志》[13]、《中药材手册》[14]、《全国中草药汇编》[15]、《全国中药炮制规范》[16]、《中国药材学》[17]、《中华本草》[18]等现代中药著作多以“续断”作为本品正名(参见“文献通考”)。

1.2.2 定名选择的理由

1.2.2.1 续断 Radix dipsaci，系川续断科植物川续断 Dipsacus asperoides C. Y. Cheng et T. M. Ai 的干燥根。“续断”之名始见于汉《神农本草经》，并作为本品正名记载。其后的历代重要本草著作如魏晋《名医别录》，南北朝·陶弘景《本草经集注》，唐·苏敬《新修本草》，宋·唐慎微《证类本草》，明·李时珍《本草纲目》等在载录本品时均以“续断”作为正名，并一直沿用至今。

1.2.2.2 我国最新出版的《中华人民共和国药典》、《普通高等教育中医药类规划教材·中药学》以及辞书类著作《中医大辞典·中药分册》、《中药大辞典》、《中国医学百科全书·中医学》等均以“续断”作为本药正名。已经广泛应用于中医药学文献的标引和检索的《中国中医药学主题词表》也以“续断”作为本药的正式主题词。现代本草著作如《中药志》、《全国中草药汇编》、《中华本草》、《中国药材学》、《中药材手册》、《全国中药炮制规范》等虽记载了不少本品各地的俗称，但也无一例外以“续断”作为本品的正名。说明“续断”作为本品正名已成为共识。

1.3 与正名等效的名词：无。

2 源流考释

续断（川续断科植物川续断 Dipsacus asperoides C. Y. Cheng et T. M. Ai 的干燥根）始载于汉《神农本草经》[1]，并以“续断”为正名。如《神农本草经》卷一：“续断，味苦，微温。主伤寒，补不足。金创痈伤，折跌，续筋骨。妇人乳难。久服，益气力。一名龙豆，一名属折。生山谷。”[1]其后的本草著作大多即沿用该书记载，以“续断”为正名记载本品。如魏晋《名医别录》[2]，南北朝·雷敩《雷公炮炙论》[19]、陶弘景《本草经集注》[3]，唐·苏敬《新修本草》[4]、孙思邈《千金翼方》[20]，宋·苏颂《本草图经》[21]、唐慎微《证类本草》[5]、佚名《增广太平和剂图经本草药性总论》[22]，明·兰茂《滇南本草》[23]、刘文泰《本草品汇精要》[24]、陈嘉谟《本草蒙筌》[25]、李时珍《本草纲目》[6]、杜文燮《药鉴》[26]、缪希雍《炮炙大法》[27]、李中梓《雷公炮制药性解》[28]、李中梓《本草征要》[29]、卢之颐《本草乘雅半偈》[30]，清·张志聪《本草崇原》[31]、蒋居祉《本草择要纲目》[32]、陈士铎《本草新编》[33]、日本稻宣义《炮炙全书》[34]、汪昂《本草易读》[35]、汪昂《本草备要》[36]、张璐《本经逢原》[37]、叶桂《本草经解》[38]、徐大椿《神农本草经百种录》[39]、吴仪洛《本草从新》[40]、沈金鳌《要药分剂》[42]、黄宫绣《本草求真》[43]、陈念祖《神农本草经读》[44]、姚澜《本草分经》[45]、杨时泰《本草述钩元》[46]、叶志诜《神农本草经赞》[47]、陈其瑞《本草撮要》[49]等。

古代著作记载的本品异名有“龙豆”、“属折”《神农本草经》[1]，“接骨”、“南草”、“槐”《名医别录》[2]，“接骨草”《卫生易简方》，“鼓槌草”、“和尚头”《滇南本草》[23]，“川续断”《得配本草》[41]，“川断”《本草述钩元》[46]等。如《神农本草经》曰：“续断，味苦，微温。……一名龙豆，一名属折。生山谷。”[1]《名医别录》曰：“续断，味辛，无毒。……一名接骨，一名南草，一名槐。”[2]《卫生易简方》：“折伤，治一切破伤 多用灯心草烂嚼和唾贴之，以帛裹定，血立止。……治打扑伤损及闪肭骨节 用接骨草叶捣烂罨患处五效。”《滇南本草》曰：“续断、鼓槌草，续断，一名鼓槌草，又名和尚头。味苦、微酸，性温。”[23]《得配本草》曰：“川续断，地黄为之使。恶雷丸。苦、辛，微温、微涩。入足厥阴经气分。通血脉，理筋骨，疏肝气，利关节。”[41]

现代有关著作多沿用《神农本草经》的记载以“续断”作为本品正名，如《中华人民共和国药典》[7]、《普通高等教育中医药类规划教材·中药学》[8]、《中药大辞典》[9]、《中医大辞典·中药分册》[10]、《中国医学百科全书·中医学》[11]、《中国中医药学主题词表》[12]、《中药志》[13]、《中药材手册》[14]、《全国中药炮制规范》[16]、《中国药材学》[17]、《中华本草》[18]等。亦有以“川续断”为正名者，如《全国中草药汇编》[15]。同时尚记载有“黑老鸦头”、“六旦”《中药材手册》[14]，“山萝卜”、“川萝卜根”、“鼓锤草”、“滋油菜”《全国中草药汇编》[15]，“马蓟”、“小续断”《中华本草》[18]等各地的俗称。还记载有本品原植物“川续断”的异名“山萝卜根”、“黑老鸦头”《中药志》[13]，“鼓捶草”、“和尚头”、“滋油菜”、“六汗”《中药大辞典》[9]，“苦小草”、“帽子疙瘩菜”《中华本草》[18]等。

3 附录

3.1 又称：酒续断、盐续断（饮片规格名）。

3.2 俗称：黑老鸦头、小续断（湖北），川萝卜根、马蓟（四川），山萝卜（云南），鼓锤草，滋油菜，六旦。

3.3 曾称：龙豆、属折《神农本草经》，接骨、南草、槐《名医别录》，接骨草《卫生易简方》，鼓槌草、和尚头《滇南本草》，川续断《得配本草》，川断《本草述钩元》。

3.4 原植物名称：川续断，山萝卜根、黑老鸦头（湖北），鼓捶草、和尚头（云南），滋油菜，六汗，苦小草、帽子疙瘩菜（云南）。

4 文献通考

《神农本草经》卷一："续断，味苦，微温。主伤寒，补不足。金创痈伤，折跌，续筋骨。妇人乳难。久服，益气力。一名龙豆，一名属折。生山谷。"[1]

《名医别录》卷二："续断，味辛，无毒。主治崩中漏血，金疮血内漏，止痛，生肌肉，及踠伤、恶血、腰痛，关节缓急。一名接骨，一名南草，一名槐。生常山。七月、八月采，阴干（地黄为之使，恶雷丸）。"[2]

《雷公炮炙论》上卷："续断，雷公云：凡使，勿用草茆根，缘真似续断，若误用，服之令人筋软。凡采得后，横切，锉之，又去向里硬筋，了，用酒浸一伏时，焙干用。"[19]

《本草经集注》："续断，味苦、辛，微温，无毒。主治伤寒，补不足，金疮，痈伤，折跌，续筋骨，妇人乳难，崩中漏血，金疮血内漏，止痛，生肌肉，及踠伤，恶血，腰痛，关节缓急。久服益气力。一名龙豆，一名属折，一名接骨，一名南草，一名槐。生常山山谷。七月、八月采，阴干。"[3]

《新修本草》卷七："续断，味苦、辛，微温，无毒。主伤寒，补不足，金疮，痈伤，折跌，续筋骨，妇人乳难。崩中漏血，金疮血内漏，止痛，生肌肉，疗踠伤，恶血，腰痛，关节缓急。久服益气力。一名龙豆，一名属折，一名接骨，一名南草，一名槐。生常山山谷。七月、八月采，阴干。"[4]

《千金翼方》卷二："续断，味苦辛，微温，无毒。主伤寒，补不足。金疮，痈伤，折跌，续筋骨。妇人乳难，崩中漏血，金疮血内漏，止痛，生肌肉，及踠伤恶血，腰痛，关节缓急。久服益气力。一名龙豆，一名属折，一名接骨，一名南草，一名槐。生常山山谷，七月八月采，阴干。"[20]

《本草图经》卷五："续断，生常山山谷，今陕西、河中、兴元府、舒、越、晋州亦有之。三月以后生苗，秆四棱，似苎麻；叶亦类之，两两相对而生；四月开花，红白色，似益母花；根如大蓟，赤黄色。七月、八月采。谨按《范汪方》云：续断即是马蓟，与小蓟菜相似，但大于小蓟耳。叶似旁翁菜而小厚，两边有刺，刺人。其花紫色，与今越州者相类。而市之货者，亦有数种，少能辨其粗良。医人用之，但以节节断、皮黄皱者为真。"[21]

《证类本草》卷七："续断，味苦、辛，微温，无毒。主伤寒，补不足，金疮，痈伤，折跌，续筋骨，妇人乳难，崩中漏血，金疮血内漏，止痛生肌肉及踠伤，恶血，腰痛，关节缓急。久服益气力。一名龙豆，一名属折，一名接骨，一名南草，一名槐。生常山山谷。七月、八月采，阴干。（地黄为之使，恶雷丸。）陶隐居云：按《桐君药录》云：续断生蔓延，叶细，茎如荏大，根本黄白有汁。七月、八月采根。今皆用茎叶，节节断，皮黄皱，状如鸡脚者，又呼为桑上寄生。恐皆非真。时人又有接骨树，高丈余许，叶似蒴藋（音朔濯）。皮，主疗金疮，有此接骨名，疑或是。而广州又有一藤名续断，一名诺藤，断其茎，器承其汁饮之，疗虚损绝伤；用沐头，又长发。折枝插地即生，恐此又相类。李云是虎蓟，与此大乖，而虎蓟亦自疗血尔。”[5]

《增广太平和剂图经本草药性总论》：“续断，味苦辛，微温，无毒。主伤寒，补不足，金疮痈伤折跌，续筋骨，妇人乳难，崩中漏血，金疮血内漏，止痛，生肌肉及踠伤，恶血，腰痛。《药性论》云：君。主绝伤，去诸温毒，能宣通经脉。日华子云：助气，调血脉，补五劳七伤，破癥结瘀血，消肿毒，肠风痔瘘，乳痈，瘰疬，扑，妇人产前后一切病，面黄损虚肿，缩小便，止泄精，尿血，胎漏，子宫冷。地黄为之使。恶：雷丸。”[22]

《卫生易简方》卷九：“折伤，治一切破伤 多用灯心草烂嚼和唾贴之，以帛裹定，血立止。……治打扑伤损及闪肭骨节，用接骨草叶捣烂罨患处五效。”

《滇南本草》卷一：“续断、鼓槌草，续断，一名鼓槌草，又名和尚头。味苦、微酸，性温。入肝补肝，强筋骨，走经络，止经中酸痛，安胎，治妇人白带，生新血，破瘀血，落死胎，止咳嗽，咳血，治赤白便浊。”[23]

《本草品汇精要》卷九：“续断，无毒，植生。续断（出《神农本经》），主伤寒，补不足。金疮痈，伤折跌续筋骨。妇人乳难，久服益气力（以上朱字《神农本经》）。中漏血，金疮，血内漏，止痛生肌肉，及踠伤恶血，腰痛关节缓急（以上黑字《名医》所录）。【名】龙豆、属折、接骨、南草、槐。”[24]

《本草蒙筌》卷一：“续断，味苦、辛，气微温。无毒。陕蜀最盛，三月才生。似苎麻叶，苗干四棱。类大蓟根，皮色黄赤。资之入药，取根于秋。多有粗良，务择精细。但认状如鸡脚者为上，节节断皮黄皱者方真。去向里硬筋，以醇酒浸宿。烈日曝过，薄片咀成。恶雷丸，使熟苄。续筋骨调血脉，专疗跌扑折损；消肿毒生肌肉，善理金疮痈伤。乳痈瘰疬殊功，肠风痔瘘立效。缩小便频数，固精滑梦遗。亦暖子宫，俾育妊孕。久服勿厌，气力倍常。”[25]

《本草纲目》卷十五：“续断《本经·上品》。【释名】属折《本经》、接骨《别录》、龙豆《本经》、南草《别录》。时珍曰：续断、属折、接骨，皆以功命名也。【集解】《别录》曰：续断生常山山谷，七月、八月采，阴干。普曰：出梁州，七月七日采。弘景曰：按《桐君药录》云：续断生蔓延，叶细茎如荏，大根本，黄白有汁，七月、八月采根。今皆用茎叶节节断，皮黄皱，状如鸡脚者，又呼为桑上寄生。时人又有接骨树，高丈余许，叶似蒴藋，皮主金疮。广州又有续断藤，一名诺藤，断其茎，以器承取汁饮，疗虚损绝伤，用沐头，长发，折枝插地即生。恐皆非真。李当之云是虎蓟，与此大乖，但虎蓟亦疗血……时珍曰：续断之说不一。桐君言是蔓生，叶似荏。李当之、范汪并言是虎蓟。《日华子》言是大蓟，一名山牛蒡。苏恭、苏颂皆言叶似苎麻，根似大蓟，而《名医别录》复出大、小蓟条，颇难依据。但自汉以来，皆以大蓟为续断，相承久矣……打扑伤损，闪肭骨节：用接骨草叶捣烂罨之，立效《卫生易简方》。”[6]

《药鉴》卷二：“续断，气微温，味辛平，无毒。续筋骨、调血脉，能疗跌扑损伤。

消肿毒、生肌肉，会理金疮痈疡。乳痈瘰疬殊功，肠风痔瘘立效。与女真实同用，缩小便频数。与淮山药同用，固精滑梦遗。犹暖子宫，能育妊孕。”[26]

《炮炙大法·草部》：“续断（皱皮黄色折之，烟尘起者良。用酒浸一伏时，捶碎去筋，焙干用。地黄为之使，恶雷丸）。”[27]

《雷公炮制药性解》卷三：“续断，味苦辛，性温无毒，入肝肾二经，主伤寒不足，折伤金疮诸痈肿，治漏尿血，益气力，续筋骨散诸血，暖子宫，疗腰痛，缩小便，止梦泄，利关节，调血和血，生肌止痛。酒浸一宿，焙干用，地黄为使，恶雷丸。”[28]

《本草征要》卷二：“续断，味苦、辛，性微温，无毒。入肝经。地黄为使。恶雷丸，酒浸，焙。补肝肾，治劳伤。通经络，续筋骨。破阏结，利关节。缩小便，止遗泄。痈毒宜收，胎产莫缺。”[29]

《本草乘雅半偈》第二帙：“续断《本经·上品》。【气味】苦，微温，无毒。【主治】主伤寒，补不足，金疮痈伤，折跌，续筋骨，妇人乳难。久服益气力。”[30]

《本草崇原》卷上：“续断，气味苦微温，无毒。主治伤寒，补不足，金疮痈疡，折跌，续筋骨，妇人乳难。久服益气力。（续断始出常山山谷，今所在山谷皆有，而以川蜀者为胜。三月生苗，四月开花红白色，或紫色，似益母草花，根色赤黄，晒干则黑。）”[31]

《本草择要纲目·热性药品》：“续断 【气味】苦微寒无毒。【主治】伤寒。补不足。金疮痈疡折跌。续筋。妇人崩漏。子宫冷。腰痛。关节缓急。入平胃散治痢尤效。”[32]

《本草新编》卷二：“续断，味辛，气微温。无毒。善续筋骨，使断者复续得名。亦调血脉，疗折伤最神，治血症亦效。固精滑梦遗，暖子宫，补多于续，但不可多用耳。盖续断气温，多用则生热，热生则火炽矣。”[33]

《炮炙全书》卷第一：“续断，苦、辛，微温，酒浸，焙干。地黄为使，恶雷丸。李濒湖曰：续断之说不一，桐君言是蔓生，叶似荏。李当之、范汪并言是虎蓟。日华子言是大蓟，一名山牛蒡……续断，今俗谓之舞列草者此也，秋冬间生苗，干四棱，叶似藿香又类苎麻，两两相对而生，至春开花，其花及子似益母草。”[34]

《本草易读》卷四：“续断，酒浸焙用。地黄为使，恶雷丸。辛，苦，微温，无毒。理筋骨折伤，治崩中漏下。破瘀血而止腰痛，暖子宫而缩小便。漏胎遗精之疾，肠风血痢之疴。为胎产要剂，亦外科良药。所在山谷皆有。苗干四棱似苎麻，叶两两相对。四月开花似益母花，根如大蓟。自汉以后，皆以大蓟为续断，相承久矣。”[35]

《本草备要·草部》：“续断，补肝肾，理筋骨。苦温补肾、辛温补肝，能宣通血脉而理筋骨。主伤中，补不足（《经疏》曰：味甘故然），暖子宫，缩小便，破瘀血。”[36]

《本经逢原》卷二：“续断，《本经》名属折，《别录》名接骨，苦微温，无毒。去根尾，酒炒用。《本经》主伤中补不足，金疮痈疡，折跌，续筋骨。妇人乳难，久服益气力。”[37]

《本草经解》卷一：“续断，气微温，味苦，无毒，主伤中，补不足。金疮痈疡折跌续筋骨。妇人乳难。久服益气力。（酒炒用）续断气微温。”[38]

《神农本草经百种录·上品》：“续断，味苦微温。主伤寒，苦温能散寒。补不足，补伤损之不足。金疮痈伤，折跌，续筋骨，肌肉筋骨有伤，皆能治之。妇人乳难，通滞之功。久服，益气力。强筋骨也。”[39]

《本草从新》卷三：“续断，补肝肾、理筋骨。苦辛微温，补肝肾，通血脉，理筋骨。

主劳伤，暖子宫，缩小便，止遗泄。破瘀血，治腰痛胎漏（怀妊沥血），崩带肠风血痢。”[40]

《得配本草》卷三：“川续断，地黄为之使。恶雷丸。苦、辛，微温、微涩。入足厥阴经气分。通血脉，理筋骨，疏肝气，利关节。一切崩漏，金疮折跌，痈毒血痢等症，惟此治之，则血气流畅而自疗。配杜仲，治漏胎。佐人参，扶脾气。去梗、筋，酒浸炒。入血崩金疮药，生用。草茅根形相似，误服令人筋软。初痢勿用（疏而兼补），怒气郁者禁用（性温）。”[41]

《要药分剂》卷四：“续断，味苦辛，性微温，无毒。得土金之气，兼禀天之阳气以生，可升可降。阳也。地黄为使，恶雷丸。”[42]

《本草求真·上编》：“续断，（隰草）温肾补肝以散筋骨血气凝滞。续断（专入肝肾），因何以续为名，盖缘其味苦，其性温，能入肾经以补骨。又缘其味辛，能入肝经以补筋。”[43]

《神农本草经读》卷一：“续断，气味苦、微温，无毒。主伤寒，补不足，金疮痈疡折跌，续筋骨，妇人乳难。久服益气力。［参］此以形为治。续断有肉有筋，如人筋在肉中之象；而色带紫、带黑，为肝肾之象。”[44]

《本草分经·原例》：“续断，苦辛微温，补肝肾通血脉，理筋骨暖子宫，缩小便止遗泄，破瘀血治金疮折跌，补而不滞，行而不泄。”[45]

《本草述钩元》卷九：“续断，自汉以来，皆以大蓟为续断。至苏恭苏颂并言根似大蓟，叶似苎麻。而别录复出大小蓟条。究其实则二苏所云，当以为正。今用川产，色赤而瘦。折之有烟尘起者为良……虚劳证续断汤。川断、当归身（俱酒浸）、川芎、陈皮、制半夏、炮姜各一两，肉、桂炙甘草各半两，每服四钱，姜五片。煎服无时。脚气。”[46]

《神农本草经赞》卷一：“续断，味苦微温。主伤寒，补不足。金创痈伤，折跌续筋骨，妇人乳难。久服益气力。一名龙豆，一名属折。生山谷。断者可续，责实循名。四棱茎，相对叶生。红参白腻，赤抱黄明，烟尘瘦折，露汁浮罂。”[47]

《本草害利·肝部药队》：“川续断。【害】禁与苦寒药同用，以治血病，及与大辛热药用于胎前。另有一种草茅根，形如续断，误服令人筋软，恶雷丸。”[48]

《本草撮要》卷一：“续断，味苦，入足厥阴经。功专治跌扑伤，续筋骨。得当归治劳伤腰痛，得平胃散治血痢胎漏。酒浸用。地黄为使。又名接骨草。”[49]

《中药志》：“续断　本品为常用中药。商品主要为续断科植物川续断的根。……【原植物】川续断　别名：山萝卜根、黑老鸦头（湖北）。Dipsacus asper Wall. ——续断科 Dipsacaceae.”[13]

《中药材手册》：“续断（《纲目》列入草部隰草类）本品为川续断科植物川续断 Dipsacus asper Wall. 的干燥根。原植物系多年生草本。野生与栽培均有。多生于土壤肥沃、潮湿的山坡、草地。以四川、湖北产者质量较佳。【别名】川断、黑老鸦头、六旦。”[14]

《全国中草药汇编》：“川续断　别名：续断，和尚头、山萝卜、川断、川萝卜根、鼓锤草、滋油菜。来源：为川续断科川续断属植物川续断 Dipsacus asperoides C. Y. Cheng et T. M. Ai，以根入药。”[15]

《中药大辞典》：“续断《本经》【异名】龙豆、属折《本经》，接骨、南草《别录》，接骨草《卫生易简方》，川断《临证指南》。【基原】为川续断科植物川续断或续断的根。

【原植物】①川续断《纲目》Dipsacus asper Wall.，又名：鼓捶草、和尚头《滇南本草》，滋油菜、六汗。②续断 Dipsacus japonicus Miq.，又名：小血转。”[9]

《中医大辞典·中药分册》：“续断　出《神农本草经》。又名川断、山萝卜。为川续断科植物川续断 Dipsacus asper Wall. 的根。主产湖北、四川、湖南、贵州等地。”[10]

《中国医学百科全书·中医学》：“续断　始载于《神农本草经》。又名接骨。为川续断科植物川续断 Dipsacus asperoides C. Y. Cheng et T. M. Ai 的根。秋季采挖，除去根头及侧根，用微火烘至半干，堆置‘发汗’，至内心变绿时，再烘干。不宜日晒。”[11]

《全国中药炮制规范》：“续断　［处方用名］川续断、酒续断、盐续断。【来源】本品为川续断科植物川续断 Dipsacus asper Wall. 的干燥根。野生或栽培。主产于四川、湖北、湖南、贵州等地。秋季采挖，除去根头及须根，用微火烘至半干，堆置发汗至内部变绿色时，再烘干。药材以条粗、质软、断面带墨绿色者为佳。”[16]

《中国药材学》：“续断　【别名】山萝卜。【来源】本品为川续断科植物川续断 Dipsacus asperoides C. Y. Cheng et T. M. Ai 的根。”[17]

《中国中医药学主题词表》：“续断 Dipsacus asper　属川续断科；属补肾药和活血祛瘀药。D 川续断。”[12]

《普通高等教育中医药类规划教材·中药学》：“续断《本经》为川续断科多年生草本植物川续断 Dipsacus asperoides C. Y. Cheng et T. M. Ai 的根。主产四川、湖北、湖南、贵州等地。秋季采挖，除去根头及须根，用微火烘至半干，堆置‘发汗’至内部变绿色时，再烘干。切薄片用。”[8]

《中华本草》：“续断《本经》【异名】龙豆、属折《本经》，接骨、南草《别录》，接骨草《卫生易简方》，鼓锤草、和尚头《滇南本草》，川断《临证指南》，川萝卜根、马蓟（四川），黑老鸦头、小续断（湖北），山萝卜（云南）。……【来源】为川续断科植物川续断的根。【原植物】川续断 Dipsacus asperoides C. Y. Cheng et T. M. Ai 又名：滋油菜（四川），苦小草、帽子疙瘩菜（云南）。”[18]

《中华人民共和国药典》：“续断 Radix dipsaci　本品为川续断科植物川续断 Dipsacus asperoides C. Y. Cheng et T. M. Ai 的干燥根。秋季采挖，除去根头及须根，用微火烘至半干，堆置‘发汗’至内部变绿色时，再烘干。”[7]

5　参考文献

1　汉·神农本草经. 清顾观光重辑本. 北京：人民卫生出版社，1955，38
2　魏晋·名医别录. 北京：人民卫生出版社，1986，129
3　南北朝·陶弘景. 本草经集注. 北京：人民卫生出版社，1994，282
4　唐·苏敬等撰. 新修本草. 合肥：安徽科学技术出版社，1981，190
5　宋·唐慎微. 证类本草. 北京：人民卫生出版社，1957，181
6　明·李时珍. 本草纲目. 北京：人民卫生出版社，1982，971
7　国家药典委员会. 中华人民共和国药典. 一部. 北京：化学工业出版社，2000，270
8　雷载权主编. 普通高等教育中医药类规划教材·中药学. 上海：上海科学技术出版社，1995，295
9　江苏新医学院. 中药大辞典. 上海：上海科学技术出版社，1977，2267
10　《中医大辞典》编辑委员会. 中医大辞典·中药分册. 北京：人民卫生出版社，1982，351
11　《中医学》编辑委员会. 中国医学百科全书·中医学. 上海：上海科学技术出版社，1997，1248

12 吴兰成主编．中国中医药学主题词表．北京：中医古籍出版社，1996，446
13 中国医学科学院药物研究所等．中药志．第二册．北京：人民卫生出版社，1993，536
14 中华人民共和国卫生部药政管理局．中药材手册．北京：人民卫生出版社，1998，220
15 《全国中草药汇编》编写组．全国中草药汇编．上册．北京：人民卫生出版社，1996，135
16 中华人民共和国卫生部药政管理局．全国中药炮制规范．北京：人民卫生出版社，1988，101
17 徐国钧等主编．中国药材学．北京：中国医药科技出版社，1996，428
18 国家中医药管理局《中华本草》编委会．中华本草．第七册．上海：上海科学技术出版社，1999，581
19 南北朝·雷敩．雷公炮炙论．上海：上海中医学院出版社，1986，23
20 唐·孙思邈．千金翼方．北京：人民卫生出版社，1955，23
21 宋·苏颂．本草图经．合肥：安徽科学技术出版社，1994，139
22 宋·佚名．增广太平和剂图经本草药性总论．见：增广太平惠民和剂局方．海口：海南出版社，2002，418
23 明·兰茂．滇南本草．第一卷．昆明：云南人民出版社，1959，356
24 明·刘文泰．本草品汇精要．北京：人民卫生出版社，1982，275
25 明·陈嘉谟．本草蒙筌．北京：人民卫生出版社，1988，70
26 明·杜文燮．药鉴．北京：中国中医药出版社，1993，79
27 明·缪希雍．炮炙大法．明末庄继先校刻本
28 明·李中梓．雷公炮制药性解．见：中国医学大成（二）．长沙：岳麓书社，1990，141
29 明·李中梓．本草征要．见：李中梓医学全书．北京：中国中医药出版社，1999，119
30 明·卢之颐．本草乘雅半偈．北京：人民卫生出版社，1986，109
31 清·张志聪．本草崇原．北京：中国中医药出版社，1992，30
32 清·蒋居祉．本草择要纲目．见：珍本医书集成（二）．上海：上海科学技术出版社，1985，50
33 清·陈士铎．本草新编．北京：中国中医药出版社，1996，93
34 ［日］稻宣义．炮炙全书．北京：中医古籍出版社，1981，56
35 清·汪昂．本草易读．北京：人民卫生出版社，1987，178
36 清·汪昂．本草备要．北京：中国中医药出版社，1998，58
37 清·张璐．本经逢原．上海：上海科学技术出版社，1959，70
38 清·叶桂．本草经解．上海：上海科学技术出版社，1958，15
39 清·徐大椿．神农本草经百种录．见：景印文渊阁四库全书（785）．北京：中医古籍出版社，1986，567
40 清·吴仪洛．本草从新．北京：中医古籍出版社，2001，61
41 清·严西亭．得配本草．上海：上海卫生出版社，1957，8
42 清·沈金鳌．要药分剂．上海：上海科学技术出版社，1959，95
43 清·黄宫绣．本草求真．上海：上海科学技术出版社，1959，47
44 清·陈念祖．神农本草经读．北京：人民卫生出版社，1959，8
45 清·姚澜．本草分经．上海：上海科学技术出版社，1989，116
46 清·杨时泰．本草述钩元．上海：科技卫生出版社，1958，224
47 清·叶志诜．神农本草经赞．见：珍本医书集成（二）．上海：上海科学技术出版社，1985，27
48 清·凌奂．本草害利．北京：中医古籍出版社，1982，23
49 清·陈其瑞．本草撮要．见：珍本医书集成（二）．上海：上海科学技术出版社，1985，11

432 绵马贯众

Miaomaguanzhong

Rhizoma Dryopteris Crassirhizomatis

1 定名依据

1.1 正名

1.1.1 汉文名：绵马贯众（鳞毛蕨科植物粗茎鳞毛蕨 Dryopteris crassirhizoma Nakai 的干燥根茎及叶柄残基）。

1.1.2 英文名：male fern rhizome.

1.2 依据

1.2.1 定名的文献依据

1.2.1.1 《神农本草经》："贯众，味苦，微寒。主腹中邪热气，诸毒，杀三虫。一名贯节，一名贯渠，一名百头，一名虎卷，一名扁符。生山谷。"[1]

1.2.1.2 《中华人民共和国药典》："绵马贯众 Rhizoma dryopteris crassirhizomatis 本品为鳞毛蕨科植物粗茎鳞毛蕨 Dryopteris crassirhizoma Nakai 的干燥根茎及叶柄残基。秋季采挖，削去叶柄，须根，除去泥沙，晒干。"[2]

1.2.1.3 《中药志》："绵马贯众 贯众为较常用中药。商品贯众为多种蕨类植物的带叶柄基的干燥根茎。据统计其原植物有 5 科 31 种，其中主要有鳞毛蕨科植物粗茎鳞毛蕨（绵马贯众）、球子蕨科植物荚果蕨（荚果蕨贯众）、紫萁科植物紫萁（紫萁贯众）、乌毛蕨科植物单芽狗脊蕨和狗脊蕨（狗脊贯众）等。……【原植物】粗茎鳞毛蕨 别名：贯众、野鸡膀子、牛毛广（东北）。Dryopteris crassirhizoma Nakai——鳞毛蕨科 Dryopteridaceae."[3]

1.2.2 定名选择的理由

1.2.2.1 绵马贯众 Rhizoma dryopteris crassirhizomatis，系鳞毛蕨科植物粗茎鳞毛蕨 Dryopteris crassirhizoma Nakai 的干燥根茎及叶柄残基。本品入药始载于汉《神农本草经》，与多种蕨类植物统称为"贯众"。"绵马贯众"作为本品正名古代文献未见记载，现代文献中我国最新出版的《中华人民共和国药典》、《中药志》等均以"绵马贯众"作为本品的正名。

1.2.2.2 贯众品种甚多，以"绵马贯众"作为本品的正名有利于与其他品种鉴别应用。

1.3 与正名等效的名词：无。

2 源流考释

绵马贯众（鳞毛蕨科植物粗茎鳞毛蕨 Dryopteris crassirhizoma Nakai 的干燥根茎及叶柄残基）入药始载于汉《神农本草经》，与多种蕨类植物（贯众品种）统称为"贯众"。如《神农本草经》卷三："贯众，味苦，微寒。主腹中邪热气，诸毒，杀三虫。一名贯节，一名贯渠，一名百头，一名虎卷，一名扁符。生山谷。"[1] 其后的本草著作大多即沿用该书记载，以“贯众”为正名记载本品，如三国·吴普《吴普本草》[4]，魏晋《名医别录》[5]，南北朝·陶弘景《本草经集注》[6]，唐·苏敬《新修本草》[7]，宋·苏颂《本草图经》[8]、唐慎微《证类本草》[9]，明·兰茂《滇南本草》[10]，清·张志聪《本草崇原》[11]、张璐《本经逢原》[12]、徐大椿《神农本草经百种录》[13]、吴仪洛《本草从新》[14]、严西亭《得配本草》[15]、黄宫绣《本草求真》[16]、杨时泰《本草述钩元》[17]、叶志诜《神农本草经赞》[18]、陈其瑞《本草撮要》[19]、张秉成《本草便读》[20]等。

古代著作记载的本品异名有“泺”（《本草图经》引《尔雅》）[20]，“贯节”、“贯渠”、“百头”、“虎卷”、“扁符”《神农本草经》[1]，“贯来”“贯中”、“渠母”、“贯钟”“伯芹”、“药藻”、“黄钟”《吴普本草》[4]，“伯萍”、“草鵄头”《名医别录》[5]，“乐藻”《本草经集注》[5]，“凤尾草”《本草图经》[7]，“蕨薇菜根”《滇南本草》[9]，“黑狗脊”、“贯仲”、“管仲”《本草纲目》[21]等。如《神农本草经》曰：“贯众，味苦，微寒。主腹中邪热气，诸毒，杀三虫。一名贯节，一名贯渠，一名百头（《御览》作白），一名虎卷，一名扁符。生山谷。”[1]《吴普本草》曰：“贯众，一名贯来，一名贯中，一名渠母，一名贯钟，一名伯芹，一名药藻，一名扁符，一名黄钟。”[4]《名医别录》卷三：“贯众，有毒。去寸白，破癥瘕，除头风，止金创。花，治恶疮，令人泄。一名伯萍，一名药藻，此谓草鵄头。”[5]《本草经集注》曰：“贯众，味苦，微寒，有毒。……一名贯节，一名贯渠，一名百头，一名虎卷，一名扁苻，一名伯萍，一名乐藻，此谓草鵄头。”[6]《本草图经》曰：“贯众，生玄山山谷及冤句少室山，今陕西、河东州郡及荆、襄间多有之。而少有花者，春生，苗赤；叶大如蕨，茎秆三棱，叶绿色似小鸡翎，又名凤尾草；根紫黑色，形如大瓜，下有黑须毛，又似老鸱。《尔雅》云：泺（舒若切），贯众。郭璞注云：叶圆锐，茎毛黑，布地，冬不死，《广雅》谓之贯节是也。”[8]《滇南本草》曰：“贯众，即蕨薇菜根。味咸、涩，性寒。祛毒，止血，解水毒。”[10]《本草纲目》曰：“贯众《本经·下品》。【释名】贯节《本经》、贯渠《本经》、百头（《本经》，又名虎卷、扁苻）、草鸱头《别录》、黑狗脊《纲目》、凤尾草《图经》。时珍曰：此草叶茎如凤尾，其根一本而众枝贯之，故草名凤尾，根名贯众、贯节、贯渠。渠者，魁也。《吴普本草》作贯中，俗名贯仲、管仲者，皆谬称也。《尔雅》云：泺（音灼），贯众，即此也。《别录》一名伯萍，一名药藻，皆字讹也。金星草一名凤尾草，与此同名，宜互考之。弘景曰：近道皆有之。叶如大蕨。其根形色毛芒，全似老鸱头，故呼为草鸱头。”[21]

现代有关著作有的以“绵马贯众”作为本品正名，如《中华人民共和国药典》[2]、《中药志》[3]；大多数以“贯众”为正名，如《中药大辞典》[22]、《中医大辞典·中药分册》[23]、《中国医学百科全书·中医学》[24]、《中国中医药学主题词表》[25]、《中药材手册》[26]、《全国中草药汇编》[27]、《中国药材学》[28]、《中华本草》[29]、《普通高等教育中医药类规划教材·中药学》[30]等。同时尚记载有“东北贯众”、“野鸡膀子”、“牛毛广”《中药材手册》）[25]，“匾苻”、“伯药”、“药渠”《中药大辞典》[22]，“鸡头贯众”“小贯众”、“昏鸡头”、“小金鸡尾”、“大叶狼衣”《中国药材学》[28]，“止泺”、“绵马贯众”《中华本草》[29]等各地的俗称。还记载有本品原植物“粗茎鳞毛蕨”的异名“贯众”、“野鸡膀子”、“牛毛广”《中药志》[3]，“绵马鳞毛蕨”、“鸡膀鳞毛蕨”、“绵马羊齿”、“东绵马”、“日本绵马”、“牛毛黄”《中药大辞典》[21]，“东北贯仲”、“绵成鳞毛蕨”《中华本草》[29]等。

3 附录

3.1 又称：无。

3.2 俗称：东北贯众、野鸡膀子、牛毛广（东北），鸡头贯众、小贯众（贵州、陕西），昏鸡头（四川、贵州），小金鸡尾（广东），大叶狼衣（浙江），止泺，绵马贯众，匾苻，伯药，药渠。

3.3 曾称：泺《尔雅》，贯节、贯渠、百头、虎卷、扁符《神农本草经》，贯来、贯中、渠母、贯钟、伯芹、药藻、黄钟《吴普本草》，伯萍、草鵄头《别录》，乐藻《本草经集注》，凤尾草《本草图经》，蕨薇菜根《滇南本草》，黑狗脊、贯仲、管仲《本草纲目》。

3.4 原植物名称：粗茎鳞毛蕨，贯众、野鸡膀子、牛毛广（东北），绵马鳞毛蕨，鸡膀鳞毛蕨，绵马羊齿，东北贯仲、东绵马（东北），日本绵马，牛毛黄，绵成鳞毛蕨。

4 文献通考

《神农本草经》卷三："贯众，味苦，微寒。主腹中邪热气，诸毒，杀三虫。一名贯节，一名贯渠，一名百头（《御览》作白），一名虎卷，一名扁符。生山谷。"[1]

《吴普本草·草木类》："贯众，一名贯来，一名贯中，一名渠母，一名贯钟，一名伯芹，一名药藻，一名扁符，一名黄钟。神农、岐伯：苦，有毒。桐君、扁鹊：苦。一经：甘，有毒。黄帝：咸、酸、微苦，无毒。叶青黄，两两相对，茎黑毛聚生，冬夏不死，四月华白，七月实黑，聚相连卷旁行生，三月、八月采根，五月采叶。"[4]

《名医别录》卷三："贯众，有毒。去寸白，破癥瘕，除头风，止金创。花，治恶疮，令人泄。一名伯萍，一名药藻，此谓草鵄头。生玄山及宛朐少室。二月、八月采根，阴干。（藋菌为之使。）"[5]

《本草经集注》："贯众，味苦，微寒，有毒。主治腹中邪热气，诸毒，杀三虫。去寸白，破癥瘕，除头风。止金创。花：治恶疮，令人泄。一名贯节，一名贯渠，一名百头，一名虎卷，一名扁苻，一名伯萍，一名乐藻，此谓草鵄头。生玄山山谷及宛朐又少室。二月、八月采根，阴干。藋菌为之使。"[6]

《新修本草》卷十："贯众，味苦，微寒，有毒。主腹中邪热气，诸毒，杀三虫。去寸白，破癥瘕，除头风，止金创。花疗恶疮，令人泄。一名贯节，一名贯渠，一名百头，一名虎卷，一名扁苻，一名伯萍，一名乐藻，此谓草鸱头。生玄山山谷及宛朐又少室。二月、八月采根，阴干。藋菌为之使。近道亦有，叶如大蕨，其根形色毛芒全似老鸱头，故呼为草鸱头也。"[7]

《本草图经》卷八："贯众，生玄山山谷及冤句少室山，今陕西、河东州郡及荆、襄间多有之。而少有花者，春生，苗赤；叶大如蕨，茎秆三棱，叶绿色似小鸡翎，又名凤尾草；根紫黑色，形如大瓜，下有黑须毛，又似老鸱。《尔雅》云：泺（舒若切），贯众。郭璞注云：叶圆锐，茎毛黑，布地，冬不死，《广雅》谓之贯节是也。"[8]

《证类本草》卷十："贯众，味苦，微寒，有毒。主腹中邪热气，诸毒，杀三虫，去寸白，破癥瘕，除头风，止金疮。花疗恶疮，令人泄。一名贯节，一名贯渠，一名百头，一名虎卷，一名扁苻，一名伯萍，一名乐藻。此谓草鸱头。生玄山山谷及冤句少室山。二月、八月采根，阴干（藋菌为之使）。"[9]

《滇南本草》卷一："贯众，即蕨薇菜根。味咸、涩，性寒。祛毒，止血，解水毒。二、三月间，泡水盆中。凡用，去毛，切片于火上，白酒汁醮上焙干。"[10]

《本草纲目》卷十二："贯众《本经·下品》。【释名】贯节《本经》、贯渠《本经》、百头（《本经》又名虎卷、扁苻）、草鸱头《别录》、黑狗脊《纲目》、凤尾草《图经》。时珍曰：此草叶茎如凤尾，其根一本而众枝贯之，故草名凤尾，根名贯众、贯节、贯渠。渠者，魁也。《吴普本草》作贯中，俗名贯仲、管仲者，皆谬称也。《尔雅》云：泺（音灼），贯众，即此也。《别录》一名伯萍，一名药藻，皆字讹也。金星草一名凤尾草，与此同名，宜互考之。弘景曰：近道皆有之。叶如大蕨。其根形色毛芒，全似老鸱头，故呼为草鸱头。"[21]

《本草崇原》卷下："贯众根，气味苦，微寒，有毒。主治腹中邪热气，诸毒，杀三虫。（贯众所在山谷有之，多生山阴近水处，数根丛生，交相贯穿，故《本经》名贯节，又名百头。形如大瓜，直而多枝，皮黑肉赤，黑须丛簇。春生赤苗，圆叶锐茎，黑毛布地，冬夏不死，四月花白，七月实黑。）"[11]

《本经逢原》卷一："贯众《别录》，名草鸱头。苦微寒，有毒《本经》。主腹中邪热气诸毒，杀三虫。发明，贯众苦寒而降，辟时行疫疠不正之气。疫发之时，以此药置水，食之则不传染，且能解毒软坚，治妇人血气。"[12]

《神农本草经百种录·下品》："贯众，味苦微寒。主腹中邪热气，寒能除热。诸毒，邪热之毒。杀三虫。湿热所生之虫。贯众生于山涧之中，得天地清阴之气，故能除蕴热湿秽之疾。其体中虚而清芳，故能解中焦之毒。人身之虫，皆湿热所生。湿热除，则诸虫自消也。"[13]

《本草从新》卷四："贯众，泻热解毒，味苦微寒。能解邪热之毒。治崩淋带下，产后血气胀，金疮鼻血，破癥瘕，发斑痘，化骨哽（能软坚），杀诸虫。有毒而能解毒，去瘀而能生新。别名管仲，岂音相类耶，抑为其有杂霸之气耶。根似狗脊而大，汁能制三黄，化五金。伏钟乳，结砂制汞，解毒软坚。"[14]

《得配本草》卷二："贯众，一名黑狗脊。雚菌、赤小豆为之使。制三黄、汞。伏石钟乳。化五金。苦、寒、微毒。入足厥阴经。解邪热，止鼻衄，除血淋，驱诸毒，杀三虫，破癥瘕，疗金疮。病因内感而发之于外者，多效。配苏木，治咳嗽脓血。配升麻、甘草、赤芍，发痘。配缩砂、甘草，为粗末，绵包少许，含咽汁，治鸡鱼骨哽。煅炭，童便、酒下，治乳痈。"[15]

《本草求真·上编》："贯众（山草），泻热杀虫辟时行不正。贯众（专入肝胃），即俗称为管仲者是也。味苦微寒无毒。世遇天时行不正之气。人多用此置之水缸，使人食之不染。且不独力能解毒，凡遇崩中带下，并癥瘕斑痘，虫蛊骨鲠，皆可用之。盖以苦能杀虫，寒能散热故也（以诸症皆因热成）。昔王璆百一选方，言食鲤鱼羹，为骨所鲠，百药不效。"[16]

《本草述钩元》卷七："贯众，一本而众枝贯之。茎叶如凤尾，故草名凤尾。根名贯众，贯节贯渠，渠者魁也。根直多枝，皮黑肉赤，三八月采之。曲者名草鸱头，其根曲而有尖嘴。黑须丛簇似狗脊而大，状如伏鸱。气叶苦，微寒，有毒。主治腹中邪热气诸毒，解斑疹毒，杀三虫。"[17]

《神农本草经赞》卷三："贯众，味苦微寒。主腹中邪热气诸毒，杀三虫。一名贯节，一名贯渠，一名百头，一名虎卷，一名扁符。生山谷。水曲山阴，暑寒独适。中贯连卷，旁生滋益，翘尾摩翎，攒头伏脊。煮豆疗饥，嗟羹通嗌。"[18]

《本草撮要》卷一："贯众，味苦微寒有毒，入手太阴足厥阴经。功专解邪热。治崩中带下，产后血气胀痛，破癥瘕。发斑痘，化骨鲠，杀三虫。以之浸水中，去垢辟毒。"[19]

《本草便读·草部》："贯众，辟时行之疫疠，入血除邪，化痘毒与瘢疹，散瘀解热，杀虫化哽方多效。入胃行肝苦且寒。（贯众多生山阴近水处。味苦性寒，有小毒。故本经主治腹中邪热诸毒，杀三虫等语。皆取寒能胜热，以毒攻毒之意。其所以治诸血病者，亦血因热结，用此寒散之力也。察其形性肝胃血分之药。一根能贯众枝，故名。皮黑肉赤，血分药也。其根丛生，虽苦寒而能解散，有小毒而能解毒。凡遇时疫盛行，痘疹窃发，皆以此浸水缸中辟之。）"[20]

《中药志》："绵马贯众　贯众为较常用中药。商品贯众为多种蕨类植物的带叶柄基的干燥根茎。据统计其原植物有5科31种，其中主要有鳞毛蕨科植物粗茎鳞毛蕨（绵马贯众）、球子蕨科植物荚果蕨（荚果蕨贯众）、紫萁科植物紫萁（紫萁贯众）、乌毛蕨科植物单芽狗脊蕨和狗脊蕨（狗脊贯众）等。……【原植物】粗茎鳞毛蕨　别名：贯众、野鸡膀子、牛毛广（东北）。Dryopteris crassirhizoma Nakai——鳞毛蕨科 Dryopteridaceae."[3]

《中药材手册》："贯众（《纲目》列入草部山草类）本品因各地用药习惯不同，植物来源相当复杂。目前全国按使用地区不同，应用较为广泛的有以下几类：东北地区、北京、河北、内蒙古、山西等地使用鳞毛蕨科植物粗茎鳞毛蕨 Dryopteris crassirhizoma Nakai 带叶柄的干燥根茎，习称绵马贯众。【别名】东北贯众、野鸡膀子、牛毛广（东北）。"[26]

《全国中草药汇编》："贯众　别名：贯仲。来源：为鳞毛蕨科鳞毛蕨属植物粗茎鳞毛蕨 Dryopteris crassirhizoma Nakai，蹄盖蕨科蛾眉蕨属植物蛾眉蕨 Lunathyrium acrostichoides (Sweet) Ching [Athyrium acrostichoides (Sweet) Diels]、乌毛蕨科乌毛蕨属植物乌毛蕨 Blechnum orientale L. 及狗脊属植物铬脊蕨 Woodwardia japonica (L. f.) Sweet、单芽狗脊蕨 W. unigemmata (Makino) Nakai、紫萁科紫萁属植物紫萁 Osmunda japonica Thunb. 分株紫萁 O. cinnamomea L. var. asiatica Fernald、华南紫萁 O. vachellii Hook.、球子蕨科荚果蕨属植物荚果蕨 Matteuccia struthiopteris (L.) Todaro 等的根状茎及叶柄残基。"[27]

《中药大辞典》："贯众《本经》【异名】匾苻、泺《尔雅》，贯节、贯渠、百头、虎卷、扁符《本经》，贯中、贯钟、贯来、渠母、伯芹、药渠、黄钟《吴普本草》，伯萍、乐藻《别录》，草鸱头（陶弘景），伯药、药藻《经典释文》，凤尾草《本草图经》，黑狗脊、贯仲、管仲《纲目》。【基原】主要为鳞毛蕨科植物粗茎鳞毛蕨，蹄盖蕨科植物蛾眉蕨，球子蕨科植物荚果蕨，紫萁科植物紫萁，乌毛蕨科植物乌毛蕨、苏铁蕨、狗脊蕨等的根茎。【原植物】①粗茎鳞毛蕨 Dryopteris crassirhizoma Nakai，又名：绵马鳞毛蕨、鸡膀鳞毛蕨、野鸡膀子、绵马羊齿、东绵马、日本绵马、牛毛黄。②蛾眉蕨 Lunathyrium acrostichoides (Sw.) Ching 又名：亚美蹄盖蕨。③荚果蕨 Matteuccia struthiopteris (L.) Todaro，又名：小叶贯众。④紫萁 Osmunda japonica Thunb.，又名：高脚贯众、老虎牙、水骨菜。⑤乌毛蕨 Blechnum orientale L.，又名：龙船蕨、赤蕨头。形态参见'东方乌毛蕨叶'条。⑥苏铁蕨 Brainia insignis (Hook.) J. Sm.。⑦狗脊蕨 Woodwardia japonica (L. f.) Sm.，又名：大叶贯众。"[22]

《中医大辞典·中药分册》："贯众　出《神农本草经》。又名贯仲、管仲。为鳞毛蕨科植物粗茎鳞毛蕨 Dryopteris crassirhizoma Nakai 或蹄盖蕨 Lunathyrium acrostichoides (Sweet) Ching、乌毛蕨科植物乌毛蕨 Blechnum orientale L.、狗脊蕨 Woodwardia japonica (L. f.) Sweet、紫萁科植物紫萁 Osmunda japonica Thunb.、球子蕨科植物荚果蕨 Matteuccia struthiopteris (L.) Todaro 等的根茎及叶柄部。"[23]

《中国医学百科全书·中医学》："贯众　始载于《神农本草经》。为鳞毛蕨科植物粗茎鳞毛蕨 Dryopteris crassirhizoma Nakai 的根茎及叶柄基部。夏、秋两季采挖，除去叶柄和须根，洗净，晒干。"[24]

《中国药材学》："贯众【别名】鸡头贯众，小贯众（贵州、陕西），昏鸡头（四川、贵州），小金鸡尾（广东），大叶狼衣（浙江）。【来源】本品为鳞毛蕨科植物贯众 Cyrtomium fortunei J. Sm. 的根茎及叶柄基部。"[28]

《中国中医药学主题词表》："贯众 Dryopteris crassirhizoma　属麟毛蕨科；属驱虫药（中药）和清热解毒药；用贯仲检索 1995 前文献。D 贯仲；D 绵马鳞毛蕨。"[25]

《普通高等教育中医药类规划教材·中药学》："贯众《本经》为鳞毛蕨科多年生草本植物贯众 Cyrtomium fortunei J. Sm.、绵马鳞毛蕨（绵马贯众）Dryopteris crassirhizoma Nakai、紫萁科草本植物紫萁 Osmunda japonica Thunb. 等的带叶柄基部的根茎。贯众主产于华北、西北、长江以南各地；绵马鳞毛蕨主产于辽宁、吉林、黑龙江等地；紫萁主产于江苏、浙江、四川、河南等地。秋季采挖，洗净，除去叶柄及须根，晒干。切片生用或炒炭用。"[30]

《中华本草》："贯众《本经》【异名】止泺《尔雅》，贯节、贯渠、百头、虎卷、扁符《本经》，贯来、贯中、渠母、贯钟、伯芹、药渠、黄钟《吴普本草》，伯萍、乐藻、草鸱头《别录》，伯药、药藻《经典释文》，凤尾草《本草图经》，蕨薇莱根《滇南本草》，贯仲、管仲《纲目》，绵马贯众《中华人民共和国药典》。……【来源】为鳞毛蕨科植物粗茎鳞毛蕨的根茎及叶柄残基。【原植物】粗茎鳞毛蕨 Dryopteris crassirhizoma Nakai 又名：东北贯仲、野鸡膀子、东绵马《东北植物药图志》，绵成鳞毛蕨《中国高等植物图鉴》，牛毛广《东北常用中草药手册》。"[29]

《中华人民共和国药典》："绵马贯众 Rhizoma dryopteris crassirhizomatis　本品为鳞毛蕨科植物粗茎鳞毛蕨 Dryopteris crassirhizoma Nakai 的干燥根茎及叶柄残基。秋季采挖，削去叶柄，须根，除去泥沙，晒干。"[2]

5　参考文献

1　汉·神农本草经. 清顾观光重辑本. 北京：人民卫生出版社，1955，9
2　国家药典委员会. 中华人民共和国药典. 一部. 北京：化学工业出版社，2000，271
3　中国医学科学院药物研究所等. 中药志. 第二册. 北京：人民卫生出版社，1993，132
4　三国·吴普. 吴普本草. 北京：人民卫生出版社，1987，53
5　魏晋·名医别录. 北京：人民卫生出版社，1986，151
6　南北朝·陶弘景. 本草经集注. 北京：人民卫生出版社，1994，366
7　唐·苏敬等撰. 新修本草. 合肥：安徽科学技术出版社，1981，264
8　宋·苏颂. 本草图经. 合肥：安徽科学技术出版社，1994，264
9　宋·唐慎微. 证类本草. 北京：人民卫生出版社，1957，257

10 明·兰茂. 滇南本草. 第一卷. 昆明：云南人民出版社，1959，8
11 清·张志聪. 本草崇原. 北京：中国中医药出版社，1992，123
12 清·张璐. 本经逢原. 上海：上海科学技术出版社，1959，83
13 清·徐大椿. 神农本草经百种录. 见：景印文渊阁四库全书（785）. 北京：中医古籍出版社，1986，579
14 清·吴仪洛. 本草从新. 北京：中医古籍出版社，2001，79
15 清·严西亭. 得配本草. 上海：上海卫生出版社，1957，13
16 清·黄宫绣. 本草求真. 上海：上海科学技术出版社，1959，220
17 清·杨时泰. 本草述钩元. 上海：科技卫生出版社1958，229
18 清·叶志诜. 神农本草经赞. 珍本医书集成（二）. 上海：上海科学技术出版社，1985，126
19 清·陈其瑞. 本草撮要. 珍本医书集成（二）. 上海：上海科学技术出版社，1985，28
20 清·张秉成. 本草便读. 上海：上海卫生出版社，1957，12
21 明·李时珍. 本草纲目. 上册. 北京：人民卫生出版社，1982，745
22 江苏新医学院. 中药大辞典. 上海：上海科学技术出版社，1977，1484
23 《中医大辞典》编辑委员会. 中医大辞典·中药分册. 北京：人民卫生出版社，1982，237
24 《中医学》编辑委员会. 中国医学百科全书·中医学. 上海：上海科学技术出版社，1997，1002
25 吴兰成主编. 中国中医药学主题词表. 北京：中医古籍出版社，1996，134
26 中华人民共和国卫生部药政管理局. 中药材手册. 北京：人民卫生出版社，1998，164
27 《全国中草药汇编》编写组. 全国中草药汇编. 上册. 北京：人民卫生出版社，1996，514
28 徐国钧等主编. 中国药材学. 北京：中国医药科技出版社，1996，500
29 国家中医药管理局《中华本草》编委会. 中华本草. 第二册. 上海：上海科学技术出版社，1999，194
30 雷载权主编. 普通高等教育中医药类规划教材·中药学. 上海：上海科学技术出版社，1995，221

433 斑蝥
Banmao
Mylabris

1 定名依据

1.1 正名

1.1.1 汉文名：斑蝥（芫青科昆虫南方大斑蝥 Mylabris phalerata Pallas 或黄黑小斑蝥 Mylabris cichorii Linnaeus 的干燥体）。

1.1.2 英文名：blister beetle.

1.2 依据

1.2.1 定名的文献依据

1.2.1.1 《本草图经》卷十五："斑猫，生河东川谷，今处处有之。七月、八月大豆盛时。此虫多在叶上，长五、六分，甲上黑斑纹，乌腹尖喙，如巴豆大，就叶上采之，阴干。古方书多有用此，其字或作斑蝥，亦作斑蚝。入药不可令生，生即吐泻人。"[1]

1.2.1.2 《太平惠民和剂局方指南总论》："斑蝥，凡使：先去足、翼，用粳米同炒熟，方可入药用，生即吐泻人。”[2]

1.2.1.3　《本草纲目》卷四十：“斑蝥《本经·下品》。【校正】陈藏器：盤蝥虫系重出，今并为一。【释名】斑猫《本经》、龙尾（同上）、盤蝥虫《拾遗》、龙蚝（音刺）。斑蚝。时珍曰：斑言其色，蝥刺言其毒，如矛刺也。亦作盤蝥，俗讹为斑猫，又讹斑蚝为斑尾也。”[3]

1.2.1.4　《本草备要》：“斑蝥，大泻，以毒攻毒。辛寒有毒。外用蚀死肌，敷疥癣恶疮；内用破石淋，拔瘰疬疔肿（杨登甫云：瘰疬之毒，莫不有根。大抵治以斑蝥、地胆为主，制度如法，能令其根从小便出，如粉片血块烂肉，此其验也。以木通、滑石、灯心辈导之）。”[4]

1.2.1.5　《得配本草》卷八：“斑蝥，马蔺为之使。畏巴豆、丹参、空青。恶甘草、豆花。辛，寒。有毒。专走下窍，直至精溺处，引药气下行，取其以毒攻毒也。惟瘰疬癫犬伤者可暂用，余皆禁用。斑蝥七枚，研末，或加六一散四钱，白汤下，不利再服，治癫犬咬。”[5]

1.2.1.6　《本草述钩元》卷二十七：“斑蝥，斑应作盤。因甲上有青黑斑点。俗又名斑猫。大如巴豆。八九月在豆叶上食其汁。气味辛寒。有大毒。”[6]

1.2.1.7　《中华人民共和国药典》：“斑蝥 Mylabris　本品为芫青科昆虫南方大斑蝥 Mylabris phalerata Pallas 或黄黑小斑蝥 Mylabris cichorii Linnaeus 的干燥体。夏、秋二季捕捉，闷死或烫死，晒干。”[7]

1.2.1.8　《普通高等教育中医药类规划教材·中药学》：“斑蝥《本经》为芫青科昆虫南方大斑蝥 Mylabris phalerata Pallas 或黄黑小斑蝥 M. cichorii Linnaeus 的全体。全国大部分地区均产。主产于辽宁、河南、广西、江苏。夏、秋地季捕捉，闷死或烫死，去头、足、翅，晒干生用或与糯米同炒至黄黑色，去米，研末用。”[8]

1.2.1.9　《中药大辞典》：“斑蝥《本经》【异名】斑猫、龙尾《本经》……【基原】为芫青科昆虫南方大斑蝥或黄黑小斑蝥的干燥全虫。【原植物】①南方大斑蝥 Mylabris phalerata Pall.，又名：大斑蝥。②黄黑小斑蝥 M. cichorii L.，又名：黄斑芫青。”[9]

1.2.1.10　《中医大辞典·中药分册》：“斑蝥　出《神农本草经》。又名斑猫、花斑毛、花壳虫。为芫青科昆虫南方大斑蝥 Mylabris phalerata Pallas 或黄黑小斑蝥 M. cichorii L. 的干燥全体。主产河南、广西、安徽、四川、贵州、湖南、云南、江苏等地。”[10]

1.2.1.11　《中国医学百科全书·中医学》：“斑蝥　始载于《神农本草经》。又名斑猫、斑蚝、花壳虫。为芫青科昆虫南方大斑蝥 Mylabris phalerata Pallas 或黄黑小斑蝥 M. cichorii L. 的全体。夏、秋两季捕捉，晒干。本品因剧毒，捕捉时需戴手套及口罩，以防刺伤皮肤或粘膜。”[11]

1.2.1.12　《中国中医药学主题词表》：“斑蝥 Mylabris　属芫青科；属虫类药、活血祛瘀药和外用药。”[12]

1.2.1.13　《中药材手册》[13]、《全国中草药汇编》[14]、《全国中药炮制规范》[15]、《中国药材学》[16]、《中华本草》[17]等现代中药著作多以“斑蝥”作为本品正名（参见“文献通考”）。

1.2.2　定名选择的理由

1.2.2.1　斑蝥 Mylabris，系芫青科昆虫南方大斑蝥 Mylabris phalerata Pallas 或黄黑小斑蝥

Mylabris cichorii Linnaeus 的干燥体。“斑蝥”之名始载于宋·苏颂《本草图经》，作为本品正名始见于宋·许洪《太平惠民和剂局方指南总论》，其后的本草著作如明·李时珍《本草纲目》，清·汪昂《本草备要》、严西亭《得配本草》、杨时泰《本草述钩元》等在载录本品时即以“斑蝥”作为正名，并一直沿用至今。

1.2.2.2 我国最新出版的《中华人民共和国药典》、《普通高等教育中医药类规划教材·中药学》以及辞书类著作《中医大辞典·中药分册》、《中药大辞典》、《中国医学百科全书·中医学》等均以“斑蝥”作为本药正名。已经广泛应用于中医药学文献的标引和检索的《中国中医药学主题词表》也以“斑蝥”作为本药的正式主题词。现代本草著作如《全国中草药汇编》、《中华本草》、《中国药材学》、《中药材手册》、《全国中药炮制规范》等虽记载了不少本品各地的俗称，但也无一例外以“斑蝥”作为本品的正名。说明“斑蝥”作为本品正名已成为共识。

1.3 与正名等效的名词：无。

2 源流考释

斑蝥（芫青科昆虫南方大斑蝥 Mylabris phalerata Pallas 或黄黑小斑蝥 Mylabris cichorii Linnaeus 的干燥体）原称“班猫”，以“龙尾”为异名，始见于汉《神农本草经》卷三：“班猫，味辛，寒。主寒热、鬼注蛊毒、鼠瘘恶创、疽蚀死肌，破石癃。一名龙尾。生川谷。”[18] 其后的本草著作大多即沿用《本经》记载以“斑猫”作为本品正名，如三国·吴普《吴普本草》[19]，魏晋《名医别录》[20]，南北朝·雷敩《雷公炮炙论》[21]、陶弘景《本草经集注》[22]，唐·苏敬《新修本草》[23]、孙思邈《千金翼方》[24]，宋·苏颂《本草图经》[1]、唐慎微《证类本草》[25]、寇宗奭《本草衍义》[26] 等。

“斑蝥”之名始见于宋·苏颂《本草图经》卷十五：“斑猫，生河东川谷，今处处有之。七月、八月大豆盛时。此虫多在叶上，长五、六分，甲上黑斑纹，乌腹尖喙，如巴豆大，就叶上采之，阴干。古方书多有用此，其字或作斑蝥，亦作斑蚝。入药不可令生，生即吐泻人。”[1] “斑蝥”作为本草正名始见于宋·许洪《太平惠民和剂局方指南总论》：“斑蝥，凡使：先去足、翼，用粳米同炒熟，方可入药用，生即吐泻人。”[2] 其后的本草著作有的仍以“斑猫”为正名记载本品，如元·王好古《汤液本草》[27]，明·刘文泰《本草品汇精要》[28]、陈嘉谟《本草蒙筌》[29]、李中梓《雷公炮制药性解》[30] 等；但大多则沿用《太平惠民和剂局方指南总论》以“斑蝥”为正名记载本品，如明·李时珍《本草纲目》[3]、缪希雍《炮炙大法》[31]，清·汪昂《本草易读》[32]、汪昂《本草备要》[4]、张璐《本经逢原》[33]、张志聪《本草崇原》[34]、严西亭《得配本草》[5]、黄宫绣《本草求真》[35]、姚澜《本草分经》[36]、杨时泰《本草述钩元》[6]、叶志诜《神农本草经赞》[37]、陈其瑞《本草撮要》[38]、张秉成《本草便读》[39] 等；有的以“斑毛”为正名，如清·王晋三《得宜本草》：“斑毛，味辛寒，功专入下窍，利水去毒。得糯米治风狗咬伤，得滑石治便毒。”[40] 有的以“班蝥”为正名记载本品，如屠道和《本草汇纂》卷七：“班蝥，入下部，味辛气寒，有毒。破恶血恶毒。其性下走而不上，专走下窍，直到精溺之处。”[41]

古代著作中记载的本品异名尚有“盤”、“盤蝥”《说文》[42]，“斑蚝”“龙蚝”、“斑菌”、“腃发”“盘蛩”、“晏青”《吴普本草》[19]，“龙苗”（《证类本草》引《药性论》）[25]，“盘蝥虫”《本草拾遗》[3]等。如《说文》曰：“蝥，盘蝥，毒虫也。”[42]《吴普本草》曰：“斑猫，一名斑蚝，一名龙蚝，一名斑菌，一名腿发，一名盘蛩，一名晏青。”[19]《证类本草》：“斑猫，味辛，寒，有毒。……药性论云：斑猫，使，一名龙苗，有大毒。”[25]《本草纲目》曰：“斑蝥，《本经·下品》。【校正】陈藏器：盘蝥虫系重出，今并为一。【释名】斑蝥《本经》、龙尾（同上）、盘蝥虫《拾遗》、龙蚝（音刺）。斑蚝。”[3]

现代有关著作均沿用前代大多本草记载以“斑蝥”作为本品正名，如《中华人民共和国药典》[7]、《普通高等教育中医药类规划教材·中药学》[8]、《中药大辞典》[9]、《中医大辞典·中药分册》[10]、《中国医学百科全书·中医学》[11]、《中国中医药学主题词表》[12]、《中药材手册》[13]、《全国中草药汇编》[14]、《全国中药炮制规范》[15]、《中国药材学》[16]、《中华本草》[17]等。同时尚记载有各地的俗称“老虎斑毛”、“花壳虫”、“斑苗”《中药材手册》[13]，“花斑蝥”《全国中草药汇编》[14]，“小豆虫”、“花斑毛”、“羊米虫”、“放屁虫”、“花罗虫”、“章瓦”《中药大辞典》[9]等。还记载有本品原动物“南方大斑蝥”的异名“大斑蝥”《中药大辞典》[9]，“大斑芫青”《中华本草》[17]等；原植物“黄黑小斑蝥”的异名“黄斑芫青”《中药大辞典》[9]，“眼斑芫青”《中华本草》[17]等。

3　附录

3.1　又称：生斑蝥、米炒斑蝥（饮片规格名）。

3.2　俗称：老虎斑毛（江苏）、花壳虫（贵州）、斑苗（湖南），羊米虫（陆川），花罗虫（广东），章瓦（吉林），花斑蝥，花斑毛，小豆虫，放屁虫。

3.3　曾称：斑猫、龙尾《神农本草经》，蝥、盘蝥《说文》，斑蚝、龙蚝、斑菌、腿发、盘蛩、晏青《吴普本草》，龙苗《药性论》，盘蝥虫《本草拾遗》，斑毛《得宜本草》，班蝥《本草汇纂》。

3.4　原动物名称：南方大斑蝥，大斑蝥，大斑芫青；黄黑小斑蝥，黄斑芫青，眼斑芫青。

4　文献通考

《神农本草经》卷三：“斑猫，味辛，寒。主寒热、鬼注蛊毒、鼠瘘恶创、疽蚀死肌，破石癃。一名龙尾。生川谷。”[18]

《说文》：“蝥，盘蝥，毒虫也。”[42]

《吴普本草·虫兽类》：“斑猫，一名斑蚝，一名龙蚝，一名斑菌，一名腿发，一名盘蛩，一名晏青。神农：辛。岐伯：咸。桐君：有毒。扁鹊：甘，有大毒。生河内川谷，或生水石。”[19]

《名医别录》卷三：“斑猫，有毒。主治疥癣，血积。伤人肌，堕胎。生河东。八月取，阴干（马刀为之使，畏巴豆、丹参、空青，恶肤青）。”[20]

《雷公炮炙论》下卷：“斑猫，雷公云：斑猫，背上一画黄、一画黑，觜尖处一小点赤，在豆叶上居，食豆叶汁。凡修事斑猫，用糯米、小麻子相拌，同炒。待米黄黑出，去麻子等，去两翅、足并头，用血余裹，悬于东墙角上一夜，至明取用。”[21]

《本草经集注》：“斑猫，味辛，寒，有毒。主治寒热，鬼疰，蛊毒，鼠瘘，疥癣，恶疮，疽蚀，死肌，破石癃，血积，伤人肌，堕胎。一名龙尾。生河东川谷。八月取，阴干。马刀为之使，畏巴豆、丹参、空青、恶肤青。”[22]

《新修本草》卷十六：“斑猫，味辛，寒，有毒。主寒热，鬼疰，蛊毒，鼠瘘，疥癣，恶疮，疽蚀，死肌，破石癃，血积，伤人肌，堕胎。一名龙尾。生河东川谷。八月取，阴干。”[23]

《千金翼方》卷四：“斑猫，味辛，寒，有毒。主寒热鬼疰，蛊毒，鼠瘘疥癣，恶疮疽蚀，死肌，破石癃，血积，伤人肌，堕胎。一名龙尾。生河东川谷，八月取，阴干。”[24]

《本草图经》卷十五：“斑猫，生河东川谷，今处处有之。七月、八月大豆盛时。此虫多在叶上，长五、六分，甲上黑斑纹，乌腹尖喙，如巴豆大，就叶上采之，阴干。古方书多有用此，其字或作斑蝥，亦作斑蚝。入药不可令生，生即吐泻人。”[1]

《证类本草》卷二十二：“斑猫，味辛，寒，有毒。主寒热，鬼疰，蛊毒，鼠瘘，疥癣，恶疮，疽蚀，死肌，破石癃，血积，伤人肌，堕胎。一名龙尾……吴氏云：斑猫，一名斑蚝（音刺），一名龙蚝，一名斑菌，一名腃发，一名盘蛩，一名晏青。神农：辛。歧伯：咸。桐君：有毒。扁鹊：甘，有大毒。生河内川谷或生水石。药性论云：斑猫，使，一名龙苗，有大毒。能治瘰疬，通利水道。”[25]

《本草衍义》卷十七：“斑猫，须糯米中炒，米黄为度。妊身人不可服，为能溃人肉。治淋药多用，极苦，人尤宜斟酌。下条芫青，其用与此不相远，故附于此。”[26]

《太平惠民和剂局方指南总论》：“斑蝥，凡使：先去足、翼，用粳米同炒熟，方可入药用，生即吐泻人。”[2]

《汤液本草》卷六：“斑猫，味辛，寒。有毒。《本草》云：主寒热，鬼疰蛊毒，鼠瘘，疥癣，恶疮疽蚀，死肌。破石癃血积，伤人肌，堕胎。畏巴豆。”[27]

《本草品汇精要》卷三十一：“斑猫，有毒，化生。斑猫（出《神农本经》），主寒热鬼疰蛊毒，鼠瘘恶疮，疽蚀死肌，破石癃（以上朱字《神农本经》）。疥癣，血积，伤人肌，堕胎（以上黑字《名医》所录）。【名】龙尾、晏青、腃发、斑蚝（音刺）、龙苗、斑菌、盘蛩、龙蚝。”[28]

《本草蒙筌》卷十一：“斑猫，味辛。一云：味咸，气寒，有大毒。远近处俱有，七八月方生。伙集交飞，常在豌豆花上；乌腹尖喙，甲多黄黑斑纹。网张取纳瓶内阴干，去翅足同粳米炒熟。生者误服，吐泻难当。”[29]

《本草纲目》卷四十：“斑蝥《本经·下品》。【校正】陈藏器：盘蝥虫系重出，今并为一。【释名】斑猫《本经》、龙尾（同上）、盘蝥虫《拾遗》、龙蚝（音刺）。斑蚝。时珍曰：斑言其色，蝥刺言其毒，如矛刺也。亦作盘蝥，俗讹为斑猫，又讹斑蚝为斑尾也。《吴普本草》又名斑菌，曰腃发，曰晏青……弘景曰：此一虫五变，主疗皆相似。二、三月在芫花上，即呼为芫青；四、五月在王不留行草上，即呼为王不留行虫；六七月在葛花上，即呼为葛上亭长；八、九月在豆花上，即呼为斑猫；九月、十月复还地蛰，即呼为地胆，此是伪地胆耳。为疗犹同也。其斑蝥大如巴豆，甲上有黄黑斑点；芫青，青黑色；亭长，身黑头赤。”[3]

《炮炙大法》：“斑蝥（入药，除翼足，以糯米拌。炒米黄黑色，去米取用。生用吐泻。人一法用麸炒过，醋煮用。马刀为之使，畏巴豆、丹参、空青。恶肤青、甘草、豆花。斑蝥芫青，亭长，地胆之毒靛汁，黄连、黑豆、葱、茶皆能解之）。”[31]

《雷公炮制药性解》卷六："斑猫，味辛咸，性寒有大毒，不载经络。主寒热鬼疰，虫毒鼠漏，疥癣恶疮，疽蚀死肌，破石癃血积，利水道堕胎。凡使去足翅，拌糯米炒，米黄为度，马刀为使，畏巴豆、丹参、空青，恶曾青，豆花。按：斑猫入腹，有开山凿岭之势，最称猛烈，故辄致腹痛不可忍。余见里中一壮年患痞疾，服斑猫数剂，初则大泻不止，烦闷欲绝，断则二便来红，三日而死。自非百药不效之病，不可轻使。"[30]

《本草易读》卷七："斑蝥，糯米同炒，去翅足用。马刀为使，畏巴豆、丹参、空青，恶甘草、豆花。辛，寒，有毒。外用蚀死肌，敷疥癣恶疮，内用破石淋，拔瘰疬疔毒。利水道而坠胎，除疝瘕而溃肉。制猘犬咬伤，下鬼疰蛊毒。靛汁、黄连、黑豆、糯米等能制其毒。芫青、亭长、地胆治略同。"[32]

《本草备要》："斑蝥，大泻，以毒攻毒。辛寒有毒。外用蚀死肌，敷疥癣恶疮；内用破石淋，拔瘰疬疔肿（杨登甫云：瘰疬之毒，莫不有根。大抵治以斑蝥、地胆为主，制度如法，能令其根从小便出，如粉片血块烂肉，此其验也。以木通、滑石、灯心辈导之）。"[4]

《本草崇原》卷下："斑蝥，气味辛寒，有毒。主治寒热鬼疰蛊毒，鼠瘘恶疮，疽蚀，死肌，破石癃。（斑蝥甲虫也，斑言其色，言蝥其毒，如矛刺也。所在有之，七八月在大豆叶上，长五六分，大者寸许，黄黑斑纹，乌腹尖喙。《太平御览》引《神农本草经》云：春食芫花为芫青，夏食葛花为亭长，秋食豆花为斑蝥。冬入地中为地胆，其斑蝥甲上有黄黑斑点。芫青青绿色，亭长黑身赤头，地胆黑头赤尾，色虽不同，功亦相近。）"[34]

《本经逢原》卷四："斑蝥，辛咸温有毒。去翅足同糯米炒熟或醋煮用之。《本经》主寒热鬼疰蛊毒，鼠瘘疮疽，蚀死肌，破石癃。发明，斑蝥，人获得时，尾后恶气射出，臭不可闻。其性专走下窍，利小便，故《本经》言，破石癃，能攻实结而不能治虚秘，不过引药行气，以毒攻毒而已。"[33]

《得宜本草》："斑毛，味辛寒，功专入下窍，利水去毒。得糯米治风狗咬伤，得滑石治便毒。"[40]

《得配本草》卷八："斑蝥，马蔺为之使。畏巴豆、丹参、空青。恶甘草、豆花。辛，寒。有毒。专走下窍，直至精溺处，引药气下行，取其以毒攻毒也。惟瘰疬癫犬伤者可暂用，余皆禁用。斑蝥七枚，研末，或加六一散四钱，白汤下，不利再服，治癫犬咬。（顶心必有红发二三根，宜拔去。）配薄荷，共为末，鸡子清丸服，能消瘰疬。"[5]

《本草求真·上编》："斑蝥（卵生），破恶气恶毒。斑蝥（专入下部），最属恶物。闻人捕捉，即于尾射出恶气，令人臭不可闻。近人肌肉则溃，入胎则堕，其毒概可知矣！（神农本草经云，春食芫花为芫青，夏食葛花为亭长，秋食豆花为斑蝥，冬入地中为地胆。按芫青青绿，花尤毒。亭长黑身赤头，斑蝥斑色，地胆黑头赤足。）其味辛，其气寒，其性下走而不上。"[35]

《本草分经·原例》："斑蝥，辛寒毒，专走下窍，逐败物。治石淋瘰疬，溃肉堕胎下猘犬毒。外用蚀死肌、敷疮疥。"[36]

《本草述钩元》卷二十七："斑蝥，斑应作螌。因甲上有青黑斑点，俗又名斑猫。大如巴豆，八九月在豆叶上食其汁。气味辛寒，有大毒。主瘰疬，破石癃，并血疝便毒。拔疔毒，疗猘犬伤。方书治蓄血胀满，痿厥前阴，诸疾蛊毒。获时，尾后出气甚恶。斑蝥禀火金相合之气，性能追逐肠胃垢腻，破结而走下窍。"[6]

《神农本草经赞》卷三：“斑蝥，味辛寒。主寒热鬼注，蛊毒鼠瘘，恶创疽蚀，死肌，破石癃。一名龙尾。生川谷。四时变化，螫刺当秋，喙尖赤注，甲画斑留。豆花凉晚，蓝汁香浮，曾闻采葛，亭长前修。古诗，四时更变化。李时珍曰，一名盘蝥。言其毒如矛刺也。春秋繁露，怒气为清而当秋。雷敩论，斑蝥甲上一画黄。”[37]

《本草汇纂》卷七：“班蝥，入下部，味辛，气寒有毒，破恶血恶毒。其性下走而不上，专走下窍直到精溺之处，蚀下败物，痛不可当，且入胎则堕，其毒可知。”[41]

《本草撮要》卷九：“斑蝥，味辛寒，入足厥阴经。功专入下窍，利水去毒。得糯米治风狗咬伤，得滑石治便毒。性毒，溃肉堕胎。去头足糯米炒熟，生用则吐泻。人亦有用米，取气不足质者。畏丹参、巴豆。恶豆花、甘草。一名斑蝥。”[38]

《本草便读·昆虫部》：“斑蝥，直走精宫，腐肉堕胎毒至猛。专行血室，通淋逐积。味辛寒，治疯犬之毒邪，达下窍而攻泻。（斑蝥生豆叶上，八九月间取之。捕获时，尾后有恶气射出，臭不可当。辛咸、性寒、有大毒。走达下窍，至精溺之处，能蚀下败物。如血块、烂肉、粉片之属，从小便而出。故本经称其能破石淋，极能堕胎腐胎。至于拔瘰疬根，治疯犬毒，服后能使病根从小便出。虽有方法，然终未免假借大毒之物。只可外用，蚀死肌，溃痈肿。搽疯涂癣，却有奇功。不堪内服耳。）”[39]

《中药材手册》：“斑蝥（《纲目》列入虫部卵生类）本品为芫青科昆虫南方大斑蝥（大斑芫青）Mylabris phalerata Pallas 及黄黑小斑蝥（眼斑芫青）Mylabris cichorii L. 的干燥虫体。均为野生，喜栖居在大豆、花生及瓜类等植物上。食害其叶。毒性很大，入药时习惯去其头及足翅，以减低其毒性。【别名】老虎斑毛（江苏）、花壳虫（贵州）、斑苗（湖南）。”[13]

《全国中草药汇编》：“斑蝥　别名：花斑蝥、花壳虫。来源：为鞘翅目芫菁科昆虫南方大斑蝥 Mylabris phalerata Pall. 或黄黑小斑蝥 M. cichorii L. 的干燥全体。”[14]

《中药大辞典》：“斑蝥《本经》【异名】斑猫、龙尾《本经》，盘蝥《说文》，斑蚝、龙蚝、斑菌、腃发、晏青《吴普本草》，龙苗《药性论》，羊米虫《陆川本草》，老虎斑毛、花斑毛、花壳虫、小豆虫、放屁虫《中药志》，花罗虫《广东中药》，章瓦《吉林中草药》。【基原】为芫青科昆虫南方大斑蝥或黄黑小斑蝥的干燥全虫。【原植物】①南方大斑蝥 Mylabris phalerata Pall.，又名：大斑蝥。②黄黑小斑蝥 M. cichorii L.，又名：黄斑芫青。”[9]

《中医大辞典·中药分册》：“斑蝥　出《神农本草经》。又名斑猫、花斑毛、花壳虫。为芫青科昆虫南方大斑蝥 Mylabris phalerata Pallas 或黄黑小斑蝥 M. cichorii L. 的干燥全体。主产于河南、广西、安徽、四川、贵州、湖南、云南、江苏等地。”[10]

《中国医学百科全书·中医学》：“斑蝥　始载于《神农本草经》。又名斑猫、斑蚝、花壳虫。为芫青科昆虫南方大斑蝥 Mylabris phalerata Pallas 或黄黑小斑蝥 M. cichorii L. 的全体。夏、秋两季捕捉，晒干。本品因剧毒，捕捉时需戴手套及口罩，以防刺伤皮肤或粘膜。”[11]

《全国中药炮制规范》：“斑蝥　［处方用名］生斑蝥、米炒斑蝥。【来源】本品为芫青科昆虫南方大斑蝥 Mylabris phalerata Pallas 或黄黑小斑蝥 Mylabris cichorii Linnaeus 的干燥全体。均系野生，主产于辽宁、河南、江苏、湖南、贵州、广西等地。夏、秋二季在早晨露水未干时捕捉，放入容器内闷死或蒸死，干燥。药材以个大、完整、色鲜明者为佳。”[15]

《中国药材学》：“斑蝥 【别名】斑猫，龙苗，羊米虫，花壳虫，花罗虫（广东），章瓦（吉林）。【来源】本品为昆虫鞘翅目芫青科动物南方大斑蝥 Mylabris phalerata Pallas 或黄黑小斑蝥 M. cichorii Linnaeus 的全体。”[16]

《中国中医药学主题词表》：“斑蝥 Mylabris　属芫青科；属虫类药、活血祛瘀药和外用药。”[12]

《普通高等教育中医药类规划教材·中药学》：“斑蝥《本经》为芫青科昆虫南方大斑蝥 Mylabris phalerata Pallas 或黄黑小斑蝥 M. cichorii Linnaeus 的全体。全国大部分地区均产。主产于辽宁、河南、广西、江苏。夏、秋地季捕捉，闷死或烫死，去头、足、翅，晒干生用或与糯米同炒至黄黑色，去米，研末用。”[8]

《中华本草》：“斑蝥《本经图经》【异名】斑猫、龙尾《本经》，盤蝥《说文》，斑蚝、龙蚝、斑菌、腃发、蝥、晏青《吴普本草》，龙苗《药性论》，斑毛《得宜本草》，班蝥《本草汇纂》，羊米虫《陆川本草》，老虎斑毛、花斑毛、花壳虫、小豆虫、放屁虫《中药志》，花罗虫《广东中药》，章瓦《吉林中草药》。……【来源】为芫青科动物南方大斑蝥或黄黑小斑蝥的全虫。【原植物】1. 南方大斑蝥 Mylabris phalerata Pallas 又名：大斑芫青《中国动物药》。2. 黄黑小斑蝥 Mylabris cichorii Linnaeus 又名：眼斑芫青《中国动物药》。”[17]

《中华人民共和国药典》：“斑蝥 Mylabris　本品为芫青科昆虫南方大斑蝥 Mylabris phalerata Pallas 或黄黑小斑蝥 Mylabris cichorii Linnaeus 的干燥体。夏、秋二季捕捉，闷死或烫死，晒干。”[7]

5　参考文献

1　宋·苏颂．本草图经．合肥：安徽科学技术出版社，1994，519

2　宋·许洪．太平惠民和剂局方指南总论．北京：人民卫生出版社，1985，433

3　明·李时珍．本草纲目．北京：人民卫生出版社，1982，2268

4　清·汪昂．本草备要．北京：中国中医药出版社，1998，275

5　清·严西亭．得配本草．上海：上海卫生出版社，1957，5

6　清·杨时泰．本草述钩元．上海：科技卫生出版社，1958，570

7　国家药典委员会．中华人民共和国药典．一部．北京：化学工业出版社，2000，272

8　雷载权主编．普通高等教育中医药类规划教材·中药学．上海：上海科学技术出版社，1995，221

9　江苏新医学院．中药大辞典．上海：上海科学技术出版社，1977，2280

10　《中医大辞典》编辑委员会．中医大辞典·中药分册．北京：人民卫生出版社，1982，352

11　《中医学》编辑委员会．中国医学百科全书·中医学．上海：上海科学技术出版社，1997，1292

12　吴兰成主编．中国中医药学主题词表．北京：中医古籍出版社，1996，14

13　中华人民共和国卫生部药政管理局．中药材手册．北京：人民卫生出版社，1998，195

14　《全国中草药汇编》编写组．全国中草药汇编．上册．北京：人民卫生出版社，1996，846

15　中华人民共和国卫生部药政管理局．全国中药炮制规范．北京：人民卫生出版社，1988，358

16　徐国钧等主编．中国药材学．北京：中国医药科技出版社，1996，1795

17　国家中医药管理局《中华本草》编委会．中华本草．第二册．上海：上海科学技术出版社，1999，

802
18 汉·神农本草经．清顾观光重辑本．北京：人民卫生出版社，1955，98
19 三国·吴普．吴普本草．北京：人民卫生出版社，1987，74
20 魏晋·名医别录．北京：人民卫生出版社，1986，299
21 南北朝·雷敩．雷公炮炙论．上海：上海中医学院出版社，1986，123
22 南北朝·陶弘景．本草经集注．北京：人民卫生出版社，1994，455
23 唐·苏敬等撰．新修本草．合肥：安徽科学技术出版社，1981，343
24 唐·孙思邈．千金翼方．北京：人民卫生出版社，1955，49
25 宋·唐慎微．证类本草．北京：人民卫生出版社，1957，448
26 宋·寇宗奭．本草衍义．上海：商务印书馆，1937，116
27 元·王好古．汤液本草．见：景印文渊阁四库全书（745）．北京：中医古籍出版社，1986，1011
28 明·刘文泰．本草品汇精要．北京：人民卫生出版社，1982，745
29 明·陈嘉谟．本草蒙筌．北京：人民卫生出版社，1988，413
30 明·李中梓．雷公炮制药性解．见：中国医学大成（二）．长沙：岳麓书社，1990，164
31 明·缪希雍．炮炙大法．明末庄继先校刻本
32 清·汪昂．本草易读．北京：人民卫生出版社，1987，325
33 清·张璐．本经逢原．上海：上海科学技术出版社，1959，202
34 清·张志聪．本草崇原．北京：中国中医药出版社，1992，136
35 清·黄宫秀．本草求真．上海：上海科学技术出版社，1959，247
36 清·姚澜．本草分经．上海：上海科学技术出版社，1989，178
37 清·叶志诜．神农本草经赞．见：珍本医书集成（二）．上海：上海科学技术出版社，1985，153
38 清·陈其瑞．本草撮要．见：珍本医书集成（二）．上海：上海科学技术出版社，1985，93
39 清·张秉成．本草便读．上海：上海卫生出版社，1957，117
40 清·王晋三．绛雪园得宜本草．介景楼刊单行本
41 清·屠道和．本草汇纂．清光绪二十九年癸卯（1903）思贤书局刻本
42 东汉·许慎．说文解字．成都：成都古籍书店，1981，280

434 款冬花
Kuandonghua
Flos Farfarae

1 定名依据

1.1 正名

1.1.1 汉文名：款冬花（菊科植物款冬 Tussilago farfara L. 的干燥花蕾）。

1.1.1.2 英文名：common coltsfoot flower.

1.2 依据

1.2.1 定名的文献依据

1.2.1.1 《神农本草经》卷二："款冬花，味辛，温。主咳逆上气，善喘、喉痹，诸惊痫，寒热邪气。一名橐吾（《御览》作石），一名颗东（《御览》作颗冬），一名虎须，一

名免奚。生山谷。”[1]

1.2.1.2　《名医别录》卷三：“款冬花，味甘，无毒。主消渴，喘息呼吸。一名氐冬。生常山及上党水傍。十一月采花，阴干。”[2]

1.2.1.3　《本草图经》卷七：“款冬花，出常山山谷及上党水旁，今关中亦有之。根紫色，茎青紫，叶似萆薢；十二月开黄花，青紫萼，去土一、二寸，初出如菊花萼，通直而肥；实无子。则陶隐居所谓出高丽百济者，近此类也。”[3]

1.2.1.4　《证类本草》卷九：“款冬花，款冬花一，款冬花二，味辛、甘，温，无毒。主咳逆上气，善喘，喉痹，诸惊痫，寒热邪气，消渴，喘息呼吸。一名橐吾，一名颗东，一名虎须，一名菟奚，一名氐冬。生常山山谷及上党水旁。十一月采花，阴干。”[4]

1.2.1.5　《本草纲目》卷十六：“款冬花《本经·中品》。【释名】款冻（郭璞）、颗冻《尔雅》、氐冬《别录》、钻冻《衍义》、菟奚《尔雅》、橐吾《本经》、虎须《本经》。”[5]

1.2.1.6　《本草崇原》卷中：“款冬花，气味辛温，无毒。主治咳逆上气，善喘喉痹，诸惊痫，寒热邪气。（款冬花出关中、雍州、华州山谷溪涧间，花开红白，放紫萼于冰雪中。又名款冻。款，至也，谓至冻而花也。又名钻冻，谓钻冰取款冬也。十二月采蕊阴干，其色红白相兼，至灯节后，则毛萼大开，不堪入药。）”[6]

1.2.1.7　《中华人民共和国药典》：“款冬花 Flos farfarae　本品为菊科植物款冬 Tussilago farfara L. 的干燥花蕾。12 月或地冻前当花尚未出土时采挖，除去花梗及泥沙，阴干。”[7]

1.2.1.8　《普通高等教育中医药类规划教材·中药学》：“款冬花《本经》为菊科多年生草本植物款冬 Tussilago farfara L. 的花蕾。主产于河南、甘肃、山西、陕西等地。12 月或地冻前当花尚未出土时采挖，除去花梗，阴干，生用，或蜜炙用。”[8]

1.2.1.9　《中药大辞典》：“款冬花《本经》【异名】冬花《万氏家抄方》，款花《疮疡经验全书》，看灯花《本草崇原集说》，艾冬花《山西中药志》，九九花《中药志》。【基原】为菊科植物款冬的花蕾。【原植物】款冬《楚辞》Tussilago farfara L.。”[9]

1.2.1.10　《中医大辞典·中药分册》：“款冬花　出《神农本草经》。又名冬花。为菊科植物款冬花 Tussilago farfara L. 的花蕾。主产河南、甘肃、山西、陕西。”[10]

1.2.1.11　《中国医学百科全书·中医学》：“款冬花　始载于《神农本草经》。又名款花、冬花、九九花、连三朵。为菊科植物款冬花 Tussilago farfara L. 的花蕾。12 月当花尚未出土时挖出花蕾，放通风处阴干，待半干时除去泥土、花梗，再晾至全干。”[11]

1.2.1.12　《中国中医药学主题词表》：“款冬花 Tussilago farfara　属菊科和止咳平喘药。D 冬花。”[12]

1.2.1.13　《中药志》[13]、《中药材手册》[14]、《全国中草药汇编》[15]、《全国中药炮制规范》[16]、《中国药材学》[17]、《中华本草》[18]等现代中药著作多以“款冬花”作为本品正名（参见“文献通考”）。

1.2.2　定名选择的理由

1.2.2.1　款冬花 Flos farfarae，系菊科植物款冬 Tussilago farfara L. 的干燥花蕾。“款冬花”之名始见于汉《神农本草经》，并作为本品正名记载。其后的历代重要本草著作如魏晋《名医别录》，宋·苏颂《本草图经》、唐慎微《证类本草》，明·李时珍《本草纲目》，清·张志聪《本草崇原》等在载录本品时均以“款冬花”作为正名，并一直沿用至今。

1.2.2.2　我国最新出版的《中华人民共和国药典》、《普通高等教育中医药类规划教材·中药学》以及辞书类著作《中医大辞典·中药分册》、《中药大辞典》、《中国医学百科全书·中医学》等均以"款冬花"作为本药正名。已经广泛应用于中医药学文献的标引和检索的《中国中医药学主题词表》也以"款冬花"作为本药的正式主题词。现代本草著作如《中药志》、《全国中草药汇编》、《中华本草》、《中国药材学》、《中药材手册》、《全国中药炮制规范》等虽记载了不少本品各地的俗称，但也无一例外以"款冬花"作为本品的正名。说明"款冬花"作为本品正名已成为共识。

1.3　与正名等效的名词：无。

2　源流考释

款冬花（菊科植物款冬 Tussilago farfara L. 的干燥花蕾）始载于汉《神农本草经》，并以"款冬花"为正名。如《神农本草经》卷二："款冬花，味辛，温。主咳逆上气，善喘、喉痹，诸惊痫，寒热邪气。一名橐吾（《御览》作石），一名颗东（《御览》作颗冬），一名虎须，一名免奚。生山谷。"[1]其后的本草著作大多即沿用该书记载，以"款冬花"为正名记载本品，如魏晋《名医别录》[2]，南北朝·雷敩《雷公炮炙论》[19]，宋·苏颂《本草图经》[3]、寇宗奭《本草衍义》[20]、佚名《增广太平和剂图经本草药性总论》[21]，元·王好古《汤液本草》[22]，明·刘文泰《本草品汇精要》[23]、缪希雍《炮炙大法》[24]、李中梓《雷公炮制药性解》[25]、李中梓《本草征要》[26]、卢之颐《本草乘雅半偈》[27]，清·张志聪《本草崇原》[6]、蒋居祉《本草择要纲目》[28]、陈士铎《本草新编》[29]、日本稻宣义《炮炙全书》[30]、汪昂《本草易读》[31]、汪昂《本草备要》[32]、张璐《本经逢原》[33]、叶桂《本草经解》[34]、吴仪洛《本草从新》[35]、严西亭《得配本草》[36]、沈金鳌《要药分剂》[37]、黄宫绣《本草求真》[38]、陈念祖《神农本草经读》[39]、姚澜《本草分经》[40]、杨时泰《本草述钩元》[41]、吴其浚《植物名实图考》[42]、叶志诜《神农本草经赞》[43]、凌奂《本草害利》[44]、陈其瑞《本草撮要》[45]、张秉成《本草便读》[46]、仲昂庭《本草崇原集说》[47]等。

古代著作记载的本品异名有"看灯花"《本草崇原集说》[47]，如《本草崇原集说》："款冬花……又名款冻、款至也，谓至冻而花也。又名鑽冻，谓鑽冰取款科也。土人谓之看灯花。"[47]

同时，古代著作尚记载有本品原植物异名"颗冻"、"菟奚"《尔雅》[5]，"款冻"（《尔雅》郭璞注）[5]，"橐吾（《御览》作石）"、"颗东（《御览》作颗冬）"、"免奚"、"虎须"《神农本草经》[1]，"氐冬"《名医别录》[2]，"钻冻"《本草衍义》[20]，"八角乌"《植物名实图考》[42]等。如《本草纲目》："款冬花《本经·中品》。【释名】款冻（郭璞）、颗冻《尔雅》、氐冬《别录》、钻冻《衍义》、菟奚《尔雅》、橐吾《本经》、虎须《本经》。[5]《神农本草经》卷二："款冬花，味辛，温。……一名橐吾（《御览》作石），一名颗东（《御览》作颗冬），一名虎须，一名免奚。生山谷。"[1]《名医别录》曰："款冬花，味甘，无毒。主消渴，喘息呼吸。一名氐冬。"[2]《本草衍义》卷十："款冬花，百草中，惟此不顾冰雪，最先春也，世又谓之钻冻。"[20]《植物名实图考》："款冬花，本经中品。……救荒本草：款冬叶似葵而大，开黄花，嫩叶可食。今江西、湖南亦有此草，俗呼八角乌，与救荒本草图符，从之。"[42]

现代有关著作均沿用前代大多本草记载以“款冬花”作为本品正名，如《中华人民共和国药典》[7]、《普通高等教育中医药类规划教材·中药学》[8]、《中医大辞典·中药分册》[10]、《中药大辞典》[9]、《中国医学百科全书·中医学》[11]、《中国中医药学主题词表》[12]、《中药志》[13]、《中药材手册》[14]、《全国中草药汇编》[15]、《全国中药炮制规范》[16]、《中国药材学》[17]、《中华本草》[18]等。同时尚记载有各地的俗称“款冬”、“冬花”、“九九花”《中药材手册》[14]，“款花”、“艾冬花”《中药大辞典》[9]，“连三朵”《中国医学百科全书·中医学》[11]，“九尽花”《中国药材学》[17]等。还记载有本品原植物“款冬”的异名“冬花”、“虎须”《中药志》[13]，“菟奚”、“颗冻”、“款东”、“橐吾”、“颗东”、“款冻”、“苦萃”、“氐冬”、“钻冻”、“八角乌”《中华本草》[18]等。

3 附录

3.1 又称：蜜款冬花（饮片规格名）。

3.2 俗称：款冬、冬花、九九花（陕西），艾冬花（山西），九尽花（青海），款花，连三朵。

3.3 曾称：看灯花《本草崇原集说》。

3.4 原植物名称：颗冻、菟奚《尔雅》，款冻（《尔雅》郭璞注），橐吾（《御览》作石）、颗东（《御览》作颗冬）、免奚、虎须《神农本草经》，氐冬《名医别录》，钻冻《本草衍义》，八角乌《植物名实图考》，款冬，冬花，款东，苦萃。

4 文献通考

《神农本草经》卷二：“款冬花，味辛，温。主咳逆上气，善喘、喉痹，诸惊痫，寒热邪气。一名橐吾（《御览》作石），一名颗东（《御览》作颗冬），一名虎须，一名免奚。生山谷。”[1]

《名医别录》卷三：“款冬花，味甘，无毒。主消渴，喘息呼吸。一名氐冬，生常山及上党水傍。十一月采花，阴干。（杏仁为之使，得紫菀良，恶皂荚、硝石、玄参，畏贝母、辛夷、麻黄、黄芪、黄芩、黄连、青葙。）”[2]

《雷公炮炙论》中卷：“款冬花，雷公云：凡采得，须去向里裹花蕊壳、并向里实如粟零壳者，并枝、叶用。凡用，以甘草水浸一宿，却，取款冬花叶相拌裛一夜。临用时，即干晒，去两件拌者叶了用。”[19]

《本草图经》卷七：“款冬花，出常山山谷及上党水旁，今关中亦有之。根紫色，茎青紫，叶似萆薢；十二月开黄花，青紫萼，去土一、二寸，初出如菊花萼，通直而肥；实无子。则陶隐居所谓出高丽百济者，近此类也。又有红花者，叶如荷而斗直，大者容一升，小者容数合，俗呼为蜂斗叶，又名水斗叶。则唐注所谓大如葵而丛生者是也。十一月采花阴干，或云花生于冰下，正月旦采之。”[3]

《证类本草》卷九：“款冬花，款冬花一，款冬花二，味辛、甘，温，无毒。主咳逆上气，善喘，喉痹，诸惊痫，寒热邪气，消渴，喘息呼吸。一名橐吾，一名颗东，一名虎须，一名菟奚，一名氐冬。生常山山谷及上党水旁。十一月采花，阴干。（杏仁为之使，得紫菀良，恶皂荚、硝石、玄参，畏贝母、辛夷、麻黄、黄芪、黄芩、黄连、青葙。）……则陶隐居所谓出高丽百济者，近此类也。又有红花者，叶如荷而斗直，大者容一升，小者容数合，俗呼为蜂斗叶，又名水斗叶……衍义曰：款冬花，百草中，唯此不顾冰雪最先春也。世又谓之钻冻。虽在冰雪之下，至时亦生芽。”[4]

《本草衍义》卷十：“款冬花，百草中，惟此不顾冰雪，最先春也，世又谓之钻冻。虽在冰雪之下，至时亦生芽。春时人或采以代蔬，入药须微见花者良。如已芬芳，则都无力也。今人又多使如箸头者，恐未有花尔。”[20]

《增广太平和剂图经本草药性总论》：“款冬花，味辛甘，温，无毒。主咳逆上气，善喘，喉痹，诸惊痫，寒热邪气，消渴，喘息呼吸。《药性论》云：君。主肺气心促，急热乏劳，咳连连不绝，涕唾稠粘，治肺痈吐脓。日华子云：润心肺，益五脏，除烦，补劳劣，消痰止嗽，肺痿吐血，心虚惊悸，洗肝明目及中风。杏仁为之使。”[21]

《汤液本草》卷四：“款冬花，气温，味甘、辛，纯阳。无毒。《珍》云：温肺止嗽。《本草》云：主咳逆上气，善喘，喉痹，诸惊痫寒热邪气，消渴，喘息呼吸。杏仁为之使，得紫菀，良。恶皂荚、硝石、玄参。畏贝母、辛夷、麻黄、黄芪、黄芩、黄连、青葙。《药性论》云：君。主疗肺气，心促急，热乏，劳咳，连连不绝，涕唾稠粘，肺痿，肺痈吐脓。《日华子》云：润心肺，益五脏，除烦，补劳劣，消痰止嗽。肺痿吐血，心虚惊悸。《衍义》云：有人病嗽多日，或教以燃款冬花三两枚，于无风处，以笔管吸其烟，满口则咽之，数日效。《时习》云：仲景射干汤用之。”[22]

《本草品汇精要》卷十一：“款冬花，无毒，丛生。款冬花（出《神农本经》），主咳逆上气，善喘喉，痹。诸惊痫，寒热邪气（以上朱字《神农本经》）。消渴，喘息呼吸（以上黑字《名医》所录）。【名】橐吾、颗冻、虎须、菟奚、氐冬、钻冻。”[23]

《本草纲目》卷十六：“款冬花《本经·中品》。【释名】款冻（郭璞）、颗冻《尔雅》、氐冬《别录》、钻冻《衍义》、菟奚《尔雅》、橐吾《本经》、虎须《本经》。时珍曰：按《述征记》云：洛水至岁末凝厉时，款冬生于草冰之中，则颗冻之，名以此而得。后人讹为款冬，乃款冻尔。款者至也，至冬而花也。宗奭曰：百草中，惟此不顾冰雪，最先春也，故世谓之钻冻。虽在冰雪之下，至时亦生芽，春时人采以代蔬。入药须微见花者良。如已芬芳，则都无气力。今人多使如箸头者，恐未有花也……颂曰：今关中亦有之。根紫色，叶似萆薢，十二月开黄花，青紫萼，去土一二寸，初出如菊花萼，通直而肥实无子。则陶氏所谓出高丽百济者，近此类也。又有红花者，叶如荷而斗直，大者容一升，小者容数合，俗呼为蜂斗叶，又名水斗叶。”[5]

《炮炙大法·草部》：“款冬花（花未舒者良。去梗蒂，甘草水浸一时，晒干。用杏仁为之使，得紫菀良。恶玄参、皂荚、硝石。畏贝母、麻黄、辛夷、黄芩、黄芪、连翘、青葙）。”[24]

《雷公炮制药性解》卷三：“款冬花，味苦辛，性温无毒，入心肺二经。主中风喉痹，肺痿肺痈，润心肺，止咳嗽，除痰喘，定惊，洗肝明目。杏仁为使，得紫菀良。恶皂荚、硝石、玄参，畏贝母、辛夷、麻黄、黄芪、黄芩、黄连、青葙。”[25]

《本草征要》卷三：“款冬花，味辛，性温，无毒。入肺经。杏仁为使。恶玄参。畏贝母、辛夷、麻黄、黄芪、连翘、甘草、黄芩。蜜水炒。化痰则喘嗽无忧，清肺则痈痿有赖。雪积冰坚，款花偏艳，想见其纯阳之禀。故其主用，皆辛温开豁也。却不助火，可以久任。”[26]

《本草乘雅半偈》第四帙：“款冬花《本经·中品》。【气味】辛温，无毒。【主治】

主咳逆上气，善喘，喉痹，诸惊痫寒热邪气。”[27]

《本草崇原》卷中：“款冬花，气味辛温，无毒。主治咳逆上气，善喘喉痹，诸惊痫，寒热邪气。（款冬花出关中、雍州、华州山谷溪涧间，花开红白，放紫萼于冰雪中。又名款冻。款，至也，谓至冻而花也。又名钻冻，谓钻冰取款冬也。十二月采蕊阴干，其色红白相兼，至灯节后，则毛萼大开，不堪入药。）”[6]

《本草择要纲目·温性药品》：“款冬花 【气味】辛温无毒。【主治】咳逆上气。善喘喉痹。诸惊痫寒邪邪气。消渴喘息呼吸。疗肺气心促，急热劳咳，连连不绝。涕唾稠粘。肺痿、肺痈、吐脓血。润心肺，益五脏。除烦消痰，洗肝明目，及中风等疾。本经主咳。古方用为温肺治嗽之最。”[28]

《本草新编》卷二：“款冬花，辛、甘而温，阳也，无毒。善止肺咳，消痰唾稠粘，润肺，泻火邪，下气定喘。安心惊胆怯，去邪热，除烦燥，平肝明目。”[29]

《炮炙全书》卷二：“款冬花，辛，温，择未舒嫩蕊去向外裹壳，甘草水浸，晒干用，杏仁为使。得紫菀良，恶皂荚、硝石、玄参，畏贝母、辛夷、麻黄、黄芪、黄芩、连翘、青葙，然虽畏贝母，得此反良，物有相制故也，如半夏畏生姜，得之则制其毒而愈，能奏功也。”[30]

《本草易读》卷四：“款冬花，甘草水浸。杏仁为使，得紫菀良，恶皂角、硝石、元参，畏贝母、辛夷、麻黄、黄芪、黄芩、黄连、青葙子。辛，温，无毒。入手太阴肺。润肺泻热，消痰定喘。止咳逆上气烦渴，疗肺痈咳吐脓血。惊痫喉痹之疾，肺痿目暗之疴。”[31]

《本草备要·草部》：“款冬花，润肺，泻热，止嗽。辛温纯阳。泻热润肺，消痰除烦。定惊明目。治咳逆上气，喘渴（肺虚挟火），喉痹，肺痿肺痈，咳吐脓血。”[32]

《本经逢原》卷二：“款冬花，辛温，无毒。紫色有白丝者真。蜜水拌微炒。《本经》主咳逆上气，善喘喉痹，诸惊痫，寒热邪气。发明，款冬味辛入气分，色紫归血分，虽其性温，却不燥血，故能轻扬上达。”[33]

《本草经解》卷二：“款冬花，气温，味辛，无毒。主咳逆上气。善喘，喉痹，诸惊痫，寒热邪气。款冬气温，禀天春和之木气，入足厥阴肝经，味辛无毒……款冬辛温，温能达肝，辛能降气，气降火平，邪气退矣。”[34]

《本草从新》卷三：“款冬花，润肺、化痰止嗽，辛温润肺，消痰除烦，定惊明目。治咳逆上气喘渴（肺虚挟火），喉痹，肺痿，肺痈，咳吐脓血。为治嗽要药。”[35]

《得配本草》卷三：“款冬花，得紫菀良。杏仁为之使。畏贝母、麻黄、辛夷、黄芩、黄芪、连翘、青葙。恶玄参、皂荚、硝石。辛，温。入手太阴经气分。开痰止嗽，下气除烦。却喉痹，疗肺痿。配白薇、贝母、百部，治鼻塞。配川连，敷口疳。烧烟以筒吸烟之，治久嗽。”[36]

《要药分剂》卷一：“款冬花，味辛甘，性温，无毒。得天地阴寒之气，兼禀金水之性以生。降也，阴中阳也。杏仁为使。得紫菀良。恶皂荚、硝石、元参。畏贝母、辛夷、麻黄、黄芪、黄芩、连翘、青葙子。一云。虽畏贝母，得之反良。十一二月开花，如黄菊，微见花未舒者良。”[37]

《本草求真·上编》：“款冬花（隰草）疏肺泄寒，虚实寒热通用。款冬花（专入肺），按书既载辛温纯阳，又载泻热、消痰除烦，定惊明目。治咳逆上气喘渴，暨喉痹、肺痿、肺痈咳吐脓血等症。其药似属两岐。讵知所谓纯阳者！因其气味上达，入阳而不入阴，（的解）且经霜雪而秀。”[38]

《神农本草经读》卷三：“款冬花，气味辛、温，无毒。主咳逆上气善喘，喉痹，诸惊痫，寒热邪气。张隐庵曰：款冬生于水中，花开红白，气味辛温，从阴出阳，盖禀水中之生阳，而上通肺金之药也。太阳寒水之气，不从皮毛外交于肺，则咳逆上气而善喘；款冬禀水气而通肺，故可治也。厥阴、少阳木火之气结于喉中，则如喉痹；款冬得金水之气，金能平木，水能制火，故可治也。”[39]

《本草分经·原例》：“款冬花，辛温，润肺消痰理嗽，能使肺邪从肾顺流而出，治逆气咳血，主用皆辛温，开豁却不助火。”[40]

《本草述钩元》卷九：“款冬花，出关中雍华溪涧间，丛生，似葵叶而大。不顾冰雪，先春而花。去土一二寸，出萼如菊，色青紫，通直而肥。开时色黄，花在根下也。世多以枇杷花伪充之，故其效不著（士材）。”[41]

《植物名实图考》卷十一：“款冬花，本经中品。……救荒本草：款冬叶似葵而大，开黄花，嫩叶可食。今江西、湖南亦有此草，俗呼八角乌，与救荒本草图符，从之。”[42]

《神农本草经赞》卷二：“款冬花，味辛温。主咳逆上气。善喘，喉痹，诸惊痫，寒热邪气。一名橐吾，一名颗冻，一名虎须，一名兔奚，生山谷。类形莼茆，保质三冬。兔奚钻冻，蜂斗能容。丰肥萼直，茂悦冰封。阴蒸阳煦，心似寒松。陶弘景曰。其形如宿莼，诗疏。茆江东人，谓之莼。傅咸赋，独保质而全形。李时珍曰，一名钻冻。苏颂曰，十二月开花，黄青紫萼。初出如菊花，通直而肥。又有红花，叶如荷而斗直。大者容一升，小者容数合，俗呼蜂斗叶。”[43]

《本草害利·肺部药队》：“款冬花，【害】古今方用为治嗽要药。以其辛温散而能降，于肺无忤，无分寒热虚实，皆可酌而施用。【利】辛温，化痰而咳喘何忧，清肺则痈痿有赖。【修治】十一月采花蕊，未舒者佳，阴干，或蜜水炒用。”[44]

《本草撮要》卷一：“款冬花，味辛。入手太阴经。功专开痰止嗽。得白薇、贝母、百部。治肺实鼻塞。得黄连敷口中疳疮。拣净花。甘草水浸一宿暴用。得紫菀良。杏仁为使。恶皂荚、硝石、玄参。畏黄芪、贝母、连翘、麻黄、青葙、辛夷。虽畏贝母。得之反良。”[45]

《本草便读·草部》：“款冬花，治嗽化痰。性暖平和不燥，润金疏肺。味辛略带微甘。（款冬花，此花发于冬令。虽雪积冰坚，其花独艳。阴中含阳，故性温。凡花皆轻扬上达，故入肺。有邪可散，无邪可润。故一切咳嗽，皆可取用。然性虽温润，毕竟疏散之品，无补养之功耳，用者审之。款冬花温而不燥，润而不寒，散而不泄。故无论虚实寒热，一切咳嗽之属肺病者，皆可用也。）”[46]

《本草崇原集说》卷中：“款冬花出开中雍州州山谷溪涧。问花开红白，放紫萼于冰雪中，又名款冻。款，至也。谓至冻而花也。又名鑽冻，谓鑽冰取款科也。土人谓之看灯花。”[47]

《中药志》：“款冬花　本品为常用中药。商品为菊科植物款冬未开放的干燥头状花序。……【原植物】款冬　别名：冬花，虎须（本经）。Tussilago farfara L. ——菊科Compositae.”[13]

《中药材手册》：“款冬花（《纲目》列入草部隰草类）本品为菊科植物款冬 Tussilago

farfara L. 的干燥花蕾。原植物系多年生草本，喜生于山阴和溪涧边潮湿处，栽培与野生均有。商品以陕西、山西等地产者质量较佳。【别名】款冬、冬花、九九花（陕西）。"[14]

《全国中草药汇编》："款冬花　别名：冬花。来源：为菊科款冬属植物款冬 Tussilago farfara L. 的花蕾。"[15]

《中药大辞典》："款冬花《本经》【异名】冬花《万氏家抄方》，款花《疮疡经验全书》，看灯花《本草崇原集说》，艾冬花《山西中药志》，九九花《中药志》。【基原】为菊科植物款冬的花蕾。【原植物】款冬《楚辞》Tussilago farfara L.，又名：菟奚、颗冻《尔雅》，橐吾、虎须《本经》，款冻、苦萃《广雅》，氐冬《别录》，钻冻《本草衍义》，八角乌《植物名实图考》。"[9]

《中医大辞典·中药分册》："款冬花　出《神农本草经》。又名冬花。为菊科植物款冬花 Tussilago farfara L. 的花蕾。主产河南、甘肃、山西、陕西。"[10]

《中国医学百科全书·中医学》："款冬花　始载于《神农本草经》。又名款花、冬花、九九花、连三朵。为菊科植物款冬花 Tussilago farfara L. 的花蕾。12 月当花尚未出土时挖出花蕾，放通风处阴干，待半干时除去泥土、花梗，再晾至全干。"[11]

《全国中药炮制规范》："款冬花　［处方用名］款冬花、蜜款冬花。【来源】本品为菊科植物款冬 Tussilago farfara L. 的干燥花蕾。栽培或野生。主产于陕西、山西、河南、甘肃、青海、四川、内蒙古等地。冬季当花尚未出土时采摘，除去花梗及泥沙、阴干。药材以朵大、色紫红、花梗短者为佳。"[16]

《中国药材学》："款冬花　【别名】冬花，九九花，连三朵，九尽花（青海）。【来源】本品为菊科植物款冬 Tussilago farfara L. 的未开放头状花序。"[17]

《中国中医药学主题词表》："款冬花 Tussilago farfara　属菊科和止咳平喘药。D 冬花。"[12]

《普通高等教育中医药类规划教材·中药学》："款冬花《本经》为菊科多年生草本植物款冬 Tussilago farfara L. 的花蕾。主产于河南、甘肃、山西、陕西等地。12 月或地冻前当花尚未出土时采挖，除去花梗，阴干，生用，或蜜炙用。"[8]

《中华本草》："款冬花《本经》【异名】冬花《万氏家抄方》，款花《疮疡经验全书》，看灯花《本草崇原集说》，艾冬花《山西中药志》，九九花《中药志》。……【来源】为菊科植物款冬的花蕾。【原植物】款冬 Tussilago farfara L. 又名：菟奚、颗冻《尔雅》，款东《急就篇》，橐吾、虎须、颗东《本经》，款冻、苦萃《广雅》，氐冬《别录》，钻冻《本草衍义》，八角乌《植物名实图考》。"[18]

《中华人民共和国药典》："款冬花 Flos farfarae　本品为菊科植物款冬 Tussilago farfara L. 的干燥花蕾。12 月或地冻前当花尚未出土时采挖，除去花梗及泥沙，阴干。"[7]

5　参考文献

1　汉·神农本草经. 清顾观光重辑本. 北京：人民卫生出版社，1955，64

2　魏晋·名医别录. 北京：人民卫生出版社，1986，243

3　宋·苏颂. 本草图经. 合肥：安徽科学技术出版社，1994，193

4　宋·唐慎微. 证类本草. 北京：人民卫生出版社，1957，226

5　明·李时珍. 本草纲目. 北京：人民卫生出版社，1982，1054

6　清·张志聪．本草崇原．北京：中国中医药出版社，1992，71
7　国家药典委员会．中华人民共和国药典．一部．北京：化学工业出版社，2000，273
8　雷载权主编．普通高等教育中医药类规划教材·中药学．上海：上海科学技术出版社，1995，242
9　江苏新医学院．中药大辞典．上海：上海科学技术出版社，1977，2301
10　《中医大辞典》编辑委员会．中医大辞典·中药分册．北京：人民卫生出版社，1982，356
11　《中医学》编辑委员会．中国医学百科全书·中医学．上海：上海科学技术出版社，1997，1166
12　吴兰成主编．中国中医药学主题词表．北京：中医古籍出版社，1996，213
13　中国医学科学院药物研究所等．中药志．第五册．北京：人民卫生出版社，1993，329
14　中华人民共和国卫生部药政管理局．中药材手册．北京：人民卫生出版社，1998，532
15　《全国中草药汇编》编写组．全国中草药汇编．上册．北京：人民卫生出版社，1996，842
16　中华人民共和国卫生部药政管理局．全国中药炮制规范．北京：人民卫生出版社，1988，275
17　徐国钧等主编．中国药材学．北京：中国医药科技出版社，1996，1001
18　国家中医药管理局《中华本草》编委会．中华本草．第七册．上海：上海科学技术出版社，1999，994
19　南北朝·雷敩．雷公炮炙论．上海：上海中医学院出版社，1986，69
20　宋·寇宗奭．本草衍义．上海：商务印书馆，1937，57
21　宋·佚名．增广太平和剂图经本草药性总论．见：增广太平惠民和剂局方．海口：海南出版社，2002，435
22　元·王好古．汤液本草．见：景印文渊阁四库全书（745）．北京：中医古籍出版社，1986，964
23　明·刘文泰．本草品汇精要．北京：人民卫生出版社，1982，335
24　明·缪希雍．炮炙大法．明末庄继先校刻本
25　明·李中梓．雷公炮制药性解．见：中国医学大成（二）．长沙：岳麓书社，1990，142
26　明·李中梓．本草征要．见：李中梓医学全书．北京：中国中医药出版社，1999，125
27　明·卢之颐．本草乘雅半偈．北京：人民卫生出版社，1986，246
28　清·蒋居祉．本草择要纲目．见：珍本医书集成（二）．上海：上海科学技术出版社，1985，83
29　清·陈士铎．本草新编．北京：中国中医药出版社，1996，114
30　［日］稻宣义．炮炙全书．北京：中医古籍出版社，1981，62
31　清·汪昂．本草易读．北京：人民卫生出版社，1987
32　清·汪昂．本草备要．北京：中国中医药出版社，1998，36
33　清·张璐．本经逢原．上海：上海科学技术出版社，1959，81
34　清·叶桂．本草经解．上海：上海科学技术出版社，1958，35
35　清·吴仪洛．本草从新．北京：中医古籍出版社，2001，60
36　清·严西亭．得配本草．上海：上海卫生出版社，1957，23
37　清·沈金鳌．要药分剂．上海：上海科学技术出版社，1959，22
38　清·黄宫绣．本草求真．上海：上海科学技术出版社，1959，132
39　清·陈念祖．神农本草经读．北京：人民卫生出版社，1959，37
40　清·姚澜．本草分经．上海：上海科学技术出版社，1989，74
41　清·杨时泰．本草述钩元．上海：科技卫生出版社，1958，252
42　清·吴其浚．植物名实图考．北京：中华书局，1963，273
43　清·叶志诜．神农本草经赞．见：珍本医书集成（二）．上海：上海科学技术出版社，1985，86
44　清·凌奂．本草害利．北京：中医古籍出版社，1982，94
45　清·陈其瑞．本草撮要．见：珍本医书集成（二）．上海：上海科学技术出版社，1985，4
46　清·张秉成．本草便读．上海：上海卫生出版社，1957，19

47　张志聪，高世栻原撰，仲学辂编．仲昂庭著．本草崇原集说．清宣统二年庚戌（1910）钱塘仲氏刻本．26

435　葛根
Gegen
Radix Puerariae

1　定名依据

1.1　正名

1.1.1　汉文名：葛根［豆科植物野葛 Pueraria lobata（Willd.）Ohwi 或甘葛藤 Pueraria thomsonii Benth．的干燥根］。

1.1.2　英文名：kudzuvine root.

1.2　依据

1.2.1　定名的文献依据

1.2.1.1　《神农本草经》卷二："葛根，味甘，平。主消渴，身大热，呕吐，诸痹，起阴气，解诸毒，葛谷，主下利十岁以上。一名鸡齐根。生种谷。"[1]

1.2.1.2　《名医别录》卷二："葛根，无毒。主治伤寒中风头痛，解肌发表出汗，开腠理，疗金疮，止痛，胁风痛。生根汁，大寒，治消渴，伤寒壮热。白葛，烧以粉疮，止痛断血。叶，主金疮，止血；花，主消酒。"[2]

1.2.1.3　《本草经集注》："葛根，味甘，平，无毒。主治消渴，身大热，呕吐，诸痹，起阴气，解诸毒。治伤寒中风头痛，解肌发表出汗，开腠理，治金疮，止痛，胁风痛。生根汁，大寒，治消渴，伤寒壮热。"[3]

1.2.1.4　《新修本草》卷八："葛根，味甘，平，无毒。主消渴，身大热，呕吐，诸痹，起阴气，解诸毒。疗伤寒中风头痛，解肌发表出汗，开腠理，疗金疮，止痛，胁风痛。生根汁，大寒，疗消渴，伤寒壮热。葛谷，主疗下痢十岁以上。白葛，烧以粉疮，止痛断血；叶，主金疮止血。花，主消酒。"[4]

1.2.1.5　《证类本草》卷八："葛根，味甘，平，无毒。主消渴，身大热，呕吐，诸痹，起阴气，解诸毒，疗伤寒中风头痛，解肌发表出汗，开腠理，疗金疮，止痛胁风痛。生根汁，大寒。疗消渴，伤寒壮热。葛壳，主下痢十岁以上。叶，主金疮止血。花，主消酒。一名鸡齐根，一名鹿藿，一名黄斤。生汶山川谷。五月采根，曝干。"[5]

1.2.1.6　《本草蒙筌》卷二："葛根，成州葛根，海州葛根。味甘，气平、寒。气味俱薄，体轻上行，浮而微降，阳中阴也。无毒。各山谷俱生，成藤蔓旋长。春初发叶，秋后采根。入土深者力洪，去皮用之效速。"[6]

1.2.1.7　《中华人民共和国药典》："葛根 Radix puerariae　本品为豆科植物野葛 Pueraria lobata（Willd.）Ohwi 或甘葛藤 Pueraria thomsonii Benth．的干燥根。秋、冬二季采挖，野葛多趁鲜切成厚片或小块；干燥；甘葛藤习称'粉葛'，多除去外皮，用硫黄熏后，稍干，截段或再纵切两半，干燥。"[7]

1.2.1.8 《普通高等教育中医药类规划教材·中药学》:"葛根《本经》为豆科多年生落叶藤本植物野葛 Pueraria lobata (Willd.) Ohwi 或甘葛藤 Pueraria thomsonii Benth. 的根。分布于我国南北各地。春秋两季采挖,切片,晒干。生用,或煨用。"[8]

1.2.1.9 《中药大辞典》:"葛根《本经》【异名】干葛《阎氏小儿方》……【基原】为豆科植物葛的块根。【原植物】葛《诗经》Pueraria lobata (Willd.) Ohwi,又名:鸡齐《本经》,絺绤草《说文》,鹿藿、黄斤《别录》,黄葛藤《天宝本草》,野扁葛。"[9]

1.2.1.10 《中医大辞典·中药分册》:"葛根 出《神农本草经》。又名甘葛、粉葛。为豆科植物葛 Pueraria lobata (Willd.) Ohwi 的根。主产河南、湖南、浙江、四川等地。"[10]

1.2.1.11 《中国医学百科全书·中医学》:"葛根 始载于《神农本草经》。又名干葛、粉葛。为豆科植物野葛 Pueraria lobata (Willd.) Ohwi 或甘葛藤 P. thomsonii Benth. 的根。"[11]

1.2.1.12 《中国中医药学主题词表》:"葛根 Pueraria lobata 属豆科和辛凉解表药。D 野葛。"[12]

1.2.1.13 《中药志》[13]、《中药材手册》[14]、《全国中草药汇编》[15]、《全国中药炮制规范》[16]、《中国药材学》[17]、《中华本草》[18]等现代中药著作多以"葛根"作为本品正名(参见"文献通考")。

1.2.2 定名选择的理由

1.2.2.1 葛根 Radix puerariae,系豆科植物野葛 Pueraria lobata (Willd.) Ohwi 或甘葛藤 Pueraria thomsonii Benth. 的干燥根。"葛根"之名始见于汉《神农本草经》,并作为本品正名记载。其后的历代重要本草著作如南北朝·陶弘景《本草经集注》,唐·苏敬《新修本草》,宋·唐慎微《证类本草》,明·李时珍《本草纲目》,清·吴仪洛《本草从新》等在载录本品时均以"葛根"作为正名,并一直沿用至今。

1.2.2.2 我国最新出版的《中华人民共和国药典》、《普通高等教育中医药类规划教材·中药学》以及辞书类著作《中医大辞典·中药分册》、《中药大辞典》、《中国医学百科全书·中医学》等均以"葛根"作为本药正名。已经广泛应用于中医药学文献的标引和检索的《中国中医药学主题词表》也以"葛根"作为本药的正式主题词。现代本草著作如《中药志》、《全国中草药汇编》、《中华本草》、《中国药材学》、《中药材手册》、《全国中药炮制规范》等虽记载了不少本品各地的俗称,但也无一例外以"葛根"作为本品的正名。说明"葛根"作为本品正名已成为共识。

1.3 与正名等效的名词:无。

2 源流考释

葛根[豆科植物野葛 Pueraria lobata (Willd.) Ohwi 或甘葛藤 Pueraria thomsonii Benth. 的干燥根]始载于汉《神农本草经》,并以"葛根"为正名。如《神农本草经》卷二:"葛根,味甘,平。主消渴,身大热,呕吐,诸痹,起阴气,解诸毒,葛谷,主下利十岁以上。一名鸡齐根。生种谷。"[1]其后的本草著作大多即沿用该书记载,以"葛根"为正名记载本品。三国·吴普《吴普本草》[19]],唐·孙思邈《千金翼方》[20]、孟诜《食疗本草》[21]、苏敬《新修本草》[4],宋·苏颂《本草图经》[22]、唐慎微《证类本草》[5]、寇宗奭《本草衍义》[23],金·李杲《珍珠囊补遗药性赋》[24],元·王好古《汤液本草》[25],

明·兰茂《滇南本草》[26]、刘文泰《本草品汇精要》[27]、陈嘉谟《本草蒙筌》[6]、李时珍《本草纲目》[28]、杜文燮《药鉴》[29]、缪希雍《炮炙大法》[30]、李中梓《雷公炮制药性解》[31]、李中梓《本草征要》[32]、卢之颐《本草乘雅半偈》[33]，清·张志聪《本草崇原》[34]、陈士铎《本草新编》[35]、汪昂《本草易读》[36]、汪昂《本草备要》[37]、张璐《本经逢原》[38]、叶桂《本草经解》[39]、吴仪洛《本草从新》[40]、沈金鳌《要药分剂》[41]、黄宫绣《本草求真》[42]、陈念祖《神农本草经读》[43]、姚澜《本草分经》[44]、杨时泰《本草述钩元》[45]、叶志诜《神农本草经赞》[46]、严西亭《得配本草》[47]、凌奂《本草害利》[48]、刘兴《草木便方今释》[49]、陈其瑞《本草撮要》[50]、张秉成《本草便读》[51]、周岩《本草思辨录》[52]，日本吉益东洞《药征》[53]等。

古代著作记载的本品异名有"鸡齐根"《神农本草经》[1]，"白葛"《名医别录》[2]，"干葛"（《证类本草》引《药性论》）[5]，"葛"（《证类本草》引日华子），"甘葛"《滇南本草》[26]等。如《神农本草经》曰："葛根，味甘，平。主消渴，身大热，呕吐，诸痹，起阴气，解诸毒，葛谷，主下利十岁以上。一名鸡齐根。生种谷。"[1]《名医别录》卷二："葛根，无毒。……白葛，烧以粉疮，止痛断血。叶，主金疮，止血；花，主消酒。一名鹿藿，一名黄斤。生汶山。五月采根，曝干。（杀野葛、巴豆、百药毒。）"[2]《证类本草》曰："葛根，味甘，平，无毒。……臣禹锡等谨按药性论云：干葛，臣。能治天行，上气呕逆，开胃下食。……日华子云：葛，冷，治胸膈热，心烦闷，热狂，止血痢，通小肠，排脓破血，敷蛇虫啮，解罯毒箭。干者力同。"[5]《滇南本草》："葛根葛花，葛根（味甜者甘葛，味苦者苦葛）。味甘，性微寒。"[26]同时，古代著作尚记载有本品原植物异名"鹿藿"、"黄斤"《名医别录》[2]，"葛脰"《本草品汇精要》[27]，如《本草品汇精要》："葛根，无毒附汁叶花，蔓生。……叶主金疮，止血。花主消酒（以上黑字《名医》所录）。【名】鸡齐根、鹿藿、黄斤、葛脰。"[27]

现代有关著作均沿用《神农本草经》的记载以"葛根"作为本品正名，如《中华人民共和国药典》[7]、《普通高等教育中医药类规划教材·中药学》[8]、《中药大辞典》[9]、《中医大辞典·中药分册》[10]、《中国医学百科全书·中医学》[11]、《中国中医药学主题词表》[12]、《中药志》[13]、《中药材手册》[14]、《全国中草药汇编》[15]、《全国中药炮制规范》[16]、《中国药材学》[17]、《中华本草》[18]等。同时尚记载有"粉葛"《中药材手册》[14]，"葛藤"、"葛麻藤"《全国中草药汇编》[15]，"葛麻茹"、"葛子根"、"黄葛根"、"葛条根"《中药大辞典》[9]，"黄葛根"《中华本草》[18]等各地的俗称。还记载有本品原植物"野葛"的异名"葛条"、"粉葛"、"甘葛"、"葛藤"、"粉葛藤"《中药志》[13]，"葛"、"鸡齐"、"綈绤草"、"鹿藿"、"黄斤"、"黄葛藤"、"野扁葛"《中药大辞典》[9]等；原植物"甘葛藤"的异名"粉葛"、"甘葛"、"葛根"、"葛麻藤"《中药志》[13]等。

3 附录

3.1 又称：煨葛根（饮片规格名）。

3.2 俗称：葛麻茹（陆川），葛子根（山东），黄葛根（四川），葛条根（陕西），黄葛根，粉葛，葛藤，葛麻藤。

3.3 曾称：鸡齐根《神农本草经》，白葛《名医别录》，干葛《药性论》、葛《日华子》，甘葛《滇南本草》。

3.4　原植物名称：鹿藿、黄斤《名医别录》，葛脰《本草品汇精要》，野葛，葛条（东北、河北、河南、山东、福建、陕西），粉葛（山西、江西、福建、江苏、浙江、湖南、四川），甘葛（河南、江西、湖南、广西、四川），葛藤（东北、山东、江西、陕西），粉葛藤（江西、甘肃），葛，鸡齐，草，鹿藿，黄斤，黄葛藤，野扁葛；甘葛藤，粉葛（广东、广西），葛麻藤（广西、云南）。

4　文献通考

《神农本草经》卷二："葛根，味甘，平。主消渴，身大热，呕吐，诸痹，起阴气，解诸毒。葛谷，主下利十岁以上。一名鸡齐根。生种谷。"[1]

《吴普本草·草木类》："葛根　神农：甘。生太山。"[19]

《名医别录》卷二："葛根，无毒。主治伤寒中风头痛，解肌发表出汗，开腠理，疗金疮，止痛，胁风痛。生根汁，大寒，治消渴，伤寒壮热。白葛，烧以粉疮，止痛断血。叶，主金疮，止血；花，主消酒。一名鹿藿，一名黄斤。生汶山。五月采根，曝干。（杀野葛、巴豆、百药毒。）"[2]

《本草经集注》："葛根，味甘，平，无毒。主治消渴，身大热，呕吐，诸痹，起阴气，解诸毒。治伤寒中风头痛，解肌发表出汗，开腠理，治金疮，止痛，胁风痛。生根汁，大寒，治消渴，伤寒壮热。葛谷：主治下痢十岁以上。白葛，烧以粉疮，止痛断血。叶：主金疮，止血。花：主消酒。一名鸡齐根，一名鹿藿，一名黄斤。生汶山川谷。五月采根，曝干。（杀野葛、巴豆、百药毒。）即今之葛根，人皆蒸食之。"[3]

《新修本草》卷八："葛根，味甘，平，无毒。主消渴，身大热，呕吐，诸痹，起阴气，解诸毒。疗伤寒中风头痛，解肌发表出汗，开腠理，疗金疮，止痛，胁风痛。生根汁，大寒，疗消渴，伤寒壮热。葛谷，主疗下痢十岁以上。白葛，烧以粉疮，止痛断血；叶，主金疮止血。花，主消酒。一名鸡齐根，一名鹿藿，一名黄斤。生汶山川谷。五月采根，曝干。"[4]

《千金翼方》卷二："葛根，味甘，平，无毒。主消渴，身大热，呕吐，诸痹，起阴气，解诸毒。疗伤寒中风头痛，解肌发表出汗，开腠理。疗金疮，止痛，胁风痛。生根汁：大寒，疗消渴，伤寒壮热；葛谷：主下痢，十岁以上；白葛：烧以粉疮，止痛断血；叶：主金疮止血；花：主消酒。一名鸡齐根，一名鹿藿，一名黄斤。"[20]

《食疗本草》卷上："葛根，蒸食之，消酒毒。其粉亦甚妙。"[21]

《本草图经》卷六："葛根，生汶山川谷，今处处有之，江浙尤多。春生苗，引藤蔓，长一、二丈，紫色；叶颇似楸叶而青；七月著花，似豌豆花，不结实；根形如手臂，紫黑色。五月五日午时采根，曝干。似入土深者为佳。今人多以作粉食之，甚益人。下品有葛粉条，即谓此也。古方多用根。张仲景治伤寒，有葛根及加半夏葛根黄芩黄连汤，以其主大热解肌，开腠理故也。"[22]

《证类本草》卷八："葛根，味甘，平，无毒。主消渴，身大热，呕吐，诸痹，起阴气，解诸毒，疗伤寒中风头痛，解肌发表出汗，开腠理，疗金疮，止痛胁风痛。生根汁，大寒。疗消渴，伤寒壮热。葛壳，主下痢十岁以上。叶，主金疮止血。花，主消酒。一名鸡齐根，一名鹿藿，一名黄斤。生汶山川谷。五月采根，曝干。（杀野葛、巴豆百药毒。）陶隐居云：即今之葛根。人皆蒸食之。当取入土深大者，破而日干之……臣禹锡等谨按药性论云：干葛，臣。能治天行，上气呕逆，开胃下食。主解酒毒，止烦渴。熬屑治金疮，治时疾，解热。日华子云：葛，冷，治胸膈热，心烦闷，热狂，止血痢，通小肠，排脓破血，敷蛇虫啮，解罯毒箭。干者力同。”[5]

《本草衍义》卷九：“葛根，澧、鼎之间，冬月取生葛，以水中揉出粉，澄成垛。先煎汤使沸，后擘成块下汤中。良久，色如胶，其体甚韧，以蜜汤中拌食之。擦少生姜尤佳。大治中热、酒、渴病，多食行小便，亦能使人利。病酒及渴者，得之甚良。彼之人，又切入煮茶中以待宾，但甘而无益。又将生葛根煮熟者，作果卖。虔、吉州、南安军亦如此卖。”[23]

《珍珠囊补遗药性赋》卷二：“葛根，臣，制野葛巴豆白药。葛根，味甘平，性寒无毒。可升可降，阳中之阴也。其用有四：发伤寒之表邪；止胃虚之消渴；解酒中之奇毒；治往来之温疟。”[24]

《汤液本草》卷三：“葛根，气平，味甘。无毒。阳明经引经药，足阳明经行经的药。《象》云：治脾虚而渴，除胃热，解酒毒，通行足阳明经之药，去皮用。《心》云：止渴升阳。《珍》云：益阳生津，勿多用，恐伤胃气。虚渴者，非此不能除。”[25]

《滇南本草》卷二：“葛根葛花，葛根（味甜者甘葛，味苦者苦葛）。味甘，性微寒。入阳明经。治胃虚消渴，伤风、伤暑、伤寒，解表邪，发寒热往来。湿疟、解中酒热毒。小儿痘疹初出要药。”[26]

《本草品汇精要》卷十：“葛根，无毒附汁叶花，蔓生。葛根（出《神农本经》），主消渴，身大热呕吐，诸痹，起阴气，解诸毒。葛谷主下痢十岁以上（以上朱字《神农本经》）。疗伤寒，中风头痛，解肌发表出汗，开腠理。疗金疮，止痛胁，风痛。生根汁大寒，疗消渴，伤寒壮热。叶主金疮止血。花主消酒（以上黑字《名医》所录）。【名】鸡齐根、鹿藿、黄斤、葛脰。”[27]

《本草蒙筌》卷二：“成州葛根，海州葛根。味甘，气平、寒。气味俱薄，体轻上行，浮而微降，阳中阴也。无毒。各山谷俱生，成藤蔓旋长。春初发叶，秋后采根。入土深者力洪，去皮用之效速。杀野葛巴豆百毒，入胃足阳明行经。疗伤寒发表解肌，治肺燥生津止渴。解酒毒卒中，却温疟往来。散外疮疹止疼，提中胃气除热。”[6]

《本草纲目》卷三：“伤寒热病（寒乃标，热乃本。春为温，夏为热，秋为瘅，冬为寒，四时天行为疫疠）。【发表】【草部】麻黄、羌活（太阳、少阴）、葛根、升麻、白芷（阳明，太阴）、细辛（少阴）。”[28]

《药鉴》卷二：“葛根，气平，味甘，气味俱薄。无毒，升也，阳中之阴也。发伤寒之表邪，止胃虚之消渴。解中酒之苛毒，治往来之温疟。能住头疼，善疏疮疹。入柴胡疗肌表，功为第一。同升麻通毛窍，效实无双。其汁寒凉，专理天行时疫，且止热毒吐衄。其粉甘冷，善解酒后烦热，更利二便燥结。花能醒酒不醉，壳能治痢实肠，诚阳明圣药也。”[29]

《炮炙大法·草部》：“葛根（雪白多粉者，良）。”[30]

《雷公炮制药性解》卷三：“葛根，味甘，性平无毒，入胃大肠二经。发伤寒之表邪，止胃虚之消渴，解中酒之奇毒，治往来之温疟，解野葛、巴豆、丹石、百药毒。”[31]

《本草征要》卷一：“葛根，味甘、性平，无毒。入肝经。散郁火，解肌热。生津液，止消渴。头痛干呕，泄泻下痢。生用能堕胎，蒸熟化酒毒。迹其治验，皆在阳明一经。止痢者，升举之功；散郁者，火郁则发之义也。东垣曰：葛根鼓午胃气上行，治虚泻之圣药。风药多燥，葛根独止渴者，以其升胃家下陷。上输肺金以生水耳。"[32]

《本草乘雅半偈》第四帙："葛根《本经·中品》。合葛根、石膏、麻黄三种，则知仲景处方大局。仲景为立方祖，三种为诸方始也。"[33]

《本草崇原》卷中："葛根，气味甘辛平，无毒。主治消渴，身大热，呕吐，诸痹，起阴气，解诸毒。(葛处处有之，江浙尤多，春生苗，延引藤蔓，其根大如手臂，外色紫黑，内色洁白，可作粉食，其花红紫，结实如黄豆荚，其仁如梅核，生嚼腥气。《本经》所谓葛谷者是也。)"[34]

《本草新编》卷三："葛根，味甘，气平，体轻上行，浮而微降，阳中阴也，无毒。入胃足阴明，疗伤寒，发表肌热。又入脾，解燥，生津止渴。解酒毒卒中，却温疟往来寒热，散疮疹止疼，提气，除热蒸。虽君药而切戒过用，恐耗散人真气也。"[35]

《本草易读》卷五："葛根，辛，甘，无毒。入足阳明经。解肌退热升阳散火，止呕除泻，生津解渴。降冲逆而定喘，解酒毒而散郁。除眼眶项背之强痛，退胸膈心下之邪热。血痢温疟之疾，肠风疹痘之疴。"[36]

《本草备要·草部》："葛根，轻宣解肌，升阳散火。辛甘性平，轻扬升发。入阴阳经，能鼓胃气上行，生津止渴。(风药多燥，葛根独能止渴者，以能升胃气、入肺而生津耳。)兼入脾经，开腠发汗，解肌退热(脾主肌肉)。为治脾胃虚弱泄泻之圣药。(经曰：清气在下，则生飧泄。葛根能升阳明清气。)"[37]

《本经逢原》卷二："葛根，甘平，无毒。色白者良。入阳明。表药生用。胃热烦渴，煨熟用。《本经》主消渴、身大热、呕吐、诸痹，起阳气，解诸毒。发明，葛根性升属阳，能鼓午胃中清阳之气，故《本经》主消渴、身热、呕吐，使胃气敷布，诸痹自开。"[38]

《本草经解》卷二："葛根，气平。味甘辛。无毒。主消渴。身大热。呕吐。诸痹。起阴气。解诸毒。(葛谷)气平。味甘。无毒。主下痢十岁以上。葛根气平。禀天秋平之金气。入手太阴肺经。"[39]

《本草从新》卷五："葛根，轻宣解肌、升阳散火。辛甘性平。轻扬升发。入阳明经。能鼓胃气上行。生津止渴。(风药多燥、葛根独能止渴者、以其升胃气入肺而生津尔。)兼入脾经。开腠发汗。解肌退热。"[40]

《要药分剂》卷八："葛根，味辛甘，性平，无毒。禀天地轻清之气而生。升也，阳也。"[41]

《本草求真·上编》："葛根(蔓草)，入胃升阳解肌退热生津。葛根(专入胃。兼入脾)，辛甘性平。轻扬升发。能入足扬明胃经鼓其胃气上行，生津止渴。(汪昂曰，风药多燥。葛根独能止渴者，以其能升胃气入肺而生津耳。)"[42]

《神农本草经读》卷三："葛根，气味甘、辛、平，无毒。主消渴，身大热，呕吐，诸痹，起阴气，解诸毒。"[43]

《本草分经·原例》："葛根，辛甘平。入胃兼入脾，能升胃气上行入肺而生津止渴。发汗解肌，散火郁，解酒毒药毒。治清气下陷泄泻、伤寒、疟痢。太阳初病勿用，恐引邪入阳明也。升散太过上盛下虚者慎之。葛花解酒毒尤良。生葛汁大寒，解温病大热，治吐衄。"[44]

《本草述钩元》卷十一："葛根，七月着花，五月采根，晒干用。味甘辛，气平，轻而上行。升也，阳也，阳明经行经的药。生根汁，大寒（别录），起阴气。升发胃气，散胃中郁热。生津除消渴，胸膈烦闷。疗阳明头额痛，目痛鼻干，身前大热，解肌热。"[45]

《神农本草经赞》卷二："葛根，味甘。主消渴，身大热，呕吐，诸痹。起阴气，解诸毒。葛谷主下利十岁以上。一名鸡齐根。生川谷。鸡齐鹿藿，庇本繁滋。臂伸蜷曲，胆绝纷披。累依桂树，枯花萱枝。秋登谷似，齠龀扶羸。名医曰，一名鹿藿。"[46]

《得配本草》卷四："葛根，甘、辛，凉。入阳明，兼入足太阴经气分。少用，鼓胃生津止渴。多用，解肌发表退热。治阳明头痛，烦热呕逆，解酒毒，治温疟。得葱白，治阳明头痛。佐健脾药，有醒脾之功。佐粟米，治热渴虚烦。同升、柴，有散火之力。"[47]

《本草害利·胃部药队》："葛根，【害】伤寒头痛，兼项强腰脊痛，及遍身骨疼者，是太阳病也。邪未入阳明，故无渴症，不宜服。误服则邪气反引入阳明，为引盗入门也。斑疹已见红点，不宜用，恐表虚反增斑烂也。五劳七伤，上盛下虚之人，暑月虽有脾胃病，亦不宜服，当用亦宜少用，多则反伤胃气，以其升散太过也。夏月表虚汗多尤忌。"[48]

《草木便方今释》："葛根粉葛壳甘平治痢，花祛肠风醒酒易。叶涂刀伤善止血，藤治喉痹煅服利。"[49]

《本草撮要》卷一："葛根，味甘辛，入足太阴阳明经。功专升胃气，散胃中郁热。得香豉治伤寒头痛，得粟米治小儿热渴，得葱白治头痛如破神效。开腠发汗，解肌退热，为脾胃虚弱泄泻之圣药。葛花解酒毒尤良。生葛汁大寒，解温病大热吐衄诸血，凡斑痘已见点忌用。"[50]

《本草便读·草部》："葛根，解阳明肌表之邪，甘凉无毒。鼓胃气升腾而上，津液资生。若云火郁发之，用其升散。或治痘疹不起，赖以宣疏。治泻则煨熟用之，又主两阳合邪之下利。解酒则葛花为最。因有解表利便之功能，孕妇固当忌投，有故亦能无殒。"[51]

《本草思辨录》卷二："葛根与栝蒌根，本经皆主消渴。而葛根起阴气，栝蒌根不言起阴气。张隐庵以栝蒌蔓延，结实之时，根粉尽消，结实既成，根复成粉。"[52]

《药征》卷中："葛根，主治项背强也。旁治喘而汗出。考证，葛根黄连黄芩汤证曰：喘而汗出。（说在互考中）以上一方，葛根半斤。"[53]

《中药志》："葛根　本品为常用中药。商品主要为豆科植物野葛和甘葛藤的根。此外，云南、贵州、四川、西藏、浙江等地尚有用同属他种植物的根作葛应用的。但数量很少。……【原植物】1. 野葛　别名：葛条（东北、河北、河南、山东、（福建、陕西），粉葛（山西、江西、福建、江苏、浙江、湖南、四川），甘葛（河南、江西、湖南、广西、四川），葛藤（东北、山东、江西、陕西），粉葛藤（江西、甘肃）。Pueraria lobata（Willd.）Ohwi［P. thunbergiana（S. et Z.）Benth.；P. hirsuta（Thunb.）Sehneid.；P. pseudohirsuta Tang et Wang］——豆科 Leguminosae. 2. 甘葛藤　别名：粉葛、甘葛、葛根（广东、广西），葛麻藤（广西、云南）。Pueraria thomsonii Benth. ——豆科 Leguminosae."[13]

《中药材手册》："葛根（《纲目》列入草部蔓草类葛项下）本品为豆科植物野葛 Pueraria lobata（Willd.）Ohwi 或甘葛藤 Pueraria thomsonii Benth. 的干燥根。原植物系藤本，野生或栽培均有。商品中由于产地不同，品质上略有差异，一般南方地区产者粉性大，质佳，北方地区产者粉性小，稍差，二者均可药用。其花为药材葛花，亦供药用（详见葛花项下）。另外，天花粉与本品粉性大者外形相似，但不可作葛根用，应注意鉴别（详见天花粉项下）。【别名】粉葛、甘葛、黄斤。”[14]

《全国中草药汇编》：“葛根　别名：葛藤、粉葛、干葛、葛麻藤。来源：为豆科葛属植物葛 Pueraria lobata（Willd.）Ohwi［P. thunbergiana（Sieb. et Zucc.）Benth.；P. pseudo－hirsuta Tang et Wang］的根。”[15]

《中药大辞典》：“葛根《本经》【异名】干葛《阎氏小儿方》，甘葛《滇南本草》，粉葛《草木便方》，葛麻茹《陆川本草》，葛子根《山东中药》，黄葛根《四川中药志》，葛条根《陕西中药志》。【基原】为豆科植物葛的块根。【原植物】葛《诗经》Pueraria lobata（Willd.）Ohwi，又名：鸡齐《本经》，𫄨绤草《说文》，鹿藿、黄斤《别录》，黄葛藤《天宝本草》，野扁葛。”[9]

《中医大辞典·中药分册》：“葛根　出《神农本草经》。又名甘葛、粉葛。为豆科植物葛 Pueraria lobata（Willd.）Ohwi 的根。主产河南、湖南、浙江、四川等地。”[10]

《中国医学百科全书·中医学》：“葛根　始载于《神农本草经》。又名干葛、粉葛。为豆科植物野葛 Pueraria lobata（Willd.）Ohwi 或甘葛藤 P. thomsonii Benth. 的根。秋末至翌春采挖，洗净并刮去外皮，切成厚0.5～1厘米的块片，或切成长12～15厘米的圆柱或半圆柱形小段，晒干或微火烘干。”[11]

《全国中药炮制规范》：“葛根　［处方用名］葛根、煨葛根。【来源】本品为豆科植物野葛 Pueraria lobata（Willd.）Ohwi 或甘葛藤 Pueraria thomsonii Benth. 的干燥根。多系野生，全国大部分地区均产。主产于河南、湖南、浙江、四川等地。秋、冬二季采挖，野葛多趁鲜切成厚片或小块；干燥；甘葛藤多除去外皮，用硫黄熏后，稍干，截段或再纵切两瓣，干燥。药材以质坚实、色白、粉性足、纤维少者为佳。”[16]

《中国药材学》：“葛根　【别名】粉葛，甘葛，干葛，葛条根。【来源】本品为豆科植物野葛 Pueraria lobata（Willd.）Ohwi［P. pseudo－hirsuta Tang et Wang；P. thunbergiana（Sieb. et Zucc.）Benth.］或甘葛藤 P. thomsonii Benth. 的根。”[17]

《中国中医药学主题词表》：“葛根 Pueraria lobata　属豆科和辛凉解表药。D 野葛。”[12]

《普通高等教育中医药类规划教材·中药学》：“葛根《本经》为豆科多年生落叶藤本植物野葛 Pueraria lobata（Willd.）Ohwi 或甘葛藤 Pueraria thomsonii Benth. 的根。分布于我国南北各地。春秋两季采挖，切片，晒干。生用，或煨用。”[8]

《中华本草》：“葛根《本经》【异名】鸡齐根《本经》，干葛《阎氏小儿方》，甘葛《滇南本草》，粉葛《草木便方》，黄葛根《天宝本草》，葛麻茹《陆川本草》，葛子根《山东中药》，葛条根《陕西中药志》。……【来源】为豆科植物野葛或甘葛藤的块根。【原植物】1. 野葛 Pueraria lobata（Willd.）Ohwi［P. thunbergiana（Sieb. et Zucc.）Benth.；P. hirsuta（Thunb.）Schneid.；P. pseudo－hirsuta Tang et Wang］又名：葛《本经》，𫄨绤草《说文》，鹿藿、黄斤《别录》，葛藤《中国高等植物图鉴》，野扁葛《中药大辞典》。2. 甘葛藤 Pueraria thomsonii Benth. 又名：葛麻藤（广西、云南）。”[18]

《中华人民共和国药典》：“葛根 Radix puerariae　本品为豆科植物野葛 Pueraria lobata（Willd.）Ohwi 或甘葛藤 Pueraria thomsonii Benth. 的干燥根。秋、冬二季采挖，野葛多趁

鲜切成厚片或小块；干燥；甘葛藤习称‘粉葛’，多除去外皮，用硫黄熏后，稍干，截段或再纵切两半，干燥。”[7]

5 参考文献

1 汉·神农本草经．清顾观光重辑本．北京：人民卫生出版社，1955，55

2 魏晋·名医别录．北京：人民卫生出版社，1986，121

3 南北朝·陶弘景．本草经集注．北京：人民卫生出版社，1994，371

4 唐·苏敬等撰．新修本草．合肥：安徽科学技术出版社，1981，208

5 宋·唐慎微．证类本草．北京：人民卫生出版社，1957，196

6 明·陈嘉谟．本草蒙筌．北京：人民卫生出版社，1988，106

7 国家药典委员会．中华人民共和国药典．一部．北京：化学工业出版社，2000，273

8 雷载权主编．普通高等教育中医药类规划教材·中药学．上海：上海科学技术出版社，1995，47

9 江苏新医学院．中药大辞典．上海：上海科学技术出版社，1977，2307

10 《中医大辞典》编辑委员会．中医大辞典·中药分册．北京：人民卫生出版社，1982，357

11 《中医学》编辑委员会．中国医学百科全书·中医学．上海：上海科学技术出版社，1997，976

12 吴兰成主编．中国中医药学主题词表．北京：中医古籍出版社，1996，124

13 中国医学科学院药物研究所等．中药志．第一册．北京：人民卫生出版社，1993，563

14 中华人民共和国卫生部药政管理局．中药材手册．北京：人民卫生出版社，1998，222

15 《全国中草药汇编》编写组．全国中草药汇编．上册．北京：人民卫生出版社，1996，853

16 中华人民共和国卫生部药政管理局．全国中药炮制规范．北京：人民卫生出版社，1988，102

17 徐国钧等主编．中国药材学．北京：中国医药科技出版社，1996，249

18 国家中医药管理局《中华本草》编委会．中华本草．第二册．上海：上海科学技术出版社，1999，610

19 三国·吴普．吴普本草．北京：人民卫生出版社，1987，32

20 唐·孙思邈．千金翼方．北京：人民卫生出版社，1955，25

21 唐·孟诜．食疗本草．北京：人民卫生出版社，1984，6

22 宋·苏颂．本草图经．合肥：安徽科学技术出版社，1994，160

23 宋·寇宗奭．本草衍义．上海：商务印书馆，1937，54

24 金·李杲．珍珠囊补遗药性赋．见：中国医学大成（二）．长沙：岳麓书社，1990，108

25 元·王好古．汤液本草．见：景印文渊阁四库全书（745）．北京：中医古籍出版社，1986，935

26 明·兰茂．滇南本草．第二卷．昆明：云南人民出版社，1977，212

27 明·刘文泰．本草品汇精要．北京：人民卫生出版社，1982，296

28 明·李时珍．本草纲目．北京：人民卫生出版社，1982，144

29 明·杜文燮．药鉴．北京：中国中医药出版社，1993，40

30 明·缪希雍．炮炙大法．明末庄继先校刻本

31 明·李中梓．雷公炮制药性解．见：中国医学大成（二）．长沙：岳麓书社，1990，244

32 明·李中梓．本草征要．见：李中梓医学全书．北京：中国中医药出版社，1999，122

33 明·卢之颐．本草乘雅半偈．北京：人民卫生出版社，1986，207

34 清·张志聪．本草崇原．北京：中国中医药出版社，1992，68

35 清·陈士铎．本草新编．北京：中国中医药出版社，1996，129

36 清·汪昂．本草易读．北京：人民卫生出版社，1987，228

37 清·汪昂．本草备要．北京：中国中医药出版社，1998，36

38　清·张璐. 本经逢原. 上海：上海科学技术出版社，1959，109
39　清·叶桂. 本草经解. 上海：上海科学技术出版社，1958，40
40　清·吴仪洛. 本草从新. 北京：中医古籍出版社，2001，93
41　清·沈金鳌. 要药分剂. 上海：上海科学技术出版社，1959，186
42　清·黄宫绣. 本草求真. 上海：上海科学技术出版社，1959，99
43　清·陈念祖. 神农本草经读. 北京：人民卫生出版社，1959，31
44　清·姚澜. 本草分经. 上海：上海科学技术出版社，1989，104
45　清·杨时泰. 本草述钩元. 上海：科技卫生出版社，1958，326
46　清·叶志诜. 神农本草经赞. 见：珍本医书集成（二）. 上海：上海科学技术出版社，1985，70
47　清·严西亭. 得配本草. 上海：上海卫生出版社，1957，8
48　清·凌奂. 本草害利. 北京：中医古籍出版社，1982，109
49　清·刘兴. 草木便方今释. 贵阳：贵州人民出版社，1988，489
50　清·陈其瑞. 本草撮要. 见：珍本医书集成（二）. 上海：上海科学技术出版社，1985，7
51　清·张秉成. 本草便读. 上海：上海卫生出版社，1957，31
52　清·周岩. 本草思辨录. 北京：人民卫生出版社，1960，70
53　［日］吉益东洞. 药征. 见：中国医学大成（二）. 长沙：岳麓书社，1990，184

436　葶苈子

Tinglizi

①Semen Lepidii ②Semen Descurainiae

1　定名依据

1.1　正名

1.1.1　汉文名：葶苈子［十字花科植物独行菜 Lepidium apetalum Willd. 或播娘蒿 Descurainia sophia（L.）Webb ex Prantl 的干燥成熟种子］

1.1.2　英文名：①pepperweed seed. ②tansymustard seed.

1.2　依据

1.2.1　定名的文献依据

1.2.1.1《雷公炮炙论》下卷："葶苈子，雷公云：凡使，勿用赤须子，真相似葶苈子，只是味微甘、苦。葶苈子入顶苦。凡使，以糯米相合，于焙上微微焙，待米熟，去米，单捣用。"[1]

1.2.1.2　《药鉴》卷二："葶苈子，气大寒，味苦辛，沉也，阴中阴也。无毒。有甘苦二种。苦者行水迅速，甘者行水迟缓，要在看病症之轻重，而用之也。逐膀胱伏留热气殊功，消面目浮肿水气立效。肺痈喘不得卧，服之即愈。"[2]

1.2.1.3　《本草征要》卷三："葶苈子，味辛，性寒，无毒。入肺经。榆皮为使。酒炒。疏肺下气，喘逆安平，消痰利水，理胀通经。耳中积水，用之甚灵。十剂云：泄可去闭，葶苈大黄之属，但性利，不可混服。有甜苦二种，甜者力稍缓也。"[3]

1.2.1.4　《本草崇原》卷下："葶苈子，气味辛寒，无毒。主治癥瘕积聚，结气，饮食寒热，破坚逐邪，通利水道。”[4]

1.2.1.5　《本草从新》卷三：“葶苈子，大泻气闭、通、行水。辛苦大寒。性急。大能下气，行膀胱水。肺中水气膹急者，非此不能除。破积聚癥结，伏留热气。消肿除痰，止嗽定喘（皆水湿泛溢），通经利便。”[5]

1.2.1.6　《中华人民共和国药典》：“葶苈子 Semen lepidii semen descurainiae　本品为十字花科植物独行菜 Lepidium apetalum Willd　或播娘蒿 Descurainia sophia（L.）Webb ex Prantl 的干燥成熟种子。”[6]

1.2.1.7　《普通高等教育中医药类规划教材·中药学》：“葶苈子《本经》为十字花科草本植物独行菜 Lepidium apetalum Willd. 或播娘蒿 Descurainia sophia（L.）Webb ex Prantl 的成熟种子。前者称‘北葶苈’，主产于河北、辽宁、内蒙古、吉林等地；后者称‘南葶苈’，主产于江苏、山东、安徽、浙江等地。”[7]

1.2.1.8　《中药大辞典》：“葶苈子《本经》【异名】大适、大室《本经》，蒿、丁历《别录》。【基原】为十字花科植物独行菜、北美独行菜或播娘蒿的种子。【原植物】①独行菜 Lepidium apetalum Willd.，又名：脾茎独行菜、辣辣根、羊辣罐、拉拉罐、白花草。②北美独行菜 Lepidium virginicum L.，又名：美洲独行菜。③播娘蒿《救荒本草》Descurainia sophia（L.）Schur，又名：眉毛蒿、眉眉蒿、婆婆蒿、黄蒿、密密蒿、米米蒿、麦蒿、米蒿。”[8]

1.2.1.9　《中医大辞典·中药分册》：“葶苈子　出《神农本草经》。为十字花科植物独行菜 Lepidium apetalum Willd.、北美独行菜 L. virginicum L. 或播娘蒿 Descurainia sophia（L.）Webb 的种子。主产河北、辽宁、内蒙古及江苏、山东、安徽等地。”[9]

1.2.1.10　《中国医学百科全书·中医学》：“葶苈子　始载于《神农本草经》。又名葶苈。为十字花科植物播娘蒿 Descurainia sophia（L.）Webb ex Prantl 及独行菜 Lepidium apetalum Willd. 的种子。”[10]

1.2.1.11　《中国中医药学主题词表》：“葶苈子 Semen lepidii　系十字花科植物葶苈的干燥成熟种子；属逐水药、止咳平喘药和祛湿利水药。C 葶苈。”[11]

1.2.1.12　《中药志》[12]、《中药材手册》[13]、《全国中草药汇编》[14]、《全国中药炮制规范》[15]、《中国药材学》[16]、《中华本草》[17]等现代中药著作多以“葶苈子”作为本品正名（参见“文献通考”）。

1.2.2　定名选择的理由

1.2.2.1　葶苈子 Semen lepidii semen descurainiae，系十字花科植物独行菜 Lepidium apetalum Willd. 或播娘蒿 Descurainia sophia（L.）Webb ex Prantl 的干燥成熟种子。“葶苈子”之名始见于南北朝·雷敩《雷公炮炙论》，作为本草正名始见于明·杜文燮《药鉴》，其后的历代重要本草著作如明·李中梓《本草征要》，清·张志聪《本草崇原》、吴仪洛《本草从新》等在载录本品时多以“葶苈子”作为正名，并一直沿用至今。

1.2.2.2　我国最新出版的《中华人民共和国药典》、《普通高等教育中医药类规划教材·中药学》以及辞书类著作《中医大辞典·中药分册》、《中药大辞典》、《中国医学百科全书·中医学》等均以“葶苈子”作为本药正名。已经广泛应用于中医药学文献的标引和检索的《中国中医药学主题词表》也以“葶苈子”作为本药的正式主题词。现代本草著作如《中药志》、《全国中草药汇编》、《中华本草》、《中国药材学》、《中药材手册》、《全国中药炮制规范》等虽记载了不少本品各地的俗称，但也无一例外以“葶苈子”作为本品的正名。说明“葶苈子”作为本品正名已成为共识。

1.3 与正名等效的名词：无。

2 源流考释

葶苈子［十字花科植物独行菜 Lepidium apetalum Willd. 或播娘蒿 Descurainia sophia (L.) Webb ex Prantl 的干燥成熟种子］原植物“亭历”，始见于汉初《尔雅》。如《尔雅注疏》卷八：“蕇，亭历。郭注：实叶皆似芥，一名狗荠。”[18]本品入本草始自汉《神农本草经》卷三：“亭历，味辛，寒，主癥瘕、积聚、结气，饮食、寒热，破坚。一名大室，一名大适。生平泽及田野。”[19]其后的本草著作大多在“葶苈”项下介绍本品，如南北朝·陶弘景《本草经集注》[20]，唐·苏敬《新修本草》[21]，宋·唐慎微《证类本草》[22]，明·刘文泰《本草品汇精要》[23]、李时珍《本草纲目》[24]。

“葶苈子”之名始见于南北朝·雷敩《雷公炮炙论》下卷：“凡使，勿用赤须子，真相似葶苈子，只是味微甘、苦。葶苈子入顶苦。”[1]“葶苈子”作为本草正名始见于明·杜文燮《药鉴》卷二：“葶苈子，气大寒，味苦辛，沉也，阴中阴也。无毒。有甘苦二种。”[2]明末以后的本草大多即沿用该书记载，以“葶苈子”为正名记载本品。如明·李中梓《本草征要》[4]，日本稻宣义《炮炙全书》[25]，清·叶桂《本草经解》[26]、张志聪《本草崇原》[4]、蒋居祉《本草择要纲目》[27]、严西亭《得配本草》[28]、杨时泰《本草述钩元》[29]、吴仪洛《本草从新》[6]、张秉成《本草便读》[30]等。

古代著作中记载的本品异名尚有“大室”、“大适”《神农本草经》[19]，“丁历”《名医别录》[31]等。如《神农本草经》卷三：“亭历，（旧作葶苈，《御览》作亭历）。味辛，寒，主癥瘕、积聚、结气，饮食、寒热，破坚。一名大室，一名大适。生平泽及田野。”[19]《名医别录》卷三：“葶苈，大寒，无毒。……一名丁历，一名蕇蒿。”[31]同时，古代著作尚记载有本品原植物异名“蕇”、“亭历”《尔雅》[18]，“狗荠”（《尔雅》郭璞注）[18]，“蕇蒿”《名医别录》[31]，“靡草荠”《本草品汇精要》[23]。如《尔雅注疏》：“蕇，亭历。郭注：实叶皆似芥，一名狗荠。”[18]《本草品汇精要》卷十三：“葶苈，无毒，植生……【名】丁苈、蕇（音典）蒿、大室、大适、狗荠、靡草荠。”[23]

现代有关著作均沿用《雷公炮炙论》的记载以“葶苈子”作为本品正名，如《中华人民共和国药典》[6]、《普通高等教育中医药类规划教材·中药学》[7]、《中药大辞典》[8]、《中医大辞典·中药分册》[9]、《中国医学百科全书·中医学》[10]、《中国中医药学主题词表》[11]、《中药志》[12]、《中药材手册》[13]、《全国中草药汇编》[14]、《全国中药炮制规范》[15]、《中国药材学》[16]、《中华本草》[17]等。同时尚记载有“眉毛蒿”、“米米蒿”、“麦蒿”、“野芥菜”、“辣辣菜”、“辣麻麻”、“辣蒿”《中药材手册》[13]，“小花独行菜”、“甜葶苈子”、“北葶苈子”、“南葶苈子”、“苦葶苈子”、“麦蒿子”、“眉毛蒿子”《中国药材学》[16]等各地的俗称。还记载有本品原植物“独行菜”的异名“辣辣菜”、“辣辣根”、“辣麻麻”、“辣蒿”《中药志》[12]，“腺茎独行菜”、“羊辣罐”、“拉拉罐”、“白花草”《中药大辞典》[8]，“葶苈”、“亭历”、“狗荠”、“蕇蒿”、“公荠”、“腺独行菜”、“腺茎独行菜”、“无瓣独行菜”、“腺茎独行菜”、“沙荠”、“洋辣罐子”、“芝麻眼草”、“宁津草”、“北美独行菜”、“大叶香荠菜”、“美洲独行菜”、“土荆芥穗”《中华本草》[17]

等；原植物“播娘蒿”的异名“眉毛蒿”、“婆婆蒿”、“米米蒿”、“麦蒿”、“麦里蒿”、“野芥菜”《中药志》[12]，“眉眉蒿”、“黄蒿”、“密密蒿”、“米蒿”《中药大辞典》[8]，“线香子《中华本草》[17]等。

3 附录

3.1 又称：炒葶苈子（饮片规格名）。

3.2 俗称：野芥菜（河北、陕西），眉毛蒿子（江苏），麦蒿子（河北），小花独行菜，甜葶苈子，北葶苈子，南葶苈子，苦葶苈子，眉毛蒿，米米蒿，麦蒿，辣辣菜，辣麻麻，辣蒿。

3.3 曾称：大室、大适《神农本草经》，丁历《本草经集注》。

3.4 原植物名称：蕇、亭历《尔雅》，狗荠（《尔雅》郭璞注），蕇蒿《名医别录》，麦蓝菜《滇南本草》，靡草荠《本草品汇精要》，独行菜，辣辣菜（东北），辣辣根（内蒙古、甘肃），辣麻麻（内蒙古、东北），辣蒿（山东），脾茎独行菜，羊辣罐，拉拉罐，白花草，葶苈，亭历，狗荠，蒿，公荠，腺独行菜，腺茎独行菜，无瓣独行菜，沙荠、洋辣罐子，芝麻眼草、宁津草（天津）．琴叶葶苈（福建）；播娘蒿，眉毛蒿（江西），婆婆蒿（山东、福建），米米蒿（江苏、山东），麦蒿、麦里蒿（山东），野芥菜（内蒙古），眉眉蒿，黄蒿，密密蒿，米蒿、线香子（江苏）。

4 文献通考

《尔雅注疏》卷八：“蕇，亭历。郭注：实叶皆似芥，一名狗荠。”[18]

《神农本草经》卷三：“亭历，味辛，寒，主癥瘕、积聚、结气，饮食，寒热，破坚。一名大室，一名大适。生平泽及田野。”[19]

《名医别录》卷三：“葶苈，大寒，无毒。下膀胱水，腹留热气，皮间邪水上出，面目肿，身暴中风热痱痒，利小腹。久服令人虚。一名丁历，一名蕇蒿。生藁城及田野。立夏后采实，阴干。（得酒良，榆皮为之使，恶僵蚕、石龙芮。）”[31]

《雷公炮炙论》下卷：“葶苈子，雷公云：凡使，勿用赤须子，真相似葶苈子，只是味微甘、苦。葶苈子入顶苦。凡使，以糯米相合，于焙上微微焙，待米熟，去米，单捣用。”[1]

《本草经集注》：“葶苈，味辛、苦，寒、大寒，无毒。主治癥瘕积聚，结气，饮食寒热，破坚逐邪，通利水道。下膀胱水，腹留热气，皮间邪水上出，面目浮肿，身暴中风热痱痒，利小腹。久服令人虚。一名大室，一名大适。一名丁历，一名蕇蒿。生藁城平泽及田野。立夏后采实，阴干。（得酒良，榆皮为之使，恶僵蚕、石龙芮。）”[20]

《新修本草》卷十：“葶苈，味辛、苦寒、大寒，无毒。主癥瘕积聚结气，饮食寒热，破坚逐邪，通利水道，下膀胱水，腹留热气，皮间邪水上出，面目浮肿，身暴中风热痱痒，利小腹。久服令人虚。一名大室，一名大适，一名丁历，一名蕇蒿。生藁城平泽及田野。立夏后采实，阴干。”[21]

《证类本草》卷十：“葶苈，味辛、苦，寒、大寒，无毒。主癥瘕积聚积气，饮食寒热，破坚逐邪，通利水道，下膀胱水，伏留热气，皮间邪水上出，面目浮肿，身暴中风热痱（音沸）痒，利小腹。久服令人虚。一名丁历，一名蕇（音典）蒿，一名大室，一名大适。生藁城平泽及田野。立夏后采实，阴干。得酒良。（榆皮为之使，恶僵蚕、石龙芮。）”[22]

《本草品汇精要》卷十三：“葶苈，无毒，植生。葶苈（出《神农本经》），主癥瘕，积聚，结气，饮食，寒热。破坚逐邪，通利水道（以上朱字《神农本经》）。下膀胱水，伏留热气，皮间邪水上出，面目浮肿，身暴中风，热痱（音沸）痒，利小腹，久服令人虚（以上黑字《名医》所录）。【名】丁苈、蕇（音典）蒿、大室、大适、狗荠、靡草荠。”[23]

《本草纲目》卷十六：“葶苈《本经·下品》。【释名】丁历《别录》、蕇蒿（蕇，音典）、大室《本经》、大适《本经》、狗荠《郭璞》。时珍曰：名义不可强解。【集解】《别录》曰：葶苈生藁城平泽及田野，立夏后采实，阴干……郭璞注云：实叶皆似荠，一名狗荠。然则狗荠即是葶苈矣。盖葶苈有甜苦二种。狗荠味微甘，即甜葶苈也。或云甜葶苈是菥蓂子，考其功用亦似不然。子，【修治】敩曰：凡使葶苈，以糯米相合，置于燠上，微焙，待米熟，去米，捣用。……水肿尿涩：《梅师方》：用甜葶苈二两，炒为末，以大枣二十枚，水一大升，煎一小升，去枣，入葶苈末，煎至可丸如梧子大。每饮服六十丸，渐加，以微利为度……大腹水肿：《肘后方》：用苦葶苈二升，炒为末，割鶡雄鸡血及头，合捣丸梧子大。每小豆汤下十丸，日三服。又方：葶苈二升，春酒五升，渍一夜。稍服一合，小便当利。”[24]

《药鉴》卷二：“葶苈子，气大寒，味苦辛，沉也，阴中阴也。无毒。有甘苦二种。苦者行水迅速，甘者行水迟缓，要在看病症之轻重，而用之也。逐膀胱伏留热气殊功，消面目浮肿水气立效。肺痈喘不得卧，服之即愈。痰饮咳不能休，用之立痊。主癥瘕聚结气，理风热瘙痒痱疮。仲景治伤寒胸内停水作胀者，十枣汤内用之是也。”[2]

《本草征要》卷三：“葶苈子，味辛，性寒，无毒。入肺经。榆皮为使。酒炒。疏肺下气，喘逆安平，消痰利水，理胀通经。耳中积水，用之甚灵。十剂云：泄可去闭，葶苈大黄之属，但性利，不可混服。有甜苦二种，甜者力稍缓也。”[3]

《本草崇原》卷下：“葶苈子，气味辛寒，无毒。主治癥瘕积聚，结气，饮食寒热，破坚逐邪，通利水道。（葶苈子始出藁城平泽田野间，汴东、陕西、河北州郡亦有之，近以彭城、曹州者为胜。春初生苗，叶高六七寸，似荠，故《别录》名狗荠。根白色，枝茎俱青，三月开花微黄，结角于扁小，如黍粒微长，黄色，《月令》：孟夏之月靡草死。许慎、郑元注皆云：靡草、狗荠、葶苈之属是也。）”[4]

《本草择要纲目·寒性药品》：“葶苈子 【气味】辛寒无毒。阴中阳也。【主治】通利水道。疗肺壅上气。止喘促。除胸中痰饮。但葶苈属火。性急善下。与大黄同功。病人稍涉虚者宜远之。”[25]

《炮炙全书》卷二：“葶苈子，辛，寒。炒用，榆皮为使，得酒良。恶白僵蚕、石龙芮，宜大枣。葶苈高五六寸，叶茎及花都似小荠，三月开花微黄色，结荚扁而圆，不复如荠，有三角，惟此为异耳。”[26]

《本草经解》卷二：“葶苈子，气寒，味辛，无毒。主癥瘕积聚结气，饮食寒热，破坚逐邪，通利水道（炒用）。葶苈子气寒，禀天冬寒之水气。”[27]

《本草从新》卷三：“葶苈子，大泻气闭、通、行水。辛苦大寒，性急。大能下气，行膀胱水。肺中水气膹急者，非此不能除。破积聚癥结，伏留热气，消肿除痰，止嗽定喘。(皆水湿泛溢)通经利便。”[5]

《得配本草》卷三:“葶苈子,得酒、大枣良。榆皮为之使。恶白僵蚕、石龙芮。辛、苦,大寒。入手太阴,兼足太阳经气分。大泄阳分之气闭,下泻膀胱之留热。膈中痰饮喘促,得此能疗。肺中水气膹急,非此不除。(水结由于气热,惟此清之。)得大枣,治肺壅,不伤胃。配防己,治阳水暴肿。”[28]

《本草述钩元》卷九:“葶苈子,出藁城平泽田野间,汴东陕西河北州郡亦有。近以彭城曹州者为胜,他处不堪用。春生苗叶,高六七寸。三月开微黄花,结角列子如黍粒,微长而黄,味苦。其入顶微甘者,枸荠也。”[29]

《本草便读·草部》:“葶苈子,功专苦降,气属辛寒。泻肺气以行痰,水满上焦喘可愈。利二肠而治咳,热从下导胀能消。(葶苈子苦辛寒,入肺家气分,大泻肺脏水邪。凡仁皆降,故能降气行痰,肺脏热结者宜之。若寒饮阴水等证,及虚弱者,不可用也。有甜苦二种。苦者性急下泄,甜者性缓。乃大泻肺气之药,气降则诸邪皆散耳。)”[30]

《中药志》:“葶苈子　本品为常用中药。商品主要为十字花科植物独行菜和播娘蒿的成熟干燥种子。前者习称‘北葶苈子’,后者习称‘南葶苈子’。……【原植物】1. 独行菜　别名:辣辣菜(东北)、辣辣根(内蒙古、甘肃)、辣麻麻(内蒙古、东北)、辣蒿(山东)。Lepidium apetalum Willd. ——十字花科 Cruciferae. 2. 播娘蒿(救荒本草)别名:眉毛蒿(江西)、婆婆蒿(山东、福建)、米米蒿(江苏、山东)、麦蒿、麦里蒿(山东)、野芥菜(内蒙古)。Descurainia sophia (L.) Webb. ex Prantl (Sisymbrium sophia L.) ——十字花科 Cruciferae.”[12]

《中药材手册》:“葶苈子(《纲目》列入草部隰草类葶苈项下)本品为十字花科植物播娘蒿 Descurainia sophia (L.) Webb. ex Prantl 及独行菜 Lepidium apetalum Willd. 的干燥成熟种子。原植物系一年生或二年生草本,均为野生。前者习称南葶苈子(甜葶苈),后者习称北葶苈子(苦葶苈)。四川产葶苈子与上述不同,只在当地销售使用。另外,同科植物小花糖芥的种子,不应混充葶苈子。【别名】播娘蒿:眉毛蒿、米米蒿、麦蒿、野芥菜。独行菜:辣辣菜、辣麻麻、辣蒿。”[13]

《全国中草药汇编》:“葶苈子　来源:为十字花科葶苈属植物葶苈 Lepidium apetalum Willd. 或播娘蒿属植物播娘蒿 Descurainia sophia (L.) Webb. ex Prantl 的种子。”[14]

《中药大辞典》:“葶苈子《本经》【异名】大适、大室《本经》,蕇蒿、丁历《别录》。【基原】为十字花科植物独行菜、北美独行菜或播娘蒿的种子。【原植物】①独行菜 Lepidium apetalum Willd.,又名:腺茎独行菜、辣辣根、羊辣罐、拉拉罐、白花草。②北美独行菜 Lepidium virginicum L.,又名:美洲独行菜。③播娘蒿《救荒本草》Descurainia sophia (L.) Schur,又名:眉毛蒿、眉眉蒿、婆婆蒿、黄蒿、密密蒿、米米蒿、麦蒿、米蒿。”[8]

《中医大辞典·中药分册》:“葶苈子　出《神农本草经》。为十字花科植物独行菜 Lepidium apetalum Willd.、北美独行菜 L. virginicum L. 或播娘蒿 Descurainia sophia (L.) Webb 的种子。主产河北、辽宁、内蒙古及江苏、山东、安徽等地。”[9]

《中国医学百科全书·中医学》:“葶苈子　始载于《神农本草经》。又名葶苈。为十字花科植物播娘蒿 Descurainia sophia (L.) Webb ex Prantl 及独行菜 Lepidium apetalum Willd. 的种子。播娘蒿种子习称‘南葶苈子’,亦称‘甜葶苈’;独行菜种子习称‘北葶苈子'，亦称'苦葶苈'。7～8月果实成熟时，割取全草，晒干，打落种子，去杂质。"[10]

《全国中药炮制规范》："葶苈子 ［处方用名］葶苈子、炒葶苈子。【来源】本品为十字花科植物独行菜 Lepidium apetalum Willd. 或播娘蒿 Descurainia sophia（L.）Webb ex Prantl 的干燥成熟种子。前者习称'北葶苈子'，后者习称'南葶苈子'。均系野生。北葶苈子主产于河北、辽宁、内蒙古等地；南葶苈子主产于江苏、山东、安徽等地。夏季果实成熟时，割取全草，干燥，搓出种子，除去杂质，药材以籽粒充实均匀、色黄棕、无杂质者为佳。"[15]

《中国药材学》："葶苈子 【别名】①独行菜：小花独行菜，辣辣菜，甜葶苈子，北葶苈子。②播娘蒿：南葶苈子，苦葶苈子，野芥菜（河北、陕西），麦蒿子（河北），眉毛蒿子（江苏）。【来源】本品为十字花科植物独行菜（腺茎独行菜）Lepidium apetalum Willd.（L. micranthum Ledeb.）或播娘蒿 Descurainia sophia（L.）Webb ex Prantl 等的种子。"[16]

《中国中医药学主题词表》："葶苈子 Semen lepidii　系十字花科植物葶苈的干燥成熟种子；属逐水药、止咳平喘药和祛湿利水药。C 葶苈。"[11]

《普通高等教育中医药类规划教材·中药学》："葶苈子《本经》为十字花科草本植物独行菜 Lepidium apetalum Willd. 或播娘蒿 Descurainia sophia（L.）Webb ex Prantl 的成熟种子。前者称'北葶苈'，主产于河北、辽宁、内蒙古、吉林等地；后者称'南葶苈'，主产于江苏、山东、安徽、浙江等地。夏季果实成熟时采割植株，晒干，搓出种子，除去杂质，生用或炒用。"[7]

《中华本草》："葶苈子《雷公炮炙论》【异名】大适、大室《本经》，丁历《别录》。……【来源】为十字花科植物葶苈、琴叶葶苈和播娘蒿的种子。【原植物】1. 葶苈 Lepidium apetalum Willd.，又名：亭历《尔雅》，狗荠《广雅》，蕇蒿《别录》，公荠《经典释文》，独行菜《救荒本草》，腺独行菜《东北植物检索表》，腺茎独行菜《秦岭植物志》，无瓣独行菜《东北植物检索表》，脾茎独行菜《秦岭植物志》，无瓣独行菜、沙荠、洋辣罐子《长白山植物药志》，芝麻眼草、宁津草（天津）。2. 琴叶葶苈 Lepidium virginicum L. 又名：独行菜《救荒本草》，北美独行菜、美洲独行菜《中药大辞典》，大叶香荠菜（浙江、江西），土荆芥穗（福建）。3. 播娘蒿 Descurainia sophia（L.）Webb ex Prantl［Sisymbrium sophia L.］又名：眉毛蒿、米米蒿、线香子（江苏），麦蒿、婆婆蒿（山东），野芥菜（内蒙古）。"[17]

《中华人民共和国药典》："葶苈子 Semen lepidii semen descurainiae　本品为十字花科植物独行菜 Lepidium apetalum Willd. 或播娘蒿 Descurainia sophia（L.）Webb ex Prantl 的干燥成熟种子。前者习称'北葶苈子'，后者习称'南葶苈子'。夏季果实成熟时采割植株，晒干，搓出种子，除去杂质。"[6]

5　参考文献

1　南北朝·雷敩. 雷公炮炙论. 上海：上海中医学院出版社，1986，98

2　明·杜文燮. 药鉴. 北京：中国中医出版社，1993，60

3　明·李中梓. 本草征要. 见：李中梓医学全书. 北京：中国中医药出版社，1999，132

4　清·张志聪. 本草崇原. 北京：中国中医药出版社，1992，119

5 清·吴仪洛. 本草从新. 北京：中医古籍出版社，2001，57
6 国家药典委员会. 中华人民共和国药典. 一部. 北京：化学工业出版社，2000，274
7 雷载权主编. 普通高等教育中医药类规划教材·中药学. 上海：上海科学技术出版社，1995，245
8 江苏新医学院. 中药大辞典. 上海：上海科学技术出版社，1977，2319
9 《中医大辞典》编辑委员会. 中医大辞典·中药分册. 北京：人民卫生出版社，1982，358
10 《中医学》编辑委员会. 中国医学百科全书·中医学. 上海：上海科学技术出版社，1997，1168
11 吴兰成主编. 中国中医药学主题词表. 北京：中医古籍出版社，1996，382
12 中国医学科学院药物研究所等. 中药志. 第三册. 北京：人民卫生出版社，1993，623
13 中华人民共和国卫生部药政管理局. 中药材手册. 北京：人民卫生出版社，1998，377
14 《全国中草药汇编》编写组. 全国中草药汇编. 上册. 北京：人民卫生出版社，1996，857
15 华人民共和国卫生部药政管理局. 全国中药炮制规范. 北京：人民卫生出版社，1988，195
16 徐国钧等主编. 中国药材学. 北京：中国医药科技出版社，1996，1226
17 国家中医药管理局《中华本草》编委会. 中华本草. 第三册. 上海：上海科学技术出版社，1999，716
18 汉初学者辑，晋·郭璞注. 十三经注疏·尔雅注疏. 上海：上海古籍出版社，1993 ，136
19 汉·神农本草经. 清顾观光重辑本. 北京：人民卫生出版社，1955，82
20 南北朝·陶弘景. 本草经集注. 北京：人民卫生出版社，1994，320
21 唐·苏敬等撰. 新修本草. 合肥：安徽科学技术出版社，1981，249
22 宋·唐慎微. 证类本草. 北京：人民卫生出版社，1957，248
23 明·刘文泰. 本草品汇精要. 北京：人民卫生出版社，1982，379
24 明·李时珍. 本草纲目. 北京：人民卫生出版社，1982，1065
25 ［日］稻宣义. 炮炙全书. 北京：中医古籍出版社，1981，64
26 清·叶桂. 本草经解. 上海：上海科学技术出版社，1958，50
27 清·蒋居祉. 本草择要纲目. 见：珍本医书集成（二）. 上海：上海科学技术出版社，1985，13
28 清·严西亭. 得配本草. 上海：上海卫生出版社，1957，26
29 清·杨时泰. 本草述钩元. 上海：科技卫生出版社，1958，256
30 清·张秉成. 本草便读. 上海：上海卫生出版社，1957，24
31 魏晋·名医别录. 北京：人民卫生出版社，1986，224

437 萹蓄

Bianxu

Herba Polygoni Avicularis

1 定名依据

1.1 正名

1.1.1 汉文名：萹蓄（蓼科植物萹蓄 Polygonum aviculare L. 的干燥地上部分）。

1.1.2 英文名：common knotgrass herb.

1.2 依据

1.2.1 定名的文献依据

1.2.1.1　《神农本草经》卷三："萹蓄，味辛，平。主浸淫、疥瘙、疽痔，杀三虫。生山谷。"[1]

1.2.1.2　《名医别录》卷三："萹蓄，无毒。主治女子阴蚀。生东莱。五月采，阴干。"[2]

1.2.1.3　《新修本草》卷十一："萹蓄，味苦，平，无毒。主浸淫疥瘙疽痔，杀三虫。疗女子阴蚀。生东莱山谷。五月采，阴干。处处有，布地生，花节间白，叶细绿，人亦呼为萹竹。煮汁与小儿饮，疗蛔虫有验。"[3]

1.2.1.4　《本草图经》卷九："萹蓄，亦名萹竹。出东莱山谷，今在处有之。春中布地生道傍，苗似瞿麦，叶细绿如竹，赤茎如钗股，节间花出甚细，微青黄色，根如蒿根。四月、五月采苗，阴干。"[4]

1.2.1.5　《本草纲目》卷十六："萹蓄（音楄畜。《本经·下品》）。【释名】扁竹（弘景）、扁辨《吴普》、扁蔓《吴普》、粉节草《纲目》、道生草。时珍曰：许慎《说文》作扁筑，与竹同音。节间有粉，多生道旁，故方士呼为粉节草、道生草。"[5]

1.2.1.6　《本草崇原》卷下："萹蓄，气味苦平，无毒。主治浸淫疥瘙疽痔，杀三虫。（萹蓄一名扁竹，处处有之，多生道旁，春时蔓延布地，苗似瞿麦，叶细绿如竹箬，茎促节，节紫赤似钗股。三月开细红花，如蓼蓝花状，结细子，炉火家烧灰炼霜用。）"[6]

1.2.1.7　《中华人民共和国药典》："萹蓄 Herba polygoni avicularis　本品为蓼科植物萹蓄 Polygonum aviculare L. 的干燥地上部分。夏季叶茂盛时采收，除去根及杂质，晒干。"[7]

1.2.1.8　《普通高等教育中医药类规划教材·中药学》："萹蓄《本经》为蓼科一年生草本植物萹蓄 Polygonum aviculare L. 的全草。全国各地均产。夏季茎叶生长茂盛时采收。割取地上部分，晒干。生用。"[8]

1.2.1.9　《中药大辞典》："萹蓄《本经》【异名】竹《诗经》，萹竹《本经》，萹筑《说文》，畜辩、萹蔓《吴普本草》，扁蓄《局方》……【基原】为蓼科植物萹蓄的全草。【原植物】萹蓄 Polygonum aviculare L.。"[9]

1.2.1.10　《中医大辞典·中药分册》："萹蓄　出《神农本草经》。又名扁竹、竹节草、猪牙草。为蓼科植物萹蓄 Polygonum aviculare L. 的全草。全国大部分地区均产。"[10]

1.2.1.11　《中国医学百科全书·中医学》："萹蓄　始载于《神农本草经》。又名萹竹、竹节草、蚂蚁草。为蓼科植物萹蓄 Polygonum aviculare L. 的全草。中国各地均有分布。"[11]

1.2.1.12　《中国中医药学主题词表》："萹蓄 Polygonum aviculare　属蓼科和祛湿利水药。"[12]

1.2.1.13　《中药志》[13]、《中药材手册》[14]、《全国中草药汇编》[15]、《全国中药炮制规范》[16]、《中国药材学》[17]、《中华本草》[18]等现代中药著作多以"萹蓄"作为本品正名（参见"文献通考"）。

1.2.2　定名选择的理由

1.2.2.1　萹蓄 Herba polygoni avicularis，系蓼科植物萹蓄 Polygonum aviculare L. 的干燥地上部分。"萹蓄"之名始见于汉《神农本草经》，并作为本品正名记载。其后的历代重要本草著作如魏晋《名医别录》，唐·苏敬《新修本草》，宋·苏颂《本草图经》，明·李时珍《本草纲目》，清·张志聪《本草崇原》等在载录本品时均以“萹蓄”作为正名，并一直沿用至今。

1.2.2.2 我国最新出版的《中华人民共和国药典》、《普通高等教育中医药类规划教材·中药学》以及辞书类著作《中医大辞典·中药分册》、《中药大辞典》、《中国医学百科全书·中医学》等均以“萹蓄”作为本品正名。已经广泛应用于中医药学文献的标引和检索的《中国中医药学主题词表》也以“萹蓄”作为本品的正式主题词。现代本草著作如《中药志》、《全国中草药汇编》、《中华本草》、《中国药材学》、《中药材手册》、《全国中药炮制规范》等虽记载了不少本品各地的俗称，但也无一例外以“萹蓄”作为本品的正名。说明“萹蓄”作为本品正名已成为共识。

1.3 与正名等效的名词：无。

2 源流考释

萹蓄（蓼科植物萹蓄 Polygonum aviculare L. 的干燥地上部分）始载于汉《神农本草经》，并以“萹蓄”为正名。如《神农本草经》卷三：“萹蓄，味辛，平。主浸淫、疥瘙、疽痔，杀三虫。生山谷。”[1]其后的本草著作大多即沿用该书记载，以“萹蓄”为正名记载本品。如三国·吴普《吴普本草》[19]，魏晋《名医别录》[2]，南北朝·陶弘景《本草经集注》[20]，唐·苏敬《新修本草》[3]、孙思邈《千金翼方》[21]，宋·苏颂《本草图经》[4]，明·兰茂《滇南本草》[22]、刘文泰《本草品汇精要》[23]、陈嘉谟《本草蒙筌》[24]、李时珍《本草纲目》[5]、李中梓《本草征要》[25]、卢之颐《本草乘雅半偈》[26]，清·张志聪《本草崇原》[6]、日本稻宣义《炮炙全书》[27]、汪昂《本草备要》[28]、张璐《本经逢原》[29]、吴仪洛《本草从新》[30]、严西亭《得配本草》[31]、沈金鳌《要药分剂》[32]、姚澜《本草分经》[33]、杨时泰《本草述钩元》[34]、吴其浚《植物名实图考》[35]、叶志诜《神农本草经赞》[36]、陈其瑞《本草撮要》[37]、张秉成《本草便读》[38]、周岩《本草思辨录》[39]等。

古代著作记载的本品异名有“扁筑”（《本草纲目》引《说文》）[5]，“篇竹”《神农本草经》[1]，“蓄辩”、“萹蔓”《吴普本草》[19]，“扁辨”、“扁蔓”（《本草纲目》引《吴普本草》）[5]，“萹竹”《本草经集注》[20]，“扁竹”（《本草纲目》引弘景）[5]，“粉节草”、“道生草”《本草纲目》[5]，“竹叶菜”《植物名实图考》[35]等。如《神农本草经》：“萹蓄，味辛，平。主浸淫、疥瘙、疽痔，杀三虫。生山谷。”[1]《吴普本草》：“萹蓄，一名蓄辩，一名萹蔓。”[19]《本草经集注》：“萹蓄，味苦，平，无毒。……处处有，布地生，花节间白，叶细绿，人亦呼为萹竹。”[20]《本草纲目》：“萹蓄（音楄畜。《本经·下品》）。【释名】扁竹（弘景）、扁辨《吴普》、扁蔓《吴普》、粉节草《纲目》、道生草。时珍曰：许慎《说文》作扁筑，与竹同音。节间有粉，多生道旁，故方士呼为粉节草、道生草……”[5]《植物名实图考》卷十一：“萹蓄，本经下品。尔雅：竹，萹蓄。救荒本草：亦名扁竹，苗、叶可煠食。今直隶谓之竹叶菜。”[35]。

现代有关著作均沿用前代大多本草记载以“萹蓄”作为本品正名，如《中华人民共和国药典》[7]、《普通高等教育中医药类规划教材·中药学》[8]、《中医大辞典·中药分册》[10]、《中药大辞典》[9]、《中国医学百科全书·中医学》[11]、《中国中医药学主题词表》[12]、《中药志》[13]、《中药材手册》[14]、《全国中草药汇编》[15]、《全国中药炮制规范》[16]、《中国药材学》[17]、《中华本草》[18]等。同时尚记载有“扁竹草”、“猪牙草”《中药材手册》[14]，“大萹蓄”、“乌蓼”、“竹节草”《全国中草药汇编》[15]，“竹”、“扁蓄”、“地萹蓄”、“编竹”、“扁畜”、“大蓄片”、“野铁扫把”、“扁竹蓼”、“乌蓼”、“大蓄片”、“疳积药”、“路柳”、“斑鸠台”、“猪圈草”、“桌面草”、“路边草”、“七星草”、“铁片草”、“蚂蚁草”、“姝子草”、“地蓼”、“牛鞭草”、“大铁马鞭”、“牛筋草”《中药大辞典》[9]，“萹蓄蓼”、“百节”“百节草”、“铁绵草”、“扁猪牙”《中华本草》[18]等各地的俗称。还记载有本品原植物“萹蓄”的异名“扁竹”、“扁竹牙”、“猪牙草”、“竹节草”、“地蓼”、“道生草”《中药志》[13]等。

3 附录

3.1 又称：无。
3.2 俗称：大蓄片（南京），斑鸠台（安徽），牛筋草（陕西），野铁扫把、路柳、疳积药（贵州），扁猪牙（东北），蚂蚁草（江苏），地萹蓄、编竹，扁畜，扁竹蓼、乌蓼，猪圈草，桌面草，路边草，七星草，铁片草，姝子草，大铁马鞭，地蓼，牛鞭草，扁蓄，萹蓄蓼，百节，百节草，铁绵草，扁竹草，猪牙草大萹蓄，乌蓼，竹节草。
3.3 曾称：扁筑《说文》，篇竹《神农本草经》，扁辨、扁蔓、蓄辩、萹蔓《吴普本草》，扁竹、萹竹《本草经集注》，粉节草、道生草《本草纲目》，竹叶菜《植物名实图考》。
3.4 原植物名称：萹蓄，扁竹（湖南），扁竹牙、猪牙草（东北），竹节草（江苏），地蓼（陕西），道生草。

4 文献通考

《神农本草经》卷三：“萹蓄，味辛，平。主浸淫、疥瘙、疽痔，杀三虫。一名篇竹。生山谷。”[1]

《吴普本草·草木类》：“萹蓄，一名蓄辩，一名萹蔓。”[19]

《名医别录》卷三：“萹蓄，无毒。主治女子阴蚀。生东莱。五月采，阴干。”[2]

《本草经集注》：“萹蓄，味苦，平，无毒。主治浸淫疥瘙，疽，痔，杀三虫。治女子阴蚀。生东莱山谷。五月采，阴干。处处有，布地生，花节间白，叶细绿，人亦呼为萹竹。煮汁与小儿饮，治蛔虫有验。”[20]

《新修本草》卷十一：“萹蓄，味苦，平，无毒。主浸淫疥瘙疽痔，杀三虫。疗女子阴蚀。生东莱山谷。五月采，阴干。处处有，布地生，花节间白，叶细绿，人亦呼为萹竹。煮汁与小儿饮，疗蛔虫有验。”[3]

《千金翼方》卷三：“萹蓄，味苦，平，无毒。主浸淫疥瘙，疽，痔，杀三虫。疗女子阴蚀。生东莱山谷，五月采，阴干。”[21]

《本草图经》卷九：“萹蓄，亦名萹竹。出东莱山谷，今在处有之。春中布地生道傍，苗似瞿麦，叶细绿如竹，赤茎如钗股，节间花出甚细，微青黄色，根如蒿根。四月、五月采苗，阴干。”[4]

《滇南本草》卷一：“萹蓄，味苦，性寒。利小便，治五淋白浊，热淋瘀精，涩闭关窍，并治妇人郁气，胃中湿热成白带之症。萹蓄大蓟水煨，点水酒服。”[22]

《本草品汇精要》卷十四：“萹蓄，无毒，丛生。【萹】音编【蓄】（出《神农本经》)，主浸淫疥瘙，疽，痔，杀三虫（以上朱字《神农本经》)。疗女子阴蚀（以上黑字《名医》所录)。【名】萹竹。"[23]

《本草蒙筌》卷三："萹蓄，味苦，气平，无毒。春月布地生，在处沿路有。苗类瞿麦，根若蓬蒿。叶细竹味相同，茎赤钗股近似。节间花绽，色微青黄。五月采收，阴干入药。主浸淫疥瘙疽痔，治丹石发冲眼疼。去小儿蛔虫，疗女子阴蚀。"[24]

《本草纲目》卷十六："萹蓄（音楄畜。《本经·下品》)。【释名】扁竹（弘景)、扁辨《吴普》、扁蔓《吴普》、粉节草《纲目》、道生草。时珍曰：许慎《说文》作扁筑，与竹同音。节间有粉，多生道旁，故方士呼为粉节草、道生草……时珍曰：其叶似落帚叶而不尖，弱茎引蔓，促节。三月开细饴红花，如蓼蓝花，结细子，炉火家烧灰炼霜用。"[5]

《本草征要》卷三："萹蓄，味苦，性平，无毒。入膀胱经。利水治癃淋，杀虫理疮疾。治癃及疮，皆去湿热也。萹蓄直逐，不能益人，不宜恒用。"[25]

《本草乘雅半偈》第七帙："萹蓄《本经·下品》。【气味】苦平，无毒。【主治】主浸淫疥瘙疽痔，杀三虫。"[26]

《本草崇原》卷下："萹蓄，气味苦平，无毒。主治浸淫疥瘙疽痔，杀三虫。（萹蓄一名扁竹，处处有之，多生道旁，春时蔓延布地，苗似瞿麦，叶细绿如竹箬，茎促节，节紫赤似钗股。三月开细红花，如蓼蓝花状，结细子，炉火家烧灰炼霜用。)"[6]

《炮炙全书》卷二："萹蓄，甘涩，四五月采苗，阴干。"[27]

《本草备要·草部》："萹蓄，一名扁竹。通淋，苦平。杀虫疥，利小便。治黄疸热淋，蛔咬腹痛，虫蚀下部（煮服)。叶细如竹，弱茎蔓引，促节有粉，三月开红花。"[28]

《本经逢原》卷二："萹蓄，苦平，无毒《本经》。主浸淫疥瘙疽痔，杀三虫。发明，萹蓄利水散湿热，治黄瘅霍乱，疗小儿魃病，女子阴蚀《本经》。专主浸淫疥瘙疽痔，所主皆湿热之病，三虫亦湿热所化也。"[29]

《本草从新》卷三："萹蓄，一名扁竹。通淋杀虫。苦平，利小便。治黄疸热淋，杀诸虫，治蛔咬腹痛，女子阴蚀（煮服)，疥疮诸疾（皆去湿热之功)。叶细如竹，弱茎蔓引，促节有粉。三月开红花，湿热所化也。"[30]

《得配本草》卷三："萹蓄，一名扁竹。苦，平，入足太阳经。去湿热，治霍乱，杀三虫，理疮疥，疗黄疸，止赤淋。（蓄能破血）醋炒，治蛔攻心痛。煮面，治痔疮肿痛。多服泄精气。"[31]

《要药分剂》卷六："萹蓄，味苦，性平，无毒。【主治】主浸淫疥瘙疽痔。杀三虫。(本经）疗女子阴蚀（别录)。煮汁饮小儿。治蛔虫有验（甄权)，霍乱，黄疸，利小便，小儿魃病（纲目)。治热淋，虫蚀下部（备要)。"[32]

《本草分经·原例》："萹蓄，苦平，利小便去湿热，通淋杀虫。"[33]

《本草述钩元》卷九："萹蓄，一名扁竹。出东莱山谷，所在有之。春仲蔓延布地，苗似瞿麦，根似蒿。弱茎促节，节紫赤似钗股。叶细绿似篁竹。节间出花甚细。色微青黄。或淡红。似蓼蓝花状。遂结细实（核)。"[34]

《植物名实图考》卷十一："萹蓄，本经下品。尔雅：竹，萹蓄。救荒本草：亦名扁竹，苗、叶可煠食。今直隶谓之竹叶菜。"[35]

《神农本草经赞》卷三："萹蓄，味辛平。主浸淫，疥搔、疽、痔。杀三虫。生山谷，扁蔓绵延，道周细洁。藜植赤茎，麦含粉节，饵误研丹。灰犹炼雪，呷醋童婴，顿苏蛔啮。吴普曰，一名扁蔓。韦应物诗，绵延稼盈畴。新论，好行细洁。尔雅注，似小藜赤茎节，好生道旁。苏颂曰，苗似瞿麦。李时珍曰，节间有粉，方士呼为粉节，烧灰炼霜用。孟诜曰，服丹石冲眼，捣汁服之。小儿蛔咬心，醋煎空心服。”[36]

《本草撮要》卷一：“萹蓄，味甘平，入足太阳经，功专利小便。消女子阴蚀。得醋治蛔攻心痛，得瞿麦通淋。即扁竹也。”[37]

《本草便读·草部》：“萹蓄，入膀胱专主分消。降利功偏化湿浊，行脾肺并疗疥疾。苦平性燥杀虫疮。（萹蓄多生道旁，一名扁竹。如竹形布地，节间有粉，如花。苦平之性，善祛湿热，杀诸虫。观本经主治浸淫，疥瘙，疽，痔杀三虫等语，即可想矣。）”[38]

《本草思辨录》卷二：“萹蓄，萹蓄叶绿茎赤，禀木火之气，而引蔓促节，气味苦平，能通利三焦，搜抉隐微湿热之病。故本经主浸淫疥瘙、疽痔、杀三虫，别录疗女子阴蚀。”[39]

《中药志》：“萹蓄　本品为少常用中药。商品为蓼科植物萹蓄的地上部分。……【原植物】萹蓄　别名：扁竹（湖南），扁竹牙、猪牙草（东北），竹节草（江苏），地蓼（陕西），道生草。Polygonum aviculare L.　——蓼科 Polygonaceae.”[13]

《中药材手册》：“萹蓄（《纲目》列入草部隰草类）本品为蓼科植物萹蓄 Polygonum aviculare L.　和多茎萹蓄（异叶蓼）Polygonum aviculare L.　var.　vegetum Ledeb.　的干燥全草。原植物系一年生草本。均为野生，喜生于山野和路旁。商品中以未开花，叶多色绿者为佳。【别名】扁竹草、猪牙草。”[14]

《全国中草药汇编》：“萹蓄　别名：大萹蓄、鸟蓼、扁竹、竹节草、猪牙草、道生草。来源：为蓼科蓼属植物萹蓄 Polygonum aviculare L.　或其变种异叶蓼 P.　aviculare L.　var.　vegetum Ledeb.　的全草。”[15]

《中药大辞典》：“萹蓄《本经》【异名】竹《诗经》，萹竹《本经》，萹筑《说文》，畜辩、萹蔓《吴普本草》，扁蓄《局方》，地萹蓄、编竹《履巉岩本草》，扁畜《救荒本草》，粉节草、道生草《纲目》，扁竹《本草崇原》，扁竹蓼、乌蓼《中国药植志》，大蓄片《南京民间药草》，野铁扫把、路柳、疳积药《贵州民间方药集》，斑鸠台《安徽药材》，蚂蚁草、猪圈草、桌面草、路边草、七星草、铁片草、竹节草（《滇南本草》整理本），妹子草、大铁马鞭、地蓼、牛鞭草《中药志》，牛筋草《陕西中药志》。【基原】为蓼科植物萹蓄的全草。【原植物】萹蓄 Polygonum aviculare L.　。”[9]

《中医大辞典·中药分册》：“萹蓄　出《神农本草经》。又名扁竹、竹节草、猪牙草。为蓼科植物萹蓄 Polygonum aviculare L.　的全草。全国大部分地区均产。”[10]

《中国医学百科全书·中医学》：“萹蓄　始载于《神农本草经》。又名萹竹、竹节草、蚂蚁草。为蓼科植物萹蓄 Polygonum aviculare L.　的全草。中国各地均有分布。”[11]

《全国中药炮制规范》：“萹蓄　［处方用名］萹蓄。【来源】本品为蓼科植物萹蓄 Polygonum aviculare L.　的干燥地上部分。均系野生。全国大部分地区均产。夏季花开前叶茂盛时采收，除去根及杂质，干燥。药材以质嫩、叶多、色灰绿者为佳。”[16]

《中国药材学》：“萹蓄　【别名】扁竹，竹节草，鸟蓼，蚂蚁草（江苏）。【来源】本品为蓼科植物萹蓄 Polygonum aviculare L.　的全草。”[17]

《中国中医药学主题词表》：“萹蓄 Polygonum aviculare　属蓼科和祛湿利水药。”[12]

《普通高等教育中医药类规划教材·中药学》："萹蓄《本经》为蓼科一年生草本植物萹蓄 Polygonum aviculare L. 的全草。全国各地均产。夏季茎叶生长茂盛时采收。割取地上部分，晒干。生用。"[8]

《中华本草》："萹蓄《本经》【异名】竹《诗经》，萹筑《说文》，蓄辩、萹蔓《吴普本草》，萹竹《本草经集注》，地萹蓄、编竹《履巉岩本草》，粉节草、道生草《纲目》，萹蓄蓼《植物名实图考》，百节、百节草、铁绵草《新本草纲目》，大蓄片《南京民间药草》，野铁扫把、路柳《贵州民间方药集》，斑鸠台《安徽药材》，扁猪牙《东北药用植物志》。……【来源】为蓼科植物萹蓄的全草。【原植物】萹蓄 Polygonum aviculare L.。"[18]

《中华人民共和国药典》："萹蓄 Herba polygoni avicularis　本品为蓼科植物萹蓄 Polygonum aviculare L. 的干燥地上部分。夏季叶茂盛时采收，除去根及杂质，晒干。"[7]

5　参考文献

1　汉·神农本草经. 清顾观光重辑本. 北京：人民卫生出版社，1955，87

2　魏晋·名医别录. 北京：人民卫生出版社，1986，231

3　唐·苏敬等撰. 新修本草. 合肥：安徽科学技术出版社，1981，292

4　宋·苏颂. 本草图经. 合肥：安徽科学技术出版社，1994，300

5　明·李时珍. 本草纲目. 北京：人民卫生出版社，1982，1100

6　清·张志聪. 本草崇原. 北京：中国中医药出版社，1992，121

7　国家药典委员会. 中华人民共和国药典. 一部. 北京：化学工业出版社，2000，275

8　雷载权主编. 普通高等教育中医药类规划教材·中药学. 上海：上海科学技术出版社，1995，142

9　江苏新医学院. 中药大辞典. 上海：上海科学技术出版社，1977，2329

10　《中医大辞典》编辑委员会. 中医大辞典·中药分册. 北京：人民卫生出版社，1982，360

11　《中医学》编辑委员会. 中国医学百科全书·中医学. 上海：上海科学技术出版社，1997，1073

12　吴兰成主编. 中国中医药学主题词表. 北京：中医古籍出版社，1996，23

13　中国医学科学院药物研究所等. 中药志. 第四册. 北京：人民卫生出版社，1993，660

14　中华人民共和国卫生部药政管理局. 中药材手册. 北京：人民卫生出版社，1998，466

15　《全国中草药汇编》编写组. 全国中草药汇编. 上册. 北京：人民卫生出版社，1996，859

16　中华人民共和国卫生部药政管理局. 全国中药炮制规范. 北京：人民卫生出版社，1988，238

17　徐国钧等主编. 中国药材学. 北京：中国医药科技出版社，1996，1369

18　国家中医药管理局《中华本草》编委会. 中华本草. 第二册. 上海：上海科学技术出版社，1999，639

19　三国·吴普. 吴普本草. 北京：人民卫生出版社，1987，55

20　南北朝·陶弘景. 本草经集注. 北京：人民卫生出版社，1994，340

21　唐·孙思邈著. 千金翼方. 北京：人民卫生出版社影印，1955，34

22　明·兰茂. 滇南本草. 第一卷. 昆明：云南人民出版社，1959，96

23　明·刘文泰. 本草品汇精要. 北京：人民卫生出版社，1982，408

24　明·陈嘉谟. 本草蒙筌. 北京：人民卫生出版社，1988，162

25　明·李中梓. 本草征要. 见：李中梓医学全书. 北京：中国中医药出版社，1999，120

26　明·卢之颐. 本草乘雅半偈. 北京：人民卫生出版社，1986，395

27　［日］稻宣义. 炮炙全书. 北京：中医古籍出版社，1981，66

28 清·汪昂. 本草备要. 北京：中国中医药出版社，1998，92
29 清·张璐. 本经逢原. 上海：上海科学技术出版社，1959，86
30 清·吴仪洛. 本草从新. 北京：中医古籍出版社，2001，55
31 清·严西亭. 得配本草. 上海：上海卫生出版社，1957，30
32 清·沈金鳌. 要药分剂. 上海：上海科学技术出版社，1959，150
33 清·姚澜. 本草分经. 上海：上海科学技术出版社，1989，150
34 清·杨时泰. 本草述钩元. 上海：科技卫生出版社，1958，276
35 清·吴其浚. 植物名实图考. 北京：中华书局，1963，285
36 清·叶志诜. 神农本草经赞. 见：珍本医书集成（二）. 上海：上海科学技术出版社，1985，126
37 清·陈其瑞. 本草撮要. 见：珍本医书集成（二）. 上海：上海科学技术出版社，1985，28
38 清·张秉成. 本草便读. 上海：上海卫生出版社，1957，17
39 清·周岩. 本草思辨录. 北京：人民卫生出版社，1960，60

438 楮实子

Chushizi

Fructus Broussonetiae

1 定名依据

1.1 正名

1.1.1 汉文名：楮实子［桑科植物构树 Broussonetia papyrifera（L.）Vent. 的干燥成熟果实］。

1.1.2 英文名：papermulberry fruit.

1.2 依据

1.2.1 定名的文献依据

1.2.1.1 《素问病机气宜保命集》卷下肿胀论第二十四：“治水气蛊胀，洁净府。楮实子丸。楮实子（一斗，水二斗熬成膏子），白丁香（一两半），茯苓（三两去皮），上二味为细末。用楮实膏为丸，如桐子大，不计丸数，从少至多，服至小便清利，及腹胀减为度。”[1]

1.2.1.2 《本草新编》卷四：“楮实子，味甘，气微寒，无毒。入肾、肝二经。阴痿能强，水肿可退，充肌肤，助腰膝，益气力，补虚劳，悦颜色，轻身壮筋骨，明目，久服滑肠。此物补阴妙品，益髓神药。世人弃而不用者，因久服滑肠之语也。”[2]

1.2.1.3 《得配本草》卷七：“楮实子，一名谷实。甘，平。入足太阴经气分。益颜色，充肌肤，利阴气，通九窍，逐水明目。得茯苓，治水臌。得大腹皮，除水肿。调井水，治喉痹。水浸，浮者去之，酒拌蒸，焙干用。久服、多服，成骨软痿症。脾胃阴虚，肾水不足，口舌干燥，俱禁用。”[3]

1.2.1.4 《中华人民共和国药典》：“楮实子 Fructus broussonetiae　本品为桑科植物构树 Broussonetia papyrifera（L.）Vent. 的干燥成熟果实。秋季果实成熟时采收，洗净，晒干，除去灰白色膜状宿萼及杂质。”[4]

1.2.1.5 《中医大辞典·中药分册》："楮实子 出《素问病机保命集》。即楮实，详该条。"[5]

1.2.1.6 《中国中医药学主题词表》："楮实子 Fructus broussonetiae 为桑科植物构树的干燥成熟果实；属补肾药和补阴药。C 构树。"[6]

1.2.1.7 《中药志》："楮实子 本品为少常用中药。商品为桑科植物构树的干燥成熟果实。……【原植物】构树 别名：楮树、谷桑（湖南），楮桃（甘肃），谷树（江苏、浙江、上海）。Broussonetia papyrifera (L.) Vent. ——桑科 Moraceae."[7]

1.2.1.8 《中药材手册》："楮实子（《纲目》列入木部灌木类项下）本品为桑科植物构树 Broussonetia papyrifera (L.) Vent. 的干燥成熟果实。原植物系落叶乔木，野生与栽培均有。【别名】楮实米（河南）、构树子（湖北）。"[8]

1.2.1.9 《中国药材学》："楮实子 【别名】榖树，榖木子，纱纸树（广东）。【来源】本品为桑科植物楮（构）树 Broussonetia papyrifera (L.) Vent. 的果实。"[9]

1.2.2 定名选择的理由

1.2.2.1 楮实子 Fructus broussonetiae，系桑科植物构树 Broussonetia papyrifera (L.) Vent. 的干燥成熟果实。"楮实子"之名始见于宋金·刘完素《素问病机气宜保命集》，并作为本品正名记载。其后的重要本草著作如清·陈士铎《本草新编》、严西亭《得配本草》等在载录本品时均以"楮实子"作为正名，并一直沿用至今。

1.2.2.2 我国最新出版的《中华人民共和国药典》以及辞书类著作《中医大辞典·中药分册》等均以"楮实子"作为本品正名。已经广泛应用于中医药学文献的标引和检索的《中国中医药学主题词表》也以"楮实子"作为本品的正式主题词。现代本草著作如《中药志》、《中国药材学》、《中药材手册》等虽记载了不少本品各地的俗称，但也无一例外以"楮实子"作为本品的正名。说明"楮实子"作为本品正名已成为共识。

1.3 与正名等效的名词：无。

2 源流考释

楮实子［桑科植物构树 Broussonetia papyrifera (L.) Vent. 的干燥成熟果实］，原称"楮实"，始见于魏晋《名医别录》卷一："楮实，味甘，寒，无毒。主治阴痿水肿，益气，充肌肤，明目。久服不饥，不老，轻身。生少室山。一名榖实，所在有之。八月、九月采实，晒干，四十日成。叶，味甘，无毒。"[10]其后的本草著作大多即以"楮实"为正名。如南北朝·雷敩《雷公炮炙论》[11]、陶弘景《本草经集注》[12]，唐·苏敬《新修本草》[13]、孙思邈《千金翼方》[14]，宋·苏颂《本草图经》[16]、唐慎微《证类本草》[17]、佚名《增广太平和剂图经本草药性总论》[18]，明·陈嘉谟《本草蒙筌》[20]、缪希雍《炮炙大法》[22]、李中梓《雷公炮制药性解》[23]、李中梓《本草征要》[24]、卢之颐《本草乘雅半偈》[25]，清·汪昂《本草备要》[27]、张璐《本经逢原》[28]、吴仪洛《本草从新》[29]、黄宫绣《本草求真》[30]、姚澜《本草分经》[31]、杨时泰《本草述钩元》[32]、陈其瑞《本草撮要》[33]、周岩《本草思辨录》[34]等；但有的在"楮"项下介绍本品，如明·李时珍《本草纲目》[21]等。

"楮实子"之名始见于宋金·刘完素《素问病机气宜保命集》卷下肿胀论第二十四："治水气蛊胀，洁净府。楮实子丸。楮实子（一斗，水二斗熬成膏子），白丁香（一两半），茯苓（三两去皮），上二味为细末。用楮实膏为丸，如桐子大，不计丸数，从少至多，服至小便清利，及腹胀减为度。”[1] 其后清·陈士铎《本草新编》[2]、严西亭《得配本草》[3] 等均以“楮实子”为正名。

古代著作中记载的本品异名尚有“榖实”《名医别录》[10]，“斑谷”、“构”、“谷”《本草图经》[16]，“榖纸”、“楮纸”、“榖皮衣”《证类本草》[17]，“楮桃”《御药院方》[19]，“谷实”、“谷桑”《本草蒙筌》[20]，“榖桑”、“楮桑”、“楮实”《本草纲目》[21]，“构树子”《本草述钩元》[32] 等。如《名医别录》曰：“楮实，味甘，寒，无毒。……一名榖实，所在有之。”[10]《本草图经》曰：“楮实，生少室山，今所在有之。此有二种：一种皮有斑花纹，谓之斑谷，今人用为冠者；一种皮无花，枝叶大相类。……仙方单服其实。正赤时，收取中子，阴干，筛末，水服二钱匕，益久乃佳，俗谓之谷。一说谷田久废必生构。叶有瓣曰楮，无曰构。”[16]《证类本草》曰：“楮实，味甘，寒，无毒。主阴痿，水肿，益气充肌肤，明目。久服不饥不老，轻身。生少室山。一名谷实。所在有之。……陶隐居云：此即今谷（音构）树也。仙方采捣取汁和丹用，亦干服，使人通神见鬼。南人呼谷纸，亦为楮纸，武陵人作谷皮衣，又甚坚好尔。”[17]《御药院方》曰：“皇后洗面药，川芎、细辛、附子、藁本、藿香、冬瓜子、沉香（各一两），白檀（二两）、楮桃（半斤）……上为细末。”[19]《本草蒙筌》曰：“楮实，味甘，气寒。无毒。……（谟）按：楮有二种，名亦不同。叶有瓣曰楮，叶无瓣曰构。音彀。一说皮斑者楮，皮白者构。多生久废谷田，结实味甘，又因名曰谷实也。诗云：爰有树檀，其下维谷是尔。即今幽州，犹云谷桑。”[20]《本草纲目》曰：“楮《别录·上品》。【释名】榖（音媾。亦作构），榖桑。颂曰：陆机《诗疏》云：构，幽州谓之榖桑，或曰楮桑。荆扬、交广谓之榖。……楮实：亦名榖实《别录》、楮桃《纲目》。”[21]《本草述钩元》卷二十四：“楮实，即今构树子。亦名谷实。楮谷一种。但分雌雄。”[32] 此外唐·段成式《酉阳杂俎》记载有本品原植物“构树”的异名“构”[15]。

现代有关著作多沿用《素问病机气宜保命集》的记载以“楮实子”作为本品正名，如《中华人民共和国药典》[4]、《中医大辞典·中药分册》[5]、《中国中医药学主题词表》[6]、《中药志》[7]、《中药材手册》[8]、《中国药材学》[9] 等。但有的以“楮实”为正名，如《中药大辞典》[36]、《中国医学百科全书·中医学》[37]、《中华本草》[38]；有的以“构树”为正名，如《全国中草药汇编》[35]。同时尚记载有“谷树”、“楮树”《中药志》[7]，“楮实米”、“构树子”《中药材手册》[8]，“沙纸树”、“谷木”、“谷浆”《全国中草药汇编》[35]，“榖子”、“角树子”“榖树子”、“榖树卵子”、“野杨梅子”、“构泡”、“榖木子”《中药大辞典》[36]，“彀树”、“彀木子”《中国药材学》[9] 等各地的俗称。还记载有本品原植物“构树”的异名“楮树”、“谷桑”、“谷树”《中药志》[7]，“榖”、“榖桑”、“楮桑”、“斑榖”、“楮桃树”、“酱黄木”、“榖浆树”、“奶树”、“当当树”、“柯树”、“榖沙树”、“沙纸木”、“造纸树”、“纱纸树”、“壳树”、“楮”《中药大辞典》[36] 等。

3　附录

3.1　又称：无。

3.2　俗称：谷树（江苏、浙江、上海）、楮树（湖南），楮实米（河南）、构树子（湖北），沙纸树（广东、广西）、谷木、谷浆，榖子、角树子、树子、榖树卵子、野杨梅子、构泡、榖木子，穀树、穀木子。

3.3　曾称：楮实、榖实《名医别录》，斑谷、构、谷《本草图经》，榖纸、楮纸、榖皮衣《证类本草》，楮桃《御药院方》，谷实、谷桑《本草蒙筌》，榖桑、楮桑、榖、榖实《本草纲目》，构树子《本草述钩元》。

3.4　原植物名称：构树，楮树、谷桑（湖南），谷树（江苏、浙江、上海），榖，楮，榖桑，楮桑，构，斑榖，楮桃树，酱黄木，榖浆树，奶树，峃峃树，柯树，榖沙树，沙纸木，造纸树，纱纸树，壳树。

4　文献通考

《名医别录》卷一："楮实，味甘，寒，无毒。主治阴痿水肿，益气，充肌肤，明目。久服不饥，不老，轻身。生少室山。一名榖实，所在有之。八月、九月采实，晒干，四十日成。叶，味甘，无毒。主治小儿身热，食不生肌，可作浴汤；又治恶疮，生肉。树皮，主逐水，利小便。"[10]

《雷公炮炙论》卷上："楮实，雷公云：凡使，采得后，用水浸三日，将物搅旋，投水，浮者去之。然后晒干，却用酒浸一伏时，了，便蒸，从巳至亥，出，焙令干用。"[11]

《本草经集注·草木上品》："楮实，味甘，寒，无毒。主治阴痿水肿，益气，充肌肤，明目。久服不饥，不老轻身。生少室山，一名榖实，所在有之。八月、九月采实，日干，四十日成。叶，味甘，无毒。主治小儿身热，食不生肌，可作浴汤。又主治恶疮生肉。树皮，主逐水，利小便。茎，主瘾疹痒，单煮洗浴。其皮间白汁治癣。此即今榖树子也，《仙方》采捣取汁和丹用，亦干服，使人通神见鬼。南人呼榖纸，亦为楮纸，作褚音。武陵人作榖皮衣，又甚坚好尔也。"[12]

《新修本草》卷十二："楮实，味甘，寒，无毒。主阴痿水肿，益气，充肌肤，明目。久服不饥，不老轻身。生少室山，一名榖实，所在有之。八月、九月采实，晒干，四十日成。叶，味甘，无毒。主小儿身热，食不生肌，可作浴汤。又主恶疮生肉。树皮，主逐水，利小便。茎，主瘾疹痒，单煮洗浴。其皮间白汁疗癣。此即今榖树子也，仙方采捣取汁和丹用，亦干服，使人通神见鬼。南人呼榖纸，亦为楮纸，作褚音。武陵人作榖皮衣，又甚坚好耳也。"[13]

《千金翼方》卷三："楮实，味甘，寒，无毒。主阴痿水肿，益气，充肌肤，明目。久服不饥不老，轻身。生少室山。一名榖实。所在有之，八月九月采实，晒干，四十日成。"[14]

《酉阳杂俎》卷十七："构榖田久废必生构，叶有瓣曰楮，无曰构。"[15]

《本草图经》卷十："楮实，生少室山，今所在有之。此有二种：一种皮有斑花纹，谓之斑谷，今人用为冠者；一种皮无花，枝叶大相类。但取其叶似葡萄叶作瓣而有子者为佳。其实初夏生，如弹丸，青绿色，至六、七月渐深红色，乃成熟。八月、九月采，水浸，去皮、穰，取中子，日干。仙方单服其实。正赤时，收取中子，阴干，筛末，水服二钱匕，益久乃佳，俗谓之谷。一说谷田久废必生构。叶有瓣曰楮，无曰构。"[16]

《证类本草》卷十二："楮实，味甘，寒，无毒。主阴痿，水肿，益气充肌肤，明目。久服不饥不老，轻身。生少室山。一名榖实。所在有之。八月、九月采实，晒干，四十日成……陶隐居云：此即今榖（音构）树也。仙方采捣取汁和丹用，亦干服，使人通神见鬼。南人呼穀纸，亦为楮纸，武陵人作穀皮衣，又甚坚好尔。"[17]

《增广太平和剂图经本草药性总论·木部上品》："楮实，味甘，寒，无毒。主阴痿，水肿，益气，充肌肤，明目。叶：主小儿身热，恶疮。皮：主逐水，利小便。茎：主瘾疹痒。皮间白汁：疗癣。《药性论》云：皮：治水肿气满。叶：干炒末，搜面作餺饦食，主水痢。日华子云：楮实壮筋骨，助阳气，补虚劳，助膝。叶：治刺风身痒。汁：敷蛇虫伤，犬咬。"[18]

《素问病机气宜保命集》卷下肿胀论第二十四："治水气蛊胀，洁净府。楮实子丸。楮实子（一斗，水二斗熬成膏子），白丁香（一两半），茯苓（三两去皮），上二味为细末。用楮实膏为丸，如桐子大，不计丸数，从少至多，服至小便清利，及腹胀减为度。"[1]

《御药院方》卷十："皇后洗面药，川芎、细辛、附子、藁本、藿香、冬瓜子、沉香（各一两），白檀（二两），楮桃（半斤），白术（半两），丝瓜（四个），甘草（二两），生栗子第二皮（半两），杜苓苓（二两），广苓苓（一两），白芨（二两），白蔹（一两半），土瓜根（一两），阿胶，吴白芷（二两），白茯苓（二两），脑子（二钱半），皂角末（一两），糯米粉（一斤半）上为细末。"[19]

《本草蒙筌》卷四："楮实，味甘，气寒。无毒。近道虽有，荥阳（属河南）独多。每产废田，又名谷实。叶类葡萄作瓣，实如弹子结蓬……（谟）按：楮有二种，名亦不同。叶有瓣曰楮，叶无瓣曰构。音彀。一说皮斑者楮，皮白者构。多生久废谷田，结实味甘，又因名曰谷实也。诗云：爰有树檀，其下维谷是尔。即今幽州，犹云谷桑。荆杨交广，咸谓之构。每逢秋月，剥取其皮。"[20]

《本草纲目》卷三十六："楮《别录·上品》。【释名】穀（音媾。亦作构）、穀桑。颂曰：陆机《诗疏》云：构，幽州谓之穀桑，或曰楮桑。荆扬、交广谓之穀。……【集解】《别录》曰：楮实生少室山，所在有之。八月、九月采实晒干，四十日成。弘景曰：此即今构树也。南人呼穀纸亦为楮纸。武陵人作穀皮衣，甚坚好……楮实亦名穀实《别录》、楮桃《纲目》。"[21]

《炮炙大法·木部》："楮实（凡使，采得后用水浸三日。将物搅旋投水，浮者去之。晒干，用酒浸一伏时，了，便蒸。从巳至亥出，焙，令干用之）。"[22]

《雷公炮制药性解》卷五："楮实，味甘，性平无毒，入肾经。主补虚劳，壮阴痿，助腰膝，退水肿，坚筋骨，益气力，充肌肤，悦颜色，明耳目。久服长生，酒浸一宿蒸用。树汁，涂癣及蝎螫。树皮，主逐水利小便。叶，主小儿身热，煎汤洗恶疮，长肌肉，茎主瘾疹作痒，单煮洗浴。"[23]

《本草征要》卷三："楮实，味甘，性寒，无毒。入脾经。健脾消水肿，益气充肌肤。楮实，虽能消水健脾，然脾胃虚寒者勿用。"[24]

《本草乘雅半偈》第八帙："楮实《别录·中品》。【气味】甘寒，无毒。【主治】主阴痿，水肿，益气，充肌，明目。久服不饥，不老轻身……【參】曰：恶木之中，有名曰楮、曰谷、曰构。叶无瓣者构，有瓣者楮。皮白者谷，皮斑者楮也。相感志云：楮浆可以团丹砂。语云楮胶作金石之漆者是也。"[25]

《本草新编》卷四："楮实子，味甘，气微寒，无毒。入肾、肝二经。阴痿能强，水肿可退，充肌肤，助腰膝，益气力，补虚劳，悦颜色，轻身壮筋骨，明目，久服滑肠。此物补阴妙品，益髓神药。世人弃而不用者，因久服滑肠之语也。”[2]

《炮炙全书》卷三：“楮实，甘，寒。投水浮者去之，以酒浸一时，焙干用。”[26]

《本草备要·木部》：“楮实，平，补，助阳。甘寒。助阳气，起阴痿，补虚劳，壮筋骨，明目充肌。（时珍曰：《别录》、《大明》皆云楮实大补益，而《修真秘书》又云久服令人骨痿，《济生秘览》治骨哽用楮实煎汤，岂非软骨之征乎？《本草发明》甚言其功，而云今补药中罕用，惜未之察耳。）取子浸去浮者，酒蒸用。楮皮善行水。治水肿气满。（皮可为纸。楮汁和白芨飞面，调糊接纸，永不解脱。）”[27]

《本经逢原》卷三：“楮实，俗名谷树子根，皮名谷白皮。甘平无毒。发明，楮实走肝肾血分《别录》，治阴痿水肿，益气充肌，明目。《大明》言，壮筋骨，助阳气，补虚劳，健腰膝，益颜色。而《修真秘旨》言，久服令人骨软。《济生秘旨》言，治骨鲠用楮实煎汤服之，岂非软骨之征乎。”[28]

《本草从新》卷九：“楮实，一名谷实。泻软坚。甘寒而利，消水肿，疗骨哽，明目软坚。（时珍曰：别录大明、皆云大补益、而修真秘书又云：久服令人骨痿、济生秘览、治骨哽用楮实煎汤、岂非软骨之证乎。南唐书云：烈祖食饴、喉中噎、国医莫能愈、吴廷绍独请进楮实汤、一服疾失去、群医他日取用、皆不验、叩廷绍、答云：噎因甘起、故以此治之、此即治骨鲠软坚之义尔、群医用治他噎、故不验也、洛按、陶隐居苏颂抱朴子、皆甚言其功、而方书用之为补者、除杨氏还少丹而外、不多见、其他如外台秘要用以敷治身面石疽、机要用以治水气蛊胀、集简用以治喉风喉痹、直指用以治肝热生翳、无非凉泻软坚之义、则古本诸说、未可信也。）”[29]

《得配本草》卷七：“楮实子，一名谷实。甘，平。入足太阴经气分。益颜色，充肌肤，利阴气，通九窍，逐水明目。得茯苓，治水臌。得大腹皮，除水肿。调井水，治喉痹。水浸，浮者去之，酒拌蒸，焙干用。久服、多服，成骨软痿症。脾胃阴虚，肾水不足，舌干燥，俱禁用。”[3]

《本草求真·上编》：“楮实（灌木），滋肾阴过服骨痿。楮实（专入肾），书言味甘气寒。虽于诸脏阴血有补，得此颜色润，筋骨壮，腰膝健，肌肉充，水肿消。以致阴痿起，阳气助，是明指其阳旺阴弱，得此阴血有补，故能使阳不胜而助。非云阳痿由于阳衰，得此可以助阳也。若以纯阴之品可以补阳。则于理甚不合矣。”[30]

《本草分经·原例》：“楮实，甘寒而利，消水软坚疗骨哽。皮甘平行水。叶甘凉，祛湿热治痢。”[31]

《本草述钩元》卷二十四：“楮实，即今构树子。亦名谷实，楮谷一种，但分雌雄。雄者皮无斑纹，叶无叉桠，三月开花，成长穗若柳絮状。不实。雌者斑点，叉丫全异，四月开花，结实若杨梅半熟，初夏青绿，六七月渐深红，八九月采。水浸，去皮穰，取中子，晒干用。”[32]

《本草撮要》卷二：“楮实，味甘，入足太阴少阴经。功专软骨。得茯苓治水气臌胀，研末涂身面石疽。水浸取沉香，酒蒸用，皮治水肿气满尤捷。以汁和白芨飞面，调和接纸，永不解脱。叶甘凉，祛湿热，治老少下痢瘴痢。为末，白痢姜汤下，赤痢沙糖汤下。一名谷实。”[33]

《本草思辨录》卷四：“楮实，本经与陶隐居、抱朴子皆甚言楮实之功，而方书用于补剂者，杨氏还少丹外不多见。大抵以其物贱，而修真秘旨又言久服成骨软，与济生秘览治骨哽，遂不复重。诸家亦未有发明其所以然者。”[34]

《中药志》：“楮实子　本品为少常用中药。商品为桑科植物构树的干燥成熟果实。……【原植物】构树　别名：楮树、谷桑（湖南），楮桃（甘肃），谷树（江苏、浙江、上海）。Broussonetia papyrifera（L.）Vent. ——桑科 Moraceae.”[7]

《中药材手册》：“楮实子（《纲目》列入木部灌木类项下）本品为桑科植物构树 Broussonetia papyrifera（L.）Vent. 的干燥成熟果实。原植物系落叶乔木，野生与栽培均有。【别名】楮实米（河南）、构树子（湖北）。”[8]

《全国中草药汇编》：“构树　别名：楮实子、楮树、沙纸树、谷木、谷浆树。来源：为桑科楮属植物构树 Broussonetia papyrifera（L.）Vent.，以乳液、根皮、树皮、叶、果实及种子入药。”[35]

《中药大辞典》：“楮实《别录》　【异名】榖实、榖子《千金方》，楮实子《素问病机保命集》，楮桃《濒湖集简方》，角树子、野杨梅子《江苏植药志》，构泡《重庆草药》，榖木子、榖树子、榖树卵子《上海常用中草药》。【基原】为桑科植物构树的果实。【原植物】构树 Broussonetia papyrifera（L.）Vent.，又名：榖《诗经》，楮《说文》，榖桑、楮桑（陆玑《诗疏》），构《酉阳杂俎》，斑榖《本草图经》，楮桃树《救荒本草》，酱黄木《岭南采药录》，榖浆树、奶树、噹噹树、柯树、榖沙树、沙纸木、造纸树、纱纸树、壳树。”[36]

《中医大辞典·中药分册》：“楮实子　出《素问病机保命集》。即楮实，详该条。”[5]

《中国医学百科全书·中医学》：“楮实　始载于《名医别录》。又名榖实、榖子、榖木子，楮桃。为桑科植物构树 Broussonetia papyrifera（L.）Vent. 的果实。8～10月果实成熟呈红色时采收，洗净，晒干，除去灰白色膜状宿萼及杂质。”[37]

《中国药材学》：“楮实子　【别名】穀树，穀木子，纱纸树（广东）。【来源】本品为桑科植物楮（构）树 Broussonetia papyrifera（L.）Vent. 的果实。”[9]

《中国中医药学主题词表》：“楮实子 Fructus broussonetiae　为桑科植物构树的干燥成熟果实；属补肾药和补阴药。C 构树。”[6]

《中华本草》：“楮实《别录》【异名】榖实《别录》，榖子《千金要方》，楮实子《保命集》，楮桃《御药院方》，角树子、野杨梅子《江苏植药志》，构泡《重庆草药》【来源】为桑科植物构树的果实。【原植物】构树 Broussonetia papyrifera（L.）Vent. ［Marus papyrifera L.］又名：榖《诗经》，楮《说文》，榖桑、楮桑《诗疏》，构《酉阳杂俎》，斑榖《本草图经》，楮桃树《救荒本草》，酱黄木《岭南采药录》，沙纸树（广西）。”[38]

《中华人民共和国药典》：“楮实子 Fructus broussonetiae　本品为桑科植物构树 Broussonetia papyrifera（L.）Vent. 的干燥成熟果实。秋季果实成熟时采收，洗净，晒干，除去灰白色膜状宿萼及杂质。”[4]

5　参考文献

1　金·刘完素. 素问病机气宜保命集. 见：金元四大医学家名著集成. 北京：中国中医药出版社，1995，146

2　清·陈士铎. 本草新编. 北京：中国中医药出版社，1996，200

3　清·严西亭. 得配本草. 上海：上海卫生出版社，1957，23

4 国家药典委员会. 中华人民共和国药典. 一部. 北京：化学工业出版社，2000，275
5 《中医大辞典》编辑委员会. 中医大辞典·中药分册. 北京：人民卫生出版社，1982，354
6 吴兰成主编. 中国中医药学主题词表. 北京：中医古籍出版社，1996，49
7 中国医学科学院药物研究所等. 中药志. 第三册. 北京：人民卫生出版社，1993，614
8 中华人民共和国卫生部药政管理局. 中药材手册. 北京：人民卫生出版社，1998，379
9 徐国钧等主编. 中国药材学. 北京：中国医药科技出版社，1996，1018
10 魏晋·名医别录. 北京：人民卫生出版社，1986，41
11 南北朝·雷敩. 雷公炮炙论. 上海：上海中医学院出版社，1986，33
12 南北朝·陶弘景. 本草经集注. 北京：人民卫生出版社，1994，125
13 唐·苏敬等撰. 新修本草. 合肥：安徽科学技术出版社，1981，319
14 唐·孙思邈. 千金翼方. 北京：人民卫生出版社，1955，36
15 唐·段成式. 酉阳杂俎. 上海：上海商务印书馆，1996
16 宋·苏颂. 本草图经. 合肥：安徽科学技术出版社，1994，354
17 宋·唐慎微. 证类本草. 北京：人民卫生出版社，1957，300
18 宋·佚名. 增广太平和剂图经本草药性总论. 见：增广太平惠民和剂局方. 海口：海南出版社，2002，464
19 元·许国桢. 御药院方. 北京：人民卫生出版社，1992，703
20 明·陈嘉谟. 本草蒙筌. 北京：人民卫生出版社，1988，212
21 明·李时珍. 本草纲目. 北京：人民卫生出版社，1982，2074
22 明·缪希雍. 炮炙大法. 明末庄继先校刻本
23 明·李中梓. 雷公炮制药性解. 见：中国医学大成（二）. 长沙：岳麓书社，1990，155
24 明·李中梓. 本草征要. 见：李中梓医学全书. 北京：中国中医药出版社，1999，136
25 明·卢之颐. 本草乘雅半偈. 北京：人民卫生出版社，1986，483
26 ［日］稻宣义. 炮炙全书. 北京：中医古籍出版社，1981，117
27 清·汪昂. 本草备要. 北京：中国中医药出版社，1998，137
28 清·张璐. 本经逢原. 上海：上海科学技术出版社，1959，182
29 清·吴仪洛. 本草从新. 北京：中医古籍出版社，2001，123
30 清·黄宫绣. 本草求真. 上海：上海科学技术出版社，1959，37
31 清·姚澜. 本草分经. 上海：上海科学技术出版社，1989，163
32 清·杨时泰. 本草述钩元. 上海：科技卫生出版社，1958，516
33 清·陈其瑞. 本草撮要. 见：珍本医书集成（二）. 上海：上海科学技术出版社，1985，33
34 清·周岩. 本草思辨录. 北京：人民卫生出版社，1960，132
35 《全国中草药汇编》编写组. 全国中草药汇编. 下册. 北京：人民卫生出版社，1996，356
36 江苏新医学院. 中药大辞典. 上海：上海科学技术出版社，1977，2289
37 《中医学》编辑委员会. 中国医学百科全书·中医学. 上海：上海科学技术出版社，1997，1245
38 国家中医药管理局《中华本草》编委会. 中华本草. 第二册. 上海：上海科学技术出版社，1999，470

439　棕榈

Zonglü

Petiolus Trachycarpi

1　定名依据

1.1　正名

1.1.1　汉文名：棕榈［棕榈科植物棕榈 Trachycarpus fortunei（Hook. f.）H. Wendl. 的干燥叶柄］。

1.1.2　英文名：fortune windmillpalm petiole.

1.2　依据

1.2.1　定名的文献依据

1.2.1.1　《证类本草》卷十四："栟榈木皮，味苦、涩，平，无毒。烧作灰，主破血止血。初生子黄白色，作房如鱼子。有小毒。破血，但戟人喉，未可轻服。皮作绳，入土千岁不烂。昔有人开冢得之，索已生根。此木类，岭南有虎散、桄榔、冬叶、蒲葵、椰子、槟榔、多罗等，皆相似。各有所用。栟榈一名棕榈，即今川中棕榈。"[1]

1.2.1.2　《本草纲目》卷三十五："棕榈（宋《嘉祐》）。【释名】栟榈……【附方】新六。鼻血不止：棕榈灰，随左右吹之（黎居士方）。血崩不止：棕榈皮，（烧存性，）空心淡酒服三钱。一方：加煅白矾等分。"[2]

1.2.1.3　《本经逢原》卷三："棕榈，苦涩平，无毒。陈久者良。发明，棕灰性涩，失血去多瘀滞已尽者，用之切当，取涩以固脱也。如积瘀未尽，误服则气滞血瘀，益增痛结之患矣。"[3]

1.2.1.4　《本草从新》卷八："棕榈，涩、止血。苦能泄热，涩可收脱，烧黑能止血。（红见黑则止、同侧柏、卷柏烧存性、饭丸、止远年下血、亦可煎服。）治吐衄崩带，肠风下痢，惟去血过多，滑而不止者宜之。若早服，恐停瘀为害。年久败棕良，与发灰同用尤佳。烧黑，须存性，不可烧过。窨地上，出火毒。"[4]

1.2.1.5　《得配本草》卷七："棕榈，苦、涩、平。治泻痢肠风，止崩中带下。得发炭，治吐衄。配乌贼骨，治血淋。和枯矾末，治血崩。和蜜、茶，治肠血。（合栝蒌炭亦可。）合侧柏、卷柏炭，饭丸，止远年下血不止。"[5]

1.2.1.6　《本草撮要》卷二："棕榈，味苦，入足厥阴经。功专泄热收脱。得侧柏、卷柏、炙灰存性服之，止远年下血。以及吐衄下痢崩带，肠风下血。凡九窍流溢及金疮跌打诸血。烧灰涂之即止。惟用年久败棕良，与发灰同用尤佳。"[6]

1.2.1.7　《中华人民共和国药典》："棕榈 Petiolus trachycarpi　本品为棕榈科植物棕榈 Trachycarpus fortunei（Hook. f.）H. Wendl. 的干燥叶柄。采棕时割取旧叶柄下延部分及鞘片，除去纤维状的棕毛，晒干。"[7]

1.2.1.8　《中国中医药学主题词表》："棕榈 Trachycarpus wagnerianus　属棕榈科。"[8]

1.2.1.9　《中药材手册》："棕榈（《纲目》列入木部乔木类）本品为棕榈科植物棕榈

Trachycarpus fortunei H. Wendl. 的干燥叶柄。原植物系常绿乔木。均为栽培，喜生于暖地。其叶鞘纤维经炭化后为药材陈棕炭，成熟果实为药材棕榈子，亦均可入药。【别名】棕板。"[9]

1.2.1.10 《全国中草药汇编》："棕榈 别名：棕衣树、棕树、陈棕、桂棕板、棕骨、棕皮。来源：为棕榈科棕榈属植物棕榈 Trachycarpus fortunei (Hook.) H. Wendl. 和棕树 T. wagnerianus becc. 的叶柄及陈久的叶柄或鞘片的纤维；棕榈子（果实）也可入药。"[10]

1.2.1.11 《中国药材学》："棕榈 【别名】陈棕皮，棕衣树。【来源】本品为棕榈科植物棕榈 Trachycarpus fortunei (Hook. f.) H. Wendl. 的叶柄。"[11]

1.2.2 定名选择的理由

1.2.2.1 棕榈 Petiolus trachycarpi，系棕榈科植物棕榈 Trachycarpus fortunei (Hook. f.) H. Wendl. 的干燥叶柄。本品入药始载于唐·陈藏器《本草拾遗》，"棕榈"作为本品正名始见于明·李时珍《本草纲目》。其后历代重要本草著作如清·张璐《本经逢原》、吴仪洛《本草从新》、严西亭《得配本草》、陈其瑞《本草撮要》等在载录本品时多以"棕榈"作为正名，并一直沿用至今。

1.2.2.2 我国最新出版的《中华人民共和国药典》及现代本草著作如《全国中草药汇编》、《中国药材学》及《中药材手册》、《全国中药炮制规范》等均以"棕榈"作为本品的正名。已经广泛应用于中医药学文献的标引和检索的《中国中医药学主题词表》也以"棕榈"作为本品的正式主题词。说明"棕榈"作为本品正名已成为共识。

1.3 与正名等效的名词：无。

2 源流考释

棕榈［棕榈科植物棕榈 Trachycarpus fortunei (Hook. f.) H. Wendl. 的干燥叶柄］入药始见于唐·陈藏器《本草拾遗》，以"栟榈木皮"为正名。如《证类本草》引《本草拾遗》曰："栟榈木皮，味苦、涩，平，无毒。烧作灰，主破血止血。……此木类，岭南有虎散、桄榔、冬叶、蒲葵、椰子、槟榔、多罗等，皆相似。各有所用。栟榈一名棕榈，即今川中棕榈。"[12]其后本草著作多在原植物"棕榈"下介绍本品，如宋·苏颂《本草图经》[13]、唐慎微《证类本草》[12]等。

"棕榈"作为本品正名始见于明·李时珍《本草纲目》卷三十五："棕榈（宋《嘉祐》）。【释名】栟榈。……【附方】新六。鼻血不止：棕榈灰，随左右吹之（黎居士方）。血崩不止：棕榈皮，（烧存性，）空心淡酒服三钱。一方：加煅白矾等分。"[2]其后有的以"棕榈皮"为正名记载本品，如明·李中梓《本草征要》[14]、日本稻宣义《炮炙全书》[15]、沈金鳌《要药分剂》[16]、杨时泰《本草述钩元》[17]等；有的以"棕皮"为正名，如清·赵其光《本草求原》[18]。但大多即沿用《本草纲目》的记载以"棕榈"为正名记载本品，如清·张璐《本经逢原》[3]、叶桂《本草经解》[19]、吴仪洛《本草从新》[4]、严西亭《得配本草》[5]、陈其瑞《本草撮要》[6]等。

古代著作中记载的本品异名尚有"棕毛"《普济方》[20]，"棕榈皮"《百一选方》[2]，"棕皮毛"（《本草纲目》引明·张时彻《摄生众妙方》）[2]，"棕皮"《本草求原》[18]。如明·朱橚《普济方》卷三百三十一："赤白带下 （附论）夫带下有三十六种。色虽不同。……棕毛散，治赤白带下。血崩漏下。胎气久冷。脐腹疼痛。棕毛（烧灰存性），蒲黄

（炒各等分）上每服三钱，好酒调下，空心食前，日进二服。”[20]《本草纲目》引《百一选方》曰：“下血不止：棕榈皮半斤，栝蒌一个，烧灰。每服二钱，米饮调下。”[2]《本草纲目》：“小便不通：棕皮毛（烧存性），以水酒服二钱即通利，累试甚验《摄生方》。”[2]《本草求原》卷之三：“棕皮，丝缕错综，故能引血归经，止上下失血，止下血尤良。”[18]

现代有关著作大多以“棕榈”作为本品正名，如《中华人民共和国药典》[7]、《中国中医药学主题词表》[8]、《中药材手册》[9]、《全国中草药汇编》[10]、《中国药材学》[11]；有的以“棕榈皮”为正名，如《中药大辞典》[21]、《中医大辞典·中药分册》[22]、《中国医学百科全书·中医学》[23]、《中华本草》[24]；有的以“棕板”为正名，如《中药志》[25]。同时尚记载有“棕板”《中药材手册》[9]，“棕衣树”、“棕树”、“棕骨”、“陈棕”、“桂棕板”、“棕骨”《全国中草药汇编》[10]，“棕榈木皮”《中国医学百科全书·中医学》[23]，“陈棕皮”《中国药材学》[11]，“棕树皮毛”《中华本草》[24]等各地的俗称。还记载有本品原植物“棕榈”的异名“棕树”、“山棕”、“棕衣树”《中药志》[25]，“棕”、“栟榈”、“百叶草”、“定海针”《中药大辞典》[21]，“棕葵花”《中华本草》[24]等。

3　附录

3.1　又称：陈棕炭、棕皮炭（饮片规格名），棕板、陈棕、陈棕皮、棕骨（药材商品名）。

3.2　俗称：棕板，棕衣树，棕树，陈棕，桂棕板，棕骨，陈棕皮，棕榈木皮，棕树皮毛。

3.3　曾称：栟榈木皮《本草拾遗》，棕毛《普济方》，棕榈皮《百一选方》，棕皮毛《摄生众妙方》，棕皮《本草求原》。

3.4　原植物名称：棕榈，棕树（广西、四川、浙江），山棕、棕衣树（广西），棕，栟榈，棕葵花（广西）。

4　文献通考

《本草图经》卷十二：“棕榈，亦曰栟榈。出岭南及西川，江南亦有之。木高一、二丈，旁无枝条；叶大而圆，歧生枝端，有皮相重，被于四旁，每皮一匝为一节，二旬一采，转复生上。六、七月生黄白花；八、九月结实，作房如鱼子，黑色。九月、十月采其皮木用。《山海经》曰：石脆（一作翠）之山，其木多棕是也。”[13]

《证类本草》卷十四：“棕榈　子：平，无毒。涩肠，止泻痢肠风，崩中带下及养血。皮：平，无毒。止鼻洪吐血，破癥，治崩中带下，肠风赤白痢，入药烧灰用，不可绝过。（新补　见陈藏器、日华子。）”[12]

《证类本草》卷十四：“栟榈木皮，味苦、涩，平，无毒。烧作灰，主破血止血。初生子黄白色，作房如鱼子。有小毒。破血，但戟人喉，未可轻服。皮作绳，入土千岁不烂。昔有人开冢得之，索已生根。此木类，岭南有虎散、桄榔、冬叶、蒲葵、椰子、槟榔、多罗等，皆相似。各有所用。栟榈一名棕榈，即今川中棕榈。”[1]

《普济方》卷三百三十一：“赤白带下（附论）带下有三十六种。色虽不同。……棕毛散，治赤白带下。血崩漏下。胎气久冷。脐腹疼痛。棕毛（烧灰存性），蒲黄（炒各等分）上每服三钱，好酒调下，空心食前，日进二服。”[20]

《本草纲目》卷三十五：“棕榈（宋《嘉祐》）。【释名】栟榈。……【附方】新六。

鼻血不止：棕榈灰，随左右吹之（黎居士方）。血崩不止：棕榈皮，（烧存性）空心淡酒服三钱。一方：加煅白矾等分《妇人良方》。血淋不止：棕榈皮（半烧半炒）为末，每服二钱，甚效《卫生家宝方》。下血不止：棕榈皮半斤，栝蒌一个，烧灰。每服二钱，米饮调下《百一选方》。水谷痢下：棕榈皮烧研，水服方寸匕《近效方》。小便不通：棕皮毛（烧存性），以水酒服二钱即通利，累试甚验《摄生方》。"[2]

《本草征要》卷二："棕榈皮，味苦、涩，性平，无毒。吐血鼻红肠毒病。十全奇效。崩中带下赤白痢，一切神功。性涩，故止血有功，然惟血去已多，滑而不止者，宜之。若早服，恐停瘀为害。火炒烟尽，存性，窨地上，出火毒。"[14]

《炮炙全书》卷三："棕榈皮，苦、涩，平。烧存性用。"[15]

《本经逢原》卷三："棕榈，苦涩平，无毒，陈久者良。发明，棕灰性涩，失血去多瘀滞已尽者，用之切当，取涩以固脱也。如积瘀未尽，误服则气滞血瘀，益增痛结之患矣。"[3]

《本草分经·原例》："棕榈，苦涩，泄热收脱，烧黑能止远年下血。"[19]

《本草从新》卷八："棕榈，涩、止血。苦能泄热，涩可收脱，烧黑能止血。（红见黑则止、同侧柏、卷柏烧存性、饭丸、止远年下血、亦可煎服。）治吐衄崩带，肠风下痢。惟去血过多，滑而不止者宜之。若早服，恐停瘀为害。年久败棕良，与发灰同用尤佳。烧黑，须存性，不可烧过。窨地上，出火毒。"[4]

《得配本草》卷七："棕榈，苦、涩、平。治泻痢肠风，止崩中带下。得发炭，治吐衄。配乌贼骨，治血淋。和枯矾末，治血崩。和蜜、茶，治肠血。（合栝蒌炭亦可）合侧柏、卷柏炭，饭丸，止远年下血不止。"[5]

《要药分剂》卷九："棕榈皮，味苦涩。性平。无毒。感微阳之气而生。【主治】主鼻衄、吐血、破癥。治肠风、赤白痢、崩中带下。烧存性用（大明）。主金疮、疥癣、能生肌止血（李珣）。"[16]

《本草述钩元》卷二十三："棕榈皮，气味苦涩平。止味衄，破癥。治肠风赤白痢，崩中带下（俱烧灰存性用）。烧黑性涩。凡失血去多，淤滞已尽者，用之为当。与乱发同用。更良。年久败棕，入药尤妙。下血不止，棕榈皮半斤，栝蒌一个，烧灰。每服二钱，米饮调下。"[17]

《本草求原》卷之三："棕皮，丝缕错综，故能引血归经，止上下失血，止下血尤良。"[18]

《本草撮要》卷二："棕榈，味苦。入足厥阴经。功专泄热收脱。得侧柏、卷柏，炙灰存性服之，止远年下血。以及吐衄下痢崩，肠风下血。凡九窍流溢及金疮跌打诸血，烧灰涂之即止。惟用年久败棕良，与发灰同用尤佳。"[5]

《中药志》："棕板　本品为少常用中药。为棕榈科植物棕榈的叶柄下延部分及叶鞘纤维状物。市售商品前者称棕板，后者称陈棕。【原植物】棕榈　别名：棕树（广西、四川、浙江），山棕，棕衣树（广西）。Trachycarpus fortunei (Hook. f.) H. Wendl. (Chamaerops fortumei Hook. f.; Trachycarpus excelsus Wendl.) ——棕榈科 Palmae."[25]

《中药材手册》："棕榈（《纲目》列入木部乔木类）本品为棕榈科植物棕榈 Trachycarpus fortunei H. Wendl. 的干燥叶柄。原植物系常绿乔木。均为栽培，喜生于暖地。其叶鞘纤维经炭化后为药材陈棕炭，成熟果实为药材棕榈子，亦均可入药。【别名】棕板。”[9]

《全国中草药汇编》：“棕榈　别名：棕衣树、棕树、陈棕、桂棕板、棕骨、棕皮。来源：为棕榈科棕榈属植物棕榈 Trachycarpus fortunei（Hook. f.）H. Wendl. 和棕树 T. wagnerianus becc. 的叶柄及陈久的叶柄或鞘片的纤维；棕榈子（果实）也可入药。”[10]

《中药大辞典》：“棕榈皮《日华子本草》【异名】栟榈木皮《本草拾遗》，棕毛《普济方》，棕皮《本草求原》。【基原】为棕榈科植物棕榈的叶鞘纤维。【原植物】棕榈《本草拾遗》Trachycarpus wagnerianus Becc.，又名：棕《山海经》，栟榈（杨孚《异物志》），棕衣树、百叶草、定海针。……药材棕榈皮的陈久者，名‘陈棕皮’。商品中有用叶柄部分或废棕绳。将叶柄削去外面纤维，晒干，名‘棕骨’；废棕绳多取自破旧的棕床，名‘陈棕’。”[21]

《中医大辞典·中药分册》：“棕榈皮　出《日华子诸家本草》。又名棕皮、棕毛。为棕榈科植物棕榈 Trachycarpus fortunei（Hook. f.）H. Wendl. 或棕树 T. wagnerianus Becc. 的叶鞘纤维。”[22]

《中国医学百科全书·中医学》：“棕榈皮　始载于《本草拾遗》，原名棕榈木皮。为棕榈科植物棕榈 Trachycarpus fortunei（Hook. f.）H. Wendl. 的叶鞘纤维。冬至前后采收。主要产于中国华东、华南和西南各省、区。药材一般以陈久者为佳，多经煅烧炭化后供药用，故又有‘陈棕炭’、‘棕皮炭’等处方用名。”[23]

《中国药材学》：“棕榈　【别名】陈棕皮，棕衣树。【来源】本品为棕榈科植物棕榈 Trachycarpus fortunei（Hook. f.）H. Wendl. 的叶柄。”[11]

《中国中医药学主题词表》：“棕榈 Trachycarpus wagnerianus　属棕榈科。”[8]

《中华本草》：“棕榈皮《日华子》【异名】栟榈木皮《本草拾遗》，棕毛《普济方》，棕树皮毛《摄生众妙方》，棕皮《本草求原》。……【来源】为棕榈科植物棕榈的叶柄及叶鞘纤维。【原植物】棕榈 Trachycarpus fortunei（Hook. f.）H. Wendl. [Chamaerops fortumei Hook.] 又名：棕《山海经》，栟榈《异物志》，棕树（通称），山棕、棕葵花（广西）。”[24]

《中华人民共和国药典》：“棕榈 Petiolus trachycarpi　本品为棕榈科植物棕榈 Trachycarpus fortunei（Hook. f.）H. Wendl. 的干燥叶柄。采棕时割取旧叶柄下延部分及鞘片，除去纤维状的棕毛，晒干。”[7]

5　参考文献

1　宋·唐慎微. 证类本草. 北京：人民卫生出版社，1957，360
2　明·李时珍. 本草纲目. 北京：人民卫生出版社，1982，2048
3　清·张璐. 本经逢原. 上海：上海科学技术出版社，1959，179
4　清·吴仪洛. 本草从新. 北京：中医古籍出版社，2001，114
5　清·严西亭. 得配本草. 上海：上海卫生出版社，1957，20
6　清·陈其瑞. 本草撮要. 见：珍本医书集成（二）. 上海：上海科学技术出版社，1985，40
7　国家药典委员会. 中华人民共和国药典. 一部. 北京：化学工业出版社，2000，276
8　吴兰成主编. 中国中医药学主题词表. 北京：中医古籍出版社，1996，616
9　中华人民共和国卫生部药政管理局. 中药材手册. 北京：人民卫生出版社，1998，495
10　《全国中草药汇编》编写组. 全国中草药汇编. 上册. 北京：人民卫生出版社，1996，840

11 徐国钧等主编．中国药材学．北京：中国医药科技出版社，1996，940
12 宋·唐慎微．证类本草．北京：人民卫生出版社，1957，359
13 宋·苏颂．本草图经．合肥：安徽科学技术出版社，1994，428
14 明·李中梓．本草征要．见：李中梓医学全书．北京：中国中医药出版社，1999，141
15 ［日］稻宣义．炮炙全书．北京：中医古籍出版社，1981，116
16 清·沈金鳌．要药分剂．上海：上海科学技术出版社，1959，219
17 清·杨时泰．本草述钩元．上海：科技卫生出版社，1958，507
18 清·赵其光．本草求原．见：岭南本草古籍三种．北京：中国医药科技出版社，1999，141
19 清·姚澜．本草分经．上海：上海科学技术出版社，1989，182
20 明·朱橚．普济方．北京：人民卫生出版社，1959
21 江苏新医学院．中药大辞典．上海：上海科学技术出版社，1977，2296
22 《中医大辞典》编辑委员会．中医大辞典·中药分册．北京：人民卫生出版社，1982，355
23 《中医学》编辑委员会．中国医学百科全书·中医学．上海：上海科学技术出版社，1997，1137
24 国家中医药管理局《中华本草》编委会．中华本草．第八册．上海：上海科学技术出版社，1999，463
25 中国医学科学院药物研究所等．中药志．第五册．北京：人民卫生出版社，1993，861

440 硫黄
Liuhuang
Sulfur

1 定名依据

1.1 正名

1.1.1 汉文名：硫黄（自然元素类矿物硫族自然硫，采挖后，加热熔化，除去杂质；或用含硫矿物经加工制得）。

1.1.2 英文名：sulfur.

1.2 依据

1.2.1 定名的文献依据

1.2.1.1 《神农本草经》卷一："石硫黄，味酸，温，主妇人阴蚀，疽痔恶血，坚骨，除筋骨，能化金银铜铁奇物。"[1]

1.2.1.2 《证类本草》卷第四："石硫黄，味酸，温、大热，有毒……吴氏云：硫黄一名石留黄。神农、黄帝、雷公：咸，有毒。医和、扁鹊：苦，无毒。或生易阳，或河西，或五色。黄是潘水石液也，烧令有紫焰者。八月、九月采。治妇人血结。"[2]

1.2.1.3 《汤液本草》卷之六："硫黄，气温，大热，味酸，有毒。……硫黄亦号将军，功能破邪归正，返滞还清，挺出阳精，消阴、化魄、生魂。"[3]

1.2.1.4 《本草征要》第四卷："硫黄，味酸，性大热，有毒。入心、肾二经。畏细辛、朴硝、铁、醋，用莱菔剜空，入硫合定，糠火煨熟，紫背浮萍同煮，皂角汤淘去黑浆。"[4]

1.2.1.5　《本草新编》卷之五："硫黄，味酸，气温、大热，有毒。至阳之精，入肾。能化五金奇物，壮兴阳道，益下焦虚冷，元气将绝者甚效。"[5]

1.2.1.6　《本草求真》卷三："硫黄（石），石硫黄大补命门相火，兼通寒闭不解。石硫黄，（专入命门。玄寿先生曰：硫是矾之液，矾是铁之精，磁石是铁之母。故铁砂磁石制入硫黄，立成紫粉。）味酸，有毒。（权曰，有大毒，以黑锡汤解之。）大热纯阳，号为火精。"[6]

1.2.1.7　《中华人民共和国药典》："硫黄 Sulfur　本品为自然元素类矿物硫族自然硫，采挖后，加热熔化，除去杂质；或用含硫矿物经加工制得。"[7]

1.2.1.8　《普通高等教育中医药类规划教材·中药学》："硫黄《本经》为天然硫黄矿的提炼加工品。主产于山西、山东、河南等地。全年均可采挖。采后加热溶化，除去杂质，取出上层溶液，冷却后即得。"[8]

1.2.1.9　《中医大辞典·中药分册》："硫黄　见《吴普本草》。又名石硫黄。为硫黄矿或含硫矿物冶炼而成的块状物。产山西、陕西、河南、山东湖北、湖南、江苏、四川、广东、台湾等地。"[9]

1.2.1.10　《中国医学百科全书·中医学》："硫黄　始载于《神农本草经》。原名石硫黄。为自然元素类矿物硫族自然硫或含用硫矿物冶炼而成。产于中国山西、陕西、河南、山东、湖北、湖南、四川、江西、广东、台湾等省。"[10]

1.2.1.11　《中国中医药学主题词表》："硫黄。Y 硫△。"[11]

1.2.1.12　《中药志》[12]、《全国中药炮制规范》[13]、《中国药材学》[14]、《中华本草》[15]等现代中药著作多以"硫黄"作为本药正名（参见"文献通考"）。

1.2.2　定名选择的理由

1.2.2.1　硫黄 Sulfur，系自然元素类矿物硫族自然硫，采挖后，加热熔化，除去杂质；或用含硫矿物经加工制得。本品始载于汉《神农本草经》，以"石硫黄"为正名，但其后不久的三国魏·吴普《吴普本草》则以"硫黄"为正名记载本品，此后诸家本草著作大多即以"硫黄"为正名载录本品，如元·王好古《汤液本草》，明·李中梓《本草征要》，清·陈士铎《本草新编》、黄宫绣《本草求真》等，并一直沿用至今。

1.2.2.2　我国最新出版的《中华人民共和国药典》、《普通高等教育中医药类规划教材·中药学》以及辞书类著作《中医大辞典·中药分册》、《中国医学百科全书·中医学》等均以"硫黄"作为本药正名。已经广泛应用于中医药学文献的标引和检索的《中国中医药学主题词表》也以"硫黄"作为本药的正式主题词。现代本草著作如《中药志》、《中华本草》、《中国药材学》、《全国中药炮制规范》等均以"硫黄"作为本药的正名。

1.3　与正名等效的名词：无。

2　源流考释

硫黄（自然元素类矿物硫族自然硫，采挖后，加热熔化，除去杂质；或用含硫矿物经加工制得）始载于汉《神农本草经》，以"石硫黄"作为正名。如《神农本草经》卷一："石硫黄，味酸，温，主妇人阴蚀，疽痔恶血，坚骨，除筋骨，能化金银铜铁奇物。"[1]后世本草著作如魏晋《名医别录》[16]，南北朝·陶弘景《本草经集注》[17]，唐·苏敬《新修本草》[18]、梅彪《石药尔雅》[19]，宋·苏颂《本草图经》[20]、唐慎微《证类本草》[21]、寇宗奭《本草衍义》[22]，明·刘文泰《本草品汇精要》[23]、陈嘉谟《本草蒙筌》[24]、李时珍《本草纲目》[25]、卢之颐《本草乘雅半偈》[26]，清·张志聪《本草崇原》[27]、蒋居祉《本草择要纲目》[28]、汪昂《本草备要》[29]、张璐《本经逢原》[30]、徐大椿《神农本草经百种录》[31]、吴仪洛《本草从新》[32]、严西亭《得配本草》[33]、姚澜《本草分经》[34]、杨时泰《本草述钩元》[35]、叶志诜《神农本草经赞》[36]等即以"石硫黄"为正名记载本品，同时尚记载有"石留黄"、"昆仑黄"、"黄英"、"烦硫"、"石亭脂"、"九灵黄童"、"黄砜砂"、"山不住"、"白硫黄"、"冬结石"、"神惊石"、"将军"、"黄硇砂"、"黄牙"、"阳侯"、"水硫黄"、"真珠黄"、"土硫黄"、"倭硫黄"等异名。如《证类本草》引《吴普本草》记载有"石留黄"，《本草经集注》中记载有"昆仑黄"，《石药尔雅》记载有"黄英"、"烦硫"、"石亭脂"、"九灵黄童"、"黄砜砂"、"山不住"，《本草纲目拾遗》引《百草镜》记载有"白硫黄"，《本草图经》记载有"冬结石"、"神惊石"，《本草蒙筌》记载有"将军"，《证类本草》引唐·李珣《海药本草》记载有"黄硇砂"，"黄牙"、"阳侯"，《本草述钩元》记载有"水硫黄"、"真珠黄"、"土硫黄"、"倭硫黄"等。

"硫黄"作为本品正名始载于《吴普本草》。如《证类本草》引《吴普本草》曰："硫黄一名石留黄。神农、黄帝、雷公：咸，有毒。医和、扁鹊：苦，无毒。或生易阳，或河西，或五色。黄是潘水石液也，烧令有紫焰者。八月、九月采。治妇人血结。"[2]其后本草及炮制著作多有沿载。如元·王好古《汤液本草》[3]，明·李中梓《雷公炮制药性解》[37]及《本草征要》[4]、陈士铎《本草新编》[5]、日本稻宣义《炮炙全书》[38]、汪昂《本草易读》[39]、沈金鳌《要药分剂》[40]、黄宫绣《本草求真》[6]、陈其瑞《本草撮要》[41]、张秉成《本草便读》[42]等，同时也记载有"火精"等异名。如《本草求真》卷一："硫黄（石），石硫黄大补命门相火，兼通寒闭不解。石硫黄（专入命门。玄寿先生曰：硫是矾之液，矾是铁之精，磁石是铁之母，故铁砂磁石制入硫黄，立成紫粉。）味酸，有毒。（权曰，有大毒，以黑锡汤解之。）大热纯阳，号为火精。"[6]

须予说明的是，人民卫生出版社 1987 出版的《吴普本草》据"《御览》卷九百八十七"记载本品正名为"流黄"，异名为"石流黄"[2]。但根据该药名源流演变情况，《证类本草》记载的正名"硫黄"当可信。故暂将人民卫生出版社 1987 出版的《吴普本草》记载的"流黄"、"石流黄"作为异名，以备考。

清·赵学敏《本草纲目拾遗》则以"倭硫黄"为正名。如《本草纲目拾遗》卷二："倭硫黄，出东洋琉日本、吕宋等国，以日本者佳。……百草镜：白硫黄出琉球国，名倭硫黄。"[43]

现代本草著作除《中药大辞典》[44]以"石硫黄"为正名，《全国中草药汇编》[45]、《中药材手册》[46]以"硫璜"为正名记载外，其它如《中华人民共和国药典》、《普通高等教育中医药类规划教材·中药学》、《中医大辞典·中药分册》、《中国医学百科全书·中医学》、《中国中医药学主题词表》、《中药志》、《中华本草》、《中国药材学》、《全国中药炮制规范》等均"硫黄"为正名，并记载有等异名。同时尚记载有"硫黄花"、"硫黄粉"等各地俗称。还记载有本品原矿物"自然硫"的异名"斜方硫"《中华本草》[15]等。

3 附录

3.1 又称：制硫黄（饮片规格名）。

3.2　俗称：硫黄花，硫黄粉。

3.3　曾称：石硫黄《神农本草经》，流黄、石流黄《吴普本草》，石留黄（《证类本草》引《吴普本草》），昆仑黄《本草经集注》，黄英、烦硫、石亭脂、九灵黄童、山石住《石药尔雅》，黄硇砂《海药本草》，冬结石、神惊石《本草图经》，将军《汤液本草》，黄牙、阳侯《本草纲目》，白硫黄《百草镜》，火精《本草求真》，天生黄《纲目拾遗》，水硫黄、真珠黄、土硫黄、倭硫黄《本草述钩元》。

3.4　原矿物名称：自然硫，斜方硫。

4　文献通考

《神农本草经》卷一："石硫黄，味酸，温，主妇人阴蚀，疽痔恶血，坚骨，除筋骨，能化金银铜铁奇物。"[1]

《吴普本草·玉石类》："流黄，一名石流黄。神农、黄帝、雷公：咸，有毒。医和、扁鹊：苦，无毒。或生易阳，或河西。或五色黄，是潘水石液也，烧令有紫炎者。八月、九月采。治妇人结阴。能化金银铜铁。"[2]

《名医别录》卷第二："石硫黄，大热，有毒。主治心腹积聚，邪气冷癖在胁，咳逆上气，脚冷疼弱无力，及鼻衄，恶疮，下部䘌疮，止血，杀疥虫。生东海牧羊中，及大山及河西山，矾石液也。"[16]

《本草经集注·玉石三品》："石硫黄，味酸，温、大热，有毒。主治妇人阴蚀，疽，痔，恶血，坚筋骨，除头秃。治心腹积聚，邪气冷癖在胁，咳逆上气，脚冷疼弱无力，及鼻衄，恶疮，下部䘌疮，止血，杀疥虫。能化金、银、铜、铁奇物。生东海牧羊山谷中，及太山、河西山，矾石液也。东海郡属北徐州，而下山亦有，今第一出扶南林邑、色如鹅子初生壳，名昆仑黄。次出外国。"[17]

《新修本草》卷第四："石硫黄，味酸，温、大热，有毒。主妇人阴蚀，疽痔，恶血，坚筋骨，除头秃。疗心腹积聚，邪气冷癖在胁，咳逆上气，脚冷疼弱无力，及鼻衄，恶疮。"[18]

《石药尔雅》上卷："石硫黄，一名黄英，一名烦硫，一名石亭脂，一名九灵黄童，一名黄矾砂，一名山不住。"[19]

《本草图经》卷第二："石硫黄，生东海牧羊山谷中及泰山、河西山，矾石液也。今惟出南海诸蕃。岭外州郡或有，而不甚佳。以色如鹅子初出壳者为真，谓之昆仑黄。其赤色者名石亭脂，青色者号冬结石，半白半黑名神惊石，并不堪入药。"[20]

《证类本草》卷第四："石硫黄，味酸，温、大热，有毒。主妇人阴蚀，疽痔，恶血，坚筋骨，除头秃，疗心腹积聚，邪气冷癖在胁，咳逆上气，脚冷疼弱无力，及鼻衄，恶疮，下部䘌疮，止血，杀疥虫。能化金、银、铜、铁奇物。生东海牧羊山谷中，及太山、河西山，矾石液也。……臣禹锡等谨案：吴氏云：硫黄一名石留黄。神农、黄帝、雷公：咸，有毒。医和、扁鹊：苦，无毒。或生易阳，或河西，或五色。黄是潘水石液也，烧令有紫焰者。八月、九月采。治妇人血结。……海药：谨案广州记云，生昆仑日脚下，颗块莹净无夹石者良……仙方谓之黄硇砂。"[21]

《本草衍义》卷五："石硫黄，今人和治下元虚冷，元气将绝，久患寒泄，脾胃虚弱，垂命欲尽，服之无不效。中病当便已，不可尽剂。"[22]

《汤液本草》卷之六："硫黄，气温，大热，味酸，有毒。……硫黄亦号将军，功能破邪归正，返滞还清，挺出阳精，消阴、化魄、生魂。"[3]

《本草品汇精要》卷之三："石硫黄，有毒，石生。石硫黄（出《神农本经》），主妇人阴蚀，疽痔恶血，坚筋骨，除头秃，能化金银铜铁奇物（以上朱字《神农本经》）。疗心腹积聚，邪气冷癖在胁，咳逆上气，脚冷疼弱无力，及鼻衄恶疮。下部䘌疮止血，杀疥虫（以上黑字《名医》所录）。【名】石硫黄。"[23]

《本草蒙筌》卷之八："石硫黄，土硫黄，味酸，气温，大热。有毒。乃矾石液，出泰山中。如鸡雏，初出壳者为真；以火熔，倾水浸过可饵。畏细辛飞廉铁，使曾青石亭脂。体系至阳之精，能化五金奇物。状兴阳道，若下焦虚冷，元阳将绝者殊功；禁止寒泻，或脾胃衰微，垂命欲死者立效。中病便已，过剂不宜。塞痔血，杀疥虫，坚筋骨，除头秃。去心腹痃癖，却脚漆冷疼。仍除格拒之寒，亦有将军之号。盖因功能破邪归正，返滞还清，挺出阳精，化阴魄而生魂也。"[24]

《本草纲目》第十一卷："石硫黄《本经·中品》。【释名】石留黄《吴普》、黄硇砂《海药》、黄牙、阳侯《纲目》、将军。时珍曰：硫黄，秉纯阳火石之精气而结成，性质通流，色赋中黄，故名硫黄。含其猛毒，为七十二石之将，故药品中号为将军。外家谓之阳侯，亦曰黄牙，又曰黄硇砂。【集解】《别录》曰：石硫黄生东海牧羊山谷中，及泰山、河西山，矾石液也。普曰：或生易阳，或生河西，或五色黄是潘水石液也。烧令有紫焰，八月、九月采。弘景曰：东海郡属北徐州，而箕山亦有。"[25]

《雷公炮制药性解》卷一："硫黄，味酸，性大热有毒，入命门经。主下焦虚冷，阳绝不起，头秃，疽痔癣疥，心腹痃癖，脚膝冷疼，虚损泄精。莹净无夹石者良，甘草汤煮过用，畏朴硝、细辛、飞廉，忌百般禽兽血。按：硫黄为火之精，宜入命门补火，盖人有真火，寄于右肾，苟非此火，则不能有生。此火一熄，则万物无父，非硫黄孰与补者。太清云：硫禀纯阳，号为将军，破邪归正，返浊还清，挺立阳精，消阴化魄。戴元礼云：热药皆燥，惟硫黄不燥，则先贤常颂之矣。"[37]

《本草乘雅半偈》第六帙："石硫黄《本经·中品》。【气味】酸温，无毒。【主治】主妇人阴蚀，疽痔恶血，坚筋骨，除头秃，能化金银铜铁奇物。"[26]

《本草征要》第四卷："硫黄，味酸，性大热，有毒。入心、肾二经。畏细辛、朴硝、铁、醋，用莱菔剜空，入硫合定，糠火煨熟，紫背浮萍同煮，皂角汤淘去黑浆。"[4]

《本草崇原》卷中："石硫黄，气味酸温，有毒。主治妇人阴蚀，疽痔恶血，坚筋骨，除头秃，能化金银铜铁奇物。（奇，疑作等。）"[27]

《本草择要纲目·温性药品》："石硫黄 【气味】酸温有毒。【主治】古方未有服饵硫黄者。本经所用，只于治疮蚀，攻积聚冷气脚弱等。而近世遂火炼治为常服丸散，观其治炼服食之法，殊无本源。非若乳石之有论议节度，故服之其效虽紧，而其患更速，可不戒之。"[28]

《本草新编》卷之五："硫黄，味酸，气温、大热，有毒。至阳之精，入肾。能化五金奇物，壮兴阳道，益下焦虚冷，元气将绝者甚效。"[5]

《炮炙全书》卷第四："硫黄，酸、咸，大热，有毒。以萝卜剜空入硫合定，糠火煨熟，以紫背浮萍同煮过，皂荚汤淘去黑浆。曾青为使，畏细辛、飞廉、朴硝、铁、醋。中其毒者，惟煎黑锡汤及食冷猪血、甘草汤可解，市家有鹰眼、鸬鹚眼火口品目。鹰眼最为上，鸬鹚眼次之。”[38]

《本草易读》卷八：“硫黄，莱菔剜孔，纳入，糠火煨用，或酒煮用。曾青为使，畏细辛、朴硝。”[39]

《本草备要·金石水土部》：“石硫黄，燥，补阳，杀虫，味酸有毒。大热纯阳，（硫黄阳精极热，与大黄极寒，并号将军）补命门真火不足。性虽热而疏利大肠，与燥涩者不同。”[29]

《本经逢原》卷一：“石硫黄，酸咸大热，有毒。以莱菔挖空，入硫黄蒸熟用，或入豆腐中煮七次用，或醋煅用，或猪脏中制用，各随本方。”[30]

《神农本草经百种录·中品》：“石硫黄，味酸温。主妇人阴蚀，阴湿所生之疾，惟阳燥之物能已之。疽痔恶血，亦下焦阴分之湿所生病也。坚筋骨，壮筋骨之阳气。除头秃，杀发根湿气所生之虫。能化金、银、铜、铁奇物。火克金也。”[31]

《本草从新》卷十三：“石硫黄，大燥、补阳、杀虫。味酸有毒。大热纯阳。（硫黄阳精极热、与大黄极寒、并号将军。）补命门真火不足。性虽热而疏利大肠。与燥涩者不同。”[32]

《要药分剂》卷十：“硫黄，味酸。性大热。有毒。禀火气以生。升也。阳也。畏细辛、朴硝。中硫黄毒。黑铅煎汤解之。【主治】主妇人阴蚀疽痔恶血。……【前论】寇氏曰。硫黄为救急妙药。但中病便当已。不可尽剂。”[40]

《本草求真》卷一：“硫黄，（石）石硫黄，大补命门相火兼通寒闭不解。石硫黄（专入命门。玄寿先生曰：硫是矾之液，矾是铁之精，磁石是铁之母。故铁砂磁石制入硫黄。立成紫粉。）味酸有毒。（权曰，有大毒，以黑锡汤解之。）大热纯阳，号为火精。”[6]

《本草纲目拾遗》卷二：“倭硫黄，出东洋琉球、日本、吕宋等国，以日本者佳。……百草镜：白硫黄出琉球国，名倭硫黄。”[43]

《得配本草》卷一：“石硫黄，会青、石亭脂为之使。畏细辛、朴硝、铁、醋、黑锡、猪肉、鸭汁、余甘子、桑灰、益母、大盐、车前、黄柏、石苇、荞麦、独帚、地骨皮、地榆、蛇床、蓖麻、菟丝、蚕沙、紫荷、菠薐、桑白皮、马鞭草。忌禽兽血。酸，有毒。大热纯阳，入足少阴经。去冷积，止水胀，杀脏虫，除寒邪。得半夏，治久年哮喘。得艾叶，治阴毒伤寒。得鸡子煎香油，调搽疥疮。得枯矾，治气虚暴泻。配雄黄为末，绵裹，塞耳卒聋闭。配滑石，治伤暑吐泻。烧烟熏嗅，咳逆打呃立止。研细末，掺诸疮胬肉如蛇出数寸。”[33]

《本草分经·原例》：“石硫黄，酸毒大热，补命门真火不足，而又能疏利大肠，暖精壮阳，杀虫疗疮，救危之药，服之多发背疽。土硫黄辛热腥臭，止入疮药，不堪服食。”[34]

《本草述钩元》卷六：“石硫黄，出南海诸番，岭外州郡或有而不甚佳，鹅黄者名昆仑。黄赤色者名石亭脂，青色者名冬结石，半白半黑者名神惊石，并不堪入药。一种水硫黄，出广南及资州，溪涧中流出，以茅收取熬出，号真珠黄，气腥臭，止入疮药，亦可煎炼成汁。模写作器，如鹅子黄色（颂），有土石二种，石硫黄生南海琉球山中，土硫黄生广南，嚼之无声者佳，舶上倭硫黄亦佳。”[35]

《神农本草经赞》卷二：“石硫黄，味酸温。主妇人蚀阴，疽痔恶血，坚筋骨，除头秃，能化金银铜铁奇物。生山谷。”[36]

《本草撮要》卷六："硫黄，味酸。入足太阴少阴厥阴经。功专驱寒燥湿。补火壮阳。得半夏治久年哮喘，得艾治阴毒伤寒。乌鲗五味合硫黄敷妇人阴脱。能化五金而干汞。畏细辛醋血，番舶者良。"[41]

《本草便读·金石部》："硫黄，酸辛咸热。补肾火以助元阳，救逆扶危。润大肠可疏风闭。冷癖阴凝之证。内服则用以宣通。虫疮疥癞诸方，外治则取其毒烈。"[42]

《中药志》："硫黄　本品为少常用中药，原名"石硫黄"。《神农本草经》列为中品。【原矿物】硫黄 Sulphur 斜方晶系。……【药材】本品为一种块状矿石。名称：硫黄 Sulhur　别名：黄牙、黄硇砂。"[12]

《中药材手册》："硫磺（《纲目》名石硫黄，列入金石部卤石类）本品为天然矿物自然硫。系火山活动产物，见于温泉、喷泉、火山口区域，沉积岩中也有，或从含硫矿物中提制而成。均需经加工除去杂质后尚可供药用。【别名】石硫磺、黄牙、黄硇砂、倭硫磺。"[46]

《全国中草药汇编》："硫磺　别名：黄牙。来源：为天然硫磺矿，经初步加工而成。"[45]

《中药大辞典》："石硫黄《本经》【异名】石流黄《范子计然》，石留黄、硫黄《吴普本草》，昆仑黄（陶弘景），黄牙《丹房鉴源》，黄硇砂《海药本草》。【基原】为硫黄矿或含硫矿物冶炼而成。【原矿物】硫黄 Sulphur."[44]

《中医大辞典·中药分册》："硫黄　见《吴普本草》。又名石硫黄。为硫黄矿或含硫矿物冶炼而成的块状物。产山西、陕西、河南、山东湖北、湖南、江苏、四川、广东、台湾等地。"[9]

《中国医学百科全书·中医学》："硫黄　始载于《神农本草经》。原名石硫黄。为自然元素类矿物硫族自然硫或含用硫矿物冶炼而成。产于中国山西、陕西、河南、山东、湖北、湖南、四川、江西、广东、台湾等省。"[10]

《全国中药炮制规范》："硫黄［处方用名］硫黄、制硫黄。【来源】本品为斜方晶系矿物天然硫黄矿 Sulfur，或用含硫矿物经加工制得。主产于山西、陕西、河南、四川、广东等地。全年均可采挖或加工。采得一，加热熔化，除去杂质，倒入模型中，冷后取出。药材以色黄、光亮、质松脆者为佳。"[13]

《中国药材学》："硫黄【别名】石硫黄，黄牙，黄硇砂，倭硫黄。【来源】为自然元素类矿物硫族自然硫，或从含硫矿物中提制而成。"[14]

《中国中医药学主题词表》："硫黄。Y 硫△。"[11]

《普通高等教育中医药类规划教材·中药学》："硫黄《本经》为天然硫黄矿的提炼加工品。主产于山西、山东、河南等地。全年均可采挖。采后加热溶化，除去杂质，取出上层溶液，冷却后即得。生硫黄只作外用。若内服，则需与豆腐同煮，至豆腐呈绿色为度，取出漂净，阴干。用时研末。"[8]

《中华本草》："硫黄《吴普本草》【异名】石硫黄《本经》，石流黄《范子计然》，流黄、石留黄《吴普本草》，昆仑黄《本草经集注》，黄牙《丹房鉴源》，黄英、烦硫、石亭脂、九灵黄童、山石住《石药尔雅》，黄硇砂《海药本草》，将军《汤液本草》，白硫黄（百草镜），天生黄《纲目拾遗》，硫黄花《中国医学大辞典》，硫黄粉《药物图考》。……【来源】为自然元素类硫黄族矿物自然硫，主要用含硫物质或含硫矿物经炼制升华的结晶体。【原矿物】自然硫 Sulphur 又名：斜方硫。”[15]

《中华人民共和国药典》：“硫黄 Sulfur　本品为自然元素类矿物硫族自然硫，采挖后，加热熔化，除去杂质；或用含硫矿物经加工制得。”[7]

5　参考文献

1　汉·神农本草经．清顾观光重辑本．北京：人民卫生出版社，1955，52

2　三国·吴普．吴普本草．北京：人民卫生出版社，1987，8

3　元·王好古．汤液本草．见：景印文渊阁四库全书（745）．北京：中医古籍出版社，1986，1002

4　明·李中梓．本草征要．见：李中梓医学全书．北京：中国中医药出版社，1999，150

5　清·陈士铎．本草新编．北京：中国中医药出版社，1996，264

6　清·黄宫绣．本草求真．上海：上海科学技术出版社，1959，29

7　国家药典委员会．中华人民共和国药典．一部．北京：化学工业出版社，2000，276

8　雷载权主编．普通高等教育中医药类规划教材·中药学．上海：上海科学技术出版社，1995，331

9　《中医大辞典》编辑委员会．中医大辞典·中药分册．北京：人民卫生出版社，1982，361

10　《中医学》编辑委员会．中国医学百科全书·中医学．上海：上海科学技术出版社，1997，1253

11　吴兰成主编．中国中医药学主题词表．北京：中医古籍出版社，1996，230

12　中国医学科学院药物研究所等．中药志．第四册．北京：人民卫生出版社，1961，275

13　中华人民共和国卫生部药政管理局．全国中药炮制规范．北京：人民卫生出版社，1988，399

14　徐国钧等主编．中国药材学．北京：中国医药科技出版社，1996，1923

15　国家中医药管理局《中华本草》编委会．中华本草．第一册．上海：上海科学技术出版社，1999，421

16　魏晋·名医别录．北京：人民卫生出版社，1986，102

17　南北朝·陶弘景．本草经集注．北京：人民卫生出版社，1994，154

18　唐·苏敬等撰．新修本草．合肥：安徽科学技术出版社，1981，112

19　唐·梅彪．石药尔雅．据别下斋丛书本抄本

20　宋·苏颂．本草图经．合肥：安徽科学技术出版社，1994，32

21　宋·唐慎微．证类本草．北京：人民卫生出版社，1957，102

22　宋·寇宗奭．本草衍义．上海：商务印书馆，1937，30

23　明·刘文泰．本草品汇精要．北京：人民卫生出版社，1982，142

24　明·陈嘉谟．本草蒙筌．北京：人民卫生出版社，1988，341

25　明·李时珍．本草纲目．北京：人民卫生出版社，1982，660

26　明·卢之颐．本草乘雅半偈．北京：人民卫生出版社，1986，341

27　清·张志聪．本草崇原．北京：中国中医药出版社，1992，96

28　清·蒋居祉．本草择要纲目．见：珍本医书集成（二）．上海：上海科学技术出版社，1985，61

29　清·汪昂．本草备要．北京：中国中医药出版社，1998，264

30　清·张璐．本经逢原．上海：上海科学技术出版社，1959，26

31　清·徐大椿．神农本草经百种录．见：景印文渊阁四库全书（785）．北京：中医古籍出版社，1986，573

32　清·吴仪洛．本草从新．北京：中医古籍出版社，2001，200

33　清·严西亭．得配本草．上海：上海卫生出版社，1957，30

34　清·姚澜．本草分经．上海：上海科学技术出版社，1989，98

35　清·杨时泰．本草述钩元．上海：科技卫生出版社，1958，77

36 清·叶志诜. 神农本草经赞. 见：珍本医书集成（二）. 上海：上海科学技术出版社，1985，63
37 明·李中梓. 雷公炮制药性解. 见：中国医学大成（二）. 长沙：岳麓书社，1990，130
38 ［日］稻宣义. 炮炙全书. 北京：中医古籍出版社，1981，165
39 清·汪昂. 本草易读. 北京：人民卫生出版社，1987，375
40 清·沈金鳌. 要药分剂. 上海：上海科学技术出版社，1959，247
41 清·陈其瑞. 本草撮要. 见：珍本医书集成（二）. 上海：上海科学技术出版社，1985，80
42 清·张秉成. 本草便读. 上海：上海卫生出版社，1957，96
43 清·赵学敏. 本草纲目拾遗. 北京：人民卫生出版社，1983，46
44 江苏新医学院. 中药大辞典. 上海：上海科学技术出版社，1977，616
45 《全国中草药汇编》编写组. 全国中草药汇编. 上册. 北京：人民卫生出版社，1996，841
46 中华人民共和国卫生部药政管理局. 中药材手册. 北京：人民卫生出版社，1998，735

441 雄黄
Xionghuang
Realgar

1 定名依据

1.1 正名

1.1.1 汉文名：雄黄［硫化物类矿物雄黄族雄黄，主含二硫化二砷（As_2S_2）］。

1.1.2 英文名：realgar.

1.2 依据

1.2.1 定名的文献依据

1.2.1.1 《神农本草经》卷一："雄黄，味苦，平、寒。主寒热，鼠瘘恶疮，疽痔死肌，杀精物、恶鬼、邪气、百虫毒，胜五兵。炼食之，轻身、神仙。一名黄食石。"[1]

1.2.1.2 《吴普本草·玉石类》："雄黄，神农：苦。山阴有丹雄黄，生山之阳，故曰雄，是丹之雄，所以名雄黄也。"[2]

1.2.1.3 《名医别录》卷第二："雄黄，味甘，大温，有毒。主治疥虫，䘌疮，目痛，鼻中息肉，及绝筋，破骨，百节中大风，积聚，癖气，中恶，腹痛，鬼疰，杀诸蛇虺毒，解藜芦毒，悦泽人面。饵服之，皆飞入人脑中，胜鬼神，延年益寿，保中不饥。得铜可作金。生武都、敦煌山之阳，采无时。"[3]

1.2.1.4 《本草图经》卷第五："雄黄，生武都山谷敦煌山之阳，今阶州山中有之。"[4]

1.2.1.5 《本草纲目》第十二卷："雄黄《本经·中品》。【释名】黄金石《本经》、石黄《唐本》、熏黄。普曰：雄黄生山之阳，是丹之雄，所以名雄黄也。恭曰：出石门者，名石黄，亦是雄黄，而通名黄金石，石门者为劣尔。"[5]

1.2.1.6 《本经逢原》卷一："雄黄，辛苦温，微毒。武都者良。入香油熬化或米醋入萝卜汁煮干用，生则有毒伤人。"[6]

1.2.1.7 《中华人民共和国药典》："雄黄 Realgar　本品为硫化物类矿物雄黄族雄黄，主含二硫化二砷（As_2S_2）。采挖后，除去杂质。或由低品位矿石浮选生产的精矿粉。"[7]

1.2.1.8 《普通高等教育中医药类规划教材·中药学》："雄黄《本经》为硫化物类矿物雄黄的矿石。主含二硫化二砷（As_2S_2）。雄黄中之熟透者，色鲜，质最佳，称雄精或腰黄。主产于湖南、湖北、贵州、四川等地。"[8]

1.2.1.9 《中药大辞典》："雄黄《本经》【异名】黄金石《本经》，石黄《唐本草》，天阳石《石药尔雅》，黄石《品汇精要》，鸡冠石《石雅》。【基原】为硫化物类矿物雄黄的矿石。【原矿物】雄黄 Realgar."[9]

1.2.1.10 《中医大辞典·中药分册》："雄黄　出《神农本草经》。又名石黄、腰黄、黄金石、雄精。为含硫化砷的矿石。产湖南、湖北、贵州、云南、四川等地。"[10]

1.2.1.11 《中国中医药学主题词表》："雄黄 Realgar　属矿物药、外用药、清热解毒药和驱虫药（中药）。"[11]

1.2.1.12 《中国医学百科全书·中医学》："雄黄　始载于《神农本草经》。又名黄金石、石黄。为含硫化砷的矿石。产于中国湖南、湖北、贵州、云南、四川、陕西、甘肃等省。"[12]

1.2.1.13 《中药材手册》[13]、《全国中药炮制规范》[14]、《全国中草药汇编》[15]、《中国药材学》[16]、《中药志》[17]、《中华本草》[18]等现代中药著作多以"雄黄"作为本药正名（参见"文献通考"）。

1.2.2 定名选择的理由

1.2.2.1 雄黄 Realgar，系硫化物类矿物雄黄族雄黄，主含二硫化二砷（As_2S_2）。采挖后，除去杂质。或由低品位矿石浮选生产的精矿粉。本品始载于汉《神农本草经》，以"雄黄"为正名，此后本草著作大多沿用《神农本草经》记载，以"雄黄"为正名载录本品，如三国·吴普《吴普本草》，魏晋《名医别录》，宋·苏颂《本草图经》，明·李时珍《本草纲目》，清·张璐《本经逢原》等，并一直沿用至今。

1.2.2.2 我国最新出版的《中华人民共和国药典》、《普通高等教育中医药类规划教材·中药学》以及辞书类著作《中医大辞典·中药分册》、《中药大辞典》、《中国医学百科全书·中医学》等均以"雄黄"作为本药正名。已经广泛应用于中医药学文献的标引和检索的《中国中医药学主题词表》也以"雄黄"作为本药的正式主题词。现代本草著作如《全国中草药汇编》、《中华本草》、《中国药材学》、《中药材手册》、《全国中药炮制规范》等均以"雄黄"作为本药的正名。

1.3 与正名等效的名词：无。

2 源流考释

雄黄［硫化物类矿物雄黄族雄黄，主含二硫化二砷（As_2S_2）］始载于汉《神农本草经》，以"雄黄"作为正名，以"黄食石"作为异名。如《神农本草经》卷一："雄黄味苦，平、寒。主寒热，鼠瘘恶疮，疽痔死肌，杀精物、恶鬼、邪气、百虫毒，胜五兵。炼食之，轻身、神仙。一名黄食石。"[1]

后世本草著作均沿用《神农本草经》之说，以"雄黄"为正名，如三国·吴普《吴普本草》[2]，魏晋《名医别录》[3]，南北朝·陶弘景《本草经集注》[19]，唐·苏敬等《新修本草》[20]、梅彪《石药尔雅》[21]，宋·苏颂《本草图经》[4]、唐慎微《证类本草》[22]、寇宗奭《本草衍义》[23]，元·王好古《汤液本草》[24]，明·刘文泰《本草品汇精要》[25]、陈嘉谟《本草蒙筌》[26]、李时珍《本草纲目》[5]、卢之颐《本草乘雅半偈》[27]、李中梓《本草征要》[28]，清·张志聪《本草崇原》[29]、蒋居祉《本草择要纲目》[30]、汪昂《本草易读》[31]及《本草备要》[32]、张璐《本经逢原》[6]、吴仪洛《本草从新》[33]、严西亭《得配本草》[34]、黄宫绣《本草求真》[35]、姚澜《本草分经》[36]、杨时泰《本草述钩元》[37]、叶志诜《神农本草经赞》[38]、陈其瑞《本草撮要》[39]、张秉成《本草便读》[40]等，同时尚记载有"黄金石"、"丹雄黄"、"石黄"、"熏黄"、"朱雀筋"、"白陵"、"黄奴"、"男精"、"太旬首中石"、"天阳石"、"柔黄雄"、"丹山月魂"、"深黄期"、"帝男精"、"帝男血"、"迄利迦"、"臭黄"、"黄石"等异名。如《本草纲目》引《神农本草经》记载有"黄金石"，《吴普本草》记载有"丹雄黄"，《本草经集注》记载有"石黄"，《证类本草》引《药性论》记载有"黄石"，《新修本草》记载有"熏黄"，《石药尔雅》记载有"朱雀筋"、"白陵"、"黄奴"、"男精"、"太旬首中石"、"天阳石"、"柔黄雄"、"丹山月魂"、"深黄期"、"帝男精"、"帝男血"、"迄利迦"，《本草图经》记载有"臭黄"等异名。

现代本草著作如《中华人民共和国药典》、《普通高等教育中医药类规划教材·中药学》、《中医大辞典·中药分册》、《中药大辞典》、《中国医学百科全书·中医学》、《中国中医药学主题词表》、《全国中草药汇编》、《中华本草》、《中国药材学》、《中药志》、《中药材手册》、《全国中药炮制规范》等无一例外均以"雄黄"为正名，同时尚记载有"鸡冠石"《中药材手册》[13]，"胡雄黄"《全国中草药汇编》[15]，"腰黄"、"雄精"《中医大辞典·中药分册》[10]等各地的俗称。还记载有本品原矿物"雄黄"的异名"黄金石"、"石黄"、"熏黄"《中药志》[17]等。

3　附录

3.1　又称：苏雄黄、雄黄末、雄精（饮片规格名）。

3.2　俗称：鸡冠石，胡雄黄，腰黄，雄精。

3.3　曾称：黄食石、黄金石《神农本草经》，丹雄黄《吴普本草》，石黄《本草经集注》，熏黄《新修本草》，黄石《药性论》，朱雀筋、白陵、黄奴、男精、太旬首中石、天阳石、柔黄雄、丹山月魂、深黄期、帝男精、帝男血、迄利迦《石药尔雅》，臭黄《本草图经》。

3.4　原矿物名称：雄黄，黄金石，石黄，熏黄。

4　文献通考

《神农本草经》卷二："雄黄，味苦，平、寒。主寒热，鼠瘘恶疮，疽痔死肌，杀精物、恶鬼、邪气、百虫毒，胜五兵。炼食之，轻身、神仙。一名黄食石。生山谷。"[1]

《吴普本草·玉石类》："雄黄，神农：苦。山阴有丹雄黄，生山之阳，故曰雄，是丹之雄，所以名雄黄也。"[2]

《名医别录》卷第二："雄黄，味甘，大温，有毒。主治疥虫，䘌疮，目痛，鼻中息肉，及绝筋，破骨，百节中大风，积聚，癖气，中恶，腹痛，鬼疰，杀诸蛇虺毒，解藜芦毒，悦泽人面。饵服之，皆飞入人脑中，胜鬼神，延年益寿，保中不饥。得铜可作金。生武都、敦煌山之阳，采无时。"[3]

《本草经集注·玉石三品》："雄黄，味苦、甘，平，寒、大温，有毒。主治寒热，鼠瘘，恶疮，疽，痔，死肌。……炼服雄黄法，皆在《仙经》中，以铜为金，亦出《黄白术》中。晋末以来，氐羌中纷扰，此物绝不复通，人间时有三、五两，其价如金。合丸皆用石门、始兴石黄之好者尔。"[19]

《新修本草》卷第四："雄黄，味苦、甘，平，寒、大温，有毒。主寒热，鼠瘘，恶疮，疽痔，死肌。疗疥石，䘌疮，目痛，鼻中息肉，及绝筋，破骨，百节中大风，积聚，癖气，中恶，腹痛，鬼疰，杀精物，恶鬼，邪气，百虫，毒肿，胜五兵，杀诸蛇虺毒，解藜芦毒，悦泽人面。炼食之，轻身、神仙。饵服之，皆飞入人脑中，胜鬼神，延年益寿，保中不饥。得铜可作金。一名黄食石。生武都山谷、敦煌山之阳，采无时。……谨案出石门名石黄者，亦是雄黄，而通名黄食石。……又云恶者，名熏黄，用熏疗疮疥故名之，无别熏黄也。"[20]

《石药尔雅》上卷："雄黄，一名朱雀筋，一名白陵，一名黄奴，一名男精，一名石黄，一名太旬首中石，一名天阳石，一名柔黄雄，一名丹山月魂，一名深黄期，一名帝男精，一名帝男血，一名迄利迦。"[21]

《本草图经》卷第二："雄黄，生武都山谷敦煌山之阳，今阶州山中有之。形块如丹砂，明澈不夹石，其色如鸡冠者为真。有青黑色而坚者名熏（音训）黄，有形色似真而气臭者名臭黄，并不入服食药，只可疗疮疥耳。其臭以醋洗之便可断气，足以乱真，用之尤宜细辨。又阶州接西戎界，出一种水窟雄黄，生于山岩中有水泉流处。其石名青烟石、白鲜石。雄黄出其中，其块大者如胡桃，小者如粟豆，上有孔窍，其色深红而微紫，体极轻虚，而功用胜于常雄黄，丹灶家尤所贵重。或云雄黄金之苗也，故南方近金坑冶处时或有之，但不及西来者真好耳。谨案雄黄治疮疡尚矣。"[4]

《证类本草》卷第四："雄黄，味苦、甘，平、寒、大温，有毒。主寒热，鼠瘘，恶疮，疽痔，死肌，疗疥虫，䘌疮，目痛，鼻中息肉及绝筋破骨，百节中大风，积聚，癖气中恶，腹痛，鬼疰，杀精物恶鬼，邪气，百虫毒，胜五兵，杀诸蛇虺毒，解藜芦毒，悦泽人面。炼食之，轻身神仙。饵服之，皆飞人人脑中，胜鬼神，延年益寿，保中不饥。得铜可作金。一名黄食石。生武都山谷、敦煌山之阳。采无时。……《药性论》云：雄黄，金之苗也。杀百毒，又名黄石，味辛，有大毒。"[22]

《本草衍义》卷五："雄黄，非金苗。今有金窟处无雄黄。金条中言金之所生，处处皆有雄黄，岂处处皆得也。别法，治蛇咬，焚之熏蛇远去。又武都者，镌磨成物形，终不免其臭。唐甄立言仕为太常丞，有道人病心腹懑烦，弥二岁，诊曰：腹有蛊，误食发而然。令饵雄黄一剂，少选，吐一蛇如拇指，无目，烧之有发气，乃愈。此杀毒蛊之验也。"[23]

《汤液本草》卷之六："雄黄，气温，寒，味苦、甘。有毒。《本草》云：主寒热鼠瘘恶疮，疽痔死肌。疗疥虫䘌疮，目痛，鼻中息肉，及绝筋破骨，百节中大风，积聚癖气，中恶，腹痛，鬼疰。"[24]

《本草品汇精要》卷之三："雄黄，有毒，石生。雄黄（出《神农本经》），主寒热，鼠瘘，恶疮，疽痔，死肌。杀精物恶鬼邪气，百虫毒，胜五兵。炼食之轻身神仙（以上朱字《神农本经》）……【名】黄食石、黄石。"[25]

《本草蒙筌》卷之八："雄黄，味苦、辛、甘，气平、寒。无毒。一云大温有毒。生武都焞煌山阳，名曰雄也。得大块三五两，重价类金焉。嗅之臭气不闻，赤如鸡冠明澈，此为上品。擂细水飞，作散为丸，任凭酒服。（炼服飞入人脑中。）年深月久，轻身神仙。出路佩之，鬼神不近。有孕带者，转女成男。又可点红铜成金，甚为丹灶家所重。（一说：雄黄千年化为黄金。又云：雄黄以草药伏住者，炼成汁，胎色不移，若将制成药成汁并添得者，上可服饵，中可点铜成金，下可变银成金也。）坚顽作气，（此名臭黄，不宜雄杖）。"[26]

《本草纲目》第九卷："雄黄《本经·中品》。【释名】黄金石《本经》、石黄《唐本》、熏黄。普曰：雄黄生山之阳，是丹之雄，所以名雄黄也。恭曰：出石门者，名石黄，亦是雄黄，而通名黄金石，石门者为劣尔。恶者，名熏黄，只用熏疮疥，故名之。藏器曰：今人敲取石黄中精明者，为雄黄；外黑者，为熏黄。雄黄烧之不臭，熏黄烧之则臭，以此分别。权曰：雄黄，金之苗也。"[5]

《本草乘雅半偈》第四帙："雄黄《本经·中品》。非将军不能功胜五兵，非将军亦不能开辟土地，不唯尽雄黄功绩，并显大黄威武矣。【气味】苦平，无毒。【主治】主寒热，鼠瘘，恶疮，疽痔死肌，杀精物恶鬼邪气，百虫毒，胜五兵。炼食之，轻身神仙。"[27]

《本草征要》第四卷："雄黄，味苦、性平，有毒。研细，水飞。涂蛇虺之伤，杨梅疔毒，疥癣痔疡，遵法搽敷力不小。化痰涎之积，血瘀风淫，邪干尸疰，依方制服效偏奇。独入厥阴，为诸疮杀毒之药。与巴豆、郁金为伍醋丸，名雄黄解毒丸。治急症喉痹有良效，乃急救之药也。"[28]

《本草崇原》卷中："雄黄，气味苦平寒，有毒。主治寒热鼠瘘，恶疮疽痔，死肌，杀精物恶鬼，邪气百虫毒，胜五兵，炼食之轻身，神仙。"[29]

《本草择要纲目·寒性药品》："雄黄【气味】苦平寒有毒。【主治】杀百毒，辟百邪，杀蛊毒，人佩之鬼神不敢近。"[30]

《本草易读》卷八："雄黄，红如鸡冠，明澈不臭，重大者良。劣者名熏黄，烧之臭，只堪杀虫虱、熏疥疮耳。辛，温，有毒。杀百毒而辟邪，治惊痫而杀虫。散百节之大风，解伏暑之泻痢。开痰澼而搜风，止腹痛而破积。除头风之眩晕，退疟疾之寒热，化腹中之瘀血，兼杀痨虫疳虫，并除鼻中息肉，除恶疮臁疮。鼠瘘最良，疥癣最易。生武都山谷。明澈如鸡冠者佳，味不臭而坚实者良。今人每以此伪丹砂，不可不知。蛇头、蛇眼、蛇节、蛇背、蛇腹、泥鳅诸疔毒，雄黄二钱，轻粉五分，蟾酥二钱，冰片一分，水合敷之。"[31]

《本草备要·金石水土部》："雄黄，重。解毒，杀虫，辛温有毒。得正阳之气，入肝经气分。搜肝强脾，散百节大风，杀百毒，辟鬼魅。治惊痫痰涎，头痛眩晕，暑疟澼痢，泄泻积聚。"[32]

《本经逢原》卷一："雄黄，辛苦温，微毒。武都者良。入香油熬化或米醋入萝卜汁煮干用，生则有毒伤人。"[6]

《本草从新》卷十三："雄黄，重。解毒杀虫。辛温有毒，独入厥阴气分。搜肝气而散肝风，杀百毒，辟鬼魅，治惊痫，痰涎积聚，头痛眩晕，暑疟澼痢泄泻。"[33]

《得配本草》卷一："雄黄，一名黄金石。畏南星、地黄、莴苣、地榆、黄芩、白芷、当归、地锦、苦参、五加皮、紫河车、五叶藤、鹅肠草、鸡肠草、鹅不食草、桑叶、猬脂。苦，温。有毒。入肝经阳分，得阳土之精。搜肝气，泻肝风。解百毒，治恶疮，去死肌，疗惊痫，除疟痢，消涎积，杀诸虫。"[34]

《本草求真》卷三：“雄黄（石），散结行气杀虫辟恶。雄黄（专入胃肝），生山之阳，得气之正，味辛而苦，气温有毒。凡人阳气虚则邪易侵，阴气胜则鬼易凭，负二气之精者，能破群妖，受阳气之正者，能辟幽暗，故能治寒热鼠瘘，恶疮疽痔。”[35]

《本草分经·原例》：“雄黄，辛温，独入厥阴气分，搜肝气散肝风，能化血为水，燥湿杀虫解百毒。雌黄功用略同。薰黄最劣不堪用。”[36]

《本草述钩元》卷五：“雄黄，出武都山（今阶州）。纯而无杂。其赤如鸡冠，光明煜煜，乃可用。其但纯黄似雌黄，色无光者，不任作仙药。可合理病药耳。”[37]

《神农本草经赞》卷二：“雄黄，味苦平寒。主寒热，鼠瘘，恶创，疽痔，死肌。杀精物，恶鬼邪气，百虫毒，胜五兵。炼食之，轻身神仙。一名黄金石。生山谷。”[38]

《本草撮要》卷六：“雄黄，味辛，入足阳明厥阴经。功专解毒胜邪。得黑铅治结阴，得朱砂猪心血治癫痫。雌黄主治略同，血虚者大忌。阴肿如斗，雄黄矾石各二两，甘草一尺。水五升，煮二升浸之良。”[39]

《本草便读·金石部》：“雄黄，禀阳精之气以生，驱阴破血，具辛热之功取效，入胃通肝。辟鬼除邪，化留聚痰涎之积。杀虫治疥，涂外伤虫虺之灾。”[40]

《中药志》：“雄黄　本品为较常用中药。《神农本草经》列为中品。【原矿物】雄黄别名：黄金石、石黄、熏黄。”[17]

《中药材手册》：“雄黄（《纲目》列入金石部石类）本品为硫化物类矿物雄黄。主要见于低温热液、火山热液矿床中，经常与雌黄共生。过去商品一般分为苏雄黄、雄黄末、雄精等几种规格，其中以雄精质量最佳，但产量很少，一般多用苏雄黄；目前市售商品大多已不分规格，而是统货。【别名】石黄、鸡冠石。”[13]

《全国中草药汇编》：“雄黄　别名：胡雄黄、黄金石、石黄。来源：为含硫化砷的矿石。”[15]

《中药大辞典》：“雄黄《本经》【异名】黄金石《本经》，石黄《唐本草》，天阳石《石药尔雅》，黄石《品汇精要》，鸡冠石《石雅》。【基原】为硫化物类矿物雄黄的矿石。【原矿物】雄黄 Realgar.”[9]

《中医大辞典·中药分册》：“雄黄　出《神农本草经》。又名石黄、腰黄、黄金石、雄精。为含硫化砷的矿石。产湖南、湖北、贵州、云南、四川等地。”[10]

《中国医学百科全书·中医学》：“雄黄　始载于《神农本草经》。又名黄金石、石黄。为含硫化砷的矿石。产于中国湖南、湖北、贵州、云南、四川、陕西、甘肃等省。”[12]

《全国中药炮制规范》：“雄黄　［处方用名］雄黄。【来源】本品为单斜晶系矿物雄黄 Realgar，主含二硫化二砷（As_2S_2）。主产于湖南、贵州、云南等地。四季均可采掘，采挖后，除去杂质。药材以块大、质脆、色红、有光泽者为佳。”[14]

《中国药材学》：“雄黄　【别名】黄金石，石黄，熏黄，鸡冠石。【来源】本品为硫化物类矿物雄黄族雄黄。”[16]

《中国中医药学主题词表》：“雄黄 Realgar　属矿物药、外用药、清热解毒药和驱虫药（中药）。”[11]

《普通高等教育中医药类规划教材·中药学》：“雄黄《本经》为硫化物类矿物雄黄的矿石。主含二硫化二砷（As_2S_2）。雄黄中之熟透者，色鲜，质最佳，称雄精或腰黄。主产于湖南、湖北、贵州、四川等地。随时可采，除去杂质，研成细粉或水飞用。切忌火煅。”[8]

《中华本草》：“雄黄《本经》【异名】黄食石《本经》，石黄《本草经集注》，黄石《药性论》，熏黄《新修本草》，天阳石《石药尔雅》，鸡冠石《石雅》。……【来源】为简单硫化物类雄黄族矿物雄黄。【原矿物】雄黄 Realgar.”[18]

《中华人民共和国药典》：“雄黄 Realgar　本品为硫化物类矿物雄黄族雄黄，主含二硫化二砷（As_2S_2）。采挖后，除去杂质。或由低品位矿石浮选生产的精矿粉。”[7]

5　参考文献

1　汉·神农本草经．清顾观光重辑本．北京：人民卫生出版社，1955，52

2　三国·吴普．吴普本草．北京：人民卫生出版社，1987，8

3　魏晋·名医别录．北京：人民卫生出版社，1986，99

4　宋·苏颂．本草图经．合肥：安徽科学技术出版社，1994，30

5　明·李时珍．本草纲目．北京：人民卫生出版社，1982，534

6　清·张璐．本经逢原．上海：上海科学技术出版社，1959，12

7　国家药典委员会．中华人民共和国药典．一部．北京：化学工业出版社，2000，277

8　雷载权主编．普通高等教育中医药类规划教材·中药学．上海：上海科学技术出版社，1995，331

9　江苏新医学院．中药大辞典．上海：上海科学技术出版社，1977，2337

10　《中医大辞典》编辑委员会．中医大辞典·中药分册．北京：人民卫生出版社，1982，360

11　吴兰成主编．中国中医药学主题词表．北京：中医古籍出版社，1996，444

12　《中医学》编辑委员会．中国医学百科全书·中医学．上海：上海科学技术出版社，1997，1284

13　中华人民共和国卫生部药政管理局．中药材手册．北京：人民卫生出版社，1998，736

14　中华人民共和国卫生部药政管理局．全国中药炮制规范．北京：人民卫生出版社，1988，400

15　《全国中草药汇编》编写组．全国中草药汇编．上册．北京：人民卫生出版社，1996，847

16　徐国钧等主编．中国药材学．北京：中国医药科技出版社，1996，1894

17　中国医学科学院药物研究所等．中药志．第四册．北京：人民卫生出版社，1961，277

18　国家中医药管理局《中华本草》编委会．中华本草．第一册．上海：上海科学技术出版社，1999，387

19　南北朝·陶弘景．本草经集注．北京：人民卫生出版社，1994，148

20　唐·苏敬等撰．新修本草．合肥：安徽科学技术出版社，1981，107

21　唐·梅彪．石药尔雅．据别下斋丛书本抄本

22　宋·唐慎微．证类本草．北京：人民卫生出版社，1957，101

23　宋·寇宗奭．本草衍义．上海：商务印书馆，1937，29

24　元·王好古．汤液本草．见：景印文渊阁四库全书（745）．北京：中医古籍出版社，1986，1002

25　明·刘文泰．本草品汇精要．北京：人民卫生出版社，1982，141

26　明·陈嘉谟．本草蒙筌．北京：人民卫生出版社，1988，342

27　明·卢之颐．本草乘雅半偈．北京：人民卫生出版社，1986，250

28　明·李中梓．本草征要．见：李中梓医学全书．北京：中国中医药出版社，1999，150

29　清·张志聪．本草崇原．北京：中国中医药出版社，1992，96

30　清·蒋居祉．本草择要纲目．见：珍本医书集成（二）．上海：上海科学技术出版社，1985，41

31　清·汪昂．本草易读．北京：人民卫生出版社，1987，363

32　清·汪昂．本草备要．北京：中国中医药出版社，1998，228

33　清·吴仪洛．本草从新．北京：中医古籍出版社，2001，189

34　清·严西亭. 得配本草. 上海：上海卫生出版社，1957，14
35　清·黄宫绣. 本草求真. 上海：上海科学技术出版社，1959，126
36　清·姚澜. 本草分经. 上海：上海科学技术出版社，1989，124
37　清·杨时泰. 本草述钩元. 上海：科技卫生出版社，1958，38
38　清·叶志诜. 神农本草经赞. 见：珍本医书集成（二）. 上海：上海科学技术出版社，1985，63
39　清·陈其瑞. 本草撮要. 见：珍本医书集成（二）. 上海：上海科学技术出版社，1985，75
40　清·张秉成. 本草便读. 上海：上海卫生出版社，1957，93

442　紫石英
Zishiying
Fluoritum

1　定名依据

1.1　正名

1.1.1　汉文名：紫石英［氟化物类矿物萤石族萤石，主含氟化钙（CaF_2）］。

1.1.2　英文名：fluorite.

1.2　依据

1.2.1　定名的文献依据

1.2.1.1　《神农本草经》卷一："紫石英，味甘，温。主心腹咳逆（《御览》引作呕逆），邪气，补不足，女子风寒在子宫，绝孕十年无子。久服，温中、轻身、延年。生山谷。甘，无毒，生太山或会稽，采无时，欲令如削，紫色达头如樗蒲者。"[1]

1.2.1.2　《吴普本草·玉石类》："紫石英，神农、扁鹊：甘，气平。李氏：大寒。雷公：大温。岐伯：甘，无毒。生太山或会稽。采无时。欲令如削，紫色头，如樗蒲者。"[2]

1.2.1.3　《新修本草》卷第三："紫石英，味甘、辛，温，无毒。主心腹咳逆邪气，补不足，女子风寒在子宫，绝孕十年无子，疗上气心腹痛，寒热邪气结气，补心气不足，定惊悸，安魂魄，填下焦，止消渴，除胃中久寒，散痈肿，令人悦泽。"[3]

1.2.1.4　《证类本草》卷第三："紫石英，味甘、辛，温，无毒。主心腹咳逆邪气，补不足，女子风寒在子宫，绝孕十年无子，疗上气心腹痛，寒热邪气结气，补心气不足，定惊悸，安魂魄，填下焦，止消渴，除胃中久寒，散痈肿，令人悦泽。"[4]

1.2.1.5　《本草纲目》第八卷："紫石英《本经·上品》。【集解】《别录》曰：紫石英生泰山山谷，采无时。普曰：生泰山或会稽，欲令如削，紫色达头如樗蒲者。"[5]

1.2.1.6　《本草经解》卷四："紫石英，气温，味甘，无毒。主心腹咳逆邪气，补不足，女子风寒在子宫，绝孕十年无子。久服温中，轻身延年。"[6]

1.2.1.7　《中华人民共和国药典》："紫石英 Fluoritum　本品为氟化物类矿物萤石族萤石，主含氟化钙（CaF_2）。采挖后，除去杂石。"[7]

1.2.1.8　《中药大辞典》："紫石英《本经》【基原】为卤化物类矿物萤石的矿石。【原矿物】萤虫 Fluoritum，又名：氟石。”[8]

1.2.1.9 《中医大辞典·中药分册》：“紫石英 出《神农本草经》。为萤石的矿石。产浙江、江苏、辽宁、黑龙江、河北、湖南、湖北、甘肃等地。”[9]

1.2.1.10 《中国中医药学主题词表》：“紫石英 Fluoritum 属矿物药和安神药。”[10]

1.2.1.11 《中国医学百科全书·中医学》：“紫石英 始载于《神农本草经》。为氟化物类矿物荧石族荧石。产于中国浙江、江苏、山东、山西、湖北、甘肃等省。”[11]

1.2.1.12 《中药材手册》[12]、《全国中药炮制规范》[13]、《中国药材学》[14]、《全国中草药汇编》[15]、《中药志》[16]、《中华本草》[17]等现代中药著作多以“紫石英”作为本药正名（参见“文献通考”）。

1.2.2 定名选择的理由

1.2.2.1 紫石英 Fluoritum，系氟化物类矿物萤石族萤石，主含氟化钙（CaF_2）。采挖后，除去杂石。本品始载于汉《神农本草经》，以“紫石英”为正名，此后诸家本草著作均以“紫石英”为正名载录本品，如三国·吴普《吴普本草》，唐·苏敬等撰《新修本草》，宋·唐慎微《证类本草》，明·李时珍《本草纲目》，清·叶桂《本草经解》等，并一直沿用至今。

1.2.2.2 我国最新出版的《中华人民共和国药典》以及辞书类著作《中医大辞典·中药分册》、《中药大辞典》、《中国医学百科全书·中医学》等均以“紫石英”作为本药正名。已经广泛应用于中医药学文献的标引和检索的《中国中医药学主题词表》也以“紫石英”作为本药的正式主题词。现代本草著作如《全国中草药汇编》、《中华本草》、《中国药材学》、《中药志》、《中药材手册》、《全国中药炮制规范》等均以“紫石英”作为本药的正名。

1.3 与正名等效的名词：无。

2 源流考释

紫石英［氟化物类矿物萤石族萤石，主含氟化钙（CaF_2）］，始载于汉《神农本草经》，以“紫石英”作为正名，如《神农本草经》卷一：“紫石英 味甘，温。主心腹咳逆，邪气，补不足，女子风寒在子宫，绝孕十年无子。久服，温中、轻身、延年。生山谷。甘，无毒，生太山或会稽，采无时，欲令如削，紫色达头如樗蒲者。”[1]

后世本草著作均沿用《神农本草经》之说，以“紫石英”为正名。如三国·吴普《吴普本草》[2]，魏晋《名医别录》[18]，南北朝·陶弘景《本草经集注》[19]，唐·苏敬《新修本草》[3]，宋·苏颂《本草图经》[20]、唐慎微《证类本草》[4]、寇宗奭《本草衍义》[21]，元·王好古《汤液本草》[22]，明·刘文泰《本草品汇精要》[23]、李时珍《本草纲目》[5]、卢之颐《本草乘雅半偈》[24]、李中梓《本草征要》[25]，清·张志聪《本草崇原》[26]、蒋居祉《本草择要纲目》[27]、汪昂《本草易读》[28]及《本草备要》[29]、张璐《本经逢原》[30]、叶桂《本草经解》[6]、徐大椿《神农本草经百种录》[31]、吴仪洛《本草从新》[32]、严西亭《得配本草》[33]、黄宫绣《本草求真》[34]、陈念祖《神农本草经读》[35]、姚澜《本草分经》[36]、杨时泰《本草述钩元》[37]、叶志诜《神农本草经赞》[38]、凌奂《本草害利》[39]、陈其瑞《本草撮要》[40]、张秉成《本草便读》[41]等。

须予说明的是，古代本草记载的“紫石英”药材包括紫色石英和萤石两种，而本条

"紫石英"仅为氟化物类矿物萤石族萤石，应用须予注意。

现代本草著作如《中华人民共和国药典》、《中医大辞典·中药分册》、《中药大辞典》、《中国医学百科全书·中医学》、《中国中医药学主题词表》、《全国中草药汇编》、《中华本草》、《中国药材学》、《中药志》、《中药材手册》、《全国中药炮制规范》等均"紫石英"为正名，同时记载有"萤石"、"氟石"《全国中草药汇编》[15]，"荧石"《中国药材学》[14]等原矿物异名。还记载有本品原植物"萤石"的异名"氟石"《中药志》[16]，"萤虫"《中药大辞典》[8]等。

3 附录

3.1 又称：醋紫石英（饮片规格名）。

3.2 俗称：萤石，氟石，荧石。

3.3 曾称：无。

3.4 原矿物名称：萤石，氟石，萤虫。

4 文献通考

《神农本草经》卷一："紫石英，味甘，温。主心腹咳逆（《御览》引作呕逆），邪气，补不足，女子风寒在子宫，绝孕十年无子。久服，温中、轻身、延年。生山谷。甘，无毒，生太山或会稽，采无时，欲令如削，紫色达头如樗蒲者。"[1]

《吴普本草·玉石类》："紫石英，神农、扁鹊：甘，气平。李氏：大寒。雷公：大温。岐伯：甘，无毒。生太山或会稽。采无时。欲令如削，紫色头，如樗蒲者。"[2]

《名医别录》卷第一："紫石英，味辛，无毒。主治上气心腹痛，寒热、邪气、结气，补心气不足，定惊悸，安魂魄，填下焦，止消渴，除胃中久寒，散痈肿，令人悦泽。生太山，采无时。（长石为之使，得茯苓、人参、芍药共治心中结气；得天雄、菖蒲共治霍乱。畏扁青、附子，不欲鳝甲、黄连、麦句姜。）"[18]

《本草经集注·玉石三品》："紫石英，味甘、辛，温，无毒。主治心腹咳逆邪气，补不足；女子风寒在子宫，绝孕十年无子；治上气心腹痛，寒热邪气结气，补心气不足；定惊悸，安魂魄，填下焦，止消渴，除胃中久寒，散痈肿，令人悦泽。久服温中，轻身延年。生太山山谷。采无时。"[19]

《新修本草》卷第三："紫石英，味甘、辛，温，无毒。主心腹咳逆邪气，补不足，女子风寒在子宫，绝孕十年无子，疗上气心腹痛，寒热邪气结气，补心气不足，定惊悸，安魂魄，填下焦，止消渴，除胃中久寒，散痈肿，令人悦泽。久服温中，轻身延年。生太山山谷，采无时。"[3]

《本草图经》卷第一："紫石英，生泰山山谷，今岭南及会稽山中亦有之。谨按《吴普本草》云：紫石英，生泰山及会稽，欲令如削，紫色达头如摴蒲者。陶隐居云：泰山石，色重澈下有根，最佳。会稽石，形色如石榴子，最下。先时并杂用，今惟用泰山石，余处者可作丸酒饵。又按《岭表录异》云：今陇州山中多紫英石，其色淡紫，其实莹澈，随其大小皆五棱，两头如箭镞。煮水饮之，暖而无毒，比北中白石英，其力倍矣。然则泰山、会稽、岭南紫石英用之亦久。《乳石论》无单服紫石者，惟五石散则通用之。张文仲有镇心单服紫石煮水法。胡洽及《千金方》则多杂诸药同用。今方家用者，惟治疗妇人及治心病药时有使者。”[20]

《证类本草》卷第三：“紫石英，味甘、辛，温，无毒。主心腹咳逆邪气，补不足，女子风寒在子宫，绝孕十年无子，疗上气心腹痛，寒热邪气结气，补心气不足，定惊悸，安魂魄，填下焦，止消渴，除胃中久寒，散痈肿，令人悦泽。久服温中，轻身延年。生泰山山谷。采无时。”[4]

《本草衍义》卷四：“紫石英，明澈如水精，其色紫而不匀。张仲景治风热瘛疭及惊痫瘛疭风引汤：紫石英、白石英、寒水石、石膏、干姜、大黄、龙齿、牡蛎、甘草、滑石等分，混合㕮（五汝切），咀（子与切）。以水一升，煎去三分，食后量多少温呷，不用滓，服之无不效者。”[21]

《汤液本草》卷之六：“紫石英，气温，味甘、辛，无毒。入手少阴经、足厥阴经。”[22]

《本草品汇精要》卷之二：“紫石英，无毒，石生。紫石英（出《神农本经》），主心腹咳逆邪气，补不足，女子风寒在子宫，绝孕十年无子，久服温中轻身延年（以上朱字《神农本经》）。”[23]

《本草纲目》第八卷：“紫石英《本经·上品》。【集解】《别录》曰：紫石英生泰山山谷，采无时。普曰：生泰山或会稽，欲令如削，紫色达头如樗蒲者。弘景曰：今第一用泰山石，色重澈下有根。次出雹零山，亦好。又有南城石，无根。又有青绵石，色亦重黑明澈。又有林邑石，腹里必有一物如眼。吴兴石，四面才有紫色，无光泽。会稽诸暨石，形色如石榴子。先时并杂用，今惟采泰山最胜。《仙经》不正用，而俗方重之。”[5]

《本草乘雅半偈》第三帙：“紫石英《本经·上品》。【气味】甘温，无毒。【主治】主心腹咳逆邪气，补不足，女子风寒在子宫，绝孕十年无子。久服温中，轻身延年。”[24]

《本草征要》第三卷：“紫石英，味甘，性温，无毒。入心、肝二经。畏扁豆、附子，恶黄连。火煅，醋淬，水飞。上通君主，镇方寸之靡宁。下达将军，助胎宫而有孕。紫石英，南方之色，故功在血分，火热者忌之。”[25]

《本草崇原》卷上：“紫石英，气味甘温，无毒。主治心腹咳逆邪气，补不足，女子风寒在子宫，绝孕，十年无子。欠服温中，轻身延年。（紫石英始出太山山谷，今会稽、诸暨、乌程、永嘉、阳山、东莞山中皆有，唯太山者最胜。其色淡紫，其质莹澈，大小皆具五棱，两头如箭镞。）”[26]

《本草择要纲目·温性药品》：“紫石英（凡入丸散用火煅醋淬七次，碾末，水飞过，晒干入药。）【气味】甘温无毒，入手少阴足厥阴血分药也。【主治】心腹咳逆邪气，补不足，女子风寒在子宫绝孕，十年无子，久服温中，轻身延年。”[27]

《本草易读》卷三：“紫石英，甘，温，无毒。镇心补肝。祛血海之虚寒，除心神之不安。生太山山谷。其色淡紫，其质莹澈。随其大小皆五棱，两头如箭镞。紫石英，水煎细服，或煮粥服。治虚劳而惊。”[28]

《本草备要·金石水土部》：“紫石英，重，镇心，润，补肝。甘平。性温而补，重以去怯，湿以去枯。入心、肝血分，故心神不安，肝血不足，女子血海虚寒不孕者宜之。（冲为血海，任主胞胎。《经疏》云：女子系胞于肾及心包络，虚则风寒乘之，故不孕。紫石英辛温，走二经，散风寒，镇下焦，为暖子宫之要药。）色深紫莹彻，五棱。火煅、醋淬七次，研末水飞用。二英俱畏附子。恶黄连。（石英五色，各入五脏。）”[29]

《本经逢原》卷一："紫石英，甘温，无毒。出泰山。以五棱明净深紫大块者良，浙产者块小亦可入药。经火则毒生，研极细水飞三次用。时珍云：煅赤，醋淬七次，水飞用，非。《本经》主心腹咳逆邪气补不足，女子风寒在子宫，绝孕十年无子。发明　紫石英入手足少阴、厥阴血分，上能镇心定惊悸，安魂魄，摄逆气，重以去怯也。下能益肝填补下焦，散阴火，止消渴，温以暖血也。女子经阻色淡不孕者宜之。《本经》治女子风寒在子宫，绝孕十年者，服之能孕，非特峻补，兼散浊阴留结之验也。若血热紫黑者禁用，为其性温也。"[30]

《本草经解》卷四："紫石英，气温，味甘，无毒。主心腹咳逆邪气，补不足，女子风寒在子宫，绝孕十年无子。久服温中，轻身延年。"[6]

《神农本草经百种录·上品》："紫石英，味甘温。主心腹咳逆，甘能和中，重能降气。邪气，散风寒。补不足，补心血之不足。"[31]

《本草从新》卷十三："紫石英，重、镇心、润、养肝。甘辛而温，重以去怯，湿以去枯。心神不安，肝血不足，女子血海虚寒，不孕者宜之。"[32]

《得配本草》卷一："紫石英，长石为之使。畏扁青、附子。恶鮀甲、黄连、麦句姜。甘，温。入手少阴、足厥阴经血分。镇心益肝。暖子宫，除风寒。得茯苓、人参，疗心中结气。得天雄、菖蒲，治霍乱。得生姜，米醋煎，调敷痈肿毒气。煅，醋淬，研，水飞用。血热者禁用。两头气不足。定惊悸。安魂魄。"[33]

《本草求真》卷三："紫石英（石,）散肝心血分寒燥不润。紫石英（专入肝心）即系石英之紫色者，故尔别其名曰紫，性味俱同，而紫即能直入血分，不似白石英因其色白，功专润肺，止就肺部之病而言之也。"[34]

《神农本草经读》卷之二："紫石英，气味甘、温，无毒。主心腹咳逆邪气，补不足，女子风寒在子宫，绝孕十年无子。久服温中，轻身延年。"[35]

《本草分经·原例（次序略经更定）》："紫石英，甘辛温，重镇怯润去枯，治心神不安肝血不足，走冲任二经，暖子宫疗女子血海虚寒不孕，火煅醋淬研末水飞。"[36]

《本草述钩元》卷五："紫石英，出泰山山谷，其色淡紫而质莹彻，随其小大，皆具五棱，两头如箭簇，比之白石英，其力当倍。"[37]

《神农本草经赞》卷一："紫石英，味甘温，主心腹咳逆邪气，补不足，女子风寒在子宫，绝孕十年无子，久服温中，轻身延年。生山谷。"[58]

《本草害利·肝部药队》："紫石英　【害】石药终燥，只可暂用。妇人绝孕，由阴虚火旺，不能摄受精气者，忌用。【利】甘辛温、润以去燥回枯，重以镇宁心神，养肝血不足，血海虚，不孕者宜之，暖子宫之要药。白石英甘辛微温，润以去燥，利小便、实大肠、治肺痿、吐脓、咳逆、上气。十剂曰：润可去燥枯，二英之属是也。润药颇多，而徐之才取二紫白石英为润剂，存其意可也。石英五色，各入五脏。俱畏附子、恶黄连。【修治】紫石英色淡，莹彻五棱，火煅醋淬七次，研末水飞，白石英如水晶者良。"[39]

《本草撮要》卷六："紫石英，味甘辛温，入手少阴足厥阴经。功专治子宫寒不孕，镇心去怯，益肝去枯。火煅醋淬七次，研末，水飞。二英俱畏附子、黄连。痈肿毒气，以紫石英煅淬为末，生姜米醋煎敷之良。"[40]

《本草便读·金石部》："紫石英，能走心肝，温营血而润养，可通奇脉，镇冲气之上升，虽有五色之分，性味甘辛则一。"[41]

《中药志》："紫石英　本品为少常用中药。《神农本草经》列为上品。市场上紫石英的原矿物主要只有一种。即萤石。【原矿物】萤石。别录：氟石。"[16]

《中药材手册》："紫石英（《纲目》列入金石部玉类）本品应为硅酸盐类矿物石英。分紫、白二种，入药以紫色者为佳。但目前大多数地区所用者为矿物萤石，又有将矿物方解石伪充者，均应注意鉴别。"[12]

《全国中草药汇编》："紫石英　别名：萤石、氟石。来源：为含氟化钙的天然矿石，并非矿物学中的紫色石英（SiO_2）。"[15]

《中药大辞典》："紫石英《本经》【基原】为卤化物类矿物萤石的矿石。【原矿物】萤虫 Fluoritum，又名：氟石。"[8]

《中医大辞典·中药分册》："紫石英　出《神农本草经》。为萤石的矿石。产浙江、江苏、辽宁、黑龙江、河北、湖南、湖北、甘肃等地。"[9]

《中国医学百科全书·中医学》："紫石英　始载于《神农本草经》。为氟化物类矿物荧石族荧石。产于中国浙江、江苏、山东、山西、湖北、甘肃等省。"[11]

《全国中药炮制规范》："紫石英［处方用名］紫石英、醋紫石英。【来源】本品为立方晶系矿物萤虫 Fluoritum. 主含氟化钙。主产于甘肃、山西、江苏、湖北等地。采挖后，除去杂石。药材以色紫、透明者为佳。"[13]

《中国药材学》："紫石英　【别名】氟石，荧石。【来源】紫石英为氟化物类矿物萤石族萤石。"[14]

《中国中医药学主题词表》："紫石英 Fluoritum　属矿物药和安神药。"[10]

《中华本草》："紫石英《本经》【来源】为卤素化合物氟化物类萤石族矿物萤石。【原矿物】萤石 Fluorite."[17]

《中华人民共和国药典》："紫石英 Fluoritum　本品为氟化物类矿物萤石族萤石，主含氟化钙（CaF_2）。采挖后，除去杂石。"[7]

5　参考文献

1　汉·神农本草经. 清顾观光重辑本. 北京：人民卫生出版社，1955，27

2　三国·吴普. 吴普本草. 北京：人民卫生出版社，1987，25

3　唐·苏敬等撰. 新修本草. 合肥：安徽科学技术出版社，1981，99

4　宋·唐慎微. 证类本草. 北京：人民卫生出版社，1957，92

5　明·李时珍. 本草纲目. 北京：人民卫生出版社，1982，512

6　清·叶桂. 本草经解. 上海：上海科学技术出版社，1958，98

7　国家药典委员会. 中华人民共和国药典. 一部. 北京：化学工业出版社，2000，277

8　江苏新医学院. 中药大辞典. 上海：上海科学技术出版社，1977，2353

9　《中医大辞典》编辑委员会. 中医大辞典·中药分册. 北京：人民卫生出版社，1982，362

10　吴兰成主编. 中国中医药学主题词表. 北京：中医古籍出版社，1996，615

11　《中医学》编辑委员会. 中国医学百科全书·中医学. 上海：上海科学技术出版社，1997，1264

12　中华人民共和国卫生部药政管理局. 中药材手册. 北京：人民卫生出版社，1998，737

13　中华人民共和国卫生部药政管理局. 全国中药炮制规范. 北京：人民卫生出版社，1988，401

14　徐国钧等主编. 中国药材学. 北京：中国医药科技出版社，1996，1916

15　《全国中草药汇编》编写组. 全国中草药汇编. 下册. 北京：人民卫生出版社，1996，613

16　中国医学科学院药物研究所等．中药志．第四册．北京：人民卫生出版社，1961，282
17　国家中医药管理局《中华本草》编委会．中华本草．第一册．上海：上海科学技术出版社，1999，323
18　魏晋·名医别录．北京：人民卫生出版社，1986，9
19　南北朝·陶弘景．本草经集注．北京：人民卫生出版社，1994，141
20　宋·苏颂．本草图经．合肥：安徽科学技术出版社，1994，19
21　宋·寇宗奭．本草衍义．上海：商务印书馆，1937，24
22　元·王好古．汤液本草．见：景印文渊阁四库全书（745）．北京：中医古籍出版社，1986，1004
23　明·刘文泰．本草品汇精要．北京：人民卫生出版社，1982，127
24　明·卢之颐．本草乘雅半偈．北京：人民卫生出版社，1986，187
25　明·李中梓．本草征要．见：李中梓医学全书．北京：中国中医药出版社，1999，148
26　清·张志聪．本草崇原．北京：中国中医药出版社，1992，49
27　清·蒋居祉．本草择要纲目．见：珍本医书集成（二）．上海：上海科学技术出版社，1985，87
28　清·汪昂．本草易读．北京：人民卫生出版社，1987，378
29　清·汪昂．本草备要．北京：中国中医药出版社，1998，228
30　清·张璐．本经逢原．上海：上海科学技术出版社，1959，10
31　清·徐大椿．神农本草经百种录．见：景印文渊阁四库全书（785）．北京：中医古籍出版社，1986，562
32　清·吴仪洛．本草从新．北京：中医古籍出版社，2001，188
33　清·严西亭．得配本草．上海：上海卫生出版社，1957，12
34　清·黄宫绣．本草求真．上海：上海科学技术出版社，1959，139
35　清·陈念祖．神农本草经读．北京：人民卫生出版社，1959，23
36　清·姚澜．本草分经．上海：上海科学技术出版社，1989，154
37　清·杨时泰．本草述钩元．上海：科技卫生出版社，1958，51
38　清·叶志诜．神农本草经赞．见：珍本医书集成（二）．上海：上海科学技术出版社，1985，6
39　清·凌奂．本草害利．北京：中医古籍出版社，1982，27
40　清·陈其瑞．本草撮要．见：珍本医书集成（二）．上海：上海科学技术出版社，1985，74
41　清·张秉成．本草便读．上海：上海卫生出版社，1957，92

443　紫花地丁

Zihuadiding

Herba Violae

1　定名依据

1.1　正名

1.1.1　汉文名：紫花地丁（堇菜科植物紫花地丁 Viola yedoensis Makino 的干燥全草）。

1.1.2　英文名：tokyo violet herb.

1.2　依据

1.2.1　定名的文献依据

1.2.1.1 《本草纲目》第十二卷："紫花地丁《纲目》。【释名】箭头草《纲目》、独行虎《纲目》、羊角子《秘韫》、米布袋。【集解】时珍曰：处处有之。其叶似柳而微细，夏开紫花结角。"[1]

1.2.1.2 《本草品汇精要续集》卷之九："紫花地丁，无毒。紫花地丁，主一切痈疽发背，疔肿瘰疬，无名肿毒，恶疮（本草纲目）。【名】箭头草、独行虎、羊角子、米布袋。"[2]

1.2.1.3 《本草备要·草部》："紫花地丁，泻热，解毒，辛苦而寒。治痈疽发背，疔肿瘰疬，无名肿毒。叶如柳而细，夏开紫花结角，生平地者起茎，生沟壑者起蔓。"[3]

1.2.1.4 《本草易读》卷三："紫花地丁，俗云苦丁茶是也。苦，辛，寒，无毒。治一切痈疽瘰疬恶疮。处处有之。二三月生，多布麦田中。叶似柳而微细，开紫花，结小角。疗疮肿毒，取汁内服，杵烂外敷。"[4]

1.2.1.5 《得配本草》卷二："紫花地丁，辛、苦、寒。治有名痈疽，无名肿毒，兼治乳痈疖疔。"[5]

1.2.1.6 《中华人民共和国药典》："紫花地丁 Herba violae 本品为堇菜科植物紫花地丁 Viola yedoensis Makino 的干燥全草。春、秋二季采收，除去杂质，晒干。"[6]

1.2.1.7 《普通高等教育中医药类规划教材·中药学》："紫花地丁《本草纲目》为堇菜科多年生草本植物紫花地丁 Viola yedoensis Makino 的带根全草。产于我国长江下游至南部各省。夏季果实成熟时采收，洗净鲜用或晒干，切段生用。"[7]

1.2.1.8 《中国中医药学主题词表》："紫花地丁 Viola yedoensis 属堇菜科和清热解毒药。"[8]

1.2.1.9 《中华本草》："紫花地丁《纲目》 【异名】堇堇草、箭头草《救荒本草》，地丁、羊角子《乾坤生意秘韫》，独行虎《纲目》，地丁草《本草再新》，宝剑草《植物名实图考》，犁头草《河南中草药手册》，紫地丁、免耳草《中药大辞典》，金剪刀（江苏），小角子花（黑龙江）。……【来源】为堇菜科植物紫花地丁的全草。【原植物】紫花地丁 Viola philipica Cav.［V. confusa Champ.; V. yedoensis Makiho.］又名：辽堇菜《中国植物图鉴》，野堇菜《东北师范大学科学研究通报》，光瓣堇菜《中国高等植物图鉴》。"[9]

1.2.1.10 《中医大辞典·中药分册》："紫花地丁 出《本经逢原》。又名地丁草、箭头草、堇菜地丁。为堇菜科植物紫花地丁 Viola yedoensis Makino 的全草。主产江苏、浙江、安徽等地。"[10]

1.2.1.11 《中国医学百科全书·中医学》："紫花地丁 始载《本草纲目》。又名地丁草、箭头草。为堇菜科植物紫花地丁 Viola yedoensis Mak. 的全草。春至秋季挖取带花果的全草，洗净，晒干或鲜用。"[11]

1.2.1.12 《中药志》[12]、《全国中药炮制规范》[13]、《中国药材学》[14]、《全国中草药汇编》[15]]等现代中药著作多以"紫花地丁"作为本药正名（参见"文献通考"）。

1.2.2 定名选择的理由

1.2.2.1 紫花地丁 Herba violae，系堇菜科植物紫花地丁 Viola yedoensis Makino 的干燥全草。"紫花地丁"作为本品正名始载于明·李时珍《本草纲目》，此后诸家本草著作也多以"紫花地丁"为正名载录本品，如清·王道纯《本草品汇精要续集》、汪昂《本草备要》、汪昂《本草易读》、严西亭《得配本草》等，并一直沿用至今。

1.2.2.2 我国最新出版的《中华人民共和国药典》、《普通高等教育中医药类规划教材·中药学》以及辞书类著作《中医大辞典·中药分册》、《中国医学百科全书·中医学》等均以“紫花地丁”作为本药正名。已经广泛应用于中医药学文献的标引和检索的《中国中医药学主题词表》也以“紫花地丁”作为本药的正式主题词。现代本草著作如《全国中草药汇编》、《中药志》、《中华本草》、《中国药材学》、《全国中药炮制规范》等均以“紫花地丁”作为本药的正名。

1.3 与正名等效的名词：无。

2 源流考释

紫花地丁（堇菜科植物紫花地丁 Viola yedoensis Makino 的干燥全草）原以“堇堇菜”为正名，以“箭头草”为异名始载于明·朱橚《救荒本草》：“堇堇菜，一名箭头草。生田野中。苗初塌地生，叶似铍箭头样，而叶蒂甚长。其后，叶间窜葶，开紫花。结三瓣蒴儿，中有子如芥子大，茶褐色。”[16]根据形态描述，并参照其附图，所指应为堇菜科植物紫花地丁。而“紫花地丁”作为正名记载始于明·李时珍《本草纲目》第十二卷：“紫花地丁《纲目》。【释名】箭头草《纲目》、独行虎《纲目》、羊角子《秘韫》、米布袋。【集解】时珍曰：处处有之。其叶似柳而微细，夏开紫花结角。”[1]

后世本草著作除个别以“地丁”为正名外，如清·张璐《本经逢原》卷一：“地丁苦辛寒，无毒。发明 地丁有紫花、白花二种。治疔肿恶疮，兼疗痈疽发背，无名肿毒。”[17]其它大部分本草著作均以“紫花地丁”为正名载录本品。如明·卢之颐《本草乘雅半偈》[18]，日本稻宣义《炮炙全书》[19]，清·王道纯《本草品汇精要续集》[2]、汪昂《本草备要》[3]及《本草易读》[4]、吴仪洛《本草从新》[20]、严西亭《得配本草》[5]、沈金鳌《要药分剂》[21]、姚澜《本草分经》[22]、吴其浚《植物名实图考》[23]、陈其瑞《本草撮要》[24]、张秉成《本草便读》[25]等，同时尚记载有“羊角子”、“地丁”（《本草纲目》引《乾坤秘韫》），“独行虎”、“米布袋”《本草品汇精要》，“须密列”、“牵驹草”《炮炙全书》，“苦丁茶”《本草易读》等异名。如《本草纲目》：“紫花地丁《纲目》。【释名】箭头草《纲目》、独行虎《纲目》、羊角子《秘韫》、米布袋。……【附方】新九。黄疸内热：地丁末。酒服三钱。《乾坤秘韫》稻芒粘咽，不得出者：箭头草嚼咽下。（同上方）”[1]《本草品汇精要》：“紫花地丁，无毒，紫花地丁，主一切痈疽发背，疗肿瘰疬，无名肿毒，恶疮（本草纲目）。【名】箭头草、独行虎、羊角子、米布袋。”[2]《炮炙全书》卷第二：“紫花地丁 苦、辛，寒。紫花地丁今俗谓之须密列，又谓之牵驹草。其花有数色，一种沟壑边生者起蔓。”[19]《本草易读》卷三：“紫花地丁，俗云苦丁茶是也。苦，辛，寒，无毒。”[4]

另据清·吴其浚《植物名实图考》所载，本品尚有异名“犁头草”、“宝剑草”、“半边莲”等，如《植物名实图考》卷十二：“犁头草，即堇堇菜。南北所产，叶长圆、尖缺各异花似绒亦有白、紫之别；又有宝剑草、半边莲诸名，而结实则同。”[26]

现代本草著作虽然《中药大辞典》[28]、《中药材手册》[27]以“地丁”为正名记载，但大部分本草著作如《中华人民共和国药典》、《普通高等教育中医药类规划教材·中药学》、《中医大辞典·中药分册》、《中国医学百科全书·中医学》、《中国中医药学主题词表》、《全国中草药汇编》、《中药志》、《中华本草》、《中国药材学》、《全国中药炮制规范》等均“紫花地丁”为正名，同时尚记载有“六月绿花草”、“铁头尖”《中药材手册》[27]，“铧头草”《全国中草药汇编》[13]，“地丁草”、“如意草”《中药大辞典》[28]，“堇菜地丁”《中医大辞典·中药分册》[14]，“紫地丁”、“免耳草”、“金剪刀”、“小角子花”《中华本草》[9]等名地俗称。还记载有本品原植物“紫花地丁”的异名“光瓣堇菜”、“辽堇菜”、“白毛堇菜”《中药志》[10]，“紫地丁”、“兔耳草”《中药大辞典》[28]，“野堇菜”《中华本草》[9]等。

3　附录

3.1　又称：无。

3.2　俗称：金剪刀（江苏），小角子花（黑龙江），六月绿花草（重庆），铁头尖（陕西），铧头草，地丁草，堇菜地丁，紫地丁，免耳草，如意草。

3.3　曾称：堇堇菜、箭头草《救荒本草》，羊角子、地丁《乾坤秘韫》，独行虎、米布袋《本草品汇精要》，须密列、牵驹草《炮炙全书》，苦丁茶《本草易读》，犂头草、宝剑草、半边莲《植物名实图考》。

3.4　原植物名称：紫花地丁，辽堇菜，野堇菜，光瓣堇菜，紫地丁，免耳草。

4　文献通考

《救荒本草》：“堇堇菜，一名箭头草。生田野中。苗初塌地生，叶似铍箭头样，而叶蒂甚长。其后，叶间窜葶，开紫花。结三瓣蒴儿，中有子如芥子大，茶褐色。”[16]

《本草纲目》第十六卷：“紫花地丁《纲目》。【释名】箭头草《纲目》、独行虎《纲目》、羊角子《秘韫》、米布袋。【集解】时珍曰：处处有之。其叶似柳而微细，夏开紫花结角。平地生者起茎；沟壑边生者起蔓。……【气味】苦、辛，寒，无毒。【主治】一切痈疽发背，疔肿瘰疬，无名肿毒恶疮（时珍）。【附方】新九。黄疸内热：地丁末。酒服三钱。《乾坤秘韫》稻芒粘咽，不得出者：箭头草嚼咽下（同上方）。”[1]

《本草品汇精要·续集》卷之二：“紫花地丁，无毒。紫花地丁，主一切痈疽发背，疔肿瘰疬，无名肿毒，恶疮（本草纲目）。【名】箭头草、独行虎、羊角子、米布袋。”[2]

《本草乘雅半偈》第十帙：“紫花地丁《纲目》。【气味】苦辛寒，无毒。【主治】主一切痈疽发背，疔肿瘰疬，无名肿毒，恶疮。【核】曰：处处有之，寿州者为胜。春生苗，叶似柳而微细。夏月开花紫色，结实成角。出平地者成茎，生沟壑者作蔓。又一种生篱落间者，叶如木樨花叶，花如铃铎下垂，小而色白，今人称作白花地丁，与紫花并用，功力乖戾，不可不辨。【条】曰：疔为干火，地在气中，顺承天施而成物者，地也。故主形骸地属，失承天施，为痈，为疔，为瘰，为疬。使之仍顺乎天施，而畅于四肢，美之至者也。”[18]

《炮炙全书》卷第二：“紫花地丁，苦、辛，寒。紫花地丁今俗谓之须密列，又谓之牵驹草。其花有数色，一种沟壑边生者起蔓。”[19]

《本草备要·草部》：“紫花地丁，泻热，解毒　辛苦而寒。治痈疽发背，疔肿瘰疬，无名肿毒。叶如柳而细，夏开紫花结角，生平地者起茎，生沟壑者起蔓。”[3]

《本草易读》卷三：“紫花地丁，俗云苦丁茶是也。苦，辛，寒，无毒。治一切痈疽瘰疬恶疮。处处有之。二三月生，多布麦田中。叶似柳而微细，开紫花，结小角。疔疮肿毒，取汁内服，杵烂外敷。”[4]

《本经逢原》卷二：“地丁，苦辛寒，无毒。发明：地丁有紫花、白花二种。治疔肿恶疮，兼疗痈疽发背，无名肿毒。其花紫者茎白，白者茎紫，故可通治疔肿，或云随疔肿之色而用之。但漫肿无头，不赤不肿者禁用，以其性寒不利阴疽也。”[17]

《本草从新》卷一：“紫花地丁，泻热解毒。辛苦而寒。治痈疽发背，疔疮瘰疬，无名肿毒。叶似柳而细，夏开紫花、结角。生平地者起茎，生沟壑者起蔓。（乾坤秘药、治稻芒粘咽不得出、地丁草嚼咽下。）”[20]

《得配本草》卷二：“紫花地丁，辛、苦、寒。治有名痈疽，无名肿毒，兼治乳疖痘疔。”[5]

《要药分剂》卷六：“紫花地丁，味辛苦，性寒，无毒。【主治】主一切痈疽发背，疔肿瘰疬，无名肿毒，恶疮（纲目）。【归经】入肝脾二经，为除热解毒之品（外科要药）。【前论】宁原曰：研末酒服三钱，能治黄疸内热。鳌按、紫花地丁纲目止疔外科症。但考古人每用治黄疸喉痹，取其泻湿除热之功也。大方家亦不可轻弃。”[21]

《本草分经·原例》：“紫花地丁，辛苦寒，泻热解毒治疮疽。”[22]

《植物名实图考》第十三卷：“紫花地丁，紫花地丁生田塍中。赭茎对叶，叶似薄荷而圆。梢似丹参花而色紫不白，与《本草纲目》地丁异。”[23]

《植物名实图考》卷十二：“犁头草，即堇堇菜。南北所产，叶长圆、尖缺各异花似绒亦有白、紫之别；又有宝剑草、半边莲诸名，而结实则同。”[26]

《本草撮要》卷一：“紫花地丁，味辛苦入足阳明经。功专治乳疖痘疔。与黄花地丁相同。”[24]

《本草便读·草部》：“紫花地丁，泻疔疮之毒壅。味苦性寒，入包络与肝经，通营破血。（紫花地丁即地丁草之茎，色紫而开紫花者。故性味主治与蒲公英相同。惟此能入手足厥阴血分，行瘀活血为略异。故紫花地丁治疔疮毒壅为胜也。）”[25]

《中药志》：“紫花地丁　本品为少常用中药，商品主为堇菜科植物光瓣堇菜的干燥全草。……【原植物】光瓣堇菜　别名：辽堇菜、白毛堇菜。Viola yedoensis Makino——堇菜科 Violaceae.”[10]

《中药材手册》：“地丁（《纲目》名紫花地丁，列入草部隰草类）商品地丁主要有三大类：全国绝大部分地区所用的为甜地丁和紫花地丁，东北和华北以及青海等地所用的为苦地丁。甜地丁为豆科植物米口袋 Gueldenstaedtia multiflora Bunge 或少花米口袋 Gueldenstaedtia verna（Georgi）Boress 的带根全草。原植物系多年生矮小草本，均为野生。此外，山东还将同科植物光滑米口袋、狭叶米口袋当甜地丁入药，云南还将高山豆的全草当甜地丁入药。紫花地丁主要为堇菜科植物紫花地丁 Viola yedoensis Makino 的干燥带根的全草，原植物系多年生草本，均为野生。另外，华东、甘肃、湖南还将同属植物犁头草；广东又将长萼堇菜，陕西还将白花地丁的全草当紫花地丁。苦地丁为罂粟科植物紫堇 Corydalis bungeana Trca 的干燥带根全草，原植物系多年生草本，野生或栽培均有。除此三类外，部分地区还将龙胆科、远志科植物当地丁入药，为其地区习惯用药。现分述如下：甜地丁【别名】米口袋、萝卜地丁（江苏）。紫花地丁【别名】六月绿花草（重庆）、铁头尖（陕西）。”[27]

《全国中草药汇编》："紫花地丁　别名：铧头草、地丁。来源：为堇菜科堇菜属植物紫花地丁 Viola philippica Cav. [V. philippica Cav. Subsp. Munda W. Beck.; V. yedoensis Makino]、早开堇菜 Viola prionantha Bunge 和东北堇菜 Viola mandshurica W. Beck. 的全草。"[13]

《中药大辞典》："地丁《本经逢原》【异名】箭头草《普济方》，羊角子《乾坤生意秘韫》，独行虎《纲目》，地丁草《本草再新》，如意草《随息居饮食谱》。【基原】为堇菜科植物紫花地丁、犁头草；豆科植物米口袋、小米口袋或龙胆科植物华南龙胆的带根全草。【原植物】①紫花地丁 Viola yedoensis Mak.，又名：紫地丁、兔耳草、辽堇菜。②犁头草 Viola japonica Langsd.，详'犁头草'条。③米口袋 Gueldenstaedtia multiflora Bge.，又名：米布袋《纲目》，大米口袋、多花米口袋、毛紫云英、疔毒草、小丁花。④小花米口袋 Gueldenstaedtia pauciflora (Pall.) Fisch.。⑤华南龙胆 Gentiana loureiri (D. Don) Griseb.。"[28]

《中医大辞典·中药分册》："紫花地丁　出《本经逢原》。又名地丁草、箭头草、堇菜地丁。为堇菜科植物紫花地丁 Viola yedoensis Makino 的全草。主产江苏、浙江、安徽等地。"[14]

《中国医学百科全书·中医学》："紫花地丁　始载《本草纲目》。又名地丁草、箭头草。为堇菜科植物紫花地丁 Viola yedoensis Mak. 的全草。春至秋季挖取带花果的全草，洗净，晒干或鲜用。"[15]

《全国中药炮制规范》："紫花地丁 [处方用名] 紫花地丁。【来源】本品为堇菜科植物紫花地丁 Viola yedoensis Makino 的干燥全草。均系野生。主产于辽宁、河北、山东、江苏等地。夏、秋二季采收，除去杂质，干燥。药材以色黄绿、整齐、无杂质者为佳。"[11]

《中国药材学》："紫花地丁　【别名】地丁草。【来源】本品为堇菜科植物光瓣堇菜 Viola philippica Cav. (V. yedoensis Makino) 的全草。"[12]

《中国中医药学主题词表》："紫花地丁 Viola yedoensis　属堇菜科和清热解毒药。"[8]

《普通高等教育中医药类规划教材·中药学》："紫花地丁《本草纲目》为堇菜科多年生草本植物紫花地丁 Viola yedoensis Makino 的带根全草。产于我国长江下游至南部各省。夏季果实成熟时采收，洗净鲜用或晒干，切段生用。"[7]

《中华本草》："紫花地丁《纲目》【异名】堇堇菜、箭头草《救荒本草》，地丁、羊角子《乾坤生意秘韫》，独行虎《纲目》，地丁草《本草再新》，宝剑草《植物名实图考》，犁头草《河南中草药手册》，紫地丁、兔耳草《中药大辞典》，金剪刀（江苏），小角子花（黑龙江）。……【来源】为堇菜科植物紫花地丁的全草。【原植物】紫花地丁 Viola philipica Cav. [V. confusa Champ.; V. yedoensis Makiho.] 又名：辽堇菜《中国植物图鉴》，野堇菜《东北师范大学科学研究通报》，光瓣堇菜《中国高等植物图鉴》。"[9]

《中华人民共和国药典》："紫花地丁 Herba violae　本品为堇菜科植物紫花地丁 Viola yedoensis Makino 的干燥全草。春、秋二季采收，除去杂质，晒干。"[6]

5　参考文献

1　明·李时珍. 本草纲目. 北京：人民卫生出版社，1982，1109

2 明·刘文泰．本草品汇精要．北京：人民卫生出版社，1982，1011
3 清·汪昂．本草备要．北京：中国中医药出版社，1998，114
4 清·汪昂．本草易读．北京：人民卫生出版社，1987，199
5 清·严西亭．得配本草．上海：上海卫生出版社，1957，32
6 国家药典委员会．中华人民共和国药典．一部．北京：化学工业出版社，2000，278
7 雷载权主编．普通高等教育中医药类规划教材·中药学．上海：上海科学技术出版社，1995，69
8 吴兰成主编．中国中医药学主题词表．北京：中医古籍出版社，1996，614
9 国家中医药管理局《中华本草》编委会．中华本草．第五册．上海：上海科学技术出版社，1999，466
10 《中医大辞典》编辑委员会．中医大辞典·中药分册．北京：人民卫生出版社，1982，62
11 《中医学》编辑委员会．中国医学百科全书·中医学．上海：上海科学技术出版社，1997，998
12 中国医学科学院药物研究所等．中药志．第四册．北京：人民卫生出版社，1993，31
13 中华人民共和国卫生部药政管理局．全国中药炮制规范．北京：人民卫生出版社，1988，240
14 徐国钧等主编．中国药材学．北京：中国医药科技出版社，1996，1481
15 《全国中草药汇编》编写组．全国中草药汇编．上册．北京：人民卫生出版社，1996，862
16 明·朱橚．救荒本草．上海：中华书局，1959
17 清·张璐．本经逢原．上海：上海科学技术出版社，1959，87
18 明·卢之颐．本草乘雅半偈．北京：人民卫生出版社，1986，637
19 ［日］稻宣义．炮炙全书．北京：中医古籍出版社，1981，66
20 清·吴仪洛．本草从新．北京：中医古籍出版社，2001，53
21 清·沈金鳌．要药分剂．上海：上海科学技术出版社，1959，151
22 清·姚澜．本草分经．上海：上海科学技术出版社，1989，180
23 清·吴其浚．植物名实图考．北京：中华书局，1963，331
24 清·陈其瑞．本草撮要．见：珍本医书集成（二）．上海：上海科学技术出版社，1985，26
25 清·张秉成．本草便读．上海：上海卫生出版社，1957，85
26 清·吴其浚．植物名实图考．北京：中华书局，1963，301
27 中华人民共和国卫生部药政管理局．中药材手册．北京：人民卫生出版社，1998，423.
28 江苏新医学院．中药大辞典．上海：上海科学技术出版社，1977，800

444 紫苏子

Zisuzi

Fructus Perillae

1 定名依据

1.1 正名

1.1.1 汉文名：紫苏子［唇形科植物紫苏 Perilla frutescens（L.）Britt. 的干燥成熟果实］。

1.1.2 英文名：perilla fruit.

1.2 依据

1.2.1 定名的文献依据

1.2.1.1 《名医别录》卷第二："苏，味辛，温。主下气，除寒中，其子尤良。"[1]

1.2.1.2 《证类本草》卷第二十八："苏，味辛，温。主下气，除寒中，其子尤良……药性论云：紫苏子，无毒，主上气咳逆，治冷气及腰脚中湿风结气。将子研汁煮粥良，长服令人肥白身香。和高良姜、桔皮等分，蜜丸，空心下十丸。下一切宿冷气及脚湿风。叶可生食，与一切鱼肉作羹，良。"[2]

1.2.1.3 《新修本草》卷第二："紫苏子（《别录》温）。"[3]

1.2.1.4 《备急千金要方》卷七："紫苏子汤，治脚弱上气，昔宋湘东王在南州患脚气困笃，服此汤大得力方。紫苏子、半夏（各一升），前胡、厚朴、甘草、当归（各一两），橘皮（三两），大枣（二十枚），生姜（一斤），桂心（四两）上十味㕮咀，以水一斗三升，煮取二升半，分五服，日三夜二。"[4]

1.2.1.5 《太平圣惠方》卷第九十五："紫苏子酒方，紫苏子酒。治风、顺气、利膈。神效方。紫苏子（一升微炒），清酒（一斗）上捣碎。以生绢袋盛。纳于酒中。浸三宿。少少饮之。"[5]

1.2.1.6 《太平惠民和剂局方》卷之三："局方紫苏子丸　治一切气逆，胸膈噎闷，心腹刺痛，胁肋胀满，饮食不消，呕逆欲吐，及治肺胃伤冷，咳嗽痞满，或上气奔急，不得安卧。紫苏子（拣净）、陈皮（去白）各二两，肉桂（去粗皮），人参（去芦）、高良姜（炒）各一两，上五味为细末，炼蜜和丸，如弹子大。每服一丸，细嚼，温酒下，米饮亦得，不计时候。"[6]

1.2.1.7 《中华人民共和国药典》："紫苏子 Folium perillae　本品为唇形科植物紫苏 Perilla frutescens（L.）Britt. 的干燥成熟果实。秋季果实成熟时采收，除去杂质，晒干。"[7]

1.2.1.8 《中药大辞典》："紫苏子《药性论》【异名】苏子《本草经集注》，黑苏子《饮片新参》，野麻子、铁苏子《江苏植药志》。【基原】为唇形科植物皱紫苏 Perilla frutescens（L.）Britt. var. crispa（Thunb.）Hand. - Mazz.、尖紫苏 P. frutescens（L.）Britt. var. acuta（Thunb.）Kudo 等的果实。原植物说'紫苏叶'条。"[8]

1.2.1.9 《中国医学百科全书·中医学》："紫苏子　始载于《名医别录》。原名苏子，又名黑苏子、野苏子。为唇形科植物紫苏 Perilla frutescens（L.）Britt. 的果实。中国大部分地区均产。"[9]

1.2.1.10 《中国中医药学主题词表》："紫苏子 Folius perillae　为唇形科植物皱紫苏、尖紫苏的果实；属止咳平喘药和润下药；用苏子检索 1995 前文献。C 紫苏。"[10]

1.2.1.11 《中医大辞典·中药分册》："紫苏子　出《药性论》。又名苏子、黑苏子。为唇形科植物皱紫苏 Perilla frutescens（L.）Britt. var. crispa（Thunb.）Decne 或尖紫苏 P. frutescens（L.）Britt. var. acuta（Thunb.）Kudo 等的果实。主产湖北、江苏、河南等地。"[11]

1.2.1.12 《中药志》[12]、《中药材手册》[13]、《全国中药炮制规范》[14]、《中国药材学》[15]、《全国中草药汇编》[16]、《中华本草》[17]等现代中药著作多以"紫苏子"作为本药正名（参见"文献通考"）。

1.2.2 定名选择的理由

1.2.2.1 紫苏子 Folium perillae，系唇形科植物紫苏 Perilla frutescens（L.）Britt. 的干燥

成熟果实。本品入药始载于魏晋《名医别录》。唐初《药性论》始以“紫苏子”为正名记载本品，唐·苏敬《新修本草》也以“紫苏子”为正名记载，后世本草著作虽少有沿用，但大部分方书中即以“紫苏子”为正名组方运用，如唐·孙思邈《备急千金要方》，宋·王怀隐《太平圣惠方》、陈师文《太平惠民和剂局方》等。

1.2.2.2　我国最新出版的《中华人民共和国药典》以及辞书类著作《中医大辞典·中药分册》、《中药大辞典》、《中国医学百科全书·中医学》等均以“紫苏子”作为本药正名。已经广泛应用于中医药学文献的标引和检索的《中国中医药学主题词表》也以“紫苏子”作为本药的正式主题词。现代本草著作如《全国中草药汇编》、《中药志》、《中华本草》、《中国药材学》、《中药材手册》、《全国中药炮制规范》等均以“紫苏子”作为本药的正名。

1.3　与正名等效的名词：无。

2　源流考释

紫苏子［唇形科植物紫苏 Perilla frutescens（L.）Britt. 的干燥成熟果实］入药始载于魏晋《名医别录》，在“苏”项下介绍本品。如《名医别录》卷第二：“苏　味辛，温。主下气，除寒中，其子尤良。”[1]

其后本草著作也有沿用此说，在“苏”项下介绍本品，如南北朝·陶弘景《本草经集注》[18]，唐·苏敬等《新修本草》[19]，宋·苏颂《本草图经》[20]、唐慎微《证类本草》[2]、寇宗奭《本草衍义》[21]、佚名《增广太平和剂图经本草药性总论》[22]，明·李时珍《本草纲目》[23]，清·吴其浚《植物名实图考》[24]等，同时尚记载有“紫苏”（《证类本草》引陶弘景）[2]，“紫菜”《植物名实图考》等“苏”的异名，如《证类本草》卷第二十八：“苏　味辛，温。主下气，除寒中，其子尤良。陶隐居云：叶下紫色而气甚香。其无紫色不香似荏者，名野苏，不堪用。其子主下气，与桔皮相宜同疗。今注今俗呼为紫苏。臣禹锡等谨按尔雅云：苏，桂荏。释曰：苏，荏类之草也。以其味辛类荏，故一名桂荏也。”[2]《植物名实图考》：“苏，别录中品，尔雅：苏，桂荏。注：荏类。图经：紫苏也。今处处有之，有面背俱紫、面紫背青二种，湖南以为常茹，谓之紫菜，以烹鱼尤美。”[24]

同时，古代著作尚记载有本品原植物异名“桂荏”（《证类本草》引《尔雅》）[2]，“赤苏”（《本草纲目》引《肘后方》）[23]，如《本草纲目》：“苏《别录·中品》【校正】自菜部移入此。【释名】紫苏《食疗》、赤苏《肘后方》、桂荏。”[23]

另有部分本草及炮制、药性著作则在“紫苏”项下介绍或以“苏子”为正名载录本品，如唐·孙思邈《千金翼方》[25]、孟诜《食疗本草》[26]，明·刘文泰《本草品汇精要》[27]、陈嘉谟《本草蒙筌》[28]、杜文燮《药鉴》[29]、李中梓《雷公炮制药性解》[30]及《本草征要》[31]，清·沈金鳌《要药分剂》[32]、日本稻宣义《炮炙全书》[33]、汪昂《本草备要》[34]、吴仪洛《本草从新》[35]、严西亭《得配本草》[36]、黄宫绣《本草求真》[37]、陈念祖《神农本草经读》[38]、杨时泰《本草述钩元》[39]等在“紫苏”项下介绍本品，而明·缪希雍《炮炙大法》[40]，清·张志聪《本草崇原》[41]、蒋居祉《本草择要纲目》[42]、陈士铎《本草新编》[43]、汪昂《本草易读》[44]、张璐《本经逢原》[45]等则以“苏子”作为本品正名。

"紫苏子"一名最早见于唐初《药性论》，作为正名记载。《证类本草》卷第二十八："苏，味辛，温。主下气，除寒中，其子尤良……药性论云：紫苏子，无毒，主上气咳逆，治冷气及腰脚中湿风结气。将子研汁煮粥良，长服令人肥白身香。和高良姜、桔皮等分，蜜丸，空心下十丸。下一切宿冷气及脚湿风。叶可生食，与一切鱼肉作羹，良。"[2]唐·苏敬《新修本草》也以"紫苏子"为正名记载。如《新修本草》卷第二："紫苏子（《别录》温）。"[3]后世本草著作虽少有沿用，但早在唐代方书中即以"紫苏子"为正名组方运用，如唐·孙思邈《备急千金要方》[4]，宋·王怀隐《太平圣惠方》[5]、陈师文《太平惠民和剂局方》[6]、张锐《鸡峰普济方》[46]等。

现代本草著作除《普通高等教育中医药类规划教材·中药学》[47]以"苏子"为正名外，其它如《中华人民共和国药典》、《中医大辞典·中药分册》、《中药大辞典》、《中国医学百科全书·中医学》、《中国中医药学主题词表》、《全国中草药汇编》、《中药志》、《中华本草》、《中国药材学》、《中药材手册》、《全国中药炮制规范》等均以"紫苏子"为正名，同时尚记载有"黑苏子"、"红苏子"、"香苏子"《中药材手册》[13]，"野麻子"、"铁苏子"《中药大辞典》[8]，"野苏子"《中国医学百科全书·中医学》[9]，"任子"《中华本草》[17]等名地俗称。还记载有本品原植物"紫苏"的异名"赤苏"、"红苏"、"黑苏"、"白紫苏"、"青苏"、"香苏"，"野苏"、"苏麻"《中药志》[12]等。

3 附录

3.1 又称：炒苏子、蜜苏子、苏子霜（饮片规格名）。

3.2 俗称：野麻子、铁苏子（江苏），任子（河北、甘肃），黑苏子，红苏子，香苏子，野苏子。

3.3 曾称：苏《名医别录》，苏子《炮炙大法》，紫菜《植物名实图考》。

3.4 原植物名称：桂荏《尔雅》，赤苏《肘后方》，紫苏（山西、福建），红苏（河北、江苏、广东、广西），黑苏（江苏），白紫苏（西藏），青苏（浙江），香苏（东北、河北），野苏（湖南、江西、四川、云南），苏麻（湖北，四川）。

4 文献通考

《名医别录》卷第二："苏，味辛，温。主下气，除寒中，其子尤良。"[1]

《本草经集注·果菜米谷有名无实·菜部药物·中品》："苏，味辛温。主下气，除寒中，其子尤良。叶下紫色而气甚香。其无紫色不香似荏者，多野苏，不堪用。其子主治下气，与桔皮相宜同治也。"[18]

《新修本草》卷第二："紫苏子（《别录》温）。"[3]

《新修本草》卷十八："苏，味辛，温。主下气，除寒中，其子尤良。叶下紫色而气甚香。其无紫色不香似荏者，名野苏，不任用。其子主下气，与桔皮相宜同疗也。"[19]

《备急千金要方》卷七："紫苏子汤，治脚弱上气，昔宋湘东王在南州患脚气困笃，服此汤大得力方。紫苏子、半夏（各一升），前胡、厚朴、甘草、当归（各一两），橘皮（三两），大枣（二十枚），生姜（一斤），桂心（四两）上十味㕮咀，以水一斗三升，煮取二升半，分五服，日三夜二。"[4]

《千金翼方》卷第四："紫苏，味辛，温。主下气。除寒中。其子尤良。"[25]

《食疗本草》卷下："紫苏，除寒热，治冷气。"[26]

《太平圣惠方》卷第九十五："紫苏子酒方　紫苏子酒。治风、顺气、利膈。神效方。紫苏子（一升微炒），清酒（一斗），上捣碎。以生绢袋盛。纳于酒中，浸三宿。少少饮之。"[5]

《本草图经》卷第十七："苏，紫苏也。旧不著所出州土，今处处有之。叶下紫色而气甚香；夏采茎、叶，秋采实。其茎并叶，通心经，益脾胃，煮饮尤胜，与橘皮相宜，气方中多用之。实主上气咳逆，研汁煮粥尤佳，长食之，令人肥健。若欲宣通风毒，则单用茎，去节大良。谨按《尔雅》谓苏为桂荏。盖以其味辛，而形类荏，乃名之。然而苏有数种，有水苏、白苏、鱼苏，山鱼苏，皆是荏类，水苏别条见下。白苏方茎，圆叶，不紫，亦甚香，实亦入药。鱼苏似茵蔯，大叶而香，吴人以煮鱼者，一名鱼蘚。生山石间者，名山鱼苏，主休息痢，大小溲频数，干末，米饮调服之，效。又苏主鸡瘕。《本经》不著，南齐褚澄善医，为吴郡太守，百姓李道念，以公事到郡，澄见谓曰：汝有重病。答曰：旧有冷病，至今五年，众医不瘥。澄为诊曰；汝病非冷非热，当是食白瀹鸡子过多所致，令取苏一升，煮服仍吐一物如升，涎裹之，能动，开看是鸡雏，羽翅、爪距具，足能行走。澄曰：此未尽，更服所余药，又吐得如向者鸡十三头，而病都瘥，当时称妙。一说乃是用蒜煮服之。"[20]

《证类本草》卷第二十八："苏，味辛，温。主下气，除寒中，其子尤良。陶隐居云：叶下紫色而气甚香。其无紫色不香似荏者，名野苏，不堪用。其子主下气，与桔皮相宜同疗。今注今俗呼为紫苏。臣禹锡等谨按尔雅云：苏，桂荏。释曰：苏，荏类之草也。以其味辛类荏，故一名桂荏也。药性论云：紫苏子，无毒，主上气咳逆，治冷气及腰脚中湿风结气。将子研汁煮粥良，长服令人肥白身香。和高良姜、桔皮等分，蜜丸，空心下十丸。下一切宿冷气及脚湿风。叶可生食，与一切鱼肉作羹，良。"[2]

《太平惠民和剂局方》卷之三："局方紫苏子丸，治一切气逆，胸膈噎闷，心腹刺痛，胁肋胀满，饮食不消，呕逆欲吐，及治肺胃伤冷，咳嗽痞满，或上气奔急，不得安卧。紫苏子（拣净）、陈皮（去白）各二两，肉桂（去粗皮）、人参（去芦）、高良姜（炒）各一两，上五味为细末，炼蜜和丸，如弹子大。每服一丸，细嚼，温酒下，米饮亦得，不计时候。"[6]

《本草衍义》卷十九："苏，此紫苏也。背面皆紫者佳。其味微辛甘，能散，其气香。今人朝暮汤其汁饮，为无益。医家以谓芳草致豪贵之疾者，此有一焉。脾胃寒人，饮之多泄滑，往往不觉。子，治肺气喘急。"[21]

《增广太平和剂图经本草药性总论·菜部三品》："苏，味辛，温。主下气，除寒中。其子尤良。《药性论》云：紫苏子，无毒。主上气咳逆，治冷气及腰脚中湿风结气，及脚湿风。日华子云：补中益气，治心腹胀满，止霍乱转筋，开胃下食，并一切冷气，止脚气，通大小肠。子：主调中，益五脏，下气，止霍乱呕吐，反胃，补虚劳，利大小便，破癥结，消五膈，止嗽，润心肺，消痰气，健人。"[22]

《鸡峰普济方》卷第二："紫苏粥，以去壅气，上取紫苏子炒令黄香，以研滤汁，去滓，作粥食之。"[46]

《本草品汇精要》卷之三十九："紫苏，无毒附子，植生。紫苏主下气，除寒中，子尤良（《名医》所录）。【名】桂荏。【苗】〔图经曰〕苏乃紫苏也。苗高二三尺，茎方叶圆，叶下紫色而气甚香，夏采茎叶，秋采实，俱堪入药用之。尔雅谓苏为桂荏，盖以其味辛而形类荏乃名之。”[27]

《本草蒙筌》卷之二：“紫苏，简紫苏。味辛，气微温，无毒。各园圃俱栽，叶背面并紫。气味香窜者甚美，五月端午日采干。发表解肌，疗伤风寒甚捷；开胃下食，治作胀满易差。脚气兼除，口臭亦辟。梗下诸气略缓，体稍虚者用宜。子研驱痰，降气定喘。润心肺，止咳逆，消五膈，破癥坚。利大小二便，却霍乱呕吐。”[28]

《本草纲目》第十四卷：“苏《别录·中品》。【校正】自菜部移入此。【释名】紫苏《食疗》、赤苏《肘后方》、桂荏。时珍曰：苏从酥，音酥，舒畅也。苏性舒畅，行气和血，故谓之苏。曰紫苏者，以别白苏也。苏乃荏类，而味更辛如桂，故《尔雅》谓之桂荏。”[23]

《药鉴》卷之二：“紫苏，气温，味辛甘，气味俱薄，无毒，升也，阳也。惟其性轻浮，故能散上膈及在表之寒邪。是故发表解肌，疗风寒甚捷，开胃下食，治胀满最良。入独活苍术，兼除脚气。同石膏白芷，亦治口臭。根下诸气略缓，体稍虚者为宜。驱痰降气，定喘，开心，润肺止咳。消五膈，破癥坚。利小大二便，却霍乱呕吐。表虚者禁用。气稍缓。虚者宜之。主安胎。”[29]

《炮炙大法·菜部》：“苏子（自收方真市者，俱伪。略炒研极细，煎成药，投入二三沸即倾）。”[40]

《雷公炮制药性解》卷二：“紫苏，味甘辛，性温无毒，入肺脾二经。叶能发汗散表，温胃和中，除头痛肢节痛，双面紫者佳。不敢用麻黄者，以此代之。梗能顺气安胎。子能开郁下气，定喘消痰。按：辛走肺，甘走脾。辛散之剂，下气最捷，所虚者少用之。”[30]

《本草征要》第一卷：“紫苏，味辛，性温，无毒，入肺经。其气芳香，其性和融，温中达表，散风解凝。发表而不伉于峻，性阳而无损于阴。通鼻塞、行气滞。虚人需发汗，而弱不能投者，当以人参为伍。暑期受寒凉，用辛热而于时有侮者，可与藿香同行。梗：能下气安胎，胎元复固。子：可消痰定喘，喘息安宁。此药温能散寒，香可和气。譬诸盛德之人，可无往而不利。若与橘皮同用，尤为适宜。治受暑之藿香正气散，治脚气之鸡鸣散，均作如此配伍。又可外治，孕妇呕吐不止，以梗、叶煮水，嗅吸其蒸气，能止逆下气，可得平复。”[31]

《要药分剂》卷一：“紫苏，味辛。性温。无毒。得天阳和之气。兼地之金味以生。可升可降。阳也。忌鲤鱼。【主治】主下气。除寒中。其子尤良（别录）。除寒热。治一切冷气（孟诜）。治心腹胀满。止霍乱转筋。开胃下食。止脚气。通大小肠（日华）。解肌发表。散风寒。行气宽中。消痰利肺。和血温中。止痛定喘（时珍）。[苏梗]下气稍缓。虚者宜之。主安胎（苏恭）。[苏子]治上气咳逆冷气。及腰脚中湿气。风结气（甄权）。调中止霍乱。消五膈。呕吐反胃。消痰止嗽。利大小便（日华）。治肺气喘急。（宗奭）【归经】入心肺胃三经。为发表散寒之品。”[32]

《本草崇原》卷上：“苏子（附）气味辛温，无毒。主下气，除寒，温中（《别录》附）。”[41]

《本草择要纲目·温性药品》：“苏子　【气味】辛温无毒。【主治】肺气喘急。除寒温中。益五脏。破癥结。消膈宽肠。发散风气。与叶同功。亦不宜过服。”[42]

《炮炙全书》卷第二：“紫苏，辛，温。不可同鲤鱼食，生毒疮。（苏子辛，温，炒香研用。)”[33]

《本草新编》卷三：“紫苏叶（苏子），紫苏叶梗，味辛，气微温，无毒。入心、肺二经。发表解肌，疗伤风寒，开胃下食，消胀满，除脚气口臭。苏子降气定喘，止咳逆，消膈气，破坚癥，利大小便，定霍乱呕吐。紫苏虽有叶与梗、子之分，而发表解肌，止喘定呕，未尝有异。但叶与梗宜少用，而子可多用也。盖叶、梗散多于收，而子则收多于散，亦在人临症而酌用之耳。或问苏叶表散风邪，古人加人参同治，奏功如响，何也？曰：苏叶不得人参，其功不大。今人一见用人参以祛邪，辄惊骇不已，宜乎医生之不敢用，往往轻变重，而不可救。夫邪初入人体，正气敢与邪战，用参以助正气，则正气旺，而又得祛邪之便，则群邪自行解散，此用参于苏叶之内，大有深意也。至于风寒已感三四日，则不可轻用人参，当看虚弱壮盛而用药矣。”[43]

《本草易读》卷四：“苏子，炒用。辛，温，无毒。与叶同功，降气开郁，消痰定喘。利二便而破癥结，止霍乱而定呕吐。气虚少者勿用。”[44]

《本草备要·草部》：“紫苏，宣，发表，散寒。味辛入气分，色紫入血分。香温散寒，通心利肺，开胃益脾（气香入胃），发汗解肌，和血下气，宽中消痰，祛风定喘，止痛安胎，利大、小肠，解鱼、蟹毒。多服泄人真气。（时珍曰：同陈皮、砂仁，行气安胎；同霍香、乌药，温中止痛；同香附、麻黄，发热解肌；同芎䓖、当归，和血散血；同桔梗、枳壳，利膈宽肠；同卜子、杏仁，消痰定喘；同木瓜、厚朴，散温解暑治霍乱脚气。）气香者良。宜橘皮，忌鲤鱼。苏子与叶同功，润心肺，尤能下气定喘，止嗽消痰，利膈宽肠，温中开郁（有苏子降气汤）。苏梗下气稍缓，虚者宜之，（叶发汗散寒、梗顺气安胎，子降气开郁、消痰定喘。表弱气虚者忌用叶，肠滑气虚者忌用子。）炒、研用。”[34]

《本经逢原》卷二：“苏子，辛温，无毒。粗而色深紫者真，细而色淡者假。发明，诸香皆燥，惟苏子独润，为虚劳咳嗽之专药。性能下气，故胸膈不利者宜之，与橘红同为除喘定嗽、消痰顺气之良剂。但性主疏泄，气虚久漱，阴虚喘逆，脾虚便滑者，皆不可用。”[45]

《本草从新》卷二：“紫苏，宣、发表散寒。味辛，入气分。利肺下气，定喘安胎。治子气、色紫。兼入血分，和血止痛，性温发汗，解肌，祛风散寒，气香开胃，益脾宽中，利大小便。又解鱼蟹毒。……苏子泻、降气消痰，开郁降气，力倍苏叶，消痰利膈，温中宽肠，润心肺，止喘咳，肠滑气虚者禁之。炒研。苏梗宣、顺气。顺气安胎。功力稍缓，挟虚者宜之。”[35]

《得配本草》卷二：“紫苏，忌同鲤鱼食。辛温。入手太阴经气分。温中发表，散寒去风，行气和血，止痛安胎。湿热滞而泻痢者少佐三四分。疏解其气亦颇有效。……梗疏肝利肺，理气和血，解郁止痛，定嗽安胎。去节用。子降气。定喘，宽肠，开郁，利大小便，温中祛寒，消痰止嗽。”[36]

《本草求真》卷三：“紫苏，专入肺兼入心脾。背面俱紫，辛温香窜，五月端午采用。……梗下气稍缓。子降气最速。”[37]

《神农本草经读》卷之二：“紫苏，气味辛微温无毒。主下气，杀谷除饮食，辟口臭去邪毒辟恶气，久服通神明，轻身耐老。”[38]

《本草述钩元》卷八：“紫苏，紫苏白苏，处处有之，皆以二三月下种，或宿子自生，茎方叶园带尖，有锯齿。肥地者面背皆紫。皆紫者佳。……茎叶味辛兼甘，气温而香，入手少阴太阴足阳明经。主治温中达表，行气和血，通心经，益脾胃，利肺下气，消痰定喘。……苏子与叶同功，发散风气宜用叶，清利上下宜用子。”[39]

《植物名实图考》卷二十五：“苏，别录中品，尔雅：苏，桂荏。注：荏类。图经：紫苏也。今处处有之，有面背俱紫、面紫背青二种，湖南以为常茹，谓之紫菜，以烹鱼尤美。”[24]

《中药志》：“紫苏子　本品为常用中药。商品为唇形科植物紫苏的果实。……【原植物】紫苏　别名：赤苏（山西、福建），红苏（河北、江苏、广东、广西），黑苏（江苏），白紫苏（西藏），青苏（浙江），香苏（东北、河北），野苏（湖南、江西、四川、云南），苏麻（湖北，四川）。Perilla frutescens（L.）Britt.［P. frutescens（L.）Britt. var. typica Makino］——唇形科 Labiatae.”[12]

《中药材手册》：“紫苏子（《纲目》列入草部芳草类苏项下）本品为唇形科植物紫苏 Perilla frutescens（L.）Britt. 的干燥成熟果实。原植物系一年生草本，多为栽培。另外，尚有白苏子，别名‘玉苏子’，较紫苏子个大，表面灰白色，亦可药用，但销量甚少。近几年在浙江、上海、江苏一带发现有用同科植物石薄宁和小鱼仙草的种子混充紫苏子者，应注意鉴别。【别名】苏子、黑苏子、红苏子、香苏子。”[13]

《全国中草药汇编》：“紫苏子　别名：苏子、黑苏子。来源：为紫苏的果实。”[16]

《中药大辞典》：“紫苏子《药性论》【异名】苏子《本草经集注》，黑苏子《饮片新参》，野麻子、铁苏子《江苏植药志》。【基原】为唇形科植物皱紫苏 Perilla frutescens（L.）Britt. var. crispa（Thunb.）Hand. - Mazz.、尖紫苏 P. frutescens（L.）Britt. var. acuta（Thunb.）Kudo 等的果实。原植物说‘紫苏叶’条。”[8]

《中医大辞典·中药分册》：“紫苏子　出《药性论》。又名苏子、黑苏子。为唇形科植物皱紫苏 Perilla frutescens（L.）Britt. var. crispa（Thunb.）Decne 或尖紫苏 P. frutescens（L.）Britt. var. acuta（Thunb.）Kudo 等的果实。主产湖北、江苏、河南等地。”[11]

《中国医学百科全书·中医学》：“紫苏子　始载于《名医别录》。原名苏子，又名黑苏子、野苏子。为唇形科植物紫苏 Perilla frutescens（L.）Britt. 的果实。中国大部分地区均产。”[9]

《全国中药炮制规范》：“紫苏子　［处方用名］紫苏子、炒苏子、蜜苏子、苏子霜。【来源】本品为唇形科植物紫苏 Perilla frutescens（L.）Britt. 的干燥成熟果实。多系栽培。主产于湖北、江苏、湖南、浙江等地。秋季果实成熟时，割取全株或果穗，干燥，打下果实，除去杂质。药材以粒饱满，色灰棕，油性足者为佳。”[14]

《中国药材学》：“紫苏子　【来源】本品为唇形科植物紫苏 Perilla frutescens（L.）Britt. 的果实。”[15]

《中国中医药学主题词表》：“紫苏子 Folius perillae　为唇形科植物皱紫苏、尖紫苏的果实；属止咳平喘药和润下药；用苏子检索 1995 前文献。C 紫苏。”[10]

《普通高等教育中医药类规划教材·中药学》：“苏子《别录》为唇形科草本植物紫苏 Perilla frutescens（L.）Britt. 的成熟果实。主产于江苏、安徽、河南等地。秋季果实成熟时采收，晒干。生用或微炒，用时捣碎。”[47]

《中华本草》：“紫苏子《药性论》【异名】苏子《本草经集注》，黑苏子《饮片新参》，铁苏子《江苏省植物药材志》，任子（河北、甘肃）。【来源】为唇形科植物紫苏 Perilla frutescens（L.）Britt. var. arguta（Benth.）Hand. - Mazz. 和野紫苏 P. frutescens（L.）Britt. var. purpurascens（Hayata）H. W. Li 的果实。【原植物】参见‘紫苏叶’条。”[17]

《中华人民共和国药典》：“紫苏子 Folium perillae　本品为唇形科植物紫苏 Perilla frutescens（L.）Britt. 的干燥成熟果实。秋季果实成熟时采收，除去杂质，晒干。”[7]

5　参考文献

1　魏晋·名医别录. 北京：人民卫生出版社，1986，202
2　宋·唐慎微. 证类本草. 北京：人民卫生出版社，1957，514
3　唐·苏敬等撰. 新修本草. 合肥：安徽科学技术出版社，1981，51
4　唐·孙思邈. 备急千金要方. 北京：人民卫生出版社，1955，146
5　宋·王怀隐. 太平圣惠方. 北京：人民卫生出版社，1958，3072
6　宋·太平惠民和剂局. 太平惠民和剂局方. 北京：人民卫生出版社，1985，87
7　国家药典委员会. 中华人民共和国药典. 一部. 北京：化学工业出版社，2000，279
8　江苏新医学院. 中药大辞典. 上海：上海科学技术出版社，1977，2355
9　《中医学》编辑委员会. 中国医学百科全书·中医学. 上海：上海科学技术出版社，1997，1165
10　吴兰成主编. 中国中医药学主题词表. 北京：中医古籍出版社，1996，615
11　《中医大辞典》编辑委员会. 中医大辞典·中药分册. 北京：人民卫生出版社，1982，362
12　中国医学科学院药物研究所等. 中药志. 第三册. 北京：人民卫生出版社，1993，635
13　中华人民共和国卫生部药政管理局. 中药材手册. 北京：人民卫生出版社，1998，381
14　中华人民共和国卫生部药政管理局. 全国中药炮制规范. 北京：人民卫生出版社，1988，195
15　徐国钧等主编. 中国药材学. 北京：中国医药科技出版社，1996，1150
16　《全国中草药汇编》编写组. 全国中草药汇编. 上册. 北京：人民卫生出版社，1996，862
17　国家中医药管理局《中华本草》编委会. 中华本草. 第七册. 上海：上海科学技术出版社，1999，122
18　南北朝·陶弘景. 本草经集注. 北京：人民卫生出版社，1994，490
19　唐·苏敬等撰. 新修本草. 合肥：安徽科学技术出版社，1981，237
20　宋·苏颂. 本草图经. 合肥：安徽科学技术出版社，1994，579
21　宋·寇宗奭. 本草衍义. 上海：商务印书馆，1937，130
22　宋·佚名. 增广太平和剂图经本草药性总论. 见：增广太平惠民和剂局方. 海口：海南出版社，2002，514
23　明·李时珍. 本草纲目. 北京：人民卫生出版社，1982，920
24　清·吴其濬. 植物名实图考. 北京：中华书局，1963，629
25　唐·孙思邈. 千金翼方. 北京：人民卫生出版社，1955，51
26　唐·孟诜. 食疗本草. 北京：人民卫生出版社，1984，146
27　明·刘文泰. 本草品汇精要. 北京：人民卫生出版社，1982，874
28　明·陈嘉谟. 本草蒙筌. 北京：人民卫生出版社，1988，101
29　明·杜文燮. 药鉴. 北京：中国中医药出版社，1993，44
30　明·李中梓. 雷公炮制药性解. 见：中国医学大成（二）. 长沙：岳麓书社，1990，136
31　明·李中梓. 本草征要. 见：李中梓医学全书. 北京：中国中医药出版社，1999，121
32　清·沈金鳌. 要药分剂. 上海：上海科学技术出版社，1959，20

33 [日] 稻宣义. 炮炙全书. 北京：中医古籍出版社，1981，92
34 清·汪昂. 本草备要. 北京：中国中医药出版社，1998，45
35 清·吴仪洛. 本草从新. 北京：中医古籍出版社，2001，42
36 清·严西亭. 得配本草. 上海：上海卫生出版社，1957，52
37 清·黄宫绣. 本草求真. 上海：上海科学技术出版社，1959，73
38 清·陈念祖. 神农本草经读. 北京：人民卫生出版社，1959，15
39 清·杨时泰. 本草述钩元. 上海：科技卫生出版社，1958，201
40 明·缪希雍. 炮炙大法. 明末庄继先校刻本
41 清·张志聪. 本草崇原. 北京：中国中医药出版社，1992，28
42 清·蒋居祉. 本草择要纲目. 见：珍本医书集成（二）. 上海：上海科学技术出版社，1985，55
43 清·陈士铎. 本草新编. 北京：中国中医药出版社，1996，120
44 清·汪昂. 本草易读. 北京：人民卫生出版社，1987，171
45 清·张璐. 本经逢原. 上海：上海科学技术出版社，1959，65
46 宋·张锐. 鸡峰普济方. 见：中国医学珍本丛书. 上海：上海科学技术出版社，1987
47 雷载权主编. 普通高等教育中医药类规划教材·中药学. 上海：上海科学技术出版社，1995，30

445 紫苏叶

Zisuye

Folium Perillae

1 定名依据

1.1 正名

1.1.1 汉文名：紫苏叶［唇形科植物紫苏 Perilla frutescens (L.) Britt. 的干燥叶（或带嫩枝）］。

1.1.2 英文名：perilla leaf.

1.2 依据

1.2.1 定名的文献依据

1.2.1.1 《外台秘要》卷十八："脚气呕逆不下食方二首……延年茯苓饮，主脚气肿气急上气，心闷热烦，呕逆不下食方。茯苓（三两），紫苏叶（三两），杏仁（三两），橘皮（三两），升麻（三两），柴胡（三两），生姜（四两），犀角（二两屑），槟榔（十二枚并皮子碎）上九味切。以水八升，煮取二升五合，去滓，分温三服，如一人行八里久。忌醋物。"[1]

1.2.1.2 《滇南本草》卷二："紫苏叶，味辛、香，性温。入脾、肺二经。发汗，解伤风头疼，定吼喘，下气，宽膨，消胀、消痰。苏子，止咳嗽，降痰，定吼喘，下气，消痰涎。"[2]

1.2.1.3 《本草新编》卷三："紫苏叶（苏子），紫苏叶梗，味辛，气微温，无毒。入心、肺二经。发表解肌，疗伤风寒，开胃下食，消胀满，除脚气口臭。苏子降气定喘，止咳逆，消膈气，破坚癥，利大小便，定霍乱呕吐。"[3]

1.2.1.4 《本草便读·草部》："紫苏叶，辛香快膈。宣脾肺以温中。紫赤和营。行经络而解表。子可消痰定喘。梗能顺气安胎。（紫苏叶辛温入脾肺。温中快膈。发表散寒。色赤气香。入血分。宣滞气。与陈皮合用最为相宜。梗则专主顺气。气顺则一身通泰。犹梗之一身皆达也。子则专主润降。故能治嗽化痰。因风寒在表而咳痰者最宜。）"[4]

1.2.1.5 《中华人民共和国药典》："紫苏叶 Flium perillae 本品为唇形科植物紫苏 Perilla frutescens（L.）Britt. 的干燥叶（或带嫩枝）。夏季枝叶茂盛时采收，除去杂质，晒干。"[5]

1.2.1.6 《中药大辞典》："紫苏叶《药性论》【异名】苏叶《本草经集注》。【基原】为唇形科植物皱紫苏、尖紫苏等的叶。【原植物】Perilla frutescens（L.）Britt. var. crispa（Thunb.）Hand. - Mazz.，又名：赤苏《补缺肘后方》，紫苏《食疗本草》，红紫苏。"[6]

1.2.1.7 《中医大辞典·中药分册》："紫苏叶 出《药性论》。又名苏叶。为唇形科植物皱紫苏 Perilla frutescens（L.）Britt. var. crispa（Thunb.）Decne 或尖紫苏 P. frutescens（L.）Britt. var. acuta（Thunb.）Kudo 的叶。主产江苏、浙江、湖南、湖北、广东等地。"[7]

1.2.1.8 《中国医学百科全书·中医学》："紫苏叶 始载于《名医别录》。原名苏叶。为唇形科植物紫苏 Perilla frutescens（L.）Britt. 等的叶。主产于中国江苏、浙江、湖南、湖北、广东等省、区。"[8]

1.2.1.9 《中国中医药学主题词表》："紫苏叶 Folium perillae 为唇形科植物皱紫苏、尖紫苏等的叶；属辛温解毒药、理气药和止吐药（中药）。95 C 紫苏。"[9]

1.2.1.10 《中药材手册》[10]、《全国中草药汇编》[11]、《中国药材学》[12]、《中华本草》[13]等现代中药著作多以"紫苏叶"作为本品正名（参见"文献通考"）。

1.2.2 定名选择的理由

1.2.2.1 紫苏叶，系唇形科植物紫苏 Perilla frutescens（L.）Britt. 的干燥叶（或带嫩枝）。"紫苏叶"之名始见于唐·王焘《外台秘要》，"紫苏叶"作为本品正名始见于明·兰茂《滇南本草》，其后的本草著作如清·陈士铎《本草新编》、张秉成《本草便读》等在载录本品时即以"紫苏叶"作为正名，并一直沿用至今。

1.2.2.2 我国最新出版的《中华人民共和国药典》以及辞书类著作《中医大辞典·中药分册》、《中药大辞典》、《中国医学百科全书·中医学》等均以"紫苏叶"作为本品正名。已经广泛应用于中医药学文献的标引和检索的《中国中医药学主题词表》也以"紫苏叶"作为本品的正式主题词。现代本草著作如《全国中草药汇编》、《中华本草》、《中国药材学》、《中药材手册》等虽记载了不少本品各地的俗称，但也无一例外以"紫苏叶"作为本品的正名。说明"紫苏叶"作为本品正名已成为共识。

1.3 与正名等效的名词：无。

2 源流考释

紫苏叶［唇形科植物紫苏 Perilla frutescens（L.）Britt. 的干燥叶（或带嫩枝）］原称"苏"，始见于魏晋《名医别录》卷第二："苏 味辛，温。主下气，除寒中，其子尤良。"[14]其后的大多本草著作即以"苏"为本品正名，或在"苏"下介绍本品，如南北朝·陶弘景《本草经集注》[15]，唐·苏敬《新修本草》[16]，宋·苏颂《本草图经》[17]、唐慎微《证类本草》[18]、寇宗奭《本草衍义》[19]等。

实际上，在古代文献中，有的本草著作记载的“苏”（或“紫苏”）包括紫苏叶、紫苏梗两种药物，故“苏”（或“紫苏”）同时也是“紫苏梗”的曾称。

“紫苏叶”之名始见于唐·王焘《外台秘要》卷十八：“脚气呕逆不下食方二首……延年茯苓饮，主脚气肿气急上气，心闷热烦，呕逆不下食方。茯苓（三两），紫苏叶（三两），杏仁（三两），橘皮（三两），升麻（三两），柴胡（三两），生姜（四两），犀角（二两屑），槟榔（十二枚并皮子碎）上九味切，以水八升，煮取二升五合，去滓，分温三服，如一人行八里久。”[1]

“紫苏叶”作为本草正名始见于明·兰茂《滇南本草》卷二：“紫苏叶　味辛、香，性温。入脾、肺二经。发汗，解伤风头疼，定吼喘，下气，宽膨，消胀、消痰。苏子，止咳嗽，降痰，定吼喘，下气，消痰涎。”[2]。其后的本草著作有的即沿用《滇南本草》的记载以“紫苏叶”为本品正名。如清·陈士铎《本草新编》[3]、张秉成《本草便读》[4]等；有的以“紫苏”为本品正名或在“紫苏”项下介绍，如明·刘文泰《本草品汇精要》[20]、陈嘉谟《本草蒙筌》[21]、杜文燮《药鉴》[22]、李中梓《雷公炮制药性解》[23]、李中梓《本草征要》[24]，日本稻宣义《炮炙全书》[26]，清·沈金鳌《要药分剂》[25]、汪昂《本草备要》[27]、吴仪洛《本草从新》[28]、严西亭《得配本草》[29]、黄宫绣《本草求真》[30]、陈念祖《神农本草经读》[31]、杨时泰《本草述钩元》[32]等；有的以“苏”为本品正名或在“苏”项下介绍本品，如明·李时珍《本草纲目》[33]、《植物名实图考》[34]等；有的则以“苏叶”为正名，如清·姚澜《本草分经》[35]等。

古代著作中记载的本品异名有“苏”《名医别录》[14]，“紫苏”《本草图经》[17]，“苏叶”《本草新编》[3]，“紫菜”《植物名实图考》[34]等。如《名医别录》卷第二：“苏　味辛，温。主下气，除寒中，其子尤良。”[14]《本草图经》卷第十七：“苏，紫苏也。旧不著所出州土，今处处有之。叶下紫色而气甚香；夏采茎、叶，秋采实。其茎并叶，通心经，益脾胃，煮饮尤胜，与橘皮相宜，气方中多用之。”[17]《本草新编》卷三：“紫苏叶（苏子）紫苏叶梗，味辛，气微温，无毒。入心、肺二经。……或问苏叶表散风邪，古人加人参同治，奏功如响，何也?”[3]《植物名实图考》卷二十五：“苏　别录中品，尔雅：苏，桂荏。注：荏类。图经：紫苏也。今处处有之，有面背俱紫、面紫背青二种，湖南以为常茹，谓之紫菜，以烹鱼尤美。”[34]。

现代有关著作大多沿用《滇南本草》的记载以“紫苏叶”作为本品正名，如《中华人民共和国药典》[5]、《中药大辞典》[6]、《中医大辞典·中药分册》[7]、《中国医学百科全书·中医学》[8]、《中国中医药学主题词表》[9]、《中药材手册》[10]、《全国中草药汇编》[11]、《中国药材学》[12]、《中华本草》[13]等；有的则在“紫苏”项下介绍正名，如《中药志》[36]、《普通高等教育中医药类规划教材·中药学》[37]等。同时尚记载有“赤苏叶”、“青苏叶”、“香苏叶”《中药材手册》[10]等各地的俗称。还记载有本品原植物“紫苏”的异名“赤苏”、“红苏”、“白苏”、“黑苏”、“白紫苏”、“青苏”、“香苏”、“野苏”、“苏麻”《中药志》，“红紫苏”《中药大辞典》，“桂荏”、“皱紫苏”、“臭苏”《中华本草》等。

3　附录

3.1　又称：无。

3.2　俗称：赤苏叶（山西、福建），青苏叶（浙江），香苏叶（东北地区）。

3.3　曾称：苏《名医别录》，紫苏《本草图经》，苏叶《本草新编》，紫菜《植物名实图考》。

3.4　原植物名称：紫苏，赤苏（山西、福建），红苏（河北、江苏、广东、广西），白苏、黑苏（江苏），白紫苏（西藏），青苏（浙江），香苏（东北、河北），野苏（湖南、江西、四川、云南），苏麻（湖北、四川），红紫苏，桂荏，皱紫苏，臭苏（广东）。

4　文献通考

《名医别录》卷第二："苏，味辛，温。主下气，除寒中，其子尤良。"[14]

《本草经集注·果菜米谷有名无实·菜部药物·中品》："苏，味辛温。主下气，除寒中，其子尤良，叶下紫色而气甚香。其无紫色不香似荏者，多野苏，不堪用。其子主治下气，与桔皮相宜同治也。"[15]

《新修本草》卷十八："苏，味辛，温。主下气，除寒中，其子尤良。叶下紫色而气甚香。其无紫色不香似荏者，名野苏，不任用。其子主下气，与桔皮相宜同疗也。"[16]

《外台秘要》卷十八："脚气呕逆不下食方二首……延年茯苓饮，主脚气肿气急上气，心闷热烦，呕逆不下食方。茯苓（三两），紫苏叶（三两），杏仁（三两），橘皮（三两），升麻（三两），柴胡（三两），生姜（四两），犀角（二两屑），槟榔（十二枚并皮子碎）。上九味切，以水八升，煮取二升五合，去滓，分温三服，如一人行八里久。忌醋物（出第十九卷中）。"[1]

《本草图经》卷第十七："苏，紫苏也。旧不著所出州土，今处处有之。叶下紫色而气甚香；夏采茎、叶，秋采实。其茎并叶，通心经，益脾胃，煮饮尤胜，与橘皮相宜，气方中多用之。实主上气咳逆，研汁煮粥尤佳，长食之，令人肥健。若欲宣通风毒，则单用茎，去节大良。谨按《尔雅》谓苏为桂荏。盖以其味辛，而形类荏，乃名之。然而苏有数种，有水苏、白苏、鱼苏，山鱼苏，皆是荏类，水苏别条见下。白苏方茎，圆叶，不紫，亦甚香，实亦入药。鱼苏似茵蔯，大叶而香，吴人以煮鱼者，一名鱼䓘。生山石间者，名山鱼苏，主休息痢，大小溲频数，干末，米饮调服之，效。又苏主鸡瘕。《本经》不著，南齐褚澄善医，为吴郡太守，百姓李道念，以公事到郡，澄见谓曰：汝有重病。答曰：旧有冷病，至今五年，众医不瘥。澄为诊曰：汝病非冷非热，当是食白瀹鸡子过多所致，令取苏一升，煮服仍吐一物如升，涎裹之，能动，开看是鸡雏，羽翅、爪距具，足能行走。澄曰：此未尽，更服所余药，又吐得如向者鸡十三头，而病都瘥，当时称妙。一说乃是用蒜煮服之。"[17]

《证类本草》卷第二十八："苏，味辛，温。主下气，除寒中，其子尤良。陶隐居云：叶下紫色而气甚香。其无紫色不香似荏者，名野苏，不堪用。其子主下气，与桔皮相宜同疗。今注今俗呼为紫苏。臣禹锡等谨按尔雅云：苏，桂荏。释曰：苏，荏类之草也。以其味辛类荏，故一名桂荏也。药性论云：紫苏子，无毒，主上气咳逆，治冷气及腰脚中湿风结气。将子研汁煮粥良，长服令人肥白身香。和高良姜、桔皮等分，蜜丸，空心下十丸。下一切宿冷气及脚湿风。叶可生食，与一切鱼肉作羹，良。"[18]

《本草衍义》卷卷十九："苏，此紫苏也。背面皆紫者佳。其味微辛甘，能散，其气香。今人朝暮汤其汁饮，为无益。医家以谓芳草致豪贵之疾者，此有一焉。脾胃寒人，饮之多泄滑，往往不觉。子，治肺气喘急。"[19]

《滇南本草》卷二："紫苏叶，味辛、香，性温。入脾、肺二经。发汗，解伤风头疼，定吼喘，下气，宽膨，消胀、消痰。苏子，止咳嗽，降痰，定吼喘，下气，消痰涎。附苏子散，治小儿久咳嗽，喉内痰声如扯锯，服药不效，用之良效。老人久咳嗽吼喘者并效。苏子（一两），八达杏仁（一两去皮尖），年老人加白蜜（二钱），共为末，大人每服三钱，小儿服一钱，白滚水送下。"[2]

《本草品汇精要》卷之三十九："紫苏，无毒附子，植生。紫苏主下气，除寒中，子尤良（《名医》所录）。【名】桂荏。【苗】〔图经曰〕苏乃紫苏也。苗高二三尺，茎方叶圆，叶下紫色而气甚香，夏采茎叶，秋采实，俱堪入药用之。尔雅谓苏为桂荏，盖以其味辛而形类荏乃名之。"[20]

《本草蒙筌》卷之二："紫苏，味辛，气微温。无毒。各园圃俱栽，叶背面并紫。气味香窜者甚美，五月端午日采干。发表解肌，疗伤风寒甚捷；开胃下食，治作胀满易差。脚气兼除，口臭亦辟。梗下诸气略缓，体稍虚者用宜。子研驱痰，降气定喘。润心肺，止咳逆，消五膈，破癥坚。利大小二便，却霍乱呕吐。"[21]

《本草纲目》第十四卷："苏《别录·中品》。【校正】自菜部移入此。【释名】紫苏《食疗》、赤苏《肘后方》、桂荏。时珍曰：苏从酥，音酥，舒畅也。苏性舒畅，行气和血，故谓之苏。曰紫苏者，以别白苏也。苏乃荏类，而味更辛如桂，故《尔雅》谓之桂荏。"[33]

《药鉴》卷之二："紫苏，气温，味辛甘，气味俱薄，无毒，升也，阳也。惟其性轻浮，故能散上膈及在表之寒邪。是故发表解肌，疗风寒甚捷，开胃下食，治胀满最良。入独活苍术，兼除脚气。同石膏白芷，亦治口臭。根下诸气略缓，体稍虚者为宜。驱痰降气，定喘，开心，润肺止咳。消五膈，破癥坚。利小大二便，却霍乱呕吐。表虚者禁用。气稍缓。虚者宜之。主安胎。"[22]

《雷公炮制药性解》卷二："紫苏，味甘辛，性温无毒，入肺脾二经。叶能发汗散表，温胃和中，除头痛肢节痛，双面紫者佳。不敢用麻黄者，以此代之。梗能顺气安胎。子能开郁下气，定喘消痰。按：辛走肺，甘走脾。辛散之剂，下气最捷，所虚者少用之。"[23]

《本草征要》第一卷："紫苏，味辛，性温，无毒，入肺经。其气芳香，其性和融，温中达表，散风解凝。发表而不优于峻，性阳而无损于阴。通鼻塞、行气滞。虚人需发汗，而弱不能投者，当以人参为伍。暑期受寒凉，用辛热而于时有侮者，可与藿香同行。梗：能下气安胎，胎元复固。子：可消痰定喘，喘息安宁。此药温能散寒，香可和气。譬诸盛德之人，可无往而不利。若与橘皮同用，尤为适宜。治受暑之藿香正气散，治脚气之鸡鸣散，均作如此配伍。又可外治，孕妇呕吐不止，以梗、叶煮水，嗅吸其蒸气，能止逆下气，可得平复。"[24]

《要药分剂》卷一："紫苏，味辛，性温，无毒。得天阳和之气，兼地之金味以生。可升可降，阳也。忌鲤鱼。【主治】主下气。除寒中，其子尤良（别录）。除寒热，治一切冷气（孟诜）。治心腹胀满，止霍乱转筋，开胃下食。止脚气，通大小肠（日华）。解肌发表，散风寒，行气宽中，消痰利肺，和血温中，止痛定喘（时珍）。［苏梗］下气稍缓，虚者宜之，主安胎（苏恭）。［苏子］治上气咳逆冷气，及腰脚中湿，。风结气（甄权）。调中止霍乱，消五膈，呕吐反胃，消痰止嗽，利大小便（日华）。治肺气喘急（宗爽)。【归经】入心肺胃三经，为发表散寒之品。”[25]

《炮炙全书》卷第二：“紫苏，辛，温。不可同鲤鱼食，生毒疮。(苏子，辛，温，炒香研用。)”[26]

《本草新编》卷三：“紫苏叶（苏子），紫苏叶梗，味辛，气微温，无毒。入心、肺二经。发表解肌，疗伤风寒，开胃下食，消胀满，除脚气口臭。苏子降气定喘，止咳逆，消膈气，破坚癥，利大小便，定霍乱呕吐。紫苏虽有叶与梗、子之分，而发表解肌，止喘定呕，未尝有异。但叶与梗宜少用，而子可多用也。盖叶、梗散多于收，而子则收多于散，亦在人临症而酌用之耳。或问苏叶表散风邪，古人加人参同治，奏功如响，何也？曰：苏叶不得人参，其功不大。今人一见用人参以祛邪，辄惊骇不已，宜乎医生之不敢用，往往轻变重，而不可救。夫邪初入人体，正气敢与邪战，用参以助正气，则正气旺，而又得祛邪之便，则群邪自行解散，此用参于苏叶之内，大有深意也。至于风寒已感三四日，则不可轻用人参，当看虚弱壮盛而用药矣。”[3]

《本草备要》草部：“紫苏，宣，发表，散寒。味辛入气分，色紫入血分。香温散寒，通心利肺，开胃益脾（气香入胃），发汗解肌，和血下气，宽中消痰，祛风定喘，止痛安胎，利大、小肠，解鱼、蟹毒。多服泄人真气。(时珍曰：同陈皮、砂仁，行气安胎；同霍香、乌药，温中止痛；同香附、麻黄，发热解肌；同芎䓖、当归，和血散血；同桔梗、枳壳，利膈宽肠；同卜子、杏仁，消痰定喘；同木瓜、厚朴，散温解暑治霍乱脚气。）气香者良。宜橘皮。忌鲤鱼。苏子与叶同功。润心肺，尤能下气定喘，止嗽消痰，利膈宽肠，温中开郁（有苏子降气汤）。苏梗下气稍缓，虚者宜之（叶发汗散寒、梗顺气安胎，子降气开郁、消痰定喘。表弱气虚者忌用叶，肠滑气虚者忌用子），炒、研用。”[27]

《本草从新》卷二：“紫苏，宣、发表散寒。味辛，入气分。利肺下气，定喘安胎。治子气、色紫。兼入血分，和血止痛，性温发汗，解肌，祛风散寒，气香开胃，益脾宽中，利大小便。又解鱼蟹毒。……苏子 泻、降气消痰，开郁降气，力倍苏叶，消痰利膈，温中宽肠，润心肺，止喘咳，肠滑气虚者禁之。炒研。苏梗 宣、顺气。顺气安胎。功力稍缓，挟虚者宜之。”[28]

《得配本草》卷二：“紫苏，忌同鲤鱼食。辛温。入手太阴经气分。温中发表，散寒去风，行气和血，止痛安胎。湿热滞而泻痢者少佐三四分。疏解其气亦颇有效。……梗 疏肝利肺，理气和血，解郁止痛，定嗽安胎。去节用。子 降气。定喘，宽肠，开郁，利大小便，温中祛寒，消痰止嗽。”[29]

《本草求真》卷三：“紫苏，专入肺兼入心脾。背面俱紫，辛温香窜，五月端午采用。……梗下气稍缓。子降气最速。”[30]

《神农本草经读》卷之二：“紫苏，气味辛微温无毒。主下气，杀谷除饮食，辟口臭去邪毒辟恶气，久服通神明，轻身耐老。”[31]

《本草分经·原例》：“苏叶，辛温而香，入气分兼入血分，利肺下气，发表祛风，宽中利肠散寒和血。苏子降气消痰，开郁温中，润心肺止喘嗽，力倍苏叶。苏梗顺气安胎，功力和缓。”[35]

《本草述钩元》卷八：“紫苏 紫苏白苏，处处有之，皆以二三月下种，或宿子自生，茎方叶园带尖，有锯齿。肥地者面背皆紫。皆紫者佳。……茎叶味辛兼甘，气温而香，入手少阴太阴足阳明经。主治温中达表，行气和血，通心经，益脾胃，利肺下气，消痰定喘。……苏子 与叶同功，发散风气宜用叶，清利上下宜用子。”[32]

《植物名实图考》卷二十五：“苏，别录中品。尔雅：苏，桂荏。注：荏类。图经：紫苏也。今处处有之，有面背俱紫、面紫背青二种，湖南以为常茹，谓之紫菜，以烹鱼尤美。”[34]

《本草便读·草部》：“紫苏叶，辛香快膈，宣脾肺以温中。紫赤和营，行经络而解表。子可消痰定喘，梗能顺气安胎。（紫苏叶辛温入脾肺，温中快膈。发表散寒。色赤气香，入血分，宣滞气，与陈皮合用最为相宜。梗则专主顺气，气顺则一身通泰，犹梗之一身皆达也。子则专主润降，故能治嗽化痰，因风寒在表而咳痰者最宜。）”[4]

《中药志》：“紫苏 本品为常用中药。商品主要为唇形科植物紫苏，其次为野苏的干燥嫩枝及叶。……【原植物】1. 紫苏 别名：赤苏（山西、福建），红苏（河北、江苏、广东、广西），白苏、黑苏（江苏），白紫苏（西藏），青苏（浙江），香苏（东北、河北），野苏（湖南、江西、四川、云南），苏麻（湖北、四川）。Perilla frutescens (L.) Britt. [P. frutescens (L.) Britt. var. typica Makino] ——唇形科 Labiatae. 2. 野苏 别名：白丝草、蚊草（广东），臭草、香丝菜、野香丝（广西），青叶紫苏（浙江），苏麻（湖北），苏管（江西）。Perilla frutescens (L.) Britt. var. acuta (Thunb.) Kudo——唇形科 Labiatae.”[36]

《中药材手册》：“紫苏叶（《纲目》列入草部芳草类苏项下）本品为唇形科植物紫苏 Perilla frutescens (L.) Britt. 的干燥叶。原植物系一年生草本，多为栽培。【别名】苏叶、赤苏叶（山西、福建）、青苏叶（浙江）、香苏叶（东北地区）。”[10]

《全国中草药汇编》：“紫苏叶 别名：苏叶。来源：为紫苏的叶片。”[11]

《中药大辞典》：“紫苏叶《药性论》【异名】苏叶《本草经集注》。【基原】为唇形科植物皱紫苏、尖紫苏等的叶。【原植物】Perilla frutescens (L.) Britt. var. crispa (Thunb.) Hand. - Mazz.，又名：赤苏《补缺肘后方》，紫苏《食疗本草》，红紫苏。”[6]

《中医大辞典·中药分册》：“紫苏叶 出《药性论》。又名苏叶。为唇形科植物皱紫苏 Perilla frutescens (L.) Britt. var. crispa (Thunb.) Decne 或尖紫苏 P. frutescens (L.) Britt. var. acuta (Thunb.) Kudo 的叶。主产江苏、浙江、湖南、湖北、广东等地。”[7]

《中国医学百科全书·中医学》：“紫苏叶 始载于《名医别录》。原名苏叶。为唇形科植物紫苏 Perilla frutescens (L.) Britt. 等的叶。主产于中国江苏、浙江、湖南、湖北、广东等省、区。”[8]

《中国药材学》：“紫苏叶 【来源】本品为唇形科植物紫苏 Perilla frutescens (L.) Britt. 的叶及带嫩枝的叶。”[12]

《中国中医药学主题词表》：“紫苏叶 Folium perillae 为唇形科植物皱紫苏、尖紫苏等的叶；属辛温解毒药、理气药和止吐药（中药）。”[9]

《普通高等教育中医药类规划教材·中药学》：“紫苏《别录》为唇形科一年生草本植物紫苏 Perilla frutescens (L.) Britt. 的茎、叶，其叶称紫苏叶，其茎称紫苏梗。我国南北均产。夏秋季采收。阴干，生用。”[37]

《中华本草》：“紫苏叶《药性论》【异名】苏《别录》，苏叶《本草经集注》，紫菜《植物名实图考》。……【来源】为唇形科植物紫苏和野紫苏的叶或带叶小软枝。【原植物】1. 紫苏 Perilla frutescens (L.) Britt. var. arguta (Benth.) Hand. - Mazz. 又名：桂荏《尔雅》，赤苏《肘后方》，皱紫苏《中药大辞典》，红苏（河北、江苏、广东、广西），黑苏（江西），白紫苏（西藏），香苏（东北、河北），臭苏（广东），苏麻（湖北、四川）。2. 野紫苏 Perilla frutescens（L.）Britt. var. purpurascens（Hayata）H. W. Li［P. frutescens（L.）Britt. var. acuta（Thunb.）Kudo］又名：野生紫苏《中国植物志》，尖紫苏《中药大辞典》，臭草、野香（广西），青叶紫苏（浙江），苏麻（湖北），白丝草、红香师草、蚊草（广东），野猪疏（福建）。"[13]

《中华人民共和国药典》："紫苏叶 Flium perillae　本品为唇形科植物紫苏 Perilla frutescens（L.）Britt. 的干燥叶（或带嫩枝）。夏季枝叶茂盛时采收，除去杂质，晒干。"[5]

5　参考文献

1　唐·王焘. 外台秘要. 北京：人民卫生出版社，1955，506
2　明·兰茂. 滇南本草. 第二卷. 昆明：云南人民出版社，1959，374
3　清·陈士铎. 本草新编. 北京：中国中医药出版社，1996，120
4　清·张秉成. 本草便读. 上海：上海卫生出版社，1957，37
5　国家药典委员会. 中华人民共和国药典. 一部. 北京：化学工业出版社，2000，279
6　江苏新医学院. 中药大辞典. 上海：上海科学技术出版社，1977，2356
7　《中医大辞典》编辑委员会. 中医大辞典·中药分册. 北京：人民卫生出版社，1982，362
8　《中医学》编辑委员会. 中国医学百科全书·中医学. 上海：上海科学技术出版社，1997，966
9　吴兰成主编. 中国中医药学主题词表. 北京：中医古籍出版社，1996，615
10　中华人民共和国卫生部药政管理局. 中药材手册. 北京：人民卫生出版社，1998，496
11　《全国中草药汇编》编写组. 全国中草药汇编. 上册. 北京：人民卫生出版社，1996，861
12　徐国钧等主编. 中国药材学. 北京：中国医药科技出版社，1996，925
13　国家中医药管理局《中华本草》编委会. 中华本草. 第七册. 上海：上海科学技术出版社，1999，115
14　魏晋·名医别录. 北京：人民卫生出版社，1986，202
15　南北朝·陶弘景. 本草经集注. 北京：人民卫生出版社，1994，490
16　唐·苏敬等撰. 新修本草. 合肥：安徽科学技术出版社，1981，469
17　宋·苏颂. 本草图经. 合肥：安徽科学技术出版社，1994，579
18　宋·唐慎微. 证类本草. 北京：人民卫生出版社，1957，514
19　宋·寇宗奭. 本草衍义. 上海：商务印书馆，1957，130
20　明·刘文泰. 本草品汇精要. 北京：人民卫生出版社，1982，874
21　明·陈嘉谟. 本草蒙筌. 北京：人民卫生出版社，1988，101
22　明·杜文燮. 药鉴. 北京：中国中医药出版社，1993，44
23　明·李中梓. 雷公炮制药性解. 见：中国医学大成（二）. 长沙：岳麓书社，1990. 136
24　明·李中梓. 本草征要. 见：李中梓医学全书. 北京：中国中医药出版社，1999，121
25　清·沈金鳌. 要药分剂. 上海：上海科学技术出版社，1959，20
26　［日］稻宣义. 炮炙全书. 北京：中医古籍出版社，1981，92
27　清·汪昂. 本草备要. 北京：中国中医药出版社，1998，45
28　清·吴仪洛. 本草从新. 北京：中医古籍出版社，2001，42
29　清·严西亭. 得配本草. 上海：上海卫生出版社，1957，52
30　清·黄宫绣. 本草求真. 上海：上海科学技术出版社，1959，73
31　清·陈念祖. 神农本草经读. 北京：人民卫生出版社，1959，15

32 清·杨时泰. 本草述钩元. 上海：科技卫生出版社，1958，201
33 明·李时珍. 本草纲目. 北京：人民卫生出版社，1982，920
34 清·吴其浚. 植物名实图考. 北京：中华书局，1963，629
35 清·姚澜. 本草分经. 上海：上海科学技术出版社，1989，80
36 中国医学科学院药物研究所等. 中药志. 第四册. 北京：人民卫生出版社，1993，665
37 雷载权主编. 普通高等教育中医药类规划教材·中药学. 上海：上海科学技术出版社，1995，30

446 紫苏梗

Zisugeng

Caulis Perillae

1 定名依据

1.1 正名

1.1.1 汉文名：紫苏梗［唇形科植物紫苏 Perilla frutescens (L.) Britt. 的干燥茎］。

1.1.2 英文名：perilla stem.

1.2 依据

1.2.1 定名的文献依据

1.2.1.1 《杨氏家藏方》卷十："木通散，治胁肋刺痛、膨胀、小便赤涩，及大便不利，或作浮肿。紫苏梗，木通，陈橘皮（去白。以上三味各二两），甘草（一两，炙）上件，吹咀。每服三钱，水一盏入生姜三片，枣一枚，灯心十茎，同煎至七分，去滓温服，不拘时候。"[1]

1.2.1.2 《中华人民共和国药典》："紫苏梗 Caulis perillae 本品为唇形科植物紫苏 Perilla frutescens (L.) Britt. 的干燥茎。秋季果实成熟后采割，除去杂质，晒干，或趁鲜切片，晒干。"[2]

1.2.1.3 《普通高等教育中医药类规划教材·中药学》："紫苏梗 为紫苏［Perilla frutescens (L.) Britt.］的茎。"[3]

1.2.1.4 《中药大辞典》："紫苏梗《本草蒙筌》【异名】紫苏茎《雷公炮炙论》，苏梗《药品化义》，紫苏杆《湖南药物志》。【基原】为唇形科植物皱紫苏 Perilla frutescens (L.) Britt. var. crispa (Thunb.) Hand. - Mazz.、尖紫苏 P. frutescens (L.) Britt. var. acuta (Thunb.) Kudo 等的茎。原植物详'紫苏叶'条。"[4]

1.2.1.5 《中医大辞典·中药分册》："紫苏梗 出《本草蒙筌》。又名苏梗。为唇形科植物皱紫苏 Perilla frutescens (L.) Britt. var. crispa (Thunb.) Decne 或尖紫苏 P. frutescens (L.) Britt. var. acuta (Thunb.) Kudo 等的茎枝。主产江苏、湖北等地。"[5]

1.2.1.6 《中国医学百科全书·中医学》："紫苏梗 始载于《雷公炮炙论》。原名紫苏茎，又名苏梗。为唇形科植物紫苏 Perilla frutescens (L.) Britt. 的茎枝。主产于中国江苏、浙江、河北等省。"[6]

1.2.1.7 《中国中医药学主题词表》："紫苏梗 Caulis perillae 为唇形科植物皱紫苏、尖紫苏等的茎；属理气药和止痛药（中药）。95　C紫苏。”[7]

1.2.1.8　《中药材手册》[8]、《全国中草药汇编》[9]、《全国中药炮制规范》[10]、《中国药材学》[11]、《中华本草》[12]等现代中药著作多以“紫苏梗”作为本品正名（参见“文献通考”）。

1.2.2　定名选择的理由

1.2.2.1　紫苏梗 Caulis perillae　系唇形科植物紫苏 Perilla frutescens (L.) Britt. 的干燥茎。“紫苏梗”之名始见于宋·杨倓《杨氏家藏方》。

1.2.2.2　我国最新出版的《中华人民共和国药典》、《普通高等教育中医药类规划教材·中药学》以及辞书类著作《中医大辞典·中药分册》、《中药大辞典》、《中国医学百科全书·中医学》等均以“紫苏梗”作为本品正名。已经广泛应用于中医药学文献的标引和检索的《中国中医药学主题词表》也以“紫苏梗”作为本品的正式主题词。现代本草著作如《全国中草药汇编》、《中华本草》、《中国药材学》、《中药材手册》、《全国中药炮制规范》等虽记载了不少本品各地的俗称，但也无一例外以“紫苏梗”作为本品的正名。说明“紫苏梗”作为本品正名已成为共识。

1.3　与正名等效的名词：无。

2　源流考释

紫苏梗［唇形科植物紫苏 Perilla frutescens (L.) Britt. 的干燥茎］原称“紫苏茎”。如南北朝·雷敩《雷公炮炙论》中卷：“雷公云：凡使，勿用薄荷根茎，真似紫苏茎，但叶不同。薄荷茎性燥，紫苏茎和。凡使，刀刮上青薄皮，锉用也。”[13]由于古代文献中有的本草记载的“苏”（或‘紫苏’），包括有“紫苏叶”和“紫苏梗”两种药物，故其后的本草著作多在“苏”（或‘紫苏’）项下介绍本品，如宋·苏颂《本草图经》[14]、唐慎微《证类本草》[15]、刘文泰《本草品汇精要》[16]、陈嘉谟《本草蒙筌》[17]、李时珍《本草纲目》[18]、李中梓《本草征要》[19]、李中梓《雷公炮制药性解》[20]，清·汪昂《本草备要》[21]、吴仪洛《本草从新》[22]、严西亭《得配本草》[23]、沈金鳌《要药分剂》[24]、黄宫绣《本草求真》[25]、杨时泰《本草述钩元》[26]等。

古代著作记载的本品异名有“紫苏茎”《雷公炮炙论》[13]，“苏”、“紫苏”《本草图经》[14]，“苏梗”《本草纲目》[24]等。如《雷公炮炙论》中卷：“雷公云：凡使，勿用薄荷根茎，真似紫苏茎，但叶不同。薄荷茎性燥，紫苏茎和。凡使，刀刮上青薄皮，锉用也。”[13]《本草图经》卷第十七：“苏，紫苏也。旧不著所出州土，今处处有之。”[14]《要药分剂》引《本草纲目》曰：“（时珍）［苏梗］下气稍缓。虚者宜之。主安胎。”[24]

“紫苏梗”之名始见于宋·杨倓《杨氏家藏方》卷十：“木通散，治胁肋刺痛、膨胀、小便赤涩，及大便不利，或作浮肿。紫苏梗，木通，陈橘皮（去白。以上三味各二两），甘草（一两，炙），上件㕮咀。每服三钱，水一盏入生姜三片，枣一枚，灯心十茎，同煎至七分，去滓温服，不拘时候。”[1]“紫苏梗”作为本品正名始见于现代本草，如《中华人民共和国药典》：“紫苏梗 Caulis perillae　本品为唇形科植物紫苏 Perilla frutescens (L.) Britt. 的干燥茎。秋季果实成熟后采割，除去杂质，晒干，或趁鲜切片，晒干。”[2]其他现代著作如《普通高等教育中医药类规划教材·中药学》[3]、《中药大辞典》[4]、《中医大辞典·中药分册》[5]、《中国医学百科全书·中医学》[6]、《中国中医药学主题词表》[7]、《中药材手册》[8]、《全国中草药汇编》[9]、《全国中药炮制规范》[10]、《中国药材学》[11]、《中华本草》[12]等也以"紫苏梗"作为本品正名；有的则以"紫苏"为正名记载本品，如《中药志》[27]等。同时尚记载有"紫苏杆"《中药大辞典》[4]，"紫苏枝茎"、"苏茎"、"紫苏草"《中华本草》[12]等各地的俗称。还记载有本品原植物"紫苏"的异名"赤苏"、"红苏"、"白苏"、"黑苏"、"白紫苏"、"青苏"、"香苏"、"野苏"、"苏麻"《中药志》[27]等。

3 附录

3.1 又称：无。

3.2 俗称：紫苏杆（湖南），紫苏草（江苏），紫苏枝茎，苏茎。

3.3 曾称：紫苏茎《雷公炮炙论》，苏梗《本草纲目》，苏、紫苏《本草图经》。

3.4 原植物名称：紫苏，赤苏（山西、福建），红苏（河北、江苏、广东、广西），白苏、黑苏（江苏），白紫苏（西藏），青苏（浙江），香苏（东北、河北），野苏（湖南、江西、四川、云南），苏麻（湖北、四川）。

4 文献通考

《雷公炮炙论》中卷："雷公云：凡使，勿用薄荷根茎，真似紫苏茎，但叶不同。薄荷茎性燥，紫苏茎和。凡使，刀刮上青薄皮，锉用也。"[13]

《本草图经》卷第十七："苏，紫苏也。旧不著所出州土，今处处有之。叶下紫色而气甚香；夏采茎、叶，秋采实。其茎并叶，通心经，益脾胃，煮饮尤胜，与橘皮相宜，气方中多用之。实主上气咳逆，研汁煮粥尤佳，长食之，令人肥健。若欲宣通风毒，则单用茎，去节大良。谨按《尔雅》谓苏为桂荏。盖以其味辛，而形类荏，乃名之。"[14]

《证类本草》卷第二十八："苏，味辛，温。主下气，除寒中，其子尤良。陶隐居云：叶下紫色而气甚香。其无紫色不香似荏者，名野苏，不堪用。其子主下气，与桔皮相宜同疗。今注今俗呼为紫苏。臣禹锡等谨按尔雅云：苏，桂荏。释曰：苏，荏类之草也。以其味辛类荏，故一名桂荏也。"[15]

《杨氏家藏方》卷十："木通散，治胁肋刺痛、膨胀、小便赤涩，及大便不利，或作浮肿。紫苏梗，木通，陈橘皮（去白。以上三味各二两），甘草（一两，炙），上件，㕮咀。每服三钱，水一盏入生姜三片，枣一枚，灯心十茎，同煎至七分，去滓温服，不拘时候。"[1]

《本草品汇精要》卷之三十九："紫苏，无毒附子，植生。紫苏主下气，除寒中，子尤良（《名医》所录）。【名】桂荏。【苗】〔图经曰〕苏乃紫苏也。苗高二三尺，茎方叶圆，叶下紫色而气甚香，夏采茎叶，秋采实，俱堪入药用之。尔雅谓苏为桂荏，盖以其味辛而形类荏乃名之。"[16]

《本草蒙筌》卷之二："紫苏，简紫苏，味辛，气微温。无毒。各园圃俱栽，叶背面并紫。气味香窜者甚美，五月端午日采干。发表解肌，疗伤风寒甚捷；开胃下食，治作胀满易差。脚气兼除，口臭亦辟。梗下诸气略缓，体稍虚者用宜。子研驱痰，降气定喘。润心肺，止咳逆，消五膈，破癥坚。利大小二便，却霍乱呕吐。"[17]

《本草纲目》第十四卷："苏《别录·中品》。【校正】自菜部移入此。【释名】紫苏

《食疗》、赤苏《肘后方》、桂荏。时珍曰：苏从酥，音酥，舒畅也。苏性舒畅，行气和血，故谓之苏。曰紫苏者，以别白苏也。苏乃荏类，而味更辛如桂，故《尔雅》谓之桂荏……时珍曰：紫苏、白苏，皆以二、三月下种，或宿子在地自生。其茎方，其叶团而有尖，四围有锯齿，肥地者面背皆紫，瘠地者面青背紫，其面背皆白者即白苏，乃荏也。”[18]

《雷公炮制药性解》卷二：“紫苏，味甘辛，性温无毒，入肺脾二经。叶能发汗散表，温胃和中，除头痛肢节痛，双面紫者佳。不敢用麻黄者，以此代之。梗能顺气安胎。子能开郁下气，定喘消痰。按：辛走肺，甘走脾。辛散之剂，下气最捷，所虚者少用之。”[20]

《本草征要》第一卷：“紫苏，味辛，性温，无毒，入肺经。温中达表，散风解凝。梗：能下气安胎。子：可消痰定喘。”[19]

《要药分剂》卷一：“紫苏，味辛。性温。无毒。得天阳和之气。兼地之金味以生。可升可降。阳也。忌鲤鱼。【主治】主下气。除寒中。其子尤良。（别录）除寒热。治一切冷气。（孟诜）治心腹胀满。止霍乱转筋。开胃下食。止脚气。通大小肠。（日华）解肌发表。散风寒。行气宽中。消痰利肺。和血温中。止痛定喘。（时珍）［苏梗］下气稍缓。虚者宜之。主安胎。”[24]

《本草备要·草部》：“紫苏，宣，发表，散寒。味辛入气分，色紫入血分。香温散寒，通心利肺，开胃益脾（气香入胃），发汗解肌，和血下气，宽中消痰，祛风定喘，止痛安胎，利大、小肠，解鱼、蟹毒。多服泄人真气……苏梗下气稍缓，虚者宜之（叶发汗散寒、梗顺气安胎，子降气开郁、消痰定喘。表弱气虚者忌用叶，肠滑气虚者忌用子），炒、研用。”[21]

《本草从新》卷二：“紫苏，宣、发表散寒。味辛，入气分。利肺下气，定喘安胎。治子气、色紫。兼入血分，和血止痛，性温发汗，解肌，祛风散寒，气香开胃，益脾宽中，利大小便。又解鱼蟹毒。……苏梗宣、顺气。顺气安胎。功力稍缓，挟虚者宜之。”[22]

《得配本草》卷二：“紫苏，忌同鲤鱼食。辛温。入手太阴经气分。温中发表，散寒去风，行气和血，止痛安胎。湿热滞而泻痢者少佐三四分。疏解其气亦颇有效。……梗疏肝利肺，理气和血，解郁止痛，定嗽安胎。去节用。子降气。定喘，宽肠，开郁，利大小便，温中祛寒，消痰止嗽。”[23]

《本草求真》卷三：“紫苏，专入肺兼入心脾。背面俱紫，辛温香窜，五月端午采用。……梗下气稍缓。子降气最速。”[25]

《本草述钩元》卷八：“紫苏，紫苏白苏，处处有之，皆以二三月下种，或宿子自生，茎方叶园带尖，有锯齿。肥地者面背皆紫。皆紫者佳。……茎叶味辛兼甘，气温而香，入手少阴太阴足阳明经。主治温中达表，行气和血，通心经，益脾胃，利肺下气，消痰定喘。”[26]

《中药志》：“紫苏　本品为常用中药。商品主要为唇形科植物紫苏，其次为野苏的干燥嫩枝及叶。……【原植物】1. 紫苏　别名：赤苏（山西、福建），红苏（河北、江苏、广东、广西），白苏、黑苏（江苏），白紫苏（西藏），青苏（浙江），香苏（东北、河北），野苏（湖南、江西、四川、云南），苏麻（湖北、四川）。Perilla frutescens（L.）Britt.［P. frutescens（L.）Britt. var. typica Makino］——唇形科 Labiatae. 2. 野苏　别名：

白丝草、蚊草（广东），臭草、香丝菜、野香丝（广西），青叶紫苏（浙江），苏麻（湖北），苏管（江西）。Perilla frutescens（L.）Britt. var. acuta（Thunb.）Kudo——唇形科 Labiatae."[27]

《中药材手册》："紫苏梗（《纲目》列入草部芳草类苏项下）本品为唇形科植物紫苏 Perilla frutescens（L.）Britt. 的干燥茎。原植物系一年生草本，多为栽培。紫苏梗有嫩、老之分，以嫩者为佳。【别名】苏梗。"[8]

《全国中草药汇编》："紫苏梗　别名：苏梗。来源：为紫苏的主茎。"[9]

《中药大辞典》："紫苏梗《本草蒙筌》【异名】紫苏茎《雷公炮炙论》，苏梗《药品化义》，紫苏杆《湖南药物志》。【基原】为唇形科植物皱紫苏 Perilla frutescens（L.）Britt. var. crispa（Thunb.）Hand. - Mazz.、尖紫苏 P. frutescens（L.）Britt. var. acuta（Thunb.）Kudo 等的茎。原植物详'紫苏叶'条。"[4]

《中医大辞典·中药分册》："紫苏梗　出《本草蒙筌》。又名苏梗。为唇形科植物皱紫苏 Perilla frutescens（L.）Britt. var. crispa（Thunb.）Decne 或尖紫苏 P. frutescens（L.）Britt. var. acuta（Thunb.）Kudo 等的茎枝。主产江苏、湖北等地。"[5]

《中国医学百科全书·中医学》："紫苏梗　始载于《雷公炮炙论》。原名紫苏茎，又名苏梗。为唇形科植物紫苏 Perilla frutescens（L.）Britt. 的茎枝。主产于中国江苏、浙江、河北等省。"[6]

《全国中药炮制规范》："紫苏梗　［处方用名］紫苏梗。【来源】本品为唇形科植物紫苏 Perilla frutescens（L.）Britt. 的干燥嫩枝叶。多系栽培。主产于江苏、湖北、湖南、浙江等地。夏季枝叶茂盛时采割，除去杂质，干燥。药材以叶完整、色紫、香气浓者为佳。"[10]

《中国药材学》："紫苏梗　【来源】本品为唇形科植物紫苏 Perilla frutescens（L.）Britt. 的老茎。"[11]

《中国中医药学主题词表》："紫苏梗 Caulis perillae　为唇形科植物皱紫苏、尖紫苏等的茎；属理气药和止痛药（中药）。95　C 紫苏。"[7]

《普通高等教育中医药类规划教材·中药学》："紫苏梗　为紫苏（Perilla frutescens（L.）Britt.）的茎。"[3]

《中华本草》："紫苏梗《本草蒙筌》【异名】紫苏茎《雷公炮炙论》，苏梗《药品化义》，紫苏枝茎、苏茎《侣山堂类辨·论药》，紫苏杆《湖南药物志》，紫苏草《江苏省植物药材志》。【来源】为唇形科植物紫苏 Perilla frutescens（L.）Britt. var. arguta（Benth.）Hand. - Mazz. 和野紫苏 P. frutescens（L.）Britt. var. purpurascens（Hayata）H. W. Li 的茎。【原植物】参见'紫苏叶'条。"[12]

《中华人民共和国药典》："紫苏梗 Caulis perillae　本品为唇形科植物紫苏 Perilla frutescens（L.）Britt. 的干燥茎。秋季果实成熟后采割，除去杂质，晒干，或趁鲜切片，晒干。"[2]

5　参考文献

1　宋·杨倓. 杨氏家藏方. 台北：新文丰出版公司，1987，428

2　国家药典委员会. 中华人民共和国药典. 一部. 北京：化学工业出版社，2000，280

3 雷载权主编．普通高等教育中医药类规划教材·中药学．上海：上海科学技术出版社，1995，31
4 江苏新医学院．中药大辞典．上海：上海科学技术出版社，1977，2358
5 《中医大辞典》编辑委员会．中医大辞典·中药分册．北京：人民卫生出版社，1982，362
6 《中医学》编辑委员会．中国医学百科全书·中医学．上海：上海科学技术出版社，1997，1112
7 吴兰成主编．中国中医药学主题词表．北京：中医古籍出版社，1996，615
8 中华人民共和国卫生部药政管理局．中药材手册．北京：人民卫生出版社，1998，466
9 《全国中草药汇编》编写组．全国中草药汇编．上册．北京：人民卫生出版社，1996，862
10 中华人民共和国卫生部药政管理局．全国中药炮制规范．北京：人民卫生出版社，1988，195
11 徐国钧等主编．中国药材学．北京：中国医药科技出版社，1996，757
12 国家中医药管理局《中华本草》编委会．中华本草．第七册．上海：上海科学技术出版社，1999，121.
13 南北朝·雷敩．雷公炮炙论．上海：上海中医学院出版社，1986，89
14 宋·苏颂．本草图经．合肥：安徽科学技术出版社，1994，579
15 宋·唐慎微．证类本草．北京：人民卫生出版社，1957，514
16 明·刘文泰．本草品汇精要．北京：人民卫生出版社，1982，874
17 明·陈嘉谟．本草蒙筌．北京：人民卫生出版社，1988，101
18 明·李时珍．本草纲目，北京：人民卫生出版社，1982，920
19 明·李中梓．本草征要．见：李中梓医学全书．北京：中国中医药出版社，1999，121
20 明·李中梓．雷公炮制药性解．见：中国医学大成（二）．长沙：岳麓书社，1990．136
21 清·汪昂．本草备要．北京：中国中医药出版社，1998，45
22 清·吴仪洛．本草从新．北京：中医古籍出版社，2001，42
23 清·严西亭．得配本草．上海：上海卫生出版社，1957，52
24 清·沈金鳌．要药分剂．上海：上海科学技术出版社，1959，20
25 清·黄宫绣．本草求真．上海：上海科学技术出版社，1959，73
26 清·杨时泰．本草述钩元．上海：科技卫生出版社，1958，201
27 中国医学科学院药物研究所等．中药志．第四册．北京：人民卫生出版社，1993，665

447 紫河车
Ziheche
Placenta Hominis

1 定名依据

1.1 正名

1.1.1 汉文名：紫河车（健康人的干燥胎盘）。

1.1.2 英文名：human placenta.

1.2 依据

1.2.1 定名的文献依据

1.2.1.1 《证类本草》卷第十五："人胞　主血气羸瘦，妇人劳损，面皯皮黑，腹内诸病渐瘦悴者，以五味和之，如馅饵（音甲饼也）法，与食之，勿令知。……梅师方：治草蛊，其状入咽刺痛欲死者。取胞衣一具切，曝干为末。熟水调一钱匕，最疗蛇蛊、蜣螂、草毒等。”[1]

1.2.1.2　《本草蒙筌》卷十二：“紫河车，味甘，气大温。无毒。产初者良，勿嫌妇瘦；产多者次，务择妇肥。男病觅女胎有功，女病求男胎获效。一说不必拘泥，随得俱可补人。”[2]

1.2.1.3　《雷公炮制药性解》卷六：“紫河车，味甘，性大温无毒，入心脾肾三经。主诸虚百损，五劳七伤，骨蒸潮热，体弱气短，吐衄，男子精衰，妇人无孕。”[3]

1.2.1.4　《本草备要》人部：“紫河车，即胞衣，一名混沌皮。大补气血，甘咸性温。本人之血气所生，故能大补气血，治一切虚劳损极。”[4]

1.2.1.5　《得配本草》卷十：“紫河车，即人胞。甘、咸、热。入足厥阴、少阴经血分。大补气血，尤治癫痫。破其血线，流水洗净，酒蒸焙干用，或童便煮熟烂焙干用。阴虚火动者禁用。失志恍惚。”[5]

1.2.1.6　《本草撮要》卷七：“紫河车，味咸性温。入手足太阴厥阴经。功专大补气血。治一切虚劳损极。恍惚失志癫痫。以初胎无病妇人而色紫者良。洗净。酒蒸焙研。”[6]

1.2.1.7　《中华人民共和国药典》：“紫河车 Placenta hominis　本品为健康人的干燥胎盘。将新鲜胎盘除去羊膜及脐带，反复冲洗至去净血液，蒸或置沸水中略煮后，干燥。”[7]

1.2.1.8　《普通高等教育中医药类规划教材·中药学》：“紫河车《本草拾遗》为健康人的干燥胎盘。将新鲜胎盘除去羊膜及脐带，反复冲洗至去净血液，蒸至置沸水中略煮后，干燥，或研制为粉。”[8]

1.2.1.9　《中药大辞典》：“紫河车《纲目》【异名】胞衣《梅师集验方》，混沌皮、混元丹《本草蒙筌》，胎衣、混沌衣《纲目》。【基原】为健康人的胎盘。”[9]

1.2.1.10　《中国中医药学主题词表》：“紫河车 Placenta hominis　为人的胎盘的干燥品；属补肾药和补血药（中药）。D 人胎盘。”[10]

1.2.1.11　《中医大辞典·中药分册》：“紫河车　出《本草纲目》。又名混沌衣、人胞。为健康产妇的胎盘。”[11]

1.2.1.12　《中国医学百科全书·中医学》：“紫河车　始载于《本草拾遗》。原名人胞，又名胎盘，胞衣，混沌衣。为健康人的胎盘。”[12]

1.2.1.13　《中药志》[13]、《中药材手册》[14]、《全国中药炮制规范》[15]、《中国药材学》[16]、《全国中草药汇编》[17]、《中华本草》[18]等现代中药著作多以“紫河车”作为本药正名（参见“文献通考”）。

1.2.2　定名选择的理由

1.2.2.1　紫河车 Placenta hominis，系健康人的干燥胎盘。本品原称“胞衣”，始载于隋·梅师《梅师方》，明·陈嘉谟《本草蒙筌》始以“紫河车”为正名记载本品，其后的本草以及炮制、药性著作大多沿用此说，以“紫河车”为正名载录本品，如明·李中梓《雷公炮制药性解》，清·汪昂《本草备要》、严西亭《得配本草》、陈其瑞《本草撮要》等，并一直沿用至今。

1.2.2.2　我国最新出版的《中华人民共和国药典》、《普通高等教育中医药类规划教材·中药学》以及辞书类著作《中医大辞典·中药分册》、《中药大辞典》、《中国医学百科全

书·中医学》等均以“紫河车”作为本药正名。已经广泛应用于中医药学文献的标引和检索的《中国中医药学主题词表》也以“紫河车”作为本药的正式主题词。现代本草著作如《全国中草药汇编》、《中药志》、《中华本草》、《中国药材学》、《中药材手册》、《全国中药炮制规范》等均以“紫河车”作为本药的正名。

1.3　与正名等效的名词：无。

2　源流考释

紫河车（健康人的干燥胎盘）原称“胞衣”。始载于隋·梅师《梅师方》，如《证类本草》引《梅师方》曰：“治草蛊，其状入咽刺痛欲死者。取胞衣一具切，曝干为末。熟水调一钱匕，最疗蛇蛊、蜣螂、草毒等。”[1]唐·陈藏器《本草拾遗》以“人胞”为正名记载本品，如宋·唐慎微《证类本草》引该书曰：“人胞　主血气羸瘦，妇人劳损，面皯皮黑，腹内诸病渐瘦悴者，以五味和之，如䭃饵（音甲饼也）法，与食之，勿令知。妇人胞衣变成水，味辛，无毒。”[1]其后的本草著作则多沿用，如宋·唐慎微《证类本草》[1]，明·李时珍《本草纲目》[19]、卢之颐《本草乘雅半偈》[20]、李中梓《本草征要》[21]，清·张璐《本经逢原》[22]、吴仪洛《本草从新》[23]、杨时泰《本草述钩元》[24]等，同时尚记载有“混元母”（《本草纲目》引《本草蒙筌》），“胎衣”、“混沌衣”、“佛袈裟”、“仙人衣”《本草纲目》等异名，如《本草纲目》：“人胞《拾遗》。【释名】胞衣《梅师》、胎衣《纲目》、紫河车《纲目》、混沌衣《纲目》、混元母《蒙筌》、佛袈裟《纲目》、仙人衣。”[19]

“紫河车”作为本品正名记载始于明·陈嘉谟《本草蒙筌》，同时记载有“混沌皮”、“混元丹”、“河车”等异名。如《本草蒙筌》卷十二：“紫河车　味甘，气大温。无毒。产初者良，勿嫌妇瘦；产多者次，务择妇肥。男病觅女胎有功，女病求男胎获效。一说不必拘泥，随得俱可补人。……（谟）按：紫河车即胞衣也。……稽诸古方，又曰混沌皮，又曰混元丹。所加混字，抑非与紫同一意乎。是则河车虽成后天之形，实禀先天之气。”[2]明、清时期本草著作以及炮制、药性等著作则大多沿用此说，以“紫河车”为正名，如明·缪希雍《炮炙大法》[25]、李中梓《雷公炮制药性解》[3]，清·蒋居祉《本草择要纲目》[26]、陈士铎《本草新编》[27]、汪昂《本草易读》[28]及《本草备要》[4]、叶桂《本草经解》[29]、严西亭《得配本草》[5]、沈金鳌《要药分剂》[30]、黄宫绣《本草求真》[31]、姚澜《本草分经》[32]、陈其瑞《本草撮要》[6]、张秉成《本草便读》[33]等，同时尚记载有异名“人之胞”《本草新编》、“人之胞衣”《本草便读·人部》等。

现代本草著作如《中华人民共和国药典》、《普通高等教育中医药类规划教材·中药学》、《中医大辞典·中药分册》、《中药大辞典》、《中国医学百科全书·中医学》、《中国中医药学主题词表》、《全国中草药汇编》、《中药志》、《中华本草》、《中国药材学》、《中药材手册》、《全国中药炮制规范》等均以“紫河车”为正名，同时尚记载有“胎盘”《中药材手册》[14]，“衣胞”《全国中草药汇编》[17]等各地俗称。

需指出的是“紫河车”一名也作为清热解毒药“蚤休”的异名出现在古医籍中，如汉《神农本草经》[34]、宋·苏颂《本草图经》[35]等，与此有明显区别，应加以注意。

3　附录

3.1　又称：无。

3.2 俗称：胎盘，衣胞。

3.3 曾称：胞衣《梅师集验方》，人胞《本草拾遗》，混元母、混沌皮、混元丹《本草蒙筌》，仙人衣、混沌衣、佛袈裟、胎衣《本草纲目》，人之胞《本草新编》、人之胞衣《本草便读》。

3.4 原动物名称：人。

4 文献通考

《神农本草经》卷三："蚤休，味苦，微寒。主惊痫、摇头弄舌，热气在腹中，瘨疾痈创，阴蚀，下三虫，去蛇毒。一名蚩休。生川谷。"[34]

《本草图经》卷第九："蚤休，即紫河车也，俗呼重楼金线。生山阳川谷及冤句，今河中、河阳、华、凤、文州及江淮间亦有之。苗叶似王孙、鬼臼等，作二、三层；六月开黄紫花，蕊赤黄色，上有金丝垂下；秋结红子；根似肥姜，皮赤肉白。四月、五月采根。日干用。"[35]

《证类本草》卷第十五："一十种陈藏器余：人胞　主血气羸瘦，妇人劳损，面䵟皮黑，腹内诸病渐瘦悴者，以五味和之，如𫗦饵（音甲饼也）法，与食之，勿令知。妇人胞衣变成水，味辛，无毒。主小儿丹毒，诸热毒，发寒热不歇，狂言妄语，头上无辜发立，虚痞等。此人产后时，衣埋地下，七、八年化为水，清澄如真水。南方人以甘草、升麻和诸药物，盛埋之，三、五年后拨去，取为药。主天行热病，立效。梅师方：治草蛊，其状入咽刺痛欲死者。取胞衣一具切，曝干为末。熟水调一钱匕，最疗蛇蛊、蜣螂、草毒等。"[1]

《本草蒙筌》卷十二："紫河车，味甘，气大温。无毒。产初者良，勿嫌妇瘦；产多者次，务择妇肥。男病觅女胎有功，女病求男胎获效。一说不必拘泥，随得俱可补人。（谟）按：紫河车即胞衣也。……稽诸古方，又曰混沌皮，又曰混元丹。所加混字，抑非与紫同一意乎。是则河车虽成后天之形，实禀先天之气。"[2]

《本草纲目》第五十二卷："人胞《拾遗》。【释名】胞衣《梅师》、胎衣《纲目》、紫河车《纲目》、混沌衣《纲目》、混元母《蒙筌》、佛袈裟《纲目》、仙人衣。时珍曰：人胞，包人如衣，故曰胞衣。方家讳之，别立诸名焉。《丹书》云：天地之先，阴阳之祖，乾坤之橐龠，铅汞之匡廓，胚胎将兆，九九数足，我则乘而载之，故谓之河车。其色有红、有绿、有紫，以紫者为良。【修治】吴球曰：紫河车，古方不分男女。近世男用男，女用女；一云男病用女，女病用男。初生者为佳，次则健壮无病妇人者亦可。"[19]

《炮炙大法》："紫河车（置酒内覆者，男胎也。首胎重十五两以上，先将酒洗数次，血水方尽。用银簪脚剔去筋膜，封固银锅，内加酒重汤煮一昼夜，或文武火焙干。一法米泔浸净，入猪肚中，蒸烂捣膏入药。忌犯铁）。"[25]

《雷公炮制药性解》卷六："紫河车，味甘，性大温无毒，入心脾肾三经。主诸虚百损，五劳七伤，骨蒸潮热，体弱气短，吐衄，男子精衰，妇人无孕。"[3]

《本草乘雅半偈》第十帙："人胞《拾遗》。身前身后事茫茫、欲诘因缘恐断肠，已有着脚处了。【气味】甘咸温，无毒。【主治】主血气羸瘦，妇人劳损，面䵟皮黑，腹中诸病，渐瘦者。治净，以五味和之，如𫗦饵法，与食之，勿令妇知。"[20]

《本草征要》第一卷："人胞，味甘、咸，性温，无毒。入心、肾二经。米泔洗净，童便浸揉，色白为度，入铅瓶中，封固，重汤煮三时，待冷方开。补心除惊悸，滋肾理虚痨。养血益气、宁志返老。阴阳双补，坎气名高。此物陈藏器、吴球二氏均富使用之经验。吴氏所订之大造丸乃传世之名方也。”[21]

《本草择要纲目·平性药品》：“紫河车（采得，投长流水，洗净血污。蒸捣入药为良。筋膜乃初结真气，不可剔去。）【气味】甘咸无毒。【主治】血气羸瘦，男女一切虚损劳极，癫痫失志恍惚，安心养血，益气补精。”[26]

《本草新编》卷五：“紫河车，味甘，气大温，无毒。入五脏六腑。初产者良，亦不必尽拘。焙干可用，不可洗去筋膜，洗去反不佳，以泄其元气也。疗诸虚百损，痨瘵传尸，治五痨七伤，骨蒸潮热，喉咳喑哑，体瘦发枯，吐衄赤红，并堪制服，男女皆益。世有埋藏地下，久化为水，名曰河车水，则无功效矣。祛狂祛疫，亦虚言也。或问紫河车乃胞衣，儿已脱离于胞，则胞中元气尽泄，胞宜无用矣，何以古来《本草》尽称其补益，而神农乃尊之为上品乎？或谓紫河车乃人之胞也，食胞以图资益，不犹食人以供口腹乎。”[27]

《本草易读》卷八：“紫河车，洗净酒蒸，焙干研用。治一切虚劳。河车丸：胎衣（一具，制末），山药（二两），人参（一两），茯苓（半两）酒丸豆大，每三十丸。治妇人瘵疾劳嗽，虚损骨蒸。”[28]

《本草备要·人部》：“紫河车，即胞衣，一名混沌皮。大补气血，甘咸性温。本人之血气所生，故能大补气血，治一切虚劳损极。（虚损：一损肺，皮槁毛落；二损心，血脉衰少；三损脾，肌肉消脱；四损肝，筋缓不收；五损肾，骨痿不起。六极，曰气极、血极、筋极、肌极、骨极、精极。）恍惚失志癫痫。以初胎及无病妇人者良。有胎毒者害人。（以银器插入，焙煮，不黑则无毒。）”[4]

《本经逢原》卷四：“人胞，即紫河车。甘咸温无毒。取厚小色鲜者，挑去血络漂净血水，入椒一握，沸汤去腥水，以蜂蜜和，长流水于旧锡器内，隔水文火煮烂如糜，绵绞去滓，代蜜糊丸药良。发明，紫河车禀受精血结孕之余液，得母之气血居多，故能峻补营血。用以治骨蒸羸瘦，喘嗽虚劳之疾，是补之以味也。自丹溪极言其功，而吴球创大造丸虽世所推重，然方中生地、黄蘗、天冬、麦冬、龟版一派滋腻伤胃之品，虽有人参一味反助群阴之势，服之每致伤中、呕泄，未见其可。”[22]

《本草经解》卷四：“紫河车，气温，味甘咸。无毒。主血气羸瘦，妇人劳损，面䵟皮黑，腹内诸病。”[29]

《本草从新》卷十八：“人胞，一名紫河车、一名混沌皮。大补气血，甘咸温。本人之血气所生。故能大补气血。治一切虚劳损极。（虚损、一损肺、皮槁毛落、二损心、血脉衰少、三损脾、肌肉消脱、四损肝、筋缓不收、五损肾、骨痿不起、六极曰气极、血极、筋极、肌极、骨极、精极。）恍惚失志。癫痫病。由膀胱虚者。尤宜用。（取其以胞补胞之义。）以初胎无病妇人。而色紫者良。有胎毒者害人。（以银器插入、焙煮不黑则无毒。）长流水洗极净。酒蒸。焙干研末。或煮烂。捣碎入药。（如新瓦炙者、反损其精汁。）[23]

《得配本草》卷十：“紫河车，即人胞。甘、咸、热。入足厥阴、少阴经血分。大补气血，尤治癫痫。破其血线，流水洗净，酒蒸焙干用，或童便煮熟烂焙干用。阴虚火动者禁用。失志恍惚。”[5]

《要药分剂》卷五："紫河车，味甘咸，性温。无毒。【主治】主血气羸瘦，妇人劳损，面皯皮黑，腹内诸病，渐瘦悴者（藏器）。治男女一切虚损劳极，癫痫，失志恍惚，安心养血，益气，补精（吴球）。"[30]

《本草求真·上编》："紫河车，（人）滋补虚损。紫河车（专入肝肾）甘寒性温。虽曰本人血气所生，故能以人补人也。凡一切虚劳损极，（损于肺则见皮聚毛落，损于心则见血脉不荣于五脏六腑，损于脾则见肌肉消瘦不能饮食，损于肝则见筋缓不能收持，损于肾则见骨痿不起，损在肺则损自上及下，是肺先受其损。然后及心及脾及肝及肾而递见也。损在精则损由下及上，是肾先受其损，然后自肝自脾自心自肺而递及也。伤肺自上及下，过于胃则不可治，伤肾自下而上。过于脾则不可治，故以得饮食为贵。）恍惚失志，癫痫肌肉羸等症，用之极为得宜。（紫河车禀受精血结孕之余液，得母之气血居多，故能峻补营血）如永类钤方用此。"[31]

《本草分经·原例》："紫河车，甘咸温，大补气血而补阴之功尤为极重，治一切虚劳损极，大有奇效，且根气所钟必达元海。病由膀胱虚者用之尤宜。清水洗至净白，用铅壶隔汤煮极烂，连汁入药。或煮略熟文火焙干用，有胎毒者伤人，须以银器试之。"[32]

《本草述钩元》："人胞，一名河车。其色有红有绿有紫。紫者良。置酒内覆者。男胎也。首胎重十五两以上。气味甘咸温。主治男女一切虚损劳极。（其形质得男女坎离之气而成。故阴阳两虚者服之。有返本还元之功。）癫痫失志恍惚。安心养血。益气补精。"[24]

《本草撮要》卷七："紫河车，味咸性温。入手足太阴厥阴经。功专大补气血。治一切虚劳损极。恍惚失志癫痫。以初胎无病妇人而色紫者良。洗净。酒蒸焙研。"[6]

《本草便读·人部》："紫河车，假有情血肉之形。甘咸入肾。疗瘵疾虚劳之证。益下填阴，然与小儿感召相关，当为仁者革除禁用。（紫河车即人之胞衣，味甘咸，性温。前人皆谓能大补虚劳。）"[33]

《中药志》："紫河车　本品为较常用中药，始载于《本草拾遗》。为人出生时所脱掉的胎盘，经过加工干燥而成。【原动物】人　Homo sapiens L——脊椎动物门 Veitebrata，哺乳纲 Mammalia，灵长目 Primates，人科 Hominidae. ……【药材】本品为人的干燥胎盘。名称：紫河车 Placenta hominis　别名：胎盘、胎衣、胎胞、胞衣、人胞、京河车、杜河车。"[13]

《中药材手册》："紫河车（《纲目》名人胞，列入人部）本品为健康人的干燥胎盘。以第一胎的胎盘为佳。患梅毒、黄疸、肺结核、高血压等病者不可采用。【别名】胞衣、胎盘。"[14]

《全国中草药汇编》："紫河车　别名：胎盘、衣胞、胎衣。来源：为婴儿出生时胎盘的干燥品。"[17]

《中药大辞典》："紫河车《纲目》【异名】胞衣《梅师集验方》，混沌皮、混元丹《本草蒙筌》，胎衣、混沌衣《纲目》。【基原】为健康人的胎盘。"[9]

《中医大辞典·中药分册》："紫河车　出《本草纲目》。又名混沌衣、人胞。为健康产妇的胎盘。"[11]

《中国医学百科全书·中医学》："紫河车　始载于《本草拾遗》。原名人胞，又名胎盘，胞衣，混沌衣。为健康人的胎盘。"[12]

《全国中药炮制规范》："紫河车　［处方用名］紫河车。【来源】本品为健康人的干燥胎盘。将新鲜胎盘除去羊膜及脐带，反复冲洗至去净血液，加适量花椒、黄酒蒸或置沸水中略煮后，干燥。药材以完整、色黄，血管内无残血者为佳。”[15]

《中国药材学》：“紫河车 【别名】胎胞，胞衣。【来源】本品为健康人的胎盘。”[16]

《中国中医药学主题词表》：“紫河车 Placenta hominis　为人的胎盘的干燥品；属补肾药和补血药（中药）。D 人胎盘。”[10]

《普通高等教育中医药类规划教材·中药学》：“紫河车《本草拾遗》为健康人的干燥胎盘。将新鲜胎盘除去羊膜及脐带，反复冲洗至去净血液，蒸至置沸水中略煮后，干燥，或研制为粉。”[8]

《中华本草》：“紫河车《本草蒙筌》【异名】胞衣《梅师集验方》，人胞《本草拾遗》，混沌皮、混元丹《本草蒙筌》，仙人衣、混沌衣、混元母、佛袈裟（宁源《食鉴本草》），胎衣《纲目》。……【来源】为健康产妇的胎盘。”[18]

《中华人民共和国药典》：“紫河车 Placenta hominis　本品为健康人的干燥胎盘。将新鲜胎盘除去羊膜及脐带，反复冲洗至去净血液，蒸或置沸水中略煮后，干燥。”[7]

5　参考文献

1　宋·唐慎微．证类本草．见：景印文渊阁四库全书（740）．北京：中医古籍出版社，1986，366
2　明·陈嘉谟．本草蒙筌．北京：人民卫生出版社，1988，443
3　明·李中梓．雷公炮制药性解．见：中国医学大成（二）．长沙：岳麓书社，1990，159
4　清·汪昂．本草备要．北京：中国中医药出版社，1998，281
5　清·严西亭．得配本草．上海：上海卫生出版社，1957，5
6　清·陈其瑞．本草撮要．见：珍本医书集成（二）．上海：上海科学技术出版社，1985，82
7　国家药典委员会．中华人民共和国药典．一部．北京：化学工业出版社，2000，280
8　雷载权主编．普通高等教育中医药类规划教材·中药学．上海：上海科学技术出版社，1995，299
9　江苏新医学院．中药大辞典．上海：上海科学技术出版社，1977，2362
10　吴兰成主编．中国中医药学主题词表．北京：中医古籍出版社，1996，613
11　《中医大辞典》编辑委员会．中医大辞典·中药分册．北京：人民卫生出版社，1982，364
12　《中医学》编辑委员会．中国医学百科全书·中医学．上海：上海科学技术出版社，1997，1255
13　中国医学科学院药物研究所等．中药志．第四册．北京：人民卫生出版社，1961，121
14　中华人民共和国卫生部药政管理局．中药材手册．北京：人民卫生出版社，1998，694
15　中华人民共和国卫生部药政管理局．全国中药炮制规范．北京：人民卫生出版社，1988，360
16　徐国钧等主编．中国药材学．北京：中国医药科技出版社，1996，1865
17　《全国中草药汇编》编写组．全国中草药汇编．上册．北京：人民卫生出版社，1996，866
18　国家中医药管理局《中华本草》编委会．中华本草．第九册．上海：上海科学技术出版社，1999，536
19　明·李时珍．本草纲目．北京：人民卫生出版社，1982，2963
20　明·卢之颐．本草乘雅半偈．北京：人民卫生出版社，1986，577
21　明·李中梓．本草征要．见：李中梓医学全书．北京：中国中医药出版社，1999，151
22　清·张璐．本经逢原．上海：上海科学技术出版社，1959，258
23　清·吴仪洛．本草从新．北京：中医古籍出版社，2001，267
24　清·杨时泰．本草述钩元．上海：科技卫生出版社，1958，659
25　明·缪希雍．炮炙大法．明末庄继先校刻本

26 清·蒋居祉. 本草择要纲目. 见：珍本医书集成（二）. 上海：上海科学技术出版社，1985，107
27 清·陈士铎. 本草新编. 北京：中国中医药出版社，1996，305
28 清·汪昂. 本草易读. 北京：人民卫生出版社，1987，355
29 清·叶桂. 本草经解. 上海：上海科学技术出版社，1958，121
30 清·沈金鳌. 要药分剂. 上海：上海科学技术出版社，1959，119
31 清·黄宫绣. 本草求真. 上海：上海科学技术出版社，1959，52
32 清·姚澜. 本草分经. 上海：上海科学技术出版社，1989，57
33 清·张秉成. 本草便读. 上海：上海卫生出版社，1957，120
34 汉·神农本草经. 清顾观光重辑本. 北京：人民卫生出版社，1955，89
35 宋·苏颂. 本草图经. 合肥：安徽科学技术出版社，1994，283

448 紫草
Zicao
①Radix Arnebiae ②Radix Lithospermi

1 定名依据

1.1 正名

1.1.1 汉文名：紫草［紫草科植物新疆紫草 Arnebia euchroma（Royle）Johnst.、紫草 Lithospermum erythrorhizon Sieb. et Zucc. 或内蒙紫草 Arnebia guttata Bunge 的干燥根］。

1.1.2 英文名：①arnebia root. ②gromwell root.

1.2 依据

1.2.1 定名的文献依据

1.2.1.1 《神农本草经》卷二："紫草，味苦，寒。主心腹邪气，五疸，补中益气，利九窍，通水道。一名紫丹，一名紫芙。生川谷。"[1]

1.2.1.2 《吴普本草·草木类》："紫草，一名地血。节赤，二月华。"[2]

1.2.1.3 《名医别录》卷第二："紫草，无毒。主治腹肿胀满痛，以合膏，治小儿疮及面渣。生砀山及楚地。三月采根，阴干。"[3]

1.2.1.4 《新修本草》卷第八："紫草，味苦，寒，无毒。主心腹邪气，五疸，补中益气，利九窍，通水道。疗腹肿胀满痛，以合膏，疗小儿疮及面皶。一名紫丹，一名紫芙。生砀山山谷及楚地。三月采根，阴干。"[4]

1.2.1.5 《本草纲目》第十二卷："紫草《本经·中品》。【释名】紫丹《别录》、紫芙（音袄）、茈莀（《广雅》，音紫戾）、藐（《尔雅》，音邈）、地血《吴普》、鸦衔草。时珍曰：此草花紫根紫，可以染紫，故名。《尔雅》作茈草。瑶、侗人呼为鸦衔草。"[5]

1.2.1.6 《本经逢原》卷一："紫草，甘咸寒，无毒。色深紫而脆者良。淡紫质坚者曰紫梗，不入药。《本经》主心腹邪气，五疳，补中益气，利九窍。"[6]

1.2.1.7 《中华人民共和国药典》："紫草 Radix arnebiae Radix lithospermi　本品为紫草科植物新疆紫草 Arnebia euchroma（Royle）Johnst.、紫草 Lithospermum erythrorhizon Sieb. et Zucc. 或内蒙紫草 Arnebia guttata Bunge 的干燥根。春、秋二季采挖，除去泥沙，干

燥。”[7]

1.2.1.8 《普通高等教育中医药类规划教材·中药学》：“紫草《本经》为紫草科多年生草本植物紫草 Lithospermum erythrorhizon Sieb. et Zucc. 和新疆紫草 Arnebia euchroma (Royle) Johnst. 或内蒙紫草 Arnebia guttata Bunge 的根。”[8]

1.2.1.9 《中药大辞典》：“紫草《本经》【异名】藐、茈草《尔雅》……【基原】为紫草科植物紫草、新藏假紫草或滇紫草的根。【原植物】①紫草 Lithospermum erythrorhizon Sieb. et Zucc.。②新疆假紫草 Arnebia euchroma (Royle) Johnst.。③滇紫草 Onosma paniculatum Bur. Et Franch.。”[9]

1.2.1.10 《中国中医药学主题词表》：“紫草 Lithospermum erythrorhizon 属紫草科和清热凉血药。”[10]

1.2.1.11 《中国医学百科全书·中医学》：“紫草 始载于《神农本草经》。又名紫丹、紫草根、鸦衔草。为紫草科植物新疆紫草 Arnebia euchroma (Royle) Johnst. 或紫草 Lithospermum erythrorhizon Sieb. et Zucc. 等的根。春秋两季采挖根部，除去泥土及残茎，晒干。忌用水洗。”[11]

1.2.1.12 《中药志》[12]、《中药材手册》[13]、《中医大辞典·中药分册》[14]、《全国中药炮制规范》[15]、《中国药材学》[16]、《全国中草药汇编》[17]、《中华本草》[18]等现代中药著作多以“紫草”作为本药正名（参见“文献通考”）。

1.2.2 定名选择的理由

1.2.2.1 紫草 Radix arnebiae Radix lithospermi，系紫草科植物新疆紫草 Arnebia euchroma (Royle) Johnst.、紫草 Lithospermum erythrorhizon Sieb. et Zucc. 或内蒙紫草 Arnebia guttata Bunge 的干燥根。本品始载于汉《神农本草经》，以“紫草”为正名，此后诸家本草著作无一例外均以“紫草”为正名载录本品，如三国·吴普《吴普本草》，魏晋《名医别录》，唐·苏敬《新修本草》，明·李时珍《本草纲目》，清·张璐《本经逢原》等，并一直沿用至今。

1.2.2.2 我国最新出版的《中华人民共和国药典》、《普通高等教育中医药类规划教材·中药学》以及辞书类著作《中医大辞典·中药分册》、《中药大辞典》、《中国医学百科全书·中医学》等均以“紫草”作为本药正名。已经广泛应用于中医药学文献的标引和检索的《中国中医药学主题词表》也以“紫草”作为本药的正式主题词。现代本草著作如《全国中草药汇编》、《中药志》、《中华本草》、《中国药材学》、《中药材手册》、《全国中药炮制规范》等均以“紫草”作为本药的正名。

1.3 与正名等效的名词：无。

2 源流考释

紫草［紫草科植物新疆紫草 Arnebia euchroma (Royle) Johnst.、紫草 Lithospermum erythrorhizon Sieb. et Zucc. 或内蒙紫草 Arnebia guttata Bunge 的干燥根］始载于汉《神农本草经》，以“紫草”作为正名。以“紫丹”、“紫芙”作为异名。如《神农本草经》卷二：“紫草 味苦，寒。主心腹邪气，五疸，补中益气，利九窍，通水道。一名紫丹，一名紫芙。生川谷。”[1]

后世本草著作均沿用《神农本草经》之说，以“紫草”为正名。如三国·吴普《吴普本草》[2]，魏晋《名医别录》[3]，南北朝·陶弘景《本草经集注》[19]，唐·苏敬《新修本草》[4]，宋·苏颂《本草图经》[20]、唐慎微《证类本草》[21]，元·王好古《汤液本草》[22]，明·兰茂《滇南本草》[23]、刘文泰《本草品汇精要》[24]、陈嘉谟《本草蒙筌》[25]、李时珍《本草纲目》[5]、卢之颐《本草乘雅半偈》[26]、李中梓《本草征要》[27]，清·张志聪《本草崇原》[28]、汪昂《本草易读》[29]及《本草备要》[30]、张璐《本经逢原》[6]、徐大椿《神农本草经百种录》[31]、吴仪洛《本草从新》[32]、严西亭《得配本草》[33]、黄宫绣《本草求真》[34]、姚澜《本草分经》[35]、杨时泰《本草述钩元》[36]、叶志诜《神农本草经赞》[37]、陈其瑞《本草撮要》[38]、张秉成《本草便读》[39]等，同时尚记载有"藐"《尔雅》，"茈草"（《本草纲目》引《尔雅》），"地血"《吴普本草》，"茈莀"（《本草图经》引《广雅》），"紫草茸"《小儿药证直诀》，"鸦衔草"《本草纲目》等异名。如《尔雅》云：一名藐，苗似兰香，茎赤节青，花紫白色，而实白。"[4]《吴普本草》草木类："紫草，一名地血。节赤，二月华。"[2]《本草图经》卷第六："紫草，生砀山山谷及楚地，今处处有之。人家园圃中，或种莳。其根所以染紫也。《尔雅》谓之藐。《广雅》谓之茈莀。"[20]《小儿药证直诀》："紫草散，发斑疹。钩藤钩子、紫草茸（各等分），上为细末，每服一字，或五分、一钱，温酒调下，无时。"《本草纲目》第十二卷："紫草《本经·中品》。【释名】紫丹《别录》、紫芙（音袄）、茈莀（《广雅》，音紫戾）、藐（《尔雅》，音邈）、地血《吴普》、鸦衔草。时珍曰：此草花紫根紫，可以染紫，故名。《尔雅》作茈草。瑶、侗人呼为鸦衔草。"[5]

现代本草著作如《中华人民共和国药典》、《普通高等教育中医药类规划教材·中药学》、《中医大辞典·中药分册》、《中药大辞典》、《中国医学百科全书·中医学》、《中国中医药学主题词表》、《全国中草药汇编》、《中药志》、《中华本草》、《中国药材学》、《中药材手册》、《全国中药炮制规范》等均"紫草"为正名，以"紫草茸"、为异名。同时尚记载有"紫草根"、"紫根"《中药材手册》[13]，"山紫草"、"红石根"《中药大辞典》[9]，"紫丹"《中国医学百科全书·中医学》[11]，"软紫草"、"硬紫草"《中国药材学》[16]，"野紫草"、"野麻灯"、"大紫草"、"红紫草"、"紫草根子"、"红条紫草"《中华本草》[18]等名地俗称。还记载有本品原植物"紫草"的异名"硬紫草"、"大紫草"、"红条紫草"《中药志》[12]等；原植物"新疆紫草"的异名"软紫草"、"西藏紫草"《中华本草》[18]等；原植物"内蒙紫草"的异名"滴紫筒草"、"假紫草"、"黄花软紫草"《中华本草》[18]等。

3 附录

3.1 又称：无。

3.2 俗称：野紫草、野麻灯《湖南》，红紫草（湖北），紫根、紫草根子（长白山），红条紫草（广西），山紫草、大紫草（江苏），红石根（辽宁），紫草根，软紫草，硬紫草，紫丹。

3.3 曾称：藐、茈草《尔雅》，紫丹、紫芙《神农本草经》，地血《吴普本草》，茈莀《广雅》，紫草茸《小儿药证直诀》，鸦衔草《本草纲目》。

3.4 原植物名称：紫草，硬紫草（东北），大紫草（江苏），红条紫草（广西）；软紫草，西藏紫草，新疆紫草；黄花软紫草，内蒙紫草，滴紫筒草，假紫草（内蒙古）。

4　文献通考

《神农本草经》卷二："紫草，味苦，寒。主心腹邪气，五疸，补中益气，利九窍，通水道。一名紫丹，一名紫芺。生川谷。"[1]

《名医别录》卷第二："紫草，无毒。主治腹肿胀满痛，以合膏，治小儿疮及面渣。生砀山及楚地。三月采根，阴干。"[3]

《吴普本草·草木类》："紫草，一名地血。节赤，二月华。"[2]

《本草经集注·草木中品》："紫草，味苦，寒，无毒。主治心腹邪气，五疸，补中益气，利九窍，通水道。治腹肿胀满痛；以合膏，疗小儿疮及面皶。一名紫丹，一名紫芺。生砀山山谷及楚地。三月采根，阴干。今出襄阳，多从南阳、新野来，彼人种之，即是今染紫者，方药家都不复用。《博物志》云：平氏阳山紫草特好。魏国以染色殊黑。比年东山亦种，色小浅于北者。"[19]

《新修本草》卷第八："紫草，味苦，寒，无毒。主心腹邪气，五疸，补中益气，利九窍，通水道。疗腹肿胀满痛，以合膏，疗小儿疮及面皻。一名紫丹，一名紫芺。生砀山山谷及楚地。三月采根，阴干。今出襄阳，多从南阳、新野来，彼人种之，即是今漆紫者，方药家都不复用。《博物志》云：平氏阳山紫草特好。魏国以漆色殊黑。比年东山亦种，色小浅于北者。【谨案】紫草，所在皆有。《尔雅》云：一名藐，苗似兰香，茎赤节青，花紫白色，而实白。"[4]

《本草图经》卷第六："紫草，生砀山山谷及楚地，今处处有之。人家园圃中，或种莳。其根所以染紫也。《尔雅》谓之藐。《广雅》谓之茈莀。苗似兰香，茎赤，节青；二月有花，紫白色；秋实白。三月采根，阴干。古方稀见使。今医家多用治伤寒时疾，发疮疹不出者，以此作药，使其发出。韦宙《独行方》，治豌豆疮，煮紫草汤，饮。后人相承用之，其效尤速。"[20]

《证类本草》卷第八："紫草，味苦，寒，无毒。主心腹邪气，五疸，补中益气，利九窍，通水道，疗腹肿胀满痛。以合膏，疗小儿疮及面皻（侧加切）。一名紫丹，一名紫芺（衰老反）。生砀山山谷及楚地。三月采根，阴干。陶隐居云：今出襄阳，多从南阳、新野来。彼人种之，即是今染紫者，方药家都不复用。《博物志》云：平氏阳山紫草特好。魏国以染色，殊黑。比年东山亦种，色小浅于北者。唐本注云：紫草，所在皆有。《尔雅》云：一名藐。苗似兰香，茎赤节青，花紫白色，而实白。臣禹锡等谨按广雅云：紫草，一名茈莀。药性论云：紫草亦可单用。味甘，平。能治恶疮瘑癣。"[21]

《小儿药证直诀》："紫草散，发斑疹。钩藤钩子，紫草茸（各等分），上为细末，每服一字，或五分、一钱，温酒调下，无时。"

《汤液本草》卷之四："紫草　气寒，味苦。无毒。《本草》云：主心腹邪气，五疸；补中益气，利九窍，通水道；治腹肿胀满。去土，用茸。"[22]

《滇南本草》第二卷："紫草，气味甘、咸，大寒。主治凉血、活血、利九窍、通二便。治心腹邪痛，消水肿，退黄疸及诸疮毒，服之可解。"[23]

《本草品汇精要》卷之十一："紫草，无毒，植生。紫草（出《神农本经》），主心腹邪气，五疸，补中益气，利九窍，通水道（以上朱字《神农本经》）。疗腹肿胀满痛，以合膏疗小儿疮及面渣（音查）（以上黑字《名医》所录）。【名】紫丹、紫芺（哀老切）、藐、茈莀。”[24]）

《本草蒙筌》卷之三：“紫草，味苦，气寒。无毒。人家园圃，多有种栽。三月采根，可煎染紫。凡资入药，去根取茸。益气补中，通窍利水。治目黄成疸，疗腹满作疼。合膏敷疥癣疮疡，单煮托豌豆疮疹。”[25]

《本草纲目》第十二卷：“紫草《本经·中品》。【释名】紫丹《别录》、紫芙（音袄）、茈莀（《广雅》，音紫戾）、藐（《尔雅》，音邈）、地血《吴普》、鸦衔草。时珍曰：此草花紫根紫，可以染紫，故名。《尔雅》作茈草。瑶、侗人呼为鸦衔草。【集解】《别录》曰：紫草，生砀山山谷及楚地。三月采根，阴干。弘景曰：今出襄阳，多从南阳新野来，彼人种之，即是今染紫者，方药都不复用。《博物志》云：平氏阳山，紫草特好。魏国者，染色殊黑。比年东山亦种之，色小浅于北者。”[5]

《本草乘雅半偈》第六帙：“紫草《本经·中品》。【气味】苦寒，无毒。【主治】主心腹邪气，五疸，补中，益气，利九窍。”[26]

《本草征要》第一卷：“紫草，味苦，性寒，无毒。入心、胞络、肝三经。凉血和血，清解疮疡。宣发痘疹、通大小肠。治五疳以称善，利九窍而允藏。紫草，凉而不凝，为痘家血热之要药。”[27]

《本草崇原》卷中：“紫草，气味苦寒，无毒。主治心腹邪气，五疳，补中，益气，利九窍。（紫草出砀山山谷及襄阳、南阳、新野所在皆有，人家或种之。苗似兰香，赤茎青节，二月开花紫白色，结实白色，春社前后采根阴干，其根头有白毛如茸，根身紫色，可以染紫。）紫乃苍赤之间色，紫草色紫，得火气也。苗似兰香，得土气也。火土相生，能资中焦之精汁，而调和其上下，故气味苦寒，主治心腹之邪气。疳者，干也，津液干枯也。五疳者，惊疳、食疳、气疳、筋疳、骨疳也。紫草禀火土之气，滋益三焦，故治小儿之五疳。补中者，补中土也。”[28]

《本草易读》卷三：“紫草，蜡水拌蒸，去须用。甘、苦、咸，寒，无毒。足厥阴药也。凉血活血，发痘提疹，利小便，通大肠。治恶疮瘑癣，除心腹邪气。大便滑者忌之。”[29]

《本草备要·草部》：“紫草　泻血热，滑肠　甘咸气寒。入厥阴（心包、肝）血分。凉血活血，利九窍，通二便（咸寒性滑）。”[30]

《本经逢原》卷一：“紫草，甘咸寒，无毒。色深紫而脆者良。淡紫质坚者曰紫梗，不入药。《本经》主心腹邪气，五疳，补中益气，利九窍。”[6]

《神农本草经百种录·中品》：“紫草，味苦寒。主心腹邪气，去心腹热邪。五疸，湿热在血中。补中益气，荣家之热清，则中焦和利。利九窍，诸窍不为邪热所闭。通水道。心气通于小肠。紫草色紫而走心，心主血，又其性寒，故能治血家之热。”[31]

《本草从新》卷一草部：“紫草，泻血热、滑肠。甘咸气寒，入厥阴血分（心包、肝），凉血活血，利九窍，通二便。”[32]

《得配本草》卷二：“紫草，苦，寒。入手足厥阴经血分，主血中郁热，去心腹邪气。利二便，解黄疸，消肿胀，托痘疹，化紫斑，利九窍，通脉络，达皮毛。配木香，治痘毒血热。配栝蒌仁，治痈疽便秘。配蓝叶、黄连、木香，治火黄身热。（身有赤黑点者不可治。）去根髭，取嫩茸，以甘草水浸炒用。血热者生用。脾虚者酒净焙，或同糯米炒用。脾气虚、便滑者，禁用。”[33]

《本草求真》卷五：“紫草（山草，）入心包肝凉血解毒。紫草（专入心包肝），甘咸气寒，色紫质滑，专入厥阴血分凉血，血凉则九窍通，二便利。故凡血热毒闭，而见心腹急痛，水肿不消，五疸痛癣恶疮及痘疮血热毒盛，二便闭涩者，治当用此。俾血得寒而凉，得咸而降，得滑而通，得紫而入，血凉毒消，而二便因以解矣！（活幼书云。紫草性寒。小儿脾实者可用，脾虚者反能作泻。）奈世误以为宣发之药，不论毒闭与否辄用，殊失用药意义矣！泻者忌服。茸得阳气之早，用宜取茸为正。酒洗用。”[34]

《本草分经·足厥阴肝》：“紫草，甘咸寒性滑，入肝心包血分，凉血活血，通二便，或用茸取其初得阳气以发痘疮。”[35]

《本草述钩元》卷七：“紫草，三月下子，九月子熟时刈草，春社前后采根，阴干。其根头有白毛如茸，未花时采则根色鲜明，花过而采则黯恶。气味甘咸寒。入手足厥阴足少阴经，功专凉血活血，利大小肠。主斑疹痘毒，治心腹邪气，疗五疸，利九窍。”[36]

《神农本草经赞》卷二：“紫草，味苦寒，主心腹邪气，五疸，补中益气，利九窍，通水道。一名紫丹，一名紫芙。生山谷。”[37]

《本草撮要》卷一：“紫草，味苦。入手足厥阴经。功专凉血活血。利大小肠。得白术、木香治痘疮血热毒盛便秘。泻者忌。”[38]

《本草便读·草部》：“紫草，透肌凉血，甘寒咸滑相兼，宣窍通肠，包络肝经并入，若或痘疮热结，清心下导于二肠。即使毒滞瘀凝，解里外松夫肌表。”[39]

《中药志》：“紫草　本品为常用中药，因其根呈紫色故名。原植物主要有紫草和新疆紫草两种。前者药材称硬紫草，后者称软紫草。此外产于云南、内蒙古、西藏地区的紫草，分别称为滇紫草、蒙紫草、藏紫草……【原植物】1. 新疆紫草 Arnebia euchroma (Royle) Johnst. [Macrotomia euchroma (Royle.) Pauls.]——紫草科 Boraginaceae. 2. 紫草　别名：硬紫草（东北），大紫草（江苏），红条紫草（广西）。Lithospermum erythrorhizon S. et Z. ——紫草科 Boraginaceae.”[12]

《中药材手册》：“紫草（《纲目》列入草部山草类）本品为紫草科植物新疆紫草 Arnebia euchroma (Royle) Johnst. 或紫草 Lithospermum erythrorhizon Sieb. et Zucc. 的干燥根。前者药材名软紫草，后者药材名硬紫草，均可入药，习惯认为软紫草质量较佳。原植物都是多年生草本，野生与栽培均有。此外，云南、四川一带习用滇紫草，内蒙古等地又习用内蒙古紫草，与上述两种不同，为地区习惯用药。【别名】紫草根、紫根。”[13]

《全国中草药汇编》：“紫草　来源：为紫草科拟紫草属植物新疆紫草 Arnebia euchroma (Royle) Johnst. 和紫草属植物紫草 Lithospermum erythrorhizon Sieb. et Zucc. 的根。”[17]

《中药大辞典》：“紫草《本经》【异名】藐、茈草《尔雅》，紫丹、紫芙《本经》，地血《吴普本草》，茈莀《广雅》，紫草茸《小儿药证直诀》，鸦衔草《纲目》，紫草根《现代实用中药》，山紫草《江苏植药志》，红石根《辽宁经济植物志》。【基原】为紫草科植物紫草、新藏假紫草或滇紫草的根。【原植物】①紫草 Lithospermum erythrorhizon Sieb. et Zucc.。②新疆假紫草 Arnebia euchroma (Royle) Johnst.。③滇紫草 Onosma paniculatum Bur. Et Franch.。”[9]

《中医大辞典·中药分册》：“紫草　出《神农本草经》。又名山紫草、红石根。为紫草科植物紫草 Lithospermum erythrorhizon Sieb. et Zucc.、新疆假紫草 Arnebia euchroma

(Royle) Johnst. 或滇紫草 Onosma paniculatum Bur. et Franch. 的根。主产东北、华北、新疆、云南。"[14]

《中国医学百科全书·中医学》:"紫草　始载于《神农本草经》。又名紫丹、紫草根、鸦衔草。为紫草科植物新疆紫草 Arnebia euchroma (Royle) Johnst. 或紫草 Lithospermum erythrorhizon Sieb. et Zucc. 等的根。春秋两季采挖根部，除去泥土及残茎，晒干。忌用水洗。"[11]

《全国中药炮制规范》:"紫草　[处方用名] 紫草。【来源】本品为紫草科植物新疆紫草 Arnebia euchroma (Royle) Johnst. 或紫草 Lithospermum erythrorhizon Sieb. et Zucc. 的干燥根。多为野生。前者习称'软紫草',后者'硬紫草'。软紫草主产于新疆，硬紫草主产于东北、湖北、湖南。春、秋二季采挖，除去泥沙，干燥。药材以条粗大、色紫、皮厚者为佳。"[15]

《中国药材学》:"紫草　【别名】①新疆紫草：软紫草。②紫草：硬紫草，山紫草。【来源】本品为紫草科植物新疆紫草 Arnebia euchroma (Royle) Johnst.; 紫草 Lithospermum erythrorhizon Sieb. et Zucc. 的根。"[16]

《中国中医药学主题词表》:"紫草 Lithospermum erythrorhizon　属紫草科和清热凉血药。"[10]

《普通高等教育中医药类规划教材·中药学》:"紫草《本经》为紫草科多年生草本植物紫草 Lithospermum erythrorhizon Sieb. et Zucc. 和新疆紫草 Arnebia euchroma (Royle) Johnst. 或内蒙紫草 Arnebia guttata Bunge 的根。主要产于辽宁、湖南、湖北、新疆等地。春秋两季采挖，除去茎叶，晒干，润透切片用。"[8]

《中华本草》:"紫草《本经》　【异名】藐、茈草《尔雅》，紫丹、紫芙《本经》，地血《吴普本草》，茈莀《广雅》，紫草茸《小儿药证直诀》，鸦衔草《纲目》，紫草根《现代实用中药》，山紫草《江苏植药志》，红石根《辽宁经济植物志》，野紫草、野麻灯《湖南药物志》，大紫草《江苏植物志》，红紫草《湖北中草药志》，紫根、紫草根子《长白山植物药志》，红条紫草（广西）。……【来源】为紫草科植物软紫草、紫草、黄花软紫草的根。【原植物】1. 软紫草 Arnebia euchroma (Royle) Johnst. [Lithospermum euchroma Royle] 又名：西藏紫草《全国中草药汇编》，新疆紫草《中药鉴别手册》。2. 紫草 Lithospermum erythrorhizon Sieb. et Zucc. [L. officinale L. subsp. Erythrorhizon (Zieb. et Zucc.) Hand. - Mazz.] 又名：硬紫草《全国中草药汇编》。3. 黄花软紫草 Arnebia guttata Bunge [A. thomsonii C. B. Clarke] 又名：内蒙紫草、滴紫筒草《内蒙古中草药》，假紫草（内蒙古）。"[18]

《中华人民共和国药典》:"紫草 Radix arnebiae Radix lithospermi　本品为紫草科植物新疆紫草 Arnebia euchroma (Royle) Johnst.、紫草 Lithospermum erythrorhizon Sieb. et Zucc. 或内蒙紫草 Arnebia guttata Bunge 的干燥根。春、秋二季采挖，除去泥沙，干燥。"[7]

5　参考文献

1　汉·神农本草经. 清顾观光重辑本. 北京：人民卫生出版社，1955，60
2　三国·吴普. 吴普本草. 北京：人民卫生出版社，1987，38
3　魏晋·名医别录. 北京：人民卫生出版社，1986，147

4　唐·苏敬等撰. 新修本草. 合肥：安徽科学技术出版社，1981，219
5　明·李时珍. 本草纲目. 北京：人民卫生出版社，1982，762
6　清·张璐. 本经逢原. 上海：上海科学技术出版社，1959，40
7　国家药典委员会. 中华人民共和国药典. 一部. 北京：化学工业出版社，2000，280
8　雷载权主编. 普通高等教育中医药类规划教材·中药学. 上海：上海科学技术出版社，1995，92
9　江苏新医学院. 中药大辞典. 上海：上海科学技术出版社，1977，2342
10　吴兰成主编. 中国中医药学主题词表. 北京：中医古籍出版社，1996，613
11　《中医学》编辑委员会. 中国医学百科全书·中医学. 上海：上海科学技术出版社，1997，1036
12　中国医学科学院药物研究所等. 中药志. 第一册. 北京：人民卫生出版社，1993，569
13　中华人民共和国卫生部药政管理局. 中药材手册. 北京：人民卫生出版社，1998，225
14　《中医大辞典》编辑委员会. 中医大辞典·中药分册. 北京：人民卫生出版社，1982，364
15　中华人民共和国卫生部药政管理局. 全国中药炮制规范. 北京：人民卫生出版社，1988，103
16　徐国钧等主编. 中国药材学. 北京：中国医药科技出版社，1996，385
17　《全国中草药汇编》编写组. 全国中草药汇编. 上册. 北京：人民卫生出版社，1996，867
18　国家中医药管理局《中华本草》编委会. 中华本草. 第六册. 上海：上海科学技术出版社，1999，525
19　南北朝·陶弘景. 本草经集注. 北京：人民卫生出版社，1994，307
20　宋·苏颂. 本草图经. 合肥：安徽科学技术出版社，1994，181
21　宋·唐慎微. 证类本草. 北京：人民卫生出版社，1957，209
22　元·王好古. 汤液本草. 见：景印文渊阁四库全书（745）. 北京：中医古籍出版社，1986，968
23　明·兰茂. 滇南本草. 第二卷. 昆明：云南人民出版社，1959，330
24　明·刘文泰. 本草品汇精要. 北京：人民卫生出版社，1982，312
25　明·陈嘉谟. 本草蒙筌. 北京：人民卫生出版社，1988，154
26　明·卢之颐. 本草乘雅半偈. 北京：人民卫生出版社，1986，330
27　明·李中梓. 本草征要. 见：李中梓医学全书. 北京：中国中医药出版社，1999，132
28　清·张志聪. 本草崇原. 北京：中国中医药出版社，1992，64
29　清·汪昂. 本草易读. 北京：人民卫生出版社，1987，132
30　清·汪昂. 本草备要. 北京：中国中医药出版社，1998，65
31　清·徐大椿. 神农本草经百种录. 见：景印文渊阁四库全书（785）. 北京：中医古籍出版社，1986，576
32　清·吴仪洛. 本草从新. 北京：中医古籍出版社，2001，22
33　清·严西亭. 得配本草. 上海：上海卫生出版社，1957，18
34　清·黄宫绣. 本草求真. 上海：上海科学技术出版社，1959，227
35　清·姚澜. 本草分经. 上海：上海科学技术出版社，1989，127
36　清·杨时泰. 本草述钩元. 上海：科技卫生出版社，1958，150
37　清·叶志诜. 神农本草经赞. 见：珍本医书集成（二）. 上海：上海科学技术出版社，1985，79
38　清·陈其瑞. 本草撮要. 见：珍本医书集成（二）. 上海：上海科学技术出版社，1985，12
39　清·张秉成. 本草便读. 上海：上海卫生出版社，1957，25

449 紫菀

Ziwan

Radix Asteris

1 定名依据

1.1 正名

1.1.1 汉文名：紫菀（菊科植物紫菀 Aster tataricus L. f. 的干燥根及根茎）。

1.1.2 英文名：tatarian aster root.

1.2 依据

1.2.1 定名的文献依据

1.2.1.1 《神农本草经》卷二："紫菀，味苦，温。主咳逆上气，胸中寒热结气，去蛊毒痿蹶，安五脏。生山谷。"[1]

1.2.1.2 《吴普本草·草木类》："紫菀，一名青苑。"[2]

1.2.1.3 《名医别录》卷第二："紫菀，味辛，无毒。主治咳唾脓血，止喘悸，五劳体虚，补不足，小儿惊痫。一名紫茜，一名青苑。生房陵及真定、邯郸。二月、三月采根，阴干。(款冬为之使；恶天雄、瞿麦、雷丸，远志。畏茵陈蒿。)"[3]

1.2.1.4 《证类本草》卷第八："紫菀，味苦、辛，温，无毒。主咳逆上气，胸中寒热结气，去蛊毒，痿蹶，安五脏，疗咳唾脓血，止喘悸，五劳体虚，补不足，小儿惊痫。一名紫茜，一名青苑。生房陵山谷及真定、邯郸。二月、三月采根，阴干。"[4]

1.2.1.5 《本草纲目》第十六卷："紫菀《本经·中品》。【释名】青菀《别录》、紫茜《别录》、返魂草《纲目》、夜牵牛。时珍曰：其根色紫而柔宛，故名。许慎《说文》作茈菀。《斗门方》谓之返魂草。"[5]

1.2.1.6 《本草求真》卷四："紫菀 (隰草)，泻肺血热。紫菀（专入肺)，辛苦而温，色赤，虽入至高之脏，仍兼下降，故书载入肺金血分。"[6]

1.2.1.7 《中华人民共和国药典》："紫菀 Radix asteris 本品为菊科植物紫菀 Aster tataricus L. f. 的干燥根及根茎。春、秋二季采挖，除去有节的根茎（习称'母根'）和泥沙，编成辫状晒干，或直接晒干。"[7]

1.2.1.8 《普通高等教育中医药类规划教材·中药学》："紫菀《本经》为菊科多年生草本植物紫菀 Aster tataricus L. f. 的根及根茎。主产于河北、安徽及东北、华北、西北等地。春、秋二季采挖，除去有节的根茎，编成辫状晒干，或直接晒干，切厚片生用，或蜜炙用。"[8]

1.2.1.9 《中药大辞典》："紫菀《本经》【异名】青菀《吴普本草》，紫蒨《别录》，返魂草根、夜牵牛《斗门号》，紫菀茸《本草述》。【基原】为菊科植物紫菀的根及根茎。【原植物】紫菀 Aster tataricus L. f. 。"[9]

1.2.1.10 《中国中医药学主题词表》："紫菀 Aster tataricus 属菊科；属化痰药（中药）和止咳平喘药。"[10]

1.2.1.11 《中国医学百科全书·中医学》："紫菀 始载于《神农本草经》。又名青菀、小辫、夜牵牛。为菊科植物紫菀 Aster tataricus L. f. 的根及根茎。秋季地上叶全部枯萎或翌年春季发芽前采收，挖出根和根茎，除去茎叶及泥土，稍晾一二日后，将根编成辫状，干燥。"[11]

1.2.1.12 《中药志》[12]、《中药材手册》[13]、《中医大辞典·中药分册》[14]、《全国中药炮制规范》[15]、《中国药材学》[16]、《全国中草药汇编》[17]、《中华本草》[18]等现代中药著作多以"紫菀"作为本药正名（参见"文献通考"）。

1.2.2 定名选择的理由

1.2.2.1 紫菀 Radix asteris，系菊科植物紫菀 Aster tataricus L. f. 的干燥根及根茎。本品始载于汉《神农本草经》，以"紫菀"为正名，此后诸家本草著作均以"紫菀"为正名载录本品，如三国·吴普《吴普本草》，魏晋《名医别录》，宋·唐慎微《证类本草》，明·李时珍《本草纲目》，清·黄宫绣《本草求真》等等，并一直沿用至今。

1.2.2.2 我国最新出版的《中华人民共和国药典》、《普通高等教育中医药类规划教材·中药学》以及辞书类著作《中医大辞典·中药分册》、《中药大辞典》、《中国医学百科全书·中医学》等均以"紫菀"作为本药正名。已经广泛应用于中医药学文献的标引和检索的《中国中医药学主题词表》也以"紫菀"作为本药的正式主题词。现代本草著作如《全国中草药汇编》、《中药志》、《中华本草》、《中国药材学》、《中药材手册》、《全国中药炮制规范》等均以"紫菀"作为本药的正名。

1.3 与正名等效的名词：无。

2 源流考释

紫菀（菊科植物紫菀 Aster tataricus L. f. 的干燥根及根茎）始载于汉《神农本草经》，以"紫菀"作为正名。如《神农本草经》卷二："紫菀 味苦，温。主咳逆上气，胸中寒热结气，去蛊毒痿蹶，安五脏。生山谷。"[1]

后世本草著作均沿用《神农本草经》之说，以"紫菀"为正名。如三国·吴普《吴普本草》[2]，南北朝·陶弘景《本草经集注》[19]，唐·苏敬《新修本草》[20]，宋·苏颂《本草图经》[21]、唐慎微《证类本草》[4]、寇宗奭《本草衍义》[22]，明·兰茂《滇南本草》[23]、刘文泰《本草品汇精要》[24]、陈嘉谟《本草蒙筌》[25]、李时珍《本草纲目》[5]、卢之颐《本草乘雅半偈》[26]、李中梓《本草征要》[27]，清·张志聪《本草崇原》[28]、蒋居祉《本草择要纲目》[29]、陈士铎《本草新编》[30]、汪昂《本草易读》[31]及《本草备要》[32]、张璐《本经逢原》[33]、叶桂《本草经解》[34]、吴仪洛《本草从新》[35]、严西亭《得配本草》[36]、黄宫绣《本经求真》[6]、陈念祖《神农本草经读》[37]、姚澜《本草分经》[38]、杨时泰《本草述钩元》[39]、吴其浚《植物名实图考》[40]、叶志诜《神农本草经赞》[41]、陈其瑞《本草撮要》[42]、张秉成《本草便读》[43]等，同时尚记载有"茈菀"（《本草纲目》引《说文》），"青苑"《吴普本草》[2]，"紫茜"《名医别录》[3]，"紫蒨"、"青菀"、"白菀"《本草经集注》，"返魂草"《斗门方》，"女菀"《新修本草》，"液牵牛"《本草品汇精要》，"夜牵牛"《本草纲目》，"白羊须草"《本草择要纲目》、"关公须"《植物名实图考》等异名。

现代本草著作如《中华人民共和国药典》、《普通高等教育中医药类规划教材·中药学》、《中医大辞典·中药分册》、《中药大辞典》、《中国医学百科全书·中医学》、《中国中医药学主题词表》、《全国中草药汇编》、《中药志》、《中华本草》、《中国药材学》、《中药材手册》、《全国中药炮制规范》等均以“紫菀”为正名，以“软紫菀”、“甜紫菀”、“返魂草根”、“紫菀茸”、“关公须”为异名。同时尚记载有“软紫菀”、“甜紫菀”《中药材手册》[13]，“小辫儿”、“夹板菜”、“驴耳朵菜”《全国中草药汇编》[17]，“返魂草根”、“紫菀茸”《中药大辞典》[9]，“小辫”《中国医学百科全书·中医学》[11]，“辫紫菀”、“山白菜”、“红泥鳅串”《中国药材学》[16]等名地俗称。还记载有本品原植物“紫菀”的异名“青牛舌头花”《中华本草》[18]等。

3 附录

3.1 又称：蜜紫菀（饮片规格名）。

3.2 俗称：山白菜、驴耳朵菜（东北），辫紫菀、小辫（河北），红泥鳅串（湖北），小辫儿，夹板菜，返魂草根，紫菀茸，软紫菀，甜紫菀。

3.3 曾称：此菀《说文解字》，青苑《吴普本草》，紫茜《名医别录》，紫蒨、青菀、白菀《本草经集注》，返魂草《斗门方》，女菀《新修本草》，液牵牛《本草品汇精要》，夜牵牛《本草纲目》，白羊须草《本草择要纲目》，关公须《植物名实图考》。

3.4 原植物名称：紫菀，青牛舌头花（河北）。

4 文献通考

《神农本草经》卷二：“紫菀，味苦，温。主咳逆上气，胸中寒热结气，去蛊毒痿蹷，安五脏。生山谷。“[1]

《吴普本草·草木类》：“紫菀，一名青苑。”[2]

《名医别录》卷第二：“紫菀，味辛，无毒。主治咳唾脓血，止喘悸，五劳体虚，补不足，小儿惊痫。一名紫茜，一名青苑。生房陵及真定、邯郸。二月、三月采根，阴干。（款冬为之使；恶天雄、瞿麦、雷丸，远志。畏茵陈蒿。）”[3]

《本草经集注·草木中品》：“紫菀，味苦、辛，温，无毒。主治咳逆上气，胸中寒热结气，去蛊毒、痿蹷，安五脏。治咳唾脓血，止喘悸，五劳体虚，补不足，小儿惊痫。一名紫蒨，一名青菀。生房陵山谷及真定、邯郸，二月、三月采根，阴干。（款冬为之使，恶天雄、瞿麦、雷丸、远志，畏茵陈蒿。）近道处处有，生布地，花亦紫，本有白毛，根甚柔细。有白者名白菀，不复用。”[19]

《新修本草》卷第八：“紫菀，味苦、辛，温，无毒。主咳逆上气，胸中寒热结气，去蛊毒、痿蹷，安五脏。疗咳唾脓血，止喘悸，五劳体虚，补不足，小儿惊痫。一名紫茜，一名青菀。生房陵山谷及真定、邯郸。二月、三月采根，阴干。款冬为之使，恶天雄、瞿麦、雷丸、远志、藁本，畏茵陈蒿。近道处处有，生布地，花亦紫，本有白毛，根甚柔细。有白者名白菀，不复用。【谨案】白菀，即女菀也，疗体与紫菀同，无紫菀时，亦用白菀。陶云不复用，或是未悉。”[20]

《本草图经》卷第六：“紫菀，生房陵山谷，及真定邯郸，今耀、成、泗、寿、台、孟州、兴国军皆有之。三月内布地生苗叶，其叶三、四相连；五月、六月内开黄紫白花；结黑子。本有白毛，根甚柔细。二月、三月内取根，阴干用。又有一种白者，名白菀。苏恭云：白菀即女菀也，疗体并同。无紫菀时，亦可通用女菀。下自有条。今人亦稀用。古今《传信方》用之最要，近医疗久嗽不瘥，此方甚佳。紫菀去芦头，款冬花各一两，百部半两，三物捣罗为散，每服三钱匕。生姜三片，乌梅一个，同煎汤调下，食后欲卧，各一服。”[21]

《证类本草》卷第八：“紫菀，味苦、辛，温，无毒。主咳逆上气，胸中寒热结气，去蛊毒，痿蹶，安五脏，疗咳唾脓血，止喘悸，五劳体虚，补不足，小儿惊痫。一名紫茜，一名青苑。生房陵山谷及真定、邯郸。二月、三月采根，阴干。”[4]

《本草衍义》卷九：“紫菀，紫菀用根，其根柔细，紫色，益肺气，经具言之。《唐本》注言‘无紫菀时，亦用白菀’。白菀即女菀也。今《本草》无白菀之名，盖唐修《本草》时已删去。”[22]

《滇南本草》第二卷：“紫菀，味苦、辛，性温。苦走心，心主血，止血养血；辛走肺，多功于肺。治咳嗽、痰气喘促、补肺、阴虚痨嗽、衄血、咳血、阴虚、痰上带血丝。（附方）治阴虚咳嗽，痰上带血，喘急气促，发热之症。紫菀（二钱）知母（一钱）焦黄柏（五分）陈皮（二钱）不用引，水煎服。”[23]

《本草品汇精要》卷之十：“紫菀，无毒，植生。紫菀（出《神农本经》），主咳逆上气，胸中寒热结气，去蛊毒痰蹶，安五脏（以上朱字《神农本经》）。疗咳唾脓血，止喘悸，五劳体虚，补不足，小儿惊痫（以上黑字《名医》所录）。【名】紫茜、青菀、液牵牛。”[24]

《本草蒙筌》卷之二：“紫菀，味苦、辛，气温。无毒。近道多生，真定（郡名，属北真隶。）独胜。根甚柔细，春初采收。水洗净去头，蜜浸宿焙用。忌雷丸、远志，恶瞿麦、天雄。畏茵陈蒿，使款冬蕊。主咳逆痰喘，肺痰吐脓；治小儿惊痫，寒热结气。虚劳不足能补，蛊毒痿躃堪驱。仍佐百部款冬，研末姜梅汤下。共治久嗽，立建神功。（款冬蕊各一两，百部五钱为末，每服三钱。生姜乌梅汤送下，食后及临卧时各一服。）女菀气味同，汉中（郡名，属陕西。）川谷产。一名白菀，惟畏卤咸。紫菀缺时，用此可代。亦主惊痫寒热气喘，又止霍乱泻痢肠鸣。除肺伤咳勤，去膀胱支满。”[25]

《本草纲目》第十六卷：“紫菀《本经·中品》。【释名】青菀《别录》、紫茜《别录》、返魂草《纲目》、夜牵牛。时珍曰：其根色紫而柔宛，故名。许慎《说文》作茈菀。《斗门方》谓之返魂草。”[5]

《本草乘雅半偈》第五帙：“紫菀《本经·中品》。【气味】苦温，无毒。【主治】主咳逆上气，胸中寒热结气，去蛊毒、痿蹶，安五脏。”[26]

《本草征要》第三卷：“紫菀，味苦、辛，性温，无毒。入肺经。款冬花为使。恶远志。畏茵陈。洗净，蜜水炒。开泄肺郁，宣通窒滞。散结行瘀，降逆止咳。”[27]

《本草崇原》卷中：“紫菀，气味苦温，无毒。主治咳逆上气，胸中寒热结气，去蛊毒，痿躄，安五脏。（紫菀之根紫色，而其质柔宛，故名紫菀。近道处处有之，三四月布地生苗，本有白毛，其叶二四相连，五六月开黄白紫花，结黑子。其根细而白者，白菀，即女菀也。）”[28]

《本草择要纲目·温性药品》：“紫菀（凡使先去须。有白如练色者。号白羊须草。自然不同。去头及土用。东流水洗净。以蜜浸一宿。至明拴火上焙干用。一两用蜜二分。）【气味】苦温无毒。【主治】咳逆上气，胸中寒热结气，至蛊毒痿躄，安五脏，疗咳吐脓血，止喘悸五劳体虚，补不足，小儿惊痫，治尸疰，补虚下气。”[29]

《本草新编》卷之二（角集）：“紫菀，味苦、辛，温，无毒。入手太阴，兼入足阳明。主咳逆上气，胸中寒热结气，去蛊毒，疗咳唾脓血，止喘悸、五劳体虚，治久嗽。然亦只可为佐使，而不可单用以取效。”[30]

《本草易读》卷四：“紫菀，蜜炙用。冬花为使，恶天雄、瞿麦、藁本、雷丸、远志，畏茵陈。苦，温，无毒。消痰止渴，润肺下气。为痰嗽血劳之圣药，及咳吐脓血之灵丹。”[31]

《本草备要·草部》：“紫菀，润肺，泻火。辛温润肺，苦温下气。补虚调中，消痰止渴。治寒热结气，咳逆上气，咳吐脓血（专治血痰，为血劳圣药），肺经虚热，小儿惊痫（亦虚而有热）。能开喉痹，取恶涎，然辛散性滑，不宜多用独用。（《本草汇》云：苦能达下，辛可益金，故吐血保肺，收为上剂。虽入至高善于达下，使气化及于州都，小便自利，人所不知。李士材曰：辛而不燥，润而不寒，补而不滞，诚金玉君子，非多用独用，不能速效。州都，膀胱也。）”[32]

《本经逢原》卷二：“紫菀，白者名女菀，苦辛微温，无毒。或酒洗，或蜜水炒用。《本经》主咳逆上气，胸中寒热结气，去蛊毒，痿躄、安五脏。女菀治风寒洗洗，霍乱泄利，肠鸣上下无常处，惊痫，寒热百病。发明：紫菀，肺经血分之药。《本经》止咳逆上气，胸中寒热结气，取性疏利肺经血气也。去蛊毒痿躄者，以其辛苦微温，能散结降气，蛊毒自不能留。痿躄由肺热叶焦，紫菀专通肺气，使热从溲便去耳。《别录》疗咳唾脓血。《大明》消痰止渴，皆滋肺经血气之效。《金匮》泽漆汤用以治咳而脉沉者，咳属肺；脉沉则血分之病也。”[33]

《本草经解》卷一：“紫菀，气温，味苦，无毒。主咳逆上气，胸中寒热结气，去蛊毒，痿躄安五脏。”[34]

《本草从新》卷三：“紫菀。润肺下气。辛温润肺，苦温下气，化痰止渴。治寒热结气，咳逆上气，咳吐脓血。（专治血痰、为血劳圣药。）”[35]

《得配本草》卷三：“紫菀。款冬为之使。畏茵陈。恶天雄、瞿麦、藁本、雷丸、远志。苦、辛、平、微温。入手太阴、少阴经血分。泄上炎之火，散结滞之气。治痰血，利小便，开喉痹，退惊痫。（气痛诸症悉退。）配生地、麦冬，入心以宁神。配丹皮、白芍，入胃以清热。配款冬、百部、乌梅，治久嗽。配白前、半夏，治水气。去头须，洗净，蜜水浸，焙干用。”[36]

《本草求真》卷四：“紫菀 （隰草），泻肺血热。紫菀（专入肺）辛苦而温，色赤，虽入至高之脏，仍兼下降，故书载入肺金血分。”[6]

《神农本草经读》卷之三：“紫菀，气味苦、温，无毒。主咳逆上气，胸中寒热结气，去蛊毒，痿躄，安五脏。”[37]

《本草分经·原例》：“紫菀，辛苦温，性滑，润肺下气，化痰止渴，专治血痰及肺经虚热，又能通利小肠。白者名女菀，紫入血分，白入气分。丹参 味苦气降，入心与包络，去瘀生新，调经补血，治血虚血瘀之症。”[38]

《本草述钩元》卷九：“紫菀，其根色紫而柔宛，故名。三月内布地生苗，其叶二四相连，五六月开黄白紫花，结黑子，二三月采根，阴干用。”[39]

《植物名实图考》卷十一：“紫菀，本经中品。江西建昌谓之关公须。肖其根形，初生铺地，秋抽方紫茎，开紫花，微似丹参。俚医治嗽犹用之。”[40]

《神农本草经赞》卷一：“紫菀，味苦温，主咳逆上气，胸中寒热结气，去蛊毒，痿蹷，安五脏，生山谷。”[41]

《本草撮要》卷一：“紫菀，味苦辛，入手太阴经，功专疗咳逆上气，得款冬、百部、乌梅治久咳。得白前、半夏、大戟治水气喘逆。蜜水浸焙用。款冬为使。恶天雄、瞿麦、藁本、远志。畏茵陈。白者名女菀。”[42]

《本草便读·草部》：“紫菀。性温利肺，治风寒咳逆之邪，色赤和营，疗痿躄吐红之疾，皆为苦能降气，金肃则小便增长，因其辛可行瘀，结散则上焦无阻。”[43]

《中药志》：“紫菀　本品为常用中药。商品为菊科植物紫菀的根和根茎。……【原植物】紫菀 Aster tataricus L. f. ——菊科 Compositae.”[12]

《中药材手册》：“紫菀（《纲目》名紫菀，列入草部隰草类）本品为菊科植物紫菀 Aster tataricus L. f. 的干燥根及根茎。原植物系多年生草本，喜温暖湿润土地，均为栽培，药材通称辫紫菀，其野生者质次，不宜作紫菀药用。另有一类菊科植物肾叶橐吾及同属多种植物的根及根茎在部分地区称山紫菀，自产自销，与紫菀不同，为地区习惯用药。【别名】软紫菀、甜紫菀。”[13]

《全国中草药汇编》：“紫菀　别名：紫菀、小辫儿、夹板菜、驴耳朵菜、软紫菀。来源：为菊科紫菀属植物紫菀 Aster tataricus L. f. 的根部。”[17]

《中药大辞典》：“紫菀《本经》【异名】青菀《吴普本草》，紫蒨《别录》，返魂草根、夜牵牛《斗门号》，紫菀茸《本草述》。【基原】为菊科植物紫菀的根及根茎。【原植物】紫菀 Aster tataricus L. f.。”[9]

《中医大辞典·中药分册》：“紫菀　出《神农本草经》。又名小辫儿、夹板菜、驴耳朵菜。为菊科植物紫菀 Aster tataricus L. f. 的根及根茎。主产河北、安徽等地。”[14]

《中国医学百科全书·中医学》：“紫菀　始载于《神农本草经》。又名青菀、小辫、夜牵牛。为菊科植物紫菀 Aster tataricus L. f. 的根及根茎。秋季地上叶全部枯萎或翌年春季发芽前采收，挖出根和根茎，除去茎叶及泥土，稍晾一二日后，将根编成辫状，干燥。”[11]

《全国中药炮制规范》：“紫菀［处方用名］紫菀、蜜紫菀。【来源】本品为菊科植物紫菀 Aster tataricus L. f. 的干燥根及根茎。多系栽培。主产于河北，安徽等地。春、秋二季采挖，除去茎苗及泥沙，将须根编成小辫，晒干。药材以根长、色紫、质柔韧者为佳。”[15]

《中国药材学》：“紫菀　【别名】辫紫菀，青菀，小辫，返魂草（河北），山白菜，驴耳朵菜（东北），夜牵牛、红泥鳅串（湖北）。【来源】本品为菊科植物紫菀 Aster tataricus L. f. 的根及根茎。”[16]

《中国中医药学主题词表》：“紫菀 Aster tataricus　属菊科；属化痰药（中药）和止咳平喘药。”[10]

《普通高等教育中医药类规划教材·中药学》：“紫菀《本经》为菊科多年生草本植物紫菀 Aster tataricus L. f. 的根及根茎。主产于河北、安徽及东北、华北、西北等地。春、秋二季采挖，除去有节的根茎，编成辨状晒干，或直接晒干，切厚片生用，或蜜炙用。”[8]

《中华本草》："紫菀《本经》【异名】青菀《吴普本草》，紫蒨《别录》，返魂草根、夜牵牛《斗门方》，紫菀茸《本草述》，关公须《植物名实图考》。……【来源】为菊科植物紫菀的根及根茎。【原植物】紫菀 Aster tataricus L. f. 又名：青牛舌头花（河北）。"[18]

《中华人民共和国药典》："紫菀 Radix asteris　本品为菊科植物紫菀 Aster tataricus L. f. 的干燥根及根茎。春、秋二季采挖，除去有节的根茎（习称'母根'）和泥沙，编成辫状晒干，或直接晒干。"[7]

5 参考文献

1 汉·神农本草经. 清顾观光重辑本. 北京：人民卫生出版社，1955，60
2 三国·吴普. 吴普本草. 北京：人民卫生出版社，1987，38
3 魏晋·名医别录. 北京：人民卫生出版社，1986，148
4 宋·唐慎微. 证类本草. 北京：人民卫生出版社，1957，208
5 明·李时珍. 本草纲目. 北京：人民卫生出版社，1982，1030
6 清·黄宫绣. 本草求真. 上海：上海科学技术出版社，1959，174
7 国家药典委员会. 中华人民共和国药典. 一部. 北京：化学工业出版社，2000，281
8 雷载权主编. 普通高等教育中医药类规划教材·中药学. 上海：上海科学技术出版社，1995，242
9 江苏新医学院. 中药大辞典. 上海：上海科学技术出版社，1977，2348
10 吴兰成主编. 中国中医药学主题词表. 北京：中医古籍出版社，1996，615
11 《中医学》编辑委员会. 中国医学百科全书·中医学. 上海：上海科学技术出版社，1997，1166
12 中国医学科学院药物研究所等. 中药志. 第二册. 北京：人民卫生出版社，1993，199
13 中华人民共和国卫生部药政管理局. 中药材手册. 北京：人民卫生出版社，1998，227
14 《中医大辞典》编辑委员会. 中医大辞典·中药分册. 北京：人民卫生出版社，1982，365
15 中华人民共和国卫生部药政管理局. 全国中药炮制规范. 北京：人民卫生出版社，1988，104
16 徐国钧等主编. 中国药材学. 北京：中国医药科技出版社，1996，450
17 《全国中草药汇编》编写组. 全国中草药汇编. 上册. 北京：人民卫生出版社，1996，873
18 国家中医药管理局《中华本草》编委会. 中华本草. 第七册. 上海：上海科学技术出版社，1999，703
19 南北朝·陶弘景. 本草经集注. 北京：人民卫生出版社，1994，307
20 唐·苏敬等撰. 新修本草. 合肥：安徽科学技术出版社，1981，220
21 宋·苏颂. 本草图经. 合肥：安徽科学技术出版社，1994，182
22 宋·寇宗奭. 本草衍义. 上海：商务印书馆，1937，56
23 明·兰茂. 滇南本草. 第二卷. 昆明：云南人民出版社，1959，312
24 明·刘文泰. 本草品汇精要. 北京：人民卫生出版社，1982，312
25 明·陈嘉谟. 本草蒙筌. 北京：人民卫生出版社，1988，88
26 明·卢之颐. 本草乘雅半偈. 北京：人民卫生出版社，1986，295
27 明·李中梓. 本草征要. 见：李中梓医学全书. 北京：中国中医药出版社，1999，118
28 清·张志聪. 本草崇原. 北京：中国中医药出版社，1992，72
29 清·蒋居祉. 本草择要纲目. 见：珍本医书集成（二）. 上海：上海科学技术出版社，1985，82
30 清·陈士铎. 本草新编. 北京：中国中医药出版社，1996，112
31 清·汪昂. 本草易读. 北京：人民卫生出版社，1987，189
32 清·汪昂. 本草备要. 北京：中国中医药出版社，1998，23

33 清·张璐. 本经逢原. 上海：上海科学技术出版社，1959，78
34 清·叶桂. 本草经解. 上海：上海科学技术出版社，1958，19
35 清·吴仪洛. 本草从新. 北京：中医古籍出版社，2001，59
36 清·严西亭. 得配本草. 上海：上海卫生出版社，1957，20
37 清·陈念祖. 神农本草经读. 北京：人民卫生出版社，1959，34
38 清·姚澜. 本草分经. 上海：上海科学技术出版社，1989，74
39 清·杨时泰. 本草述钩元. 上海：科技卫生出版社，1958，246
40 清·吴其濬. 植物名实图考. 北京：中华书局，1963，277
41 清·叶志诜. 神农本草经赞. 见：珍本医书集成（二）. 上海：上海科学技术出版社，1985，124
42 清·陈其瑞. 本草撮要. 见：珍本医书集成（二）. 上海：上海科学技术出版社，1985，4
43 清·张秉成. 本草便读. 上海：上海卫生出版社，1957，16

450 蛤壳

Geqiao

Concha Meretricis Seu Cyclinae

1 定名依据

1.1 正名

1.1.1 汉文名：蛤壳（帘蛤科动物文蛤 Meretrix meretrix Linnaeus 或青蛤 Cyclina sinensis Gmelin 的贝壳）。

1.1.2 英文名：clam shell.

1.2 依据

1.2.1 定名的文献依据

1.2.1.1 《神农本草经》卷一："海蛤。味苦，平。主咳逆上气，喘息烦满，胸痛寒热。一名魁蛤。"[1]

1.2.1.2 《神农本草经》卷一："文蛤。主恶疮，蚀（《御览》作除阴蚀）五痔。"[1]

1.2.1.3 《本草纲目》第四十六卷："海蛤《本经·上品》……藏器曰：二说皆非也。海蛤是海中烂壳，久在沙泥，风波淘洗，自然圆净无纹。有大有小，以小者为佳，非一一从雁腹中出也。文蛤是未烂时壳犹有文者。二物本同一类。正如烂蚬、蚌壳，所主亦与生者不同也。假如雁食蛤壳，岂择文与不文耶？"[2]

1.2.1.4 《本草便读·鳞介部》："蛤壳，软坚具介类之功。且润燥化痰。兼能利水。入肾备咸寒之性。并清金开胃。尚可行瘀。……软坚之力可知。"[3]

1.2.1.5 《中华人民共和国药典》："蛤壳 Concha meretricis seu cyclinae　本品为帘蛤科动物文蛤 Meretrix meretrix Linnaeus 或青蛤 Cyclina sinensis Gmelin 的贝壳。夏、秋二季捕捞，去肉，洗净，晒干。"[4]

1.2.1.6 《中医大辞典·中药分册》："蛤壳　出《本草原始》。又名海蛤壳。为帘蛤科动物文蛤 Meretrix meretrix L. 或青蛤 Cyclina sinensis Gmelin 的贝壳。分布我国沿海。"[5]

1.2.1.7 《中国中医药学主题词表》："蛤壳 Concha meretricis seu cyclinae　为帘蛤科动

物文蛤或青蛤的壳；属动物药和化痰药（中药）。D 青蛤；D 海蛤。"[6]

1.2.1.8　《中药材手册》："蛤壳（《纲目》名蛤蜊，列入介部蚌蛤类）本品为帘蛤科动物文蛤 Meretrix meretrix Linnaeus 及青蛤 Cyclina sinensis Gmelin 的贝壳。经火煅后碾为细粉（称蛤粉）入药。【别名】蛤蜊壳（江苏）、海蛤壳、白利壳（广东）。"[7]

1.2.1.9　《全国中草药汇编》："蛤壳　别名：文蛤、海蛤壳、蛤蜊皮。来源：为帘蛤科动物文蛤 Meretrix meretrix L. 或青蛤 Cyclina sinensis Gmel. 的贝壳。"[8]

1.2.1.10　《全国中药炮制规范》："蛤壳　［处方用名］蛤壳、煅蛤壳。【来源】本品为帘蛤科动物文蛤 Meretrix meretrix Linnaeus 或青蛤 Cyclina sinensis Gmelin 的贝壳均系野生。主产于江苏、浙江、广东等沿海地区。夏、秋二季捕捞，去肉，洗净，干燥。药材以光滑、色黄白、紫口者为佳。"[9]

1.2.1.11　《中国药材学》："蛤壳　【别名】海蛤壳，蛤蜊壳（江苏）。【来源】本品为软体动物瓣鳃纲真瓣鳃目帘蛤科动物文蛤 Meretrix meretrix Linnaeus 或青蛤 Cyclina sinensis (Gmelin) 的贝壳。"[10]

1.2.1.12　《中华本草》："蛤壳《本草原始》【异名】海蛤壳《饮片新参》。……【来源】为帘蛤科动物文蛤或青蛤等的贝壳。【原植物】1. 文蛤《本经》Meretrix meretrix Linnaeus　又名：花蛤《梦溪笔谈》，黄蛤《现代实用中药》，圆蛤《药材资料汇编》，白利壳《中药志》。2. 青蛤 Cyclina sinensis (Gmelin) 又名：海蛤《本经》。"[11]

1.2.2　定名选择的理由

1.2.2.1　蛤壳 Concha meretricis seu cyclinae，系帘蛤科动物文蛤 Meretrix meretrix Linnaeus 或青蛤 Cyclina sinensis Gmelin 的贝壳。虽然汉《神农本草经》始载时将本品称为"文蛤"、"海蛤"，但因二者功能主治相同，且采集时又不易区分，故以"蛤壳"统称本品为宜。同时以"蛤壳"作为本品正名还能体现其用药部位。

1.2.2.2　"蛤壳"之名始见于唐·陈藏器《本草拾遗》，"蛤壳"作为本品正名始见于清·张秉成《本草便读》。现代文献我国最新出版的《中华人民共和国药典》以及辞书类著作《中医大辞典·中药分册》等均以"蛤壳"作为本品正名。已经广泛应用于中医药学文献的标引和检索的《中国中医药学主题词表》也以"蛤壳"作为本品的正式主题词。现代本草著作如《全国中草药汇编》、《中华本草》、《中国药材学》、《中药材手册》、《全国中药炮制规范》等虽记载了不少本品各地的俗称，但也无一例外以"蛤壳"作为本品的正名。说明"蛤壳"作为本品正名已成为共识。

1.3　与正名等效的名词：无。

2　源流考释

蛤壳（帘蛤科动物文蛤 Meretrix meretrix Linnaeus 或青蛤 Cyclina sinensis Gmelin 的贝壳）入药始于汉《神农本草经》，列为"文蛤"、"海格"两条。如汉《神农本草经》卷一："海蛤，味苦，平。主咳逆上气，喘息烦满，胸痛寒热。一名魁蛤。"[1] 该卷又云："文蛤，主恶疮，蚀五痔。"[1] 其后大多本草著作即沿用《神农本草经》以"文蛤"或（和）"海蛤"为正名记载本品。如南北朝·陶弘景《本草经集注》[12]，宋·唐慎微《证类本草》[13]、寇宗奭《本草衍义》[14]，明·陈嘉谟《本草蒙筌》[15]、李时珍《本草纲目》[2] 等。

“蛤壳”之名始见于唐·陈藏器《本草拾遗》，如《本草纲目》引《本草拾遗》曰：“二说皆非也。海蛤是海中烂壳，久在沙泥，风波淘洗，自然圆净无纹。有大有小，以小者为佳，非一一从雁腹中出也。文蛤是未烂时壳犹有文者。二物本同一类。正如烂蚬、蚌壳，所主亦与生者不同也。假如雁食蛤壳，岂择文与不文耶?”[2]“蛤壳”作为本草正名始见于清·张秉成《本草便读》鳞介部：“蛤壳　软坚具介类之功。且润燥化痰。兼能利水。入肾备咸寒之性。并清金开胃。尚可行瘀。（蛤壳性味咸寒。入肾经血分。软坚痰。消宿血。清热利水。皆取咸寒润下之意。至于养金开胃之功。亦以热清痰降。肺胃受益耳。大抵与瓦楞子同功。煅粉用。又能燥湿。与煅牡蛎之用亦相似。）软坚之力可知。”[3]另，明·李中立《本草原始》在“海石”条下亦记载有“蛤壳”之名。

古代著作中记载的本品异名有“海石”、“海粉”《本草蒙筌》[15]等。如《本草蒙筌》卷之十一：“海蛤　味苦、咸，气平、寒。无毒。……今考《本经》海蛤条下诸注，并指海蛤即海石。夫海蛤而谓之海石者，盖海蛤非有肉之蛤，乃蛤壳也。壳在海中，久被风涛礲砺，廉棱消尽。其所存者，无复形质光莹，擂块杂于泥沙，有似碎石，故曰海石。炼治为粉，故曰海粉。”[15]

须予指出的是，《神农本草经》所载“海蛤”，异名“魁蛤”，实为蚶科动物“魁蚶”的异名，后世本草已予以正误，如《本草纲目》，故未列入本品曾称。

现代有关著作大多沿用《本草便读》的记载以“蛤壳”作为本品正名，如《中华人民共和国药典》[4]、《中医大辞典·中药分册》[5]、《中国中医药学主题词表》[6]、《中药材手册》[7]、《全国中草药汇编》[8]、《全国中药炮制规范》[9]、《中国药材学》[10]、《中华本草》[11]等；但也有以“海蛤壳”作为本品正名，如《中药大辞典》[16]、《中国医学百科全书·中医学》[17]等。同时尚记载有“蛤蜊壳”、“海蛤壳”、“白利壳”《中药材手册》[8]，“蛤蜊皮”《全国中草药汇编》[8]，“蛤壳”《中药大辞典》[16]，“海蛤粉”《中国医学百科全书·中医学》[17]等各地的俗称。还记载有本品原动物“文蛤”的异名“花蛤”、“黄蛤”、“圆蛤”、“白利壳”《中华本草》[11]等；原植物“青蛤”的异名“海蛤”《中华本草》[11]等。

3　附录

3.1　又称：煅蛤壳（饮片规格名）。

3.2　俗称：蛤蜊壳（江苏），海蛤壳、白利壳（广东），蛤蜊皮，海蛤粉，蛤壳。

3.3　曾称：海石、海粉《本草蒙筌》。

3.4　原动物名称：海蛤、文蛤《神农本草经》，花蛤，黄蛤，圆蛤，白利壳；青蛤。

4　文献通考

《神农本草经》卷一：“海蛤，味苦，平。主咳逆上气，喘息烦满，胸痛寒热。一名魁蛤。”[1]

《神农本草经》卷一：“文蛤，主恶疮，蚀（《御览》作除阴蚀），五痔。”[1]

《本草经集注·虫兽三品》：“海蛤，味苦、咸，平，无毒。主治咳逆上气，喘息烦满，胸痛，寒热，治阴痿。一名魁蛤。生东海。（蜀漆为之使，畏狗胆，甘遂、芫花。）”[12]

《本草经集注·虫兽三品》："文蛤，味咸，平，无毒。主治恶疮，蚀五痔。咳逆胸痹，腰痛胁急，鼠瘘，大孔出血，崩中漏下。生东海，表有文，取无时。海蛤至润泽，云从雁屎中得之，二三十过方为良，今人多取相摝令磨荡似之尔；文蛤小大而有紫斑，此既异类而同条，若别之，则数多，今以为附见，而在副品限也。凡有四物如此。"[12]

《证类本草》卷第二十："海蛤，味苦、咸，平，无毒。主咳逆上气，喘息烦满，胸痛寒热，疗阴痿。一名魁蛤。生东海。（蜀漆为之使，畏狗胆、甘遂、芫花。）唐本注云：此物以细如巨胜，润泽光净者好，有粗如半杏仁者，不入药用。亦谓为豚耳蛤，粗恶不堪也。……日华子云：治呕逆，阴痿，胸胁胀急，腰痛，五痔，妇人崩中带下病。此即鲜蛤子。雁食后粪中出，有纹彩者为文蛤，无纹彩者为海蛤。乡人又多将海岸边烂蛤壳，被风涛打磨莹滑者，伪作之。"[13]

《证类本草》卷第二十："文蛤，味咸，平，无毒。主恶疮，蚀五痔，咳逆胸痹，腰痛胁急，鼠瘘大孔出血，崩中漏下。生东海。表有纹，取无时。……文蛤是未烂时壳，犹有纹者。此乃新旧为名，二物元同一类。假如雁食蛤壳，岂择纹与不纹。苏恭此言殊为未达，至如烂蚬蚌壳，亦有所主，与生不同。陶云副品，正其宜矣。"[16]

《本草衍义》卷十七："海蛤、文蛤。陈藏器所说是，今海中无雁，岂有食蛤粪出者。若蛤壳中有肉时，尚可食。肉既无，焉得更有粪中过数多者？必为其皆无廉棱，乃有是说。殊不知风浪日夕淘汰，故如是。治伤寒汗不溜，搐却手脚，海蛤、川乌头各一两，穿山甲二两，为末，酒糊为丸，大一寸许，捏扁，置所患足心下，擘葱白盖药，以帛缠定。于暖室中取热水浸脚至膝上，久则水温，又添热水，候遍身汗出为度。凡一二日一次浸脚，以知为度。"[14]

《本草蒙筌》卷之十一："海蛤，味苦、咸，气平、寒。无毒。系新蛤壳未烂，临东海岸可收。斑紫形尖，表多文彩。佥名文蛤，贵之之辞。仲景伤寒方中，曾用研为散末。（有文蛤散。）利水为咸走肾，坠痰因咸软坚。驱胁急腰疼，除喉咳胁痹。收涩崩中带下，消平鼠瘘痔疮。走马疳蚀口鼻将危，和腊猪脂为膏敷贴。癞疝气引小肠吊痛，同香附末姜汁调吞。海蛤乃烂壳混杂泥沙，被风涛打磨礲蛎。廉棱都尽，礧块不匀。小者如细麻，大者若棋子。宜火煅作散，勿和剂煎汤。利膀胱大小二肠，消水肿胀满；降胸胁逆壅邪气，定喘息咳痰。阴痿可坚，喉渴堪止。海石即海蛤，异名同类；海粉又海石，火煅研成。总因咸软坚之名，但治顽痰块必用。（谟）按：丹溪曰：海粉即海石，热痰能降，湿痰能燥，结痰能软，顽痰能消。宜为散丸，勿煎汤液。又治带下，云无海石，以蛤粉亦可。可见海石、蛤粉明是二物。寇氏《衍义》又以海石功用尽注蛤粉条下，则海石、蛤粉虽是二物，亦可相通为治也。又云：蛤粉乃烧蛤蜊壳为之。今考《本经》海蛤条下诸注，并指海蛤即海石。夫海蛤而谓之海石者，盖海蛤非有肉之蛤，乃蛤壳也。壳在海中，久被风涛礲砺，廉棱消尽。其所存者，无复形质光莹，擂块杂于泥沙，有似碎石，故曰海石。炼治为粉，故曰海粉。其蛤粉乃烧蛤蜊壳而成。盖蛤蜊人所常食，其壳多而易取。海石必须临海淘沙收之，其功稍难。舍难就易比比皆然。是以蛤粉多，海石少，不可必得，故思其次。乃云：如无海石，以蛤粉亦可。然蛤粉之新，终不及海石之陈。正如烂蚬蚌壳亦有所主，与生自不同尔。"[15]

《本草纲目》第四十六卷："海蛤《本经·上品》。【释名】……［正误］吴普曰：海蛤头有纹，纹如磨齿。时珍曰：此乃魁蛤，非海蛤也，盖误矣，今正之。弘景曰：海蛤至滑泽，云从雁屎中得之，二、三十过方为良。今人多取相类者磨荡之。《日华》曰：此是雁食鲜蛤粪出者，有文彩为文蛤，无文彩为海蛤。乡人又以海边烂蛤壳，风涛打磨莹净者，伪作之。藏器曰：二说皆非也。海蛤是海中烂壳，久在沙泥，风波淘洗，自然圆净无纹。有大有小，以小者为佳，非一一从雁腹中出也。文蛤是未烂时壳犹有文者。二物本同一类。正如烂蚬、蚌壳，所主亦与生者不同也。假如雁食蛤壳，岂择文与不文耶？”[2]

《本草原始》卷七：“海石，蛤壳在海中久被风涛礲蛎、廉棱消尽，其所存者，无复形质光莹，礧块于泥沙，有似碎石，故名海石”[18]

《本草便读·鳞介部》：“蛤壳，软坚具介类之功。且润燥化痰。兼能利水。入肾备咸寒之性。并清金开胃。尚可行瘀。（蛤壳性味咸寒。入肾经血分。软坚痰。消宿血。清热利水。皆取咸寒润下之意。至于养金开胃之功。亦以热清痰降。肺胃受益耳。大抵与瓦楞子同功。煅粉用。又能燥湿。与煅牡蛎之用亦相似。）软坚之力可知。”[3]

《中药材手册》：“蛤壳（《纲目》名蛤蜊，列入介部蚌蛤类）本品为帘蛤科动物文蛤 Meretrix meretrix Linnaeus 及青蛤 Cyclina sinensis Gmelin 的贝壳。经火煅后碾为细粉（称蛤粉）入药。【别名】蛤蜊壳（江苏）、海蛤壳、白利壳（广东）。”[7]

《全国中草药汇编》：“蛤壳　别名：文蛤、海蛤壳、蛤蜊皮。来源：为帘蛤科动物文蛤 Meretrix meretrix L. 或青蛤 Cyclina sinensis Gmel. 的贝壳。”[8]

《中药大辞典》：“海蛤壳《饮片新参》【异名】海蛤《本经》，蛤壳《本草原始》。【基原】为帘蛤科动物青蛤等几种海蛤的贝壳。【原植物】青蛤 Cyclina sinensis (Gmelin)。”[16]

《中医大辞典·中药分册》：“蛤壳　出《本草原始》。又名海蛤壳。为帘蛤科动物文蛤 Meretrix meretrix L. 或青蛤 Cyclina sinensis Gmelin 的贝壳。分布我国沿海。”[5]

《中国医学百科全书·中医学》：“海蛤壳　始载于《神农本草经》。原名海蛤。又名蛤壳、海蛤粉、蛤蜊壳。为帘蛤科动物青蛤 Cyclina sinensis Gmelin 或文蛤 Meretrix meretrix L. 的贝壳。4~10 月间采取，去肉，洗净，晒干。”[17]

《全国中药炮制规范》：“蛤壳　［处方用名］蛤壳、煅蛤壳。【来源】本品为帘蛤科动物文蛤 Meretrix meretrix Linnaeus 或青蛤 Cyclina sinensis Gmelin 的贝壳均系野生。主产于江苏、浙江、广东等沿海地区。夏、秋二季捕捞，去肉，洗净，干燥。药材以光滑、色黄白、紫口者为佳。”[9]

《中国药材学》：“蛤壳　【别名】海蛤壳，蛤蜊壳（江苏）。【来源】本品为软体动物瓣鳃纲真瓣鳃目帘蛤科动物文蛤 Meretrix meretrix Linnaeus 或青蛤 Cyclina sinensis (Gmelin) 的贝壳。”[10]

《中国中医药学主题词表》：“蛤壳 Concha meretricis seu cyclinae　为帘蛤科动物文蛤或青蛤的壳；属动物药和化痰药（中药）。D 青蛤；D 海蛤。”[6]

《中华本草》：“蛤壳《本草原始》【异名】海蛤壳《饮片新参》。……【来源】为帘蛤科动物文蛤或青蛤等的贝壳。【原植物】1. 文蛤《本经》Meretrix meretrix Linnaeus　又名：花蛤《梦溪笔谈》，黄蛤《现代实用中药》，圆蛤《药材资料汇编》，白利壳《中药志》。2. 青蛤 Cyclina sinensis (Gmelin) 又名：海蛤《本经》。”[11]

《中华人民共和国药典》：“蛤壳 Concha meretricis seu cyclinae　本品为帘蛤科动物文蛤 Meretrix meretrix Linnaeus 或青蛤 Cyclina sinensis Gmelin 的贝壳。夏、秋二季捕捞，去

肉，洗净，晒干。”[4]

5 参考文献

1 汉·神农本草经．清顾观光重辑本．北京：人民卫生出版社，1955，76
2 明·李时珍．本草纲目．北京：人民卫生出版社，1982，2530
3 清·张秉成．本草便读．上海：上海卫生出版社，1957，113
4 国家药典委员会．中华人民共和国药典．一部．北京：化学工业出版社，2000，282
5 《中医大辞典》编辑委员会．中医大辞典·中药分册．北京：人民卫生出版社，1982，367
6 吴兰成主编．中国中医药学主题词表．北京：中医古籍出版社，1996，125
7 中华人民共和国卫生部药政管理局．中药材手册．北京：人民卫生出版社，1998，688
8 《全国中草药汇编》编写组．全国中草药汇编．上册．北京：人民卫生出版社，1996，877
9 中华人民共和国卫生部药政管理局．全国中药炮制规范．北京：人民卫生出版社，1988，361
10 徐国钧等主编．中国药材学．北京：中国医药科技出版社，1996，1776
11 国家中医药管理局《中华本草》编委会．中华本草．第九册．上海：上海科学技术出版社，1999，89
12 南北朝·陶弘景．本草经集注．北京：人民卫生出版社，1994，432
13 宋·唐慎微．证类本草．北京：人民卫生出版社，1957，416
14 宋·寇宗奭．本草衍义．上海：商务印书馆，1957，106
15 明·陈嘉谟．本草蒙筌．北京：人民卫生出版社，1988，430
16 江苏新医学院．中药大辞典．上海：上海科学技术出版社，1977，1944
17 《中医学》编辑委员会．中国医学百科全书·中医学．上海：上海科学技术出版社，1997，1191
18 明·李中立．本草原始．清四美堂刻本

451 蛤蚧
Gejie
Gecko

1 定名依据

1.1 正名

1.1.1 汉文名：蛤蚧（壁虎科动物蛤蚧 Gekko gecko Linnaeus 的干燥体）。

1.1.2 英文名：tokay gecko.

1.2 依据

1.2.1 定名的文献依据

1.2.1.1 《雷公炮炙论》下卷：“凡使，须认雄、雌。若雄为蛤，皮粗口大，身小尾粗；雌为蚧，口尖，身大尾小。男服雌，女服雄。凡修事服之，去甲上、尾上并腹上肉毛。毒在眼。如斯修事了，用酒浸，才干，用纸两重，于火上缓隔焙纸炙，待两重纸干，焦透后，去纸，取蛤蚧于瓷器中盛，于东舍角畔悬一宿，取用，力可十倍。勿伤尾，效在尾也。”[1]

1.2.1.2 《海药本草》卷第五：“蛤蚧，谨按《广州记》云：生广南水中，有雌雄，状

若小鼠，夜即居于榕树上。投一获二。《岭外录》云：首如虾蟆，背有细鳞，身短尾长。旦暮自鸣蛤蚧。俚人采之，割腹以竹开张，曝干鬻于市。力在尾，尾不全者无效。”[2]

1.2.1.3 《本草图经》卷第十五：“蛤蚧，生岭南山谷及城墙或大木间，今岭外亦有之。首若虾蟆，背有细鳞如蚕子，色黄如土，长四、五寸，尾与身等，盖守宫、蝘蜓之类。故杨雄《方言》云：桂林之中，守宫能鸣者，俗谓之蛤蚧，言其鸣自呼其名也。”[3]

1.2.1.4 《本草纲目》第四十三卷：“蛤蚧（宋《开宝》）。【释名】蛤蟹《日华》、仙蟾。志曰：一雌一雄，常自呼其名。时珍曰：蛤蚧，因声而名，仙蟾，因形而名；岭南人呼蛙为蛤，又因其首如蛙、蟾也。”[4]

1.2.1.5 《本草撮要》卷九：“蛤蚧，味咸温。入手太阴足少阴经。功专补气益血。得人参治喘嗽劳损痿弱。咳由风寒外邪者勿用。酥炙或蜜炙。或酒浸焙。”[5]

1.2.1.6 《中华人民共和国药典》：“蛤蚧 Gecko 本品为壁虎科动物蛤蚧 Gekko gecko Linnaeus 的干燥体。全年均可捕捉，除去内脏，拭净，用竹片撑开，使全体扁平顺直，低温干燥。”[6]

1.2.1.7 《普通高等教育中医药类规划教材·中药学》：“蛤蚧《雷公炮炙论》为壁虎科动物蛤蚧 Gekko gecko Linnaeus 除去内脏的干燥体。主产广西，广东、云南亦产。全年均可捕捉，除去内脏，拭净，用竹片撑开，使全体扁平顺直，低温干燥。用时除去鳞片及头足，切成小块，黄酒浸润后，烘干。”[7]

1.2.1.8 《中药大辞典》：“蛤蚧《雷公炮炙论》【异名】蛤蟹《日华子本草》，仙蟾《纲目》，大壁虎《中药志》，蚧蛇、德多、握儿、石牙《广西中药志》。【基原】为壁虎科动物蛤蚧去内脏的全体。【原植物】蛤蚧 Gekko gecko（L.）。”[8]

1.2.1.9 《中国中医药学主题词表》：“蛤蚧 Gecko 属壁虎科；属动物药和补阳药。”[9]

1.2.1.10 《中医大辞典·中药分册》：“蛤蚧 出《雷公炮炙论》。又名仙蟾、大壁虎。为壁虎科动物蛤蚧 Gekko gecko（L.）除去内脏的干燥全体。主产广西、云南等地。”[10]

1.2.1.11 《中国医学百科全书·中医学》：“蛤蚧 始载于《雷公炮炙论》。又名蛤蟹、仙蟾、大壁虎。为壁虎科动物蛤蚧 Gekko gecko（L.）除去内脏的全体。全年均可捕捉，一般在5~9月间捕捉，捕取后击死，剖腹除去内脏，用布擦净腔内的血液，以竹片使全体撑开，并将尾部固定于竹片上，以防脱落，再用微火焙干。”[11]

1.2.1.12 《中药志》[12]、《中药材手册》[13]、《全国中药炮制规范》[14]、《中国药材学》[15]、《全国中草药汇编》[16]、《中华本草》[17]等现代中药著作多以“蛤蚧”作为本药正名（参见“文献通考”）。

1.2.2 定名选择的理由

1.2.2.1 蛤蚧，系壁虎科动物蛤蚧 Gekko gecko Linnaeus 的干燥体。“蛤蚧”之名始载于南北朝·雷敩《雷公炮炙论》，作为正名记载本品则始见于唐·李珣《海药本草》，此后诸家本草著作均以“蛤蚧”为正名载录本品，如宋·苏颂《本草图经》，明·李时珍《本草纲目》，清·陈其瑞《本草撮要》等，并一直沿用至今。

1.2.2.2 我国最新出版的《中华人民共和国药典》、《普通高等教育中医药类规划教材·中药学》以及辞书类著作《中医大辞典·中药分册》、《中药大辞典》、《中国医学百科全书·中医学》等均以“蛤蚧”作为本药正名。已经广泛应用于中医药学文献的标引和检索的《中国中医药学主题词表》也以“蛤蚧”作为本药的正式主题词。现代本草著作如

《全国中草药汇编》、《中药志》、《中华本草》、《中国药材学》、《中药材手册》、《全国中药炮制规范》等均以“蛤蚧”作为本药的正名。

1.3 与正名等效的名词：无。

2 源流考释

蛤蚧（壁虎科动物蛤蚧 Gekko gecko Linnaeus 的干燥体），远在西汉末杨雄《方言》一书中即有记载，以“蛤解”为名。如《本草纲目》引杨雄《方言》云：“桂林之中，守宫能鸣者，俗谓之蛤解。”[4]而本品入药则始载于南北朝《雷公炮炙论》下卷：“凡使，须认雄、雌。若雄为蛤，皮粗口大，身小尾粗；雌为蚧，口尖，身大尾小。男服雌，女服雄。凡修事服之，去甲上、尾上并腹上肉毛。毒在眼。如斯修事了，用酒浸，才干，用纸两重，于火上缓隔焙纸炙，待两重纸干，焦透后，去纸，取蛤蚧于瓷器中盛，于东舍角畔悬一宿，取用，力可十倍。勿伤尾，效在尾也。”[1]

“蛤蚧”作为正名记载始见于唐·李珣《海药本草》卷第五：“蛤蚧　谨按《广州记》云：生广南水中，有雌雄，状若小鼠，夜即居于榕树上。投一获二。《岭外录》云：首如虾蟆，背有细鳞，身短尾长。旦暮自鸣蛤蚧。俚人采之，割腹以竹开张，曝干鬻于市。力在尾，尾不全者无效。”[2]后世本草以及炮炙、药性等著作在记载或运用本品时均沿用《海药本草》之说，以“蛤蚧”为正名，如宋·苏颂《本草图经》[3]、唐慎微《证类本草》[18]、寇宗奭《本草衍义》[19]，明·刘文泰《本草品汇精要》[20]、陈嘉谟《本草蒙筌》[21]、李时珍《本草纲目》[4]及《濒湖炮炙法》[22]、缪希雍《炮炙大法》[23]，清·蒋居祉《本草择要纲目》[25]、陈士铎《本草新编》[26]、日本稻宣义《炮炙全书》[27]、汪昂《本草易读》[28]及《本草备要》[29]、张璐《本经逢原》[30]、吴仪洛《本草从新》[31]、严西亭《得配本草》[32]、黄宫绣《本草求真》[33]、姚澜《本草分经》[34]、杨时泰《本草述钩元》[35]、陈其瑞《本草撮要》[5]、张秉成《本草便读》[36]等，同时尚记载有“蛤蟹”《日华》，“仙蟾”《本草纲目》等异名。如《证类本草》卷第二十二“蛤蚧”条下引《日华本草》云：“无毒。治肺气，止嗽，并通月经，下石淋及治血。又名蛤蟹，合药去头、足，洗去鳞鬣内不净，以酥炙用，良。”[18]《本草纲目》第四十三卷：“蛤蚧（宋《开宝》）。【释名】蛤蟹《日华》、仙蟾。志曰：一雌一雄，常自呼其名。时珍曰：蛤蚧，因声而名，仙蟾，因形而名；岭南人呼蛙为蛤，又因其首如蛙、蟾也。雷敩以雄为蛤，以雌为蚧，亦通。”[4]

历代方书也均以“蛤蚧”为正名组方运用，如宋·王衮《博济方》[37]，明·董宿《奇效良方》[38]及丁凤《医方集宜》[39]等。

现代本草著作如《中华人民共和国药典》、《普通高等教育中医药类规划教材·中药学》、《中医大辞典·中药分册》、《中药大辞典》、《中国医学百科全书·中医学》、《中国中医药学主题词表》、《全国中草药汇编》、《中药志》、《中华本草》、《中国药材学》、《中药材手册》、《全国中药炮制规范》等均以“蛤蚧”为正名，同时尚记载有“对蛤蚧”、“蛤蚧干”、“大壁虎”《中药材手册》[13]，“蚧蛇”、“德多”、“握儿”、“石牙”《中药大辞典》[8]等各地俗称。还记载有本品原动物“蛤蚧”的异名“大壁虎”、“仙蟾”、“蛤蟹”《中药志》[12]等。

3 附录

3.1 又称：酒蛤蚧（饮片规格名）。

3.2 俗称：蚧蛇、德多、握儿、石牙（广西），对蛤蚧，蛤蚧干，大壁虎。

3.3 曾称：蛤解（杨雄《方言》），蛤蟹《日华本草》，仙蟾《本草纲目》。

3.4 原动物名称：蛤蚧，大壁虎，仙蟾，蛤蟹。

4 文献通考

《雷公炮炙论》下卷："蛤蚧，雷公云：凡使，须认雄、雌。若雄为蛤，皮粗口大，身小尾粗；雌为蚧，口尖，身大尾小。男服雌，女服雄。凡修事服之，去甲上、尾上并腹上肉毛。毒在眼。如斯修事了，用酒浸，才干，用纸两重，于火上缓隔焙纸炙，待两重纸干，焦透后，去纸，取蛤蚧于瓷器中盛，于东舍角畔悬一宿，取用，力可十倍。勿伤尾，效在尾也。"[1]

《海药本草》卷第五："蛤蚧，谨按《广州记》云：生广南水中，有雌雄，状若小鼠，夜即居于榕树上。投一获二。《岭外录》云：首如虾蟆，背有细鳞，身短尾长。旦暮自鸣蛤蚧。俚人采之，割腹以竹开张，曝干鬻于市。力在尾，尾不全者无效。彼人用疗折伤。近日西路亦出。其状虽小，滋力一般，无毒。主肺痿上气，咯血，咳嗽，并宜丸散中使。凡用炙令黄熟后捣，口含少许，奔走，令人不喘者是其真也。"[2]

《博济方》卷二："蛤蚧散，治患肺痿，咳嗽，即肺壅嗽。蛤蚧（一对，新好者，用汤洗十遍，慢火内炙令香，研细末），人参、茯苓、知母、贝母（去心，煨过，汤洗）、桑白皮（以上各二两），甘草（五两，炙），大杏仁（六两，汤洗，去皮尖，烂煮令香，取出研。）上八味同为细末，入杏仁，拌匀，却粗罗，再筛研细为妙。每服半钱，入生姜二片，酥少许，水八分，沸热服，如以汤点，频服亦妙。"[37]

《本草图经》卷第十五："蛤蚧。蛤蚧，生岭南山谷及城墙或大木间，今岭外亦有之。首若虾蟆，背有细鳞如蚕子，色黄如土，长四、五寸，尾与身等，盖守宫、蝘蜓之类。故杨雄《方言》云：桂林之中，守宫能鸣者，俗谓之蛤蚧，言其鸣自呼其名也。"[3]

《证类本草》卷第二十二："蛤蚧，味咸，平，有小毒。主久肺痨传尸，杀鬼物邪气，疗咳嗽，下淋沥，通水道。生岭南山谷及城墙或大树间。身长四、五寸，尾与身等。形如大守宫，一雄一雌，常自呼其名，曰蛤蚧。最护惜其尾，或见人欲取之，多自啮断其尾，人即不取之。凡采之者，须存其尾，则用之力全故也。《方言》曰：桂林之中，守宫能鸣者，谓蛤蚧。盖相似也。（今附）臣禹锡等谨按岭表录异云：蛤蚧，首如虾蟆，背有细鳞，如蚕子，土黄色，身短尾长。……日华子云：无毒。治肺气，止嗽，并通月经，下石淋及治血。又名蛤蟹，合药去头、足，洗去鳞鬣内不净，以酥炙用，良。"[18]

《本草衍义》卷十七："蛤蚧，补肺虚劳嗽有功，治久嗽不愈。肺间积虚热，久则成疮，故嗽出脓血，晓夕不止，喉中气塞，胸膈噎痛。蛤蚧、阿胶、生犀角、鹿角胶、羚羊角各一两，除胶外，皆为屑，次入胶，分四服。每服用河水三升，于银石器中慢火煮至半升，滤去滓，临卧微温，细细呷。其滓候服尽，再捶，都作一服，以水三升，煎至升斤，如前服。若病人久虚，不喜水，当递减水。"[19]

《奇效良方》卷之三十："蛤蚧汤，治咳嗽吐脓血，及肺痿羸瘦，涎涕稠粘。蛤蚧

（酒浸，酥炙）、知母（焙）、贝母（焙）、鹿角胶（炙令燥）、枇杷叶（去毛，炙）、葛根、桑皮（炙）、人参、甘草（炙）、杏仁（去皮尖双仁，汤浸炒，以上各一两），上锉碎，每服三钱，水一盏半，煎至八分，去滓，不拘时温服。"[38]

《本草品汇精要》卷之三十一："蛤蚧，有小毒，卵生。蛤蚧主久肺劳传尸，杀鬼物邪气，疗咳嗽，下淋沥，通水道（《名医》所录）。"[20]

《医方集宜》卷之四："蛤蚧散，治同保和汤。蛤蚧、人参、百部、款冬花、紫菀、贝母、柴胡、阿胶、鳖甲、肉桂、黄芪、甘草、杏仁、半夏、水二钟姜三片煎服。"[39]

《本草蒙筌》卷之十一："蛤蚧，味咸，气平。有小毒。一云无毒。岭南山中有，城墙树底多。首类虾蟆，背如蚕子。尾长身短，颜色土黄。一雌一雄，自以名唤。行走无异蝘蜓，时常护惜尾稍。见欲取之，辄自啮断。采须全具，入药方灵。"[21]

《本草纲目》第四十三卷："蛤蚧（宋《开宝》）。【释名】蛤蟹《日华》、仙蟾。志曰：一雌一雄，常自呼其名。时珍曰：蛤蚧，因声而名，仙蟾，因形而名；岭南人呼蛙为蛤，又因其首如蛙、蟾也。雷敩以雄为蛤，以雌为蚧，亦通。【集解】志曰：蛤蚧生岭南山谷，及城墙或大树间。形如大守宫，身长四五寸，尾与身等。最惜其尾，见人取之，多自啮断其尾而去。药力在尾，尾不全者不效。扬雄《方言》云：桂林之中，守宫能鸣者，俗谓之蛤解。盖相似也。"[4]

《濒湖炮炙法》卷四："蛤蚧。【敩曰】其毒在眼。须去眼及甲上、尾上、腹上肉毛，以酒浸透，隔两重纸缓焙令干，以瓷器盛，悬屋东角上一夜用之，力可十倍，勿伤尾也。【日华曰】凡用去头、足，洗去鳞鬣内不净，以酥炙用（或用蜜炙）。"[22]

《炮炙大法》："蛤蚧（凡使，须认雄雌。若雄为蛤，皮粗口大，身小尾粗。雌为蚧，口尖身大，尾粗。男服雌，女服雄。凡修事，服之。其毒在眼，须去眼及去甲上、尾上、腹上肉毛。以酒浸，方干。用纸两重于火上，缓隔纸焙炙。待两重纸干焦透后，去纸取蛤蚧于瓷器中，盛于东舍角畔，悬一宿取用，力可十倍。勿伤尾，效在尾也。一云只含少许，急奔百步不喘者真）。"[23]

《本草择要纲目·平性药品》："蛤蚧（凡用须炙，令黄色熟捣。口含少许。奔走不喘息者、乃为真也。可入丸散。其毒在眼。须去眼及甲上尾上腹上肉毛。雄为蛤。雌为蚧。身长四五寸。尾与身等。药力在尾。尾不全者不效）。"[25]

《本草新编》卷之五："蛤蚧。蛤蚧，味咸，气平，有小毒。主肺虚声咳无休，治肺痿，定喘止嗽，益精血，助阳道，血咯不已，逐传尸痨疰，祛著体邪魅，仍通月经，更利水道。至神功用，全在于尾，尾损则无用也。然亦必得人参、麦冬、五味子、沙参乃奇。蛤蚧生于西粤者佳，夜间自鸣声至八九声者为最胜。捕得之须护其尾，尾伤即有毒，所断之尾反可用也。"[26]

《炮炙全书》卷第四："蛤蚧，咸，平，有小毒。其毒在眼，用酒洗，去头足鳞爪，以酥炙研用。只含少许奔走百步不喘息者，乃为真也。郭佩兰曰：生广南水中，夜居榕树上，形如守宫，尾与身等，雌雄相随，药力在尾，而此物最惜其尾，每见人取之，多自啮断尾而去。采之，须以两股铁叉刺之为得，入药须用雌雄。雄为蛤，皮粗口大，身小尾粗。雌为蚧，皮细口尖，身大尾小，宜丸散中用。"[27]

《本草易读》卷七："蛤蚧，去头足，焙黄用。咸，平，有小毒。补肺润肾，定喘止嗽，除渴通淋，益精助阳。住咳嗽之血逆，通闭结之经脉。生岭南山谷，及城墙或大树间。形如大守宫。守宫即俗名蝎虎子也。大抵即世俗所称马车子之类也。”[28]

《本草备要·鳞介鱼虫部》：“蛤蚧，补肺润肾，定喘止嗽。咸平。补肺润肾，益精助阳。治渴通淋，定喘止嗽，肺痿咯血，气虚、血竭者宜之。（能补肺、益水源。李时珍曰：补肺止渴，功同人参。益气扶羸，功同羊肉）。”[29]

《本经逢原》卷四：“蛤蚧，甘咸温小毒。生岭南城垣榕树间及粤西横州等处者，长七八寸。蜀中产者不过五寸，头圆肉满鳞小而厚，形似守宫，鸣则上下相呼，雌雄相应，情洽乃交，两相抱负自堕于地，人往捕之亦不知觉，以手劈之，至死不开，取以曝干，为房中要药。”[30]

《本草从新》卷十七：“蛤蚧，补肺润肾、定喘止嗽。咸温。补肺润胃，益精助阳，治渴通淋，定喘止嗽，肺痿咯血，气虚血竭者宜之。”[31]

《得配本草》卷八：“蛤蚧，咸、平、温。有小毒。入手太阴、足少阴经血分。助阳益精，定喘止嗽。配参、蜡、糯米，治虚寒喘嗽。配人参、熟地，补阳虚痿弱。”[32]

《本草求真·上编》：“蛤蚧（龙），补命门相火，温肺气喘乏。蛤蚧，（专入命门，兼入肺。）绝与蛤蜊不类。生于广南，身长七八寸。首如蟾蜍，背绿色斑，头圆肉满，鳞小而厚。鸣则上下相呼，雌雄相应。”[33]

《本草分经·原例》：“蛤蚧，咸平，补肺润肾，益精助阳，通淋定喘止嗽，气虚血竭者宜之，其力在尾，毒在眼，去头足酥炙用。”[34]

《本草述钩元》卷二十八：“蛤蚧，生岭南山谷及城墙，或大树间。身长四五寸，背有细麟如蚕子，土黄色，尾与身等。见人欲取之，多自啮断其尾。故用者须有尾，其力乃全。广西横州甚多。”[35]

《本草撮要》卷九：“蛤蚧，味咸温，入手太阴足少阴经，功专补气益血。得人参治喘嗽劳损痿弱。咳由风寒外邪者勿用。酥炙或蜜炙，或酒浸焙。”[5]

《本草便读·鳞介部》：“蛤蚧，补肺肾以纳气归元，喘促顿平仗尾力。性咸平而益精固下，虚劳并起奏全功。（蛤蚧出山间，或树穴间。形如壁虎，首如蟾蜍。背有细鳞，尾修长。雄为蛤，雌为蚧，鸣声亦然。此物善交，常相抱负。味咸性平，有小毒，入肺肾二经。补虚劳，助阳道，能摄纳元气，下归肾部。故肺虚咳嗽，肾虚喘逆者，皆可用之，其力在尾。然毕竟有毒之,。虫虺之属，虽有功效，亦无所取也。）”[36]

《中药志》：“蛤蚧　本品为较常用中药，始载于《开宝本草》。原动物只有一种。【原动物】蛤蚧　别名：大壁虎、仙蟾、蛤蟹。Gekko gecko L. 脊椎动物门——Vertebrata，爬行纲 Reptilia，有鳞目 Squamata，守宫科 Geckonidae.”[12]

《中药材手册》：“蛤蚧（《纲目》列入鳞部龙类）本品为守宫科动物蛤蚧 Gekko gecko L. 除去内脏的干燥体。多野生于岩石缝、石洞、树洞中和屋檐墙壁裂缝中，现已大量人工培养。国产、进口均有。据说尾部效力最强，故有仅以尾部入药者。目前商品中有假蛤蚧，外形类似蛤蚧但不同，应注意鉴别。【别名】对蛤蚧、蛤蚧干、大壁虎。”[13]

《全国中草药汇编》：“蛤蚧　别名：对蛤蚧、蛤蚧干、仙蟾。为守宫科动物蛤蚧 Gekko gecko L. 除去内脏的干燥品。”[16]

《中药大辞典》：“蛤蚧《雷公炮炙论》【异名】蛤蟹《日华子本草》，仙蟾《纲目》，大壁虎《中药志》，蚧蛇、德多、握儿、石牙《广西中药志》。【基原】为壁虎科动物蛤蚧去内脏的全体。【原植物】蛤蚧 Gekko gecko（L.）。”[8]

《中医大辞典·中药分册》："蛤蚧　出《雷公炮炙论》。又名仙蟾、大壁虎。为壁虎科动物蛤蚧 Gekko gecko（L.）除去内脏的干燥全体。主产广西、云南等地。"[10]

《中国医学百科全书·中医学》："蛤蚧　始载于《雷公炮炙论》。又名蛤蟹、仙蟾、大壁虎。为壁虎科动物蛤蚧 Gekko gecko（L.）除去内脏的全体。全年均可捕捉，一般在5~9月间捕捉，捕取后击死，剖腹除去内脏，用布擦净腔内的血液，以竹片使全体撑开，并将尾部固定于竹片上，以防脱落，再用微火焙干。"[11]

《全国中药炮制规范》："蛤蚧　［处方用名］蛤蚧、酒蛤蚧。【来源】本品为壁虎科动物蛤蚧 Gekko gecko Linnaeus 除去内脏的干燥体。多系野生。主产于广西、贵州、云南、等地。全年均可捕捉，除去内脏，拭净，用竹片撑开，使全体扁平顺直，低温干燥。药材以体大，尾全，不破碎者为佳。"[14]

《中国药材学》："蛤蚧　【别名】对蛤蚧，蛤蚧干，大壁虎，仙蟾，蛤蟹。【来源】本品为爬毛纲有鳞目壁虎科动物蛤蚧 Gekko gecko（Linnaeus）除去内脏的全体。"[15]

《中国中医药学主题词表》："蛤蚧 Gecko 属壁虎科；属动物药和补阳药。"[9]

《普通高等教育中医药类规划教材·中药学》："蛤蚧《雷公炮炙论》为壁虎科动物蛤蚧 Gekko gecko Linnaeus 除去内脏的干燥体。主产广西，广东、云南亦产。全年均可捕捉，除去内脏，拭净，用竹片撑开，使全体扁平顺直，低温干燥。用时除去鳞片及头足，切成小块，黄酒浸润后，烘干。"[7]

《中华本草》："蛤蚧《雷公炮炙论》【异名】蛤解《杨雄《方言》，蛤蟹《日华子》，仙蟾《纲目》，蚧蛇《广西中药志》，大壁虎《中药志》。……【来源】为壁虎科动物蛤蚧除去内脏的全体。【原植物】蛤蚧 Gekko gecko Linnaeus."[17]

《中华人民共和国药典》："蛤蚧 Gecko　本品为壁虎科动物蛤蚧 Gekko gecko Linnaeus 的干燥体。全年均可捕捉，除去内脏，拭净，用竹片撑开，使全体扁平顺直，低温干燥。"[6]

5　参考文献

1　南北朝·雷敩．雷公炮炙论．上海：上海中医学院出版社，1986，120

2　唐·李珣．海药本草．北京：人民卫生出版社，1997，82

3　宋·苏颂．本草图经．合肥：安徽科学技术出版社，1994，504

4　明·李时珍．本草纲目．北京：人民卫生出版社，1982，2392

5　清·陈其瑞．本草撮要．见：珍本医书集成（二）．上海：上海科学技术出版社，1985，99

6　国家药典委员会．中华人民共和国药典．一部．北京：化学工业出版社，2000，283

7　雷载权主编．普通高等教育中医药类规划教材·中药学．上海：上海科学技术出版社，1995，298

8　江苏新医学院．中药大辞典．上海：上海科学技术出版社，1977，2376

9　吴兰成主编．中国中医药学主题词表．北京：中医古籍出版社，1996，125

10　《中医大辞典》编辑委员会．中医大辞典·中药分册．北京：人民卫生出版社，1982，367

11　《中医学》编辑委员会．中国医学百科全书·中医学．上海：上海科学技术出版社，1997，1257

12　中国医学科学院药物研究所等．中药志．第四册．北京：人民卫生出版社，1961，142

13　中华人民共和国卫生部药政管理局．中药材手册．北京：人民卫生出版社，1998，690

14　中华人民共和国卫生部药政管理局．全国中药炮制规范．北京：人民卫生出版社，1988，361

15　徐国钧等主编．中国药材学．北京：中国医药科技出版社，1996，1824

16 《全国中草药汇编》编写组．全国中草药汇编．上册．北京：人民卫生出版社，1996，877
17 国家中医药管理局《中华本草》编委会．中华本草．第九册．上海：上海科学技术出版社，1999，397
18 宋·唐慎微．证类本草．北京：人民卫生出版社，1957，447
19 宋·寇宗奭．本草衍义．上海：商务印书馆，1937，113
20 明·刘文泰．本草品汇精要．北京：人民卫生出版社，1982，747
21 明·陈嘉谟．本草蒙筌．北京：人民卫生出版社，1988，408
22 明·李时珍．濒湖炮炙法．合肥：安徽科技出版社，1991
23 明·缪希雍．炮炙大法．明末庄继先校刻本
25 清·蒋居祉．本草择要纲目．见：珍本医书集成（二）．上海：上海科学技术出版社，1985，104
26 清·陈士铎．本草新编．北京：中国中医药出版社，1996，298
27 ［日］稻宣义．炮炙全书．北京：中医古籍出版社，1981，135
28 清·汪昂．本草易读．北京：人民卫生出版社，1987，332
29 清·汪昂．本草备要．北京：中国中医药出版社，1998，270
30 清·张璐．本经逢原．上海：上海科学技术出版社，1959，213
31 清·吴仪洛．本草从新．北京：中医古籍出版社，2001，254
32 清·严西亭．得配本草．上海：上海卫生出版社，1957，16
33 清·黄宫绣．本草求真．上海：上海科学技术出版社，1959，32
34 清·姚澜．本草分经．上海：上海科学技术出版社，1989，73
35 清·杨时泰．本草述钩元．上海：科技卫生出版社，1958，584
36 清·张秉成．本草便读．上海：上海卫生出版社，1957，112
37 宋·王衮．博济方．见：景印文渊阁四库全书（738）．北京：中医古籍出版社，1986，518
38 明·董宿．奇效良方．北京：商务印书馆，1959，609
39 明·丁凤．医方集宜．明学凤楼刻本

452 黑芝麻
Heizhima
Semen Sesami Nigum

1 定名依据

1.1 正名

1.1.1 汉文名：黑芝麻（脂麻科植物脂麻 Sesamum indicum L. 的干燥成熟种子）。

1.1.2 英文名：black sesame.

1.2 依据

1.2.1 定名的文献依据

1.2.1.1 《神农本草经》卷一："胡麻，味甘，平。主伤中虚羸，补五内，益气力，长肌肉，填髓脑。久服，轻身、不老。一名巨胜。叶，名青蘘。生川泽。"[1]

1.2.1.2 《本经逢原》卷三："胡麻，《本经》名巨胜子，《千金》名乌麻子，即黑芝麻。叶名青蘘，茎名麻藍。甘温，无毒。"[2]

1.2.1.3　《中华人民共和国药典》：“黑芝麻 Semen sesami nigrum　本品为脂麻科植物脂麻 Sesamum indicum L. 的干燥成熟种子。秋季果实成熟时采割植株，晒干，打下种子，除去杂质，再晒干。”[3]

1.2.1.4　《普通高等教育中医药类规划教材·中药学》：“黑芝麻《本经》为脂麻科一年生草本植物脂麻 Sesamum indicum L. 的成熟种子。我国各地有栽培。秋季果实成熟时采割植株，晒干，打下种子，再晒干。生用或炒用。”[4]

1.2.1.5　《中国中医药学主题词表》：“黑芝麻 Sesamum indicum　属胡麻科和补肾药；用芝麻检索1995前文献。D 巨胜子；D 芝麻。”[5]

1.2.1.6　《中华本草》：“黑芝麻《纲目》【异名】胡麻、巨胜《本经》，鸿藏《别录》，乌麻、乌麻子《千金要方》，油麻、油麻子《食疗本草》，黑油麻《外台》，脂麻《本草衍义》，又名：方茎《吴普本草》。”[6]

1.2.1.7　《中医大辞典·中药分册》：“黑芝麻　出《三元延寿书》。即黑脂麻，详该条。”[7]

1.2.1.8　《中药志》：“黑芝麻　本品为少常用中药。商品为胡麻科植物胡麻的干燥成熟种子。……【原植物】胡麻　别名：芝麻、油麻、巨胜。（通称）。Sesamum indicum L.（S. orientale L.）——胡麻科 Pedaliaceae.”[8]

1.2.1.9　《中药材手册》：“黑芝麻（《纲目》列入谷部麻麦稻类胡麻项下）本品为胡麻科植物脂麻 Sesamum indicum L. 的干燥成熟种子。原植物系一年生草本，均为栽培。商品有黑、白二种，药用黑芝麻，白芝麻多供食用。【别名】芝麻、油麻、巨胜、胡麻。”[9]

1.2.1.10　《全国中药炮制规范》：“黑芝麻　［处方用名］黑芝麻、炒黑芝麻。【来源】本品为脂麻科植物脂麻 Sesamum indicum L. 的干燥成熟种子。均系栽培。主产于四川、山东、山西、河南等地。秋季果实成熟时割取全株，干燥，打下种子，除去杂质，再干燥。药材以颗粒饱满、色黑者为佳。”[10]

1.2.1.11　《中国药材学》：“黑芝麻　【别名】胡麻子，脂麻。【来源】本品为胡麻科植物胡麻 Sesamum indicum L. 的种子。”[11]

1.2.1.12　《全国中草药汇编》：“黑芝麻　别名：胡麻、油麻、巨胜、脂麻。来源：为脂麻科（胡麻科）脂麻属植物脂麻 Sesamum indicum L.［S. orientale L.］，以黑色种子入药。”[12]

1.2.2　定名选择的理由

黑芝麻 Semen sesami nigrum，系脂麻科植物脂麻 Sesamum indicum L. 的干燥成熟种子。本品始载于汉《神农本草经》，以“胡麻”为正名。此后诸家本草著作无一例外均以“胡麻”为正名载录本品，但在清·张璐《本经逢原》中明确指出“胡麻”即“黑芝麻”。而我国最新出版的《中华人民共和国药典》、《普通高等教育中医药类规划教材·中药学》以及辞书类著作《中医大辞典·中药分册》等均以“黑芝麻”作为本药正名。已经广泛应用于中医药学文献的标引和检索的《中国中医药学主题词表》也以“黑芝麻”作为本药的正式主题词。现代本草著作如《全国中草药汇编》、《中药志》、《中华本草》、《中国药材学》、《中药材手册》、《全国中药炮制规范》等均以“黑芝麻”作为本药的正名。

1.3　与正名等效的名词：无。

2 源流考释

黑芝麻（脂麻科植物脂麻 Sesamum indicum L. 的干燥成熟种子）始载于汉《神农本草经》，以“胡麻”作为正名，以“巨胜”作为异名。如《神农本草经》：“胡麻，味甘，平。主伤中虚羸，补五内，益气力，长肌肉，填髓脑。久服，轻身、不老。一名巨胜。叶，名青蘘。生川泽。”[1]

后世本草著作无一例外均沿用《神农本草经》之说，以“胡麻”为正名载录本品。如三国·吴普《吴普本草》[13]，魏晋《名医别录》[14]，南北朝·陶弘景《本草经集注》[15]，唐·苏敬《新修本草》[16]、孟诜《食疗本草》[17]，宋·苏颂《本草图经》[18]、唐慎微《证类本草》[19]、寇宗奭《本草衍义》[20]，元·忽思慧《饮膳正要》[21]，明·兰茂《滇南本草》[22]、刘文泰《本草品汇精要》[23]、陈嘉谟《本草蒙筌》[24]、李时珍《本草纲目》[25]，清·汪昂《本草备要》[26]、吴仪洛《本草从新》[27]、黄宫绣《本草求真》[28]、姚澜《本草分经》[29]、杨时泰《本草述钩元》[30]、叶志诜《神农本草经赞》[31]、陈其瑞《本草撮要》[32]、张秉成《本草便读》[33]、周岩《本草思辨录》[34]等。

古代著作记载的本品异名有“藤弦”（《本草图经》引《广雅》）[18]，“方金”、“狗虱”《吴普本草》[13]，“方茎”、“鸿藏”《名医别录》[14]，“脂麻”《本草衍义》[20]，“乌麻”《千金要方》[16]，“乌麻子”（《本经逢原》引《千金要方》）[2]，“油麻”（《本草纲目》引《食疗本草》）[25]，“黑脂麻”、“芝麻”《本草纲目》[25]，“巨胜子”《本草备要》[26]等异名。如《本草图经》卷第十八：“胡麻，臣胜也。生上党川泽。……谨按《广雅》云：“狗虱，臣胜也；藤弦，胡麻也。”[18]《吴普本草》：“胡麻，一名方金，一名狗虱。”[12]《名医别录》：“胡麻，无毒。坚筋骨。……一名狗虱，一名方茎，一名鸿藏，生上党。”[14]

“黑芝麻”之名始见于清·张璐《本经逢原》卷三：“胡麻《本经》名巨胜子，《千金》名乌麻子，即黑芝麻。叶名青蘘，茎名麻藍。甘温，无毒。”[2]“黑芝麻”作为本品正名古代文献未见记载，现代文献中现代本草著作除《中药大辞典》[37]以“黑脂麻”作为正名外，其余如《中华人民共和国药典》、《普通高等教育中医药类规划教材·中药学》、《中医大辞典·中药分册》、《中国中医药学主题词表》、《全国中草药汇编》、《中药志》、《中华本草》、《中国药材学》、《中药材手册》、《全国中药炮制规范》等均“黑芝麻”为正名，同时尚记载有“交麻”、“小胡麻”《中药大辞典》[37]，“胡麻子”《中国药材学》[11]，“油麻子”、“黑油麻”《中华本草》[6]等各地俗称。还记载有本品原植物“脂麻”的异名“芝麻”、“油麻”、“巨胜”《中药志》[8]，“方茎”《中药大辞典》[37]等。

3 附录

3.1 又称：炒黑芝麻（饮片规格名）。

3.2 俗称：胡麻子，油麻子，黑油麻，交麻，小胡麻。

3.3 曾称：胡麻、巨胜《神农本草经》，藤弦《广雅》，方金、狗虱《吴普本草》，方茎、鸿藏《名医别录》，乌麻、乌麻子《千金要方》，油麻《食疗本草》，脂麻《本草衍义》，黑脂麻、芝麻《本草纲目》，巨胜子《本草备要》。

3.4 原植物名称：胡麻，芝麻，油麻，巨胜，方茎。

4 文献通考

《神农本草经》卷一："胡麻，味甘，平。主伤中虚羸，补五内，益气力，长肌肉，填髓脑。久服，轻身、不老。一名巨胜。叶，名青蘘。生川泽。"[1]

《吴普本草·米食类》："胡麻，一名方金，一名狗虱。神农、雷公：甘，平，无毒。立秋采。"[13]

《名医别录·上品》："胡麻，无毒。坚筋骨。治金创，止痛，及伤寒温症，大吐后虚热羸困。久服明耳目，耐饥，延年。以作油，微寒，利大肠，胞衣不落。生者摩疮肿，生秃发。一名狗虱，一名方茎，一名鸿藏，生上党。"[14]

《本草经集注·果菜米谷有名无实》："胡麻，味甘，平，无毒。主治伤中，虚羸，补五内，益气力，长肌肉，填髓脑。坚筋骨，治金创，止痛，及伤寒温疟，大吐后虚热羸困。久服轻身，不老，明耳目，耐饥，延年。以作油，微寒，利大肠，胞衣不落。生者，摩疮肿，生秃发。一名狗虱，一名方茎，一名鸿藏，一名巨胜。叶名青蘘。生上党川泽。八谷之中，惟此为良。淳黑者名巨胜。巨者，大也，是为大胜。本生大宛，故名胡麻。"[15]

《新修本草》卷第十九："胡麻，味甘，平，无毒。主伤中，虚羸，补五内，益气力，长肌肉，填髓脑。坚筋骨，疗金创，止痛，及伤寒温疟，大吐后虚热羸困。久服轻身不老，明耳目，耐饥渴，延年。以作油，微寒，利大肠、胞衣不落；生者摩疮肿，生秃发。一名巨胜，一名狗虱，一名方茎，一名鸿藏。叶名青蘘。生上党川泽。八谷之中，惟此为良。淳黑者名巨胜。巨者，大也，是为大胜。本生大宛，故名胡麻。"[16]

《食疗本草》卷下："胡麻（一）（胡麻）：润五脏，主火灼。山田种，为四棱。土地有异，功力同。休粮人重之。填骨髓，补虚气。（二）（青蘘）：生杵汁，沐头发良。牛伤热亦灌之，立愈。（三）（胡麻油）：主喑痖，涂之生毛发。"[17]

《备急千金要方》卷六："甲煎唇脂，治唇裂口臭方。先以麻捣泥，泥两口好瓷瓶，容一斗以上，各厚半寸曝令干。甘松香（五两），艾纳香、苜蓿香、茅香（各一两），藿香（三两）、零陵香（四两），上六味先以酒一升，水五升相和作汤，洗香令净，切之，又以酒水各一升浸一宿，明旦纳于一斗五升乌麻油中，微火煎之，三上三下，去滓，纳上件一口瓶中，令少许不满，然后取：上色沉香（三斤），雀头香（三两），苏合香（三两），白胶香（五两），白檀香（五两），丁香（一两），麝香（一两），甲香（一两），上八味，先酒水相和作汤，洗香令净，各别捣碎，不用绝细，以蜜二升、酒一升和香，纳上件瓷瓶中令实满，以绵裹瓶口，又以竹篾交横约之，勿令香出。"[35]

《本草图经》卷第十八："胡麻，臣胜也。生上党川泽。青蘘（音箱），臣胜苗也。生中原川谷，今并处处有之。皆园圃所种，稀复野生。苗梗如麻，而叶圆锐光泽。嫩时可作蔬，道家多食之。谨按《广雅》云：狗虱，臣胜也；藤弦，胡麻也。"[18]

《证类本草》卷第二十四："胡麻，味甘，平，无毒。主伤中，虚羸，补五内，益气力，长肌肉，填髓脑，坚筋骨，疗金疮，止痛及伤寒，温疟，大吐后虚热羸困。久服轻身不老，明耳目，耐饥渴，延年。以作油，微寒，利大肠，胞衣不落。生者摩疮肿，生秃发。一名巨胜，一名狗虱，一名方茎，一名鸿藏。叶名青蘘。生上党川泽。陶隐居云：八谷之中，唯此为良。淳黑者名巨胜。巨者，大也，是为大胜。本生大宛，故名胡麻。"[19]

《本草衍义》卷二十："胡麻，诸家之说参差不一，只是今脂麻，更无他义。盖其种出于大宛，故言胡麻。"[20]

《饮膳正要》卷第三："胡麻，味甘，微寒。除一切痼疾，久服长肌肉，健人。油，利大便，治胞衣不下。"[21]

《滇南本草》第三卷："胡麻，胡麻，非皆俗入药之胡麻也。生山中朝阳有水处。"[22]

《本草品汇精要》卷之三十五："胡麻，无毒，植生。胡麻（出《神农本经》），主伤中虚羸，补五内，益气力，长肌肉，填髓脑。久服轻身不老（以上朱字《神农本经》）。坚筋骨，疗金疮，止痛及伤寒温疟大吐后虚热羸困，明耳目，耐饥渴，延年（以上黑字《名医》所录）。【名】藤弦、鸿藏、方金。"[23]

《本草蒙筌》卷之五："胡麻（一名巨胜），味甘，气平。无毒。原出胡地大宛，张骞始得种归。粒大而肥，与麻相类。因在胡产，故名胡麻。八谷之中，惟此大胜。又名巨胜，美之之辞。此说所傅，本于陶注。世谓夫妇同种，生而茂熟倍收。上党（属北直隶）效园，并多种莳。茎叶嫩可为菜，麻乃作英。中藏黑者良，白者劣。诗云：松下饭胡麻，即此是也。仙经甚重，茯苓相宜。蒸熟堪补虚羸，且耐饥渴寒暑。填脑髓，坚筋骨，益气力，长肌肤。明目轻身，延年不老。生者嚼涂疮肿，秃发敷亦重生。小儿头疮及浸淫恶疮立效，妇人阴肿并金疮疗肿殊功。火灼烂延，亦堪敷愈。榨油可食，滑肠下胞甚良；采花阴干，渍汁搜面极软。苗叶'收采，又名青蘘'。曾载方书，亦资拯治。主五脏邪气，而风寒湿痹兼驱；益一身元阳，其肌肉髓脑俱补。泡水沐头发常润，煎汤灌病牛即苏。……有曰：胡麻别名藤弦，巨胜别名狗虱。"[24]

《本草纲目》第二十二卷："胡麻《别录·上品》。【校正】今据沈存中、寇宗奭二说，并入《本经》青蘘及《嘉祐》新立白油麻、胡麻油为一条。【释名】巨胜《本经》、方茎《吴普》、狗虱《别录》、油麻《食疗》、脂麻《衍义》。（俗作芝麻，非。）叶名青蘘（音箱）。茎名麻藍（音皆，亦作秸）。时珍曰：按：沈存中《笔谈》云：胡麻即今油麻，更无他说。古者中国止有大麻，其实为蕡。汉使张骞始自大宛得油麻种来，故名胡麻，以别中国大麻也。寇宗奭《衍义》，亦据此释胡麻，故今并入油麻焉。巨胜即胡麻之角巨如方胜者，非二物也差。……白油麻《嘉祐》。【气味】甘，大寒，无毒。时珍曰：胡麻取油以白者为胜。服食以黑者为良……按苏东坡与程正辅书云：凡痔疾，宜断酒肉与盐酪、酱菜、厚味及粳米饭，唯宜食淡面一味。及以九蒸胡麻（即黑脂麻），同去皮茯苓，入少白蜜为麨食之。"[25]

《本草备要·谷菜部》："胡麻，即芝麻，一名巨胜子，种出大宛，故曰胡麻。补肝肾，润五脏，清肠。"[26]

《本经逢原》卷三："胡麻《本经》，名巨胜子，《千金》名乌麻子，即黑芝麻。叶名青蘘，茎名麻藍。甘温，无毒。"[2]

《本草从新》卷十二："胡麻，一名脂麻、一名巨胜子。补肝肾、润五脏、滑肠。"[27]

《本草求真·上编》："胡麻（麻麦稻），润燥滑肠去风解毒。胡麻。（本经名巨胜子。千金名乌麻子。即黑芝麻。专入脾肺。兼入肝肾。）本属润品。故书载能填精益髓。又属味甘，故书载能补血暖脾耐饥。"[28]

《本草分经·原例》："胡麻，甘平，补肝肾填精髓，润五脏，凉血益血，疗风解毒滑肠。按：胡麻有四棱六棱七八棱之别，因地土肥瘠而然，八棱者名巨胜子，旧说胡麻即脂麻，脂俗作芝，而近时名家方论胡麻与黑芝麻往往并用，则明是二物矣芝。麻功用略同，皮肉俱黑，徽州产者良。麻油凉血生肌，滑胎疗疮。亚麻即壁虱胡麻，甘微温，气恶不堪食，治大风疮癣。"[29]

《本草述钩元》卷十四："胡麻，本经胡麻，一名巨胜，即今油麻，亦曰脂麻（俗作芝麻）。古者中国只有大麻，其实为蕡。汉张骞自大宛得油麻种来，故名胡麻。以别中国大麻也。巨胜即胡麻之角，巨如方胜者，非二物也。服食以黑者为良（濒湖）。"[30]

《神农本草经赞》卷一："胡麻，味甘平。主伤中虚羸。补五内，益气力，长肌肉，填髓脑。久服轻身不老。一名巨胜。叶名青蘘，生川泽。"[31]

《本草撮要》卷一："胡麻，味甘辛，入足少阴手阳明经，功专润燥。得桑叶逐风湿，坚筋骨。得苦参蒺藜，治大疯疥癞屡验。皮肉俱黑者良。精气不固者宜忌。一名脂麻，一名巨胜子。又有所谓壁虱胡麻者，一名亚麻，治大疯疥癞，以此为最。"[32]

《本草便读·草部》："胡麻，木谷善祛风，养肝益血。甘平能润燥，滋肾填阴。（胡麻一云巨胜子，一云即脂麻，有黑白两种。而今之药店中所备胡麻，又别有一种。未知孰是。甘平入肝肾，润燥滑肠，入药以黑者为胜。古人以麻为木谷，故能入肝治风。然亦只可治肝肾阴亏血燥之风，或肢体风淫癣癞等疾。用以渗入筋骨润燥则可。若外来真中风邪，欲用此解散，则不可也。）"[33]

《本草思辨录》："胡麻，味甘、臭香，合乎土德，且结角上耸，饱含脂液而不俯，又与脾职之上升无异。故主伤中、虚羸、填髓脑，补中而亦补上。功在增液，则润肌肤、泽骨节、乌须发、益乳汁，皆效有必至。陈士良云：初食利大小肠，久食即否。可知其力能下及而性复上注矣。"[34]

《中药志》："黑芝麻　本品为少常用中药。商品为胡麻科植物胡麻的干燥成熟种子。……【原植物】胡麻　别名：芝麻、油麻、巨胜。（通称）。Sesamum indicum L.（S. orientale L.）——胡麻科 Pedaliaceae."[8]

《中药材手册》："黑芝麻（《纲目》列入谷部麻麦稻类胡麻项下）本品为胡麻科植物脂麻 Sesamum indicum L. 的干燥成熟种子。原植物系一年生草本，均为栽培。商品有黑、白二种，药用黑芝麻，白芝麻多供食用。【别名】芝麻、油麻、巨胜、胡麻。"[9]

《全国中草药汇编》："黑芝麻　别名：胡麻、油麻、巨胜、脂麻。来源：为脂麻科（胡麻科）脂麻属植物脂麻 Sesamum indicum L.［S. orientale L.］，以黑色种子入药。"[12]

《中药大辞典》："黑脂麻《纲目》【异名】胡麻、巨胜《本经》，狗虱《吴普本草》，鸿藏《别录》，乌麻、乌麻子《千金方》，油麻《食疗本草》，交麻《大业拾遗录》，黑芝麻《三元延寿书》。巨胜子《品汇精要》，小胡麻《中国药学大辞典》。【基原】为胡麻科植物脂麻的黑色种子。【原植物】脂麻《本草衍义》Sesamum indicum DC.，又名：方茎《吴普本草》。"[36]

《中医大辞典·中药分册》："黑芝麻　出《三元延寿书》。即黑脂麻，详该条。"[7]

《全国中药炮制规范》："黑芝麻　［处方用名］黑芝麻、炒黑芝麻。【来源】本品为脂麻科植物脂麻 Sesamum indicum L. 的干燥成熟种子。均系栽培。主产于四川、山东、山西、河南等地。秋季果实成熟时割取全株，干燥，打下种子，除去杂质，再干燥。药材以颗粒饱满、色黑者为佳。"[10]

《中国药材学》："黑芝麻　【别名】胡麻子，脂麻。【来源】本品为胡麻科植物胡麻

Sesamum indicum L. 的种子。”[11]

《中国中医药学主题词表》：“黑芝麻 Sesamum indicum　属胡麻科和补肾药；用芝麻检索 1995 前文献。D 巨胜子；D 芝麻。”[5]

《普通高等教育中医药类规划教材·中药学》：“黑芝麻《本经》为脂麻科一年生草本植物脂麻 Sesamum indicum L. 的成熟种子。我国各地有栽培。秋季果实成熟时采割植株，晒干，打下种子，再晒干。生用或炒用。”[4]

《中华本草》：“黑芝麻《纲目》【异名】胡麻、巨胜《本经》，鸿藏《别录》，乌麻、乌麻子《千金要方》，油麻、油麻子《食疗本草》，黑油麻《外台》，脂麻《本草衍义》，又名：方茎《吴普本草》。”[6]

《中华人民共和国药典》：“黑芝麻 Semen sesami nigrum　本品为脂麻科植物脂麻 Sesamum indicum L. 的干燥成熟种子。秋季果实成熟时采割植株，晒干，打下种子，除去杂质，再晒干。”[3]

5　参考文献

1　汉·神农本草经. 清顾观光重辑本. 北京：人民卫生出版社，1955，47
2　清·张璐. 本经逢原. 上海：上海科学技术出版社，1959，126
3　国家药典委员会. 中华人民共和国药典. 一部. 北京：化学工业出版社，2000，283
4　雷载权主编. 普通高等教育中医药类规划教材·中药学. 上海：上海科学技术出版社，1995，312
5　吴兰成主编. 中国中医药学主题词表. 北京：中医古籍出版社，1996，149
6　国家中医药管理局《中华本草》编委会. 中华本草. 第七册. 上海：上海科学技术出版社，1999，482
7　《中医大辞典》编辑委员会. 中医大辞典·中药分册. 北京：人民卫生出版社，1982，368
8　中国医学科学院药物研究所等. 中药志. 第三册. 北京：人民卫生出版社，1993，640
9　中华人民共和国卫生部药政管理局. 中药材手册. 北京：人民卫生出版社，1998，380
10　中华人民共和国卫生部药政管理局. 全国中药炮制规范. 北京：人民卫生出版社，1988，196
11　徐国钧等主编. 中国药材学. 北京：中国医药科技出版社，1996，1303
12　《全国中草药汇编》编写组. 全国中草药汇编. 下册. 北京：人民卫生出版社，1996，607
13　三国·吴普. 吴普本草. 北京：人民卫生出版社，1987，80
14　魏晋·名医别录. 北京：人民卫生出版社，1986，96
15　南北朝·陶弘景. 本草经集注. 北京：人民卫生出版社，1994，498
16　唐·苏敬等撰. 新修本草. 合肥：安徽科学技术出版社，1981，479
17　唐·孟诜. 食疗本草. 北京：人民卫生出版社，1984，109
18　宋·苏颂. 本草图经. 合肥：安徽科学技术出版社，1994
19　宋·唐慎微. 证类本草. 北京：人民卫生出版社，1957，481
20　宋·寇宗奭. 本草衍义. 上海：商务印书馆，1937，133
21　元·忽思慧. 饮膳正要. 北京：中国书店，1985，4
22　明·兰茂. 滇南本草. 第三卷. 昆明：云南人民出版社，1977，485
23　明·刘文泰. 本草品汇精要. 北京：人民卫生出版社，1982，811
24　明·陈嘉谟. 本草蒙筌. 北京：人民卫生出版社，1988，280
25　明·李时珍. 本草纲目. 北京：人民卫生出版社，1982，1435
26　清·汪昂. 本草备要. 北京：中国中医药出版社，1998，197

27 清·吴仪洛. 本草从新. 北京：中医古籍出版社，2001，170
28 清·黄宫绣. 本草求真. 上海：上海科学技术出版社，1959，37
29 清·姚澜. 本草分经. 上海：上海科学技术出版社，1989，117
30 清·杨时泰. 本草述钩元. 上海：科技卫生出版社，1958，363
31 清·叶志诜. 神农本草经赞. 见：珍本医书集成（二）. 上海：上海科学技术出版社，1985，59
32 清·陈其瑞. 本草撮要. 见：珍本医书集成（二）. 上海：上海科学技术出版社，1985，71
33 清·张秉成. 本草便读. 上海：上海卫生出版社，1957，80
34 清·周岩. 本草思辨录. 北京：人民卫生出版社，1960，77
35 唐·孙思邈. 备急千金要方. 北京：人民卫生出版社，1955，118
36 江苏新医学院. 中药大辞典. 上海：上海科学技术出版社，1977，2388

453 锁阳

Suoyang

Herba Cynomorii

1 定名依据

1.1 正名

1.1.1 汉文名：锁阳（锁阳科植物锁阳 Cynomorium songaricum Rupr. 的干燥肉质茎）。

1.1.2 英文名：songaria cynomorium herb.

1.2 依据

1.2.1 定名的文献依据

1.2.1.1 《本草纲目》卷十二："锁阳《补遗》……【主治】大补阴气，益精血，利大便。虚人大便燥结者，啖之可代苁蓉，煮粥弥佳。不燥结者勿用（震亨）。润燥养筋，治痿弱（时珍）。"[1]

1.2.1.2 《本草征要》卷三："锁阳，味甘、咸，性温，无毒。入肾经。强阴补筋，润肠壮骨。锁阳功用，与苁蓉相仿，禁忌亦同。亦温润之药也。"[3]

1.2.1.3 《本草备要·草部》："锁阳，补阳，滑肠，甘温补阴。益精兴阳，润燥养筋（强筋故能兴阳）。治痿弱，滑大便。（便燥者啖之，可代苁蓉，煮粥弥佳）。鳞甲栉比，状类男阳。酥炙。"[4]

1.2.1.4 《本草品汇精要续集》卷二："锁阳，无毒。锁阳（出补遗），主大补阴气，益精血，利大便，虚人大便结燥者，啖之，可代苁蓉煮粥弥佳，不燥结者勿用（朱震亨）。润燥养筋，治痿弱（本草纲目）。"[4]

1.2.1.5 《得配本草》卷二："锁阳，甘，温。入足少阴经血分。益精兴阳，润肠壮筋。佐虎骨胶，治痿弱。酥炙。禁用与苁蓉同。"[5]

1.2.1.6 《中华人民共和国药典》："锁阳 Herba cynomorii　本品为锁阳科植物锁阳 Cynomorium songaricum Rupr. 的干燥肉质茎。春季采挖，除去花序，切段，晒干。"[6]

1.2.1.7 《普通高等教育中医药类规划教材·中药学》："锁阳《本草衍义补遗》为锁阳科多年生肉质寄生草本植物锁阳 Cynomorium songaricum Rupr. 的肉质茎。主产内蒙古、甘肃、青海、新疆等地。春季采挖，除去花序，切段，晒干。切薄片，生用。”[7]

1.2.1.8 《中国中医药学主题词表》：“锁阳 Cynomorium songaricum 属锁阳科；属补肾药、补血药（中药）和补阳药。”[8]

1.2.1.9 《中药大辞典》：“锁阳《本草衍义补遗》【异名】琐阳《丹溪心法》，不老药《国药的药理学》，锈铁棒《新疆药材》，地毛球《中药志》，黄骨狼《宁夏中草药手册》，锁严子《陕甘宁青中草药选》，羊锁不拉《内蒙古中草药》，耶尔买他格（维名）。乌兰-告亚（蒙名）。【基原】为锁阳科植物锁阳的全草。【原植物】锁阳 Cynomorium songaricum Rupr.。”[9]

1.2.1.10 《中医大辞典·中药分册》：“锁阳 出《本草衍义补遗》。又名琐阳、地毛球、锈铁棒、锁严子。为锁阳科植物锁阳 Cynomorium songaricum Rupr. 的肉质茎。主产新疆、甘肃、内蒙古。”[10]

1.2.1.11 《中国医学百科全书·中医学》：“锁阳 始载于《本草衍义补遗》。又名锈铁棒、锁严子。为锁阳科植物锁阳 Cynomorium songaricum Rupr 的肉质茎。春季采挖，除去花序，切段，晒干。”[11]

1.2.1.12 《中药志》[12]、《中药材手册》[13]、《全国中药炮制规范》[14]、《中国药材学》[15]、《全国中草药汇编》[16]、《中华本草》[17]等现代中药著作多以“锁阳”作为本药正名（参见“文献通考”）。

1.2.2 定名选择的理由

1.2.2.1 锁阳 Herba cynomorii，系锁阳科植物锁阳 Cynomorium songaricum Rupr. 的干燥肉质茎。本品始载于元·朱震亨《本草衍义补遗》，其后明·李时珍《本草纲目》、李中梓《本草征要》，清·汪昂《本草备要》、王道纯《本草品汇精要续集》、严西亭《得配本草》等后世本草著作均以“锁阳”为正名记载本品，并一直沿用至今。

1.2.2.2 我国最新出版的《中华人民共和国药典》、《普通高等教育中医药类规划教材·中药学》以及辞书类著作《中医大辞典·中药分册》、《中药大辞典》、《中国医学百科全书·中医学》等均以“锁阳”作为本药正名。已经广泛应用于中医药学文献的标引和检索的《中国中医药学主题词表》也以“锁阳”作为本药的正式主题词。现代本草著作如《全国中草药汇编》、《中药志》、《中华本草》、《中国药材学》、《中药材手册》、《全国中药炮制规范》等均以“锁阳”作为本药的正名。

1.3 与正名等效的名词：无。

2 源流考释

锁阳（锁阳科植物锁阳 Cynomorium songaricum Rupr. 的干燥肉质茎）始载于元·朱震亨《本草衍义补遗》。如《本草纲目》卷十二：“锁阳《补遗》……【主治】大补阴气，益精血，利大便。虚人大便燥结者，啖之可代苁蓉，煮粥弥佳。不燥结者勿用（震亨）。润燥养筋，治痿弱（时珍）。”[1]其后本草及炮制、药性著作大多即以“锁阳”为正名记载本品，如明·李时珍《本草纲目》[1]、李中梓《本草征要》[3]及《雷公炮制药性解》[18]，日本稻宣义《炮炙全书》[19]，清·沈金鳌《要药分剂》[20]、蒋居祉《本草择要纲目》[21]、汪昂《本草易读》[22]及《本草备要》[4]、王道纯《本草品汇精要续集》、严西亭《得配本草》[5]、黄宫绣《本草求真》[23]、杨时泰《本草述钩元》[24]等，同时尚记载有

"琐阳"（《本草蒙筌》引《丹溪心法》）等异名，如《本草蒙筌》："琐阳，味甘可啖。以酥涂炙，代用亦宜。煮粥弥佳，入药尤效。润大便燥结，（若溏泻者，切忌服之。）补阴血虚羸。兴阳固精，强阴益髓。但《本经》原缺未载，此丹溪续补为云。"[25]

现代本草著作如《中华人民共和国药典》、《普通高等教育中医药类规划教材·中药学》、《中医大辞典·中药分册》、《中药大辞典》、《中国医学百科全书·中医学》、《中国中医药学主题词表》、《全国中草药汇编》、《中药志》、《中华本草》、《中国药材学》、《中药材手册》、《全国中药炮制规范》等均以"锁阳"为正名，以"琐阳"为异名。同时尚记载有"锈铁锤"、"地毛球"、"锁燕"《全国中草药汇编》[16]，"不老药"、"锈铁棒"、"黄骨狼"、"锁严子"、"羊锁不拉"、"耶尔买他格"、"乌兰－告亚"《中药大辞典》[9]等各地俗称。还记载有本品原植物"锁阳"的异名"锈铁棒"、"黄骨狼"、"羊锁不拉"《中药志》[12]，"准噶尔锁阳"《中华本草》[17]等。

3 附录

3.1 又称：无。

3.2 俗称：锈铁棒（新疆），黄骨狼（宁夏），锁严子（陕甘宁青），羊锁不拉（内蒙古），耶尔买他格（维名），乌兰－告亚（蒙名），不老药，锈铁锤，地毛球，锁燕。

3.3 曾称：琐阳《丹溪心法》。

3.4 原植物名称：锁阳，锈铁棒（新疆），黄骨狼（宁夏），羊锁不拉（内蒙古），准噶尔锁阳。

4 文献通考

《本草蒙筌》卷一："肉苁蓉，味甘、酸、咸，气微温。……又种琐阳，（亦产陕西。）味甘可啖。以酥涂炙，代用亦宜。煮粥弥佳，入药尤效。润大便燥结，（若溏泻者，切忌服之。）补阴血虚羸。兴阳固精，强阴益髓。但《本经》原缺未载，此丹溪续补为云。"[25]

《本草纲目》卷十二："锁阳《补遗》。【集解】时珍曰：锁阳出肃州。按：陶九成《辍耕录》云：锁阳，生鞑靼田地，野马或与蛟龙遗精入地，久之发起如笋，上丰下俭，鳞甲栉比，筋脉连络，绝类男阳，即肉苁蓉之类。或谓里之淫妇，就而合之，一得阴气，勃然怒长。土人掘取洗涤，去皮薄切晒干，以充药货，功力百倍于苁蓉也。时珍疑此自有种类，如肉苁蓉、列当，亦未必尽是遗精所生也。【气味】甘，温，无毒。【主治】大补阴气，益精血，利大便。虚人大便燥结者，啖之可代苁蓉，煮粥弥佳。不燥结者勿用（震亨）。润燥养筋，治痿弱（时珍）。"[1]

《本草品汇精要续集》卷二："锁阳，无毒。锁阳（出补遗），主大补阴气，益精血，利大便。虚人大便结燥者，啖之可代苁蓉，煮粥弥佳。不燥结者勿用（朱震亨），润燥养筋治痿弱（本草纲目）。"[2]

《雷公炮制药性解》卷三："锁阳，味苦咸，性温无毒，入肾经。补阴虚，固髓，润大便燥结。宜酥炙用。按：锁阳咸温，宜入少阴，《本经》不载，丹溪续补，以其固精，故有锁阳之名。主用与苁蓉相似，老人枯闭，最为要药。大便不实者忌之。"[18]

《本草征要》卷三："锁阳，味甘、咸，性温，无毒。入肾经。强阴补筋，润肠壮骨。

锁阳功用，与苁蓉相仿，禁忌亦同。亦温润之药也。”[3]

《炮炙全书》卷第一：“锁阳，甘、咸，温，酒润焙。陶九成辍耕录云：锁阳生鞑靼田地，发起如笋，上丰下俭，鳞甲栉比，筋脉联络，绝类男阳，即肉苁蓉之类，土人掘取，洗涤去皮，薄切晒干，以充药货，功力百倍于苁蓉。”[19]

《要药分剂》卷九：“锁阳，味甘，性温，无毒。得蛟龙之精，感地之气而生，可升可降，阳也。【主治】主大补阴气，益精血，利大便。虚人大便燥结者，可代苁蓉煮粥，不燥结者勿用。（丹溪）【归经】入肾经，为大助元阳之品。（兼补剂，专兴阳事，强筋故能兴阳。）【前论】时珍曰：锁阳之功，不外润燥养筋，治痿弱而已，大约与肉苁蓉相类。”[20]

《本草择要纲目·热性药品》：“锁阳　【气味】甘温无毒。【主治】大补阴气。益精血。利大便。虚人大便燥结者。啖之可代苁蓉。不燥结者勿用。”[21]

《本草易读》卷三：“锁阳，酒洗用。功同肉苁蓉，而功力过之。甘，温，无毒。润燥养筋，治痿弱，益精气。与苁蓉同功。大便滑者忌之。出肃州。乃野马与蛟龙遗精所生，发起如笋，上丰下俭，鳞甲栉比，筋脉连络，绝类男阳。里之淫妇，就而合之，一得阴气，勃然怒长。又曰此自有种类。”[22]

《本草备要·草部》：“锁阳，补阳，滑肠，甘温补阴。益精兴阳，润燥养筋（强筋故能兴阳）。治痿弱，滑大便。（便燥者啖之，可代苁蓉，煮粥弥佳。）鳞甲栉比，状类男阳。酥炙。”[4]

《得配本草》卷二：“锁阳　甘，温。入足少阴经血分。益精兴阳，润肠壮筋。佐虎骨胶，治痿弱。酥炙。禁用与苁蓉同。”[5]

《本草求真·上编》：“锁阳（山草），补阴润燥功同肉苁蓉。锁阳。（专入肾。兼入大肠。辍耕录云，锁阳生鞑靼田地，野马或与蛇龙遗精入地，久之发起如笋，上丰下俭，鳞甲栉比，筋脉连络，绝类男阳，即玉苁蓉之类。）”[23]

《本草述钩元》卷七：“锁阳，产肃州及陕西，即苁蓉之类，出土如笋，上丰下俭，鳞甲栉比，筋脉连络，绝类男阳，土人掘取，洗涤去皮，薄切晒干市之。气味甘咸温，宜入足少阴经，大补阴气，益精血固精，利大便。”[24]

《中药志》：“锁阳　本品为少常用中药。商品为锁阳科植物锁阳的干燥肉质地上部。……【原植物】锁阳　别名：锈铁棒（新疆），黄骨狼（宁夏），羊锁不拉（内蒙古）。Cynomorium songaricum Rupr.（C. coccineum L.）——锁阳科 Cynomoriaceae.”[12]

《中药材手册》：“锁阳（《纲目》列入草部山草类）本品为锁阳科植物锁阳 Cynomorium songaricum Rupr 的干燥肉质茎。原植物系寄生草本，均为野生，喜生于草原及半沙质地带。”[13]

《全国中草药汇编》：“锁阳　别名：锈铁锤、地毛球、锁燕。来源：为锁阳科锁阳属植物锁阳 Cynomorium songaricum Rupr.，以全草入药。”[16]

《中药大辞典》：“锁阳《本草衍义补遗》【异名】琐阳《丹溪心法》，不老药《国药的药理学》，锈铁棒《新疆药材》，地毛球《中药志》，黄骨狼《宁夏中草药手册》，锁严子《陕甘宁青中草药选》，羊锁不拉《内蒙古中草药》，耶尔买他格（维名）。乌兰-告亚（蒙名）。【基原】为锁阳科植物锁阳的全草。【原植物】锁阳 Cynomorium songaricum Rupr.。”[9]

《中医大辞典·中药分册》："锁阳　出《本草衍义补遗》。又名琐阳、地毛球、锈铁棒、锁严子。为锁阳科植物锁阳 Cynomorium songaricum Rupr. 的肉质茎。主产新疆、甘肃、内蒙古。"[10]

《中国医学百科全书·中医学》："锁阳　始载于《本草衍义补遗》。又名锈铁棒、锁严子。为锁阳科植物锁阳 Cynomorium songaricum Rupr 的肉质茎。春季采挖，除去花序，切段，晒干。"[11]

《全国中药炮制规范》："锁阳　［处方用名］锁阳。【来源】本品为锁阳科植物锁阳 Cynomorium songaricum Rupr. 的干燥肉质茎。均系野生。主产于内蒙古、新疆、甘肃等地。春季采挖，除去花序，切段，干燥。药材以条粗壮、体重、质硬、断面显油润者为佳。"[14]

《中国药材学》："锁阳　【别名】地毛球，锈铁棒，锁严子。【来源】本品为锁阳科植物锁阳 Cynomorium songaricum Rupr. 的肉质茎。"[15]

《中国中医药学主题词表》："锁阳 Cynomorium songaricum　属锁阳科；属补肾药、补血药（中药）和补阳药。"[8]

《普通高等教育中医药类规划教材·中药学》："锁阳《本草衍义补遗》为锁阳科多年生肉质寄生草本植物锁阳 Cynomorium songaricum Rupr. 的肉质茎。主产内蒙古、甘肃、青海、新疆等地。春季采挖，除去花序，切段，晒干。切薄片，生用。"[7]

《中华本草》："锁阳《本草衍义补遗》【异名】琐阳《丹溪心法》，不老药《国药的药理学》，锈铁棒《新疆药材》，地毛球《中药志》，黄骨狼《宁夏中草药手册》，锁严子《陕甘宁青中草药选》，羊锁不拉《内蒙古中草药》。【来源】为锁阳科植物锁阳的肉质茎。【原植物】锁阳 Cynomorium songaricum Rupr.［C. coccineum L.］又名：准噶尔锁阳《沙漠地区药用植物》。"[17]

《中华人民共和国药典》："锁阳 Herba cynomorii　本品为锁阳科植物锁阳 Cynomorium songaricum Rupr. 的干燥肉质茎。春季采挖，除去花序，切段，晒干。"[6]

5　参考文献

1　明·李时珍．本草纲目．北京：人民卫生出版社，1982，729
2　明·李中梓．本草征要．见：李中梓医学全书．北京：中国中医药出版社，1999，129
3　清·汪昂．本草备要．北京：中国中医药出版社，1998，101
4　明·刘文泰．本草品汇精要．北京：人民卫生出版社，1982，1003
5　清·严西亭．得配本草．上海：上海卫生出版社，1957，9
6　国家药典委员会．中华人民共和国药典．一部．北京：化学工业出版社，2000，284
7　雷载权主编．普通高等教育中医药类规划教材·中药学．上海：上海科学技术出版社，1995，292
8　吴兰成主编．中国中医药学主题词表．北京：中医古籍出版社，1996，368
9　江苏新医学院．中药大辞典．上海：上海科学技术出版社，1977，2395
10　《中医大辞典》编辑委员会．中医大辞典·中药分册．北京：人民卫生出版社，1982，370
11　《中医学》编辑委员会．中国医学百科全书·中医学．上海：上海科学技术出版社，1997，1246
12　中国医学科学院药物研究所等．中药志．第四册．北京：人民卫生出版社，1993，674
13　中华人民共和国卫生部药政管理局．中药材手册．北京：人民卫生出版社，1998，468
14　中华人民共和国卫生部药政管理局．全国中药炮制规范．北京：人民卫生出版社，1988，241

15　徐国钧等主编．中国药材学．北京：中国医药科技出版社，1996，1488
16　《全国中草药汇编》编写组．全国中草药汇编．下册．北京：人民卫生出版社，1996，622
17　国家中医药管理局《中华本草》编委会．中华本草．第五册．上海：上海科学技术出版社，1999，722
18　明·李中梓．雷公炮制药性解．见：中国医学大成（二）．长沙：岳麓书社，1990，141
19　［日］稻宣义．炮炙全书．北京：中医古籍出版社，1981，34
20　清·沈金鳌．要药分剂．上海：上海科学技术出版社，1959，206
21　清·蒋居祉．本草择要纲目．见：珍本医书集成（二）．上海：上海科学技术出版社，1985，68
22　清·汪昂．本草易读．北京：人民卫生出版社，1987，129
23　清·黄宫绣．本草求真．上海：上海科学技术出版社，1959，45
24　清·杨时泰．本草述钩元．上海：科技卫生出版社，1958，105
25　明·陈嘉谟．本草蒙筌．北京：人民卫生出版社，1988，53

454　鹅不食草
Ebushicao
Herba Centipedae

1　定名依据

1.1　正名

1.1.1　汉文名：鹅不食草［菊科植物鹅不食草 Centipeda minima（L.）A. Br. et Aschers. 的干燥全草］。

1.1.2　英文名：small centipeda herb.

1.2　依据

1.2.1　定名的文献依据

1.2.1.1　《食疗本草》卷下："石胡荽，寒，无毒。通鼻气，利九窍，吐风痰，不任食。亦去翳，熟挼内鼻中，翳自落。俗名'鹅不食草'。"[1]

1.2.1.2　《中华人民共和国药典》："鹅不食草 Herba centipedae　本品为菊科植物鹅不食草 Centipeda minima（L.）A. Br. et Aschers. 的干燥全草。夏、秋二季花开时采收，洗去泥沙，晒干。"[2]

1.2.1.3　《中药大辞典》："鹅不食草《食性本草》【异名】食胡荽《品汇精要》，野园荽《濒湖集简方》，鸡肠草《纲目》，鹅不食《生草药性备要》……【基原】为菊科植物石胡荽的带花全草。【原植物】石胡荽《四声本草》Centipeda minima（L.）A. Braun et Aschers.。"[3]

1.2.1.4　《中医大辞典·中药分册》："鹅不食草　出《食性本草》。又名地胡椒、球子草、散星草。为菊科植物石胡荽 Centipeda minima（L.）A. Br. et Aschers. 的带花全草。分布东北、华北、华南、中南、西南及陕西。"[4]

1.2.1.5　《中国医学百科全书·中医学》："鹅不食草　始载于《四声本草》。又名球子草、地胡椒、散星草、疟疾草、通天窍。为菊科植物石胡荽 Centipeda minima（L.）A.

Br. et Aschers. 的全草。中国东北、华北、华东、中南、西南各省、区都有分布。"[5]

1.2.1.6 《中国中医药学主题词表》："鹅不食草 Centipeda minima 属菊科；属开窍药和祛风湿药。"[6]

1.2.1.7 《中药志》[7]、《中药材手册》[8]、《全国中药炮制规范》[9]、《中国药材学》[10]、《全国中草药汇编》[11]、《中华本草》[12]等现代中药著作多以"鹅不食草"作为本药正名（参见"文献通考"）。

1.2.2 定名选择的理由

1.2.2.1 鹅不食草 Herba centipedae，系菊科植物鹅不食草 Centipeda minima（L.）A. Br. et Aschers. 的干燥全草。"鹅不食草"之名始载于唐·孟诜《食疗本草》，该书以"石胡荽"为正名，以"鹅不食草"为异名载录本品。

1.2.2.2 我国最新出版的《中华人民共和国药典》以及辞书类著作《中医大辞典·中药分册》、《中药大辞典》、《中国医学百科全书·中医学》等均以"鹅不食草"作为本药正名。已经广泛应用于中医药学文献的标引和检索的《中国中医药学主题词表》也以"鹅不食草"作为本药的正式主题词。现代本草著作如《全国中草药汇编》、《中药志》、《中华本草》、《中国药材学》、《中药材手册》、《全国中药炮制规范》等均以"鹅不食草"作为本药的正名。

1.3 与正名等效的名词：无。

2 源流考释

鹅不食草［菊科植物鹅不食草 Centipeda minima（L.）A. Br. et Aschers. 的干燥全草］始载于唐·孟诜《食疗本草》，以"石胡荽"为正名，以"鹅不食草"为异名。如《食疗本草》卷下："石胡荽，寒，无毒。通鼻气，利九窍，吐风痰，不任食。亦去翳，熟挼内鼻中，翳自落。俗名'鹅不食草'。"[1]

后世本草著作多沿用《食疗本草》之说，以"石胡荽"为正名，以"鹅不食草"为异名载录本品，如宋·唐慎微《证类本草》[13]，明·刘文泰《本草品汇精要》[14]、李时珍《本草纲目》[15]，清·张璐《本经逢原》[16]、严西亭《得配本草》[17]、杨时泰《本草述钩元》[18]等。同时尚记载有"野园荽"、"鸡肠草"等异名。如《本草纲目》第二十七卷："石胡荽《四声本草》。【校正】自菜部移入此。【释名】天胡荽《纲目》、野园荽（同）、鹅不食草《食性》、鸡肠草（详见下名）。【集解】时珍曰：石胡荽，生石缝及阴湿处小草也。高二、三寸，冬月生苗，细茎小叶，形状宛如嫩胡荽。其气辛熏不堪食，鹅亦不食之。夏开细花，黄色，结细子。极易繁衍，僻地则铺满也。"[15]

另外，清·何克谏《生草药性备要》[19]以"鹅不食"为正名，而王绂《医林纂要》[20]则以"地芫荽"为正名记载本品。如《生草药性备要》下卷："鹅不食 味腥，性寒。理跌打折骨，止痛、消肿、消热，去痘后眼膜。五月五日午时择之阴干，医诸般眼疾，配入药用。"[19]《医林纂要》卷二："地芫荽：辛，苦，温，布地生，似芫荽而小，气甚烈，一名鹅不食草。通郁去寒，可截疟止痢。捣汁和酒服。以干末搐鼻，可发嚏，去寒郁。"[20]

此外，《本草纲目》[15]将"天胡荽"也作为本品异名，系对"天胡荽"与"石胡荽"的混称。

“鹅不食草”作为本品正名古代文献未见记载。现代本草著作如《中华人民共和国药典》、《中药大辞典》、《中医大辞典·中药分册》、《中国医学百科全书·中医学》、《中国中医药学主题词表》、《全国中草药汇编》、《中药志》、《中华本草》、《中国药材学》、《中药材手册》、《全国中药炮制规范》等均以“鹅不食草”为正名，同时尚记载有“不食草”、“痧药草”、“地胡椒”《中药材手册》[12]，“球子草”、“三牙戟”《全国中草药汇编》[15]，“食胡荽”、“满天星”、“沙飞草”、“大救驾”、“三节剑”、“山胡椒”、“连地稗”、“二郎戟”、“小救驾”、“杜网草”、“猪屎草”、“砂药草”、“白地茜”、“猪屎潺”、“通天窍”、“雾水沙”、“猫沙”、“小拳头”、“铁拳头”、“散星草”、“地杨梅”、“三牙钻”、“蚊子草”、“白珠子草”《中药大辞典》[7]，“疟疾草”《中国医学百科全书·中医学》[9]，“小二郎箭”、“偷鸡打”、“石胡椒”、“地茜”《中国药材学》[14]，“白球子草”、“二郎剑”《中华本草》[16]等各地俗称。还记载有本品原植物“鹅不食草”的异名“食胡荽”、“鸡肠草”、“石胡荽”、“地芫荽”、“球子草”、“白地茜”、“猪屎潺”、“白珠子草”、“散星草”、“地杨梅”、“蚊子草”、“砂药草”、“二郎戟”、“通天窍”《中药志》[11]等。

3 附录

3.1 又称：无。

3.2 俗称：不食草（河南），痧药草、砂药草（江苏），二郎剑、地胡椒、通天窍、石胡椒（四川），球子草、雾水沙、猫沙、小拳头（广东），二郎戟、小救驾（贵州），杜网草、猪屎草、白珠子草、白球子草（福建），白地茜（南宁），猪屎潺、地茜（广西），铁拳头、散星草、地杨梅、三牙钻、蚊子草、小二郎箭、偷鸡打（浙江），三牙戟，满天星，沙飞草，大救驾，三节剑，山胡椒，连地稗，食胡荽，疟疾草。

3.3 曾称：石胡荽《食疗本草》，野园荽、鸡肠草《本草纲目》，鹅不食《生草药性备要》，地芫荽《医林纂要》。

3.4 原植物名称：石胡荽，食胡荽，鸡肠草，鹅不食，地芫荽，球子草（广东），白地茜、猪屎潺（广西），白珠子草（福建），散星草、地杨梅、蚊子草（浙江），砂药草（江苏），二郎戟（贵州），通天窍（四川）。

4 文献通考

《食疗本草》卷下：“石胡荽，寒，无毒。通鼻气，利九窍，吐风痰，不任食。亦去翳，熟挼内鼻中，翳自落。俗名‘鹅不食草’。”[1]

《证类本草》卷二十七：“石胡荽，寒，无毒。通鼻气，利九窍，吐风痰，不任食，亦去翳。熟挼内鼻中，翳自落，俗名鹅不食草。”[13]

《本草品汇精要》卷之三十八：“石胡荽，无毒，植生。石胡荽通鼻气，利九窍，吐风痰，不任食，亦去翳，熟挼，纳鼻中，翳自落。【名】鹅不食草。”[14]

《本草纲目》第二十七卷：“石胡荽《四声本草》。【校正】自菜部移入此。【释名】天胡荽《纲目》、野园荽（同）、鹅不食草《食性》、鸡肠草（详见下名）。【集解】时珍曰：石胡荽，生石缝及阴湿处小草也。高二、三寸，冬月生苗，细茎小叶，形状宛如嫩胡荽。其气辛熏不堪食，鹅亦不食之。夏开细花，黄色，结细子。极易繁衍，僻地则铺满也。案：孙思邈《千金方》云：一种小草，生近水渠中湿处，状类胡荽，名天胡荽，亦名鸡肠草。即此草也。与繁缕之鸡肠，名同物异。”[15]

《本经逢原》卷二：“石胡荽，即天胡荽，俗名鹅不食草，又名鸡肠草。辛温，无毒。汁制砒石、雄黄。发明，鹅不食草气温而升，味辛而散，故能透达巅顶。人但知其搐鼻通而落息肉，不知其治头痛之功最捷，而除翳之功更奇，挼塞鼻中翳膜自落，故碧云散用以取嚏，则浊气宣通而翳自除，是昔人以开锅盖法喻之。”[16]

《生草药性备要》下卷：“鹅不食，味腥，性寒。理跌打折骨，止痛、消肿、消热，去痘后眼膜。五月五日午时择之阴干，医诸般眼疾，配入药用。”[19]

《医林纂要》卷二：“地芫荽：辛，苦，温，布地生，似芫荽而小，气甚烈，一名鹅不食草。通郁去寒，可截疟止痢。捣汁和酒服。以干末搐鼻，可发嚏，去寒郁。”[20]

《得配本草》卷四：“石胡荽，一名鹅不食草。制砒石、雄黄。辛，温。入手太阴经气分。利九窍，吐风痰，除痰疟，散痧疹，利二便，拔肿毒，落息肉，治金疮。配川山甲、归尾，捣敷一切肿毒。佐青黛、川芎，嗃鼻，治目中星障。酒拌蒸。齐痘疮，酒煎喷。除头面外，凡遍身及衣帐喷之，辟恶除秽。气虚胃弱者禁用。”[17]

《本草述钩元》卷十三：“石胡荽，一名鹅不食草。生石缝及阴湿处，高二三寸，细茎小叶，宛如嫩芫荽。气辛，不堪食，鹅亦不食之。冬月生苗，夏开细花黄色。（濒湖）”[18]

《中药志》：“鹅不食草　本品为少常用或常用中药。商品为菊科植物石胡荽的干燥全草。……【原植物】石胡荽　别名：食胡荽《品汇精要》，鸡肠草《本草纲目》，鹅不食《生草药性备要》，地芫荽《医林纂要》，球子草（广东），白地茜、猪屎潺（广西），白珠子草（福建），散星草、地杨梅、蚊子草（浙江），砂药草（江苏），二郎戟（贵州），通天窍（四川）。Centipeda minima（L.）A. Braun et Aschers. ——菊科 Compositae.”[11]

《中药材手册》：“鹅不食草（《纲目》名石胡荽，列入草部石草类）本品为菊科植物石胡荽 Centipeda minima（L.）A. Braun et Aschers 的干燥全草。原植物系一年生纤细草本，均为野生，喜生于阴湿处、稻田、水渠边及路旁。【别名】不食草（河南）、痧药草（江苏）、地胡椒（四川）。”[12]

《全国中草药汇编》：“鹅不食草　别名：球子草、石胡荽、地胡椒、三牙戟。来源：为菊科石胡荽属植物鹅不食草 Centipeda minima（L.）A. Brauv. et Aschers. 的全草。”[15]

《中药大辞典》：“鹅不食草《食性本草》【异名】食胡荽《品汇精要》，野园荽《濒湖集简方》，鸡肠草《纲目》，鹅不食《生草药性备要》，地芫荽《医林纂要》，满天星、沙飞草、地胡椒、大救驾《简易草药》，三节剑《分类草药性》，山胡椒、连地稗《岭南采药录》，球子草《广州植物志》，二郎戟、小救驾《贵州民间方药集》，杜网草、猪屎草《福建民间草药》，砂药草《江苏植药志》，白地茜《南宁市药物志》，猪屎潺《广西中药志》，通天窍《四川中药志》，雾水沙、猫沙、小拳头《广东中药》，铁拳头、散星草、地杨梅、三牙钻、蚊子草《浙江民间常用草药》，白珠子草《福建中草药》。【基原】为菊科植物石胡荽的带花全草。【原植物】石胡荽《四声本草》Centipeda minima（L.）A. Braun et Aschers. 。”[7]

《中医大辞典·中药分册》：“鹅不食草　出《食性本草》。又名地胡椒、球子草、散星草。为菊科植物石胡荽 Centipeda minima（L.）A. Br. et Aschers. 的带花全草。分布东北、华北、华南、中南、西南及陕西。”[8]

《中国医学百科全书·中医学》：“鹅不食草　始载于《四声本草》。又名球子草、地胡椒、散星草、疟疾草、通天窍。为菊科植物石胡荽 Centipeda minima（L.）A. Br. et Aschers. 的全草。中国东北、华北、华东、中南、西南各省、区都有分布。”[9]

《全国中药炮制规范》：“鹅不食草　［处方用名］鹅不食草。【来源】本品为菊科植物鹅不食草 Centipeda minima（L.）A. Br. et Aschers. 的干燥全草。均系野生。主产于湖北、浙江、江苏、广东等地。夏、秋二季花开时采收，洗去泥沙，干燥。药材以色灰绿、刺激性气强者为佳。”[13]

《中国药材学》：“鹅不食草　【别名】球子草，地胡椒，小拳头，小二郎箭，疟疾草，偷鸡打、散星草（浙江），石胡椒、通天窍（四川），白珠子草（福建），地茜（广西）。【来源】本品为菊科植物石胡荽 Centipeda minima（L.）A. Br. et Aschers. 的全草。”[14]

《中国中医药学主题词表》：“鹅不食草 Centipeda minima　属菊科；属开窍药和祛风湿药。”[10]

《中华本草》：“鹅不食草《食性本草》【异名】野园荽《濒湖集简方》，鸡肠草《纲目》，鹅不食《生草药性备要》，地芫荽《医林纂要·药性》，满天星、沙飞草、地胡椒、大救驾《简易草药》，三节剑《分类草药性》，山胡椒、连地稗《岭南采药录》，二郎戟、小救驾《贵州民间方药集》，杜网草、猪屎草《福建民间草药》，砂药草《江苏植药志》，白地茜《南宁市药物志》，猪屎潺《广西中药志》，通天窍《四川中药志》，球子草、雾水沙、猫沙、小拳头《广东中药》，铁拳头、散星草、地杨梅、三牙钻、蚊子草《浙江民间常用草药》，白球子草《福建中草药》，二郎剑《四川常用中草药》。……【来源】为菊科植物石胡荽的全草。【原植物】石胡荽 Centipeda minima（L.）A. Br. et Aschers. 又名：球子草《广州植物志》。”[16]

《中华人民共和国药典》：“鹅不食草 Herba centipedae　本品为菊科植物鹅不食草 Centipeda minima（L.）A. Br. et Aschers. 的干燥全草。夏、秋二季花开时采收，洗去泥沙，晒干。”[6]

5　参考文献

1　唐·孟诜. 食疗本草. 北京：人民卫生出版社，1984，129

2　国家药典委员会. 中华人民共和国药典. 一部. 北京：化学工业出版社，2000，285

3　江苏新医学院. 中药大辞典. 上海：上海科学技术出版社，1977，2400

4　《中医大辞典》编辑委员会. 中医大辞典·中药分册. 北京：人民卫生出版社，1982，370

5　《中医学》编辑委员会. 中国医学百科全书·中医学. 上海：上海科学技术出版社，1997，973

6　吴兰成主编. 中国中医药学主题词表. 北京：中医古籍出版社，1996，86

7　中国医学科学院药物研究所等. 中药志. 第四册. 北京：人民卫生出版社，1993，678

8　中华人民共和国卫生部药政管理局. 中药材手册. 北京：人民卫生出版社，1998，468

9　中华人民共和国卫生部药政管理局. 全国中药炮制规范. 北京：人民卫生出版社，1988，241

10　国钧等主编. 中国药材学. 北京：中国医药科技出版社，1996，1631

11　《全国中草药汇编》编写组. 全国中草药汇编. 上册. 北京：人民卫生出版社，1996，884

12　国家中医药管理局《中华本草》编委会. 中华本草. 第七册. 上海：上海科学技术出版社，1999，770.

13　宋·唐慎微．证类本草．北京：人民卫生出版社，1957，501
14　明·刘文泰．本草品汇精要．北京：人民卫生出版社，1982，848
15　明·李时珍．本草纲目．北京：人民卫生出版社，1982，1391
16　清·张璐．本经逢原．上海：上海科学技术出版社，1959，120
17　清·严西亭．得配本草．上海：上海卫生出版社，1957，22
18　清·杨时泰．本草述钩元．上海：科技卫生出版社，1958，360
19　清·何克谏．生草药性备要．见：岭南本草古籍三种．北京：中国医药科技出版社，1999，54
20　清·王绂．医林纂要．合肥：安徽科学技术出版社，1993，179

455　番泻叶

Fanxieye

Folium Sennae

1　定名依据

1.1　正名

1.1.1　汉文名：番泻叶（豆科植物狭叶番泻 Cassia angustifolia Vahl 或尖叶番泻 Cassia acutifolia Delile 的干燥小叶）。

1.1.2　英文名：senna leaf.

1.2　依据

1.2.1　定名的文献依据

1.2.1.1　《饮片新参》："番泻叶，苦、香、凉。泄热，利肠府，通大便，中寒泄泻者忌用。"[1]

1.2.1.2　《中华人民共和国药典》："番泻叶 Folium sennae　本品为豆科植物狭叶番泻 Cassia angustifolia Vahl 或尖叶番泻 Cassia acutifolia Delile 的干燥小叶。"[2]

1.2.1.3　《普通高等教育中医药类规划教材·中药学》："番泻叶《饮片新参》为豆科草本状小灌木植物狭叶番泻 Cassia angustifolia Vahl 和尖叶番泻 Cassia acutifolia Delile 的叶。前者主产于印度、埃及和苏丹，后者主产于埃及，我国广东、广西及云南亦有栽培。通常于9月采收。晒干。生用。"[3]

1.2.1.4　《中药大辞典》："番泻叶《饮片新参》【异名】旃那叶、泻叶《药物学大成》，泡竹叶《上海市中药饮片炮制规范》。【基原】为豆科植物狭叶番泻或尖叶番泻的小叶。【原植物】①狭叶番泻 Cassia angustifolia Vahl. ②尖叶番泻 Cassia acutifolia Del.。"[4]

1.2.1.5　《中国医学百科全书·中医学》："番泻叶　又名泡竹叶、泻叶茶。为豆科植物狭叶番泻 Cassia angustifolia Vahl 或尖叶番泻 C. acutifolia Del. 的叶。狭叶番泻在开花前摘取叶片，尖叶番泻在果实将成熟时摘取叶片，晒干或阴干。"[5]

1.2.1.6　《中国中医药学主题词表》："番泻叶（中药）Cassia angustifolia（tcd）属豆科和攻下药；Mesh 有蕃泻叶（senna）。D 狭叶番泻。"[6]

1.2.1.7　《中药材手册》："番泻叶　本品为豆科植物狭叶番泻 Cassia angustifolia Vahl 或尖叶番泻 Cassia acutifolia Delile 的干燥叶。原植物系草本状小灌木。商品均系进口。同属植物耳叶番泻叶为番泻叶的伪品，不能作药用，应注意鉴别。【别名】狭叶番泻叶又名印度番泻叶。尖叶番泻叶又称亚历山大番泻叶。”[7]

1.2.1.8　《中药志》：“番泻叶　本品为较常用中药。商品主要为豆科植物狭叶番泻的叶。……【原植物】狭叶番泻　别名：印度番泻叶。Cassia angustifolia Vahl——豆科 Leguminosae.”[8]

1.2.1.9　《中华本草》：“番泻叶《饮片新参》【异名】旃那叶、泻叶《药物学大成》，泡竹叶《上海市中药饮片炮制规范》。……【来源】为豆科植物狭叶番泻和尖叶番泻的小叶。【原植物】1. 狭叶番泻 Cassia angustifolia Vahl. 2. 尖叶番泻 Cassia acutifolia Del.。”[9]

1.2.1.10　《中医大辞典·中药分册》[10]、《全国中药炮制规范》[11]、《中国药材学》[12]、《全国中草药汇编》[13]等现代中药著作多以“番泻叶”作为本药正名（参见“文献通考”）。

1.2.2　定名选择的理由

番泻叶 Folium sennae，系豆科植物狭叶番泻 Cassia angustifolia Vahl 或尖叶番泻 Cassia acutifolia Delile 的干燥小叶。本品原产热带，由国外引进。本品始载于民国《饮片新参》，以“番泻叶”为正名。现代文献中我国最新出版的《中华人民共和国药典》、《普通高等教育中医药类规划教材·中药学》以及辞书类著作《中医大辞典·中药分册》、《中药大辞典》、《中国医学百科全书·中医学》等均以“番泻叶”作为本药正名。已经广泛应用于中医药学文献的标引和检索的《中国中医药学主题词表》也以“番泻叶”作为本药的正式主题词。现代本草著作如《全国中草药汇编》、《中药志》、《中华本草》、《中国药材学》、《中药材手册》、《全国中药炮制规范》等均以“番泻叶”作为本药的正名。

1.3　与正名等效的名词：无。

2　源流考释

番泻叶（豆科植物狭叶番泻 Cassia angustifolia Vahl 或尖叶番泻 Cassia acutifolia Delile 的干燥小叶）原产国外，引入国内药用主要在清代以后。“番泻叶”之名见于民国·王一仁的《饮片新参》：“番泻叶，苦、香、凉。泄热，利肠府，通大便，中寒泄泻者忌用。”[1]

现代本草著作如《中华人民共和国药典》、《普通高等教育中医药类规划教材·中药学》、《中医大辞典·中药分册》、《中药大辞典》、《中国医学百科全书·中医学》、《中国中医药学主题词表》、《全国中草药汇编》、《中药志》、《中华本草》、《中国药材学》、《中药材手册》、《全国中药炮制规范》等均以“番泻叶”为正名，同时尚记载有“印度番泻叶”、“亚历山大番泻叶”《中药材手册》[7]，“泻叶”《全国中草药汇编》[13]，“旃那叶”、“泡竹叶”《中药大辞典》[4]，“泻叶茶”《中国医学百科全书·中医学》[5]，“地熏草”、“泡竹叶”《中国药材学》[12]，等名地俗称。还记载有本品原植物“狭叶番泻”的异名“印度番泻叶”《中药志》[8]等；原植物名称“尖叶番泻”《中药大辞典》[4]等

3　附录

3.1　又称：无。

3.2 俗称：地熏草、泡竹叶（上海），泻叶，旃那叶，泡竹叶，泻叶茶，印度番泻叶，亚历山大番泻叶。

3.3 曾称：无。

3.4 原植物名称：狭叶番泻，印度番泻叶；尖叶番泻。

4 文献通考

《饮片新参》："番泻叶，苦、香、凉。泄热，利肠府，通大便，中寒泄泻者忌用。"[1]

《中药志》："番泻叶 本品为较常用中药。商品主要为豆科植物狭叶番泻的叶。……【原植物】狭叶番泻 别名：印度番泻叶。Cassia angustifolia Vahl——豆科 Leguminosae."[8]

《中药材手册》："番泻叶 本品为豆科植物狭叶番泻 Cassia angustifolia Vahl 或尖叶番泻 Cassia acutifolia Delile 的干燥叶。原植物系草本状小灌木。商品均系进口。同属植物耳叶番泻叶为番泻叶的伪品，不能作药用，应注意鉴别。【别名】狭叶番泻叶又名印度番泻叶。尖叶番泻叶又称亚历山大番泻叶。"[7]

《全国中草药汇编》："番泻叶 别名：泻叶。来源：为豆科山扁豆属植物狭叶番泻 Cassia angustifolia Vahl 及尖叶番泻 C. acutifolia Delile 的叶。"[13]

《中药大辞典》："番泻叶《饮片新参》【异名】旃那叶、泻叶《药物学大成》，泡竹叶《上海市中药饮片炮制规范》。【基原】为豆科植物狭叶番泻或尖叶番泻的小叶。【原植物】①狭叶番泻 Cassia angustifolia Vahl. ②尖叶番泻 Cassia acutifolia Del.。"[4]

《中医大辞典·中药分册》："番泻叶 见《饮片新参》。又名旃那叶、泻叶、泡竹叶。为豆科植物狭叶番泻 Cassia angustifolia Vahl 或尖叶番泻 C. acutifolia Del. 的叶。主产印度、埃及。"[10]

《全国中药炮制规范》："番泻叶 ［处方用名］番泻叶。【来源】本品为豆科植物狭叶番泻 Cassia angustifolia Vahl 或尖叶番泻 Cassia acutifolia Delile 的干燥叶。均系栽培。我国广东、云南等地有栽培。狭叶番泻叶在开花前摘取叶，阴干，尖叶番泻叶在果实成熟时，剪下枝条，摘取叶片，干燥。药材以干燥、叶形狭尖、片大、完整、色绿、梗小，无泥沙者为佳。"[11]

《中国药材学》："番泻叶 【别名】地熏草、泡竹叶（上海）。【来源】本品为豆科植物狭叶番泻 Cassia angustifolia Vahl 或尖叶番泻 C. acutifolia Delile 的小叶。"[12]

《中国医学百科全书·中医学》："番泻叶 又名泡竹叶、泻叶茶。为豆科植物狭叶番泻 Cassia angustifolia Vahl 或尖叶番泻 C. acutifolia Del. 的叶。狭叶番泻在开花前摘取叶片，尖叶番泻在果实将成熟时摘取叶片，晒干或阴干。"[5]

《中国中医药学主题词表》："番泻叶（中药）Cassia angustifolia（tcd）属豆科和攻下药；Mesh 有蕃泻叶（senna）。D 狭叶番泻。"[6]

《普通高等教育中医药类规划教材·中药学》："番泻叶《饮片新参》为豆科草本状小灌木植物狭叶番泻 Cassia angustifolia Vahl 和尖叶番泻 Cassia acutifolia Delile 的叶。前者主产于印度、埃及和苏丹，后者主产于埃及，我国广东、广西及云南亦有栽培。通常于9月采收。晒干。生用。"[3]

《中华本草》："番泻叶《饮片新参》【异名】旃那叶、泻叶《药物学大成》，泡竹叶

《上海市中药饮片炮制规范》。……【来源】为豆科植物狭叶番泻和尖叶番泻的小叶。【原植物】1. 狭叶番泻 Cassia angustifolia Vahl. 2. 尖叶番泻 Cassia acutifolia Del. 。"[9]

《中华人民共和国药典》："番泻叶 Folium sennae　本品为豆科植物狭叶番泻 Cassia angustifolia Vahl 或尖叶番泻 Cassia acutifolia Delile 的干燥小叶。"[2]

5　参考文献

1　民国·王一仁. 饮片新参. 上海：千顷堂书局，1936

2　国家药典委员会. 中华人民共和国药典. 一部. 北京：化学工业出版社，2000，285

3　雷载权主编. 普通高等教育中医药类规划教材·中药学. 上海：上海科学技术出版社，1995，100

4　江苏新医学院. 中药大辞典. 上海：上海科学技术出版社，1977，2409

5　《中医学》编辑委员会. 中国医学百科全书·中医学. 上海：上海科学技术出版社，1997，1209

6　吴兰成主编. 中国中医药学主题词表. 北京：中医古籍出版社，1996，99

7　中华人民共和国卫生部药政管理局. 中药材手册. 北京：人民卫生出版社，1998，497

8　中国医学科学院药物研究所等. 中药志. 第五册. 北京：人民卫生出版社，1993，139

9　国家中医药管理局《中华本草》编委会. 中华本草. 第四册. 上海：上海科学技术出版社，1999，398.

10　《中医大辞典》编辑委员会. 中医大辞典·中药分册. 北京：人民卫生出版社，1982，372

11　中华人民共和国卫生部药政管理局. 全国中药炮制规范. 北京：人民卫生出版社，1988，256

12　徐国钧等主编. 中国药材学. 北京：中国医药科技出版社，1996，879

13　《全国中草药汇编》编写组. 全国中草药汇编. 下册. 北京：人民卫生出版社，1996. 626

456　滑石

Huashi

Talcum

1　定名依据

1.1　正名

1.1.1　汉文名：滑石〔硅酸盐类矿物滑石族滑石，主含含水硅酸镁［$Mg_3(Si_4O_{10})(OH)_2$］〕。

1.1.2　英文名：talc.

1.2　依据

1.2.1　定名的文献依据

1.2.1.1　《神农本草经》卷一："滑石，味甘，寒。主身热泄澼，女子乳难，癃闭。利小便，荡胃中积聚寒热，益精气。久服，轻身、耐饥、长年。生山谷。"[1]

1.2.1.2　《名医别录》卷第一："滑石，大寒，无毒。通九窍、六腑、津液，去留结，止渴，令人利中。一名液石，一名共石，一名脆石，一名番石。生赭阳、及太山之阴、或掖北白山、或卷山。采无时。(石苇为之使。恶曾青。)"[2]

1.2.1.3　《新修本草》卷第三："滑石，味甘，寒、大寒，无毒。主身热、泄澼，女子乳难，癃闭，利小便，荡胃中积聚寒热，益精气，通九窍六腑津液，去留结，止渴，令人利中。久服轻身，耐饥，长年。”[3]

1.2.1.4 《本草图经·玉石上品》：“滑石，生赭阳山谷及泰山之阴，或掖北白山，或卷山，今道、永、莱、濠州皆有之。此有二种，道、永州出者，白滑如凝脂。《南越志》云：背城县出背石，背石即滑石也。土人以为烧器，用以烹鱼是也。莱、濠州出者，理粗质青，有白黑点，亦谓之斑石。二种皆可作器用，甚精好。”[4]

1.2.1.5 《本草纲目》第九卷：“滑石《本经·上品》。【释名】画石《衍义》、液石《别录》、脊石（音辽）、脱石（音夺）、冷石（弘景）、番石《别录》、共石。”[5]

1.2.1.6 《本草经解》卷四：“滑石，气寒，味甘，无毒。主身热泄澼，女子乳难，癃闭，利小便，荡胃中积聚寒热，益精气，久服轻身，耐饥长年。（水研飞）”[6]

1.2.1.7 《中华人民共和国药典》：“滑石 Talcum　本品为硅酸盐类矿物滑石族滑石，主含含水硅酸镁［Mg_3（Si_4O_{10}）$(OH)_2$］。采挖后，除去泥沙及杂石。”[7]

1.2.1.8 《普通高等教育中医药类规划教材·中药学》：“滑石《本经》为硅酸盐类矿物滑石族滑石 Huashi，主含含水硅酸镁［Mg_3·（Si_4O_{10}）·$(OH)_2$］主产于山东、江西、山西、辽宁等地。全年可采。研粉或水飞用。”[8]

1.2.1.9 《中药大辞典》：“滑石《本经》【异名】液石、共石、脱石、番石《别录》，夕冷《药性论》，脆石、留石《石药尔雅》，画石《本草衍义》。【基原】为硅酸盐类矿物滑石的块状体。【原矿物】滑石 Talc.”[9]

1.2.1.10 《中国中医药学主题词表》：“滑石△。Talc△。属矿物药和祛湿利水药。”[10]

1.2.1.11 《中国医学百科全书·中医学》：“滑石　始载于《神农本草经》。又名画石、活石。为硅酸盐类矿物滑石的块状体。产于中国辽宁、山东、山西、陕西、江苏等省。”[11]

1.2.1.12 《中药材手册》[12]、《中医大辞典·中药分册》[13]、《全国中药炮制规范》[14]、《中国药材学》[15]、《全国中草药汇编》[16]、《中药志》[17]、《中华本草》[18]等现代中药著作多以“滑石”作为本药正名（参见“文献通考”）。

1.2.2 定名选择的理由

1.2.2.1 滑石 Talcum，系硅酸盐类矿物滑石族滑石，主含含水硅酸镁［Mg_3（Si_4O_{10}）$(OH)_2$］。采挖后，除去泥沙及杂石。本品始载于汉《神农本草经》，以“滑石”为正名，此后诸家本草著作均以“滑石”为正名载录本品，如魏晋《名医别录》，唐·苏敬等撰《新修本草》，宋·苏颂《本草图经》，明·李时珍《本草纲目》，清·叶桂《本草经解》等，并一直沿用至今。

1.2.2.2 我国最新出版的《中华人民共和国药典》、《普通高等教育中医药类规划教材·中药学》以及辞书类著作《中医大辞典·中药分册》、《中药大辞典》、《中国医学百科全书·中医学》等均以“滑石”作为本药正名。已经广泛应用于中医药学文献的标引和检索的《中国中医药学主题词表》也以“滑石”作为本药的正式主题词。现代本草著作如《全国中草药汇编》、《中华本草》、《中国药材学》、《中药材手册》、《全国中药炮制规范》等均以“滑石”作为本药的正名。

1.3 与正名等效的名词：无。

2 源流考释

滑石（硅酸盐类矿物滑石族滑石，主含含水硅酸镁[$Mg_3(Si_4O_{10})(OH)_2$]）始载于汉《神农本草经》，以“滑石”作为正名。如《神农本草经》卷一：“滑石，味甘，寒。主身热泄澼，女子乳难，癃闭。利小便，荡胃中积聚寒热，益精气。久服，轻身、耐饥、长年。生山谷。”[1]

后世本草著作均沿用《神农本草经》之说，以“滑石”为正名。如魏晋《名医别录》[2]，南北朝·陶弘景《本草经集注》[19]，唐·苏敬《新修本草》[3]、梅彪《石药尔雅》[20]，宋·苏颂《本草图经》[4]、唐慎微《证类本草》[21]、寇宗奭《本草衍义》[22]，元·王好古《汤液本草》[23]，明·刘文泰《本草品汇精要》[24]、陈嘉谟《本草蒙筌》[25]、李时珍《本草纲目》[5]、卢之颐《本草乘雅半偈》[26]、李中梓《本草征要》[27]，清·张志聪《本草崇原》[28]、蒋居祉《本草择要纲目》[29]、陈士铎《本草新编》[30]、汪昂《本草易读》[31]及《本草备要》[32]、张璐《本经逢原》[33]、叶桂《本草经解》[6]、徐大椿《神农本草经百种录》[34]、吴仪洛《本草从新》[35]、严西亭《得配本草》[36]、黄宫绣《本草求真》[37]、陈念祖《神农本草经读》[38]、姚澜《本草分经》[39]、杨时泰《本草述钩元》[40]、叶志诜《神农本草经赞》[41]、凌奂《本草害利》[42]、陈其瑞《本草撮要》[43]、张秉成《本草便读》[44]等，同时尚记载有“斑石”、“脊石”（《本草图经》引《南越志》），“液石”、“共石”、“脆石”、“番石”《名医别录》，“脱石”《本草经集注》、“石液”、“雷河督子”、“冷石”、“留石”《石药尔雅》，“夕冷”（《证类本草》引《药性论》），“画石”《本草衍义》等异名。如《本草图经》引《南越志》云：“滑石……《南越志》云：脊城县出脊石，脊石即滑石也。土人以为烧器，用以烹鱼是也。莱、濠州出者，理粗质青，有白黑点，亦谓之斑石。二种皆可作器用，甚精好。”[4]《名医别录》卷第一：“滑石　大寒，无毒。通九窍、六腑、津液，去留结，止渴，令人利中。一名液石，一名共石，一名脆石，一名番石。生赭阳、及太山之阴、或掖北白山、或卷山。采无时。（石苇为之使。恶曾青。）”[2]《本草经集注》：“滑石　味甘，寒、大寒，无毒。……一名液石，一名共石，一名脱石，一名番石。”[19]《本草经集注》：“滑石，一名石液，一名共石，一名脆石，一名番石，一名雷河督子，一名冷石，一名留石。”[20]《证类本草》卷第三：“滑石味甘，寒、大寒，无毒。……臣禹锡等谨按药性论云：滑石，臣。一名夕冷。能疗五淋，主难产。”[21]《本草衍义》：“滑石　今谓之画石，以其软滑可写画。淋家多用。若暴得吐逆不下食，以生细末贰钱匕，温水服，仍急以热面半盏，押定。”[22]

现代本草著作如《中华人民共和国药典》、《普通高等教育中医药类规划教材·中药学》、《中医大辞典·中药分册》、《中药大辞典》、《中国医学百科全书·中医学》、《中国中医药学主题词表》、《全国中草药汇编》、《中华本草》、《中国药材学》、《中药材手册》、《中药志》、《全国中药炮制规范》等均以“滑石”为正名，同时尚记载有“活石”、“硬滑石”《中国药材学》等各地俗称；原植物名称“滑石”《中药大辞典》[9]等。

须予说明的是，古代本草记载的“滑石”包括硬滑石（即硅酸盐类矿物滑石族滑石）与软滑石（即黏土滑石或称高岭石）两种，现代文献《中药志》、《全国中草药汇编》记载的“滑石”也包括上述两种，而本条“滑石”仅为硅酸盐类矿物滑石族滑石，应用应注意鉴别。

3 附录

3.1 又称：滑石粉（饮片规格名）。

3.2 俗称：活石，硬滑石。

3.3 曾称：肻石、斑石《南越志》，液石、共石、脆石、番石《名医别录》，脱石《本草经集注》，石液、雷河昝子、冷石、留石《石药尔雅》，夕冷《药性论》，画石《本草衍义》。

3.4 原矿物名称：滑石。

4 文献通考

《神农本草经》卷一："滑石，味甘，寒。主身热泄澼，女子乳难，癃闭。利小便，荡胃中积聚寒热，益精气。久服，轻身、耐饥、长年。生山谷。"[1]

《名医别录》卷第一："滑石，大寒，无毒。通九窍、六腑、津液，去留结，止渴，令人利中。一名液石，一名共石，一名脆石，一名番石。生赭阳、及太山之阴、或掖北白山、或卷山。采无时。（石苇为之使。恶曾青。）"[2]

《本草经集注·玉石三品》："滑石，味甘，寒、大寒，无毒。主治身热，泄澼，女子乳难，癃闭，利小便，荡胃中积聚寒热，益精气，通九窍六腑津液，去留结，止渴，令人利中。久服轻身，耐饥，长年。一名液石，一名共石，一名脱石，一名畨石。"[19]

《新修本草》卷第三："滑石，味甘，寒、大寒，无毒。主身热、泄澼，女子乳难，癃闭，利小便，荡胃中积聚寒热，益精气，通九窍六腑津液，去留结，止渴，令人利中。久服轻身，耐饥，长年。一名液石，一名共石，一名脱石，一名番石。生赭阳山谷，及太山之阴，或掖北白山，或卷山，采无时。"[3]

《石药尔雅》上卷："滑石，一名石液，一名共石，一名脆石，一名番石，一名雷河昝子，一名冷石，一名留石。"[20]

《本草图经·玉石上品》："滑石，生赭阳山谷及泰山之阴，或掖北白山，或卷山，今道、永、莱、濠州皆有之。此有二种，道、永州出者，白滑如凝脂。《南越志》云：肻城县出肻石，肻石即滑石也。土人以为烧器，用以烹鱼是也。莱、濠州出者，理粗质青，有白黑点，亦谓之斑石。二种皆可作器用，甚精好。"[4]

《证类本草》卷第三："滑石，味甘，寒、大寒，无毒。主身热、泄澼，女子乳难，癃闭，利小便，荡胃中积聚寒热，益精气，通九窍六腑津液，去留结，止渴，令人利中。久服轻身，耐饥，长年。一名液石，一名共石，一名脱石，一名番石。……臣禹锡等谨按药性论云：滑石，臣。一名夕冷。能疗五淋，主难产。"[21]

《本草衍义》卷四："滑石，今谓之画石，以其软滑可写画。淋家多用。若暴得吐逆不下食，以生细末贰钱匕，温水服，仍急以热面半盏，押定。"[22]

《汤液本草》卷之六："滑石，气寒，味甘。大寒。无毒。入足太阳经。《象》云：治前阴不利，性沉重，能泄上气令下行。故曰滑则利窍。不可与淡渗同用。"[23]

《本草品汇精要》卷之一："滑石，无毒，山穴生。滑石（出《神农本经》），主身热泄澼，女子乳难，癃（音隆）闭，利小便，荡胃中积聚寒热，益精气。久服轻身耐饥长年（以上朱字《神农本经》）。通九窍六腑津液，去留结，止渴，令人利中（以上黑字

《名医》所录)。【名】液石、共石、脱石、番石、画石、夕冷。"[24]

《本草蒙筌》卷之八:"滑石,味甘,气大寒。性沉重,降也,阴也。无毒。所在多有,收采无时。细腻洁白者为佳,粗顽青黑者勿用。"[25]

《本草纲目》第九卷:"滑石《本经·上品》。【释名】画石《衍义》、液石《别录》、膋石(音辽)、脱石(音夺)、冷石(弘景)、番石《别录》、共石。"[5]

《本草乘雅半偈》第二帙:"滑石《本经·上品》。坎不盈柢既平。【气味】甘寒,无毒。【主治】主身热泄澼,女子乳难癃闭,利小便,荡胃中积聚寒热,益精气。久服轻身耐饥长年。"[26]

《本草征要》第三卷:"滑石,味甘、淡,性寒,无毒,入胃,膀胱二经。利小便,行积滞。宣九窍之闭,通六腑之结。"[27]

《本草崇原》卷上:"滑石,气味甘寒,无毒。主治身热泄癖,女子乳难,癃闭,利小便,荡胃中积聚寒热,益精气。久服轻身耐饥,长年。(滑石一名液石,又名膋石,始出赭阳山谷及太山之阴,或掖北白山,或卷山,今湘州、永州、始安、岭南近道诸处皆有。初取柔软,久渐坚硬,白如凝脂,滑而且腻者佳。)"[28]

《本草择要纲目·寒性药品》:"滑石 【气味】甘寒无毒,入足太阳经。【主治】利小便,荡胃中积聚寒热,通九窍六腑津液,去留结止渴。"[29]

《本草新编》卷之五:"滑石,味甘,气大寒,性沉重,降也,阴也,无毒。入足太阳。利九窍,津液频生。行六腑,积滞不阻。逐瘀血而解烦渴,分水道以实大肠,上气降火,实有奇功。"[30]

《本草易读》卷八:"滑石,丹皮同煮,研用。石苇为使,恶曾青,制雄黄。以广东中及山东蓬莱者为佳云。甘,寒,无毒。足太阳药也。"[31]

《本草备要·金石水土部》:"滑石,滑,利窍,通,行水,体重,泻火气,轻,解肌滑利窍,淡渗湿,甘益气,补脾胃,寒泻热,降心火。色白入肺,上开腠理而发表(肺主皮毛),下走膀胱而行水,通六腑九窍津液,为足太阳经(膀胱)本药。"[32]

《本经逢原》卷一:"滑石,甘寒,无毒。色青赤者有毒。《本经》主身热泄澼,女子乳难癃闭,利小便,荡胃中积聚寒热,益精气。"[33]

《本草经解》卷四:"滑石,气寒,味甘,无毒。主身热泄澼,女子乳难,癃闭,利小便,荡胃中积聚寒热,益精气,久服轻身,耐饥长年。(水研飞)"[6]

《神农本草经百种录·上品》:"滑石,味甘寒。主身热,寒能除热。泄澼,滑石,能滑利大小肠,分清水谷。谷水分,则泄澼愈矣。女子乳难,乳亦水类,滑石利水且能润窍,故有通乳之功。癃闭,利小便,滑利小肠。荡胃中积聚寒热,滑利大肠,凡积聚寒热由蓄饮垢腻成者,皆能除之。"[34]

《本草从新》卷十三:"滑石,通、利窍行水、体重、泻火。淡渗湿,滑利窍,寒泻热,色白入肺,清其化源,而下走膀胱以利水,通六腑九窍津液,为足太阳经本药。"[35]

《得配本草》卷一:"滑石,石苇为之使。恶曾青,制雄黄。甘、淡、寒滑。入足太阳、阳明经。利毛腠之窍,清水湿之源,除三焦湿热。治积热吐衄,中暑烦渴,呕吐泻痢,淋秘乳难,水肿脚气,诸疮肿毒。得葱汤送下,治妇人转脬。"[36]

《本草求真》卷四:"滑石,降上中下湿热。滑石(专入膀胱),何以滑名,因其性滑而名之也。滑石味甘气寒,色白,服则能以清热降火,通窍利便,生津止渴,为足太阳膀胱经药。"[37]

《神农本草经读》卷之二："滑石，气味甘、寒，无毒。主身热泄澼，女子乳难，癃闭；利小便，荡胃中积聚寒热，益精气。久服轻身，耐饥长年。"[38]

《本草分经·原例》："滑石，淡寒滑，膀胱经本药，亦入肺清其化源，而下走膀胱以利水，通六腑九窍精液，除上中下三焦湿热，消暑降火荡热渗湿。"[39]

《本草述钩元》卷五："滑石，广之桂林各邑及猺峒中皆出之，山东蓬莱县桂府村所出者亦佳（濒湖）。味甘淡，气寒，入足太阳膀胱经，兼入足阳明手少阴太阳阳明经。主荡胃中积聚寒热，去留结，利中，通九窍六腑津液。"[40]

《神农本草经赞》卷一："滑石，味甘寒，主身热溲澼，女子乳难癃闭，利小便，荡胃中积聚寒热，益精气，久服轻身耐饥长年，生山谷。"[41]

《本草害利·肾部药队》："滑石，【害】性沉重降，能泄上气令下行，本利窍清暑之药。若病人脾虚下陷，及阴精不足内热，以致小水短少赤涩或不利，烦渴身热，由于阴虚火炽水涸者，皆禁用。脾肾俱虚者，虽作泄勿服。伤寒病当发表者，尤忌。表有邪，得此渗泄重降之品，必愈陷入里，而成败症矣。【利】甘淡寒，入肺、脾、肾、膀胱四经。利小便，行积滞，宣九窍之闭，通六腑之结。滑石利窍，非独小便也。上能利毛窍，下能利精窍，为荡热燥湿之剂，故清暑需之。"[42]

《本草撮要》卷六："滑石，味甘寒，入足太阳经，功专发汗利小便，得甘草解暑止泻，加红曲治赤痢，加干姜治白痢，凡脾虚下陷，及精滑有孕，病当发表者均忌。石苇为使，宜甘草。"[43]

《本草便读·金石部》："滑石，甘淡性寒，清热有功于肺胃，分消质滑，导邪直降于州都，除湿热之稽留，宣表里而无滞。"[44]

《中药志》："滑石　本品为常用中药，《神农本草经》列为上品。其矿物主要有两种：硬滑石即矿物学中的滑石，软滑石为高岭石。"[17]

《中药材手册》："滑石（《纲目》列入金石部石类）本品为硅酸盐类矿物滑石，俗称'硬滑石'。主要在热液蚀变和接触变质岩中形成。习惯以山东、江西产者质量较佳。商品中尚有用特种手工艺加工后之剩余物入药的。此外，四川、贵州、湖北等省所用滑石性状与本品不同，应注意鉴别。"[12]

《全国中草药汇编》："滑石　别名：画石。来源：为天然矿石，其原矿物有两种：硬滑石即矿物学中的滑石，软滑石为高岭石。"[16]

《中药大辞典》："滑石《本经》【异名】液石、共石、脱石、番石《别录》，夕冷《药性论》，脆石、留石《石药尔雅》，画石《本草衍义》。【基原】为硅酸盐类矿物滑石的块状体。【原矿物】滑石 Talc."[9]

《中医大辞典·中药分册》："滑石　出《神农本草经》。又名画石。为矿物滑石的块状体。主江西、山东、江苏、陕西、山西、河北、福建、浙江、广东、广西、辽宁等地。"[13]

《中国医学百科全书·中医学》："滑石　始载于《神农本草经》。又名画石、活石。为硅酸盐类矿物滑石的块状体。产于中国辽宁、山东、山西、陕西、江苏等省。"[11]

《全国中药炮制规范》："滑石　［处方用名］滑石、滑石粉。【来源】本品为单斜晶系矿物滑石 Talcum，主含含水硅酸镁。主产于山东、江苏、陕西、山西、辽宁等地。采挖后，除去泥沙及杂石。药材以色白、滑润者为佳。”[14]

《中国药材学》：“滑石 【别名】画石，活石，硬滑石。【来源】本品为硅酸盐类矿物滑石族滑石。习称硬滑石。”[15]

《中国中医药学主题词表》：“滑石△。Talc△。属矿物药和祛湿利水药。”[10]

《普通高等教育中医药类规划教材·中药学》：“滑石《本经》为硅酸盐类矿物滑石族滑石 Huashi，主含含水硅酸镁[Mg_3·(Si_4O_{10})·$(OH)_2$]主产于山东、江西、山西、辽宁等地。全年可采。研粉或水飞用。”[8]

《中华本草》：“滑石《本经》【异名】脊石《南越志》，液石、共石、脱石、番石《别录》，夕冷《药性论》，脆石、留石《石药尔雅》，画石《本草衍义》，活石《中药志》。……【来源】为硅酸盐类滑石族矿物滑石。【原矿物】滑石 Talc.”[18]

《中华人民共和国药典》：“滑石 Talcum　本品为硅酸盐类矿物滑石族滑石，主含含水硅酸镁［Mg_3（Si_4O_{10}）$(OH)_2$］。采挖后，除去泥沙及杂石。”[7]

5　参考文献

1　汉·神农本草经. 清顾观光重辑本. 北京：人民卫生出版社，1955，26

2　魏晋·名医别录. 北京：人民卫生出版社，1986，9

3　唐·苏敬等撰. 新修本草. 合肥：安徽科学技术出版社，1981，98

4　宋·苏颂. 本草图经. 合肥：安徽科学技术出版社，1994，18

5　明·李时珍. 本草纲目. 北京：人民卫生出版社，1982，550

6　清·叶桂. 本草经解. 上海：上海科学技术出版社，1958，95

7　国家药典委员会. 中华人民共和国药典. 一部. 北京：化学工业出版社，2000，287

8　雷载权主编. 普通高等教育中医药类规划教材·中药学. 上海：上海科学技术出版社，1995，139

9　江苏新医学院. 中药大辞典. 上海：上海科学技术出版社，1977，2415

10　吴兰成主编. 中国中医药学主题词表. 北京：中医古籍出版社，1996，159

11　《中医学》编辑委员会. 中国医学百科全书·中医学. 上海：上海科学技术出版社，1997，1071

12　中华人民共和国卫生部药政管理局. 中药材手册. 北京：人民卫生出版社，1998，734

13　《中医大辞典》编辑委员会. 中医大辞典·中药分册. 北京：人民卫生出版社，1982，373

14　中华人民共和国卫生部药政管理局. 全国中药炮制规范. 北京：人民卫生出版社，1988，402

15　徐国钧等主编. 中国药材学. 北京：中国医药科技出版社，1996，1906

16　《全国中草药汇编》编写组. 全国中草药汇编. 上册. 北京：人民卫生出版社，1996，835

17　中国医学科学院药物研究所等. 中药志. 第四册. 北京：人民卫生出版社，1961，288

18　国家中医药管理局《中华本草》编委会. 中华本草. 第一册. 上海：上海科学技术出版社，1999，283

19　南北朝·陶弘景. 本草经集注. 北京：人民卫生出版社，1994，136

20　唐·梅彪. 石药尔雅. 据别下斋丛书本抄本

21　宋·唐慎微. 证类本草. 北京：人民卫生出版社，1957，88

22　宋·寇宗奭. 本草衍义. 上海：商务印书馆，1937，24

23　元·王好古. 汤液本草. 见：景印文渊阁四库全书（745）. 北京：中医古籍出版社，1986，100

24　明·刘文泰. 本草品汇精要. 北京：人民卫生出版社，1982，116

25　明·陈嘉谟. 本草蒙筌. 北京：人民卫生出版社，1988，347

26　明·卢之颐. 本草乘雅半偈. 北京：人民卫生出版社，1986，97

27 明·李中梓. 本草征要. 见：李中梓医学全书. 北京：中国中医药出版社，1999，148
28 清·张志聪. 本草崇原. 北京：中国中医药出版社，1992，45
29 清·蒋居祉. 本草择要纲目. 见：珍本医书集成（二）. 上海：上海科学技术出版社，1985，13
30 清·陈士铎. 本草新编. 北京：中国中医药出版社，1996，267
31 清·汪昂. 本草易读. 北京：人民卫生出版社，1987，366
32 清·汪昂. 本草备要. 北京：中国中医药出版社，1998，219
33 清·张璐. 本经逢原. 上海：上海科学技术出版社，1959，14
34 清·徐大椿. 神农本草经百种录. 见：景印文渊阁四库全书（785）. 北京：中医古籍出版社，1986，561
35 清·吴仪洛. 本草从新. 北京：中医古籍出版社，2001，191
36 清·严西亭. 得配本草. 上海：上海卫生出版社，1957，17
37 清·黄宫绣. 本草求真. 上海：上海科学技术出版社，1959，154
38 清·陈念祖. 神农本草经读. 北京：人民卫生出版社，1959，23
39 清·姚澜. 本草分经. 上海：上海科学技术出版社，1989，135
40 清·杨时泰. 本草述钩元. 上海：科技卫生出版社，1958，45
41 清·叶志诜. 神农本草经赞. 见：珍本医书集成（二）. 上海：上海科学技术出版社，1985，4
42 清·凌奂. 本草害利. 北京：中医古籍出版社，1982，104
43 清·陈其瑞. 本草撮要. 见：珍本医书集成（二）. 上海：上海科学技术出版社，1985，76
44 清·张秉成. 本草便读. 上海：上海卫生出版社，1957，94

457 蓖麻子

Bimazi

Semen Ricini

1 定名依据

1.1 正名

1.1.1 汉文名：蓖麻子（大戟科植物蓖麻 Ricinus communis L. 的干燥成熟种子）。

1.1.2 英文名：castor seed.

1.2 依据

1.2.1 定名的文献依据

1.2.1.1 《新修本草》卷十一："蓖麻子，味甘、辛，平，有小毒。主水症，水研二十枚服之，吐恶沫，加至三十枚，三日一服，瘥则止。又主风虚寒热，身体疮痒浮肿，尸疰恶气，榨取油涂之。叶主脚气，风肿不仁，捣蒸敷之。此人间所种者，叶似大麻叶而甚大，其子如蜱，又名萆麻。今胡中来者，茎赤，树高丈余，子大如皂荚核，用之益良。油涂叶炙热熨囟上，止衄尤验也。（新附）"[1]

1.2.1.2 《证类本草》第十一卷："蓖麻子，味甘辛平，有小毒。主水症，水研二十枚，三日一服，差则止。又主风虚寒热，身体疮疡浮肿，尸疰恶气，炸取油涂之。"[2]

1.2.1.3 《本草衍义》卷十二："蓖麻子，蓖麻子作朵生，从下旋旋开花而上，从下结子，宛如牛身之蜱。取子炒熟，去皮，烂嚼，临睡服三二枚，渐加至十数枚。治瘰疬，必效。”[3]

1.2.1.4　《本草品汇精要》卷十三：“蓖麻子，有小毒附叶，植生。蓖（音革）麻子，主水症，水研二十枚，服之，吐恶沫，加至三十枚，三日一服，瘥则止。又主风虚寒热，身体疮痒，浮肿，尸疰恶气，榨取油涂之。叶主脚气风肿不仁，捣蒸敷之（《名医》所录）。【名】革麻。”[4]

1.2.1.5　《本草求真·上编》：“蓖麻子（毒草），有收拔恶毒，开窍通利之力。蓖麻子（专入经络诸窍），甘辛有热，性味颇类巴豆。既有收引拔毒之能，复有开窍通利之力。观书所言捣膏以贴手臂肿痛，一夜即效。”[5]

1.2.1.6　《本草撮要》卷一：“蓖麻子，味苦有毒，性善收亦善走。入手太阴足太阳经，功专开通诸窍经络。治偏风头痛，合乳香等分捣成饼，随左右贴太阳，解发出气即愈。”[6]

1.2.1.7　《中华人民共和国药典》：“蓖麻子 Semen ricini　本品为大戟科植物蓖麻 Ricinus communis L. 的干燥成熟种子。秋季采摘成熟果实，晒干，除去果壳，收集种子。”[7]

1.2.1.8　《中药大辞典》：“蓖麻子《唐本草》【异名】萆麻子《雷公炮炙论》，蓖麻仁《圣济总录》，大麻子《中国药植志》，红大麻子《药材学》。【基原】为大戟科植物蓖麻的种子。【原植物】蓖麻《唐本草》Ricinus communis L.，又名：牛蓖子草、红蓖麻、勒菜、杜麻、草麻。”[8]

1.2.1.9　《中国中医药学主题词表》：“蓖麻子 Semen ricini　为大戟科植物蓖麻的成熟种子；属攻下药；用蓖麻检索1995前文献。C 蓖麻。”[9]

1.2.1.10　《中医大辞典·中药分册》：“蓖麻子　出《新修本草》。又名八麻子、金豆、天麻子果。为大戟科植物蓖麻 Ricinus communis L. 的种子。我国大部分地区有栽培。”[10]

1.2.1.11　《中国医学百科全书·中医学》：“蓖麻子　始载于《雷公炮炙论》。原名萆麻子，又名大麻子。为大戟科植物蓖麻 Ricinus communis L. 的种子。中国大部分地区均产。”[11]

1.2.1.12　《中药志》[12]、《中药材手册》[13]、《全国中药炮制规范》[14]、《中国药材学》[15]、《中华本草》[16]等现代中药著作多以“蓖麻子”作为本药正名（参见“文献通考”）。

1.2.2　定名选择的理由

1.2.2.1　蓖麻子 Semen ricini，系大戟科植物蓖麻 Ricinus communis L. 的干燥成熟种子。“蓖麻子”作为本品正名始载于唐·苏敬《新修本草》，此后历代本草著作多沿此说，在载录本品时均以“蓖麻子”为正名，如宋·唐慎微《证类本草》、寇宗奭《本草衍义》，明·刘文泰《本草品汇精要》，清·黄宫绣《本草求真》、陈其瑞《本草撮要》等，并一直沿用至今。

1.2.2.2　我国最新出版的《中华人民共和国药典》以及辞书类著作《中医大辞典·中药分册》、《中药大辞典》、《中国医学百科全书·中医学》等均以“蓖麻子”作为本药正名。已经广泛应用于中医药学文献的标引和检索的《中国中医药学主题词表》也以“蓖麻子”作为本药的正式主题词。现代本草著作如《中药志》、《中华本草》、《中国药材学》、《中药材手册》、《全国中药炮制规范》等均以“蓖麻子”作为本药的正名。

1.3　与正名等效的名词：无。

2 源流考释

蓖麻子（大戟科植物蓖麻 Ricinus communis L. 的干燥成熟种子）原称“萆麻子”。始载于南北朝·雷敩《雷公炮炙论》：“凡使，勿用黑天赤利子，缘在地蒌上生，是颗两头尖，有毒，药中不用。其蓖麻子，形似巴豆，节节有黄黑斑点。凡使，先须和皮，用盐汤煮半日，去皮，取子，研过用。”[17]

“蓖麻子”作为正名记载始见于唐·苏敬《新修本草》，该书同时尚记载有“萆麻”等本品原植物名称。如《新修本草》卷十一：“蓖麻子 味甘、辛，平，有小毒。……此人间所种者，叶似大麻叶而甚大，其子如蜱，又名萆麻。”[1]

后世历代著作除明·李时珍《本草纲目》[18]在“蓖麻”项下介绍本品，宋·赵佶《圣济总录》[19]以“蓖麻仁”为正名组方，其余均多沿用《新修本草》之说，以“蓖麻子”为正名，如唐·孙思邈《千金翼方》[20]，宋·唐慎微《证类本草》[2]、寇宗奭《本草衍义》[3]、佚名《增广太平和剂图经本草药性总论》[21]，明·刘文泰《本草品汇精要》[4]、陈嘉谟《本草蒙筌》[22]、李时珍《濒湖炮炙法》[23]、缪希雍《炮炙大法》[24]、李中梓《雷公炮炙药性解》[25]及《本草征要》[26]，清·蒋居祉《本草择要纲目》[27]、日本稻宣义《炮炙全书》[28]、汪昂《本草易读》[29]及《本草备要》[30]、张璐《本经逢原》[31]、吴仪洛《本草从新》[32]、严西亭《得配本草》[33]、黄宫绣《本草求真》[5]、姚澜《本草分经》[34]、杨时泰《本草述钩元》[35]、陈其瑞《本草撮要》[6]、张秉成《本草便读》[36]等。

现代本草著作除《全国中草药汇编》[37]以“蓖麻”为正名载录外，其它如《中华人民共和国药典》[7]、《中医大辞典·中药分册》[10]、《中药大辞典》[8]、《中国医学百科全书·中医学》[11]、《中国中医药学主题词表》[9]、《中药志》[12]、《中药材手册》[13]、《全国中药炮制规范》[14]、《中国药材学》[15]、《中华本草》[16]等均“蓖麻子”为正名，同时尚记载有“大麻子”《中药材手册》[13]，“红蓖麻”、“天麻子果”《全国中草药汇编》[37]，“红大麻子”《中药大辞典》[8]，“八麻子”、“金豆”《中医大辞典·中药分册》[10]，“红麻”、“草麻”、“牛蓖”《中国药材学》[15]等各地俗称。还记载有本品原植物“蓖麻”的异名“萆麻”、“蓖麻仁”、“大麻子”《中药志》[12]，“牛蓖子草”、“红蓖麻”、“勒菜”、“杜麻”、“草麻”《中药大辞典》[8]等。

3 附录

3.1 又称：无。

3.2 俗称：红麻，草麻，金豆（上海），八麻子（山东），牛蓖（福建），大麻子，红蓖麻，天麻子果，红大麻子。

3.3 曾称：萆麻子《雷公炮炙论》，蓖麻仁《圣济总录》。

3.4 原植物名称：蓖麻《新修本草》，萆麻，蓖麻仁，大麻子，牛蓖子草，红蓖麻，勒菜，杜麻，草麻。

4 文献通考

《雷公炮炙论》下卷：“萆麻子，雷公云：凡使，勿用黑天赤利子，缘在地蒌上生，是颗两头尖，有毒，药中不用。其萆麻子，形似巴豆，节节有黄黑斑点。凡使，先须和皮，用盐汤煮半日，去皮，取子，研过用。”[17]

《新修本草》卷十一：“蓖麻子，味甘、辛，平，有小毒。主水症，水研二十枚服之，吐恶沫，加至三十枚，三日一服，瘥则止。又主风虚寒热，身体疮痒浮肿，尸疰恶气，榨取油涂之。叶主脚气，风肿不仁，捣蒸敷之。此人间所种者，叶似大麻叶而甚大，其子如蜱，又名萆麻。今胡中来者，茎赤，树高丈余，子大如皂荚核，用之益良。油涂叶炙热熨囟上，止衄尤验也。（新附）”[1]

《千金翼方》卷三：“蓖麻子，味甘辛，平，有小毒。主水症，水研二十枚，服之，吐恶沫，加至三十枚，三日一服，瘥则止。又主风虚寒热，身体疮痒浮肿，尸疰恶气，榨取油涂之。叶：主脚气，风肿不仁。捣蒸傅之。敷。”[20]

《证类本草》第十一卷：“蓖麻子，味甘辛平，有小毒。主水症，水研二十枚，三日一服，差则止。又主风虚寒热，身体疮疡浮肿，尸疰恶气，炸取油涂之。”[2]

《本草衍义》卷十二：“蓖麻子，蓖麻子作朵生，从下旋旋开花而上，从下结子，宛如牛身之蜱。取子炒熟，去皮，烂嚼，临睡服三二枚，渐加至十数枚。治瘰疬，必效。”[3]

《圣济总录》卷一百一十五：“耳耵聍，论曰耳者肾之候，心之寄窍，风热搏于经络，则耳中津液结聚，如麸片之状，久则丸结不消，或似蚕蛹，致气窍不通，耵聍为聋。治耵聍塞耳，矾石膏方，矾石（熬令汁尽三分），附子（炮裂去皮脐一两），菖蒲（半两），杏仁（汤浸去皮尖双仁炒黄三两别研），蓖麻仁（二两半别研），松脂、烟脂（各三分），上七味，捣研令匀，和如膏，以绵裹枣核大，塞耳中，常令相续，以瘥为度。”[19]

《增广太平和剂图经本草药性总论》：“蓖麻子，味甘辛，平，有小毒。主水症，又主风虚寒热，身体疮痒浮肿，尸疰恶气。叶：主脚气风肿不仁，捣蒸敷之。日华子云：治水胀腹满，又催生。敷产人手足心，产后速拭去。疮痍疥癞亦可研敷。《海上方》：治难产及胞衣不下。”[21]

《本草品汇精要》卷十三：“蓖麻子，有小毒附叶，植生。蓖（音草）麻子主水症，水研二十枚，服之，吐恶沫，加至三十枚，三日一服，瘥则止。又主风虚寒热，身体疮痒，浮肿，尸疰恶气，榨取油涂之。叶主脚气风肿不仁，捣蒸敷之（《名医》所录）。【名】萆麻。”[4]

《本草蒙筌》卷三：“蓖麻子，明州蓖麻，儋州蓖麻，味甘、辛，气平。有小毒。园圃中俱种，胡地者盖良。子如牛蜱色斑，叶类火麻厚大。得名由此，其性善收。剥谷取仁，修制忌铁。盐汤入砂锅煮透，（半日为度。）捞起以石臼捣糜。用敷无名毒疽，吸出有形滞物。剩骨立起，脓血尽追。涂足心，下胎孕子胞如神；涂巅顶，收生肠脱肛甚捷。涂口眼㖞僻，即牵正复元。”[22]

《本草纲目》第十七卷：“蓖麻（蓖音卑。《唐本草》）。【释名】（颂曰）叶似大麻，子形宛如牛蜱，故名。（时珍曰）蓖亦作螕。螕，牛虱也。其子有麻点，故名蓖麻。”[18]

《濒湖炮炙法》卷二：“蓖麻子，【𫄧曰】凡使勿用黑天赤利子，缘在地蒌上生，是颗两头尖有毒。其蓖麻子，节节有黄黑斑。凡使以盐汤煮半日，去皮取子研用。【时珍曰】取蓖麻油法：用蓖麻仁五升捣烂，以水一斗煮之，有沫撇起，待沫尽乃止。去水，以沫煎至点灯不炸、滴水不散为度。”[23]

《炮炙大法·草部》：“蓖麻子（形似巴豆，节节有黄黑斑点，凡使，先须和皮用盐汤煮半日，去皮取子研过用，忌炒豆，伏丹砂、粉霜）。”[24]

《雷公炮制药性解》卷四：“蓖麻子，味甘辛，有小毒，入脾大肠二经。主水腹腹满，脏腑燥热，无名肿毒，敷之可消；口眼㖞斜，敷之可正；涂足心，下胞胎如神；涂巅顶，收生肠甚捷。忌见铁器，服过者一生忌食豆，误犯之腹胀猛甚。叶，主脚气风肿不仁，捣蒸传之。按：丹溪云：蓖麻子属阴，故入太阴阳明，以驱水满，以催产难固矣！而无名肿毒热也；口眼㖞斜，风也。何并治之，岂其辛甘发散之功耶？雷公云：凡使勿用黑天赤利子，缘在地蒌上生，是以有毒。其蓖麻子形似巴豆而光滑，有黄黑斑点，凡使先须和皮用盐汤浸半日，去皮取肉，研过用。”[25]

《本草征要》卷四：“蓖麻子，味甘、辛，性平，有毒。口眼不正，疮毒肿浮。头风脚气，瘰疬丹瘤。胞衣不下，子肠不收。如前诸症，皆从外治，不经内服，以其长于吸收，能拔病气出外。（凡服蓖麻，一生不得食豆，犯之甚者能胀死。验。）”[26]

《本草择要纲目·平性药品》：“蓖麻子 【气味】甘辛平有小毒，阴也。【主治】性善收能追脓，取毒，又能出有形之滞物，故取胎产胞衣刺骨。”[27]

《炮炙全书》卷二：“蓖麻子，甘、辛，平，有毒。凡使以盐汤煮半日，去皮取子研用，服蓖麻者一生不得食炒豆，犯之胀死。其油能伏丹砂、粉霜。取蓖麻油法，研烂入水煮之，有沫撇起，沫尽方止，取沫煎至滴水不散为度。”[28]

《本草易读》卷五：“蓖麻子，外壳无刺，内实红色者良。辛，甘，有毒。通诸关，开诸窍。贴偏风㖞斜，疗水气浮肿。捣烂塞鼻窒耳聋，烧烟熏喉痹舌胀。下胞衣而收子肠，敷瘰疬而平恶疮。”[29]

《本草备要·草部》：“蓖麻子，泻，通窍，拔毒，出有形滞物。辛苦有毒。性善收，亦善走，能开通诸窍、经络。治偏风不遂，㖞斜（捣饼。左贴右，右贴左，即止）口噤，鼻窒耳聋（捣烂绵裹，塞耳塞鼻），喉痹舌胀（油作纸，燃烟熏）。能利水气，治水症浮肿（研服。当下青黄水，壮人只可五粒）能出有形滞物。治针刺入肉（捣敷伤处，频看，刺出即去药，恐努出好肉），竹木骨哽（蓖麻子一两，凝水石二两，研匀。以一捻置舌根，噙咽，自然不见），胞胎不下。（蓖麻一粒，巴豆一粒，麝香一分，贴脐中并足心，胎下即去之。若子肠挺出者，捣膏涂顶心，即收。）”[30]

《本经逢原》卷二：“蓖麻子，甘辛温，有毒。去壳取仁白者良。禁食炒豆，犯之必胀。发明，蓖麻属阴，其性善收，能追脓取毒拔邪外出，为外科要药。能出有形之滞物，故取胎产胞衣，剩骨胶血者用之。时珍曰：蓖麻甘辛有热毒，气味颇近巴豆。亦能利人，故下水气。其性善走，能开通诸窍经络，治偏风失音，口噤，口目㖞斜，头风七窍诸病，不止于出有形之物也。”[31]

《本草从新》卷四：“蓖麻子，泻、通窍拔毒、出有形滞物。辛、甘、热，性善收，亦善走，能开通诸窍经络。治风气头痛、（痛不可忍、乳香、蓖麻仁等分捣饼、随左右贴太阳、解发出气、甚验。）、口眼㖞斜、（捣烂、左㖞贴右、右㖞贴左、即正。）鼻窒耳聋。（捣烂绵裹、塞鼻、塞耳。）”[32]

《得配本草》卷三：“蓖麻子，忌炒豆。伏丹砂、粉霜。辛、甘、热。有毒。其力收吸，能拔病气以出肌表。其性善走，能开诸窍以通经络。治瘰疬，追疮脓。配乳香、食盐，捣饼贴太阳穴，治风气头痛。配羊脂、山甲，少加麝香，以油煎膏，日摩数次，治偏风。去壳，取油涂纸，烧烟熏之，治舌上出血及喉痹舌肿等症。一切肿毒，痛不可忍，研敷立止。禁用内服。服之不得食豆，犯之胀死。”[33]

《本草求真·上编》：“蓖麻子（毒草），有收拔恶毒，开窍通利之力。蓖麻子（专入经络诸窍），甘辛，有热，味颇类巴豆。既有收引拔毒之能，复有开窍通利之力。观书所言捣膏以贴手臂肿痛，一夜即效。”[5]

《本草分经·原例》：“蓖麻子，辛甘热，能开通诸窍经络，出有形滞物，利水气拔毒，外用屡效，内服宜慎食，蓖麻一生不得食炒豆，犯之胀死。”[34]

《本草述钩元》卷十：“蓖麻子，夏生苗叶，秋吐细花，随即结实。气味甘辛，有毒热，善收吸，开通关窍经络。治偏风不遂，口眼㖞邪，失音口噤，及头风舌肿喉闭，敷一切毒疽。”[35]

《本草撮要》卷一：“蓖麻子，味苦有毒，性善收亦善走。入手太阴足太阳经，功专开通诸窍经络。治偏风头痛，合乳香等分捣成饼，随左右贴太阳，解发出气即愈。”[6]

《本草便读·草部》：“蓖麻子，辛温有吸引之功，宣风利窍。苦毒为外敷之药，拔腐提脓。（蓖麻子辛苦微甘，性温有毒，虽有宣风利水之能。然毕竟外用之物，长于吸引提拔，故凡口眼㖞斜，以及妇人子宫下坠等证。皆可用此研涂。至于外科提脓化腐，尤为得力耳。）”[36]

《中药志》：“蓖麻子，本品为少常用中药。商品为大戟科植物蓖麻的成熟种子。……【原植物】蓖麻 别名：草麻、蓖麻仁、大麻子。Ricinus communis L. ——大戟科 Euphorbiaceae.”[12]

《中药材手册》：“蓖麻子（《纲目》列入草部毒草类项下）本品为大戟科植物蓖麻 Ricinus communis L. 的干燥成熟种子。原植物系一年生草本，均为栽培。【别名】大麻子、蓖麻仁。”[13]

《全国中草药汇编》：“蓖麻 别名：红蓖麻、天麻子果、蓖麻子。来源：为大戟科蓖麻属植物蓖麻 Ricinus communis L.，以种子、根及叶入药。”[37]

《中药大辞典》：“蓖麻子《唐本草》【异名】萆麻子《雷公炮炙论》，蓖麻仁《圣济总录》，大麻子《中国药植志》，红大麻子《药材学》。【基原】为大戟科植物蓖麻的种子。【原植物】蓖麻《唐本草》Ricinus communis L.，又名：牛蓖子草、红蓖麻、勒莱、杜麻、草麻。”[8]

《中医大辞典·中药分册》：“蓖麻子 出《新修本草》。又名八麻子、金豆、天麻子果。为大戟科植物蓖麻 Ricinus communis L. 的种子。我国大部分地区有栽培。”[10]

《中国医学百科全书·中医学》：“蓖麻子 始载于《雷公炮炙论》。原名萆麻子，又名大麻子。为大戟科植物蓖麻 Ricinus communis L. 的种子。中国大部分地区均产。”[11]

《全国中药炮制规范》：“蓖麻子 ［处方用名］蓖麻子。【来源】本品为大戟科植物蓖麻 Ricinus communis L. 的干燥成熟种子。均系栽培。全国大部分地区均有生产。秋季果实成熟，果皮未开裂时采摘，干燥，去壳收集种子。药材以颗粒充实、饱满、油性足者为佳。”[14]

《中国药材学》：“蓖麻子 【别名】红麻，草麻，金豆（上海），八麻子（山东），牛蓖（福建）。【来源】本品为大戟科植物蓖麻 Ricinus communis L. 的种子。”[15]

《中国中医药学主题词表》：“蓖麻子 Semen ricini 为大戟科植物蓖麻的成熟种子；属攻下药；用蓖麻检索 1995 前文献。C 蓖麻。”[9]

《中华本草》："蓖麻子《新修本草》【异名】萆麻子《雷公炮炙论》，蓖麻仁《圣济总录》，大麻子《中国药用植物志》，红大麻子《药材学》。……【来源】为大戟科植物蓖麻的种子。【原植物】蓖麻 Ricinus communis L. 又名：萆麻《新修本草》，牛蓖子草、红蓖麻、勒菜、杜麻、草麻《中药大辞典》。"[16]

《中华人民共和国药典》："蓖麻子 Semen ricini 本品为大戟科植物蓖麻 Ricinus communis L. 的干燥成熟种子。秋季采摘成熟果实，晒干，除去果壳，收集种子。"[7]

5 参考文献

1 唐·苏敬等撰. 新修本草. 合肥：安徽科学技术出版社，1981，287

2 宋·唐慎微. 证类本草. 北京：人民卫生出版社，1957，265

3 宋·寇宗奭. 本草衍义. 上海：商务印书馆，1937，69

4 明·刘文泰. 本草品汇精要. 北京：人民卫生出版社，1982，398

5 清·黄宫绣. 本草求真. 上海：上海科学技术出版社，1959，256

6 清·陈其瑞. 本草撮要. 见：珍本医书集成（二）. 上海：上海科学技术出版社，1985，27

7 国家药典委员会. 中华人民共和国药典. 一部. 北京：化学工业出版社，2000，288

8 江苏新医学院. 中药大辞典. 上海：上海科学技术出版社，1977，2446

9 吴兰成主编. 中国中医药学主题词表. 北京：中医古籍出版社，1996，22

10 《中医大辞典》编辑委员会. 中医大辞典·中药分册. 北京：人民卫生出版社，1982，378

11 《中医学》编辑委员会. 中国医学百科全书·中医学. 上海：上海科学技术出版社，1997，1295

12 中国医学科学院药物研究所等. 中药志. 第三册. 北京：人民卫生出版社，1993，652

13 中华人民共和国卫生部药政管理局. 中药材手册. 北京：人民卫生出版社，1998，373

14 中华人民共和国卫生部药政管理局. 全国中药炮制规范. 北京：人民卫生出版社，1988，198

15 徐国钧等主编. 中国药材学. 北京：中国医药科技出版社，1996，1265

16 国家中医药管理局《中华本草》编委会. 中华本草. 第四册. 上海：上海科学技术出版社，1999，844.

17 南北朝·雷敩. 雷公炮炙论. 上海：上海中医学院出版社，1986，105

18 明·李时珍. 本草纲目. 北京：人民卫生出版社，1982，1145

19 宋·赵佶. 圣济总录. 北京：人民卫生出版社，1962，1966

20 唐·孙思邈. 千金翼方. 北京：人民卫生出版社，1955，33

21 宋·佚名. 增广太平和剂图经本草药性总论. 见：增广太平惠民和剂局方. 海口：海南出版社，2002，453

22 明·陈嘉谟. 本草蒙筌. 北京：人民卫生出版社，1988，200

23 明·李时珍. 濒湖炮炙法. 合肥：安徽科技出版社，1991

24 明·缪希雍. 炮炙大法. 明末庄继先校刻本

25 明·李中梓. 雷公炮制药性解. 见：中国医学大成（二）. 长沙：岳麓书社，1990. 147

26 明·李中梓. 本草征要. 见：李中梓医学全书. 北京：中国中医药出版社，1999，128

27 清·蒋居祉. 本草择要纲目. 见：珍本医书集成（二）. 上海：上海科学技术出版社，1985，110

28 ［日］稻宣义. 炮炙全书. 北京：中医古籍出版社，1981，68

29 清·汪昂. 本草易读. 北京：人民卫生出版社，1987，206

30 清·汪昂. 本草备要. 北京：中国中医药出版社，1998，119

31 清·张璐. 本经逢原. 上海：上海科学技术出版社，1959，93

32 清·吴仪洛. 本草从新. 北京：中医古籍出版社，2001，78

33　清·严西亭．得配本草．上海：上海卫生出版社，1957，35
34　清·姚澜．本草分经．上海：上海科学技术出版社，1989，176
35　清·杨时泰．本草述钩元．上海：科技卫生出版社，1958，288
36　清·张秉成．本草便读．上海：上海卫生出版社，1957，50
37　《全国中草药汇编》编写组．全国中草药汇编．上册．北京：人民卫生出版社，1996，903

458　蒺藜
Jili
Fructus　Tribuli

1　定名依据

1.1　正名

1.1.1　汉文名：蒺藜（蒺藜科植物蒺藜 Tribulus terrestris L. 的干燥成熟果实）。

1.1.2　英文名：puncturevine caltrop fruit.

1.2　依据

1.2.1　定名的文献依据

1.2.1.1　《神农本草经》卷一："蒺藜子，味苦，温。主恶血，破癥结积聚，喉痹，乳难。久服，长肌肉，明目、轻身。一名旁通，一名屈人，一名止行，一名豺羽，一名升推。生平泽，或道旁。"[1]

1.2.1.2　《毛诗传》："墙上有荠，以茨为茅苇，开屋字。《传》云：茨，蒺藜也，旧本作蒺藜，非。"[2]

1.2.1.3　《本草衍义》卷八："蒺藜，蒺藜有两等：一等杜蒺藜，即今之道旁布地而生，或生墙上，有小黄花，结芒刺，此正是墙有茨者。花收摘荫干，为末，每服三二钱，饭后以温酒调服，治白癜风。又一种白蒺藜，出同州沙苑牧马处。黄紫花，作荚，结子如羊内肾。补肾药，今人多用。风家惟用刺蒺藜。"[3]

1.2.1.4　《本草纲目》第十六卷："蒺藜《本经·上品》。【释名】茨《尔雅》、旁通《本经》、屈人《本经》、止行《本经》、豺羽《本经》、升推。弘景曰：多生道上及墙上，叶布地，子有刺，状如菱而小。"[4]

1.2.1.5　《本草崇原》卷上："蒺藜，气味苦温，无毒。主治恶血，破瘕癥积聚，喉痹，乳难。久服长肌肉，明目，轻身。"[5]

1.2.1.6　《中华人民共和国药典》："蒺藜 Fructus tribuli　本品为蒺藜科植物蒺藜 Tribulus terrestris L. 的干燥成熟果实。秋季果实成熟时采割植株，晒干，打下果实，除去杂质。"[6]

1.2.1.7　《中医大辞典·中药分册》："蒺藜　出《本草衍义》。又名蒺藜子、白蒺藜、硬蒺藜、三角蒺藜。为蒺藜科植物蒺藜 Tribulus terrestris L. 的果实。主产河南、河北、山东、安徽等地。"[7]

1.2.1.8　《中国中医药学主题词表》："蒺藜 Tribulus terrestris　属蒺藜科和平肝熄风

药。”[8]

1.2.1.9 《中药材手册》：“蒺藜（《纲目》列入草部隰草类）本品为蒺藜科植物蒺藜 Tribulus terrestris L. 的干燥成熟果实。原植物系一年生草本。均为野生。喜生于原野、河滩、路旁或干旱沙土地带。山东及河北个别地区另用一种软蒺藜，性状与蒺藜不同。”[9]

1.2.1.10 《全国中药炮制规范》：“蒺藜（刺蒺藜）［处方用名］蒺藜、炒蒺藜、盐蒺藜。【来源】本品为蒺藜科植物蒺藜 Tribulus terrestris L. 的干燥成熟果实。均系野生。主产于河南、河北、山东、安徽等地。”[10]

1.2.1.11 《中国药材学》：“蒺藜 【别名】刺蒺藜，狗娃刺，硬蒺藜（东北），蒺骨子、血见悉、野菱角、红花子（江苏），七厘丹（湖南）。【来源】本品为蒺藜科植物蒺藜 Tribulus terrestris L. 的果实。”[11]

1.2.2 定名选择的理由

1.2.2.1 蒺藜 Fructus tribuli，系蒺藜科植物蒺藜 Tribulus terrestris L. 的干燥成熟果实。本品始载于汉《神农本草经》，“蒺藜”之名始见于《毛诗传》，以“蒺藜”作为本品正名记载始自宋·寇宗奭《本草衍义》，其后大多本草著作如明·李时珍《本草纲目》，清·张志聪《本草崇原》等即以“蒺藜”作为正名，并一直沿用至今。

1.2.2.2 我国最新出版的《中华人民共和国药典》以及辞书类著作《中医大辞典·中药分册》等以“蒺藜”作为本药正名。已经广泛应用于中医药学文献的标引和检索的《中国中医药学主题词表》也以“蒺藜”作为本药的正式主题词。现代本草著作如《中国药材学》、《中药材手册》、《全国中药炮制规范》等均以“蒺藜”作为本药的正名。

1.3 与正名等效的名词：无。

2 源流考释

蒺藜（蒺藜科植物蒺藜 Tribulus terrestris L. 的干燥成熟果实）入药始载于汉《神农本草经》，以“蒺藜子”作为正名，以“旁通”、“屈人”、“止行”、“豺羽”、“升推”作为异名。如《神农本草经》卷一：“蒺藜子 味苦，温。主恶血，破癥结积聚，喉痹，乳难。久服，长肌肉，明目、轻身。一名旁通，一名屈人，一名止行，一名豺羽，一名升推。生平泽，或道旁。”[1] 后世本草著作多有沿用《神农本草经》之说，以“蒺藜子”为正名，如魏晋《名医别录》[12]，南北朝·陶弘景《本草经集注》[13]，唐·苏敬《新修本草》[14]，宋·苏颂《本草图经》[15]、唐慎微《证类本草》[16]，明·刘文泰《本草品汇精要》[17]、陈嘉谟《本草蒙筌》[18]，清·陈士铎《本草新编》[19]、汪昂《本草备要》[20]、杨时泰《本草述钩元》[21]、叶志诜《神农本草经赞》[22] 等。同时记载有“即藜”《名医别录》[12]，“即蔾”《本草经集注》[13]，“即梨”《新修本草》[14]，“休羽”《本草品汇精要》[17] 等异名。

“蒺藜”之名始见于《毛诗传》：“墙上有荠，以茨为茅苇，开屋宇。《传》云：茨，蒺藜也，旧本作蒺藜，非。”[2] “蒺藜”作为本草正名始见于宋·寇宗奭《本草衍义》卷八：“蒺藜，蒺藜有两等：一等杜蒺藜，即今之道旁布地而生，或生墙上，有小黄花，结芒刺，此正是墙有茨者。花收摘荫干，为末，每服三二钱，饭后以温酒调服，治白癜风。又一种白蒺藜，出同州沙苑牧马处。黄紫花，作荚，结子如羊内肾。补肾药，今人多用。风家惟用刺蒺藜。”[3] 其后的本草著作中也多以此为准，以“蒺藜”为正名，如明·李时珍《本草纲目》[4]及卢之颐《本草乘雅半偈》[23]，清·张志聪《本草崇原》[5]、蒋居祉《本草择要纲目》[24]、汪昂《本草易读》[25]、叶桂《本草经解》[26]等。

古代著作记载的本品异名尚有“茨”《毛诗传》[2]，“白蒺藜”（《证类本草》引《药性论》）[16]，“杜蒺藜”、“刺蒺藜”《本草衍义》[3]，“沙苑蒺藜”、“茨蒺藜”《本草崇原》[5]等异名。

另外，本草著作中也有以“刺蒺藜”、“白蒺藜”为正名记载的，如清·吴仪洛《本草从新》[27]以“刺蒺藜”为正名，明·李中梓《本草征要》[28]，清·黄宫绣《本草求真》[29]、张璐《本经逢原》[30]、严西亭《得配本草》[31]、姚澜《本草分经》[32]、凌奂《本草害利》[33]、陈其瑞《本草撮要》[34]、张秉成《本草便读》[35]等以“白蒺藜”为正名，其中《本草求真》尚记载有异名“三角蒺藜”，《本草经解》记载有“旱草”等。

须予说明的是，古代本草如宋·苏颂《本草图经》、寇宗奭《本草衍义》，明·李时珍《本草纲目》等在“蒺藜”条下尚记载了一种白蒺藜，经考当为豆科植物沙苑子，应用应注意鉴别。

现代本草著作中如虽有部分以“刺蒺藜”为正名载录本品，如《普通高等教育中医药类规划教材·中药学》[36]、《中药大辞典》[37]、《中国医学百科全书·中医学》[38]、《中药志》[39]、《全国中草药汇编》[40]、《中华本草》[41]，但我国最新出版的《中华人民共和国药典》[6]以及《中医大辞典·中药分册》[7]、《中国中医药学主题词表》[8]、《中药材手册》[9]、《全国中药炮制规范》[10]、《中国药材学》[11]等均“蒺藜”为正名，同时尚记载有“硬蒺藜”、“蒺藜狗子”、“拦路虎”《中药材手册》[9]，“三角刺”、“八角刺”、“蒺骨子”、“野菱角”、“地菱”、“蒺藜菁荚”《中药大辞典》[37]，“三角蒺藜”《中医大辞典·中药分册》[7]，“狗娃刺”、“血见悉”、“红花子”、“七厘丹”《中国药材学》[11]，“土蒺藜”、“七叶丹”、“陀罗刺”、“菱角刺”《中华本草》[41]等各地俗称。还记载有本品原植物“蒺藜”的异名“刺蒺藜”、“硬蒺藜”《中药志》[39]等。

3　附录

3.1　又称：炒蒺藜、盐蒺藜（饮片规格名）。

3.2　俗称：拦路虎、蒺藜菁荚（山东），蒺藜狗子（吉林、辽宁、四川、山东），硬蒺藜（山东、东北），八角刺（青海），蒺骨子、野菱角、地菱、血见悉、红花子（江苏），七厘丹、七叶丹（湖南），陀罗刺（甘肃），菱角刺（四川），三角刺，土蒺藜，三角蒺藜，狗娃刺。

3.3　曾称：茨《诗经》，蒺藜子、旁通、屈人、止行、豺羽、升推《神农本草经》，即藜《名医别录》，即蔾《本草经集注》，即梨《新修本草》，白蒺藜《药性论》，杜蒺藜、刺蒺藜《本草衍义》，休羽《本草品汇精要》，沙苑蒺藜、茨蒺藜《本草崇原》，旱草《本草经解》，三角蒺藜《本草求真》。

3.4　原植物名称：蒺藜，刺蒺藜，硬蒺藜。

4　文献通考

《毛诗传》：“墙上有荠，以茨为茅苇，开屋字。《传》云：茨，蒺藜也，旧本作蒺藜，非。”[2]

《神农本草经》卷一："蒺藜子，味苦，温。主恶血，破癥结积聚，喉痹，乳难。久服，长肌肉，明目、轻身。一名旁通，一名屈人，一名止行，一名豺羽，一名升推。生平泽，或道旁。"[1]

《名医别录》卷第一："蒺藜子，味辛，微寒，无毒。主治身体风痒，头痛，咳逆，伤肺，肺痿，止烦，下气，小儿头疮，痈肿，阴，可作摩粉。其叶，主风痒，可煮以浴，一名即藜，一名茨，生冯翊或道旁。七月、八月采实，曝干。(乌头为之使。)"[12]

《本草经集注·草木上品》："蒺藜子，味苦、辛，温、微寒，无毒。主治恶血，破癥结积聚，喉痹，乳难。身体风痒，头痛，咳逆，伤肺，肺痿，止烦，下气。小儿头疮，痈肿，阴溃，可作摩粉。其叶，主风痒，可煮以浴。久服长肌肉，明目，轻身。一名旁通，一名屈人，一名止行，一名豺羽，一名升推，一名即蔾，一名茨。生冯翊平泽或道傍。七月、八月采实，曝干。(乌头为之使。)"[13]

《新修本草》卷第七："蒺藜子，味苦、辛、温、微寒、无毒。主恶血，破癥结积聚，喉痹，乳难。身体风痒，头痛，咳逆，伤肺，肺痿，止烦，下气。小儿头疮，痈肿，阴溃，可作摩粉。其叶，主风痒，可煮以浴。久服长肌肉，明目，轻身。一名旁道，一名屈人，一名止行，一名豺羽，一名升推，一名即梨，一名茨。"[14]

《本草图经》卷第五："蒺藜子，生冯翊平泽，或道旁。七月、八月采实，曝干。又冬采。黄白色，类军家铁蒺藜。此《诗》所谓墙有茨者。郭璞注《尔雅》云：布地蔓生，细叶，子有三角，刺人是也。又一种白蒺藜，今生同州沙苑，牧马草地最多，而近道亦有之。绿叶细蔓，绵布沙上；七月开花，黄紫色，如豌豆花而小；九月结实，作荚子，便可采。其实味甘而微腥，褐绿色，与蚕种子相类而差大。又与马薸子酷相类，但马薸子微大，不堪入药，须细辨之。今人多用。然古方云蒺藜子，皆用有刺者，治风明目最良。神仙方亦有单饵蒺藜，云不问黑白，但取坚实者，舂去刺用。兼主痔漏、阴汗及妇人发乳、带下。"[15]

《证类本草》卷第七："蒺藜子，味苦、辛，温、微寒，无毒。主恶血，破癥结积聚，喉痹，乳难，身体风痒，头痛，咳逆伤肺，肺痿，止烦下气，小儿头疮，痈肿阴㿉，可作摩粉。其叶主风痒，可煮以浴。久服长肌肉，明目，轻身。一名旁通，一名屈人，一名止行，一名豺羽，一名升推，一名即藜，一名茨。生冯翊平泽或道旁。七月、八月采实，曝干。(乌头为之使。)……巨禹锡等谨按尔雅云：茨蒺蔾注布地蔓生，细叶子有三角刺人。《药性论》云：白蒺蔾子君味甘有小毒。治诸风疬疡，破宿血。"[16]

《本草衍义》卷八："蒺藜，蒺藜有两等：一等杜蒺藜，即今之道旁布地而生，或生墙上，有小黄花，结芒刺，此正是墙有茨者。花收摘荫干，为末，每服三二钱，饭后以温酒调服，治白癜风。又一种白蒺藜，出同州沙苑牧马处。黄紫花，作荚，结子如羊内肾。补肾药，今人多用。风家惟用刺蒺藜。"[3]

《本草品汇精要》卷之八："蒺藜子，无毒，散生。蒺藜子（出《神农本经》)，主恶血，破癥结，积聚，喉痹，乳难。久服长肌肉，明目轻身（以上朱字《神农本经》)。身体风痒，头痛，咳逆伤肺，肺痿，止烦下气，小儿头疮，痈肿，阴溃。可作摩粉，其叶主风痒，可煮以浴（以上黑字《名医》所录)。【名】旁通、屈人、止行、休羽、升推、茨。"[17]

《本草蒙筌》卷之一："蒺藜子，同州白蒺藜，秦州蒺藜子。味苦、辛，气温、微寒。

无毒。多生同州沙苑（属河南），亦产近地道旁。牧马草场，布地蔓出。《诗》云：墙有茨者是焉。使宜写头，种分黑白。黑成颗粒，较马薸子略殊；（此种多出沙苑。）白多刺芒，比铁蒺藜无异。（比种亦生近地。）黑仅合丸散，生取研成白。堪用煎汤，刺须炒去。破妇人癥结积聚，止男子遗溺泄精。催生落胎，止烦下气。乳发带下易效，肺痿脓吐可瘳。疗双目赤疼，翳生不已；治遍身白癜，瘙痒难当。除喉痹头疮，消痔瘘阴汗。久服堪断谷食，轻身明目长生。”[18]

《本草纲目》第十六卷：“蒺藜《本经·上品》。【释名】茨《尔雅》、旁通《本经》、屈人《本经》、止行《本经》、豺羽《本经》、升推。弘景曰：多生道上及墙上，叶布地，子有刺，状如菱而小。长安最饶，人行多着木履。今军家乃铸铁作之，以布敌路，名铁蒺藜。《易》云：据于蒺藜，言其凶伤；《诗》云：墙有茨，不可扫也，以刺梗秽。方用甚稀。时珍曰：蒺，疾也；藜，利也；茨，刺也。其刺伤人，甚疾而利也。屈人、止行，皆因其伤人也。白蒺藜　【气味】甘，温，无毒。【主治】补肾，治腰痛泄精，虚损劳乏(时珍)。【发明】颂曰：古方皆用有刺者，治风明目最良。神仙方亦有单服蒺藜法，云不问黑白，但取坚实者，舂去刺用。时珍曰：古方补肾治风，皆用刺蒺藜。后世补肾多用沙苑蒺藜，或以熬膏和药，恐其功亦不甚相远也。刺蒺藜炒黄去刺，磨面作饼，或蒸食，可以救荒。”[4]

《本草乘雅半偈》第三帙：“蒺藜《本经·上品》。【气味】苦温，无毒。【主治】主恶血，破癥积聚，喉痹，乳难。久服长肌肉，明目，轻身。【核】曰：出冯翊平泽，所在亦有，长安最饶。喜生道旁，春时布地，蔓生细叶；入夏作碎小黄花；秋深结实，状似菱米，三角四刺，实有仁也。同州沙苑一种，生牧马草地上，亦作蔓生，茎间密布细刺，叶如初生皂荚叶，整齐可爱，开花作荚，长寸许，内子如麻，碧绿色，状似羊肾，嚼之若新茶香，顷则转作豆腥气。隔纸焙炒，色香胜茗；微火煎煮，津液不竭者乃真也。修事，刺蒺藜，拣净蒸之，从午至酉，日干，木臼舂令刺尽，再用酒拌蒸，从午至酉，日干。用沙蒺藜，或熬膏，或酥炙，发香，研作末用；刺蒺藜、乌头为之使。”[23]

《本草征要》第二卷：“白蒺藜，又名刺蒺藜。味苦、辛，性平，无毒。入肺、肝二经。去刺用。孕妇不宜服。祛风而皮肤搔痒可止，平肝而眼目翳膜能除。头疼眩晕堪定、鼻衄，喷嚏无虞。刺蒺藜主治肝肺、沙苑蒺藜主治在肾。刺者多治上部外部；沙苑者多治下部内部，是其区别。”[28]

《本草崇原》卷上：“蒺藜，气味苦温，无毒。主治恶血，破瘕癥积聚，喉痹，乳难。久服长肌肉，明目，轻身。(蒺藜始出冯翊平泽或道旁，今西北地多有。春时布地，蔓生细叶，入夏做碎小黄花，秋深结实，状如菱米，三角四刺，其色黄白，实内有仁，此刺蒺藜也。《尔雅》名茨。《诗》言：墙有茨者是也。又，同州沙苑一种，生于牧马草地上，亦蔓生布地，茎间密布细刺，七月开花黄紫色，九月结实作荚，长寸许，内子如脂麻，绿色，状如羊肾，味甘微腥，今人谓之沙苑蒺藜，即白蒺藜也。今市肆中以茨蒺藜为白蒺藜，白蒺藜为沙苑蒺藜，古今名称互异，从俗可也。)”[5]

《本草求真》卷三：“白蒺藜　(隰草)。白蒺藜，滋补肝肾兼散风邪，逐瘀。沙苑蒺藜，益精强肾。白蒺藜（专入肝肾。兼入肺），质轻色白，辛苦微温。按据诸书。虽载温能补肾，可治精遗溺失，暨腰疼劳伤等症。然总宣散肝经风邪，凡因风盛而见目赤肿翳，并遍身白癜瘙痒难当者。服此治无不效。……风家用三角蒺藜，补肾用沙苑蒺藜。”[29]

《本草择要纲目·平性药品》："蒺藜 【气味】苦温无毒。【主治】明目轻身。咳逆肺痿诸风疬疡。补肾。治腰痛泄精。虚损劳乏。古方补肾治风。皆用白蒺藜。补肾益精。则用沙苑蒺藜。然究之其性宣通。久服不冷而无壅热。肾水自得其天。功用俱同一也。"[24]

《本草新编》卷之二："蒺藜子，味甘、辛，气温、微寒，无毒。沙苑者为上，白蒺藜次之，种类各异，而明目去风则一。但白蒺藜善破癥结，而沙苑蒺藜则不能也。沙苑蒺藜善止遗精遗溺，治白带喉痹，消阴汗，而白蒺藜则不能也。今世专尚沙苑之种，弃白蒺藜不用，亦未知二种之各有功效也，余所以分别而并论之。"[19]

《本草易读》卷四："蒺藜，酒蒸炒去刺。乌头为使。辛，苦，微温，无毒。补肾益精，祛风明目。治诸风疬疡，身体瘙痒之疾，疗诸结癥积，喉痹乳闭之疴。止遗尿泄精，并止溺血带下，解头痛咳逆，并解肺痿奔豚。平痈肿而消阴癞，医痔漏而杀蛔虫，却吐脓而平燥热，去胸满而治腰痛。有催生坠胎之能，擅长肉生肌之功。有二种：一种杜蒺藜，即今道旁布地而生者，开小黄花，结芒刺。一种白蒺藜，出同州沙苑牧马处，子无刺，今补肾药多用之。而风家惟用刺蒺藜也。"[25]

《本草备要·草部》："蒺藜子，平补肝肾，苦温补肾，辛温泻肺气而散肝风，益精明目。(肝以散为补，凡补肝药，皆能明目。)"[20]

《本经逢原》卷二："白蒺藜 苦辛温，无毒。酒浸焙焦，去刺研用。《本经》主恶血，破癥结积聚，喉痹，乳难。久服长肌肉，明目，轻身。"[30]

《本草经解》卷二："蒺藜，纲目称刺蒺藜。子有三角，所在有之。治风明目。其白蒺藜同州沙苑，子光细微绿，补肾治腰痛云。今人称刺者为白蒺藜。其关中产，但称沙苑蒺藜，解要白蒺藜，即纲目刺蒺藜也。"[26]

《本草从新》卷三："刺蒺藜，疏肝泻肺。辛苦而温。散肝风而泻肺气。胜湿破血。催生堕胎。通乳闭。消癥瘕。细审其质。性不过泻气破血之品。古方俱用以补肾何也。产同州府。去刺。酒拌蒸。(牙齿动摇、出血不止、白蒺藜末、日擦之、佳。)"[27]

《得配本草》卷三："白蒺藜，苦、辛、温。入足厥阴，兼入手太阴经气分。去风湿，泻肺气。乳闭可通，癥瘕可疗，阴溃可消，带下可止，并治一切咳逆、肺痿喉痹、明目肿毒等症，皆藉此辛散之力也。如菱角，白色。治风，黄酒拌蒸。清肺，鸡子清炒。治目中赤脉，人乳拌蒸。通月水，当归汁煮。肝虚，受孕，二者禁用。(以破血故也。)"[31]

《本草分经·原例》："白蒺藜，辛苦温，散肝风而泻肺气，胜湿凉血破血，炒熟去刺亦能补阴。"[32]

《本草述钩元》卷九："蒺藜子 有二种：一种刺蒺藜，蔓生，细叶布地，入夏开小黄花，秋深结实，状似菱米，三角四刺，实有仁也。一种白蒺藜，出同州沙苑牧马处，绿叶细蔓，其刺在茎，绵布沙上。七月开黄紫花，九月结荚。"[21]

《神农本草经赞》卷一上经："蒺藜子，味苦，温。主恶血，破癥结积聚，喉痹乳难。久服长肌肉，明目轻身。一名旁通，一名屈人，一名止行，一名豺羽，一名升推。生平泽或道旁。"[22]

《本草害利·肝部药队》："白蒺藜。【害】细审其质性，不过泻气破血之品。故能堕胎。古方俱用以为补肾者，乃误传也。愚按补肾者，系潼关蒺藜，今肆中所用，盖不分也。【利】苦辛而温，泻肺疏肝，散风胜湿，破血催生，通乳闭，消癥瘕。【修治】七八月采子，酒炒研，去刺用。”[33]

《本草撮要》卷一：“白蒺藜，味苦辛。入足少阴厥阴经。功专通利破血去风。得鸡子油。治偏枯神效。得贝母下死胎。得当归通月事。牙齿摇动者。以根烧灰涂之。”[34]

《本草便读·草部》：“白蒺藜，白蒺藜行瘀破滞。搜肝风有走散之功。味苦兼辛。泻肺部而温宣可贵。催生下乳。退翳除星。”[35]

《中药志》：“刺蒺藜　本品为较常用中药。商品为蒺藜科植物蒺藜的干燥成熟果实。……【原植物】蒺藜　别名：刺蒺藜，硬蒺藜。Tribulus terrestris L. ——蒺藜科 Zygophyllaceae.”[39]

《中药材手册》：“蒺藜（《纲目》列入草部隰草类）本品为蒺藜科植物蒺藜 Tribulus terrestris L. 的干燥成熟果实。原植物系一年生草本。均为野生。喜生于原野、河滩、路旁或干旱沙土地带。山东及河北个别地区另用一种软蒺藜，性状与蒺藜不同。【别名】刺蒺藜、硬蒺藜、白蒺藜、蒺藜狗子、拦路虎（山东）。”[9]

《全国中草药汇编》：“刺蒺藜　别名：白蒺藜、硬蒺藜。来源：为蒺藜科蒺藜属植物蒺藜 Tribulus terrestris L.，以果实或全草入药。”[40]

《中药大辞典》：“刺蒺藜《本草衍义》【异名】茨《诗经》，蒺藜《毛诗传》，蒺藜子、旁通、屈人、止行、豺羽、升推《本经》，即藜《别录》，白蒺藜《药性论》，杜蒺藜《圣惠方》，休羽《纲目》，旱草《本草经解》，三角蒺藜《本草求真》，三角刺《中国药植志》，八角刺《青海药材》，蒺骨子、野菱角、地菱《江苏植药志》，硬蒺藜、蒺藜莆荬《山东中药》。【基原】为蒺藜科植物蒺藜的果实。【原植物】蒺藜 Tribulus terrestris L.。”[37]

《中医大辞典·中药分册》：“蒺藜　出《本草衍义》。又名蒺藜子、白蒺藜、硬蒺藜、三角蒺藜。为蒺藜科植物蒺藜 Tribulus terrestris L. 的果实。主产河南、河北、山东、安徽等地。”[7]

《中国医学百科全书·中医学》：“刺蒺藜　始载于《神农本草经》。原名蒺藜子，又名白蒺藜、硬蒺藜、杜蒺藜。为蒺藜科植物蒺藜 Tribulus terrestris L. 的果实。主产于中国河南、河北、山东、安徽、江苏等省。”[38]

《全国中药炮制规范》：“蒺藜（刺蒺藜）［处方用名］蒺藜、炒蒺藜、盐蒺藜。【来源】本品为蒺藜科植物蒺藜 Tribulus terrestris L. 的干燥成熟果实。均系野生。主产于河南、河北、山东、安徽等地。秋季果实成熟时采割植株，晒干，打下果实，除去杂质。药材以颗粒均匀，饱满坚实、色灰白者为佳。”[10]

《中国药材学》：“蒺藜　【别名】刺蒺藜，狗娃刺，硬蒺藜（东北），蒺骨子、血见悉、野菱角、红花子（江苏），七厘丹（湖南）。【来源】本品为蒺藜科植物蒺藜 Tribulus terrestris L. 的果实。”[11]

《中国中医药学主题词表》：“蒺藜 Tribulus terrestris　属蒺藜科和平肝熄风药。”[8]

《普通高等教育中医药类规划教材·中药学》：“刺蒺藜《本经》为蒺藜科一年生或多年生草本植物蒺藜 Tribulus terrestris L. 的果实。主产于东北、华北及西北等地。秋季果实成熟时采收。割下全株，晒干，打下果实，碾去硬刺，除去杂质。炒黄或盐炙用。”[36]

《中华本草》：“刺蒺藜《本草衍义》【异名】茨《诗经》，蒺藜《毛诗传》，蒺藜子、旁通、屈人、止行、豺羽、升推《本经》，即藜《别录》，白蒺藜《药性论》，杜蒺藜

《圣惠方》，土蒺藜《御药院方》，白蒺藜《医学入门·本草》，旱草《本草经解》，三角蒺藜《本草求真》，三角刺《中国药用植物志》，八角刺《青海药材》，蒺骨子、野菱角、地菱《江苏植物药材志》，硬蒺藜《中药材品种论述》，蒺藜胥茭《山东中药》，蒺藜狗子（吉林、辽宁、四川），七叶丹（湖南），陀罗刺（甘肃），菱角刺（四川西昌）……【来源】为蒺藜科植物蒺藜和大花蒺藜的果实。【原植物】1. 蒺藜 Tribulus terrestris L.。2. 大花蒺藜 Tribulus cistoides L."[41]

《中华人民共和国药典》："蒺藜 Fructus tribuli　本品为蒺藜科植物蒺藜 Tribulus terrestris L. 的干燥成熟果实。秋季果实成熟时采割植株，晒干，打下果实，除去杂质。"[6]

5　参考文献

1　汉·神农本草经. 清顾观光重辑本. 北京：人民卫生出版社，1955，36
2　汉·毛亨传，唐·孔颖达正义. 十三经注疏·毛诗正义. 上海：上海古籍出版社，1993
3　宋·寇宗奭. 本草衍义. 上海：商务印书馆，1937，49
4　明·李时珍. 本草纲目. 北京：人民卫生出版社，1982，1102
5　清·张志聪. 本草崇原. 北京：中国中医药出版社，1992，31
6　国家药典委员会. 中华人民共和国药典. 一部. 北京：化学工业出版社，2000，289
7　《中医大辞典》编辑委员会. 中医大辞典·中药分册. 北京：人民卫生出版社，1982，203
8　吴兰成主编. 中国中医药学主题词表. 北京：中医古籍出版社，1996，173
9　中华人民共和国卫生部药政管理局. 中药材手册. 北京：人民卫生出版社，1998，382
10　中华人民共和国卫生部药政管理局. 全国中药炮制规范. 北京：人民卫生出版社，1988，198
11　徐国钧等主编. 中国药材学. 北京：中国医药科技出版社，1996，1072
12　魏晋·名医别录. 北京：人民卫生出版社，1986，51
13　南北朝·陶弘景. 本草经集注. 北京：人民卫生出版社，1994，238
14　唐·苏敬等撰. 新修本草. 合肥：安徽科学技术出版社，1981，178
15　宋·苏颂. 本草图经. 合肥：安徽科学技术出版社，1994，120
16　宋·唐慎微. 证类本草. 北京：人民卫生出版社，1957，177
17　明·刘文泰. 本草品汇精要. 北京：人民卫生出版社，1982，266
18　明·陈嘉谟. 本草蒙筌. 北京：人民卫生出版社，1988，61
19　清·陈士铎. 本草新编. 北京：中国中医药出版社，1996，88
20　清·汪昂. 本草备要. 北京：中国中医药出版社，1998，104
21　清·杨时泰. 本草述钩元. 上海：科技卫生出版社，1958，264
22　清·叶志诜. 神农本草经赞. 见：珍本医书集成（二）. 上海：上海科学技术出版社，1985，24
23　明·卢之颐. 本草乘雅半偈. 北京：人民卫生出版社，1986，148
24　清·蒋居祉. 本草择要纲目. 见：珍本医书集成（二）. 上海：上海科学技术出版社，1985，103
25　清·汪昂. 本草易读. 北京：人民卫生出版社，1987，198
26　清·叶桂. 本草经解. 上海：上海科学技术出版社，1958，32
27　清·吴仪洛. 本草从新. 北京：中医古籍出版社，2001，51
28　明·李中梓. 本草征要. 见：李中梓医学全书. 北京：中国中医药出版社，1999，125
29　清·黄宫绣. 本草求真. 上海：上海科学技术出版社，1959，85
30　清·张璐. 本经逢原. 上海：上海科学技术出版社，1959，94
31　清·严西亭. 得配本草. 上海：上海卫生出版社，1957，31
32　清·姚澜. 本草分经. 上海：上海科学技术出版社，1989，74

33 清·凌奂．本草害利．北京：中医古籍出版社，1982，57
34 清·陈其瑞．本草撮要．见：珍本医书集成（二）．上海：上海科学技术出版社，1985，25
35 清·张秉成．本草便读．上海：上海卫生出版社，1957，50
36 雷载权主编．普通高等教育中医药类规划教材·中药学．上海：上海科学技术出版社，1995，260
37 江苏新医学院．中药大辞典．上海：上海科学技术出版社，1977，1274
38 《中医学》编辑委员会．中国医学百科全书·中医学．上海：上海科学技术出版社，1997，1203
39 中国医学科学院药物研究所等．中药志．第三册．北京：人民卫生出版社，1993，445
40 《全国中草药汇编》编写组．全国中草药汇编．下册．北京：人民卫生出版社，1996，365
41 国家中医药管理局《中华本草》编委会．中华本草．第四册．上海：上海科学技术出版社，1999，740

459 蒲公英
Pugongying
Herba Taraxaci

1 定名依据

1.1 正名

1.1.1 汉文名：蒲公英（菊科植物蒲公英 Taraxacum mongolicum Hand. - Mazz.、碱地蒲公英 Taraxacum sinicum Kitag. 或同属数种植物的干燥全草）。

1.1.2 英文名：dandelion.

1.2 依据

1.2.1 定名的文献依据

1.2.1.1 《本草图经》卷九："蒲公草，旧不著所出州土，今处处平泽田园中皆有之。春初生苗，叶如苦苣，有细刺；中心抽一茎，茎端出一花，色黄如金钱；断其茎有白汁出，人亦啖之。俗呼为蒲公英，语讹为仆公罂是也。"[1]

1.2.1.2 《滇南本草》卷三："蒲公英。蒲公英，又名婆婆丁。味苦、平，性微寒。治妇人乳结、乳痈，红肿疼痛，乳筋梗硬作肿胀，服之立效。敷诸疮肿毒、疥癞癣疮，利小便，祛风，消诸疮毒，散瘰疬结核，止小便血，治五淋癃闭，利膀胱。"[2]

1.2.1.3 《本草纲目》卷二十七："蒲公英《唐本草》。【校正】自草部移入此。【释名】耩耨草（音构糯）、金簪草《纲目》、黄花地丁。"[3]

1.2.1.4 《雷公炮制药性解》卷四："蒲公英，味苦甘，性寒无毒，入脾胃二经。化热毒，消恶疮结核，解食毒，散滞气。细锉，同忍冬藤取汁入酒，以治乳痈，服罢欲睡，是其功也，睡觉，病已安矣。"[4]

1.2.1.5 《本草新编》卷四："蒲公英。蒲公英，味苦，气平，无毒。入阳明、太阴。溃坚肿，消结核，解食毒，散滞气。至贱而有大功，惜世人不知用之。"[5]

1.2.1.6 《得配本草》卷五："蒲公英，一名黄花地丁。辛、苦，微寒。入足太阴、阳明经。解食毒，散滞气，化热毒，消疔肿。治淋通乳，敷诸疮，涂狐刺。（诸虫精汁遗诸物上，干久有毒，人手触之成疾，名狐尿刺，惨痛不眠，取厚汁涂之即愈。）同忍冬藤煎汤，入少酒服，治乳痈。捣汁和酒服。”[6]

1.2.1.7 《中华人民共和国药典》：“蒲公英 Herba taraxaci 本品为菊科植物蒲公英 Taraxacum mongolicum Hand. - Mazz.、碱地蒲公英 Taraxacum sinicum Kitag. 或同属数种植物的干燥全草。春至秋季花初开时采挖，除去杂质，洗净，晒干。”[7]

1.2.1.8 《普通高等教育中医药类规划教材·中药学》：“蒲公英《新修本草》为菊科植物蒲公英 Taraxacum mongolicum Hand. Mazz. 及其多种同属植物的带根全草。全国各地均有分布。夏秋两季采收，洗净晒干。鲜用或生用。”[8]

1.2.1.9 《中国中医药学主题词表》：“蒲公英 Taraxacum mongolicum 属菊科和清热解毒药。”[9]

1.2.1.10 《中药大辞典》：“蒲公英《唐本草》【异名】凫公英《千金方》，蒲公草、耩耨草《唐本草》，仆公英《千金翼方》，仆公罂《本草图经》，地丁《本草衍义》，金簪草《土宿本草》，孛孛丁菜、黄花苗、黄花郎《救荒本草》，鹁鸪英《庚辛玉册》，婆婆丁《滇南本草》，白鼓丁《野菜谱》，黄花地丁、蒲公丁、耳瘢草、狗乳草《纲目》，奶汁草《本经逢原》，残飞坠《生草药性备要》，黄狗头《植物名实图考》，卜地蜈蚣、鬼灯笼《草木便方》，羊奶奶草《本草正义》，双英卜地《贵州民间方药集》，黄花草、古古丁《江苏植药志》，茅萝卜《四川中药志》，黄花三七《杭州药植志》。【基原】为菊科植物蒲公英的带根全草。【原植物】蒲公英 Taraxacum mongolicum Hand. - Mazz.。”[10]

1.2.1.11 《中国医学百科全书·中医学》：“蒲公英 始载于《新修本草》。原名蒲公草，又名耩耨草、黄花地丁、婆婆丁、奶汁草。为菊科植物蒲公英 Taraxacum mongolicum Hand. - Mazz. 或碱地蒲公英 T. sinicum Kitag. 等的带根全草。春至秋季开花前或初开花时连根挖取，洗净，晒干。”[11]

1.2.1.12 《中药志》[12]、《中药材手册》[13]、《中医大辞典·中药分册》[14]、《全国中药炮制规范》[15]、《中国药材学》[16]、《全国中草药汇编》[17]、《中华本草》[18]等现代中药著作均以“蒲公英”作为本药正名（参见“文献通考”）。

1.2.2 定名选择的理由

1.2.2.1 蒲公英 Herba taraxaci，系菊科植物蒲公英 Taraxacum mongolicum Hand. - Mazz.、碱地蒲公英 Taraxacum sinicum Kitag. 或同属数种植物的干燥全草。“蒲公英”之名始见于宋·苏颂《本草图经》，“蒲公英”作为正名始载于明·兰茂《滇南本草》，此后本草著作则多沿用此说，以“蒲公英”为正名载录本品，如明·李时珍《本草纲目》、李中梓《雷公炮制药性解》，清·陈士铎《本草新编》、严西亭《得配本草》等，并一直沿用至今。

1.2.2.2 我国最新出版的《中华人民共和国药典》、《普通高等教育中医药类规划教材·中药学》以及辞书类著作《中医大辞典·中药分册》、《中药大辞典》、《中国医学百科全书·中医学》等均以“蒲公英”作为本药正名。已经广泛应用于中医药学文献的标引和检索的《中国中医药学主题词表》也以“蒲公英”作为本药的正式主题词。现代本草著作如《全国中草药汇编》、《中药志》、《中华本草》、《中国药材学》、《中药材手册》、《全国中药炮制规范》等均以“蒲公英”作为本药的正名。

1.3 与正名等效的名词：无。

2 源流考释

蒲公英（菊科植物蒲公英 Taraxacum mongolicum Hand. - Mazz.、碱地蒲公英 Taraxacum sinicum Kitag. 或同属数种植物的干燥全草）入药始载于唐·孙思邈《备急千金要方》称为“凫公英”。如《备急千金要方》卷二十五曰：“蒲黄散，治从高堕下，有瘀血方。蒲黄（八两）附子（一两）上二味，为末，酒服方寸匕，日三，不知增之，以意消息。又方：以凫公英草摘取根茎白汁涂之，多涂为佳，瘥止。”[44]

本草著作记载本品始自唐·苏敬《新修本草》，以“蒲公草，为正名，以“耩耨草”为异名。如《新修本草》卷十一：“蒲公草，味甘，平，无毒。主妇人乳痈肿，水煮汁饮之，及封之，立消。一名耩耨草。叶似苦苣，花黄，断有白汁，人皆啖之。”[19] 其后唐·孙思邈《千金翼方》[20]，宋·苏颂《本草图经》[1]、唐慎微《证类本草》[22]、寇宗奭《本草衍义》[23]，明·刘文泰《本草品汇精要》[24]、陈嘉谟《本草蒙筌》[25]、缪希雍《炮炙大法》[26]，清·吴其浚《植物名实图考》[27] 等本草著作均沿用该书记载，以“蒲公草”为正名记载本品。

“蒲公英”之名始见于宋·苏颂《本草图经》卷九：“蒲公草，旧不著所出州土，今处处平泽田园中皆有之。春初生苗，叶如苦苣，有细刺；中心抽一茎，茎端出一花，色黄如金钱；断其茎有白汁出，人亦啖之。俗呼为蒲公英，语讹为仆公罂是也。”[1] “蒲公英”作为正名记载则始于明·兰茂《滇南本草》，同时记载有“婆婆丁”、“黄花绿叶草”等异名，如《滇南本草》卷三：“蒲公英，又名婆婆丁。味苦、平，性微寒。治妇人乳结、乳痈，红肿疼痛，乳筋梗硬作肿胀，服之立效。敷诸疮肿毒、疥癞癣疮，利小便，祛风，消诸疮毒，散瘰疬结核，止小便血，治五淋癃闭，利膀胱。”[2] 明、清时期本草著作以及炮制、药性著作则大多沿用此说，以“蒲公英”作为正名载录本品，如明·龚廷贤《药性歌括四百味》[28]、李时珍《本草纲目》[3]、李中梓《雷公炮制药性解》[4]，清·蒋居祉《本草择要纲目》[30]、陈士铎《本草新编》[5]、日本稻宣义《炮炙全书》[31]、汪昂《本草易读》[32] 及《本草备要》[33]、张璐《本经逢原》[34]、何克谏《生草药性备要》[35]、吴仪洛《本草从新》[36]、严西亭《得配本草》[6]、沈金鳌《要药分剂》[37]、黄宫绣《本草求真》[38]、姚澜《本草分经》[39]、杨时泰《本草述钩元》[40]、刘兴《草木便方今释》[41]、陈其瑞《本草撮要》[42]、张秉成《本草便读》[43] 等。

古代著作记载的本品异名有“凫公英”《千金要方》，“仆公罂”《本草图经》，“地丁”《本草衍义》，“黄花地丁草”、“孛孛丁”《本草蒙筌》，“白鼓钉”《野菜谱》，“黄花郎”、“黄狗头”《植物名实图考》，“金簪草”（《本草纲目》引《土宿本草》），“鹁鸪英”（《本草纲目》引《庚辛玉册》），“蒲公丁”、“黄花地丁”、“耳瘢草”、“狗乳草”《本草纲目》，“蒲公罂”（《本草纲目》引《瑞竹堂方》），“波波丁”《本草易读》，“奶汁草”《本经逢原》，“残飞坠”《生草药性备要》等异名。如《本草纲目》卷二十七：“蒲公英《唐本草》。【校正】自草部移入此。【释名】耩耨草（音构糯）、金簪草《纲目》、黄花地丁。时珍曰：名义未详。孙思邈《千金方》作凫公英，苏颂《图经》作仆公罂，《庚辛玉册》作鹁鸪英。俗呼蒲公丁，又呼黄花地丁。淮人谓之白鼓钉，蜀人谓之耳瘢草，关中谓之狗乳草。按：《土宿本草》云：金簪草一名地丁，花如金簪头，独脚如丁，故以名之。……【附方】新五。还少丹，昔日越王曾遇异人得此方，极能固齿牙，壮筋骨，生肾水。……用蒲公英一斤（一名耩耨草，又名蒲公罂，生平泽中，三、四月甚有之，秋后亦有放花者，连根带叶取一斤洗净，勿令见天日），晾干，入斗子……《瑞竹堂方》。"[3]《本草易读》："蒲公英，波波丁。甘，平，无毒。足少阴药也。乳痈红肿，同净花捣烂水煎服。兼外敷亦良。"[32]《本经逢原》："蒲公英　俗名奶汁草，苗高尺余者良。甘平无毒。"[34]《生草药性备要》上卷："蒲公英　味甜，性寒。治乳痈，消疽恶毒疮，滋阴、黑发。一名残飞坠。一名黄花地丁。"[35]《植物名实图考》："蒲公草　蒲公草，唐本草始著录，即蒲公英也。野菜谱谓之白鼓钉。又有孛孛丁、黄花郎、黄狗头诸名。"[27]

明·王磐《野菜谱》记载有"白鼓丁"，异名也为"蒲公英"，如《野菜谱》："白鼓丁，一名蒲公英，四时皆有，极寒，天小而可用，采之熟食。白鼓丁白鼓丁，丰年赛社鼓不停，凶年罢社鼓绝声，鼓绝声鼓绝声，公恼白鼓丁化为草。"[45]

现代本草著作如《中华人民共和国药典》[7]、《普通高等教育中医药类规划教材·中药学》[8]、《中药大辞典》[10]、《中国医学百科全书·中医学》[11]、《中国中医药学主题词表》[9]、《中药志》[12]、《中药材手册》[13]、《中医大辞典·中药分册》[14]、《全国中药炮制规范》[15]、《中国药材学》[16]、《全国中草药汇编》[17]、《中华本草》[18]等均以"蒲公英"为正名，同时尚记载有"孛孛丁菜"、"黄花苗"、"卜地蜈蚣"、"鬼灯笼"、"羊奶奶草"、"双英卜地"、"黄花草"、"古古丁"、"茅萝卜"、"黄花三七"《中药大辞典》[10]等各地俗称以及"华蒲公英"、"戟叶蒲公英"、"白花蒲公英"《中华本草》[18]等本品原植物的异名。还记载有本品原植物"蒲公英"的异名"凫公英"、"蒲公草"、"地丁"、"婆婆丁"、"黄花地丁"、"黄花草"、"古古丁"、"双英卜地"、"茅萝卜"、"黄花三七"《中药志》[12]；原植物"碱地蒲公英"的异名"华蒲公英"《中药志》[12]；原植物"亚洲蒲公英"的异名"戟叶蒲公英"、"白花蒲公英"《中华本草》[18]；原植物名称"芥叶蒲公英"《中药志》[12]等；原植物名称"异苞蒲公英"《中药志》[12]；原植物名称"河北蒲公英"《中药志》[12]；原植物名称"红梗蒲公英"《中药志》[12]；原植物名称"丽花蒲公英"《中药志》[12]；原植物名称"东北蒲公英"《中华本草》[18]等。

3　附录

3.1　又称：无。

3.2　俗称：双英卜地（贵州），黄花草、古古丁（江苏），茅萝卜（四川），黄花三七（浙江），孛孛丁菜，黄花苗，卜地蜈蚣，鬼灯笼，羊奶奶草。

3.3　曾称：蒲公草、耩耨草《新修本草》，凫公英、凫公英《备急千金要方》，仆公英《千金翼方》，仆公罂《本草图经》，地丁《本草衍义》，金簪草《土宿本草》，鹁鸪英《庚辛玉册》，婆婆丁《滇南本草》，白鼓丁《野菜谱》，黄花地丁草、孛孛丁《本草蒙筌》，黄花地丁、蒲公丁、耳瘢草、狗乳草《本草纲目》，蒲公罂《瑞竹堂方》，波波丁《本草易读》，奶汁草《本经逢原》，残飞坠《生草药性备要》，黄花郎、黄狗头《植物名实图考》。

3.4　原植物名称：蒲公英，凫公英，蒲公草，地丁，婆婆丁（云南），黄花地丁，黄花草、古古丁（江苏），双英卜地（贵州），茅萝卜（四川），黄花三七（浙江）；华蒲公英，碱地蒲公英；芥叶蒲公英；异苞蒲公英；河北蒲公英；红梗蒲公英；丽花蒲公英；东北蒲公英；亚洲蒲公英，戟叶蒲公英，白花蒲公英。

4　文献通考

《备急千金要方》卷二十五："蒲黄散，治从高堕下，有瘀血方。蒲黄（八两）附子（一两）上二味，为末，酒服方寸匕，日三，不知增之，以意消息。又方：以凫公英草摘取根茎白汁涂之，多涂为佳，瘥止。"[44]

《新修本草》卷十一："蒲公草，味甘，平，无毒。主妇人乳痈肿，水煮汁饮之，及封之，立消。一名耩耨草。叶似苦苣，花黄，断有白汁，人皆啖之。（新附）"[19]

《千金翼方》卷第三："蒲公草，味甘，平，无毒。主妇人乳痈肿，水煮汁饮之，及封之，立消。一名耩耨草。"[20]

《本草图经》卷九："蒲公草，旧不著所出州土，今处处平泽田园中皆有之。春初生苗，叶如苦苣，有细刺；中心抽一茎，茎端出一花，色黄如金钱；断其茎有白汁出，人亦啖之。俗呼为蒲公英，语讹为仆公罂是也。水煮汁以疗妇人乳痈，又捣以傅疮，皆佳。又治恶刺及狐尿刺，摘取根茎白汁涂之，惟多涂立瘥止。此方出孙思邈《千金方》。其序云：余以贞观五年七月十五日夜，以左手中指背触著庭木，至晓遂患痛不可忍。经十日，痛曰深，疮日高大，色如熟小豆色。尝闻长者之论有此方，遂依治之。手下则愈，痛亦除，疮亦即瘥，未十日而平复。"[1]

《证类本草》卷十一："蒲公草。蒲公草，味甘，平，无毒。主妇人乳痈肿。水煮汁饮之及封之，立消。一名构耨草。唐本注云：叶似苦苣，花黄，断有白汁，人皆啖之。（唐本先附）臣禹锡等谨按蜀本图经云：花如菊而大。茎、叶断之俱有白汁，堪生食。生平泽田园中，四月、五月采之。"[22]

《本草衍义》卷十二："蒲公草，今地丁也，四时常有花，花罢飞絮，絮中有子，落处即生。所以庭院间亦有者，盖因风而来也。"[23]

《滇南本草》卷三："蒲公英，又名婆婆丁。味苦、平，性微寒。治妇人乳结、乳痈，红肿疼痛，乳筋梗硬作肿胀，服之立效。敷诸疮肿毒、疥癞癣疮，利小便，祛风，消诸疮毒，散瘰疬结核，止小便血，治五淋癃闭，利膀胱。（附奇方）治瘰疬结核，痰核绕项而生，立效。蒲公英（三钱），香附（一钱），羊蹄根（一钱五分），山慈姑（一钱），大蓟（独根二钱），虎掌草（二钱），小一支箭（二钱），小九牯牛（一钱）水煎，点水酒服。（单方）治乳汁不通，蒲公英（三钱不效用五钱），水酒煎服。"[2]

《本草品汇精要》卷十五："蒲公草，无毒，植生。蒲公草主妇人乳痈肿，水煮汁饮之及封之立消（《名医》所录）。【名】构耨草、蒲公英、地丁。"[24]

《药性歌括四百味》："蒲公英，苦，溃坚消肿，结核能除，食毒堪用。"[28]

《本草蒙筌》卷三："蒲公草。蒲公草（即黄花地丁草），味苦，气平。无毒。一云耩耨草，俗呼孛孛丁。田侧道旁，逢春满地。叶如苦苣有细刺，花类金钱开茎端。断其茎（茎中空如葱状）白汁竟流，开罢花飞絮随起。絮中有子，落地则生。庭院有之，因风吹至。采宜四月五月，经入阳明太阴。煎汁同忍冬，临服加醇酒。溃痈肿，消结核屡著奇功；解食毒，散滞气每臻神效。"[25]

《本草纲目》卷二十七："蒲公英《唐本草》。【校正】自草部移入此。【释名】耩耨草（音构糯）、金簪草《纲目》、黄花地丁。时珍曰：名义未详。孙思邈《千金方》作凫公英，苏颂《图经》作仆公罂，《庚辛玉册》作鹁鸪英。俗呼蒲公丁，又呼黄花地丁。淮人谓之白鼓钉，蜀人谓之耳瘢草，关中谓之狗乳草。按：《土宿本草》云：金簪草一名地丁，花如金簪头，独脚如丁，故以名之。……时珍曰：地丁，江之南北颇多，他处亦有之，岭南绝无。小科布地，四散而生，茎、叶、花、絮并似苦苣，但小耳。嫩苗可食，《庚辛玉册》云：地丁叶似小莴苣，花似大旋葍，一茎耸上三、四寸，断之有白汁。二月采花，三月采根。可制汞，伏三黄。有紫花者，名大丁草，出太行、王屋诸山。陈州亦有，名烧金草。能煅朱砂。一种相类而无花者，名地胆草，亦可伏三黄、砒霜。……【附方】新五。还少丹，昔日越王曾遇异人得此方，极能固齿牙，壮筋骨，生肾水。凡年未及八十者，服之须发返黑，齿落更生。年少服之，至老不衰。得遇此者，宿有仙缘，当珍重之，不可轻泄：用蒲公英一斤（一名耩耨草，又名蒲公罂，生平泽中，三、四月甚有之，秋后亦有放花者，连根带叶取一斤洗净，勿令见天日），晾干，入斗子。解盐一两，香附子五钱，二味为细末，入蒲公草内淹一宿，分为二十团，用皮纸三、四层裹扎定，用六一泥（即蚯蚓粪）如法固济，入灶内焙干，乃以武火煅通红为度，冷定取出，去泥为末。早晚擦牙漱之，吐、咽任便，久久方效。《瑞竹堂方》。”[3]

《炮炙大法·草部》："蒲公草（自采鲜者，入汤药煎，入丸末，敷疮毒捣烂用）。”[26]

《雷公炮制药性解》卷四："蒲公英，味苦甘，性寒无毒，入脾胃二经。化热毒，消恶疮结核，解食毒，散滞气。细锉，同忍冬藤取汁入酒，以治乳痈，服罢欲睡，是其功也，睡觉，病已安矣。按：丹溪云：蒲公英花黄属土，宜入太阴阳明经。有一种花叶茎相类而高大者，非也。其真者短小塌地，质轻脆，断之有白汁，其花干如葱管空者是也。四时常花，花罢结实，絮中有子，落处则生，则其禀天地中和之性可见矣，故治诸毒。又为黄花地丁者，以治疔毒者名也。”[4]

《野菜谱》："白鼓丁，一名蒲公英，四时皆有，极寒，天小而可用，采之熟食。白鼓丁白鼓丁，丰年赛社鼓不停，凶年罢社鼓绝声，鼓绝声鼓绝声，公恼白鼓丁化为草。”[45]

《本草择要纲目·平性药品》："蒲公英 【气味】甘平无毒。入足少阴肾经君药。【主治】妇人乳痈水肿。散滞气。化热毒。擦牙乌须发。壮筋骨。亦可入阳明太阴经。凡治乳痈。以忍冬藤同煎汤入酒佐服。服罢欲睡。睡觉微汗。是其效也。”[30]

《本草新编》卷四："蒲公英，味苦，气平，无毒。入阳明、太阴。溃坚肿，消结核，解食毒，散滞气。至贱而有大功，惜世人不知用之。”[5]

《炮炙全书》卷二："蒲公英，苦、甘，寒，三四月采，阴干。”[31]

《本草易读》卷六："蒲公英，波波丁。甘，平，无毒。足少阴药也。乳痈红肿，同净花捣烂水煎服。兼外敷亦良（验方第一）。多年恶疮，捣敷（第二）。”[32]

《本草备要·草部》："蒲公英，一名黄花地丁。泻热，解毒，甘平。花黄，属土，入太阴、阳明（脾、胃）。化热毒，解食毒，消肿核。专治乳痈（乳头属厥阴，乳房属阳明。同忍冬煎，入少酒服，捣敷亦良）疔毒，亦为通淋妙品（诸家不言治淋，试之甚验）。擦牙、乌髭发（瑞竹堂有还少丹，方取其通肾。东垣曰：苦寒肾经君药），白汁涂恶刺（凡螳螂诸虫，盛夏孕育，游诸物上，必遗精汁，干久则有毒。人手触之成疾，名狐尿刺。惨痛不眠，百疗难效，取汁厚涂即愈，千金方极言其功）。”[33]

《本经逢原》卷三："蒲公英，俗名奶汁草，苗高尺余者良。甘平无毒。发明，蒲公英属土，开黄花，味甘。解食毒，散滞气。然必鲜者捣汁和酒服，治乳痈效速。服罢欲睡是其功验，微汗而愈。”[34]

《生草药性备要》上卷：“蒲公英，味甜，性寒。治乳痈，消疽恶毒疮，滋阴、黑发。一名残飞坠。一名黄花地丁。”[35]

《本草从新》卷十一：“蒲公英，一名黄花地丁。泻热解毒。苦甘寒。（东垣曰：苦寒入肾、丹溪曰：花黄味甘、可入阳明、太阴经。）化热毒。解食毒。消肿核。颛治疔毒乳痈。（乳头属厥阴、乳房属阳明、同忍冬煎、入少酒服、捣敷亦良。）亦为通淋妙品。擦牙、乌须发。（萨谦斋瑞竹堂方、有还少丹方、取其通肾。）白汁涂恶刺。”[36]

《要药分剂》卷六：“蒲公英，味甘，性平，无毒。得水之冲气以生，降多于升，阳中阴也。【主治】主妇人乳痈肿，水煮汁服之，又封之，立消。”[37]

《得配本草》卷五：“蒲公英，一名黄花地丁。辛、苦，微寒。入足太阴、阳明经。解食毒，散滞气，化热毒，消疔肿。治淋通乳，敷诸疮，涂狐刺。（诸虫精汁遗诸物上，干久有毒，人手触之成疾，名狐尿刺，惨痛不眠，取厚汁涂之即愈。）同忍冬藤煎汤，入少酒服，治乳痈。捣汁和酒服。”[6]

《本草求真·上编》：“蒲公英（柔滑）消胃热，凉肝血，疗乳痈、乳岩。蒲公英（专入胃肝），即黄花地丁草也。味甘，性平。能入阳明胃、厥阴肝，凉血解热。故乳痈乳岩为首重焉！且能通淋。”[38]

《本草分经·原例》：“蒲公英。苦甘寒，入肾阳明经，泻热化毒，专治乳痈疔毒，亦为通淋妙品。”[39]

《本草述钩元》卷九：“蒲公英。一名耩耨草，即黄花地丁。江之南北颇多，他处亦有，岭南绝无。小科布地，四散而生，茎叶似苦苣，有细刺，断之有白汁，四时开黄花，如单菊而大，花罢飞絮中有子，落处即生。”[40]

《植物名实图考》：“蒲公草。蒲公草，唐本草始著录，即蒲公英也。野菜谱谓之白鼓钉。又有孛孛丁、黄花郎、黄狗头诸名。俚医以为治肿毒要药。淮江以南，四时皆有，取采良便。”[27]

《草木便方今释》：“蒲公英，甘平化毒，疗疽乳痈消肿速。能通五淋扒毒刺，外科要药肿毒伏。”[41]

《本草撮要》卷一：“蒲公英，味甘平苦寒。入足阳明厥阴少阴经。功专化热毒。解食毒。治肿核通淋。得忍冬与酒煎服。以渣捣涂乳痈良。掘其根大如拳。旁有人形拱抱者。取以捣汁酒服。治噎膈良。多年恶疮。以之捣烂贴涂均妙。一名黄花地丁。专入阳明。散热结。”[42]

《本草便读·菜部》：“蒲公英，蒲公英走阳明散热疏邪。兼能解毒。味甘苦性寒滑窍。并可消痈。”[43]

《中药志》：“蒲公英　本品为较常用中药。商品主要为菊科植物蒲公英属多种植物的全草。……【原植物】1. 蒲公英　别名：凫公英《千金方》，蒲公草《唐本草》，地丁《本草衍义》，婆婆丁《滇南本草》，黄花地丁《本草纲目》，黄花草、古古丁（江苏），双英卜地（贵州），茅萝卜（四川），黄花三七（浙江）。Taraxacum mongolicum Hand. -Mazz. ——菊科 Compositae. 2. 华蒲公英　别名：硷地蒲公英 Taraxacum sinicum Kitag.（T. sinense Dahlst.）——菊科 Compositae. 3. 芥叶蒲公英 Taraxacum brassicaefolium Kitag. ——菊科 Compositae. 4. 异苞蒲公英 Taraxacum heterolepis Nakai et H. Koidz. ——菊科 Compositae. 5. 河北蒲公英 Taraxacum platypecidum Diels——菊科 Compositae. 6. 红

梗蒲公英 Taraxacum erythropodium Kitag. ——菊科 Compositae. 7. 丽花蒲公英 Taraxacum calanthodium Dahlst. ——菊科 Compositae."[12]

《中药材手册》："蒲公英（《纲目》列入菜部柔滑类）本品为菊科植物蒲公英 Taraxacum mongolicum Hand. Mazz.、碱地蒲公英 Taraxacum sinicum Kitag. 或同属数种植物的干燥全草。原植物系多年生草本，均为野生。【别名】黄花地丁、婆婆丁（山东、河北、东北）、奶汁草（湖南、辽宁）。"[13]

《全国中草药汇编》："蒲公英　别名：黄花地丁、婆婆丁。来源：为菊科蒲公英属植物蒲公英 Taraxacum mongolicum Hand. - Mazz. [T. officinale auct. fl. Sin. non Wigg.] 和同属多种植物的全草。"[17]

《中药大辞典》："蒲公英《唐本草》【异名】凫公英《千金方》，蒲公草、耩耨草《唐本草》，仆公英《千金翼方》，仆公罂《本草图经》，地丁《本草衍义》，金簪草《土宿本草》，孛孛丁菜、黄花苗、黄花郎《救荒本草》，鹁鸪英《庚辛玉册》，婆婆丁《滇南本草》，白鼓丁《野菜谱》，黄花地丁、蒲公丁、耳瘢草、狗乳草《纲目》，奶汁草《本经逢原》，残飞坠《生草药性备要》，黄狗头《植物名实图考》，卜地蜈蚣、鬼灯笼《草木便方》，羊奶奶草《本草正义》，双英卜地《贵州民间方药集》，黄花草、古古丁《江苏植药志》，茅萝卜《四川中药志》，黄花三七《杭州药植志》。【基原】为菊科植物蒲公英的带根全草。【原植物】蒲公英 Taraxacum mongolicum Hand. - Mazz.。"[10]

《中医大辞典·中药分册》："蒲公英　出《新修本草》。又名黄花地丁、婆婆丁、奶汁草、黄花三七。为菊科植物蒲公英 Taraxacum mongolicum Hand. - Mazz. 的带根全草。全国大部分地区均有分布。"[14]

《中国医学百科全书·中医学》："蒲公英　始载于《新修本草》。原名蒲公草，又名耩耨草、黄花地丁、婆婆丁、奶汁草。为菊科植物蒲公英 Taraxacum mongolicum Hand. - Mazz. 或碱地蒲公英 T. sinicum Kitag. 等的带根全草。春至秋季开花前或初开花时连根挖取，洗净，晒干。"[11]

《全国中药炮制规范》："蒲公英　[处方用名] 蒲公英。【来源】本品为菊科植物蒲公英 Taraxacum mongolicum Hand. - Mazz.、碱地蒲公英 Taraxacum sinicum Kitag. 或同属数种植物的干燥全草。均系野生。全国各地均产。春至秋季花初开时采挖，除去杂质，洗净，干燥。药材以叶多、色灰绿、根长者为佳。"[15]

《中国药材学》："蒲公英　【别名】黄花地丁，婆婆丁，奶汁草。【来源】本品为菊科植物蒲公英 Taraxacum mongolicum Hand. - Mazz. 全草。"[16]

《中国中医药学主题词表》："蒲公英 Taraxacum mongolicum　属菊科和清热解毒药。"[9]

《普通高等教育中医药类规划教材·中药学》："蒲公英《新修本草》为菊科植物蒲公英 Taraxacum mongolicum Hand. Mazz. 及其多种同属植物的带根全草。全国各地均有分布。夏秋两季采收，洗净晒干。鲜用或生用。"[8]

《中华本草》："蒲公英《本草图经》【异名】凫公英《千金方》，蒲公草、耩耨草《新修本草》，仆公英《千金翼方》，仆公罂《本草图经》，地丁《本草衍义》，金簪草《土宿本草》，孛孛丁菜、黄花苗、黄花郎《救荒本草》，鹁鸪英《庚辛玉册》，婆婆丁《滇南本草》，白鼓丁《野菜谱》，黄花地丁、蒲公丁、耳瘢草、狗乳草《纲目》，奶汁草

《本经逢原》，残飞坠《生草药性备要》，黄狗头《植物名实图考》，卜地蜈蚣、鬼灯笼《草木便方》，黄花草、古古丁《江苏植药志》。……【基原】为菊科植物蒲公英、碱地蒲公英、东北蒲公英、异苞蒲公英、亚洲蒲公英、红梗蒲公英等同属多种植物的全草。【原植物】1. 蒲公英 Taraxacum mongolicum Hand. - Mazz.。2. 碱地蒲公英 Taraxacum sinicum Kitag. 又名：华蒲公英。3. 东北蒲公英 Taraxacum ohwianum Kitam.。4. 异苞蒲公英 Taraxacum heterolepis Nakai et H. Koidz.。5. 亚洲蒲公英 Taraxacum asiatica Dahst. [T. leucanthum (Ledeb.) Ledeb.]。又名：戟叶蒲公英、白花蒲公英。6. 红梗蒲公英 Taraxacum erythropodium Kitag.。"[18]

《中华人民共和国药典》："蒲公英 Herba taraxaci 本品为菊科植物蒲公英 Taraxacum mongolicum Hand. - Mazz.、碱地蒲公英 Taraxacum sinicum Kitag. 或同属数种植物的干燥全草。春至秋季花初开时采挖，除去杂质，洗净，晒干。"[7]

5 参考文献

1 宋·苏颂. 本草图经. 合肥：安徽科学技术出版社，1994，302
2 明·兰茂. 滇南本草. 第三卷. 昆明：云南人民出版社，1977，209
3 明·李时珍. 本草纲目. 北京：人民卫生出版社，1982，1664
4 明·李中梓. 雷公炮制药性解. 见：中国医学大成（二）. 长沙：岳麓书社，1990，148
5 清·陈士铎. 本草新编. 北京：中国中医药出版社，1996，185
6 清·严西亭. 得配本草. 上海：上海卫生出版社，1957，28
7 国家药典委员会. 中华人民共和国药典. 一部. 北京：化学工业出版社，2000，289
8 雷载权主编. 普通高等教育中医药类规划教材·中药学. 上海：上海科学技术出版社，1995，68
9 吴兰成主编. 中国中医药学主题词表. 北京：中医古籍出版社，1996，279
10 江苏新医学院. 中药大辞典. 上海：上海科学技术出版社，1977，2459
11 《中医学》编辑委员会. 中国医学百科全书·中医学. 上海：上海科学技术出版社，1997，997
12 中国医学科学院药物研究所等. 中药志. 第四册. 北京：人民卫生出版社，1993，697
13 中华人民共和国卫生部药政管理局. 中药材手册. 北京：人民卫生出版社，1998，469
14 《中医大辞典》编辑委员会. 中医大辞典·中药分册. 北京：人民卫生出版社，1982，380
15 中华人民共和国卫生部药政管理局. 全国中药炮制规范. 北京：人民卫生出版社，1988，242
16 徐国钧等主编. 中国药材学. 北京：中国医药科技出版社，1996，1663
17 《全国中草药汇编》编写组. 全国中草药汇编. 上册. 北京：人民卫生出版社，1996，898
18 国家中医药管理局《中华本草》编委会. 中华本草. 第七册. 上海：上海科学技术出版社，1999，986
19 唐·苏敬等撰. 新修本草. 合肥：安徽科学技术出版社，1981，293
20 唐·孙思邈. 千金翼方. 北京：人民卫生出版社，1955，34
22 宋·唐慎微. 证类本草. 北京：人民卫生出版社，1957，281
23 宋·寇宗奭. 本草衍义. 上海：商务印书馆，1937，70
24 明·刘文泰. 本草品汇精要. 北京：人民卫生出版社，1982，436
25 明·陈嘉谟. 本草蒙筌. 北京：人民卫生出版社，1988，181
26 明·缪希雍. 炮炙大法. 明末庄继先校刻本
27 清·吴其浚. 植物名实图考. 北京：中华书局，1963，356
28 明·龚廷贤. 药性歌括四百味. 见：药性歌括四百味白话解. 北京：人民卫生出版社，2002，363

30 清·蒋居祉. 本草择要纲目. 见：珍本医书集成（二）. 上海：上海科学技术出版社，1985，119
31 ［日］稻宣义. 炮炙全书. 北京：中医古籍出版社，1981，93
32 清·汪昂. 本草易读. 北京：人民卫生出版社，1987，265
33 清·汪昂. 本草备要. 北京：中国中医药出版社，1998，114
34 清·张璐. 本经逢原. 上海：上海科学技术出版社，1959，136
35 清·何克谏. 生草药性备要. 见：岭南本草古籍三种. 北京：中国医药科技出版社，1999，41
36 清·吴仪洛. 本草从新. 北京：中医古籍出版社，2001，163
37 清·沈金鳌. 要药分剂. 上海：上海科学技术出版社，1959，144
38 清·黄宫绣. 本草求真. 上海：上海科学技术出版社，1959，230
39 清·姚澜. 本草分经. 上海：上海科学技术出版社，1989，106
40 清·杨时泰. 本草述钩元. 上海：科技卫生出版社，1958，273
41 清·刘兴. 草木便方今释. 贵阳：贵州人民出版社，1988，64
42 清·陈其瑞. 本草撮要. 见：珍本医书集成（二）. 上海：上海科学技术出版社，1985，25
43 清·张秉成. 本草便读. 上海：上海卫生出版社，1957，85
44 唐·孙思邈. 备急千金要方. 北京：人民卫生出版社，1955，455
45 明·王磐. 野菜谱. 见：四库全书存目丛书. 济南：齐鲁书社，1995，9

460　蒲黄
Puhuang
Pollen Typhae

1　定名依据

1.1　正名

1.1.1　汉文名：蒲黄（香蒲科植物水烛香蒲 Typha angustifolia L.、东方香蒲 Typha orientalis Presl、或同属植物的干燥花粉）。

1.1.2　英文名：cattail pollen.

1.2　依据

1.2.1　定名的文献依据

1.2.1.1　《神农本草经》卷一："蒲黄，味甘，平。主心腹、膀胱寒热，利小便，止血，消瘀血。久服，轻身、益气力，延年、神仙。生池泽。"[1]

1.2.1.2　《名医别录》卷第一："蒲黄，无毒。生河东。四月采。"[2]

1.2.1.3　《新修本草》卷第七："蒲黄，味甘，平，无毒。主心腹膀胱寒热，利小便，止血，消瘀血。久服轻身，益气力，延年神仙。生河东池泽，四月采。此即蒲厘花上黄粉也，伺其有，便拂取之，甚疗血，《仙经》亦用此。"[3]

1.2.1.4　《证类本草》卷第七："蒲黄，味甘，平，无毒。主心腹膀胱寒热，利小便，止血，消瘀血。久服轻身，益气力，延年神仙。生河东池泽，四月采。"[4]

1.2.1.5　《本草纲目》第十九卷："蒲黄《本经·上品》。【修治】敩曰：凡使勿用松黄并黄蒿。其二件全似，只是味跙及吐人。真蒲黄须隔三重纸焙令色黄，蒸半日，却再焙干用之妙。”[5]

1.2.1.6 《本草备要·草部》：“蒲黄，生滑行血，炒涩止血。甘平，厥阴（心包、肝）血分药。生用性滑，行血消瘀，通经脉，利小便，祛心、腹、膀胱寒、热（同五灵脂，治心腹血气痛，名失笑散）。”[6]

1.2.1.7 《中华人民共和国药典》：“蒲黄 Pollen typhae 本品为香蒲科植物水烛香蒲 Typha angustifolia L.、东方香蒲 Typha orientalis Presl 或同属植物的干燥花粉。夏季采收蒲棒上部的黄色雄花序，晒干后碾轧，筛取花粉。剪取雄花后，晒干，成为带有雄花的花粉，即为草蒲黄。”[7]

1.2.1.8 《普通高等教育中医药类规划教材·中药学》：“蒲黄《本经》为香蒲科水生草本植物水烛香蒲 Typha angustifolia L. 东方香蒲 T. orientalis Presl 或同属植物的花粉。主产于江苏、浙江、安徽、山东等地。”[8]

1.2.1.9 《中药大辞典》：“蒲黄《本经》【异名】蒲厘花粉（陶弘景），蒲花《江苏植药志》，蒲棒花粉《新疆药材》，蒲草黄《药材学》。【基原】为香蒲科香蒲属植物长苞香蒲 Typha angustifolia Bory et Chaub.、水烛香蒲 T. angustifolia L.、宽叶香蒲 T. latifolia L. 或其同属多种植物的花粉。原植物详‘香蒲’条。”[9]

1.2.1.10 《中国中医药学主题词表》：“蒲黄 Pollen typhae 为香蒲科植物水烛香蒲，东方香蒲或同类植物的干燥花粉；属止血药（中药）和活血祛瘀药。C 水烛香蒲。”[10]

1.2.1.11 《中国医学百科全书·中医学》：“蒲黄 始载于《神农本草经》。又名蒲花。为香蒲科植物水烛香蒲 Typha angustifolia L.、东方香蒲 T. orientalis Presl 或同属植物的花粉。6～7 月花开时，剪下蒲棒顶端的雄花序，晒干，碾碎过筛，除去杂质，取得纯花粉，习称‘蒲黄’。”[11]

1.2.1.12 《中药志》[12]、《中药材手册》[13]、《全国中药炮制规范》[14]、《中国药材学》[15]、《全国中草药汇编》[16]、《中医大辞典·中药分册》[17]、《中华本草》[18]等现代中药著作多以“蒲黄”作为本药正名（参见“文献通考”）。

1.2.2 定名选择的理由

1.2.2.1 蒲黄 Pollen typhae，系香蒲科植物水烛香蒲 Typha angustifolia L.、东方香蒲 Typha orientalis Presl 或同属植物的干燥花粉。本品始载于汉《神农本草经》，以“蒲黄”为正名，此后诸家本草著作无一例外均以“蒲黄”为正名载录本品，如魏晋《名医别录》，唐·苏敬《新修本草》，宋·唐慎微《证类本草》，明·李时珍《本草纲目》，清·汪昂《本草备要》等，并一直沿用至今。

1.2.2.2 我国最新出版的《中华人民共和国药典》、《普通高等教育中医药类规划教材·中药学》以及辞书类著作《中医大辞典·中药分册》、《中药大辞典》、《中国医学百科全书·中医学》等均以“蒲黄”作为本药正名。已经广泛应用于中医药学文献的标引和检索的《中国中医药学主题词表》也以“蒲黄”作为本药的正式主题词。现代本草著作如《全国中草药汇编》、《中药志》、《中华本草》、《中国药材学》、《中药材手册》、《全国中药炮制规范》等均以“蒲黄”作为本药的正名。

1.3 与正名等效的名词：无。

2 源流考释

蒲黄（香蒲科植物水烛香蒲 Typha angustifolia L.、东方香蒲 Typha orientalis Presl 或同

属植物的干燥花粉），始载于汉《神农本草经》，以“蒲黄”作为正名。如《神农本草经》卷一：“蒲黄，味甘，平。主心腹、膀胱寒热，利小便，止血，消瘀血。久服，轻身、益气力，延年、神仙。生池泽。”[1]

后世本草著作均沿用《神农本草经》之说，以“蒲黄”为正名。如魏晋《名医别录》[2]，南北朝·陶弘景《本草经集注》[19]，唐·苏敬《新修本草》[3]，宋·苏颂《本草图经》[20]、唐慎微《证类本草》[4]、寇宗奭《本草衍义》[21]，元·王好古《汤液本草》[22]、忽思慧《饮膳正要》[23]，明·刘文泰《本草品汇精要》[24]、陈嘉谟《本草蒙筌》[25]、李时珍《本草纲目》[5]、卢之颐《本草乘雅半偈》[26]、李中梓《本草征要》[27]，清·张志聪《本草崇原》[28]、蒋居祉《本草择要纲目》[29]、陈士铎《本草新编》[30]、汪昂《本草易读》[31]及《本草备要》[6]、张璐《本经逢原》[32]、吴仪洛《本草从新》[33]、严西亭《得配本草》[34]、黄宫绣《本草求真》[35]、姚澜《本草分经》[36]、杨时泰《本草述钩元》[37]、叶志诜《神农本草经赞》[38]、凌奂《本草害利》[39]、陈其瑞《本草撮要》[40]、张秉成《本草便读》[41]等，同时尚记载有“蒲厘花上黄粉”《本草经集注》、“蒲槌中黄粉”《本草衍义》、“蒲捶”、“蒲厘花”《本草品汇精要》等异名。如《本草经集注》：“蒲黄，味甘，平，无毒。……此即蒲厘花上黄粉也，伺其有，便拂取之，甚疗血，《仙经》亦用此。”[19]《本草衍义》卷八：“蒲黄。蒲黄处处有，即蒲槌中黄粉也。”[21]《本草品汇精要》卷之八：“蒲黄，无毒，丛生。蒲黄（出《神农本经》），主心腹膀胱寒热，利小便，止血，消瘀血，久服轻身，益气力，延年神仙（以上朱字《神农本经》）。【名】蒲捶、蒲厘花。”[24]

现代本草著作如《中华人民共和国药典》[7]、《普通高等教育中医药类规划教材·中药学》[8]、《中药大辞典》[9]、《中国医学百科全书·中医学》[11]、《中国中医药学主题词表》[10]、《中药志》[12]、《中药材手册》[13]、《全国中药炮制规范》[14]、《中国药材学》[15]、《全国中草药汇编》[16]、《中医大辞典·中药分册》[17]、《中华本草》[18]等均以“蒲黄”为正名，同时尚记载有“蒲棒粉”、“毛蜡烛花”《中药材手册》[13]，“香蒲”、“水蜡烛”、“蒲草”《全国中草药汇编》[16]，“蒲厘花粉”、“蒲花”、“蒲棒花粉”、“蒲草黄”《中药大辞典》[9]，“毛蜡烛”《中国药材学》[15]等各地俗称。还记载有本品原植物“水烛菖蒲”的异名“蒲草”《中药志》[12]等；原植物名称“东方香蒲”《中华本草》[18]等；原植物名称“狭叶香蒲”《中华本草》[18]等；原植物名称“宽叶香蒲”《中华本草》[18]等；原植物名称“长苞香蒲”《中华本草》[18]等。

3 附录

3.1 又称：蒲黄炭（饮片规格名）。

3.2 俗称：蒲棒粉、毛蜡烛花（湖北、湖南），蒲花（江苏），蒲棒花粉（新疆），蒲厘花粉，香蒲，蒲草黄，水蜡烛，蒲草，毛蜡烛。

3.3 曾称：蒲厘花上黄粉《本草经集注》，蒲槌中黄粉、蒲棒《本草衍义》，蒲捶、蒲厘花《本草品汇精要》。

3.4 原植物名称：水烛菖蒲，蒲草；狭叶香蒲；宽叶香蒲；东方香蒲；长苞香蒲。

4 文献通考

《神农本草经》卷一：“蒲黄，味甘，平。主心腹、膀胱寒热，利小便，止血，消瘀血。久服，轻身、益气力，延年、神仙。生池泽。”[1]

《名医别录》卷第一：“蒲黄，无毒。生河东。四月采。”[2]

《本草经集注·草木上品》：“蒲黄，味甘，平，无毒。主治心腹膀胱寒热，利小便，止血，消瘀血。久服轻身。益气力，延年，神仙。生河东池泽。四月采。此即蒲厘花上黄粉也，伺其有，便拂取之，甚疗血，《仙经》亦用此。”[19]

《新修本草》卷第七：“蒲黄，味甘，平，无毒。主心腹膀胱寒热，利小便，止血，消瘀血。久服轻身，益气力，延年神仙。生河东池泽，四月采。此即蒲厘花上黄粉也，伺其有，便拂取之，甚疗血，《仙经》亦用此。”[3]

《本草图经》卷第五：“蒲黄，生河东池泽。香蒲，蒲黄苗也。生南海池泽，今处处有之，而泰州者为良。春初生嫩叶，未出水时，红白色，茸茸然。《周礼》以为菹，谓其始生。取其中心入地，大如匕柄，白色，生啖之，甘脆。以苦酒浸，如食笋，大美。亦可以为鲊，今人罕复有食者。至夏抽梗于丛叶中，花抱梗端，如武士棒杵，故俚俗谓蒲槌，亦谓之蒲厘。花黄，即花中蕊屑也。细若金粉，当其欲开时，有便取之。市廛间亦采，以蜜搜作果实货卖，甚益小儿。医家又取其粉下筛后，有赤滓，谓之蒲萼。入药以涩肠已泄，殊胜。”[20]

《证类本草》卷第七：“蒲黄，味甘，平，无毒。主心腹膀胱寒热，利小便，止血，消瘀血。久服轻身，益气力，延年神仙。生河东池泽，四月采。”[4]

《本草衍义》卷八：“蒲黄。蒲黄处处有，即蒲槌中黄粉也。今京师谓槌为蒲棒。初得黄，细罗，取萼别贮，以备他用。将蒲黄水调为膏，擘为块，人多食之，以解心脏虚热。”[21]

《汤液本草》卷之四：“蒲黄，气平，味甘。无毒。《本草》云：主心腹膀胱寒热，利小便，止血，消瘀血。又云：治一切吐、衄、唾、溺、崩、泻、扑、癥、带下等血，并皆治之。”[22]

《饮膳正要》卷第三：“蒲黄，味甘，平，无毒。治心腹寒热，利小便，止血疾。”[23]

《本草品汇精要》卷之八：“蒲黄，无毒，丛生。蒲黄（出《神农本经》），主心腹膀胱寒热，利小便，止血，消瘀血，久服轻身，益气力，延年神仙（以上朱字《神农本经》）。【名】蒲捶、蒲厘花。”[24]

《本草蒙筌》卷之一：“蒲黄、香蒲，味甘，气平。无毒。种盛泰州（属南直隶），根满池泽。经秋尽瘁，逢春复生。初萌蘖红白茸茸，为蒲蒻，曾载《周礼》。渐成柄甘脆可啖，号蒲笋亦著志书。春深发叶成丛，夏半抽梗中起。花抱梗梢名蒲厘，类武林棒槌；屑缀花中即蒲黄，似画者金粉。市廛收为粿卖。（用蜜和作，甚益小儿。）”[25]

《本草纲目》第十九卷：“蒲黄《本经·上品》。【修治】敩曰：凡使勿用松黄并黄蒿。其二件全似，只是味跙及吐人。真蒲黄须隔三重纸焙令色黄，蒸半日，却再焙干用之妙。”[5]

《本草乘雅半偈》第二帙：“蒲黄《本经·上品》。【气味】甘平，无毒。【主治】主心腹膀胱寒热，利小便，止血，消瘀血。久服益气力，轻身延年神仙。【核】曰：香蒲，蒲黄苗也。处处有之，秦州者良。丛生水际，似莞而褊，有脊而柔，春生嫩叶，出水时，红白茸茸然。取中心入地白蒻，生啖甘脆。瀹以作鲊，一宿可食。亦可炸可蒸及晒干磨粉作饼。周礼谓之蒲俎。诗云：其蔌伊何？惟笋及蒲是矣。至夏后，则茎抽叶中，花抱茎端，如武士捧杵，谓之蒲槌，即蒲萼也。黄即花上粉屑，一名蒲灰。开时便取，蜜搜作果，食之大美。”[26]

《本草征要》第一卷：“蒲黄，味甘，性平，无毒，入肝经。熟用止血，生用行血。”[27]

《本草崇原》卷上：“蒲黄，气味甘平，无毒。主治心腹、膀胱寒热，利小便，止血，消瘀血。久服轻身，益气力，延年神仙。（蒲，香蒲水草也，蒲黄乃香蒲花中之蕊屑，细若金粉，今药肆或以松花伪充，宜辨之。始出河东池泽，今处处有之，以秦州者为胜。春初生嫩叶，出水红白色，茸茸然。至夏抽梗于丛叶中，花抱梗端，如武士棒杵，故俚俗谓之蒲槌。）香蒲生于水中，色黄味甘，禀水土之专精，而调和其气血。主治心腹、膀胱寒热，利小便者，禀土气之专精，通调水道，则心腹、膀胱之寒热俱从小便出，而气机调和矣。”[28]

《本草择要纲目·平性药品》：“蒲黄（凡使勿用松黄并黄蒿，其二件全似，只是味跙及吐人，真蒲黄须隔三重纸焙令色黄，蒸半日，却再焙干用方妙，破血消肿者生用之，补血止血者炒用之。）【气味】甘平无毒。【主治】心腹膀胱寒热，利小便，止血消瘀血，久服轻身益气力延年。”[29]

《本草新编》卷之二（角集）：“蒲黄，味甘，气平，无毒。入肺经。能止衄血妄行，咯血、吐血亦可用，消瘀血，止崩漏白带，调妇人血候不齐，去儿枕痛，疗跌扑折伤，亦佐使之药，能治实，而不可治虚。”[30]

《本草易读》卷五：“蒲黄，甘，平，无毒。手足厥阴药也。生用性滑，行血消瘀，通经脉而利小便，祛心腹膀胱寒热诸邪，疗打扑损伤疮疖诸肿。炒黑性涩，止一切吐衄崩带，便血痢血。煎止泄精。处处有之，以泰州者为良。初生嫩叶出水时红白色。至夏抽茎于丛叶中，花抱茎端如槌，俗名蒲棒是也，蒲棒即花中蕊屑也。”[31]

《本草备要·草部》：“蒲黄，生滑行血，炒涩止血。甘平，厥阴（心包、肝）血分药。生用性滑，行血消瘀，通经脉，利小便，祛心、腹、膀胱寒、热（同五灵脂，治心腹血气痛，名失笑散）。”[6]

《本经逢原》卷二：“蒲黄，甘微寒，无毒。筋能行血，罗去粗筋，取粉用。《本经》主心腹膀胱寒热，利小便，止血，消瘀血。发明，手足厥阴血分药也。故能治血，治痛。《本经》主心腹膀胱寒热，良由血结其处，营卫不和故也。又言止血，消瘀者，以生则能行，熟则能止，与五灵脂同用，名失笑散，治一切心腹疼痛。能破瘀积，消痈肿，去产妇儿枕痛。然胃气虚者，入口必吐，下咽则利，以五灵脂性味浊恶也。”[32]

《本草从新》卷六：“蒲黄，生、滑行血、炒、涩止血。甘平，厥阴血分药。（心包、肝。）生用性滑，行血消瘀，通经脉，利小便，祛心腹膀胱之热。”[33]

《得配本草》卷四：“蒲黄，甘，平。入手足厥阴经血分，凉血活血，专治一切血病，心腹诸痛，兼除癃秘遗精，止儿枕痛，敷舌肿满。得五灵脂，治少腹诸病。配阿胶、生地汁，治口耳大衄。（急以帛系两乳，止乃已。）行血，生用。止血，炒黑。勿犯铁器。”[34]

《本草求真》卷五：“蒲黄（水草），生用宣瘀通滞炒用止血。蒲黄（专入肝），味甘气平，功用无他，但以生用熟用炒黑，分其治法耳。以生而论，则凡瘀血停滞，肿毒积块，跌仆伤损，风肿痈疮，溺闭不解，服之立能宣泄解除。”[35]

《本草分经·原例》：“蒲黄　甘平，入心包肝经血分，生用性滑，行血消瘀，祛心腹膀胱之热，疗疮，肿炒黑性涩止血。”[36]

《本草述钩元》卷十二：“蒲黄，蒲即今取以为席，或并作扇者。黄即花中蕊屑也。气味甘平，手足厥阴血分药，治血治痛，生则能行，熟则能止，主心腹膀胱寒热。”[37]

《神农本草经赞》卷一：“蒲黄，味甘平。主心腹膀胱寒热，利小便，止血消瘀血，久服轻身益气力，延年神仙，生池泽。”[38]

《本草害利·膀胱部药队》：“蒲黄。【害】性滑动血，一切劳伤发热，阴虚内热无瘀血者，禁用。瘀因寒滞者忌投，多食令人自利，极能虚人。【利】甘平，生用行血，炒黑止血，入东方血海，兼入州都，故又能利小便。【修治】凡使勿用松黄并黄蒿。真蒲黄须隔三重纸，焙令色黄，蒸半日，却再焙干用之妙。此即香蒲花中蕊屑，汤成入药。生，滑破血，炒，涩止血。”[39]

《本草撮要》卷一：“蒲黄，味甘，入足厥阴经，功专治血症。生破血，熟止血。得五灵脂治心腹诸痛，得青黛治重舌胀满，以干姜同蒲黄为末。搽舌胀尤效。”[40]

《本草便读·草部》：“蒲黄，破血凉瘀，生用可行熟可止，味甘性冷，损伤能散肿能消，入心肝以达脾，通经脉而治痛。（蒲黄即香蒲花之心也。色黄气香。入心肝脾三经血分。其性甘凉。故能凉血散血。取凡花皆散之意。凡一切血分瘀滞之病。皆可用之。但轻香走散之品。似乎上焦病为尤宜。炒黑则能止血。以红见黑则止。水胜火也）”[41]

《中药志》：“蒲黄　本品为较常用中药。商品为香蒲科植物水烛香蒲和东方香蒲及同属多种植物的干燥花粉……【原植物】1. 水烛菖蒲　别名：蒲草 Typhaangustifolia L. ——香蒲科 Typhaceae. 2. 东方香蒲 Typha orientalis Presl——香蒲科 Typhaceae.”[12]

《中药材手册》：“蒲黄（《纲目》列入草部水草类香蒲项下）本品为香蒲科植物水烛香蒲 Typha angustifolia L. 、东方香蒲 Typha orientalis Presl 或同属植物的干燥花粉，原植物系多年生草本，均为野生，多于池泽湿地生长。商品中有草蒲黄（粗蒲黄）与净蒲黄（细蒲黄）两种，以细蒲黄质佳。另外，松花粉与蒲黄外形相似，应注意鉴别（详见松花粉项下）。【别名】蒲棒粉、毛蜡烛花（湖北、湖南）。”[13]

《全国中草药汇编》：“蒲黄　别名：香蒲、水蜡烛、蒲草。来源：为香蒲科香蒲属植物水烛 Typha angustifolia L. 、长苞香蒲 Typha angustifolia Bory et Chaub. 及 Thypha 属多种植物的花粉。”[16]

《中药大辞典》：“蒲黄《本经》【异名】蒲厘花粉（陶弘景），蒲花《江苏植药志》，蒲棒花粉《新疆药材》，蒲草黄《药材学》。【基原】为香蒲科香蒲属植物长苞香蒲 Typha angustifolia Bory et Chaub. 、水烛香蒲 T. angustifolia L. 、宽叶香蒲 T. latifolia L. 或其同属多种植物的花粉。原植物详‘香蒲’条。”[9]

《中医大辞典·中药分册》：“蒲黄　出《神农本草经》。又名蒲棒花粉、蒲草黄。为香蒲科植物水烛 Typha angustifolia L. 、或宽叶香蒲 T. latifolia L. 等的花粉。全国大部分地区均产。”[17]

《中国医学百科全书·中医学》：“蒲黄　始载于《神农本草经》。又名蒲花。为香蒲科植物水烛香蒲 Typha angustifolia L. 、东方香蒲 T. orientalis Presl 或同属植物的花粉。6~7 月花开时，剪下蒲棒顶端的雄花序，晒干，碾碎过筛，除去杂质，取得纯花粉，习称‘蒲黄’。”[11]

《全国中药炮制规范》：“蒲黄　［处方用名］蒲黄、蒲黄炭。【来源】本品为香蒲科植物水烛香蒲 Typha angustifolia L.、东方香蒲 Typha orientalis Presl 或同属植物的干燥花粉。均系野生。全国大部分地区多有生产。夏季采收蒲棒上部的黄色雄花序，晒干后碾轧，筛取花粉。药材以粉细、体轻、色鲜黄、油腻感强者为佳。"[14]

《中国药材学》："蒲黄 【别名】水蜡烛，毛蜡烛，蒲草，蒲棒。【来源】本品为香蒲科植物水烛（香蒲）Typha angustifolia L. 及其同属植物的花粉。"[15]

《中国中医药学主题词表》："蒲黄 Pollen typhae　为香蒲科植物水烛香蒲，东方香蒲或同类植物的干燥花粉；属止血药（中药）和活血祛瘀药。C 水烛香蒲。"[10]

《普通高等教育中医药类规划教材·中药学》："蒲黄《本经》为香蒲科水生草本植物水烛香蒲 Typha angustifolia L. 东方香蒲 T. orientalis Presl 或同属植物的花粉。主产于江苏、浙江、安徽、山东等地。夏季采收蒲棒上部黄色雄花序，晒干碾轧、筛出花粉。生用或炒用。"[8]

《中华本草》："蒲黄《本经》【异名】蒲厘花粉《本草经集注》，蒲花《江苏药用植药志》，蒲棒花粉《新疆药材》，蒲草黄《药材学》。……【来源】为香蒲科植物狭叶香蒲、宽叶香蒲、东方香蒲和长苞香蒲的花粉。【原植物】1. 狭叶香蒲 Typha angustifolia L. 2. 宽叶香蒲 Typha latifolia L. 3. 东方香蒲 Typha orientalis Presl. 4. 长苞香蒲 Typha angustifolia Bory et Chaub.。"[18]

《中华人民共和国药典》："蒲黄 Pollen typhae　本品为香蒲科植物水烛香蒲 Typha angustifolia L.、东方香蒲 Typha orientalis Presl、或同属植物的干燥花粉。夏季采收蒲棒上部的黄色雄花序，晒干后碾轧，筛取花粉。剪取雄花后，晒干，成为带有雄花的花粉，即为草蒲黄。"[7]

5　参考文献

1　汉·神农本草经. 清顾观光重辑本. 北京：人民卫生出版社，1955，37
2　魏晋·名医别录. 北京：人民卫生出版社，1986，57
3　唐·苏敬等撰. 新修本草. 合肥：安徽科学技术出版社，1981，187
4　宋·唐慎微. 证类本草. 北京：人民卫生出版社，1957，180
5　明·李时珍. 本草纲目. 北京：人民卫生出版社，1982，1361
6　清·汪昂. 本草备要. 北京：中国中医药出版社，1998，67
7　国家药典委员会. 中华人民共和国药典. 一部. 北京：化学工业出版社，2000，290
8　雷载权主编. 普通高等教育中医药类规划教材·中药学. 上海：上海科学技术出版社，1995，189
9　江苏新医学院. 中药大辞典. 上海：上海科学技术出版社，1977，2457
10　吴兰成主编. 中国中医药学主题词表. 北京：中医古籍出版社，1996，279
11　《中医学》编辑委员会. 中国医学百科全书·中医学. 上海：上海科学技术出版社，1997，1131
12　中国医学科学院药物研究所等. 中药志. 第五册. 北京：人民卫生出版社，1993，334
13　中华人民共和国卫生部药政管理局. 中药材手册. 北京：人民卫生出版社，1998，536
14　中华人民共和国卫生部药政管理局. 全国中药炮制规范. 北京：人民卫生出版社，1988，278
15　徐国钧等主编. 中国药材学. 北京：中国医药科技出版社，1996，1004
16　《全国中草药汇编》编写组. 全国中草药汇编. 上册. 北京：人民卫生出版社，1996，900
17　《中医大辞典》编辑委员会. 中医大辞典·中药分册. 北京：人民卫生出版社，1982，381
18　国家中医药管理局《中华本草》编委会. 中华本草. 第八册. 上海：上海科学技术出版社，1999，542

19 南北朝·陶弘景. 本草经集注. 北京：人民卫生出版社，1994，246
20 宋·苏颂. 本草图经. 合肥：安徽科学技术出版社，1994，134
21 宋·寇宗奭. 本草衍义. 上海：商务印书馆，1937，50
22 元·王好古. 汤液本草. 见：景印文渊阁四库全书（745）. 北京：中医古籍出版社，1986，961
23 元·忽思慧. 饮膳正要. 北京：中国书店，1985
24 明·刘文泰. 本草品汇精要. 北京：人民卫生出版社，1982，269
25 明·陈嘉谟. 本草蒙筌. 北京：人民卫生出版社，1988，66
26 明·卢之颐. 本草乘雅半偈. 北京：人民卫生出版社，1986，102
27 明·李中梓. 本草征要. 见：李中梓医学全书. 北京：中国中医药出版社，1999，129
28 清·张志聪. 本草崇原. 北京：中国中医药出版社，1992，39
29 清·蒋居祉. 本草择要纲目. 见：珍本医书集成（二）. 上海：上海科学技术出版社，1985，117
30 清·陈士铎. 本草新编. 北京：中国中医药出版社，1996，90
31 清·汪昂. 本草易读. 北京：人民卫生出版社，1987，232
32 清·张璐. 本经逢原. 上海：上海科学技术出版社，1959，117
33 清·吴仪洛. 本草从新. 北京：中医古籍出版社，2001，98
34 清·严西亭. 得配本草. 上海：上海卫生出版社，1957，18
35 清·黄宫绣. 本草求真. 上海：上海科学技术出版社，1959，239
36 清·姚澜. 本草分经. 上海：上海科学技术出版社，1989，114
37 清·杨时泰. 本草述钩元. 上海：科技卫生出版社，1958，354
38 清·叶志诜. 神农本草经赞. 见：珍本医书集成（二）. 上海：上海科学技术出版社，1985，26
39 清·凌奂. 本草害利. 北京：中医古籍出版社，1982，117
40 清·陈其瑞. 本草撮要. 见：珍本医书集成（二）. 上海：上海科学技术出版社，1985，13
41 清·张秉成. 本草便读. 上海：上海卫生出版社，1957，45

461 椿皮

Chunpi

Cortex Ailanthi

1 定名依据

1.1 正名

1.1.1 汉文名：椿皮［苦木科植物臭椿 Ailanthus altissima（Mill.）Swingle 的干燥根皮或干皮］。

1.1.2 英文名：tree－of－heaven bark.

1.2 依据

1.2.1 定名的文献依据

1.2.1.1 《中华人民共和国药典》："椿皮 Cortex ailanthi 本品为苦木科植物臭椿 Ailanthus altissima（Mill.）Swingle 的干燥根皮或干皮。全年均可剥取，晒干或刮去粗皮晒干。"[1]

1.2.1.2 《普通高等教育中医药类规划教材·中药学》："椿皮《新修本草》为苦木科落

叶乔木植物臭椿（樗）Ailanthus altissima（Mill.）Swingle 的根皮或干皮。主产于山东、辽宁、河南、安徽等地，全年可采，剥下根皮或干皮，刮去外层粗皮，晒干、切段。生用或麸炒用。"[2]

1.2.1.3　《中国中医药学主题词表》："椿皮 Cortex ailanthi　为苦木科植物臭椿的干燥根皮或干皮；属清热燥湿药。95。C 臭椿；D 樗根皮；D 樗白皮。"[3]

1.2.1.4　《中药志》："椿皮　本品为少常用中药，原名'樗白皮'。商品的原植物为苦木科植物樗木的根皮或干皮。……【原植物】樗木　别名：臭椿（通称）。Ailanthus altissima（Mill.）Swingle——苦木科 Simarubaceae."[4]

1.2.1.5　《中药材手册》："椿皮（《纲目》列入木部乔木类椿樗项下）本品为苦木科植物臭椿 Ailanthus altissima（Mill.）Swingle 的干燥根皮或干皮。原植物系落叶乔木，野生与栽培均有。"[5]

1.2.1.6　《中国药材学》："椿皮　【别名】椿根皮，樗白皮，樗皮，臭椿皮，苦椿皮。【来源】本品为苦木科植物臭椿（樗树）Ailanthus altissima（Mill.）Swingle 的根皮或干皮。"[6]

1.2.2　定名选择的理由

椿皮 Cortex ailanthi，系苦木科植物臭椿 Ailanthus altissima（Mill.）Swingle 的干燥根皮或干皮。"椿皮"作为本品正名古代文献未见记载，现代文献中我国最新出版的《中华人民共和国药典》、《普通高等教育中医药类规划教材·中药学》等均以"椿皮"作为本药正名。已经广泛应用于中医药学文献的标引和检索的《中国中医药学主题词表》也以"椿皮"作为本药的正式主题词。现代本草著作如《中药志》、《中药材手册》、《中国药材学》等均以"椿皮"作为本药的正名。

1.3　与正名等效的名词：无。

2　源流考释

椿皮［苦木科植物臭椿 Ailanthus altissima（Mill.）Swingle 的干燥根皮或干皮］始载录于唐初《药性论》，以"樗白皮"为正名。如《证类本草》卷十四："椿木叶，味苦，有毒。……臣禹锡等谨按药性论云：樗白皮使味苦，微热无毒。能治赤白痢肠滑痔疾，泻血不注。"[7]

本品在古代本草及炮制、药性著作中记载比较繁杂，有的在植物叶项下介绍本品，有的在植物名项下介绍本品。如唐·苏敬《新修本草》[8]，宋·唐慎微《证类本草》[7]以"椿木叶"为名，唐·孟诜《食疗本草》[9]以"樗"为名，宋·苏颂《本草图经》[10]以"椿木"为名，寇宗奭《本草衍义》[11]以"椿木华"、"椿樗"为名，明·刘文泰《本草品汇精要》[12]以"樗木"为名，明·李时珍《本草纲目》[13]、卢之颐《本草乘雅半偈》[14]，清·杨时泰《本草述钩元》[15]等以"椿樗"为名，本品的有关内容均在其下予以介绍。有的本草著作则以药用部位为本品正名，如明·兰茂《滇南本草》[16]以"臭椿皮"为正名，清·赵学敏《本草纲目拾遗》[20]以"臭椿皮"为正名组方，明·李中梓《雷公炮制药性解》[21]及《本草征要》[22]，日本稻宣义《炮炙全书》[23]，清·严西亭《得配本草》[24]、张秉成《本草便读》[25]等则以"樗白皮"为正名，清·蒋居祉《本草择要纲目》[26]以"椿樗皮"为正名，清·汪昂《本草易读》[4]及《本草备要》[27]、沈金鳌《要药分剂》[28]以“椿樗白皮”为正名，张璐《本经逢原》[29]以“椿樗根皮”为正名，清·吴仪洛《本草从新》[30]则以“樗根白皮”为正名，同时尚记载有异名“樗皮”（《证类本草》引《日华本草》），“根白皮”《本草纲目》，“樗木皮”《本草易读》，“臭椿根皮”《本草从新》等以及“臭椿”《食疗本草》，“山椿”、“鬼目”《本草图经》，“虎眼”《本草品汇精要》，“山樗”、“栲”、“虎目树”（《本草纲目》引《本草拾遗》），“大眼桐”《本草纲目》等植物异名。方书运用时也无固定正名，或以“樗根皮”，或以“樗白皮”，或以“椿根白皮”等为名，如《本草纲目》第三十五卷“椿樗”条附方中记载：“去鬼气：樗根皮一握细切，以童儿小便二升……（陈藏器《本草》）。小儿疳疾：椿白皮（日干）二两为末，以粟米淘净研浓汁和，丸梧子大……《子母秘录》小儿疳痢困重者：用樗白皮捣粉，以水和枣作大馄饨子……《外台秘要》女人白带：椿根白皮、滑石等分，为末，粥丸梧子大。每空腹白汤下一百丸。《丹溪方》”[13]

须予说明的是，古代本草记载的“椿皮”多指楝科植物香椿的干燥根皮或干皮，与本品不同，如清·姚澜《本草分经·原例》：“椿皮，功用与樗以相仿而力稍逊，入丸散不入汤剂。”[5]故应用时应注意鉴别。

现代本草著作中虽仍有以“樗白皮”或植物名“臭椿”为正名者，如《中药大辞典》[31]、《中医大辞典·中药分册》[32]、《中国医学百科全书·中医学》[33]、《全国中药炮制规范》[34]、《中华本草》[35]等以“樗白皮”为正名，《全国中草药汇编》[36]以“臭椿”为正名，但我国最新出版的《中华人民共和国药典》[1]、《普通高等教育中医药类规划教材·中药学》[2]、已经广泛应用于中医药学文献的标引和检索的《中国中医药学主题词表》[3]以及现代本草著作《中药志》[4]、《中药材手册》[5]、《中国药材学》[6]等均以“椿皮”为正名，同时尚记载有“椿根皮”、“椿白皮”、“椿樗皮”《中药材手册》[5]，“苦椿皮”《中药大辞典》[31]，等各地俗称以及“樗木”《中药志》[4]，“臭楮”、“樗树”、“白椿”《中药大辞典》[31]等本品原植物的异名。还记载有本品原植物“臭椿”的异名“樗木”《中药志》[4]，“臭楮”、“山椿”、“虎目”、“虎眼树”、“鬼目”、“大眼桐”、“樗树”、“白椿”《中药大辞典》[31]，“樗树”《中华本草》[35]等。

3 附录

3.1 又称：炒樗白皮、麸炒樗白皮、醋樗白皮（饮片规格名）。

3.2 俗称：苦椿皮（陕西），椿根皮，椿白皮，椿樗皮。

3.3 曾称：樗白皮《药性论》，樗皮《日华本草》，臭椿皮《滇南本草》，根白皮《本草纲目》，樗木皮《本草易读》，樗根白皮、臭椿根皮《本草从新》。

3.4 原植物名称：臭椿，樗木，臭楮，山椿，虎目，虎眼树，鬼目，大眼桐，樗树，白椿，樗树。

4 文献通考

《新修本草》卷第十四：“椿木叶，味苦，有毒。主洗疮疥、风疽，水煮叶汁用之。皮主甘慝。樗木根叶尤良。二树形相似，樗木疏，椿木实，为别也。”[8]

《食疗本草》卷上：“樗，主疳痢，杀蛔虫。又名臭椿。若和猪肉、热面频食，则中满，盖壅经脉也。”[9]

《本草图经》卷第十二："椿木。椿木、樗木，旧并不载所出州土，今南北皆有之。二木形干大抵相类，但椿木实而叶香可啖，樗木疏而气臭，膳夫亦能熬去其气，北人呼樗为山椿，江东人呼为鬼目，叶脱处有痕如樗蒲子，又如眼目，故得此名。其木最为无用。《庄子》所谓吾有大木，人谓之樗，其本拥肿不中绳墨，小枝曲拳不中规矩，立于途，匠者不顾是也。并采无时。《尔雅》云：栲，山樗。郭璞注云：栲似樗，色小白，生山中，因名。亦类漆也。俗语云：櫄、樗、栲、漆，相似如一。"[10]

《证类本草》卷十四："椿木叶，味苦，有毒。主洗疮疥、风疽，水煮叶汁用之。皮主甘慝。樗木根叶尤良。唐本注云：二树形相似，樗木疏，椿木实，为别也。今按：陈藏器本草云：樗木味苦有小毒。皮主赤白痢，口鼻中疳虫，去疥慝，主鬼疰传尸，蛊毒下血。根皮去鬼气。……臣禹锡等谨按药性论云：樗白皮使味苦，微热无毒。能治赤白痢肠滑痔疾，泻血不注。……日华子云：樗皮，温，无毒。止泻及肠风，能缩小便。入药蜜炙用。"[7]

《本草衍义》卷十五："椿木华、椿樗、椿木华、椿樗皆臭，但一种有花结子，一种无花不实。世以无花不实、木身大、其干端直者为椿。椿用木叶。其有花而荚，木身小，干多迂矮者为樗。樗用根、叶、荚。故曰未见椿上有荚者，惟樗木上有。"[11]

《滇南本草》第三卷："臭椿皮。臭椿皮，味苦、微辛，性微温。止妇人白带、崩血，止大肠下血。治赤白便浊，各种气痛寒痛。（附方）治心气疼，面寒、背寒，胃气疼。臭椿皮，用新瓦焙干，黄色为末，每服（一钱五分），热烧酒服。"[2]

《本草品汇精要》卷之二十："樗木，有小毒，植生。樗木皮，主赤白久痢，口鼻中疳虫，去疥䘌鬼注传尸虫毒，下血。根皮去鬼气（《名医》所录）。【名】山椿、鬼目、虎眼。"[12]

《本草纲目》第三十五卷："椿樗《唐本草》。【校正】并入《嘉祐》椿荚。【释名】香者名椿（《集韵》作櫄，《夏书》作杶，《左传》作櫄），臭者名樗（音丑居切。亦作𣟺），山樗名栲（音考）、虎目树《拾遗》、大眼桐。时珍曰：椿樗易长而多寿考，故有椿、栲之称。《庄子》言'大椿以八千岁为春秋'是矣。椿香而樗臭，故椿字又作櫄，其气熏也。𣟺字从虖，其气臭，人呵嘑之也。樗亦椿音之转尔。藏器曰：俗呼椿为猪椿，北人呼樗为山椿，江东呼为虎目树，亦名虎眼。谓叶脱处有痕，如虎之眼目，又如樗蒱子，故得此名。……椿皮色赤而香，樗皮色白而臭，多服微利人。盖椿皮入血分而性涩，樗皮入气分而性利，不可不辨。……凡血分受病不足者，宜用椿皮；气分受病有郁者，宜用樗皮，此心得之微也。……【附方】去鬼气：樗根皮一握细切，以童儿小便二升……（陈藏器《本草》）。小儿疳疾：椿白皮（日干）二两为末，以粟米淘净研浓汁和，丸梧子大……《子母秘录》小儿疳痢困重者：用樗白皮捣粉，以水和枣作大馄饨子……《外台秘要》女人白带：椿根白皮、滑石等分，为末，粥丸梧子大。每空腹白汤下一百丸。《丹溪方》"[13]

《雷公炮制药性解》卷五："樗白皮，味苦涩，性寒无毒，入心肝脾三经。主月经过度，带漏崩中，梦泄遗精，肠风痔漏，久痢脱肛。缩小便，除疮疥，祛鬼疰，杀传尸，解蛊毒，逐蛔虫。蜜炙用。有一种椿皮，功用相同，性敛微温。按：樗白皮血中之药也，心主血，肝藏血，脾裹血，宜均入之。"[21]

《本草征要》第三卷："樗白皮，俗称臭椿。味苦涩、性寒，有小毒。东引者良、以醋炙之。涩血止泻痢、杀虫收产肠。苦寒之性，虚寒者禁用，肾家真阴虚者，亦忌之。以其徒燥耳。止入丸用，不入汤煎。椿白皮，即香椿，主用相仿，力稍逊之。”[22]

《本草乘雅半偈》第九帙：“椿樗《唐本草》。【气味】苦温，无毒。【主治】主疮疥，风疽，疳𧏾，煮汁饮之，樗木根叶尤良。”[14]

《本草择要纲目·平性药品》：“椿樗皮（香者名椿，臭者名樗。椿樗二树形相似，樗木疏，椿木实。凡使椿根不近西头者为上，采出拌生葱蒸半日，锉细，以袋盛挂屋南畔，阴干用。）【气味】苦温无毒。樗根有小毒。【主治】椿根白皮性凉而能涩血。凡湿热为病，泻痢浊带精滑梦遗诸证，无不用之。”[26]

《炮炙全书》卷第一：“樗白皮，即臭椿。苦、涩，凉，有小毒。制硫黄、砒石、黄金。椿、樗二木皆有之，俗以山茶花为椿，甚误也。”[23]

《本草易读》卷七：“椿樗白皮，苦，温，无毒。除一切下血、血崩、血痢、肠风、脏毒，杀诸般疳虫、蛔虫、疥虫、鬼疰、传尸。赤白带浊之疾，精尿遗泄之疴。二木南北皆有之。椿木皮粗而木赤，其叶香甘可茹。樗木皮细而木白，其叶臭恶不可食。”[17]

《本草备要·木部》：“椿樗白皮，涩肠，燥湿。苦燥湿，寒胜热，涩收敛。入血分而涩血。去肺、胃之陈痰。治湿热为病，泄泻久痢，崩带肠风，梦遗便数，有断下之功（痢疾滞气未尽者勿遽用，勉强固涩，必变他证），去疳𧏾、樗皮尤良。时珍曰：椿皮入血气而性涩；樗皮入气分而胜利。凡血分受病不足者宜椿皮；气分受病有郁者宜樗皮。《乾坤生意》治疮肿下药，用樗皮水研，服汁取利，是其验矣。昂按：樗皮止泻痢，终是涩剂。寇氏曰：一妇年四十余，耽饮无度，多食鱼蟹，积毒在脏，日夜二三十泻，便与脓血杂下，大肠连肛门甚痛。”[27]

《本经逢原》卷三：“椿樗根皮，凤眼草，香者名椿，甘平无毒。臭者名樗，苦温有毒。樗树有虫，谓之樗鸡。樗树有荚，荚中有实，状如目珠名凤眼草，子嗣门中练真丸用之，专治髓脏中湿热，高年素享丰厚者宜之。发明，椿根白皮性寒而能涩血，治湿热为病，泻利浊带、精滑梦遗诸证，有燥痰之功；但痢疾滞气未尽者不可遽用，崩带属阴虚者亦不可服。盖椿皮色赤而入血分，久痢血伤者宜之。樗皮色白而入气分，暴痢气滞者宜之，不可不辨而混用也。”[29]

《本草从新》卷八：“樗根白皮，即臭椿根皮。涩肠燥湿。苦燥湿，寒胜热，涩收敛。入血分而涩血，去肺胃之陈痰，治湿热为病，泄泻久痢，崩带肠风，梦遗滑精，有断下之功。……椿根白皮（即香椿根皮）主用相仿，力稍逊之。根东引者良，去粗皮，醋炙或蜜炙。忌猪肉、热面。止入丸散，不入汤煎。”[30]

《得配本草》卷七：“樗白皮，洗疥疮风疽，去疳虫蛔痛。配参末米饮下，治挟热痢。”[24]

《要药分剂》卷九：“椿樗白皮，香者名椿。臭者为樗。味苦。性寒。无毒。禀地中之阴气以生。降也。阴也。……【前论】丹溪曰。椿根白皮性凉而能涩血。”[28]

《本草纲目拾遗》卷六：“远年痢，凤联堂验方：臭椿皮一两五钱，雨前茶钱半，扁柏叶二钱五分，乌梅、枣头各二枚，酒、水各一碗煎好，缓缓服，恐泛。”[20]

《本草分经·原例》：“椿皮，功用与樗以相仿而力稍逊，入丸散不入汤剂。”[18]

《本草述钩元》卷二十三：“椿樗，二树南北皆有，椿木皮细，肌实而赤，嫩叶香甘可茹。樗木皮粗，肌疏而白茎，其叶臭恶，根白皮 味涩苦，气凉燥，入手足阳明经，治赤白浊，精滑梦遗，湿气泄痢肠滑，及肠风泻血不止，女子血崩赤白带，小儿疳虫蛔虫。”[15]

《本草便读·木部》：“樗白皮，味苦兼涩，性燥且寒。固下有功，治痢疗崩愈带浊，入肠奏效。凉瘀逐湿愈风虚。（樗白皮即臭椿树根皮也。此树有二种。香者名椿，臭者名樗。苦寒性涩，入大肠能断下。凡肠澼痢疾因于湿热留结久而不愈者，皆可用之。时珍以椿皮色赤而香入血分，其性涩；樗皮色白而臭入气分，其性利。故主治之功虽同，而涩利之性则异。诸家本草皆未言及，录之以备参考。）”[25]

《中药志》：“椿皮，本品为少常用中药，原名‘樗白皮’。商品的原植物为苦木科植物樗木的根皮或干皮。……【原植物】樗木　别名：臭椿（通称）。Ailanthus altissima (Mill.) Swingle——苦木科 Simarubaceae.”[4]

《中药材手册》：“椿皮（《纲目》列入木部乔木类椿樗项下）本品为苦木科植物臭椿 ilanthus altissima (Mill.) Swingle 的干燥根皮或干皮。原植物系落叶乔木，野生与栽培均有。商品椿皮除全国大部分地区使用的上述品种外，少数地区还以楝科植物香椿的根皮，或干皮作椿皮，二者性状不同，应分别入药。【别名】椿白皮、椿根皮、椿樗皮。”[5]

《全国中草药汇编》：“臭椿　别名：椿根皮、樗根皮、樗白皮、凤眼草（果实名）。来源：为苦木科樗树属植物臭椿 Ailanthus altissima (Mill.) Swingle，以根皮和果实入药。”[36]

《中药大辞典》：“樗白皮《药性论》【异名】樗皮《日华子本草》，臭椿皮《滇南本草》，苦椿皮《陕西中药志》。【基原】为苦木科植物臭椿的根部或干部的内皮。【原植物】臭椿《群芳谱》Ailanthus altissima (Mill.) Swingle，又名：臭椿《食疗本草》，山椿、虎目《本草拾遗》，虎眼树《四声本草》，鬼目《本草图经》，大眼桐《纲目》，樗树、白椿。”[31]

《中医大辞典·中药分册》：“樗白皮　出《药性论》。又名樗皮、臭椿皮。为苦木科植物臭椿 Ailanthus altissima (Mill.) Swingle 的根或树干的内皮。全国大部分地区均产。”[32]

《中国医学百科全书·中医学》：“樗白皮　始载于《药性论》。又名臭椿皮、椿皮。为苦木科植物臭椿 Ailantissima (Mill.) Swingle 的根或树干的内皮。春、秋两季剥取根皮或干皮，晒干，或刮去粗皮晒干。”[33]

《全国中药炮制规范》：“臭椿皮（樗白皮）［处方用名］樗白皮、炒樗白皮、麸炒樗白皮、醋樗白皮。【来源】本品为苦木科植物臭椿 Ailanthus altissima (Mill.) Swingle 的干燥根皮或干皮。全国大部分地区多有生产。全年均可剥取，晒干，或刮去粗皮晒干。药材以肉厚、黄白色、无粗皮者为佳。”[34]

《中国药材学》：“椿皮　【别名】椿根皮，樗白皮，樗皮，臭椿皮，苦椿皮。【来源】本品为苦木科植物臭椿（樗树）Ailanthus altissima (Mill.) Swingle 的根皮或干皮。”[6]

《中国中医药学主题词表》：“椿皮 Cortex ailanthi　为苦木科植物臭椿的干燥根皮或干皮；属清热燥湿药；95。C 臭椿；D 樗根皮；D 樗白皮。”[3]

《普通高等教育中医药类规划教材·中药学》：“椿皮《新修本草》为苦木科落叶乔木植物臭椿（樗）Ailanthus altissima (Mill.) Swingle 的根皮或干皮。主产于山东、辽宁、河南、安徽等地，全年可采，剥下根皮或干皮，刮去外层粗皮，晒干、切段。生用或麸炒用。”[2]

《中华本草》：“樗白皮《药性论》 【异名】樗皮《日华子》，臭椿皮《滇南本草》，苦椿皮《陕西中药志》。……【来源】为苦木科植物臭椿的根皮或树干皮。【原植物】臭椿 Ailanthus altissima（Mill.）Swingle［Toxicodendron altissima Mill.］又名：山椿、虎目《本草拾遗》，虎眼树《四声本草》，鬼目《本草图经》，大眼桐《纲目》，樗树、白椿《中药大辞典》。”[35]

《中华人民共和国药典》：“椿皮 Cortex ailanthi 本品为苦木科植物臭椿 Ailanthus altissima（Mill.）Swingle 的干燥根皮或干皮。全年均可剥取，晒干或刮去粗皮晒干。”[1]

5 参考文献

1 国家药典委员会. 中华人民共和国药典. 一部. 北京：化学工业出版社，2000，291
2 雷载权主编. 普通高等教育中医药类规划教材·中药学. 上海：上海科学技术出版社，1995，66
3 吴兰成主编. 中国中医药学主题词表. 北京：中医古籍出版社，1996，52
4 中国医学科学院药物研究所等. 中药志. 第五册. 北京：人民卫生出版社，1993，515
5 中华人民共和国卫生部药政管理局. 中药材手册. 北京：人民卫生出版社，1998，572
6 徐国钧等主编. 中国药材学. 北京：中国医药科技出版社，1996，807
7 宋·唐慎微. 证类本草. 北京：人民卫生出版社，1957，344
8 唐·苏敬等撰. 新修本草. 合肥：安徽科学技术出版社，1981，359
9 唐·孟诜. 食疗本草. 北京：人民卫生出版社，1984，27
10 宋·苏颂. 本草图经. 合肥：安徽科学技术出版社，1994，429
11 宋·寇宗奭. 本草衍义. 上海：商务印书馆，1937，89
12 明·刘文泰. 本草品汇精要. 北京：人民卫生出版社，1982，544
13 明·李时珍. 本草纲目. 北京：人民卫生出版社，1982，1987
14 明·卢之颐. 本草乘雅半偈. 北京：人民卫生出版社，1986，540
15 清·杨时泰. 本草述钩元. 上海：科技卫生出版社，1958，490
16 明·兰茂. 滇南本草. 第三卷. 昆明：云南人民出版社，1977，154
17 清·汪昂. 本草易读. 北京：人民卫生出版社，1987，295
18 清·姚澜. 本草分经. 上海：上海科学技术出版社，1989，183
20 清·赵学敏. 本草纲目拾遗. 北京：人民卫生出版社，1983，209
21 明·李中梓. 雷公炮制药性解. 见：中国医学大成（二）. 长沙：岳麓书社，1990，155
22 明·李中梓. 本草征要. 见：李中梓医学全书. 北京：中国中医药出版社，1999，142
23 ［日］稻宣义. 炮炙全书. 北京：中医古籍出版社，1981，112
24 清·严西亭. 得配本草. 上海：上海卫生出版社，1957，12
25 清·张秉成. 本草便读. 木部. 上海：上海卫生出版社，1957，56
26 清·蒋居祉. 本草择要纲目. 见：珍本医书集成（二）. 上海：上海科学技术出版社，1985，120
27 清·汪昂. 本草备要. 北京：中国中医药出版社，1998，151
28 清·沈金鳌. 要药分剂. 上海：上海科学技术出版社，1959，217
29 清·张璐. 本经逢原. 上海：上海科学技术出版社，1959，172
30 清·吴仪洛. 本草从新. 北京：中医古籍出版社，2001，114
31 江苏新医学院. 中药大辞典. 上海：上海科学技术出版社，1977，2587
32 《中医大辞典》编辑委员会. 中医大辞典·中药分册. 北京：人民卫生出版社，1982，401
33 《中医学》编辑委员会. 中国医学百科全书·中医学. 上海：上海科学技术出版社，1997，1273

34 中华人民共和国卫生部药政管理局. 全国中药炮制规范. 北京：人民卫生出版社，1988，290
35 国家中医药管理局《中华本草》编委会. 中华本草. 第五册. 上海：上海科学技术出版社，1999，3
36 《全国中草药汇编》编写组. 全国中草药汇编. 上册. 北京：人民卫生出版社，1996，732

462 槐花

Huaihua

Flos Sophorae

1 定名依据

1.1 正名

1.1.1 汉文名：槐花（豆科植物槐 Sophora japonica L. 的干燥花及花蕾）。

1.1.2 英文名：pagodatree flower.

1.2 依据

1.2.1 定名的文献依据

1.2.1.1 《证类本草》卷十二："槐花，味苦，平，无毒。治五痔，心痛，眼赤，杀脏藏虫及热，治皮肤风并肠风泻血，赤白痢，并炒服。叶，平，无毒。煎汤治小儿惊痫，壮热，疥癣及疔肿。皮、茎同用。（新补 见日华子。）"[1]

1.2.1.2 《汤液本草》卷五："槐花，苦薄，阴也。《珍》云：凉大肠热。"[2]

1.2.1.3 《本草品汇精要》卷十六："槐花，附叶无毒，植生。槐花，主五痔，心痛，眼赤，杀腹脏虫及热，治皮肤风并肠风泻血，赤白痢。叶平，无毒。煎汤，治小儿惊痫壮热，疥癣及疔肿。皮茎同用（《名医》所录）。"[3]

1.2.1.4 《本经逢原》卷三："槐花，苦寒无毒。温水涤去灰，焙香用。发明，槐花苦凉，阳明、厥阴血分药也。故大小便血，及目赤肿痛皆用之。目得血而能视，赤肿乃血热之病也。肠血痔血同柏叶微炒为末，乌梅汤服。肠风脏毒，淘净炒香为末。肠风荆芥汤服，脏毒蘸猪脏日日服之。但性纯阴，阴寒无实火禁用。"[4]

1.2.1.5 《本草撮要》卷二："槐花，味苦凉。入手足阳明足厥阴经。功专治肠风肠热。得郁金治小便血。得荆芥穗治大便血。得山栀治酒毒下血。得条芩治血崩。得牡蛎治赤白带。舌上无故出血。名舌衄。炒槐花为末掺之效。含蕊而陈者良。微炒用。忌同槐实。槐枝洗疮痔核并阴囊湿痒良。烧灰揩牙去虫。"[5]

1.2.1.6 《本草便读·木部》："槐花，禀天地阴凝之气。凉血清肝。除下焦湿热之邪。祛风疗痔。虚寒当戒。角则降且通肠。酸苦宜知。花可散而达表。"[6]

1.2.1.7 《中华人民共和国药典》："槐花 Flos sophorae 本品为豆科植物槐 Sophora japonica L. 的干燥花及花蕾。夏季花开放或花蕾形成时采收，及时干燥，除去枝、梗及杂质。前者习称'槐花'，后者习称'槐米'。"[7]

1.2.1.8 《普通高等教育中医药类规划教材·中药学》："槐花《本草拾遗》为豆科落叶乔木槐 Sophora japonica L. 的花蕾。全国大部分地区有栽培。夏季花将开放时采摘，晒干。生用或炒炭用。”[8]

1.2.1.9 《中药大辞典》:“槐花《日华子本草》【异名】槐蕊《本草正》。【基原】为豆科植物槐的花朵或花蕾。【原植物】槐《尔雅》Sophora japonica L.,又名:豆槐、白槐、细叶槐、金药树、护房树。”[9]

1.2.1.10 《中医大辞典·中药分册》:“槐花 出《日华子诸家本草》。为豆科植物槐 Sophora japonica L. 的花。我国大部分地区有产。”[10]

1.2.1.11 《中国医学百科全书·中医学》:“槐花 始载于《本草拾遗》。为豆科植物槐 Sophora japonica L. 的花朵(槐花)或花蕾(槐米)。夏季花蕾形成时或花初开放时采收,及时干燥。”[11]

1.2.1.12 《中国中医药学主题词表》:“槐花 Flos sophorae 为豆科植物槐的干燥花及花蕾;属止血药(中药)。C 槐;D 槐米。”[12]

1.2.1.13 《中药志》[13]、《中药材手册》[14]、《全国中草药汇编》[15]、《全国中药炮制规范》[16]、《中华本草》[17]等现代中药著作多以“槐花”作为本品正名(参见“文献通考”)。

1.2.2 定名选择的理由

1.2.2.1 槐花 Flos sophorae,系豆科植物槐 Sophora japonica L. 的干燥花及花蕾。“槐花”之名始见于宋·日华子《日华子》,并作为本品正名记载。其后的历代重要本草著作如宋·唐慎微《证类本草》,元·王好古《汤液本草》,明·刘文泰《本草品汇精要》,清·张璐《本经逢原》、陈其瑞《本草撮要》、张秉成《本草便读》等在载录本品时均以“槐花”作为正名,并一直沿用至今。

1.2.2.2 我国最新出版的《中华人民共和国药典》、《普通高等教育中医药类规划教材·中药学》以及辞书类著作《中医大辞典·中药分册》、《中药大辞典》、《中国医学百科全书·中医学》等均以“槐花”作为本品正名。已经广泛应用于中医药学文献的标引和检索的《中国中医药学主题词表》也以“槐花”作为本品的正式主题词。现代本草著作如《中药志》、《全国中草药汇编》、《中华本草》、《中药材手册》、《全国中药炮制规范》等虽记载了不少本品各地的俗称,但也无一例外以“槐花”作为本品的正名。说明“槐花”作为本品正名已成为共识。

1.3 与正名等效的名词:无。

2 源流考释

槐花(豆科植物槐 Sophora japonica L. 的干燥花及花蕾)始载于《日华子》,并以“槐花”为正名。如《证类本草》引《日华子》曰:“槐花,味苦,平,无毒。治五痔,心痛,眼赤,杀脏藏虫及热,治皮肤风并肠风泻血,赤白痢,并炒服。叶,平,无毒。煎汤治小儿惊痫,壮热,疥癣及疔肿。皮、茎同用。”[1]其后的本草著作大多即沿用该书记载,以“槐花”为正名记载本品,如宋·唐慎微《证类本草》[1]、寇宗奭《本草衍义》[18],元·王好古《汤液本草》[2],明·刘文泰《本草品汇精要》[3]、缪希雍《炮炙大法》[19],日本稻宣义《炮炙全书》[20],清·张志聪《本草崇原》[21]、张璐《本经逢原》[4]、叶桂《本草经解》[22]、沈金鳌《要药分剂》[23]、陈其瑞《本草撮要》[5]、张秉成《本草便读》[6]等;但有的在“槐实”下介绍本品,如宋·苏颂《本草图经》[24],清·陈士铎《本草新编》[25]等；有的在“槐”下介绍本品；有的则与“槐角”并列介绍本品，如明·兰茂《滇南本草》[26]；有的则以“槐蕊”为正名介绍本品，如明·张景岳《本草正》[27]等。

古代著作中记载的本品异名有“槐蕊”《本草正》[27]，“槐米”《本草新编》[25]等。如《本草正》曰：“槐蕊，味苦，性寒。清心肺脾肝大肠之火；除五内烦热，心腹热疼；疗眼目赤痛，热泪。”[27]《本草新编》卷四：“槐实（槐米、槐花），味苦、辛、咸，气寒，无毒。入大肠。……夫槐米，即花未开之蕊也，其气味与槐子正同，但子味太重，槐米轻清，入汤剂似胜于槐实，若用入丸药之中，槐蕊不若槐实也。”[25]

现代有关著作大多沿用《日华子》的记载以“槐花”作为本品正名，如《中华人民共和国药典》[7]、《普通高等教育中医药类规划教材·中药学》[8]、《中药大辞典》[9]、《中医大辞典·中药分册》[10]、《中国医学百科全书·中医学》[11]、《中国中医药学主题词表》[12]、《中药志》[13]、《中药材手册》[14]、《全国中草药汇编》[15]、《全国中药炮制规范》[16]、《中华本草》[17]等；但也有以“槐米”作为本品正名者，如《中国药材学》[28]。同时尚记载有“金药树”、“护房树”、“豆槐”《全国中草药汇编》[15]，“槐花米”、“柚花”、“白槐”《中国药材学》[28]等各地的俗称。还记载有本品原植物“槐”的异名“豆槐”、“白槐”、“细叶槐”、“金药树”、“护房树”《中药大辞典》[9]等。

3 附录

3.1 又称：炒槐花、槐花炭（饮片规格名）。

3.2 俗称：槐花米、柚花（福建），白槐（青海），金药树，护房树，豆槐。

3.3 曾称：槐蕊《本草正》，槐米《本草新编》。

3.4 原植物名称：槐，豆槐，白槐，细叶槐，金药树，护房树。

4 文献通考

《本草图经》卷十：“槐实，生河南平泽，今处处有之。其木有极高大者。谨按《尔雅》槐有数种：叶大而黑者名怀槐；昼合夜开者名守宫槐；叶细而青绿者但谓之槐；其功用不言有别。四月、五月开花，六月、七月结实。七月七日采嫩实，捣取汁作煎。十月采老实入药。皮、根采无时。今医家用槐者最多；春采嫩枝煅为黑灰，以揩齿去蚛；烧青枝取沥，以涂癣；取花之陈久者，筛末，饮服，以治下血。”[24]

《证类本草》卷十二：“槐花，味苦，平，无毒。治五痔，心痛，眼赤，杀脏藏虫及热，治皮肤风并肠风泻血，赤白痢，并炒服。叶，平，无毒。煎汤治小儿惊痫，壮热，疥癣及疔肿。皮、茎同用。（新补　见日华子。）”[1]

《本草衍义》卷十三：“槐花，今染家亦用，收时折其未开花，煮一沸，出之釜中，有所澄下稠黄滓，渗漉为饼，染色更鲜明。治肠风热泻血甚佳，不可过剂。”[18]

《汤液本草》卷五：“槐花，苦薄，阴也。《珍》云：凉大肠热。”[2]

《滇南本草》卷一：“槐角，味苦，性寒。功多大肠经。治五痔肠风下血、赤白热痢。枝洗疥癞，祛皮肤瘙痒之风。”[26]

《本草品汇精要》卷十六：“槐花，附叶无毒，植生。槐花，主五痔，心痛，眼赤，杀腹脏虫及热，治皮肤风并肠风泻血、赤白痢。叶平，无毒。煎汤，治小儿惊痫壮热，疥癣，及疔肿。皮茎同用（《名医》所录）。”[3]

《炮炙大法·木部》：“槐花（未开时采收，陈久者良。入药拣净，酒浸，微炒，若止血炒黑）。”[19]

《本草正》：“槐蕊，味苦，性寒。清心肺脾肝大肠之火；除五内烦热，心腹热疼；疗眼目赤痛，热泪。”[27]

《本草新编》卷四：“槐实（槐米、槐花），味苦、辛、咸，气寒，无毒。入大肠。止涎唾，补绝伤，凉大肠之火，消乳瘕，除男子阴疮湿痒，却女人产户痛痒，仍理火疮，且堕胎孕，酒吞七粒，催产尤良。大约槐树枝、叶、花、根，共同治疗而子尤佳。然只可暂用为佐使，而不可久服，久服则大肠过寒，转添泄利之苦矣。或问槐实与槐米之功效何如？夫槐米，即花未开之蕊也，其气味与槐子正同，但子味太重，槐米轻清，入汤剂似胜于槐实，若用入丸药之中，槐蕊不若槐实也。或问《太清草木方》中载槐应虚星之精，以十月上已日采子服之，去百病，长生通神。而《梁书》亦言，庾肩吾常服槐实，年七旬余，发鬓皆黑，目看细字，非通神之验耶？嗟乎。槐实非长生之药，其性苦寒而属阴，久服则伤脾胃。庾肩吾服之而有效者，必阳旺而非阴虚，实热而非虚热也。”[25]

《炮炙全书》卷三：“槐花，苦，平，未开时采收入药，炒用。”[20]

《本经逢原》卷三：“槐花，苦寒无毒。温水涤去灰，焙香用。发明，槐花苦凉，阳明、厥阴血分药也。故大小便血，及目赤肿痛皆用之。目得血而能视，赤肿乃血热之病也。肠血痔血同柏叶微炒为末，乌梅汤服。肠风脏毒，淘净炒香为末。肠风荆芥汤服，脏毒蘸猪脏日日服之。但性纯阴，阴寒无实火禁用。”[4]

《本草经解》卷三：“槐花，气平，味甘，无毒。主五痔，心痛，眼赤。杀腹脏虫，及皮肤风热，肠风泻血，赤白痢。并炒研用。槐花气平，禀天秋凉之金气，入手太阴肺经。味苦无毒，得地南方之火味，入手少阴心经。气味俱降，阴也。肺与大肠为表里，五痔大肠之火症也。槐花味苦清心，所以主之。火郁于心则痛，气平能清，味苦能泄，所以主之也。眼赤，肝有实火也，实则泻其子。味苦清心，心乃肝之子也。腹太阴经行之地，脏即大肠，肺之合也。味苦可以杀虫，所以主之也。皮肤肺之合也，平能清风，苦能泄热，所以主之。肠风下血，大肠火也。赤白痢，大肠湿热也。味苦者能清，所以并炒研服也。制方：槐花同荆芥，治下血。同牡蛎末，治白带。”[22]

《本草崇原》卷上：“槐花（附）气味苦平，无毒。主治五痔，心痛，眼赤，杀腹脏虫，及皮肤风热，肠风泻血，赤白痢。（《日华本草》附。）”[21]

《要药分剂》卷六：“槐花，味苦。性平。无毒。感天地阴寒之气。而兼水木之化以生。降也。阴也。陈者良。【主治】主五痔。心痛。眼赤。杀腹脏虫。及皮肤风热。肠风泻血。赤白痢。并炒研服。（大明）凉大肠。（元素）炒香频嚼。治失音喉痹。止吐衄。崩中漏下。（纲目）［槐角子］即槐实。主五内邪热气。止涎唾。补绝伤。火疮。妇人乳瘕。子脏急痛。（本经）治五痔瘘疮。熬膏。可丸如鼠屎。入窍中。日三易。乃愈（别录）治大热难产。（甄权）明目除热泪。头脑心胸间热风烦闷。风眩欲倒。心头吐涎如醉漾漾如车船上者。（藏器）男女阴疮湿痒。催生。吞七枚。（大明）凉大肠。润肝燥。（东垣）【归经】入肝大肠二经。为凉血清热之品。（二经血分药凉血要药）【前论】丹溪曰。槐花凉血。盖血凉则阴自足。苏颂曰。嫩房角作汤代茗。主头风。明目。补脑。仲淳曰。槐角子苦寒纯阴。凉血妙品。故能除一切热。散一切结。清一切火。如上诸病。莫不由斯三者而成。故悉主之。【禁忌】经疏曰。病人虚寒作泄。及阴虚血热而非实热者。均忌。【炮制】雷公曰。凡使。槐花须未开时采取。亦名槐米。陈久。炒用。凡使槐实。去单子及五子者。打碎。牛乳浸一宿。蒸过用。”[23]

《本草撮要》卷二：“槐花，味苦凉。入手足阳明足厥阴经。功专治肠风肠热。得郁金治小便血。得荆芥穗治大便血。得山栀治酒毒下血。得条芩治血崩。得牡蛎治赤白带。舌上无故出血。名舌衄。炒槐花为末掺之效。含蕊而陈者良。微炒用。忌同槐实。槐枝洗疮痔核并阴囊湿痒良。烧灰揩牙去虫。”[5]

《本草便读》木部：“槐花，禀天地阴凝之气。凉血清肝。除下焦湿热之邪。祛风疗痔。虚寒当戒。角则降且通肠。酸苦宜知。花可散而达表。（槐花花与实性味虽同。主治略异。花色黄质轻。能入手足阳明血分。凉而带散。故治肠风痔漏之外。又能治痈疽毒疮。皮肤风湿等证。槐角则所结之子也。色紫质重。但入肝与大肠。下降之力为多。故治肠风痔漏之外。兼治崩带下血。由于下焦血分有热者。皆可用之。）”[6]

《中药志》：“槐花　本品为少常用中药。商品为豆科植物槐树的干燥花及花蕾（槐米）。……【原植物】形态描述及图详见《中药志》（1984 年版）第三册槐角项下。”[13]

《中药材手册》：“槐花（《纲目》列入木部乔木类槐项下）本品为豆科植物槐 Sophora japonica L. 的干燥花。原植物系落叶乔木，多栽培于庭园间及路旁。槐花易与扁豆花或葛花相混，故应注意鉴别。”[14]

《全国中草药汇编》：“槐花　别名：金药树、护房树、豆槐。来源：为豆科槐属植物槐树 Sophora japonica L.，以花蕾（槐米）和花（槐花）入药。”[15]

《中药大辞典》：“槐花《日华子本草》【异名】槐蕊《本草正》。【基原】为豆科植物槐的花朵或花蕾。【原植物】槐《尔雅》Sophora japonica L.，又名：豆槐、白槐、细叶槐、金药树、护房树。”[9]

《中医大辞典·中药分册》：“槐花　出《日华子诸家本草》。为豆科植物槐 Sophora japonica L. 的花。我国大部分地区有产。”[10]

《中国医学百科全书·中医学》：“槐花　始载于《本草拾遗》。为豆科植物槐 Sophora japonica L. 的花朵（槐花）或花蕾（槐米）。夏季花蕾形成时或花初开放时采收，及时干燥。”[11]

《全国中药炮制规范》：“槐花（槐米）［处方用名］槐花、炒槐花、槐花炭。【来源】本品为豆科植物槐 Sophora japonica L. 的干燥花及花蕾。栽培或野生。全国大部份地区多有生产。夏季花未开放时采摘，及时干燥，除去枝梗杂质。药材以花头将开而未开，粒大紧缩，色黄绿者为佳。”[16]

《中国药材学》：“槐米　【别名】槐花米，槐花，柚花（福建），白槐（青海）。【来源】本品为豆科植物槐 Sophora japonica L. 的花蕾。”[28]

《中国中医药学主题词表》：“槐花 Flos sophorae　为豆科植物槐的干燥花及花蕾；属止血药（中药）。C 槐；D 槐米。”[12]

《普通高等教育中医药类规划教材·中药学》：“槐花《本草拾遗》为豆科落叶乔木槐 Sophora japonica L. 的花蕾。全国大部分地区有栽培。夏季花将开放时采摘，晒干。生用或炒炭用。”[8]

《中华本草》：“槐花《日华子》【异名】槐蕊《本草正》。【来源】为豆科植物槐的花及花蕾。【原植物】槐 Sophora japonica L. 又名：豆槐、白槐、细叶槐、金药树、护房树《中国主要植物图说·豆科》。”[17]

《中华人民共和国药典》：“槐花 Flos sophorae　本品为豆科植物槐 Sophora japonica L. 的干燥花及花蕾。夏季花开放或花蕾形成时采收，及时干燥，除去枝、梗及杂质。前者习称‘槐花’，后者习称‘槐米’。”[7]

5　参考文献

1　宋·唐慎微．证类本草．北京：人民卫生出版社，1957，293
2　元·王好古．汤液本草．见：景印文渊阁四库全书（745）．北京：中医古籍出版社，1986，976
3　明·刘文泰．本草品汇精要．北京：人民卫生出版社，1982，459
4　清·张璐．本经逢原．上海：上海科学技术出版社，1959，175
5　清·陈其瑞．本草撮要．见：珍本医书集成（二）．上海：上海科学技术出版社，1985，36
6　清·张秉成．本草便读．上海：上海卫生出版社，1957，52
7　国家药典委员会．中华人民共和国药典．一部．北京：化学工业出版社，2000，291
8　雷载权主编．普通高等教育中医药类规划教材·中药学．上海：上海科学技术出版社，1995，185
9　江苏新医学院．中药大辞典．上海：上海科学技术出版社，1977，2433
10　《中医大辞典》编辑委员会．中医大辞典·中药分册．北京：人民卫生出版社，1982，376
11　《中医学》编辑委员会．中国医学百科全书·中医学．上海：上海科学技术出版社，1997，1124
12　吴兰成主编．中国中医药学主题词表．北京：中医古籍出版社，1996，160
13　中国医学科学院药物研究所等．中药志．第五册．北京：人民卫生出版社，1993，341
14　中华人民共和国卫生部药政管理局．中药材手册．北京：人民卫生出版社，1998，538
15　《全国中草药汇编》编写组．全国中草药汇编．上册．北京：人民卫生出版社，1996，890
16　中华人民共和国卫生部药政管理局．全国中药炮制规范．北京：人民卫生出版社，1988，276
17　国家中医药管理局《中华本草》编委会．中华本草．第四册．上海：上海科学技术出版社，1999，643
18　宋·寇宗奭．本草衍义．上海：商务印书馆，1957，78
19　明·缪希雍．炮炙大法．明末庄继先校刻本
20　［日］稻宣义．炮炙全书．北京：中医古籍出版社，1981，114
21　清·张志聪．本草崇原．北京：中国中医药出版社，1992，36
22　清·叶桂．本草经解，上海：上海科学技术出版社，1958，77
23　清·沈金鳌．要药分剂．上海：上海科学技术出版社，1959，158
24　宋·苏颂．本草图经．合肥：安徽科学技术出版社，1994，354
25　清·陈士铎．本草新编．北京：中国中医药出版社，1996，205
26　明·兰茂．滇南本草．第一卷．昆明：云南人民出版社，1959，238
27　明·张介宾．景岳全书．上海：上海科学技术出版社，1984，945
28　徐国钧等主编．中国药材学．北京：中国医药科技出版社，1996，960

463 槐角

Huaijiao

Fructus Sophorae

1 定名依据

1.1 正名

1.1.1 汉文名：槐角（豆科植物槐 Sophora japonica L. 的干燥成熟果实）。

1.1.2 英文名：japanese pagodatree pod.

1.2 依据

1.2.1 定名的文献依据

1.2.1.1 《神农本草经》卷一：“槐实，味苦，寒。主五内邪气热，止涎唾，补绝伤，五痔，火创，妇人乳瘕，子藏急痛。生平泽。”

1.2.1.2 《太平惠民和剂局方》卷八：“槐角丸，治五种肠风泻血：粪前有血，名外痔；粪后有血，名内痔；大肠不收，名脱肛；谷道四面胬肉如奶，名举痔；头上有乳，名瘘，并皆治之。槐角（去枝、梗，炒，一斤），地榆，当归（酒浸一宿，焙），防风（去芦），黄芩，枳壳（去瓤，麸炒，各半斤），上为末，酒糊丸，如梧桐子大。每服三十丸，米饮下，不拘时候。此药治肠风疮内小虫，里急下脓血，止痒痛，消肿聚，驱湿毒，久服永除病根。”[2]

1.2.1.3 《本草求真》：“槐角（乔木），除热散结清火。槐角（专入胃大肠。兼入肝），即槐实。味苦酸咸，气寒无毒，入手足阳明大肠胃，及入足厥阴肝。凡因肝经热郁而致风眩烦闷，痔血肠风，并阴疮湿痒，目泪不止者，服此治无不效。”[3]

1.2.1.4 《本草撮要》卷二：“槐角，味苦寒。入足厥阴经，功专杀虫。得牛胆明目通神，得地榆、当归、防风、黄芩、枳壳治五种肠风泻血，得苦参治内外痔。十月上巳，采槐角纳牛胆中，阴干百日，食后吞一枚。能白发还黑，肠风血痔尤宜。”[4]

1.2.1.5 《滇南本草》第一卷：“槐角、槐花，味苦，性寒。功多大肠经。治五痔肠风下血、赤白热痢。枝洗疥癞，祛皮肤瘙痒之风。”[5]

1.2.1.6 《中华人民共和国药典》：“槐角 Fructus sophorae 本品为豆科植物槐 Sophora japonica L. 的干燥成熟果实。冬季采收，除去杂质，干燥。”[6]

1.2.1.7 《中药大辞典》：“槐角《本草备要》【异名】槐实《本经》，槐子（陶弘景），槐豆《本草原始》，槐连灯、九连灯、天豆《河南中药手册》，槐连豆《中药材手册》。【基原】为豆科植物槐 Sophora japonica L. 的果实。原植物详‘槐花’条。”[7]

1.2.1.8 《中医大辞典·中药分册》：“槐角 见《本草备要》。又名槐实、槐豆、槐连灯、槐连豆。为豆科植物槐 Sophora japonica L. 的果实。主产河北、山东、江苏、辽宁等地。”[8]

1.2.1.9 《中国中医药学主题词表》：“槐角 Fructus sophorae 为豆科植物槐的果实；属清热泻火药和润下药。C 槐。”[9]

1.2.1.10 《中国医学百科全书·中医学》:“槐角 始载于《神农本草经》,原名槐实。又名槐子、槐豆。为豆科植物槐 Sophora japonica L. 的果实。主产于中国河北、山东、江苏、辽宁等省。”[10]

1.2.1.11 《中药志》[11]、《中药材手册》[12]、《全国中药炮制规范》[13]、《中国药材学》[14]、《中华本草》[15] 等现代中药著作多以“槐角”作为本药正名(参见“文献通考”)。

1.2.2 定名选择的理由

1.2.2.1 槐角 Fructus sophorae,系豆科植物槐 Sophora japonica L. 的干燥成熟果实。本品始载于汉《神农本草经》,以“槐实”为正名。“槐角”之名始见于宋·陈师文《太平惠民和剂局方》,此后本草著作多有以“槐角”作为正名记载本品者,如明·兰茂《滇南本草》,清·黄宫绣《本草求真》、陈其瑞《本草撮要》等,并一直沿用至今。

1.2.2.2 我国最新出版的《中华人民共和国药典》以及辞书类著作《中医大辞典·中药分册》、《中药大辞典》、《中国医学百科全书·中医学》等均以“槐角”作为本药正名。已经广泛应用于中医药学文献的标引和检索的《中国中医药学主题词表》也以“槐角”作为本药的正式主题词。现代本草著作如《中药志》、《中华本草》、《中国药材学》、《中药材手册》、《全国中药炮制规范》等均以“槐角”作为本药的正名。

1.3 与正名等效的名词:无。

2 源流考释

槐角(豆科植物槐 Sophora japonica L. 的干燥成熟果实)始载于汉《神农本草经》,以“槐实”作为正名。如《神农本草经》卷一:“槐实,味苦,寒。主五内邪气热,止涎唾,补绝伤,五痔,火创,妇人乳瘕,子藏急痛。生平泽。”[1]

后世本草著作大多沿用《神农本草经》之说,以“槐实”为正名。如魏晋《名医别录》[16],南北朝·陶弘景《本草经集注》[17],唐·苏敬《新修本草》[18]、孟诜《食疗本草》[19],宋·苏颂《本草图经》[20]、唐慎微《证类本草》[21]、寇宗奭《本草衍义》[22],元·王好古《汤液本草》[23],明·刘文泰《本草品汇精要》[24]、陈嘉谟《本草蒙筌》[25]、卢之颐《本草乘雅半偈》[26],清·张志聪《本草崇原》[27]、陈士铎《本草新编》[28]、汪昂《本草备要》[29]、张璐《本经逢原》[30]、徐大椿《神农本草经百种录》[31]、吴仪洛《本草从新》[32]、陈念祖《神农本草经读》[33]、姚澜《本草分经》[34]、叶志诜《神农本草经赞》[35]等。同时,《本草经集注》记载有本品异名“槐子”[17]。

“槐角”之名始见于宋·陈师文《太平惠民和剂局方》卷八:“槐角丸,治五种肠风泻血:……槐角(去枝、梗,炒,一斤)。地榆。当归(酒浸一宿,焙)。防风(去芦)。黄芩。枳壳(去瓤,麸炒,各半斤)。上为末,酒糊丸,如梧桐子大。每服三十丸,米饮下,不拘时候。此药治肠风疮内小虫,里急下脓血,止痒痛,消肿聚,驱湿毒,久服永除病根。”[2]此后本草著作多有以“槐角”作为正名记载本品者,如明·兰茂《滇南本草》[5],清·黄宫绣《本草求真》[3]、陈其瑞《本草撮要》[4]等。

此外,明·李时珍《本草纲目》[36]则以植物名“槐”为正名,文中分述“槐实”、“槐花”等,而明·李中立《本草原始》[37],清·蒋居祉《本草择要纲目》[38]、杨时泰《本草述钩元》[39]也以植物名“槐”为正名记载本品,并记载有“槐豆”等异名。如《本草原始》卷四："槐，生河南平泽，其木高大叶茂盛。……槐 实味苦寒无毒主五内邪炁止涎唾，脯绝伤火疮。……槐实俗呼槐豆，入药只取两子三子者以銅鉿破用乌牛乳浸一夜蒸，用。"[37]《本草易读》以"槐角子"为正名，曰："槐角子，铜器捶碎，牛乳蒸熟用。苦，寒，无毒。祛风退热，明目益气，凉中润肝，堕胎催生。治五痔疮瘘，疗阴疮湿痒。消娣科之乳瘕，止子脏之急痛。解眩晕之如倒，疗汤火之暴伤。除涎唾而杀虫，消风热而除烦。"[40]

现代本草著作除《普通高等教育中医药类规划教材·中药学》[41]、《全国中草药汇编》[42]分别附于"槐花"条下外，其它如《中华人民共和国药典》[6]、《中药大辞典》[7]、《中医大辞典·中药分册》[8]、《中国中医药学主题词表》[9]、《中国医学百科全书·中医学》[10]、《中药志》[11]、《中药材手册》[12]、《全国中药炮制规范》[13]、《中国药材学》[14]、《中华本草》[15]等均以"槐角"为正名，同时尚记载有"槐连豆"《中药材手册》[12]，"槐连灯"、"九连灯"、"天豆"《中药大辞典》[7]，"绿槐角"、"槐母实"《中国药材学》[14]，"槐荚"《中华本草》[15]等各地俗称。还记载有本品原植物"槐"的异名"家槐"、"中国槐"、"豆槐"、"白槐"、"细叶槐"《中药志》[11]等。

3　附录

3.1　又称：蜜槐角、槐角炭（饮片规格名）。

3.2　俗称：槐连灯、九连灯、天豆（河南），槐连豆（山东），槐荚，绿槐角，槐母实。

3.3　曾称：槐实《神农本草经》，槐子《本草经集注》，槐豆《本草原始》，槐角子《本草易读》。

3.4　原植物名称：槐，家槐、中国槐（通称），豆槐（湖南），白槐（山西、湖南、广东潮州），细叶槐（江西）。

4　文献通考

《神农本草经》卷一："槐实，味苦，寒。主五内邪气热，止涎唾，补绝伤，五痔，火创，妇人乳瘕，子藏急痛。生平泽。"[1]

《名医别录》卷第一："槐实，味酸、咸，无毒。以七月七日取之，捣取汁，铜器盛之，日煎，令可作丸，大如鼠矢，内窍中，三易乃愈。又堕胎。久服明目，益气，头不白延年。枝，主洗疮及阴囊下湿痒。皮，主烂疮。根，主喉痹寒热。生河南。可作神烛。（景天为之使。）"[16]

《本草经集注·草木上品》："槐实，味苦、酸、咸，寒，无毒。主治五内邪气热，止涎唾，补绝伤，治五痔。火疮，妇人乳瘕，子脏急痛。……槐子以多连者为好。"[17]

《新修本草》卷第十二："槐实，味苦、酸、咸、寒，无毒。主五内邪气热，止涎唾，补绝伤，疗五痔，火疮，妇人乳瘕，子脏急痛。以七月七日取之，捣取汁，铜器盛之，日煎，令可作丸，大如鼠矢，内窍中，三易乃愈。又堕胎，久服明目，益气，头不白，延年。"[18]

《食疗本草》卷上："槐实　（一）主邪气，产难，绝伤。（二）春初嫩叶亦可食，主瘾疹，牙齿诸风疼。"[19]

《本草图经》卷第十："槐实，生河南平泽，今处处有之。其木有极高大者。谨按

《尔雅》槐有数种：叶大而黑者名怀槐；昼合夜开者名守宫槐；叶细而青绿者但谓之槐；其功用不言有别。四月、五月开花，六月、七月结实。七月七日采嫩实，捣取汁作煎。十月采老实入药。皮、根采无时。”[20]

《证类本草》卷第十二：“槐实，味苦、酸、咸，寒，无毒。主五内邪气热，止涎唾，补绝伤，五痔，火疮，妇人乳瘕，子脏急痛。以七月七日取之，捣取汁，铜器盛之，日煎令可作丸，大如鼠屎，内窍中，三易乃愈。又堕胎。久服明目，益气，头不白，延年。……陶隐居云：槐子，以相连多者为好，十月巳日采之。新盆盛，合泥百日，皮烂为水，核如大豆。”[21]

《太平惠民和剂局方》卷八：“槐角丸，治五种肠风泻血：粪前有血，名外痔；粪后有血，名内痔；大肠不收，名脱肛；谷道四面弩肉如奶，名举痔；头上有乳，名瘘，并皆治之。槐角（去枝、梗，炒，一斤），地榆，当归（酒浸一宿，焙），防风（去芦），黄芩，枳壳（去瓤，麸炒，各半斤），上为末，酒糊丸，如梧桐子大。每服三十丸，米饮下，不拘时候。此药治肠风疮内小虫，里急下脓血，止痒痛，消肿聚，驱湿毒，久服永除病根。”[2]

《本草衍义》卷十三：“槐实，槐实只言实，今当分为二。实本出夹中，若捣夹作煎者，当言夹也。夹中子，大如豆，坚而紫色者，实也。今本条不析出夹与夹中子，盖其用各别，皆疏导风热。”[22]

《汤液本草》卷之五：“槐实，味苦、酸、咸，寒。无毒。《珍》云：与桃仁治证同。《药性论》云：臣。治大热难产。皮煮汁，淋阴囊坠肿，气瘤。又，槐白皮，治口齿风疳。《日华子》云：槐子，治丈夫、女人阴疮湿痒；催生，吞七粒。皮，治中风皮肤不仁，喉痹；洗五痔，产门痒痛，及汤火疮。煎膏，止痛，长肉，消痈肿。”[23]

《本草品汇精要》卷之十六：“槐实，无毒，植生。槐实（出《神农本经》），主五内邪气热，止涎唾，补绝伤，五痔，火疮，妇人乳瘕（以上朱字《神农本经》）。子脏急痛，以七月七日取之，捣取汁，铜器盛之，日煎。令可作丸，大如鼠屎，内窍中，三易乃愈。又堕胎，久服明目益气，头不白，延年。枝主洗疮，及阴囊下湿痒。皮主烂疮。根主喉痹，寒热，可作神烛（以上黑字《名医》所录）。”[24]

《本草蒙筌》卷之四：“槐实，味苦、辛、咸，气寒。无毒。折枝插地即活，人家多植门庭。实生荚中，十月收采。粒大如豆，色紫而坚。一荚两粒三粒者为良，若系单粒五粒者勿用。”[25]

《本草纲目》第三十五卷：“槐《本经·上品》。【校正】并入《嘉祐》槐花、槐胶。【释名】櫰（音怀）。时珍曰：按：《周礼》外朝之法，面三槐，三公位焉。吴澄注云：槐之言怀也，怀来人于此也。王安石释云：槐华黄，中怀其美，故三公位之。《春秋元命包》云：槐之言归也。古者树槐，听讼其下，使情归实也。……【附方】旧一，新四。槐角丸：治五种肠风泻血。粪前有血名外痔，粪后有血名内痔，大肠不收名脱肛，谷道四面胬肉如奶名举痔，头上有孔名瘘疮，内有虫名虫痔，并皆治之。槐角（去梗，炒）一两，地榆、当归（酒焙）、防风、黄芩、枳壳（麸炒）各半两，为末，酒糊丸梧桐子大。每服五十丸，米饮下。《和剂局方》。”[36]

《本草原始》卷四：“槐，生河南平泽，其木高大叶茂盛。……槐，实味苦寒无毒主五内邪炁止涎唾，倩绝伤火疮。……槐实俗呼槐豆，入药只取两子三子者以銅鉿破用乌牛乳浸一夜蒸熟用。"[37]

《本草乘雅半偈》第二帙："槐实《本经·上品》。垂布有如钩之象。右肾命门火也，当用老槐之实矣。然则槐之火若龙之火欤。昼炕而聂，夜聂而炕，互呈开阖之枢键也。【气味】苦平，无毒。【主治】主五内邪气热，止涎唾，补绝伤，五痔火疮，妇人乳瘕，子藏急痛。【核】曰：生河南平泽，近道亦有。小枝攫拿，垂布如盖。其叶青绿而细，叶大而黑者，名杯槐；叶昼合夜开者，名守宫槐。"[26]

《本草崇原》卷上："槐实，气味苦寒，无毒。主治五内邪气热，止涎唾，补绝伤，火疮，妇人乳瘕，子脏急痛。(槐始出河南平泽，今处处有之。有数种，叶大而黑者，名櫰槐。昼合夜开者，名守宫。槐叶细而青绿者，但谓之槐。槐之生也，季春五日而兔目，十日而鼠耳，更旬日而始规，再旬日而叶成，四五月间开黄花，六七月间结实作荚，连珠中有黑子，以子连多者为妙，其木材坚重，有青黄白黑色。)"[27]

《本草择要纲目·寒性药品》："槐　【槐实】【气味】苦寒无毒。乃纯阴入肝经气分药也。【主治】五内邪气热。止涎唾。补绝伤火疮。妇人乳瘕。子脏急痛。久服明目益气。头不白延年。治五痔疮瘘。以七月七日取之。捣汁。铜器盛之。日煎令可丸如鼠屎纳窍中。日三易乃愈。又堕胎。治大热难产。杀虫去风。阴干煮饮。明目。除热泪头脑心胸间热。治丈夫女人阴疮湿痒。催生吞七粒。治口齿风。凉大肠。润肝燥。【槐花】【气味】苦平无毒。又曰味苦色黄气凉。入阳明厥阴血为凉血要品。"[38]

《本草新编》卷之四："槐实（槐米、槐花）。槐实，味苦、辛、咸，气寒，无毒。入大肠。止涎唾，补绝伤，凉大肠之火，消乳瘕，除男子阴疮湿痒，却女人产户痛痒，仍理火疮，且堕胎孕，酒吞七粒，催产尤良。大约槐树枝、叶、花、根，共同治疗而子尤佳。然只可暂用为佐使，而不可久服，久服则大肠过寒，转添泄利之苦矣。"[28]

《本草易读》卷七："槐角子，铜器捶碎，牛乳蒸熟用。苦，寒，无毒。祛风退热，明目益气，凉中润肝，堕胎催生。治五痔疮瘘，疗阴疮湿痒。消娣科之乳瘕，止子脏之急痛。解眩晕之如倒，疗汤火之暴伤。除涎唾而杀虫，消风热而除烦。"[40]

《本草备要·木部》："槐实，即槐角。泻风热，凉大肠。苦寒纯阴，入肝经气分。疏风热，润肝燥，凉大肠。"[29]

《本经逢原》卷三："槐实，俗名槐角。苦酸咸寒，无毒。取子入牛胆中，阴干，日服七枚，久服有明目通神，白发还黑之功。有痔及便血者尤宜服之。"[30]

《神农本草经百种录·上品》："槐实，味苦寒。主五内邪气热，清浮游不归之根火。止涎唾，清肺经湿火。补绝伤，阳明主机关，此能滋养阳明也。五痔火疮，妇人乳瘕，皆阳明燥金之疾。子脏急痛。亦阳明经脉之病。槐当秋而实，得金之令。色黄，得金之色，故其性体清肃，乃手太阴、手阳明之要药也。金衰则为火所侮，凡有余之火，不能归藏其宅，必犯肺与大肠，得此清肃之气以助之，则火不能伤而自归其宅，不治火而火自退。此从本之治，医之良法也。"[31]

《本草从新》卷八："槐实，即槐角。泻风热、清肝、凉大肠。苦寒。清肝胆。凉大肠。疏风热。治烦闷风眩。痔血肠风。"[32]

《本草求真》卷五："槐角（乔木），除热散结清火。槐角（专入胃大肠。兼入肝），即槐实。味苦酸咸，气寒无毒，入手足阳明大肠胃，及入足厥阴肝。凡因肝经热郁而致风眩烦闷，痔血肠风，并阴疮湿痒，目泪不止者，服此治无不效。"[4]

《神农本草经读》卷之二："槐实，气味苦、寒。主五内邪气热，止涎唾，补绝伤，五痔，火疮。妇人乳瘕，子藏急痛。"[3]

《本草分经·原例》："槐实，即槐角，苦寒纯阴，清肝胆，凉大肠，泻风热。槐花苦凉，泻热凉血，功同槐实，陈者良。"[34]

《本草述钩元》卷二十三："槐，处处有之。四五月开赭黄花。六七月结黑褐实。作荚如连珠。奇数者为贵。实（俗呼槐角）槐实当分为二。实本出荚中。若捣荚作煎者。当言荚。荚中子大如豆。坚而紫色者。为实。其用要皆疏导风热而已。"[39]

《神农本草经赞》卷一："槐实　味苦寒。主五内邪气热。止涎唾。补绝伤。五痔火创。妇人乳瘕。子藏急痛。生平泽。"[35]

《本草撮要》卷二："槐角，味苦寒。入足厥阴经。功专杀虫。得牛胆明目通神。得地榆、当归、防风、黄芩、枳壳治五种肠风泻血。得苦参治内外痔。十月上巳。采槐角纳牛胆中。阴干百日。食后吞一枚。能白发还黑。肠风血痔尤宜。"[4]

《滇南本草》第一卷："槐角、槐花，味苦，性寒。功多大肠经。治五痔肠风下血、赤白热痢。枝洗疥癞，祛皮肤瘙痒之风。"[5]

《中药志》："槐角　本品为较常用中药。商品为豆科植物槐树的果实。……【原植物】槐　别名：家槐、中国槐（通称），豆槐（湖南），白槐（山西、湖南、广东潮州），细叶槐（江西）。Sophora japonica L.　——豆科 Leguminosae."[11]

《中药材手册》："槐角（《纲目》列入木部乔木类槐项下）本品为豆科植物槐树 Sophora japonica L.　的干燥成熟果实。原植物系落叶乔木，均为栽培。【别名】槐豆、槐连豆。"[12]

《全国中草药汇编》槐花附："槐角　来源：为槐的果实。采集加工：秋季摘取成熟的果实，晒干。"[42]

《中药大辞典》："槐角《本草备要》【异名】槐实《本经》，槐子（陶弘景），槐豆《本草原始》，槐连灯、九连灯、天豆《河南中药手册》，槐连豆《中药材手册》。【基原】为豆科植物槐 Sophora japonica L.　的果实。原植物详'槐花'条。"[7]

《中医大辞典·中药分册》："槐角　见《本草备要》。又名槐实、槐豆、槐连灯、槐连豆。为豆科植物槐 Sophora japonica L.　的果实。主产河北、山东、江苏、辽宁等地。"[8]

《中国医学百科全书·中医学》："槐角　始载于《神农本草经》，原名槐实。又名槐子、槐豆。为豆科植物槐 Sophora japonica L.　的果实。主产于中国河北、山东、江苏、辽宁等省。"[10]

《全国中药炮制规范》："槐角　［处方用名］槐角、蜜槐角、槐角炭。【来源】本品为豆科植物槐 Sophora japonica L.　的干燥成熟果实。栽培或野生。全国大部分地区均有生产。主产于河北、山东、江苏、辽宁等地。冬季采收，除去杂质，干燥。药材以饱满、色黄绿、质柔润者为佳。"[13]

《中国药材学》："槐角　【别名】槐豆、绿槐角、槐母实、槐连灯（河南），槐连豆（山东）。【来源】本品为豆科植物槐树 Sophora japonica L.　的果实。"[14]

《中国中医药学主题词表》："槐角 Fructus sophorae　为豆科植物槐的果实；属清热泻火药和润下药。C 槐。"[9]

《普通高等教育中医药类规划教材·中药学》槐花附药："槐角　为槐的果实。性味、功效与槐花相似，止血作用较槐花弱，而有润肠之功。主要用于痔血、便血，便秘目赤等症。"[41]

《中华本草》："槐角《宝庆本草折衷》【异名】槐实《本经》，槐子《本草经集注》，槐荚《宝庆本草折衷》，槐豆《本草原始》，槐连灯、九连灯、天豆《河南中药手册》，槐连豆《中药材手册》。……【来源】为豆科植物槐 Sophora japonica L. 的果实。【原植物】参见'槐花'条。"[15]

《中华人民共和国药典》："槐角 Fructus sophorae　本品为豆科植物槐 Sophora japonica L. 的干燥成熟果实。冬季采收，除去杂质，干燥。"[6]

5　参考文献

1　汉·神农本草经．清顾观光重辑本．北京：人民卫生出版社，1955，42

2　宋·太平惠民和剂局．太平惠民和剂局方．北京：人民卫生出版社，1985，276

3　清·黄宫绣．本草求真．上海：上海科学技术出版社，1959，230

4　清·陈其瑞．本草撮要．见：珍本医书集成（二）．上海：上海科学技术出版社，1985，35

5　明·兰茂．滇南本草．第一卷．昆明：云南人民出版社，1959，238

6　国家药典委员会．中华人民共和国药典．一部．北京：化学工业出版社，2000，292

7　江苏新医学院．中药大辞典．上海：上海科学技术出版社，1977，2435

8　《中医大辞典》编辑委员会．中医大辞典·中药分册．北京：人民卫生出版社，1982，376

9　吴兰成主编．中国中医药学主题词表．北京：中医古籍出版社，1996，160

10　《中医学》编辑委员会．中国医学百科全书·中医学．上海：上海科学技术出版社，1997，1124

11　中国医学科学院药物研究所等．中药志．第三册．北京：人民卫生出版社，1993，644

12　中华人民共和国卫生部药政管理局．中药材手册．北京：人民卫生出版社，1998，387

13　中华人民共和国卫生部药政管理局．全国中药炮制规范．北京：人民卫生出版社，1988，197

14　徐国钧等主编．中国药材学．北京：中国医药科技出版社，1996，1070

15　国家中医药管理局《中华本草》编委会．中华本草．第四册．上海：上海科学技术出版社，1999，646

16　魏晋·名医别录．北京：人民卫生出版社，1986，643

17　南北朝·陶弘景．本草经集注．北京：人民卫生出版社，1994，227

18　唐·苏敬等撰．新修本草．合肥：安徽科学技术出版社，1981，318

19　唐·孟诜．食疗本草．北京：人民卫生出版社，1984，16

20　宋·苏颂．本草图经．合肥：安徽科学技术出版社，1994

21　宋·唐慎微．证类本草．北京：人民卫生出版社，1957，292

22　宋·寇宗奭．本草衍义．上海：商务印书馆，1937，78

23　元·王好古．汤液本草．见：景印文渊阁四库全书（745）．北京：中医古籍出版社，1986，975

24　明·刘文泰．本草品汇精要．北京：人民卫生出版社，1982，458

25　明·陈嘉谟．本草蒙筌．北京：人民卫生出版社，1988，220

26　明·卢之颐．本草乘雅半偈．北京：人民卫生出版社，1986，119

27　清·张志聪．本草崇原．北京：中国中医药出版社，1992，36

28　清·陈士铎．本草新编．北京：中国中医药出版社，1996，205

29　清·汪昂．本草备要．北京：中国中医药出版社，1998，145

30　清·张璐．本经逢原．上海：上海科学技术出版社，1959，175

31 清·徐大椿．神农本草经百种录．见：景印文渊阁四库全书（785）．北京：中医古籍出版社，1986，569
32 清·吴仪洛．本草从新．北京：中医古籍出版社，2001，113
33 清·陈念祖．神农本草经读．北京：人民卫生出版社，1959，21
34 清·姚澜．本草分经．上海：上海科学技术出版社，1989，97
35 清·叶志诜．神农本草经赞．见：珍本医书集成（二）．上海：上海科学技术出版社，1985，40
36 明·李时珍．本草纲目．北京：人民卫生出版社，1982，2005
37 明·李中立．本草原始．清四美堂刻本
38 清·蒋居祉．本草择要纲目．见：珍本医书集成（二）．上海：上海科学技术出版社，1985，36
39 清·杨时泰．本草述钩元．上海：科技卫生出版社，1958，495
40 清·汪昂．本草易读．北京：人民卫生出版社，1987，297
41 雷载权主编．普通高等教育中医药类规划教材·中药学．上海：上海科学技术出版社，1995，185
42 《全国中草药汇编》编写组．全国中草药汇编．上册．北京：人民卫生出版社，1996，890

464 雷丸
Leiwan
Omphalia

1 定名依据

1.1 正名

1.1.1 汉文名：雷丸（白蘑科真菌雷丸 Omphalia lapidescens Schroet. 的干燥菌核）。

1.1.2 英文名：thunder ball.

1.2 依据

1.2.1 定名的文献依据

1.2.1.1 《神农本草经》卷四："雷丸，味苦，寒。主杀三虫，逐毒气，胃中热，利丈夫，不利女子。作摩膏，除小儿百病。"[1]

1.2.1.2 《名医别录》卷第三："雷丸，味咸，微寒，有小寒。逐邪气，恶风，汗出，除皮中热结，积聚蛊毒，白虫、寸白自出不止。久服令人阴痿。一名雷矢，一名雷实。赤者杀人。生石城及汉中土中。八月采根，曝干。（荔实、厚朴为之使，恶葛根。）"[2]

1.2.1.3 《证类本草》卷第十四："雷丸，味苦、咸，寒、微寒，有小毒。主杀三虫，逐毒气，胃中热。利丈夫，不利女子。作摩膏，除小儿百病，逐邪气恶风汗出，除皮中热结积蛊毒，白虫、寸白自出不止。久服令人阴痿。一名雷矢，一名雷实。赤者杀人。生石城山谷及汉中土中。八月采根，曝干。"[3]

1.2.1.4 《本草纲目》第三十七卷："雷丸《本经·下品》。【释名】雷实《别录》、雷矢（同上）、竹苓。时珍曰：雷斧、雷楔，皆霹雳击物精气所化。此物生土中，无苗叶而杀虫逐邪，犹雷之丸也。竹之余气所结，故曰竹苓。苓亦屎也，古者屎、苓字通用。"[4]

1.2.1.5 《本草备要·木部》："雷丸，泻，消积，杀虫。苦寒有小毒。入胃、大肠经。功专消积杀虫。"[5]

1.2.1.6 《本经逢原》卷三："雷丸，苦咸寒，小毒。竹之余气所结，皮黑肉白者良。入药泡用，赤黑色者杀人。"[6]

1.2.1.7 《中华人民共和国药典》："雷丸 Omphalia 本品为白蘑科真菌雷丸 Omphalia lapidescens Schroet. 的干燥菌核。秋季采挖，洗净，晒干。"[7]

1.2.1.8 《普通高等教育中医药类规划教材·中药学》："雷丸《本经》为多孔菌科植物雷丸 Omphalia lapidescens Schroet. 的干燥菌核。我国西北、西南、华南诸省均产，主要产于四川、贵州、云南、湖北、广西等地。秋季采挖，洗净，晒干。生用。"[8]

1.2.1.9 《中药大辞典》："雷丸《本经》【异名】雷矢《范子计然》，雷实《吴普本草》，竹苓《纲目》，竹林子、竹铃芝《中药志》，木连子《广西中药志》。【基原】为多孔菌科植物雷丸菌的菌核。【原植物】雷丸菌 Polyporus mylittae Cook. et Mass.。"[9]

1.2.1.10 《中国中医药学主题词表》："雷丸 Omphalia lapidescens 属白蘑科和驱虫药（中药）。D 雷丸菌。"[10]

1.2.1.11 《中国医学百科全书·中医学》："雷丸 始载于《神农本草经》。又名雷实、竹苓、竹铃芝。为多孔菌科植物雷丸 Omphalia lapidescens Schroet. 的菌核。春、秋、冬三季均可采收，挖取菌核，洗净，晒干。"[11]

1.2.1.12 《中药志》[12]、《中药材手册》[13]、《全国中草药汇编》[14]、《中医大辞典·中药分册》[15]、《全国中药炮制规范》[16]、《中国药材学》[17]、《中华本草》[18]等现代中药著作多以"雷丸"作为本药正名（参见"文献通考"）。

1.2.2 定名选择的理由

1.2.2.1 雷丸 Omphalia，系白蘑科真菌雷丸 Omphalia lapidescens Schroet. 的干燥菌核。本品始载于汉《神农本草经》，以"雷丸"为正名，此后诸家本草著作均以"雷丸"为正名载录本品，如魏晋《名医别录》，宋·唐慎微《证类本草》，明·李时珍《本草纲目》，清·汪昂《本草备要》、张璐《本经逢原》等，并一直沿用至今。

1.2.2.2 我国最新出版的《中华人民共和国药典》、《普通高等教育中医药类规划教材·中药学》以及辞书类著作《中医大辞典·中药分册》、《中药大辞典》、《中国医学百科全书·中医学》等均以"雷丸"作为本药正名。已经广泛应用于中医药学文献的标引和检索的《中国中医药学主题词表》也以"雷丸"作为本药的正式主题词。现代本草著作如《全国中草药汇编》、《中药志》、《中华本草》、《中国药材学》、《中药材手册》、《全国中药炮制规范》等均以"雷丸"作为本药的正名。

1.3 与正名等效的名词：无。

2 源流考释

雷丸（白蘑科真菌雷丸 Omphalia lapidescens Schroet. 的干燥菌核），始载于汉《神农本草经》，以"雷丸"作为正名。如《神农本草经》卷四："雷丸 味苦，寒。主杀三虫，逐毒气，胃中热，利丈夫，不利女子。作摩膏，除小儿百病。"[1]

后世本草著作均沿用《神农本草经》之说，以"雷丸"为正名。如三国·吴普《吴普本草》[19]，魏晋《名医别录》[2]，南北朝·陶弘景《本草经集注》[20]，唐·苏敬《新修本草》[21]，宋·苏颂《证类本草》[3]，明·刘文泰《本草品汇精要》[22]、陈嘉谟《本草蒙筌》[23]、李时珍《本草纲目》[4]、卢之颐《本草乘雅半偈》[24]、李中梓《本草征要》[25]，清·张志聪《本草崇原》[26]、陈士铎《本草新编》[27]、汪昂《本草易读》[28]及《本草备要》[5]、张璐《本经逢原》[6]、吴仪洛《本草从新》[29]、严西亭《得配本草》[30]、黄宫绣《本经求真》[31]、姚澜《本草分经》[32]、杨时泰《本草述钩元》[33]、叶志诜《神农本草经赞》[34]、凌奂《本草害利》[35]、陈其瑞《本草撮要》[36]、张秉成《本草便读》[37]等，同时尚记载有"雷实"《吴普本草》，"雷矢"《名医别录》，"竹苓"《本草纲目》，"白雷丸"《医学心悟》等异名。如《吴普本草》："雷丸，一名雷实。"[19]《名医别录》："雷丸 味咸，微寒，有小寒。……一名雷矢，一名雷实。"[2]《本草纲目》："雷丸《本经·下品》【释名】雷实《别录》、雷矢（同上）、竹苓。"[4]《医学心悟》："化虫丸：治虫啮心痛。芜荑（去梗），白雷丸（各五钱），槟榔（二钱五分），雄黄（一钱五分），木香，白术，陈皮（各三钱），神曲（炒，四钱）。"[38]

现代本草著作如《中华人民共和国药典》[7]、《普通高等教育中医药类规划教材·中药学》[8]、《中药大辞典》[9]、《中国医学百科全书·中医学》[11]、《中国中医药学主题词表》[10]、《中药志》[12]、《中药材手册》[13]、《全国中草药汇编》[14]、《中医大辞典·中药分册》[15]、《全国中药炮制规范》[16]、《中国药材学》[17]、《中华本草》[18]等均"雷丸"为正名，同时尚记载有"竹苓子"《中药材手册》[13]，"竹铃芝"《全国中草药汇编》[14]，"竹林子"、"竹铃芝"、"木连子"《中药大辞典》[9]，"竹矢"、"雷公丸"《中华本草》[18]，等各地俗称以及"木莲子"《中药志》[12]等本品原植物的异名。还记载有本品原植物"雷丸"的异名"竹苓"、"竹林子"、"木莲子"、"竹铃芝"《中药志》[12]等。

3 附录

3.1 又称：无。

3.2 俗称：木连子（广西），竹苓子，竹铃芝，竹林子，竹铃芝，竹矢，雷公丸。

3.3 曾称：雷实《吴普本草》，雷矢《名医别录》竹苓《本草纲目》，白雷丸《医学心悟》。

3.4 原植物名称：雷丸，竹苓，竹林子，竹铃芝，木莲子。

4 文献通考

《神农本草经》卷四："雷丸，味苦，寒。主杀三虫，逐毒气，胃中热，利丈夫，不利女子。作摩膏，除小儿百病。"[1]

《吴普本草·草木类》："雷丸，一名雷实。神农：苦。黄帝、岐伯、桐君：甘，有毒。扁鹊：甘，无毒。李氏：大寒。或生汉中。八月采。"[19]

《名医别录》卷第三："雷丸，味咸，微寒，有小寒。逐邪气，恶风，汗出，除皮中热结，积聚蛊毒，白虫、寸白自出不止。久服令人阴痿。一名雷矢，一名雷实。赤者杀人。生石城及汉中土中。八月采根，曝干。（荔实、厚朴为之使，恶葛根。）"[2]

《本草经集注·草木下品》："雷丸，味苦、咸，寒、微寒，有小毒。主杀三虫，逐毒气，胃中热，利丈夫，不利女子，作膏摩，除小儿百病。逐邪气，恶风，汗出，除皮中热结，积聚，蛊毒，白虫，寸白自出不止。久服令阴痿。一名雷矢，一名雷实，赤者杀人。生石城山谷，生汉中土中。八月采根，曝干。（荔实、厚朴为之使，恶葛根。）今出建平、宜都间，累累相连如丸。《本经》云：利丈夫，《别录》云：久服阴痿，于事相反。"[20]

《新修本草》卷第十四："雷丸，味苦、咸，寒、微寒，有小毒。主杀三虫，逐毒气，胃中热，利丈夫，不利女子，作膏摩，除小儿百病。逐邪气，恶风，汗出，除皮中热结，积聚，蛊毒，白虫，寸白自出不止。久服令人阴痿。一名雷实，赤者杀人。生石城山谷，生汉中土中。八月采根，曝干。荔实、厚朴为之使，恶葛根。今出建平、宜都间，累累相连如丸。《本经》云：利丈夫。《别录》云：久服阴痿，于事相反。【谨案】雷丸是竹之苓也，无有苗蔓，皆零出，无相连者。今出房州、金州。"[21]

《证类本草》卷第十四："雷丸，味苦、咸，寒、微寒，有小毒。主杀三虫，逐毒气，胃中热。利丈夫，不利女子。作摩膏，除小儿百病，逐邪气恶风汗出，除皮中热结积蛊毒，白虫、寸白自出不止。久服令人阴痿。一名雷矢，一名雷实。赤者杀人。生石城山谷及汉中土中。八月采根，曝干。……臣禹锡等谨按范子云：雷矢，出汉中，色白者善。"[3]

《本草品汇精要》卷之二十："雷丸，有小毒，土生。雷丸（出《神农本经》），主杀三虫，逐毒气，胃中热。利丈夫，不利女子。作摩膏，除小儿百病（以上朱字《神农本经》）。逐邪气，恶风汗出，除皮中热结，积蛊毒，白虫，寸白，自出不止（以上黑字《名医》所录）。【名】雷矢、雷实。"[22]

《本草蒙筌》卷之四："雷丸，味苦、咸，气寒。有小毒。系竹之苓，苗蔓鲜有。建平（属南直隶）出累累相连，状如丸因而名此。入药炮用，（甘草煎汤浸一宿，尤杀毒。）赤者杀人（白者善）。恶扁蓄葛根，使厚朴芫荔。（芫花、荔实。）胃热可解，虫毒能驱。杀三虫仍杀白虫，利丈夫不利女子。（非利益之利，乃疏利也。）主癫痫狂走，疗汗出恶风。又作摩积之膏，专却小儿百病。久服阴痿，尤宜慎之。"[23]

《本草纲目》第三十七卷："雷丸《本经·下品》。【释名】雷实《别录》、雷矢（同上）、竹苓。时珍曰：雷斧、雷楔，皆霹雳击物精气所化。此物生土中，无苗叶而杀虫逐邪，犹雷之丸也。竹之余气所结，故曰竹苓。苓亦屎也，古者屎、苓字通用。【集解】《别录》曰：雷丸生石城山谷及汉中土中。八月采根，曝干。弘景曰：今出建平、宜都间。累累相连如丸。恭曰：雷丸，竹之苓也。无有苗蔓，皆零，无相连者。今出房州、金州。"[4]

《本草乘雅半偈》第七帙："雷丸《本经·下品》。【气味】苦寒，有小毒。【主治】主杀三虫，逐毒气、胃中热，利丈夫，不利女子。【核】曰：出石城山谷，及汉中、建平、宜都、房州、金州诸处。生竹林土中，乃竹之余气，零落所成也。无苗蔓，不相连，状如粟，又如猪苓而圆，皮黑肉白，甚坚实。修事，用甘草水浸一宿，取出，蒸之，从巳至未，日干。酒拌润，再蒸之，日干用。荔实、厚朴、蒿根、芫花为之使，恶葛根。【参】曰：雷丸，竹苓也。具节候之灵气，零落复震，故名雷丸。"[24]

《本草征要》第二卷："雷丸，味苦，性寒，有小毒。入胃经。荔实，厚朴，蓄根，芫花，为使。恶葛根。酒蒸。杀脏腑诸虫，除婴儿百病。雷丸乃竹之余气，得霹雳而生，故名雷丸。杀虫之外无他长，久服令人阴痿。"[25]

《本草崇原》卷下："雷丸，气味苦寒，有小毒。主杀三虫，逐毒气，胃中热，利丈夫，不利女子。（雷丸出汉中、建平、宜都及房州、金州诸处，生竹林土中，乃竹之余气所结，故一名竹苓。上无苗蔓，大小如栗，状似猪苓而圆，皮黑而微赤，肉白甚坚实。）雷丸是竹之余气，感雷震而生，竹茎叶青翠，具东方生发之义。"[26]

《本草新编》卷之四："雷丸，味苦、咸，气寒，有小毒。入脾、胃与大肠。胃热可解，力能杀虫。不论各虫，皆能驱逐。男妇皆利，非利男子而不利妇人也。"[27]

《本草易读》卷七："雷丸（甘草水浸，酒蒸用。荔实、厚朴、蓄根、芫花为使，惟恶葛根），苦，寒，有小毒。杀诸虫蛊毒，逐癫狂风邪。久服令人阴痿。"[28]

《本草备要·木部》："雷丸，泻，消积，杀虫。苦寒有小毒。入胃、大肠经。功专消积杀虫。"[5]

《本经逢原》卷三："雷丸，苦咸寒，小毒。竹之余气所结，皮黑肉白者良。入药泡用，赤黑色者杀人。"[6]

《医学心悟》卷三："化虫丸，治虫啮心痛。芜荑（去梗），白雷丸（各五钱），槟榔（二钱五分），雄黄（一钱五分），木香、白术、陈皮（各三钱），神曲（炒，四钱），以百部二两，熬膏糊丸，如桐子大。每服一钱五分，米饮下。如取下虫积，加大黄五钱（酒炒）。"[38]

《本草从新》卷九："雷丸，泻、消积杀虫。苦寒有小毒。入胃、大肠经。功专消积杀虫。"[29]

《得配本草》卷七："雷丸，厚朴、芫花、荔实为之使。恶葛根、萹蓄。苦，寒。有小毒。入手足阳明经。燥脾除热，消积杀虫。（湿热除，虫之巢穴自倒。）甘草汁浸，酒拌蒸，或泡用。色赤者杀人。"[30]

《本草求真》卷六："雷丸（寓木），除热消积杀虫。雷丸（专入胃），味苦而咸，性寒，小毒。本竹余气所结，得霹雳而生，故有雷丸之号。功专入胃除热，消积化虫。"[31]

《本草分经·原例》："雷丸，苦寒，入胃大肠，功专消积杀虫而能令人阴痿。"[32]

《本草述钩元》卷二十五："雷丸、雷斧、雷楔，皆霹雳击物，精气所化。是物生土中，无苗叶，而杀虫逐邪，犹雷之丸也。竹之余气所结，故又名竹苓。"[33]

《神农本草经赞》卷三下经："雷丸，味苦寒。主杀三虫。逐毒气。胃中热。利丈夫。不利女子。作摩膏。除小儿百病。生山谷。"[34]

《本草害利·胃部药队》："雷丸。【害】赤色者能杀人，细拣去用。杀虫之外，无他长，能令人阴痿。【利】苦寒，入胃、大肠二经。杀脏腑诸虫，除婴儿百病，有虫者宜之。"[35]

《本草撮要》卷二："雷丸，味苦寒，有小毒，入手足阳明经功专消积杀虫。腹中得应声虫非此莫治。甘草水浸一宿，酒拌蒸或炮用。厚朴、芫花为使。恶葛根。又名竹苓。"[36]

《本草便读·木部》："雷丸，得竹之余气。苦寒能清热杀虫。感雷而成苓。阴毒可入肝达胃。"[37]

《中药志》："雷丸　本品为较常用中药。商品为白蘑科卷边菇属真菌雷丸的干燥菌核。……【原植物】雷丸　别名：竹苓、竹林子、竹铃芝、木莲子。Omphalia lapidescens Schroet.（Polyporus mylittae Cook. et Mass.；Mylitta lapidesecha Hor.）——白蘑科 Tricholomataceae."[12]

《中药材手册》："雷丸（《纲目》列入木部寓木类）本品为多孔菌科植物雷丸 Polyporus mylittae Cook. et Mass. 的干燥菌核。多寄生于竹林或棕榈、油桐等树根下。【别名】雷实、竹苓子。"[13]

《全国中草药汇编》："雷丸　别名：竹苓、雷实、竹铃芝。来源：为多孔菌科卷边菇属植物雷丸 Mylitta lapidesecha Hor.［Omphalia lapidescens Schroet.］的菌核。"[14]

《中药大辞典》："雷丸《本经》【异名】雷矢《范子计然》，雷实《吴普本草》，竹苓《纲目》，竹林子、竹铃芝《中药志》，木连子《广西中药志》。【基原】为多孔菌科植物雷丸菌的菌核。【原植物】雷丸菌 Polyporus mylittae Cook. et Mass.。"[9]

《中医大辞典·中药分册》："雷丸　出《神农本草经》。又名竹苓、雷实、竹铃芝。为多孔菌科植物雷丸 Omphalia lapidescens Schroet. 的菌核。主产四川、贵州、云南。"[15]

《中国医学百科全书·中医学》："雷丸　始载于《神农本草经》。又名雷实、竹苓、竹铃芝。为多孔菌科植物雷丸 Omphalia lapidescens Schroet. 的菌核。春、秋、冬三季均可采收，挖取菌核，洗净，晒干。"[11]

《全国中药炮制规范》："雷丸［处方用名］雷丸。【来源】本品为白蘑科真菌雷丸 Omphalia lapidescens Schroet. 的干燥菌核。均系野生。主产于四川、贵州、云南、广西等地。秋季采挖，洗净，晒干。药材以个大、断面色白、粉状者为佳。"[16]

《中国药材学》："雷丸　【别名】雷实，竹苓。【来源】本品为多孔菌科植物雷丸菌 Omphalia lapidescens Schroet. 的菌核。"[17]

《中国中医药学主题词表》："雷丸 Omphalia lapidescens　属白蘑科和驱虫药（中药）。D 雷丸菌。"[10]

《普通高等教育中医药类规划教材·中药学》："雷丸《本经》为多孔菌科植物雷丸 Omphalia lapidescens Schroet. 的干燥菌核。我国西北、西南、华南诸省均产，主要产于四川、贵州、云南、湖北、广西等地。秋季采挖，洗净，晒干。生用。"[8]

《中华本草》："雷丸《本经》【异名】雷矢《范子计然》，雷实《吴普本草》，竹苓《纲目》，白雷丸《医学心悟》，竹铃芝《中药志》，木连子《广西中药志》，竹矢、雷公丸《新华本草纲要》。……【来源】为多孔菌科植物雷丸菌的菌核。【原植物】雷丸菌 Polyporus mylittae Cook. et Mass.［Mylitta lapidescens Hor.；Omphalia lapidescens Schroet.］。"[18]

《中华人民共和国药典》："雷丸 Omphalia　本品为白蘑科真菌雷丸 Omphalia lapidescens Schroet. 的干燥菌核。秋季采挖，洗净，晒干。"[7]

5　参考文献

1　汉·神农本草经. 清顾观光重辑本. 北京：人民卫生出版社，1955，92

2　魏晋·名医别录. 北京：人民卫生出版社，1986，250

3　宋·唐慎微. 证类本草. 北京：人民卫生出版社，1957，347

4　明·李时珍. 本草纲目. 北京：人民卫生出版社，1982，2157

5　清·汪昂. 本草备要. 北京：中国中医药出版社，1998，172

6　清·张璐. 本经逢原. 上海：上海科学技术出版社，1959，193

7　国家药典委员会. 中华人民共和国药典. 一部. 北京：化学工业出版社，2000，293

8　雷载权主编. 普通高等教育中医药类规划教材·中药学. 上海：上海科学技术出版社，1995，180

9　江苏新医学院. 中药大辞典. 上海：上海科学技术出版社，1977，2468

10　吴兰成主编. 中国中医药学主题词表. 北京：中医古籍出版社，1996，217

11　《中医学》编辑委员会. 中国医学百科全书·中医学. 上海：上海科学技术出版社，1997，1283.

12　中国医学科学院药物研究所等．中药志．第五册．北京：人民卫生出版社，1993，814
13　中华人民共和国卫生部药政管理局．中药材手册．北京：人民卫生出版社，1998，783
14　《全国中草药汇编》编写组．全国中草药汇编．上册．北京：人民卫生出版社，1996，893
15　《中医大辞典》编辑委员会．中医大辞典·中药分册．北京：人民卫生出版社，1982，382
16　中华人民共和国卫生部药政管理局．全国中药炮制规范．北京：人民卫生出版社，1988，416
17　徐国钧等主编．中国药材学．北京：中国医药科技出版社，1996，1711
18　国家中医药管理局《中华本草》编委会．中华本草．第一册．上海：上海科学技术出版社，1999，549
19　三国·吴普．吴普本草．北京：人民卫生出版社，1987，67
20　南北朝·陶弘景．本草经集注．北京：人民卫生出版社，1994，365
21　唐·苏敬等撰．新修本草．合肥：安徽科学技术出版社，1981，348
22　明·刘文泰．本草品汇精要．北京：人民卫生出版社，1982，547
23　明·陈嘉谟．本草蒙筌．北京：人民卫生出版社，1988，265
24　明·卢之颐．本草乘雅半偈．北京：人民卫生出版社，1986，396
25　明·李中梓．本草征要．见：李中梓医学全书．北京：中国中医药出版社，1999，142
26　清·张志聪．本草崇原．北京：中国中医药出版社，1992，131
27　清·陈士铎．本草新编．北京：中国中医药出版社，1996，230
28　清·汪昂．本草易读．北京：人民卫生出版社，1987，316
29　清·吴仪洛．本草从新．北京：中医古籍出版社，2001，135
30　清·严西亭．得配本草．上海：上海卫生出版社，1957，36
31　清·黄宫绣．本草求真．上海：上海科学技术出版社，1959，252
32　清·姚澜．本草分经．上海：上海科学技术出版社，1989，96
33　清·杨时泰．本草述钩元．上海：科技卫生出版社，1958，551
34　清·叶志诜．神农本草经赞．见：珍本医书集成（二）．上海：上海科学技术出版社，1985，144.
35　清·凌奂．本草害利．北京：中医古籍出版社，1982，107
36　清·陈其瑞．本草撮要．见：珍本医书集成（二）．上海：上海科学技术出版社，1985，45
37　清·张秉成．本草便读．上海：上海卫生出版社，1957，68
38　清·程国鹏．医学心悟．北京：人民卫生出版社，1955

465　路路通

Lulutong

Rructus Liquidambaris

1　定名依据

1.1　正名

1.1.1　汉文名：路路通（金缕梅科植物枫香树 Liquidambar formosana Hance 的干燥成熟果序）。

1.1.2　英文名：beautiful sweetgum fruit.

1.2　依据

1.2.1　定名的文献依据

1.2.1.1　《南方草木状》卷中："枫香，树似白杨，叶圆而岐分，有脂而香。其叶大如鸭卵，二月华发，乃著实，八，九月熟，曝干可烧。惟九郡有之。"[1]

1.2.1.2　《本草纲目拾遗》卷六："枫果，即路路通。即枫实。一名欇子，乃枫树所结子也。外有刺球如栗壳，内有核多孔穴，俗名路路通。以金箔贴之，村妪簪于发，云可明目、宜老。出浙临安县署后安乐山者，名钱坟枫果，最佳。"[2]

1.2.1.3　《本草分经·原例》："路路通，形似杨梅而较大，刺长尖锐，入火熏之幽香清烈，顾名思义宜为表散药中之向导也，古书不载，近多用之。"[3]

1.2.1.4　《中华人民共和国药典》："路路通 Fructus liquidambaris　本品为金缕梅科植物枫香树 Liquidambar formosana Hance 的干燥成熟果序。冬季果实成熟后采收，除去杂质，干燥。"[4]

1.2.1.5　《普通高等教育中医药类规划教材·中药学》："路路通《纲目拾遗》为金缕梅科落叶乔木枫香树 Liquidambar formosana Hance 的成熟果序。全国大部分地区均产。秋、冬季采集。晒干。生用。"[5]

1.2.1.6　《中国中医药学主题词表》："路路通 Fructus liquidambaris　为金缕梅科植物枫香树的干燥成熟果序；属祛湿利水药。C 枫香树。"[6]

1.2.1.7　《中药大辞典》："路路通《纲目拾遗》【异名】枫实《南方草木状》，枫木上球《德胜堂经验方》，枫香果《槐西杂志》，枫果、欇子《纲目拾遗》，狼目《药材资料汇编》，枫球子《中药志》，狼眼《中药材手册》，枫树球《药材学》，九空子《江苏植药志》。【基原】为金缕梅科植物枫香的果实。【原植物】枫香《本草经集注》Liquidambar taiwaniana Hance."[7]

1.2.1.8　《中医大辞典·中药分册》："路路通，出《本草纲目拾遗》。又名枫果、枫球子、九空子。为金缕梅科植物枫香 Liquidambar formosana Hance 的果实。主产江苏、浙江、江西、福建等地。"[8]

1.2.1.9　《中国医学百科全书·中医学》："路路通，始载于《本草纲目拾遗》。又名枫实、枫果、枫球子。为金缕梅科植物枫香 Liquidambar formosana Hance 的果实。冬季果实成熟后采收，除去杂质，晒干。"[9]

1.2.1.10　《中药志》[10]、《中药材手册》[11]、《全国中药炮制规范》[12]、《中国药材学》[13]、《中华本草》[14]等现代中药著作多以"路路通"作为本药正名（参见"文献通考"）。

1.2.2　定名选择的理由

1.2.2.1　路路通 Fructus liquidambaris，系金缕梅科植物枫香树 Liquidambar formosana Hance 的干燥成熟果序。本品始载于宋人托名晋·嵇含《南方草木状》，此后清·赵学敏《本草纲目拾遗》以"枫果"为正名，以"路路通"等为异名载录本品，而姚澜《本草分经》则以"路路通"为正名记载。

1.2.2.2　我国最新出版的《中华人民共和国药典》、《普通高等教育中医药类规划教材·中药学》以及辞书类著作《中医大辞典·中药分册》、《中药大辞典》、《中国医学百科全书·中医学》等均以"路路通"作为本药正名。已经广泛应用于中医药学文献的标引和检索的《中国中医药学主题词表》也以"路路通"作为本药的正式主题词。现代本草著作如《中药志》、《中华本草》、《中国药材学》、《中药材手册》、《全国中药炮制规范》等均以"路路通"作为本药的正名。

1.3 与正名等效的名词：无。

2 源流考释

路路通（金缕梅科植物枫香树 Liquidambar formosana Hance 的干燥成熟果序）始载于宋人托名晋·嵇含《南方草木状》卷中："枫香，树似白杨，叶圆而岐分，有脂而香。其叶大如鸭卵，二月华发，乃著实，八，九月熟，曝干可烧。惟九郡有之。"[1]清·赵学敏《本草纲目拾遗》以"枫果"为正名，以"路路通"、"枫实"、"欇子"、"钱坟枫果"、"枫香果"、"枫木上球"等为异名载录本品。如《本草纲目拾遗》卷六："枫果，即路路通。即枫实。一名欇子，乃枫树所结子也。外有刺球如栗壳，内有核多孔穴，俗名路路通。以金箔贴之，村妪簪于发，云可明目、宜老。出浙临安县署后安乐山者，名钱坟枫果，最佳。……槐西杂志：枫香果出云南者，焚之杀鬼去邪，辟瘴湿。辟瘴却瘟，明目除湿，舒经络拘挛。周身痹痛，手脚及腰痛，焚之嗅其烟气，皆愈。熏衣被，可除蚤。……治癣德胜堂传方：枫木上球十个（烧灰存性），白砒五厘，共末，香油搽上即愈。"[2]

清·姚澜《本草分经》则以"路路通"为正名记载。如《本草分经·原例》："路路通，形似杨梅而较大，刺长尖锐，入火熏之幽香清烈，顾名思义宜为表散药中之向导也，古书不载，近多用之。"[3]

现代本草著作除《全国中草药汇编》[15]以植物名"枫树"为正名外，其他如《中华人民共和国药典》[4]、《普通高等教育中医药类规划教材·中药学》[5]、《中药大辞典》[7]、《中国中医药学主题词表》[6]、《中医大辞典·中药分册》[8]、《中国医学百科全书·中医学》[9]、《中药志》[10]、《中药材手册》[11]、《全国中药炮制规范》[12]、《中国药材学》[13]、《中华本草》[14]等均以"路路通"为正名，同时尚记载有"枫树球"、"九孔子"、"枫树果"《中药材手册》[11]，"狼目"、"枫球子"、"狼眼"、"九空子"《中药大辞典》[7]，枫莱子《中华本草》[14]等各地俗称。还记载有本品原植物"枫香"的异名"枫树"、"九孔子"、"枫树果"《中药志》[10]，"欇欇"、"枫木"、"香枫"、"枫宸"、"枫仔树"、"三角枫"、"三角尖"、"鸡枫树"、"鸡爪枫"、"大叶枫"、"槟树"、"槟榠"《中药大辞典》[7]等。

3 附录

3.1 又称：无。

3.2 俗称：枫树球（湖北），九孔子、九空子（江苏），枫树果（四川），狼目，枫球子，狼眼，枫莱子。

3.3 曾称：枫果、枫实、欇子、钱坟枫果《本草纲目拾遗》，枫木上球《德胜堂经验方》，枫香果《槐西杂志》。

3.4 原植物名称：枫香，枫树（通称），九孔子（江苏），枫树果（四川），欇欇，枫木，香枫，枫宸，枫仔树，三角枫，三角尖，鸡枫树，鸡爪枫，大叶枫，槟树，槟榠。

4 文献通考

《南方草木状》卷中："枫香，树似白杨，叶圆而岐分，有脂而香。其叶大如鸭卵，二月华发，乃著实，八，九月熟，曝干可烧。惟九郡有之。”[1]

《本草纲目拾遗》卷六：“枫果，即路路通，即枫实。一名檽子，乃枫树所结子也。外有刺球如栗壳，内有核多孔穴，俗名路路通。以金箔贴之，村妪簪于发，云可明目、宜老。出浙临安县署后安乐山者，名钱坟枫果，最佳。焚之香郁，可熏衣辟瘴疫。纲目枫脂香载：其木皮不及其实之用，今补之。宜于焚烧，未有入汤液之用。其果冬月即孕枫蚕子于中，交春内生蚕，每果中有一个，立夏后乃化蛾飞去，入药取无虫、陈久者用。槐西杂志：枫香果出云南者，焚之杀鬼去邪，辟瘴湿。辟瘴却瘟，明目除湿，舒经络拘挛。周身痹痛，手脚及腰痛，焚之嗅其烟气，皆愈。熏衣被，可除蚤。敏按：枫果去外刺，皮肉园如蜂窠，即路路通。其性大能通十二经穴，故救生苦海治水肿胀用之，以其能搜逐伏水也。治癣德胜堂传方：枫木上球十个（烧灰存性），白砒五厘，共末，香油搽上即愈。脏毒古今良方：路路通一个，煅存性，研末酒煎服。”[2]

《本草分经·原例》：“路路通，形似杨梅而较大，刺长尖锐，入火熏之幽香清烈，顾名思义宜为表散药中之向导也，古书不载，近多用之。”[3]

《中药志》：“路路通　本品为少常用中药。商品为金缕梅科植物枫香的果序。……【原植物】枫香　别名：枫树（通称），九孔子（江苏），枫树果（四川）。Liquidambar formosana Hance——金缕梅科 Hamamelidaceae.”[10]

《中药材手册》：“路路通（《纲目拾遗》名枫果，列入木部）本品为金缕梅科植物枫香 Liquidambar formosana Hance 的干燥成熟果序。原植物系落叶乔木，多为野生，生于平原及丘陵地带。【别名】枫树球（湖北）、九孔子（江苏）、枫树果（四川）。”[11]

《全国中草药汇编》：“枫树　别名：路路通（果）、枫香树、大叶枫、枫子树、鸡爪枫、鸡枫树、白胶香（树脂）、九孔子。来源：为金缕梅科枫香属植物枫香树 Liquidambar formosana Hance，以根、叶、果实及树脂入药。”[15]

《中药大辞典》：“路路通《纲目拾遗》【异名】枫实《南方草木状》，枫木上球《德胜堂经验方》，枫香果《槐西杂志》，枫果、檽子《纲目拾遗》，狼目《药材资料汇编》，枫球子《中药志》，狼眼《中药材手册》，枫树球《药材学》，九空子《江苏植药志》。【基原】为金缕梅科植物枫香的果实。【原植物】枫香《本草经集注》Liquidambar taiwaniana Hance，又名：欇欇《尔雅》，枫木《说文》，枫树（《尔雅》郭璞注），香枫、枫宸《纲目》，枫仔树《植物名汇》，三角枫、三角尖《岭南采药录》，鸡枫树、鸡爪枫、大叶枫、槟树、槟榠。”[7]

《中医大辞典·中药分册》：“路路通　出《本草纲目拾遗》。又名枫果、枫球子、九空子。为金缕梅科植物枫香 Liquidambar formosana Hance 的果实。主产江苏、浙江、江西、福建等地。”[8]

《中国医学百科全书·中医学》：“路路通　始载于《本草纲目拾遗》。又名枫实、枫果、枫球子。为金缕梅科植物枫香 Liquidambar formosana Hance 的果实。冬季果实成熟后采收，除去杂质，晒干。”[9]

《全国中药炮制规范》：“路路通　［处方用名］路路通。【来源】本品为金缕梅科植物枫香树 Liquidambar formosana Hance 的干燥成熟果序，多系野生。主产于江苏，浙江、湖北、陕西等地。冬季果实成熟后采收，或收集自落果序，去净杂质和泥沙，干燥。药材以黄色，身干，个大，无泥沙及果柄者为佳。”[12]

《中国药材学》："路路通 【别名】枫果，九空子（江苏）。【来源】本品为金缕梅科植物枫香树 Liquidambar formosana Hance 的果序。"[13]

《中国中医药学主题词表》："路路通 Fructus liquidambaris 为金缕梅科植物枫香树的干燥成熟果序；属祛湿利水药。C 枫香树。"[6]

《普通高等教育中医药类规划教材·中药学》："路路通《纲目拾遗》为金缕梅科落叶乔木枫香树 Liquidambar formosana Hance 的成熟果序。全国大部分地区均产。秋、冬季采集。晒干。生用。"[5]

《中华本草》："路路通《纲目拾遗》【异名】枫实《南方草木状》，枫果、㭎子《纲目拾遗》，枫木上球《德胜堂经验方》，枫香果《槐西杂志》，枫蓀子《说文解字约注》，九空子《中国药学大辞典》，狼目《药材资料汇编》，狼眼《中药材手册》，枫树球《药材学》。……【来源】为金缕梅科植物枫香树 Liquidambar formosana Hance 的果序。【原植物】参见'枫香脂'条。"[14]

《中华人民共和国药典》："路路通 Fructus liquidambaris 本品为金缕梅科植物枫香树 Liquidambar formosana Hance 的干燥成熟果实。冬季果实成熟后采收，除去杂质，干燥。"[4]

5 参考文献

1 宋人托名晋·嵇含．南方草木状．见：岭南本草古籍三种．北京：中国医药科技出版社，1999，10

2 清·赵学敏．本草纲目拾遗．北京：人民卫生出版社，1983，190

3 清·姚澜．本草分经．上海：上海科学技术出版社，1989，161

4 国家药典委员会．中华人民共和国药典．一部．北京：化学工业出版社，2000，293

5 雷载权主编．普通高等教育中医药类规划教材·中药学．上海：上海科学技术出版社，1995，117

6 吴兰成主编．中国中医药学主题词表．北京：中医古籍出版社，1996，235

7 江苏新医学院．中药大辞典．上海：上海科学技术出版社，1977，2485

8 《中医大辞典》编辑委员会．中医大辞典·中药分册．北京：人民卫生出版社，1982，386

9 《中医学》编辑委员会．中国医学百科全书·中医学．上海：上海科学技术出版社，1997，1113

10 中国医学科学院药物研究所等．中药志．第三册．北京：人民卫生出版社，1993，648

11 中华人民共和国卫生部药政管理局．中药材手册．北京：人民卫生出版社，1998，384

12 中华人民共和国卫生部药政管理局．全国中药炮制规范．北京：人民卫生出版社，1988，199

13 徐国钧等主编．中国药材学．北京：中国医药科技出版社，1996，1046

14 国家中医药管理局《中华本草》编委会．中华本草．第三册．上海：上海科学技术出版社，1999，745

15 《全国中草药汇编》编写组．全国中草药汇编．上册．北京：人民卫生出版社，1996，512

466 蜈蚣
Wugong
Scolopendra

1 定名依据

1.1 正名

1.1.1 汉文名：蜈蚣（蜈蚣科动物少棘巨蜈蚣 Scolopendra subspinipes mutilans L. Koch 的干燥体）。

1.1.2 英文名：centipede.

1.2 依据

1.2.1 定名的文献依据

1.2.1.1 《神农本草经》卷三：“蜈蚣，味辛，温。主鬼注、蛊毒，啖诸蛇、早、鱼毒，杀鬼物、老精、温疟，去三虫。生川谷。[1]

1.2.1.2 《本草经集注·草木中品》：“蜈蚣，味辛，温，有毒。主治鬼疰，蛊毒，啖诸蛇虫鱼毒，杀鬼物老精，温疟，去三虫。治心腹寒热结聚，堕胎，去恶血。生大吴川谷江南。赤头足者良。”[2]

1.2.1.3 《证类本草》卷第二十二：“蜈蚣，味辛，温，有毒。主鬼疰，蛊毒，啖诸蛇、虫、鱼毒，杀鬼物老精温疟，去三虫，疗心腹寒热结聚，堕胎，去恶血。生大吴川谷、江南。赤头、足者良。陶隐居云：今赤足者多出京口，长山、高丽山、茅山亦甚有，于腐烂积草处得之，勿令伤，曝干之。”[3]

1.2.1.4 《本草纲目》第四十二卷：“蜈蚣《本经·下品》。【释名】蒺藜《尔雅》、蝍蛆《尔雅》、天龙。弘景曰：《庄子》：蝍蛆甘带。《淮南子》云：腾蛇游雾而殆于蝍蛆。蝍蛆，蜈蚣也，性能制蛇。”[4]

1.2.1.5 《本经逢原》卷四：“蜈蚣，辛温有毒。火炙去足用。《本经》主鬼疰蛊毒，啖诸蛇虫鱼毒，杀鬼物老精，除温疟，去三虫。发明，盖行而疾者，惟风与蛇。蜈蚣能制蛇故亦能截风。厥阴经药也。”[5]

1.2.1.6 《中华人民共和国药典》：“蜈蚣 Scolopendra　本品为蜈蚣科动物少棘巨蜈蚣 Scolopendra subspinipes mutilans L. Koch 的干燥体。春、夏二季捕捉，用竹片插入头尾，绷直，干燥。”[6]

1.2.1.7 《普通高等教育中医药类规划教材·中药学》：“蜈蚣《本经》为蜈蚣科动物少棘巨蜈蚣 Scolopendra subspinipes mutilans L. Koch 的干燥体。主产江苏、浙江、湖北、湖南、河南、陕西等地。春夏两季捕捉，用竹片插入头、尾，绷直，干燥；或先用沸水烫过，然后晒干或烘干。”[7]

1.2.1.8 《中药大辞典》：“蜈蚣《本经》【异名】蝍蛆《庄子》，吴公《广雅》，天龙《纲目》，百脚《药材学》，嗷高姆（朝名）。【基原】为大蜈蚣科动物少棘巨蜈蚣或其近缘动物的干燥全虫。【原动物】少棘巨蜈蚣 Scolopendra subspinipes mutilans L. Koch.”[8]

1.2.1.9 《中国中医药学主题词表》："蜈蚣 Scolopendra　属蜈蚣科；属动物药、平肝熄风药和祛风药。D 千足虫。"[9]

1.2.1.10 《中药材手册》[10]、《全国中药炮制规范》[11]、《中国药材学》[12]、《全国中草药汇编》[13]、《中医大辞典·中药分册》[14]、《中国医学百科全书·中医学》[15]、《中药志》[16]、《中华本草》[17]等现代中药著作多以"蜈蚣"作为本药正名（参见"文献通考"）。

1.2.2 定名选择的理由

1.2.2.1 蜈蚣 Scolopendra，系蜈蚣科动物少棘巨蜈蚣 Scolopendra subspinipes mutilans L. Koch 的干燥体。本品始载于汉《神农本草经》，以"蜈蚣"为正名，此后诸家本草著作无一例外均以"蜈蚣"为正名载录本品，如南北朝·陶弘景《本草经集注》，宋·唐慎微《证类本草》，明·李时珍《本草纲目》，清·张璐《本经逢原》等，并一直沿用至今。

1.2.2.2 我国最新出版的《中华人民共和国药典》、《普通高等教育中医药类规划教材·中药学》以及辞书类著作《中医大辞典·中药分册》、《中药大辞典》、《中国医学百科全书·中医学》等均以"蜈蚣"作为本药正名。已经广泛应用于中医药学文献的标引和检索的《中国中医药学主题词表》也以"蜈蚣"作为本药的正式主题词。现代本草著作如《全国中草药汇编》、《中华本草》、《中国药材学》、《中药材手册》、《全国中药炮制规范》、《中药志》等均以"蜈蚣"作为本药的正名。

1.3 与正名等效的名词：无。

2 源流考释

蜈蚣（蜈蚣科动物少棘巨蜈蚣 Scolopendra subspinipes mutilans L. Koch 的干燥体），始载于汉《神农本草经》，以"蜈蚣"作为正名。如《神农本草经》卷三："蜈蚣，味辛，温。主鬼注、蛊毒，啖诸蛇、旱、鱼毒，杀鬼物、老精、温疟，去三虫。生川谷。"[1]

后世本草著作均沿用《神农本草经》之说，以"蜈蚣"为正名。如南北朝·陶弘景《本草经集注》[2]，唐·苏敬《新修本草》[18]，宋·苏颂《本草图经》[19]、唐慎微《证类本草》[3]、寇宗奭《本草衍义》[20]，明·刘文泰《本草品汇精要》[21]、陈嘉谟《本草蒙筌》[22]、李时珍《本草纲目》[4]、李中梓《雷公炮制药性解》[23]，清·张志聪《本草崇原》[24]、蒋居祉《本草择要纲目》[25]、汪昂《本草易读》[26]及《本草备要》[27]、张璐《本经逢原》[5]、吴仪洛《本草从新》[28]、严西亭《得配本草》[29]、黄宫绣《本草求真》[30]、姚澜《本草分经》[31]、杨时泰《本草述钩元》[32]、叶志诜《神农本草经赞》[33]、凌奂《本草害利》[34]、陈其瑞《本草撮要》[35]、张秉成《本草便读》[36]等，同时尚记载有"蒺藜"（《本草纲目》引《尔雅》）、"蝍蛆"（《本草纲目》引《庄子》），"天龙"《本草纲目》等异名。如《本草纲目》："蜈蚣《本经·下品》。【释名】蒺藜《尔雅》、蝍蛆《尔雅》、天龙。弘景曰：《庄子》：蝍蛆甘带。《淮南子》云：腾蛇游雾而殆于蝍蛆。蝍蛆，蜈蚣也，性能制蛇。见大蛇，便缘上啖其脑。恭曰：山东人呼蜘蛛一名蝍蛆，亦能制蛇，而蜘蛛条无制蛇之说。《庄子》、《淮南》并谓蜈蚣也。颂曰：按：《尔雅》：蒺藜，蝍蛆也。郭注云：似蝗而大腹长角，能食蛇脑。乃别似一物。时珍曰：按：张揖《广雅》及《淮南子注》，皆谓蝍蛆为蜈蚣，与郭说异。许慎以蝍蛆为蟋蟀，能制蛇。又以蝍蛆为马蚿，因马蚿有蛆蠊之名，并误矣。"[4]

现代本草著作如《中华人民共和国药典》[6]、《普通高等教育中医药类规划教材·中药学》[7]、《中药大辞典》[8]、《中国中医药学主题词表》[8]、《中药材手册》[10]、《全国中药炮制规范》[11]、《中国药材学》[12]、《全国中草药汇编》[13]、《中医大辞典·中药分册》[14]、《中国医学百科全书·中医学》[15]、《中药志》[16]、《中华本草》[17]等均以“蜈蚣”为正名，同时尚记载有“百足虫”、“百脚”《中药材手册》[10]，“千足虫”、“金头蜈蚣”《全国中草药汇编》[13]，“嗷高姆”（朝名）《中药大辞典》[8]，“天龙”《中医大辞典·中药分册》[14]等各地俗称。还记载有本品原动物“少棘巨蜈蚣”的异名“金头蜈蚣”《中华本草》[17]等。

3 附录

3.1 又称：无。

3.2 俗称：嗷高姆（朝名），百足虫、千足虫（山东），百脚，金头蜈蚣，天龙。

3.3 曾称：蒺藜《尔雅》，蝍蛆《庄子》，天龙《本草纲目》，吴公《广雅》。

3.4 原动物名称：少棘巨蜈蚣，金头蜈蚣。

4 文献通考

《神农本草经》卷三：“蜈蚣，味辛，温。主鬼注、蛊毒，啖诸蛇、早、鱼毒，杀鬼物、老精、温疟，去三虫。生川谷。”[1]

《本草经集注·虫兽三品》：“蜈蚣，味辛，温，有毒。主治鬼疰，蛊毒，啖诸蛇虫鱼毒，杀鬼物老精，温疟，去三虫。治心腹寒热结聚，堕胎，去恶血。生大吴川谷江南。赤头足者良。今赤足者多出京口，长山、高丽山，茅山亦甚有，于腐烂积草处得之，勿令伤，曝干之。黄足者甚多，而不堪用，人多火炙令赤以当之，非真也。一名蝍蛆。庄周云蝍蛆甘带。《淮南子》云：腾蛇游雾，而殆于蝍蛆。其性能制蛇，忽见大蛇，便缘而啖其脑。蜈蚣亦啮人，以桑汁白盐涂之即愈。”[2]

《新修本草》卷第十六：“蜈蚣，味辛，温，有毒。主鬼疰，蛊毒，啖诸蛇虫鱼毒，杀鬼物老精，温疟，去三虫。疗心腹寒热结聚，堕胎，去恶血。生大吴川谷江南。赤头足者良。今赤足者多出京口，长山、高丽山、茅山亦甚有，于腐烂积草处得之，勿令伤，曝干之。黄足者甚多，而不堪用，人多火炙令赤以当之，非真也。一名蝍蛆。庄周云：蝍蛆甘带。淮南子云：腾蛇游雾，而殆于蝍蛆。其性能制蛇，忽见大蛇，便缘而啖其脑。蜈蚣亦啮人，以桑汁白盐涂之即愈。【谨案】山东人呼蜘蛛一名蝍蛆，亦能制蛇，而蜘蛛条无制蛇语。庄周云蝍蛆甘带，淮南云腾蛇殆于蝍蛆，并言蜈蚣矣。”[18]

《本草图经》卷第十五：“蜈蚣，生吴中川谷及江南，今江浙山南唐邓间皆有之。多在土石及人家屋壁间，以头、足赤者为胜。七、八月取之，黄足者最多。人以火炙令赤以当之，不堪用也。其性能制蛇，忽见大蛇，便缘而啖其脑。陶隐居及苏恭皆以为庄子称蝍蛆、甘带。《淮南子》云：腾蛇殆于蝍蛆，并言蝍蛆是此蜈蚣也。而郭璞注《尔雅》：蒺藜，蝍蛆云：似蝗而大腹，长角，乃又似别种。下有马陆条，亦与蜈蚣相类，长三、四寸，斑色，其死侧卧，状如刀环，故一名刀环虫。书传云：百足之虫，至死不僵。此虫足多，寸寸断之，亦便寸行是也。胡洽治尸疰、恶气诸方，皆用蜈蚣。今医治初生儿口噤不开，不收乳者，用赤足蜈蚣去足炙，末，以猪乳二合调半钱，分三、四服，温灌之。”[19]

《证类本草》卷第二十二："蜈蚣，味辛，温，有毒。主鬼疰，蛊毒，啖诸蛇、虫、鱼毒，杀鬼物老精温疟，去三虫，疗心腹寒热结聚，堕胎，去恶血。生大吴川谷、江南。赤头、足者良。陶隐居云：今赤足者多出京口，长山、高丽山、茅山亦甚有，于腐烂积草处得之，勿令伤，曝干之。黄足者甚多，而不堪用，人多火炙令赤以当之，非真也。一名蝍蛆。庄周云：蝍蛆，甘带。《淮南子》云：腾蛇游雾，而殆于蝍蛆。其性能制蛇，勿见大蛇，便缘而啖其脑。蜈蚣亦啮人，以桑汁、白盐涂之即愈。唐本注云：山东人呼蜘蛛，一名蝍蛆。"[3]

《本草衍义》卷十七："蜈蚣，背光，黑绿色，足赤，腹下黄。有中其毒者，以乌鸡屎水稠调，涂咬处，效。大蒜涂之，亦效。复能治丹毒瘤，蜈蚣一条干者，白矾皂子大，雷丸一个，百步二钱，秤，同为末，醋调涂之。又，畏蛞蝓，不敢过所行之路。触其身，则蜈蚣死，人故取以治蜈蚣毒。桑汁、白盐亦效。"[20]

《本草品汇精要》卷三十一："蜈蚣，有毒，卵生。蜈蚣（出《神农本经》），主鬼疰，蛊毒，啖诸蛇虫鱼毒，杀鬼物老精，温疟，去三虫（以上朱字《神农本经》）。疗心腹寒热，结聚，堕胎去恶血（以上黑字《名医》所录）。"[21]

《本草蒙筌》卷之十一："蜈蚣，味辛，气温。有毒。墙壁多藏，各处俱有。端午收者美，赤头足者良。入药慢火炙黄，去净头足研末。啖蛇虺虫鱼恶毒，杀鬼物蛊疰精邪。去瘀血堕胎，逐积聚除疟。鸡性好食，人若中其毒者，以乌鸡粪水调涂之。又畏蛞蝓、蜒蚰，触之即死，亦可取敷其毒也。"[22]

《本草纲目》第四十二卷："蜈蚣《本经·下品》。【释名】蒺藜《尔雅》、蝍蛆《尔雅》、天龙。弘景曰：《庄子》：蝍蛆甘带。《淮南子》云：腾蛇游雾而殆于蝍蛆。蝍蛆，蜈蚣也，性能制蛇。见大蛇，便缘上啖其脑。恭曰：山东人呼蜘蛛一名蝍蛆，亦能制蛇，而蜘蛛条无制蛇之说。《庄子》、《淮南》并谓蜈蚣也。颂曰：按：《尔雅》：蒺藜，蝍蛆也。郭注云：似蝗而大腹长角，能食蛇脑。乃别似一物。时珍曰：按：张揖《广雅》及《淮南子注》，皆谓蝍蛆为蜈蚣，与郭说异。许慎以蝍蛆为蟋蟀，能制蛇。又以蝍蛆为马蚿，因马蚿有蛆蟝之名，并误矣。"[4]

《雷公炮制药性解》卷六："蜈蚣，味辛，性温有毒，不载经络。主小儿口噤，鬼疰蛊毒诸蛇毒，杀精物温疟，去三虫，心腹寒热结聚，去瘀血，堕胎。去头足慢火炙黄用，畏蛞蝓、蜒蚰、大蒜、鸡屎。"[23]

《本草崇原》卷下："蜈蚣，气味辛温，有毒。主治鬼疰蛊毒，诸蛇虫鱼毒，杀鬼物老精，温疟，去三虫。（蜈蚣江以南处处有之，春出冬蛰，节节有足，双须岐尾，头上有毒钳。入以头足赤者为良。蜈蚣一名天龙，能制龙蛇蜥蜴，畏虾蟆、蛞蝓、蜘蛛、雄鸡。《庄子》所谓：物畏其天。《阴符经》所谓：禽之制在气也。）蜈蚣色赤性温，双钳两尾，头尾咸红。生于南方，禀火毒之性，故《本经》主治皆是以火毒而攻阴毒之用也。愚按：蛇属金，蜈蚣属火，故能制之。鸡应昴宿，是又太阳出而爝火灭之义矣。"[24]

《本草择要纲目·温性药品》："蜈蚣（采得真者，去头足并尾，以薄荷叶包，火煨用之。犯蜈蚣毒。以乌鸡粪或大蒜涂之立效，或以火气熏之亦效，或以蜘蛛吸之亦效，或以蛞蝓捣敷之亦效。）【气味】辛温有毒。【主治】蛊毒，啖诸蛇虫鱼毒，疗心腹寒热积聚，治癥癖，小儿惊痫脐风口噤，丹毒秃疮瘰疬。"[25]

《本草易读》卷七："蜈蚣，去头足炙用。赤足者良。辛，温，有毒。入足厥阴经。

治脐风撮口，惊痫瘰疬；疗蛇症甲肉，癜癖毒蛊。最坠胎孕，兼杀虫毒。出南方，今西南处处有之。”[26]

《本草备要·鳞介鱼虫部》：“蜈蚣，宣，去风。辛温有毒。入厥阴肝经。善走能散，治脐风撮口（炙末，猪乳调服），惊痫瘰疬，蛇症（能制蛇）疮甲（趾甲内恶肉突出，俗名鸡眼睛，蜈蚣焙研敷之，以南星末醋调，敷四围），杀虫（古方治嗽多生用之）堕胎。取赤足黑头者，火炙，去头、足、尾、甲，将荷叶火煨用，或酒炙。畏蜘蛛、蜒蚰（不敢过所行之路，触著即死）、鸡屎、桑皮、盐（中其毒者，以桑汁、盐、蒜涂之。被咬者，捕蜘蛛置咬处，自吸其毒，蜘蛛死，放水中，吐而活之）。”[27]

《本经逢原》卷四：“蜈蚣，辛温有毒。火炙去足用。《本经》主鬼疰蛊毒，啖诸蛇虫鱼毒，杀鬼物老精，除温疟，去三虫。发明，盖行而疾者，惟风与蛇。蜈蚣能制蛇故亦能截风。厥阴经药也。”[5]

《本草从新》卷十七：“蜈蚣，宣、去风。辛温有毒。入厥阴肝经。善走能散。治脐风撮口。（炙末、猪乳调服。）惊痫瘰疬，蛇症（能制蛇。）疮甲。（趾甲内恶肉突出、俗名鸡眼睛、蜈蚣焙研敷、以南星末、醋调敷四围。）杀虫堕胎。取赤足黑头者。火炙。去头足尾甲。将薄荷叶火煨用。畏蜘蛛。”[28]

《得配本草》卷八：“蜈蚣，畏蛞蝓、蜘蛛、白盐、鸡屎、桑白皮。辛，温。有毒。入足厥阴经。能截暴风，消除瘀血。入鸡子白煮，治腹大如箕。入酒煮炙，治腹内蛇症。（常饥，食物即吐，此其症也。）去头、足用，荷叶包煨，或以柳蚛末于新瓦上同炒，俟蚛黑为度，或酒炙，随病法制。千足虫头上有白肉，嘴尖，误服之腥气入顶而死。中其毒者，桑树汁、盐、蒜涂之。乌鸡粪、蜒蚰可敷。”[29]

《本草求真》卷三：“蜈蚣（湿生），入肝祛风通瘀散热解毒。蜈蚣（专入肝），本属毒物，性善啖蛇，故治蛇症毒者无越是物。（蜈蚣本能刺蛇。）”[30]

《本草分经·原例》：“蜈蚣，辛温有毒，入肝，善走能散，去风杀虫，治脐风惊痫蛇症。”[31]

《本草述钩元》卷二十七：“蜈蚣，一名蝍蛆。川广最多，江南亦有。背丝腹黄，头足赤而大者为公，黄细者为母。用公不用母。故名。七八月采之。味辛，气温，有毒，足厥阴经药也。”[32]

《神农本草经赞》卷三：“蜈蚣，味辛温，主鬼注，蛊毒，啖诸蛇虫鱼毒，杀鬼物，老精温疟，去三虫，生山谷。”[33]

《本草害利·肝部药队》：“蜈蚣。【害】惟有毒，善走窜。凡小儿慢惊风，口噤不语，大人温疟，非烟瘴气所发，心腹积聚，非虫结蛇瘕，便毒成脓将溃，咸忌用之。畏蜘蛛、蜒蚰、鸡矢、桑皮、戎盐。【利】辛温，入肝经，善走能散。治脐风撮口、惊痫、瘰疬、去风杀虫，堕胎，疮疥蛇症，瘴疟。”[34]

《本草撮要》卷九：“蜈蚣，味辛温有毒。入足厥阴经。功专治尸疰恶气。若遇脐风撮口，以之去头足尾甲，以薄荷叶烧火炙末，猪乳调服甚效。畏蜘蛛蜒蚰鸡屎桑皮盐蒜。堕胎。”[35]

《本草便读·昆虫部》：“蜈蚣，其性走而有毒。散肿行瘀。其味辛而且温。搜风定搐。杀蛇辟蛊先行胃。治痫疗惊又入肝。”[36]

《中药志》：“蜈蚣　本品为次常用中药，《神农本草经》列为中品。多为野生，现已有家养。原动物主要仅一种。目前商品分二种：主产于湖北、湖南者脚黄色，主产于江苏一带者，脚为赤色。一般认为苏蜈蚣品质较佳。"[16]

《中药材手册》："蜈蚣（《纲目》列入虫部湿生类）本品为蜈蚣科动物少棘蜈蚣 Scolopendra subspinipes mutilans L. Koch 的干燥体。喜栖于石隙下及朽木间或阴湿地带，现多为家养。【别名】百足虫、百脚。"[10]

《全国中草药汇编》："蜈蚣　别名：百足虫、千足虫、金头蜈蚣、百脚。来源：为蜈蚣科动物少棘巨蜈蚣 Scolopendra subspinipes mutilans L. 的干燥全虫。"[13]

《中药大辞典》："蜈蚣《本经》【异名】蝍蛆《庄子》，吴公《广雅》，天龙《纲目》，百脚《药材学》，嗷高姆（朝名）。【基原】为大蜈蚣科动物少棘巨蜈蚣或其近缘动物的干燥全虫。【原动物】少棘巨蜈蚣 Scolopendra subspinipes mutilans L. Koch."[8]

《中医大辞典·中药分册》："蜈蚣　出《神农本草经》。又名百脚、天龙。为蜈蚣科动物少棘巨蜈蚣 Scolopendra subspinipes mutilans L. Koch 的干燥全体。主产江苏、浙江、湖北、湖南、安徽、河南、陕西等地。"[14]

《中国医学百科全书·中医学》："蜈蚣　始载于《神农本草经》。又名百脚、百足虫、天龙。为蜈蚣科动物少棘巨蜈蚣 Scolopendra subspinipes mutilans L. Koch 的全体。主产于中国江苏、浙江、安徽、湖北、湖南、河南、陕西等省。"[15]

《全国中药炮制规范》："蜈蚣　［处方用名］蜈蚣。【来源】本品为蜈蚣科动物少棘巨蜈蚣 Scolopendra subspinipes mutilans L. Koch 的干燥体。多系野生。主产于江苏、浙江、湖北、湖南、安徽等地。春、夏二季捕捉，用竹片插入头尾，绷直，干燥。药材以条大、完整、腹干瘪者为佳。"[11]

《中国药材学》："蜈蚣　【别名】百脚，天龙，百足虫。【来源】本品为节足动物多足纲蜈蚣科动物少棘巨蜈蚣 Scolopendra subspinipes mutilans L. Koch 的全体。"[12]

《中国中医药学主题词表》："蜈蚣 Scolopendra　属蜈蚣科；属动物药、平肝熄风药和祛风药。D 千足虫。"[9]

《普通高等教育中医药类规划教材·中药学》："蜈蚣《本经》为蜈蚣科动物少棘巨蜈蚣 Scolopendra subspinipes mutilans L. Koch 的干燥体。主产江苏、浙江、湖北、湖南、河南、陕西等地。春夏两季捕捉，用竹片插入头、尾，绷直，干燥；或先用沸水烫过，然后晒干或烘干。"[7]

《中华本草》："蜈蚣《本经》【异名】蝍蛆《庄子》，吴公《广雅》，天龙《纲目》，百脚《药材学》，百足虫、千足虫《山东药用动物》。……【来源】为蜈蚣科动物少棘蜈蚣和多棘蜈蚣的全体。【原动物】1. 少棘巨蜈蚣 Scolopendra subspinipes mutilans L. Koch 又名：金头蜈蚣、少棘巨蜈蚣《中国药用动物志》。2. 多棘蜈蚣 Scolopendra subspinipes mutidens (Newport) 又名：多棘巨蜈蚣《中国药用动物志》。"[17]

《中华人民共和国药典》："蜈蚣 Scolopendra　本品为蜈蚣科动物少棘巨蜈蚣 Scolopendra subspinipes mutilans L. Koch 的干燥体。春、夏二季捕捉，用竹片插入头尾，绷直，干燥。"[6]

5　参考文献

1　汉·神农本草经. 清顾观光重辑本. 北京：人民卫生出版社，1955，98

2 南北朝·陶弘景. 本草经集注. 北京：人民卫生出版社，1994，442
3 宋·唐慎微. 证类本草. 北京：人民卫生出版社，1957，447
4 明·李时珍. 本草纲目. 北京：人民卫生出版社，1982，2345
5 清·张璐. 本经逢原. 上海：上海科学技术出版社，1959，209
6 国家药典委员会. 中华人民共和国药典. 一部. 北京：化学工业出版社，2000，294
7 雷载权主编. 普通高等教育中医药类规划教材·中药学. 上海：上海科学技术出版社，1995，267
8 江苏新医学院. 中药大辞典. 上海：上海科学技术出版社，1977，2473
9 吴兰成主编. 中国中医药学主题词表. 北京：中医古籍出版社，1996，408
10 中华人民共和国卫生部药政管理局. 中药材手册. 北京：人民卫生出版社，1998，704
11 中华人民共和国卫生部药政管理局. 全国中药炮制规范. 北京：人民卫生出版社，1988，363
12 徐国钧等主编. 中国药材学. 北京：中国医药科技出版社，1996，1782
13 《全国中草药汇编》编写组. 全国中草药汇编. 上册. 北京：人民卫生出版社，1996，909
14 《中医大辞典》编辑委员会. 中医大辞典·中药分册. 北京：人民卫生出版社，1982，384
15 《中医学》编辑委员会. 中国医学百科全书·中医学. 上海：上海科学技术出版社，1997，1200
16 中国医学科学院药物研究所等. 中药志. 第四册. 北京：人民卫生出版社，1961，152
17 国家中医药管理局《中华本草》编委会. 中华本草. 第九册. 上海：上海科学技术出版社，1999，143
18 唐·苏敬等撰. 新修本草. 合肥：安徽科学技术出版社，1981，428
19 宋·苏颂. 本草图经. 合肥：安徽科学技术出版社，1994，511
20 宋·寇宗奭. 本草衍义. 上海：商务印书馆，1937，114
21 明·刘文泰. 本草品汇精要. 北京：人民卫生出版社，1982，746
22 明·陈嘉谟. 本草蒙筌. 北京：人民卫生出版社，1988，418
23 明·李中梓. 雷公炮制药性解. 见：中国医学大成（二）. 长沙：岳麓书社，1990，635
24 清·张志聪. 本草崇原. 北京：中国中医药出版社，1992，134
25 清·蒋居祉. 本草择要纲目. 见：珍本医书集成（二）. 上海：上海科学技术出版社，1985，91
26 清·汪昂. 本草易读. 北京：人民卫生出版社，1987，330
27 清·汪昂. 本草备要. 北京：中国中医药出版社，1998，276
28 清·吴仪洛. 本草从新. 北京：中医古籍出版社，2001，246
29 清·严西亭. 得配本草. 上海：上海卫生出版社，1957，12
30 清·黄宫绣. 本草求真. 上海：上海科学技术出版社，1959，93
31 清·姚澜. 本草分经. 上海：上海科学技术出版社，1989，125
32 清·杨时泰. 本草述钩元. 上海：科技卫生出版社，1958，577
33 清·叶志诜. 神农本草经赞. 见：珍本医书集成（二）. 上海：上海科学技术出版社，1985，153
34 清·凌奂. 本草害利. 北京：中医古籍出版社，1982，41
35 清·陈其瑞. 本草撮要. 见：珍本医书集成（二）. 上海：上海科学技术出版社，1985，94
36 清·张秉成. 本草便读. 上海：上海卫生出版社，1957，116

467 蜂房

Fengfang

Nidus Vespae

1 定名依据

1.1 正名

1.1.1 汉文名：蜂房［本品为胡蜂科昆虫马蜂 Polistes olivaceous (DeGeer)、日本长脚胡蜂 Polistes japonicus Saussure 或异腹胡蜂 Parapolybia varia Fabricius 的巢］。

1.1.2 英文名：honeycomb.

1.2 依据

1.2.1 定名的文献依据

1.2.1.1 《神农本草经》卷二："露蜂房，味苦，平。主惊痫瘈疭，寒热邪气，瘨疾，鬼精蛊毒，肠痔。火熬之，良。一名蜂肠。生山谷。"[1]

1.2.1.2 《肘后备急方》卷三："治中风诸急方第十九：……《集验方》治风气客于皮肤，瘙痒不已。蜂房（炙过）、蝉蜕等分。为末。酒调一钱匕，日三二服。又方：蝉蜕、薄荷等分。为末。酒调一钱匕，日三服。"[2]

1.2.1.3 《备急千金要方》卷四："妇人方下·月水不通第十九·鳖甲丸：……鳖甲，桂心（各一两半），蜂房（半两），元参、蜀椒、细辛、人参、苦参、丹参、沙参、吴茱萸（各十八铢），䗪虫、水蛭、干姜、牡丹、附子、皂荚、当归、芍药、甘草、防葵（各一两），蛴螬（二十枚），虻虫、大黄（各一两六铢），上二十四味为末，蜜丸如梧子大，酒下七丸，日三，稍加之以知为度。七日。温服。"[3]

1.2.1.4 《本草分经·原例》："蜂房，甘平有毒，杀虫，治痈疽惊痫牙痛。"[4]

1.2.1.5 《中华人民共和国药典》："蜂房 Nidus vespae　本品为胡蜂科昆虫马蜂 Polistes olivaceous (DeGeer)、日本长脚胡蜂 Polistes japonicus Saussure 或异腹胡蜂 Parapolybia varia Fabricius 的巢。秋、冬二季采收，晒干，或略蒸，除去死蜂死蛹，晒干。"[5]

1.2.1.6 《普通高等教育中医药类规划教材·中药学》："蜂房《本经》为胡蜂科昆虫马蜂 Polistes olivaceous (DeGeer) 日本长脚胡蜂 Polistes japonicus Saussure 或异腹胡蜂 Parapolybia varia Fabricius 的巢。全国均有，南方尤多。秋、冬二季采集。晒干，或略蒸，除去死蜂、死蛹，晒干。生用或炒用。"[6]

1.2.1.7 《中国中医药学主题词表》："蜂房 Nidus vespae　为蜜蜂科昆虫果马蜂等的巢；属虫类药和祛风湿药。95　D 露蜂房。"[7]

1.2.1.8 《中医大辞典·中药分册》："蜂房　见《中国药学大辞典》。为露蜂房之简称，详该条。"[8]

1.2.1.9 《中药材手册》[9]、《全国中药炮制规范》[10]、《中药志》[11]、《中国药材学》[12]等现代中药著作多以"蜂房"作为本药正名（参见"文献通考"）。

1.2.2 定名选择的理由

1.2.2.1 蜂房 Nidus vespae，系胡蜂科昆虫马蜂 Polistes olivaceous（DeGeer）、日本长脚胡蜂 Polistes japonicus Saussure 或异腹胡蜂 Parapolybia varia Fabricius 的巢。本品始载于汉《神农本草经》，以"露蜂房"为正名，此后诸家本草著作虽多予以沿载，但早在唐及唐代以前即有方书以"蜂房"为正名组方运用，如北周·姚僧垣《集验方》，唐·孙思邈《备急千金要方》等，清·姚澜《本草分经》则以"蜂房"为本草正名记载本品。

1.2.2.2 我国最新出版的《中华人民共和国药典》、《普通高等教育中医药类规划教材·中药学》以及辞书类著作《中医大辞典·中药分册》等均以"蜂房"作为本药正名。已经广泛应用于中医药学文献的标引和检索的《中国中医药学主题词表》也以"蜂房"作为本药的正式主题词。现代本草著作如《中药志》、《中国药材学》、《中药材手册》、《全国中药炮制规范》等均以"蜂房"作为本药的正名。

1.3 与正名等效的名词：无。

2 源流考释

蜂房［胡蜂科昆虫马蜂 Polistes olivaceous（DeGeer）、日本长脚胡蜂 Polistes japonicus Saussure 或异腹胡蜂 Parapolybia varia Fabricius 的巢］始载于汉《神农本草经》，以"露蜂房"作为正名，以"蜂肠"作为异名。如《神农本草经》卷二："露蜂房，味苦，平。主惊痫瘈疭，寒热邪气，癫疾，鬼精蛊毒，肠痔。火熬之，良。一名蜂肠。生山谷。"[1]

后世本草著作大多沿用《神农本草经》之说，以"露蜂房"为正名。如魏晋《名医别录》[13]，南北朝·陶弘景《本草经集注》[14]，唐·苏敬《新修本草》[15]，宋·苏颂《本草图经》[16]、唐慎微《证类本草》[17]、寇宗奭《本草衍义》[18]，明·刘文泰《本草品汇精要》[19]、陈嘉谟《本草蒙筌》[20]、李时珍《本草纲目》[21]、卢之颐《本草乘雅半偈》[22]、李中梓《本草征要》[23]，清·张志聪《本草崇原》[24、蒋居祉《本草择要纲目》[25]、汪昂《本草易读》[26]及《本草备要》[27]、张璐《本经逢原》[28]、吴仪洛《本草从新》[29]、严西亭《得配本草》[30]、杨时泰《本草述钩元》[31]、叶志诜《神农本草经赞》[32]、陈其瑞《本草撮要》[33]、张秉成《本草便读》[34]等，同时尚记载有"百穿"、"蜂勳"《名医别录》，"蜂窠"、"露蜂"《新修本草》，"大黄蜂窠"《本草图经》，"革蜂窠"、"石蜂窠"、"独蜂窠"、"草蜂窠"（《证类本草》引载《雷公炮炙论》），"牛舌蜂"《本草衍义》，"紫金沙"《圣济总录》，"紫金砂"《本草乘雅半偈》等异名。

"蜂房"之名始见于北周·姚僧垣《集验方》，如《肘后备急方》卷三曰："治中风诸急方第十九：……《集验方》治风气客于皮肤，瘙痒不已。蜂房（炙过）、蝉蜕等分。为末。"[2]其后唐·孙思邈《备急千金要方》[3]等方书也以"蜂房"为正名组方运用。清·姚澜《本草分经》始以"蜂房"作为本草正名记载本品，如《本草分经·原例》："蜂房，甘平有毒，杀虫，治痈疽惊痫牙痛。"[4]

现代本草著作虽个别仍以"露蜂房"作为本品正名记载，如《全国中草药汇编》[35]、《中药大辞典》[36]、《中国医学百科全书·中医学》[37]、《中华本草》[38]等，但我国最新出版的《中华人民共和国药典》以及《普通高等教育中医药类规划教材·中药学》、《中医大辞典·中药分册》、《中国中医药学主题词表》、《中国药材学》、《中药材手册》、《中药志》、《全国中药炮制规范》等均以"蜂房"为正名，同时尚记载有"马蜂窝"、"蜂巢"《中药材手册》[9]，"野蜂窝"、"百穿之巢"《全国中草药汇编》[35]，"马蜂包"、"虎头蜂房”、“野蜂房”、“纸蜂房”、“长脚蜂窝”、“草蜂子窝”《中药大辞典》[36]，“黄蜂窝”《中国医学百科全书·中医学》[37]，“胡蜂壳”《中国药材学》[12]等名地俗称以及“大黄蜂”等原动物的异名。

3 附录

3.1 又称：无。

3.2 俗称：马蜂包（贵州），马蜂窝（河南），纸蜂房（河北），长脚蜂窝、草蜂子窝（山东），野蜂窝、虎头蜂房、野蜂房、胡蜂壳、黄蜂窝、蜂巢、百穿之巢。

3.3 曾称：露蜂房、蜂肠《神农本草经》，百穿、蜂勦《名医别录》，革蜂窠、石蜂窠、独蜂窠、草蜂窠《雷公炮炙论》，蜂窠、露蜂《新修本草》，大黄蜂窠《本草图经》，牛舌蜂《本草衍义》，紫金沙《圣济总录》，紫金砂《本草乘雅半偈》。

4 文献通考

《神农本草经》卷二：“露蜂房，味苦，平。主惊痫瘛疭，寒热邪气，瘨疾，鬼精蛊毒，肠痔。火熬之，良。一名蜂肠。生山谷。”[1]

《名医别录》卷第二：“露蜂房，味咸，有毒。主治蜂毒，毒肿。一名百穿，一名蜂勦，生牂牁，七月七日采，阴干。”[13]

《肘后备急方》卷三：“治中风诸急方第十九：……《集验方》治风气客于皮肤，瘙痒不已。蜂房（炙过）、蝉蜕等分。为末。酒调一钱匕，日三二服。又方：蝉蜕、薄荷等分。为末。酒调一钱匕，日三服。”[2]

《本草经集注·虫兽三品》：“露蜂房，味苦、咸，平，有毒。主治惊痫瘛疭，寒热邪气，癫疾，鬼精蛊毒，肠痔，火熬之良。又治蜂毒，毒肿。一名蜂肠，一名百穿，一名蜂勦。生牂牁山谷。七月七日采，阴干。（恶干姜、丹参、黄芩、芍药、牡蛎。）此蜂房多在树腹中及地中，今此曰露蜂房，当用人家屋间及树枝间苞裹者。乃远举牂牁，未解所以。”[14]

《备急千金要方》卷四：“妇人方下·月水不通第十九·鳖甲丸：……鳖甲，桂心（各一两半），蜂房（半两）、元参、蜀椒、细辛、人参、苦参、丹参、沙参、吴茱萸（各十八铢），䗪虫、水蛭、干姜、牡丹、附子、皂荚、当归、芍药、甘草、防葵（各一两），蛴螬（二十枚），虻虫、大黄（各一两六铢），上二十四味为末，蜜丸如梧子大，酒下七丸，日三，稍加之以知为度。七日。温服。”[3]

《新修本草》卷第十六：“露蜂房，味苦、咸，平，有毒。主惊痫瘛疭，寒热邪气，癫疾，鬼精蛊毒，肠痔，火熬之良，又疗蜂毒，毒肿。一名蜂肠，一名百穿，一名蜂窠。生牂牁山谷。七月七日采，阴干。恶干姜、丹参、黄芩、芍药、牡蛎。此蜂房多在树腹中及地中，今此曰露蜂，当用人家屋间及树枝间苞裹者。乃远举牂牁，未解所以。”[15]

《本草图经》卷第十四：“露蜂房，生牂牁山谷，今处处山林中皆有之。此木上大黄蜂窠也。大者如瓮，小者如桶。其蜂黑色，长寸许，螫牛马及人乃至欲死者，用此尤效。人家屋间，亦往往有之，但小而力慢，不堪用。不若山林中得风露气者佳。”[16]

《证类本草》卷第二十一：“露蜂房，味苦，咸，平，有毒。主惊痫瘛疭，寒热邪气，癫疾，鬼精蛊毒，肠痔，火熬之良。又疗蜂毒，毒肿。一名蜂肠，一名百穿，一名蜂勦

（音窠）。生牂牁山谷。七月七日采，阴干。（恶干姜、丹参、黄芩、芍药、牡蛎。）……雷公云：凡使，其窠有四件：一名革蜂窠，二名石蜂窠，三名独蜂窠，四名草蜂窠是也。”[17]

《本草衍义》卷十七：“露蜂房，露蜂房有两种：一种小而其色淡黄，窠长六七寸至一尺者，阔二三寸，如蜜脾下垂，一边是房，多在丛木郁翳之中，世谓之牛舌蜂。又一种或在高木上，或屋之下，外作固，如三四斗许，小者亦一二斗，中有窠如瓠之状，由此得名。”[18]

《本草品汇精要》卷之三十：“露蜂房。露蜂房（出《神农本经》），主惊痫瘈疭，寒热邪气，癫疾，鬼精蛊毒，肠痔，火熬之良（以上朱字《神农本经》）。又疗风毒毒肿（以上黑字《名医》所录）。【名】石蜂窠、蜂肠、独蜂窠、革蜂窠、百穿、草蜂窠、蜂勦（音窠）、大黄蜂窠。”[19]

《本草蒙筌》卷之十一：“露蜂房，味苦、咸，气平。无毒。各处山中，多营树上。七月七日，收取阴干。去外包裹粗皮，用内房坌炙燥。恶芩芍牡蛎，及干姜丹参。主癫疾蛊毒鬼精，治惊痫瘈疭寒热。蜂毒乳毒并解，赤痢白痢总除。水煎汁服治齿疼，酒调灰服主阴痿。瘰疬作孔，研和猪脂涂差；痈肿不消，磨以酽醋敷效。热病后毒气熏目，可煎水频频洗之。”[20]

《本草纲目》第三十九卷：“露蜂房《本经·中品》。【释名】蜂肠《本经》、蜂勦（勦与窠同）。百穿（并《别录》）、紫金沙。【集解】《别录》曰：露蜂房生牂牁山谷。七月七日采，阴干。……【附方】……重舌肿痛：蜂房炙研，酒和傅之，日三四次。《圣惠方》……蜂螫肿痛：蜂房为末，猪膏和傅，或煎水洗《千金方》。”[21]

《本草乘雅半偈》第十一帙：“露蜂房《本经·中品》。【气味】甘平，有毒。【主治】惊痫瘈疭，寒热邪气，癫疾，鬼精，蛊毒，肠痔。【核】曰：露蜂房，一名蜂肠，一名蜂勦，一名百穿，一名紫金砂。生牂牁山谷，所在皆有。”[22]

《本草征要》第二卷：“露蜂房，味甘，性温，有毒。恶干姜、丹参、黄芩、芍药、牡蛎。炙。止风虫牙齿之痛，拔疔疮附骨之根。起阴痿而止遗尿，洗乳痈而涂瘰疬。蜂房乃黄蜂之巢，蜂大房大，且露天树上者为胜。”[23]

《本草崇原》卷中：“露蜂房，气味甘平，有毒。主治惊痫瘈疭，寒热邪气，癫疾，鬼精蛊毒，肠痔。火熬之良。（蜂房是胡蜂所结之窠，悬于树上，得风露者，故名露蜂房，乃水土所结成。大者如瓮，小者如桶，十一二月采之。）”[24]

《本草择要纲目·平性药品》：“露蜂房 【气味】甘平有毒。【主治】阳明药也。外科齿科及他病用之者。亦皆取其以毒攻毒。兼杀虫之功耳。”[25]

《本草易读》卷七：“露蜂房，炒熟用。恶干姜、丹参、黄芩、芍药、牡蛎。树上大蜂房佳。甘，平，有毒。手、足阳明药也。除惊痫瘈疭，解癫狂蛊毒，杀鬼精邪恶，祛蜂毒肠痔。同蛇皮烧灰渍酒，治恶疽附骨，并猪脂煎研作膏，涂瘰疬成瘘。烧灰酒服，主玉茎痿弱，并下乳石，煎水漱口，止齿牙风虫，又洗乳痈。狐刺恶疮并疗，下痢遗尿亦禁。”[26]

《本草备要》鱼虫部：“露蜂房，宣，解毒，杀虫。甘平有毒。治惊痫瘈疭，附骨痈疽，根在脏腑。”[27]

《本经逢原》卷四：“露蜂房，苦咸平有毒。《本经》主惊痫瘈疭，寒热邪气，癫疾鬼精，蛊毒肠痔，火熬之良。发明，露蜂房，阳明药也。”[28]

《本草从新》卷十七：“露蜂房，宣、解毒杀虫。甘平有毒。治惊痫瘛疭。附骨痈疽。根在脏腑。”[29]

《得配本草》卷八：“露蜂房，恶干姜、丹参、黄芩、芍药、牡蛎。甘，平，有毒。入足阳明经。驱肝风毒犯于胃，治外疡毒根于脏，兼使痘粒分窠，能疗惊痫瘌疾。得蛇蜕、发炭，酒下，消疔肿。填鼠粘子煅炭，酒下，治乳痈。烧炭和酒，敷重舌。入盐煅炭，擦虫牙。”[30]

《本草分经·原例》：“蜂房，甘平有毒，杀虫，治痈疽惊痫牙痛。”[2]

《本草述钩元》卷二十七：“露蜂房，此房悬树顶上得风露者。其蜂黄黑色。长寸许。螫马牛及人欲死。非人家屋下小小蜂房也。其顶上实处。名紫金沙。气味苦甘咸平。有毒。本经主惊痫瘛疭。寒热邪气。癫疾鬼精。蛊毒肠痔。诸本草治恶疽附骨痈邪在脏腑。历节肿出。疔肿恶脉诸毒。疗上气及遗尿失禁。烧灰酒服。主阴痿。”[31]

《神农本草经赞》卷二：“露蜂房，味苦平。主惊痫瘛疭，寒热邪气，瘨疾鬼精蛊毒，肠痔火熬之良。一名蜂肠。生山谷。育毒藏精，倒悬固，一寸楼台，四开门户，偃月斜萦，抱香分贮，雀卵莫容，褉神托辅，魏志传，管辂射覆，家室倒悬，藏精育毒。此蜂房也。”[32]

《本草撮要》卷九：“露蜂房，味甘平有毒。入手太阴足厥阴经。功专涂瘰疬成瘘。炙研猪脂和涂良。取露天树上者佳。”[33]

《本草便读·昆虫部》：“露蜂房，入阳明而质毒。疔疮瘰疬宜求。味咸苦而性平。癣癞顽风可治。风虫牙痛。水漱为良。附骨痈疽。制方可采。虽本经可治惊痫诸邪。而服食总宜审详慎用。”[34]

《中药志》：“蜂房　本品为次常用中药。原名露蜂房，《神农本草经》列为中品。”[11]

《中药材手册》：“蜂房（《纲目》名露蜂房，列入虫部卵生类）本品为胡蜂科昆虫果马蜂 Polistes olivaceous（Deg.）、日本长脚胡蜂 Polistes japonicus Sauss. 或异腹胡蜂 Parapolybia varia Fabr，的巢。蜂多营巢于树枝上、岩石或屋檐下，习惯认为露天的蜂房为佳，故有‘露蜂房’之称。【别名】马蜂窝、蜂巢。”[9]

《全国中草药汇编》：“露蜂房　别名：马蜂窝、蜂房、蜂巢、野蜂窝、百穿之巢。来源：为膜翅目胡蜂科昆虫大黄蜂 Polistes mandarinus Sauss 或同属近缘昆虫，以巢入药。”[35]

《中药大辞典》：“露蜂房《本经》【异名】蜂肠《本经》，革蜂窠《雷公炮炙论》，百穿、蜂勦《别录》，大黄蜂窠《蜀本草》，紫金沙《圣济总录》，马蜂包《贵州民间方药集》，马蜂窝《河南中药手册》，虎头蜂房、野蜂房《民间常用草药汇编》，纸蜂房（河北药材），长脚蜂窝、草蜂子窝《山东中药》。【基原】为胡蜂科昆虫大黄蜂或同属近缘昆虫的巢。【原动物】大黄蜂《本经》Polistes mandarinus Saussure.”[36]

《中医大辞典·中药分册》：“蜂房　见《中国药学大辞典》。为露蜂房之简称，详该条。”[8]

《中国医学百科全书·中医学》：“露蜂房　始载于《神农本草经》。又名蜂房、马蜂窝、黄蜂窝。为胡蜂科昆虫大黄蜂 Polistes mandarinus Saussure 或果马蜂 P. olivaceous（DeGeer）、日本长脚胡蜂 P. japonicus Saussure 等的巢。全年可采，以10～12月采收者为佳。采收后即晒干，或略蒸后除去死蜂、死蛹再晒干。”[37]

《全国中药炮制规范》：“蜂房 ［处方用名］蜂房（露蜂房）。【来源】本品为胡蜂科昆虫马蜂 Polistes olivaceous（DeGeer）、日本长脚胡蜂 Polistes japonicus Saussure 或异腹胡蜂 Parapolybia varia Fabricius 的巢。均系野生。全国大部分地区多有生产。一般在冬季采收，采摘后将蜂房干燥；或略蒸，除去死蜂死蛹，干燥。药材以体轻、略有弹性者为佳。”[10]

《中国药材学》：“蜂房 【别名】露蜂房，马蜂窝，胡蜂壳，黄蜂窝，马蜂包，野蜂房，纸蜂房。【来源】本品为昆虫纲膜翅目马蜂科动物中华马蜂 Polistes chinensis Fabricius 或日本马蜂 P. japonicus Saussure 等的巢。”[12]

《中国中医药学主题词表》：“蜂房 Nidus vespae 为蜜蜂科昆虫果马蜂等的巢；属虫类药和祛风湿药。95。D 露蜂房。”[7]

《普通高等教育中医药类规划教材·中药学》：“蜂房《本经》为胡蜂科昆虫马蜂 Polistes olivaceous（DeGeer）日本长脚胡蜂 Polistes japonicus Saussure 或异腹胡蜂 Parapolybia varia Fabricius 的巢。全国均有，南方尤多。秋、冬二季采集。晒干，或略蒸，除去死蜂、死蛹，晒干。生用或炒用。”[6]

《中华本草》：“露蜂房《本经》【异名】蜂肠《本经》，革蜂窠《雷公炮炙论》，百穿、蜂勶《别录》，蜂房《千金要方》，大黄蜂窠《蜀本草》，紫金沙《圣济总录》，马蜂包《贵州民间方药集》，马蜂窝《河南中药手册》，虎头蜂房、野蜂房《民间常用草药汇编》，纸蜂房《河北药材》，长脚蜂窝、草蜂子窝《山东中药》，蜂巢《中药材手册》。……【来源】为胡蜂科昆虫黄星长脚黄蜂或多种近缘昆虫的巢。【原动物】黄星长脚黄蜂 Polistes mandarinus Saussure 又名：露蜂《昆虫分类学》，大黄蜂《中药大辞典》。”[38]

《中华人民共和国药典》：“蜂房 Nidus vespae 本品为胡蜂科昆虫马蜂 Polistes olivaceous（DeGeer）、日本长脚胡蜂 Polistes japonicus Saussure 或异腹胡蜂 Parapolybia varia Fabricius 的巢。秋、冬二季采收，晒干，或略蒸，除去死蜂死蛹，晒干。”[5]

5 参考文献

1 汉·神农本草经. 清顾观光重辑本. 北京：人民卫生出版社，1955，55

2 晋·葛洪. 肘后备急方. 北京：人民卫生出版社，1956，49

3 唐·孙思邈. 备急千金要方. 北京：人民卫生出版社，1955，61

4 清·姚澜. 本草分经. 上海：上海科学技术出版社，1989，179

5 国家药典委员会. 中华人民共和国药典. 一部. 北京：化学工业出版社，2000，294

6 雷载权主编. 普通高等教育中医药类规划教材·中药学. 上海：上海科学技术出版社，1995，334

7 吴兰成主编. 中国中医药学主题词表. 北京：中医古籍出版社，1996，109

8 《中医大辞典》编辑委员会. 中医大辞典·中药分册. 北京：人民卫生出版社，1982，385

9 中华人民共和国卫生部药政管理局. 中药材手册. 北京：人民卫生出版社，1998，700

10 中华人民共和国卫生部药政管理局. 全国中药炮制规范. 北京：人民卫生出版社，1988，364

11 中国医学科学院药物研究所等. 中药志. 第四册. 北京：人民卫生出版社，1961，197

12 徐国钧等主编. 中国药材学. 北京：中国医药科技出版社，1996，1802

13 魏晋·名医别录. 北京：人民卫生出版社，1986，187

14 南北朝·陶弘景. 本草经集注. 北京：人民卫生出版社，1994，428

15　唐·苏敬等撰．新修本草．合肥：安徽科学技术出版社，1981，413
16　宋·苏颂．本草图经．合肥：安徽科学技术出版社，1994，481
17　宋·唐慎微．证类本草．北京：人民卫生出版社，1957，424
18　宋·寇宗奭．本草衍义．上海：商务印书馆，1937，109
19　明·刘文泰．本草品汇精要．北京：人民卫生出版社，1982，704
20　明·陈嘉谟．本草蒙筌．北京：人民卫生出版社，1988，411
21　明·李时珍．本草纲目．北京：人民卫生出版社，1982，2227
22　明·卢之颐．本草乘雅半偈．北京：人民卫生出版社，1986，649
23　明·李中梓．本草征要．见：李中梓医学全书．北京：中国中医药出版社，1999，154
24　清·张志聪．本草崇原．北京：中国中医药出版社，1992，105
25　清·蒋居祉．本草择要纲目．见：珍本医书集成（二）．上海：上海科学技术出版社，1985，133
26　清·汪昂．本草易读．北京：人民卫生出版社，1987，321
27　清·汪昂．本草备要．北京：中国中医药出版社，1998，271
28　清·张璐．本经逢原．上海：上海科学技术出版社，1959，199
29　清·吴仪洛．本草从新．北京：中医古籍出版社，2001，241
30　清·严西亭．得配本草．上海：上海卫生出版社，1957，2
31　清·杨时泰．本草述钩元．上海：科技卫生出版社，1958，558
32　清·叶志诜．神农本草经赞．见：珍本医书集成（二）．上海：上海科学技术出版社，1985，103
33　清·陈其瑞．本草撮要．见：珍本医书集成（二）．上海：上海科学技术出版社，1985，92
34　清·张秉成．本草便读．上海：上海卫生出版社，1957，115
35　《全国中草药汇编》编写组．全国中草药汇编．上册．北京：人民卫生出版社，1996，973
36　江苏新医学院．中药大辞典．上海：上海科学技术出版社，1977，2736
37　《中医学》编辑委员会．中国医学百科全书·中医学．上海：上海科学技术出版社，1997，1293
38　国家中医药管理局《中华本草》编委会．中华本草．第九册．上海：上海科学技术出版社，1999，227

468　蜂蜡
Fengla
Cera Flava

1　定名依据

1.1　正名

1.1.1　汉文名：蜂蜡（蜜蜂科昆虫中华蜜蜂 Apis cerana Fabricius 或意大利蜂 Apis mellifera Linnaeus 分泌的蜡）。

1.1.2　英文名：beeswax.

1.2　依据

1.2.1　定名的文献依据

1.2.1.1　《中华人民共和国药典》："蜂蜡 Cera flava　本品为蜜蜂科昆虫中华蜜蜂 Apis cerana Fabricius 或意大利蜂 Apis mellifera Linnaeus 分泌的蜡。将蜂巢置水中加热，滤过，冷凝取蜡或再精制而成。”[6]

1.2.1.2　《中医大辞典·中药分册》：“蜂蜡　见《现代实用中药》。又名蜜蜡、黄蜡、白蜡、黄占、白占。为蜜蜂科昆虫中华蜜蜂 Apis cerana Fabricius 或意大利蜂 A. mellifera L. 分泌的蜡质，经精制而成。”[7]

1.2.1.3　《中国医学百科全书·中医学》：“蜂蜡　始载于《神农本草经》。原名蜜蜡，又名黄蜡、白蜡。为蜜蜂科昆虫中华蜜蜂 Apis cerana Fabricius 或意大利蜂 A. mellifera L. 分泌的蜡质经精制而成。中国大部分地区有产。”[8]

1.2.1.4　《中国中医药学主题词表》：“蜂蜡 Cera flava　为蜜蜂科昆虫大华蜜蜂或意大利蜂分泌的蜡；属虫类、清热解毒药和外用药。”[9]

1.2.1.5　《中华本草》：“蜂蜡《现代实用中药》【异名】蜜蜡《本经》，蜡《肘后方》，蜜跖《本草经集注》，黄蜡《金匮要略》，白蜡《别录》，黄占《种福堂公选良方》。……【来源】为蜜蜂科动物中华蜜蜂 Apis cerana Fabr. 等分泌的蜡质，经人工精制而成的块状物。【原动物】参见‘蜂蜜’条。”[10]

1.2.1.6　《中药材手册》[11]、《全国中草药汇编》[12]、《中国药材学》[13]等现代中药著作多以“蜂蜡”作为本药正名（参见“文献通考”）。

1.2.2　定名选择的理由

蜂蜡 Cera flava，系蜜蜂科昆虫中华蜜蜂 Apis cerana Fabricius 或意大利蜂 Apis mellifera Linnaeus 分泌的蜡。以“蜂蜡”为正名记载本品始见于现代本草著作，我国最新出版的《中华人民共和国药典》以及辞书类著作《中医大辞典·中药分册》、《中国医学百科全书·中医学》等均以“蜂蜡”作为本药正名。已经广泛应用于中医药学文献的标引和检索的《中国中医药学主题词表》也以“蜂蜡”作为本药的正式主题词。现代本草著作如《全国中草药汇编》、《中华本草》、《中国药材学》、《中药材手册》等均以“蜂蜡”作为本药的正名。

1.3　与正名等效的名词：无。

2　源流考释

蜂蜡（蜜蜂科昆虫中华蜜蜂 Apis cerana Fabricius 或意大利蜂 Apis mellifera Linnaeus 分泌的蜡）始载于汉《神农本草经》，以“蜜蜡”作为正名，如《神农本草经》卷一：“蜜蜡，味甘，微温。主下利脓血，补中，续绝伤金创。益气、不饥、耐老。生山谷。”[1]

后世本草著作均沿用《神农本草经》之说，以“蜂蜡”为正名。如南北朝·陶弘景《本草经集注》[2]，唐·苏敬《新修本草》[14]，宋·苏颂《本草图经》[15]、唐慎微《证类本草》[3]，明·刘文泰《本草品汇精要》[16]、李时珍《本草纲目》[4]、卢之颐《本草乘雅半偈》[17]，清·张志聪《本草崇原》[18]、张璐《本经逢原》[5]、杨时泰《本草述钩元》[19]、叶志诜《神农本草经赞》[20]、陈其瑞《本草撮要》[21]等，同时尚记载有“白蜡”、“蜜蹠”、“黄蜡”、“蜡”、“蜜脾”、“蜡蜂”、“蜜脾底”等异名。如《本草经集注》：“蜜蜡，味甘，微温，无毒。主治下痢脓血，补中，续绝伤，金疮，益气，不饥，耐老。白蜡，治久泄澼，后重，见白脓，补绝伤，利小儿。久服轻身，不饥。生武都山谷。生于蜜房木石间。恶芫花、齐蛤。此蜜蜡尔，生于蜜中，故谓蜜蜡。蜂皆先以此为蜜蹠，煎蜜亦得之。”[2]《证类本草》卷二十：“蜜蜡，味甘，微温，无毒。主下痢脓血，补中，续绝伤，金疮，益气，不饥，耐老。……臣禹锡等谨按药性论云：白蜡，使，味甘，平，无毒。主妊孕妇人胎动，漏下血不绝，欲死。……集验方：治雀目如神。黄蜡不以多少，器内熔成汁，取出，入蛤粉相和得所成球。每用以刀子切下二钱，以猪肝二两批开，掺药在内，麻绳扎定。水一碗，同入铫子内煮熟，取出乘热熏眼。至温，冷并肝食之，日二，以平安为度。"[3]《本草乘雅半偈》第三帙："蜜蜡《本经·上品》。【气味】甘，微温，无毒。【主治】主下痢浓血，补中，续绝伤金疮，益气，不饥，耐老。【核】曰：蜡，蜜脾也。埤雅云：其房如脾，故谓之蜜脾。一名蜡蜂，蜡生于蜜，而天下之味莫甘于蜜，莫淡于蜡，旧说蜂之化蜜，必取匽猪之水，注之蜡房，而后蜜成，故谓之蜡。"[17]《本草崇原》卷上："蜜蜡，气味甘，微温，无毒，主治下痢脓血，补中，续绝伤金疮，益气，不饥耐老。(蜜蜡乃蜜脾底也，取蜜后将底炼过，滤入水中候凝，取之即成蜡矣。"[18]

以"蜂蜡"为正名记载本品始见于现代本草著作。如《中华人民共和国药典》[6]、《中医大辞典·中药分册》[7]、《中国医学百科全书·中医学》[8]、《中国中医药学主题词表》[9]、《全国中草药汇编》[12]、《中华本草》[10]、《中国药材学》[13]、《中药材手册》[11]等，同时尚记载有"黄占"、"白占"《中医大辞典·中药分册》[7]等各地俗称。但《中药大辞典》[22]仍以"蜜蜡"为本品正名。

3　附录

3.1　又称：无。

3.2　俗称：黄占，白占。

3.3　曾称：蜜蜡《神农本草经》，白蜡、蜜蹠《本草经集注》，黄蜡《集验方》，蜡、蜜脾、蜡蜂《本草乘雅半偈》，蜜脾底《本草崇原》。

4　文献通考

《神农本草经》卷一："蜜蜡，味甘，微温。主下利脓血，补中，续绝伤金创。益气、不饥、耐老。生山谷。"[1]

《本草经集注》："蜜蜡，味甘，微温，无毒。主治下痢脓血，补中，续绝伤，金疮，益气，不饥，耐老。白蜡，治久泄澼，后重，见白脓，补绝伤，利小儿。久服轻身，不饥。生武都山谷。生于蜜房木石间。恶芫花、齐蛤。此蜜蜡尔，生于蜜中，故谓蜜蜡。蜂皆先以此为蜜蹠，煎蜜亦得之。初时极香软，人更煮炼，或加少醋酒，便黄赤，以作烛色为好。今药家皆应用白蜡，但取削之，于夏月日曝百日许自然白；卒用之，亦可烊纳水中十余过亦白。世方惟以合治下丸，而《仙经》断谷最为要用，今人但嚼食方寸者，亦一日不饥也。"[2]

《新修本草》卷十六："蜜蜡，味甘，微温，无毒。主下痢脓血，补中，续绝伤，金疮，益气，不饥，耐老。白蜡，疗久泄澼，后重，见白脓，补绝伤，利小儿。久服轻身，不饥。生武都山谷。生于蜜房木石间。恶芫花、齐蛤。此蜜蜡尔，生于蜜中，故谓蜜蜡。蜂皆先以此为蜜蹠，煎蜜亦得之。初时极香软，人更煮炼，或加少醋酒，便黄赤，以作烛色为好。今药家皆应用白蜡，但取削之，于夏月曝百日许自然白；卒用之，亦可烊内水中十余过亦白。俗方惟以合疗下丸，而《仙经》断谷最为要用，今人但嚼食方寸者，亦一日不饥也。"[14]

《本草图经》卷十四：“蜜蜡，蜜蜡，文具石蜜条下。”[15]

《证类本草》卷二十：“蜜蜡，味甘，微温，无毒。主下痢脓血，补中，续绝伤，金疮，益气，不饥，耐老。白蜡，疗久泄澼后重见白脓，补绝伤，利小儿。久服轻身不饥。生武都山谷，生于蜜房、木石间。（恶芫花、齐蛤。）陶隐居云：此蜜蜡尔，生于蜜中，故谓蜜蜡。蜂皆先以此为蜜跖（音只），煎蜜亦得之，初时极香软。人更煮炼，或加少醋、酒，便黄赤，以作烛色为好。今药家皆应用白蜡，但取削之，于夏月日曝百日许，自然白。卒用之，亦可烊，纳水中十余过，亦白。俗方：唯以合疗下丸，而《仙经》断谷最为要用，今人但嚼食方寸者，亦一日不饥也。唐本注云：除蜜字为佳，蜜已见石蜜条中也。臣禹锡等谨按药性论云：白蜡，使，味甘，平，无毒。主妊孕妇人胎动，漏下血不绝，欲死。以蜡如鸡子大，煎消三、五沸，美酒半斤投之，服之瘥。主白发，镊去，消蜡点孔中，即生黑者。和松脂、杏仁、枣肉、茯苓等分合成，食后服五十丸，便不饥，功用甚多。又云：主下痢脓血。图经文具石蜜条下。葛氏方：治犬咬人重发。疗之火炙蜡，灌入疮中。又方：治狐尿刺入肿痛。用热蜡着疮中，又烟熏之令汁出，即便愈。千金翼疗伐指。以蜡、松胶相和，火炙笼伐指，即瘥。经验方：湖南押衙颜思退传：头风掣疼。蜡二斤，盐半斤相和，于鏁罗中熔令相入，捏作一兜鍪，势可合脑大小。搭头至额，头痛立止。集验方：治雀目如神。黄蜡不以多少，器内熔成汁，取出，入蛤粉相和得所成球。每用以刀子切下二钱，以猪肝二两批开，掺药在内，麻绳扎定。水一碗，同入铫子内煮熟，取出乘热熏眼。至温，冷并肝食之，日二，以平安为度。姚和众：治小儿脚冻，如有疮，即浓煎蜡，涂之。”[3]

《本草品汇精要》卷二十九：“蜜蜡，无毒附白蜡。蜜蜡（出《神农本经》），主下痢脓血，补续绝伤金疮，益气，不饥，耐老（以上朱字《神农本经》）。……【名】蜜蹠。”[16]

《本草纲目》卷三十九：“蜜蜡《本经·上品》。【释名】弘景曰：生于蜜中，故谓蜜蜡。时珍曰：蜡，犹鬣也。蜂造蜜蜡而皆成鬣也。”[4]

《本草乘雅半偈》第三帙：“蜜蜡《本经·上品》。【气味】甘，微温，无毒。【主治】主下痢浓血，补中，续绝伤金疮，益气，不饥，耐老。【核】曰：蜡，蜜脾也。埤雅云：其房如脾，故谓之蜜脾。一名蜡蜂，蜡生于蜜，而天下之味莫甘于蜜，莫淡于蜡，旧说蜂之化蜜，必取匽猪之水，注之蜡房，而后蜜成，故谓之蜡。蜡者，蜜之蹠也。修事，取蜜后，缓火炼化，滤入水中，其色黄，俗名黄蜡。更用水煮化，以好绵纸折作数层，入冷水中蘸湿，遂贴蜡上，一吸即起，仍投冷水中，有蜡凝纸上者，即剥取之，再吸再剥，以尽为度。铺竹扁内，日中暴之，干则频洒以水，久之则色白如练，因名白蜡，非新白而久黄也。与虫造白蜡不同类。恶芫花、齐蛤。【参】曰：蜜，密也。蜡，合也。蜡为蜜房，合密以成。”[17]

《本草崇原》卷上：“蜜蜡，气味甘，微温，无毒，主治下痢脓血，补中，续绝伤金疮，益气，不饥耐老。（蜜蜡乃蜜脾底也，取蜜后将底炼过，滤入水中候凝，取之即成蜡矣。今人谓之黄蜡，以其生自蜜中，故名蜜蜡。黄蜜之底，其色则黄，白蜜之底，其色则白，但黄者多，而白者少，故又名黄蜡。汪机《本草会编》：一种虫白蜡，乃是小虫，所作其虫食冬青树汁，叶涎粘嫩茎上，化为白脂，至秋刮取，以水煮溶，滤置冷水中，则凝聚成块，此虫白蜡也，与蜜蜡之白者不同。）”[18]

《本经逢原》卷四："蜜蜡，淡平无毒。《本经》主下痢脓血，补中，续绝伤金疮，益气不饥耐老。发明，蜜成于蜡。万物之至味，莫甘于蜜，莫淡于蜡，得非厚此薄彼耶。仲景治痢有调气饮，《千金》治痢有胶蜡汤。盖有见于《本经》之义也。"[5]

《本草述钩元》卷二十七："蜜蜡，蜂房如脾，谓之蜜脾。蜜脾之底为蜡，取蜜后，炼过，滤入水中，候凝取之，色黄者，名黄蜡。更用水煮化，以好绵纸折作数层，入冷水蘸湿，遂贴蜡上，一吸即起，仍投冷水中，有蜡凝纸上，即剥取之，再吸再剥，以尽为度。铺竹器中曝之，干则频洒以水，久之色白如练，因名白蜡。"[19]

《神农本草经赞》卷一："蜜蜡，味甘，微温。主下利脓血，补中续绝伤金创，益气不饥耐老，生山谷。"[20]

《本草撮要》卷九："蜜蜡，味淡，入手太阴足厥阴经，功专调气，得茯苓治阳虚遗浊带下。黄蜡得黄连阿胶治痢下腹痛，面青肢冷效。得当归阿胶黄连黄柏陈仓米，治产后下痢。"[21]

《中药材手册》："蜂蜡（《纲目》名蜜蜡，列入虫部卵生类）本品为蜜蜂科昆虫中华蜜蜂 Apis cerana Fabr. 或意大利蜂 Apis mellifera L. 分泌的蜡质。经精制而成。"[11]

《全国中草药汇编》："蜂蜡　为中华蜜蜂分泌的蜡质，经精制而成。"[12]

《中药大辞典》："蜜蜡《本经》【异名】蜡《肘后方》，蜜足迹《本草经集注》，蜂蜡《现代实用中药》。【基原】为蜜蜂科昆虫中华蜜蜂 Apis cerana Fabricius 等分泌的蜡质，经精制而成。原动物说‘蜂蜜’条。"[22]

《中医大辞典·中药分册》："蜂蜡　见《现代实用中药》。又名蜜蜡、黄蜡、白蜡、黄占、白占。为蜜蜂科昆虫中华蜜蜂 Apis cerana Fabricius 或意大利蜂 A. mellifera L. 分泌的蜡质，经精制而成。"[7]

《中国医学百科全书·中医学》："蜂蜡　始载于《神农本草经》。原名蜜蜡，又名黄蜡、白蜡。为蜜蜂科昆虫中华蜜蜂 Apis cerana Fabricius 或意大利蜂 A. mellifera L. 分泌的蜡质经精制而成。中国大部分地区有产。"[8]

《中国药材学》："蜂蜡　为蜂巢中蜡质精制而成，称黄蜂蜡。"[13]

《中国中医药学主题词表》："蜂蜡 Cera flava　为蜜蜂科昆虫大华蜜蜂或意大利蜂分泌的蜡；属虫类、清热解毒药和外用药。"[9]

《中华本草》："蜂蜡《现代实用中药》【异名】蜜蜡《本经》，蜡《肘后方》，蜜跖《本草经集注》，黄蜡《金匮要略》，白蜡《别录》，黄占《种福堂公选良方》。……【来源】为蜜蜂科动物中华蜜蜂 Apis cerana Fabr. 等分泌的蜡质，经人工精制而成的块状物。【原动物】参见‘蜂蜜’条。"[10]

《中华人民共和国药典》："蜂蜡 Cera flava　本品为蜜蜂科昆虫中华蜜蜂 Apis cerana Fabricius 或意大利蜂 Apis mellifera Linnaeus 分泌的蜡。将蜂巢置水中加热，滤过，冷凝取蜡或再精制而成。"[6]

5　参考文献

1　汉·神农本草经. 清顾观光重辑本. 北京：人民卫生出版社，1955，50

2　南北朝·陶弘景. 本草经集注. 北京：人民卫生出版社，1994，398

3　宋·唐慎微. 证类本草. 北京：人民卫生出版社，1957，412

4 明·李时珍. 本草纲目. 北京：人民卫生出版社，1982，2217
5 清·张璐. 本经逢原. 上海：上海科学技术出版社，1959，198
6 国家药典委员会. 中华人民共和国药典. 一部. 北京：化学工业出版社，2000，294
7 《中医大辞典》编辑委员会. 中医大辞典·中药分册. 北京：人民卫生出版社，1982，385
8 《中医学》编辑委员会. 中国医学百科全书·中医学. 上海：上海科学技术出版社，1997，1294
9 吴兰成主编. 中国中医药学主题词表. 北京：中医古籍出版社，1996，109
10 国家中医药管理局《中华本草》编委会. 中华本草. 第九册. 上海：上海科学技术出版社，1999，222
11 中华人民共和国卫生部药政管理局. 中药材手册. 北京：人民卫生出版社，1998，703
12 《全国中草药汇编》编写组. 全国中草药汇编. 上册. 北京：人民卫生出版社，1996，907
13 徐国钧等主编. 中国药材学. 北京：中国医药科技出版社，1996，1805
14 唐·苏敬等撰. 新修本草. 合肥：安徽科学技术出版社，1981，402
15 宋·苏颂. 本草图经. 合肥：安徽科学技术出版社，1994，468
16 明·刘文泰. 本草品汇精要. 北京：人民卫生出版社，1982，679
17 明·卢之颐. 本草乘雅半偈. 北京：人民卫生出版社，1986，63
18 清·张志聪. 本草崇原. 北京：中国中医药出版社，1992，57
19 清·杨时泰. 本草述钩元. 上海：科技卫生出版社，1958，557
20 清·叶志诜. 神农本草经赞. 见：珍本医书集成（二）. 上海：上海科学技术出版社，1985，53
21 清·陈其瑞. 本草撮要. 见：珍本医书集成（二）. 上海：上海科学技术出版社，1985，92
22 江苏新医学院. 中药大辞典. 上海：上海科学技术出版社，1977，2581

469 蜂蜜
Fengmi
Mel

1 定名依据

1.1 正名

1.1.1 汉文名：蜂蜜（蜜蜂科昆虫中华蜜蜂 Apis cerana Fabricius 或意大利蜂 Apis mellifera Linnaeus 所酿的蜜）。

1.1.2 英文名：honey.

1.2 依据

1.2.1 定名的文献依据

1.2.1.1 《神农本草经》卷一："石蜜，味甘，平。主心腹邪气，诸惊痉痫，安五脏，诸不足，益气补中，止痛解毒，除众病，和百药。久服，强志、轻身、不饥、不老。一名石饴。生山谷。"[1]

1.2.1.2 《本草纲目》卷三十九："蜂蜜《本经·上品》。【释名】蜂糖（俗名）生岩石者名石蜜《本经》、石饴（同上）、岩蜜。时珍曰：蜜以密成，故谓之蜜。《本经》原作石蜜，盖以生岩石者为良耳，而诸家反致疑辩。今直题曰蜂蜜，正名也。"[2]

1.2.1.3 《本草征要》卷四："蜂蜜，味甘、性平，无毒。入脾经。忌生葱。凡蜜一斤，入水四两，磁器中炼去沫，滴水不散为度。和百药而解诸毒。安五脏而补诸虚。润大肠而悦颜色，调脾胃而除心烦。”[3]

1.2.1.4　《本草新编》卷五：“蜂蜜，蜜，味甘，气平、微温，无毒。益气温中，润燥解毒，养脾胃，却痫痓，止肠澼，除口疮、心腹猝痛，补五脏不足，通大便久闭。此采百花而酿成，自然补益。但可丸药中用之，入汤剂内，止润大肠也。”[4]

1.2.1.5　《本经逢原》卷四：“蜂蜜，甘平无毒。入调补药用白蜜，泻火药用赤蜜。味酸者不堪入药，不可与生葱、独蒜、莴苣同食，令人下利。凡炼蜜，炭火慢炼，掠去浮沫至滴水成珠为度。炼成每斤入陈酒四两再熬沸，和药为丸，则药力易化。”[5]

1.2.1.6　《本草便读·昆虫部》：“蜂蜜，甘平润肺，滋大肠之结燥难通，香滑和中，悦胃气而肌肤自泽。生则解毒而止痛，熟则缓脾以补虚。”[6]

1.2.1.7　《中华人民共和国药典》：“蜂蜜 Mel　本品为蜜蜂科昆虫中华蜜蜂 Apis cerana Fabricius 或意大利蜂 Apis mellifera Linnaeus 所酿的蜜。春至秋季采收，滤过。”[7]

1.2.1.8　《普通高等教育中医药类规划教材·中药学》：“蜂蜜《本经》为蜜蜂科昆虫中华蜜蜂 Apis cerana Fabricius 或意大利蜂 Apis mellifera Linnaeus 所酿的蜜。我国各地均产。春至秋季采收，过滤后供用。”[8]

1.2.1.9　《中药大辞典》：“蜂蜜《纲目》【异名】石蜜、石饴《本经》，食蜜《伤寒论》，蜜《金匮要略》，白蜜《药性论》，白沙蜜《本草衍义》，蜜糖《本草蒙筌》，沙蜜、蜂糖《纲目》。【基原】为蜜蜂科昆虫中华蜜蜂等所酿的蜜糖。【原动物】中华蜜蜂 Apis cerana Fabricius，又名：蜜《礼记》，蜡蜂《纲目》。”[9]

1.2.1.10　《中医大辞典·中药分册》：“蜂蜜　出《本草纲目》。又名白蜜、蜜糖。为蜜蜂科昆虫中华蜜蜂 Apis cerana Fabricius 或意大利蜂 A. mellifera L. 所酿的蜜糖。全国大部分地区均产。”[10]

1.2.1.11　《中国中医药学主题词表》：“蜂蜜△Honey△　为蜜蜂科昆虫中华蜜蜂等所酿的蜜糖；属虫类药和润下药。D 白蜜。”[11]

1.2.1.12　《中药志》[12]、《中药材手册》[13]、《全国中草药汇编》[14]、《中国药材学》[15]、《中华本草》[16]等现代中药著作多以“蜂蜜”作为本药正名（参见“文献通考”）。

1.2.2　定名选择的理由

1.2.2.1　蜂蜜 Mel，系蜜蜂科昆虫中华蜜蜂 Apis cerana Fabricius 或意大利蜂 Apis mellifera Linnaeus 所酿的蜜。本品始载于汉《神农本草经》，以“石蜜”作为正名。“蜂蜜”作为正名记载始于明·李时珍《本草纲目》，此后大多数本草著作在载录本品时均以“蜂蜜”作为正名，如明·李中梓《本草征要》，清·陈士铎《本草新编》、张璐《本经逢原》、张秉成《本草便读》等，并一直沿用至今。

1.2.2.2　我国最新出版的《中华人民共和国药典》、《普通高等教育中医药类规划教材·中药学》以及辞书类著作《中医大辞典·中药分册》、《中药大辞典》等均以“蜂蜜”作为本药正名。已经广泛应用于中医药学文献的标引和检索的《中国中医药学主题词表》也以“蜂蜜”作为本药的正式主题词。现代本草著作如《全国中草药汇编》、《中药志》、《中华本草》、《中国药材学》、《中药材手册》等均以“蜂蜜”作为本药的正名。

1.3　与正名等效的名词：无。

2 源流考释

蜂蜜（蜜蜂科昆虫中华蜜蜂 Apis cerana Fabricius 或意大利蜂 Apis mellifera Linnaeus 所酿的蜜）最早见于汉《神农本草经》，以“石蜜”作为正名，同时记载有“石饴”等异名。如《神农本草经》卷一：“石蜜，味甘，平。主心腹邪气，诸惊痉痫，安五脏，诸不足，益气补中，止痛解毒，除众病，和百药。久服，强志、轻身、不饥、不老。一名石饴。生山谷。”[1]其后有不少本草著作（尤其是明代以前），即以“石蜜”为正名载录本品。如三国·吴普《吴普本草》[17]，南北朝·陶弘景《本草经集注》[18]，唐·苏敬《新修本草》[19]、孟诜《食疗本草》[20]，宋·苏颂《本草图经》[21]、唐慎微《证类本草》[22]、寇宗奭《本草衍义》[23]，明·刘文泰《本草品汇精要》[24]、陈嘉谟《本草蒙筌》[25]，清·叶桂《本草经解》[26]、徐大椿《神农本草经百种录》[27]、陈念祖《神农本草经读》[28]、叶志诜《神农本草经赞》[29]等，同时尚记载有“食蜜”《吴普本草》，“崖蜜”、“木蜜”、“土蜜”《本草经集注》，“石崖蜜”《食疗本草》，“白蜜”（《证类本草》引载《药性论》），“岩蜜”《证类本草》，“白沙蜜”《本草衍义》，“黄连蜜”、“梨花蜜”、“桧花蜜”、“何首乌蜜”、“山蜜”《本草品汇精要》，“蜜糖”《本草蒙筌》等异名。

“蜂蜜”作为本草正名记载始见于明·李时珍《本草纲目》，同时记载有“蜂糖”、“沙蜜”等异名。如《本草纲目》卷三十九：“蜂蜜《本经·上品》。【释名】蜂糖（俗名）生岩石者名石蜜《本经》、石饴（同上）、岩蜜。时珍曰：蜜以密成，故谓之蜜。……【修治】敩曰：凡炼蜜一斤，只得十二两半是数。若火少、火过，并用不得。时珍曰：凡炼沙蜜，每斤入水四两，银石器内，以桑柴火慢炼，掠去浮沫，至滴水成珠不散乃用，谓之水火炼法。”[2]其后大多本草著作即沿用该书记载，以“蜂蜜”为正名记载本品，如明·李时珍《濒湖炮炙法》[30]、李中梓《本草征要》[3]及《雷公炮制药性解》[31]、卢之颐《本草乘雅半偈》[32]，日本稻宣义《炮炙全书》[33]，清·张志聪《本草崇原》[34]、蒋居祉《本草择要纲目》[35]、陈士铎《本草新编》[4]、汪昂《本草备要》[36]及《本草易读》[37]、张璐《本经逢原》[5]、吴仪洛《本草从新》[38]、严西亭《得配本草》[39]、沈金鳌《要药分剂》[40]、黄宫绣《本草求真》[41]、姚澜《本草分经》[42]、杨时泰《本草述钩元》[43]、陈其瑞《本草撮要》[44]、张秉成《本草便读》[6]、周岩《本草思辨录》[45]。同时尚记载有“黑蜜”《濒湖炮炙法》，“交趾蜜”、“太泥蜜”《炮炙全书》，“赤蜜”《本经逢原》等异名。

现代有关著作均沿用《本草纲目》的记载以“蜂蜜”作为本品正名。如《中华人民共和国药典》、《普通高等教育中医药类规划教材·中药学》、《中药大辞典》、《中医大辞典·中药分册》、《中国中医药学主题词表》、《中药志》、《中药材手册》、《全国中草药汇编》、《中国药材学》、《中华本草》等。同时尚记载有“沙蜜”《中国药材学》等各地俗称。还记载有本品原动物“中华蜜蜂”的异名“范”、“蜡蜂”《中药大辞典》[9]，“蜜”、“蠓螉”、“东方蜜蜂”《中华本草》[16]等；原动物“意大利蜂”的异名“西方蜜”《中华本草》[16]等。

3 附录

3.1 又称：枣花蜜、荆花蜜、紫云英花蜜、荔枝花蜜、枇杷花蜜（饮片规格名）。

3.2　俗称：无。

3.3　曾称：石蜜、石饴《神农本草经》，食蜜《吴普本草》，崖蜜、木蜜、士蜜《本草经集注》，石崖蜜《食疗本草》，白蜜《药性论》，岩蜜《证类本草》，白沙蜜《本草衍义》，黄连蜜、梨花蜜、桧花蜜、何首乌蜜、山蜜《本草品汇精要》，蜜糖《本草蒙筌》，沙蜜、蜂糖《本草纲目》，黑蜜《濒湖炮炙法》，交趾蜜、太泥蜜《炮炙全书》，赤蜜《本经逢原》。

3.4　原动物名称：中华蜜蜂，范，蜡蜂，蜚，蠓螉，东方蜜蜂；意大利蜂，西方蜜。

4　文献通考

《神农本草经》卷一："石蜜，味甘，平。主心腹邪气，诸惊痉痫，安五脏，诸不足，益气补中，止痛解毒，除众病，和百药。久服，强志、轻身、不饥、不老。一名石饴。生山谷。"[1]

《吴普本草》："石蜜，神农、雷公：甘，气平。生河源或河梁。食蜜，生武都谷。"[17]

《本草经集注》："石蜜，味甘，平，微温，无毒。主治心腹邪气，诸惊痫痓，安五脏，诸不足，益气。补中，止痛，解毒，除众病，和百药。养脾气，除心烦，食饮不下，止肠澼，肌中疼痛，口疮，明耳目。久服强志，轻身，不饥，不老，延年神仙。一名石饴。生武都山谷、河源山谷及诸山石中，色白如膏者良。石蜜即崖蜜也。高山岩石间作之，色青、赤，味小醶，食之心烦。其蜂黑色似虻。又木蜜，呼为食蜜，悬树枝作之，色青白，树空及人家养作之者，亦白而浓厚，味美。凡蜂作蜜，皆须人小便以酿诸花，乃得和熟，状似作饴须蘗也。又有土蜜，于土中作之，色青白，味醶。"[18]

《新修本草》卷十六："石蜜，味甘，平，无毒，微温。主心腹邪气，诸惊痫痓，安五脏诸不足，益气补中，止痛解毒，除众病，和百药。养脾气，除心烦，食饮不下，止肠澼，肌中疼痛，口疮，明耳目。久服强志，轻身，不饥，不老，延年神仙。一名石饴。生武都山谷，河源山谷及诸山石中，色白如膏者良。石蜜即崖蜜也。高山岩石间作之，色青、赤，味小碱，食之心烦，其蜂黑色似虻。又木蜜，呼为食蜜，悬树枝作之，色青白，树空及人家养作之者，亦白而浓厚，味美。凡蜂作蜜，皆须人小便以酿诸花，乃得和熟，状似作饴须蘗也。又有土蜜，于土中作之，色青白，味碱。今出晋安檀崖者，多土蜜，云最胜。出东阳临海诸处多木蜜；出于潜、怀安诸县多崖蜜，亦有杂木蜜及人家养者，例皆被添，殆无淳者，必须亲自看取之，乃无杂耳，且又多被煎者。其江南向西诸蜜，皆是木蜜，添杂最多，不可为药用。道家丸饵，莫不须之。仙方亦单炼服之，致长生不老也。不老也。"[19]

《食疗本草》卷上："石蜜（乳糖），寒。（一）上心腹胀热，口干渴。波斯者良。注少许于目中，除去热膜，明目。蜀川者为次。今东吴亦有，并不如波斯。此皆是煎甘蔗汁及牛乳汁，煎则细白耳。（二）又，和枣肉及巨胜人作末为丸，每食后含一丸如李核大，咽之津，润肺气，助五脏津。石崖蜜也。高山岩石间作。"[20]

《本草图经》卷十六："石蜜。石蜜，文具甘蔗条下。"[21]

《证类本草》卷二十："石蜜，味甘，平，无毒，微温。主心腹邪气，诸惊痫痓，安五脏诸不足，益气补中，止痛解毒，除众病，和百药，养脾气，除心烦，食饮不下，止肠澼，肌中疼痛，口疮，明耳目。久服强志轻身，不饥不老，延年神仙。一名石饴。生武都山谷、河源山谷及诸山石中。色白如膏者良。……崖蜜别是一蜂，如陶所说出南方：岩岭间，生悬崖上，蜂大如虻，房著岩窟，以长竿刺令蜜出，承取之，多者至三、四石，味酸色绿，入药用胜于凡蜜。苏恭是荆襄间人，地无崖险，不知之者，应未博闻。今云石蜜，正是岩蜜也，宜改为岩字……药性论云：白蜜，君。治卒心痛及赤白痢，水作蜜浆，顿服一碗止；又生姜汁、蜜各一合，水和顿服之。又常服，面如花红，神仙方：中甚贵。治口疮，浸大青叶含之。"[22]

《本草衍义》卷十七："石蜜 《嘉祐本草》。石蜜，收虫鱼部中，又见果部。新聿取苏恭说，直将石字不用。石蜜既自有本条，煎炼亦自有法。今人谓之乳糖，则虫部石蜜自是差误，不当更言石蜜也。《本经》以谓白如膏者良，由是知石蜜字，乃白蜜字无疑。去古既远，亦文字传写之误，故今人尚言白沙蜜。盖经久则陈白而沙，新收者惟稀而黄。次条蜜蜡，故须别立目。盖是蜜之房，攻治亦别。至如白蜡，又附于蜜蜡之下，此又误矣。本是续上文，叙蜜蜡之用及注所出州土，不当更分之为二。何者？白蜡本条中盖不言性味，只是言其色白尔。既有黄白二色，今只言白蜡，是取蜡之精英者，其黄蜡只置而不言。黄则蜡陈，白则蜡新，亦是蜜取陈，蜡取新也。"[23]

《本草品汇精要》卷二十九："石蜜，无毒。石蜜（出《神农本经》），主心腹邪气，诸惊痫痉，安五脏，诸不足，益气补中，止痛，解毒，除众病，和百药，久服强志，轻身不饥不老（以上朱字《神农本经》）。养脾气，除心烦，食饮不下，止肠澼，肌中，疼痛，口疮，明耳目，延年神仙（以上黑字《名医》所录）。【名】黄连蜜、石饴、土蜜、木蜜、梨花蜜、崖蜜、岩蜜、食蜜、桧花蜜、白蜜、何首乌蜜、白沙蜜、山蜜。"[24]

《本草蒙筌》卷十一："石蜜，味甘，气平、微温。无毒。大小成群，居止弗一。江南地湿，多附木石间：江北地燥，悉入土穴内。人家作桶收养，亦结房垒于中。日逐交飞，采花酿汁。久久和熟，（凡蜂作蜜必须人小便以酿诸花，乃得和熟似饴。一说：以匽潴之水注之蜡房而后蜜成，故谓蜡者蜜之蹠也。）是谓蜜糖。三年一取者气味浓，一年一取者气味薄。故《本经》以石蜜优，家蜜劣也。入药炼熟，滴水成珠。（炼法详载总论款中。）益气补中，润燥解毒。养脾胃，却痫痓，止肠癖，除口疮。心腹卒痛即驱，五脏不足俱补。补阴丸用，取甘缓难化，可达下焦；点眼膏搀，因百花酿成，能生神气。蜜导通大便久闭，蜜浆解虚热骤生。食多亦生诸风，七月忌食生蜜。蜜蜡味淡，（天下之味莫甜于蜜，莫淡于蜡。厚于此者必薄于彼，理自然也。）煎蜜得之。陈则色黄，新则色白。䰟《本经》条中，只言白蜡，不言黄蜡者，盖用蜜宜陈，用蜡宜新也。（一说：蜡熔纳水中，十数过即白，乃蜡之精英，故入药胜。《本经》所取，亦或在此。）益气止泻痢，补中续绝伤。溶裹大黄丸，膈寒凉脾胃无损；嚼为断谷药，度荒歉不饥。"[25]

《本草纲目》卷三十九："蜂蜜《本经·上品》。【释名】蜂糖（俗名），生岩石者，名石蜜《本经》、石饴（同上）、岩蜜。时珍曰：蜜以密成，故谓之蜜。《本经》原作石蜜，盖以生岩石者为良耳，而诸家反致疑辩。今直题曰蜂蜜，正名也……【修治】敩曰：凡炼蜜一斤，只得十二两半是数。若火少、火过，并用不得。时珍曰：凡炼沙蜜，每斤入水四两，银石器内，以桑柴火慢炼，掠去浮沫，至滴水成珠不散乃用，谓之水火炼法。"[2]

《濒湖炮炙法》："蜂蜜，【敩曰】凡炼蜜一斤，只得十二两半是数。若火少、火过，并用不得。【时珍曰】凡炼沙蜜，每斤入水四两，银石器内，以桑柴火慢炼，掠去浮沫，至滴水成珠不散乃用，谓之水火炼法。又法：以器盛，置重汤中煮一日，候滴水不散，取用亦佳，且不伤火也。白蜜、黑蜜，蜂蜜。”[30]

《雷公炮制药性解》卷六：“蜂蜜，味甘，性平无毒，入脾肺二经。主益气补中，润燥解毒，祛邪定经，养脾气，除心烦，通便闭，解虚热，疗心疼，悦颜色，和百药，除众病。畏生葱，恶芫花，每斤炼至十二两半用，蜡主痢下诸疮。按：蜂蜜甘宜归脾，润宜归肺，其用最多。良有百花之精，且取人溺以酿之故也。七月勿食生蜜，令人暴下霍乱。雷公云：凡炼蜜一斤，只得十二两半，或一分是数。若火少火过，并不可用之也。”[31]

《本草征要》卷四：“蜂蜜，味甘、性平，无毒。入脾经。忌生葱。凡蜜一斤，入水四两，磁器中炼去沫，滴水不散为度。和百药而解诸毒。安五脏而补诸虚。润大肠而悦颜色，调脾胃而除心烦。同姜汁行初成之痢，同薤白涂汤火之疮。采百花之英，合雨露之气酿成。其气清和，其味甘美，虚实寒热之正，无不相宜也。大肠虚滑者，虽熟蜜亦在禁例。酸者，食之令人心烦；同葱食害人；同莴苣食，令人利下；食蜜饱后，不可食醋，令人暴亡。”[3]

《本草乘雅半偈》第一帙：“蜂蜜《本经·上品》。【气味】甘平，无毒。【主治】主心腹邪气，诸惊痫痓，安五脏诸不足，益气，补中，止痛，解毒，除众病，和百药。久服强志，轻身，不饥不老，延年神仙。【核】曰：蜜蜂，一名蜜蜂。”[32]

《炮炙全书》卷四：“蜂蜜，甘，温平。凡炼蜜，银石器盛，置重汤中以炭火煮一日，至滴水不散为度。生者有毒，酸者勿食，同葱食害人，同莴苣食令人下利。食蜜饱后不可食鲊，令人暴亡。色白如膏者良，试蜜以烧红火箸插入，提起出气是真，起烟是伪。肆中有交趾蜜、太泥蜜及白蜜、黑蜜，蜂蜜数品皆从外国致来者，无测真假，今出蜜州郡，颇多熊野，蜜人皆用之，但以其并蜂儿绞之，故气味不佳，且久收易酸也，不拘所出州土，惟要无添杂者入药，用宜详审。”[33]

《本草崇原》卷上：“蜂蜜，气味甘平，无毒。主治心腹邪气，诸惊痫痓，安五脏诸不足，益气补中，止痛，解毒，除众病，和百药。久服强志轻身，不饥不老，延年神仙。”[34]

《本草择要纲目·平性药品》：“蜂蜜（蜜以密成，故谓之蜜。本经原作石蜜。盖以生岩石者为良耳。而诸家反致疑辨，今直题曰蜂蜜，正名也。凡试蜜以烧红火箸插入提出起气是真，起烟是伪）。”[35]

《本草新编》卷五：“蜂蜜，蜜，味甘，气平、微温，无毒。益气温中，润燥解毒，养脾胃，却痫痓，止肠澼，除口疮、心腹猝痛，补五脏不足，通大便久闭。此采百花而酿成，自然补益。但可丸药中用之，入汤剂内，止润大肠也。或问蜜有黄、白之分，其功用同乎？曰：世人以白蜜为上。不知采黄花则蜜黄，采白花则蜜白。黄胜于白，而世人未知也。盖花黄者得中州之气，花白者得西方之气耳。”[4]

《本草备要》：“蜂蜜，亦名石蜜、岩蜜。补中，润燥，滑肠。草木精英，合露气以酿成。生性凉，能清热；熟性温，能补中。甘而和，故解毒。柔而滑，故润燥。甘缓可以去急，故止心腹、肌肉、疮疡诸痛；甘缓可以和中，故能调营卫，通三焦，除众病，和百药（故丸药多用之），而与甘草同功。止嗽治痢（解毒润肠，最治痢疾。姜汁和服甚佳），明目悦颜。同薤白捣，涂汤火伤。煎炼成胶，通大便秘（乘热纳谷道中，名蜜煎导）。”[36]

《本草易读》卷七："蜂蜜，入水四分之一，炼熟用。甘，平，无毒。入足阳明、太阴、手阳明经。养脾和胃，清热解毒；润燥止痛，除烦和中。治赤白痢下，止心腹血刺。善和诸药，尤疗诸疮。阴头生疮，蜜煎甘草，敷之。……蜜煎导蜜　炼干作挺，纳谷道中。治津竭便硬，小便利而出汗。"[37]

《本经逢原》卷四："蜂蜜，甘平无毒。入调补药用白蜜，泻火药用赤蜜。味酸者不堪入药，不可与生葱、独蒜、莴苣同食，令人下利。凡炼蜜，炭火慢炼，掠去浮沫至滴水成珠为度。炼成每斤入陈酒四两再熬沸，和药为丸，则药力易化。"[5]

《本草经解》卷四："石蜜，气平，味甘，无毒。主心腹邪气，诸惊痫痉，安五脏诸不足，益气补中，止痛，解毒，除众病，和百药。久服强志轻身，不饥不老，延年神仙。……附余考证：石蜜，即蜂蜜。以生山石中，色白如膏者良。今用河南白蜜，盖采梨花酿成，殊胜他产。纲目果部别载石蜜，即今冰糖也。"[26]

《神农本草经百种录·上品》："石蜜，野蜂于崖间石隙中采花所作也，疑古时未有养蜂之法，则以崖蜜为上，而土木中之蜜不用。今人养蜂收蜜其法最良，功同石蜜也。"[27]

《本草从新》卷十七："蜂蜜，俗名蜂糖，生岩石者名岩蜜、亦名石蜜。补中、润燥滑肠。"[38]

《得配本草》卷八："蜂蜜，忌与生葱同食。甘，平。入手足太阴经。润燥生津。除心烦，通便秘，能缓燥急之火，并解诸般之毒。得姜汁，治初痢。和生地汁，治心腹刺痛。拌薤白，涂汤火伤。入牙皂，通便结。（将蜜煎膏，入牙皂末少许，作锭塞粪门，便自下。）每斤入水四两，桑柴火熬，掠去浮沫，至滴水成珠用。黄蜡　恶芫花、齐蛤。忌与生葱同食。味涩，微温。入足阳明经。止痛生肌。疗下痢，续绝伤。凡荡涤下焦之药，裹丸吞之，免伤上部。配川连、阿胶，治下痢腹痛。烊化入水十余次，色变为白，亦名白蜡。调阳气，安胎漏。"[39]

《要药分剂》卷五："蜂蜜，味甘，性平，无毒。得草木群英之精华，合露气以酿成，降也，阴也。【主治】主心腹邪气，诸惊痫痓，安五脏诸不足，益气补中，止痛解毒，除众病，和百药，养脾气，除心烦，食饮不下，止肠澼，肌中疼痛，口疮，明耳目。（本经）【蜜蜡】主下痢脓血，补中，续绝伤，金疮，益气。【白蜡】疗久泄澼，后重见白脓，补绝伤，利小儿。（别录）"[40]

《本草求真·上编》："蜂蜜（卵生），蜂白蜜，和胃润肺通结赤蜜，性凉降火。蜂房清热软坚，散结，解肠胃毒。蜜（专入脾肺。兼入肠胃），本花木精英，春生露气嘘得酿而成。生则性凉清发，熟则性温补中，为至纯至粹之味。"[41]

《神农本草经读》卷之二："石蜜，气味甘、平，无毒。主心腹邪气，诸惊痫痓，安五脏诸不足，益气补中，止痛解毒，除众病，和百药。久服强志轻身，不饥不老。陈修园曰：石蜜气平，禀金气而入肺；味甘无毒，得土味而入脾。心腹者，自心下以及大小腹与胁肋而言也；邪气者，六淫之气自外来，七情之气自内起，非固有之气，即邪气也，其主之者甘平之用也。诸惊痫痓者，厥阴风木之为病也；其主之者，养胃和中，所谓厥阴不治，取之阳明是也。脾为五脏之本，脾得补而安，则五脏俱安，而无不足之患矣。真气者，得于天而充于谷，味甘益脾，即所以益气而补中也。止痛者，味甘能缓诸急。解毒者上品也。"[28]

《本草分经·原例》："蜂蜜，甘滑，生性凉清，热熟性温，补中润燥解毒，调营卫通三焦，安五脏通便秘，止诸痛和百药，与甘草同功，滑肠。同葱食害人，食蜜饱后食鲊令人暴亡。黄蜡甘淡微温性涩，止痛生肌，续绝伤止泻痢。”[42]

《本草述钩元》卷二十七：“蜂蜜，蜂采无毒之花，酿以大便而成。生岩石者，名石蜜。”[43]

《神农本草经赞》卷一：“石蜜，味甘平，主心腹邪气，诸惊痫痓，安五脏诸不足，益气补中，止痛解毒，除众病，和百药，久服强志轻身，不饥不老，一名石饴。生山谷。”[29]

《本草撮要》卷九：“蜂蜜，味甘，性温。入手足太阴厥阴阳明经，功专润脏腑。得薤白捣涂汤火伤痛立止，得生姜治大头瘟疮，得升麻敷天口虏疮神效，纳谷道中通大便。同葱食害人，同葱捣涂痈疽痔疮良，同鲊鱼食令人暴亡。”[44]

《本草便读·昆虫部》：“蜂蜜，甘平润肺，滋大肠之结燥难通，香滑和中，悦胃气而肌肤自泽。生则解毒而止痛，熟则缓脾以补虚。”[6]

《本草思辨录》卷四：“蜂蜜，蜂蜜生性凉能清热，熟性温能补中。甘而和故解毒，甘而滑故润燥，甘缓可以去急，故止心腹肌肉疮疡诸痛，甘润可以泄泽养正，故通三焦除众病和百药。”[45]

《中药志》：“蜂蜜　本品为常用中药，原名‘石蜜’，《神农本草经》列为上品。药用品一般根据色泽的不同分为白蜜和黄蜜，又由于采自各种不同花卉，商品上有枣花蜜、荆花蜜、紫云英花蜜、荔枝花蜜、枇杷花蜜等种类。”[12]

《中药材手册》：“蜂蜜（《纲目》列入虫部卵生类）本品为蜜蜂科昆虫中华蜜蜂 Apis cerana Fabr. 或意大利蜂 Apis mellifera L. 在蜂巢中所酿的蜜。【别名】蜂糖、蜜糖。”[13]

《全国中草药汇编》：“蜂蜜　别名：蜂糖、蜜糖。来源：为膜翅目蜜蜂科昆虫中华蜜蜂 Apis cerana Fabr. 或意大利蜂 Apis mellifera L. 所酿的蜜。”[14]

《中药大辞典》：“蜂蜜《纲目》【异名】石蜜、石饴《本经》，食蜜《伤寒论》，蜜《金匮要略》，白蜜《药性论》，白沙蜜《本草衍义》，蜜糖《本草蒙筌》，沙蜜、蜂糖《纲目》。【基原】为蜜蜂科昆虫中华蜜蜂等所酿的蜜糖。【原动物】中华蜜蜂 Apis cerana Fabricius，又名：范《礼记》，蜡蜂《纲目》。”[9]

《中医大辞典·中药分册》：“蜂蜜　出《本草纲目》。又名白蜜、蜜糖。为蜜蜂科昆虫中华蜜蜂 Apis cerana Fabricius 或意大利蜂 A. mellifera L. 所酿的蜜糖。全国大部分地区均产。”[10]

《中国药材学》：“蜂蜜　【别名】石蜜，食蜜，白蜜，白沙蜜，沙蜜。【来源】本品为昆虫纲膜翅目蜜蜂科动物意大利蜂 Apis mellifera Linnaeus 或中华蜜蜂 A. cerana Fabricius 等在蜂巢中酿成的蜜。”[15]

《中国中医药学主题词表》：“蜂蜜△ Honey△　为蜜蜂科昆虫中华蜜蜂等所酿的蜜糖；属虫类药和润下药。D 白蜜。”[11]

《普通高等教育中医药类规划教材·中药学》：“蜂蜜《本经》为蜜蜂科昆虫中华蜜蜂 Apis cerana Fabricius 或意大利蜂 Apis mellifera Linnaeus 所酿的蜜。我国各地均产。春至秋季采收，过滤后供用。”[8]

《中华本草》：“蜂蜜《纲目》【异名】石蜜、石饴《本经》，食蜜《伤寒论》，蜜《金匮要略》，白蜜《药性论》，白沙蜜《本草衍义》，蜜糖《本草蒙筌》，沙蜜、蜂糖

《纲目》。……【来源】为蜜蜂科动物中华蜜蜂或意大利蜜蜂所酿的蜜糖。【原动物】1. 中华蜜蜂 Apis cerana Fabr. 又名：蜚《礼记》，蠓螉《广雅》，蜡蜂《纲目》，东方蜜蜂（蔡邦华《昆虫分类学》）。2. 意大利蜂 Apis mellifera L. 又名：西方蜜（蔡邦华《昆虫分类学》）。”[16]

《中华人民共和国药典》：“蜂蜜 Mel　本品为蜜蜂科昆虫中华蜜蜂 Apis cerana Fabricius 或意大利蜂 Apis mellifera Linnaeus 所酿的蜜。春至秋季采收，滤过。”[7]

5　参考文献

1　汉·神农本草经．清顾观光重辑本．北京：人民卫生出版社，1955，50

2　明·李时珍．本草纲目．北京：人民卫生出版社，1982，2217

3　明·李中梓．本草征要．见：李中梓医学全书．北京：中国中医药出版社，1999，154

4　清·陈士铎．本草新编．北京：中国中医药出版社，1996，289

5　清·张璐．本经逢原．上海：上海科学技术出版社，1959，198

6　清·张秉成．本草便读．上海：上海卫生出版社，1957，115

7　国家药典委员会．中华人民共和国药典．一部．北京：化学工业出版社，2000，295

8　雷载权主编．普通高等教育中医药类规划教材·中药学．上海：上海科学技术出版社，1995，285

9　江苏新医学院．中药大辞典．上海：上海科学技术出版社，1977，2481

10　《中医大辞典》编辑委员会．中医大辞典·中药分册．北京：人民卫生出版社，1982，385

11　吴兰成主编．中国中医药学主题词表．北京：中医古籍出版社，1996，109

12　中国医学科学院药物研究所等．中药志．第四册．北京：人民卫生出版社，1961，199

13　中华人民共和国卫生部药政管理局．中药材手册．北京：人民卫生出版社，1998，701

14　《全国中草药汇编》编写组．全国中草药汇编．上册．北京：人民卫生出版社，1996，906

15　徐国钧等主编．中国药材学．北京：中国医药科技出版社，1996，1803

16　国家中医药管理局《中华本草》编委会．中华本草．第九册．上海：上海科学技术出版社，1999，212

17　三国·吴普．吴普本草．北京：人民卫生出版社，1987，71

18　南北朝·陶弘景．本草经集注．北京：人民卫生出版社，1994，397

19　唐·苏敬等撰．新修本草．合肥：安徽科学技术出版社，1981，401

20　唐·孟诜．食疗本草．北京：人民卫生出版社，1984，44

21　宋·苏颂．本草图经．合肥：安徽科学技术出版社，1994，546

22　宋·唐慎微．证类本草．北京：人民卫生出版社，1957，410

23　宋·寇宗奭．本草衍义．上海：商务印书馆，1937，105

24　明·刘文泰．本草品汇精要．北京：人民卫生出版社，1982，679

25　明·陈嘉谟．本草蒙筌．北京：人民卫生出版社，1988，410

26　清·叶桂．本草经解．上海：上海科学技术出版社，1989，117

27　清·徐大椿．神农本草经百种录．见：景印文渊阁四库全书（785）．北京：中医古籍出版社，1986，572

28　清·陈念祖．神农本草经读．北京：人民卫生出版社，1959，26

29　清·叶志诜．神农本草经赞．见：珍本医书集成（二）．上海：上海科学技术出版社，1985，53

30　明·李时珍．濒湖炮炙法．合肥：安徽科技出版社，1991

31　明·李中梓．雷公炮制药性解．见：中国医学大成（二）．长沙：岳麓书社，1990，161

32　明·卢之颐．本草乘雅半偈．北京：人民卫生出版社，1986，63

33 ［日］稻宣义．炮炙全书．北京：中医古籍出版社，1981，148
34 清·张志聪．本草崇原．北京：中国中医药出版社，1992，56
35 清·蒋居祉．本草择要纲目．见：珍本医书集成（二）．上海：上海科学技术出版社，1985，132
36 清·汪昂．本草备要．北京：中国中医药出版社，1998，270
37 清·汪昂．本草易读．北京：人民卫生出版社，1987，320
38 清·吴仪洛．本草从新．北京：中医古籍出版社，2001，240
39 清·严西亭．得配本草．上海：上海卫生出版社，1957，1
40 清·沈金鳌．要药分剂．上海：上海科学技术出版社，1959，128
41 清·黄宫绣．本草求真．上海：上海科学技术出版社，1959，13
42 清·姚澜．本草分经．上海：上海科学技术出版社，1989，61
43 清·杨时泰．本草述钩元．上海：科技卫生出版社，1958，556
44 清·陈其瑞．本草撮要．见：珍本医书集成（二）．上海：上海科学技术出版社，1985，91
45 清·周岩．本草思辨录．北京：人民卫生出版社，1960，143

470 锦灯笼
Jindenglong
Calyxseu Fractus Physalis

1 定名依据

1.1 正名

1.1.1 汉文名：锦灯笼［茄科植物酸浆 Physalis alkekengi L. var. franchetii（Mast.）Makino 的干燥宿萼或带果实的宿萼］。

1.1.2 英文名：franchet groundcherry fruit.

1.2 依据

1.2.1 定名的文献依据

1.2.1.1 《神农本草经》卷三：“酸浆，味酸，平。主热烦满，定志益气，利水道。产难，吞其实立产。一名醋浆。生川泽。”[1]

1.2.1.2 《中华人民共和国药典》：“锦灯笼 Calyx seu fructus physalis　本品为茄科植物酸浆 Physalis alkekengi L. var. franchetii（Mast.）Makino 的干燥宿萼或带果实的宿萼。秋季果实成熟、宿萼呈红色或橙红色时采收，干燥。”[2]

1.2.1.3 《中药志》：“酸浆（锦灯笼），本品为少常用中药。商品主要为茄科植物酸浆的干燥空宿萼或带浆果的宿萼。……【原植物】酸浆　别名：红姑娘（黑龙江、吉林、辽宁、河北、北京、天津），挂金灯（江苏、上海、安徽、浙江），天泡果（贵州、四川），打拍草（广西）。Physalis alkekengi L. var. franchetii（Mast.）Makino［P. alkekengi L. var. francheti（Mast.）Makino f. bunyardii Makino，P. francheti Mast. var. bunyardii Makino］——茄科 Solanaceae.”[3]

1.2.1.4 《中药材手册》：“锦灯笼（《纲目》名酸浆，列入草部隰草类）本品为茄科植物酸浆 Physalis alkekengi L. var. franchetii（Mast.）Makino 的干燥宿萼。原植物系多年生草本，多为野生，常生于山野、林缘等地。有些地区则连同其内的果实一并入药。【别名】红姑娘。"[4]

1.2.1.5 《全国中草药汇编》："锦灯笼 别名：挂金灯、金灯、灯笼果、红姑娘、泡泡草。来源：为茄科酸浆属植物酸浆 Physalis alkekengi L. var. franchetii (Mast.) Makino [P. alkekengi L. var. francheti (Mast.) Makino f. bunyardii Makino, P. francheti Mast. var. bunyardii Makino, P. glabripes Pojark.] 带宿萼的果实，其根及全草也入药。"[5]

1.2.1.6 《中医大辞典·中药分册》："锦灯笼 见《山西中药志》。为挂金灯之别名，详该条。"[6]

1.2.1.7 《全国中药炮制规范》："锦灯笼 [处方用名] 锦灯笼。【来源】本品为茄科植物酸浆 Physalis alkekengi L. var. franchetii (Mast.) Makino 的干燥宿萼或带果实的宿萼。均系野生。主产于吉林、河北、新疆、山东等地。秋季果实成熟，宿萼呈红色或橙红色时采收、干燥。药材以个大、色橙红者为佳。"[7]

1.2.1.8 《中国药材学》："锦灯笼 【别名】酸浆，红姑娘，灯笼果，红灯笼，天泡果（贵州）。【来源】本品为茄科植物挂金灯 Physalis alkekengi L. var. franchetii (Mast.) Makino 的带萼果实。"[8]

1.2.1.9 《中国中医药学主题词表》："锦灯笼 Physalis alkekengi 属茄科；属清热解毒药和清热燥湿药。"[9]

1.2.2 定名选择的理由

锦灯笼 Calyx seu fructus physalis，系茄科植物酸浆 Physalis alkekengi L. var. franchetii (Mast.) Makino 的干燥宿萼或带果实的宿萼。本品始载于汉《神农本草经》，在"酸浆"项下介绍本品。"锦灯笼"作为本品正名古代文献未见记载，现代文献中我国最新出版的《中华人民共和国药典》以及辞书类著作《中医大辞典·中药分册》等均以"锦灯笼"作为本品正名。已经广泛应用于中医药学文献的标引和检索的《中国中医药学主题词表》也以"锦灯笼"作为本品的正式主题词。现代本草著作如《中药志》、《全国中草药汇编》、《中国药材学》、《中药材手册》、《全国中药炮制规范》等虽记载了不少本品各地的俗称，但也无一例外以"锦灯笼"作为本品的正名。说明"锦灯笼"作为本品正名已成为共识。

1.3 与正名等效的名词：无。

2 源流考释

锦灯笼［茄科植物酸浆 Physalis alkekengi L. var. franchetii (Mast.) Makino 的干燥宿萼或带果实的宿萼］始载于汉《神农本草经》，在本品原植物"酸浆"条下介绍："酸浆，味酸，平。主热烦满，定志益气，利水道。产难，吞其实立产。一名醋浆。生川泽。"[1]其后的本草著作大多沿用该书记载，如南北朝·陶弘景《本草经集注》[11]，唐·苏敬《新修本草》[12]，宋·苏颂《本草图经》[13]、唐慎微《证类本草》[14]，明·刘文泰《本草品汇精要》[15]、李时珍《本草纲目》[16]，清·张璐《本经逢原》[18]、吴仪洛《本草从新》[19]、杨时泰《本草述钩元》[20]等。

本品单列始自明·陈嘉谟《本草蒙筌》，以"酸浆实"为正名。如《本草蒙筌》卷三："酸浆实，味酸，气平、寒。无毒。园圃田坂，处处有生。春开白花，旋结青壳。子藏壳内，大若樱珠。临熟尽变深红，五月堪取啖食。孕妇吞下，立分娩无忧；小儿食之，能除热有益。根捣汁极苦，治黄疸易消。叶采阴干，亦利水道。定志益气，解躁除烦。"[17]同时古代尚记载有“王母珠”、“洛神珠”《纲目》等异名。

“锦灯笼”作为本品正名古代文献未见记载，现代文献中现代有关著作大多以“锦灯笼”作为本品正名，如《中华人民共和国药典》[2]、《中医大辞典·中药分册》[6]、《中国中医药学主题词表》[9]、《中药志》[3]、《中药材手册》[4]、《全国中草药汇编》[5]、《全国中药炮制规范》[7]、《中国药材学》[8]等；但有的则以“挂金灯”为正名记载本品，如《中药大辞典》[21]、《中国医学百科全书·中医学》[22]、《中华本草》[23]等。同时尚记载有“红姑娘”《中药材手册》[4]，“挂金灯”、“金灯”、“灯笼果”、“泡泡草”《全国中草药汇编》[5]，“天泡草铃儿”、“金灯笼”、“天灯笼”、“灯笼果”、“天泡果”、“包铃子”、“端浆果”、“野胡椒”、“鬼灯笼”、“水辣子”、“浆水罐”、“勒马回”《中药大辞典》[21]，“酸浆”、“红灯笼”《中国药材学》[8]，“灯笼儿”、“天泡灯”《中华本草》[23]等各地的俗称。还记载有本品原植物“酸浆”的异名“红姑娘”、“挂金灯”、“天泡果”、“打拍草”《中药志》[3]等。

3 附录

3.1 又称：无。

3.2 俗称：灯笼果（铁岭），天泡果（贵州），包铃子（安徽），端浆果、野胡椒（江苏），天泡灯、鬼灯笼（浙江），水辣子、浆水罐、勒马回（陕西），天泡草铃儿，金灯笼，天灯笼，挂金灯，金灯，红姑娘，泡泡草，酸浆，红灯笼，灯笼儿。

3.3 曾称：酸浆实《本草蒙筌》，王母珠、洛神珠《本草纲目》。

3.4 原植物名称：酸浆，红姑娘（黑龙江、吉林、辽宁、河北、北京、天津），挂金灯（江苏、上海、安徽、浙江），天泡果（贵州、四川），打拍草（广西）。

4 文献通考

《神农本草经》卷三：“酸浆，味酸，平。主热烦满，定志益气，利水道。产难，吞其实立产。一名醋浆。生川泽。”[1]

《本草经集注·草木中品》：“酸浆，味酸，平、寒，无毒。主治热烦满，定志，益气，利水道，产难吞其实，立产，一名醋浆。生荆楚川泽及人家田园中。五月采，阴干。处处人家多有，叶亦可食。子作房，房中有子如梅李大，皆黄赤色。小儿食之，能除热，亦治黄病，多效。”[11]

《新修本草》卷八：“酸浆，味酸、平，寒，无毒。主热烦满，定志益气，利水道，产难吞其实立产。一名醋浆。生荆楚川泽及人家田园中。五月采，阴干。处处人家多有，叶亦可食。子作房，房中有子如梅李大，皆黄赤色。小儿食之，能除热，亦主黄病，多效。”[12]

《本草图经》卷九：“酸浆，生荆楚川泽及人家田园中，今处处有之。苗似水茄而小，叶亦可食；实作房如囊，囊中有子如梅李大，皆赤黄色，小儿食之尤有益，可除热；根似菹芹，色白，绝苦，捣其汁饮之，治黄病多效。五月采，阴干。《尔雅》所谓葴（音针），寒浆。郭璞注云：今酸浆草，江东人呼为苦葴是也。今医方稀用。”[13]

《证类本草》卷八："酸浆，味酸，平、寒，无毒。主热烦满，定志益气，利水道，产难吞其实立产。一名醋浆。生荆楚川泽及人家田园中。五月采，阴干。"[14]

《本草品汇精要》卷十："酸浆，无毒附根子，植生。酸浆，主热烦满，定志益气，利水道。产难，吞其实立产（《神农本经》）。【名】醋浆、苦葴（音针）、葴寒浆。【苗】〔图经曰〕苗似水茄而小叶，亦可食实。作房如囊囊，中有子如梅李大，皆赤黄色。根似菹芹，色白绝苦。尔雅所谓葴寒浆。郭璞注云，今酸浆草江东人呼为苦葴是也（衍义曰）。"[15]

《本草蒙筌》卷三："酸浆实，味酸，气平、寒，无毒。园圃田坂，处处有生。春开白花，旋结青壳。子藏壳内，大若樱珠。临熟尽变深红，五月堪取啖食。孕妇吞下，立分娩无忧；小儿食之，能除热有益。根捣汁极苦，治黄疸易消。叶采阴干，亦利水道。定志益气，解躁除烦。"[17]

《本草纲目》卷十六："酸浆《本经·中品》。【校正】菜部苦耽，草部酸浆、灯笼草，俱并为一。【释名】醋浆《本经》、苦葴（音针）、苦耽《嘉祐》、灯笼草《唐本》、皮弁草《食疗》、天泡草《纲目》、王母珠《嘉祐》、洛神珠（同上），小者名苦蘵。……王母、洛神珠，以子之形名也。……子【气味】酸，平，无毒。《别录》曰：寒。【主治】热烦满，定志益气，利水道，产难吞之立产《本经》。食之，除热，治黄病，尤益小儿（苏颂）。治骨蒸劳热，尸疰疳瘦，痰癖热结，与苗茎同功《嘉祐》。"[16]

《本经逢原》卷二："酸浆，一名灯笼草，俗名挂金灯，苦寒，无毒《本经》。主热烦满，定志，益气，利水道。发明，酸浆利湿除热清肺，治咳化痰，痰热去而志定气和矣。又主咽喉肿痛。盖此草治热痰咳嗽，佛耳草治寒痰咳嗽。故其主治各有专司也。"[18]

《本草从新》卷三："酸浆，即灯笼草。通、清湿热。苦寒。除热利湿。清肺化痰。除烦满。通小便。（治黄病效。）治上气咳嗽。（并煮汁、或研膏、生捣汁服。）敷小儿闪癖。（丹溪曰：灯笼草、苦能除湿热、轻能治上焦、故主热嗽咽痛、此草治热痰咳嗽、佛耳草、治寒痰咳嗽也、时珍曰：酸浆除热、故能清肺、治咳、利湿、故能化痰治癖、一人病虚乏、有痰咳嗽、以此加入汤中、甚效。）根茎花叶。俱可用。（叶贴灸疮、不发。）子、酸平。与根茎花叶同功。（天泡湿疮、捣子敷之、或为末、油调。）"[19]

《本草述钩元》卷九："酸浆，所在有之。一名灯笼草。与龙葵（俗呼天茄子）一类二种。但龙葵茎光无毛，夏秋开小白花，五出，黄蕊，结子无壳而有蒂。盖数颗同枝，生青熟紫黑。其酸浆同时开黄白小花，紫心白蕊，花如杯状，无瓣而有五尖，结一铃壳。凡五棱，一枝一颗，下悬如灯笼状，壳中一子如龙葵子，生青熟赤，以此分别。苗叶茎根，味苦，气寒。除热利湿。主治烦满痰壅，热咳咽痛，腹内热结，大小便涩。捣汁饮，治黄病。子，味酸平，气寒。主治热烦，利水道，疗黄病，并痰癖热结，与苗茎同功。尤以其轻能治上焦，故主热咳咽痛。此草治热痰咳嗽，佛耳草治寒痰咳嗽，与片芩清金丸同用更效。（丹溪）酸浆利湿除热，利湿故能化痰治疸。除热故能清肺治咳。（濒湖）诸淋遗沥不止，溺赤涩痛者，酸浆草嫩叶一握，净洗，捣绞汁一合，和酒一合，烧热，空心服之，立通。"[20]

《中药志》："酸浆（锦灯笼）本品为少常用中药。商品主要为茄科植物酸浆的干燥空宿萼或带浆果的宿萼。……【原植物】酸浆　别名：红姑娘（黑龙江、吉林、辽宁、河北、北京、天津），挂金灯（江苏、上海、安徽、浙江），天泡果（贵州、四川），打拍草

（广西）。Physalis alkekengi L. var. franchetii（Mast.）Makino［P. alkekengi L. var. francheti（Mast.）Makino f. bunyardii Makino，P. francheti Mast. var. bunyardii Makino］——茄科 Solanaceae."[3]

《中药材手册》："锦灯笼（《纲目》名酸浆，列入草部隰草类）本品为茄科植物酸浆 Physalis alkekengi L. var. franchetii（Mast.）Makino 的干燥宿萼。原植物系多年生草本，多为野生，常生于山野、林缘等地。有些地区则连同其内的果实一并入药。【别名】红姑娘。"[4]

《全国中草药汇编》："锦灯笼　别名：挂金灯、金灯、灯笼果、红姑娘、泡泡草。来源：为茄科酸浆属植物酸浆 Physalis alkekengi L. var. franchetii（Mast.）Makino［P. alkekengi L. var. francheti（Mast.）Makino f. bunyardii Makino，P. francheti Mast. var. bunyardii Makino，P. glabripes Pojark.］带宿萼的果实，其根及全草也入药。"[5]

《中药大辞典》："挂金灯《救荒本草》【异名】酸浆实《本经》，天泡草铃儿《卫生杂兴》，金灯笼、天灯笼（汪连仕《采药书》），灯笼果《铁岭县志》，天泡果《贵州民间方药集》，包铃子《安徽药材》，端浆果、野胡椒《江苏植药志》，锦灯笼《山西中药志》，鬼灯笼《浙江民间草药》，水辣子、浆水罐、勒马回《陕西中药志》。【基原】为茄科植物酸浆 Physalis alkekengi L. var. franchetii（Mast.）Mak. 的宿萼或带有成熟果实的宿萼。原植物详'酸浆'条。"[21]

《中医大辞典·中药分册》："锦灯笼　见《山西中药志》。为挂金灯之别名，详该条。"[6]

《中国医学百科全书·中医学》："挂金灯　始载于《神农本草经》，原名酸浆实。又名洛神珠、金灯笼、天泡果、锦灯笼。为茄科植物酸浆 Physalis alkekengi L. var. franchetii（Mast.）Makino 带宿萼的果实。主产于中国吉林、河北、山东、江苏、浙江、安徽等省。"[22]

《全国中药炮制规范》："锦灯笼　［处方用名］锦灯笼。【来源】本品为茄科植物酸浆 Physalis alkekengi L. var. franchetii（Mast.）Makino 的干燥宿萼或带果实的宿萼。均系野生。主产于吉林、河北、新疆、山东等地。秋季果实成熟，宿萼呈红色或橙红色时采收、干燥。药材以个大、色橙红者为佳。"[7]

《中国药材学》："锦灯笼　【别名】酸浆，红姑娘，灯笼果，红灯笼，天泡果（贵州）。【来源】本品为茄科植物挂金灯 Physalis alkekengi L. var. franchetii（Mast.）Makino 的带萼果实。"[8]

《中国中医药学主题词表》："锦灯笼 Physalis alkekengi　属茄科；属清热解毒药和清热燥湿药。"[3]

《中华本草》："挂金灯《救荒本草》【异名】酸浆实《本经》，灯笼儿《救荒本草》，王母珠、洛神珠《纲目》，天泡草铃儿《卫生杂兴》，金灯笼、天灯笼（汪连仕《采药书》），红姑娘《纲目拾遗》，灯笼果《铁岭县志》，天泡果《贵州民间方药集》，包铃子《安徽药材》，端浆果、野胡椒《江苏省植物药材志》，锦灯笼《山西中药志》，天泡灯、鬼灯笼《浙江民间草药》，水辣子、浆水罐、勒马回《陕西中药志》，红灯笼（南药《中草药学》）。【来源】为茄科植物挂金灯 Physalis alkekengi L. var. franchetii（Mast.）Makino 及酸浆 P. alkekengi L. 的带宿萼的果实。"[23]

《中华人民共和国药典》："锦灯笼 Calyx seu fructus physalis　本品为茄科植物酸浆 Physalis alkekengi L. var. franchetii (Mast.) Makino 的干燥宿萼或带果实的宿萼。秋季果实成熟、宿萼呈红色或橙红色时采收，干燥。"[2]

5　参考文献

1　汉·神农本草经. 清顾观光重辑本. 北京：人民卫生出版社，1955，61

2　国家药典委员会. 中华人民共和国药典. 一部. 北京：化学工业出版社，2000，296

3　中国医学科学院药物研究所等. 中药志. 第三册. 北京：人民卫生出版社，1993，670

4　中华人民共和国卫生部药政管理局. 中药材手册. 北京：人民卫生出版社，1998，385

5　《全国中草药汇编》编写组. 全国中草药汇编. 下册. 北京：人民卫生出版社，1996，939

6　《中医大辞典》编辑委员会. 中医大辞典·中药分册. 北京：人民卫生出版社，1982，387

7　中华人民共和国卫生部药政管理局. 全国中药炮制规范. 北京：人民卫生出版社，1988，200

8　徐国钧等主编. 中国药材学. 北京：中国医药科技出版社，1996，1159

9　吴兰成主编. 中国中医药学主题词表. 北京：中医古籍出版社，1996，192

10　汉·神农本草经. 清顾观光重辑本. 北京：人民卫生出版社，1955，61

11　南北朝·陶弘景. 本草经集注. 北京：人民卫生出版社，1994，301

12　唐·苏敬等撰. 新修本草. 合肥：安徽科学技术出版社，1981，224

13　宋·苏颂. 本草图经. 合肥：安徽科学技术出版社，1994，301

14　宋·唐慎微. 证类本草. 北京：人民卫生出版社，1957，211

15　明·刘文泰. 本草品汇精要. 北京：人民卫生出版社，1982，314

16　明·李时珍. 本草纲目. 北京：人民卫生出版社，1982，1048

17　明·陈嘉谟. 本草蒙筌. 北京：人民卫生出版社，1988，172

18　清·张璐. 本经逢原. 上海：上海科学技术出版社，1959，81

19　清·吴仪洛. 本草从新. 北京：中医古籍出版社，2001，66

20　清·杨时泰. 本草述钩元. 上海：科技卫生出版社，1958，353

21　江苏新医学院. 中药大辞典. 上海：上海科学技术出版社，1977，1636

22　《中医学》编辑委员会. 中国医学百科全书·中医学. 上海：上海科学技术出版社，1997，1185

23　国家中医药管理局《中华本草》编委会. 中华本草. 第七册. 上海：上海科学技术出版社，1999，289

471　满山红

Manshanhong

Folium Rhododendri Daurici

1　定名依据

1.1　正名

1.1.1　汉文名：满山红（杜鹃花科植物兴安杜鹃 Rhododendron dauricum L. 的干燥叶）。

1.1.2　英文名：dahurian rhododendron leaf.

1.2　依据

1.2.1　定名的文献依据

1.2.1.1　《东北常用中草药手册》："满山红（兴安杜鹃），别名 映山红、迎山红、山崩子、靠山红。识别特征（1）多年生常绿灌木，多分枝，发脆。（2）叶互生，长圆形或卵状长圆形，长1~5厘米，宽1~1.5厘米，近革质，冬季卷成长筒状，揉后有香气，嚼之味苦涩。（3）先开花后出叶，花紫红色，生于枝顶，花柱比花瓣长。"[1]

1.2.1.2　《中华人民共和国药典》："满山红 Folium rhododendri daurici　本品为杜鹃花科植物兴安杜鹃 Rhododendron dauricum L. 的干燥叶。夏、秋二季采收，阴干。"[2]

1.2.1.3　《中药志》："满山红　本品为黑龙江省常用药。为杜鹃花科植物兴安杜鹃的叶。……【原植物】兴安杜鹃　别名：满山红、山崩子（黑龙江），达子香（亨氏中国植物名录），达乌里杜鹃（内蒙古植物志），特日乐吉（蒙名）。Rhododendron dauricum L. ——杜鹃花科 Ericaceae."[3]

1.2.1.4　《全国中草药汇编》："满山红　别名：东北满山红、迎山红、靠山红、山崩子。来源：为杜鹃花科杜鹃花属植物兴安杜鹃 Rhododendron dauricum L. 的叶及根入药。"[4]

1.2.1.5　《中药大辞典》："满山红《东北常用中草药手册》【异名】映山红、迎山红、山崩子、靠山红《东北常用中草药手册》。【基原】为杜鹃花科植物兴安杜鹃的叶。【原植物】兴安杜鹃 Rhododendron dauricum L.。"[5]

1.2.1.6　《中医大辞典·中药分册》："满山红①见《东北常用中草药手册》。又名映山红、靠山红、迎山红、山崩子。为杜鹃花科植物兴安杜鹃 Rhododendron dauricum L. 的叶。分布东北及内蒙古等地。②见《吉林中草药》。为迎山红之别名，详该条。"[6]

1.2.1.7　《中国医学百科全书·中医学》："满山红　又名映山红、迎山红。为杜鹃花科植物兴安杜鹃 Rhododendron dauricum L. 的叶。原植物分布于中国东北及内蒙古等地区。"[7]

1.2.1.8　《中国药材学》："满山红　【别名】映山红，迎山红，山崩子，靠山红。【来源】本品为杜鹃花科植物兴安杜鹃 Rhododendron dauricum L. 的叶。[8]

1.2.1.9　《中国中医药学主题词表》："满山红 Rhododendron mariesii　属杜鹃花科和止咳平喘药。"[9]

1.2.1.10　《中华本草》："满山红《东北常用中草药手册》【异名】映山红、迎山红、山崩子、靠山红《东北常用中草药手册》，达子香、金达来《长白山植物药志》，东北满山红《全国中草药汇编》。【来源】为杜鹃花科植物兴安杜鹃的叶。【原植物】兴安杜鹃 Rhododendron dauricum L.。"[10]

1.2.2　定名选择的理由

满山红 Folium rhododendri daurici，系杜鹃花科植物兴安杜鹃 Rhododendron dauricum L. 的干燥叶。"满山红"始载于现代著作《东北常用中草药手册》，并将其作为正名，其后的中药著作如我国最新出版的《中华人民共和国药典》以及辞书类著作《中医大辞典·中药分册》、《中药大辞典》、《中国医学百科全书·中医学》等均以"满山红"作为本品正名。已经广泛应用于中医药学文献的标引和检索的《中国中医药学主题词表》也以"满山红"作为本品的正式主题词。现代本草著作如《中药志》、《全国中草药汇编》、《中华本草》、《中国药材学》等虽记载了不少本品各地的俗称，但也无一例外以"满山红”作为本品的正名。说明“满山红”作为本品正名已成为共识。

1.3　与正名等效的名词：无。

2　源流考释

满山红（杜鹃花科植物兴安杜鹃 Rhododendron dauricum L. 的干燥叶）始载于现代著作《东北常用中草药手册》，并以“满山红”为正名，如《东北常用中草药手册》：“满山红（兴安杜鹃），别名 映山红、迎山红、山崩子、靠山红。识别特征（1）多年生常绿灌木，多分枝，发脆。（2）叶互生，长圆形或卵状长圆形，长1~5厘米，宽1~1.5厘米，近革质，冬季卷成长筒状，揉后有香气，嚼之味苦涩。（3）先开花后出叶，花紫红色，生于枝顶，花柱比花瓣长。”[1]其后的中药著作如《中华人民共和国药典》[2]、《中药大辞典》[5]、《中医大辞典·中药分册》[6]、《中国医学百科全书·中医学》[7]、《中国中医药学主题词表》[9]、《中药志》[3]、《全国中草药汇编》[4]、《中国药材学》[8]、《中华本草》[10]等均以“满山红”为正名记载本品。同时尚记载有“东北满山红”、“迎山红”、“靠山红”、“山崩子”《全国中草药汇编》[4]，“映山红”《中药大辞典》[5]，“达子香”、“金达来”《中华本草》[10]等各地的俗称。还记载有本品原植物“兴安杜鹃”的异名“满山红”、“山崩子”、“达子香”、“达乌里杜鹃”、“特日乐吉”《中药志》[3]等。

3　附录

3.1　又称：无。

3.2　俗称：映山红、迎山红、山崩子、靠山红（东北），达子香、金达来（长白山），东北满山红。

3.3　曾称：无。

3.4　原植物名称：兴安杜鹃，满山红、山崩子（黑龙江），达子香（亨氏中国植物名录），达乌里杜鹃（内蒙古植物志），特日乐吉（蒙名）。

4　文献通考

《东北常用中草药手册》：“满山红（兴安杜鹃），别名 映山红、迎山红、山崩子、靠山红。识别特征（1）多年生常绿灌木，多分枝，发脆。（2）叶互生，长圆形或卵状长圆形，长1~5厘米，宽1~1.5厘米，近革质，冬季卷成长筒状，揉后有香气，嚼之味苦涩。（3）先开花后出叶，花紫红色，生于枝顶，花柱比花瓣长。”[1]

《中药志》：“满山红　本品为黑龙江省常用药。为杜鹃花科植物兴安杜鹃的叶。……【原植物】兴安杜鹃　别名：满山红、山崩子（黑龙江），达子香（亨氏中国植物名录），达乌里杜鹃（内蒙古植物志），特日乐吉（蒙名）。Rhododendron dauricum L. ——杜鹃花科 Ericaceae.”[3]

《全国中草药汇编》：“满山红　别名：东北满山红、迎山红、靠山红、山崩子。来源：为杜鹃花科杜鹃花属植物兴安杜鹃 Rhododendron dauricum L. 的叶及根入药。”[4]

《中药大辞典》：“满山红《东北常用中草药手册》【异名】映山红、迎山红、山崩子、靠山红《东北常用中草药手册》。【基原】为杜鹃花科植物兴安杜鹃的叶。【原植物】兴安杜鹃 Rhododendron dauricum L.。”[5]

《中医大辞典·中药分册》："①见《东北常用中草药手册》。又名映山红、靠山红、迎山红、山崩子。为杜鹃花科植物兴安杜鹃 Rhododendron dauricum L. 的叶。分布东北及内蒙古等地。②见《吉林中草药》。为迎山红之别名，详该条。"[6]

《中国医学百科全书·中医学》："满山红 又名映山红、迎山红。为杜鹃花科植物兴安杜鹃 Rhododendron dauricum L. 的叶。原植物分布于中国东北及内蒙古等地区。"[7]

《中国药材学》："满山红 【别名】映山红，迎山红，山崩子，靠山红。【来源】本品为杜鹃花科植物兴安杜鹃 Rhododendron dauricum L. 的叶。"[8]

《中国中医药学主题词表》："满山红 Rhododendron mariesii 属杜鹃花科和止咳平喘药。"[9]

《中华本草》："满山红《东北常用中草药手册》【异名】映山红、迎山红、山崩子、靠山红《东北常用中草药手册》，达子香、金达来《长白山植物药志》，东北满山红《全国中草药汇编》。【来源】为杜鹃花科植物兴安杜鹃的叶。【原植物】兴安杜鹃 Rhododendron dauricum L. 。"[10]

《中华人民共和国药典》："满山红 Folium rhododendri daurici 本品为杜鹃花科植物兴安杜鹃 Rhododendron dauricum L. 的干燥叶。夏、秋二季采收，阴干。"[2]

5 参考文献

1 沈阳部队后勤部卫生部编. 东北常用中草药手册. 沈阳：辽宁新华书店出版社. 1970，79

2 国家药典委员会. 中华人民共和国药典. 一部. 北京：化学工业出版社，2000，296

3 中国医学科学院药物研究所等. 中药志. 第五册. 北京：人民卫生出版社，1993，162

4 《全国中草药汇编》编写组. 全国中草药汇编. 上册. 北京：人民卫生出版社，1996，887

5 江苏新医学院. 中药大辞典. 上海：上海科学技术出版社，1977，2506

6 《中医大辞典》编辑委员会. 中医大辞典·中药分册. 北京：人民卫生出版社，1982，389

7 《中医学》编辑委员会. 中国医学百科全书·中医学. 上海：上海科学技术出版社，1997，1173

8 徐国钧等主编. 中国药材学. 北京：中国医药科技出版社，1996，904

9 吴兰成主编. 中国中医药学主题词表. 北京：中医古籍出版社，1996，245

10 国家中医药管理局《中华本草》编委会. 中华本草. 第八册. 上海：上海科学技术出版社，1999，296

472 蔓荆子

Manjingzi

Fructus Viticis

1 定名依据

1.1 正名蔓荆子（马鞭草科植物单叶蔓荆 Vitex trifolia L. var. simplicifolia Cham. 或蔓荆 Vitex trifolia L. 的干燥成熟果实）。

1.1.1 汉文名：

1.1.2 英文名：shrub chastetree fruit.

1.2 依据

1.2.1 定名的文献依据

1.2.1.1 《本草经集注·草木上品》:“蔓荆实,味苦、辛,微寒,平、温,无毒。主治筋骨间寒热,湿痹,拘挛,明目,坚齿,利九窍。去白虫、长虫。主风头痛,脑鸣,目泪出。益气,久服轻身,耐老。令人光泽,脂致,长须发。小荆实亦等。生益州。(恶乌头、石膏。)小荆即应是牡荆,牡荆子大于蔓荆子,而反呼为小荆,恐或以树形为言,复不知蔓荆树若高大尔。”[1]

1.2.1.2 《汤液本草》卷之五:“蔓荆子,气清,味辛温苦、甘,阳中之阴。太阳经药。《象》云:治太阳经头痛,头昏闷,除目暗,散风邪药,胃虚人勿服,恐生痰疾。拣净,杵碎用。《珍》云:凉诸经血,止头痛,主目睛内痛。《本草》云:恶乌头、石膏。”[2]

1.2.1.3 《本草征要》第二卷:“蔓荆子,味苦辛,性平,无毒。入肝、膀胱二经。恶乌头、石膏。头风连于眼目、搜散无余,湿痹甚而拘挛,展舒有效。气清味辛,体轻而浮,上行而散,故所主者,皆在风木之脏,目之与筋,皆肝所主也。”[3]

1.2.1.4 《本草崇原》卷上:“蔓荆子,气味苦,微寒,无毒。主治筋骨间寒热,湿痹拘挛,明目,坚齿,利九窍,去白虫。久服轻身耐老,小荆实亦等。”[4]

1.2.1.5 《本草经解》卷三:“蔓荆子,气微寒。味苦。无毒。主筋骨间。寒热湿痹拘挛。明目坚齿。利九窍。去白虫。久服轻身耐老。”[5]

1.2.1.6 《中华人民共和国药典》:“蔓荆子 Fructus viticis 本品为马鞭草科植物单叶蔓荆 Vitex trifolia L. var. simplicifolia Cham. 或蔓荆 Vitex trifolia L. 的干燥成熟果实。秋季果实成熟时采收,除去杂质,晒干。”[6]

1.2.1.7 《普通高等教育中医药类规划教材·中药学》:“蔓荆子《本经》为马鞭草科落叶小灌木植物单叶蔓荆 Vitex trifolia L. var. simplicifolia Cham. 或蔓荆 Vitex trifolia L. 的成熟果实。主产于山东、江西、浙江及福建等地。多系野生。夏季采收,阴干、生用或炒用。”[7]

1.2.1.8 《中药大辞典》:“蔓荆子《本草经集注》【异名】蔓荆实《本经》,荆子《本草经集注》,万荆子《浙江中药手册》,蔓青子《中药材手册》。【基原】为马鞭草科植物单叶蔓荆或蔓荆的果实。【原植物】①单叶蔓荆 Vitex trifolia L.。②蔓荆《本经》Vitex trifolia L.,又名:白背木耳《岭南采药录》,小刀豆藤、白背风、白背草。”[8]

1.2.1.9 《中国医学百科全书·中医学》:“蔓荆子 始载于《神农本草经》。原名蔓荆实,又名荆子。为马鞭草科植物蔓荆 Vitex trifolia L. 或单叶蔓荆 V. trifolia L. var. simplicifolia Cham. 的果实。秋季果实成熟时采收,晒干,除去杂质。”[9]

1.2.1.10 《中国中医药学主题词表》:“蔓荆子 Fructus viticis 为成鞭草科植物单叶蔓荆或蔓荆干燥成熟果实;属辛凉解表药。C 蔓荆。”[10]

1.2.1.11 《中药志》[11]、《中药材手册》[12]、《全国中药炮制规范》[13]、《中国药材学》[14]、《全国中草药汇编》[15]、《中医大辞典·中药分册》[16]、《中华本草》[17]等现代中药著作均多以“蔓荆子”作为本药正名(参见“文献通考”)。

1.2.2 定名选择的理由

1.2.2.1 蔓荆子 Fructus viticis,系马鞭草科植物单叶蔓荆 Vitex trifolia L. var. simplicifolia Cham. 或蔓荆 Vitex trifolia L. 的干燥成熟果实。“蔓荆子”之名始见于南北朝·陶弘景

《本草经集注·草木上品》，以“蔓荆子”作为本品正名始见于元·王好古《汤液本草》，后世明·李中梓《本草征要》及清·张志聪《本草崇原》、叶桂《本草经解》等均以“蔓荆子”为正名载录本品，并一直沿用至今。

1.2.2.2　我国最新出版的《中华人民共和国药典》、《普通高等教育中医药类规划教材·中药学》以及辞书类著作《中医大辞典·中药分册》、《中药大辞典》、《中国医学百科全书·中医学》等均以“蔓荆子”作为本药正名。已经广泛应用于中医药学文献的标引和检索的《中国中医药学主题词表》也以“蔓荆子”作为本药的正式主题词。现代本草著作如《全国中草药汇编》、《中药志》、《中华本草》、《中国药材学》、《中药材手册》、《全国中药炮制规范》等均以“蔓荆子”作为本药的正名。

1.3　与正名等效的名词：无。

2　源流考释

蔓荆子（马鞭草科植物单叶蔓荆 Vitex trifolia L. var. simplicifolia Cham. 或蔓荆 Vitex trifolia L. 的干燥成熟果实）始载于汉《神农本草经》，以“蔓荆实”作为正名。如《神农本草经》卷一：“蔓荆实，味苦，微寒。主筋骨间寒热痹、拘挛，明目坚齿，利九窍，去白虫。久服，轻身、耐老，小荆实亦等。生山谷。”[18]

明代以前的本草著作大多沿用《神农本草经》之说，以“蔓荆实”作为正名记载本品。如南北朝·陶弘景《本草经集注》[1]，唐·苏敬《新修本草》[19]，宋·苏颂《本草图经》[20]、唐慎微《证类本草》[21]、寇宗奭《本草衍义》[22]，明·刘文泰《本草品汇精要》[23]、陈嘉谟《本草蒙筌》[24]、卢之颐《本草乘雅半偈》[25]等。

“蔓荆子”之名始见于南北朝·陶弘景《本草经集注·草木上品》：“蔓荆实，味苦、辛，微寒，平、温，无毒……生益州。（恶乌头、石膏。）小荆即应是牡荆，牡荆子大于蔓荆子而反呼为小荆，恐或以树形为言。复不知蔓荆树若高大尔。”[1]“蔓荆子”作为本品正名记载最早见于元·王好古《汤液本草》卷之五：“蔓荆子，气清，味辛温苦、甘，阳中之阴。太阳经药。”[2]明·李中梓《本草征要》[3]以及清代本草著作如清·张志聪《本草崇原》[4]、蒋居祉《本草择要纲目》[26]、陈士铎《本草新编》[27]、汪昂《本草易读》[28]及《本草备要》[29]、张璐《本经逢原》[30]、叶桂《本草经解》[5]、吴仪洛《本草从新》[31]、严西亭《得配本草》[32]、黄宫绣《本草求真》[33]、姚澜《本草分经》[34]、杨时泰《本草述钩元》[35]、凌奂《本草害利》[36]、陈其瑞《本草撮要》[37]、张秉成《本草便读》[38]等均沿用《汤液本草》之说，以“蔓荆子”为正名。《本草经集注》尚记载有本品异名“荆子”等，如《本草经集注·草木上品》：“牡荆实，味苦，温，无毒。主治除骨间寒热，通利胃气，止咳逆，下气。……其子殊细，正如小麻子，色青黄。荆子实小大如此也。牡荆子乃出北方，如乌豆大，正圆黑，仙术多用牡荆，今人都无识之者。”[39]

另外，《本草纲目》则在“蔓荆”项下介绍本品，但文中组方时则以“蔓荆子”为名，如《本草纲目》第三十六卷：“蔓荆《本经·上品》。【释名】［恭曰］蔓荆苗蔓生，故名。……【附方】令发长黑：蔓荆子、熊脂等分，醋调涂之。”[40]

现代本草著作如《中华人民共和国药典》、《普通高等教育中医药类规划教材·中药学》、《中医大辞典·中药分册》、《中药大辞典》、《中国医学百科全书·中医学》、《中国中医药学主题词表》、《全国中草药汇编》、《中药志》、《中华本草》、《中国药材学》、《中药材手册》、《全国中药炮制规范》等均“蔓荆子”为正名，以“荆子”为异名。同时尚记载有“京子”、“万京子”、“蔓青子”《中药材手册》[12]，“白背木耳”、“白背杨”、“水捻子”、“白布荆”《全国中草药汇编》[15]，“万荆子”《中药大辞典》[8]，“荆条子”《中国药材学》[14]等各地俗称。还记载有本品原植物“单叶蔓荆”的异名“沙荆子”、“灰枣”《中药志》[11]，“荆条子”、“沙荆”《中华本草》[17]等；原植物“蔓荆”的异名“白背木耳”、“小刀豆藤”、“白背风”、“白背草”《中药大辞典》[8]，“白布荆”、“海风柳”、“番仔埔姜”、“白背布惊”、“白叶”、“水稔子”《中华本草》[17]等。

3 附录

3.1 又称：炒蔓荆子（饮片规格名）。

3.2 俗称：京子（河南、广东），万京子（浙江、江苏、湖北），蔓青子（北京），万荆子（浙江），白背木耳，白背杨，水捻子，白布荆，荆条子。

3.3 曾称：蔓荆实《神农本草经》，荆子《本草经集注》。

3.4 原植物名称：单叶蔓荆，沙荆子、灰枣（山东），荆条子、沙荆（山东）；蔓荆，白背木耳（岭南），小刀豆藤，白背风，白背草，白布荆，海风柳，番仔埔姜（福建），白背布惊、白叶、水稔子（广东）。

4 文献通考

《神农本草经》卷一：“蔓荆实，味苦，微寒。主筋骨间寒热痹、拘挛，明目坚齿，利九窍，去白虫。久服，轻身、耐老，小荆实亦等。生山谷。《名医》曰：生河间、南阳、冤句，或平寿都乡高岸上，及田野中。八月、九月采实，阴干。案：《广雅》云：牡荆，蔓荆也；《广志》云：楚荆也。牡荆，蔓荆也。据牡、曼，声相近，故《本经》于蔓荆，不载所出州土，以其见牡荆也。今或别为二条，非。”[18]

《本草经集注·草木上品》：“蔓荆实，味苦、辛，微寒，平、温，无毒。主治筋骨间寒热，湿痹，拘挛，明目，坚齿，利九窍。去白虫、长虫。主风头痛，脑鸣，目泪出。益气，久服轻身，耐老。令人光泽，脂致，长须发。小荆实亦等。生益州。（恶乌头、石膏。）小荆即应是牡荆，牡荆子大于蔓荆子而反呼为小荆，恐或以树形为言。复不知蔓荆树若高大尔。”[1]

《本草经集注·草木上品》：“牡荆实，味苦，温，无毒。主治除骨间寒热，通利胃气，止咳逆，下气。……其子殊细，正如小麻子，色青黄。荆子实小大如此也。牡荆子乃出北方，如乌豆大，正圆黑，仙术多用牡荆，今人都无识之者。李当之《药录》乃注溲疏下云：溲疏一名阴栌，一名牡荆，一名空疏。皮白，中空，时有节。子似枸杞子，赤色，味甘、苦，冬月熟，世乃无识者。”[39]

《新修本草》卷第十二：“蔓荆实，味苦、辛，微寒，平、温，无毒。主筋骨间寒热，湿痹，拘挛，明目，坚齿，利九窍，去白虫、长虫。主风头痛，脑鸣，目泪出。益气，久服轻身能老。令人光泽，脂致，长须发。小荆实亦等。生益州。恶乌头、石膏。小荆即应是牡荆，牡荆子大于蔓荆子而反呼为小荆，恐或以树形为言。复不知蔓荆树若高大耳。【谨案】此荆子，今人呼为牡荆子者是也。其蔓荆子大，故呼牡荆子为小荆；实亦等者，言其功與蔓荆同也。蔓荆苗蔓生，故名蔓荆。生水滨，叶似杏叶而细，茎长丈余，花红白色。今人误以小荆为蔓荆，遂将蔓荆子为牡荆子也。”[19]

《本草图经》卷第十：“蔓荆实，旧不载所出州土，今近京及秦、陇、明、越州多有之。苗茎高四尺，对节生枝；初春因旧枝而生，叶类小楝，至夏盛茂；有花作穗浅红色，蕊黄白色，花下有青萼；至秋结实，斑黑如梧子许大而轻虚。八月、九月采。一说作蔓生，故名蔓荆。而今所有，并非蔓也。”[20]

《证类本草》卷第十二：“蔓荆实，味苦、辛，微寒、平、温，无毒。主筋骨间寒热，湿痹拘挛，明目坚齿，利九窍，去白虫、长虫，主风头痛，脑鸣，目泪出，益气。久服轻身耐老，令人光泽，脂致（音雉）。小荆实亦等。（恶乌头、石膏。）陶隐居云：小荆即应是牡荆。牡荆子大于蔓荆子，而反呼为小荆，恐或以树形为言，复不知蔓荆树若高大尔。唐本注云：小荆实今人呼为牡荆子者是也。其蔓荆子大，故呼牡荆子为小荆实。亦等者。言其功用与蔓荆同也。蔓荆苗蔓生，故名蔓荆。生水滨。叶似杏叶而细，茎长丈余。花红白色。”[21]

《本草衍义》卷十三：“蔓荆实，诸家所解，蔓荆、牡荆纷纠不一。经既言蔓荆，明知是蔓生，即非高木也。既言牡荆，则自是木上生者。况《汉书·郊祀志》所言“以牡荆茎为幡竿”，故知蔓荆即子大者是，又何疑焉。后条有栾荆，此即便是牡荆也。子青色，如茱萸，不合更立栾荆条。故文中云：本草不载，亦无别名，但有栾花，功用又别，断无疑焉。《注》中妄称石荆当之，其说转见穿凿。”[22]

《汤液本草》卷之五：“蔓荆子，气清，味辛温苦、甘，阳中之阴。太阳经药。《象》云：治太阳经头痛，头昏闷，除目暗，散风邪药，胃虚人勿服，恐生痰疾。拣净，杵碎用。《珍》云：凉诸经血，止头痛，主目睛内痛。《本草》云：恶乌头、石膏。”[2]

《本草品汇精要》卷之十六：“蔓荆实，无毒。蔓荆实（出《神农本经》），主筋骨间寒热湿痹拘挛，明目，坚齿利九窍，去白虫长虫，久服轻身耐老（以上朱字《神农本经》）。主风头痛，脑鸣，目泪出。益气令人光泽脂致（音雉）。小荆实亦等（以上黑字《名医》所录）。”[23]

《本草蒙筌》卷之四：“蔓荆实，味苦、辛、甘，气温、微寒。阳中之阴。无毒。不拘州土，惟盛水滨。实系蔓生，名因直述。大如梧子，色黑轻虚。依时收采阴干，炒研去衣才用。乃太阳经药，恶乌头石膏。主筋骨寒热，湿痹拘挛；理本经头痛，头沉昏闷。利关节，长发髭。通九窍去虫，散风淫明目。脑鸣仍止，齿动尤坚。久服耐老轻身，令人光泽脂致（音雉。）胃虚者禁服，恐作祸生痰。”[24]

《本草纲目》第三十六卷：“蔓荆《本经·上品》。【释名】［恭曰］蔓荆苗蔓生，故名。……【附方】令发长黑：蔓荆子、熊脂等分，醋调涂之。”[40]

《本草乘雅半偈》第二帙：“蔓荆实《本经·上品》。具筋骨人，方耐岁寒。【气味】苦，微寒，无毒。【主治】主筋骨间寒热，湿痹拘挛，明目，坚齿，利九窍，去白虫。久服轻身耐老，小荆实亦等。”[25]

《本草征要》第二卷：“蔓荆子，味苦辛，性平，无毒。入肝、膀胱二经。恶乌头、石膏。头风连于眼目、搜散无余，湿痹甚而拘挛，展舒有效。气清味辛，体轻而浮，上行而散，故所主者，皆在风木之脏，目之与筋，皆肝所主也。”[3]

《本草崇原》卷上：“蔓荆子，气味苦，微寒，无毒。主治筋骨间寒热，湿痹拘挛，明目，坚齿，利九窍，去白虫。久服轻身耐老，小荆实亦等。”[4]

《本草择要纲目·寒性药品》:“蔓荆子 【气味】苦微寒无毒。阳中之阴，入太阳经。胃虚人不可服，恐生痰疾。【主治】明目坚齿，利九窍，头痛脑鸣，目翳泪出，散风邪，凉诸经血。止目睛内痛，搜肝风，盖蔓荆实气清味辛，体轻而浮，上行而散。故所主皆头面风虚之症也。”[26]

《本草新编》卷之四：“蔓荆子，味苦、辛、甘，气温、微寒，阳中之阴，无毒。入太阳经。主筋骨寒热，湿痹拘挛，本经头痛，头沉昏闷，利关节，长发，通九窍，去虫，散风淫，明目，耳鸣乃止，齿动尤坚。此物散而不补，何能轻身耐老。胃虚因不可用，气血弱衰者，尤不可频用也。”[27]

《本草易读》卷七：“蔓荆子，去蒂下白膜，打碎用之，或酒蒸。恶乌头、石膏。辛，平，无毒。明目坚齿，凉血搜风。解风寒头痛脑痛，除筋骨湿痹拘挛。长须发而利关窍，治痫疾而杀百虫。血虚头痛及胃虚者忌之。”[28]

《本草备要·木部》：“蔓荆子，轻宣，散上部风热，辛苦微寒、轻浮升散。入足太阳、阳明、厥阴（膀胱、胃、肝）经。搜风凉血，通利九窍。治湿痹拘挛，头痛脑鸣（太阳脉络于脑），目赤齿痛（齿虽属肾，为骨之余。而上龈属足阳明，下龈属手阳明。阳明风热上攻，则动摇肿痛），头面风虚之证。明目固齿，长发泽肌。”[29]

《本经逢原》卷三：“蔓荆子，苦辛温，无毒。《本经》主筋骨间寒热湿痹，拘挛，明目，坚齿，利九窍，去白虫。发明，蔓荆子入足太阳，体轻而浮，故治筋骨间寒热湿痹拘急。上行而散，故能明目，坚齿，利九窍，去白虫，及风寒目痛，头面风虚之证。然胃虚人不可服，恐助痰湿为患也。凡头痛目痛，不因风邪而血虚有火者禁用；瞳神散大尤忌。”[30]

《本草经解》卷三：“蔓荆子，气微寒。味苦。无毒。主筋骨间。寒热湿痹拘挛。明目坚齿。利九窍。去白虫。久服轻身耐老。”[5]

《本草从新》卷九：“蔓荆子，轻宣、散上部风。味苦辛平。轻浮升散而搜风。通利九窍。治湿痹拘挛。头痛脑鸣。（太阳脉络于脑。）目痛齿痛。”[31]

《得配本草》卷七：“蔓荆子，恶乌头、石膏。辛、苦、微温。入足太阳、厥阴经气分。搜肝风，祛寒湿，除头痛，止睛疼，利九窍，杀白虫，治湿痹拘挛，疗脑鸣齿痛。配马蔺，治喉痹口噤。配蒺藜，治皮痹不仁。”[32]

《本草求真》卷三：“蔓荆子（灌木），散筋骨间寒湿，除头面风寒。蔓荆子，（专入膀胱。兼入胃肝。）辛苦微温。书言主治太阳膀胱，兼理足阳明胃足厥阴肝。”[33]

《本草分经·原例》：“蔓荆子，苦辛平，升散搜风，通利九窍，治头面风虚之症。”[34]

《本草述钩元》卷二十四：“蔓荆子，其枝小弱如蔓，故名。气味苦辛，微凉，气清味薄，阳中之阴，入手足太阳经。主治凉诸经血，益气明目，利关节及九窍，治筋骨间寒热，湿痹拘挛，搜肝风，散风邪。”[35]

《本草害利·胃部药队》：“蔓荆子。【害】头痛目痛，不因风邪，而于血虚有火者忌之。胃虚人不可服，恐生痰疾。【利】苦辛平，入胃、肝、胆、膀胱四经。搜头风，除湿痹。”[36]

《本草撮要》卷二：“蔓荆子，味辛甘微凉。入足太阳厥阴经。功专凉诸经血。明目搜肝风。得皂荚、蒺藜治皮痹不仁。得羌活、防风治风热头痛。血虚有火者慎用。恶石膏、乌头。”[37]

《本草便读·木部》：“蔓荆子，宣肺家风热于上焦。头目均沾清利益。散肝脏湿淫于肌表。功能皆赖苦辛平。（蔓荆子辛苦性平。虽属子而体质轻浮。入肺经上行宣散。故能清利头目。解表疏风。能搜肝风者。不特风气通于肝即风药亦能入肝也。又能治湿者。风能胜湿也。）”[38]

《中药志》：“蔓荆子　本品为常用中药。商品为马鞭草科植物单叶蔓荆和三叶蔓荆的干燥带宿萼的果实。……【原植物】1. 单叶蔓荆　别名：沙荆子、灰枣（山东）。Vitex rotundifolia L. ——马鞭草科 Verbenaceae. 2. 三叶蔓荆　别名：白布荆（广东）、水稔子（云南）。Vitex trifolia L. f. ——马鞭草科 Verbenaceae.”[11]

《中药材手册》：“蔓荆子（《纲目》名蔓荆，列入木部灌木类）本品为马鞭草科植物单叶蔓荆 Vitex trifolia L. var. simplicifolia Cham. 或蔓荆 Vitex trifolia L. 的干燥成熟果实。原植物系落叶灌木，多野生于海滨及湖畔等处。【别名】京子（河南、广东）、万京子、（浙江、江苏、湖北）、蔓青子（北京）。”[12]

《全国中草药汇编》：“蔓荆子　别名：白背木耳、白背杨、水捻子、白布荆。来源：为马鞭草科牡荆属植物单叶蔓荆 Vitex rotundifolia L. 或蔓荆 V. trifolia L. 的成熟果实。”[15]

《中药大辞典》：“蔓荆子《本草经集注》【异名】蔓荆实《本经》，荆子《本草经集注》，万荆子《浙江中药手册》，蔓青子《中药材手册》。【基原】为马鞭草科植物单叶蔓荆或蔓荆的果实。【原植物】①单叶蔓荆 Vitex trifolia L.。②蔓荆《本经》Vitex trifolia L.，又名：白背木耳《岭南采药录》，小刀豆藤、白背风、白背草。”[8]

《中医大辞典·中药分册》：“蔓荆子　出《本草经集注》。为马鞭草科植物单叶蔓荆 Vitex rotundifolia L. 或蔓荆 V. trifolia L. 的果实。主产山东、浙江、江西、福建等地。”[16]

《中国医学百科全书·中医学》：“蔓荆子　始载于《神农本草经》。原名蔓荆实，又名荆子。为马鞭草科植物蔓荆 Vitex trifolia L. 或单叶蔓荆 V. trifolia L. var. simplicifolia Cham. 的果实。秋季果实成熟时采收，晒干，除去杂质。”[9]

《全国中药炮制规范》：“蔓荆子　［处方用名］蔓荆子、炒蔓荆子。【来源】本品为马鞭草科植物单叶蔓荆 Vitex trifolia L. var. simplicifolia Cham. 或蔓荆 Vitex trifolia L. 的干燥成熟果实。多系野生。主产于山东、江西、福建等地。秋季果实成熟时采收，除去杂质、干燥。药材以粒大、饱满、气味浓者为佳。”[13]

《中国药材学》：“蔓荆子　【别名】荆条子，京子，白布荆。【来源】本品为马鞭草科植物单叶蔓荆 Vitex trifolia L. var. simplicifolia Cham.（V. rotundifolia L.）的果实。”[14]

《中国中医药学主题词表》：“蔓荆子 Fructus viticis　为成鞭草科植物单叶蔓荆或蔓荆干燥成熟果实；属辛凉解表药。C 蔓荆。”[10]

《普通高等教育中医药类规划教材·中药学》：“蔓荆子《本经》为马鞭草科落叶小灌木植物单叶蔓荆 Vitex trifolia L. var. simplicifolia Cham. 或蔓荆 Vitex trifolia L. 的成熟果实。主产于山东、江西、浙江及福建等地。多系野生。夏季采收，阴干、生用或炒用。”[7]

《中华本草》：“蔓荆子《本草经集注》【异名】蔓荆实《本经》，荆子《本草经集注》，万荆子《浙江中药手册》，蔓青子《中药材手册》。……【来源】为马鞭草科植物单叶蔓荆和蔓荆的果实。【原植物】1. 单叶蔓荆 Vitex trifolia L. var. simplicifolia Cham. [V. rotundifolia L. f.; V. ovata Thunb.] 又名荆条子、沙荆《山东经济植物》。2. 蔓荆 Vitex trifolia L. 又名：白背木耳《岭南采药录》，白布荆、海风柳《中国高等植物图鉴》，番仔埔姜（福建），白背布惊、白叶、水稔子（广东）。”[17]

《中华人民共和国药典》：“蔓荆子 Fructus viticis　本品为马鞭草科植物单叶蔓荆 Vitex trifolia L. var. simplicifolia Cham. 或蔓荆 Vitex trifolia L. 的干燥成熟果实。秋季果实成熟时采收，除去杂质，晒干。”[6]

5　参考文献

1 南北朝·陶弘景．本草经集注．北京：人民卫生出版社，1994，252
2 元·王好古．汤液本草．见：景印文渊阁四库全书（745）．北京：中医古籍出版社，1986，976
3 明·李中梓．本草征要．见：李中梓医学全书．北京：中国中医药出版社，1999，136
4 清·张志聪．本草崇原．北京：中国中医药出版社，1992，35
5 清·叶桂．本草经解．上海：上海科学技术出版社，1958，76
6 国家药典委员会．中华人民共和国药典．一部．北京：化学工业出版社，2000，297
7 雷载权主编．普通高等教育中医药类规划教材·中药学．上海：上海科学技术出版社，199，44
8 江苏新医学院．中药大辞典．上海：上海科学技术出版社，1977，2541
9 《中医学》编辑委员会．中国医学百科全书·中医学．上海：上海科学技术出版社，1997，979
10 吴兰成主编．中国中医药学主题词表．北京：中医古籍出版社，1996，246
11 中国医学科学院药物研究所等．中药志．第三册．北京：人民卫生出版社，1993，679
12 中华人民共和国卫生部药政管理局．中药材手册．北京：人民卫生出版社，1998，389
13 中华人民共和国卫生部药政管理局．全国中药炮制规范．北京：人民卫生出版社，1988，203
14 徐国钧等主编．中国药材学．北京：中国医药科技出版社，1996，1147
15 《全国中草药汇编》编写组．全国中草药汇编．上册．北京：人民卫生出版社，1996，930
16 《中医大辞典》编辑委员会．中医大辞典·中药分册．北京：人民卫生出版社，1982，394
17 国家中医药管理局《中华本草》编委会．中华本草．第六册．上海：上海科学技术出版社，1999，604
18 汉·神农本草经．清顾观光重辑本．北京：人民卫生出版社，1955，44
19 唐·苏敬等撰．新修本草．合肥：安徽科学技术出版社，1981，308
20 宋·苏颂．本草图经．合肥：安徽科学技术出版社，1994，335
21 宋·唐慎微．证类本草．北京：人民卫生出版社，1957，303
22 宋·寇宗奭．本草衍义．上海：商务印书馆，1937，75
23 明·刘文泰．本草品汇精要．北京：人民卫生出版社，1982，471
24 明·陈嘉谟．本草蒙筌．北京：人民卫生出版社，1988，241
25 明·卢之颐．本草乘雅半偈．北京：人民卫生出版社，1986，121
26 清·蒋居祉．本草择要纲目．见：珍本医书集成（二）．上海：上海科学技术出版社，1985，38
27 清·陈士铎．本草新编．北京：中国中医药出版社，1996，219
28 清·汪昂．本草易读．北京：人民卫生出版社，1987，311
29 清·汪昂．本草备要．北京：中国中医药出版社，1998，146
30 清·张璐．本经逢原．上海：上海科学技术出版社，1959，189
31 清·吴仪洛．本草从新．北京：中医古籍出版社，2001，129

32 清·严西亭. 得配本草. 上海：上海卫生出版社，1957，31
33 清·黄宫绣. 本草求真. 上海：上海科学技术出版社，1959，96
34 清·姚澜. 本草分经. 上海：上海科学技术出版社，1989，180
35 清·杨时泰. 本草述钩元. 上海：科技卫生出版社，1958，537
36 清·凌奂. 本草害利. 北京：中医古籍出版社，1982，108
37 清·陈其瑞. 本草撮要. 见：珍本医书集成（二）. 上海：上海科学技术出版社，1985，36
38 清·张秉成. 本草便读. 上海：上海卫生出版社，1957，57
39 南北朝·陶弘景. 本草经集注. 北京：人民卫生出版社，1994
40 明·李时珍. 本草纲目. 北京：人民卫生出版社，1982，2124

473 榧子

Feizi

Semen Torreyae

1 定名依据

1.1 正名

1.1.1 汉文名：榧子（红豆杉科植物榧 Torreya grandis Fort. 的干燥成熟种子）。

1.1.2 英文名：grand torreya seed.

1.2 依据

1.2.1 定名的文献依据

1.2.1.1 《新修本草》卷第十六："彼子，味甘，温，有毒……【谨案】此彼字，当木傍作柀，仍音披，木实也，误入虫部。《尔雅》云：柀一名杉，叶似杉，木如柏，肌软，子名榧子，陶于木部出之，此条宜在果部中也。"[1]

1.2.1.2 《饮膳正要》卷三："榧子，味甘，无毒。主五痔，去三虫，蛊毒鬼疰。"[2]

1.2.1.3 《本草征要》卷四："榧子，味甘，性平，无毒。入肺经。反绿豆。杀百种之虫，手到而痊，疗五般之痔，频尝则愈。消谷食而治咳，助筋骨而壮阳。东坡诗云：'驱除三彭虫，已我心腹疾。'指其杀虫也。不问何虫，但空腹食榧子二十一枚，七日而虫下，轻者，两日即下矣。丹溪云，榧子肺家果也。多食则引火入肺、大肠受伤。"[3]

1.2.1.4 《本草从新》卷十："榧子，杀虫。甘涩而平。杀虫。（小儿黄瘦有虫积者、宜食之。）疗痔消积。丹溪曰。此肺家果也。多食引火入肺。大肠受伤。反绿豆。（好食茶叶面黄者、每日食榧子七枚、以愈为度。）"[4]

1.2.1.5 《本草撮要》卷三："榧子，味甘涩平。入手足阳明经。功专杀虫消积。多食引火入肺。反绿豆。寇氏云多食润肠。"[5]

1.2.1.6 《中华人民共和国药典》："榧子 Semen torreyae　本品为红豆杉科植物榧 Torreya grandis Fort. 的干燥成熟种子。秋季种子成熟时采收，除去肉质假种皮，洗净，晒干。"[6]

1.2.1.7 《普通高等教育中医药类规划教材·中药学》："榧子《别录》为红豆杉科常绿乔木植物榧树 Torreya grandis Fort. 的成熟种子。主产于安徽、福建、江苏、浙江、湖南、湖北等地。秋季种子成熟时采收，除去肉质假种皮，取出种子，洗净，晒干。生用或炒用。”[7]

1.2.1.8 《中药大辞典》：“榧子《唐本草》【异名】彼（柀）子《本经》，榧实《别录》，罴子（陶弘景），玉山果《东坡诗集》，赤果、玉榧《日用本草》。【基原】为红豆杉科植物榧的种子。【原植物】榧《别录》Torreya grandis Fort.，又名：野杉《纲目》，香榧、木榧。”[8]

1.2.1.9 《中国中医药学主题词表》：“榧子 Semen torreyae 为红豆杉科植物榧的干燥成熟种子；属驱虫药（中药）。C 榧。”[9]

1.2.1.10 《中国医学百科全书·中医学》：“榧子 始载于《神农本草经》。原名彼子，又名榧实、罴子、玉榧。为红豆杉科植物香榧 Torreya grandis Fort. ex Lindl. 的种子。主产于中国浙江、湖北、江苏省。”[10]

1.2.1.11 《中药志》[11]、《中药材手册》[12]、《全国中草药汇编》[13]、《中医大辞典·中药分册》[14]、《全国中药炮制规范》[15]、《中国药材学》[16]、《中华本草》[17]等现代中药著作均以“榧子”作为本药正名（参见“文献通考”）。

1.2.2 定名选择的理由

1.2.2.1 榧子 Semen torreyae，系红豆杉科植物榧 Torreya grandis Fort. 的干燥成熟种子。“榧子”一名最早见于《尔雅》，本草著作始见于唐·苏敬等撰《新修本草》。“榧子”作为本草正名始见于元·忽思慧《饮膳正要》，此后本草著作多有沿用，如明·李中梓《本草征要》，清·吴仪洛《本草从新》、陈其瑞《本草撮要》等，并一直沿用至今。

1.2.2.2 我国最新出版的《中华人民共和国药典》、《普通高等教育中医药类规划教材·中药学》以及辞书类著作《中医大辞典·中药分册》、《中药大辞典》、《中国医学百科全书·中医学》等均以“榧子”作为本药正名。已经广泛应用于中医药学文献的标引和检索的《中国中医药学主题词表》也以“榧子”作为本药的正式主题词。现代本草著作如《中药志》、《中药材手册》、《全国中草药汇编》、《全国中药炮制规范》、《中国药材学》、《中华本草》等均以“榧子”作为本药的正名。

1.3 与正名等效的名词：无。

2 源流考释

榧子（红豆杉科植物榧 Torreya grandis Fort. 的干燥成熟种子）本草著作始载于汉《神农本草经》，以“彼子”作为正名。如《神农本草经》卷三：“彼子，味甘，温。主腹中邪气，去三虫、蛇螫、蛊毒、鬼注、伏尸。生山谷。”[18]

后世本草著作也有以“彼子”为正名记载本品者。如南北朝·陶弘景《本草经集注》[19]，唐·苏敬《新修本草》[1]，宋·唐慎微《证类本草》[20]，清·叶志诜《神农本草经赞》[21]等。

古代本草著作除以“彼子”为正名记载外，更多本草著作及方书以“榧实”为正名记载本品。如魏晋《名医别录》[22]，南北朝·陶弘景《本草经集注》[18]，唐·苏敬《新修本草》[1]、孙思邈《千金翼方》[23]，宋·寇宗奭《本草衍义》[24]，明·刘文泰《本草品汇精要》[25]、李时珍《本草纲目》[26]、缪希雍《炮炙大法》[27]，清·汪昂《本草备要》[28]、严西亭《得配本草》[29]、黄宫绣《本草求真》[30]等，但在记述中有时也以“榧子”为正名，如《本草求真》卷六：“榧实（夷果），润肺杀虫化水。榧实（专入肺），甘涩微苦。体润而滑。性平无毒。……（好食茶叶面黄，每日食榧子七枚，以愈为度。治寸白虫，日食榧子七枚，满七日，虫皆化为水。）”[30]

“榧子”一名最早见于《尔雅》，如《新修本草》卷第十六曰：“彼子，味甘，温，有毒……【谨案】此彼字，当木傍作柀，仍音披，木实也，误入虫部。《尔雅》云：柀一名杉，叶似杉，木如柏，肌软，子名榧子，陶于木部出之，此条宜在果部中也。”[1]“榧子”作为本草正名记载最早则见于元·忽思慧《饮膳正要》，如《饮膳正要》卷三：“榧子，味甘，无毒。主五痔，去三虫，蛊毒鬼疰。”[2]明、清时期的本草及炮制、药性等著作则多沿用此说，以“榧子”为正名记载本品，如明·李中梓《本草征要》[3]，日本稻宣义《炮炙全书》[32]，清·陈士铎《本草新编》[31]、张璐《本经逢原》[33]、吴仪洛《本草从新》[4]、沈金鳌《要药分剂》[34]、耿世珍《本草纲目别名录》[35]、姚澜《本草分经》[36]、陈其瑞《本草撮要》[5]、张秉成《本草便读》[37]等等。

同时古代著作尚引载有“柀子”《新修本草》，“赤果”、“玉榧”（《本草纲目》引《日用本草》），“玉山果”（《本草纲目》引《东坡诗集》）等异名。值得注意的是，在《本草经集注》[19]、《新修本草》[1]、《证类本草》[20]等中同时以“彼子”、“榧实”为正名记载，误作两物，且部分本草著作将“彼子”列入虫部，可能是不了解“彼”与“榧”之间的文字演变关系所致。

现代本草著作如《中华人民共和国药典》、《普通高等教育中医药类规划教材·中药学》、《中医大辞典·中药分册》、《中药大辞典》、《中国医学百科全书·中医学》、《中国中医药学主题词表》、《全国中草药汇编》、《中药志》、《中华本草》、《中国药材学》、《中药材手册》、《全国中药炮制规范》等均以“榧子”为正名，同时尚记载有“木榧”《中药材手册》[12]，“香榧”、“榧树”、“玉榧”、“野杉”《全国中草药汇编》[13]，“罴子”《中药大辞典》[8]，“野杉子”《中国药材学》[16]，榧子仁《全国中药炮制规范》[15]等各地俗称以及“圆榧”、“臭榧”、“榧树”《中药志》，“钝叶榧树”、“小果榧树”、“凹叶榧”、“苏榧”《中华本草》等本品原植物的异名。还记载有本品原植物“榧”的异名“木榧”、“圆榧”、“臭榧”、“香榧”、“野杉”《中药志》[11]，“钝叶榧树”、“小果榧树”、“凹叶榧”、“苏榧”《中华本草》[17]等。

3 附录

3.1 又称：炒榧子仁（饮片规格名）。

3.2 俗称：木榧（浙江），野杉子（江西），香榧，榧树，罴子，榧子仁。

3.3 曾称：彼子《神农本草经》，榧实《名医别录》，柀子《新修本草》，玉山果《东坡诗集》，赤果、玉榧《日用本草》。

3.4 原植物名称：榧，木榧、圆榧、臭榧（浙江），香榧、野杉（浙江、江西），钝叶榧树、小果榧树，凹叶榧，苏榧（安徽黄山）。

4 文献通考

《神农本草经》卷三：“彼子，味甘，温。主腹中邪气，去三虫、蛇螫、蛊毒、鬼注、伏尸。生山谷。”[19]

《名医别录》卷第二：“榧实，味甘，无毒。主治五痔，去三虫，蛊毒，鬼注。生永昌。”[22]

《本草经集注·草木下品》：“榧实，味甘。主治五痔，去三虫，蛊毒，鬼疰。生永昌。今出东阳诸郡，食其子，乃言治寸白虫。不复有余用，不入药方，疑此与后虫品彼子治说符同。”[19]

《本草经集注》：“彼子，味甘，温，有毒。主治腹中邪气，去三虫，蛇螫，虫毒，鬼疰，伏尸。生永昌山谷。方家从来无用此者，古今诸医及药家，了不复识，又一名罴子，不知其形何类也。于五行，以一补身，不死命神。”[19]

《新修本草》卷第十四：“榧实，味甘，无毒。主五痔，去三虫，蛊毒，鬼疰。生永昌。今出东阳诸郡，食其子，乃言疗寸白虫。不复有余用，不入药方，疑此与前虫品彼子疗说符同。【谨案】此物是虫部中彼子也。《尔雅》云：彼杉也，其树大连抱，高数仞，叶似杉，其树如柏，作松理，肌细软，堪为器用也。”[1]

《新修本草》卷第十六：“彼子，味甘，温，有毒，主腹中邪气，去三虫，蛇螫，蛊毒，鬼疰，伏尸。生永昌山谷。方家从来无用此者，古今诸医及药家，了不复识，又一名罴子，不知其形何类也。【谨案】此彼字，当木傍作柀，仍音披，木实也，误入虫部。《尔雅》云：柀一名杉，叶似杉，木如柏，肌软，子名榧子，陶于木部出之，此条宜在果部中也。”[1]

《千金翼方》卷第三：“榧实，味甘，无毒，主五痔，去三虫，蛊毒鬼疰。生永昌。”[23]

《证类本草》卷第十四：“榧（音匪）实，味甘，无毒。主五痔，去三虫蛊毒，鬼疰。生永昌。陶隐居云：今山东阳诸郡，食其子，疗寸白虫。唐本注云：此物是虫部中彼子也。《尔雅》云：柀，杉也。其树大连抱，高数仞。叶似杉，其木如柏，作松理，肌细软，堪为器用也。今注彼子与此殊类，既未知所用，退入有名无用。臣禹锡等谨按孟诜云：平。多食一、二升，佳。不发病，令人能食消谷，助筋骨，行营卫，明目轻身。食疗云治寸白虫，日食七颗，七日满，其虫皆化为水。外台秘要治白虫。榧子一百枚，去皮，只然啖之，能食尽佳。不然，啖五十枚亦得。经宿虫消下。衍义曰：榧实，大如橄榄，壳色紫褐而脆，其中子有一重粗黑衣，其仁黄白色，嚼久渐甘美。五痔人常如果食之，愈。过多则滑肠。”[20]

《证类本草》卷三十：“彼子，味甘，温，有毒。主腹中邪气，去三虫，蛇螫，蛊毒，鬼疰，伏尸。生永昌山谷。陶隐居云：方家从来无用此者，古今诸医及药家，了不复识。又一名罴子，不知其形何类也。唐本注云：此彼字，当木旁作皮。柀，仍音披，木实也，误入虫部。《尔雅》云：柀，一名杉。叶似杉，木如柏，肌软，子名榧子，陶于木部出之，此条宜在果部中也。今注陶隐居不识，《唐本》注以为榧实。今据木部下品，自有榧实一条。而彼子又在虫鱼部中，虽同出永昌，而主疗稍别。古今未辨，两注不明，今移入于此卷末，以俟识者。”[20]

《本草衍义》卷十五：“榧实，大如橄榄，壳色紫褐而脆，其中子有一重粗黑衣，其仁黄白色，嚼久渐甘美。五痔人常如果食之，愈。过多则滑肠。”[24]

《饮膳正要》卷三：“榧子，味甘，无毒。主五痔，去三虫，蛊毒鬼疰。”[2]

《本草品汇精要》卷之三十四：“榧实，无毒，植生。榧（音匪）实，主五痔，去三虫，蛊毒鬼疰（《名医》所录）。”[25]

《本草纲目》第三十一卷：“榧实《别录·下品》。【校正】时珍曰：《别录》木部有榧实，又有棑华。《神农本草》鱼虫部有柀子，宋《开宝本草》退柀子入有名未用。今据苏恭之说，合并于下。【释名】柀子（音彼。《神农》）、赤果《日用》、玉榧《日用》、玉山果。时珍曰：榧亦作棑，其木名文木，斐然章采，故谓之榧。信州玉山县者为佳。故苏东坡诗云：彼美玉山果，粲为金盘实。柀子见下。瑞曰：土人呼为赤果，亦曰玉榧。【集解】《别录》曰：榧实生永昌。彼子生永昌山谷。”[26]

《炮炙大法·木部》：“榧实（同鹅肉食，生断节风，又上壅人皮，反绿豆，能杀人，忌火气）。”[27]

《本草征要》卷四：“榧子，味甘，性平，无毒。入肺经。反绿豆。杀百种之虫，手到而痊，疗五般之痔，频尝则愈。消谷食而治咳，助筋骨而壮阳。东坡诗云：‘驱除三彭虫，已我心腹疾。’指其杀虫也。不问何虫，但空腹食榧子二十一枚，七日而虫下，轻者，两日即下矣。丹溪云，榧子肺家果也。多食则引火入肺、大肠受伤。”[3]

《本草新编》卷五：“榧子，味甘、少涩，气温。入胃、脾、大肠之经，又入肺。主五痔，杀三虫，坚筋骨，调荣卫。药笼中断不可缺之品。杀蛔虫，而又不损气血，用之实能奏功。惟有火病肠滑者不宜，然暂服一二次，亦复何害。按：榧子杀虫尤胜，但从未有用入汤药者，切片用之至妙。此物吴越最多。余用入汤剂，虫痛者立时安定。亲试屡验，故敢告人共用也。或疑榧子过于杀虫，未有杀虫之品而不耗气血者。吾谓凡杀虫之物，多伤气血，惟榧子不然。以榧子杀虫于无形也。无形之味，杀寓于生之中，虫不知其杀，而贪食丧生自死耳，脏腑正无伤也。脏腑既无所伤，气血又何伤之有。”[31]

《炮炙全书》卷二：“榧子，涩甘，平，榧子皮，反绿豆，能杀人。”[32]

《本草备要·果部》：“榧实，润肺，甘涩。润肺，（《本草》未尝言润，然润剂也。故寇氏云：多食润肠）杀虫。（有虫积者，宜上旬日日食之，食一斤，虫乃绝。）”[28]

《本经逢原》卷三：“榧子，甘涩温有毒。《本经》主腹中邪气，去三虫，蛇螫蛊毒，鬼疰伏尸。发明，榧实，肺家果也。性温散气，故能去腹中邪气。三虫诸疾，火炒食之。引火入肺，多食则大肠受伤。小儿黄瘦有虫积者宜食，与使君子同功。观《本经》主治可知。”[33]

《本草从新》卷十：“榧子，杀虫。甘涩而平。杀虫。（小儿黄瘦有虫积者、宜食之。）疗痔消积。丹溪曰。此肺家果也。多食引火入肺。大肠受伤。反绿豆。（好食茶叶面黄者、每日食榧子七枚、以愈为度。）”[4]

《得配本草》卷六：“榧实，反绿豆，能杀人。甘、涩、平。入手太阴经气分。助筋骨，行营卫，润肺气，助阳道，去虫蛊，消谷食。配芜荑、杏仁、肉桂，蜜丸含咽，治口咽痛痒。去壳衣蒸用，生嚼亦可。多食引火入肺，大肠受伤。忌同鹅肉食。（生断节风。）”[29]

《本草求真》卷六：“榧实（夷果），润肺杀虫化水。榧实（专入肺），甘涩微苦。体润而滑。性平无毒。按据诸书有言。气味苦寒，能泻湿热，为肺家之果。又云性温散气，能去腹中邪气，及杀诸虫，皆无定论。余按榧实甘润，是其本质。凡肺不润而燥者，得此则宜。故有解燥除热之功。……（好食茶叶面黄，每日食榧子七枚，以愈为度。治寸白虫，日食榧子七枚，满七日，虫皆化为水。）”[30]

《要药分剂》卷九："榧子，味甘，性涩，无毒。禀土气以生。降也，阴也，反绿豆。【主治】主五痔，去三虫，蛊毒（别录），疗寸白虫，治咳嗽白浊，助阳道（弘景）。多食滑肠，五痔人宜之（寇氏）。【归经】入肺经，为涤除肠胃邪恶之品（惟润肺故治嗽）。【前论】李梃曰，榧子之功，总不外润肺杀虫二种。故小儿有好食茶叶面黄者，日食榧子七枚，以愈为度。"[34]

《本草纲目别名录·本草纲目释名·草部（中）》："榧子（柀子、玉榧、赤果、玉山果）。"[35]

《本草分经·原例》："榧子，甘涩平，杀虫消积，多食引火入肺，使大肠受伤。"[36]

《神农本草经赞》卷三下经："彼子，味甘温。主腹中邪气，去三虫，蛇螫蛊毒，鬼注伏尸，生山谷。(彼当作柀即榧实)"[21]

《本草撮要》卷三："榧子，味甘涩平。入手足阳明经。功专杀虫消积。多食引火入肺。反绿豆。寇氏云多食润肠。"[5]

《本草便读·果部》："榧子，功可杀虫润肺。性属味甘气温。（榧子肺家果也。味甘平。微温。质润。善杀虫。能润肺。多食滑大肠。如因虫蚀肺脏咳嗽。或虫蚀于肛。致成痔漏诸证。皆可用之。凡杀虫药皆苦。惟此与使君子皆甘润不伤脾胃耳。）"[37]

《中药志》："榧子　本品为较常用中药。商品为紫杉科植物榧的干燥成熟种子。……【原植物】榧　别名：木榧、圆榧、臭榧（浙江）、香榧、野杉（浙江、江西）。Torreya grandis Fort. ——紫杉科 Taxaceae."[11]

《中药材手册》："榧子（《纲目》名榧实，列入果部夷果类）本品为红豆杉科植物榧 Torreya grandis Fort. 的干燥成熟种子。原植物系常绿乔木，野生与栽培均有。榧子有木榧（圆榧）及香榧两种，木榧多供药用；香榧种子尖长而小，味香涩，多供食用，不入药。【别名】木榧（浙江）。"[12]

《全国中草药汇编》："榧子　别名：香榧、榧树、玉榧、野杉、柀子。来源：为红豆杉科榧属植物榧 Torreya grandis Fort.，以种子入药。"[13]

《中药大辞典》："榧子《唐本草》【异名】彼（柀）子《本经》，榧实《别录》，罴子（陶弘景），玉山果《东坡诗集》，赤果、玉榧《日用本草》。【基原】为红豆杉科植物榧的种子。【原植物】榧《别录》Torreya grandis Fort.，又名：野杉《纲目》，香榧、木榧。"[8]

《中医大辞典·中药分册》："榧子　出《新修本草》。为红豆杉科植物香榧 Torreya grandis Fort. 的种子。主产浙江、湖北、江苏；安徽、湖南、江西、福建亦产。"[14]

《中国医学百科全书·中医学》："榧子　始载于《神农本草经》。原名彼子，又名榧实、罴子、玉榧。为红豆杉科植物香榧 Torreya grandis Fort. ex Lindl. 的种子。主产于中国浙江、湖北、江苏省。"[10]

《全国中药炮制规范》："榧子　［处方用名］榧子仁、炒榧子仁。【来源】本品为红豆杉科植物榧 Torreya grandis Fort. 的干燥成熟种子。野生或栽培。主产于浙江、湖北、江苏等地。冬季种子成熟时采摘，除去肉质外皮，取出种子、干燥。药材以个大、饱满、种仁黄白色、不泛油、不破碎者为佳。"[15]

《中国药材学》："榧子　【别名】玉榧，木榧（浙江），野杉子（江西）。【来源】本品为红豆杉科植物香榧 Torreya grandis Fort. ex Lindl. 的种子。"[16]

《中国中医药学主题词表》：“榧子 Semen torreyae　为红豆杉科植物榧的干燥成熟种子；属驱虫药（中药）。C 榧。”[9]

《普通高等教育中医药类规划教材·中药学》：“榧子《别录》为红豆杉科常绿乔木植物榧树 Torreya grandis Fort. 的成熟种子。主产于安徽、福建、江苏、浙江、湖南、湖北等地。秋季种子成熟时采收，除去肉质假种皮，取出种子，洗净，晒干。生用或炒用。”[7]

《中华本草》：“榧子《新修本草》【异名】彼子《本经》，榧实《别录》，柀子《新修本草》，玉山果《东坡诗集》，赤果、玉榧《日用本草》，香榧《现代实用中药》，野杉子（南药《中草药学》）。……【来源】为红豆杉科植物榧的种子。【原植物】榧 Torreya grandis Fort. ex Lindl.［Torreya grandis Fort. var. dielsii Hu］又名：《尔雅》，野杉《纲目》，钝叶榧树、小果榧树《中国树木分类学》，凹叶榧《中国裸子植物志》，苏榧（安徽黄山）。”[17]

《中华人民共和国药典》：“榧子 Semen torreyae　本品为红豆杉科植物榧 Torreya grandis Fort. 的干燥成熟种子。秋季种子成熟时采收，除去肉质假种皮，洗净，晒干。”[6]

5　参考文献

1　唐·苏敬等撰. 新修本草. 合肥：安徽科学技术出版社，1981，430

2　元·忽思慧. 饮膳正要. 北京：中国书店，1985，40

3　明·李中梓. 本草征要. 见：李中梓医学全书. 北京：中国中医药出版社，1999，145

4　清·吴仪洛. 本草从新. 北京：中医古籍出版社，2001，146

5　清·陈其瑞. 本草撮要. 见：珍本医书集成（二）. 上海：上海科学技术出版社，1985，51

6　国家药典委员会. 中华人民共和国药典. 一部. 北京：化学工业出版社，2000，299

7　雷载权主编. 普通高等教育中医药类规划教材·中药学. 上海：上海科学技术出版社，1995，181

8　江苏新医学院. 中药大辞典. 上海：上海科学技术出版社，1977，2523

9　吴兰成主编. 中国中医药学主题词表. 北京：中医古籍出版社，1996，102

10　《中医学》编辑委员会. 中国医学百科全书·中医学. 上海：上海科学技术出版社，1997，1280

11　中国医学科学院药物研究所等. 中药志. 第三册. 北京：人民卫生出版社，1993，657

12　中华人民共和国卫生部药政管理局. 中药材手册. 北京：人民卫生出版社，1998，386

13　《全国中草药汇编》编写组. 全国中草药汇编. 下册. 北京：人民卫生出版社，1996，657

14　《中医大辞典》编辑委员会. 中医大辞典·中药分册. 北京：人民卫生出版社，1982，392

15　中华人民共和国卫生部药政管理局. 全国中药炮制规范. 北京：人民卫生出版社，1988，200

16　徐国钧等主编. 中国药材学. 北京：中国医药科技出版社，1996，1207

17　国家中医药管理局《中华本草》编委会. 中华本草. 第二册. 上海：上海科学技术出版社，1999，346

18　汉·神农本草经. 清顾观光重辑本. 北京：人民卫生出版社，1955，69

19　南北朝·陶弘景. 本草经集注. 北京：人民卫生出版社，1994，375

20　宋·唐慎微. 证类本草. 北京：人民卫生出版社，1957，356

21　清·叶志诜. 神农本草经赞. 见：珍本医书集成（二）. 上海：上海科学技术出版社，1985，158

22　魏晋·名医别录. 北京：人民卫生出版社，1986，197

23　唐·孙思邈. 千金翼方. 北京：人民卫生出版社，1955，39

24　宋·寇宗奭. 本草衍义. 上海：商务印书馆，1937，86

25 明·刘文泰. 本草品汇精要. 北京：人民卫生出版社，1982，804
26 明·李时珍. 本草纲目. 北京：人民卫生出版社，1982，1826
27 明·缪希雍. 炮炙大法. 明末庄继先校刻本
28 清·汪昂. 本草备要. 北京：中国中医药出版社，1998，186
29 清·严西亭. 得配本草. 上海：上海卫生出版社，1957，17
30 清·黄宫绣. 本草求真. 上海：上海科学技术出版社，1959，253
31 清·陈士铎. 本草新编. 北京：中国中医药出版社，1996，248
32 ［日］稻宣义. 炮炙全书. 北京：中医古籍出版社，1981，98
33 清·张璐. 本经逢原. 上海：上海科学技术出版社，1959，152
34 清·沈金鳌. 要药分剂. 上海：上海科学技术出版社，1959，211
35 清·耿世珍. 本草纲目别名录. 北京：中医古籍出版社，1982，1826
36 清·姚澜. 本草分经. 上海：上海科学技术出版社，1989，77
37 清·张秉成. 本草便读. 上海：上海卫生出版社，1957，75

474 槟榔

Binglang

Semen Arecae

1 定名依据

1.1 正名

1.1.1 汉文名：槟榔（棕榈科植物槟榔 Areca catechu L. 的干燥成熟种子）。

1.1.2 英文名：areca seed.

1.2 依据

1.2.1 定名的文献依据

1.2.1.1 《名医别录》卷二："槟榔，味辛，温，无毒。主消谷，逐水，除淡澼，杀三虫，去伏尸，治寸白。生南海。"[1]

1.2.1.2 《本草经集注·草木中品》："槟榔，味辛，温，无毒。主治消谷，逐水，除痰澼，杀三虫，去伏尸，治寸白。生南海。此有三、四种：出交州，形小而味甘；广州以南者，形大而味涩，核亦大；尤大者，名楮槟榔，作药皆用之。"[2]

1.2.1.3 《新修本草》卷十三："槟榔，味辛，温，无毒。主消谷，逐水，除痰澼，杀三虫，去伏尸，疗寸白。生南海。此有三、四种：出交州，形小而味甘；广州以南者，形大而味涩，核亦大；尤大者，名楮槟榔，作药皆用之。又小者，南人名纳子，俗人呼为槟榔孙，亦可食。"[3]

1.2.1.4 《证类本草》卷十三："槟榔，味辛，温，无毒。主消谷逐水，除痰澼，杀三虫、伏尸，疗寸白。生南海。陶隐居云：此有三、四种。出交州，形小而味甘。广州以南者，形大而味涩。核亦有大者，名猪槟榔。作药皆用之。又小者，南人名蒳子，俗人呼为槟榔孙，亦可食。"[4]

1.2.1.5 《本草纲目》第三十一卷："槟榔《别录·中品》。【校正】自木部移入此。

【释名】宾门（李当之《药对》）、仁频（音宾）、洗瘴丹。时珍曰：宾与郎皆贵客之称。稽含《南方草木状》言：交广人凡贵胜族客，必先呈此果。若邂逅不设，用相嫌恨。则槟榔名义，盖取于此。"[5]

1.2.1.6 《本草从新》卷十："槟榔，泻气行水、破胀攻坚。苦温破滞。辛温散邪。泻胸中至高之气。使之下行。性如铁石。能坠诸药。至于下极。攻坚去胀。消食行痰。下水除风。醒酒杀虫。治痰癖癥结。瘴疠疟痢。水肿脚气。"[6]

1.2.1.7 《中华人民共和国药典》："槟榔 Semen arecae　本品为棕榈科植物槟榔 Areca catechu L. 的干燥成熟种子。春末至秋初采收成熟果实，用水煮后，干燥，除去果皮，取出种子，干燥。"[7]

1.2.1.8 《普通高等教育中医药类规划教材·中药学》："槟榔《别录》为棕榈科常绿乔木植物槟榔 Areca catechu L. 的成熟种子。主产于海南岛、福建、云南、广西、台湾等地。春末至秋初采收成熟果实，用水煮后，干燥，剥去果皮，取出种子，晒干。浸透切片或捣碎用。"[8]

1.2.1.9 《中国中医药学主题词表》："槟榔 Areca catechu　属棕榈科和驱虫药（中药）。D 海南子；D 大腹子；FC 大腹皮。"[9]

1.2.1.10 《中医大辞典·中药分册》："槟榔　出魏·李当之《药录》。又名大腹子、榔玉。为棕榈科植物槟榔 Areca catechu L. 的种子。主产广东海南岛；福建、台湾、广西及云南有栽培。"[10]

1.2.1.11 《中药大辞典》："槟榔（李当之《药录》）【异名】仁频《上林赋》，宾门（李当之《药录》）……【基原】为棕榈科植物槟榔的种子。【原植物】槟榔 Areca catechu L.。"[11]

1.2.1.12 《中国医学百科全书·中医学》[12]、《中药志》[13]、《中药材手册》[14]、《全国中药炮制规范》[15]、《中国药材学》[16]、《全国中草药汇编》[17]、《中华本草》[18]等现代中药著作均以"槟榔"作为本药正名（参见"文献通考"）。

1.2.2 定名选择的理由

1.2.2.1 槟榔 Semen arecae，系棕榈科植物槟榔 Areca catechu L. 的干燥成熟种子。本品始载于李当之《药录》，魏晋《名医别录》以"槟榔"为正名，此后诸家本草及炮制等著作无一例外均以"槟榔"为正名载录本品，如南北朝·陶弘景《本草经集注》，唐·苏敬等撰《新修本草》，宋·唐慎微《证类本草》，明·李时珍《本草纲目》，清·吴仪洛《本草从新》等，并一直沿用至今。

1.2.2.2 我国最新出版的《中华人民共和国药典》、《普通高等教育中医药类规划教材·中药学》以及辞书类著作《中医大辞典·中药分册》、《中药大辞典》、《中国医学百科全书·中医学》等均以"槟榔"作为本药正名。已经广泛应用于中医药学文献的标引和检索的《中国中医药学主题词表》也以"槟榔"作为本药的正式主题词。现代本草著作如《全国中草药汇编》、《中药志》、《中华本草》、《中国药材学》、《中药材手册》、《全国中药炮制规范》等均以"槟榔"作为本药的正名。

1.3 与正名等效的名词：无。

2 源流考释

槟榔（棕榈科植物槟榔 Areca catechu L. 的干燥成熟种子）始载于李当之《药录》，

魏晋《名医别录》，以“槟榔”作为正名记载。如《名医别录》卷二：“槟榔，味辛，温，无毒。主消谷，逐水，除淡澼，杀三虫，去伏尸，治寸白。生南海。”[1]

后世本草、方书以及炮制、药性等著作在记载或组方运用本品时均沿用《名医别录》之说，以“槟榔”为正名，如南北朝·陶弘景《本草经集注》[2]，唐·苏敬《新修本草》[3]、孙思邈《千金翼方》[19]、孟诜《食疗本草》[20]、李珣《海药本草》[21]，宋人托名晋·嵇含《南方草木状》[22]，宋·苏颂《本草图经》[23]、唐慎微《证类本草》[4]、寇宗奭《本草衍义》[24]、佚名《增广太平和剂图经本草药性总论》[25]、李杲《珍珠囊药性赋》[26]，元·王好古《汤液本草》[27]，明·刘文泰《本草品汇精要》[28]、陈嘉谟《本草蒙筌》[29]、李时珍《本草纲目》[5]及《濒湖炮炙法》[30]、杜文燮《药鉴》[31]、缪希雍《炮炙大法》[32]、李中梓《雷公炮制药性解》[33]及《本草征要》[34]、卢之颐《本草乘雅半偈》[35]，清·蒋居祉《本草择要纲目》[36]、陈士铎《本草新编》[37]，日本稻宣义《炮炙全书》[38]，清·汪昂《本草备要》[39]、张璐《本经逢原》[40]、叶桂《本草经解》[41]、吴仪洛《本草从新》[6]、严西亭《得配本草》[42]、沈金鳌《要药分剂》[43]、黄宫绣《本草求真》[44]、陈念祖《神农本草经读》[45]、姚澜《本草分经》[46]、杨时泰《本草述钩元》[47]、凌奂《本草害利》[48]、陈其瑞《本草撮要》[49]、张秉成《本草便读》[50]等，同时尚记载有“仁频”（《本草纲目》引《上林赋》），“宾门”（《本草纲目》引李当之《药录》），“橄榄子”《食疗本草》，“宾门药饯”《南方草木状》，“大腹槟榔”《本草图经》，“白槟榔”（《证类本草》引《药性论》），“洗瘴丹”、“槟榔子”《本草纲目》等异名。

现代本草著作如《中华人民共和国药典》、《普通高等教育中医药类规划教材·中药学》、《中医大辞典·中药分册》、《中药大辞典》、《中国医学百科全书·中医学》、《中国中医药学主题词表》、《全国中草药汇编》、《中药志》、《中华本草》、《中国药材学》、《中药材手册》、《全国中药炮制规范》等均以“槟榔”为正名，同时尚记载有“榔玉”、“大白”、“青仔”《中药材手册》[14]，“国马”、“槟楠”、“尖槟”《全国中草药汇编》[17]，“槟榔仁”、“马金南”、“大腹子”、“槟榔玉”《中药大辞典》[11]等各地俗称。还记载有本品原植物“槟榔”的异名“青仔”《中药志》[13]等。

3　附录

3.1　又称：焦槟榔（饮片规格名）。

3.2　俗称：青仔（台湾），国马，榔玉，大白，大腹子，槟榔玉，槟楠，尖槟，马金南。

3.3　曾称：仁频《上林赋》，宾门（李当之《药录》），白槟榔《药性论》，纳子《新修本草》，橄榄子《食疗本草》，宾门药饯《南方草木状》，山槟榔、猪槟榔、大腹槟榔《本草图经》，洗瘴丹、槟榔子《本草纲目》。

3.4　原植物名称：槟榔，青仔（台湾）。

4　文献通考

《名医别录》卷二：“槟榔，味辛，温，无毒。主消谷，逐水，除淡澼，杀三虫，去伏尸，治寸白。生南海。”[1]

《本草经集注·草木中品》：“槟榔，味辛，温，无毒。主治消谷，逐水，除痰澼，杀三虫，去伏尸，治寸白。生南海。此有三、四种：出交州，形小而味甘；广州以南者，形大而味涩，核亦大；尤大者，名楮槟榔，作药皆用之。又小者，南人名蒳子，世人呼为槟榔孙，亦可食。”[2]

《新修本草》卷十三：“槟榔，味辛，温，无毒。主消谷，逐水，除痰澼，杀三虫，去伏尸，疗寸白。生南海。此有三、四种：出交州，形小而味甘；广州以南者，形大而味涩，核亦大；尤大者，名楮槟榔，作药皆用之。又小者，南人名纳子，俗人呼为槟榔孙，亦可食。【谨案】槟榔，茾者极大，停数日便烂。今入北来者，皆先灰汁煮熟，仍火熏使干，始堪停久，其中仁，主腹胀，生捣末服，利水谷道，敷疮生肌肉，止痛。烧为灰，主口吻白疮。生交州、爱州及昆仑。”[3]

《千金翼方》卷第三：“槟榔，味辛，温，无毒。主消谷，逐水，除痰癖，杀三虫伏尸，疗寸白。生南海。”[19]

《食疗本草》卷上：“槟榔，多食发热，南人生食。闽中名橄榄子。所来北者，煮熟，熏干将来。”[20]

《海药本草》卷三：“槟榔，谨按《广志》云：生南海诸国。树茎叶根干，与大腹子异耳。又云如棕榈也，叶茜似芭蕉状。陶弘景云：向阳曰槟榔，向阴曰大腹。味涩，温，无毒。主奔豚诸气，五鬲气，风冷气，宿食不消。《脚气论》云：以沙牛尿一盏，磨一枚，空心暖服，治脚气壅毒，水肿浮气。秦医云：槟榔二枚，一生一熟捣末，酒煎服之，善治膀胱诸气也。”[21]

《南方草木状》卷下：“槟榔，树高十余丈，皮似青铜，节如桂竹。下本不大，上枝不小，调直亭亭，千万若一，森秀无柯，端顶有叶；叶似甘蕉，条派开破。仰望眇眇，如插丛蕉于竹抄；风至独动，似举羽扇之扫天。叶下系数房，房缀数十实，实大如桃李，天生棘重累其下，所以御卫其室也。味苦涩，剖其皮，鬻其肤，熟如贯之，坚如干枣。以扶留藤、古贲灰并食则滑美，下气消谷。出林邑，彼人以为贵，婚族客必先进；若邂逅不设，用相嫌恨。一名宾门药饯。”[22]

《本草图经》卷第十一：“槟榔，生南海，今岭外州郡皆有之……此有三、四种：有小而味甘者，名山槟榔；有大而味涩核亦大者，名猪槟榔；最小者名蒳子。其功用不说有别。又云尖长而有紫纹者名槟，圆而矮者名榔。槟力小，榔力大。今医家不复细分，但取作鸡心状，存坐正稳，心不虚，破之作锦纹者为佳。其大腹所出，与槟榔相似，但茎、叶、根、干小异，并皮收之，谓之大腹槟榔。或云槟榔极难得真者，今贾人货者多大腹也。”[23]

《证类本草》卷十三：“槟榔，味辛，温，无毒。主消谷逐水，除痰癖，杀三虫、伏尸，疗寸白。生南海。陶隐居云：此有三、四种。出交州，形小而味甘。广州以南者，形大而味涩。核亦有大者，名猪槟榔。作药皆用之。又小者，南人名蒳子，俗人呼为槟榔孙，亦可食。唐本注云：槟榔生者极大，停数日便烂。今人北来者，皆先灰汁煮熟，仍火熏使干，始堪停久。其中仁主腹胀，生捣末服，利水谷道。敷疮，生肌肉止痛。烧为灰，主口吻白疮。生交州、爱州及昆仑。臣禹锡等谨按药性论云：白槟榔，君，味甘，大寒。能主宣利五脏六腑拥滞，破坚满气，下水肿，治心痛，风血积聚。”[4]

《本草衍义》卷十四：“槟榔，二书所说甚详，今人又取尖长者入药，言其快锐速效，屡尝试之，果如其说。”[24]

《增广太平和剂图经本草药性总论》：“槟榔，味辛，温，无毒。主消谷，逐水，除痰癖，杀三虫，伏尸，疗寸白。《药性论》云：君。主宣利五脏六腑壅滞，破坚满气，下水肿，治心痛，风血积聚。日华子云：味涩。除一切风，下一切气，通关节，利九窍，补五劳七伤，健脾，调中，除烦，破癥结，下五膈气。《南海药谱》云：赤者味苦。杀虫兼补。生海南。"[25]

《珍珠囊补遗药性赋》卷二："槟榔，君。槟榔，味辛苦。性温无毒。降也，阴也。其用有二：坠诸药，性若铁石；治后重，验如奔马。"[26]

《汤液本草》卷之五："槟榔，气温，味辛、苦，味厚气轻，阴中阳也。纯阳，无毒。《象》云：治后重如神。性如铁石之沉重，能坠诸药至于下极。杵细用。《心》云：苦以破滞，辛以散邪，专破滞气下行。《珍》云：破滞气，泄胸中至高之气。《本草》云：主消谷逐水，除痰癖，下三虫，去伏尸，疗寸白虫。"[27]

《本草品汇精要》卷之十八："槟榔，无毒，植生。槟榔主消谷逐水除痰癖杀三虫伏尸疗寸白（《名医》所录）。【名】山槟榔、猪槟榔、蒳子。"[28]

《本草蒙筌》卷之四："槟榔，味辛、苦，气温。味厚气薄，降也，阴中阳也。无毒。岭南州郡，俱各有生。形类鸡心尖长，性如铁石沉重。存坐正稳，中实不虚。破有锦纹，此品方妙。逐水谷，阴痰澼，止心痛，杀三虫。治后重如神，坠诸气极下。专破滞气下行，若服过多，又泻胸中至高气也。"[29]

《本草纲目》第三十一卷："槟榔《别录·中品》。【校正】自木部移入此。【释名】宾门（李当之《药对》）、仁频（音宾）、洗瘴丹。时珍曰：宾与郎皆贵客之称。稽含《南方草木状》言：交广人凡贵胜族客，必先呈此果。若邂逅不设，用相嫌恨。则槟榔名义，盖取于此。雷敩《炮炙论》谓尖者为槟，圆者为榔，亦似强说。又颜师古注《上林赋》云：仁频即槟榔也。诜曰：闽中呼为橄榄子。【集解】《别录》曰：槟榔生南海。弘景曰：此有三、四种：出交州者，形小味甘。广州以南者，形大味涩；又有大者名猪槟榔。皆可作药。小者名蒳子，俗呼为槟榔孙，亦可食。恭曰：生交州、爱州及昆仑。……槟榔子……时珍曰：近时方药亦有以火煨焙用者。然初生白槟榔，须本境可得。若他处者，必经煮熏，安得生者耶？……又《竺法真罗山疏》云：山槟榔一名蒳子，生日南，树似栟榈而小，与槟榔同状。一丛十余干，一干十余房，一房数百子。子长寸余，五月采之，味近苦甘。观此，则山槟榔即蒳子，猪槟榔即大腹子也。苏颂以味甘者为山槟榔，涩者为猪槟榔，似欠分明。……【附方】旧十一，新十五。痰涎为害：槟榔为末，白汤每服一钱。《御药院方》呕吐痰水：白槟榔一颗（煨热），橘皮二钱半（炙）。为末。水一盏，煎半盏，温服。《千金》"[5]

《濒湖炮炙法》卷五："槟榔　【敩曰】头圆矮毗者为榔，形尖紫纹者为槟。槟力小，榔力大。凡使用白槟及存坐稳正、心坚有锦纹者为妙。半白半黑并心虚者，不入药用。以刀刮去底，细切之。勿令经火，恐无力。若熟使，不如不用。【时珍曰】近时方药亦有以火煨焙用者，然初生白槟榔，须本境可得。若他处者，必经煮熏，安得生者耶？又槟榔生食，必以扶留藤、古贲灰为使，相合嚼之，吐去红水一口，乃滑美不涩，下气消食。此三物相去甚远，为物各异，而相成相合如此，亦为异矣。俗谓'槟榔为命赖扶留'以此。古贲灰即蛎蚌灰也。贲乃蚌字之讹。瓦屋子灰亦可用。"[30]

《药鉴》卷二："槟榔，气温，味苦辛，无毒，降也，阴也。坠诸药下行，故治里急后重如神，取其坠也，必兼木香用之。补遗谓破滞气，泄胸中至高之气，由其性沉重，坠气下行，则拂郁之气散，至高之气下矣。又曰能杀寸白虫者，非能杀虫也，以其性下坠，故能逐虫下行也。”[31]

《炮炙大法》：“槟榔（凡使，取外存坐㶉心文如流水，碎破内文如锦纹者，妙，半白半黑并心虚者，不入药用。凡使，须别槟与榔，头圆身形、矮毗者是，榔身形尖、紫文粗者是槟，槟力小，榔力大。欲使先以刀刮去底，细切。勿经火，恐无力效，若熟使不如不用）。”[32]

《雷公炮制药性解》卷五：“槟榔，味辛甘涩，性温无毒，入胃大肠二经。主消谷逐水，宣脏利腑，攻坚行滞，除痰癖，杀三虫，却伏尸，疗寸白，攻脚气，解诸蛊。坠药性如铁石，治厚重如奔马，见火无功。按：槟榔甘温之品，宜于胃家，沉阴之性，宜于大肠。考诸功验，取其下坠，非取其破气，广闽多服之者，盖以地暖淫蒸，居民感之，气亦上盛，故服此以降之尔。尖长者，快锐速效。雷公云：凡使存坐稳正坚实不虚者，心坚有锦纹者妙。半白半黑，并心虚者，不入药用。凡修事即头圆矮毗者为榔，身形尖紫纹者为槟，榔力小，槟力大，欲使先以刀刮去底，细切，勿经火。”[33]

《本草征要》第三卷：“槟榔，味辛，性温，无毒。入胃、大肠二经。忌见火。降至高之气，似石投水。疏后重之急，如骥追风，疟疾与痰癖皆收，脚气与杀虫并选。足阳明为水谷之海，手阳明为传导之宫。二经相为贯输，以运化精微者也。二经病，则痰积虫癖生焉。辛能破滞，苦能杀虫，故主如上诸证。槟榔坠诸气，至于下极，气虚下陷者，所当远避。”[34]

《本草乘雅半偈》第八帙：“槟榔《别录·中品》。右迁环位，槟榔两得之矣。岁次玄枵，月旅蕤宾，五月律也。【气味】苦辛涩温，无毒。【主治】主消谷逐水，除痰澼，杀三虫、伏尸，寸白。【核】曰：出南海、交州、广州，及昆仑，今领外州郡皆有。子状非凡，木亦特异。初生似笋，渐积老成，引茎直上，旁无枝柯，本末若一，其中虚，其外坚，皮似青桐而厚，节似菌竹而概。大者三围，高者九丈。叶生木端，似甘蕉棕榈辈。条分岐破，三月叶中起房，猬刺若棘，遂自折裂。擢穗缀实，凡数百枚，大似桃李，至夏乃熟，连壳收贮，入北者，灰煮焙干，否则易于腐败。”[35]

《本草择要纲目·温性药品》：“槟榔 【气味】苦辛温涩无毒。沉而降，阴中阳也。【主治】消谷逐水，除痰澼，逐三尸寸白。治腹胀，利水道。疗泻痢后重心腹诸痛，大小便闭。御瘴疠。大抵苦以破滞，辛以散邪。槟榔能泻胸中至高之气使之下行，如铁石之沉重，能坠诸药至于下极，故治诸气后重如神也。岭表之俗，多食槟榔，取其能祛瘴疠，但有瘴则宜服之。南方人亦相习而食，宁不损正气而有开门延寇之祸乎。凡入药亦宜慎重，不可僭用。”[36]

《本草新编》卷之四：“槟榔，味辛、苦，气温，降，阴中阳也，无毒。入脾、胃、大肠、肺四经。消水谷，除痰癖，止心痛，杀三虫，治后重如神，坠诸气极下，专破滞气下行。若服之过多，反泻胸中至高之气。善消瘴气，两粤人至今噬之如始。古人疑其耗损真气，劝人调胃，而戒食槟榔。此亦有见之言，然而非通论也。岭南烟瘴之地，其蛇虫毒气，借炎蒸势氛，吞吐于山巅水溪，而山岚水瘴之气，合而侵人，有立时而饱闷晕眩者。非槟榔口噬，又何以迅解乎。天地之道，有一毒，必生一物以相救。槟榔感天地至正之气，即生于两粤之间，原所以救两粤之人也。况此物降而不升，虽能散气，亦不甚升，但散邪而不散正，此两粤之人所以长服而无伤。至身离粤地，即不宜长服，无邪可散，自必损伤正气矣。”[37]

《炮炙全书》卷第二：“槟榔，苦辛、涩，微温。去空心者，刮去脐皮，见火无功。”[38]

《本草备要·木部》：“槟榔，泻气，行水，破胀，攻坚。苦温破滞，辛温散邪。泻胸中至高之气，使之下行。性如铁石，能坠诸药至于极下。攻坚去胀，消食行痰，下水除风，杀虫醒酒。治痰癖癥结，瘴疠疟痢，水肿脚气（脚气冲心，尤须用之，童便、姜汁温酒调服）。治大、小便气秘，里急后重（同木香用，木香能利气）。过服则损真气（岭南多瘴，以槟榔代茶，其功有四：醒能使醉，醉能使醒，饥能使饱，饱能使饥。然泄脏气，无瘴之地忌用）。鸡心尖长，破之作锦纹者良（程星海曰：阴毛生虱，也鲜良方，以槟榔煎水洗，即除。又方，以心红擦之亦好）。”[39]

《本经逢原》卷三：“槟榔，苦辛温无毒。发明，槟榔泄胸中至高之气，使之下行；性如铁石之沉重，能坠诸药至于下极。故治冲脉为病，逆气里急，及治诸气壅腹胀后重如神。胸腹虫食积滞作痛，同木香为必用之药。其功专于下气消胀，逐水除痰，杀虫治痢，攻食破积，止疟疗疝，脚气瘴疠。若气虚下陷人及膈上有稠痰结气者得之，其痞满昏塞愈甚。又凡泻后、疟后、虚痢切不可用也。闽广瘴毒之乡人常食此，必以蒟叶裹嚼之。所云饱能使之饥，醉能使之醒者，以其能下气也。云饥能使之饱，醒能使之醉者，以蒟叶辛温能开发中外之气，以散瘴疠之邪也。”[40]

《本草经解》卷三：“槟榔，气温。味苦辛涩。无毒。主消谷。逐水。除痰癖。杀三虫伏尸。疗寸白。槟榔气温。禀天春升之木气。入足厥阴肝经。味苦辛涩无毒。得地南火西金之燥味。入手少阴心经、足阳明燥金胃经、手阳明燥金大肠经。气味降多于升。阴也。足阳明为水谷之海。气温则行。味辛则散。故主消谷逐水。手阳明为传导之官。消化不尽。则水谷留滞。变成痰癖。槟榔温辛。具消谷之才。苦泄有下降之德。所以主之也。三虫伏尸寸白。皆湿热所化之虫也。辛则散。涩则燥。苦则杀虫。故主以上诸虫也。制方：槟榔同川莲、扁豆、莲肉、橘红、红曲、白芍、乌梅、葛根、枳壳。治痢下后重。同雷丸、使君子、白芜荑、芦荟、肉蔻、胡黄连。治小儿痟蛔。同楝根、鹤虱、锡灰、苡仁根、贯仲、乌梅。治一切寸白虫。同茅术、草果、青皮、甘草。治瘴疟。”[41]

《本草从新》卷十：“槟榔，泻气行水、破胀攻坚。苦温破滞。辛温散邪。泻胸中至高之气。使之下行。性如铁石。能坠诸药。至于下极。攻坚去胀。消食行痰。下水除风。醒酒杀虫。治痰癖癥结。瘴疠疟痢。水肿脚气。”[6]

《得配本草》卷六：“槟榔，苦、辛、温。入手足阳明经气分。泄胃中至高之气，坠诸药至于下极，达膜原而散疫邪。治泻痢，破滞气，攻坚积，止诸痛，消痰癖，杀三虫，除水胀，疗瘴疟。得童便，治脚气上冲。（或入姜汁。）得橘皮，治金疮呕恶。配良姜，治心脾作痛。配麦冬，治大便秘及血淋。配枳实、黄连，治伤寒痞满。鸡心状正稳心不虚，破之作锦纹者为佳。勿见火，煎汤，洗毛发生虱。疟非瘴气，气虚下陷，似痢非痢者，禁用。”[42]

《要药分剂》卷七：“槟榔，味辛。性温涩。无毒。得天之阳气。地之金气以生。降也。阳中微阴也。忌见火。”[43]

《本草求真·上编》：“槟榔（夷果），治胸膈瘴疠膨胀。槟榔（专入肠胃），辛苦而温。书何言其至高之气，彼独能泻，使之下行以至于极。以味苦主降，性如铁石之重，故尔有坠下之力耳。是以无坚不破，无胀不消，无食不化，无痰不行，无水不下，无气不除，无虫不杀，（如阴毛住虱。用此煎水以洗。）无便不开。（凡开二便药内。多有用此。）故凡里急后重（同木香用），岚瘴疠疟（如达原饮治疫用此），并水肿脚气，酒醉不醒，无不因其苦温辛涩之性，以为开泄行气破滞之地耳！”[44]

《神农本草经读·本草附录》：“槟榔，气味苦、辛、涩、温，无毒。主消谷逐水，除痰癖，杀三虫，伏尸，疗寸白《别录》。”[45]

《本草分经·原例》：“槟榔，苦辛温，能坠诸药下行，攻坚破胀消食，行痰下水散邪，杀虫醒酒，泻胸中至高之气至于下极，凡气虚下陷者宜慎用。”[46]

《本草述钩元》卷十八：“槟榔，槟榔树初生，引茎直上，旁无枝柯。条从心生，顶端有叶如甘蕉，其实春生。出穗凡数百颗，五月成熟，剥去其皮，煮其肉而干，皮皆筋丝，与大腹皮同。交州者甘，广州者涩。一种与槟榔同状而小，味近苦甘，为山槟榔（即蒳子）。又一种似槟榔而大，味涩，核亦大，即大腹子也。味涩苦而辛，微甘，气温，气薄味厚，阳中微阴，降也。”[47]

《本草害利·脾部药队》：“槟榔。【害】能坠诸气，至于下极，气虚下陷者，所当远避。如脾胃虚，虽有积滞者不宜用。下利非后重者不宜用。心腹痛无留结及非虫积者勿用。疟非山岚瘴气者不宜用。凡病属阴阳两虚，中气不足，而非肠胃壅滞，宿食胀满者，悉在所忌。多食亦发热。岭南多瘴，以槟榔代茶，损泄真气，所以居人多病少寿。【利】苦辛温，入脾、胃、大肠三经。降至高之气，疏后重之急，攻痰癖，去肿胀，消食积而治疟，疗脚气而杀虫，辛能破气，苦能杀虫。”[48]

《本草撮要》卷二：“槟榔，味苦辛入手足阳明经，功专宣利脏腑壅滞。得枳实治伤寒痞满，得木瓜治脚气冲心，得橘皮治金疮恶心，得木香调气，得黄芩、枳壳宽肠。聤耳出脓为末吹之，游丹从脐起者以醋调末涂之，阴毛生虱。煎水洗即效。气虚下陷者勿服。”[49]

《本草便读·果部》：“槟榔，破至高之气，消积消痰，攻下极之邪。入肠入胃，杀虫截疟。味则辛苦而温，降气宽胸，性则坚刚而峻，脚气沉寒可引导，瘴邪蓄饮藉消除。（槟榔有两种：一种形尖长，谓之尖槟榔，又名鸡心槟榔。一种形圆扁，谓之大腹槟榔，即大腹子也。性味主治虽同，而尖者为胜，其性苦辛而温，其质坚刚而峻，降一切气，破一切滞，气降则痰行水消，滞破则积除食化，由是推之，则疝气脚气均可愈。）”[50]

《中药志》：“槟榔　本品为常用中药。商品为棕榈科植物槟榔成熟的干燥种子。……【原植物】槟榔　别名：青仔（台湾）。Areca catechu L. ——棕榈科 Palmae.”[13]

《中药材手册》：“槟榔（《纲目》列入果部夷果类）本品为棕榈科植物槟榔 Areca catechu L. 的干燥成熟种子。原植物系常绿乔木，均为栽培。过去多为进口，现在我国亚热带地区亦有生产。【别名】榔玉、槟榔子、大白、青仔（台湾）。”[14]

《全国中草药汇编》：“槟榔　别名：榔玉、宾门、青仔、国马、槟楠、尖槟。来源：为棕榈科槟榔属植物槟榔 Areca catechu L. 的种子，其果皮（大腹皮）亦入药。”[17]

《中药大辞典》：“槟榔（李当之《药录》）【异名】仁频《上林赋》，宾门（李当之《药录》），宾门药饯《南方草木状》，白槟榔《药性论》，橄榄子《食疗本草》，槟榔仁《外台》，洗瘴丹（侯宁极《药谱》），大腹子《岭表录异》，大腹槟榔《本草图经》，槟榔子《纲目》，马金南《花镜》，青仔《中国树木分类学》，槟榔玉、榔玉《中药志》。【基原】为棕榈科植物槟榔的种子。【原植物】槟榔 Areca catechu L. 。"[11]

《中医大辞典·中药分册》："槟榔　出魏·李当之《药录》。又名大腹子、榔玉。为棕榈科植物槟榔 Areca catechu L. 的种子。主产广东海南岛；福建、台湾、广西及云南有栽培。"[10]

《中国医学百科全书·中医学》："槟榔　始载于李当之《药录》。又名宾门、白槟榔。为棕榈科植物槟榔 Areca catechu L. 的成熟种子。于12月至次年果实成熟后采收，晒干，剥去外皮，取出种子，置于水中煮4小时，再用火烘7～14日至全干。"[12]

《全国中药炮制规范》："槟榔　［处方用名］槟榔、焦槟榔。【来源】本品为棕榈科植物槟榔 Areca catechu L. 的干燥成熟种子。多系栽培。主产于广东、云南、台湾等地。春、秋二季果实成熟时采收，剥去果皮，干燥。药材以个大、体重、结实、无破裂者为佳。"[15]

《中国药材学》："槟榔　【别名】榔玉，宾门，洗瘴丹，橄榄子，青仔（台湾），国马（云南）。【来源】本品为棕榈科植物槟榔 Areca catechu L. 的种子。"[16]

《中国中医药学主题词表》："槟榔 Areca catechu　属棕榈科和驱虫药（中药）。D 海南子；D 大腹子；FC 大腹皮。"[9]

《普通高等教育中医药类规划教材·中药学》："槟榔《别录》为棕榈科常绿乔木植物槟榔 Areca catechu L. 的成熟种子。主产于海南岛、福建、云南、广西、台湾等地。春末至秋初采收成熟果实，用水煮后，干燥，剥去果皮，取出种子，晒干。浸透切片或捣碎用。"[8]

《中华本草》："槟榔（李当之《药录》）【异名】仁频《上林赋》，宾门（李当之《药录》），宾门药饯《南方草木状》，白槟榔《药性论》，橄榄子《食疗本草》，洗瘴丹（侯宁极《药谱》），大腹槟榔《本草图经》，槟榔子《纲目》，青仔《中国树木分类学》，槟榔玉、榔玉《中药志》。【来源】为棕榈科植物槟榔的种子。【原植物】槟榔 Areca catechu L. 。"[18]

《中华人民共和国药典》："槟榔 Semen arecae　本品为棕榈科植物槟榔 Areca catechu L. 的干燥成熟种子。春末至秋初采收成熟果实，用水煮后，干燥，除去果皮，取出种子，干燥。"[7]

5　参考文献

1　魏晋·名医别录. 北京：人民卫生出版社，1986，145
2　南北朝·陶弘景. 本草经集注. 北京：人民卫生出版社，1994，303
3　唐·苏敬等撰. 新修本草. 合肥：安徽科学技术出版社，1981，329
4　宋·唐慎微. 证类本草. 北京：人民卫生出版社，1957，319
5　明·李时珍. 本草纲目. 北京：人民卫生出版社，1982，1829
6　清·吴仪洛. 本草从新. 北京：中医古籍出版社，2001，147
7　国家药典委员会. 中华人民共和国药典. 一部. 北京：化学工业出版社，2000，299
8　雷载权主编. 普通高等教育中医药类规划教材·中药学. 上海：上海科学技术出版社，1995，178
9　吴兰成主编. 中国中医药学主题词表. 北京：中医古籍出版社，1996，28
10　《中医大辞典》编辑委员会. 中医大辞典·中药分册. 北京：人民卫生出版社，1982，392
11　江苏新医学院. 中药大辞典. 上海：上海科学技术出版社，1977，2525

12 《中医学》编辑委员会．中国医学百科全书·中医学．上海：上海科学技术出版社，1997，1281
13 中国医学科学院药物研究所等．中药志．第三册．北京：人民卫生出版社，1993，661
14 中华人民共和国卫生部药政管理局．中药材手册．北京：人民卫生出版社，1998，371
15 中华人民共和国卫生部药政管理局．全国中药炮制规范．北京：人民卫生出版社，1988，201
16 徐国钧等主编．中国药材学．北京：中国医药科技出版社，1996，1314
17 《全国中草药汇编》编写组．全国中草药汇编．上册．北京：人民卫生出版社，1996，924
18 国家中医药管理局《中华本草》编委会．中华本草．第八册．上海：上海科学技术出版社，1999，439
19 唐·孙思邈．千金翼方．北京：人民卫生出版社，1955，37
20 唐·孟诜．食疗本草．北京：人民卫生出版社，1984，23
21 唐·李珣．海药本草．北京：人民卫生出版社，1997，53
22 宋人托名晋·嵇含．南方草木状．见：岭南本草古籍三种．北京：中国医药科技出版社，1999，14.
23 宋·苏颂．本草图经．合肥：安徽科学技术出版社，1994，373
24 宋·寇宗奭．本草衍义．上海：商务印书馆，1937，81
25 宋·佚名．增广太平和剂图经本草药性总论．见：增广太平惠民和剂局方．海口：海南出版社，2002，470
26 金·李杲．珍珠囊补遗药性赋．见：中国医学大成（二）．长沙：岳麓书社，1990，106
27 元·王好古．汤液本草．见：景印文渊阁四库全书（745）．北京：中医古籍出版社，1986，981
28 明·刘文泰．本草品汇精要．北京：人民卫生出版社，1982，502
29 明·陈嘉谟．本草蒙筌．北京：人民卫生出版社，1988，250
30 明·李时珍．濒湖炮炙法．合肥：安徽科技出版社，1991
31 明·杜文燮．药鉴．上海：上海人民出版社，1975，72
32 明·缪希雍．炮炙大法．明末庄继先校刻本
33 明·李中梓．雷公炮制药性解．见：中国医学大成（二）．长沙：岳麓书社，1990，153
34 明·李中梓．本草征要．见：李中梓医学全书．北京：中国中医药出版社，1999，139
35 明·卢之颐．本草乘雅半偈．北京：人民卫生出版社，1986，495
36 清·蒋居祉．本草择要纲目．见：珍本医书集成（二）．上海：上海科学技术出版社，1985，79
37 清·陈士铎．本草新编．北京：中国中医药出版社，1996，225
38 ［日］稻宣义．炮炙全书．北京：中医古籍出版社，1981，99
39 清·汪昂．本草备要．北京：中国中医药出版社，1998，144
40 清·张璐．本经逢原．上海：上海科学技术出版社，1959，152
41 清·叶桂．本草经解．上海：上海科学技术出版社，1958，82
42 清·严西亭．得配本草．上海：上海卫生出版社，1957，18
43 清·沈金鳌．要药分剂．上海：上海科学技术出版社，1959，172
44 清·黄宫绣．本草求真．上海：上海科学技术出版社，1959，133
45 清·陈念祖．神农本草经读．北京：人民卫生出版社，1959，53
46 清·姚澜．本草分经．上海：上海科学技术出版社，1989，63
47 清·杨时泰．本草述钩元．上海：科技卫生出版社，1958，437
48 清·凌奂．本草害利．北京：中医古籍出版社，1982，62
49 清·陈其瑞．本草撮要．见：珍本医书集成（二）．上海：上海科学技术出版社，1985，35
50 清·张秉成．本草便读．上海：上海卫生出版社，1957，77

475　酸枣仁

Suanzaoren

Semen Ziziphi Spinosae

1　定名依据

1.1　正名

1.1.1　汉文名：酸枣仁［鼠李科植物酸枣 Ziziphus jujuba Mill. Var. spinosa (Bunge) Hu ex H. F. Chou 的干燥成熟种子］。

1.1.2　英文名：spine date seed.

1.2　依据

1.2.1　定名的文献依据

1.2.1.1　《金匮要略》："虚劳虚烦不得眠，酸枣仁汤主之。"[1]

1.2.1.2　《药鉴》卷二："酸枣仁，气平，味甘酸，无毒。能安和五脏，大补心脾。故血不归脾，而睡卧不宁者，多用之。盖血不归脾，则五脏不安和，而睡卧自不宁矣。今既大补心脾，则血归脾，而五脏和，睡卧岂有不宁者哉。然心家有实热者，生研为良，心家若虚寒者，炒研才妙。"[2]

1.2.1.3　《本草征要》第三卷："酸枣仁，味酸、性平，无毒。入心、脾、肝、胆四经。恶防己。炒熟。酸收而心守其液，乃固表虚有汗，肝旺而血归其经，用疗彻夜无眠。胆怯者，心主易动，惊悸盗汗之所自来也。"[3]

1.2.1.4　《药品化义》卷四："酸枣仁，属阳，体肥润，色皮赤，肉淡黄，气炒香（生腥），味微甘（云酸非），性炒微温（生平），能升能降力助血，性气薄而味略厚，入心肝胆脾四经……临用略炒，研碎入药，勿使隔宿香气走散少效。"[4]

1.2.1.5　《本草从新》卷九："酸枣仁，补肝胆、敛汗、宁心醒脾，甘酸而润。生用酸平，专补肝胆。（今人专以为心家药、殊未明耳。）炒熟酸温而香，亦能醒脾，助阴气，坚筋骨，除烦止渴，（敛阴生津）敛汗。"[5]

1.2.1.6　《本草撮要》卷二："酸枣仁，味甘酸而润，入手少阴足少阳经，功专安神定志。得人参、茯苓治盗汗，得辰砂、乳香治胆虚不寐。炒用。恶防己。"[6]

1.2.1.7　《中华人民共和国药典》："酸枣仁 Semen ziziphi spinosae　本品为鼠李科植物酸枣 Ziziphus jujuba Mill. Var. spinosa (Bunge) Hu ex H. F. Chou 的干燥成熟种子。秋末冬初采收成熟果实，除去果肉及核壳，收集种子，晒干。"[7]

1.2.1.8　《普通高等教育中医药类规划教材·中药学》："酸枣仁《本经》为鼠李科落叶灌木或小乔木植物酸枣 Ziziphus jujuba Mill. var. spinosa (Bunge) Hu ex H. F. Chou 的成熟种子。主产于河北、陕西、山西、山东等地。秋末冬初果实成熟时采收，除去果肉，碾碎果核，取出种子，晒干。生用或炒用，用时打碎。"[8]

1.2.1.9　《中药大辞典》："酸枣仁《雷公炮炙论》【异名】枣仁《药品化义》，酸枣核《江苏植药志》。【基原】为鼠李科植物酸枣的种子。【原植物】酸枣《本经》Ziziphus jujuba Mill.，又名：棘《诗经》，樲《尔雅》，山枣（陶弘景），野枣（任昉《述异记》）。”[9]

1.2.1.10 《中国中医药学主题词表》：“酸枣仁 Semen ziziphi spinosae 为鼠李科植物酸枣的干燥成熟种子；属安神药和固涩药（中药）。D 酸枣。”[10]

1.2.1.11 《中国医学百科全书·中医学》：“酸枣仁 始载于《神农本草经》。原名酸枣。为鼠李科植物酸枣 Ziziphus jujuba Mill. var. spinosa (Bunge) Hu ex H. F. Chow 的成熟种子。秋末冬初果实成熟时采收，除去果肉及核壳，取出种子，晒干。”[11]

1.2.1.12 《中药志》[12]、《中药材手册》[13]、《全国中草药汇编》[14]、《中医大辞典·中药分册》[15]、《全国中药炮制规范》[16]、《中国药材学》[17]、《中华本草》[18]等现代中药著作多以“酸枣仁”作为本药正名（参见“文献通考”）。

1.2.2 定名选择的理由

1.2.2.1 酸枣仁 Semen ziziphi spinosae，系鼠李科植物酸枣 Ziziphus jujuba Mill. Var. spinosa (Bunge) Hu ex H. F. Chou 的干燥成熟种子。“酸枣仁”一名最早见于汉·张仲景《金匮要略》，“酸枣仁”作为本品正名始见于明·杜文燮《药鉴》，其后的本草著作则多以此为据，以“酸枣仁”为正名载录本品，如明·李中梓《本草征要》、贾所学《药品化义》，清·吴仪洛《本草从新》、陈其瑞《本草撮要》等，并一直沿用至今。

1.2.2.2 我国最新出版的《中华人民共和国药典》、《普通高等教育中医药类规划教材·中药学》以及辞书类著作《中医大辞典·中药分册》、《中药大辞典》、《中国医学百科全书·中医学》等均以“酸枣仁”作为本药正名。已经广泛应用于中医药学文献的标引和检索的《中国中医药学主题词表》也以“酸枣仁”作为本药的正式主题词。现代本草著作如《中药志》、《中药材手册》、《全国中草药汇编》、《全国中药炮制规范》、《中国药材学》、《中华本草》等均以“酸枣仁”作为本药的正名。

1.3 与正名等效的名词：无。

2 源流考释

酸枣仁［鼠李科植物酸枣 Ziziphus jujuba Mill. Var. spinosa (Bunge) Hu ex H. F. Chou 的干燥成熟种子］，“酸枣仁”一名最早见于汉·张仲景《金匮要略》，如《金匮要略·血痹虚劳病脉证并治第六》：“虚劳虚烦不得眠，酸枣仁汤主之。”[1]南北朝雷敩《雷公炮炙论》也以“酸枣仁”为名记载，如《雷公炮炙论》上卷：“雷公云：酸枣仁，凡使，采得后，晒干，取叶重拌酸枣仁蒸半日，了，去尖、皮，了，任研用。”[19]其后本草著作多在“酸枣”项下介绍本品，如唐·苏敬《新修本草》[20]，宋·苏颂《本草图经》[21]、唐慎微《证类本草》[22]、寇宗奭《本草衍义》[23]，元·王好古《汤液本草》[24]、忽思慧《饮膳正要》[25]，明·刘文泰《本草品汇精要》[26]、陈嘉谟《本草蒙筌》[27]、李时珍《本草纲目》[28]等。

“酸枣仁”作为本品正名正式记载始明·杜文燮《药鉴》，如《药鉴》卷二：“酸枣仁，气平，味甘酸，无毒。能安和五脏，大补心脾。”[2]其后的本草以及炮制、药性等著作，尤以明代后期以后的本草著作则均以“酸枣仁”为正名记载本品，如明李中梓《本草征要》[3]及《雷公炮制药性解》[29]、贾所学《药品化义》[4]、卢之颐《本草乘雅半偈》[30]，清·张志聪《本草崇原》[31]、陈士铎《本草新编》[32]、日本稻宣义《炮炙全书》[33]、汪昂《本草易读》[34]及《本草备要》[35]、张璐《本经逢原》[36]、叶桂《本草经解》[37]、吴仪洛《本草从新》[5]、严西亭《得配本草》[38]、黄宫绣《本草求真》[39]、杨时泰《本草述钩元》[40]、凌奂《本草害利》[41]、陈其瑞《本草撮要》[6]、张秉成《本草便读》[42]、周岩《本草思辨录》[43]、日本吉益东洞《药征》[44]等，同时尚记载有"枣仁"等异名，如《雷公炮制药性解》卷五："酸枣仁，味酸，性平无毒，入心脾肝胆四经。……按：枣仁味酸，本入肝经，而心则其所生者也，脾则其所制者也，胆又其相依之腑也，宜并入之。"[29]

现代本草著作如《中华人民共和国药典》、《普通高等教育中医药类规划教材·中药学》、《中医大辞典·中药分册》、《中药大辞典》、《中国医学百科全书·中医学》、《中国中医药学主题词表》、《全国中草药汇编》、《中药志》、《中华本草》、《中国药材学》、《中药材手册》、《全国中药炮制规范》等均以"酸枣仁"为正名，同时尚记载有"山枣仁"、"刺酸枣"、"酸枣子"《中药材手册》[13]，"山酸枣"《全国中草药汇编》[14]，"酸枣核"《中药大辞典》[9]，"酸枣"《中国医学百科全书·中医学》[11]，"棘"、"顺枣"、"东枣"、"角针"、"山枣"、"硬枣"《中国药材学》[17]等各地俗称。还记载有本品原植物"酸枣"的异名"山枣"、"棘酸枣"、"棘"、"黄毛棘"、"棘子"、"角针"、"酸枣子"、"别大枣"、"刺枣"《中药志》[12]，"樲"、"野枣"《中药大辞典》[9]等。

3 附录

3.1 又称：炒酸枣仁（饮片规格名）。

3.2 俗称：山枣仁、刺酸枣（山西），酸枣子、酸枣核（江苏），角针（山东），山枣、硬枣（河南），顺枣，东枣，山酸枣，酸枣，棘。

3.3 曾称：枣仁《雷公炮制药性解》。

3.4 原植物名称：山枣（东北），棘酸枣（山西），棘、黄毛棘、棘子、角针（山东），酸枣子（江苏），别大枣（湖北），刺枣（四川），樲，野枣。

4 文献通考

《金匮要略》："虚劳虚烦不得眠，酸枣仁汤主之。"[1]

《雷公炮炙论》上卷："酸枣仁，雷公云：酸枣仁凡使，采得后，晒干，取叶重拌酸枣仁蒸半日，了，去尖、皮，了，任研用。"[19]

《新修本草》卷第十二："酸枣，味酸，平，无毒。主心腹寒热，邪结气，四肢酸疼湿痹，烦心不得眠，脐上下痛，血转、久泄，虚汗、烦渴。补中，益肝气，坚筋大骨，助阴气，令人肥健。久服安五脏，轻身延年。生河东川泽。八月采实，阴干卅日成。恶防己。今出东山间，云即是山枣树子，子似武昌枣，而味极酸，东人乃啖之以醒睡，与此疗不得眠，正反矣。【谨案】此即樲枣实也，树大如大枣，实无常形，但大枣中味酸者是。《本经》唯用实，疗不得眠，不言用仁。今方用其仁，补中益气。自补中益肝以下，此为酸枣仁之功能。又于下品白棘条中，复云用其实。今医以棘实为酸枣，大误矣。"[20]

《本草图经》卷第十："酸枣，生河东川泽，今近京及西北州郡皆有之，野生多在坡坂及城垒间。似枣木而皮细，其木心赤色；茎、叶俱青；花似枣花；八月结实，紫红色，似枣而圆小，味酸。当月采实，取核中仁，阴干，四十日成。《尔雅》辨枣之种类曰：实小而酸，曰樲枣。《孟子》曰：养其樲枣。赵岐注：所谓酸枣是也。一说惟酸枣县出者为真，其木高数丈，径围一、二尺，木理极细，坚而且重，邑人用为车轴及匕筋；其皮亦细，纹似蛇鳞；其核仁稍长，而色赤如丹，亦不易得。今市之货者，皆棘实耳，用之尤宜详辨也。《本经》主烦心不得眠。今医家两用之，睡多生使，不得睡炒熟，生熟便尔顿异。"[21]

《证类本草》卷第十二："酸枣，味酸，平，无毒。主心腹寒热，邪结气聚，四肢酸疼，湿痹，烦心不得眠，脐上下痛，血转久泄，虚汗烦渴，补中，益肝气，坚筋骨，助阴气，令人肥健。久服安五脏，轻身延年。生河东川泽。八月采实，阴干，四十日成。（恶防己。）陶隐居云：今出东山间，云即是山枣树。子似武昌枣而味极酸，东人啖之以醒睡，与此疗不得眠，正反矣。唐本注云：此即樲（贰）枣实也，树大如大枣，实无常形，但大枣中味酸者是。《本经》唯用实，疗不得眠，不言用人。今方用其人，补中益气，自补中益肝以下，此为酸枣仁之功能。"[22]

《本草衍义》卷十三："酸枣，酸枣微热。经不言用仁，仍疗不得眠。天下皆有之，但以土产宜与不宜。嵩阳子曰：'酸枣县，即滑之属邑，其木高数丈，味酸，医之所重。今市人卖者，皆棘子。'此说未尽。殊不知小则为棘，大则为酸枣，平地则易长，居崖堑则难生。故枣多生崖堑上，久不樵则成干，人方呼为酸枣，更不言棘，徒以世人之意如此，在物则曷若是也，其实一本。以其不甚为世所须，及碍塞行路，故成大木者少，多为人樵去。然此物才及三尺，便开花结子。但窠小者气味薄，本大者气味厚，又有此别。今陕西临潼山野所出者亦好，亦土地所宜也，并可取仁。后有白棘条，乃是酸枣未为大时，枝上刺也。"[23]

《汤液本草》卷之五："酸枣，气平，味酸。无毒。《本草》云：主心腹寒热，邪结气聚，四肢酸疼湿痹，烦心不得眠，脐上下痛，血转久泄，虚汗烦渴；补中、益肝气，坚筋骨，助阴气，令人肥健。久服，安五脏、轻身、延年。胡洽治振悸不得眠，人参、白术、白茯苓、甘草、生姜、酸枣仁六物煮服。《圣惠方》：胆虚不眠，寒也。酸枣仁炒香，竹叶汤调服。《济众方》：胆实多睡，热也。酸枣仁生用，末，茶、姜汁调服。"[24]

《饮膳正要》卷第二："酸枣粥，治虚劳，心烦，不得睡卧。酸枣仁（一碗）右用水，绞取汁，下米三合煮粥，空腹食之。"[25]

《饮膳正要》卷第三"酸枣，味酸甘，平，无毒。主心腹寒热，邪结气聚，除烦。"[25]

《本草品汇精要》卷之十六："酸枣，无毒，植生。酸枣（出《神农本经》），主心腹寒热，邪结气聚，四肢酸疼，湿痹，久服安五脏，轻身延年（以上朱字《神农本经》）。烦，心不得眠，脐上下痛，血转，久泄，虚汗烦渴，补中益肝气，坚筋骨，助阴气，令人肥健（以上黑字《名医》所录）。"[26]

《本草蒙筌》卷之四："酸枣，味酸，气平。无毒。生河东川泽，秋采实阴干。因肉味酸，故名酸枣。凡仗入药，碎核取仁。粒遍色丹，亦不易得。市家往往以棘实充卖，不可不细认焉。能治多眠不眠，必分生用炒用。多眠胆实有热，生研末，取茶叶姜汁调吞；不眠胆虚有寒，炒作散，采竹叶煎汤送下。倘和诸药共剂，却恶防己须知。宁心志，益肝补中。敛虚汗，驱烦止渴。去心腹寒热，五脏能安。疗手足酸疼，筋骨堪健。久服长寿，且令人肥。核壳烧末水调，刺入肉中敷效。"[27]

《本草纲目》第三十六卷："酸枣《本经·上品》。【释名】樲《尔雅》、山枣。【集解】《别录》曰：酸枣生河东川泽。八月采实，阴干，四十日成。弘景曰：今出东山间，云即山枣树。子似武昌枣而味极酸，东人啖之以醒睡，与经文疗不得眠正相反。恭曰：此即樲枣也。树大如大枣，实无常形，但大枣中味酸者是。今医以棘实为酸枣，大误矣。藏器曰：酸枣既是大枣中之酸，此即是真枣，何复名酸？既名酸，又云小。今枣中，酸者未必即小，小者未必即酸。惟嵩阳子云：余家于滑台。今酸枣县，即滑之属邑也。"[28]

《药鉴》卷二："酸枣仁，气平，味甘酸，无毒。能安和五脏，大补心脾。故血不归脾，而睡卧不宁者，多用之。盖血不归脾，则五脏不安和，而睡卧自不宁矣。今既大补心脾，则血归脾，而五脏和，睡卧岂有不宁者哉。然心家有实热者，生研为良，心家若虚寒者，炒研才妙。"[2]

《雷公炮制药性解》卷五："酸枣仁，味酸，性平无毒，入心脾肝胆四经。主筋骨酸寒，夜卧不宁，虚汗烦渴，安和五脏，大补心脾。炒熟去皮尖研用，生者治嗜卧不休。恶防己。按：枣仁味酸，本入肝经，而心则其所生者也，脾则其所制者也，胆又其相依之腑也，宜并入之。《圣惠方》云：胆虚不眠，寒也，炒熟为末，竹叶汤调服。盖以肝胆相为表里，血虚则肝虚，肝虚则胆亦虚，得熟枣仁之酸温，以旺肝气，则木来克土。脾主四肢，又主困倦，所以令人多睡。又《济众方》云：胆实多睡，热也。生研为末，姜茶汤调服，亦以枣仁秋成者也，生则得全金气，而能制肝木，肝木有制，则脾不受侮，而运行不睡矣。"[29]

《本草征要》第三卷："酸枣仁，味酸、性平，无毒。入心、脾、肝、胆四经。恶防己。炒熟。酸收而心守其液，乃固表虚有汗，肝旺而血归其经，用疗彻夜无眠。胆怯者，心主易动，惊悸盗汗之所自来也。肝虚者，血不归经，则虚烦不眠之所自来也。枣仁能补肝益胆，则血得其养，而诸证皆安矣。肝胆二经有实邪热者勿用，以其收敛故也。"[3]

《药品化义》卷四："酸枣仁，属阳，体肥润，色皮赤，肉淡黄，气炒香（生腥），味微甘（云酸非），性炒微温（生平），能升能降力助血，性气薄而味略厚，入心肝胆脾四经，枣仁主补，皮赤类心用益心血，其气炒香化为微温藉香以透心气，得温以助心神，凡志苦伤血用智损神致心虚不足、精神失守、惊悸怔忡、恍惚多忘、虚汗烦渴，所当必用……临用略炒，研碎入药，勿使隔宿香气走散少效。"[4]

《本草乘雅半偈》第三帙："酸枣仁《本经·上品》。【气味】酸平，无毒。【主治】主心腹寒热，邪结气聚，四肢酸痛，湿痹。久服安五脏，轻身，延年。【核】曰：出汴雒，及西北州郡，处处虽有，但分土产之宜与不宜耳。多野生，在坡坂，及城垒间。似枣而皮细，木心赤色，茎叶俱青，花似枣。八月结实，红紫色，似枣而圆小，味极酸；当月采实，取核中仁。爽曰：嵩阳子言，酸枣木高大，货者皆棘子，此说未尽。盖不知小则为棘，大则为酸枣。平地则易长，崖堑则难生。故棘多生崖堑上，经久不樵则成干，人方呼为酸枣，更不言棘，实一然。"[30]

《本草崇原》卷上："酸枣仁，气味酸平，无毒。主治心腹寒热，邪结气聚，四肢痠痛，湿痹。久服安五脏，轻身延年。（酸枣始出河东川泽，今近汴洛及西北州郡皆有之。一名山枣，《尔雅》名樲，孟子曰：养其樲棘是也。其树枝有刺，实形似枣而圆小，其味酸，其色红紫。八月采实，只取核中之仁。仁皮赤，仁肉黄白。）"[31]

《本草新编》卷之四："酸枣仁，味酸，气平，无毒。入心、肝、胆与胞络四经。宁心志，益肝胆，补中，敛虚汗，祛烦止渴，安五脏，止手足酸痛，且健筋骨，久服多寿。以上治疗，俱宜炒用，惟夜不能眠者，必须生用，或神思昏倦，久苦梦遗者，亦宜生用。可为臣佐，多用尤佳，常服亦妙也。或问酸枣仁只能益心，何以补肾之药，古人往往用之乎？盖心肾原不可两治也。因世人贪色者多，仲景夫子所以只立六味、八味，以补肾中之水火宜。然而肾火原通于胞络，而肾水原通于心，补心未尝不能益肾，古人所以用枣仁以安心，即安肾也。"[32]

《炮炙全书》卷三："酸枣仁，酸、甘，平。去皮尖用。多睡生用，不得睡炒熟用。恶防己。"[33]

《本草易读》卷七："酸枣仁，睡多生用，不睡炒用。酸，辛，无毒。足厥阴、少阳、手足少阴药也。温胆益肝，止汗解渴。除虚烦不眠，开寒热结气，助筋骨坚强，止手足酸痛。祛湿痹而息久泄，辅阴气而补中宫。生河东川泽。八月采实。有树大如枣者，实无常形。但枣中味酸而形圆者是。"[34]

《本草备要·木部》："酸枣仁，补而润，敛汗，宁心。甘酸而润（凡仁皆润）。专补肝胆。炒熟酸温而香，亦能醒脾（故归脾汤用之）。助阴气，坚筋骨，除烦止渴（敛阴生津），敛汗（《经疏》曰：凡服固表药，而汗不止者，用枣仁炒研，同生地、白芍、五味，麦冬、竹叶、龙眼肉煎服多效。汗为心液故也）宁心（心君易动，皆由胆怯所致。经曰：凡十一官皆取决于胆也）。疗胆虚不眠（温胆汤中或用之。肝虚则胆也虚，肝不藏魂，故不寐。血不归脾，卧亦不安。《金匮》治虚劳烦不眠，用酸枣仁汤）。"[35]

《本经逢原》卷三："酸枣仁，实酸平，仁甘平，无毒。《本经》主心腹寒热邪结气聚，四肢酸痛湿痹，久服安五脏。发明，酸枣仁味甘而润。熟则收敛津液，故疗胆虚不得眠，烦渴虚汗之证。生则导虚热，故疗胆热好眠，神昏倦怠之证；足厥阴少阳本药，兼入足太阴脾经。"[36]

《本草经解》卷三："酸枣仁，气平，味酸，无毒。主心腹寒热，邪结气聚，四肢酸痛，湿痹，久服安五脏，轻身延年。（炒研）"[37]

《本草从新》卷九："酸枣仁，补肝胆、敛汗、宁心醒脾。甘酸而润。生用酸平。专补肝胆。（今人专以为心家药、殊未明耳。）炒熟酸温而香。亦能醒脾。助阴气。坚筋骨。除烦止渴。（敛阴生津。）敛汗。"[5]

《得配本草》卷七："酸枣仁，恶防己。酸，平。入足厥阴，兼入手少阴经血分。收肝脾之液，以滋养营气。敛心胆之气，以止消渴。补君火以生胃土，强筋骨以除酸痛。得人参、茯苓，治盗汗。"[38]

《本草求真·上编》："酸枣仁（灌木），收肝胆虚热不眠。酸枣仁（专入肝胆。兼入脾），甘酸而润，仍有生熟之分，生则能导虚热，故疗肝热好眠，神昏燥倦之症。熟则收敛津液，故疗胆虚不眠，烦渴虚汗之症。（志曰，按五代史后唐刊石药验云，酸枣仁睡多生使，不得睡炒熟。）"[39]

《本草述钩元》卷二十四："酸枣仁，本经用实，今皆用仁。味酸辛甘，气平，微热，阳中之阴。入足少阳、厥阴、手少阴、足太阴之经，恶防己。主治心腹寒热，邪结气聚，除四肢酸痛湿痹，疗烦心不得眠，补中益肝气，宁心志，敛虚汗，去筋骨风，助阴气。"[40]

《本草害利》心部药队："酸枣仁。【害】凡肝胆心脾有实热邪者，勿用，以其收敛故也。【利】性平能补益肝胆，酸收而心守其液，乃固表虚有汗，肝旺而血归其经，用疗彻夜无眠。"[41]

《本草撮要》卷二："酸枣仁，味甘酸而润，入手少阴、足少阳经。功专安神定志，得人参、茯苓治盗汗，得辰砂、乳香治胆虚不寐，炒用，恶防已。"[6]

《本草便读》木部："酸枣仁，酸枣仁入肝脏藏魂镇摄，用疗胆怯无眠，走心家敛液固虚，可治表疏有汗。性颇平滑，味属甘酸。（酸枣仁凡仁皆可入心，酸者皆入肝，酸甘而平，润泽之品。故能入心肝，敛液固虚，但善滑大肠，至于炒熟，治胆虚不眠。生用治胆热好眠之说，亦习俗相沿，究竟不眠好眠，各有成病之由，非一物枣仁可以统治也。）"[42]

《本草思辨录》卷四："酸枣仁，酸枣从生而气薄，气薄则发泄，味酸亦泄，啖之使阳不得入于阴，故醒睡。仁则甘平，甘平由酸而来，性故微敛而微守。酸枣肝药，仁不能大戾乎枣，亦必入肝。皮赤则入心，内黄则入脾。酸枣仁自当为心肝脾三经之药。心得之则神安，肝得之则魂藏，脾得之则思靖，其治不得眠，尚有何疑。独是酸枣仁汤治虚劳虚烦不得眠，则更有进焉。"[43]

《药征》卷下："酸枣仁，主治胸膈烦躁、不能眠也。考证：酸枣仁汤证曰：虚烦，不得眠。"[44]

《中药志》："酸枣仁　本品为常用中药。商品为鼠李科植物酸枣的成熟种子。……【原植物】酸枣　别名：山枣（东北），棘酸枣（山西），棘、黄毛棘、棘子、角针（山东），酸枣子（江苏），别大枣（湖北），刺枣（四川）。Ziziphus jujuba Mill.（Z. spinosa Hu）——鼠李科 Rhamnaceae."[12]

《中药材手册》："酸枣仁（《纲目》列入木部灌木类酸枣项下）本品为鼠李科植物酸枣 Ziziphus Hu 的干燥成熟种子。原植物系落叶灌木，均为野生，喜生于山地、丘陵、沟坡地带。【别名】枣仁、山枣仁、刺酸枣（山西）、酸枣子（江苏）。"[13]

《全国中草药汇编》："酸枣仁　别名：山枣仁、山酸枣。来源：为鼠李科枣属植物酸枣 Ziziphus jujuba Mill. Var. spinosa Bunge［Z. spinosa（Bunge）Hu］以种子入药。"[14]

《中药大辞典》："酸枣仁《雷公炮炙论》【异名】枣仁《药品化义》，酸枣核《江苏植药志》。【基原】为鼠李科植物酸枣的种子。【原植物】酸枣《本经》Ziziphus jujuba Mill.，又名：棘《诗经》，樲《尔雅》，山枣（陶弘景），野枣（任昉《述异记》）。"[9]

《中医大辞典·中药分册》："酸枣仁　出《雷公炮炙论》。又名枣仁。为鼠李科植物酸枣 Ziziphus jujuba Mill. 的种子。主产山东、河北、河南、陕西、辽宁。"[15]

《中国医学百科全书·中医学》："酸枣仁　始载于《神农本草经》。原名酸枣。为鼠李科植物酸枣 Ziziphus jujuba Mill. var. spinosa（Bunge）Hu ex H. F. Chow 的成熟种子。秋末冬初果实成熟时采收，除去果肉及核壳，取出种子，晒干。"[11]

《全国中药炮制规范》："酸枣仁　［处方用名］酸枣仁、炒酸枣仁。【来源】本品为鼠李科植物酸枣 Ziziphus Hu 的干燥成熟种子。均系野生。主产于河北、河南、陕西、辽宁等地。秋末冬初采收成熟果实，除去果肉及核壳，收集种子，干燥。药材以粒大饱满、完整、外皮紫红色，种仁黄白色，无核壳者为佳。"[16]

《中国药材学》："酸枣仁　【别名】棘，顺枣，东枣，角针（山东），山枣、硬枣（河南）。【来源】本品为鼠李科植物酸枣 Ziziphus jujuba Mill. var. spinosa（Bunge）Hu ex

H. F. Chow 的种子。”[17]

《中国中医药学主题词表》：“酸枣仁 Semen ziziphi spinosae　为鼠李科植物酸枣的干燥成熟种子；属安神药和固涩药（中药）。D 酸枣。”[10]

《普通高等教育中医药类规划教材·中药学》：“酸枣仁《本经》为鼠李科落叶灌木或小乔木植物酸枣 Ziziphus jujuba Mill. var. spinosa (Bunge) Hu ex H. F. Chou 的成熟种子。主产于河北、陕西、山西、山东等地。秋末冬初果实成熟时采收，除去果肉，碾碎果核，取出种子，晒干。生用或炒用，用时打碎。”[8]

《中华本草》：“酸枣仁《雷公炮炙论》【异名】枣仁《药品化义》，酸枣核《江苏植药志》。【来源】为鼠李科植物酸枣的种子。【原植物】酸枣 Ziziphus jujuba Mill. var. spinosa (Bunge) Hu ex H. F. Chow [Z. vulgaris Lam. var. spinosa Bunge] 又名：棘《诗经》，樲《尔雅》，山枣《本草经集注》，野枣（任昉《述异记》）。”[18]

《中华人民共和国药典》：“酸枣仁 Semen ziziphi spinosae　本品为鼠李科植物酸枣 Ziziphus jujuba Mill. Var. spinosa (Bunge) Hu ex H. F. Chou 的干燥成熟种子。秋末冬初采收成熟果实，除去果肉及核壳，收集种子，晒干。”[7]

5　参考文献

1　东汉·张仲景. 金匮要略方论. 北京：人民卫生出版社，1956，21

2　明·杜文燮. 药鉴. 北京：中国中医药出版社，1993，55

3　明·李中梓. 本草征要. 见：李中梓医学全书. 北京：中国中医药出版社，1999，136

4　明·贾所学. 药品化义. 清光绪三十年北京郁文书局排印

5　清·吴仪洛. 本草从新. 北京：中医古籍出版社，2001，125

6　清·陈其瑞. 本草撮要. 见：珍本医书集成（二）. 上海：上海科学技术出版社，1985，33

7　国家药典委员会. 中华人民共和国药典. 一部. 北京：化学工业出版社，2000，300

8　雷载权主编. 普通高等教育中医药类规划教材·中药学. 上海：上海科学技术出版社，1995，252

9　江苏新医学院. 中药大辞典. 上海：上海科学技术出版社，1977，2543

10　吴兰成主编. 中国中医药学主题词表. 北京：中医古籍出版社，1996，367

11　《中医学》编辑委员会. 中国医学百科全书·中医学. 上海：上海科学技术出版社，1997，1259

12　中国医学科学院药物研究所等. 中药志. 第三册. 北京：人民卫生出版社，1993，666

13　中华人民共和国卫生部药政管理局. 中药材手册. 北京：人民卫生出版社，1998，388

14　《全国中草药汇编》编写组. 全国中草药汇编. 上册. 北京：人民卫生出版社，1996，926

15　《中医大辞典》编辑委员会. 中医大辞典·中药分册. 北京：人民卫生出版社，1982，393

16　中华人民共和国卫生部药政管理局. 全国中药炮制规范. 北京：人民卫生出版社，1988，202

17　徐国钧等主编. 中国药材学. 北京：中国医药科技出版社，1996，1275

18　国家中医药管理局《中华本草》编委会. 中华本草. 第五册. 上海：上海科学技术出版社，1999，262

19　南北朝·雷敩. 雷公炮炙论. 上海：上海中医学院出版社，1986，33

20　唐·苏敬等撰. 新修本草. 合肥：安徽科学技术出版社，1981，317

21　宋·苏颂. 本草图经. 合肥：安徽科学技术出版社，1994，352

22　宋·唐慎微. 证类本草. 北京：人民卫生出版社，1957，298

23　宋·寇宗奭. 本草衍义. 上海：商务印书馆，1937，77

24　元·王好古. 汤液本草. 见：景印文渊阁四库全书（745）. 北京：中医古籍出版社，1986，976

25 元·忽思慧. 饮膳正要. 北京：中国书店，1985，41
26 明·刘文泰. 本草品汇精要. 北京：人民卫生出版社，1982，465
27 明·陈嘉谟. 本草蒙筌. 北京：人民卫生出版社，1988，236
28 明·李时珍. 本草纲目. 北京：人民卫生出版社，1982，2088
29 明·李中梓. 雷公炮制药性解. 见：中国医学大成（二）. 长沙：岳麓书社，1990
30 明·卢之颐. 本草乘雅半偈. 北京：人民卫生出版社，1986，145
31 清·张志聪. 本草崇原. 北京：中国中医药出版社，1992，6
32 清·陈士铎. 本草新编. 北京：中国中医药出版社，1996，213
33 ［日］稻宣义. 炮炙全书. 北京：中医古籍出版社，1981，119
34 清·汪昂. 本草易读. 北京：人民卫生出版社，1987，308
35 清·汪昂. 本草备要. 北京：中国中医药出版社，1998，135
36 清·张璐. 本经逢原. 上海：上海科学技术出版社，1959，184
37 清·叶桂. 本草经解. 上海：上海科学技术出版社，1958，68
38 清·严西亭. 得配本草. 上海：上海卫生出版社，1957，25
39 清·黄宫绣. 本草求真. 上海：上海科学技术出版社，1959，62
40 清·杨时泰. 本草述钩元. 上海：科技卫生出版社，1958，523
41 清·凌奂. 本草害利. 北京：中医古籍出版社，1982，1
42 清·张秉成. 本草便读. 上海：上海卫生出版社，1957，61
43 清·周岩. 本草思辨录. 北京：人民卫生出版社，1960，135
44 ［日］吉益东洞. 药征. 见：中国医学大成（二）. 长沙：岳麓书社，1990，192

476 磁石
Cishi
Magnetitum

1 定名依据

1.1 正名

1.1.1 汉文名：磁石［氧化物类矿物尖晶石族磁铁矿，主含四氧化三铁（Fe_3O_4）］。

1.1.2 英文名：magnetite.

1.2 依据

1.2.1 定名的文献依据

1.2.1.1 《神农本草经》卷一："磁石，味辛，寒。主周痹风湿，肢节中痛，不可持物，洗洗酸消，除大热烦满及耳聋。一名玄石。"[1]

1.2.1.2 《名医别录》："磁石，味咸，无毒。主养肾脏，强骨气，益精，除烦，通关节，消痈肿，鼠瘘，颈核，喉痛，小儿惊痫，练水饮之。亦令人有子。一名处石。生太山及慈山山阴，有铁者则生其阳，采无时。"[2]

1.2.1.3 《新修本草》卷第四："磁石，味辛、咸，寒，无毒。主周痹风湿，肢节中痛，不可持物，洗洗酸痟，除大热，烦满及耳聋。养肾脏，强骨气，益精，除烦，通关节，消痈肿鼠瘘，颈核喉痛，小儿惊痫，炼水饮之。"[3]

1.2.1.4 《本草蒙筌》卷之八:“磁石、玄石,味苦、咸。无毒。一云平、甘,温、涩。小毒。乃铁之母,惟有铁处则生;虽多海南,仅磁州(属河南。)者进贡。能吸铁针铁物,若母见子相连。凡用拯疴,须依法制。火煅醋淬七次,罗细水飞数遭。务如灰尘,才可服饵。专杀铁毒,惟使柴胡。”[4]

1.2.1.5 《本经逢原》卷一:“磁石《本经》,名玄石,俗名吸铁石。辛咸微寒,无毒。入药煅过,醋淬七次,研细,水飞用。”[5]

1.2.1.6 《中华人民共和国药典》:“磁石 Magnetitum 本品为氧化物类矿物尖晶石族磁铁矿,主含四氧化三铁(Fe_3O_4)。采挖后,除去杂石。”[6]

1.2.1.7 《普通高等教育中医药类规划教材·中药学》:“磁石《本经》为等轴晶系氧化物类矿物尖晶石族磁铁矿的矿石,主含四氧化三铁(Fe_3O_4)。主产江苏、山东、辽宁、广东、安徽、河北等地。随时可采,除去杂质,选择吸铁能力强者(习称‘活磁石’或‘灵磁石’)入药。生用或醋淬研细用。”[7]

1.2.1.8 《中药大辞典》:“磁石《本经》【异名】玄石《本经》,磁君《吴普本草》,慈石《本草经集注》,处石《别录》,元武石《石药尔雅》,吸铁石《乾坤生意秘韫》,吸针石《纲目》,熁石《本草求真》,摄石《药物出产辨》,铁石、戏铁石《中药志》。【基原】为氧化物类矿物磁铁矿的矿石。【原矿物】磁铁矿《石雅》Magnetite.”[8]

1.2.1.9 《中国中医药学主题词表》:“磁石 Magnetitum 属矿物药;属平肝熄风药和安神药。”[9]

1.2.1.10 《中国医学百科全书·中医学》:“磁石 始载于《神农本草经》。又名玄石、吸铁石、吸针石、戏铁石。为氧化物类矿物磁铁矿的矿石。产于中国江苏、山东、辽宁、广东、安徽、河北、河南、四川、山西等省。”[10]

1.2.1.11 《中药材手册》[11]、《中药志》[12]、《中医大辞典·中药分册》[13]、《全国中药炮制规范》[14]、《全国中草药汇编》[15]、《中国药材学》[16]、《中华本草》[17]等现代中药著作多以“磁石”作为本药正名(参见“文献通考”)。

1.2.2 定名选择的理由

1.2.2.1 磁石 Magnetitum,系氧化物类矿物尖晶石族磁铁矿,主含四氧化三铁(Fe_3O_4)。本品始载于汉《神农本草经》,以“磁石”为正名,此后诸家本草著作大多沿用此说,以“磁石”为正名载录本品,如魏晋《名医别录》,唐·苏敬等撰《新修本草》,明·李时珍《本草纲目》,清·张璐《本经逢原》等,并一直沿用至今。

1.2.2.2 我国最新出版的《中华人民共和国药典》、《普通高等教育中医药类规划教材·中药学》以及辞书类著作《中医大辞典·中药分册》、《中药大辞典》、《中国医学百科全书·中医学》等均以“磁石”作为本药正名。已经广泛应用于中医药学文献的标引和检索的《中国中医药学主题词表》也以“磁石”作为本药的正式主题词。现代本草著作如《全国中草药汇编》、《中华本草》、《中药志》、《中国药材学》、《中药材手册》、《全国中药炮制规范》等均以“磁石”作为本药的正名。

1.3 与正名等效的名词:无。

2 源流考释

磁石[氧化物类矿物尖晶石族磁铁矿,主含四氧化三铁(Fe_3O_4)],始载于汉《神农本草经》，以“磁石”作为正名，以“玄石”作为异名。如《神农本草经》卷二：“磁石，味辛，寒。主周痹风湿，肢节中痛，不可持物，洗洗酸消，除大热烦满及耳聋。一名玄石，生山谷。”[1]

后世本草著作除明·李时珍《本草纲目》[19]、卢之颐《本草乘雅半偈》[20]，清·张志聪《本草崇原》[21]以“慈石”为正名记载外，其余大多沿用《神农本草经》之说，以“磁石”为正名，如三国·吴普《吴普本草》[18]、魏晋《名医别录》[2]，南北朝·陶弘景《本草经集注》[23]，唐·苏敬《新修本草》[3]、梅彪《石药尔雅》[24]，宋·苏颂《本草图经》[25]、唐慎微《证类本草》[26]、寇宗奭《本草衍义》[27]，明·刘文泰《本草品汇精要》[28]、陈嘉谟《本草蒙筌》[4]、李中梓《本草征要》[29]，清·陈士铎《本草新编》[30]、汪昂《本草易读》[31]及《本草备要》[32]、张璐《本经逢原》[5]、叶桂《本草经解》[33]、徐大椿《神农本草经百种录》[34]、严西亭《得配本草》[35]、黄宫绣《本草求真》[36]、吴仪洛《本草从新》[22]、姚澜《本草分经》[37]、杨时泰《本草述钩元》[38]、叶志诜《神农本草经赞》[39]、陈其瑞《本草撮要》[40]、张秉成《本草便读》[41]等，同时尚记载有“磁君”《吴普本草》，“处石”《名医别录》，“元石拾”、“元水石”、“拾针”、“绿秋”、“伏石母”、“元武石”、“帝流浆”、“席流浆”《石药尔雅》，“延年沙”、“续末石”《雷公炮炙论》，“熁铁石”《本草衍义》，“吸针石”《本草纲目》，“熖石”《本草求真》，“慈石”《本草拾遗》，“元石”《神农本草经赞》等异名。

另外，宋·王怀隐《太平圣惠方》在组方运用时则以“瓷石”为正名，如《太平圣惠方》卷四十四：“治风湿积冷腰痛，行立无力，小便滑数，椒红丸方。川椒（微炒去汗取红五两），瓷石（三两烧醋淬七遍，捣碎，细研，水飞过），白蒺藜（一两微炒去刺），巴戟（二两），附子（三两炮裂去皮脐），硫黄（二两微炒细研），厚朴（三两去粗皮涂生姜汁炙令香熟），怀香子（二两微炒），盐花（二两），上件药。捣罗为末。以羊肾三对，尽去筋膜，细研，用好酒二升相和，于银锅内，熬成膏，和前药末，捣三五百杵，丸如梧桐子大。每日空心，以温酒下三十丸，晚食前再服。”[42]

现代本草著作如《中华人民共和国药典》、《普通高等教育中医药类规划教材·中药学》、《中医大辞典·中药分册》、《中药大辞典》、《中国医学百科全书·中医学》、《中国中医药学主题词表》、《全国中草药汇编》、《中华本草》、《中国药材学》、《中药材手册》、《全国中药炮制规范》等均“磁石”为正名，同时尚记载有“吸铁石”、“灵磁石”、“铁石”《中药材手册》[11]，“活磁石”、“磁铁石”《全国中草药汇编》[15]，“摄石”、“戏铁石”《中药大辞典》[8]，“指南石”《中国药材学》[16]，“雄磁石”《中华本草》等各地俗称。

3 附录

3.1 又称：醋磁石《饮片规格名》。

3.2 俗称：吸铁石、灵磁石（山东、江苏），铁石（江苏、四川），活磁石，磁铁石，指南石，摄石，戏铁石。

3.3 曾称：玄石《神农本草经》，磁君《吴普本草》，处石《名医别录》，延年沙、续末石《雷公炮炙论》，慈石《本草拾遗》，元石拾、元水石、拾针、绿秋、伏石母、元武石、帝流浆、席流浆《石药尔雅》，瓷石《太平圣惠方》，熁铁石《本草衍义》，吸针石《本草纲目》，焫石《本草求真》，元石《神农本草经赞》。

4 文献通考

《神农本草经》卷二：“磁石，味辛，寒。主周痹风湿，肢节中痛，不可持物，洗洗酸消，除大热烦满及耳聋。一名玄石，生山谷。”[1]

《吴普本草·玉石类》：“磁石，一名磁君。”[18]

《名医别录》卷第二：“磁石，味咸，无毒。主养肾脏，强骨气，益精，除烦，通关节，消痈肿，鼠瘘，颈核，喉痛，小儿惊痫，练水饮之。亦令人有子。一名处石。生太山及慈山山阴，有铁者则生其阳，采无时。（柴胡为之使，恶牡丹、莽草，畏黄石脂，杀铁毒。）”[2]

《雷公炮炙论》：“磁石，雷公云：凡使，勿误用玄中石并中麻石。此石之二真相似磁石，只是吸铁不得。中麻石心有赤，皮粗，是铁山石也。误服之，令人有恶疮，不可疗。夫欲验者，一斤磁石，四面只吸铁一斤者，此名延年沙；四面只吸得铁八两者，号曰续未石；四面只吸得五两已来者，号曰磁石。”

《本草经集注·玉石三品》：“磁石，味辛，咸，寒，无毒。主治周痹风湿，肢节中痛，不可持物，洗洗酸痟，除大热，烦满及耳聋。养肾脏，强骨气，益精，除烦，通关节，消痈肿鼠瘘，颈核喉痛，小儿惊痫，炼水饮之。亦令人有子。一名玄石，一名处石。生大山川谷及慈山山阴，有铁处则生其阳，采无时。（柴胡为之使，杀铁毒，恶牡丹、莽草，畏黄石脂。）今南方亦有，其好者，能悬吸针，虚连三、四、五为佳，杀铁物毒，消金。《仙经》、《丹方》、《黄白术》中多用也。”[23]

《新修本草》卷第四：“磁石，味辛、咸，寒，无毒。主周痹风湿，肢节中痛，不可持物，洗洗酸痟，除大热，烦满及耳聋。养肾脏，强骨气，益精，除烦，通关节，消痈肿鼠瘘，颈核喉痛，小儿惊痫，炼水饮之。亦令人有子。一名玄石，一名处石。生大山川谷及慈山山阴，有铁者则生其阳，采无时。柴胡为之使，杀铁毒，恶牡丹、莽草，畏黄石脂。今南方亦有，其好者，能悬吸针，虚连三、四、五为佳，杀铁物毒，消金。《仙经》、《丹方》、《黄白术》中多用也。”[3]

《石药尔雅》上卷：“磁石，一名元石拾，一名元水石，一名处石，一名拾针，一名绿秋，一名伏石母，一名元武石，一名帝流浆，一名席流浆。”[24]

《太平圣惠方》卷四十四：“治风湿积冷腰痛，行立无力，小便滑数，椒红丸方。川椒（微炒去汗取红五两），瓷石（三两烧醋淬七遍，捣碎，细研，水飞过），白蒺藜（一两微炒去刺），巴戟（二两，）附子（三两炮裂去皮脐），硫黄（二两微炒细研），厚朴（三两去粗皮，涂生姜汁，炙令香熟），怀香子（二两微炒），盐花（二两），上件药。捣罗为末。以羊肾三对，尽去筋膜，细研，用好酒二升相和，于银锅内，熬成膏，和前药末，捣三五百杵，丸如梧桐子大。每日空心，以温酒下三十丸，晚食前再服。”[42]

《本草图经》卷第二：“磁石，生泰山山谷及慈山山阴有铁处，则生其阳。今磁州、徐州及南海傍山中皆有之。慈州者岁贡最佳，能吸铁虚连十数针，或一、二斤刀器，回转不落者尤真。采无时。其石中有孔，孔中黄赤色，其上有细毛，性温，功用更胜。谨按《南州异物志》云：涨海崎头水浅而多磁石，徼外大舟以铁叶锢之者，至此多不得过。以此言之，海南所出尤多也。按磁石一名玄石，而此下自有玄石条，云生泰山之阳，山阴有铜，铜者雌，铁者雄。主疗颇亦相近，而寒温铜铁畏恶乃别。苏恭以为铁液也。是磁石，中无孔，光泽纯黑者，其功劣于磁石。又不能悬针。今北蕃以磁石作礼物，其块多光泽，又吸针无力，疑是此石，医方罕用。”[25]

《证类本草》卷第四：“磁石，味辛、咸，寒，无毒。主周痹。臣禹锡等谨按蜀本注云：凡痹，随血脉上下，不能左右去者，为周痹。风湿，肢节中痛，不可持物，洗洗酸痟，除大热，烦满及耳聋，养肾脏，强骨气，益精，除烦，通关节，消痈肿，鼠瘘，颈核，喉痛，小儿惊痫。炼水饮之，亦令人有子。一名玄石，一名处石。生泰山川谷及慈山山阴，有铁处则生其阳。采无时。（柴胡为之使，杀铁毒，恶牡丹、莽草，畏黄石脂。）……雷公云……夫欲验者，一斤磁石四面只吸铁一斤者，此名延年沙。四面只吸得铁八两者号曰续末石。四面只吸得五两已来者号曰磁石。”[26]

《本草衍义》卷五：“磁石，色轻紫，石上皲涩，可吸连针铁，俗谓之熁铁石。养益肾气，补填精髓，肾虚耳聋目昏皆用之。入药，须烧赤醋淬。其玄石，即磁石之黑色者也。多滑净。其治体大同小异，不可分而为二也。磨针锋则能指南，然常偏东不全南也。其法取新纩中独缕，以半芥子许蜡，缀于针腰，无风处垂之，则针常指南。以针横贯灯心，浮水上，亦指南，然常偏丙位。盖丙为大火，庚辛金受其制，故如是，物理相感尔。”[27]

《本草品汇精要》卷之三：“磁石，无毒。……磁石（出《神农本经》），主周痹风湿，肢节中痛不可持物，洗洗酸痟（音消），除大热烦满及耳聋（以上朱字《神农本经》）。养肾脏，强骨气，益精，除烦，通关节，消痈肿，鼠瘘颈核，喉痛，小儿惊痫，炼水饮之，亦令人有子（以上黑字《名医》所录）。【名】玄石、处石、磁君。”[28]

《本草蒙筌》卷之八：“磁石，玄石，味苦、咸。无毒。一云平、甘，温、涩。小毒。乃铁之母，惟有铁处则生；虽多海南，仅磁州（属河南。）者进贡。能吸铁针铁物，若母见子相连。凡用拯疴，须依法制。火煅醋淬七次，罗细水飞数遭。务如灰尘，才可服饵。专杀铁毒，惟使柴胡。恶莽草牡丹石脂，为重而去怯之剂。除大热烦满，去周痹酸疼。”[4]

《本草纲目》第十卷：“慈石《本经·中品》。【释名】玄石《本经》、处石《别录》、熁铁石《衍义》、吸针石。藏器曰：慈石取铁，如慈母之招子，故名。时珍曰：石之不磁者，不能引铁，谓之玄石，而《别录》复出玄石于后。”[19]

《本草乘雅半偈》第五帙：“慈石《本经·中品》。用磨铁峰，铁便指南，其既济象，为水火之征兆也。无情化有情，理固然矣。【气味】辛寒，无毒。”[20]

《本草征要》第二卷：“磁石，味辛、性温，无毒。入肾经。恶牡丹皮、莽草。畏石脂。火煅，醋淬，水飞。治肾虚之恐怯，镇心脏之怔忡。能消目障、可治耳聋。镇心益肾，故磁朱丸用之，可暂用，不可久也。咽痛久久不愈，查无所见者，用之能引热下行。”[29]

《本草崇原》卷中：“慈石，气味辛寒，无毒。主治周痹，风湿，肢节中痛，不可持物，洗洗酸消，除大热烦满，及耳聋。（慈石出太山山谷及慈山山阴。今慈州、徐州及南海旁山中皆有之。《南州异物志》云：涨海崎头水浅而多慈石，大舟以铁叶固之者，至此皆不得过。以此言之，南海所出尤多也。慈州者，岁贡最佳，能吸铁，虚连数十铁，或一二斤刀器，回转不落者，尤良。其石中有孔，孔中有黄赤色，其上有细毛，功用更胜。土宿真君曰：铁受太阳之气，始生之初，卤石产焉，百五十年而成慈石，二百年孕而成铁，是慈石乃铁之母精也。）慈石色黑味辛性寒，盖禀金水之精气所生。”[21]

《本草新编》卷之五：“磁石。磁石，味苦、咸，无毒。一云：平甘，温涩。乃铁之母也。火煅七次，醋淬七次，研细，水飞过始可用。专杀铁毒，除大热烦满，去周痹酸疼。绵裹治耳聋，药和点目瞀。强骨益肾脏，通骨节，消痈疽，逐惊痫风邪，祛颈核喉痛。炼水旋饮，令人有娠。若误吞针入喉，急取系线服下，引上牵出其针，殊效。此物体重，乃去怯之剂也。药笼中亦不可缺，故存之。磁石能治喉痛者，以喉乃足少阳、少阴二经之虚火上冲也。磁石咸以入肾，其性镇坠而下吸，则火易归原矣。火归于下，而上痛自失。夫肾乃至阴寒水之脏，磁石色黑而入水，故能益肾而坚骨，生精而开窍，闭气而固泄也。”[30]

《本草易读》卷八：“磁石，火煅醋淬水飞。柴胡为使，杀铁毒，恶丹皮、莽草。即吸铁石。辛，咸，无毒。补肾益精，除烦祛热，明目聪耳。治羸弱周痹，疗骨节酸痛。消痈肿而治鼠瘘，止惊痫而却针铁。生太山及慈山山阴有铁处，以能吸铁者为真。小儿惊痫，末服之。”[31]

《本草备要·金石水土部》：“磁石，重，补肾 辛咸。色黑属水，能引肺金之气入肾。补肾益精，除烦祛热，通耳明目（耳为肾窍，肾水足，则目明）。治羸弱周痹，骨节酸痛（肾主骨），惊痫（重镇怯）肿核（咸软坚），误吞针铁（末服），止金疮血。《十剂》曰：重可去怯，磁石、铁粉之属是也。《经疏》云：石药皆有毒，独磁石冲和，无悍猛之气。又能补肾益精，然体重渍酒优于丸散。时珍曰：一士病目渐生翳，珍以羌活胜湿汤加减，而以磁朱丸佐之，两月而愈。盖磁石入肾，镇养真阴，使神水不外移；朱砂入心，镇养心血，使邪火不上侵；佐以神曲，消化滞气，温养脾胃生发之骨。”[32]

《本经逢原》卷一：“磁石，《本经》名玄石，俗名吸铁石。辛咸微寒，无毒。入药煅过，醋淬七次，研细，水飞用。《本经》主周痹风湿，肢节中痛，不可持物，洗洗酸消，除大热烦满及耳聋。发明，磁石为铁之母，肾与命门药也，惟其磁，故能引铁。《千金》磁朱丸治阴虚龙火上炎，耳鸣嘈嘈，肾虚瞳神散大，盖磁石入肾，镇养真精，使神水不外移。朱砂入心，镇养心血，使邪火不上侵耳目，皆受荫矣。”[5]

《本草经解》卷四：“磁石，气寒，味辛，无毒。主周痹风湿，肢节中痛不可持物，洗洗酸消。除大热烦满，及耳聋。（醋煅研）磁石气寒，禀天冬寒之水气，入足少阴肾经。味辛无毒，得地西方之金味，入手太阴肺经。气味降多于升，阴也。其主周痹风湿肢节中痛，不可持物，洗洗酸者。盖湿流关节，痛而不可持物，湿胜筋软也。湿而兼风，风属木。木曰曲直，曲直作酸，洗洗酸痛，所以为风湿周痹也。磁石味辛入肺，金能平木，可以治风。肺司水道，可以行湿也，肾水藏也，水不制火，浊气上逆，则大热烦满。磁石入肾，气寒壮水，质重降浊，所以主之。肾开窍于耳。”[33]

《神农本草经百种录·中品》：“磁石，味辛寒。主周痹，风湿，肢节中痛，不可持物，洗洗酸消，味辛则散风，石性燥则除湿，其治酸痛等疾者，以其能坚筋骨中之正气，则邪气自不能侵也。除大热，寒除热。烦满，重降逆。及耳聋。肾火炎上则耳聋，此能降火归肾。凡五行之中，各有五行，所谓物物一太极也。如金一行也，银色白属肺，金色赤属心，铜色黄属脾，铅色青属肝，铁色黑属肾。石也者，金土之杂气，而得金之体为多。何以验之？天文家言星者金之散气，而星陨即化为石，则石之属金无疑。而石之中亦分五金焉，磁石乃石中之铁精也，故与铁同气，而能相吸，铁属肾，故磁石亦补肾。”[34]

《得配本草》卷一：“磁石，一名熁铁石，一名吸铁石，一名玄石。柴胡为之使。畏黄石脂。恶牡丹、莽草。伏丹砂。养水银。去铜晕。杀铁毒。消金。辛、咸，平。入足少阴经。坠炎上之火以定志，引肺金之气以入肾。（水得金而自清，火不攻而自伏。）除烦闷，逐惊痫，聪耳明目。得朱砂、神曲，交心肾，治目昏内障。”[35]

《本草求真》卷二：“磁石（石），补肾水镇怯。磁石（专入肾），即俗熁石。磁为铁母。（磁石二百年孕而成铁。）故见铁即能以引，是以有磁之说也。磁石味辛而咸，微寒无毒，得冲和之气，能入肾镇阴，使阴气龙火不得上升。故千金磁朱丸用此以治耳鸣嘈嘈。”[36]

《本草从新》卷十三：“磁石，一名吸铁石。重、补肾。辛咸，色黑属水。能引肺金之气入肾，补肾益精，除烦祛热，治羸弱周痹，骨节酸痛，（肾主骨）恐怯怔忡。”[22]

《本草分经·原例》：“磁石，辛咸冲和，能引肺气入肾补肾，除热去怯，通耳明目，制用渍酒良。”[37]

《本草述钩元》卷七：“磁石，亦名慈石。生于有铁处。铁受太阳之气。其始一百五十年而成磁石。又二百年孕而成铁。石中有孔。孔中有黄赤色。其上有细毛者。功用更胜。”[38]

《神农本草经赞》卷一：“磁石，味辛寒。主周痹风湿。肢节中痛。不可持物。洗洗酸消。除大热烦满。及耳聋。一名元石。生山谷。”[39]

《本草撮要》卷一：“磁石，味辛。入足少阴经。功专温肾镇怯。得熟地山萸肉治耳聋。得朱砂神曲能交心肾。色黑能吸铁者真。火煅醋淬。研末水飞。或醋煮三日夜。柴胡为使。恶牡丹。一名吸铁石。”[40]

《本草便读·草部》：“磁石，引金气以下行，气纳喘平。导归水部，镇肾虚之恐怯，耳聪翳退。性味咸寒。”[41]

《中药志》：“磁石　本品为少常用中药。原名‘慈石’。《神农本草经》列为中品。为天然产的一种磁铁矿。商品规格中，常以其吸铁能力之有无，分为‘活磁石’及‘死磁石’两类，药用以具吸铁能力的活磁石为佳。”[12]

《中药材手册》：“磁石（《纲目》名慈石，列入金石部石类）本品为天然产氧化物类矿物磁铁矿。在高温热液、接触交代、区域变质条件下均有产出，砂矿床中也常见。具吸铁能力者，称活磁石，铁粉附着其上，成毛状直立，放置日久受潮起锈变成红褐色；无光泽及吸铁能力者，称死磁石。习惯以活磁石质量为佳。【别名】吸铁石、灵磁石（山东、江苏）、铁石（江苏、四川）。”[11]

《全国中草药汇编》：“磁石　别名：吸铁石、活磁石、灵磁石、磁铁石。来源：为天然产的一种磁铁矿。”[15]

《中药大辞典》：“磁石《本经》【异名】玄石《本经》，磁君《吴普本草》，慈石《本草经集注》，处石《别录》，元武石《石药尔雅》，吸铁石《乾坤生意秘韫》，吸针石《纲目》，熁石《本草求真》，摄石《药物出产辨》，铁石、戏铁石《中药志》。【基原】为氧化物类矿物磁铁矿的矿石。【原矿物】磁铁矿《石雅》Magnetite.”[8]

《中医大辞典·中药分册》：“磁石　出《神农本草经》。又名吸铁石、戏铁石、灵磁石、活磁石。为磁铁矿的矿石。产江苏、山东、辽宁、广东、安徽、河北等地。”[13]

《中国医学百科全书·中医学》："磁石　始载于《神农本草经》。又名玄石、吸铁石、吸针石、戏铁石。为氧化物类矿物磁铁矿的矿石。产于中国江苏、山东、辽宁、广东、安徽、河北、河南、四川、山西等省。"[10]

《全国中药炮制规范》："磁石　［处方用名］磁石、醋磁石。【来源】本品为等轴晶系矿物磁铁矿 Magnetitum，主含四氧化三铁。主产于河北、山东、辽宁、江苏等地全年皆可开采。采挖后，除去杂石。药材以色灰黑，断面致密有光泽、能吸铁者为佳。"[14]

《中国药材学》："磁石　【别名】玄石，慈石，吸铁石，吸针石，戏铁石，指南石。【来源】本品为氧化物类矿物尖晶石族磁铁矿。"[16]

《中国中医药学主题词表》："磁石 Magnetitum　属矿物药；属平肝熄风药和安神药。"[9]

《普通高等教育中医药类规划教材·中药学》："磁石《本经》为等轴晶系氧化物类矿物尖晶石族磁铁矿的矿石，主含四氧化三铁（Fe_3O_4）。主产江苏、山东、辽宁、广东、安徽、河北等地。随时可采，除去杂质，选择吸铁能力强者（习称'活磁石'或'灵磁石'）入药。生用或醋淬研细用。"[7]

《中华本草》："磁石《本经》【异名】玄石《本经》，磁君《吴天普本草》，处石《别录》，延年沙、续未石《雷公炮炙论》，拾针、绿秋、伏石母、玄武石、帝流浆、席流浆《石药尔雅》，瓷石《圣惠方》，熁铁石《本草衍义》，吸铁石《乾坤秘韫》，吸针石、慈石《纲目》，灵磁石、活磁石《外科大成》，雄磁石《幼幼集成》，摄石《药物出产辨》，戏铁石《中药志》。……【来源】为氧化物类尖晶石族矿物磁铁矿。【原矿物】磁铁矿 Magnetite."[17]

《中华人民共和国药典》："磁石 Magnetitum　本品为氧化物类矿物尖晶石族磁铁矿，主含四氧化三铁（Fe_3O_4）。采挖后，除去杂石。"[6]

5　参考文献

1　汉·神农本草经. 清顾观光重辑本. 北京：人民卫生出版社，1955，53
2　魏晋·名医别录. 北京：人民卫生出版社，1986，101
3　唐·苏敬等撰. 新修本草. 合肥：安徽科学技术出版社，1981，117
4　明·陈嘉谟. 本草蒙筌. 北京：人民卫生出版社，1988，349
5　清·张璐. 本经逢原. 上海：上海科学技术出版社，1959，17
6　国家药典委员会. 中华人民共和国药典. 一部. 北京：化学工业出版社，2000，301
7　雷载权主编. 普通高等教育中医药类规划教材·中药学. 上海：上海科学技术出版社，1995，250
8　江苏新医学院. 中药大辞典. 上海：上海科学技术出版社，1977，2546
9　吴兰成主编. 中国中医药学主题词表. 北京：中医古籍出版社，1996，53
10　《中医学》编辑委员会. 中国医学百科全书·中医学. 上海：上海科学技术出版社，1997，1260
11　中华人民共和国卫生部药政管理局. 中药材手册. 北京：人民卫生出版社，1998，739
12　中国医学科学院药物研究所等. 中药志. 第四册. 北京：人民卫生出版社，1961，292
13　《中医大辞典》编辑委员会. 中医大辞典·中药分册. 北京：人民卫生出版社，1982，395
14　中华人民共和国卫生部药政管理局. 全国中药炮制规范. 北京：人民卫生出版社，1988，405
15　《全国中草药汇编》编写组. 全国中草药汇编. 上册. 北京：人民卫生出版社，1996，926
16　徐国钧等主编. 中国药材学. 北京：中国医药科技出版社，1996，1882

17 国家中医药管理局《中华本草》编委会. 中华本草. 第一册. 上海：上海科学技术出版社，1999，359
18 三国·吴普. 吴普本草. 北京：人民卫生出版社，1987，9
19 明·李时珍. 本草纲目. 北京：人民卫生出版社，1982，583
20 明·卢之颐. 本草乘雅半偈. 北京：人民卫生出版社，1986，265
21 清·张志聪. 本草崇原. 北京：中国中医药出版社，1992，95
22 清·吴仪洛. 本草从新. 北京：中医古籍出版社，2001，194
23 南北朝·陶弘景. 本草经集注. 北京：人民卫生出版社，1994，156
24 唐·梅彪. 石药尔雅. 据别下斋丛书本抄本
25 宋·苏颂. 本草图经. 合肥：安徽科学技术出版社，1994，35
26 宋·唐慎微. 证类本草. 北京：人民卫生出版社，1957，111
27 宋·寇宗奭. 本草衍义. 上海：商务印书馆，1937，31
28 明·刘文泰. 本草品汇精要. 北京：人民卫生出版社，1982，149
29 明·李中梓. 本草征要. 见：李中梓医学全书. 北京：中国中医药出版社，1999，149
30 清·陈士铎. 本草新编. 北京：中国中医药出版社，1996，270
31 清·汪昂. 本草易读. 北京：人民卫生出版社，1987，369
32 清·汪昂. 本草备要. 北京：中国中医药出版社，1998，224
33 清·叶桂. 本草经解. 上海：上海科学技术出版社，1958，96
34 清·徐大椿. 神农本草经百种录. 见：景印文渊阁四库全书（785）. 北京：中医古籍出版社，1986，573
35 清·严西亭. 得配本草. 上海：上海卫生出版社，1957，21
36 清·黄宫绣. 本草求真. 上海：上海科学技术出版社，1959，67
37 清·姚澜. 本草分经. 上海：上海科学技术出版社，1989，145
38 清·杨时泰. 本草述钩元. 上海：科技卫生出版社，1958，56
39 清·叶志诜. 神农本草经赞. 见：珍本医书集成（二）. 上海：上海科学技术出版社，1985，65
40 清·陈其瑞. 本草撮要. 见：珍本医书集成（二）. 上海：上海科学技术出版社，1985，77
41 清·张秉成. 本草便读. 上海：上海卫生出版社，1957，95
42 宋·王怀隐. 太平圣惠方. 北京：人民卫生出版社，1958，1324

477 豨莶草
Xixiancao
Herba Siegesbeckiae

1 定名依据

1.1 正名

1.1.1 汉文名：豨莶草（菊科植物豨莶 Siegesbeckia orientalis L.、腺梗豨莶 Siegesbeckia pubescens Makino 或毛梗豨莶 Siegesbeckia glabrescens Makino 的干燥地上部分）。

1.1.2 英文名：siegesbeckia herb.

1.2 依据

1.2.1 定名的文献依据

1.2.1.1《新修本草》卷十一："豨莶，味苦，寒，有小毒。主热蟹，烦满，不能食。生捣汁，服三、四合，多则令人吐。叶似酸浆而狭长，花黄白色，一名火莶，田野皆识之(新附)。"[1]

1.2.1.2 《滇南本草》卷二："豨莶草，味苦，性微寒。有小毒。治诸风风湿症，内无六经形症，外见半身不遂，口眼歪斜，痰气壅盛，手足麻木，痿痹不仁，筋骨疼痛，湿气流痰，瘫痪痿软，风湿痰火，赤白癜风，须眉脱落等症。根，治妇人白带。附豨莶膏方：豨莶草不拘多少，捣汁、入沙锅内熬成膏，日晒夜露九次后入药。"[2]

1.2.1.3 《本草备要·草部》："豨莶草，宣，去风湿　苦辛。生寒，熟温。治肝肾风气，四肢麻痹，筋骨冷痛，腰膝无力，风湿疮疡。若痹痛由脾肾两虚、阴血不足，不由风湿而得者，忌服（风药能燥血）。"[3]

1.2.1.4 《本草求真·上编》："豨莶草（隰草），散肝经风虚。豨莶草（专入肝），味苦而辛，性寒不湿，故书载须蒸晒至九。"[4]

1.2.1.5 《本草分经·原例》："豨莶草，苦辛，生用寒，熟用温，长于去风湿治麻痹而能燥血并不补益，酒拌蒸晒九次。"[5]

1.2.1.6 《本草撮要》卷一："豨莶草，味苦，入足厥阴经，功专止麻木。生寒熟温，治肝肾风气，四肢麻痹，骨冷腰痛，膝痛无力。若非由风湿而得者忌服。研末热酒服，治疔疮肿毒。"[6]

1.2.1.7 《中华人民共和国药典》："豨莶草 Herba siegesbeckiae　本品为菊科植物豨莶 Siegesbeckia orientalis L.、腺梗豨莶 Siegesbeckia pubescens Makino 或毛梗豨莶 Siegesbeckia glabrescens Makino 的干燥地上部分。夏、秋二季花开前及花期均可采割，除去杂质，晒干。"[7]

1.2.1.8 《普通高等教育中医药类规划教材·中药学》："豨莶草《新修本草》为菊科一年生草本植物豨莶 Siegesbeckia orientalis L. 腺梗豨莶 S. pubescens Makino 或毛梗豨莶 S. glabrescens Makino 的地上部分。我国大部地区均产，以湖南、湖北、江苏等地产量较大。夏、秋二季花开前及花期均可采割，除去杂质，晒干。切碎生用，或加黄酒蒸制用。"[8]

1.2.1.9 《中国医学百科全书·中医学》："豨莶草　始载于《新修本草》。原名豨莶，又名猪膏莓、火枕草、粘糊菜、肥猪苗、虾钳草、风湿草。为菊科植物豨莶 Siegesbeckia orientalis L.、腺梗豨莶 S. pubescens Makino 或稀毛豨莶 S. glabrescens Mak. 的地上部分。夏、秋两季生长盛期开花时割取，除去杂质晒干。"[9]

1.2.1.10 《中药志》[10]、《中药材手册》[11]、《全国中药炮制规范》[12]、《全国中草药汇编》[13]、《中国药材学》[14]等现代中药著作多以"豨莶草"作为本药正名（参见"文献通考"）。

1.2.2 定名选择的理由

1.2.2.1 豨莶草 Herba siegesbeckiae，系菊科植物豨莶 Siegesbeckia orientalis L.、腺梗豨莶 Siegesbeckia pubescens Makino 或毛梗豨莶 Siegesbeckia glabrescens Makino 的干燥地上部分。本品始载于唐·苏敬等撰《新修本草》，以"豨莶"为正名，此后诸家本草著作虽多有沿用，但自明·兰茂《滇南本草》以"豨莶草"为正名记载本品，后世本草著作如清·汪昂《本草备要》、黄宫绣《本草求真》、姚澜《本草分经》、陈其瑞《本草撮要》

等均沿用此说，以“豨莶草”为正名载录本品，并一直沿用至今。

1.2.2.2　我国最新出版的《中华人民共和国药典》、《普通高等教育中医药类规划教材·中药学》以及辞书类著作《中国医学百科全书·中医学》等均以“豨莶草”作为本药正名。现代本草著作如《全国中草药汇编》、《中药志》、《中国药材学》、《中药材手册》、《全国中药炮制规范》等均以“豨莶草”作为本药的正名。

1.3　与正名等效的名词：无。

2　源流考释

豨莶草（菊科植物豨莶 Siegesbeckia orientalis L.、腺梗豨莶 Siegesbeckia pubescens Makino 或毛梗豨莶 Siegesbeckia glabrescens Makino 的干燥地上部分）始载于唐·苏敬《新修本草》，以“豨莶”为正名，以“火莶”为异名。如《新修本草》卷十一：“豨莶，味苦，寒，有小毒。主热慝烦满，不能食。生捣汁，服三、四合，多则令人吐。叶似酸浆而狭长，花黄白色，一名火莶，田野皆识之（新附）。”[1] 同时该书尚记载有“猪膏莓”、“虎膏”、“狗膏”等异名。如《新修本草》卷十一：“猪膏莓，味辛，苦，平，无毒。主金疮，止痛，断血，生肉，除诸恶疮，消浮肿，封之。汤渍散傅并良。叶似苍耳，茎园有毛，生下湿地，所在皆有。一名虎膏，一名狗膏，生平泽。（新附）。”[1] 经考释二者为异名同种，如《本草纲目》第十五卷：“豨莶（音喜枚。《唐本》）。【校正】并入唐本猪膏莓。……今按豨莶、猪膏莓条，并无治风之说。……而今服猪膏莓之豨莶者，复往往有效。……则豨莶之为猪膏，尤不必疑矣。”[15]

后世本草著作多沿用“豨莶”为正名。如唐·孙思邈《千金翼方》[16]，宋·苏颂《本草图经》[17]、唐慎微《证类本草》[18]，明·刘文泰《本草品汇精要》[19]、陈嘉谟《本草蒙筌》[20]、李时珍《本草纲目》[15]、李中梓《雷公炮制药性解》[21] 及《本草征要》[22]、卢之颐《本草乘雅半偈》[23]，清·陈士铎《本草新编》[24]、日本稻宣义《炮炙全书》[25]、汪昂《本草易读》[26]、张璐《本经逢原》[27]、杨时泰《本草述钩元》[28]、吴其浚《植物名实图考》[29] 等，同时尚记载有“猪膏草”（《本草纲目》引《本草拾遗》），“火枕草”《本草图经》，“粘糊菜”《救荒本草》，“希仙”、“虎莶”《本草纲目》，“火锨草”《本草易读》，“猪膏母”《本草述钩元》等异名。

“豨莶草”一名最早见于宋·钱竽托名孙思邈的《孙真人海上方》：“疔疮神效豨莶草，五月五日午时讨，细末酒调半两余，服讫汗出果然好。”[30] 作为正名记载始于明·兰茂《滇南本草》卷二：“豨莶草，味苦，性微寒。有小毒。治诸风风湿症，内无六经形症，外见半身不遂，口眼歪斜，痰气壅盛，手足麻木，痿痹不仁，筋骨疼痛，湿气流痰，瘫痪痿软，风湿痰火，赤白癜风，须眉脱落等症。”[2] 明、清时期本草著作则多以此为据，以“豨莶草”作为正名记载本品，如清·汪昂《本草备要》[3]、吴仪洛《本草从新》[31]、王绂《医林纂要》[32]、严西亭《得配本草》[33]、沈金鳌《要药分剂》[34]、黄宫绣《本草求真》[4]、姚澜《本草分经》[5]、陈其瑞《本草撮要》[6]、张秉成《本草便读》[35] 等。同时记载有“火草”、“老虔婆”、“黄猪母”等异名，如《医林纂要》卷二：“豨莶草：苦，辛，寒。一名火草，一名老虔婆，一名黄猪母。茎方根紫，味对节，颇似苍耳与苏，嫩苗可茹，有猪腥气，故名。莶，恶味螫口也，开小黄花，圆聚。然气味非纯善，称之者或不无过誉也。”[32] 另外，宋·王璆《是斋百一选方》记载有“邹面地葱花”、“地葱”、“天明精”，如《是斋百一选方》：“治翻胃及脾间诸疾，腹痛泄泻等，圆通维那可观传，渠曾亲得效。邹面地葱花即火杴草花也。上不以多少焙干为细末，蜜煮，面糊为元，如梧桐子大，每服五十元，白汤送下，不拘时候。源按：谨按《本草》地葱，天明精，火杴草，豨莶也，特珍收于豨莶条中。”[36]而明·朱橚《救荒本草》则以“豨”为正名，如《救荒本草》卷一：“豨，俗名粘糊菜，俗又呼火杴草。旧不著所出州郡，今处处有之。”[37]《分类草药性》则以“肥猪苗”为正名，以“稀茜草”为异名记载本品，如《分类草药性》上卷：“肥猪苗，一名稀茜草，治一切风湿丸蒸，九露能明目黑发，滋阴养血。”[38]

现代本草著作除《中药大辞典》[39]、《中医大辞典·中药分册》[40]、《中华本草》[41]仍以“豨莶”为正名外，其它如《中华人民共和国药典》[7]、《普通高等教育中医药类规划教材·中药学》[8]、《中国医学百科全书·中医学》[9]、《中药志》[10]、《中药材手册》[11]、《全国中药炮制规范》[12]、《全国中草药汇编》[13]、《中国药材学》[14]等均以“豨莶草”为正名，同时记载有“粘糊草”、“大叶草”《中药材手册》[11]，粘苍子、黄花仔、粘不扎《全国中草药汇编》[13]，“稀莶草”、“母猪油”、“亚婆针”、“绿莶草”、“大叶草”、“虾钳草”、“铜锤草”、“土伏虱”、“金耳钩”、“冇骨消”、“猪冠麻叶”、“四棱麻”、“大接骨”、“老奶补补丁”、“野芝麻”、“毛擦拉子”、“珠草”、“老陈婆”、“油草子”、“风湿草”、“老前婆”、“野向日葵”、“牛人参”《中药大辞典》[39]，黄花草、“镇静草”、“感冒草”、“面苍子”、“粘猪子”、“野葵花”、《中国药材学》[14]，“棉苍狼”、“粘强子”、“猪母菜”、“棉黍棵”《中华本草》等各地俗称。还记载有本品原植物“腺梗豨莶”的异名“豨莶草”、“棉苍狼”、“珠草”、“猪母菜”、“粘不扎”《中药志》[10]，“毛豨莶”《中华本草》[41]；原植物“豨莶”的异名“肥猪菜”、“虾钳草”、“粘糊菜”《中药志》[10]；原植物“毛梗豨莶”的异名“少毛豨莶”《中药大辞典》[39]，“光豨莶”《中华本草》[41]等。

3　附录

3.1　又称：酒豨莶草（饮片规格名）。

3.2　俗称：粘糊草（吉林），绿莶草、虾钳草、铜锤草（广西），土伏虱、金耳钩、骨消（闽南），猪冠麻叶、四棱麻、大接骨（湖南），老奶补补丁、野芝麻、毛擦拉子、大叶草、野葵花、棉苍狼、粘强子（江苏），珠草（广州），老陈婆、油草子（江西），风湿草（上海），老前婆、野向日葵、牛人参（浙江），镇静草、感冒草（广东），面苍子、粘猪子、棉黍棵（山东），粘不扎（东北），黄花草、猪母菜（福建），粘苍子，黄花仔，母猪油，亚婆针，绿莶草，稀莶草。

3.3　曾称：豨莶、火莶、猪膏莓、虎膏、狗膏《新修本草》，猪膏草《本草拾遗》，火杴草《本草图经》，豨、粘糊菜《救荒本草》，希仙、虎莶《本草纲目》，火锹草《本草易读》，猪膏母《本草述钩元》，火草、老虔婆、黄猪母《医林纂要》，邹面地葱花、地葱、天明精《是斋百一选方》，肥猪苗、稀茜草《分类草药性》。

3.4　原植物名称：腺梗豨莶，豨莶草（河北、东北、四川），棉苍狼（江苏），珠草（广州），猪母菜（福建），粘不扎（东北），毛豨莶；豨莶，肥猪菜（贵州），虾钳草（广西），粘糊菜（吉林）；毛梗豨莶，少毛豨莶，光豨莶（东北）。

4 文献通考

《新修本草》卷十一："豨莶，味苦，寒，有小毒。主热䘌，烦满，不能食。生捣汁，服三、四合，多则令人吐。叶似酸浆而狭长，花黄白色，一名火莶，田野皆识之（新附）。"[1]

《新修本草》卷十一："猪膏莓：味辛，苦，平，无毒。主金疮，止痛，断血，生肉，除诸恶疮，消浮肿，封之。汤渍散傅并良。叶似苍耳，茎园有毛，生下湿地，所在皆有。一名虎膏，一名狗膏，生平泽。（新附）。"[1]

《千金翼方》卷第三："豨莶，味苦，寒，有小毒。主热䘌，烦满，不能食。生捣汁，服三四合。多则令人吐。"[16]

《孙真人海上方》："疔疮神效豨莶草，五月五日午时讨，细末酒调半两余，服讫汗出果然好。"[30]

《本草图经》卷第九："豨莶。豨莶，俗呼火杴草《本经》，不著所出州郡，今处处有之。春生苗，叶似芥菜而狭长，文粗。茎高二、三尺；秋初有花如菊；秋末结实，颇似鹤虱。夏采叶，曝干用。近世多有单服者，云甚益元气，蜀人服之法；五月五日、六月六日、九月九日采其叶，去根、茎、花、实，净洗曝干。入甑中，层层洒酒与蜜蒸之，又曝。如此九过，则已，气味极香美。熬捣筛，蜜丸服之。云治肝肾风气，四肢麻痹，骨蒸疼，腰膝无力者，亦能行大肠气。诸州所说，皆云性寒有小毒，与《本经》意同。惟文州、高邮军云：性热无毒。服之补虚，安五脏，生毛发，兼主风湿疮，肌肉顽痹，妇人久冷尤宜服用之。"[17]

《证类本草》卷十一："豨（音喜）莶（音豨），味苦，寒，有小毒。主热䘌，烦满不能食。生捣汁，服三、四合，多则令人吐。唐本注云：叶似酸浆而狭长，花黄白色。一名火莶。田野皆识之。今按别本注云：三月、四月采苗叶，曝干。（唐本先附）臣禹锡等谨按蜀本图经云：高二尺许，子青黄，夏采叶用，所在下湿地有之。图经曰：豨莶，俗呼火杴草。……成讷云：江陵府节度使，进豨莶丸方：臣有弟欣，年三十一中风，床枕五年，百医不瘥。有道人钟针者，因睹此患曰：可饵豨莶丸必愈。其药多生沃壤，高三尺许，节叶相对，其叶当夏五月以来收，每去地五寸剪刈，以温水洗泥土，摘其叶及枝头。凡九蒸九曝，不必大燥，但取蒸为度。仍熬捣为末，丸如桐子大，空心温酒或米饮下二、三十丸。服至二千丸，所患忽加，不得忧虑，是药攻之力。服至四千丸，必得复故。"[18]

《是斋百一选方》："治翻胃及脾间诸疾，腹痛泄泻等，圆通维那可观传，渠曾亲得效。邹面地葱花即火杴草花也。上不以多少焙干为细末，蜜煮，面糊为元，如梧桐子大，每服五十元，白汤送下，不拘时候。源按：谨按《本草》地葱，天明精，火杴草，豨莶也，特珍收于豨莶条中。"[36]

《滇南本草》卷二："豨莶草，味苦，性微寒。有小毒。治诸风风湿症，内无六经形症，外见半身不遂，口眼歪斜，痰气壅盛，手足麻木，痿痹不仁，筋骨疼痛，湿气流痰，瘫痪痿软，风湿痰火，赤白癜风，须眉脱落等症。根，治妇人白带。附豨莶膏方：豨莶草不拘多少，捣汁、入沙锅内熬成膏，日晒夜露九次后入药。全秦归、熟地、甘草共为末，入豨莶膏内，炼蜜为丸，每服三钱，水酒温服。论：豨莶草有小毒。用甘草和中解毒。用当归、熟地补血养血。未治风寒先治血，血静风自灭。"[2]

《救荒本草》卷一："豨，俗名粘糊菜，俗又呼火枕草。旧不著所出州郡，今处处有之。"[37]

《本草品汇精要》卷十四："豨莶，有小毒，植生。［豨］音喜［莶］音锨，主热-烦满，不能食，生捣汁，服三、四合，多则令人吐（《名医》所录）。【名】火莶、火枕草。"[19]

《本草蒙筌》卷之三："豨莶。豨莶味苦，气寒，有小毒。一云气热，无毒。沃壤多生，平泽亦有。气作猪臭，故名豨莶。（此草多生江东，其处语言呼猪为豨，呼臭为莶，因其气类，故此名之。）五六七月采收，（五月五日、六月六日、七月七日，并宜收采。）枝叶花实俱用。（惟去粗茎。）密酒层层和洒，九蒸九曝完全。细末研成，蜜丸豆大。早起空腹吞服，酒下多寡随宜。疗暴中风行邪，口眼㖞斜者立效；治久渗湿痹，腰脚酸痛者殊功。捣生汁服之，主热𧏾烦满。服多则吐，惟少为宜。"[20]

《本草纲目》第十五卷："豨莶（音喜枕。《唐本》）。【校正】并入唐本猪膏莓。【释名】希仙《纲目》、火枕草《唐本》、猪膏莓《唐本》、虎膏《唐本》、狗膏《唐本》、粘糊菜《救荒》。【时珍曰】韵书：楚人呼猪为豨，呼草之气味辛毒为莶。此草气臭如猪而味莶螫，故谓之豨莶。猪膏、虎膏、狗膏，皆因其气，以及治虎狗伤也。火枕当作虎莶，俗音讹尔，近人复讹豨莶为希仙矣。救荒本草言其嫩苗炸熟，浸去苦味，油盐调食，故谓之粘糊菜。……【集解】……［藏器曰］猪膏草，叶似荏有毛。……今按豨莶、猪膏莓条，并无治风之说。……而今服猪膏莓之豨莶者，复往往有效。……则豨莶之为猪膏，尤不必疑矣。……【附方】……痈疽肿毒，一切恶疮。豨莶草端午采者一两，乳香一两，白矾烧半两，为末。每服二钱，热酒调下。毒重者连进三服。得汗妙。《乾坤秘韫》。"[15]

《雷公炮制药性解》卷四："豨莶，味苦，性温有小毒，入肝肾二经。补元气，祛风湿，强筋骨，长眉发，乌须鬓，明耳目。得酒良，九月九日采者。按：豨莶功验如上，宜职厥阴少阴二经。高邮军谓其性温，当矣！本草言其性寒，与主用相违，不亦误乎？久服大能补益，故张咏进御表云：金棱银线，素根紫荄，谁知至贱之中，乃伏殊常之品，臣服百剂，耳目聪明，渐服满岁，须髭再黑。罗宁一坠马中风，不意十服即痊。僧知严七十口眼㖞斜，数服顿愈。若张益州者，可谓识其用矣！"[21]

《本草征要》第二卷："豨莶，味苦，性寒，有小毒。入肝、肾二经。肢节不利，肌体麻痹，脚膝软疼，缠绵风气。能宣能补，故风家珍之。本草相传，功用甚奇。然近世服之，经年罕效。意者，制法未尽善欤？风气有分别欤？药产非道地欤？亦以见执方者之失也。豨莶，长于理风湿，毕竟是祛邪之品，恃之为补，未敢信也。"[22]

《本草乘雅半偈》第十一帙："豨莶《唐本草》。【气味】苦寒，有小毒。【主治】热𧏾，烦满不能食。捣汁主金疮、止痛，续血、生肌，除诸恶疮，消浮肿。"[23]

《本草新编》卷之四："豨莶，味苦，气寒，有小毒。一云：性热，无毒者非。入肾。疗暴中风邪，口眼㖞斜，治久湿湿痹，腰脚酸痛，主热𧏾烦满。然散人之真气，尤不宜服，不宜用，而人之兹编者，何也？盖肾经之药，药品中尤少，肾犯风邪湿气，又尤难治，姑存之，以治肾中风湿之病。不知何故古人尽称此品，近人亦多乐用之，且有赞其百服则耳目聪明，千服则须发乌黑，追风逐湿。犹作泛等闲语，此真杀人之语也。余客闽，有一贵人卒然中风，余切其脉，绝无浮象，甚微细欲绝。余曰：此真气虚绝将脱之症。急用参、芪、熟地、山茱、麦冬、五味之药，大剂投之，一剂而神思清，再剂而语音出。"[24]

《炮炙全书》卷第一："豨莶，苦、涩，有小毒。五六七月采收，净洗，曝干，入甑中，层层洒酒与蜜，九蒸九晒用。"[25]

《本草易读》卷四："豨莶，猪膏莓、火锨草。苦，寒，有小毒。治肾肝风气，疗四肢麻痹。筋骨冷痛之风，腰膝无力之湿。解风湿诸疮，金疮恶疮，敷蜘蚕诸伤，虎咬犬伤。处处田野有之。节叶相对，颇同苍耳。"[26]

《本草备要·草部》："豨莶草，宣，去风湿　苦辛。生寒，熟温。治肝肾风气，四肢麻痹，筋骨冷痛，腰膝无力，风湿疮疡。若痹痛由脾肾两虚、阴血不足，不由风湿而得者，忌服（风药能燥血）。江东人呼猪为豨，其草似猪咏臭，故名。（唐·成讷有进豨莶表。宋·张咏进豨莶表云：其草金棱银线，素茎紫荄，对节而生，颇同苍耳。臣吃百服，眼目清明，即至千服，须发乌黑，筋力轻健，效验多端。）以五月五日、六月六日、七月七日、九月九日采者尤佳。去粗茎，留枝叶花实，酒拌蒸晒九次，蜜丸，甚益元气（豨莶辛苦气寒，故必蒸晒九次加以酒蜜，则苦寒之阴浊尽去，而清香之美味见矣。数不至九，阴浊未尽，则不能透骨搜风而却病也）。捣汁熬膏，以甘草、生地煎膏，炼蜜三味收之，酒调服尤妙。"[3]

《本经逢原》卷二："豨莶，辛苦寒小毒。入甑中层层洒酒与蜜，九蒸九晒用。"[27]

《本草从新》卷三："豨莶草，宣、去风湿。苦辛，生寒熟温，治缠绵风气，四肢麻痹，筋骨冷痛，腰膝无力，风湿疮疡。"[31]

《医林纂要》卷二："豨莶草：苦，辛，寒。一名火草，一名老虔婆，一名黄锗母。茎方根紫，味对节，颇似苍耳与苏，嫩苗可茹，有猪腥气，故名。莶，恶味螫口也，开小黄花，圆聚。然气味非纯善，称之者或不无过誉也。"[32]

《得配本草》卷三："豨莶草，苦辛，有小毒。生寒，熟温。入足厥阴经血分。专治风湿，四肢麻痹，筋骨疼痛，腰膝软弱。蜜、酒拌蒸，晒九次用。或捣汁熬膏，加生地、甘草、白蜜收之，酒调下。生捣汁服，令人吐。阴血不足，脾肾两虚，二者禁用。"[33]

《要药分剂》卷一："豨莶草，味苦辛，性生寒熟温，无毒。感少阳生发之气以生，可升可降，阴也。【主治】主热䘌烦满不能食。生捣汁服三四合，多则令人吐（本经），主久疟痰癃，服汁取吐（藏器）。治肝肾风气，四肢麻痹，骨间疼痛，腿膝无力，及行大肠气（苏颂），疗中风（成讷）。"[34]

《本草求真·上编》："豨莶草（隰草），散肝经风虚。豨莶草（专入肝），味苦而辛，性寒不湿，故书载须蒸晒至九。"[4]

《本草分经·原例》："豨莶草，苦辛，生用寒，熟用温，长于去风湿治麻痹而能燥血并不补益，酒拌蒸晒九次。"[5]

《本草述钩元》卷九："豨莶，又名火枕草，即猪膏母也。所在有之。……疗疮肿毒，端午采豨莶草，日干为末，每服半两，热酒调下。"[28]

《植物名实图考》卷十一："狶莶，陶隐居释天名精，以为即狶莶，唐本草始著录，成讷、张詠皆有进狶莶表。救荒本草谓之粘糊菜，叶可炸食。李时珍辨别二种极细。……狶莶花时，茎跗有腻粘人手，故有猪膏母之名。"[29]

《本草撮要》卷一："豨莶草，味苦，入足厥阴经。功专止麻木，生寒熟温，治肝肾风气，四肢麻痹，骨冷腰痛，膝痛无力。若非由风湿而得者忌服，研末热酒服，治疔疮肿毒。"[6]

《本草便读·草部》："豨莶草，苦寒能除湿祛风，肾肝并入。制炼用酒蒸蜜拌。痹痿皆宜。（豨莶草能入肝肾，祛风除湿，是其本功。至于补益之说，必须取其枝叶洗净，用蜜酒拌透，蒸晒九次，则苦寒浊恶之性皆去，清香甘美之味俱来。凡痿痹瘫痪等疾，由肝肾虚而风湿内袭者，悉可用也。此草有臊气，故专入肝，肝藏血，故入血分。云入肾者，乙癸同源也。生者苦寒，能散血中风邪湿热。一经制炼，则转为甘温，于祛风逐湿之中，有补益肝肾之功矣。）"[35]

《分类草药性》上卷："肥猪苗，一名稀茜草，治一切风湿丸蒸，九露能明目黑发，滋阴养血。"[38]

《中药志》："豨莶草　本品为较常用中药。商品主要为菊科植物腺梗豨莶、其次为豨莶及毛梗豨莶的全草。……【原植物】1. 腺梗豨莶　别名：豨莶草（河北、东北、四川），棉苍狼（江苏），珠草（广州），猪母菜（福建），粘不扎（东北）。Siegesbeckia pubescens Makino（S. orientalis L. var. pubescens Makino）——菊科 Compositae. 2. 豨莶　别名：肥猪菜（贵州），虾钳草（广西），粘糊菜（吉林）。Siegesbeckia orientalis L. ——菊科 Compositae. 3. 毛梗豨莶　别名：少毛豨莶 Siegesbeckia glabrescens Makino（S. orientalis L. var. glabrescens Makino）——菊科 Compositae."[10]

《中药材手册》："豨莶草（《纲目》列入草部隰草类）本品为菊科植物豨莶 Siegesbeckia orientalis L.、腺梗豨莶 Siegesbeckia pubescens Makino、毛梗豨莶 Siegesbeckia glabrescens Makino 的干燥地上部分，原植物均系一年生草本，野生与栽培均有。另外，有的地区以防风草或鬼针草作豨莶草药用，为地区习惯用药。【别名】粘糊草（吉林）、大叶草（江苏）、虎莶、希仙。"[11]

《全国中草药汇编》："豨莶草　别名：肥猪苗、粘苍子、粘糊菜、黄花仔、粘不扎。来源：为菊科豨莶草属植物腺梗豨莶 Siegesbeckia pubescens Makino［S. orientalis L. var. pubescens Makino］或豨莶 Siegesbeckia orientalis L.、以全草入药。"[13]

《中药大辞典》："豨莶《唐本草》【异名】稀莶草《海上方》，火莶、猪膏莓、虎膏、狗膏、火枕草《唐本草》，猪膏草《本草拾遗》，粘糊菜《救荒本草》，希仙、虚莶《纲目》，黄猪母《医林纂要》，肥猪苗《分类草药性》，母猪油《现代实用中药》，亚婆针《国药的药理学》，绿莶草《中药志》，大叶草《中药材手册》，虾钳草、铜锤草《广西中药志》，土伏虱、金耳钩、骨消《闽南民间草药》，猪冠麻叶、四棱麻、大接骨《湖南药物志》，老奶补补丁、野芝麻、毛擦拉子、大叶草《江苏药材志》，珠草（广州部队《常用中草药手册》），老陈婆、油草子《江西草药》，风湿草《上海常用中草药》，老前婆、野向日葵、牛人参《浙江民间常用草药》。【基原】为菊科植物腺梗豨莶或毛梗豨莶的全草。【原植物】①腺梗豨莶 Siegesbeckia orientalis L. var. pubescens Mak.。②豨莶 Siegesbeckia orientalis L.。③毛梗豨莶 Siegesbeckia orientalis L. var. glabrescens Mak.，又名：少毛豨莶。"[39]

《中医大辞典·中药分册》："豨莶　出《新修本草》。又名猪膏莓、粘糊菜、肥猪苗、粘不扎、虾钳草、风湿草、牛人参、四棱麻、大叶草。为菊科植物豨莶 Siegesbeckia orientalis L. 或腺梗豨莶 S. pubescens Mak. 等的全草。主产湖北、湖南、江苏、河北。"[40]

《中国医学百科全书·中医学》："豨莶草　始载于《新修本草》。原名豨莶，又名猪膏莓、火杴草、粘糊菜、肥猪苗、虾钳草、风湿草。为菊科植物豨莶 Siegesbeckia orientalis L.、腺梗豨莶 S. pubescens Makino 或稀毛豨莶 S. glabrescens Mak. 的地上部分。夏、秋两季生长盛期开花时割取，除去杂质晒干。”[9]

《全国中药炮制规范》：“豨莶草 ［处方用名］ 豨莶草、酒豨莶草。【来源】本品为菊科植物豨莶 Siegesbeckia orientalis L.、腺梗豨莶 Siegesbeckia pubescens Makino 或毛梗豨莶 Siegesbeckia glabrescens Makino 的干燥地上部分。均系野生。主产于我国中部及北部。夏、秋二季花开前及花期均可采割，除去杂质，干燥。药材以叶多、枝嫩、色深绿者为佳。”[12]

《中国药材学》：“豨莶草 【别名】粘苍子，粘糊菜，黄花草，绿莶草，虾蚶草（广东、广西），镇静草、感冒草（广东），面苍子、粘猪子（山东），野葵花（江苏），风湿草（上海），猪膏草（河北）。【来源】本品为菊科植物腺梗豨莶 Siegesbeckia pubescens Makino（S. orientalis L. var. pubescens Makino）或豨莶 S. orientalis L. 的地上部分。”[14]

《普通高等教育中医药类规划教材·中药学》：“豨莶草《新修本草》为菊科一年生草本植物豨莶 Siegesbeckia orientalis L. 腺梗豨莶 S. pubescens Makino 或毛梗豨莶 S. glabrescens Makino 的地上部分。我国大部地区均产，以湖南、湖北、江苏等地产量较大。夏、秋二季花开前及花期均可采割，除去杂质，晒干。切碎生用，或加黄酒蒸制用。”[8]

《中华本草》：“豨莶《新修本草》【异名】火莶、猪膏莓、虎膏、狗膏、火杴草《新修本草》，猪膏草《本草拾遗》，皱面地葱花《百一选方》，豨莶草《乾坤秘韫》，粘糊菜《救荒本草》，希仙、虚莶《纲目》，黄猪母《医林纂要·药性》，肥猪苗《分类草药性》，母猪油《现代实用中药》，亚婆针《国药的药理学》，棉苍狼、粘强子《江苏省植物药材志》，粘不扎《东北药用植物志》，虾钳草、铜锤草《广西中药志》，土伏虱、金耳钩、有骨消《闽南民间草药》，黄花草、猪母菜《福建民间草药》，猪冠麻叶、四棱麻、大接骨《湖南药物志》，老奶补补丁、野芝麻、毛擦拉子、大叶草《江苏药材志》，棉黍棵《山东中药》，老陈婆、油草子《江西草药》，风湿草《上海常用中草药》，老前婆、野向日葵、牛人参《浙江民间常用草药》，大叶草《中药材手册》。……【来源】为菊科植物豨莶、腺梗豨莶或毛梗豨莶的地上部分。【原植物】1. 豨莶 Siegesbeckia orientalis L.。2. 腺梗豨莶 Siegesbeckia pubescens Makino［S. orientalis L. f. pubescens Makino］又名：毛豨莶《东北植物检索表》。3. 毛梗豨莶 Siegesbeckia glabrescens Makino［S. orientalis f. glabrescens Makino］又名：光豨莶《东北植物检索表》，少毛豨莶《中药志》。”[41]

《中华人民共和国药典》：“豨莶草 Herba siegesbeckiae　本品为菊科植物豨莶 Siegesbeckia orientalis L.、腺梗豨莶 Siegesbeckia pubescens Makino 或毛梗豨莶 Siegesbeckia glabrescens Makino 的干燥地上部分。夏、秋二季花开前及花期均可采割，除去杂质，晒干。”[7]

5　参考文献

1　唐·苏敬等撰. 新修本草. 合肥：安徽科学技术出版社，1981，290
2　明·兰茂. 滇南本草. 第二卷. 昆明：云南人民出版社，1977，377
3　清·汪昂. 本草备要. 北京：中国中医药出版社，1998，49
4　清·黄宫绣. 本草求真. 上海：上海科学技术出版社，1959，129

5 清·姚澜. 本草分经. 上海：上海科学技术出版社，1989，162
6 清·陈其瑞. 本草撮要. 见：珍本医书集成（二）. 上海：上海科学技术出版社，1985，9
7 国家药典委员会. 中华人民共和国药典. 一部. 北京：化学工业出版社，2000，301
8 雷载权主编. 普通高等教育中医药类规划教材·中药学. 上海：上海科学技术出版社，1995，119
9 《中医学》编辑委员会. 中国医学百科全书·中医学. 上海：上海科学技术出版社，1997，1065
10 中国医学科学院药物研究所等. 中药志. 第四册. 北京：人民卫生出版社，1993，739
11 中华人民共和国卫生部药政管理局. 中药材手册. 北京：人民卫生出版社，1998，472
12 中华人民共和国卫生部药政管理局. 全国中药炮制规范. 北京：人民卫生出版社，1988，243
13 《全国中草药汇编》编写组. 全国中草药汇编. 上册. 北京：人民卫生出版社，1996，928
14 徐国钧等主编. 中国药材学. 北京：中国医药科技出版社，1996，1658
15 明·李时珍. 本草纲目. 北京：人民卫生出版社，1982，997
16 唐·孙思邈. 千金翼方. 北京：人民卫生出版社，1955，34
17 宋·苏颂. 本草图经. 合肥：安徽科学技术出版社，1994，295
18 宋·唐慎微. 证类本草. 北京：人民卫生出版社，1957，269
19 明·刘文泰. 本草品汇精要. 北京：人民卫生出版社，1982，409
20 明·陈嘉谟. 本草蒙筌. 北京：人民卫生出版社，1988，171
21 明·李中梓. 雷公炮制药性解. 见：中国医学大成（二）. 长沙：岳麓书社，1990，148
22 明·李中梓. 本草征要. 见：李中梓医学全书. 北京：中国中医药出版社，1999，131
23 明·卢之颐. 本草乘雅半偈. 北京：人民卫生出版社，1986，692
24 清·陈士铎. 本草新编. 北京：中国中医药出版社，1996，180
25 ［日］稻宣义. 炮炙全书. 北京：中医古籍出版社，1981，59
26 清·汪昂. 本草易读. 北京：人民卫生出版社，1987，183
27 清·张璐. 本经逢原. 上海：上海科学技术出版社，1959，72
28 清·杨时泰. 本草述钩元. 上海：科技卫生出版社，1958，231
29 清·吴其浚. 植物名实图考. 北京：中华书局，1963，262
30 宋·钱竽托名. 孙真人海上方. 见：珍本医书集成（十一）. 上海：上海科学技术出版社，1986
31 清·吴仪洛. 本草从新. 北京：中医古籍出版社，2001，58
32 清·王绂. 医林纂要. 合肥：安徽科学技术出版社，1993，160
33 清·严西亭. 得配本草. 上海：上海卫生出版社，1957，12
34 清·沈金鳌. 要药分剂. 上海：上海科学技术出版社，1959，22
35 清·张秉成. 本草便读. 上海：上海卫生出版社，1957，22
36 宋·王璆. 是斋百一选方. 台北：新文丰出版公司，1987
37 明·朱橚. 救荒本草. 上海：中华书局，1959
38 清·著者佚名. 分类草药性. 民国二十八年新刻本
39 江苏新医学院. 中药大辞典. 上海：上海科学技术出版社，1977，2548
40 《中医大辞典》编辑委员会. 中医大辞典·中药分册. 北京：人民卫生出版社，1982，395
41 国家中医药管理局《中华本草》编委会. 中华本草. 第七册. 上海：上海科学技术出版社，1999，956

478 蝉蜕
Chantui
Periostracum Cicadae

1 定名依据

1.1 正名

1.1.1 汉文名：蝉蜕（蝉科昆虫黑蚱 Cryptotympana pustulata Fabricius 的若虫羽化时脱落的皮壳）。

1.1.2 英文名：cicada slough.

1.2 依据

1.2.1 定名的文献依据

1.2.1.1 《证类本草》卷二十一："蚱蝉，味咸，甘寒，无毒。主小儿惊痫，夜啼，癫病寒热……《药性论》云：……蝉蜕使主治小儿浑身壮热、惊痫，兼能止渴。……陈藏器：……蜩蟟退皮，研，一钱匕，井花水服，主牙病。"[1]

1.2.1.2 《汤液本草》卷六："蝉蜕，《心》云：治同蛇蜕。《药性论》云：使。治小儿浑身壮热惊痫，兼能止渴。又云：其蜕壳，头上有一角，如冠状，谓之蝉花，最佳。味甘，寒。无毒。主小儿天吊，惊痫瘛疭，夜啼，心悸。"[2]

1.2.1.3 《本草纲目》卷四十一："蝉蜕 【释名】蝉壳、枯蝉、腹蜟（并《别录》）、金牛儿。【修治】时珍曰：凡用蜕壳，沸汤洗去泥土、翅、足，浆水煮过，晒干用。【气味】咸、甘，寒，无毒。【主治】小儿惊痫，妇人生子不下。烧灰水服，治久痢《别录》。"[3]

1.2.1.4 《本草备要》："蝉蜕，轻，散风热。蝉乃土木余气所化，饮风露而不食。其气清虚而味甘寒，故除风热；其体轻浮，故发痘疹；其性善蜕，故退目翳，催生下胞；其蜕为壳，故治皮肤疮疡瘾疹。"[4]

1.2.1.5 《要药分剂》卷八："蝉蜕，味咸甘。性寒。无毒。禀水土之余气成形。其飞鸣又得风露之清气。可升可降。阴中阳也。"[5]

1.2.1.6 《本草分经·原例》："蝉蜕，甘寒轻清，散风热发痘疹，退目翳，治皮肤疮疹及小儿夜啼。蚱蝉去热，治小儿惊痫夜啼，又能下胞胎。"[6]

1.2.1.7 《中华人民共和国药典》："蝉蜕 Periostracum cicadae　本品为蝉科昆虫黑蚱 Cryptotympana pustulata Fabricius 的若虫羽化时脱落的皮壳。夏、秋二季收集，除去泥沙，晒干。"[7]

1.2.1.8 《普通高等教育中医药类规划教材·中药学》："蝉蜕《别录》为蝉科昆虫黑蚱 Cryptotympana pustulata Fabricius 羽化后的蜕壳。主产于山东、河北、河南、江苏、浙江等省。夏季采收，去净泥土，晒干生用。"[8]

1.2.1.9 《中药大辞典》："蝉蜕《药性论》【异名】蜩甲《庄子》，蝉壳、伏蜟、枯蝉《别录》，蜩蟟退皮《本草拾遗》，蝉退壳《圣惠方》，金牛儿《卫生易简方》，蝉退《眼科龙木论》，蝉衣《临证指南》，催米虫壳《贵州民间方药集》，唧唧猴皮、唧唧皮《山东中药》，知了皮、热皮、麻儿鸟皮《中药志》。【基原】为蝉科昆虫黑蚱 Cryptotympana atrata Fabricius 羽化后的脱壳。原动物详‘蚱蝉’条。”[9]

1.2.1.10　《中医大辞典·中药分册》[10]、《中国医学百科全书·中医学》[11]、《中药志》[12]、《中药材手册》[13]、《全国中药炮制规范》[14]、《中国药材学》[15]、《全国中草药汇编》[16]、《中国中医药学主题词表》[17]、《中华本草》[18] 等现代中药著作多以“蝉蜕”作为本药正名（参见“文献通考”）。

1.2.2　定名选择的理由

1.2.2.1　蝉蜕 Periostracum cicadae，系蝉科昆虫黑蚱 Cryptotympana pustulata Fabricius 的若虫羽化时脱落的皮壳。“蝉蜕”一名最早见于唐初《药性论》，元·王好古《汤液本草》始以“蝉蜕”为正名载录本品，其后的本草著作及炮制、药性类著作如明·李时珍《本草纲目》，清·汪昂《本草备要》、沈金鳌《要药分剂》、姚澜《本草分经》等，均以“蝉蜕”为正名，并一直沿用至今。

1.2.2.2　我国最新出版的《中华人民共和国药典》、《普通高等教育中医药类规划教材·中药学》以及辞书类著作《中医大辞典·中药分册》、《中药大辞典》、《中国医学百科全书·中医学》等均以“蝉蜕”作为本药正名。已经广泛应用于中医药学文献的标引和检索的《中国中医药学主题词表》也以“蝉蜕”作为本药的正式主题词。现代本草著作如《全国中草药汇编》、《中药志》、《中华本草》、《中国药材学》、《中药材手册》、《全国中药炮制规范》等均以“蝉蜕”作为本药的正名。

1.3　与正名等效的名词：无。

2　源流考释

蝉蜕（蝉科昆虫黑蚱 Cryptotympana pustulata Fabricius 的若虫羽化时脱落的皮壳）入药始载于魏晋《名医别录》，在昆虫名“蚱蝉”项下介绍本品：“蚱蝉，味甘，无毒。主治惊悸，妇人乳难，胞衣不出，又堕胎。五月采，蒸干之，勿令蠹。又，壳名枯蝉，一名伏蜟，主小儿痫，女人生子不出，灰服之，主久痢。”[19] 后世本草著作也多有沿用，如南北朝·陶弘景《本草经集注》[20]，唐·苏敬《新修本草》[21]、孙思邈《千金翼方》[22]，宋·苏颂《本草图经》[23]、唐慎微《证类本草》[1]、寇宗奭《本草衍义》[24]，明·刘文泰《本草品汇精要》[25]、陈嘉谟《本草蒙筌》[26]、卢之颐《本草乘雅半偈》[27]，清·徐大椿《神农本草经百种录》[28]、陈念祖《神农本草经读》[29] 等，同时尚记载有“枯蝉”、“伏蜟”《名医别录》[19]，“蝉壳”（《本草纲目》引《名医别录》）[19]，“痖蝉”、“雌蝉”、“蜳母”、“蛁蟟”、“马蜩”、“鸣蜩”《本草经集注》[20]，“蜩蟟退皮”《本草拾遗》[1]，“蝉甲”《千金翼方》[50]，“马蝉”、“蝉壳”（《本草图经》引《尔雅》）[23]，“鸣蝉［壳］”、“蝒”《本草品汇精要》[25]，“蝉脱”（《神农本草经读》引张隐庵）[29]，“耀蝉”《本草乘雅半偈》[27] 等异名。

“蝉蜕”一名最早见于唐初《药性论》，如《证类本草》引《药性论》云：“蝉蜕使主治小儿浑身壮热、惊痫，兼能止渴。”[1] 其后宋王衮《博济方》也以“蝉蜕”为正名组方，如《博济方》卷三：“蝉蜕散，治眼目赤疼涩肿，兼生翳膜疮等。蝉蜕、地骨皮、宣连、菊花、白术、苍术、牡丹皮、草龙胆（以上各一两）、甜瓜子（半升），上九味，同杵为末，每服一钱半，瓜子荆芥同煎汤调下，每日食后临卧各一服。大治时疾后余毒上攻眼目，甚效，忌热面牙豆醋酱等。”[30]

“蝉蜕”单列并作为本草正名始于元·王好古《汤液本草》，如《汤液本草》卷六：“蝉蜕 《心》云：治同蛇蜕。《药性论》云：使。治小儿浑身壮热惊痫，兼能止渴。又云：其蜕壳，头上有一角，如冠状，谓之蝉花，最佳。味甘，寒。无毒。主小儿天吊，惊痫瘛疭，夜啼，心悸。”[2] 此后本草以及炮制、药性著作尤其是清代本草著作则多沿用此说，以“蝉蜕”为正名载录本品，如明·李时珍《本草纲目》[3]、杜文燮《药鉴》[31]、缪希雍《炮炙大法》[32]、李中梓《雷公炮制药性解》[33]，清·张志聪《本草崇原》[34]、蒋居祉《本草择要纲目》[35]、陈士铎《本草新编》[36]、日本稻宣义《炮炙全书》[37]、汪昂《本草备要》[4]、张璐《本经逢原》[38]、吴仪洛《本草从新》[39]、严西亭《得配本草》[40]、沈金鳌《要药分剂》[5]、黄宫绣《本草求真》[41]、耿世珍《本草纲目别名录》[42]、姚澜《本草分经》[6]、陈其瑞《本草撮要》[43] 等。同时记载有异名“腹蛸”、“金牛儿”等，如《本草纲目》卷四十一：“蝉蜕 【释名】蝉壳、枯蝉、腹蛸（并《别录》）、金牛儿。【修治】时珍曰：凡用蜕壳，沸汤洗去泥土、翅、足，浆水煮过，晒干用。【气味】咸、甘，寒，无毒。【主治】小儿惊痫，妇人生子不下。烧灰水服，治久痢《别录》。”[3]

此外，个别本草著作则以“蝉壳”、“蝉”、“柞蝉”为正名记载，如明·李中梓《本草征要》[44]，清·张秉成《本草便读》[45] 以“蝉壳”作为正名，清·杨时泰《本草述钩元》[46] 以昆虫名“蝉”作为正名，而清·叶志诜《神农本草经赞》[47] 则以“柞蝉”作为本品正名。另有以“蝉退”为正名组方者，如明《秘传眼科龙木论》[48]，清·赵学敏《本草纲目拾遗》[49] 等，但均不为后人所沿用。

现代本草著作如《中华人民共和国药典》[7]、《普通高等教育中医药类规划教材·中药学》[8]、《中药大辞典》[9]、《中医大辞典·中药分册》[10]、《中国医学百科全书·中医学》[11]、《中药志》[12]、《中药材手册》[13]、《全国中药炮制规范》[14]、《中国药材学》[15]、《全国中草药汇编》[16]、《中国中医药学主题词表》[17]、《中华本草》[18] 等均“蝉蜕”为正名，同时尚记载有“知了壳”、“蝉衣”《中药材手册》[13]，“虫蜕”、“蚱蟟皮”、“知了皮”《全国中草药汇编》[16]，“蜩甲”、“催米虫壳”、“蝉退壳”、“唧唧猴皮”、“唧唧皮”、“热皮”、“麻儿鸟皮”《中药大辞典》[9]，“仙人衣”《中华本草》[18] 等各地俗称。还记载有本品原动物“黑蚱”的异名“蚱蝉”、“知了”、“蜘蟟齐女”、“蚱蟟”《中药志》[12] 等。

3 附录

3.1 又称：无。

3.2 俗称：催米虫壳（贵州），唧唧猴皮、唧唧皮（山东），仙人衣（河北），知了皮，热皮，麻儿鸟皮，蝉退壳，蝉衣，知了壳，虫蜕，蚱蟟皮，蜩甲。

3.3 曾称：伏蜟、枯蝉、腹蛸《名医别录》，蜩蟟退皮《本草拾遗》，痖蝉、雌蝉、蝉母、蛁蟟、马蜩、鸣蜩《本草经集注》，蝉甲《千金翼方》，马蝉、蝉壳（《本草图经》引《尔雅》），鸣蝉［壳］、蝒《本草品汇精要》，蝉脱（《神农本草经读》引张隐庵），耀蝉《本草乘雅半偈》，金牛儿《本草纲目》，蝉退《眼科龙木论》。

3.4 原动物名称：黑蚱，蚱蝉，知了，蜘蟟齐女，蚱蟟。

4 文献通考

《名医别录》卷第二："蚱蝉，味甘，无毒。主治惊悸，妇人乳难，胞衣不出，又堕胎。五月采，蒸干之，勿令蠹。又，壳名枯蝉，一名伏蜟，主小儿痫，女人生子不出，灰服之，主久痢。"[19]

《本草经集注·虫兽三品》："蚱蝉，味咸、甘，寒，无毒。主治小儿惊痫，夜啼，癫病，寒热，惊悸，妇人乳难。胞衣不出，又堕胎。生杨柳上。五月采，蒸干之，勿令蠹。蚱字音作笮，即是痖蝉。痖，雌蝉也，不能鸣者。蝉类甚多。庄子云：蟪蛄不知春秋，则是今四月、五月小紫青色者。而《离骚》云：蟪蛄鸣兮啾啾，岁暮兮不自聊，此乃寒螿尔，九月、十月中鸣甚凄急；又二月中便鸣者名䗥母，似寒螿而小；七月、八月鸣者名蛁蟟，色青。今此云生杨柳树上是。《诗》云：鸣蜩嘒嘒者，形大而黑，伛偻丈夫，止是掇此，昔人啖之。故《礼》有雀鷃蜩范，范有冠，蝉有緌，亦谓此蜩。"[20]

《新修本草》卷十六："蚱蝉，味咸、甘，寒，无毒。主小儿惊痫，夜啼，癫病，寒热，惊悸，妇人乳难，胞衣不出，又堕胎。生杨柳上。五月采，蒸干之，勿令蠹。蚱字音作榨，即是哑蝉。哑，雌蝉也，不能鸣者。蝉类甚多。庄子云：蟪蛄不知春秋，则是今四月、五月小紫青色者。而《离骚》云：蟪蛄鸣兮啾啾，岁暮兮不自聊，此乃寒螿尔，九月、十月中鸣甚凄急；又二月中便鸣者名䗥母，似寒螿而小；七月、八月鸣者名蛁蟟，色青。今此云生杨柳树上是。《诗》云：鸣蜩嘒嘒者，形大而黑，伛偻丈夫，止是掇此，昔人啖之。故《礼》有雀鷃蜩范，范有冠，蝉有緌，亦谓此蜩。此蜩复五月便鸣。俗云五月不鸣，婴儿多灾，今其疗亦专主小儿也。【谨案】《别录》云：壳名枯蝉，一名伏蜟，主小儿痫，女人生子不出，灰服之，主久痢；又云蚱者，鸣蝉也，主小儿痫，绝不能言；今云哑蝉，哑蝉则雌蝉也，极乖体用，按诸虫兽，以雄者为良也。"[21]

《千金翼方》卷第四："蚱蝉，味咸甘，寒，无毒。主小儿惊痫，夜啼癫病，寒热惊悸，妇人乳难，胞衣不出。又堕胎。生杨柳上，五月采，蒸干之，勿令蠹。"[22]

《千金翼方》卷第八："治妇人漏下不止蒲黄散方：蒲黄（半升），鹿茸（炙），当归（各二两）上三味，捣筛为散。酒服半方寸匕，日三服，不知渐加至一方寸匕。治妇人胞落不安，血漏下相连，月水过度，往来或多或少，小腹急痛上抢心，胁胀，食不生肌方：蝉甲（三两，炙），禹余粮、干地黄（各六两），蜂房（炙）、蛇皮（炙，各一两），猬皮（一具，炙），干姜，防风，乌贼鱼骨，桑螵蛸（炙），䗪虫（熬）、甘草（炙，各二两），上一十二味，捣筛为末，炼蜜和丸如梧桐子大。空腹酒服十丸，日三服，渐加至二十丸。"[50]

《博济方》卷三："蝉蜕散：治眼目赤疼涩肿，兼生翳膜疮等。蝉蜕、地骨皮、宣连、菊花、白术、苍术、牡丹皮、草龙胆（以上各一两）、甜瓜子（半升），上九味，同杵为末，每服一钱半，瓜子荆芥同煎汤调下，每日食后临卧各一服。大治时疾后余毒上攻眼目，甚效，忌热面牙豆醋酱等。"[30]

《本草图经》卷第十四："蚱（音笮又音侧）蝉，《本经》不载所出州土，但云生杨柳上，今在处有之。陶隐居以为哑蝉。苏恭以为鸣蝉。二说不同。按字书解蚱字云：蝉声也。《月令》：仲夏之月，蝉始鸣，言五月始有此蝉鸣也。而《本经》亦云：五月采。正与《月令》所记始鸣者同时。如此苏说得之矣。蝉类甚多。《尔雅》云：蝒，马蜩。郭璞注云：蜩中最大者为马蝉。今夏中所鸣者，以众蝉最大。陶又引《诗》：鸣蜩嘒嘒。云是形大而黑，昔人所啖者。又礼冠之饰附蝉者，亦黑而大，皆此类也。然则《尔雅》所谓马蜩，诗人所谓鸣蜩，月令礼家所谓蝉，本草所谓蚱蝉，其实一种。蝉类虽众，而为时用者独此一种耳。又医方多用蝉壳，亦此蝉所蜕壳也，又名枯蝉。本生于土中，云是蜣螂所转丸，久而化成此虫，至夏便登木而蜕。采得当蒸熟，勿令蠹。今蜀中有一种蝉，其蜕壳头上有一角如花冠状，谓之蝉花，西人有赍至都下者，医工云入药最奇。"[23]

《证类本草》卷二十一："蚱蝉，味咸，甘寒，无毒。主小儿惊痫，夜啼，癫病寒热……《药性论》云：……蝉蜕使主治小儿浑身壮热、惊痫，兼能止渴。……陈藏器：……蜩蟟退皮，研，一钱匕，井花水服，主牙病。"[1]

《本草衍义》卷十七："蚱蝉，夏月身与声皆大者是，始终一般声，仍皆乘昏夜方出土中，升高处，背壳拆蝉出。所以皆夜出者，一以畏人，二畏日炙，干其壳而不能蜕也。至时寒则坠地，小儿蓄之，虽数日亦不须食。古人以谓饮风露，信有之。盖不粪而溺，亦可见矣。西川有蝉花，乃是蝉在壳中不出而化为花，自项中出。又，壳治目昏翳。又水煎壳汁，治小儿出疮疹不快，甚良。"[24]

《汤液本草》卷六："蝉蜕，《心》云：治同蛇蜕。《药性论》云：使。治小儿浑身壮热惊痫，兼能止渴。又云：其蜕壳，头上有一角，如冠状，谓之蝉花，最佳。味甘，寒。无毒。主小儿天吊，惊痫瘛疭，夜啼，心悸。"[2]

《本草品汇精要》卷之三十："蚱蝉，无毒附蝉蜕，化生。蚱（音笮又音侧）蝉（出《神农本经》），主小儿惊痫，夜啼，癫病寒热（以上朱字《神农本经》）。惊悸，妇人乳难，胞衣不出，又堕胎（以上黑字《名医》所录）。【名】蝉、马蝉、鸣蝉［壳］、蝉蜕、枯蝉、蝒、马蜩、鸣蜩、蝉壳、伏蜟。"[25]

《本草蒙筌》卷之十一："蚱蝉，味咸、甘，气寒。无毒。夏秋林内，处处有鸣。收取蒸干，勿令蠹蚀。治产妇胎衣不下，通乳堕胎；主小儿惊痫夜啼，驱邪逐热。蝉蜕系脱换薄壳，翅足须除，去翳膜侵睛、胬肉满眦，眼科诚奇；蝉花乃状类花冠，生壳顶上，止天吊瘛疭、心悸怔忡，幼科中果效。"[26]

《秘传眼科龙木论》卷七："诸家秘要各方……又方：羌活、川芎、旋覆花、防风各半两，甘草、楮叶各一两，甘菊花一分，苍术、米泔浸去皮一两，枳实、蝉退、木贼各一两，桑叶八月授阴干一两，右木臼中捣为末，茶清调下二钱，早晚食后临卧各一服，亦治赤眼，忌湿及酒。楮叶须真，无实者，余不堪，不尔诸药悉无效。合时不得焅及犯铁器，予观此方取楮叶必无实者，盖阴阳二物相配尔，有实者阳也，无实取叶者阴也，所以不得其真，诸药悉无效。"[48]

《本草纲目》卷四十一："蝉蜕　【释名】蝉壳、枯蝉、腹蜟（并《别录》）、金牛儿。【修治】时珍曰：凡用蜕壳，沸汤洗去泥土、翅、足，浆水煮过，晒干用。【气味】咸、甘，寒，无毒。【主治】小儿惊痫，妇人生子不下。烧灰水服，治久痢《别录》。"[3]

《药鉴》卷二："蝉蜕，气寒，味甘咸，无毒。主治小儿惊痫夜啼，大人眼目赤肿。同荆芥能除风热，入姜蚕又却风痰。用于发散药中，能清肌表之热。用于解毒药中，能除脏腑之火。痈疽外肿者，同麻黄以散之。痘疮未实者，同麻黄以疏之。翳。治小儿疮疹出不快。"[31]

《炮炙大法》："蝉蜕（用沸汤洗净泥土，去头足翅用，攻毒全用）。"[32]

《雷公炮制药性解》卷六："蝉蜕，味咸甘，性寒无毒，不载经络，主催生下胎衣，通乳汁，止夜啼惊痫，逐邪热，杀疳蛊，亦能止渴。按：蝉有五种，陈藏器辨之悉，今以形极大而声极高，一鸣而无所停断者，入药最良。西川有一种蝉花，乃蝉在壳中不出，而化为花，自顶中生出，功用略同。故不另载。"[33]

《本草征要》卷二："蝉壳，味咸，性寒，无毒。入肺、肝、脾三经。沸汤洗净，去足翅，晒干。清咽喉、疗喑哑。快痘疹之毒。宣皮肤之风，小儿惊痫夜啼、目疾昏花障翳。感木土之气，吸风饮露，其气清虚，故主疗皆风热之恙，又治音声不响及婴儿夜啼，取其昼鸣夜息之义也。痘疹虚寒证，忌服。"[44]

《本草乘雅半偈》第四帙："蚱蝉《本经·中品》。【气味】咸甘寒，无毒。【主治】主小儿惊痫，夜啼，癫病，寒热。【核】曰：夏月始生，自蛴螬腹蛸，转相变化，乘昏夜出土中，拆裂壳背而出。亦有蜣螂转丸化生者，形大而黑，方首广额，两翼六足，其鸣以胁，吸风饮露，溺而不粪，三十日而死也。古人多食之，夜以火取，谓之耀蝉，古人用身，今人用蜕，大抵脏腑经络宜用身，皮肤疮疡宜用蜕，物各从其类也。缪仲淳先生云：蚱蝉禀水土之精，风露之气，化而成形，其鸣清响，能发音声，其体轻浮，能出能鸣。"[27]

《本草崇原》卷中："蝉蜕（附），气味咸甘寒，无毒。主治小儿惊痫，妇人生子不下。烧灰水服，治久痢。（《别录》附。）（李时珍曰：凡用蜕壳，沸汤洗去泥土、翅足，浆水洗过晒干用。）"[34]

《本草择要纲目·寒性药品》："蝉蜕 【气味】咸甘寒无毒。【主治】小儿惊痫夜啼。寒热惊悸。妇人乳难。胞衣不出。杀疳虫。去壮热。治肠中幽幽作声。疮疹出不快利。治风热痘疹作痒。头风眩晕。破伤风及疔肿毒疮。除目昏障翳。盖蝉乃土木余气所化。饮风吸露。其气清虚。故其所主皆疗一切风热之症。"[35]

《本草新编》卷五："蝉蜕。蝉蜕，去目内翳膜、并侵睛胬肉。小儿痘疮，用之以护目，断不可少之药也。或问蝉蜕护目，去目内翳膜，有之乎？曰：有。但宜知所以用之。蝉蜕护目者，护痘疮未出之目，非护痘疮已坏之目也。凡痘疮现头面甚多者，须护其目。先用蝉蜕入于发表之中，则双目断无出痘之理。若已见点于目中，又何能救之使消哉。或问蝉蜕消翳于目中，宜乎目中之翳无不消之矣，而谓止能护目，使翳之不生，不能消已成之翳。是蝉蜕非消翳之品乎？曰：蝉蜕消翳，古人盛称之，岂无所验而云然。古人谓消翳者，消凡目之翳，非消痘疮之翳也。凡目之翳，可少用之以成功，痘疮之翳，虽多用之亦无益也。"[36]

《炮炙全书》卷第四："蝉蜕，咸、甘，寒，凡使沸汤洗去泥土翅足，浆水煮过，晒干用。"[37]

《本草备要·虫部》："蝉蜕，轻，散风热，蝉乃土木余气所化，饮风露而不食。其气清虚而味甘寒，故除风热；其体轻浮，故发痘疹；其性善蜕，故退目翳，催生下胞；其蜕为壳，故治皮肤疮疡瘾疹（与薄荷等分，为末，酒调服）；其声清响，故治中风失音；又昼鸣夜息，故止小儿夜啼，蝉类甚多，惟大而色黑者入药，洗去泥土、翅、足，浆水煮，晒干用（攻毒生用）。蚱蝉，治小儿惊痫夜啼，杀疳去热，出胎下胞。（时珍曰：治皮肤疮疡风热，当用蝉蜕；治脏腑经络，当用蝉身。各从其类也。）"[4]

《本经逢原》卷四："蝉蜕，咸甘寒无毒。去翅足用。发明，蝉蜕去翳膜，取其蜕义也；治皮肤疮疡、风热破伤风者，炒研一钱，酒服神效。痘后目翳，羊肝汤服三钱，则翳渐退。更主痘疮发痒。若气虚发痒，又当禁服。小儿夜啼，取蝉蜕四十九枚，去前截，用后截为末，分四服，钩藤汤服之即止，惊啼加朱砂二字，若用上截即复啼也。小儿惊痫夜啼，痫病寒热，并用蝉腹，取其利窍通声，去风豁痰之义，较蜕更捷。”[38]

《神农本草经百种录·中品》：“蚱蝉，古人用蝉，今人用蜕，气性亦相近。味咸寒。主小儿惊痫夜啼，癫病寒热。皆小儿风热之疾。蚱蝉感凉风清露之气以生，身轻而声嘹亮，得金气之发扬者也。又脱落皮壳，亦属人身肺经之位，故其性能清火驱风，而散肺经之郁气。若其质轻虚，尤与小儿柔弱之体为宜也。蚱蝉日出有声，日入无声，止夜啼，取其意也。”[28]

《本草从新》卷十七：“蝉蜕，轻、散风热。土木余气所化，吸风饮露。其气清虚。而味甘寒，故除风热。其体轻浮，故发痘疹。其性善，故退目翳，催生下胞。其蜕为壳，故治皮肤疮疡瘾疹。”[39]

《得配本草》卷八：“蝉蜕，咸，寒。入手太阴经。除风热，发痘疹，下胞胎，通乳汁，杀疳虫，治瘾疹。得朱砂，止小儿夜啼。配薄荷，治风热痒。调葱涎，涂破伤风。入羊肝，治痘后目翳。入寒药，直达肺经，解热止渴。”[40]

《要药分剂》卷八：“蝉蜕，味咸甘，性寒。无毒。禀水土之余气成形，其飞鸣又得风露之清气，可升可降，阴中阳也。”[5]

《本草求真》卷三：“蝉蜕（化生），轻虚入肝散风。蝉蜕，（专入肝，兼入皮肤）止一虫壳，味甘气寒。如何主治甚多，盖蝉本木余气所化，饮风露而不食。其言能治肝经风热者，因体气轻虚而味甘寒之意也；其言能治妇人生子不下，及退翳膜侵睛胬肉满眦者，因其性有善脱之意也；其言能治皮肤疮疥瘾疹者，以其所取在壳之意也。”[41]

《本草纲目拾遗》卷五：“土贝母……疬，初起：土贝研细，陈米醋和搽，数日暗消。又方：土贝母、大力子、全虫洗各五钱，紫背天葵根、昆布洗、海藻洗各一两，青皮、蝉退各三钱，甲片炒四钱，蜈蚣酒炙七条，当归二两，为末，蜜丸，砂仁汤下三钱，虚加人参。”[49]

《神农本草经读》卷之四：“蚱蝉（古人用蝉，今人用蜕，气性亦相近）。气味寒、咸。主小儿惊痫、夜啼，癫病寒热。陈修园曰：蚱蝉气寒禀水气，味咸得水味，而要其感凉风清露之气以生，得金气最全。其主小儿惊痫者，金能平木也。……张隐庵曰：蝉脱、僵蚕，皆禀金水之精，故《本经》主治，大体相同。”[29]

《本草纲目别名录·本草纲目释名·草部》：“蝉蜕（蝉壳、腹蜻、枯蝉、金牛儿）。”[42]

《本草分经·原例》：“蝉蜕，甘寒轻清，散风热发痘疹，退目翳，治皮肤疮疹及小儿夜啼。蚱蝉去热，治小儿惊痫夜啼，又能下胞胎。”[6]

《本草述钩元》卷二十七：“蝉，本出土中，自蛴螬腹蛸转相变化。夏则登木而蜕，身与声俱大，其鸣以胁。吸风饮露，溺而不粪，性畏日，至三十日死，其类甚多，如仲夏始鸣。方首广额，大而色黑者蚱蝉，又曰蝒，曰蚂蜩。头上有花冠者曰螗蜩，曰蝘，曰胡蝉，具五色者曰螂蜩。入药用此数种。若秋月始鸣诸种，用之无益。味咸甘，气寒，入肝经祛散风热。……蜕，味咸甘，气寒。治头风眩晕瘛疭，目痛目赤，及肿胀昏花，内外障翳。小儿噤风天吊，疮疹出不快，痘疮作痒。妇人生子不下，补风虚（好古）。蝉性蜕而退翳，蛇性窜而祛风。因其性而为用也。（又）蝉，古人用身，后人用蜕。大抵治脏腑经络，当用蝉身。治皮肤疮疡风热，当用蝉蜕。各从其类也。"[46]

《神农本草经赞》卷二："柞蝉，味咸寒。主小儿惊痫夜啼，癫病寒热，生杨柳上。"[47]

《本草撮要》卷九："蝉蜕，味辛气平，入手太阴，功专发散。除风热，发痘疹，退目翳，中风失音，催生下胎。得朱砂治小儿夜啼，得薄荷治皮肤风痒。以羊肝汤送蝉蜕末一，治痘后目翳。洗净去翅足，浆水煮晒干。"[43]

《本草便读·昆虫部》："蝉壳，可解皮肤风热，与惊痰乳瘥。气禀轻虚，善疗翳膜瘢疹，及胞阻产难。功能脱退，昼鸣夜息，治小儿之惊啼。味咸性寒，化上焦之邪滞。（蝉壳夏月自土而出，沿树而上，退壳于地。得风露清虚之气，咸寒入肺，专解皮肤风热，宣发痘疹。治上部咽喉头目口齿之病，退翳膜。治产难，取其善脱也。治小儿夜啼，取其昼鸣夜息之意耳。）"[45]

《中药志》："蝉蜕　本品为较常用中药。始载于宋《证类本草》。其原昆虫种类较多，主要为黑蚱。［原昆虫］黑蚱　别名：蚱蝉、知了、蜘蟟齐女、蚱蟟。Cryptotympana atrata Fabr. ——同翅目 Homoptera，蝉科 Cicadidae."[12]

《中药材手册》："蝉蜕（《纲目》列入虫部化生类）本品为蝉科昆虫黑蚱 Cryptotympana pustulata Fabricius 和山蝉 Cicada flammata Dist. 的若虫羽化时脱落的皮壳。蝉系野生。商品将前种称土蝉衣，后者称金蝉衣。二种外形略有不同，均同等入药。【别名】蝉壳、蝉衣、蝉退、知了壳。"[13]

《全国中草药汇编》："蝉蜕，别名：蝉退、蝉衣、虫蜕、蝉壳、蚱蟟皮、知了皮、金牛儿。来源：为同翅目蝉科昆虫黑蚱 Cryptotympana pustulata Fabr.、蚱蝉 C. pustulata Fabr. 或其同属它种蝉羽化时的蜕壳。"[16]

《中药大辞典》："蝉蜕《药性论》【异名】蜩甲《庄子》，蝉壳、伏蜟、枯蝉《别录》，蜩蟟退皮《本草拾遗》，蝉退壳《圣惠方》，金牛儿《卫生易简方》，蝉退《眼科龙木论》，蝉衣《临证指南》，催米虫壳《贵州民间方药集》，唧唧猴皮、唧唧皮《山东中药》，知了皮、热皮、麻儿鸟皮《中药志》。【基原】为蝉科昆虫黑蚱 Cryptotympana atrata Fabricius 羽化后的脱壳。原动物详'蚱蝉'条。"[9]

《中医大辞典·中药分册》："蝉蜕　出《药性论》。又蝉退、蝉衣。为蝉科昆虫黑蚱 Cryptotympana atrata Fabr. 或蚱蝉 C. pustulata Fabr. 等的若虫羽化时脱落的皮壳。主产山东、河南、河北、湖北、江苏、四川等地。"[10]

《中国医学百科全书·中医学》："蝉蜕　始载于《名医别录》。原名蝉壳，又名蝉退、蝉衣。为蝉科昆虫黑蚱 Cryptotympana pustulata Fabricius 等的若虫羽化时脱落的皮壳。6～9月在树上或地面上拾取，去净泥土，晒干。"[11]

《全国中药炮制规范》："蝉蜕　［处方用名］蝉蜕。【来源】本品为蝉科昆虫黑蚱 Cryptotympana pustulata Fabricius 的若虫羽化时脱落的皮壳。均系野生。主产于山东、河南、河北、湖北、江苏、四川等。夏、秋二季收集，除去泥沙，干燥。药材以体轻、完整、色黄亮者为佳。"[14]

《中国药材学》："蝉蜕　【别名】蝉，蝉壳，知了壳，蝉衣，蝉退。【来源】本品为昆虫纲半翅目蝉科昆虫蚱 Cryptotympana pustulata Fabricius 若虫羽化后所脱落的皮壳。"[15]

《中国中医药学主题词表》："蝉蜕 Periostracum cicadae TD27．20．25．20 TD27．45．10．20 为蝉科昆虫黑蚱羽化后的蜕壳；属虫类药和辛凉解表药。D 蝉衣；D 蝉退。"[17]

《普通高等教育中医药类规划教材·中药学》："蝉蜕《别录》为蝉科昆虫黑蚱 Cryptotympana pustulata Fabricius 羽化后的蜕壳。主产于山东、河北、河南、江苏、浙江等省。夏季采收，去净泥土，晒干生用。"[8]

《中华本草》："蝉蜕《药性论》【异名】蜩甲《庄子》，蝉壳、伏壳、伏蛸、枯蝉《别录》，蝉甲《千金翼方》，蜩蟟退皮《本草拾遗》，蝉退壳《圣惠方》，金牛儿《卫生易简方》，蝉退《眼科龙木论》，蝉脱《校正集验背疽方》，蝉衣《临证指南医案》，催米虫壳《贵州民间方药集》，唧唧猴皮、唧唧皮《山东中药》，知了皮、热皮、麻儿鸟皮《中药志》，仙人衣（河北）。【来源】为蝉科昆虫黑蚱 Cryptotympana atrata Fabr．羽化后的脱壳。【原动物】参见'蚱蝉'条。"[18]

《中华人民共和国药典》："蝉蜕 Periostracum cicadae　本品为蝉科昆虫黑蚱 Cryptotympana pustulata Fabricius 的若虫羽化时脱落的皮壳。夏、秋二季收集，除去泥沙，晒干。"[7]

5　参考文献

1　宋·唐慎微．证类本草．北京：人民卫生出版社，1957，427

2　元·王好古．汤液本草．见：景印文渊阁四库全书（745）．北京：中医古籍出版社，1986，1011

3　明·李时珍．本草纲目．北京：人民卫生出版社，1982，2308

4　清·汪昂．本草备要．北京：中国中医药出版社，1998，274

5　清·沈金鳌．要药分剂．上海：上海科学技术出版社，1959，191

6　清·姚澜．本草分经．上海：上海科学技术出版社，1989，180

7　国家药典委员会．中华人民共和国药典．一部．北京：化学工业出版社，2000，302

8　雷载权主编．普通高等教育中医药类规划教材·中药学．上海：上海科学技术出版社，1995，42

9　江苏新医学院．中药大辞典．上海：上海科学技术出版社，1977，2558

10　《中医大辞典》编辑委员会．中医大辞典·中药分册．北京：人民卫生出版社，1982，396

11　《中医学》编辑委员会．中国医学百科全书·中医学．上海：上海科学技术出版社，1997，975

12　中国医学科学院药物研究所等．中药志．第四册．北京：人民卫生出版社，1961，206

13　中华人民共和国卫生部药政管理局．中药材手册．北京：人民卫生出版社，1998，705

14　中华人民共和国卫生部药政管理局．全国中药炮制规范．北京：人民卫生出版社，1988，365

15　徐国钧等主编．中国药材学．北京：中国医药科技出版社，1996，1791

16　《全国中草药汇编》编写组．全国中草药汇编．上册．北京：人民卫生出版社，1996，934

17　吴兰成主编．中国中医药学主题词表．北京：中医古籍出版社，1996，40

18　国家中医药管理局《中华本草》编委会．中华本草．第九册．上海：上海科学技术出版社，1999，166

19　魏晋·名医别录．北京：人民卫生出版社，1986，188

20　南北朝·陶弘景．本草经集注．北京：人民卫生出版社，1994，429

21　唐·苏敬等撰．新修本草．合肥：安徽科学技术出版社，1981，414

22　唐·孙思邈．千金翼方．北京：人民卫生出版社，1955，47

23　宋·苏颂．本草图经．合肥：安徽科学技术出版社，1994，483

24　宋·寇宗奭．本草衍义．上海：商务印书馆，1937，109

25 明·刘文泰. 本草品汇精要. 北京：人民卫生出版社，1982，711
26 明·陈嘉谟. 本草蒙筌. 北京：人民卫生出版社，1988，409
27 明·卢之颐. 本草乘雅半偈. 北京：人民卫生出版社，1986，230
28 清·徐大椿. 神农本草经百种录. 见：景印文渊阁四库全书（785）. 北京：中医古籍出版社，1986，577
29 清·陈念祖. 神农本草经读. 北京：人民卫生出版社，1959，43
30 宋·王衮. 博济方. 见：景印文渊阁四库全书（738）. 北京：中医古籍出版社，1986，140
31 明·杜文燮. 药鉴. 北京：中国中医药出版社，1993，75
32 明·缪希雍. 炮炙大法. 明末庄继先校刻本
33 明·李中梓. 雷公炮制药性解. 见：中国医学大成（二）. 长沙：岳麓书社，199，164
34 清·张志聪. 本草崇原. 北京：中国中医药出版社，1992，103
35 清·蒋居祉. 本草择要纲目. 见：珍本医书集成（二）. 上海：上海科学技术出版社，1985，40
36 清·陈士铎. 本草新编. 北京：中国中医药出版社，1996，290
37 [日] 稻宣义. 炮炙全书. 北京：中医古籍出版社，1981，151
38 清·张璐. 本经逢原. 上海：上海科学技术出版社，1959，205
39 清·吴仪洛. 本草从新. 北京：中医古籍出版社，2001，239
40 清·严西亭. 得配本草. 上海：上海卫生出版社，1957，8
41 清·黄宫绣. 本草求真. 上海：上海科学技术出版社，1959，93
42 清·耿世珍. 本草纲目别名录. 北京：中医古籍出版社，1982，163
43 清·陈其瑞. 本草撮要. 见：珍本医书集成（二）. 上海：上海科学技术出版社，1985，91
44 明·李中梓. 本草征要. 见：李中梓医学全书. 北京：中国中医药出版社，1999，156
45 清·张秉成. 本草便读. 上海：上海卫生出版社，1957，118
46 清·杨时泰. 本草述钩元. 上海：科技卫生出版社，1958，573
47 清·叶志诜. 神农本草经赞. 见：珍本医书集成（二）. 上海：上海科学技术出版社，1985，104
48 葆光道人秘传. 秘传眼科龙木论. 中国中医研究院图书馆藏
49 清·赵学敏. 本草纲目拾遗. 北京：人民卫生出版社，1983，125
50 唐·孙思邈. 千金翼方. 北京：人民卫生出版社，1955，91

479 罂粟壳

Yingsuqiao

Pericarpium Papaveris

1 定名依据

1.1 正名

1.1.1 汉文名：罂粟壳（罂粟壳植物罂粟壳 Papaver somniferum L. 的干燥成熟果壳）。

1.1.2 英文名：poppy capsule.

1.2 依据

1.2.1 定名的文献依据

1.2.1.1 《太平惠民和剂局方》卷六："纯阳真人养脏汤：……人参，当归（去芦），白术（焙，各六钱），肉豆蔻（面裹，煨，半两），肉桂（去粗皮），甘草（炙，各八钱），白芍药（一两六钱），木香（不见火，一两四钱），诃子（去核，一两二钱），罂粟壳（去蒂、盖，蜜炙，三两六钱），上件锉为粗末。每服二大钱，水一盏半，煎至八分，去滓食前温服。”[1]

1.2.1.2　《宝庆本草折衷》：“罂粟壳，一名御米壳……治泄泻肠鸣，下痢赤白……凡署月壮之人，初感热痢，取此壳去顶蒂筋膜净尽，锉碎，或醋或蜜，或生姜汁同炒入药则得宜。”[2]

1.2.1.3　《炮炙全书》卷二：“罂粟壳，酸、涩微寒。取壳水洗，润去蒂及筋膜，取外薄皮米醋炒或蜜炙用，得醋、乌梅、橘皮良。”[3]

1.2.1.4　《本经逢原》卷三：“罂粟壳，子名御米。涩温微毒。蜜炙止嗽，醋炙止痢。发明，粟壳性涩，却痰嗽，止下痢，肺虚大肠滑者宜之。若风寒咳嗽，泻痢初起，有火邪者，误用杀人如剑，戒之。御米治反胃，胸中痰滞。”[4]

1.2.1.5　《本草分经·原例》：“罂粟壳，酸涩平，敛肺涩肠固肾。宜治骨病，酸收太紧，易兜积滞。御米甘寒，润燥治反胃。鸦片酸涩温，止泻痢，涩精气。”[5]

1.2.1.6　《本草便读·谷部》：“罂粟壳，止泻痢以固精。肾脏虚羸需敛涩，收汗衄而宁嗽，肺家耗散赖酸温。（罂粟壳其味酸涩，其性或言温，或言寒。究竟酸涩属阴，当作微寒为是，故每蜜炙用之。入肺大肠肝肾等处，以固涩为用。然酸收太紧，最易令人呕逆，凡咳嗽泻痢遗滑等证，有邪火者切勿用之。）”[6]

1.2.1.7　《中华人民共和国药典》：“罂粟壳 Pericarpium papaveris　本品为罂粟壳植物罂粟壳 Papaver somniferum L. 的干燥成熟果壳。秋季将已割取浆汁后的成熟果实摘下，破开，除去种子及枝梗，干燥。”[7]

1.2.1.8　《普通高等教育中医药类规划教材·中药学》：“罂粟壳《本草发挥》为罂粟科一年生或二年生草本植物罂粟壳 Papaver somniferum L. 成熟蒴果的外壳。原产于国外，我国部分地区的药物种植场有少量栽培，以供药用。夏季采收。去蒂及种子，晒干。醋炒或蜜炙用。”[8]

1.2.1.9　《中药大辞典》：“罂粟壳《本草发挥》【异名】御米壳《医学启源》，粟壳《易简方》，烟斗斗、鸦片烟果果《中药志》。【基原】为罂粟科植物罂粟 Papaver somniferum L. 的干燥果壳。原植物详‘罂粟’条。”[9]

1.2.1.10　《中国中医药学主题词表》：“罂粟壳 Pericarpium papaveris　为罂粟属植物罂粟的干燥成熟果壳；属止咳平喘药、止痛药（中药）和固涩药（中药）。C 罂粟；D 御米壳。”[10]

1.2.1.11　《中医大辞典·中药分册》[11]、《中国医学百科全书·中医学》[12]、《中药志》[13]、《全国中药炮制规范》[14]、《中国药材学》[15]、《全国中草药汇编》[16]、《中华本草》[17]等现代中药著作多以“罂粟壳”作为本药正名（参见“文献通考”）。

1.2.2　定名选择的理由

1.2.2.1　罂粟壳 Pericarpium papaveris，系罂粟壳植物罂粟壳 Papaver somniferum L. 的干燥成熟果壳。“罂粟壳”一名最早见于宋·陈师文《太平惠民和剂局方》，本草著作始载于宋·陈衍《宝庆本草折衷》，此后诸家本草及炮制著作多以“罂粟壳”为正名载录本品者，如日本稻宣义《炮炙全书》，清·张璐《本经逢原》、姚澜《本草分经》、张秉成

《本草便读》等，并一直沿用至今。

1.2.2.2　我国最新出版的《中华人民共和国药典》、《普通高等教育中医药类规划教材·中药学》以及辞书类著作《中医大辞典·中药分册》、《中药大辞典》、《中国医学百科全书·中医学》等均以“罂粟壳”作为本药正名。已经广泛应用于中医药学文献的标引和检索的《中国中医药学主题词表》也以“罂粟壳”作为本药的正式主题词。现代本草著作如《全国中草药汇编》、《中药志》、《中华本草》、《中国药材学》、《全国中药炮制规范》等均以“罂粟壳”作为本药的正名。

1.3　与正名等效的名词：无。

2　源流考释

罂粟壳（罂粟壳植物罂粟壳 Papaver somniferum L. 的干燥成熟果壳）原称“米囊皮”，入药始载于宋·张锐《鸡峰普济方》卷十：“米囊皮散：治泻痢后胃气不和，兼治赤白痢。米囊皮（旧年者去穰，蜜涂，炙熟），辟臭蔓（亦名香蔓），厚朴（去皮姜汁制），甘草，陈橘皮，羌活，上件六味各一两，细锉，焙干，捣，为粗末。每剂一大匙，头以水一盏，炼取七分服，余滓重煎服。”[18]

“罂粟壳”一名，最早见于宋·陈师文《太平惠民和剂局方》卷六：“纯阳真人养脏汤……人参，当归（去芦），白术（焙，各六钱），肉豆蔻（面裹，煨，半两），肉桂（去粗皮），甘草（炙，各八钱），白芍药（一两六钱），木香（不见火，一两四钱），诃子（去核，一两二钱），罂粟壳（去蒂、盖，蜜炙，三两六钱），上件锉为粗末。每服二大钱，水一盏半，煎至八分，去滓食前温服。”[1]本草著作始载于宋·陈衍《宝庆本草折衷》，该书同时尚记载有本品异名“御米壳”。如：“罂粟壳，一名御米壳……治泄泻肠鸣，下痢赤白……凡署月壮之人，初感热痢，取此壳去顶蒂筋膜净尽，锉碎，或醋或蜜，或生姜汁同炒入药则得宜。”[2]此后诸家本草及炮制著作多以“罂粟壳”为正名载录本品者，如日本稻宣义《炮炙全书》[3]，清·张璐《本经逢原》[4]、沈金鳌《要药分剂》[19]、姚澜《本草分经》[5]、张秉成《本草便读》[6]等。另，题名明·兰茂所著的《滇南本草》[20]亦以“罂粟壳”作为本品正名，但该书内容后人多有增补，故1914年刊刻的云南“丛本”不宜为据。而明·刘文泰《本草品汇精要》[21]、李时珍《本草纲目》[22]则在本品原植物“罂子粟”条下介绍本品。

此外，明、清时期也有部分本草著作以“御米壳”、“御米”、“粟壳”为正名记载本品，如清·汪昂《本草备要》[23]、吴仪洛《本草从新》[24]、陈其瑞《本草撮要》[25]等以“御米壳”为正名，清·严西亭《得配本草》[26]以“御米”为正名，清·黄宫绣《本草求真》[27]、蒋居祉《本草纲目拾遗》[28]以“粟壳”为正名，同时尚记载有“阿片”、“鸦片”、“粟子壳”等异名，如《本草备要·谷菜部》：“御米壳，即罂粟壳。涩肠，敛肺，固肾。酸涩微寒。敛肺涩肠而固肾。治久嗽泻痢，遗精脱肛，心腹筋骨诸痛。”[23]《得配本草》卷五：“御米，即罂粟壳。甘平，治泻痢，逐邪热，润燥解毒，疗反胃噎食，袪胸中痰滞。多食利二便，动膀胱气。”[26]《本草从新》卷十二：“御米壳，即罂粟壳。涩肠、敛肺、固肾。酸涩平。……阿芙蓉（一名阿片、俗作鸦片。涩、止泻痢。）”[24]《本草纲目拾遗》卷八：“粟壳，纲目载其治反胃、消渴、泻血，此外无他，不知其能解参之力，胜于莱菔，故急录之。杨春崖验方：解人参，粟子壳煎汤服之，良。”[28]

现代本草著作如《中华人民共和国药典》[7]、《普通高等教育中医药类规划教材·中药学》[8]、《中药大辞典》[9]、《中国中医药学主题词表》[10]、《中医大辞典·中药分册》[11]、《中国医学百科全书·中医学》[12]、《中药志》[13]、《全国中药炮制规范》[14]、《中国药材学》[15]、《全国中草药汇编》[16]、《中华本草》[17]等均以"罂粟壳"为正名，同时尚记载有"米壳"、"罂子粟壳"、"米囊子壳"《全国中草药汇编》[16]，"烟斗斗"、"鸦片烟果果"《中药大辞典》[9]等各地俗称。还记载有本品原植物"罂粟"的异名"罂子粟"、"米壳"、"米囊子"《中药志》[13]等。

3 附录

3.1 又称：蜜罂粟壳（饮片规格名）。

3.2 俗称：米壳，罂子粟壳，米囊子壳，烟斗斗，鸦片烟果果。

3.3 曾称：米囊皮、米罂皮《鸡峰普济方》，御米壳《宝庆本草折衷》，粟壳（《本草纲目》引《易简方》），阿片、鸦片《本草从新》，粟子壳《本草纲目拾遗》。

3.4 原植物名称：罂粟，罂子粟，米壳，米囊子。

4 文献通考

《鸡峰普济方》卷十："米囊皮散：治泻痢后胃气不和，兼治赤白痢。米囊皮（旧年者去穰蜜涂炙熟），辟臭蔓（亦名香蔓），厚朴（去皮姜汁制），甘草，陈橘皮，羌活，上件六味各一两，细锉，焙干，捣，为粗末。每剂一大匙，头以水一盏，炼取七分服，余滓重煎服。"[18]

《太平惠民和剂局方》卷六："纯阳真人养脏汤：治大人、小儿肠胃虚弱，冷热不调，脏腑受寒，下痢赤白，或便脓血，有如鱼脑，里急后重，脐腹疠痛，日夜无度，胸膈痞闷，胁肋胀满，全不思食，及治脱肛坠下，酒毒便血，诸药不效者，并皆治之。人参，当归（去芦），白术（焙，各六钱），肉豆蔻（面裹，煨，半两），肉桂（去粗皮），甘草（炙，各八钱），白芍药（一两六钱），木香（不见火，一两四钱），诃子（去核，一两二钱），罂粟壳（去蒂、盖，蜜炙，三两六钱），上件锉为粗末。每服二大钱，水一盏半，煎至八分，去滓食前温服。老人、孕妇、小儿暴泻，急宜服之，立愈。忌酒、面、生冷、鱼腥、油腻。如脏腑滑泄夜起，久不瘥者，可加炮了附子三、四片，煎服。此药的有神效，不可具述（一本不用肉豆蔻）。"[1]

《宝庆本草折衷》："罂粟壳，一名御米壳……治泄泻肠鸣，下痢赤白……凡署月壮之人，初感热痢，取此壳去顶蒂筋膜净尽，锉碎，或醋或蜜，或生姜汁同炒入药则得宜。"[2]

《本草品汇精要》卷之三十七："罂子粟，无毒，植生。罂子粟，主反胃，胸中痰滞，及丹石发动不下食。和竹沥煮作粥，食之极美。罂粟壳，性涩，止泄痢涩肠（名医别录）。【名】象谷、米囊、御米、囊子。"[21]

《本草纲目》第二十三卷："罂子粟（宋《开宝》）。【释名】米囊子《开宝》、御米（同上）、象谷。时珍曰：其实状如罂子，其米如粟，乃象乎谷，而可以供御，故有诸名……壳 【修治】时珍曰：凡用以水洗润，去蒂及筋膜，取外薄皮，阴干细切，以米醋拌炒入药。亦有蜜炒、蜜炙者。【气味】酸、涩，微寒，无毒。时珍曰：得醋、乌梅、橘皮良。【主治】止泻痢，固脱肛，治遗精久咳，敛肺涩肠，止心腹筋骨诸痛（时珍）……又王硕《易简方》云：粟壳治痢如神。但性紧涩，多令呕逆，故人畏而不敢服。若用醋制，加以乌梅，则用得法矣。或同四君子药，尤不致闭胃妨食而获奇功也。”[22]

《炮炙全书》卷二：“罂粟壳，酸、涩微寒。取壳水洗，润去蒂及筋膜，取外薄皮米醋炒或蜜炙用，得醋、乌梅、橘皮良。”[3]

《本草备要·谷菜部》：“御米壳，即罂粟壳。涩肠，敛肺，固肾。酸涩微寒。敛肺涩肠而固肾。治久嗽泻痢，遗精脱肛，心腹筋骨诸痛（东垣曰：收涩固气，能入肾，故治骨病尤宜），嗽、痢初起者忌用（丹溪曰：此是收后药，要先除病根）。一名丽春花，红黄紫白，艳丽可爱。凡使壳，洗去蒂及筋膜，取薄皮。醋炒或蜜炒用（性紧涩，不制多令人吐逆）。得醋、乌梅、陈皮良。罂中有米极细，甘寒润燥，煮粥食，治反胃（加参尤佳）。”[23]

《本经逢原》卷三：“罂粟壳，子名御米。涩温微毒。蜜炙止嗽，醋炙止痢。发明，粟壳性涩，却痰嗽，止下痢，肺虚大肠滑者宜之。若风寒咳嗽，泻痢初起，有火邪者，误用杀人如剑，戒之。御米治反胃，胸中痰滞。”[4]

《本草从新》卷十二：“御米壳，即罂粟壳。涩肠、敛肺、固肾。酸涩平。敛肺涩肠而固肾。治久嗽，泻痢脱肛，遗精多溺，心腹筋骨诸痛。（东垣曰：收涩固气、能入肾、故治骨病尤宜。）酸收太紧，令人呕逆。（醋制而与参术同行、可无妨食之害。）且兜积滞。反成痼疾，泻痢初起，及风寒作嗽，忌用。（丹溪曰：此是收后药、要先除病根。）一名丽春花，红黄紫白，艳丽可爱。凡使壳，洗去蒂及筋膜，取薄皮，醋炒或蜜炒。得醋、乌梅、陈皮良。（嫩苗作蔬、除热润燥、开胃厚肠、御米润、治反胃。）甘寒润燥，煮粥食，治反胃。（加参尤佳。）阿芙蓉（一名阿片、俗作鸦片。涩、止泻痢。）”[24]

《要药分剂》卷九：“罂粟壳，味酸，性涩，微寒，无毒。得醋、乌梅、橘皮良。【主治】主止泻痢，固脱肛，治遗精，久嗽，止心腹筋骨诸痛。”[19]

《得配本草》卷五：“御米，即罂粟壳。甘平，治泻痢，逐邪热，润燥解毒，疗反胃噎食，祛胸中痰滞。多食利二便，动膀胱气。”[26]

《本草求真》：卷二：“粟壳（稷粟），敛肺涩肠固肾。御米壳（专入肺大肠。兼入肾），酸涩微寒。功专敛肺涩肠固肾，凡久泻久痢，肛脱，久嗽气乏，并心腹筋骨诸痛者最宜。”[27]

《本草纲目拾遗》卷八：“粟壳，纲目载其治反胃、消渴、泻血，此外无他，不知其能解参之力，胜于莱菔，故急录之。杨春崖验方：解人参，粟子壳煎汤服之，良。”[28]

《本草分经·原例》：“罂粟壳，酸涩平，敛肺涩肠固肾，宜治骨病，酸收太紧，易兜积滞。御米甘寒，润燥治反胃。鸦片酸涩温，止泻痢，涩精气。”[5]

《本草撮要》卷五：“御米壳，味涩平酸，入足少阴经，功专止泻。得乌梅治久嗽不止，得陈皮乌梅治热痢便血，泻痢初起及风寒作嗽忌用。一名丽春花。凡使壳洗去蒂及筋膜，取薄皮醋炒或蜜炒，得醋乌梅陈皮良。”[25]

《本草便读·谷部》：“罂粟壳，止泻痢以固精。肾脏虚羸需敛涩，收汗衄而宁嗽。肺家耗散赖酸温。（罂粟壳其味酸涩，其性或言温，或言寒。究竟酸涩属阴，当作微寒为是，故每蜜炙用之。入肺大肠肝肾等处，以固涩为用。然酸收太紧，最易令人呕逆，凡咳嗽泻痢遗滑等证，有邪火者切勿用之。）”[6]

《滇南本草》卷一："罂粟壳，味甘、涩，性寒。主治收敛肺气，止咳嗽，止大肠下血，止日久泻痢赤白等症。初起痢疾或咳嗽，忌用。"[20]

《中药志》："罂粟壳　本品为较常用中药。商品为罂粟壳植物罂粟成熟蒴果的外壳。……【原植物】罂粟　别名：罂子粟、米壳、米囊子。Papaver somniferum L. ——罂粟科 Papaveraceae."[13]

《全国中草药汇编》："罂粟壳　别名：米壳、粟壳、罂子粟壳、米囊子壳。来源：为罂粟科罂粟属植物罂粟 Papaver somniferum L. 成长的果实取去乳汁，除去种子后，以干燥果壳入药。"[16]

《中药大辞典》："罂粟壳《本草发挥》【异名】御米壳《医学启源》，粟壳《易简方》，烟斗斗、鸦片烟果果《中药志》。【基原】为罂粟科植物罂粟 Papaver somniferum L. 的干燥果壳。原植物详'罂粟'条。"[9]

《中医大辞典·中药分册》："罂粟壳　出《本草发挥》。又名御米壳、粟壳。为罂粟壳植物罂粟壳 Papaver somniferum L. 的果壳。"[11]

《中国医学百科全书·中医学》："罂粟壳　始载于《本草发挥》。又名御米壳、粟壳。为罂粟壳植物罂粟壳 Papaver somniferum L. 的果壳。"[12]

《全国中药炮制规范》："罂粟壳　［处方用名］罂粟壳、蜜罂粟壳。【来源】本品为罂粟壳植物罂粟壳 Papaver somniferum L. 的干燥成熟果壳。夏季采摘已除去浆汁的果实，破开，除去种子，干燥。药材以个大、色黄白、质坚、皮厚者为佳。"[14]

《中国药材学》："罂粟壳（米壳）为采完阿片后除去种子的果壳。"[15]

《中国中医药学主题词表》："罂粟壳 Pericarpium papaveris　为罂粟属植物罂粟的干燥成熟果壳；属止咳平喘药、止痛药（中药）和固涩药（中药）。C 罂粟；D 御米壳。"[10]

《普通高等教育中医药类规划教材·中药学》："罂粟壳《本草发挥》为罂粟科一年生或二年生草本植物罂粟壳 Papaver somniferum L. 成熟蒴果的外壳。原产于国外，我国部分地区的药物种植场有少量栽培，以供药用。夏季采收。去蒂及种子，晒干。醋炒或蜜炙用。"[8]

《中华本草》："罂粟壳《宝庆草折衷》【异名】御米壳《宝庆草折衷》，米囊皮、米罂皮《鸡峰普济方》，粟壳《易简方》，米壳、烟斗斗《中药志》。【来源】为罂粟科植物罂粟 Papaver somniferum L. 的干燥果壳。【原植物】参见'罂粟'条。"[17]

《中华人民共和国药典》："罂粟壳 Pericarpium papaveris　本品为罂粟壳植物罂粟壳 Papaver somniferum L. 的干燥成熟果壳。秋季将已割取浆汁后的成熟果实摘下，破开，除去种子及枝梗，干燥。"[7]

5　参考文献

1　宋·太平惠民和剂局．太平惠民和剂局方．北京：人民卫生出版社，1985，231

2　宋·陈衍．宝庆本草折衷．元刻本

3　［日］稻宣义．炮炙全书．北京：中医古籍出版社，1981，85

4　清·张璐．本经逢原．上海：上海科学技术出版社，1959，128

5　清·姚澜．本草分经．上海：上海科学技术出版社，1989，75

6　清·张秉成．本草便读．上海：上海卫生出版社，1957，82

7 国家药典委员会. 中华人民共和国药典. 一部. 北京：化学工业出版社，2000，302
8 雷载权主编. 普通高等教育中医药类规划教材·中药学. 上海：上海科学技术出版社，1995，319
9 江苏新医学院. 中药大辞典. 上海：上海科学技术出版社，1977，2560
10 吴兰成主编. 中国中医药学主题词表. 北京：中医古籍出版社，1996，545
11 《中医大辞典》编辑委员会. 中医大辞典·中药分册. 北京：人民卫生出版社，1982，397
12 《中医学》编辑委员会. 中国医学百科全书·中医学. 上海：上海科学技术出版社，1997，1274
13 中国医学科学院药物研究所等. 中药志. 第三册. 北京：人民卫生出版社，1993，685
14 中华人民共和国卫生部药政管理局. 全国中药炮制规范. 北京：人民卫生出版社，1988，203
15 徐国钧等主编. 中国药材学. 北京：中国医药科技出版社，1996，1736
16 《全国中草药汇编》编写组. 全国中草药汇编. 下册. 北京：人民卫生出版社，1996，663
17 国家中医药管理局《中华本草》编委会. 中华本草. 第三册. 上海：上海科学技术出版社，1999，667
18 宋·张锐. 鸡峰普济方. 见：中国医学珍本丛书. 上海：上海科学技术出版社，1987
19 清·沈金鳌. 要药分剂. 上海：上海科学技术出版社，1959，221
20 明·兰茂. 滇南本草. 第一卷. 昆明：云南人民出版社，1959，69
21 明·刘文泰. 本草品汇精要. 北京：人民卫生出版社，1982，842
22 明·李时珍. 本草纲目. 北京：人民卫生出版社，1982，1493
23 清·汪昂. 本草备要. 北京：中国中医药出版社，1998，199
24 清·吴仪洛. 本草从新. 北京：中医古籍出版社，2001，176
25 清·陈其瑞. 本草撮要. 见：珍本医书集成（二）. 上海：上海科学技术出版社，1985，67
26 清·严西亭. 得配本草. 上海：上海卫生出版社，1957，8
27 清·黄宫绣. 本草求真. 上海：上海科学技术出版社，1959，59
28 清·赵学敏. 本草纲目拾遗. 北京：人民卫生出版社，1983，293

480 鲜地黄

Xiandihaung

Radix rehmanniae

1 定名依据

1.1 正名

1.1.1 汉文名：鲜地黄（玄参科植物地黄 Rehmannia glutinosa Libosch. 的新鲜块根）。

1.1.2 英文名：rehmannia root.

1.2 依据

1.2.1 定名的文献依据

1.2.1.1 《植物名实图考》："地黄，本经上品，尔雅谓之苄。……雩娄农曰：地黄旧时生咸阳、历城、金陵、同州。其为怀庆之产，自明始，今则以一邑共天下矣。……既得善价，而浩穰中时疠将作，得鲜地黄以除寒热、温斑，其视大黄之峻利苦寒，一误而不可救，当何如也！"[1]

1.2.1.2 《中华本草》："鲜地黄《植物名实图考》【异名】生地黄《别录》，鲜生地

（张秉成《本草便读》，山菸根（辽宁）。……【来源】为玄参科植物地黄的新鲜块根。【原植物】地黄 Rehmannia glutinosa（Gaertn.）Libosch. ex Fisch. et Mey.［Digitalis glutinosa Gaertn.；R. glutinosa Libosch f. huechingensis（Chao et Schih）Hsiao］又名：苄《尔雅》，地髓《本经》，芑《别录》，牛奶子《本草衍义》，婆婆奶《救荒本草》，狗奶子《植物名实图考》。"[2]

1.2.1.3 《全国中药炮制规范》："地黄 ［处方用名］鲜地黄、生地黄（干地黄）、酒熟地黄、砂仁制熟地黄、蒸熟地黄、生地黄炭、熟地黄炭。【来源】本品为玄参科植物地黄 Rehmannia glutinosa Libosch. 的新鲜或干燥块根。栽培或野生。主产于河南、陕西、浙江等地。秋季采挖，除去芦头及须根、洗净。鲜用者习称'鲜地黄'；将鲜生地缓缓烘焙至约八成干时，捏成团块，习称'生地黄'。鲜地黄以粗壮、色红黄者为佳。生地黄以块大、体重、断面乌黑者为佳。"[3]

1.2.1.4 《中华人民共和国药典》："地黄 Radix rehmanniae 本品为玄参科植物地黄 Rehmannia glutinosa Libosch. 的新鲜或干燥块根。秋季采挖，除去芦头、须根及泥沙，鲜用；或将地黄缓缓烘焙至约八成干。前者习称'鲜地黄'，后者习称'生地黄'。"[4]

1.2.2 定名选择的理由

1.2.2.1 地黄 Radix rehmanniae，系玄参科植物地黄 Rehmannia glutinosa Libosch. 的新鲜或干燥块根。"鲜地黄"之名始见于清·吴其浚《植物名实图考》，《全国中药炮制规范》、《中华人民共和国药典》等均在"地黄"条下明确记载了"鲜地黄"的采集加工方法并与"生地黄"作了明确区分，《中华本草》已以"鲜地黄"为正名将本品单列。

1.2.2.2 以"地黄"为正名所指不明，以"鲜地黄"为正名有利于与"生地黄"、"熟地黄"区分应用。

1.2.2.3 《中华人民共和国药典》记载的"地黄"包括"鲜地黄"和"生地黄"两种，而本条记载的仅为地黄的鲜用品，若以"地黄"为正名易与《药典》所载的"地黄"混淆。

1.3 与正名等效的名词：无。

2 源流考释

地黄（玄参科植物地黄 Rehmannia glutinosa Libosch. 的新鲜或干燥块根），古代文献所载"地黄"有"干地黄"、"生地黄"、"鲜地黄"等之名。汉《神农本草经》载有"干地黄"，曰："干地黄，味甘，寒。主折跌绝筋，伤中，逐血痹，填骨髓，长肌肉，作汤，除寒热积聚，除痹，生者尤良。"[5]魏晋《名医别录》载有"生地黄"，曰："生地黄，大寒。主治妇人崩中血不止，及产后血上薄心、闷绝，伤身、胎动、下血，胎不落，堕坠，踠折，瘀血，留血，衄鼻，吐血，皆捣饮之。"[6]从其性味功效看，与《本经》所载有别。时珍认为，《本经》"干地黄"为地黄块根"阴干、日干、火干"而成，并曰："生者尤良"[7]；《别录》"生地黄"为"新掘鲜者，故其性大寒"[7]；"熟地黄"乃后世之加工品。现代文献《全国中药炮制规范》[3]、《中华人民共和国药典》[4]均认为，采挖鲜用者习称"鲜地黄"；将鲜生地缓缓烘焙至约八成干时，捏成团块，习称"生地黄"。同时《药典》还把地黄的炮制加工品单列一条称为"熟地黄"。结合古代文献，现代习称的"鲜地黄"实即《名医别录》所载的"生地黄"，为地黄块根采挖后之鲜用品，《名医别录》文后一句："二月、八月采根，阴干。"当另指一品，即"生地黄"；现代习称的"生地黄"实即《神农本草经》所载的"干地黄"，阴干、晒干、烘干（约八成干）后之品；"熟地黄"古今认识一致，均指地黄之炮制（蒸制）加工品。

根据以上所述，"鲜地黄"原称"生地黄"，始载于魏晋《名医别录》。其后有的在"干地黄"项下介绍本品，如南北朝·陶弘景《本草经集注》[8]，唐·苏敬《新修本草》[9]，宋·唐慎微《证类本草》[10]等；有的在"地黄"项下介绍本品，如宋·寇宗奭《本草衍义》[11]，清·张秉成《本草便读》[12]等；有的在"生地黄"项下介绍本品，如明·刘文泰《本草品汇精要》[13]、李时珍《本草纲目》[5]，清·汪昂《本草备要》[14]、张璐《本经逢原》[15]、吴仪洛《本草从新》[16]、黄宫绣《本草求真》[17]等。

古代著作中记载的本品异名有"生地黄"、"苄"、"芑"、"地脉"《名医别录》[6]，"地髓"《新修本草》[9]，"鲜生地"《本草便读》[12]等。如《名医别录》卷第一："生地黄大寒。主治妇人崩中血不止。……一名苄，一名芑，一名地脉。"[6]《新修本草》卷第六："生地黄，大寒。主妇人崩中血不止，及产后血上薄心闷绝，伤身胎动下血，胎不落；堕坠，踠折，瘀血，留血，衄鼻，吐血，皆捣饮之。久服轻身、不老。一名地髓，一名苄，一名芑。"[9]《本草便读·草部》："地黄　生者甘寒入肾。凉血补阴。熟则温厚培元。填精益髓。细生地。柔细和营。在外证可以养阴不腻。鲜生地。新鲜散血。虽壮水实则清胃偏长。"[12]

"鲜地黄"之名始见于清·吴其濬《植物名实图考》："地黄，本经上品，尔雅谓之苄。……雩娄农曰：地黄旧时生咸阳、历城、金陵、同州。其为怀庆之产，自明始，今则以一邑共天下矣。……既得善价，而浩穰中时疠将作，得鲜地黄以除寒热、温斑，其视大黄之峻利苦寒，一误而不可救，当何如也！"[1]"鲜地黄"作为本品正名始见于现代本草《中华本草》："鲜地黄《植物名实图考》【异名】生地黄《别录》，鲜生地（张秉成《本草便读》，山菸根（辽宁）。……【来源】为玄参科植物地黄的新鲜块根。【原植物】地黄 Rehmannia glutinosa (Gaertn.) Libosch. ex Fisch. et Mey. [Digitalis glutinosa Gaertn.; R. glutinosa Libosch f. huechingensis (Chao et Schih) Hsiao]。"[2]其他中药著作有的以在"地黄"项下介绍本品，如《中药材手册》[18]、《全国中药炮制规范》[3]、《中华人民共和国药典》[4]等；有的以"生地黄"为正名，如《普通高等教育中医药类规划教材·中药学》[19]等。现代著作同时尚记载有"山菸根"《中华本草》[2]等各地的俗称。还记载有本品原植物"地黄"的异名"苄"、"地髓"、"芑"、"牛奶子"、"婆婆奶"、"狗奶子"《中华本草》[2]等。

3　附录

3.1　又称：无。

3.2　俗称：山菸根（辽宁）。

3.3　曾称：生地黄、苄、芑、地脉《名医别录》，地髓《新修本草》，鲜生地《本草便读》。

3.4　原植物名称：地黄，苄，地髓，芑，牛奶子，婆婆奶，狗奶子。

4　文献通考

《神农本草经》卷一："干地黄，味甘，寒。主折跌绝筋，伤中，逐血痹，填骨髓，长肌肉，作汤，除寒热积聚，除痹，生者尤良。久服，轻身、不老。一名地髓。生川泽。”[5]

《名医别录》卷第一：“生地黄，大寒。主治妇人崩中血不止，及产后血上薄心、闷绝，伤身、胎动、下血，胎不落，堕坠，踠折，瘀血，留血，衄鼻，吐血，皆捣饮之。一名苄，一名芑，一名地脉。生咸阳黄土地者佳。二月、八月采根，阴干。”[6]

《本草经集注·草木上品》：“干地黄，味甘、苦，寒，无毒……生地黄，大寒。主妇人崩中血不止，及产后血上薄心闷绝，伤身胎动下血，胎不落；堕坠，踠折，瘀血，留血，衄鼻，吐血，皆捣饮之。久服轻身，不老。一名地髓，一名苄，一名芑。生咸阳川泽黄土地者佳。二月、八月采根，阴干。（得麦门冬、清酒良，恶贝母，畏芜荑。）”[8]

《新修本草》卷第六：“干地黄，味甘、苦，寒，无毒……生地黄，大寒。主妇人崩中血不止，及产后血上薄心闷绝，伤身胎动下血，胎不落；堕坠，踠折，瘀血，留血，衄鼻，吐血，皆捣饮之。久服轻身、不老。一名地髓，一名苄，一名芑。生咸阳川泽黄土地者佳。二月、八月采根，阴干。得麦门冬、清酒良，恶贝母，畏芜荑。咸阳即长安也。生渭城者乃有子实，实如小麦。淮南七精散用之。中间以彭城干地黄最好，次历阳，今用江痰已。”[9]

《证类本草》卷第六：“干地黄，味甘、苦，寒，无毒……生地黄大寒。主妇人崩中血不止及产后血上薄心闷绝，伤身胎动下血，胎不落，堕坠踠折，瘀血，留血，衄鼻，吐血，皆捣饮之。久服轻身不老。一名地髓，一名苄，一名芑。生咸阳川泽黄土地者佳。二月、八月采根，阴干。（得麦门冬、清酒良，恶贝母，畏芜荑。）”[10]

《本草衍义》卷七：“地黄，叶如甘露子，花如脂麻花，但有细斑点，北人谓之牛奶子。花、茎有微细短白毛。经只言干生二种，不言熟者。如血虚劳热，产后虚热，老人中虚燥热，须地黄者，生与生干常虑大寒，如此之类，故后世改用熟者。”[11]

《本草品汇精要》卷之七：“生地黄，无毒，植生。生地黄，主妇人崩中血不止，及产后血上薄心闷绝，伤身胎动下血，胎不落，堕坠踠折，瘀血，留血，衄鼻，吐血，皆捣饮之（《名医》所录)。【名】地髓、苄（音虎)、芑。”[13]

《本草纲目》第十六卷：“生地黄《本经·上品》。【气味】大寒。【主治】妇人崩中血不止，及产后血上薄心闷绝。伤身胎动下血，胎不落，堕坠踠折，瘀血留血，鼻衄吐血，皆捣饮之《别录》。解诸热，通月水，利水道。捣贴心腹，能消瘀血（甄权）……时珍曰：《本经》所谓干地黄者，乃阴干、日干、火干者，故又云生者尤良。《别录》复云生地黄者，乃新掘鲜者，故其性大寒。其熟地黄乃后人复蒸晒者。”[7]

《本草备要·草部》：“生地黄，大泻火，甘苦大寒，入心肾。泻丙火（小肠为丙火，心与小肠相表里，导赤散与木通同用)，清燥金（胃、大肠火)，消瘀通经，平诸血逆。”[14]

《本经逢原》卷二：“生地黄。《本经》名地髓，又名苄，音户，甘苦寒，无毒。禁犯铁，忌莱菔、诸血。采得鲜者即用为生地黄，炙焙干收者为干地黄，以法制过者为熟地黄。”[15]

《本草从新》卷三：“生地黄，大泻火、平血逆。味苦微甘，大寒。入心肾，泻丙火，（小肠为丙火、心与小肠相为表里。）清燥金，（胃、大肠火。）平诸血逆，消瘀通经，治吐衄崩中。”[16]

《本草求真》卷一："生地黄（隰草），凉血解热。生地黄（专入心肝肾。兼入小肠），性未蒸焙，掘起即用。甘苦大寒，故书皆载其性鲜补。但入手少阴心足少阴肾足厥阴肝，并足太阴脾手太阳小肠，力专清热泻火，凉血消瘀。"[17]

《本草便读·草部》："地黄，生者甘寒入肾，凉血补阴。熟则温厚培元，填精益髓。细生地，柔细和营，在外证可以养阴不腻。鲜生地，新鲜散血，虽壮水实则清胃偏长。"[12]

《植物名实图考》："地黄，本经上品，尔雅谓之苄。……雩娄农曰：地黄旧时生咸阳、历城、金陵、同州。其为怀庆之产，自明始，今则以一邑共天下矣。……既得善价，而浩穰中时疠将作，得鲜地黄以除寒热、温斑，其视大黄之峻利苦寒，一误而不可救，当何如也！"[1]

《中药材手册》："地黄（《纲目》列入草部隰草类）本品为玄参科植物地黄 Rehmannia glutinosa Libosch. 的干燥块根。原植物系多年生草本，主要为栽培。商品中有鲜生地、生地及熟生地三种规格，均可入药。一般以河南栽培历史悠久、产量大、质量好而闻名，为四大'怀药'之一。【别名】怀地黄（河南）、酒壶花根、酒盅盅花根、密罐花根、山菸根。"[18]

《全国中药炮制规范》："地黄 ［处方用名］鲜地黄、生地黄（干地黄）、酒熟地黄、砂仁制熟地黄、蒸熟地黄、生地黄炭、熟地黄炭。【来源】本品为玄参科植物地黄 Rehmannia glutinosa Libosch. 的新鲜或干燥块根。栽培或野生。主产于河南、陕西、浙江等地。秋季采挖，除去芦头及须根、洗净。鲜用者习称'鲜地黄'；将鲜生地缓缓烘焙至约八成干时，捏成团块，习称'生地黄'。鲜地黄以粗壮、色红黄者为佳。生地黄以块大、体重、断面乌黑者为佳。"[3]

《普通高等教育中医药类规划教材·中药学》："生地黄《神农本草经》为玄参科多年生草本植物地黄 Rehmannia glutinosa Libosch. 的根。主产于我国河南、河北、内蒙古及东北。大部分地区有栽培。秋季采挖，鲜用或干燥切片生用。"[19]

《中华本草》："鲜地黄《植物名实图考》 【异名】生地黄《别录》，鲜生地（张秉成《本草便读》），山菸根（辽宁）。……【来源】为玄参科植物地黄的新鲜块根。【原植物】地黄 Rehmannia glutinosa (Gaertn.) Libosch. ex Fisch. et Mey. ［Digitalis glutinosa Gaertn.; R. glutinosa Libosch f. huechingensis (Chao et Schih) Hsiao］又名：苄《尔雅》，地髓《本经》，芑《别录》，牛奶子《本草衍义》，婆婆奶《救荒本草》，狗奶子《植物名实图考》。"[2]

《中华人民共和国药典》："地黄 Radix rehmanniae 本品为玄参科植物地黄 Rehmannia glutinosa Libosch. 的新鲜或干燥块根。秋季采挖，除去芦头、须根及泥沙，鲜用；或将地黄缓缓烘焙至约八成干。前者习称'鲜地黄'，后者习称'生地黄'。"[4]

5 参考文献

1 清·吴其浚．植物名实图考．北京：中华书局，1963，257

2 国家中医药管理局《中华本草》编委会．中华本草．第八册．上海：上海科学技术出版社，1999，376

3 中华人民共和国卫生部药政管理局．全国中药炮制规范．北京：人民卫生出版社，1988，47

4 国家药典委员会. 中华人民共和国药典. 一部. 北京：化学工业出版社，2000，94
5 汉·神农本草经. 清顾观光重辑本. 北京：人民卫生出版社，1955，28
6 魏晋·名医别录. 北京：人民卫生出版社，1986，23
7 明·李时珍. 本草纲目. 北京：人民卫生出版社，1982，1019
8 南北朝·陶弘景. 本草经集注. 北京：人民卫生出版社，1994，199
9 唐·苏敬等撰. 新修本草. 合肥：安徽科学技术出版社，1981，154
10 宋·唐慎微. 证类本草. 北京：人民卫生出版社，1957，149
11 宋·寇宗奭. 本草衍义. 上海：商务印书馆，1957，43
12 清·张秉成. 本草便读. 上海：上海卫生出版社，1957，15
13 明·刘文泰. 本草品汇精要. 北京：人民卫生出版社，1982，228
14 清·汪昂. 本草备要. 北京：中国中医药出版社，1998，54
15 清·张璐. 本经逢原. 上海：上海科学技术出版社，1959，74
16 清·吴仪洛. 本草从新. 北京：中医古籍出版社，2001，45
17 清·黄宫绣. 本草求真. 上海：上海科学技术出版社，1959，226
18 中华人民共和国卫生部药政管理局. 中药材手册. 北京：人民卫生出版社，1998，103
19 雷载权主编. 普通高等教育中医药类规划教材·中药学. 上海：上海科学技术出版社，1995，301

481 漏芦

Loulu

Radix Rhapontici

1 定名依据

1.1 正名

1.1.1 汉文名：漏芦［菊科植物祁州漏芦 Rhaponticum uniflorum（L.）DC. 的干燥根］。

1.1.2 英文名：uniflower swisscentaury root.

1.2 依据

1.2.1 定名的文献依据

1.2.1.1 《神农本草经》卷一："漏芦，味甘，咸寒。主皮肤热、恶创、疽痔、湿痹，下乳汁。久服，轻身益气，耳目聪明，不老、延年。一名野兰。生山谷。"[1]

1.2.1.2 《名医别录》卷第一："漏芦，味咸，大寒，无毒。主止遗溺，热气疮痒如麻豆，可作浴汤。生乔山。八月采根，阴干。"[2]

1.2.1.3 《证类本草》卷第七："漏芦，味苦、咸，寒、大寒，无毒。主皮肤热，恶疮，疽痔，湿痹，下乳汁，止遗溺，热气疮痒如麻豆，可作浴汤。久服轻身益气，耳目聪明，不老延年。一名野兰。生乔山山谷。八月采根，阴干。"[3]

1.2.1.4 《本草纲目》第十五卷："漏芦《本经·上品》。【释名】野兰《本经》、荚蒿（苏恭）、鬼油麻《日华》。时珍曰：屋之西北黑处谓之漏；凡物黑色谓之芦。此草秋后即黑，异于众草，故有漏芦之称。"[4]

1.2.1.5 《本经逢原》卷二："漏芦《本经》，名野兰。苦咸寒，有毒。《本经》主皮肤热毒，恶疮疽，痔漏痹，下乳汁。发明，漏芦苦寒解毒，乃足阳明经药。”[5]

1.2.1.6 《中华人民共和国药典》：“漏芦 Radix rhapontici　本品为菊科植物祁州漏芦 Rhaponticum uniflorum（L.）DC. 的干燥根。春、秋二季采挖，除去须根及泥沙，晒干。”[6]

1.2.1.7 《普通高等教育中医药类规划教材·中药学》：“漏芦《本经》为菊科多年生草本植物祁州漏芦 Rhaponticum uniflorum（L.）DC. 及蓝刺头（禹州漏芦）Echinops latifolius Tausch. 的根。祁州漏芦主产东北、华北、西北；蓝刺头主产于河南、安徽、江苏、湖北等地。秋季采挖，除去残茎及须根，洗净，切片晒干。”[7]

1.2.1.8 《中药大辞典》：“漏芦《本经》【异名】野兰《本经》，鬼油麻《日华子本草》。【基原】为菊科植物祁州漏芦或禹州漏芦的根。【原植物】①祁州漏芦 Rhaponticum uniflorum（L.）DC.，又名：和尚头、独花山牛蒡。②蓝刺头 Echinops latifolius Tausch.，又名：华州漏芦、禹州漏芦。”[8]

1.2.1.9 《中国中医药学主题词表》：“漏芦 Rhaponticum uniflorum　属菊科和清热解毒药。”[9]

1.2.1.10 《中药志》[10]、《中药材手册》[11]、《全国中药炮制规范》[12]、《中国药材学》[13]、《全国中草药汇编》[14]、《中医大辞典·中药分册》[15]、《中国医学百科全书·中医学》[16]、《中华本草》[17]等现代中药著作多以“漏芦”作为本药正名（参见“文献通考”）。

1.2.2 定名选择的理由

1.2.2.1 漏芦 Radix rhapontici，系菊科植物祁州漏芦 Rhaponticum uniflorum（L.）DC. 的干燥根。本品始载于汉《神农本草经》，以“漏芦”为正名，此后诸家本草著作均以“漏芦”为正名载录本品，如魏晋《名医别录》，宋·唐慎微《证类本草》，明·李时珍《本草纲目》，清·张璐《本经逢原》等，并一直沿用至今。

1.2.2.2 我国最新出版的《中华人民共和国药典》、《普通高等教育中医药类规划教材·中药学》以及辞书类著作《中医大辞典·中药分册》、《中药大辞典》、《中国医学百科全书·中医学》等均以“漏芦”作为本药正名。已经广泛应用于中医药学文献的标引和检索的《中国中医药学主题词表》也以“漏芦”作为本药的正式主题词。现代本草著作如《全国中草药汇编》、《中药志》、《中华本草》、《中国药材学》、《中药材手册》、《全国中药炮制规范》等均以“漏芦”作为本药的正名。

1.3 与正名等效的名词：无。

2 源流考释

漏芦［菊科植物祁州漏芦 Rhaponticum uniflorum（L.）DC. 的干燥根］始载于汉《神农本草经》，以“漏芦”作为正名，以“野兰”作为异名。如《神农本草经》卷一：“漏芦，味甘，咸寒。主皮肤热、恶创、疽痔、湿痹，下乳汁。久服，轻身益气，耳目聪明，不老、延年。一名野兰。生山谷。”[1]

后世本草著作均沿用《神农本草经》之说，以“漏芦”为正名，如南北朝·陶弘景《本草经集注》[18]，唐·苏敬《新修本草》[19]，宋·苏颂《本草图经》[20]、唐慎微《证类本草》[3]，明·兰茂《滇南本草》[21]、刘文泰《本草品汇精要》[22]、陈嘉谟《本草蒙筌》[23]、李时珍《本草纲目》[4]，清·蒋居祉《本草择要纲目》[24]、汪昂《本草易读》[25]及《本草备要》[26]、张璐《本经逢原》[5]、严西亭《得配本草》[27]、黄宫绣《本草求真》[28]、叶志诜《神农本草经赞》[29]、陈其瑞《本草撮要》[30]、张秉成《本草便读》[31]、周岩《本草思辨录》[32]等，同时尚记载有“鹿骊根”《本草经集注》，“荚蒿”《新修本草》，“老翁花”《本草图经》，“芦葱”、“萱草”、“宜男花”《滇南本草》，“鬼油麻”（《本草纲目》引《日华本草》）等异名。

现代本草著作如《中华人民共和国药典》[6]、《普通高等教育中医药类规划教材·中药学》[7]、《中药大辞典》[8]、《中国中医药学主题词表》[9]、《中药志》[10]、《中药材手册》[11]、《全国中药炮制规范》[12]、《中国药材学》[13]、《全国中草药汇编》[14]、《中医大辞典·中药分册》[15]、《中国医学百科全书·中医学》[16]、《中华本草》[17]等均以“漏芦”为正名，同时尚记载有“和尚头”、“龙葱根”、“毛头”、“华州漏芦”《中药材手册》[11]，“狼头花”《全国中草药汇编》[14]，“榔头花”《中医大辞典·中药分册》[15]，“大头翁”、“独花山牛蒡”、“和尚头花”、“大脑袋花”、“蒜疙瘩花”、“牛馒头根”《中国药材学》[13]，“鹿骊”、“祁漏芦”、“禹漏芦”《中华本草》[17]等各地俗称。还记载有本品原植物“祁州漏芦”的异名“大脑袋花”、“和尚头”、“郎头花”、“牛馒头”、“独花山牛蒡”《中药志》[10]，“大口袋花”、“狼头花”、“打锣锤”、“大花蓟”《中华本草》[17]等。

3 附录

3.1 又称：无。

3.2 俗称：和尚头（河北、山东、吉林），大头翁（东北），独花山牛蒡（甘肃），龙葱根（河南），华州漏芦、毛头（江苏），牛馒头根（河北），祁漏芦，禹漏芦，和尚头花，大脑袋花，蒜疙瘩花，榔头花。

3.3 曾称：野兰《神农本草经》，鹿骊根《本草经集注》，鬼油麻《日华本草》，荚蒿《新修本草》，老翁花《本草图经》，芦葱、萱草、宜男花《滇南本草》。

3.4 原植物名称：祁州漏芦，大脑袋花、和尚头（东北），郎头花、牛馒头（河北、内蒙古、陕西、甘肃），独花山牛蒡（陕西、甘肃、宁夏），大花蓟，打锣锤（河南），狼头花、大口袋花（内蒙古）。

4 文献通考

《神农本草经》卷一：“漏芦，味甘，咸寒。主皮肤热、恶创、疽痔、湿痹，下乳汁。久服，轻身益气，耳目聪明，不老、延年。一名野兰。生山谷。《名医》曰：生乔山，八月采根，阴干。案：《广雅》云：飞廉，漏芦也；陶弘景云：俗中取根，名鹿骊。”[1]

《名医别录》卷第一：“漏芦，味咸，大寒，无毒。主止遗溺，热气疮痒如麻豆，可作浴汤。生乔山。八月采根，阴干。”[2]

《本草经集注·草木上品》：“漏芦，味苦、咸，寒、大寒，无毒。主治皮肤热，恶疮，疽痔，湿痹，下乳汁。止遗溺，热气疮痒如麻豆，可作浴汤。久服轻身，益气，耳目聪明，不老延年。一名野兰。生乔山山谷。八月采根，阴干。乔山应是黄帝所葬处，乃在上郡。今出近道亦有，治诸瘘疥，此久服甚益人，而服食方罕用之。今市人皆取苗用之。世中取根，名鹿骊根，苦酒摩，以治疮疥。”[18]

《新修本草》卷第七："漏芦，味苦、咸，寒、大寒，无毒。主皮肤热，恶疮，疽痔，湿痹，下乳汁。止遗溺，热气疮痒如麻豆，可作浴汤。久服轻身益气，耳目聪明，不老延年。一名野兰。生乔山山谷。八月采根，阴干。乔山应是黄帝所葬处，乃在上郡。今出近道亦有，疗诸瘘疥，此久服甚益人，而服食方罕用。今市人皆取苗用之。俗中取根，名鹿骊根，苦酒摩，以疗疮疥。【谨案】此药俗名荚蒿，茎叶似白蒿，花黄，生荚，长似细麻，如箸许，有四、五瓣，七月、八月后皆黑，异于众草蒿之类也。常用其茎叶及子，未见用根。其鹿骊，山南谓之木藜芦，有毒，非漏芦也。"[19]

《本草图经》卷第五："漏芦，生乔山山谷，今京东州郡及秦海州皆有之。旧说茎叶似白蒿，有荚，花黄生荚端，茎若箸大；其子作房，类油麻房而小，七、八月后皆黑，异于众草。今诸郡所图上，惟单州者差相类。沂州者花叶颇似牡丹。秦州者花似单叶寒菊，紫色，五、七枝同一秆上；海州者花紫碧，如单叶莲花，花萼下及根旁有白茸裹之。根黑色，如蔓菁而细，又类葱本，淮甸人呼为老翁花。三州所生花虽别，而叶颇相类，但秦、海州者，叶更作锯齿状耳。一物而殊类若此，医家何所适从，当依旧说，以单州出者为胜。六月、七月采茎苗，日干。八月采根，阴干。"[20]

《证类本草》卷第七："漏芦，味苦、咸，寒、大寒，无毒。主皮肤热，恶疮，疽痔，湿痹，下乳汁，止遗溺，热气疮痒如麻豆，可作浴汤。久服轻身益气，耳目聪明，不老延年。一名野兰。生乔山山谷。八月采根，阴干。"[3]

《滇南本草》第一卷："漏芦，一名芦葱，又名萱草，又名宜男花。味甘、平，性寒。治乳结红肿硬痛，乳汁不通，乳痈乳岩，攻痈疮。滇中产者，其性补阴血，止腰疼，治崩漏，止大肠下血。"[21]

《本草品汇精要》卷之九："漏芦，无毒。陈藏器云有毒，植生。漏芦（出《神农本经》)，主皮肤热，恶疮，疽痔，湿痹，下乳汁，久服轻身，益气，耳目聪明，不老延年（以上朱字《神农本经》)。止遗溺，热气疮痒，如麻豆可作浴汤（以上黑字《名医》所录)。【名】野兰、老翁花、荚蒿。"[22]

《本草蒙筌》卷之一："漏芦，秦州漏芦、沂州漏芦。味苦、咸，气寒。无毒。一名野兰，茎若筋大。叶似白蒿有荚，花绽荚端色黄。子结类油麻作房，根生如蔓菁细黑。单州（属山西。）出者为胜，八月采根阴干。制度如仪，违错弗效。咀成薄片，相对甘草而蒸；从巳至申，检净甘草才用（出《雷公炮炙》)。"[23]

《本草纲目》第十五卷："漏芦《本经·上品》。【释名】野兰《本经》、荚蒿（苏恭)、鬼油麻《日华》。时珍曰：屋之西北黑处谓之漏；凡物黑色谓之芦。此草秋后即黑，异于众草，故有漏芦之称。《唐韵》作蘆，其荚如麻，故俗呼为鬼油麻云。【集解】《别录》曰：漏芦生乔山山谷。八月采根，阴干。弘景曰：乔山应是黄帝所葬处，乃在上郡。今出近道。市人取苗用之。俗中取根名鹿骊根，苦酒摩以疗疮疥。恭曰：此药俗名荚蒿，茎叶似白蒿，花黄。"[4]

《本草择要纲目·寒性药品》："漏芦 【气味】咸寒有毒，足阳明本经之药。【主治】下乳汁，消热毒，排脓止血生肌，杀虫。疗乳痈瘰疬，行痘疹热。古方治痈疽发以漏芦汤，尤其功之首称也。"[24]

《本草易读》卷四："漏芦，甘草拌蒸干用，连翘为使。苗根皆可。咸，寒，无毒，入足阳明经。散热解毒，通经下乳，排脓止血，续筋长肉。疽痔疮瘰皆疗，泄精尿血悉医。生乔山山谷，曹，兖、汴东及秦、海诸州皆有之。苗类油麻，高六七尺，秋深黑枯如漆。采时用苗，八月采根。”[25]

《本草备要·草部》：“漏芦，泻热，解毒。咸软坚，苦下泄，寒胜热。入胃、大肠，通肺、小肠。散热解毒，通经下乳，排脓止血，生肌杀虫。治遗精尿血，痈疽发背（古方以漏芦汤为称首），及预解时行痘疹毒（取其寒胜热，又能入阳明故也）。出闽中，茎如油麻，枯黑如漆者真。甘草拌蒸。连翘为使。”[26]

《得配本草》卷三：“漏芦，连翘为之使。咸，寒。入手足阳明经。散热毒，治谷贼，通经下乳，排脓止痛，解痘杀虫。配生姜、地龙，治历节风痛。茎如油麻，枯黑如漆者真。甘草拌蒸。气虚者禁用。”[27]

《本草求真》卷六：“漏芦（隰草），解胃府热毒并通乳汁。漏芦（专入胃），味苦而咸，气寒有毒。凡苦则下泄，咸则软坚。寒则胜热。漏芦气味俱备，其性专入阳明胃经。故凡痈疽背发，乳汁不通，及预解时行痘毒者，咸须仗此以解毒邪，俾邪尽从便出而解矣！（诸症非尽热毒而起。不得妄用。）然书又云，遗精尿血能止，亦因毒解热除自止之意，非因漏芦寓有收涩之力也。但气虚疮疡不起，及孕妇有病者切忌。”[28]

《本经逢原》卷二：“漏芦《本经》，名野兰。苦咸寒，有毒《本经》。主皮肤热毒，恶疮疽，痔漏痹，下乳汁。发明，漏芦苦寒解毒，乃足阳明经药。”[5]

《神农本草经赞》卷一：“漏芦，味苦咸寒。主皮肤热，恶创疽痔湿痹，下乳汁。久服轻身益气，耳目聪明，不老延年。一名野兰。生山谷。候纪白藏，称奇守黑，麻荚支分，角蒿盈尺，寒浸菊华，秋澄莲碧，突兀乔山，上清灵宅。尔雅，秋为白藏。李时珍曰，秋后即黑，异于众草。白居易赋，守其黑所以称奇。苏恭曰，七八月后皆黑，异于众草，叶似角蒿，生荚，长似细麻之荚。苏颂曰，秦州者花似单叶寒菊，海州者花紫碧如单叶莲花。名医曰，生乔山。陶弘景曰，黄帝所葬处，云笈七签上清灵宅。”[29]

《本草撮要》卷一：“漏芦，味咸苦寒，入手足太阴经。功专散热解毒，通经下乳，排脓止血，生肌杀虫。治遗精尿血痈疽发背及痘疹毒。甘草拌蒸，连翘为使。”[30]

《本草便读·草部》：“漏芦，入阳明下乳消痈。咸苦性寒无毒品。清湿热杀虫凉血。祛除积久小儿疳。”[31]

《本草思辨录》卷二：“漏芦，漏芦亦蒿类，而青蒿治疥疮痂痒，热在骨节间；此治湿痹之恶疮，热在肌肤。青蒿芳香苦寒，合湿热而并除之，故宜于由湿转燥之疮。漏芦色黑咸寒，热散于肌表而湿使下渗，故宜于湿壅热炽之疮。”[32]

《中药志》：“漏芦　本品为较常用中药。商品主要为菊科植物祁州漏芦和禹州漏芦的根。……【原植物】1. 祁州漏芦　别名：大脑袋花、和尚头（东北），郎头花、牛馒头（河北、内蒙古、陕西、甘肃），独花山牛蒡（陕西、甘肃、宁夏）。Rhaponticum uniflorum（L.）DC. ——菊科 Compositae. 2. 蓝刺头　别名：禹州漏芦（通称），火球花（吉林），球花漏芦（河北、山西），火绒球花、火绒球草（河北），和尚头、火绒根子（山东）。Echinops latifolius Tausch.（E. dahuricus Fisch.）——菊科 Compositae.”[10]

《中药材手册》：“漏芦（《纲目》列入草部隰草类）药材漏芦有两种：北方习用祁州漏芦、南方习用禹州漏芦。祁州漏芦系菊科植物祁州漏芦 Rhaponticum uniflorum（L.）DC. 的干燥根，禹州漏芦为菊科植物蓝刺头 Echinops latifolius Tausch. 的干燥根。原植物皆系多年生草本，均为野生。此外，华东蓝刺头的根在部分地区亦作禹州漏芦用。祁州漏芦【别名】和尚头（河北、山东）。禹州漏芦【别名】华州漏芦、毛头（江苏）、龙葱根（河南）。”[11]

《全国中草药汇编》：“漏芦　别名：狼头花。来源：为菊科漏芦属植物祁州漏芦 Rhaponticum uniflorum（L.）DC. 和蓝刺头属植物禹州漏芦 Echinops latifolius Tausch. 的根。”[14]

《中药大辞典》：“漏芦《本经》【异名】野兰《本经》，鬼油麻《日华子本草》。【基原】为菊科植物祁州漏芦或禹州漏芦的根。【原植物】①祁州漏芦 Rhaponticum uniflorum（L.）DC.，又名：和尚头、独花山牛蒡。②蓝刺头 Echinops latifolius Tausch.，又名：华州漏芦、禹州漏芦。”[8]

《中医大辞典·中药分册》：“漏芦　出《神农本草经》。又名野兰、鬼油麻、榔头花。为菊科植物祁州漏芦 Rhaponticum uniflorum（L.）DC. 或禹州漏芦 Echinops latifolius Tausch. 的根。主产河北、辽宁、山西。”[15]

《中国医学百科全书·中医学》：“漏芦　始载于《神农本草经》。又名野兰、鬼油麻。为菊科植物祁州漏芦 Rhaponticum uniflorum（L.）DC. 或禹州漏芦 Echinops latifolius Tausch. 的根。春、秋两季采挖，除净泥土及细根，晒干。秋季采挖者较粗大，质量亦较好。”[16]

《全国中药炮制规范》：“漏芦［处方用名］漏芦。【来源】本品为菊科植物祁州漏芦 Rhaponticum uniflorum（L.）DC. 的干燥根。主产于河南、河北、安徽等地。春、秋二季采挖，除去残茎、须根及泥沙，干燥。药材以根粗大、质坚、色灰黄者为佳。”[12]

《中国药材学》：“漏芦　【别名】独花山牛蒡，和尚头花，大脑袋花，大头翁，蒜疙瘩花，榔头花，牛馒头根（河北）。【来源】本品为菊科植物祁州漏芦 Rhaponticum uniflorum（L.）DC. 的根。”[13]

《中国中医药学主题词表》：“漏芦 Rhaponticum uniflorum　属菊科和清热解毒药。”[9]

《普通高等教育中医药类规划教材·中药学》：“漏芦《本经》为菊科多年生草本植物祁州漏芦 Rhaponticum uniflorum（L.）DC. 及蓝刺头（禹州漏芦）Echinops latifolius Tausch. 的根。祁州漏芦主产东北、华北、西北；蓝刺头主产于河南、安徽、江苏、湖北等地。秋季采挖，除去残茎及须根，洗净，切片晒干。”[7]

《中华本草》：“漏芦《本经》【异名】野兰《本经》，鹿骊《本草经集注》，鬼油麻《日华子》，和尚头《吉林中草药》，大头翁《东北中草药》，独花山牛蒡《甘肃中草药》，祁漏芦、禹漏芦《中国药材商品学》，龙葱根（河南），毛头（江苏）。……【来源】为菊科植物祁州漏芦或禹州漏芦的根。【原植物】1. 祁州漏芦 Rhaponticum uniflorum（L.）Dittrich［Cnicus uniflorus L.；Rhaponticum uniflorum（L.）DC.］又名：大花蓟《中国高等植物图鉴》，打锣锤（河南），狼头花、大口袋花（内蒙古）。2. 禹州漏芦 Echinops latifolius Tausch. 又名：蓝刺头《东北植物检索表》，单州漏芦、火绒草《中国高等植物图鉴》，火绒根子《山东烟台中草药》，牛蔓头、大口袋花，内蒙古中草药》，驴欺口《中国植物志》。”[17]

《中华人民共和国药典》：“漏芦 Radix rhapontici　本品为菊科植物祁州漏芦 Rhaponticum uniflorum（L.）DC. 的干燥根。春、秋二季采挖，除去须根及泥沙，晒干。”[6]

5 参考文献

1 汉·神农本草经．清顾观光重辑本．北京：人民卫生出版社，1955，38
2 魏晋·名医别录．北京：人民卫生出版社，1986，53
3 宋·唐慎微．证类本草．北京：人民卫生出版社，1957，181
4 明·李时珍．本草纲目．北京：人民卫生出版社，1982，973
5 清·张璐．本经逢原．上海：上海科学技术出版社，1959，70
6 国家药典委员会．中华人民共和国药典．一部．北京：化学工业出版。社，2000，303
7 雷载权主编．普通高等教育中医药类规划教材·中药学．上海：上海科学技术出版社，1995，87
8 江苏新医学院．中药大辞典．上海：上海科学技术出版社，1977，2576
9 吴兰成主编．中国中医药学主题词表．北京：中医古籍出版社，1996，233
10 中国医学科学院药物研究所等．中药志．第一册．北京：人民卫生出版社，1993，577
11 中华人民共和国卫生部药政管理局．中药材手册．北京：人民卫生出版社，1998，230
12 中华人民共和国卫生部药政管理局．全国中药炮制规范．北京：人民卫生出版社，1988，106
13 徐国钧等主编．中国药材学．北京：中国医药科技出版社，1996，461
14 《全国中草药汇编》编写组．全国中草药汇编．上册．北京：人民卫生出版社，1996，947
15 《中医大辞典》编辑委员会．中医大辞典·中药分册．北京：人民卫生出版社，1982，399
16 《中医学》编辑委员会．中国医学百科全书·中医学．上海：上海科学技术出版社，1997，1016
17 国家中医药管理局《中华本草》编委会．中华本草．第七册．上海：上海科学技术出版社，1999，976
18 南北朝·陶弘景．本草经集注．北京：人民卫生出版社，1994，242
19 唐·苏敬等撰．新修本草．合肥：安徽科学技术出版社，1981，195
20 宋·苏颂．本草图经．合肥：安徽科学技术出版社，1994，144
21 明·兰茂．滇南本草．第一卷．昆明：云南人民出版社，1959，483
22 明·刘文泰．本草品汇精要．北京：人民卫生出版社，1982，275
23 明·陈嘉谟．本草蒙筌．北京：人民卫生出版社，1988，71
24 清·蒋居祉．本草择要纲目．见：珍本医书集成（二）．上海：上海科学技术出版社，1985，39
25 清·汪昂．本草易读．北京：人民卫生出版社，1987，178
26 清·汪昂．本草备要．北京：中国中医药出版社，1998，117
27 清·严西亭．得配本草．上海：上海卫生出版社，1957，8
28 清·黄宫绣．本草求真．上海：上海科学技术出版社，1959，262
29 清·叶志诜．神农本草经赞．见：珍本医书集成（二）．上海：上海科学技术出版社，1985，27
30 清·陈其瑞．本草撮要．见：珍本医书集成（二）．上海：上海科学技术出版社，1985，26
31 清·张秉成．本草便读．上海：上海卫生出版社，1957，38
32 清·周岩．本草思辨录．北京：人民卫生出版社，1960，53

482 赭石

Zheshi

Haematitum

1 定名依据

1.1 正名

1.1.1 汉文名：赭石［氧化物类矿物刚玉族赤铁矿，主含三氧化二铁（Fe_2O_3）］。

1.1.2 英文名：hematite.

1.2 依据

1.2.1 定名的文献依据

1.2.1.1 《世医得效方》卷十五："春雪膏，凉心，退烦闷热极壅盛。寒水石、石膏、滑石、赭石、朴硝（各五钱），甘草（三钱），上为末。每服二钱，井水调下。"[1]

1.2.1.2 《普济方》卷三十三："子午丸（出危氏方），治心肾俱虚，梦寐惊悸。常自烦闷，短气不乐。消渴停饮，下赤白浊，甚至四体无力，眼昏，形瘦，耳鸣头晕，恶风怯冷。榧子（去壳二两），莲肉（去心），枸杞子，白龙骨，川巴戟（去心），破故纸（炒），真琥珀（各一两），芡实（一两半），赭石，白矾（枯），赤茯苓（各一两），白茯苓（二两），文蛤（半两），莲花（半两），牡蛎（煅一两），上为末。酒蒸肉苁蓉一斤。烂研为丸，如梧桐子大，朱砂为衣，煎萆薢汤空心吞下。忌劳力房事。"[2]

1.2.1.3 《医方集宜》卷八："牛黄镇心丸，治同上。胆星（五钱），朱砂（一钱），天竺黄（二钱），雄黄（五分），牛黄（五分），赭石（一钱），大黄（酒蒸焙干为末），麝香（一分），上为细末，用炼蜜和丸，如龙眼核大，每服一丸，灯心汤送下。"[3]

1.2.1.4 《药征续编·品考》："赭石，本出于代州者为上品，故得代赭石名，犹蜀椒、川芎。若得赤绛青色，如鸡冠有泽者，宜供治材，不必代州之物矣。"[4]

1.2.1.5 《中华人民共和国药典》："赭石 Haematitum　本品为氧化物类矿物刚玉族赤铁矿，主含三氧化二铁（Fe_2O_3）。采挖后，除去杂石。"[5]

1.2.1.6 《中国中医药学主题词表》："赭石 Haematitum　主含三氧化二铁；属矿物药、平肝熄风药和止血药（中药）。D 代赭石。"[6]

1.2.1.7 《中国药材学》："赭石 【别名】代赭石，赤赭石。【来源】本品为氧化物类矿物刚玉族赤铁矿。"[7]

1.2.1.8 《全国中草药汇编》："赭石　别名：代赭石、钉头赭石、红石头。来源：为赤铁矿的一种矿石。"[8]

1.2.1.9 《中药材手册》："赭石（《纲目》名代赭石，列入金石部石类）本品为氧化物类矿物赤铁矿之鲕状集合体。即带钉头者。其在热液作用、沉积作用和区域变质作用下均可生成。用火煅之，有钉头的呈乌黑色，层层脱落，无钉头的则为灰黑色。【别名】钉头赭石、红石头（河北）。"[9]

1.2.1.10 《中药志》："赭石　本品为较常用中药，《神农本草经》列为下品，原名'代赭'，现市售品分为钉头赭石、无钉赭石和卵状赭石三种规格。【原矿物】赤铁矿 Hematite 三方晶系。……【药材】本品为赤铁矿矿石。名称：1. 钉头赭石 Hematitum cum Papillis 别名：老式赭石、钉赭石。2. 无钉赭石 Hematitum sine Papillis 别名：新式赭石、红石头（河北）、红砂石（湖北）、代赭石。3. 卵状赭石 Hematitum ovaliforme 别名：生赭石（四川）。"[10]

1.2.1.11 《中医大辞典·中药分册》："赭石 见《普济方》。为代赭石之简称，详该条。"[11]

1.2.2 定名选择的理由

1.2.2.1 赭石 Haematitum，系氧化物类矿物刚玉族赤铁矿，主含三氧化二铁（Fe_2O_3）。"赭石"之名始见于元·危亦林《世医得效方》，此后重要方书在方剂中即多以"赭石"为正名组方，如明·朱橚《普济方》，明·丁凤《医方集宜》；本草著作在日本邨井杶《药征续编》中已将本品作为正名。

1.2.2.2 现代本草著作中如我国最新出版的《中华人民共和国药典》以及辞书类著作《中医大辞典·中药分册》等均以"赭石"作为本药正名。已经广泛应用于中医药学文献的标引和检索的《中国中医药学主题词表》也以"赭石"作为本药的正式主题词。现代本草著作如《全国中草药汇编》、《中国药材学》、《中药志》、《中药材手册》等均以"赭石"作为本药的正名。

2 源流考释

赭石［氧化物类矿物刚玉族赤铁矿，主含三氧化二铁（Fe_2O_3）］始载于汉《神农本草经》，以"代赭"作为正名，以"须丸"为异名。如《神农本草经》卷三："代赭，味苦，寒。主鬼注、贼风、蛊毒，杀精物恶鬼，腹中毒邪气，女子赤沃漏下。一名须丸。生山谷。"[38]

后世本草著作有的沿用《神农本草经》之说，以"代赭"为正名。如南北朝·陶弘景《本草经集注》[12]，唐·苏敬《新修本草》[13]，宋·苏颂《本草图经》[14]、唐慎微《证类本草》[15]、寇宗奭《本草衍义》[16]，明·刘文泰《本草品汇精要》[17]等，同时尚记载有"赤土"《本草经集注》[12]，"丁头代赭"、"白垩"、"白善土"《本草图经》[14]，"白土子"《本草衍义》[16]等异名，《本草经集注》："代赭，味苦。甘，寒，无毒。……江东久绝，顷魏国所献，犹是彼间赤土耳，非复真物，此于世用乃疏，而为丹方之要，并与戎盐、卤咸皆是急须。"[12]《本草图经》："代赭，生齐国山谷，今河东京东山中亦有之。……今医家所用，多择取大块，其上纹头有如浮沤丁者为胜，谓之丁头代赭。采无时。次条又有白垩，生邯郸山谷，即画家所用者，多而且贱，一名白善土。"[14]《本草衍义》卷六："代赭，方士炉火中多用，丁头光泽、坚实、赤紫色者佳。白垩，即白善土，京师谓之白土子。"[16]

但大多数本草著作则以"代赭石"为本品正名记载，如元·王好古《汤液本草》[18]，明·陈嘉谟《本草蒙筌》[19]、李时珍《本草纲目》[20]、卢之颐《本草乘雅半偈》[21]、李中梓《本草通玄》[22]，清·张志聪《本草崇原》[23]、蒋居祉《本草择要纲目》[24]、陈士铎《本草新编》[25]、汪昂《本草易读》[26]及《本草备要》[27]、张璐《本经逢原》[28]、叶桂《本草经解》[29]、吴仪洛《本草从新》[30]、严西亭《得配本草》[31]、黄宫绣《本草求真》[32]、陈念祖《神农本草经读》[33]、姚澜《本草分经》[34]、杨时泰《本草述钩元》[35]、陈其瑞《本草撮要》[36]、张秉成《本草便读》[37]等，同时尚记载有“土朱”、“铁朱”《本草纲目》等异名。如《本草纲目》第十卷：“代赭石《本经·下品》。【释名】须丸《本经》、血师《别录》、土朱《纲目》、铁朱。”[20]

“赭石”之名始见于元·危亦林《世医得效方》卷十五：“春雪膏，凉心，退烦闷热极壅盛。寒水石、石膏、滑石、赭石、朴硝（各五钱），甘草（三钱），上为末。每服二钱，井水调下。”[1]此后重要方书在方剂中即多以“赭石”为正名组方，如明·朱橚《普济方》[2]，明·丁凤《医方集宜》[3]；本草著作在日本邨井杶《药征续编》[4]中已将本品作为正名，如《药征续编·品考》：“赭石，本出于代州者为上品。故得代赭石名，犹蜀椒、川芎。若得赤绛青色，如鸡冠有泽者，宜供治材，不必代州之物矣。”[4]

现代本草著作如《普通高等教育中医药类规划教材·中药学》[39]、《中药大辞典》[40]、《中国医学百科全书·中医学》[41]、《全国中药炮制规范》[42]、《中华本草》[43]等仍以“代赭石”为本品正名，尽管如此，但《中华人民共和国药典》[5]、《中国药材学》[7]、《中药志》[10]、《中药材手册》[9]、《中医大辞典·中药分册》[11]、《中国中医药学主题词表》[6]、《全国中草药汇编》[8]等则均以“赭石”为正名，同时尚记载有“钉头赭石”、“红石头”《中药材手册》[9]，“紫朱”、“赤赭石”《中药大辞典》[40]，“钉赭石”《中华本草》[43]等各地俗称。

3 附录

3.1 又称：醋赭石（饮片规格名）。

3.2 俗称：钉头赭石、红石头（河北），紫朱、赤赭石（四川），钉赭石。

3.3 曾称：代赭、须丸《神农本草经》，赤土《本草经集注》，血师《名医别录》，丁头代赭、白垩、白善土《本草图经》，土朱、铁朱《本草纲目》。

4 文献通考

《神农本草经》卷三：“代赭，味苦，寒。主鬼注、贼风、蛊毒，杀精物恶鬼，腹中毒邪气，女子赤沃漏下。一名须丸。生山谷。”[38]

《本草经集注·玉石三品》：“代赭，味苦。甘，寒，无毒。主治鬼疰，贼风，蛊毒，杀精物恶鬼，腹中毒邪气，女子赤沃漏下。带下百病，产难，胞衣不出，堕胎，养血气，除五脏血脉中热、血痹、血瘀，大人小儿惊气入腹及阴痿不起。一名须丸。（出姑幕者名须丸，出代郡者名代赭。）一名血师。生齐国山谷，赤红青色，如鸡冠有泽，染爪甲不渝者良，采无时。（畏天雄。）旧说云是代郡城门下土。江东久绝，顷魏国所献，犹是彼间赤土耳，非复真物，此于世用乃疏，而为丹方之要，并与戎盐、卤咸皆是急须。”[12]

《新修本草》卷第五：“代赭，味苦、甘，寒，无毒。主鬼疰，贼风，蛊毒，杀精物恶鬼，腹中毒邪气，女子赤沃漏下，带下百病，产难，胞衣不出，堕胎，养血气，除五脏血脉中热、血痹、血瘀，大人小儿惊气入腹及阴痿不起。一名须丸出姑幕者名须丸，出代郡者名代赭，一名血师。生齐国山谷，赤红青色，如鸡冠有泽，染爪甲不渝者良，采无时。”[13]

《本草图经》卷第三：“代赭，生齐国山谷，今河东京东山中亦有之。以赤红青色如鸡冠有泽，染爪甲不渝者良。古方紫丸治小儿用代赭，云无真者，以左顾牡蛎代使，乃知真者难得。今医家所用，多择取大块，其上纹头有如浮沤丁者为胜，谓之丁头代赭。采无时。次条又有白垩，生邯郸山谷，即画家所用者，多而且贱，一名白善土。”[14]

《证类本草》卷第五：“代赭，味苦、甘，寒，无毒。主鬼疰，贼风，蛊毒，杀精物恶鬼，腹中毒邪气，女子赤沃漏下，带下百病，产难，胞衣不出，堕胎，养血气，除五脏血脉中热，血痹血瘀，大人、小儿惊气入腹及阴痿不起。一名须丸，出姑幕者名须丸，出代郡者名代赭。一名血师。生齐国山谷。赤红青色如鸡冠有泽，染爪甲不渝者良。采无时。（畏天雄。）”[15]

《本草衍义》卷六：“代赭，方士炉火中多用，丁头光泽、坚实、赤紫色者佳。白垩，即白善土，京师谓之白土子。方寸许切成段，鬻于市，人得以浣衣。今人合王瓜，等分为末，汤点二钱服，治头痛。赤土，今公府用以饰椽柱者。水调细末一二钱服，以治风疹。”[16]

《世医得效方》卷十五：“春雪膏，凉心，退烦闷热极壅盛。寒水石、石膏、滑石、赭石、朴硝（各五钱），甘草（三钱），上为末。每服二钱，井水调下。”[1]

《普济方》卷三十三：“子午丸（出危氏方），治心肾俱虚，梦寐惊悸，常自烦闷，短气不乐。消渴停饮，下赤白浊，甚至四体无力，眼昏，形瘦，耳鸣头晕，恶风怯冷。榧子（去壳二两），莲肉（去心），枸杞子，白龙骨，川巴戟（去心），破故纸（炒），真琥珀（各一两），芡实（一两半），赭石，白矾（枯），赤茯苓（各一两），白茯苓（二两），文蛤（半两），莲花（半两），牡蛎（煅一两），上为末，酒蒸肉苁蓉一斤，烂研为丸，如梧桐子大。朱砂为衣，煎萆薢汤空心吞下，忌劳力房事。”[2]

《汤液本草》卷之六：“代赭石，气寒，味甘、苦。无毒。一名须丸。出姑幕者，为须丸；出代郡者，名代赭。入手少阴经、足厥阴经。《本草》云：主鬼疰，贼风蛊毒。杀精物恶鬼，腹中毒邪气，女子赤沃漏下，带下百病，产难，胞衣不出，堕胎。养血，除五脏血脉中热，血痹，血瘀，大人、小儿惊气入腹，及阴痿不起。《圣济经》云：怯则气浮，重则所以镇之。怯者亦惊也。”[18]

《本草品汇精要》卷之五：“代赭，无毒附赤土。代赭（出《神农本经》），主鬼疰贼风，蛊毒，杀精物恶鬼，腹中毒邪气。女子赤沃漏下（以上朱字《神农本经》）。带下百病，产难，胞衣不出，堕胎，养血气。除五脏血脉中热，血痹，血瘀。大人小儿惊气入腹，及阴痿不起（以上黑字《名医》所录）。【名】须丸、血师。”[17]

《医方集宜》卷八：“牛黄镇心丸，治同上。胆星（五钱），朱砂（一钱），天竺黄（二钱），雄黄（五分），牛黄（五分），赭石（一钱），大黄（酒蒸焙干为末），麝香（一分），上为细末，用炼蜜和丸，如龙眼核大，每服一丸，灯心汤送下。”[3]

《本草蒙筌》卷之八：“代赭石，味苦、甘，气寒。一云：甘，气平。无毒。惟出代州，（属山西。）多生山谷。（一说：是代都城门下赤土。）色赤如鸡冠有泽，佳者染爪甲不逾。或难得真，牡蛎可代。”[19]

《本草纲目》第十卷：“代赭石《本经·下品》。【释名】须丸《本经》、血师《别录》、土朱《纲目》、铁朱。《别录》曰：出代郡者名代赭；出姑幕者，名须丸。时珍曰：赭，赤色也。代，即雁门也。今俗呼为土朱、铁朱。《管子》云：山上有赭，其下有铁。铁朱之名或缘此，不独因其形色也。”[20]

《本草乘雅半偈》第六帙："代赭石《本经·下品》。帅气卫外，左右二十有四，而营队居中，设无血帅，谁主司命乎。【气味】苦寒，无毒。【主治】主鬼疰贼风蛊毒，杀精物恶鬼，腹中毒邪气，女子赤沃漏下。"[21]

《本草通玄》卷下："代赭石，止反胃，吐血衄血，月水不止，肠风泻痢，滑精遗溺，小儿惊疳，女人崩漏。"[22]

《本草崇原》卷下："代赭石，气味苦寒，无毒。主治鬼疰，贼风，蛊毒，杀精物恶鬼，腹中毒邪气，女子赤沃漏下。(代赭石《本经》名须丸，《别录》名血师，研之作朱色，可以点书，故俗名土朱，又名铁朱。管子曰：山上有赭，其下有铁。《北山经》曰：少阳之山中多美赭。《西山经》曰：石脆之山灌水出焉，中有流赭皆谓此石。《别录》曰：代赭生齐国山谷，赤红青色，如鸡冠有泽，梁爪甲不渝者良。今代州，河东、江东处处山中有之，以西北出者为良。)赭石，铁之精也，其色青赤，气味苦寒，禀水石之精，而得木火之化。"[23]

《本草择要纲目·热性药品》："代赭石 【气味】苦寒无毒。乃肝与包络二经血分药也。【主治】女子赤沃漏下带下百病。产难胞不出。堕胎。养血气。除五脏血脉中热。血痹血瘀。大人小儿惊气入腹。及阴痿不起。安胎健脾。止反胃吐血鼻衄。"[24]

《本草新编》卷之五："代赭石，味苦而甘，气寒，无毒。入少阳三焦及厥阴肝脏。治女人赤白崩漏带下，暨难产胎衣不下，疗小儿疳疾泻痢惊痫，并尿血遗溺惊风，入腹可愈。经曰：怯者，惊也。怯则气浮，重剂以镇之，代赭之重，以镇虚逆也。孕妇忌服，恐堕胎元。此物有旋转乾坤之力，药笼中以备急用，断难轻置。"[25]

《本草易读》卷八："代赭石，火煅醋淬水飞。干姜为使，畏天雄、附子。苦，寒，无毒。入心、肝、包络经。辟鬼魅而杀精物，镇鬼疰而除蛊毒，止崩带而阳痿，住泻痢而息肠风。平血热之归肝，解惊气之入腹。治精尿之遗泄，止经脉之频数，生金疮之肌肉，疗小儿之痫疳，却吐衄之血逆，泻慢脾之惊风。左脉有力者宜之。"[26]

《本草备要·金石水土部》："代赭石，重，镇虚逆，养阴血。苦寒。养血气，平血热，入肝与心包，专治二经血分之病，吐衄崩带，胎动产难，小儿慢惊（赭石半钱，冬瓜仁汤调服），金疮长肉（仲景治伤寒汗吐下后，心下痞硬、噫气，用代赭旋复汤。取其重以镇虚逆，赤以养阴血也。今人用治膈噎甚效）。煅红醋淬，水飞用。干姜为使。畏雄、附。"[27]

《本经逢原》卷一："代赭石《本经》，名须丸。苦甘平，无毒。击碎有乳形者真，火煅醋淬三次，研细，水飞用《本经》。主鬼疰贼风虫毒，腹中毒邪，女子赤沃漏下。"[28]

《本草经解》卷四："代赭石，气寒，味苦，无毒。主鬼疰。贼风蛊毒。杀精物恶鬼。肠中毒邪气。女子赤沃漏下。(火煅醋淬)"[29]

《本草从新》卷十三："代赭石，重、镇虚逆。苦寒。入肝与心包血分。除血热。治吐衄崩带。胎动产难。翻胃噎膈。"[30]

《得配本草》卷一："代赭石，一名土朱，干姜为之使。畏天雄、附子。苦，寒。入手足厥阴经血分。"[31]

《本草求真·上编》："代赭石（石），入心肝二经，凉血解热镇惊。代赭石（专入心肝），味苦而甘，气寒无毒。凡因血分属热，崩带泻痢，胎动产难，噎膈痞硬，惊痫金疮等症，治之即能有效。"[32]

《药征续编·品考》："赭石，本出于代州者为上品。故得代赭石名，犹蜀椒、川芎。若得赤绛青色，如鸡冠有泽者，宜供治材，不必代州之物矣。"[4]

《神农本草经读》卷之四："代赭石，气味苦、寒。主鬼疰，贼风蛊毒，杀精物恶鬼，腹中毒邪气，女子赤沃漏下。"[33]

《本草分经·原例》："代赭石，苦寒，入肝与心包血分，除血热养血镇虚逆，制用。"[34]

《本草述钩元》卷五："代赭石，赭者。红黑之间色也。出代郡。一名土朱。一名铁朱。代产难得。择取石上纹头有如浮沤丁者。谓之丁头代赭。色如鸡冠。且有润泽。染爪甲不渝者良。味苦甘。气平寒。气薄味厚。阴也。降也。入手少阴手足厥阴经。干姜为之使。畏天雄附子。治鬼疰贼风。腹中毒邪气。除五脏血脉中热。镇虚逆。大人小儿惊气入腹。女子崩漏带下。安胎。代赭。阳石也。"[35]

《本草撮要》卷六："代赭石，味苦寒，入足厥阴经，功专入血镇逆。得冬瓜仁治慢惊风，得旋复治心下痞硬噫气。煅红醋淬水飞。干姜为使，畏雄附。"[36]

《本草便读·金石部》："代赭石。代赭石噫痞能除，用治虚邪重以镇。心肝并入，堪清血分苦而寒。(代赭石出代郡山谷间，一云山上有赭，山下有铁，故此石似有铁形。其主治不过重以镇虚，寒能除热。色赤入营，为手足厥阴之药耳。)"[37]

《中药志》："赭石　本品为较常用中药，《神农本草经》列为下品，原名'代赭'，现市售品分为钉头赭石、无钉赭石和卵状赭石三种规格。【原矿物】赤铁矿 Hematite 三方晶系。……【药材】本品为赤铁矿矿石。名称：1. 钉头赭石 Hematitum cum Papillis　别名：老式赭石、钉赭石。2. 无钉赭石 Hematitum sine Papillis　别名：新式赭石、红石头（河北）、红砂石（湖北）、代赭石。3. 卵状赭石 Hematitum ovaliforme　别名：生赭石（四川）。"[10]

《中药材手册》："赭石（《纲目》名代赭石，列入金石部石类）本品为氧化物类矿物赤铁矿之鲕状集合体。即带钉头者。其在热液作用、沉积作用和区域变质作用下均可生成。用火煅之，有钉头的呈乌黑色，层层脱落，无钉头的则为灰黑色。【别名】钉头赭石、红石头（河北）。"[9]

《全国中草药汇编》："赭石　别名：代赭石、钉头赭石、红石头。来源：为赤铁矿的一种矿石。"[8]

《中药大辞典》："代赭石《本经》【异名】须丸《本经》，赤土《说文》，代赭《伤寒论》，血师《别录》，紫朱、赭石《普济方》，土朱《仁斋直指方》，铁朱《纲目》，红石头《河北药材》，赤赭石《四川中药志》。【基原】为氧化物类矿物赤铁矿的矿石。【原矿物】赤铁矿《石雅》Haematite."[40]

《中医大辞典·中药分册》："赭石　见《普济方》。为代赭石之简称，详该条。"[11]

《中国医学百科全书·中医学》："代赭石　始载于《神农本草经》。又名须丸、血师、土朱、铁朱、代赭、赭石。为赤铁矿的矿石。采挖后除去杂质。"[41]

《全国中药炮制规范》："代赭石（赭石）[处方用名]代赭石、醋赭石。【来源】本品为三方晶系矿物赤铁矿 Haematitum，主含三氧化二铁。主产于山西、河北、广东等地。采挖后，除去杂石。药材以色棕红、断面显层叠状、有'钉头'者为佳。"[42]

《中国药材学》："赭石　【别名】代赭石，赤赭石。【来源】本品为氧化物类矿物刚玉族赤铁矿。”[7]

《中国中医药学主题词表》：“赭石 Haematitum　主含三氧化二铁；属矿物药、平肝熄风药和止血药（中药）。D 代赭石。”[6]

《普通高等教育中医药类规划教材·中药学》：“代赭石《本经》为三方晶系氧化物类矿物赤铁矿的矿石，产于许多种矿床和岩石中。主产于山西、河北、河南、山东等地。开采后，除去杂石泥土，打碎生用或醋淬研粉用。”[39]

《中华本草》：“代赭石《本经》【异名】须丸《本经》，赤土《说文》，血师《别录》，丁头代赭石《本草图经》，紫朱、赭石《普济方》，土朱《直指方》，铁朱《纲目》，钉头赭石、钉赭石《中药志》，赤赭石《四川中药志》。【来源】为氧化物类刚玉族矿物赤铁矿矿石。【原矿物】赤铁矿 Haematite.”[43]

《中华人民共和国药典》：“赭石 Haematitum　本品为氧化物类矿物刚玉族赤铁矿，主含三氧化二铁（Fe_2O_3）。采挖后，除去杂石。”[5]

5　参考文献

1　元·危亦林．世医得效方．见：景印文渊阁四库全书（746）．北京：中医古籍出版社，1986，504
2　明·朱橚．普济方．北京：人民卫生出版社，1959，829
3　明·丁凤．医方集宜．明学凤楼刻本
4　［日］邨井杶．药征续编．见：中国医学大成（二）．长沙：岳麓书社，1990，214
5　国家药典委员会．中华人民共和国药典．一部．北京：化学工业出版社，2000，303
6　吴兰成主编．中国中医药学主题词表．北京：中医古籍出版社，1996，565
7　徐国钧等主编．中国药材学．北京：中国医药科技出版社，1996，1883
8　《全国中草药汇编》编写组．全国中草药汇编．上册．北京：人民卫生出版社，1996，942
9　中华人民共和国卫生部药政管理局．中药材手册．北京：人民卫生出版社，1998，740
10　中国医学科学院药物研究所等．中药志．第四册．北京：人民卫生出版社，1961，294
11　《中医大辞典》编辑委员会．中医大辞典·中药分册．北京：人民卫生出版社，1982，403
12　南北朝·陶弘景．本草经集注．北京：人民卫生出版社，1994，171
13　唐·苏敬等撰．新修本草．合肥：安徽科学技术出版社，1981，132
14　宋·苏颂．本草图经．合肥：安徽科学技术出版社，1994，54
15　宋·唐慎微．证类本草．北京：人民卫生出版社，1957，128
16　宋·寇宗奭．本草衍义．上海：商务印书馆，1937，36
17　明·刘文泰．本草品汇精要．北京：人民卫生出版社，1982，188
18　元·王好古．汤液本草．见：景印文渊阁四库全书（745）．北京：中医古籍出版社，1986，1003
19　明·陈嘉谟．本草蒙筌．北京：人民卫生出版社，1988，345
20　明·李时珍．本草纲目．北京：人民卫生出版社，1982，586
21　明·卢之颐．本草乘雅半偈．北京：人民卫生出版社，1986，348
22　明·李中梓．本草通玄．见：李中梓医学全书．北京：中国中医药出版社，1999，544
23　清·张志聪．本草崇原．北京：中国中医药出版社，1992，131
24　清·蒋居祉．本草择要纲目．见：珍本医书集成（二）．上海：上海科学技术出版社，1985，58
25　清·陈士铎．本草新编．北京：中国中医药出版社，1996，266
26　清·汪昂．本草易读．北京：人民卫生出版社，1987，370
27　清·汪昂．本草备要．北京：中国中医药出版社，1998，225

28 清·张璐. 本经逢原. 上海：上海科学技术出版社，1959，17
29 清·叶桂. 本草经解. 上海：上海科学技术出版社，1958，97
30 清·吴仪洛. 本草从新. 北京：中医古籍出版社，2001，195
31 清·严西亭. 得配本草. 上海：上海卫生出版社，1957，22
32 清·黄宫绣. 本草求真. 上海：上海科学技术出版社，1959，68
33 清·陈念祖. 神农本草经读. 北京：人民卫生出版社，1959，47
34 清·姚澜. 本草分经. 上海：上海科学技术出版社，1989，97
35 清·杨时泰. 本草述钩元. 上海：科技卫生出版社，1958，58
36 清·陈其瑞. 本草撮要. 见：珍本医书集成（二）. 上海：上海科学技术出版社，1985，77
37 清·张秉成. 本草便读. 上海：上海卫生出版社，1957，97
38 汉·神农本草经. 上海：科技卫生出版社，1959，84
39 雷载权主编. 普通高等教育中医药类规划教材·中药学. 上海：上海科学技术出版社，1995，259
40 江苏新医学院. 中药大辞典. 上海：上海科学技术出版社，1977，659
41 《中医学》编辑委员会: 中国医学百科全书·中医学. 上海：上海科学技术出版社，1997，1197
42 中华人民共和国卫生部药政管理局. 全国中药炮制规范. 北京：人民卫生出版社，1988，382
43 国家中医药管理局《中华本草》编委会. 中华本草. 第一册. 上海：上海科学技术出版社，1999，356

483 蕤仁

Ruiren

Nux Prinsepiae

1 定名依据

1.1 正名

1.1.1 汉文名：蕤仁（蔷薇科植物蕤核 Prinsepiae uniflora Batal. 或齿叶扁核木 Prinsepiae uniflora Batal. Var. serrata Rehd. 的干燥成熟果核）。

1.1.2 英文名：hedge prinsepia nut.

1.2 依据

1.2.1 定名的文献依据

1.2.1.1 《雷公炮炙论》上卷："雷公云：凡使，先汤浸，去皮、尖，擘作两片。用芒硝、木通草二味，和蕤仁同水煮一伏时后，沥出，去诸般药，取蕤仁研成膏，任加减入药中使。"[1]

1.2.1.2 《珍珠囊药性赋》卷五："蕤仁，味甘，性温无毒，入心肝脾三经。主心腹结气结痰，鼻中衄血，眼疱上下风肿烂弦，左右眦热障胬肉，清火止泪，益水生光。破核取仁，去皮尖研用。"[2]

1.2.1.3 《本草征要》第二卷："蕤仁，味甘，性温，无毒，入肝经。汤浸，去皮、尖，水煮过，研膏。退翳膜赤筋，理眦伤泪出。破心下结痰，除腹中痞气。外能散风，内能清热，肝气和则目疾愈。痰痞皆热邪为祟，故宜并主。目疾不缘风热，而因于虚者勿用。”[3]

1.2.1.4　《本草从新》卷九：“蕤仁，一名白桵。消风清热，治目。甘微寒，消风清热，和肝明目，退翳膜赤筋，理眦伤泪出。”[4]

1.2.1.5　《本草撮要》卷二：“蕤仁，味甘微寒。入手少阴厥阴太阴经，功专消风散，益水生光。治目赤肿痛眦烂泪出，心腹邪热结气痰痞。得细辛、竹叶煎水洗，治飞血眼。”[5]

1.2.1.6　《中华人民共和国药典》：“蕤仁 Nux prinsepiae　本品为蔷薇科植物蕤核 Prinsepiae uniflora Batal. 或齿叶扁核木 Prinsepiae uniflora Batal. Var. serrata Rehd. 的干燥成熟果核。夏、秋间采摘成熟果实，除去果肉，洗净，晒干。”[6]

1.2.1.7　《中药大辞典》：“蕤仁《雷公炮炙论》【异名】蕤核《本经》，蕤子《本草拾遗》，白桵仁、棫仁、美仁子《药材资料汇编》。【基原】为蔷薇科植物单花扁核木的干燥成熟果核。【原植物】单花扁核木 Prinsepiae uniflora Batal.，又名：棫、白桵《尔雅》，桵《说文》，荎《吴普本草》，椹《药性论》，蕤李子《救荒本草》，山桃、小马茹子、马茹。”[7]

1.2.1.8　《中国中医药学主题词表》：“蕤仁 Prinsepia uniflora　属蔷薇科；属清热泻火药和祛风药。D 蕤核。”[8]

1.2.1.9　《中国医学百科全书·中医学》：“蕤仁　始载于《神农本草经》。原名蕤核，又名蕤子、白桵仁、马茄子。为蔷薇科植物扁核木 Prinsepiae uniflora Batal. 的果实。产于中国陕西、山西、甘肃等省。”[9]

1.2.1.10　《中医大辞典·中药分册》[10]、《中药材手册》[11]、《全国中药炮制规范》[12]、《中国药材学》[13]、《中华本草》[14]等现代中药著作多以“蕤仁”作为本药正名（参见“文献通考”）。

1.2.2　定名选择的理由

1.2.2.1　蕤仁 Nux prinsepiae，系蔷薇科植物蕤核 Prinsepiae uniflora Batal. 或齿叶扁核木 Prinsepiae uniflora Batal. Var. serrata Rehd. 的干燥成熟果核。“蕤仁”一名最早见于南北朝《雷公炮炙论》，以“蕤仁”为正名载录本品始于金·李杲《珍珠囊补遗药性赋》，其后的本草著作大多即沿用该书记载，如明·李中梓《本草征要》，清·吴仪洛《本草从新》、陈其瑞《本草撮要》等，并一直沿用至今。

1.2.2.2　我国最新出版的《中华人民共和国药典》以及辞书类著作《中医大辞典·中药分册》、《中药大辞典》、《中国医学百科全书·中医学》等均以“蕤仁”作为本药正名。已经广泛应用于中医药学文献的标引和检索的《中国中医药学主题词表》也以“蕤仁”作为本药的正式主题词。现代本草著作如《中华本草》、《中国药材学》、《中药材手册》、《全国中药炮制规范》等均以“蕤仁”作为本药的正名。

1.3　与正名等效的名词：无。

2　源流考释

蕤仁（蔷薇科植物蕤核 Prinsepiae uniflora Batal. 或齿叶扁核木 Prinsepiae uniflora BataL. var. serrata Rehd. 的干燥成熟果核）原称“蕤核”，始载于汉《神农本草经》卷一：“蕤核，味甘，温，主心腹邪气，明目，目赤痛伤泪出。久服，轻身、益气、不饥。

生川谷。”[15]此后不少本草著作即沿用《神农本草经》之说，以“蕤核”为正名，如三国《吴普本草》[16]，魏晋《名医别录》[17]，南北朝·陶弘景《本草经集注》[18]，唐·苏敬《新修本草》[19]，宋·苏颂《本草图经》[20]、唐慎微《证类本草》[21]，明·刘文泰《本草品汇精要》[22]、陈嘉谟《本草蒙筌》[23]、李时珍《本草纲目》[24]，清·黄宫绣《本草求真》[25]、吴其浚《植物名实图考》[26]、叶志诜《神农本草经赞》[27]等，同时记载有“葚”《吴普本草》，“椹”（《证类本草》引《药性论》），“蕤子”《本草拾遗》，“蕤核仁”《本草图经》等异名，如《吴普本草》：“蕤核　一名葚。”[16]《证类本草》卷第十二：“蕤核味甘，温、微寒，无毒。……药性论云：蕤仁，使。一名曰椹。能治鼻衄。……陈藏器：蕤子生熟足睡不眠。”[21]《本草图经》：“蕤核，生函谷川谷及巴西，今河东亦有之。……蕤核仁去皮，碾为膏。”[20]

“蕤仁”一名最早见于南北朝·雷敩《雷公炮炙论》上卷：“雷公云：凡使，先汤浸，去皮、尖，擘作两片。用芒硝、木通草二味，和蕤仁同水煮一伏时后，沥出，去诸般药，取蕤仁研成膏，任加减入药中使。”[1]“蕤仁”作为本品正名记载则始于金·李杲《珍珠囊补遗药性赋》[2]，如《珍珠囊补遗药性赋》卷五：“蕤仁，味甘，性温无毒，入心肝脾三经。主心腹结气结痰，鼻中衄血，眼疱上下风肿烂弦，左右眦热障胬肉，清火止泪，益水生光。破核取仁，去皮尖研用。”[2]明·李中梓《本草征要》[3]也以“蕤仁”为正名记录本品；清代本草著作则大多沿用，以“蕤仁”（或“蕤核仁”）为正名记载本品，如清·汪昂《本草易读》[28]及《本草备要》[29]、张璐《本经逢原》[30]、吴仪洛《本草从新》[4]、严西亭《得配本草》[31]、姚澜《本草分经》[32]、陈其瑞《本草撮要》[5]、张秉成《本草便读》[33]等。

另外，古代有些本草著作虽以“蕤核”为正名记载，但文中组方运用则以“蕤仁”为正名，如《本草纲目》第三十六卷：“蕤核（蕤，儒谁切。《本经·上品》）。【释名】白桵（音蕤）。时珍曰：《尔雅》“棫”，“白桵”即此也。其花实蕤蕤下垂，故谓之桵，后人作蕤。柞木亦名棫而物异。……【附方】……百点膏治一切眼疾：蕤仁（去油）三钱，甘草、防风各六钱，黄连五钱，以三味熬取浓汁，次下蕤仁熬膏，日点（孙氏集效方）。拨云膏取下翳膜：蕤仁（去油）五分，青盐一分，猪胰子五钱，共捣二千下如泥，罐收，点之。又方：蕤仁一两去油，入白蓬砂一钱，麝香二分，研匀收之。去翳妙不可言。”[24]《植物名实图考》引《救荒本草》则记载有“蕤李子”等异名。

现代本草著作除《中药志》[34]、《全国中草药汇编》[35]以“蕤核”为正名外，其它如《中华人民共和国药典》[6]、《中药大辞典》[7]、《中国中医药学主题词表》[8]、《中国医学百科全书·中医学》[9]、《中医大辞典·中药分册》[10]、《中药材手册》[11]、《全国中药炮制规范》[12]、《中国药材学》[13]、《中华本草》[14]等均以“蕤仁”为正名，同时尚记载有“芮仁”、“美人子”、“萎蕤仁”《中药材手册》[11]，“马茹子”《全国中草药汇编》[35]，“白桵仁”、“棫仁”、“美仁子”《中药大辞典》[7]，“马茄子”《中医大辞典·中药分册》[10]，“扁核木”、“茹茹”《中国药材学》[13]等各地俗称。还记载有本品原植物“蕤核”的异名“单花扁核木”、“马茄子”、“扁核木”《中药志》[34]，“棫”、“白桵”、“桵”、“椹”、“蕤李子”、“山桃”、“小马茹子”、“马茹”《中药大辞典》[7]，“棫朴”、“茹茹”《中华本草》[14]。

3 附录

3.1 又称：无。

3.2 俗称：芮仁、美人子、萎蕤仁（山西），扁核木、马茄子（陕西），茹茹（山西），白桵仁，棫仁，美仁子，马茹子。

3.3 曾称：蕤核《神农本草经》，菃《吴普本草》，椹《药性论》，蕤子《本草拾遗》，蕤核仁《本草图经》，蕤李子《救荒本草》。

3.4 原植物名称：蕤核，单花扁核木（甘肃），扁核木，马茄子（陕西、甘肃），棫，白桵，桵，椹，蕤李子，小马茹子，棫朴，马茹（陕西），茹茹（山西），山桃（河南）。

4 文献通考

《神农本草经》卷一："蕤核，味甘，温，主心腹邪气，明目，目赤痛伤泪出。久服，轻身、益气、不饥。生川谷。"[15]

《吴普本草·草木类》："蕤核，一名菃。神农、雷公：甘，无毒，平，生池泽。八月采。补中强中，强志，明耳目，久服不饥。"[16]

《名医别录》卷第一："蕤核，微寒，无毒。主治目肿眦烂，齆鼻，破心下结痰痞气。生函谷及巴西。七月采实。"[17]

《雷公炮炙论》上卷："蕤仁，雷公云：凡使，先汤浸，去皮、尖，擘作两片。用芒硝、木通草二味，和蕤仁同水煮一伏时后，沥出，去诸般药，取蕤仁研成膏，任加减入药中使。"[1]

《本草经集注·草木上品》："蕤核，味甘，温、微寒，无毒。主治心腹邪结气，明目，目痛赤伤泪出。治目肿眦烂，齆鼻，破心下结淡痞气。久服轻身，益气，不肌。生函谷川谷及巴西。七月采实。今从北方来，云出彭城间，形如乌豆大，圆而扁，有文理，状似胡桃桃核，今人皆合壳用为分两，此乃应破取人秤之。医方唯以治眼，《仙经》以合守中丸也。"[18]

《新修本草》卷十二："蕤核，味甘，温、微寒，无毒。主心腹邪结气，明目，目痛赤伤泪出。疗目肿眦烂，齆鼻，破心下结痰痞气。久服轻身，益气不饥。生函谷川谷及巴西。月采实。今从北方来，云出彭城间，形如乌豆大，圆而扁，有文理，状似胡桃桃核，今人皆合壳用为分两，此乃应破取仁秤之。医方唯以疗眼，《仙经》以合守中丸也。【谨案】采字如此作也。"[19]

《本草图经》卷第十："蕤核，生函谷川谷及巴西，今河东亦有之。其木高五、七尺，茎间有刺；叶细似枸杞而尖长；花白，子红紫色，附枝茎而生，类五味子，六月成熟。五月、六月采实；去核壳，阴干。古今方惟用治眼。刘禹锡《传信方》所著法最奇，云：眼风泪痒，或生翳，或赤眦，一切皆主之。宣州黄连捣筛末；蕤核仁去皮，碾为膏；缘此性稍湿，末不得故耳，与黄连等分和合；取无蚛病干枣三枚，割头少许留之，去却核，以二物满填于中，却取所割下枣头依前合定，以少绵裹之，惟薄绵为佳，以大茶碗量水半碗于银器中，文武火煎取一鸡子以来，以绵滤，待冷，点眼万万不失。前后试验数十人皆应。今医家亦多用得效，故附也。"[20]

《证类本草》卷第十二："蕤核，味甘，温、微寒，无毒。主心腹邪结气，明目，目赤，痛伤泪出，目肿眦烂，齆鼻，破心下结痰痞气。久服轻身益气，不饥。生函谷川谷及巴西。……药性论云：蕤仁，使。一名曰堪。能治鼻衄。……陈藏器：蕤子生熟足睡不眠。”[21]

《珍珠囊补遗药性赋》卷五：“蕤仁，味甘，性温无毒，入心肝脾三经。主心腹结气结痰，鼻中衄血，眼疱上下风肿烂弦，左右眦热障胬肉，清火止泪，益水生光。破核取仁，去皮尖研用。”[2]

《本草品汇精要》卷之十七：“蕤核，无毒，植生。蕤核（出《神农本经》），主心腹邪结气，明目，目赤痛，伤泪出，久服轻身，益气不饥（以上朱字《神农本经》）。目肿眦烂，齆鼻，破心下结痰痞气（以上黑字《名医》所录）。【名】口椹。”[22]

《本草蒙筌》卷之四：“蕤核，味甘，气温、微寒。无毒。生函谷及巴西河东，类乌豆但略圆而扁。外有纹理，六月采收。碎核壳取仁，去皮尖研烂。辅佐良药，专治眼科。消上下疱风肿烂弦，除左右眦热障努肉。退火止泪，益水生光。蕤子啖之，亦止鼻衄。”[23]

《本草纲目》第三十六卷：“蕤核（蕤，儒谁切。《本经·上品》）。【释名】白桵（音蕤）。时珍曰：《尔雅》“棫”，“白桵”即此也。其花实蕤蕤下垂，故谓之桵，后人作蕤。柞木亦名棫而物异。……【附方】……百点膏治一切眼疾：蕤仁（去油）三钱，甘草、防风各六钱，黄连五钱，以三味熬取浓汁，次下蕤仁熬膏，日点（孙氏集效方）。拨云膏取下翳膜：蕤仁（去油）五分，青盐一分，猪胰子五钱，共捣二千下如泥，罐收，点之。又方：蕤仁一两去油，入白蓬砂一钱，麝香二分，研匀收之。去翳妙不可言。”[24]

《本草征要》第二卷：“蕤仁，味甘，性温，无毒。入肝经。汤浸，去皮、尖，水煮过，研膏。退翳膜赤筋，理眦伤泪出。破心下结痰，除腹中痞气。外能散风，内能清热，肝气和则目疾愈。痰痞皆热邪为祟，故宜并主。目疾不缘风热，而因于虚者勿用。”[3]

《本草易读》卷七：“蕤核仁，汤浸去皮尖，劈，与芒硝、木通同水煮，取仁研膏用。苦，平，无毒。治一切眼疾，除心腹结热结痰。生函谷、巴西等处，雍州、河东、并州诸处亦有之。木高五六尺，茎间有刺。叶似枸杞而狭长。花白。子附茎生，紫赤色，大如乌豆，形圆而扁，有纹理。”[28]

《本草备要·木部》：“蕤仁，亦名白桵。补，明目。甘温（《别录》微寒），入心、肝、脾三经。消风散热，益水生光。（三经皆血脏也。血得其养，则目疾平。凡目病在表，当疏风清热。在里属肾虚、血少、神劳，宜补肾养血安神。远视为肾水亏，近视为火不足。）治目赤肿痛，眦烂泪出，亦治心腹邪热，结气痰痞。（今人惟用疗眼。陈藏器曰：生治足睡，熟治不眠。）丛生有刺，实如五味，圆扁有纹，紫赤可食。取仁浸，去皮、尖，研用。”[29]

《本经逢原》卷三：“蕤仁，甘温无毒。去壳汤浸，去皮尖水煮过，研细纸包，压去油用。《本经》主心腹邪热结气，明目、目赤痛伤泪出，目肿眦烂。发明，蕤仁甘温而润，能治诸经风热之邪，心腹邪热结气，不独治目疾也。眼风痒，或生翳，或赤眦，黄连、蕤仁去皮研膏等分，以干枣去核填入煎水，点眼甚验，但不因风热而因于虚勿用。”[30]

《本草从新》卷九：“蕤仁，一名白桵。消风清热、治目。甘微寒。消风清热，和肝明目，退翳膜赤筋，理眦伤泪出。（凡目疾在表、当疏风清热、在里属肾虚血少、神劳、宜补肾养血安神。）破心下结痰，除腹中痞气（皆热邪为祟），目病不缘风热。而因于虚者，勿用。丛生有刺，实如五味，圆扁有纹，紫赤可食。汤浸取仁，去皮尖，水煮过，研膏。（蕤仁一两、细辛半两、苦竹叶二把、水二升、煎一升、滤汁、频浥洗、治飞血眼。）”[4]

《得配本草》卷七：“蕤仁，甘，微寒。入手少阴、足太阴、厥阴经。破心气，下结痰，治鼻衄，疗目疾。凡心肝脾血分病由风热者所需。水浸去皮尖，研用。治好眠，生用。治不眠，熟用。用通草少加芒硝水，煮一伏时，研膏入药。川连、蕤仁等分，研膏，取无蚛干枣二枚，割去下头，取出核，以二物，填入于中，仍以割去者合定，用薄绵裹之，盛茶杯置银器中，文武火煎取一鸡子大，再以绵滤之，收点眼疾，无不神效。”[31]

《本草求真》卷三：“蕤核（灌木），散肝风热。蕤核（专入肝），眼科药也。凡眼多因风热乘肝，以致血虚而目不得明。故病必见上下眼胞风肿弦烂，左右眦热障胬。”[25]

《本草分经·原例》：“蕤仁，甘微寒，消风清热，和肝明目，破结痰除痞气。”[32]

《植物名实图考》：“蕤核　本经上品。《传信方》治眼风泪痒，用之得效。《救荒本草》俗名蕤李子，果可食。《本草纲目》以为郭注《尔雅》棫、白桵即此，亦可备一说。”[26]

《神农本草经赞》卷一：“蕤核，味甘温。主心腹邪气，明目，目赤痛伤泪出。久服轻身，益气不饥。生山谷。茎附蕤蕤，丛生刺劲，充耳垂珰，明眸引镜，钻岂攻坚，怀非致敬。函谷巴西，云舒星映。韩保升曰，蕤子附茎生。李时珍曰，花实蕤蕤下垂，故谓之蕤。郭璞曰，丛生有刺，实如耳珰，紫赤可食。诗，充耳琇莹。于濆诗，天与双明眸。王融序引镜皆明目。晋书传，王戎家有好李，恒钻其核。论语，钻之弥坚。礼，其有核者怀其核。左传，勤礼莫如致敬。名医曰，生函谷及巴西。吴普曰，八月采，孔稚圭启，绿叶云舒，朱实星映。”[27]

《本草撮要》卷二：“蕤仁，味甘微寒。入手少阴厥阴太阴经，功专消风散热，益水生光。治目赤肿痛眦烂泪出，心腹邪热结气痰痞。得细辛、竹叶煎水洗，治飞血眼。”[5]

《本草便读·木部》：“蕤仁，宣风热于肝家，眼目有灾。气升宜降，散结痰于心腹。甘寒无毒，性滑偏阴。（蕤仁本经称其甘温。然观其主治心腹邪热结气，又治目赤肿痛等，非温性之药所宜。故别录言其性寒，却为有据。其润降之性，由肺达肝之意可想也。）”[33]

《中药志》：“蕤核　本品为少常用中药。商品为蔷薇科植物扁核木的果核。……【原植物】扁核木　别名：马茄子（陕西、甘肃），单花扁核木（甘肃）。Prinsepiae uniflora Batal.　——蔷薇科 Rosaceae.”[34]

《中药材手册》：“蕤仁（《纲目》列入木部灌木类蕤核项下）本品为蔷薇科植物蕤核 Prinsepiae uniflora Batal. 的干燥成熟果核。原植物系落叶灌木，均为野生。【别名】芮仁、美人子、萎蕤仁（山西）。”[11]

《全国中草药汇编》：“蕤核　别名：蕤仁、马茹子。来源：为蔷薇科扁核木属植物扁核木 Prinsepiae uniflora Batal.，以核仁入药。”[35]

《中药大辞典》：“蕤仁《雷公炮炙论》【异名】蕤核《本经》，蕤子《本草拾遗》，白桵仁、棫仁、美仁子《药材资料汇编》。【基原】为蔷薇科植物单花扁核木的干燥成熟果核。【原植物】单花扁核木 Prinsepiae uniflora Batal.，又名：棫、白桵《尔雅》，桵《说文》，《吴普本草》，椹《药性论》，蕤李子《救荒本草》，山桃、小马茹子、马茹。”[7]

《中医大辞典·中药分册》：“蕤仁　出《雷公炮炙论》。又名蕤核、马茄子。为蔷薇科植物单花扁核木 Prinsepiae uniflora Batal. 的果核。主产陕西、山西、甘肃。”[10]

《中国医学百科全书·中医学》：“蕤仁　始载于《神农本草经》。原名蕤核，又名蕤子、白桵仁、马茄子。为蔷薇科植物扁核木 Prinsepiae uniflora Batal. 的果实。产于中国陕西、山西、甘肃等省。”[9]

《全国中药炮制规范》：“蕤仁［处方用名］蕤仁。【来源】本品为蔷薇科植物蕤核 Prinsepiae uniflora Batal. 或齿叶扁核木 Prinsepiae uniflora Batal. Var. serrata Rehd. 的干燥成熟果核。均系野生。主产于甘肃、陕西、山西等地。夏、秋间采摘成熟果实，除去果肉，洗净，干燥。药材以完整、颗粒饱满、浅黄棕色者为佳。”[12]

《中国药材学》：“蕤仁　【别名】扁核木、马茄子（陕西），茹茹（山西）。【来源】本品为蔷薇科植物蕤核 Prinsepiae uniflora Batal. 的果核，用时取种子。”[13]

《中国中医药学主题词表》：“蕤仁 Prinsepia uniflora　属蔷薇科；属清热泻火药和祛风药。D 蕤核。”[8]

《中华本草》：“蕤仁《雷公炮炙论》【异名】蕤核《本经》，蕤子《本草拾遗》，蕤核仁《外台》，蕤李子《救荒本草》，白桵仁、棫仁、美仁子《药材资料汇编》，马茹子《全国中草药汇编》。……【来源】为蔷薇科植物单花扁核木的核仁。【原植物】单花扁核木 Prinsepiae uniflora BataL. 又名：棫、白桵《尔雅》，桵《说文》，萁《吴普本草》，椹《药性论》，棫朴《霍州志》，扁核木《中国树木分类学》，马茹（陕西），茹茹（山西），山桃（河南）。”[14]

《中华人民共和国药典》：“蕤仁 Nux prinsepiae　本品为蔷薇科植物蕤核 Prinsepiae uniflora Batal. 或齿叶扁核木 Prinsepiae uniflora Batal. Var. serrata Rehd. 的干燥成熟果核。夏、秋间采摘成熟果实，除去果肉，洗净，晒干。”[6]

5　参考文献

1　南北朝·雷敩．雷公炮炙论．上海：上海中医学院出版社，1986，35
2　金·李杲．珍珠囊补遗药性赋．见：中国医学大成（二）．长沙：岳麓书社，1990，120
3　明·李中梓．本草征要．见：李中梓医学全书．北京：中国中医药出版社，1999，137
4　清·吴仪洛．本草从新．北京：中医古籍出版社，2001，126
5　清·陈其瑞．本草撮要．见：珍本医书集成（二）．上海：上海科学技术出版社，1985，38
6　国家药典委员会．中华人民共和国药典．一部．北京：化学工业出版社，2000，304
7　江苏新医学院．中药大辞典．上海：上海科学技术出版社，1977，2606
8　吴兰成主编．中国中医药学主题词表．北京：中医古籍出版社，1996，314
9　《中医学》编辑委员会．中国医学百科全书·中医学．上海：上海科学技术出版社，1997，988
10　《中医大辞典》编辑委员会．中医大辞典·中药分册．北京：人民卫生出版社，1982，404
11　中华人民共和国卫生部药政管理局．中药材手册．北京：人民卫生出版社，1998，392
12　中华人民共和国卫生部药政管理局．全国中药炮制规范．北京：人民卫生出版社，1988，205
13　徐国钧等主编．中国药材学．北京：中国医药科技出版社，1996，1052
14　国家中医药管理局《中华本草》编委会．中华本草．第四册．上海：上海科学技术出版社，1999，194

15 汉·神农本草经. 清顾观光重辑本. 北京：人民卫生出版社，1955，46
16 三国·吴普. 吴普本草. 北京：人民卫生出版社，1987，62
17 魏晋·名医别录. 北京：人民卫生出版社，1986，63
18 南北朝·陶弘景. 本草经集注. 北京：人民卫生出版社，1994，255
19 唐·苏敬等撰. 新修本草. 合肥：安徽科学技术出版社，1981，312
20 宋·苏颂. 本草图经. 合肥：安徽科学技术出版社，1994，339
21 宋·唐慎微. 证类本草. 北京：人民卫生出版社，1957，306
22 明·刘文泰. 本草品汇精要. 北京：人民卫生出版社，1982，483
23 明·陈嘉谟. 本草蒙筌. 北京：人民卫生出版社，1988，224
24 明·李时珍. 本草纲目. 北京：人民卫生出版社，1982，2092
25 清·黄宫绣. 本草求真. 上海：上海科学技术出版社，1959，134
26 清·吴其浚. 植物名实图考. 北京：中华书局，1963，778
27 清·叶志诜. 神农本草经赞. 见：珍本医书集成（二）. 上海：上海科学技术出版社，1985，47
28 清·汪昂. 本草易读. 北京：人民卫生出版社，1987，308
29 清·汪昂. 本草备要. 北京：中国中医药出版社，1998，153
30 清·张璐. 本经逢原. 上海：上海科学技术出版社，1959，185
31 清·严西亭. 得配本草. 上海：上海卫生出版社，1957，26
32 清·姚澜. 本草分经. 上海：上海科学技术出版社，1989，127
33 清·张秉成. 本草便读. 上海：上海卫生出版社，1957，58
34 中国医学科学院药物研究所等. 中药志. 第三册. 北京：人民卫生出版社，1993，689
35 《全国中草药汇编》编写组. 全国中草药汇编. 下册. 北京：人民卫生出版社，1996，667

484 蕲蛇
Qishe
Agkistrodon

1 定名依据

1.1 正名

1.1.1 汉文名：蕲蛇［蝰科动物五步蛇 Agkistrodon acutus（Güenther）的干燥体］。

1.1.2 英文名：long - nosed Pit Viper.

1.2 依据

1.2.1 定名的文献依据

1.2.1.1 《本草纲目》第四十三卷："白花蛇（宋《开宝》）。【释名】蕲蛇《纲目》、褰鼻蛇。宗奭曰：诸蛇鼻向下，独此鼻向上，背有方胜花纹，以此得名。【集解】志曰：白花蛇生南地，及蜀郡诸山中。九月、十月采捕，火干。白花者良。颂曰：今黔中及蕲州、邓州皆有之。"[1]

1.2.1.2 《本草分经·原例》："蕲蛇，甘咸温，性窜，内走脏腑，外彻皮肤，透骨搜风，截惊定搐，治风湿、瘫痪、疥癞、皮骨尤毒，宜去净。"[2]

1.2.1.3 《本草便读·鳞介部》："蕲蛇，透骨搜风，皆为咸温，善走窜。治痹通络，都因阴毒性轻灵。其皮有退管之功，并可驱风除翳，其治有杀虫之用，还能吹耳敷疮。”[3]

1.2.1.4　《中华人民共和国药典》：“蕲蛇 Agkistrodon　本品为蝰科动物五步蛇 Agkistrodon acutus（Güenther）的干燥体。多于夏、秋二季捕捉，剖开蛇腹，除去内脏，洗净，用竹片撑开腹部，盘成圆盘状，干燥后拆除竹片。”[4]

1.2.1.5　《中华本草》：“蕲蛇《纲目》【异名】白花蛇《雷公炮炙论》，褰鼻蛇《开宝本草》，蕲州白花蛇《绍兴本草》，花蛇《纲目》，五步蛇、百步蛇、盘蛇、棋盘蛇、五步跳、龙蛇《中药大辞典》，犁头匠、聋婆蛇（俗称）。……【来源】为蝰科动物尖吻蝮除去内脏的全体。【原植物】尖吻蝮 Agkistrodon acutus（Güenther）［Deinagkistron acutus（Güenther）］。”[5]

1.2.1.6　《中医大辞典·中药分册》：“蕲蛇　见《本草纲目》。为白花蛇之别名，详该条。”[6]

1.2.1.7　《中国中医药学主题词表》：“蕲蛇 Agkistrodon acutus　属蝰蛇科；属动物药和祛风湿药。D 白花蛇。”[7]

1.2.1.8　《全国中草药汇编》：“蕲蛇　别名：大白花蛇、棋盘蛇、翘鼻蛇、五步蛇、百步蛇、尖吻蝮。来源：为蝮科动物五步蛇 Agkistrodon acutus Guenther 除去内脏的干燥体。”[8]

1.2.1.9　《中药材手册》[9]、《全国中药炮制规范》[10]、《中国药材学》[11]等现代中药著作多以“蕲蛇”作为本药正名（参见“文献通考”）。

1.2.2　定名选择的理由

1.2.2.1　蕲蛇 Agkistrodon，系蝰科动物五步蛇 Agkistrodon acutus（Güenther）的干燥体。“蕲蛇”之名始见于明·李时珍《本草纲目》，“蕲蛇”作为本品正名始见于清·姚澜《本草分经》，其后的本草著作如清·张秉成《本草便读》等在载录本品时也以“蕲蛇”作为正名。

1.2.2.2　我国最新出版的《中华人民共和国药典》以及辞书类著作《中医大辞典·中药分册》等均以“蕲蛇”作为本药正名。已经广泛应用于中医药学文献的标引和检索的《中国中医药学主题词表》也以“蕲蛇”作为本药的正式主题词。现代本草著作如《全国中草药汇编》、《中华本草》、《中国药材学》、《中药材手册》、《全国中药炮制规范》等均以“蕲蛇”作为本药的正名。

1.3　与正名等效的名词：无。

2　源流考释

蕲蛇［蝰科动物五步蛇 Agkistrodon acutus（Güenther）的干燥体］原称“白花蛇”，始载于南北朝·雷敩《雷公炮炙论》卷下：“乌蛇，凡使，即云治风。元何治风，缘蛇性窜，即令引药至于有风疾处，因定号之为使。凡一切蛇，须认取雄雌及州土。有蕲州乌蛇，只重三分至一两者妙也。头尾全，眼不合。如活者，头上有逆毛二寸一路，可长半分已来，头尾相对，使之入药。彼处若得此样蛇，多留供进，重二两三分者，不居别处也。”[12]此后本草多沿用此记载以“白花蛇”为正名记载本品，如宋·苏颂《本草图经》[13]、唐慎微《证类本草》[14]、寇宗奭《本草衍义》[15]、明·刘文泰《本草品汇精要》[16]、陈嘉谟《本草蒙筌》[17]、缪希雍《炮炙大法》[18]、卢之颐《本草乘雅半偈》[19]，清·陈士铎《本草新编》[20]、汪昂《本草易读》[21]及《本草备要》[22]等。

"蕲蛇"之名始载于明·李时珍《本草纲目》第四十三卷："白花蛇（宋《开宝》）。【释名】蕲蛇《纲目》、褰鼻蛇……时珍曰：花蛇，湖、蜀皆有，今惟以蕲蛇擅名。"[1]"蕲蛇"作为本品正名始见于清·姚澜《本草分经·原例》："蕲蛇，甘咸温，性窜，内走脏腑，外彻皮肤，透骨搜风，截惊定搐，治风湿、瘫痪、疥癞、皮骨尤毒，宜去净。"[2]此后清·张秉成《本草便读》[3]则沿用此记载以"蕲蛇"为正名。但明·李中梓《本草征要》[23]则以"蕲州白花蛇"为正名记载本品。

古代著作记载的本品异名有"白花蛇"《雷公炮炙论》[12]，"褰鼻蛇"《开宝本草》[14]，"花蛇"《本草纲目》[1]，"蕲州白花蛇"《本草征要》[23]等。如《雷公炮炙论》卷下："白花蛇，凡使，即云治风。元何治风，缘蛇性窜，即令引药至于有风疾处，因定号之为使。"[12]《证类本草》引《开宝本草》曰："白花蛇，味甘，咸，温，有毒。……一名褰鼻蛇，白花者良。"[14]《本草纲目》第四十三卷："花蛇，湖、蜀皆有，今惟以蕲蛇擅名。"[1]《本草征要》第二卷："蕲州白花蛇，味咸，性温，有毒。去头尾，酒浸三宿。皮骨俱有大毒，应去尽。"[23]。

现代本草著作有的仍以"白花蛇"为正名载录本品，如《中药大辞典》[24]、《中国医学百科全书·中医学》[25]、《中药志》[26]等，但大多数本草著作在记载本品时则以"蕲蛇"为正名，如《中华人民共和国药典》[4]、《中医大辞典·中药分册》[6]、《中国中医药学主题词表》[7]、《全国中草药汇编》[8]、《中华本草》[5]、《中药材手册》[9]、《全国中药炮制规范》[10]、《中国药材学》[11]等，同时尚记载有"大白花蛇"《中药材手册》[9]，"棋盘蛇"、"翘鼻蛇"、"五步蛇"、"百步蛇"、"尖吻蝮"《全国中草药汇编》[8]，"白蛇"《中国药材学》[11]，"盘蛇"、"五步跳"、"龙蛇"、"犁头匠"、"聋婆蛇"《中华本草》[5]等各地俗称。还记载有本品原动物"五步蛇"的异名"蕲蛇"、"白蛇"、"百步蛇"、"棋盘蛇"、"褰鼻蛇"《中药志》[26]，"盘蛇"、"五步跳"、"龙蛇"、"尖吻蝮"《中药大辞典》[24]等。

3 附录

3.1 又称：蕲蛇肉、酒蕲蛇（饮片规格名）。

3.2 俗称：大白花蛇，棋盘蛇，翘鼻蛇，五步蛇，百步蛇，尖吻蝮，白蛇，盘蛇，五步跳，龙蛇，犁头匠，聋婆蛇。

3.3 曾称：白花蛇《雷公炮炙论》，褰鼻蛇《开宝本草》，蕲州白花蛇《本草征要》，花蛇《本草纲目》。

3.4 原动物名称：五步蛇，蕲蛇，白蛇，百步蛇，棋盘蛇，褰鼻蛇，盘蛇，五步跳，龙蛇，尖吻蝮。

4 文献通考

《雷公炮炙论》卷下："白花蛇，凡使，即云治风。元何治风，缘蛇性窜，即令引药至于有风疾处，因定号之为使。凡一切蛇，须认取雄雌及州土。有蕲州乌蛇，只重三分至一两者妙也。头尾全，眼不合。如活者，头上有逆毛二寸一路，可长半分已来，头尾相对，使之入药。彼处若得此样蛇，多留供进，重二两三分者，不居别处也。"[12]

《本草图经》卷第十五："白花蛇，生南地及蜀郡诸山中，今黔中及蕲州、邓州皆有之。其文作方胜白花，喜螫人足，黔人有被螫者，立断之，补养既愈，或作木脚续之，亦不妨行。九月、十月采捕之。火干治风，速于诸蛇。然有大毒，头、尾各一尺尤甚，不可用，只用中断。干者以酒浸，去皮、骨，炙过收之，不复蛀坏。其骨须远弃之，不然刺伤人，与生者殆同。"[13]

《证类本草》卷第二十二："白花蛇，味甘，咸，温，有毒。主中风，湿痹不仁，筋脉拘急，口面㖞斜，半身不遂，骨节疼痛，大风疥癞及暴风瘙痒，脚弱不能久立。一名褰鼻蛇，白花者良。生南地及蜀郡诸山中。九月、十月采捕之，火干。（今附）臣禹锡等谨按药性论云：白花蛇，君。主治肺风鼻塞，身生白癜风，疬疡斑点及浮风瘾疹。图经曰：白花蛇，生南地及蜀郡诸山中，今黔中及蕲州、邓州皆有之。其纹作方：胜白花，喜螫人足，黔人有被螫者，立断之。补养既愈，或作木脚续之，亦不妨行。九月、十月采捕之，火干。"[14]

《本草衍义》卷十七："白花蛇，诸蛇鼻向下，独此蛇鼻向上。背有方胜花纹，以此得名。用之去头尾，换酒浸三日，弃酒不用，火炙，仍尽去皮骨。此物毒甚，不可不防也。"[15]

《本草品汇精要》："白花蛇，有毒，卵生。白花蛇，主中风，湿痹不仁，筋脉拘急，口面㖞斜，半身不遂，骨节疼痛，大风疥癞及暴风瘙痒，脚弱不能久立（《名医》所录）。【名】褰鼻蛇。"[16]

《本草蒙筌》卷之十一："白花蛇，乌蛇，蚺蛇，金蛇，味甘、咸，气温。有毒。虽有黔土，惟取蕲州。头长小角锋，尾生佛指甲。项绕真珠白点，背缠方胜花纹。因而得名，观之犹异。诸蛇鼻生向下，此独鼻向上生。（一名蹇鼻蛇。）诸蛇死闭眼睛，是则眼开如活。舒蕲连界上杀获，两眼则一闭一开。验此可辨伪真，据理诚难解悟。性毒善螫人足，中者辄自断之。补养已痊，木接代步。又常入人屋壁，腥臭气如烂瓜。人忽闻之，即忙辟逐。得者火时【采】九月十月取。"[17]

《本草纲目》第四十三卷："白花蛇（宋《开宝》）。【释名】蕲蛇《纲目》、褰鼻蛇。宗奭曰：诸蛇鼻向下，独此鼻向上，背有方胜花纹，以此得名。【集解】志曰：白花蛇生南地，及蜀郡诸山中。九月、十月采捕，火干。白花者良。颂曰：今黔中及蕲州、邓州皆有之。其文作方胜白花，喜螫人足。黔人有被螫者，立断之。续以木脚。此蛇入人室屋中作烂瓜气者，不可向之，须速辟除之。时珍曰：花蛇，湖、蜀皆有，今惟以蕲蛇擅名。……按《圣济总录》云：凡用花蛇，春秋酒浸三宿，夏一宿，冬五宿，取出炭火焙干，如此三次。以砂瓶盛，埋地中一宿，出火气。去皮、骨，取肉用。"[1]

《炮炙大法·虫鱼部》："白花蛇（一云去头尾各一尺，有大毒，不可用，只用中段。一云黔蛇长大，故头尾可去一尺，蕲蛇止可头尾各去三寸，亦有单用头尾者，大蛇一条只得净肉四两而已，久留易蛀，惟以汤浸去皮骨取肉炙过蜜封，藏之十年亦不坏也）。"[18]

《本草乘雅半偈》第十帙："白花蛇（宋《开宝》）。沸涌流动，宛如风行水上之涣象。觉明空昧相待成摇，故有风轮执持世界。【气味】甘咸温，有毒。【主治】主中风、湿痹不仁，筋脉拘急，口面㖞斜，半身不遂，骨节疼痛，脚弱不能久立，暴风瘙痒，大风疥癣。【核】曰：原出南地，及蜀郡诸山中，今唯蕲蛇擅名，即蕲地亦不易得。市肆与官司所取，多以江南兴国州者伪充之。蕲产者，龙头虎口；黑质白花；胁有二十四方胜；腹有十点念珠子；口有四长牙；尾上有一佛指甲；肠形如连珠；脊中有两肾。”[19]

《本草征要》第二卷：“蕲州白花蛇，味咸，性温，有毒。去头尾，酒浸三宿。皮骨俱有大毒，应去尽。主手足瘫痪，及肢节软疼，疗口眼歪斜，及筋脉挛急。厉风与破伤同宝，急惊与慢惊共珍。透骨搜风，截惊定搐，为风家要药，内达脏腑，外彻皮肤，无处不到，服者大忌见风。产蕲州者，最佳，然不可多得。龙头虎口，黑质白花，胁下有二十四方胜纹，腹有念珠斑，口有四长牙，尾有爪甲，长一二分，肠如连珠，眼光如生。产它处者，或两目俱闭，或一开一闭也。白花蛇，性走窜有毒，惟真有风者宜之。若类中风属虚者大忌。乌稍蛇，大略相同。”[23]

《本草新编》卷之五：“白花蛇，味甘、咸，气温，有毒。蕲州者佳。止风痛，如癞麻风，至须发脱落，鼻柱将塌者，必须服之。其余如鹤膝鸡距，筋爪拘挛，肌肉皮毛诸风，断不可服。盖白花蛇性窜，上行而不下走，解上焦之风而不解下焦之风，解阳分之毒而不解阴分之毒也。”[20]

《本草易读》卷八：“白花蛇，酒浸去头尾皮骨，取净肉炙过收之。甘，咸，温，有毒。透骨搜风，截惊定搐。治风湿瘫痪，大风疥癞；解惊风急慢，瘾疹疬疡。口㖞目斜，节疼脚弱。半身不遂之邪，筋脉拘急之疴。出蕲州。龙头虎口，黑质白花。大者可得净血四两。”[21]

《本草备要·鳞介鱼虫部》：“白花蛇，宣，祛风湿。甘咸而温。蛇善行数蜕，如风之善行数变，花蛇又食石南（食石南藤花、叶。石南辛苦，治风），故能内走脏腑，外彻皮肤，透骨搜风，截惊定搐。治风湿瘫痪，大风疥癞（《开宝本草》云：治中风口眼㖞斜，半身不遂。《经疏》云：前症定缘阴虚、血少、内热而发，与得之风湿者殊。料白花蛇非所宜也，宜辨。凡服蛇酒药，切忌见风）。出蕲州。龙头虎口，黑质白花，胁有二十四方胜纹，腹有念珠斑。尾有佛指甲，虽死而眼光不枯。他产则否。头、尾有毒，各去三寸，亦有单用头尾者。酒浸三日，去尽皮、骨，大蛇一条只得净肉四两。”[22]

《本草分经·原例》：“蕲蛇，甘咸温，性窜，内走脏腑，外彻皮肤，透骨搜风，截惊定搐，治风湿、瘫痪、疥癞、皮骨尤毒，宜去净。”[2]

《本草便读·鳞介部》：“蕲蛇，透骨搜风，皆为咸温，善走窜。治痹通络，都因阴毒性轻灵。其皮有退管之功，并可驱风除翳，其治有杀虫之用，还能吹耳敷疮。”[3]

《中药志》：“白花蛇　本品为常用中药，始载于宋《开宝本草》，据《本草纲目》载，此即指蕲蛇。今市售白花蛇有大小两种：大者为蕲蛇，即五步蛇；小者为金钱白花蛇，即银环蛇的幼体。【原动物】1. 五步蛇　别名：蕲蛇、白蛇、百步蛇、棋盘蛇、褰鼻蛇。……2. 银环蛇　别名：手巾蛇、金钱白花蛇、百节蛇、白菊花、银极应、寸白蛇、多条金甲带、断肌甲。”[26]

《中药材手册》：“蕲蛇（《纲目》列入鳞部蛇类白花蛇下）本品为蝰科动物五步蛇（尖吻蝮）Agkistrodon acutus（Güenther）除去内脏的干燥体。该蛇生活于山区或丘陵草木繁盛的阴湿处，白天多盘卷不动，头位于当中，吻尖向上，夜间遇火光有扑火习性。野生家养均有。【别名】大白花蛇。”[9]

《全国中草药汇编》：“蕲蛇　别名：大白花蛇、棋盘蛇、翘鼻蛇、五步蛇、百步蛇、尖吻蝮。来源：为蝮科动物五步蛇 Agkistrodon acutus Guenther 除去内脏的干燥体。”[8]

《中药大辞典》：“白花蛇《开宝本草》【基原】为腹蛇科动物五步蛇或眼镜蛇科动物

银环蛇幼蛇等除去内脏的全体。【原动物】①五步蛇 Agkistrodon acutus（Güenther），又名蹇鼻蛇《开宝本草》，蕲蛇《纲目》，百步蛇、盘蛇、棋盘蛇、五步跳、龙蛇、尖吻蝮。②银环蛇 Bungarus multicinctus Blyth，又名：银报应、寸白蛇、多条金甲带、白节蛇、手巾蛇、断肌甲。”[24]

《中医大辞典·中药分册》：“蕲蛇　见《本草纲目》。为白花蛇之别名，详该条。”[6]

《中国医学百科全书·中医学》：“白花蛇　始载于《开宝本草》。又名蕲蛇、蹇鼻蛇、五步蛇、大白花蛇。为蝮蛇科动物白花蛇 Agkistrodon acutus Güenther 除去内脏的全体。夏、秋两季捕捉，剖腹除去内脏，洗净，以头为中心盘面圆形，用竹片固定，烘干或晒干。”[25]

《全国中药炮制规范》：“蕲蛇　［处方用名］蕲蛇、蕲蛇肉、酒蕲蛇。【来源】本品为蝰科动物五步蛇 Agkistrodon acutus（Güenther）的干燥体。均系野生。主产于浙江、江西等地。多于夏、秋二季捕捉，剖开蛇腹，除去内脏，揩干，用竹片撑开腹部。头居中央盘成圆盘状，干燥后拆除竹片。药材以头尾齐全、条大、花纹斑块明显者为佳。”[10]

《中国药材学》：“蕲蛇　【别名】五步蛇，白蛇，百步蛇，棋盘蛇，蹇鼻蛇，大白花蛇。【来源】本品为爬行纲目鳞目蝰科动物尖吻蝮 Agkistrodon acutus（Güenther）除去内脏后的全体。”[11]

《中国中医药学主题词表》：“蕲蛇 Agkistrodon acutus　属蝰蛇科；属动物药和祛风湿药。D 白花蛇。”[7]

《中华本草》：“蕲蛇《纲目》【异名】白花蛇《雷公炮炙论》，蹇鼻蛇《开宝本草》，蕲州白花蛇《绍兴本草》，花蛇《纲目》，五步蛇、百步蛇、盘蛇、棋盘蛇、五步跳、龙蛇《中药大辞典》，犁头匠、聋婆蛇（俗称）。……【来源】为蝰科动物尖物吻蝮除去内脏的全体。【原植物】尖吻蝮 Agkistrodon acutus（Güenther）［Deinagkistron acutus（Güenther）］。”[5]

《中华人民共和国药典》：“蕲蛇 Agkistrodon　本品为蝰科动物五步蛇 Agkistrodon acutus（Güenther）的干燥体。多于夏、秋二季捕捉，剖开蛇腹，除去内脏，洗净，用竹片撑开腹部，盘成圆盘状，干燥后拆除竹片。”[4]

5　参考文献

1　明·李时珍．本草纲目．北京：人民卫生出版社，1982，2401

2　清·姚澜．本草分经．上海：上海科学技术出版社，1989，64

3　清·张秉成．本草便读．上海：上海卫生出版社，1957，113

4　国家药典委员会．中华人民共和国药典．一部．北京：化学工业出版社，2000，304

5　国家中医药管理局《中华本草》编委会．中华本草．第九册．上海：上海科学技术出版社，1999，430

6　《中医大辞典》编辑委员会．中医大辞典·中药分册．北京：人民卫生出版社，1982，404

7　吴兰成主编．中国中医药学主题词表．北京：中医古籍出版社，1996，283

8　《全国中草药汇编》编写组．全国中草药汇编．上册．北京：人民卫生出版社，1996，942

9　中华人民共和国卫生部药政管理局．中药材手册．北京：人民卫生出版社，1998，707

10　中华人民共和国卫生部药政管理局．全国中药炮制规范．北京：人民卫生出版社，1988，366

11　徐国钧等主编．中国药材学．北京：中国医药科技出版社，1996，1832

12 南北朝·雷敩. 雷公炮炙论. 上海：上海中医学院出版社，1986，121
13 宋·苏颂. 本草图经. 合肥：安徽科学技术出版社，1994，510
14 宋·唐慎微. 证类本草. 北京：人民卫生出版社，1957，450
15 宋·寇宗奭. 本草衍义. 上海：商务印书馆，1937，114
16 明·刘文泰. 本草品汇精要. 北京：人民卫生出版社，1982，750
17 明·陈嘉谟. 本草蒙筌. 北京：人民卫生出版社，1988，421
18 明·缪希雍. 炮炙大法. 明末庄继先校刻本
19 明·卢之颐. 本草乘雅半偈. 北京：人民卫生出版社，1986，598
20 清·陈士铎. 本草新编. 北京：中国中医药出版社，1996，295
21 清·汪昂. 本草易读. 北京：人民卫生出版社，1987，333
22 清·汪昂. 本草备要. 北京：中国中医药出版社，1998，262
23 明·李中梓. 本草征要. 见：李中梓医学全书. 北京：中国中医药出版社，1999，155
24 江苏新医学院. 中药大辞典. 上海：上海科学技术出版社，1977，713
25 《中医学》编辑委员会. 中国医学百科全书·中医学. 上海：上海科学技术出版社，1997，1059
26 中国医学科学院药物研究所等. 中药志. 第四册. 北京：人民卫生出版社，1961，27

485 槲寄生
Hujisheng
Herba Visci

1 定名依据

1.1 正名

1.1.1 汉文名：槲寄生［桑寄生科植物槲寄生 Viscum coloratum（Komar.）Nakai 的干燥带叶茎枝］。

1.1.2 英文名：chinese viscum herb.

1.2 依据

1.2.1 定名的文献依据

1.2.1.1 《中华人民共和国药典》：“槲寄生 Herba visci 本品为桑寄生科植物槲寄生 Viscum coloratum（Komar.）Nakai 的干燥带叶茎枝。冬季至次春采割，除去粗茎，切段，干燥，或蒸后干燥。”[1]

1.2.1.2 《全国中草药汇编》：“槲寄生 别名：北寄生、冬青、桑寄生、柳寄生、黄寄生、冻青、寄生子。来源：为桑寄生科槲寄生属植物槲寄生 Viscum coloratum（Komar.）Nakai，以茎叶入药。”[2]

1.2.1.3 《中药大辞典》：“槲寄生 又名：北寄生、柳寄生。”[3]

1.2.1.4 《中医大辞典·中药分册》：“槲寄生 见《新修本草》。又名北寄生。为桑寄生科植物槲寄生 Viscum coloratum（Komar.）Nakai 的带叶茎枝。”[4]

1.2.1.5 《中华本草》：“槲寄生《东北药用植物志》【异名】冬青《东北药用植物志》，北寄生、柳寄生《中药志》，槲寄生、寄生《陕西中药名录》，黄寄生、冻青《全国中草药汇编》，台湾槲寄生（台湾）。……【来源】为桑寄生科植物槲寄生带叶的茎枝。【原植物】槲寄生 Viscum coloratum（Komar.）Nakai［Viscum album L. subsp. Coloratum Kom.］。"[5]

1.2.1.6　《中国中医药学主题词表》："槲寄生 Viscum coloratum 属槲寄生属△及祛风湿药。"[6]

1.2.1.7　《东北药用植物志》[7]、《全国中药炮制规范》[8]、《中国药材学》[9]等现代中药著作多以"槲寄生"作为本品正名（参见"文献通考"）。

1.2.2　定名选择的理由

槲寄生 Herba visci，系桑寄生科植物槲寄生 Viscum coloratum（Komar.）Nakai 的干燥带叶茎枝。"槲寄生"作为本品正名古代文献未见记载，现代文献中我国最新出版的《中华人民共和国药典》以及辞书类著作《中医大辞典·中药分册》、《中药大辞典》、等均以"槲寄生"作为本品正名。已经广泛应用于中医药学文献的标引和检索的《中国中医药学主题词表》也以"槲寄生"作为本品的正式主题词。现代本草著作如《东北药用植物志》、《全国中草药汇编》、《中华本草》、《中国药材学》、《全国中药炮制规范》等虽记载了不少本品各地的俗称，但也无一例外以"槲寄生"作为本品的正名。说明"槲寄生"作为本品正名已成为共识。

1.3　与正名等效的名词：无。

2　源流考释

槲寄生［桑寄生科植物槲寄生 Viscum coloratum（Komar.）Nakai 的干燥带叶茎枝］与"桑寄生"原统称为"桑上寄生"，始载于汉《神农本草经》卷一："桑上寄生，味苦，平。主腰痛，小儿背强，痈肿，安胎，充肌肤，坚发齿，长须眉。其实，明目、轻身、通神。一名寄屑，一名寓木，一名宛童。生川谷。"[10]其后有的以"桑上寄生"为正名，如南北朝·陶弘景《本草经集注》[11]，唐·苏敬等撰《新修本草》[12]，宋·唐慎微《证类本草》[13]，明·李时珍《本草纲目》[14]；有的以"桑寄生"为正名，如宋·苏颂《本草图经》[15]、寇宗奭《本草衍义》[16]；有的以"寄生草"为正名，如明·兰茂《滇南本草》[17]。

古代著作记载的本品异名有"茑"《毛诗》，"寓木"、"宛童"、"寄生树"《尔雅》，"寄屑"《神农本草经》，"桃树寄生"《太平圣惠方》，"茑木"《本草纲目》等。如《毛诗》云："茑与女萝。《传》云：茑，寄生山也。"[18]《尔雅》云："寓木、宛童。郭璞云：寄生树，一名茑。"[19]《神农本草经》卷一："桑上寄生，味苦，平。主腰痛，小儿背强，痈肿，安胎，充肌肤，坚发齿，长须眉。其实，明目、轻身、通神。一名寄屑，一名寓木，一名宛童。生川谷。"[10]《太平圣惠方》卷五十六："治蛊毒诸方，夫蛊有数种。皆是变惑之气。人有固造作之者。多取虫蛇之类。以瓷器中盛。则任其自相啖食。唯有一物独在者。即谓之蛊……又方。桃树寄生（三两），上捣罗为末。不计时候。如茶点一钱服。治忽中蛊毒方。上取白鸡鸭血灌口中。立效。"[20]《本草纲目》卷三十七："桑上寄生……此物寄寓他木而生，如鸟立于上，故曰寄生、寓木、茑木。俗呼为寄生草。《东方朔传》云：在树为寄生，在地为窭薮。"[14]

本品单列始自现代文献，《东北药用植物志》[7]、《中华人民共和国药典》[1]、《全国中草药汇编》[2]、《中药大辞典》[3]、《中医大辞典·中药分册》[4]、《中华本草》[5]、《中国中医药学主题词表》[6]、《全国中药炮制规范》[8]、《中国药材学》[9]等均以“槲寄生”作为本品正名；而《中药志》[21]以“寄生”为正名；《中药材手册》[22]以“桑寄生”为正名。现代文献同时尚记载有“北寄生”、“冬青”、“柳寄生”、“黄寄生”、“冻青”、“寄生子”《全国中草药汇编》[2]，“寄生”《中国药材学》[9]，“台湾槲寄生”《中华本草》[5]等各地的俗称。还记载有本品原植物“槲寄生”的异名“冬青”、“冻青”、“桑寄生”《中药志》[21]，“北寄生”、“柳寄生”《中药大辞典》[3]等。

3　附录

3.1　又称：无。

3.2　俗称：冬青（东北），北寄生（药通），寄生（陕西），台湾槲寄生（台湾），黄寄生，冻青，柳寄生，寄生子。

3.3　曾称：茑《毛诗》，寓木、宛童、寄生树《尔雅》，寄屑《神农本草经》，桃树寄生《太平圣惠方》，茑木《本草纲目》。

3.4　原植物名称：槲寄生，冬青（东北），冻青、桑寄生（河北），北寄生，柳寄生。

4　文献通考

《毛诗》云：“茑与女萝。《传》云：茑，寄生山也。”[18]

《尔雅》云：“寓木、宛童。郭璞云：寄生树，一名茑。”[19]

《神农本草经》卷一：“桑上寄生，味苦，平。主腰痛，小儿背强，痈肿，安胎，充肌肤，坚发齿，长须眉。其实，明目、轻身、通神。一名寄屑，一名寓木，一名宛童。生川谷。”[10]

《本草经集注》：“桑上寄生，味苦、甘，平，无毒。主治腰痛，小儿背强，痈肿，安胎，充肌肤，坚发齿，长须眉。主金创，去痹，女子崩中，内伤不足，产后余疾，下乳汁。其实：明目，轻身，通神。一名寄屑，一名寓木，一名宛童，一名茑，生弘农川谷桑树上。三月三日采茎、叶，阴干。桑上者，名桑上寄生尔。”[11]

《新修本草》卷十二：“桑上寄生，味苦、甘，平，无毒。主腰痛，小儿背强，痈肿，安胎，充肌肤，坚发齿，长须眉。主金创，去痹，女子崩中，内伤不足，产后余疾，下乳汁。其实明目，轻身通神。一名寄屑，一名寓木，一名宛童，一名葛，生弘农川谷桑树上。三月三日采茎、叶、阴干。桑上者，名桑上寄生耳。”[12]

《太平圣惠方》卷五十六：“治蛊毒诸方，夫蛊有数种。皆是变惑之气。人有固造作之者。多取虫蛇之类。以瓷器中盛。则任其自相啖食。唯有一物独在者。即谓之蛊……又方。桃树寄生（三两），上捣罗为末。不计时候。如茶点一钱服。治忽中蛊毒方。上取白鸡鸭血灌口中。立效。”[21]

《本草图经》卷十：“桑寄生，出弘农山谷桑上，今处处有之。云是乌鸟食物，子落枝节间，感气而生。叶似橘而厚软，茎似槐枝而肥脆；三、四月生花，黄白色；六月、七月结实，黄色如小豆大。”[15]

《证类本草》卷十二：“桑上寄生，味苦、甘，平，无毒。主腰痛，小儿背强（巨两切），痈肿，安胎，充肌肤，坚发齿，长须眉，主金疮，去痹，女子崩中，内伤不足，产后余疾，下乳汁。其实明目，轻身通神。一名寄屑。一名寓木，一名宛童，一名茑（音鸟又音吊）。生弘农川谷桑树上。三月三日采茎、叶，阴干。陶隐居云：桑上者，名桑上寄生尔……今称五月实赤，大如小豆，盖陶未见也。"[13]

《本草衍义》卷十三："桑寄生，新旧书云：今处处有之。从宦南北，实处处难得，岂岁岁窠斫摘践之苦，而不能生邪？抑方宜不同也？若以为鸟食物子落枝节间，感气而生，则麦当生麦，谷当生谷，不当但生此一物也。"[16]

《滇南本草》卷一："寄生草，味苦、甘，性微温。生槐树者，主治大肠下血，肠风便血，痔漏。生桑树者，治筋骨疼痛，走筋络，风寒湿痹效。生花椒树者，治脾胃寒冷，呕吐恶心翻胃。又有用者解梅疮毒，妇人下元虚寒或崩漏。"[17]

《本草纲目》卷三十七："桑上寄生《本经·上品》。【释名】寄屑《本经》、寓木《本经》、宛童《本经》、茑（鸟、吊二音）。时珍曰：此物寄寓他木而生，如鸟立于上，故曰寄生、寓木、茑木。俗呼为寄生草。《东方朔传》云：在树为寄生，在地为窭薮。"[14]

《东北药用植物志》："槲寄生（植物学大辞典），别称冬青（东北），北寄生（药通）。"[7]

《中药志》："寄生　本品为常用中药。商品为桑寄生科的槲寄生、桑寄生、四川寄生和红花寄生的带叶茎枝。……【原植物】1. 槲寄生　别名：冬青（东北），冻青、桑寄生（河北）。Viscum coloratum（Kom.）Nakai——桑寄生科 Loranthaceae. 2. 桑寄生　别名：广寄生、寄生茶。Taxillus chinensis（DC.）Danser（Loranthus chinensis DC.）——桑寄生科 Loranthaceae. 3. 四川寄生　别名：桑寄生、毛叶寄生。Taxillus suchuenesis（Lecte.）Danser（Loranthus sutchnenensis Lecte.）——桑寄生科 Loranthaceae. 4. 红花寄生 Scurrula parasitica L. ［Loranthus parasitica（L.）Merr.］——桑寄生科 Loranthaceae."[21]

《中药材手册》："桑寄生（《纲目》名桑上寄生，列入木部寓木类）商品寄生分为两类：北方生产的为桑寄生科植物槲寄生 Viscum coloratum（Kom.）Nakai 的干燥带叶茎枝；南方产的为同科植物桑寄生 Taxillus chinensis（DC.）Danser 的干燥带叶茎枝。原植物均为常绿小灌木，多系借飞禽传播种子，寄生在多种树上，均为野生。全国大部分地区习用槲寄生，桑寄生次之。另外，个别地区尚用同科其他种植物的带叶茎枝在当地作寄生使用，应注意鉴别。槲寄生【别名】北寄生、柳寄生、冬青、黄寄生。桑寄生【别名】广寄生。"[22]

《全国中草药汇编》："槲寄生　别名：北寄生、冬青、桑寄生、柳寄生、黄寄生、冻青、寄生子。来源：为桑寄生科槲寄生属植物槲寄生 Viscum coloratum（Komar.）Nakai，以茎叶入药。"[2]

《中药大辞典》："槲寄生　又名：北寄生、柳寄生。"[3]

《中医大辞典·中药分册》："槲寄生　见《新修本草》。又名北寄生。为桑寄生科植物槲寄生 Viscum coloratum（Komar.）Nakai 的带叶茎枝。"[4]

《全国中药炮制规范》："槲寄生　［处方用名］寄生。【来源】本品为桑寄生科植物槲寄生 Viscum coloratum（Komar.）Nakai 的干燥带叶茎枝。均为野生。主产于黑龙江、辽宁、吉林、安徽、内蒙古、河南等地。科季至次春采割，除去粗茎，切段，干燥后蒸后干燥。药材以枝嫩、色黄绿、叶多者为佳。"[8]

《中国药材学》：“槲寄生 【别名】寄生，北寄生，柳寄生。【来源】本品为桑寄生科植物槲寄生 Viscum coloratum（Komar.）Nakai 的带叶茎枝。”[9]

《中国中医药学主题词表》：“槲寄生 Viscum coloratum 属槲寄生属△及祛风湿药。”[6]

《中华本草》：“槲寄生《东北药用植物志》【异名】冬青《东北药用植物志》，北寄生、柳寄生《中药志》，槲寄生、寄生《陕西中药名录》，黄寄生、冻青《全国中草药汇编》，台湾槲寄生（台湾）。……【来源】为桑寄生科植物槲寄生带叶的茎枝。【原植物】槲寄生 Viscum coloratum（Komar.）Nakai [Viscum album L. subsp. Coloratum Kom.]。”[5]

《中华人民共和国药典》：“槲寄生 Herba visci 本品为桑寄生科植物槲寄生 Viscum coloratum（Komar.）Nakai 的干燥带叶茎枝。冬季至次春采割，除去粗茎，切段，干燥，或蒸后干燥。”[1]

5 参考文献

1 国家药典委员会．中华人民共和国药典．一部．北京：化学工业出版社，2000，305

2 《全国中草药汇编》编写组．全国中草药汇编．上册．北京：人民卫生出版社，1996，940

3 江苏新医学院．中药大辞典．上海：上海科学技术出版社，1977，1971

4 《中医大辞典》编辑委员会．中医大辞典·中药分册．北京：人民卫生出版社，1982，402

5 国家中医药管理局《中华本草》编委会．中华本草．第二册．上海：上海科学技术出版社，1999，613

6 吴兰成主编．中国中医药学主题词表．北京：中医古籍出版社，1996，156

7 中国科学院林业土壤研究所．东北药用植物志．北京：科学出版社，51

8 中华人民共和国卫生部药政管理局．全国中药炮制规范．北京：人民卫生出版社，1988，310

9 徐国钧等主编．中国药材学．北京：中国医药科技出版社，1996，1358

10 汉·神农本草经．清顾观光重辑本．北京：人民卫生出版社，1955，45

11 南北朝·陶弘景．本草经集注．北京：人民卫生出版社，1994，254

12 唐·苏敬等撰．新修本草．合肥：安徽科学技术出版社，1981，311

13 宋·唐慎微．证类本草．北京：人民卫生出版社，1957，304

14 明·李时珍．本草纲目．北京：人民卫生出版社，1982，2158

15 宋·苏颂．本草图经．合肥：安徽科学技术出版社，1994，338

16 宋·寇宗奭．本草衍义．上海：商务印书馆，1937，75

17 明·兰茂．滇南本草．第一卷．昆明：云南人民出版社，1959，255

18 汉·毛亨传，唐·孔颖达正义．十三经注疏·毛诗正义．上海：上海古籍出版社，1993

19 汉初学者辑，晋·郭璞注．十三经注疏·尔雅注疏．上海：上海古籍出版社，1993

20 宋·王怀隐．太平圣惠方．北京：人民卫生出版社，1958，1727

21 中国医学科学院药物研究所等．中药志．第五册．北京：人民卫生出版社，1993，711

22 中华人民共和国卫生部药政管理局．中药材手册．北京：人民卫生出版社，1998，608

486 墨旱莲
Mohanlian
Herba Ecliptae

1 定名依据

1.1 正名：

1.1.1 汉文名：墨旱莲（菊科植物鳢肠 Eclipta prostrata L. 的干燥地上部分）。

1.1.2 英文名：yerbadetajo herb.

1.2 依据

1.2.1 定名的文献依据

1.2.1.1 《饮片新参》上册："旱莲草。形色：叶色紫红，梗粗内白。性味：凉平。功能：养肾阴……附注：墨旱莲色青灰，性味功用相同。"[1]

1.2.1.2 《中华人民共和国药典》："墨旱莲 Herba ecliptae 本品为菊科植物鳢肠 Eclipta prostrata L. 的干燥地上部分。花开时采割，晒干。"[2]

1.2.1.3 《中药大辞典》："墨旱莲《饮片新参》【异名】……节节乌、跳鱼草、假日头花仔、绕莲花、火炭草《闽东本草》，金丝麻《贵州植药调查》，墨汁草《江西民间草药验方》。【基原】为菊科植物鳢肠《唐本草》Eclipta prostrata L.。"[3]

1.2.1.4 《中国中医药学主题词表》："墨旱莲 Eclipta prostrata 属菊科和补阴药；用旱莲草检查 1995 前文献。D 旱莲草；D 鳢肠；D 金陵草。"[4]

1.2.1.5 《中医大辞典·中药分册》："墨旱莲 见《饮片新参》。又旱莲草、墨斗草、止血草。为菊科植物鳢肠 Eclipta prostrata L. 的全草。主产江苏、浙江、江西、广东等地。"[5]

1.2.1.6 《中国药材学》："墨旱莲 【别名】旱莲草，黑墨草，白花蟛蜞菊、墨汁旱莲（广东），水葵花（浙江），野葵花（江苏），烂脚草（上海）。【来源】本品为菊科植物鳢肠 Eclipta prostrata L.［E. alba（L.）Hassk.］的全草。[6]

1.2.1.7 《中国医学百科全书·中医学》："墨旱莲 始载于《新修本草》。原名鳢肠，又名旱莲草、墨汁草、烂脚草、白花蟛蜞菊。为菊科植物鳢肠 Eclipta prostrata L. 的全草。夏、秋两季采收，洗净，晒干或阴干。"[7]

1.2.1.8 《普通高等教育中医药类规划教材·中药学》："墨旱莲《新修本草》为菊科一年生草本植物鳢肠 Eclipta prostrata L. 的地上部分。主产江苏、江西、浙江、广东等地。花开时采割，晒干。切段生用。"[8]

1.2.1.9 《中华本草》："墨旱莲《饮片新参》【异名】金陵草《千金·月令》，莲子草《新修本草》，旱莲草、旱莲子《本草图经》，白旱莲《履巉岩本草》，猪牙草、旱莲蓬《简便单方》……【来源】为菊科植物鳢肠的全草。【原植物】鳢肠 Eclipta prostrata（L.）L.［Verbesina prostrata L.；Eclipta alba（L.）Hassk］。"[9]

1.2.2 定名选择的理由

墨旱莲 Herba ecliptae　为菊科植物鳢肠 Eclipta prostrata L. 的干燥地上部分。"墨旱莲"作为本品正名始见于民国·王一仁《饮片新参》，现代文献中我国最新出版的《中华人民共和国药典》、《中药大辞典》、《中医大辞典·中药分册》等均以"墨旱莲"作为本品正名。已经广泛应用于中医药学文献的标引和检索的《中国中医药学主题词表》也以"墨旱莲"作为本药的正式主题词。现代本草著作如《中国药材学》、《中国医学百科全书·中医学》、《普通高等教育中医药类规划教材·中药学》、《中华本草》等也均以"墨旱莲"作为本品的正名。说明"墨旱莲"作为本品正名已成为多数学者的共识。

1.3　与正名等效的名词：无。

2　源流考释

墨旱莲（菊科植物鳢肠 Eclipta prostrata L. 的干燥地上部分）原称"金陵草"，始见于《千金·月令》。如《本草图经》引《千金·月令》曰："益髭发，变白为黑。金陵草煎方：金陵草一秤，六月以后收采，拣择无泥土者，不用洗，须青嫩，不杂黄叶，乃堪烂捣研，新布绞取汁，又以纱绢滤，令滓尽，内通油器钵盛之，日中煎。"[9]唐宋的本草学著作如唐·苏敬等撰《新修本草》[11]，宋·苏颂《本草图经》[10]、唐慎微《证类本草》[12]等则是在本品原植物"鳢肠"条下介绍本品，同时还载有本品的异名"莲子草"、"旱莲子"。如《新修本草》卷九："鳢肠，味甘、酸，平，无毒。主血痢，针灸疮发，洪血不可止者，敷之立已。汁涂发眉，生速而繁。生下湿地。苗似旋菖，一名莲子草，所在坑渠间有之。"[11]《本草图经》卷七："鳢肠，即莲子草也……今处处有之，南方尤多。……俗谓之旱莲子。三月、八月采，阴干，亦谓之金陵草。"[10]

明代以后大部分本草学著作以"旱莲草"作为本品的正名。如明·兰茂《滇南本草》[13]、陈嘉谟《本草蒙筌》[14]，清·陈士铎《本草新编》[15]、汪昂《本草备要》[16]、黄宫绣《本草求真》[17]、姚澜《本草分经》[18]、严西亭《得配本草》[19]、陈其瑞《本草撮要》[20]、张秉成《本草便读》[21]等。少数本草学著作仍"鳢肠"条下介绍本品，如明·刘文泰《本草品汇精要》[22]、李时珍《本草纲目》[23]等。同时尚记载有本品异名"猢孙头"（《本草纲目》引《居家必用事类全集》），"莲草"《滇南本草》，"墨烟草"、"墨头草"、"墨菜"、"猪牙草"《本草纲目》，"鳢肠草"《本草求真》。如明·兰茂《滇南本草》卷二："旱莲草　一名莲草。味咸，性寒。固齿，乌须，肾虚齿疼，焙为末，搽牙龈上，痛立止。"明·李时珍《本草纲目》卷十六："鳢肠《唐本草》。[释名] 莲子草《唐本》、旱莲草《图经》、金陵草《图经》、墨烟草《纲目》、墨头草《纲目》、墨菜《纲目》、猢孙头《必用》、猪牙草。时珍曰：鳢，乌鱼也，其肠亦乌。此草柔茎，断之有墨汁出，故名，俗呼墨菜是也。"[23]清·黄宫绣《本草求真·上编》："旱莲草　（隰草），入肝肾凉血。即书所云鳢肠草、金陵草者是也。"[17]

"墨旱莲"作为本品正名始见于民国·王一仁《饮片新参》上册："旱莲草。形色：叶色紫红，梗粗内白。性味：凉平。功能：养肾阴……附注：墨旱莲色青灰，性味功用相同。"[1]现代文献中大多以"墨旱莲"作为本药正名，如《中华人民共和国药典》[2]、《中国中医药学主题词表》[4]、《中医大辞典·中药分册》[5]、《中药大辞典》[2]、《中国医学百科全书·中医学》[7]、《普通高等教育中医药类规划教材·中药学》[8]、《中国药材学》[6]、《中华本草》[9]等；而《中药志》[24]、《中药材手册》[25]、《全国中草药汇编》[26]、《全国中药炮制规范》[27]等仍沿用明代以后大部分本草学著作的记载，以“旱莲草”作为本品的正名。同时尚记载有“墨斗草”、“野水仙”、“麦兜草”《中药材手册》[25]，“水旱莲”、“白花蟛蜞草”、“野向日葵”、“黑墨草”、“墨汁草”、“墨水草”、“乌心草”《全国中草药汇编》[26]，“白旱莲”、“白花草”、“墨记菜”，“野水凤仙”，“摘头乌”、“滴落乌”、“水凤仙草”、“黑头草”、“古城墨”、“冰冻草”、“节节乌”、“跳鱼草”、“假日头花仔”、“绕莲花”、“火炭草”、“金丝麻”、“墨汁草”《中药大辞典》[3]，“止血草”《中医大辞典·中药分册》[5]，“烂脚草”《中国医学百科全书·中医学》[8]，“墨汁旱莲”、“水葵花”、“野葵花”《中国药材学》[6] “旱莲蓬”、“白田乌草”、“墨草”《中华本草》[9]等各地的俗称。还记载有本品原植物“鳢肠”的异名“旱莲草”、“黑墨草”、“白花蟛蜞菊”、“水葵花”、“野菊花”《中药志》[24]等。

3 附录

3.1 又称：黑旱莲、红旱莲（药材商品名）

3.2 俗称：黑墨草（浙江、广东）。白花蟛蜞菊（浙江、广东），水葵花（浙江、贵州），野葵花、水凤仙草（江苏），墨斗草（四川、湖南），野水仙（苏州），金丝麻、麦兜草（贵州），摘头乌、滴落乌（浙江），黑墨草、黑头草、古城墨（广西），白花草、白旱莲（岭南），水旱莲、冰冻草（湖南），节节乌，跳鱼草、假日头花仔、绕莲花、火炭草（闽东），墨汁草（江西），白花蟛蜞菊、墨汁旱莲（广东），烂脚草（上海），白田乌草、墨草（福建），野向日葵，墨水草，乌心草，墨记菜，野水凤仙，白旱莲，墨斗草，黑墨草，止血草。

3.3 曾称：金陵草《千金·月令》，莲子草《新修本草》，鳢肠、旱莲草、旱莲子《本草图经》，猢孙头《居家必用事类全集》，莲草《滇南本草》，墨头草、墨烟草、墨菜、猪牙草《本草纲目》，鳢肠草《本草求真》。

3.4 原植物名称：鳢肠，旱莲草、黑墨草、白花蟛蜞菊、水葵花（浙江），野菊花（江苏）。

4 文献通考

《新修本草》卷九：“鳢肠，味甘、酸，平，无毒。主血痢，针灸疮发，洪血不可止者，敷之立已。汁涂发眉，生速而繁。生下湿地。苗似旋蒿，一名莲子草，所在坑渠间有之。”[11]

《本草图经》卷七：“鳢肠，即莲子草也，旧不载所出州郡，但云生下湿地，今处处有之，南方尤多。此有二种：一种叶似柳而光泽，茎似马齿苋，高一、二尺许，花细而白，其实若小莲房。苏恭云：苗似旋复者是也；一种苗梗枯瘦，颇似莲花而黄色，实亦作房而圆，南人谓之莲翘者。二种摘其苗，皆有汁出，须臾而黑，故多作乌髭发药用之，俗谓之旱莲子。三月、八月采，阴干，亦谓之金陵草。见孙思邈《千金·月令》云：益髭发，变白为黑。金陵草煎方：金陵草一秤，六月以后收采，拣择无泥土者，不用洗，须青嫩，不杂黄叶，乃堪烂捣研，新布绞取汁，又以纱绢滤，令滓尽，内通油器钵盛之，日中煎。”[9]

《证类本草》卷九：“鳢肠，味甘、酸，平，无毒。主血痢。针灸疮发，洪血不可止者，敷之立已。汁涂发眉，生速而繁。生下湿地。唐本注云：苗似旋复，一名莲子草，所在坑渠间有之。”[12]

《滇南本草》卷二：“旱莲草，一名莲草。味咸，性寒。固齿，乌须，肾虚齿疼，焙为末，搽牙龈上，痛立止。洗九种痔疮，良效。”[13]

《本草品汇精要》卷十二：鳢肠，无毒，植生。鳢肠，主血痢，针灸疮发，洪血不可止者，敷之，立已汁涂发，眉生速而繁。”[22]

《本草蒙筌》卷三：“旱莲草（一名鳢肠），味甘、酸，气平，无毒。湿地多生，苗若旋覆。花细而白色，实圆而作房。摘断枝茎，汁出渐黑。或煎酒服，或熬膏敷。染白发回乌，止赤痢变粪。须眉稀少，可望速生而繁；火疮发红，能使流血立已。”[14]

《本草纲目》卷十六：“鳢肠《唐本草》。【释名】莲子草《唐本》、旱莲草《图经》、金陵草《图经》、墨烟草《纲目》、墨头草《纲目》、墨菜《纲目》、猢孙头《必用》、猪牙草。时珍曰：鳢，乌鱼也，其肠亦乌。此草柔茎，断之有墨汁出，故名，俗呼墨菜是也。细实颇如莲房状，故得莲名。”[23]

《本草新编》卷四：“旱莲草。旱莲草，一名鳢肠。味甘、酸，气平，无毒。入肾。能乌须鬓，止赤痢，治火疮。”[11]

《本草备要》草部：“旱莲草，一名鲤肠，又名金陵草。补肾。甘咸，汁黑。补肾止血，黑发乌髭。”[16]

《本草求真·上编》：“旱莲草（隰草），入肝肾凉血。即书所云鳢肠草、金陵草者是也。味甘而酸。性平色黑。功专入肝入肾。为止血凉血要剂。是以血痢煎膏用之。其血即止。须白汁涂。变白为黑。火疮发红。其红即退。齿牙动摇。擦之即固。苗如旋复。实似莲房。断之有汁。须臾而黑。熬膏良。”[17]

《本草分经·原例》：“旱莲草，甘酸寒，补肾固齿，凉血止血。”[18]

《得配本草》卷三：“旱莲草，即鳢肠。一名金陵草。甘、酸、凉。入足少阴经血分。凉血滋阴。疗脏毒，退肾热。灸疮发洪血不止者，敷之立已。”[19]

《本草撮要》卷一：“旱莲草，味甘酸。入足少阴厥阴，功专乌髭发，益肾阴。”[20]

《本草便读·草部》：“旱莲草，甘酸化阴，凉血有功于肾脏。沉寒色黑，乌须兼固夫齿牙。（旱莲草，甘酸而寒。折之中有汁出，其色黑，故入肾。能凉血补阴，敛营止血。然沉寒之性，阳虚便滑者，仍宜禁之。）”[21]

《中药志》：“旱莲草　本品为常用中药。商品为菊科植物鳢肠的干燥地上部分。……【原植物】鳢肠　别名：旱莲草、黑墨草、白花蟛蜞菊、水葵花（浙江），野菊花（江苏）。Eclipta prostrata L.［E. alba（L.）Hassk］——菊科 Compositae.”[24]

《中药材手册》：“旱莲草（《纲目》名鳢肠，列入草部隰草类）商品有黑旱莲及红旱莲两种：墨旱莲为菊科植物鳢肠 Eclipta prostrata L. 的干燥。原植物系一年生草本，均为野生，多生于潮湿的路旁草丛及沟边、田边、宅旁等地。【别名】墨斗草（四川、湖南）、野水仙（苏州）、麦兜草（贵州）。”[25]

《全国中草药汇编》：“旱莲草　别名墨旱莲、水旱莲、莲子草、白花蟛蜞草、墨头草、野向日葵、墨菜、黑墨草、墨汁草、墨水草、乌心草。来源：为菊科鳢肠属植物鳢肠 Eclipta prostrata（L.）L.［E. alba（L）Hassk.］，以全草入药。”[26]

《中药大辞典》：“墨旱莲《饮片新参》【异名】金陵草《千金月令》，莲子草《唐本草》，旱莲草、旱莲子《本草图经》，白旱莲《履巉岩本草》，猢孙头《居家必用事类全集》，莲草《滇南本草》，墨斗草《医学正传》，墨烟草、墨菜、猪牙草《纲目》，白花草、白花蟛蜞菊《岭南采药录》，墨记菜《现代实用中药》，野水凤仙《药材资料汇编》，摘头乌、滴落乌《浙江中药手册》，水凤仙草《江苏植药志》，黑墨草《广西药植图志》，黑头草、古城墨《广西中药志》，水旱莲、冰冻草《湖南药物志》，节节乌、跳鱼草、假日头花仔、绕莲花、火炭草《闽东本草》，金丝麻《贵州植药调查》，墨汁草《江西民间草药验方》。【基原】为菊科植物鳢肠《唐本草》Eclipta prostrata L.。"[3]

《中医大辞典·中药分册》："墨旱莲　见《饮片新参》。又旱莲草、墨斗草、止血草。为菊科植物鳢肠 Eclipta prostrata L. 的全草。主产江苏、浙江、江西、广东等地。"[4]

《中国医学百科全书·中医学》："墨旱莲　始载于《新修本草》。原名鳢肠，又名旱莲草、墨汁草、烂脚草、白花蟛蜞菊。为菊科植物鳢肠 Eclipta prostrata L. 的全草。夏、秋两季采收，洗净，晒干或阴干。"[5]

《全国中药炮制规范》："旱莲草（墨旱莲）［处方用名］旱莲草。【来源】本品为菊科植物鳢肠 Eclipta prostrata L. 的干燥地上部分。均系野生。主产于江苏、江西、浙江、广东等地。夏、秋二季枝叶繁茂时，割取地上部分，除去杂质，干燥。药材以色墨绿、叶多者为佳。"[27]

《中国药材学》："墨旱莲　【别名】旱莲草，黑墨草，白花蟛蜞菊、墨汁旱莲（广东），水葵花（浙江），野葵花（江苏），烂脚草（上海）。【来源】本品为菊科植物鳢肠 Eclipta prostrata L.［E. alba（L.）Hassk.］的全草。"[6]

《中国中医药学主题词表》："墨旱莲 Eclipta prostrata　属菊科和补阴药；用旱莲草检查 1995 前文献。D 旱莲草；D 鳢肠；D 金陵草。"[4]

《普通高等教育中医药类规划教材·中药学》："墨旱莲《新修本草》为菊科一年生草本植物鳢肠 Eclipta prostrata L. 的地上部分。主产江苏、江西、浙江、广东等地。花开时采割，晒干。切段生用。"[7]

《中华本草》："墨旱莲《饮片新参》【异名】金陵草《千金·月令》，莲子草《新修本草》，旱莲草、旱莲子《本草图经》，白旱莲《履巉岩本草》，猪牙草、旱莲蓬《简便单方》，猢孙头《居家必用事类全集》，莲草《滇南本草》，墨斗草《医学正传》，墨烟草、墨菜《纲目》，白花草、白花蟛蜞菊《岭南采药录》，墨记菜《现代实用中药》，野水凤仙《药材资料汇编》，黑墨草《广西药植图志》，黑头草、古城墨《广西中药志》，水旱莲、冰冻草《湖南药物志》，墨汁草《江西民间草药验方》，节节乌、白田乌草、墨草《福建药物志》，摘落乌《浙江药用植物志》，水葵花《贵州中草药名录》。……【来源】为菊科植物鳢肠的全草。【原植物】鳢肠 Eclipta prostrata（L.）L.［Verbesina prostrata L.；Eclipta alba（L.）Hassk］。"[9]

《中华人民共和国药典》："墨旱莲 Herba ecliptae　本品为菊科植物鳢肠 Eclipta prostrata L. 的干燥地上部分。花开时采割，晒干。"[21]

5　参考文献

1　民国·王一仁. 饮片新参. 上海：千顷堂书局，1936，49

2　国家药典委员会. 中华人民共和国药典. 一部. 北京：化学工业出版社，2000，306

3　江苏新医学院．中药大辞典．上海：上海科学技术出版社，1977，2615
4　吴兰成主编．中国中医药学主题词表．北京：中医古籍出版社，1996，255
5　《中医大辞典》编辑委员会．中医大辞典·中药分册．北京：人民卫生出版社，1982，405
6　徐国钧等主编．中国药材学．北京：中国医药科技出版社，1996，1639
7　《中医学》编辑委员会．中国医学百科全书·中医学．上海：上海科学技术出版社，1997，1241
8　雷载权主编．普通高等教育中医药类规划教材·中药学．上海：上海科学技术出版社，1995，310
9　国家中医药管理局《中华本草》编委会．中华本草．第七册．上海：上海科学技术出版社，1999，818
10　宋·苏颂．本草图经．合肥：安徽科学技术出版社，1994，215
11　唐·苏敬等撰．新修本草．合肥：安徽科学技术出版社，1981，242
12　宋·唐慎微．证类本草．北京：人民卫生出版社，1957，138
13　明·兰茂．滇南本草．第二卷．昆明：云南人民出版社，1977，294
14　明·陈嘉谟．本草蒙筌．北京：人民卫生出版社，1988，182
15　清·陈士铎．本草新编．北京：中国中医药出版社，1996，187
16　清·汪昂．本草备要．北京：中国中医药出版社，1998，124
17　清·黄宫绣．本草求真．上海：上海科学技术出版社，1959，228
18　清·姚澜．本草分经，上海：上海科学技术出版社，1989，150
19　清·严西亭．得配本草．上海：上海卫生出版社，1957，27
20　清·陈其瑞．本草撮要．见：珍本医书集成（二）．上海：上海科学技术出版社，1985，29
21　清·张秉成．本草便读．上海：上海卫生出版社，1957，26
22　明·刘文泰．本草品汇精要．北京：人民卫生出版社，1982，360
23　明·李时珍．本草纲目．北京：人民卫生出版社，1982，1078
24　中国医学科学院药物研究所等．中药志．第四册．北京：人民卫生出版社，1993，412
25　中华人民共和国卫生部药政管理局．中药材手册．北京：人民卫生出版社，1998，431
26　《全国中草药汇编》编写组．全国中草药汇编．上册．北京：人民卫生出版社，1996，464
27　中华人民共和国卫生部药政管理局．全国中药炮制规范．北京：人民卫生出版社，1988，244

487　稻芽

Daoya

Fructus Oryzae Germinatus

1　定名依据

1.1　正名

1.1.1　汉文名：稻芽（禾本科植物稻 Oryza sativa L. 的成熟果实经发芽干燥而得）。

1.1.2　英文名：rice - grain sprout.

1.2　依据

1.2.1　定名的文献依据

1.2.1.1　《中华人民共和国药典》：“稻芽 Fructus oryzae germinatus 本品为禾本科植物稻 sativa L. 的成熟果实经发芽干燥而得。将稻各用水浸泡后，保持适宜的温、湿度，待须根长至约 1cm 时，干燥。"[1]

1.2.1.2 《中国中医药学主题词表》："稻芽 Fructus oryzae germinatus 为禾本科植物稻的成熟果实经发芽干燥而得。"[2]

1.2.1.3 《中医大辞典·中药分册》："稻芽，见《中药材手册》。即谷芽，详该条。"[3]

1.2.2 定名选择的理由

1.2.2.1 稻芽 Fructus oryzae germinatus 为禾本科植物稻 Oryza sativa L. 的成熟果实经发芽干燥而的。"稻芽"作为本品正名古代文献未见记载，现代文献中我国最新出版的《中华人民共和国药典》、以及辞书类著作《中医大辞典·中药分册》等均以"稻芽"作为本品正名。已经广泛应用于中医药学文献的标引和检索的《中国中医药学主题词表》也以"稻芽"作为本品的正式主题词。

1.2.2.2 以"稻芽"作为本品正名更能反映其来源，并与原植物名保持一致。

1.3 与正名等效的名词：无。

2 源流考释

稻芽（禾本科植物稻 Oryza sativa L. 的成熟果实经发芽干燥而得）原称"蘖米"，始载于《名医别录》。如明·李时珍《本草纲目》卷二十五："蘖米《别录·中品》。"[4]其后的本草著作如宋·寇宗奭《本草衍义》[5]，明·李时珍《本草纲目》[4]、卢之颐《本草乘雅半偈》[6]等即以"蘖米"作为本品正名。同时载有本品异名"粟蘖"、"稻蘖"、"粟蘖"、"粟芽"、"谷芽"、"谷蘖"等。如《本草衍义》卷二十："蘖米，此则粟蘖也。今谷神散中用之，性又温于大麦。"[5]明·李时珍《本草纲目》卷二十五："按：《食经》用稻蘖，稻即穬谷之总名。粟蘖（一名粟芽），稻蘖（一名谷芽）【附方】新一。启脾进食：谷神丸：用谷蘖四两为末，入姜汁、盐少许，和作饼，焙干，入炙甘草、砂仁、白术（麸炒）各一两，为末。白汤点服之，或丸服。《澹寮方》穬麦蘖（一名麦芽）。"[4]

明·卢之颐《本草乘雅半偈》[6]以后的大多数本草著作以"谷芽"作为本品正名。如清·叶桂《本草经解》[7]、吴仪洛《本草从新》[8]、陈念祖《神农本草经读》[9]、姚澜《本草分经》[10]、严西亭《得配本草》[11]、陈其瑞《本草撮要》[12]、张秉成《本草便读》[13]等。也有以"焦谷芽"作为本品正名的。如清·凌奂《本草害利》脾部药队："焦谷芽，甘温消食，与麦芽同功，而性不损元。温中偏长，为消食建脾，开胃和中之要药。生谷芽，长于开胃。"[14]

须予指出的是，古代本草记载的"蘖米"或"谷芽"的原植物当包括稻、粟、黍、豆等数种植物，而本条"稻芽"仅为稻的成熟果实经发芽干燥而得，应用时应注意鉴别。

建国以来，《中药志》[15]、《中药材手册》[16]、《全国中草药汇编》[17]、《中药大辞典》[18]、《中国医学百科全书·中医学》[19]、《中国药材学》[20]、《普通高等教育中医药类规划教材·中药学》[21]、《中华本草》[22]等著作仍以"谷芽"作为本品正名，但我国最新出版的《中华人民共和国药典》[1]以及辞书类著作《中医大辞典·中药分册》[3]等均以"稻芽"作为本品正名。已经广泛应用于中医药学文献的标引和检索的《中国中医药学主题词表》[2]也以"稻芽"作为本品的正式主题词。现代文献同时记载有本品原植物"稻"的异名"水稻"《中药志》[15]等。

3 附录

3.1 又称：无。

3.2 俗称：无。

3.3 曾称：蘖米《名医别录》，谷蘖《澹寮集验方》，稻蘖、谷芽《本草纲目》，焦谷芽、生谷芽《本草害利》。

3.4 原植物名称：稻，水稻（通称）。

4 文献通考

《本草衍义》卷二十："蘖米，此则粟蘖也。今谷神散中用之，性又温于大麦。"[5]

《本草纲目》卷二十五："蘖米《别录·中品》。按：《食经》用稻蘖，稻即穬谷之总名。陶谓以米作蘖，非矣。米岂能更生乎？【集解】宗奭曰：蘖米，粟蘖也。时珍曰：《别录》止云蘖米，不云粟作也。苏恭言凡谷皆可生者，是矣。有粟、黍、谷、麦、豆诸蘖，皆水浸胀，候生芽曝干去须，取其中米，炒研面用。其功皆主消导。今并集于左方。粟蘖（一名粟芽）【气味】苦，温，无毒。【主治】寒中，下气，除热《别录》。除烦，消宿食，开胃《日华》。为末和脂敷面，令皮肤悦泽（陶弘景）。稻蘖（一名谷芽），【气味】甘，温，无毒。【主治】快脾开胃，下气和中，消食化积（时珍）。【附方】新一。启脾进食：谷神丸：用谷蘖四两为末，入姜汁、盐少许，和作饼，焙干，入炙甘草、砂仁、白术（麸炒）各一两，为末。白汤点服之，或丸服《澹寮方》。穬麦蘖（一名麦芽），【气味】咸，温，无毒。【主治】消食和中《别录》。时珍曰：麦蘖、谷芽、粟蘖，皆能消导米、面、诸果食积。观造饧者用之，可以类推矣。【附方】旧二，新六。快膈进食：麦蘖四两，神曲二两，白术、橘皮各一两，为末，蒸饼丸梧子大。每人参汤下三、五十丸，效。谷劳嗜卧，饱食便卧，得谷劳病，令人四肢烦重，嘿嘿欲卧，食毕辄甚：用大麦蘖一升，椒一两（并炒），干姜三两，捣末。每服方寸匕，白汤下，日三。《肘后》。"[4]

《本草乘雅半偈》第八帙："蘖米《别录·中品》。穬麦蘖。【气味】咸温，无毒。【主】消食和中。粟蘖，【气味】苦温，无毒。【主】寒中，下气，除热。【核】曰：诸蘖米，各以其谷，日用水润，候其芽生，曝干去须，取其中米，研面用。【参】曰：稻、黍、稷、麦、菽曰五谷，皆可区萌达蘖也。蘖者，生不以时，人力可为耳。时珍以稻蘖主下气。气下即容平，此得五行之金，五气之降之机矣。稻者西方金脏之谷故也。别录以穬麦蘖主和中。和中即发陈，此得五行之木，五气之升之机矣。麦者东方木脏之谷故也。蘖菽、稷二蘖，理可类推。若五谷蘖，舍充养吾身中黄之生气，亦不能具五行，具五气，安望其为本为枢，为本之长，为枢之机者乎。"[6]

《本草经解》卷四："谷芽，气温。味苦。无毒。主寒中下气。除热。"[7]

《本草从新》卷十二："谷芽，宣、健脾消食。甘温。快脾开胃。下气和中。消食化积。功同麦芽。而性不损元。（味甘气和、具生化之性、故为健脾温中之圣药。）炒用。"[8]

《神农本草经读·本草附录》："谷芽，气味苦、温，无毒。主寒中，下气，除热。《别录》。"[9]

《本草分经·原例》："谷芽，甘温而性不损元，健脾开胃，消食和中，下气化积，为健脾温中之圣药，炒用。”[10]

《得配本草》卷五：“谷芽，甘，温。入足阳明、太阴经。快脾开胃，消食下气，温中化积，为健脾温中之圣药。”[11]

《本草害利·脾部药队》：“焦谷芽，甘温消食，与麦芽同功，而性不损元。温中偏长，为消食建脾，开胃和中之要药。生谷芽，长于开胃。”[14]

《本草撮要》卷五：“谷芽，味甘温。入手足太阴阳明经。功专开胃醒脾。下气和中。消食化积。炒用。得砂仁白术能使人进食。妇人食之断乳。”[12]

《本草便读·谷部》：“谷芽，且甘且温。启脾进食。或生或炒。消导和中。（谷芽味甘性温。其功虽主消导。而消导之中。却能启脾开胃。进食和中。非若麦芽之专于克削。而尚能破瘀导浊也。）”[13]

《中药志》：“谷芽　本品为常用中药，由禾本科植物稻的颖果发芽干燥而得。……【原植物】稻　别名：水稻（通称）。Oryza sativa L. ——禾本科 Gramineae.”[15]

《中药材手册》：“谷芽（《纲目》列入谷部造酿类蘖米项下）本品为禾本科植物稻 sativa L. 的成熟颖果经发芽处理后的干燥品。原植物系一年生草本，均为栽培。北方地区习惯以同科植物粟的颖果经发芽后当谷芽用。【别名】稻芽。”[16]

《全国中草药汇编》：“谷芽　别名：稻芽。来源：为禾本科稻属植物稻 Oryza sativa L. 的成熟果实，经过发芽加工处理而得。”[17]

《中药大辞典》：“谷芽《纲目》【异名】蘖米《别录》，谷蘖《澹寮方》，稻蘖《纲目》，稻芽《中药材手册》。【基原】为禾本科植物稻 Oryza sativa L. 的成熟果实，经加工而发芽者。原植物详‘粳米’条。”[18]

《中医大辞典·中药分册》：“稻芽　见《中药材手册》。即谷芽，详该条。”[3]

《中国医学百科全书·中医学》：“谷芽　始载于《名医别录》。原名蘖米，又名谷蘖、稻蘖、稻芽。为禾本科植物稻 Oryza sativa L. 的成熟果实，经加工发芽而成。中国产稻区均有生产。”[19]

《中国药材学》：“谷芽　【别名】稻芽。【来源】本品为禾本科植物稻 Oryza sativa L. 的颖果发芽而成。”[20]

《中国中医药学主题词表》：“稻芽 Fructus oryzae germinatus　为禾本科植物稻的成熟果实经发芽干燥而得；属清导药。”[2]

《普通高等教育中医药类规划教材·中药学》：“谷芽《本草纲目》为禾本科一年生草本植物稻 Oryza sativa L. 的成熟果实，经发芽干燥而成。全国各地均产，随时可制备，制法如麦芽。生用或炒用。”[21]

《中华本草》：“谷芽《纲目》【异名】蘖米《别录》，谷蘖《澹寮集验方》，稻蘖《纲目》，稻芽《中药材手册》。【来源】为禾本科植物稻 Oryza sativa L. 的颖果经发芽而成。【原植物】参见‘粳米’条。”[22]

《中华人民共和国药典》：“稻芽 Fructus oryzae germinatus　本品为禾本科植物稻 Oryza sativa L. 的成熟果实经发芽干燥而得。将稻各用水浸泡后，保持适宜的温、湿度，待须根长至约 1cm 时，干燥。”[1]

5　参考文献

1　国家药典委员会. 中华人民共和国药典. 一部. 北京：化学工业出版社，2000，306

2　吴兰成主编．中国中医药学主题词表．北京：中医古籍出版社，1996，72
3　《中医大辞典》编辑委员会．中医大辞典·中药分册．北京：人民卫生出版社，1982，406
4　明·李时珍．本草纲目．北京：人民卫生出版社，1982，1548
5　宋·寇宗奭．本草衍义．上海：商务印书馆，1937，136
6　明·卢之颐．本草乘雅半偈．北京：人民卫生出版社，1986，473
7　清·叶桂．本草经解．上海：上海科学技术出版社，1958，103
8　清·吴仪洛．本草从新．北京：中医古籍出版社，2001，184
9　清·陈念祖．神农本草经读．北京：人民卫生出版社，1959，52
10　清·姚澜．本草分经．上海：上海科学技术出版社，1989，101
11　清·严西亭．得配本草．上海：上海卫生出版社，1957，14
12　清·陈其瑞．本草撮要．见：珍本医书集成（二）．上海：上海科学技术出版社，1985，65
13　清·张秉成．本草便读．上海：上海卫生出版社，1957，82
14　清·凌奂．本草害利．北京：中医古籍出版社，1982，74
15　中国医学科学院药物研究所等．中药志．第三册．北京：人民卫生出版社，1993，409
16　中华人民共和国卫生部药政管理局．中药材手册．北京：人民卫生出版社，1998，406
17　《全国中草药汇编》编写组．全国中草药汇编．下册．北京：人民卫生出版社，1996，331
18　江苏新医学院．中药大辞典．上海：上海科学技术出版社，1977，1148
19　《中医学》编辑委员会．中国医学百科全书·中医学．上海：上海科学技术出版社，1997，1219
20　徐国钧等主编．中国药材学．北京：中国医药科技出版社，1996，1185
21　雷载权主编．普通高等教育中医药类规划教材·中药学．上海：上海科学技术出版社，1995，173
22　国家中医药管理局《中华本草》编委会．中华本草．第八册．上海：上海科学技术出版社，1999，378

488　僵　蚕

Jiangcan

Bombyx Batryticatus

1　定名依据

1.1　正名

1.1.1　汉文名：僵蚕［蚕娥科昆虫家蚕 Bombyx mori Linnaeus．4～5 龄的幼虫感染（或人工接种）白僵菌 Beauveria bassiana（Bals.）Vuillant 而致死的干燥体］。

1.1.2　英文名：stiff silkworm.

1.2　依据

1.2.1　定名的文献依据

1.2.1.1　《备急千金要方》卷十九："钟乳散，治五劳七伤，虚羸无气力伤极方。钟乳（六两……），鹿角（白者），白马茎（别研），硫黄（别研），铁精、石斛、人参、磁石、桂心、僵蚕（各一两），蛇床子（三两），上十味为末，以枣膏和捣三千杵，酒服三十丸如梧子，日再。慎房室及生冷，醋滑，鸡、猪、鱼陈败。"[1]

1.2.1.2　《本草新编》卷五："僵蚕，味咸、辛，气平，无毒，升也，阴中阳也。逐风湿殊功，口噤失音者必用，拨疔毒极效，肿突几危者急敷。主小儿惊痫夜啼，治妇人崩中赤白，止阴痒，去三虫，灭黑及诸疮瘢痕，面色令好。”[2]

1.2.1.3　《本草备要》：“僵蚕，轻，宣，去风，化痰，辛咸微温。僵而不腐，得清化之气，故能治风化痰，散结行经。（蚕病风作僵，故因以治风，能散相火逆结之痰。）其气味俱薄，轻浮而升，入肺、肝、胃三经。”[3]

1.2.1.4　《本草分经·原例》：“僵蚕，咸辛平，气味轻浮，入肺肝胃，去风化痰，散结行经能敬相火，治逆结之痰及风热为病。蚕蛹治风退热除蛔，疗小儿疳疾，猘犬咬者终身忌食。”[4]

1.2.1.5　《本草择要纲目·平性药品》：“僵蚕　【气味】咸辛平无毒。浮而升。阳中之阳也。入厥阴阳明之药。”[5]

1.2.1.6　《中药材手册》：“僵蚕（《纲目》列入虫部卵生类蚕项下）本品为蚕娥科昆虫家蚕 Bombyx mori Linnaeus. 4~5 龄的幼虫感染（或人工接种）白僵菌 Beauveria bassiana (Bals.) Vuillant 致死的干燥虫体。”[6]

1.2.1.7　《全国中草药汇编》：“僵蚕　别名：白僵蚕、僵虫、天虫。来源：为蚕娥科昆虫家蚕 Bombyx mori L. 的幼虫（彩图 538）因感染淡色丝菌科白僵菌 Beauveria bassiana Bals. 而致死的干燥全体。”[7]

1.2.1.8　《中医大辞典·中药分册》：“僵蚕　出《备急千金要方》。即白僵蚕，详该条。”[8]

1.2.1.9　《全国中药炮制规范》：“僵蚕　［处方用名］僵蚕、麸炒僵蚕。【来源】本品为蚕娥科昆虫家蚕 Bombyx mori Linnaeus. 4~5 龄的幼虫感染（或人工接种）白僵菌 Beauveria bassiana (Bals.) Vuillant 而致死的干燥体。”[9]

1.2.1.10　《中国药材学》：“僵蚕　【别名】白僵蚕，姜虫，瘟蚕，僵虫。【来源】本品为昆虫纲鳞翅目蚕娥科动物家蚕 Bombyx mori Linnaeus. 幼虫因感染白僵菌 Beauveria (Batrytis) bassiana (Bals.) Vuillant 而致死的虫体。”[10]

1.2.1.11　《中国中医药学主题词表》：“僵蚕 Bombyx batryticatus　为蚕蛾科昆虫家蚕的幼虫感染白僵菌而致死的干燥体；属虫类药、平肝熄风药和祛风药。D 白僵蚕；D 僵蛹。”[11]

1.2.1.12　《普通高等教育中医药类规划教材·中药学》：“僵蚕《本经》为蚕娥科昆虫家蚕蛾 Bombyx mori Linnaeus. 的幼虫在未吐丝前，因感染白僵菌 Beauveria bassiana (Bals.) Vuillant 而发病致死的干燥体。”[12]

1.2.1.13　《中华人民共和国药典》：“僵蚕 Bombyx batryticatus　本品为蚕娥科昆虫家蚕 Bombyx mori Linnaeus. 4~5 龄的幼虫感染（或人工接种）白僵菌 Beauveria bassiana (Bals.) Vuillant 而致死的干燥体。多于春、秋季生产，将感染白僵菌病死的蚕干燥。”[13]

1.2.2　定名选择的理由

1.2.2.1　僵蚕 Bombyx batryticatus，系蚕娥科昆虫家蚕 Bombyx mori Linnaeus. 4~5 龄的幼虫感染（或人工接种）白僵菌 Beauveria bassiana (Bals.) Vuillant 而致死的干燥体。“僵蚕”之名首见于唐·孙思邈《备急千金要方》，“僵蚕”作为本品正名始见于清·陈士铎《本草新编》，其后的本草著作如清·汪昂《本草备要》、姚澜《本草分经》、蒋居祉《本草择要纲目》等在载录本品时即以“僵蚕”作为正名，并一直沿用至今。

1.2.2.2　我国最新出版的《中华人民共和国药典》、《普通高等教育中医药类规划教材·中药学》以及辞书类著作《中医大辞典·中药分册》等均以“僵蚕”作为本品正名。已经广泛应用于中医药学文献的标引和检索的《中国中医药学主题词表》也以“僵蚕”作为本品的正式主题词。现代本草著作如《中国药材学》、《中药材手册》、《全国中药炮制规范》等虽记载了不少本品各地的俗称，但也无一例外以“僵蚕”作为本品的正名。说明“僵蚕”作为本品正名已成为共识。

1.3　与正名等效的名词：无。

2　源流考释

僵蚕［蚕蛾科昆虫家蚕 Bombyx mori Linnaeus. 4～5 龄的幼虫感染（或人工接种），白僵菌 Beauveria bassiana（Bals.）Vuillant 而致死的干燥体］，入药始载于汉《神农本草经》，称为“白僵蚕”。如《神农本草经》卷二：“白僵蚕，味咸。主小儿惊痫夜啼，去三虫，减黑皯，令人面色好，男子阴疡病。生平泽。”[14] 其后的本草著作即沿用《神农本草经》的记载，以“白僵蚕”作为本品的正名。如魏晋《名医别录》[15]，南北朝·雷敩《雷公炮炙论》[16]、陶弘景《本草经集注》[17]，宋·苏颂《本草图经》[18]、唐慎微《证类本草》[19]、寇宗奭《本草衍义》[20]，金·李杲《珍珠囊补遗药性赋》[21]，明·陈嘉谟《本草蒙筌》[22]、缪希雍《炮炙大法》[23]、李中梓《本草征要》[24]、《雷公炮制药性解》[25]、卢之颐《本草乘雅半偈》[26] 等。

“僵蚕”之名首见于唐·孙思邈《备急千金要方》卷十九：“钟乳散，治五劳七伤，虚羸无气力伤极方。钟乳（六两……），鹿角（白者），白马茎（别研），硫黄（别研），铁精、石斛、人参、磁石、桂心、僵蚕（各一两），蛇床子（三两），上十味为末，以枣膏和捣三千杵，酒服三十丸如梧子，日再。慎房室及生冷醋滑鸡猪鱼陈败。”[1]“僵蚕”作为本品正名始见于清·陈士铎《本草新编》卷五：“僵蚕，味咸、辛，气平，无毒，升也，阴中阳也。”[2] 其后的本草著作有的即以“僵蚕”为正名。如清·汪昂《本草备要》[3]、姚澜《本草分经》[4]、蒋居祉《本草择要纲目》[5] 等。有的仍以“白僵蚕”为正名，如清·徐大椿《神农本草经百种录》[27]、吴仪洛《本草从新》[28]、张志聪《本草崇原》[29]、沈金鳌《要药分剂》[30]、杨时泰《本草述钩元》[31]、叶志诜《神农本草经赞》[32]、严西亭《得配本草》[33]、陈其瑞《本草撮要》[34] 等。

现代有关著作多沿用清·陈士铎《本草新编》的记载以“僵蚕”作为本品正名。如《中华人民共和国药典》[13]、《普通高等教育中医药类规划教材·中药学》[12]、《中医大辞典·中药分册》[8]、《中国中医药学主题词表》[11]、《中药材手册》[6]、《全国中药炮制规范》[9]、《中国药材学》[10] 等。而《中国医学百科全书·中医学》[35]、《中药大辞典》[36]、《中华本草》[37] 仍以“白僵蚕”作为本品正名。同时尚记载有“姜蚕”、“僵虫”、“天虫”《中药材手册》[6]，“姜虫”、“瘟蚕”《中国药材学》[10]，“白僵虫”《中华本草》[37] 等各地的俗称。

3　附录

3.1　又称：麸炒僵蚕（饮片规格名）。

3.2　俗称：姜蚕（江苏、浙江、贵州、四川），僵虫（河北），天虫，姜虫，瘟蚕，白僵虫。

3.3 曾称：白僵蚕《神农本草经》。

4 文献通考

《神农本草经》卷二："白僵蚕，味咸。主小儿惊痫夜啼，去三虫，减黑皯，令人面色好，男子阴疡病。生平泽。"[14]

《名医别录》卷二："白僵蚕，味辛，平，无毒。主治女子崩中赤白，产后余痛，灭诸疮瘢痕。生颍川。四月取自死者，勿令中湿，湿有毒，不可用。"[15]

《雷公炮炙论》中卷："白僵蚕。雷公云：凡使，先须以糯米泔浸一日，待蚕桑涎出，如蜗牛涎，浮于水面上，然后漉出，微火焙干，以布净拭蚕上黄肉毛，并黑口甲了，单捣，筛如粉用也。"[16]

《本草经集注》："白僵蚕，味咸、辛，平，无毒。主治小儿惊痫，夜啼，去三虫，灭黑䵟。令人面色好，治男子阴疡病。女子崩中赤白，产后余痛。"[17]

《备急千金要方》卷十九："钟乳散，治五劳七伤，虚羸无气力伤极方。钟乳（六两……），鹿角（白者），白马茎（别研），硫黄（别研），铁精、石斛、人参、磁石、桂心、僵蚕（各一两），蛇床子（三两），上十味为末，以枣膏和捣三千杵，酒服三十丸如梧子，日再。慎房室及生冷，醋滑，鸡、猪、鱼陈败。"[1]

《本草图经》卷十四："白僵蚕，生颍川平泽，今所在养蚕处皆有之。用自僵死白色而条直者为佳。四月取，勿令中湿，湿则有毒不可用。"[18]

《证类本草》卷二十一："白僵蚕，味咸、辛，平，无毒。主小儿惊痫夜啼，去三虫，灭黑䵟，令人面色好，男子阴疡（音亦）病，女子崩中赤白，产后余痛，灭诸疮瘢痕。生颍川平泽。四月取自死者，勿令中湿，湿有毒，不可用。"[19]

《本草衍义》卷十七："白僵蚕，然蚕有两三番，惟头番僵蚕最佳，大而无蛆。"[20]

《珍珠囊补遗药性赋》卷二："白僵蚕，味咸辛平，性微温无毒。升也，阴中之阳也。其用有二：去皮肤风动如虫行；主面部䵟生如漆点。"[21]

《本草蒙筌》卷十一："白僵蚕，味咸、辛，气平。升也，阴中阳也。属火，有土与木，得金气僵而不化。无毒。一说：性温，有小毒。"[22]

《炮炙大法》："白僵蚕（凡使，除丝绵并子，尽以糯米泔浸一宿，待蚕桑涎出，如蜗牛涎，浮于水面上，然后漉出，微火焙干，以布净拭，蚕上黄肉毛，并黑口甲了，单捣，筛如粉用也。白而直折，开如沥青色者佳。恶桔梗、茯苓、茯神、萆薢、桑螵蛸）。"[23]

《雷公炮制药性解》卷六："白僵蚕，味咸辛，性微温，有小毒，入心肝脾肺四经。主风温口噤失音，疔毒风痰结滞，皮肤风动如虫行，小儿惊痫夜啼，女子崩中赤白，止阴痒，去三虫，灭黑点。米泔水浸去涎，炒去丝用。"[25]

《本草征要》卷二："白僵蚕，味咸、辛，温，无毒。入肺、脾、肝三经。恶桑螵蛸、桔梗、茯苓、萆薢。米泔浸一日，待涎浮水上，微火焙干、去丝及黑口甲。"[37]

《本草乘雅半偈》第八帙："白僵蚕《本经·中品》。【气味】咸辛平，无毒。【主治】主小儿惊痫，夜啼，去三虫，灭黑黯，令人面好，男子阴痒病。【核】曰：白僵蚕，蚕病风死，其色自白，死且不朽也。"[26]

《本草新编》卷五："僵蚕，味咸、辛，气平，无毒，升也，阴中阳也。逐风湿殊功，口噤失音者必用，拨疔毒极效，肿突几危者急敷。主小儿惊痫夜啼，治妇人崩中赤白，止阴痒，去三虫，灭黑鼾及诸疮瘢痕，面色令好。散风痰并结滞痰块，喉痹使开，驱分娩，罢余疼，解伤寒后阴易。”[2]

《本草备要》：“僵蚕，轻，宣，去风，化痰，辛咸微温。僵而不腐，得清化之气，故能治风化痰，散结行经。（蚕病风作僵，故因以治风，能散相火逆结之痰。）其气味俱薄，轻浮而升，入肺、肝、胃三经。”[3]

《神农本草经百种录·中品》：“白僵蚕，味咸。蚕，食桑之虫也。桑能治风养血，故其性亦相近。僵蚕感风而僵，凡风气之疾，皆能治之，盖借其气以相感也。”[27]

《本草从新》卷十七：“白僵蚕，轻、宣、去风化痰。咸辛平。僵而不腐。得清化之气。故能治风化痰。散结行经。”[28]

《得配本草》卷八：“白僵蚕，恶桔梗、茯苓、茯神、萆薢、桑螵蛸。咸、辛、微温，有小毒。入手太阴、足厥阴经。”[33]

《本草崇原》卷中：白僵蚕，气味咸辛平，无毒。主治小儿惊痫夜啼，去三虫，灭黑，令人面色好，男子阴痒病。（蚕处处可育，而江浙尤多，蚕病风死，其色不变，故名白僵，僵者死而不朽之谓。）[29]

《要药分剂》卷二：“白僵蚕，即蚕之自死者。味咸辛。性平。无毒。蚕属阳。而僵者又兼金木之化。升也。阳也。恶桑螵蛸、桔梗、茯苓、茯神、萆薢。”[30]

《本草分经·原例》：“僵蚕，咸辛平，气味轻浮，入肺肝胃，去风化痰，散结行经能敬相火，治逆结之痰及风热为病。蚕蛹治风退热除蛔，疗小儿疳疾，猘犬咬者终身忌食。”[4]

《本草述钩元》卷二十七：“白僵蚕，凡蚕类入药，俱用食桑者。此虫属阳，喜燥恶湿，食而不饮，三眠三起，二十七日而老。自卵出为，蜕为蚕，蚕而，茧而蛹，蛹而蛾，蛾而卵，卵而复。”[31]

《神农本草经赞》卷二：“白僵蚕，味咸。主小儿惊痫夜啼，去三虫，灭黑皯，令人面色好，男子阴疡病。生平泽，三起三眠。忽摧风扰，马首犹瞻，蛾眉罢扫，茧室休营，丝肠自绕，汤镬辞烹，知几及早。”[32]

《本草择要纲目·平性药品》：“僵蚕 【气味】咸辛平无毒。浮而升。阳中之阳也。入厥阴阳明之药。”[5]

《本草撮要》卷九：“白僵蚕，味辛咸。入手足厥阴阳明经，功专疗风痰。”[34]

《中药材手册》：“僵蚕（《纲目》列入虫部卵生类蚕项下）本品为蚕娥科昆虫家蚕 Bombyx mori Linnaeus. 4～5 龄的幼虫感染（或人工接种）白僵菌 Beauveria bassiana (Bals.) Vuillant 致死的干燥虫体。近几年，北京、江苏、浙江、山西等地利用缫丝后的蚕蛹经接种白僵菌发酵制成僵肾，在临床上代替僵蚕应用，其性状与僵蚕有所区别。【别名】白僵蚕、姜蚕（江苏、浙江、贵州、四川）、僵虫、天虫。”[6]

《全国中草药汇编》：“僵蚕 别名：白僵蚕、僵虫、天虫。来源：为蚕娥科昆虫家蚕 Bombyx mori L. 的幼虫，因感染淡色丝菌科白僵菌 Beauveria bassiana Bals. 而致死的干燥全体。”[7]

《中药大辞典》：“白僵蚕《本经》【异名】僵蚕《千金方》，天虫《药材资料汇编》，僵虫《河北药材》。【基原】为蚕娥科昆虫家蚕蛾 Bombyx mori L. 的幼虫感染白僵菌

Beauveria bassiana (Bals.) Vuill. 而僵死的干燥全虫。原动物详‘原蚕蛾’条。”[36]

《中医大辞典·中药分册》：“僵蚕　出《备急千金要方》。即白僵蚕，详该条”[8]

《中国医学百科全书·中医学》：“白僵蚕　始载于《神农本草经》。又名僵蚕、天虫。为蚕娥科昆虫家蚕 Bombyx mori L. 4~5 龄的幼虫感染白僵菌 Beauveria bassiana (Bals.) Vuill. 而发病致死的僵化虫体。将病死的虫体加石灰吸干水分，再晒干或微火烘干。”[35]

《全国中药炮制规范》：“僵蚕　[处方用名] 僵蚕、麸炒僵蚕。【来源】本品为蚕娥科昆虫家蚕 Bombyx mori Linnaeus. 4~5 龄的幼虫感染（或人工接种）白僵菌 Beauveria bassiana (Bals.) Vuillant 而致死的干燥体。多于夏季生产，将感染白僵菌病死的蚕，干燥。药材以条粗、质硬、色白、断面光亮者为佳。”[9]

《中国药材学》：“僵蚕　【别名】白僵蚕，姜虫，瘟蚕，僵虫。【来源】本品为昆虫纲鳞翅目蚕娥科动物家蚕 Bombyx mori Linnaeus. 幼虫因感染白僵菌 Beauveria (Batrytis) bassiana (Bals.) Vuillant 而致死的虫体。”[10]

《中国中医药学主题词表》：“僵蚕 Bombyx batryticatus　为蚕蛾科昆虫家蚕的幼虫感染白僵菌而致死的干燥体；属虫类药、平肝熄风药和祛风药。D 白僵蚕；D 僵蛹。”[11]

《普通高等教育中医药类规划教材·中药学》：“僵蚕《本经》为蚕娥科昆虫家蚕蛾 Bombyx mori Linnaeus. 的幼虫在未吐丝前，因感染白僵菌 Beauveria bassiana (Bals.) Vuillant 而发病致死的干燥体。主产于浙江、江苏、四川等养蚕区。收集病死的僵蚕，倒入石灰中拌匀，吸去水分，晒干或焙干。生用或炒用。”[12]

《中华本草》：“白僵蚕《本经》【异名】僵蚕《千金方》，天虫《药材资料汇编》，僵虫《河北药材》，白僵虫《新华本草纲要》。……【来源】为蚕娥科动物家蚕蛾的幼虫感染白僵菌 Beauveria bassiana (Bals.) Vuill. 而僵死的全虫。【原动物】参见‘原蚕蛾’条。”[37]

《中华人民共和国药典》：“僵蚕 Bombyx batryticatus　本品为蚕娥科昆虫家蚕 Bombyx mori Linnaeus. 4~5 龄的幼虫感染（或人工接种）白僵菌 Beauveria bassiana (Bals.) Vuillant 而致死的干燥体。多于春、秋季生产，将感染白僵菌病死的蚕干燥。”[13]

5　参考文献

1　唐·孙思邈. 备急千金要方. 北京：人民卫生出版社，1955，353

2　清·陈士铎. 本草新编. 北京：中国中医药出版社，1996，292

3　清·汪昂. 本草备要. 北京：中国中医药出版社，1998，271

4　清·姚澜. 本草分经. 上海：上海科学技术出版社，1989，78

5　清·蒋居祉. 本草择要纲目. 见：珍本医书集成（二）. 上海：上海科学技术出版社，1985，109

6　中华人民共和国卫生部药政管理局. 中药材手册. 北京：人民卫生出版社，1998，709

7　《全国中草药汇编》编写组. 全国中草药汇编. 上册. 北京：人民卫生出版社，1996，944

8　《中医大辞典》编辑委员会. 中医大辞典·中药分册. 北京：人民卫生出版社，1982，406

9　中华人民共和国卫生部药政管理局. 全国中药炮制规范. 北京：人民卫生出版社，1988，368

10　徐国钧等主编. 中国药材学. 北京：中国医药科技出版社，1996，1797

11　吴兰成主编. 中国中医药学主题词表. 北京：中医古籍出版社，1996，179

12　雷载权主编. 普通高等教育中医药类规划教材·中药学. 上海：上海科学技术出版社，1995，268

13　国家药典委员会. 中华人民共和国药典. 一部. 北京：化学工业出版社，2000，307

14 汉·神农本草经．清顾观光重辑本．北京：人民卫生出版社，1955，77
15 魏晋·名医别录．北京：人民卫生出版社，1986，189
16 南北朝·雷敩．雷公炮炙论．上海：上海中医学院出版社，1986，86
17 南北朝·陶弘景．本草经集注．北京：人民卫生出版社，1994，429
18 宋·苏颂．本草图经．合肥：安徽科学技术出版社，1994，484
19 宋·唐慎微．证类本草．北京：人民卫生出版社，1957，430
20 宋·寇宗奭．本草衍义．上海：商务印书馆，1937，110
21 金·李杲．珍珠囊补遗药性赋．见：中国医学大成（二）．长沙：岳麓书社，1990，108
22 明·陈嘉谟．本草蒙筌．北京：人民卫生出版社，1988，416
23 明·缪希雍．炮炙大法．明末庄继先校刻本
24 明·李中梓．本草征要．见：李中梓医学全书．北京：中国中医药出版社，1999，155
25 明·李中梓．雷公炮制药性解．见：中国医学大成（二）．长沙：岳麓书社，1990．164
26 明·卢之颐．本草乘雅半偈．北京：人民卫生出版社，1986，259
27 清·徐大椿．神农本草经百种录．见：景印文渊阁四库全书（785）．北京：中医古籍出版社，1986，577
28 清·吴仪洛．本草从新．北京：中医古籍出版社，2001，243
29 清·张志聪．本草崇原．北京：中国中医药出版社，1992，103
30 清·沈金鳌．要药分剂．上海：上海科学技术出版社，1959，58
31 清·杨时泰．本草述钩元．上海：科技卫生出版社，1958，564
32 清·叶志诜．神农本草经赞．见：珍本医书集成（二）．上海：上海科学技术出版社，1985，105
33 清·严西亭．得配本草．上海：上海卫生出版社，1957，3
34 清·陈其瑞．本草撮要．见：珍本医书集成（二）．上海：上海科学技术出版社，1985，92
35 《中医学》编辑委员会．中国医学百科全书·中医学．上海：上海科学技术出版社，1997，1201
36 国家中医药管理局《中华本草》编委会．中华本草．第九册．上海：上海科学技术出版社，1999，179
37 江苏新医学院．中药大辞典．上海：上海科学技术出版社，1977，739

489 熟地黄

Shudihuang

Radix rehmanniae preparata

1 定名依据

1.1 正名

1.1.1 汉文名：熟地黄（玄参科植物地黄 Rehmannia glutinosa Libosch. 的块根的炮制加工品）。

1.1.2 英文名：prepared rehmannia root.

1.2 依据

1.2.1 定名的文献依据

1.2.1.1 《本草图经》卷第四："地黄，生咸阳川泽，黄土地者佳，今处处有之，以同

州为上……二月、八月采根，蒸三、二日令烂，曝干，谓之熟地黄。阴干者，是生地黄。种之甚易，根入土即生。”[1]

1.2.1.2　《汤液本草》卷之三：“熟地黄，气寒，味苦，阴中之阳。甘，微苦，味厚气薄，阴中阳也。无毒。入手足少阴经，厥阴经。《象》云：酒洒，蒸如乌金，假酒力则微温，大补，血衰者须用之。善黑须发。忌萝卜。”[2]

1.2.1.3　《本草征要》第一卷：“熟地黄，性、味、畏、忌俱同生地黄。用砂锅、柳甑，衬以荷叶，将生地黄酒润，用缩砂仁粗末拌蒸，盖复极密。文武火蒸半日，取起，贮极干。如前又蒸九次，为度。”[3]

1.2.1.4　《本草择要纲目·寒性药品》：“熟地黄（即生干地黄择其沉实者，以陈酒煮小地黄汁，将地黄复入汁内，九蒸九晒。令其脂体柔润者是也。）【气味】甘微苦微温。阴中之阳。沉也。入手足少阴厥阴之经。【主治】益肾水真阴。和产后血气。”[4]

1.2.1.5　《本草易读》卷四：“熟地黄，酒洗良。忌莱菔、葱、蒜、诸血。甘，平，无毒。入手足少阴、厥阴。滋肾益阴，填髓生精，黑须乌发，聪耳明目。经候胎产之疾，五劳七伤之疴。”[5]

1.2.1.6　《本草从新》卷三：“熟地黄，平补肝肾、养血滋阴。甘而微温，入足三阴经。滋肾水，封填骨髓，利血脉，补益真阴，聪耳明目，（耳为肾窍、目为肝窍、目得血而能视、耳得血而能听。）黑发乌须。又能补脾阴，止久泻。”[6]

1.2.1.7　《中华人民共和国药典》：“熟地黄 Radix rehmanniae preparata　本品为生地黄的炮制加工品。”[7]

1.2.1.8　《普通高等教育中医药类规划教材·中药学》：“熟地黄《本草图经》为生地黄（见清热凉血药）经加黄酒拌蒸至内外色黑、油润，或直接蒸至黑润而成。切厚片用。”[8]

1.2.1.9　《中药大辞典》：“熟地黄《本草图经》【异名】熟地《景岳全书》。【基原】为玄参科植物地黄 Rehmannia glutinosa (Gaertn.) Libosch. 或怀庆地黄 R. glutinosa Libosch f. huechingensis (Chao et Schih) Hsiao 的根茎，经加工蒸晒而成。”[9]

1.2.1.10　《中国医学百科全书·中医学》：“熟地黄　始载于《本草图经》。又名熟地。玄参科植物地黄 Rehmannia glutinosa (Gaertn.) Libosch. 的块根经加工蒸晒而成。秋季挖取块根，除去芦头及须根，洗净，晾干，再加黄酒 50% 拌蒸，取出晒至外皮稍干，即成。”[10]

1.2.1.11　《中国中医药学主题词表》：“熟地黄 Radix rehmanniae preparata　为玄参科植物地黄的根的炮制品；属补肾药和补阴药；D 熟地。”[11]

1.2.1.12　《中华本草》：“熟地黄《本草图经》【异名】熟地《景岳全书》。【来源】为玄参科植物地黄 Rehmannia glutinosa (Gaertn.) Libosch. ex Fisch. et Mey. 的块根。【原植物】参见‘鲜地黄’条。”[12]

1.2.2　定名选择的理由

1.2.2.1　熟地黄 Radix rehmanniae preparata，系玄参科植物地黄 Rehmannia glutinosa Libosch. 的块根的炮制加工品。“熟地黄”之名始见于宋·苏颂《本草图经》，“熟地黄”作为本品正名始见于元·王好古《汤液本草》，其后的本草著作如明·李中梓《本草征要》，清·蒋居祉《本草择要纲目》、汪昂《本草易读》、吴仪洛《本草从新》等在载录本品时即以“熟地黄”作为正名，并一直沿用至今。

1.2.2.2　我国最新出版的《中华人民共和国药典》、《普通高等教育中医药类规划教材·中药学》以及辞书类著作《中药大辞典》、《中国医学百科全书·中医学》等均以"熟地黄"作为本品正名。已经广泛应用于中医药学文献的标引和检索的《中国中医药学主题词表》也以"熟地黄"作为本品的正式主题词。现代本草著作如《中华本草》等虽记载了不少本品各地的俗称，但也无一例外以"熟地黄"作为本品的正名。说明"熟地黄"作为本品正名已成为共识。

1.3　与正名等效的名词：熟地。

2　源流考释

熟地黄（玄参科植物地黄 Rehmannia glutinosa Libosch. 的块根的炮制加工品）始载于宋·苏颂《本草图经》。如《本草图经》在"地黄"条下曰："地黄，生咸阳川泽，黄土地者佳，今处处有之，以同州为上……二月、八月采根，蒸三、二日令烂，曝干，谓之熟地黄。阴干者，是生地黄。种之甚易，根入土即生。"[1]

"熟地黄"作为本品正名始见于元·王好古《汤液本草》卷之三："熟地黄，气寒，味苦，阴中之阳。甘，微苦，味厚气薄，阴中阳也。无毒。入手足少阴经，厥阴经。《象》云：酒洒，蒸如乌金，假酒力则微温，大补，血衰者须用之。善黑须发。忌萝卜。"[2]其后的本草著作大多即沿用该书记载，以"熟地黄"为正名记载本品，如明·刘文泰《本草品汇精要》[13]、李中梓《本草征要》[3]，清·蒋居祉《本草择要纲目》[4]、汪昂《本草易读》[5]、汪昂《本草备要》[14]、张璐《本经逢原》[15]、吴仪洛《本草从新》[6]、严西亭《得配本草》[16]、黄宫绣《本草求真》[17]、陈念祖《神农本草经读》[18]等；有的以"熟地"为正名，如清·陈士铎《本草新编》[19]；有的以"大熟地"为正名，如清·凌奂《本草害利》[20]；有的则在"生地黄"条下介绍本品，如明·李时珍《本草纲目》[21]等。

古代著作中记载的本品异名有"熟苄"《本草品汇精要》[13]，"熟地"《景岳全书》[24]，"大熟地"《本草害利》[20]等。如《本草品汇精要》卷之七："熟地黄，无毒。干熟地黄（出《神农本经》）……【名】熟苄。"[13]《景岳全书》卷之五十一："和阵，金水六君煎：治肺肾虚寒，水泛为痰，或年迈阴虚，血气不足，外受风寒，咳嗽呕恶，多痰喘急等证，神效。当归（二钱），熟地（三、五钱），陈皮（一钱半），半夏（二钱），茯苓（二钱），炙甘草（一钱），水二钟，生姜三、五、七片，煎七、八分，食远温服。"[24]《本草害利·肾部药队》："大熟地，【害】按熟地乃阴滞不行之药，大为脾胃之病所不宜。凡胸膈多痰，气道不利，升降窒塞，药宜通而不宜滞，汤液中应避地黄，故用宜斟酌。胃虚气弱之人，过服归地，必致痞闷食减，病安能愈。"[20]

现代有关著作大多沿用《汤液本草》的记载以"熟地黄"作为本品正名，如《中华人民共和国药典》[7]、《普通高等教育中医药类规划教材·中药学》[8]、《中药大辞典》[9]、《中国医学百科全书·中医学》[10]、《中国中医药学主题词表》[11]、《中华本草》[12]等；有的则在"地黄"项下介绍本品，如《中药材手册》[22]、《全国中药炮制规范》[23]等。原植物"地黄"的异名参见"鲜地黄"条。

3　附录

3.1　又称：无。

3.2　俗称：无。

3.3　曾称：熟苄《本草品汇精要》，熟地《景岳全书》，大熟地《本草害利》。

3.4　原植物名称：参见“鲜地黄”条。

4　文献通考

《本草图经》卷第四：“地黄，生咸阳川泽，黄土地者佳，今处处有之，以同州为上。二月生叶，布地便出，似车前，叶上有皱纹而不光，高者及尺余，低者三、四寸，其花似油麻花而红紫色，亦有黄花者，其实作房如连翘，子甚细而沙褐色，根如人手指，通黄色，粗细长短不常。二月、八月采根，蒸三、二日令烂，曝干，谓之熟地黄。阴干者，是生地黄。种之甚易，根入土即生。”[1]

《汤液本草》卷之三：“熟地黄，气寒，味苦，阴中之阳。甘，微苦，味厚气薄，阴中阳也。无毒。入手足少阴经，厥阴经。《象》云：酒洒，蒸如乌金，假酒力则微温，大补，血衰者须用之。善黑须发。忌萝卜。《珍》云：若治外、治上，酒制。《心》云：生则性大寒而凉血，熟则性寒而消肾。”[2]

《本草品汇精要》卷之七：“熟地黄，无毒。干熟地黄（出《神农本经》），主折跌绝筋伤中，逐血痹，填骨髓，长肌肉。作汤除寒热积聚，除痹，久服轻身不老（以上朱字《神农本经》）。主男子五劳七伤，女子伤中，胞漏下血，破恶血溺血，利大小肠，去胃中宿食，饱力断绝，补五脏，内伤不足，通血脉，益气力利耳目（以上黑字《名医》所录）。【名】熟苄。”[13]

《本草纲目》第十六卷：“生地黄　【气味】大寒……时珍曰：《本经》所谓干地黄者，乃阴干、日干、火干者，故又云生者尤良。《别录》复云生地黄者，乃新掘鲜者，故其性大寒。其熟地黄乃后人复蒸晒者。诸家本草皆指干地黄为熟地黄，虽主治证同，而凉血、补血之功稍异，故今别出熟地黄一条于下。熟地黄　【修治】颂曰：作熟地黄法：取肥地黄三二十斤净洗，别以拣下瘦短者三二十斤捣绞取汁，投石器中，浸漉令浃，甑上浸三、四过，时时浸滤转蒸讫，又曝使汁尽。其地黄当光黑如漆，味甘如饴。须瓷器收之，以其脂柔喜润也。”[21]

《景岳全书》卷之五十一：“和阵，金水六君煎：治肺肾虚寒，水泛为痰，或年迈阴虚，血气不足，外受风寒，咳嗽呕恶，多痰喘急等证，神效。当归（二钱），熟地（三、五钱），陈皮（一钱半），半夏（二钱），茯苓（二钱），炙甘草（一钱），水二钟，生姜三、五、七片，煎七、八分，食远温服。如大便不实而多湿者，去当归，加山药；如痰盛气滞，胸胁不快者，加白芥子七、八分；如阴寒盛而嗽不愈者，加细辛五、七分；如兼表邪寒热者，加柴胡一、二钱。”[24]

《本草征要》第一卷：“熟地黄，性、味、畏、忌俱同生地黄。用砂锅、柳甑，衬以荷叶，将生地黄酒润，用缩砂仁粗末拌蒸，盖复极密。文武火蒸半日，取起，贮极干。如前又蒸九次，为度。令中心透熟，纯黑乃佳。滋肾水，封填骨髓。利血脉，补益真阴。”[3]

《本草择要纲目·寒性药品》：“熟地黄（即生干地黄择其沉实者，以陈酒煮小地黄汁，将地黄复入汁内，九蒸九晒，令其脂体柔润者是也。）【气味】甘微苦微温。阴中之阳，沉也，入手足少阴厥阴之经。【主治】益肾水真阴，和产后血气。”[4]

《本草新编》卷一："熟地，味甘，性温，沉也，阴中之阳，无毒。入肝肾二经。生血益精，长骨中脑中之髓。真阴之气非此不生，虚火之焰非此不降。洵夺命之神品，延龄之妙味也。世人以其腻滞，弃而不用，亦未知其功效耳。夫肾有补而无泻，是肾必宜补矣。然而补肾之药，正苦无多。山茱萸、牛膝、杜仲、北五味之外，舍熟地又用何药哉。况山茱萸、牛膝不可为君，而杜仲又性过于温，可以补肾火之衰，而不可补肾水之乏。此熟地之必宜用也。熟地系君药，可由一两以用至八两。盖补阴之药与补阳之药，用之实有不同。补阳之药，可少用以奏功，而补阴之药，必多用以取效。以阳主升而阴主降。"[19]

《本草易读》卷四："熟地黄，酒洗良。忌莱菔、葱、蒜、诸血。甘，平，无毒。入手足少阴、厥阴。滋肾益阴，填髓生精，黑须乌发，聪耳明目。经候胎产之疾，五劳七伤之疴。"[5]

《本草备要》草部："熟地黄，平补肝肾，养血滋阴，甘而微温。入手足少阴、厥阴经。滋肾水，补真阴，填骨髓，生精血，聪耳明目，（耳为肾窍，目为肝窍。目得血而能视。耳得血而能聪。）黑发乌髭。治劳伤风痹，胎产百病，为补血之上剂。（丹溪曰：产前当清热养血为主，产后宜大补气血为主，虽有杂证，从未治之。）"[14]

《本经逢原》卷二："熟地黄，甘温，无毒。制地黄法，择取原株重六七钱者，以好酒浸，入缩砂仁末拌，木甑瓦锅九蒸九晒，得太阳真火入剂，方始得力。盖地黄性泥，得砂仁之香窜，而通调五脏冲和之气，归宿丹田也。"[15]

《本草从新》卷三草部："熟地黄，平补肝肾，养血滋阴。甘而微温，入足三阴经。滋肾水，封填骨髓，利血脉，补益真阴，聪耳明目，（耳为肾窍、目为肝窍、目得血而能视、耳得血而能听。）黑发乌须。又能补脾阴，止久泻。"[6]

《得配本草》卷三："熟地黄，畏、恶、忌与生地同。甘、微温，微苦。入手足少阴、厥阴经血分。补真阴，填骨髓。凡阴虚火炎，水泛为痰，津枯无汗，烦躁不宁，耳目聋聩，神气散失，脂膏残薄，小水不利，大便不实，痿痹不仁，宿滞不化，真阳不回等症，非此不疗。"[16]

《本草求真》卷一："熟地黄（隰草），能滋肾。熟地黄（专入肾。兼入肝），甘而微温，味厚气薄。专补肾脏真水，兼培黄庭后土。土厚载物，诸脏皆受其荫，故又曰能补五脏之真阴，熟地功力甚巨。在景岳谓其真阴亏损，有为发热、为头痛、为焦渴、为喉痹、为嗽痰、为喘气。或脾肾寒逆为呕吐。"[17]

《神农本草经读》卷之一："熟地黄（隰草。）能滋肾。熟地黄（专入肾。兼入肝），甘而微温，味厚气薄。专补肾脏真水，兼培黄庭后。土厚载物，诸脏皆受其荫，故又曰能补五脏之真阴，熟地功力甚巨。"[18]

《本草害利·肾部药队》："大熟地，【害】按熟地乃阴滞不行之药，大为脾胃之病所不宜。凡胸膈多痰，气道不利，升降窒塞，药宜通而死宜滞，汤液中应避地黄，故用宜斟酌。胃虚气弱之人，过服归地，必致痞闷食减，病安能愈。【利】甘微温，补脾、肝、肾，养血滋阴，为壮水之主药。"[20]

《中药材手册》："地黄（《纲目》列入草部隰草类）本品为玄参科植物地黄 Rehmannia glutinosa Libosch. 的干燥块根。原植物系多年生草本，主要为栽培。商品中有鲜生地、生地及熟生地三种规格，均可入药。一般以河南栽培历史悠久、产量大、质量好而闻名，为四大'怀药'之一。【别名】怀地黄（河南）、酒壶花根、酒盅盅花根、密罐花根、山菸根。”[22]

《中药大辞典》：“熟地黄《本草图经》【异名】熟地《景岳全书》。【基原】为玄参科植物地黄 Rehmannia glutinosa（Gaertn.）Libosch. 或怀庆地黄 R. glutinosa Libosch f. huechingensis（Chao et Schih）Hsiao 的根茎，经加工蒸晒而成。”[9]

《中国医学百科全书·中医学》：“熟地黄　始载于《本草图经》。又名熟地。玄参科植物地黄 Rehmannia glutinosa（Gaertn.）Libosch. 的块根经加工蒸晒而成。秋季挖取块根，除去芦头及须根，洗净，晾干，再加黄酒 50% 拌蒸，取出晒至外皮稍干，即成。”[10]

《全国中药炮制规范》：“地黄　［处方用名］鲜地黄、生地黄（干地黄）、酒熟地黄、砂仁制熟地黄、蒸熟地黄、生地黄炭、熟地黄炭。【来源】本品为玄参科植物地黄 Rehmannia glutinosa Libosch. 的新鲜或干燥块根。栽培或野生。主产于河南、陕西、浙江等地。秋季采挖，除去芦头及须根、洗净。鲜用者习称‘鲜地黄’；将鲜生地缓缓烘焙至约八成干时，捏成团块，习称‘生地黄’。鲜地黄以粗壮、色红黄者为佳。生地黄以块大、体重、断面乌黑者为佳。”[23]

《中国中医药学主题词表》：“熟地黄 Radix rehmanniae preparata 为玄参科植物地黄的根的炮制品；属补肾药和补阴药。D 熟地。”[11]

《普通高等教育中医药类规划教材·中药学》：“熟地黄《本草图经》为生地黄（见清热凉血药）经加黄酒拌蒸至内外色黑、油润，或直接蒸至黑润而成。切厚片用。”[8]

《中华本草》：“熟地黄《本草图经》【异名】熟地《景岳全书》。【来源】为玄参科植物地黄 Rehmannia glutinosa（Gaertn.）Libosch. ex Fisch. et Mey. 的块根。【原植物】参见‘鲜地黄’条。”[12]

《中华人民共和国药典》：“熟地黄 Radix rehmanniae preparata　本品为生地黄的炮制加工品。”[7]

5　参考文献

1　宋·苏颂. 本草图经. 合肥：安徽科学技术出版社，1994，80

2　元·王好古. 汤液本草. 见：景印文渊阁四库全书（745）. 北京：中医古籍出版社，1986，948

3　明·李中梓. 本草征要. 见：李中梓医学全书. 北京：中国中医药出版社，1999，114

4　清·蒋居祉. 本草择要纲目. 见：珍本医书集成（二）. 上海：上海科学技术出版社，1985，8

5　清·汪昂. 本草易读. 北京：人民卫生出版社，1987，187

6　清·吴仪洛. 本草从新. 北京：中医古籍出版社，2001，46

7　国家药典委员会. 中华人民共和国药典. 一部. 北京：化学工业出版社，2000，94

8　雷载权主编. 普通高等教育中医药类规划教材·中药学. 上海：上海科学技术出版社，1995，301

9　江苏新医学院. 中药大辞典. 上海：上海科学技术出版社，1977，2626

10　《中医学》编辑委员会. 中国医学百科全书·中医学. 上海：上海科学技术出版社，1997，1233

11　吴兰成主编. 中国中医药学主题词表. 北京：中医古籍出版社，1996，356

12　国家中医药管理局《中华本草》编委会. 中华本草. 第七册. 上海：上海科学技术出版社，1999，384

13　明·刘文泰. 本草品汇精要. 北京：人民卫生出版社，1982，229

14　清·汪昂. 本草备要. 北京：中国中医药出版社，1998，54

15　清·张璐. 本经逢原. 上海：上海科学技术出版社，1959，76

16 清·严西亭. 得配本草. 上海：上海卫生出版社，1957，18
17 清·黄宫绣. 本草求真. 上海：上海科学技术出版社，1959，43
18 清·陈念祖. 神农本草经读. 北京：人民卫生出版社，1959，4
19 清·陈士铎. 本草新编. 北京：中国中医药出版社，1996，44
20 清·凌奂. 本草害利. 北京：中医古籍出版社，1982，97
21 明·李时珍. 本草纲目. 北京：人民卫生出版社，1982，1019
22 中华人民共和国卫生部药政管理局. 中药材手册. 北京：人民卫生出版社，1998，103
23 中华人民共和国卫生部药政管理局. 全国中药炮制规范. 北京：人民卫生出版社，1988，47
24 明·张景岳. 景岳全书. 下册. 上海：上海科学技术出版社，1984，986

490 鹤虱
Heshi
Fructus Carpesii

1 定名依据

1.1 正名：

1.1.1 汉文名：鹤虱（菊科植物天名精 Carpesium abrotanoides L. 的果实）。

1.1.2 英文名：common carpesium fruit.

1.2 依据

1.2.1 定名的文献依据

1.2.1.1 《新修本草》卷十一："鹤虱，味苦，平，有大毒。子似蓬蒿子而细，合叶、茎用之，胡名鹄虱。"[1]

1.2.1.2 《本草图经》卷九："鹤虱，生西戎，今江淮、衡湘间皆有之。春生苗，叶皱似紫苏，大而尖长，不光；茎高二尺许；七月生黄白花，似菊；八月结实，子极尖细，干即黄黑色。采无时。"[2]

1.2.1.3 《证类本草》卷十一："鹤虱，味苦，平，有小毒。主蛔、蛲虫。用之为散，以肥肉臛汁服方寸匕。亦丸散中用。生西戎。"[3]

1.2.1.4 《本草蒙筌》卷三："鹤虱，味苦、气平。有小毒。平原旷野俱有，茎圆一二尺高。叶皱大仿佛紫苏，花白黄俨若甘菊。八月结子，粒细而尖。"[4]

1.2.1.5 《本草纲目》卷十五："鹤虱《唐本草》。［气味］苦，平，有小毒。【主治】蛔、蛲虫。"[5]

1.2.1.6 《炮炙全书》卷一： "鹤虱，即天名精之子，苦、辛，凉，有小毒，微炒用。"[6]

1.2.1.7 《本草易读》卷四："鹤虱，天名精实也。辛，苦，有小毒。杀五脏诸虫，疗心腹虫痛。"[7]

1.2.1.8 《中药大辞典》："鹤虱《唐本草》【异名】鹄虱《唐本草》，鬼虱《本草崇原》，北鹤虱《中药志》。【基原】为菊科植物天名精 Carpesium abrotanoides L. 的果实。原植物详'天名精'条。"[8]

1.2.1.9　《中医大辞典·中药分册》："鹤虱　出《新修本草》。又名北鹤虱。为菊科植物天名精 Carpesium abrotanoides L. 的果实。主产河南、山西。"[9]

1.2.1.10　《中国医学百科全书·中医学》："鹤虱　始载于《新修本草》。又名鹄虱、鬼虱。为菊科植物天名精 Carpesium abrotanoides L. 的果实。药材习称'北鹤虱'。秋季采收成熟果实，除去杂质，晒干。"[10]

1.2.1.11　《普通高等教育中医药类规划教材·中药学》："鹤虱《新修本草》为菊科多年生草本植物天名精 Carpesium abrotanoides L. 或伞形科二年生草本植物野胡萝卜 Daucus carota L. 的干燥成熟果实。前者主产于华北各地，称北鹤虱，为本草书籍所记载的正品；后者主产于江苏、浙江、安徽、湖北、四川等地，称南鹤虱。秋季果实成熟时采收，晒干。生用或炒用。"[11]

1.2.1.12　《中国中医药学主题词表》："鹤虱 Fructus carpesii　为菊科植物天名精的果实；属驱虫药（中药）。"[12]

1.2.1.13　《中华人民共和国药典》："鹤虱 Fructus carpesii　本品为菊科植物天名精 Carpesium abrotanoides L. 的干燥成熟果实。秋季果实成熟时采收，晒干，除去杂质。"[13]

1.2.1.14　《中药志》[14]、《中药材手册》[15]、《全国中草药汇编》[16]、《全国中药炮制规范》[17]、《中国药材学》[18]、《中华本草》[19]等现代本草著作也以"吴茱萸"作为本品的正名（参见"文献通考"）。

1.2.2　定名选则的理由

1.2.2.1　鹤虱 Fructus carpesii　系菊科植物天名精 Carpesium abrotanoides L. 的干燥成熟果实。本品始载于唐·苏敬等撰《新修本草》，并以"鹤虱"作为正名记录。其后历代本草著作如宋·苏颂《本草图经》、唐慎微《证类本草》，明·陈嘉谟《本草蒙筌》、李时珍《本草纲目》，日本稻宣义《炮炙全书》，清·汪昂《本草易读》等在载录本品时均以"鹤虱"作为正名，并一直沿用至今。

1.2.2.2　我国最新出版的《中华人民共和国药典》、《普通高等教育中医药类规划教材·中药学》以及辞书类著作《中医大辞典·中药分册》、《中药大辞典》、《中国医学百科全书·中医学》等均以"鹤虱"作为本品正名。已经广泛应用于中医药学文献的标引和检索的《中国中医药学主题词表》也以"鹤虱"作为本品的正式主题词。现代本草著作如《中药志》、《全国中草药汇编》、《中华本草》、《中国药材学》、《中药材手册》、《全国中药炮制规范》等虽记载了不少本品各地的俗称，但也无一例外以"鹤虱"作为本品的正名。说明"鹤虱"作为本品正名已成为共识。

1.3　与正名等效的名词：无。

2　源流考释

鹤虱（菊科植物天名精 Carpesium abrotanoides L. 的干燥成熟果实。）始载于唐·苏敬等撰《新修本草》，并以"鹤虱"作为本药正名。该书同时尚记载有本品异名"鹄虱"。如《新修本草》卷十一："鹤虱，味苦，平，有大毒。子似蓬蒿子而细，合叶、茎用之，胡名鹄虱。"[1]此后本草著作均沿用《新修本草》的记载，以"鹤虱"作为正名。如唐·孙思邈《千金翼方》[20]，宋·苏颂《本草图经》[2]、唐慎微《证类本草》[3]、佚名《增广太平和剂图经本草药性总论》[21]等。

明、清以后的本草著作仍沿用《新修本草》的记载，以“鹤虱”作为正名。如明·刘文泰《本草品汇精要》[22]、陈嘉谟《本草蒙筌》[4]、李时珍《本草纲目》[5]、李中梓《本草征要》[23]，日本稻宣义《炮炙全书》[6]，清·汪昂《本草易读》[7]、汪昂《本草备要》[24]、张志聪《本草崇原》[25]、张璐《本经逢原》[26]、严西亭《得配本草》[27]、黄宫绣《本草求真》[28]等。同时尚记载有本品异名“杜牛膝子”（《本草备要》引《沈存中笔记》），“鬼虱”《本草崇原》。如《本草备要》草部：“鹤虱，泻，杀虫，苦辛，有小毒。……《沈存中笔记》云：是杜牛膝子。最粘人衣。有狐气，炒热则香。”[24]《本草崇原》卷上：“天名精，气味甘寒，无毒。……结实如茼蒿子，最粘人衣，狐气尤甚。炒熟则香，因名鹤虱，俗名鬼虱，其根黄白色，如牛膝而稍短，故名土牛膝。”[25]

现代有关著作均以“鹤虱”作为本药正名，如《中华人民共和国药典》[13]、《普通高等教育中医药类规划教材·中药学》[11]、《中国中医药学主题词表》[12]、《中医大辞典·中药分册》[9]、《中药大辞典》[8]、《中国医学百科全书·中医学》[10]、《中药志》[14]、《中药材手册》[15]、《全国中草药汇编》[16]、《全国中药炮制规范》[17]、《中国药材学》[18]、《中华本草》[19]等。同时尚记载有“北鹤虱”《中药大辞典》[8]，“野烟”、“皱面草”、“挖耳草”、“癞团草”、“烟斗菊”《中国药材学》[18]等各地的俗称。还记载有本品原植物“天名精”的异名“野烟”、“皱面草”、“地松”、“癞蛤蟆草”、“野叶子烟”《中药志》[14]等。

3　附录

3.1　又称：无。

3.2　俗称：挖耳草（上海），癞团草、烟斗菊（广东），野烟，皱面草，北鹤虱，。

3.3　曾称：鹄虱《新修本草》，杜牛膝子《沈存中笔记》，鬼虱《本草崇原》。

3.4　原植物名称：天名精，野烟（陕西、湖南、江西），皱面草（江西），地松（江西、上海），癞蛤蟆草（江苏、浙江），野叶子烟（贵州）。

4　文献通考

《新修本草》卷十一：“鹤虱，味苦，平，有大毒。主蛔、蛲虫，用之为散，以肥肉臛汁，服方寸匕。亦丸散中用。生西戎。子似蓬蒿子而细，合叶、茎用之，胡名鹄虱。（新附）”[1]

《千金翼方》卷三：“鹤虱，味苦，平，有小毒。主蛔蛲虫。用之为散，以肥肉臛汁，服方寸匕。亦圆散中用。生西戎。”[20]

《本草图经》卷九：“鹤虱，生西戎，今江淮、衡湘间皆有之。春生苗，叶皱似紫苏，大而尖长，不光；茎高二尺许；七月生黄白花，似菊；八月结实，子极尖细，干即黄黑色。采无时。南人呼其叶为火枕。”[2]

《证类本草》卷十一：“鹤虱，味苦，平，有小毒。主蛔、蛲虫。用之为散，以肥肉臛汁服方寸匕。亦丸散中用。生西戎。”[3]

《增广太平和剂图经本草药性总论》：“鹤虱，味苦，平，有小毒。主蛔、蛲虫。用之为散，以肥肉、臛汁服方寸匕。”[21]

《本草品汇精要》卷十四：“鹤虱，有小毒，植生。主蛔蛲虫，用之为散。以肥肉臛汁，服方寸匕，亦丸散中用（《名医》所录）。【名】鹄虱。【地】〔图经曰〕生西戎，今江淮、衡湘间皆有之［唐本注云］。出波斯为胜，今上党亦有。【道地】滁州、成州。”[22]

《本草蒙筌》卷三：“鹤虱，味苦、气平。有小毒。平原旷野俱有，茎圆一二尺高。叶皱大仿佛紫苏，花白黄俨若甘菊。八月结子，粒细而尖。任收研散为丸，大能杀虫追毒。蛔蛲虫咬心腹卒痛者，肥肉汁调下即安。”[4]

《本草纲目》卷十五：“鹤虱《唐本草》。【气味】苦，平，有小毒。大明曰：凉，无毒。【主治】蛔、蛲虫。为散，以肥肉臛汁服方寸匕，亦入丸散用《唐本》。虫心痛。以淡醋和半匕服，立瘥《开宝》。杀五脏虫，止疟，敷恶疮（大明）。【发明】颂曰：鹤虱，杀虫方中为最要药。”[5]

《本草征要》卷二：“鹤虱，味苦、辛，性平，有小毒。入肝经虫积腹痛，入丸散用。目前市售商品中有两种。药典中以菊科天名精之果实为正品。”[23]

《炮炙全书》卷一：“鹤虱，即天名精之子，苦、辛，凉，有小毒，微炒用。”[6]

《本草易读》卷四：“鹤虱，天名精实也。辛，苦，有小毒。杀五脏诸虫，疗心腹虫痛。蛔咬心痛，时发时止，痛则面白唇红是也。用鹤虱蜜丸豆大，每蜜汤四十丸。”[7]

《本草备要》草部：“鹤虱，泻，杀虫，苦辛，有小毒。杀五脏虫，治蛔啮腹痛（面白唇红，时发时止者，为虫痛，肥肉汁调末服）。《沈存中笔记》云：是杜牛膝子。最粘人衣。有狐气，炒热则香。”[24]

《本草崇原》卷上：“鹤虱（附）气味苦辛，有小毒。主治蛔蛲虫。（《唐本草》附。）”[25]

《本草崇原》卷上：“天名精，气味甘寒，无毒。……结实如茼蒿子，最粘人衣，狐气尤甚。炒熟则香，因名鹤虱，俗名鬼虱，其根黄白色，如牛膝而稍短，故名土牛膝。）”[25]

《本经逢原》卷二：“鹤虱，苦平，无毒。入厥阴肝经，善调逆气，能治一身痰凝气滞，杀虫方中最要药。”[26]

《得配本草》卷三：“鹤虱，即天名精子。辛、苦，凉。有小毒。治虫咬心腹攻痛之要药，止疟疾，消痰气。捣末，拌淡醋，治虫痛攻心。捣末，和肥肉汁，治虫痛。”[27]

《本草求真·上编》：“鹤虱（隰草），入肝除痰凝滞杀虫（专入肝）。气味苦平，（即杜牛膝子。）功专入肝除逆。故凡一身痰凝气，得此苦以疏泄，则痰气顿解，而虫自无安身之地矣。”[28]

《中药志》：“鹤虱　本品为少常用中药。商品为菊科植物天名精的果实。……【原植物】天名精　别名：野烟（陕西、湖南、江西），皱面草（江西），地松（江西、上海），癞蛤蟆草（江苏、浙江），野叶子烟（贵州）。Carpesium abrotanoides L. ——菊科 Compositae.”[14]

《中药材手册》：“鹤虱（《纲目》列入草部隰草类）商品鹤虱可分为两类：一为菊科植物天名精 Carpesium abrotanoides L. 的干燥成熟果实，原植物系多年生粗壮草本，行销华北、西北地区，称‘北鹤虱’；另一为伞形科植物野胡萝卜 Daucus carota L. 的干燥成熟果实，原植物为二年生草本，行销全国大部分地区，称‘南鹤虱’。二者均为野生植物，同作杀虫药用。此外，部分地区尚习用‘东北鹤虱’和‘华南鹤虱’，与上述二种均不相同。”[15]

《全国中草药汇编》："鹤虱　来源：中药鹤虱有北鹤虱与南鹤虱之分，北鹤虱为菊科天名精属植物天名精 Carpesium abrotanoides L.；南鹤虱为伞形科胡萝卜属植物野胡萝卜 Daucus carota L.，均以果实入药。"[16]

《中药大辞典》："鹤虱《唐本草》【异名】鹄虱《唐本草》，鬼虱《本草崇原》，北鹤虱《中药志》。【基原】为菊科植物天名精 Carpesium abrotanoides L. 的果实。原植物详'天名精'条。"[8]

《中医大辞典·中药分册》："鹤虱　出《新修本草》。又名北鹤虱。为菊科植物天名精 Carpesium abrotanoides L. 的果实。主产河南、山西。"[9]

《中国医学百科全书·中医学》："鹤虱　始载于《新修本草》。又名鹄虱、鬼虱。为菊科植物天名精 Carpesium abrotanoides L. 的果实。药材习称'北鹤虱'。秋季采收成熟果实，除去杂质，晒干。"[10]

《全国中药炮制规范》："鹤虱　［处方用名］鹤虱。【来源】本品为菊科植物天名精 Carpesium abrotanoides L. 的干燥成熟果实。均系野生。主产于河南、贵州等地。秋季果实成熟时采摘、干燥，除去杂质。药材以粒均匀、充实饱满者为佳。"[17]

《中国药材学》："鹤虱　【别名】北鹤虱，野烟，皱面草，挖耳草（上海），癞团草、烟斗菊（广东）。【来源】本品为菊科植物天名精 Carpesium abrotanoides L. 的果实。"[18]

《中国中医药学主题词表》："鹤虱 Fructus carpesii　为菊科植物天名精的果实；属驱虫药（中药）。C 天名精。"[12]

《普通高等教育中医药类规划教材·中药学》："鹤虱《新修本草》为菊科多年生草本植物天名精 Carpesium abrotanoides L. 或伞形科二年生草本植物野胡萝卜 Daucus carota L. 的干燥成熟果实。前者主产于华北各地，称北鹤虱，为本草书籍所记载的正品；后者主产于江苏、浙江、安徽、湖北、四川等地，称南鹤虱。秋季果实成熟时采收，晒干。生用或炒用。"[11]

《中华本草》："鹤虱《新修本草》【异名】鹄虱《新修本草》，鬼虱《本草崇原》，北鹤虱《中药志》。【来源】为菊科植物天名精 Carpesium abrotanoides L. 的果实。【原植物】参见'天名精'条。"[19]

《中华人民共和国药典》："鹤虱 Fructus carpesii　本品为菊科植物天名精 Carpesium abrotanoides L. 的干燥成熟果实。秋季果实成熟时采收，晒干，除去杂质。"[13]

5　参考文献

1　唐·苏敬等撰. 新修本草. 合肥：安徽科学技术出版社，1981，296

2　宋·苏颂. 本草图经. 合肥：安徽科学技术出版社，1994，304

3　宋·唐慎微. 证类本草. 北京：人民卫生出版社，1957，278

4　明·陈嘉谟. 本草蒙筌. 北京：人民卫生出版社，1988，171

5　明·李时珍. 本草纲目. 北京：人民卫生出版社，1982，994

6　［日］稻宣义. 炮炙全书. 北京：中医古籍出版社，1981，59

7　清·汪昂. 本草易读. 北京：人民卫生出版社，1998，182

8　江苏新医学院. 中药大辞典. 上海：上海科学技术出版社，1977，2629

9　《中医大辞典》编辑委员会. 中医大辞典·中药分册. 北京：人民卫生出版社，1982，407

10　《中医学》编辑委员会. 中国医学百科全书·中医学. 上海：上海科学技术出版社，1997，1281

11 雷载权主编．普通高等教育中医药类规划教材·中药学．上海：上海科学技术出版社，1995，180
12 吴兰成主编．中国中医药学主题词表．北京：中医古籍出版社，1996，148
13 国家药典委员会．中华人民共和国药典．一部．北京：化学工业出版社，2000，307
14 中国医学科学院药物研究所等．中药志．第三册．北京：人民卫生出版社，1993，105
15 中华人民共和国卫生部药政管理局．中药材手册．北京：人民卫生出版社，1998，390
16 《全国中草药汇编》编写组．全国中草药汇编．上册．北京：人民卫生出版社，1996，937
17 中华人民共和国卫生部药政管理局．全国中药炮制规范．北京：人民卫生出版社，1988，205
18 徐国钧等主编．中国药材学．北京：中国医药科技出版社，1996，1180
19 国家中医药管理局《中华本草》编委会．中华本草．第七册．上海：上海科学技术出版社，1999，758
20 唐·孙思邈．千金翼方．北京：人民卫生出版社，1955，34
21 宋·佚名．增广太平和剂图经本草药性总论．见：增广太平惠民和剂局方．海口：海南出版社，2002，456
22 明·刘文泰．本草品汇精要．北京：人民卫生出版社，1982，423
23 明·李中梓．本草征要．见：李中梓医学全书．北京：中国中医药出版社，1999，131
24 清·汪昂．本草备要．北京：中国中医药出版社，1998，115
25 清·张志聪．本草崇原．北京：中国中医药出版社，1992，41
26 清·张璐．本经逢原．上海：上海科学技术出版社，1959，72
27 清·严西亭．得配本草．上海：上海卫生出版社，1957，12
28 清·黄宫绣．本草求真．上海：上海科学技术出版社，1959，251

491 薤白

Xiebai

Bulbus Allii Macrostemonis

1 定名依据

1.1 正名：

1.1.1 汉文名：薤白（百合科植物小根蒜 Allium macrostemon Bge. 或薤 Allium chinensis G. Don 的干燥鳞茎）。

1.1.2 英文名：longstamen onion bulb.

1.2 依据

1.2.1 定名的文献依据

1.2.1.1 《金匮要略》卷上："胸痹心痛短气病脉证治第九，栝蒌薤白白酒汤方，栝蒌实一枚，薤白半升，白酒七升。"[1]

1.2.1.2 《汤液本草》卷六："薤白，气温，味苦、辛。无毒。入手阳明经。"[2]

1.2.1.3 《本草崇原》卷中："薤白，气味辛苦温滑，无毒。主治金疮疮败，轻身，不饥，耐老。（薤处处有之，正月发苗，叶状似韭，韭叶中实而扁，有剑脊，薤叶中空似细葱，而有棱，气亦如葱。二月开细花紫白色，一茎一根，根如小蒜，叶青根白，入药只用其根，故曰薤白，与韭白、葱白同一义也。根之色亦有微赤者，赤者苦而不辛，白者辛而不苦，入药以白者为佳。)”[3]

1.2.1.4　《本草易读》卷六：“薤白，辛，苦，温，滑，无毒。入手阳明。助阳利窍，散血生肌，温中散结，定喘安胎。治泄痢下重，疗胸痹刺痛。金疮能愈，汤火亦消。”[4]

1.2.1.5　《本草分经·原例》：“薤白，辛苦温滑，泄下焦大肠气滞，散血生肌，调中下气，取白用。”[5]

1.2.1.6　《本草撮要》卷四：“薤白，味苦辛温。入手太阴阳明经。功专散。滑利散结。”[6]

1.2.1.7　《中华人民共和国药典》：“薤白 Bulbus allii macrostemonis　本品为百合科植物小根蒜 Allium macrostemon Bge. 或薤 Allium chinensis G. Don 的干燥鳞茎。夏、秋二季采挖，洗净，除去须根，蒸透或置沸水中烫透，晒干。”[7]

1.2.1.8　《普通高等教育中医药类规划教材·中药学》：“薤白《本经》为百合科多年生草本植物小根蒜 Allium macrostemon Bge. 和薤 A. chinensis G. Don 的地下鳞茎。全国各地均有分布。主产于江苏、浙江等地。夏、秋二季采挖，洗净，除去须根，蒸透或置沸水中烫透，晒干。生用。”[8]

1.2.1.9　《中医大辞典·中药分册》：“薤白出《本草图经》。又名薤白头、野蒜，小蒜、小独蒜。为百合科植物小根蒜. Allium macrostemon Bge. 的鳞茎。主产东北及河北、江苏、湖北等地。”

1.2.1.10　《中药大辞典》：“薤白《本草图经》【异名】薤根《肘后方》，藠头《陆川本草》，大头菜子《新疆药材》，野蒜、小独蒜《中药形性经验鉴别法》，小蒜、宅蒜《河北药材》，薤白头《药材学》。【基原】为百合科植物小根蒜或薤的鳞茎。【原植物】①小根蒜 Allium macrostemon Bge.，又名：菜芝《别录》，荞子《本草图经》，藠子《纲目》，祥谷菜《铁岭县志》，小根菜。②薤《本经》Allium. chinensis G. Don.”[10]

1.2.1.11　《中国医学百科全书·中医学》：“薤白　始载于《神农本草经》。原名薤，又名薤根、薤白头。为百合科植物小根蒜 Allium macrostemon Bunge 的鳞茎。”[11]

1.2.1.12　《中国中医药学主题词表》：“薤白 Allium macrostemon　属百合科；属理气药和化痰药。”[12]

1.2.1.13　《中药志》[13]、《中药材手册》[14]、《中国药材学》[15]、《全国中草药汇编》[16]、《全国中药炮制规范》[17]、《中华本草》[18]等现代中药学著作均以“薤白”作为本品正名（参见“文献通考”）。

1.2.2　定名选择的理由

1.2.2.1　薤白 Bulbus Allii Macrostemonis，系百合科植物小根蒜 Allium macrostemon Bge. 或薤 Allium chinensis G. Don 的干燥鳞茎。“薤白”之名始见于东汉·张仲景《金匮要略》，“薤白”作为本品正名始见于元·王好古《汤液本草》，其后历代本草学著作如清·张志聪《本草崇原》、汪昂《本草易读》、姚澜《本草分经》、陈其瑞《本草撮要》等均以“薤白”作为本品正名，并一直沿用至今。

1.2.2.2　我国最新出版的《中华人民共和国药典》，《普通高等教育中医药类规划教材·中药学》以及辞书类著作《中医大辞典·中药分册》等均以“薤白”作为本品正名。已经广泛应用于中药学文献的标引和检索的《中国中医药学主题词表》也以“薤白”作为本品的正式主题词。现代本草著作如《中药志》，《全国中草药汇编》，《中华本草》

《中国药材学》,《中药材手册》《全国中药炮制规范等虽然记载了不少本品各地的俗称，但也无一例外以“薤白”作为本品正名，说明“薤白”作为本品正名以成为共识。

1.3 与正名等效的名词：无。

2 源流考释

薤白（百合科植物小根蒜 Allium macrostemon Bge. 或薤 Allium chinensis G. Don 的干燥鳞茎）原称“薤”，始于汉《神农本草经》卷三：“薤，味辛，温。主金疮疮败，轻身，不饥，耐老。生平泽。”[19]其后有的以“薤”作为本品正名，有的则把“薤”作为原植物，在“薤”下介绍本品。如魏晋《名医别录》[20]，南北朝·陶弘景《本草经集注》[21]，唐·苏敬《新修本草》[22]、孟诜《食疗本草》[23]，宋·苏颂《本草图经》[24]、唐慎微《证类本草》[25]等。

“薤白”之名始见于东汉·张仲景《金匮要略》卷上：“胸痹心痛短气病脉证治第九，栝蒌薤白白酒汤方，栝蒌实一枚，薤白半升，白酒七升。”[1]作为本品正名始载于《汤液本草》卷六：“薤白，气温，味苦、辛。无毒。入手阳明经。”[2]其后大多本草即以“薤白”为正名记载本品，如清·张志聪《本草崇原》[3]、汪昂《本草易读》[4]、叶桂《本草经解》[26]、沈金鳌《要药分剂》[27]、姚澜《本草分经》[5]、陈其瑞《本草撮要》[6]、张秉成《本草便读》[28]等。但有的本草仍在“薤”下介绍本品，如明·李时珍《本草纲目》[29]等。

古代著作中记载的本品异名尚有“薤根”（《本草纲目》引《肘后备急方》）[29]，“菜芝”《名医别录》[20]，“藠子”、“莜子”、“火葱”、“鸿荟”《本草纲目》[29]等，如《名医别录》:“薤，苦，温，无毒。归于骨。菜芝也。除寒热，去水气，温中，散结，利病人。诸疮，中风寒水肿，以涂之。生鲁山平泽。”[20]《本草纲目》卷二十六：“薤（音械。《别录·中品》)。【释名】藠子（音叫，或作荞者非）、莜子（音钓）、火葱《纲目》、菜芝《别录》、鸿荟（音会）。时珍曰：薤韭类也。故字从韭，从㪅（音概），谐声也。今人因其根白，呼为藠子，江南人讹为莜子。其叶类葱而根如蒜，收种宜火熏，故俗人称为火葱。罗愿云：物莫美于芝，故薤为菜芝。……【附方】旧十五，新八。……《肘后》治胸痹，瘥而复发。薤根五升，捣汁饮之，立瘥。截音在，酢浆也。”[29]

现代有关著作均以“薤白”作为本品正名。如《中华人民共和国药典》[7]、《普通高等教育中医药类规划教材·中药学》[8]、《中药大辞典》[10]、《中医大辞典·中药分册》[9]、《中国医学百科全书·中医学》[11]、《中国中医药学主题词表》[12]、《中药志》[13]、《中药材手册》[14]、《中国药材学》[15]、《全国中草药汇编》[16]、《全国中药炮制规范》[17]、《中华本草》[18]等。同时尚记载有“薤白头”、“野蒜”《中药材手册》[14]，“野薤”、“野白头”《全国中草药汇编》[16]，“藠头”、“大头菜子”、“小独蒜”、“小蒜”、“宅蒜”《中药大辞典》[10]，“小根菜”、“子根蒜”《中国药材学》[15]等各地的俗称。还记载有本品原植物“小根蒜”的异名“小根菜”、“薤白”、“子根蒜”《中药志》[13]，“菜芝”、“荞子”、“祥谷菜”《中药大辞典》[10]，“团葱”《中华本草》[18]；原植物“薤”的异名“火葱”、“鸿荟”、“荞头”《中华本草》[18]等。

3 附录

3.1 又称，无。

3.2　俗称：藠 头（陆川），大头菜子（新疆），小蒜、宅蒜（河北），小根菜（辽宁），子根蒜（东北），薤白头，野蒜，野薤，野白头，小独蒜。

3.3　曾称：薤《神农本草经》，薤根《肘后方》，菜芝《名医别录》，藠子、莜子、火葱、鸿荟《纲目》。

3.4　原植物名称：小根蒜，小根菜（辽宁），薤白（华北），子根蒜（东北），菜芝，荞子，祥谷菜（铁岭县），团葱；薤，火葱，鸿荟，藠头，荞头。

4　文献通考

《神农本草经》卷三："薤，味辛，温。主金疮疮败，轻身，不饥，耐老。生平泽。"[19]

《金匮要略方论》卷上："胸痹心痛短气病脉证治第九，栝蒌薤白白酒汤方，栝蒌实一枚，薤白半升，白酒七升。"[1]

《名医别录》："薤，味苦，温，无毒。归于骨。菜芝也。除寒热，去水气，温中，散结，利病人。诸疮，中风寒水肿，以涂之。生鲁山平泽。"[20]

《本草经集注·菜部》："薤，味辛、苦，温，无毒。主治金创创败，轻身，不饥，耐老，归骨。菜芝也。除寒热，去水气，温中，散结，利病人。诸疮中风寒水肿以涂之。生鲁山平泽。葱、薤异物，而今共条。《本经》既无韭，以其同类故也，今亦取为副品种数，方家多用葱白及叶中涕，名葱苒，无复用实者。葱亦有寒热，其白冷、青热，伤寒汤不得令有青也。能消桂为水，亦化五石，仙术所用。薤又温补，仙方及服食家皆须之，偏入诸膏用，并不可生啖，熏辛为忌耳。"[21]

《新修本草》卷十八："薤，味辛、苦，温，无毒。主金创创败，轻身，不饥耐老，归骨。菜芝也。除寒热，去水气，温中，散结，利病人。诸疮，中风寒水肿以涂之。生鲁山平泽。"[22]

《食疗本草》卷下："薤，轻身耐老。疗金疮、生肌肉：生捣。薤白，以火封之，更以火就炙，令热气彻疮中，干则易之。"[23]

《本草图经》卷十七："薤，生鲁山平泽，今处处有之，似韭而叶阔，多白无实。人家种者，有赤、白二种。赤者疗疮生肌；白者冷补。皆春分莳之，至冬而叶枯。"[24]

《证类本草》卷二十八："薤，味辛、苦，温，无毒。主金疮疮败，轻身，不饥耐老，归于骨。菜芝也。除寒热，去水气，温中，散结，利病人。诸疮，中风寒水肿，以涂之。生鲁山平泽。陶隐居云：葱、薤异物，而今共条。《本经》既无韭，以其同类故也，今亦取为副品种数。方：家多用葱白及叶中涕，名葱苒（音冉），无复用实者。葱亦有寒热，白冷，青热，伤寒汤不得令有青也。能消桂为水，亦化五石，仙方：所用。薤又温补，仙方：及服食家皆须之，偏入诸膏用，不可生啖，荤辛为忌。"[25]

《汤液本草》卷六："薤白，气温，味苦、辛。无毒。入手阳明经。《本草》云：主金疮疮败。轻身不饥，耐老。除寒热，去水气，温中散结，利病人。诸疮中风寒水肿，以此涂之。下重者，气滞也。四逆散加此，以泄气滞。"[2]

《本草纲目》卷二十六："薤（音械《别录·中品》）。【释名】藠子（音叫，或作荞者非）、莜子（音钓）、火葱《纲目》、菜芝《别录》、鸿荟（音会）。时珍曰：薤韭类也。故字从韭，从㲋（音概），谐声也。今人因其根白，呼为藠子，江南人讹为莜子。其叶类葱而根如蒜，收种宜火熏，故俗人称为火葱。罗愿云：物莫美于芝，故薤为菜芝。……【附方】旧十五，新八。……《肘后》治胸痹，瘥而复发。薤根五升，捣汁饮之，立瘥。截音在，酢浆也。”[29]

《本草崇原》卷中：“薤白，气味辛苦温滑，无毒。主治金疮疮败，轻身，不饥，耐老。（薤处处有之，正月发苗，叶状似韭，韭叶中实而扁，有剑脊，薤叶中空似细葱，而有棱，气亦如葱。二月开细花紫白色，一茎一根，根如小蒜，叶青根白，入药只用其根，故曰薤白，与韭白、葱白同一义也。根之色亦有微赤者，赤者苦而不辛，白者辛而不苦，入药以白者为佳。）”[3]

《本草易读》卷六：“薤白，辛，苦，温，滑，无毒。入手阳明。助阳利窍，散血生肌，温中散结，定喘安胎。治泄痢下重，疗胸痹刺痛。金疮能愈，汤火亦消。”[4]

《本草经解》卷四：“薤白，气温，味辛苦滑，无毒。主金疮疮败，轻身不饥耐老。禀天春和之木气，入足厥阴肝经。味辛苦滑无毒。得地西南金火之味，而有润泽之性。入手太阴肺经、手少阴心经。气味升多于降，阳也。金疮气虚，则疮口不合，气温可以益气，所以主疮败也。气温达肝，肝气条畅，则气血日生。所以轻身。温暖脾土，土健所以不饥。味辛润血，血华所以耐老也。”[26]

《要药分剂》卷九：“薤白，味辛苦，性温，无毒，忌牛肉。寇氏曰。其叶光滑，露亦难贮，故云薤露。”[27]

《本草分经·原例》：“薤白，辛苦温滑，泄下焦大肠气滞，散血生肌，调中下气，取白用。”[5]

《本草撮要》卷四：“薤白，味苦辛温，入手太阴阳明经。功专散，滑利散结。”[6]

《本草便读·菜部》：“薤白，其叶如韭，其根如小蒜，色白如钮，取根用。”[28]

《中药志》：“薤白，本品为较常用中药。商品为百合科植物小根蒜的鳞茎。……【原植物】小根蒜　别名：小根菜（辽宁），薤白（华北），子根蒜（东北）。Allium macrostemon Bunge——百合科 Liliaceae.”[13]

《中药材手册》：“薤白（《纲目》列入菜部荤辛部薤项下）本品为百合科植物小根蒜 Allium macrostemon Bunge 的干燥鳞茎。原植物系多年生草本，均为野生。江苏个别地区发现有用绵枣儿的鳞茎误作薤白者，应注意鉴别。【别名】薤白头、野蒜。”[14]

《全国中草药汇编》：“薤白　别名：野薤、野蒜、薤白头、野白头。来源：为百合科葱属植物小根蒜 Allium macrostemon Bunge 和薤 A. chinensis G. Don，以鳞茎入药。”[16]

《中药大辞典》：“薤白《本草图经》【异名】薤根《肘后方》，藠头《陆川本草》，大头菜子《新疆药材》，野蒜、小独蒜《中药形性经验鉴别法》，小蒜、宅蒜《河北药材》，薤白头《药材学》。【基原】为百合科植物小根蒜或薤的鳞茎。【原植物】①小根蒜 Allium macrostemon Bge.，又名：菜芝《别录》，荞子《本草图经》，藠子《纲目》，祥谷菜《铁岭县志》，小根菜。②薤《本经》Allium. chinensis G. Don.”[10]

《中医大辞典·中药分册》：“薤白　出《本草图经》。又名薤白头、野蒜、小蒜、小独蒜。为百合科植物小根蒜 Allium macrostemon Bge. 的鳞茎。主产东北及河北、江苏、湖北等地。”[9]

《中国医学百科全书·中医学》：“薤白　始载于《神农本草经》。原名薤，又名薤根、薤白头。为百合科植物小根蒜 Allium macrostemon Bunge 的鳞茎。主产于中国东北及河北、江苏、湖北等省。"[11]

《全国中药炮制规范》："薤白 ［处方用名］薤白。【来源】本品为百合科植物小根蒜 Allium macrostemon Bge. 的干燥鳞茎。多系野生。全国大部分地区均产。主产于东北、河北、江苏、湖北等地。春、夏二季采挖，洗净，除去须根，蒸透或置沸水中烫透，晒干。药材以个大、质硬、饱满、色黄白、半透明者为佳。"[17]

《中国药材学》："薤白 【别名】小根菜（辽宁），子根蒜（东北），小蒜，野蒜，薤白头。【来源】本品为百合科植物小根蒜 Allium macrostemon Bge. 的鳞茎。"[15]

《中国中医药学主题词表》："薤白 Allium macrostemon 属百合科；属理气药和化痰药（中药）。"[12]

《普通高等教育中医药类规划教材·中药学》："薤白《本经》为百合科多年生草本植物小根蒜 Allium macrostemon Bge. 和薤 A. chinensis G. Don 的地下鳞茎。全国各地均有分布。主产于江苏、浙江等地。夏、秋二季采挖，洗净，除去须根，蒸透或置沸水中烫透，晒干。生用。"[8]

《中华本草》："薤白《本草图经》【异名】薤根《肘后方》，藠子《纲目》，野蒜、小独蒜《中药形性经验鉴别法》，薤白头《药材学》。……【来源】为百合科植物小根蒜、藠头、长梗薤白或天蓝小根蒜等的鳞茎。【原植物】①小根蒜 Allium macrostemon Bunge ［A. macrostemon Bunge var. uratense（Franch.）Airy－Shaw］又名：菜芝《本草经集注》，祥谷菜《铁岭县志》，小根菜《中药大辞典》，子根蒜《中药志》，团葱《中国植物志》。2. 藠头 Allium chinense G. Don ［A. bakeri Regel］又或：薤《本经》，火葱、鸿荟《纲目》，荞头《中国植物志》。3. 长梗薤白 Allium. Neriniflorum（Herb.）Baker ［Caloscordum neriniflorum Herb.］又名：长梗韭《中国植物志》。4. 天蓝小根蒜 Allium caeruleum Pall.［A. azureum Ledeb.，A. viviparum Kar. et Kit.］又名：棱叶韭《中国植物志》，蓝花山蒜《中药材品种论述》。"[18]

《中华人民共和国药典》："薤白 Bulbus allii macrostemonis 本品为百合科植物小根蒜 Allium macrostemon Bge. 或薤 Allium chinensis G. Don 的干燥鳞茎。夏、秋二季采挖，洗净，除去须根，蒸透或置沸水中烫透，晒干。"[7]

5 参考文献

1 汉·张机. 金匮要略方论. 北京：人民卫生出版社影印，1956，26

2 元·王好古. 汤液本草. 见：景印文渊阁四库全书（745）. 北京：中医古籍出版社，1986，996

3 清·张志聪. 本草崇原. 北京：中国中医药出版社，1992，78

4 清·汪昂. 本草易读. 北京：人民卫生出版社，1987，227

5 清·姚澜. 本草分经. 上海：上海科学技术出版社，1989，96

6 清·陈其瑞. 本草撮要. 见：珍本医书集成（二）. 上海：上海科学技术出版社，1985，56

7 国家药典委员会. 中华人民共和国药典. 一部. 北京：化学工业出版社，2000，309

8 雷载权主编. 普通高等教育中医药类规划教材·中药学. 上海：上海科学技术出版社，1995，167

9 《中医大辞典》编辑委员会. 中医大辞典·中药分册. 北京：人民卫生出版社，1982，409

10 江苏新医学院. 中药大辞典. 上海：上海科学技术出版社，1977，2642

11 《中医学》编辑委员会. 中国医学百科全书·中医学. 上海：上海科学技术出版社，1997，1112

12 吴兰成主编. 中国中医药学主题词表. 北京：中医古籍出版社，1996，435

13 中国医学科学院药物研究所等. 中药志. 第二册. 北京：人民卫生出版社，1993，564
14 中华人民共和国卫生部药政管理局. 中药材手册. 北京：人民卫生出版社，1998，232
15 徐国钧等主编. 中国药材学. 北京：中国医药科技出版社，1996，611
16 《全国中草药汇编》编写组. 全国中草药汇编. 上册. 北京：人民卫生出版社，1996，947
17 中华人民共和国卫生部药政管理局. 全国中药炮制规范. 北京：人民卫生出版社，1988，107
18 国家中医药管理局《中华本草》编委会. 中华本草. 第八册. 上海：上海科学技术出版社，1999，30
19 汉·神农本草经. 清顾观光重辑本. 北京：人民卫生出版社，1955，71
20 魏晋·名医别录. 北京：人民卫生出版社，1986，200
21 南北朝·陶弘景. 本草经集注. 北京：人民卫生出版社，1994，487
22 唐·苏敬等撰. 新修本草. 合肥：安徽科学技术出版社，1981，467
23 唐·孟诜. 食疗本草. 北京：人民卫生出版社，1984，144
24 宋·苏颂. 本草图经. 合肥：安徽科学技术出版社，1994，577
25 宋·唐慎微. 证类本草. 北京：人民卫生出版社，1957，512
26 清·叶桂. 本草经解. 上海：上海科学技术出版社，1958，110
27 清·沈金鳌. 要药分剂. 上海：上海科学技术出版社，1959，210
28 清·张秉成. 本草便读. 上海：上海卫生出版社，1957，87
29 明·李时珍. 本草纲目. 北京：人民卫生出版社，1982，1575

492 薏苡仁

Yiyiren

Semen Coicis

1 定名依据

1.1 正名

1.1.1 汉文名：薏苡仁［禾本科植物薏苡 Coix lacryma－jobi L. var. ma－yuan（Roman.）Stapf. 的干燥成熟种仁］。

1.1.2 英文名：coix seed.

1.2 依据

1.2.1 定名的文献依据

1.2.1.1 《神农本草经》卷一：“薏苡仁，味甘，微寒。主筋急，拘挛不可屈伸，风湿痹，下气。久服，轻身、益气。其根，下三虫。一名解蠡。生平泽及田野。”[1]

1.2.1.2 《本草品汇精要》卷七：“薏苡仁，无毒。薏（音意）苡（音以）仁（出《神农本经》），主筋急拘挛，不可屈伸，风湿痹下气，久服轻身益气。其根下三虫（以上朱字《神农本经》）。”[2]

1.2.1.3 《本草蒙筌》卷一：“薏苡仁，味甘，气微寒。无毒。近道俱出，真定（郡名，属北直隶。）者良。多生旷野泽中，茎高三四尺许。叶类垂黍，花开浅黄。结实而名薏珠，小儿每穿为戏。医家采用，舂壳取仁。”[3]

1.2.1.4 《雷公炮制药性解》卷三：“薏苡仁，味甘，微寒无毒，入肺脾肝胃大肠五经。

利肠胃，消水肿，祛风湿，疗脚气，治肺痿，健脾胃。”[4]

1.2.1.5 《本草征要》卷四：“薏苡仁，味甘，性微寒，无毒。入肺、脾二经。淘净，晒，炒。薏仁得地之燥，禀秋之凉，能燥脾湿，善祛肺热。”[5]

1.2.1.6 《本草崇原》卷上：“薏苡仁，气味甘，微寒，无毒。主筋急拘挛，不可屈伸，久风湿痹，下气。久服轻身益气。（薏苡其形似米，故俗名米仁）。始出真定平泽及田野，今处处有之。春生苗叶如黍。五六月结实，至秋则老。”[6]

1.2.1.7 《本草述钩元》卷十四：“薏苡仁，所在有之。茎高三四尺。叶如黍。开红白花。作穗。五六月结实青白色。形如珠子而稍长。八月采实。采根无时。今人通以九十月。采其实中仁。”[7]

1.2.1.8 《中华人民共和国药典》：“薏苡仁 Semen coicis　本品为禾本科植物薏苡 Coix lacryma－jobi L. var. ma－yuen（Roman.）Stapf 的干燥成熟种仁。秋季果实成熟时采割植株，晒干，打下果实，再晒干，除去外壳、黄褐色种皮及杂质，收集种仁。”[8]

1.2.1.9 《中国中医药学主题词表》：“薏苡仁 Semen coicis　为禾本科植物薏苡的干燥成熟种仁；属祛湿利水药、清热解毒药和祛风湿药。用薏苡检索 1995 前文献。C 薏苡。”[9]

1.2.1.10 《中药大辞典》：“薏苡仁《本经》【异名】解蠡《本经》，起实、赣米《别录》，感米《千金·食治》……【基原】为禾本科植物薏苡的种仁。【原植物】薏苡 Coix lacryma－jobi L.。”[10]

1.2.1.11 《中医大辞典·中药分册》：“薏苡仁　出《神农本草经》。又名薏米、米仁、苡仁、沟子米、六谷米。为禾本科植物薏苡 Coix lacryma－jobi L. var. ma－yuen（Roman.）Stapf 的种仁。主产福建、河北、辽宁。”[11]

1.2.1.12 《中国医学百科全书·中医学》：“薏苡仁　始载于《神农本草经》。又名回回米、六谷子、苡米。为禾本科植物薏苡 Coix lacryma－jobi L. var. ma－yuen（Roman.）Stapf 的种仁。秋季果实成熟时采割全株，脱粒，晒干，除去果壳、种皮及杂质，扬净。”[12]

1.2.1.13 《普通高等教育中医药类规划教材·中药学》：“薏苡仁《本经》为禾本科多年生草本植物薏苡 Coix lacryma－jobi L. var. ma－yuen（Roman.）Stapf 的成熟种仁。我国大部分地区均产，主产于福建、河北、辽宁等地。”[13]

1.2.1.14 《中药志》[14]、《中药材手册》[15]、《全国中药炮制规范》[16]、《中国药材学》[17]、《中华本草》[18]等现代中药著作多以“薏苡仁”作为本品正名（参见“文献通考”）。

1.2.2 定名选择的理由

1.2.2.1 薏苡仁 Semen coicis　本品为植物薏苡 Coix lacryma－jobi L. var. ma－yuen（Roman.）Stapf 的干燥成熟种仁。始载于汉《神农本草经》，并以“薏苡仁”为本品正名。其后本草著作，尤其明清以后的本草著作如明·刘文泰《本草品汇精要》、陈嘉谟《本草蒙筌》、李中梓《雷公炮制药性解》和《本草征要》，清·张志聪《本草崇原》、杨时泰《本草述钩元》等在载录本品时均以“薏苡仁”作为正名，并一直沿用至今。

1.2.2.2 我国最新出版的《中华人民共和国药典》、《普通高等教育中医药类规划教材·中药学》以及辞书类著作《中医大辞典·中药分册》、《中药大辞典》、《中国医学百科全

书·中医学》等均以“薏苡仁”作为本品正名。已经广泛应用于中医药学文献的标引和检索的《中国中医药学主题词表》也以“薏苡仁”作为本品的正式主题词。现代本草著作如《中药志》、《中华本草》、《中国药材学》、《中药材手册》、《全国中药炮制规范》、虽记载了不少本品各地的俗称，但也无一例外以“薏苡仁”作为本品的正名。说明““薏苡仁”作为本品正名已成为共识。

1.3 与正名等效的名词：无。

2 源流考释

薏苡仁［禾本科植物薏苡 Coix lacryma－jobi L. var. ma－yuen（Roman.）Stapf 的干燥成熟种仁］始载于汉《神农本草经》，并以“薏苡仁”为正名，同时尚记载有本品异名“解蠡”。如《神农本草经》卷一：“薏苡仁，味甘，微寒。主筋急，拘挛不可屈伸，风湿痹，下气。久服，轻身、益气。其根，下三虫。一名解蠡。生平泽及田野。”[1]但此后至宋代的本草著作则多以“薏苡人”为正名，如魏晋《名医别录》[19]，南北朝·陶弘景《本草经集注》[20]，唐·苏敬等撰《新修本草》[21]，宋·苏颂《本草图经》[22]、唐慎微《证类本草》[23]等。明以后的本草著作大多沿用《神农本草经》记载，以“薏苡仁”作为本品正名。如明·刘文泰《本草品汇精要》[2]、陈嘉谟《本草蒙筌》[3]、杜文燮《药鉴》[24]、李中梓《雷公炮制药性解》[4]、李中梓《本草征要》[5]、卢之颐《本草乘雅半偈》[25]，清·张志聪《本草崇原》[6]、汪昂《本草易读》[26]、张璐《本经逢原》[27]、陈士铎《本草新编》[28]、叶桂《本草经解》[29]、吴仪洛《本草从新》[30]、沈金鳌《要药分剂》[31]、黄宫绣《本草求真》[32]、杨时泰《本草述钩元》[7]、叶志诜《神农本草经赞》[33]、蒋居祉《本草择要纲目》[34]、严西亭《得配本草》[35]、凌奂《本草害利》[36]、陈其瑞《本草撮要》[37]、张秉成《本草便读》[38]等。而明·李时珍《本草纲目》[39]则在“薏苡”项下介绍本品。

古代著作中记载的本品异名尚有“蓄苢”、“蓄英”《说文》[40]，“屋菼”、“起实”、“赣”《名医别录》[19]，“芑实”、“藾米”（《纲目》引《别录》）[39]，“穗米”（《本草纲目》引雷敩）[39]，“簳珠”《本草经集注》[20]，“簳珠”（《本草纲目》引陶弘景）[39]，“意珠子”《本草图经》[22]，“薏珠子”（《本草纲目》引《本草图经》）[39]，“回回米”、“西番蜀秫”、“草珠儿”（《本草纲目》引《救荒本草》）[39]，“藾”、“竿珠”《本草品汇精要》[2]，“薏珠”《本草蒙筌》[3]，“薏仁”《本草征要》[5]，“米仁”《本草崇原》[6]，“稷粟”《本草求真》[32]等。如魏晋《名医别录》卷一：“薏苡人，无毒。主除筋骨邪气不仁，利肠胃，消水肿，令人能食。一名屋菼，一名起实，一名赣。”[19]南北朝·陶弘景《本草经集注》：“薏苡仁，味甘，微寒，无毒……生真定平泽及田野。八月采实，采根无时。交趾者子最大，彼土呼为簳珠。”[20]宋·苏颂《本草图经》卷四：“薏苡人，生真定平泽及田野今所在有之。春生苗，茎高三、四尺；叶如黍；开红白花作穗子；五月、六月结实，青白色，形如珠子而稍长，故呼意珠子。”[22]《本草品汇精要》卷七：“薏苡仁，无毒。薏（音意）苡（音以）仁（出《神农本经》）……【名】解蠡、屋菼（音毯）、起实、藾（音感）、竿珠、薏珠子。”[2]明·陈嘉谟《本草蒙筌》卷一：“薏苡仁……多生旷野泽中，茎高三四尺许。叶类垂黍，花开浅黄。结实而名薏珠。”[3]明·李时珍《本草纲目》卷二十三：“薏苡《本经·上品》。【校正】据《千金方》，自草部移入此。【释名】

解蠡（音礼。《本经》）、芑实（音起。《别录》）、赣米（《别录》。音感。陶氏作簳珠，雷氏作■米）、回回米《救荒本草》、薏珠子《图经》。时珍曰：薏苡名义未详。其叶似蠡实叶而解散，又似芑黍之苗，故有解蠡、芑实之名。赣米乃其坚硬者，有赣强之意。苗名屋菼。《救荒本草》云：回回米，又呼西番蜀秫。俗名草珠儿。"[39]明·李中梓《本草征要》卷四："薏苡仁，味甘，性微寒，无毒。薏仁得地之燥，禀秋之凉，能燥脾湿，善祛肺热。"[5]清·张志聪《本草崇原》卷上："薏苡仁，气味甘，微寒，无毒。（薏苡其形似米，故俗名米仁。）"[6]清·黄宫绣《本草求真》上编："薏苡仁（稷粟）清肺热除脾湿。"[32]

现代有关著作均沿用《神农本草经》的记载以"薏苡仁"作为本品正名，如《中华人民共和国药典》[8]、《普通高等教育中医药类规划教材·中药学》[13]、《中药大辞典》[10]、《中医大辞典·中药分册》[11]、《中国医学百科全书·中医学》[12]、《中国中医药学主题词表》[9]、《中药志》[14]、《全国中药炮制规范》[16]、《中国药材学》[17]《中药材手册》[15]、《中华本草》[18]等。而《全国中草药汇编》[41]则是以"薏苡"作为本品正名。同时尚记载有"薏米"、"薏仁米"、"草珠子"《中药材手册》[15]，"苡米"、"沟子米"《全国中草药汇编》[41]，"感米"、"菩提子"、"必提珠"、"珠珠米"、"胶念珠"、"尿塘珠"、"老鸦珠"、"菩提珠"、"药玉米"、"水玉米"、"裕米"、"尿端子"、"尿珠子"、"催生子"、"蓼茶子"、"益米"、"六谷米"、"六谷子"《中药大辞典》[10]，"六谷"、"川谷"、"尿当珠"《中国药材学》[17]，"苡仁"、"玉秣"《中华本草》[18]等各地俗称。还记载有本品原植物"薏苡"的异名"川谷"、"六谷子"、"菩提珠"、"草珠子"、"苡米"、"薏苡米"、"沟子米"《中药志》[14]，"屋菼"、"玉秣"、"鬼珠箭"、"尿塘草"、"草菩提"、"薏黍"、"铁玉蜀黍"、"瞎眼子树"、"桂珠黍"、"便婆菊"《中药大辞典》[10]等。

3　附录

3.1　又称：炒苡仁、麸炒苡仁、土炒苡仁（饮片规格名）。

3.2　俗称：珠珠米（贵州），胶念珠（福建），尿塘珠、老鸦珠（广西），菩提珠（江苏），药玉米、水玉米、沟子米（东北），裕米（广西），尿端子、尿珠子、催生子、蓼茶子（湖南），益米（闽东），尿当珠（四川），苡米，六谷，川谷，草珠子，菩提子，薏仁米，草珠子，苡米，薏仁米，六谷米，六谷子，薏米，苡仁，感米，必提珠，玉秣。

3.3　曾称：蓄苢、蓄英《说文》，解蠡《本经》，薏苡人、屋菼、起实、赣、芑实、簳米《名医别录》，䅬米《雷公炮炙论》，簳珠、簳珠《本草经集注》，意珠子、薏珠子《本草图经》，回回米、西番蜀秫、草珠儿《救荒本草》，赣、竿珠《本草品汇精要》，薏珠《本草蒙筌》，米仁《本草崇原》，薏仁《本草征要》，稷粟《本草求真》。

3.4　原植物名称：薏苡，川谷，六谷子（四川），菩提珠（江苏），草珠子（山东），苡米（福建），薏苡米，沟子米，屋菼，玉秣，草菩提，薏黍，鬼珠箭，尿塘草，铁玉蜀黍，瞎眼子树，桂珠黍，便婆菊。

4　文献通考

《神农本草经》卷一："薏苡仁，味甘，微寒。主筋急，拘挛不可屈神，风湿痹，下气。久服，轻身、益气。其根，下三虫。一名解蠡。生平泽及田野。"[1]

《说文》："蓄，蓄苢，一曰蓄英。赣，一曰薏苢。[40]

《名医别录》卷一："薏苡人，无毒。主除筋骨邪气不仁，利肠胃，消水肿，令人能食。一名屋菼，一名起实，一名赣。生真定。八月采实，采根无时。"[19]

《本草经集注》："薏苡人，味甘，微寒，无毒。主治筋急拘挛，不可屈伸，风湿痹，下气。除筋骨邪气不仁，利肠胃，消水肿，令人能食。久服轻身益气。其根：下三虫。一名解蠡，一名屋菼，一名起实，一名赣。生真定平泽及田野。八月采实，采根无时。交趾者子最大，彼土呼为䕷珠。"[20]

《新修本草》卷六："薏苡人，味甘，微寒，无毒。主筋急拘挛，不可屈伸，风湿痹，下气。除筋骨邪气不仁，利肠胃，消水肿，令人能食。久服轻身益气。其根，下三虫。一名解蠡，一名屋菼，一名起实，一名赣。生真定平泽及田野。八月采实，采根无时。交趾者子最大，彼土呼为䕷珠。"[21]

《本草图经》卷四："薏苡人，生真定平泽及田野今所在有之。春生苗，茎高三、四尺；叶如黍；开红白花作穗子；五月、六月结实，青白色，形如珠子而稍长，故呼意珠子。"[22]

《证类本草》卷六："薏（音意）苡（音以）人，味甘，微寒，无毒。主筋急拘挛，不可屈伸，风湿痹，下气，除筋骨邪气不仁，利肠胃，消水肿，令人能食。久服轻身益气。其根，下三虫。一名解蠡，一名屋菼（音毯），一名起实，一名𬞟（音感）。生真定平泽及田野。八月采实，采根无时。"[23]

《本草品汇精要》卷七："薏苡仁，无毒。薏（音意）苡（音以）仁（出《神农本经》），主筋急拘挛，不可屈伸，风湿痹下气，久服轻身益气。其根下三虫（以上朱字《神农本经》）。除筋骨邪气不仁，利肠胃，消水肿，令人能食（以上黑字《名医》所录）。【名】解蠡、屋菼（音毯）、起实、𬞟（音感）、竿珠、薏珠子。【苗】〔图经曰〕春生苗，茎高三四尺，叶如黍叶，开红白花，作穗，五六月结实，其色青白，形如珠子，而稍长故呼薏珠子。"[2]

《本草蒙筌》卷一："薏苡仁，味甘，气微寒。无毒。近道俱出，真定（郡名，属北直隶。）者良。多生旷野泽中，茎高三四尺许。叶类垂黍，花开浅黄。结实而名薏珠，小儿每穿为戏。医家采用，舂壳取仁。"[3]

《本草纲目》卷二十三："薏苡《本经·上品》。【校正】据《千金方》，自草部移入此。【释名】解蠡（音礼。《本经》）、芑实（音起。《别录》）、𬞟米（《别录》。音感。陶氏作簳珠，雷氏作䅟米）、回回米《救荒本草》、薏珠子《图经》。时珍曰：薏苡名义未详。其叶似蠡实叶而解散，又似芑黍之苗，故有解蠡、芑实之名。赣米乃其坚硬者，有赣强之意。苗名屋菼。《救荒本草》云：回回米，又呼西番蜀秫。俗名草珠儿。【集解】《别录》曰：薏苡仁生真定平泽及田野。八月采实，采根无时。弘景曰：真定县属常山郡。近道处处多有，人家种之。出交趾者，子最大，彼土呼为簳珠。故马援在交趾饵之，载还为种，人谗以为珍珠也。实重累者为良。取仁用。志云：今多用梁汉者，气劣于真定。取青白色者良。藏器云：取子于甑中蒸使气馏，曝干挼之，得仁矣。亦可磨取之。颂曰：薏苡所在有之。春生苗茎，高三、四尺。叶如黍叶。开红白花，作穗。五、六月结实，青白色，形如珠子而稍长，故人呼为薏珠子。小儿多以线穿如贯珠为戏。九月、十月采其实。雷敩曰：凡使，勿用䅟米，颗大无味，时人呼为粳米是也。薏苡仁颗小、色青、味甘，咬着粘人齿也。时珍曰：薏苡，人多种之。二、三月宿根自生。叶如初生芭茅。五、六月抽茎开花结实。有二种：一种粘牙者，尖而壳薄，即薏苡也。其米白色如糯米，可作粥饭及磨面食，亦可同米酿酒。一种圆而壳厚坚硬者，即菩提子也。其米少，即粳米也。但可穿作念经数珠，故人亦呼为念珠云。其根并白色，大如匙柄，糺结而味甘也。”[39]

《药鉴》卷二：“薏苡仁，气微寒，味甘平，无毒。主筋急拘挛，风湿痹，除筋骨邪气不仁。肺痈脓血，干湿肺气。”[24]

《雷公炮制药性解》卷三：“薏苡仁，味甘，微寒无毒，入肺脾肝胃大肠五经。利肠胃，消水肿，祛风湿，疗脚气，治肺痿，健脾胃。”[4]

《本草征要》卷四：“薏苡仁，味甘，性微寒，无毒。入肺、脾二经。淘净，晒，炒。薏仁得地之燥，禀秋之凉，能燥脾湿，善祛肺热。”[5]

《本草乘雅半偈》第三帙：“薏苡仁《本经·上品》。凡湿则重碍，燥则轻泼。【气味】甘，微寒，无毒。【主治】主筋急拘挛，不可屈伸，久风湿痹，下气。久服轻身，益气。【核】曰：出真定，及平泽田野间，所在亦有。今用梁汉者，但气劣于真定耳；交趾者最良，彼土呼为竿珠。三月宿根自发。高四五尺，叶如初生芭茅。五月抽茎，开红白花，五六月结实重累，壳青绿，坚薄而锐，中仁如珠，味甘美，咬着粘齿，可以作粥酿酒。一种形圆壳厚者，即菩提子。一种大而无味者，即粳米也。”[25]

《本草崇原》卷上：“薏苡仁，气味甘，微寒，无毒。主筋急拘挛，不可屈伸，久风湿痹，下气。久服轻身益气。（薏苡其形似米，故俗名米仁。始出真定平泽及田野，今处处有之。春生苗叶如黍。五六月结实，至秋则老。其仁白色如珠，可煮粥，同米酿酒。）”[6]

《本草易读》卷五：“薏苡仁，糯米同炒用。甘，微寒。入足太阴、足阳明经。利水泻湿，退热除淋。舒筋急拘挛，止咳唾脓血。治脚气而除风，止消渴而杀虫。”[26]

《本经逢原》卷三：“薏苡仁，即米仁。甘微寒，无毒。入理脾肺药，姜汁拌炒。入利水湿药生用。”[27]

《本草新编》卷二：“薏苡仁，味甘，气微寒，无毒。入脾、肾二经，兼入肺。疗湿痹有神，舒筋骨拘挛，止骨中疼痛，消肿胀，利小便，开胃气，亦治肺痈。”[28]

《本草经解》卷一：“薏苡仁，气微寒，味甘，无毒。主筋急拘挛不可屈伸，久风湿痹，下气。”[29]

《本草从新》卷十二：“薏苡仁，补脾肺、通行水。甘淡微寒而属土。阳明药也。”[30]

《要药分剂》卷三：“薏苡仁，味甘淡，微寒，无毒。正得地之燥气，兼禀天之秋气以生。降也，阳中阴也。【主治】主筋急拘挛不可屈伸，风湿痹，下气。”[31]

《本草求真·上编》：“薏苡仁（稷粟），清肺热除脾湿。薏苡仁（专入肺脾胃），书载上清肺热，下理脾湿。以其色白入肺，性寒泻热。味甘入脾，味淡渗湿故也。气味甘、微寒，无毒。主筋急拘挛，不可屈伸，久风湿痹，下气，久服轻身益气。”[32]

《本草述钩元》卷十四：“薏苡仁，所在有之。茎高三四尺。叶如黍。开红白花。作穗。五六月结实青白色。形如珠子而稍长。八月采实。采根无时。今人通以九十月。采其实中仁。”[7]

《神农本草经赞》卷一：“薏苡仁，味甘微寒。主筋急拘挛，不可屈伸，风湿痹下气，久服轻身益气。其根下三虫。一名解蠡，生平泽及田野，名称解蠡。掷米如珠。”[33]

《本草择要纲目·寒性药品》：“薏苡仁 【气味】甘微寒无毒。（采得以糯米同炒、去米用良。亦有以盐汤煮过者。)”[34]

《得配本草》卷五：“薏苡仁，俗呼米仁，甘、淡，微寒。入足阳明、手太阴经气分。”[35]

《本草害利·脾部药队》：“薏苡仁，一名米仁。【害】此除湿燥脾之药，凡病人大便燥结，小水短少，因寒转筋，脾虚无湿者忌。妊妇禁用。【利】甘淡微寒，入胃土胜水，淡渗湿泻水，故能健脾。脚气疝气，泄痢热淋，益土所以生金，故补肺清热，治肺痈、肺痿、咳吐脓血等症。”[36]

《本草撮要》卷五：“薏苡仁，味甘淡，入足阳明经。功专去寒湿筋挛。”[37]

《 本草便读·谷部》：“薏苡仁，清寒降，甘淡益脾。肃上部之邪氛，痈痿、胸痹、咳喘愈。导中州之水湿，拘挛脚浊淋痊。或生或炒之攸分，因病因方而施治。故经言治，。有独取夫阳明，而医用舒筋。”[38]

《中药志》：“薏苡仁　本品为常用中药。商品为禾本科植物薏苡的种仁。……【原植物】薏苡　别名：川谷，六谷子（四川），菩提珠（江苏），草珠子（山东），苡米（福建），薏苡米，沟子米。Coix lacryma－jobi L. var. ma－yuen（Roman.）Stapf（C. ma－yuen Roman；C. lacryma－jobi L. var. frumentacea Makino）——禾本科 Gramineae.”[14]

《中药材手册》：“薏苡仁（《纲目》名薏苡，列入谷部稷粟类）本品为禾本科植物薏苡 Coix lacryma－jobi L. var. ma－yuen（Roman.）Stapf 的干燥成熟种仁。原植物为一年生或多年生草本，一般多为栽培。【别名】薏米、薏仁米、草珠子。”[15]

《全国中草药汇编》：“薏苡　别名：薏苡仁、苡米、薏仁米、沟子米。来源：为禾本科薏似属植物薏苡 Coix lacryma－jobi L. var. ma－yuen（Roman.）Stapf［C. ma－yuen Roman；C. lacryma－jobi L. var. frumentacea Makino］的种仁。”[41]

《中药大辞典》：“薏苡仁《本经》【异名】解蠡《本经》，起实、赣米《别录》，感米《千金·食治》，薏珠子《本草图经》，回回米、草珠儿、菩提子、藊珠《救荒本草》，必提珠《滇南本草》，芑实《纲目》，薏米《药品化义》，米仁《本草崇原》，草珠子《植物名汇》，六谷米《中药形性经验鉴别法》，珠珠米《贵州民间方药集》，胶念珠《福建民间草药》，尿塘珠、老鸦珠《广西中兽医药植》，菩提珠《江苏植药志》，药玉米、水玉米、沟子米《东北药植志》，六谷子《中药志》，裕米《广西中药志》，尿端子、尿珠子、催生子、蓼茶子《湖南药物志》，益米《闽东本草》。【基原】为禾本科植物薏苡的种仁。【原植物】薏苡 Coix lacryma－jobi L.，又名：赣《说文》，屋菼《别录》，玉秫《杨氏经验方》，草菩提《草木便方》，薏黍、鬼珠箭、尿塘草、铁玉蜀黍、瞎眼子树、桂珠黍、便婆菊。”[10]

《中医大辞典·中药分册》：“薏苡仁　出《神农本草经》。又名薏米、米仁、苡仁、沟子米、六谷米。为禾本科植物薏苡 Coix lacryma－jobi L. var. ma－yuen（Roman.）Stapf 的种仁。主产福建、河北、辽宁。”[11]

《中国医学百科全书·中医学》：“薏苡仁　始载于《神农本草经》。又名回回米、六谷子、苡米。为禾本科植物薏苡 Coix lacryma－jobi L. var. ma－yuen（Roman.）Stapf 的种仁。秋季果实成熟时采割全株，脱粒，晒干，除去果壳、种皮及杂质，扬净。”[12]

《全国中药炮制规范》：“薏苡仁［处方用名］薏苡仁、炒苡仁、麸炒苡仁，土炒苡仁。【来源】本品为禾本科植物薏苡 Coix lacryma－jobi L. var. ma－yuen（Roman.）Stapf

的干燥成熟种仁。均系栽培，主产于福建、河北、辽宁等地。秋季果实成熟时采割植株，晒干，打下果实，再晒干，除去外壳、种皮及杂质，收集种仁。药材以粒大、饱满、色白者为佳。”[16]

《中国药材学》：“薏苡仁 【别名】苡米，米仁，六谷，川谷，草珠子，菩提子，尿当珠（四川）。【来源】本品为禾本科植物薏苡 Coix lacryma - jobi L. var. ma - yuen (Roman.) Stapf 的种仁。”[17]

《中国中医药学主题词表》：“薏苡仁 Semen coicis 为禾本科植物薏苡的干燥成熟种仁；属祛湿利水药、清热解毒药和祛风湿药。用薏苡检索 1995 前文献。C 薏苡。”[9]

《普通高等教育中医药类规划教材·中药学》：“薏苡仁《本经》为禾本科多年生草本植物薏苡 Coix lacryma - jobi L. var. ma - yuen (Roman.) Stapf 的成熟种仁。我国大部分地区均产，主产于福建、河北、辽宁等地。秋季果实成熟时采割植株，晒干，打下果实，再晒干，除去外壳及种皮。生用或炒用。”[13]

《中华本草》：“薏苡仁《本经》【异名】蘨苢、蘨英《说文》，解蠡《本经》，屋菼、起实、赣《别录》，簳珠（陶弘景），感米《千金·食治》，薏珠子《本草图经》，回回米、草珠儿、蘨蘨珠《救荒本草》，薏米《药品化义》，米仁《本草崇原》薏仁《本草新编》，苡仁《临证指南》，玉秣《杨氏经验方》，六谷米《中药形性经验鉴别法》，珠珠米《贵州民间方药集》，药玉米、水玉米、沟子米《东北药植志》，裕米《广西中药志》，益米《闽东本草》。……【来源】为禾本科植物薏苡的种仁。【原植物】薏苡 Coix lacryma - jobi L. var. ma - yuen (Roman.) Stapf [C. ma - yuen Roman; C. lacryma - jobi L. var. frumentacea Makino]。”[18]

《中华人民共和国药典》：“薏苡仁 Semen coicis 本品为植物薏苡 Coix lacryma - jobi L. var. ma - yuen (Roman.) Stapf 的干燥成熟种仁。秋季果实成熟时采割植株，晒干，打下果实，再晒干，除去外壳、黄褐色种皮及杂质，收集种仁。”[8]

5 参考文献

1 汉·神农本草经．清顾观光重辑本．北京：人民卫生出版社，1955，31
2 明·刘文泰．本草品汇精要．北京：人民卫生出版社，1982，241
3 明·陈嘉谟．本草蒙筌．北京：人民卫生出版社，1988，49
4 明·李中梓．雷公炮制药性解．见：中国医学大成（二）．长沙：岳麓书社，1990，142
5 明·李中梓．本草征要．见：李中梓医学全书．北京：中国中医药出版社，1999，116
6 清·张志聪．本草崇原．北京：中国中医药出版社，1992，9
7 清·杨时泰．本草述钩元．上海：科技卫生出版社，1958，379
8 国家药典委员会．中华人民共和国药典．一部．北京：化学工业出版社，2000，309
9 吴兰成主编．中国中医药学主题词表．北京：中医古籍出版社，1996，538
10 江苏新医学院．中药大辞典．上海：上海科学技术出版社，1977，2645
11 《中医大辞典》编辑委员会．中医大辞典·中药分册．北京：人民卫生出版社，1982，410
12 《中医学》编辑委员会．中国医学百科全书·中医学．上海：上海科学技术出版社，1997，1069
13 雷载权主编．普通高等教育中医药类规划教材·中药学．上海：上海科学技术出版社，1995，132
14 中国医学科学院药物研究所等．中药志．第三册．北京：人民卫生出版社，1993，698
15 中华人民共和国卫生部药政管理局．中药材手册．北京：人民卫生出版社，1998，397

16 中华人民共和国卫生部药政管理局．全国中药炮制规范．北京：人民卫生出版社，1988，205
17 徐国钧等主编．中国药材学．北京：中国医药科技出版社，1996，1312
18 国家中医药管理局《中华本草》编委会．中华本草．第八册．上海：上海科学技术出版社，1999，329
19 魏晋·名医别录．北京：人民卫生出版社，1986，46
20 南北朝·陶弘景．本草经集注．北京：人民卫生出版社，1994，232
21 唐·苏敬等撰．新修本草．合肥：安徽科学技术出版社，1981，169
22 宋·苏颂．本草图经．合肥：安徽科学技术出版社，1994，106
23 宋·唐慎微．证类本草．北京：人民卫生出版社，1957，161
24 明·杜文燮．药鉴．北京：中国中医药出版社，1993，78
25 明·卢之颐．本草乘雅半偈．北京：人民卫生出版社，1986．171
26 清·汪昂．本草易读．北京：人民卫生出版社，1987，245
27 清·张璐．本经逢原．上海：上海科学技术出版社，1959，127
28 清·陈士铎．本草新编．北京：中国中医药出版社，1996，71
29 清·叶桂．本草经解．上海：上海科学技术出版社，1958，6
30 清·吴仪洛．本草从新．北京：中医古籍出版社，2001，176
31 清·沈金鳌．要药分剂．上海：上海科学技术出版社，1959，80
32 清·黄宫绣．本草求真．上海：上海科学技术出版社，1959，208
33 清·叶志诜．神农本草经赞．见：珍本医书集成（二）．上海：上海科学技术出版社，1985，15
34 清·蒋居祉．本草择要纲目．见：珍本医书集成（二）．上海：上海科学技术出版社，1985，30
35 清·严西亭．得配本草．上海：上海卫生出版社，1957，7
36 清·凌奂．本草害利．北京：中医古籍出版社，1982，54
37 清·陈其瑞．本草撮要．见：珍本医书集成（二）．上海：上海科学技术出版社，1985，67
38 清·张秉成．本草便读．上海：上海卫生出版社，1957，79
39 明·李时珍．本草纲目．北京：人民卫生出版社，1982，1489
40 东汉·许慎．说文解字．成都：成都古籍书店，1981
41 《全国中草药汇编》编写组．全国中草药汇编．上册．北京：人民卫生出版社，1996，949

493 薄荷
Bohe
Herba Menthae

1 定名依据

1.1 正名

1.1.1 汉文名：薄荷（唇形科植物薄荷 Mentha haplocalyx Briq. 的干燥地上部分）。

1.1.2 英文名：peppermint.

1.2 依据

1.2.1 定名的文献依据

1.2.1.1 《雷公炮炙论》卷下："紫苏，凡使，勿用薄荷根茎，真似紫苏茎，但叶不同。

薄荷茎性燥，紫苏茎和，凡使，刀刮上青薄皮，锉用也。”[1]

1.2.1.2　《新修本草》卷八：“薄荷，味辛、苦，温，无毒。茎方，叶似荏而尖长，根经冬不死，又有蔓生者，功用相似。”[2]

1.2.1.3　《证类本草》卷二十八：“薄荷，味辛、苦，温，无毒。主贼风伤寒发汗，恶气，心腹胀满，霍乱，宿食不消，下气。煮汁服，亦堪生食。人家种之，饮汁发汗，大解劳乏。”[3]

1.2.1.4　《本草衍义》卷十九：“薄荷，世谓之南薄荷，为有一种龙脑薄荷，故言南以别之。”[4]

1.2.1.5　《本草纲目》卷十四：“薄荷，人多栽莳。二月宿根生苗，清明前后分之。方茎赤色，其叶对生，初时形长而头圆，及长则尖。吴、越、川、湖人多以代茶。苏州所莳者，茎小而气芳，江西者，稍粗，川蜀者更粗，入药以苏产为胜。”[5]

1.2.1.6　《本草从新》卷二：“薄荷，轻、宣散风热。辛能散。凉能清。（本经温、盖体温而用凉也。）升浮能发汗。搜肝气而抑肺盛。疏逆和中。宣滞解郁。消散风热。清利头目。治头痛头风。中风失音。痰嗽口气。语涩舌胎。”[6]

1.2.1.7　《中华人民共和国药典》：“薄荷 Herba menthae　本品为唇形科植物薄荷 Mentha haplocalyx Briq. 的干燥地上部分。夏、秋二季茎叶茂盛或花开至三轮时，选晴天，分次采割，晒干或阴干。”[7]

1.2.1.8　《普通高等教育中医药类规划教材·中药学》：“薄荷《新修本草》为唇形科多年生草本植物薄荷 Mentha haplocalyx Briq. 的茎叶。我国南北均产，尤以江苏产者为佳。收获期因地而异，一般每年可采割 2~3 次，鲜用或阴干切段生用。”[8]

1.2.1.9　《中药大辞典》：“薄荷《雷公炮炙论》【异名】蕃荷菜《千金·食治》，菝蔺、吴菝蔺《食性本草》，南薄荷《本草衍义》，猫儿薄荷《履巉岩本草》，升阳菜《滇南本草》，薄苛《品汇精要》，荷《本草蒙筌》，夜息花《植物名汇》。【基原】为唇形科植物薄荷或家薄荷的全草或叶。【原植物】①薄荷 Mentha M. haplocalyx Briq.。②家薄荷 Mentha haplocalyx Briq. var. piperascens (Malinvaud) C. Y. Wu et H. W. Li.”[9]

1.2.1.10　《中医大辞典·中药分册》：“薄荷　出《雷公炮炙论》。为唇形科植物薄荷 Mentha haplocalyx Briq. 的全草或叶。主产江苏、浙江、江西。”[10]

1.2.1.11　《中国医学百科全书·中医学》：“薄荷　始载于《雷公炮炙论》。又名南薄荷。为唇形科植物薄荷 Mentha haplocalyx Briq. 的地上部分。通常每年可采收 2 次，第一次（头刀）于 7 月，第二次（二刀）于 10 月上中旬，选晴天割取，晒干或阴干。”[11]

1.2.1.12　《中国中医药学主题词表》：“薄荷 Mentha haplocalyx　属唇形科和辛凉解表药。”[12]

1.2.1.13　《中药志》[13]、《中药材手册》[14]、《全国中草药汇编》[15]、《全国中药炮制规范》[16]、《中国药材学》[17]、《中华本草》[18]等现代中药著作多以“薄荷”作为本品正名（参见“文献通考”）。

1.2.2　定名选择的理由

1.2.2.1　薄荷 Herba menthae，系唇形科植物薄荷 Mentha haplocalyx Briq. 的干燥地上部分。“薄荷”之名始见于南北朝·雷敩《雷公炮炙论》，作为本草正名始见于唐·苏敬《新修本草》，其后的本草著作如唐·苏敬《新修本草》，宋·唐慎微《证类本草》，明·

李时珍《本草纲目》，清·吴仪洛《本草从新》等在载录本品时即以“薄荷”作为正名，并一直沿用至今。

1.2.2.2　我国最新出版的《中华人民共和国药典》、《普通高等教育中医药类规划教材·中药学》以及辞书类著作《中医大辞典·中药分册》、《中药大辞典》、《中国医学百科全书·中医学》等均以“薄荷”作为本品正名。已经广泛应用于中医药学文献的标引和检索的《中国中医药学主题词表》也以“薄荷”作为本品的正式主题词。现代本草著作如《中药志》、《全国中草药汇编》、《中华本草》、《中国药材学》、《中药材手册》、《全国中药炮制规范》等虽记载了不少本品各地的俗称，但也无一例外以“薄荷”作为本品的正名。说明“薄荷”作为本品正名已成为共识。

1.3　与正名等效的名词：无。

2　源流考释

薄荷（唇形科植物薄荷 Mentha haplocalyx Briq. 的干燥地上部分）始载于南北朝·雷敩《雷公炮炙论》“紫苏”条下。如雷敩《雷公炮炙论》卷下：“紫苏，凡使，勿用薄荷根茎，真似紫苏茎，但叶不同。薄荷茎性燥，紫苏茎和，凡使，刀刮上青薄皮，锉用也。”[1]而“薄荷”作为本品正名则始见于唐·苏敬《新修本草》卷八：“薄荷，味辛、苦，温，无毒。茎方，叶似荏而尖长，根经冬不死，又有蔓生者，功用相似。”[2]宋至明以前的重要本草著作如宋·苏颂《本草图经》[19]、唐慎微《证类本草》[3]、寇宗奭《本草衍义》[4]，元·王好古《汤液本草》[20]等也均以“薄荷”作为本品正名予以载录。

明以后的大多本草著作仍多以“薄荷”为正名。如明·陈嘉谟《本草蒙筌》[22]、李时珍《本草纲目》[5]、杜文燮《药鉴》[23]、李中梓《本草征要》[24]、卢之颐《本草乘雅半偈》[25]，清·陈士铎《本草新编》[26]、汪昂《本草易读》[27]、汪昂《本草备要》[28]、张璐《本经逢原》[29]、叶桂《本草经解》[30]、吴仪洛《本草从新》[6]、沈金鳌《要药分剂》[31]、黄宫绣《本草求真》[32]、杨时泰《本草述钩元》[33]、蒋居祉《本草择要纲目》[34]、严西亭《得配本草》[35]、凌奂《本草害利》[36]、陈其瑞《本草撮要》[37]等。但也有以“野薄荷”、“薄苛”、“金钟薄荷”作为本品正名，以“细叶薄荷”作为本品异名的。如明·兰茂《滇南本草》卷二：“野薄荷，味辛、微苦、麻，性微温。上清头目诸风，止头痛眩晕发热，祛风痰。”[38]刘文泰《本草品汇精要》卷三十九：“薄苛，无毒，丛生。”[21]清·赵学敏《本草纲目拾遗》卷三：“金钟薄荷，汪连仕草药方云：即细叶薄荷，山产者根坚硬，以米醋磨敷蜂刺虫叮蜈蚣咬。王安采药方：金钟荷叶即薄荷。止吐血、黄疸、跌打、诸般风气，合济阴丸。”[39]

古代著作中记载的本品异名还有“蕃荷”（《本草纲目》引《千金方》）[5]，“菝蔺”、“蕃荷菜”、“吴菝蔺”（《本草纲目》引《食性本草》）[5]，“南薄荷”《本草衍义》[4]，“胡菝蔺”、“新罗菝蔺”、“石薄苛”、“连连钱草”、“新罗薄苛”、“薄苛”、“龙脑薄苛”《本草品汇精要》[11]，“鸡苏”《本草蒙筌》[11]，“金钱薄苛”《本草纲目》[5]等。

现代有关著作均沿用《新修本草》[2]记载以“薄荷”作为本品正名，如《中华人民共和国药典》[7]、《普通高等教育中医药类规划教材·中药学》[8]、《中药大辞典》[9]、《中医大辞典·中药分册》[10]、《中国医学百科全书·中医学》[11]、《中国中医药学主题词表》[12]、《中药志》[13]、《中药材手册》[14]、《全国中草药汇编》[15]、《全国中药炮制规范》[16]、《中国药材学》[17]、《中华本草》[18]等。同时尚记载有“苏薄荷”《全国中草药汇编》[15]，“夜息花”、“猫儿薄荷”、“蕿荷”《中药大辞典》[9]，“人丹草”《中国药材学》[17]，“仁丹草”、“见肿消”、“水益母”、“接骨草”、“土薄荷”、“鱼香草”、“香薷草”《中华本草》[18]等各地的俗称。

3 附录

3.1 又称：无。

3.2 俗称：人丹草（四川、江苏），夜息花（山东），仁丹草（四川、江苏），见肿消（江苏），水益母、接骨草（云南），土薄荷、鱼香草、香薷草（四川），苏薄荷，猫儿薄荷，夜息花，蕿荷。

3.3 曾称：蕃荷《千金方》，吴菝蔺、菝蔺、蕃荷菜《食性本草》，南薄荷《本草衍义》，野薄荷《滇南本草》，龙脑薄苛、胡菝蔺、新罗菝蔺、薄苛、新罗薄苛、石薄苛、连连钱草《本草品汇精要》，鸡苏《本草蒙筌》，金钱薄荷《本草纲目》，金钟薄荷、细叶薄荷《本草纲目拾遗》。

4 文献通考

《雷公炮炙论》卷下：“紫苏，凡使，勿用薄荷根茎，真似紫苏茎，但叶不同。薄荷茎性燥，紫苏茎和，凡使，刀刮上青薄皮，锉用也。”[1]

《新修本草》卷十八：“薄荷，味辛、苦，温，无毒。主贼风伤寒发汗，恶气心，腹胀满，霍乱，宿食不消，下气，煮汁服，亦堪生食。人家种之，饮汁发汗，大解劳乏。茎方，叶似荏而尖长，根经冬不死，又有蔓生者，功用相似（新附）。”[2]

《本草图经》卷十七：“薄荷，旧不著所出州土，而今处处皆有之。茎、叶似荏而尖长，经冬根不死。夏秋采茎、叶，曝干。”[19]

《证类本草》卷二十八：“薄荷，味辛、苦，温，无毒。主贼风伤寒发汗，恶气，心腹胀满，霍乱，宿食不消，下气。煮汁服，亦堪生食。人家种之，饮汁发汗，大解劳乏。陈士良云：吴菝蔺，能引诸药入营卫，疗阴阳毒，伤寒头痛，四季宜食。又云胡菝蔺，主风气，壅并攻胸膈，作茶服之，立效。俗呼为新罗菝蔺。”[3]

《本草衍义》卷十九：“薄荷，世谓之南薄荷，为有一种龙脑薄荷，故言南以别之。小儿惊风、壮热，须此引药。治骨蒸热劳，用其汁与众药熬为膏。”[4]

《汤液本草》卷六：“薄荷，气温，味辛、苦，辛、凉。无毒。手太阴经、厥阴经药。”[20]

《滇南本草》卷二：“野薄荷，味辛、微苦、麻，性微温。上清头目诸风，止头痛眩晕发热，祛风痰。治伤风咳嗽、脑漏，鼻流臭涕，退男女虚劳发热。”[38]

《本草品汇精要》卷三十九：“薄苛，无毒，丛生。主贼风伤寒发汗，恶气，心腹胀满，霍乱，宿食不消，下气，煮汁服，亦堪生食。人家种之，饮汁发汗，大解劳乏（《名医》所录）。【名】龙脑薄苛、石薄苛、连连钱草、新罗薄苛、吴菝蔺、胡菝（莆达切）蔺（火新罗菝蔺切）。【苗】〔图经曰〕春生苗，叶似荏而尖长，至夏茂盛，其根经冬不死。”[21]

《本草蒙筌》卷二：“薄荷，味辛、苦，气温。气味俱薄，浮而升，阳也。无毒。又名鸡苏，各处俱种。”[22]

《本草纲目》卷十四：“薄荷《唐本草》。【释名】菝蔺（音跋活）、蕃荷菜（蕃，音鄱）、吴菝蔺《食性》、南薄荷《衍义》、金钱薄荷。时珍曰：薄荷，俗称也。陈士良《食性本草》作菝，扬雄《甘泉赋》作茇葀，吕忱《字林》作茇。孙思邈《千金方》作蕃荷，今人药用，多以苏州者为胜，故陈士良谓之吴菝，以别胡菝也。时珍曰：薄荷，人多栽莳。二月宿根生苗，清明前后分之。方茎赤色，其叶对生，初时形长而头圆，及长则尖。吴、越、川、湖人多以代茶。苏州所莳者，茎小而气芳，江西者，稍粗，川蜀者更粗，入药以苏产为胜。”[5]

《药鉴》卷二：“薄荷，气温，味辛，气味俱轻，升也，阳也。惟其性辛凉而轻浮，故能散在上之风热，除气逆之胀满，清利六阳之会首，祛除诸经之领头。与地骨皮同用，能退骨蒸之热。与桑白皮同用，能泻肺经之邪。佐甘菊，并能清心明目。臣四物，更兼调经顺气。表虚者禁用。”[23]

《本草征要》卷一：“薄荷，味辛，性温，无毒。入肺经。产苏州者良。散风热，清头目。利咽喉，净龈舌。辟口臭，畅鼻塞。透痧疹，通关节。下滞气，除秽恶。发汗解表，故去风清热、利于头面，辛香开气，故胀满食滞者，并主之。”[24]

《本草乘雅半偈》第九帙：“薄荷《唐本草》。功利咽喉，故异名冰喉尉。【气味】辛温，无毒。【主治】主贼风，伤寒发汗，恶风，心腹胀满，霍乱，宿食不消，下气，煮汁服之，发汗，大解劳乏，亦堪生食。”[25]

《本草新编》卷三：“薄荷，味辛、苦，气温，浮而升，阳也。无毒。入肺与包络二经，又能入肝、胆。下气冷胀满，解风邪郁结，善引药入营卫，又能退热，但散邪而耗气，与柴胡同有解纷之妙。”[26]

《本草易读》卷四：“薄荷茎叶，辛，平，无毒。入手太阴、足厥阴经。消风散热，清头利目。解瘾疹瘰疬，疮疥惊热；利咽膈口齿，痰嗽瘙痒。含漱去舌苔语涩，挼叶塞鼻衄蛇伤。治中风之失音，祛心腹之膨胀。破血止痢亦疗，消食下气尤良。”[27]

《本草备要·草部》：“薄荷，轻，宣，散风热，辛能散，凉能清，（本经温，盖体温而用凉也。）升浮能发汗。搜肝气而抑肺盛，消散风热，清利头目。”[28]

《本经逢原》卷二：“薄荷，辛平，无毒。苏产者良。去梗用。上升入肝肺二经。辛能发散，专于消风散热。凉能清利，故治咳嗽失音、头痛头风，眼目口齿诸病。利咽喉，去舌苔，小儿惊热，及瘰疬疮疥为要药。”[29]

《本草经解》卷四：“薄荷，气温，味辛，无毒。主贼风伤寒发汗。恶气心腹胀满，霍乱，宿食不消，下气。煮汁服，亦堪生食。”[30]

《本草从新》卷二：“薄荷，轻、宣散风热。辛能散，凉能清，（本经温、盖体温而用凉也。）升浮能发汗。搜肝气而抑肺盛，疏逆和，宣滞解郁。消散风热，清利头目，治头痛头风，中风失，痰嗽口气，语涩舌胎，（含漱、或和蜜擦之。）眼耳咽喉口齿诸病。（辛香通窍、而散风热。）皮肤瘾疹疮疥，惊热，（小儿治惊药、有薄荷汤调。）骨蒸，消宿食，止血痢。（血痢病在凝滞、辛能散、凉能清。）通关节，定霍乱，猫咬蛇伤。”[6]

《本草纲目拾遗》卷三：“金钟薄荷，王安采药方：金钟荷叶即薄荷。止吐血、黄疸、跌打、诸般风气。”[39]

《要药分剂》卷一：“薄荷，味辛苦。性温。无毒。感杪春初夏之气。而得乎火金之味以生。升也。阳也。【主治】主贼风伤寒发汗。恶气心腹胀满。霍乱。宿食不消。下气。煮汁服。发汗。大解劳乏。”[31]

《本草求真·上编》：“薄荷（芳草），疏肝气风及热内淫。气味辛凉，功专入肝与肺。故书皆载辛能发散。”[21]

《本草述钩元》卷八：“薄荷，经冬根不死，二月抽苗，清明分株排种，夏秋采取，曝令干，味辛微苦，气微温，性凉，气味俱薄。浮而升，阳也，上行之药。”[33]

《本草择要纲目·寒性药品》：“薄荷　【气味】辛温无毒。浮而升。阳也。入手太阴足厥阴经。【主治】通关节。解劳乏。小儿风涎。发毒汗。清头目风热。能引诸药入荣卫。又治骨蒸热劳。搜肝气。又主肺盛。”[34]

《得配本草》卷二：“薄荷，辛、微苦，微凉。入手太阴、足厥阴经气分。散风热，清头目，利咽喉口齿耳鼻诸病。治心腹恶气，胀满霍乱，小儿惊热，风痰血痢，瘰疬疮疥，风瘙瘾疹。亦治蜂虿蛇蝎猫伤。”[35]

《本草害利·肺部药队》：“薄荷，【害】辛香伐气，多服损肺伤心，虚者远之。凡病新瘥勿服，以表气虚也，令人虚汗不止。【利】辛温（一作凉），入肺肝，芳香开气，发汗解表，能下气，故消食，治猫咬与蛇伤，伤寒舌苔，和蜜擦之。”[36]

《本草撮要》卷一：“薄荷，味辛。入手足厥阴经。功专治头目咽喉口齿诸症。得花粉清上化痰。另有鸡苏薄荷。体虚及夏月均宜少服。苏产者佳。”[37]

《中药志》：“薄荷　本品为常用中药，商品是唇形科植物薄荷的地上部分。……【原植物】薄荷 Mentha haplocalyx Briq. ——唇形科 Labiatae.”[13]

《中药材手册》：“薄荷（《纲目》列入草部芳草类）本品为唇形科植物薄荷 Mentha haplocalyx Briq. 的干燥地上部分。原植物系多年生草本，喜生于溪边、沟边等湿地，野生与栽培均有，但药用以栽培者为主，野薄荷质量较差。江苏苏州所产的龙脑薄荷质量最佳，但产量很少。”[14]

《全国中草药汇编》：“薄荷　别名：苏薄荷。来源：为唇形科薄荷属植物薄荷 Mentha canadaensis L.［M. haplocalyx Briq.; M. arvensis L. var. haplocalyx Briq.］和和家薄荷 Mentha arvensis L. var. piperascens Malinvaud，以全草入药。”[15]

《中药大辞典》：“薄荷《雷公炮炙论》【异名】蕃荷菜《千金·食治》，菝蔺、吴菝蔺《食性本草》，南薄荷《本草衍义》，猫儿薄荷《履巉岩本草》，升阳菜《滇南本草》，薄苛《品汇精要》，蔆荷《本草蒙筌》，夜息花《植物名汇》。【基原】为唇形科植物薄荷或家薄荷的全草或叶。【原植物】①薄荷 Mentha M. haplocalyx Briq.。②家薄荷 Mentha haplocalyx Briq. var. piperascens (Malinvaud) C. Y. Wu et H. W. Li.”[9]

《中医大辞典·中药分册》：“薄荷　出《雷公炮炙论》。为唇形科植物薄荷 Mentha haplocalyx Briq. 的全草或叶。主产江苏、浙江、江西。”[10]

《中国医学百科全书·中医学》：“薄荷　始载于《雷公炮炙论》。又名南薄荷。为唇形科植物薄荷 Mentha haplocalyx Briq. 的地上部分。通常每年可采收2次，第一次（头刀）于7月，第二次（二刀）于10月上中旬，选晴天割取，晒干或阴干。”[11]

《全国中药炮制规范》：“薄荷　［处方用名］薄荷。【来源】本品为唇形科植物薄荷 Mentha haplocalyx Briq. 的干燥地上部分。均系栽培。主产于江苏、浙江、江西等地。夏、秋二季茎叶茂盛或花开至三轮时，选晴天，分次采割，晒干或阴干。药材以叶多，色深绿，气味浓者为佳。”[16]

《中国药材学》：“薄荷 【别名】人丹草，蕃荷菜（四川、江苏）。【来源】本品为唇形科植物薄荷 Mentha haplocalyx Briq. 的地上部分。”[17]

《中国中医药学主题词表》：“薄荷 Mentha haplocalyx 属唇形科和辛凉解表药。”[12]

《普通高等教育中医药类规划教材·中药学》：“薄荷《新修本草》为唇形科多年生草本植物薄荷 Mentha haplocalyx Briq. 的茎叶。我国南北均产，尤以江苏产者为佳。收获期因地而异，一般每年可采割2~3次，鲜用或阴干切段生用。”[8]

《中华本草》：“薄荷《雷公炮炙论》【异名】蕃荷菜《千金·食治》，菝蔄、吴菝蔄《食性本草》，南薄荷《本草衍义》，猫儿薄荷《履巉岩本草》，野薄荷、升阳菜《滇南本草》，薄苛《品汇精要》，蔢荷《本草蒙筌》，夜息花（山东），仁丹草（四川、江苏），见肿消（江苏），水益母，接骨草（云南），土薄荷、鱼香草、香薷草（四川）。【来源】为唇形科植物薄的全草或叶。【原植物】薄荷 Mentha canadaensis L. [M. haplocalyx Briq.; M. arvensis L. var. haplocalyx Briq; M. arvensis auct. non L.]。”[18]

《中华人民共和国药典》：“薄荷 Herba menthae 本品为唇形科植物薄荷 Mentha haplocalyx Briq. 的干燥地上部分。夏、秋二季茎叶茂盛或花开至三轮时，选晴天，分次采割，晒干或阴干。”[7]

5 参考文献

1 南北朝·雷敩. 雷公炮炙论. 上海：上海中医学院出版社，1986，89

2 唐·苏敬等撰. 新修本草. 合肥：安徽科学技术出版社，1981，392

3 宋·唐慎微. 证类本草. 北京：人民卫生出版社，1957，515

4 宋·寇宗奭. 本草衍义. 上海：商务印书馆，1937，131

5 明·李时珍. 本草纲目. 北京：人民卫生出版社，1982，917

6 清·吴仪洛. 本草从新. 北京：中医古籍出版社，2001，43

7 国家药典委员会. 中华人民共和国药典. 一部. 北京：化学工业出版社，2000，310

8 雷载权主编. 普通高等教育中医药类规划教材·中药学. 上海：上海科学技术出版社，1995，40

9 江苏新医学院. 中药大辞典. 上海：上海科学技术出版社，1977，2648

10 《中医大辞典》编辑委员会. 中医大辞典·中药分册. 北京：人民卫生出版社，1982，410

11 《中医学》编辑委员会. 中国医学百科全书·中医学. 上海：上海科学技术出版社，1997，973

12 吴兰成主编. 中国中医药学主题词表. 北京：中医古籍出版社，1996，16

13 中国医学科学院药物研究所等. 中药志. 第四册. 北京：人民卫生出版社，1993，760

14 中华人民共和国卫生部药政管理局. 中药材手册. 北京：人民卫生出版社，1998，473

15 《全国中草药汇编》编写组. 全国中草药汇编. 下册. 北京：人民卫生出版社，1996，950

16 中华人民共和国卫生部药政管理局. 全国中药炮制规范. 北京：人民卫生出版社，1988，245

17 徐国钧等主编. 中国药材学. 北京：中国医药科技出版社，1996，1535

18 国家中医药管理局《中华本草》编委会. 中华本草. 第七册. 上海：上海科学技术出版社，1999，79

19 宋·苏颂. 本草图经. 合肥：安徽科学技术出版社，1994，584

20 元·王好古. 汤液本草. 见：景印文渊阁四库全书（745）. 北京：中医古籍出版社，1986，995

21 明·刘文泰. 本草品汇精要. 北京：人民卫生出版社，1982，876

22 明·陈嘉谟. 本草蒙筌. 北京：人民卫生出版社，1988，108

23　明·杜文燮. 药鉴. 北京：中国中医药出版社，1993，44
24　明·李中梓. 本草征要. 见：李中梓医学全书. 北京：中国中医药出版社，1999，122
25　明·卢之颐. 本草乘雅半偈. 北京：人民卫生出版社，1986，529
26　清·陈士铎. 本草新编. 北京：中国中医药出版社，1996，132
27　清·汪昂. 本草易读. 北京：人民卫生出版社，1987，170
28　清·汪昂. 本草备要. 北京：中国中医药出版社，1998，45
29　清·张璐. 本经逢原. 上海：上海科学技术出版社，1959，65
30　清·叶桂. 本草经解. 上海：上海科学技术出版社，1958，108
31　清·沈金鳌. 要药分剂. 上海：上海科学技术出版社，1959，82
32　清·黄宫绣. 本草求真. 上海：上海科学技术出版社，1959，82
33　清·杨时泰. 本草述钩元. 上海：科技卫生出版社，1958，196
34　清·蒋居祉. 本草择要纲目. 见：珍本医书集成（二）. 上海：上海科学技术出版社，1985，14
35　清·严西亭. 得配本草. 上海：上海卫生出版社，1957，52
36　清·凌奂. 本草害利. 北京：中医古籍出版社，1982，93
37　清·陈其瑞. 本草撮要. 见：珍本医书集成（二）. 上海：上海科学技术出版社，1985，9
38　明·兰茂. 滇南本草. 第二卷. 昆明：云南人民出版社，1977，356
39　清·赵学敏. 本草纲目拾遗. 北京：人民卫生出版社，1983，79

494　橘红
Juhong
Exocarpium Citri Rubrum

1　定名依据

1.1　正名

1.1.1　汉文名：橘红（芸香科植物橘 Citrus reticulata Blanco 及其栽培变种的干燥外层果皮）。

1.1.2　英文名：red tangerine peel.

1.2　依据

1.2.1　定名的文献依据

1.2.1.1　《本草纲目》卷三十：“橘《本经·上品》。【校正】志曰：自木部移入此。……黄橘皮【释名】红皮《汤液》、陈皮《食疗》。弘景曰：橘皮疗气大胜。以东橘为好，西江者不如。须陈久者为良。好古曰：橘皮以色红日久者为佳，故曰红皮、陈皮。去白者曰橘红也。”[1]

1.2.1.2　《中药材手册》：“橘红　商品有两种：一为芸香科植物橘 Citrus reticulata Blanco 及其栽培变种大红袍 Citrus reticulata ‘Dahongpao’、福橘 Citrus reticulata ‘Tangerina’的成熟果皮的外层红色果皮，习称广橘红或云皮，即纲目所收橘之‘橘皮去白者橘红也’。另一种为芸香科植物化州柚 Citrus grandis ‘Tomentosa’及柚 Citrus grandis（L.）Osbeck 的未成熟及近成熟果实的外果皮，亦称化橘红或毛橘红，即纲目拾遗所载之化州橘红。橘类橘红原植物系常绿小乔木或灌木，柚类橘红原植物系常绿乔木，均为栽培。现分述如下：橘类橘红【别名】广橘红、云皮。柚类橘红【别名】化橘红。”[2]

1.2.1.3　《全国中草药汇编》：“橘红　来源：本品有橘类橘红与柚类橘红两大类。橘类橘红为芸香科柑橘属植物橘 Citrus reticulata Blanco 或福橘、大红袍等的成熟果皮的外层红色果皮，习称广橘红或云皮，即《本草纲目》所收橘之‘橘皮去白者橘红也’。另一类为柚类橘红，系芸香科植物化州柚 Citrus grandis (L.) Osbeck var. tomentosa Hort. [C. grandis ‘Tomentosa’] 或柚 Citrus grandis (L.) Osbeck 的未成熟果实的外果皮，亦称化橘红或毛橘红，即《本草纲目拾遗》之‘化州橘红’。”[3]

1.2.1.4　《中药大辞典》：“橘红《纲目》【异名】芸皮、芸红《药材资料汇编》。【基原】为芸香科植物福橘 Citrus tangerina Hort. et Tanaka 或朱橘 C. erythrosa Tanaka 等多种橘类的果皮的外层红色部分。原植物详‘橘’条。”[4]

1.2.1.5　《中医大辞典·中药分册》：“橘红　出《本草纲目》。又名芸红、芸皮。为芸香科植物橘 Citrus reticulata Blanco 及其变种果皮的外层红色部分。”[5]

1.2.1.6　《中国医学百科全书·中医学》：“橘红　为陈皮除去内层白皮之外层红皮。又名芸皮、芸红，亦供药用。”[6]

1.2.1.7　《中国药材学》：“橘红　分两类，除化橘红外，还有橘类橘红（芸皮），为橘 Citrus reticulata Blanco 及其栽培品种。”[7]

1.2.1.8　《中国中医药学主题词表》：“橘红 Exocarpium citri rubrum　为芸香科植物橘及其栽培变种的干燥外层果皮；属化痰药（中药）。C 橘。”[8]

1.2.1.9　《中华本草》：“橘红《纲目》【异名】芸皮、芸红《药材资料汇编》。【来源】为芸香科植物橘 Citrus reticulata Blanco 及其栽培变种的外层果皮。【原植物】参见‘橘’条。”[9]

1.2.1.10　《中华人民共和国药典》：“橘红 Exocarpium citri rubrum　本品为芸香科植物橘 Citrus reticulata Blanco 及其栽培变种的干燥外层果皮。秋末冬初果实成熟后采收，用刀削下外果皮，晒干或阴干。”[10]

1.2.2　定名选择的理由

橘红 Exocarpium citri rubrum　系芸香科植物橘 Citrus reticulata Blanco 及其栽培变种的干燥外层果皮。“橘红”之名在本草著作始见于明·李时珍《本草纲目》。关于本品正名在古代文献中未见记载。我国最新出版的《中华人民共和国药典》以及辞书类著作《中医大辞典·中药分册》、《中药大辞典》、《中国医学百科全书·中医学》等均以“橘红”作为本品正名。已经广泛应用于中医药学文献的标引和检索的《中国中医药学主题词表》也以“橘红”作为本品的正式主题词。现代本草著作如《中华本草》、《中国药材学》、《中药材手册》、《全国中草药汇编》等虽记载了不少本品各地的俗称，但也无一例外以“橘红”作为本品的正名。说明“橘红”作为本品正名已成为共识。

1.3　与正名等效的名词：无。

2　源流考释

橘红（芸香科植物橘 Citrus reticulata Blanco 及其栽培变种的干燥外层果皮），“橘红”之名始见于宋·陈师文等《太平惠民和剂局方》卷二：“渗湿汤：治寒湿所伤，身重腰冷……苍术、白术、甘草（炙，各一两），茯苓（去皮）、干姜（燼，各二两），橘红、丁香（各一分），上㕮咀。每服四钱，水一盏半，枣一枚，姜三片，煎七分，食前温服。”[11]“橘红”之名在本草著作始见于明·李时珍《本草纲目》，该书在“橘”项下介绍记载了本品的有关内容，如《本草纲目》卷三十曰：“橘《本经·上品》。【校正】志曰：自木部移入此。……黄橘皮【释名】红皮《汤液》、陈皮《食疗》。弘景曰：橘皮疗气大胜。以东橘为好，西江者不如。须陈久者为良。好古曰：橘皮以色红日久者为佳，故曰红皮、陈皮。去白者曰橘红也。”[1]

须予说明的是，“橘红”商品有两种：一为芸香科植物橘 Citrus reticulata Blanco 及其栽培变种的干燥外层果皮，即本品；另一种为芸香科植物化州柚 Citrus grandis ‘Tomentosa’及柚 Citrus grandis（L.）Osbeck 的未成熟及近成熟果实的外果皮，亦称“化州橘红”，如《本草纲目拾遗》卷七：“化州橘红，橘瓤上丝，糖橘红，橘饼，药制柑橘饼，青盐陈皮，橘苓。岭南杂记：化州有橘一株，在署中，月生一子，以其皮为橘红，瀹汤饮之，痰立消，曩亦进御。”[12]应用应注意鉴别。

现代有关著作均以“橘红”作为本品正名，如《中华人民共和国药典》[10]、《中药大辞典》[4]、《中医大辞典·中药分册》[5]、《中国医学百科全书·中医学》[6]、《中国中医药学主题词表》[8]、《中药材手册》[2]、《全国中草药汇编》[3]、《中国药材学》[7]、《中华本草》[9]等。同时尚记载有“广橘红”、“云皮”、“化橘红”《中药材手册》[2]，“芸皮”、“芸红”《中药大辞典》[4]等各地的俗称。

3 附录

3.1 又称：无。

3.2 俗称：广橘红，云皮，芸皮，芸红，化橘红。

3.3 曾称：无。

4 文献通考

《太平惠民和剂局方》卷二：“渗湿汤：治寒湿所伤，身重腰冷，如坐水中，小便或涩或出，大便溏泄。皆因坐卧湿处，或因雨露所袭，或因汗出衣衾冷湿，久久得之。腰下重疼，两脚疼痛，腿膝或肿或不肿，小便利，反不渴，悉能主之。苍术、白术、甘草（炙，各一两），茯苓（去皮）、干姜（燼，各二两），橘红、丁香（各一分），上㕮咀。每服四钱，水一盏半，枣一枚，姜三片，煎七分，食前温服。”[11]

《本草纲目》卷三十：“橘《本经·上品》。【校正】志曰：自木部移入此。……黄橘皮【释名】红皮《汤液》、陈皮《食疗》。弘景曰：橘皮疗气大胜。以东橘为好，西江者不如。须陈久者为良。好古曰：橘皮以色红日久者为佳，故曰红皮、陈皮。去白者曰橘红也。”[1]

《本草纲目拾遗》卷七：“化州橘红，橘瓤上丝，糖橘红，橘饼，药制柑橘饼，青盐陈皮，橘苓。岭南杂记：化州有橘一株，在署中，月生一子，以其皮为橘红，瀹汤饮之，痰立消，曩亦进御。识药辨微云：化橘红近日广中来者，皆单片成束，作象眼块，或三十五十片，两头以红绳扎之，成一把，外皮淡红色，内腹皮白色，周身亦有猪鬃皮，此种皆柚皮，亦能消痰。又有一种为世所重，每个五片如爪，中用化州印，名五爪橘红，亦柚皮所制，较掌片为佳。”[12]

《中药材手册》：“橘红　商品有两种：一为芸香科植物橘 Citrus reticulata Blanco 及其栽培变种大红袍 Citrus reticulata ‘Dahongpao’、福橘 Citrus reticulata ‘Tangerina’ 的成熟果皮的外层红色果皮，习称广橘红或云皮，即纲目所收橘之‘橘皮去白者橘红也’。另一种为芸香科植物化州柚 Citrus grandis ‘Tomentosa’ 及柚 Citrus grandis（L.）Osbeck 的未成熟及近成熟果实的外果皮，亦称化橘红或毛橘红，即纲目拾遗所载之化州橘红。橘类橘红原植物系常绿小乔木或灌木，柚类橘红原植物系常绿乔木，均为栽培。现分述如下：橘类橘红【别名】广橘红、云皮。柚类橘红【别名】化橘红。”[2]

《全国中草药汇编》：“橘红　来源：本品有橘类橘红与柚类橘红两大类。橘类橘红为芸香科柑橘属植物橘 Citrus reticulata Blanco 或福橘、大红袍等的成熟果皮的外层红色果皮，习称广橘红或云皮，即《本草纲目》所收橘之‘橘皮去白者橘红也’。另一类为柚类橘红，系芸香科植物化州柚 Citrus grandis（L.）Osbeck var. tomentosa Hort.［C. grandis ‘Tomentosa’］或柚 Citrus grandis（L.）Osbeck 的未成熟果实的外果皮，亦称化橘红或毛橘红，即《本草纲目拾遗》之‘化州橘红’。”[3]

《中药大辞典》：“橘红《纲目》【异名】芸皮、芸红《药材资料汇编》。【基原】为芸香科植物福橘 Citrus tangerina Hort. et Tanaka 或朱橘 C. erythrosa Tanaka 等多种橘类的果皮的外层红色部分。原植物详‘橘’条。”[4]

《中医大辞典·中药分册》：“橘红　出《本草纲目》。又名芸红、芸皮。为芸香科植物橘 Citrus reticulata Blanco 及其变种果皮的外层红色部分。”[5]

《中国医学百科全书·中医学》：“橘红　为陈皮除去内层白皮之外层红皮。又名芸皮、芸红，亦供药用。”[6]

《中国药材学》：“橘红　分两类，除化橘红外，还有橘类橘红（芸皮），为橘 Citrus reticulata Blanco 及其栽培品种。”[7]

《中国中医药学主题词表》：“橘红 Exocarpium citri rubrum　为芸香科植物橘及其栽培变种的干燥外层果皮；属化痰药（中药）。C 橘。”[8]

《中华本草》：“橘红《纲目》【异名】芸皮、芸红《药材资料汇编》。【来源】为芸香科植物橘 Citrus reticulata Blanco 及其栽培变种的外层果皮。【原植物】参见‘橘’条。”[9]

《中华人民共和国药典》：“橘红 Exocarpium citri rubrum　本品为芸香科植物橘 Citrus reticulata Blanco 及其栽培变种的干燥外层果皮。秋末冬初果实成熟后采收，用刀削下外果皮，晒干或阴干。”[10]

5　参考文献

1　明·李时珍. 本草纲目. 北京：人民卫生出版社，1982，1785
2　中华人民共和国卫生部药政管理局. 中药材手册. 北京：人民卫生出版社，1998，393
3　《全国中草药汇编》编写组. 全国中草药汇编. 下册. 北京：人民卫生出版社，1996，680
4　江苏新医学院. 中药大辞典. 上海：上海科学技术出版社，1977，2639
5　《中医大辞典》编辑委员会. 中医大辞典·中药分册. 北京：人民卫生出版社，1982，409
6　《中医学》编辑委员会. 中国医学百科全书·中医学. 上海：上海科学技术出版社，1997，1108
7　徐国钧等主编. 中国药材学. 北京：中国医药科技出版社，1996，1081
8　吴兰成主编. 中国中医药学主题词表. 北京：中医古籍出版社，1996，202

9 国家中医药管理局《中华本草》编委会. 中华本草. 第四册. 上海：上海科学技术出版社，1999，495
10 国家药典委员会. 中华人民共和国药典. 一部. 北京：化学工业出版社，2000，308
11 宋·太平惠民和剂局. 太平惠民和剂局方. 北京：人民卫生出版社，1985
12 清·赵学敏. 本草纲目拾遗. 北京：人民卫生出版社，1983，273

495 橘核

juhe

Semen Citri Reticulatae

1 定名依据

1.1 正名：

1.1.1 汉文名：橘核（芸香科植物橘 Citrus reticulata Blanco 及其栽培变种的干燥成熟种子）。

1.1.2 英文名：tangerine seed.

1.2 依据

1.2.1 定名的文献依据

1.2.1.1 《本草崇原》卷上："橘核（附），气味苦平，无毒。主治肾疰腰痛，膀胱气痛，肾冷（《日华本草》附）。"[1]

1.2.1.2 《本经逢原》卷三："橘核，苦温无毒。去壳焙香研碎用。细者为橘核，粗者即橙核。橘核沉降入足厥阴，与青皮同功。故治腰痛㿉疝在下之病，不独取象于核也。"[2]

1.2.1.3 《要药分剂》："橘核，味苦，气温，无毒。【主治】主肾疰腰痛，膀胱气痛，肾冷。"[3]

1.2.1.4 《本草分经·原例》："橘核，治疝痛、腰肾冷痛。"[4]

1.2.1.5 《本草撮要》卷三："橘核，味苦，入足厥阴经。功专行肝气。消肿散毒，腰肾疼痛，得荔核治疝。酒炒良。"[5]

1.2.1.6 《中华人民共和国药典》："橘核 Semen citri reticulatae　本品为芸香科植物橘 Citrus reticulata Blanco 及其栽培变种的干燥成熟种子。果实成熟后收集，洗净，晒干。"[6]

1.2.1.7 《普通高等教育中医药类规划教材·中药学》："橘核　为橘的种子。"[7]

1.2.1.8 《中药大辞典》："橘核《日华子本草》【异名】橘子仁《姚僧坦集验方》，橘子核《本草衍义》，橘米《四川中药志》，橘仁《药材学》。【基原】为芸香科植物福橘 Citrus tangerina Hort. et Tanaka 或朱橘 C. erythrosa Tanaka 等多种橘类的种子。原植物详'橘'条。"[8]

1.2.1.9 《中医大辞典·中药分册》："橘核　出《日华子诸家本草》。又名橘米、橘仁。为芸香科植物橘 Citrus reticulata Blanco 及其变种的种子。主产福建、浙江、江西、四川等地。"[9]

1.2.1.10 《中国医学百科全书·中医学》："橘核 始载于《日华子诸家本草》。又名橘米、橘仁。为芸香科植物橘 Citrus reticulata Blanco 及其变种成熟果实的种子。原植物中国长江以南各省、区均有栽培。"[10]

1.2.1.11 《中国中医药学主题词表》："橘核 Semen citri reticulatae 为芸香科橘类的种子；属理气药。95 C 橘。"[11]

1.2.1.12 《中药志》[12]、《全国中草药汇编》[13]、《全国中药炮制规范》[14]、《中国药材学》[15]、《中华本草》[16] 等现代中药著作多以"橘核"作为本品正名（参见"文献通考"）。

1.2.2 定名选择的理由

1.2.2.1 橘核 Semen citri reticulatae 系芸香科植物橘 Citrus reticulata Blanco 及其栽培变种的干燥成熟种子。"橘核"作为本品正名始载于清·张志聪《本草崇原》，其后重要的本草著作如清·张璐《本经逢原》、沈金鳌《要药分剂》、姚澜《本草分经》、陈其瑞《本草撮要》等大多沿用《日华子》的记载，以"橘核"作为正名，并一直沿用至今。

1.2.2.2 我国最新出版的《中华人民共和国药典》、《普通高等教育中医药类规划教材·中药学》以及辞书类著作《中医大辞典·中药分册》、《中药大辞典》、《中国医学百科全书·中医学》等均以"橘核"作为本品正名。已经广泛应用于中医药学文献的标引和检索的《中国中医药学主题词表》也以"橘核"作为本品的正式主题词。现代本草著作如《中药志》、《全国中草药汇编》、《中华本草》、《中国药材学》、《全国中药炮制规范》等虽记载了不少本品各地的俗称，但也无一例外以"橘核"作为本品的正名。说明"橘核"作为本品正名已成为共识。

1.3 与正名等效的名词：无。

2 源流考释

橘核（芸香科植物橘 Citrus reticulata Blanco 及其栽培变种的干燥成熟种子）入药始载于宋·日华子《日华子诸家本草》，如《证类本草》卷二十三："橘柚，味辛，温，无毒。……日华子云：橘，味甘、酸。止消渴，开胃，除胸中隔气。又云皮，暖，消痰止嗽，破癥瘕痃癖。又云核，治腰痛，膀胱气，肾冷，炒去壳，酒服，良。"[17] 宋·寇宗奭《本草衍义》还记载有本品异名"橘子核"。如《本草衍义》卷十八："胡桃。陕洛之间甚多。外有青皮包之，胡桃乃核也。核中穰为胡桃肉。有人患酒瘄风鼻上赤，将橘子核微炒为末，每用一钱匕，研胡桃肉一个，同以温酒调服，以知为度。"[18]

"橘核"作为本品正名始载于清·张志聪《本草崇原》卷上："橘核（附）气味苦平，无毒。主治肾疰腰痛，膀胱气痛，肾冷。《日华本草》附。）"[1] 其后的本草著作大都以"橘核"作为本品正名。如日本稻宣义《炮炙全书》[19]，清·张璐《本经逢原》[2]、张志聪《本草崇原》[1]、沈金鳌《要药分剂》[3]、姚澜《本草分经》[4]、陈其瑞《本草撮要》[5] 等。但也有以"橘核仁"作为本品正名的。如清·蒋居祉《本草择要纲目·温性药品》："橘核仁【气味】苦平无毒。"[21] 清·汪昂《本草易读》卷六："橘核仁，苦，平，无毒。消阴卵之肿痛，除小肠之疝气，止肾疰之腰痛，疗酒皶之风鼻。"[20]

现代有关著作均以"橘核"作为本药正名，如《中华人民共和国药典》[6]、《普通高等教育中医药类规划教材·中药学》[7]、《中药大辞典》[8]、《中医大辞典·中药分册》[9]、

《中国医学百科全书·中医学》[10]、《中国中医药学主题词表》[11]、《中药志》[12]、《全国中草药汇编》[13]、《全国中药炮制规范》[14]、《中国药材学》[15]、《中华本草》[16]等。同时尚记载有“橘子仁”、“橘米”、“橘仁”《中药大辞典》[8]等各地的俗称。

3 附录

3.1 又称：盐橘核（饮片规格名）。

3.2 俗称：橘米（四川），橘仁，橘子仁。

3.3 曾称：橘子核《本草衍义》，橘核仁《本草择要纲目》。

4 文献通考

《证类本草》卷二十三：“橘柚，味辛，温，无毒。……日华子云：橘，味甘、酸。止消渴，开胃，除胸中隔气。又云皮，暖，消痰止嗽，破癥瘕痃癖。又云核，治腰痛，膀胱气，肾冷，炒去壳，酒服，良。橘囊上筋膜，治渴及吐酒。炒，煎汤饮，甚验也。”[17]

《本草衍义》卷十八：“胡桃，胡桃发风。陕洛之间甚多。外有青皮包之，胡桃乃核也。核中穰为胡桃肉。有人患酒瘖风，鼻上赤，将橘子核微炒为末，每用一钱匕，研胡桃肉一个，同以温酒调服，以知为度。”[17]

《本草崇原》卷上：“橘核（附），气味苦平，无毒。主治肾疰腰痛，膀胱气痛，肾冷。（《日华本草》附。）”[1]

《本草择要纲目·温性药品》：“橘核仁（凡用须以新瓦焙香，去壳取，研碎入药。）【气味】苦平无毒。【主治】橘核入足厥阴，与青皮同功。故治腰痛，溃疝在下之病。不独取象于核。”[21]

《炮炙全书》卷二：“橘核，苦，温。炒去壳。”[19]

《本草易读》卷六：“橘核仁，苦，平，无毒。消阴卵之肿痛，除小肠之疝气，止肾疰之腰痛，疗酒皶之风鼻。”[20]

《本经逢原》卷三：“橘核，苦温无毒。去壳焙香研碎用。细者为橘核，粗者即橙核。橘核沉降入足厥阴，与青皮同功。故治腰痛，㿗疝在下之病，不独取象于核也。然惟实证为宜，虚者禁用，以其味苦大伤胃中冲和之气也。”[2]

《要药分剂》：“橘核，味苦，气温，无毒。【主治】主肾疰腰痛，膀胱气痛，肾冷。炒研每温酒服一钱（大明）。小肠疝气，及阴核肿痛，炒研五钱老酒煎服，或酒糊丸服，大效（时珍）。【归经】入肝经，为治下部之品（能治肾膀胱因寒所生之病）。【前论】士瀛曰，橘核入肝，与青皮同，故治腰痛及溃疝在下之病，不独取象于核也。时珍曰，橘核出日华子，苦温下气，所以能达肾与膀胱。【炮制】备要曰，凡使。以新瓦焙香，去壳取仁，研碎入药。”[3]

《本草分经·原例》：“橘核，治疝痛、腰肾冷痛。”[4]

《本草撮要》卷三：“橘核，味苦。入足厥阴经。功专行肝气。消肿散毒。腰肾疼痛。得荔核治疝。酒炒良。”[5]

《中药志》：“橘核　Semen citri reticulatae　为橘的种子。”[12]

《全国中草药汇编》：“橘核　来源：为橘的种子。”[13]

《中药大辞典》：“橘核《日华子本草》【异名】橘子仁《姚僧坦集验方》，橘子核

《本草衍义》，橘米《四川中药志》，橘仁《药材学》。【基原】为芸香科植物福橘 Citrus tangerina Hort. et Tanaka 或朱橘 C. erythrosa Tanaka 等多种橘类的种子。原植物详‘橘’条。”[8]

《中医大辞典·中药分册》：“橘核　出《日华子诸家本草》。又名橘米、橘仁。为芸香科植物橘 Citrus reticulata Blanco 及其变种的种子。主产福建、浙江、江西、四川等地。”[9]

《中国医学百科全书·中医学》：“橘核　始载于《日华子诸家本草》。又名橘米、橘仁。为芸香科植物橘 Citrus reticulata Blanco 及其变种成熟果实的种子。原植物中国长江以南各省、区均有栽培。”[10]

《全国中药炮制规范》：“橘核　［处方用名］橘核、盐橘核。【来源】本品为芸香科植物橘 Citrus reticulata Blanco 及其栽培变种的干燥成熟种子。均系栽培。主产于福建、浙江、江西、四川等地。加工或食用橘子时，收集种子，洗净，干燥。药材以粒均匀、饱满、色黄白者为佳。”[14]

《中国药材学》：“橘核　【别名】橘米，橘仁。【来源】本品为芸香科植物橘 Citrus reticulata Blanco 及其栽培变种的成熟种子。”[15]

《中国中医药学主题词表》：“橘核 Semen citri reticulatae　为芸香科橘类的种子；属理气药。95　C 橘。”[11]

《普通高等教育中医药类规划教材·中药学》：“橘核　为橘的种子。”[7]

《中华本草》：“橘核《日华子》【异名】橘子仁（姚僧坦《集验方》），橘子核《本草衍义》，橘米《四川中药志》，橘仁《药材学》。【来源】为芸香科植物橘 Citrus reticulata Blanco 及其栽培变种的种子。【原植物】参见‘橘’条。”[16]

《中华人民共和国药典》：“橘核 Semen citri reticulatae　本品为芸香科植物橘 Citrusk reticulata Blanco 及其栽培变种的干燥成熟种子。果实成熟后收集，洗净，晒干。”[6]

5　参考文献

1　清·张志聪. 本草崇原. 北京：中国中医药出版社，1992，29
2　清·张璐. 本经逢原. 上海：上海科学技术出版社，1959，148
3　清·沈金鳌. 要药分剂. 上海：上海科学技术出版社，1959，46
4　清·姚澜. 本草分经. 上海：上海科学技术出版社，1989，148
5　清·陈其瑞. 本草撮要. 见：珍本医书集成（二）. 上海：上海科学技术出版社，1985，49
6　国家药典委员会. 中华人民共和国药典. 一部. 北京：化学工业出版社，2000，308
7　雷载权主编. 普通高等教育中医药类规划教材·中药学. 上海：上海科学技术出版社，1995，159
8　江苏新医学院. 中药大辞典. 上海：上海科学技术出版社，1977，2640
9　《中医大辞典》编辑委员会. 中医大辞典·中药分册. 北京：人民卫生出版社，1982，409
10　《中医学》编辑委员会. 中国医学百科全书·中医学. 上海：上海科学技术出版社，1997，1118
11　吴兰成主编. 中国中医药学主题词表. 北京：中医古籍出版社，1996，202
12　中国医学科学院药物研究所等. 中药志. 第三册. 北京：人民卫生出版社，1993，35
13　《全国中草药汇编》编写组. 全国中草药汇编. 上册. 北京：人民卫生出版社，1996，466
14　中华人民共和国卫生部药政管理局. 全国中药炮制规范. 北京：人民卫生出版社，1988，208
15　徐国钧等主编. 中国药材学. 北京：中国医药科技出版社，1996，1259

16 国家中医药管理局《中华本草》编委会. 中华本草. 第四册. 上海：上海科学技术出版社，1999，897
17 宋·唐慎微. 证类本草. 北京：人民卫生出版社，1957，459
18 宋·寇宗奭. 本草衍义. 上海：商务印书馆，1937，125
19 ［日］稻宣义. 炮炙全书. 北京：中医古籍出版社，1981，97
20 清·汪昂. 本草易读. 北京：人民卫生出版社，1987，276
21 清·蒋居祉. 本草择要纲目. 见：珍本医书集成（二）. 上海：上海科学技术出版社，1985，87

496 藁本

Gaoben

Rhizoma Ligustici

1 定名依据

1.1 正名：

1.1.1 汉文名：藁本（伞形科植物藁本 Ligusticum sinense Oliv. 或辽藁本 Ligusticum jeholense Nakai et Kitag. 的干燥根茎及根）。

1.1.2 英文名：chinese lovage.

1.2 依据

1.2.1 定名的文献依据

1.2.1.1 《神农本草经》卷二："藁本，味辛，温。主妇人疝瘕，阴中寒、肿痛，腹中急，除风头痛，长肌肤，悦颜色。一名鬼卿，一名地新。生山谷。"[1]

1.2.1.2 《名医别录》卷二："藁本，味苦、微温、微寒，无毒。一名微茎。生崇山。正月、二月采根，曝干，三十日成。"[2]

1.2.1.3 《本草经集注》："藁本，味辛、苦，温、微温、微寒，无毒。主治妇人疝瘕，阴中寒肿痛，腹中急，除风头痛，长肌肤，悦颜色。辟雾露润泽，治风邪亸曳，金疮，可作沐药面脂。实主风流四肢。"[3]

1.2.1.4 《本草图经》卷六："藁本，生崇山山谷，今西川、河东州郡及兖州、杭州有之；叶似白芷，香又似芎䓖，但芎䓖似水芹而大，藁本叶细耳。根上苗下似禾藁，故以名之。"[4]

1.2.1.5 《汤液本草》卷三："藁本，气温，味大辛、苦，微温；气厚味薄，阳也，升也，纯阳。无毒。"[5]

1.2.1.6 《本草纲目》卷十四："藁本《本经·中品》。【释名】藁茇《纲目》、鬼卿《本经》、地新《本经》、微茎《别录》，《山海经》名藁茇。……时珍曰：江南深山中皆有之。根似芎䓖而轻虚，味麻，不堪作饮也。"[6]

1.2.1.7 《本草乘雅半偈》第五帙："藁本《本经·中品》。【气味】辛温，无毒。【主治】主妇人疝瘕，阴中寒肿痛，腹中急，除风头痛，长肌肤，悦颜色。【核】曰：出西川，及河东、兖州、杭州诸处，多生山中。"[7]

1.2.1.8 《本草崇原》卷中："藁本，气味辛温，无毒。主治妇人疝瘕，阴中寒肿痛，腹中急，除风头痛，长肌肤，悦颜色。"[8]

1.2.1.9 《中华人民共和国药典》："藁本 Rhizoma ligustici 本品为伞形科植物蒿本 Ligusticum sinense Oliv. 或辽藁本 Ligusticum jeholense Nakai et Kitag. 的干燥根茎及根。秋季茎叶枯萎或次春出苗时采挖，除去泥沙，晒干或烘干。"[9]

1.2.1.10 《中药大辞典》："藁本《本经》【异名】藁茇《山海经》……【基原】为伞形科植物藁本或辽藁本、火藁本的根茎及根。【原植物】①藁本 Ligusticum sinense Oliv.，又名：山园荽《救荒本草》。②辽藁本 Ligusticum jeholense Nakai et Kitag.，又名家藁本、水藁本。③火藁本 Ligusticum tenuissimum (Nakai) Kitag.。"[10]

1.2.1.11 《中国中医药学主题词表》："藁本 Ligusticum sinense 属伞形科和辛温解表药。"[11]

1.2.1.12 《普通高等教育中医药类规划教材·中药学》："藁本《本经》为伞形科多年生草本植物藁本 Ligusticum sinense Oliv. 和辽藁本 Ligusticum jeholense Nakai et Kitag. 的根茎。主产于湖南、四川、辽宁及河北等地。春季采挖，晒干切片生用。"[12]

1.2.1.13 《全国中药炮制规范》："藁本 ［处方用名］藁本。【来源】本品为伞形科植物藁本 Ligusticum sinense Oliv. 或辽藁本 Ligusticum jeholense Nakai et Kitag. 的干燥根茎及根。多系野生。藁本主产于四川、湖北、湖南、江西等地，辽藁本主产于辽宁、河北、山西、山东等地。"[13]

1.2.1.14 《中国药材学》："藁本 【别名】①藁本：西芎，香藁本，土芎（陕西），秦芎（四川）。②辽藁本：北藁本，香藁本，山香菜。【来源】本品为伞形科植物藁本 Ligusticum sinense Oliv. 或辽藁本 L. jeholense (Nakai et Kitagawa) Nakai et Kitagawa 的根茎及根。"[14]

1.2.1.15 《中药志》[15]、《中药材手册》[16]、《全国中草药汇编》[17]、《中医大辞典·中药分册》[18]、《中国医学百科全书·中医学》[19]、《中华本草》[20]等现代中药著作均以"藁本"作为本品正名（参见"文献通考"）。

1.2.2 定名选择的理由

1.2.2.1 藁本 Rhizoma ligustici 系伞形科植物藁本 Ligusticum sinense Oliv. 或辽藁本 Ligusticum jeholense Nakai et Kitag. 的干燥根茎及根。"藁本"作为本品正名始载于汉《神农本草经》，其后历代本草著作即沿用《神农本草经》的记载，以"藁本"为本品正名。如魏晋《名医别录》，南北朝·陶弘景《本草经集注》，宋·苏颂《本草图经》，元·王好古《汤液本草》，明·李时珍《本草纲目》、卢之颐《本草乘雅半偈》，清·张志聪《本草崇原》等，并一直沿用至今。

1.2.2.2 我国最新出版的《中华人民共和国药典》、《普通高等教育中医药类规划教材·中药学》以及辞书类著作《中医大辞典·中药分册》、《中药大辞典》等均以"蒿本"作为本品正名。已经广泛应用于中医药学文献的标引和检索的《中国中医药学主题词表》也以"藁本"作为本品的正式主题词。现代本草著作如《中药志》、《全国中草药汇编》、《中国医学百科全书·中医学》、《中华本草》、《中国药材学》、《中药材手册》、《全国中药炮制规范》等虽记载了不少本品各地的俗称，但也无一例外以"蒿本"作为本品的正名。说明"蒿本"作为本品正名已成为共识。

1.3　与正名等效的名词：无。

2　源流考释

藁本（伞形科植物藁本 Ligusticum sinense Oliv. 或辽藁本 Ligusticum jeholense Nakai et Kitag. 的干燥根茎及根）入药始载于汉《神农本草经》，该书以“藁本”为正名，同时尚记载有本品异名“鬼卿”、“地新”。如《神农本草经》卷二：“藁本，味辛，温。主妇人疝瘕，阴中寒、肿痛，腹中急，除风头痛，长肌肤，悦颜色。一名鬼卿，一名地新。生山谷。”[1]其后的本草著作即沿用《神农本草经》的记载，以“藁本”为本品正名。如魏晋《名医别录》[2]，南北朝·陶弘景《本草经集注》[3]，宋·苏颂《本草图经》[4]、唐慎微《证类本草》[21]、《增广太平和剂图经本草药性总论》[22]，金·李杲《珍珠囊补遗药性赋》[23]，元·王好古《汤液本草》[5]等。另外在《名医别录》中还载有本品的异名“微茎”。如《名医别录》卷二：“藁本，味苦、微温、微寒，无毒。主辟雾露润泽，治风邪亸曳，金疮，可作沐药、面脂。实主风流四肢。一名微茎。生崇山。”[2]

明、清时期的本草著作仍沿用《神农本草经》的记载，以“藁本”为正名。如明·兰茂《滇南本草》[24]、陈嘉谟《本草蒙筌》[25]、李时珍《本草纲目》[6]、李中梓《雷公炮制药性解》[26]、卢之颐《本草乘雅半偈》[7]，清·汪昂《本草备要》[27]、张璐《本经逢原》[28]、叶桂《本草经解》[29]、吴仪洛《本草从新》[30]、张志聪《本草崇原》[8]、沈金鳌《要药分剂》[31]、姚澜《本草分经》[32]、杨时泰《本草述钩元》[33]、蒋居祉《本草择要纲目》[34]、严西亭《得配本草》[35]、凌奂《本草害利》[36]、陈其瑞《本草撮要》[37]、张秉成《本草便读》[38]等。

古代著作记载的本品异名有“藁茇”（《纲目》引《山海经》），“山芷”、“蔚香”《广雅》，“微茎”（《本草纲目》引《别录》）。如明·李时珍《本草纲目》卷十四：“藁本《本经·中品》。【释名】藁茇《纲目》、鬼卿《本经》、地新《本经》、微茎《别录》。恭曰：根上苗下似禾藁，故名藁本。本，根也。时珍曰：古人香料用之，呼为藁本香。《山海经》名藁茇。”[6]《广雅》云：“山芷，蔚香，藁本也。”[39]

现代有关著作均以“藁本”作为本药正名，如《中华人民共和国药典》[9]、《中药大辞典》[10]、《中国中医药学主题词表》[11]、《普通高等教育中医药类规划教材·中药学》[12]、《全国中药炮制规范》[13]、《中国药材学》[14]、《中药志》[15]、《中药材手册》[16]、《全国中草药汇编》[17]、《中医大辞典·中药分册》[18]、《中国医学百科全书·中医学》[19]、《中华本草》[20]等。同时尚记载有“香藁本”、“北藁本”、“川藁本”《中药材手册》[16]，“藁板”《中药大辞典》[10]，“野芹菜”、“山香菜”《中医大辞典·中药分册》[18]，“西芎”、“土芎”、“秦芎”《中国药材学》[14]等各地的俗称。还记载有本品原植物“藁本”的异名“西芎”《中药志》[15]，“山园荽”《中药大辞典》[10]；原植物“辽藁本”的异名“藁本”、“热河藁本”、“香藁本”、“北藁本”《中药志》[15]，“家藁本”、“水藁本”《中药大辞典》[10]等。

3　附录

3.1　又称：无。

3.2　俗称：土芎（陕西），秦芎（四川），香藁本，藁板，野芹菜，西芎，山香菜，北藁本。

3.3 曾称：藁茇《山海经》，鬼卿、地新《本经》，山芷、蔚香《广雅》，微茎《名医别录》。

3.4 原植物名称：藁本，西芎（四川、湖北、湖南、江西），山园荽；辽藁本，藁本（辽宁、河北），热河藁本、香藁本、北藁本（河北、山西），家藁本，水藁本。

4 文献通考

《神农本草经》卷二："藁本，味辛，温。主妇人疝瘕，阴中寒、肿痛，腹中急，除风头痛，长肌肤，悦颜色。一名鬼卿，一名地新。生山谷。"[1]

《广雅疏证》："山芷，蔚香，藁本也。"[39]

《名医别录》卷二："藁本，味苦、微温、微寒，无毒。主辟雾露润泽，治风邪亸曳金疮，可作沐药、面脂。实主风流四肢。一名微茎。生崇山。"[2]

《本草经集注》："藁本，味辛、苦，温、微温、微寒，无毒。主治妇人疝瘕，阴中寒肿痛，腹中急，除风头痛，长肌肤，悦颜色。辟雾露润泽，治风邪亸曳，金疮，可作沐药面脂。实主风流四肢。一名鬼卿，一名地新，一名微茎。生崇山山谷。正月、二月采根，曝干，三十日成。"[3]

《本草图经》卷六："藁本，生崇山山谷，今西川、河东州郡及兖州、杭州有之；叶似白芷，香又似芎䓖，但芎䓖似水芹而大，藁本叶细耳。根上苗下似禾藁，故以名之。"[4]

《证类本草》卷八："藁本，味辛、苦，温、微温、微寒，无毒。主妇人疝瘕，阴中寒肿痛，腹中急，除风头痛，长肌肤，悦颜色，辟雾露润泽，疗风邪亸曳金疮，可作沐药面脂。主风流四肢。一名鬼卿，一名地新，一名微茎。生崇山山谷。正月、二月采根，曝干，三十日成。"[21]

《增广太平和剂图经本草药性总论》："藁本，味辛苦，微温、微寒，无毒。主妇人疝瘕，阴中寒肿痛，腹中急，除风头痛，长肌肤，悦颜色，辟雾露，疗风邪，亸曳金疮。"[22]

《珍珠囊补遗药性赋》卷二："藁本，味苦辛性微温无毒。升也，阴中之阳也。其用有二：大寒气客于巨阳之经；苦头痛流于巅顶之上，非此味不除。"[23]

《汤液本草》卷三："藁本，气温，味大辛、苦，微温；气厚味薄，阳也，升也，纯阳。无毒。太阳经本经药。"[5]

《滇南本草》卷二："藁本，味苦、辛，性温。升也。寒气客于巨阳之经，风寒邪流于颠顶之上。治头风疼痛，止诸头疼，明目。"[24]

《本草蒙筌》卷二："藁本，味辛、苦，气温。气厚味薄，升也，阳也，无毒。多产河东，亦生杭郡。春采根曝，三十日成。因其根上苗下，状与禾藁相同，故以藁本为名尔。"[25]

《本草纲目》卷十四："藁本《本经·中品》。【释名】藁茇《纲目》、鬼卿《本经》、地新《本经》、微茎《别录》。时珍曰：古人香料用之，呼为藁本香。《山海经》名藁茇。"[6]

《雷公炮制药性解》卷二："藁本，味苦辛，性微温无毒，入小肠膀胱二经。主寒气客于巨阳之经，若头痛流于颠顶之上，又主妇人疝瘕，阴中寒肿痛，腹中急疼，恶蔄茹，畏青葙子。”[26]

《本草乘雅半偈》第五帙：“藁本《本经·中品》。【气味】辛治主妇人疝瘕，阴中寒肿痛，腹中急，除风头痛，长肌肤，悦颜色。【核】曰：出西川，及河东、兖州、杭州诸处，多生山中。苗叶都似白芷，又似川芎而稍细。五月开白花，七八月结子。根色紫，苗下根上，似禾之藁也。”[7]

《本草备要·草部》：“藁本，宣，去风寒湿，辛温雄壮，为太阳经（膀胱）风药，寒郁本经、头痛连脑者必用之。”[27]

《本经逢原》卷二：“藁本，辛苦温，无毒。香而燥者良，臭而润者勿用。《本经》主妇人疝瘕，阴中寒肿痛，腹中急，除风头痛，长肌肤，悦颜色。”[28]

《本草经解》卷二：“【藁本】气温，味辛，无毒。主妇人疝瘕，阴中寒肿痛，腹中急，除头风痛，长肌肤，悦颜色。”[29]

《本草从新》卷二：“藁本，宣、去风寒湿。辛温雄壮。”[30]

《本草崇原》卷中：“藁本，气味辛温，无毒。主治妇人疝瘕，阴中寒肿痛，腹中急，除风头痛，长肌肤，悦颜色。（藁本始出崇山山谷，今西川河东、兖州、杭州山中皆有。根似芎䓖而轻虚，味麻不堪作饮，正月、二月采根，曝干三十日成。）“[8]

《要药分剂》卷一：“藁本，味辛苦。性温。无毒。感天之阳气。兼得地之辛味而生。升也。阳也。药气雄壮。”[31]

《本草分经·原例》：“藁本，辛温雄壮，为膀胱经风药，寒郁本经头痛连脑者必用之，治督脉为病脊强而厥，又能下行去寒湿。”[32]

《本草述钩元》卷八：“藁本，五月开白花。七八月结子。其根紫色。”[33]

《本草择要纲目·温性药品》：“藁本 【气味】辛温无毒。气厚味薄，升也阳也。足太阳本经药。”[34]

《得配本草》卷二：“藁本，畏青葙子。恶蔄茹。辛、苦、温。入足太阳经气分。主寒气客于巨阳，止颠顶痛连齿颊。治腹中急痛，疗妇人肿疝。”[35]

《本草害利》膀胱部药队：“藁本，【害】气雄上升，能耗血液。凡温病头痛，发热口渴，或骨疼，及伤寒发于春夏，阳证头疼，产后血虚火炎，皆不宜服。【利】辛温，理大肠、小肠、膀胱寒湿，治风家巅顶作痛，女人阴肿疝疼。”[36]

《本草撮要》卷一：“藁本，味辛温，入手太阴足太阳经。功专治头风脊强，阴寒肿痛，腹中急痛，胃风泄泻，妇人疝瘕。”[37]

《本草便读·草部》：“藁本，辛能达表。温可行经。风寒颠顶之疼。赖其解散。阴湿疝瘕之疾。藉此宣除。气香独走夫太阳。色紫堪行乎血分。”[38]

《中药志》：“藁本 藁本为较常用中药。商品主要有四川省及中南地区产的西芎藁本和东北、华北地区产的北藁本两大类。分别为伞形科植物藁本和辽藁本的根茎和根。……【原植物】1. 藁本 别名：西芎（四川、湖北、湖南、江西）。Ligusticum sinense Oliv. ——伞形科 Umbelliferae. 2. 辽藁本 别名：藁本（辽宁、河北），热河藁本、香藁本、北藁本（河北、山西）。Ligusticum jeholense (Nakai et Kitag.) Nakai et Kitag. (Cnidium jeholense Nakai et Kitag.) ——伞形科 Umbelliferae.”[15]

《中药材手册》：“藁本（《纲目》列入草部芳草类）本品为伞形科植物藁本 Ligusticum sinense Oliv.、辽藁本 Ligusticum jeholense (Nakai et Kitag.) Nakai et Kitag. 的干燥根茎及根。原植物系多年生草本，均为野生。另外，西北、西南有些地区及北京市尚以新疆藁本作为藁本药用，此为60年代发展起来的新异品种。产于湖北巴东、恩施、鹤峰地区的水藁本，目前在藁本商品中亦时有出现。但江苏部分地区所用的山藁本则为当归属骨缘当归的全草，与药用藁本不同，不可与藁本同等入药。【别名】藁本又名香藁本、川藁本；辽藁本别名北藁本。"[16]

《全国中草药汇编》："藁本　别名：香藁本。来源：为伞形科蒿本属植物藁本 Ligusticum sinense Oliv. 及辽藁本 Ligusticum jeholense Nakai et Kitag. [Cnidium jeholense Nakai et Kitag.] 的根状茎及根。"[17]

《中药大辞典》："藁本《本经》【异名】藁茇《山海经》，鬼卿、地新《本经》，山芷、蔚香《广雅》，微茎《别录》，藁板《山东中药》。【基原】为伞形科植物藁本或辽藁本、火藁本的根茎及根。【原植物】①蒿本 Ligusticum sinense Oliv.，又名：山园荽《救荒本草》。②辽藁本 Ligusticum jeholense Nakai et Kitag.，又名家藁本、水藁本。③火藁本 Ligusticum tenuissimum (Nakai) Kitag.。"[10]

《中医大辞典·中药分册》："藁本　出《神农本草经》。又名野芹菜、山香菜。为伞形科植物藁本 Ligusticum sinense Oliv. 或辽藁本 L. jeholense Nakai et Kitag. 的根茎及根。前者主产湖北、湖南、四川；后者主产河北、辽宁。"[18]

《中国医学百科全书·中医学》："藁本　始载于《神农本草经》。又名野芹菜。为伞形科植物藁本 Ligusticum sinense Oliv. 或辽藁本 L. jeholense Nakai et Kitag. 的根茎及根。秋季至翌年春出苗前采挖，除去地上部分，去净泥土，晒干或烘干。"[19]

《全国中药炮制规范》："藁本　[处方用名] 藁本。【来源】本品为伞形科植物蒿本 Ligusticum sinense Oliv. 或辽藁本 Ligusticum jeholense Nakai et Kitag. 的干燥根茎及根。多系野生。藁本主产于四川、湖北、湖南、江西等地，辽藁本主产于辽宁、河北、山西、山东等地。秋季茎叶枯萎或次春出苗时采挖，除去泥沙及地上部分，干燥。药材以身干、整齐、香气浓者为佳。"[13]

《中国药材学》："藁本　【别名】①藁本：西芎，香藁本，土芎（陕西），秦芎（四川）。②辽藁本：北藁本，香藁本，山香菜。【来源】本品为伞形科植物藁本 Ligusticum sinense Oliv. 或辽藁本 L. jeholense (Nakai et Kitagawa) Nakai et Kitagawa 的根茎及根。"[14]

《中国中医药学主题词表》："藁本 Ligusticum sinense　属伞形科和辛温解表药。"[11]

《普通高等教育中医药类规划教材·中药学》："藁本《本经》为伞形科多年生草本植物蒿本 Ligusticum sinense Oliv. 和辽藁本 Ligusticum jeholense Nakai et Kitag. 的根茎。主产于湖南、四川、辽宁及河北等地。春季采挖，晒干切片生用。"[12]

《中华本草》："藁本《本经》【异名】藁茇《山海经》，鬼卿、地新《本经》，山、蔚香《广雅》，微茎《别录》，藁板《山东中药》。……【来源】为伞形科植物藁本和辽藁本的根茎和根。【原植物】1. 蒿本 Ligusticum sinense Oliv. 又名：西芎（四川、湖北、湖南、江西）。2. 辽藁本 Ligusticum jeholense (Nakai et Kitag.) Nakai et Kitag. [Cnidium jeholense Nakai et Kitag.] 又名：藁本（辽宁、河北），热河藁本、香藁本、北藁本（河北、山西）。"[20]

《中华人民共和国药典》："藁本 Rhizoma ligustici　本品为伞形科植物藁本 Ligusticum sinense Oliv. 或辽藁本 Ligusticum jeholense Nakai et Kitag. 的干燥根茎及根。秋季茎叶枯萎或次春出苗时采挖，除去泥沙，晒干或烘干。"[9]

5　参考文献

1　汉·神农本草经. 清顾观光重辑本. 北京：人民卫生出版社，1955，61

2　魏晋·名医别录. 北京：人民卫生出版社，1986，120

3　南北朝·陶弘景. 本草经集注. 北京：人民卫生出版社，1994，270

4　宋·苏颂. 本草图经. 合肥：安徽科学技术出版社，1994，158

5　元·王好古. 汤液本草. 见：景印文渊阁四库全书（745）. 北京：中医古籍出版社，1986，938

6　明·李时珍. 本草纲目. 北京：人民卫生出版社，1982，844

7　明·卢之颐. 本草乘雅半偈. 北京：人民卫生出版社，1986，268

8　清·张志聪. 本草崇原. 北京：中国中医药出版社，1992，80

9　国家药典委员会. 中华人民共和国药典. 一部. 北京：化学工业出版社，2000，313

10　江苏新医学院. 中药大辞典. 上海：上海科学技术出版社，1977，2669

11　吴兰成主编. 中国中医药学主题词表. 北京：中医古籍出版社，1996，124

12　雷载权主编. 普通高等教育中医药类规划教材·中药学. 上海：上海科学技术出版社，1995，36

13　中华人民共和国卫生部药政管理局. 全国中药炮制规范. 北京：人民卫生出版社，1988，107

14　徐国钧等主编. 中国药材学. 北京：中国医药科技出版社，1996，556

15　中国医学科学院药物研究所等. 中药志. 第二册. 北京：人民卫生出版社，1993，571

16　中华人民共和国卫生部药政管理局. 中药材手册. 北京：人民卫生出版社，1998，233

17　《全国中草药汇编》编写组. 全国中草药汇编. 上册. 北京：人民卫生出版社，1996，953

18　《中医大辞典》编辑委员会. 中医大辞典·中药分册. 北京：人民卫生出版社，1982，414

19　《中医学》编辑委员会. 中国医学百科全书·中医学. 上海：上海科学技术出版社，1997，969

20　国家中医药管理局《中华本草》编委会. 中华本草. 第五册. 上海：上海科学技术出版社，1999，986

21　宋·唐慎微. 证类本草. 北京：人民卫生出版社，1957，212

22　宋·佚名. 增广太平和剂图经本草药性总论. 见：增广太平惠民和剂局方. 海口：海南出版社，2002，429

23　金·李杲. 珍珠囊补遗药性赋. 见：中国医学大成（二）. 长沙：岳麓书社，1990，107

24　明·兰茂. 滇南本草. 第二卷. 昆明：云南人民出版社，1977，252

25　明·陈嘉谟. 本草蒙筌. 北京：人民卫生出版社，1988，108

26　明·李中梓. 雷公炮制药性解. 见：中国医学大成（二）. 长沙：岳麓书社，1990，137

27　清·汪昂. 本草备要. 北京：中国中医药出版社，1998，36

28　清·张璐. 本经逢原. 上海：上海科学技术出版社，1959，53

29　清·叶桂. 本草经解. 上海：上海科学技术出版社，1958，42

30　清·吴仪洛. 本草从新. 北京：中医古籍出版社，2001，41

31　清·沈金鳌. 要药分剂. 上海：上海科学技术出版社，1959，12

32　清·姚澜. 本草分经. 上海：上海科学技术出版社，1989，133

33　清·杨时泰. 本草述钩元. 上海：科技卫生出版社，1958，112

34　清·蒋居祉. 本草择要纲目. 见：珍本医书集成（二）. 上海：上海科学技术出版社，1985，84

35　清·严西亭. 得配本草. 上海：上海卫生出版社，1957，37

36　清·凌奂. 本草害利. 北京：中医古籍出版社，1982，117
37　清·陈其瑞. 本草撮要. 见：珍本医书集成（二）. 上海：上海科学技术出版社，1985，7
38　清·张秉成. 本草便读. 上海：上海卫生出版社，1957，38
39　三国魏·张揖撰，清·王念孙疏. 广雅疏证. 北京：中华书局，1994

497　檀香
Tanxiang
Lignum Santali Albi

1　定名依据

1.1　正名

1.1.1　汉文名：檀香（檀香科植物檀香 Santalum album L. 树干的心材）。

1.1.2　英文名：sandalwood.

1.2　依据

1.2.1　定名的文献依据

1.2.1.1　《本草品汇精要》卷十七："檀香（无毒植生）。檀香，主心腹痛霍乱，中恶鬼气，杀虫（《名医》所录）。"[1]

1.2.1.2　《证类本草》卷十二："檀香，陶隐居云：白檀消热肿。臣禹锡等谨按陈藏器云：主心腹霍乱，中恶，鬼气，杀虫。白檀树如檀，出海南。日华子云：檀香，热，无毒。治心痛霍乱，肾气腹痛。浓煎服，水磨敷外，肾并腰肾痛处。"[2]

1.2.1.3　《汤液本草》卷五："檀香，气温，味辛、热。无毒。入手太阴经，足少阴经，通行阳明经药。"[3]

1.2.1.4　《本草蒙筌》卷四："檀香，味辛，气温。阳中微阴。无毒。产南海昆仑，及江淮河朔。"[4]

1.2.1.5　《本草征要》卷一："檀香，味辛，性温，无毒。入肺、心、胃三经。"[5]

1.2.1.6　《本草便读·木部》："檀香，气香无毒，辛温入肺胃之经。质燥有功，宣发理上中之气。或除邪而辟恶，或畅膈以宽胸。（檀香出南番诸国。中土所出之檀，树虽相类，但不香耳。味辛而温，气香色白，入肺胃上焦气分，专理上焦一切滞气逆气。至其和中进食，辟鬼除邪等治，皆辛温芳香之力耳。）"[6]

1.2.1.7　《本草撮要》卷二："檀香，味辛温，入手太阴足少阴手足阳明经。功专调脾肺，利胸膈，去邪恶，能引胃气上升，进饮食。得丹参、砂仁治妇女心腹诸痛。"[7]

1.2.1.8　《中华人民共和国药典》："檀香 Lignum santali albi　本品为檀香科植物檀香 Santalum album L. 树干的心材。"[8]

1.2.1.9　《中国中医药学主题词表》："檀香 Santalum album　为檀香科植物檀香的心材；属檀香科；属理气药、祛寒药和止痛药（中药）。D 白檀香。"[9]

1.2.1.10　《普通高等教育中医药类规划教材·中药学》："檀香《别录》为檀香科常绿小乔木檀香 Santalum album L. 的木质心材。产于海南、广东、云南、台湾及印度、印度尼西亚等地。以夏季采收为佳。除去心材、镑片或劈碎后入药。生用。"[10]

1.2.1.11 《中药大辞典》:"檀香《别录》【异名】旃檀（竺法真《罗浮山疏》），白檀（陶弘景），白檀香、黄檀香《本草图经》，真檀、浴香《纲目》。【基原】为檀香科植物檀香的心材。【原植物】檀香 Santalum album L.。"[11]

1.2.1.12 《中医大辞典·中药分册》:"檀香　出《名医别录》。又名白檀、浴香。为檀香科植物檀香 Santalum album L. 的心材。主产印度、澳大利亚、印度尼西亚及马来西亚等国，我国台湾亦有出产。"[12]

1.2.1.13 《中国医学百科全书·中医学》:"白檀香　始载于《名医别录》。为檀香科植物檀香 Santalum album L. 的心材。主产于印度、印度尼西亚及马来西亚等国家。中国台湾、海南省有栽培。"[13]

1.2.1.14 《中药志》[14]、《中药材手册》[15]、《全国中草药汇编》[16]、《全国中药炮制规范》[17]、《中国药材学》[18]、《中华本草》[19]等现代中药著作多以"檀香"作为本品正名（参见"文献通考"）。

1.2.2 定名选择的理由

檀香 Lignum santali albi　系檀香科植物檀香 Santalum album L. 树干的心材。本品始载于魏晋《名医别录》（见明·刘文泰《本草品汇精要》），并以"檀香"作为本品正名记载。其后历代重要的，本草著作如宋·唐慎微《证类本草》，元·王好古《汤液本草》，明·陈嘉谟《本草蒙筌》、李中梓《本草征要》，清·张秉成《本草便读》、陈其瑞《本草撮要》等在载录本品时则均以"檀香"作为正名，并一直沿用至今。

1.2.2.2 我国最新出版的《中华人民共和国药典》、《普通高等教育中医药类规划教材·中药学》以及辞书类著作《中医大辞典·中药分册》、《中药大辞典》等均以"檀香"作为本品正名。已经广泛应用于中医药学文献的标引和检索的《中国中医药学主题词表》也以"檀香"作为本品的正式主题词。现代本草著作如《中药志》、《全国中草药汇编》、《中华本草》、《中国药材学》、《中药材手册》、《全国中药炮制规范》等虽记载了不少本品各地的俗称，但也无一例外以"檀香"作为本品的正名。说明"檀香"作为本品正名已成为共识。

1.3 与正名等效的名词：无。

2 源流考释

檀香（檀香科植物檀香 Santalum album L. 树干的心材）"始载于魏晋《名医别录》，如明·刘文泰《本草品汇精要》卷十七引该书内容曰："檀香，主心腹痛霍乱中恶鬼气杀虫。"[1]其后本草大多沿用《名医别录》的记载，以"檀香"为正名。如宋·苏颂《本草图经》[20]、唐慎微《证类本草》[2]、佚名《增广太平和剂图经本草药性总论》[21]，元·王好古《汤液本草》[3]等。同时尚载录有本品异名"白檀"，如南北朝·陶弘景《本草经集注》："沉香、薰陆香、鸡舌香、藿香、詹糖香、枫香，并微温。悉治风水毒肿，去恶气。白檀消风肿。其青木香别在上品。"[22]

明、清时期的本草著作大多仍沿用了《名医别录》以"檀香"为正名。如明·刘文泰《本草品汇精要》[1]、陈嘉谟《本草蒙筌》[4]、李时珍《本草纲目》[23]、李中梓《本草征要》[5]，日本稻宣义《炮炙全书》[24]，清·汪昂《本草备要》[25]、沈金鳌《要药分剂》[26]、杨时泰《本草述钩元》[27]、蒋居祉《本草择要纲目》[28]、严西亭《得配本草》[29]、陈其瑞《本草撮要》[7]等。但也有以“紫檀香”，“白檀香”，“檀香泥”，“檀香油”为本品正名的，如清·汪昂《本草易读》卷七：“紫檀香，敷猝肿，涂恶毒，治金疮，疗淋沥。”[30]清·吴仪洛《本草从新》卷七：“白檀香，宣、理气。辛温。”[31]清·赵学敏《本草纲目拾遗》卷二：“檀香泥，乃檀香心中所含脂垢，不易得，色如尘土，故以泥名。”[32]《本草纲目拾遗》卷六：“檀香油，药性考：出粤中舶上带来。味苦，除恶、开胃、止吐逆。”[32]清·黄宫绣《本草求真·上编》：“白檀香（香木），逐冷除郁，引胃气上行。白檀香（专入肺胃脾。兼入肾），气味辛温。熏之清爽可爱。”[33]清·姚澜《本草分经·原例》：“白檀香，辛温，利气，调脾肺利胸膈，兼引胃气上升。”[34]同时尚载录有本品异名“檀木”《本草图经》，“旃檀”（《纲目》引竺法真），“真檀”《纲目》。如《本草图经》卷四：“檀木生江淮及河朔山中，其木作斧柯者，亦檀香类，但不香耳。”[20]明·李时珍《本草纲目》卷三十四：“檀香《别录·下品》。【释名】旃檀《纲目》、真檀。时珍曰：檀，善木也。释氏呼为旃檀，以为汤沐，犹言离垢也。”[23]

现代有关著作均沿用前代大多本草记载以“檀香”作为本药正名，如《中华人民共和国药典》[8]、《中国中医药学主题词表》[9]、《普通高等教育中医药类规划教材·中药学》[10]、《中药大辞典》[11]、《中医大辞典·中药分册》[12]、《中国医学百科全书·中医学》[13]、《中药志》[14]、《中药材手册》[15]、《全国中草药汇编》[16]、《全国中药炮制规范》[17]、《中国药材学》[18]、《中华本草》[19]等；同时尚记载有“白檀木”《全国中草药汇编》[16]，“白檀香”、“黄檀香”、“浴香”《中药大辞典》[11]，“黄檀”、“檀香屑”《中国药材学》[18]等各地的俗称。

须予说明的是，人民卫生出版社1986版《名医别录》[35]记载有“沉香”条，但未见“檀香”之名。而据《证类本草》、《纲目》以及《本草品汇精要》等书记载，“檀香”之名出自《名医别录》，当可信。

3 附录

3.1 又称：无。

3.2 俗称：白檀香，黄檀香，浴香，白檀木，黄檀，檀香屑。

3.3 曾称：旃檀（竺法真《罗浮山疏》），白檀《本草经集注》，檀木《本草图经》，真檀《本草纲目》。

4 文献通考

《名医别录》卷一：“沉香，薰陆香、鸡舌香、藿香、詹糖香、枫香并微温。悉治风水毒肿，去恶气。薰陆、詹糖去伏尸。鸡舌藿香治霍乱、心痛。枫香治风瘾疹痒毒。”[35]

《本草经集注》：“沉香、薰陆香、鸡舌香、藿香、詹糖香、枫香，并微温。悉治风水毒肿，去恶气。白檀消风肿。其青木香别在上品。”[22]

《本草图经》卷四：“檀木生江淮及河朔山中，其木作斧柯者，亦檀香类，但不香耳。至夏有不生者，忽然叶开，当有大水。”[20]

《证类本草》卷十二：“檀香（注：系大黑字），陶隐居云：白檀消热肿。臣禹锡等谨按陈藏器云：主心腹霍乱，中恶，鬼气，杀虫。白檀树如檀，出海南。日华子云：檀香，热，无毒。治心痛霍乱，肾气腹痛。浓煎服，水磨敷外，肾并腰肾痛处。”[2]

《增广太平和剂图经本草药性总论》：“檀香，陶隐居云：白檀消风热肿。陈脏器云：主心腹霍乱，中恶，鬼气，杀虫。日华子云：热，无毒。治心痛，霍乱，肾气腹痛。浓煎服，水磨敷外肾并腰肾痛处。”[21]

《汤液本草》卷五：“檀香，气温，味辛、热。无毒。入手太阴经，足少阴经，通行阳明经药。”[3]

《本草品汇精要》卷十七：“檀香（无毒植生）。檀香，主心腹痛霍乱，中恶鬼气，杀虫（《名医》所录）。【地】〔图经曰〕其木如檀故名。檀香，生南海有数种。黄白紫之异，今人盛用之。”[1]

《本草蒙筌》卷四：“檀香，味辛，气温。阳中微阴。无毒。产南海昆仑，及江淮河朔。专入肺肾脏，通行阳明经。醋摩敷恶毒止疼，水煎升胃气进食。腹痛霍乱可却，中恶鬼气能驱。又紫真檀香，主恶毒风毒。降真香爇，烟直上天；主天行时疫狂热。小儿佩之，辟恶邪气。”[4]

《本草纲目》卷三十四：“檀香《别录·下品》。【释名】旃檀《纲目》、真檀。时珍曰：檀，善木也，故字从亶。亶，善也。释氏呼为旃檀，以为汤沐，犹言离垢也。番人讹为真檀。云南人呼紫檀为胜沉香，即赤檀也。【集解】藏器曰：白檀出海南。树如檀。恭曰：紫真檀出昆仑盘盘国。虽不生中华，人间遍有之。颂曰：檀香有数种，黄、白、紫之异，今人盛用之。江淮、河朔所生檀木，即其类，但不香尔。时珍曰：按：《大明一统志》云：檀香出广东、云南，及占城、真腊、爪哇、渤泥、暹罗、三佛齐、回回等国，今岭南诸地亦皆有之。树、叶皆似荔枝，皮青色而滑泽。王佐《格古论》云：紫檀诸溪峒出之。性坚。新者色红，旧者色紫，有蟹爪文。新者以水浸之，可染物。真者揩壁上色紫，故有紫檀名。黄檀最香。俱可作带銙、扇骨等物。白旃檀【气味】辛，温，无毒。【主治】消风热肿毒（弘景）。【发明】杲曰：白檀调气，引芳香之物，上至极高之分。时珍曰：《楞严经》云：白旃檀涂身，能除一切热恼。今西南诸番酋，皆用诸香涂身，取此义也。道书檀香谓之浴香，不可烧供上真。紫檀【气味】咸，微寒，无毒。【主治】摩涂恶毒风毒《别录》。【发明】时珍曰：白檀辛温，气分之药也。”[23]

《本草征要》卷一：“檀香，味辛，性温，无毒。入肺、心、胃三经。芳香辟秽，降逆理气，运中宫，能于开胃进食疗噎。调上焦，气在胸膈咽嗌之间。通鼻窍塞，止心腹疼。”[5]

《炮炙全书》卷三：“檀香，辛，温。皮实而色黄者为黄檀，皮紫而色白者为白檀，皮腐而色紫者为紫檀，其木并坚重清香，而白檀尤良，宜以纸封收则不泄气。”[24]

《本草易读》卷七：“紫檀香，敷猝肿，涂恶毒，治金疮，疗淋沥。生南海、广东、云南诸处，今岭南诸处皆有之。树叶皆似荔枝。有数种：皮实而色黄者为黄檀，皮洁而色白者为白檀，皮腐而色紫者为紫檀。其木坚重淡香，白者尤良。”[30]

《本草备要·木部》：“檀香，宣，理气 辛温。调脾肺，利胸膈，去邪恶，能引胃气上升，进饮食，为理气要药《内典》云：旃檀涂身，能除热恼。”[25]

《本草从新》卷七：“白檀香，宣、理气。辛温，调脾肺，利胸膈。疗噎膈之吐，止心腹之疼，辟鬼杀虫，开胃进食。紫檀香，重、和血，咸平。血分之药，和营气，消肿毒。敷金疮，止血定痛。”[31]

《本草纲目拾遗》卷二："檀香泥，乃檀香心中所含脂垢，不易得，色如尘土，故以泥名。之亦作檀香气。治胃气滞痛，肝郁不舒。檀香油，药性考：出粤中舶上带来。味苦，除恶、开胃、止吐逆。"[32]

《要药分剂》卷二："檀香，味辛。性温。无毒。禀清芬之气而生。降也。阳中微阴也。"[26]

《本草求真·上编》："白檀香 （香木），逐冷除郁，引胃气上行。白檀香（专入肺胃脾。兼入肾），气味辛温。熏之清爽可爱。"[33]

《本草分经·原例》："白檀香，辛温，利气，调脾肺利胸膈，兼引胃气上升。"[34]

《本草述钩元》卷二十二："檀香，本出外国，今岭南诸地亦有之。皮实而色黄者黄檀，皮洁而色白为白檀，皮腐而色紫者紫檀。并坚重清香，白檀尤良。白旃檀，气味辛温，入手太阴足少阴，通行阳明，散冷气，引胃气上升。"[27]

《本草择要纲目·热性药品》："檀香（白旃檀）【气味】辛温无毒，阳中微阴，入手太阴足少阴，通行阳明之经也。【主治】消风热肿毒，治中恶鬼气，杀虫。［紫檀］【气味】咸寒无毒。 【主治】摩涂恶毒风毒。刮末敷金枪止血止痛疗淋。醋磨敷一切卒肿。"[28]

《得配本草》卷七："檀香，忌火。辛，温。入手太阴经气分。辟邪去恶。除心痛，止霍乱，散冷积，解结气。夏月囊香，可辟臭气。白檀，调卫利膈。紫檀，和营消肿。痈溃、阴虚俱禁用。"[29]

《本草撮要》卷二："檀香，味辛温，入手太阴足少阴手足阳明经，功专调脾肺。利胸膈。去邪恶，能引胃气上升，进饮食。得丹参、砂仁治妇女心腹诸痛。"[7]

《本草便读·木部》："檀香，气香无毒，辛温入肺胃之经，质燥有功。宣发理上中之气，或除邪而辟恶，或畅膈以宽胸。(檀香出南番诸国。中土所出之檀，树虽相类，但不香耳。味辛而温，气香色白，入肺胃上焦气分，专理上焦一切滞气逆气，至其和中进食，辟鬼除邪等治，皆辛温芳香之力耳。)"[6]

《中药志》："檀香 本品为常用中药。商品为檀香科植物檀香树干的心材。……【原植物】檀香 Santalum album L. ——檀香科 Santalaceae."[14]

《中药材手册》："檀香（《纲目》列入木部香木类）本品为檀香科植物檀香 Santalum album L. 树干的心材。原植物系常绿小乔木，野生或栽培。"[15]

《全国中草药汇编》："檀香 别名：白檀、白檀木。来源：为檀香科檀香属植物檀香 Santalum album L.，以干燥心材入药。"[16]

《中药大辞典》："檀香《别录》【异名】旃檀（竺法真《罗浮山疏》），白檀（陶弘景），白檀香、黄檀香《本草图经》，真檀、浴香《纲目》。【基原】为檀香科植物檀香的心材。【原植物】檀香 Santalum album L. 。"[11]

《中医大辞典·中药分册》："檀香 出《名医别录》。又名白檀、浴香。为檀香科植物檀香 Santalum album L. 的心材。主产印度、澳大利亚、印度尼西亚及马来西亚等国，我国台湾亦有出产。"[12]

《全国中药炮制规范》："檀香 ［处方用名］檀香。【来源】本品为檀香科植物檀香 Santalum album L. 干燥心材。栽培或野生。主产于印度、印度尼西亚等地。药材以色黄、质坚、显油纹、香气浓厚者为佳。"[17]

《中国药材学》："檀香 【别名】白檀，黄檀，檀香屑。【来源】本品为檀香科植物檀香 Santalum album L. 的心材。"[18]

《中国中医药学主题词表》："檀香 Santalum album 为檀香科植物檀香的心材；属檀香科；属理气药、祛寒药和止痛药（中药）。D 白檀香。"[9]

《普通高等教育中医药类规划教材·中药学》："檀香《别录》为檀香科常绿小乔木檀香 Santalum album L. 的木质心材。产于海南、广东、云南、台湾及印度、印度尼西亚等地。以夏季采收为佳。除去心材、镑片或劈碎后入药。生用。"[10]

《中华本草》："檀香《别录》【异名】旃檀（竺法真《罗浮山疏》，白檀《本草经集注》，檀香木《本草图经》，真檀《纲目》。【来源】为檀香科植物檀香树干的心材。【原植物】檀香 Santalum album L.。"[19]

《中华人民共和国药典》："檀香 Lignum santali albi 本品为檀香科植物檀香 Santalum album L. 树干的心材。"[8]

5 参考文献

1 明·刘文泰. 本草品汇精要. 北京：人民卫生出版社，1982，487

2 宋·唐慎微. 证类本草. 北京：人民卫生出版社，1957，309

3 元·王好古. 汤液本草. 见：景印文渊阁四库全书（745）. 北京：中医古籍出版社，1986，980

4 明·陈嘉谟. 本草蒙筌. 北京：人民卫生出版社，1988，258

5 明·李中梓. 本草征要. 见：李中梓医学全书. 北京：中国中医药出版社，1999，137

6 清·张秉成. 本草便读. 上海：上海科学技术出版社，1957，64

7 清·陈其瑞. 本草撮要. 见：珍本医书集成（二）. 上海：上海科学技术出版社，1985，41

8 国家药典委员会. 中华人民共和国药典. 一部. 北京：化学工业出版社，2000，314

9 吴兰成主编. 中国中医药学主题词表. 北京：中医古籍出版社，1996，1118

10 雷载权主编. 普通高等教育中医药类规划教材·中药学. 上海：上海科学技术出版社，1995，162

11 江苏新医学院. 中药大辞典. 上海：上海科学技术出版社，1977，2669

12 《中医大辞典》编辑委员会. 中医大辞典·中药分册. 北京：人民卫生出版社，1982，413

13 《中医学》编辑委员会. 中国医学百科全书·中医学. 上海：上海科学技术出版社，1997，1118

14 中国医学科学院药物研究所等. 中药志. 第五册. 北京：人民卫生出版社，1993，736

15 中华人民共和国卫生部药政管理局. 中药材手册. 北京：人民卫生出版社，1998，611

16 《全国中草药汇编》编写组. 全国中草药汇编. 下册. 北京：人民卫生出版社，1996，687

17 中华人民共和国卫生部药政管理局. 全国中药炮制规范. 北京：人民卫生出版社，1988，311

18 徐国钧等主编. 中国药材学. 北京：中国医药科技出版社，1996，844

19 国家中医药管理局《中华本草》编委会. 中华本草. 第二册. 上海：上海科学技术出版社，1999，592

20 宋·苏颂. 本草图经. 合肥：安徽科学技术出版社，1994，345

21 宋·佚名. 增广太平和剂图经本草药性总论. 见：增广太平惠民和剂局方. 海口：海南出版社，2002，468

22 南北朝·陶弘景. 本草经集注. 北京：人民卫生出版社，1994，256

23 明·李时珍. 本草纲目. 北京：人民卫生出版社，1982，1944

24 ［日］稻宣义. 炮炙全书. 北京：中医古籍出版社，1981，107

25 清·汪昂. 本草备要. 北京：中国中医药出版社，1998，161

26 清·沈金鳌. 要药分剂. 上海：上海科学技术出版社，1959，29
27 清·杨时泰. 本草述钩元. 上海：科技卫生出版社，1958，472
28 清·蒋居祉. 本草择要纲目. 见：珍本医书集成（二）. 上海：上海科学技术出版社，1985，62
29 清·严西亭. 得配本草. 上海：上海卫生出版社，1957，5
30 清·汪昂. 本草易读. 北京：人民卫生出版社，1987，289
31 清·吴仪洛. 本草从新. 北京：中医古籍出版社，2001，107
32 清·赵学敏. 本草纲目拾遗. 北京：人民卫生出版社，1983，36
33 清·黄宫绣. 本草求真. 上海：上海科学技术出版社，1959，120
34 清·姚澜. 本草分经. 上海：上海科学技术出版社，1989，75
35 魏晋·名医别录. 北京：人民卫生出版社，1986，64

498 藕节
Oujie
Nodus Nelumbinis Rhizomatis

1 定名依据

1.1 正名

1.1.1 汉文名：藕节（睡莲科植物莲 Nelumbo nucifera Gaertn. 的干燥根茎节部）。

1.1.2 英文名：lotus rhizome node.

1.2 依据

1.2.1 定名的文献依据

1.2.1.1 《太平圣惠方》卷三十七："治鼻大衄诸方：……当归（半两），没药（一两），藕节（半两），甘草（半两炙微赤锉），川大黄（半两锉碎微炒），生干地黄（一两），柴胡（一两去苗），桃仁（一分汤浸去皮尖双仁麸炒微黄），上件药，捣筛为散，每服三钱。以水一中盏。煎至五分。去滓。不计时候。温服。"[1]

1.2.1.2 《本草从新》卷十："藕节（涩、止血）。涩平。解热毒，消瘀血，疗产后血闷。（和地黄研汁、入热酒童便饮。）止吐衄淋痢，一切血证。（捣汁饮）。"[2]

1.2.1.3 《本草择要纲目·寒性药品》："藕节 【气味】涩平无毒。【主治】捣汁饮。主吐血不止，及口鼻出血，消瘀血，解热毒，产后血闷。和地黄研汁入热酒，小便饮。能止咳血、唾血、血淋溺血、下血血痢、血崩。"[3]

1.2.1.4 《中药志》："藕节 本品为较常用中药。商品为睡莲科植物莲的根茎的节及其两端残留的节间部分。……【原植物】莲 别名：荷花。Nelumbo nucifera Gaertn. ——睡莲科 Nymphaeaceae."[4]

1.2.1.5 《中药材手册》："藕节（《纲目》列入草部水草类莲藕项下）本品为睡莲科植物莲 Nelumbo nucifera Gaertn. 的干燥根茎节部。原植物系多年生水生草本，均为栽培。商品以南方所产藕节质量较佳。【别名】藕节疤。"[5]

1.2.1.6 《全国中草药汇编》："藕节 别名：藕节巴。来源：为莲的根状茎（藕）的节部。"[6]

1.2.1.7 《中药大辞典》："藕节《药性论》【异名】光藕节《江苏植药志》，藕节疤《中药志》。【基原】为睡莲科植物莲 Nelumbo nucifera Gaertn. 的根茎的节部。原植物详'莲子'条。"[7]

1.2.1.8 《中医大辞典·中药分册》："藕节 出《药性论》。又名光藕节、藕节疤。为睡莲科植物莲 Nelumbo nucifera Gaertn. 根茎的节部。主产浙江、江苏、安徽、湖南、湖北。"[8]

1.2.1.9 《中国医学百科全书·中医学》："藕节 始载于《药性论》。为睡莲科植物莲 Nelumbo nucifera Gaertn. 根茎的节。主产于中国浙江、江苏、安徽、湖南、湖北等省。"[9]

1.2.1.10 《全国中药炮制规范》："藕节 ［处方用名］藕节、藕节炭。【来源】本品为睡莲科植物莲 Nelumbo nucifera Gaertn. 的干燥根茎节部。均系栽培。主产于浙江、江苏、安徽。"[10]

1.2.1.11 《中国药材学》："藕节 【来源】本品为睡莲科植物莲 Nelumbo nucifera Gaertn. 的根茎节部。"[11]

1.2.1.12 《中国中医药学主题词表》："藕节 Nodus nelumbinis rhizomatis 为睡莲科植物莲的干燥根茎节部；属止血药（中药）。95 C 莲。"[12]

1.2.1.13 《普通高等教育中医药类规划教材·中药学》："藕节《药性论》为睡莲科多年生水生植物莲 Nelumbo nucifera Gaertn. 根茎的节。全国大部分地区均有。"[13]

1.2.1.14 《中华本草》："藕节《药性论》【异名】光藕节《江苏省植物药材志》，藕节《全国中草药汇编》。【来源】为睡莲科植物莲 Nelumbo nucifera Gaertn. 的根茎的节部。【原植物】参见'莲子'条。"[14]

1.2.1.15 《中华人民共和国药典》："藕节 Nodus nelumbinis rhizomatis 本品为睡莲科植物莲 Nelumbo nucifera Gaertn. 的干燥根茎节部。秋、冬二季采挖根茎（藕），切取节部，洗净，晒干，除去须根。"[15]

1.2.2 定名选择的理由

1.2.2.1 藕节 Nodus nelumbinis rhizomatis 系睡莲科植物莲 Nelumbo nucifera Gaertn. 的干燥根茎节部。"藕节"之名始见于《太平圣惠方》，"藕节"作为本品正名始见于清·吴仪洛《本草从新》，其后的本草著作如清·蒋居祉《本草择要纲目》等在载录本品时即以"藕节"作为正名，并一直沿用至今。

1.2.2.2 我国最新出版的《中华人民共和国药典》、《普通高等教育中医药类规划教材·中药学》以及辞书类著作《中医大辞典·中药分册》、《中药大辞典》、《中国医学百科全书·中医学》等均以"藕节"作为本品正名。已经广泛应用于中医药学文献的标引和检索的《中国中医药学主题词表》也以"藕节"作为本品的正式主题词。现代本草著作如《中药志》、《全国中草药汇编》、《中华本草》、《中国药材学》、《中药材手册》、《全国中药炮制规范》等虽记载了不少本品各地的俗称，但也无一例外以"藕节"作为本品的正名。说明"藕节"作为本品正名已成为共识。

1.3 与正名等效的名词：无。

2 源流考释

藕节［睡莲科植物莲 Nelumbo nucifera Gaertn. 的干燥根茎节部］在本草书中明确记

载入药始自唐初《药性论》。如宋·唐慎微《证类本草》引该书曰："藕汁亦单用，味甘，能消瘀血不散。节捣汁，主吐血不止，口鼻并皆治之。"[16]其后的本草著作多在"藕实茎"或"莲藕"项下介绍本品，如宋·唐慎微《证类本草》，明·李时珍《本草纲目》[17]等。

"藕节"之名始见于《太平圣惠方》卷三十七："治鼻大衄诸方，……治大衄不止，宜服远志散方。远志（半两去心），白芍药（三分），桂心（一分），天门冬（半两去心），麦门冬（半两去心），阿胶（半两捣碎炒令黄燥），当归（半两），没药（一两），藕节（半两），甘草（半两炙微赤锉），川大黄（半两锉碎微炒），生干地黄（一两），柴胡（一两去苗），桃仁（一分汤浸去皮尖双仁麸炒微黄），上件药。捣筛为散。每服三钱。以水一中盏。煎至五分。去滓。不计时候。温服。"[1]"藕节"作为本品正名始见于清·吴仪洛《本草从新》卷十："藕节（涩、止血）。涩平。解热毒，消瘀血，疗产后血闷。（和地黄研汁、入热酒童便饮。）止吐衄淋痢，一切血证。（捣汁饮。）"[2]其后清·蒋居祉《本草择要纲目》[3]也以"藕节"作为本品正名记载。

现代有关著作均沿用《本草从新》的记载以"藕节"作为本品正名，如《中药志》[4]、《中药材手册》[5]、《全国中草药汇编》[6]、《中药大辞典》[7]、《中医大辞典·中药分册》[8]、《中国医学百科全书·中医学》[9]、《中国中医药学主题词表》[12]、《全国中药炮制规范》[10]、《中国药材学》[11]、《普通高等教育中医药类规划教材·中药学》[13]、《中华本草》[14]、《中华人民共和国药典》[15]等。同时尚记载有"藕节疤"《中药材手册》[5]，"光藕节"《中医大辞典》[8]，"藕节炭"《全国中药炮制规范》[10]等各地的俗称。还记载有本品原植物"莲"的异名"荷花"《中药志》[4]等。

3　附录

3.1　又称：藕节炭（饮片规格名）。

3.2　俗称：光藕节（江苏），藕节疤。

3.3　曾称：无。

3.4　原植物名称：莲，荷花。

4　文献通考

《证类本草》卷二十三："藕实茎，味甘，平、寒，无毒。主补中养神，益气力，除百疾。……药性论云：藕汁亦单用，味甘，能消瘀血不散。节捣汁，主吐血不止，口鼻并皆治之。"[16]

《太平圣惠方》卷三十七："治鼻大衄诸方，夫鼻大衄者，由血气虚热故也。治大衄不止，宜服远志散方。远志（半两去心），白芍药（三分），桂心（一分），天门冬（半两去心），麦门冬（半两去心），阿胶（半两捣碎炒令黄燥），当归（半两），没药（一两），藕节（半两），甘草（半两炙微赤锉），川大黄（半两锉碎微炒），生干地黄（一两），柴胡（一两去苗），桃仁（一分汤浸去皮尖双仁麸炒微黄），上件药，捣筛为散，每服三钱。以水一中盏。煎至五分。去滓。不计时候。温服。"[1]

《本草纲目》卷三十三："莲藕《本经·上品》。【释名】其根藕《尔雅》，其实莲（同上），其茎叶荷。……藕节：【气味】涩，平，无毒。大明曰：冷。伏硫黄。【主治】

捣汁饮，主吐血不止，及口鼻出血（甄权）。消瘀血，解热毒。产后血闷，和地黄研汁，入热酒、小便饮（大明）。能止咳血唾血，血淋溺血，下血血痢血崩（时珍）。”[17]

《本草从新》卷十：“藕节（涩、止血）。涩平。解热毒，消瘀血，疗产后血闷。（和地黄研汁、入热酒童便饮。）止吐衄淋痢，一切血证。（捣汁饮。）”[2]

《本草择要纲目·寒性药品》：“藕节 【气味】涩平无毒。【主治】捣汁饮。主吐血不止。及口鼻出血。消瘀血。解热毒。产后血闷。和地黄研汁入热酒小便饮。能止咳血唾血血淋溺血下血血痢血崩。”[3]

《中药志》：“藕节 本品为较常用中药。商品为睡莲科植物莲的根茎的节及其两端残留的节间部分。……【原植物】莲 别名：荷花。Nelumbo nucifera Gaertn. ——睡莲科 Nymphaeaceae.”[4]

《中药材手册》：“藕节（《纲目》列入草部水草类莲藕项下）本品为睡莲科植物莲 Nelumbo nucifera Gaertn. 的干燥根茎节部。原植物系多年生水生草本，均为栽培。商品以南方所产藕节质量较佳。【别名】藕节疤。”[5]

《全国中草药汇编》：“藕节 别名：藕节巴。来源：为莲的根状茎（藕）的节部。”[6]

《中药大辞典》：“藕节《药性论》【异名】光藕节《江苏植药志》，藕节疤《中药志》。【基原】为睡莲科植物莲 Nelumbo nucifera Gaertn. 的根茎的节部。原植物详‘莲子’条。”[7]

《中医大辞典·中药分册》：“藕节 出《药性论》。又名光藕节、藕节疤。为睡莲科植物莲 Nelumbo nucifera Gaertn. 根茎的节部。主产浙江、江苏、安徽、湖南、湖北。”[8]

《中国医学百科全书·中医学》：“藕节 始载于《药性论》。为睡莲科植物莲 Nelumbo nucifera Gaertn. 根茎的节。主产于中国浙江、江苏、安徽、湖南、湖北等省。”[9]

《全国中药炮制规范》：“藕节 ［处方用名］藕节、藕节炭。【来源】本品为睡莲科植物莲 Nelumbo nucifera Gaertn. 的干燥根茎节部。均系栽培。主产于浙江、江苏、安徽。秋冬二季采挖根茎（藕），切取节部，洗净，除去须根。药材以节部黑褐色、两头白色、无须根者为佳。”[10]

《中国药材学》：“藕节 【来源】本品为睡莲科植物莲 Nelumbo nucifera Gaertn. 的根茎节部。”[11]

《中国中医药学主题词表》：“藕节 Nodus nelumbinis rhizomatis 为睡莲科植物莲的干燥根茎节部；属止血药（中药）。95 C 莲。”[12]

《普通高等教育中医药类规划教材·中药学》：“藕节《药性论》为睡莲科多年生水生植物莲 Nelumbo nucifera Gaertn. 根茎的节。全国大部分地区均有。主产于浙江、江苏、安徽、湖南、湖北等地。秋冬挖藕时，切下节部，洗净，晒干。生用或炒炭用。”[13]

《中华本草》：“藕节《药性论》【异名】光藕节《江苏省植物药材志》，藕节《全国中草药汇编》。【来源】为睡莲科植物莲 Nelumbo nucifera Gaertn. 的根茎的节部。【原植物】参见‘莲子’条。”[14]

《中华人民共和国药典》：“藕节 Nodus nelumbinis rhizomatis 本品为睡莲科植物莲 Nelumbo nucifera Gaertn. 的干燥根茎节部。秋、冬二季采挖根茎（藕），切取节部，洗净，晒干，除去须根。”[15]

5 参考文献

1 宋·王怀隐. 太平圣惠方. 北京：人民卫生出版社，1958，1110

2 清·吴仪洛. 本草从新. 北京：中医古籍出版社，2001，152

3 清·蒋居祉. 本草择要纲目. 见：珍本医书集成（二）. 上海：上海科学技术出版社，1985，31

4 中国医学科学院药物研究所等. 中药志. 第一册. 北京：人民卫生出版社，1993，583

5 中华人民共和国卫生部药政管理局. 中药材手册. 北京：人民卫生出版社，1998，236

6 《全国中草药汇编》编写组. 全国中草药汇编. 上册. 北京：人民卫生出版社，1996，733

7 江苏新医学院. 中药大辞典. 上海：上海科学技术出版社，1977，2691

8 《中医大辞典》编辑委员会. 中医大辞典·中药分册. 北京：人民卫生出版社，1982，415

9 《中医学》编辑委员会. 中国医学百科全书·中医学. 上海：上海科学技术出版社，1997，1136

10 中华人民共和国卫生部药政管理局. 全国中药炮制规范. 北京：人民卫生出版社，1988，108

11 徐国钧等主编. 中国药材学. 北京：中国医药科技出版社，1996，517

12 吴兰成主编. 中国中医药学主题词表. 北京：中医古籍出版社，1996，269

13 雷载权主编. 普通高等教育中医药类规划教材·中药学. 上海：上海科学技术出版社，1995，194

14 国家中医药管理局《中华本草》编委会. 中华本草. 第三册. 上海：上海科学技术出版社，1999，410

15 国家药典委员会. 中华人民共和国药典. 一部. 北京：化学工业出版社，2000，315

16 宋·唐慎微. 证类本草. 北京：人民卫生出版社，1957，460

17 明·李时珍. 本草纲目. 北京：人民卫生出版社，1982，1893

499 覆盆子

Fupenzi

Fructus Rubi

1 定名依据

1.1 正名

1.1.1 汉文名：覆盆子（蔷薇科植物华东覆盆子 Rubus chingii Hu 的干燥果实）。

1.1.2 英文名：palmleaf raspberry fruit.

1.2 依据

1.2.1 定名的文献依据

1.2.1.1 《名医别录》卷一："覆盆子，味甘，平，无毒。主益气轻身，令发不白。五月采实。"[1]

1.2.1.2 《本草经集注》："覆盆子，味甘，平，无毒。主益气轻身，令发不白。五月采实。"[2]

1.2.1.3 《本草衍义》卷十八"覆盆子，长条，四、五月红熟。秦州甚多，永兴、华州亦有。其味酸甘，外如荔枝，樱桃许大，软红可爱。益肾脏，缩小便，服之当覆其溺器，如此取名"[3]

1.2.1.4 《滇南本草》卷一："覆盆子，即硬枝黑琐梅。味甘、酸，性微寒。入肝、肾二经。”[4]

1.2.1.5　《本草征要》卷三：“覆盆子，味甘，性平，无毒。入肝、肾二经。去蒂，酒蒸。固精摄溺，益下封藏。强阴美颜色，补虚续绝伤。能益闭蛰封藏之本，以缩小便，服之当覆其溺器，故名。”[5]

1.2.1.6　《本草易读》卷五：“覆盆子，酒蒸用。甘，酸，微温，无毒。益肾脏而固精，补肝虚而明目，起阴痿而缩小便，润肌肤而乌须发。处处有之。四五月红熟，状如覆盆。味酸甘，大如樱桃，软红可爱。”[6]

1.2.1.7　《本草述钩元》卷十一：“覆盆子，其总包似盆之覆，故名。皮色青绿，剥去皮，内细子乌赤色。五月采之（当之），惟四五月熟。”[7]

1.2.1.8　《中华人民共和国药典》：“覆盆子 Fructus rubi　本品为蔷薇科植物华东覆盆子 Rubus chingii Hu 的干燥果实。夏初果实由绿变绿黄时采收，除去梗、叶，置沸水中略烫或略蒸，取出，干燥。”[8]

1.2.1.9　《普通高等教育中医药类规划教材·中药学》：“覆盆子《本草经集注》为蔷薇科落叶灌木植物华东覆盆子 Rubus chingii Hu 的未成熟果实。主产于浙江、福建、湖北、贵州等地。于夏初果实由绿变绿黄时采收。入沸水中略浸。晒干用。”[9]

1.2.1.10　《中国中医药学主题词表》：“覆盆子 Rubus chingii　属蔷薇科；属补肾药、补阳药和固涩药（中药）。D 掌叶覆盆子。”[10]

1.2.1.11　《中药大辞典》：“覆盆子《本草经集注》【异名】覆盆《别录》，乌藨子《纲目》，小托盘《中药材手册》，笏藨子《江西中药》。【基原】为蔷薇科植物掌叶覆盆子、插田泡等的未成熟果实。【原植物】①掌叶覆盆子 Rubus chingii Hu。②插田泡 Rubus coreanus Miq.，详‘倒生根’条。”[11]

1.2.1.12　《中医大辞典·中药分册》：“覆盆子　出《本草经集注》。又名覆盆、乌藨子、小托盘。为蔷薇科植物掌叶覆盆子 Rubus chingii Hu 或插田泡 R. coreanus Miq. 等的果实。主产浙江、福建、湖北等地。”[12]

1.2.1.13　《中国医学百科全书·中医学》：“覆盆子　始载于《本草经集注》。又名覆盆、乌藨子。为蔷薇科植物掌叶覆盆子 Rubus chingii Hu 或插田泡 R. coreanus Miq. 等的果实。主产于中国浙江、福建、湖北等省。”[13]

1.2.1.14　《中药志》[14]、《中药材手册》[15]、《全国中草药汇编》[16]、《中国药材学》[17]、《中华本草》[18]等现代本草著作也以“覆盆子”作为本品的正名（参见“文献通考”）。

1.2.2　定名选择的理由

1.2.2.1　覆盆子 Fructus rubi　系蔷薇科植物华东覆盆子 Rubus chingii Hu 的干燥果实。本品始载于魏晋《名医别录》，并以“覆盆子”为正名。其后历代重要本草著作如南北朝·陶弘景《本草经集注》，宋·寇宗奭《本草衍义》，明·兰茂《滇南本草》、李中梓《本草征要》，清·汪昂《本草易读》、杨时泰《本草述钩元》、等在载录本品时则均沿用《名医别录》的记载以“覆盆子”作为正名。

1.2.2.2　我国最新出版的《中华人民共和国药典》、《普通高等教育中医药类规划教材·中药学》以及辞书类著作《中医大辞典·中药分册》、《中药大辞典》、《中国医学百科全书·中医学》等均以“覆盆子”作为本品正名。已经广泛应用于中医药学文献的标引和检索的《中国中医药学主题词表》也以"覆盆子"作为本品的正式主题词。现代本草著作如《中药志》、《全国中草药汇编》、《中华本草》、《中国药材学》、《中药材手册》等虽记载了不少本品各地的俗称，但也无一例外以"覆盆子"作为本品的正名。

1.3　与正名等效的名词：无。

2　源流考释

覆盆子（蔷薇科植物华东覆盆子 Rubus chingii Hu 的干燥果实）始载于魏晋《名医别录》，并以"覆盆子"作为正名。如《名医别录》卷一："覆盆子，味甘，平，无毒。主益气轻身，令发不白。五月采实。"[1] 其后的本草著作和其他医籍如南北朝·雷敩《雷公炮炙论》[19]、陶弘景《本草经集注》[2]，唐·孙思邈《千金翼方》[20]、孟诜《食疗本草》[21]，宋·唐慎微《证类本草》[22]、寇宗奭《本草衍义》[3]、佚名《增广太平和剂图经本草药性总论》[23]，明·兰茂《滇南本草》[4]、刘文泰《本草品汇精要》[24]、李时珍《本草纲目》[25]、李中梓《雷公炮制药性解》[26] 及《本草征要》[5]，清·陈士铎《本草新编》[27]、汪昂《本草易读》[6]、张璐《本经逢原》[28]、吴仪洛《本草从新》[29]、张志聪《本草崇原》[30]、沈金鳌《要药分剂》[31]、黄宫绣《本草求真》[32]、姚澜《本草分经》[33]、杨时泰《本草述钩元》[7]、蒋居祉《本草择要纲目》[34]、严西亭《得配本草》[35]、陈其瑞《本草撮要》[36]、张秉成《本草便读》[37] 等，均沿用《名医别录》的记载以"覆盆子"作为正名。

古代著作中记载的本品异名尚有"堇"（音奎）、"葥蓝"（《纲目》引《尔雅》）[25]，"覆盆"《本草经集注》[2]，"树莓"（《证类本草》引《日华子》）[22]，"西国草"、"毕楞伽"（《纲目》引《图经》）[25]，"硬枝黑琐梅"、"琐梅"、"钻地风"、"疏风草"《滇南本草》[4]，"悬钩子"《本草品汇精要》[24]，"大麦莓（音母）"、"插田藨（音苞）"、"乌藨子"《纲目》[25] 等。如南北朝·陶弘景《本草经集注》："覆盆子，味甘，平，无毒。主益气轻身，令发不白。五月采实。蓬蘽是根名，方家不用，乃昌容所服，以易颜色者也。覆盆是实名。"[2] 宋·唐慎微《证类本草》卷二十三："覆盆子，味甘，平，无毒。……日华子云：莓子，安五脏，益颜色，养精气，长发，强志，疗中风身热及惊。又有树莓，即是覆盆子。"[22] 明·兰茂《滇南本草》卷一："覆盆子，即硬枝黑琐梅。味甘、酸，性微寒。入肝、肾二经。入肾兴阳，治痿软。入肝强筋。种子方中决不可少。覆盆子，俗呼琐梅，又名钻地风，又名疏风草。"[4]《本草品汇精要》卷三十二："覆盆子，无毒，丛生。主益气轻身，令发不白（《名医》所录）。【名】悬钩子。"[24]《本草纲目》："复盆子《别录·上品》。【校正】自果部移入此。【释名】堇（《尔雅》。音奎）、葥蓝《尔雅》、西国草《图经》、毕楞伽《图经》、大麦莓（音母）、插田藨（音苞）、乌藨子《纲目》。"[25]

现代有关著作均沿用《名医别录》的记载以"王不留行"作为本品正名，如《中华人民共和国药典》[8]、《普通高等教育中医药类规划教材·中药学》[9]、《中药大辞典》[11]、《中医大辞典·中药分册》[12]、《中国医学百科全书·中医学》[13]、《中国中医药学主题词表》[10]、《中药志》[14]、《中药材手册》[15]、《全国中草药汇编》[16]、《中国药材学》[17]、《中华本草》[18] 等。同时尚记载有"小托盘"、"山泡"《中药材手册》[15]，"竻藨子"《中药大辞典》[11]，"种田泡"、"翁扭"、"牛奶母"《中国药材学》[17] 等各地的俗称。还记载有本品原植物"华东覆盆子"的异名"掌叶覆盆子"、"种田泡"、"翁扭"、"牛奶母"

《中药志》[14]，“大号角公”、“牛奶果”、“头莲果子”《中华本草》[18]等。

3 附录

3.1 又称：无。

3.2 俗称：小托盘（吉林），山泡（湖北），笏蔗子（江西），种田泡、翁扭、牛奶母（浙江）。

3.3 曾称：茥、葤葐《尔雅》，覆盆《本草经集注》，树莓《日华子》，西国草、毕楞伽《图经》，硬枝黑琐梅、琐梅、钻地风、疏风草《滇南本草》，悬钩子《本草品汇精要》，大麦莓、插田藨、乌藨子《纲目》。

3.4 原植物名称：华东覆盆子、种田泡、翁扭、牛奶母（浙江），掌叶覆盆子，大号角公，牛奶果（浙江），头莲果子（安徽）。

4 文献通考

《名医别录》卷一：“覆盆子，味甘，平，无毒。主益气轻身，令发不白。五月采实。”[1]

《雷公炮炙论》上卷：“覆盆子，雷公云：凡使，用东流水淘去黄叶并皮、蒂，尽了，用酒蒸一宿，以东流水淘两遍，又晒干方用为妙也。”[19]

《本草经集注》：“覆盆子，味甘，平，无毒。主益气轻身，令发不白。五月采实。蓬藁是根名，方家不用，乃昌容所服，以易颜色者也。覆盆是实名，李云是莓子。乃似覆盆之形，而以津汁为味，其核甚微细，药中所用覆盆子小异。”[2]

《千金翼方》卷四：“覆盆子，味甘，平，无毒。主益气轻身，令发不白。五月采。”[20]

《食疗本草》卷上：“覆盆子，平。上主益气轻身，令人发不白。其味甜、酸。五月麦田中得者良。采其子于烈日中晒之，若天雨即烂，不堪收也。”[21]

《证类本草》卷二十三：“覆盆子，味甘，平，无毒。主益气轻身，令发不白。五月采。陶隐居云：蓬藟是根名，方家不用，乃昌容所服以易颜者也。覆盆是实名，李云是莓子，乃似覆盆之形。而以津汁为味，其核微细。药中用覆盆子小异。日华子云：莓子，安五脏，益颜色，养精气，长发，强志，疗中风身热及惊。又有树莓，即是覆盆子。”[22]

《本草衍义》卷十八：“覆盆子，长条，四、五月红熟。秦州甚多，永兴、华州亦有。及时，山中人采来卖，其味酸甘，外如荔枝，樱桃许大，软红可爱。失采，则就枝生蛆。益肾脏，缩小便，服之当覆其溺器，如此取名。”[3]

《增广太平和剂图经本草药性总论·果部》：“覆盆子，味甘，平，无毒。主益气。《药性论》云：臣。微热。主男子肾精虚竭，女子食之有子，主阴痿，能令坚长。日华子云：安五脏，益颜色，养精气，疗中风身热及惊。”[23]

《滇南本草》卷一：“覆盆子，即硬枝黑琐梅。味甘、酸，性微寒。入肝、肾二经。入肾兴阳，治痿软。入肝强筋。种子方中决不可少。覆盆子，俗呼琐梅，又名钻地风，又名疏风草。味甘、酸。分黄黑二种。能锁玉关，故呼琐梅。得水气而生。入肾经，益肾补肝，明目兴阳，妇人多食能生子，其功不可尽述，根洗疥癞疮。”[4]

《本草品汇精要》卷三十二：“覆盆子，无毒，丛生。主益气，轻身，令发不白（《名医》所录)。【名】悬钩子。【苗】【衍义曰】覆盆子，四五月红熟。山中人采来卖者，其味酸甘，外如荔枝，樱桃许，大红软可爱，失采则枝上，就生蛆。益肾脏，缩小便，服之当覆其溺器，如此取名。食之多热，收时须乘五六分熟便可采，于烈日中曝，仍须薄绵蒙裹，着水则不堪用也。【地】〔图经曰〕生荆山，平泽及冤句。今处处有之，秦吴地尤多。【时】【生】三月生苗，【采】五月取实。【收】曝干【用】实于麦田中得者良。”[24]

《本草纲目》：“覆盆子《别录·上品》。【校正】自果部移入此。【释名】茥（《尔雅》。音奎)、蒛葐《尔雅》、西国草《图经》、毕楞伽《图经》、大麦莓（音母)、插田藨(音苞)、乌藨子《纲目》。当之曰：子似复盆之形，故名之。宗奭曰：益肾脏，缩小便，服之当覆其溺器，如此取名也。时珍曰：五月子熟，其色乌赤，故俗名乌藨、大麦莓、插田藨，亦曰栽秧藨。甄权《本草》一名马瘘，一名陆荆，殊无义意。”[25]

《雷公炮制药性解》卷四：“覆盆子，味甘酸，性温无毒，入肝肾二经。主肾伤精滑，阴痿不起，小便频数，补虚续绝，益气温中，安和五脏，补肝明目，黑润肌。亦疗中风发热成惊，女子食之多孕，久服延年。去黄叶及蒂，水淘净，酒蒸曝干用。”[26]

《本草征要》卷三：“覆盆子，味甘，性平，无毒。入肝、肾二经。去蒂，酒蒸。固精摄溺，益下封藏。强阴美颜色，补虚续绝伤。能益闭蛰封藏之本，以缩小便，服之当覆其溺器，故名。”[5]

《本草新编》卷五：“覆盆子，味甘，气平、微热，无毒。入五脏命门。拯疴益气，温中补虚，续绝，安和五脏，悦泽肌肤，疗中风发热成惊。治肾伤精竭流滑，明目黑须，耐老轻身。男子久服轻身，女人多服结孕，益人不浅。”[27]

《本草易读》卷五：“覆盆子，酒蒸用。甘，酸，微温，无毒。益肾脏而固精，补肝虚而明目，起阴痿而缩小便，润肌肤而乌须发。处处有之。四五月红熟，状如覆盆。味酸甘，大如樱桃，软红可爱。”[6]

《本经逢原》卷二：“覆盆子《本经》，名蓬蘽，甘平微温，无毒。酒浸一宿炒用《本经》。安五藏益精气长阴，令人坚强志，倍力有子，久服轻身不老。发明，覆盆子乃蓬蘽之实。”[28]

《本草从新》卷五：“覆盆子，温补肝肾、涩缩小便。甘酸而温。益肾脏而固精。补肝虚而明目。起阳痿。缩小便。”[29]

《本草崇原》卷上：“覆盆子，气味酸平，无毒。主安五脏，益精气，长阴，令人坚，强志倍力，有子。久服轻身不老。”[30]

《要药分剂》卷九：“覆盆子，味甘酸，性微温，无毒。【主治】主起事，缩小便。泽肌肤，乌髭发。女人食之有子。同蜜为丸，治肺气虚寒（备要)。【归经】入肝肾二经，为补涩之品。”[31]

《本草求真·上编》：“覆盆子（蔓草)，温肾涩精固脱（专入肾)。甘酸微温，性禀中和。功能温肾而不燥，固精而不凝。（李士材曰，强肾无燥热之偏，固精无凝涩之害，金玉之品也。）故服阴痿能强，肌肤能泽，脏腑能和，须发不白，女子服之多孕。既有补益之功，复多收敛之义，名为覆盆子者。服之能使溺盆皆覆也。”[32]

《本草分经·原例》：“覆盆子，甘酸温而性固涩，补益肝肾，固精明目，起阳痿缩小便，强肾无燥热之偏，固精无凝滞之害。”[33]

《本草述钩元》卷十一：“覆盆子，其总包似盆之覆，故名。皮色青绿，剥去皮，内细子乌赤色，五月采之（当之）。惟四五月熟，状如覆盆，而味甘美者，为覆盆子。余不堪入药。”[7]

《本草择要纲目·平性药品》：“覆盆子 【气味】甘平无毒。【主治】益气轻身，补虚续绝，养肝明目，阴痿能令坚长。女子食之有子。其补益与桑椹同功。”[34]

《得配本草》卷四：“覆盆子，甘、酸、温。入足少阴、厥阴经。止肾脏之虚泄，疗肺气之虚寒。补肝脏，明耳目，壮阳治痿。”[35]

《本草撮要》卷一：“覆盆子，味甘，足少阴经。功专益肾精，缩小便。”[36]

《本草便读·草部》：“覆盆子，入肾兼酸苦之功。治专固摄，下有封藏之力。味属甘温。”[37]

《中药志》：“覆盆子 本品为常用中药。商品主要为蔷薇科植物掌叶覆盆子的果实。……【原植物】掌叶覆盆子 别名：种田泡、翁扭、华东覆盆子、牛奶母（浙江）。Rubus chingii Hu——蔷薇科 Rosaceae.”[14]

《中药材手册》：“覆盆子（《纲目》列入草部山草类）本品为蔷薇科植物掌叶覆盆子 Rubus chingii Hu 的干燥果实。原植物系落叶藤状灌木，多生于路边或山坡林中，均为野生。四川、湖北等少数地区有以同属植物桉叶悬钩子、绵果悬钩子的果实作覆盆子，河北、吉林等北方地区有以悬钩子等的果实作覆盆子供药用，均为地区习惯用药。【别名】小托盘（吉林）、山泡（湖北）。”[15]

《全国中草药汇编》：“覆盆子 来源：为蔷薇科悬钩子属植物掌叶覆盆子 Rubus chingii Hu，以果实入药。”[16]

《中药大辞典》：“覆盆子《本草经集注》【异名】覆盆《别录》，乌藨子《纲目》，小托盘《中药材手册》，竻藨子《江西中药》。【基原】为蔷薇科植物掌叶覆盆子、插田泡等的未成熟果实。【原植物】①掌叶覆盆子 Rubus chingii Hu。②插田泡 Rubus coreanus Miq.，详‘倒生根’条。”[11]

《中医大辞典·中药分册》：“覆盆子 出《本草经集注》。又名覆盆、乌藨子、小托盘。为蔷薇科植物掌叶覆盆子 Rubus chingii Hu 或插田泡 R. coreanus Miq. 等的果实。主产浙江、福建、湖北等地。”[12]

《中国医学百科全书·中医学》：“覆盆子 始载于《本草经集注》。又名覆盆、乌藨子。为蔷薇科植物掌叶覆盆子 Rubus chingii Hu 或插田泡 R. coreanus Miq. 等的果实。主产于中国浙江、福建、湖北等省。”[13]

《中国药材学》：“覆盆子 【别名】种田泡、翁扭、牛奶母（浙江）。【来源】本品为蔷薇科植物掌叶覆盆子 Rubus chingii Hu 的果实。”[17]

《中国中医药学主题词表》：“覆盆子 Rubus chingii 属蔷薇科；属补肾药、补阳药和固涩药（中药）。D 掌叶覆盆子。”[10]

《普通高等教育中医药类规划教材·中药学》：“覆盆子《本草经集注》为蔷薇科落叶灌木植物华东覆盆子 Rubus chingii Hu 的未成熟果实。主产于浙江、福建、湖北、贵州等地。于夏初果实由绿变绿黄时采收。入沸水中略浸。晒干用。”[9]

《中华本草》：“覆盆子《别录》【异名】覆盆《本草经集注》，乌藨子《纲目》，小托盘、山泡《中药材手册》，竻藨子《江西中药》。……【来源】为蔷薇科植物掌叶覆盆子的果实。【原植物】掌叶覆盆子 Rubus chingii Hu 又名：大号角公、牛奶母《中国植物志》，华东覆盆子《中华人民共和国药典》，牛奶果（浙江），头莲果子（安徽）。”[18]

《中华人民共和国药典》：“覆盆子 Fructus rubi　本品为蔷薇科植物华东覆盆子 Rubus chingii Hu 的干燥果实。夏初果实由绿变绿黄时采收，除去梗、叶，置沸水中略烫或略蒸，取出，干燥。”[8]

5　参考文献

1　魏晋·名医别录．北京：人民卫生出版社，1986，88

2　南北朝·陶弘景．本草经集注．北京：人民卫生出版社，1994，461

3　宋·寇宗奭．本草衍义．上海：商务印书馆，1937，55

4　明·兰茂．滇南本草．第一卷．昆明：云南人民出版社，1959，209

5　明·李中梓．本草征要．见：李中梓医学全书．北京：中国中医药出版社，1999，129

6　清·汪昂．本草易读，北京：人民卫生出版社，1987，222

7　清·杨时泰．本草述钩元．上海：科技卫生出版社，1958，316

8　国家药典委员会．中华人民共和国药典．一部．北京：化学工业出版社，2000，315

9　雷载权主编．普通高等教育中医药类规划教材·中药学．上海：上海科学技术出版社，1995，324

10　吴兰成主编．中国中医药学主题词表．北京：中医古籍出版社，1996，115

11　江苏新医学院．中药大辞典．上海：上海科学技术出版社，1977，2698

12　《中医大辞典》编辑委员会．中医大辞典·中药分册．北京：人民卫生出版社，1982，416

13　《中医学》编辑委员会．中国医学百科全书·中医学．上海：上海科学技术出版社，1997，1276

14　中国医学科学院药物研究所等．中药志．第三册．北京：人民卫生出版社，1993，702

15　中华人民共和国卫生部药政管理局．中药材手册．北京：人民卫生出版社，1998，399

16　《全国中草药汇编》编写组．全国中草药汇编．上册．北京：人民卫生出版社，1996，956

17　徐国钧等主编．中国药材学．北京：中国医药科技出版社，1996，1061

18　国家中医药管理局《中华本草》编委会．中华本草．第四册．上海：上海科学技术出版社，1999，2823

19　南北朝·雷敩．雷公炮炙论．上海：上海中医学院出版社，1986，47

20　唐·孙思邈．千金翼方．北京：人民卫生出版社，1955，244

21　唐·孟诜．食疗本草．北京：人民卫生出版社，1984，36

22　宋·唐慎微．证类本草．北京：人民卫生出版社，1957，465

23　宋·佚名．增广太平和剂图经本草药性总论．见：增广太平惠民和剂局方．海口：海南出版社，2002，505

24　明·刘文泰．本草品汇精要．北京：人民卫生出版社，1982，773

25　明·李时珍．本草纲目．北京：人民卫生出版社，1982，1243

26　明·李中梓．雷公炮制药性解．见：中国医学大成（二）．长沙：岳麓书社，1990．149

27　清·陈士铎．本草新编．北京：中国中医药出版社，1996，251

28　清·张璐．本经逢原．上海：上海科学技术出版社，1959，105

29　清·吴仪洛．本草从新．北京：中医古籍出版社，2001，86

30　清·张志聪．本草崇原．北京：中国中医药出版社，1992，19

31　清·沈金鳌．要药分剂．上海：上海科学技术出版社，1959，216

32　清·黄宫绣．本草求真．上海：上海科学技术出版社，1959，48

33　清·姚澜．本草分经．上海：上海科学技术出版社，1989，117

34　清·蒋居祉．本草择要纲目．见：珍本医书集成（二）．上海：上海科学技术出版社，1985，102

35　清·严西亭. 得配本草. 上海：上海卫生出版社，1957，3
36　清·陈其瑞. 本草撮要. 见：珍本医书集成（二）. 上海：上海科学技术出版社，1985，23
37　清·张秉成. 本草便读. 上海：上海卫生出版社，1957，32

500　瞿麦
Qumai
Herba Dianthi

1　定名依据

1.1　正名

1.1.1　汉文名：瞿麦（石竹科植物瞿麦 Dianthus superbus L. 或石竹 Dianthus chinensis L. 的干燥地上部分）。

1.1.2　英文名：lilac pink herb.

1.2　依据

1.2.1　定名的文献依据

1.2.1.1　《神农本草经》卷二："瞿麦，味苦，寒。主关格，诸癃结，小便不通，出刺，决痈肿，明目去翳，破胎堕子，下闭血。一名巨句麦。生川谷。"[1]

1.2.1.2　《雷公炮炙论》中卷："瞿麦，雷公云：凡使，只用蕊壳，不用茎叶。"[2]

1.2.1.3　《本草经集注》："瞿麦，今出近道，一茎生细叶，花红紫赤可爱……子颇似麦，故名瞿麦。此类乃有两种：一种微大，花边有叉桠……复一种，叶广相似而有毛，花晚而甚赤。"[3]

1.2.1.4　《本草图经》卷六："瞿麦，生泰山川谷，今处处有之。苗高一尺以来，叶尖小青色；根紫黑色，形如细蔓菁；花红紫赤色，亦似映山红，二月至五月开；七月结实作穗，子颇似麦，故以名之。立秋后合子、叶收采，阴干用。"[4]

1.2.1.5　《药鉴》卷二："瞿麦，气寒，味苦辛，降也，阳中微阴也。无毒。利小便可用为君，痈肿堪为佐使，目翳逐胎，下闭血出刺。"[5]

1.2.1.6　《本草乘雅半偈》第五帙："瞿麦《本经·中品》。【气味】苦寒，无毒。【主治】主关格，诸癃结，小便不通，出刺，决痈肿，明目，去翳，破胎堕子，下闭血。【核】曰：瞿麦，即洛阳花萼，云石竹，及剪秋罗者谬矣。"[6]

1.2.1.7　《本草崇原》卷中："瞿麦，今处处有之，根紫黑色，其茎纤细有节，高尺余，开花有红紫粉兰数色，斑斓可爱，人家多栽莳，呼为洛阳花，结实如燕麦，内有小黑子，其茎叶穗实与麦相似，穗分两岐，故名瞿麦。"[7]

1.2.1.8　《本草便读·草部》："瞿麦，寒达膀胱以分消。功专利水，下降通小肠之闭结。力可行瘀，导浊须求，治淋有力。"[8]

1.2.1.9　《中华人民共和国药典》："瞿麦 Herba dianthi　本品为石竹科植物瞿麦 Dianthus superbus L. 或石竹 Dianthus chinensis L. 的干燥地上部分。夏、秋二季花果期采割，除去杂质，干燥。"[9]

1.2.1.10 《中药大辞典》："瞿麦《本经》【异名】巨句麦《本经》……【基原】为石竹科植物瞿麦或石竹的带花全草。【原植物】①瞿麦 Dianthus superbus L. ……②石竹《杜工部集》Dianthus chinensis L.。"[10]

1.2.1.11 《中医大辞典·中药分册》："瞿麦 出《神农本草经》。又名野麦、剪绒花、竹节草。为石竹科植物石竹 Dianthus chinensis L. 或瞿麦 D. superbus L. 的带花全草。主产河北、河南、辽宁、湖北、江苏。"[11]

1.2.1.12 《中国医学百科全书·中医学》："瞿麦 始载于《神农本草经》。又名巨句麦、山瞿麦、竹节草。为石竹科植物瞿麦 Dianthus superbus L. 或石竹 D. chinensis L. 的带花全草或根。主产于中国河北、河南、辽宁、湖北、江苏、浙江等省。"[12]

1.2.1.13 《中国中医药学主题词表》："瞿麦 Dianthus superbus 属石竹科和祛湿利水药。D 石竹。"[13]

1.2.1.14 《中药志》[14]、《中药材手册》[15]、《全国中草药汇编》[16]、《全国中药炮制规范》[17]、《中国药材学》[18]、《中华本草》[19]等现代中药著作多以"瞿麦"作为本品正名（参见"文献通考"）。

1.2.2 定名选择的理由

瞿麦 Herba dianthi，为石竹科植物瞿麦 Dianthus superbus L. 或石竹 Dianthus chinensis L. 的干燥地上部分。汉《神农本草经》始以"瞿麦"为正名载录本品，其后的重要本草著作如南北朝·雷敩《雷公炮炙论》、陶弘景《本草经集注》，宋·苏颂《本草图经》，明·杜文燮《药鉴》、卢之颐《本草乘雅半偈》，清·张志聪《本草崇原》、严西亭《得配本草》、张秉成《本草便读》等在载录本品时均以"瞿麦"作为正名，并一直沿用至今。

1.2.2.2 我国最新出版的《中华人民共和国药典》以及辞书类著作《中医大辞典·中药分册》、《中药大辞典》、《中国医学百科全书·中医学》等均以"瞿麦"作为本品正名。已经广泛应用于中医药学文献的标引和检索的《中国中医药学主题词表》也以"瞿麦"作为本品的正式主题词。现代本草著作如《中药志》、《全国中草药汇编》、《中华本草》、《中国药材学》、《中药材手册》、《全国中药炮制规范》等虽记载了不少本品各地的俗称，但也无一例外以"瞿麦"作为本品的正名。

1.3 与正名等效的名词：无。

2 源流考释

瞿麦（石竹科植物瞿麦 Dianthus superbus L. 或石竹 Dianthus chinensis L. 的干燥地上部分）始载于汉《神农本草经》，该书以"瞿麦"为正名，同时尚记载有本品异名"巨句麦"。《神农本草经》卷二："瞿麦，味苦，寒。主关格，诸癃结，小便不通，出刺，决痈肿，明目去翳，破胎堕子，下闭血。一名巨句麦。生川谷。"[1] 此后的本草著作均沿用了该书的记载以"瞿麦"为正名载录本品。如魏晋《名医别录》[20]，南北朝·雷敩《雷公炮炙论》[2]、陶弘景《本草经集注》[3]，唐·苏敬等撰《新修本草》[21]，宋·苏颂《本草图经》[4]、寇宗奭《本草衍义》[22]，元·王好古《汤液本草》[24]，明·朱橚《救荒本草》[25]、刘文泰《本草品汇精要》[26]、陈嘉谟《本草蒙筌》[27]、李时珍《本草纲目》[28]、李中梓《本草征要》[29]、杜文燮《药鉴》[5]、卢之颐《本草乘雅半偈》[6]，清·汪昂《本草备要》[30]、吴仪洛《本草从新》[31]、王绂《医林纂要》[32]、张志聪《本草崇原》[7]、沈金鳌《要药分剂》[33]、姚澜《本草分经》[34]、杨时泰《本草述钩元》[35]、叶志诜《神农本草经赞》[36]、蒋居祉《本草择要纲目》[37]、严西亭《得配本草》[38]、凌奂《本草害利》[39]、陈其瑞《本草撮要》[40]、张秉成《本草便读》[8]等。

古代文献中记载的本品异名有“蘧麦”、“大菊”《尔雅》，“麦句姜”（《尔雅》郭璞注），“大兰”《名医别录》，“地面”《齐民要术》，“山瞿麦”《千金要方》，“茈萎”（《本草图经》引《广雅》），“瞿麦穗”《外台秘要》[23]，“石竹”（《纲目》引《日华》），“南天竺草”《圣济总录》，“石竹子”、“杜母草”、“燕麦”、“药麦”《救荒本草》，“石竹叶”、“籥麦”《本草品汇精要》，“洛阳花”《本草纲目》，“十姊妹”《本草述钩元》，“剪绒花”《医林纂要》等。

现代有关著作均以“瞿麦”作为本药正名，如《中华人民共和国药典》[9]、《中国中医药学主题词表》[13]、《中医大辞典·中药分册》[11]、《中药大辞典》[10]、《中国医学百科全书·中医学》[12]、《中药志》[14]、《中药材手册》[15]、《全国中草药汇编》[16]、《全国中药炮制规范》[17]、《中国药材学》[18]、《中华本草》[19]等；同时尚记载有“巨麦”、“石竹花”、“十样景花”《中药材手册》[15]，“石竹子花”《全国中草药汇编》[16]，“竹节草”《中药大辞典》[10]，“野麦”《中医大辞典·中药分册》[11]，“石桂花”《中国药材学》[18]，“龙须”、“四时美”、“圣茏草子”《中华本草》[19]等各地的俗称。还记载有本品原植物“瞿麦”的异名“十样景花”、“野麦”、“竹节草”《中药志》[14]，“大菊”、“蘧麦”、“地面”、“红花瞿麦”、“木碟花”、“剪刀花”、“十样景”《中药大辞典》[10]；原植物“石竹”的异名“石柱花”《中药志》[14]，“鹅毛石竹”、“绣竹”、“洛阳花”《中药大辞典》[10]，“东北石竹”《中华本草》[19]。

3 附录

3.1 又称：无。

3.2 俗称：十样景花（河北），野麦（江苏、江西），竹节草（山东），巨麦（河北），石竹花（山东、东北地区），石桂花（江苏），石竹子花，龙须，四时美，圣茏草子。

3.3 曾称：蘧麦、大菊《尔雅》，麦句姜（《尔雅》郭璞注），大兰《名医别录》，地面《齐民要术》，山瞿麦《千金要方》，茈萎《广雅》，瞿麦穗《外台秘要》，石竹《日华》，南天竺草、《圣济总录》，石竹子、杜母草、燕麦、药麦《救荒本草》，石竹叶、籥麦《本草品汇精要》，洛阳花《本草纲目》，十姊妹《本草述钩元》，剪绒花《医林纂要》。

3.4 原植物名称：瞿麦，十样景花（河北），野麦（江苏、江西），竹节草（山东），大菊、蘧麦，地面，红花瞿麦，木碟花，剪刀花，十样景，石竹，石柱花（江苏、东北），鹅毛石竹、绣竹（洛阳），洛阳花，东北石竹。

4 文献通考

《尔雅注疏》云：“大菊，蘧麦。郭璞云：一名麦句姜，即瞿麦。”[41]

《神农本草经》卷二：“瞿麦，味苦，寒。主关格，诸癃结，小便不通，出刺，决痈肿，明目去翳，破胎堕子，下闭血。一名巨句麦。生川谷。”[1]

《名医别录》卷二：“瞿麦，味辛，无毒。主养肾气，逐膀胱邪逆，止霍乱，长毛发。

一名大菊，一名大兰。生太山。立秋采实，阴干。”[20]

《雷公炮炙论》中卷：“瞿麦，雷公云：凡使，只用蕊壳，不用茎叶。若一时使，即空心，令人气咽，小便不禁。”[2]

《本草经集注》：“瞿麦，味苦、辛，寒，无毒。一名巨句麦，一名大菊，一名大兰。生太山川谷。立秋采实，阴干。今出近道，一茎生细叶，花红紫赤可爱……子颇似麦，故瞿麦。此类乃有两种：一种微大，花边有叉桠……复一种，叶广相似而有毛，花晚而甚赤。”[3]

《外台秘要》：“许仁则淋方二首：许仁则疗小便淋涩方，此病有数种，有石淋，有热淋，有气淋，气淋者，气壅塞，小便不通，遂成气淋，此病自须依前疗水气法……瞿麦穗（三两），冬葵子（一升），白皮（切一升），根皮（六两），茅根（切一升），石苇（四两去毛），上药切，以水一斗，煮取三升，去滓，分温三服，每服如人行十里久，服三五剂后，宜合大虫魄五味散服佳。”[23]

《齐民要术》卷二：“瞿麦，种瞿麦法：以伏为时，一名‘地面’。良地一亩，用于五升，薄田三四升。亩收十石。浑蒸，曝干，舂去皮，米全不碎。”[42]

《新修本草》卷八：“瞿麦，味苦、辛，寒，无毒。主关格诸癃结，小便不通，出刺，决痈肿，明目去翳，破胎堕子，下闭血。养肾气，逐膀胱邪逆，止霍乱，长毛发。”[21]

《备急千金要方》卷二十五：“治刺在肉中不出方：煮山瞿麦汁饮之，日三瘥止。”[46]

《本草图经》卷六：“瞿麦，生泰山川谷，今处处有之。苗高一尺以来，叶尖小青色；根紫黑色，形如细蔓菁；花红紫赤色，亦似映山红，二月至五月开；七月结实作穗，子颇似麦，故以名之。立秋后合子、叶收采，阴干用。河阳河中府出者，苗可用。淮甸出者根细，村民取作刷帚。《尔雅》谓之大菊，《广雅》谓之茈萎是也。古今方通心经，利小肠为最要。”[4]

《本草衍义》卷九：“瞿麦，八政散用瞿麦，今人为至要药。若心经虽有热而小肠虚者服之，则心热未退，而小肠别作病矣。”[22]

《圣济总录》卷七十：“大衄，治大衄不止，南天竺饮方。南天竺草（生瞿麦者是，拇指大一把锉），山栀子（三十枚去皮），生姜（一块如拇指大），大枣（去核五枚），甘草（炙半两），灯草（如小指一大把），上六味锉。水一大碗，煮至半碗，去滓通口服。治刺在肉中不出方：煮山瞿麦汁饮之，日三瘥止。”[42]

《汤液本草》卷四：“瞿麦，气寒，味苦、辛，阳中微阴也。《珍》云：利小便，为君主之用。《本草》云：出刺，决痈肿，明目去翳；破胎堕子，下闭血；养肾气，逐膀胱邪逆；止霍乱，长毛发。”[24]

《救荒本草》卷一：“石竹子，本草名瞿麦，一名巨句麦，一名大菊，一名大兰，又名杜母草，燕麦，药麦，生大山川谷。”[25]

《本草品汇精要》卷十：“瞿麦，无毒，丛生。瞿（音劬）麦（出《神农本经》），主关格，癃结小便不通，出刺决痈肿，明目去翳，破胎堕子，下闭血（以上朱字《神农本经》）……【名】巨句麦、大菊、大兰、石竹叶、杜母草、茈萎、燕麦、籥麦。”[26]

《本草蒙筌》卷二：“瞿麦，味苦、辛，气寒。降也，阳中微阴，无毒。生泰山川谷，今处处有之。结实与麦同形，故因名曰瞿麦。立秋收采，风际阴干。恶螵蛸，使蘘牡。（蘘草、牡丹。）利小便君主可用，决痈肿佐使堪为。去目翳逐胎，下闭血出刺。”[27]

《本草纲目》卷十六："瞿麦（瞿音劬。《本经·中品》）。【释名】蘧麦《尔雅》、巨句麦《本经》、大菊《尔雅》、大兰《别录》、石竹《日华》、南天竺草《纲目》。弘景曰：子颇似麦，故名瞿麦。时珍曰：按陆佃解《韩诗外传》云：生于两旁谓之瞿。此麦之穗旁生故也。《尔雅》作蘧。有渠、衢二音。《日华本草》云：一名燕麦，一名杜姥草者，误矣。燕麦即雀麦，雀瞿二字相近，传写之讹尔。时珍曰：石竹叶似地肤叶而尖小，又似初生小竹叶而细窄，其茎纤细有节，高尺余，梢间开花。田野生者，花大如钱，红紫色。人家栽者，花稍小而妩媚，有红白粉红紫赤斑烂数色，俗呼为洛阳花。结实如燕麦，内有小黑子。其嫩苗炸熟水淘过，可食。时珍曰：近古方家治产难，有石竹花汤，治九孔出血，有南天竺饮，皆取其破血利窍也。下焦结热，小便淋闭，或有血出，或大小便出血：瞿麦穗一两，甘草（炙）七钱五分，山栀子仁（炒）半两，为末。每服七钱，连须葱头七个，灯心五十茎，生姜五片，水二碗，煎至七分，时时温服。名立效散。《千金方》【附方】旧六，新五。小便石淋，宜破血：瞿麦子捣为末，酒服方寸匕，日三服，三日当下石。《外台秘要》九窍出血，服药不止者。南天竺草（即瞿麦）拇指大一把，山栀子仁三十个，生姜一块，甘草（炙）半两，灯草一小把，大枣五枚。水煎服。《圣济总录》"[28]

《本草征要》卷三："瞿麦，味苦，性寒，无毒。入膀胱经。利水破血，出刺堕胎。消肿决痈，明目去翳。降心火，利小肠。疏癃结而治淋，逐膀胱之邪热。"[29]

《药鉴》卷二："瞿麦，气寒，味苦辛，降也，阳中微阴也。无毒。利小便可用为君，快痈肿堪为佐使。去目翳逐胎，下闭血出刺。"[5]

《本草乘雅半偈》第五帙："瞿麦《本经·中品》。【气味】苦寒，无毒。【主治】主关格，诸癃结，小便不通，出刺，决痈肿，明目，去翳，破胎堕子，下闭血。【核】曰：瞿麦，即洛阳花萼，云石竹，及剪秋罗者谬矣。所在有之。茎细有节，高一、二尺，叶似石竹，又似地肤，稍巅开花，有红、紫、粉、蓝、斑烂数色，结实如燕麦，内子紫黑而扁，只用萼壳，不用茎叶，一时同使，令人气噎，及小便不禁也。"[6]

《本草备要·草部》："瞿麦，通、利水破血。苦寒，降心火，利小肠，逐膀胱邪热，为治淋要药。……花大如钱，红白斑斓，色甚斌媚，俗呼洛阳花。用蕊、壳。丹皮为使。恶螵蛸。"[30]

《本草从新》卷三："瞿麦，通、利水破血。苦寒，降心火，利小肠，逐膀胱邪热。为治淋要药。"[31]

《医林纂要》卷二："瞿麦，苦，寒。丛生细茎，小叶似竹，作花有单瓣、重瓣，瓣末碎如剪绒，又名剪绒花……又能明眩翳。"[32]

《本草崇原》卷中："瞿麦，气味苦寒，无毒。主治关格诸癃结，小便不通，出刺，决痈肿，明目去翳，破胎堕子，下闭血。（瞿麦今处处有之，根紫黑色，其茎纤细有节，高尺余，开花有红紫粉兰数色，斑斓可爱，人家多栽莳，呼为洛阳花，结实如燕麦，内有小黑子，其茎叶穗实与麦相似，穗分两岐，故名瞿麦。）"[7]

《要药分剂》卷三："瞿麦，味苦辛，性寒，无毒。禀阴寒之气而生。降也，阴也。丹皮为使，恶螵蛸，伏丹砂。【主治】主关结诸癃结，小便不通，出刺，决痈肿，明目去翳，破胎堕子，下闭血，养肾气，逐膀胱邪逆，止霍乱。"[33]

《本草分经·原例》："瞿麦，苦寒而性善下，降心火利小肠，逐膀胱邪热，破血利窍，决痈明目，通经治淋。”[34]

《本草述钩元》卷九：“瞿麦，即洛阳花，俗谓十姊妹。茎细有节，高一二尺，叶似石竹，梢巅开花，有红紫粉蓝，斑斓数色。结实如燕麦，内子紫黑而匾。第在五月则黑，六月则黄。故宜采于夏至后，交小暑节则迟矣。又方书中南天竺，。即生瞿麦也。穗，（只用蕊壳，不杂茎叶。）味苦微辛，气寒，阳中之阴。通心经，利小肠。”[35]

《神农本草经赞》卷二：“瞿麦，味苦寒。主关格诸癃结，小便不通，出刺决痈肿，明目去翳，破胎堕子，下闭血。一名巨句麦。生山谷（今名石竹）。”[36]

《本草择要纲目·寒性药品》：“瞿麦 【气味】苦寒无毒，阳中之阴也。【主治】关格诸癃结，小便不通，逐膀胱邪逆，主五淋月经不通。”[37]

《得配本草》卷三：“瞿麦，一名石竹。牡丹、蘘草为之使。恶螵蛸，伏丹砂。苦，寒，入足太阳，兼手少阴经。破血热之郁结，决上焦之痈肿。利小便，去目翳。”[38]

《本草害利·小肠部药队》：“瞿麦，【害】善下逐，性猛利，能坠胎，孕妇忌。胎前产后，一切虚人患小水不利者禁用。水肿蛊胀脾虚者，并忌之。小肠无火热者，忌服。【利】味苦寒，入小肠膀胱二经。利水破血，出刺坠胎，八正散用为利小便之主药。若心经虽热，而小肠虚者忌用。恐心热未除，而小肠复病矣。当求其属以衰之。”[39]

《本草撮要》卷一：“瞿麦，味苦，入手少阴太阳经。功专利水破血。”[40]

《本草便读·草部》：“瞿麦，苦寒达膀胱以分消。功专利水，下降通小肠之闭结。力可行瘀，导浊须求，治淋有力。”[8]

《中药志》：“瞿麦 本品为少常用中药。商品主要为石竹科植物石竹及瞿麦的地上部分。……【原植物】1. 石竹 别名：石柱花（江苏、东北）。Dianthus chinensis L. ——石竹科 Caryophyllaceae. 2. 瞿麦 别名：十样景花（河北），野麦（江苏、江西），竹节草（山东）。Dianthus superbus L. ——石竹科 Caryophyllaceae.”[14]

《中药材手册》：“瞿麦（《纲目》列入草部隰草类）本品为石竹科植物瞿麦 Dianthus superbus L. 或石竹 Dianthus chinensis L. 的干燥地上部分。原植物系多年生草本，野生与栽培均有。此外，贵州地区用百合科植物粉条儿菜的全草作瞿麦药用，应注意鉴别。【别名】巨麦（河北）、石竹花（山东、东北地区）、十样景花。”[15]

《全国中草药汇编》：“瞿麦 别名：石竹子花、十样景花、洛阳花。来源：为石竹科石竹属植物石竹 Dianthus chinensis L. 或瞿麦 D. superbus L.，以全草或根入药。”[16]

《中药大辞典》：“瞿麦《本经》【异名】巨句麦《本经》，大兰《别录》，山瞿麦《千金方》，南天竺草《圣济总录》，剪绒花《医林纂要》，竹节草《山东中药》。【基原】为石竹科植物瞿麦或石竹的带花全草。【原植物】①瞿麦 Dianthus superbus L.，又名：大菊、蘧麦《尔雅》，地面《齐民要术》，红花瞿麦、野麦、木碟花、剪刀花、十样景。②石竹《杜工部集》Dianthus chinensis L.，又名：鹅毛石竹、绣竹《洛阳花木记》，洛阳花《纲目》，石柱花。”[10]

《中医大辞典·中药分册》：“瞿麦 出《神农本草经》。又名野麦、剪绒花、竹节草。为石竹科植物石竹 Dianthus chinensis L. 或瞿麦 D. superbus L. 的带花全草。主产河北、河南、辽宁、湖北、江苏。”[11]

《中国医学百科全书·中医学》：“瞿麦 始载于《神农本草经》。又名巨句麦、山瞿麦、竹节草。为石竹科植物瞿麦 Dianthus superbus L. 或石竹 D. chinensis L. 的带花全草或根。主产于中国河北、河南、辽宁、湖北、江苏、浙江等省。”[12]

《全国中药炮制规范》：“瞿麦 ［处方用名］瞿麦。【来源】本品为石竹科植物瞿麦 Dianthus superbus L. 或石竹 Dianthus chinensis L. 的干燥地上部分。栽培或野生。产于河北、辽宁、河南、江苏、湖北等地。夏秋二季花果期采割，除去杂质，干燥。药材以色黄绿、穗及叶多者为佳。”[17]

《中国药材学》：“瞿麦 【别名】野麦，石桂花（江苏），十样景花（河北）。【来源】本品为石竹科植物瞿麦 Dianthus superbus L. 或石竹 D. chinensis L. 的带花地上部分。”[18]

《中国中医药学主题词表》：“瞿麦 Dianthus superbus 属石竹科和祛湿利水药。D 石竹。”[13]

《中华本草》：“瞿麦《本经》【异名】巨句麦《本经》，大兰《别录》，山瞿麦《千金要方》，瞿麦穗《局方》，南天竺草《圣济总录》，麦句姜《纲目》，剪绒花《医林纂要·药性》，龙须、四时美、圣茏草子《新本草纲目》。……【来源】为石竹科植物瞿麦和石竹的地上部分。【原植物】1. 瞿麦 Dianthus superbus L. 又名：大菊、蘧麦《尔雅》，地面《齐民要术》，红花瞿麦、野麦、木碟花、剪刀花、十样景《中药大辞典》，竹节草《中药志》。2. 石竹 Dianthus chinensis L. 又名：鹅毛石竹、绣竹《洛阳花木记》，洛阳花《纲目》，石柱花《中药大辞典》，东北石竹《新华本草纲要》。”[19]

《中华人民共和国药典》：“瞿麦 Herba dianthi 本品为石竹科植物瞿麦 Dianthus superbus L. 或石竹 Dianthus chinensis L. 的干燥地上部分。夏、秋二季花果期采割，除去杂质，干燥。”[9]

5 参考文献

1 汉·神农本草经．清顾观光重辑本．北京：人民卫生出版社，1955，58

2 南北朝·雷敩．雷公炮炙论．上海：上海中医学院出版社，1986，59

3 南北朝·陶弘景．本草经集注．北京：人民卫生出版社，1994，65

4 宋·苏颂．本草图经．合肥：安徽科学技术出版社，1994，177

5 明·杜文燮．药鉴．北京：中国中医药出版社，1993，61

6 明·卢之颐．本草乘雅半偈．北京：人民卫生出版社，1986，296

7 清·张志聪．本草崇原．北京：中国中医药出版社，1992，73

8 清·张秉成．本草便读．上海：上海卫生出版社，1957，24

9 国家药典委员会．中华人民共和国药典．一部．北京：化学工业出版社，2000，315

10 江苏新医学院．中药大辞典．上海：上海科学技术出版社，1977，2701

11 《中医大辞典》编辑委员会．中医大辞典·中药分册．北京：人民卫生出版社，1982，417

12 《中医学》编辑委员会．中国医学百科全书·中医学．上海：上海科学技术出版社，1997，1073

13 吴兰成主编．中国中医药学主题词表．北京：中医古籍出版社，1996，305

14 中国医学科学院药物研究所等．中药志．第四册．北京：人民卫生出版社，1993，770

15 中华人民共和国卫生部药政管理局．中药材手册．北京：人民卫生出版社，1998，476

16 《全国中草药汇编》编写组．全国中草药汇编．上册．北京：人民卫生出版社，1996，960

17 中华人民共和国卫生部药政管理局．全国中药炮制规范．北京：人民卫生出版社，1988，245

18 徐国钧等主编．中国药材学．北京：中国医药科技出版社，1996，1385

19 国家中医药管理局《中华本草》编委会．中华本草．第二册．上海：上海科学技术出版社，1999，

1415
20 魏晋·名医别录. 北京：人民卫生出版社，1986，136
21 唐·苏敬等撰. 新修本草. 合肥：安徽科学技术出版社，1981，217
22 宋·寇宗奭. 本草衍义. 上海：商务印书馆，1937，55
23 唐·王焘. 外台秘要. 北京：人民卫生出版社，1955，835
24 元·王好古. 汤液本草. 见：景印文渊阁四库全书（745）. 北京：中医古籍出版社，1986，970
25 明·朱橚. 救荒本草. 上海：中华书局，1959
26 明·刘文泰. 本草品汇精要. 北京：人民卫生出版社，1982，303
27 明·陈嘉谟. 本草蒙筌. 北京：人民卫生出版社，1988，117
28 明·李时珍. 本草纲目. 北京：人民卫生出版社，1982，1060
29 明·李中梓. 本草征要. 见：李中梓医学全书. 北京：中国中医药出版社，1999，132
30 清·汪昂. 本草备要. 北京：中国中医药出版社，1998，92
31 清·吴仪洛. 本草从新. 北京：中医古籍出版社，2001，55
32 清·王绂. 医林纂要. 合肥：安徽科学技术出版社，1993，167
33 清·沈金鳌. 要药分剂. 上海：上海科学技术出版社，1959，70
34 清·姚澜. 本草分经. 上海：上海科学技术出版社，1989，131
35 清·杨时泰. 本草述钩元. 上海：科技卫生出版社，1958，255
36 清·叶志诜. 神农本草经赞. 见：珍本医书集成（二）. 上海：上海科学技术出版社，1985，74
37 清·蒋居祉. 本草择要纲目. 见：珍本医书集成（二）. 上海：上海科学技术出版社，1985，32
38 清·严西亭. 得配本草. 上海：上海卫生出版社，1957，25
39 清·凌奂. 本草害利. 北京：中医古籍出版社，1982，128
40 清·陈其瑞. 本草撮要. 见：珍本医书集成（二）. 上海：上海科学技术出版社，1985，19
41 汉初学者辑，晋·郭璞注. 十三经注疏·尔雅注疏. 上海：上海古籍出版社，1993
42 北魏·贾思勰. 齐民要术. 南京：江苏古籍出版社，2001，42
43 宋·赵佶. 圣济总录. 北京：人民卫生出版社，1962，1257
44 明·刘文泰. 本草品汇精要. 北京：人民卫生出版社，1982，303
45 唐·孙思邈. 备急千金要方. 北京：人民卫生出版社，1955，7

501 蟾酥

Chansu

Venenum Bufonis

1 定名依据

1.1 正名

1.1.1 汉文名：蟾酥（蟾蜍科动物中华大蟾蜍 Bufo bufo gargarizans Cantor 或黑眶蟾蜍 Bufo melanostictus Schneider 的干燥分泌物）。

1.1.2 英文名：toad venom.

1.2 依据

1.2.1 定名的文献依据

1.2.1.1　《本草衍义》卷十七：“虾麻，多在人家渠堑下，大腹，品类中最大者是。遇阴雨或昏夜即出食。取眉间有白汁，谓之蟾酥。以油单裹眉裂之，酥出单上，入药用。有人病齿缝中血出，以纸紝子蘸干蟾酥少许，于血出处按之，立止。”[1]

1.2.1.2　《药鉴》卷二：“蟾酥，气热，味辛，有毒。破癥结，散痈毒，治恶疮。疏九窍，发臭汗，驱诸毒俱从毛窍中出也。”[2]

1.2.1.3　《本草征要》卷四：“蟾酥，味辛、性温，有毒。入胃、肾二经。发背疔疽，五疳羸弱，立止牙疼，善扶阳事。入外科方有夺命之功。然轻用能发泡，烂人肌肉。”[3]

1.2.1.4　《本草求真·上编》：“蟾酥（隰生），蟾酥拔风火热毒之邪，蟾蜍散热泻热，外拔内攻。蟾酥（专入肌肉），即蟾蜍。”[4]

1.2.1.5　《本草便读·昆虫部》：“蟾酥，性毒质粘，能辟邪而开窍。味辛气热，可拔毒以消痈。外用伤肌，鼻闻取嚏。蟾皮可疗疳积，能发疮疹。性味却属甘凉，善行脾肺。”[5]

1.2.1.6　《中药大辞典》：“蟾酥《本草衍义》，【异名】蟾蜍眉脂《药性论》，蟾蜍眉酥《日华子本草》，癞蛤蚂浆《新疆药材》，蛤蟆酥《山东中药》，蛤蟆浆《中药材手册》。【基原】为蟾蜍科动物中华大蟾蜍 Bufo bufo gargarizans Cantor 或黑眶蟾蜍 B. melanostictus Schneider 等的耳后腺及皮肤腺所分泌的白色浆液，经加工干燥而成。原动物详‘蟾蜍’条。”[6]

1.2.1.7　《普通高等教育中医药类规划教材·中药学》：“蟾酥《药性论》为蟾蜍科动物中华大蟾蜍 Bufo bufo gargarizans Cantor 或黑眶蟾蜍 Bufo melanostictus Schneider 的耳后腺及皮肤腺分泌的白色浆液，经加工干燥而成。”[7]

1.2.1.8　《中华人民共和国药典》：“蟾酥 Venenum bufonis　本品为蟾蜍科动物中华大蟾蜍 Bufo bufo gargarizans Cantor 或黑眶蟾蜍 Bufo melanostictus Schneider 的干燥分泌物。多于夏、秋二季捕捉蟾蜍，洗净，挤取耳后腺及皮肤腺的白色浆液，加工，干燥。”[8]

1.2.1.9　《中医大辞典·中药分册》：“蟾酥　出《本草衍义》。又名蛤蟆酥、蛤蟆浆、癞蛤蟆酥。为蟾蜍科动物中华大蟾蜍 Bufo bufo gargarizans Cantor 或黑眶蟾蜍 B. melanostictus Schneider 的耳后腺及皮肤腺所分泌的白色浆液，经加工而成。”[9]

1.2.1.10　《中国医学百科全书·中医学》：“蟾酥　始载于《药性论》。原名蟾蜍眉脂，又名蛤蟆浆、蛤蟆酥。为蟾蜍科动物中华大蟾蜍 Bufo bufo gargarizans Cantor 或黑眶蟾蜍 B. melanostictus Schneider 等的耳后腺及皮肤腺分泌的白色浆液，经加工干燥而成。”[10]

1.2.1.11　《中国中医药学主题词表》：“蟾酥 Venenum bufonis　为蟾蜍科动物中华大蟾蜍或黑眶蟾蜍的分泌物；属动物药、抗肿瘤药（中药）、麻药（中药）和开窍药。”[11]

1.2.1.12　《中药材手册》[12]、《全国中草药汇编》[13]、《全国中药炮制规范》[14]、《中国药材学》[15]、《中华本草》[16]等现代中药著作多以“蟾酥”作为本品正名（参见“文献通考”）。

1.2.2　定名选择的理由

1.2.2.1　蟾酥 Venenum bufonis　系蟾蜍科动物中华大蟾蜍 Bufo bufo gargarizans Cantor 或黑眶蟾蜍 Bufo melanostictus Schneider 的干燥分泌物。“蟾酥”之名始见于宋·寇宗奭《本草衍义》，“蟾酥”作为本品正名记载最早见于明·杜文燮《药鉴》，其后的本草著作即沿用明·杜文燮《药鉴》的记载，以“蟾酥”作为本品正名。如明·李中梓《本草征要》，清·黄宫绣《本草求真》、张秉成《本草便读》等，并一直沿用至今。

1.2.2.2 我国最新出版的《中华人民共和国药典》、《普通高等教育中医药类规划教材·中药学》以及辞书类著作《中医大辞典·中药分册》、《中药大辞典》、《中国医学百科全书·中医学》等均以“蟾酥”作为本品正名。已经广泛应用于中医药学文献的标引和检索的《中国中医药学主题词表》也以“蟾酥”作为本品的正式主题词。现代本草著作如《全国中草药汇编》、《中华本草》、《中国药材学》、《中药材手册》、《全国中药炮制规范》等虽记载了不少本品各地的俗称，但也无一例外以“蟾酥”作为本品的正名。说明“蟾酥”作为本品正名已成为共识。

1.3 与正名等效的名词：无。

2 源流考释

蟾酥（蟾蜍科动物中华大蟾蜍 Bufo bufo gargarizans Cantor 或黑眶蟾蜍 Bufo melanostictus Schneider 的干燥分泌物）原称“蟾蜍眉脂”，始载于《药性论》。如宋·唐慎微《证类本草》卷二十二曰：“虾（音遐）蟆（音麻），味辛寒，有毒。……一名蟾蜍。药性论云：虾蟆，亦可单用。主辟百邪鬼魅，涂痈肿及治热结肿。又云：蟾蜍，臣。能杀疳虫，治鼠漏恶疮。端午日取眉脂，以朱砂、麝香为丸，如麻子大，小孩子疳瘦者，空心一丸。如脑疳，以奶汁调，滴鼻中。烧灰，敷一切有虫恶痒滋胤疮。”[17]

“蟾酥”之名始见于宋·寇宗奭《本草衍义》卷十七：“虾麻，多在人家渠堑下，大腹，品类中最大者是。遇阴雨或昏夜即出食。取眉间有白汁，谓之蟾酥。以油单裹眉裂之，酥出单上，入药用。”[1]“蟾酥”作为本品正名记载最早见于明·杜文燮《药鉴》卷二：“蟾酥，气热，味辛，有毒。破癥结，散痈毒，治恶疮。疏九窍，发臭汗，驱诸毒俱从毛窍中出也。”[2]其后的本草著作即以“蟾酥”为正名记载本品。如明·缪希雍《炮炙大法》[18]、李中梓《本草征要》[3]，清·陈士铎《本草新编》[19]、日本稻宣义《炮炙全书》[20]、汪昂《本草易读》[21]、张璐《本经逢原》[22]、黄宫绣《本草求真》[4]、蒋居祉《本草择要纲目》[23]、张秉成《本草便读》[5]等。

古代著作中记载的本品异名有“蟾蜍眉酥”（《证类本草》引《日华》），“虾蟆眉脂”《炮炙大法》[18]等。如《证类本草》卷二十二：“虾（音遐）蟆（音麻），味辛寒，有毒……日华子云：虾蟆，冷，无毒。……又云：蟾，凉，微毒。破癥结，治疳气，小儿面黄，癖气。烧灰油调敷恶疮，入药并炙用。又名蟾蜍眉酥。”[17]明·缪希雍《炮炙大法》：“蟾酥（端午日，取虾蟆眉脂，其法取大虾蟆，用蛤蜊壳未离带者，合虾蟆眉上用力一捻，则酥出于壳内，收在油明纸上，干，收贮用，虾蟆放去而酥复生仍活）。”[18]

现代有关著作均沿用明·杜文燮《药鉴》的记载，以“蟾酥”作为本品正名。如《普通高等教育中医药类规划教材·中药学》[7]、《中药大辞典》[6]、《中华人民共和国药典》[8]、《中医大辞典·中药分册》[9]、《中国医学百科全书·中医学》[10]、《中国中医药学主题词表》[11]、《中药材手册》[12]、《全国中草药汇编》[13]、《全国中药炮制规范》[14]、《中国药材学》[15]、《中华本草》[16]等。同时尚记载有“蛤蟆酥”、“蛤蟆浆”《中药材手册》[12]，“癞蛤蟆酥”《全国中草药汇编》[13]，“癞蛤蚂浆”《中药大辞典》[6]等各地的俗称。

3 附录

3.1 又称：蟾酥粉、酒蟾酥、乳蟾酥（饮片规格名）。

3.2 俗称：蛤蟆酥（江苏、山东），癞蛤蚂浆（新疆），蛤蟆浆（江苏），癞蛤蟆酥。

3.3 曾称：蟾蜍眉脂《药性论》，蟾蜍眉酥《日华子本草》，虾蟆眉脂《炮炙大法》。

4 文献通考

《证类本草》卷二十二："虾（音遐）蟆（音麻），味辛寒，有毒。主邪气，破癥坚血，痈肿，阴疮，服之不患热病，疗阴蚀疽疠（音赖）恶疮，猘犬伤疮，能合玉石。一名蟾蜍……药性论云：虾蟆，亦可单用。主辟百邪鬼魅，涂痈肿及治热结肿。又云：蟾蜍，臣。能杀疳虫，治鼠漏恶疮。端午日取眉脂，以朱砂、麝香为丸，如麻子大，小孩子疳瘦者，空心一丸。如脑疳，以奶汁调，滴鼻中。烧灰，敷一切有虫恶痒滋胤疮。……日华子云：虾蟆，冷，无毒。治犬咬及热狂，贴恶疮，解烦热，色斑者是。又云：蟾，凉，微毒。破癥结，治疳气，小儿面黄，癖气。烧灰油调敷恶疮，入药并炙用。又名蟾蜍眉酥，治蚛牙，和牛酥摩，敷腰眼并阴囊，治腰肾冷并助阳气。以吴茱萸苗汁调妙。粪敷恶疮、疗肿，杂虫咬。油调敷瘰疬、痔瘘疮。"[17]

《本草衍义》卷十七："虾麻，多在人家渠堑下，大腹，品类中最大者是。遇阴雨或昏夜即出食。取眉间有白汁，谓之蟾酥。以油单裹眉裂之，酥出单上，入药用。有人病齿缝中血出，以纸紝子蘸干蟾酥少许，于血出处按之，立止。世有人收三足枯蟾，以罔众，但以水沃半日，尽见其伪。盖本无三足者。"[1]

《药鉴》卷二："蟾酥，气热，味辛有毒。破癥结，散痈毒，治恶疮。疏九窍，发臭汗，驱诸毒俱从毛窍中出也。"[2]

《炮炙大法》："蟾酥（端午日，取虾蟆眉脂，其法取大虾蟆，用蛤蜊壳未离带者，合虾蟆眉上用力一捻，则酥出于壳内，收在油明纸上，干，收贮用，虾蟆放去而酥复生仍活）。"[18]

《本草征要》卷四："蟾酥，味辛、性温，有毒。入胃、肾二经。发背疔疽，五疳羸弱，立止牙疼，善扶阳事。入外科方有夺命之功。然轻用能发泡，烂人肌肉。"[3]

《本草新编》卷五："蟾酥，去毒如神，以毒制毒也。消坚破块，解瘀化痈。虽皆外治之功，而药笼中断不可缺。"[19]

《炮炙全书》卷四："蟾酥，即蟾蜍眉间之白汁也。甘、辛，温，以蒜及胡椒等辣物纳其口中，则蟾身白出，以竹篦刮下，干用。真者轻浮，入口味甜，不可入目中，令人赤盲，或以紫草汁洗点即消。"[20]

《本草易读》卷七："蟾酥，辛温，大毒。疗一切恶肿，发背疔疮，小儿劳瘦，疳疾脑疽。蟾酥丸：蟾酥（三钱），轻粉、铜绿、胆矾、枯矾、寒水石、乳香、没药、雄黄（各一钱），麝香（七分），朱砂（三钱），蜗牛（二十一个），先将蜗牛研烂，入各药末，丸绿豆大。每三丸，葱白嚼烂裹药，黄酒送下，出汗。治一切疔肿。"[21]

《本经逢原》卷四："蟾酥，辛温有毒。发明，蟾酥辛温，其性最烈，凡用不过一分。齿缝出血及牙疼，以纸紝少许按之即止。蟾酥丸治发背疔肿一切恶疮，拔取疔毒最捷，入外科有夺命之功。然轻用能烂人肌肉。"[22]

《本草求真·上编》："蟾酥（隰生），蟾酥拔风火热毒之邪，蟾蜍散热泻热，外拔内攻。蟾酥（专入肌肉），即蟾蜍（俗名癞虾蟆），眉间内有白汁者是也。味辛气温，有毒。能拔一切风火热毒之邪使之外出。盖邪气着人肌肉，郁而不解，则或见为疔肿发背，阴疮阴蚀，疽疠恶疮，故必用此辛温以治。"[4]

《本草择要纲目·温性药品》："蟾酥 【气味】甘辛温微毒。即蟾蜍眉间之白汁也。以油单纸裹眉裂之，酥出纸上。阴干用。真者轻浮，入口味甜。其汁不可入人目，令人赤肿目盲。急以紫草汁洗点即消。【主治】小儿疳积脑疳，治腰肾冷，并助阳气及疗虫牙齿缝出血，拔发背疔疮一切恶肿。"[23]

《本草便读·昆虫部》："蟾酥，性毒质粘，能辟邪而开窍。味辛气热，可拔毒以消痈。外用伤肌，鼻闻取嚏。蟾皮可疗疳积，能发疮疹。性味却属甘凉，善行脾肺。"[5]

《中药材手册》："蟾酥（《纲目》列入虫部湿生类蟾蜍项下）本品为蟾蜍科动物中华大蟾蜍 Bufo bufo gargarizans Cantor 及黑眶蟾蜍 Bufo melanostictus Schneider 耳后腺及皮肤腺的干燥分泌物。其分泌物有巨毒，入眼内可使其赤肿，应严加注意。该两种动物之干燥全体又为药材干蟾（详见干蟾项下）。【别名】蛤蟆酥、蛤蟆浆（江苏）。"[12]

《全国中草药汇编》："蟾酥 别名：蛤蟆酥、蛤蟆浆、癞蛤蟆酥。来源：为蟾蜍科动物中华大蟾蜍 Bufo bufo gargarizans Cantor、黑眶蟾蜍 B. melanostictus Schneider 或其同属它种蟾蜍的耳后腺及皮肤腺所分泌的白色浆液，经收集加工而成。"[13]

《中药大辞典》："蟾酥《本草衍义》【异名】蟾蜍眉脂《药性论》，蟾蜍眉酥《日华子本草》，癞蛤蚂浆《新疆药材》，蛤蟆酥《山东中药》，蛤蟆浆《中药材手册》。【基原】为蟾蜍科动物中华大蟾蜍 Bufo bufo gargarizans Cantor 或黑眶蟾蜍 B. melanostictus Schneider 等的耳后腺及皮肤腺所分泌的白色浆液，经加工干燥而成。原动物详'蟾蜍'条。"[6]

《中医大辞典·中药分册》："蟾酥 出《本草衍义》。又名蛤蟆酥、蛤蟆浆、癞蛤蟆酥。为蟾蜍科动物中华大蟾蜍 Bufo bufo gargarizans Cantor 或黑眶蟾蜍 B. melanostictus Schneider 的耳后腺及皮肤腺所分泌的白色浆液，经加工而成。产河北、山东、四川、湖南、江苏、浙江等地。"[9]

《中国医学百科全书·中医学》："蟾酥 始载于《药性论》。原名蟾蜍眉脂，又名蛤蟆浆、蛤蟆酥。为蟾蜍科动物中华大蟾蜍 Bufo bufo gargarizans Cantor 或黑眶蟾蜍 B. melanostictus Schneider 等的耳后腺及皮肤腺分泌的白色浆液，经加工干燥而成。夏、秋两季捕捉，洗净，晾干体表水分，然后挤出耳后腺及皮肤腺分泌的浆液，置于瓷器内，取纯浆放入圆模型中晒干，称为'团酥'（块酥）。如将浆液均匀涂于玻璃板上或竹箬上晒干，称为'片酥'。"[10]

《全国中药炮制规范》："蟾酥 ［处方用名］蟾酥粉、酒蟾酥、乳蟾酥。【来源】本品为蟾蜍科动物中华大蟾蜍 Bufo bufo gargarizans Cantor 或黑眶蟾蜍 Bufo melanostictus Schneider 的干燥分泌物。均系野生。主产于山东、河北、浙江、江苏等地。多于夏、秋二季捕捉蟾蜍，洗净，挤取耳后腺及皮肤腺的白色浆液，加工、干燥。药材以色红棕、断面角质状、半透明、有光泽者为佳。"[14]

《中国药材学》："蟾酥 【别名】癞蛤蟆酥，癞蛤蟆浆，蟾蜍眉酥，蟾蜍眉脂。【来源】本品为两栖纲无尾目蟾蜍科动物中华大蟾蜍 Bufo bufo gargarizans Cantor 或黑眶蟾蜍 B. melanostictus Schneider 等的耳后腺及皮肤所分泌的白色浆液，经加工而成。"[15]

《中国中医药学主题词表》："蟾酥 Venenum bufonis　为蟾蜍科动物中华大蟾蜍或黑眶蟾蜍的分泌物；属动物药、抗肿瘤药（中药）、麻药（中药）和开窍药。"[11]

《普通高等教育中医药类规划教材·中药学》："蟾酥《药性论》为蟾蜍科动物中华大蟾蜍 Bufo bufo gargarizans Cantor 或黑眶蟾蜍 Bufo melanostictus Schneider 的耳后腺及皮肤腺分泌的白色浆液，经加工干燥而成。全国大部分地区者有分布，主产于河北、山东、四川、湖南、江苏、浙江等地。多在夏、秋二季捕捉，捕得蟾蜍后，将体表洗净、晾干，挤取耳后腺及皮肤腺的白色浆液，盛于瓷器内，（忌与铁器接触，否则易变黑色）并立即用铜筛滤净泥土及杂质，涂于玻璃板、竹箬上或刮入园形的模型中，晒干贮存。用时以碎块置酒或鲜牛奶中溶化，然后风干或晒干，研细，入丸、散。"[7]

《中华本草》："蟾酥《本草衍义》【异名】蟾蜍眉脂《药性论》，蟾蜍眉酥《日华子》，癞蛤蚂浆《新疆药材》，蛤蟆酥《山东中药》，蛤蟆浆《中药材手册》。……【来源】为蟾蜍科动物中华大蟾蜍 Bufo bufo gargarizans Cantor 或黑眶蟾蜍 Bufo melanostictus Schneider 等近缘种的耳后腺分泌的白色浆液加工而成。【原动物】参见'蟾蜍'条。"[16]

《中华人民共和国药典》："蟾酥 Venenum bufonis　本品为蟾蜍科动物中华大蟾蜍 Bufo bufo gargarizans Cantor 或黑眶蟾蜍 Bufo melanostictus Schneider 的干燥分泌物。多于夏、秋二季捕捉蟾蜍，洗净，挤取耳后腺及皮肤腺的白色浆液，加工，干燥。"[8]

5　参考文献

1　宋·寇宗奭．本草衍义．上海：商务印书馆，1937，112

2　明·杜文燮．药鉴．北京：中国中医药出版社，1993，74

3　明·李中梓．本草征要．见：李中梓医学全书．北京：中国中医药出版社，1999，156

4　清·黄宫绣．本草求真．上海：上海科学技术出版社，1959，258

5　清·张秉成．本草便读．上海：上海卫生出版社，1957，117

6　江苏新医学院．中药大辞典．上海：上海科学技术出版社，1977，2714

7　雷载权主编．普通高等教育中医药类规划教材·中药学．上海：上海科学技术出版社，1995，274

8　国家药典委员会．中华人民共和国药典．一部．北京：化学工业出版社，2000，316

9　《中医大辞典》编辑委员会．中医大辞典·中药分册．北京：人民卫生出版社，1982，419

10　《中医学》编辑委员会．中国医学百科全书·中医学．上海：上海科学技术出版社，1997，1290

11　吴兰成主编．中国中医药学主题词表．北京：中医古籍出版社，1996，40

12　中华人民共和国卫生部药政管理局．中药材手册．北京：人民卫生出版社，1998，710

13　《全国中草药汇编》编写组．全国中草药汇编．上册．北京：人民卫生出版社，1996，965

14　中华人民共和国卫生部药政管理局．全国中药炮制规范．北京：人民卫生出版社，1988，369

15　徐国钧等主编．中国药材学．北京：中国医药科技出版社，1996，1810

16　国家中医药管理局《中华本草》编委会．中华本草．第九册．上海：上海科学技术出版社，1999，8362

17　宋·唐慎微．证类本草．北京：人民卫生出版社，1957，440

18　明·缪希雍．炮炙大法．明末庄继先校刻本

19　清·陈士铎．本草新编．北京：中国中医药出版社，1996，294

20　［日］稻宣义．炮炙全书．北京：中医古籍出版社，1981，138

21　清·汪昂．本草易读．北京：人民卫生出版社，1987，336

22　清·张璐．本经逢原．上海：上海科学技术出版社，1959，208

23 清·蒋居祉. 本草择要纲目. 见：珍本医书集成（二）. 上海：上海科学技术出版社，1985，93

502 鳖甲

Biejia

Carapax Trionycis

1 定名依据

1.1 正名

1.1.1 汉文名：鳖甲（鳖科动物鳖 Trionyx sinensis Wiegmann 的背甲）。

1.1.2 英文名：turtle carapace.

1.2 依据

1.2.1 定名的文献依据

1.2.1.1 《神农本草经》卷二："鳖甲，味咸，平。主心腹癥瘕坚积、寒热，去痞、息肉、阴蚀、痔、恶肉。生池泽。[1]

1.2.1.2 《本草经集注》："鳖甲，味咸，平，无毒。主治心腹癥瘕，坚积，寒热，去痞，息肉，阴蚀，痔，恶肉。治温疟，血瘕，腰痛，小儿胁下坚。"[2]

1.2.1.3 《证类本草》卷二十一："鳖甲，味咸，平，无毒。主心腹癥瘕，坚积，寒热，去痞，息肉，阴蚀，痔，恶肉，疗温疟，血瘕，腰痛，小儿胁下坚。其最大者为鼋，江中或有阔一、二丈者，南人亦捕而食之。"[3].

1.2.1.4 《本草征要》卷一："鳖甲，味咸，性寒，无毒。入肝经。恶矾。酒浸一宿，炙黄。解骨间蒸热，消心腹癥瘕。妇人漏下五色，小儿胁下坚疼。鳖色青，主治皆肝证。龟色黑，主治皆肾证。同归补阴，实有分别。龟甲以自败者为佳。"[4]

1.2.1.5 《本草新编》卷五："鳖甲，味咸，气平，无毒。醋炙用之。散痃癖癥瘕及息肉、阴蚀、痔疽，除痨瘦骨蒸、并温疟往来寒热，愈肠痈消肿，下瘀血堕胎。"[5]

1.2.1.6 《本草从新》卷十七："鳖甲，补阴退热。咸寒属阴。色青入肝。治劳瘦骨蒸。往来寒热。温疟疟母。"[6]

1.2.1.7 《中华人民共和国药典》："鳖甲 Carapax trionycis　本品为鳖科动物鳖 Trionyx sinensis Wiegmann 的背甲。全年均可捕捉，以秋、冬二季为多，捕捉后杀死，置沸水中烫至背甲上的硬皮能剥落时，取出，剥取背甲，除去残肉，晒干。"[7]

1.2.1.8 《普通高等教育中医药类规划教材·中药学》："鳖甲《本经》为鳖科动物鳖 Trionyx sinensis Wiegmann 的背甲。主产河北、湖南、安徽、浙江等地。全年均可捕捉，杀死后置沸水中烫至背甲上硬皮能剥落时取出，除去残肉。晒干，以沙炒后醋淬用。"[8]

1.2.1.9 《中药大辞典》："鳖甲《本经》【异名】上甲《证治要诀》，鳖壳《医林纂要》，团鱼甲《河北药材》，鳖盖子《山西中药志》。【基原】为鳖科动物中华鳖的背甲。【原动物】中华鳖 Trionyx sinensis（Wiegmann），又名：团鱼《纲目》，甲鱼《随息居饮食谱》。"[9]

1.2.1.10 《中医大辞典·中药分册》："鳖甲　出《神农本草经》。又名上甲、脚鱼壳、团鱼甲。为鳖科动物中华鳖 Trionyx Sinensis（Wiegmann）的干燥背甲。主产湖北、安徽、江苏、河南、湖南、浙江、江西等地。"[10]

1.2.1.11 《中国医学百科全书·中医学》："鳖甲 始载于《神农本草经》。又名团鱼甲、甲鱼壳。为鳖科动物中华鳖 Trionyx sinensis Wiegmann 的背甲。全年可捕捉，以秋、冬两季为多。捕捉后杀死，或置沸水中烫至背甲上的硬皮能剥落时，剥取背甲，除去残肉，晒干。"[11]

1.2.1.12 《中国中医药学主题词表》："鳖甲 Carapax trionycis 为鳖科动物中华鳖的背甲；属动物药和补阴药。"[12]

1.2.1.13 《中药材手册》[13]、《全国中草药汇编》[14]、《全国中药炮制规范》[15]、《中国药材学》[16]、《中华本草》[17]等现代中药著作多以"鳖甲"作为本品正名（参见"文献通考"）。

1.2.2 定名选择的理由

1.2.2.1 鳖甲 Carapax trionycis，系鳖科动物鳖 Trionyx sinensis Wiegmann 的背甲。"鳖甲"作为本品正名始见于汉《神农本草经》，其后的本草著作如南北朝·陶弘景《本草经集注》，宋·唐慎微《证类本草》，明·李中梓《本草征要》，清·陈士铎《本草新编》、吴仪洛《本草从新》等在载录本品时即以"鳖甲"作为正名，并一直沿用至今。

1.2.2.2 我国最新出版的《中华人民共和国药典》、《普通高等教育中医药类规划教材·中药学》以及辞书类著作《中医大辞典·中药分册》、《中药大辞典》、《中国医学百科全书·中医学》等均以"鳖甲"作为本品正名。已经广泛应用于中医药学文献的标引和检索的《中国中医药学主题词表》也以"鳖甲"作为本品的正式主题词。现代本草著作如《全国中草药汇编》、《中华本草》、《中国药材学》、《中药材手册》、《全国中药炮制规范》等虽记载了不少本品各地的俗称，但也无一例外以"鳖甲"作为本品的正名。说明"鳖甲"作为本品正名已成为共识。

1.3 与正名等效的名词：无。

2 源流考释

鳖甲（鳖科动物鳖 Trionyx sinensis Wiegmann 的背甲）最早见于汉《神农本草经》，并以"鳖甲"作为正名。如汉《神农本草经》卷二："鳖甲，味咸，平。主心腹癥瘕坚积、寒热，去痞、息肉、阴蚀、痔、恶肉。生池泽。"[1]其后历代的本草著作均以"鳖甲"为正名，如魏晋《名医别录》[18]，南北朝·雷敩《雷公炮炙论》[19]、陶弘景《本草经集注》[2]，唐·苏敬等撰《新修本草》[20]、孙思邈《千金翼方》[21]，宋·唐慎微《证类本草》[3]、寇宗奭《本草衍义》[22]、佚名《增广太平和剂图经本草药性总论》[23]，元·王好古《汤液本草》[24]，明·陈嘉谟《本草蒙筌》[25]、李中梓《本草征要》[4]、卢之颐《本草乘雅半偈》[26]，清·陈士铎《本草新编》[5]、汪昂《本草备要》[27]、张璐《本经逢原》[28]、叶桂《本草经解》[29]、吴仪洛《本草从新》[6]、王绂《医林纂要》[30]、张志聪《本草崇原》[31]、沈金鳌《要药分剂》[32]、黄宫绣《本草求真》[33]、陈念祖《神农本草经读》[34]、姚澜《本草分经》[35]、叶志诜《神农本草经赞》[36]、严西亭《得配本草》[37]、《随息居饮食谱》[38]、凌奂《本草害利》[39]、陈其瑞《本草撮要》[40]、张秉成《本草便读》[41]等。

古代著作中记载的本品异名有“鳖壳”《医林纂要》[30]，“甲介”《本草崇原》[31]，“上甲”《本经逢原》[28]等。如《医林纂要》卷三：“鳖：甘，咸，寒。壳：咸，寒，壳色绿，甲止八肋，古云九肋为胜，医家难其辞以示异耳。”[30]清·张志聪《本草崇原》卷中：“鳖甲，气味咸平，无毒。主治心腹癥瘕，坚积寒热，去痞疾，息肉，阴蚀，痔核，恶肉。又，甲介属金，性主攻利，气味咸平，禀水气也。主治心腹癥瘕，坚积寒热者，言心腹之内，血气不和，则为癥为瘕，内坚积而身寒热。”[31]《本经逢原》卷四：“鳖甲，一名上甲。咸平无毒。九肋七肋者佳。以其得阳数也。”[28]

现代有关著作均沿用《神农本草经》的记载以“鳖甲”作为本品正名。如《中华人民共和国药典》[7]、《普通高等教育中医药类规划教材·中药学》[8]、《中药大辞典》[9]、《中医大辞典·中药分册》[10]、《中国医学百科全书·中医学》[11]、《中国中医药学主题词表》[12]、《中药材手册》[13]、《全国中草药汇编》[14]、《全国中药炮制规范》[15]、《中国药材学》[16]、《中华本草》[17]等。同时尚记载有“甲鱼壳”、“团鱼甲”、“鳖壳”、“脚鱼壳”《中药材手册》[13]，“团鱼盖”、“甲鱼”《全国中草药汇编》[14]，“鳖盖子”《中药大辞典》[9]，“团鱼壳”《中华本草》[17]等各地的俗称。还记载有本品原动物“鳖”的异名“中华鳖”、“团鱼”、“神守”、“甲鱼”、“圆鱼”、“脚鱼”《中华本草》[17]等。

3 附录

3.1 又称：醋鳖甲（饮片规格名）。

3.2 俗称：团鱼甲（河北药材），鳖盖子（山西），甲鱼壳（南京），鳖壳，脚鱼壳，团鱼盖，甲鱼，团鱼壳。

3.3 曾称：鳖壳《医林纂要》，甲介《本草崇原》，上甲《本经逢原》。

3.4 原动物名称：中华鳖，鳖，团鱼，神守，甲鱼，圆鱼，脚鱼（俗称）。

4 文献通考

《神农本草经》卷二：“鳖甲，味咸，平。主心腹癥瘕坚积、寒热，去痞、息肉、阴蚀、痔、恶肉。生池泽。”[1]

《名医别录》卷二：“鳖甲，无毒。主治温疟，血瘕，腰痛，小儿胁下坚。肉，味甘，治伤中，益气，补不足。生丹阳，取无时。（恶矾石。）”[18]

《雷公炮炙论》中卷：“鳖甲，雷公云：凡使，要绿色、九肋、多裙、重七两者为上。治气、破块、消癥、定心药中用之，每个鳖甲，以六一泥固济瓶子底了，干，于大火，以物搘于中，与头醋下火煎之，尽三升醋为度，乃去裙并肋骨了，方炙干，然入药中用。”[19]

《本草经集注》：“鳖甲，味咸，平，无毒。主治心腹癥瘕，坚积，寒热，去痞，息肉，阴蚀，痔，恶肉。治温疟，血瘕，腰痛，小儿胁下坚。”[2]

《新修本草》卷十六：“鳖甲，味咸，平，无毒。主心腹癥瘕，坚积，寒热，去痞，息肉，阴蚀，痔，恶肉。疗温疟，血瘕，腰痛，小儿胁下坚。生丹阳池泽，取无时。”[20]

《千金翼方》卷四：“鳖甲，味咸，平，无毒。主心腹癥瘕，坚积，寒热，去痞，息肉，阴蚀，痔，恶肉。疗温疟，血瘕，腰痛，小儿胁下坚。”[21]

《证类本草》卷二十一：“鳖甲，味咸，平，无毒。主心腹癥瘕，坚积，寒热，去痞，息肉，阴蚀，痔，恶肉，疗温疟，血瘕，腰痛，小儿胁下坚。其最大者为鼋，江中或有阔一、二丈者，南人亦捕而食之。”[3]

《本草衍义》卷十七：“鳖甲，九肋者佳，煮熟者不如生得者，仍以酽醋炙黄色用。经中不言治劳，惟《蜀本·药性论》云‘治劳瘦、除骨热’，后人遂用之，然甚有据，亦不可过剂。头血涂脱肛。又，烧头灰亦治。”[22]

《增广太平和剂图经本草药性总论》：“鳖甲，味咸，平，无毒。主心腹癥瘕，坚积寒热，去痞，息肉，阴蚀痔恶肉，疗温疟，血瘕，腰痛，小儿胁下坚。肉：味甘。主伤中，益气，补不足。”[23]

《汤液本草》卷六：“鳖甲，气平，味咸，无毒。”[24]

《本草蒙筌》卷十一：“鳖甲，鼋，鳖，味咸，气平。无毒。深潭生，岳州（属湖广）胜。池塘亦蓄，守鱼不飞。色绿七两为佳，（大者有毒，杀人。）裙多九肋益妙。”[25]

《本草征要》卷一：“鳖甲，味咸，性寒，无毒。入肝经。恶矾。酒浸一宿，炙黄。解骨间蒸热，消心腹癥瘕。妇人漏下五色，小儿胁下坚疼。鳖色青，主治皆肝证。龟色黑，主治皆肾证。同归补阴，实有分别。龟甲以自败者为佳。”[4]

《本草乘雅半偈》第四帙：“鳖甲《本经·中品》。【气味】咸平，无毒。【主治】主心腹癥瘕坚积，寒热，去痞疾，息肉，阴蚀，痔核，恶肉。【核】曰：鳖，介虫也。水居陆生，穹脊连胁，与龟同类。四缘有肉如裙，故曰龟甲裹肉，鳖甲裹骨，无耳，以目为听，与蛇鼋为匹。”[26]

《本草新编》卷五：“鳖甲，味咸，气平，无毒。醋炙用之。散痃癖癥瘕及息肉、阴蚀、痔疽，除痨瘦骨蒸、并温疟往来寒热，愈肠痈消肿，下瘀血堕胎。”[5]

《本草备要》：“鳖甲，补阴，退热。咸平属阴，色青入肝。治劳瘦骨蒸，往来寒热，温疟疟母。（疟必暑邪，类多阴虚之人，疟久不愈，元气虚羸，邪陷中焦，则结为疟母。鳖甲能益阴，除热而散结，故为治疟要药。）腰痛胁坚，血瘕痔核（咸能软坚），经阻产难，肠痈疮肿，惊痫斑痘，厥阴血分之病）。”[27]

《本经逢原》卷四：“鳖甲，一名上甲，咸平无毒。九肋七肋者佳。以其得阳数也。”[28]

《本草经解》卷四：“鳖甲，气平，味咸，无毒。主心腹癥瘕，坚积寒热，去痞疾息肉，阴蚀痔核恶肉（醋炙）。”[29]

《本草从新》卷十七：“鳖甲，补阴退热。咸寒属阴，色青入肝。治劳瘦骨蒸，往来寒热，温疟疟母。”[6]

《医林纂要》卷三：“鳖：甘，咸，寒。壳：咸，寒。壳色绿，甲止八肋，古云九肋为胜，医家难其辞以示异耳。或醋，或童便随宜炙用。……亦可治惊痫。”[30]

《本草崇原》卷中：“鳖甲，气味咸平，无毒。主治心腹癥瘕，坚积寒热，去痞疾，息肉，阴蚀，痔核，恶肉。鳖，水中介虫也，江河池泽处处有之。水居陆生，穹脊连胁，与龟同类。夏日孚乳，其抱以影。《淮南子》曰：鳖无耳，以目听，名曰神守。鳖生池泽，随日影而转，在水中必有津沫上浮，盖禀少阴水气，而上通于君火之日。又，甲介属金，性主攻利，气味咸平，禀水气也。主治心腹癥瘕，坚积寒热者，言心腹之内，血气不和，则为癥为瘕，内坚积而身寒热。”[31]

《要药分剂》卷五：“鳖甲，味咸，性平，无毒。禀天地至阴之气而生。降也，阴也。

忌见汤。恶矾，反苋菜、鸡子。【主治】主心腹癥瓣，坚积寒热，去痞疾，痔核恶肉。”[32]

《本草求真·上编》：“鳖甲（龟鳖），泻肝分积，热除劳嗽骨蒸。”[33]

《神农本草经读》卷四：“鳖甲，气味酸、平，无毒。主心腹癥瘕，坚积寒热，去痞疾、蚀肉、阴蚀、痔核恶肉。”[34]

《本草分经·原例》：“‘鳖甲，咸寒属阴，入肝补阴除热，散结软坚，治肝经血分之病，为疟家要药。鳖肉凉血补阴，治疟痢，忌苋菜勿同食。”[35]

《神农本草经赞》卷二：“鳖甲，味咸平。主心腹癥瘕坚积。寒热。去痞、息肉、阴蚀、痔、恶肉。生池泽。”[36]

《得配本草》卷八：“鳖甲，恶矾石、理石，忌薄荷。咸，平，入足厥阴经血分。治劳疟，除胁坚，袪腰痛，疗斑痘。凡暑邪中于阴分，出并于阳而热，入并于阴而寒者，得此治之，自无不愈。”[37]

《随息居饮食谱·鳞介类第七》：“鳖，一名团鱼，亦曰甲鱼。甘平。滋肝肾之阴，清虚劳之热。主脱肛、崩带、瘰疬、癥瘕。以湖池所产，皆黑而光泽，重约斤许者良。宜蒸煮食之，或但饮其汁则益人。”[38]

《本草害利·肝部药队》：“鳖甲。【害】其性阴寒，肝虚无热者忌用。鳖肉凉血补阴，阴冷而难消，脾虚者大忌。恶矾石，忌苋菜、鸡子。【利】咸寒平属阴，色青入肝，补阴退热而散结，治厥阴血分之病。劳瘦骨蒸寒热温疟母，及经阻难产，肠痈疮肿，惊痫斑痘，元气虚羸，邪陷中焦，鳖甲能益阴热。”[39]

《本草撮要》卷九：“鳖甲，咸寒属阴，入足厥阴少阴经。功专治痃疟痃瘕。得青蒿治骨蒸劳热，得桃仁治贲豚气痛。无肝热者忌服。醋炙治石淋贲豚，童便炙治劳病，肉凉血补阴。以生姜沙糖作羹食，不用盐酱治疟痢，脾虚者大忌。恶矾石，忌苋菜鸡子。”[40]

《本草便读·鳞介部》：“鳖甲，性本咸寒。入肝达络，功行瘀癖，退热潜阳。”[41]

《中药材手册》：“鳖甲（《纲目》列入介部龟鳖类鳖项下）本品为鳖科动物鳖 Trionyx sinensis Wiegmann 的背甲。鳖系野生，多栖息于河流、湖泊、池塘中，晴天常游出水面晒背或于树荫下纳凉。自十月底于水底泥沙里冬眠。【另外】甲鱼壳、团鱼甲、鳖壳、脚鱼壳。”[13]

《全国中草药汇编》：“鳖甲，别名：团鱼盖、脚鱼壳、上甲、甲鱼。来源：为鳖科动物鳖 Trionyx sinensis Wiegmann，以干燥背甲入药。”[14]

《中药大辞典》：“鳖甲《本经》【异名】上甲《证治要诀》，鳖壳《医林纂要》，团鱼甲《河北药材》，鳖盖子《山西中药志》。【基原】为鳖科动物中华鳖的背甲。【原动物】中华鳖 Trionyx sinensis（Wiegmann），又名：团鱼《纲目》，甲鱼《随息居饮食谱》。”[9]

《中医大辞典·中药分册》：“鳖甲　出《神农本草经》。又名上甲、脚鱼壳、团鱼甲。为鳖科动物中华鳖 Trionyx Sinensis（Wiegmann）的干燥背甲。主产湖北、安徽、江苏、河南、湖南、浙江、江西等地。”[10]

《中国医学百科全书·中医学》：“鳖甲　始载于《神农本草经》。又名团鱼甲、甲鱼壳。为鳖科动物中华鳖 Trionyx sinensis Wiegmann 的背甲。全年可捕捉，以秋、冬两季为多。捕捉后杀死，或置沸水中烫至背甲上的硬皮能剥落时，剥取背甲，除去残肉，晒干。”[11]

《全国中药炮制规范》："鳖甲 ［处方用名］鳖甲、醋鳖甲。【来源】本品为鳖科动物鳖 Trionyx sinensis Wiegmann 的干燥背甲。均系野生。主产于湖北、湖南、安徽、浙江等地。全年均可捕捉，以秋、冬二季为多。捕捉后杀死，置沸水中烫至背甲上的硬皮能剥落时，取出，剥取背甲，除去钱肉，干燥。药材以块大、无残肉者为佳。"[15]

《中国药材学》："鳖甲 【别名】甲鱼壳，团鱼甲，鳖盖子。【来源】本品为爬行纲龟鳖目鳖科动物鳖 Trionyx sinensis Wiegmann 的背甲。"[16]

《中国中医药学主题词表》："鳖甲 Carapax trionycis 为鳖科动物中华鳖的背甲；属动物药和补阴药。"[12]

《普通高等教育中医药类规划教材·中药学》："鳖甲《本经》为鳖科动物鳖 Trionyx sinensis Wiegmann 的背甲。主产河北、湖南、安徽、浙江等地。全年均可捕捉，杀死后置沸水中烫至背甲上硬皮能剥落时取出，除去残肉。晒干，以沙炒后醋淬用。"[8]

《中华本草》："鳖甲《本经》【异名】上甲《证治要诀》，鳖壳《医林纂要·药性》，甲鱼壳（南京中医学院《中药学》），团鱼壳、团鱼盖《药材学》，团鱼甲《河北药材》，鳖盖子《山西中药志》。……【来源】为鳖科动物中华鳖及山瑞鳖的背甲。【原动物】1. 中华鳖 Trionyx sinensis（Wiegmann）又名：鳖《易·说卦》，团鱼《宝庆本草折衷》，神守《纲目》，甲鱼《随息居饮食谱》，圆鱼《中华药用动物志》，脚鱼（俗称）。2. 山瑞鳖 Trionyx steindachneri Siebenrock 又名：山瑞《中国药用动物志》。"[17]

《中华人民共和国药典》："鳖甲 Carapax trionycis 本品为鳖科动物鳖 Trionyx sinensis Wiegmann 的背甲。全年均可捕捉，以秋、冬二季为多，捕捉后杀死，置沸水中烫至背甲上的硬皮能剥落时，取出，剥取背甲，除去残肉，晒干。"[7]

5 参考文献

1 汉·神农本草经. 清顾观光重辑本. 北京：人民卫生出版社，1955，75

2 南北朝·陶弘景. 本草经集注. 北京：人民卫生出版社，1994，434

3 宋·唐慎微. 证类本草. 北京：人民卫生出版社，1957，425

4 明·李中梓. 本草征要. 见：李中梓医学全书. 北京：中国中医药出版社，1999，154

5 清·陈士铎. 本草新编. 北京：中国中医药出版社，1996，297

6 清·吴仪洛. 本草从新. 北京：中医古籍出版社，2001，256

7 国家药典委员会. 中华人民共和国药典. 一部. 北京：化学工业出版社，2000，317

8 雷载权主编. 普通高等教育中医药类规划教材·中药学. 上海：上海科学技术出版社，1995，313

9 江苏新医学院. 中药大辞典. 上海：上海科学技术出版社，1977，2723

10 《中医大辞典》编辑委员会. 中医大辞典·中药分册. 北京：人民卫生出版社，1982，420

11 《中医学》编辑委员会. 中国医学百科全书·中医学. 上海：上海科学技术出版社，1997，1242

12 吴兰成主编. 中国中医药学主题词表. 北京：中医古籍出版社，1996，27

13 中华人民共和国卫生部药政管理局. 中药材手册. 北京：人民卫生出版社，1998，712

14 《全国中草药汇编》编写组. 全国中草药汇编. 上册. 北京：人民卫生出版社，1996，969

15 中华人民共和国卫生部药政管理局. 全国中药炮制规范. 北京：人民卫生出版社，1988，370

16 徐国钧等主编. 中国药材学. 北京：中国医药科技出版社，1996，1822

17 国家中医药管理局《中华本草》编委会. 中华本草. 第九册. 上海：上海科学技术出版社，1999，8406

18 魏晋·名医别录. 北京：人民卫生出版社，1986，193

19 南北朝·雷敩. 雷公炮炙论. 上海：上海中医学院出版社，1986，84
20 唐·苏敬等撰. 新修本草. 合肥：安徽科学技术出版社，1981，419
21 唐·孙思邈. 千金翼方. 北京：人民卫生出版社，1955，47
22 宋·寇宗奭. 本草衍义. 上海：商务印书馆，1937，111
23 宋·佚名. 增广太平和剂图经本草药性总论. 见：增广太平惠民和剂局方. 海口：海南出版社，2002，497
24 元·王好古. 汤液本草. 见：景印文渊阁四库全书（745）. 北京：中医古籍出版社，1986，1011
25 明·陈嘉谟. 本草蒙筌. 北京：人民卫生出版社，1988，424
26 明·卢之颐. 本草乘雅半偈. 北京：人民卫生出版社，1986，257
27 清·汪昂. 本草备要. 北京：中国中医药出版社，1998，266
28 清·张璐. 本经逢原. 上海：上海科学技术出版社，1959，224
29 清·叶桂. 本草经解. 上海：上海科学技术出版社，1958，118
30 清·王绂. 医林纂要. 合肥：安徽科学技术出版社，1993，281
31 清·张志聪. 本草崇原. 北京：中国中医药出版社，1992，101
32 清·沈金鳌. 要药分剂. 上海：上海科学技术出版社，1959，128
33 清·黄宫绣. 本草求真. 上海：上海科学技术出版社，1959，214
34 清·陈念祖. 神农本草经读. 北京：人民卫生出版社，1959，42
35 清·姚澜. 本草分经. 上海：上海科学技术出版社，1989，118
36 清·叶志诜. 神农本草经赞. 见：珍本医书集成（二）. 上海：上海科学技术出版社，1985，103
37 清·严西亭. 得配本草. 上海：上海卫生出版社，1957，23
38 清·王士雄撰. 随息居饮食谱. 人民卫生出版社，1987，72
39 清·凌奂. 本草害利. 北京：中医古籍出版社，1982，21
40 清·陈其瑞. 本草撮要. 见：珍本医书集成（二）. 上海：上海科学技术出版社，1985，100
41 清·张秉成. 本草便读. 上海：上海卫生出版社，1957，111

503 麝香
Shexiang
Moschus

1 定名依据

1.1 正名

1.1.1 汉文名：麝香（鹿科动物林麝 Moschus berezovskii Flerov、马麝 Moschus sifanicus Prze walski 或原麝 Moschus moschiferus Linnaeus 成熟雄体香囊中的干燥分泌物）。

1.1.2 英文名：musk.

1.2 依据

1.2.1 定名的文献依据

1.2.1.1 《神农本草经》卷一：“麝香，味辛，温。主辟恶气，杀鬼精物，温疟，蛊毒，痫痓，去三虫。久服除邪，不梦寤厌寐。生川谷。”[1]

1.2.1.2 《本草经集注·虫兽三品》：“麝香，味辛，温，无毒。主辟恶气，杀鬼精物，温疟，蛊毒，痫痓，去三虫，治诸凶邪鬼气，中恶，心腹暴痛胀急，痞满，风毒，妇人产难，堕胎，去面䵟目中肤翳。”[2]

1.2.1.3 《新修本草》卷十五：“麝香，味辛，温，无毒。主辟恶气，杀鬼精物，温疟，蛊毒，痫痓，去三虫，疗诸凶邪鬼气，中恶，心腹暴痛胀急，痞满，风毒，妇人产难，堕胎，去面䵟，目中肤翳。久服除邪，不梦寤厌寐，通神仙。生中台川谷及益州、雍州山中。春分取之，生者益良。”[3]

1.2.1.4 《证类本草》卷十六：“麝香，味辛，温，无毒。主辟恶气，杀鬼精物，温疟蛊毒，痫痓，去三虫，疗诸凶邪鬼气，中恶，心腹暴痛，胀急痞满，风毒，妇人产难，坠胎，去面䵟（音孕）、目中肤翳。久服除邪，不梦寤魇寐，通神仙。生中台川谷及益州、雍州山中。春分取之，生者益良。陶隐居云：麝形似獐，常食柏叶，又啖蛇，五月得香，往往有蛇皮骨，故麝香疗蛇毒。今以蛇蜕皮裹麝香弥香，则是相使也。”[4]

1.2.1.5 《本草蒙筌》卷九：“麝香，味辛，气温。无毒。陕西各山谷俱生，文州诸蛮中尤盛。形类獐略小，香结脐近阴。凡脐闭满之时，自将蹄尖剔出。所落之处，草木焦黄。一名遗香，性甚辛烈。人若捡得，价同明珠。”[5]

1.2.1.6 《本草从新》卷十六：“麝香，宣、通窍。辛温香窜。开经络。通诸窍。透肌骨。治卒中诸风。诸气诸血诸痛。痰厥惊痫。（严用和济生方云：中风不醒者、以麝香清油灌之、先通其关、唐德宗贞元广利方、中恶客忤垂死、麝香一钱、醋和灌之。）”[6]

1.2.1.7 《普通高等教育中医药类规划教材·中药学》：“麝香《本经》为鹿科动物林麝 Moschus berezovskii Flerov、马麝 M. sifanicus Przewalski 或原麝 M. moschiferus Linnaeus 成熟雄体香囊中的干燥分泌物。”[7]

1.2.1.8 《中药大辞典》：“麝香《本经》【异名】当门子、脐香《雷公炮炙论》，麝脐香《纲目》，四味臭《东医宝鉴》，臭子、腊子《中药志》，香脐子《中药材手册》。【基原】为鹿科动物麝的雄兽香腺囊中的分泌物。【原动物】麝《本经》Moschus moschiferus L.，又名：麝父《尔雅》，香獐《纲目》，土獐《本草述》，拉石子、獐子、山驴子。”[8]

1.2.1.9 《中医大辞典·中药分册》：“麝香 出《神农本草经》。又名寸香、元寸、当门子、臭子、香脐子。为鹿科动物麝 Moschus moschiferus L. 雄体香囊中的干燥分泌物。”[9]

1.2.1.10 《中国医学百科全书·中医学》：“麝香 始载于《神农本草经》。又名当门子、寸香。为鹿科动物林麝 Moschus berezovskii Flerov、马麝 M. sifanicus Przewalski 或原麝 M. moschiferus L. 成熟雄体香囊中的干燥分泌物。”[10]

1.2.1.11 《中国中医药学主题词表》：“麝香 Moschus 为鹿科动物麝雄兽的香腺囊中的分泌物；属动物药和开窍药。”[11]

1.2.1.12 《中药志》[12]、《中药材手册》[13]、《全国中草药汇编》[14]、《全国中药炮制规范》[15]、《中国药材学》[16]、《中华本草》[17]等现代中药著作多以“麝香”作为本品正名（参见“文献通考”）。

1.2.2 定名选择的理由

1.2.2.1 麝香 Moschus，系鹿科动物林麝 Moschus berezovskii Flerov、马麝 Moschus sifanicus Prze walski 或原麝 Moschus moschiferus Linnaeus 成熟雄体香囊中的干燥分泌物。“麝香”之名始见于汉《神农本草经》，并作为本品正名记载。其后的历代重要本草著作如南北朝·陶弘景《本草经集注》，唐·苏敬《新修本草》，宋·唐慎微《证类本草》，明·陈嘉谟《本草蒙筌》，清·吴仪洛《本草从新》等在载录本品时均以“麝香”作为正名，并一直沿用至今。

1.2.2.2　我国最新出版的《普通高等教育中医药类规划教材·中药学》以及辞书类著作《中医大辞典·中药分册》、《中药大辞典》、《中国医学百科全书·中医学》等均以“麝香”作为本品正名。已经广泛应用于中医药学文献的标引和检索的《中国中医药学主题词表》也以“麝香”作为本品的正式主题词。现代本草著作如《中药志》、《全国中草药汇编》、《中华本草》、《中国药材学》、《中药材手册》、《全国中药炮制规范》等虽记载了不少本品各地的俗称，但也无一例外以“麝香”作为本品的正名。说明“麝香”作为本品正名已成为共识。

1.3　与正名等效的名词：无。

2　源流考释

麝香（鹿科动物林麝 Moschus berezovskii Flerov、马麝 Moschus sifanicus Prze walski 或原麝 Moschus moschiferus Linnaeus 成熟雄体香囊中的干燥分泌物），始载于汉《神农本草经》，并以“麝香”为正名。如《神农本草经》卷一：“麝香，味辛，温。主辟恶气，杀鬼精物，温疟，蛊毒，痫痓，去三虫。久服除邪，不梦寤厌寐。生川谷。”[1]其后的本草著作大多即沿用该书记载，以“麝香”为正名记载本品，如魏晋《名医别录》[18]、雷敩《雷公炮炙论》[19]、陶弘景《本草经集注》[2]，唐·苏敬《新修本草》[3]、孙思邈《千金翼方》[20]、孟诜《食疗本草》[21]，宋·苏颂《本草图经》[22]、唐慎微《证类本草》[4]、佚名《增广太平和剂图经本草药性总论》[23]，元·王好古《汤液本草》[24]，明·刘文泰《本草品汇精要》[25]、陈嘉谟《本草蒙筌》[5]、缪希雍《炮炙大法》[26]、李中梓《雷公炮制药性解》[27]、李中梓《本草征要》[28]，清·张志聪《本草崇原》[29]、蒋居祉《本草择要纲目》[30]、陈士铎《本草新编》[31]、日本稻宣义《炮炙全书》[32]、汪昂《本草易读》[33]、汪昂《本草备要》[34]、徐大椿《神农本草经百种录》[35]、吴仪洛《本草从新》[6]、严西亭《得配本草》[36]、黄宫绣《本草求真》[37]、陈念祖《神农本草经读》[38]、姚澜《本草分经》[39]、杨时泰《本草述钩元》[40]、叶志诜《神农本草经赞》[41]、陈其瑞《本草撮要》[42]、张秉成《本草便读》[43]等；但也有在“麝”项下介绍本品者，如明·李时珍《本草纲目》[44]。

古代著作记载的本品异名有“遗香”、“脐香”、“心结香”《雷公炮炙论》[19]，“当门子”（《本草纲目》引《雷公炮炙论》）[44]，“生香”《本草经集注》[2]，“麝父”《本草品汇精要》[25]，“麝脐香”《本草纲目》[44]等。如《雷公炮炙论》卷上：“麝香，雷公云：凡使，多有伪者，不如不用。其香有三等：一者名遗香……二名脐香，采得甚堪用。三名心结香。”[19]《本草经集注》虫兽三品：“麝香，味辛，温，无毒。……生香人云是其精溺凝作之，殊不尔麝夏月食蛇虫多，至寒香满，入春患急痛，自以脚剔出，著屎溺中覆之，皆有常处。”[2]《本草品汇精要》卷二十三：“麝香，无毒，胎生。……【名】麝父。”[25]《本草纲目》：“麝《本经·上品》。【释名】射父《尔雅》、香獐。时珍曰：麝之香气远射，故谓之麝……麝脐香，【修治】敩曰：凡使麝香，用当门子尤妙。”[44]

现代有关著作均沿用《神农本草经》的记载以“麝香”作为本品正名。如《普通高等教育中医药类规划教材·中药学》[7]、《中药大辞典》[8]、《中医大辞典·中药分册》[9]、《中国医学百科全书·中医学》[10]、《中国中医药学主题词表》[11]、《中药志》[12]、《中药材手册》[13]、《全国中草药汇编》[14]、《全国中药炮制规范》[15]、《中国药材学》[16]、《中华本草》[17]等。同时尚记载有"原麝香"、"寸香"、"香脐子"《中药材手册》[13]，"臭子"《全国中草药汇编》[14]，"四味臭"、"腊子"《中药大辞典》[8]，"元寸"《中医大辞典》[9]，"元寸香"《中国药材学》[16]等各地的俗称。还记载有本品原动物"林麝"的异名"麝鹿"《中华本草》[17]；本品原动物"马麝"的异名"香獐子"《中华本草》[17]；或原动物名称"原麝"《中华本草》[17]等。

3 附录

3.1 又称：毛壳麝香、麝香仁（药材商品名）。
3.2 俗称：原麝香，香脐子，寸香，臭子，四味臭，腊子，元寸，元寸香。
3.3 曾称：遗香、脐香、心结香、当门子《雷公炮炙论》，生香《本草经集注》，麝父《本草品汇精要》，麝脐香《本草纲目》。
3.4 原动物名称：林麝，麝鹿；马麝，香獐子；原麝。

4 文献通考

《神农本草经》卷一："麝香，味辛，温。主辟恶气，杀鬼精物，温疟，蛊毒，痫痓，去三虫。久服除邪，不梦寤厌寐。生川谷。"[1]

《名医别录》卷一："麝香，无毒。主治诸凶邪鬼气，中恶，心腹暴痛胀急，痞满，风毒，妇人产难，堕胎，去面䵟，目中肤翳。久服通神仙。生中台，及益州，雍州山中。春分取之，生者益良。"[18]

《雷公炮炙论》卷上："麝香，雷公云：凡使，多有伪者，不如不用。其香有三等：一者名遗香，是麝子脐闭满，其麝自于石上，用蹄尖弹脐，落处一里草木不生，并焦黄；人若收得此香，价与明珠同也。二名脐香，采得甚堪用。三名心结香，被大兽惊心破了，因兹狂走，杂诸群中，遂乱投水，被人收得。擘破见心流在脾上，结作一大干血块，可隔山涧早闻之香，是香中之次也。"[19]

《本草经集注·虫兽三品》："麝香，味辛，温，无毒。主辟恶气，杀鬼精物，温疟，蛊毒，痫痓，去三虫，治诸凶邪鬼气，中恶，心腹暴痛胀急，痞满，风毒，妇人产难，堕胎，去面䵟目中肤翳。久服除邪，不梦寤魇寐，通神仙。生中台川谷及益州、雍州山中。春分取之，生者益良。麝形似獐，恒食柏叶，又啖蛇，五月得香往往有蛇皮骨，故麝香治蛇毒。今以蛇蜕皮裹麝香弥香，则是相使也。其香正在麝阴茎前皮内，别有膜裹之。今出随郡义阳晋熙诸蛮中者亚之。今出其形貌直如粟肤人。又云是卵，不然也。香多被破杂蛮，犹差于益州。益州香形扁，仍以皮膜裹之。一子真者，分糅作三、四子，刮取其血膜，亦杂以余物。大都亦有精粗，破看一片，有毛在裹中者为胜，彼人以为志。若于诸羌夷中得者，多真好。烧当门沸起良久亦好。今唯得活者，自看取之，必当全真尔。生香人云是其精溺凝作之，殊不尔麝夏月食蛇虫多，至寒香满，入春患急痛，自以脚剔出，著屎溺中覆之，皆有常处。"[2]

《新修本草》卷十五："麝香，味辛，温，无毒。主辟恶气，杀鬼精物，温疟，蛊毒，痫痓，去三虫，疗诸凶邪鬼气，中恶，心腹暴痛胀急，痞满，风毒，妇人产难，堕胎，去面䵟，目中肤翳。久服除邪，不梦寤厌寐，通神仙。生中台川谷及益州、雍州山中。春分取之，生者益良。”[3]

《千金翼方》卷三：“麝香，味辛，温，无毒。主辟恶气，杀鬼精物，温疟，蛊毒，痫痓，去三虫。疗诸凶邪鬼气，中恶，心腹暴痛胀急，痞满风毒，妇人产难，堕胎，去面䵟，目中肤翳。久服除邪，不梦寤魇寐，通神仙。生中台川谷及益州、雍州山谷，春分取之，生者益良。”[20]

《食疗本草》卷中：“麝香，作末服之，辟诸毒热，煞蛇毒，除惊怪恍惚。蛮人常食，似獐肉而腥气。蛮人云：食之不畏蛇毒故也。”[21]

《本草图经》卷十三：“麝香，出中台山谷及益州、雍州山中。今陕西、益、利、河东诸路山中皆有之，而秦州、文州诸蛮中尤多。形似獐而小，其香正在阴前皮内，别有膜裹之，春分取之，生者益良。此物极难得真，蛮人采得，以一子香刮取皮膜，杂内余物，裹以四足膝皮，共作五子，而土人买得，又复分糅一为二、三，其伪可知。”[22]

《证类本草》卷十六：“麝香，味辛，温，无毒。主辟恶气，杀鬼精物，温疟蛊毒，痫痓，去三虫，疗诸凶邪鬼气，中恶，心腹暴痛，胀急痞满，风毒，妇人产难，坠胎，去面䵟（音孕）、目中肤翳。……药性论云：麝香，臣，禁食大蒜，味苦、辛。除百邪魅鬼，疰心痛，小儿惊痫客忤，镇心安神，以当门子一粒，丹砂相似，细研，熟水灌下。止小便利，能蚀一切痈疮脓。入十香丸，令人百毛九窍皆香，疗鬼疰腹痛。”[4]

《增广太平和剂图经本草药性总论·兽部上品》：“麝香，味辛，温，无毒。主辟恶气，杀鬼精物，温疟，蛊毒，痫痓，去三虫，疗诸凶邪鬼气，中恶。心腹暴痛胀急痞满，风毒，妇人产难，堕胎，去面䵟，目中肤翳。《药性论》云：臣。禁食大蒜。味苦辛。除百邪魅、鬼疰，心痛，小儿惊痫客忤，镇心安神。以当门子一粒，丹砂相似，细研，熟水灌下。止小便利，能蚀一切痈疮脓。日华子云：辟邪气，杀鬼毒蛊气，疟疾，催生，堕胎，杀脏腑虫，制蛇蚕咬。沙虱溪瘴毒，吐风痰。纳子宫，暖水脏，止冷带疾。出：中台川谷、益州、雍州、陕西。”[23]

《汤液本草》卷六：“麝香，气温，味辛。无毒。《本草》云：主辟恶气。杀鬼精物，疗温疟，蛊毒痫痓，去三尸虫。疗诸凶邪鬼气，中恶心腹暴痛，胀急痞满，风毒。妇人产难，堕胎。”[24]

《本草品汇精要》卷二十三：“麝香，无毒，胎生。麝香（出《神农本经》），主辟恶气，杀鬼精物，温疟，蛊毒，痫痓，去三虫。久服除邪不梦寤魇寐（以上朱字《神农本经》）。疗诸凶邪鬼气，中恶，心腹暴痛，胀急痞满，风毒，妇人产难，堕胎，去面䵟（音晕），目中肤翳，通神仙（以上黑字《名医》所录）。【名】麝父。”[25]

《本草蒙筌》卷九：“麝香，味辛，气温。无毒。陕西各山谷俱生，文州诸蛮中尤盛。形类獐略小，香结脐近阴。凡脐闭满之时，自将蹄尖剔出。所落之处，草木焦黄。一名遗香，性甚辛烈。人若捡得，价同明珠。蛇蜕包藏，香弥不泄。日常啖蛇为食，是则又相使焉。市家但得脐囊，每研荔枝搀卖。当门子粒，亦系造成。欲的实求真，必亲目见剖。”[5]

《本草纲目》卷五十一：“麝《本经·上品》。【释名】射父《尔雅》、香獐。时珍曰：麝之香气远射，故谓之麝……麝脐香，【修治】敩曰：凡使麝香，用当门子尤妙。以子日开之，微研用，不必苦细也。【气味】辛，温，无毒。甄权曰：苦、辛。忌大蒜。"[44]

《炮炙大法·兽部》："麝香（其香有三等。一者名遗香，是麝子脐闭满，其麝自于石上，用蹄尖挥脐。落处一里，草木不生并焦黄，人若收得，此香价与明珠同也。二名膝香，采得甚堪用，三名心结香，被犬兽惊心破了，因兹狂走，杂诸群中，遂乳投水，被人收得。擘破见心流在脾结，作一个干血块，可隔山涧早闻之香，是香中之次也。凡使麝香，并用子，日开之方，用细研，筛用之也，当门子良。凡用另研。忌大蒜）。"[26]

《雷公炮制药性解》卷六："麝香，味辛，性温无毒，入十二经。主恶气鬼邪，蛇虺蛊毒，惊悸痫痓，中恶心腹暴痛胀满，目中翳膜，泪眵风毒，温疟痫痓，通关窍，杀蛊虱催生堕胎，忌大蒜。"[27]

《本草征要》卷四："麝香，味辛，性温，无毒。入心经。忌大蒜。微研。作外治，用途甚广；若内服，多入丸丹。开窍通经，穿筋透骨。理客忤，治惊痫。杀虫蛊，去风痰。搜秽辟邪，催生堕胎。救卒中之内闭，消僵肿之疽瘘。"[28]

《本草崇原》卷上："麝香，气味辛温，无毒。主辟恶气，杀鬼精物，去三虫蛊毒，温疟，惊痫。久服除邪，不梦寤魇寐。"[29]

《本草择要纲目·热性药品》："麝香 【气味】辛温无毒。（凡使以当门子方妙。不可近鼻，有白虫入脑患癞。久带其香透关，令人成异疾。）"[30]

《本草新编》卷五："麝香，味辛，气温，无毒。辟蛇虺，诛蛔虫、虫蛊痫痓，杀鬼精，殴疫瘴，胀急痞满咸消，催生堕胎，通关利窍，除恍惚惊怖，镇心安神，疗痈肿疮疽，蚀脓逐血，吐风痰，启寐魇，点目去膜止泪。亦外治居多，而内治甚少也。"[31]

《炮炙全书》卷四："麝香，辛、苦，温。研用，恶大蒜，不可近鼻，防白虫入脑。李中立曰：真麝香，开之即，远闻久放且不生白朴，市者有以真香些须，杂以荔枝末，或炒鸡子黄为末，或炮枣肉，或酒制大黄等物搀入，裹以四足膝皮充卖，用者不可不辨。"[32]

《本草易读》卷八："麝香，微细用，不必甚细。当门子良。今人多杂荔枝之核伪之，不可不知。"[33]

《本草备要·禽兽部》："麝香，宣，通窍。辛温香窜。开经络，通诸窍，透肌骨，暖水脏。"[34]

《神农本草经百种录·上品》："麝香，味辛温。主辟恶气，香气盛，则秽气除。杀鬼精物，香能胜邪。温疟，香散邪风。蛊毒，香能杀虫。痫痓，香通经络。去三虫。虫皆湿秽之所生，故亦能除之。久服，除邪，不梦寤魇寐。魇寐由心气闭塞而成，香气通达则无此患。"[35]

《本草从新》卷十六："麝香，宣、通窍。辛温香窜。开经络。通诸窍。透肌骨。治卒中诸风。诸气诸血诸痛。痰厥惊痫。（严用和济生方云：中风不醒者、以麝香清油灌之、先通其关、唐德宗贞元广利方、中恶客忤垂死、麝香一钱、醋和灌之。）"[6]

《得配本草》卷九："麝香，忌大蒜。苦、辛、温。入足太阴经。利骨髓之伏痰，搜至阴之积热。通关窍，开经络，透肌骨，安心神，辟恶气尸疰，除惊痫客忤，杀虫解毒，祛风止痛，消食积，解酒渴，疗一切癥瘕疮痈。当门子尤妙，微研用。孕妇禁佩。风在肌肉者，用之反引邪入骨。阴盛阳虚，有升无降者，禁用。"[36]

《本草求真》卷三："麝香。（兽）逐风逐滞开关利窍。麝香（专入经络肌肉），辛温芳烈，开关利窍，无处不到。如邪气着人淹闭不起，则关窍闭塞，登时眼翻手握，僵仆昏地，故必用此辛香自内达外，则毫毛骨节俱开，而邪始从外出。”[37]

《神农本草经读》卷二：“麝香，气味辛、温，无毒。主辟恶气、杀鬼精物，去诸虫虫毒，温疟惊痫。久服除邪，不梦寤魇寐。”[38]

《本草分经·原例》：“麝香，辛温香窜，开经络通诸窍，内透骨髓外彻皮毛，搜风，治诸风、诸气、诸血、果积、酒积，辟邪解毒杀虫，风在肌肉者误用之，反引风入骨，用当门子尤胜。”[39]

《本草述钩元》卷三十一：“麝香，出陕西河东秦益诸州，诸蛮夷中尤多。形似獐麋而小，食柏，。夏月多啖蛇虫，至冬香满，（生阴茎前皮内，别有膜袋盛之。）入春满甚，便自剔，。是为生香，最不易得。其次捕得杀取者，名脐香。”[40]

《神农本草经赞》卷一：“麝香，味辛温。主辟恶气，杀鬼精物，温疟蛊毒，痫痓，去三虫。久服除邪，不梦寤厌寐。生山谷。蕴结寒香，山农珍贵。迹逐松阴，胜餐柏味。剔爪如遗，噬脐斯畏。远射氛氲，园林屏气。”[41]

《本草撮要》卷八：“麝香，味辛温，入足太阴经。功专开窍。得肉桂消瓜果诸积，得盐豉烧酒。为末淬酒服，产妇败血裹子难产效。忌蒜，防虫入脑。”[42]

《本草便读·兽部》：“麝香，辛温香苦。能开窍以搜邪。惊痫风痰。治卒中之内闭。瓜果尽消酒毒解。肿疡涣散蛊邪除。”[43]

《中药志》：“麝香　本品为常用中药，‘神农本草经’列为上品。其原动物为麝。【原动物】麝　别名：香麞、獐子、山驴子。Moschus moschiferus L. ——脊椎动物门 Vertebrata，哺乳纲 Mammalia，偶蹄目 Artiodactyla，鹿科 Cervidae.”[12]

《中药材手册》：“麝香（《纲目》名麝脐香，列入兽部兽类麝项下）本品为鹿科动物原麝 Moschus moschiferus Linnaeus、马麝 Moschus sifanicus Przewalski 或林麝 Moschus berezovskii Flerov 成熟雄麝香囊中的干燥分泌物。原麝栖息于多岩石或针叶林和阔叶混交林中，多在晨昏活动，不喜群居，主要以树叶、嫩林、各种野果、蕈类等为食；马麝、林麝栖息于针叶林或针阔混交林中，性喜干燥，行动敏捷，能在险峻的峭壁上行走，以嫩枝、树叶、地衣、杂草等为食。麝香按产区称川麝香、云麝香、西麝香、口麝香等；也有按外形、加工不同而分类的。过去商品规格很多，目前只分为毛壳及净仁（麝香仁）两种。习惯认为西南各地所产麝香质量最佳，而以康藏高原产量最大。麝香为我国特产贵重药材，无论在产量或质量上，均居世界第一位，其经济价值很高。过去均为猎杀取香，因而资源日少，濒于绝灭，目前虽已有养麝取香，但远不能满足社会需要，今后麝香生产将会有一定的发展。另外，目前麝香商品中亦有掺伪情况，须注意鉴别。【别名】原麝香、香脐子、寸香。”[13]

《全国中草药汇编》：“麝香　别名：原麝香、香脐子、寸香、麝脐香、臭子。来源：为鹿科动物麝 Moschus moschiferus L. 的雄体香囊内的分泌物干燥而成。”[14]

《中药大辞典》：“麝香《本经》【异名】当门子、脐香《雷公炮炙论》，麝脐香《纲目》，四味臭《东医宝鉴》，臭子、腊子《中药志》，香脐子《中药材手册》。【基原】为鹿科动物麝的雄兽香腺囊中的分泌物。【原动物】麝《本经》Moschus moschiferus L.，又名：麝父《尔雅》，香獐《纲目》，土獐《本草述》，拉石子、獐子、山驴子。”[8]

《中医大辞典·中药分册》：“麝香　出《神农本草经》。又名寸香、元寸、当门子、臭子、香脐子。为鹿科动物麝 Moschus moschiferus L. 雄体香囊中的干燥分泌物。”[9]

《中国医学百科全书·中医学》：“麝香　始载于《神农本草经》。又名当门子、寸香。为鹿科动物林麝 Moschus berezovskii Flerov、马麝 M. sifanicus Przewalski 或原麝 M. moschiferus L. 成熟雄体香囊中的干燥分泌物。”[10]

《全国中药炮制规范》：“麝香　［处方用名］麝香。【来源】本品为鹿科动物林麝 Moschus berezovskii Flerov、马麝 Moschus sifanicus Przewalski 或原麝 Moschus moschiferus Linnaeus. 成熟雄体香囊中的干燥分泌物。野生或饲养。主产于四川、西藏、云南、陕西、甘肃、内蒙古等地。野麝多在冬季至次春猎取，猎获后，割取香囊，阴干，习称‘毛壳麝香’；剖开香囊，除去囊壳，习称‘麝香仁’。家麝直接从其香囊中取出麝香仁，阴干或用干燥器密闭干燥。毛壳麝香以饱满、皮薄、有弹性、香气浓烈者为佳；麝香仁以颗粒色紫黑、粉末色棕褐、质柔油润、香气浓烈者为佳。”[15]

《中国药材学》：“麝香　【别名】元寸香，臭子，脐香，当门子。【来源】本品为哺乳纲偶蹄目鹿科动物林麝 Moschus berezovskii Flerov、马麝 M. sifanicus Przewalski 或原麝 M. moschiferus Linnaeus 雄体香囊中的分泌物。”[16]

《中国中医药学主题词表》：“麝香 Moschus　为鹿科动物麝雄兽的香腺囊中的分泌物；属动物药和开窍药。”[11]

《普通高等教育中医药类规划教材·中药学》：“麝香《本经》为鹿科动物林麝 Moschus berezovskii Flerov、马麝 M. sifanicus Przewalski 或原麝 M. moschiferus Linnaeus 成熟雄体香囊中的干燥分泌物。主产四川、西藏、云南、陕西、甘肃、内蒙古等地。野生麝多在冬季至次春猎取，猎取后，割取香囊，阴干，习称‘毛壳麝香’，用时剖开香囊，除去囊壳，称麝香仁。人工驯养麝多用手术取香法，直接从香囊中取出麝香仁，阴干。本品应密闭，避贮存。”[7]

《中华本草》：“麝香《本经》【异名】遗香、脐香、心结香、当门子《雷公炮炙论》，生香《本草经集注》，麝脐香《纲目》，四味臭《东医宝鉴》，元寸香《药材学》，臭子、腊子《中药志》，香脐子《中药材手册》……【来源】为鹿科动物林麝、马麝、原麝成熟雄体香囊中的干燥分泌物。近年来，人工麝香已研制成功并推广应用。【原植物】1. 林麝 Moschus berezovskii Flerov　又名：麝鹿。2. 马麝 Moschus sifanicus Przewalski　又名：香獐子。3. 原麝 Moschus moschiferus Linnaeus.”[17]

5　参考文献

1　汉·神农本草经. 清顾观光重辑本. 北京：人民卫生出版社，1955，49
2　南北朝·陶弘景. 本草经集注. 北京：人民卫生出版社，1994，390
3　唐·苏敬等撰. 新修本草. 合肥：安徽科学技术出版社，1981，363
4　宋·唐慎微. 证类本草. 北京：人民卫生出版社，1957，369
5　明·陈嘉谟. 本草蒙筌. 北京：人民卫生出版社，1988，391
6　清·吴仪洛. 本草从新. 北京：中医古籍出版社，2001，235
7　雷载权主编. 普通高等教育中医药类规划教材·中药学. 上海：上海科学技术出版社，1995，270
8　江苏新医学院. 中药大辞典. 上海：上海科学技术出版社，1977，2740
9　《中医大辞典》编辑委员会. 中医大辞典·中药分册. 北京：人民卫生出版社，1982，422
10　《中医学》编辑委员会. 中国医学百科全书·中医学. 上海：上海科学技术出版社，1997，1265

11 吴兰成主编. 中国中医药学主题词表. 北京：中医古籍出版社，1996，333
12 中国医学科学院药物研究所等. 中药志. 第四册. 北京：人民卫生出版社，1961，167
13 中华人民共和国卫生部药政管理局. 中药材手册. 北京：人民卫生出版社，1998，713
14 《全国中草药汇编》编写组. 全国中草药汇编. 下册. 北京：人民卫生出版社，1996，942
15 中华人民共和国卫生部药政管理局. 全国中药炮制规范. 北京：人民卫生出版社，1988，371
16 徐国钧等主编. 中国药材学. 北京：中国医药科技出版社，1996，1847
17 国家中医药管理局《中华本草》编委会. 中华本草. 第九册. 上海：上海科学技术出版社，1999，668
18 魏晋·名医别录. 北京：人民卫生出版社，1986，73
19 南北朝·雷敩. 雷公炮炙论. 上海：上海中医学院出版社，1986，38
20 唐·孙思邈. 千金翼方. 北京：人民卫生出版社，1955，41
21 唐·孟诜. 食疗本草. 北京：人民卫生出版社，1984，56
22 宋·苏颂. 本草图经. 合肥：安徽科学技术出版社，1994，436
23 宋·佚名. 增广太平和剂图经本草药性总论. 见：增广太平惠民和剂局方. 海口：海南出版社，2002，487
24 元·王好古. 汤液本草. 见：景印文渊阁四库全书（745）. 北京：中医古籍出版社，1986，85
25 明·刘文泰. 本草品汇精要. 北京：人民卫生出版社，1982，596
26 明·缪希雍. 炮炙大法. 明末庄继先校刻本
27 明·李中梓. 雷公炮制药性解. 见：中国医学大成（二）. 长沙：岳麓书社，1990，160
28 明·李中梓. 本草征要. 见：李中梓医学全书. 北京：中国中医药出版社，1999，151
29 清·张志聪. 本草崇原. 北京：中国中医药出版社，1992，54
30 清·蒋居祉. 本草择要纲目. 见：珍本医书集成（二）. 上海：上海科学技术出版社，1985，56
31 清·陈士铎. 本草新编. 北京：中国中医药出版社，1996，284
32 ［日］稻宣义. 炮炙全书. 北京：中医古籍出版社，1981，147
33 清·汪昂. 本草易读. 北京：人民卫生出版社，1987，353
34 清·汪昂. 本草备要. 北京：中国中医药出版社，1998，255
35 清·徐大椿. 神农本草经百种录. 见：景印文渊阁四库全书（785）. 北京：中医古籍出版社，1986，571
36 清·严西亭. 得配本草. 上海：上海卫生出版社，1957，24
37 清·黄宫绣. 本草求真. 上海：上海科学技术出版社，1959，91
38 清·陈念祖. 神农本草经读. 北京：人民卫生出版社，1959，25
39 清·姚澜. 本草分经. 上海：上海科学技术出版社，1989，65
40 清·杨时泰. 本草述钩元. 上海：科技卫生出版社，1958，648
41 清·叶志诜. 神农本草经赞. 见：珍本医书集成（二）. 上海：上海科学技术出版社，1985，49
42 清·陈其瑞. 本草撮要. 见：珍本医书集成（二）. 上海：上海科学技术出版社，1985，89
43 清·张秉成. 本草便读. 上海：上海卫生出版社，1957，104
44 明·李时珍. 本草纲目. 北京：人民卫生出版社，1982，2867

中药异名索引

三画

四画

五画

六画

七画

八画

九画

十画

十一画

十二画

十三画

十四画

十五画

十六画

十七画

十八画

十九画

二十画

二十一画

二十二以上画

金牌智慧高中系列丛书书目

金牌智慧高考第一轮复习系列

该系列由语文、数学、英语、物理、化学、生物、历史、地理、政治构成。主要按章、节顺序编排，属基础复习。分学生用书和教师用书。6 月出版。

金牌智慧高考第二、三轮复习系列

该系列由语文、数学、英语、物理、化学、生物、历史、地理、政治构成。第二轮是学科内和跨学科专题解读及训练，第三轮是各学科和跨学科模拟试卷。1 2 月出版。

金牌智慧高考第四 轮冲刺系列

该系列由语文、数学、英语、理科综合、文科综合、文理综合构成。内容是高考全真押题模拟试卷。在每年 2 月教育部正式下达当年的《考试大纲》后编写。3 月出版。

金牌智慧高中同步辅导与训练

该系列由语文、数学、英语、物理、化学、生物、历史、地理、政治构成。每一科目由智慧辅导和智慧训练（含单元测试卷）组成。6 月、1 2 月出版。

ISBN 7-5635-0810-4

ISBN 7-5635-0810-4/O · 70

定价：13.80

为了保障读者的切身利益，并维护著作权人的合法权益，本书封面贴有特制的防伪标志，敬请鉴别真伪。

慧

高中同步辅导与训练

智慧训练

高一化学（上）

北京邮电大学出版社